U0224427

# 重症监护护理：整体观

## Critical Care Nursing
### A Holistic Approach

## 第 10 版

原　著　PATRICIA GONCE MORTON
　　　　DORRIE K. FONTAINE
主　译　桂　莉
副主译　赵博伦　韩文军　张　娟

人民卫生出版社
·北京·

By Patricia Gonce Morton & Dorrie K. Fontaine

**Critical Care Nursing**  A Holistic Approach（10th ed）

ISBN 978-1-60913-749-6

Copyright©2013 Wolters Kluwer Health | Lippincott Williams & Wilkins.

Copyright©2009 Wolters Kluwer Health | Lippincott Williams & Wilkins. Copyright ©2005, 2001 by Lippincott Williams & Wilkins. Copyright ©1998 by Lippincott-Raven Publishers. Copyright© 1994, 1990, 1986,1982,1977,1973 by J.B. Lippincott Company. All rights reserved.

This is a Simplified Chinese translation published by arrangement with Lippincott Williams & Wilkins Wolters Kluwer Health, Inc., USA

本书限在中华人民共和国境内（不包括香港、澳门特别行政区及台湾的销售）。

本书贴有 Wolters Kluwer Health 激光防伪标签，无标签者不得销售。

本书提供了药物的适应证、副作用和剂量疗程，可能根据实际情况进行调整。读者须阅读药品包括盒内的使用说明书，并遵照医嘱使用。本书的作者、编辑、出版者或发行者对由本书引起的任何人身伤害或财产损害不承担任何责任。

**图书在版编目（CIP）数据**

重症监护护理：整体观 /（美）帕特丽·夏贡斯·莫顿（Patricia Gonce Morton）原著；桂莉主译. —北京：人民卫生出版社，2021.4

 ISBN 978-7-117-29565-9

Ⅰ．①重…  Ⅱ．①帕… ②桂…  Ⅲ．①险症－护理
Ⅳ．①R459.7

中国版本图书馆 CIP 数据核字（2020）第 157444 号

| | | |
|---|---|---|
| 人卫智网 | www.ipmph.com | 医学教育、学术、考试、健康，购书智慧智能综合服务平台 |
| 人卫官网 | www.pmph.com | 人卫官方资讯发布平台 |

图字：01-2014-5073 号

**重症监护护理：整体观**
Zhongzheng Jianhu Huli: Zhengtiguan

主　　译：桂　莉
出版发行：人民卫生出版社（中继线 010-59780011）
地　　址：北京市朝阳区潘家园南里 19 号
邮　　编：100021
E - mail：pmph @ pmph.com
购书热线：010-59787592　010-59787584　010-65264830
印　　刷：廊坊一二〇六印刷厂
经　　销：新华书店
开　　本：889×1194　1/16　　印张：84
字　　数：2484 千字
版　　次：2021 年 4 月第 1 版
印　　次：2021 年 4 月第 1 次印刷
标准书号：ISBN 978-7-117-29565-9
定　　价：425.00 元

打击盗版举报电话：**010-59787491　E-mail：WQ @ pmph.com**
质量问题联系电话：**010-59787234　E-mail：zhiliang @ pmph.com**

谨以此书献给我们教过的学生。你们既是我们的老师，也是我们灵感的源泉。

感谢你们为危重症患者及其家属所做的一切。

并以此书献给我们的丈夫约翰和贝利。感谢你们无尽的支持、爱与鼓励。

Trish 和 Dorrie

# 译者（以姓氏笔画为序）

| | | | |
|---|---|---|---|
| 王　宪 | 浙江中医药大学 | 张　兵 | 海军军医大学 |
| 王树欣 | 海军军医大学附属长海医院 | 张　姮 | 南京中医药大学 |
| 王晓巍 | 上海健康医学院 | 陈文颖 | 海军军医大学附属长海医院 |
| 王毅欣 | 海军军医大学 | 陈如男 | 海军军医大学 |
| 冯　苹 | 海军军医大学附属长海医院 | 陈卓敏 | 联勤保障部队第 908 医院 |
| 师文文 | 海军军医大学 | 陈佳云 | 海军军医大学附属长海医院 |
| 朱　峰 | 海军军医大学附属长海医院 | 陈楚琳 | 东部战区总医院 |
| 乔安花 | 海军军医大学附属长征医院 | 周玲君 | 海军军医大学 |
| 刘成媛 | 上海中医药大学附属曙光医院 | 封莉莉 | 海军军医大学附属长海医院 |
| 刘洪伟 | 海军军医大学附属长海医院 | 赵博伦 | 大连大学 |
| 刘晶晶 | 海军军医大学（学术秘书） | 赵燕利 | 郑州大学 |
| 阮林星 | 海军军医大学附属长海医院 | 胡　敏 | 海军军医大学附属长海医院 |
| 孙　颖 | 海军军医大学附属长海医院 | 桂　莉 | 海军军医大学 |
| 孙洁琼 | 上海健康医学院 | 钱晓春 | 海军军医大学附属长海医院 |
| 李　玉 | 海军军医大学附属东方肝胆医院 | 翁艳秋 | 海军军医大学附属长海医院 |
| 李　爽 | 海军军医大学 | 席惠君 | 海军军医大学附属长海医院 |
| 吴　巧 | 海军军医大学附属长海医院 | 黄　燕 | 海军军医大学 |
| 吴芳芳 | 海军军医大学附属长海医院 | 崔　丹 | 哈尔滨医科大学附属第二医院 |
| 邱　晨 | 解放军总医院第一医学中心 | 韩文军 | 海军军医大学附属长海医院 |
| 余丽群 | 海军军医大学附属长海医院 | 阚　庭 | 解放军总医院研究生院 |
| 沈祎蕾 | 复旦大学附属眼耳鼻喉科医院 | 樊　落 | 甘肃省人民医院 |

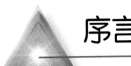

# 序言

自20世纪60年代危重症护理学科建立以来，危重症护理实践经历了巨大的发展和变革。危重症专科护士比以往更加迫切地需要掌握全面的知识，从而为危重症患者及其家庭提供高质量的整体护理。危重症患者不仅仅指ICU内的患者，还包括在急诊室、过渡监护病房、麻醉恢复室，以及居家护理的患者。而当今时代，重症患者的年龄和病情严重程度比以往均有所增长，因此需要护士拥有丰富的知识来满足患者日益复杂的需求。随着护理学、医学和技术的发展，医疗环境的迅速变化以及护理人员和教师的短缺，危重症护理实践也在发生着急剧的转变。

部分重症护理实践所必需的知识可以通过正规的教育和教材获得（如本书），其余则须付之于临床实践。我们的目标就是通过《重症监护护理：整体观》（第10版）帮助读者获得综合性的最新资源和文献。

如以往的几版一样，第10版体现了危重症护理学的精华。在实践的背景中展示各个理论和原则的应用，能够帮助读者在护理危重症患者及其家庭的过程中获得必备的技能和信心。本书一如既往地强调作为医疗服务关注的重点——患者。在危重症护理高度专业化和复杂化的技术环境下，在了解如何进行整体护理并实施护理实践的同时，了解如何操作复杂的器械和完成高难度技术操作同等重要。

在第10版中，新增了遗传学相关内容，加强了对循证实践的阐述与关注，并以更加流畅的文字说明危重症护理学中最重要的知识和实践方法。

## ▲ 概述

《重症监护护理：整体观》（第10版）包括13个单元。以下是对各单元内容的概述。

## 第一单元：危重症护理实践整体观的应用

第一单元的六个章节向学生们介绍了整体护理的概念，以及如何将这一概念应用于危重症护理实践。第一章对危重症护理实践进行了简要介绍。第二章和第三章分别回顾了严重疾病对患者及其家庭所造成的心理影响；这两章还介绍了危重症护理环境对患者的影响，以及护士可采取的减轻环境所致应激、促进患者痊愈的措施。第四章的重点是对危重症患者及其家庭的健康教育。第五章则主要关注减轻疼痛和促进舒适的措施。第六章的内容为临终关怀和姑息护理。

## 第二单元：危重症护理的专业实践问题

本单元的三个章节主要关注护理专业。在第七章和第八章中，主要探讨了伦理和法律问题。第九章描述了危重症护士应具备的素质、护理的专业化，以及护理卓越性的重要特征。

## 第三单元：特殊人群的危重症护理

这一单元的四个章节关注的是某些危重症患者群体的特殊需要。第十、第十一和第十二章分别讨论了儿科患者、孕妇和老年患者的护理。第十三章介绍了护士在护理麻醉恢复期患者中的作用。

## 第四单元：危重症护理的特殊情境

本单元的第一章主要关注转院转科患者的护理以及快速反应团队的作用。第二章则介绍了危重症护士在灾难管理中的作用。

## 第五单元：心血管系统

这是与器官系统相关的八个单元中的第一单

元,主要聚焦于心血管疾病患者护理。与其他类似单元一样,该单元的第一章回顾了该器官系统的解剖和生理知识(第十六章)。随后的第十七至十九章分别关注患者评估、患者的一般管理和常见的心血管疾病。心衰和急性心肌梗死则分别独立成章(第二十、第二十一章)。心脏外科手术的最新进展在第二十二章进行了讨论。关于最新的诊断方法(如心肌酶标记物)、治疗心血管疾病的最新药物以及技术上的更新(如左心室辅助装置、非植入式心脏复律除颤器以及心脏起搏器)的讨论则贯穿于整个单元。

## 第六单元:呼吸系统

该单元将会讨论目前临床应用的评估技术(如潮气末二氧化碳监测)和呼吸衰竭患者的最新人工通气方法。呼吸系统疾病(如肺炎、胸腔积液和慢性阻塞性肺疾病)的循证治疗方法也会在这一单元进行讨论。第二十七章则聚焦于急性呼吸窘迫综合征患者的最新评估和管理方法。

## 第七单元:泌尿系统

第七单元的内容包括对水、电解质、酸碱平衡的深入分析,以及实验室检验和诊断的新方法。第三十章讨论了最新的透析技术和药物。第三十一章则主要介绍常见泌尿系统疾病(包括肾衰竭)患者的护理新进展。

## 第八单元:神经系统

本单元介绍了神经系统诊断方法研究进展和颅内高压患者的最新治疗方法,以及用于神经系统疾病的最新药物和神经外科手术新进展。各章则介绍头部外伤和脊椎损伤患者护理。

## 第九单元:消化系统

该单元讨论了用于消化系统疾病评估的最新诊断试验方法。消化系统疾病患者管理方法部分也增加了包括药物、胃肠内/外营养、肝衰竭、肝炎等常见疾病治疗趋势的新进展。

## 第十单元:内分泌系统

该单元用了一个章节的篇幅介绍如何评估内分泌系统的各个部分。其余部分以各腺体为主线安排,每一章均包括病史、实验室检验、以及诊断等内容。第四十四章则介绍了关于内分泌疾病治疗方法,尤其是血糖控制和糖尿病急症的最新信息。

## 第十一单元:血液系统和免疫系统

在大多数危重症护理教材中,本单元所介绍的内容并不常见。第四十七章介绍了大量有关器官和造血干细胞移植的最新进展。第四十八章的内容包括对合并 HIV/AIDS 感染的重症患者和肿瘤急症患者的最新评估和治疗方法。第四十九章则聚焦于血液系统疾病(如 DIC)患者的治疗趋势。

## 第十二单元:皮肤系统

本单元包括三个在其他危重症护理教材中所没有的章节,分别为皮肤组织的解剖和生理、皮肤系统的评估、以及皮肤系统疾病的治疗。该单元还特别关注伤口的循证评估和治疗。第五十三章则介绍了严重烧伤患者的护理。

## 第十三单元:多器官功能障碍

第五十四章对诸如休克、全身炎症反应综合征(SIRS)、以及多器官功能障碍综合征(MODS)等低灌注状态进行了讨论,具体介绍了对其病理生理过程的新认识以及据此制订的干预手段。第五十五章关注于创伤患者的护理,包括对此类复杂患者的治疗新趋势。第五十六章介绍了对药物过量或中毒患者的护理,这一问题在危重症护理单元中已日益常见。

## 附录

正文后的附录包括最新的 ACLS 指南。

## ▲ 本书特点

《重症监护护理：整体观》（第 10 版）不仅能够帮助读者学习理论知识，更为促进临床实践进行了一系列特殊编排。

以实践为导向的特点：

老年患者注意事项表框：强调了该患者群的特殊需要，他们是在重症患者中比例最大的群体。

健康史表框：总结了在采集健康史过程中应包含的重点领域及应采集的相关信息。

护理诊断表框：总结了适用于特殊情况的常用 NANDA 护理诊断。

协同护理指南：描述医疗服务团队如何通过协作，共同管理患者的疾病并减少并发症的发生。这些内容以表格的形式表述，第一栏为结果，第二栏为干预措施。

教育指导：帮助护士指导患者及其家属为治疗过程做好准备，帮助其更好地理解疾病，并清楚术后或治疗后的措施。

药物治疗表格：总结同药物治疗相关的信息。

## 教育学特色

学习目标：在每章的开头列出，帮助读者明确本章的重点内容。

临床适用性挑战：见于每章的结尾，包括 3~5 道简答题或一个附 3~5 道简答题的案例学习。

# 致谢

本书得以顺利完成得力于诸位同仁的帮助和协作。首先,我们要感谢诸多同事,他们通过具体章节的撰写或非常专业的审稿工作,为本书的出版提供了支持。本书一版再版皆离不开 Lippincott Williams & Wilkins 出版社的鼎力相助,特别感谢高级产品经理 Helen Kogut、前高级开发编辑 Melanie Cann 和前高级策划编辑 Elizabeth Nieginski 的辛勤劳作,以及前助理编辑 Jacalyn Clay 在整个编写过程中给予的协助。

感谢 Regina Mabrey 编辑为所有网络资源所做的大量整理、审核工作,感谢 Lisa Vikell 协助编辑了所有参考文献和附加材料,他们对本书的贡献不可磨灭。

此外,我们还要感谢全美著名的遗传学家 Dennis Cheek 博士,通过"遗传学关注点"栏目,为全书提供了全新的遗传学特色。

最后特别感谢我们的家人和护理同仁在本书编写期间给予的支持。

Tricia 和 Dorrie

# 译者前言

重症监护护理是一门综合性很强的护理学科,具有其独特的逻辑思维和临床护理工作方式。西方发达国家急危重症护理学起步早、发展快,是国内急危重症护理发展的重要参考。为使国内广大护理工作者了解美国急危重症护理学的现状和内涵,促进对国际急危重症护理领域的认识,人民卫生出版社组织了专业知识扎实、临床经验丰富、英语综合能力强,且具有国外留学背景的教师翻译了本教材。本教材不仅可以帮助临床护理工作者和国内护理院校的师生系统学习急危重症护理的方法,还可以帮助其全面了解美国急危重症护理相关的重要理念、工作程序、方法与特色等,促进其对急危重症护理的全面认识和思考。

本教材译者来自国内不同地区的护理院系和医院,在急危重症救治领域具有较高的学术水平和非常丰富的临床一线工作与教学经验。在本教材翻译、校对和出版过程中,全体译者精诚合作,充分发挥其学术、临床与教学优势,传承与创新并举,严谨求实,反复修改书稿内容。本教材的翻译得到了各编者单位领导和专家的鼓励与大力支持,在此一并深表谢意!

本教材的翻译尽可能忠于原文,因此,书中药名和单位均保留原始单位,未做换算,对于某些因文化或语言表达造成差异的地方,本教材采用了意译,以便于广大读者理解。由于译者的水平及能力有限,本教材在翻译过程中难免出现疏漏之处,敬请各位读者及护理界同仁不吝指正。

桂 莉

2020 年 3 月 16 日

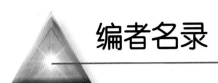 编者名录

Susan E. Anderson, RN, MSN
Senior Quality Assurance Specialist
U.S. Army Graduate Program in Anesthesia Nursing
Fort Sam Houston, Texas

Nathaniel M. Apatov, MSN, PhD, MHS, CRNA
Program Director, Nurse Anesthesia Program
Old Dominion University
Norfolk, Virginia

Sue Apple, RN, PhD
Retired
Formerly Assistant Professor
Georgetown University
Washington, District of Columbia

Richard Arbour, RN, MSN, CCRN, CNRN, CCNS, FAAN
Critical Care Nurse Specialist
Albert Einstein Medical Center
Philadelphia, Pennsylvania

Carla A. Aresco, RN, MS, CRNP
Nurse Practitioner, Shock Trauma
R Adams Cowley Shock Trauma Center
University of Maryland Medical Center
Baltimore, Maryland

Mona N. Bahouth, MSN, CRNP
Nurse Practitioner
Baltimore, Maryland

Kathryn S. Bizek, MSN, ACNS-BC, CCRN
Nurse Practitioner, Cardiac Electrophysiology
Henry Ford Heart and Vascular Institute
Henry Ford Health System
Detroit, Michigan

Nancy Blake, RN, MN, CCRN, NEA-BC
Director, PCS Critical Care Services
Children's Hospital Los Angeles
Los Angeles, California

Kay Blum, PhD, CRNP
Nurse Practitioner and Coordinator
Cardiac Risk Reduction Center
Southern Maryland Hospital Center
Clinton, Maryland

Garrett K. Chan, PhD, APRN, BC-PCM, CEN
Lead Advanced Practice Nurse
Clinical Decision Area/Emergency Department
Stanford Hospital and Clinic
Assistant Clinical Professor
Schools of Nursing and Medicine, University of California,
    San Francisco
San Francisco, California

Donna Charlebois, RN, MSN, ACNP-CS
Acute Care Nurse Practitioner
Interventional Cardiology
University of Virginia Health System
Charlottesville, Virginia

Dennis J. Cheek, RN, PhD, FAHA
Abell-Hanger Professor of Gerontological Nursing
Texas Christian University Harris College of Nursing and
    Health Sciences
Fort Worth, Texas

Mary Ciechanowski, RN, MSN, ACNS-BC, CCRN
Stroke Program Advanced Practice Nurse
Christiana Care Health Systems
Newark, Delaware

JoAnn Coleman, RN, DNP, ACNP, ANP, AOCN
Acute Care Nurse Practitioner
Gastrointestinal Surgical Oncology
Johns Hopkins Hospital
Baltimore, Maryland

Vicki J. Coombs, RN, PhD, FAHA
Senior Vice President
Spectrum Clinical Research Incorporated
Towson, Maryland

Kelley Caldwell Crusius, RN, CCRN
Staff Nurse
University Medical Center
Tucson, Arizona

Joan M. Davenport, RN, PhD
Assistant Professor and Vice-Chair
Department of Organizational Systems and
    Adult Health
University of Maryland School of Nursing
Baltimore, Maryland

Marla J. De Jong, RN, PhD, CCNS, Col
Dean
United States Air Force School of Aerospace
    Medicine
Wright-Patterson Air Force Base, Ohio

Emily Smith Des Champs, RN, MS, CCRN
Clinical Nurse Specialist, Neurology
University Medical Center
Tucson, Arizona

Nancy Kern Feeley, RN, MS, CRNP, CNN
Nephrology Adult Nurse Practitioner
Johns Hopkins University School of Medicine
Baltimore, Maryland

**Charles Fisher,** RN, MSN, CCRN, ACNP-BC
Acute Care Nurse Practitioner
Medical Intensive Care Unit
University of Virginia Health System
Charlottesville, Virginia

**Dorrie K. Fontaine,** RN, PhD, FAAN
Sadie Heath Cabaniss Professor of Nursing and Dean
University of Virginia School of Nursing
Charlottesville, Virginia
Past-President, American Association of Critical-Care
    Nurses (AACN)

**Conrad Gordon,** RN, MS, ACNP
Assistant Professor
Department of Organizational Systems and
    Adult Health
University of Maryland School of Nursing
Baltimore, Maryland

**Christine Grady,** RN, PhD
Head, Section on Human Subjects Research
Department of Bioethics
Clinical Center
National Institutes of Health
Bethesda, Maryland

**Debby Greenlaw,** MS, CCRN, ACNPC
Acute Care Nurse Practitioner
Providence Hospital
Columbia, South Carolina

**Thomasine D. Guberski,** PhD, CRNP
Director, Health Program-Nursing
Institute of Human Virology
University of Maryland School of Medicine
Baltimore, Maryland

**Kimberli Haas,** RN, BSN
Staff Nurse II
University Medical Center
Tucson, Arizona

**John C. Hagen,** MS, CCRN, CRNP-AC
Acute Care Nurse Practitioner
University of Maryland Medical Center
Baltimore, Maryland

**Jillian Hamel,** MS, ACNP-BC, CCNS, CCRN
Nurse Practitioner
University of Maryland Medical Center
Baltimore, Maryland

**Kathy A. Hausman,** RN, C, PhD
Assistant Professor
University of Maryland School of Nursing
Baltimore, Maryland

**Jan M. Headley,** RN, BS
Director, Clinical Marketing and Professional
    Education
Edwards Lifesciences LLC
Irvine, California

**Janie Heath,** PhD, APRN-BC, FAAN
Associate Dean for Academic Affairs
University of Virginia School of Nursing
Charlottesville, Virginia

**Genell Hilton,** PhD, CRNP
Nurse Practitioner, Trauma Services
San Francisco General Hospital
San Francisco, California
Adjunct Faculty
Santa Rosa Junior College
Santa Rosa, California

**Janice J. Hoffman,** RN, PhD, CCRN
Assistant Dean for Baccalaureate Program and Assistant
    Professor
University of Maryland School of Nursing
Baltimore, Maryland

**Dorene M. Holcombe,** RN, MS, ACNP, CCRN
Nephrology Acute Care Nurse Practitioner
Johns Hopkins University School of Medicine
Baltimore, Maryland

**Elizabeth Holderness,** RN, MS, ACNP-BC
Nurse Practitioner, Cardiac Surgery
University of Maryland Medical Center
Baltimore, Maryland

**Christina Hurlock-Chorostecki,** PhD(c), APN
Nurse Practitioner
St. Joseph Health Care, London
London, Ontario, Canada

**Karen L. Johnson,** RN, PhD
Director of Nursing, Research, and Evidence-Based
    Practice
University of Maryland Medical Center
Associate Professor
University of Maryland School of Nursing
Baltimore, Maryland

**Lisa M. Johnson,** RN, MS, ACNP-BC, CCRN
Major, U.S. Army Nurse Corps
Nurse Manager, Burn Intensive Care Unit
U.S. Army Medical Department
Sam Houston, Texas

**Dennis W. Jones,** RN, DNP, CFRN
Critical Care Flight/Transport Nurse
Johns Hopkins Hospital
Baltimore, Maryland

**Kimmith M. Jones,** RN, DNP, CCNS
Advanced Practice Nurse in Critical Care
Sinai Hospital of Baltimore
Baltimore, Maryland

**Roberta Kaplow,** RN, PhD, AOCNS, CCNS, CCRN
Clinical Nurse Specialist
Dekalb Medical
Decatur, Georgia

**Jane Kapustin,** PhD, CRNP, BC-ADM, FAANP, FAAN
Associate Professor
Assistant Dean for Masters and Doctor of Nursing Practice
    Programs
University of Maryland School of Nursing
Adult Nurse Practitioner, Joslin Diabetes Center
University of Maryland Medical Center
Baltimore, Maryland

**Elizabeth Kozub, RN, MS, CCRN, CNRN**
Nurse Clinician III
Sharp Memorial Hospital
San Diego, California

**Sun-Ah Lee, RN, MS, CRNP**
Nurse Practitioner
University of Maryland Medical System
Baltimore, Maryland

**Barbara Leeper, RN, MN, CNS, M-S, CCRN, FAHA**
Clinical Nurse Specialist, Cardiovascular Services
Baylor University Medical Center
Dallas, Texas

**Tara Leslie, RN, BSN**
RN Extender
St. Joseph Cardiology Associates
Lexington, Kentucky

**Susan Luchka, RN, MSN, CCRN, ET**
Director of Clinical Education
Memorial Hospital
York, Pennsylvania

**Christine N. Lynch, RN, MS, ACNP, CCRN**
Acute Care Flight Nurse Practitioner
Cleveland Clinic, Critical Care Transport
Cleveland, Ohio

**Megan Cecere Lynn, RN, MS, MBA, FNE-A**
Clinical Instructor
University of Maryland School of Nursing
Baltimore, Maryland

**Cathleen R. Maiolatesi, RN, MS**
Advanced Practice Nurse
Johns Hopkins Hospital
Baltimore, Maryland

**E. Jane McCarthy, PhD, CRNA, FAAN**
Visiting Professor
University of Maryland School of Nursing
Baltimore, Maryland

**Sandra W. McLeskey, RN, PhD**
Professor
University of Maryland School of Nursing
Baltimore, Maryland

**Patricia C. McMullen, PhD, JD, CRNP**
Dean, School of Nursing
The Catholic University of America
Washington, District of Columbia

**Paul K. Merrel, RN, MSN, CCNS**
Advanced Practice Nurse 2—CNS, Adult Critical Care
University of Virginia Health System
Charlottesville, Virginia

**Sandra A. Mitchell, PhD, CRNP, AOCN**
Nurse Scientist
National Institute of Health Clinical Center
Bethesda, Maryland

**Patricia A. Moloney-Harmon, RN, MS, CCNS, FAAN**
Advanced Practice Nurse
Children's Services
Sinai Hospital of Baltimore
Baltimore, Maryland

**Patricia Gonce Morton, RN, PhD, ACNP-BC, FAAN**
Professor and Associate Dean for Academic Affairs
University of Maryland School of Nursing
Baltimore, Maryland

**Donna Mower-Wade, RN, MS, CNRN, ACNS-BC**
Trauma Clinical Nurse Specialist
Christiana Care Health System
Newark, Delaware

**Nancy Munro, RN, MN, CCRN, ACNP**
Acute Care Nurse Practitioner
Critical Care Medicine Department
National Institutes of Health
Bethesda, Maryland

**Angela C. Muzzy, RN, MSN, CCRN, CNS**
Clinical Nurse Specialist, Cardiovascular Intensive Care Unit
University Medical Center
Tucson, Arizona

**Colleen Krebs Norton, RN, PhD, CCRN**
Associate Professor and Director of the Baccalaureate
    Nursing Program
Georgetown University School of Nursing and Health
    Studies
Washington, District of Columbia

**Dulce Obias-Manno, RN, MHSA, CCDS, CEPS, FHRS**
Nurse Coordinator, Cardiac Arrhythmia Device Clinic
Washington Hospital Center
Washington, District of Columbia

**Mary O. Palazzo, RN, MS, FACHE**
Senior Director of Transition Planning
Mercy Medical Center
Baltimore, Maryland

**Archana D. Patel, MS, CRNP**
Acute Care Nurse Practitioner, Thoracic Surgery
University of Maryland Medical Center
Baltimore, Maryland

**Nayna C. Philipsen, RN, JD, PhD, CFE, FACCE**
Director of Program Development
Coppin State University
Baltimore, Maryland

**Clifford C. Pyne, RN, MS, ACNP**
Nurse Practitioner—General Cardiology
Buffalo Cardiology and Pulmonary Associates
Williamsville, New York

**Kim Reck, RN, MS, CRNP**
Adult Nurse Practitioner
Clinical Program Manager, CRNP
Division of Cardiology
University of Maryland Medical Center
Baltimore, Maryland

**Michael V. Relf, RN, PhD, CNE, ACNS-BC, AACRN, FAAN**
Associate Professor and Assistant Dean for Undergraduate Education
Duke University School of Nursing
Durham, North Carolina

**Kenneth J. Rempher, RN, PhD, MBA, CENP**
Associate Chief Nursing Officer
University of Iowa Hospitals and Clinics
Iowa City, Iowa

**Cynthia L. Renn, RN, PhD**
Assistant Professor
University of Maryland School of Nursing
Baltimore, Maryland

**Barbara Resnick, PhD, CRNP, FAAN, FAANP**
Professor and Sonya Ziporkin Gershowitz Chair in Gerontology
University of Maryland School of Nursing
Baltimore, Maryland

**Valerie K. Sabol, PhD, ACNP-BC, GNP-BC**
Associate Professor and Specialty Director
Acute Care Nurse Practitioner and Critical Care Clinical Nurse Specialist Program
Duke University School of Nursing
Durham, North Carolina

**Eric Schuetz, BS Pharm, CSPI**
Specialist in Poison Information
Maryland Poison Center
Baltimore, Maryland

**Julie Schuetz, MS, CRNP**
Nurse Practitioner
Department of Hematologic Malignancies
The Sidney Kimmel Comprehensive Cancer Center
Johns Hopkins Medicine
Baltimore, Maryland

**Brenda K. Shelton, RN, MS, CCRN, AOCN**
Critical Care Clinical Nurse Specialist
The Sidney Kimmel Comprehensive Cancer Center at Johns Hopkins
Baltimore, Maryland

**Jo Ann Hoffman Sikora, RN, MS, CRNP**
Nurse Practitioner, Cardiac Surgery
University of Maryland Medical Center
Baltimore, Maryland

**Kara Adams Snyder, RN, MS, CCRN, CCNS**
Clinical Nurse Specialist, Surgical Trauma Critical Care
University Medical Center
Tucson, Arizona

**Debbi S. Spencer, RN, MS**
Chief Nurse, Joint Trauma System
U.S. Army Institute of Surgical Research
Fort Sam Houston, Texas

**Allison G. Steele, RN, MSN, CRNP**
Nurse Practitioner
Division of Gastroenterology and Hepatology
University Physicians Inc.
Baltimore, Maryland

**Louis R. Stout, RN, MS**
Lieutenant Colonel, United States Army Nurse Corps
United States Army Medical Department
Fort Lewis, Washington

**Paul A. Thurman, RN, MS, ACNPC, CCNS, CCRN, CNRN**
Clinical Nurse Specialist
R Adams Cowley Shock Trauma Center
University of Maryland Medical Center
Baltimore, Maryland

**Sidenia S. Tribble, RN, MSN, ACNP-BC, CCRN**
Acute Care Nurse Practitioner
Augusta Health
Fisherville, Virginia

**Kathleen Turner, RN, DNP**
Assistant Professor
Duke University School of Nursing
Durham, North Carolina

**Connie M. Ulrich, RN, PhD, FAAN**
Associate Professor of Nursing and Bioethics
University of Pennsylvania School of Nursing
Philadelphia, Pennsylvania

**Jeffrey S. Upperman, MD**
Associate Professor of Surgery
Director, Trauma Program
Children's Hospital Los Angeles
Keck School of Medicine
University of Southern California
Los Angeles, California

**Mary van Soeren, RN, PhD**
Director
Canadian Health Care Innovation
Guelph, Ontario, Canada

**Kathryn T. Von Rueden, RN, MS, FCCM**
Associate Professor
University of Maryland School of Nursing
Clinical Nurse Specialist
R Adams Cowley Shock Trauma Center
University of Maryland Medical Center
Baltimore, Maryland

**Amanda S. Walther, MS, CRNP**
Nurse Practitioner
Department of Cardiology
University of Maryland Medical Center
Baltimore, Maryland

**Tracey Wilson, MS, CRNP**
Acute Care Nurse Practitioner
Medical Intensive Care Unit
University of Maryland Medical Center
Baltimore, Maryland

**Janet A. Wulf,** MS, RN, CNL, CHPN
Staff Nurse
Union Memorial Hospital
Baltimore, Maryland

**Karen L. Yarbrough,** MS, CRNP
Acute Care Nurse Practitioner
Director, Stroke Program
University of Maryland Medical Center
Baltimore, Maryland

**Elizabeth Zink,** RN, MS, CCRN, CNRN
Clinical Nurse Specialist
Neurosciences Critical Care Unit
Johns Hopkins Hospital
Baltimore, Maryland

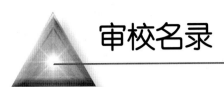

# 审校名录

Sheryl Banak, RN, MSN, CNE
Faculty, RN Accelerated Program (RNA)
Baptist Health Schools Little Rock
Little Rock, Arkansas

Susan Barnason, RN, PhD, APRN-CNS, CCRN,
  CEN, FAHA
Professor of Nursing
University of Nebraska Medical Center
Lincoln, Nebraska

Sunshine Barron, RN, DNP
Assistant Professor
Carlow University School of Nursing
Pittsburgh, Pennsylvania

Diane Brown, RN, MSN, CCRN
Senior Instructor
The University of Akron
Akron, Ohio

Theresa Cartier, RN, MSN, CCRN
Nursing Instructor II
UPMC Shadyside Hospital School of Nursing
Pittsburgh, Pennsylvania

Patricia Connick, RegN CNCC[c]
Nursing Faculty
Durham College
Oshawa, Ontario, Canada

Dan Defeo, MSN, CFNP
Clinical Assistant Professor
West Virginia University
Morgantown, West Virginia

Frances Dunniway, DNPc, MSN
Assistant Professor
California Baptist University
Riverside, California

Kathleen Evanina, RN, PhD-C, MSN, CRNP-BC
Associate Professor
Misericordia University
Dallas, Pennsylvania

Barbara Fagan, RN, BScN, CNCC(c)
Nurse Educator
Registered Nurses Professional Development Centre
Halifax, Nova Scotia

Jackie Galea, RN, BN
Program Advisor, Critical Care, Acute Care and Emergency
  Nursing
Humber Institute of Technology and Advanced Learning
Toronto, Ontario, Canada

Jeanine Goodin, MSN, RN-BC, CNRN
Associate Professor of Clinical Nursing
University of Cincinnati College of Nursing
Cincinnati, Ohio

Leslie Graham, RN, MN, CNCC
Professor of Nursing
Durham College
Oshawa, Ontario

Annette Griffin, MSN, MBA
Assistant Professor of Nursing
Rhode Island College
Providence, Rhode Island

Virginia Hackett, RN, MS
Assistant Professor of Nursing
Barry University
Miami Shores, Florida

Gary Hicks, RN, MS, CEN, CPEN
Nursing Faculty
Stevenson University
Stevenson, Maryland

Trina Hill, RN, MAEd, BScN
Nursing Instructor
Saskatchewan Institute of Applied Science and Technology
Prince Albert, Saskatchewan, Canada

Sara Hoffman, RN, MSN
Assistant Professor of Nursing
University of Central Missouri
Lee's Summit, Missouri

Julie Isaacson, RN, MSN
Associate Professor of Nursing
Arkansas State University
Jonesboro, Arkansas

Dorene Konop, RN, MSN, CCRN
Nursing Instructor
UPMC Shadyside School of Nursing
Pittsburgh, Pennsylvania

Verna LaFleur, RN, PhD, MSN
Faculty, Instructor
Bowie State University
Bowie, Maryland

Jean Markie, RN, MSN, CNN, APRN-BC
Nursing Instructor
Cumberland University
Lebanon, Tennessee

**Christine Markut, RN, PhD, BC**
Associate Professor
Stevenson University
Stevenson, Maryland

**Deborah Martin, RN, MSN, CCRN**
Instructor of Adult Health
St. Luke's School of Nursing
Bethlehem, Pennsylvania

**Joan Mills, RN, MN**
Instructor
MacEwan University
Edmonton, Alberta

**Vanessa Monroe, PhD(c), MSN**
Clinical Assistant Professor
Prairie View A&M University
Prairie View, Texas

**Julia Popp, RN, MSN**
Professor of Nursing
Owens Community College
Toledo, Ohio

**Carrie Pucino, RN, MS, CCRN**
Assistant Professor
York College of Pennsylvania
York, Pennsylvania

**Jennifer Robinson, RN, MSN, CCRN**
Nursing Instructor
Washington Hospital School of Nursing
Washington, Pennsylvania

**Becky Salmon, MS, CCRN**
Associate Professor
Purdue University
Fort Wayne, Indiana

**Nola Schrum, RN, MS, CCRN**
Assistant Clinical Professor
Texas Woman's University
Dallas, Texas

**SueEllen Schwab-Kapty, RN, MSN, BSN**
Nursing Instructor
The Washington Hospital School of Nursing
Washington, Pennsylvania

**Deborah Schwytzer, MSN, RN-BC, CEN**
Associate Professor of Nursing
University of Cincinnati College of Nursing
Cincinnati, Ohio

**Deborah Siela, RN, PhD, CCNS, ACNS-BC, CCRN, CNE, RRT**
Associate Professor
Ball State University
Muncie, Indiana

**Carol Smith, RN, PhD(c), MSN**
Assistant Professor of Nursing
Bellarmine University
Louisville, Kentucky

**Rachel Wilburn, RN, MSN**
Assistant Professor
McNeese State University College of Nursing
Lake Charles, Louisiana

**Shirley Woolf, RN, MSN, BSN, MA, CNE, CCRN**
Clinical Assistant Professor
Indiana University School of Nursing
Indianapolis, Indiana

# 目录

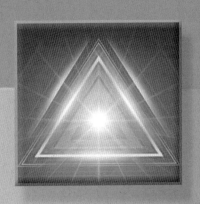

# 第一单元

# 危重症护理实践整体观的应用

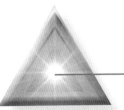

## 危重症护理实践：通过护理、合作和循证促进卓越

Roberta Kaplow, Kathleen Turner 和 Michael V. Relf

### 第1章

---

**学习目标**

学习本章内容后，读者应能够：

1. 描述危重症护理认证的意义。
2. 描述循证实践对于危重症患者护理的意义。
3. 讨论重症监护实践中团队合作的重要性。
4. 举例说明协同模式如何改善患者预后。
5. 讨论危重症护理实践未来所面临的问题。

---

随着卫生服务体系的持续变革和发展，护理学科及危重症护理专业也在不断进步。目前，危重症患者的护理已不局限于以往的医院重症监护室（intensive care unit，ICU），在过渡监护病房、内外科临床科室、亚急性医疗单元、长期照护中心、社区甚至患者家中也需要危重症护理。最新医疗改革法案的实施、人口老龄化，以及基因组学在个体化医疗中的应用，将推动危重症护理实践持续深入发展。

自20世纪60年代后期世界上第一个重症监护室的建立，人类在科学技术、医疗程序和药理研究方面不断取得重大进展，带来了医学及危重症护理学的知识爆炸。因此，21世纪的危重症护士、过渡监护病房护士以及家庭保健护士才能为复杂的危重症患者提供日常护理。正因为如此，当今护士面临以下挑战：整合精湛的技术和干预措施，基于最新证据实施护理，通过强调急危重症相关的社会心理学挑战和伦理学冲突对患者进行整体

护理，以及同时为患者家属提供照护。这都是由患者决定的，也必然决定了它无法由某个单一专业完成，而是需要跨学科团队的合作。

为了应对持续变化的卫生服务体系，追求高质量的临床结局，危重症护士面临诸多挑战，如如何满足患者及其家属的需求、整合循证证据以改进护理标准、确保患者安全、开展多学科合作、营造健康的工作环境（healthy work environments，HWEs）。过去的几十年，危重症护士已经亲身验证了护理学者们一直以来力求证实的观点，即危重症不仅是生理状态的改变，也是社会心理和精神层面的活动过程，还是对个体及其家人的威胁。通过参加美国危重症护士协会（America Association of Critical-Care Nurses，AACN）的专业认证，护士自愿展示了其危重症护理知识水平。此外，随着医疗卫生保健日益技术化，人文关怀的需求也越来越重要。与人性化的医疗服务需求相匹配的是提供基于有效证据而非传统或直觉的循

证护理需求。

本章将描述危重症护理环境的部分内容,包括认证的价值、循证实践、质量和安全、健康的工作环境,以及 AACN 患者照护协同模式。实施以上任一方面都有助于改善危重症患者及其家属的预后。

## ▲ 认证的价值

"认证是基于事先制订的标准,由非政府组织进行的对护士在特定的护理职能或临床范围内开展实践的知识水平进行检验的程序。"AACN在其出版的《守护患者和职业》(*Safeguarding the Patient and the Profession*)白皮书中指出了专业认证的重要性。认证可促进危重症护理的不断完善,帮助护士获取和维持危重症护理实践中的最新知识。此外,认证还可向患者及其家属、医院、护士自身证明危重症护士的知识水平。

### 认证对患者和家属的价值

医疗差错、不良预后,以及医疗费用报销的复杂规定,导致许多患者对现有的卫生服务体系容易产生警惕心理。认证可向患者和家属证明为他们提供护理的护士具备远超于当初通过执业护士考试的经验和知识水平。通过认证考试,知识得到认证的护士在决策时更有自信心。尽管无法保证能够成功抢救所有危重患者,但有经验、知识丰富的护士可以更早识别出相关症状体征并作出相应反应。此外,经过认证的护士更愿意不断接受继续教育。这一点在护理病情复杂的多系统疾病患者时十分重要,因为他们往往需要积极的护理干预和先进的医疗技术。

### 认证对医院和护士的价值

认证使医院管理者认识到护士具备促进患者达到最优预后的知识和专业技术。得到某一专业领域认证的护士更愿意致力于护理质量的提升。诸多研究证据表明,被认证的护士对工作场所的赋权有更高的认同感,并且无离职意向。在一篇关于专科护士对认证看法的文献综述中,Wade 发现护士得到认证后,与医生和其他医疗团队成员的沟通和合作显著增强,医护协作有了更多提升。

沟通与合作对于提高患者预后十分必要。此外,证据还表明,认证护士更愿意为可以运用护理知识的单位工作。研究显示,支持认证且认可其价值的医疗机构的护士离职率下降而留职率更高。

当某一医疗机构申请成为美国护士认证中心(American Nurses Credentialing Center, ANCC)认可的磁性医院时,认证是其考察的诸多重要因素之一。认证也是医院从众多竞争者中脱颖而出的一种方式。此外,医院管理者必须向联合委员会证明护士可以胜任护理工作,而认证正是其知识能力的有力证明。

认证可使护士获得职业自豪感和成就感。美国护理专业委员会(American Board of Nursing Specialties)的一项调查显示:绝大部分准备认证考试的护士进行认证的目的是实现自我价值和在实践中追求卓越。通过认证的护士向医院证明了他们为自身职业发展负责,当他们寻求个人晋升和新的职业机会时,这可能是一项竞争优势。

研究证明,通过认证的护士能够体验更高的职业赋权,认识到认证的内在价值,可与多学科团队中其他成员进行更稳固的合作,并感知到知识水平的增强。

## ▲ 危重症护理的循证实践

循证实践(evidence-based practice, EBP)是"实践者、患者,及其他重要相关人员基于研究证据、患者经验和偏好、临床专家或专业技术,以及其他可获取的信息资源进行决策的过程。"在不断变化的医疗环境中,EBP 是帮助患者获得最佳预后的必要条件。在美国,医学研究所(Institute of Medicine, IOM)、ANCC,以及联合委员会均认可EBP 是提升医疗质量的关键步骤。尽管有效护理干预的相关知识在不断增加,临床实践却落后于现有的证据。在进行临床决策时,应当避免基于直觉开展的实践或没有科学依据,未将患者及其家庭的利益最大化的信息。

EBP 往往容易与科学研究相混淆。科学研究的目的是获取新知识,而 EBP 则通过加工新知识,获取已有信息并将其用于指导临床护理过程以达到患者的最佳预后。在将信息转换为临床实践的过程中,危重症护士要考虑到证据的力度或等级。首先,由于许多医疗服务和护理实践少有甚至没有证据或研究支持，因此需考虑其他证据资源；其次，由于研究设计的局限性，有些研究结果无法推广到研究以外的人群。Baumann 提出，护士及其他卫生保健专业人员必须严格审视其在临床推理时所使用的证据，不应将证据局限于随机对照试验（randomized controlled trial，RCT）所得的结果。因此，危重症护士自身非常有必要熟悉证据等级，以便于评价证据，研究并判断其对患者的适用性。

AACN 是第一个发展证据评价系统的护理组织之一。2008 年，一个由 AACN 董事会指定的工作组对证据分级系统进行了审核以保证该系统与其他医疗机构的类似系统一致。

## 证据等级

循证实践中，最低等级的证据包括权威或专家委员会的意见，这一等级的证据是在缺乏更高等级证据时由临床实践委员会和专业机构共同讨论形成的指南。稍高于该等级的证据是单一描述性、定性或生理学研究。更高等级的证据是对描述性、定性或生理学研究的系统综述。系统综述是指对某一特定领域的许多研究结果进行缜密而系统的整合。再高一等级的证据是相关性研究或观察性研究。这些定量研究有助于精确测量相关关系，以指导临床实践。随后的高等级证据是相关性或观察性研究的系统综述。更高等级的证据是单纯的 RCT 和非随机对照试验（类实验研究）。最高等级的证据是针对 RCT 的系统综述，即 meta 分析。定性研究的系统综述，则称为 meta 整合。

以呼吸机相关性肺炎（ventilator-associated pneumonia，VAP）为例，危重症护士要从 VAP 有关文献中区分出专家述评、描述性研究、单个 RCT 以及 meta 分析。由于存在最高等级的证据，即有关 VAP 的 meta 分析，因此危重症护士可基于 VAP 预防的证据修改护理方案并实施相应的干预措施。为提升危重症患者的护理质量，保障患者的生命安全，危重症护士必须能够系统地收集、回顾、整合，以及评价证据以指导实践措施的修订，以改善患者的临床转归。

## 实施障碍

尽管 EBP 十分重要，但有数据显示，将研究结果转变为临床实践需要花费平均 17~20 年的时间。具体的实施障碍包括缺乏研究进展相关知识、文献获取途径有限、对研究的评判性能力缺乏自信心、缺乏探究科学的兴趣、缺乏改变实践的能力、时间因素，以及缺乏包括资源和指导者可及性在内的组织支持和承诺。

组织文化、氛围或环境对护士改变护理实践的自主性和适应改变的能力有重要的影响。即使危重症护士技能十分高超，可以熟练地护理患者，但当护理不再基于证据，就很难保证最佳预后、有效使用资源，以及保护患者安全。因此，危重症护士具备查找、评价相关证据，以及将证据转化为实践的知识、技能和能力十分必要。

## 促进循证实践的策略

为将证据尽快转化为临床实践，人们提出了多种促进策略，包括使用方案、临床路径或流程图，以及进行教育干预等。增强危重症护士获取资源的意识，教育、指导他们实施 EBP 活动是必不可少的。与建造房屋类似，致力于 EBP 的机构首先必须将 EBP 确立为日常实践的基础并创建临床调查的文化以及树立终身学习的观念。作为成功的基础，少不了责任感以及正式和非正式的角色榜样。

现有的一些资源可供危重症护士使用，以促进 EBP 文化的营造。其中较好的数据库有 PubMed、CINAHL 和 MEDLINE。Cochrane 协作网，是一个包含高质量、独立证据的网站。通过万维网访问，可获取医疗决策和基于证据的信息。此外，专业护理组织也会基于科研成果制订推荐意见，在其官方网站上发布。例如，无论是会员还是非会员，均可通过网站获取 AACN 发布的实践警示。其他的 EBP 资源还包括美国卫生保健质量和研究署（www.ahrq.gov）、疾病预防控制中心（www.cdc.gov）、医疗改进中心（www.ihi.org）、美国医学研究所（www.iom.edu）、国家指导方针清算所（www.guideline.gov）、英国卫生质量标准署（www.nice.org.uk）、国家医学图书馆（www.nlm.nih.gov）、美国护理学会（www.nursingworld.org），以及美国危重病医学会（www.sccm.org）的网站或出版物。表 1-1 列出了阻碍 EBP 实施的相关因素以及推荐的解决策略。

表 1-1　优化危重症护理循证实践（EBP）的障碍和推荐策略

| EBP 的障碍 | 解决策略 |
|---|---|
| **时间** | |
| • 没有时间阅读和评价研究课题，或者实施 EBP | • 以 EBP 委员会的形式规划时间，用以评价和讨论证据<br>• 护士需要远离病床的时间进行 EBP 活动 |
| **知识** | |
| • 不了解研究课题<br>• 文献资源不够集中<br>• 缺乏评价文献质量的能力 | • 在检索和评价证据时，像初学者一样去学习<br>• 在单位充当变革推动者，指导对过程不熟悉的护士<br>• 终身学习 |
| **资源和指导** | |
| • 缺乏证据<br>• 不与知识渊博的同事交流<br>• 缺乏电脑、计算机技能、图书馆资源访问权、检索技能<br>• 难以理解研究课题 | • 行政部门必须认可并致力于 EBP，系统化运作支持临床护士践行他们在 EBP 中的角色<br>• 管理者需要认识到临床护士的能力，提供必要的资源，并记录下所实施举措的成效<br>• 实施基于循证的竞赛活动<br>• 指定工作组 |
| **文化** | |
| • 没有改变实践的权限<br>• 其他人员和条例不支持<br>• 研究结果无法推广到其他机构<br>• 研究在实践中缺乏价值 | • 基于研究的需求评估，为机构制订战略计划提供循证依据<br>• 进行绩效评价和临床梯度审查时，要求提供 EBP 案例<br>• 开展能帮助临床医护人员评判性评价文献的教育活动<br>• 有随时可获取的临床资源<br>• 简化实践流程<br>• 启用护理实践博士角色，将其作为循证过程的领导者<br>• 向中心机构报告进展并将其在临床领域和机构内分享 |

Adapted from Brown CE，Wickline MA，Ecoff L et al：Nursing practice，knowledge，attitudes and perceived barriers to evidence based practice at an academic medical center. J Adv Nurs 65（2）：371-381，2009；Ross J：Information literacy for evidence-based practice in perianesthesia nurses：Readiness for evidence based practice. J Perianesth Nurs 25（2）：64-70，2010；and Schulman CS：Strategies for starting a successful evidence based practice program. Adv Crit Care 19（3）：301-311，2008.

标准中最重要的内在关键要素。

## ▲ 健康的工作环境

目前护理人员短缺问题提示未来应大力改善护士的工作环境。健康的工作环境（HWEs）有利于患者获得良好预后。护士也更容易被工作环境良好的单位所吸引。相反，不健康的工作环境会导致医疗差错、无效护理的发生，浪费本就匮乏的资源，进而增加医疗成本，并引发道德困扰和不良预后。

AACN 指出解决护士短缺问题的最好方式是营造健康的工作环境。在进行了大量的文献研究后发现，整个美国均存在着有害的医疗护理工作环境。这类环境会降低医疗服务水平和医务人员满意度，导致医疗差错。基于此，AACN 推出了HWE 倡议。HWE 倡议针对影响医护人员和患者安全的阻碍因素，提出了六项重要标准（表框 1-1）。六大标准里包含了有助于护士提供最优护理的最重要因素。表框 1-2 至表框 1-7 分别列出了各项

## 良好的沟通

沟通不良是导致许多恶性医疗事件的原因之一，为预防此类错误的发生，保证良好的沟通十分必要。2004 年至 2010 年第四季度上报到联

| 表框 1-1 | 健康工作环境的必备要素 |
|---|---|

• **良好的沟通**　护士的沟通技能必须与其临床技能一样娴熟。

• **真正的合作**　护士必须坚持不懈的追求并促进真正的合作。

• **有效的决策**　护士必须在制定政策、指导和评价临床护理，以及引导机构运作时，充当有价值的、坚定的角色。

• **合理的人员配置**　确保患者需求与护士胜任力能够有效匹配。

• **有意义的认同**　鉴于为工作单位带来的价值，护士必须得到认同并认同其他人。

• **诚信的领导力**　护士长必须完全支持健康工作环境的构建，真正地身处其中，并使其他人融入其中。

| 表框 1-2 | 标准 1：良好沟通的关键要素 |
|---|---|

护士的沟通技能必须与其临床技能一样娴熟。

- 医疗机构为团队成员安排教育项目，以支持和培养其沟通技巧，培训内容包括自我意识、询问 / 对话、冲突管理、协商、辩护和倾听。
- 良好的沟通者关注找到解决方案和取得满意的结果。
- 良好的沟通者力图保护和改进同事之间的合作关系。
- 良好的沟通者愿意倾听各方面的观点。
- 良好的沟通者呼吁善意和相互尊重，以达成共识和相互理解。
- 良好的沟通者言语和行动保持一致。
- 医疗机构建立零容忍政策，强制解决和消除工作场合的辱骂和不尊重行为。
- 医疗机构建立正式的组织结构和流程以确保患者、家属，及医疗团队之间有效的信息共享。
- 良好的沟通者可以采取合适的沟通技巧并精通于此。
- 医疗机构构建的系统要求个人及团队能够规范地评估沟通交流对临床、财务和工作环境结局的影响。
- 医疗机构将沟通作为正式绩效评价系统的一项指标，使团队成员具备与职业发展相匹配的沟通技能。

| 表框 1-3 | 标准 2：真正合作的关键要素 |
|---|---|

护士必须不懈追求并促进真正的合作。

- 医疗机构为团队成员安排教育项目，以支持和培养其开展合作的技巧。
- 医疗机构制订、使用和评价相关流程，该流程明确界定每位团队成员所应具备的促进合作的责任，且特别强调评估其合作意愿。
- 医疗机构制订、使用和评价相关运作结构，该结构认可护士进行临床决策的权限，并将其明确为具体制度。
- 医疗机构确保员工可不受限制地参与某些结构化论坛，如伦理委员会，并为解决所有关键参与者（包括患者、家属和医务人员）之间的争议提供所需时间。
- 每个团队成员随时在工作中开展团队协作，并积极促进合作以营造持续的协作文化。
- 每个团队成员通过鼓励和尊重他人的意见、整合个体差异、解决竞争中的利益冲突、保证为取得最佳预后每个人必须做贡献来实现团队的共同目标。
- 每个团队成员都表现出高水平的个人诚信。
- 团队成员掌握沟通技巧，即真正合作的必备要素。
- 每个团队成员表现出与角色和职责相匹配的胜任力。
- 护士长和医务主任在塑造和促进真正合作时是平等的。

| 表框 1-4 | 标准 3：有效决策的关键要素 |
|---|---|

护士必须在制定政策、指导和评价临床护理，以及引导机构运作时，充当有价值的、坚定的角色。

- 医疗机构为团队成员安排教育项目和发展项目，以支持和培养其合作性决策的技能。这些项目包括相互目标确定、协商、促进、冲突管理、系统思考和绩效提升等内容。
- 医疗机构清晰地阐明组织价值观，且团队成员在决策时将其纳入。
- 医疗机构具有运作结构，确保在进行事关患者的决策时考虑患者及其家属的想法。
- 团队成员通过获取必备技能、掌握相关内容、准确评价各种情况、分享基于事实的信息、清晰交流专业意见，以及主动询问等做法，共同承担有效决策的责任。
- 医疗机构构建如所有部门和医疗学科参与的结构化论坛的系统，以促进以数据为驱动的决策制定。
- 医疗机构建立谨慎的决策过程，以确保尊重每个人的权益、考虑所有关键性观点并制定明确的责任。
- 医疗机构建立可在任何层次开展公平、有效决策的程序，以保证客观评价所有决策结果，包括延迟决策和未实现的决策结果。

| 表框 1-5 | 标准 4：合理人员配置的关键要素 |
|---|---|

人员配置必须确保患者需求与护士胜任力能够有效匹配。

- 基于伦理原则，医疗机构有合理的人员配置政策，以确保和支持护士提供高质量的护理。
- 护士参与人员配置过程的所有组织阶段，从教育、计划乃至评价阶段，计划阶段应考虑护士胜任力与患者需求的匹配度。
- 医疗机构有规范流程，可评价人员配置决策对患者转归及系统的效果。评价内容包括分析何时患者的需求与护士的胜任力不匹配，以及应急方案执行的频次。
- 医疗机构构建必要的系统，以促进团队成员使用人员配置和临床结局指标数据开发更为有效的人员配置模型。
- 医疗机构为每个等级的护理活动提供支持服务，确保护士可以最大程度地关注患者及家属需优先处理的情况及需求。
- 医疗机构应采用能提升护理效果的技术，且护士参与到这些技术的选取、改进和评价中。

合委员会的一大部分恶性医疗事件都与沟通问题有关。

　　AACN 与 VitalSmarts 公司针对患者安全及照护者健康的危害性进行了的一项非医院内会话研究。这项"打破沉默"的研究在全美范围内的城市、乡村和郊区医院开展，采用了焦点小组、访谈、工作场所观察，以及对护士、医生、行政人员的调查等方法。大量资料显示医疗服务人员之间普遍存在沟通不良和无效合作的问题。

　　上述报道中，53% 的护士担心护理同事的胜任力，但只有 12% 的护士跟同事进行了沟通。同样的，34% 的护士对医生的胜任力表示担心，但只

| 表框1-6 | 标准5：有意义认同的关键要素 |
|---|---|

鉴于为工作单位带来的价值，护士必须得到认同并认同其他人。

- 医疗机构有包括正式程序和结构化论坛的综合系统，以确保持续关注并认可团队成员为机构工作带来的贡献和价值。
- 医疗机构建立一套系统程序，以帮助团队成员了解机构的认同体系及如何通过认同同事的贡献和自身为机构带来的价值而参与其中。
- 医疗机构的认同体系存在于病床旁乃至董事会，以确保每个人获得的认可与其在每个职业阶段对意义、成就、发展和进步的个人定义一致。
- 医疗机构的认同体系包含对已被认同的人群认同的过程。
- 团队成员理解每个人在机构的认同项目和参与有意义认同中扮演主动的角色。
- 医疗机构常规、全面地评价自身的认同系统，确保相关项目有效运行，以推动医疗机构形成有意义认同的优秀文化。

| 表框1-7 | 标准6：诚信领导力的关键要素 |
|---|---|

护士长必须完全支持健康工作环境的构建，真正地身处其中，并使其他人融入其中。

- 医疗机构为护理领导者提供参与教育项目的机会，支持其发展和提升必要的知识和能力，如良好的沟通技巧、有效的决策、真正的合作、有意义的认同，以及提供合理的人员配置的必要资源。
- 护理领导者表现出对护理场所需求和工作机制的理解，并据此成功解读健康工作环境的具体含义。
- 护理领导者对制订创造和维持健康工作环境的标准富有热情。
- 护理领导者主导有利于健康工作环境的实施与维持的系统设计工作。
- 医疗机构应将护理领导者配置为有助于创造和维持健康工作环境的关键角色，使其能够参与关键决策论坛、获取必要信息并持有做重要决策的权限。
- 医疗机构提供必要的时间、资金和人力资源，促进护理领导者努力创造和维持健康的工作环境。
- 医疗机构为所有护理领导者提供规范的合作导师项目，护理领导者能够积极参与到该项目中。
- 护理领导者在良好的沟通、真正的合作、有效的决策、有意义的认同和诚信的领导力等方面担当榜样角色。
- 医疗机构将对创造和维持健康工作环境的贡献作为评价护理领导者的标准之一。护理领导者必须在创造和维持健康的工作环境中表现出持续的领导力以取得专业上的晋升。
- 护理领导者和团队成员相互客观地评价领导过程和决策对机构创建和维持健康的工作环境的影响。

有12%的护士与其进行了沟通。在这种情形下，未能进行有效、专业的沟通将关系到患者的照护质量及临床预后。

一位参与调查的药剂师说，如果某个医生表开出的错误剂量不会使患者病情加重，他就会纵容错误医嘱继续执行。另一位药剂师说，如果以前因为质疑某位医生而引起其敌意，下次再看到错误医嘱他会不再质疑、直接在处方上签名。参与该研究的一些医生提到，虽然他们跟某些能力不足的同行一起工作，但却不会质疑他们。相反，当这些能力较差的医生当班时，他们会避免安排病重的患者。资料进一步显示，医生同样不太可能去质疑护士或其他医疗服务人员。研究还发现，88%的医生有与临床判断力持续较差的同事共事的经历，并导致了有害的并发症。

77%的护士对在医疗场所受到不尊重表示担忧。他们的报告中提到，至少25%的沟通交流被不礼貌对待或辱骂过。该研究发现医务人员被辱骂的频次与其辞职意愿有明显的相关性。研究得出医务人员多次发现错误以及可能引发危险的不称职行为，但他们并未说出来是因为担心，并考虑选择离开各自的科室。

## 真正的合作

合作被定义为"对结果共同负责的利益相关者之间的知识共享"。合作可使具备不同专业知识的人联合起来完成患者、项目或机构的目标。合作的结果是将多人提出的解决方案进行整合。

已有多项研究关注医护合作问题。资料表明，合作关系对护士比对医生更重要，但医生对已有合作关系的质量评分高于护士。90%的AACN成员表示与医生和行政人员的合作是创造健康工作环境最重要的元素之一。

许多结局指标已被证明与良好的医护合作关系相关，特别是护士和医生的满意度、护士留职情况以及患者最优预后的实现。此外，良好的医护关系还可以减少差错的发生。资料显示，ICU患者死亡率的下降和住院天数的减少与良好的医护合作有关。有研究者指出，医护合作与医务人员的效率有直接关系。

尽管合作可以带来上述益处，但在实际工作中却常常难以实现。主要原因在于实际工作中仍存在许多阻碍因素，导致医疗机构内难以实现合作。对如何界定合作缺乏共识、在概念化合作时存在分歧、缺少沟通时间，以及促进合作所需的复杂技能，这些问题的存在都令合作难以达成。其他既往的阻碍因素包括职业文化、医护人员的不成熟、护士谦逊与医生狂傲的联合行为、人际关系和性格的挑战、等级关系障碍、权力失衡、机构的决策过程、角色社会化。

在《内出血—美国可怕的医疗差错流行的幕后真相》（*Internal Bleeding—The Truth Behind America's Terrifying Epidemic of Medical Mistakes*）一书中，作者指出，尽管护士和医生紧密合作，但"他们对彼此的角色只有少许理解和欣赏"。我们仍有必要为"尽管证据表明当沟通与合作存在时患者预后会更好，为何合作仍难以进行"这一问题寻求答案。

## 有效的决策

临床决策是保障患者预后的护理职责的重要组成部分。研究者们不认可知识在决策时的作用。一些人提出决策时需要应用通过课堂或阅读习得的知识，但其他人却认为临床决策技能需要经验性知识和直觉。临床实践中，当不存在真正的合作而且健康工作环境的要素并不被接受时，负责临床实践的护士很难充分参与到那些可保障高质量、安全有效的护理决策中去。健康工作环境的标准指出，仅有一小部分的医生认可护士作为决策团队的一份子。

一项研究中，调查者发现大多数的护士定期做出与患者护理直接相关的临床决策。ICU 护士常在紧急情况下做出决策并决定改变患者的用药，而内外科护士偶尔需要做出这类决策。研究显示，临床经验水平与决策水平密切相关。

有效的临床决策是影响医疗服务质量的重要因素。无论是护生还是有经验的护士，影响临床决策的因素包括自信心、与护理同行，及其他医疗同事的关系、组织结构、支持性资源的可及性、护理教育、经验、知识、创造性思维能力、自我概念、工作环境，及情境性应激源。对于护士、医疗机构，以及护理院校而言，十分有必要识别阻碍临床决策的因素，同时增强促进因素。

为了改善患者预后，护士必须运用护理程序、临床思维、知识和经验迅速做出重要临床决策。在鉴别和管理病情复杂患者的问题时，护士应承担的角色是能够进行有效沟通并参与临床决策的多学科团队中的一员。其职责包括接受与临床决策相伴而生的问责制和责任制，以及指导个人实践时需要的自主权。

## 合理的人员配置

合理的人员配置必须考虑到护理人员的知识、技能和能力，即胜任力，以满足患者及其家属个性化与整体的需求。患者及其家属的需求与护士的胜任力一致时，可能获得最理想的预后。

在一项里程碑式的研究中，Aiken 等人发现当内外科病房护患比增加时，患者的死亡风险也随之增加。该研究中，当护患比为 1∶8 时，患者的死亡风险较护患比为 1∶4 或更低时要高出 31%。若在护士负责四名患者的同时，再增加一名外科患者，将会导致患者入院 30 天内死亡及抢救失败的可能性升高 7%。

研究者发现较低的护士配置与患者的不良预后有关，包括肺炎、休克、心搏骤停、上消化道出血、尿路感染等。住院时间延长、抢救失败以及更高的 30 天死亡率也与较低的护理人员配置有关。患者敏锐度增高、岗位数量空缺与现有注册护士数量的不一致是引起人员配置水平差的两个主要因素。

IOM 在报告中明确了护理人员配置与护理质量间的关系。护理人员配置水平、知识、技能影响患者的预后与安全。此外，该机构进一步确认了临时性补救措施，如强制加班或置人手不足的病房单元于不顾，是无效且易引发医疗差错的。

## 有意义的认同

健康的工作环境和能够保障患者安全、提升护理质量的有效认可护士及护理工作的项目，对于留住优秀护士，鼓励他们积极提升患者满意度、合理使用紧缺的护理资源以及增强护理职业成就感十分重要。护士的职业认同对工作满意度有重要影响。多种有效且低廉的方式可实现有意义的护士认同。鉴于护理人力资源在资历、性别和文化上的差异，护士们可通过不同的机制取得工作满意感，并期望从工作中收获更多，而不仅仅是高收入。职业认同被认为是最简单、性价比最高的留住经验丰富的护士的方法之一，对于鼓舞护士的工作干劲也十分重要。具体来说,员工希望生活平稳、乐于与医院合作、有个人和职业发展的机会,通过工作做出有意义的贡献,体验工作中的社交活动。

在护士严重短缺的情况下,人们普遍认可的留住护理人员的方法,除了金钱奖励外,还包括对优秀表现的赞美和欣赏。一项研究表明,护士认为来自患者、家属和其他护士的赞美比来自护理领导和医生的赞美更有价值。一项随访研究中,护士始终最重视来自患者及家属的赞美(48.9%),其他依次为其他护士(27%)、行政人员(8.5%)、直接领导(7.7%)、医生(4.6%)和其他同事(3.3%)的认可。

研究发现,有意义的认同与一些积极的指标有关,如工作满意度、对单位和职业的忠诚度、合作,以及可感知的组织支持。但护士无法在所有情况下都获得有意义的认可。缺乏有意义的认可与缺勤率、员工离职、压力、职业倦怠和护理质量下降有关。因此,除了合理的人员配置、有效的决策和真正的合作,危重症护士要重视有意义的认同,这样不仅能够提升工作满意度和工作干劲,同时可以减少职业倦怠,改善患者的预后。

## 诚信的领导力

护士往往会被积极推进健康工作环境的医疗系统吸引。当今多变的医疗环境下,无论是护士长、护理部主任还是普通护士,均需创造和保持一个健康的工作环境。研究表明,积极的护理领导与高质量的患者预后相关。领导力对于获取高质量、安全的医疗护理十分必要,而无效领导是促使恶性事件发生的因素,联合委员会已证实这一点。诚信的领导力被描述为"团结合作地营造健康工作环境的黏合剂"。诚信领导力的属性包括良好的沟通技巧、知道自己代表什么、鼓励他人、作为团队成员工作、百分百地寻求和付出,以及建立目标。

## ▲ 协同模型

自 20 世纪 90 年代后期开始,AACN 发展的

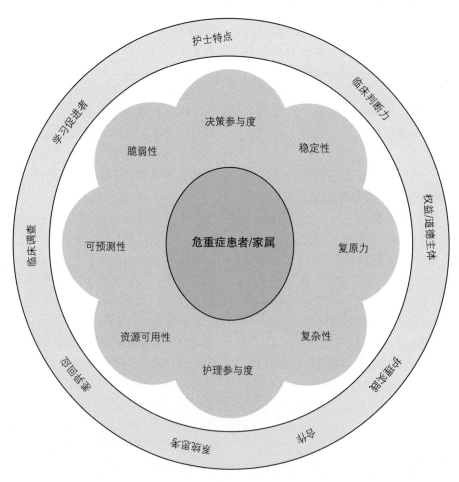

**图 1-1** ▲ 协同模型中患者 / 家属与护士之间的关系

协同模型就开始充当实践认证的基础。这一模型描述了基于患者特征的护理实践。协同模型的基本前提如下：(1) 护士关心的患者特征；(2) 护士胜任力对患者十分重要；(3) 患者特征驱动护士提升胜任力；(4) 当患者特征与护士胜任力相匹配、协同时，患者预后最佳。

组成护理实践的 8 个患者特征和 8 个护士胜任力构成协同模型的基础（图 1-1；表框 1-8 和表框 1-9）。患者特征在一定强度内变化，表现为一级水平、三级水平、五级水平。与患者特征相同，护士胜任力也表现为一级水平、三级水平、五级水平。该等级可在既定临床情境下根据专业知识水平的变化而变化。

协同模型也被用来判定临床转归。通过评价基于患者、护士和医疗服务系统的数据来评估患者的临床转归。基于患者的临床转归指标包括功能改变、信任、满意、舒适和生存质量。基于护士的临床转归指标包括生理改变、无并发症和治疗目标的完成程度。基于医疗服务系统的临床转归指标可能包括复发、费用和资源利用。

自建立以来，协同模型就被用于诸多临床领域，作为护理临床进展、决定人员配置比、开展培训以及高级护理实践的基础。例如，印第安纳州印第安纳波利斯的 Clarian 医疗系统使用该模型以促进机构改革。其中，工作描述就是基于 8 大护士特征确定的。在得克萨斯州达拉斯的 Baylor 医院，该模型被作为评价护理方向和发展护理学科进展项目的基础。该模型还被用于交班报告、课程设计和护士长工作分析等其他领域。

诸多案例报道描述了协同模型在促进患者最优预后中的应用。此外，协同模型也被认为可用作寻求磁性医院认证的机构制订工作内容的基础框架。

| 表框 1-8 | 护士关心的患者、临床单元和系统的特征 |
| --- | --- |

- **复原力**—使用代偿 / 应对机制回到健康功能水平的能力；遭受打击后恢复到之前状态的能力。
  - **一级水平：最小恢复力**。无法给出反应；无法触发代偿 / 应对机制；最小储备能力；脆弱的。
  - **三级水平：中度恢复力**。能够给出反应；能够触发一定程度的代偿；中度储备能力。
  - **五级水平：高度恢复力**。能够给出和维持反应；完整的补偿 / 应对机制；高度储备能力；强耐力。
- **脆弱性**—对可能严重影响患者预后的实际或潜在的应激源的易感性。
  - **一级水平：高度脆弱**。易感的；不受保护的；脆弱的。
  - **三级水平：中度脆弱**。部分易感的；部分受保护的。
  - **五级水平：低度脆弱**。安全的；脱离危险的；受保护的；不脆弱的
- **稳定性**—维持稳定平衡的能力
  - **一级水平：最小稳定性**。易变的；不稳定的；对治疗无反应的；高死亡风险。
  - **三级水平：中度稳定性**。在有限的时间内保持稳定状态；对治疗有部分反应。
  - **五级水平：高度稳定性**。不变的；对治疗有反应；低死亡风险。
- **复杂性**—两个甚至更多系统（如身体、家庭、治疗）之间的错综交互。
  - **一级水平：高度复杂**。复杂的；患者 / 家属的复杂动态变化；不明确的 / 模糊的；不典型表现。
  - **三级水平：中度复杂**。中度的患者 / 家属的中度动态变化。
  - **五级水平：低度复杂**。明确的；患者 / 家属的常规动态变化；简单的 / 清晰的；典型表现。
- **资源可用性**—患者 / 家属 / 社区可为相关情境提供的资源数量（如技术、资金、个人、心理和社会方面）。
  - **一级水平：资源缺乏**。缺乏必要的知识技能；缺乏必要的资金支持；极少的个人 / 心理支持；极少的社会资源。
  - **三级水平：资源适度**。有限的知识技能；有限的资金支持；有限的个人 / 心理支持；有限的社会资源。
  - **五级水平：资源丰富**。易获取丰富的知识技能；随时可获取资金支持；有力的个人 / 心理支持；有力的社会资源。
- **护理参与度**—患者 / 家属参与护理的程度。
  - **一级水平：无参与**。患者和家属不能或不愿参与护理。
  - **三级水平：部分参与**。患者和家属需要协助才能参与护理。
  - **五级水平：完全参与**。患者和家属能够完全参与护理。
- **决策参与度**—患者 / 家属参与决策的程度。
  - **一级水平：无参与**。患者和家属没有能力参与决策；需要代理。
  - **三级水平：部分参与**。患者和家属参与决策的能力有限，需在决策时向他人寻求帮助 / 建议。
  - **五级水平：完全参与**。患者和家属有能力做决策。
- **可预测性**—允许个人预期事件的发展或疾病进程的特点。
  - **一级水平：不可预测**。不确定的；少见的患者人群 / 疾病；不寻常或不可预期的结果；未遵循关键路径或无关关键路径。
  - **三级水平：部分预测**。多变的；偶见的患者人群 / 疾病。
  - **五级水平：高度预测**。确定的；常见的患者人群 / 疾病；常见和可预测的进程；遵循关键路径。

| 表框 1-9 | 关乎患者、临床单元和系统的护士胜任力 |
| --- | --- |

- **临床判断力**—临床推理,包括临床决策、评判性思维、全局把控,以及通过整合正式和非正式的经验性知识和循证指南获取的护理技能。

  **一级水平:**收集初级资料;遵循适用于所有人群的流程图、决策树和方案,一旦偏离,会无所适从;将正规所学的知识代入临床事件进行决策;个人临床决策的能力有限,依靠其他医务人员做决策;关注无关细节。

  **三级水平:**收集、解释复杂的患者资料;基于对常见或普通患者人群特点的了解,做出临床决策;识别能够预测疾病方向的模式和趋势;认识到自身的局限性并寻求帮助;忽略无关的细节,关注关键要素。

  **五级水平:**综合并解释多样的、有时互相矛盾的原始资料;除非面对新的患者人群,否则均可基于对全局的迅速掌控,做出临床决策;使用过去的经验预测问题;帮助患者和家属看清全局;认识到临床判断时的自身局限性并自然地寻求多学科合作与咨询;识别动态变化的情形并做出反应。

- **权益 / 道德能动性**—代表患者 / 家属及护理人员的权益开展工作;作为道德代理人,识别和帮助解决医院内外伦理和临床问题。

  **一级水平:**代表患者开展工作;自我评价个人价值;认识到临床单元可能出现的伦理冲突 / 问题;基于规则做伦理 / 道德决策;当患者不能代表自己时,担任患者代表;意识到患者的权益。

  **三级水平:**代表患者及家属开展工作;即使个人价值观不同,护理时也要考虑患者的价值观并融入护理工作中;在伦理和临床问题上支持同事;道德决策可以偏离规则;向患者及家属展示个人付出与收获,允许他们在可能情况下为自己代言;意识到患者及家属的权益。

  **五级水平:**代表患者、家属与社区开展工作;无论个人价值观是否相同,均从患者 / 家属角度维护其权益;在伦理冲突和问题上,从患者 / 家属角度维护其权益;必要时忽略规则,由患者和家属推动道德决策;允许患者及家属为自己代言;建立与患者 / 其他医务人员的相互关系。

- **护理实践**—是指为患者和同事创造富含激情的支持性治疗环境的各种护理活动,旨在促进患者舒适、痊愈并减少不必要的痛苦,包含但不局限于患者、家属,及专业医护人员的警觉性、投入和响应能力。

  **一级水平:**关注患者日常和习惯性需求;不能预见未来需求;根据标准和方案实施护理;维持安全的物理环境;认同死亡是潜在的结局。

  **三级水平:**对患者和家属的微小改变作出回应;用富有同情心的方式,将患者当作独立个体;辨别和调整护理实践以适应患者和家属的个人特征;改善患者和家属的环境;认识到死亡是可接受的结局。

  **五级水平:**有敏锐洞察力,能够预测患者、家属及社区的改变和需求;充分投入并感知如何与患者、家属和社区站在同一战线;护理实践遵循患者及家属的意愿;预见并避免危险,在患者及家属对医疗体系的不断适应中,全程保障安全;精心安排,确保患者临终时患者及家属舒适,并满足其他要求。

- **合作**—与他人(如患者、家属及医务人员)合作,促进并鼓励每个人为实现最优预后或现实的患者 / 家庭目标做出贡献。与同事和社区共同开展学科内部合作以及多学科协作。

  **一级水平:**愿意接受教育、辅导和指导;参与团队会议并针对患者护理和实践主题进行讨论;接受不同团队成员的参与。

  **三级水平:**寻求接受教育、辅导和指导的机会;寻求他人意见和观点;发起和参与团队会议并针对患者护理和实践主题进行讨论;认同和建议不同团队成员的参与。

  **五级水平:**寻求教育、辅导和指导他人及接受教育、辅导和指导的机会;鼓励他人在团队会议中积极参与并作出贡献,同时积极针对患者护理和实践问题进行讨论;为获得最佳的患者转归,吸收和整合多种资源。

- **系统思考**—知识和工具体系,使护士调动医疗系统内部和 / 或非医疗系统的所有资源以帮助患者、家属和同事。

  **一级水平:**采取有限的策略;孤陋寡闻—只看到碎片或部分组成;没有认识到协商也是一种选择;在孤立的医疗环境下看待患者及家属;将自己看作关键资源。

  **三级水平:**基于患者 / 家属的需求和力量制订策略;能将各组成部分联系在一起;能看到协商的机会但不一定有相应策略;认识到患者及家属的适应过程;知道如何获取自身以外的资源。

  **五级水平:**发展、整合以及应用一系列基于患者 / 家属需求和力量的策略;全局或整体观—看到整体而非部分;知道何时及如何代表患者和家属进行协商;预测患者及家属为适应医疗服务系统所产生的需求;必要时使用未开发的其他资源。

- **差异回应**—在提供护理时识别、领会和融合各种差异的灵敏性。这些差异包括但不局限于文化差异、精神信仰、性别、人种、种族渊源、生活方式、社会经济状态、年龄和价值观。

  **一级水平:**评估文化多样性;基于个人信仰系统,为患者提供护理;了解医疗环境的文化。

  **三级水平:**调查文化差异并考虑其对护理的影响;在护理计划中考虑个人和职业差异;帮助患者 / 家属理解医疗服务系统的文化。

  **五级水平:**回应、预测文化差异,并将其整合到患者及家属的护理过程;认同并将某些差异(包括替代疗法)用于护理实践;调适医疗服务系统的文化,尽量满足患者 / 家属多样化的需求。

- **促进学习**—促进患者 / 家属、护理人员、其他医疗人员和社区进行学习的能力,包括正式和非正式的学习。

  **一级水平:**遵循计划好的教育项目;将患者 / 家属教育视为不同于护理的一项单独任务;在未评估患者准备情况或理解能力的情况下为其提供资料;对总体教育需求缺乏了解;局限于某个护士的观点;将患者视为被动的接受者。

| 表框 1-9 | 关乎患者、临床单元和系统的护士胜任力（续） |
|---|---|

**三级水平**：适应计划好的教育项目；开始认可不同的教学方式并将其整合到护理实践中；在实践中考虑患者的观点；从不同医务人员的角度，看到各种教学计划间的重叠；开始认识到患者可参与目标的实现；开始认识到个体的不同。

**五级水平**：创造性地调整或发展患者 / 家属的教育项目；将患者 / 家属教育整合到整个护理过程中；通过观察与学习相关的行为改变，评估患者是否理解相关知识；能够将所有医务人员的计划和教育计划整合，融入患者 / 家属教育项目；为教育项目设定患者主导的目标；认为患者 / 家属有机会参与教育项目，取得教育成果。

- **临床调查（改革者 / 评价者）**—不断质疑和评价护理实践，并提供知情同意的实践过程。通过应用研究结果和经验性学习，不断改变护理实践。

**一级水平**：遵循标准和指南；实施他人发展的、基于研究的临床实践；认识到有必要进一步学习以改善患者护理；认识到明显的病情变化（如衰竭、危象）；需要并寻求帮助以鉴别患者的问题。

**三级水平**：质疑政策和指南的合理性；质疑现有实践；寻求意见、资源或信息以改善患者护理；开始对比可能的护理方法。

**五级水平**：为特殊患者或人群提高、改变或实施个性化的标准和指南；基于患者反应、文献综述、研究和教育 / 学习，质疑和 / 或评价现有实践；获取必要的知识技能以发现实践中的问题并改善患者护理（临床判断和临床调查的范围在专家水平会重叠，彼此不可分割）。

## ▲ 危重症护理未来面临的挑战

由于医疗系统、护理专业及整个世界都在不断变化着，因此危重症护理必须不断改革创新。随着美国社会的日益多样化，我们必须提升护理团队循证护理的能力，且保持文化一致性和相关性。美国持续增长的西班牙人口使得医疗服务系统具备多语言、多种文化的工作环境日益重要。正因为如此，我们不仅需要招聘和保留护理以外的其他专业人员，还需提升有经验的危重症护士的专业技能。

随着新兴的急性感染性疾病的出现，危重症护士必须做好识别、管理和治疗的准备。与此类似，卡特里娜飓风清晰地提示我们自然灾难可对国家医疗资源和护理人力资源产生极大影响。此外，911 事件之后，人们还认识到危重症单元必须做好应对任何实际的或潜在的生物恐怖威胁的准备。

最后，随着危重症护理专业不断进步，危重症护理技术日益复杂，危重症护士必须不断学习新的技能，提升开展循证实践的能力，以满足患者及家属的生理、心理、精神、伦理和权益等各方面的需求。随着高新科技的应用，危重症单元始终需要有爱心、有能力且知识丰富的护士促进团队合作、了解复杂的医疗服务和医疗保险体制，同时鼓励患者及家属在社区无法应对复杂的需求时不断学习。这些令人激动的挑战等候着危重症护士用承诺、奉献和爱心一一克服。

## ▲ 临床适用性挑战

### 简答题

1. 请讲述一件您在工作时经历的有意义认同的事件。

2. 请讲述您在工作中实施循证实践时遇到哪些困难。

3. 请讲述一个临床情境，举例说明依据 AACN 患者照护协同模式，什么是高水平的护士胜任力的"差异回应"？

（译者：桂莉、刘晶晶）

# 参考文献

1. American Association of Critical-Care Nurses Certification Corporation: What is certification? Retrieved January 5, 2011, from http://www.aacn.org/WD/Certifications/Content/consumer- whatiscert.pcms?menu=Certification&lastmenu=

2. American Association of Critical-Care Nurses and AACN Certification Corporation: Safeguarding the patient and the profession: The value of critical care nurse certification—executive summary. Retrieved January 5, 2011, from http://www.aacn.org/WD/Certifications/Docs/certwhitepaper.pdf

3. Watts M: Certification and clinical ladder as the impetus for professional development. Crit Care Nurs Q 33:52–59, 2010

4. American Association of Critical-Care Nurses: Linkages between Certification and Outcomes for Patients, Systems or Nurses. Retrieved January 5, 2011, from http://www.aacn.org/WD/Certifications/Docs/researchvalidatingcertification.pdf

5. Kendall-Gallagher D, Blegen MA: Competence and certification of registered nurses and safety of patients. Am J Crit Care 18:106–113, 2009

6. Wade CH: Perceived effects of specialty nurse certification: A review of the literature. AORN J 89(1):183–512, 2009.

7. American Nurses Credentialing Center: Forces of magnestism. Retrieved January 5, 2011 from http://www.nursecredentialing.org/Magnet/ProgramOverview/ForcesofMagnetism.aspx

8. Niebuhr B, Biel M: The value of specialty nursing certification. Nurs Outlook 55(4):176–181, 2007

9. Sigma Theta Tau International Research and Scholarly Advisory Committee: Sigma Theta Tau International Position Statement on Evidence Based Practice February 2007, Summary. Worldviews Evid Based Nurs 5:57–59, 2008

10. Brown CE, Wickline MA, Ecoff L et al: Nursing practice, knowledge, attitudes and perceived barriers to evidence based practice at an academic medical center. J Adv Nurs 65(2):371–381, 2009

11. Cullen L, Adams S: What is evidence based practice? J Perianesth Nurs 25(3):171–173, 2010

12. Armola RR, Bourgault AM, Halm MA, et al; 2008–2009 Evidence-Based Practice Resource Work Group of the American Association of Critical-Care Nurses: Upgrading the American Association of Critical Care Nurses' evidence-leveling hierarchy. Am J Crit Care 18(5):405–409, 2009

13. Baumann SL: The limitations of evidence based practice. Nurs Sci Q 23(3):226–230, 2010

14. Polit DF, Beck CT: Nursing Research: Generating and Assessing Evidence for Nursing Practice, 8th ed. Philadelphia, PA: Lippincott Williams & Wilkins, 2008

15. Kitson A: Knowledge translation and guidelines: A transfer, translation or transformation process? Int J Evid Based Healthc 7(2):124–139, 2009

16. Ross J: Information literacy for evidence-based practice in perianesthesia nurses: Readiness for evidence based practice. J Perianesth Nurs 25(2):64–70, 2010

17. Hockenberry M, Wilson D, Barrera P: Implementing evidence-based nursing practice in a pediatric hospital. Pediatr Nurs 32(4):371–377, 2006

18. Soltero P, Pugh K, Carnacho L: Evidence-based practice: Journal club can bring research and education to the bedside to promote best nursing practices. J Pediatr Nurs 23 (2):e22–e23, 2008

19. Schulman CS: Strategies for starting a successful evidence based practice program. Adv Crit Care 19(3):301–311, 2008

20. American Association of Critical Care Nurses: AACN Standards for Establishing and Sustaining Health Work Environments: A Journey to Excellence. 2005. Retrieved July 7, 2011, from http://www.aacn.org/WD/HWE/Docs/HWEStandards.pdf

21. The Joint Commission: Sentinel Event Data Root Causes by Event Type, 2004-Fourth Quarter 2010. Retrieved July 7, 2011 from http://www.jointcommission.org/assets/1/18/SE_RootCausesEventType2004_4Q2010.pdf

22. Maxfield D, Grenny J, McMillan R, et al: Silence kills: The seven crucial conversations for healthcare. 2005. Retrieved July 7, 2011 from http://www.aacn.org/WD/Practice/Docs/PublicPolicy/SilenceKills.pdf

23. Lindeke LL, Sieckert AM: Nurse-physician workplace collaboration. Online J Issues Nurs 10(1):4, 2005

24. Dougherty M: Psychological consultation and collaboration in school and community settings, 5th ed. Belmont, CA: Brooks/Cole, 2009, p 13

25. Gardner DB: Ten lessons in collaboration. Online J Issues Nurs 10(1):2, 2005

26. Ferrand E, Lemaine F, Regnier B, et al: Discrepancies between perceptions by physicians and nursing staff of intensive care unit end-of-life decisions. Am J Respir Crit Care Med 167(10):1310–1315, 2003

27. Scott J, Sochalski J, Aiken L: Review of magnet hospital research findings and implications for professional nursing practice. J Nurs Admin 29(1):9–19, 2003

28. McMahon EM, Hoffman K, McGee GW: Physician-nurse relationships in clinical settings: A review and critique of the literature 1966–1992. Med Care Rev 51(1):83–112, 1994

29. Baggs JG, Ryan SA, Phelps CG, et al: The association between interdisciplinary collaboration and patient outcomes in a medical intensive care unit. Heart Lung 32(1):18–24, 1992

30. Sterchi LS: Perceptions that affect physician-nurse collaboration in the perioperative setting. AORN J 86(1):45–57, 2007

31. Thomson S: Nurse-physician collaboration: A comparison of the attitudes of nurses and physicians in the medical-surgical patient care setting. MedSurg Nurs 16(2):87–91, 2007

32. Hojat M, Nasca T, Cohen M, et al: Attitudes toward physician-nurse collaboration: A cross-cultural study of male and female physicians in the United States and Mexico. Nurs Res 50(2):123–128, 2001

33. Hojat M, Gonnella J, Nasca T, et al: Comparisons of Americans, Italian and Mexican physicians and nurses on the total and factor scores of the Jefferson Scale of Attitudes toward physician-nurse collaborative relationships. Int J Nurs Stud 40:425–435, 2003

34. Rosenstein A: Nurse-physician relationships: Impact on nurse satisfaction and retention. Am J Nurs 102(1):26–34, 2001

35. Vazirani S, Hays RD, Shapiro MF, et al: Effect of a multidisciplinary intervention on communication and collaboration among physicians and nurses. Am J Crit Care 14(1):71–77, 2005

36. Kramer M, Schmalenberg C: Securing "good" nurse-physician relationships. Nurs Manage 34(7):34–38, 2003

37. Baggs J, Schmitt M, Mushlin AI, et al: Association between nurse-physician collaboration and patient outcomes in three intensive care units. Crit Care Med 27(9):1991–1998, 1999

38. Reader TW, Flin R, Mearns K, et al: Interdisciplinary communication in the intensive care unit. Br J Anaesth 91(3):347–352, 2007

39. McCaffrey RG, Hayes R, Stuart W, et al: A program to improve communication and collaboration between nurses and medical residents. J Contin Educ Nurs 41(4):172–178, 2010

40. Chang W-Y, Ma J-C, Chin H-T: Job satisfaction and perceptions of quality of patient care, collaboration and teamwork in acute care hospitals. J Adv Nurs 65(9):46–55, 2001

41. McGrail KA, Morse DS, Glessner T, et al: "What I found there"! Qualitative analysis of physician-nurse collaboration stories. J Gen Intern Med 24(2):198–204, 2008

42. Stein-Parbury J, Liaschenko J: Understanding collaboration between nurses and physicians as knowledge at work. Am J Crit Care 16:470–477, 2007

43. Schmalenberg C, Kramer M: Nurse-physician relationships in hospitals. 20,000 nurses tell their stories. Crit Care Nurse 29:74–83, 2009

44. Miller PA: Nurse-physician collaboration in an intensive care unit. Am J Crit Care 10(5):341–350, 2001

45. Aiken LH: Evidence-based management: Key to hospital workforce stability. J Health Adm Educ Special issue:117–125, 2001

46. D'Amour D, Ferrada-Videla M, San Martin Rodriguez L, et al: The conceptual basis for interprofessional collaboration: Core concepts and theoretical frameworks. J Interprof Care 19(Suppl 1):116–131, 2005

47. Hall P: Interpersonal teamwork: Professional cultures as barriers. J Interprof Care 19(Suppl 1): 188–196, 2005

48. Evans JA: The role of the nurse manager in creating an environment for collaborative practice. Holist Nurs Pract 8(3):22–31, 1994

49. Grumbach K, Bodenheimer T: Can health care teams improve primary care practice? JAMA 291:1246–1251, 2004

50. Tellis-Nayak M, Tellis-Nayak V: Games that professionals play: The social psychology of physician-nurse interaction. Soc Sci Med 18(12):1063–1069, 1984

51. Cashman SB, Reidy P, Cody K, et al: Developing and measuring progress toward collaborative, integrated, interdisciplinary health care teams. J Interprof Care 18(2):183–196, 2004

52. Orchard CA, Curran V, Kabene S: Creating a culture of interdisciplinary collaborative professional practice. Med Educ Online 10:11–24, 2005. Available at http://www.med-ed-online.org

53. Wachter RM, Shojania K: Internal Bleeding—The Truth Behind America's Terrifying Epidemic of Medical Mistakes. New York: Rugged Land, LLC, 2004

54. Rashotte J, Carnevale FA: Medical and nursing clinical decision making: A comparative epistemological analysis. Nurs Philos 5(2):160–174, 2004

55. Bakalis NA, Watson R: Nurses' decision-making in clinical practice. Nurs Standard 19(23):33–39, 2005

56. Banning M. A review of clinical decision making: models and current research. J Clin Nurs 17(2):187–195, 2007

57. Cranley L, Doran DM, Tourangeau AE, et al: Nurses' uncertainty in decision-making: A literature review. Worldviews Evid Based Nurs 6(1):3–15, 2009

58. White A: Clinical decision making among fourth-year nursing students: An interpretative study. J Nurs Educ 42(3):113–120, 2003

59. Hagbaghery MA, Salsali M, Ahmadi F: The factors facilitating and inhibiting effective clinical decision-making in nursing: A qualitative study. BMC Nurs 3(1):2, 2004

60. Aiken LH, Clarke SP, Sloane DM, et al: Hospital nurse staffing and patient mortality, nurse burnout, and job dissatisfaction. JAMA 288:1987–1993, 2002

61. Stanton MA: Hospital nurse staffing and quality of care. Retrieved April 15, 2010 from http://www.ahrq.gov/research/nursestaffing/nursestaff.htm

62. Hickam DH, Severance S, Feldman A, et al: The effect of health care working conditions on patient safety. Evidence report/Technology Asst Number 74. AHRQ Publication NO 03-E031. Rockville, MD: Agency for Healthcare Research and Quality, 2003

63. Cho SH, Ketefian S, Barkauskas VH, et al: The effects of nurse staffing on adverse outcomes, morbidity, mortality, and medical costs. Nurs Res 52(2):71–79, 2003

64. Estabrooks CA, Midodzi WK, Cummings GC, et al: Determining the impact of hospital nursing characteristics on 30-day mortality among patients in Alberta acute care hospitals. Nurs Res 54(2):74–84, 2005

65. McGillis HL, Doran D, Dink GH: Nurse staffing models, nursing hours and patient safety outcomes. J Nurs Adm 34:41–45, 2004

66. Needleman J, Buerhaus P, Mattke S, et al: Nurse-staffing levels and the quality of care in hospitals. N Engl J Med 346:1715–1722, 2002

67. Thungjaroenkul P, Cummings GC, Embleton A: The impact of nurse staffing on hospital costs and patient length of stay: A systematic review. Nurs Econ 25(5):255–265, 2007

68. Kalisch BJ: Missed nursing care: A qualitative study. J Nurs Care Q 21(4):306–313, 2006

69. Vahey DC, Aiden LH, Sloane DM, et al: Nurse burnout and patient satisfaction. Med Care 42(Suppl 2):1157–1166, 2004

70. Kennedy MS: Low nurse staffing linked to neonatal infection. Am J Nurs 106(12):22, 2006

71. Kane RL, Tatyana A, Shamliyar MD, et al: The association of registered nurse staffing levels and patient outcomes. Systematic review and meta-analysis. Med Care 45(12):1195–1204, 2007

72. Potter P, Barr N, McSweeney M, et al: Identifying nurse staffing and patient outcome relationships: A guide for change in care delivery. Nurs Econ 21(3):158–166, 2003

73. Institute of Medicine: Keeping Patients Safe: Transforming the Work Environment of Nurses. Washington, DC: National Academies Press, 2003

74. Freed DH: Fifty-two effective, inexpensive ways to reward and recognize hospital employees. Healthc Manage 18(1):20–28, 1999

75. Izzo JB, Withers P: Winning employee-retention strategies for today's healthcare organizations. Healthc Financ Manage 56(6):52–57, 2002

76. Bryant-Hampton L, Walton AM, Tracy C, et al: Recognition: A key retention strategy for the mature nurse. J Nurs Admin 40(3):121–123, 2010

77. Goode CJ, Ibarra V, Blegan MA: What kind of recognition do staff nurses want? Am J Nurs 93(5):64–68, 1993

78. Collins SK, Collins KS: Employee retention: An issue of survival in healthcare. Radiol Manage 26(4):52–55, 2004

79. Lamberth B, Comello RJ: Identifying elements of job satisfaction to improve retention rates in healthcare. Radiol Manage 27(3):34–38, 2005

80. Randolph DS: Predicting the effect of extrinsic and intrinsic job satisfaction factors on recruitment and retention of rehabilitation professionals. J Healthc Manage 50(1):49–60, 2005

81. Ulrich BT, Lavandero R, Hart KA, et al: Critical care nurses' work environments 2008: A follow-up report. Crit Care Nurse 29(2):93–102, 2009

82. Qaseem B, Shea J, Connor SR, et al: How well are we supporting hospice staff? Initial results of the survey of team attitudes and relationships (STAR) validation study. J Pain Symptom Manage 34:350–358, 2007

83. Tourangeau AE, Cranley LA: Nurse intention to remain employed: Understanding and strengthening determinants. J Adv Nurs 55:497–507, 2006

84. Chan E, Morrison P: Factors influencing the retention and turnover intentions of registered nurses in a Singapore hospital. Nurs Health Science 2:113–121, 2000

85. Hausknecht JP, Rodda J, Howard MJ: Targeted employee retention: Performance-based and job-related differences in reported reasons for staying. Hum Resour Manage 48:269–288, 2009

86. Hayes LJ, O'Brien-Passas L, Duffield C, et al: Nurse turnover: A literature review. Int J Nurs Stud 43:237–263, 2006

87. Lacey SR, Teasley SL, Henion JS, et al: Enhancing the work environment of staff nurses using targeted interventions of support. J Nurs Adm 38:336–340, 2008

88. Hurst KL, Croker PA, Bell SK: How about a lollipop? A peer recognition program. Nurs Manage 25:68–72, 1994

89. Lu H, While AE, Barriball LK: Job satisfaction among nurses: A literature review. Int J Nurs Stud 42:211–227, 2005

90. Bylone M: Nurses week: Is this what they mean by meaningful recognition? AACN Adv Crit Care 19:121–124, 2008

91. Sourdif J: Predictor of nurses' intention to stay at work in a university health center. Nurs Health Sci 6:59–68, 2004

92. Wong CA, Cummings GG: The relationship between nursing leadership and patient outcomes: A systematic review. J Nurs Manage 15(5):508–521, 2007

93. McGillis HL: Quality Work Environments for Nurse and Patient Safety. Sudbury, MA: Jones & Bartlett, 2005

94. McCauley K: President's note: All we needed was the glue. AACN News 22:2, 2005

95. Brodie D: Leadership—The 6 characteristics of authentic leaders. Retrieved April 15, 2010 from http://exmearticles.com/?leadership–the-6-characteristics-of-authentic-leaders&id1334017

96. American Association of Critical-Care Nurses Certification Corporation: The AACN Synergy Model for Patient Care. Retrieved July 7, 2011 from http://www.aacn.org/wd/certifications/content/synmodel.pcms?mid=2890&menu=

97. Reed KD, Cline M, Kerfoot KM: Implementation of the synergy model in critical care. In Kaplow R, Hardin SR (eds): Critical Care Nursing: Synergy for Optimal Outcomes. Sudbury, MA: Jones & Bartlett, 2007

98. Hardin SR, Kaplow R: Synergy for Clinical Excellence: The AACN Synergy Model For Patient Care. Sudbury, MA: Jones & Bartlett, 2005

99. Czerwinski S, Blastic L: The Synergy Model: Building a clinical advancement program. Crit Care Nurse 19(4):72–77, 1999

100. Hartigan RC: Establishing criteria for 1:1 staffing ratios. Crit Care Nurse 20(2):112–116, 2000

101. Kaplow R: Applying the Synergy Model to nursing education. Crit Care Nurse 22(3):77–81, 2002

102. Maloney-Harmon PA. The Synergy Model: Contemporary practice for the clinical nurse specialist. Crit Care Nurse 19(2):101–104, 1999

103. Collopy KS. Advanced practice nurses guiding families through systems. Crit Care Nurse 19(5):80–85, 1999

104. Alspach G: Extending the Synergy Model to preceptorship. Crit Care Nurse 26(2):10–13, 2006

105. Kerfoot K: Multihospital system adapts AACN Synergy Model—In Our Unit—Clarian Health Partners chooses patient care model. Crit Care Nurse 23(5):88, 2003

106. Hardin SR, Hussey L: AACN Synergy Model for patient care. Case study for a CHF patient. Crit Care Nurse 23(1):73–76, 2003

107. Graham-Garcia J, George-Gay B, Heater D, et al: Application of the Synergy Model with the surgical care of smokers. Crit Care Nurs Clin North Am 18(1):29–38, 2006

108. Kuriakose A: Using the Synergy Model as best practice in endotracheal tube suctioning of critically ill patients. Dimens Crit Care Nurs 27(1):10–15, 2008

109. Smith AR: Using the Synergy Model to provide spiritual nursing care in critical care settings. Crit Care Nurse 26(4):41–47, 2006

110. Kaplow R, Reed KD: AACN Synergy Model for patient care. Nursing model as a force of magnetism. Nurs Econ 26(1):17–25, 2008

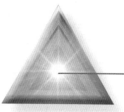

# 危重症患者的疾病体验

Kathryn S. Bizek 和 Dorrie K. Fontaine

## 第 2 章

### 学习目标

学习本章内容后,读者应能够:

1. 探讨应激、疾病应对方式以及焦虑之间的关系。
2. 探讨护士在控制环境应激源、促进患者康复中的角色。
3. 对比患者本人与家庭应对压力及焦虑的管理技能。
4. 描述改善危重症患者睡眠的策略。
5. 制订护理干预措施,培养患者从个人灵性中汲取力量的能力。
6. 讨论重症监护室身体约束的替代措施。

患者在重症监护室的疾病体验会对本人、家属或其他重要人士产生持续影响。由于药物和大脑本能的遗忘需求,患者真实的痛苦记忆会变得模糊,但患病的本质体验会得以保留,进而影响患者心态。这种心态会引导患者形成对护士、医生、医疗保健以及生命本身的脆弱性的看法。

本章介绍护士用于帮助患者管理重大疾病和损伤相关的应激源的具体措施,重点强调护士所提供的照护和情感支持。

## ▲ 患者对危重疾病的感知

患者入住 ICU 往往意味着生命或健康遭到威胁。ICU 护士将重症监护室视为一个需要小心仔细检查、照护和保护患者脆弱生命的地方。但由于受过去观点或周围人的影响,患者及其家属常将入住重症监护室视为濒死的标志。理解这一点能帮助护士更好地照护患者。然而,与重症患者进行有效沟通经常具有挑战性,甚至令人沮丧。沟通障碍可能与患者的生理状态、气管插管、用药以及其他改变患者认知功能的情况有关。

约 30%~100% 的 ICU 康复患者能够回想起在重症监护室的部分或全部记忆。虽然很多患者回忆起消极情绪,但也有患者回想起中性和积极体验。消极情绪多与恐惧、焦虑、睡眠障碍、认知障碍、疼痛或不适有关。积极体验多与安全感有关,这主要源自于护士的悉心照护。对安全感和信息的需求也一直是其他研究的主要主题。护士的专业技术能力和良好人际沟通技巧能够提升患者的安全感和信任感。

## ▲ 应激

机体受到某些刺激导致生理和心理功能失调时,应激就随之产生。入住 ICU 的患者遭受生理、心理和环境的多重应激源刺激。机体的应激反应将激活下丘脑 - 垂体 - 肾上腺轴(hypothalamic-pituitary-adrenal axis,HPA),导致儿茶酚胺、糖皮质激素和盐皮质激素水平增高,进而产生一系列生理级连锁反应。

### 急性应激反应

重大疾病或损伤会启动应激反应的第一阶段。该阶段以机体求生为主要特点,将刺激交感神经系统,激活多重神经内分泌反应,最终导致患者心率增快、心肌收缩力增强、血管收缩，及血压增高。在该阶段，血液重新分布至重要脏器，痛觉暂时性减弱，体温及机体营养消耗量下降且口渴明显。除此之外，机体可有以下生理反应：每分钟通气量和呼吸频率增加、高血糖症、胰岛素抵抗以及凝血障碍。该阶段初始变化以分解代谢为主，储存的蛋白质将被大量分解以修复损伤。如果该期延长，微循环的改变会引起组织供氧不足，破坏营养物质的运输。表 2-1 总结了主要的应激相关的激素及其效应。

应激反应的第二阶段，又称"涨潮期"，是一种高动力循环状态，缺氧引起机体代偿性反应。该期仍以多重激素影响为重要特点，疼痛和不适感显著，此时机体最大程度地减少运动量，以降低新陈代谢消耗量。但长时间激活应激反应会导致免疫抑制，灌注不足，组织缺氧，最终死亡。治疗方法主要包括消除应激源，提供营养与氧合，管理疼痛、控制焦虑和消除相关病因等支持性照护。

## ICU 环境应激源

无论是对患者还是对医护工作者，ICU 都是一个紧张压抑的环境。走进任何一个重症监护室，以下都是司空见惯的场景：闪烁不停的监控设备、呼吸机、静脉输液泵、医疗设备，以及医生们床头交谈的声音，强光以及拥挤的空间里各种匆忙的步伐；主动脉内球囊反搏（intra-aortic balloon pump，IABP），体外膜氧合（extracorporeal membrane oxygenation，ECMO）设备以及重症监护室常见的各种复杂精细技术。在此工作环境中，危重症护理得以建立并得到极大的发展。病情和伤情最严重的患者在这里接受集中护理，以提高存活率。在 20 世纪 50 年代，早期 ICU 里的护士终日面对疼痛、痛苦和死亡，在一个有限的开放空间开展护理工作。此时的 ICU 通常是在医院病房内开辟出几张病床对病情最严重患者进行集中治疗和护理。早期 ICU 最显著的特点便是集中化护理，危重症护理专业由此诞生。而过去的几十年里，ICU 的设计不断发生变化，也反映了这一时期患者及家属护理需求的不断发展。环境的不同会影响患者恢复健康的速度，使得院内康复环境这一概念应运而生。

表 2-2 总结了自 20 世纪 50 年代到如今 ICU 设计的主要特色，也对未来重症监护室设计进行了一系列展望。这些设计全部秉承"密切观察、快速干预"的设计理念，通过连续监测，进而满足患者需求，是重症监护工作的一大特色。然而，持续的密切监测也给患者带来诸多不便，如噪音、昼夜不分的照明、睡眠和休息频繁地被打扰。重症

表 2-1　应激相关主要激素及其效应

| 应激相关激素 | 来源 | 主要效应 |
| --- | --- | --- |
| 促肾上腺皮质激素<br>儿茶酚胺<br>肾上腺素<br>去甲肾上腺素 | 脑垂体前叶<br>肾上腺髓质和交感神经系统 | 刺激肾上腺皮质释放皮质醇<br>提升整体力量，增加重要脏器灌注量及糖原生成作用<br>增强心肌收缩性（正性肌力作用），增加心率（变时性作用）、静脉回流量及心输出量<br>使血管平滑肌收缩，增高血压，扩大瞳孔，抑制胃肠活动 |
| 皮质醇 | 肾上腺皮质（由垂体前叶分泌的促肾上腺皮质激素的刺激所分泌） | 糖异生作用；高血糖症；降低蛋白质及免疫球蛋白的合成，淋巴细胞及白血球（炎性部位）数量下降；促进肌肉和淋巴组织分解代谢；延迟愈合；抑制细胞免疫反应 |
| 抗利尿激素 | 脑垂体后叶 | 液体潴留 |
| 醛固酮 | 肾上腺皮质 | 水钠潴留 |
| 生长激素 | 脑垂体前叶 | 增强免疫功能；应激状态时激素水平升高 |
| 催乳素 | 脑垂体前叶 | β 细胞活化和分化；应激状态时激素水平下降 |
| 睾丸素 | 睾丸 | 调节男性第二性征；慢性应激状态时激素水平下降 |
| 内啡肽 | 脑垂体前叶 | 内源性阿片类物质，应激状态时激素水平下降，抑制应激反应通路 |
| 脑啡肽 | 肾上腺髓质 | 内源性阿片类物质，应激状态时激素水平下降，抑制应激反应通路 |

表 2-2　重症监护室设计

| | 第一阶段<br>(20 世纪 50 年代) | 第二阶段<br>(20 世纪 70 年代) | 第三阶段<br>(20 世纪 80 年代至今) | 第四阶段—未来 |
| --- | --- | --- | --- | --- |
| 特点 | 开放式病房;病房之间除窗帘和屏风外无其他分割物;护士站设在病房中心或床头;监护室只有一个灯光开关 | 单人房间或有围墙的隔间;在走廊的一边设置开放的护士站或围城三面或四面开放的护士站(方形配置);中央监测;部分监护室病房无外窗(谵妄发生率增加);每个病房在护士站有单独灯光开关;病房增加日历、时钟 | 单人房间;使用折叠或滑拉玻璃门;监控室采用半圆形设计或以护士站为中心的圆形设计;部分监护室配置独立的护士站;病房可接受外部照明;增加对病房照明度的控制 | 单人房间;使用配有窗帘/百叶窗的折叠或滑拉玻璃门;圆形或豆荚型平面设计;增加降低噪音的设计;病房窗户可视户外风景(自然的或人为的);患者自控照明(人造的或自然的);在病房为患者家属规划一定的活动区域;在墙上、地板上和天花板上增加色彩和纹理元素 |
| 优点 | 护患关系亲密 | 更好地保护患者隐私;灯光、噪音和感染也得到更好的控制 | 在高强度工作下,增加护患沟通 | 护理工作更加便利,使患者在一个更居家的环境接受高水平的治疗和照护 |
| 缺点 | 缺乏隐私;无法控制灯光及噪音;感染控制问题 | 与患者的直接接触和观察减少,尚不能实现噪音和灯光的最佳控制 | 玻璃门不能有效地保护患者隐私 | |

监护室的病床间通常相距较近,相邻患者能够听到彼此发生的一切,进而产生恐惧感,缺乏隐私感,这会进一步导致患者的过度焦虑,甚至会引起虚弱患者生理功能不稳定。

ICU 的发展变化,反映了以家庭为中心的照护理念逐渐深入人心。典型的早期 ICU 病房不设置家属探视的空间,且不主张探视。而现代 ICU 设计的核心理念是,在为患者提供重要生命维持技术的基础上,将患者及家人视为一个整体,最大限度地满足其需求。由"以患者为中心"向"以家庭为中心"的照护理念的转变正是重症监护室结构和功能改变的一个典型范例。欢迎患者家人及其他探视者进入重症监护室的标语通常能够反映医院理念和病房文化,重症监护室对探视者越欢迎,就越有可能为患者提供一种以照护和支持为主的康复环境,所以,重症监护室门牌标语究竟应该是"禁止入内"还是"重症监护室欢迎您"呢?

一个由自然光、自然元素、具有安抚效果的颜色、各种有意义的正向刺激、恬静的声音、怡人的风景等元素组成的环境能够有效促进患者康复。研究显示,如果能够为患者提供一个具有安抚效果的治疗环境,那么患者对止痛药物的需求就会下降,康复速率可能也会加快。秉承"以家庭为中心"的照护理念,同时兼有创新设计元素的医院,堪称创造康复医疗环境的领导者。

## 噪音

重症监护室设计的第三阶段,噪音及强光问题仍未得到解决。无论是对于患者、家属还是新入职的护士来说,病床旁的机器和设备响声不断都非常令人恐惧。噪音属于环境污染,会使患者产生不舒适感。嘈杂的环境会产生许多不良结果,如睡眠紊乱,伤口愈合延缓以及交感神经系统的激活。适度的噪音会引起血管收缩。长期住在 ICU 的患者容易由噪音导致高度警醒,这种情况会持续数天甚至数周。

声响不停的报警声、水声(如胸腔引流管的冒泡声)以及开关门的声音都会引来患者的不满和抱怨。这些噪音主要来自设备、警报器、电话、电视、呼吸机以及医务人员的交谈,但医务人员通常意识不到自己交谈声音的高低以及因此可能对患者造成的精神刺激。每个人对噪音定义的阈值不同,因此,护理人员应对环境进行客观公平的评估。

噪音可用对数尺度测得,基本单位为分贝。噪音每增加 10 分贝,可使声音听起来像是原来的两倍。睡眠时的噪音最好不超过 35 分贝。美国环境保护署推荐病房白天噪音应低于 45 分贝,晚上应低于 35 分贝。大量的研究指出,重症监护室噪音持续上升,有些 ICU 噪音甚至高达 80~90 分贝,昼夜的背景噪音持续在 50 分贝以上。

尽管生产商试图提供一种能够降低病房整体噪音的设备,但新技术的应用也可能是噪音的来源之一。

数十年来的研究结果不断指向:噪音是 ICU 环境的主要构成部分。一项研究中,研究人员在两个重症监护室,将测音计放置在患者床头测量噪音。测量结果显示环境中超过 50% 的噪音来自人类活动,内科重症监护室噪音平均值为 84 分贝,对于患者来说,电视和交谈声是最具破坏性的噪音。另一项研究对即将离开 ICU 的 203 名患者进行问卷调查,结果表明:交谈和警报器产生的噪音是最容易破坏睡眠的因素。在重症监护室,噪音峰值高于 80 分贝十分常见,并可直接将患者从睡梦中惊醒。尽管重症监护室的设计一直在变革,但噪音问题却一直未被解决。新的观点认为,重症监护室中,噪音虽然是影响睡眠的主要因素,但并非限制睡眠的唯一因素。

### 光线和色彩

光线是一种强大的授时因子,亦称环境同步器,通过促进睡眠觉醒周期正常化,从而辅助患者入眠。许多重症监护室得益于那些接近于自然的光源以及在正常睡眠时间被调暗的光线。除自然光外,将病房天花板和医院窗帘替换为具有安抚效果的风景图也能促进患者康复。一项经典研究发现,相较于整日面对白色墙壁的患者,可观赏自然或户外风景的患者的止痛需求会下降,住院日期也会缩短。其他研究也显示,与居住于有窗监护室的患者相比,无窗监护室的患者更易发生认知障碍。

医院常采用日光灯泡和灯管进行照明,如果不加任何遮挡,日光灯所产生的强光会引起视觉疲劳和头疼。环境中很多物体表面可以反射光线,如玻璃、闪亮的金属、镜子、搪瓷或抛光的饰面等,会给患者带去诸多不适,尤其是老年患者。在重症监护室,即使在没有医疗操作的情况下,灯光依然会持续数小时亮着。未能有效控制灯光的使用,会给重症监护室患者带来诸多困扰。

正常昼夜模式的紊乱会扰乱人们正常的生理过程。例如,在正常的睡眠周期内,即使只在日光灯下暴露 20 分钟,也会导致机体褪黑色素水平的下降。此外,夜间褪黑色素的分泌与睡眠周期和昼夜节律性是同步的,但持续的光照和高强度的光照却会导致机体褪黑色素浓度的昼夜节律性完全紊乱。重症监护室的脓毒症患者更易发生褪黑色素的分泌紊乱,而不能保持正常的生理模式。使用褪黑色素进行治疗有望延长重症患者的睡眠持续时间。

理想的 ICU 应该有窗,通过窗户可以看到自然风景、具有安抚效果的饰图以及柔和的色彩。护士与其他医务人员在工作站与电脑站使用隔音玻璃隔断,一方面可缩短和患者的距离(便于观察),另一方面也使得患者免受噪音干扰。此外,选择噪音较低的设备。为了患者、家属以及工作人员的健康,尽量减少不必要的噪音和灯光所导致的应激。这在一些医院已成为现实,例如,明尼苏达州的一家医院在设计时,整个护理单元以米黄色、蓝色和绿色等柔和色彩为主要的设计风格。墙上挂的艺术品也可展示不同的文化,同时彰显出自然界的祥和。可以预见,在不久的将来,一个更加和谐且有益于康复的重症监护室环境有望实现。

## ▲ 焦虑

对大多数人来说,焦虑是为了应对真实或潜在的威胁而产生的一种恐惧的情感状态。一般来说,威胁会导致人们交感神经兴奋性增强、紧张以及过分警觉,从而产生焦虑。

### 焦虑原因

任何威胁到人们完整性、安全感和控制力的应激源都会导致焦虑的发生。疾病和损伤正是这样的应激源。其他常见的造成焦虑的原因还有安全感下降、脆弱感增加,比如入住重症监护室的患者的失控感、孤立感以及对死亡或失能的恐惧感。焦虑、疼痛和恐惧会启动机体应激反应并使之持续存在。因此,如果不治疗或治疗不到位,焦虑会导致重症患者致残率和致死率上升。

以下情境会导致焦虑的发生:

- 无助感;
- 失控感;
- 机体功能和自尊缺失;
- 先前防御的失败;
- 孤立感;
- 恐惧死亡。

## 焦虑的评估

由于重症监护患者病情严重、交流障碍以及认知功能改变,对其实施焦虑评估具有相当难度。尽管如此,大部分重症监护室的护士认为对患者进行焦虑评估十分重要。采用多条目焦虑自评量表进行焦虑评估应用于危重症领域尚有不足,尤其是对于存在交流障碍的机械通气患者。根据许多危重症护士的观察,焦虑最先出现的五种生理和行为变化分别是激惹易怒、血压上升、心率加快、言语焦虑以及躁动不安。因此监测这些指标大有裨益,但仍需开发全面且可信度高的焦虑评估量表。与重症疾病或损伤相关的护理诊断示例可见表框 2-1。

| 表框 2-1　护理诊断示例 |
| --- |
| **重症疾病或损伤患者** |
| • 悲伤 |
| • 焦虑 |
| • 体像紊乱 |
| • 语言沟通障碍 |
| • 应对无效 |
| • 无效性否认 |
| • 恐惧 |
| • 无望 |
| • 有孤独的危险 |
| • 无力感 |
| • 情境性自尊低下 |
| • 睡眠剥夺 |
| • 精神困扰 |
| • 追求精神幸福感 |

## ▲ 护理干预

在照护危重症患者的过程中,护士要帮助患者应对各种各样的应激源,管理来自包括身体、环境、心理等各方面的应激源。这个复杂且高劳动强度的过程需要具备高超的评估技能、熟练应用高技术治疗手段以及富有创造性的照护和关怀能力。

### 创造康复环境

弗罗伦斯·南丁格尔,现代护理学的奠基人,在其书中经常提及护士在为患者创造康复环境过程中所扮演的角色。她强调整体护理理论,即照护整体的人。在科技时代,危重症护士面临这种挑战,即创造能够促进患者康复的环境。该环境既能满足危重症患者的生理需求,同时又能满足患者的心理需求。创造康复环境的方法包括选择合适的治疗时间,保证患者充足的睡眠和休息;提供止痛药;播放音乐或进行深呼吸训练。正如先前所讨论的,可以通过改变 ICU 的物理环境来创造一个更安静的能够促进患者康复的环境。

## 促进休息和睡眠

### 睡眠评估

促进危重症患者睡眠的第一步是理解睡眠的概念,了解环境中影响睡眠的主要因素以及如何开展睡眠评估。睡眠由两种显著不同的脑活动组成,即快速动眼睡眠(rapid eye movement,REM)和非快速动眼睡眠,具体内容见表框 2-2。健康的成年人以某一具体的顺序由浅入深地经历睡眠的各个阶段,约 90 分钟为一周期。大部分人正常的夜间睡眠模式中,快速动眼睡眠的时长在睡眠后期不断增加,甚至晨起打盹主要是快速动眼睡眠。睡眠周期的各个阶段具有生理节律性,主要由脑干中枢神经系统控制。

尽管睡眠模式因人而异,但大多数患者能判断出何时自己休息充分、睡眠良好。然而遗憾的是,这种情况在医院很少发生。睡眠曾一度被认为是静止的状态,但实际上涉及了各项生理活动,大脑和机体也在睡眠中恢复精力和体力。人们往往在丧失了良好的睡眠后才意识到睡眠的重要性,医务工作者也通常会把睡眠问题视为常态,而不会把睡眠视为患者照护的优先问题。在 ICU,患者的睡眠通常被严重干扰,变得断断续续,尤其是机械通气患者,睡眠状态往往最糟糕。

对 ICU 的患者来说,睡眠剥夺会产生累积效应,进而导致患者认知功能改变、意识混乱、伤口愈合迟缓,甚至导致患者由于肌肉疲劳和二氧化碳潴留而无法拔除呼吸机。目前,由于睡眠质量差与康复之间的关系尚不清楚,因此临床对患者的睡眠剥夺问题并不是很重视。然而,促进患者睡眠不仅是人性化干预策略,也是生命支持的重要措施之一。

危重症患者的睡眠会受到严重干扰,许多药

| 表框 2-2 | 睡眠周期的各个阶段及其特点 |
|---|---|
| 阶段一 | 思睡期,睡与醒的过渡阶段<br>放松状态,能意识到周围的环境,有断断续续的印象<br>可被不随意肌肉抽搐唤醒<br>一般仅持续几分钟<br>容易被唤醒<br>仅约占睡眠全时的 5% |
| 阶段二 | 浅睡期,开始入睡<br>相对来说比较容易唤醒<br>占睡眠全时的 50%~55% |
| 阶段三 | 睡眠深度增加,唤醒难度也增加<br>约占睡眠全时的 10% |
| 阶段四 | 深度睡眠期,又称 Delta 睡眠<br>不易唤醒<br>机体的生理变化:脑电图显示脑电波变慢;脉搏和呼吸频率变慢;血压下降;肌肉松弛;新陈代谢变慢;低体温<br>约占睡眠全时的 10% |
| 快速动眼阶段 | 梦境栩栩如生(快速动眼)<br>心率、呼吸频率及血压上下波动,变得不规律<br>骨骼肌肌张力消失<br>最难被唤醒<br>在每个周期中,快速动眼睡眠持续时长逐渐增加,平均时长为 20min<br>约占睡眠全时的 20%~25% |

物影响睡眠。在过去的四十年里,许多学者发现重症监护室的患者存在频繁易醒、几乎无快速动眼睡眠、总睡眠时间较居家时变短以及自觉睡眠质量差等情况。护理干预措施,如凌晨 2:00—5:00 期间不必要的洗浴,扰乱了危重症患者的正常睡眠。无论是儿童患者还是老年患者,均存在不良的睡眠模式。睡眠障碍对 ICU 患者临床转归的影响目前尚不清楚,但患者普遍认为睡眠障碍是患病过程中最令人讨厌的事情之一。

患者关于睡眠质量的自我报告是测量其睡眠的最佳方式,尽管这种方法很难应用于机械通气患者。类似于疼痛评估,只有被评估者本人可以对自己的睡眠进行评估,如“我睡得很好”或“我睡得一点也不好”。通过多导睡眠图监测脑电波是睡眠测量的金标准,但该法不适用于重症监护患者。如果无法获取患者自我睡眠报告,那么护士对于患者的全面观察就有一定的信效度。此外,视觉模拟量表被推荐用于筛选由于 ICU 住院时

间延长所致睡眠障碍的高危患者。部活动记录仪器,作为一个有效的研究工具,也可用于持续监测患者活动和休息,不足之处是可能会高估久坐人群及老年人群的睡眠状况。

## 促进睡眠

疼痛缓解后,睡眠问题就成为患者的首优问题,尽管学者们针对“为什么患者在重症监护室无法入睡”的研究问题已经开展了长达 40 年的研究,但目前能够用于促进睡眠的措施仍不多。表框 2-3 列出了最常用的促进患者睡眠的策略。富有挑战性的环境要求护士能够第一时间意识到患者的需求并适应该环境,然后发现合适的工具和资源帮助患者促进睡眠。5 分钟的背部按摩是以往的一种方法,该概念的提出源于直觉,通过使患者放松进而促进其入眠。然而,迄今为止,对此方法尚未进行系统研究。一项对 ICU 中 69 位患者的研究发现,相较于对照组,缓慢按摩背部 5 分钟使患者睡眠延长了 1 小时。如果背部按摩是一种催眠药物,那么它可作为重症监护室患者的常规用药。有效的背部按摩不是一手撑住患者一侧,

| 表框 2-3 | 护理干预措施 |
|---|---|

**为促进睡眠,可:**

- 提供大钟和日历。
- 固定睡眠时间。
- 提供安静的时机。
- 给患者使用耳塞。
- 如果可能的话,通过询问患者评估其睡眠时间和睡眠质量。
- 提供音乐治疗的机会。
- 睡前提供 5 分钟的背部按摩。
- 考虑使用白噪音或海洋之音。
- 消除疼痛。
- 为患者提供枕头协助其采取舒适体位。
- 禁止为了护理人员的便利性而在午夜为患者洗澡。
- 最小化环境刺激:调暗灯光、调低报警器声音、降低由于电视和交谈而产生的噪音。
- 评估中断护理干预的需求。
- 睡前,为患者提供信息以降低其焦虑。回顾全天的情况并提醒患者其病情已走向恢复期,然后告知第二天的目标。
- 常规实施“晚间护理”:睡前刷牙和洗脸。
- 允许家属陪伴。
- 应用放松技巧和意象引导。
- 保护患者隐私:关门或拉窗帘。
- 在指定的时间张贴提示:患者正在睡觉。

另一手使用凉凉的润滑剂快速按摩,而是缓慢的具有安抚效果的按摩。在此过程中,护士第一次真正做到了投入其中,陪伴在患者身边。

随着护患比的逐渐上升,护士很难履行维护患者睡眠的职责,但是患者睡眠仍是需要优先考虑的护理问题。由医生、药剂师及护士组成的多学科团队制订的 2012 版镇静和镇痛剂临床实践指南指出,睡眠促进策略应包括为患者提供最佳的治疗环境,如控制灯光和噪音、集中护理操作以及减少夜间刺激以保护睡眠周期。干预措施之一便是实施睡眠协议,协议强调将睡眠制度化的重要性,规定了睡眠时间以及有效控制环境。多项研究提示安静有助于提高入睡机会。耳塞和眼罩也可作为医务人员行为矫正项目中用于控制噪音的工具。

降低噪音、促进睡眠的另一项改革举措是将所有的常规胸片检查时间从早晨 3:00 调整到晚上 10:00。尽管增加了放射科晚间的工作量,却大大提高了患者和护士的满意度。所有的医务工作人员都应该意识到恢复性睡眠的重要性及其对患者健康的影响,致力于打造一个"睡眠友好型"的 ICU。此外,ICU 医务工作人员的睡眠也是康复过程中一个很重要的方面。夜班护士的睡眠常规性地被剥夺,他们第二天可能需要继续照顾家中年幼的孩子或去上课。随着社会对患者安全关注度的不断提升,护士工作模式,包括 12 个小时换班制及加班等内容,逐渐成为研究的热点。长时间的工作会导致护士对患者需求的敏感性降低,发生错误的风险也相应上升。夜班的应对方法包括合理安排班次以帮助护士将睡眠周期提前(即依次安排白班、晚班和夜班)、吃健康零食、离开病房时使用亮光及规律锻炼。关怀性照护包括护士的自我照护,以更好地满足患者、家人及同事的需求。

## 培养信任感

几乎每个危重症护士都可以讲述他们与患者和家属之间发生的将他们联系在一起的故事,他们也知道何种情境下能够与患者建立信任关系,这能有效促进患者康复甚至使他有尊严地离世。与此相反,研究表明,当患者不信任其照护者时,他们会变得十分焦虑,对医务人员的行为充满警惕性并缺乏安全感。此时的护理目标是展现自信、

关怀的态度,展示技术能力以及培养有效沟通技巧,以此建立护患之间的信任关系。与机械通气和插管患者之间的沟通会尤其困难,此时应使用非言语性交流手势、写字板或商业用交流展板,可使基本需求的交流更加容易。

## 提供信息

除安全需求外,信息需求也是重症患者的重要需求。信息需求涉及照护的方方面面。患者需要知道身体此刻发生的情况以及即将发生的变化,他们在如何应对这种变化以及他们可以得到的治疗和帮助。许多患者需要反复解释疾病进展,这些解释使得他们重新调整自己,分清事情的先后顺序,帮助他们区分现实、梦境或幻想。简单的解释可以极大地缓解患者的焦虑,比如,一个呼吸机脱机患者,他需要确切的保证,如果其不能自主呼吸,医护人员会给他重新接上呼吸机。同样地,患者家属也很重视信息需求,仅次于信息需求的便是获得希望的需求。大部分家属将医生作为其获取信息的首要来源。在和患者家属交流的过程中,护士应时刻注意患者的隐私问题,这是十分重要的。向患者家属提供隐私性的医疗信息之前,必须首先获得患者本人的许可。如果患者身体状况无法允许,那么应由一位家庭代言人作为私密信息的接受者。患者的一切信息都应记录在患者的医疗档案中。

## 允许控制感

增强控制感的护理措施能够增加患者自主性,降低巨大的失控感。护士可通过以下措施帮助患者增强对周围环境的控制:

- 告知医嘱和常规可能会做的治疗等;
- 进行预期指导;
- 尽可能让患者自己做选择;
- 使患者参与医疗决策;
- 提供信息,解释每一个操作流程。

告知医嘱和常规可能会做的治疗使患者能够预先做好准备,也许这仅仅是海市蜃楼般的控制感,但是实施预期指导则可使患者免于措手不及,能够提前启动应对机制。在患者愿意并做好准备的基础上,抓住每一个机会增强患者对周围环境的控制感。如患者想选择左侧还是右侧卧位?

愿意在哪只手臂进行静脉注射?希望抬高床头多少度?患者是愿意现在咳嗽还是服用止痛药 20 分钟以后咳嗽?任何能增加患者控制感和预见性的决定都至关重要。即使在少有选择的操作过程中,这些微小的选择也能帮助患者更好地适应失控感。

## 实施文化敏感性护理

个性化的护理干预措施必须基于环境的考虑,体现文化敏感性。跨文化护理是护理研究和实践中被正式关注的领域,它强调提供与人们文化信念、价值观及生活方式相一致的照护。文化评估应包括患者对疾病的常规应对方式、文化范式、信仰及其世界观。即使在相同的文化背景下,个人应对方式和价值观也是不同的,因此应将患者视为文化背景下的独立个体。探讨重大事件对患者、患者家属或其他重要人员的意义,有助于了解患者对所发生事情的认知。此外,患者住院期间护士可能会询问患者是否参加特殊的种族或宗教团体,有无与患者价值观或范式相冲突的照护内容。有意识和接受是文化胜任力的核心。可基于患者文化背景,将某些辅助治疗措施融合到个人治疗计划。在实施传统或辅助治疗前,应仔细检查核对,避免治疗方案产生交叉反应。草药疗法或营养支持疗法尤其如此,它们可能包含多种成分,可引起未知或意想不到的副作用。

## 陪伴和安慰

陪伴,或"在场",本身就是一种有效缓解危重症患者悲伤和焦虑的策略。陪伴是对自我的治疗性应用,采取照护的态度关注患者需求。然而,陪伴不仅仅是物理陪伴,也意味着对患者全心全意的关注,以患者为焦点,积极倾听。当护士应用陪伴技巧时,关注的重点不应是护理任务或思想以外的事物,而应全身心地关注患者的需求及情感变化。这意味着护士应有意识地尽其所能,包括眼睛、声音、精力和触摸,以促进患者康复。安慰以陪伴和照护性抚触的方式实现,是言语性安慰。如果能为患者提供现实可行的鼓励或澄清误解,则言语性安慰效果明显。但如果它使患者不能表达自己的情感或扼杀了深入访谈的可能性,那么言语性安慰是没有任何价值的。安慰的目的

在于减轻患者恐惧和焦虑,唤起患者采取更平静和更被动的反应方式。当患者表达不切实际的或夸大的恐惧时是最佳的安慰时机。

## 认知技术

认知技术摘自学习的认知理论,该技术可以帮助焦虑患者及其家人。认知技术可以由患者本人启动,不需依赖于其对自我心理构成的复杂洞察力和理解力。该技术也可以在不窥探患者个人生活的前提下降低其个人焦虑感。此外,可将这些技术教给患者的朋友或家庭成员,以帮助他们及患者减轻压力。

## 内心独白

高度焦虑人群最有可能产生心理暗示,进而使得焦虑持续甚至增加。这些自我暗示信息主要是通过持续进行的"自我对话"或内心独白传递的。ICU 患者一般不会说"我在这儿一点也待不下去了,我要出院"或"我无法忍受这种疼痛",通过让患者大声分享内心独白的内容,护士可使患者意识到那些干扰患者休息和放松的信息。护士应为患者提供替代信息,而非要求患者删除消极的内心独白,这一点十分重要,因为内心独白是持续不断进行的,不会随着个人的意愿而停止。因此,使用有建设性的并具安抚效果的信息替代消极的内心独白更有可能帮助患者缓解其紧张程度。诸如"我一定可以一分一分地忍受这种疼痛"或"我以前也经历过困境,我一定能成功渡过这个难关"的话,可自动减轻焦虑,有助于患者采取相应应对行为。任何能够增强患者信心、控制感、希望以及发挥患者积极主动角色而非被动的患者角色的信息都能够增强患者应对能力和健康感。

护士通过帮助患者发掘内心独白的信息,从而增加其:

- 自信;
- 控制感;
- 应对能力;
- 乐观性;
- 希望。

## 外部对话

类似方法也可应用于患者与其他人之间的沟通交流。通过简单要求患者向他人倾诉自我,也

能取得同样的效果。例如，如果患者大声呼喊"我自己什么也做不了"，护士应帮助患者认识到他能完成的事情，如起身、翻身，以回报性微笑鼓励护士或者帮助家人理解现状。即使在患者最虚弱的时候，哪怕是最细小的移动也要让患者认可并感到开心。这种技巧在帮助患者纠正自我错误认知以及改变他人对患者的看法方面是非常有效的，能够减轻患者无助感，从而减轻患者焦虑。

## 认知重评

该技巧要求患者识别特定应激源从而改变其对该种应激源的应对方式。换而言之，患者以一种更加积极的态度重构其对应激源的认识，从而使得应激源不再被视为威胁。允许患者以自己的方式应对刺激。该技巧可与意象引导及放松训练结合使用。

# 意向引导和放松训练

意向引导和放松训练是两项能够教给患者帮助其减压的技能。护士可鼓励患者去想象在一个非常愉快的地方或参加一项非常愉快的活动，引导患者聚焦于感官感受。例如，询问患者下列问题，"你看到了什么颜色？""你听到了什么声音？""空气闻起来怎么样？""你的皮肤感觉如何？"或者"空气中有微风吗？"以增加想象的真实性，通过精神逃避，从而促进患者放松。

意向引导也可用于帮助患者减轻抑郁、焦虑及敌意等不愉快的情绪。对于必须重新学习基本生存技能的患者，比如走路、吃饭，可以使用意向引导帮助患者从心理上做好接受挑战的准备。此时，应引导患者想象自己重新学习生存技能并成功地完成学习任务。如果患者觉得这种方法无用或很傻，则提醒患者该方法需要集中注意力和技巧，并告知患者该方法普遍用于训练运动员，以提高运动员的赛场表现，使他们在重大赛事前做好心理准备。意向引导是有目的地转移或集中患者注意力的一种方式，已被证明能够赋能于患者，有效提高患者满意度，促进患者康复。护士也可以使用技巧诱导患者放松深层肌肉，以帮助患者减轻焦虑。深层肌肉放松可能会减少甚至停止使用镇静药。在渐进式放松训练中，首先让患者选择一个尽可能舒适的体位，然后深吸几口气，缓慢吐出；接下来让患者尽可能紧地握拳或弯曲脚趾，维

持现有的姿势数秒钟，然后放松，与此同时，集中精力去感受肌肉放松的过程。患者应不断地练习该项技能，从脚趾的前后移动开始练习，然后逐渐过渡到身体的其他部位——脚、小腿、大腿、腹部、胸部等。该过程应缓慢进行，当每个新肌肉群达到放松状态时，患者可用非言语性信号（如抬高手指）给出提示。尤其需要特别关注背部、肩部、颈部、头部以及前额的练习，因为许多人在这些部位有紧张感。

一旦患者进入放松状态，护士可以建议患者尽可能深的想象或睡眠。允许患者选择和控制放松和睡眠的深度，尤其是对那些潜意识里明显害怕死亡的患者。中度昏暗的房间和轻声细语能促进放松。与直接引导患者放松肌肉、释放压力或想象压力通过身体消失、全身放松地躺在床垫上相比，要求患者放松效果通常并不显著。再次强调应通过护士的言语，引导患者积极而不是消极参与治疗。此外，许多商业音频可用于辅助意向引导和放松训练。

# 深呼吸训练

处于急性焦虑状态时，患者的呼吸模式可能会发生改变，患者可能会屏住呼吸，这对患者身心是有害的。膈式呼吸法，即腹式呼吸，是一种有效分散注意力的方法，也是一种有效的应对机制。对于术前患者或经历急性恐惧和焦虑的患者，腹式呼吸简单易学。首先将手放在腹部，通过鼻子深吸气，稍稍屏住，然后缩唇呼气。这样做的目的是真正让患者参与进来，学会深呼吸。护士可以示范该技巧并指导患者练习，直到患者熟练掌握该技巧。对于机械通气患者，可对该技巧做一些改良，如聚焦于呼吸和真正的参与。但该技术不适用于严重躁动、无法配合实施此技术的机械通气患者。

# 音乐疗法

音乐疗法作为一种减轻焦虑、转移注意力、促进患者放松、休息及睡眠的一种有效策略，已被用于危重症护理环境中。采用音乐疗法时，需为患者提供可供选择的特别录制的录音带以及一副耳机。一般情况下，音乐疗法每天一次或两次，一次持续20~90分钟，根据患者喜好选择所用音

乐。大部分患者会选择自己熟悉的音乐,最常用的音乐通常具有以下几个特点:节奏为 60~70 拍;简单、直接的音乐旋律;以字符串开始,音调低。许多重症监护室都有音乐库,包含各样类型的音乐,以满足各类患者需求。同时,应鼓励患者及家人随身携带他们自己的 MP3 播放器,并将患者最喜欢的音乐提前存在播放器里。音乐疗法已被证实可有效促进机械通气患者放松。一些医院已经开始在重症监护室、急救室以及麻醉恢复室使用扬声器播放音乐,以创造一个促进康复的环境。

### 幽默

捧腹大笑可以产生积极的生理和心理效应。笑声可以增加血液中内啡肽的水平,而内啡肽是机体内一种天然镇痛剂。笑声可缓解紧张、焦虑,促进肌肉放松。幽默是人类的一种普遍情感,能够帮助患者应对压力。重症监护室的护士可以自发或有计划地应用幽默,以帮助患者减轻程序化焦虑或转移注意力。需要注意的是,幽默必须要与周围的环境及患者的文化背景保持一致。许多护士指出会在与患者建立了亲密的关系后才谨慎地使用幽默。另一方面,关于如何合适的使用幽默,有护士指出可参照患者与探视者之间的相处模式。而有些患者提到,具有良好幽默感的护士更易接近和交流。令人快乐的、诙谐的幽默,尤其是契合时机的幽默,最容易被成年人所接受。

幽默疗法被成功应用于医学的各个领域,包括儿科、外科、肿瘤学以及姑息治疗。为了将幽默的正向效应融入医疗环境中,一些医学机构已经研发了幽默资源屋或移动的幽默治疗车,为患者提供各种各样令人快乐的读物、录像带和录音带,治疗车里也可能有游戏、谜语和魔术。一些护士设计了一些便携式治疗性幽默工具箱、连环画、笑话以及与患者相关的幽默故事。

患者使用幽默技巧,也可帮助其重构焦虑,引导其精神往好的方向发展。一些患者将幽默与灵性联系起来,认为幽默能够帮助其更好地应对重大疾病,并且能够与上帝建立更加亲密的联系。此外,对于长期在复杂的、充满挑战性的环境里工作,并要面对巨大经济压力的危重症护士来说,适当的应用幽默也能有效地缓解其压力。

### 按摩、芳香疗法及触摸疗法

按摩是有目的地敲打和揉捏肌肉,以提供舒适、促进放松。为保证患者舒适,护士一般采用轻抚法进行背部按摩。轻抚法是指对诸如后背和四肢等处的长肌从远向近缓慢、有节奏地敲打。手各个部位的力道应该均匀、持续不变,但也应根据身体结构进行灵活调整。此外,按摩中可使用润肤乳以减低摩擦力,增加皮肤湿润度。按摩能够有效地减轻焦虑、促进放松。在决定是否将按摩作为治疗性干预措施时,选择哪些患者是一个重要的考虑因素。例如,血液循环不稳定的患者就不能进行按摩。此外,还需对护士进行额外的培训,从而有效地将更多的高级按摩技巧,如揉捏法、压痛点,融入重症患者的护理计划中去。

按摩可与芳香疗法结合应用。此时,配合使用芳香精油或润肤乳进行按摩。有些气味已被证实可产生特别的益处,例如,熏衣草精油和其他花香能够使人放松,柑橘精油是正性情绪强化剂,而薄荷精油有助于人们从精神刺激中恢复过来;也可以使用芳香沐浴或在房间里放置香味蜡烛进行芳香疗法。

触摸疗法是指一系列的技巧,操作者全面使用这些技巧,将手在患者身上移动以重新平衡患者的能量场。对于治疗者而言,触摸疗法的一个重要内容就是同理心。作为一种辅助疗法,触摸治疗已被成功地应用于急救场所,以减轻焦虑、促进健康感。触摸疗法是康复性触摸的基本技巧之一,康复性触摸涉及许多平衡能量场和促进康复的全身性和局部性的技巧。实施康复性触摸治疗之前,治疗者必须接受正式的教育培训,其潜在益处人们尚在积极的调查中。

### 经络疗法

补充和替代医学中描述了大量的非传统的治疗方法。经络疗法是穴位相关疗法,包括如针灸、针压以及采用电刺激和低强度激光激活特定位点等方法。经络疗法起源于中国传统医学,经络是复杂的能量途径,融合在复杂的模式中。这些路径包含一些敏感的能量点,通过刺激这些能量点,能够缓解阻塞,从而改善各项生理功能。研究已经表明经络疗法能够有效地缓解疼痛、改善术后恶心以及其他功能。目前,穴位点的研究仍有待于验证,只有接受过专业培训的专业人员才能实施经络治疗。

## 动物辅助疗法

人和动物之间的联系有着清晰的记录,饲养宠物与高自尊水平和身体健康有着密切的联系。宠物疗法(或更宽泛地说,动物辅助疗法)使得中小学生以及疗养院的老人极大地受益。近年来,该疗法已经被应用于急危重症场所,并取得良好效果。一些医院已经制定了宠物探访政策,用皮带束缚的宠物可被带去医院探望患者,此项目得到患者和工作人员的广泛认可,然而该项目的实施需要工作人员与家属之间良好协作,如宠物必须是健康的,并且接种了最新疫苗,在陌生的环境里比较温顺。同时,宠物携带者必须十分熟悉宠物并且同意遵守医院的时间限制政策(一般每次探访 20~30 分钟)。另外需要一间单独的私人病房或探视房间,宠物最好拴起来且穿着一定的"衣服",这样既可防止宠物毛发脱落,也便于辨认。在一些医院里,有正式项目派出志愿宠物狗团队探视医院各个科室的患者。此外,一家医院报道说在等待心脏移植手术的患者房间里放置鱼缸令患者感到愉悦欣喜。

## 促进精神性和愈合

护理包括识别并支持人类的精神性。精神性是那些影响我们思想和行为的无形因素集合在一起建立的王国,包括宗教信仰及其延伸概念。当人们感知到时间和物理实体外的力量和影响时,据说他们正经历精神性的形而上学的内容。

精神性包括信仰和价值观系统,可被定义为人类寻求生命意义、体验对自我的超越和与自我的联系的途径或方式。源于未知的直觉和知识,无条件的爱和归属感的来源通常均被视为精神性。对事物之间普遍联系的感知、个人赋能以及对生命的敬畏,既可以是精神性的内容,也可以被看作是精神性所带来的益处。精神性包括以下内容:

- 宗教信仰;
- 信念和价值观;
- 直觉;
- 源于未知的知识;

- 无条件的爱;
- 归属感;
- 与宇宙万物的联系感;
- 敬畏生命;
- 个人赋能。

重症监护患者及其家属通常在祈祷中获得力量,而有宗教信仰的人常会祈祷。祈祷与健康相关的研究指出祈祷是一种有力的工具,能够帮助患者应对困境、慢性疾病和即将来临的死亡。

精神性相关的护理目标包括识别并促进患者获得力量的精神来源。在不否认患者的前提下,允许并支持患者分享其关于宇宙的信仰,护士帮助患者识别并利用他们自己精神上的勇气来源。识别每一个患者独有的精神力量来源能够帮助实现个人赋能,促进患者康复。

有宗教信仰的护士必须承认并尊重一个事实,即没有宗教信仰的人也有自己的信仰并把精神性作为生命动力。无论个人观点如何,护士有责任评估患者的精神信仰系统,帮助患者识别并有效利用其价值观和信仰。

此外,重症疾病可能会增强或挑战患者现有的精神力量。有患者报告:在应对重大疾病后,信仰变得更加坚定。此时,对于护士或患者家属来说,需要寻找一位精神或宗教领袖、驻院牧师或精神关怀代表去帮助患者好好利用这段患病经历。此外,患者也可以从集会会众或家人处获得支持。对于护士来说,非常重要的是,要评估并识别患者的精神实质,允许患者有精神活动和宗教活动的时间,必要的话允许其转诊。一般可将患者转诊至驻院牧师或其选择的神职人员。

## ▲ 重症监护中的约束

重症监护中的约束是指使用药物、设备限制患者活动,使患者不能正常碰触自己的身体。物理约束主要有四肢约束、带绳的连指手套、背部与腰部约束、高背老人椅及床栏。当床栏被用于防止患者下床,而不是帮助患者坐或站起,才被当作约束措施。

## 化学约束

化学约束是指被用于处罚患者或限制其实施

破坏性行为的药物。常用于控制患者行为的药物包括但不限于以下药物:精神药物,如氟哌啶醇;镇静剂,如苯二氮䓬类药物(如劳拉西泮、咪哒唑仑);抗胆碱能药、抗组胺剂以及苯海拉明。此定义并不适用于那些被用于疾病治疗的药物。镇静剂、止痛剂及抗焦虑药物是重症患者照护中重要的辅助药物。

对于正经历威胁生命的疾病或接受有害干预的患者,须小心照护以保证其舒适感。最理想的状态是使用最少的药物达到期待的护理目标,因为所有的药物都有一定的副作用和不良反应。必须持续评估患者舒适度。疼痛相关的行为实际上可能是患者生理状态改变的一种指征,如躁动可能是低氧血症的指征。当使用"备用医嘱(pro re nata,PRN)"药物缓解疼痛、促进舒适时,一定要小心谨慎。若缺乏持续评估、目标设定和药物管理,PRN 药物可能会导致用药过度或药量不足。此外,如果突然停用此类药物,可能会产生反弹效应。给患者停用止痛剂和镇静剂就如停用呼吸机一样重要。许多 ICU 将患者舒适评估工具纳入其日常工作流程中。

## 身体约束

历史上,在重症监护中,身体约束被用于预防潜在的严重损伤,如非计划性拔管或维持生命的静脉通道及其他有创治疗设备的拔除。此外,使用身体约束的理由还有预防跌倒、行为管理以及避免由于患者损伤而导致的责任诉讼,然而,约束使用相关研究,尤其是对老年人群的研究结果却显示:尽管应用身体约束的这些原因出发点很好,但却很少奏效。被约束的患者在与限制他们自由的设备斗争的过程中,产生了更多继发于跌倒(坠床)的损伤。此外,据报道,由于不恰当地使用身体约束引起的诉讼案件远多于由于不使用身体约束所导致的身体损伤案件。众所周知,即使用软腕带约束患者,重症插管患者也发生过自我拔管事件。

由于身体约束而造成的被迫制动,会导致皮肤改变、肌张力丧失、循环受损、神经损伤及肺炎,进而导致患者住院时间延长。身体约束会加剧患者躁动水平,进而导致诸如骨折或窒息等损伤。

美国联合委员会与美国医疗保险和医疗补助服务中心,共同发布了身体约束的使用标准并对其进行监督。标准的摘要可见表框 2-4,这些标准可在相关部门的网站查阅。许多医院也已依据最新的约束标准修订了使用约束的政策、流程以及记录标准。美国重症医学会(Society of Critical Care Medicine,SCCM)则已发布了相关的临床实践指南。

| 表框 2-4 | 身体约束的护理标准摘要 |
| --- | --- |

**启动约束**
- 约束需要医嘱,医嘱开具者必须是具有执业医师证的独立医师,且在特定的时间内亲自了解并评估患者。
- 约束仅作为一种紧急措施使用或在可用治疗失败后使用(须记录各项治疗方案及患者反应)。
- 应由经过训练的、有能力安全使用约束的医务工作者对患者实施约束(需有一个全面的培训和监测项目)。
- 约束医嘱必须有时间限制(一次约束不允许超过 24 小时,对于有持续约束需求的患者,应频繁对其进行再次评估并记录)。
- 告知患者及家属使用约束的原因。

**监测使用身体约束的患者**
- 保护患者的权利、尊严及健康。
- 每 15 分钟由经过训练的专业人员对患者评估一次。
- 评估和记录内容必须包括营养良好、水合状态、卫生、排泄情况、生命体征、循环、活动度、约束造成的损伤、身心舒适度及随时乐意终止身体约束。

## 约束的替代措施

当患者发生意识模糊或谵妄,处于生死之间时,此时护士应该做些什么呢?谨记身体约束是最后不得已的手段,只有在患者对自我或其他人可能造成危险而其他方法已经失效时方能使用。实际上,约束有可能增加危险行为。因此,护士应该尝试着去理解患者的感受或经历,以及其行为背后的含义。患者冷吗?患者痒吗?患者痛吗?患者是否知道自己在哪里以及为什么在此处?有时,找到患者的需求或顾虑,帮助患者自我调整,是我们唯一需要做的使患者平静下来的措施。其他的干预措施包括调整患者所处的环境、提供转移注意力的活动、允许患者有更多的控制或选择以及保证患者充足的睡眠和休息(表框 2-5)。一些医院已经制订了身体约束方案和决策树,以帮助护士评估和照护实施了身体约束的患者。

| 表框 2-5 | 身体约束的替代措施 |
|---|---|

**调整患者所处的环境**

- 将床放在最低的位置；
- 最大程度减少床栏的使用，仅在翻身时使用；
- 病房灯光最优化；
- 确保监测患者试图翻床或离开椅子的警报可用；
- 移除不必要的家具或设备；
- 确保床轮已锁定；
- 把呼叫器放置在患者易触及的地方。

**调整治疗策略**

- 持续评估患者的治疗需求，尽早拔除各类管线；
- 经常协助患者排泄；
- 尽可能隐藏治疗措施（如将静脉输液的输液袋放置在患者的视野范围之外，用宽松的衣物或长袖的睡衣覆盖于静脉穿刺点之上）；
- 满足患者的身体及舒适需求（如皮肤护理、疼痛管理、楔形体位垫、低氧血症管理）；

- 如果可能的话，引导患者用手了解医疗设备或管道，并解释这些医疗设备或管道的使用目的、使用方法以及相关报警器；
- 尽可能使患者参与运动（如考虑咨询物理疗法，使用手杖、助步器、轮椅及床头坐厕椅）。

**使患者及家属参与照护**

- 尽量允许患者自己选择和控制；
- 家属或志愿者可提供陪伴及参与一些转移注意力的活动；
- 考虑采用转移注意力的个体活动（如音乐、视频或电视、录音书）；
- 确保满足有眼镜和助听器需求的患者。

**对自我的治疗性应用**

- 使用平静的、安慰性的语调；
- 自我介绍并让患者知道他／她是安全的；
- 对于插管或不能言语的患者，寻找其他可接受的沟通方法；
- 通过向患者解释治疗、医疗设备、护理计划、活动及不熟悉的声音、噪音或铃声，不断地帮助患者调整自我。

## ▲ 临床适用性挑战

**简答题**

1. 抗焦虑类药物被用于帮助插管患者应对机械通气等应激源，请描述一种可用于此类情形的非药物干预措施？

2. 一位行急性肠道手术的美籍阿拉伯老年女性患者表示她只想女性护士照护她，应如何处理她的请求？

（译者：刘成媛）

## 参考文献

1. Happ MB, Garrett K, Thomas DD, et al: Nurse-patient communication interactions in the intensive care unit. Am J Crit Care 20(2): e28–e40, 2011
2. Khalaila R, Zbidat W, Anwar K, et al: Communication difficulties and psychoemotional distress in patients receiving mechanical ventilation. Am J Crit Care 20(6):470–479, 2011
3. Samuelson KA, Corrigan I: A nurse-led intensive care after-care programme-development, experiences and preliminary evaluation. Nurs Crit Care 14(5):243–263, 2009
4. Field K, Prinjha S, Rowan K: One patient amongst many: A qualitative analysis of intensive care unit patients' experiences of transferring to the general ward. Crit Care 12(1):R21, 2008
5. Hinkle JL, Fitzpatrick E, Oskrochi GR: Identifying the perception of needs of family members visiting and nurses working in the intensive care unit. J Neuroscience Nurs 41(2):85–91, 2009
6. McAdam JL, Dracup KA, White DB, et al: Symptom experiences of family members of intensive care unit patients at high risk for dying. Crit Care Med 38(4):1078–1085, 2010
7. Bauer ME, Jeckel CM, Luz C: The role of stress factors during aging of the immune system. Ann N Y Acad Sci 1153:139–152, 2009
8. Costa-Pinto FA, Palermo-Neto J: Neuroimmune interactions in stress. Neuroimmunomodulation 17(3):196–199, 2010
9. Dhabhar FS: Enhancing versus suppressive effects of stress on immune function: Implications for immunoprotection and immunopathology. Neuroimmunomodulation 16(5):300–317, 2009
10. Dragos D, Tanasescu MD: The effect of stress on the defense systems. J Med Life 3(1):10–18, 2010
11. Gouin JP, Kiecolt-Glaser JK: The impact of psychological stress on wound healing: Methods and mechanisms. Immunol Allergy Clin North Am 31(1):81–93, 2011
12. Heffner KL: Neuroendocrine effects of stress on immunity in the elderly: Implications for inflammatory disease. Immunol Allergy Clin North Am 31(1):95–108, 2011
13. Ho RC, Neo LF, Chau AN, et al: Research on psychoneuroimmunology: Does stress influence immunity and cause coronary artery disease? Ann Acad Med 39(3):191–196, 2010
14. Lowry SF: The stressed host response to infection: The disruptive signals and rhythms of systemic inflammation. Surg Clin North Am 89(2): 311–326, 2009
15. Lusk B, Lash AA: The stress response: Psychoneuroimmunology and stress among ICU patients. Dimens Crit Care Nurs 24(1):25–31, 2005
16. Marques AH, Silverman MN, Sternberg EM: Evaluation of stress systems by applying noninvasive methodologies: Measurements of neuroimmune biomarkers in the sweat, heart rate variability and salivary cortisol. Neuroimmunomodulation 17(3):205–208, 2010
17. Segerstrom SC: Resources, stress, and immunity: An ecological perspective on human psychoneroimmunology. Ann Behav Med 40(1):

114–125, 2010

18. Stojanovich L: Stress and autoimmunity. Autoimmun Rev 9(5):A271–A276, 2010.

19. Buchman TG: Stress and the biology of the responses. In: Albert RK, Slutsky AS, Ranieri VM, et al (eds): Clinical Critical Care Medicine. Philadelphia, PA: Mosby Elsevier, 2006

20. Caine RM: Psychological influences in critical care: Perspectives from psychoneuroimmunology. Crit Care Nurse 23(2):60–70, 2003

21. Hadley JS, Hinds CJ: Anabolic strategies in critical illness. Curr Opin Pharmacol 2:700–707, 2002

22. Fairman J, Lynaugh JE: Critical care nursing: A history. Philadelphia, PA: University of Pennsylvania Press, 1998

23. Day L: Healing environments and the limits of empirical evidence. Am J Crit Care 16:86–89, 2007

24. Molter N: Environmental design and strategies to promote healing. In: Molter N (ed): AACN Protocols for Practice: Creating Healing Environments, 2nd ed. Sudbury, MA: Jones and Bartlett Publishers, 2007, pp 1–28.

25. Christensen M: Noise levels in a general intensive care unit: A descriptive study. Crit Care Nurse 12:188–197, 2007

26. Kahn DM, Cook TE, Carlisle CC, et al: Identification and modification of environmental noise in an ICU setting. Chest 114:535–540, 1998

27. Freedman NS, Kotzer N, Schwab RJ: Patient perception of sleep quality and etiology of sleep disruption in the intensive care unit. Am J Respir Crit Care Med 159(4 Pt 1):1155–1162, 1999

28. Aaron JN, Carlisle CC, Carskadon MA, et al: Environmental noise as a cause of sleep disruption in an intermediate respiratory care unit. Sleep 19:707–710, 1996

29. Gabor JY, Cooper AB, Crombach SA, et al: Contribution of the intensive care unit environment to sleep disruption in mechanically ventilated patients and healthy subjects. Am J Respir Crit Care Med 167:706–715, 2003

30. Ulrich RS: View through a window may influence recovery from surgery. Science 224:420–421, 1984

31. Vinall PE: Design technology: What you need to know about circadian rhythms in healthcare design. J Healthc Design 9:141–144, 1997

32. Cajochen C, Krauchi K, Wirz-Justice A: Role of melatonin in the regulation of human circadian rhythms and sleep. J Neuroendocrinol 15:432–437, 2003

33. Mundigler G, Delle-Karth G, Koreny M, et al: Impaired circadian rhythm of melatonin secretion in sedated critically ill patients with severe sepsis. Crit Care Med 30:536–540, 2002

34. Horrigan B: Region's hospital opens holistic nursing unit. Altern Ther Health Med 6(4):92–93, 2000

35. Mundy CA: Assessment of family needs in neonatal intensive care units. Am J Crit Care 19(2):156–163, 2010

36. Papathanassoglou ED: Psychological support and outcomes for ICU patients. Nurs Crit Care 15(3):118–128, 2010

37. Prachar TL, Mahanes D, Arceneaux A, et al: Recognizing the needs of family members of neuroscience patients in an intensive care setting. J Neuroscience Nurs 42(5):274–279, 2010

38. Puntillo KA, Aria S, Chohen NH, et al: Symptoms experienced by intensive care unit patients at high risk of dying. Crit Care Med 38:2155–2160, 2010

39. Collop N, Salas RE, Delayo M, et al: Normal sleep and circadian processes. Crit Care Clin 24:449–460, 2008

40. Weinhouse GL, Schwab R: Sleep in the critically ill patient. Sleep 29:707–716, 2006

41. Ozsancak A, D'Ambrosio C, Garpestad E, et al: Sleep and mechanical ventilation. Crit Care Clin 24:517–531, 2008

42. Fontana CJ, Pittiglio LI: Sleep deprivation among critical care patients. Crit Care Nurs Q 33(1):75–81, 2010

43. Bourne RS, Mills GH: Sleep disruption in critically ill patients—pharmacological considerations. Anaesthesia 59:374–384, 2004

44. Parthasarathy S, Tobin MJ: Sleep in the intensive care unit. Intensive Care Med 30:197–206, 2004

45. Elliott R, McKinley S, Cistulli P: The quality and duration of sleep in the intensive care setting: An integrative review. Int J Nurs Stud 48:384–400, 2011

46. Tamburri LM, DiBrienza R, Zozula R, et al: Nocturnal care interactions with patients in critical care units. Am J Crit Care 13:102–115, 2004

47. Cureton-Lane RA, Fontaine DK: Sleep in the pediatric ICU: An empirical investigation. Am J Crit Care 6:56–63, 1997

48. Edwards GB, Schuring LM: Pilot study: Validating staff nurses' observations of sleep and wake states among critically ill patients using polysomnography. Am J Crit Care 2:125–131, 1993

49. Richardson SJ: A comparison of tools for the assessment of sleep pattern disturbance in critically ill adults. Dimens Crit Care Nurs 16:226–239, 1997

50. Richards KC: Effect of a back massage and relaxation intervention on sleep in critically ill patients. Am J Crit Care 7:228–299, 1998

51. Barr J, et al: Clinical practice guidelines for the management of pain, agitation and delirium in adult patients in the intensive care unit. Crit Care Med (in press)

52. Edwards GB, Schuring LM: Sleep protocol: A research-based practice change. Crit Care Nurse 13(2):84–88, 1993

53. Olson DM, Borel CO, Laskowitz DT, et al: Quiet time: A nursing intervention to promote sleep in neurocritical care units. Am J Crit Care 10:74–78, 2001

54. Dennis CM, Lee R, Woodard EK, et al: Benefits of quiet time for neuro-intensive care patients. J Neurosci Nurs 4:217–224, 2010

55. Richardson A, Allsop M, Coghill E, et al: Earplugs and eye masks: Do they improve critical care patients' sleep? Nurs Crit Care 12:278–286, 2007

56. Monsen MG, Edell-Gustafsson UM: Noise and sleep disturbance factors before and after implementation of a behavioural modification programme. Intensive Crit Care Nurs 21:208–219, 2005

57. Cmiel CA, Karr DM, Gasser DM, et al: Noise control: A nursing team's approach to sleep promotion. Am J Nurs 104(2):40–48, 2004

58. Sareli AE, Schwab RJ: The sleep-friendly ICU. Crit Care Clin 24:613–626, 2008

59. Scott LD, Rogers AE, Hwang WT, et al: Effects of critical care nurses' work hours on vigilance and patients' safety. Am J Crit Care 15:30–37, 2006

60. Samuelson KA: Adult intensive care patients' perception of endotracheal tube-related discomforts: A prospective evaluation. Heart Lung 40(1):49–44, 2011

61. Sturdivant L, Warrren NA: Perceived met and unmet needs of family members of patients in the pediatric intensive care unit. Crit Care Nurs Q 32(2):149–158, 2009

62. Whalin I, Ek AC, Idvall E: Empowerment in intensive care: patient experiences compared to next of kin and staff beliefs. Inten Crit Care Nurs 25(6):332–340, 2009

63. Gonzales EA, Ledesma RJ, McAllister DJ, et al: Effects of guided imagery on postoperative outcomes in patients undergoing same-day surgical procedures: A randomized, single-blind study. AANA J 78:181–182, 2010

64. Kline WH, Turnbull A, Labruna VE, et al: Enhancing pain management in the PICU by teaching guided mental imagery: A quality-improvement project. J Pediatr Psychol 35(1):25–31, 2010

65. Austin D: The psychophysiological effects of music therapy in intensive care units. Paediatr Nurs 22(3):14–20, 2010

66. Cooke M, Chaboyer W, Schulter P, et al: The effect of music on discomfort experienced by intensive care unit patients during turning: A randomized cross-over study. Int J Nurs Pract 16(2):125–131, 2010

67. Fredriksson AC, Hellstrom ML, Nilsson U: Patients' perception of music therapy in a postanesthesia care unit: A randomized crossover trial. Intensive Crit Care Nurs 25(4):208–213, 2009

68. Hunter BC, Oliva R, Sahler OJ, et al: Music therapy as an adjunctive treatment in the management of stress for patients being weaned from mechanical ventilation. J Music Ther 47(3):198–219, 2010

69. Henricson M, Ersson A, Maatta S, et al: The outcome of tactile touch on stress parameters in intensive care: A randomized controlled trial. Complement Ther Clin Pract 14(4):244–254, 2008

70. Lee D, Higgins PA: Adjunctive therapies for the chronically critically ill. Adv Crit Care 21(1):92–106, 2010

71. Teixeira MZ, Leal SM, Ceschin VM: Homeopathic practice in intensive care units: Objective semiology, symptom selection and a series of sepsis cases. Homeopathy 97:206–213, 2008

72. Raab A: Aromatherapy in the intensive care unit: An overview. Connect: The World Crit Care Nurs 7(2):127–130, 2010

73. Lindquist R, Sendelbach S, Windenburg DC, et al: Challenges of implementing a feasibility study of acupuncture in acute and critical care settings. Adv Crit Care 19(2):202–210, 2008

74. Nayak S, Wenstone R, Jones A, et al: Surface electrostimulation of acupuncture points for sedation critically ill patients in the intensive care unit—a pilot study. Acupuncture Med 26(1):1–7, 2008

75. Pfab F, Winhard M, Nowak-Machen M, et al: Acupuncture in critically ill patients improves delayed gastric emptying: A randomized controlled trial. Anesth Analg 112(1):150–155, 2011

76. Yang L, Yang J, Wang Q, et al: Cardioprotective effects of electroacupuncture pretreatment on patients undergoing heart valve replacement surgery: A randomized controlled trial. Ann Thorac Surg 89:781–786, 2010

77. Baumhover N, Hughes L: Spirituality and support for family presence during invasive procedures and resuscitations in adults. Am J Crit Care 18(4):357–366, 2009

78. Dunn LL, Handley MC, Dunkin JW: The provision of spiritual care by registered nurses on a maternal-infant unit. J Holist Nurs 27(1):31–33, 2009

79. Weiland SA: Integrating spirituality into critical care: An APN perspective using Roy's adaptation model. Crit Care Nurs Q 33(3):282–291, 2010

80. Chang LY, Wang KW, Chao YF: Influence of physical restraint on unplanned extubation of adult intensive care patients: A case-control study. Am J Crit Care 17(5):408–415, 2008

81. Hine K: The use of physical restraint in critical care. Nurs Crit Care 12(1):6–11, 2007

82. Mion LC, Minnick AF, Leipzig R, et al: Patient-initiated device removal in intensive care units: A national prevalence study. Crit Care Med 35(12):2714–2720, 2007

83. Mion LC: Physical restraint in critical care settings: Will they go away? Geriatr Nurs 29(6):421–423, 2008

84. Vasilevskis EE, Ely EW, Speroff T, et al: Reducing iatrogenic risks: ICU-acquired delirium and weakness-crossing the quality chasm. Chest 138:1224–1233, 2010

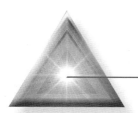

# 家庭应对危重病的体验

Collen Krebs Norton

## 第3章

### 学习目标

学习本章内容后，读者应能够：
1. 描述危重病和重症监护环境对家庭的影响。
2. 描述评估家庭成员个体需求的方法。
3. 描述帮助家庭成员应对危机的护理行为。
4. 讨论可对家属产生影响的重症监护环境的姑息性护理问题。
5. 明确危重症护理家庭帮助项目的构成要素及其应用。
6. 列举护理计划中能够反映家庭需求的项目。

那些致力于提供持续高质量整体危重症护理的护士需要认识到对患者及家属进行评估和护理的重要性。重症监护环境中的家庭/支持系统、护士和患者之间的相互作用，以及由此产生的需求，仍然是当代急危重症护士的挑战和责任。

牛津英语词典将家庭定义为"由父母及其子女组成的一群人，无论他们实际上是否生活在一起；更广义来说，它是那些由血缘和婚姻连接起来的群体。"本章中，家庭被定义为与重症患者共同度过亲密、常规的日常生活的任何人。那些是患者日常生活方式中的重要部分的个体，都可被认为是家庭成员。家庭这个术语描述的是因患者进入危重症或创伤单元而改变了社会稳态及健康的那些人。为了提供以家庭为中心的护理，护士必须掌握一个真理，那就是患者是一个整体中的一部分，且家庭成员在实现为患者和家庭提供可能最佳的护理过程中起到必不可少的作用。

本章重点介绍危机中的家庭、重症监护环境中的应激源、家庭评估、应对机制以及护理过程，此外还将讨论危重症护理家庭帮助项目（critical care family assistance program，CCFAP）的改进、患者家属在重症监护室复苏现场以及姑息护理。

## ▲ 应激、危重症及其对家庭的影响

对于患者和家庭而言，危重症通常是突发、不可预期且危及生命的事件，它威胁常在家庭单元内部维系的稳定的平衡状态。它可以是急性的疾病或创伤、慢性疾病的急性发作或先前未知健康问题的急性发作。家属作为参与者会走进所爱之人患病与生死的过程，这会威胁他们的幸福感并可能引发患者和家庭的应激反应。重症监护病房（critical care unit，CCU）中的患者家属可能会经历应激、混乱和无助，这些会最终导致其无法合理调动应对资源，进而引发焦虑。家庭进入这种无法预料转归的意外情形中，且经常被迫担任决策者的角色。家庭能力及其局限性之间的平衡，包括家庭内的凝聚力和冲突解决策略，往往决定其能够化解多少应激。睿智的危重症护士应能够及时意识到患者及其家属表现出的恐惧和焦虑是应激反应被激活的必然结果，是人的神经内分泌系统应对应激源时做出的保护性的、适应性的反应。不同的家属所表现出来的应激反应存在一定差异。

## 应激综合征

根据 1956 年 Hans Selye 发起的研究,应激被定义为一种由非特异性诱导因素引起的特定综合征。Selye 还讨论了应激源的功能,即产生紧张情绪及可能导致机体失衡的刺激因素。应激源可以是生理性的(如创伤、生物化学或环境因素)和心理性的(如情感、职业、社会或文化因素)。危重症护理环境具有很多威胁患者及其家庭健康状态的生理性和心理性应激源。

在对应激源做出反应时,攻击或逃避机制被激活,通过交感神经系统释放去甲肾上腺素和肾上腺素等儿茶酚胺类物质。这些激素引起心率增加、血压升高以及血管收缩,由此形成警觉期的生理反应,这是 Selye 所描述的一般适应综合征的初级阶段。警觉期之后是抵抗期,该期试图维持机体对应激的抵抗。根据 Selye 的理论,所有人都会多次经历前两个阶段,进而对日常生活中所遇到的应激源日益适应。如果某个人适应不良,或者应激源的刺激强度太大或持续时间过长,紧随警觉期和抗拒期到来的将是衰竭期,该期是身体耗竭的结果,可能会导致死亡。帮助患者及家属度过这一应激反应,引导他们适应危重症环境,对危重症护士而言是一个挑战。而帮助患者家属化解危机并通过创造安全通道促进其成功地应对危机是当代急危重症护士的一项能力要求。家属期望护士介入并满足他们的需求,他们对以家庭为中心的护理有着较高的期望。

在经历了家庭成员罹患危重症甚至可能死亡带来的最初恐惧和焦虑后,其他相关问题开始影响整个家庭,包括责任和角色行为的转换、对 CCU 日常工作的不熟悉、缺乏对疾病进程和转归有关知识的了解,这些问题会在患者处于 CCU 期间不断发生并持续存在。

此时,患者先前对家庭做出的贡献将转变为家庭其他成员对他的责任,经济负担往往是最受关注的,而且之前无关紧要的日常活动会变得重要并难以处理。日常琐事,比如平衡收支、用车安排以及采购杂物,如果长时间搁置未做,也可以变得至关重要。这些原来是危重症患者的责任,此时将要成为家庭其他成员的责任。

在重病期间,患者在家庭里所扮演的社会角色缺失。一些家庭功能中的重要角色,如安慰者、组织者、调节者、亲人、朋友、厉行纪律者,一般情况下可能是由患者承担的。当因疾病使得患者无法完成这些角色时,混乱和悲伤可能接踵而至。

与患者疾病本质相关的各种情形可能成为家庭的应激源。突然之间发生未预料的事件,比如钝挫伤或急性心肌梗死,家庭成员的生命可在数分钟内停止。仅有少量时间或没有时间为这种事件做准备,家庭会被大量无法控制的应激所压倒,可能陷入危机。医院的 CCU,在绝大多数情况下对家庭来说是一个未知事物,而此时将成为家庭生活的中心。当允许进入 CCU 访视时,家属看到那些复杂且令人生畏的仪器会导致额外的恐惧。这种应激通常可以表现为对护理者的愤怒。而专注于患者身体护理的护理人员,通常只有有限的时间或者没有足够的时间对家属情感需求、不现实的目标以及医务人员的期望做出反应。

此外,有时危急事件是一种慢性但威胁生命的疾病的急性发作。这种情况会带来一系列不同的应激源,使家属在面对相似情景时唤起对过去困难和痛苦的回忆。持续时间很长的危重症可以导致家属的情感障碍,这也许会增加发生危机的可能。

## 应对机制

应对机制可以定义为一个人对环境变化的反应,可以是健康或者不健康的。作为患者和家属的护理者,危重症护士应当意识到家属使用应对机制是保持平衡的一种手段。可有恐惧、惊慌、震惊或怀疑的感情,有时还可伴随不理智的行为、苛求的行为、退缩、执拗或昏厥。家属试图获得对局面一定程度的掌控,通常表现为拒绝离开床边,或者通过否认试图减低疾病的严重程度。对应激反应的分类是相当困难的,因为其取决于家属的不同应对方式、人格特性以及压力管理技巧等。护士必须能够解读处于危机中的个体所经历的感受,尤其是当此个体不能认清问题所在或者无法确定自己的感受或对他人的感受时。下面是对危机的四个概括:

• 人们是否因为危机变得更强大或者更弱小,多数基于他们在危机状态所接受的帮助的质量,而很少由他们的个性决定。

• 在真正的危机中,人们更愿意接受建议和帮助。

- 随着危机的开始,对以往危机的回忆可能被唤醒。如果以往危机情况中使用过适应不良的应对行为,则在发生新的危机时,很容易再次重复此行为。相反,如果使用了适应性的行为,则危机的影响可能会减小。

- 在危机中生存的基本方法是充分认识危机的实质。

## ▲ 家庭及护理程序

### 护理评估

2010 年,美国医学研究院建议卫生服务体系转变为以患者为中心,而不是以疾病或者临床医生为中心,且患者评估要包括其喜好和信仰。在 CCU 中,这种转变可理解为家庭参与度的增加。由危重症护士进行的护理评估主要但不完全包括对患者的评估,还应包括对家庭成员的评估。家庭依然是要考虑的最重要的社会成分。以家庭为中心的护理可描述为整体护理的拓展,包含了家庭参与护理程序计划和实施阶段。以家庭为中心的护理是联合委员会和护理实践标准所提倡的。

护理评估可充当数据库并起到识别家庭优势及顾虑的作用,据此可决定在对患者及其家庭实施哪些护理时应给予支持。评估的内容不仅仅包括生理的数据,还包括心理的、社会的、环境的、文化的、经济的以及精神的反应。此外,护理评估包含对语言和非语言行为的评估和确认,因此需要丰富的临床经验。全面彻底的护理评估指导护理诊断的确定。美国危重症护士学会(American association of Critical-Care Nurses,AACN) 的标准强调并支持家庭评估以及家属持续参与护理计划的实施和尽可能参与有关护理决策的重要性。

家庭评估的一个重要部分是家族史。患者在描述其家庭时都讲到了谁?尽管所有的患者都归属于某个家庭,这个家庭可能不包含或仅限于血缘亲属。谁是最担心患者疾病的人?是否有该团体认可的正式或非正式的领导?这在与家庭进行沟通以做出重要决策和处理某些法律事务(如获取知情同意和放弃生命支持等)的过程中十分重要。家庭的应对模式是什么?家庭成员之间的关系如何?该家庭关系是否亲密?家庭成员是否发现任何未解决的问题?家族史能够帮助护士解释家庭如何应对应激、他们的应对机制是怎样影响患者的以及他们如何适应患者的疾病。

家庭评估的四个内在要素包括:
1. 提供一个人性的照护性参与;
2. 承认多种看法;
3. 尊重差异;
4. 在家庭的背景下评估每个人的价值。

有许多评估工具可用于帮助护士判定家庭的需求以及面临的问题。最初的评估工具之一是由 Molter 在 1979 年开发。它是一个包含 45 个条目的需求评估工具,成为描述危重患者家属需求的评估工具。随后学者 Leske 对 Molter 的方法进行了改良,新增了一个开放式的条目,并将其命名为危重患者家属需求量表(critical care family needs inventory,CCFNI)。在过去的二十年间,CCFNI 被广泛用于评估 CCU 家属的需求。分析 CCFNI 可见,它包含 5 个子量表:支持、安慰、知晓、熟悉和保证。Mendonca 和 Warren 在成人患者进入 CCU 后的首个 18~24 小时使用 CCFNI 评估了家庭成员的需求和这些需求的重要性。在确定以何种积极的方式对患者进行干预时,家属仍然是需评估和考虑的最重要的社会因素。

使用这些评估工具所进行的护理研究证实了一些领域的重要性,这些需要向家庭成员说明。这些领域包括但不限于以下几个方面:
1. 家属对所给予护理的满意度;
2. 家属能够理解的解释;
3. 密切亲近患者的需要;
4. 有关患者状况的真实信息;
5. 对所做事情原因的理解;
6. 由服务周到的护士提供护理并表现出对家属情况的关心;
7. 任何信息变动时,确保有人会通知家庭成员。

该工具还建议评估家属在等候室的舒适情况,并询问可以为他们做什么来增加其舒适感。目前确定的需求包括生理需求(如有舒适的家具、等候室离患者近、附近有卫生间)以及感情需求,比如医院里有可以独处的地方以及有机会发泄消极的情绪。此外,危重症患者的家属还有其他应被反复强调的需求。这些需求包括:

- 感受到仍存有希望;
- 感受到医院员工对患者的关怀;
- 知晓患者的预后;

- 每天至少接收到一次有关患者的消息；
- 可以经常访视患者。

总而言之，最近的研究已显示危重症患者家属的首要需求是对信息的需求、对医护人员帮助的需求以及对希望的需求。

尽管家属感知到的需求或许会跟护士感知到的不同，良好的沟通能力以及关心关怀的氛围，能帮助护士收集到主客观评估资料，并为家属制订合适的护理诊断。适用于危重症患者家属的护理诊断举例详见表框 3-1。护理诊断可指导护士和家属确立共同的目标。

| 表框 3-1 | 护理诊断示例 |
| --- | --- |

**危重疾病或创伤患者家属**

- 急性意识障碍；
- 焦虑；
- 有照顾者角色紧张的危险；
- 有沟通增进的趋势；
- 抉择冲突；
- 防卫性应对；
- 知识缺乏；
- 睡眠型态紊乱；
- 家庭运作过程失常；
- 疲乏；
- 恐惧；
- 悲伤；
- 无望感；
- 健康维持无效；
- 无效性否认；
- 无效性角色行为；
- 家庭运作过程改变；
- 记忆力障碍；
- 养育功能障碍；
- 有孤独的危险；
- 无能为力感；
- 精神困扰；
- 有精神困扰的危险。

## 护理干预

由于要满足患者重要的生理和心理社会需求，危重症护士与家属相处的时间通常是有限的。因此，确保每次与家属的互动都尽可能有意义并具治疗作用，这一点非常重要。危重症患者家属希望接受的护理行为包括信息传递、强化、感化和鼓励。作为这些护理行为的结果，护士和家属之间的互动可以成为两者建立稳固关系的纽带。护理干预应包括认知范畴、情感范畴和行为范畴，其目的在于：

- 帮助家属从危机经历中不断学习并逐渐适应；
- 恢复平衡状态；
- 体验危机过程中正常但是痛苦的情感经历，避免迟发性抑郁，允许未来情感发展。

完成以家庭为中心的护理实践的一个新理念是邀请一位家属参与到 CCU 日常护理工作中。有家属在场的一个好处是可以减轻家庭应激，因为家属们可以即时得到信息并且有代表可随时咨询问题。其缺点是护理工作是复杂的，家属可能没有从认知上和情感上充分地做好准备。然而，最近一项研究显示，在创伤患者群体中邀请家属参与患者护理可普遍提高家属满意度。邀请家属一起参与护理只是众多促进危重症护理中家属体验的方法之一。也有学者尝试邀请家庭成员参加基础护理工作，但不是所有的家属都愿意参与，这就提示必须根据个人情况进行考量。还有人对家属访视工具进行了应用探索，包括可以在床边进行的行为（如手部按摩）、个人护理行为的指导（如在气管插管周围使用润唇膏）、认知恢复训练（如多米诺骨牌和扑克牌）以及家属个人护理用品的管理（如梳妆用品和问题日志本）。

表框 3-2 概括了针对面临危机的患者家属的护理干预意见。表框 3-3 为老年患者的护理建议。

## 倡导访视

开放访视时间的理念被看作是增强以家庭为中心的护理的另一种方法。应定期对有关访视时间的使用和规定的政策进行评估。研究表明，访视的新方法，如允许儿童在成人的陪伴下访视 CCU 中的亲属和在 CCU 使用动物辅助治疗，可能对患者产生积极效果，包括增加幸福感、平静感以及减少孤独感。

多年来，CCU 一直限制访视时间，理由在于：所有的治疗性护理干预需要不受打扰的、安静的、有利于休息的环境。家属经常把这些限制解读为拒绝其靠近他们的亲人。早在 1978 年 Dracup 和 Breu 就发现，通过放宽限制访视的时间和发起与患者配偶的沟通，可提高患者家属的需求满足水平。增加访视时间也被看作促进应对技巧、增进

| 表框 3-2 | 护理干预措施 |
| --- | --- |

**危机时期的家庭护理**

- 指导家属明确目前的问题；
- 帮助家属识别自身的力量和支持性资源；
- 使家属为危重症护理环境做好准备，尤其是关于设备和设备使用目的；
- 坦诚地告诉患者和家属危重症的情况；
- 表现出对当前危机情况的关心以及在目前的关系条件下提供帮助的能力；
- 对于情况实事求是和诚实，注意不要给错误的保证；
- 传递希望并对家属处理状况的能力有信心；
- 尝试感知家庭中由危机引发的情感；
- 帮助家属识别和聚焦于目前的情感；
- 帮助家属在面对危机时确定目标和步骤；
- 为患者和家属提供做选择的机会并避免无力感和绝望感；
- 帮助家属探索与患者沟通的方式；
- 鼓励家属帮助护理患者；
- 讨论所有与患者独特性相关的问题，避免泛化；
- 帮助家属设置短期目标以便于看到进步和积极的改变；
- 确保家属获取关于患者状况显著改变的所有信息；
- 在科室允许的情况下提倡调整访视时间以适应家属需求；
- 确定院内科室附近是否有空间供家属独处和分享隐私；
- 辨别患者和家属的精神状态，如有必要建议寻求心理顾问的帮助。

| 表框 3-3 | 老年患者的护理建议 |
| --- | --- |

**为危重症老年患者提供护理**

- 始终尊重患者的尊严、智商、隐私和成熟度；
- 尽可能维护患者做决定的权益；
- 避免患者护理中的专制；
- 在对患者进行评估和护理时，充分考虑患者老龄化所致生理和认知改变；
- 允许家属在护理家庭成员时有所分享；
- 为患者和家属提供积极参与和拥有掌控感的机会；
- 确保患者是护理的焦点，提供的干预是为了维护患者的利益；
- 评估医疗和护理干预对生活质量和健康感知的影响；
- 确定由危重疾病导致的家属负担。

护士与患者家属关系的一种策略。久而久之，许多医院开始执行不限制访视时间的政策。这种干预的目的在于增进家属与医务人员的关系，同时促进家属在危机时期的适应性。研究表明，有家属在身边，患者的满意度得到提高且焦虑水平有所下降，家属对这种经历也很满意，护士、患者和家属三者间的沟通增加了，患者获得的持续支持还有助于恢复健康。感染性并发症的下降也被发现与不限制 CCU 访视政策相关。此外，患者心血管并发症，尤其是休克和肺水肿的发生概率减少了，血压、心率和颅内压等生理参数得以改善。基于循证的实践要点详见实践指南 3-1。

危重症护士必须负责调整访视时间以满足患者和家属的需求。选择低限制性访视时间政策，必须要考虑到科室的实际布局。较小的科室可能不适合不限制访视者人数和时间。重点应聚焦于什么是对患者最好的，而不是护士。访视时间变更的效果也必须进行评估。访视时间的改变对患者及其家属需求的影响效果仍需要更多的护理研究来确定。

对于初次进入 CCU 访视的患者家属，护士必须为其做好准备，因为对一般人来说 CCU 是一个令人害怕的环境。监护仪、静脉输液器、呼吸机和其他技术的功能以及各种报警的意义，都应该在家属访视前和访视期间解释清楚，以避免引起焦虑或成为护士、患者和家属之间的潜在障碍。

应使患者和家属均能识别多学科医疗团队所有成员的姓名、角色和职责。例如，护士能向患者家属证实沟通和接触的意义。如果感兴趣，可以鼓励家属为患者提供直接护理，这样能够帮助减轻焦虑并可使得家属获得一定的控制感。家属可实施的护理行为包括刷牙、梳头发、协助用餐、提供皮肤护理或给患者沐浴。

允许儿童进入 CCU 访视可能需要负责的医护人员进行特殊安排。访视前，应向儿童简短地解释患者的状况。用儿童能理解的启发性的语言回答其问题，这样可以帮助减少其可能的恐惧感。陪同孩子进入 CCU 的人应该认识到有创监护和其他设备可能使儿童产生不安情绪。如果条件不允许安排儿童访视，可以尝试安排电话访视。

除了不限制访视时间，家属在有创治疗和复苏中的参与也应被重视。家属参与和急诊（emergency department，ED）的相关研究已经得到了令人信服的积极证据，因此有必要在成人 CCU 进行家属参与必要性的调查。尽管 CCU 和 ED 之间存在家属参与适宜性的不同，但在终末期脱机、器官捐献、实施有计划的侵入性操作时似乎均适合家属在场。研究发现，精神活动与医生、医生助理及护士对家属参与的支持之间存在明显的正相关。家属认为参与其中是他们的权利，但护士的看法仍差异很大。一个共同的主题就是在每种情况下的个性化和独特性需求。

循证实践要点 实践指南 3-1
**成人 ICU 的家庭访视**

△ **预期实践**

- 为住院患者所选定的支持者(如家属、朋友或信任的人)建立一条不受限制的通道,让其为患者提供 24 小时的情感和社会支持,除非这个支持者侵犯他人的权益和安全,或者其具有某些医学上和治疗上禁忌。(D 级)

- 确保科室有规定的书面实践文档(如政策、程序或护理标准)允许患者指定的陪伴者——他可能是也可能不是患者的代理决策者或合法的授权代表——根据患者的意愿在其住院期间陪在床旁。(D 级)

- 进行政策评价确保防止其存在对年龄、种族、民族、宗教、文化、语言、肢体残疾或智力障碍、社会经济状态、性别、性取向以及性别认同或性意识的歧视。(D 级)

- 在讨论访视优先权问题上,确保有规定的书面实践文档(如政策、程序或护理标准)限制那些损害他人权益和安全的访视者,或具备医学上和治疗上禁忌而无法作为支持者的人。(D 级)

△ **支持证据**

- 在实践中,78% 在成人重症监护病房的 ICU 护士更喜欢不限制的政策;然而,研究显示 70% 的医院 ICU 政策都限制家属访视。这种差异导致了护士之间的冲突和家属的困惑。

- 一些 ICU 护士认为家属访视增加了患者的生理压力并会干扰护理工作,且还会使患者和家属出现心理疲惫现象,并导致感染的增加;然而,证据并不支持这些观点。

- 证据显示,对于患者而言,灵活的访视可以减轻焦虑、意识模糊和躁动发生率,减少心血管

并发症,缩短住院时间,使患者更有安全感,增加患者满意度以及提高护理质量和安全。

- 证据表明,不限制访视时间可以增加家属满意度,减轻家属的焦虑,促进更好的沟通,促进对患者更好的理解。由于家属更多地参与护理工作,护士有更多的机会进行患者 / 家属的宣教,同时不会增加访视时间。

- 最后,证据显示,一些成人 ICU 的护士理所当然地认为儿童可能因其所见而受伤或担心儿童会无法控制,因而限制儿童的访视。这种差别对待不是基于证据或者基于患者或儿童的实际需求。然而,当允许其进入 ICU 访视亲人时,准备得当的儿童比那些没有进入访视的儿童有更少的消极行为和更少的情绪改变。除非他们患有传染性疾病,否则均推荐允许他们访视。

**AACN 的证据等级**

**A 级** 定量研究的 meta 分析或定性研究的 meta 整合,其结果一致地支持某个特定的行为、干预或治疗。

**B 级** 设计良好的对照研究,其结果一致地支持某个特定的行为、干预或治疗。

**C 级** 定性研究、描述性或相关性研究、整合性综述、系统综述或结果不一致的随机对照试验。

**D 级** 有临床研究建议支持且经过同行评议的专业机构标准。

**E 级** 多个案例报告、基于理论的专家观点或经过同行评议但无临床研究支持的专业机构标准。

**M 级** 仅仅是制造商的推荐。

## 应用护士—家属关系

在危机发生时启动护理干预并与家属建立有意义的关系比其他时间更容易,在危机中的人们更容易接受关切、关心和有同情心的帮助者。在

首次会见患者家属时,护士要表现出提供帮助的意愿和能力,在该时期对家属需求给予的特殊帮助体现了护士对家属舒适度和健康状态的关心。从家属中选择可被告知患者状态的代表和确定联系人的电话是困扰家庭的一个大问题。在危机干预的早期阶段,帮助家属判断目前需要立即

处理的关键问题是十分必要的。应首先查看是否有预先指示、生前遗嘱和授权委托书等文件，如无，应给家属提供支持、告知获取上述资料的方法。

护士的这种及时介入，可使家属开始信任和依赖护士的判断。当护士向患者家属传递对其应对问题的信心和期望时，这个过程将使家属充分相信护士。当然，护士要避免给出错误的保证，这一点非常重要，她应以婉转的、支持性的方式将实际情况传递给家庭成员。

## 与家属一起解决问题

随着护士和家属关系的发展，护士开始理解家庭所面临问题的多样性。与家属一起解决问题时，需考虑以下要点：

- 家属与整个事件关联在一起的意义；
- 家属可能要应对的其他危机；
- 在以往应激期间采取过的适应性和适应不良的应对行为；
- 家属一般会采取的支持系统，可能包括朋友、邻居、牧师和同事。

使用在评估基线中收集和记录到的信息，使得护士能帮助家属应对应激。干预措施应覆盖以下方面，包括明确问题、确定支持、关注情感和拟定应对步骤。

### 明确问题

问题解决过程的一个关键步骤是帮助家属清楚陈述现有的问题。通常，人们会因急性应激导致的焦虑或恐惧而变得不知所措和无所适从。帮助家属陈述问题并认识到困难或威胁，可有助于其对事件的真正理解，从而减轻其焦虑水平。明确问题是锁定问题相关指标的一种方法。简单询问家属对问题的理解及他们此时最关心的问题，有助于明确问题。此外，家属的反应可帮助护士明确他／她对家庭需求的理解。

问题解决前，应多次重复明确和再明确问题的过程。清楚地陈述问题可帮助家属分清轻重缓急并确定所需采取的行动方向。实施以目标为导向的行为可以帮助减轻焦虑。

### 确定支持

在高应激水平下，有些人期望自己能做出不同的反应。他们往往会舍弃日常常用的资源，变得不愿意使用这些资源。这时要帮助他们明确在心烦意乱时通常会向谁求助，并鼓励他们向那个人寻求帮助，帮助家属回到应对应激问题的正常轨道。极少有家属真正缺少可寻求帮助的资源，他们仅仅是没能想起和利用这些资源。

明确和再明确问题也可利于换个角度看待问题。将悲剧视作挑战和把未知视为冒险是可行的。帮助家属从不同的视角看待问题的过程叫作重新认知。

护士也可以帮助家庭利用其内在的力量。作为一个家庭他们做得最好的是什么？他们之前如何应对压力？鼓励家庭成员凝聚家庭的力量，让他们知道这些努力都是很有价值的。

### 关注情感

问题解决技术强调给予选择和替代方法能帮助家属获取他们对部分生活的控制感，这也不断提醒家属，并向他们澄清，最终他们要负责解决这个问题并且要对决定产生的后果负责。

帮助家庭关注情感对于避免在今后发生持久的悲痛和持续的抑郁至关重要。在危机发生过程中，表达情感或积极的聆听是很必要的。重视感情的表达可以帮助家属避免使用不健康的应对机制，比如酗酒或过度睡眠。在困难和悲伤时期，危重症护士可以向家属承诺一些确定的事情，如随着时间的流逝一切会变得更容易，适应需要时间。在护理中提供有效的保证（如患者最终将会脱离呼吸机或鼻饲是一种临时的措施），这样可使家属对护理人员产生一种信任感。

在危重疾病的困难时期，家属会变得依赖于专业人员的判断。家属会无法识别应该在哪些地方接受他人的意见。对护士来说，很重要的是，要尽量去理解家属的感情并认识到问题的复杂性。与此同时，强调每个家庭成员要对自己的情感、行为和决定负责。鼓励家属关注他们能够改变的事情，可使他们产生掌控感。比如，如果患者出现疼痛症状时，可鼓励家属为其代言，要求医生对患者的疼痛控制情况进行评估。

### 拟定步骤

一旦明确了问题，且家属开始实施以目标为导向的行为，护士就可以通过询问家属他们后续须采取的步骤，为其提供进一步的帮助。这种预期指导可以帮助减轻家属的焦虑。然而,护士必须识别出对健康和安全有方向性影响的关键时刻。例如,有必要指导家属回家休息。可以向家属解释,只有维护好自己的健康,才能在后面的日子尽可能帮助患者。为了使互动更加有意义并具备治疗性,护士应关注目前的危机情况并避免陷入长期的慢性问题。

### 跨学科的管理

护士和医生往往最常被认为是可满足家庭成员需求的专业医护人员。此外,文字材料、其他家庭成员、患者和其他医院资源也可为家属提供帮助。在某些案例中,护士主导的医疗志愿者项目已被证明有效。这些项目是由护士任教的在职培训计划和随后的为每位志愿者分配护士导师两部分组成。此外,一些家庭通过求助心理健康临床专家、社会工作者、心理学者或牧师而受益。其他跨学科团队可能包括药师、家庭护理专家和治疗师。护士可通过让家属知晓问题的困难和复杂性来鼓励家属接受来自他人的帮助,并为他们提供一些帮助者的姓名和电话号码。护士也可以为家属和顾问创造初次会面的机会,并帮助协调商议后续见面的时机。许多 CCU 有全天候待命的资源以确保及时的干预。一个具有丰富危重症及其家属护理经验且不失公允的专业人士可充当优秀的施助资源。既往患者的家属也可通过分享经验、提供信息,协助开展危重症护理。

目前,在危重症护理领域,为促进以家庭为中心的护理,一个名为"患者 - 家庭成员咨询委员会"的新概念出现了。咨询委员会内不仅仅有护士和其他医务人员,还包含老患者和家属,他们代表了家属的需求。由于有了用户需求的驱动,咨询委员会的概念可为实现家庭护理提供新的视角。在一个医疗机构中,临床护理专家扮演着促进者的角色,而委员会则对病房某些质量改进计划的效果进行评估。

### ▲ 危重症中的姑息护理问题

根据世界卫生组织的界定,姑息护理是指"通过对疼痛和其他诸如生理、社会心理和精神问题进行早期诊断及完整的评估和治疗,提高患者和家属在应对危及生命的疾病所带来的问题时的生存质量的一种方法"。姑息护理的重要内容是家属参与决策和提供护理干预。家属必须要在 CCU 这一陌生环境中做出复杂的姑息护理决策,这个决策过程会因护士的参与、帮助和指导而变得简单。姑息护理的重点应聚焦于整个家庭,这在时间、空间都很有限的重症病房通常是很难的。护士的个人因素,如既往有过亲人死亡的经历,有可能促进或者妨碍姑息护理的评估和干预。家属与危重症护士和姑息护理团队的会面有助于确保家属的愿望和顾虑被获知。

在临终护理阶段的任何时刻,对患者家属的护理都应包含三个主要方面:靠近、信息和支持、参与患者护理。应允许临终患者的家属在访视时间和访视人数方面有更多自由,确保一个家庭与他们危重的亲人在一起,这其实也是一种慰藉。信息被认为是家庭应对的一个重要组成部分,而表现为护士护理行为的支持对于患者和家属危重症护理体验的形成具有影响作用。在此情感充电期,诚实和讲真话是重要的技能。最后,家属参与护理实践,从简单的出现在现场到复杂的帮助,进行尸体护理,都有助于家属缓解悲痛。帮助家属参与是一种实用的护理干预手段。具体参见第 6 章对危重症护理单元临终和姑息护理问题的进一步讨论。

### ▲ 危重症护理家庭帮助项目

在过去的二十年间,有数百项研究对 CCU 外焦急等待患者结果的家属的环境性和社会性问题进行了探究,并证实照顾这些家属的需求是不可忽视的。此外,AACN 在 1969 年推出了一项重要举措,致力于构建有尊严、有利于治疗且人性化的护理环境。通过胸科基金、礼来制药厂和公司基金之间的共同合作,危重症患者家属帮助项目(critical care family assistance program,CCFAP)建立,成为重新唤醒以家庭为中心的护理这一理念的典型事件。CCFAP 的目标如下:

* 更好地组织一个多学科团队以满足家属的需求;
* 提高危重症患者家属对护理和治疗的满

意度；

- 提高家属对护理者所提供信息的理解程度和满意度；
- 确定提供信息和资金资源的常见形式；
- 通过一个结构化的反馈模型提升医院对家庭需求的应对能力；
- 增强医疗团队对 CCFAP 模型的知识掌握和理解；
- 增强有关 CCFAP 的知识，促进信息在医疗和普通团体的传播；
- 对比不同护理模式下家庭需求特定水平的差异。

在 CCFAP 的发源地完成的需求评估，证实了几十年研究发现的有效性。在对家属提供支持这一问题上，存在的常见理想现实差距有：

- 关于信息分享观点的差异；
- 家庭有要求更多家庭成员参与决策的需求；
- 在危机时期缺乏资源和服务。

由于住院时间的缩短和护士的短缺，家属开始更多、更积极地参与到亲人的护理中。以家庭为中心的护理要求将家庭更好地整合进护理计划程序。鼓励家庭成员尽早参与到护理人员的工作中去，可带来完全不同的护理效果。表框 3-4 列出了 CCFAP 模式的构成要素。希望随着这一模型的拓展应用，危重症护理质量会有所提高，而危重症护理的成本会有所下降。

| 表框 3-4 | 危重症患者家属帮助项目（CCFAP）的构成要素 |
| --- | --- |

**沟通**
举例："ICU 引导者"，每周组织家庭会议，提供有关设备、医疗过程和自我肯定技能的相关信息。

**环境改变**
举例：扩大等待区域，使房间视野更明亮，增加新的和更舒适的家具。

**教育资料**
举例：最新的、用非专业语言撰写的出版物。

**问询台**
举例：电子信息系统，网络接入，CCFAP 家庭满意度调查。

**招待项目**
举例：酒店折扣，为家属提供餐饮。

**其他服务**
举例：音乐疗法，宠物疗法。

## ▲ 重症相关的文化问题

危重症患者的护理措施包含对个人文化独特性的识别和认可。在当前多样化的社会，文化在诸多方面影响着护理工作。从疼痛控制和访视期望到死后的尸体护理，急危重症护士必须认识到每个人的独特性，同时知道这种独特性将如何影响患者护理和家属需求。

西医中，医护人员往往认为急危重症是疾病的一个过程，只关注躯体症状、器官功能的病理变化或身体某处的损伤。而患者和家属，他们有着不同的文化背景，可能会从身心两方面来看待疾病，关注与疾病相关的躯体、心理、个性和文化的表现。在其他文化中，患者的危重疾病状态还可能被视为一种诅咒或由宇宙不和谐引发。文化可对患者多个方面的态度产生重要的影响，包括如何看待缓解痛苦的方法、对延长寿命的治疗、姑息护理及预先医疗指示和医疗委托书的看法等。

文化能力是一个人在态度、知识基础、习得技能和行为的综合反应。尽管让护士了解他/她所护理的所有危重症患者的风俗和信仰是不现实的，但具备某种程度的文化能力并非不合理。Glass 等提出了如下建议：

- 意识到自身的民族优越性；
- 评估家属关于疾病和治疗的看法；
- 始终表现出尊重；
- 邀请患者和家属作为文化偏好的指引者；
- 询问患者的个人偏好；
- 尊重在个人空间和抚触上的文化差异；
- 记录适当的补充性和替代性的医疗实践，在可能时允许使用；
- 将患者的文化治疗实践纳入护理计划；
- 能够及时察觉是否需要翻译人员的帮助。

文化特性，如语言、价值观、行为规范、饮食和对疾病预防、死亡、临终以及疾病管理的态度等，均因文化而异。家属可能会从宗教或精神层面看待危重疾病。危重症护士应充分发挥自己的睿智和敏感性确保在高科技条件下、以疾病为中心的医疗服务系统的相关观点不会与传统医药、习俗、宗教医疗方法和巫医等特异性文化产生冲突。

## ▲ 临床适用性挑战

**简答题**

1. J女士是收入你科室的一名多发伤危重患者。在这种伤情下,估计她很难存活下来。J女士的丈夫、两个分别为6岁和10岁的孩子以及她的父母刚刚赶到科室。请制订一个帮助患者家属应对他们所爱的人可能死亡的针对性护理计划。

2. E先生是一位接受复苏后收住你科的73岁老人。他有长期的心脏病史,在家突发致命性心律失常倒地。尽管接受了心肺复苏,但在救援团队到达前他昏迷了长达10分钟。他的成年女儿们极力主张维持呼吸机支持。请讨论你们将如何帮助他的女儿们渡过此困难时期。

3. P夫妇是你科一名重症患儿的父母。他们是印度人,仅会说极少的英语。请描述您将用什么标准来评估他们的应激和焦虑水平。当该患儿在你科住院期间,你将如何确保这个家庭的文化需求得到满足?

（译者：刘晶晶、桂莉）

## 参考文献

1. Henneman EA, Cardin S: Family-centered critical care: A practical approach to making it happen. Crit Care Nurse 22(6):12–19, 2002
2. Mendonca D, Warren N: Perceived and unmet needs of critically ill family members. Crit Care Nurs Q 21(1):58–67, 1998
3. Leon A, Knapp S: Involving family systems in critical care nursing. Dimens Crit Care Nurs 27(6):255–262, 2008
4. Selye H: The Stress of Life. New York, NY: McGraw-Hill, 1956
5. Curley M: Critical Care Nursing of Infants and Children. New York, NY: Elsevier Science, 1996
6. Fox-Wasylyshyn S, El-Masri M, Williamson K: Family perceptions of nurses' roles toward family members of critically ill patients: A descriptive study. Heart Lung 34:335–344, 2005
7. Warren NA: Critical care family members' satisfaction with bereavement experiences. Crit Care Nurs Q 25:54–60, 2002
8. Institute of Medicine, National Academy of Sciences. Retrieved May 30, 2010 from http://iomwww@nas.edu
9. Nelson D, Polst G: An interdisciplinary team approach to evidence based improvement in family centered care. Crit Care Nurs Q 31(2):110–118, 2008
10. Davidson J, Powers K, Hedayat K, et al: Clinical practice guidelines for support of the family in the patient-centered intensive care unit: American College of Critical Care Medicine Task Force. Crit Care Med 35(2):605–622, 2007
11. American Association of Critical-Care Nurses: Standards for Acute and Critical Care Nursing Practice, 3rd ed. Aliso Viejo, CA: AACCN, 2010
12. Hartrick G, Lindsey AE, Hills M: Family nursing assessment: Meeting the challenge of health promotion. J Adv Nurs 20:85–91, 1994
13. Molter NC: Needs of relatives of critically ill patients. Heart Lung 8:332–339, 1979
14. Leske J: Internal psychometric properties of the Critical Care Family Needs Inventory. Heart Lung 20:236–244, 1991
15. Kosco M, Warren NA: Critical care nurses' perceptions of family needs as met. Crit Care Nurs Q 23:60–72, 2002
16. Holden J, Harrison L, Johnson M: Families, nurses and intensive care patients: A review of the literature. J Clin Nurs 11:140–148, 2002
17. Frey S, Warren N. Perceived needs of critical care family members: A phenomenological discourse. Crit Care Nurs Q 30(2):181–188, 2007.
18. Naebel B, Fothergill-Bourbonnais F, Dunning J: Family assessment tools: A review of the literature from 1978–1997. Heart Lung 29:196–209, 2000
19. Schiller WR, Anderson BF: Family as a member of the Trauma Rounds: A strategy for maximized communication. J Trauma Nurs 10(4):93–101, 2003
20. Azoulay E, Pouchard F, Chevret S, et al: Family participation in care to the critically ill: Opinions of families and staff. Intensive Care Med 29:1498–1504, 2003
21. Eldredge D: Helping at the bedside: Spouses' preferences for helping critically ill patients. Res Nurs Health 27:307–321, 2003
22. Gavaghan S, Carroll D: Families of critically ill patients and the effect of nursing interventions. Dimens Crit Care Nurs 21(2):64–71, 2002
23. Dracup KA, Breu CS: Using nursing research to meet the needs of grieving spouses. Nurs Res 27:212–216, 1978
24. Stillwell SB: Importance of visiting needs as perceived by family members of patients in the intensive care unit. Heart Lung 13:238–242, 1984
25. Duran C, Oman K, Abel J, et al: Attitudes towards and beliefs about family presence: A survey of health care providers, patients' families, and patients. Am J Crit Care 16:270–279, 2007
26. Fumagalli S, Boncinelli L, LoNostro A, et al: Reduced circulatory complications with unrestricted visiting policy in the intensive care unit. Circulation 113:946–952, 2006
27. Baumhover N, Hughes L. Spirituality and support for family presence during invasive procedures and resuscitation in adults. Am J Crit Care 18(4):357–366, 2009
28. Meyers TA, Eichhorn DJ, Guzzetta CE, et al: Family presence during invasive procedures and resuscitation: The experience of family members, nurses and physicians. Am J Nurs 100:32–34, 2000
29. Appleyard M, Gavaghan S, Gonzalez C, et al: Nurse-coached interventions for the families of patients in critical care units. Crit Care Nurse 20(3):40–48, 2000
30. Sacco T, Stapleton M, Ingersoll G. Support groups facilitated by families of former patients creating family inclusive critical care units. Crit Care Nurse 29(3):36–45, 2009
31. Halm MA, Sabo J, Rudiger M: The patient-family advisory council: Keeping a pulse on our customers. Crit Care Nurse 26(5):58–67, 2006
32. World Health Organization. Palliative Care. Retrieved May 30, 2010, from www.who.int/cancer/palliative/definition

33. Davies B: Supporting families in palliative care. In Ferrell B, Coyle N (eds): Textbook of Palliative Nursing. Oxford, UK: Oxford University Press, 2001

34. Lederer M, Goode T, Dowling J: Origins and development: The critical care family assistance program. Chest 128(3):65S–75S, 2005

35. Davidson JE, Powers K, Hedayat KM, et al: American College of Critical Care Medicine Task Force 2004–2005, Society of Critical Care Medicine. Clinical practice guidelines for support of the family in the patient-centered intensive care unit: American College of Critical Care Medicine Task Force 2004–2005. Crit Care Med 35:605–622, 2007

36. Glass E, Cluxton D, Rancour P: Principles of patient and family assessment. In Ferrell B, Coyle N (eds): Textbook of Palliative Nursing. Oxford, UK: Oxford University Press, 2001

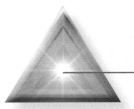

# 危重患者及家属教育

Mary O. Palazzo

## 第4章

**学习目标**

学习本章内容后,读者应能够:
1. 描述危重情境下的学习障碍。
2. 描述并区别教育和学习概念。
3. 识别学习的三个领域。
4. 识别成人学习的六项原则。
5. 描述危重护理环境中学习的评估。

在重症监护病房,由于患者病情危重,随时有生命危险,满足该情境中患者及家属的教育需求始终是一项富有挑战性的工作。患者及家属教育是护理照护的一个重要组成部分,护士需要在不适合学习的环境中想方设法教授患者及家属一些晦涩难懂的概念。此外,护士还必须处理危重患者由于疾病诊断结果所带来的焦虑和恐惧。

医疗服务不再仅仅是做出合理的临床决策,还要求谨慎使用资源和财政责任。2010年3月,美国《合理医疗费用法案》实施,这被很多人认为是美国历史上最广泛的一次医疗改革的立法。这一改革的关键在于转变了对医院和医务人员的给付结构,由传统服务收费模式转变为一种激励模式。医疗照护费用将基于医院的几个临床转归指标偿付,医院需提供与心肌梗死、充血性心力衰竭、肺炎、外科治疗有关的质量转归指标,以及医疗服务相关感染发生率和患者满意度等。这些质量指标中,有许多都包含患者及家属教育成分。医疗服务基础结构的这些改革使得医院必须提供清晰证据证明护士参与了患者及家属指导,并量化护理照护。

如今,患者入院率下降、住院时间缩短,有时甚至在患者做好学习准备之前,他就已出院。而随着医学技术的发展,患者从重症监护室(intensive care unit,ICU)出院回家已不再罕见,这就对患者及家属赋予了更多责任,要求他们提供高强度的家庭护理。危重症护士不仅要管理患者危重疾病伴随的血流动力不稳,还要为患者早期出院做好患者及家属的准备。

同一时期,医院也面临着有经验的危重症护士的持续短缺。即使曾经是最有经验的护士储备库的ICU,现在也要立足于新毕业护士开展培训。新护士在理解多系统疾病的同时,也必须聚焦于学习如何管理支持危重患者的各种技术设备。对新护士来说,要她超出患者护理不可或缺的那部分护理任务之外,去满足患者及其家人的教育需求可能非常困难。此外,12小时护理工作制使得护士排班变化多样,通常一个护士每周只上2~3天班,这种人力的不连续性使得护理的连续性无法得到保障,也难以保证构建良好的护患关系,以及对患者及家属学习需求的跟进。

这些只是现有医疗服务的几个例子。医疗服务体系中患者照护的碎片化为患者教育带来了许多困难和阻碍。本部分的目的在于帮助护生和护士,鼓励其发展能够满足危重患者和家属教育挑战的技能和工具。而护士只有充分理解危重护理环境中独特的学习障碍,才能更好地做好准备,以满足患者及家属的学习需求。

## ▲ 学习的障碍

### 危重疾病和应激

通常,患者和家属因为危及生命的事件意外进入 ICU,疾病的发生预示着所有受累者生理和情感危机的开始。对危重症患者来说,代谢反应改变、脓毒症、全身麻醉、器官衰竭、心肺旁路的使用、阵发性缺氧和明显睡眠剥夺等情况非常常见,这其中的任何一个因素都会损害其精神敏锐度,降低学习和回忆能力。另外,患者在与疾病抗争过程中耗费了大量的精力,学习能力受限。

疾病不只是对患者身体产生影响,同时还可造成其情感和精神上的痛苦。在面对危重疾病时,患者常表现出无能为力和极度的恐惧,并且害怕死亡。在 Lof 的质性研究中,ICU 患者叙述了其在麻醉失去知觉后的不愉快情绪、可怕的不真实体验以及濒死感。敏锐的危重症护士可通过识别患者的恐惧和焦虑,并为其提供指导,帮助其熟悉疾病、治疗和康复进程,有效满足患者对安全的需求。例如,患者经常报告很难忍受呼吸机脱机过程。当呼吸机支持减少时,患者需要进行更多的呼吸做功,许多人都会有"空气缺乏感",从而加剧焦虑情绪。若在此过程中,护士可以对患者给予清晰的解释和安慰,将大大增加患者脱机的成功率。其他患者教育的护理干预范例还包括侵入性操作或治疗前的患者准备,或与患者讨论将要改变的护理级别。

然而在危重护理环境中,常需快速地从患者处转移教育的焦点,以满足其家庭成员的学习需要。患者患重病后,家庭成员遭受情感和生理上的打击,其应激水平在亲人入住重症监护室的 72 小时内达到高峰。Halm 等的描述性研究表明,在应对危机的过程中,危重患者的家庭成员会产生睡眠及进食模式地改变,同时还会有吸烟、非处方药、酒精及处方药使用的增加。应激还可表现为高敏行为,例如重复性提问、频繁打电话和大量的探视。Molter 应用危重症患者家属需求量表(critical care family needs inventory,CCFNI)进行的早期研究发现:危重患者家属有获得支持、安慰、信息、接近患者和获取保证的需求。Burr 应用 CCFNI 的后续研究证实了同样的结果,同时发现家属的另一个需求,即在病情变化时能守夜或照看亲人。危重症护士经常能见到在监护室外徘徊的家属,特别是在患者刚入院时。这些研究证实了危重患者家属的需求,引发了医院探视制度的实质性变化。目前许多重症监护病房实行"开放探视"或无时间限制的探视。这种范式的转变为危重症护士对患者家属进行教育创造了更多机会,并帮助他们在这个充满应激的环境中感觉舒适点。危重症护士还可以鼓励家属参与到亲人的基础护理中。仅是简单地取来冰块,做口腔护理或梳理头发等操作,也可帮助家属感觉到他们可

---

**案例分析**

### 危机中的患者和家属

心血管重症监护室(cardiovascular intensive care unit,CVICU)的电子门打开,弗农和芭芭拉进入他们 43 岁女儿谢利尔的病房。谢利尔刚刚做完二尖瓣置换和三尖瓣修补手术返回 CVICU。遗憾的是,她的瓣膜置换手术很复杂,体外循环时间延长。手术前,谢利尔的心脏就很虚弱,现在她需要使用主动脉内球囊反搏和多种药物来维持心输出量。由于体外循环时间延长,谢利尔的凝血功能发生障碍,并且一直在出血。虽然现在其生命体征平稳,但需要连续不断地输注血液制品以补充从胸管内引流出的血液。

弗农和芭芭拉被女儿目前的外表所震惊。那苍白、水肿的脸,毫无生气的表情绝不是他们所期望看到的,这几乎和他们所认识并深爱的女儿毫无相似之处。医疗设备遍布女儿床边,支持着身体的几乎每一项功能。弗农和芭芭拉相互看着对方,眼里满是泪水,身体明显在颤抖,他们很疑惑一个看似常规的换瓣手术怎么会变成这样。

凯特,CVICU 里照顾谢利尔的护士,向弗农和芭芭拉问好,并开始谈论他们女儿的外表。她一边照顾谢利尔,一边向担忧的父母弗农和芭芭拉仔细地解释床边所有设备的目的,告诉他们她在做什么以及为什么这么做。正是这位护士的镇静和富有同情心的关怀方式,使得弗农和芭芭拉对女儿复苏产生了希望。他们开始有所放松,并主动询问在接下来的几个小时内会出现什么情况。

以为患者提供些帮助,从而减轻家属的无助感。上述案例分析展示了危重症护士如何应用干预措施来满足处于危机中的患者家属的教育和情感需求。

这个简短的例子说明了疾病的不可预测性以及危机会如何迅速地发展。在这种情景下,床边护士可通过一个非正式的、看似随意的状态和患者讨论以及进行家庭教育。护士与患者家属最初的互动是护理团队和家庭建立频繁和开诚布公的交流的基础。在与父母交谈的过程中,护士应不断地评估他们的学习需求,逐渐理解他们的应对机制。通过允许家人花时间在床边陪伴患者,满足其照看亲人的需要。此外,关于患者的一致且准确的信息能够促使家人有效应对疾病的危象期。研究表明患者的最新医疗信息是家庭成员在应对危机时最为关注的。危重症护士要告知家属患者所患疾病的病理生理机制、所做的诊断性实验、支持患者的医疗设备和正在执行的治疗计划。对于大多数家庭来说,教育的主要目标是学到有关他们亲人所患疾病的所有知识。

## 长期患病和应激

疾病周期往往会远超出最初的危机阶段,给患者和家庭带来额外负担。随着时间地推移,危重患者的器官系统发生功能损害或衰竭,他的病程可转为慢性,病情走向也难以预知。恢复过程变得十分漫长,在数天或数周内都只是发生微小变化。患者家属不得不平衡家庭、工作和在医院照看亲人的时间,这常会引发内疚和焦虑感。久而久之,家属会越来越难于从医疗团队获取信息和患者病情报告。通常,医生的日程安排难以预测,因此家属探视很难与医生的时间同步。这就进一步强化了危重症护士在与家属建立纽带时的关键作用。由于危重疾病的迁延不愈,许多家庭努力想要维持整个大家庭沟通渠道的畅通,这就增加了冲突和信息错误的发生机会。

作为患者及家属的权益维护者,护士为家属提供准确的信息,并和他们分享护理计划。此外,危重症护士还可采取其他干预措施,如安排家属参与患者护理或伦理会议,给家属一个可以和整个医疗团队讨论亲人病情的机会。对医疗团队来说,邀请重要家庭成员参与患者护理会议是一种有效的策略。一旦人员到齐,会议以开放式的问

题开始,以允许家庭成员用自己的语言来表达他们对患者病情和当前护理计划的理解。它也允许医疗团队澄清误解,并提供额外机会以达成临床决策的共识。患者研讨会在医疗服务团队和患者家属间提供了一种极具治疗性的决策分享方法。

当患者的病情改善,医疗团队间开始讨论将患者转到过渡监护病房(progressive care unit,PCU)或内外科病房时,危重症护士必须做好患者及家属最终离开监护室的准备。转出常被患者和家属视作疾病康复的里程碑。如果患者和家属认为患者的情况明显改善,不再需要高等级的危重病护理,这表明他们是积极看待问题的。但相反,如果他们不相信接收单元的护理支持度和监控水平足以满足患者需要,就可能拒绝转科。危重症护士在患者转科之前花时间向患者和家属介绍接收单元的工作常规、人员配置模式和探视时间,有助于减轻由于转科带来的一些消极情绪和焦虑。

一旦确定转科,接收科室的护士应进一步帮助患者和家属适应新环境,这一点很重要。护士应该从确认转科过程中伴发的焦虑开始,通过解释从重症监护室转入过渡监护病房后在护理措施上会发生的变化,同时强调转科是疾病恢复过程中的积极阶段,与患者和家属建立相互信任,并减轻他们的恐惧。护士还应向患者及家属保证,尽管治疗强度改变,但转科后的工作人员训练有素,知道每个患者的康复需求,并会在患者病情变化时作出合理的应对。一旦患者及家属的初期焦虑减轻,护士可以基于自己的评估结果开始设定新的自我照护目标和期望。显然,通过提供从入院到出院的教育,帮助患者及家属有效应对危重疾病和转科过程中的危机,护理发挥了重要作用。

## 环境性应激

电话铃声、钟鸣呼叫灯和寻呼机、头顶呼叫器呼叫声、设备报警声、工作人员的谈话、自动门的开关声以及气动导管声等,这些只是弥漫在重症监护室里的部分声响。护理人员对这些杂音可能不太敏感,因为她们已经习以为常,并把其视作工作环境的一部分。然而,只要选择某个时刻在患者床边倾听这些背景声音,就能切身感受到这些噪音会使人多么紧张。患者和家属并不习惯这些所谓的重症监护室常见声音。尽管很困难,但护士也应努力让患者及家属在重症监护室这种环境

下进行学习。

　　传统的重症监护室并不是学习的最佳环境。学习的最理想状态是在一个安静的时刻,让患者和家属坐在舒适的躺椅上,以利于讨论。如有可能,使用试听教具辅助。然而,一些常见的措施能有助于减轻环境性应激,增强学习的成功率。简单的行为如关上通往患者房间的门,或者在患者床边放一把舒适的椅子,就能减轻重症监护室背景噪音的干扰,延长学习者注意力持续时间。护士在和患者及家属谈话时,降低床边设备报警音量,也有助于降低中断次数,提高学习者专心致志学习某一教学主题的能力。

　　在交流敏感或私密信息时,隐私保护能够显著减少患者或家属的焦虑。陌生人经常能看到因亲人患病而苦恼的家属情绪爆发或与患者亲密互动的场景。医务人员在谈论患者病例比较私密的细节时,也不是总会去关注周围环境。危重症护士可以引导医疗团队和家属远离公众等待区,进入一个安静的房间讨论患者信息,以保护隐私。

　　当在重症监护室大厅举行教学查房或针对患者的护理查房时,也需注意保护患者隐私。应尊重患者意愿,他们通常希望能够参与床边讨论。在开放探视的重症监护室,则要求医疗团队在进行查房前留心患者床边的探视者,确保患者允许其在场后,方可讨论其健康照护事宜。齐心协力保护患者隐私是所有医务人员的责任,但通常只有护士知道患者的内心愿望及家庭动力学,是引导团队的最佳角色。医疗团队成员应在查房前进行适当的介绍,并清楚地解释谈话过程中会用到的医学术语。

## 文化和语言障碍

　　随着美国人口的变化,医院和重症监护室里的患者及家属越来越多样化,亚裔和西班牙裔是两个最大的移民群体。美国人口普查局预测,到2050年,西班牙裔人口将翻倍,亚洲人口将增加79%。健康和疾病的信念深深植根于文化中,患者和家庭成员对诊断、治疗计划以及健康教育的反应深受其价值观和文化的影响。尽管护理文献已经表明提供文化敏感性患者护理的重要性,但在实践中,鲜有证据显示:护士在日常评估及与患者和家属的互动中具有文化意识。文化上胜任的护理是以患者为中心,且关注于通过正确提问来

了解患者的观点。Galanti 描述了一种通过提问确认患者文化敏感信息的有效方法。为方便记忆,她将其概括为文化"4C"。第一个"C"代表呼叫(call),尝试通过提问"你怎么称呼你的问题?",以确定问题;第二个"C"代表原因(cause),用来向患者确定问题产生的根源;第三个"C"代表应对(cope),此时医务人员的关注点转移到患者如何应对问题,或者迄今为止所采用的其他治疗措施;最后一个"C"代表担心(concern),例如"你对自己的状况和推荐的治疗措施有何担心?"当文化上胜任的护理认为患者的家庭结构和性别角色与患者有关时,这种开放性信息获取方法也可以用在与家属的谈话中。例如,在亚洲文化里,重要的健康照护决策应该是在和家人讨论后决定;而在许多其他文化里,最年长的男性做出所有重要决策,这其中也包括治疗决策。

　　对于多元文化患者和家属的成功教育,需要的不仅仅是有关族群的基本知识。危重症护士必须认识到自身存在的偏见,并审视个人价值观和对健康、护理的看法。美国许多健康信念基于普遍持有的欧美价值观,如个人主义、自主、独立、守时、身体健康和美丽等观念。若将这些欧美价值观用于其他文化的患者,可能妨碍护士和患者之间的交流,影响教育过程。尽管危重症护士没有时间完成全面的文化评估,但是有几条关键的信息必须获取,这些信息详见表框 4-1。

| 表框 4-1　文化评估的部分关键信息 |
| --- |
| • 患者居住在民族聚集社区吗? |
| • 在做医疗决策前,应该咨询谁的意见? |
| • 第一和第二语言(说和阅读能力)。 |
| • 宗教活动。 |
| • 健康、疾病观念和活动。 |
| • 家庭成员有无"和住院患者在一起"的期望。 |
| • 交流活动(语言和非语言的)。 |
| • 就患者和家庭成员而言,如何制订决策? |

Adapted from Galanti GA: Caring for Patients from Different Cultures, 4th ed. Philadelphia, PA: University of Pennsylvania Press, 2008, pp 93-108.

　　语言障碍也是患者和家属教育的一大阻碍,特别是在气氛紧张的重症监护环境。应尽最大努力为非英语患者和家属提供能够解释信息的专业翻译。尽管对医务人员来说,仅依靠家庭成员或朋友来解释复杂的医疗信息和不熟悉的专业术语十分方便,但很难保证家庭成员或朋友在解释过

程中不带个人偏见。在许多文化中,决策由家里的长者做出,让晚辈翻译医疗信息违反了家庭指令下达的顺序。另外,医务人员和患者之间交流的信息,对于不得不接受医疗服务的患者和家属来说可能是比较私密或尴尬的。表框 4-2 提供了在和患者或其家属通过专业翻译交流时的一些建议。书面指导也应在翻译在场的情况下给予翻译和复习,以便于立即解决问题。ICU 应备有使用多种语言印刷的指导手册。

| 表框 4-2 | 教育指导:借助专业翻译的沟通指南 |
| --- | --- |

1. 开始前,先与翻译见面告知其背景信息并解释本次教学的目的。
2. 如有可能,让翻译和患者或家属会面,确定他们的教育水平、健康照护信念和态度,以规划所提供信息的深度。
3. 控制时间,避免长时间的解释以及使用医学术语、缩略词、地方方言等。
4. 定时停顿,给翻译留有时间来翻译和传达信息。
5. 对一些在其他的语言里没有甚至没有类似说法的概念,可能需要翻译画图来解释,这将花费额外的时间以及更多的努力。
6. 当和患者或家人交流时,直接看着对方,而不是翻译。注意患者和家庭成员的肢体语言和非语言反应。
7. 让翻译提问,注意可能引起潜在的文化误解。
8. 要有耐心,翻译性的会面需要花费很长时间,患者可能会变得不耐烦。
9. 让患者和家人确认通过翻译传达的信息,确保他们理解所给的指令或信息。
10. 在会谈完成后,与翻译一起进行汇报反馈。

Adapted from CCHCP: The Cross Cultural Health Care Program: Guidelines for Providing Health Care Services Through an Interpreter. August 22, 2010: Available at http://www.xculture.org./BTGintroMedlnterp.php

### 感觉障碍

为保证针对失聪和听力受损患者及家属的有效教育,需要进行必要规划,并提供额外的资源。《美国残疾人法案》禁止歧视包括失聪和听力受损在内的残疾人士。按照法律,这些患者必须能够和医院工作人员交流,医疗设施也必须满足此需求。失聪、听力受损的患者或家属应指明他们更喜欢的交流方式,例如手语、手记、唇语,需要口头翻译或其他辅助设备。为保证失聪、听力受损患者和家人能够有效交流,重症病房应借助口头翻译讨论治疗选择、各项规程、血液管理、手术的

知情同意以及出院指导等。患者的这些决策通常需要扩展讨论和流畅的沟通,翻译在此方面能更好地给予支持。

## ▲ 教育和学习

教育和学习这两个概念常被替换使用,但二者有所区别。教育是由一人或多人发起的一项活动,目的是改变个人、团体或社区的知识、技能和态度。教育侧重于促进学习的人,而学习是一种现象,侧重于个人的内部变化。学习者经历思想的改变,最终导致行为上的变化。学习的关注点不再是教育者,而是经历这种变化的学习者。

### 学习的三个领域

在发展教育计划时,应考虑人类行为和学习的三个领域,即认知领域(cognitive domain),情感领域(affective domain)和精神运动领域(psychomotor domain)。护士在评估和制订教学计划时牢记这三个领域,有助于选择合适的教学方法。

学习的认知领域涉及洞察力和理解力的发展,它是行为的基础或指南。在这个领域,知识在不断扩展,教学材料按照由简单到复杂进行组织。当信息建立在先前知识的基础上,学习就得到增强。因此,在试图教授难于记忆的事实前,应先好好地介绍一些基本概念。例如,在家庭成员学习"如何评估伤口愈合"主题时,其认知学习就发生了。首先,危重症护士提供正常愈合过程和健康切口外观的基本信息。一旦家人理解了何为愈合良好的切口外观,护士就可以进一步解释发生感染时的症状和体征以及何时需要看医生。患者家属掌握了这些后,就能够应用学到的原则为患者提供适宜的居家照护。

情感领域涵盖了患者的价值观、态度和感觉,能渗透到学习的所有方面。若试图改变患者的态度或情感反应,需要护患之间先建立起安全的和信任的关系。在制订教学计划时,护士应采取非威胁性的方法来评估患者最应学习的是什么。交互式小组学习是一个有效的教学策略,戒烟就是一个典型例子。在这种情况下,教师先演示学习者想要模仿的行为,对参与者提供正反馈来鼓励其戒烟。如果学习经历令人满意,患者会把积极

感受和这些经历联系起来,就有助于影响其行为的改变。

精神运动领域涉及运动技能,这些技能由需要经过学习的有序运动组成。为学习一项特殊技能,患者的神经肌肉系统需要具备把行为转化为精神意象的技巧和能力。当学习者观看了教师就成功完成任务所做的全部相关步骤的讲解和演示时,精神意象就随之产生。护士在展示技能并允许患者提问时,可以使用书面的分步指南作为参考。学习如何注射胰岛素是精神运动学习的一个例子,它需要患者或家庭成员不断练习以达到熟练掌握的目的。对许多成年人来说,学习新技能会令人生畏,因此,护士在每个教学环节提供适当的赞美和鼓励非常重要。

基于学习三个领域的教学方法见图 4-1。

## 成人学习原则

成人学习的原则建立在多种学习理论之上,这些理论来自许多不同的学科,如发展心理学、社会学、哲学和教育学。成人学习是一个相对较新的领域,只有约 50 年历史,其基本原则来源于儿童学习和教育。通过多项研究明确了成人学习者的独特特质后,人们建立了一个新的概念框架,即成人教育学模型(The Andragogical Model)。成人教育学模型的核心原则如下:

1. 学习的需要  在愿意花费精力和时间去学习之前,成人需要理解为什么要去学习。对学习者来说,理解和意识到"学习的需要"很重要。为了提高学习者学习意识,学习的促进者可能需要使用真实或虚拟的经历帮助学习者发现自己知识得不足。

2. 学习者的自我概念  成人自主决策并对其决策负责。成人通常不喜欢别人为自己做出选择。成人教育者需要为成人学习者创造一个自主且独立的学习情境。

3. 学习者的生活经验  随着年龄的增长,成人比儿童积累了更多的生活经验。生活经验定义

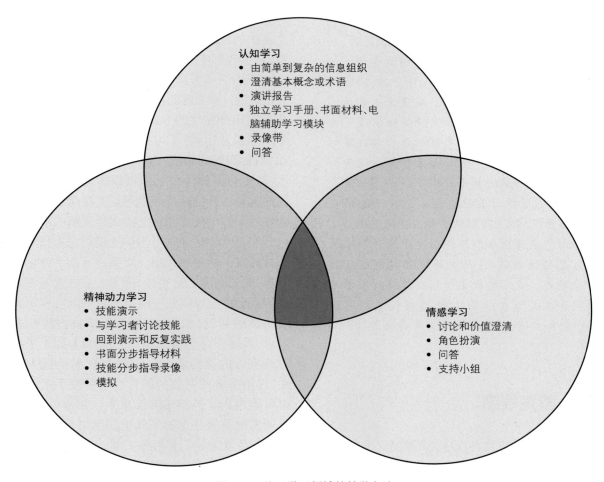

**图 4-1** ▲ 基于学习领域的教学方法

并塑造了成人的信念、价值观和态度。成人教育方法强调经验性技巧，例如案例分析法、模拟法和问题解决练习。此外，成年人善于从同龄人处学习，因此成人小组学习是一种有效的教学方法。

4. 乐意学习 成年人准备好去学习他们需要知道的东西。这些信息应该在成人现实生活中也适用。

5. 引导学习 如果所学信息能帮助成人有效执行任务或处理生活中的问题，就会激发其学习的积极性。

6. 学习的动机 成年人更容易在内在驱动力受到激发时，如为了提高生活质量、增加工作满意度和提高自尊等，产生学习的动机。外部因素如工作晋升或增加薪水不太可能维持学习。

以下例子将讲述危重症护士如何在临床实践中使用成人学习原则。

### 案例分析

#### 一位有动力去学习的患者

默瑞先生2天前接受了冠状动脉搭桥手术。他向护士提出疑问，为什么早餐托盘里有炒蛋和火腿，说鸡蛋含有过多的胆固醇，而他已被告知要避免所有的高胆固醇食物。护士回答说，炒蛋是一种鸡蛋代替产品，实际上是有益于心脏健康的饮食。默瑞先生表示已做好学习的准备，愿意尝试用新知识改变以前的饮食习惯。他的学习动机源于对改变的内在渴望，它关注于整体生活质量和健康的改善。他的问题给护士提供了一个开放讨论的机会，通过探讨其他有益心脏健康的活动和改变生活方式，将有助于其实现康复。

由于危及生命的事件引发了患者和家属对信息的强烈需求，此时的他们具有很强的学习动力。成功的教学计划应该将成人学习原则和相关信息结合起来，这些信息均可应用于现实生活，并有助于危重疾病康复。

### ▲ 成人教育程序

患者和家属的教育程序，并不仅仅是提供一个教育性的手册或者播放一个指导性的录像，而是一个基于治疗关系的互动过程。患者和家属教育包括评估、诊断、制订目标、干预和评价等基本要素。通常，危重症护士会非正式地使用护理程序，因为患者和家属的教育会被高度整合到患者的常规护理和家庭互动中去。就像床边护士会使用临床判断力去识别和治疗危重患者高发的血流动力学不稳一样，他/她还会进行诊断和干预，以满足患者及家属的学习需求。随着护士在实践中的不断进步，学习的评估会变得更加精练，并聚焦于实现教育目标。而每一次学习课程不仅可增进患者和家人的知识，也可为护士提供一个评价教学成败的机会。

### 评估危机时刻的学习需求

危重症护士必须对患者因入住重症监护室而伴发的焦虑加剧高度敏感。焦虑能明显降低患者和家属的注意力。因此，护士应避免过长的解释或者冗长的提问。评估的第一步是认识患者及其家属，通常从简单的介绍开始。花几分钟时间熟悉患者家属的姓名及其与患者的关系，既体现出对患者的尊重，也开始了治疗和信任性关系的建立。护士也可乘机帮助患者及家属适应重症监护室，就患者所应用的一些设备对他们进行宣教。

评估学习需求可以是正式的过程，也可以是非正式的。在重症监护环境下，护士更倾向于应用非正式和开放性的方式与患者家人进行对话，以帮助他们意识到"学习的需要"。开放性的提问，如"对你妈妈的病情，你了解多少？"或者"关于手术，医生告诉你什么了？"可以作为护士对家属宣教的起点。开放性提问也可证实患者或家属是否清楚地理解了医疗团队其他成员先前的解释。

非正式评估通常可为护士提供患者读写能力和教育水平的基线数据。实施读写能力评估十分困难，需要高度的敏感性，因为大多数读写困难的成年人会终身隐瞒这一点。通过询问一些不具有威胁性的问题，如"你更愿意用哪种方式获取新信息，是阅读还是看录像？"可有助于护士了解患者或家人的读写能力。约有20%的美国人是半文盲，给患者或家属的教育小册子或手术同意书很可能超出了他们的阅读水平。而每天，当人们无疑义地签署并返回了知情同意书后，危重症护士通常会以为他们理解该文本。书面教育材料应使用主动语态，定位为美国7~8年级的阅读水平。另外，对下发的任何书面材料，护士都应先向患者和家人口头讲解一遍,以防他们因为羞于承认不识字而导致无法阅读。

进一步评估可能揭示患者或其家庭有较低水平的健康素养(health literacy)。健康素养描述了个体获得、加工以及理解那些在做出合适的健康决定时所必需的基本健康信息和服务的能力。在重症监护背景下,健康素养偏低的患者和家人经常在治疗的紧迫性和医疗决策中的抽象概念间挣扎。例如,一个气管插管 3 周的患者,尚不能脱离呼吸机。医生准备行气管切开,并向家属解释气管切开的风险和益处。为了充分理解风险的发生情况,患者和家属很有必要了解发生并发症的百分比。但在这种情况下,家庭成员往往很难做出知情决策,因为风险和好处对他们来说是没有意义的,他们害怕"在亲人的脖子上打一个洞"。医患的不同反应提示危重症护士需要在医生和患者之间搭起一座桥,缩短医生解释和家人负面认知之间存在的差距。为实现这一目标,应采用较为直接具体的方法,如用"大多数气管切开患者极少发生并发症"来说明并发症的风险,而不是使用百分比来量化风险。另外,使用熟悉的话语,展示气管切开的图片,留有时间讨论,这些可能解除患者及家属的错误认知,减轻焦虑,最终使他们能够做出手术决策。

评估是一个动态且不断进行的过程,它在危重症护士满足患者及其家人学习需求的同时,也为他们提供了许多机会,帮助患者和家人有效应对危重疾病伴发的紧张和焦虑。通过评估,护士还可知道患者和家属什么时候不适宜学习,例如正在经历疼痛折磨的患者在疼痛得到有效控制之前将无法集中注意力学习诸如胰岛素管理的新技能。刚得知亲人发生心搏骤停时,家人也不可能静下心来学习复杂的心肌缺血知识。不切实际的教学目标会阻碍学习,也会使护士和患者双方产生挫败感。必须不断评估教学计划,如果计划不起作用、时机有误或者不能满足学习者的需求,那么就应该改变它。

## 干预:有效的危重护理教学策略

### 学习机会

威胁生命的疾病常常能引发不健康行为模式的改变,也只有此时才能激发患者的学习兴趣。从危重疾病中恢复的患者,必须学习的多为需要改变生活方式的行为。戒烟、饮食控制和活动限制通常是患者努力获得并想维持的几种改变。学习机会常贯穿于患者常规护理的过程中,因此护士在提供护理时应做好教学的准备。例如,在进行皮肤评估时,护士可以进行简短的教学,回顾术后切口的护理。回顾的内容可包括感染的症状和体征,适宜的伤口清洗方法和切口愈合良好的表现。在分发药物时,告诉患者药物的适应证和副作用等相关信息,是另一种强化学习的方式。这两个例子都强调了教学聚焦于单一概念的重要性,特别是在考虑到刚从危重疾病中恢复的患者注意力通常有限的情况下。当教育所提供的信息一致,内容按照由简单到复杂进行编排时,学习过程就能很好地完成。

### 家庭联接

危重症护士经常会发现患者领会教育信息的局限性,于是就转而向家属提供指导。大部分患者会忘掉全部接收信息的 80%,而且他们记住的内容中还有将近一半是不正确的。对危重患者来说,情况可能更糟。因此,让家人参与到教育环节中来,有助于确保教学计划的有效实施。另外,可以为患者提供书面材料,方便其出院后复习,也有助于增加对知识的保留度。制作适合老年患者使用的印刷材料指南见表框 4-3。

| 表框 4-3 | 老年患者注意事项 |
|---|---|

**教育材料印刷指南**
- 使用 12 号或更大的字体。
- 衬线字体优于无衬线字体。
- 避免手写或特种字体。
- 标题使用黑体字。
- 正文避免全部使用大写字母。
- 使用精确的语言,避免泛化。
- 使用"呼吁行动"来突出要点。
- 每四到五行文本间留有空白。
- 避免高光纸张,因为纸张反光会使得阅读困难,宜使用亚光纸。
- 使用黑色墨水打印在白色或米色纸上以增强易读性。
- 避免打印在设计或定制的背景上。

成人另一个有效的学习策略是小组学习,例如心脏外科术后患者可以从出院后护理课程中获益。小组学习给患者提供了一个机会,使他们能与他人分享常见经历及其在康复过程中的担心。家属参与的小组学习能激发提问,要允许其表达对潜在并发症的担忧和在家中照顾亲人的恐惧。许多时候，家人在照顾从威胁生命的疾病中恢复的亲人时充满了恐惧。他们害怕自己未能发现一个重要症状，也害怕情况变糟，亲人再次生病甚至死亡。危重症护士应认可这种感觉，一方面提供工具和信息来保证患者的居家护理安全，另一方面给予家人情感支持。家庭互动也使护士能评估潜在的居家照护需求。患者和家属都应参与到诸如复杂换药或静脉用药管理等新技能的学习中，同时演示操作程序的基本步骤，以确保在患者出院前这些技能已被掌握。为促进从医院到家庭的安全过渡，显然还需要通过家庭保健咨询提供进一步的教学，同时强化新学到的技能。

近年来医院已扩充了教育工具，基于计算机的教育图书馆和其他视听系统是对个体指导的补充。当患者和家人学习一项新技能如间歇性尿导时，这种学习内容尤其有用。一些教育系统非常复杂，通过规定特定的教育内容，将医务人员与患者联系起来。而计算机软件可以通过问答环节与学习者互动，这些问答可以帮助护士验证患者或家属的学习成效。此外，教学系统的电子界面可在医疗记录中提供教学的基本文档。这种医务人员、护士、患者和家人间有意的交互过程有助于促进教育。"制约和平衡"设计是为了确保患者和家人在出院前接触到基本信息。患者电子教育图书馆也可提供一致的信息，在此处患者和家人就极少需要依赖于某一特定护士的教学技能以获取信息。而且患者教育图书馆通常有多种语言，可以减少每个教学部分对翻译的需求。当然，不管电子学习工具有多复杂，有翻译的教学会议仍然是一个重要的工具，可确保患者和家人学到所需的信息，问题得到彻底的解答。

## 评价学习过程

评价是对教学计划中确定的关键要素的测量。它提供证据，证明患者取得的成绩或还需进一步发展的技能。评价也可以强化学习者的正确行为，帮助教师判定指导是否恰当。问答题可以为教师和学习者提供即时反馈，也有助于验证学习者对所提供信息的掌握情况。护士应避免使用诱导性的问题来获得预期答案。真实的评价应基于学习者的反应，这有助于决定是否需要对关键概念进行强化。对新学习的技能或程序的直接观

察也可是评估的一部分。由于成年人在完成一项任务时不希望出现尴尬或显得很笨拙，因此，一个轻松、积极的学习环境很重要。在这样的环境中，应先建立和谐的师生关系，再要求患者或家庭成员展示一个新的任务或技能。学习者应能成功回答或完成教学计划中列出关键要素的94%。患者及家属的教育成败与否通常会影响到患者出院计划。不能可靠地完成新任务的患者需要监督和进一步练习以学习新技能。因此，学习过程中的适当评价是医疗服务的一个重要组成部分。

患者和家属教学计划的制订有许多方法。考虑到人口的同质性，可以使用标准化的患者教学计划和记录。教学计划应包括对大多数患者来说至关重要的信息，但也要足够灵活以适应不同的个人需求。教学计划包括护理诊断、结局标准和干预措施。表框4-4提供了一位心肌梗死患者教学计划示例。

护理诊断协助护士确定适宜的教学内容，还有助于确定可用于评估患者和家属进步情况以及教学计划有效性的转归指标。转归指标应该是可测量的术语，教学也应该按逻辑顺序列出。每项护理措施都应包括内容、方法和所应用的教学媒体。此外，应识别患者的学习障碍，并通过护理措施满足这些个人需求。在重症监护室，由于患者学习能力的局限性，应将其家属纳入教学计划内。

## ▲ 患者和家属教育标准

联合委员会制订患者护理标准强调患者和家属教育。这些标准用来提升医疗服务机构患者整体护理的质量。医院自愿参与联合委员会调查，以确保提供满足或超过规定标准的患者护理。与患者和家庭教育有关的联合委员会部分标准示例如下：

- 医院基于每一个患者的需求和能力，提供、调整、评价患者的教育和训练。
- 医院进行学习需求评估，内容包括文化和宗教信仰、情感障碍、学习的欲望和动机、生理或认知局限和沟通障碍。

这些教育标准的目的是指导医院创建一种环境，在该环境中患者和医疗服务团队成员双方共同负责教与学。医疗记录应反映患者整个住院期间的多学科教育方法。最初的护理健康史应包括评估患者对当前健康问题的理解、首选的学习方

| 表框 4-4 | 心肌梗死患者的协同护理指南 |
|---|---|

米切尔先生,54 岁,已婚,非洲裔美国人,因工作时发生胸痛入住医院。心肌酶水平轻度升高,在胸痛发作几小时内被送至心脏导管室。心脏病介入治疗专家发现他两条动脉 80% 发生堵塞,随即对其进行了血管成形术,在动脉内植入扩张支架,成功

恢复了受累心肌的血流。术后次日晨,米切尔与评估他心脏危险因素的康复护士进行交谈,发现自己超重 30 磅,轻度高血压,胆固醇 250mg/dl,每天吸 2 包烟。术后,米切尔表示非常想学习降低心肌梗死风险的方法。

| 护理诊断 | 转归 | 干预措施 |
|---|---|---|
| 知识缺乏 | 患者能够陈述提供的内容 | • 计划在一段时间内实施中断时间最短的系列教学课程。<br>• 教学课程对象应纳入患者的妻子及家人。<br>• 提供书面材料以加强口头交流效果。<br>• 回顾心肌梗死的诊断以及阻止心肌进一步损害的治疗方法。<br>• 回顾患者心脏危险因素,并识别可控制的危险因素。<br>• 咨询营养师减重方法并制订膳食计划。<br>• 讨论相关食品的钠含量,以控制高血压。<br>• 与患者讨论目标胆固醇水平,以及减少心肌梗死风险的药物和所应做的饮食改变。<br>• 讨论烟草使用与心肌需氧量的相关性和尼古丁对血管的影响。<br>• 提供戒烟项目信息和有效辅助戒烟的医学方法。<br>• 患者出院后向其介绍正规的心脏康复项目。 |
| 有知识增进的趋势 | 患者能参与到减重、戒烟目标的制订以及胆固醇、血压控制目标的实现中;根据个人目标,参加锻炼计划、减轻体重、停止吸烟、降低胆固醇水平。 | • 和患者一起计划并设定减重、戒烟和胆固醇控制的目标。<br>• 让患者确定适宜的菜单选择和分量控制以实现减重。<br>• 让患者认清烟草使用的诱因和步骤,他可能会发现这对减少或停止吸烟很有用。<br>• 为患者提供减重和戒烟支持小组。<br>• 让心肌梗死患者进行适当的锻炼。 |
| 应对无效 | 患者开始展示有效的应对机制。 | • 讨论患者对多种生活方式改变和心肌梗死诊断的感受。<br>• 讨论患者参与减重和戒烟项目的感受。<br>• 调动患者的支持资源。<br>• 帮助患者设计图表,绘制减肥、戒烟、血压和胆固醇控制的进展情况。<br>• 承认患者表达的所有问题和担心都是有意义的。 |

法、家庭支持和任何影响学习的社会或文化信仰。联合委员会推荐的教育主题详见表框 4-5。教学文件应当说明学习主题,以及它与患者的健康问题如何相关。此外,如果家庭医疗服务或社区资源对支撑患者从医院到家庭的安全过渡是必要的,医疗记录应反映在患者出院前这些服务的协调情况。

最后,教学记录还应反映对患者和家属吸收信息程度的评价。教学文件基本结构详见表框 4-6。患者教育记录范例见图 4-2。

这些标准如何影响重症监护单元的患者教育?危重患者病情不稳定,仅在维持其生理功能方面就需要护士极其警惕,因此危重症护士可能难以施行教学计划和跨学科学习。但是请牢记,大部分的患者教学是非正式的,并非一开始就要清晰可见。日常工作中,护士被教导要事先向患者解释每个操作步骤、药物治疗、干预或诊断实验,这其实就是患者教育。例如,护士在为患者悬挂补液的同时解释袋中的液体是抗生素,通过静脉

| 表框 4-5 | 联合委员会推荐的患者及家属教育主题 |
|---|---|

• 解释照护计划。
• 基本的健康实践和安全。
• 药物的安全和有效使用。
• 营养干预。
• 疼痛管理。
• 医疗设备的安全和有效使用。
• 帮助患者达到最大程度独立的技术。
• 减少跌倒发生的策略。

Adapted from 2010 Comprehensive Accreditation Manual for Hospitals. Edition Release 2.5. Accessed August 29, 2010 http://e-dition.jcrinc.com/Standard.aspx

| 表框 4-6 | 教学文件的组成 |
| --- | --- |

- 参加人员（教谁？）
- 内容（教什么？）
- 日期和时间（什么时候教？）
- 患者状况（患者学习时的状况）
- 学习的评价（信息吸收得怎么样？）
- 教学方法（如何教患者？）
- 随访和学习评价（假如本次教学未完成，原因是什么？患者还有什么教育需求？）

途径给药用于腹部伤口的抗感染，这也是患者教育。然而，许多护士没有认识到这就是患者教育，也不会将其记录在教学记录里。但这种信息指导满足联合委员会的患者教育标准。危重症护士按照常规指导患者和家属，但是患者教育记录常常是空白，因为她们认为"没有时间去宣教"。危重症护士如能记得记下所实施的每一个非正式教学内容，那么在患者入住仅仅1天后，他的教育记录就会被记满。

**学习障碍**

| 学习障碍<br>1. 没有障碍<br>2. 语言/沟通/读写能力<br>3. 文化/宗教活动<br>4. 认知/感觉障碍<br>5. 疾病的严重程度/疼痛<br>6. 动机<br>7. 躯体活动受限 | 学习者<br>P:患者<br>F:家人/重要的他人<br>O:其他人 | 工具/方法<br>C:班级/小组<br>D:演示<br>A:视听<br>L:文献<br>T:翻译<br>TV:视频/教育频道<br>M:模型<br>1:1一对一 | 学习水平<br>8. 需要进一步加强<br>9. 演示部分技能或知识<br>10. 在很少的辅助下展示技能<br>11. 展示完全胜任的知识和技能 |
| --- | --- | --- | --- |

| 教育 | 内容 | 日期 | 障碍 | 学习者 | 工具 | 学习水平 | 签名 |
| --- | --- | --- | --- | --- | --- | --- | --- |
| **转归标准**<br>**出院护理计划**<br>• 识别疾病过程<br>• 病因<br>• 症状和体征<br>• 危险因素<br>• 预防 | | | | | | | |
| **用药/食物和药物**<br>**的相互作用**<br>• 确定用药目的<br>• 阐述药物的副作用<br>• 演示药物的管理<br>• 回顾食物和药物的相互作用 | | | | | | | |
| **活动**<br>• 口述出院后的活动限制<br>• 必要时确定使用辅助装置的需要<br>• 明确安全防范措施 | | | | | | | |
| **设备**<br>• 能陈述目的<br>• 演示如何正确使用设备<br>• 明确安全防范措施 | | | | | | | |
| **治疗**<br>• 陈述治疗的目的<br>• 演示正确的技术<br>• 识别应该向医务人员报告的结果 | | | | | | | |
| **随访护理和社区资源** | | | | | | | |

**图 4-2** ▲ 患者教育记录范例（Adapted from Georgetown University Hospital：Interdisciplinary Patient Education. Washington，DC：Author，2010.）

## ▲ 临床适用性挑战

**简答题**

1. 以本章中的《危机中的患者和家属》案例分析为例,讨论护士有效管理新入院患者家属的策略。

2. 针对你在临床上遇到的情境,讨论有效减少患者及家属焦虑的护理干预措施。

3. 讨论患者和家属的焦虑何时会妨碍学习。

（译者：李　玉）

## 参考文献

1. Lof L, Berggren L, Ahlstrom G: ICU patients' recall of emotional reactions in the trajectory from falling critically ill to hospital discharge: Follow-ups after 3 and 12 months. Intensive Crit Care Nurs 24: 108–121, 2008

2. Halm MA, Titler MG, Kleiber C, et al: Behavioral responses of family members during critical illness. Clin Nurs Res 2:414–437, 1993

3. Molter NC: Needs of relatives of critically ill patients: A descriptive study. Heart Lung 8(2):332–339, 1979

4. Burr G. Contextualizing critical care family needs through triangulation: An Australian study. Intensive Crit Care Nurs 14(4):161–169, 1998

5. Casarini K, Gorayeb R, Filho A: Coping by relatives of critical care patients. Heart Lung 38 (3):217–227, 2009

6. Verhaeghe S, Defloor T, Van Zuuren F, et al: The needs and experiences of family members of adult patients in an intensive care unit: A review of the literature. J Clin Nurs 12:501–509, 2005

7. Davidson JE, Powers K, Kamyar M, et al: Clinical practice guidelines for support of the family in the patient-centered intensive care unit: American College of Critical Care Medicine Task Force 2004–2005. Crit Care Med 35(2):605–622, 2007

8. Pattison N: Psychological implications of admission to critical care. Br J Nurs 14(13):708–714, 2005

9. Ortman JM, Guarneri CE: United States population projections 2000–2050. U.S. Census Bureau: August 28, 2010. Available at http://www.census.gov/population/www/projections/2009projections.html

10. Ersek M, Kagawa-Singer M, Barnes D, et al: Multicultural considerations in the use of advance directives. Oncol Nurs Forum 25:1683–1690, 1998

11. Galanti GA: Caring for Patients from Different Cultures, 4th ed. Philadelphia, PA: University of Pennsylvania Press, 2008, pp 2–40

12. National Association of the Deaf Law Center: Obligations of Hospitals and Nursing Homes to Provide Interpreters and Auxiliary Aids for the Deaf and Hard of Hearing patients: August 22, 2010. Available at www.deaf-talk.com/compliance.html

13. Knowles MS, Holton EF, Swanson RA: The Adult Learner, 5th ed. Houston, TX: Gulf Publishing, 1998, pp 35–72

14. Redman BK: The Practice of Patient Education: A Case Study Approach, 10th ed. St. Louis, MO: Mosby Elsevier, 2007, pp 1–26

15. Robbins M: The \$73 billion hidden problem of the health care industry. Employee Benefit News. June 1, 2008. Available at http://ebn.benefitnews.com

16. Glassman P: Health literacy: National Network of Libraries of Medicine nnlm.gov. September 5, 2010. Available at http://nnlm.gov/outreach/consumer/hlthlit.html

17. Riley JB, Cloonan P, Norton C: Low health literacy: A challenge to critical care. Crit Care Nurs Q 29(2):174–178, 2006

18. Kessels RPC: Patients' memory for medical information. J Royal Soc Med 96:219–222, 2003

19. Redman BK: The Practice of Patient Education: A Case Study Approach, 10th ed. St. Louis, MO: Mosby Elsevier, 2007, pp 56–73

20. The Joint Commission: Comprehensive Manual: CAMH for Hospitals: The Official Handbook. Joint Commission Resources. 2010, e-dition release 2.5. Available at http://e-dition.jcrinc.com/Standard.aspx

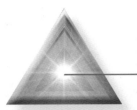

# 缓解疼痛与促进舒适

Cynthia L. Renn 和 Tara Leslie

## 第 5 章

### 学习目标

学习本章内容后,读者应能够:

1. 区分急性疼痛和慢性疼痛。
2. 识别加重危重症患者疼痛体验的因素。
3. 帮助患者为重症监护的各种常见操作性疼痛做好准备。
4. 比较耐药性、躯体依赖性和成瘾性。
5. 讨论疼痛管理的国家指南与标准。
6. 明确适用于高风险危重症患者的镇痛药物。
7. 描述可缓解疼痛与焦虑的非药物干预措施。

疼痛是危重症患者最大的应激源和最常见的症状。除了疾病本身所带来的疼痛,患者接受的许多危重症护理干预和常规治疗措施也会增加疼痛。虽然近年来疼痛管理已经成为全美性优先问题,但是在重症监护病房和许多其他医疗服务机构中,疼痛仍然被误解、低估或不充分地治疗。不能控制的疼痛会导致生理和心理应激反应,延缓愈合,增加并发症风险并延长 ICU 住院时间。危重症护士须清楚地理解疼痛评估与管理的相关概念,以便有效控制疼痛。关于疼痛生理过程的概述,请参见第 32 章。本章概述了危重症成人患者急性疼痛控制与舒适照护的关键概念。

## ▲ 疼痛的定义

疼痛是一种复杂的主观现象,也是一种保护性机制,可引起个体产生脱离或避免疼痛诱因的动作,或寻求帮助与治疗。国际疼痛研究协会将疼痛定义为"一种与组织损伤或潜在的组织损伤相关的不愉快的感觉和情绪体验"。McCaffery 提出了疼痛的一种操作性定义,关注疼痛体验的主观性和个体化。该定义的前提是个体所体验的疼痛是最权威的评判标准,"一个人说他感觉到痛,这就是疼痛;他说疼痛仍然存在,疼痛就仍然存在"。

并非所有疼痛都相同。疼痛的分类依据包括疼痛的持续时间(急性或慢性)和疼痛的来源(躯体性、内脏性、神经性)。十分重要的是,应正确识别疼痛的类型,以便实施最有效的干预。ICU 患者最常见的疼痛类型是急性疼痛。急性疼痛是对某种确切原因的生理反应,一般发作时间有限,并且阿片类或非阿片类药物治疗有效。例如,气管内吸痰或更换敷料时产生的疼痛将在治疗结束时缓解。同样地,切口或损伤部位的疼痛将在伤口愈合后消失。危重症患者的疼痛原因不止一种。例如,术后患者可能存在切口部位的躯体性疼痛、手术器官牵拉导致的内脏性疼痛,以及术中神经切断或损伤引起的神经性疼痛。

相比之下,引起慢性疼痛的生理机制尚不明确。慢性疼痛与急性疼痛在病因和预期时间上有所不同。慢性疼痛超过了急性疾病或损伤的一般病程,疼痛时间不确定,通常超过 3~6 个月。慢性疼痛难以治疗,一般的疼痛管理措施效果一般,而且会对患者的生活质量造成负性影响。对危重症护士来说,特别需要知道的是除与导致入院的既有疾病或损伤相关的急性疼痛外,ICU 患者经常会伴随慢性疼痛,这个也必须得到良好的控制。

## ▲ 危重症患者的疼痛

无论是何病因,急危重症都会引起疼痛。例如,ICU 最常见的疾病或损伤,如心肌梗死、胸外科或神经外科手术、多发伤和广泛烧伤等所有这些情况都会伴有严重疼痛。因此,几乎所有 ICU 患者都会经历中到重度急性疼痛。而且,伴有慢性重症疾病的 ICU 患者可能会同时发生急性疼痛(由于一种新的疾病、损伤或操作所致)和慢性病引起的慢性疼痛。另外,重症患者慢性疼痛常伴随其他症状,如呼吸抑制、疲乏和认知功能障碍,这些症状都须积极处理。曾有观点认为:因为疾病或损伤是急性的,所以重症患者会忘记他们的疼痛体验。但是近期的更多研究显示 ICU 患者会记住他们的疼痛体验,而且常把这种疼痛界定为中至重度。

除了患者疾病、损伤或操作引起的疼痛外,危重症护士还必须要认识到,入住 ICU 或 ICU 环境本身的很多因素会加重患者的疼痛(表框 5-1)。

| 表框 5-1 | 导致危重症患者疼痛与不适因素 |
|---|---|

**生理因素**

危重疾病的症状(如心绞痛、缺血、呼吸困难)。

伤口——创伤后、手术后、治疗后或插管。

睡眠紊乱或剥夺。

插管、监护仪和约束带造成的制动、无法转换成舒适体位。

重症疾病和环境造成的极端体温—发热、低体温。

**心理因素**

焦虑和抑郁。

沟通障碍,无法报告和描述疼痛。

对疼痛、残疾或死亡的恐惧。

与家人和其他重要人物分离。

无聊或缺少好的分散注意力方法。

睡眠剥夺、谵妄或感觉改变。

**ICU 环境或常规治疗因素**

仪器设备或员工造成的持续性噪音。

持续的或非自然的光线。

为了监测重要体征或翻身,每 1~2 小时叫醒患者、进行物理操作。

持续或频繁的侵入性有痛操作。

护理工作中竞争性优先顺序问题——生命体征不稳定、出血、心律失常、通气不良—可能会优先于疼痛管理问题。

这其中的任何一个因素都会对患者的疼痛产生消极影响,而当这些因素结合起来,则会产生协同作用,加剧疼痛。例如,疼痛和焦虑就是彼此加剧的两个症状。

## ▲ 操作性疼痛

由于危重症护士必须连续实施操作和治疗,而这些操作又会给患者造成疼痛,所以缓解疼痛和提供舒适措施的努力就变得非常复杂。诸如胸腔导管的插入和拔出、气管内吸痰和清创术等操作明显会带来痛苦。一些简单的操作,如翻身和变化体位,看似痛感少一些,但也会对危重症患者带来相当大的疼痛。

一些研究通过调查意识清楚的患者,试图发现哪些常规护理操作会引起疼痛,哪些则不会。调查者记录患者对危重症常实施的 6 种操作的反应:更换体位、气管内吸痰、中心静脉置管拔除、深呼吸和咳嗽练习、更换敷料和引流管拔除。根据研究结果,表 5-1 将操作性疼痛按从轻到重的顺序进行了总结。研究还发现,患者对操作性疼痛的描述常与其他类型的疼痛不一样,其描述语有"剧烈的""阵发性的""严重的""令人疲惫的"。研究同时发现,50% 的引流管拔除患者、38.5% 的深呼吸和咳嗽练习患者以及 32.6% 的更换体位患者在实施操作前 1 小时接受了吗啡超前镇痛,而在疼痛程度被认为较高的气管内吸痰患者中,仅有 12.5% 的人接受了预防性吗啡注射。大约 79% 的接受有痛性操作的患者认为止痛不充分,其中只有 22.1% 的患者操作前接受了超前镇痛,84.1% 在操作中接受了镇痛,仅 7.3% 在操作后接受了镇痛。危重症护士必须在实施操作前熟悉患者正在遭受的疼痛,预见操作可能会引起的疼痛,以便在操作中为患者提供最佳的干预。

在实施引起疼痛的操作前,患者应进行预防性给药(超前镇痛),并在药物起效后才开始操作。在操作过程中,常静脉注射阿片类药物,如吗啡或芬太尼,以缓解疼痛。吗啡的静脉推注剂量随个体的差异而不同,需依据患者年龄、体重、疼痛程度和操作类型进行给药。治疗期间必须持续监测患者的反应,对于暴发性疼痛必要时须追加剂量。抗焦虑药,如咪达唑仑或异丙酚,可用来缓解操作中的焦虑;但这些药物仅能作为辅助用药,因为它们只能提供镇静效果,无法缓解操作性疼痛。除了操作前给予超前镇痛和抗焦虑药外,护士还应对患者进行健康宣教,帮助他们做好心理准备,预期到可能会发生的疼痛和不适。另外,护士还可以在操作过程中运用意象法、转移注意力和家庭支持等方法,加强镇痛和抗焦虑药的作用。

表 5-1　患者对疼痛性操作的自评 *

| 具体操作 | 疼痛程度 |
| --- | --- |
| 简单敷料更换 | 无痛 |
| 拔除中心静脉置管 | 轻度疼痛 |
| 体位更换 / 翻身 | 轻度疼痛 |
| 气管内吸痰 | 中度疼痛 |
| 深呼吸和咳嗽训练 | 中度疼痛 |
| 拔出引流管 | 重度疼痛 |

* 从轻到重排序。
From Siffleet J, Young J, Nikoletti S, et al: Patients' self-report of procedural pain in the intensive care unit. J Clin Nurs 16(11):2142–2148, 2007.

## ▲ 疼痛导致的后果

疼痛会产生许多有害的影响,包括对身体各系统功能造成不良影响,抑制伤口愈合,延缓危重疾病的康复。疼痛作用于自主神经系统,引起血管收缩、心率加快和心脏收缩。此外,脉搏加快、血压升高和心输出量增多,引起心肌负荷和耗氧量同时增加,进而导致或加重功能已受损的危重症患者的心肌缺血。由于活动会增剧疼痛,所以疼痛患者不敢活动、咳嗽或深呼吸。这种活动减少表现为疼痛引发的呼吸功能改变,包括夹板固定动作、呼吸用力减少和肺容量与流量降低。这些疼痛性呼吸功能改变又会导致肺部并发症,如肺不张和肺炎。在胃肠道系统,疼痛控制不佳会引起胃排空和肠道运动减慢,进而导致功能受损和肠梗阻。

疼痛不缓解也会对肌肉骨骼系统产生不良影响,引起肌肉收缩、痉挛和僵硬,以及免疫功能抑制,使机体易患肺炎、伤口感染和败血症。未控制的疼痛对危重症病程的负性影响是显而易见的。对危重症护士而言,关键是要认识到重症疾病期间的疼痛得不到缓解可能会延迟患者康复。证据提示急诊入院患者的疼痛程度越深,其延迟康复

的风险越大,出院后患慢性疼痛综合征的风险也越大。

在临床转归上,无痛患者好于疼痛患者。在一项经典研究中,那些用硬膜外麻醉和镇痛的患者与接受常规麻醉和止痛的患者相比,其 ICU 入住时间以及总住院时间均缩短、并发症发生率下降一半。表 5-2 总结了疼痛有效缓解的益处。

表 5-2　疼痛有效缓解的益处

| 系统 | 益处 |
| --- | --- |
| 心血管系统 | 脉率、血压和心肌负荷下降 |
| 呼吸系统 | 呼吸和氧合功能加强,能进行深呼吸和咳嗽训练,肺部并发症减少 |
| 神经系统 | 焦虑和精神错乱减少,睡眠改善 |
| 胃肠系统 / 营养功能 | 胃排空能力加强,促进正氮平衡,食欲增加 |
| 肌肉骨骼系统 | 行走提前,与制动相关的并发症减少 |
| 经济方面 | 住院时间缩短、成本降低、患者对照护满意度提高 |

## ▲ 疼痛有效控制的障碍

尽管已证明疼痛得不到有效控制会带来不良影响,疼痛缓解则可带来积极影响,但是在很多情况下疼痛控制效果都不理想。由于疾病威胁生命,需要优先实施挽救生命的治疗措施,所以止痛被降格为较不优先的措施。危重症护士还常担心止痛药物会引起诸如血流动力学和呼吸功能受损、镇静过度或药物成瘾等问题。

对药物成瘾的担忧是与止痛和疼痛控制相关的最主要顾虑和障碍之一。这种担忧会给患者及其家人和医务人员带来焦虑。危重症护士必须清楚了解成瘾性、耐受性和依赖性之间的区别。长期接受药物止痛的患者可能会出现耐受性和躯体依赖性。然而,这些情况不应与成瘾性相混淆,成瘾会有典型行为,如控制力受损、强迫症,以及即使伴随严重的身体反应和社会不良影响也要继续用药。表 5-3 清楚地阐述了上述概念的定义和意义。

当有阿片类镇痛药成瘾史和耐药史的患者由于重症疾病入院时,对护士来说,如何控制他们

表 5-3　耐受性、躯体依赖性和成瘾性

| 状态 | 定义 | 意义 |
|------|------|------|
| 耐受性 | 用药产生的一种适应状态,导致药物反应性随服药时间的延长而减低 | 增加 50% 剂量后评估药物反应性。对药物副作用(如呼吸抑制)的耐受性随所需药物剂量的增加而增加 |
| 躯体依赖性 | 以药物戒断综合征为表现的一种适应状态,随药物种类而表现不同,可发生于突然停药、药物剂量快速减少、药物在血液中浓度下降和 / 或使用拮抗剂时 | 逐渐减少阿片类用药剂量直至停药,以避免戒断症状 |
| 成瘾性 | 一种原发的、慢性神经生理性疾病,遗传、心理社会和环境因素对其发生和表现形式会产生影响。具有以下一种或多种特征性行为:服药不受控制、强迫用药、即使有害也继续用药和渴求用药 | 在危重症患者中少见,除非患者由于药物过量或其他非法用药后遗症入院 |

的疼痛就极具挑战性。与无成瘾史患者相比,此类患者群体可能需要更大剂量的止痛药以达到充分的止痛效果。研究显示,阿片类止痛药成瘾患者术后需要多使用 30% 到 50% 的药物。由于需要持续输注阿片类镇痛药,持续硬膜外给药和患者自控止痛通常更有效。护理阿片类镇痛药的成瘾患者时需要考虑到停药会产生另外一个重要问题,那就是戒断症状。根据药物不同,戒断症状会在最后一次用药后 6 小时到 48 小时内暴发。尽管阿片类镇痛药戒断不是致命的,但是潜在的疾病(高血压或新发生的心肌梗死)可能会增加患者死亡风险。值得注意的是,戒断症状也会出现在没有阿片类成瘾史但是长期使用阿片类止痛药的患者身上。对这些患者来说,重要的是逐渐减少阿片类用药量,避免突然停药。

有阿片类镇痛药滥用史的患者不应该被限制使用止痛疗法。相反,应该积极使用止痛疗法。对这些患者来说,重症期间不适宜尝试戒毒,因为阿片类镇痛药戒断症状可能会加重病情。危重症护士必须集中所有精力、全力以赴促进疾病康复,然后再将患者转诊至戒毒康复机构。然而,尽管发生的可能性较小,但护士应该警惕患者伪装疼痛以求服用超过所需剂量的阿片类镇痛药。无论如何,护士在护理有毒瘾的患者时应该注重与其建立一种信任关系。

## ▲ 促进疼痛有效控制的资源

近几十年来,美国政府机关、专业组织、医疗机构和疼痛管理专家重点关注于如何提升疼痛管理质量。他们的付出转变成了丰富的资源,支持护士努力提供有效的疼痛管理。

## 临床实践指南

早在 20 世纪 90 年代,美国卫生保健政策与研究局(AHCPR),现称为美国卫生保健研究与质量管理局(AHRQ),就引入了临床实践指南的概念。引入这些指南,意在将其作为照护特定临床问题的国家性标准。而该概念的提出,源于虽然每年人们进行了大量卫生保健研究并发表了文献,但对常见临床问题的最佳干预手段仍存在许多不同的意见和实践形式。当时的美国卫生保健政策与研究局就召集了全美专家组成了多学科的专家委员会对研究进行综述,提出专家意见,总结现有知识,对每个特定临床问题的实践提出指导性建议。急性疼痛管理是该局发表和公布的第一份指南的主题。

之后数年,一些国家性组织如美国危重症护士协会、美国心脏病学会和危重症医学会,分别组建了自己的专家委员会,制订针对其各自目标人群的临床实践指南。1996 年,美国卫生保健研究与质量管理局就不再独自撰写临床实践指南文件,而是与美国医学会和美国健康计划协会合作,共同出资建立基于网络的国家指南库。该网站目前有 2 500 多份由各组织发布的实践指南。通过以上这些机制,疼痛管理指南在全美范围内传播,对多方面改善疼痛管理起到了催化作用。这些指南也作为法律文件,代表了医疗责任案件中的疼痛管理的国家标准。

由美国危重症医学会和美国卫生系统药师协

表 5-4 关于疼痛管理的国家标准和指南

| 标准、指南的发布机构或来源 | 要点内容 |
| --- | --- |
| 美国危重症医学会和美国卫生系统药师协会<br>《危重症成人镇静药和镇痛药的持续使用临床实践指南》 | 由美国危重症医学、护理和药学专家组成的委员会制订。它包含对有关危重症患者镇痛和镇静最新文献的总结和建议。其包括 28 个针对危重症的明确建议,其中几项如下:<br>• 患者报告是疼痛评估最可靠的依据;<br>• 阿片类镇痛药按时给药或持续输注优于按需给药方式;<br>• 芬太尼、氢吗啡酮和吗啡是可用于静脉注射的阿片类止痛药;<br>• 芬太尼更适用于急性发作患者的快速镇痛;<br>• 对躁动患者进行镇静之前必须充分止痛;<br>• 使用劳拉西泮进行镇静时,建议用间歇静脉注射或持续输注的方式;<br>• 对急性躁动患者进行快速镇静应该使用咪哒唑仑或地西泮;<br>• 谵妄治疗的最佳药物是氟哌啶醇。 |
| 美国老年医学会<br>《老年人持续疼痛管理》<br>《老年人持续疼痛药物管理》 | 该指南最早发布于 1998 年,分别在 2002 年和 2009 年由多学科的老年医学专家委员会进行了修订。主要建议如下:<br>• 所有老年人在收住医疗机构时都应筛查是否存在持续疼痛。<br>• 0~10 数字评分量表是评估疼痛严重程度的首选;但是,其他量表如语言描述量表或疼痛指示计可能更适合一些年龄更大的老年人;<br>• 对于认知功能障碍的患者,行为评估和家庭成员的观察很重要;<br>• 阿片类止痛药效果好,成瘾的可能性较低,而且与其他止痛药相比,长期风险较少;<br>• 乙酰氨基酚应该是治疗轻至中度肌肉骨骼痛的首选药;<br>• 神经痛或其他各种难治性持续疼痛患者可申请使用辅助性止痛药;<br>• 中重度疼痛、持续疼痛患者,如果疼痛降低了生活质量或引起功能障碍,应该考虑运用阿片类镇痛药。 |
| 美国心脏病学会 / 美国心脏协会实践指南工作组 | 这个联合工作组发布了多个关于危重症患者疼痛的实践指南,包括:<br>• 慢性稳定型心绞痛患者的管理;<br>• 不稳定型心绞痛患者的管理;<br>• 外周动脉疾病患者的管理;<br>• ST 段抬高型心肌梗死患者的管理;<br>• 冠状动脉搭桥手术指南的更新内容。<br>这些指南可在美国国家指南库找到,网址是 http://www.guideline.gov/。 |

会联合发布的《危重症成人镇静药和镇痛药的持续使用临床指南》特别适合危重症护士和医生使用。表 5-4 涵盖了该项指南和其他有关疼痛管理的重要指南与标准。

## 互联网资源

互联网是寻找疼痛管理相关信息和资源的最重要途径之一。表 5-5 列举了含有疼痛管理信息的网站,这可能对危重症护士、患者和家庭有帮助。

## ▲ 疼痛评估

医护人员不能对疼痛和疼痛缓解情况进行常规评估是住院患者不能有效缓解疼痛的最常见

表 5-5 互联网资源

| 网站 | 提供的资源 |
| --- | --- |
| 美国慢性疼痛学会 www.theacpa.org | 为慢性疼痛患者提供信息和支持 |
| 美国疼痛基金会 www.painfoundation.org | 是疼痛患者、家人、朋友、照护者、媒体、立法者和普通公众的资源中心 |
| 美国疼痛管理护士协会 www.aspmn.org | 提供会员注册、会议、资源、指南和立场声明等信息 |
| 希望之城疼痛 / 姑息护理资源中心 http://prc.coh.org | 帮助他人提高疼痛管理和临终关怀质量;提供评估工具、患者教育资料、质量保证资料、临终信息以及研究工具等资源 |
| 美国国家指南库 www.guidelines.gov | 关于疼痛和其他各种临床问题的多样化循证临床实践指南;由美国卫生保健研究和质量管理局资助 |

原因之一。疼痛评估与任何一种治疗方式同等重要，而且疼痛评估是判断患者是否存在疼痛和疼痛严重程度的唯一办法。必须规律评估患者疼痛，以确定治疗的有效性，是否有副作用，剂量调整需求或剂量追加需求来抵消操作性疼痛。在给予疼痛药物治疗或其他干预措施之后的适当时间间隔内，如静脉注射吗啡后 30 分钟，应该对疼痛进行再评估。但是，在危重症照护环境下，某些情况可能会使患者疼痛评估和后续治疗变得很困难。这些情况包括如下几种：

- 患者病情严重；
- 意识水平改变；
- 不能述说疼痛情况；
- 活动受限；
- 气管内插管。

当发生上述任何一种情况时，医护人员常误认为自己是最有资质决定患者疼痛与否和疼痛强度的人，然而遗憾的是，一些体征和行为的缺失常被错误地解读为没有疼痛。因此，患者可能需承受一些不必要的痛苦。危重症护士必须努力让患者自评疼痛，以完成疼痛的有效评估。行为观察和生理指标改变可能对评估疼痛有帮助，但是不一定会与患者自评结果相一致。对于由于接受镇静治疗或认知功能障碍不能进行疼痛自评的患者，应采用无法交流患者的客观评估工具。

疼痛评估是一个持续性过程。除了初始评估外，在止痛治疗后和实施操作前进行疼痛评估也非常重要。在药物治疗后，再评估疼痛应与药物起效时间、药效高峰时间和预期的药效消失时间一致。计算与疼痛基线水平相比的变化值是用来衡量治疗效果的最佳方法。患者自评可偶尔与其行为和生理表现不一致，例如，一名患者表现为心动过速、大汗淋漓和限制性呼吸，但其疼痛自评值却只有 10 分中的 2 分。而另一位患者尽管面带微笑，其疼痛自评值却高达 10 分中的 8 分。这些不一致可能与转移注意力的活动、应对技巧、疼痛观念、文化背景、担心药物成瘾或担心麻烦护士等原因有关。当发生这些情况时，护士应该与患者就此展开讨论，指出和纠正任何错误的观念或知识缺乏，并根据患者的自评实施疼痛控制。表框 5-2 列举了疼痛患者的常见护理诊断。

| 表框 5-2 | 护理诊断示例 |
| --- | --- |

**疼痛患者**

- 急性疼痛
- 焦虑
- 慢性疼痛
- 恐惧
- 无能为力感
- 应对无效
- 躯体活动障碍

## 患者自评

由于疼痛是一种主观体验，所以患者自评被认为是疼痛评估的基础和金标准（见 McCaffery 的操作性定义）。但是，当患者由于某些情况（如身患重病）而存在沟通障碍时，家庭成员和照护者可以作为其代言人。患者疼痛自评和 / 或其代言人疼痛评估得分不仅可在患者休息时获取，也可在进行日常活动和操作（如咳嗽、深呼吸和翻身）时获取。危重症护士常更多地相信疼痛的客观指标而非患者自评结果。如果患者能够沟通，ICU 护士必须相信患者疼痛自评的有效性。对于意识清楚的患者，患者行为和生理指标永远无法代替患者的疼痛自评。疼痛行为和生理表现是极其多变的，即使存在严重疼痛，患者也可极少或没有行为反应和生理改变。

在疼痛评估过程中，护士应尽可能引导患者对疼痛性质进行具体的语言描述，如烧灼痛、挤压痛、刺痛、钝痛或锐痛。此外，还应评估疼痛的部位、持续时间和加重或减轻疼痛的因素。通常，这些描述性信息可以帮助确定疼痛的原因和最佳的止痛策略。评估过程中收集的所有信息都必须清楚地登记在患者记录本上，而且要引用患者自评时的描述性语言。

基于患者自评的疼痛等级评估工具是一种简单、连续的疼痛测量方法。值得注意的是，每次评估疼痛时都应选用同一个量表，以便对前、后测量结果进行有效比较。疼痛严重度评估工具包括数字等级评分量表和视觉模拟量表。根据这些量表，患者选择最能描述其疼痛程度的一个数字、词语或一个点。美国危重症医学会的临床实践指南建议，数字等级评分量表更适合在危重症监护病房使用。此量表要求患者选择从 0 到 10 的某一数字,0 表示没有疼痛,10 代表可以想象的最严重疼痛程度。示例见图 5-1。

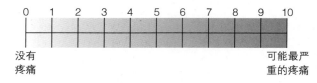

<table>
<tr><td>0</td><td>1</td><td>2</td><td>3</td><td>4</td><td>5</td><td>6</td><td>7</td><td>8</td><td>9</td><td>10</td></tr>
</table>

没有<br>疼痛

可能最严<br>重的疼痛

**图 5-1** ▲ 疼痛数字等级评分量表

图片或词板也有助于了解患者的疼痛。词板应该包括这些问题,如"您痛吗?""哪里痛?""有多痛?""什么可以帮您缓解疼痛?"同时还要有一套简单有效的眨眼(眨眼一次表示"是",眨眼两次表示"否")或动手指方法,用于有效评估那些无法说话或动手的患者。

如果患者无法用上述任何一种方法来表达或指明疼痛,那么疼痛评估及治疗计划制订就十分困难。这时,应观察患者行为线索或生理指标,这将在下一段进行讨论。然而,即使缺少生理指标或行为线索,也绝不应将其解读为没有疼痛。如果确定一项操作、手术或状态会引起疼痛,那么就应该认为患者存在疼痛,并对其进行合理治疗。

## 观察

最新研究显示,如果危重症患者不能用语言进行疼痛自评,护士可以根据疼痛相关性行为和生理指标来进行判断。非语言行为,如保卫、退缩、回避行为,保护患者远离疼痛刺激。患者会尝试自我缓解,如抚摸或摩擦疼痛部位、变换体位,这些都是舒缓疼痛的行为。哭泣、呻吟或尖叫是情感性行为,体现了患者对疼痛的一种情感反应。面部表情如皱眉、做鬼脸、牙关紧闭、双眼紧闭、流泪,都可能提示疼痛。如果这些行为中的一种或多种表现在无法进行语言表达或交流的患者身上,那么患者应该存在疼痛,需要给予适当治疗。

意识清楚但不能讲话的患者可以用眼睛、面部表情、手或腿移动来交流疼痛感受。不安、躁动、肌肉紧张可能都提示他们存在疼痛。由于难以判断某些非语言线索是否应被解读为疼痛,所以依靠家庭成员或其他照护者对患者住院前行为的了解,常有助于解释疼痛导致的特别行为表现。

## 生理参数

危重症护士擅长评估患者的生理状况如血压、心率、呼吸的改变,因此密切观察疼痛的生理效应有助于评估疼痛。然而遗憾的是,个体对疼痛的生理反应的差异性极大。在疼痛时,心率、血压和呼吸等生命体征可升高或下降。疼痛导致的生理改变也有可能被重症治疗药物所掩盖,如减慢心率或降低血压的药物。而且即使危重症患者出现了某些生理改变,也很难将这些改变归因于疼痛,而非其他原因。另外,无论是否伴有生理指征的改变,疼痛严重度和强度的突然加剧,都可能提示患者发生了威胁生命的并发症,应立即进行评估。

## ▲ 疼痛干预

护士在缓解疼痛方面发挥着重要作用。尽管药物干预是最常使用的策略,但是疼痛的护理干预还包括身体、认知和行为方法。此外,除了应用药物或提供其他治疗方法外,护士的作用还包括评估患者对这些治疗措施的反应。由于疼痛可能减少,疼痛的模式也可能发生变化,因此在疼痛改善前可能就需调整治疗方案。表框 5-3 列出了疼痛护理干预的基本指南。

| **表框 5-3** | 护理干预指南 |
|---|---|

**疼痛管理**
- 对所有危重症患者开展疼痛的系统评估。
- 每小时再评估是否需要抢救剂量的镇痛药物。
- 如果患者正经历必然引起疼痛的状态或操作,应给予超前镇痛药物。
- 请记住那些意识丧失、接受镇静或神经肌肉封闭治疗的危重症患者存在疼痛控制不佳的高风险。
- 通过提前止痛以预防疼痛的发生。
- 如果患者存在频繁或持续性的疼痛,应持续静脉输注或按时给予镇痛药,而非按需给药。

From Puntillo K: Part 1: Managing pain in the ICU patient. Critical Care Nurse 27(1): 8-10, 2007.

## 药物干预

一般来说,理想的镇痛方法应允许达到和维

持适宜的体内血药浓度。所以,镇痛药物治疗应为按时给药,而非按需给药。镇痛效果取决于持续保持在适当水平的血药浓度。不管使用何种方式,按时给予阿片类镇痛药或持续输注该药都优于按需给药。传统的按需给药医嘱是有效控制疼痛的一个主要障碍。按需给药医嘱建议,只有在患者要求止痛且上次用药距现在已过去了一段时间后,护士才可再次给止痛药。因此,患者提出用药要求的时间与真正用上药物的时间无一例外地会有延迟,有时这种延迟可长达 1 小时。此外,当患者处于睡眠状态时,按需给药医嘱也势必存在问题。当血药浓度下降时,患者会从剧痛中惊醒,此时就需给予较大剂量的药物以达到合适的血药浓度。按需给药的止痛方法可用于对抗暴发性疼痛,或患者已从重症状态中康复,疼痛已消失、不再需要持续给药时。

镇痛药物的剂量应该根据患者的反应而定,当患者不再需要镇痛时应停药。大多数临床医生认为当使用数字评估量表时,应根据如下目标进行镇痛药物剂量的调整:

- 患者目前的疼痛自评得分低于他(她)之前设定的疼痛得分控制目标(如 1 到 10 分量表上的 3 分)。
- 可维持良好的呼吸。

## 非阿片类镇痛药

理想情况下,即使疼痛严重到需要使用阿片类药物,镇痛方案中也应包含一种非阿片类药物。对许多患者来说,非甾体抗炎药(nonsteroidal anti-inflammatory drugs,NSAIDs)是镇痛治疗中非阿片类药物的首选。NSAIDS 通过抑制损伤部位的炎性介质(前列腺素、组胺和缓激肽)合成来降低疼痛,在有效缓解疼痛的同时不会引起镇静、呼吸抑制或肠道、膀胱功能异常等问题。当 NSAIDs 与阿片类药物联合使用时,在减少阿片类药物剂量的同时,仍可产生有效的镇痛作用。这样可降低阿片类药物的副作用发生率。

许多 NSAIDs 仅可口服给药,因而不能用于无法经口服药的危重症患者。酮咯酸(痛立克)有肠外给药剂型,但如果用药超过 5 天,可引起肾功能损伤。所以,该药慎用于肾功能不全或接受透析的患者。吲哚美辛(消炎痛)有直肠栓剂,可与阿片类药物联合使用,以达到有效的镇痛效果。

NSAIDs 已被广泛应用于 ICU 以外的患者,但对于危重症患者,还未有研究比较它的潜在风险和收益。当 NSAIDs 作为阿片类镇痛药的补充时,十分重要的是要考虑它可能引起的副作用,因为这可对 ICU 患者带来潜在的损害。前列腺素保护胃黏膜、促进血小板聚集、参与肾血管自主调节反应,而 NSAIDs 可抑制前列腺素,引发血小板聚集受限、肾功能障碍和胃部刺激,导致出血风险增加、水钠潴留、肌酐升高和胃溃疡。NSAIDs 还可引起患者发生支气管痉挛的高风险。鉴于这些潜在的危险,NSAIDs 应特别慎用于任何伴肾功能障碍、心力衰竭、凝血问题或呼吸衰竭的危重症患者。第二代 NSAIDs,如塞来昔布(西乐葆)和罗非昔布(万络),其作用部位更具选择性,不会导致以上有害的不良反应,但其起效慢,可能会降低它们在危重症患者中的效用。另外,长期使用这些药物可能会增加发生心血管疾病的风险。

对乙酰氨基酚是危重症护理的常用药。当与阿片类药物联合使用时,镇痛效果比单用阿片类药物要好。除了轻度的止痛效果外,对乙酰氨基酚是一种有效的退热药,但它具有损害肝脏的潜在可能。如果患者有肝功能受损史或发生肝损伤的高度风险,其最大用药剂量应控制在 2 400mg/d。表 5-6 列出了危重症患者常用的非阿片类镇痛药及其推荐剂量。

## 阿片类镇痛药

阿片类药物是术后疼痛管理的主要用药。它通过与中枢和外周神经系统的各种受体结合位点结合,因而改变疼痛感来缓解疼痛。选择阿片类镇痛药,应根据患者的个体需求和药物潜在的不良反应。表 5-7 比较了各种常用的阿片类镇痛药。根据美国危重症医学会的建议,硫酸吗啡、芬太尼(芬太尼透皮贴剂)、氢吗啡酮(盐酸氢吗啡酮)是阿片类静脉用药的较佳选择。其他可用于危重症患者的阿片类药物包括可待因、氧可酮(盐酸羟考酮控释片)和美沙酮。

哌替啶(杜冷丁)是药效最低、用药剂量最大的阿片类镇痛药。例如,要产生与每 4 小时使用 10mg 的吗啡相同的镇痛效果,需每 3 小时使用 100~150mg 哌替啶。哌替啶常发生用药不足以及使用频率过低无法达到药效的问题。哌替啶还会产生一种毒性代谢产物,长期使用会引起严重的负性生理反应。因此,即使哌替啶仍被广泛使用于一些医疗机构,但在大多数患者,全美专家和国

表 5-6 非阿片类镇痛药

| 药物 | 成人剂量 | 常用儿童剂量 | 意见 |
|---|---|---|---|
| 对乙酰氨基酚 | 每 4~6h,325~650mg | 每 4~6h,10~15mg/kg | 有液体剂型,缺少抗菌作用。每天服用剂量超过 4 000mg 会增加肝毒性风险 |
| 阿司匹林 | 每 4~6h,325~650mg | 每 4~6h,10~15mg/kg | 可能引起胃肠道出血或术后出血 |
| 塞来昔布(西乐葆) | 100~400mg,每天 2 次 | | 较其他 NSAIDs 的不良反应少,费用较高 |
| 布洛芬(摩纯) | 每 4~6h,200~400mg | 每 6~8h,4~10mg/kg | 有液体剂型 |
| 吲哚美辛(消炎痛) | 每 8~12h,25~50mg | | 有直肠栓剂和静脉制剂,但副作用发生率较高 |
| 酮咯酸(痛立克) | 初始剂量,肌内注射 30~60mg,之后:静脉推注 30mg/6h 或者肌内注射 30mg/6h,口服每 4~6h,10mg | | 有肠外剂型,使用不能超过 5d,肾功能不全者禁用 |
| 萘普生(甲氧基甲基萘乙酸) | 初始剂量 500mg,之后每 6~8h,250mg | 每 12h,5mg/kg | 有液体剂型 |

除非标注,所有药物都是口服。

表 5-7 阿片类镇痛药

| 药物 | 等效镇痛剂量 /mg | | 评价 | 注意事项 |
|---|---|---|---|---|
| | 口服 | 肌内注射(IM)/静脉注射(IV) | | |
| 吗啡 | 10~30/4h | 5~10/4h,IM 或 1~4/4h,IV | 阿片类镇痛药对照的金标准。有口服缓释制剂、一日一次制剂和直肠栓剂 | 慎用于通气功能受损患者。血流动力学不稳定或肾功能不全者不推荐使用 |
| 芬太尼 | | 每 1~2h,0.25~0.5,IV | 急性疼痛患者快速止痛的用药选择。有直肠栓剂和透皮贴剂 | 透皮贴剂——峰值效应延迟到 12~24h 后;发热可增加剂量和药物吸收率 |
| 氢吗啡酮(地劳迪德) | 每 3~4h,2~8 | 每 1~2h,0.7~2 | 比吗啡药效强,持续作用时间稍短。有直肠栓剂 | |
| 哌替啶(杜冷丁) | 每 2~4h,50~150 | 每 3~4h,50~75,IM | 不推荐使用(表框 5-4),持续作用时间短于吗啡 | 毒性代谢产物蓄积,导致中枢神经系统兴奋;使用时间不能超过 48h |
| 美沙酮(多罗芬) | 每 8~12h,2.5~10 | 每 8~12h,2.5~10,IV/IM | 口服药效好,半衰期长(24~36h) | 重复用药可蓄积,引起过度镇静 |
| 氧可酮(奥施康定) | 每 4~6h,2.5~30 | | 与非阿片类药物(如盐酸羟考酮和对乙酰氨基酚片剂)联合使用时,可用于中度疼痛患者。单独使用,可用于重度疼痛患者 | 剂量个体化,因为其药物动力学变异性大 |

家实践指南并不推荐使用该药。避免使用该药的原因见表框 5-4。

| 表框 5-4 | 患者安全 |
| --- | --- |

**哌替啶使用时的注意事项**

哌替啶是某些医疗机构仍在使用的一种危险镇痛药。为了患者的安全,不推荐使用该药的原因如下:

- 药效低——常需极大剂量。
- 产生毒性代谢物——去甲哌替啶。
- 可能造成中枢神经系统兴奋、焦虑、震颤和癫痫。
- 肌内注射引起注射部位纤维化。
- 肾功能损害患者禁用。
- 老年人禁用
- 使用时间不可超过 48h。
- 24h 剂量不得超过 600mg。
- 不可用于治疗慢性疼痛。
- 用于镰状细胞贫血症患者会增加癫痫风险。
- 与单胺氧化酶抑制剂同时使用可致命。

Raymo LL, Camejo M, Fundin J: Eradicating analgesic use of meperidine in a hospital. Am J Health Syst Pharm 64 (11): 1148-1153, 2007

**剂量指南** 等效镇痛意味着几乎相同的镇痛效果,该名词用于当患者的治疗方案改变,需要更换镇痛药时。吗啡 10mg 肌内注射是用以对照的金标准。阿片类镇痛药的剂量指南详见表 5-7。根据个体特性、给药途径、药物动力学不同,阿片类用药剂量也不同。一旦阿片类镇痛药达到所要求的最小血清浓度,即可充分缓解疼痛。每个患者理想的血清浓度都不同,而且会随着疼痛强度的变化而变化。所以,阿片类镇痛药给药剂量必须个体化,并且在使用过程中还应密切评估患者的反应和副作用,如呼吸抑制、过度镇静。如果患者曾用过阿片类镇痛药(如术前),应在其曾用剂量的基础上有所加量,以达到理想的镇痛效果。此外,还要考虑年龄、个体疼痛耐受性、伴随疾病、手术类型和是否联合使用镇静药等因素。老年人通常对阿片类药比较敏感,所以老年人使用该药时推荐降低初始剂量并缓慢调整剂量。

**给药方式**

**口服给药** 口服给药简单、无创、经济、有效。癌痛和慢性非癌性疼痛患者首选口服给药。但它并不常用于 ICU,因为 ICU 的许多患者无法经口进食。口服阿片类镇痛药后其血药浓度多变,难于调整。此外,口服阿片类镇痛药经肝脏转化后,其血清浓度会显著降低。

**直肠给药** 吗啡和氢吗啡酮有直肠栓剂。这为不能口服的患者提供了备选给药方式。然而,直肠给药的缺点与口服给药相当,包括剂量需求的多变性、峰值效应延迟和血药浓度不稳定。

**经皮给药** 芬太尼有透皮贴剂。该给药方式主要用于控制慢性癌痛,因为它在 12~16 小时后才能看到显著的镇痛效果,48 小时后才能获得稳定的血药浓度。如果用于急性疼痛(如术后疼痛),会发生可能疼痛已经消失,但患者体内还保持高血药浓度的情况,致使患者有发生呼吸抑制的风险。当应用芬太尼透皮贴剂时,护士要特别当心。护士应穿戴手套,避免意外接触到药物。谨慎选择贴剂的应用部位。皮肤必须保持完整。任何皮肤的开放性损伤(擦伤、皮疹、伤口等)都可能导致药物吸收速度比预期要快,引起血药浓度增高,从而引发药物过量。贴剂部位要避免使用乳液。乳液可能成为一道屏障,降低或阻止药物吸收,导致血药浓度下降,镇痛效果不佳。在更换芬太尼贴片时,必须妥善处置旧的贴片,防止有人意外触碰到药物或非法使用废弃贴片。

**肌内注射** 肌内注射(IM)不应用于缓解危重症患者的急性疼痛,原因如下:

- 肌内注射会引起疼痛。
- 由于危重症患者心输出量和组织灌注的改变,其肌内注射药物的吸收效果极不稳定。
- 与注射相关的预期不适感会增加患者的焦虑。
- 反复肌内注射可能导致肌肉和软组织纤维化。

**静脉注射** 静脉注射(IV)给药通常是阿片类镇痛药的首选方式,特别是当患者需要快速缓解急性疼痛(如拔除胸管、诊断性试验、吸痰或伤口护理所致疼痛)时。静脉给予阿片类镇痛药起效最快,且易于实施。静脉注射吗啡,15~30 分钟可达峰值效应;而芬太尼,只需 1~5 分钟即可达到峰值效应。但是,间断静脉注射镇痛药,其药效持续时间较短,可能引起血药浓度波动。

对危重症患者,特别是那些由于意识不清或气管插管导致沟通困难的患者来说,持续静脉给药有很多好处。持续静脉给药容易实施,而且可以保持稳定的血药浓度。芬太尼和吗啡常采用持续静脉输注,因为与其他阿片类药物相比,它们的半衰期较短。在实施持续静脉输注之前,需静脉给予初始负荷剂量以达到理想的血药浓度。应个体化地进行剂量调整并维持合适的用药剂量,但这对危重症患者并不容易,因为许多危重症患者存在肝脏或肾脏功能障碍,可致阿片类药物代谢率下降。持续静脉输注的不足之处是除非额外静脉推注药物,否则它可能无法有效缓解有痛操作导致的疼痛。

对于意识清楚、有能力参与疼痛管理的危重症患者,患者自控镇痛(PCA)是缓解疼痛的一种有效方式。使用 PCA 给予阿片类药物,其镇痛效果良好,血药浓度稳定,镇静程度较低,用药量较小且副作用较少。PCA 的有效使用是建立在一个假设的基础上,即患者是评估和管理其疼痛的最佳人选。PCA 将疼痛控制个体化,能让患者感受到较好的控制感和幸福感。

PCA 让患者通过使用程控输液器达到少量、连续自我静脉给药的目的。硫酸吗啡或芬太尼是最常用的 PCA 镇痛药。PCA 限制了一段时间内阿片类药物的给药总量,可防止过度镇静和呼吸抑制。如果患者由于身体或认知原因不能使用"传统的"PCA,可对其进行一些调整。例如,由指定的家属启动 PCA 泵。该家属应该接受过全面培训,知道如何评估是否存在疼痛,如何给药,是否发生了过度镇静和呼吸抑制。PCA 泵的启用也可由患者的责任护士来负责。

**皮下给药** 当静脉通路有限或无法开放静脉通路时,可应用持续皮下输注和皮下 PCA。

**脊髓内给药** 对很多患者来说,脊髓内给药可达到较好的镇痛效果。脊髓内给予阿片类药物可以选择性地阻滞阿片类受体,同时保持感觉、运动和交感神经系统的功能完整。与口服、IM、IV 相比,脊髓内给药将产生较少的阿片类药物相关副作用。脊髓内给予阿片类药物的镇痛效果也较其他给药方式更持久,而且在达到同样镇痛效果的前提下,其用药剂量较少。阿片类镇痛药,如芬太尼或吗啡,可以在硬膜外或髓鞘内进行一次性注射,也可以通过硬膜外置管或硬膜外 PCA 进行间断注射或持续输注。

硬膜外麻醉可有效缓解疼痛,改善术后肺功能。这种方式对一些危重症患者特别有益,包括胸部、上腹部或周围血管手术后患者,肋骨骨折患者,骨科创伤患者,伴有肥胖或肺部疾病的术后患者。硬膜外麻醉时,在硬脑膜和椎弓间的椎管里置入一根导管,阿片类镇痛药就通过此导管给药。阿片类镇痛药以扩散的方式穿过硬脑膜和蛛网膜腔,与阿片类受体结合。

间断注射可在术前、术中和术后实施。为了更好地缓解疼痛,建议采取持续硬膜外输注方式。对于患者自控的硬膜外麻醉,除了所需的阿片类镇痛药剂量更少外,其他参数与静脉 PCA 均相同。硬膜外麻醉的禁忌证包括全身性感染、脓毒症、出血性疾病和颅内压增高等。

硬膜外麻醉最常采用不含防腐剂的吗啡和芬太尼,因为防腐剂可有神经毒性,会导致严重的脊髓损伤。吗啡比芬太尼更易溶于水,所以更容易在脑脊液和全身循环中蓄积。随着蓄积量的增加,很可能引起副作用。芬太尼扩散至阿片类受体的速度更快,因而较少引起阿片类药物相关副作用。硬膜外麻醉最严重的不良反应是呼吸抑制。尽管该不良反应的发生率极低,但在实施镇痛的最初 24 小时内仍要每小时进行一次呼吸评估,之后延长至每 4 小时评估一次。

硬膜外麻醉比其他给药方式创伤大,所以必须密切监测患者局部和全身感染征象。置管部位应覆盖无菌敷料,同时牢固固定导管。为避免含防腐剂药物的意外感染,应该清楚标记硬膜外导管、输液管和泵体。

鞘内镇痛是将阿片类镇痛药注射入脊髓和硬脑膜之间的蛛网膜腔。鞘内注射阿片类镇痛药的效力显著大于硬膜外给药,所以达到同样镇痛效果的用药剂量更小。鞘内给药通常用于一次性给予止痛药,如在手术前给药。由于存在中枢神经系统感染的风险,故该方法不常用于持续输注药物。

实施硬膜外或鞘内镇痛时,可以在持续输注的阿片类镇痛药中加入一种局部麻醉剂,如布比卡因(丁哌卡因)。局部麻醉剂通过阻止神经细胞去极化来阻滞疼痛。它们与脊髓内的阿片类镇痛药发挥协同作用,可产生剂量节约效应。此时,只需要较少的阿片类镇痛药就可达到有效的镇痛作用,因而阿片类药物相关副作用的发生率降低。这种联合用药更常用于硬膜外路径。

**阿片效应** 阿片类镇痛药会引起便秘、尿潴留、镇静、呼吸抑制和恶心等副作用。这些副作用是使用阿片类镇痛药的主要缺点。阿片类药物相关副作用可通过以下方法得到控制:

• 减少阿片类镇痛药给药剂量:这是最有效策略,因为它是副作用发生的直接原因。副作用通常伴随过高的血药浓度。减少阿片类镇痛药给药剂量可以在仍有效缓解疼痛的同时,减轻副作用。

• 避免按需给药:当阿片类镇痛药实施按需

给药原则时,血药浓度会发生波动,导致更易发生镇静和呼吸抑制。建议按时给予止痛药,包括阿片类镇痛药。

● 将 NSAIDs 加入疼痛控制计划中:阿片类镇痛药联合 NSAIDs 可以降低所需的阿片类镇痛药给药剂量,同时仍能有效控制疼痛,降低阿片类药物相关副作用。

采用药物治疗可以缓解一些副作用,或将副作用最小化(如大便软化剂用于缓解便秘、抗组胺药用于缓解皮肤瘙痒,止吐药用于缓解恶心)。但是,用于缓解阿片相关性不良反应的药物通常会引起其他的不良反应。例如,异丙嗪,一种常用的止吐药,用于老年人会引起低血压、不安、震颤和锥体外束反应。

呼吸抑制是阿片类药物用药过程中发生的一种可威胁生命的并发症,常是护士和医生担忧的问题。大多数患者很少发生真正的阿片类药物导致的呼吸抑制。在有些情况下,如果患者仍有深呼吸,即使其呼吸频率降到 10 次也不是大问题。呼吸抑制的最高危人群是婴儿、近期未使用过阿片类镇痛药的老年人以及伴有肺、肾或肝脏疾病的患者。

### 阿片类拮抗剂

如果发生严重的呼吸抑制,使用纳洛酮(盐酸烯丙羟吗啡酮),一种纯阿片拮抗剂,可以逆转阿片效应。纳洛酮的给药剂量需要逐步调整至效应剂量,即消除过度镇静和呼吸抑制,但不消除镇痛作用。这通常需要花 1~2 分钟时间。在使用纳洛酮之后,护士需要持续、密切地观察患者是否出现过度镇静和呼吸抑制,因为纳洛酮的半衰期(1.5~2 小时)比大多数阿片类镇痛药更短。

纳洛酮应该在稀释后(0.4mg 溶于 10ml 生理盐水)非常缓慢地经静脉推注至体内。如果给药过快或过多,可引起严重疼痛,戒断症状、心动过速、心律失常甚至心搏骤停。在阿片类镇痛药用药时间超过一周的患者,这种风险更大。

### 镇静药和抗焦虑药

急性疼痛经常伴随焦虑,焦虑可加剧患者疼痛感受。在治疗急性疼痛时,抗焦虑药可作为镇痛药的辅助用药,提高患者的整体舒适感。这一点非常重要,尤其在实施有痛性操作前或操作中。

### 苯二氮䓬类

苯二氮䓬类药物,如咪哒唑仑、地西泮和劳拉西泮,能控制焦虑和肌肉痉挛,并遗忘那些引起不适的操作。在 ICU,苯二氮䓬类药物可通过静脉间断推注或持续输注,并根据患者用药反应进行剂量调整。由于这类药物没有镇痛效果(除了控制肌肉痉挛引起的疼痛),因此必须与镇痛药合用来缓解疼痛。如果联合应用阿片类和苯二氮䓬类药物,那么由于它们之间的协同作用,两种药物的剂量都应减少。此时,还需密切监测患者是否发生过度镇静和呼吸抑制。

由于起效快(静脉推注后 1~5 分钟起效)、半衰期短(1~12 小时),咪哒唑仑常被推荐用于清醒患者的镇静和短期缓解焦虑。该药的另一个优点是退化性失忆效应,在进行有痛性操作时使用尤其有益。咪哒唑仑在老年、肥胖和肝病患者身上持续作用时间较长。

苯二氮䓬类药物的主要优点是效应的可逆性。如给药后发生呼吸抑制,可静脉注射氟马西尼(安易醒)。氟马西尼是针对苯二氮䓬类的拮抗剂,可在不拮抗阿片类镇痛药的情况下,对镇静和呼吸抑制发挥拮抗作用。给药时应该遵循个体化和逐步调整剂量的原则,以保证最小的有效剂量。对长期使用苯二氮䓬类药物的患者,应谨慎使用氟马西尼,因为它可能引起戒断症状、颅内压增加、高血压和癫痫阈值降低。

对于反复或持续注射镇静剂的危重症患者,至少应保证每天一次脱离镇静状态。暂停用药,直至患者完全清醒。这有助于预防过度镇静,而过度镇静会影响呼吸机脱机。

### 普鲁泊福

普鲁泊福(异丙酚)是一种起效迅速的镇静催眠药,无镇痛特性,遗忘效应极低。如能保证合适的气道和通气管理,普鲁泊福对于接受有痛性操作的患者来说是一种理想的镇静药。鉴于其超短的半衰期和高清除率,因此只要暂停输注普鲁泊福,就可逆转其效应,而且患者将在几分钟之内苏醒过来。普鲁泊福也可持续输注,用于需要长期、深度镇静的机械通气患者。

由于普鲁泊福水溶性较低,所以该药被溶于一种白色、油基的乳化剂里,乳化剂内含有大豆油、蛋黄卵磷脂和甘油。正因为如此,对鸡蛋和豆

表 5-8 危重症护理常用镇静剂比较

| 药物 | 推荐用法 | 起效时间（Ⅳ） | 特殊不良反应 |
|---|---|---|---|
| 地西泮（安定） | 急性躁动患者的快速镇静 | 2~5min | 静脉炎 |
| 劳拉西泮（Ativan） | 通过间断或持续输注，用于多数患者的长期镇静 | 5~20min | 高剂量时引起酸中毒/肾衰竭 |
| 咪达唑仑（Versed） | 清醒时镇静和急性躁动患者快速镇静；仅短期使用 | 2~5min | 若长期使用，可致苏醒时间延迟，脱机延迟 |
| 异丙酚 | 当让患者快速苏醒过来很重要时，首选该药 | 1~2min | 注射部位疼痛、甘油三酯升高 |

制品过敏的患者禁用该药。普鲁泊福不含有防腐剂。为最大程度地减少全身性感染的发生几率，每一个安瓿或小药瓶都必须是一次使用量，而且在打开密封条的 6~12 小时后应废弃该药。与普鲁泊福相关的不良反应包括呼吸抑制、低血压、甘油三酯升高和注射部位刺痛。表 5-8 比较了危重症患者常用的镇静剂。

## 非药物性舒适促进策略

联合使用药物与非药物干预措施，可以更好地控制疼痛，同时减少阿片类镇痛药的给药剂量，降低焦虑发生率，提高患者满意度。这些非药物方法，包括转移注意力、放松技巧、音乐疗法、治疗性抚触和按摩疗法等。但在危重症照护条件下，如何使用该法可能具有挑战性。

### 改善环境

在进行危重症照护时，最基本和最合理的非药物干预措施是改善环境。ICU 内过度的噪音和灯光可能干扰患者的睡眠，加重其焦虑和躁动，反过来会加剧疼痛和不适。噪音可能来源于报警器、医疗设施、电话、呼吸机和医护人员谈话。已有研究发现，患者病情严重程度与睡眠紊乱有关。应该预先做好护理计划，最大程度减少患者正常睡眠时的噪音和打扰，将灯光模拟成正常的白天 - 黑夜模式。推荐 ICU 患者用耳机听自己喜欢的音乐或佩戴耳塞。

### 转移注意力

转移注意力是将患者的注意力从疼痛和不适的来源转移至让他们感觉愉快的事物。患者、家人和护士经常无意识地运用转移注意力的方法。实施有痛性操作时与患者交谈、看电视、家人访视都是很好的转移注意力的方法。

## 放松技巧

放松是一种冷静、平和的状态。它是一种摆脱焦虑和骨骼肌肉紧张的状态。放松训练包括反复关注一个字、词语、祈祷或肌肉活动，以及清醒时努力拒绝其他想法入侵。放松可以让患者感到能够控制身体某一部分。大多数放松方法要求安静的环境、舒适的体位、顺从的态度和注意力的集中。每一个条件对于 ICU 来说都很难实现。

呼吸训练已多次被成功地运用于妇女分娩，当然也可以成功地用于危重症患者。安静反射是一种减少压力的呼吸和放松技能，比较容易教给意识清楚的患者。关于安静反射的指导方法见表框 5-5。护士可鼓励患者每天多次运用安静反射。这种放松技巧仅在 6 秒内就可完成，可放松交感神经系统，让患者感到能够控制应激和焦虑。

| 表框 5-5 | 教育指导：安静反射的指导方法 |
|---|---|

1. 轻松、自然地吸气。
2. 想象"头脑警觉、身体放松"。
3. 深度微笑（用您脸上深部肌肉）。
4. 呼气时，让下巴、舌头和肩膀放松。
5. 让一种温暖、放松的感觉从您的身体里穿过，直至穿出您的脚趾。

## 抚触

历史上，护士最伟大的贡献之一就是陪伴在侧、抚触患者，提供舒适和关怀。这些贡献在今天高度科技化的 ICU 里仍发挥着重要作用。护士可能认为抚触太简单了，所以不会有效果。但是，几乎没有任何医疗技术的进步可以取代温暖、关怀的抚触所能带来的益处。在高度应激时，患者对抚触的需求更加强烈，而且这种需求不能通过其他沟通方式来完全满足。当护士抚摸患者时，通常表达了对患者的理解、支持、温暖、关心和亲近。抚触不仅有利于提高患者的幸福感,而且可促进其疾病康复。它可对感觉和认知发挥积极作用,影响患者的生理参数,如呼吸和血流。抚触代表了人类交往中的一种积极性治疗要素。

抚触对临床环境的影响深远。患者可能存在时间、空间和身份识别的困惑,而抚触在促进和保持患者对现实的定位上发挥着重要作用。当患者经历恐惧、焦虑、抑郁和孤独时,护理性抚触是最有帮助的。对于需要鼓励、存在语言障碍、失去判断力、反应迟钝或临终患者而言,抚触也是非常有益的。病情越严重的患者,他们越渴望得到抚触。

### 按摩

表浅按摩启动患者的放松反应,已被证明可延长 ICU 患者的睡眠时间,减少疲乏,增强免疫系统功能,缓解疼痛、焦虑和恶心。虽然背部是按摩的常用部位,但在 ICU 患者背部按摩通常难以做到。此时,手、脚、肩膀也都是较佳的按摩部位。按摩是家人为危重症患者提供舒适感的极佳手段。

### 患者教育

为了对患者开展疼痛和缓解疼痛的教育,护士必须熟悉患者的疼痛管理计划和正在进行的治疗。护士与患者之间的沟通十分重要。在治疗过程中,对已告知患者的任何信息都应定期强化,而且应鼓励他们提出疑问或担忧。可能的话,患者家属也应参与进来。在患者的理解能力处于最佳状态时,如术前而不是康复阶段,医护人员就应与其讨论疼痛管理计划。讨论的重点应放在疼痛预防上,因为预防疼痛远比疼痛加重时缓解疼痛简单。

患者应了解多数疼痛是可以缓解的,未缓解的疼痛会对人体生理和心理健康产生严重影响,并干扰疾病康复。护士要帮助患者和家人理解,疼痛管理是护理工作的一个重要内容,医护团队会对患者的疼痛主诉作出快速反应。护士应该就减轻疼痛的非药物干预方式和传统止痛方法对患者进行指导,如咳嗽或走动时用枕头固定切口部位就是一种传统的止痛方法。

药物成瘾或药物过量的可能性是患者及其家人最担心的问题。医护人员应着手解决并澄清这些问题,因为这可能会成为有效缓解疼痛的障碍。

患者也需充分清楚了解任何一种专业的疼痛管理技术,如 PCA,以便消除对用药过量的恐惧。

## ▲ 特殊人群的疼痛管理

一些危重症患者在进行疼痛管理时,还存在需特别关注之处。表框 5-6 提出了对老年疼痛患者应特别考虑的一些问题。另一类存在较大挑战性的患者群体是临终患者。疼痛是临终患者及其家人关心的最主要问题。主动促进高质量的姑息护理和临终关怀,将有助于医护人员努力实现理解和控制临终患者的疼痛。

| 表框 5-6 | 老年患者注意事项 |
| --- | --- |

**疼痛**
- 慢性疼痛疾病通常会加剧老年危重症患者的急性疼痛。
- 关节炎是老年患者慢性疼痛的最常见病因,通常累及背部、髋、膝和肩,当为该类患者翻身时,其疼痛会加剧,这种情况在 ICU 更为突出。
- 一些老年患者可能会在经历急性疼痛情况(如心肌梗死或阑尾炎)时感觉不到疼痛。
- 老年患者常用"痒"或"压痛"等词语,而不用"痛"字来描述疼痛。
- 对有认知或语言障碍的老年患者,家庭照护者可帮助其评估疼痛。
- 老年患者对阿片类药物尤为敏感,药物峰值浓度较高,药物作用时间也较长。
- 哌替啶(杜冷丁)、喷他佐辛(镇痛新)、丙氧芬(达尔丰)和美沙酮不应用于治疗老年患者的疼痛。
- 病危期间,一些老年患者通常对有意义抚触的需求增加。

随着死亡临近,患者常可出现心输出量下降,组织灌注量减少,主要器官系统衰竭。由于肝肾功能不全,镇痛药及其代谢物会在患者体内大量蓄积,引发问题。此时,由于氢吗啡酮、氧可酮和芬太尼的半衰期较短,因此它们是首选的止痛药。如采取积极的镇痛措施仍难以控制疼痛或呼吸困难,可大剂量使用镇静药。对于这些患者,镇静的目的是提供舒适、缓解痛苦,其常见的副作用是临终期意识丧失。

重症疾病是痛苦的。疼痛的主观性,以及伴发的沟通障碍和急慢性疾病进程的交互作用,使得在 ICU 进行疼痛评估和治疗充满挑战。必须识别和纠正医护人员、患者和家人对疼痛的误解和知识缺乏。当进行疼痛管理时,应将所有可能的治疗方法(阿片类镇痛药、辅助用药、非药物治疗)都整合到照护计划中。危重症护士应不断关注当今疼痛管理的研究进展和相关资源,以提供最高质量的疼痛和舒适护理。

## ▲ 临床适用性挑战

**案例分析**

B 先生,31 岁,建筑工人,由于从三楼摔至混凝土地面,被紧急从急诊收住创伤 ICU。患者意识清楚、定向力正常,虽已多次静脉注射吗啡仍主诉疼痛严重。伤情包括右侧第 7、8 肋骨骨折伴血气胸,右尺、桡骨骨折,右胫、腓骨复合骨折。血尿和右腰部区域淤青提示可能存在右肾损伤。患者在创伤抢救室接受评估时,医生给其插入了胸管以纠正血气胸,右尺、桡骨骨折进行了复位和石膏固定,实施了导尿以监测尿量,右胫、腓骨复合骨折进行了复位和夹板固定。B 先生稍后将被送进手术室进行小腿清创和骨折外固定。

问题:

1. NSAIDs 常与阿片类镇痛药联合使用,以达到理想的疼痛控制效果。该患者极度疼痛,他是否应该在运用吗啡的同时再使用 NSAIDs?为什么?

2. B 先生已接受了 4mg/2h 的吗啡静注,但他的疼痛自评得分仍高达 10/10。护士联系了外科总住院医生,请他开一份新的处方,增加吗啡的用药剂量和使用频率。但外科总住院医生仍在犹豫是否要增加吗啡剂量,因为 B 先生马上要做手术修复右腿骨折。B 先生疼痛无法控制,将对他的病情产生什么样的不良影响?

3. B 先生的疼痛自评得分仍为 10/10,护士联系了创伤外科主治医生,向他报告了目前情况和外科总住院医生对增加吗啡剂量的犹豫。这位主治医生决定采取另一种干预方式,以增加吗啡的药效,但又不会增加吗啡剂量。请问哪一种疼痛管理方法可以达到此目标?

*(译者:王毅欣)*

## 参考文献

1. Puntillo K, Pasero C, Li D, et al: Evaluation of pain in ICU patients. Chest 135(4):1069–1074, 2009
2. Sessler CN, Varney K: Patient-focused sedation and analgesia in the ICU. Chest 133(2):552–565, 2008
3. Li D, Puntillo K: A pilot study on coexisting symptoms in intensive care patients. Appl Nurs Res 19(4):216, 2006
4. Siffleet J, Young J, Nikoletti S, et al: Patients self-report of procedural pain in the intensive care unit. J Clin Nurs 16(11):2142–2148, 2007
5. Gelinas C, Fillion L, Puntillo KA, et al: Validation of the critical-care pain observation tool in adult patients. Am J Crit Care 15(4):420–427, 2006
6. International Association for the Study of Pain: Task force on taxonomy. Part III: Pain terms, a current list with definitions and notes on usage (pp 209–214). In Merskey H, Bogduk N (eds): Classification of Chronic Pain: Descriptions of Chronic Pain Syndromes and Definitions of Pain Terms, 2nd ed. Seattle, WA: IASP Press, 1994
7. McCaffery M: Nursing Practice Theories Related to Cognition, Bodily Pain and Man-Environment Interaction. Los Angeles, CA: University of California at Los Angeles, 1968
8. American Chronic Pain Association: ACPA Consumer Guide to Pain Medication & Treatment (PDF). Retrieved April 1, 2010, from http://www.theacpa.org/people/medication.asp
9. Erstad B, Puntillo K, Gilbert H, et al: Pain management principles in the critically ill. Chest 135:1075–1086, 2009
10. Wiencek C, Winkelman C: Chronic critical illness: Prevalence, profile, and pathophysiology. AACN Adv Crit Care 21(1):44–61, 2010
11. Puntillo KA, Thompson CL, Stanik-Hutt J, et al: Pain behaviors observed during six common procedures: Results from Thunder Project II. Crit Care Med 32(2):421–427, 2004
12. Puntillo K, White C, Morris A, et al: Patients' perceptions and responses to procedural pain: Results from the Thunder Project II. Am J Crit Care 10:238–251, 2001
13. Stanik-Hutt JA, Soeken KL, Blcher AE, et al: Pain experiences of traumatically injured patients in a critical care setting. Am J Crit Care 10:252–259, 2001
14. Rawe C, Trame CD, Moddeman G, et al: Management of procedural pain: Empowering nurses to care for patients through clinical nurse specialist consultation and intervention. Clin Nurse Spec 23(3):131–137, 2009
15. Ead H: Improving pain management for critically ill and injured patients. Dynamics 16(3):26–31, 2005
16. Yeager MP, Glass DD, Neff RK, et al: Epidural anesthesia and analgesia in high risk surgical patients. Anesthesiology 66(6):729–736, 1987
17. Pasero C, Puntillo K, Li D, et al: Structured approaches to pain management in the ICU. CHEST 135(6):1665–1672, 2009
18. American Pain Society: Definitions related to the use of opioids for the treatment of pain. Retrieved April 1, 2010, from http://www.ampainsoc.org/advocacy/opioids2.htm
19. Richebe P, Beaulieu P: Perioperative pain management in the patient treated with opioids: Continuing professional development. Can J Anaesth 56(12):969–981, 2009

20. Chisholm-Burns M, Wells B, Schwinghammer T, et al: Pharmacotherapy Principles & Practice. New York: McGraw Hill, 2008
21. Agency for Healthcare Research and Quality: National Guideline Clearinghouse. Retrieved February 14, 2012, from http://www.guideline.gov/search/search.aspx?term=pain
22. Vadivelu N, Mitra S, Narayan D: Recent advances in post operative pain management. Yale J Biol Med 83(1):11–25, 2010
23. Karp JF, Shega JW, Morone NE, et al: Advances in understanding the mechanisms and management of persistent pain in older adults. Br J Anesth 101(1):111–120, 2008
24. AGS Panel on the Pharmacological Management of Persistent Pain in Older Adults: Pharmacological management of persistent pain in older persons. J Am Geriatr Soc 57(8):1331–1346, 2009
25. National Cancer Institute: Pain (PDQ). Retrieved April 1, 2010, from http://www.cancer.gov/cancertopics/pdq/supportivecare/pain/Patient/page1
26. Gelinas C, Johnston C: Pain assessment in the critically ill ventilated adult: Validation of the critical-care pain observation tool and physiologic indicators. Clin J Pain 23(6):497–505, 2007
27. Ashley E, Given J: Pain management in the critically ill. J Perioper Pract 18(11):504–509, 2008
28. Raymo LL, Camejo M, Fundin J: Eradicating analgesic use of meperidine in a hospital. Am J Health Syst Pharm 64(11):1148–1153, 2007
29. Mirski MA, Lewin JJ: Sedation and pain management in acute neurological disease. Semin Neurol 28(5):611–630, 2008
30. Scotto CJ, McClusky C, Spillan S, et al: Earplugs improve patients' subjective experience of sleep in critical care. Nurs Crit Care 14(4):180–184, 2009
31. Bijwadia JS, Ejaz MS: Sleep and critical care. Curr Opin Crit Care 15(1):25–29, 2009
32. Russell NC, Sumler SS, Beinhorn CM, et al: Role of massage therapy in cancer care. J Altern Complement Med 14(2):209–214, 2008
33. Truog RD, Meyer EC, Burns JP: Toward interventions to improve end-of-life care in the pediatric intensive care unit. Crit Care Med 34(11 Suppl):S373–S379, 2006
34. Fineberg IC, Wenger NS, Brown-Saltzman K: Unrestricted opiate administration for pain and suffering at the end of life: Knowledge and attitudes as barriers to care. J Palliat Med 9(4):873–883, 2006
35. Mularski RA, Puntillo K, Varkey B, et al: Pain management within the palliative and end-of-life care experience in the ICU. Chest 136(2):1360–1369, 2009

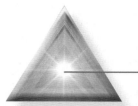

# 危重症护理中的姑息护理与临终议题

Cynthia L. Renn 和 Tara Leslie

## 第6章

**学习目标**

学习本章内容后,读者应能够:

1. 列举至少三个与危重症护理有关的临终议题。
2. 列举至少三个姑息护理原则。
3. 叙述姑息护理如何与根治疗法或疾病修饰疗法整合。
4. 识别至少三个常见的临终期症状。
5. 认识灵活访视对于临终患者的重要性。
6. 描述护士准备和协调家庭会议的活动。
7. 识别护士自我调适的策略。

美国每年约有 200 万人死亡,其中一些人安详离世,而另一些人则要在死前承受巨大的痛苦。在过去的 10 年里,危重症护士日益关注患者的死亡过程。有关危重症护理的观点已逐渐转变,临床医护人员也已认识到:死亡是不可避免的,且人类运用医疗技术阻挡死亡的能力有限。正因为如此,危重症护士开始立足于帮助患者及其家人度过这段走向死亡的艰难时期,不仅为他们提供照护,而且陪伴在患者左右,即提供整体护理,这是护理的真正核心。

## ▲ 危重症监护中对优质临终关怀的需求

在 20 世纪早期,人类的平均寿命是 50 岁。常见的死亡原因包括感染、意外事故和儿童死亡。延长生命的手段微乎其微,患者几乎未进行任何治疗就死去了。那时主要由目睹亲人死亡的家人对患者实施临终照顾。

然而,到了 20 世纪中末期,人们发现并常规使用一些医疗手段,如抗生素、心肺复苏、机械通气、透析疗法、主动脉内球囊反搏、肺动脉置管等,用来减少发病率、降低死亡率。这些技术与其他公共卫生举措(如改善卫生条件)共同帮助医务人员履行着治疗死亡病因的承诺,因而使人类寿命得以延长。到 2000 年,人类的平均寿命已经延长至 77 岁。

到那时,危重症护士开始关注这些延长生命的手段,医院里成立了危重症监护室,收住危重患者,并密切监测他们对治疗手段、救命手段乃至激进治疗手段的反应。于是,更多的患者在医院离世,此时目睹患者死亡的是医护工作者,而非家人。但在医疗技术不断进步的过程中,护士越来越多地从疾病进展或技术的角度看待患者,对患者的整体关注缺失,即忽略患者是一个正在经历身体、情感、心理、社会和精神痛苦的个体。

近十年来的证据显示有效的沟通、以家庭为中心的护理以及患者、家庭、多学科医护团队之间的决策分享,可以形成健康的工作环境、减轻精神压力,并缓解所有参与照护人员的创伤应激。护士要认识到人们走向死亡的方式有很多种,这点非常重要。因此,从患者进入危重症监护病房时即开始实施这些临终护理措施,这对提供优质护理至关重要。尽管姑息护理和临终关怀教育如此重要,但在执业前教育和继续教育项目中极少有涉及相关主题的内容。因此,人们专门设计了临终关怀护理教育联盟—危重症护理项目,旨在教育护士如何在危重症监护病房提供姑息护理和临终关怀。

## 了解死亡

近十年来,人们对急诊环境下人类死亡体验的认识日益深刻。1995 年,一项名为"了解治疗转归与风险的预测和导向的大型研究"刊登,这项研究在美国 5 个大型学术型医疗中心开展,研究对象涉及 9 000 多例重症患者。研究的目的在于改善临终期决策,并减少死亡前生命由机械装置支持着的、痛苦的延长状态。尽管研究设计了在医护人员、患者及其家属中进行沟通了解其偏好的干预措施,但是终止生命的愿望常不被发现,因此过度治疗十分常见。医生没有意识到患者期望避免心肺复苏。另外,近 40% 的死亡患者在重症监护病房里度过至少 10 天的时间,50% 的意识清楚患者家属称患者至少有一半的时间经历着中重度疼痛。

上述研究发表后,美国医学研究所(The Institute of Medicine,IOM)发布了一项名为《走向死亡:优化临终关怀质量》的报告。IOM 专家组列出了 7 项优化临终关怀质量的建议(表框 6-1)。这些建议对危重症护士十分重要,因为美国 20% 的死亡发生在重症监护病房。而危重症护士在重症监护患者的临终期发挥着重要作用,她们需要适时提供干预措施,支持患者、家人和其他同事度过这段艰难的过渡期。尽管技术应用、紧迫感、不确定性和冲突在危重症医学领域十分常见,但是这些并不能妨碍以提供优质临终关怀为目的的团队努力。

## 姑息护理

姑息护理原则可以为处理危重症护理中的临终问题提供理论框架。姑息护理起源于临终关怀,旨在提供一些与疾病治愈和康复无关的照护措施来改善临终患者和家人的生活质量。根据世界卫生组织和美国医学研究所的推荐,从学科交叉的观点来看,姑息护理包括几个核心原则:症状管理,预立医疗照护计划,以家庭为中心的照护,情感、心理、社会和精神照护,促进沟通,伦理学意识

| 表框 6-1 | 优化临终关怀质量的建议 |
| --- | --- |

1. 晚期、潜在致命性疾病及接近此类病情的患者应该能够要求并接受可靠的、熟练的和支持性的照护。
2. 医生、护士、社会工作者和其他专业医疗人员必须致力于提高临终患者的护理质量,并有效利用现有知识预防和缓解疼痛及其他症状。
3. 由于护理过程中的许多不足源于系统问题,因此政策制定者、消费群体以及健康保健的购买者应该与医护人员一起做到:
   A. 强化对临终患者及相近病情状况患者的生活质量的监测;
   B. 探索更佳工具与策略改善护理质量,并确保医疗服务机构能对临终关怀负有责任;
   C. 修订医疗服务筹资机制,以鼓励而不是阻碍临终关怀优质服务,维持而不是阻挠协调的优质服务系统;
   D. 改革限制阿片类止痛药物有效使用的药物处方方法、繁杂的监管体系和州立医学委员会的相关政策与措施。
4. 教育者和其他专业医疗人员应该对本科、研究生和继续教育进行改革,以确保医务工作者具备临终关怀的相关态度、知识和技能。
5. 姑息护理即使不能成为一个医学专业,至少也应该是一个有专门知识、技术、教育和研究的特定领域。
6. 国家研究架构应该对可加强临终关怀知识基础的优先问题进行界定并加以实施。
7. 为了更好地了解现代人的死亡体验、临终患者及其家人的选择和社会对临终患者的责任,十分有必要开展持续性的公众讨论。

Adapted from Field MJ, Cassel CK: Approaching Death: Improving Care at the End of Life. Washington, DC: Institute of Medicine, 1997

和关怀照顾者。应强调这些原则并将其渗入患者的整体护理中,甚至是患者在接受疾病修饰疗法或根治疗法时。对于危重症护理来说,姑息护理核心原则应广泛应用于多学科协同护理的常规计划中,这一点很重要。图 6-1 呈现了姑息护理如何贯穿应用于患者疾病始终。

危重症护理中,姑息护理已被证明可改善症状管理、加强家庭支持、缩短住院时间、增加居家临终关怀的出院转诊并降低医疗成本。美国危重症护士协会已经拟定了相关草案,界定了在姑息护理和临终关怀中的危重症护理实践。这些草案为危重症护士提供了良好参考,帮助其处理关键问题和做出临床决策。表 6-1 列出了一些有助于护士处理临终期相关问题的资源。

一种治疗措施是根治性还是姑息性的,主要依据其治疗目的。比如,输注浓缩红细胞对于急性失血患者而言是根治性治疗措施,而对于化疗

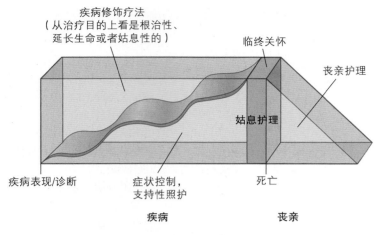

**图 6-1** ▲ 连续性照护

表 6-1 临终关怀参考资源

| 机构 / 组织 | 网址 |
|---|---|
| 临终关怀护理教育联盟 | http://www.aacn.nche.edu/elnec/ |
| 姑息护理与临终关怀教育 | http://www.epec.net |
| 临终关怀 / 姑息护理教育资源中心 | http://www.eperc.mcw.edu |
| 希望之城疼痛和姑息护理资源中心 | http://www.cityofhope.org/prc/ |
| 国家临终关怀和姑息护理组织 | http://www.nhpco.org |
| 临终关怀护理领导力学会 | http://www.palliativecarenursing.net |
| 姑息护理推进中心 | http://www.capc.org |
| 优质姑息护理国家共识项目 | http://www.nationalconsensusproject.org |
| 临终关怀与姑息护士协会 | http://www.hpna.org |
| 美国危重症护士协会 | http://www.aacn.org |
| 急诊护士协会 | http://www.ena.org |
| 器官捐赠组织协会 | http://www.aopo.org |

引起慢性贫血和严重疲乏的患者来说就是姑息性治疗措施。一种治疗措施是力图根治还是缓解疾病,决定了其性质是根治性还是姑息性的。再比如,手术切除因肿瘤所致肠梗阻的肠段,严重肺水肿患者使用呋噻米,可以是根治性的,也可以是姑息性的。如果这种措施只为缓解患者痛苦,那么就被认为是姑息性的。

## ▲ 症状管理

危重症患者常经历许多因疾病及治疗引起的症状。临终期常见症状包括疼痛、呼吸困难、焦虑和躁动、抑郁、谵妄、恶心和呕吐。护士需评估患者是否存在上述症状,其严重度如何。合理干预症状并评价干预效果是实现高质量临终关怀的关键要素。

## 疼痛

疼痛是危重症监护病房最常见的症状,严重困扰患者和家人。疾病、操作与治疗措施,如翻身、吸痰、伤口护理都可引起疼痛。评估患者的疼痛、预防疼痛、药物或非药物止痛措施都应纳入每位患者的护理计划。如果能够准确评估疼痛并且由经验丰富的医生掌控疼痛管理,那么逐步增加药物剂量来缓解严重疼痛也完全正确。在疼痛管理中,制订肠道管理方案以预防便秘也十分重要。第 5 章详细地介绍了疼痛评估和护理干预措施。

## 呼吸困难

据统计,有 21%~90% 的致命性疾病患者存在呼吸困难。呼吸困难的原因包括基础病因(如慢性阻塞性肺疾病、肺栓塞、胸腔积液)、焦虑,家庭、精神或社会原因。了解呼吸困难的原因有助于护士实施有效的干预措施。定期准确评估呼吸困难情况也有助于提醒护士了解该症状的严重程度。呼吸困难的评估工具包括适用于有言语反应患者的博格改良量表(Modified Borg Scale,MDS)和适用于无言语反应患者的呼吸窘迫观察量表(Respiratory Distress Observation Scale,RDOS)。呼吸困难常用的干预措施包括吸氧、给予阿片类药物和抗焦虑药。有效的非药物干预措施包括缩唇呼吸、放松疗法、降低室温(但不让患者感觉到寒冷)、减少室内的人数、有保证患者随时看到室外环境的开阔视野、运用风扇轻抚患者脸庞(不直接吹到患者黏膜)。

## 焦虑与躁动

当面对威胁生命的疾病时,患者和家人通常会出现焦虑。焦虑可与任何生理、情绪、心理、社会、实践和精神问题有关。焦虑的评估是复杂的,可通过护理、社会服务、心理学和宗教等多个学科的参与,来准确评估与合理治疗患者的焦虑。其非药物干预措施可包括咨询、安排操作性工作(如照顾一只宠物)和处理精神问题。如果需要药物治疗,短效或长效苯二氮䓬类或非典型抗抑郁药可能会有帮助。抗焦虑的其他干预措施请见第二章内容。

## 抑郁

当面对一种严重疾病时,许多患者会经历高度悲伤和焦虑,同时伴随抑郁症状,如快乐感消失、自尊感缺失、绝望感扩大、自杀念头,或感觉无助、无望或无价值感。这些都是自然的感受,而且通常仅仅维持很短的时间。人们常认为临终期患者存在抑郁是正常的,但这些抑郁感如果持续存在,就需要采用多种方法进行适当的治疗,如支持性心理治疗、认知 - 行为疗法和抗抑郁药。

## 谵妄

谵妄是意识或认知状态的急性改变,可表现为烦躁不安、戒断症状或精神错乱。精神错乱是一个包罗万象的词,可涵盖不恰当行为、迷惑或幻觉等。谵妄在终末期患者中很常见,可表现为日夜颠倒。对临终期谵妄的处置,相对于诊断和潜在病因治疗,更多的是控制症状和缓解患者与家人的痛苦。苯二氮䓬类或神经松弛剂(如氟哌啶醇)对处理谵妄有帮助。

## 恶心和呕吐

恶心是晚期疾病患者的常见症状。恶心可以是急性的、延迟性的或可预期的。恶心可以让患者和家人感到精疲力竭、虚弱和沮丧。恶心和呕吐的病理生理机制复杂,随潜在病因而变化。引起恶心和呕吐的原因包括生理学因素如胃肠道原因(如肠梗阻、便秘、胰腺炎)、代谢性因素(如高钙血症、尿毒症)、中枢神经系统因素(如颅内压升高)、情绪因素、治疗相关因素(如化疗)和前庭功能紊乱。

认真评估恶心和呕吐的原因对决定合适的治疗方案至关重要。治疗恶心和呕吐的常规药物包括 5- 羟色胺受体激动剂(如恩单思酮)、抗胆碱能药物(如氢溴酸东莨菪碱)、抗组胺药(如乘晕宁)、吩噻嗪类药物(如氯吡嗪)、甾体类药物(如地塞米松)、胃动力药(如胃复安)、丁酰苯类药物(如氟哌啶醇)、苯二氮䓬类药物(如劳拉西泮)。此类患者也可使用鼻饲管缓解症状,但会引起不适。为缓解持续性恶心和呕吐,可以手术切除肠梗阻部位。如果患者存在不能手术切除的肠梗阻,可以行经皮内镜下胃造瘘管置入术。最后,患者应该保持合适的体位以避免误吸呕吐物。

## 姑息性或临终镇静治疗

姑息性镇静,又称临终期或终末期镇静,可作为治疗难治性症状(非镇静治疗难以控制的症状)的一种干预措施。姑息性镇静可在两种情况下运用:(1)患者正在经受无法忍受或无法处理的疼痛或其他症状;(2)患者还有几天或几个小时就将离世。临终镇静的目的是使患者达到一种低反应水平以缓解患者痛苦,但不会加速死亡。在考虑使用镇静之前,需要咨询疼痛或姑息护理专家,而且需证实所有治疗均已无效。此外,还需咨询社会学、宗教学和心理学专家,以了解患者的痛苦是否还有其他原因。

## ▲ 预立医疗照护计划

当患者已经不能对自己的医疗照护作出抉择时,预立医疗照护计划将决定患者愿意接受怎样的治疗。预立医疗照护计划不仅限于预先指示,它也包括一些议题,如决定健康照护委托人和尝试从患者或健康照护委托人那里了解患者临终期照护目标的优先权。

危重症护士要与患者的初级卫生服务人员沟通,因为他可能与患者建立了长久的照护关系,了解患者对于临终治疗的偏好。初级卫生服务人员甚至可能已经与患者讨论过这一话题。重要的是,有些患者即使预后不良也渴望积极治疗,而有些患者愿意放弃积极治疗,即使这些治疗可能会成功。根据联邦法,患者有权拒绝治疗。

### 预先指示

预先指示是在个体失去决策能力时所需遵循的书面或口头的关于未来医疗照护的指令。预先指示包含生前遗嘱和健康照护委托书(与医疗服务相关的永久授权书),每一个州对预先指示的使用规定都不同。预先指示不是一成不变的,在任何时候都可以进行书面或口头更改。

健康照护委托人是患者指定的当其无法自主做决策时代理其做医疗决策的人。健康照护委托人的指定必须以书面形式完成,同时还应不断更新。委托人应该知道患者优先权,并能够表达和坚持这些优先权,他(她)不能将自己意愿与患者意愿相混淆。健康照护委托人也称"决策代理人"或"健康照护代理人"。

### 不予急救或不尝试复苏指令

对于出现心脏或呼吸骤停的患者,标准救护是启动心肺复苏术。在取得患者或健康照护委托人的知情同意情况下,不予急救(do not resuscitate,DNR)或不尝试复苏(do not attempt resuscitation,DNAR)的指令由医生下达,以警告其他照护者如果患者出现心脏或呼吸骤停,不应尝试恢复其心脏或肺功能。

尽管对下达了 DNR 或 DNAR 指令的患者不会启动复苏,但是患者仍应接受适宜的照护。在一项关于外科 ICU 危重癌症患者的研究中,研究者发现与其他患者相比,DNR 或 DNAR 指令的患者接受的医疗照护较少,但两类人群的支持性护理措施相同。DNR 或 DNAR 的指令不等于让护士认为患者不需要给予恰当治疗,认识到这一点非常重要。

## ▲ 以家庭为中心的护理

以家庭为中心的护理是危重症和姑息护理的基础。姑息护理把患者看作更大社会关系网中的一部分。病重和死亡不仅影响患者而且影响其家庭。美国危重症医学会发布的临床实践指南中,阐述了对重症患者家人提供支持的建议。这些建议包括采用决策分享模式,早期反复的照护性座谈会以减轻家人压力并提高沟通的一致性,在文化上尊重关于告知真相或知情拒绝的合理请求,精神支持,进行员工教育和汇报反馈以减少其与患者家属的互动对自身健康的影响,保证临床查房和复苏时家人在场,灵活的访视时间,家属友好的寻路标识牌以及患者死亡前中后的家人支持。

根据 Stannard 的研究结果,当患者有交流能力时,关于家人的最合理定义是由患者本人认定为家人的人。而当患者没有交流能力时,关于家人的操作性定义是能够阐述患者过去和未来状况的人。法律对家人的定义建立在血缘关系基础上,具有明确的限制性以清楚地辨别出一旦患者失去决策能力时,可能代表患者履行权利的人。

### 复苏时家庭成员在场

在一篇批判性文献综述中,Halm 指出研究发现家庭成员有权利在实施心肺复苏时留在现场,而且家庭成员认为目睹心肺复苏有助于他们处理丧亲。目睹心肺复苏与不目睹心肺复苏的家庭相比,前者在焦虑、抑郁、悲伤、侵入性意象或回避行为水平上并不比后者高。另外,无证据表明家庭在复苏现场会引致法律诉讼。

然而,研究确实也显示许多医护人员认为复苏时家庭成员在场会让他们感觉不适。与复苏经验较多的护士相比,复苏经验较少的护士对家属在场会感觉到更多不适。另外,被调查的医护人员表示她们担心在场的家庭成员可能会耽误时间并分散医护人员对患者的注意力。美国危重症护士协会推荐医院应该出台相关政策和措施,说明如何处置复苏时家庭成员在场的情况。有建议认为,一个成功的家庭成员在场项目应有一个专门的医护人员照顾在复苏现场的家庭成员。详见循证实践要点 6-1。

## 访视

为了应对临终期,应尽最大可能让家庭成员自由访视即将离世的患者。家庭成员会与患者沟通,抚慰患者,这使患者和家庭都感到安心。在患者即将离世阶段,可能会举行一些文化或宗教仪式。与患者家庭建立联系的医护人员应尽最大可能继续帮助患者和家庭成员。延长访视时间可以提供连续性照护,这对家庭来说十分重要,而

---

### 循证实践要点 6-1
### 实施复苏和侵入性干预时家庭成员在场

⚠ **预期实践**

- 应该让所有接受复苏和侵入性治疗的患者家属选择是否愿意在场。(证据水平 B)
- 所有病房都应该有一份公认的相关书面操作性文件(即政策、步骤或照护标准),就家庭成员是否选择复苏和床旁侵入性治疗时是否在场给出选项。(证据水平 D)

⚠ **支持证据**

- 研究和民意测验发现 50% 到 96% 的受访者认为在实施抢救和至亲死亡时,应该提供机会让家庭成员在场。
- 尽管有专业机构和危重症专家的支持,但是在美国仅 5% 的重症监护病房有书面政策允许家庭成员在场。护士的实践调查发现,大多数危重症护士在对患者实施复苏和侵入性治疗时,曾经被家庭成员请求让其在场,虽然没有正式的医院规定,但事实上她们也都将家庭成员带到了患者床旁。
- 研究发现,家庭成员在场有如下好处:
  - 对患者的好处:几乎所有的儿童患者都希望执行医疗操作时父母在场,成人患者报道家庭成员守在床旁让他们感到安慰和有帮助。
  - 对家庭成员的好处:守在床旁看到所有措施都已使用,可帮助他们消除有关患者状况的疑虑,降低家属对于患者情况的焦虑

和恐惧。满足家属与患者在一起的需求,满足家庭帮助和支持患者的需求。如果患者死亡,他们会体验到结束感,有助于处理悲伤过程。

- 研究显示,如果类似情况发生,94%~100% 曾经在场的家庭成员表示会再次选择在场。
- 研究也发现,家庭成员在场时没有干扰到护士的护理工作,也没有出现不良结果,且在场家庭成员也没有产生负性心理反应。

---

**美国危重症护士协会的证据水平系统**

**A 级**　定量研究的 meta 分析或定性研究的 meta 整合,其结果一致地支持某个特定的行为、干预或治疗。

**B 级**　设计良好的对照研究,其结果一致地支持某个特定的行为、干预或治疗。

**C 级**　定性研究、描述性或相关性研究、整合性综述、系统综述或结果不一致的随机对照试验。

**D 级**　有临床研究建议支持且经过同行评议的专业机构标准。

**E 级**　多个案例报告、基于理论的专家观点或经过同行评议但无临床研究支持的专业机构标准。

**M 级**　仅仅是制造商的推荐。

---

\* 家庭成员指患者亲戚或者与患者有既定关系的重要角色。

且可以帮助家庭成员和护士建立一种信任关系，让家庭成员确信护士所做的一切都是有利于患者的。

　　了解每个家庭的家庭动力学非常重要。比如，如果一些家庭成员间关系紧张，访视日程也许需要考虑避免这些家庭成员在访视时碰面。此外，护士应该能注意到患者不欢迎某个家庭成员来访的一些征象。患者可能会在这名家庭成员来访时表现出烦躁。护士应该扮演患者意愿的支持者。倡导访视权益与家庭和危重症护理环境相联系，这部分内容在第 3 章已进行了详细探讨。

## 家庭会议

　　家庭会议是医生和家庭成员间有组织地分享信息的一种机制。在家庭会议中，健康照护团队主要做以下两方面工作：(1) 提供关于患者状况和预后的信息；(2) 评估来自初级卫生保健和咨询服务机构的建议。家庭会议也是一种讨论会，探讨家庭成员对于未来照护的倾向，即家庭成员希望如何参与决策患者的照护目标。文化或宗教信仰可能影响沟通方式和家庭成员对信息的反应。

　　在举行家庭会议之前应该认真做好计划，因为家庭会议可能对所有参会者而言都是有压力的。Cutris 等描述了护士在家庭会议前后所扮演的角色（表框 6-2）。表框 6-3 阐述了如何促进家庭会议的开展。鼓励家庭成员积极参与家庭会议，可提升其满意度和提高医务人员与家庭成员间的沟通质量。早期主动召开多学科会议可以帮助减少不确定或有矛盾的信息，增强对家庭的情感和精神支持。

## 丧亲照护

　　患者离世可能以不同的方式影响家庭成员和医护人员。既往的应对技能、文化和精神信仰以及死亡时的周遭环境都会影响悲伤体验。由护士、社会工作者、牧师、医生和志愿者组成的多学科团队可以帮助家庭成员和医护人员处理这种悲痛。危重症护士应该熟悉其机构中对家庭成员和她们自己的有关丧亲的信息和支持性服务。丧亲支持包括告知家庭成员丧亲后他们应该做什么和有疑问时可以联系的医院工作人员。

　　危重症护士应该竭尽所能让家庭有足够的时

| 表框 6-2 | 家庭会议前后的护士角色 |
| --- | --- |

**家庭会议前**

- 向家属解释患者用到的医疗设备和治疗措施。
- 告诉家属与医疗团队成员进行家庭会议时会发生的事情。
- 与家属谈论其精神或宗教需求，采取措施努力解决其尚未满足的精神或宗教需求。
- 与家属谈论其特定的文化需求，采取措施努力解决其尚未满足的文化需求。
- 与家属谈论患者生命中有意义的事情。
- 与家属谈论患者的疾病和治疗。
- 与家属谈论其感受。
- 与家属追忆患者过往。
- 告诉家属可以与患者交谈并抚触患者。
- 与家属讨论如果患者能够参与治疗决策，患者可能想要什么。
- 提供一个让家人交谈的私密空间。

**家庭会议后**

- 与家属谈论家庭会议进行得怎么样。
- 与其他参加家庭会议的医务成员谈论家庭会议进行得怎么样。
- 询问家属他们在会议之后是否有任何问题。
- 与家属谈论其感受。
- 与家属谈论家庭内对照护计划的不同意见。
- 与家属谈论家庭会议对患者照护计划的更改。
- 支持家属在会议上做出的决策。
- 让家属相信患者可以保持舒适。
- 告诉家属可以与亲人交谈并抚触患者。
- 提供一个让家人交谈的私密空间。

　　From Curtis JR, Patrick DL, Shannon SE, et al: The family conference as a focus to improve communication about end-of-life care in the intensive care unit: Opportunities for improvement. Crit Care Med 29 (2 Suppl): N26-N33, 2001

| 表框 6-3 | 促进家庭会议 |
| --- | --- |

**为以临终关怀为主题的 ICU 家庭会议做准备：**

- 回顾对患者及其家人的已有认识。
- 回顾对家人态度和反应的已有认识。
- 回顾您们关于疾病的知识——预后、治疗选择。
- 检查您们自己的个人感受、态度、偏见和悲痛。
- 对地点和环境细节做出特定计划：安静私密的地方。
- 与家人事先讨论谁将参会。

**召开关于临终关怀的 ICU 家庭会议**

- 介绍每一个参者。
- 如果合适的话，请用没有威胁感的语调说："这是与所有家人进行的一次会谈"。
- 讨论这个特定会议的目标。
- 发现家属理解内容。
- 回顾患者已经发生和正在发生的事情。

| 表框 6-3 | 促进家庭会议（续） |
| --- | --- |

- 用一种对家属来说很有意义的方式，坦诚地讨论患者预后。
- 承认预后的不确定性。
- 回顾替代判断的原则："患者想要什么？"
- 支持家属的决策。
- 不要打破所有希望；如果合适的话，考虑重新将希望引导到有尊严的、舒适的死亡。
- 避免尝试给予太多医疗细节。
- 阐述清楚撤除维持生命的治疗不等同于放弃照护。
- 详细阐述会提供哪些照护内容，包括症状控制，照护地点和家人可以接近患者。
- 如果拒绝或撤除维持生命的治疗，就要讨论患者可能的死亡是什么样。
- 运用复述来表示您理解患者或家属的说话内容。
- 认可强烈的情感和使用反思去鼓励患者及其家属讨论这些情感。
- 容忍沉默。

**完成关于临终关怀的 ICU 家庭会议**
- 对疾病及其治疗问题达成共识。
- 对治疗作出建议。
- 询问是否还有任何问题。
- 确保基本的随访计划，确保家属知道有问题时如何联系到您。

From Curtis JR, Patrick DL, Shannon SE, et al: The family conference as a focus to improve communication about end-of-life care in the intensive care unit: Opportunities for improvement. Crit Care Med 29 (2 Suppl): N26-N33, 2001

间履行他们的告别仪式。但床位短缺可能使其变得困难。然而，如果不让家庭成员参与告别仪式可能会使丧亲过程变得更困难。有些走出丧亲悲痛的家庭成员说到，他们在很长一段时间里都记得与医护人员之间的不满意互动。在这段潜在的创伤期，护士必须保持敏感性。

## ▲ 情感、心理、社会和精神照护

临终期患者可能会经历情感、心理、社会和精神危机。危重症护士有责任帮助患者意识到这些问题的存在。跨学科团队可共同关注患者的失落、隔离、恐惧、忧伤等潜在的感受。有时候，这些危机可表现为生理症状，如疼痛、呼吸困难和疲乏。为帮助临终期患者，应鼓励社会服务团体、牧师、心理工作者和志愿者对患者进行评估和干预。FICA工具是一种进行精神评估的方法（表框 6-4）。

| 表框 6-4 | 精神评估 |
| --- | --- |

F　信仰、信念和意义（Faith, Belief, Meaning）
"您是否认为自己是有精神或宗教信仰的？"或"您是否有精神信仰帮助您应对压力？"如果患者回答"否"，护士可以问"什么会让您的生命变得有意义？"

I　重要性和影响力（Importance and Influence）
"您的信念或信仰对您的生命有什么重要性？您的信仰是否影响您处理压力的方式？您是否有特别信仰，可能影响您的医疗决策？"

C　社团（Community）
"您是否参加了精神或宗教社团？这些社团对您有支持吗？如何支持的？是否存在一些人组成的核心群体是您真正热爱的或对您很重要的？"教堂、寺庙或者清真教可以作为一些患者强大的支持系统。

A　解决问题 / 照护中的行动（Address/Action in Care）
"医务人员会如何解决照护您时碰到的这些问题？"把患者转诊给牧师、传教士和其他精神照护提供者。

Puchalski CM. Spirituality and the care of patients at the end-of-life: An essential component of care. Omega (Westport) 56 (1): 33-46, 2007

## ▲ 促进沟通

医护人员、患者和家人间的沟通是危重症照护最重要的内容，尤其在临终阶段。通过良好的沟通，与患者照护有关的所有人都能较好地理解住院期间如何对患者和家人进行照护。此外，良好的沟通有利于构建一种治愈性环境以满足患者、家人和医务人员的生理和心理需求。临终关怀涉及三个重要的沟通议题：建立治疗目标和优先权，确保跨学科沟通和告知坏消息。

### 建立治疗目标和优先权

建立目标和治疗优先权对帮助做出医疗决策很重要。问题呈现的方式可能影响患者和家人的决策。例如，如果护士问家属："你是否希望医疗团队实施所有能挽救您亲人生命的措施？"家属一定会回答"是"。在家属的脑海里，"所有"的反面是"没有"。所以，如果他们回答"不"，他们就会感觉好像他们正在放弃他们的亲人。此外，重要的是，护士要避免模棱两可的语言，并且要清楚地界定一些名词以确保对知识的共享。例如，危重症护士理解的"竭尽所能"通常包括插管、心肺复苏、除颤和其他侵入性治疗手段，而家人理解的"竭尽所能"可能仅包含那些有帮助的干预措施和叫来精神领袖。

Emanuel 等建议运用七步法帮助确定患者的照护目标。

1. 创造合适的环境。坐着、确保私密性和有足够的时间。

2. 确定患者和家人已经知晓的内容。澄清现在的情境以及此时应确立什么照护目标。例如，如果家人认为肾功能衰竭是暂时的，而护士认为肾脏已无法复原，那么照护目标的确定需要延后，直到所有人对于临床情境达成一致意见。

3. 了解患者和家人的期望，如询问家人对这最后一次住院抱有什么希望，或者他们希望患者在入住 ICU 期间获得什么转归。理解这些期望将有助于护士调整沟通，让家人对可能性重新定位。集中注意力思考为了实现这些期望可以做些什么。合适的话，确定那些不能做的事情，因为这些事无助于目标的实现或者根本不可能完成。

4. 建议现实的目标。为了帮助决策，分享关于患者疾病状况、疾病进展、相似条件下其他患者的经验和现有医疗水平下可能达到的治疗效果等信息。在信息分享之后，建议家属制订现实的目标（如舒适、平静、结束、关爱、撤除治疗性干预）并确定目标实现的方式。解决不合理或不现实的期望。

5. 以同理心应对家人各种情感表达。

6. 制订并执行计划。

7. 视情况评价并修改目标和治疗方式。

## 确保多学科沟通

清楚、一致的沟通过程对减少患者、家人和医护人员之间的疑惑、缓解压力十分重要。在与家人讨论前，危重症护士应了解他们对预后、目标和照护计划的意见，并将这些意见分享给其他医护人员，以保证信息的一致性。理想状态是所有护士以多学科方式前后一致地传递相同信息。医护人员达成共识是决定如何给出治疗选择的重要环节。提供前后矛盾的信息会给所有相关人员造成困惑，并有可能导致家人要求实施无益的干预措施。被要求提供对患者没有帮助的照护，会对护士造成道德困扰。其他学科诸如社会学、宗教学和伦理学，可以帮助在患者、家人和医护人员间澄清问题和价值。

## 告知坏消息或严重消息

尽管医护团队付出了最大努力，但是患者可能对干预措施没有积极的反应。保持诚实开放的沟通对维护患者和家人的信任很关键。因此，对危重症护士而言，练习坏消息告知技巧很重要。这些消息包括从告知某种抗生素不能降低感染，某种血管升压素不能维持正常血压，到告知家人患者已经死亡。因为护士 24 小时在床边照护患者，所以提前与家人沟通，告诉他们患者情况不太乐观，可能帮助家人避免在突然得知患者死亡时受到惊吓。危重症护士必须记住家人不是专业的医疗人员。医疗服务系统要求患者及其决策代理人积极做出治疗决策。然而有时候，由于临床医生担心法律诉讼的风险并试图放弃决策权，所以医疗团队会将关键决策权（如中断机械通气）交给家人。更好的方式是帮助家人了解持续机械通气的优缺点，然后一起做出决定。即使家人是专业的医疗人员，但他们首先是家人，其次才是医务人员，他们做决策时可能更多地依据的是与患者的关系，较少凭借理智做出医疗或护理决定。

告知坏消息的一些简单技巧包括以下用词：

● "考虑到我们给您姐姐的用药剂量，她的血压仍是让人担忧的。我们已经使用了药物安全剂量的极限值，可是她的血压依然毫无起色。"

● "呼吸机警报一直在响。可能提示您父亲的肺越来越抗拒机械通气。这真的不是一个好兆头。"

● "我注意到你母亲肾脏功能在过去的两天里不太好。我们已经尝试逆转她的病情，但好像现在她的心肺功能也出现了问题。"

以这种措辞告知坏消息能清楚地表达患者状况不佳而医护团队正在尽全力帮助患者。此时如果必须讨论坚持还是放弃维持生命的措施，家人可能会更容易接受坏消息，因为他们也看到了护士所看到的情况。

告知家人患者已经死亡，这是告知坏消息的一种特殊情况。护士告知坏消息的方式对家人记住的患者离世前几分钟的情况会产生重要影响。由 Kenneth Iserson 医生所著，名为《沉重用词：如何将突发的意外死亡告知幸存者》的书是不错的学习资料，可帮助护士学习如何向家人告知坏消息。这本书推荐护士可将死亡告知分为四个阶段：

准备、告知、支持和后续。

　　1. 在准备阶段，护士要收集所有关于患者死亡的事实，以便回答家人任何疑问。家人会试图搞清患者死亡的情况，并要求护士提供有关信息。

　　2. 在告知阶段，护士应称呼患者的姓名，而不是叫作"患者"或"死者"。

　　3. 在支持阶段，护士要随时回答患者家人的任何问题。

　　4. 在后续阶段，护士要向患者家人提供信息，如殡仪馆的名称，法医或验尸官办公室信息，以及有疑问时可咨询的医院联系人。

　　Iserson 医生的书中介绍了更多干预措施以及如何与家人讨论这些问题。在告知坏消息时，重要的是运用清晰、不产生歧义的语言。在告知坏消息后给予家人支持也很重要。护士逐渐找到传递这种坏消息的合适措辞，可使护士将注意力放在患者家人和他们对信息的反应上，而非信息本身和信息的传递方式。

## ▲ 伦理问题

　　伦理问题影响着危重症环境下护士工作与提供护理的方式。伦理和法律问题在本章与第 8 章进行概述。当讨论临终关怀时，有四个具有特别意义的伦理问题：双重作用原则、道德困扰、终止生命支持技术和器官、组织捐献。

### 双重作用原则

　　双重作用原则是一种伦理原则，用以区分患者想要的结果和不想要但是可预见的结果，它适用于一种措施可能有好坏双重作用的各种情况。双重作用原则最常用于临终患者的止痛药物治疗。阿片类药物用以缓解疼痛和其他痛苦症状，这是好的作用。然而，阿片类药物也可能引起呼吸和心血管功能抑制，如果任其发展不予治疗可能导致死亡，这是坏的作用。如果主要意图是缓解患者痛苦，即使意识到可能会引起患者死亡，那么使用阿片类药物在道德和法律上也是可以接受的。而如果主要意图是导致死亡，那么无论是从在道德还是法律上都可能允许使用阿片类药物。

　　临终关怀 / 姑息教育资源中心（EPERC）已经创建了"快速事实"，用以快速逐步指导如何处理各种临终问题（网址可见表 6-1）。

### 道德困扰

　　道德困扰发生于护士无法将道德选择转变成道德行动时。当护士知道应该采取的正确行动，但是当制度或人际因素限制其实现时，这种困扰就会发生。比如，护士总是比家人更早认识到治疗对患者不再有效。对家人来说，很难意识到治疗不再有效。当家人对治疗效果的理解与护士不一样时也会产生道德困扰。

　　美国危重症护士协会已经认识到道德困扰是影响工作环境的一个重要问题。为了创造更加健康的职业环境，它发布了一项可供护士使用的指南来解决这个问题。这项指南称作《道德困扰四步法》，为护士提供了一个处理道德困扰和寻找解决路径的框架。四步法包括询问、确认、评估和行动，以此促进改变，从而创造更加健康的护理环境。美国危重症护士协会会员可直接下载指南，其他人可联系协会办公室获得指南（网址可见表 6-1）。此外，医院生物伦理学或伦理委员会可随时帮助医护人员解决导致道德困扰的情况。

### 放弃或撤除生命支持措施

　　当护士和家人清楚地知道任何其他治疗都无济于事时，就需要做出撤除生命支持的决策。机械通气是在这种情况下经常被撤除的一种干预措施。其他可能撤除的生命维持措施包括植入式心脏除颤器或起搏器和血液透析。

　　当做出撤除治疗的决策时，需要特别考虑降低患者的痛苦，并将呈现在家人面前的患者痛苦最小化。撤除机械通气的决策，首先需要医疗人员与家人共同做出。拔管后需要应用阿片类药物和镇静剂减少患者的疼痛和不适。此外，应将呼吸机和心脏监护仪警报器静音，让家人将注意力放在患者身上，而非这些技术。Campbell 发表了有关成功撤除机械呼吸机的建议。另外，临终关怀 / 姑息教育资源中心网站上很多"快速事实"是关于撤除治疗的，包括撤除机械通气和拔出饲管（网址可见表 6-1）。

## 器官和组织捐献

心脏或脑死亡患者的器官和组织可被获取并用于器官移植。联邦法律(公共法99-5-9,9318部分),老年医疗照顾计划(Medicare)和联合委员会(即之前的医疗卫生机构认证联合委员会)都要求:(1)各个医院要有关于器官和组织捐献的书面协议;(2)这些机构要给予健在家人机会,以授权捐献其亲属的器官和组织。当进行器官和组织摘取时,应给予全部家人所需的信息,以让他们能够心情平和地做出决策,同时使他们感觉到自己的悲伤得到了充分的尊重。在某些情况下,家人可能早已开始与医疗人员就此问题独立地展开了交谈。

本地器官获取组织可以提供额外的资源。寻找您领域中的本地器官获取组织,请参考表6-1。

## ▲ 关怀护士

一些死亡会对一些人产生严重影响。儿童、朋友或同事死亡,大型伤亡事件或是特别恐怖的

创伤性死亡可对护士产生深远的影响。同事必须给予支持,寻找彼此支持的方式,而不是将死亡对同事的影响置之不理。根据Badger的研究,建议可采取一些自我保护策略,包括要求从照护责任中解脱出来,休息一段时间,与同事、朋友或护士长交流体验,花些时间反思事件发生后的感受,专注于正确的做法以及遵循基本健康原则如锻炼身体、冥想、幽默、音乐、合理膳食和充分休息。

在重症监护病房工作,对身体、智力和情感要求很高。一般情况下,应对死亡会对护士健康产生影响。在危重症护理情境下,因为需要优先处理病房和患者家人的需求,所以护士对患者的照护可能会延迟她们对自己悲伤的关注。重要的是要保持警惕,识别未表现出的悲伤、倦怠和创伤后应激症状和体征。这些症状可能包括生病天数增加,优柔寡断,解决问题困难,孤立感或戒断症状,行为失控,否认与震惊,关注细节,固定不动,极度平静,情感麻木如退缩、悲观或体验快乐能力消失,以及侵入性反应如不想要的或不愉快的回忆和闪回。为了保持情感健康,及时寻求帮助解决这些问题很重要。护理管理者和人力资源代表可以提供资源,帮助解决危重症护理工作压力。

## ▲ 临床适用性挑战

**案例分析**

你正在照护J先生,42岁,因"大面积心肌梗死"急诊收入心脏导管室。患者冠脉动脉左前降支和左旋支闭塞,经血管成形及支架植入术后血管再次通畅。但是,在心脏导管室里,患者出现收缩压持续低至70mmHg,心脏指数1.2,肺部水肿提示心源性休克。在导管室内运用多巴胺和主动脉内球囊泵后,患者被转至重症监护病房。

1. 当心脏科医生到达重症监护病房与J先生家人讨论病情和预后时,心脏科医生询问"如果J先生心脏停搏,你们是否希望我们做出一切努力?"家人看上去对这些问题充满疑

惑。作为护士,您应该做什么?

2. 住院第7天,患者血压、心脏指数和心理状况没有改善,跨学科团队计划召开家庭会议。作为护士,您将如何让家人做好会议准备?您又将如何在会议之后与家人一起进行汇报反馈?

3. 患者情况继续恶化,在住院第10天,家人决定撤除主动脉内球囊泵和多巴胺。晚上6:30,J太太提出想回家洗澡、吃晚饭并于晚上9:00回到病房,而这个时间超出了规定的探视时间。另外,晚上7:00护士换班,那时将由另一位护士接替您的班。作为护士,您将如何处理她的请求?

(译者:王毅欣)

# 参考文献

1. Rushton CH, Williams MA, Sabatier KH: The integration of palliative care and critical care: One vision, one voice. Crit Care Nurs Clin North Am 14:133–140, 2002
2. Ariès P: The hour of our death. New York, NY: Knopf, 1981
3. Luce JM, Prendergast TJ: The changing nature of death in the ICU. In: Curtis JR, Rubenfeld GD (eds): Managing Death in the Intensive Care Unit. The Transition from Cure to Comfort. New York, NY: Oxford University Press, 2001, p 388
4. Benner P, Kerchner S, Corless IB, et al: Attending death as a human passage: Core nursing principles for end-of-life care. Am J Crit Care 12(6):558–561, 2003
5. American Association of Critical-Care Nurses: AACN standards for establishing and sustaining healthy work environments: A journey to excellence. Am J Crit Care 14(3):187–197, 2005
6. Curtis JR, Treece PD, Nielsen EL, et al: Integrating palliative and critical care: Evaluation of a quality-improvement intervention. Am J Respir Crit Care Med 178(3):269–275, 2008
7. Davidson JE, Powers K, Hedayat KM, et al: Clinical practice guidelines for support of the family in the patient-centered intensive care unit: American College of Critical Care Medicine Task Force 2004–2005. Crit Care Med 35(2):605–622, 2007
8. Ferrell BR, Virani R, Grant M, et al: Evaluation of the End-of-Life Nursing Education Consortium undergraduate faculty training program. J Palliat Med 8(1):107–114, 2005
9. Malloy P, Ferrell BR, Virani R, et al: Evaluation of end-of-life nursing education for continuing education and clinical staff development educators. J Nurses Staff Dev 22(1):31–36, 2006
10. Ferrell BR, Dahlin C, Campbell ML, et al: End-of-life nursing education consortium (ELNEC) training program: Improving palliative care in critical care. Crit Care Nurs Q 30(3):206–212, 2007
11. SUPPORT Investigators: A controlled trial to improve care for seriously ill hospitalized patients. The study to understand prognoses and preferences for outcomes and risks of treatments (SUPPORT). The SUPPORT Principal Investigators [see comments] [published erratum appears in JAMA 275(16):1232, 1996]. JAMA 274(20):1591–1598, 1995
12. Field MJ, Cassel CK: Approaching death. Improving care at the end of life. Washington, DC: Institute of Medicine, 1997, 0-309-06372-8
13. Angus DC, Barnato AE, Linde-Zwirble WT, et al: Use of intensive care at the end of life in the United States: An epidemiologic study. Crit Care Med 32(3):638–643, 2004
14. Egan KA, Labyak MJ: Hospice care: A model for quality end-of-life care. In: Ferrell BA, Coyle N (eds): Palliative Nursing. New York, NY: Oxford University Press, 2001, pp 7–26
15. World Health Organization: Cancer Pain Relief and Palliative Care. Geneva, Switzerland: Author, 1990
16. Curtis JR: Caring for patients with critical illness and their families: The value of the integrated clinical team. Respir Care 53(4):480–487, 2008
17. Hanson LC, Dobbs D, Usher BM, et al: Providers and types of spiritual care during serious illness. J Palliat Med 11(6):907–914, 2008
18. McCormick AJ, Curtis JR, Stowell-Weiss P, et al: Improving social work in intensive care unit palliative care: Results of a quality improvement intervention. J Palliat Med 13(3):297–304, 2010
19. Campbell ML: Palliative care consultation in the intensive care unit. Crit Care Med 34(11 Suppl):S355–S358, 2006
20. Crighton MH, Coyne BM, Tate J, et al: Transitioning to end-of-life care in the intensive care unit: A case of unifying divergent desires. Cancer Nurs 31(6):478–484, 2008
21. Medina J, Puntillo KA: AACN Protocols for Practice: Palliative Care and End-of-Life Issues in Critical Care. Sudbury, MA: Jones & Bartlett, 2006
22. Mularski RA, Puntillo K, Varkey B, et al: Pain management within the palliative and end-of-life care experience in the ICU. Chest 135(5):1360–1369, 2009
23. Puntillo KA, White C, Morris AB, et al: Patients' perceptions and responses to procedural pain: Results from Thunder Project II. Am J Crit Care 10(4):238–251, 2001.
24. Zeppetella G: The palliation of dyspnea in terminal disease. Am J Hosp Palliat Care 15(6):322–330, 1998.
25. Mahler DA, Selecky PA, Harrod CG, et al: American College of Chest Physicians consensus statement on the management of dyspnea in patients with advanced lung or heart disease. Chest 137(3):674–691, 2010
26. Burdon JG, Juniper EF, Killian KJ, et al: The perception of breathlessness in asthma. Am Rev Respir Dis 126(5):825–828, 1982
27. Campbell ML, Templin T, Walch J: A respiratory distress observation scale for patients unable to self-report dyspnea. J Palliat Med 13(3):285–290, 2010
28. Emanuel LL, von Gunten CF, Ferris FD, et al: The Education in Palliative and End-of-Life Care (EPEC) Curriculum: The EPEC Project. Chicago, IL: Author, 2003
29. National Institue on Aging. Long Distance Caregiving: Chapter 19: What is the difference between an advance directive and a living will? 2006; http://www.nia.nih.gov/HealthInformation/Publications/LongDistanceCaregiving/chapter19.htm. Accessed October 20, 2006
30. Burns JP, Edwards J, Johnson J, et al: Do-not-resuscitate order after 25 years. Crit Care Med 31(5):1543–1550, 2003
31. Keenan CH, Kish SK: The influence of do-not-resuscitate orders on care provided for patients in the surgical intensive care unit of a cancer center. Crit Care Nurs Clin North Am 12(3):385–390, 2000
32. Fields L: DNR does not mean no care. J Neurosci Nurs 39(5):294–296, 2007
33. Stannard D: Family care. In: Schell HM, Puntillo KA (eds): Critical Care Nursing Secrets. St. Louis, MO: Mosby Elsevier, 2006, pp 767–772
34. Halm MA: Family presence during resuscitation: A critical review of the literature. Am J Crit Care 14(6):494–511, 2005
35. Family presence during CPR and invasive procedures. Practice Alert. http://www.aacn.org/AACN/practiceAlert.nsf/Files/FP/$file/Family%20Presence%20During%20CPR%2011-2004.pdf. Accessed October 20, 2006
36. Curtis JR, Patrick DL, Shannon SE, et al: The family conference as a focus to improve communication about end-of-life care in the intensive care unit: Opportunities for improvement. Crit Care Med 29(2 Suppl):N26–N33, 2001
37. McDonagh JR, Elliott TB, Engelberg RA, et al: Family satisfaction with family conferences about end-of-life care in the intensive care unit: Increased proportion of family speech is associated with increased satisfaction. Crit Care Med 32(7):1484–1488, 2004
38. Machare Delgado E, Callahan A, Paganelli G, et al: Multidisciplinary family meetings in the ICU facilitate end-of-life decision making. Am J Hosp Palliat Care 26(4):295–302, 2009
39. Puchalski CM: Spirituality and the care of patients at the end-of-life: An essential component of care. Omega (Westport) 56(1):33–46, 2007
40. Curtis JR, Patrick DL: How to discuss dying and death in the ICU. In: Curtis JR, Rubenfeld GD (eds): Managing Death in the Intensive Care Unit. New York, NY: Oxford University Press, 2001, pp 85–102
41. Iserson KV: Grave Words: Notifying Survivors About Sudden, Unexpected Deaths. Tuscon, AZ: Galen Press, 1999
42. Williams G: The principle of double effect and terminal sedation. Med Law Rev 9(1):41–53, 2001
43. Jameton A: Nursing Practice: The Ethical Issues. Englewood Cliffs, NJ: Prentice Hall, 1984
44. Rushton CH: Defining and addressing moral distress: tools for critical care nursing leaders. AACN Adv Crit Care 17(2):161–168, 2006
45. The four A's to rise above moral distress. http://www.aacn.org/AACN/practice.nsf/Files/4as/$file/4A's%20to%20Rise%20Above%20Moral%20Distress.pdf. Accessed October 20, 2006
46. Campbell ML: How to withdraw mechanical ventilation: A systematic review of the literature. AACN Adv Crit Care 18(4):397–403; quiz 344–395, 2007
47. Campbell ML, Zalenski R: The emergency department. In: Ferrell BA, Coyle N (eds): Textbook of Palliative Care, 2nd ed. New York, NY: Oxford University Press, 2006 pp 861–869
48. Badger JM: Understanding secondary traumatic stress. Am J Nurs 101(7):26–32, 2001

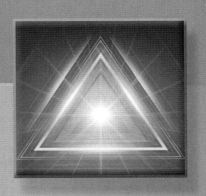

# 危重症护理的专业实践问题

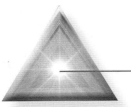

## 危重症护理的伦理问题

Connie M. Ulrich 和 Christine Grady

### 第 7 章

---

**学习目标**

学习本章内容后,读者应能够:

1. 解释伦理学在帮助护士和其他医护人员解决道德问题时所采取的方式。
2. 能够说出并描述适用于临床伦理学的伦理原则。
3. 描述伦理决策过程的步骤。
4. 识别可供护士帮助解决伦理困境的资源。
5. 通过实践中危重症护士面临的某个伦理问题实例讨论如何应用伦理原则解决问题。

---

危重症护士在临床实践中会面临一些比较棘手的伦理挑战。在重症监护室、二级病房、手术室、急诊室以及其他运转快速、高度专业的医疗场所工作的护士,必须能够识别日常护理工作中面对的相关伦理问题,并准备好与患者、家属、同事、管理者以及其他相关人员合作解决这些问题。由于危重症患者病情的不稳定性,会导致一些难于解决的伦理问题,这些问题通常包括医疗团队成员之间在治疗的利弊问题上产生分歧和冲突。例如,在患者或者家属想继续采取积极的治疗措施时,如何缓解治疗所带来的痛苦?护士和其他医护人员如何开诚布公地讨论临终问题,而这往往被视为放弃希望?护士如何在有限的资源条件下提供有益的服务?护士如何在危重症实践环境中作出令其满意的选择,提供最佳护理服务的专业目标?本章介绍护理伦理的基本概况、伦理原则的应用以及危重症护理中的伦理推理技巧,以使护士能

够自信地为患者提供最佳服务。

## ▲ 区分伦理和道德

伦理学是一门研究道德或行为准则,并对所做出的道德选择进行批判性反思或评价的科学。而道德则是某一社会群体的成员在判断正确或错误的动作和行为(包括"应该"与"不应该"做什么)等问题上普遍拥有的共同信仰,通常通过家族系统和宗教与文化传统习得。

由于护士是患者强有力的代言人,和患者的关系最为亲密,因此在危重症患者的护理过程中,护士经常纠结于一些伦理问题。尤其是当人们对某些特定情形下就什么是伦理上"正确"或"错误"的方法只达成了有限的共识时,挑战就更为明显。如当一个家属要求不要将诊断告诉预后

不佳的癌症患者时,护士应该怎么做?在这些情况下,是否应该总是说真话?Ulrich 等指出,在任何临床或研究情境中,当在患者治疗和护理的某些特别方面的孰是孰非问题上存在较大的疑问时,伦理问题即可发生。应用伦理原则并掌握其注意事项,有助于护士基于伦理立场表达合理的理由、澄清可能存在冲突的伦理原则并解决遇到的问题。

## ▲ 伦理原则

伦理原则是在进行医疗决策时需遵循的通用指南。自主性、有利、不伤害、诚实、忠诚和公正等原则可指导行动并提供伦理推理基础。然而这些原则并非绝对的,它们之间还可能存在冲突。由于危重症护士每天需要处理很多与患者相关的伦理问题,理解并应用这些原则可帮助她们为患者决定合适的护理方向。

### 自主性

自主性是自我决策的权利,是根据自己的意志决定自己的行为且不受他人干涉的权利。这是西方世界的核心价值观,反映了自我管理的个人价值观、目标和信念。

危重症护士通常被认为是患者的代言人,能够代表患者表达意愿。事实上,护士所护理的患者人群确实需要护士为其代言。他们既有长期依赖呼吸机的患者,也有需要由家属就临终期护理立即做出决策者。护士往往处于两难境地,因为她们需要努力推进患者的自主决策,包括保证患者的知情同意并有机会制订预先医疗指令。在一项就护士每天面临的伦理问题展开的调查研究中,作者发现护士(包括那些急救护理机构的护士)认为她们最常面对的问题与保护患者的权利和患者对治疗的知情同意有关。

知情同意尊重患者的自主性,通过为患者和家属提供他们所需要的相关信息,帮助他们做出符合伦理的决定。尊重自主性,在本质上就是要求专业人员在实施医疗服务和开展涉及人类的科研时,为人们提供信息,调查并保证他们是理解和自愿接受服务或科研的,并促进他们做出合理的决策。有时在医务人员看来是最有利于

患者的护理措施,却与患者的自主愿望不相符,此时就可发生冲突。在危重症护理机构,当危重症护士需要制订措施来推动患者开展自主决策时,可以用"护理干预分类"(nursing interventions classification, NIC)系统作为指导(表框 7-1)。

| 表框 7-1 | 护理干预分类 |
| --- | --- |

**支持自主性决策**

**定义**

为进行医疗服务相关决策的患者提供信息和支持。

**行为**

- 确定患者对其自身健康状况的了解和医务人员所了解的是否存在差异。
- 帮助患者弄清有助其做出人生重要决定的价值观和期望。
- 以明确和支持的方式为患者提供其他备选观点或解决方法。
- 帮助患者识别每种选择方案的优缺点。
- 在患者住院初期就能与其进行良好的沟通。
- 帮助患者明确护理目标。
- 适时获取知情同意。
- 促进共同决策。
- 熟悉机构的政策和程序。
- 尊重患者接受或不接受信息的权利。
- 根据患者的诉求提供信息。
- 必要时帮助患者向其他人解释相关决策。
- 充当患者和家属间的纽带。
- 充当患者和其他医务人员间的纽带。
- 应用交互性计算机软件或基于网络的决策助手作为专业支持的辅助工具。
- 适时寻求法律援助。
- 适时寻求团体支持。

From Bulechek GM, et al: Nursing Interventions Classification (NIC), 5th ed. St. Louis, MO: Mosby, 2008, p 247, with permission.

### 有利

让患者免受伤害和促进患者利益,是护士在道德上、法律上和专业上的义务。美国护士协会(American Nurses Association, ANA)指出,护士的首要承诺是"保障患者的健康、福利和安全"。这包括关爱及同情患者的行动,以及保护其免受伤害。有利原则是护士执业的必要条件,是所有护士与患者之间进行日常交流和活动的指南。有利原则预先假设:即使最终对患者造成了伤害,但它的前提是期望患者得到有利的结果。Beauchamp 和 Childress 提出有利的 3 个义务:避免伤害他人,

努力造福他人,消除不利或有害的环境。

在重症护理环境,有利原则常会与其他伦理原则(包括自主性原则)相冲突。患者和家属有时更愿意听从医护人员所做的治疗决策,尤其是在 ICU 这种充满危机和混乱的环境中,他们很难自己做出决定。危重症护士和医生还经常替某些患者代言行事,例如神经或认知能力受损的患者。如果不了解患者的自主愿望,护士在实施行动时应该考虑保证患者最佳的疗效。在没有得到他人明确同意时就代表他人决策,可能会被认为专断。"当医生、有利护士和其他照护者在实践中遵从有利原则这一首要义务,与坚持让被照护者自主做出有关生命的决策权相冲突的时候,此时通常容易被认为是专断"。重症监护环境下,患者容易接受这种专断,因为它对患者的好处远超过专断行为本身。一个常见的例子就是,经历了大手术后的患者,在其疼痛、无法入睡或不想被打扰时,医护人员帮助其翻身、深呼吸、咳嗽和床旁活动。

## 不伤害

不伤害的伦理原则要求我们避免对他人造成不必要的疼痛、痛苦或伤害。它和有利原则紧密相关,因此常放在一起讨论。遵循不伤害原则是对护士的基本要求,意味着除非存在其他超越了其主导地位,并与之相冲突的道德原则,否则护士就必须遵循该原则。不伤害原则要求护士不仅应避免在身体上对患者造成伤害,还应避免引起患者心理或情绪上的困扰。有时,伤害可由违反护理职业标准所致。护士需要不断努力,保持与危重患者有关的决策、治疗以及操作的利弊平衡。的确,一些用来改善患者病情的药物,包括甾体类、吗啡、两性霉素 B、肝素和其他药物制剂等,也可能给患者带来严重的不良反应。护士必须在重症护理过程中不断用到不伤害原则,而其中保证患者生命质量是重要的考量指标。

## 诚实

在美国,护士一直是最受信任的专业团队之一,因此,诚实和告知真相是建立护患关系的基础。美国护士协会发布的护士规范中指出:讲真话和促进知情选择的过程构成了行使自决权的基础,而尊重患者最基本的就是保证其自主决策权。患者有权决定自己的诊疗计划,获得准确而全面的信息,以便其在知情的基础上做出决策。

诸多研究结果显示,患者希望被告知自身疾病诊断的真相,需要充分了解某些治疗及其他备选措施潜在的风险和好处,使其能够在知情的基础上做出关于治疗的决策。有时由于信息传递的方式问题,使得所传递的信息即使是准确的,但也让人产生了误解或偏见,并导致冲突和不安。在临床上,告知真相是保持自主性、信任,以及维系与患者的良好沟通的纽带。

## 忠诚

忠诚就是通过保守承诺、履行合同和诺言来保证忠实于自己患者的责任。它是保持个体间关系的道德契约。护士在生理、情感、精神和心理等多方面都参与患者的即时护理。他们因此常与患者及其家属建立了亲密的关系,因而被要求坦率及信守承诺,即及时通知、更新信息并就护士 - 患者 - 家属关系间未能预料到的情况进行沟通。比如,以下案例中一位丈夫请求护士替他对患病的妻子保守秘密。他的妻子 50 岁,由于突发细菌性肺炎伴严重低氧血症、呼吸窘迫被收住 ICU,并接受机械通气支持。丈夫告诉责任护士,自己的 HIV 病毒检测结果呈阳性,且去年他就知道了该情况,但未敢告诉妻子,也不知道妻子目前是否被传染。护士是否应该因为丈夫害怕自己妻子知道该情况后夫妻关系不和而同意替患者丈夫保守秘密,直到他渡过情感难关并想出讨论该问题的最好办法?基于对患者的含蓄承诺,护士是否有义务去确定患者目前的疾病并非与 HIV 相关?当患者撤离呼吸机后患者问起护士自己为什么会生病、为什么会发生呼吸窘迫时,护士又该如何处置呢?

保守秘密是忠诚的一个方面,它是建立信任关系的重要组成部分。患者有权知道谁能接触到自己的健康信息、有权要求信息保密,且在保护隐私、安全和授权访问等方面有相应措施。在医患关系中,承诺保守秘密是医疗道德规范的一部分,但并非绝对。在某些情况下,可以违背保密原则。如保守秘密会很快给患者或者第三方带来伤害时。另外,在发生某些传染性疾病或虐待事件时,出于公共卫生报告的需要,无须保密。

## 公正

在重症护理中,公正是一条很重要的伦理原则,通常是从公平性的角度进行定义,或指的是与他人相比是否公平。在医疗服务中,公正通常会以分配性公正的形式,或在回答如何分配稀缺或有限的资源这一问题时而被讨论。最近,有关国家医疗服务方面的辩论引起了对一些伦理问题的特别关注,例如与美国卫生保健费用上升有关的伦理问题;此外,公众医疗服务的质量和目前标准疗法的成本效用及成本效益也备受关注。在重症监护和急诊室,由于需要确定优先照顾顺序,分配性公正问题经常发生,并已成为其常态问题。ICU治疗费用昂贵,且遗憾的是,美国每年约有五分之一的人死在ICU,而老人占了所有ICU住院患者的多达一半比例。公平分配不仅关系着技术和积极救治措施的合理配置,也关系到提供服务的病区和护理资源。

医院人手不足已成为影响危重患者护理的一个主要因素。宾夕法尼亚大学的Aiken等报道,在宾夕法尼亚医院,护士的人力资源配置与成人外科病房患者的死亡率和抢救失败(因并发症而死亡)有着密切关系。该研究发现,护士是医院内重要的监督和安全措施,因为增高的患/护比会给护理质量带来负面影响。人力资源配置是一个值得关心的伦理问题,也是分配性公正的指标,因为它直接影响到给患者的有利服务。人员配备不足已被发现是伦理相关应激的主要来源,最终会影响护士的工作满意度和留职。危重症护理管理人员和护士常常需要权衡本病房患者的护理需求、住院人数、可供床位数和满足这些需求的护士能力,从而不断调配该护理单元的各种资源。当人力资源短缺时,有时也就需要使用对某个病房或医院环境都不熟悉的护士,包括新护士和换岗护士。让这些护士熟悉重症监护单元环境并参加其他相关培训项目都十分重要,这些可使其了解危重损伤患者实践标准、政策、程序和其他护理技术。

### 放弃和撤除治疗

对危重或严重受伤患者何时撤除或放弃治疗,无论是对患者生命寄予一线希望的家属还是对长期照顾患者的医务人员来说,做这个决定都很艰难。放弃治疗可能是应患者和家属的要求,有时也可因为患者的病情太危重或不可逆,无论采取什么治疗患者都没有康复可能。撤除已经给予的生命支持措施(如呼吸机辅助呼吸、营养支持和水合治疗)有时在伦理上来说是恰当的,但是通常会给医生和护士带来更多的争论和困扰。当医务人员做决定时,他们会去寻求伦理和法律方面的建议,查看专业指南(如危重症医学会)、医院政策、伦理委员会的政策与程序,最终做出决定。Brock指出,任何情况下不启动生命支持和停止生命支持均需要得到道德证据。

在重症护理时有必要开诚布公地进行交流,因为在重症监护室内死亡的患者,大多数都会涉及撤除或放弃多重生命支持治疗的问题。家属通常需要面对一个困难的任务,即解释关于亲人预后的医学信息。有些患者和家属喜欢与医护人员共同决定治疗方案,而有些家属则更愿意听从医生的建议。危重症护士可以帮助家属一起做准备,就是否放弃或撤除生命支持措施展开艰难讨论。通过促成照护会议的举行,了解患者基于文化、精神和价值观的需求。当患者丧失语言能力时,应通过与家属沟通了解其意愿。同时,及时为家属提供关于患者护理计划以及目前情况的信息,并确保信息的及时、明确和真实性也非常重要。

### 无效医疗

人们已经以多种形式对无效医疗进行了定义,并常在危重症护理领域中讨论它。当医疗团队认为如果某种治疗措施无法帮助患者达到预期效果时,就可以认为无效。这时如果家属仍抱有康复希望并不惜一切寻找所有的积极治疗方法,就会产生很多矛盾和冲突。无效医疗可从质性(如价值观评价)和量性两方面进行评价。Schneiderma等指出,当一个医生判定(无论是根据个人经历、同事的分享还是已发表的经验性数据)在最近的100例患者中该药物治疗无效,就应该认为这种治疗方法是无效医疗。另外,Hastings中心指出,如果某项治疗已被认为无生理效益,那么医生就没有义务遵从患者或其代理人的要求继续实施治疗。

## ▲ 伦理是护理实践的基础

护理以历史规律和伦理规范为指导,并以此为基础与社会建立了契约关系。这种关系是以信任为基础的。事实上,在针对医务人员的民意测验中,护士在信任度和道德标准的得分上一直位居前列。护士的主要宗旨是确保为患者提供安全优质的护理服务,而她的集体道德责任还包括为社会提供好的服务。所有的护理人员都以自己的专业知识、自我职业规范和专业道德,作为自己的职业理念、实践和道德标准来约束自己。

当今社会,人口学资料不断变化(如慢性病和老龄社会),医疗费用上涨,伦理在人们理解护理职业哲学、价值观、职责和患者照护义务如何与变化着的社会保持一致时十分重要。由于护理专业(或具体到危重症护理)不断变革并发展新知识,而这又将强化新技术及其在危重症患者护理中的重要作用,因此持续评估其专业标准就十分必要。

## ▲ 护理伦理规范

1950 年,《护理伦理规范》首次由美国护士协会(ANA)发布,随后该规范被多次修订以及时反映当时的伦理、专业和社会关注点。最新的《护士伦理规范及解释性声明》(2001)是一份体现职业道德观的文件。它不仅阐述了对临床实践伦理行为的期望,也规定了护士职责,以保护其在医疗服务环境中的完整性。这个规范象征着护士成员对何为"社会性的好"的集体共识,并作为护士在进行与患者、家属或社区护理相关的伦理决策时的指南。可能有很多时候法律和伦理会存在冲突,然而每一个学科,包括护理学,都以伦理规范为约束。该规范代表了其专业实践标准的道德基础,并有助于确保公众对他们的信任。规范的九大规定概况见表框 7-2。

| 表框 7-2 | 美国护士协会(ANA)护士伦理规范 |
|---|---|

1. 无论何种岗位的护士,在护理实践中都应富有同情心,尊重每一个人应有的尊严、价值和独特性,不因社会或经济状况、个人属性和健康问题性质等因素而限制服务。
2. 护士的首要职责是为患者服务,无论是个体、家庭还是团体或社区。
3. 护士促进、倡导和努力保护患者的健康安全和权利。
4. 护士对个人护理实践负责,并根据护士应为患者提供最佳服务的义务,合理分配护理任务。

| 表框 7-2 | 美国护士协会(ANA)护士伦理规范(续) |
|---|---|

5. 护士应与对他人一样,同样对自己负责,即有责任保证自身的完整性和安全,保持胜任力,并继续个人和职业成长。
6. 护士参与建立、维持和提升医疗服务环境及就业条件,以有利于提供高质量医疗服务,并与通过个人或集体行动所体现的职业价值观相符。
7. 护士通过努力取得实践、教育、管理和知识进步,参与专业发展。
8. 护士与其他专业医务人员和公众共同合作,推动社区、国家和国际各方努力满足人类健康需求。
9. 护理专业,就如相关协会和其他成员所展示的一样,负责表达护理价值观,维持护理专业及其实践的完整性,并塑造社会政策。

From American Nurses Association Code of Ethics for Nurses. Washington, DC: ANA, 2001.

## ▲ 伦理问题

护理危重患者及其家属期间,任何临床情况下都可以发生伦理问题,此时人们表示出对某事伦理上是否"正确"或"错误"的担忧。重症护理中存在许多伦理问题。这其中包括但不仅限于以下情况:临终期治疗决策、告知真相、移植、不予急救、知情同意、对重症患者开展临床研究、协助自杀、激进治疗措施的采用、同事间的冲突以及资源分配。Ulrich 等报道,这些日常伦理问题频繁发生,常反映医务人员对保护患者权利、治疗措施的知情同意以及预立医疗照护计划和代理人决策等问题的担心。

一些证据表明,虽然护士每天与患者及其家属互动交流,但她们会因害怕遭到报复而不愿谈论所面临的伦理问题。Sulmasy 等强调,护理人员可参与敏感性话题(如不予急救)讨论,因为她们既自信又能干。她们在倾听、解释、安慰患者以及解决未能满足的需求方面起着重要作用。医疗机构应制定政策和程序,为护士就伦理问题寻求咨询提供支持。在专业培训和继续教育中,伦理教育也至关重要。此外,多学科团队工作十分必要,因为重症监护患者复杂的需求决定了需要包括护士在内的医疗团队所有成员参与讨论。

### 道德困扰

道德困扰已成为文献中经常讨论的话题,

是包括护士和医生在内的医疗人员普遍关注的问题。这一现象最初是在 20 多年前由 Andrew Jameton 定义的,即当一个人明知道应采取伦理上正确的行为但又无法实施时,他所产生的困扰。制约行为实施的因素可包括个人、社会或组织层面因素,也可是患者需求、有限的资源或由于工作环境中权威的施压所导致的无能为力感。Bell 和 Breslin 进一步补充,违背个人和专业价值观的行为也会造成道德困扰。道德困扰常会导致生理和情感症状,如愤怒、焦虑、沮丧、无能为力感和疲劳。此外,有研究表明,道德困扰与护士离职意愿也有相关性。

美国危重症护士协会(AACN)概括了一份关于减少道德困扰、营造健康工作环境的策略,主要包括四个方面:提问、确认、评估和实施(图 7-1)。Ulrich 和 Hamric 也督促护士应开诚布公地与其他医疗团队成员之间交流护理计划,必要时寻求伦理咨询服务,对针对提出伦理问题的成员实施的报复行为坚持零容忍,并就病情复杂患者的需求持续进行评估和对话。

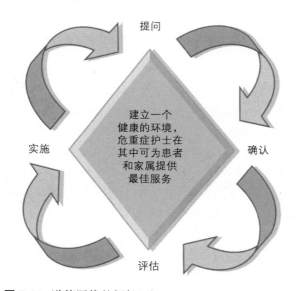

**图 7-1 ▲** 道德困扰的框架。(From American Association of Critical-Care Nurses:Position statement:Moral distress. Aliso Viejo,California,July 8,2004,AACN)

## ▲ 伦理决策

在伦理决策过程中,有几种模式可用于协助临床医务人员。案例法是一种务实且十分有用的方法,因为它允许医疗团队所有成员聚焦于特定的临床案例,找出可能带来道德问题的伦理问题并制订行动计划。

## 案例法方法

伦理决策的案例法方法步骤可见表框 7-3,这些步骤与护理程序相似。

| 表框 7-3 | 伦理决策的步骤 |
| --- | --- |
| 1. 评估问题 | |
| 2. 定义伦理问题 | |
| 3. 制订目标、决策并实施行动计划 | |
| 4. 评价过程并适时调整行动计划 | |

Adapted from Spencer E:A case method for consideration of moral problems. In:Fletcher JC,Spencer EM,Lombardo PA(eds):Fletcher's Introduction to Clinical Ethics,3rd ed. Hagerstown,MD:University Publishing Group,2005.

### 步骤一

评估是任何临床医疗或护理人员常做的第一步,也适用于伦理决策过程。确定及识别伦理问题是评估最为关键的部分。需要了解患者的病情、潜在并发症和治疗目标以及其他任何会影响道德决策的因素,包括家庭和组织系统。采集社会人口学信息也很重要,如年龄、性别、受教育程度、医疗环境以及其他可能影响决策或沟通的因素(如宗教、文化、语言)。举例来说,以下是可能有用的评估问题:患者是否在法律上有能力做出有关自己医疗问题的决策?患者和家属更倾向于什么?患者是否有预先医疗指令,可用于了解其治疗意愿?是否还有需要进一步讨论的利益冲突,例如患者与家属之间的冲突,患者、家属以及临床人员之间的冲突?该临床案例是否存在导致伦理问题的体制因素?例如,重症监护的目标,通常更倾向于采取积极治疗而不是姑息或支持治疗。

### 步骤二

伦理决策过程的第二步,是对某一感兴趣的特定案例进行相关伦理或道德问题的确定和排序。临床医务人员可以应用相关文献、机构政策、专业团队、委员会以及他们以往的临床经验或其他资源,寻找可能有相似伦理挑战的案例信息。这有助于指明解决特定问题的方法,或从临床医务人员道德上可选的多个方案中确定最终方案。

## 步骤三

步骤三聚焦于目标制订、决策和执行。在这一步,应鼓励参与制订决策的所有人去阐明自己的价值观和道德信念,以保证大家直截了当地就患者的需要进行讨论。Spencer 指出,解决伦理问题和制订患者护理计划息息相关。权衡每一个选项的利弊,并结合具体案例来研究伦理原则和相关理论,有助于临床医务人员更好地进行决策。如,本章最后"临床适用性挑战"关于 X 女士的案例分析中,通过允许患者死亡是否就意味着患者的自主权得到了提升?如何调和该案例给医务人员带来的道德困扰以及住院医生因此产生的他违背了专业行为规范的想法?有时,有必要寻求伦理委员会的伦理咨询或其他类型的帮助,以提供客观的外部声音。当讨论似乎陷入僵局时,还要促进医生或者患者家属之间,进行开诚布公的对话。

## 步骤四

对伦理决策进行评价,允许各方对手边的决策进行反思,并发现所有遗漏的机会。这一步需要考虑的问题包括伦理问题是否得到充分解决?是否达到治疗目标?如果没有达到,是因为什么原因?各方是否对结局满意?如果有必要对计划进行重新考虑,是否还有可供选择的方案?促成该案例解决的积极因素有哪些?哪些因素导致未能达到预期的结果?我们从中学到了什么?最后,临床环境中可以进行哪些教育变革(如果有的话)来解决今后可能碰到的类似伦理挑战?

## ▲ 促进伦理决策的策略

危重症护士在高度紧张的环境中工作,需要寻找一些策略,以帮助她们应对日益增长的服务需求。此处简单讨论发展一个支持伦理关怀环境的两大策略:机构伦理委员会、伦理查房和会议。

## 机构伦理委员会

许多医疗机构都设置了机构伦理委员会(IEC),以帮助解决患者护理中的伦理冲突,并发现临床实践中可能发生的相关伦理问题。伦理委员会由来自不同群体的人组成,包括医生、护士、社会工作者、教牧关怀咨询师、法律顾问、管理者和社区成员。伦理委员会提供伦理咨询,并就似乎无法解决的、有争议的伦理问题提供来自外界的声音,以帮助医务人员。此外,它还致力于促进医疗团队所有成员的教育培训。伦理委员会的建议是否具有约束性,主要取决于委员会自身。但是,伦理学术委员会可以为医务人员、患者及其家属提供支持,并提高他们对医疗服务的满意度。有些机构通过伦理委员会分支部门或独立顾问提供伦理咨询服务。

## 伦理查房及会议

查房是护理工作中重要和有用的方面,因为它可提供机会,深入讨论某个特定患者的健康服务需求,在护理工作早期发现临床、社会或伦理问题。重要的是,通过伦理查房,医护人员可以就当前所关注的问题提出自己的看法,并就个人主要价值观和偏好进行澄清。这包括关于不予急救(DNR)状态的问题、姑息治疗与根治性治疗、预先医疗指令、家庭成员间的矛盾冲突、医务人员之间对未来护理目标存在的争议、器官捐赠和文化宗教差异等。护士可通过建立固定的时间、围绕引起伦理关注或特别困扰医护人员的特定案例进行讨论的做法,使伦理查房成为病区日常工作的一部分。多学科伦理查房还提供机会,为多学科团队成员之间建立信任的工作关系,同时发展团队方法来发现病区内出现的价值观冲突问题。针对患者个体的伦理会议,也有助于解决复杂案例,促使患者及其家属与护士或多学科队伍进行公开对话。

## ▲ 临床适用性挑战

### 案例分析

　　X 女士,72 岁,过去 4 年一直在接受透析治疗,既往有高脂血症和慢性阻塞性肺病。目前因主动脉瘤寻求手术修补治疗。患者接受了主动脉瘤修补术,手术顺利,术后按标准给予护理干预。干预包括神经系统检查和每小时一次的为时 10 分钟的神经系统评估,机械通气辅助治疗,预防低血容量性休克和血流动力学问题,监测平均动脉压,同时进行持续透析治疗,术后患者病情相对平稳。

　　术后第 5 天,X 女士的病情仍然较重,但就她的疾病诊断和手术干预来说,已经处于一个相当不错的水平了。然而,她写了一张"我想死"的纸条给护士。护士安慰患者术后状况非常不错,并未就这张纸条采取进一步的干预。术后第 6 天,X 女士顺利拔管并经鼻导管给氧,同时给予一些血管活性药物。不到一小时,X 女士开始出现腹式呼吸并伴有轻度呼吸困难,立即给予 40% 氧气面罩吸入。氧饱和度一直维持在至少 94%,并在改为经鼻导管吸入 6L/min 的氧气后仍保持稳定。但是对于持续存在的背部疼痛,X 女士表示"疼痛难以忍受",并再一次表明了"我想死"的愿望。医生开出了床旁行硬膜外穿刺以减轻背痛的医嘱,但是 X 女士表示拒绝,她表示自己已经不想再与疾病抗争并接受进一步治疗了。家属同意了她终止所有治疗和干预措施并接受死亡的要求。主治医生表示不同意,想继续对其进行治疗。这时护士提出可为患者提供伦理、法律和心理咨询。然而 X 女士拒绝会见心理医师,不让心理医生进入她的房间,她表示自己完全清醒并想死。住院医生争辩说"这是杀人"并且不想参与 X 女士的任何医疗工作。护士认为应该认真对待患者的愿望,并尊重其自主权,但应采取谨慎的步骤来评估患者所说的话以及她的想法。

　　1. 我们应该怎样评估与患者之前的治疗偏好相反的请求?

　　2. 哪些因素可能影响患者的护理计划?

　　3. 对于该案例中所有的相关人员,你预计会有什么学习需求?

　　4. 应采取哪些干预措施去解决患者关心的问题?

　　5. 就患者的护理计划,你将如何确定最佳的处理方式?

### 致谢

　　感谢 Jill Gehman,注册护士,护理学士,在应对危重患者所面临的"临床适用性挑战"所给予的帮助。

(译者:王树欣、韩文军)

### 参考文献

1. Beauchamp TL, Childress JF: Principles of Biomedical Ethics, 6th ed. New York, NY: Oxford University Press, 2009
2. Veatch RM: Medical ethics: An introduction. Boston, MA: Jones & Bartlett Publishers, 1989
3. Ulrich C, Taylor C, Soeken K, et al: Everyday ethics: Ethical issues and stress in nursing practice. J Adv Nurs 66(11):2510–2519, 2010. doi: 10.1111/j.1365-2648.2010.05425.x
4. Hamric A: Reflections on being in the middle. Nurs Outlook 49: 254–257, 2001
5. Bulechek GM, Butcher HK, Dochterman JM: Nursing Interventions Classification (NIC), 5th ed. St. Louis, MO: Mosby, 2008
6. American Nurses Association (ANA): Code of Ethics for Nurses. Washington, DC: ANA, 2001
7. Cody WK: Paternalism in nursing and healthcare: Central issues and their relation to theory. Nurs Sci Q 16:288–296, 2003
8. Garrett TM, Baillie HW, Garrett RM: Health Care Ethics: Principles and Problems, 3rd ed. Upper Saddle River, NJ: Prentice Hall, 1998
9. Jones J: Nurses Top Honesty and Ethics List for 11th Year. 2010. Retrieved from http://www.gallup.com/poll/145043/Nurses-Top-Honesty-Ethics-List-11-Year.aspx, December 3.
10. Washington G: Trust: A critical element in critical care nursing. Focus Crit Care 17(5):418–421, 1990
11. Gallagher TH, Waterman AD, Ebers AG, et al: Patient's and physicians' attitudes regarding the disclosure of medical errors. JAMA 289(8): 1001–1007, 2003

12. Thomasma DC: Telling the truth to patients: A clinical ethics exploration. Cambridge Quarterly of Healthcare Ethics 3:375–382, 1994

13. U.S. Department of Health and Human Services: Understanding Health Information Privacy. Washington, DC: U.S. Department of Health and Human Services, 2010. Retrieved from: http://www.hhs.gov/ocr/privacy/hipaa/understanding/index.html

14. Pettrey L: Patient confidentiality: Is it ever OK to tell? AACN News 17(4):5, 2000

15. Angus DC, Barnato AE, Linde-Swirble WT, et al; Robert Wood Johnson Foundation ICU End-of-Life Peer Group: Use of intensive care at the end of life in the United States: An epidemiologic study. Crit Care Med 32(3):638–643, 2004

16. Aiken LH, Clarke SP, Sloane DM, et al: Hospital nurse staffing and patient mortality, nurse burnout, and job dissatisfaction. JAMA 288(16):1987–1993, 2002

17. Brock DW: Death and dying. In Veatch RM (ed): Medical Ethics: An Introduction. Boston, MA: Jones & Bartlett Publishers, 1989, pp 329–356

18. Gerstel E, Engelberg RA, Koepsell T, et al: Duration of withdrawal of life support in the intensive care unit and association with family satisfaction. Am J Respir Crit Care Med 178:798–804, 2008

19. McKinstry B: Do patients wish to be involved in decision-making in the consultation? A cross-sectional survey with video vignettes. Br Med J 321:867–871, 2000.

20. Schneiderman LJ, Jecker NS, Jonsen AR: Medical futility: Response to critiques. Ann Intern Med 125:669–674, 1996

21. Hastings Center Task Force: Guidelines on the termination of life-sustaining treatment and the care of the dying: A report of the Hastings Center. New York, NY: Briarcliff Manor, 1987

22. Greenwood E: Attributes of a profession. In Allhoff F, Vaidya AJ (eds): Professions in Ethical Focus: An Anthology. Toronto, ON: Broadview Press, 2008, pp 13–23

23. Sullivan W: Challenges to professionalism: Work integrity and the call to renew and strengthen the social contract of the professions. Am J Crit Care 14(1):78–84, 2005

24. Davis AJ, Fowler MD, Aroskar MA: Ethical Dilemmas & Nursing Practice, 5th ed. Upper Saddle River, NJ: Pearson, 2010

25. Danis M, Farrar A, Grady C, et al: Does fear of retaliation deter requests for ethics consultation? Med Health Care Philos 11(1):27–34, 2007

26. Sulmasy DP, He MK, McAuley R, et al: Beliefs and attitudes of nurses and physicians about do not resuscitate orders and who should speak to patients and families about them. Crit Care Med 36(6):1817–1822, 2008

27. Jameton A: Nursing Practice: The Ethical Issues. Englewood Cliffs, NJ: Prentice Hall, 1984.

28. Bell J, Breslin JM: Healthcare provider moral distress as a leadership challenge. JONAS Healthc Law Ethics Regul 10(4):94–97, 2008

29. Corley MC: Nurse moral distress: A proposed theory and research agenda. Nurs Ethics 9:636–650, 2002

30. Ulrich CM, O'Donnell P, Taylor C, et al: Ethical climate, ethics stress, and the job satisfaction of nurses and social workers in the United States. Soc Sci Med 65(8):1708–1719, 2007

31. American Association of Critical Care Nurses (AACN): Position statement: moral distress, Aliso Viejo, California, July 8, 2004, AACN.

32. Ulrich CM, Hamric AB: What is so distressing about moral distress in advanced practice nursing. Clinical Scholars Review. J Doc Nurs Pract 1(1):5–6, 2008

33. Spencer E: A case method for consideration of moral problems. In: Fletcher JC, Spencer EM, Lombardo PA (eds): Fletcher's Introduction to Clinical Ethics, 3rd ed. Hagerstown, MD: University Publishing Group, 2005

34. Bushy A, Rauh JR: Implementing an ethics committee in rural institutions. J Nurs Adm 21(12):18–25, 1991

35. Bartels D, Younger S, Levine J: Ethical committees: Living up to your potential. AACN Clin Issues Crit Care Nurs 5(3):313–323, 1994

36. Buchanan S, Cook L: Nursing ethics committees: The time is now. Nurs Manag 23(8):40–41, 1992

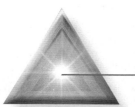

# 危重症护理的法律问题

Nayna C. Philipsen 和 Patricia C. McMullen

## 第8章

### 学习目标

学习本章内容后,读者应能够:
1. 描述影响危重症护理实践的主要法律领域。
2. 定义医疗事故(专业过失)的四个要素。
3. 描述针对危重症护士的常见指控。
4. 解释替代责任的类型。
5. 在重症患者监护中,应用知情同意和预先医疗指令的知识。

由于美国社会似乎比以前更爱打官司,因而涉及危重症护理的法律问题日益增多,以护士为对象或涉及护士的医疗事故诉讼也越来越多。诉讼包括拒绝和终止治疗、医疗事故的费用不断攀升等问题,已在全美社会被广泛讨论。立法者们正通过引入或制定生前遗嘱法以及医疗事故危机解决法案,逐渐将此类问题纳入他们的司法权。

本章首先就政府机构和影响护理实践的主要法律领域进行概述。然后,通过相关的危重症护理案件举例,回顾分析医疗过失、替代责任和患者自主权的法律原则;继而找到并解决适用于危重症护理实践的现有法律专题问题。

### ▲ 政府机构及其主要法律领域概述

美国宪法为全美所有法律提供基本原则和政策引导,政府的三权分立是为了实现权力制衡,减少当权者滥用法律的风险。每个州政府的结构都类似于联邦政府,由人民代表组成的立法部门制定并修改法律。行政部门则由总统或州长领导,包含联邦及州政府机构,他们执笔撰写并实施法规。这些法规旨在告诉人们应该做些什么来遵守法律。司法部门则由联邦和州法院系统组成,在出现纠纷时,由他们解读法律、法规并判定是否违宪。法院制定判例法(即后来的习惯法),为其今后对法律进行诠释提供指导。

法律纠纷首先由初审法院审理,法院对相关证据进行检查,然后以事实为依据对案例进行判决。部分有争议的纠纷被提请到高等法院,该法院被称为上诉法院。这些上诉法院对于初审法院法官或律师被认为出现的法律或程序错误做出判决,但是对于最初的争议不进行重审。

影响危重症护士护理实践的法律有三种类型,分别是行政法、刑法、民法。

### 行政法

行政法包括州和联邦的成文法及其配套法规,以及执行这些法律的管理机构。护士在申请护士执照成为专业技术人员时,就开始与州机构和法律法规打交道。每个州的立法机关都制定有相应的护士实践法案(Nurse Practice Act,NPA),该法案对护理实践进行界定,要求护士持证上岗,同时还建立了护理学校的标准。法案还将执法权赋予相应的州机构,通常是州护理委员会(State Board of Nursing)。该机构制定法规来告知公众和护士,护士实践法案在本州该如何诠释和实施。各州的护理委员会共同合作,通过国家护理委员会理事会(National Council of State Boards of

Nursing，NCSBN）制定共同标准并解决共同面临的挑战。在国家护理委员会理事会，它们派出代表实施研究、建立资源、颁布实践法案范本和立场声明。它们还负责发展和完善全国性的执业资格考试，即 NCLEX。

执业护士必须知道 NPA 的规定及其所从业州的护理实践的所有法规。如果护士不熟悉 NPA，他或她就必须联系州护理委员会来获取并学习该法案，这点十分重要。各州的护理委员会越来越多地将他们的 NPA 和法规放在网站上。NCSBN 的网站提供所有州护理委员会的网站链接，也提供护士执业及实践相关法律的其他有用信息。

为什么州政府要规范护理实践呢？美国宪法要求各州保护公民健康、安全及幸福感。对于护士来说，这一切从申请护士执照开始。在申请护士执照的过程中，新的护士申请人必须证明他或她可作为一个安全从业者开展护理实践，而这可通过完成经认证的学校的护理课程学习、通过国家护士执业资格考试并展示其良好的道德品质来证明。在执业初期，护士的公众保护意识往往较积极主动，但执业后保持胜任力的意识就常会变得被动。继续执业，护士要支付重新注册所需费用，按要求每年参加一定时间的护理实践或继续教育研讨会，无须重新回到护理学校学习或者再次参加执照更新考试。而护士能否继续执业，委员会常会根据投诉情况来决定。

投诉，无论是到达护理委员会的还是以诉讼案件的形式提交给法院的，对于危重症护士来说都是要特别关注的事。因为危重症护士护理的患者的病情并不像大多数其他护理领域的患者那么稳定，因此危重症护士承担着较高的风险。投诉可以来自患者、家属、其他医护人员或护士的雇主等许多方面。甚至护士具有报复性的前配偶也可就 NPA 中列入的任何违规行动投诉该护士。

例如，如果一个患者觉得他接受了不适当或缺乏职业道德的护理服务，他就可以和州护理委员会取得联系，并呈交对提供护理服务的一名或多名护士的诉讼状。随后州护理委员会将对投诉进行调查，一旦调查属实，即护士违背了 NPA 的相关规定，则护士的执业资格将受到限制甚至被剥夺。同时，护理委员会通过调查以决定此投诉是否有可吸取的经验。

美国宪法第五修正案中规定，在州或联邦政府剥夺公民财产之前，每位公民都享有走"正当法律程序"的权利。判例法表明，护士执业资格是一种形式财产，因为它可帮助护士谋生。因此，"正当法律程序"权利应被附加到护士执业中。这就意味着护理委员会要想通过剥夺或限制护士执业资格惩罚护士，必须符合一定的程序要求。首先，护士有权知道有人要求剥夺自己的执业资格，护士也有权参加按照 NPA 中的规定程序进行的听证会，以便对相关指控进行回答和辩护。

在大多数州，对护士执业资格指控的最终辩护将以在州护理委员会前举行的听证会的形式进行，该委员会的成员通常包括护士。为确保听证会的公正性，该护士必须出席听证会，同时还应在听证会上为其安排具有护士执业资格辩护经历的代理律师作为其代表。美国护士代理律师协会（The American Association of Nurse Attorneys，TAANA）是有该方面特殊专长的优秀律师的重要来源。在听证会上，委员会委员听取州的代理律师或者其他代表进行护士违背执业资格的案件陈述。对投诉事实了解的现场证人将出席作证并提供证据。这些证人包括参与了投诉调查、获得了相关医疗记录或其他文档的委员会委员，提出申诉的人，任何事件目击证人以及护士工作的监督者。然后，当事护士可直接或通过法律顾问与委员会的证人当场对峙，并提供反驳投诉指控的证据或证词。基于起诉者和当事护士的陈述，州护理委员会将做出判决，确定当事护士的行为是否违反 NPA，若违反，将采取什么惩罚措施来保护公众。通常来说，州护理委员会的决策就是最终判决。除非护士的正当法律程序权利受到侵犯，否则任何一方上诉，法院均将支持州护理委员会的调查结果。

虽然护士享有正当法律程序的权利不能被削减，但是对于州护理委员会认为对公众利益构成危险且诉讼一旦为真即构成紧急事件的行为，委员会有权立即暂停护士的执业资格。在暂停执业资格期间，当事人必须立即停止一切护理实践。不过，NPA 为护士提供了快速听证的权利，即在被暂停执业的短时间内安排听证会。

## 健康保险流通和责任法案

对护理实践有着重要影响的一个联邦机构是美国健康和人类服务部（Health and Human

Services,HHS),它负责制定法规并执行联邦法令,如健康保险流通和责任法案(health insurance portability and accountability act,HIPAA)、联邦医疗保险、医疗补助计划,包括医疗费用报销条例。危重症护士对 HIPAA 很熟悉,该法案是国会基于人们对电子健康档案安全性的担心所制定的法令。HIPAA 法案中的条款Ⅱ"隐私条例",尤其提高了危重症护士的相关意识,即护士在共享患者信息前必须确认哪些人有权接触该信息。HIPAA 非常明确地指出,患者对自己的健康信息有相应支配权,在多数情况下有权决定护士可与谁共享自己的病历信息。HIPAA 还就如何告知患者该权利提供了指南。当然分享患者信息时,以下情况不受法案约束,包括在医疗记录中与其他医务人员分享照护信息、与付费方分享收费信息、去身份信息(个人或所有可能确定身份的信息已被去除),以及公众福利所需信息,如公共健康数据、卫生医疗设备及专业人员法规,包括 HIPAA 的执行。HIPAA 的安全规则对护理实践也有影响。随着电子健康档案越来越多的应用,护士必须遵守保护电子信息的法规,包括使用密码和生物特征识别,定位电脑屏幕以保证相关信息不被未授权人员看到。违反有关联邦法规和标准可导致严重后果,包括了联邦拨付治疗费用的损失。

## ▲ 雇佣法

工作场所的法令及其配套法规构成了行政法的另一领域,可对护理实践产生明显影响。对于这些法规的具体讨论不在本章范围内,但危重症护士应该认识到许多法令会对其从事的护理实践、雇佣情况、安全工作环境享有权以及卫生保健主管和雇主的责任产生影响。每项法令由联邦或州政府执行,它们同时也负责法规的起草和修改。例如,公平劳动标准法案、职业健康和安全法以及家庭医疗休假法案由美国劳动部执行;美国平等就业委员会执行 1964 年的民权法案条款Ⅶ及其修正案,包括 2009 年的 Lilly Ledbetter 公平薪酬法案。国家劳工关系委员会则是一个执行国家劳工关系法的联邦机构。一些联邦机构,包括美国司法部和美国卫生和公众服务部的民权办公室,共同负责执行美国的残疾人法案。

## 刑法

刑法是公法。它包含了大量案件,在这些案件中,地方、州或联邦政府对那些采取错误或非法手段危害社会的个人提起法律诉讼。在刑事案件中,受害人也可充当州的证人角色。如果护士是某个指控犯罪的受害者,他 / 她也可以当证人。如果州政府指控某护士实施犯罪,则她就成为被告人。被告护士若被认定有罪,惩罚可能包括失去自由。护理刑事案件包括故意袭击和殴打、诈骗、盗窃、过失杀人以及谋杀。除了患者对护士由于玩忽职守导致的伤害提出的民事诉讼案件外,如果护士通过降低治疗标准蓄意给患者造成了伤害,则州政府会依据刑事法对其提起诉讼。涉及护士的工作场所暴力相关法律也在不断增加。但总体来说,在护理工作中的刑事案件并不常见。护士有时会照顾一些与犯罪活动有关的受侵害患者,这时他们发现自己卷入了该案件并成为该侵害行为的证人。在一些州,护士们还会被要求向刑事执法部门报告一些侵害行为。本章稍后的案例分析中将举例介绍一个刑事案件。

## 民法

民法是私法,是处理个体间冲突的法律。民法包括侵权行为法、合同法、替代责任和产品责任相关概念。侵权行为包括侵犯、袭击、殴打和过失。

## ▲ 危重症实践中的护理过失

重症监护室工作的注册护士的基本法律责任与其他科室的注册护士相同。出于对患者和医护人员的保护,注册护士需要坚持五个原则(表框 8-1)。针对护士及其雇主最常见的诉讼就是专业人员过失,就是所谓的医疗事故。

当患者经历了不当的床旁护理或出现了与护理相关的意外结局时,护理过失案件就发生了。如果由于意外结局导致了明显的经济损失,那么该患者可以通过民事法庭对责任护士的行为提出诉讼,控告其发生了护理过失。此时,护士也就成为此起民事过失案件的被告人。即使是在最好的时期,这种经历对于任何一个护士来说都会造成沉重的负担。首先,护士必须联系负责自己医疗事故事务的保险公司,咨询对护理过失案件熟悉的相关专家的建议。然后很快护士就将进入民事诉讼的下一步,也称取证阶段。该阶段需要准备相应文件,书面回答书面问题,即"质询"。而且最让人倍感压力的情况是,还需要证词,即宣誓后所给出的口头证言,它由法庭书记员记录,但在法庭外取得。最好的结果是,原告的律师在听完护士的证词后向法官提出放弃诉讼。但最糟的情况是,在下一个诉讼阶段,即审判期间,护士所提供的证词被用于挑战其诚信。审判阶段,双方的证人均会在法庭上作证并交换证据。就如在所有案件中一样的,在进入辩护阶段之前,提出诉讼的一方(原告)必须出示案件的证明。为了证明护士发生了过失,提出诉讼的患者需要提供与失职相关的所有证据,包括职责、失职、损害赔偿与因果关系。

---

| 表框 8-1 | 注册护士的五大法律职责 |
| --- | --- |

- 仅履行其经教育或临床实践获取的职能。
- 胜任上述岗位职责。
- 只给经评估有胜任能力的人分配相关责任。
- 能根据观察到的患者病情采取合理措施。
- 熟识雇佣机构的政策。

## 职责

职责指两个或两个以上当事人之间的法律关系。在大多数护理案件中,这种职责来自患者和医疗服务机构之间的合同关系,即当患者接受医疗服务时,就预示着合同生效。患者、保险公司或两者均同意为患者所接受的医疗服务支付费用。反过来说,医疗服务机构同意为患者提供"合理服务"。护士的职责则通过记录在患者病历里的护士签名呈现。护士有义务为所有患者提供合理的护理服务,也就意味着护士应该按照已建立的护理标准,提供在事件当时的情景下应该提供的护理服务。

在许多渎职案件中,争论的核心是护理服务标准。一起典型的渎职诉讼中,这种争论由双方雇用的专家证人(有时称作"决斗专家")完成。他们会提供相关证据,各自来支持本方对护理服务标准的不同解读。以下是一些可被用于判定危重症护理标准的因素:

- 来自重症监护专家的证词,可以包括那些作为专家证人的危重症护士的证词。
- 用人单位的工作程序和协议手册。
- 护理工作的描述。
- 护理研究,教材,专业期刊,药物书。
- 来自专业组织的标准和指南(如高级心血管生命支持[ACLS]和认证的危重症注册护士[CCRN]工作标准)。
- 管理专业人员和机构的法律法规。
- 私人认证机构的实践标准。
- 设备制造商的说明书。

## 失职

护理的标准是什么?在该环境下一个合格的危重症护士应该实施哪些护理措施?在原告方患者界定了护士职责后,患者有责任提供证据,证明护士违反了职责,即护士是失职的。是否存在业务过失,是通过将护士的行为和护理服务标准进行比较后得出的。未能达到护理服务标准的危重症护士,即违反了对患者的职责。

过失可以是普通过失,也可以是重大过失。普通过失意味着专业上的粗心大意,而重大过失则是指护士故意或蓄意忽视对患者造成伤害的已知风险。大多数案件属于普通过失,但有时也可发生重大过失,例如对于药物滥用或酗酒患者,护士如果忽视合理的护理建议或对患者造成了伤害,则属于重大过失。

## 因果关系

医疗事故法律要求在危重症护士违反护理服务标准和患者伤害之间存在因果关系。为了证明是过失事故,原告患者需要表明自己的损伤或伤害是由于护士的某些作为或不作为导致的,也就是说,如果没有相关行为伤害就不会发生。原告还需要表明此伤害是可以合理预料的。比如,护士给一个心率为 30 次/min 的心脏病患者服用地高辛,而该患者发生了心搏骤停,法院很可能会认定是护士的过失行为导致患者发生了心搏骤停;换言之,地高辛的错误使用是造成患者心搏骤停的"直接原因"。但是如果一个心率为 70 次/min 的患者服用了地高辛,突然发生完全无法预期的惊厥,则护士的行为可能就不会被视为惊厥发作的原因。这种情况下,护士一般是无罪的,因为惊厥发作不属于地高辛的预期并发症。

## 损害赔偿

医疗事故过失法律的目的是让受伤害的一方"完整"。该法律尝试让原告尽可能回到如果护理行为没有导致伤害,患者该有的状况。然而,患者所遭受的伤害不可能抵消。因此,大多数法院会试图对受伤的原告方进行金钱赔偿,以补偿原告所受到的伤害。货币赔偿可被广义地分为经济损害赔偿和非经济损害赔偿。

经济损害赔偿是指那些可以用一定数值计算的损害赔偿。医疗费用和薪金损失是主要的两大类经济损害赔偿。非经济损害赔偿难以计算,包括患者因为过失事故导致的疼痛、痛苦和配偶权力(关系)的丧失。无论由陪审团裁定的赔偿是多少,许多州和联邦政府会依据患者从疼痛和痛苦中恢复的量对患者的赔偿金额进行一定限制。"配偶权力丧失"的损害赔偿包括无力承担家庭任务以及婚姻关系的终结带来的损失。

因为患者受到伤害也可导致其配偶和未成年子女需要承受痛苦,因此他们也可以得到相应经济和非经济的损害赔偿。当原告是未成年孩子时,通常由其父母递交非经济损害赔偿诉讼,要求赔偿由于孩子社交和情感丧失所造成的损失。从经济赔偿角度,父母可以请求就由于需要照护孩子而导致的薪金损失获得赔偿。

围绕危重症护士的医疗事故投诉类型很多,下面的一些案件将说明在医疗事故案件中护士被诉讼的常见原因。

在给予液体和抗生素治疗的同时,医生开出医嘱,要将 T 转到另一家医院的儿科重症监护单元(PICU)进一步治疗。接收医院告知医生,他们需要在 PICU 为 T 准备病床,并且在 T 转运过程中需要安排相应的团队,然而此时这个儿童转运团队正转运一名患者前往另一个城市。此时 T 的病情出现恶化。他接受了气管插管,出现了恶性高热。在 T 到达医院 9 小时后,医生安排直升机将 T 转运。T 在第二家医院治疗数周,被诊断为脓毒性休克并由此导致器官损害。T 的父母以 T 的名义对第一家医院及医生提出了起诉,起诉他们失职并违反了医疗急救与分娩法案。证据显示当时有两名护士及一名医生对 T 进行了身体检查和评估。法院认为医院给予了合理的治疗及护理,驳回了 T 父母请求并撤消该起案件。

1999 年,美国医学研究所(IOM)公布了一项名为"是人就会犯错:建立一个更为安全的卫生系统"的研究报告,提高了人们对医疗差错的认识,包括严重的用药差错,这类差错在 5%~10% 的住院患者中发生过。专家们认为,引起差错最普遍的原因是系统本身,而并非系统中的个体执业者。报告推动了美国医学会国家患者安全基金会的建立,以及美国医疗机构联合评审委员会(JCAHO),即联合委员会创建非惩罚性医疗事件报告系统。目前存在的争议是什么类型的错误需要上报,个体执业者是否需要因为错误的发生受到惩罚。在重大过失中,不管对以上争议的答案是什么,对于给药错误,护士都应该对此负责。

┌─ 案例分析 ─────────

### 没有遵循合理的护理标准

T,7 岁,因主诉恶心呕吐和发热被父母送入急诊科。患儿接受了全身检查和全血细胞计数后,医生诊断其为病毒性上呼吸道感染,并让其出院。次日清晨,父母再次将 T 送至医院,此时患儿主诉腹痛和胸痛。T 被分诊为二类紧急事件并安置在检查室内。1 小时后,医生对其进行了检查,并开出了化验和胸部 X 线检查医嘱。根据检查结果,T 被诊断为肺炎,此时离他进入医院的时间为 2 小时余。

┌─ 案例分析 ─────────

### 用 药 不 当

A 婴儿被收治当地医院的 PICU,以确诊呼吸功能障碍病因。肺科专家、危重症医学专家、神经病学家和遗传学家对她进行了检查,以排除各种疾病。在经右股静脉行中心静脉置管时,医生无意中将导管置入动脉但立即拔出了导管。随后,婴儿出现了该腿的血流灌注不足。血管外科医生进行了紧急取栓术并注射了 162mg 婴粟碱。不久,A 婴儿发生了心搏骤停并最终死亡。婴儿的父母以注射的婴粟碱剂量错误为由起诉该医生。患者的鉴定证人指出，给婴儿注射婴粟碱导致患儿死亡，其主要原因在于医生没能确认准确的药物剂量。医生辩护称药物注射是手术室护士尤其是巡回护士的职责，相关的护理服务标准有此规定，故使其依赖护士执行药物注射。这个案例中，医生试图把药物使用不当的责任推卸给护士，但是没有成功。法院最终判决医生对该医疗事故索赔承担责任。

### 案例分析

#### 重症医学领域的刑事责任

D 先生，86 岁男性，因腹痛入院，被诊断为十二指肠近侧穿孔伴弥漫性腹膜炎。术后第一天，患者血清钾 3.2mmol/L，低于 3.3~5.5mmol/L 的正常水平。ICU 护士根据医嘱经胃管给患者注入相应剂量的氯化钾，但后续实验室检查结果表明，该药未被良好吸收。

D 的医生开出医嘱，要求 ICU 护士将 40mg 的氯化钾加入 100ml 的生理盐水。在护士告知医生氯化钾需要在 1 小时内静脉注入体内后，医生要求护士用注射器抽取 40mg 氯化钾稀释至 30~50ml 生理盐水。护士备好注射器但拒绝执行医嘱，因为她知道这样做很危险。另一位同样在场的 ICU 护士告知医生，医院有规定：1 小时最大补钾剂量是 40mg。医生于是从护士那里拿过注射器并直接给患者注射氯化钾。注射期间，D 先生出现呼吸停止，经心肺复苏未能成功。

该医生未能遵循合理的医疗标准，且完全无视 ICU 护士的提醒，导致其承担刑事责任。法院指控该医生过失杀人，"即虽然没有恶意，但是在执行可能导致死亡的合法行为时，由于不谨慎或不细心，导致他人死亡的非法杀害"。最终判决 5 个月监禁，36 个月的假释，$100 的评审费和 $25 000 的罚金。美国上诉法院第 10 上诉法院支持过失杀人指控。

### 替代责任

替代责任是指某人或某个组织需要为他人的行为承担相应责任。危重症护士有时会发现自己处在可能会有各种各样替代责任发生的情境中，包括雇主负责制、法人责任制、管理疏忽和个人负责制。

### 雇主负责制

雇主的负责被解读成"主承仆过"。在这一法律理论下，医院要对雇员所造成的疏忽负责。患者到医院寻求治疗，医院从中获益，因此医院需要对因为医院某个人的医疗差错造成的损害进行赔偿。雇主负责制就是基于此国家政策而提出的法律学说。该学说只适用于医院员工在其执业范围内所进行的活动。

雇主负责制既不适用于临时机构的工作人员，因为他们通常受雇于该机构而非医院；也不适用于外科医生，因为他们通常不是受雇于医院。另外，对于受雇于某医院的护士在该院之外发生的医疗差错，该学说同样不适用。

由于医院要对其雇员的护理行为负责，因此他们会为护士提供职业责任保险，旨在支付为医疗责任案件中的个人进行辩护所产生的费用。然而，许多护士也会为自己购买事故保险，以覆盖医院工作以外的护理行为，以及当医院内的多方遭到起诉时，由于他们可能存在利益冲突，护士需要选择自己的独立顾问来保护个人权利时所产生的费用。

### 法人责任

法人责任是一种替代责任，在医院需要对自己不合理的行为承担责任时发挥作用。比如，如果一个科室长期人员不足，而患者也因为人力短缺而遭受了伤害，那医院就要对此负责。对于设置有 ICU 或急诊室的医院来说，合理的做法是采取预防措施以保障员工数量充足或者是减少病床数或者住院患者人数。如果没有办法保证足够的雇员人数，按照法人责任，医院需要承担一定的经济损害赔偿责任。

法人责任也可能发生在"流动"状况下。在监护室工作的护士需要具备胜任工作的能力，应能够快速进行护理判断并根据判断结果采取相应措施。如果一个护士没有掌握 ICU 护士所必须具备的知识和技能，该护士就不能从事重症护理工作。没有熟练掌握重症监护护理理论和技能的护士需要向主管护士或者护士长汇报自身实际情况，并明确自己分别可以参与和不可以参与哪些护理行动。护士长及主管护士在其接受了足够的教育、培训并积累了经验后才能委以相应的责任。表框 8-2 列出了轮转护士关心的一些问题。

| 表框 8-2 | 轮转到不熟悉科室时的常见问题 |
| --- | --- |

1. 如果我被安排到另外一个科室工作,我必须去吗?

   通常情况下,你会被要求去其他科室工作。这时如果拒绝安排,你可能会因违背雇佣合同或未能遵守医院的政策和程序而受到惩罚。有些护理单元会和医院通过商议规定只有通过特别培训的护士才能去特定科室轮转。

2. 如果我轮转到一个不熟悉的科室,我应该承担哪些责任?

   你只需要从事自己有能力实施的工作。在许多情况下,这将会是一些基础护理工作。比如测血压和一些简单的治疗。如果你对该护理单元的药物类型不熟悉,则在真正熟悉它们之前,不应去给药。回忆一下学生在护士学校完成过的药品卡。这些药品卡之所以被分配给护生,是因为一个理性、谨慎的护士在不了解药物的药理知识、剂量、用法、副作用和与其他药物的交互作用之前是不会去为患者给药的。该道理也适用于危重患者监测。

3. 到新环境工作时,如果我感到措手不及,应该怎么办?

   建议你先辅助他人做一些基础护理工作,专业护理工作如有创血压监测、心电监护和不熟悉的药物使用,应由做好充分准备的工作人员执行。不要因为自己不熟悉各方面工作而觉得自己不称职。毕竟,你什么时候见过神经科专家去给产妇接生或实施剖宫产的?

4. 如果主管护师安排我去做一些我力所不能及的事,该怎么办?

   你有义务向主管护师说明你还不胜任这个工作,并可以要求安排他人去完成该任务。主管护师也应该意识到,如果她命令你去做一项不熟悉的工作并给患者造成了伤害,她也会因为监管疏忽负相应责任。

## 监管疏忽

监管疏忽是指管理者在没有对被管理者尽到合理的监管责任时需要承担的替代责任。例如,假设有一个护士轮转到一个不熟悉的科室并告知主管护士自己从来没有在监护室工作过,在这种情况下,如果主管护士安排该轮转护士实施有创监测就是不合理的。如果主管护士确实安排轮转护士承担这样的任务并由此造成患者伤害,那么她对于该患者的伤害应该负监管疏忽责任。

## 船长学说

医生曾经一度被视为护士的"船长"。因此,护士被要求执行医生下达的任何医嘱。该学说已基本被名为"个人责任法则"的法律概念所取代。

因此,护士可以根据自己所接受的专业教育、培训及临床经验,负责做出合理的决策。危重症护士在不确定医生下达的医嘱是否安全或合适时,不应想当然地遵循该医嘱,而应该向医生(或必要的话向护士长)寻求澄清。

> ### 案例分析
>
> #### 个人责任和独立的护理判断规则
>
> S 先生,46 岁,有室性心动过速病史。根据他的心脏状况,医生嘱其服用醋酸氟卡尼。某晚,他觉得心脏不适,于是朋友带他到急诊就诊。急诊心电图报告显示室性心动过速。S 先生告诉急诊护士和医生他不想进行心脏电复律,于是医生在电话咨询了心脏病专家后,开出了 5mg 维拉帕米的医嘱。用药不到 2 分钟,S 先生的血压骤降,癫痫发作,进入心搏骤停状态。最终 S 先生脑部受损,因为失去自理能力及语言能力被迫住进一家护理院。
>
> 急诊室护士、医生和该医院因此受到多条起诉,其中包括医疗过失。在作证时,该护士证实她曾通过了 ACLS 培训认证,承认知道维拉帕米禁用于室性心动过速。她表示自己当时虽然对使用维拉帕米存在疑问,但还是执行了医嘱。
>
> 法院发现,合理的护理标准要求护士采取干预措施预防并发症发生,不干预是违反护理标准的。另外,法院认为,根据护理标准,如护士认为某医嘱可能会对患者造成不良后果,她必须行使独立的护理判断职责。

## 可疑医嘱

以上案例描述了护士所处的复杂境况,即她们常感觉如果不遵从医生的医嘱,自己的职业就会受到威胁。然而执行一个有明显错误的医嘱又会给患者带来伤害。第二种情况的结果是,如果患者由于医嘱的缘故直接导致了伤害,则医生、护士以及作为雇主的医院均有可能要承担相应的责任。无论是从伦理还是专业保护的角度(何处可以允许危重症护士无需执照就可从业?),在某些情况下护士都应明智地拒绝执行一些可疑医嘱。

在各种医疗流程或指令中应有政策声明来指明解决可疑医嘱的方式。这一点对于所有医嘱都重要,对那些用于危重患者的医嘱尤其重要,因为他们经常有一些非常规剂量的给药医嘱。就存在疑问的医嘱,护士应该向下达医嘱的医生表达其担心的具体理由。通过这种方法,医生常会就患者医疗病历中的医嘱做出解释并给出医疗理由,或是基于护士提供的额外信息对医嘱进行更改。如果上述方法未能解决问题,许多医院会要求通知主治医生或护士长。另外一些医院则有政策规定,对于有疑问的医嘱应咨询服务主管。如果这些方法无法做到或不成功,危重症护士或任何其他护士都可以拒绝给药,且如果预料到该医嘱会对患者造成伤害,护士也应拒绝给药。

## 制订方案

如果危重症护士在没有医生现场监督的情况下被要求执行医疗活动,那么这些行为必须建立在已构建好的医疗方案基础上。这些方案应由医疗和护理部门制订,并经审核与州护理实践法案相符合。还应经常对这些方案进行审议,以使医务人员确信它们反映的是当前医疗护理法规和医疗服务标准。在医疗事故诉讼中,也可将危重症护理相关方案和程序引入,作为证据,去帮助建立适用的护理标准。虽然这些方案的引导作用很重要,但在选择适当的行动方案时,过多的细节规定也会对危重症护士工作的灵活性造成制约,很可能与实际护理实践不同,增加护士及医院所需承担的责任风险。

## 与医疗设备缺陷相关的责任

医疗器械,指实际用于患者护理的任何非药物类物品,包括复杂的设备(如主动脉内球囊泵、气管内套管、心脏起搏器、除颤仪)和相对简单的设施(如便盆、缝合材料、患者约束带和卫生棉条)。在 1976 年前,对医疗器械没有任何的管理。自 1976 年开始,美国人类健康服务部(HHS)下属的食品和药物管理局(FDA)对在美国销售的医疗器械进行规范化管理。1991 年 11 月前,无论是医院、合同工还是职工,都被允许但不强制要求向制造商或 FDA 报告器械故障。1990 年发布的《医疗器械安全法案》要求器械使用方(包括医院和日间手术场所,但不包括内科诊室)上报导致患者发生严重疾病、损伤或死亡的医疗器械故障,对于那些导致患者死亡的器械故障同时还需向 FDA 报告。严重的疾病或损伤不仅包括对生命构成威胁的疾病,还包括"需要立刻进行内外科干预以消除永久性身体功能或身体结构损毁的伤害"。因此,主动脉内球囊泵破裂时,需要立即把依赖球囊的患者转送到手术室,移除并更换该器械,这属于需要上报的器械故障。护士及其他员工应该参与器械故障上报,包括上报与用户错误相关的问题到指定的医院部门。那里的工作人员通常会负责决定哪些故障应该报告以及向谁报告。

2009 年,HHS 的秘书指导 FDA 专员发布了Ⅲ类器械(即那些对患者存在最大伤害风险的器械)的管理规定,以确保它们经过了最严格的上市前审查程序才被批准。我们有责任不使用存在有明显缺陷的仪器。如果有设施突然停止工作、发出异常噪音或有故障史但未被送修,医院可能要对此类设施造成的损害承担责任。同样,如果护士知道或应该知道这些情况但仍使用了该设备,也要受到相应处罚。以下案例涉及了有缺陷仪器的责任。

### 案例分析
#### 缺陷设备和医疗过失

V 女士入院行择期日间心脏导管术,入院时病情稳定。医生决定第二天施行血管成形术并放置支架。V 女士术后出现了并发症并被送入 ICU。在那,她发生了心搏骤停,并陷入昏迷状态,入院 2 天即因腹腔盆腔出血死亡。她的子女根据替代责任学说,以"其所雇佣护士的医疗过失"为由起诉医院,指控护士未及时将紧急情况通知医生。他们还起诉医院的医疗疏忽,指明医院未能在其处所配备 CT 扫描仪,而该设备应是医院合适及必要的医疗设备。法庭驳回了医院撤销诉讼的请求。

## 患者的自主决策权

法律保护患者的自主权,要求患者需在接收足够多的信息前提下做出知情、明智的接受或拒绝某项治疗的决策,被称为知情同意。对于照顾危重患者的护士来说,这尤其是一项挑战。获得患者、家属或指定代理人(患者无法做决策时)的知情同意是开出某治疗项目医嘱的医疗人员(通常是医生)的责任。护士则经常需要见证知情同意书的签署。此时,护士仅能证明文件的签名是来自患者或其委托人。当她实际见证了医生关于某项治疗基本情况、治疗存在的风险及益处、可供选择的其他方案以及潜在后果等的解释后,如果患者无任何疑义,那么护士可在护理记录或患者病历的指定部分进行记录,指明"已见证知情同意谈话过程",这会在患者或家属声称医生没有提供知情同意信息时的罕见案例中成为关键证据。

## ▲ 预先医疗指令:生前遗嘱和授权书

预先医疗指令是指允许患者提前做好医疗决策,以保护其自主决策权的法律文件,该文件在日后患者失去决策能力时使用。此处失去决策能力的情况可由疾病、年龄、创伤导致或由法院裁定。如果患者确实失去了决策能力,护士应当确认其代理决策人并联系其代表患者本人做出医疗决策。

如果患者未能书面指定代理人,将由州法律决定合适的家庭成员为其做出决策。代理人应根据患者的预先医疗指令或其他已知的愿望做出决策。这种情况可以变得非常复杂,尤其是当代理决策人不同意医生或其他医护人员的建议,不赞成患者在预先医疗指令里表达的愿望,或与其他代理人意见相左时(这种情况可发生在患者的孩子、父母或兄弟姐妹们分享代理决策权时)。虽然护士不应该执行她或他认为缺乏职业道德的程序,但护士或医生都不能用他们的判断去代替患者做出接受或拒绝哪一类措施的决定权。

生前遗嘱是患者在其具有民事能力时对家人及医疗团队成员做出的书面指示,在将来当患者无法表达愿望时可代替其表达愿望。生前遗嘱只适用于它所描述的有限的几种情况,可能不包括必须做的一些特殊决定。生前遗嘱只在当患者处于临终期且不能表达自己的意愿,或陷入永久性昏迷的情况下生效。所以,当患者生命垂危或暂时不能做出医疗决策时,生前遗嘱仍不可实施。

为提供更广泛的覆盖范围,患者必须准备好一份医疗服务长期授权书。这是一份具有法律效应的文件,允许患者在他还有能力的情况下指定代理决策人。该代理人,也称医疗服务代理人,有权力在患者丧失决策能力时,代替患者做出治疗和医疗服务决策。这种类型的文件允许当患者不能做出决策时,由患者所信任的朋友及其家属站在患者的角度替他做决定。

有先见的患者会既准备一份生前遗嘱,又准备医疗服务长期授权书。这能保证决策者的决定尽可能和患者想要的相接近。许多预先医疗指令会给医疗服务代理人就医疗事务进行特别的说明。比如,它会提供关于人工营养及水分补充的指导,或交代一些特殊治疗,如在某些特殊情况下的"不予急救"指令。

为响应1991年发布的名为《患者自主决定权法案》的联邦法令,美国的50个州都发布了允许患者执行生前遗嘱、实行医疗服务长期授权书和预先医疗指令的法令。但是,每个州会对这些文档的起草做出一些特别的要求。有些州要求预先医疗指令进行公证,另一些州则批准州指定的监察员在拟定预先医疗指令的优缺点时向患者咨询。对证人的要求在各州之间也各不相同。因此,了解适用于本州关于预先医疗指令的法律很重要。国家临终关怀和姑息护理组织的网页(caringinfo.org)就是了解相关法律问题的一个很好起点,在那儿你可以下载各州的预先医疗指令及指导。美国退休人员协会的网站(aarp.org)也为非专业人员和医务人员提供了关于制订医疗保健预先医疗指令的最新信息。

在大多数州,当呈献决策时,一份近期的生前遗嘱可能作为当患者不具决策能力时代表其意愿的证据。尽管目前还没有涉及书面生前遗嘱的任何案件,但已有一些关于患者口头表达其维持生命措施意愿的案件。

## ▲ 涉及生命支持措施的问题

关于拒绝和终止治疗的一些基本问题,可能会涉及危重症护士。不予急救(DNR)医嘱、由于宗教原因拒绝接受治疗、预先医疗指令、撤销生命支持都在该范畴内。

## 不复苏（do not resuscitation, DNR）预立医嘱

院内 CPR 的成功率各机构间差别很大，受患者环境和复苏因素的影响。但因为 CPR 的高侵袭性和可能构成对"个人有尊严地死亡权利的绝对违反"，因此并不是所有心搏骤停患者都适合进行 CPR。而且，CPR 对于处于疾病临终阶段或不可逆转状态且接受 CPR 毫无益处的患者也不适用。

官方权威部门推荐，医院应该制定相关政策，明确 DNR 医嘱的撰写和实施。大多数医院、医学会及一些州都出台 DNR 的政策。

尽管危重症护士和其他护士通常也大量参与了决策的制订，但是否对患者实施复苏是由主治医生、患者及家属参与完成的决策。而一般而言，在做出 DNR 的决定并写下医嘱时，需要具有民事能力的患者或其代理人的同意。

一旦做出了 DNR 的决定，主管医生需要写出医嘱并签下名字和日期。该医嘱需要定期审查，医院的政策可能要求每 24~72 小时审查。如果在急诊或其他 DNR 决定尚未正式达成和撰写的情况下，患者发生了心搏骤停，医护人员的决定应该倾向于抢救措施，立即启动复苏指令。不允许护士花过多时间去呼叫、医疗团队花太长时间来反应的"慢指令"。要么启动 CPR，要么不启动。

法院有时会介入 DNR 决策并通过判例法提供法律指导。2004 年，加利福尼亚法庭裁定了一个案件，案件中一位医生对一名并无生命支持或延长生命措施的轻症患者依法开出了 DNR 医嘱。该案件的 DNR 医嘱下达给了一位囊性纤维化的 11 岁男孩 Christian。在他的父母拒绝为他注射流感疫苗后，他患上了流感并继发了肺炎。一位护士证实医生和患者父母谈话当时她在场，而且鉴于 Christian 慢性不可逆的病情，他的父母均同意实施 DNR。

令人遗憾的是，据估计仅有 4%~24% 的美国人有预先医疗指令。预先医疗指令可以帮助解决一些棘手的决策，如上面那个案例中家人和医疗团队需要进行的决策。同样重要的是，患者应和家属及主治医生就临终期决策进行交谈。

### 案例分析

**停用呼吸机支持**

B 博士是一位 79 岁的核工程师，目前处于阿尔茨海默病末期，因吸入性肺炎伴植物状态收住入院。B 先生没有医疗服务预先医疗指令。他的儿子们就他的护理产生了家庭纠纷。经听证，法院指定 B 的一个儿子作为其监护人和代理决策者。2009 年，法院驳回了来自另一个儿子的请求，他要求举行关于他的兄弟是否有权停止对 B 博士的水分、营养和呼吸支持的听证会。

## 因宗教原因拒绝治疗的权利

### 案例分析

**耶和华见证人（基督教派）的救命性输血**

Petitioner 是一个 17 岁的耶和华见证人，被诊断为淋巴细胞白血病。他的医生给法院写信，请求法院判决他们有权给患者输血，以防止死亡或更严重的损害。青少年法庭发布了授权使用全血制品输血的命令，尽管这与患者的宗教信仰和他父母的愿望有违。Petitioner 提出申诉，要求法院建立一个关于习惯法"未成年人例外"的条款，允许青少年法庭的法官授权急救医疗服务的法律给出例外条款。该例外条款应允许"成熟的未成年人"做出他们的决定。法院对此案没有进行裁决，因为 Petitioner 很快到了 18 岁，有能力做出自己的决定，包括拒绝用于治疗其白血病的输血疗法。

一些法院不愿反对患者基于宗教原因拒绝接受治疗的决定，但对于尚无法独立的孩子的利益受到损害时，他们最有可能采取措施，比如，在一个案件中，康涅狄格州最高法院发现医院不能"把不必要的医疗服务强加给一个明确拒绝本服务的患者"。在这种情况下，危重症护士需要向医院的风险管理部或法律顾问咨询，以确保妥善处理这类法律问题。知情同意有时也会出现例外情况，比如，在时间和环境不允许的急诊情况下，实施某些操作不需要知情同意。患者也可通过声明他/她不想了解关于某个治疗措施或操作的信息，

免除知情同意权。

## 终止治疗：具有里程碑意义的法律案件

在许多案例中都会涉及生命支持措施，何时需要采取这些措施以及何时需要终止这些措施的问题。然而，该领域的法律尚不完善，随着每个州创建适合自己的指南以及科技进步带来新的可能性，该领域的法律会得到持续改进。

在著名的 Schiavo v. Schiavo 事件中，围绕死亡权利、预先医疗指令以及谁应该为昏迷患者代言等问题，美国舆论陷入了法与情的争斗。Theresa（Terri）Schiavo 是一个处于植物状态长达 13 年的患者。2003 年，Schiavo 的丈夫 Michael 不顾患者父母及兄弟的反对，请求停止对他妻子的营养和水分支持。

对此，Terri 的父母（Robert Schindler 和 Mary Schindler）掀起了一场波及佛罗里达州法院、美国上诉法院、佛罗里达州立法和行政部门、国会、白宫乃至美国联邦最高法院的争斗。除了法律行动外，行动各方还在民意法庭前尝试讨论 Terri 的现状和未来。

尽管这类案件在美国联邦最高法院并不常见，下级法院参与这类案件也不多见。当一个残疾人不能理解和连贯地说出自己的想法时，法律要求医务人员最先要获得患者本人的预先医疗指令。在患者没有预先医疗指令以及如 Schiavo 案件中发生的那样家属对治疗计划不能达成一致时，法院常反复纠结于到底由谁来做决策。

起初，Schiavo 的案子是一个典型的监护行为代表案件。请愿人（比如本案中的患者丈夫 Michael Schiavo）代表所谓丧失能力的患者（比如他的妻子 Terri）请求法院作为。提议让 Schiavo 先生作为 Terri 的监护人的决定告知了所有的利害关系人，包括患者的父母。此外，法院还任命了一个临时诉讼监护人，担负着代表丧失能力人的利益的职责。这种临时的诉讼监护人，通常是代理律师，是独立的一方，不代表任何一方利益，他的职责是审查医疗记录，采访所有医务人员，会见请愿人（即 Schiavo 先生）以及利害关系人。最重要的是，他还要评估所谓丧失能力者的精神和身体能力。临时诉讼监护人独立地向法院报告他对所谓丧失能力者的调查结果。

Schiavo 案件中，进行了一场允许请愿人、证人和任何其他利害关系人参与的羁押听证会，主要就以下 3 个问题进行证实：(1) 所谓丧失能力人的能力；(2) 所谓丧失能力人能否得到最好的监护；(3) 谁最适合作为其永久的诉讼监护人。为回答这些问题，法院把大量重心放在了临时诉讼监护人的调查结果上。

Michael Schiavo 成功保住了作为 Terri 的永久监护人位置，Terri 的鼻饲管被拔除。由于此案件和其他类似案件，整个国家内的各个家庭更加清楚地认识到：当预先医疗指令未被执行时，他们可能会面临人们在情感、法律和金钱上产生纠纷的可能性。

护士，尤其是在重症监护室工作的护士，经常会被那些无法理解他们所接受的护理措施的患者质疑。护士充当着教育患者、家人、朋友和社会的重要作用，以便能让他们知道了解和执行预先医疗指令的重要性。从律师的角度来看，目前的共识是花少量的钱准备有效的预先医疗指令，否则就得花大量的钱就监护人职责和终止生命的问题打官司。

值得注意的是，鉴于必须由医疗服务机构做出生命支持决策这一规则，直到 1976 年，才有了第一个全国聚焦的"死亡权"之争的案件，即 In re Quinlan 案件。这些案子关注由于疾病或其他状况而将走向临终状态的具有自主能力的未成年人和成年人。即便情形相似，各州的决策并不一致。比如，新泽西法院在审理 Karen Ann Quinlan（一个处于持续植物状态的 21 岁女性）案件时，坚持认为有关治疗的决策是掌握在患者监护人手里的，他们应和医院的伦理委员会进行协商。总统委员会则声明，只有当裁决是明确由州法律所要求的或有关各方对实质性的重要事件无法达成一致时，才偶尔启动对这些决策的司法审查。

**案例分析**

> **限制食物和液体的权利**
>
> Nancy Cruzan 是一位年轻女性，因车祸导致缺氧性脑损伤，并处于持续植物状态，靠胃造瘘管进行营养供给。患者现居密苏里州。在对 Nancy 实施康复治疗没有成效后，作为共同监护人的父母请求拔除喂食导管。患者所在的居家康复中心的员工拒绝拔管，Nancy 的父母决定寻求司法审查。经充分收集证词，初审法院批准了他们的请求。
>
> 在上诉中，密苏里州最高法院推翻了初级

法院的审判结果。首先,它认为密苏里州法律不允许由代理决策来决定如此重要的事。在该州,一个拟被终止人工喂养权利的人,无论是口头还是书面,必须曾经清楚地表达过他的意愿。这些意愿的证据还需要符合一些相对较高证据等级的标准,而且法院采信的这个标准也应是初级法院的诉讼中就已采用了的。

本案最终上诉到美国联邦最高法院,在 1990 年获得了宪法的确认。在判决发布后,Cruzan 夫妇回到密苏里初级法院,并通过另外的证人提交了进一步的证据,表明他们的女儿在具备民事能力时已表达了她的意愿。初级法院认为他们陈述清晰、证据令人信服,于是确认了共同监护人授权撤除喂食管的权利。

必须要注意的是,虽然 Cruzan 的案件仍然适用于法律,但在各州法院,对这一里程碑式的案件的解读和执行方式水平上却不尽相同。该案件得到了公众的普遍关注,但并没有改变除密苏里州以外的其他州法律。大多数州继续允许亲属代理决策,且所需的证据标准也较密苏里州低。我们还须注意到,不像先前描述的 Schiavo 案那样,所有家庭成员都同意终止 Cruzan 的人工喂养和补水途径。

如果在治疗开始之前或之后没有提出拒绝治疗的权利,那么同意治疗的权利也就没意义了。近年来,随着医务工作者在某些案件中越来越自然地建议拒绝或终止治疗,他们也遇到了一些家属的阻力,这些家属不管成功的希望是否渺茫仍希望坚持治疗。虽然没有法律原则要求一定要给病情不可逆的患者予以特别治疗(即使它明显徒劳),但可能真实存在的情况是,对于拒绝撤除患者生命支持措施的家属,医务工作者没有任何法律权利支持其强制执行,除非患者在丧失自主能力之前留下了表达个人意愿的书面指示。随着社会对有限医疗资源的重新分配,这种情况可能会随之变化。

在大多数州,终止治疗的问题不需要在法院解决。尽管这不是一个轻松的决定,但事实上,这种符合约定的医疗标准且患者也同意治疗与否的决策每天都在医疗机构如重症监护室进行。医院伦理委员会通常在这种情况下起着至关重要的

作用。

终止治疗和终止护理应有所区分。终止治疗不等于放弃患者。那些未被治疗的临终患者需要更高质量、更为敏锐的医疗护理服务。姑息护理能提供疼痛缓解和症状管理措施,使那些走到生命尽头的人获得更好的生活质量。提供优质护理的责任并不会随着从治愈性治疗转向提供舒适护理并及时转诊到临终关怀的决定而终止。

## 脑死亡

1968 年,哈佛医学院的一个专门委员会建立了一个确定脑死亡或不可逆性昏迷的哈佛标准。1981 年,医学、生物医学和行为研究伦理问题研究的总统委员会发表了《定义死亡》一文。委员会推荐了一个定义死亡的统一法令,强调以一般的生理标准而不是医学标准或检查来定义死亡,因为检查会随着生物医学知识的进步和技术的改良发生变化。所有州都有定义死亡的法律条文。有些州在法令上采纳了哈佛标准,而其他州的立法对脑死亡的界定更为广泛,且限制性更小。有些州用唯一的标准来确定脑死亡,而其他州则依靠许多因素,如对疼痛的反应和心脏功能的停止。尽管最终的死亡判定职责通常在于患者的主治医生并需要其他顾问医生的同意,但重要的是,护士应该清楚自己执业的那个州对死亡的法律定义。

脑死亡的患者从法律上,已认定为死亡,人们没有法律义务继续对他实施治疗。对于脑死亡的患者,终止生命支持无须经过法院的批准。而且,尽管我们期望在终止生命支持之前可以获得家属的同意,但这并非法律的必备要求。在终止生命支持之前,医生和护士应该确定该患者是否为器官捐赠者。

## 器官捐赠

在美国,每一个州都有一项根据统一解剖捐赠法案所制定的法规。法规确立了由器官捐赠者及其家人实施捐赠的合法性,同时规定了器官捐赠和受赠的程序。每个州也都有一些条款,让人们同意器官捐赠,如在驾驶执照上的指定地方有相关内容。最近,许多州都制定了"需要请求"法,这些法律要求医务人员在患者死亡时征询患者家属捐献器官的意愿,以增加移植器官的储备量。

## ▲ 临床适用性挑战

**简答题**

1. Jacqui 护士刚得知法官驳回了一项针对她的职业过失事故诉讼，因为患者没能指出任何构成获赔基础的损害。该患者对 Jacqui 的投诉属于何种情形？

2. 一名患者向护理委员会提交了针对 Jacqui 护士的投诉，指控 Jacqui 没能达到护理标准。Jacqui 收到一份关于投诉的通知和委员会关于暂停其执业资格的决定，因而得知此事。目前 Jacqui 处在一个什么样的情形？

3. Port 护士值班时，接收一个诊断为"排除肺炎"的新入院患者。该患者有一些需要紧急静脉推注药物的医嘱。Port 护士从配药室拿起一个静脉输液袋并给患者进行了操作。患者最终死亡，后来其他员工发现 Port 拿错了输液袋。这类情形该怎样处理？

4. Good 护士有一个肇事司机逃逸的未控制性出血的危重患者。该患者虽有意识，但其意识水平明显较差并伴模糊。Good 护士和执法人员急切地想找出患者相关信息，此时一位自称是患者兄弟的人出现，他表现得忧心忡忡并且询问他兄弟是否输了血，该护士应该做何反应？

（译者：王树欣、韩文军）

## 参考文献

1. National Council of State Boards of Nursing. Retrieved December 14, 2010 at https://www.ncsbn.org

2. Wendy Guzman: Individually and as Next Friend of T. Guzman v. Memorial Hermann Hospital System, d/b/a/ Memorial Hermann Southeast Hospital. Civil Action No. H-07-3973. 637 F. Supp. 2d 464; 2009 U.S. Dist. LEXIS 50574

3. Kohn LT, Corrigan JM, Donaldson MS, (eds): Committee on Quality of Health Care in America. To Err is Human: Building a Safer Health System. Institute of Medicine. Washington, DC, National Academy Press, 1999

4. Martin v. Ricotta et al: Supreme Court of New York, 2009 NY Slip Op 32976U, 2009 N.Y. Misc., 2009

5. U.S. v. Wood, 207 F.3d 1222; 2000 U.S. App. LEXIS 5475, 2000 Colo J. C.A.R. 1645, 2000

6. Las Colinas Medical et al v. Bush, 122 SW3d 835 (TX App 2nd Dist), 2003

7. U.S. Department of Health and Human Services, Food and Drug Administration: Medical devices: Medical device, user facility, distributor, and manufacturer reporting, certification and registration. Fed Regist 56:64004–64182, 1991

8. Government Accountability Office. 2009. Medical Devices: FDA Should Take Steps To Ensure That High-Risk Device Types Are Approved Through The Most Stringent Premarket Review Process. GAO-09-190. Retrieved from on December 14, 2010 from http://www.gao.gov/products/GAO-09-190

9. Aurea Esther Ramirez-Velez, et al V. Centro Cardiovascular, et al: CIV. NO. 05-1732(PG), 2007 U.S. Dist. LEXIS 81956, 2007

10. Omnibus Budget Reconciliation Act of 1990. Pub. L. No. 101-508 §§4206, 4751 (codified in scattered sections of 42 USC, particularly §§1395cc, 1396a) (West Supp), 1991.

11. Dumot JA, Burval DJ, Sprung J, et al: Outcome of adult cardiopulmonary resuscitations at a tertiary referral center including results of "limited" resuscitations. Arch Intern Med 161(14):1751–1758, 2001

12. President's Commission for the Study of Ethical Problems in Medicine and Biomedical and Behavioral Research: Deciding to forego life-sustaining treatment. Washington, DC: U.S. Government Printing Office, March 1983

13. Harris DM. Contemporary Issues in Healthcare Law and Ethics, 3rd ed. Chicago, IL: Health Administration Press, 2010

14. Margherita Underhill v. Long Beach Memorial Hospital Center et al: 2007 Cal. App. Unpub. LEXIS 3387

15. Scot Bernstein v. The Superior Court of Ventura County, 2009 Cal. App. Unpub. LEXIS 894

16. Ngo-Metzger Q, August KJ, Sinivsan M, et al: End of life care: Guidelines for patient-centered communication. Am Fam Physician 77(2): 167–174, 2008

17. Ackermann RJ. Withholding and withdrawing life-sustaining treatment. Retrieved December 14, 2010, from http://www.aafp.org/afp/20001001/1555.html

18. Stamford Hosp. v. Vega, 646 (CT), 1996

19. Huffman GB. Benefits of discussing advance directives with patients. Retrieved December 14, 2010, from http://www.aafp.org/afp/20001001/1555.html

20. Law v. Camp et al: 116 F. Supp. 2d 295 (CT), 2000

21. Michael Schiavo, as Guardian of the person of Theresa Marie Schiavo, v. Jeb Bush, Governor of the State of Florida, Charlie Crist, Attorney General of the State of Florida, Florida Circuit Court Civil Case No. 03-008212-CI-20, 2004

22. Schiavo v. Schiavo, DC CV-05-00530-T, U.S. 11th Circuit Court of Appeals, 2005. See also, Bush v. Schiavo, Case No. SC04-925, Supreme Court of Florida. The U.S. Supreme Court denied the Schindlers' petition for a stay of action without any further opinion, thus allowing the removal of Terri's tube feeding (S Ct Order 04A825), March 24, 2005.

23. In re Quinlan, 70 NJ 10, 355 A2d 647, New Jersey, 1976.

24. Cruzan v. Director, Missouri Department of Health et al, III L Ed2d 224, 110 S Ct 2841, 1990.

25. President's Commission for the Study of Ethical Problems in Medicine and Biomedical and Behavioral Research: Defining death: A Report on the medical, legal and ethical issues in the determination of death. Washington, DC: U.S. Government Printing Office, July 1981.

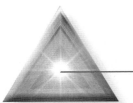

# 构建危重症卓越护理的专业实践模式

Janie Heath

## 第9章

### 学习目标

学习本章内容后,读者应能够:
1. 讨论护理专业性及护理卓越性。
2. 认识到专业化发展的特征。
3. 探索个人和专业属性,以构建危重症卓越护理服务的专业实践模式。

危重症护理快速发展的今天,当患者及其家属处于疾病、创伤和疼痛所造成的混乱与恐惧之中时,护士需满足他们的需求。寻求专业成长的时机常具有挑战性。卓越的专业实践需要一种"激情"去深刻地影响患者及其家属的生命。与此同时,还需要通过循证实践、最佳护理实践模式或两者共同来促进危重症护理专业发展。本章将讨论如何以价值观、愿景、精进业务、热情、行动和平衡为框架属性,构建危重症卓越护理实践模式。

## ▲ 危重症护士的界定

正如危重症患者及其家属一样,危重症护士是一个由多样化个体所组成的独特群体。知识渊博、技艺精湛和富有同情心是危重症护士诸多职业特质中的一部分。然而,"护理专业性"这个概念会带来不同理解,特别是对医疗服务对象而言。对一些人来说,护理专业性仍被会意为身穿一袭洁白制服;但对另一些人来说,无论身着什么制服,护理展现的是一种高水平的才智、人际、伦理和临床能力。Kalisch P 和 Kalisch B 早在 20 世纪 80 年代就首次报道了护理的概念,他们发现90% 的公众认为:"护士是亲切的女士,是医生的助手。"

危重症护士特别清楚,处理致命性心律失常、输注血液制品、为患者撤除呼吸机,实施这些护理措施远不仅是充当"医生助手",而是需要更多的整体护理专业知识、娴熟的技能和临床经验。对新护士和高年资护士而言,实现专业化和卓越化护理所需要的能力远远不止是照护最危重、最虚弱的危重症患者及其家属所需的床边技能。当 20 世纪 50 年代第一个 ICU 建立时,危重症护理开始被认为是一门专业。然而 Beresh 和 Gordon 却发现:越来越多的证据表明,危重症护理专业人员与大部分公众存在交流障碍。如果危重症护理想要被认可成为一门受重视的、有价值的专业,那么危重症护士就要大胆地宣扬她们的角色和职能。

最早对危重症护士进行的界定可追溯到 AACN(美国危重症护士学会,全球最大规模的护士专业学术团体)的年度会员人口统计学调查。1969 年以来,AACN 已经为超过 50 万担任过危重症患者及其家属照护者的护士提供服务。AACN 2010 年的年报显示,其固定会员约 8 万,60% 的会员年龄在 40~59 岁之间,具有护理学学士学位(图 9-1A)。会员人均年收入在 55 000 至 74 999 美金之间,25% 的会员拥有 20 年以上危重症护理工作经验(图 9-1B)。根据 AACN 会员调查结果,尽管执业者一直以女性为主体(90%),但是危重症男性护士数量也在增加(11%)。绝大多数会员(78%)是白种人,其次为亚裔(12%)、非洲裔(4%),西班牙裔(4%)和土著美国人(1%)。有趣的是 AACN 会员统计数据与 2008 年全美对 300 万注

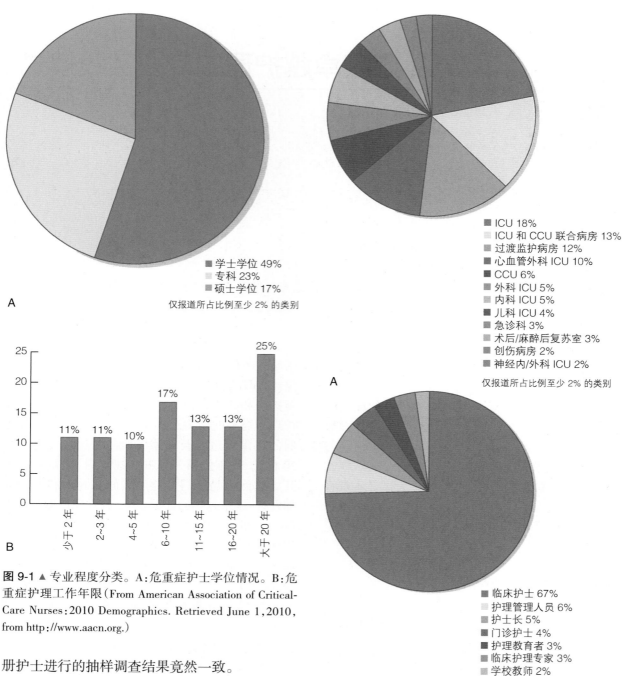

图 9-1 ▲ 专业程度分类。A：危重症护士学位情况。B：危重症护理工作年限（From American Association of Critical-Care Nurses：2010 Demographics. Retrieved June 1，2010，from http：//www.aacn.org.）

图 9-2 ▲ 危重症护士岗位分布。A：危重症护士工作科室。B：危重症护士职位。（From American Association of Critical-Care Nurses：2010 Demographics. Retrieved June 1，2010，from http：//www.aacn.org.）

册护士进行的抽样调查结果竟然一致。

　　评估这些数据具有重要作用，有助于驱动决策，确定对危重症护理实践、危重症患者与家属和危重症护理系统产生影响的趋势、问题、政策和主张。目前 AACN 会员中，18% 在 ICU 工作，13% 在 ICU 和 CCU 联合病房，12% 在过渡监护病房，10% 在心血管外科监护病房，6% 在 CCU，5% 在内科 ICU，4% 在内外科综合 ICU，4% 在儿科 ICU。剩余几类护士加起来不足 4%，包括在急诊科、术后 / 麻醉后复苏室、创伤病房、神经内外科 ICU 工作的护士（图 9-2A）。被调查的 AACN 会员中，绝大多数（67%）是临床一线护士（图 9-2B）。

AACN 会员的这些统计数据与 Kirchhoff 和 Dahl's 所做的"危重症护理机构和病房的全国性调查"研究结果基本一致。该研究显示，74% 的被调查机构为非政府、非营利性组织，平均有 217 张床位，年度住院量 13 000。

## ▲ 护理专业性的界定

对护理专业性的界定超越了危重症护理学范畴。一直以来,人们都在探讨护理是否是一门真正的专业。20 多年以来,Kelly 一直强调护理被认可为一门专业很重要,因为它反映了社会对护士工作的重视。然而,一些人认为:因为从事护理工作不要求具有学士学位,所以,护理顶多被称之为一门要求配备新的护理教育模式的新兴专业。这些新模式,如临床护理领导者和护理博士学位课程,被认为有助于确保患者结局质量与患者安全。但是,其他人则认为护理学取得了足够进展,在现有护理教育模式下已具备成熟专业的状态。

"专业性"的早期定义之一来自 Abraham Flexner,其在 20 世纪初撰写了一份经典的《Flexner 报告》,以改革医学教育。Flexner 界定专业性是一个职业获得专业身份的过程。尽管其他专业也都界定了各自专业标准,但是 Flexner 的定义仍是很多专业界定标准的基础。1981 年,Kelly 第一次将 Flexner 的定义引进了护理专业,提出了界定当今护理专业特征的理论框架(表框 9-1)。

| 表框 9-1 | Kelly 对专业特征的定义 |
| --- | --- |

- 护理服务对人类和社会福祉具有重要意义。
- 护理专业有其特殊的知识体系,该体系通过研究不断地丰富。
- 护理服务包括智力活动,责任制是其主要特征。
- 护理实践者是受过高等教育的。
- 为患者提供服务是推动护理实践者的动力,工作是他们生命中的重要组成部分。
- 有专门的伦理规范,引导实践者去做决定和执行行为。
- 有专门的协会,支持和鼓励专业实践标准的建立。

From Kelly L:Dimensions of Professional Nursing. New York, NY:Macmillan,1981; and Joel L:Kelly's Dimensions of Professional Nursing,9th ed. New York,NY:McGraw-Hill,2003.

很大程度上来讲,由 Flexner 和 Kelly 提出的标准仅相当于致力于专业角色的个体所应承担的个人责任和义务。一位传奇的护理领袖 Margretta Styles 认为护理专业性只有在其成员具备了专业化思想后才能实现。与 Kelly 观点一致,Styles 认为专业性必须要有社会责任感,致力于极佳的专业表现,且珍视集体与同事之间的合作。然而,

Styles 在其护理生涯末期提出了一个新名词来描述护士的工作:专业人士。用她的话来说,专业人士努力为他们的职业建立一个坚固的基础,即伦理、学术、政治和社会经济基础,以此充当一个强大专业发展和提供服务的基石。

研究人员也在危重症护士中对专业性的描述进行了调研。1994 年,Holl 通过调查发现了下列危重症护理特征:专业信念、决策、教育水平、专业护理组织会员资格、认证。Holl 发现参加继续教育和专业组织的护士比其他护士更能独立地思考和创造性地解决问题。在类似的研究中,Heath 等发现危重症护士对护理和促进专业化具有较高的热情,自我激励是促进危重症护士个体职业发展的最主要因素。其他被评估的专业发展特征包括参与雇佣机构委员会、社区服务及同行认可。值得注意的是,本章将以"最初由 Kelly 提出,后经研究证实的一些专业特征"作为危重症卓越护理实践的标志。

## ▲ 护理卓越性的界定

"卓越性"可被误以为与"最好的实践"类似。没有一个定义能完全诠释每一个个体对"卓越性"本质的看法。对于有些人来讲,护理专业的"卓越性"应可以被看到、听到和感受到。例如如果危重症护士在患者的实验室检查出结果或血流动力学变化之前已经预见到患者的病情变化,那么这就是卓越性。而其他人对"卓越性"的描述则是危重症护士能在患者出现症状之前就能闻及第三或第四心音,或者是危重症护士能够察觉到采用神经肌肉阻滞法而未用止痛药的术后患者疼痛的方式。

Weston 等认为护理专业的"卓越性"是一个动态的过程,它不断地被修改和完善。随后他们进一步将"卓越性"描述为与人们想要不断提升的标准持续比较的过程。Weston 将高级实践护理的"卓越性"界定为六个属性,分别是价值观、愿景、精进业务、热情、行动和平衡。本章采纳这些属性并对其进行了一定的修改,用于阐述危重症护理专业实践模式(图 9-3)。该模式的基础层由强烈的价值观和愿景构成,支撑架构则包括精进业务、热情、行动和平衡。模式的最上层是结构的本质——危重症护理的卓越性。模式的每一层

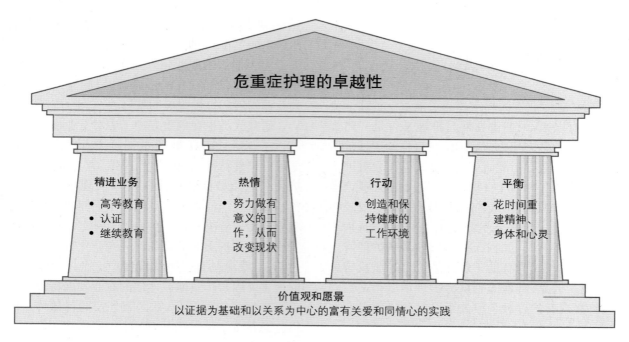

**图 9-3** ▲ 危重症护理专业实践模式

结构都界定了可用于持续性自我反思的具体特征,对发展和实现危重症卓越护理十分必要。

## 价值观

### 案例分析

当我们对事情还保持沉默时,我们的生命也走到了尽头。

马丁·路德·金

#### 对危重症护理卓越性的内涵——价值观的反思

一组参加 AACN-VitalSmarts "沉默杀人" 研究焦点小组的护士,将同伴描述为没心没肺的人。他们不与她直接面对和沟通,而是会把她做的工作再检查一遍,有时突然冲进病房重新测量血压或者再做一次安全检查。他们已经在这个护士周围工作了一年多,整天提心吊胆,怕她出错。其他护士们怨恨这个护士,但从不与她交流他们的担忧,也没有任何一个医生与她交流,而是回避她,一旦她犯错,想办法去帮她弥补。数据进一步显示,在全美医院 1 700 个健康服务提供者和管理者中,84% 的医生和 62% 的护士及其他医务人员看到过同事偷懒走捷径,而这对患者可

能是十分危险的。本研究证实了 10 万名研究对象与我们所沟通的内容其实就是实现最优护理服务的最主要障碍。通常,加强工作场所的沟通被视为"软性问题",但其实我们如果想提升患者安全,就必须要建立一种支持和要求同事间坦率沟通的环境。

你是否重视关于胜任力和责任的沟通?你是否重视一种健康的工作环境,在这种环境下人们可通过有效沟通保护患者并促进合作性关系?你对促进护理卓越性和改善急危重患者生活质量有怎样的价值观?

当专业人员反思他们核心价值观的时候,就可看到真正的卓越性。一个人的专业价值观、雇佣组织价值观乃至其个人价值观是引导专业实践卓越性的行为。危重症护士对床边所带来的独一无二的贡献通常就是其内在核心护理价值观的反映。这种与护理的深入个人联系,赋予了护理专业很多含义。"nursing"来自拉丁文"nurtrine",意思是"培养"。"nurturing"描述了为别人提供支持和护理的一种能力。危重症护士被赋予职责,去为那些面临威胁生命的状况、遭遇生命中最脆弱状态且需要最私密时间的个人提供护理服务。通过这种利他主义(期望帮助别人)价值观,才使危重症护士有能力创造性地搭起高科技、高技术个

性化与日常实践之间的桥梁。

危重症护士每天忙碌的内容对体力要求很高,但还要花时间和患者及其家人去分享他们的快乐、痛苦和流泪的经历。而这些危重症护士存在的核心价值。护理的艺术可能就是在公众心目中最为突出的护理形象。8 年来的 Gallup 持续民意调查显示,护理专业被公众认为是最诚实和最有道德的专业。在他们名为《从沉默到发声》的一书中,Buresh 和 Gordon 报告了 Gallup 民意调查的结果,反映了一种自相矛盾的事实。作为非护理专业的作者,他们讨论了公众是怎样把护士放到了最受尊敬的地位的,即使他们对护士所真正实践的科学了解甚少。

当护士不仅倡导护理核心价值观,也强调循证实践、权益维护、责任、自主性和合作时,护理专业才真正有力量。目前,一个不争的事实是护士们已经沉默太久,那些"这仅仅是我的工作""我只是一个护士"的时代应该结束了。AACN 的"力量源于洞察力""重拾我们的工作重点""与信心同在"和"有目的地行动"等主题赋予护士们力量对患者家属及其专业表达自己的声音。AACN 强烈的个人及专业核心价值观(表框 9-2)促使一个 9 人专家小组发布了 AACN 健康医疗工作环境标准,以帮助人们识别那些不良工作场所。这些地方容忍不良的人际关系,从而造成医疗差错、无效护理和医务人员间的冲突和压力不断。创造和保持健康的工作环境,可以保证护理安全并建立一个通往 AACN 核心价值观(即致力于质量和卓越)的通途。

| 表框 9-2 | 核心价值观:美国危重症护士学会(AACN) |
| --- | --- |

- 有责任支持并一贯按照伦理价值观和原则行动。
- 倡导依据患者和家庭的需求进行组织决策。
- 通过开诚布公地交流、遵守诺言、尊重承诺并促进所有人间的忠诚度,保证诚信行事。
- 通过创造协作关系促进共同利益、共享价值观,从而达成与利益相关各方的合作。
- 发挥领导力,以转变思想、结构和过程,重视机遇和挑战。
- 通过公平和尽责的资源管理开展职能工作。
- 信奉终身学习、探索以及评判性思维的理念,促使每个人各尽所能。
- 各组织层面均致力于质量和卓越,满足和超越标准和预期值。
- 通过创新和风险预算促进变革。
- 勇于担当、付诸激情完成组织工作与事业。

## 愿景

### 案例分析

没有什么力量比社会真正在意什么更重要。

——玛格瑞特·惠特尼

#### 对危重症护理卓越性内涵——愿景的反思

如果拍摄纪实片的电影工作人员跟随你工作一整天,他会看到什么?是看到一个专注地或有意识地做自己工作的人?还是看到护士一连串闪电式的工作?"目的决定行为。"这就是我们做某事的原因。当我们的目的非常直接且有信心时,我们就会去执行它们,因为我们知道它们可以保证我们的患者安全并获得最佳结果。有时候我们的目的非常清楚。如我们在护理一个消化道出血的患者时有 3 个护理目标:发现出血、控制出血和补充丢失的血容量。没有护理目标就会引起明显的负面后果。无法耐受内镜检查就会延迟发现出血点和控制出血。血型和交叉配血标本凝固会延误输血。濒临崩溃的家庭要求我们给予更多的信息,并重新集中精力。

有时候,我们的目的却并不是很清楚。护理急性冠脉综合征的患者可能让你驻足去问一些问题。比如"为什么这么长时间才送患者到医院来?""是什么原因让医生和护士在患者就诊的最初十分钟之内没有给患者做心电图、采集血标本并询问病史。"当我们静下心来仔细思考,我们的目标就会变得清楚起来。

你还记得 Yoda 吗?《星球大战》中那个尖耳朵、非常聪明、蓝绿色的微型人。他说过我们只能做或不做,没有试一试这个概念。

Beth Hammer,AACN 的前主席,《有目的地行动,大胆发言》。

你有带着目的实施行动的愿景并在你所有的行动中都有这样的愿景吗?你有为一种文化大胆发声的愿景吗?在这种文化里人们支持自身和他人为专业标准和合作关系负责。你对促进护理卓越性和改善急危重症患者生活质量,有怎样的愿景和期待?

基于核心价值观的清晰愿景,对于构建危重症护理卓越性的专业实践模式是十分必要的。它要求护士要预想未来的可能性,并接受使愿景变为现实所要接受的挑战。2001 年,AACN 制订了一个战略决策,以促进在护理急危重症患者,容纳"卓越性"文化的健康工作环境的建立。根据美国医学研究所和联合委员会关于不健康工作环境如何导致医学差错的相关证据,AACN 希望针对患者安全提出解决方案。通过与 Vitalsmart 合作,在全国范围内实施了一项关于评价医务人员沟通与合作的研究。研究结果显示有必要建立包含良好的沟通、真正的合作、有效的决策、合理的人员配置、有意义的认同和诚信领导等六个方面的标准。

作为风险承担者和变革的力量,现今的危重症护士正在通过接受 AACN 健康工作环境标准创造历史。Winston Churchill 曾经说道:悲观主义者看到的是在每一个机会中的困难,而乐观主义者看到的却是每一个困难中的机会。创造和保持卓越工作环境非常具有挑战性,特别是当人们关注护患比、强制性加班、工会、护士招聘和留职时。同样困难的是,为危重症护士提供工具、资源并支持他们有效满足患者及家庭的需求,同时加强他们自身的专业发展、学习和满意度。将愿景变为现实的道路崎岖不平,这是护理历史传统所决定的。无论前路漫漫或是跌跌撞撞,护士应有勇气借助于倾听、学习和自我行动以及患者和专业实践,不屈不挠地去实现这一良好愿景。

## 精进业务

### 案例分析

教育是通向未来的护照,因为明天属于那些今天做好准备的人。

——马尔科姆

#### 对危重症护理卓越性内涵——精进业务的反思

"凌晨三点半,在繁忙的 ICU,一名护士准备给一位血糖升高的患者注射胰岛素。但用药单上胰岛素的剂量刻度不是很清楚,而医生的医嘱单也难以辨识。根据以往的经验,护士知道,无论问询多么合理正当,这么晚呼叫医生常会引起该医生的贬低谩骂或起语言冲突。需要立即给患者注射胰岛素,但又不去叫值班医生,护士做了一个合适剂量的判断,并据此注射了胰岛素。2 小时后,她发现患者完全呼之不应。为了治疗严重低血糖,她给患者补充了高浓度葡萄糖并呼叫了紧急援助。尽管竭尽全力试图恢复患者的意识,但是患者再未能醒来且大脑再未恢复正常功能。"Barden 较好地总结了这个场景,讲到:"护士必须具备与临床技能同样娴熟的沟通能力。护理追求安全和倡导卓越的文化特点要求护士和医疗机构必须首先培养沟通能力,这与专家级的临床技能同样重要。

你掌握的什么知识和技能能令你在工作场所阻止言语侮辱行为?你掌握的什么知识和技能可使你找到解决方案,以保证护士的个人完整性和患者的安全?为促进护理卓越性和改善急危重症患者生活质量,你正在掌握哪些专业技能?

《落实卓越》一书的作者 Studer 相信,当"雇员感到被重视,当医生们感到患者正在接受良好照护,当患者们感到他们接受的服务质量一流,健康照护的卓越性就会产生。"Studer 进一步认为创造和保持卓越性的文化要求乐于发挥解决问题、迎接机遇的主人翁精神(即成为主人,而不是组织的雇佣人员)。重视终身学习并具备自我精进的远见是构建危重症护理卓越性的专业实践模式的必备要求(图 9-3)。精通业务有很多方式。Weston 等认为对自我提高寻求反馈和同行评议是最有效的方式之一。其他的方式包括接受高等学历教育、致力于持续的继续教育以及通过认证展示胜任力。精进业务的回报常常超越了这些方式本身的回报。精进业务将熟练的专业技能提升领导力与人际组织关系相结合,可实现最令人羡慕的角色,即指导者角色。

在专业人员沟通不良、缺乏沟通合作导致医疗差错和员工离职的循证研究中,也可发现精通专业知识和技能的重要性。"沉默杀人"的研究揭示了 88% 的医生和 48% 的护士和其他医务人员与临床判断力差的同事共事,但遗憾的是他们中只有不到 10% 的人对同事表达了担忧。当面对不合格或不恰当的护理实践,如观察到违反感染控制标准、言语伤害患者的行为时,逃避与违规者的正面谈话,会损害患者安全、降低护理质量。危重症护士十分有必要精进业务知识和技能,从而促进高质量的医疗服务和患者安全。

为强调证实临床胜任力的重要性,2002 年 12 月 11 日,一部就专业认证对公众、雇主和护士所带来的显而易见的好处的白皮书发布。这部名为《保护患者和专业:危重症护理认证的价值》的白皮书提升了相关意识,即护士有责任尊重和确认公众对患者安全的信任。AACN 认为资格认证可以有效地证明护士具备为患者提供优质护理服务的能力,包括知识、技能和经验。护理服务对象要能认识到危重症护士为保证对患者及家属的高质量合格护理所作的努力。

Barden(2003)认为临床的危重症护士有两种类型:已取得资格证书的和正在取得资格证书的。资格认证是获得对卓越性的最高程度认可的一个过程。它不仅仅意味着另一个开端,更是卓越性的一个标记,可被认为获得了"产品质量许可证"。证书上的姓名牌如 CCRN、PCCN、CCNS 等,可以让护士的专业能力为服务对象所见,并确保公众的保护。

从 1975 年开始,AACN 认证中心已经通过对危重症护士的认证和重复审核再认证,促进并加强了护士保护患者健康和安全的专业能力。美国和加拿大全国共有超过 41 万、134 个专业的护士取得了相应的证书。有 67 个不同的认证实体参与了此项工作,并至少有 95 种认证项目。目前已有超过 4 万的危重症护士获得诸如 CCRN,PCCN,CCNS,CMC(心脏内科资格证书),CSC(心脏外科资格证书),ACNPC(急危重症专科护士)和 CNML(护理管理和领导资格证)等认证证书。

为实现卓越性文化,要求对诸如获得专业证书等成绩给予积极认可。Cary 报道可通过四种途径认可认证状态:公众承认、财政补贴、职业发展和留职。此外,研究还揭示了一种特别存在于新认证护士中的观点,即证书可以给予护士自主权,加强与其他医务人员的合作,允许驾驭实践,并可以获得较高的患者满意度。

人们已发展了与危重症专业认证价值观相关的知识体系,且该体系还在不断壮大,它可用于判断认证护理实践的效果。Fitzpatrick 等最近发现高赋权得分的 AACN 认证护士有较小可能性离职,这证明了对认证的行政支持的重要性。

Kirchoff 和 Dahl 发现 42% 的 CCU 认可护士所获得的认证证书,25% 的护士获得了与认证相关的奖金。而在 Ulrich 及其同事的报道中,较少的危重症护士支持因获得证书就拿到了奖金(13.8%),而认为获得认证意味着被认可的人较多(45%)。

## 热情

### 案例分析

> 永久的乐观是人生的强力推进器。
>
> ——科林·鲍威尔(已退休的美国陆军上将,前国务卿)

#### 对危重症护理卓越性内涵——热情的反思

摘录于 Dave Hanson(注册护士,护理科学硕士,危重症护理专家)2009 年 AACN 主席讲话:重拾我们的工作重点。

纵观历史,人们已经证明一个勇敢且有决心的人可以是一场伟大而影响久远的变革的催化剂。例如众所周知的弗罗伦斯·南丁格尔、罗莎·帕克斯及马丁·路德·金,大家知道他们所创造的历史以及他们勇敢的作为,还有他们所要求恢复的改变我们所居住世界进程的优先权利。然而,我还要介绍一位你们可能根本不认识的护士安娜·玛丽麦卡·锡安妮,一个人,一个学会了如何与患者及家人,甚至是和那些难以相处的患者及家属建立良好关系的护士。每当护理咨询小组成员分享她们在应对一些来自患者家属的挑战时,玛丽麦卡锡安妮分享了她的方法:"我将与家属会面地点选在 ICU 门口,介绍自己,并务必与他们握手。然后和他们分享当天的治疗计划,告诉家属我认为他们期待知道的信息以及他们可以给予哪些帮助以达成今天的治疗目标。我充满信心地向他们保证一定会好好照顾他们的亲人。因为这样提前主动地和家属交流,因此他们似乎从不再妨碍我们的日常工作了。事实上,他们还时常帮助我。而现在我就要求护理那些有着最棘手家属的患者。"

你有热情去恢复你的工作重点吗?无论多大的挑战,你都通过把对患者的护理放在第一位来影响对患者及家人的护理吗?你有热情在你所服务的组织中追随或领导以循证为基础和以关系为中心的倡议吗?为促进护理卓越性和改善危重症患者的生活质量,你最有热情做什么呢?

就如价值观、愿景和精进业务之间所见的联系一样,热情是连接危重症护理卓越性中所有专业实践特质的必然纽带(图9-3)。热情包括充满热情地去为我们或我们所服务的人进行最好的奋斗。在《你就是你所等待的领导》一书中,Klein描述了如何通过对于目标或使命充满热情,来享受工作中的优秀表现和良好结果。他说到:"当你的价值观、天赋和使命都协调统一的时候,你的工作会同时具有内在的统一性和外在的高效率。你会清楚地明白你的定位并享受通过你的工作将自身天赋带给生活的方式。"与之相似,其他人也都相信热情燃烧的结果,所以在每一步的行动、决定和转折中会有"飞轮"效应。

Weston等人认为:"热情是指充满热情地追求最佳,即使当重复的努力看似无聊和费力时。"真正有热情的危重症护士会尽可能提供最好的服务给患者及其家人。为了达到这一目标,经常需要8小时或12小时的轮班之外的努力。能体现对于危重症护理充满热情的行动还包括将最新的研究发现应用在临床实践中,及时查阅更新最新的政策和流程,教导同事们对患者及家属采取最有效的疗法以取得最佳转归等。当危重症护士全身心地投入转变工作环境以使环境体现尊重、促进健康恢复和人文关怀时,是卓越在热情方面的体现。

热情不只体现在日常工作中,而是贯穿于整个职业生涯。危重症护理的护理领导要与多学科的人员进行合作,与立法者交流来改进患者的安全相关问题,如人力短缺、医生医嘱的电子化录入、强化危重症护理实践模型、循证实践和合理的人员配置。对某事充满热情需要时间、精力的投入。由于领导者对于提供高质量的资源充满热情,希望通过这些资源使护士能够最大化地致力于照护和促进危重症患者及其家庭的医疗服务,因此2001年AACN开始了追求医疗工作环境的卓越之旅。

在《从优秀到伟大》一书中,科林·鲍威尔描述了为什么一些组织可以通过大胆跳跃和持续飞跃而从一个优秀的组织变为一个伟大的组织。他向人们和那些组织提出,要他们捡起那些石头,看看下面那些"难看且复杂的事情",而不是把石头藏起来掩盖问题。通过使用AACN的资源,护理危重患者的护士正在捡起那些石头,一件件地解决有碍病患护理的"难看且复杂的事情"。随着AACN建立有关良好的沟通、真正的合作、有效的决策、合理的人员配置、有意义的认同和诚信领导等方面的标准,满怀激情地建立健康工作环境的行动也在同步展开。

## 行动

### 案例分析

"重复的行为造就了我们。因此,卓越不是一种举动,而是一种习惯。"

(亚里士多德)

#### 对危重症护理卓越性的内涵——行动的反思

摘录于Mary Fran Tracey(注册护士,科学博士,危重症护理专家,危重症注册护士,美国护理科学院院士)2007年AACN主席讲话:"力量源于洞察力。"

我们的角色并不简单,我们的患者真的很严重。我们每天并不是在流水线上做同样的事情,而是需要准确了解我们行动的结果。患者们希望我们能保持良好的判断力和精力去参与解决最复杂的问题。如果我们允许自己持续处于危机模式下,就不能实现这个承诺。这需要采取一些行动,在我们的组织内部去规定必需的休闲时间。与此同时,我们必须立即开始采用新的策略以保持我们每日良好的判断力,我称之停下来"驻足思考"。

"驻足思考"需要我们花些时间去思考而不是去做。用我们自己和同事的知识,在采取行动之前,特别是在高风险的行为如给药之前,要询问正确答案。将任务暂时放一放。

我们不是机器零件,也不仅仅是机械的在病床前服务。我们护士是确保患者愿望得以实现的洞察力的创造者和分享者,这些愿望诸如他们不再痛苦、他们在我们的护理下越来越好。

　　根据你强有力的洞察力,你采取了什么行动来确保安全成为在护理患者和家属时的典范和卓越?上一次你在采取行动之前进行思考是什么时候?为促进护理卓越性和改善危重症患者的生活质量,你将采取什么行动?

　　弗罗伦斯·南丁格尔曾说:"一个人如果感觉将自己浪费在说话时就应该行动起来,这样会带来好的结果。"换句话说,危重症护理专业的一部分是通过"言行一致"来实现卓越护理。对于危重护理的卓越性来讲,当价值观、愿景、精进业务和热情已经建立时,行动(图 9-3)这一属性就是构建框架的另一重要柱石并可与其他属性共同促进危重症护理的明显效果。认识到有如此多的患者命悬一线,以及护士做出的无价贡献,AACN 领导人决定是时候采取谨慎、明确的行动了。2003年,AACN 为表彰危重症护理的卓越性,特别设立了灯塔奖,专为奖励处于美国危重症护理领先地位的重症监护病房。目前,已有超过 315 个重症监护病房展现了其高质量的护理标准,以及对患者及家庭的特别照护和健康的工作环境。这些单位中已有 41 个至少两次荣获灯塔奖。

　　当灯塔奖第一次颁发时,它就将灯塔定义为"灯火的起源,灵感的来源,指导前行的标识",并传递这样一种信念:每个重症监护室都可以成为一个灯塔单元。此后,拥有 42 个条目的灯塔应用系统被修改为 38 个条目。任何一个有急危重患者且能够达到以证据为基础的卓越标准及保证患者安全的医院都有资格申请这个奖项。尽管新申请这个奖项时,有 3 个等级(铜、银、金)可供申请单元作出规划且需接收一个长达 3 年的评定,灯塔奖评定仍继续强调创新、卓越或者以下六条中的两条:招募与留职,教育、培训及指导,循证实践和研究,患者的转归,创造和促进康复环境,领导、组织伦理。另外,灯塔奖为重症监护的个人及集体提供了一种机制,可帮助衡量其在循证实践和国家标准上的进步,学习并改善他们的过程与系统,并因其取得的成绩而受到认可。那么我们可以对公众和接受危重症护理的患者采取哪些大胆的行动或向他们传达哪些有力的信息,而不是去试图证实我们所做实践的卓越性呢?

　　对于那些经历急性且威胁生命的疾病的个体来说,他们需要急危重护士坚持不懈和临危不惧的表现,还需要她们寻找机会和合作来进一步扩展行动,以确保最佳的健康结果。这些护士数十年来一直在用她们内在的力量去解决患者的护理问题。然而,南丁格尔也许是护理界最有名的领导者,第一个用研究改变了实践。尽管她缺少很多现在熟知的理论基础,但是她建立了一套核心的价值观、愿景、专业水平和热情去提高 19 世纪中期英格兰医院的护理水平。如今,危重症护士正见证着曾几何时不容置疑的一些方法或知识被如今的临床实践所抛弃。例如,护理研究已证明在肠内营养时应用造影、在心肺复苏时限制亲属在场和限制 ICU 探视时间都应当被剔除出实践。

　　尽管新的护理教育模式正逐步形成,但是此模式并不耽误那些即将取得博士学位的危重症护士质疑并将收集、分析、报告患者及家属预后的计划落在实处。开展基于临床结局的护理实践是所有护士的责任,无论护士是否真正做了研究,是否在实践中传播了研究或报告了研究结果。此外,无论哪个护理专业提供的知识体系,对于全体护士来讲重要的是祝贺并欣赏人们所取得的高质量护理结局。在危重症护理环境中将质量指标和行为改进视为常态,是提高护理质量的大胆而有力的措施。

　　这是危重症护理的担当与呐喊。另一个努力实践的例子是 AACN 发布的实践警示,该公告用于预防及最大限度地降低感染、降低危重症并发症、提升患者的安全和建立最好的专业实践。最初发布于 2004 年的实践警示是一个简洁的动态指令,由当代的权威证据支持,可保证实施最好的专业实践。目前已有 10 余个实践警示用于:(1)弥补实践和科研之间的差距;(2)提供指导;(3)使护理工作标准化;(4)确定和宣传新的趋势,并提供有关它们的信息。最近的一些实践警示涵盖了急危重症的口腔护理、无创血压的监测、严重脓毒症等主题。因为危重症护士有很多机会可以通过 AACN 的实践警示促进护理学的发展,因此必须谨记:"公众无法获取他们既不知道也不理解的社会资源,只有护士可以给公众提供长久必要的知识并让他们理解这些资源,这对于确保人类的照护行为十分必要。"

## 平衡

### 案例分析

> 平衡不是此消彼长，是同在。
>
> ——史蒂文·科维

#### 对危重症护理卓越性内涵——平衡的反思

Excerpt from Caryl Goodyear-Bruch RN, PhD, CCRN 2009 AACN President Speech: "With Confidence"

要有目的地利用各种机会并信心百倍地采取那些对患者很重要的行动。危重症注册护士 Marie Lasater 最近为《美国护理杂志》写了一篇短文描述了她在二级病房上班时艰难的一天。她生动地描述了患者、美国医疗服务系统现实，以及她对一个没有家人陪伴的临终患者所做的首优护理决定。她写到今天早上我有 6 个患者。一个是头部枪伤的自残患者，他可能会死在我的班上。两个卒中的患者，一个术后带有腰椎引流，一个可能有病毒感染。因为有人请病假，所以我们只有一个护理技工照顾 20 个患者，而我得负责所有患者的护理。当我正在为另一个患者呼叫医生的同时，病房呼叫我，说那个临终患者的血氧饱和度水平正在下降。我很快地穿上防护衣并帮助我的卒中患者从床旁便桶回到病床上，然后对临终患者进行了检查。我握了一会儿他的手，并告诉他这个地方很安全，他的家人也很安全，人们都关心他。这时又有人呼叫我，因为需要接收一个新的住院患者。我已经工作了 1 小时 15 分钟，但甚至还没开始按常规发药。我们最近被告知如果我们打卡下班较晚，那么我们将会被劝勉谈话。我对科室秘书说我将待在这个临终患者的病房，请其他护士处理我的呼机。我握住这个患者的手不停地告诉他"我在这里"。

你在维持不断更新的个人工作和个人生活之间的平衡的自信程度如何？你最后一次在非常忙乱的工作日能够全程陪伴垂死的患者是在何时？为促进护理卓越性和改善危重症患者的生活质量，你将怎样开始平衡你的生活？

平衡是重症护理卓越性专业实践模式的最后一个组成部分（图 9-3）。平衡可以再次振奋精神，使得护士能够在更多情形下"全身心工作"。而在繁忙的职业和个人生活中，这种状态常常被削弱。花一些时间去照顾自己，对于保持一个人的精神和身体的平衡十分必要。否则，将很难保持清醒的头脑。如今护士越来越模糊了家庭和工作、工作和娱乐的界限。由于呼机、手机、传真机、信息、电子邮件和语音信箱的增多，通信线路持续畅通，是时候对做"超人护士""超人妈妈""超人爸爸"说"不"的时候了，而且应该找出时间照顾自己。如果护士一直把他人的需求放在自己的需求之上，如此并不会对患者、家庭或者自己有任何好处。危重症护士一周 7 天，每天 24 小时地聆听患者及其家属的声音。他们必须要有时间聆听自己的内心以及那些最爱他们的人的声音。

在《你就是你所等待的领导》一书中，Klein 强调了放手的重要性。他相信放下过去，可以为一些新东西留有空间。在转变的时间里，他相信人们本不应做的事，但往往还是会做。护士们在工作中不能关闭呼机、警报和电话，但是当下班了，就该让这一切放下。这可能会很困难，但该是让护士放下她当班时那些情况复杂、虚弱不堪且病情极不稳定的患者的时候了。什么都不用做，把电视关掉，读书给孩子听，带着宠物散步或是坐下来安静地听听生命的声音。护士的思想和内心需要时间去恢复，并为第二天再为患者及家人服务充电。当护士的一切处于平衡状态时，就不会那么容易为那些发生于工作场所或家里的言语攻击和挫折而烦恼。为了真正确保全身心投入且精力充沛，护士需要首先锻炼自己，再去授权其他人做同样的事情。看看你今天工作的环境并问问自己：谁是危重症护士中接触他人最多的？谁是危重症护士中微笑最多的？谁是危重症护士中说"谢谢你"和给予称赞最多的？你会从那些不管是生活还是工作都能取得平衡的护士中发现答案。

## ▲ 结论

在当今迅速发展的危重症护理环境中，专业的成长虽然极具挑战但也极具回报（表框 9-3）。建立一个卓越的专业实践模式要求具备极大的热情地去影响那些最信任危重症护士的个体，即病情复杂而不稳定且脆弱的患者及其家属。与此同时，也要求危重症护理要建立一个以患者为中心、多学科合作和循证的健康工作环境。这种对危重症护理卓越性的期望和担当要求护士在自己的实践中对价值观、愿景、精进业务、热情、行动和平衡这几方面进行反思(图 9-3)。而危重症患者及其家属仅仅要求得到最好的护理。

　　建立一个卓越的专业实践模式可以赋予危重症护士信心，用他们勇敢的声音和存在感，去为改善护理服务做出重要的贡献。而这些服务措施的对象是那些因疾病、创伤和疼痛所产生的混乱与恐惧的患者及家庭。即使在当今迅速发展的危重症护理环境中，寻找专业成长的时机仍富有挑战性。但证据表明，这些至关重要。为了危重症护理的发展，护士必须要获得必要的专业经验和技能去为危重症患者及其家属提供最好的护理实践模式。不管是否参加了医院的安全管理委员会还是雇佣年轻的危重症护士，发展危重症护理模式的"卓越性"的机会无限。目前，随着那些极具胆识且勇于担当的倡导危重症护理实践"卓越性"

| 表框 9-3 | 关于危重症护理卓越性的最终思考 |
|---|---|

记住……准备好或没准备好，总有一天一切都会结束。

黎明不再，没有倒班，无须更改报告。

所有你重视的事情都会转手他人，无论是被你珍藏还是遗忘。

你拥有什么或欠了什么，都无关紧要。

你的挑战、挫折和失望最后都会消失，如同你的希望、志向和蓝图。

重要的不是你的成功，而是你的重要性。

重要的不是你学到了什么，而是你教了什么。

重要的是每天都要有正直、同情、勇敢和自我牺牲的行动，这些行动充实、赋予和鼓励其他人以你作为"卓越性"的榜样。

快乐的生活并非来自偶然。

这不是环境的问题，而是选择的问题。

活出你的精彩，过自己喜欢的生活。

为危重症护理的卓越性去适应和改变你的实践活动。

Modified from Josephson M: What will matter. Retrieved June 1, 2010, from http://www.charactercounts.org

的呼声越来越高，以往那些划时代的研究报告所宣称的护理是一个沉默而未知的专业的时代即将走向终结。

## ▲ 临床适用性挑战

**简答题**

1. 护士应怎样大胆地介绍能够对那些急慢性疾病患者、家属乃至系统做出最优贡献的危重症护理卓越性的专业实践模式?

2. 患者及家属应怎样识别危重症护士临床专业能力的内在核心价值观?

3. 一个即将受聘为危重症护士的人，会如何看待医疗机构让其佩戴显示护理文凭(包括资格证书)的姓名牌?

(译者：樊　落)

## 参考文献

1. Kalisch P, Kalisch B: Working together for nursing. Focus Crit Care 10:12–14, 1983
2. Buresh B, Gordon S: From Silence to Voice: What Nurses Know and Must Communicate to the Public. Ottawa, Canada, Canadian Nurses Association, 2000
3. American Association of Critical-Care Nurses: 2010 Membership Demographics. Retrieved May 15, 2010, from http://www.aacn.org/WD/Memberships/Docs/membdemographics.pdf
4. Division of Nursing, Bureau of Health Professionals in the Health Resources and Services Administration, U.S. Department of Health and Human Services: Initial Findings from the 2008 National Sample Survey of Registered Nurses. Retrieved May 20, 2010, from http://bhpr.hrsa.gov/healthworkforce/rnsurvey/initialfindings2008.pdf
5. Kirchhoff K, Dahl N: American Association of Critical-Care Nurses' national survey of facilities and units providing critical care. Am J Crit Care 15(1):13–27, 2006
6. Joel L: Kelly's Dimensions of Professional Nursing. New York, NY: Macmillan, 2003
7. Styles M: Professionalists, all. J Contin Educ Nurs 31(2):88–89, 2000
8. Stanley JM, Gannon J, Gabuat J, et al: The clinical nurse leader: A catalyst for improving quality and patient safety. J Nurs Manag 16: 614–622, 2008
9. Dracup A, Cronenwett L, Meleis A, et al: Reflections on the doctorate of nursing practice. Nurs Outlook 53(6):177–182, 2005
10. Flexner A: A Medical Education in the United States and Canada: A

Report to the Carnegie Foundation for the Advancement of Teaching. Bethesda, MD, Science & Health Publications, 1910

11. Holl R: Characteristics of the registered nurse and professional beliefs and decision making. Crit Care Nurs Q 17:60–66, 1994

12. Heath J, Andrews J, Graham-Garcia J: Assessment of professional development of critical care nurses: A descriptive study. Am J Crit Care 10(1):17–22, 2001

13. Manojlovich M: Predictors of professional nursing practice behaviors in hospital settings. Nurs Res 54(1):41–47, 2005

14. Wynd C: Current factors contributing to professionalism in nursing. J Prof Nurs 19(5):251–261, 2003

15. Weston M, Buchda V, Bergstrom D: Creating excellence in practice. In Stanley J (ed): Advanced Practice Nursing: Emphasizing Common Roles. Philadelphia, PA: FA Davis, 2005, pp 395–411

16. Famous Quotations Network. Retrieved May 1, 2010, from http://www.famous-quotations.com

17. Maxfield D, Grenny J, McMillan R, et al: Silence kills: The seven crucial conversations for healthcare. VitalSmarts L.C. 2005. Retrieved May 1, 2010, from http://www.silencekills.com

18. American Association of Critical-Care Nurses and VitalSmarts Press Release: New study finds U.S. hospitals must improve workplace communication to reduce medical errors, enhance quality of care. Washington, DC, January 26, 2005. Retrieved May 10, 2010, from http://www.silencekills.com/UPDL/PressRelease.pdf

19. Gallup Organization: Nurses remain at top of honesty and ethics poll. The Gallup Organization, November 22, 2009. Retrieved June 1, 2010, from http://www.gallup.com/poll/1654/Honesty-Ethics-Professions.aspx

20. American Association of Critical-Care Nurses: AACN Standards for Establishing and Sustaining Healthy Work Environments: A Journey to Excellence. Aliso Viejo, CA, AACN, 2005

21. Tracey MF: 2007 Presidential Speech: Empowered by Insight. Retrieved June 1, 2010, from http://www.aacn.org/DM/NTI2007/pages/images/PresidentSpeech-07.pdf

22. Hanson D: 2008 Presidential Speech: Reclaiming our Priorities. Retrieved June 1, 2010, from http://www.aacn.org/WD/NTI2008/Docs/presidentSpeech08.pdf

23. Goodyear-Bruch C: 2009 Presidential Speech: With confidence. Retrieved June 1, 2010, from http://www.aacn.org/wd/practice/content/president-theme09.pcms?menu=practice

24. Hammer B: Act with intention and speak with a bold voice. Bold Voices: Acute and Critical Care Nurses Making their Optimal Contribution. 1(11):22, 2009

25. American Association of Critical-Care Nurses: Core values. Retrieved May 12, 2010, from http://www.aacn.org/wd/memberships/content/mission_vision_values_ethics.pcms?menu=aboutus

26. Institute of Medicine: Crossing the quality chasm: A new health system for the 21st century. Washington, DC: National Academy Press, 2001

27. Joint Commission: Root causes of sentinel events. Retrieved May 1, 2010, from http://www.jointcommission.org/sentinelevents/statistics/

28. American Association of Critical-Care Nurses and AACN Certification Corporation: Safeguarding the patient and the profession: The value of critical care nurse certification. Am J Crit Care 12(2):154–164, 2003

29. Studer Q: Hardwiring Excellence: Purpose, Worthwhile Work, Making a Difference. Gulf Breeze, FL: Fire Starter Publishing, 2004

30. Barden C: Certification: Good for whom? AACN News 20(2):2, 2003

31. Mason D: What's in a letter. Am J Nurs 101(1):7, 2001

32. American Association of Critical-Care Nurses Certification Corporation: History of AACN Certification Corporation. Retrieved May 15, 2010, from http://www.aacn.org/wd/certifications/content/aboutus.pcms?menu=certification

33. Cary AH: Certified registered nurses: Results of the study of the certified workforce. Am J Nurs 101(1):44–52, 2001

34. Fitzpatrick JJ, Campos TM, Graham G, et al: Certification, empowerment, and intent to leave current position and the profession among critical care nurses. Am J Crit Care 19(3):218–226, 2010

35. Ulrich B, Lavandero R, Hart K, et al: Critical care nurses' work environments: A baseline status report. Crit Care Nurse 26(5): 646–657, 2006

36. Klein E: You Are the Leader You've Been Waiting for: Enjoying High Performance and High Fulfillment at Work. Encinitas, CA: Wisdom Heart Press, 2006

37. Collins J: Good to Great. New York, NY: Harper Collins, 2001

38. Nightingale F: Notes on Nursing: What It Is, and What It Is Not. London, UK: Harrison and Sons, 1859

39. American Association of Critical-Care Nurses. Beacon Program Overview. Retrieved May 1, 2010, from http://www.aacn.org/wd/beaconapps/content/about.pcms?menu=beaconapps&lastmenu=divheader_program_overview

40. American Association of Critical-Care Nurses: Beacon Award for Critical Care Excellence-Information and Statistics. Retrieved June 1, 2010, from http://www.aacn.org/wd/beaconapps/content/facts.pcms?pid=1&&menu=beaconapps

41. American Association of Critical-Care Nurses: Practice Alerts. Retrieved May 10, 2010, from http://www.aacn.org/wd/practice/content/practicealerts.pcms?menu=practice

42. American Association of Critical-Care Nurses: AACN Circle of Excellence 2006 Award Recipients. Retrieved August 1, 2006, from http://www.aacn.org/AACN/Memship.nsf/ vwdoc/COE2006Rec

43. Buresh B, Gordon S, Bell N: Who counts in news coverage of health care. Nurs Outlook 39(5):204–208, 1991

44. Sigma Theta Tau International: The Woodhull Study on Nursing and the Media: Health Care's Invisible Partner. Indianapolis, IN, Author, 1998

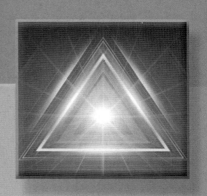

# 特殊人群的危重症护理

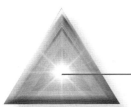

# 小儿危重症患者

Patricia A. Moloney-Harmon

## 第 10 章

### 学习目标

学习本章内容后,读者应能够:
1. 分析婴幼儿与儿童在解剖和生理方面的差异,了解修正生理评估参数和干预技术的必要性。
2. 描述危重症患儿在呼吸道管理和给药方面的特殊情况。
3. 评价适用于危重症患儿的疼痛评估工具。
4. 检验在与患儿及家庭的互动中,增强干预效果的重要举措。

许多危重症临床工作者对于在成人 ICU、急诊、程序化护理套房和复苏室中遇到的儿童患者感到束手无策。如果要为危重症儿童患者提供稳定、优质的护理,应该采用相关框架对成人危重症护理实践模式进行必要修改,纳入儿童患者实践内容。关于综合性框架的内容超出了本章的讨论范围,读者可详细参考儿科学 PEDS 框架。本章重点介绍危重症环境中儿童患者的解剖和生理学显著差异及相关意义、设备选择,如何识别失代偿患儿以及在照护儿童危重患者时可能遇到的特殊挑战。

## ▲ 解剖和生理的显著差异与意义

### 生命体征

婴幼儿的心率和呼吸频率比成人高,但与年龄相适应。尽管婴幼儿每搏输出量较少且基础代谢率较高,但是快速的心率和呼吸频率有助于满足其对较高心输出量的需求。婴幼儿血压要比成人低。婴幼儿生命体征(表 10-1)是重要参数,但评估不宜孤立进行,而应根据趋势来判断。

表 10-1　小儿生命体征

| 年龄 | 心率 / (次·min⁻¹) | 呼吸频率 / (次·min⁻¹) | 收缩压 / mmHg |
|---|---|---|---|
| 新生儿 | 100~160 | 30~60 | 50~70 |
| 1~6 周 | 100~160 | 30~60 | 70~95 |
| 6 个月 | 90~120 | 25~40 | 80~100 |
| 1 岁 | 90~120 | 20~30 | 80~100 |
| 3 岁 | 80~120 | 20~30 | 80~110 |
| 6 岁 | 70~110 | 18~25 | 80~110 |
| 10 岁 | 60~90 | 15~20 | 90~120 |
| 14 岁 | 60~90 | 15~20 | 90~130 |

心动过速是多种情形下(如焦虑、发热、休克及低氧血症)的非特异性反应。儿童容易发生心动过缓,但其耐受程度有限。由于心输出量是取决于心率,因此持续的心动过缓会对心脏灌注产生显著改变。心动过缓常由低氧血症引起,但对迷走神经的任何刺激,如吸痰、置入鼻胃管或排便,也可促发心动过缓。

婴儿与儿童可增快呼吸频率,以满足耗氧量的增加。呼吸增快常常是呼吸窘迫的首发体征。患儿呼吸频率变慢常预示着即将发生呼吸骤停。例如可进一步增加代谢率的发热、惊厥等相关疾病都会增加需氧量。这些情形可导致那些身体已受损的儿童病情迅速恶化。

与成人不同,休克时儿童的血压是最后才降低的。在收缩压降低之前,儿童可以代偿最高达25%的血容量丢失。儿童出现循环衰竭征象但血压正常,并不意味着不需要对其进行干预。脉压通常是评估血流灌注是否充足的更可靠指标。儿童很少出现高血压,除非患有肾脏疾病。

## 神经系统

大脑在生命的最初几年,生长速度非常快。由于大脑在此阶段的快速发育,所以2岁以内测量儿童头围十分重要。儿童头围与脑容量有关,而且可以评估大脑发育的速度。

婴幼儿的颅脑骨缝直到18~24个月才完全闭合。三个月时后囟闭合,前囟闭合则要到9~18个月。囟门是评估婴儿的实用工具。囟门特征可用于评估是否存在脱水和颅内压增高。囟门膨隆可能提示颅内压增高或体液过多,囟门凹陷常见于体液不足。

和成人一样,婴儿和儿童存在保护性反射(如咳嗽和呕吐反射)。有一些新生儿所特有的反射(如拥抱反射、觅食反射、抓握反射和巴宾斯基反射),成人无此类反射。例如,儿童9~12个月或开始走路时,巴宾斯基征阳性(敲击足底外侧,跗趾背屈而其余四趾呈扇形展开)才消失。婴儿出现巴宾斯基征阳性为正常,但若在年长儿童或成人中出现则被视为异常。关于这些反射具体内容已经超出本章范畴,读者若想了解更多相关知识请参考发育解剖学教科书。

婴儿和儿童精神状态的评估方式与成人相同,即通过记录意识水平、环境互动表现以及与年龄相适宜的行为实现。意识水平可通过关注儿童觉醒状态和定向力来评估,具体可观察自主觉醒状态或通过给予语言、触摸和有害刺激来评估。虽然评估内容相同,但患儿的评估技巧需要与其年龄相契合。本章此部分提供了一些关于互动的特殊技巧。与儿童互动时,亟待关注的最重要异常是反常兴奋(患儿不能通过一般安抚手段如拥抱来使其平静)。反常兴奋,如与脑膜刺激征、颈项强直、巴宾斯基征和克氏征阳性同时存在,可能提示脑膜炎。

由于一些发育或环境因素,婴幼儿具有不能有效调节体温的高风险性,因而容易导致生理不稳定性。严密监测体温和提供温度可控的环境可以帮助其调节体温。应定时监测体温,同时控制影响体温的外界因素。

## 心血管系统

皮肤灌注减少是休克早期、可靠的征象。由于患儿皮肤比成人薄,所以随着灌注改变,皮肤特征会快速显现。评估儿童的皮肤颜色、质地、温度、毛细血管再充盈非常重要。评估皮肤之前,非常重要的一点是注意室温,因为一些结果可能是儿童对环境的正常反应(如通风的手术室内皮肤出现斑点)。温暖环境中或是被包裹的患儿出现斑点要实施进一步的检查。护士要注意评估患儿的皮温和冰冷肢体与温暖躯干的分界线。躯干皮温降低或进行性降低是血液灌注减少的征兆。

末梢性发绀对新生儿来说是正常生理现象,但对幼儿和成人则是异常表现。中央型发绀对所有人来说都属异常。毛细血管再充盈时间通常以"秒(s)",而不是以"快速、正常、缓慢"来记录,正常不超过2秒。血容量随年龄变化。尽管儿童血容量随体重增加而增加,但是儿童循环总量较小。少量失血对儿童来说也很危险。

## 呼吸系统

婴幼儿头部较大(与躯体相比),颈部肌肉尚未发育完全,气道缺乏软骨支撑,因此易致气道塌陷或堵塞。护士一定要注意避免婴幼儿的颈部过伸或过曲,否则易造成气道塌陷。头和颈部自然位即可使患儿气道开放。失代偿患儿的理想体位是保持中立位(即嗅物位),可通过在患者肩下水平放置一个卷叠的小毛巾或类似物品实现(图 10-1)。

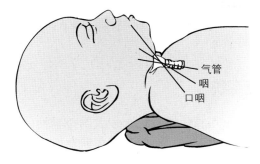

气管
咽
口咽

**图 10-1** ▲ 中立位(嗅物位)通过保持口、咽、气管在一条直线上,增加失代偿患儿的气流

6 个月前的婴儿,均强制其用鼻呼吸,因此任何鼻道堵塞都可能引起严重的气道受损和呼吸窘迫。分泌物、水肿、炎症、鼻胃管固定不良或鼻导管堵塞都可能引起婴儿鼻道受阻。婴幼儿的气道直径和长度都较小,所以人工气道的管径也应较小。气道受损常常是由自然气道轻微的感染或水肿,或者自然或人工气道黏液栓塞引起。婴幼儿(大约 8 岁以前)气道最窄的部分是环状软骨环水平处,而成人则是声门开放处。

婴幼儿较瘦,在顺应性好的胸壁很容易观察到吸气,可通过观察其胸壁的起伏及合适的呼吸做功来评估。不对称的胸壁起伏可能提示气胸或肺不张的发生,但也可提示气管内导管堵塞或导管插入右主支气管。婴幼儿具有弹性的胸廓和未完全发育的肋间肌肉使得胸壁稳定性较差,因此呼吸窘迫时可见胸骨上、胸骨、肋间、肋下凹陷,其凹陷表现及位置需要特别注意。婴幼儿辅助呼吸肌的发育也不完全,因此婴幼儿会用腹部来帮助呼吸,这就会显示"跷跷板"的呼吸模式,即胸、腹的反向运动,且这种呼吸模式在呼吸窘迫时会更加明显。与成人一样,婴幼儿主要的呼吸肌是膈肌,但其对膈肌的依赖更大。

婴幼儿较薄的胸壁使得呼吸音的听诊相比成人较为容易。此外,气道堵塞时会产生一种在听诊时较易听到的声音。护士要注意听诊呼气咕噜声、吸气与呼气喘鸣音、哮鸣音。呼气时咕噜声是婴幼儿试图增加呼气末正压,以预防细支气管和肺泡塌陷所产生的声音。婴幼儿较薄的胸壁也使得听诊呼吸音时,可在病理区域听到该区域以外的肺部呼吸音。护士要区分呼吸音的变化以及有无呼吸音。

## 消化系统

正常婴幼儿的腹部常是膨隆的,然而一些原因会引起腹部异常膨隆。对于危重患儿,应尽早置入鼻胃管或口胃管,以减少其腹胀所致风险。异常腹胀可干扰呼吸动作,甚至造成呼吸骤停。如果置入管道后腹胀仍没有减轻,有必要积极用针管抽吸空气。此外,如担心腹胀问题,护士应每个班次甚至更频繁地测量腹围。

胃容量随着年龄变化而变化。新生儿、1 个月、12 个月大的婴儿以及成人的胃容量分别是 90ml、150ml、360ml 和 2 000~3 000ml。由于婴幼儿的胃容量较小,所以护理时要注意缓慢注入配方奶粉或其他液体。一次性大量喂食时要适量,充分考虑胃的容量。

婴幼儿的胃排空时间一般为 2.5~3 小时,随着年龄的增长会延长为 3~6 小时。当测量胃的残余量时,要合理考虑给予配方奶粉后胃的吸收时间。如果婴幼儿要接受胸部的物理疗法,要在喂食间期检查胃内容物,以避免反流或误吸。

## 泌尿系统

婴幼儿尿的浓缩能力较差,因此正常的尿量达 2ml/(kg·h)。而儿童和青少年正常的尿量分别是 1ml/(kg·h) 和 0.5ml/(kg·h)。由于婴幼儿浓缩尿液能力有限,因此尿比重低并不一定意味他们的水合状态良好。儿童肾脏的发育不全也意味着他们不能像成人一样进行有效的水代谢过程,无法应对突然的液体增多,造成体液过多。

婴幼儿的体表面积相对于其体重要比成人大一些。液体的需要量是由体重决定的(表 10-2)。与成人相比,婴幼儿的体液占体重的比例较高,其中大部分是细胞外液。成人的细胞外液占到体重

**表 10-2 儿童液体需要量的计算**

| 体重 /kg | 每天的液体需要量 | 每小时的液体需要量 |
|---|---|---|
| <10 | 100ml/kg | 4ml/kg |
| 10~20 | (1 000ml+50)ml/kg | 2ml/kg |
| >20 | (1 500ml+20)ml/kg | 1ml/kg |

From Roberts KE: Fluid and electrolyte regulation. In Curley MAQ, Moloney-Harmon PA (eds): Critical Care Nursing of Infants and Children, Philadelphia: WB Saunders Co, 2001, pp 369-392, with permission of Elsevier Science.

的 20%，在儿童则高达 50%。此外，由于其较高的基础代谢、呼吸频率与较大的体表面积，婴幼儿的不显性失水比率也较高，这些情况造成了婴幼儿容易发生脱水。突然的增重或减重都预示着体液的不平衡。婴幼儿应该在每天的同一时间用同一个体重计监测体重。

脱水的体征包括黏膜干燥、尿量减少、尿比重增加、囟门与眼睛凹陷和皮肤张力差（表 10-3）。脱水的严重性与脱水的程度、婴幼儿的体液和电解质的状况有关。循环功能受损可伴随严重的脱水。在成人重症 ICU 治疗患儿脱水需请儿科医生会诊。体液过多可表现为前囟膨隆、皮肤紧绷、水肿（通常在眶周及骶尾部）、肝肿大和其他一些充血性心力衰竭的症状。

## 内分泌系统

婴幼儿的糖原储备量较小，但由于头部相对于身体比例较大的原因，因而对糖的需要量较大。这就使得婴幼儿更容易发生低血糖症。因此，要注意密切监测婴幼儿的血糖，特别是当患儿禁食或正在进行多种形式的调整以保证营养支持时。

## 免疫系统

婴幼儿的免疫系统有较大的差异性，也导致他们易发生感染。新生儿的皮肤比较薄，因此它对外界病原体的屏障作用较小。由于婴幼儿中性粒细胞的储存量较少，因而他们在面临严重感染时重复补充白细胞的能力较差。正因为补充能力比较差，因此影响了吞噬细胞的趋化行为和细菌的调理作用。婴幼儿的免疫球蛋白也相对缺乏，使得他们更容易发生由病毒、念珠菌和急性炎性细菌引起的感染。此外，婴幼儿在发生感染时，有些婴幼儿并没有发热和白细胞增高的表现，因此

表 10-3 脱水严重度的临床评估

| 患者 | 轻度缺水 | 中度缺水 | 重度缺水 |
|---|---|---|---|
| 婴儿 | 5% | 10% | 15% |
| 青少年 | 3% | 6% | 9% |
| 婴幼儿 | 口渴、反应灵敏、烦躁不安 | 口渴、烦躁不安或表情淡漠但易激惹或昏睡 | 昏睡、无力、发冷、出汗、肢端发绀，可昏迷 |
| 青年和成人 | 口渴、反应灵敏、烦躁不安 | 口渴、反应灵敏、直立性低血压 | 意识清醒、坐立不安、发冷、出汗、肢端发绀、指（趾）端皮肤皱褶、肌肉痉挛 |
| **症状与体征** | | | |
| 心动过速 | 不存在 | 存在 | 存在 |
| 可触及脉搏 | 存在 | 存在（微弱） | 减慢 |
| 血压 | 正常 | 直立性低血压 | 低血压 |
| 皮肤灌注 | 正常 | 正常 | 减少与皮肤花斑 |
| 皮肤张力 | 正常 | 轻微下降 | 减少 |
| 囟门 | 正常 | 凹陷 | 严重凹陷 |
| 眼睛 | 正常 | 轻微下陷 | 凹陷 |
| 眼泪 | 存在 | 存在或不存在 | 不存在 |
| 黏膜 | 湿润 | 干燥 | 非常干燥 |
| 呼吸 | 正常 | 深，可增快 | 深而快 |
| 尿量 | 正常 | 少尿 | 无尿或严重少尿 |
| 预计缺水量 /(ml·kg$^{-1}$) | 30~50 | 60~90 | ≥100 |

重要的是要观察一些微小的征象,如喂养行为的改变,糖代谢的变化及低体温。

## 皮肤系统

　　婴幼儿的皮肤、头发、指甲和腺体随着年龄的增长而不同。婴幼儿的皮肤,只要不暴露在阳光或风中,都是非常光滑的,没有成人粗糙的毛发。婴儿从出生到第 14 天,身体都被胎毛所覆盖,即一层丝质的细绒毛。但由于婴幼儿缺少皮下脂肪,因此很容易发生低体温。婴儿到一个月的时候,其汗腺才开始发挥功能,直到青春期,汗腺的功能才发育完全。

　　对幼儿来讲,最需要关注的是随着活动的增加和攻击性的增强,身体上瘀伤的状况,尤其需要注意的是瘀伤也可能意味着儿童受到了虐待。护士要注意瘀伤的位置和颜色,以此来判断恢复的阶段。瘀伤常见于下肢和面部,较少发生在上肢、臀部和腹部,一旦发生可能提示儿童受到了虐待。

　　青春期的少年,开始出现痤疮,汗腺和皮脂腺也已充分发育,腋汗增加,可能会产生体味。青春期男性和女性由于体内雄激素水平增高,因而开始出现腋毛和阴毛。

## ▲ 部分儿科常见问题

### 通气问题

　　婴幼儿心搏骤停最普遍的原因是呼吸自身的问题,这就决定了需尽早识别呼吸窘迫和衰竭,并立即进行气道管理(表 10-4)。呼吸失代偿的征象包括意识水平下降、呼吸增快、用力呼吸时胸廓轻微起伏或没有起伏、用力呼吸并伴回缩的证据、跷跷板呼吸、听诊时很小或没有气体交换、鼻翼翕动、咕噜声、喘鸣音或哮鸣音。

　　呼吸失代偿时的首要干预措施是调整患儿体位,打开气道。如果患儿在开放气道后呼吸功能没有改善,应给予 100% 纯氧面罩吸入。儿童复苏球囊的尺寸大小不等。选择可通过记录患儿的潮气量,然后根据潮气量的大小来选择正确的尺寸,一般选择可达到 1.5 倍潮气量的球囊。尽管压力计有助于使压力最小化,但判断通气量是否合适的最好指标还是要通过临床的实际观察。在人工通气过程中若潮气量充足,则可看到胸部起伏。

　　如果面罩通气未能改善患儿的呼吸状况,需插入气管插管。对于婴幼儿,有不同尺寸的导管可供选择。要正确估计气管插管的尺寸,可依照患儿的小指大小或用以下公式:

$$内径 =(16+ 年龄)/ 4$$

　　带气囊的导管可安全地应用于院内,对它的内径的计算公式如下:

$$内径 =(16+ 年龄)/ 4+3$$

　　由于以上公式都是气管插管内径尺寸的估算公式,因此在紧急应用时稍大或稍小半个尺寸的导管均可接受。表 10-5 提供了关于气管导管尺寸和其他设备相关问题的信息。

　　在插管期间,监控患儿的血氧饱和度和心率至关重要。一旦给患儿插管完毕,要观察胸部的起伏和听诊肺部,以助于确定插管的位置;也可采用胸片来确定插管的位置是否正确。一旦确认位置正确后,要妥善固定插管以防管道意外脱落。此外,可用软约束带防止患儿拔出管道。充分的镇静和止痛,可提高患儿舒适度,减轻插管期间的焦虑。

### 给药

　　由于患儿体重可与本年龄段的平均体重有很大的差异,因此其给药量要按照每公斤体重多少微克、毫克、毫当量来计算,而不是按年龄组给予一个标准剂量。确认用于计算药物剂量的患儿体重十分重要。整个住院期间均应采用该体重,除非患儿体重在此期间内发生极大变化。因为成人的临床医务人员可能对儿科的用药剂量不熟悉,所以预先计算好的急诊药物单将非常有帮助。该急诊药物单应包括推荐使用的复苏药物剂量、药物浓度、最终药物剂量和患儿个体应接受的药物容量。推荐的药物剂量要根据《美国心脏协会儿科高级生命支持》标准。

　　对儿科患者用药时重要的推荐内容是单次剂量系统,该系统可预防患儿用药过多或不足。此系统包括每个注射器内只有单一剂量的药物,注射器上应恰当标注药物的名称及剂量。护士要注意保证推空整个注射器,以确保给患儿用了全部剂量。

表 10-4 健康儿童与失代偿儿童的快速评估

| 评估 | 健康儿童 | 失代偿儿童 |
|---|---|---|
| **气道** | | |
| 开放性 | 健康儿童无需干预;儿童可说话并能吞咽,有咳嗽、呕吐反射 | 失代偿儿童采取自主体位,需给予干预,例如仰头位,给予吸引、应用辅助气道。无法维持稳定的呼吸状况需给予气管插管 |
| **呼吸** | | |
| 呼吸频率 | 呼吸频率的范围随年龄改变而改变 | 根据年龄范围和具体病情,呼吸增快或减慢<br>注意:报警值为大于 60 次/min |
| 胸廓起伏(存在) | 胸廓起伏均匀、同步伴腹部起伏 | 随着每次呼吸,儿童无或有极小的胸廓起伏 |
| 胸廓起伏(质量) | 儿童呼吸无声、不费力 | 儿童表现出用力呼吸并伴胸廓回缩,呼吸时可见胸、腹部呈现如同跷跷板一样此起彼伏的运动 |
| 空气流动(存在) | 双侧所有肺叶均可听到呼吸音 | 尽管有胸廓运动,听诊时极少或根本没有气体交换 |
| 空气流动(质量) | 呼吸音大小和持续时间正常 | 可观察到鼻翼翕动、咕噜声、喘鸣音和/或哮鸣音 |
| **循环** | | |
| 心率 | 有心尖搏动且速率与年龄相符 | 无心跳;出现与年龄范围不相符的心动过缓或心动过速<br>注意:报警值为婴儿心率 <80 次/min,小于 5 岁的患儿超过 180 次/min,大于 5 岁的患儿超过 150 次/min |
| 心律 | 心律规则,正常窦性心律 | 心律不规则、变慢或非常快。常见的心律失常包括室上性心动过速、心动过缓、心室停搏 |
| 皮肤 | 四肢温暖,末梢循环良好,再充盈时间少于 2s,双侧外周动脉搏动均存在,强度正常 | 患儿表现为苍白、发绀、花斑样皮肤,四肢冰凉。毛细血管再充盈时间大于 2s,外周动脉搏动微弱或不存在,中心动脉搏动微弱 |
| 脑灌注 | 儿童对环境反应灵敏,认识父母及重要的人;对疼痛和恐惧存在反应,有正常的肌张力 | 患儿易激惹、昏睡、迟钝或昏迷,对疼痛没有反应或反应不明显,肌张力松弛 |
| 血压 | 血压值与年龄相符 | 血压下降值超出与年龄相匹配的范畴(此为失代偿期的最终体征)<br>注意:收缩压下降 10mmHg 即为非常明显<br>收缩压下限:1 个月或以内,60mmHg;1 岁或以内,70mmHg;儿童,70mmHg+(2 × 年龄) |

\* All vital signs are interpreted within the context of age, clinical condition, and other external factors, such as the presence of fever.

Adapted from Moloney-Harmon PA, Rosenthal CH: Nursing care modifications for the child in the adult ICU. In Stillwell S (ed): Mosby's Critical Care Nursing Reference. St. Louis, MO: Mosby-Year Book, 1992, pp 588-670, with permission from Elsevier Science.

自从 2000 年美国医学研究所发布了《是人就会犯错》的报告后,用药错误已受到广泛关注。作为伤害患儿的最常见原因,用药错误成为引起死亡的高危因素。其中在开药阶段发生的错误最多(多为剂量错误),用药阶段发生的错误则位居第二位。护士是防止发生错误的最后一道屏障,她们是最可能阻止错误发生的人员。由于此类患者群体的特殊性,其正确和错误之间的界限极小,因此预防儿童用药错误尤其重要。建议将减少用药错误风险的策略作为最佳实践策略予以推广,包括保证医务人员的胜任力、医嘱系统计算机化。此外,所有的医务人员在对儿科患者开具医嘱和使用药物时都应特别小心。

## 疼痛管理

因为环境原因和相关的治疗措施,危重症患儿极易发生疼痛。患儿疼痛评估的第一步是理解儿童对疼痛的反应以及与儿童如何就疼痛问题进行沟通。这建立在很多因素的基础上,包括儿童发育水平、既往及现在的疼痛经历、文化因素、个性、父母是否在场、年龄以及疾病或创伤性质等。例如,危重症患儿可能有严重疼痛,但由于镇静剂、麻痹药、机械通气或昏迷等原因而不能表达他们疼痛的真实感觉。

疼痛的评估是多维度的,综合性的疼痛量表

表 10-5　婴幼儿推荐使用的急救器械

| | 4~8kg (8.8~17.6 磅) | 8~11kg (17.6~24.2 磅) | 11~14kg (24.2~30.8 磅) | 14~18kg (30.8~39.6 磅) | 18~24kg (39.6~52.8 磅) | 24~32kg (52.8~70.4 磅) | 32+kg (70.4+ 磅) |
|---|---|---|---|---|---|---|---|
| 氧气面罩 | 新生儿 | 小儿 | 小儿 | 小儿 | 小儿 | 成人 | 成人 |
| 口咽通气管 | 婴儿 | 小孩 | 儿童 | 儿童 | 儿童 | 未成年 | 未成年 |
| 复苏球囊 | 婴儿 | 儿童 | 儿童 | 儿童 | 儿童 | 成人 | 成人 |
| 喉镜片 | 直径 0~1 | 直径 1 | 直径 2 或弯型 | 直径 2 或弯型 | 直径 2 或弯型 | 直径 2~3 或弯型 | 直径 3 或弯型 |
| 气管内导管 /mm | 早产儿 2.5,婴儿 3.0~3.5 | 4.0 无气囊 | 4.5 无气囊 | 5.0 无气囊 | 5.5 无气囊 | 6.0 带气囊 | 6.5 带气囊 |
| 气管导管尖端 (尖端 /cm) | 10~10.5 | 11~12 | 12.5~13.5 | 14~15 | 15.5~16.5 | 17~18 | 18.5~19.5 |
| 导丝 | 小号 | 小号 | 小号 | 小号 | 大号 | 大号 | 大号 |
| 吸痰管 | 6~8 | 8 | 8~10 | 10 | 10 | 10~12 | 12~14 |
| 鼻胃管(F) | 5~8 | 8~10 | 10 | 10~12 | 12~14 | 14~18 | 18 |
| 导尿管 | 5~8 | 8~10 | 10 | 10~12 | 10~12 | 12 | 12 |
| 胸腔引流管(F) | 10~12 | 16~20 | 20~24 | 20~24 | 24~32 | 28~32 | 32~40 |
| 血压计袖带 | 新生儿或婴儿 | 婴儿或儿童 | 儿童 | 儿童 | 儿童 | 儿童或成人 | 成人 |
| 静脉导管(G) | 22~24 | 22~24 | 20~22 | 18~22 | 18~20 | 18~20 | 16~20 |
| 蝶形导管 | 23~25 | 23~25 | 21~23 | 21~23 | 21~23 | 20~22 | 18~21 |
| 血管导管 | 3.0F 5~12cm | 3.0~4.09F 5~12cm | 3.0~4.0F 5~12cm | 4.0~5.0F 5~25cm | 4.0~5.0F 5~25cm | 4.0~5.0F 5~25cm | 5.0~8.0F 5~30cm |
| 导丝 /mm | 0.46 | 0.46~0.53 | 0.53~0.89 | 0.53~0.89 | 0.53~0.89 | 0.53~0.89 | 0.89 |

　　Data from Hazinski M:PALS Provider Manual. Dallas,American Heart Association,2002;Slota M:AACN Core Curriculum for Pediatric Critical Care Nursing,Philadelphia,PA:WB Saunders,2006.

　　From the AACN Pediatric Critical Care Pocket Reference Card. ©1998 American Association of Critical Care Nurses(AACN). Adapted with permission of the publisher.

　　Reprinted from Dimens Crit Care Nurs 20(1):23,2001,with permission.

可提供相关信息,帮助做出有关疼痛的评估和适宜干预疼痛的措施。护士对于疼痛的评估也受多种因素的影响,比如教育水平、技能、经验、个人信仰和用于评估的不同策略。由于婴幼儿不能用言语交流,因而造成了评估的困难,这种情况也常见于镇静和被麻痹的患儿。这就要求护士评估疼痛时使用不同的线索,包括生理和行为变化。

　　疼痛评估时生理指标包括心率、呼吸频率、血压和氧饱和度。Anand 和 Carr 还描述过其他指标,包括出汗、肌肉紧张和皮肤颜色的改变,这些指标可能会在身体适应疼痛后恢复正常。这种适应可在几分钟之内就发生,护士必须认识到此时患儿仍处在疼痛中。虽然这些生理体征并不是疼痛的特异性表现,但对于护理危重症患儿的护士来说却很可能是唯一的指标。

　　行为反应可有助于疼痛的评估,尤其是对于不能交流的患儿。下一节关于与儿童及家属互动的内容中,将讨论对疼痛与舒适的一系列反应。

　　另一种评估疼痛的方法是患儿自评。该类评估工具很多,然而这些工具常常要求患儿可进行互动或用手应答,因此在危重症护理环境中不是很适用。疼痛自评工具包括数字评分量表(第 5 章,图 5-1),面部表情评分量表(图 10-2),颜色量表等。如果患儿不能或不愿意自评,父母代替患儿进行的疼痛他评也是非常有帮助的。多维度的评估量表,例如 COMFORT 运动行为评估量表(修订版)和 FLACC 量表(即面部、腿部、活动、哭泣、安慰行为)(图 10-2)均非常有帮助,它们将行为和生理不适等多个维度综合起来,且不需要互动或使用双手。

　　可能的话,在管理疼痛时,也应采取多维度的措施,包括药物和非药物方法。然而如果药物效果理想的话,就不应该随意撤除药物镇痛。对于危重症患儿,阿片类药物常是一线镇痛药物。其

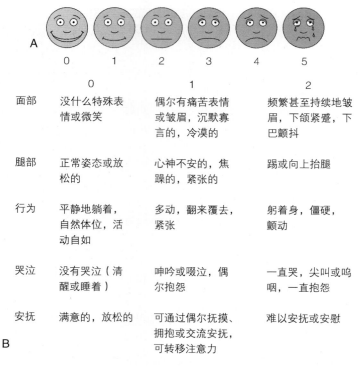

| | 0 | 1 | 2 |
|---|---|---|---|
| 面部 | 没什么特殊表情或微笑 | 偶尔有痛苦表情或皱眉，沉默寡言的，冷漠的 | 频繁甚至持续地皱眉，下颌紧蹙，下巴颤抖 |
| 腿部 | 正常姿态或放松的 | 心神不安的，焦躁的，紧张的 | 踢或向上抬腿 |
| 行为 | 平静地躺着，自然体位，活动自如 | 多动，翻来覆去，紧张 | 躬着身，僵硬，颤动 |
| 哭泣 | 没有哭泣（清醒或睡着） | 呻吟或啜泣，偶尔抱怨 | 一直哭，尖叫或呜咽，一直抱怨 |
| 安抚 | 满意的，放松的 | 可通过偶尔抚摸、拥抱或交流安抚，可转移注意力 | 难以安抚或安慰 |

B

图 10-2 ▲ 儿童的疼痛评估工具。A：面部表情量表。量表可能适用于 3 岁及以上儿童。0 分是非常高兴的表情因为没有痛苦，1 分表示有一点点疼痛，2 分表示疼痛有点大，3 分表示比较疼痛，4 分表示很痛，5 分表示非常疼痛，并且会使你哭泣。让孩子选择最能反映他现在疼痛的表情图。B：FLACC 量表（即面部、腿部、活动、哭泣、安抚行为）。量表评估的对象是小于 3 岁的婴幼儿，有 5 个维度，每个维度评分 0~2 分，各维度得分之和作为总分，总分与 0~10 疼痛量表参数对比，从而进行疼痛评估。(A from Wong DL，Hockenberry-Eaton M，Wilson D，et al：Wong's Essentials of Pediatric Nursing，7th ed. St. Louis，Mosby，2005，p 1259. Copyrighted by Mosby，Inc. Reprinted by permission. B from Merkel SI，Voepel-Lewis T：The FLACC：A behavioral scale for scoring post-operative pain in young children. Pediatr Nurs 23（3）：293-297，1997. © 2002，The Regents of the University of Michigan.)

他可供选择的镇痛药物也有很多，主要根据患儿用药反应和药物处方者的偏好。护士的职责是评估患儿对药物的需求，给予合适的药量，评价患儿的反应。镇静和镇痛是危重症患儿的日常管理内容。但由于在使用这些药物时无法避免产生不良反应的风险，因此护士要严密监控，并根据患儿的反应和多学科团队的建议做出相应的处置。

其他疼痛控制的方法包括经静脉患者自控镇痛（PCA）和硬膜外镇痛。PCA 可以帮助患儿持续减轻疼痛，而且让患儿可以自己控制疼痛。硬膜外镇痛对各种疼痛的患儿都有帮助。硬膜外麻醉提供了选择性的镇痛，但仍会发生一些相关的副作用，包括呼吸抑制、恶心、呕吐、瘙痒和尿潴留。

护士还可以考虑使用非药物的镇痛方法，例如分散注意力、松弛疗法、按摩、催眠，并可与药物联合使用。镇痛的方法必须与年龄相适应，同时也要考虑到父母陪伴的影响。不管使用何种镇痛方法，确保疗效最关键的因素是患儿的反应。

## ▲ 与儿童及其家庭的互动

与患儿互动，需要熟悉他们的发育能力和心理社会需要。根据患儿生理和认知能力对其分组，可帮助护士预测患儿的社会、认知和生理能力。发育和心理社会评估非本章的讲授内容，因此，读者可寻找相关的参考书。尽管每一个年龄组的患儿都有共同的发育能力、任务和恐惧，但是认识到所有儿童的恐惧，无论其年龄多大，都是十分有用的。这些恐惧包括丧失控制感、分离的威胁、疼痛性操作和交流的焦虑。

与成人患者不同，患儿不会有意识地隐藏大多数的行为和口头语言。患儿下意识地通过语言、非语言（身体语言和行为）以及具体的线索（游戏、绘画和讲故事)在行为上与人沟通。尽管在熟悉的环境里患儿的行为更自然,但临床医务人员通过可获得的线索有助于了解患儿是如何感知一件事或一个人的。通常,与成人相比,患儿的行为更具活动导向性和情绪性。孩子的这些行为品质应该被作为正常年龄组、健康儿童的标准,并被用于对比危重症患儿行为时的对照指标(表 10-6)。

**表 10-6　健康儿童和危重症患儿非语言行为线索对比**

| 健康儿童 | 危重症患儿 |
| --- | --- |
| **姿势** | |
| 移动,弯曲 | 有可能是散漫的,无活力的喜欢使用在母亲子宫里的姿势或自己认为舒适的姿势 |
| **手势** | |
| 转向熟悉的声音 | 对自己熟悉的声音反应迟钝 |
| **活动** | |
| 有目的的活动 | 几乎不动,昏睡 |
| 转向附近的令其愉悦的事物或人 | 高度活跃,易激惹(很可能预示着心肺或神经功能受损,疼痛或睡眠剥夺) |
| 转离危险的事物或人 | |
| **反应 / 应对方式** | |
| 对父母的到来或离开做出响应 | 对父母的在或不在无太多反应 |
| 对环境或仪器做出响应 | 对环境或仪器无太多反应 |
| 对侵入性的操作做出哭喊、反抗 | 极少做出防御反应 |
| **面部表情** | |
| 会看着对方脸并保持眼神接触 | 不能看对方的脸或某个物体 |
| 通过变换面部表情来相互交流 | 避免眼神接触或极少对互动做出反应 |
| 对洗脸做出消极反应 | 洗脸时极少改变面部表情 |
| 对刺激反应回以眨眼 | 表现出增强或减弱的眨眼行为 |
| 遇到恐惧睁大眼睛 | 避免眼神接触 |
| 对自己的嘴很着迷 | 避免或不喜欢口腔刺激 |
| 张着嘴等待操作 | 流口水或表现出口腔肌肉松弛间断或微弱地吸吮 |

Taken from Moloney-Harmon P, Rosenthal CH: Nursing care modifications for the child in the adult ICU. In Stillwell S(ed): Critical Care Nursing Reference Book. St. Louis, MO: Mosby-Year Book, 1992, p 590, with permission from Elsevier Science.

患儿的行为应答情况对评估其疼痛或舒适度非常有帮助。婴幼儿可能展示出一系列的身体移动情况,从极少的移动(比如身体僵硬或防卫行为)到高度活跃的活动(如呃逆或踢腿)均可出现。评估这些多样的行为表现(如姿势或姿态,移动或脸部表情)、检查它们之间的一致性是非常有帮助的。

通过尊重与儿童关系密切的人,也可促进与患儿和家人的互动。以家庭为中心的照护理念对于优化儿科护理十分重要。过去家长在入院时完全将儿童交付给医院照护的模式已不复存在。尽管以家庭为中心的照护之组成要素是多样的,但其特征性的概念是尊重、承认和支持家庭对于患儿护理的作用。家庭在患儿的成长中一直具有重要的作用并且对于患儿的情感、社会、成长、生理和健康照护的需求都将负有责任。获取家长适宜的支持和合作可以缓冲 ICU 环境对患儿的威胁。父母可以帮助或引导患儿对环境、人员和事件的认知评价。患儿经常会将父母的反应作为解释事情的晴雨表,看待问题的方式也可因为父母的影响完全相反(可认为具有威胁性或有意性)。

临床医务人员在床边对待患儿及其家庭的方式和语调也非常重要。沟通焦虑是指通过父母和 / 或健康照护团队传递给患儿的焦虑情绪。采取缓解父母和其他工作人员焦虑状况的措施将直接改善患儿的健康。具体干预措施可包括帮助父母和工作人员预测患儿对于治疗和疾病的反应,引导他们学会治疗性的沟通技巧。父母可通过护士保证他们的孩子受到人性化的危重症护理。

最近一项研究试图了解父母对于儿科 ICU 护理实践的看法。父母认为护士运用了体现情感、关心、守卫和保护的行为。他们最期待护士做出替代父母角色的行为,这将保护危机时刻家庭的完整性。支持父母参与危重症患儿护理的临床实践指南也促进了家庭参与到护理中来。

关于重症监护中儿童患者的相关护理诊断示例可见表框 10-1。

**表框 10-1　护理诊断示例**

**危重症患儿**

- 清理呼吸道无效　与呼吸道阻塞有关。
- 焦虑　与环境有关。
- 有体温失调的危险。
- 家庭运作过程改变　与一个家庭成员的健康状况改变有关。
- 体液不足　与活动性体液丢失和调节机制衰竭有关。
- 生长发展迟缓　与重要的人分离有关。

## ▲ 临床适用性挑战

### 案例分析

S,2 岁,女,13kg,因"呼吸窘迫"收治入院。入院时基本生命体征如下:心率 170 次/min,呼吸频率 56 次/min,血压 105/65mmHg,腋温 38.5℃ (101.4°F),血氧饱和度 90%。查体:焦躁不安,易激惹,哭闹状态。肋间隙和胸骨下凹陷征,伴鼻翼扇动,呼气时哮鸣音明显。尽管就该患儿的临床状况而言,呼吸急促在预料之中,但其呼吸频率依然高于同龄人。患儿有发热和焦虑的症状,这可部分解释呼吸急促的原因。焦虑、易激惹和呼吸做功增加氧需求,而下呼吸道梗阻又减少了氧输送。呼吸急促、鼻翼扇动、凹陷征和哮鸣等预警参数都提示患儿发生了呼吸窘迫,有呼吸衰竭的风险。

最初给予的优先治疗顺序是在评估患者意识的同时,摆放患儿体位使其舒适,给予吸氧。给予沙丁胺醇(一种 $\beta_2$ 受体激动剂)吸入。在给予这些干预措施后,患儿生命体征如下:心率 154 次/min,呼吸频率 40 次/min,血压 110/64mmHg,面罩吸入 40% 的氧浓度情况下氧饱和度 98%。

1 小时后,患儿的生命体征如下:心率 80 次/min,呼吸频率 20 次/min,血压 90/50mmHg,血氧饱和度 88%。凹陷征更加明显,听诊已不再闻及哮鸣音。她处于极度嗜睡状况,对父母的呼唤无任何应答。在给予 60% 氧浓度的情况下,动脉血气分析结果如下:pH 值 7.22,$PaCO_2$ 58mmHg,$PaO_2$ 78mmHg,$HCO_3^-$ 28mEq/L。患者表现为疲劳和呼吸衰竭。预警参数包括无法维持的气道、呼吸缓慢、加重的凹陷征、嗜睡、无气流出入(表现为无哮鸣音)、无法认出父母。此时给予的优先治疗顺序是球囊面罩给氧,如果无效即给予气管插管。

在患儿的治疗上,在逆转支气管痉挛的同时,应确保氧供和有效的通气。药物治疗包括吸入支气管扩张剂和激素。根据动脉血气分析、生命体征和临床症状,还可给予机械通气,直至患儿情况改善。

1. S 表现为呼衰征象,请描述提示该患儿发生呼衰的体征。

2. 讨论针对呼吸衰竭,对该患儿应采取的优先处置顺序。

3. 描述确定患儿是否对救治措施有反应的评价指标。

(译者:樊 落)

## 参考文献

1. Moloney-Harmon P, Rosenthal CH: Nursing care modifications for the child in the adult ICU. In Stillwell S (ed): Critical Care Nursing Reference Book. St. Louis, MO: Mosby-Year Book, 1992, pp 588–670

2. American Heart Association: Pediatric advanced life support. Circulation 112(24):N-167–N-187, 2005

3. Kohn LT, Corrigan JM, Donaldson MS (eds): To Err Is Human: Building a Safer Health System. Washington, DC: National Academy Press, 2000

4. American Academy of Pediatrics: Prevention of medication errors in the pediatric inpatient setting. Pediatrics 112(2):431–436, 2003

5. Wong ICK, Wong LYL, Cranswick NE: Minimising medication errors in children. Arch Dis Child 94(2):161–164, 2009

6. Cohen LL, Lemanek K, Blount RL, et al: Evidence-based assessment of pediatric pain. J Pediatr Psychol 33(9):939–955, 2008

7. Griffin RA, Polit DF, Byrne MW: Nurse characteristics and inferences about children's pain. Pediatr Nurs 34(4):297–307, 2008

8. Anand KJS, Carr DB: The neuroanatomy, neurophysiology, and neurochemistry of pain, stress, and analgesia in newborns and children. Pediatr Clin North Am 36(4):795–821, 1989

9. Anand KJ, Willson DF, Berger J, et al: Tolerance and withdrawal from prolonged opioid use in critically ill children. Pediatrics 125(5):e1208–25, 2010

10. Frazier A, Frazier H, Warren N: A discussion of family-centered care within the pediatric intensive care unit. Crit Care Nurs Q 33(1):82–86, 2010

11. Harbaugh BL, Tomlinson PS, Kirschbaum M: Parents' perceptions of nurses' caring behaviors in the pediatric intensive care unit. Issues Compr Pediatr Nurs 27(3):163–178, 2004

12. Davidson JE, Powers K, Hedayat KM, et al: Clinical practice guidelines for support of the family in the patient-centered intensive care unit: American College of Critical Care Medicine Task Force 2004–2005. Crit Care Med 35(2):605–622, 2007

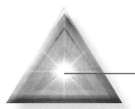

# 妊娠期危重症患者

Cathleen R. Maiolatesi

## 第 11 章

**学习目标**

学习本章内容后,读者应能够:
1. 总结妊娠期心血管、呼吸、血液系统和肾脏的正常生理变化。
2. 区分先兆子痫与重度先兆子痫的症状和体征。
3. 解释重度先兆子痫的病理生理机制。
4. 描述重度先兆子痫患者静脉注射硫酸镁的护理评估参数。
5. 讨论导致孕妇发展为弥散性血管内凝血的三种产科情况。
6. 描述产科创伤患者的即刻抢救措施。
7. 总结危重症监护病房的产科患者所需的心理社会支持。

大多数妇女都会经历一个正常的妊娠过程。然而,小部分妇女会由于妊娠本身或之前疾病,发生致命性并发症。这些病情危重的妊娠期妇女给护士带来了特殊的挑战。在进行患者的体格检查时,应考虑母亲和胎儿间的相互作用。危重症护士通常可能未掌握关于胎儿心脏监测的知识和技能,而产科护士又可能不具备有关患者通气支持和血流动力学监测的相关知识和技能。因此,为入住 ICU 的危重症孕妇提供合作性照护十分重要。

对妊娠期危重症患者诊断和处置的基本原则与 ICU 的其他患者类似。然而,必须考虑妊娠本身所引起的生理改变,以降低孕妇发病率和死亡率。照护这些患者的危重症护士必须理解妊娠期间机体的适应性生理变化,并能鉴别正常和异常反应(表 11-1)。

表 11-1 妊娠生理变化

| 变化 | | 妊娠水平 |
| --- | --- | --- |
| **心血管功能变化** | | |
| 血容量 | >40%~50% | 1 260~1 625ml |
| 红细胞 | >20% | 250~450ml |

续表

| 变化 | | 妊娠水平 |
| --- | --- | --- |
| 血压 | | |
| 　收缩压 | <5~12mmHg | |
| 　舒张压 | <10~12mmHg | |
| 心输出量 | >30%~50% | 6~7L/min |
| 心率 | >10%~30% | 每分钟增加 15~20 次 |
| 全身血管阻力 | <20%~30% | (1 210 ± 266)达因/(s·cm⁻⁵) |
| 肺循环阻力 | <34% | (78 ± 22)达因/(s·cm⁻⁵) |
| 胶体渗透压 | <10%~14% | <(22.4 ± 0.5) |
| **呼吸功能变化** | | |
| 功能残气量 | <10%~21% | 1 343~1 530 |
| 潮气量 | >30%~35% | 600ml |
| **肾功能变化** | | |
| 肾脏血流 | >25%~−50% | 1 500~1 750ml/min |
| 肾小球滤过率 | >50% | 140~170ml/min |
| 肌酐清除率 | >50% | 100~150ml/min |

# ▲ 妊娠期生理变化

## 心血管功能变化

妊娠期间正常的心血管变化会影响脉搏、血压、心输出量和血容量（表11-1）。母体血容量高于基线值的40%~50%。血容量的增加，主要是血浆容量增加，开始于妊娠前三个月并且持续于妊娠的整个过程。这种增加是必需的，以提供足够的血流供应子宫、胎儿和发生变化的母体组织，并且适应分娩时的失血。红细胞数量增加20%，与血浆容量增加不成比例，从而导致母体生理性贫血。心率早在妊娠7周时就会增加10~15次/min而在产后6周回到孕前水平。在妊娠期间血容量和心率的变化导致心输出量增加30%~50%（6~7L/min）。当分娩时由于胎盘和胎儿单位的血液分流，心输出量会轻度增加。胎儿娩出后不久，当子宫变空收缩，将大约1 000ml血液分流回体循环，心输出量将进一步增加（59%~80%）（表11-2）。阴道分娩的产妇约失血500ml，而剖宫产产妇失血约1 000ml。这些常在产妇耐受范围内。

表11-2 妊娠和分娩时心输出量变化

| 妊娠和分娩时分期 | 心输出量 |
| --- | --- |
| 妊娠8周 | 增加22%~30% |
| 妊娠20周 | 增加50% |
| 从仰卧到左侧卧位 | 增加21% |
| 第一产程早期（宫口开不足3cm） | 增加13%~17% |
| 第一产程晚期（宫口开4~7cm） | 增加23% |
| 第二产程（宫口开超过8cm） | 增加34% |
| 每次宫缩时 | 增加11%~15% |
| 分娩后10min内 | 增加59%~80%（取决于麻醉类型） |
| 分娩后1h内 | 增加49% |

子宫胎盘单位的发育为扩充的血容量提供了一个低阻力的网状结构，这可降低心脏后负荷。由于血容量增加和血管舒张，肺循环阻力（或称右心室后负荷）也下降。在激素的影响下，平滑肌和血管床放松，降低体循环阻力（SVR）。妊娠早中期血压降低，妊娠晚期返回到孕前水平。在妊娠期间，血压受到母亲体位影响比在非妊娠期要大，仰卧位性低血压发生于母亲平躺时，因此建议采用侧卧位。但如果患者必须仰卧位，可在臀部使用器具垫使子宫倾斜远离下腔静脉。

## 呼吸功能变化

呼吸变化（表11-1）是为了适应不断扩大的子宫，以及母体与胎儿对氧气增加的需要。结构变化包括膈肌的向上移动，使得功能残气量减少，肋骨容积位移，潮气量增加30%~35%。气道黏膜变化包括充血、分泌过多、易碎性增加、水肿。由于鼻出血风险，当插入鼻胃管或经鼻气管导管时，应密切关注这些变化。尽管一些女性在妊娠期间有时会经历呼吸急促或气短，但是她们的呼吸速率保持不变。呼吸困难的确切原因尚不清楚，但可能与过度通气、耗氧量增加，或动脉二氧化碳分压减少有关。

妊娠期耗氧量增加15%~20%，分娩时可能会增加300%，导致动脉氧分压增加至104~108mmHg。鉴于$CO_2$从胎儿到母体的扩散增加，$PaCO_2$减少至27~32mmHg。肾排泄碳酸氢盐导致孕产妇pH值略有增加，但并不显著。

## 肾功能变化

为适应妊娠时代谢和循环需求的增加，肾功能会发生变化（表11-1）。肾血流量增加30%，肾小球滤过率增加50%。这些增加有助于清除多种物质，如肌酐和尿素，从而使这些物质在血浆中浓度处于较低水平。

## 胃肠和代谢变化

由于子宫的不断增长，妊娠期胃肠功能发生变化。食管括约肌错位挤进胸腔，导致胃内容物被动流入食管。孕妇容易发生被动返流和误吸，尤其是当孕妇全身麻醉或失去意识时。在妊娠最后3个月，受激素影响导致胃排空延迟，胃酸分泌增加。平滑肌松弛引起恶心、胃烧灼感和便秘。由于妊娠机体对胰岛素抵抗增加和高胰岛素血症，导致孕妇容易发生糖尿病。由于葡萄糖持续供应给胎儿，导致母体肝脏和空腹血糖水平降低。

## 血液学改变

红细胞比容降低,是因为血浆增加而引起的血液稀释效应。在妊娠期间,正常的红细胞比容波动在 32%~40%。白细胞计数从正常范围 5 000~10 000/mm³ 提高到 6 000~16 000/mm³。凝血因子Ⅶ到Ⅹ均会增加,而凝血因子Ⅺ和Ⅻ会减少,从而抑制血液凝固。纤维蛋白原从 300mg/dl 增加到 600mg/dl。出血和凝血时间以及血小板计数在妊娠期间保持不变。

## 胎儿和胎盘发育的注意事项

临床医务人员必须谨慎地权衡所有治疗措施对孕妇及其胎儿的效果和风险。母体的循环、营养和接触的致畸剂,会影响胚胎和胎儿的发育。

胎儿发育有三个阶段:胚前期(前 14 天),胚胎期(15 天 ~8 周),胎儿期(8 周 ~40 周或分娩)。在胚胎期,是重要器官如心脏、大脑发育的时期,最易受致畸剂影响(图 11-1)。

某些用来治疗孕妇危重症的药物能通过胎盘,从而对胎儿产生致畸作用。因此,临床医生必须考虑药物治疗的利与弊。2001 年,美国食品药品监督局修订了妊娠期药物使用的 5 类风险(表 11-3)。

胎盘是负责胎儿和孕妇间氧气和营养交换以及排泄废物的器官。在孕早期,胎盘产生四种必要激素来维持妊娠。人体绒毛膜促性腺激素是检测妊娠与否以及维持黄体功能的基础。另一种激素是人胎盘催乳素,刺激母体的新陈代谢来提供胎儿成长的必要营养。这种激素与妊娠期间的胰岛素抵抗有关。孕酮和雌激素最终由胎盘产生,与子宫增大以及子宫胎盘血流量相关。

胎盘的功能取决于母体的血流量。一些引起血管收缩的疾病或情况,例如高血压、可卡因的使用或者是吸烟,可以减少胎盘以及胎儿的血流量。甚至孕妇活动过多也会分流胎盘和胎儿的血液。

### 胎儿发育时期表

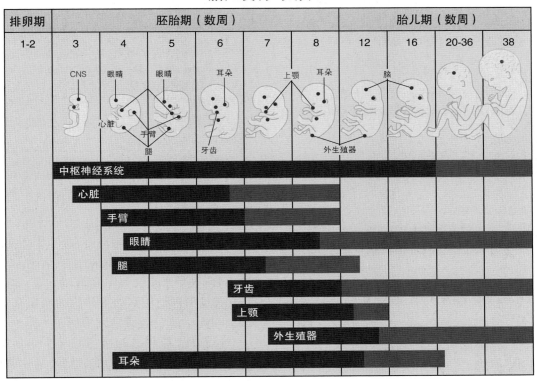

● 最常见的出生缺陷部位

**图 11-1 ▲** 胎儿发育关键时期。深蓝色表示高度敏感期。(Adapted from the National Organization on Fetal Alcohol Syndrome.)

表 11-3 药物致畸风险分类

| 种类 | 描述 |
|---|---|
| A | 针对妊娠期妇女、设计良好的对照研究未显示有胎儿致畸的风险增加 |
| B | 动物实验显示出没有对胎儿有害的证据,但缺乏针对妊娠期妇女、设计良好的对照研究<br>**或者**<br>动物实验已经表明有对胎儿有不良反应,但对孕妇的试验中尚未证明对胎儿不利 |
| C | 动物实验已经表明有对胎儿的不良反应,但缺乏针对妊娠期妇女、设计良好的对照研究<br>**或者**<br>无相关的动物实验以及孕妇试验 |
| D | 针对妊娠期妇女、设计良好的对照研究或观察性研究已证明对胎儿有风险,但是治疗益处大于潜在风险 |
| X | 针对妊娠期妇女、设计良好的对照研究或观察性研究或动物实验显著证明药物会产生胎儿致畸作用,孕妇或计划妊娠妇女禁忌使用 |

## ▲ 妊娠期间的危重情况

在妊娠期间,母体发生正常生理变化,以为胎儿发育提供条件,并为母体分娩做准备。药物和产科并发症会改变这种适应,将单纯妊娠转化为危重症。有 1%~3% 孕妇需入住 ICU,大多是由于血流动力学不稳定、产科出血、呼吸衰竭等。入住 ICU 的最常见妊娠并发症包括严重先兆子痫、羊水栓塞、弥散性血管内凝血(DIC)、急性呼吸窘迫综合征(ARDS)和外伤。高危妊娠患者常见护理诊断示例见表框 11-1。

---
**表框 11-1** 护理诊断示例

**危重症妊娠患者**
- 焦虑 与妊娠结果不良或无法预测有关。
- 压力负荷过重 与妊娠结果不良或无法预测有关。
- 悲哀 与自身威胁有关。
- 恐惧 与胎儿健康有关。
- 有受伤的危险 与感染有关。
- 家庭运作过程改变 与入住 ICU 有关。
- 心输出量减少 与胸腔内压力增加有关(接受机械通气的患者)。
- 有母体与胎儿双方受干扰的危险 与母体体位、失血或胎盘创伤有关。

---

### 重度先兆子痫

妊娠期间高血压的发生大约占总体的 3%~7%。这是美国孕妇致死的第三大原因。妊娠期间不同类型高血压的术语描述见表框 11-2。

先兆子痫是高血压疾病,5%~7% 的妊娠妇女可发生。先兆子痫的发病原因尚未明确,导致其发生的危险因素有初产妇、多胎妊娠、糖尿病、孕妇年龄低于 18 岁或高于 35 岁以及慢性高血压等。

---
**表框 11-2** 妊娠期间的高血压性疾病

- **先兆子痫**:妊娠特异性综合征,可在妊娠 20 周后查出,收缩压达到或超过 140mmHg,或舒张压达到或超过 90mmHg,伴有明显的蛋白尿。有先兆子痫的孕妇,血压通常在分娩后几天或者几周恢复到基线水平。
- **子痫**:见于先兆子痫产妇,排除其他原因引起的惊厥。惊厥通常出现在孕中期,也可能出现在产后。
- **妊娠高血压**:孕中期第一次被检测出血压高,无蛋白尿,并以此与先兆子痫相鉴别。
- **慢性高血压**:妊娠前就有的高血压,也可以因分娩后血压没有像先兆子痫以及妊娠期高血压一样恢复正常而被诊断。

From National Institutes of Health, National Heart Lung and Blood Institute: Report of the Working Group on Research on Hypertension During Pregnancy, April 2001.

---

先兆子痫的症状包括高血压、水肿、蛋白尿。妊娠高血压被定义为血压高于 140/90mmHg。在过去,收缩压增高 30mmHg 或者舒张压增高 15mmHg 被用来定义妊娠高血压。这一标准现已不可靠且不再使用。如果孕前的血压未知,则可通过间隔 6 小时、连续两次采用同一体位、在同一只手臂测压,若两次的血压均至少 140/90mmHg 则可诊断。在重度先兆子痫患者,其收缩压可高于 160mmHg,舒张压可高于 110mmHg。水肿可呈全身性,但以面部和手明显。24 小时尿蛋白定量大于等于 5g 时可被诊断为蛋白尿。当尿量少于 30ml/h 或者 500ml/24h 时为少尿。其他会在重

度先兆子痫中出现的症状包括视力和大脑功能的损坏,如视物模糊和头痛、上腹部疼痛、肝功能受损、血小板减少以及肺水肿。

### 生理学原理

重度先兆子痫与小动脉痉挛和收缩引起的血管内皮细胞损坏有关。由于交替收缩和扩张,动脉循环遭到破坏。内皮损伤导致血浆渗入血管外间隙,引起血小板聚集。由于蛋白质进入血管外间隙,因而胶体渗透压降低,导致患者容易出现低血容量、组织灌注和氧合改变。先兆子痫可加剧母体心血管系统的生理变化,如血浆容量、心输出量、心率和毛细血管通透性增加和胶体渗透压下降,从而使其易发生肺水肿。肺水肿的症状包括咳嗽、呼吸困难、胸痛、心动过速、发绀、粉红色泡沫样痰。

动脉血管痉挛和内皮损伤也会降低肾脏灌注。肾灌注减少导致肾小球滤过率(GFR)下降,可引起少尿。少尿并不一定是血容量减少,故不应用利尿剂治疗。肾小球毛细血管内皮损伤允许蛋白质透过毛细血管膜进入尿液,导致蛋白尿,血尿素氮和血清肌酐升高。如果长期存在血管痉挛和高血凝状态,会导致肾小球缺血。分娩后肾功能可完全恢复。

肝脏也可因多系统血管痉挛、血管内皮受损而受累。肝脏灌注减少可引起缺血和坏死。由于炎性浸润和血流受阻,会出现肝脏水肿。肝损害可通过肝功能检测结果反映,如血清天冬氨酸转氨酶、乳酸脱氢酶、丙氨酸转氨酶水平升高。

神经系统症状可包括惊厥、脑水肿和脑出血。反映病情进展的相关症状可有头痛、视物模糊、反射亢进、阵挛和意识水平改变。颅内压升高和灌注减少会导致缺氧、昏迷和死亡。

### 管理

重度先兆子痫唯一的治疗措施就是娩出胎儿。娩出胎儿还是继续孕期治疗(即继续妊娠、监测改变)的决策因人而异。

此类患者通常需要进行侵入性血流动力学监测、频繁测量血压、严格记录出入量、监测实验室检查报告,并采取积极的抗惊厥和抗高血压药物治疗。如果尚未分娩,还需密切监测胎儿情况。管理的重点是预防惊厥发作和呼吸道并发症,控制高血压、监测心血管状态,保持体液平衡。如果未娩出胎儿,必须监测胎儿。危重症护士必须和产科人员密切合作,把胎儿视为另一个患者进行密切观察。

血流动力学监测可准确评估心输出量和体液量。妊娠期血流动力学正常值见表 11-4。肺动脉闭塞压(PAOP)和肺动脉压力(PAP)升高可提示血容量过多,此时孕妇有心源性肺水肿的风险(血流动力学监测的具体内容见第 17 章)。降低前负荷的干预措施包括限制静脉输液、协助患者取侧卧位、出现体液负荷过重或肺水肿时给予利尿剂。中心静脉压、PAP 和 PAOP 下降提示血容量减少,患者可能需要快速补液。

表 11-4　非妊娠和妊娠妇女血流动力学值

| | 非妊娠 | 妊娠 |
|---|---|---|
| 中心静脉压 | 5~10mmHg | 1.1~6.1mmHg |
| 肺动脉压 | | |
| 　收缩压 | 20~30mmHg | 18~30mmHg |
| 　舒张压 | 8~15mmHg | 6~10mmHg |
| 　平均压 | 10~20mmHg | 11~15mmHg |
| 肺动脉闭塞压 | 6~12mmHg | 5.7~9.3mmHg |
| 心输出量 | 4.3~6.0L/min | 5.2~7.2L/min |

药物治疗是为了预防惊厥发作和高血压危象。重度先兆子痫可首选硫酸镁静脉推注,以防止孕产妇发生惊厥(表框 11-3)。硫酸镁可阻断在神经末梢突触处对乙酰胆碱的再摄取,并松弛平滑肌。其副作用包括嗜睡、面色潮红、出汗、反射减退、低钙血症、呼吸麻痹。可以 1~3g/h 的剂量持续滴注,来维持 4~7mg/dl 的血清治疗水平。若血清水平高于 15mg/dl,可能导致呼吸骤停。

| 表框 11-3 | 硫酸镁的使用 |
|---|---|

剂量浓度:500ml 0.9%NaCl 溶液加 20g 药物或每 50ml 5%GS 溶液中加入 2g 药物
负荷剂量:10~20min 内快速推注 4~6g 药物
维持剂量:2~3g/h 的速度静脉滴注

盐酸肼苯哒嗪是妊娠期间最常用的抗高血压药,能够扩张动脉血管,降低平均动脉压和体循环阻力(SVR),增加心输出量、心率和肾血流量。通常每 20min 静脉注射 5~10mg 剂量,直到血压降低到理想水平。其他可推荐使用的降压药包括硝普盐、硝苯地平、盐酸拉贝洛尔,这些药物在肼苯哒嗪治疗不起效时可使用。

## 护理干预措施

护士必须根据患者神经症状评估是否有惊厥发作的风险。为了降低惊厥发作的风险,护士可减少对患者的光线和声音刺激。给予治疗和干预措施的同时,需保障患者最佳的休息时间。如果出现惊厥发作,护士应保护患者免受伤害,确保其呼吸道通畅、充分给氧并评估可能发生的误吸。在稳定患者后,应立刻评估子宫和胎儿活动。

如果患者正在接受硫酸镁治疗,护士需要持续评估是否有镁中毒症状,如呼吸抑制和反射减退。镁通过尿液排出,持续少尿会导致镁蓄积引起毒性反应。

如果患者已经分娩,应继续维持硫酸镁治疗24小时。护士需要评估有无子宫出血。如果分娩后子宫没有变硬,需进行子宫按摩和氧疗。重度先兆子痫患者部分主要护理干预措施见表框11-4。

| 表框 11-4 | 重度先兆子痫患者护理干预措施 |
|---|---|

**绝对卧床,取左侧卧位**
- 解释原因以及预期益处。
- 鼓励亲友探视,防止心情烦闷。
- 解释应注意惊厥。

**药物治疗**
- 解释相关药物的作用:如硫酸镁和抗高血压药物。
- 解释实验室检查、生命体征评估、记录尿量的频率。

**胎儿监测**
- 解释用于观察胎儿是否健康的外部胎儿监测和检查目的,比如无应力试验、胎儿生理活动评估、多普勒超声血流监测和胎儿脉氧含量。
- 解释子宫胎盘功能是否正常的判断依据。

**分娩**
- 指导患者做好可能剖宫产的准备。
- 解释需要分娩的理由。
- 如果孕妇无法亲自前往参观,应向其解释新生儿重症监护室(NICU)的一般情况。
- 如果早产或可能入住NICN,应安排新生儿专家与患者讨论相关事项。

## HELLP 综合征

大约 10%~20% 的 HELLP 综合征(溶血、肝酶升高、血小板降低)患者伴有重度先兆子痫和子痫。产妇死亡率可高达 30%。多认为是重度先兆子痫的变异所致。出现 HELLP 综合征的产妇多在 27 岁以上,以白种人、经产妇尤为多见。HELLP 综合征的患者并发肾衰竭、肺水肿、DIC、胎盘早剥、ARDS 以及肝血肿和破裂的风险会增加。

HELLP 综合征的症状和体征和严重先兆子痫的情况很类似,包括上腹部疼痛、恶心、不适以及右上腹触痛。实验室检查可有血小板减少($<100\,000/mm^3$)和肝酶升高。

### 生理学原理

当红细胞穿过痉挛的血管,产生毛刺细胞和裂细胞时,会发生溶血。而继发于血管痉挛的肝脏缺血可致肝脏损害,引起肝酶升高。长时间的血管痉挛会导致肝脏坏死。由于内皮细胞伤害时血小板聚集在受损区域,从而消耗大量血小板,导致血小板减少。

### 管理

与重度先兆子痫一样,分娩是解决 HELLP 综合征的关键措施。然而,分娩的时机选择是有争议的。绝大数临床医生推荐在诊断 HELLP 综合征后的 48 小时内启动分娩。如果未能分娩,应采取包括卧床休息、频繁监测血压、频繁进行肝功能和凝血功能实验室检查以及密切监测胎儿等干预措施。与重度子痫患者的管理方式相同,必要时应使用硫酸镁和降压药。此外,可输注血制品纠正凝血障碍。

HELLP 综合征的症状和其他很多疾病相似,因此必须与下述疾病相鉴别,包括自身免疫性血小板减少性紫癜、慢性肾脏疾病、肾盂肾炎、胆囊炎,肠胃炎、肝炎、胰腺炎、血栓性血小板减少性紫癜、溶血性尿毒综合征以及妊娠期急性脂肪肝。

在护理 HELLP 综合征患者时,有必要监测生命体征改变、出血、疼痛和实验室检查结果。此外,胎儿监测也很重要,包括检测胎儿心率以及有无胎盘早剥的征兆。护士必须清楚了解 HELLP 综合征患者可能出现的并发症,如疼痛加重、循环衰竭、休克等征象提示可能发生了肝血肿或肝脏破裂。护士还应准确测量出入量,以评估肾功能情况。

## 弥散性血管内凝血

由于凝血和纤溶系统的改变,某些疾病包括先兆子痫、胎盘早剥,羊水栓塞、胎儿死亡和败血症等,使产妇易发 DIC。妊娠期败血症是由于细菌侵入宫腔所致,尽管抗生素的使用使败血症的发生率大大减少,但在美国,仍然有 3%~8% 的产妇死于该症。

免疫抑制是妊娠的正常结果,可使胎儿不被母亲的免疫系统所排斥。这种改变使机体易发感染且对感染的抵抗力降低。感染性休克可在短短几天或几小时即出现,表现为心动过速、呼吸急促、体温不稳、心输出量增加以及外周阻力减少。

胎盘早剥是指胎盘过早地从子宫壁分离,是引起 DIC 的最常见原因。当发生胎盘早剥时,血液汇聚在子宫和胎盘之间,消耗凝血因子。而胎盘中存在着高浓度的促凝血酶原激酶。当胎盘提前分离时,全身持续释放促凝血酶原激酶,激活机体的凝血和纤溶系统。与此同时,止血系统启动,使得胎盘分离部位的血凝块形成。此时的临床表现可包括急性腹痛、子宫压痛、心脏期前收缩以及阴道出血。胎盘早剥的出血往往不明显,因而不易识别。

宫腔内胎儿死亡也会导致 DIC 的发生。死亡的胎儿释放组织凝血酶进入母体循环中激活凝血系统。慢性、低度 DIC 往往长期伴有凝血障碍。

### 管理

DIC 患者的管理包括识别潜在疾病并启动恰当的治疗措施,评估和监测凝血系统以尽早止血,同时防止进一步出血和血栓形成。败血症所致 DIC 的管理措施包括即刻协助分娩和静脉给予广谱抗生素。对于胎盘脱离,及时协助分娩可以进一步控制出血。

护理旨在防止进一步出血,监测凝血检查结果和评估是否有多系统受累、组织灌注改变和体液不足。护理措施包括监测呼吸状态、静脉输液以预防低血容量、评估血流动力学指标、使用和评价抗生素、输血和使用解热剂。(关于 DIC 详见第 49 章)

### 羊水栓塞

羊水栓塞(amniotic fluid embolism,AFE)虽然罕见,但约占了美国孕产妇死亡原因的 10%。当羊水进入到母体循环时,可发生羊水栓塞。这种情况可发生于剖宫产或者子宫破裂时,也可能由于阴道分娩时羊水由撕裂的宫颈内静脉进入循环所致。一旦羊水进入母体循环,就会快速进入肺血管,导致肺栓塞。对 AFE,肺部会反应性地发生血管痉挛,导致短暂的肺动脉高压和缺氧。母体血流动力学受损,出现类似于过敏性休克的状况,发生 PAP 升高和左心衰。羊水栓塞的诱发因素包括先兆子痫、多胎妊娠、羊水过多、低位胎盘、过期妊娠、分娩时高张性子宫收缩、胎盘早剥、子宫破裂、产妇惊厥和脐带脱垂。羊水栓塞的临床表现包括突发呼吸困难、发绀、低血压,随后可发生心搏骤停。

### 管理

AFE 的管理目标是维持左心室输出量和气道通畅。干预措施包括气管插管和纯氧通气,静脉输注血管加压药和晶体溶液,心肺复苏术,输血,肺动脉导管置入。在极端严重的情况下,可以使用体外膜氧合(extracorporeal membrane oxygenation,ECMO)提供足够的氧合和通气支持。潜在的后遗症包括急性肺水肿、呼吸窘迫、DIC、出血和多系统衰竭。

疑似 AFE 时,护士必须快速做出反应。在最基本的 ABC 抢救措施(保持气道通畅、人工呼吸和人工循环支持)之后,护士应在忙乱的抢救环境中合理安排救治措施的优先顺序。如果患者未插管,可采用面罩给氧,并使用脉搏血氧计监测氧饱和度。应预见到患者一旦插管,就需要球囊面罩或呼吸机辅助通气。给产妇取侧卧位或垫高臀部,以增加静脉回心血量。采用大口径静脉输液和输血,以纠正低血压。评估则侧重于心血管、呼吸、血液和神经系统。

## 急性呼吸窘迫综合征

急性呼吸窘迫综合征(ARDS)表现为进行性呼吸窘迫、严重低氧血症、肺顺应性下降、非心源性肺水肿,胸片示弥漫性浸润。妊娠相关 ARDS 的诱发因素包括胎盘早剥、重度先兆子痫、肾盂肾炎、DIC、败血症、AFE、误吸、全身感染和胎死宫内。产妇低氧血症可导致自发性流产、胎儿缺氧、酸中毒和死亡,故应积极干预。必须维持重要脏器灌注(包括胎儿)以减少发病率和死亡率。为确保胎儿氧合充分,产妇动脉氧饱和度应至少为 95%。

### 管理

ARDS 产妇需要心血管支持和呼气末正压通气

(PEEP)。血流动力学监测对于评估 ARDS 的相关变化至关重要,如中心性低血容量、非心源性肺水肿。呼吸机参数可采用如下设置:频率 12 次 /min,潮气量 12~15ml/kg,氧浓度 100%,PEEP 5cmH₂O。

ARDS 产妇的护理以支持为主。具体干预以保证组织供氧的最大化和恢复肺毛细血管的完整性为目的。应进行全面的呼吸评估,包括使用脉氧仪监测 SaO₂;观察呼吸速率、特征以及有无呼吸费力;听诊肺部。非心源性肺水肿的症状与心源性肺水肿类似(即呼吸急促、心动过速、啰音、气短)。然而,护士应该意识到 PAOP 和 PAP(孕妇正常值见表 11-4)下降可能提示非心源性肺水肿。产科患者出现非心源性肺水肿可能是由于胃内容物误吸、败血症、输血反应、DIC 和 AFE 所致。给患者取侧卧位并保持体液充足,这些护理措施也有助于改善子宫胎盘血供。

对于机械通气的孕产妇,护理措施包括心理社会支持以缓解焦虑、恐惧以及与家庭分离所带来的情绪问题。护士应促进患者和家人间的沟通,让他们了解孕产妇和胎儿的状况。当产后出现极端严重的 ARDS 时,可用 ECMO 来提供足够的氧合和通气支持。

## 创伤

妊娠意外伤害的发生率约为 6%~7%,可导致自发性流产、早产、胎盘早剥和胎儿死亡。创伤是除外产科原因后,孕产妇死亡的首要原因。常见的损伤类型包括车祸导致腹部钝挫伤(49%),跌倒和家庭暴力(18%~25%)、刺伤或枪伤导致的穿透性损伤(4%)。胎儿的生存率取决于母亲是否能够生存,因此对孕妇的紧急处置并维持其稳定至关重要。

由于妊娠期间心血管发生正常的生理性变化,早期血流动力学不稳定可能并不明显。孕妇会在失血达 2 000ml 时,出现血流动力学不稳定。

## 管理

对创伤孕妇的管理包括及时稳定和护理伤者。及时稳定所有创伤患者的措施包括实施 ABCs 复苏,即开放气道,人工呼吸和循环支持。首先应开放气道,以 10~12L/min 的速度给氧,使 PaO₂≥60mmHg,以确保胎儿获得最佳氧合。此外还应置入胃管,以避免误吸。

如果需要实施 CPR,必须考虑妊娠期的解剖和生理变化。子宫会压迫腹部大血管并使腹内容物移位,降低胸部顺应性。在患者右髋关节处垫一楔形板可使子宫移位,避免压迫血管(图 11-2)。这一措施可使心输出量增加 30%。应实施标准的高级心脏生命支持,包括除颤和大多数药物。应避免使用血管加压药,因为血管收缩会影响子宫胎盘灌注。极少应用抗休克裤或充气抗休克服。但如果使用,腹腔部位不应充气。

必须采用大口径导管建立静脉通路,积极补液以增加每搏血量并维持心输出量。如果发生出血,必须止血。由于子宫胎盘系统阻力较低,因此动脉血压降低并不一定意味着低血容量。失血高达 30% 到 35% 时,可能才能发现低血压,这可对胎儿造成严重不良后果。因此,必须加快补液速度。

一旦孕妇稳定,就需评估其神经系统,随后开

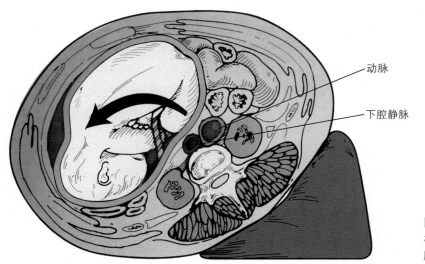

动脉

下腔静脉

图 11-2 ▲ 于产妇右髋关节处垫一楔形板,以减少对腹部大血管的压迫,使心肺复苏效果最大化

始胎儿的评估,包括生命征象的判断。可以使用胎儿镜、听诊器、胎儿多普勒或超声检查仪听诊胎儿心率。到达医院或急救中心后,还须进行其他评估,包括 ECG、全面的体格检查、实验室检查,如动脉血气分析(表 11-5)、全血细胞计数、血小板计数、电解质、血型与交叉配血、Kleihauer-Betke 测试(胎儿血红蛋白酸洗脱试验)。Kleihauer-Betke 测试识别进入产妇循环系统的胎儿红细胞数,可用于检测母婴有无出血。这主要是针对 Rh 阴性的妊娠患者。评估还应包括其他参数,如规律收缩开始的时间(提示可能已临产),有无阴道出血,阴道有无分泌物流出(提示破膜)。

表 11-5　妊娠与非妊娠妇女的动脉血气分析值

| | 非妊娠妇女 | 妊娠妇女 |
|---|---|---|
| $PaO_2$ | 80~100mmHg | 87~106mmHg |
| $PaCO_2$ | 36~44mmHg | 27~32mmHg |
| pH | 7.35~7.45 | 7.40~7.47 |
| $HCO_3^-$ | 24~30mEq/L | 18~21mEq/L |

## ▲ 提供情感支持

情感支持对危重孕妇及其家庭非常重要。如果孕妇在 ICU 内分娩,她的导乐或者其他重要的人应陪伴在侧。分娩后,应尽可能鼓励母乳喂养和必要的亲子行为。此时母亲需要有机会接近新生儿并获得家人的陪伴。如果新生儿无法待在母亲身边,医务人员应不断告知母亲新生儿的情况。在 ICU,为新生儿家庭提供灵活而个性化的氛围有些困难。因此,无论怎样强调产科和危重症医学合作的重要性都不过分。表框 11-5 概括了促进高危妊娠妇女情绪健康的策略。

如果胎儿因母亲并发症而死亡,需要提供丧亲护理。护士需要与助产团队(曾受过丧亲护理的培训)、精神科联络护士、社工、心理学家、精神病医生或者牧师合作,为一个丧亲的母亲及其家庭提供情感支持。

> **表框 11-5　促进高危妊娠妇女情绪健康的策略**
>
> - 从以医疗服务团队为中心转向以家庭为中心的护理。
> - 将文化信仰纳入环境,尽可能地遵守家庭惯例。
> - 理解孕妇与家庭成员的角色,辅助他们完成任务,以实现家庭功能最大化。
> - 提供家庭支持小组成员的姓名。
> - 向家属提供信息和健康教育。
> - 当家庭应对良好时予以鼓励。
> - 确认家属的情绪。

## ▲ 临床适用性挑战

> **案例分析**
>
> W 女士,41 岁经产妇,2-0-3-2(生育情况:两次足月妊娠,两个孩子现存,三次流产),现妊娠 37 周 4 天,因羊水过少入院引产。入院前,她一直在接受常规的产前护理,未见异常。生育史:一次因臀先露剖宫产、一次阴道分娩,三次流产。W 女士一入院,就安装了体外胎儿监视器,建立了静脉通道滴注催产素。生命体征如下:BP 121/74mmHg,呼吸 20 次/min,脉搏 79 次/min,体温 37℃。数小时后,因 W 女士宫口迟迟不开,医生决定行剖宫产。剖宫产后,医生发现右侧子宫切口大量出血。尽管试图通过缝合各手术切口来控制出血,但子宫还是开始变得无张力,提示需行子宫切除术。患者持续出血,预计出血量约为 7L。红细胞比容 23.1%,血红蛋白 8.3g/dl,血小板计数 49×10⁹/L,纤维蛋白原 113mg/dl,凝血时间 15.1s,活化部分凝血活酶时间 59.4。她在手术室输入了 12 个单位的红细胞,7 个单位的冷冻血浆,一袋血小板以及凝血因子Ⅶ。用明胶海绵填充后,患者被立即转移到外科 ICU。入 ICU 后,W 女士表现为心动过速(145 次/min)、低血压(80/40mmHg)、呼吸急促(36 次/min),每小时尿量少于 30ml。患者意识模糊,接受了气管插管。插管后,她的实验室检查结

> **案例分析（续）**
>
> 果并没有改善，因而再次给她使用了新鲜冷冻血浆、血小板及凝血因子Ⅶ。她被诊断为弥散性血管内凝血症（DIC）。24小时后，她的生命体征及实验室检查结果有了改善，并在术后第3天转至产后病房。术后第4天，她可以走路、排便并已可进食普食。患者于术后第5天出院。
>
> 1. 确诊DIC的症状和体征有哪些？
>
> 2. 外科ICU的员工该如何为这位患者提供一个家庭化的环境？
>
> 3. 所实施的治疗措施起效后，患者预期会有哪些临床转归？

（译者：樊　落）

## 参考文献

1. Price L, Slack A, Nelson-Piercy C: Aims of obstetric critical care management. Best Pract Res Clin Obstet Gynecol 22(5):775–799, 2008
2. Ruffolo D: Trauma care and managing the injured pregnant patient. J Obstet Gynecol Neonatal Nurs 38(6):704–714, 2009
3. Criddle L: Trauma in pregnancy. Am J Nurs 109(11):41–47, 2009
4. Carlin A: Physiological changes of pregnancy and monitoring. Best Pract Res Clin Obstet Gynecol 22(5):801–823, 2008
5. Madappa T: Alterations in pulmonary physiology during pregnancy. Pulmonary Disease and Pregnancy. WebMD, 2009
6. Madan I, Puri I, Jain N, et al: Characteristics of obstetric intensive care unit admissions in New Jersey. J Matern Fetal Neonatal Med 22(9):785–790, 2009
7. Lykke J, Langhoff-Roos J, Sibai B, et al: Hypertensive pregnancy disorders and subsequent cardiovascular morbidity and type 2 diabetes mellitus in the mother. Hypertension 53:944–951, 2009
8. Haddad B, Sibai B. Expectant management in pregnancies with severe pre eclampsia. Semin Perinatol 33:143–151, 2009
9. Yoder S, Thornburg L, Bisognana, J: Hypertension in pregnancy and women of childbearing age. Am J Med 122:890–895, 2009
10. Williams J, Mozurkewich E, Chilimigras J, et al: Critical care in obstetrics: pregnancy related conditions. Best Pract Res Clin Obstet Gynecol 22(5):825–846, 2008
11. Bauer S, Cleary K: Cardiopulmonary complications of pre-eclampsia. Semin Perinatol 33(3):158–165, 2009
12. Habli M, Sibai B: Hypertensive disorders of pregnancy. In Gibbs R, Karlan B, Haney A (eds): Danforth's Obstetrics and Gynecology, 10th ed. Philadelphia, PA: Lippincott Williams & Wilkins, 2008
13. Bridges E, Womble S, Wallace M, et al: Hemodynamic monitoring in high risk obstetrics patients: I. Cardiovasc Med 23(4):53–62, 2003
14. Mcoy S, Baldwin K: Pharmacotherapeutic options for the treatment of preeclampsia. Am J Health Syst Pharm 66:337–344, 2009
15. Haram K, Svendsen E, Abildgaard U: The HELLP syndrome: Clinical issues and management. A review. BMC Pregnancy Childbirth 9(8):1–15, 2009
16. Thacil J, Toh C: Disseminated intravascular coagulation in obstetric disorders and its acute haematological management. Blood Rev 23:167–176, 2009
17. Mirza F, Devine P, Gaddipati S: Trauma in pregnancy: A systematic approach. Am J Perinatol 27(7):579–586, 2010
18. Hak D, Smith W, Susuki T: Management of hemorrhagic in life threatening pelvic fractures. J Am Acad Orthop Surg 17(7):447–457, 2009

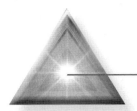

# 老年危重症患者

Barbara Resnick

## 第 12 章

### 学习目标

学习本章内容后,读者应能够:

1. 解释正常老化过程中发生的身体变化。
2. 描述老年人的发展任务。
3. 讨论影响老年人身体主要系统的特殊情况。
4. 解释老年患者可能发生的认知变化。
5. 对比和鉴别老年患者的谵妄和痴呆。
6. 描述评价老年患者可能存在被虐待与忽视的指标。
7. 解释老年患者在药物吸收、分布、代谢和排泄过程中"从小剂量开始、缓慢增加剂量"用药原则的重要性。

美国正步入老龄化社会。2002—2030 年,老年人口数量预计将增加一倍以上,从原来的 3 560 万增长至 7 150 万(图 12-1)。将近五分之一的人会超过 65 岁,届时将有更多人需要寻求医疗护理来应对那些导致老年人失能的慢性疾病。当老年人的疾病突然恶化时,他们通常就需要入住重症监护室(ICU)接受治疗。

因此,ICU 护士需要了解在正常老化过程中发生的许多生理变化,这些变化是逐渐发生的,通常并不明显,也不是病理性的。但是,这些年龄相关的变化增加了老年危重患者发生并发症的风险。因此,通过预防性护理以避免潜在问题的发生极为必要。

老年患者的主要死因有心脏病、恶性肿瘤、脑血管意外(cerebrovascular accidents,CVAs)、流行性感冒和慢性阻塞性肺部疾病(chronic obstructive pulmonary disease,COPD)。慢性疾病(如关节炎、视听缺陷)在老年人群中十分普遍。随着年龄的增长,这些慢性疾病会经常发作,从而导致住院率的增加。患有多种急慢性疾病的老年人数量增加的最主要原因就是寿命的延长。

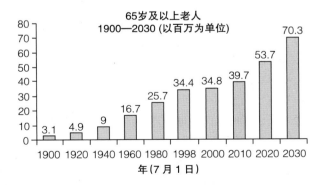

图 12-1 ▲ 1900—2030 年年龄在 65 岁及以上的人口数(以百万为单位)。该图介绍了美国 65 岁及以上老年人的概况(数据来源于美国人口普查局)。以 1900 年至今的数据来预测 2030 年美国 65 岁及以上老年人的数量。(From www.aoa.gov/aoa/stats/profile/default.htm.)

## ▲ 老化过程中正常的心理生理特点

### 生物因素

内因性老化是普遍存在于所有老年人身上的特质和过程,必须将其与由于疾病、停药或环境(如紫外线辐射)所致的变化区分。外因性老化则因人而异,具体因素包括生活方式或环境因素等。老化可被界定为由内部因素、外部因素和个体特定的基因三方面共同导致的老化。

一般情况下,除非是年龄相关的生理储备退化引起了体内平衡失调,否则在未患病或者静息状态下,正常的老化过程不会导致严重损害或者功能障碍。以下是老化造成的机体内部变化的几个方面:

- 抗压能力减弱。
- 由于下丘脑和皮肤的变化导致患者对极端冷热耐受力差。
- 感知能力减退。
- 血液 pH 值波动范围增大。

单个器官或者整体的老化可能会早于或晚于其实际年龄。老化对不同细胞的影响也是不同的,比如老化对脑、骨骼、心血管和肺组织造成的改变会很明显,但对肝脏、胰腺、胃肠道以及肌肉组织的改变就不那么明显。老化常造成的器官改变见表框 12-1。

| 表框 12-1 | 老化造成的器官改变 |
| --- | --- |

- 结缔组织和胶原组织的数量增加。
- 神经、肌肉和其他重要器官中的细胞成分消失。
- 正常功能的细胞数量减少。
- 脂肪数量增加。
- 供氧量减少。
- 休息时,心输出量下降。
- 肺呼出气体减少。
- 性激素分泌减少。
- 感官和知觉变迟钝。
- 对脂肪、蛋白质和碳水化合物的吸收力下降。
- 老年性食管。
- 动脉管壁增厚。

## 社会心理学问题

除了老化带来的体征变化,照顾老年急性病患者的护士还必须意识到老年人正常的发展任务以及老年人作为个体的特殊需要。老年人的发展任务见表框 12-2。

人对支持和亲密关系的需求贯穿一生。支持可以说是一种归属感或者相信自己是周围世界的积极参与者。人与环境中其他人的亲密关系能给人力量并减少孤独感。来自家庭、朋友和社区的

| 表框 12-2 | 老年人的发展任务 |
| --- | --- |

- 决定在何处、以何种方式度过其余生;
- 与配偶、家庭和朋友维持支持性的、亲密的和满意的关系;
- 根据健康和经济条件,营造合适且满意的家庭环境;
- 提供足够的收入;
- 保持最大程度的健康;
- 获得综合的医疗保健和牙齿保健;
- 保持个人卫生;
- 与家人和朋友保持交流和充分的联络;
- 保持社会、民生和政治事务的参与度;
- 开展提高生活质量的新兴趣(除了以前的活动外);
- 找到被人需要的感受;
- 在退休后和面临配偶的疾病、死亡或失去其他挚爱时仍能发现生活的意义,能适应丧亲之痛;
- 培养高尚的人生哲学,在哲学或宗教中找到慰藉。

支持能为老年患者提供更大的稳定感和安全感。

老年人通常同时能够感知到自我价值感和幸福感。完成大部分的人生目标所带来的满足感会提高人的幸福感,总体来说,幸福是人对人生的内在满足。在此基础上,自我价值感不仅来源于幸福感,也来源于对自我形象和被他人接受的程度是否满意。自我价值感同时也反映了患者与家人、朋友的交流质量。

老年人的家庭环境包括人际关系的规模、个人成长、家庭单元的完整性,以及对压力的适应。伴随着家庭成员年龄的增长,老年人会因为家庭成员角色的转变、家庭权利结构的转变、经济和决定权的转变,而更在意家庭环境的各个方面。急症发生时,传统的家庭结构突然受到挑战,家庭成员之间会迫切地寻求更有效的合作。

当老年患者住进 ICU,家庭凝聚力和适应力就会受到考验。通常,家庭会面临角色的即刻转变,成年子女或者孙辈会承担起照料和看护老年人的责任。这个家庭必须马上调整以适应与以往极大不同的需求,比如经常去医院探望患者、与医护人员及社会工作者沟通、努力支持和与患者交流并提供帮助,这些事成为家庭的主要任务。在这些活动中,家属(特别是受委托的家属)发现自己不得不做出一些短期和长期护理的决定。这时,家属对临终护理方式的倾向性、执行能力和参与治疗决策的能力等问题可能会出现。有效沟通、愿意聆听和尊重患者意愿此时变得尤其重要。如果能做到以上三点,家庭的压力会随着家庭成员对护理计划的逐渐认可而下降。

## ▲ 身体的挑战

单个器官或系统的慢性病变可能会导致其他系统也发生改变。此外，这种老化所引起的改变还存在个体差异。因此，对患者的评估应该建立在患者确已出现的年龄相关的改变上，而不是机械地认为到了什么年龄就该有什么变化。

此外，区分由老化引起的变化和急慢性疾病导致的变化同样重要，以免过早地把一些由疾病导致的临床表现归因为年龄因素。表 12-1 说明老化对机体不同系统的影响以及相关的临床表现和护理要点。

表 12-1　老化对不同系统的影响及其临床表现和护理要点

| 系统 | 临床表现 | 护理要点 |
|---|---|---|
| **心血管系统** | | |
| • 支撑心内膜的肌纤维萎缩<br>• 血管粥样硬化<br>• 收缩压升高<br>• 左心室顺应性下降<br>• 起搏细胞数量减少<br>• 压力感受器敏感性下降 | • 血压升高<br>• 心房收缩加强，能听到第四心音<br>• 心律失常<br>• 直立性低血压风险增加<br>• 瓦尔萨尔瓦动作可能会引起血压下降<br>• 运动耐力下降 | • 为预防直立性低血压引起的摔倒，应确保患者缓慢变换体位、行走前适当休息 |
| **神经系统** | | |
| • 神经元数量减少而神经胶质细胞体积及数量增加<br>• 神经和神经纤维发生退化<br>• 脑萎缩及脑坏死区域增加<br>• 软脊膜增厚 | • 罹患神经疾病的风险增加，如 CVAs、帕金森病<br>• 突触间纤维传导变慢<br>• 短时记忆有一定程度的下降<br>• 步态模式改变：阔基步态、小跨步和向前弯曲步态<br>• 无症状的颅内出血风险增加 | • 为减轻短时记忆下降对患者造成的影响，应提供更充足的时间让患者完成记忆相关的任务 |
| **呼吸系统** | | |
| • 肺顺应性下降<br>• 胸壁钙化<br>• 纤毛萎缩<br>• 呼吸肌力量减弱<br>• 动脉血氧分压（$PaO_2$）下降 | • 气体交换的效率下降<br>• 感染和肺不张的易感性增强<br>• 误吸的风险增加<br>• 对缺氧和高碳酸血症的呼吸系统反应下降<br>• 对麻醉剂敏感性增加 | • 为预防肺部感染和肺不张，鼓励患者做深呼吸、咳嗽、排痰练习 |
| **皮肤** | | |
| • 真皮和表皮变薄<br>• 乳头状突起变平<br>• 汗腺萎缩<br>• 血供减少<br>• 胶原蛋白交联<br>• 弹性下降<br>• 皮下脂肪减少<br>• 黑色素细胞减少<br>• 成纤维细胞增殖能力下降 | • 皮肤变薄，易撕裂<br>• 干燥和瘙痒<br>• 出汗和调节体温的能力下降<br>• 皱纹形成，皮肤松弛<br>• 保护骨头的脂肪组织消失，造成疼痛<br>• 需要更加注意保护皮肤以免日光晒伤<br>• 伤口愈合时间延长 | • 避免各种剪切力，以保护脆弱的皮肤免受伤害<br>• 每天洗澡并涂抹润肤露以免干燥<br>• 最大限度减轻疼痛，在脂肪组织变薄区域添加保护（比如多穿袜子）<br>• 鼓励使用防晒霜 |
| **消化系统** | | |
| • 肝脏缩小<br>• 胆固醇的稳定性和吸收率下降<br>• 唾液腺的纤维变性和萎缩 | • 食欲下降引起食物摄入量的变化<br>• 食物在消化道内排空变慢引起的餐后不适<br>• 钙和铁吸收减少<br>• 用药效果的改变 | • 鼓励少食多餐以避免不适及改善摄入<br>• 鼓励多吃水果和粗纤维食物，以促进肠道功能 |

续表

| 系统 | 临床表现 | 护理要点 |
| --- | --- | --- |
| • 肠道的肌张力下降<br>• 味蕾萎缩且数量减少<br>• 食管排空的速度变慢<br>• 盐酸分泌减少<br>• 胃酸分泌减少<br>• 黏膜萎缩<br>• 钙的吸收减少 | • 发生便秘、食管痉挛、憩室病的风险增加 | |
| **泌尿系统**<br>• 肾脏质量减少<br>• 肾小球消失<br>• 有功能的肾单位数量减少<br>• 小血管壁变化<br>• 膀胱的肌张力下降 | • 肾小球滤过率（GFR）下降<br>• 回吸收钠的能力下降<br>• 肌酐清除率（CCr）下降<br>• 尿素氮（BUN）升高<br>• 肾血流量减少<br>• 药物清除率改变<br>• 稀释尿液的能力下降<br>• 膀胱容量减少及残余尿增多<br>• 易发生尿急 | • 预防药物治疗的并发症，密切观察药物清除率，必要时调整剂量<br>• 预防尿路感染（UTI） |
| **生殖系统**<br>• 子宫颈和子宫壁的萎缩和纤维变性<br>• 阴道弹性和润滑度下降<br>• 性激素分泌减少，卵子减少<br>• 输精管功能减退<br>• 基质细胞增殖和腺体组织增生<br>• 乳腺萎缩 | • 性交时阴道干涩，有灼烧感和疼痛感<br>• 精液量减少，射精力度下降<br>• 勃起功能下降<br>• 前列腺增生<br>• 脂肪组织代替了乳房结缔组织，使得乳房检查更容易 | • 鼓励使用阴道润滑液和/或雌激素膏来应对阴道干涩和疼痛<br>• 密切观察男性的尿潴留情况 |
| **肌肉骨骼系统**<br>• 肌肉质量减少<br>• 肌球蛋白的三磷酸腺苷酶活性下降<br>• 关节软骨的干燥和退行性病变<br>• 骨骼质量下降和成骨细胞活动减少 | • 肌力下降<br>• 骨密度下降<br>• 关节疼痛和僵硬<br>• 身高萎缩<br>• 发生骨折的风险增加<br>• 步态和姿势的改变 | • 鼓励抗阻力锻炼来防止肌力下降<br>• 鼓励锻炼并摄入钙和维生素 D<br>• 鼓励经常运动 |
| **感觉系统**<br>**视觉：**<br>• 视锥和视杆细胞功能下降<br>• 色素积累<br>• 眼球活动速度下降<br>• 眼压升高<br>• 睫状肌萎缩<br>• 晶状体体积增大，颜色变黄<br>• 泪液分泌减少 | • 视觉敏锐度、视野和明暗适应性都减弱<br>• 强光敏感性增强<br>• 青光眼发生率增高<br>• 距离感变差，容易摔倒<br>• 蓝、绿、紫色的区分能力下降<br>• 眼睛容易干涩和受刺激 | • 给患者看较大的字体<br>• 保证光线充足，但避免强光<br>• 打印材料上用对比色 |

续表

| 系统 | 临床表现 | 护理要点 |
| --- | --- | --- |
| **听觉：**<br>• 听神经减少<br>• 从高频到低频的听力逐渐减退<br>• 耵聍增多<br>• 耳朵的血管硬化 | • 听觉敏锐性和区分度下降(尤其是听辅音的能力下降)<br>• 听力下降,尤其是当有背景噪音或语速快时<br>• 耵聍堵塞可能会造成听力丧失 | • 保证与患者面对面;使用触觉和视觉上的信息来促进交流<br>• 评估耵聍堵塞,尽可能去除 |
| **嗅觉：**<br>• 嗅觉神经纤维数量减少 | • 无法闻到有毒气味<br>• 食欲下降 | • 提供患者能闻出气味的食物。例如,患者能闻到水果的气味。还可用食物中的辣味来提高味觉 |
| **味觉：**<br>• 品尝甜味和咸味的能力改变;而品尝苦味和酸味的能力正常 | | • 使用多种调味料 |
| **触觉：**<br>• 触觉减退 | • 因环境中危险因素的辨认能力下降而导致安全风险,包括热水、火、地上会导致绊倒的小物品 | • 保持环境干净整洁 |
| **内分泌系统**<br>• 睾酮、生长激素、胰岛素、肾上腺素、醛固酮及甲状腺素分泌减少<br>• 体温调节能力下降<br>• 发热反应减退<br>• 甲状腺结节和纤维变性增多<br>• 基础代谢率下降 | • 对应激源的耐受力下降,例如外科手术<br>• 出汗、寒战和体温调节能力下降<br>• 基础体温下降,感染可能不会造成体温升高<br>• 胰岛素反应和葡萄糖耐量降低<br>• 肾小管对抗利尿激素的敏感性下降<br>• 体重增加<br>• 甲状腺疾病发生率上升 | • 密切观察室温<br>• 提供充足的衣物和毯子来使患者保持温暖<br>• 密切监测糖尿病患者的血糖水平 |
| **免疫系统**<br>• T 细胞和 B 细胞功能下降<br>• 分泌免疫球蛋白 G 的 B 细胞数量减少<br>• 胸腺消失,胸腺激素水平下降<br>• 自身抗体数量上升 | • 免疫反应变差,有感染的危险 | • 证据显示锻炼有助于增强免疫力,应予以鼓励。同时应严格执行感染的预防和控制措施 |

## 听力的改变

　　随着年龄增长,患者的耳朵构造也会发生变化:耳郭变得更宽、更薄,软骨柔韧性和弹性减弱,耳郭上还可能出现小的结节。外耳道上的毛发变得更长、更粗,鼓膜也变得更厚、更紧绷,同时耵聍腺数量减少(导致耵聍更干、更稠)。在耳蜗内,毛细胞、神经胶质细胞、神经节细胞和纤维细胞的数量减少,进而导致听力和平衡能力的下降。据估计目前有 700 万 65 岁以上的老年人有显著的听力下降,按此趋势截止至 2010 年将有超过 1 100 万人会面临此问题。需特殊注意的是,老化主要从两个方面影响听力:对声音阈值的敏感性下降和对说话理解力的下降。8 000Hz~20 000Hz 之间的声音阈值升高,常规的听力检测无法察觉。因此,除非声音频率不高于 8 000Hz,否则临床上无法确定听力下降是由老化还是其他因素导致的。

　　老年性耳聋是一种感音性耳聋,同时也是老年病患中最为普遍的听力丧失类型,其特征是双侧对称性的、逐步的、进行性的、高频感知性听力下降,伴语言识别力障碍。感音性耳聋主要源于耳蜗神经受体、第 8 对脑神经(听神经)和中枢神经系统的退化或改变。治疗措施可从简单的耵聍清除到听神经肿瘤手术切除。如果检测的话,会发现 65 岁及以上的人群中有 13% 的人具有老年性耳聋的征象。

传导性耳聋是由于声音从外耳传导至中耳的鼓膜和听小骨的路径出现堵塞而造成的。如同老年感音性耳聋一样,传导性耳聋一般也存在于老年人中,而且对于老年人来说同时存在感音性耳聋和传导性耳聋的情况也不少见。

## 体格检查和管理的研究发现

老年人的耳道应该每隔一段时间(1~2 个月)检查一次,因为越来越干稠的耵聍会堵塞耳道并影响听力。老年患者仍然能听出纯音,但是如果这些纯音组成词,老年人理解它们的能力可能就会丧失,这是一种辨别能力的丧失。患者听出高频率闭口音的难度日益加大,嘈杂的环境下更是如此。因此,患者可能会答非所问,避而不答,或者要求对方反复提问。消除背景噪音、用低频而响亮的声音说话,以及用多种方式交谈(口头或笔头)能使交流更加有效。辨别能力不好的患者在转运途中或救护车上可能存在平衡问题,他们可能会经常摔倒。若尽早通过活动和练习来实施干预,能强健肌肉和骨骼,从而改善平衡,预防摔倒的发生。

## 视力改变

和身体其他系统一样,随着年龄增长,眼睛受到影响,会逐渐发生结构和功能的变化。视力的好坏受各种神经感知系统和不同年龄的眼球结构的综合影响。

随着衰老而发生的正常变化包括眼睑弹性消失以及随之而来的皱纹、下垂(上眼皮下垂)和眼袋(由眼睑皮下组织的变化以及随之而来的脂肪组织的形成和积累造成)。结膜可能会呈黄色或者无色,或者因为环境因素而变厚。此处,环境因素包括灰尘、干燥刺激的环境污染物。角膜老年环是角膜缘(位于角膜和巩膜连接处)周围的白色或者灰色的环形带,可能与伴随高龄而出现的高血脂有关。随着年龄的增长,泪液会变少,但是也

可能会因为泪管系统的堵塞而发生泪水溢出。

虹膜失去快速适应光线的能力,对光的需求日益增加。随着年龄增长,瞳孔会变小并固定。晶状体变得不稳定,造成调节远近视力的能力下降。晶状体后面的玻璃体会向视网膜压迫,造成视网膜破损或撕裂,引起老年人的视网膜剥离。睫状肌变得僵硬,导致视距调节能力障碍。60 岁以上人群就可能出现老花眼,即视距由远向近变化时聚焦调节能力的障碍。一种观点认为这是由于老化的晶状体顺应性变差,附着在其上的睫状肌很难改变晶状体的形状导致的。

在老年人群中,由于瞳孔反应变慢和视杆细胞退化,导致其对光的适应变慢。晶状体随着年龄的增长而变黄,色彩分辨力变得不那么敏锐,特别是蓝色和绿色。周边视觉会随着眼外肌张力的减弱而变差,深度视觉会随着晶状体增厚而弱化。因此,当老年人从暗处到亮处或者起床的时候,必须要给予他们一定的时间来适应光线的变化。

除了正常的视力变化之外,白内障、青光眼、老年性黄斑变性、糖尿病视网膜病变等眼疾的发病率也在上升。判断这些眼疾,必须先了解正常的眼球结构老化情况。白内障是指原本清澈透明的晶状体变浑浊。当浑浊的晶状体妨碍光线传到视网膜时,会导致视觉变迟钝。老年患者可能会描述如下症状:对强光敏感、视物模糊、光晕影像、浑浊、视觉敏锐性下降、对比敏感性下降。白内障形成的危险因素包括糖尿病、遗传、暴露在 β 紫外线的辐射下、吸烟、皮质类固醇药物、饮酒、抗氧化维生素摄入不足。视力的改变可能会演变成失明。在美国,1/6 的视力缺陷是由于白内障引起的,而且绝大部分发生在 50 岁以上的人群中。

青光眼是导致失明的主要原因之一,好发于老年人。青光眼是由眼内压增高引起的,这种压力会对视神经盘产生压迫,并对第 2 对脑神经(视神经)造成损害,导致周围视觉和视觉敏锐度的丧失。青光眼的危险因素包括非洲裔美国人、青光眼家族史、高眼压、高龄、近视、视网膜血管障碍、皮质类固醇药物的使用、糖尿病、血管危象(血压升高)。衰老造成的巩膜静脉窦改变、感染、损伤、白内障肿胀和肿瘤也都是青光眼的病因。青光眼有两种分类方法,第一种是根据前房角的开闭状态;第二种是根据原发或是继发因素。原发性开角青光眼是老年人中最常见的类型,发展速度缓慢。原发性闭角青光眼相对少见,起病急,眼压骤

升并伴有眼睛发红、疼痛、头痛、恶心、呕吐、角膜水肿、视力减退。而继发性青光眼是由于房水流出通道发生了结构性或者功能性的堵塞,它可以是开角状态(比如服用皮质类固醇药物引起的压力增加),也可以是闭角状态(比如由白内障肿胀引起的)。早期诊断非常重要,因为治疗越早越容易控制病情。

视网膜变性,又称黄斑变性,位居老年人视力疾病第三位。黄斑变性是由少量出血引起的视网膜黄斑区色素变化。患者在视觉区域的中心会看到灰色的阴影,但是看外围区域时没问题。这种情况很少导致完全失明,但会导致视力减退从而慢慢导致失明。早期症状包括视物轻微模糊,之后会出现盲点。戴眼镜或护目镜、往边上看、用放大镜都能够改善患者视力。

在美国,糖尿病视网膜病变是致盲的主要因素。失明是由于血管退化以致无法为视网膜提供营养造成的。眼内小动脉瘤引起的液体漏出或少量出血导致的淤血会造成视网膜肿胀。如果漏出的血液或液体损害了视网膜或者让视网膜留下瘢痕,大脑接受到的图像会变模糊,这种情况最终会导致失明。

### 体格检查和管理的研究发现

老年人的眼睛可能有如下问题:瞳孔变小、视觉敏锐性下降、深度知觉有困难,周边视觉下降,眼睛干涩。随着年龄的增长,通常会有眼睑外翻或内翻。眼睑外翻是眼睑(通常是下眼睑)向外翻出,导致眼睑暴露、增厚、角质化和慢性刺激。眼睑内翻是眼睑向内翻转,以至于睫毛摩擦到角膜。眼睑内翻会导致角膜损伤留疤,最终可能导致视力减退。当出现白内障时,晶状体透光率下降,进行眼底镜检查可发现红光反射消失。白内障老年患者的症状为视物模糊,他们会向医生主诉每样东西看起来都很浑浊。青光眼患者的症状是视物模糊,光的周围有光晕,或者周边视力减退。其眼底镜检查可发现:视神经盘呈杯状,视神经萎缩。最后,黄斑变性的老年患者表现为视力逐渐下降,特别是中心区域,而周边视力不会改变。充足的光线、避免强光、使用对比色(如白纸黑字)和较大的字体等方法能够改善视力。就像针对听力改变的干预手段一样,用多种方法提供信息是改善视力的有效途径。对眼疾患者的护理干预措施详见表框 12-3。

| 表框 12-3 | 护理干预措施 |
| --- | --- |

**针对眼疾患者**

- 在患者面前做自我介绍;
- 从失明患者的前方靠近他(她);
- 评估住院期间和出院以后,视力下降对患者的影响以及患者的适应力;
- 评估应激水平,因为应激会使青光眼患者用药剂量增加;
- 警惕其他药物对眼睛的副作用(如含有抗组胺药、咖啡因和类阿托品物质的药物);
- 眼睛干涩时提供眼睛润滑剂;
- 眼部滴药时速度不要过快。

## 其他知觉改变

尽管听力和视力的变化是老化过程中被研究得最多的知觉变化,但事实上老年人也可能会有其他知觉的下降。研究表明,味蕾的数量会随年龄而减少,并伴有味觉减退。年龄越大的人越不容易品尝到甜味和咸味,因此很多老年人主诉食物苦或酸。对于嗅觉的研究很少,但是一般认为嗅觉的下降是由嗅觉器官的萎缩和鼻毛的增加所导致的。味觉和嗅觉的丧失会影响老年人辨认食物和气味的能力。

触觉的改变则根据被触碰的身体部位的不同而有差异。尽管人与人之间不尽相同,但通常触觉会随着年龄增长而减弱,这使得老年人可能不会察觉到长时间保持同一睡姿带来的影响。所以为卧床的老年人变换体位是一项重要的护理措施。老年人的空间感也会下降,即人在空间中对自己身体位置的意识减弱。空间感的下降导致变换姿势不稳和调整姿势有困难。

### 体格检查和管理的研究发现

随着年龄的增长,人的嘴唇会变薄、变苍白,而在口腔黏膜组织,这种变化更明显,且还会伴弹性下降。在老年人的颊黏膜处可见小的黄色皮脂腺,舌肌的背侧和边缘处乳头状凸起的数量减少,体积减小,并有一层白色薄膜覆盖。舌肌背侧的裂痕增加,而腹侧表面却光滑,并且因为静脉曲张的数量增加而呈现蓝紫色,味蕾和下颌、脑垂体、唾液腺会萎缩。牙龈变薄退化、牙釉质减少、牙齿变干且透明度下降、牙髓质减少、牙龈的饱和度和敏感性都下降。味觉(特别是对甜味和咸味)敏感性下降,吞咽食物更困难(由于唾液分泌减少),这两者会造成老年人体重下降。为了改善味觉,提高进食质量,护士应经常在餐前提供口腔护理、提供愉快的用餐环境、多放调味料以刺激味觉、使用诸如无糖糖果之类的手段来刺激唾液分泌。

感觉退化的老年人可能会表现为精细动作(如扣扣子、拾物等)障碍,并可能会有压疮和平衡能力的下降。因此老年患者经常变换体位非常重要,应每 30 分钟进行一次。

## 睡眠改变

据估计,65 岁以上的老年人中,半数以上有睡眠障碍。重症监护室护士评估患者的一个重要方面是应区分患者的睡眠问题是衰老引起的,还是重症监护室的嘈杂环境造成的。

尽管睡眠模式中有些和年龄相关的变化是自然老化的结果,但是严重睡眠障碍的普遍性和可能性还是应该引起临床更多的重视,并对其进行评估。睡眠障碍可能是诸如长期打鼾、经常醒来、夜间盗汗、焦虑醒来等症状的真正原因。

大脑中神经元的减少可能是睡眠周期发生生理性改变的原因。这些改变包括:

- 需要更长时间入睡。
- 浅睡眠时间变长(1 期和 2 期睡眠)。
- 深睡眠(3 期和 4 期睡眠)和快眼动睡眠时间变短。
- 睡眠周期的重复次数增多且变短。

每个人需要的睡眠时间不是随着年龄而改变的。但一般来说,老年人在夜间睡眠较少,相反在黄昏和傍晚比较困倦,清晨较早醒来,即所谓的睡眠时相提前综合征。老年人有可能入睡时间较短,进而引起白天打瞌睡。白天的小睡导致夜间睡眠需求减少,从而加重睡眠问题。有些症状(如焦虑、由于呼吸不畅而醒来、头痛、夜间盗汗、夜尿增多、打鼾)并非正常的老化所引起,应该对其进行彻底检查。

因高龄导致的睡眠障碍中最普遍和最严重的一类是睡眠呼吸暂停。有证据表明,睡眠呼吸暂停与高血压、脑卒中和心绞痛等循环系统疾病有关。睡眠呼吸暂停和预期寿命缩短之间也存在关联,老年患者中呼吸障碍较为常见。而且在老年男性中,习惯性打鼾、脑卒中和心绞痛之间可能存在联系。

## 体格检查和管理的研究发现

睡眠障碍的老年人表现为无法入睡或无法保持睡眠状态,或两者兼有。他们可能会表现为白天小睡、在某个活动中睡着。相反,如果患者精神状态发生改变,则提示睡眠剥夺。高声打鼾并伴有多次呼吸暂停 - 浅慢是睡眠呼吸暂停的指征。由于不良的夜间睡眠模式,患者在白天可能会出现睡眠过度、疲劳、易怒以及认知功能下降等症状。

衰老、慢性疾病或药物治疗会使得老年人更容易失眠。治疗方法要根据情况而定。在考虑药物治疗之前,应该先介绍良好的睡眠习惯。好的睡眠习惯包括以下几个方面:

- 避免 30 分钟以上的日间小睡。
- 保持固定的睡觉和起床时间。
- 避免晚餐过于油腻,避免摄入太多水分、酒精和咖啡因。
- 增加白天的活动,就算是在床头坐一会儿也好过睡觉。
- 保持安静、黑暗、温度适宜并且安全的睡眠环境。
- 保持日夜两种不同的作息表,把睡觉时间和白天的活动区分开(尽管对于危重患者,在重症监护室环境中很难做到这一点。然而随着病情的逐渐恢复,除了短暂休息和夜间睡觉,患者应该尽量离开床位)。

行为治疗被成功用于解决各种睡眠问题。传统的药物治疗常用于复杂的睡眠障碍、睡眠时相或痴呆相关的疾病。药物治疗最好和睡眠习惯的改进,以及相关的健康宣教结合起来使用。

给有睡眠呼吸暂停危险因素的患者服用镇静类安眠药时,要给予特别的关注。护理措施包括鼓励患有呼吸障碍的老年患者侧睡,鼓励肥胖患者减肥,以及因慢性肺部疾病或者肺部通气不足引起缺氧时给予吸氧。

## 皮肤改变

尽管各种皮肤变化都和年龄有关,但有些变化是由于正常的、内在老化因素造成的,而有些则是由于长期暴露在阳光下造成的。光老化是在反复的阳光照射和皮肤的内在老化因素共同作用下产生的,这与临床上定义的"老化"是一致的。随着年龄增长,皮肤变薄,皮肤适应性变差,使得老年人在受到剪切力时皮肤撕裂的风险增加;皮肤弹性消失导致小细纹、松弛和下垂;皮肤血管数量减少,皮肤变薄、变脆弱,进而导致在老年人中出血(亦称老年性紫癜)、体温调节障碍、伤口愈合困难和局部治疗效果下降等情况较为常见;大小汗腺的密度和活动度也随着年龄的增长而降低,使得皮脂的产生减少。

总体来说,因为老年人的皮肤改变,皮肤的保护机制可能会更快丧失,皮肤愈合会更慢。保持皮肤完整性的常见措施见表框 12-4。

| 表框 12-4 | 护理干预措施 |
|---|---|

**如何保持老年人皮肤健康**

- 经常帮助患者翻身;
- 帮助患者翻身时避免剪切力;
- 给患者盖上合适的被子,注意保暖;
- 每天为患者洗澡,最好能完全浸没在 32.2~40.5℃ 的水中;
- 洗澡后为患者涂擦油质润肤露;
- 经皮肤给药后观察皮肤的反应;
- 密切观察伤口的愈合情况和感染症状。

### 体格检查和管理的研究发现

老年人的皮肤通常比较松弛,尤其是手和前臂的皮肤,容易造成皮下组织受损。患者可能看起来苍白,不能准确感知物品表面的温度(如水温)。头发变白并变得粗糙,指甲脆弱易断。眉毛、鼻子和耳朵里长出额外的毛发,伤口愈合时间延长。由于皮肤敏感性增强,发生接触性皮炎的风险增大。干燥病或皮肤干燥是老年人的常见问题,也是老年人皮肤瘙痒的常见原因。皮肤干燥的治疗关键是补充水分,因为水分流失是干燥的主要原因。

应鼓励老年人做以下事情:
- 保持充足的水分摄入,约 2 000ml/d。
- 增加洗澡时间,每天要有 10 分钟让身体完全浸没在水中,水温在 32.2~40.5℃ 范围内。
- 避免使用肥皂。
- 洗澡后使用润肤剂。

老年人的皮肤更容易受伤。皮肤出现任何变化,或是损伤后的愈合延迟都应怀疑是否为恶性肿瘤。恶性肿瘤好发于阳光暴露区域,也可能发生在其他区域。

### 心血管改变

老化过程中会发生一系列心血管的变化(表 12-1)。老年人的心血管功能受到多方面因素的影响,包括年龄、容易或不容易察觉的心血管疾病、活动量减少等。随着年龄增长,左右心室的肌细胞都会减少,但单个心肌细胞的体积增大。同时,窦房结中起搏细胞数量减少,一个 75 岁老年人的起搏细胞数量只有 20 岁年轻人的 10%。心脏的老化对后负荷、前负荷、心肌收缩力、心脏舒张功能和运动后的心血管反应都有影响。

后负荷是指左心室射血时所遇到的阻力,包括外周血管阻力和特征性主动脉阻抗。随着年龄的增长,大动脉的弹性下降、顺应性变差。而主动脉的扩张,与主动脉内膜和中膜的持续增厚有关。老化造成动脉中膜的变化进而引起动脉硬化(如平滑肌层增厚、弹性蛋白不断分解、胶原蛋白数量和种类增加、钙化加剧)。在这些结构性变化的基础上,随着脉搏波传播速度的增快,主动脉会变硬,继而扩张性下降。年龄越大,动脉顺应性越差,这会造成后负荷增加以及周围血管床容量的减少,而前者的变化比后者要大。

血管顺应性的下降对大小动脉都有影响。结果就是,血容量略有增加就会引起动脉血压的明显上升(尤其是收缩压),进而导致压力性的心室肥大。

血中儿茶酚胺的水平会随着年龄的增长而升高,尤其与其所承受的压力有关。特别要注意的是,血管平滑肌上的肾上腺素能 β 受体造成的血管舒张会随年龄减弱,而肾上腺素能 α 受体造成的血管收缩却不会随年龄而变化。因此,要特别注意老年人在运动时,其肾上腺素能 β 受体无法有效刺激血管扩张。

老年人会出现收缩压升高和脉压增大,60 岁以后舒张压会有轻微的下降,而收缩压的升高则是由许多因素的相互作用造成的,年龄只是其中之一。

左心室后壁会随着年龄的增长而增厚(表现为左心室肥大加重),这主要是由收缩压上升导致的。这种增厚是由细胞体积变大,不是心肌细胞数量增多造成的。成纤维细胞增生,胶原蛋白堆积在心肌间质。后负荷的上升,造成左心室收缩期压力上升,肌节增加。这些变化导致左室壁增厚,同时心室腔大小保持正常或者下降,心室壁相对厚度增加。

前负荷是指左心室所承受的容量负荷,受多种影响回心血量的因素影响。尽管左心室舒张早期的充盈量会随年龄而减少,但静息状态下的前负荷不会随年龄而改变。随着年龄的增长,左心室硬化加剧、顺应性下降、心室壁增厚、舒张力下降和舒张期充盈度减少。随年龄而升高的收缩压也会对左心室舒张早期充盈产生不良影响。如果前负荷下降,则会导致低血压。但尽管存在这些由于年龄所造成的指标下降,但由于老年人左心房收缩更有力,因此其左心室舒张后期充盈量反而增加,这使得前负荷仍然能够保持在一定水平。

在衰老的过程中,心室壁压力升高造成的左心房扩张正好与左心室顺应性下降产生的影响中和。左心房的收缩可以为顺应性很差的左心室提供 50% 的充盈量。反之,在老年人中,心房颤动可能造成心输出量的急剧下降,因为此时左心房无法为左心室充盈后期提供足够的帮助。

尽管老年人心脏的收缩期和舒张期延长了,但是心脏本身的泵血功能并不会随年龄的改变而变化。健康的老年人在静息状态下左心室射血分数不减少,纤维鞘不缩短。

随着年龄增长,左室等容舒张间期延长、早期舒张充盈减少和后期舒张充盈增加;心肌兴奋之后质进入肌质网的速率变慢,从而造成左室舒张减弱;氧化磷酸化的减少和线粒体过氧化反应的累积,也会影响左心室的舒张功能。

尽管氧气的摄取量受到身体条件、临床症状不明显的冠心病、抽烟、体重等因素的影响,但影响最大摄氧量的主要因素还是年龄。加强锻炼,能降低老年人心率、心脏指数和左室射血分数,提高左室舒张末期和收缩末期的容量指数。

## 体格检查和管理的研究发现

在没有血管疾病的情况下,这些改变不会影响正常的组织灌注。然而,对老年患者来说,动脉粥样硬化的可能性增加。血管变窄加之顺应性变差,可造成组织局部缺血。这些改变如再加上常年卧床不起,可导致组织损伤和压疮形成。

随着年龄增长而加剧的动脉硬化会让老年人的动脉搏动变浅变快,这种变化可能会掩盖因主动脉瓣狭窄而增强的颈动脉搏动。老年人经常会因主动脉瓣狭窄而出现收缩早期的杂音,典型者可伴有心尖区第 4 心音,这说明老年人心室顺应性变差。相关研究指出老年人对运动的耐受能力很有限。此外,老年人还可能由于肌肉萎缩和静脉回流差而导致下肢水肿。如果患者卧床不起,水肿的液体会重新分布,导致心血管系统负担过重。护士要警惕患者血容量过多和充血性心衰。

此外,应注意患者从床上坐起时,瘀滞的液体会突然流到下肢,下肢积聚大量液体,造成头轻脚重。而老年人压力受体的敏感性下降,这会使问题更加复杂。为了防止突然晕倒和摔倒带来的伤害,平时抬高患者下肢、在患者坐起和站起前嘱其慢慢抬头很有必要。

老年人在心绞痛发作前,一般有胸口压迫感,但是也要警惕无症状心肌缺血的发生。如果怀疑患者有心绞痛或者心肌梗死,应立即查看患者全部病史、生命体征,做心电图检查和实验室检查(包括心肌酶测定)。如果可能,最好与前一次的心电图进行比较。

大约一半的老年人静息状态下的心电图检查不正常,最常见的是 PR 和 QT 间隔延长、心室内传导异常、QRS 波幅减小、额面心电轴左偏。常见的与年龄相关的心电图变化见表 12-2。老年男性

表 12-2 常见的与年龄相关的心电图变化

| 心电图变量 | 30 岁以下 | 30~39 岁 | 40~49 岁 | 49 岁以上 |
| --- | --- | --- | --- | --- |
| R 波振幅 /mm | 10.4 | 10.5 | 9.0 | 9.3 |
| S 波振幅 /mm | 15.2 | 14.2 | 12.2 | 12.4 |
| 额面轴 /° | 48.9 | 48.1 | 36.5 | 38.8 |
| PR 间期 /ms | 15.9 | 16.2 | 16.0 | 16.2 |
| QRS 间期 /ms | 7.6 | 7.5 | 7.4 | 8.0 |
| QT 间期 /ms | 37.8 | 37.5 | 37.9 | 39.6 |
| T 波振幅 /mm | 5.2 | 4.6 | 4.3 | 4.4 |

Data from, Bachman S, Sparrow D, Smith LK. Age-related changes in electrocardiographic variables. Am J Cardiol 48:513,1981.

的心电图改变通常比老年女性更常见,这些异常会随年龄而增长。

## 呼吸改变

由于肺持续暴露于环境影响之下,故很难区分肺结构和功能的改变是年龄还是疾病所致。随着年龄的增长,常见的肺部生理变化包括肺泡扩张并融合成大疱、气体交换面积减少、周围气道支持组织退化,这些变化使肺的静态弹性回复能力下降,残气量(residual volume,RV)和功能残气量(functional residual capacity,FRC)增加。胸壁顺应性变差,造成老年人呼吸做功增多。老化造成气管最重要的变化是腺上皮细胞数量减少,这会导致保护性黏液分泌的减少,从而削弱了对呼吸道感染的抵抗力。支气管几乎没有什么变化,但是肺泡区域变小,肺泡增大,肺泡管变粗,这同样造成了 RV 和 FRC 的增加,以及肺顺应性的下降。肺的脉管系统和肺泡隔中会有淀粉样沉淀,但其意义仍不清楚。小气道的老化会造成肺泡管和肺大疱的扩大,也会增加小气道在呼气时塌陷的可能性。肺泡表面积下降超过 20% 时会造成相应的呼吸储备减少。呼吸肌老化的主要表现是 II 型 A 纤维所占比例下降,从而造成肌肉力量和耐力的下降。

肺容量随着老化而逐渐下降,尤其是第 1 秒用力呼气容积($FEV_1/FVC=1$ 秒用力呼气量 / 用力呼气量 $\times 100\%$)每年下降约 0.2%。男性的 $FEV_1/FVC$ 下降速度比女性慢,而最大呼气流量和最大呼气量下降比女性快。由于通气 / 血流比值失常的加剧,一氧化碳弥散能力随年龄的增长而下降。

衰老过程中,呼吸系统在临床上最重要的功能变化如下:

- 呼气时小气管塌陷更快。
- 呼吸肌的力量和耐力下降。
- 对于呼吸的监测和控制发生改变。

老年人监测和控制呼吸的能力相对不足,尤其是在静息状态下对低氧血症和高碳酸血症的反应方面更是如此。老年人运动产生的二氧化碳需要用更大的换气量去排出。

随着年龄的增长,由于通气 / 血流比值不匹配,使得最大摄氧量下降。尽管有证据表明咳嗽反射不受老化影响,但纤毛清除能力却随年龄而下降。老年人更容易受到细菌、病毒和真菌的感染,但这是由于老年人群中一些常见的病理过程、身体其他系统的改变,还有些已被识别的功能和结构上的变化而导致的。

健康老年人的肺功能相关的研究表明健康老年人的 RV 较高,但总的肺容量还是下降的。FVC 和最大呼气率的下降对老年人体重和力量的影响,大于其对肺组织的影响。随着年龄的增长,动脉血二氧化碳分压($PaCO_2$)会上升、动脉血氧分压($PaO_2$)会下降。$PaO_2$ 下降是由于弹性回复力变差,造成呼吸道口径变小、早期呼吸道关闭和换气分布不均匀导致的。

尽管会发生上述变化,但在整个生命过程中,呼吸系统在静息和活动的状态下都能够维持足量的气体交换。急性病发作时,老化可能会导致呼吸系统的储备下降,特别是呼吸中枢对缺氧和高碳酸血症的敏感性下降,导致在心衰、感染和严重气道梗阻时出现呼吸困难。此外,对支气管狭窄的感知不足和运动量的减少都会造成疾病被忽视和诊断被延误。

### 体格检查和管理的研究发现

桶状胸(胸廓的前后径都增加)在老年人中很普遍,这会影响胸壁的顺应性(特别是当患者平卧时),使得呼吸音听起来遥远而难以辨认。此外,人的外形对其也有影响,由于儿科听诊头会让听筒更贴合,因此在老年人突出的肋骨上用听诊器的儿科听诊头来听呼吸音效果可能会更好。

呼吸困难在老年人中很常见,其原因可能是心脏、肺、代谢、肌肉、血液,或是适应性下降导致的。随着年龄的增长,呼吸音增强也很常见,这可能是因为适应性下降或者纤维老化,而不是因为像充血性心衰这样的急性病导致的。评估此类老年人时,一定要把疾病的临床表现和客观的辅助检查(如胸片和实验室检查)结合起来。

由于上述的各种身体变化,使得老年人的肺部感染较为常见。但老年人痰组织培养的结果由于咽部常驻菌群而呈假阳性或假阴性的可能性增加。为了防止感染,要保证患者有充足的营养摄入,特别要摄入足够的卡路里、蛋白质和液体。此外,经常变换体位有助于清理呼吸道分泌物、改善换气和肺灌注。

## 肾脏改变

肾脏老化分为器质性和功能性两种。器质性老化包括肾小球变少、肾体积变小、肾小管老化以及肾脏血管老化。肾功能性的老化详见表框12-5。

| 表框 12-5 | 年龄相关的肾功能性变化 |
| --- | --- |

- GFR 下降；
- CCr 平均值下降；
- 肌酐浓度平均值上升；
- 肾灌注量减少；
- 肾小管容量下降；
- 肾单元功能下降；
- 浓缩能力下降；
- 稀释能力下降；
- 血浆肾素活性下降；
- 钠重吸收能力受损。

肾小球的数量在 80 岁时会减少 30%~40%。肾小球的减少，加之肾灌注的减少，造成 GFR 下降。一项纵向研究表明不是所有人的肾小球滤过率都会下降，生活方式和相关的慢性疾病可能会造成这种差异。滤过能力的减弱可能会造成体内正常分泌物质清除能力的下降，BUN 或肌酐的上升能说明肾小球滤过率降低的程度。但是，由于老年人因肌肉分解导致的肌酐水平较年轻人少，这可能会掩盖因肾病导致的肌酐值的上升。对于老年人来说 CCr 是更为准确地测量肾功能的方法。老年人在标准化饮食控制的情况下，可以借助以下公式准确地计算出肾小球滤过率：

$$mL/min/1.73m^2 = 175 \times 血清肌酐^{-1.154} \times 年龄^{-0.203} \times 0.742（若为女性）\times 1.210（若为黑人）$$

血清肌酐的说明参见第 31 章，表框 31-3。

辅助计算肾小球滤过率的计算器可以参见以下两个网址：http://kidney.org 或者 http://nephron.com/cgi~bin/MDRD.cgi。如果患者正在服用由肾排泄的药物，那么肾功能的评估就更为重要。表12-3 提供了正常的实验室数据一览表，包括肾功能指标和这些数据随年龄的变化情况。

表 12-3 实验室指标正常值及其随年龄变化情况一览表

| 实验室指标 | 正常值 | 随年龄变化情况 |
| --- | --- | --- |
| **尿检** | | |
| 蛋白质 | 0~5mg/100ml | 少量上升 |
| 葡萄糖 | 0~15mg/100ml | 血浆浓缩后可能出现糖尿，该数据非常不可靠 |
| 比重 | 1.005~1.020 | 最大值低限为 1.016~1.022 |
| 沉降速度 | 男 0~20mm/h 女 0~30mm/h | 随年龄上升；无临床意义 |
| 铁 | 50~60mcg/dl | 轻度下降 |
| 结合铁 | 230~410mcg/dl | 下降 |
| 血红蛋白 | 男 13~18g/100ml 女 12~16g/100ml | 随年龄无明显下降 |
| 红细胞比容 | 男 45%~52% 女 37%~48% | 随年龄无明显下降 |
| 白细胞 | 4 300~10 800/mm³ | 随年龄无明显下降 |
| 淋巴细胞 | T 细胞 500~2 400/mm³ B 细胞 50~200/mm³ | T 细胞和 B 细胞值都下降 |
| 血小板 | 150 000~350 000/mm³ | 不随年龄变化 |
| 白蛋白 | 3.5~5.0g/100ml | 因肝脏大小和酶的减少而下降 |
| 球蛋白 | 2.3~3.5g/100ml | 轻度上升 |
| 血清白蛋白 | 6.0~8.4g/100ml | 不随年龄变化 |

续表

| 实验室指标 | 正常值 | 随年龄变化情况 |
|---|---|---|
| 血尿素氮 | 男 10~25mg/100ml<br>女 8~20mg/100ml | 随年龄可能上升 |
| 肌酐 | 0.6~1.5mg/100ml | 上升,与去脂体重有关 |
| 肌酐清除率 | 104~124ml/min | 40 岁后,每 10 年下降 10% |
| 葡萄糖 | 禁食后 <200mg/dl | 30 岁后,每 10 年葡萄糖耐量上升 10mg/dl |
| 甘油三酯 | 40~150mg/100ml | 20~200mg/100ml |
| 胆固醇 | 120~220mg/100ml | 随年龄上升,女性<br>较男性升高显著 |
| 甲状腺素($T_4$) | 4.~13.5mcg/100ml | 不变 |
| 三碘甲状腺氨酸($T_3$) | 90~220ng/100ml | 下降 25% |
| 促甲状腺激素(TSH) | 0.5~5.0mcg/ml | 随年龄无明显改变 |
| 碱性磷酸酶(AP) | 13~39IU/L | 上升 8~10IU/L,但若上升 >20%,则可能是由于疾病 |
| 前列腺特异性抗原(PSA) | 4ng/ml | 不随年龄变化,在非恶性疾病患者可有上升 |
| 尿酸 | 男 44~76mg/L<br>女 23~66mg/L | 随年龄少量上升 |

随着年龄的增长,肾血流量下降,肾小管功能下降,浓缩尿的能力下降。老年人的肾素基础量下降 30%~50%。肾素和肾其他方面的变化削弱了老年人维持水钠平衡的能力,特别是在应激状态下。老年人对抗利尿激素(antidiuretic hormone,ADH)的反应下降,造成浓缩尿液的能力下降,这会导致体液 - 电解质平衡的问题,如钠、钾和水的流失等,而氢离子的减少可能会使老年人更难维持酸碱平衡。

## 体格检查和管理的研究发现

老年人对口渴不敏感,因此水分摄入会减少。这种变化会使老年人更容易脱水,特别是当老年人服用有利尿作用的药物之后。为了防止肾的损伤,必须保证住院老年人通过口服、肠内或肠外途径摄入足够的液体。即使是体液平衡者也可能存在危险,因为像糖尿病之类的疾病也会造成利尿。更何况,当患者到达病房的时候,其血钠和血钾的水平可能已经低于正常。此外,一定要确保患者的电解质平衡尽快恢复并保持稳定。老年人电解质水平一旦出现异常,可能会很快意识不清、心律失常、昏迷和死亡。

由于老年人膀胱肌肉张力丧失,因而常无法完全排空潴留的尿液,尿路感染(urinary tract infections,UTIs)的可能性会增加,继而造成肾脏感染。良性前列腺增生会让老年男性发生尿路感染的风险增高,因为增大的腺体会阻碍尿液流动。失去肌肉张力、潴留造成的膀胱过度充盈、括约肌控制力下降,是造成老年男性或女性失禁的原因。对老年人来说,这种失控会让他们感觉很尴尬,并为此而烦恼。

ICU 住院期间,无论老年人发生何种形式的尿失禁或者尿潴留,护士都应该对造成泌尿系统问题的根本原因进行综合评估。应该着重考虑以下三种潜在原因,包括老年人所用的药物,特别是拮抗副交感神经生理作用的药物,代谢和神经病变的问题以及膀胱感染(表 12-4)。如果在老年人患急性病期间要留置导尿管(如 Foley 导尿管),那么在导致插管的主要原因(如每小时尿量)得到改善之后,应立刻拔除导尿管。尽早拔除导尿管,能防止膀胱功能退化和尿路感染。关于如何预防导管相关的 UTIs,详见循证实践要点 12-1。

表 12-4　引起尿失禁的原因

| 原因 | 解释 |
|---|---|
| **药物副作用** | |
| 利尿剂 | 尿急 |
| 咖啡因和酒精 | 利尿效应和膀胱刺激 |
| 镇静剂 | 抑制排尿、功能变化 |
| 抗胆碱药物 | 便秘引起尿道不畅 |

续表

| 原因 | 解释 |
|------|------|
| 钙通道阻滞剂 | 便秘引起尿道不畅,平滑肌松弛 |
| 非甾体抗炎药(NSAIDs) | 阻断前列腺素受体造成收缩力下降 |
| **生理改变** | |
| 低氧血症 | 大脑功能抑制 |
| 谵妄 | 大脑功能抑制 |
| 高血糖 | 尿糖的利尿作用 |
| 高血钙 | 尿钙的利尿作用 |
| 功能障碍 | 无法及时上厕所 |
| **膀胱炎症** | |
| 感染 | 非抑制性膀胱收缩 |
| 萎缩性阴道炎 | 非抑制性膀胱收缩 |

## 消化系统的改变

消化系统的许多变化与年龄相关(表 12-1)。

由于牙齿的缺失、不良卫生状况以及唾液分泌减少等原因,始于口腔的机械性和化学性消化过程可受损。很多老年人的味觉、嗅觉退化,从而导致食物摄取量减少。

正常的老年人中都存在胃黏膜变薄和分泌的改变,这些影响了钙、铁和维生素 $B_{12}$ 的吸收。针对老年人,应该关注其消化液 pH 值、胃排空时间、肠道转运率、胃肠血流量和胃肠表面积等方面的变化。

肠道蠕动的减慢会影响吞咽、胃排空、肠道的通畅,胃酸、消化酶和胆汁的减少可能会造成营养物的不完全消化。这些物质的减少和维生素 $B_{12}$ 合成的减少可能会使一些老年人患上恶性贫血。

虽有些证据表明老化或多或少对吸收产生了一定影响,但尚缺乏足够的数据来推断老化对大肠和小肠吸收功能的影响。鉴于老年人的饮食模式可能无法涵盖所有类型的食物,因此吸收变差可能是由食物摄入不足引起的,而非吸收不良导致。

对一个运动较多的成年人来说,大肠蠕动能

### 循证实践要点 12-1
### 导管相关的尿路感染

△ **预期实践**

- 在放置任何留置导尿管前,评估患者是否已经接受指导并知晓其他可选措施。(C 级)
- 在放置、处置和维护留置导尿管时遵循无菌技术。(E 级)
- 记录留置导尿管的所有情况,包括插入日期、感染迹象和拔除日期。(C 级)
- 一旦出现感染迹象,迅速中止使用留置导尿管。(C 级)

△ **支持证据**

- 导尿管使用过久是导管相关尿路感染(catheter-associated urinary tract infections,CAUTIs)的主要原因。
- 25% 的住院患者和高达 90% 的重症监护室患者住院期间,在不具备合适适应证的情况下就插入了导尿管。有时导尿管的放置没有充分的理由,有时过期仍不拔除,更有甚者同时具备以上两种情况。

- 拔除不必要的导尿管能够降低CAUTIs 的风险。
- 大部分医院没有采取有效措施来预防 CAUTIs。

AACN 的证据等级

**A 级** 定量研究的 meta 分析或定性研究的 meta 整合,其结果一致地支持某个特定的行为、干预或治疗。

**B 级** 设计良好的对照研究,其结果一致地支持某个特定的行为、干预或治疗。

**C 级** 定性研究、描述性或相关性研究、整合性综述、系统综述或结果不一致的随机对照试验。

**D 级** 有临床研究建议支持且经过同行评议的专业机构标准。

**E 级** 多个案例报告、基于理论的专家观点或经过同行评议但无临床研究支持的专业机构标准。

**M 级** 仅仅是制造商的推荐。

力的下降可能不足以产生便秘。但是,老年人卧床休息时间较长、食物和液体的摄入量都减少、常需服用多种药物,这些原因都会导致其便秘和粪便堵塞。在记录病史的时候,一定要评估患者是否有依赖或者滥用泻药史,因为这会进一步加剧便秘并导致肠功能管理的困难。

### 体格检查和管理的研究发现

老年人检查口腔时,经常发现牙釉质的磨损和牙龈的萎缩,因此老年人的牙齿更多的暴露在外并且蛀牙的可能性也更大。口腔卫生不良有可能引发肺炎,因此口腔护理就显得至关重要。老年人的口腔黏膜很干,使得其吃东西更困难。吞咽困难在老年人中很常见,其原因可能是口腔、咽和食管的吞咽功能不正常所致。

老年人经常便秘,检查时常可触及大肠中粪便。除了腹部检查,还一定要进行直肠检查,才能知道粪便粗细和肛门直径是否一致,从而制订合适的治疗计划。烧心感(可能在胸痛时出现)在老年人中很常见,常表现为上腹的压痛。此外,主动脉瘤也很常见,常表现为腹部搏动性的肿块。

一般来说,急性腹痛非常棘手,原因众多,可能是憩室炎、肠梗阻、阑尾炎、胰腺疾病、梗阻和癌症。然而,老年人的急性腹痛更加棘手,因为老年人在急性病(如发热、厌食)发作时通常没有疼痛或者其他重要的症状。详细评估老年人腹部体征,对急症的观察尤为重要。

要做好与胃肠道变化有关的护理措施,应从仔细记录病史开始。须评估老年人的饮食习惯,包括进食时间和频率、饮食喜好、食量、不耐受的食物、味觉和嗅觉的变化,泻药、灌肠剂和维生素补充剂的使用也要记录。对牙齿和牙龈的评估能反映食物进入口腔后机械消化的情况。

在制订护理计划时,护士必须考虑到卧床休息会使老年人的胃肠蠕动减慢,加重此前已存在的与肠蠕动有关的病情。充足的水分摄入、食物中的纤维素、天然灌肠剂(如西梅汁、热饮)的使用、病情允许的情况下尽可能多地进行主动或被动运动,都能帮助患者维持肠道正常的运作模式。如果发生便秘,可给予导泻剂。

任何年龄的住院患者都会很快发生营养不良,原因包括患急性病导致的应激、能量消耗持续上升、营养摄入不足等。因此,判断营养不良的指征也很重要,包括病史中记录近期体重下降、缺少蛋白质和能量的饮食、白蛋白低于 3.5g/dl、淋巴细胞数少于 1 500/mm$^3$。入院时已经患有中度营养不良、蛋白质和能量摄入都不足的老年人,可能会很快转变成严重的营养不良。这种营养不良的状态可能会明显地危害到患者的免疫反应并增加严重感染的发病率。因此,确保重症老年患者充足的营养摄入至关重要。

### 肌肉骨骼改变

据估计,有 4 300 万美国人(每 7 个人中就有 1 个)患有各种形式的关节炎或风湿性疾病,这个数字在未来 20 年会增长到 6 000 万。关节炎影响着各个年龄段的人群,而在老年人和妇女中则更为常见。这种疾病造成关节周围疼痛、僵硬和触痛,常影响手、脚、膝和髋部,其症状可轻可重。尽管关节炎很少致命,但是这是一种造成明显残疾并降低生命质量的疾病。很大一部分老年人患有各种形式的关节炎,而在老年女性中尤为常见。关节炎会造成日常活动不便,但它并不是年龄造成的生理变化。住院老年人的行动常常受到限制,导致肌蛋白合成减少、力量下降,以及下肢和全身的消瘦。肌肉质量下降的另外一个原因是肌肉纤维数量减少和体积缩小,或是结缔组织的增加。这些变化造成肌肉张力和收缩力的下降。去脂肌肉质量和弹性的减少,则使肌肉灵活性丧失,变得僵硬。

老化过程中总是伴随着骨钙流失,它反映了骨骼重塑的失衡,即溶骨细胞吸收的速度超过成骨细胞形成新骨的速度。大约 30 岁以后,骨骼质量达到顶峰,此后骨骼吸收的速度开始超过骨骼形成的速度,继而导致骨钙流失、骨密度下降。60 岁及以上老年人骨骼减少的速度大约是每年 0.5%~1%。骨骼的变化除了正常的生理老化之外,可由多种因素共同造成,包括缺乏运动、营养不良、钙吸收不良。影响骨平衡的因素中,已知与年龄相关的因素包括钙、维生素 D 和性激素的水平。饮食中摄取的钙、胃肠道吸收的钙、维生素 D 的合成都随着年龄的增长而下降。维生素 $D_2$ 摄取的下降和少晒太阳而造成的皮肤吸收 7- 脱氢胆固醇的下降,都会造成维生素 D 缺乏。卧床不动的患者,其骨内矿物质含量迅速下降。跟骨(脚后跟)和脊椎这两处的矿物质含量最容易下降,每周大约下降 1%。这些进而又可导致患者的承重能力下降。

骨骼肌的功能在很大程度上是由不断收缩的肌肉质量大小决定的,小部分可由关节和神经周围所填充的结缔组织变化、传导速度和疲劳所决定。随着时间的推移,久坐的人肌肉质量会明显下降。遗憾的是,无论是一般人还是运动员,步入老年后即使坚持做有氧运动都无法再维持肌肉质量。据了解,只有举重这样的肌肉训练才能逆转老年人肌肉质量和力量的下降。此外,随着年龄的增长,还可出现氧化酶和糖酵解酶的能力下降、肌肉纤维总数减少、2型(快速收缩)纤维选择性萎缩,肌腱和韧带变短伴组织弹性下降。而骨质疏松所致的骨骼变化,则表现为身高变矮、驼背和脊柱侧突。

### 体格检查和管理的研究发现

骨质疏松的老年人可能会出现自发性骨折,仅上床这个动作就可能引发骨折。总的来说,老年人总的肌肉力量下降、发生肌肉痉挛的可能性更大。关节在运动功能范围内的捻发音和疼痛很普遍,特别是承重关节(如膝关节)。老年人步态和姿势的改变也很常见,他们通常弯着腰、慢慢地拖步行走。

被迫禁食将会通过分解代谢和糖异生,进一步加速住院重症患者的肌肉萎缩。老年患者过多的卧床休息导致其机动性、力量和耐力快速下降。保证营养、经常变换姿势、主动和被动运动、在条件允许的情况下经常下床,这些都对维持肌肉力量、耐力和骨质量尤为重要。如果患者处于昏迷状态或已出现功能丧失,那么合适的姿势和夹板固定能帮助患者防止发生永久性畸形。

## 内分泌的改变

人体内主要激素浓度的平衡并不一定随着年龄的增长而变化,然而对老年人来说,维持激素平衡的方式可能会变化。因此,随着年龄增长,激素在其生成、代谢和作用等方面都会发生一定变化。人们已经发现了脑垂体动力、肾上腺生理和甲状腺功能方面发生的细微变化。而葡萄糖稳态、生殖功能和钙质代谢的变化,则相对来说更加明显。

尽管视交叉上核的型态完整性下降,但老年人下丘脑大部分主要的神经内分泌核在结构上都是完整的。在多个下丘脑核群中,已经发现与细胞功能性活动增强相关的型态变量。人类室旁核中的特定神经元是有活性的,那些释放精氨酸加压素(arginine vasopressin,AVP)的神经元会随年龄的增长而变大,而同时释放AVP和促肾上腺皮质激素释放激素的神经元则会随年龄的增长而变多。

尽管其靶激素的外周水平有所下降,但垂体前叶分泌的促激素水平却没有变化。例如,老年人血液中的日间和夜间促甲状腺激素的循环水平、生长激素(growth hormone,GH)都大量减少,相反,催乳素和褪黑素只在夜间减少。和年龄有关的激素水平的下降和分泌波的波幅下降有关,而与分泌波频率无关。

随着年龄的增加,GH分泌水平的下降被认为和去脂肌肉质量减少、脂肪增加(特别是在内脏和腹部间隔内的脂肪)、脂蛋白的相反变化,以及在老年人中很常见的有氧代谢能力下降有关。目前正在进行研究,拟证实健康老年人使用GH的替代品能否逆转这些变化。

正常的老化会出现胰岛素抵抗和β细胞功能的减弱,但是胰岛素原的变化与胰岛素原/免疫反应性胰岛素的比率这两者是否和β细胞功能的减弱有关尚未可知。葡萄糖耐量会随年龄的增长而下降,70岁以上老年人中大约一半人血糖会升高到200mg/dl。应借助年龄校正的参数来看待这种葡萄糖耐受不良的情况,以避免造成对糖尿病不恰当的诊断和治疗。测定糖基化血红蛋白(glycosylated hemoglobin,$HbA_{1C}$)或者糖基化白蛋白的值,可能有助于判断血糖升高的老年患者是否患有糖尿病。由于随着年龄的增长,肾脏对葡萄糖重吸收的阈值会上升,在葡萄糖进入尿液之前血糖就肯定已经升高了,因此,一定要避免用尿检来监测高血糖。

在人的一生中,肾上腺皮质表现出明显的形态和类固醇水平的变化。随着年龄的增长,醛固酮会略有降低,而皮质醇则略有上升。然而,随着年龄的增长,肾上腺雄性激素脱氢表雄酮和脱氢表雄酮硫酸盐会下降,其变化过程与绝经十分类似。这种下降被认为会加重某些和年龄相关的疾病。

尽管因结节而肿大的甲状腺并不少见,但总的来说甲状腺会随着年龄增长而越来越小。老年人血液中甲状腺激素的浓度差别很大,且其水平会受疾病的影响。然而,其靶组织的反应性可发生变化。特别需要注意的是,老化组织根据激素水平的下降提高受体数量的能力,可能会随年龄而下降。

## 体格检查和管理的研究发现

甲状腺激素随着年龄的增长而下降,会对生理和病理的许多方面产生影响,如胆固醇代谢、心率、心输出量、心脏收缩力的变化,以及基础代谢率和温度调节的变化。甲状腺疾病的症状,如冷漠、虚弱和体重下降,在老年人中可能不像在年轻人中那么明显。而且,这些症状更多的是因为年龄而非甲状腺功能亢进(甲亢)或者甲状腺功能减退(甲减)造成的。患有甲亢的老年患者可能会表现为房性心动过速,这类患者通常会食欲缺乏而不是食欲旺盛,而且通常不会怕热。患有甲减的老年人可能表现为对寒冷环境的敏感性增高、认知水平的变化、疲劳、头晕以及有摔倒的倾向。

了解老年人患甲状腺疾病的非典型症状有利于 ICU 护士识别患者的内分泌失衡。一旦被确认,这种失衡很容易纠正,只需补充甲状腺激素或改变甲状腺替代品的剂量即可。

急性病、外伤和手术时常会伴有糖尿病。糖尿病造成的靶器官受损是导致脑卒中、心肌梗死、肾功能下降和周围血管疾病的原因之一。长期存在的非胰岛素依赖型的糖尿病可能只有在患者因脑卒中或者急性心肌梗死的时候才能诊断出来。因此,对于年龄造成的葡萄糖耐受性下降,急性病造成的血糖一过性升高,以及糖尿病造成的血糖升高这三者的区分是很重要的。

对潜在的糖尿病和靶器官可能受损的认识,也许会改变急性疾病的治疗进程。比如,对糖尿病患者心肌梗死后的充血性心衰发病率高于非糖尿病患者的认识,使得护士能够警惕液体潴留的早期症状。

大部分患糖尿病的老年人都不是胰岛素依赖型糖尿病。因此即使老年人的血糖非常高,他们也很少会出现酮症酸中毒。事实上,这个年龄群体的昏迷通常是高血糖性高渗性非酮症昏迷(hyperglycemic,hyperosmolar and nonketotic,HHNK),应对这种情况需要大量补液和快速降低血糖,但又不能造成大面积脑水肿和脑死亡。ICU 护士必须清楚 HHNK 昏迷可能是由急性疾病或

者外科手术引起的。老年糖尿病患者存在的普遍问题和预防这些问题的护理干预措施见表框 12-6。特别要知道的是,这些老年糖尿病无论是发生低血糖还是高血糖,其最普遍的症状是认知状态的改变。

| 表框 12-6 | 护理干预措施 |
| --- | --- |

**对糖尿病老年患者如何预防以下问题**

**皮肤变化**
- 及时发现末梢循环变差和皮肤破损。
- 提供足部护理来维持皮肤完整。每天洗脚并涂润滑剂。

**高血糖**
- 坚持糖尿病饮食;
- 监测血糖水平;
- 监测是否尿频;
- 监测是否有低钠血症;
- 观察口腔是否干燥;
- 观察意识变化。

**低血糖**
- 观察有无认知的突然变化。

**水合状况**
- 监测水合情况;
- 鼓励患者每日摄入 2 000ml 液体。

**靶器官疾病**
- 监测肾功能;
- 监测视力变化(如视物模糊或者视力下降)。

## 免疫变化

随着年龄的增长,人的免疫功能会下降。特别是 T 细胞和 B 细胞的功能都会下降,这对细胞介导的免疫反应影响巨大。B 细胞功能的下降可能间接和 T 细胞功能的下降有关,而 B 细胞分泌免疫球蛋白 G 的数量下降则会导致体液免疫应答普遍较差。随着老化,首先,胸腺退化、胸腺激素水平下降、自身抗体数量上升;其次,黏膜组织细胞产生抗体的能力下降,进一步增加了感染的风险;最后,老化还造成过敏反应相关抗体 IgE 的制造能力下降,因此老年人的过敏反应会减弱。

## 体格检查和管理的研究发现

老年人可能没有感染的常见症状,如寒战、发热、白细胞增多或者心动过速,或者相关症状不明显。相反,急性的意识、功能和行为改变在老年人感染中却很常见。例如,谵妄可能是老年人发生 UTI 后的唯一症状。老年人常见的感染部位是肺

部、尿路和皮肤。当老年患者有细微变化时,就应当考虑以上这些部位是否发生了感染。

## ▲ 心理上的挑战

### 认知变化

　　认知是指人获得、储存、检索和使用信息的能力。认知改变的原因在神经解剖学和神经生理学上都尚不清楚。研究表明年轻人和老年人相比,其脑容量更大,灰质和白质的量更少。在记忆检索的过程中,在背外侧区域,年轻人比老年人有更多的额前皮质活动,这些变化被认为是和年龄有关的大脑存储与执行能力改变的原因。随着年龄的增长,知觉 - 运动功能、概念形成、复杂记忆和快速决定的能力有所下降。然而,年龄本身并不是评价患者认知功能的标准,需对每个人的认知能力进行个体化的评价而不是按照年龄标准统一评价。而且,诸如有氧和抵抗性运动之类的措施能够提高老年人,特别是老年女性的运动控制过程。

　　患者入院时就应该评估和描述其认知功能,入院后也要常规全程监测,尤其是患者病情发生变化时。患者入住 ICU 期间,对其进行认知功能评估时,要记住生理缺陷、一些药物、内部或外部的应激如环境性应激源,都会影响认知功能。在老年人中,急性的身体变化通常最先表现为认知状态的改变。如患有肺炎的老年人,可能不表现为发热咳嗽等症状,只表现为认知状态的改变。

　　可使用免费的简易智力状态评估量表(Mini-Cog),为医务人员持续比较患者的反应和监测结果提供了评估工具。使用调查问卷的主要缺点是一些重症患者无法很好地通过听、看、说、写来回答问题。而费时更长、灵敏度更高的工具可能又会让重症老年人感到疲劳。在完成简易认知量表(Mini-Cog)的时候,如果患者无法记住三个词当中的任何一个,就被归类为"可能痴呆"。如果患者能够记起全部三个词,他们就被归类为"可能没有痴呆"。能记住一个或者两个单词的患者,应继续进行画钟测试。如果患者画出的钟有一点不正常,就被认为是"可能痴呆"。如果患者画出的钟正常,就被认为是"可能没有痴呆"。

　　几种常见的综合征会造成认知障碍,包括痴呆、谵妄和抑郁(稍后讨论)。痴呆形成的基础包括记忆障碍和至少以下一项:性情改变或抽象思维、判断或更高的皮质功能的障碍。谵妄是意识模糊的突然发作,需要紧急治疗。表 12-5 介绍了痴呆和谵妄的鉴别点。痴呆和谵妄的可逆因素见表框 12-7 中。评估记忆和鉴别痴呆与谵妄的工具参见 http://www.geronurseonline.org。关于谵妄的评估和管理,详见循证实践要点 12-2。

### 学习

　　老年人可能需要更长时间来回应和吸收新信息。在承担新任务的时候也更犹豫。老年人在学习新信息的时候和年轻人一样,动机是非常重要的。如果信息不相关或者没有意义,动力就会下降,这常常被误认为老年人没有学习能力。在教老年人的时候,要考虑他们的感官和认知能力的变化,要把信息分解成小块,然后使用包括触摸、看、听和写(如果视力允许的话)在内的各种刺激方法来教授。如果老年人行动迟缓,要给

表 12-5　痴呆和谵妄的区别

| | 痴呆 | | 谵妄 |
| --- | --- | --- | --- |
| | 阿尔兹海默症(AD) | 血管性(多发梗死性)痴呆 | |
| 病因 | 家族性的(基因特性,染色体 14, 19,21)<br>偶发的 | 心血管疾病<br>脑血管疾病<br>高血压 | 药物的毒性和相互作用;<br>急性疾病、外伤、慢性病恶化<br>体液和电解质紊乱 |
| 危险因素 | 高龄;基因 | 已存在的心血管疾病 | 已存在的认知障碍 |
| 发生率 | 占痴呆的 50%~60% | 占痴呆的 20% | 住院老年人中 6%~56% |
| 起病 | 缓慢 | 经常为突发<br>可继发脑卒中或短暂性脑缺血 | 急性、快速发病<br>急性病的前兆 |

续表

| | 痴呆 | | 谵妄 |
|---|---|---|---|
| | 阿尔兹海默症（AD） | 血管性（多发梗死性）痴呆 | |
| 发病年龄（岁） | 早发性 AD：30~65 岁<br>迟发性 AD：65 岁以上<br>85 岁以上人群最常见 | 最常见于 50~70 岁 | 任何年龄，但主要见于老年人 |
| 性别 | 男女均等 | 男性为主 | 男女均等 |
| 进程 | 慢性，不可逆，渐进的、有规律的发展，且每况愈下 | 慢性，不可逆<br>病情有波动，阶梯式渐进发展 | 急性发作<br>活动过多型<br>活动过少型<br>混合型 |
| 持续时间 | 2~20 年 | 病程不一，数 1 年 | 持续 1d 到 1 个月 |
| 症状变化 | 发生隐蔽。早期病情温和轻微，中期和晚期病情较重，可发展致死（感染或营养不良） | 取决于梗死的位置和治疗的成功与否<br>可死于潜在的心血管疾病 | 充分治疗后症状完全可逆；若原发病因不消除，可能变成慢性或致死 |
| 情绪 | 早期抑郁（30%） | 不稳定、情绪波动 | 变化不定 |
| 语言 | 到晚期时语言功能均可正常<br>早期表现为轻微的命名不能（忘记物体的名字），当语句失去意义、重复单词和声音或缄默时说明病情恶化 | 根据损害的位置不同，可能有语言缺陷／失语症 | 波动；通常无法长时间集中注意力说话<br>可能嗜睡 |
| 体征 | 早期没有运动缺陷<br>中期出现失用症（70%）（不能进行有目的的活动）<br>晚期出现构音障碍（发声能力受损）<br>终末期表现为失去全部自主活动和神经系统阳性体征 | 根据损伤位置：局灶性神经系统体征，癫痫发作<br>通常表现出运动缺陷 | 原发疾病的症状和体征 |
| 定向力 | 在熟悉的地方迷路（地域性定向障碍）<br>画三维物体有困难（视觉和空间定向障碍）<br>随着病情发展，出现时间、地点和人物定向障碍 | | 在时间、地点和人物的定向力上，在完全清醒和完全障碍之间波动 |
| 记忆 | 遗忘是痴呆的早期症状；一开始是失去近事记忆，之后很快近事和远事记忆都会衰退 | | 近事和远事记忆障碍；可能在清醒和混乱之间波动 |
| 性格 | 无精打采、淡漠、易怒<br>疾病早期社会行为完好；认知缺陷不明显<br>进展期出现远离社交活动和社会关系、多疑、记忆丧失引起的类偏执狂妄想、具攻击性或灾难（事件）性反应 | | 波动；不能集中精力交谈；被症状吓到（清醒时）；幻觉；妄想 |
| 日常活动的功能状态 | 对日常活动判断较差；理财、打电话、居家和工作的能力都日渐下降 | | 受损 |
| 注意力时长 | 易分心、注意力时间较短 | | 高度受损；无法维持或转移注意力 |
| 精神运动性活动 | 徘徊、多动、踱步、焦躁不安、激越 | | 在高度激越、多动、焦躁不安和嗜睡之间变化 |
| 睡眠 - 觉醒周期 | 经常有障碍；在夜晚容易徘徊、激越 | | 白天黑夜都打瞌睡 |

From，Smeltzer SC，Bare BG，Hinkle JL，et al：Brunner and Suddarth's Textbook of Medical-Surgical Nursing，12th ed. Philadelphia，PA：Lippincott Williams & Wilkins，2010，pp 216.

| 表框 12-7 | 痴呆和谵妄的可逆性病因 |
| --- | --- |

药物（Drugs）

精神疾病（包括抑郁）（Emotional illness）

代谢／内分泌紊乱（Metabolic/endocrine disorders）

眼／耳／环境（Eye/ear/environment）

营养／神经障碍（Nutritional/neurological disorders）

肿瘤／创伤（Tumors/trauma）

感染（Infection）

酒精中毒／贫血／动脉粥样硬化（Alcoholism/anemia/ atherosclerosis）

他们充分的时间来完成动作,如操作设备或进行锻炼。

## 记忆

老年人的短时记忆比长时记忆和远事记忆下降得更快。年龄对老年人远事记忆影响是最小的。远事记忆（很多年以前学习的内容）可能成为老年人积极的治疗策略。怀旧是一种适应机制,它有助于护士了解患者并提高患者对自身价值和能力的认同。

## 循证实践要点 12-2
### 谵妄的评估和管理

△ **预期实践**

● 使用有效工具,如 ICU 意识模糊评估法（Confusion Assessment Method for the ICU,CAM-ICU）或重症监护谵妄筛查检核表（Intensive Care Delirium Screening Checklist,ICDSC）为所有重症患者进行谵妄评估（B 级）。

● 制订降低谵妄风险因素的策略,包括早期锻炼（B 级）。

● 谨慎使用苯二氮䓬类药物,仅在需要时使用（C 级）。

● 考虑是否采用诸如 ABCDE 集束之类的集束化护理方案（C 级）。

△ **支持证据**

● 在没有有效工具时,重症监护室患者中超过 65% 的谵妄都没有被医护人员发现。报告强调了系统使用标准化评估工具的重要性,这和美国重症医学会的建议以及国际上的相关指南是一致的。通过系统化地使用已被验证的评估工具对谵妄的诊断很有必要,否则谵妄就无从察觉,也就无从治疗。

　● CAM-ICU 和 ICDSC 是目前信效度较好的两个评估工具。

　● 这两种方法的实施在文献中都有描述;两种方法都有很高的准确性和良好的一致性,并且培训简单。

● 对 ICU 谵妄的风险因素的研究不足、报告很少,相关研究极少,且现有结果未达成一致。

● 以下基线风险因素是仅有的在两个或多个变量分析研究中报告的有意义的因素:既往有痴呆、既往高血压病史、酗酒、入院时疾病的严重程度。

● 尽管在非 ICU 领域的文献中,年龄被认为是谵妄加重最显著的风险因素之一。但是在重症监护的文献中却有一些与此说法相冲突的证据。因此,需要进一步的研究来核实年龄是否是 ICU 谵妄的风险因素。

● 尽管目前还没有报告称缺乏活动是 ICU 谵妄发展的风险因素,但是在非 ICU 谵妄的研究中却有报道。近期的研究发现,危重患者尽早活动不但能改善生理功能,也能改善意识状态,并可将谵妄的持续时间缩短两天。在这些研究中,“尽早”是指住在 ICU 的前三天内,强调循序渐进的锻炼方式,从被动活动开始逐渐过渡到主动活动、坐在床边,直至能自行走路。尽早锻炼是重症监护室患者减少谵妄持续时间的主要非药物手段,应该被认为是所有减轻谵妄方法的基础。

● 医源性的风险因素通常是可以避免的,亦称为诱发因素。镇静剂是其中唯一一个公认的 ICU 谵妄的风险因素,具体如下所述:

● 苯二氮䓬类:研究发现苯二氮䓬是诱发谵妄的一个独立的风险因素。

● 右旋美托咪啶:“Maximizing Efficacy of Targeted Sedation and Reducing Neurological Dysfunction（MENDS）”和“Safety and

## 循证实践要点 12-2(续)
### 谵妄的评估和管理

Efficacy of Dexmedetomidine Compared With Midazolam(SEDCOM)",这两项近期的研究显示:与苯二氮䓬类药物(劳拉西泮或咪哒唑仑)相比,使用右旋美托咪啶镇静的患者能显著缩短谵妄的病程。相对于当前美国食品与药物管理局(FDA)所许可的以 0.7mcg/(kg·h)为最大剂量持续用药 24 小时的标准,上述两项研究均采用了更高的剂量和更长的用药时间。这些研究提示减少苯二氮䓬类药物,使用其他镇静剂(如右旋美托咪啶)的镇静方法可能会获得更好的预后,包括缩短谵妄的病程。

- 阿片类药物和丙泊酚:关于阿片类药物的数据很难解释,因为有些研究显示其剂量与谵妄的相关性,但另一些研究显示阿片类药物的使用与 ICU 谵妄的发生之间没有关联。只有一个研究是明确针对丙泊酚的,该研究显示在丙泊酚和 ICU 谵妄之间没有明显的相关性。只有通过更多的关于丙泊酚和阿片类药物的研究才能完全了解它们与谵妄的发生和病程间的关联。

- **ICU 谵妄的管理**
  - **没有一种药物经 FDA 认可用于治疗谵妄**
  - 事实上,FDA 曾发布一份警告,指出非经典抗精神病药物会增加老年患者的死亡风险。而另一份分析指出,在非 ICU 的老年患者中,氟哌啶醇造成的死亡风险比非经典抗精神病药物更高。
  - 传统的临床操作指南推荐将非典型抗精神病药物作为谵妄的治疗用药,但是极少有证据来支持这样一种国际上都认同的治疗方法。当前,仅有两项探索性对照研究将非典型抗精神病药物和安慰剂用于 ICU 谵妄治疗。"Modifying the Incidence of Delirium(MIND)"这项研究对比了氟哌啶醇、齐拉西酮和帕地霉素三种药物,研究显示这三个药物治疗组在谵妄的治疗、预后和安全性上都没有差别。另一项研究在喹硫平和安慰剂组之间比较,两组患者均已确诊为谵妄并根据需要服用氟哌啶醇,研究发现采用服用喹

硫平的患者谵妄恢复更快,发生率更低,兴奋更少而嗜睡更多。

- 以上两项研究走出了探索最佳药物治疗方案的第一步。然而,还需要进行更大样本量的实验来确认这些发现,以便于系统性地指导谵妄治疗药物的选择。

- 所有接受抗精神病药物(氟哌啶醇或其他任何非典型抗精神病药物)治疗的患者都需要常规、系统监测药物的副作用,尤其是 QT 间期延长。

- 利凡斯的明(胆碱酯酶抑制剂)在 ICU 谵妄的治疗方面与安慰剂相比没有任何优势。一项大型的欧洲实验因为利凡斯的明药物组的死亡数增加而不得不提前终止。

- 危重症医学会建议将病因识别作为谵妄管理的第一步。当 ICU 患者出现谵妄时,下面的 THINK 记忆法可能会有助于发现病因:
  - 有毒环境(Toxic situation);
    - 充血性心衰、休克、脱水;
    - 谵妄源性药物(严格调节镇静剂用量);
    - 新发器官功能衰竭(如肝、肾);
  - 低氧血症(Hypoxemia);
  - 感染(Infection)/ 脓毒症(医源性);
  - 制动(Immobility);
  - 非药物干预措施(Nonpharmacologic interventions)(是否忽略了这些方法?);
    - 助听器、眼睛、制订睡眠计划、听音乐、控制噪音、钾离子($K^+$)的迁移或电解质失衡。

- 总结:ABCDE 集束。近期的一些综述介绍了一种核心护理模型,它由多方面的基于循证的实践策略组成,并汇总成程序化的日常护理,从而达到改善患者整体预后、系统减少谵妄的可逆性风险因素的目的。ABCDE 集束化方案包括唤醒和呼吸协调、仔细选择镇静方案、谵妄的监测和早期开展循序渐进的活动和锻炼。之所以要组合和协调这些单独的策略,是为了:①改进临床队伍成员间的合作;②标准化护理过程;③打破过度镇静和机械通气过久的循环,因为这个循环造成了谵

## 循证实践要点 12-2(续)
### 谵妄的评估和管理

妄和虚弱。ABCDE 集束是一种有用的范例，它能让危重症护士去判断何时应该实施策略，以改进对患者的护理并减少谵妄的可控性因素所造成的损害。

- 唤醒和呼吸实验的协调(唤醒和呼吸方案)。
- 镇静方式的选择。
- 谵妄的监测。
- 早期开展循序渐进的活动和锻炼。

---

AACN 的证据等级

**A 级** 定量研究的 meta 分析或定性研究的 meta 整合，其结果一致地支持某个特定的行为、干预或治疗。

**B 级** 设计良好的对照研究，其结果一致地支持某个特定的行为、干预或治疗。

**C 级** 定性研究、描述性或相关性研究、整合性综述、系统综述或结果不一致的随机对照试验。

**D 级** 有临床研究建议支持且经过同行评议的专业机构标准。

**E 级** 多个案例报告、基于理论的专家观点或经过同行评议但无临床研究支持的专业机构标准。

**M 级** 仅仅是制造商的推荐。

*Excerpted from American Association of Critical-Care Nurses Practice Alert. Available online at http://aacn.org. All references cited in this alert are available with the associated resources related to this chapter. Visit: http://thepoint.lww.com*

## 抑郁

抑郁综合征是老年人最常见的主诉之一，也是老年人自杀的主要原因。抑郁的症状详见表框 12-8。成人抑郁症的诊断主要基于抑郁诊断标准，即在至少过去两周时间内几乎每天都要发生这些症状中的至少 5 项。老年人的这些抑郁症状可能会被误认为正常的老化或者疾病状态，如难以入睡、早醒和昏睡是老年人常主诉的身体状况。老年人的抑郁症也有可能更多表现为假性疑难病症、对以往生活的念念不忘，以及认知能力的改变。在有些患者的案例中，抑郁症的主要情绪状态不是难过，而是愤怒、焦虑和敏感。

抑郁受老化、潜在疾病和服用药物有关的多方面因素影响。表框 12-9 列出了会造成抑郁的药物组合。老年抑郁筛选工具详见表框 12-10，如老年抑郁量表，有助于抑郁的诊断。一旦确认抑郁，就应该尽早实施合适的干预措施，包括药物治疗、行为矫正和心理咨询。

| 表框 12-8 | 患者安全 |
| --- | --- |

**抑郁的症状**
- 抑郁情绪
- 对活动的兴趣减少
- 体重改变
- 睡眠改变
- 心理活动改变
- 疲劳
- 感到没有价值或有罪
- 注意力下降
- 自杀念头

| 表框 12-9 | 可能导致老年人抑郁的药物组 |
| --- | --- |

镇痛药 / 抗炎药

抗惊厥药

抗组胺药

抗高血压药

抗生素

抗震颤麻痹药

激素

免疫抑制剂

镇静剂

护士还应该注意抗抑郁药物可能对心血管造成的副作用。由于其副作用，三环类抗抑郁药已不如以往那样广泛使用。例如，三环抗抑郁药会引起心电图 ST 段和 T 波的变化，尽管这些变化并不一定预示着心肌损伤。室性心律失常和心脏传导障碍是潜在的严重副作用，可导致药物减量

| 表框 12-10 | 老年抑郁评估量表 |
|---|---|

患者_____　检查者_____　日期_____

**患者指导**：选择最切合您过去一周内感受的答案，在每题后面选择"是"或"否"。

**检查者指导**：口语化的呈现问题，在患者给出的答案上画圈，不要给患者看。

|  |  |  |
|---|---|---|
| 你对生活基本上满意吗？ | 是 | 否(1) |
| 你是否已放弃了许多活动与兴趣？ | 是(1) | 否 |
| 你是否觉得生活空虚？ | 是(1) | 否 |
| 你是否感到厌倦？ | 是(1) | 否 |
| 你觉得未来有希望吗？ | 是 | 否(1) |
| 你是否因为脑子里一些想法摆脱不掉而烦恼？ | 是(1) | 否 |
| 你是否大部分时间精力充沛？ | 是 | 否(1) |
| 你是否害怕会有不幸的事落到你头上？ | 是(1) | 否 |
| 你是否大部分时间感到幸福？ | 是 | 否(1) |
| 你是否常感到孤立无援？ | 是(1) | 否 |
| 你是否经常坐立不安，心烦意乱？ | 是(1) | 否 |
| 你是否愿意待在家里而不愿去做些新鲜事？ | 是(1) | 否 |
| 你是否常常担心将来？ | 是(1) | 否 |
| 你是否觉得记忆力比以前差？ | 是(1) | 否 |
| 你觉得现在活着很惬意吗？ | 是 | 否(1) |
| 你是否常感到心情沉重、郁闷？ | 是(1) | 否 |
| 你是否觉得像现在这样活着毫无意义？ | 是(1) | 否 |
| 你是否总为过去的事忧愁？ | 是(1) | 否 |
| 你觉得生活很令人兴奋吗？ | 是 | 否(1) |
| 你开始一件新的工作很困难吗？ | 是(1) | 否 |
| 你觉得自己充满活力吗？ | 是 | 否(1) |
| 你是否觉得你的处境已毫无希望？ | 是(1) | 否 |
| 你是否觉得大多数人比你强得多？ | 是(1) | 否 |
| 你是否常为一些小事伤心？ | 是(1) | 否 |
| 你是否常觉得想哭？ | 是(1) | 否 |
| 你集中精力有困难吗？ | 是(1) | 否 |
| 你早晨起来很快活吗？ | 是 | 否(1) |
| 你希望避开聚会吗？ | 是 | 否(1) |
| 你做决定很容易吗？ | 是 | 否(1) |
| 你的头脑像往常一样清晰吗？ | 是 | 否(1) |

**总结**：请合计所有标记的答案（每题 1 分）得出总分_____

得分：0~10 正常　　　　　　11~20 轻度抑郁　　　　　　21~30 中重度抑郁

From Yesavage JA，Brink TL：Development and validation of a geriatric depression screening scale：A preliminary report. J Psychiatr Res 17：37-49，1983. Available also at http://en.wikipedia.org/wiki/Geriatric_Depression_Scale

或停用。患有阿尔兹海默症、良性前列腺增生或冠状动脉疾病（coronary artery disease，CAD）的患者特别要注意可能会出现抗胆碱能作用。选择性 5-羟色胺再吸收抑制剂是目前更常用的抗抑郁药物。需要监测的副作用包括睡眠、食欲、性格、行为、血压读数相关变化。

抑郁症如果不治疗将导致自杀，这在老年人中是很严重的问题。在美国每年的自杀案例中，25% 是 65 岁以上老年人。85 岁以上的白人男性自杀率尤其高。老年人在经历了病痛和变化之后，会把自杀看作完成和已故配偶或重要他人"团圆"的方法。护士必须要做的是监测抑郁症的症状和体征、挖掘抑郁的原因、促进治疗、警惕患者的自杀企图或预兆。

## 虐待老年人

在美国,超过 4% 的老年人遭受过虐待。老年人遭虐待的情况在家庭和医疗机构中都有发生,并且形式各异。虐待可能是公然的,也可能是隐秘的;可能是身体的,心理的,物质的(如金钱)。虐待表现为被忽视(被他人或自己)、被利用,或被遗弃。被虐待的老年人在身体上或精神上通常十分脆弱,并且无力去揭发自身受虐的情况。虐待也可能会发生在精神和智力都正常的老年人身上,由于他们的经济依赖于或是情感寄托于施虐者,导致他们无法阻止或报告虐待的情况,同时他们也害怕因此而遭到遗弃。

虐待的发生往往是由于缺乏对老年人基本需求的了解,或是缺乏提供帮助的渠道,亦或是想要保护他们的遗产而造成的。无论是否与老年人同住,都可能会有虐待老年人的行为。压力很大的照看者可能会变成施虐者。在一些案例中,虐待老年人的就是其照护者。

护士应该警惕受虐老年人的症状和体征(表框 12-11)。患者或家庭成员有任何提示说到在家有什么事不对劲时,都应该追查下去。例如患者说:"我儿子还没来。他有时会忘记他的承诺。"那就应该为其提供私密的空间来进一步沟通。这也许是母亲担心她的儿子酗酒,并可能对儿子喝酒后对待她的方式表示担心。要试着去对比患者提供的信息和家庭成员提供的信息之间有什么不同,有矛盾的地方应该进一步去挖掘。比如,可以问照看者他们是否能够提供必要的照顾。如果照护者说患者"开始能自己照顾自己"了,可能说明他照顾不当,也可能是他需要支持和协助。无论

| 表框 12-11 | 患者安全 |
|---|---|

**受虐老年人的症状和体征**

- 在健康问题上不遵从管理;
- 无法解释的伤情,如骨折、淤青、割伤;
- 烧伤;
- 个人卫生差;
- 性传播疾病;
- 情绪改变;
- 抑郁;
- 生长偏离(水分不足 / 营养不良);
- 皮肤完整性受损 / 真菌引起的皮疹。

是哪种情况,护士都应该提供信息和帮助,并将患者和照护者介绍给社工或心理保健护士以获得进一步帮助。包括护士在内的所有医务工作者,都应该了解其所在州的法律所赋予的对老年人受虐进行报告的责任。

## 酗酒

老年人中存在酗酒的情况,美国国家酗酒和酒精中毒研究所开展的临床研究指出,15% 的男性和 12% 的女性是酗酒的高危人群。老年人酗酒的原因和年轻人类似,然而相对于年轻人来说,老年人喝少量的酒就会造成更严重的问题,而且更容易引发酒精相关的疾病。酒精在老年人体内的代谢是不同的,老年人体内水分更少、身体更单薄,这些都使得酒精中毒和酒精问题更容易发生。此外,老年人经常大量服用精神治疗药物,这就存在药物 - 酒精相互作用的风险。

护理措施包括筛查老年人是否酗酒。表框 12-12 所介绍的 HEAT 筛查方式会对其有所帮助。其中只要有一项肯定地回答就应该更详尽地去询问其饮酒史。一旦怀疑患者有酗酒的可能,首要目标就是稳定其因为酒精戒断所造成的生理和心理反应,并且判断其被收治入 ICU 的诊断中有哪些是酗酒造成的。护士应尽快为患者联系社工、精神科的联络护士或酗酒方面的顾问。

| 表框 12-12 | 酗酒迹象的 HEAT 筛查方法 |
|---|---|

你饮酒情况具体如何(How)?

你有想过你喝酒过度(Excess)了吗?

有没有其他人(Anyone else)认为你喝酒太多呢?

你有没有因为喝酒而带来过麻烦(Trouble)?

## ▲ 用药方面的挑战

老年患者使用治疗性药物的原则是"从小剂量开始,缓慢增加剂量"。换句话说,就是要有耐心。老化带来的改变对用药反应会有巨大的影响。肾功能、胃肠分泌和动力、细胞受体部位和伴随疾病状况都会改变药物吸收、分布和排泄,详见表 12-6。

进入 ICU 之前,老年患者可能已经服用了很

表 12-6　老年人对药物反应的改变

| 与年龄相关的改变 | 年龄相关改变的影响 | 受影响的药物 |
| --- | --- | --- |
| **吸收** | | |
| 胃酸减少；pH 值升高（酸性下降） | 药物吸收速率——可能变慢 | 维生素 |
| 胃肠动力降低；胃排空延迟 | 药物吸收程度——不受影响 | 钙剂 |
| **分布** | | |
| 白蛋白结合点减少 | 与血浆蛋白结合的药物受影响很大（非结合性药物能够产生药理作用）；高蛋白结合力的药物没有足够的结合点，就会造成更大影响，并且加速其代谢和排泄 | 已确定的高蛋白结合力的药物：<br>口服的抗凝血药（华法林）<br>口服的降糖药（磺脲类）<br>巴比妥类药物<br>钙通道阻滞剂<br>呋塞米（速尿）<br>NSAIDs<br>磺胺类药物<br>奎尼丁<br>苯妥英（苯妥英钠） |
| 心输出量下降 | 身体各器官的灌注减少 | |
| 外周血流减少 | 灌注减少 | |
| 身体脂肪比例升高 | 身体脂肪的比例随年龄而升高，导致机体储存脂溶性药物的能力增强；这可引起药物蓄积、储存时间变长、排泄延迟 | 已确定的脂溶性药物：<br>巴比妥类药物<br>地西泮（安定）<br>利多卡因<br>吩噻嗪类（抗精神病药）<br>乙醇<br>吗啡 |
| 去脂体重减轻 | 较少的体内容量即可达到药物峰值水平 | |
| **代谢** | | |
| 心输出量和肝脏灌注量的减少 | 药物的代谢变慢、降解延迟，导致了药物作用时间延长、蓄积和药物毒性 | 所有经肝脏代谢的药物 |
| **排泄** | | |
| 肾血流减少；功能性肾单位丧失；肾功能下降 | 药物清除率下降，作用时间延长；有药物蓄积和毒性反应的危险 | 会延长药效的特定药物：<br>氨基糖苷类抗生素<br>西咪替丁（泰胃美）<br>氯磺丙脲（特泌胰）<br>地高辛<br>锂<br>普鲁卡因酰胺 |

From, Smeltzer SC, Bare BG, Hinkle JL, et al: Brunner and Suddarth's Textbook of Medical-Surgical Nursing, 12th ed. Philadelphia, PA: Lippincott Williams & Wilkins, 2010, p 213.

多不同的药物，包括各种维生素类非处方药（over-the-counter, OTC）、补品、草药（如金丝桃酒、氨基葡萄糖）、泻药、抗酸药和止痛药等。他们可能也有重度饮酒史。以上任何一种药物如和院内使用的药物发生相互作用，都可能造成问题。

护士需要从患者及其家人处详细了解其用药史。可以要求患者家属把患者所有正在服用的药物带来医院，包括 OTC 药物和草药。尽管饮酒可能是个比较敏感的话题,但了解其服用情况有助于避免发生不良的药物相互作用,以及肝脏损害或戒断等可预期问题。

老年患者给药时应特别关注以下几点:了解患者所服用的药物;评估肾脏、肝脏、内分泌和消化系统;计算去脂体重。受损的身体系统可能影响药物的吸收、代谢和排泄。其他注意事项见表框 12-13。去脂体重的下降和全身脂肪的增加可能会改变药物在体内的分布。

| 表框 12-13 老年人用药时的注意事项 |
| --- |
| • 药物剂量的指南通常源于针对年轻人进行的研究,而成人剂量的推荐指南也不适用于老年人。 |
| • 老年人可能正在服用大量的处方药,也可能自行服用借来的、过时的、OTC 的药物。 |
| • 饮酒的影响必须要考虑在内。 |
| • 由于年龄对药物吸收、分布、代谢和排泄的影响,增加了潜在的药物相互作用和不良反应的发生率。 |
| • 老年人的药物毒性反应与年轻人不同,其症状不容易被发现,病程发展缓慢,但一旦发生则很严重。 |
| • 由于老年人血脑屏障变弱,故其行为方面的副作用比较普遍。当意识状态发生急性改变时,始终应考虑是否药物造成的。 |

## 药物的吸收

药物的吸收受到下列年龄相关因素的影响:胃酸减少、胃肠蠕动减慢、胃的血流减少、胃肠道绒毛的改变、直肠的血流减少和温度下降。胃酸 pH 值的升高和胃排空时间的延迟可能会影响药物的降解和吸收。药物在酸性环境中不稳定,因此如果它在胃内滞留过久会严重降低其生物利用率。应该在小肠起效的药物可能会受到老年人胃内较高 pH 值环境的影响。有糖衣的、pH 值敏感的药物(如红霉素)可能会在胃内失去其糖衣,从而在到达小肠吸收部位之前就被降解。有糖衣并对胃有刺激性的药物可能失去其糖衣,并导致出血或恶心、呕吐。

有些药物在进入体循环之前就由于首过代谢而被分解。通常情况下,老年人体内参与首过代谢的酶的数量会减少,因此随着年龄的增长,肝脏摄取率较高的药物的生物利用度会升高,所以应

减少老年人使用药物的剂量。

## 药物的分布

伴随着老化而出现的去脂体重的下降、总体脂肪的增加和全身含水量的减少,药物在体内的分布会受到影响。当去脂体重下降时,与肌肉结合的药物(如地高辛)的生物利用度会升高,这会增加中毒的风险。脂溶性的药物(如氟胺安定、氯丙嗪和苯巴比妥)可以在脂肪中沉淀,并导致过度镇静的累积效应。在体液不足的患者身上,水溶性的药物(如庆大霉素)可能会发生浓度过高,甚至很快达到中毒剂量。

## 药物的代谢

肝脏是对药物进行生物转化和解毒的主要器官。药物的代谢反应可以分为 I 相反应和 II 相反应。前者通过增加或暴露一个极性化学基团来增加水溶性,后者也称为结合反应,是药物与其他分子结构(如葡萄糖、醋酸盐、硫酸盐)的结合。老年人体内,I 相反应通常会减弱,而 II 相反应却不受影响。老年患者需要肝脏酶来进行转化的药物,其代谢率会有所减弱,这会导致药物血药浓度的升高和半衰期的延长。例如,苯二氮䓬类药物(如地西泮、氟胺安定)在老年人体内的半衰期从 20 小时延长到 90 小时。酒精引发的肝脏改变会进一步影响肝脏对药物的氧化反应。偶尔一次饮酒可能会减慢药物的代谢,而长期酗酒却会加速药物的代谢和排泄。

## 药物的排泄

肾脏是清除药物的主要排泄器官。如果老年人使用的是以原型排泄的药物(如地高辛、西咪替丁、抗生素)或是其活性代谢产物需经肾脏排泄的药物,那就需要减少剂量以避免蓄积和中毒。单靠血清肌酐浓度检查结果并不能很好地说明老年人的肾功能,由于肌酐清除率能够更准确地反映药物清除的情况,因此可根据肌酐清除率的检查结果进一步说明老年人的肾功能情况。

## ▲ 临床适用性挑战

### 案例分析

Z 女士，一位 85 岁的白人妇女，因哮喘、呼吸短促加剧、身体功能（如洗澡、穿衣等日常活动）减退和意识模糊加重，被收入急诊救护单元。她本住在辅助生活服务机构，在过去几天中人们发现她变得"不像她自己"了，因为她话少、食欲下降，在去厕所的时候摔了两次，而且对日常的活动也缺乏兴趣。在问到是否有呼吸困难、咳嗽和大小便方面的改变时，她都予以否认。她的既往史包括关节退行性疾病、帕金森病、与帕金森病相关的痴呆（Mini-Cog 的基线评估显示能回忆起 1/3，而且无法画钟，因此被筛选为"可能痴呆"）、高血压、CAD、膀胱过度活动症、听力下降、胃 - 食管反流性疾病、抑郁、血管功能不全和过敏性肠道综合征。她身体功能的基线评估显示"日常活动如洗澡和穿上衣时需要少量帮助，包括口头上的鼓励和简单的提示，而洗澡时需要中度的帮助才能碰到脚，穿裤子也是如此"。因为有平衡问题，她走路时需要助行器和他人照看。现在服用的药物包括：①扑热息痛，口服，每天 3 次，1 000mg/ 次，疼痛剧烈时可增加次数；②盐酸美金刚片，口服，一天 2 次，10mg/次；③硝酸甘油贴片，0.4mg/h；④维生素 D$_3$，1 000U/d；⑤奥氮平（再普乐），5mg/d；⑥阿司匹林，口服，81mg/d；⑦丁胺苯丙酮（安非他酮缓释片），口服，300mg/d；⑧氯沙坦（科素亚），口服，100mg/d；⑨度洛西汀（欣百达），口服，60mg/d；⑩叶酸，口服，1mg/d；⑪呋塞米（速尿），口服，40mg/d。

入院时，Z 女士否认任何特殊症状。尽管她从不主动与人交谈，总是被动地等待他人来找她谈话或插入到别人的谈话中，但是当有人跟她聊天时她会很高兴，回答简单问题时也很恰当。体检示：体温 37.8℃，静息状态下呼吸空气时的脉搏血氧饱和度 85%，血压 128/70mmHg，心率 102 次 /min，律齐。双侧肺底部呼吸音减弱，呼气全相有哮鸣音。呼吸频率 18 次 /min。经 2L/min 的鼻导管吸氧后呼吸状况良好，脉搏血氧饱和度升到 92%。实验室血常规检查提示：白细胞（white blood cell，WBC）13.0×10$^9$/L，血红蛋白 13.4g/L，红细胞比容 41%，血小板计数 236.0×10$^9$/L，中性粒细胞 10 413/mm$^3$，淋巴细胞 1 599/mm$^3$，肌酐 1.17mg/dl，血尿素氮 21mg/dl，血钙 9.3mg/dl，血糖（非空腹）200mg/dl，血钠 145mmol/L，血钾 3.9mmol/L，血氯 109mmol/L，PaCO$_2$ 17mmol/L，肾小球滤过率 46ml/min。Z 女士的胸片显示心影大小正常，右肺基底部有早期渗出一致的阴影。神经系统检查发现，简易认知量表（Mini-Cog）提示可能有痴呆。她有双侧捻丸样震颤，休息时和做事紧张时更明显。站立时需要中等程度的帮助，并且有动作迟缓和反步症。借助四轮助行器和中等程度的协助，她可以走 3m 远。她因"肺炎"收住入院，并立即给予头孢曲松（头孢曲松钠），每 12 小时静注 1g。

1. 针对 Z 女士的呼吸状态和主诉，你的首要关注点是什么？

2. 你如何向 Z 女士的女儿解释这些实验室检查数据？

3. 你如何鼓励 Z 女士的女儿去帮助母亲改善其住院经历并且避免并发症？

4. 应采取哪些护理措施帮助 Z 女士保留和恢复其功能？

5. 应采取哪些恰当的护理措施来改善其呼吸状况和其他伴随疾病？

6. 你会特别采取哪些护理措施以避免患者跌倒？

（译者：王晓巍、孙洁琼）

# 参考文献

1. Administration on Aging. Aging Statistics available at: http://www.aoa.gov/AoARoot/Aging_Statistics/index.aspx
2. Grimes A, Chandra SB: Significance of cellular senescence in aging and cancer. Cancer Res Treat 41(4):187–195, 2009
3. Torre P III, Barlow JA: Age-related changes in acoustic characteristics of adult speech. J Commun Disord 42(5):324–333, 2009
4. Laplante-Lévesque A, Hickson L, Worrall L: Rehabilitation of older adults with hearing impairment: A critical review. J Aging Health 22(2):143–53, 2010
5. Smith W, Murphy C: Epidemiological studies of smell: discussion and perspectives. Ann N Y Acad Sci 1170:569–573, 2009
6. Silva GE, An MW, Goodwin JL, et al: Longitudinal evaluation of sleep-disordered breathing and sleep symptoms with change in quality of life: the Sleep Heart Health Study (SHHS). Sleep 32(8):1049–1057, 2009
7. Fetveit A: Late-life insomnia: A review. Geriatr Gerontol Int 9(3):220–234, 2009
8. Farage MA, Miller KW, Berardesca E, et al: Clinical implications of aging skin: cutaneous disorders in the elderly. Am J Clin Dermatol 10(2):73–86, 2009
9. Ljubicic V, Menzies KJ, Hood DA: Mitochondrial dysfunction is associated with a pro-apoptotic cellular environment in senescent cardiac muscle. Mech Ageing Dev 20(2), 3–9, 2009
10. Okura H, Takada Y, Yamabe A, et al: Age- and gender-specific changes in the left ventricular relaxation: A Doppler echocardiographic study in healthy individuals. Circ Cardiovasc Imaging 2(1):41–46, 2009
11. Mulcahy J, Johnson P, James M: Electrocardiogram QT interval increases in acute stroke. Cerebrovasc Dis 29(2):178–180, 2010
12. Kuznetsova T, Herbots L, López B, et al: Prevalence of left ventricular diastolic dysfunction in a general population. Circ Heart Fail 2(2):105–112, 2009
13. Palmieri V, Russo C, Palmieri EA, et al: Changes in components of left ventricular mechanics under selective beta-1 blockade: insight from traditional and new technologies in echocardiography. Eur J Echocardiogr 10(6):745–752, 2009
14. Soto PF, Herrero P, Schechtman KB, et al: Exercise training impacts the myocardial metabolism of older individuals in a gender-specific manner. Am J Physiol Heart Circ Physiol 295(2):H842–H850, 2008
15. Miyajima H, Nomura M, Nada T, et al: Age-related changes in the magnitude of ventricular depolarization vector: Analyses by magnetocardiogram. J Electrocardiol 33(1):31–35, 2000
16. Forman DE, Clare R, Kitzman DW, et al; HF-ACTION Investigators: Relationship of age and exercise performance in patients with heart failure: The HF-ACTION study. Am Heart J 158(4 Suppl):S6–S15, 2009
17. Nasra J, Belvisi MG: Modulation of sensory nerve function and the cough reflex: Understanding disease pathogenesis. Pharmacol Ther 124(3):354–375, 2009
18. Kemp JP: Exercise-induced bronchoconstriction: The effects of montelukast, a leukotriene receptor antagonist. Ther Clin Risk Manag 5:923–933, 2009
19. Vlassara H, Torreggiani M, Post JB, et al: Role of oxidants/inflammation in declining renal function in chronic kidney disease and normal aging. Kidney Int Suppl 1(114):S3–S11, 2009
20. Bhutto A, Morley JE: The clinical significance of gastrointestinal changes with aging. Curr Opin Clin Nutr Metab Care 11(5):651–660, 2008
21. Schaap LA, Pluijm SM, Deeg DJ, et al; Health ABC Study: Higher inflammatory marker levels in older persons: Associations with 5-year change in muscle mass and muscle strength. J Gerontol A Biol Sci Med Sci 64(11):1183–1189, 2009
22. Steib S, Schoene D, Pfeifer K: Dose-response relationship of resistance training in older adults: A meta-analysis. Med Sci Sports Exerc 45(5):902–914, 2010
23. Srinivas-Shankar U, Wu FC: Frailty and muscle function: role for testosterone? Front Horm Res 37:133–149, 2009
24. Pitroda AP, Harris SS, Dawson-Hughes B: The association of adiposity with parathyroid hormone in healthy older adults. Endocrine 36(2):218–223, 2009
25. Münzer T, Harman SM, Sorkin JD, et al: Growth hormone and sex steroid effects on serum glucose, insulin, and lipid concentrations in healthy older women and men. J Clin Endocrinol Metab 94(10):3833–3841, 2009
26. Kawamoto R, Kohara K, Tabara Y, et al: Insulin resistance and prevalence of prehypertension and hypertension among community-dwelling persons. J Atheroscler Thromb 17(2):148–155, 2010
27. Dharia S, Slane A, Jian M, et al: Effects of aging on cytochrome b5 expression in the human adrenal gland. J Clin Endocrinol Metab 90(7):4357–4361, 2005
28. Todd CH: Management of thyroid disorders in primary care: Challenges and controversies. Postgrad Med J 85(1010):655–659, 2009
29. Aspinall R, Andrew D: Thymic involution in aging. J Clin Immunol 20(4):250–256, 2000
30. Walther K, Birdsill AC, Glisky EL, et al: Structural brain differences and cognitive functioning related to body mass index in older females. Hum Brain Mapp 31(7):1052–1064, 2010
31. Mistur R, Mosconi L, Santi SD, et al: Current challenges for the early detection of Alzheimer's disease: Brain imaging and CSF studies. J Clin Neurol 5(4):153–166, 2009
32. Venkatraman VK, Aizenstein H, Guralnik J, et al: Executive control function, brain activation and white matter hyperintensities in older adults. Neuroimage 49(4):3436–3442, 2010
33. Borson S, Scanlan J, Hummel J, et al: Implementing routine cognitive screening of older adults in primary care: Process and impact on physician behavior. J Gen Intern Med 22(6):811–817, 2007
34. Yesavage JA, Brink TL, Rose TL, et al: Development and validation of a geriatric screening scale: A preliminary report. J Psychiatr Res 17(1):37–49, 1982–1983
35. Manthorpe J, Iliffe S: Suicide in later life: Public health and practitioner perspectives. Int J Geriatr Psychiatry 25(12):1230–1238
36. Acierno R, Hernandez MA, Amstadter AB, et al: Prevalence and correlates of emotional, physical, sexual, and financial abuse and potential neglect in the United States: The National Elder Mistreatment Study. Am J Public Health 100(2):292–297, 2010
37. Sacco P, Bucholz KK, Spitznagel EL: Alcohol use among older adults in the National Epidemiologic Survey on Alcohol and Related Conditions: A latent class analysis. J Stud Alcohol Drugs 70(6):829–838, 2009
38. Resnick B: Alcohol use in a continuing care retirement community. J Gerontol Nurs 29(10):22–29, 2003

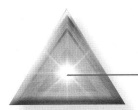

# 麻醉后患者

Nathaniel M. Apatov 和 E. Jane McCarthy

## 第13章

### 学习目标

学习本章内容后,读者应能够:
1. 列出手术和干预过程中所使用的麻醉技术。
2. 描述麻醉恢复期患者的评估策略和护理措施。
3. 解释麻醉后初期的常见并发症和必要的护理措施。
4. 对比中度静脉镇静和全麻的异同点。

手术一结束,患者就进入了麻醉恢复最为关键的阶段。患者或被送至麻醉后监护室(postanesthesia care unit,PACU)接受护理,或直接进入重症监护室(intensive care unit,ICU)接受重症监护。本章的目的是介绍外科手术中所使用的麻醉技术和麻醉后初期可能发生的并发症,以帮助 ICU 护士更好地理解麻醉后初期患者的护理需求。为了更好地了解手术中使用的麻醉技术,与麻醉剂使用有关的常用临床术语见表框 13-1。

## ▲ 麻醉前的患者评估

麻醉师会在手术之前与患者面谈并为患者做检查。基于患者麻醉前的检查以及患者和外科医生的交谈,麻醉师才能决定麻醉方案。该方案取决于患者的年龄、麻醉史、病史以及即将进行的手术类型。麻醉师可选择从应用局部或静脉注射(intravenous,IV)镇静剂的清醒麻醉方法,到静脉

| 表框 13-1 | 临床术语 |
| --- | --- |

**镇静**(sedation):用药物将患者引入安静、平静或睡眠的状态。镇静程度从抗焦虑到麻醉。

**轻度镇静**(minimal sedation):患者对语言刺激反应正常,认知和协调功能可能有所下降。

**中度镇静**(moderate sedation):由药物引起的意识抑制,镇静期间患者或仅对语言指令,或配合触觉刺激能做出有目的的回应。用药后会有情绪的变化、困倦,有时会有痛觉消失。患者的防御性反射完好无损。

**深度镇静**(deep sedation):药物引起的意识抑制,期间患者不易被唤醒,但是对反复刺激或疼痛刺激会做出有目的的回应。自主呼吸和保持气道通畅的能力可能受损,患者可能需要通过辅助手段维持气道通畅。

**全身麻醉**(general anesthesia):是指由药物引起的意识丧失,期间无法唤醒患者,即使是疼痛刺激。自主呼吸的能力可能

受损。患者需要辅助手段来维持气道通畅,并可能需要正压通气。心血管功能可能被抑制。

**麻醉性监护**(monitored anesthesia care,MAC):一种具体的麻醉服务,要求麻醉师参与患者的护理治疗或诊断过程。MAC 未提及麻醉深度。

**局部麻醉**(regional anesthesia):是将局部麻醉剂注射到合适的神经附近,以阻断神经传导,产生镇痛和麻痹的作用。

**脊椎麻醉**(spinal anesthesia):将局麻药注入腰椎的蛛网膜下腔,从而阻断脊神经根和脊神经节的通路。麻醉和镇痛的药物水平比静脉麻醉低。

**硬膜外麻醉**(epidural anesthesia):将局麻药通过导管注入硬膜外腔。效果与脊椎麻醉相似。

**周围神经阻滞**(peripheral nerve block):局麻药被注射在具体的神经位点,以此来达到特定区域的麻醉。

或者吸入麻醉剂的全身麻醉法。应尽可能地让患者及其家属参与到麻醉方案的决策过程中。麻醉师的选择列在表13-1和图13-1中。

表13-1 手术和干预过程中的麻醉选择

| 清醒状态 | 镇静状态 | 无意识状态 |
|---|---|---|
| **形式** | | |
| 有意识镇静 | MAC | 区域麻醉 |
| MAC | 局部麻醉 | 全身麻醉 |
| 局部麻醉 | 区域麻醉 | |
| 区域麻醉 | | |
| **药物** | | |
| 局麻药 | 局麻药 | 局麻药 |
| 静脉用药 | 静脉用药 | 静脉用药 |
| | | 吸入麻醉剂 |
| | | 肌松剂 |
| **对患者的影响** | | |
| 患者合作 | 可能遵循指令 | 意识丧失 |
| 遵循指令 | 通常维持防御性反射 | 防御性反射减弱或消失 |
| 维持防御性反射 | | 心肺机制改变 |

## ▲ 向麻醉后监护室或重症监护室护士报告麻醉后情况

手术室（operating room，OR）发生的一切都会影响患者麻醉初期的护理方案甚至整体康复。为了清楚地传达手术中的情况，麻醉师会向负责麻醉后初期护理的护士进行详细的情况通报（表框13-2）。由护士汇报给麻醉师的最初评估参数包括患者的血压、脉搏、呼吸、体温、血氧饱和度（oxyhemoglobin saturation，SaO$_2$）、意识水平。麻醉师负责通报患者手术中的血流动力学参数、所使用的麻醉技术、外科手术步骤、尿量、失血量以及补液情况。接收这些信息时，护士同时评估患者并制订出护理计划。在PACU或ICU，如果患者情况需要，可每隔15min或更短时间监测一次生命体征。表框13-3提供了麻醉后患者的协同护理指南。由美国麻醉医师协会和美国麻醉护士协会支持的美国围麻醉期护士协会推荐将所有的评估数据都整理并记录在患者的术后记录单中。

| 表框13-2 | 麻醉师向护士传递的信息 |
|---|---|

患者姓名
手术过程
麻醉剂种类（所用的药物及其拮抗剂）
估计失血量
补充的液体和血量
手术中患者的血压和心率范围
手术中的并发症
患者的术前病史
语言障碍

注：麻醉师在护士对患者的术后初期情况满意之后方能离开。

此外，在评估患者和记录生命体征的时候，护士应使用激励策略，在手术过程或措施允许的情况下，鼓励患者做深呼吸、咳嗽和活动。护士也应评估疼痛水平，并采取适当措施帮助患者参与到激励策略中。该策略也能让护士识别患者的认知功能变化。

## ▲ 麻醉后患者的并发症

护士必须能够评估和治疗麻醉后患者常见的并发症。麻醉后患者的首要护理要点是心肺功能的评估和管理。术后早期患者常见的并发症如下所示。

### 低氧血症

低氧血症以SaO$_2$低于90%或者动脉血氧分压（partial pressure of arterial oxygen，PaO$_2$）低于60mmHg为主要特征，会对患者生命产生威胁。全麻药物在手术后早期可能会因通气-血流比值失调而导致低氧血症。低氧血症的症状体征包括心动过速、心律失常、呼吸困难、呼吸急促、定向障碍、躁动及发绀。低氧血症和通气不足也可在脊椎麻醉或者硬膜外麻醉后发生，因其阻断了激活呼吸肌的脊椎神经并减弱了呼吸活动。

若使用一氧化二氮（笑气）进行全身麻醉，停止麻醉后，要在手术室里给患者吸3~4分钟的纯氧，并将其转移到PACU持续吸氧以防弥散性缺氧。全麻或者镇静的患者在术后早期也要吸氧，因为全麻会造成呼吸功能减弱。术后早期的患者要常规接脉搏氧饱和度仪监测氧含量，该监测仪是一种持续监测血红蛋白氧饱和度的非侵入性仪

**全身麻醉（general）**

**吸入性（inhalation）**
地氟烷（desflurane）
异氟烷（isoflurane）
氧化亚氮（nitrous oxide）
七氟烷（sevoflurane）

**肌松剂（muscle relaxants）**
*去极化的*（depolarizing）
琥珀酰胆碱（succinylcholine）
*非去极化的*（nondepolarizing）
阿曲库铵（atracurium）
顺阿曲库铵（cisatracurium）
泮库溴铵（pancuronium）
罗库溴铵（rocuronium）
维库溴铵（vecuronium）

**静脉麻醉（intravenous）**

**巴比妥类（barbiturates）**
美索比妥（methohexital）
硫喷妥纳（thiopental）

**苯二氮䓬类（benzodiazepines）**
地西泮（diazepam）
劳拉西泮（lorazepam）
咪哒唑仑（midazolam）

**苯二氮䓬类拮抗剂（benzodiazepine antagonist）**
氟马西尼（flumazenil）

**非巴比妥类（nonbarbiturate）**
右旋美托咪定（dexmedetomidine）
依托咪酯（etomidate）
氯胺酮（ketamine）
丙泊酚（propofol）

**麻醉剂（narcotics）**
阿芬太尼（alfentanil）
芬太尼（fentanyl）
氢吗啡酮（hydromorphone）
哌替啶（meperidine）
吗啡（morphine）
瑞芬太尼（remifentanyl）
舒芬太尼（sufentanil）

**麻醉拮抗剂（narcotic antagonist）**
纳洛酮（naloxone）

**\*\*NSAID**
酮咯酸氨丁三醇（ketorolac tromethamine）

**麻醉受体激动剂 / 拮抗剂（narcotic agonists/antagonists）**
丁丙诺啡（buprenorphine）
布托啡诺（butorphanol）
地佐辛（dezocine）
喷他佐辛（pentazocine）
纳布啡（nalbuphine）

**局部麻醉（local anesthesia）**

**酰胺类（amides）**
布比卡因（bupivacaine）
\*EMLA
依替卡因（etidocaine）
利多卡因（lidocaine）
甲哌卡因（mepivacaine）
丙胺卡因（prilocaine）
罗哌卡因（ropivacaine）

**酯类（esters）**
氯普鲁卡因（chloroprocaine）
可卡因（cocaine）
普鲁卡因（procaine）
丁卡因（tetracaine）

\*EMLA：以低熔状态混合的局麻药。
\*\*NSAID：非甾体抗炎药。

图 13-1 ▲ 不同麻醉的药物选择

| 表框 13-3 | 麻醉后患者的协同护理指南 |
|---|---|
| **转归** | **干预措施** |
| **氧合 / 通气** | |
| 拔管之后呼吸良好<br>无辅助吸氧的情况下 $SaO_2$ 回到术前水平<br>气道维持完整的保护性反射<br>无误吸征象 | ● 每 15min 监测一次呼吸频率和呼吸模式，并酌情按需监测。<br>● 拔管前评估脱机指标<br>● 监测机械通气的患者呼气末二氧化碳分压和脉搏氧饱和度<br>● 鼓励患者咳嗽和深呼吸<br>● 如无禁忌，抬高床头<br>● 使用以下方法保持气道通畅：托颌法、仰头举颏法、或口腔 / 口咽 / 鼻咽通气管<br>● 每过几分钟就刺激患者一次（如叫患者名字、触摸患者）<br>● 如有需要，给予止吐剂<br>● 使患者侧卧；如果患者呕吐，抽吸气道呕吐物并保持气道通畅 |

| 表框 13-3 | 麻醉后患者的协同护理指南（续） |
|---|---|

| 转归 | 干预措施 |
|---|---|
| **循环 / 灌注** | |
| 麻醉后 1~2h 内心率和血压恢复到术前数值<br>体温在正常范围内<br>无恶性高热征象 | • 每 15min 监测一次生命体征，根据需要酌情增加次数<br>• 评估脉搏的力度和规律<br>• 监测是否出现心律失常<br>• 监测是否出现失血性低血压<br>• 监测是否出现和加温以及血管扩张相关的低血压<br>• 遵医嘱给予静脉输液或者血制品<br>• 预测低体温；备好升温装置<br>• 患者入院时和必要时测量体温，直至体温恢复正常<br>• 以 1~2℃/h 的速度为患者升温<br>• 监测是否出现恶性高热，体温升高 0.5℃ 就立即通知麻醉师<br>• 给患者硝苯呋海因并启动降温措施<br>• 协助制订恶性高热治疗方案 |
| **体液 / 电解质** | |
| 患者血压和心率稳定<br>尿量为 0.5~2ml/（kg·h）<br>无血容量过多或不足征象 | • 持续静脉输液<br>• 监测出入量<br>• 评估皮肤和黏膜，观察是否有血容量不足的征象<br>• 如有需要，测量尿比重<br>• 评估是否有血容量过多的征象（如肺啰音、颈静脉怒张）<br>• 如有需要，测量血清电解质 |
| **活动 / 安全** | |
| 患者易被唤醒并可恰当应答指令<br>患者能有目的地移动四肢，肌力正常 | • 每 15min 评估一次意识，需要时酌情增加次数<br>• 监测运动和感觉功能，以评估神经肌肉阻滞剂的恢复情况<br>• 评估区域阻滞剂、硬膜外或者脊椎麻醉剂的水平 |
| **皮肤完整性** | |
| 皮肤保持完整 | • 手术后立即评估皮肤是否有受压的区域或烧烫伤 |
| **营养** | |
| 患者重新恢复营养摄入，且无恶心、呕吐 | • 肠鸣音一旦恢复，立即进行肠内营养<br>• 一旦恢复保护性气道反射，即开始口服给液 |
| **舒适 / 镇痛** | |
| 数字疼痛量表或者视觉模拟量表测得的疼痛<br>指数低于 4 | • 评估疼痛的部位、类型和程度<br>• 如有需要，给予阿片类药物<br>• 监测患者对止痛剂的反应<br>• 建立疼痛的非药物缓解策略和安抚措施<br>• 评估患者自控静脉或硬膜外镇痛法，选择其一作为疼痛管理措施 |
| **心理社会状况** | |
| 应用人际支持系统减轻患者焦虑 | • 鼓励患者亲属在术后早期探视患者<br>• 确保患者重要亲属了解手术和疾病<br>• 为患者介绍社会服务机构、牧师等 |
| **宣教 / 出院计划** | |
| 麻醉结束后 1~2h，患者可转出麻醉后恢复室<br>演示如何进行术后肺部并发症预防的练习<br>患者或亲属对手术过程及结局表示理解 | • 经常帮助患者了解相关情况<br>• 解释手术过程和疼痛管理计划<br>• 指导患者咳嗽、深呼吸以及诱发性肺量计的使用<br>• 指导患者早期下床活动<br>• 指导患者疼痛管理策略<br>• 提供相关操作的信息，和患者讨论可能的转归 |

器。自 20 世纪 80 年代起,它被用于手术室中,近年来被频繁地用于 PACU,有效降低了麻醉中和麻醉后的呼吸意外。

术中使用逆转剂来逆转肌肉松弛剂、镇静剂和阿片类止痛剂的效果。有时尽管给患者用了逆转剂,但是由于肌肉松弛剂、镇静剂和止痛剂的效果比逆转剂效果持续时间更长,可能仍会有肺通气不足和低氧血症发生。因此,需了解用于逆转镇静剂、肌松剂和麻醉剂的药物的作用机制和持续时间。在患者情况发生变化时,这能帮助护士做出正确的评估并及时采取护理措施。

## 通气不足

通气不足会导致高碳酸血症($PaCO_2 > 45mmHg$),可能的原因如下:

- 由残留麻醉剂引起的呼吸不充分,如阿片类药物、镇静剂及吸入式全身麻醉剂。
- 由于残留的神经肌肉接头处的阻滞引起呼吸肌功能不全,进而导致潮气量不足。
- 慢性肺部疾病患者,如慢性阻塞性肺疾病,可能需要术后呼吸支持。
- 由于全麻药残留造成的喉痉挛或上呼吸道梗阻(表框 13-4)。

| 表框 13-4 | 管理喉痉挛和气道梗阻 |
|---|---|

**喉痉挛**

喉痉挛通常是由血、黏液或者其他口腔分泌物刺激声带造成的。拔管前先对口咽部进行抽吸,有助于防止喉痉挛。喉痉挛需用 100% 的纯氧通过带有储气囊的面罩紧扣面部并实施正压通气来治疗。如果该方法无效,则可静脉给予小剂量去极化肌松剂(琥珀酰胆碱)。

**上呼吸道梗阻**

医护人员必须能快速、有效地识别和治疗上呼吸道梗阻。气道梗阻包括部分梗阻和完全梗阻。症状包括:

- 反常呼吸;
- 喘鸣;
- 呼吸音改变或消失;
- 低氧血症;
- 意识状态改变。

应采取系统的方法,缓解气道梗阻:

1. 仰头抬颏;
2. 托下颌;
3. 请求协助;
4. 插入口咽或者鼻咽通气管(非全麻的患者可能无法耐受口咽通气管);

| 表框 13-4 | 管理喉痉挛和气道梗阻(续) |
|---|---|

5. 实施正压通气;
6. 如果必要,进行气管内插管。

护士在术后早期应使用激励策略来刺激患者,特别是手术中使用了阿片类药物或者镇静剂的患者。一旦将逆转剂用于对抗神经肌肉阻滞,护士应注意记录时长。患者可能没有被完全逆转,因此可能遗留神经肌肉阻断的体征,即患者无法持续抬头 5 秒。而且,若患者对自己胸、腹壁的肌肉使用不当,会导致呼吸窘迫、焦虑和心动过速。常见的神经肌肉阻滞剂,详见表框 13-5。体温过低时,非去极化的神经肌肉阻滞剂对呼吸的影响会更久,其他会加重非去极化肌松剂效果的状态详见表框 13-6。

| 表框 13-5 | 神经肌肉阻滞剂 |
|---|---|

**肌松剂**

- 在麻醉中使用肌松剂可松弛患者肌肉,但无镇静和镇痛作用。
- 肌松剂有助于气管内插管,放松肌肉以利于外科操作,终止喉痉挛,消除胸壁僵硬。必要时还可用于使用呼吸机的患者,使机械通气更顺畅。
- 麻醉中使用去极化和非去极化肌松剂可阻滞神经肌肉接头处的乙酰胆碱 N 受体。

**去极化药物(琥珀酰胆碱)**

- 琥珀酰胆碱在神经肌肉接头处与受体结合,其作用机制与乙酰胆碱相似。
- 药物在 1~2 分钟后起效,药效持续 4~6 分钟。
- 拟胆碱酯酶能从血浆中清除琥珀酰胆碱,因此在拟胆碱酯酶减少的情况下,琥珀酰胆碱作用时间会更长,患者麻痹的时间则更长。
- 拟胆碱酯酶减少见于怀孕、肝病、营养不良、严重贫血、癌症,以及同时服用其他药物时,如奎尼丁、乙磷硫胆碱滴眼液、普萘洛尔。

**非去极化药物**

- 非去极化药物(阿曲库铵、顺阿曲库铵、哌库溴铵、维库溴铵、泮库溴铵、杜什库铵、罗库溴铵)在神经肌肉接头处和乙酰胆碱竞争肌膜受体。
- 根据剂量大小,药物起效时间不超过 2~3 分钟。
- 根据药物的种类和剂量不同,其持续作用时间从 20~120 分钟不等。
- 由于肌肉松弛逆转剂(新斯的明、滕喜隆)的作用持续时间比肌松剂要短,因此可能造成呼吸肌无力、呼吸不充分。抗胆碱酯酶药可造成毒蕈碱样副作用,包括心动过缓和唾液分泌增多。若联合使用抗胆碱药物(阿托品、胃长宁)和抗胆碱酯酶药,就能中和这些副作用。

| 表框 13-6 | 提高非去极化肌肉松弛剂效果的状态和药物 |
|---|---|

局部麻醉。

全身麻醉。

抗生素:氨基糖苷类、多肽、多粘菌素。

抗心律失常药物:奎尼丁、普鲁卡因酰胺。

呋塞米(速尿)。

酸碱失衡状态:呼吸性酸中毒、代谢性碱中毒。

电解质失衡:低钾血症、低钙血症、脱水、服用镁制剂。

体温过低。

## 低血压

术后最常见的心血管并发症是低血压,它是由术前禁食和术中失血引起血容量下降而造成的。如果血压下降量超过基础血压的 30% 就需要采取干预措施。麻醉后容易引起低血压的危险因素详见表框 13-7。

| 表框 13-7 | 患者安全 |
|---|---|

**可能造成术后低血压的因素**

**药物和病情因素**

- 硬膜外或脊椎麻醉;
- 吸入性麻醉剂;
- 低血容量;
- 低体温;
- 心肌抑制;
- 脓毒症;
- 输血反应;
- 机械通气造成的胸腔内压增高;
- 心律失常(室上性心动过速);
- 心肌梗死;
- 充血性心力衰竭;
- 心动过缓;
- 疼痛;
- 膀胱 / 腹部膨胀。

**技术因素**

- 血压计袖带尺寸和捆绑位置;
- 腹带包扎过紧;
- 传感器的平衡和校准;
- 听诊器的位置。

全身麻醉和局部麻醉也都会使血压降低。脊椎麻醉和硬膜外麻醉会造成交感神经阻滞,从而导致血管扩张、血压下降。阿片类药物造成组胺释放、血管舒张,也会导致低血压。氟哌利多和盐酸氯丙嗪造成交感神经阻滞和低血压。巴比妥酸盐和吸入麻醉剂(如异氟烷、七氟烷和地氟烷)造成心肌抑制。术后的直立性低血压通常是由于手术中血液补充不足、失血、体液流失到组织间隙和使用利尿剂等原因,导致血容量和回心血量减少引起的。如无手术禁忌证且患者自身条件允许,可以通过分别测得患者仰卧位和床头抬起 60° 时的血压和心率,来评估是否有直立性低血压。患有直立性低血压的患者,在床头抬高时测得的血压会明显下降。心律失常,如室上性心动过速和明显的心动过缓,可能造成心输出量下降,从而导致低血压。其他造成术后低血压的原因还包括脓毒症、肺栓塞、输血反应。

某些手术中,需要通过麻醉手段人为保持低血压状态,如神经外科手术、肩部关节镜手术、颌面部手术。这种低血压技术能使失血量降到最小、降低手术中的输血量、减少渗出量并使血肿最小化。术后必须严密监测这些患者,直到血压恢复正常。

治疗术后早期低血压时应考虑各种潜在的因素。在血压恢复的过程中,要保证患者充分吸氧和换气。麻醉药物可能需要逆转剂,包括肌松剂逆转剂——抗胆碱酯酶药,阿片类药物逆转剂——纳洛酮,苯二氮䓬类药物逆转剂——氟马西尼。静脉输液、血制品、血浆扩容剂、晶体液、血管加压药,这些药物都能升高患者因术中失血而降低的血压。护士也应该检查伤口敷料、引流和手术部位以发现术后出血。如果术后有明显出血,需通知主刀医生,患者可能会被送回手术室。

评估和治疗低血压患者时,除患者生理方面的原因,护士还应当排除人为的技术问题。血压计袖带宽度是否合适,且放置在正确的位置;听诊器的位置是否正确;患者的体位是否造成影响。如果患者使用动脉导管测量血压,患者是否有外周血管收缩或者严重的外周血管疾病,换能器的高度是否合适。总之,在评估患者的同时要排除各种仪器方面的错误。

## 体温过低

手术中热量流失是因为基础代谢减缓,而且麻醉患者不能靠肌肉颤动来产生热量、维持体温。而吸入性麻醉剂会抑制体温调节中枢进而导致体温过低。区域麻醉引起交感神经阻滞,会使得血管扩张,进而导致热量流失和体温过低。手术过程中其他导致体温过低的原因包括皮肤长期暴露、手术巾不保暖,以及冰冷的消毒液、冲洗液和静脉输液。由于这些因素,热量通过辐射、对流和传导而流失。老年患者因为下丘脑功能的改变而使其更容易发生体温过低。新生儿体温过低的风险更大,因其体温调节中枢还不成熟,且体表面积相对其体积来说太大。术前、术中和术后都可以用帽子、毯子、暖气设备和静脉输液加温器来预防体温过低。

PACU 或者 ICU 中体温过低的患者,术后恢复时间较长,如伤口感染类的术后并发症发病率也较高。患者的复温应在手术后立即进行,可用加温毯、温暖的静脉输液,以及暖气设备这样的供暖装置。

## 术后恶心呕吐

术后恶心呕吐(postoperative nausea and vomiting, PONV)是 PACU 中更常见的问题,也是术后入院的常见原因。尽管 PONV 并不威胁到生命,但会给患者留下持久的不愉快记忆,还可能会影响未来手术和麻醉的决策。造成 PONV 的常见原因有术前和术中使用的阿片类药物、胃液分泌增多、脊椎麻醉,以及与眼部、腹部和生殖泌尿道肌肉有关的外科操作。腹腔镜和胸腔镜的使用也与 PONV 的升高有关。

呕吐是由位于延髓的呕吐中枢调控的。该中枢接受来自胃肠道、化学感受器触发区、迷路装置(运动恶心)、皮质和视觉输入的刺激。造成呕吐的刺激很多,例如胃扩张、阿片类药物、麻醉药物、低氧血症、术后疼痛和低血压等。在明确诱发因素并采取适当措施后,PONV 通常能够得到缓解。术后早期使用止吐药来治疗 PONV 可能会产生阿片类药物的协同作用,而麻醉剂的用量也可以因此而减少。PONV 的高危患者可从手术前就开始接受多环节的药物治疗,该治疗贯穿于整个手术过程。麻醉患者不易发生呕吐,因其失去了保护性反射,但发生反流和肺部误吸的风险增加。根据患者的意识水平调整其体位是很有必要的。理想体位是头和颈部偏向一侧,如果手术过程不允许患者侧卧或患者无法遵从,那么患者恢复意识前一定要有人照料,而且应该立即准备好 Yankaeur

吸引装置,并连接中心负压,保证随时可用。

## 术后疼痛

术后疼痛可由多种因素造成,包括手术切口、组织牵拉、患者的心理状态、手术中使用的麻醉技术。缓解患者术后疼痛极其重要,因为疼痛缓解后患者才能进行咳嗽、深呼吸、尽快下床行走等练习,从而降低手术后并发症如肺炎、肺不张的发生率。使用不含阿片类的吸入性麻醉剂或局部麻醉的患者可能比手术中接受了阿片类药物或进行区域麻醉的患者更痛。手术中使用镇痛剂后又使用阿片类拮抗剂纳洛酮,患者在手术快结束的时候可能会感到剧烈疼痛,因为阿片类拮抗剂会削弱之前的阿片类药物的镇痛效果。正因为这类患者可能会再次经历通气不足,因此护士在给患者纳洛酮之后,一定要等 15~45 分钟才能给予镇痛类药物。影响患者疼痛的因素详见表框 13-8。以下是术后早期用于缓解患者疼痛的最常用镇痛药种类和使用方法。

| 表框 13-8 | 影响疼痛的因素 |
| --- | --- |

手术过程:手术的部位和性质。
焦虑程度:害怕手术、外形改变、死亡、失控感、过去的经验。
患者的期望:术前宣教的作用、对结果做好充分的准备。
对疼痛的忍耐力:既往用药情况,包括镇痛药、个体化的差异。
麻醉技术:术中麻醉剂的使用、纳洛酮的使用。

### 静脉用阿片类药物

静脉滴注阿片类药物,如吗啡、芬太尼或氢吗啡酮,是手术后早期最快捷、最有效的止痛方法。因为手术过程中患者的基础代谢率下降,患者体温可能较低,肌内注射药物的吸收情况通常很难预测。

### 酮咯酸

手术中给患者使用酮咯酸(酮咯酸氨丁三醇)能够有效缓解轻度到中度的术后早期疼痛。酮咯酸是一种非甾体抗炎药,其功能为镇痛、消炎和退热。肌肉或静脉注射后 45~60 分钟镇痛作用达到峰值,镇痛效果持续 6~8 小时。该药剂量的上限为 30mg,术后使用不超过 5 天,活跃期消化性溃疡、近期消化道出血和肾功能不全的患者禁用此药。

## 患者自控镇痛

PACU中使用患者自控镇痛(patient-controlled analgesia,PCA)能让患者通过PCA装置自主完成镇痛剂的静脉注射。临床研究表明,当患者能够自主控制阿片类药物的使用时,疼痛将得到缓解。PCA镇痛泵可以将镇痛药物注入静脉或硬膜外腔。两者都是满足患者镇痛需求的有效方法。

## 硬膜外阿片类药物

硬膜外阿片类镇痛剂能有效缓解手术后的急性疼痛。接受硬膜外阿片类药物的患者,镇静程度更浅、术后能更早下床活动、呼吸功能更为完善。硬膜外阿片类药物的给药方式是手术末期快速推注或者术后通过硬膜外导管持续注药,后者需要使用输液泵来完成。此外,硬膜外药物不能含有防腐剂。当硬膜外输注阿片类药物时,为确保患者的安全,使用的设备不能带有注射口。输液泵、输液袋和输液管道都应该清楚地标明"硬膜外"字样。采取这些安全措施的原因是为了预防由于意外灌注了其他含有防腐剂的药物而造成神经损伤,导致瘫痪甚至死亡。常用的不含防腐剂的硬膜外药物包括吗啡、氢吗啡酮和芬太尼。镇痛的持续时间因麻醉剂的不同而变化,其中吗啡的作用时间是2~24小时,氢吗啡酮是10~14小时,芬太尼是4~6小时。

## 硬膜外局麻药物

经过稀释的局麻药液(利多卡因、罗哌卡因、布比卡因或依替卡因)可以和阿片类药物同时使用或者单独使用,通过硬膜外给药来治疗术后疼痛。局麻药和阿片类药物的组合可减少两者使用的剂量,从而在最大化镇痛作用的同时使副作用最小化。对护理硬膜外镇痛的患者时,护士要负责识别和治疗其副作用(表框13-9)。

## 高血压

术后高血压的最常见原因是疼痛和体温过低。体温过低会引起周围血管收缩和寒战,进而导致高血压。此外,低氧血症和高碳酸血症也会导致内源性儿茶酚胺的释放,也能引起高血压。氯胺酮是一种用于分离麻醉的非巴比妥类药物,

| 表框 13-9 | 硬膜外麻醉剂的副作用和治疗方法 |
| --- | --- |

**尿潴留**
- 需要时插导尿管

**直立性低血压**
- 补充体液
- 遵医嘱静脉注射 5mg 麻黄碱或 50mcg 去氧肾上腺素

**瘙痒症(脸、头和颈部瘙痒)**
- 口服、肌内注射或静脉注射 25mg 苯海拉明(苯那君)
- 静脉注射 0.1mg 纳洛酮(盐酸纳洛酮)
- 静脉注射 10mg 丙泊酚

**恶心呕吐**
- 静脉注射 10mg 甲氧氯普胺(灭吐灵)
- 给予东莨菪碱贴片
- 给予一剂 5-HT-3 受体拮抗剂

**呼吸抑制**
- 静脉注射 0.1mg 纳洛酮,最大剂量 0.4mg
- 给予纳洛酮后监测 30min,因为阿片类药物半衰期可能更长

可刺激交感神经系统,造成心动过速和高血压。纳洛酮,如果给药太快也可能造成高血压进而导致肺水肿或脑出血。其他可能会导致高血压的原因包括焦虑、膀胱膨胀、输液过多、血压计袖带过紧、术前停用降压药。除非有医嘱,否则患者必须服用降压药直到手术日。

高血压患者需要心理支持和密切观察。术后早期发生的轻度至中度高血压通常用静脉注射血管活性药物进行治疗,如肼酞嗪(阿普利素灵)和拉贝洛尔(盐酸拉贝洛尔)。术后早期易发生高血压危象,可通过持续静脉输入尼卡地平、硝普钠或硝酸甘油将血压维持在安全范围内。高血压伴急性谵妄,可能需要静脉注射镇静剂。如果患者的高血压是因为焦虑而产生的,且口头安抚无效的话,可能需要诸如咪达唑仑这样的苯二氮䓬类药物。如果高血压是由于手术中输液过多造成,患者则需要插导尿管和使用利尿剂,如呋塞米(速尿)。

## 心律失常

本章所述心律失常是指由麻醉剂和术后早期常见并发症所引起的心律失常(表13-2)。本书第17章对心律失常做了详细描述。术后早期心律失常最常见原因是通气不足、电解质失衡、低氧血症、输液过多、体温过低和疼痛(表框13-10)。

表 13-2　与麻醉剂有关的心律失常

| 麻醉剂 | 心律失常 |
| --- | --- |
| 局麻中使用肾上腺素 | 心动过速 |
| 脊椎和硬膜外麻醉 | 继发于迷走神经反射的心动过缓 |
| 巴比妥酸盐 | |
| 　硫喷妥钠 | 心动过缓、房室分离、偶发性室性期前收缩 |
| 非巴比妥酸盐依托咪酯 | 窦性心动过速 |
| 　硫酸吗啡 | 短暂性心动过缓 |
| 　哌替啶盐酸盐 | 短暂性心动过速 |
| 　芬太尼 | 心动过缓 |
| 阿片类拮抗剂 | 室性期前收缩、室性心动过速、偶发性室颤 |
| 氯胺酮 | 心动过速 |
| 　异氟醚 | 心动过速 |
| 　安氟醚、七氟醚、地氟醚 | 房室分离、心动过速 |
| 肌肉松弛剂 | |
| 　琥珀酰胆碱 | 窦性心动过缓、交界性心律，患有烧伤、创伤、截瘫或四肢瘫痪的室性期前收缩患者容易有 ST 段压低、T 波高尖、QRS 波变宽，导致室性心动过速、室颤或心室停搏 |
| 　哌库溴铵 | 房颤、室性期前收缩 |
| 　泮库溴铵 | 心动过速和结性节律 |
| 抗胆碱酯酶药 | 心动过缓、房室传导变慢、室性期前收缩 |
| 抗胆碱能药物 | 心动过速 |

**表框 13-10　心律失常的诱发因素**

- 低氧血症（窦性心动过缓、窦性心动过速、室性期前收缩、室上性心动过速）
- 通气不足 / 高碳酸血症（窦性心动过速、PVCs、窦性心动过缓）
- 低血容量（窦性心动过速）
- 体液过多（PVCs、室上性心动过速、房性期前收缩（premature atrial contractions, PACs）心房颤动 / 扑动）
- 体温过高（窦性心动过速、PVCs）
- 体温过低（窦性心动过缓、房颤、房室结阻滞）
- 疼痛（窦性心动过速、PVCs）

## 恶性高热

　　恶性高热（malignant hyperthermia，MH）是一种常染色体显性的药物遗传学疾病，由麻醉剂引发的高代谢反应，造成骨骼肌损坏、高热，若不及时治疗可导致死亡。基因的注意事项详见遗传学要点 13-1。MH 发作时，患者可能有不同表现，并

**遗传学要点 13-1**

**恶性高热易感性（malignant hyperthermia susceptibility，MHS）**

- 挥发性吸入性麻醉剂（如异氟醚、安氟醚、七氟醚和地氟醚）使用过程中发生的罕见反应。
- 由于 RYR1 基因突变造成的，RYR1 是调节钙离子释放的莱恩素受体的代码。
- 使用吸入性药物时，RYR1 基因突变会影响骨骼肌，造成肌质网持续释放钙质，从而导致组织处于高代谢状态。
- 可以通过对在术中或术后早期经历过相关并发症的患者和 / 或其家属进行基因测试来确认。

Genetic Home Reference-http://ghr.nlm.nih.gov—Accessed July 14, 2011

Anderson-Pompa K, Foster A, Parker L, et al: CE Article: Genetics and susceptibility to malignant hyperthermia. Crit Care Nurs 28 (6): 32-36, 2008.

不是所有麻醉剂都会使 MH 的易感者发病。大部分 MH 都发生在手术室的全身麻醉期间，很少发生在术后早期。易感人群发生 MH 是由卤代吸入性麻醉剂和去极化肌肉松弛性琥珀酰胆碱诱发的。其他麻醉剂，如一氧化二氮（笑气）、局麻药、阿片类药物、丙泊酚、硫喷妥钠和非去极化肌肉松弛剂不会诱发 MH。

MH 的流行病学原因尚不明确，且可因地域差异而变化。美国 MH 发病率最高的州分别是密歇根州、西弗吉尼亚州和威斯康星州。MH 在患有肌肉疾病（如肌肉萎缩）的人中更普遍。据估计，在接受麻醉剂的人群中 MH 的发生率从 250 000 分之一到 4 200 分之一不等。MH 在 20 世纪 60 年代首次被发现，当时刚刚引入吸入性麻醉剂，而吸入性麻醉剂所致 MH 的死亡率高达 80%。如今，随着手术中呼气末二氧化碳分压（end-tidal $CO_2$，$ETCO_2$）、血氧饱和度监测加强的同时使用丹曲林钠进行治疗，其死亡率已降至约 5%。

当对 MH 易感的骨骼肌受到诱发 MH 的药剂作用时，就会发生一系列病理生理变化。钙会以不正常的速率快速大量流失，导致肌肉过度收缩、新陈代谢加快、耗氧量增加、二氧化碳产生量增加，同时大量产热。这会造成包括咬肌在内的全身肌肉强直、$ETCO_2$ 上升、酸中毒、低氧血症、心动过速、肌红蛋白尿。

MH 有以下典型表现：$ETCO_2$ 快速上升、包括咬肌在内的全身肌肉强直、无法解释的心动过速、高体温、肌红蛋白尿、酸中毒和高钾血症。应用琥珀酰胆碱者，咬肌强直可能是 MH 的最早症状，随后 $ETCO_2$ 升高，最后体温升高。如果出现以上症状，应立即停用麻醉剂并快速予以治疗。

MH 的治疗方法包括立即停用麻醉剂、吸纯氧、过度通气、纠正酸碱平衡和用降温毯和冷盐水静脉输液。可静脉推注丹曲林钠 2.5mg/kg，必要时反复使用，最大不超过 10mg/kg，以控制 MH 的症状和体征。丹曲林钠需要用不含防腐剂的无菌注射用水配制，且使用时应用力摇匀，因该药难溶于水。大部分手术室和 PACU 都有 MH 急救箱，表框 13-11 中列出了 MH 急救箱的常见配置。

在 ICU 或 PACU，MH 可能会在首次发作后的几小时内复发或出现相关的症状和体征。因此，在 MH 发作后，即使患者体温恢复正常，仍需要在 ICU 继续观察 24 小时。需要时可每 6 小时给予 1mg/kg 丹曲林钠。在此期间，要持续监测包括体

| 表框 13-11 | 恶性高热急救箱配置 |
| --- | --- |

- 甲基强的松龙
- 呋塞米（速尿）
- 碳酸氢钠
- 葡萄糖（50%）
- 无菌溶液
- 胰岛素
- 甘露醇
- 冷注射用水
- 丹曲林钠
- 全新氧气管和输送装置
- Foley 导管托盘
- 鼻胃管
- 血样管
- 动脉血气套装
- MHAUS 指南和联系人信息册

MHAUSv，Malignant Hyperthermia Society of the United States.

温在内的各项指标。出院时，应将患者介绍至美国恶性高热协会以便其获得关于该疾病的支持和持续教育。

## ▲ 注册护士实施的中度静脉镇静与麻醉性监护比较

通过静脉注射咪哒唑仑和小剂量阿片类药物实施中度镇静，这些药物会诱导患者出现意识抑制，但能对口头指令或轻微触觉刺激加口头指令做出回应。这种方法无需采取措施来维持气道畅通或自主呼吸，而且心肺功能也可保持正常。接受中度镇静的患者能保持气道通畅、保持气道保护性反射并能回应口头指令。如果不满足这三个条件，那患者接受的就不是中度镇静。中度镇静的好处是患者能回应口头指令和身体刺激。中度镇静常用于门诊外科、治疗和诊断过程。药物通常包括一剂麻醉剂、一剂镇静剂和一剂局部麻醉剂。

中度镇静的目的是通过使用最小剂量的麻醉剂，减少患者与手术过程和治疗措施相关的焦虑。中度镇静能提高患者合作度、保持生命体征的稳定、提高患者痛阈、遗忘不良记忆并加快术后康复。

丙泊酚起效迅速、恢复快，因此可用作外科手术和干预措施（比如内镜检查）中的镇静剂。丙泊

酚的缺点是有快速失去意识的风险,由于心肺受损导致呼吸停止。Schilling 等人的临床研究指出,在需要中度镇静的患者中,相比咪哒唑仑,丙泊酚导致 $SaO_2$ 和血压下降的发生率更高。因为丙泊酚是一种静脉全麻药物,所以给药者必须经过全麻给药和气道管理的培训。州护理委员会、联合委员会和各医疗服务机构等组织负责管理中度镇静给药标准。负责注射镇静剂和对中度镇静患者进行护理管理的注册护士必须掌握以下技术:

* 展示与中度镇静和镇静药物相关的解剖、生理、药理、识别心律失常和并发症知识。

* 在中度镇静的使用和恢复过程中,评估患者的护理需求。生理方面的监测包括呼吸频率和模式,血氧饱和度、血压、心率和心律以及患者的意识水平。

* 了解给氧原理和呼吸、心血管生理,展示使用给氧和监护设备的能力。

* 预计并识别与镇静药物有关的中度镇静并发症。

* 根据医嘱(包括标准医嘱)或机构方案,评估、诊断和干预中度镇静过程中发生的意外情况。

* 展示气道管理技能。

* 展示实施和监测中度静脉镇静时应具备的相关法律知识,包括注册护士对所发生的不良反应或危及生命的并发症应承担的责任。

麻醉性监护(MAC)是指由麻醉师提供的,主要针对治疗和诊断过程需要镇静的患者所实施的麻醉服务。中度镇静和 MAC 的区别在于 MAC 有麻醉师在场,负责识别和治疗那些通过静脉注射镇静剂处于麻醉状态以及出现呼吸停止或气道梗阻的患者。丙泊酚和芬太尼等镇静药物由麻醉师给予,而局部麻醉剂则是由外科医生注入手术部位。接受中度镇静或 MAC 患者的术后护理相似,但是接受 MAC 的患者可能在麻醉后需要更多的干预。表 13-3 对中度镇静和 MAC 进行了对比。

表 13-3　中度镇静和 MAC 的对比

| 特点 | 中度镇静 | MAC |
| --- | --- | --- |
| 反应性 | 对重复或痛性口头或触觉刺激产生有目的的反应 | 刺激后可能存在目的的反应 |
| 气道 | 无须干预 | 可能需要干预 |
| 自主呼吸 | 充分 | 可能不充分 |
| 心血管功能 | 通常可保持正常 | 通常可保持正常 |

## ▲ 临床适用性挑战

> **案例分析**
>
> K 女士,69 岁,在家中摔倒后被送往急诊室。实施髋关节置换术后,她从手术室转至 PACU。既往史包括充血性心衰、长期饮酒、哮喘和高血压。麻醉后一切正常,手术期间血压稳定。麻醉师通报患者的情况如下:
>
> * 患者身高 163cm,体重 66kg。
> * 血红蛋白 46g/dl;红细胞比容 15%。
> * 所用药物:氢氯噻嗪、卡托普利、沙丁胺醇。
> * 无已知的药物过敏史。
> * 手术时长 95min。
> * 全身气管内麻醉。
> * 术中心率 90~99 次 /min、收缩压 80~120mmHg、舒张压 55~75mmHg。
>
> * 估计失血量 650ml。
> * 晶体液给药总量:乳酸林格液 1 450ml。
> * 尿量 0.25ml/(kg·h)。
> * 静脉推注 2mg 咪哒唑仑作为术前抗焦虑药物。
>
> 患者总共用了 350mcg 芬太尼。此外应用了新斯的明和胃长宁,以拮抗罗库溴铵。手术前患者还给予了 1g 头孢唑林,且双下肢全天穿着弹力袜。患者入 PACU 时的血压是 90/57mmHg,心率 107 次 /min。在静脉注射了 4mg 硫酸吗啡以缓解疼痛后,患者的血压降至 74/43mmHg,而心率上升到 115 次 /min。随着血压下降,患者表示感到强烈的恶心。
>
> 1. 导致低血压的最可能原因是什么?

## 案例分析（续）

2. 还有哪些因素导致低血压的发生？

3. 为纠正该患者的低血压，首要措施应该是什么？

4. 哪种药可用于治疗低血压？

5. 患者的恶心可能是由什么原因引起的？

（译者：王晓巍、孙洁琼）

## 参考文献

1. American Society of PeriAnesthesia Nurses: Standards of PeriAnesthesia Nursing Practice. Thorofare, NJ: American Society of PeriAnesthesia Nurses, 2006
2. McCarthy EJ: Ventilation perfusion relationships. AANA J 55(5), 1987
3. Nagelhout J, Zaglaniczny K: Nurse Anesthesia, 4th ed. Philadelphia, PA: WB Saunders, 2010
4. MacRae MG: Closed claims studies in anesthesia: a literature review and implications for practice. AANA J 75(4):267–275, 2007
5. Reich DL, Hossain S, Krol M, et al: Predictors of hypotension after induction of general anesthesia. Anesth Analg 101(3):622–628, 2005
6. Burger L, Fitzpatrick J: Prevention of inadvertent perioperative hypothermia. Br J Nurs 18(18):1114, 1116–1119, 2009
7. Philip BK, Cheng Y-T, Gan TJ, et al: Postoperative nausea/vomiting after high risk ambulatory surgeries. Anesthesiology 107:A40, 2007
8. Hudcova J, McNicol E, Quah C, et al: Patient controlled opioid analgesia versus conventional opioid analgesia for postoperative pain. Cochrane Database Syst Rev 4:CD003348, 2006
9. Viscusi ER: Patient-controlled drug delivery for acute postoperative pain management: A review of current and emerging technologies. Reg Anesth Pain Med 33:146–158, 2008
10. Malignant Hyperthermia Association of the United States: ABCs of managing malignant hyperthermia. 2006 Malignant Hyperthermia Association of the United States. Retrieved August 4, 2007, from http://medical.mhaus.org
11. Burkman JM, Posner KL, Domino KB: Analysis of the clinical variables associated with recrudescence after malignant hyperthermia reactions. Anesthesiology 106(5):901–906, 2007
12. Litman R, Rosenberg H: Malignant hyperthermia: Update on susceptibility testing. JAMA 293(23):2918–2924, 2005
13. Kost M: Moderate Sedation/Analgesia: Core Competencies for Practice, 2nd ed. Philadelphia, PA: WB Saunders, 2004
14. Schilling D, Rosenbaum A, Schweizer S, et al: Endoscopy 41(4): 295–298, 2009

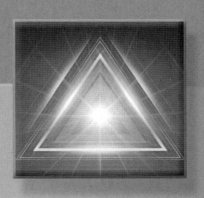

# 危重症护理的特殊情境

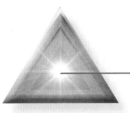

## 快速反应团队及危重患者转运

Dennis W. Jones 和 Christine N. Lynch

### 第 14 章

---

---

当今的住院患者有年龄更大、病情更严重、合并症更多的特点。这些患者中很大一部分在住院期间遭遇过不良事件。很多不良事件在发生之前常出现以血流动力学不稳定为表现的警示征象。如果建立一个体系,在患者首次出现血流动力学不稳定的信号时就能到达其身边,可能将避免病情进一步恶化为心搏骤停并改善患者预后。早期识别和快速处置不稳定患者的需求,使得快速反应团队(rapid response teams,RRT)得以发展。

### ▲ 快速反应团队

1990 年,澳大利亚利物浦医院第一次引入了快速反应团队的概念,当时称"医疗急救团队"

(medical emergency teams,METs)。其建立的目的是在危重患者发生心搏骤停前能够早期识别并给予积极处理措施。1990 年以来,快速反应团队不仅在澳大利亚甚至在全世界日益普及。

### 需要快速反应团队的依据

由美国心脏协会发起对院内复苏的多中心、前瞻性、观察研究——全国心肺复苏登记(the National Registry of Cardiopulmonary Resuscitation,NRCPR),是此类项目中规模最大的一个。NPCPR 的数据显示,尽管院前复苏实践和患者预后取得了一定进步,但院内心搏骤停患者的生存率尚未有显著提升。该研究发现,院内心搏骤停生存率只有 17%,并在过去的 40 年间基本保持不变。

大部分医院每天治疗成百上千的患者,所提供的治疗方案存在很大的不同。此外,由于医疗技术的差异会影响监测水平,医务人员的技术水准及他们所处的工作体系,也会直接影响患者的治疗及预后。这种医疗服务的差异性不仅影响医疗质量及医疗安全,还会影响住院患者的死亡率。医疗改进协会(Institute of Healthcare Improvement, IHI)于 2006 年发起了一个名为"5 百万生命运动"(5 million lives campaign)的活动,其后续的文献综述中发现,三个主要的系统性问题导致了医院间死亡率的差异,分别是:

- 失败的计划(包括评估、治疗及目标)。
- 失败的沟通(例如:患者与工作人员、工作人员之间及工作人员与医生的沟通)。
- 未能识别患者病情恶化。

这些基本问题常常导致复苏的失败。

对医院来说,建立一套 24 小时持续运转,能早期识别危重患者并能快速实施高级复苏的系统,是一项巨大的挑战。据估计,住院患者中有 15%~20% 发生过包括心搏骤停在内的严重不良事件。这些不良事件很少是突然发生或不可预见的。事实上,在病情变化前的几小时至少会有一个提示生理状况恶化的症状或体征(表框 14-1)。

| 表框 14-1 | 快速反应团队呼叫标准 |
| --- | --- |

1. 紧急气道问题。
2. 呼吸频率小于 8 次 /min 或大于 28 次 /min。
3. 脉搏氧饱和度($SpO_2$)小于 90%。
4. 心率小于 40 次 /min 或大于 130 次 /min。
5. 收缩压小于 90mmHg。
6. 4h 尿量小于 50ml。
7. 急性精神状态改变。
8. 任何你担心或关注的患者。

## 快速反应团队的作用

快速反应团队将专业的重症监护技术带到病床边。为努力促进快速反应团队在美国所有医院的实施,医疗改进协会制订了"快速反应团队指南"(http://www.ihi.org)。快速反应团队成员应执行以下功能:

- 评估患者。
- 使用快速反应团队方案稳定患者(图 14-1)。
- 收集数据(如生命体征、放射数据、实验室数据等)。
- 和医疗团队进行沟通。
- 教育并支持护士启动紧急呼叫。
- 协助开展检伤分类决策。
- 必要时,协助将患者向上级医院转移。

快速反应团队的早期介入已被证实可以降低心搏骤停发生率及死亡率。

快速反应团队系统建立在以下三大要素基础上:①早期识别患者病情恶化;②快速反应,由接受过高级复苏培训的临床员工迅速提供急救;③评价系统的方法。当建立一个快速反应团队系统时,应考虑多个因素(表框 14-2,表框 14-3)。

## ▲院际转运

危重患者常常需要在医院间进行转运。为保证迅速安全的转运,既要考虑转运方法,也必须充分考虑参与转运的人员。

通常情况下,当目前的医疗机构已不能为患者提供更全面的诊断或更专业的医疗护理时,则需对患者进行转运。当然,如果家属请求转院,同样可以启动患者的转运。例如,患者家属可能希望将患者转运到离家近的医院继续治疗。

不断深化的医疗改革,也增加了对危重患者进行院际转运的需求。如:第三方付款人需要将患者转运到其定点医院进行治疗。此外,医院之间的竞争也促使很多医院发展自己的转运队伍,以将更多的患者转运到自己医院。

无论出于哪种原因转运患者,都应进行转运风险 - 收益评估。患者所面临的风险包括人身安全、生理损害以及情绪困扰。当患者转运利大于弊时,方可进行转运。图 14-2 为院际转运流程图。

美国急救医师协会(The American College of Emergency Physicians, ACEP)概述了转运时医生的职责。包括以下两点:

- 护送医生应在转运期间进行患者评估并选择合适的治疗方法。
- 接收医生应保证接收医院有能力为此患者提供必要的医疗服务。

重症监护转运机构的医疗主任应在转运期间给予医疗指导,同时监督医疗转运过程,包括但不限于以下职责,即决定一支最小的转运队的构成、所需设备、教育培训以及医疗实践等。

| 工会纪念医院（NMH） | | | 患者标签粘贴处 |
| --- | --- | --- | --- |
| 快速反应团队方案 | | | |
| 日期 | 时间 | 自动填充医嘱时间及日期 | 快速反应团队方案（勾选所有适用的项目） |
| | | 1. 连接脉搏氧饱和度和心电监护<br>2. 以 2L/min 的速度进行鼻导管给氧，开始氧疗<br>3. 逐步增加氧浓度，使血氧饱和度维持在 92%（有 COPD 病史的患者维持在 88%～92%），必要时使用文丘里面罩给氧<br>4. □动脉血气　□心电图　□便携式胸部 X 线检查　□经皮心脏起搏 | |
| | | 5. □启动意识水平降低的方案：<br>　□建立静脉通道。如果血流动力学不稳定 [a] 或出现直立性低血压 [b]，则给予 250ml 生理盐水快速滴注<br>　□心电图　□全血细胞计数　□基础代谢检查　□动脉血气　□血糖 | |
| | | 6. □启动呼吸窘迫的方案：<br>　□建立静脉通道　□动脉血气　□全血细胞计数　□便携式胸部 X 线检查<br>　□沙丁胺醇喷雾 2.5mg | |
| | | 7. □启动胸痛的方案：<br>　□即刻心电图　□建立静脉通道　□心肌酶谱 | |
| | | 8. □启动癫痫的方案：<br>　□建立静脉通道　□血糖　□垫上枕头<br>　□如果可以的话，给予抗癫痫药物<br>　□呼叫高年资医生，酌情开具抗癫痫药物医嘱并进行紧急评估 | |
| | | 9. □启动消化道出血的方案：<br>　□建立大血管静脉通道　□立即进行全血细胞计数，基础代谢检查，血浆凝血酶原时间 / 国际标准化比值，部分凝血活酶时间，血型等检查<br>　如果血流动力学不稳定或出现直立性低血压：<br>　□建立第二条大血管静脉通道<br>　□呼叫高年资住院医生进行紧急评估<br>　□心电图　□检查血型和交叉配血，准备 2 个单位的浓缩红细胞<br>　□呼叫主治医生进行会诊，给予 $H_2$ 受体阻滞剂或质子泵抑制剂 | |
| | | 10. □启动低血压的方案：<br>　□建立静脉通道　□立即进行全血细胞计数，基础代谢检查，血浆凝血酶原时间 / 国际标准化比值，部分凝血活酶时间，动脉血气，便携式胸部 X 线检查<br>　□给予 500ml 生理盐水快速滴注　□评估手术部位<br>　□停用所有镇静及降压药物 | |
| | | 备注：<br>[a] 血流动力学不稳定：收缩压 <90mmHg 或心率 >130 次 /min<br>[b] 直立性低血压：直立位 3min，收缩压下降 20mmHg，舒张压下降 10mmHg，或心率增加 20 次 | |
| 快速反应团队队长签名：_____ | | | |
| 时间 / 日期：_____　呼叫者：_____ | | | |

图 14-1 ▲ 护士主导所使用的快速反应团队方案范例（Courtesy of Union Memorial Hospital, Baltimore, MD.）

## 表框 14-2 实施快速反应团队系统的注意事项

**获得领导支持** 上级领导的支持是成功建立 RRT 系统的必要条件。RRT 系统的优点包括:

- 在竞争的医疗环境下的营销优势。
- 更多的法医学保护,降低责任。
- 减少患者及家属的投诉。
- 提高对需要姑息治疗患者的鉴别能力。
- 避免不必要的重症监护病房(ICU)的使用。
- 减少医护人员的工作压力。
- 减少发生院内心搏骤停的人数。

**确定团队结构** RRT 的结构根据医疗设施大小、患者紧急程度、资源的可用性、不良事件以及心搏骤停的发生率而具有可变性。以下为不同模式举例:

- ICU 注册护士(registered nurse,RN)和呼吸治疗师(respiratory therapist,RT)。
- ICU RN,RT 和护理员,临床护理专家,或助理医师。
- ICU RN,RT 和重症监护医生或住院医师。

**确定通讯工具和方案** 通讯工具为 RRT 指挥者提供收集相关信息的模板,方便与医生沟通,便于进行检伤分类决策。如果 RRT 是由护士带领的,为了保证快速实施治疗和检查,则需要使用事先制订好的方案(图 14-1)。

**培训应答人员** RRT 成员需要接受适当的培训。涵盖范围包括:

- 早期复苏的益处。
- 与非重症监护人员的团队合作。
- 指导 RRT 治疗的可用方案。
- 检伤分类技能以及高级心脏生命支持认证。
- 联系姑息护理的重要性。

- RRT 成员响应呼叫时应该做些什么。
- 通讯工具的使用,如 SBAR(表框 14-3)。
- 护士带领的团队的指挥链。

**培训工作人员** 工作人员必须意识到 RRT 的存在,知道 RRT 的作用,学会如何启动 RRT 系统。提高工作人员意识的方法包括:

- 正规教学和在职培训。
- 时事通讯。
- 张贴 RRT 呼叫标准。
- 印有呼叫标准的袖珍卡片和证件夹。
- 印有 RRT 概念和呼叫标准的小册子。
- 在新员工入职培训里纳入 RRT 教育。

**呼叫标准与启动 RRT 系统的机制** 已经有大量研究确立了在不良事件或心搏骤停发生前的生理学征象。当制订你所在机构使用的 RRT 呼叫标准时候,应当考虑这些基于证据的数据(表框 14-1 关于呼叫标准的范例)。启动 RRT 系统的机制应该明确、快速、简单,以保证员工使用它,并使团队迅速反应。

**反馈机制** 反馈可以促进 RRT 系统连续不断地改进,并能用于推动教育计划。反馈可通过以下途径获得:

- 追踪患者转归。
- 与工作人员一起进行满意度调查。

**有效性评估** 衡量 RRT 系统成功与否的方法是必不可少的。包括以下三个主要方法:

- 每 1 000 名出院患者的 RRT 系统呼叫量。
- ICU 之外的 RRT 系统呼叫量。
- RRT 系统的利用率。

Adapted from Institute for Healthcare Improvement:5 Million Lives Campaign. Getting Started Kit. Rapid Response Teams:How-To Guide,2006. Available at:http://www.ihi.org/IHI/Programs/Campaign/.

## 表框 14-3 SBAR 通讯工具

SBAR 是现状(situation)、背景(background)、评估(assessment)和建议(recommendation)的缩写。通讯工具如 SBAR 可为 RRT 指挥者提供收集相关信息的模板,方便与医生沟通,便于检伤分类决策。

| | |
|---|---|
| **现状**<br>(situation) | 讲清你的姓名与单位<br>说出你为其呼叫 RRT 患者的姓名<br>说明呼叫团队的原因 |
| **背景**<br>(background) | 讲清入院诊断和入院日期<br>说明相关病史<br>简要概括患者的医院病程<br>说明患者的复苏意愿* |
| **评估**<br>(assessment) | 最近期的生命体征<br>血压:_____;脉搏:_____;<br>呼吸:_____;体温:_____;<br>任何有别于先前评估的改变:<br>　精神状态:<br>　呼吸质量: |

## 表框 14-3 SBAR 通讯工具(续)

| | |
|---|---|
| **评估**<br>(assessment) | 脉率/律改变:<br>疼痛:<br>皮肤颜色:<br>神经学改变:<br>恶心和呕吐,出量: |
| **建议**<br>(recommendation) | 陈述你的检伤分类建议。例如:<br>转入冠心病监护病房<br>立即安排医生前来看望患者<br>即刻安排专科医生会诊<br>安排检查(如胸部 X 线,动脉血气,心电图,全血细胞计数) |

Adapted from Duncan KD:Nurse-led medical emergency teams:A recipe for success in community hospitals. In DeVita MA,Hillman K,Bellomo R(eds):Medical Emergency Teams:Implementation and Outcome Measurement. New York,NY:Springer,2006,pp 122-133.

* 指患者对自己一旦发生心搏骤停,医院急救人员所可实施复苏的程度给出的预先指示,分为完全复苏、优先性复苏和 DNR(不予急救)等。

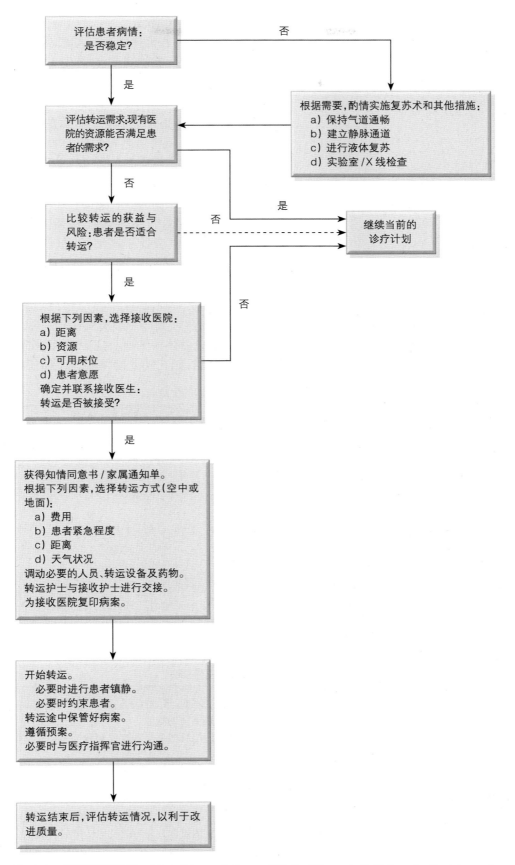

**图 14-2** ▲ 院际转运程序。(From Warren J, Fromm RE, Orr RA, et al: Guidelines for the inter-and intrahospital transport of critically ill patients. Crit Care Med 32(1):256-262,2004.)

## 院际转运模式

一旦决定对患者进行转运,应选择合适的转运方法。院际转运主要包括地面转运及空中转运两种方式。

### 地面转运

地面转运工具包括救护车及移动重症监护单元,空中转运工具包括直升机或飞机。选择转运方式时,应考虑下列因素:

- 转运距离;
- 转运环境是否安全;
- 患者在院外的时间;
- 患者身体状况及出现并发症的可能性;
- 患者实施紧急的或具有时效性的干预措施的需求(如补救性血管成形术);
- 交通情况;

- 天气情况。

另外,在选择转运方式时,需要考虑地面转运和空中转运的优缺点,详见表14-1。

### 空中转运

表14-2 概述了空中转运的注意事项。对于负责照料需转运患者的护士来说,了解这些注意事项是非常重要的。它可有助于护士在空中转运队到达之前做好转运准备,并保证转运队到达后患者护理工作的顺利交接。

患者的转运环境与医院环境有很大的不同,由于患者处于高海拔、低气压的环境中,因此发生缺氧的可能性将增大。但是,空中转运队一到达患者身边,就应根据患者临床表现及飞行计划,评估患者并决定转运过程中患者的需氧量。

患者体内的所有空腔脏器(如胃、肺等)或其他容器(如充气夹板、静脉输液玻璃瓶等)会在生

### 表14-1 地面转运和空中转运的优缺点

| 转运方式 | 优点 | 缺点 |
|---|---|---|
| 地面转运 | • 人员和设备有充足的工作空间<br>• 敏感的监护设备可以更好地工作<br>• 无重量限制<br>• 充足的照明<br>• 大多数天气条件均可转运 | • 转运时间长<br>• 不利的道路条件可能引起转运患者的不适<br>• 移动车辆中难以执行干预措施<br>• 救护车无法应对社区内的其他呼叫 |
| 空中转运 | • 可以缩短"院外"时间<br>• 工作人员一般由高级别医护人员组成<br>• 更好的通讯能力<br>• 在社区内仍可提供地面紧急医疗服务 | • 飞机受天气条件限制<br>• 可能产生更高的费用<br>• 空间有限(直升机)<br>• 重量限制<br>• 对患者和机组成员的身体影响<br>• 对患者的心理影响(如害怕飞行) |

From Holleran R:Prehospital Nursing:A Collaborative Approach. St. Louis,MO:CV Mosby,1994.

### 表14-2 空中转运的注意事项

| 应激源 | 效应 | 护理措施 |
|---|---|---|
| 海拔变化 | 缺氧,原因如下:<br>氧分压下降<br>氧分子穿过肺泡膜的扩散梯度下降<br>氧利用率下降 | 提供辅助给氧<br>使用脉搏氧饱和度仪和潮气末 $CO_2$ 监护仪 |
| 大气压变化 | 随着海拔升高,大气压下降,气体膨胀<br>气体膨胀影响鼓膜、鼻窦、胃肠道、胸膜腔以及空腔脏器<br>气体膨胀影响充气夹板、压力袋或袖带、气管导管上的球形气囊、静脉输液袋和输液瓶、充气抗休克裤等 | 插入鼻胃管减压<br>可能的话,用水或生理盐水而不是空气给气囊充气<br>监测仪器在高海拔的运转情况,并采取措施减压<br>给玻璃瓶插入排气口并包裹保护,以防其破碎<br>给静脉输液袋安装加压气囊 |

续表

| 应激源 | 效应 | 护理措施 |
|---|---|---|
| 温度变化 | 随着海拔升高,气温下降<br>机体试图维持体温,需氧量增加 | 用毯子为患者保暖 |
| 湿度变化 | 随着空气变冷,水分开始丢失<br>黏膜干燥 | 湿化辅助供氧<br>保证足够的液体摄入 |
| 重力变化 | 重力变化影响加速度和减速力<br>头部朝向飞机后部的患者出现静脉回心血量的<br>短暂增加<br>可能发生晕动病 | 对于体液负荷过重或颅内压升高的患者采用头前位<br>姿势<br>采取吸氧、脸部湿敷、吹凉风的方法,来减少晕动病<br>给予药物治疗,如东莨菪碱贴片和异丙嗪 |
| 噪音 | 很难监测血压、呼吸音、气管导管漏气 | 向患者解释各种声音来源<br>采用多普勒装置监测血压<br>提供持续的气道评估<br>戴头套或耳塞 |
| 振动 | 振动可能会使设备读数失真<br>设备可能松动或移动 | 固定所有设备<br>经常检查设备功能 |

From Harrahill M:Interfacility transfer. In Kitt S,Selfridge-Thomas J,Proehl J,et al(eds):Emergency Nursing:A Physiologic and Clinical Perspective,2nd ed. Philadelphia,PA:WB Saunders,1995,pp 12-18.

理上受大气压变化的影响。转运中患者受到危害的程度,取决于飞机的类型及飞行高度。空中转运队应认真对患者进行筛查,并采取预防措施以保证安全及平稳的转运。

影响患者转运的其他环境因素还包括温度和湿度的改变,飞机噪声及振动。转运模式,即选择的飞行器是固定翼飞机还是直升机,以及飞机的类型,将决定以上因素到底会产生多大程度的影响。空中转运人员应采取必要的措施以预防或减少这些影响因素对患者的影响。

如果危重患者意识清楚并知道空中转运的需求,转运护士应评估患者有无因空中转运引起的焦虑或恐惧,或有无乘坐交通工具时的晕动病史。当其中任何一个影响因素存在时,应进行医学会诊,考虑使用抗焦虑或止吐药物来预防转运期间的临床问题。此外,机组人员在转运前的评估中应就这些影响因素对患者进行筛查。

## 转运指南及其法律意义

为了方便患者的合理转运,美国急救医师协会(ACEP)制订了转运指南。合理转运患者的原则见表框 14-4。

患者转运指南、监管及处罚都得到法律支持。1985 年通过的综合预算协调法案(consolidated omnibus reconciliation act,COBRA)中就包含患者院际转运的条款。立法的目的是防止寻求急诊科

| 表框 14-4 | 合理转运患者的原则 |
|---|---|

- 在考虑是否对患者进行转运时,患者的健康是最优先考虑因素。
- 急诊医师和医院人员需遵守州和联邦关于患者转运的法规。医学筛选检查应该由医师或经适当培训的辅助人员按书面的政策和操作流程实施。
- 只有在进行了医学筛选检查,且尽可能稳定患者病情的情况下,才能将患者转运到其他的医院。
- 医师应告知患者或责任方转运的原因,风险以及可能的获益,并记录在医疗档案中。
- 医院和医务人员应明确由什么人负责转运,并清楚地描述他们在患者转运过程中的职责。
- 应将患者转运到能满足其医学需求的医院,并有足够的空间和人员可供使用。
- 接收医院的医生或其他相关负责人必须在转运前同意接收患者。
- 当转运满足医学指征,并且接收医院有能力和/或责任为患者提供治疗时,接收医院不能拒绝患者转运。
- 转运负责人与接收医院必须在转运前进行沟通,以交换临床信息。
- 一份适当的医疗总结和其他相关记录应与患者一起到达接收机构。
- 转运患者的交通工具应配备有资质的人员以及适当的设备。
- 当患者转运是区域计划的一部分(该计划的制订是为了保证患者在特定的医疗机构接受最佳治疗)时,应有转运方案和院际协定书。

Adapted from American College of Emergency Physicians: Principles of appropriate patient transfer. Ann Emerg Med 19(3):337-338,1990.

治疗的患者受到不恰当的转运。因此,这项立法也被称为"反倾销"法。为防止患者在急诊科被拒绝进行任何基本筛查,或未接受治疗即进行院际转运或出院,该法案还制订了下列规定:

1. 医院必须对前来急诊就诊的每一位患者提供筛选检查。

2. 如果患者出现紧急情况,医院必须稳定患者病情或将患者转运至其他医疗机构。医生需用文件证明转运的医学益处大于危害。

3. 转入医院同意接收患者并提供适当的治疗。转入医院必须有足够的床位及有资质的医务人员为患者提供医疗服务。

4. 转运应由有资质的医务人员实施,转运途中应有供患者使用的设备。

如果患者病情虽不稳定,但出现以下情况时也可进行转运:

1. 继续留在首诊医院与转运相比弊大于利。

2. 患者或家属要求转运。

3. 首诊医院无医生在场,但其他有医疗资质的人员可证明转运利大于弊。

4. 转运中应有合适的设备及有资质的医务人员。

图 14-3 列出了美国急救医疗转运与分娩法案(emergency medical transfer and active labor act, EMTALA)概述的评估患者是否适合转运的各项要求。此外,前身为国家飞行护士协会的空中及地面转运护理协会(air and surface transport nurses association, ASRNA)制订了直升机转运危重患者的护理标准。

## 院际转运的不同阶段

转运可分为五个阶段:(1)通知接收医院且并获取其同意;(2)转运队为患者做好转运准备;(3)实际转运;(4)将患者交接给接收医院;(5)转运后进行持续质量改进监测。下面对转运的每个阶段进行详细阐述。

## 第一阶段　通知接收医院并获取其同意

转运患者的第一步是联系接收医院,确认该医院是否愿意接收此患者,是否安排好医生及合适的病房。同时,确定转运方式。在此阶段,沟通至关重要。所有人员(包括转出、转运及接收工作人员)必须了解必要的信息以做出恰当的转运决定。为保证转运过程有条不紊地进行,应制订照护标准或方案。转运清单有助于确保不遗漏任何一个转运步骤。此外,了解转运机构的工作制度及规程是顺利转运的保证。

明确一名负责的医生至关重要,以保证在转运途中和到达时的相关医学问题有具体医务人员可供咨询。美国急救医师协会(ACEP)认为院际转运时的医疗责任应由几方共同承担。转运医生应确保转运队伍由满足患者需求的专业人员组成,并有合适的车辆及设备供转运使用。如果当地急救医疗系统在转运途中无法提供医疗指导,那么应将责任医生作为成员,纳入基于医院的或私人救护车的转运项目。

空中医疗运输服务委员会是空中医疗行业的认证机构,该机构制订了重症医疗运输人员编制标准。必须由注册护士或执业医师提供初级医疗保健。如果转运团队在转运中无法联系医生,那么应有一份标准的医嘱或方案。空中转运团队还应有实践方案用于指导实际操作,当然他们也可从转运项目的医疗主任处获得医学指导。

一旦确定了转运机构,则需沟通了解患者基本病情及特别的临床需求。必要的信息包括患者姓名、年龄、诊断、转运原因、生命体征、有无静脉通路及专项监护设备、持续输注药物、气道及氧合或通气情况、所需特殊设备(如主动脉内球囊泵)等。这些信息有助于确定转运团队的组成及所需的设备及药物。美国危重症护士协会(The American Association of Critical-care Nurses, AACN),美国重症医学院及美国重症医学会(Society of Critical Care Medicine, SCCM)提供了院际转运陪同人员指南(表框 14-5)。

**表框 14-5　院际转运陪同人员指南**

- 除了车辆驾驶员之外,至少还需两名人员陪同患者。
- 在随行人员中至少应该有一名注册护士、医生或高级急救士。
- 当没有医生陪同患者时,应有可以保证与医生就患者病情改变进行沟通,并获取追加医嘱的机制。当不可能有医生陪同时,应以长期医嘱的形式,使陪同人员获得高级授权,从而可执行急性生命支持措施。

From Warren J. Fromm RE, Orr RA, et al: Guidelines for the inter-and intrahospital transport of critically ill patients. Crit Care Med 32(1):256-262, 2004.

院际危重患者转运是一个高度专业化的护理实践领域,需要专门的知识和技能。假如未接受

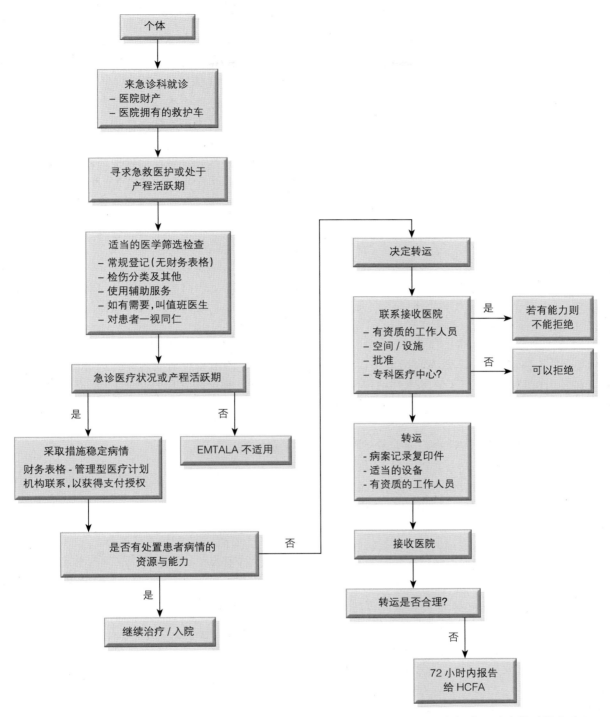

**图 14-3 ▲** EMTALA 法案流程图。HCFA（前身为卫生保健财务管理部）现在是医疗保险和医疗补助服务中心。
（Reprinted from Lee NG：Legal Concepts and Issues in Emergency Care. Philadelphia，PA：WB Saunders，2001，p 140，with permission。）

过培训或在该实践领域无经验的护士被要求参与患者的院际转运工作，她们必须知道管理转运行为的相关规定。各州的护理委员会可能也都颁布了实践标准或规定，对此这些注册护士在同意接受转运患者工作前都应当了解。

美国危重症护士协会（AACN）和美国重症医

学会（SCCM）为转运工作人员建立了转运课程并制订了转运胜任力标准，这可能有助于识别与该领域的护士角色相关的问题。现行法规规定患者本人或其授权的代表签署转运知情同意书。如果转运未获得知情同意，则转运指征及转运未被同意的原因均应记录在医疗文书中。

## 第二阶段 转运队为患者做好转运准备

转运队到达,即开始了第二阶段。为转运队提供一份完整的患者资料,应包括主诉、过敏史、病史、转运原因、年龄、生命体征、已经给予的治疗及效果等信息。所有的患者资料副本及 X 光片都应跟随患者一并转运。为避免重复工作,转出和转运护士要协商由谁将患者资料提供给接收医院。如果转运是由转出医院护士安排的,那么转运护士应根据需要向接收护士更新相关信息。

转运队对患者进行评估,并将评估结果与之前的评估和治疗计划进行比较。如需在转运前进行干预,转运队和转出医院人员应明确由谁负责实施干预。至关重要的是,所有稳定病情的操作,如气管插管,都必须在离开转出医院之前完成,以确保这些操作顺利完成。如果在较难给予有效控制的转运途中来完成这些操作,则会因为光线无法保证、设备移动、振动等原因而增加失误风险。尽管在转出医院已经进行了复苏术和稳定病情的操作,但只有当患者到达接收医院后,才能完全实现他的病情稳定。

患者和家属对转运的社会心理准备是转运开始前的重要步骤。转出护士要确保患者及家属了解转运的各个细节,包括原因、转运模式、转运时间和目的地。在该环节还需了解家属的相关信息,包括确定家庭联络人和到达接收医院的家庭计划。如果转运队不能与家属见面,那么转送护士应该提供家属的联系方式。转运队特别是空中转运队,想要减轻患者任何可能出现的与飞行相关的焦虑,则需在出发前向患者及其家属详细解释所有的操作程序、安全措施以及预服药物(如止吐药)的需求。

接下来很重要的步骤就是患者的身体准备,以保障安全转运。ABC(气道、呼吸和循环)护理是最优先的。在转运开始前要确保有充足的氧气和通气。如之前提到的,必要的操作如气管插管,要在出发前完成。大多数气管插管的患者需给予镇静剂,以防止他们自行拔出气管导管,同时减少转运途中的恐惧和不适。另外,可插入鼻胃管以防止胃内容物误吸入呼吸道。由于途中听诊呼吸音很困难,可通过监测呼气末二氧化碳水平及氧饱和度来了解呼吸状况。在转运中几乎普遍使用辅助给氧,以维持足够的氧合作用。

转运前,要保持患者循环和血流动力学稳定。控制所有的出血,建立合适的静脉通道并妥善固定。若患者血容量不稳定,则需要建立多路大静脉通道。若患者已经在进行静脉滴注,转运队则需要将滴注液体转移到自己的输液设备上,必要时还可对输液导管重新进行整理。转运途中通过血压和心脏监测来持续评估患者的循环状态。心搏骤停的药物和除颤器应方便可取。

脊髓损伤或有潜在损伤风险的患者转运前应保证制动设备在位。转运队可以要求转出医院的工作人员在转运队到达前完成患者固定工作。长骨骨折的患者必须固定患肢,以预防疼痛和可能进一步发生的并发症。

转运医嘱和医疗方案上还强调在转运途中进行疼痛控制。控制疼痛的最好药物应是那些起效快、持续时间短、易于使用和储存的特点。

## 第三阶段 转运过程

第三阶段是患者的实际转运过程。花些时间制订周详的计划并稳定患者病情,可使转运过程更加容易。转运交通工具上必须配备有转运危重患者必需的设备。表框 14-6 列出了必备设备的最低标准。

---

**表框 14-6　转运必备设备的最低标准**

- 气道和通气管理设备:
  - 适合患者的合适尺寸复苏球囊和面罩;
  - 适合患者的合适尺寸经口气道、喉镜、气管导管;
  - 一个能满足患者预期消耗的足量氧气源,至少多出 1 小时储量。
- 吸引器和吸痰管
- 心电监护仪 / 除颤仪 / 经皮起搏器
- 血压计和听诊器
- 静脉输液材料和装置
- 药物
  - 用于高级心肺复苏术;
  - 用于处理急性生理紊乱;
  - 用于患者的特殊需要。
- 脊柱固定装置
- 通讯器材

From Warren J. Fromm RE, Orr RA, et al: Guidelines for the inter-and intrahospital transport of critically ill patients. Crit Care Med 32(1):256-262, 2004.

---

ABC 护理仍然是转运队的首要关注点。表框 14-7 列出了转运中监测危重患者的最低推荐标准。转运队的每个成员都必须清晰地认识到自

| 表框 14-7 | 患者转运监测标准 |
|---|---|

**监测参数的最低标准**

**院际转运期间**

- 血压
- 连续脉搏氧饱和度监测
- 心电图监测
- 呼吸频率

**对某些患者的推荐监测参数**

- 动脉血压
- 中心静脉压
- 肺动脉压
- 颅内压
- 二氧化碳描记图

From Warren J. Fromm RE, Orr RA, et al: Guidelines for the inter-and intrahospital transport of critically ill patients. Crit Care Med 32(1):256-262,2004.

已在持续评估、计划以及护理干预措施中所起的作用。由于转运可能给患者带来很大压力,所以在整个转运途中,队员们还需要提供解释说明,消除患者疑虑。转运队负责记录转运中所有的护理措施和患者对措施的反应。

到达接收医院前,如果可以的话,转运护士应呼叫接收单位的注册护士,向其进行最完整或最新的患者病情通报。具体通报内容应包括预计到达接收医院的时间。转运护士还需要传达任何特殊的需要、患者病情变化以及虽未改变但相关的发现。在某些情况下,护士在飞行中可能不能进行患者最新资料的更新通报,但在到达时可以提供最新的床旁通报。

### 第四阶段　与接收医院进行患者交接

转运的第四阶段是将患者移交给接收医院的医护人员。还需要准备一份备用计划,来指导从转运工具到转移至 ICU 期间,如何对发生病情急剧恶化的患者进行治疗。这份计划可包括在急诊科停留以稳定患者病情,急诊科工作人员要意识到这种可能性。一旦患者安全到达接收单位,转运队和接收人员要明确责任交接的具体时间。进行最终的口头交接,所有医疗文档和患者物品都移交给接收人员。书面的转运报告也同时完成。

### 第五阶段　转运结束后持续质量改进监测

转运的最后阶段是持续质量改进监测,这个阶段非常重要。理想的状态是,转出医院、转运队、

接收医院都参与到回顾性程序中来。质量改进监测的第一个阶段是评估当前转运,包括转运机构制订的各项质量指标。这些指标可能包括转运的合理性、陪同人员、转运的时效性、患者预后、并发症管理、转运结果等。第二阶段需要对转运系统进行持续的回顾,主要聚焦于系统功能。指标可包含并发症、转运途中死亡人数、转运后死亡人数等。

多学科持续质量改进监测小组审阅所收集的数据,分析具体模式和趋势,确定患者护理问题的解决方案,启动纠正行动,并将这些信息向参与转运的所有人员传达。通过质量改进计划,可进一步改良转运过程,从而在转运期间为危重患者提供最优护理服务。

## ▲ 院内转运

危重患者由于诊断性评估和治疗的需要,常需在医院内转运,以保证提供最优质的护理。这个过程伴随着相应的风险。当获益高于风险时,转运就有必要。虽然关于该话题的全面讨论已经超出本章的范畴,但当计划将危重患者转运到 ICU 外时,还应考虑那些重要因素。例如,院内转运中不良事件的发生率,范围从 5.9% 到 70% 不等。这些事件通常分为两类。一类是监护设备及使用问题(如设备故障、导线断开连接、氧气耗光)。另一类是患者生理学改变,可能是血压改变、缺氧、心律失常或颅内压升高等。

由于院内转运存在固有风险,一些医院特别组建了经过专业培训的转运队伍,目标在于减少风险、改善患者安全。建立这些转运队的原因可能在于 ICU 的人手不足,或者患者病情复杂超出了 ICU 以外医护人员的救治能力。

一项回顾性研究表明,拥有一支专业的转运队可以减少转运过程中的不良临床事件。

为了给危重患者提供安全有效的院内转运,危重症护士要做好转运的准备,并在必要时与接收方沟通。合适的人员与设备必须与患者随行。SCCM 指南推荐由一名危重症护士和至少一名其他人员陪同患者,这个人可以是呼吸治疗师、注册护士或危重症技师。具体根据患者需要来决定。SCCM 强烈建议,病情不稳定的患者需由一名受过气道管理、高级心脏生命支持、重症监护技能培

训的医师或同等水平的人员陪同。需要与患者同行的设备包括血压监测仪、脉搏氧饱和度仪、心电监测 - 除颤器，气道管理设备、供氧源、基本复苏药物、适当的静脉液体和输液泵。

## ▲ 临床适用性挑战

### 案例分析

J 先生，60 岁，非洲裔美籍人，1 小时前因"前间壁心肌梗死、心力衰竭和心源性休克"急诊收住 CCU。他的妻子和家人均在场。患者已行气管插管并接受镇静，接呼吸机支持呼吸。开通静脉通路，给予多巴胺、多巴酚丁胺和胺碘酮静脉输注。患者入住 CCU 不久，心血管医生决定行主动脉内球囊导管置入术，并放置主动脉内球囊反搏泵。

虽然收治 J 先生的医院是一所大型社区医院，但不具备进行心脏介入治疗的能力。心血管医生决定将患者转运至 40 英里（64km）以外、离本院最近的一所三级医院。转运的适应证包括心脏置管术、经皮腔内冠状动脉成形术以及可能的支架放置术与心脏外科手术，而这些在目前 J 入住的医院无法实施。

社区医院的心血管医生联系了心血管介入主治医师，对方同意接收 J 先生。该医生同意 J 先生经空中转运。患者将直接转运至心脏导管室，然后进入已准备好的 CCU 病床。负责转运 J 先生的空中医疗服务团队由一名危重症飞行护士和一名急救员组成，他们将携带所有必需的设备进行转运，具体包括但不仅限于一台转运呼吸机、静脉输液泵、主动脉内球囊反搏泵。

J 先生的心血管主治医师向 J 太太获得了知情同意。知情同意书解释了转运的原因及转运相关风险和收益。

1. J 先生转运至三级医院的适应证是什么？

2. 为什么 J 先生要用空中转运？

3. J 先生最合适的护理诊断是什么？

（译者：陈卓敏）

## 参考文献

1. Jones D, Bellomo R, Goldsmith D: General principles of medical emergency teams. In DeVita MA, Hillman K, Bellomo R (eds): Medical Emergency Teams: Implementation and Outcome Measurement. New York, NY: Springer Press, 2006, pp 80–90

2. Kerridge RK, Saul WP: The medical emergency team, evidence-based medicine and ethics. Med J Aust 179:313–315, 2003

3. Peberdy MA, Kaye W, Ornato JP, et al: Cardiopulmonary resuscitation of adults in the hospital: A report of 14720 cardiac arrests from the National Registry of Cardiopulmonary Resuscitation. Resuscitation 58:297–308, 2003

4. Institute for Healthcare Improvement: 5 Million Lives Campaign. Getting Started Kit. Rapid Response Teams: How-To Guide, 2006. Available at: http://www.ihi.org/IHI/Programs/Campaign/

5. Buist M, Bernard S, Nguyen TV, et al: Association between clinically abnormal observations and subsequent in-hospital mortality: A prospective study. Resuscitation 62:137–141, 2004

6. Duncan KD: Nurse-led medical emergency teams: A recipe for success in community hospitals. In DeVita MA, Hillman K, Bellomo R (eds): Medical Emergency Teams: Implementation and Outcome Measurement. New York, NY: Springer, 2006, pp 122–133

7. American Association of Critical-Care Nurses Transfer Guidelines Task Force and the Guidelines Committee, American College of Critical Care Medicine, Society of Critical Care Medicine: Guidelines for the Transfer of Critically Ill Patients. Aliso Viejo, CA, American Association of Critical-Care Nurses, 1998

8. American College of Emergency Physicians: Position Paper: Interfacility Transportation of the Critical Care Patient and Its Medical Direction, 2005. Available at: http://acep.org

9. Warren J, Fromm RE, Orr RA, et al: Guidelines for the inter- and intrahospital transport of critically ill patients. Crit Care Med 32(1): 256–262, 2004

10. Glass DL, Rebstock J, Handberg E: Emergency Treatment and Labor Act (EMTALA) avoiding the pitfalls. J Perinat Neonat Nurs 18(2): 104–105, 2004

11. Arndt K (ed), for the Air and Surface Transport Nurses Association. Standards for Critical Care and Specialty Rotor-Wing Transport. Lexington, KY: Myers Printing, 2003

12. Commission on Accreditation of Medical Transport Systems: Accreditation Standards: Critical Care Staffing, 7th ed. Anderson, SC: Author, 2010

13. Fanara B, Manzon C, Barbot O, et al: Recommendations for the intrahospital transport of critically ill patients. Crit Care 14(3):R87, 2010

14. Kue R, Brown P, Ness C, et al: Adverse clinical events during intrahospital transport using a specialized transport team: A preliminary report. Am J Crit Care 20(2):153–131; quiz 162, 2011

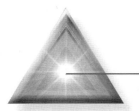

# 灾难管理：对危重症护士的启示

Nancy Blake 和 Jeffrey S.Upperman

## 第15章

### 学习目标

学习本章内容后，读者应能够：
1. 描述护士在大规模伤亡事件中的作用。
2. 解释护士在检伤分类中的作用。
3. 描述放射性袭击的发生原因和过程，以及如何治疗受到放射性袭击的患者。
4. 描述化学袭击的发生原因和过程，以及如何治疗受到化学袭击的患者。
5. 描述生物袭击的发生原因和过程，以及如何治疗受到生物袭击的患者。

灾难发生时，社区对医院的依赖将尤其明显。近期美国发生的灾难和恐怖袭击事件暴露了医院应急预案的薄弱环节，立法者通过立法设立联邦基金，资助医院进行防灾规划。2005年，Katrina的灾难性飓风令医院管理者和医护人员感到震惊，这一事件揭示了国家医疗服务系统的潜在脆弱性。俄克拉荷马城爆炸案、世界贸易中心和五角大楼的恐怖袭击事件，都给国家带来警示，这种重大恐怖威胁可能存在于世界各地。当有成千上万的幸存者需紧急治疗时，医院将不堪重负。海地的毁灭性地震和日本的地震与海啸表明，一旦发生大范围灾难，将会有大量外伤患者需要住院并在ICU接收治疗及护理。在美国，发生类似规模的灾难会引起数以千计的伤亡，这将远远超出资源承受力。

## ▲ 灾难学基础

危重症护士在救灾规划和应对全程都起着至关重要的作用，他们需要参与到医院的救灾规划过程当中。当灾难来临时，危重症护士的工作取决于灾难对医院建筑物的冲击、其周围的环境和可用的医护人员。例如，如果医院断电且发电机不能工作，那么ICU的一些重要设施，如呼吸机和监护仪，将失去其功能。在其他灾难情况下，如果建筑物不稳固或者医疗资源稀缺，危重症护士可能需要从ICU疏散患者。在这种危急时刻，护士要暂时封闭静脉输液管路，以便稍后使用。初始危机过后，很可能出现资源匮乏，一些重要的药物可能无法获取，因此需要限量供给。在这种情况下，护士需要与医生和药师密切合作，决定替代疗法或其他药物。当情形严峻时，护理危重患者的护士将面临一个艰巨的任务，即当护理决策无效时，他们需要考虑改变护理标准，并与医疗团队协作。在灾难恢复阶段，危重症护士在各自工作场所主导和参与过渡期护理的过程中起着至关重要的作用。儿科和急诊大规模重症监护工作组（pediatric and emergency mass critical care task force）于2011年9月发布了发展中国家的灾难应对指南，指导检伤分类、治疗、供给、设备使用、新生儿和儿科分区系统、教育、社区准备、法律考量、家庭中心护理、伦理问题、儿科的现状以及大规模危重症护理。

灾难情况下，如地震后的海地，地震、海啸后的日本，整个社区被摧毁，社区护理的水平取决于现有的医疗设施设备及供给。例如，如果所有的建筑物均被损毁，医护人员须在其他地点照顾患者，如帐篷或避难所。此种情形下，其目标就是尽可能地使用有限的资源和设备提供最好的护理。墙壁供氧和吸引装置可能无法获得,便携式氧气罐就成为重要的资源。护士可能需要用注射器连接吸痰管进行手动吸痰,可供使用的通气支持设备可能仅仅是便携式或一次性手提短期呼吸机。在重大灾难中,不能忽视医护人员经受的心理和社会困扰。在严重破坏的情况下,因为许多危重患者可能死亡,需要社会心理学资源来帮助危重症护士。

作为灾难应对中重要的卫生资源,危重症护士决定患者何时以及如何转移至医疗单元,以保障内部疏散以及过负荷能力(见本章"检伤分类")。只有经过适当的培训和准备,护士才能最好地应对灾难。因此,如本章所述,救灾规划中必须详尽描述灾难中护士的部署及所需资源。

## ▲ 大规模伤亡事件的应对

大规模伤亡事件(mass casualty incident,MCI)以大量患者需要接受医疗救治,超过当地急诊和医疗服务体系的承受能力为特点。护士作为社区应急预案中的一部分,必须具备基本技能并接受过相关教育,才能进行适当的应对并保护自己和他人,特别是在化学、生物、放射性、核武器以及爆炸事件中。危重症护士可能是 MCI 中的第一反应者,因为公共卫生队伍和急救医疗系统(EMS)已经不堪重负。然而,每一个护士都应该具备足够的知识和技能来了解发生 MCI 的可能性,确定事件可能发生的时间,在护理受害者的同时还能保护自己。美国的创伤和公共卫生系统正持续改进其应对 MCI 和危重多发伤患者的能力。MCI 中,护士必须对任何外伤患者进行初级和二级评估。他们必须认识到自身的作用和局限性,知道去何处寻求额外的信息和资源。大规模灾难教育国际护理联盟(INCMCE)规定了 MCI 中注册护士的基本准入资格(表框 15-1),这个组织现更名为护理应急准备教育协会(Nursing Emergency Preparedness Education Coalition)。

## ▲ 应对恐怖袭击

恐怖袭击是指对人身或财产非法使用武力或暴力,以此恐吓平民或要挟政府或平民群体来达到政治和社会目的。恐怖分子的目标是让人们恐惧。恐怖袭击可以摧毁一个国家的医疗服务系统。

2002 年,美国危重症护士协会(AACN)发布了一份大规模伤亡和生物恐怖应急准备的承诺,指出危重症护士可以被调用于应对灾难和大规模伤亡事件。这份声明包括以下内容:"生物恐怖行动及潜在的大规模伤亡的可能性是美国面临的一个重大的公共卫生威胁。在造成大规模伤亡的事件中,国家应对这种威胁的能力部分取决于卫生保健专业人员和公共卫生官员迅速有效的监测、管理和沟通的能力。"AACN 与红十字会密切协作,以便在灾难时期帮助支持危重症护士。

2003 年 8 月,一份由美国审计署(GAO)向国会委员会提交的关于医院生物恐怖事件应对准备的报告发布。GAO 的一些发现令人担忧。尽管全国大部分城市医院称他们参与了应对生物恐怖袭击的基本计划及协调行动,但他们并没有相关医疗设备,特别是呼吸机,来处理在生物恐怖事件后可能需要治疗的人。大多数医院表示,他们缺乏处理成批患者的必要资源。因为许多医院无法应对恐怖袭击事件,只有很少一部分医院能处理大批量需要重症监护的危重患者。GAO 的报告还描述了医院应对许多预计的场景(如流感大流行)的情况,指出一旦发生真实事件,美国将严重缺乏呼吸机及为需要连接呼吸机的患者提供护理的医务人员。

2004 年,宾夕法尼亚州匹兹堡市的一个工作组为医院和临床指挥者提出了建议,指导他们在导致成百上千危重患者的生物恐怖袭击发生之后,应如何实施危重症监护。在这些情况下,传统的医院和临床护理一般标准,尤其是重症监护标准,可能都无法遵照执行。研究组未制订出处理这些情况的临床指南。然而,他们就针对生物恐怖袭击现有的危重症医学应对方案,提出了以下六个规划设想:

1. 未来的生物恐怖袭击可能是隐蔽的,可能导致成百上千,甚至更多的危重受害者。

2. 重症护理在生物恐怖袭击后发挥关键作用,可以降低发病率和死亡率。

3. 若没有实质性的预案和提供重症监护的新方法,则不能提供大规模的危重症护理。

4. 生物恐怖袭击后,转移患者至其他医院的能力有限。

5. 目前可供部署的联邦政府医疗队在提高

| 表框 15-1 | MCI 中注册护士的准入标准 |
| --- | --- |

**核心能力**

**I．批判性思维**

1. 用国家批准的伦理框架来支持决策和区分灾难情况下的优先次序。

2. 运用临床判断和决策技能来评估在发生大规模伤亡事件（MCI）时，及时、恰当地提供个体化护理的潜力。

3. 运用临床判断和决策技能来评估在 MCI 发生之后，持续提供合理的个体化护理的潜力。

4. 描述在灾难前、应急期和灾后阶段的对以下人群应实施的基本护理：

　　a. 个人；

　　b. 家庭；

　　c. 特殊群体（例如儿童，老人和孕妇）；

　　d. 社区。

5. 描述用于 MCI 的公认的检伤分类原则，如简单分类和快速治疗系统（START）。

**II．评估能力**

　A. 常规评估

　　1. 与事故应急分队合作，评估应对各种情形时自身、应急分队和受害者的安全问题。

　　2. 确定可能发生大规模暴露的指标（即有相同症状的成批个体）。

　　3. 描述人体暴露于化学、生物、放射、核以及爆炸（CBRNE）剂后出现的一般症状和体征。

　　4. 展现获取核、生物、化学、爆炸和燃烧剂等最新相关信息的能力。

　　5. 描述 MCI 现场评估时的基本要素。

　　6. 鉴别 MCI 中的脆弱群体（如儿童、老年人和免疫抑制者）。

　B. 特殊评估

　　1. 进行有针对性的病史评估，以确定是否暴露于 CBRNE 毒剂。

　　2. 实施与年龄相适应的健康评估，包括：

　　　　a. 气道和呼吸评估；

　　　　b. 心血管评估，包括生命体征、休克体征监测；

　　　　c. 皮肤评估，特别是伤口、烧伤、皮疹评估和疼痛评估；

　　　　d. 从头到脚的损伤评估；

　　　　e. 胃肠道评估，包括粪便标本采集和基本的神经系统评估；

　　　　f. 肌肉骨骼评估；

　　　　g. 精神状态、情绪评估。

　　3. 评估 MCI 发生后个体、家庭和群体的即刻心理反应。

　　4. 评估 MCI 发生后个体、家庭和群体的长期心理反应。

　　5. 确定解决心理影响的可用资源（例如，紧急事件应激晤谈（critical incident stress debriefing，CISD）团队、咨询顾问、精神／心理健康护理师（psychiatric/mental health nurse practitioners，P/MHNPs）。

　　6. 描述对应答者和医务人员的心理影响。

**III．专业技能**

1. 进行安全给药操作，特别是血管活性药物和镇痛剂，通过口服（PO）皮下（SC）肌内（IM）和静脉（IV）途径给药。

2. 进行安全免疫接种操作，包括接种天花疫苗。

3. 具备药品不良反应的护理措施的知识。

4. 能进行基本治疗性干预，包括：

　　a. 基本急救技能；

　　b. 给氧和通气技术；

　　c. 导尿管插入术；

　　d. 鼻胃管置入术；

　　e. （眼睛和伤口）灌洗术；

　　f. 伤口的初步处理。

5. 评估开展 CBRNE 隔离和洗消程序的需求，并启动相关程序，确保各方人员都了解这一需求。

6. 掌握个人安全防护相关的知识和技能，包括使用个人防护装备（PPE）：

　　a. B 级防护；

　　b. C 级防护；

　　c. 呼吸道防护。

7. 描述穿戴 PPE 时护理技能可能需要做的调整。

8. 实施液体和营养疗法，考虑到损伤和／或暴露毒剂的性质，并监测水化和体液平衡。

9. 评估并准备伤员的转运，必要时在转运过程中提供护理和监测。

10. 展示在转运途中通过夹板、固定设备、监测和治疗性干预措施维持患者安全的能力。

**IV．沟通能力**

1. 描述 MCI 应对过程中的事故指挥系统（ICS）。

2. 如果可能，确定你在 ICS 中的作用。

3. 查找并描述受雇机构的应急预案，并清楚该预案在社区、州、地区应急预案中的作用。

4. 明确在受雇机构应急预案中的角色。

5. 讨论在 MCI 中的安全和保密问题。

6. 展示在 MCI 发生时及发生后的适当紧急文件，记录包括评估、干预、护理操作、患者转归等内容。

7. 识别适当的资源来回应患者、媒体及其他人就 MCI 的信息咨询需求。

8. 向 MCI 中受累的群体或个人描述风险沟通的原则。

9. 识别受害者、家庭和救援人员在灾难情景下可能出现的对害怕、恐慌和应激等情绪的反应。

10. 描述恰当的管理自我和他人的应对策略。

| 表框 15-1 | MCI 中注册护士的准入标准(续) |
|---|---|

**核心知识**

**I. 健康促进,风险防范和疾病预防**

1. 识别可能存在的威胁,以及它们对一般公众、急救医疗系统(EMS)和医疗服务团队的潜在影响。

2. 描述与 CBRNE 事件(特别将其限制于部分毒剂)相关的社区医疗问题,包括水、空气污染、食物供给和避难所以及保护无家可归者等。

**II. 医疗服务系统和政策**

1. 定义并区分"灾难"和与其他严重事故或紧急事件相关的"MCI"。

2. 定义相关的术语,包括:

 a. 化学、生物、放射线、核以及爆炸袭击事件(CBRNE);

 b. 大规模杀伤性武器(WMD);

 c. 检伤分类;

 d. 事故指挥系统(incident command system,ICS);

 e. 个人防护用品;

 f. 现场评估;

 g. 综合应急管理。

3. 描述应急管理的四个阶段:准备、应答、恢复和缓解。

4. 描述当地的灾难应急反应系统。

5. 描述当地、州、联邦的应急反应系统间的相互作用。

6. 描述公共卫生机构采取行动保护社区免受威胁的合法权限,包括隔离、检疫和必要的报告和文件记录。

7. 讨论 MCI 发生地作为犯罪现场时的处理原则(如保护证据的完整性和监管链)。

8. 识别 MCI 可能对资源获取产生的影响,知道怎样取得额外的资源(如药物和医疗设备和用品)。

**III. 疾病管理**

1. 分析蓄意的生物袭击与自然疾病暴发流行这二者间的不同和相似处。

2. 用跨学科的方法评估与 MCI 引起的疾病和治疗有关的身心症状的短期和长期效应。

**IV. 信息交流和医疗保健技能**

1. 展示如何使用 MCI 应答过程中将用到的应急通讯设备。

2. 讨论控制和消除污染的原则。

3. 描述对自己和他人进行洗消的程序以及针对特定 CBRNE 毒剂的设备。

**V. 伦理学**

1. 识别并讨论与 CBRNE 事件相关的伦理学问题。

 a. MCI 中医务人员的权利和义务,例如是否可以拒绝工作和应征报到,拒绝接种疫苗。

 b. 需要保护公众还是某个人的自主权,如沾染后离开现场的权利。

 c. 个人拒绝治疗和知情同意的权利。

 d. 分配有限的资源。

 e. 与个人和国家安全有关的信息保密。

 f. 使用公共卫生权限限制个人的某些行为,要求医疗专业人员汇报相关信息,与执法部门合作。

2. 描述在 MCI 中处理垂死患者及处置和储存人体残骸过程中,需注意的伦理、法律、心理和文化问题

3. 识别和讨论以下法律法规问题:

 a. 放弃患者;

 b. 应对 MCI 和个人作为雇员的角色;

 c. 志愿工作中的各种角色和责任。

**VI. 人群多样性**

1. 讨论可能影响个体参与 MCI 救援的文化、精神和社会问题。

2. 讨论在应对针对自己和他人的恐怖主义和恐怖主义威胁时,人们在情绪、心理和社会文化上的多样性反应。

**专业角色拓展**

1. 描述下列 MCI 护士角色:

 a. 研究员;

 b. 调查员 / 流行病学家;

 c. 急救士(EMT)或第一响应者;

 d. 提供直接医疗服务的全科护士;

 e. 提供直接医疗服务的高级实践护士;

 f. 医院医务主任或协调员、护理管理者或急诊科护理经理;

 g. 现场护理协调员 / 事故指挥官;

 h. 现场护理管理主任;

 i. 信息提供者或教育工作者,特别是全科护士的角色;

 j. 精神健康顾问;

 k. 计划反应小组成员。

2. 识别自身在 MCI 中最合适和最可能的医护角色。

3. 识别自身在与 MCI 相关的知识、技能、能力和权威性上的局限性。

4. 描述在参与应对 MCI 时会用到的必要设施,如:听诊器,注册护士执照以防止被人冒名顶替,包装好的食物,换洗衣物,瓶装水等。

5. 认识到这一实践领域中保持自己专业知识的重要性,以及定期参与应急救援演习的重要性。

6. 参加社区或工作地的定期应急救援演习。

From Nursing Emergency Preparedness Education Coalition, July 2003. Available at:http://www.nursing.vanderbilt.edu/incmce/competencies. html.

医院快速反应能力、为生物恐怖袭击中的大量受害者提供危重症护理方面的作用有限。

6. 医院可能需要依赖于非联邦资源或药物储备和必要的设备,在发现生物恐怖袭击的最初 48 小时提供危重症护理。

## ▲ 医院紧急事件指挥系统的作用

医院使用医院紧急事件指挥系统(HEICS)来应对 MCI,该系统也被称为医院事故指挥系统(HICS)。HICS 是基于事故指挥系统(ICS)的事件管理系统,可帮助医院改进应急管理预案,提升其对意外和非意外事件的应对和恢复能力。HICS 与 ICS 和国家事件管理系统的原则一致,即允许多部门共同应对突发事件。HICS 的结构图见图 15-1。危重症护士必须知晓他们应如何与医院应急预案融为一体,他们可能会被调入 HICS 组织系统发挥重要作用。

## ▲ 检伤分类

检伤分类是在应对重大突发卫生事件时,一个可用来合理配置资源的系统。有效的检伤分类是危重症护士在应对灾难时首先启动的程序之一。患者被迅速分为轻伤、延迟治疗、即刻治疗和期待治疗或死亡组(表框 15-2)。

除了在医院外进行检伤分类,医护人员在院内也要进行检伤分类,以确保具有抢救价值的患者被分到了合适的组别。患者被分诊后,工作人员应该将他们送到相应的区域,在这里患者会得到符合其类别的治疗。院内检伤分类需要政策、教育和实践才能得到理想的结果。

因检伤分类而出现了一个新概念——过负荷能力,指医疗服务系统在大规模突发卫生事件中,迅速开展超出正常范围的服务,以满足增长的医疗需求的能力。在灾难事件中,护士的责任和患者照护的比例也将有所调整,过负荷能力取决于护士护理更多患者的能力。在某些情况下,灾难或过负荷能力需求可能要求工作人员将患者转移到院内更安全的区域或临时临床护理区域。

护士是灾难救援的重要群体,他们评估患者是否适合转移,并获取必要的资源以便在新地点为患者提供持续护理。定期演练患者内部治疗后运送至关重要。

| 表框 15-2 | START:检伤分类 |
| --- | --- |

灾难情况下,简单分类与快速治疗(START)系统基于对呼吸、循环和精神状态的观察,提供了一条快速有效的途径来确定受害者治疗需求的优先次序。分类如下:

- 轻微:能自主站立和行走的伤者被归为此类别,他们对治疗的需求不迫切,治疗可以延迟 3 小时。
- 延迟治疗:患者有呼吸,脉搏不规则或无脉,但对如下指令有反应,如"睁开眼睛,闭上眼睛",这类患者能延迟治疗 1 小时。
- 即刻治疗:伤者的呼吸状态提示即将发生休克或窒息,需要立即治疗。
- 死亡:受害者的呼吸、循环停止,意识消失,和 / 或对刺激无反应,则被认为死亡,不需要紧急治疗。

Source:Community Emergency Response Team Unit,LAFD Disaster Preparedness Section,www.cert-la.com.

## ▲ 非自然灾难

非自然灾难包括恐怖袭击,恐怖袭击可以有多种形式。

### 爆震和爆炸袭击

炸药和炸弹是恐怖分子的武器。其结果就是引起爆震伤,受害者通常需要医护人员的评估。虽然一些伤者不需要入院治疗,但是极严重的伤者则需要重症监护。

损伤可能由爆炸的初级、次级以及三级效应引起。初级爆震伤是由爆炸引起的大气压骤变造成的,具体伤情举例如下:

- 耳损伤,如鼓膜穿孔;
- 肺损伤,包括出血性挫伤、血气胸;
- 胃肠道出血、肠穿孔或肠破裂。

被飞行物和碎片击中时,即发生次级爆震伤。身体被冲击至空中并被物体击中时,三级爆震伤发生。

### 核或放射性袭击

核或放射性袭击或事故引起的医学后果取决于核源或放射源。放射性事故或袭击可以出现在

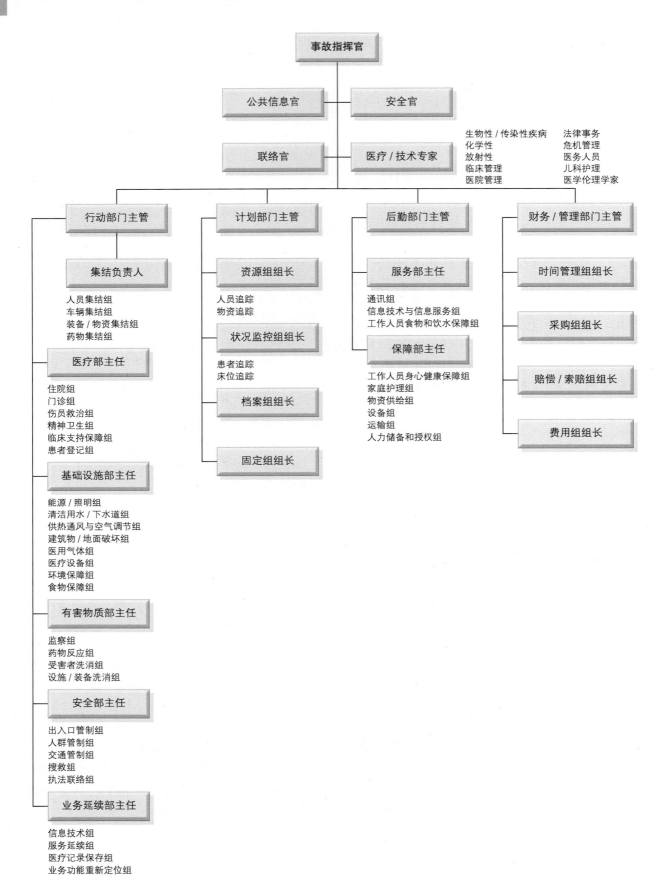

**图 15-1** ▲ 医院事故指挥系统组织结构图（From the Hospital Incident Command System Training Manual. Available at：http://www.emsa.ca.gov.）

核反应堆、工业放射源和医疗放射源出现故障之后。临床医务人员需要了解放射性袭击的发生机制以及如何治疗患者。放射性或核袭击可以有下列五种方式：

1. 简单放射装置（simple radiological device, SRD）是一个不使用炸药、旨在传播放射性物质的装置，会使许多人受到不同程度的辐射。

2. 放射性发散装置（radiological dispersal device, RDD）是将炸药与放射性材料组合在一起的装置。最初的爆炸可杀死或杀伤那些最接近炸弹的人，之后放射性物质持续辐射并沾染幸存者，甚至可能沾染急救人员。

3. 核反应堆破坏　这类事故因为拥有复杂的屏蔽设施而少见，但它可能发生在核反应堆被袭击后。

4. 简易核装置（improvised nuclear device, IND）指能引起核爆炸的任何设备。要使这类装置正确引爆并不容易，实际上它也是一个 RDD。虽然 IND 因为工程复杂而不太可能制作，但此类设备可被偷来，从而引起高水平的辐射。

5. 核武器　这种事件可能发生在核武器被偷走后，这是另一类看似遥远的辐射袭击事件，但也有可能发生。

辐射事件有 2 类：(1) 外部照射，辐射来自身体以外的辐射源，可远可近，可分为全身照射和局部照射。(2) 沾染物，是身体内部或表面的有害性放射性物质。

## 应对袭击

基于袭击事件的不同类型，应对是不同的。

大多数外部照射导致受害者受到辐射，一旦将人从辐射源中移出，其所受的辐射就停止了。暴露于外部照射中的个体不会具有放射性，对附近的人不构成威胁。

放射性沾染事件则需要用一种完全不同于外照射的方法来处理受害者。护理人员和救援人员必须小心谨慎，不要把沾染扩散至受害者的其他未沾染部位，以及自己和周边区域。内沾染可能的原因有吸入、摄入、皮肤直接吸收，或放射性物质通过开放性伤口渗透。严谨有效的医学治疗应始终优先于放射性评估和对患者的洗消。

辐射照射后，人体可产生急性放射综合征（acute radiation syndrome, ARS）。强壮、健康的人通常能抵抗小剂量照射，决定是否发生 ARS 的因素包括大剂量辐射（最小 100cGy）、全身照射率、穿透型辐射率。辐射照射的几个阶段见表 15-1。

## 管理

放射性袭击后的治疗重点：

1. 治疗危及生命的损伤。首先必须稳定患者，治疗危及生命的伤情。然后由经过放射医学培训的医务人员来进行放射性评估，用 Geiger 计数器测量放射性。

2. 防止和减少内沾染。时间是防止放射性摄取的关键。2 小时内服用碘化钾可以防止放射性碘在甲状腺蓄积（表 15-2）。

3. 评估内沾染并洗消。这部分内容涵盖在后面的化学袭击章节。沾染患者若伤势不严重则应在治疗前先进行洗消。

4. 控制沾染和洗消。

### 表 15-1　辐射照射效应分期

| 分期 | 出现时间 | 症状和体征 |
| --- | --- | --- |
| 前驱期（有症状） | 暴露后 48~72h | 恶心，呕吐，食欲减退，腹泻，疲乏<br>大剂量辐射：发热，呼吸窘迫，兴奋性提高 |
| 潜伏期（无症状阶段） | 前驱期症状消退后，可持续长达 3 周，大剂量辐射时，潜伏期变短 | 淋巴细胞、白细胞、血小板、红细胞减少 |
| 发病期 | 潜伏期后 | 感染，体液和电解质失衡，出血，腹泻，休克，意识水平改变 |
| 恢复期或 | 发病期后 | 完全恢复可能需要数周至数月时间 |
| 死亡 | 发病期后 | 颅内压升高是临近死亡的征兆 |

From Smeltzer SC, Bare BG, Hinkle JL, et al (eds): Brunner & Suddarth's Textbook of Medical-Surgical Nursing, 12th ed. Philadelphia, PA: Lippincott Williams & Wilkins, 2010, p 2007.

表 15-2 碘化钾（KI）给药方案

| 患者 | KI 剂量 /mg |
|------|-----------|
| 成人 | 130 |
| 哺乳期女性 | 130 |
| 3~18 岁儿童 | 65 |
| 婴儿及 1 月 ~3 岁儿童 | 32 |
| 新生儿 ~1 月 | 16 |

From Pediatric Preparedness for Disaster and Terrorism: A Natural Consensus Conference. National Center for Disaster Preparedness Mailman School of Public Health, Columbus University, March 2007.

5. 尽量减少医务人员的外沾染。工作人员应穿戴个人防护服，如果患者高度沾染，则需佩戴防毒面具。

6. 评估局部放射损伤、烧伤，如果有放射性沾染则对其进行冲洗。

7. 随访受到严重全身照射和内沾染的患者。

8. 告知患者及家属存在长期风险和效应的可能性。

## 化学袭击

化学战剂指引起刺激、失能、损伤或死亡的危险化学品。尽管这其中有些毒剂过去被用于战争，而最近许多毒剂被用于恐怖袭击。例如，日本 19 世纪 90 年代中期的沙林毒气袭击案，尽管死亡人数不多，但也导致大量受污染患者涌入医院。化学袭击与爆震 / 爆炸袭击的结合，通常被称为"脏弹"。受害者若在靠近爆炸的区域内，则会受到化学污染与爆炸的双重伤害。

化学战剂构成威胁的真正原因是多方面的。首先，它们很容易获取，如催泪瓦斯在门店便有售。其次，它们容易运输，而且这很寻常，每天都有许多神经性毒剂通过货车或铁路运输。当化学袭击完成时，恐怖分子或犯罪分子可能早已逃离。

这些有毒的化学物质可以通过眼睛、皮肤、呼吸道被吸收。表 15-3 概括了常见类型的化学毒剂，以及它们的作用机制、可引起的症状和体征、治疗方法。

## 化学毒剂种类

### 神经毒剂

神经毒剂是毒性最强的军用战剂，包括塔崩（二甲氨基氰磷酸乙酯）、沙林（甲氟膦酸异丙酯）、梭曼（甲氟磷酸异己酯）和 VX 毒剂（S-2- 二异丙基氨乙基 - 甲基硫代膦酸乙酯）。神经毒剂抑制胆碱酯酶，导致意识丧失、惊厥、呼吸停止甚至死亡。诊断依据通常是临床症状和体征。

### 起疱剂

起疱剂导致发疱。最常用的起疱剂有硫制剂、芥子气和路易氏剂，能够伤害眼睛、皮肤、呼吸道以及内脏。因为它们有效，难以检测，有延迟效应，可以导致人员长期失能，且其储存稳定，运输简单，生产价格低廉，可作为大规模杀伤武器使用。它们在施放区域的活性可以维持 1 周。有些可能有芥末或大蒜的气味。

表 15-3 常见化学毒剂与解毒剂

| 化学毒剂 | 作用 | 症状与体征 | 洗消与治疗 |
|---------|------|-----------|-----------|
| **神经毒剂**：沙林，梭曼，有机磷酸盐 | 抑制胆碱酯酶 | 胃肠分泌，蠕动增加，腹泻，支气管痉挛 | 肥皂与水，支持疗法，苯二氮䓬类，解磷定，阿托品 |
| **血液毒剂**：氰化物 | 抑制有氧代谢 | 吸气性——呼吸急促，心动过速，昏迷，惊厥，能发展成呼吸骤停、呼吸衰竭、心搏骤停甚至死亡 | 硝酸钠，硫氰酸钠，亚硝酸异戊酯，羟钴胺 |
| **起疱剂**：路易氏剂，硫芥，氮芥，光气 | 发疱剂 | 浅度至Ⅱ度烧伤，有水疱，可融合成片 | 肥皂和水洗涤，不要干擦 |
| **肺毒剂**：光气，氯气，氨气 | 肺泡从毛细血管床分离 | 肺水肿，支气管痉挛 | 气道管理，辅助呼吸，支气管镜 |
| **皮肤与眼刺激剂**：氯苯乙酮，催泪毒剂 | 皮肤与眼睛的局部反应，可引起呼吸困难 | 流泪，皮肤烧伤，可能呼吸困难 | 冲洗眼睛（只能用水），肥皂水冲洗皮肤 |

From Slota M (ed): Core Curriculum for Pediatric Critical Care Nursing. St. Louis, MO: Elsevier, 2006; and Smeltzer SC, Bare BG, Hinkle JL, et al (eds): Brunner & Suddarth's Textbook of Medical-Surgical Nursing, 12th ed. Philadelphia, PA: Lippincott Williams & Wilkins, 2010, p 2203.

### 氰化物

在美国，氰化物是一种广泛使用的化学制品。恐怖分子在密闭空间使用氰化物，如地铁车厢、购物中心、会展中心和小型建筑内。吸入氰化物不久，受害者即可能出现焦虑和过度换气。吸入氰化物可以导致抽搐、心搏骤停和死亡。必须立即给予解毒剂。

### 肺毒剂

肺毒剂在吸入后会引起致命性的肺损伤，通常在数小时后起效，如光气、全氟异丁烯（PFIB）、氨气和氯气。1984 年的一起工业事故，印度博帕尔的联合碳化物工厂由于肺毒剂（比如甲基异氰酸酯）的释放，造成大量人员伤亡。直到今天，这起工业事故仍然是印度史上最严重的事故之一。肺毒剂对眼睛和呼吸道有刺激作用，能引起严重的非心源性肺水肿。病理生理机制是肺泡毛细血管的渗透性损伤，毒剂暴露后会有一段时间的临床潜伏期。

### 防暴控制剂

防暴控制剂有立竿见影的效果，可刺激眼、鼻、口唇、皮肤和呼吸道。它们刺激泪腺产生泪液，效果持续约 30 分钟。这些制剂通常由警察使用，可有氯苯乙酮（CN；MACE）、辣椒油树脂（OC；pepper spray）和 CS 催泪毒气（CS；tear gas）。

## 管理

在化学袭击事件中，洗消是必须的。工作人员需要接受专门的培训，学会为患者实施恰当的洗消和使用适当的个人防护装备（personal protective equipment，PPE）。大多数化学毒剂的防护只需要一套医院常用的防溅服和一个 N95 防毒面具来进行呼吸隔离。一些更强效的化学毒剂还需要用到自给式呼吸器和防化服。使用这些专业服装和呼吸设备的人应接受穿戴培训，并每年进行一次呼吸评估。

联合委员会要求，医院应该有洗消预案和操作规程。洗消场所可以是专门通向急诊科入口的房间或拖车，有适当的排水系统和淋浴设备。在美国，洗消拖车更为普遍。这些拖车的优点便是可移动性，它可以移动到指定的区域去洗消。洗消场所的要求如下：

1. 有水管连接部件，能与医院的水管对接。
2. 可收集和储存大量的水。
3. 有洗消剂，与水混合可以除去各种化学毒剂，大多数化学毒剂能用肥皂和水洗去。
4. 有足够的照明。
5. 有合适的电源接头，无论是医院电源还是发电机都可连接。
6. 有为无法行走的患者准备的传输系统。
7. 照顾到患者隐私。
8. 有个能容纳 2~3 人的休息间，通常不供医务人员使用，因为所有临床工作人员需要参与医护工作。
9. 有足够的空间用于家庭洗消，可能需要同时为父母和孩子洗消（父母也可以帮助孩子洗消）。

儿童洗消有一些特殊注意事项。因为孩子可能不明白正在发生什么，他们可能会不合作甚至强烈反抗。体型大小也是一个问题。儿童个头低，更接近地面，这意味着他们会接触到更多的污染物。儿童的表面／体积比值大，这使得他们吸收和暴露于沾染物的风险更高。另外，即使小剂量对儿童来说也可能致命，所以他们需要尽快洗消。当气温骤降或突然暴露于炎热环境时，儿童产生冷热应激的风险更高，因此要让他们处于适温环境中，防止极冷或极热。最后，如果可以，尽量让家庭成员待在一起，以便父母能保护他们的小孩。如果父母不在场，必须适当安排监护。

## 生物袭击

生物袭击指的是生物恐怖行动或故意释放致病微生物（如细菌、病毒、真菌或微生物毒素）到聚居地，引起中毒、疾病和死亡。人类、动物、植物都可能会受到影响。生物武器通常被称为"穷人的炸弹"，因为它们的生产和传播相对廉价。生物恐怖袭击是一个真实的威胁，2001 年就曾发生炭疽袭击。装有炭疽芽孢的信件被邮寄到一些媒体和立法机关，使他们被迫关闭，许多邮局和联邦建筑也有很长一段时间被关闭。袭击造成了 22 例炭疽患者，其中 5 例死亡，一时整个国家都处于高度警戒状态。

许多生物制品会引起特殊的症状和体征，每个护士都应该知道护理感染患者的基本知识。1999 年，感染控制专业人员协会发布了一个模板，"生物恐怖袭击应对计划：医疗服务机构模板"，指导医院应对生物恐怖袭击。2002 年，该协会对这个计划进行了小幅度修改。表 15-4 概括

表 15-4　与生物袭击相关的疾病

| 疾病 | 病因 | 传播方式（接触途径） | 潜伏期 | 临床特征 | 治疗 | 预防 |
|---|---|---|---|---|---|---|
| 炭疽 | 炭疽杆菌 | 直接接触细菌或孢子 | 1~7d | **皮肤**：痒，丘疹转变为囊泡，2~6d 内形成黑色焦痂，最常见于头部、胸部、前臂 | 抗生素治疗<br>**成人**：环丙沙星 500mg，每天两次，或多西环素 100mg 每天两次，至少 60d。<br>**儿童**：环丙沙星，15mg/kg，每天两次，或多西环素。8 岁以上且体重大于 45kg：100mg 每天两次；8 岁以上且体重 45kg 及以下：2.2mg/kg 每天两次<br>8 岁或以下：2.2mg/kg 每天两次 | 无 |
|  |  | 吸入孢子 | 2~60d | **肺部**：非特异性流感样症状，紧接着出现呼吸衰竭（最初症状出现后 2~4d）和循环衰竭 | **成人**：环丙沙星，400mg，q12h，以及 1~2 种其他微生物制剂，适当时改成口服，环丙沙星 50mg 或多西环素 100mg，每天两次<br>**儿童**：环丙沙星，10mg/kg，q12h 或多西环素，剂量同皮肤型，频率为 12h 一次，适当改为口服 |  |
|  |  | 摄入被污染的食物，通常是肉类 | 1~7d | **胃肠**：腹痛，恶心，发热，呕血，血性腹泻 |  |  |
| 天花 | 天花病毒 | 空气传播 | 7~17d（平均 12d） | 非特异性流感样症状，发热，肌痛，皮肤损害表现为斑疹、丘疹、小囊疱，然后 1~2 周后结痂 | 支持疗法，3d 后可以尝试天花免疫球蛋白，负压隔离 | 疫苗接种，在暴露前或暴露 3d 内 |
| 鼠疫 | 鼠疫耶尔森杆菌 | 跳蚤传播（腹股沟鼠疫），空气传播（肺鼠疫） | 2~8d（跳蚤传播），1~2d（空气传播） | 发热，咳嗽，胸痛，咯血，黏液脓性或水性痰，革兰氏染色见革兰氏阴性杆菌，X 线表现为支气管肺炎 | 链霉素，1g，肌注 每天两次，或庆大霉素，5mg/kg，肌注或静注，每天一次，或 3mg/kg 负荷剂量，然后 1.7mg/kg 肌注或静注，每天三次；飞沫防护措施，直至抗菌治疗 72h 后 | 多西环素，100mg 口服，每天两次，或环丙沙星 500mg 口服，每天两次 |
| 土拉菌病（野兔病） | 弗朗西斯菌属 | 与受感染动物（兔，鹿）或带菌媒介（跳蚤，蜱，蚊子）接触，空气传播 | 2~14d | 发热，畏寒，头痛，肌痛，干咳，肺炎，区域淋巴结病变 | 同鼠疫治疗 | 同鼠疫预防 |

续表

| 疾病 | 病因 | 传播方式(接触途径) | 潜伏期 | 临床特征 | 治疗 | 预防 |
|---|---|---|---|---|---|---|
| 肉毒中毒 | 肉毒梭菌 | 食物传播(最常见),空气传播 | **食物传播:**12~36h,**空气传播:**24~72h | 胃肠症状,眼睑下垂,牙关紧闭,吞咽或说话困难,下行性麻痹,视物模糊,无感觉障碍 | 支持疗法,抗毒素可以停止症状进展,但不太可能使症状完全消失 | 无 |
| 病毒性出血热 | 各种病毒(如埃博拉病毒,黄热) | 多样,可人传人,跳蚤叮咬或动物咬伤,空气传播 | 2~22d | 症状多样,通常表现为非特异性疾病伴高热、头痛,持续<1周,然后出现红色斑丘疹和结膜感染,进而发展为弥漫性出血性疾病和多器官衰竭 | 支持疗法,一些患者利巴韦林可能有效 | 无 |

Data from Los Angeles County EMS and Public Health Agencies:Terrorism Agent Information and Treatment Guidelines for Clinicians and Hospitals,2003.

了与生物袭击相关的疾病,以及对受害者的管理预案。很多生物恐怖毒剂是很容易得到的,如炭疽就可以在一些农场中被发现,恐怖分子可以在不引起任何注意的情况下将其收集并带走。

天花,一种病毒性疾病,是强大的生物恐怖威胁,在健康的群体中有较高的发病率。图 15-2 展示了天花皮疹。1980 年,世界卫生组织(WHO)宣布天花灭绝。2003 年,一种用在医务工作者中的天花疫苗诞生,但不久后美国食品和药物监督局即对疫苗进行了召回。由于疫苗使用的排除标准及某些接受疫苗后产生的心脏问题,极少的人接受过该疫苗注射。

瘟疫在历史上臭名昭著,人们依然记得圣经

中的描述以及鼠疫引起的死亡。生活在农田、城市公园、露营地等场所的松鼠和其他啮齿类动物,可携带导致瘟疫的细菌。人类被感染动物咬伤就可能致病。

肉毒杆菌中毒目前在发达国家仍有发生。人们可能因为吃了肉毒杆菌毒素感染的食物而致病。该病是可以治疗的。儿童肉毒杆菌中毒,若疾病能早期诊断并由疾病控制和预防中心(Centers for Disease Control and Prevention,CDC)的实验室确诊,就可以使用解毒剂,俗称"Baby Big"。确诊后,当地医院可从卫生部门买到解毒剂。主要的问题是诊断肉毒杆菌中毒总不够及时。

还有一种更常见的引起病毒性出血热的微生

第 2 天　　　　第 5 天　　　　第 7 天　　　　第 10 天

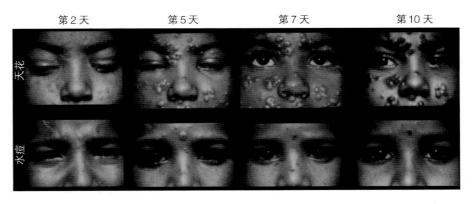

图 15-2 ▲ 天花皮疹的进展 (From World Health Organization: WHO slide set on the diagnosis of smallpox,2001. Reproduced by permission of the World Health Organization.)

物,即埃博拉病毒。这种病毒在第三世界国家更普遍。它能被治疗,但是情况不容乐观。

## ▲ 自然灾难

自然灾难是自然事件(如地震、极端热、洪水、飓风、滑坡、龙卷风、海啸、火山喷发、野火、暴风雪)作用于人类的结果。从定义可以看出,自然灾难离不开人类参与,因此,一场地震摧毁了一个无人居住的岛屿,这个地震就仅仅是个专业名词,而不是一场自然灾难。自然灾难另一个重要特点就是,未经准备的民众在面对自然灾难时极其脆弱,因此缺乏准备会使自然灾难造成的影响更加严重。

医院和其他医疗服务机构在社区中发挥了独特的作用,因为这些机构已经容纳了虚弱的患者,但仍然被期望接收受灾伤员。因此,医院工作人员和管理者必须积极准备随时应对任何可能威胁到医院建筑、功能及机构恢复力的事件,并对事件做出合理应对措施。

一些专家认为流感大流行是潜在的自然灾难,具有真正威胁。目前,医疗服务系统和公司企业在共同致力于解决该问题,已研发出新的疫苗和抗病毒药物。护士是救灾的关键,因为他们直接护理患者,且在无法预料的事件到来时,护士往往都在场。

2009 年暴发的 H1N1 病毒,使得全美范围内的医院和 ICU 的报告病例数增加。第一例 H1N1 病例确诊后 3 个月内,WHO 将其流行级别界定为大范围流行,因为除了第一例患者所在国家外,还有至少一个其他国家出现了多个社区级别的暴发。疫情迅速蔓延,尤其在年轻人中(25 岁及以下)。H1N1 的暴发帮助人们认识到一种疾病

的暴发,有可能导致全球性突发事件。医院和政府机构一起,共同建立识别此类事件的预案,并制订对策来保护公众安全。H1N1 病毒感染的最常见症状是发热、咳嗽和咽痛。一小部分患者需要住院治疗,住进 ICU 的患者进行体外膜肺氧合(extracorporeal membrane oxygenation,ECMO)治疗,来代替肺脏功能,治疗呼吸衰竭。ICU 治疗的患者中有一小部分会死亡。关于 H1N1 的优质资源可在 CDC 和 WHO 网站上获得。感染控制从业者协会(Association of Infection Control Practitioners,APLC)也提供了一份在不同医疗场所预防感染的参考资料,资料可在他们的网站上可以找到(www.apic.org)。

## ▲ 恐怖袭击造成的心理影响

重大灾难发生后,无论是否是恐怖袭击,产生恐惧是正常现象。人们对应激和应激事件(如恐怖袭击或大型自然灾难)表现出不同的反应。这些反应包括恐惧、悲伤和悲痛。人们可能主诉胃部不适和没有食欲,睡眠模式和日常活动也可能会改变。可能需要几个星期至几个月才能再次感觉正常或稳定。

严重的情况下,心理应激会在事件后维持数月。影响人心理反应的因素有很多。感知到大量损失通常会引起消极情绪,与灾难恢复呈负相关。研究发现,当出现大量的死亡和严重症状时,长期精神问题也高发。这些人需要进行创伤后应激障碍(PTSD)筛查。PTSD 是一种在创伤事件发生后的数周至数月内,由关于事件的想法和提示引起的强烈的情绪和生理反应。罹患 PTSD 的人,可能主诉噩梦、情景再现,随即出现严重的情绪和生理反应。

## ▲ 临床适用性挑战

**案例分析**

周末假日,一些摇滚乐团在当地的圆形露天剧场举行音乐会。急诊科接到急救员通知,剧场发生了爆炸,预计有至少 20 名危重患者转运至区域内各医院。你所在医院反馈能接

---

**案例分析（续）**

收 5 名重伤患者。伤员抵达后，急诊科开始对其进行检伤分类。此时，许多未经急救员转送的伤员抵达急诊科。这些自行前来的患者中有一些伤情严重，包括严重气短、意识模糊、耳部出血、异物插入胸部和躯干。

1. 你是危重症主管护士。此时，你的责任可能有哪些？

2. 急诊科工作人员应接不暇，需要支援来帮忙分诊危重患者。请举例说明次级爆震伤和初级爆震伤？

3. 警察局刚刚通知你所在的急诊科这是一次恐怖袭击，用于袭击的是简单放射装置（SRD）。对于这些患者，应在紧急治疗措施上作怎样的改变？是否有必要洗消？

（译者：陈卓敏）

## 参考文献

1. Kissoon, N. Task force for pediatric emergency mass critical care. Pediatr Crit Care Med 12(6 Suppl), S103–S108, 2011
2. Daily E, Pajden P, Birnbaum M. A review of competencies developed for disaster healthcare providers: Limitations of current processes and applicability. Prehosp Disaster Med 25(5), 387–395, 2010
3. Available at: http://www.bioterrorism.slu.edu
4. American Association of Critical Care Nurses: Statement of commitment on mass casualty and bioterrorism preparedness. Available at: http://www.aacn.org
5. General Accounting Office (GAO): Report to the Congressional Committees. Disaster Preparedness: Preliminary observations on the evacuation of vulnerable populations due to hurricanes and other disasters. GAO- 06-790T, May 2006
6. Rubinson L, Nuzzo J, Talmor D, et al: Augmentation of hospital critical care capacity after bioterrorist attacks or epidemics: Recommendations of the Working Group in Emergency Mass Critical Care. Crit Care Med 33(10):E1–E13, 2005
7. American College of Radiology: ACR Disaster Planning Task Force—2002. Disaster Preparedness for Radiology Professional Response to Radiological Terrorism, Version 2.0
8. American College of Radiology: ACR Disaster Planning Task Force—2002
9. Linnemann RE: Managing Radiation Medical Emergencies. Philadelphia, PA: Radiation Management Consultants, 2001
10. Los Angeles County EMS and Public Health Agencies: Terrorism Agent Information and Treatment Guidelines for Clinicians and Hospitals, 2003
11. Hudson T, Reilly K, Dulagh J: Considerations for chemical decontamination shelters. Disaster Management and Response 1(4):110–113, 2003
12. Association for Professionals in Infection Control and Epidemiology (APIC) and Centers for Disease Control and Prevention (CDC): Chemical-biological readiness plan: A template for healthcare facilities. ED Manag 11:1–16, 1999
13. Blake N, Stevenson K, England D: H1N1 Pandemic: Life Span Considerations. AACN Adv J Crit 20(4):334–341, 2009
14. Mitchell AM, Sakraida TJ, Zalice KK: Disaster care: Psychological considerations. Nurs Clin North Am 40(3):535–550, 2005

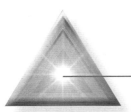

## 第五单元

# 心血管系统

# 心血管系统的解剖与生理

Patrica Gonce Morton

# 第 16 章

> ### 学习目标
>
> 学习本章内容后,读者应能够:
> 1. 简要描述心肌细胞的特点。
> 2. 区别心脏的电活动与机械活动。
> 3. 解释去极化与复极化。
> 4. 描述正常的心脏传导系统。
> 5. 解释心输出量的计算公式。
> 6. 对比交感神经系统与副交感神经系统在调节心率过程中的作用。
> 7. 解释参与调节每搏输出量的三种因子。
> 8. 描述心腔与传导系统的冠状动脉供血来源。
> 9. 讨论血容量和血压对外周循环的影响。

人均 70 年的生命历程中,按照每年 365 天、每天 24 小时计算,心脏大约每分钟泵血 70 次。泵血量为每分钟 5 683ml,每小时 341L,每天 8 184L。尽管心脏工作量超出其大小比例,对大多数人来说,心脏仍可在整个生命过程中发挥正常功能。心脏为全身输送血液,供给氧气和营养物质并排泄废物。该活动停止可致细胞死亡。因此,对于心脏病进展期的患者来说,后果不堪设想。本章将回顾心血管系统解剖及生理的基本原理。

## ▲ 心脏的微观结构

显微镜下,心肌与骨骼肌类似,可见其纹理,呈条纹状(图 16-1)。其超微结构模式与横纹肌也较为类似。心肌细胞纵横交错形成复杂的三维网状结构。细胞深处类似平滑肌,可见细长的细胞核,而细胞核与细胞膜并不相邻,该特点类似横纹肌。

心肌细胞特征显著,多数属于细胞膜或肌纤维膜。其必须作为独立单元进行收缩才能有效泵血。细胞膜只有同步去极化,心肌细胞才能够完成同步收缩。这一过程并不需要大量神经组织参与传导,而是通过闰盘在细胞间快速传导冲动来完成。每个心肌细胞末端,相邻细胞膜尽力折叠,紧密黏附,快速完成细胞间去极化(图 16-1)。

细胞膜的自主性是心肌细胞的另一个特征。特定的心肌细胞群组无需任何外部体液和神经的干预,可诱发节律性动作电位,产生收缩波。细胞

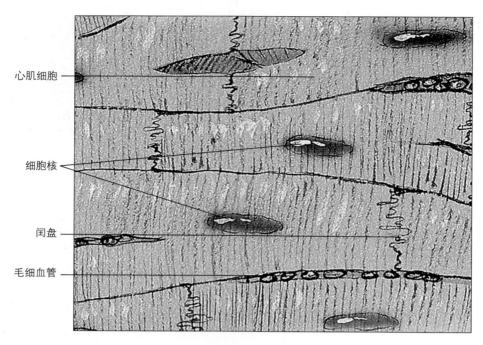

图 16-1 ▲ 心肌纤维,显示分支结构及闰盘

(图中标注:心肌细胞、细胞核、闰盘、毛细血管)

膜的自主性及其他心脏组织功能特征的描述见表框 16-1。

| 表框 16-1 | 心脏组织功能特征 |
|---|---|
| 自主性 | 心脏内被称为起搏器的特殊细胞可自发产生动作电位,导致去极化 |
| 传导性 | 心肌细胞传导动作电位,可在细胞间传递电刺激信号 |
| 收缩性 | 心肌可缩短去极化反应 |
| 兴奋性 | 心脏组织可对刺激产生动作电位 |
| 节律性 | 心肌细胞可自发产生节律性动作电位 |

每个心肌细胞内排列着数以千计的收缩纤维、相互重叠的肌动蛋白和肌球蛋白丝。其在收缩期和舒张期的变化见图 16-2。该图未显示厚肌球蛋白丝的表面呈船桨式延伸的多重桥式交叉。舒张期,这些桥状物与肌球蛋白丝分离。肌动蛋白与肌球蛋白的这种排布使得心肌呈条纹状或束状结构。一组肌动蛋白与肌球蛋白丝组成一个肌小节(sarcomere)。

## ▲ 心脏收缩产生的机械活动

心脏机械性收缩前,动作电位从细胞膜依次快速传递到细胞肌质网。当动作电位引起肌质网去极化时,钙离子从肌质网到达心肌细胞质,与肌动蛋白微丝上的肌钙蛋白分子结合。钙结合肌钙蛋白后轻度移动,露出位于肌动蛋白上的结合位点,与肌球蛋白丝结合。随着三磷酸腺苷(adenosine triphosphate,ATP)内储存能量的释放,这些结合位点移动,肌动蛋白与肌球蛋白相互滑过,产生新联结。桥式交叉的快速连续解离及其与新肌动蛋白位点的再结合使肌小节迅速急剧缩短(图 16-2)。该缩短是心肌收缩(收缩期)的实质性特点。当钙离子恢复到位于肌质网的正常存储位置时,收缩停止,再度覆盖肌动蛋白微丝上的结合位点。分离的肌动蛋白与肌球蛋白丝随后相逆滑过,肌小节延长,处于松弛状态。

心脏收缩需要钙离子参与及能量释放。充足的 ATP 存储和钙离子运动在去极化产生的电活动和心脏收缩产生的机械活动间起到了基本连接作用。

## ▲ 去极化产生的电活动

人体所有的细胞膜都带电的,即可因极化而产生电位。膜上电荷相互隔绝。人体所有类型的细胞膜静息时均带正电荷,且细胞膜外表面的正

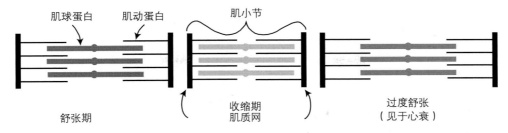

**图 16-2** ▲ 心肌细胞内单个肌小节排列的收缩纤维

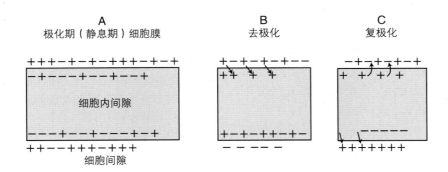

**图 16-3** ▲ 静息期(舒张期)与收缩前电活动

电荷微粒要比内表面的正电荷微粒多。图 16-3A 示静息期电位。

去极化时细胞膜带负电荷,此时膜外表面的负电荷要比内表面的负电荷多。图 16-3B 示去极化状态。兴奋性就是指细胞对刺激做出反应产生去极化的能力。

人体所有细胞都带电,故心肌膜去极化时,其电位可以测量。电位的产生取决于细胞内外电解质的浓度差。不同物质的含盐化合物溶解于水溶液时可解离成带电粒子,称作离子。

静息状态下,心肌细胞内钾离子数量多于细胞外,而细胞外钠离子与游离钙离子数量则比细胞内多。三种阳离子(带正电荷的离子)可通过细胞膜上的孔隙或通道进行扩散。根据自由扩散原理,钾离子向细胞外扩散,而钠钙离子向细胞内扩散。当细胞内外两侧离子浓度接近相等时,静息电位消失。为维持膜静息电位,就需要选择性调节膜两侧离子浓度。参与调节的几种因素包括:①细胞膜内钠钾泵,逆浓度梯度将 $Na^+$ 运出细胞,使 $K^+$ 进入细胞;②由于 $Na^+$ 被动扩散入细胞内,以逆浓度梯度方式将钙离子主动转运到细胞外;③通过膜通道调节,钙离子进入静息心肌细胞;④细胞内阴离子(带负电荷的离子)为大分子,不易透过细胞膜外流。

## ▲ 静息电位的生理基础

心肌细胞内大分子阴离子无法离开细胞。这些阴离子不仅吸引 $Na^+$、$K^+$ 等阳离子通过膜通道扩散进入细胞内,也同样吸引钙离子。而且当细胞处于静息状态时,膜通道入口关闭。$K^+$ 留在细胞内,$Na^+$ 则通过位于细胞膜上的钠钾泵被输送出细胞外。与此同时,钠钾泵利用逆浓度梯度主动转运 $K^+$ 进入细胞。细胞内 $K^+$ 浓度的增加并不能与细胞内阴离子相互抵消。因此,相较细胞外而言,只要钠钾泵在运作,心肌细胞膜内电位就始终为负值。静息电位值约为 $-80mV$。每当一个离子离开细胞,就需要 ATP 提供所需能量在离子与载体之间起到化学键的作用,并以此维持静息电位所需要的能量。维持心肌细胞膜静息电位的因素见表框 16-2。

| 表框 16-2　维持心肌细胞膜静息电位的因素 |
| --- |
| • 细胞膜内钠钾泵 |
| • $Ca^{2+}$ 利用浓度梯度进行主动转运 |
| • 通过膜通道调节 $Ca^{2+}$ 进入静息心肌细胞 |
| • 细胞内大分子阴离子,不易透过细胞膜外流 |

## ▲ 动作电位的生理基础

当极化细胞膜受到刺激时,通常只有少量钠离子可通过细胞膜快速扩散入细胞内。这是钠离子主动转运酶(泵)失活所导致的迅速扩散,是对净电荷的逆转。此时细胞膜外电荷为负值,即细胞膜去极化(图16-3B)。

由于钠涌入细胞内,静息电位值由 −80mV 下降为约 −35mV,此时细胞膜上先前关闭的"钙通道"打开,更多钙离子涌入细胞内,并与不断进入的钠离子共同维持去极化,直至极化的细胞膜外电位值达到约 +30mV。这样的最大去极化使邻近位置细胞膜上的钠钾泵失活,从而引起这些部位出现去极化。初始去极化沿着一定路径进行的自动传导,被称为动作电位(actional potential)。心肌细胞内,一个动作电位可诱发细胞内钙离子从肌质网的储存位点释放,加上穿过肌纤维膜涌入的钙离子可提高细胞内钙离子水平,从而产生如前所述的肌肉收缩。

如果去极化始终低于某一关键点(阈值),就会因没有开放任何钙通道或未能激活辅助钠钾泵而消失。因为它无法自动传导且局限,这种去极化称为局部去极化。

去极化的过程中,细胞内钠离子浓度的上升使钾离子解离,并顺浓度梯度扩散到细胞外。在流出的钾离子获得动量的同时,钠钾泵自动重新激活(可能之前只是暂时失活)。一旦重新激活,钠钾泵开始恢复初始静息电位,称之为复极化(图16-3C)。复极化初期,外流钠钾离子数量超出进入数量,但由于细胞内钠离子外流,钾离子成为细胞内阴离子靠静电吸附所保留的主要阳离子,从而阻止钾离子进一步外流。复极化包括增加细胞内钾离子、减少细胞内钠离子的泵活动以恢复静息电位。复极化早期的电活动还包括重新关闭钙离子通道,以阻止钙离子内流。当钠离子扩散入细胞内时引起钙离子逆浓度梯度从细胞内外流也会降低细胞内钙离子水平。此期动作电位见图16-4。

## ▲ 心脏的宏观结构

心脏约攥起的拳头般大小,位于胸部纵隔胸

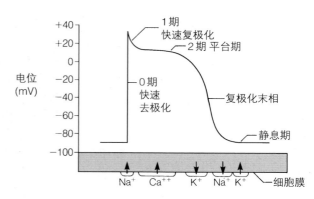

图 16-4 ▲ 心脏动作电位 0 期:快速去极化期。此期细胞膜上快速钠通道受刺激开放,导致钠离子快速内流,心肌随后收缩。1 期:快速复极化期且动作电位达顶峰。此期快速钠离子通道因膜对钠离子通透性骤然减少而失活。2 期:动作电位平台期。此期由于膜对钾离子通透性低,故整个期间细胞膜保持去极化状态。平台期出现钙离子内流,但速度较钠离子慢,且持续时间更长。3 期:复极化末相,始于动作电位曲线向下斜坡段。此期钠钙离子内流停止,钾离子快速外流。3 期末,钠钾离子均恢复到静息状态水平。4 期:静息膜电位,相当于舒张期。此期钠钾泵激活,经主动转运钠离子到细胞外,钾离子回到细胞内。图下方箭头显示了影响膜电位的各离子运动的大致时间和方向。钙离子离开细胞的具体阶段无明确定义,但也发生在第 4 期

腔内两肺间。右心几乎完全位于左心的前方。右心室占据心脏前表面的大部分(图16-5),左心室仅占一小部分。左心室以锥形下端尖部构成心脏左侧边缘,通常称为心尖。

心脏可分为四层:心内膜层、心肌层、心外膜层和心包层。心脏内层,即心内膜层,由衬托于心脏和瓣膜内面的内皮组织构成。心肌层是心脏的中间层,由主宰心脏搏动的心肌纤维构成。心脏外层,即心外膜层,紧紧黏附于心脏和大血管的底部。心包是一个包绕心脏的薄的纤维性双层囊性结构。该结构分两层,外层为心包壁层,内层为心包脏层。两层之间的少量心包液可起到润滑作用(30~50ml)。

心脏有四个腔,左、右心房和左、右心室。心房偏小,壁薄,腔内压力较低。心房收缩可向心室供应约 30% 的血流,称之为心房供血。剩下 70% 的心室血供由房室间压力产生。心室较大,壁厚,腔内压力较高。左心室壁较右心室壁厚是由于左心室必须产生更大的力量才能够将血液泵达主动脉。脱氧血从上下腔静脉进入右心房。血液通过三尖瓣进入右心室,然后血液通过肺动脉瓣到达肺循环。在肺部进行气体交换后,氧合的血液

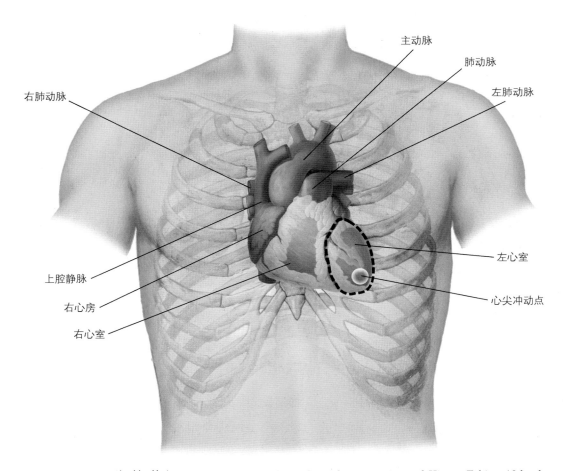

图 16-5 ▲ 心 脏 结 构(From Bickley LS:Guide to Physical Examination and History Taking,10th ed. Philadelphia,PA:Lippincott Williams & Wilkins,2009,p 324.)

会到左心房,经二尖瓣到达左心室,再通过主动脉瓣,最终到达主动脉(图 16-6)。

心脏瓣膜由纤维组织构成,使血液单向流动。瓣膜的开放和关闭是血流和压力差的结果。二尖瓣和三尖瓣位于心房和心室之间,故称为房室瓣。黏附于房室瓣上的腱索和乳头肌可在心脏收缩时维持关闭状态并预防瓣膜小叶内翻从而避免血液逆流回心房。肺动脉瓣和主动脉瓣各有状似半月形的三片小叶,称为半月瓣。

## ▲ 心脏传导系统

为有效泵血,大部分心肌必须几乎同时接收动作电位。极速传导动作电位的特殊细胞排列于心脏传导通路。这些细胞均具有自主性(表框 16-2)。

心腔和特殊组织见图 16-7。窦房结(sinoatrial node,SA)位于右心房壁上下腔静脉间的开口处。窦房结细胞具有自主性,正常情况下电冲动要比其他具有自主性的心肌细胞产生更快(60~100 次 / min),起到了正常心脏起搏器的作用。虽已在心房发现了某些特殊的心房传导组织,但心房肌动作电位来自于心房肌细胞的闰盘。

房间隔的右下方是房室结,也称作房室交界。该部分组织会使心房动作电位延迟到达心室。动作电位在不同的时间到达房室结。房室结延迟动作电位的传导直至所有电位离开心房然后共同到达房室结。此次轻度延迟后,房室结可一次性将所有的动作电位传导到心室传导系统,使所有心室细胞几乎同步收缩。房室结的延迟作用也给心房提供足够的时间将全部承载的血液泵入心室,为心室收缩做准备。

冲动从房室结下传到室间隔内的希氏束,然后分流到左右束支,再通过众多浦肯野纤维中的一支到达心室心肌组织本身。一个动作电位贯穿传导组织的速度要比其穿越心室心肌组织的速度快 3~7 倍。因此,束支和浦肯野纤维能使心室近乎全部同步收缩,从而最大化地使心脏同时泵血。

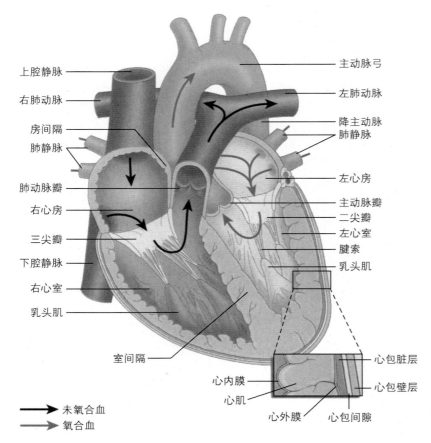

上腔静脉
右肺动脉
房间隔
肺静脉
肺动脉瓣
右心房
三尖瓣
下腔静脉
右心室
乳头肌

主动脉弓
左肺动脉
降主动脉
肺静脉
左心房
主动脉瓣
二尖瓣
左心室
腱索
乳头肌

室间隔

心内膜
心肌
心外膜
心包脏层
心包壁层
心包间隙

→ 未氧合血
→ 氧合血

图 16-6 ▲ 心脏结构。箭头表示血液流经心腔的过程(From Smeltzer SC, Bare BG, Hinkle JL, et al: Textbook of Medical-Surgical Nursing, 12th ed. Philadelphia, PA: Lippincott Williams & Wilkins, 2010, p 685.)

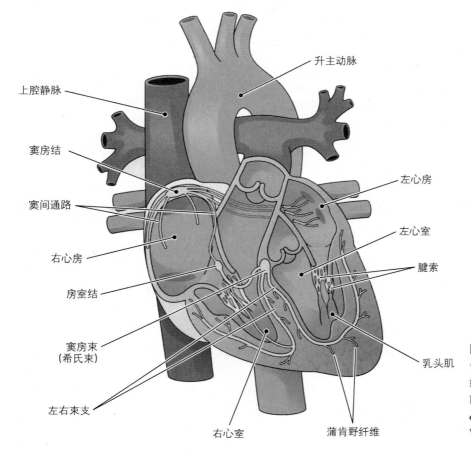

上腔静脉
窦房结
窦间通路
右心房
房室结
窦房束
(希氏束)
左右束支

升主动脉
左心房
左心室
腱索
乳头肌

右心室
蒲肯野纤维

图 16-7 ▲ 起源于窦房结(黄色)且周而复始的心脏传导系统(From Weber J, Kelley K: Health Assessment in Nursing, 4th ed. Philadelphia, PA: Lippincott Williams & Wilkins, 2010, 352.)

## 心电图

心脏动作电位的传导可通过心电图（electrocardiogram, ECG；图 16-8）描记。由于第 17 章重点介绍心电图，这里仅做简单讨论。心电图并不显示心脏的机械运动，但可以认为正常心脏的心电变化和机械运动是相互耦联的（第 17 章）。

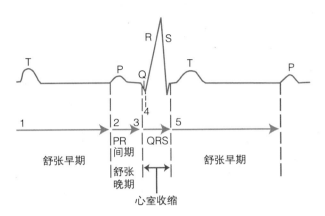

**图 16-8** ▲ 以正常心电图波形阐述心动周期中电运动与机械运动的比较

图 16-8 中，点 1 显示心房、心室静息时的早期心室舒张，大静脉内的血液被动充盈双侧心房。当心房充盈时，房内压超过室内压，房室瓣开放以应对压力梯度差。心房内血液正被动充盈于心室。

点 2，心室末期舒张开始，两侧心室放松，约 3/4 充盈。窦房结因自律性而开始产生冲动，双侧心房去极化，产生 P 波。心房收缩，血液开始从心房进入心室：这种心房供血可为心室供应 20%~30% 的血容量。

点 3，PR 间期末，始于窦房结的动作电位被延迟，积聚于房室结，传导至希氏束，心房和心室处于静息状态。

点 4，动作电位移向室间隔，产生去极化，出现 Q 波。其后动作电位快速向下经左右束支进入全部心肌细胞的浦肯野纤维。这些电位运动可通过心电图的 RS 波呈现，其后紧跟双侧心室的机械运动。房室瓣膜关闭，主动脉瓣和肺动脉瓣开放。

点 5，心脏恢复到心室舒张早期，心室复极化。复极化产生宽大的 T 波。主动脉瓣和肺动脉瓣在复极化中点时开始关闭。

## 节律性和同步性

自主性是心肌传导细胞的固有特点，因自发性和节律性的钠泵失活而产生。异常状态下，心肌细胞也可获得自主性，可自发产生系列节律性动作电位，从而自主激活产生收缩。自主性的协调对于心脏节律收缩至关重要，可通过心肌不同组织中的自主性速度的变化来实现。

正常成人静息状态下窦房结每分钟起搏 60~100 次。传导系统的其他部分和心室的起搏速度则进行性减慢。房室结每分钟起搏 40~60 次。心室传导组织每分钟起搏约 20~40 次。通常，窦房结是心脏自主性节律速度最快的细胞群。

如果窦房结无法起搏，心脏下部的起搏点会因心肌组织的自主性而发出冲动。通常房室结会成为新的起搏点，但心率会因此减慢。如果窦房结传导阻滞（不能通过房室结），两侧受阻部位最快的起搏组织将在各自区域起控制作用，心电图会显示独立的心房波和心室波。由于多数心室于舒张早期被动充盈，心室供血无需心房收缩。心室为肺和机体全身供血，故其节律有重要的临床意义。心室收缩率对真正的组织灌注起决定作用。心率越慢，心室满足日常生活活动和锻炼时机体灌注需求的能力就越低。而心室率过快会使舒张期缩短致心腔充盈时间减少而使灌注需求受损。心室充盈下降会降低心输出量（cardiac output, CO）。

## ▲ 心输出量

CO 是心功能的传统测量方法，为左心室每分钟的排血量，以升为单位。心输出量是心率和每搏输出量（stroke volume, SV）的乘积。每搏输出量是指心室每次收缩所排出的血量。CO 的计算公式为：

$$CO = HR(次/min) \times SV(L/次)$$

正常成人心输出量为 4~8L/min。心输出量可发生变化以满足机体对组织灌注的需求。但其心输出量的计算公式无法解释体型大小的差异。比如，5L/min 的心输出量足以满足 50kg 的男性，却无法满足 120kg 的男性。由于血液灌流是描述体型大小的函数，更精确测量心功能应该是心脏指数（cardiac index，CI）。心脏指数是每平方米体表面积左心室每分钟的排血量（或心输出量），以升计算。通常心脏指数的平均值是$(3.0 \pm 0.2)$L/$(\min \cdot m^2)$，波动于$(2.8 \sim 4.2)$L/$(\min \cdot m^2)$，心脏指数的计算公式为：

心脏指数（CI）= 心输出量（L/min）/ 体表面积（$m^2$）

## 心率的调节

虽然心脏可不受任何外力的影响独立搏动，但心率还是受到自主神经和儿茶酚胺的影响。正副交感神经纤维支配窦房结和房室结。此外，某些交感神经纤维终止于心肌组织。

窦房结细胞受副交感神经刺激释放乙酰胆碱，去极化速度减慢，从而使心率减慢。受交感神经纤维刺激，其可释放去甲肾上腺素，从而增加窦房结去极化速度，对心肌纤维产生正性肌力作用，这部分内容将在之后讨论。交感神经刺激可加快心率（表 16-1）。肾上腺髓质释放去甲肾上腺素和肾上腺素入血，血液循环中的儿茶酚胺作用于心脏，产生与刺激交感神经一致的作用。

心率对血压的反射调节有两种：主动脉反射和班布里奇反射（Bainbridge reflex）。在主动脉反射（图 16-9A）过程中，动脉血压升高刺激主动脉弓和颈动脉窦压力感受器产生感觉冲动，到达位于髓质的心脏调节中枢，使心脏的副交感神经刺

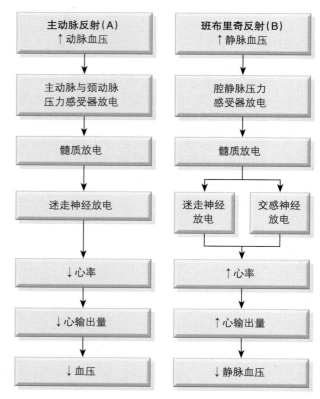

**图 16-9 ▲** 主动脉反射效应（A）与班布里奇反射对心率产生的效应（B）

激增强或交感神经刺激减弱，导致动脉血压反射性升高，心率减慢。心率减慢导致心输出量减少，从而降低动脉血压。相反，动脉血压下降，比如休克时，心率会反射性增加。主动脉反射是维持动

表 16-1 自主神经系统对心脏和血管的 α 与 β 效应

| 效应器官 | 胆碱能效应 | 非肾上腺素能冲动 | |
| --- | --- | --- | --- |
| | | 受体类型 | 效应 |
| **心脏** | | | |
| 窦房结 | 心率减慢，迷走神经反应骤停 | $\beta_1$ | 心率加快 |
| 心房 | 收缩力减弱，传导速度增快 | $\beta_1$ | 收缩力增强、传导速度增快 |
| 房室结和传导系统 | 传导速度减慢；AV 阻滞 | $\beta_1$ | 传导速度增快 |
| 心室 | — | $\beta_1$ | 收缩力增强、传导速度增快 |
| **小动脉** | | | |
| 冠状动脉、骨骼肌、肺 | 舒张 | $\alpha$ | 收缩 |
| 腹膜脏层、肾脏 | | $\beta_2$ | 舒张 |
| 皮肤黏膜、脑、唾液腺 | — | $\alpha$ | 收缩 |
| **体静脉** | | | |
| | — | $\alpha$ | 收缩 |
| | | $\beta_2$ | 舒张 |

脉血压平衡的持续调节机制。

班布里奇反射（Bainbridge reflex）（图 16-9B）利用的是腔静脉上的受体。静脉回流增加可刺激这些受体产生感觉冲动，随后到达心脏调节中枢，反射性降低副交感神经的心脏刺激作用，增加交感神经的心脏刺激作用，从而使心率加快。静脉回流减少则心率减慢。因此，班布里奇反射是通过静脉回流机制来调节心率的。

## 每搏输出量的调节

SV 是收缩期左心室的泵血量。正常值为60~100ml。三种因素参与调节：前负荷、后负荷（或血管壁压力）和心肌固有的正性肌力收缩作用。

### 前负荷

前负荷是心肌纤维收缩前的阻力大小。通常在心脏收缩前，心腔阻力的大小与心腔内舒张末期的血容量成正比。但在某些情况下，血压的轻微变化也可使心腔保持较多的血容量。

前负荷这一概念与阐述心肌细胞纤维长度决定心肌收缩力的 Frank-Starling 定律相关（图16-10）。在一定范围内，心肌收缩力越强，心肌纤维拉伸越长。如果超出肌纤维的最佳长度，肌动蛋白 - 肌球蛋白结合点就会尽可能少的重叠以便于足够收缩。当低于最佳收缩长度时，几乎没有空间供肌丝滑过，而且细胞壁会限制肌丝进一步滑动。肌动蛋白丝也开始重叠，与肌球蛋白纤维的结合点数量减少。

当心肌收缩力减弱时，心腔泵血功能减弱，无法有效排空。大量血液在收缩期末滞留于心腔。舒张期心室充盈时，多余的血液使心腔过度充盈舒张。随着每个舒张期前负荷的增加，下一个收缩期时心肌收缩力变得更弱。

由于受舒张末期容量的影响，前负荷通常等同于舒张末期血容量或血压。因此，左心室前负荷以左心室舒张末期压力来描述。

可快速正常调节前负荷变化的实例是瓦尔萨尔瓦动作（Valsalva maneuver）。瓦尔萨尔瓦动作的第一步发生在个体屏住呼吸并用力时，如排便或拎重物。屏气用力可增加胸腹腔内的压力，减少右心房和右心室的回心血量，使前负荷得以降低。同样，屏气用力还可刺激迷走神经，减慢心率。

瓦尔萨尔瓦动作的第二步发生在呼气过程

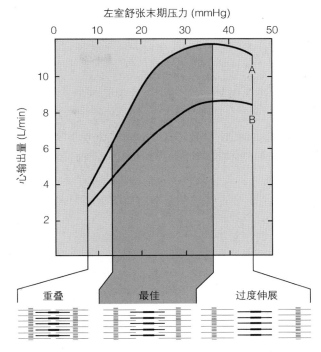

图 16-10 ▲ 顶部：正常心脏 Starling 心室功能曲线。通过 Frank-Starling 机制，左室舒张期（LVED）压力增加导致心输出量增加（曲线 B）。在舒张期充盈肌纤维长度比静息期延长 $2^{1/2}$ 倍时，产生最大收缩力且射血分数增加。在曲线 A 中，心肌收缩力增加可增加心输出量而不改变 LVED 量与血压。底部：不同 LVED 充盈压时，肌动蛋白与肌球蛋白丝伸展。（From Porth CM：Pathophysiology：Concepts of Altered Health States，8th ed. Philadelphia，PA：Lippincott Williams & Wilkins，2009，p 464.）

中，胸内压的迅速降低使静脉回流骤然增加。右房和右室前负荷剧烈增加，张力增加，右心室每搏输出量增加。心房张力感受器给大脑髓质发出信号，刺激交感神经，心率增加。

### 后负荷

后负荷是心脏收缩期泵血时需要克服的阻力。决定后负荷最关键的因素是体、肺循环血管的阻力。后负荷通常就等同于体循环血管或肺循环血管的阻力。

后负荷通过增加或降低收缩期心室排空的难易程度来影响每搏输出量。通过血管舒张，体循环血管阻力降低，左心室腔可将血液泵入相对较大、开放舒张的动脉。由于左室泵血容易，排空也较为容易，从而增加每搏输出量。

如果体循环血管阻力增加，比如通过儿茶酚胺介导的动脉血管收缩，左心室需要克服更大的阻力将血液泵入缺乏弹性的脉管系统，导致每搏输出量减少。

## 收缩力

心肌收缩力是指正性肌力作用和心脏负荷。心肌收缩力随神经刺激和血液中儿茶酚胺水平的变化而变化。通常认为通过循环中的单磷酸腺苷机制,心肌细胞可改变细胞内钙离子和ATP水平。虽然机制尚未明确,但这些变化会促使心肌收缩力增加。

然而,心肌收缩力增加会增加心肌耗氧量,也会增加心脏负荷以及机体对氧气的需求量。

心输出量取决于心率和每搏输出量。无论每搏输出量增加(前后负荷或心肌收缩力增强)的起始原因是什么,每搏输出量的增加都会使心脏负荷增加。同样,无论心率增加出于何种原因,机体对氧的需求量都会随之增多。

## ▲ 冠状循环

心肌供血来自左、右冠状动脉(图16-11)。左、右冠状动脉起源于主动脉,恰好位于主动脉瓣上方。左冠状动脉有两大主要分支:左前降支(the left anterior descending,LAD)和左旋支(the left circumflex artery,LCA)。LAD下行经过左室前壁到达心尖。LAD主要为室间隔前2/3、左心室前部、心尖和大部分束支供血(表16-2)。

LCA是左冠状动脉的另一分支,位于左心房和左心室间的凹槽,包绕心脏后部。LCA为左心

### 表16-2 心肌与传导系统的冠状动脉血流供应

| 冠状动脉 | 供应的心肌 | 供应的传导组织 |
|---|---|---|
| **左冠状动脉** | | |
| 左前降支 | 室间隔前部 | 束支 |
| | 左心室前部 | |
| | 心尖 | |
| 左旋支 | 左心房 | 45%的心脏供应给SA结 |
| | 左心室侧壁 | |
| | 左心室后壁 | 10%的心脏供应给AV结 |
| **右冠状动脉** | | |
| | 右心房 | 55%的心脏供应给SA结 |
| | 右心室 | |
| | 室间隔后部 | 90%的心脏供应给AV结 |
| | 左心室前壁 | |

房、左心室侧壁和左室后壁供血。约10%的人群中,LCA是主动脉侧降支血供的来源。这种情形被称为左优势型。窦房结45%的血供、房室结10%的血供由LCA的分支提供。

右冠状动脉(the right coronary artery,RCA)也源自主动脉,向右心房、右心室前壁、侧壁、后壁,以及室间隔后壁发出分支。RCA为右心房、右心室和左心室前壁供血。90%的人群冠脉侧降支由RCA供血,称之为右优势型。窦房结55%的血供、房室结90%的血供由RCA提供。

冠状动脉首先为心外膜层供血,其后深入心肌,再为心内膜层供血。冠脉血流不足时,会首先减少心内膜下的含氧血液供应。若血液供应持续中断,整个心肌壁厚度乃至于心外膜下层的含氧

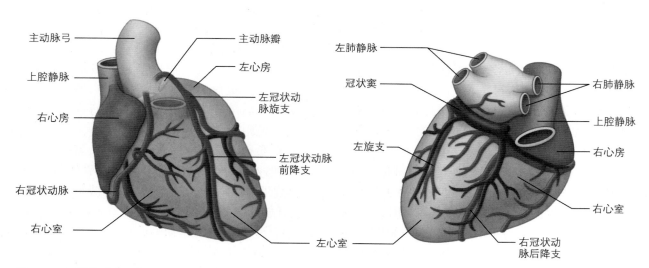

**图16-11 ▲** 冠状动脉和部分冠状窦静脉(Adapted from Porth CM:Pathophysiology:Concepts of Altered Health States,8th ed. Philadelphia,PA:Lippincott Williams & Wilkins,2009,p 547.)

量都将持续降低。

由于冠状动脉源于主动脉(主动脉瓣上方)且位于心肌纤维之间,在心室舒张期,而非收缩期,当主动脉瓣关闭时,血液流经冠状动脉。因此,任何可缩短舒张充盈时间的因素(如心动过速)都会减少冠脉灌注。

## ▲ 外周循环

心血管系统的生物学意义是组织灌注。这种灌注为机体细胞提供氧气和营养物质并排出包括二氧化碳在内的代谢废物。组织灌注与血液流速直接相关,主要取决于几种因素。其中一种因素就是平均动脉压和右心房压力差(通常以中心静脉压[CVP]来表示)。差异越大,流速越快(余者不变)。相反,如果动脉压下降,静脉压升高,则血液流速减慢,组织灌注随之降低。

影响血液流速的另一因素是血管阻力。血管阻力和血流之间的关系有两种途径。第一是描述通过不同直径的血管(如动脉、毛细血管)的血流速度。第二是通过调节小动脉管径的大小来持续调节血流速度。

其他两种因素可在正常情况下维持血流速度稳定。这两种因素是所有血管长度的总和与血液黏稠度。这些因素通常不会发生显著改变,所以在计算流速时可忽略不计。但是这些因素之间存在明显的关系:血管越长,阻力越大,流速就越慢。血液越黏稠,流速也越慢。血液黏稠度取决于溶剂(水)和溶质以及其他颗粒,包括血细胞和血小板之间的比例。如果水少,颗粒多,血液就越黏稠。描述这四种因素的等式如下:

$$流速 = \frac{平均动脉压 - 中心静脉压}{血管阻力 \times 血液粘稠度 \times 血管长度}$$

由于血容量和血压对组织灌注的影响重大,所以要对改变和调节它们的因素加以测量。

### 血容量

尿量和液体摄入量是调节血容量的主要正常机制。如果在其他因素恒定的状态下,出量多,入量少,血容量就会减少。24 小时内影响尿量的因素包括改变肾小球滤过率、肾小管对水的重吸收率的因素(第 42 章详述这些因素,尤其重点讨论

正常内分泌机制中的抗利尿激素)。促进液体流失的病理状态下(如,烧伤、严重腹泻、渗透性利尿)或者液体从血管腔转移到组织间隙都使血容量减少。

### 血压

动静脉间的压力差是血液循环和组织灌注的主要动力。首先需要测量的就是影响中心静脉压(central venous pressure,CVP)的因素,随后是调节动脉血压的因素。严格意义上讲,中心静脉压是腔静脉内血在进入右心房之前的压力。CVP 会因血容量的增加(比如超负荷静脉输液)或心脏泵血功能的减弱(比如心衰)而增加。由于心动周期产生的搏动效应可被毛细血管网消除,故以平均值来记录静脉压,单位是毫米汞柱(mmHg)。

动脉血压是动脉和小动脉的血压,由心动周期而产生的脉动血压。收缩压(峰值)和舒张压(低值)以毫米汞柱计。平均动脉血压是在临床用于描述平均灌注压力的指标。

动脉血压受动脉和小动脉血管紧张度、心脏每次收缩进入动脉的血量(即心输出量)和血容量本身来调节。血管紧张度恒定的条件下,血容量或心输出量越多,血压越高。反之亦然。血管紧张度受神经和激素的调节。

神经调节受延髓内的血管运动中枢介导。该中枢包括血管增压和减压区域。血管运动中枢接受位于颈动脉窦,主动脉弓的压力感受器,心房舒张牵张感受器,大脑边缘系统及下丘脑、中脑和肺牵张感受器的神经输入。此外,血管运动中枢对局部低氧和高碳酸血症产生直接反应。源于血管加压中枢的神经输出导致交感神经对动脉平滑肌细胞的刺激增加,导致动脉收缩和动脉血压升高。刺激减压区域可使交感神经刺激降低。

动脉血压的快速调节主要受到压力感受器反射的影响。压力感受器所受的压力增加(受血压升高或人为加压的直接影响以及血容量增加的间接影响)可反射性刺激减压区域,导致交感神经对大动脉和主动脉的刺激减弱,从而降低动脉血压。动脉血压下降反射性刺激压力区,引起压力感受器刺激降低,使交感神经对动脉平滑肌的刺激增强,血压升高,从而维持动脉血压平衡。

直立性低血压时,压力感受器反射迟钝。由于动脉血压不能很快升高到必须值,体位的改变

导致脑部灌注暂时降低,严重时可导致晕厥。

　　其他因素可通过影响血管运动中枢来反射性改变动脉血压。来自大脑边缘系统和下丘脑的神经纤维通过调节情绪影响血压的变化。比如眩晕是由于晕血或听到坏(好)消息而由神经介导的血管舒张。严重疼痛初期,来自中脑或可能源自髓质的上行脊髓丘脑纤维的神经输入可导致动脉血压升高;当后期严重疼痛延长时,血压下降。肺部膨胀可刺激肺牵张感受器。血管运动中枢接受刺激后会反射性降低动脉血压。血管运动神经元的缺氧和高碳酸血症会在较小程度上刺激加压区,反射性引起血压升高。该刺激明显不属于正常调节机制,但可在某些病理状态下作为常规代偿机制。颅内压升高可导致脊髓缺氧和高碳酸血症,增加脊髓灌注,改善低氧和高碳酸血症,反射性引起动脉血压升高。动脉血压的激素调节主要是受肾上腺髓质儿茶酚胺和肾素-血管紧张素系统的影响。肾上腺髓质儿茶酚胺模拟交感神经纤维对动脉肌层(中膜)的神经起支配作用。引起动脉收缩、血压升高,肾素血管紧张素系统的作用见第28章。简单来说,血容量减少或肾脏灌注降低,肾小球滤过率降低,刺激球旁器分泌肾素,产生肾素血管紧张素Ⅱ,其可直接作用于血管中膜,引起血管收缩。因此,肾素的升压作用可增加肾脏灌注及肾小球滤过率。

　　最后,动脉血压受血管中细胞游离钙水平影响。游离钙水平受肌肉细胞膜上钙离子通道开放和闭合等因素影响。阻断钙离子通道的药物(钙离子通道阻滞剂)可抑制钙离子进入细胞。钙离子内流减少可显著降低细胞内钙离子水平,使肌肉(包括心肌)收缩力减弱,从而促进血管舒张,降低血压。

## ▲ 临床适用性挑战

> **简答题**
>
> 1. Mr.S 被诊断为窦房结无法起搏,他会出现哪些心律失常?
> 2. Mr.J 的诊断发现冠状动脉左前降支的 90% 受阻,描述心脏哪些解剖部位和心脏传导系统的哪几部分会受到影响?
> 3. Mr.M 有长期高血压病史,调节每搏输出量的哪些因素会受到高血压病史的影响?

(译者:张　姮)

## 参考文献

1. Porth CM: Pathophysiology: Concepts of Altered Health States, 8th ed. Philadelphia, PA: Lippincott Williams & Wilkins, 2009

2. Bickley LS: Bates' Guide to Physical Examination and History Taking, 10th ed. Philadelphia, PA: Lippincott Williams & Wilkins, 2009

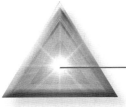

# 患者评估：心血管系统

Patrica Gonce Morton, Kim Reck, Jillian Hamel, Amanda S. Walther, Kathryn T.Von Rueden 和 Jan M.Headley

## 第 17 章

### 学习目标

学习本章内容后,读者应能够:

1. 解释心血管病史的组成。

2. 描述心血管体格检查的步骤。

3. 讨论心动周期中第一、二、三、四心音的产生机制和时间段。

4. 解释心脏杂音的病因。

5. 描述血液检查、凝血机制检查、血液化学成分分析和血脂检查的内容。

6. 比较血清酶与心肌蛋白在诊断急性心梗过程中的用途。

7. 描述心脏学中的诊断技术。

8. 讨论心脏诊断性检查前后的健康教育与护理。

9. 描述心脏诊断性检查的潜在并发症。

10. 解释心电监测系统的主要特征和障碍排查步骤。

11. 描述心电图描计的内容及其意义。

12. 解释心电图的解读步骤。

13. 描述各种类型心律失常的病因、临床意义和治疗措施。

14. 描述正常 12 导联心电图的参数指标。

15. 说出心电轴的概念,并判断 12 导联心电图电轴的方向。

16. 解释束支传导阻滞、心房、心室增大的病因、临床意义和治疗。

17. 描述血钾和血钙异常时的心电图变化。

18. 描述血流动力学监测的系统组成。

19. 分析正常体动脉、右心房、右心室、肺动脉和肺动脉闭塞压波形的特征。

20. 阐述准确测量血压的护理措施。

21. 讨论留置动脉导管、中心静脉导管和肺动脉导管时的主要并发症。

22. 描述测量心输出量的热稀释法。

23. 描述血流动力学测量的微创侵入性或非侵入性的替代方法。

24. 评价影响供氧和耗氧的因素。

25. 采用 $SvO_2$ 或者 $ScvO_2$ 监测供氧与耗氧量。

过去几十年里,评估和治疗心血管和呼吸系统疾病的先进技术已有了很大提高。运用先进、复杂的技术已成为急危重患者护理的重要组成部分。然而,心血管系统全面评估的重要性仍不可低估。本章起探讨心血管系统评估,包括心脏病史、体格检查和实验室诊断性检查,其中心电监护和血流动力学检测尤其重要。

# 心脏病史与体格检查

心血管的护理评估及病史可为进一步体格检查、选择诊断和治疗措施提供生理和心理社会信息。收集病史时,护士应询问患者主诉、现病史,包括对症状和体征的全面分析。其次,护士要询问患者的既往史、家族史以及个人社会史。病史包括系统全面的回顾,应为患者的健康状态提供额外的信息。收集病史信息有助于护士识别促进或阻碍心脏健康的危险因素和行为,护士依据这些信息进行健康教育。在采集病史和体格检查的过程中,护士可与患者建立联系,评价患者的基本身心状况。

## ▲ 病史

### 主诉和现病史

护士以询问患者主诉开始进行病史采集,请患者用自己的语言来描述就诊原因。然后收集更多关于目前疾病的信息,可采用 NOPQRST 的格式加以询问,问题见表框 17-1。这些问题的答案对于了解患者对问题的认知至关重要。为了更好地了解现病史,护士要询问患者的相关症状,包括胸痛、恶心、呕吐、呼吸困难、脚踝水肿、心悸、晕厥或眩晕、咳嗽、咯血、夜尿、发绀及下肢疼痛或感觉异常。

## 胸痛

胸痛是心血管疾病患者最常见的症状之一。因此,胸痛是问诊评估中的基本要素。胸痛常令患者感到困扰或者恐惧,所以患者可能不愿谈及胸痛。表框 17-1 中所列的问题在评估胸痛时尤为实用,答案有助于判断是否为心源性疼痛。

由于心脏疼痛(心绞痛)是氧供和氧需之间失衡,所以往往随着时间发展而变化。典型的心绞痛开始时并非极度严重,也不是所有的胸痛都是心源性的,因此需要报告疼痛的特征以及诱发疼痛的行为(或有无)。护士应询问患者出现症状前的正常状态,而且有必要询问症状发作时的情况以判断开始出现症状的日期和时间,突发还是进行性发作。由心脏病所导致的胸痛伴随症状还包括恶心和呕吐。

冠心病所导致的胸痛通常由劳累或情绪激动、进餐及感冒而诱发。用于缓解心绞痛的措施,包括休息或舌下含服硝酸甘油,但其不能缓解心肌梗死导致的疼痛。心源性胸痛通常有沉重感、紧缩感、压榨感或窒息感。如果是浅表性、刀割样或搏动样疼痛,则不大可能是心绞痛。心源性胸痛常位胸骨下,并放射到颈部、左臂、后背或下颌。尽管疼痛常波及其他部位,但本质上,心绞痛是一种内脏性疼痛。多数主诉是"深部隐痛"。当要求患者指出具体疼痛部位时,往往疼痛部位也就是手或者攥紧的拳头般大小。心绞痛区域很少小于指尖大小。可采用 0~10 标尺评估疼痛,以 10 表示患者曾经历的最严重的疼痛,0 表示没有疼痛,

| 表框 17-1 | 评估参数:用于症状评估的问题 |
|---|---|
| N 正常(Normal) | 描述你的正常状况,即出现症状前是什么情形? |
| O 发作(Onset) | 症状是什么时候开始出现的? 哪一天? 什么时间? 是突然出现还是逐渐出现的? |
| P 诱因和缓解因素<br>(Precipitating and palliative factors) | 是什么导致症状出现的? 诱发症状的因素是什么——比如压力、体位改变或是劳累? 开始留意到症状时你在做什么? 哪些会使症状加重? 哪些方法有助于缓解症状? 目前为止试过什么方法吗? 哪些方法不能缓解疼痛? |
| Q 性质和程度<br>(Quality and quantity) | 感觉怎样? 怎样描述症状? 目前经历的程度如何? 其他时候比现在的情况严重还是轻微? |
| R 部位和放射<br>(Region and radiation) | 哪里先出现症状? 能指给我看吗? 如果有疼痛,疼痛是否牵涉到其他部位,比如下行至手臂或后背? |
| S 严重程度<br>(Severity) | 在 0~10 的标尺上,0 表示无痛,10 表示所经历过的最严重的疼痛,来评估疼痛程度。最疼痛时的表现,会令你停止活动和坐下、躺下或晕倒吗? 症状缓解、恶化,还是保持不变? |
| T 时间(Time) | 症状持续多长时间了? 多久发作一次? 症状出现与某事有关吗? 比如餐前、进餐时或餐后? |

请患者描述疼痛的严重程度。当询问疼痛时间时，心源性疼痛患者主诉为持续30秒到数小时。

疼痛可继发于非原发性冠脉血流不足导致的心血管疾病。因此，当采集病史时，护士应考虑其他原因。比如，如果患者主诉躺下、走动或深呼吸时疼痛会加重，可能是心包炎所致。如果是胸骨后疼痛，伴有突发性气促和周围发绀，可能是肺栓塞所致。

## 呼吸困难

呼吸困难常见于肺部疾病和心脏病患者。心脏病患者产生呼吸困难是由于左心室泵血不足，血液淤积于肺内所致。采集病史时，呼吸困难应与常规运动（如跑上四层楼梯、跑步穿越停车场）后突发气促加以区分。呼吸困难不仅仅是气促，而是呼吸真正出现困难的主观描述。护士应判断呼吸困难是仅在劳累时出现还是休息状态下也可出现。患者平卧时出现呼吸困难，但坐起或站立后缓解，称为端坐呼吸。如果呼吸困难表现为入睡后约1~2小时出现，坐起或下床后缓解，则为夜间阵发性呼吸困难。

## 足部和脚踝水肿

其他很多疾病会产生足部或脚踝水肿，心衰患者由于心脏不能有效促使液体流动，足部和脚踝也会产生水肿。重力可促进液体从血管内流向血管外，所以水肿随着时间加剧，通常在夜间躺下入睡后加重。患者或家属会主诉鞋不合脚，以前宽松的袜子变紧。袜口处的凹陷要比平时需要更长的时间才能消失。护士应询问水肿出现的时间（如下肢低垂后立刻出现，还是仅仅在一天结束时，亦或仅在摄入食盐后）和持续时间（如是暂时抬高下肢后可缓解，还是需要持续抬高下肢才能缓解）。

## 心悸和眩晕／晕厥

心悸是指感到心脏不规则或快速地跳动。患者会主诉心跳遗漏、心慌或怦怦直跳。护士询问心悸的发作与持续时间，相关症状以及患者和家属能记起的任何诱发因素。由于心律失常可能危及大脑血供，护士应询问伴随心悸出现的头晕、眩晕或者晕厥等症状。

## 咳嗽与咯血

心衰、肺栓塞或二尖瓣狭窄等疾患可能导致

咳嗽或咯血。药物副作用，如血管紧张素转换酶（ACE）抑制剂也会导致咳嗽。护士应询问患者有无咳嗽、咳嗽的性质（干咳还是伴有咳痰）以及咳嗽的频率（慢性或偶发，或仅在躺下或运动后出现）。如果咳嗽伴有咳痰，护士应询问痰液的颜色、气味、黏稠度和量。若咳出血液（咯血），护士可询问是否痰中带血、是泡沫样血痰或是单纯咯血（鲜红或暗红）。

## 夜尿

心功能不全会导致白天肾灌流不足，最终在夜间静息时保持充足的灌注以增加输出量。护士应询问患者夜间排尿的次数。如果患者服用利尿剂，护士应注意评估患者因白天服用利尿剂所致排尿的频率。

## 发绀

发绀反映的是患者氧合与血液循环的状态。通常中心型发绀较为常见，最常见于口腔黏膜发暗或微黑，反映了氧浓度降低，周围型发绀位于四肢和末端凸起（手、脚、鼻、耳和口唇），是循环受损的表现。

## 肢端疼痛或感觉异常

血供无法满足肌肉活动时就会出现肢端疼痛，这种疼痛称作间歇性跛行。通常间歇性跛行是由下肢严重粥样硬化梗阻所致。休息时肢体可无症状，病情严重时出现症状。腿部血供无法满足运动时的代谢需求，会出现缺血性疼痛。患者主诉肌肉痉挛性疼痛，或足部、腓肠肌、大腿或臀部乏力，需要足够的休息。护士应询问患者疼痛的严重程度以及引起疼痛所需的用力程度。

## 既往史

既往史包括患者既往的健康信息。评估患者既往史时，护士应询问童年期病史及先前其他病史、既往手术史、诊断性检查、治疗干预、所用药物、过敏、输血史（表框17-2）。护士还应询问危险因素（表框17-3）。

## 家族史

护士应询问患者的近亲，包括父母、祖父母、

| 表框 17-2 | 心血管病史的评估 |
| --- | --- |

**主诉**

- 患者描述的问题

**现病史**

- 下列症状与体征的完整分析(采用 NOPQRST 格式,见表框 17-1)
- 胸痛
- 恶心 / 呕吐
- 呼吸困难
- 水肿
- 心悸
- 晕厥 / 眩晕
- 咳嗽和咯血
- 夜尿
- 发绀
- 肢端疼痛与感觉异常

**既往史**

- 童年相关疾病与免疫史:风湿热,杂音,先天畸形,链球菌感染
- 既往急性和慢性病史,包括治疗和住院史:心衰、高血压、冠心病、心梗、高脂血症、瓣膜疾病、心律失常、糖尿病、心内膜炎、血栓性静脉炎、深静脉血栓、周围血管疾病、胸部损伤、肺炎、肺部栓塞、甲状腺疾病、结核
- 危险因素:年龄、遗传、性别、种族、吸烟、胆固醇升高、高血压、缺乏运动、肥胖、糖尿病(表框 17-3)
- 既往手术史:冠脉搭桥手术、瓣膜手术、周围血管手术
- 既往诊断性检查和治疗:ECG,心脏超声、负荷试验、电生理检查、心肌图谱检查、溶栓治疗、心脏置管、经皮腔内血管成形术、支架植入、粥样斑块切除术、起搏器或心脏电复律除颤仪植入术、瓣膜成形术
- 药物治疗,包括处方药、非处方药、维生素、中草药和养生药物:ACE 抑制剂、抗凝剂、抗高血压药、抗血小板药、抗心律失常药、血管紧张素受体 II 拮抗剂(ARBs)、β 受体阻滞剂、钙通道阻滞剂、抗高血脂药、利尿剂、电解质补充药物、硝酸酯类、强心药物、激素替代疗法、口服避孕药

- 药物、食物、荧光剂、乳胶或其他物质过敏及反应
- 输血,包括输血类型和日期

**家族史**

- 父母与兄弟姊妹的健康状态或者死亡原因:冠心病、高血压、糖尿病、突发心脏病死亡、卒中、周围血管疾病、脂质代谢异常

**个人与社会史**

- 烟草、酒精和滥用药物
- 家族结构
- 职业和工作环境
- 生活环境
- 饮食:限制、营养补充、咖啡因摄入
- 睡眠模式:使用的枕头数量
- 锻炼
- 文化信仰
- 精神与宗教信仰
- 应对方式与社会支持系统
- 娱乐活动
- 性行为:勃起障碍时使用的药物
- 近期旅行

**系统回顾**

- 头、眼、耳、鼻与喉:视网膜疾病、视力改变、头痛、颈动脉疾病
- 呼吸系统:气促、呼吸困难、咳嗽、肺部疾患、反复感染、肺炎、结核
- 胃肠道系统:恶心、呕吐、消瘦、排便习惯改变
- 泌尿生殖系统:失禁、勃起功能障碍
- 肌肉骨骼系统:疼痛、乏力、静脉曲张、感觉改变、周围水肿
- 神经系统:短暂性脑缺血发作、卒中、意识程度改变、感觉异常
- 内分泌系统:甲状腺疾病、糖尿病

兄弟姐妹、子女以及孙辈的年龄与健康状况、或年龄与死因,还应询问心血管疾病,比如冠心病(CAD)、高血压、糖尿病、突发心脏病死亡、卒中、周围血管疾病、脂质代谢异常(表框 17-2)。

## 个人与社会史

尽管生理症状可提示心脏疾病的起源、程度,个人与社会史也有助于了解患者的健康状况。表框 17-2 所列的问题有助于护士了解患者,与患者和家属互动,并作为健康教育指导。

## 系统回顾

最后是相关系统回顾。这些信息将有助于护士更好地了解患者的总体健康状态。有助于护士判断心血管疾病对机体其他系统功能的影响(表框 17-3)。

| 表框 17-3 | 心血管疾病的危险因素 |
| --- | --- |

**主要的不可控因素**

- **年龄**：随着年龄的增长，各种动脉硬化疾病日益增多。65 岁以上人群 83% 死于冠心病。心肌梗死的老年女性高于男性 2 倍，且于数周后死亡

- **遗传（包括种族）**：动脉硬化疾病常有家族倾向。其危险在于环境和基因的双重作用。即使控制危险因素，如有家族史，罹患冠心病的机会依然存在。美国黑人比白人更可能患严重高血压和心脏病。美籍墨西哥裔、美洲印第安人、夏威夷土著和某些美籍亚裔患心脏病的风险更大

- **性别**：年轻时，男性发病率高于女性。停经后，女性死于心肌梗死人数增加，但仍然低于男性

**主要的可控危险因素**

- **吸烟**：吸烟者患心脏病的风险是非吸烟者的 2~4 倍。对于患冠心病的吸烟者来说，吸烟是心脏病猝死的独立危险因素。吸烟合并其他危险因素可使患冠心病的几率大大增加。暴露于二手烟也会增加非吸烟者患心脏病的风险

- **血液高胆固醇水平**：高胆固醇水平会增加冠心病风险。合并其他危险因素时，风险更高

- **高血压**：作为"隐形杀手"，高血压是非特异性且无征兆的危险因素。55 岁前男性比女性更易患高血压；55~75 岁之间，男女患高血压的风险相同；75 岁以后，女性比男性更易患高血压。美国黑人患高血压的风险高于白人。高血压会增加卒中、心肌梗死、肾衰和心衰的危险

- **缺乏运动**：缺乏运动是冠心病的危险因素。中等或剧烈的规律锻炼可有效预防心血管疾病。即使长期进行中等强度的规律锻炼也有益处。体育锻炼有控制胆固醇、糖尿病、肥胖和高血压的作用

- **肥胖**：脂肪过多，尤其是腰部脂肪过多，即使没有其他危险因素，也极可能患心脏病。超重会升高血压、血中胆固醇和甘油三酯水平，降低高密度脂蛋白从而更可能患糖尿病

- **糖尿病**：即使糖尿病得到控制，也会增加心脏病和卒中的几率。若血糖不能很好控制，风险更大。多数糖尿患者死于心血管疾病。很多糖尿病患者也患有高血压，因而风险更大

**其他危险因素**

- **压力**：个体面对的压力可能是心脏病的诱因。个人生活压力、健康行为、社会紧急状态都可能是危险因素。比如，处于压力下的个体会饮食过量、吸烟和缺乏锻炼

- **酗酒**：酗酒会升高血压，导致心衰、卒中、高甘油三酯水平和肥胖，产生心律失常。中等量饮酒（女性平均每天一杯，男性两杯）患心脏病的风险要低于不饮酒的人

# ▲ 体格检查

对心脏的评估需要采用视触叩听的标准步骤对个体进行全方位体检。全面细致的体检可帮助护士识别隐患和明显的功能异常。

## 视诊

### 一般状况

视诊始于护患刚接触时。患者的一般状况与特征是初始评估的重要因素。应重点分析对年龄的第一印象、营养状态、自理能力、神志及总体健康状况。必须留意患者的活动能力、有无言语沮丧。同时考虑患者的体位、步态和肌肉骨骼的协调性。

### 颈静脉怒张

颈静脉的压力反映了右心房的压力（RAP），可为护士提供心脏血流动力学和心功能的指征。由于右心房和颈内静脉之间无瓣膜和梗阻，所以右颈内静脉血液水平的高度可用来表示 RAP。

因颈内静脉位于颈部的胸锁乳突肌深部，所以难以直接看到（图 17-1）。视诊的目的是判断颈内静脉可视的搏动最高点，记录头部抬高的水平，测量可视搏动点在胸骨角以上的垂直距离。患者于床上取仰卧位，头部抬高 30°、45°、60° 和 90°。患者所处的每个角度都需观察，头部略偏离体检者。护士以切线水平观察最高可视搏动点。

然后，通过触摸胸骨锁骨联合处（胸骨上切迹）定位路易斯角。体检者手指下滑至胸骨至骨性突起，该突起即路易斯角。在路易斯角处放置一把垂直的直尺，另一把直尺水平置于搏动水平处，可观察水平直尺与垂直尺的夹角，读取垂直尺上的交点。

正常颈静脉搏动点不应超过路易斯角以上 3cm。图 17-2 阐述了测量颈静脉压的流程。超出路易斯角以上 3cm 提示静脉淤血。原因包括右

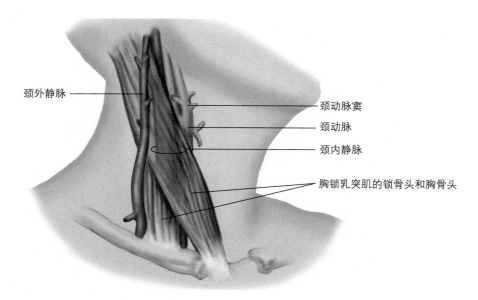

**图 17-1** ▲ 颈 内 静 脉（From Bickley L：Bates' Guide to Physical Examination and Health History，10th ed. Philadelphia，PA：Lippincott Williams & Wilkins，2009，p 237.）

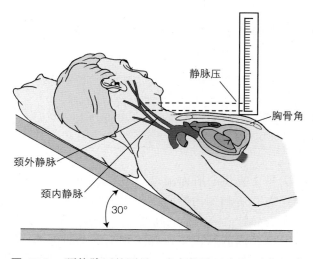

**图 17-2** ▲ 颈静脉压的测量。患者仰卧于床上，头部逐步抬高 30°、45°、60° 和 90°。以切线水平观察静脉搏动最高点。测量搏动点与胸骨角的垂直距离。以厘米为单位记录该距离，并记录床头的角度

心衰、上腔静脉阻塞、心包积液以及其他心脏或胸腔疾病。向腹部施压 60 秒，颈静脉压升高约 1cm（肝颈静脉或腹颈静脉试验）提示心脏不能容纳静脉回流的血液。

## 胸部

胸部视诊包括有无外伤或损伤、是否对称、胸廓以及明显搏动。视诊可观察心尖最强搏动点（point of maximal impulse，PMI）。对于大多数患者来说，PMI 即心尖冲动。而某些病理状态下，胸部可观察到两个明显搏动区域。观察异常强烈的心尖冲动。记录任何凹陷（漏斗胸）或心前区突起。

## 四肢

近距离视诊患者四肢也可为心血管疾病提供线索。检查肢体有无破损、溃疡、持久不愈的伤口以及静脉曲张。还应观察肢体的毛发分布，如果分布异常则提示该区域动脉灌注不良。

## 皮肤

评估皮肤的干湿程度、颜色、弹性、有无水肿、厚度、溃疡和血管变化。观察指甲处有无发绀和杵状指，可提示慢性心肺疾患（第 51 章将进一步讨论指甲问题）。机体各部位间在颜色和体温的差别可提示是否有灌注问题。

## 触诊

### 脉搏

心血管评估的下一步是触诊，需要指腹和手掌。触诊颈动脉、肱动脉、桡动脉、股动脉、腘动脉、胫骨后和足背动脉可采用指腹（图 17-3）。周围脉搏需要对频率、节律、弹性和对称性进行双侧对比。表框 17-4 内描述的 0~4 级标尺用于评估脉搏的强度。但切忌同时触摸颈动脉，避免阻断脑部血供。

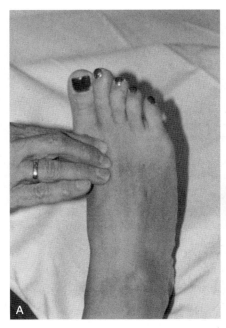
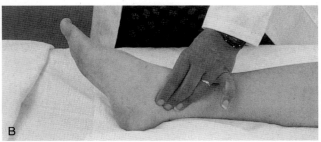

图 17-3 ▲ A:触诊足背动脉;B:触诊胫骨后动脉搏动(From Weber J,Kelley J:Health Assessment in Nursing,4th ed. Philadelphia,PA:Lippincott Williams & Wilkins,2010,p 401.)

| 表框 17-4 | 脉搏强度评价等级 |
|---|---|
| 0 | 无 |
| 1 | 可触及、细速、易脱落 |
| 2 | 正常,不易脱落 |
| 3 | 较强 |
| 4 | 洪大 |

　　脉搏也可根据各自的特征进行描述。如交替脉是指每隔一次脉搏跳动,其强度就会改变,常见于左心衰竭患者。吸气时脉搏消失,呼气时脉搏恢复,叫做奇脉。为确定是否为病理状态,可将血压计放气,直至听到仅在呼气时的脉搏,并记录相应血压值。随着袖带继续放气,观察吸气和呼气循环过程中听到的脉搏点。正常呼吸状态下,若第一个收缩压读值减去第二个收缩压值的差大于10mmHg,则为病理状态。评估脉搏时,护士应对比触诊部位的温度与大小,以监测灌注水平。

## 心前区

　　胸壁触诊是为了评估心尖最强搏动点(PMI)、震颤和异常搏动。触诊先由 PMI 定位开始。对大多数患者来说,PMI 是最易触及的心尖冲动点。护士先以手掌轻轻下压感受搏动,之后采用指腹触及心尖冲动(图 17-4)。触及 PMI 后,注意其部位、直径、振幅和持续时间。通常 PMI 位于锁骨中线

第 4~5 肋间。如果难以触及搏动,则有必要让患者采取左侧卧位。

　　然后,护士依次触诊胸骨左下缘、左上缘、胸锁区域、胸骨右上缘、胸骨右下缘、最后为上腹部。触诊这些区域时,护士应触诊有无震颤,即触觉语颤。心脏瓣膜功能不全所致的血流受阻可引起震颤。

## 叩诊

　　随着放射学在心脏评估中的广泛使用,心脏叩诊的意义已不显著。但是叩诊心脏浊音界有助于大致评估心脏的大小。

## 听诊

　　通过仔细而全面的心脏听诊所获取的资料对于危重症患者的计划和评估尤为重要。在此,需要重点讨论以下主题:心脏听诊的基本原则;正常心音产生的影响因素;导致额外心音、杂音和摩擦音产生的病理生理机制。

　　为了确保听诊准确,患者必须放松,舒适,环境安静、温暖,光线充足。患者取半卧位,背部抬高 30°~45°。为了有助于听到异常心音,可让患者取半左侧卧位(或左侧卧位),以便于左心室更

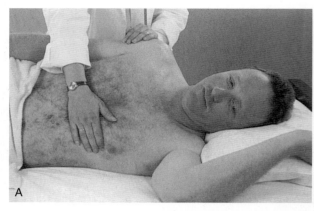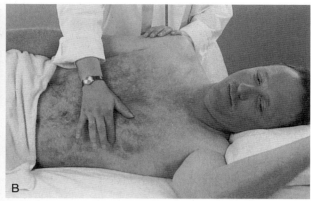

图 17-4 ▲ 手掌定位心尖冲动（A），以指腹触诊心尖冲动（B）（From Weber J,Kelley J:Health Assessment in Nursing,4th ed. Philadelphia,PA:Lippincott Williams & Wilkins,2010,p 367.）

贴近胸壁。也可让患者坐起，前倾并呼气，以便于听到主动脉关闭不全引起的心脏杂音（图 17-5）。

听诊器很重要。听筒应与耳部相宜，与耳道形成自然的角度。距离越短，声波越密集真实，所以听筒以长约 12 寸、质地偏硬为宜。最好从听诊器头部引出两个导头，两耳各一个。听诊器头部应当装有胸件膜部和钟部的阀门系统，以便医生轻松开启这两种装备。膜部胸件用于听诊高频声音，如第一（S₁）、第二心音（S₂）、摩擦音、收缩期杂音和舒张功能不全的杂音吗，需紧密贴于胸壁。

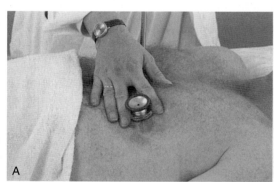

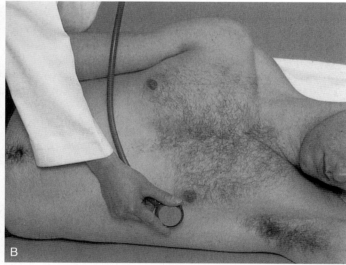

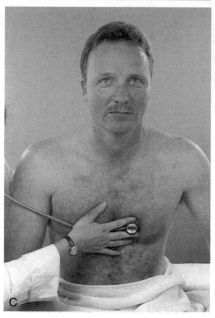

图 17-5 ▲ A:卧位心脏听诊；B:左侧卧位心脏听诊；C:坐位前倾呼气时心脏听诊

低频声音如第三($S_3$)、四心音($S_4$)、二尖瓣和三尖瓣狭窄舒张期杂音的听诊最好使用钟型听诊器,也必须紧密贴于胸部。

心前区需系统有组织的听诊(图 17-6)。有专家建议使用听诊部位的解剖名称(如主动脉、肺动脉)来命名听诊音,但有专家并不建议如此,因为有些杂音同时来自不同部位,仅在特定的区域才能听到,因此建议使用肋间隙、与胸骨缘关系这些解剖学标志来命名。

听诊应先用听诊器膜部从胸骨右缘第二肋间隙开始,即主动脉瓣听诊区,其为闻及 $S_2$ 最强的区域。其次将听诊器置于胸骨左缘第二肋间的肺动脉瓣听诊区,然后下行移动至胸骨左缘第二至第四肋间,一次移动一个肋间隙。胸骨左下缘区域有时被称为三尖瓣听诊区,最后听诊器移至二尖瓣听诊区或心尖 $S_1$ 最强点,之后再用听诊器钟部重复这一模式。

听诊每个区域时,护士需识别 $S_1$,注意声音强度、呼吸变化和分裂。评估 $S_2$ 时也应如此。听诊 $S_1$、$S_2$ 后,需要注意听诊有无额外心音——先收缩期、后舒张期。最后,每个区域的听诊都要留意有无杂音和摩擦音。

## 第一心音

$S_1$ 产生于心室收缩期二尖瓣和三尖瓣关闭时(图 17-7)。由于主要在二尖瓣关闭时产生,所以 $S_1$ 在二尖瓣听诊区或心尖部位听诊最为清楚。颈动脉搏动主要与 $S_1$ 相关,可有助于鉴别 $S_1$ 和 $S_2$。

$S_1$ 强度随着心室收缩早期房室瓣膜小叶位置和结构(正常或加厚)的不同而有所不同。心室收缩期开始时房室瓣膜小叶充分开放,$S_1$ 增强,ECG 显示 PR 间期相应缩短。PR 间期延长,$S_1$ 减弱。由于心室收缩之前瓣膜小叶有时间达到半充盈。由于瓣膜结构增厚,二尖瓣狭窄也会增加 $S_1$ 的强度。

$S_1$ 听诊通常为单音。但如果右心室收缩延迟,$S_1$ 可分裂为两半。心音分裂最常见的原因是右束支传导冲动延迟,ECG 显示右束支传导阻滞。在三尖瓣听诊区可清楚听到 $S_1$ 分裂。

## 第二心音

$S_2$ 由主动脉瓣和肺动脉瓣关闭时发出震颤而产生,心底部听诊最清楚("心底"一词是临床术语,是指位于胸骨缘左右第二肋间隙的心脏上方)

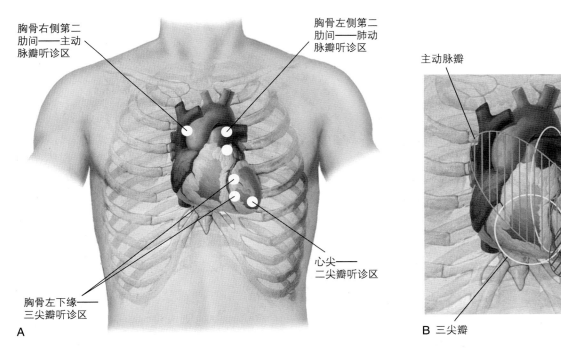

**图 17-6** ▲ **A**:听诊部位。主动脉瓣区(胸骨右缘第二肋间);肺动脉瓣区(胸骨左缘第二肋间);三尖瓣区(胸骨左侧第五肋间;心尖二尖瓣听诊区(锁骨中线第五肋间)**B**:起源于四瓣膜的心音与杂音分布广泛,最易听诊的心音和杂音以解剖标志而非瓣膜部位加以命名

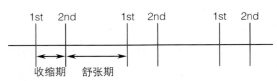

正常：$S_1$由心室开始收缩房室瓣关闭产生。
二尖瓣听诊区或心尖部位听诊最为清楚

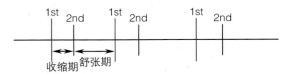

第一心音增强：PR间期增加、心动过速、或二尖瓣狭窄
致瓣膜小叶增厚时，第一心音强度增加。

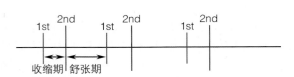

PR间期延长，第一心音减弱。

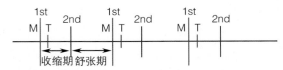

第一心音分裂：右心室排空时间延迟，$S_1$分裂。二尖瓣于
三尖瓣关闭之前关闭，心音分裂为两部分。

A. 第一心音（$S_1$）

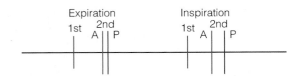

B. 第二心音（$S_2$）

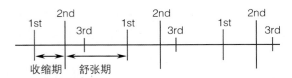

C. 第三心音（$S_3$）

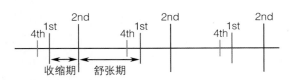

D. 第四心音（$S_4$）

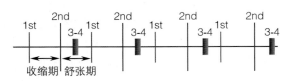

E. 重叠性奔马律

**图 17-7** ▲ A：第一心音。B：第二心音。第二心音由半月瓣(主动脉瓣和肺动脉瓣)关闭产生。吸气时，右心静脉回流增加，导致右心室排空延迟，肺动脉瓣关闭，产生吸气时第二心音分裂。C：第三心音。舒张早期可闻及 $S_3$ 或心室奔马律，出现在第二心音后。病理性 $S_3$ 提示心衰。D：第四心音。S4 为舒张末期心音，出现于 $S_1$ 之前。音频低沉，最好以听诊器钟部听诊。E：重叠型奔马律。心率快，舒张中期可闻及单个响亮的 $S_3$ 和 $S_4$，称为重叠型奔马律

（图 17-7 B）$S_2$ 的产生标志心室舒张期的开始。

　　和 $S_1$ 一样，$S_2$ 包括独立两部分。第一部分是主动脉瓣关闭，第二部分是肺动脉瓣关闭。吸气时，由于右心室充盈增加，右心室收缩稍延长。肺动脉瓣关闭较主动脉瓣关闭延迟，$S_2$ 心音分裂为两部分。正常生理性心音分裂于吸气时在胸骨左缘第二肋间听诊最清楚。

　　主动脉瓣狭窄和肺动脉瓣狭窄、肺动脉高压、体循环高压时舒张压致半月瓣关闭，$S_2$ 增强。

## 第三心音

　　$S_3$ 既可为病理性也可为生理性心音（图 17-7C）。生理性 $S_3$ 可见于儿童和健康年轻人，通常 25~35 岁时消失。老年心脏患者出现 $S_3$ 提示心室衰竭。

　　心室舒张早期快速充盈阶段可出现低沉的 $S_3$，心室衰竭或无顺应性则无法快速充盈接纳快速涌入的血液，由此产生涡流，导致房室瓣膜结构震颤或心室本身震颤而产生低频心音。左室衰竭导致的 $S_3$ 最佳听诊区在心尖。偏左侧卧位时尤为清晰。右心室 $S_3$ 最佳听诊区位于剑突或胸骨左下缘，且随呼吸改变心音强度有所变化，吸气时音响更强。

## 第四心音

　　$S_4$ 或房性奔马律出现在舒张晚期 $S_1$ 之前的低频心音，健康人极少出现（图 17-7D）。$S_4$ 的产生是由于心房收缩，将血液泵入顺应性降低的心室。由于顺应性降低，心室充盈阻力增加。高血压、心肌梗死、心绞痛、心肌病和主动脉狭窄均可使左

心室顺应性降低,产生 $S_4$。左心室 $S_4$ 需用听诊器钟部于心尖闻及。当右心室顺应性下降时,如肺动脉高压或肺动脉狭窄,可产生右心室 $S_4$,最佳听诊区位于胸骨左缘,吸气时音响增强。

## 重叠型奔马律

当心率增快时,心室舒张期缩短,如果 $S_3$ 和 $S_4$ 同时出现,二者混杂成为舒张期单音,成为重叠型奔马律(图 17-7E)。患者取略偏左侧卧位,用听诊器钟部听诊心尖处最强。

## 心脏杂音

血液向前通过狭窄或受限的瓣膜流向舒张的血管或心腔,或反流至关闭不全的瓣膜或间隔缺损时均会产生杂音。杂音可按照不同属性进行分类(表框 17-5)。心动周期时相是用于描述杂音是出现在收缩期还是舒张期的重要属性。收缩期杂音出现在 $S_1$ 和 $S_2$ 之间,舒张期杂音出现于 $S_2$ 之后、下一 $S_1$ 出现前。听诊杂音最强的胸前解剖部位叫作最强听取点。解剖学标志用来描述杂音的放射部位。音调有助于进一步区分杂音的类型。杂音类型是指强度随着时间的变化而变化。杂音大小可按 1~6 级分级系统来划分。音质可分为吹风样、金属样、隆隆样、机器声样或乐音样。呼吸影响或体位变化也是杂音的重要属性。

## 收缩期杂音

前面提到 $S_1$ 由二尖瓣和三尖瓣关闭而产生,标志着心室收缩的开始。那么出现在 S1 之后、$S_2$ 之前的杂音就被称为收缩期杂音。

心室收缩期,主动脉瓣和肺动脉瓣开放,如果二者其一有狭窄,就会听到收缩中期喷射性杂音。由于在泵血通过主动脉瓣和肺动脉瓣之前房室瓣关闭,则在 $S_1$ 和杂音开始之间存在延迟现象。主动脉瓣杂音和肺动脉瓣杂音属于递增递减型杂音或钻石型杂音(表 17-1),意为杂音先增强后减弱。其为中等金属样杂音。主动脉狭窄产生的杂音最佳听诊部位在主动脉瓣区,可放射到颈部。肺动脉狭窄产生的杂音最佳听诊部位在肺动脉瓣区。严重肺动脉狭窄时,$S_2$ 可广泛分裂。

收缩期反流性杂音是血液从高压区向低压区反流所致。二尖瓣和三尖瓣关闭不全或室间隔缺损会产生金属样或隆隆样收缩期反流性杂音。这种杂音是全收缩期杂音,杂音始于 $S_1$ 后,并持续整个收缩期直到 $S_2$(表 17-1)。

二尖瓣关闭不全所产生的杂音于心尖部最易听诊,放射至左腋下。三尖瓣关闭不全所产生的杂音于胸骨左缘听诊最清晰,且吸气时音量增大(表 17-1)。上述两种关闭不全产生的杂音通常都伴随 $S_1$ 减弱。

| 表框 17-5 | 心脏杂音的属性 |
|---|---|

| | |
|---|---|
| **时相**:收缩期杂音处于 $S_1$ 和 $S_2$ 之间,舒张期杂音出现在 $S_2$ 与 $S_1$ 之间 | **音调**:以高、中、低对杂音进行描述。 |
| 收缩期杂音分为三类: | **类型**:是指强度随着时间的变化而变化。递增型杂音逐渐增强,递减型杂音逐渐减弱。递增递减型杂音是先增强后减弱。一贯型杂音是强度始终一致。 |
| 收缩中期杂音始于 $S_1$ 后,止于 $S_2$ 之前; | |
| 全收缩期杂音始于 $S_1$,止于 $S_2$,杂音与正常心音之间无分离; | |
| 收缩晚期杂音始于收缩中期,持续至 $S_2$。 | **强度**:以分级系统进行描述。 |
| 舒张期杂音也分为三类: | 1 级:安静室内几乎难以闻及,微弱;各种体位均不易闻及; |
| 舒张早期杂音始于 $S_2$ 刚出现之后,止于下一 $S_1$ 之前; | 2 级:平静,但清晰可辨; |
| 舒张中期杂音始于 $S_2$ 开始后不久,止于融入舒张晚期杂音; | 3 级:中等强度; |
| 舒张晚期杂音始于舒张后期,持续至 $S_1$。 | 4 级:响亮,可触及震颤; |
| **最强听取点**:杂音听诊最佳的解剖部位:通常以肋间隙及其与胸骨心尖、锁骨中线或腋下某线的关系来定位。 | 5 级:很响亮,易触及震颤,听诊器部分离开胸壁也可闻及; |
| | 6 级:很响亮,易触及震颤,听诊器部分完全胸壁也可闻及。 |
| **最强点辐射部位**:护士应注意听诊最强听取点最远辐射点。以解剖学标志标记。 | **音质**:吹风样、金属样、隆隆样、机器声样或乐音样。 |
| | **呼吸和体位**:注意杂音是否受到吸气、呼气或体位变化的影响。 |

表 17-1 常见收缩期和舒张期杂音

| 类型 | 病因 | 听诊部位 | 放射部位 | 音调 | 类型 | 音质 | 呼吸与体位 |
|---|---|---|---|---|---|---|---|
| **收缩期杂音** | | | | | | | |
| 主动脉瓣狭窄 | 钙化,风湿热,瓣膜先天畸形,退行性病变 | 主动脉瓣区,右侧第二肋间隙 | 颈部,上半身,右颈动脉,胸骨左缘下行至心尖 | 中等 | 递增-递减 逐渐减弱 | 金属样,心尖部乐音样 | 坐位,前倾听诊最佳,呼气时最响亮 |
| 肺动脉狭窄 | 先天畸形 | 肺动脉瓣区,左侧第二、三肋间隙 | 左颈部至左肩部 | 中等 | 递增-递减型 | 通常为金属样 | 吸气时最响亮 |
| 二尖瓣关闭不全 | 慢性风湿热,急性细菌性心内膜炎,心肌缺血或心肌梗死,继发于左心室心衰(如心衰)的瓣膜结构扩张,二尖瓣脱垂 | 二尖瓣听诊区,心尖 | 左腋,偶至胸骨左缘 | 中高 | 一贯型 逐步减弱 | 吹风样,金属样 | 左侧半卧位听诊最清晰;吸气杂音不增大 |
| 三尖瓣关闭不全 | 右心室衰竭,继发于右心室增大,瓣膜结构扩张,细菌性心内膜炎(少见) | 三尖瓣区,左锁骨下缘 | 右锁骨下缘,剑突,可能达左锁骨中线,但不会达到腋下 | 中等 | 一贯型 逐步减弱 | 吹风样,金属样 | 随吸气轻度增强 |
| **舒张期杂音** | | | | | | | |
| 主动脉瓣关闭不全 | 细菌性心内膜炎,创伤,风湿热,先天畸形 | 主动脉瓣区,右侧第二肋间隙 | 胸骨边缘,心尖 | 高 | 递减 | 吹风样 | 坐位,前倾听诊最佳,呼气后屏气 |
| 二尖瓣狭窄 | 风湿热,先天畸形(少见) | 二尖瓣区,心尖 | 通常无 | 低 | 递减-递增 响亮 | 隆隆样 | 左侧卧位听诊或呼气时更轻度活动易听诊 |

## 舒张期杂音

舒张期杂音出现在 $S_2$ 之后,下一 $S_1$ 之前。舒张期,主动脉瓣和肺动脉瓣关闭,而二尖瓣和三尖瓣开放,心室处于充盈期。

主动脉瓣和肺动脉瓣关闭不全会紧随 $S_2$ 后产生吹风样舒张期杂音,其强度随舒张期血液反流减少而减弱。杂音特征为舒张早期递减型杂音(表 17-1)。

主动脉瓣关闭不全的相关杂音于心尖部听诊最佳,沿胸骨边缘放射至心尖。肺动脉瓣关闭不全产生的杂音于肺动脉瓣区听诊最清晰。

二尖瓣或三尖瓣狭窄也会产生舒张期杂音。舒张中期主动脉瓣和肺动脉瓣关闭后,房室瓣开放,两次 $S_2$ 之间延迟,开始出现二尖瓣和三尖瓣狭窄产生的杂音。杂音开始逐渐减弱,当心室充盈期增强时,由于心房收缩,杂音再度增强,称为递减 - 递增型。

二尖瓣狭窄产生的杂音可在患者略偏左侧卧位时于心尖处听诊最佳。三尖瓣狭窄产生的杂音随吸气增强,于胸骨左缘第五肋间隙听诊声音最强。

## 心包摩擦音

在心包表面发炎时可闻及心包摩擦音。炎性心包层摩擦在一起产生高调的摩擦音。使用听诊器膜部或钟部在心包各个部位均可闻及摩擦音,且患者在前倾、呼气时摩擦音增强。心包摩擦音与胸膜摩擦音不同,杂音强度不会随呼吸发生变化。

# 心脏实验室检查

心血管疾病的实验室检查指标的目的与意义会影响其诊断和预后,并有助于改进患者的护理质量。实验室检查包括常规血清分析和特殊检查,比如血清心肌酶。护士了解实验室检查的基本知识并根据患者其他信息可以对结果做出判断。这种判断能力有利于患者的临床诊疗过程和预后。

## ▲ 常规实验室检查

正常或异常心脏功能的适当评估可确保对心

血管病患者症状的准确评价和正确诊断。护士在了解检查手段及其意义后可更好地制订护理计划并实施干预。通过评估血液成分水平、凝血因子、电解质和磷脂质可获得有价值的信息。实验室检查结果会因不同机构采用的设备和技术而有所不同,但都有正常和异常值范围,常用实验室检查及正常值见表 17-2。其他更多实验室检查异常结果的解释见本书其他部分,在此不赘述。

## 血液学检查

对疑似心脏病患者进行准确评估时,需要考虑其血液系统功能。危重症科护士必须了解血细胞在心脏功能中的作用及其可能发生的健康问题。血液是氧气、葡萄糖、电解质、血浆蛋白、激素和药物等营养物质的运输媒介,也是清除代谢废物的载体。血细胞完整性和总体细胞数的变化能反映心脏系统的某些疾患,因此应该成为实验室检查必不可少的一部分。

正常血液指标值可反映因心脏功能紊乱而导致的异常。所以要检查反映细胞营养状态的红细胞数、能评估抗感染能力的白细胞数以评估特殊损伤。血液检查指标见表 17-2。

## 凝血检查

凝血检查对于心脏病患者也至关重要,凝血功能基线水平的确立提供了患者凝血时间、凝血维持时间和溶血时间等重要信息,从而有助于护理决策。在决定是否可长期使用抗凝药物时这些数据尤其重要。比如用于治疗房颤或急救的华法林;再比如急性心梗时的溶栓治疗。凝血检查见表 17-2。

## 血液生化检查

维持细胞组织内平衡的机制取决于细胞内外电解质的产生和调节。护士必须了解正常电解质功能以及电解质紊乱可能导致的特殊致命性疾病。无论是在门诊还是住院环境下,基本电解质生化检查的全面分析都有利于心脏病患者的筛查。这些检查几乎全是初级的临床检查,最常用的生化指标是钠、钾、氯、二氧化碳、钙、葡萄糖、镁和磷。常用电解质检测指标见表 17-2。

表 17-2 实验室血液检测正常值参考范围

| 血液检查 | 参考范围 | 血液检查 | 参考范围 |
|---|---|---|---|
| **血液学检查** | | **血液学检查** | |
| 红细胞计数 | | 血气分析 | |
| 　男性 | $(4.6\sim6.2)\times10^6$ | 　pH 值 | 7.35~7.45 |
| 　女性 | $(4.2\sim5.4)\times10^6$ | 　$PaO_2$ | 80~105mm/Hg |
| 红细胞比容 | | 　$PaCO_2$ | 35~45mmHg |
| 　男性 | 40%~50% | 　碳酸氢盐 | 22~29mEq/L |
| 　女性 | 38%~47% | 　碱剩余 | $(0\pm2.3)$mEq/L |
| 血红蛋白 | | 　$SaO_2$ | 98% |
| 　男性 | 13.5~18.0g/100ml | 　$Sv\text{-}CO_2$ | 75% |
| 　女性 | 12.0~16.0g/100ml | 胆红素 | |
| 血球指数 | | 　总胆红素 | 0.2~1.3mg/dl |
| 　平均红细胞体积 | 82~98FL | 　直接胆红素 | 0~20mg/dl |
| 　平均血红蛋白 | 27~31pg/cell | 钙 | |
| 　平均血红蛋白浓度 | 32%~36% | 　总数 | 8.9~10.3mg/dl |
| 白细胞计数 | | 　游离钙（离子化） | 4.6~5.1mg/dl |
| 　总数 | 4 500~11 000/mm³ | 肌酐 | |
| 　微分（每立方毫米血细胞数） | | 　男性 | 0.9~1.4mg/dl |
| 　白细胞总数 | 5 000~10 000（100%） | 　女性 | 0.8~1.3mg/dl |
| 　嗜中性粒细胞 | 3 000~7 000（60%~70%） | 血糖水平（空腹） | 65~100mg/dl |
| 　淋巴细胞数 | 1 500~3 000（20%~30%） | 镁 | 1.3~2.2mEq/L |
| 　单核细胞数 | 375~500（2%~6%） | 磷 | 2.5~4.5mg/dl |
| 　嗜酸性粒细胞 | 50~400（1%~4%） | 碱性磷酸酶 | 35~148U |
| 　嗜碱性粒细胞 | 0~50（0.1%） | 血清蛋白（总） | 6.5~8.5g/dl |
| 血沉速度 | 0~30mm/h | 尿素氮 | 8~26mg/dl |
| **凝血检查 \*** | | 尿酸 | |
| 血小板计数 | 250 000~500 000/mm³ | 　男性 | 4.0~8.5mg/dl |
| 凝血酶原时间 | 12~15s | 　女性 | 2.8~7.5mg/dl |
| 部分凝血活酶时间 | 60~70s | **血清酶** | |
| 活化部分凝血活酶时间 | 35~45s | CK-MM | 95%~100% |
| 活化凝血时间 | 75~105s | CK-MB | 0%~5% |
| 纤维蛋白原水平 | 160~300mg/dl | CK-BB | 0% |
| 凝血酶时间 | 11.3~18.5s | 谷草转氨酶 | <50U/L |
| **血液生化** | | **心肌蛋白** | |
| 血清电解质 | | 肌钙蛋白 -I | <0.1ng/ml |
| 　钠 | 135~145mEq/L | 肌钙蛋白 -T | <0.1μg/ml |
| 　钾 | 3.3~4.9mEq/L | 肌红蛋白 | |
| 　氯 | 97~110mEq/L | 　男性 | 20~29ng/ml |
| 　二氧化碳 | 22~31mEq/L | 　女性 | 10~75ng/ml |

\* 实例；局部实验室检查技术和方法可能会产生差异。

## 常用电解质

钠是体内含量最多的阳离子。对于维持酸碱平衡和细胞外液渗透压以及神经冲动的传导至关重要。钠在维持液体平衡中起关键作用，其浓度主要由肾脏来调节。当钠的水平高于正常值(高钠血症)或低于正常值(低钠血症)时细胞功能会发生显著变化。

钾是细胞内的主要阳离子。当细胞破坏时，钾离子会被释放，所以钾对于心脏病患者的评估非常重要。其在维持胶体渗透压、细胞内渗透压、酸碱平衡以及细胞反应中具有重要作用。此外，钾对于保持骨骼、平滑肌和心肌正常功能的作用也不可忽视，尤其是调节心率和心肌收缩力时意义重大。

氯是细胞外另一重要阳离子。和钠、钾离子一样，氯离子在调节和评估酸碱平衡时有重要意义。

电解质中的二氧化碳反映的是二氧化碳含量(主要是碳酸氢盐)，而不是二氧化碳气体。某些情况下，二氧化碳以碳酸氢盐($HCO_3^-$)来表示。

## 其他生化检查

钙，和钾一样，对维持心脏功能有重要作用。钙在诱发和传导电冲动，维持心肌收缩力、凝血功能、牙齿和骨骼发育、细胞内能量的产生方面起重要作用。离子钙(游离钙)会影响心脏、神经肌肉兴奋性，钙的一般测量指标包括钙的总含量与游离钙水平。

血糖反映了细胞的营养状态，生化基础检查中还必须监测血糖水平。比如糖尿病患者发生血糖变化时，临床人员就可获取诊断和预后信息。

镁是细胞内继钾之后第二重要的阳离子。其参与很多代谢过程，对于维持神经肌肉系统功能必不可少。镁参与维持蛋白质合成和代谢、碳水化合物和脂肪代谢、核酸合成的酶活动。正常血镁水平发生变化会导致神经肌肉活动受损，比如心律失常。

磷反映的是血磷水平，受甲状旁腺控制和肾脏调节。磷可维持正常细胞功能和氧气输送。磷与钙相互作用。磷水平异常可导致心率、神经肌肉功能改变以及相应的血钙水平发生变化。

## 血脂检查

血脂水平检测是护士评估就诊患者有无心血管疾病风险时必须收集的信息之一。无冠心病史的患者进行血脂分析是一级预防(预防冠心病病的发生)。既往和现有冠心病病史的患者进行血脂检查则属于二级预防，即预防现有心脏疾患的发展与迁延。血脂检查的标准要素包括总胆固醇、低密度脂蛋白(LDL)、极低密度脂蛋白(VLDL)、高密度脂蛋白(HDL)和甘油三酯水平。一级、二级预防中所有针对血脂的治疗都建立在 LDL 的水平之上。

2004 年，美国心脏协会(AHA)和美国心脏病学会(ACC)更新了冠心病患者和其他动脉粥样硬化疾病的护理指南。这些指南与全美胆固醇计划成人治疗小组(NCEP ATP)Ⅲ为无论既往有无心脏病史、胆固醇水平升高的患者制订了筛查和治疗标准。疑似或确诊急性心血管疾病或冠心病发作的患者均应在出现症状 24 小时之内进行实验室血脂检测。护士是该项护理要素的最佳倡导者。

胆固醇是一种类似于珍珠的脂肪样物质，是胆汁酸和胆固醇激素的前体。体内大部分胆固醇在肝脏内合成，还有一些从饮食中吸收。NCEP ATP Ⅲ推荐总胆固醇应低于 200mg/dl 以降低无心脏病史患者罹患冠心病的可能性以及有冠心病史患者的疾病进展。有冠心病史患者的胆固醇水平应低于 160mg/dl。

LDL 占血液总胆固醇水平的 60%~70%。诸多大规模研究表明，LDL 与冠心病和心血管疾病的发生直接相关。一级预防的目标是使 LDL 低于 130mg/dl，二级预防目标是使 LDL 低于 100mg/dl。低于 70mg/dl 视为理想状态。

甘油三酯由 VLDL 产生。虽然 VLDL 不被认为是导致粥样动脉硬化的元凶，但 VLDL 的升高可能是胆固醇疾病的遗传标记物。高胆固醇血症可能会导致胰腺炎，因此，NCEP ATP Ⅲ推荐甘油三酯水平超出 500mg/dl 时需要治疗干预。

标准胆固醇检测仅能测量上述脂肪成分的百分比。LDL 和 HDL 颗粒大小不一，现有数据表明，颗粒大小会影响粥样动脉硬化的产生。颗粒大小可通过一种叫作亚组分析的检查加以测量，该方法使用愈来愈广泛，是冠心病患者最常用的测量工具和治疗参考指标。费用约 100 美元，此项检查对非冠心病患者来说不属于医疗保险范围。

各种血清胆固醇水平值见表 17-3。脂肪异常及相关机制的描述见表 17-4。

表 17-3 血清胆固醇水平

| 胆固醇水平 / (mg·dl⁻¹) | 描述 |
| --- | --- |
| **低密度脂蛋白** | |
| <100(<70) | 最佳(理想) |
| 100~129 | 接近正常 |
| 130~159 | 临界高值 |
| 160~189 | 高 |
| ≥190 | 很高 |
| **总胆固醇 \*** | |
| <200 | 理想状态 |
| 200~239 | 临界高值 |
| ≥240 | 高 |
| **高密度脂蛋白** | |
| <40 | 低 |
| ≥60 | 高 |
| **血清甘油三酯** | |
| <150 | 正常 |
| 150~199 | 临界高值 |
| 240~499 | 高 |
| ≥500 | 很高 |

From Grundy SM, Cleeman JI, Merz NB, et al: Implications of Recent Clinical Trials for the National Cholesterol Education Program Adult Treatment Panel Ⅲ Guidelines. Circulation 110:227-239,2004

表 17-4 血脂异常及相关机制

| 血脂异常 | 机制 |
| --- | --- |
| 总胆固醇升高 | 大量摄入饱和脂肪酸和胆固醇 LDL 受体缺乏或调节点下移 |
| LDL 升高 | LDL 受体缺乏 脱辅基蛋白 B-100 基因缺陷 大量摄入饱和脂肪酸和胆固醇 |
| 甘油三酯水平升高 | 脂蛋白酯酶缺乏 肥胖、缺乏锻炼、胰岛素抵抗、糖耐量异常 酗酒 |
| HDL 降低 | 脱辅基蛋白 A-1 缺乏 VLDL 清除率降低 吸烟、缺乏锻炼 胰岛素抵抗 甘油三酯水平升高 超重或肥胖 高 CHO 摄入(超过总热量的 60%),某些药物(β 受体阻断剂、合成代谢类固醇、促孕剂) |

续表

| 血脂异常 | 机制 |
| --- | --- |
| 脂蛋白残余含量增高 (Tg>200mg/dl 时,VLDL 是脂蛋白残余的替代标志 | 载脂蛋白 E 缺乏,见于家族性混合型高脂血症 |
| 脂蛋白 | 遗传因素决定 |
| LDL 微小颗粒 | 颗粒大小取决于 Tg 水平,Tg 水平越高,LDL 颗粒越稠密,越容易导致粥样动脉硬化 |
| HDL 亚种 | HDL2 和 HDL3 降低可增加心血管病的风险;取决于遗传因素、生活方式和其他血脂水平, |
| 载脂蛋白 B | 所有导致粥样动脉硬化的脂蛋白的潜在标记物 |
| 载脂蛋白 A-1 | 载脂蛋白 A-1 水平降低可增加 CVD 风险 |
| 混合型血脂异常,LDL 颗粒微小稠密、高甘油三酯血症、HDL 降低、LDL 与甘油三酯升高 | VLDL 和 LDL 受体活动缺乏,并发环境因素影响如肥胖、缺乏运动、摄入大量饱和脂肪酸、吸烟 |

HDL:高密度脂蛋白;LDL:低密度脂蛋白;Tg:甘油三酯;VLDL:极低密度脂蛋白;CHO:胆固醇;CVD:心血管疾病。

## ▲ 血清酶检测

所有活细胞均含有在生化反应中起催化剂作用的酶,正常人血清中含量很低。然而,当细胞受损时,酶会从破损的细胞中漏出,导致血清酶浓度较以往升高。单一器官的细胞里并没有特定单一的酶,而是含有不同种类的酶。因此,可以认为不同器官之间会包含相同的酶。然而在器官的细胞中酶的分布会有器官的相对特异性。当器官受损时,血清酶水平异常升高,其分布和出现时间及消失时间就需要利用相应的临床血清酶检测。

心肌酶是发现于心脏组织的酶。当心脏受损,比如急性心梗时,这些酶释放入血,即可测定其浓度(图 17-8)。其他器官也可发现心脏组织酶。因此,一种或几种酶升高并不能成为心脏损伤的特异性指征。由于心脏受损时会导致血清酶浓度升高,诊断心脏病尤其是诊断急性心梗时,需要结合其他诊断性检查及患者的临床表现,常规检测心肌酶水平。

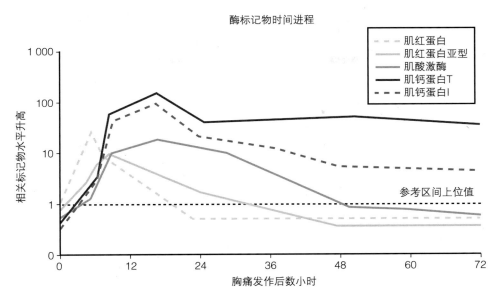

酶标记物时间进程

图例：
- 肌红蛋白
- 肌红蛋白亚型
- 肌酸激酶
- 肌钙蛋白T
- 肌钙蛋白I

纵轴：相关标记物水平升高
横轴：胸痛发作后数小时

参考区间上位值

图 17-8 ▲ 急性心梗后血清酶的峰值升高水平及持续时间（Data from Antman EM：Acute myocardial infarction. In Braunwald E［ed］：Heart Disease：A Textbook of Cardiovascular Medicine，5th ed. Philadelphia，PA：WB Saunders，1997，pp 1184-1228.）

通过发现酶或标记物来正确识别心脏细胞的死亡具有挑战性。心脏标记物本质上是冠心病患者血栓形成的标志。心脏损伤理想的标记物具有几个重要特征：易测、经济、心脏特异性，心肌损伤程度和标记物测量水平之间直接相关（无心肌损伤时，血液浓度为0）、发生损伤后，血清水平快速升高；当患者就诊延误时，可在血清中维持较长时间用以测量。目前除肌钙蛋白之外，没有符合上述标准的生物标记物。肌钙蛋白具有的重要特征，在目前的生物标志检测中可加以利用。

## 肌酸激酶

肌酸激酶（creatine kinase，CK）是一种见于心肌、骨骼肌和脑组织的酶。CK 值在心肌坏死后4~6 小时开始升高。18~24 小时达峰值，36~40 小时返回基线水平。24 小时内每 8 小时采血一次以排除心肌梗死。CK 分布组织广泛，目前 ACC/AHA 出版的指南并不推荐以连续测量总 CK 值来测量 MI。但由于测量 CK 值可为计算特异性 CK 酶总量奠定基础，因此，CK 测量仍有一定意义。

三种常规 CK 同工酶包括 CK-MM，CK-MB 和 CK-BB，分别存在于骨骼肌、心肌和脑部。CK-MB 占 CK 总量的 5% 以上，当出现胸痛或其他疑似心梗症状时可用于诊断心肌损害。胸痛发作后 10~12 小时出现负值提示心肌坏死。症状发作超过 24 小时后，CK 的水平已恢复正常，再测量 CK 同工酶则不具有临床意义（表 17-5）。非心肌梗死的其他心脏病和某些非心脏疾病患者的 CK 和 CK-MB 水平也会升高（表框 17-6）。

表 17-5　评价 ST 段抬高型心肌梗死的分子生物学标记物

| 生物标记物 | 早期升高的时间范围 | 峰值平均时间 | 恢复至正常范围的时间 |
|---|---|---|---|
| 临床常用标记物 | | | |
| CK-MB | 3~12h | 24h | 48~72h |
| cTnI | 3~12h | 24h | 5~10d |
| cTnT | 3~12h | 12h~2d | 5~14d |

CK-MB：肌酸激酶同工酶；cTnI：心肌钙蛋白 I；cTnT：心脏肌钙蛋白 T。

| 表框 17-6 | CK-MB 升高的其他原因 |
| --- | --- |

- 心包炎
- 心肌炎
- 心脏电复律
- 除颤
- 长期室上性心动过速
- 甲状腺机能减退
- 心肌挫伤
- 胶原代谢障碍
- 酗酒
- 心脏手术

## ▲ 生化标记物：心肌蛋白

肌钙蛋白（troponin）是心肌细胞坏死或破裂后释放入血的心肌蛋白质。肌钙蛋白有三种亚型：心脏肌钙蛋白 -I（cTnI）、肌钙蛋白 -T（cTnT）和肌钙蛋白 -C（cTnC）。cTnI 和 cTnT 都是心脏高度特异性酶。这两种亚型的测定越来越具有敏感性，只要略有升高便可识别。

cTnI 和 cTnT 在心肌坏死的特异性方面具有同样敏感性。有些临床医生认为在无 CK-MB 升高而肌钙蛋白值很低时提示心肌轻度损伤，但也可由引起肌钙蛋白升高的其他疾病的所致（表框 17-7）。若是危重症患者，肌钙蛋白水平升高提示总体预后差。

| 表框 17-7 | 导致肌钙蛋白水平升高的其他疾病 |
| --- | --- |

- 感染 / 全身炎性反应综合征
- 低血容量
- 室上性心动过速
- 卒中
- 心功能衰竭
- 肺栓塞
- 心肌炎
- 肺动脉高压
- 心肌挫伤
- 肾功能衰竭
- 左心室肥大
- 慢性阻塞性肺部疾病

## ▲ 神经体液激素：脑钠肽

脑钠肽（brain-type natriuretic peptide，BNP）与

BNP 前体是心脏失代偿期释放的神经体液激素，尤适用于评价心衰患者，详见第 20 章。

## ▲ 新型诊断标记物

C- 反应蛋白（C-reactive protein）是一种炎性和坏死的新型标记物，是急性冠心病发作时导致纤维帽损伤的因素之一。作为急性期全身炎性反应的蛋白和标记物，C 反应蛋白在急性冠心病综合征时升高。C 反应蛋白的正常值为 0~2mg/dl。急性冠心病综合征患者的血清 C 反应蛋白值 >3mg/dl 或经干预治疗后值 >5mg/dl 则提示高危性，需要密切观察或全面评估。

D- 二聚体（D-dimer）是另一种用来预示心脏病的生理标记物，表示急性冠心病综合征期间血栓形成的终端产物和活动性斑块部位出现溶解，从而促使心肌细胞损伤和蛋白的释放。该标记物已广泛用于研究深静脉血栓和肺栓塞的诊断。尽管 D- 二聚体在心肌梗死和充血性心力衰竭时会升高，但其更常用于识别其他血栓栓塞性疾病。

# 心脏诊断性检查

心血管疾病的诊断性检查技术，尤其是非侵入性诊断在过去的几年里取得了长足进步。危重症病房护士常常要照护许多经历一种或数种该诊断性检查的患者。了解这些诊断程序的基本原则可有利于护士解答疑问、将诊断发现纳入护理计划并提供高质量的护理。检查前的解释还能减轻患者和家属的焦虑。

## ▲ 标准 12 导联心电图

标准 12 导联心电图（electrocardiogram，ECG）可记录经过心脏的电冲动。正常情况下，心动周期的电冲动始于窦房结，并通过特异传导系统——房内通路、房室结、希氏束和左右束支传导到心脏其他部位。当冲动波及传导系统时，可渗入心肌周围，通过电刺激使房室收缩。由于冲动过程细小，特殊传导系统细胞的动作电位变化通过体外电极无法测量。但是，心肌细胞动作电位

产生的电信号可通过体表 ECG 记录。

起源于非窦房结的冲动，由于疾病或药物阻断正常心肌的电序列，从而无法完全通过传导系统。ECG 可用于记录异常电冲动模式的形成与传导过程，医生可根据这种异常模式的记录诊断心律失常。

此外，心肌细胞受损也可产生异常 ECG。比如，左心室增大的患者中，冲动波及左室增大的肌肉群会输出大于正常的电信号。相反，若冲动无法波及受到不可逆损伤的心肌细胞群，比如心肌梗死时，左室梗死细胞则不会产生电信号。

## 操作流程

常规电极装置和记录装置可从 12 个不同位点记录电信号，故称为标准 12 导联心电图。四肢与六个胸导联线与患者连接，见图 17-9。对于肢体导联，记录装置交替记录在心脏发出的电信号期间活跃的组合电极（图 17-10），从心脏正面记录六个标准导联（Ⅰ，Ⅱ，Ⅲ，加压单极右上肢导联 aVR，加压单极左上肢导联 aVL，加压单极下肢导联 aVF）。在心脏水平面记录六个心前区的胸导联（$V_1$，$V_2$，$V_3$，$V_4$，$V_5$ 和 $V_6$）的电极活动（图 17-9）。

重症监护病房（ICU）的患者常规使用 ECG 评估心律失常、心肌缺血或心肌梗死。床边 ECG 使用方便，患者最好仰卧，电极如前所述安放。某些胸部有绷带包扎的患者，可能影响心前区导联。描计心电图时，患者必须保持安静不动，以避免骨骼肌活动产生额外的噪音或人为导致的电刺激信号。记录其余水平面时导联可通过将电极贴于胸

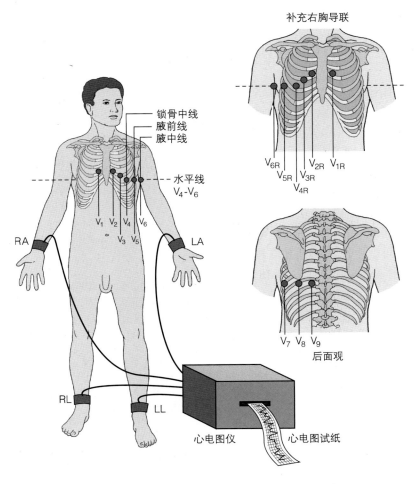

图 17-9 ▲ ECG 电极位置。标准左胸导联包括 $V_1$：胸骨右缘第四肋间隙；$V_2$：胸骨左缘第四肋间隙；$V_3$：$V_1$ 和 $V_2$ 之间；$V_4$：左锁骨中线第五肋间，$V_5$：与 $V_4$ 在同一水平线的腋前线；$V_6$：腋中线，与 $V_4$ 和 $V_5$ 在同一水平线。右胸导联，在左侧导联对面的右侧胸部。后部导联包括：$V_7$ 位于左腋前线；$V_8$ 位于左肩胛线，$V_9$ 位于脊柱左侧缘，以上都与 $V_6$ 在同一水平

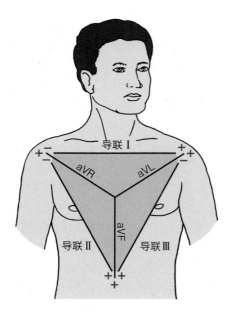

**图 17-10** ▲ 正面导联:标准肢体导联:Ⅰ,Ⅱ,Ⅲ和加压单极肢体导联 aVR、aVL 和 aVF。可从不同平面检查心脏传导系统

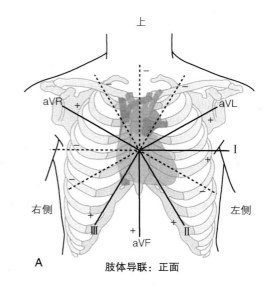

A 肢体导联:正面

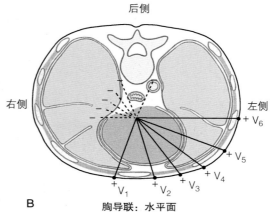

B 胸导联:水平面

**图 17-11** ▲ A:正面观肢体导联正负电极的定位。B:水平面观胸导联正电极的定位(From Bickley L:Bates' Guide to Physical Examination and Health History,10th ed. Philadelphia,PA:Lippincott Williams & Wilkins,2009,p 331.)

部右侧观察右心室活动或胸部背后观察左心室后壁活动(图 17-9)。

临床上,护士必须记住 ECG12 个导联的正电极部位。正电极就像一个照相机,从各角度观察心脏。Ⅰ导联,正电极位于患者左臂,是心脏的左侧面观。Ⅱ,Ⅲ导联正电极位于患者的左下肢,作心脏下面观。至于加压导联,其名称与正电极安置部位一致。aVR 导联的正电极远离心脏,位于右臂,心脏观测角度不佳。aVL 导联的正电极位于左臂,作心脏左侧面观。aVF 导联的正电极位于左下肢,作心脏下面观。每个胸壁导联都是正电极,因此 V₁~V₄ 是作心脏前间壁观,V₅ 和 V₆ 则提供心脏左侧面观。心脏正面的六个肢体导联和心脏水平面的六个胸导联以及各正电极的部位见图 17-11A-B。右侧胸导联 V₄R~V₆R 为右心室提供了最佳观测视角。导联 V₇~V₉ 是心脏后壁的最佳观测视角(图 17-9)。表 17-6 总结了心电图导联和相应的心脏观测角度。

## 护理评估与管理

患者出现病情变化时,护士通常需要记录 ECG。病情变化包括出现心律失常。ECG 记录结果与心律失常的关系将在后续章节讨论。通常胸痛出现以及舌下含服硝酸甘油(nitroglycerin)前后都需要做 ECG 检查。ECG 可记录胸痛所致的 ST

**表 17-6 心电图导联和相应心脏观测角度**

| 导联 | 心脏观测角度 |
| --- | --- |
| Ⅱ,Ⅲ,AVF | 下面 |
| Ⅰ,aVL,V₅ 和 V₆ | 左侧面 |
| V₁~V₄ | 前间壁 |
| 右侧 V₄~V₆ | 右心室 |
| V₇~V₉ | 后面 |

段变化。

患者可能害怕做 ECG 检查,护士应向患者解释心脏电冲动的记录方式,并且告知患者检查过程中不会有不适感。

## ▲ 电生理检查

### 24 小时动态心电图

动态心电图(Holter)是以 ECG 观察患者日常活动时心脏异位活动的频率与复杂性。动态心电图是一种非侵入性操作,可用于评估心律失常、抗心律失常治疗后反应,且通过 ECG 变化可提示心肌缺血的程度。Holter 适用于晕厥、近似晕厥、眩晕或心悸患者,但不用于偶发症状的患者,因为 Holter 监测最适用于一天多次发生心律失常的患者,很少用于远程监测的住院患者。

Holter 监测包括安置前胸电极,与便携式记录装置或 Holter 记录仪相连。Holter 记录仪为小型便携装置,可置于上衣口袋中,通过患者胸壁前 4~5 个电极片连续记录两个导联的活动,一个导联反映胸壁前侧的心电活动,另一导联记录心脏下壁电活动。通过两个导联同时收集的数据可最大程度地缩小最终分析时产生的误差效应。ECG 导联持续记录 24~48 小时,整个过程电极必须妥善固定,测试完成后,加以记录分析。

要获取准确的 ECG 记录值,必须做好皮肤准备、保持电极妥善安置。安置电极前,患者必须沐浴;安置电极后,患者禁止沐浴,以免电极松脱。电极外覆盖网状纱布有助于妥善固定。电极脱落会导致误诊为心律失常,必须告知患者勿去除电极。

Holter 监测极其需患者参与配合。患者要学会记录关于药物、日常活动以及监测期间症状的日记。患者携带 Holter 检测仪时,可保持正常活动,至少每 2 小时记录一次。了解生理 - 心理应激源及患者的症状有助于记录分析。患者必须遵从医嘱进行记录。住院患者可能需要护士帮忙进行记录。

### 事件(连续循环)监测

事件(连续循环)监测过程中,患者佩戴电极和记录装置,但记录装置不会持续记录,而是在症状出现时,患者激活记录仪,在症状发作期间持续记录。连续循环的胶带持续记录事件前、中、后的 ECG。结果可通过电话传递给监测机构,快速分析后反馈给患者及照护者。心脏事件记录仪可佩戴一个月。

心脏事件记录仪最适用于偶发心律失常患者,患者了解并能应对症状、且愿意携带电极和记录装置达一月之久。和 Holter 监测一样,该方法也需要患者皮肤清洁、完整。监测期间电极妥善安置,且避免接触水。患者需要参与记录监测期间的详细信息。

### 可植入式循环监测

可植入式循环监测(implantable loop monitoring,ILR)是一种可提供 14 个月连续 ECG 监测的皮下植入式装置。其目的是为患者晕厥前和晕厥时提供长期监测。需皮下植入及成本较高导致其应用局限性。该装置的使用要求熟悉植入技术和操作程序。ILR 适用于低成本监测无法做出诊断的患者,如 Holter 监测。

ILR 植入需要进行手术,所以患者有感染和出血的危险。患者必须要了解该项检查的潜在风险、术后穿刺点的护理以及如何使用装置。

### 信号平均心电图

信号平均心电图(signal-averaged electrocardiography,SAECG)与静息 ECG 操作相同,不同之处在于 SAECG 可监测心脏电活动 15~20 分钟。其目的是过滤杂音后记录低水平的电活动,即迟电位(late potentials)。通常认为常规心电图无法识别的电活动来自心脏底层。迟电位记录有助于识别患者致命性心律失常。

SAECG 的操作需要专业人士在安静环境下,采用无体外信号装置或消除电磁信号干扰设备进行操作。期间需要患者的配合并保持安静。

### 诊断性电生理检查

诊断性电生理检查是通过股静脉(用于复杂检查)、上肢静脉(肱静脉、颈外静脉或锁骨下静脉)插管直视心脏的一种心脏置管术,一根或多根血管中可留置多重导管。操作期间,会常规开放动脉通路进行持续血压监测。

诊断性电生理检查用于评估心律失常的范围、心脏传导系统功能;判断心律失常反复发作的特征,定位心律失常病灶以供手术切除;评估抗心律失常药物和装置的功效。基本电生理检查包括测量传导间期的基线水平；记录心房节律以评估窦房结和房室结功能特征；评估希氏束-浦肯野纤维的传导性；记录心室节律评价传导功能退化和室性心律失常电位；进行药物检测。

诊断性电生理检查非常安全。操作过程中的危险与其他心脏置管术类似，包括出血、血栓形成、静脉炎和感染。由于多数诊断性电生理检查不需动脉穿刺，因而发生严重血管损伤的危险较小。在某种程度上，因检查过程中配有终止血液动力原因导致的不稳定性心律失常的装备，所以该检查引起致命性心律失常的死亡风险近乎为零。

进行诊断性电生理检查的患者需要做以下准备：

- 医务人员要向患者解释操作流程，使患者理解检查的目的和意义并获取知情同意。
- 由于需要使用镇静剂，检查前 8 小时必须禁食禁水。
- 确保检查当日患者用药情况，常规停用抗心律失常药。
- 过度焦虑会促进儿茶酚胺的释放，增加交感神经兴奋性。护士应提醒医生和责任护士留意患者有无焦虑。

检查后护理措施如下：

- 护士应按要求观察患者的血压、心率和呼吸频率。
- 如果诊断性电生理检查未诱发心律失常，则无需进行远程监测；如果诱发心律失常，患者需要持续远程监测。
- 护士需观察动静脉通路穿刺点有无出血，需要进行系列全血细胞计数检查，以确保血红蛋白和血细胞比容正常。

### 晕厥倾斜试验

倾斜试验（tilt table testing）又叫直立倾斜试验，是使患者短时间内保持头高位以诱发晕厥、心动过缓或低血压的试验。倾斜试验时，患者仰卧于倾斜的台面，倾斜角度为 60°~80°，持续 20~45 分钟。试验期间，如患者无症状，则使用异丙肾上腺素诱发晕厥。

倾斜试验主要用于血管抑制性晕厥或血管迷走性晕厥的患者。直立体位可借助重力使血液淤积，导致中心静脉压（CVP）降低，每搏输出量减少

（SV），血压下降，从而激活动脉压力感受器反射和心肺压力感受器反射，以维持血压稳定。疑似血管迷走性晕厥的患者，压力感受器反射减弱，导致心动过缓和低血压，诱发晕厥。

倾斜试验会令患者不适，尤其是试验过程中患者出现晕厥更加如此。试验前患者需要禁食禁水 8 小时，并建立静脉通路，同时告诉患者试验过程中可能要注射血管活性药物，如异丙肾上腺素。

## ▲ 胸部 X 线摄影术

胸部 X 线摄影术是重症心脏病患者常规的诊断性检查。该方法简便易行，即使患者病重无法到放射科，也可行床边检查。X 线摄影图片可在胸腔结构密度的基础上通过放射物数量的不同达到显影，从而显示血管和心脏形状。

胸部 X 线摄影术可用于评价心脏大小、肺淤血、胸腔和心包积液以及心脏内导管的位置，比如经静脉起搏器电极或肺动脉导管。正常前后位胸部 X 线摄影结构成像见图 17-12。

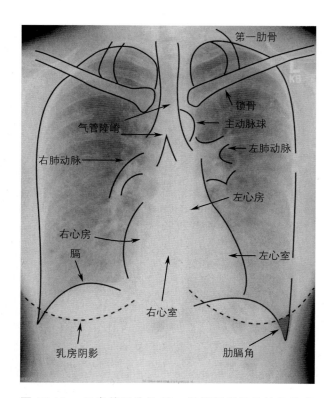

图 17-12 ▲ 正常前后位胸部 X 线摄影所见的结构轮廓（Adapted from Woods SL, Froelicher ESS, Motzer SU, Bridges EJ: Cardiac Nursing, 6th ed. Philadelphia, PA: Lippincott Williams & Wilkins, 2010, p 268.）

## 操作流程

在放射科容易进行规范操作,因此最好在放射科进行心脏 X 线检查。患者站立,在距离摄影仪 1.8m 处,从后面和侧面的角度拍摄。便携式床边 X 线摄影仪由于仅能从前方拍摄,患者取仰卧或坐立,故不够规范。

必须告诉患者,在做胸部 X 线拍摄过程中不可移动。患者身后的放射摄影盘必须摆放适当,以确保胸腔结构与胶片对齐。相关护理包括摘除视野内可见的所有金属物件,包括衣服上的纽扣,因为金属可阻挡 X 线光束。拍摄时通常要求患者深呼吸,然后屏气,使膈肌下移。近期接受胸腔手术的患者可能会感到不适。

## 护理评估与管理

重症监护室护士通常使用 ICU 便携式 X 线检查获取诊断性检查结果。对于病情不稳定的患者,护士必须决定拍片的时间。当将放射摄影盘放置于适当部位时,必须留意静脉输液管路有无缠绕或松脱。

育龄期女性患者应在腹部覆盖含铅的治疗巾以保护卵巢免受辐射。同样,照护者及家属在拍片期间也应离开病房。当照护者不能离开时,必须穿铅围裙进行防护。

## ▲ 超声心动图

超声心动图是采用超声波技术描计心脏结构信息的一组检查技术。传感器发射特别的超声波,然后从反射的声波中接收信号;交替进行声波传递及接收。当声波发射时,通过密度均匀的组织,如左心室壁,信号以直线传递。当组织结构密度改变时,如声波从心室壁进入血液充盈的左心室时,声波方向会发生改变,期间差异会被接收器记录下来。这些密度的变化称之为界面(interface),是区分不同结构的基础。由于超声波不能顺利通过骨骼,因此检查要避开骨骼结构。

超声心动图最常用于评估射血分数、室壁运动和厚度、收缩期和舒张期心室血容量、瓣膜功能与瓣膜疾病、赘生物、心脏包块与血栓以及心

包积液。它也是临床急性心肌梗死突发恶化的有利诊断工具,可早期识别严重并发症。超声心动图还可用于评估心脏四个瓣膜的功能,包括计算梯度和孔径大小、心脏肿瘤和主动脉夹层。心脏超声造影是一项超声心动图的改良检查技术。通过静脉注射生理盐水溶液识别心脏内分流路径。此外,目前还开发了几种磷脂静脉显影剂以改进心脏内膜缘的可视性。当患者自身或人工因素使心脏内膜缘成像受阻时,即可使用上述显影剂。

超声心动图的检查质量及用途取决于该技术的成熟度、技师的技术水准、患者的状况、医师对结果的解读能力。对于肥胖、慢性阻塞性肺部疾病和胸壁畸形的患者,超声心动图的准确性会降低 20%。这些生理特征会增加超声波穿过的距离和人为干扰的可能性。因左心房和左心耳位于心脏背面,经胸腔超声心动图查看时效果不佳。

超声心动图检查需要在光线暗淡、声音干扰最小的实验室内进行,也可在床边经照明优化后提高检查质量。患者需能耐受平卧或近似平卧位。技师定时要求患者更换体位,患者要能够每次持续左侧卧位数分钟,还需深呼吸、屏气,但不要求空腹。

## M 型超声心动图

运动模式,或 M 型超声心动图可极为精确地记录移动物体的运动频率和振幅。由于采用单个声波束在任何时间点均可使心脏微小区域成像,故被称为"冰锥"切面。图 17-13 中传感器描述的四个方位就是 M 型超声心动图常规采用的切面。该方法可快速评估瓣膜运动和心腔厚度。需要注意的是传感器应置于胸壁前肋间隙或肋骨下,以避开骨性结构。

## 二维超声心动图

通过多晶片产生横断面镜像平面可获取二维(2D)心脏结构成像。超声光束为饼状,产生反射回声显示平面。2D 超声心动图可在视觉上形成胸骨旁、肋下、心尖和胸骨上等部位心脏的横断面切片。该方法可用于评价左心室壁厚度、左心室壁包块和室壁运动畸形。

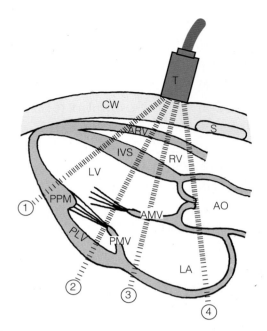

**图 17-13** ▲ 心脏超声心动图切面观。心脏横断面显示发出的超声光束所通过的结构,从心尖(1)向心底(4)。AMV:二尖瓣前壁;AO:主动脉;ARV:右心室前壁;CW:胸壁;IVS 室间隔;LA:左心房;LV:左心室;PLV:左心室后壁;PMV:二尖瓣后壁;PPM:乳头肌后侧;RV:右心室腔;S:胸骨;T:传感器

## 三维超声心动图

三维(3D)超声心动图可立体显像和分析心脏结构。采用超声成像的基本原理,以高级的实时重建功能建构心脏更真实的图像。3D 超声心动图发展早期,成像功能需要进行长时间的后期制作,不可能立刻得知结果。而现在的技术可实时成像,从而使三维(3D)超声心动图成为有价值的诊疗工具。

## 多普勒超声心动图

多普勒超声心动图是在 M 型超声心动图或 2D 超声心动图的基础上叠加多普勒技术。通过测量红细胞趋向或离开传感器产生的回声反射评估血流方向。该方法尤其适用于瓣膜疾病。瓣膜狭窄时血液流向心脏会产生涡流;瓣膜关闭不全时,血液反流通过心腔产生涡流。当流动方向显示为彩色回声时,这种检查技术被称为彩色多普勒超声心动图。多普勒检查是记录实时声音信号。显影剂也可与 M 型超声心动图或 2D 超声心动图联合使用。尽管显影剂种类很多,但几乎所有通

过静脉注射的液体显影剂均含有微气泡。微气泡通过心脏时,可产生多种回声。由于微气泡会在左心房或左心室内先出现回声,因此该技术尤其适用于左右心腔分流的诊断。

## 经食管超声心动图

经食管超声心动图(transesophageal echocardiography,TEE)是在通过在灵活的内镜末端安置 2D 传感器以获取高质量的心脏结构图像。由于心脏直接与食管毗邻,超声波只需传送数毫米即可到达心脏。这样可降低外界信号的数量及其干扰,从而图像更清晰。TEE 适用于肺气肿、肥胖和胸壁畸形的患者。TEE 还可提供心脏后方入路,也可清晰获取主动脉、肺动脉、心脏瓣膜、两侧心房、房间隔、左心房耳和冠状动脉图像。

患者接受 TEE 检查前需要禁食禁水 6 小时,静脉注射镇静剂。TEE 检查需技师、医生和护士在内的专业人员全程参与。TEE 检查比经胸腔超声心动图耗时更长,患者会产生不适,该检查有产生食管穿孔的危险(万分之一)。接受 TEE 检查患者的护理干预措施见表 17-7。

## 床边血管通路测试

为危重症患者建立血管通路对于临床专业人员往往是一大挑战。专门设计的便携式装置对患者进行床边血管解剖部位定位,从而更加准确地建立静脉通路。

## 血管内超声显像

血管内超声显像(intravascular ultrasound,IVUS)采用超声技术使冠状动脉腔壁可视化,其属心脏置管术的一部分,详见心脏置管术、冠状动脉造影和冠状动脉介入。

## ▲ 心脏负荷试验

心脏负荷试验可用于评价疑似心血管疾病的患者,可用于判断预后和心功能容量。负荷试验包括检测心脏处于静息状态、经过活动或药物刺激心脏负荷增强后再次处于静息状态时的生理参

表 17-7 经食管超声心动图(TEE)检查的护理干预措施

| 护理干预 | 依据 |
| --- | --- |
| **检查前** | |
| 1. 评估患者有无禁忌 | 患者有吞咽困难或食管疾病史不适合接受 TEE |
| 2. 对患者和家属进行宣教 | 可产生不适,患者可在密切观察下实施适度镇静 |
| 3. 确保患者病史齐全、签署知情同意书 | 注意药物过敏,检查前需要签署知情同意 |
| 4. 确保检查前禁食禁水 6h | 避免误吸 |
| 5. 协助患者准备检查 | 摘除口腔内义齿、假体。排空大小便 |
| 6. 建立周围静脉通路(IV) | IV 通路可用于常规给药,也可用于急救血管通路 |
| 7. 给患者心电监护,观察血压和氧饱和度 | 整个检查期间需要持续监测 |
| 8. 就近准备心肺复苏设备,包括药物、除颤仪和吸引设备 | 以防发生心搏骤停 |
| **检查中** | |
| 1. 依照机构制度监测心律、血压、脉搏、氧饱和度,保持气道通畅 | 适度镇静后,需要不断观察变化 |
| 2. 协助医生帮助患者安放体位和插入内镜 | 减轻患者恐惧,促进患者合作 |
| 3. 观察并发症 | 迷走神经反应增强,产生迷走神经刺激症状,可出现暂时性心动过缓/心动过速和血压变化 |
| 4. 检查期间消除患者疑虑 | 减轻患者恐惧,促进患者合作 |
| 5. 记录检查过程中患者的反应 | 按机构要求 |
| **检查后** | |
| 1. 检查结束时评估生命体征,按机构要求记录 | 与基线水平进行比较,以观察镇静复苏的效果 |
| 2. 协助患者取舒适卧位或侧卧 | 体位舒适,保持气道通畅 |
| 3. 禁食禁水,直至恢复呕吐反射 | 防止误吸的危险 |
| 4. 呕吐反射恢复后,鼓励患者咳嗽,提供润喉糖或冰块舒缓咽喉疼痛,遵医嘱禁食禁水 | 有助于清除分泌物残留,感觉舒适 |
| 5. 如果是门诊患者,指导患者 12h 内避免驾驶 | 如果患者检查过程中接受镇静,最好由患者家属或其他成员将患者送回家中 |
| 6. 如患者出现呼吸困难、咯血及严重疼痛,指导患者就诊或寻求帮助 | 如果患者出现并发症症状,应对患者重新评估 |

数,比如血压和 ECG。观察心脏静息与活动时的图像可获取大量信息。获取图像的方法有多种,包括放射性示踪剂和超声心动图。心脏负荷试验的适应证和禁忌证分别见表框 17-8 和表框 17-9。禁忌证很大程度上与处于疾病晚期有关;这些患者进行负荷试验时会诱发严重后果。

负荷试验可提供心脏对活动后反应的基础信息。心肌灌注所提供的每单位含氧量的 70% 供给心脏,心脏内几乎全部进行有氧代谢,即心脏不能在无氧状态下或供氧不足的情形下产生能量。因此,心脏对氧需求量的增加需冠状动脉额外供给以满足新的代谢需求。而冠状动脉狭窄会限制部分心肌供血量,导致心肌缺血。

## 运动负荷试验

运动负荷试验要求患者可行走参与运动。因骨科、神经系统、呼吸系统或周围血管组织导致功能受限会影响患者完成该试验。

### 试验过程

运动负荷试验中,在跑步机或自行车上做运

| 表框 17-8 | 心脏负荷试验的适应证 |
| --- | --- |

1. 胸痛的鉴别诊断（如疑似缺血性心脏病的诊断）
2. 评价确诊缺血性心脏病患者缺血表现时的活动水平
3. 评价心律失常和心绞痛的治疗效果
4. 评价继发于器质性心脏病的功能障碍（如瓣膜性心脏病）
5. 缺血性心脏病无症状患者多重危险因素风险分层评估

| 表框 17-9 | 心脏负荷试验的禁忌证 |
| --- | --- |

1. 近期出现 MI（4~6 周），排除采用次极量化方案者（出院前采用 65% 最大预测心率或症状限制性极量运动方案）
2. 不稳定型心绞痛或静息时心绞痛
3. 快速室性或房性心律失常
4. 晚期房室传导阻滞，慢性除外
5. 失代偿性心衰
6. 急性非心脏病
7. 严重主动脉狭窄
8. 试验开始前血压 >170/100mmHg

动时需持续监测患者的心率。患者运动最大靶心率应达到个体最大预测心率的 85%。按照常规最大预测心率的计算公式等于男性 220 次 /min（女性为 210 次 /min）与患者年龄之差。能够实现最大心率表明预后良好。

监测血压、心率和心律、ECG、症状出现情况以及负荷承载量。负荷承载量取决于代谢当量（METs）和血压、心率的双乘积。代谢当量（METs）是指一名 70kg 的 40 岁男子静息状态下的呼吸摄氧量。1MET 相当于 3.5mg/（kg·min）。活动量以 METs 的形式计算。比如，爬楼梯约等于 4METs。多数活跃成人合理的活动量是 10METs。尽管血压心率的双乘积与心血管疾病的程度有关，但较少作为活动量的测量工具。

要记录运动前 ECG 基线值，整个过程中采用 12 导联心电图持续监测。导联系统与常规 12 导联 ECG 相同，但要把肢体导联移至躯干，以免运动时干扰 ECG 记录。认真做好皮肤准备和电极连接，以便在最大活动量时仍然可以清楚记录。必须在患者躯干上的电极和电缆外包裹材料或网状绷带以降低活动所致的干扰。无伴随成像模式的跑步机负荷试验不大适用于女性。所以女性运动负荷试验通常与放射核成像或超声心动图同时进行。ECG 基线值异常如左束支传导阻滞（LBBB）会因活动导致 ECG 变化更加复杂。

选择跑步机测试方案时应考虑患者的生理功能及测试目的。所有跑步机测试方案都分为多阶段，时间、速度以及跑步机平台高度逐渐递增。因此要考虑患者的病情和测试目的。例如，埃利斯塔德方案（Ellestad protocle）采用活动量少量递增而持续时间短的方案；而布鲁斯方案（Bruce protocle）则采用活动量大幅度递增但持续时间较长的方案。前者更适用于活动耐受较差的患者，后者则适用于功能正常的人群。选用方案时需要大量诊断和预后数据支持。

没有接受过运动试验的患者可在跑步机或自行车上进行简易锻炼。开始试验之前，需采集患者坐位和站立位的心电图和血压基线数据。试验过程中持续监测 ECG 和心率，每隔数分钟测量血压一次，持续监测 6~10 分钟直至还原或已经解决出现的症状和血压、ECG 变化，记录患者回归基线的数值。

急救人员与设备必须准备齐全以保证运动试验的顺利进行。运动试验中出现心肌缺血的指征包括：出现 ST 段水平降低、胸痛或类似心绞痛、血压无法升高到 120mmHg、锻炼进行期间血压持续降低 10mmHg。出现以下任一原因应终止试验：

1. 达到靶心率；
2. 患者因呼吸急促、疲劳、跛行或严重胸痛而不能继续试验者；
3. 心电图显示完全性房室传导阻滞、室性心动过速（VT）、或室性早搏（PVCs）；
4. 心电图显示与心肌缺血或梗阻相一致的 ST 段改变；
5. 在运动时患者收缩压 >220mmHg 或收缩压 >120mmHg，或运动时在任何时间点患者血压低于基线水平。

只要 ECG 未显示心肌缺血或致命性心律失常，就必须帮助患者达到最大预测心率以增加诊断试验的准确性。若不能达到最大预测心率，诊断试验的可靠性将大打折扣。只有当患者达到最大预测心率（极化预测效果的 85%）时，该试验才可靠。

## 护理评估与管理

运动负荷试验前必须做好充分准备。试验开始前患者禁食禁水 4~6 小时，以减少血液分流至胃肠道。若血液分流到胃肠道则会降低冠状动脉血供。由于咖啡因会影响心率,患者尤其应避免喝含有咖啡因的饮料。β受体阻滞剂会降低心率对运动后的反应,影响实现最大预测心率,因此试验当天应停药。洋地黄具有减慢心率的作用,也应当停用。病情恶化或合并残疾的患者因活动受限也无法完成必要的运动。适当的服饰包括舒适的跑鞋可促进舒适并顺利完成运动试验。

急危重症病房的护士必须向患者和家属解释运动试验的基本程序,使患者理解试验的合理性及试验目的。护士还应消除患者疑虑,告诉患者试验过程中会有专人密切监测,并鼓励患者表达对整个试验过程的疑虑和担心。确保患者知晓,只要在安全范围内,即使出现心绞痛仍然要完成试验。

## 药物负荷试验

药物负荷试验是为无法骑自行车和在跑步机上行走的患者以及需要做负荷试验但体力锻炼受限的患者开发的一种替代方法,采用肾上腺素能药物来模拟锻炼对心脏的效应,包括多巴酚丁胺或血管舒张剂,如腺苷或潘生丁。该检查方法无需患者活动,需要持续监测患者的心电图和血压。另外还需要使用超声心动图或核成像技术。

常用的药物包括以下几种:多巴酚丁胺可通过增加心肌收缩力、心率和血压来增加心肌需氧量。由于多巴酚丁胺有轻度减慢心率的特点,可追加阿托品来实现靶心率。随着多巴酚丁胺的注入,冠状动脉血流达到正常的两倍,但冠状动脉受损时血流减少。血管舒张剂,例如腺苷和潘生丁,也会引起冠状动脉血流增加。这些药物通过模拟锻炼对心脏的影响产生小动脉和冠状动脉血管扩张。类伽腺苷(regadenoson)是一种选择性腺苷激动剂,可诱导冠状动脉血管扩张,迅速产生最大化效应,并在灌注成像期间保持血液充盈。药物负荷试验获取心脏功能容量的信息,可等同于运动负荷试验。

继发于注入多巴酚丁胺、腺苷和潘生丁而引起的 ECG 变化并不易于识别严重冠心病。因此药物负荷试验常和超声心动图或核成像技术同时应用,以增加诊断的敏感性。

## 核成像与负荷试验

采用放射性示踪剂对心脏结构与功能进行的非侵入性、快速、准确的成像技术,是对已知或疑似心血管疾病患者的常规住院评估手段之一。广义上被称为放射核性心脏成像术。单光子发射体层显像(single-photon emission computed tomography,SPECT)和正电子发射体层显像(positron emission tomography,PET)均是广泛使用的放射性核成像技术。SPECT 和 PET 照相机捕捉注入的放射示踪剂发射的光子,提供有关示踪剂吸收数量和位置的信息。这些图像以 ECG 为通道或与持续心电监测同步收集信息,这样可以收缩期和舒张期这一完整的心动周期为背景呈现最后的数据结果。SPECT 成像的结果最终就是心肌灌注成像(myocardial perfusion image,MPI)。PET 将在本章后面详细讨论。

核成像术与运动负荷试验或药物负荷试验有多种联合方案。方案包括几个小时内注射几种放射示踪剂,24 小时后成像。该方案的目的是获取静息与负荷心脏的信息。考虑患者的伴随疾病,患者体型,以及现有人力物力等原因,方案的选择差异较大。

## 心肌灌注显像

心肌灌注显像(myocardial perfusion image,MPI)利用 SPECT 技术观察冠状动脉血流,可提供心脏病变部位、数量和严重程度等信息。MPI 采用放射性药物,这些药物一旦注入静脉血流,就会在心肌活组织内蓄积,并与局部血流成正比。注入放射示踪剂后,SPECT 相机记录整个心肌内放射性计数的图片。

在 MPI 检查期间,获取的是心脏静息时与负荷试验时的图像。通常正常心脏在静息状态下,放射示踪剂均匀扩散于整个心肌,相机所读计数相等。运动时,对无冠状动脉狭窄的患者进行检查,也会获得与上述类似的显像结果,因为血流增加均匀,能够满足心肌对氧气的需求量。

但在严重冠心病患者中,运动时显像结果会有所不同。冠状动脉血流量在动脉狭窄处会有所减少。由狭窄动脉供血的心肌节段处的放射示踪剂数量与非狭窄动脉供血节段处相比有所减少。与静息时相比,运动期间示踪剂摄入量减少的区域被称为可逆性灌注缺陷。可逆性灌注缺陷提示局部血流受阻或缺血。对于之前心肌梗死的患者,梗死区域在静息时或运动时,显像可见示踪剂的摄入量减少。这种模式叫作固定灌注缺陷,通常表明心肌坏死。有些患者在某些心肌节段出现固定灌注缺陷,而有些部位是可逆灌注缺陷,剩余部位则灌注正常。

由于很多患者无法进行体力活动,可使用药物诱发心脏对运动产生反应。通过静脉注射血管舒张剂,如潘生丁、腺苷和多巴酚丁胺可以舒张无管腔狭窄的冠状动脉,达到运动后的心脏效应。冠状动脉血流增加,优先通过正常、无管腔狭窄的动脉,导致冠状动脉狭窄处供血的心肌节段相对低灌注。在药物作用达峰值时注入放射示踪剂即可产生类似于运动时的心脏显像。在撰写本书时,美国食品药品管理局(FDA)只认可潘生丁为灌注显像的唯一药物。

**方案**  共有三种放射示踪剂被批准用于灌注显像技术,分别是铊 -201,锝(Tc)-99m,和甲氧异腈。三种药剂特点各异,分别可用于不同的显像技术方案。

**铊方案**  铊在心脏的半衰期大约是 7.5 小时。也就是说,在铊注入心脏 7.5 小时后,心肌细胞内示踪剂的剩余量还有 50%。铊很容易重新分布,可从正常灌注区域流向之前心肌供血需求减少的低灌注区域。铊灌注标准方案首先从运动开始,运动达峰值时注射铊,注射 5 分钟内开始显像,其余部分显像可在 2~4 小时后获取。由于铊可重新分布,因此无需追加剂量。然而,有些既存在静息期灌注缺陷也存在运动时灌注缺陷的患者可能不

会出现铊重新分布,则需要追加剂量。

**甲氧异腈方案**  甲氧异腈灌注显像方案通常始于静息期。由于肝脏的大量吸收,显像会延迟大约 60 分钟。显像延迟有利于肝脏清除甲氧异腈。另外,示踪剂注入后,患者饮一瓶牛奶或进食少量脂肪餐有利于肝脏对甲氧异腈的快速清除。达到运动峰值时,再次注入甲氧异腈,60 分钟后可获取运动期间灌注显像,同时也为肝脏清除甲氧异腈赢得时间。由于甲氧异腈重新分布缓慢,运动峰值后获取的显像反映的是注射时的灌注显像。本来,甲氧异腈灌注检查是分 2 天进行的,但目前都是 1 天之内完成。运动甲氧异腈心肌灌注 SPECT 可以给既往无心肌梗死病史或接受心脏置管的患者以及低危患者提供更多的预后信息。

## 护理评估与管理

所有适用于运动试验 ECG 的注意事项也都适用于运动试验放射性核成像术。当药物试剂用于运动试验时,会出现包括潮红、头痛、恶心在内的轻微副作用。放射示踪剂很少导致严重副作用,但应备好缓解严重副作用的药物。有时患者会在注入甲氧异腈后主诉有金属味。患者常因检查设备的外观以及含有放射物质感到焦虑,护士必须协助患者减轻焦虑。

用于心肌缺血的诊断试验可见表 17-8。

表 17-8    用于诊断心肌缺血的诊断试验

| 诊断试验方法 | 异常结果 | 注意事项 |
| --- | --- | --- |
| 标准 12 导联心电图(ECG) | 胸痛患者休息时或长期出现暂时性 ST 段抬高和 T 波变化 | |
| 动态心电图 | 休息时或运动时出现暂时性 ST 段抬高和 T 波变化 | 仅有双导联监测 |
| 负荷超声心动图 | 运动时超声心动图可显示室壁节段运动畸形 | 可用于心室传导障碍的患者;无法运动的患者可采用药物试剂 |
| 运动试验 ECG | 运动时出现暂时性 ST 段抬高和 T 波变化 | 不适用于无法运动的患者或左束支传导阻滞(LBBB)和心律正常的患者 |
| 放射性核素灌注负荷试验 | 运动时可出现"冷点"成像或显示灌注缺陷 | 可用于心室传导障碍的患者;无法运动的患者可采用药物试剂 |
| 心肌缺血网络分析 | 心肌缺血动态分析(MIDA)分析 8 导联识别 ST 段水平提示缺血和梗死导致的 QRS 波群变化 | 非侵入性<br>促进临床决策<br>图形趋势网络监测<br>可随时识别再闭塞<br>有助于区分缺血性胸痛还是非缺血性胸痛 |

*MIDA CoroNet, Hewlett-Packard, Andover, MA, Product Literature.

## 放射性核素心脏血管成像术

放射性核素心室成像或多孔动脉造影术（multigated acquisition，MUGA）是一种计算左右心室射血分数的精确方法。多年来，MUGA 都是测量射血分数的金标准。但如今心脏磁共振（MRI）、超声心动图和血管造影术一样可以提供准确信息。MUGA 检查时需要用放射活性示踪剂锝标记患者红细胞，并用 γ 相机在胸部定位来测量放射活度。单位时间记录的数量与经过心腔的血容量成正比。可收集心脏室壁运动、充盈和室壁厚度的信息。

MUGA 的第一步是获取右心室功能。在检查时，注入放射活性示踪剂之前，先定位 γ 相机。当静脉血流首先通过右心室时，即可获取右心室功能信息。示踪剂完成一个循环周期，就标记了左右心室的全部血液，左心室会干扰右心室功能。

护士在护理接受放射性核素成像检查的患者时必须了解注意事项。放射安全部门必须提供有效安全信息。注意所用的放射示踪剂的半衰期。怀孕的护士应避免参与照护检查后 24~48 小时的患者，并且所有护士在此时间处置该患者的体液时必须戴手套。

## 负荷超声心动图

超声心动图是成像技术与负荷试验兼而有之的检查，具有重大优势。超声心动图能够识别冠心病心肌灌注不良导致的区域室壁运动畸形。超声心动图无需电离辐射即可立刻提供数据，较核成像技术有更好的成本效益。其缺点在于如果技师经验不足或因患者自身因素会影响检查质量。还必须对静息时和运动峰值的图像进行对比。

负荷超声心动图可与运动负荷试验和药物负荷试验联合使用。在使用药物和运动前，先要采集 2D 超声心动图的基线数据（药物负荷试验中，常选用多巴酚丁胺或潘生丁作为诱导药剂）。整个运动期间至停药后 10 分钟或者药物灌注期间，需持续显像。超声心动图显示室壁运动畸形则提示心肌部分灌注不良。如果运动后或药物注入后，诊断结果阳性，则表明有新发的室壁运动畸形。

## ▲ 电子计算机体层扫描术

电子计算机体层扫描术（computed tomography，CT）是一种用于评估心脏及其周围结构的非侵入性诊疗技术。其采用 X 线光束通过患者身体，识别器收集和记录光束产生的图像。计算机将图像重新建构为 2D 或 3D 图像，清楚显示解剖细节。见图 17-14。心脏 CT 扫描用于识别心脏的结构性疾病，包括先天畸形和动脉瘤。

冠状动脉钙化（coronary artery calcium，CAC）提示动脉粥样硬化，可通过 CT 进行诊断。动脉粥样硬化在经历不稳定、破裂、钙化几个阶段后形成斑块。虽然动脉钙化提示血管疾病晚期，但没有钙化并不能排除容易破裂的非钙化性斑块出现。CAC 得分（CACS）为 0 时，表示未发现 CAC，可能是未识别已钙化的斑块所致的误诊。CACS 与动脉硬化损伤所致的狭窄无直接联系。换句话说，CACS 程度可能很高，但血管损伤处无血流受限，也或者 CACS 程度很低，但血管损伤处血流严重受限。因 CACS 与冠状动脉粥样硬化性疾病具有强烈相关性，故其最适用于判断患者心血管疾病的发作风险。测量心脏 CT 识别的钙化程度可以用钙化积分（agatston score）来衡量。得分 <10 表示轻度钙化，介于 11~99 之间为中度钙化，100~400 为钙化加重；>400 为广泛钙化。尽管 CACS 不能取代冠状动脉造影成为诊断冠心

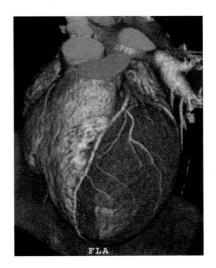

**图 17-14 ▲** 心脏多层面 CT 图像：64 层面心脏电子计算机体层正面扫描

病的金标准,但当它与风险评估运算法则(如Framingham 风险评分)合用时,可为全因死亡率提供独立预后信息。

冠状动脉电子计算机体层扫描血管造影术(coronary computed tomography angiogram,CCTA)是一种探视冠状动脉管腔实况的非侵入诊断方法。无论有无钙化沉积,CCTA 均能识别冠状动脉狭窄。接受 ECG 通道的 CCTA 需要调整心率。最佳心率范围是 55~60 次/min,多数药物,尤其是 β 受体阻滞剂,可帮助患者实现最佳心率。患者需要建立静脉通路以注入显影剂。护士应观察因显影剂导致的过敏反应和肾毒性。

## ▲ 磁共振成像术

磁共振成像术(magnetic resonance imaging,MRI)可对心血管的解剖、功能、血流、新陈代谢和灌注进行高分辨率评估。它可用于评估静息时、运动负荷试验时及药物负荷试验时的心脏结构与功能。MRI 用于诊断冠心病、冠状动脉旁路移植术、心肌病、瓣膜疾病、先天性心脏病、心脏包块(cardiac mass)、心内血栓和心包疾病。MRI 还可用于检验心肌活性(myocardial viability),可鉴别缺血活组织和瘢痕坏死组织。在进行房颤肺静脉消融术之前,电生理检查中心可采用 MRI 显示肺静脉图像。经皮植入闭塞装置前,MRI 也可显像房间隔缺损的特征。

心血管 MRI 还具有其他优点。其可用于因对碘过敏或肾功能不全而无法耐受碘造影剂的患者。钆是 MRI 的造影剂,可导致过敏和肾脏毒性,但其导致并发症的几率低于碘造影剂。另外,MRI 与负荷试验方案联合使用可综合评价心脏结构、室壁结构、瓣膜功能、心肌灌注、血管造影和心肌生存力。MRI 药物负荷试验的药物试剂包括腺苷、多巴酚丁胺或潘生丁。

因某些特殊原因,如冠状动脉狭窄以及呼吸和心动周期时不断处于动态,冠状动脉 MRI 至今仍面临挑战。加上价格昂贵,并非所有医疗机构都能够承受。

MRI 扫描仪通道容量固定,因而,肥胖是 MRI 的禁忌证。扫描仪容量有限,可发出噪音,所以患者必须能够平卧,保持镇静。MRI 不能兼容动脉瘤夹、植入装置(包括植入式心脏除颤仪和起搏

器),其他金属物件在 MRI 扫描时也都属于禁忌。从事金属制造业的患者眼睛可能存有金属碎屑出现肿胀,故不适合接受 MRI 检查。MRI 禁忌证见表框 17-10。刺青荧光剂中可能含有金属氧化物,在 MRI 扫描时可能会升温加热,但刺青并非 MRI 的禁忌证。MRI 检查期间,应屏气以免呼吸产生干扰。因此心脏 MRI 不适用于无法屏气者。需要建立静脉通路滴注造影剂。由于单位面积内注入压力较高,因此不使用中心静脉置管。

| 表框 17-10 | 磁共振成像术的禁忌证 |
| --- | --- |
| **绝对禁忌** | **相对禁忌(根据个体评估需要)** |
| 心脏起搏器 | 人工关节 |
| 动脉瘤夹 | 体内某些异物(如牙齿矫正器) |
| 心外膜起搏导线 | 非金属人工心脏瓣膜 |
| 金属瓣膜 | 手术缝合器 |
| 植入型心律转复除颤器 | 冠状动脉支架(近期植入) |
| 植入式输液泵 | |
| 人工耳蜗 | |
| 金属尿路装置 | |
| 金属碎片(如子弹、弹片) | |

## ▲ 正电子发射体层扫描术

正电子发射体层扫描术(positron emission tomography,PET)主要用于了解心脏生理和代谢状况。其能够识别冠状动脉狭窄(灌流)、评估心肌生存力(代谢)。PET 是诊断心肌活性的金标准。

采用以铷-82 和氮-13 标记的氨为示踪剂评价局部心肌血流。氟脱氧酶(fluorodeoxygenase,FDG)和碳-11 标记的醋酸盐分别用于评价葡萄糖和脂肪酸代谢。若以铷-82 和氮-13 标记的氨灌注试验显示血流减少,FDG 和碳-11 标记的醋酸盐代谢试验显示代谢活动缺乏,则表明局部心肌无法存活,即血液灌流与代谢均减弱。如果灌注示踪剂显示血流减少,而代谢活动存在,则考虑为局部心肌缺血但有活性。该情况表明血液灌流与活性不匹配,可指导患者进行恢复活性组织区域血流灌注的治疗和干预。

PET 前,患者需要禁食禁水 6 小时。诊断前24 小时限制摄入咖啡因饮料。

## ▲ 心脏置管术、冠状动脉血管造影术与冠状动脉介入术

在心脏置管及相关检查过程中，放射显影剂在荧光镜的指引下注入心腔和冠状动脉。这些检查是评估冠状动脉管腔状况的常用金标准。可采用多种干预来治疗冠状动脉内损伤，如血管成形术、支架手术或冠状动脉搭桥手术。还可观察冠状动脉畸形和其他疾病，如动脉瘤和心肌桥。诊断性心脏置管术提供的信息可以为冠状动脉介入术奠定基础。

心脏置管术的主要局限性在于价格高、操作者经验要求高、风险较大、判断损伤是否可导致缺血能力。心脏置管术的价格大约几千美元，比非侵入性操作价格昂贵。大量数据表明，操作医生必须平均每年至少操作 75 次才可确保该操作安全可靠。尽管该操作能够明确冠状动脉阻塞部位，但还需评估所在部位的缺血状况才能够进行血管成形手术。

进行心脏置管术的患者术前需要仔细评估，包括近期病史和体检情况，有无造影剂过敏以及近期实验室检查，包括全血细胞计数、凝血酶原时间和部分凝血活酶时间、国际标准化比值（international normalized ratio）和电解质（血钾、肌酐、血液尿素氮水平）。绝经前女性或疑似孕妇必须在置管 48 小时内做妊娠试验。患者检查前禁食禁水 8 小时，检查当日，患者可少量饮水送服适当药物。建立静脉通道，留置导尿以防术后尿潴留。检查期间，患者必须静卧平躺在检查台上。心脏置管术的护理干预措施详见表框 17-11。检查完毕，需密切观察患者生命体征（血压、心率、呼吸和血氧饱和度）及经皮穿刺点有无出血。及时处理出血和血肿形成，预防严重血管并发症：如腹膜后出血。术后静脉补液以促进肾毒性造影剂的排泄，并预防患者因脱水或恢复期疼痛部位迷走神经张力升高而导致的低血压。动脉切开后必须卧床数小时，使穿刺部位稳定，预防血管出血性并发症。心脏置管术的健康教育见表框 17-12。

血管内超声显像（IVUS）是心脏置管术时的一种辅助技术。IVUS 采用超声技术获取冠状动脉管腔和管壁结构信息。其可从冠状动脉的横断面成像，评估个体损伤的风险，也可与冠状动脉血管造影术联用来测量管腔及其特征，包括斑块形态学与负荷。IVUS 获取的数据信息可用于判断是否需要冠状动脉血管造影或支架手术，也可用于评价无论有无支架植入的血管成形术的最终预后。

血管造影术是用于判断采用血管成形术治疗冠状动脉损伤时机的标准方法。但很难判定是

---

| 表框 17-11　护理干预措施 | |
|---|---|
| **针对心脏置管术患者** | **术后** |
| **术前** | • 回病房前确保患者生命体征稳定 |
| • 向患者和家属解释 | • 检查置管部位敷料的完整性及有无渗血 |
| • 检查前 6h 确保患者除医嘱给药外未经口进食 | • 检查置管部位的末梢动脉搏动，若为股动脉置管，检查远端 |
| • 确保遵术前医嘱完成实验室检查并获取结果 | 　脉搏、肢体末梢颜色、毛细血管充盈时间和感觉神经状态。 |
| • 确认患者、过敏信息，如果患者对造影剂、药物或某些食物 | • 保持肢体伸直，指导患者勿屈曲上 / 下肢 |
| 　过敏应提醒医生 | • 遵医嘱静脉输液 |
| • 获得知情同意 | • 遵医嘱氧气吸入 |
| • 遵医嘱或常规建立静脉通路 | • 遵医嘱鼓励口服补液 |
| • 心电监测 | • 拔出导管鞘前检查患者凝血状态 |
| • 必要时氧气吸入 | • 拔出导管时： |
| • 遵医嘱使用术前药物 | 　• 在穿刺点直接加压 20~30min 以防止出血，或按要求使用 |
| • 测量生命体征 | 　　商业止血加压包扎装置 |
| **术中** | 　• 检查肢体末梢脉搏、颜色、毛细血管再充盈时间与感觉 |
| • 常规持续评估患者生命体征、氧气、意识水平和心律 | 　• 患者常规平卧 4~6h |
| • 出现生命体征、氧饱和度、恶性心律失常（室性早搏、室性心 | • 每 4~6h 检查穿刺部位敷料的完整性和渗血状况 |
| 　动过速、室颤）等变化时通知主诊医师 | |
| • 准备心肺复苏的设备和药物 | |

| 表框 17-12 | 教育指导:心脏置管术 |
| --- | --- |

**术前**

- 除医嘱用于减少术中恶心、呕吐的药物外,嘱患者术前 6h 勿经口摄食,
- 告知患者术前、中、后均需留置静脉通路以便于补液和给药
- 告诉患者在去心导管室前接受术前用药
- 告知患者术中只能穿病员服
- 通知患者心导管室较凉,诊疗台硬,时间长了会有所不适
- 向患者解释检查过程中会被要求头偏向一侧、屏气或咳嗽
- 解释术中会出现不适,但局麻药有助于缓解疼痛
- 解释术中和术后数小时,均需使用心脏监护仪
- 嘱患者术后平卧数小时,以减少穿刺部位的出血概率
- 嘱患者术后若能耐受,应喝水以利于放射造影剂的清除

- 鼓励患者和家属提出质疑

**术中**

- 告诉患者如术中出现胸痛应及时通知医生
- 嘱患者静卧
- 消除患者疑虑
- 鼓励患者,并回答患者的问题

**术后**

- 嘱患者平卧,保持肢体伸直
- 嘱患者如果有胸痛或气促应及时汇报
- 告诉患者拔出导管鞘的时间
- 鼓励患者遵医嘱饮水
- 告知患者医生将巡视并解释检查结果

何种损伤导致的缺血。冠状动脉血管造影可能会低估损伤的严重性。血流储备分数(fraction flow reserve,FFR)有助于判断冠状动脉狭窄所致缺血程度。FFR 检查可在心脏导管室与血管造影合用,是血管狭窄的最大血流比值与正常最大血流比值的比较。压力传感器的导线穿过疑似损伤的血管,在冠状动脉内注入腺苷,诱导血流出现最大值,测量血管闭塞处的压力梯度。在血流达最大值时以平均远端冠状动脉压除以平均主动脉压来计算。冠状动脉 FFR 的正常值是 1。低于 0.75 表示有限流性损伤,提示缺血。与单独血管造影指导下的常规经皮冠状动脉介入术相比,FFR 可用于包括 1 年内死亡、心肌梗死、再次血运重建这些初级复合终点降低的相关干预。

冠状动脉闭塞程度≥70% 时,则需要采用经皮腔内冠状动脉造影术(percutaneous transluminal coronary angiography,PTCA)的介入来置换冠状动脉斑块或血栓。PTCA 后,冠状动脉腔内放置支架可降低血管成形术部位的再闭塞几率。定向冠状动脉粥样硬化斑块切除术(directional coronary atherectomy,DCA)是对清除进行斑块,而非置换。DCA 方法特殊,在很多医院得使用频率远低于 PTCA。斑块切吸术是用腔内吸引导管抽吸去除血栓的方法。更多冠状动脉介入术的探讨详见第 18 章。

## 左心导管检查术

左心导管检查术可提供主动脉、冠状动脉、主动脉瓣、二尖瓣功能以及左心室壁运动的信息。

很多检查还包括测量左心房、左心室内压力、主动脉瓣和二尖瓣的压力梯度以及左心室流出道的压力梯度。

左心导管检查术常规是通过经皮肱动脉或股动脉置管。该项技术可描绘冠状动脉解剖的基线数据,并能识别冠状动脉、大血管、心腔异常。向冠状血管注射放射性造影剂可显示实际管腔、定位导致血流受阻的斑块、血栓和血管夹层。左心导管还能测量左心室充盈压力以了解患者的体液状态。左心室造影包括采用造影剂使左心室快速充盈,了解左心室射血分数、有无室壁运动畸形和左心室大小。瓣膜疾病患者可接受更多检查测量瓣膜压力梯度和心腔压力来计算瓣膜面积和血流动力学。

因涉及动脉置管及造影剂使用,左心导管术的危险性较大。其包括皮肤穿刺部位出血、导管经过有夹层的血管、周围动脉和冠状动脉穿孔、心脏组织的机械性刺激、血栓斑块导致心肌梗死或脑血管意外、对造影剂或术中其他药物产生过敏反应以及由于造影剂有肾毒性而导致肾损害。

## 右心导管检查术

右心导管检查术用于辅助鉴别左心室衰竭和因呼吸困难导致的肺部疾病;用于有呼吸困难病史、瓣膜性心脏病和心脏内分流的患者。

诊断性右心导管检查术可从左颈外静脉或股静脉置管,可测量右心房压、肺动脉瓣和肺动脉压。右心导管还经常从颈内静脉置管达上腔静脉。

其目的是测量血氧饱和度及右心房、右心室、肺毛细血管网和肺动脉的压力。

右心导管最常见的问题是心肌受刺激而导致的心律失常。但这种心律失常有自限性，通常无需治疗。由于是静脉置管，出血风险低，术后活动受限少。

# 心电监护

心电监护（electrocardiographic monitoring）用于各种不同场合。常规用于 ICU、手术室。当需要持续监测患者的心率、心律和疗效时，很多住院部病房都会使用心电监护仪。此外心电监护仪还用于院外场所，如辅助医疗救护车、手术中心、门诊康复训练课程和远程监测门诊。

尽管不同机构使用的监护仪大不相同，但所有监护仪都具有三个基本组成部分：显示系统、监护电缆与电极。电极置于患者胸部接收心肌组织发出的电流，然后电缆将电信号传递到屏幕放大显示。显示数据与其他患者监护仪的显示数据一起，可在患者的床边和中心站同时获取。

与 50 年前刚刚引进时相比，心电监护仪的功能得到了较大拓展。早期心电监护系统只能评价患者的心率和心律。如今的监护仪功能得到扩展，可以诊断复杂的心律失常、识别心肌缺血和 QT 间歇延长。这些拓展功能是通过发展心律失常筛查的计算机化运算法则、ST 段监测软件、噪音消除、多导联监测系统、12 导联 ECG 电极数字最小化来实现的。

## ▲ 设备特征

有两种常见的心电监护设备：持续实线监护系统和远程监护系统。

### 实线监护系统

实线监护仪，常用于 ICU，须患者与心电监护仪通过 ECG 电缆直接相连。信息可在床边和监护中心站同步显示并记录。由于该监护仪限制患者活动，故适用于卧床患者或仅能在床上坐起的患者。实线监护仪需接通电源操作，但隔离效果好，只要机器保存得当，水、血液和其他液体都不会造成电事故。

### 远程监护系统

远程监护时，患者和 ECG 显示装置间无需实线连接。电极通过短程监护电缆与小型电池供电的传感器连接。ECG 通过射频信号发射到接收器，接收器收到信号后在床边或远程记录中心的示波器上显示信号。接收器内部或者附近装有天线，可扩大信号接受范围。传感器的动力来自电池，可使传感器避免监护设备漏电和电击导致的事故。远程心电监护主要用于监测心律失常且患者可适度活动的场所，比如在心律失常监测站或分级监护病房。因患者可以活动，较难获取稳定的 ECG 波形。有些实线监护系统兼有远程功能，这样患者很容易根据监测需求从一个系统切换到另一系统。

### 显示系统

先进的电子技术使监护设备得以不断改进。现代显示系统包含以下特征：

- 计算机存储能力可以再现心律失常数据。
- 表格自动记录，ECG 记录仪可通过警报和预设时间间隔加以激活。
- 警报设备可设置多种参数。
- 多导联或 12 导联 ECG 显示，有助于解析复杂性心律失常。
- ST 段分析可监测缺血事件。
- 存储、分析和预测趋势数据的计算机系统可随时在线监视，有助于诊断和预后。
- 护士携带的无线对讲装置能提供数据和警报。
- QT 间期监测。

### 监护导联系统

所有心电监护仪都使用导联系统来记录心脏组织产生的电活动。每个导联系统由正（记录）电极、负电极和作为地线的第三电极构成。随着心脏去极化，电活动波下移，从 SA 结到 AV 结、希氏-浦肯野系统、和左心室（因为左心肌质量大于右心肌质量)。每个导联从胸壁不同部位看到去极化波形,产生 P 波、QRS 波群及不同结构。

描述导联系统的术语易令人混淆。患者胸部的连接线叫作导联。这些电线产生的波形图片也叫导联。标准 ECG 采用 10 根导联线和末梢电极(4 个肢体导联,6 个胸导联),产生了 12 种心脏电视图,所以叫作 12 导联。

目前市面上的心电监护设备从简单 3 电极装置到更常见的 5 电极系统各有不同。其他能够监测所有 12 导联但电极数减少的系统使用较少。本章主要讨论 3 导联和 5 导联系统。

3 电极系统是在屏幕上单个导联单次选择性产生Ⅰ、Ⅱ或Ⅲ导联(单频道记录)。5 电极可看到 12 导联中的任一导联,护士可在监护屏幕上同时看到两个以上导联信息(多频道记录)。

### 三电极系统

监护者将三片正、负和地线电极安置在监测电缆标记的相当于右臂(RA)、左臂(LA)和左下肢(LL)的患者胸部位置。当电极安置适当,将床边心电监护仪上的导联选择器扭向Ⅰ、Ⅱ、Ⅲ导联的位置,即可获取标准导联(Ⅰ、Ⅱ、Ⅲ导联)的信息(图 17-15)。导联选择器自动调整电极的正、负或地线,从而获得准确波形。导联Ⅰ选定后,LA 为正,RA 为负,LL 为地线。在导联Ⅱ,则是 LL 为正,RA 为负,LA 为地线。导联Ⅲ中,LL 为正,LA 为负,RA 为地线。Ⅰ、Ⅱ、Ⅲ导联的构造叫作爱氏三角(Einthoven's triangle),见图 17-16。

监护仪上 12 导联 ECG 复制的胸导联信息的获取,需要一个五线系统(图 17-9 可回顾胸导联部位)。当仅有三条线可用时,可获取六导联改进

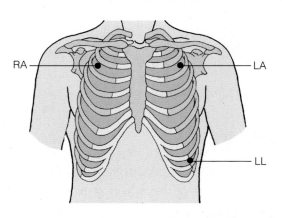

**图 17-15** ▲ 三电极监护系统。导联置于护士能够监测的Ⅰ、Ⅱ、Ⅲ导联处,左下肢电极必须低于心脏。LA:左臂;LL:左下肢;RA:右臂

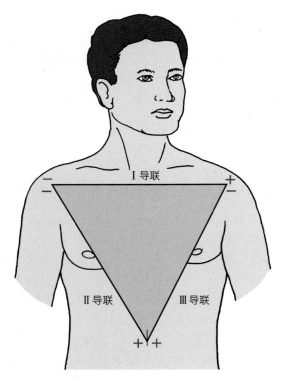

**图 17-16** ▲ 爱氏三角。Ⅰ、Ⅱ、Ⅲ导联被称为标准导联。当一起置于胸部,形成爱氏三角

Ⅰ导联:LA 为正,RA 为负
Ⅱ导联:LL 为正,RA 为负
Ⅲ导联:LL 为正,LA 为负

版。为构造改进胸部导联(MCL),其目的是将正电极放置在指定的胸部位置。比如,$MCL_1$ 需要将正电极放置在 $V_1$ 部位(胸骨右缘第四肋间),负电极放置在左锁骨下。地线可随意放置。

为获得 $MCL_1$ 导联信息,监护仪设定在Ⅰ导联处(表框 17-13)。(通过将监护仪设定在Ⅰ导联,LA 电极为阳性,RA 电极为负性,RA 电极为负性,下肢线为地线[爱氏三角]正电极(LA)放置在 V1 部位(胸骨右缘第四肋间),负电极(RA)放置在左锁骨下。地线电极(LL)可任意放置。)但如果地线导联放置于 $V_6$ 这个部位,导联切换到 $MCL_6$ 这个位置会更好。

要获取 $MCL_6$ 导联,应将正电极放置于 $V_6$,负电极置于左锁骨下,地线随意。监护仪选定在Ⅱ导联,LL 电极为正,RA 电极为负,LA 为地线(爱氏三角)。正电极 LL 放置于 $V_6$(腋中线,与 $V_4$ 平齐),负电极 RA 置于左锁骨下。地线任意,但如果置于 $V_1$,最好切换到 $MCL_1$ 导联。

根据上述电极的安置,护士只需要通过导联Ⅰ、Ⅱ的切换来监测 $MCL_1$ 和 $MCL_6$ 而无需改变患

采用三电极系统监护改良后胸导联（MCL₁）

1. 监护仪上选择Ⅰ导联

2. 参照爱氏三角记住导联是 LA 为正、RA 为负，LL 为地线

3. 正电极（LA）置于 V₁（胸骨右缘第四肋间）

4. 负电极（RA）置于左锁骨下

5. 地线 LL 置于 V6（左腋中线第五肋间）

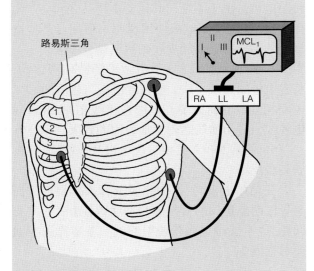

采用三电极系统监护 MCL₆

1. 监护仪上选择Ⅱ导联

2. 参考爱氏三角记住Ⅱ导联是 LL 为正、RA 为负，LA 为地线

3. 正电极（LL）置于 V6（左腋中线第五肋间）

4. 负电极（RA）置于左锁骨下

5. 地线（LA）置于 V₁（胸骨右缘第四肋间）

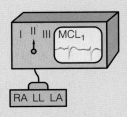

注意：电极片的放置位置与 MCL₁ 和 MCL₆ 的放置位置相同。为了查看这两个导联，护士仅仅将监护仪从Ⅰ导联切换到Ⅱ导联即可。

者胸部的电极部位。MCL₁ 和 MCL₆ 是识别束支传导阻滞（BBB）和鉴别室上性 QRS 宽大性心动过速与室性心动过速的理想导联。

## 五电极系统

五电极系统在三电极系统的基础上加大了

监护性能。（四电极监护仪需要右下肢电极为三电极系统所有导联的地线。）五电极监护仪增加了探索性胸部电极，能获取六个胸导联和六个肢体导联的任何一个。本质上，五线路监护系统能够提供 12 导联 ECG 仪所有的功能。唯一的区别在于五线路监护仪只有一个胸部电极，而 12 导联 ECG 仪有六个胸部电极。新型心电监护仪现在具有六个胸部电极，护士可在监护屏幕上同时看到全部 12 导联心电图。

监护使用五线路系统的患者时，四个肢体电极必须按规定安置于身体部位。第五个胸部电极置于心前区。例如，护士想监测 V₁，胸部电极置于胸骨右缘第四肋间（图 17-17）。若护士想切换到不同的胸导联进行监测，电极需在胸部重新安置。五电极监护仪的其他优势在于可使护士在监护屏幕上同时看到两个以上的不同导联。

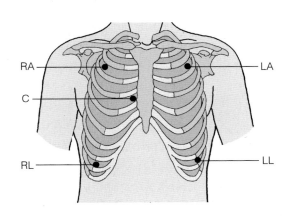

图 17-17 ▲ 五电极监测系统。采用五电极系统，护士能够看到 12 导联 ECG 的任一导联。监测心前区导联时，胸部电极需移至胸部适当部位

## 选择导联

没有哪个单个监护导联能适用于所有患者。表 17-9 总结了不同导联的选用及其理由。通常选用Ⅱ导联，因其能清楚地记录直立的 P 波和 QRS 波群，有助于识别潜在节律。除导联Ⅱ之外，导联Ⅲ、aVF 和 V₁ 或 MCL₁ 也能很好地显示 P 波，从而有助于识别房性心律失常。V₁ 或 MCL₁ 用于识别 RBBB，可将心室异位起搏点与室上心律失常进行鉴别。由于Ⅰ导联的正电极活动比Ⅱ导联或 V₁ 导联少，呼吸系统疾病患者使用Ⅰ导联描计波形时会产生较大干扰。

如上所述，没有一个理想的导联可适用于所有患者。某些情况下，多导联记录成为较理想的

选择。多导联 ECG 系统由于描计心脏各个表面，因而可提供心脏多视图。多导联监测的主要用处之一是其能够阐述复杂性心律失常，尤其能识别复杂性房性心律失常、特征不明显的室性早搏及各种束支传导阻滞。其还可用于评估心肌缺血、损伤和梗阻。通过不断观察心脏各面的导联，可对心绞痛发作或隐性缺血进行记录。这些变化应尽快通过 12 导联心电图加以确认。

表 17-9　选择导联的建议

| 导联 | 选用理由 |
| --- | --- |
| Ⅱ | 产生高大、直立的 P 波与 QRS 波群，判断潜在心律 |
| V₁ 或 MCL₁ | 有助于识别 RBBB，将心室异位起搏点与室上心律失常进行鉴别 |
| V₆ 或 MCL₆ | 有助于识别 LBBB，将心室异位起搏点与室上心律失常进行鉴别 |
| Ⅲ,aVF,V₁ | 产生 P 波，识别房性心律失常 |
| Ⅰ | 适用于呼吸抑制的患者，使用左臂和右臂电极，与其他导联相比，受胸部活动影响较小 |
| Ⅱ,Ⅲ,aVF | 有助于识别心肌下壁缺血、损伤和梗阻；右冠状动脉缺血最好用Ⅲ导联 |
| Ⅰ,aVL,V₅,V₆ | 有助于识别心肌侧壁缺血、损伤和梗阻 |
| V₁~V₄ | 有助于识别心肌前壁缺血、损伤和梗阻；冠状动脉左前降支缺血或左旋支缺血最好见 V₃ 导联 |

## ▲ 操作流程

### 电极的安置

正确的皮肤准备和电极安置是确保正常心电监测的基础。描计充分能反映(1)基线数据稳定，变化幅度小;(2)没有噪音和干扰;(3)QRS波群振幅可足够激活计数器和警报系统;(4)识别 P 波。

目前心电监护仪的电极类型是一次性以银盘或镍盘为中心的环形黏附纸或泡沫橡胶。多数电极由制造商预凝胶。有些是与电极相连的一次性电线，或有些非一次性电线与电极相扣。电极应让患者感到舒适为宜。粘贴不当会产生干扰，可造成假警报。

粘贴电极时，应遵循以下流程：

1. 选择稳定的部位，避免骨性突起、关节及皮肤褶皱处。附着在骨骼上的肌肉部位产生的人为干扰最小。

2. 剃除体毛。

3. 用干纱布垫快速擦试油脂和细胞碎屑。若皮肤油脂过多，用酒精备皮，酒精完全干燥后再粘贴电极。由于酒精与其他备皮物品之间会产生化学反应，请遵照电极使用说明书使用。某些电极上的黏合剂会引起皮肤刺激或黏合不牢。

4. 撕去纸质背衬，手指做平滑的环形运动，将各电极紧贴于皮肤。将每片电极与相应的 ECG 电缆相连。有时需要与电缆连接线相扣，或者以电缆线为应力回线达到更加稳固的效果。

5. 每隔 2~3 天更换一次电极片，观察有无皮肤刺激反应。

在粘贴电极时，需向患者解释操作目的。向患者说明监护仪的警报声并不意味着患者心率有问题，也可能是电极松脱引起的。参考循证实践要点指南 17-1。

### 监护观察

心电监护只有在电子计算机提供警报参数或人眼能观察到信息时才有用。尤其对业务能力和责任心强的医务人员更加有用。一些急危重症病房专门设有监护技师负责观察监护仪、获取样本数据、向护士提供患者 ECG 的适当信息。这些监护技师必须熟悉每位心律失常患者可接受的障碍参数和监护过程中的干扰，比如因电极变化或患者改连到便携式监护仪。监护者还应了解胸部理疗或呃逆会产生干扰，易被误诊为心律失常。

无论用于心电监护的设备是哪一种，都必须遵循原则。如果警报铃响，护士应首先评估患者病情，了解是否真正是心律失常还是监护仪设备障碍。不可因未连接 ECG 电线而误以为是心脏停搏，也不能因患者误触及电极而误读为室性心律失常。除此之外，监护警报应当处于功能状态。只有当患者直接接受机体治疗时，警报系统才能安全待机。从而确保不会忽略致命性心律失常。如果监护仪显示的异常不是由于人为干扰或连接不良所导致，就需要进一步采用全 12 导联 ECG 记录和评价心律变化。

### 循证实践要点 17-1
### 心律失常监测

△ **预期实践**

- 选择心律失常监护的最佳导联(尽可能显示双导联)
  - 导联 I 用于诊断宽大的 QRS 波群
  - 导联 II 诊断心房活动、测算心率
- 为了准确诊断,需合理放置电极片
- 粘贴电极前做好皮肤准备
- 测量 QT 间歇,如有尖端扭转型室性心动过速采用持续导联计算 QTc

△ **支持证据**

- $V_1$ 用于诊断宽大 QRS 波群(室性心动过速 vs. 室上性心动过速伴异常传导通路;左 vs. 右束支传导阻滞)。5 导联监护系统用于简化 V 导联。MCL1 与 V1 在 QRS 波群形态学上存在差异,故仅在 5 导联系统无法使用时方可使用(证据水平 5 级)
- V1 电极位置不可用时,可采用 V6 电极位置(证据水平 4 级)
- 电极部位准备包括剪去多余毛发、用酒精清洁油性皮肤(证据水平 4 级)
- QTc 大于 0.50s(500ms)提示延长时间危险,与尖端扭转型室性心动过速有关。校正 QT 间期,保持心率(QTc)正常,使用以下药物时需监测 QT 间期
- 抗心律失常药、抗生素、抗精神病药物、其他延长 QTc 的药物
  - 严重心动过缓

- 低钾血症或低镁血症
- 药物过量
- 心脏手术时患者连接心房心外膜导线,可通过心房电图(AEG)了解心房电活动。(证据水平 5 级)

---

**AACN 的证据等级**

**A 级**　定量研究的 meta 分析或定性研究的 meta 整合,其结果一致地支持某个特定的行为、干预或治疗

**B 级**　设计良好的对照研究,其结果一致地支持某个特定的行为、干预或治疗

**C 级**　定性研究、描述性或相关性研究、整合性综述、系统综述或结果不一致的随机对照试验

**D 级**　有临床研究建议支持且经过同行评议的专业机构标准

**E 级**　多个案例报告、基于理论的专家观点或经过同行评议但无临床研究支持的专业机构标准

**M 级**　仅仅是制造商的推荐

> *Excerpted from American Association of Critical-Care Nurses Practice Alert. Available online at* http://aacn.org. *All references cited in this alert are available with the associated resources related to this chapter. Visit:* http://thepoint.lww.com

---

## ▲ 心电监护仪故障检测

　　心电监护会出现一些问题,包括基线值无 ECG 波形,描计波形不连贯、波形不规则、波群振幅低,60- 周期干扰,频繁诱发警报和刺激皮肤。故障排除步骤见表框 17-14。

## 心律失常与 12 导联心电图

　　在监护过程中,识别心律失常与 12 导联 ECG 异常需要实践经验。本章主要讨论最常见的几种类型。在出现个体心律失常和 12 导联 ECG 异常时,需重点评价心电图波形。

表框 17-14 / 故障检测：心电监护仪问题排除步骤

**频繁报警**
- 是否警报装置太靠近患者？
- 监护敏感度是否过高或过低？
- 电缆是否安全接入监护仪插座？
- 导联线或接头处是否有损坏？
- 是否正确选择监护导联？
- 电极是否妥善固定？
- 是否 R 波和 T 波高度一致，导致二者波形同时感知？
- 基线值不稳？还是电缆或导联活动过度？

**基线值无 ECG 波形**
- 大小（信号捕捉或敏感性）控制是否调解适当？
- 是否正确选择导联？
- 电缆是否完全接入监护仪插座？
- 电极线是否与电缆完全连接？
- 电极线是否与电极紧紧相扣？
- 电极线是否有损坏？
- 电缆是否损坏？
- 如果仍无波形，呼叫客服。
- 电池是否没电（特指远程监控系统）？

**波形中断**
- 电缆是否完全接入监护仪插座？
- 电极线是否完全插入患者导联线？
- 电极线是否完全与电缆连接？
- 电极线是否接口松脱或损坏？
- 电极是否妥善固定？
- 电极是否已紧贴皮肤？
- 电缆是否损坏？

**基线值不规则**
- 是否电缆或导联活动过度？可通过剪开患者的衣服来减低活动过度
- 是否电源线靠近监护仪电缆？
- 是否患者活动过度？是否因焦虑或颤抖而出现肌肉震颤？
- 部位选择是否正确？
- 是否做好适当的皮肤准备或遵循使用规则？
- 电极是否潮湿？

**波形振幅低**
- 大小控制是否调节适当？
- 电极是否妥善固定？
- 电极上是否涂干凝胶？
- 改变电极部位。采用 12 导联 ECG 检测导联的最高振幅，并模拟该导联。
- 如果上述步骤无法解决问题，可能信号微弱就是患者正常的波群。

**60- 周期干扰**
- 监护仪大小控制是否设定过高？
- 附近是否有在使用的电器，尤其是接地线的电器？
- 电极是否妥善固定？
- 电极片是否涂干凝胶？
- 导联线或接口是否损坏？

如需了解心律失常的病因、临床表现和治疗，必须熟悉传导系统的知识。第 16 章系统介绍了心脏传导系统的基本要素。

# ▲ 心电图波形的评价

## 心电图纸

心电图波形是心脏电节律的图形记录。图纸由水平线和垂直线构成，以 1mm 为间隔。水平线测量的是时间。当图纸以 25mm/s 为扫描速度时，每个水平测量的小方格等于 0.04 秒，大方格（5 小格）等同于 0.2 秒。垂直线代表高度或电压。每个垂直小方格为 1mm，大方格是 5mm（图 17-18）。有些心电图纸从上到下采用的都是以垂直斜线来标记的。两个垂直标记的距离代表 3 秒。6 秒之间的距离用于计算心率。

## 波形与间期

在心动周期中，ECG 描计会产生以下波形与间期（图 17-18）：
- P 波：P 波小、直立、圆钝，代表心房去极化。通常以规律间隔出现在 QRS 波群前。
- PR 间期：PR 间期代表心房去极化开始到心室去极化的时间。间期包括 AV 结电信号的轻度延迟，在心室去极化前，血液有时间从心房流至心室。间期的测量从 P 波起点到 QRS 波群起点，正常 PR 间期为 0.12~0.20 秒。
- QRS 波群：QRS 波群是一组巨大波形，代表心室去极化。波形的每部分都有特殊含义。初期的逆向波形是 Q 波，初期的正向波形是 R 波，R 波之后的逆向波形是 S 波。虽然被称为 QRS 波群，但不是所有的 QRS 波群都有这三部分。正常 QRS 波群宽度为 0.06~0.11 秒。不同类型 QRS 波形见图 17-19。
- ST 段：ST 段从 QRS 波群终点开始到 T 波的起点。代表心室去极化结束时到心室复极化的开始。正常情况下，其为等电位波形。等电位 ST 段表示 ST 段与 QRS 基线平齐。ST 段抬高或降低可见于多种疾病。ST 段抬高提示急性心肌损伤。ST 段降低可能提示急性心肌损伤或心肌缺血。更多关于 ST 段异常的探讨，详见第 21 章。

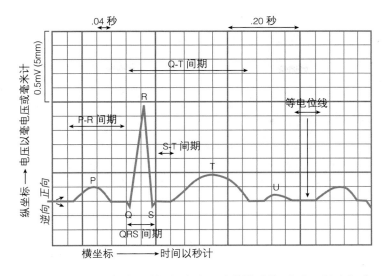

**图 17-18** ▲ ECG 波形。图解电冲动通过传导系统,产生心肌去极化和复极化

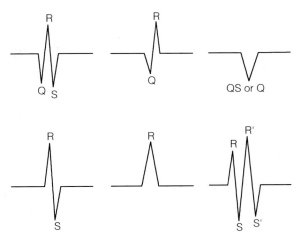

**图 17-19** ▲ QRS 波群结构。Q 波为逆向波,位于 R 波之前,R 波为正向,位于 R 波之后的 S 波为负向

- T 波:T 波是代表心室复极化的波向。出现在 QRS 波群后。心房也有复极化阶段,但因为与 QRS 波群同时出现,所以在心电图上无明显波形表示心房复极化。

- U 波:U 波很少见,偏小,正向波形,位于 T 波之后,其意义不确定,但低钾血症时常见。

- QT 间期:QT 间期是从心室去极化起点到心室复极化终点的过程。其测量从 QRS 起点到 T 波终点。由于 QT 间期会随心率的改变而发生变化,因此需要用一张表格列出不同心率时 QT 间期的长短。该表格适用于多数心律失常(表 17-10),如果该表格不适用,那么校正后的 QT 间期(QTc)可通过与正常值比较来计算。正常 QTc 值通常不超过 0.42 秒(男性)和 0.43 秒(女性)。快

**表 17-10 以秒计算的 QT 间期的大致正常范围**

| 每分钟心率 | 男性与儿童 | 女性 |
| --- | --- | --- |
| 40 | 0.45~0.49 | 0.46~0.50 |
| 46 | 0.43~0.47 | 0.44~0.48 |
| 50 | 0.41~0.45 | 0.43~0.46 |
| 55 | 0.40~0.44 | 0.41~0.45 |
| 60 | 0.39~0.42 | 0.40~0.43 |
| 67 | 0.37~0.40 | 0.38~0.41 |
| 71 | 0.36~0.40 | 0.37~0.41 |
| 75 | 0.35~0.38 | 0.36~0.39 |
| 80 | 0.34~0.37 | 0.35~0.38 |
| 86 | 0.33~0.36 | 0.34~0.37 |
| 93 | 0.32~0.35 | 0.33~0.36 |
| 100 | 0.31~0.34 | 0.32~0.35 |
| 109 | 0.30~0.33 | 0.31~0.33 |
| 120 | 0.28~0.31 | 0.29~0.32 |
| 133 | 0.27~0.29 | 0.28~0.30 |
| 150 | 0.25~0.28 | 0.26~0.28 |
| 172 | 0.23~0.26 | 0.24~0.26 |

速计算方法是前述 RR 间期的一半(后述)。

## 心率的计算

尽管心电监护仪和 ECG 可用来计算心率,但计算出的心率也仅是每分钟心电兴奋性的估计次

数。正常心脏每次兴奋后产生心脏收缩。然而在某些情形下，心脏兴奋之后并没有收缩，这将导致灌注不足。因此，心电监护仪和 ECG 读取的心率不能取代触诊脉搏对心率的判断。

ECG 可估计心房和心室率。可通过在 6 秒的图形中数出的 QRS 波群个数乘以 10 来判断心室率。可通过在 6 秒的图形中数出的 P 波个数乘以 10 来估算心房率。正常人的心房率与心室率相等。该估算方式可为正常或异常心律患者进行心率估算。

如果心律规则，可用另一种方法来计算心率。心室率可通过 300 除以 ECG 图纸上 R 波之间（RR 间期）大方格的个数来计算。心房率可通过心电图纸上相邻两个 P 波之间的大格数（P-P 间期）除以 300 来计算。

另一种快速估算心率的方法需要用到一组数据。用此法估算心室率时，首先护士需找到一组直接落在心电图纸一条深色线上的 QRS 波群，以这条深色线为参照点，紧接着的后六条深色线则依次标注为 300、150、100、75、60 和 50（图 17-20）。然后，护士需立即找到紧随参照点后的一组 QRS 波群，并通过之前标注的序列数据来估算心室率。此方法也可使用 P 波作为参照来估算心房率。

## 评估心律图带的步骤

以下内容为评估心脏节律的一套系统方法。之所以使用这整套评估方法是因为许多心律失常并不完全与最初的表现相一致，因此全面执行整套评估方法中的每一个步骤对正确评估心律失常的类型至关重要。

1. 确定心房率和心室率。

是否在正常范围内？

如果不在正常范围内，两者是否有相关关系（如其中一个是另一个的几倍）？

2. 检查节律是否正常。

每个相邻 QRS 波群之间间隔时间是否相等（R-R 间期）？

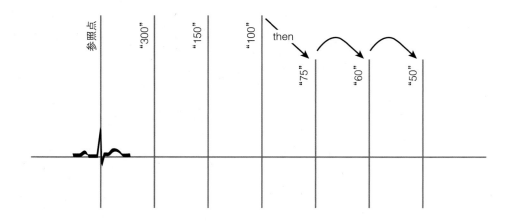

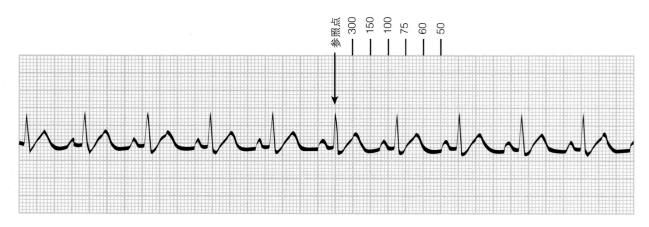

图 17-20 ▲ 估算心率的方法。使用该方法进行估算，心率大概为 85 次 /min

每个相邻 P 波之间间隔时间是否相等（P-P 间期）？

P-P 间期和 R-R 间期是否相等？

3. 寻找 P 波。

是否出现？

每个 QRS 波群对应一个还是多个 P 波？

所有 P 波是否具有相同的波形？

4. 测量 P-R 间期。

是否正常？

贯穿整个图带 PR 间期是否保持相等，或者有变化？

如果有变化，变化的模式是什么？

5. 评价 QRS 波群。

宽度是否正常，或者是否有增宽？

所有的 QRS 波群是否是同一种波形？

6. 检查 ST 段

是否处于零电位水平，或是出现抬高或压低？

7. 鉴别心律并确定其代表的临床意义。

患者是否有症状？（检查皮肤、神经功能状况、肾功能、冠状动脉循环情况、血流动力学状态或血压）

心律失常是否会威胁生命？

患者处于什么样的临床情境？

心律失常是新发的还是慢性的？

## ▲ 正常窦性心律

正常窦性心律（normal sinus rhythm，NSR）（图 17-21A）是指心脏的正常节律。冲动起始于窦房结，节律为 60~100 次 /min。每个 QRS 波群前有一个 P 波，P-R 间期在正常时限内并持续相同的时间（0.12~0.20 秒），QRS 波群狭窄（<0.12s），若发生室性传导障碍的情况则会出现 QRS 波群增宽。

## ▲ 始于窦房结的心律失常

表 17-11 描述了窦性心律的心电图特征总结与比较，如下：

### 窦性心动过速

在窦性心动过速中，窦房结产生冲动，并以每分钟 100 次或以上的频率发出冲动（图 17-21B）。窦性心动过速的心率可高达 160~180 次 /min。除心率外，心电图其他特征与正常心电图一样。

窦性心动过速一般由可引起交感神经兴奋的因素导致，如紧张、运动以及咖啡因和尼古丁等兴奋剂；也可与一些临床问题相关，如发热、贫血、甲状腺功能亢进、低氧血症、心衰、休克等；也可由一些药物引起，如迷走神经阻滞剂阿托品以及儿茶酚胺类药物（如肾上腺素、多巴胺）。

心动过速的诱因和心肌的基本状态决定窦性心动过速的预后和转归。一般来说，窦性心动过速不是致死性的心律失常，但常是一些心脏潜在健康问题的危险信号。

另外，窦性心动过速引起心率加快的同时可增加心肌需氧量，并缩短心室充盈时间。如患者已出现心脏代偿能力下降、心肌局部缺血或心衰，那么持续的心动过速会使得基础病变进一步恶化。

一般通过直接去除病因治疗窦性心动过速，如镇静、给氧、洋地黄，若出现心衰可给予利尿剂，如由甲状腺功能亢进引起的心动过速可给予 β 受体阻滞剂。

表 17-11　窦性心律的心电图特征总结与比较

| | 正常窦性心律 | 窦性心动过速 | 窦性心动过缓 | 窦性心律失常 |
|---|---|---|---|---|
| 心率 | 60~100 次 /min | 超过 100 次 /min | <60 次 /min | 60~100 次 /min |
| 心律 | 规则 | 规则 | 规则 | 不规则 |
| P 波 | 出现，每个 QRS 波群对应一个 | 出现，每个 QRS 波群对应一个 | 出现，每个 QRS 波群对应一个 | 出现，每个 QRS 波群对应一个 |
| P-R 间期 | <0.20s，相等 | <0.20s，相等 | <0.20s，相等 | <0.20 s，相等 |
| QRS 波群 | <0.12s | <0.12s | <0.12s | <0.12s |

## 窦性心动过缓

窦性心动过缓是指窦房结发出冲动的频率小于 60 次 /min（图 17-21C）。节律（R-R 间期）正常，其他所有参数均正常。

窦性心动过缓在健康和病态的心脏、各年龄段人群中都可出现，若在高强度训练的运动员中出现可视为正常。窦性心动过缓可与睡眠、剧烈疼痛、下壁心肌梗死、急性脊髓损伤和特殊药物（如洋地黄、β 受体阻滞剂、维拉帕米、地尔硫䓬）有关。心脏功能正常的患者可较好的耐受心动过缓。然而，本身具有心脏疾病的患者，心脏将不能通过增加每搏射血量来代偿心动过缓，可导致心输出量（cardiac output，CO）过低。

在没有症状时可不予治疗，若脉搏非常慢并且患者出现症状，可采取适当的治疗手段，包括阿托品治疗（阻滞迷走神经）或行心脏起搏术。

## 窦性心律失常

窦性心律失常（旧称窦性心律不齐）是指心脏搏动节律异常（图 17-21D），心电图表现为 R-R 间期不等，最短 R-R 间期与最长 R-R 间期之间差距超过 0.12 秒。这种心律失常一般由窦房结发出的冲动不规律所致，多与呼吸周期相关，窦房结率随着吸气逐渐增加并随着呼气逐渐降低。

窦性心律失常可以是正常现象，特别是心率较慢的年轻人；也可发生在迷走神经兴奋时（如给予洋地黄或吗啡）。除非在两次心跳之间出现较长停顿，窦性心律失常往往不能说明有基础病变，一般也不会有症状，因此亦不需要治疗。

## 窦性停搏和窦房传导阻滞

窦性停搏是一种冲动形成异常，窦房结不能放电使得心房不能正常除极而产生时间长短不一的停顿。P 波消失，P-P 间期不规则，不是基础 P-P 间期的整数倍。停顿会在交界区或心室异位起搏点发出冲动时或窦房结功能恢复时结束。

在心电图浅层的描绘中很难区分窦房传导阻滞和窦性停搏。在窦房传导阻滞中，窦房结发出冲动，但是冲动在传出窦房结后被延迟或阻滞，如果阻滞是完全性的，停顿周期将是基础 P-P 间期的整数倍（图 17-22）。

以上两种心律失常均可由心肌梗死、退行性纤维病变、药物影响（如洋地黄、β 受体阻滞剂、钙通道阻滞剂）或过度刺激迷走神经造成窦房结功能失调引起，这些节律变化一般短暂且不严重，除非一个较弱的起搏器未能刺激到心室。如果患者有症状则需进行治疗，以增加心室率为治疗目标，可给予阿托品。如患者出现严重血流动力阻碍时可使用起搏器起搏。

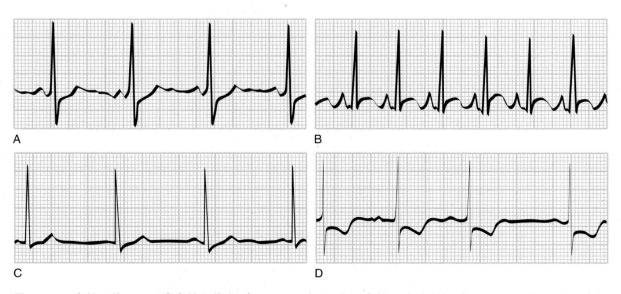

图 17-21 ▲ 窦性心律。A：正常窦性心律（心率 =60~100 次 /min）；B：窦性心动过速（心率 =160~180 次 /min）；C：窦性心动过缓（心率 <60 次 /min）；D：窦性心律失常（最短与最长 R-R 间期的差距）

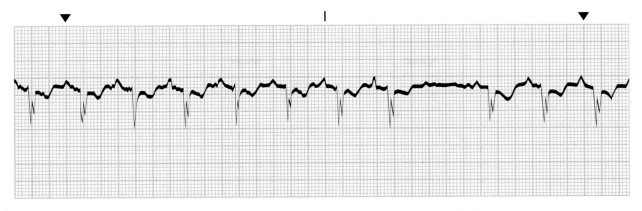

图 17-22 ▲ 窦房传导阻滞。停顿周期是基础 P-P 间期的整数倍

## 病窦综合征

病窦综合征（sick sinus syndrome，SSS）是指窦房结的一种慢性病变（图 17-23）。患者呈现严重窦房结抑制的症状与体征，包括显著的窦性心动过缓、窦房传导阻滞或窦性停搏。通常表现为快速性房性心律失常，如心房扑动或颤动（"快 - 慢综合征"），与窦房结抑制期相互交替或共存。

病窦综合征须通过药物治疗来控制快速性房性心律失常，在某些特殊情况下，还需对严重心动过缓进行控制，必要时须安装永久心脏起搏器。

## ▲ 房性心律失常

### 房性期前收缩

提前释放的房性异位冲动能够以正常形式通过房室传导系统到达心室，即发生一次房性期前收缩（premature atrial contraction，PAC）（图 17-24A）。心电图显示提前出现的 P 波，有时会被前一个心动周期的 T 波覆盖，提前出现的 P 波与正常波在形态上不同。QRS 波群形态一般正常，但偶尔会出现宽大畸形的 QRS 波群并有一定延迟［异位房性期前收缩（aberrant PAC）］，或者当房性冲动被阻滞而无法传到心室时则出现 QRS 波群缺失［阻断性房性期前收缩（blocked PAC）］，之后将出现比代偿间歇短的一个短暂的停顿（室性期前收缩的定义）。

房性期前收缩可发生于各年龄段人群，在某种情况下也会发生在健康人群中，如情绪变化、吸

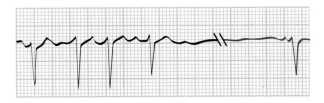

图 17-23 ▲ 病窦综合征
心房颤动后为心房静止。一个窦性逸搏出现在心电图带末端

烟、饮酒和服用咖啡因等，也可发生于风湿性心脏病、缺血性心脏病、二尖瓣狭窄、心衰、低钾血症、低镁血症、甲状腺功能亢进以及一些药物治疗后。

另外，房性期前收缩还可是房性心动过速、心房颤动或心房扑动的前兆，提示心房兴奋性不断增加，也可预示基础心脏病变（如心衰）。当房性期前收缩时，患者会有"停顿"感或"蹬空"感。

许多情况下，房性期前收缩不需治疗，可对患者进行监测并记录期前收缩发生的频率；但可对患者的基础心脏疾病进行评估并适当治疗。

### 阵发性室上性心动过速

阵发性室上性心动过速（paroxysmal supraventricular tachycardia，PSVT）是指频率为 150~250 次/min 的快速性房性节律（图 17-24B）。心动过速突发突止，一般始于一个房性期前收缩，P 波可在 QRS 波群之前也可融合于 QRS 波群或者以很高的频率出现在 T 波前。（若 P 波后没有出现 QRS 波群，可认为是有阻滞存在的阵发性室上性心动过速，一般由洋地黄中毒引起。）因房室结冲动可逆行传导至心房，所以 P 波在 Ⅱ、Ⅲ、aVF 导联可出现倒置，QRS 波群多正常，除非出现心室内传导

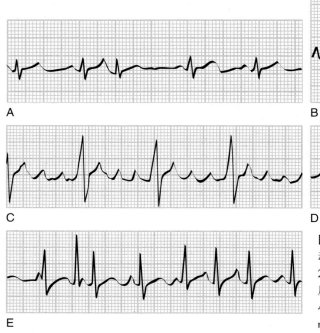

图 17-24 ▲ A：房性期前收缩（PAC）；B：阵发性室上性心动过速，始于一个房性期前收缩；C：心房扑动（心房率 = 250~350 次 /min，P 波呈特征性锯齿状）；D：心房颤动（心房率 =400~600 次 /min，特征性心房颤动波与不断变化的心室反应）；E：多源性房性心动过速（心房率超过 100 次 /min，有 3 个及以上不同 P 波形态）

问题；心脏节律正常，室上性心动过速阵发性发作可持续数秒钟至数小时、甚至数天。

阵发性室上性心动过速涵盖了阵发性房性心动过速和阵发性节点或交界区心动过速，其特点为冲动发起点外的其他部分具有相同的节律。另外，房室结水平出现折返性传导环路或神经传导混乱可导致快速性心律失常，因此阵发性室上性心动过速也被认为是房室结折返性心动过速。

阵发性室上性心动过速须与其他窄 QRS 波群（室上性）心动过速进行鉴别。表 17-12 为鉴别诊断指南。以下几点可辅助阵发性室上性心动过速的诊断而非窦性心动过速：

- 起始于一个房性早搏。
- 心动过速突发突止。
- 心率经常比窦性心动过速快，并且心率随着时间变化不大，比窦性心动过速规律。
- 迷走神经刺激，如按摩颈静脉窦，可使阵发性室上性心动过速转变为正常窦性心律，而窦性心律失常仅有的改变是轻度减缓。

与房性期前收缩相似，阵发性室上性心动过速常发生于心脏健康的成年人，且发病原因类似（如情绪变化、吸烟、饮酒及服用咖啡因）。如已经患有某种心脏疾病，如风湿性心脏病、急性心肌梗死、洋地黄中毒，原有的心脏功能异常将成为阵发

表 17-12　窄 QRS 波心动过速的鉴别诊断

| 室上性心动过速的类型（SVT） | 起病缓急 | 心房率 | 心室率 | R-R 间期 | 对按摩颈静脉窦的反应 |
|---|---|---|---|---|---|
| 窦性心动过速 | 逐渐发病 | 100~180 次 /min | 等同窦性心律 | 规则 | 逐渐减慢 |
| 阵发性室上性心动过速 | 突然发作 | 150~250 次 /min | 一般与心房率相同；可因洋地黄中毒或房室结病变产生阻滞 | 除起始点和终点外均规则 | 可转变为正常窦性心律 |
| 心房扑动 | 逐渐发病 | 250~350 次 /min | 心房率与心室率为 2：1、3：1、4：1 或心室率不断变化 | 规则或周期性不规则 | 心室反应速率突然减慢；扑动波仍存在 |
| 心房颤动 | 逐渐发病 | 400~650 次 /min | 取决于房室结对来自心房的冲动的传导能力；药物治疗可减慢 | 不规则 | 心室反应速率突然减慢；颤动波仍存在 |

性室上性心动过速发生的基础。

由于阵发生性室上性心动过速的患者往往没有基础心脏疾病,因此根据阵发性室上性心动过速发生时的心率和持续时间,患者仅仅感到心慌和一定程度的头晕。如果患者患有基础心脏疾病,则阵发性室上性心动过速引起心室充盈时间减少,引起心输出量降低,可发生呼吸困难、心绞痛或心衰。

可通过按摩颈静脉窦或瓦氏动作(valsalva maneuver)刺激迷走神经终止阵发性室上性心动过速。若刺激迷走神经无效,可静脉注射腺苷。如药物治疗均无效,可进行心脏电复律或超速起搏(over drive pacing),并需要长期的预防性药物治疗。

## 心房扑动

心房扑动是一种频率为 250~350 次 /min 的快速房性异位心律(图 17-24C)。房室结就像是"守门人"阻滞过多的冲动到达心室,反之如果心室受到每分钟 250~350 次的冲动刺激,心室将无法实现有效收缩,从而导致心输出量不足以维持生命。所以房室结只允许每 2 个、3 个或 4 个房性冲动到达心室 1 次,因此就解释了之前所提到的 2∶1、3∶1、4∶1 的扑动阻滞。

快速且规则的心房律使得 P 波在心电图上呈现"锯齿状"或"篱笆状",有时扑动波也会融合在 QRS 波群和 T 波中,如无异常传导发生,QRS 波群形态应正常。

当心室率也较快时,诊断心房扑动可能会比较困难,刺激迷走神经,如按摩颈动脉窦或给予腺苷,可增加房室传导阻滞的程度从而有助于辨认心房扑动波。心房扑动常被认为是出现了基础心脏病变,如冠状动脉粥样硬化性心脏病、肺源性心脏病和风湿性心脏病。如果心房扑动合并心室率加快,心室将不能充分充盈,导致血流动力阻力增加。反之,如果心房扑动伴随非常缓慢的心室率,则心输出量减少。另外,因为心房扑动无法实现正常的心房收缩,心房强力收缩(atrial kick)的缺失将进一步减少心输出量。最终,心房将造成心房中血流缓慢从而在心房壁形成血栓,若血栓松动并脱落,将导致肺栓塞、脑栓塞或心肌梗死。

心房扑动的治疗目标是重建窦性心律并控制心室率,当心室率过快时,应立即治疗使其转变为窦性心律。治疗方法上,可选择药物治疗来降低冲动在房室结传导的速度从而实现药物复律,如药物复律无效,可进行心脏电复律,一般选择同步心脏电复律作为心房扑动的快速治疗,操作前患者应禁食并给予镇静剂(第 18 章将详细阐述心脏电复律),如患者心房扑动超过 72 小时,行药物复律或电复律前须进行抗凝治疗。其他如消融术、心脏起搏和心脏植入性设备均可在心房扑动患者的长期治疗中发挥作用。

## 心房颤动

心房颤动是一种频率为 350~500 次 /min 的快速性心房异位心律(图 17-24D),特征为杂乱无章的心房活动且无法辨认 P 波,正常 P 波被矮小的颤动波取代。与心房扑动相同,心室率和心室律取决于"守门人"——房室结的功能,如果过多的心房冲动通过房室结达到心室,则心室会发生快速性反应;如果过少的心房冲动通过房室结,心室会出现缓慢性反应,心室律呈现特征性不规则的特点。

尽管心房颤动是一种可发生于正常年轻人中的一过性的心律失常,但是慢性的心房颤动一般与基础心脏病变有关。慢性心房颤动患者常发生以下一种或两种病变:房性心肌病、窦房结疾病合并心房扩张。心房颤动常常发生在心衰、缺血性心脏病、风湿性心脏病、肺部疾病以及开放性心脏手术后患者,也可见于先天性心脏病患者。

心房颤动的患者即刻出现的临床问题为反应性心室率,如果心室率过快,则舒张末充盈时间减少,心输出量减少,如果心室率过低,则心输出量同样会减少。与心房扑动类似,心房颤动的患者无法实现房室同步与心房强力收缩,最终将导致心输出量减少。患者同时也存在形成附壁血栓的风险,并进一步发生栓塞,如脑卒中、心肌梗死和肺栓塞。

心房颤动的治疗原则与心房扑动相同,治疗目标为控制心率并转颤动为窦性心律。慢性心房颤动患者应在药物治疗方案中加入抗凝治疗来预防血栓形成。如药物治疗无效或出现血流动力阻碍问题时,须进行心脏电复律,另外也可选择消融术、心脏起搏和心脏植入性设备来进一步治疗。

### 多源性房性心动过速

多源性房性心动过速是由 3 个及以上心房局灶发出冲动所产生的以不同 P 波形态为特征的快速性心房率(图 17-24E)。心房率往往超过 100 次/min,心房律不规则,由于多个心房局灶发出冲动导致 P 波形态不同。P-R 间期也会根据冲动发出点与房室结的距离不同而发生变化。如没有冲动传导异常,QRS 波群一般正常。

多源性房性心动过速一般发生在严重肺部疾病患者,此类患者往往合并低氧血症、低钾血症、血清 pH 值变化或肺源性高血压,患者的症状多表明心脏基础病变而不单单是心律失常。治疗上,应着重治疗肺部疾病,必要时控制心室率。

## ▲ 交界性心律失常

### 交界性心律

交界性心律被认为是来源于房室结的结性心律。当窦房结无法发出冲动时,房室结发出的冲动将成为主导,但是心率比较慢,范围在 50~70 次/min。P 波形态可为以下三种之一:

1. 房室结发出冲动,除极波向相反方向传导(逆向传导)到达心房;之后,房室结发出的冲动正向传导到达心室。依照这种发生顺序,心电图上呈现一个正常的 QRS 波群前有一个倒置的 P 波(图 17-25A)。

2. 冲动逆向传导到达心房与正向传导到达心室同时发生,心电图显示 P 波消失、QRS 波正常;实际 P 波并没有真正消失,而是融合在 QRS 波群中(图 17-25B)。

3. 冲动正向传导在逆向传导之前发生,依照这种发生顺序,倒置 P 波跟在正常 QRS 波群之后(图 17-25C)。

交界性心律可由多种原因引起,如缺氧、高钾血症、心肌梗死、心衰、心血管疾病、药物作用(如地高辛、β 受体阻滞剂、钙通道阻滞剂),或其他造成窦房结功能异常的原因。交界性心律的患者可由于低心率而出现症状,进而出现高血压、心输出量减少、血液灌注量减少等问题若与心室除极同时或在心室除极之后,房室结发出冲动激动心房,则将无法实现房室同步并出现心房强力收缩缺失。

治疗上应着重于去除基本病因,有症状的患者需立即进行治疗,可通过给予阿托品、心脏起搏来增加心率,同时可采取措施增加心输出量。

### 交界性期前收缩

交界性期前收缩(premature junctional contractions,PJC)是指先于下一次窦房结发出冲动之前,提前出现的源自房室结的一个异位冲动(图 17-26)。当所有的冲动均来自房室结时,QRS 波群呈现宽度变窄(时限 <0.12s),说明心室传导正常。反之,如若出现冲动异常传导,则可导致 QRS 波群增宽。心房除极可发生在心室除极前、中或后,与之相对应,心电图在 QRS 波群前、中或后呈现倒置的 P 波。与房性期前收缩相似,交界性期前收缩可发生于健康人或有基础心脏疾病的患者,心肌缺血、心肌梗死、兴奋剂[如尼古丁、咖啡因及特殊药物(如洋地黄)],可激活房室结的异位起搏点,触发交界性期前收缩。

## ▲ 室性心律失常

### 室性期前收缩

室性期前收缩(premature ventricular contractions,PVC)是指源于心室的提前出现的异位搏动(图 17-27A)。其特征为搏动起源于心室,心房不发生电活动,因此没有 P 波出现,心室除极过程不通过正常的心室传导系统,而是通过传导速度相对较慢的浦肯野系统(Purkinje system)形成宽大的 QRS 波群以及与 QRS 波群主波方向相反的 T 波。代偿间歇会在等待下一次窦房结冲动过程中被提前出现的异位冲动所终止,如果恰巧异位搏动与正常窦性搏动周期相同,代偿间歇可被完全代偿。

室性期前收缩可根据频率和发生模式进行描述,可以是极少、偶尔或经常出现。理论上,可以每分钟出现室性期前收缩的次数来描述发生频率,如果室性期前收缩发生在每个窦性心律之后,称为二联律(图 17-27B);如果一个室性期前收缩发生在两个连续窦性心律后,称为三联律;如果室性期前收缩以单一形式发生(从一个心室异位搏

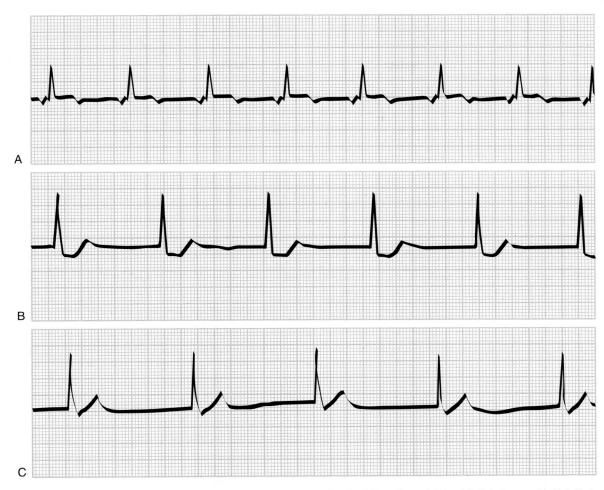

**图 17-25** ▲ 交界性心律。A：正常 QRS 波群前有一个倒置 P 波的交界性心律；B：倒置 P 波融合在 QRS 波群中的交界性心律；C：倒置 P 波在 QRS 波群之后的交界性心律

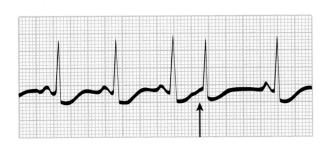

**图 17-26** ▲ 交界性期前收缩。频繁的交界性期前收缩可增加心脏兴奋性，并可成为交界性心律失常的前兆。通常，患者不会有症状，或者偶尔感到"漏跳"（skipped beat），一般不需特殊治疗

动点发出），可称之为单一性室性期前收缩，与多样性室性期前收缩相区别，多样性室性期前收缩可出现两个及以上不同形态（源自多个心室异位搏动点）的 QRS 波群（图 17-27C）。两个室性期前收缩连续出现为成对（couplet）室性期前收缩（图 17-27D），三个连续出现的室性期前收缩为三联（triplet）室性期前收缩，表现为一个短暂的室性心动过速（图 17-27E）。

与其他异位搏动类似，室性期前收缩可发生于所有年龄段人群，可以是健康人或有心脏疾病患者，尤其在患有心肌病（缺血性心肌病或心肌梗死）或心肌过度兴奋（低钾血症、儿茶酚胺水平增高、导管或金属物引起的机械性激惹等）的患者中较为常见。室性期前收缩是心室肌兴奋性增高的表现，有些患者可能会出现室性心动过速（VT），甚至心室颤动（VF）。患者基础心脏疾病的性质决定室性期前收缩的治疗和预后，患者若患有严重心脏疾病并出现多发性和多样性室性期前收缩则预后较差。临床上须警惕室性期前收缩正好落在 T 波波峰上（R on T 现象），因为 T 波代表心室复极过程，此时心脏不能被激动，如果在这个心脏较为脆弱的时期再次激动心脏，很容易导致心室颤动或猝死（图 17-28）。

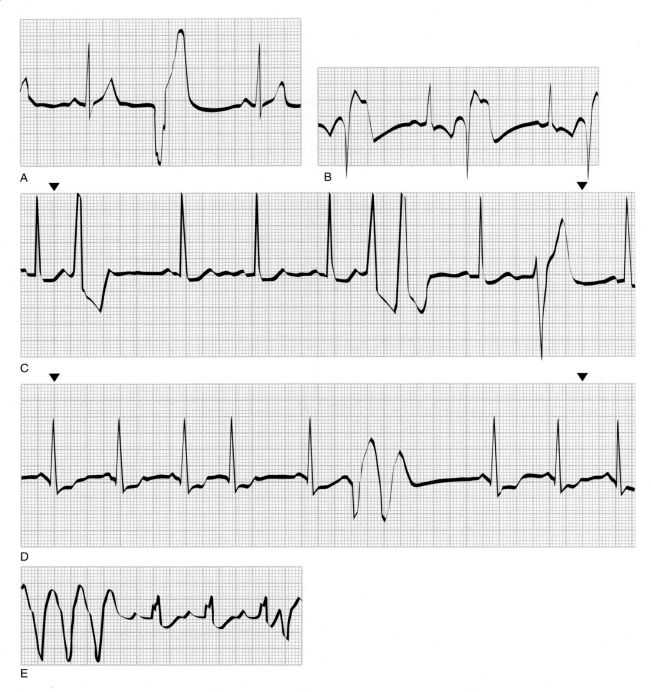

**图 17-27** ▲ 室性心律失常。A：室性期前收缩（PVCs）；B：室性二联律。（每隔一个窦性心搏出现一个室性期前收缩）；C：多样性室性期前收缩。D：成对室性期前收缩（两个室性期前收缩连续出现）。E：三联室性期前收缩。（短期室性心动过速；在三个连续室性期前收缩后出现Ⅰ度房室传导阻滞，然后转为窦性心律

如果室性期前收缩为单发性，则无需治疗，该情况较少见。多发的或连续发生的室性期前收缩须给予抗心律失常药物治疗，紧急情况下，可选择胺碘酮和利多卡因，慢性期治疗有多种抗心律失常药物可供选择。另外，如果患者血钾低，通过补钾可纠正心律失常，如果由洋地黄中毒引起，停用洋地黄即可恢复。

## 室性心动过速

如前所述，室性心动过速（ventricular tachycardia，VT）是三个或三个以上连续出现的室性期前收缩，心电图上以连续出现的节律规则且速率远远高于 100 次 /min 的宽大畸形的 QRS 波群为典

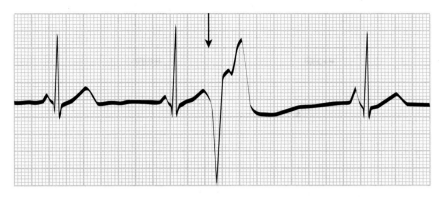

图 17-28 ▲ R-on-T 室性期前收缩。(From Huff J:ECG Workout,4th ed. Philadelphia, PA:Lippincott,Williams & Wilkins,2002,p 195.)

型特点(图 17-29A)。P 波多不出现,或 P 波出现但与 QRS 波群没有关系。室性心动过速可以是短暂的、非持续性的,也可以是长期的、持续性的。

　心脏功能正常的成年人极少发生室性心动过速,但却是心肌梗死的常见并发症,其他诱因与室性期前收缩相同。室性心动过速是室颤的前兆,如果室性心动过速持续发生或心室率过快,患者会出现血流动力阻碍的症状和体征(如缺血性胸痛、低血压、肺水肿和意识丧失),是否会进一步发展为更严重的心律失常主要取决于患者基础心脏疾病情况。

　如果在室性心动过速发生时,患者血流动力情况相对稳定,可静脉滴注利多卡因,如患者病情开始出现不稳定情况,可实施同步心脏电复律(或在紧急情况下可实施非同步除颤术)。如需长期治疗室性心动过速可选择植入型心律转复除颤器(implantable cardioverter-defibrillator,ICD)。 第 18 章将对复律除颤器进行详细的讨论。

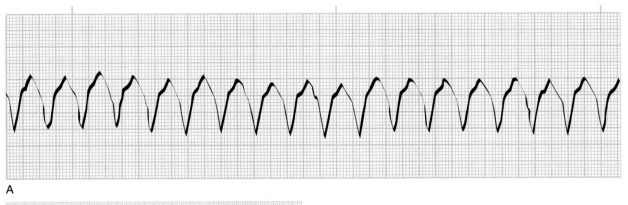

A

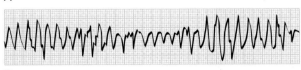

B

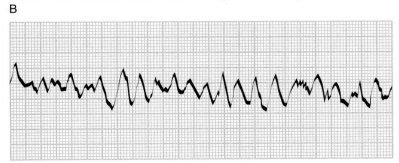

C

图 17-29 ▲ A:室性心动过速。B:尖端扭转型室性心动过速。C:心室颤动。(A From Huff J:ECG Workout,4th ed. Philadelphia, PA:Lippincott,Williams & Wilkins,2002,p 197.)

## 尖端扭转型室性心动过速

尖端扭转型室性心动过速是一种特殊类型的室性心动过速(图 17-29B)。这个专有名词描述的是 QRS 波群的两极化状态,即 QRS 波群在正向与负向之间反复摆动,QRS 波群的形态是特征性的宽大畸形、形态多样,振幅和主波方向不断变化,围绕等电位线连续扭转。心率一般为 100~180 次 /min,甚至达到 200~300 次 /min。心律极度不稳定,可以发展为心室颤动或恢复窦性心律。心肌病合并 Q-T 间期延长时最可能诱发此类型室性心动过速。

尖端扭转型室性心动过速往往在 Q-T 间期延长的情况下发生,如可见于严重心动过缓、药物治疗,特别是 I 类 A 型抗心律失常药以及电解质紊乱,如低钾血症和低钙血症等情况。其他可促成此类心律失常的因素包括现有的心脏疾病、家族性 Q-T 间期延长症、药物导致 Q-T 间期延长、低钾血症、低镁血症以及低钙血症。尖端扭转型室性心动过速可能会突然中止而几秒钟或几分钟后再次发起,也可转变成心室颤动。

治疗此类心律失常目标为缩短基础心律条件下的不应期(同时也缩短 Q-T 间期)。静脉注射硫酸镁、氯化镁或异丙肾上腺素可有效控制此类心律失常,也可实施超速起搏。治疗应着眼于纠正病因,同时必须立即停止使用可引起心律失常的药物,且纠正电解质失衡。如心律失常无法恢复到窦性心律可进行紧急心脏电复律或除颤术。

## 心室颤动

心室颤动(ventricular fibrillation,VF)被认为是一种心室快速的、不规则的、无效的除极过程(图 17-29C)。心电图上无 QRS 波群,只呈现等电位基线的不规整震荡波,震荡波形状或粗糙或精细。

心室颤动可在心肌缺血和心肌梗死、心室内插管、触电及 Q-T 间期延长时发生或作为循环衰竭患者的终末心律。与心室停搏相似,心室颤动发生后几秒钟患者即可出现意识丧失。心室颤动是导致心源性猝死的最常见原因,如果不能及时进行复苏,患者将很快死亡。

若发生心室颤动,可选择快速除颤进行复律(第 18 章心肺复苏的讨论)。如果患者对除颤无反应,可进行心肺复苏或给予药物治疗。如需长期治疗心室颤动可选择植入型心律转复除颤器(第 18 章关于植入型心律转复除颤器的讨论)。

## 加速性室性自主心律

加速性室性自主心律(accelerated idioventricular rhythm,AIVR)是由心室起搏细胞"加速"所导致,正常情况下心室起搏细胞发出冲动的速率为 20~40 次 /min(图 17-30),当其加速后速率超过窦性心律时,将取代窦房结成为心脏的主要起搏点。加速性室性自主心律的心电图典型特征为以 50~100 次 /min 的速率规律出现宽大的 QRS 波群,心律失常在几个搏动后恢复正常,也可呈持续状态。

加速性室性自主心律多发生在急性心肌梗死或溶栓治疗后冠状动脉再灌注时,偶尔发生于心

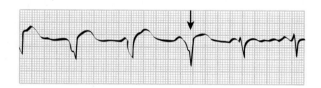

图 17-30 ▲ 加速性室性自主心律。前三个搏动是心室源性搏动,第四个搏动展示的是一个混合源性搏动,接下来的两个搏动是窦房结源性搏动

肌缺血或洋地黄中毒情况下。患者常没有症状,如果能够保持充足的心输出量,加速性室性自主心律将不会发展成快速性室性心动过速。

大多数病例,此类型的心律失常不需要治疗,如果患者出现血流动力障碍,可给予阿托品或实施心房起搏来增强窦性心律从而抑制加速性室性自主心律的发生。

## ▲ 房室传导阻滞

房室传导系统中的某一部位出现功能紊乱可导致房室传导阻滞,由窦房结产生的冲动传导被延迟或被完全阻滞以至于不能到达心室。阻滞的部位可以在房室结水平、希氏束(bundles of His),同时因为房室传导系统包括全部束支,因而阻滞也可发生于全部束支。I 度和 II 度房室传导阻滞为不完全阻滞,一部分或全部冲动最终可到达

心室，而Ⅲ度房室传导阻滞或完全性心脏传导阻滞，窦房结发出的冲动全部不能传导到心室。表 17-13 对不同类型的心脏传导阻滞进行了总结和对比。

## Ⅰ度房室传导阻滞

Ⅰ度房室传导阻滞中，房室传导时限被延长，但延长时间全程相同，所有来自窦房结的冲动最终均能传导到心室（图 17-31A）。P 波正常出现在 QRS 波群前，两者为 1∶1 的固定比例关系。P-R 间期恒定但超过正常值上限 0.20 秒。

Ⅰ度房室传导阻滞可发生在所有年龄的健康人或心脏疾病患者。某些药物，如洋地黄、β 受体阻滞剂、钙通道阻滞剂，冠状动脉粥样硬化性心脏病、各种感染以及先天性损害均可导致 P-R 间期延长。Ⅰ度房室传导阻滞一般不会引起血流动力的变化，但是需将其作为房室传导系统紊乱的一个指征，其有发展成二度或Ⅲ度房室传导阻滞的可能。

Ⅰ度房室传导阻滞多不需治疗，但需要密切监测 P-R 间期，以防传导阻滞进一步恶化，同时需评估正在使用的药物可能对其产生的影响。

## Ⅱ度房室传导阻滞—莫氏Ⅰ型（文氏房室传导阻滞）

莫氏Ⅰ型（文氏）房室传导阻滞是指窦房结发出冲动被逐渐延迟，直至冲动被完全阻断而无法到达心室，然后重复此规律（图 17-31B），分为莫氏Ⅰ型（文氏）和莫氏Ⅱ型两种，其中莫氏Ⅰ型较为常见。

心电图显示，P 波出现，与 QRS 波群的关系呈现周期性循环模式，P-R 间期逐渐延长直至一个 QRS 波群脱落，整个过程 QRS 波群形态相同。

莫氏Ⅰ型房室传导阻滞往往发生于希氏束以上的传导系统，因此，任何影响房室结功能的药物或疾病均可能引起该类型的房室传导阻滞，如洋地黄、心肌炎及下壁心肌梗死。

患有莫氏Ⅰ型Ⅱ度房室传导阻滞的患者较少有症状，因心室率通常可以充分弥补，文氏阻滞多为暂时性的，如果发展成Ⅲ度房室传导阻滞，来自房室交界区的频率为 40~60 次 /min 的冲动将代替窦房结冲动激动心室。此类房室传导阻滞通常不需要特殊治疗，可停用对心脏传导有影响的药物并密切监护患者心电图以防病情恶化。

## Ⅱ度房室传导阻滞—莫氏Ⅱ型

莫氏Ⅱ型房室传导阻滞是房室传导过程中一种间歇性阻滞，多发生在希氏束或希氏束以下，心电图特征为房室传导正常时 P-R 间期恒定而房室传导中断时出现无法向下传导的 P 波（图 17-31C）。传导阻滞可偶尔发生或以 2∶1、3∶1、4∶1 的固定比例模式反复进行。因窦房结功能没有紊乱，所以 P-P 间期正常，当房室传导阻滞伴随所有

表 17-13　不同类型心脏传导阻滞心电图特征比较

| | 一度心脏传导阻滞 | 二度心脏传导阻滞—莫氏（Mobitz）Ⅰ型（文氏）（Wenckebach） | 二度心脏传导阻滞—莫氏Ⅱ型 | 三度心脏传导阻滞 |
|---|---|---|---|---|
| 心率 | 一般为 60~100 次 /min | 一般为 60~100 次 /min | 可以很缓慢，取决于被阻滞的 P 波数量 | 心率取决于心室起搏心率，一般非常慢 |
| 心律 | 规整 | 不规则，因为出现 QRS 波群脱落 | 多数表现为规则，但会受到阻滞模式的影响 | 规则或不规则的心室起搏心律 |
| P 波 | 出现，一个 QRS 波群对应一个 P 波 | 出现，一个 QRS 波群对应一个 P 波，直至 QRS 波群脱落 | 出现，每个 QRS 波群对应多个 P 波 | 出现，每个 QRS 波群对应多个 P 波；P 波与 QRS 波群之间没有关系 |
| P-R 间期 | >0.20s，全程相等 | 越来越长直至 QRS 波群脱落，这个模式不断重复 | 正常或延长，但全程相等 | 正常或延长，全程不断变化 |
| QRS 波群 | <0.12s | <0.12s | 一般会 >0.12s | >0.12s |

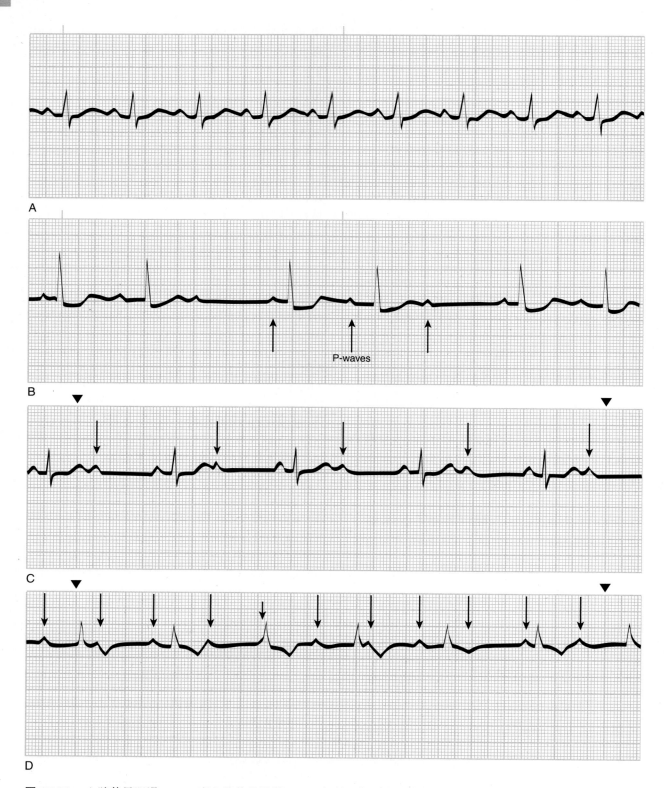

**图 17-31** ▲ 心脏传导阻滞。A：一度心脏传导阻滞。B：Ⅱ度房室传导阻滞：莫氏Ⅰ型。C：二度心脏传导阻滞：莫氏Ⅱ型。箭头指的是被阻滞的 P 波（2∶1 阻滞）。D：三度心脏传导阻滞（完全性房室传导阻滞）。箭头指向 P 波，说明心房（P 波）与心室（QRS 波群）没有关系。（A and B，From Huff J：ECG Workout，4th ed. Philadelphia，PA：Lippincott，Williams & Wilkins，2002，pp 150,156.）

束支传导阻滞,则出现宽大的 QRS 波群。

莫氏Ⅱ型房室传导阻滞常发生在前壁心肌梗死以及不同类型的与传导系统有关的疾病,如纤维化病变。莫氏Ⅱ型房室传导阻滞比莫氏Ⅰ型房室传导阻滞危险,且往往是持久性的,很快将发展成Ⅲ度房室传导阻滞,心率可下降至 20~40 次/min。

此类传导阻滞的患者需要持续心电监护和观察,以防发展为Ⅲ度房室传导阻滞。如患者症状明显或者阻滞的发生来源于急性上壁心肌梗死,应给予阿托品等药物或实施心脏起搏,长期治疗可选择植入永久起搏器。

## Ⅲ度房室传导阻滞或完全性房室传导阻滞

Ⅲ度房室传导阻滞中,窦房结发出正常冲动,但冲动无法到达心室(图 17-31D)。根据房室传导阻滞发生的位置不同,来自交界区的逸搏(速率为 40~60 次/min)或心室中的逸搏(速率为 20~40 次/min)可代替窦房结激动心室。

心电图上,P 波和 QRS 波群均可出现,但两者没有关系,因此,完全性心脏传导阻滞被认为是一种房室分离状态。P-P 间期和 R-R 间期规整,但 P-R 间期不断变化,如果是交界区起搏点激动心室,则出现狭窄的 QRS 波群,如为心室中较低位置的起搏点激动心室,则出现宽大的 QRS 波群。

完全性房室传导阻滞与其他较低程度房室传导阻滞的发病原因相同,一旦发生患者将很难耐受,心室率以及心室起搏是否能够代偿取决于起搏点的位置。如果逸搏心律是源于心室,心率较慢,且起搏效果不可靠,患者可出低心输出量的相关症状,而源于位置较高的起搏点如希氏束,可形成足够的心率且更加可靠。虽然逸搏心律可提供正常心输出量,但患者仍会出现一定程度的症状。

当Ⅲ度房室传导阻滞发生时可立即插入临时心脏起搏导线,患者病情稳定后,可植入永久性心脏起搏器。

## ▲ 十二导联心电图

### 正常十二导联心电图

如前所述,心电图可描绘心脏十二个电位投影,前三个是标准导联Ⅰ、Ⅱ、Ⅲ,之后三个是加压导联 aVR、aVL 和 aVF。标准导联和加压导联都是肢体导联,描绘心脏矢状面电位投影;余下的六个导联统称为心前区导联或胸导联或 V 导联,包括 $V_1$~$V_6$ 六个导联,描绘心脏水平面电位投影(图 17-32)。

正常心电图中,P 波代表心房除极过程,呈直

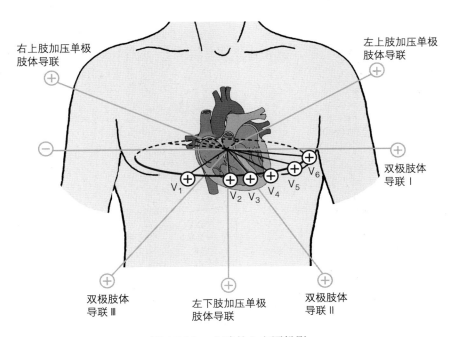

右上肢加压单极肢体导联

左上肢加压单极肢体导联

双极肢体导联Ⅰ

$V_1$ $V_2$ $V_3$ $V_4$ $V_5$ $V_6$

双极肢体导联Ⅲ

左下肢加压单极肢体导联

双极肢体导联Ⅱ

**图 17-32 ▲ 心脏的心电图投影**

立的钝圆形。下面分别分析组成 QRS 波群(心室除极)的所有波形,Q 波是 QRS 波群起始并向下偏转的部分波形,有时会消失或变小;R 波是肢体导联除 aVR 导联外 QRS 波群中最高耸的部分。在心前区导联中,R 波在 V₁ 导联时非常矮小,然后逐渐增高,在 V₆ 导联时变为高耸波。S 波为跟随在 R 波后的一个向下的波,在肢体导联中较为矮小或可消失。S 波在 V₁ 导联中为一个较深的波形,而后逐渐变浅,直至在 V₆ 导联中消失。ST段多处于等电位水平,但在 V₁ 至 V₃ 导联中略抬高;T 波代表心室复极过程,一般是直立的,正常情况下形态也会发生一定变化。表 17-14 对正常心电图十二导联进行了总结。

心电图的十二个导联对于决定心脏电轴方向非常有用,同时在判断心脏功能异常时常需要综合分析多个心脏电位投影,如传导束支阻滞,心房或心室扩大,心肌缺血、梗死或损伤。

## 心电轴

心电轴是指冲动通过心脏过程的主要方向,正常心脏电流源于窦房结,经过心房组织和房室结,之后贯穿心室,电流方向为向下和向左,此为正常心电轴方向。

心室是心脏中肌肉量最多的部分,对电流方向起着至关重要的作用。因此,可通过检查 QRS波群来判断电轴方向。

通常,可通过检查 I 导联和 aVF 导联的 QRS

### 表 17-14 正常心电图十二导联

| 导联 | P波 | Q波 | R波 | S波 | S-T段 | T波 |
|---|---|---|---|---|---|---|
| I | 直立 | 矮小或消失 | 主导波 | 小于 R 波或消失 | 等电位 +1 至 −0.5mm | 直立 |
| II | 直立 | 矮小或消失 | 主导波 | 小于 R 波或消失 | +1 至 −0.5mm | 直立 |
| III | 直立 平坦 双向 倒置 | 矮小或消失 | 从无到主导波 | 从无到主导波 | +1 至 −0.5mm | 直立 平坦 双向 倒置 |
| aVR | 倒置 | 矮小或大 | 矮小或消失 | 主导波 | +1 至 −0.5mm | 倒置 |
| aVL | 直立 平坦 双向 倒置 | 矮小或消失、高大 | 矮小、消失,或主导波 | 矮小,消失或主导波 | +1 至 −0.5mm | 直立 平坦 双向 倒置 |
| aVF | 直立 平坦 双向 倒置 | 矮小或消失 | 矮小、消失,或主导波 | 从无到主导波 | +1 至 −0.5mm | 直立 |
| V₁ | 直立 平坦 双向 | 消失或呈现 QS 波 | 矮小 | 深 | 0 至 +3mm | 倒置 平坦 直立 双向 |
| V₂ | 直立 | 消失 | | | 0 至 +3mm | 直立 双向 倒置 |
| V₃ | 直立 | 矮小或消失 | | | 0 至 +3mm | 直立 |
| V₄ | 直立 | 矮小或消失 | | | +1 至 −0.5mm | 直立 |
| V₅ | 直立 | 矮小 | | | +1 至 −0.5mm | 直立 |
| V₆ | 直立 | 矮小 | 高耸 | 矮小或消失 | +1 至 −0.5mm | 直立 |

波群方向来快速判断心电轴方向（图 17-33），如果在这两个导联中 QRS 波群均为向上，则是正常心电轴；如在 I 导联为向上，而在 aVF 导联向下，表示心电轴左偏；如 I 导联 QRS 波群向下，aVF 导联 QRS 波群向上，则心电轴右偏；如 I 导联与 aVF 导联的 QRS 波群均向下，则代表不确定性心电轴。

心脏电流方向会随着心脏在胸腔中解剖位置的改变而改变，如特别肥胖的患者、腹腔巨大肿瘤患者或腹水的患者，其电流方向就可能不一致。心电轴左偏常由左束支传导阻滞（LBBB）、左心室扩大或下壁心肌梗死引起；心电轴右偏可由右束支传导阻滞（RBBB）、右心室扩大或前壁心肌梗死引起。

心电轴偏移的患者可没有症状，确定心电轴偏移的唯一方法是进行十二导联心电图的探查。心电轴偏移说明心脏有基础病变，治疗也应针对基本病因。

## 束支传导阻滞

心室传导系统中的一个主要传导束出现功能性的或病理性的传导阻滞即可形成束支传导阻滞（bundle branch block，BBB）。虽然一个束支出现传导阻滞，冲动仍可经过没有阻滞的束支进行传导并正常激动整个心室，但因传导没有通过正常的传导纤维，冲动传导到对侧心室的时间将被延迟，因此出现左右心室除极呈现序列性除极而非同步除极。心室异常激动形成宽大的 QRS 波群，表示心室在除极过程被延迟（图 17-34）；宽大的 QRS 波群出现两个波峰（RSR'），表示左右心室不同步除极。

左束支传导阻滞和右束支传导阻滞可通过十二个导联心电图进行鉴别诊断，也可以通过床旁心电监测仪中 V$_1$ 导联图或 MCL$_1$ 导联图（改良

的左胸壁 1 导联）和 V$_6$ 导联图或 MCL$_6$（改良的左胸壁 6 导联）图来判断（"心电图监测之导联选择"）。要确诊一个束支传导阻滞，需要观察到 QRS 波群的时限——达到或超过 0.12 秒，超过 0.12 秒表示心室内传导时间的延长。右束支传导阻滞可改变右侧胸导联 QRS 波群的形态，包括 V$_1$ 和 V$_2$ 导联，正常情况下，这些导联 R 波矮小且为单峰、S 波较深。右束支传导阻滞时，右心室除极被延迟，导致心电图改变，典型改变为 V$_1$ 导联出现 RSR' 波形。如第一个的 QRS 波群波峰比第二个波峰矮，该类型被描述为 rSR'，其中"r"代表第一个矮小的波峰，"R"代表第二个较高的波峰。反之，如果第一个 QRS 波群波峰高于第二个波峰，则被描述为 RSr'。另外，右束支传导阻滞的患者也可能在 V$_1$ 导联和 V$_2$ 导联出现 S-T 段和 T 波变异。

左束支传导阻滞会引起左侧胸导联 QRS 波群形态改变，包括 V$_5$ 和 V$_6$ 导联。正常情况下，这两个导联 P 波高耸且为单峰，S 波矮小或消失；左束支传导阻滞时，将出现明显的双峰 RSR' 波形。另外，V$_1$ 导联 R 波矮小、S 波增宽，说明整个心室传导过程的延迟。与右束支传导阻滞相似，左束支传导阻滞也会引起 S-T 段和 T 波的变异，变异出现在 V$_5$ 和 V$_6$ 导联（图 17-34）。

引起束支传导阻滞最常见的原因是心肌梗死、高血压、心衰和心肌病。右束支传导阻滞可发生于没有任何心脏疾病的健康人，先天性心脏损害包括瓣膜疾病和右心室肥大（RVH）可以引发右束支传导阻滞。左束支传导阻滞多与某种类型的基础心脏疾病相关，另外长期患有心血管疾病（CVD）的老年人常可发生左束支传导阻滞。

束支传导阻滞的发生可预示心室传导系统的病变，应密切监测患者心电图变化，监测范围应覆盖所有束支，以防束支传导阻滞发展为整个心脏

图 17-33 ▲ 心电轴的判定。为了确定心电轴，须检查 I 导联和 aVF 导联中 QRS 波群方向

| I 导联 | aVF 导联 | 心电轴 |
| --- | --- | --- |
| 负 | 负 | 不确定性电轴 |
| 负 | 正 | 电轴右偏 |
| 正 | 负 | 电轴左偏 |
| 正 | 正 | 正常电轴 |

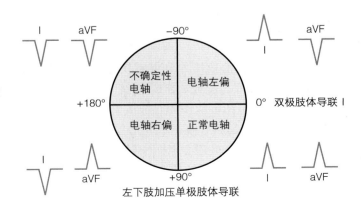

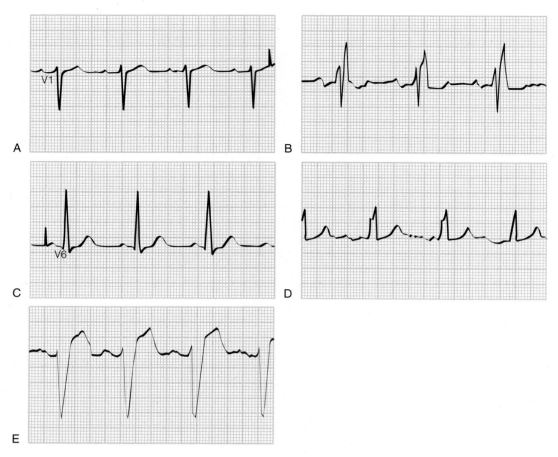

图 17-34 ▲ 左右束支传导阻滞的比较(左束支传导阻滞)。A:正常 V$_1$ 导联图。出现小而窄的 R 波和深而窄的 S 波。B:V$_1$ 导联图显示宽大的 QRS 波群和双峰 R 波,说明出现右束支传导阻滞。C:正常 V$_6$ 导联图,显示高而窄的 R 波,S 波消失。D:V$_6$ 导联图显示宽大的 QRS 波群和双峰 R 波,说明出现左束支传导阻滞。E:V$_1$ 导联图,显示小而窄的 R 波和深而宽的 S 波,说明出现左束支传导阻滞

的传导阻滞,病情进展的快慢取决于基本病因,其中急性心肌梗死合并新发的左束支传导阻滞死亡率最高。

基础心脏疾病决定本病的治疗和预后。心肌梗死和新发的束支传导阻滞的患者须进行密切心电监护,以防发展为整个心脏的传导阻滞,必要时可插入临时起搏器。

## 心脏扩大的类型

心脏扩大包括心肌肥厚和腔室扩大,最常见的原因为周围血管高压或心脏瓣膜狭窄,心脏延长泵血时间。心电图不能作为心脏扩大原因的诊断工具,但可用来判断心脏扩大是心肌肥厚型还是心腔扩大型。用来描述心电图中显示心脏扩大类型的术语并不是很明确,如心室肌肥大是心室扩大的主要原因,因此一般"心室肥大"这个词用

得非常频繁;心房扩大引起的心电图变化可由多种原因引起,如心房腔扩大、心房肌肥厚等,因此常用心房畸形和心房扩大这两个名词,而非心房肥大或心房腔扩大等较为具体的名词(图 17-35A 作为比较)。

## 右心房扩大

P 波代表心房除极,因此心房扩大可引起 P 波变化。右心房(RA)扩大时心电图上的 II 导联、III 导联和 aVF 导联可出现高尖 P 波,V$_1$ 导联呈现双向 P 波,开始向上的部分大于随后向下的部分(图 17-35B)。

右心房扩大(right atrial enlargement,RAE)多由肺部疾病造成,如肺源性高血压、慢性阻塞性肺病,因此右心房扩大常会出现心电图肺性 P 波。右心房扩大往往会合并右心室扩大。

治疗本病应以去除疾病病因为主,然而一些

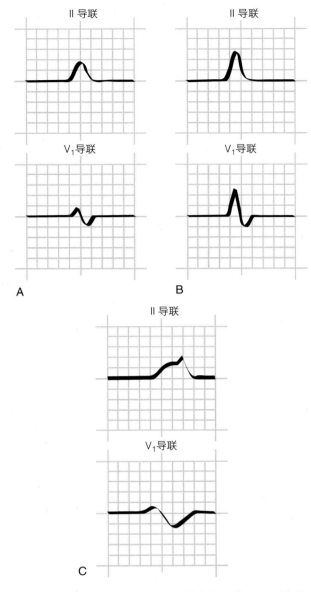

图 17-35 ▲ 右心房扩大与左心房扩大的比较。A:Ⅱ导联、V₁ 导联的正常 P 波。B:右心房扩大。V₁ 导联的 P 波起始部分,即右心房部分,出现波幅增大,Ⅱ导联呈现高尖 P 波。C:左心房大。V₁ 导联的双向 P 波,向上部分低于向下部分,Ⅱ导联呈现宽且波峰有凹槽的 P 波

引起右心房扩大的慢性病往往无法治愈。

## 左心房扩大

左心房扩大(left atrial enlargement,LAE)时心电图的 I 导联、Ⅱ导联和 aVL 导联出现宽且顶端有凹槽的 P 波,V₁ 导联呈现双向 P 波,开始向上的部分低于后面向下的部分(图 17-35C)。

二尖瓣狭窄可导致左心房到左心室泵血过程压力过大,这是造成左心房扩大的主要原因,因此左心房扩大引起心电图 P 波变化常被称为二尖瓣

P 波。在患者的心电图上出现左心房扩大的典型变化时,应进一步检查患者是否患有二尖瓣狭窄,心脏叩诊与心电图检查相结合可有效诊断此病。治疗上,应以除去基本病因为目标,必要时可实施心脏瓣膜置换术。

## 右心室肥大

右 心 室 肥 大(right ventricular hypertrophy,RVH)在心电图中没有明确的证据,因为左心室比右心室大,可掩盖右心室尺寸的变化。心电图的某些变化可提示出现了右心室肥大的可能,如右心房扩大和心电轴右偏,另外,心前区导联中 QRS 波群倒置。正常情况下,V₁ 导联 R 波矮小,V₁ 至 V₆ 导联 R 波逐渐增高,V₆ 导联 R 波高大;右心室肥大情况下,V₁ 导联 R 波高大,V₁ 至 V₆ 导联 R 波逐渐变矮,V₆ 导联 R 波矮小;心前区导联 S 波一直存在而非逐渐消失。

## 左心室肥大

心电图上可提供左心室肥大(left ventricular hypertrophy,LVH)的多项依据,最简单的标准是记住“35”这个数字,将 V₁ 或 V₂ 导联中最深的 S 波与 V₅ 或 V₆ 导联最高的 R 波电位相加,如总数超过 35mm 并且患者年龄超过 35 岁,则怀疑出现了左心室肥大。另外,左心室肥厚时,V₅ 和 V₆ 导联的 T 波不对称性倒置,并可出现心电轴左偏。

一般来讲,左心室肥厚是慢性体循环高血压、慢性心血管疾病或主动脉狭窄的转归。左心室肥大患者在心尖冲动触诊时可发现最强心尖冲动点(PMI)移位,治疗本病以纠正基础病因为主。

## 心脏局部缺血、损伤和梗死的类型

十二导联心电图在心肌缺血、损伤或梗死的检查中非常重要,心肌缺血可在心电图上呈现 S-T 段压低和 T 波倒置,急性心脏损伤可见 S-T 段抬高,心肌梗死可呈现特殊 Q 波。第 21 章将详细探讨心肌缺血、损伤和梗死。

# 血清电解质异常在心电图上的体现

在任何内科、外科或冠脉疾病监护室,维持

水、电解质的稳定是首要任务。接受治疗的肾病患者或心血管疾病患者更容易发生电解质失衡，且电解质失衡不仅仅是疾病本身所致，更多是由治疗行为引起。因此若不密切监测电解质变化或忽略电解质变化，则治疗过程带来的危害比疾病本身危害性还要大。

利尿治疗可迅速引起重要电解质的变化，众所周知，使用洋地黄治疗心脏疾病可有利尿效果，因此患者易出现低血钾。另外利尿也常被作为高血压治疗方案中的一部分，因此任何增加、减少或改变利尿治疗方案的过程中都必须严密监测患者血清电解质变化。护士应警惕患者是否有电解质失衡的相关症状，应持续监测血清电解质的浓度水平。

钾和钙是参与正常心脏功能的最重要的两种电解质，可对心脏电冲动产生影响，含量过多或不足均会引起心电图改变（表17-15）。因此护士可以在实验室检测结果、患者出现症状或发生严重心律失常之前通过心电图发现和识别这种改变，进而预测患者出现的电解质紊乱。

然而，正如不是所有心肌梗死患者都会胸痛一样，并非所有发生电解质紊乱的患者都会出现心电图变化。因此心电图可用来预测电解质紊乱，但不能作为诊断性依据。

## ▲ 钾

钾是细胞内主要的阳离子，在心肌细胞中，钾离子在复极及维持稳定的极化状态中起重要作用。

## 高钾血症

在心电图上高钾血症的最初表现为T波改变、T波高而窄且为"有尖的"或"帐篷状的"形态（图17-36）。当血清钾离子水平升高时，P波的波幅降低并且P-R间期延长，发生房性心搏骤停时，可出现宽大的QRS波群。当血清钾离子浓度达到致死剂量时，宽大的QRS波与T融合形成一个正弦波，此时可发生多种心律失常，并可能发展为室颤或心搏骤停。临床上，血清钾离子浓度达到 6~7mEq/L 时T波开始出现改变，血清钾离子浓度达到 8~9mEq/L 时可以看到QRS波群增宽，此时患者随时可能发生猝死，因此需要立即实施强有效的治疗措施以纠正高钾血症。

其他疾病也可引起类似高钾血症的心电图改变，如高尖P波也可发生在正常情况下或者心肌梗死的早期阶段，QRS波群增宽可能是由于奎尼丁（quinidine）和普鲁卡因胺（procainamide）中毒引起。

## 低钾血症

低钾血症可导致心电图U波出现，虽然U波也可出现在正常情况，但仍可作为低钾血症早期心电图指征（图17-37）。一般U波较好辨认（V$_3$导联最容易辨认），U波紧跟在T波之后出现，有时与T波融合而不明显，但融合后T波尖端有凹槽并且T波时限延长，QT间期也延长。随着血清钾浓度的持续降低，U波越来越明显，T波则越来越平坦，甚至倒置；ST段开始压低，类似洋地黄中毒的心电图改变。只有在血清浓度非常低的时候，血清钾浓度与心电图改变才密切相关。

在其他条件下也可能出现低钾血症样心电图变化，如洋地黄中毒、左心室肥大和心动过缓。

低钾血症如不及时纠正会引起心肌细胞功能紊乱，最常表现为室性早搏，最终可导致室上性心律失常、传导异常、室性心动过速以及室颤。低钾血症也会增加心脏对洋地黄的敏感性，以至于洋

表 17-15　电解质失衡的心电图改变

| 高血钾 | T波高、窄、尖；P波扁平且宽；QRS波群增宽 | 窦性心动过缓；窦房结传导阻滞；交界性心律；室性自搏性心律；室性心动过速（VT）；心室颤动（VF） |
|---|---|---|
| 低血钾 | U波显著，S-T段压低，T波扁平或倒置 | 室性早搏；室上性心动过速（SVT）；室性心动过速（VT）；心室颤动（VF） |
| 高血钙 | Q-T间期缩短 | 室性期前收缩 |
| 低血钙 | Q-T间期延长；T波扁平或倒置 | 室性心动过速 |

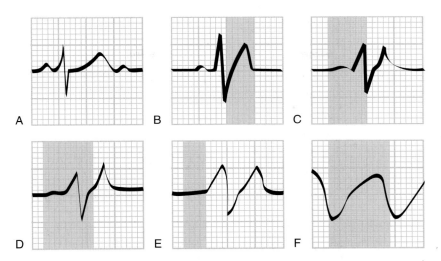

**图 17-36** ▲ 血钾过多对心电图的影响。A：当血清钾离子浓度为 3.5~5mEq/L 时，T 波波形正常。B：当血清钾离子浓度超过 5.5mEq/L 时，T 波开始变尖（图中加重处），P 波和 QRS 波群正常。C：当血清钾离子浓度超过 6.5mEq/L 时，P 波变宽大、波幅降低；当心室传导减慢时，QRS 波群变宽大（图中加重处）。D：当血清钾离子浓度到达 10mEq/L 时，P 波近乎消失；QRS 波群混乱并增宽（图中加重处）。E：当血清钾离子浓度处于 10~12mEq/L 时，心房不再兴奋，所以无法探测到 P 波（图中加重处）。F：血清钾离子浓度超过 12mEq/L 时，QRS 波群无法辨认，形态为一正弦波（图中加重处），随后会发生心室颤动和心搏骤停

地黄血清浓度在正常范围内时患者即出现洋地黄中毒症状。低钾血症的严重程度与心律失常的严重程度直接相关，因此要尽早发现并进行纠正。

## ▲ 钙

　　钙与钾一样，在维持心脏正常功能中非常重要，其为心脏冲动产生、传导及心肌收缩的必要条件。钙离子水平异常不如钾离子水平异常常见，

一般都与某些基础疾病直接相关。

## 高钙血症

　　心电图上，高钙血症引起的改变为 Q-T 间期缩短（图 17-38），由于 QRS 波群和 T 波均不受血清钙离子浓度变化的影响，因此 Q-T 间期缩短即 ST 段变短。然而，Q-T 间期缩短也可见于洋地黄治疗的患者。另外，高钙血症也会偶尔造成 ST 段压低和 T 波倒置。

**图 17-37** ▲ 低钾血症对心电图的影响。A：当血清钾离子浓度正常时，一般为 3.5~5.5mEq/L，心电图 T 波远远高于 U 波（图中加重处）；B：当血清钾离子浓度下降到 3mEq/L 时，T 波与 U 波高度基本相同（图中加重处）；C：当血清钾离子浓度下降到 2mEq/L 时，U 波开始升高，并高于 T 波（图中加重处）；D：当血清钾离子浓度达到 1mEq/L 时，开始呈现 U 波，类似 T 波（图中加重处）；QT 间期正常，但因 T 波与 U 波的融合使得 QT 间期无法精确测量。（From Springhouse：ECG Interpretation：Clinical Skillbuilders. Springhouse，PA：Author，1990，p 114.）

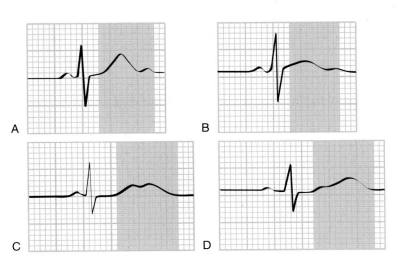

## 低钙血症

心电图上,血清钙离子浓度降低可导致心电图 ST 段延长,进而表现为 Q-T 间期的延长(图 17-38),T 波本身并未延长,可出现倒置。因低血钙引起的 Q-T 间期延长要与低血钾引起的 Q-T-U 间期延长相区别,如慢性肾功能衰竭的患者会同时出现低血钙和低血钾。

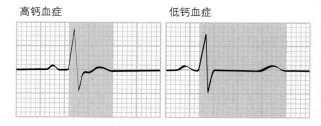

高钙血症　　　　　低钙血症

图 17-38 ▲ 高钙血症和低钙血症对心电图的影响。血清钙离子变化反应在心电图心肌细胞动作电位 2 期,高血钙可使 Q-T 间期缩短,低血钙可使 Q-T 间期延长(图中加重处)。(From Springhouse:ECG Interpretation:Clinical Skillbuilders. Springhouse,PA:Author,1990,p 115.)

Q-T 间期延长也可见于脑血管疾病和心搏骤停后。另外,在对低钙血症病情变化进行心电图评估时,应排除一些可能延长 Q-T 间期的抗心律失常药物的影响。

# 血流动力学监测

血流动力学监测是用来评估心脏内和血管内血液量、压力以及心脏功能的一种方法,协助诊断不同类型心血管功能紊乱,指导制订治疗方案以促进心脏功能最大程度恢复,还可用来评估患者对治疗的反应。

因重症患者治疗护理的基本目标是保证其器官组织得到充分供氧,因此血流动力学监测指标中心输出量不足说明血容量(前负荷)或血管阻力(后负荷)改变及心肌收缩力变化导致心输出量不能满足组织的氧需。血流动力学监测也可被认为是通过监测氧耗及静脉血氧饱和度来评估氧供应(氧供)和氧需求间的平衡的。影响心输出量、氧供和氧利用的相关因素将在本节末和第 16 章、第 23 章、第 54 章详细讨论。

心源性休克、严重心衰、严重败血症或感染性休克、多系统器官功能障碍或急性呼吸窘迫综合征的患者,或心脏手术后的患者均为有创或无创血流动力学监测的目标人群。尤其是无创血流动力学监测技术,可为医生提供重症监护室外和居家环境中患者的心血管功能评估数据。

为了正确利用血流动力学监测数据为重症患者提供护理,护士应掌握以下几点:
- 心肺的解剖结构与生理功能。
- 测量心脏、血管压力及心输出量的监护系统组件。
- 提高心输出量、氧供和氧耗的护理措施的基本原理。
- 潜在并发症。
- 生理改变与机械、监测系统问题造成的参数改变相区别。

## ▲ 血压监测系统

有创血压监测的基本设备包括一个中空血管插管、一个装有冲洗液的充液压力监测系统、带有滴壶的静脉输液器、无顺应性的压力导管、控制阀、一套冲洗装置、一个或多个传感器、一个可放大和显示压力数值和波形的监护仪(图 17-39)。源自血管内的压力和心脏腔室内的压力由血管插管和充液无顺应性压力管传导至传感器,传感器可将患者的这些生理信号转换成电子信号,传感器为一次性的并需要提前校准,与压力系统配套使用。监护仪的作用是将传感器产生的电信号转换并放大成一组压力图和数字。一般床旁生理监护系统能够同时显示多个数值和波形。监护仪还有许多其他的功能,包括标记波形位置、设定或调整报警设置并追踪数值变化及系统清零。

为保持压力监测系统的通畅稳定,一般应用冲洗液进行连续冲洗。冲洗液为肝素与生理盐水或葡萄糖和水(5% 葡萄糖溶液)配制而成,一袋冲洗液放入连续压力冲洗袋或冲洗设备中,产生约 300mmHg 的压力,该压力可维持冲洗设备及系统控制阀处的压力恒定。冲洗液以大约 3~5ml/h 的速度持续冲洗,可防止血在血管插管和压力导管中逆流,从而保持系统的稳定及压力传导的准确性。冲洗为人工操作控制,操作人员可手动启动冲洗设备实现操作。

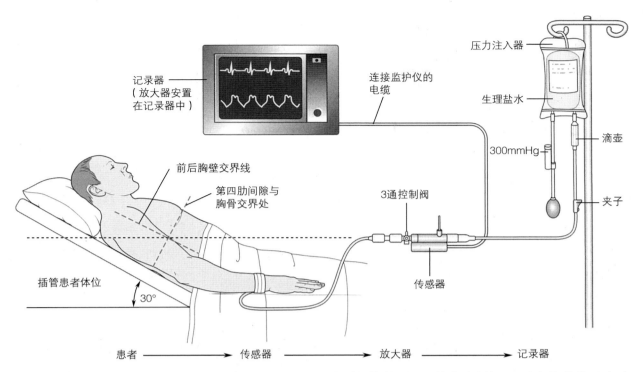

图 17-39 ▲ 侵入性压力监护。插入患者身体的导管通过压力管道与传感器相连,传感器连接可显示波形、收缩压、舒张压和平均压力值的放大器 / 监护仪。系统还包括压力冲洗、持续冲洗设备和一组控制阀,一般来说,最靠近插管位置的控制阀用来从动脉取血样,而最靠近传感器的控制阀用作校正归零

## 优化血压监测系统

　　最理想的血压监测系统可以精确复制生理信号,因此为了获得有创血压监测的最佳效果,必须确保血压记录和波形展示的精确性。然而,技术和设备上的各种问题可导致测得血压数值错误性过高或过低、显示波形错误,因此护士在判断血压异常是否由生理变化或治疗干预引起时,应先对整个血压监测系统进行评估以确保血压记录的正确性。表 17-16 总结了影响有创血压监测的技术因素及排除故障的方法。患者与传感器之间任何形式的阻抗如气泡、血液或附加的控制阀均会致生理信号改变并导致血压数值和波形的变化。连续冲洗装置中的压力低于 300mmHg、静脉输液管过软或压力导管过长也会使到达传感器的生理信号失真。用于归零和取血样的控制阀或其他接头的数量应尽量减少。鲁尔锁型(Luer-Lok-type)接头比旋锁(slip-lock)接头更能有效保持系统完整性和密闭性。

　　在完成对血压监测系统各组件进行评估以排除潜在机械问题后,护士应实施方波试验来确定系统的动态反应性,另外护士还要保证气液平面水平正常以及对传感器进行归零,确保系统能够达到最佳状态。

### 方波试验:动力反应试验

　　方波试验是指通过观察波形变化来实现快速评估床旁血压监测系统动力反应能力的一种简单方法。通过检查整个系统的动力反应情况来确定其固有频率和阻尼系数,影响压力系统动力反应的因素包括系统本身的固有频率、压力导管的质量、控制阀数量以及如血液取样系统的其他组件。然而,精确测量系统固有频率和阻尼系数的步骤非常复杂且耗时,可参考其他参考书中对实施此种测量方法步骤的描述。

　　实施方波试验时,需要一套可激活并且可以快速冲洗的冲洗装置,通过激活设备开启内部节流阀,增加通过系统的液体流量,护士观察床旁监护仪中显示的血压上升情况。波形急剧升高并在最高点呈现“方形”波形,当冲洗器冲洗完毕,节流阀关闭时,护士可观察到波形回到基线水平、计数波震荡的次数并查看各个震荡之间的距离。

　　一个理想的压力系统,也称为最佳阻尼水平,

表 17-16 血压监测系统和监测过程的故障排除

| 问题 | 原因 | 预防 | 处理方法 |
|---|---|---|---|
| 1. 没有波形 | 传感器没有向插管开放 | 检查控制阀是否在正确的位置 | 检查并调节控制阀的位置<br>检查电缆和监护仪设置<br>抽吸出血凝块 |
| | 床旁监护设备设置错误或已关闭<br>插管内血液凝集 | 正确设置床旁监护设备<br>维持持续冲洗 | 不要用注射器快速冲洗或灌洗<br>连上电缆后检查仪器功能<br>用水银、水或补充压力装置检测传感器功能 |
| | 电缆故障<br>传感器故障 | 运用功能兼容的电缆 | 必要时更换传感器 |
| 2. 高阻尼波形（矮小低平） | 电缆选择错误<br>导管和近传感器处有气泡 | 重力冲洗压力系统<br>去除气泡 | 更换正确的电缆<br>将系统中的气体排出<br>在安装开始时将冲洗液袋中的气体全部排出 |
| | 血块部分堵塞插管尖端 | 保持持续冲洗,根据医院规定应用肝素溶液 | 用输液器抽出血凝块<br>根据规定应用肝素溶液 |
| | 插管前移<br>插管尖端被血管壁或气囊堵住 | | 调整患者体位<br>检查插管是否有扭曲<br>如观察到波形变化,可将插管拉出至原位以纠正插管前移 |
| | 压力系统泄漏 | 加固各个接头和控制阀 | 加固所有接头和控制阀。必要时更换系统组件 |
| | 压力袋充气压力没有达到300mmHg | 充气或增加压力使设备达到300mmHg | 重新对冲洗液袋进行充气或设备故障时重启 |
| 3. 低阻尼波形（高大跳跃）;挥鞭形或波形有力 | 插管的过度移动<br>导管中有气泡 | 正确安置插管<br>根据血管情况正确选择血管插管的尺寸<br>去除过长的压力导管<br>检查是否有过度坚硬的压力导管 | 尝试不同血管插管不同位置<br>去除多余导管<br>更换导管<br>去除多余控制阀 |
| 4. 读数过低 | 传感器校正或归零标准过高 | 定期检查校正基准。距离传感器最近的控制阀气液平面与体表心脏标志在同一水平<br>检查监护仪设置、观察波形<br>实施方波试验 | 以体表标志为准,重新校正传感器气液平面 |
| | 归零不正确<br>阻力过高波形 | | 监护仪重新归零<br>选择最佳压力导管长度 |
| 5. 数值过高 | 传感器校准或归零基准过低; | 定期检查校正基准。距离传感器最近的控制阀气液平面与体表心脏标志在同一水平<br>检查监护仪设置、观察波形<br>实施方波试验 | 以体表标志为准,重新校正传感器气液平面 |
| | 归零错误<br>阻力过低波形 | | 监护仪重新归零<br>去除多余长度的压力导管 |

续表

| 问题 | 原因 | 预防 | 处理方法 |
|------|------|------|----------|
| 6. 不正常的血压波形 | 导管位置不正确 | | 重新调整患者体位<br>进行胸部 X 线检查<br>重新调整动脉插管的位置 * |
| | 动脉插管移位,呈机械楔形 | 插管的过程中仔细调整最佳的位置,向膨胀气囊内精确注入 1.25~1.5ml 气体以获得肺动脉阻塞压的监测数值 | 观察波形并在动脉插管之初即确认波形图是否正常<br>如果在肺动脉插管远端可正确获得心室压力图,则可缓慢向气囊充气使肺动脉插管"漂浮"至肺动脉<br>如果肺动脉阻塞压图在气囊放气后可以获得,则边观察波形边将插管稍微退回<br>当可获得肺动脉压图时立即停止退回插管 |
| 7. 血液逆行入压力导管或传感器 | 接头松动<br>控制阀没有回调到正确位置<br>压力袋压力不足 300mmHg | 确保所有接头接紧<br>将控制阀回调到正确位置<br>维持 300mmHg 的压力 | 接紧接头<br>保证控制阀在正确位置<br>检查压力系统 |

* 重置肺动脉插管,应根据医院的政策,由医生或高级实践护士如从业护士完成。

其方波形态应该是从基线起始并垂直于基线上升,到达最高点后出现一条完全水平的部分,更重要的一个组成部分是具有大约一个半或两个振幅高度的急剧下降相,两个相邻震荡之间的距离很近。图 17-40 描绘了血流动力监护系统的正常方波以及非最佳阻尼水平下的方波形态。高阻尼压力系统会出现低于实际收缩压并可能失去代表舒张压的凹槽。低阻尼压力系统会产生非自然的高收缩压和低舒张压。通过方波试验,医师可以快速床旁评估不正常波形的产生是由患者的生理变化还是源自系统的不佳状态所致。

## 校准和归零

在实施方波试验后,系统以外部标准进行校

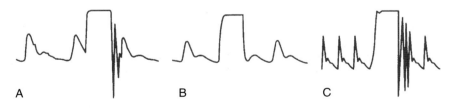

**图 17-40 ▲** 实施方波试验的步骤

1. 启动冲洗装置开关。
2. 在床旁监护仪上观察产生的方波。
3. 数方波之后出现的震荡的次数。
4. 观察各个震荡之间的距离。
A. 最佳阻尼压力系统:启动冲洗器后可产生一个陡而垂直的上升相、一条水平线和垂直向下并有相互紧邻 1.5~2 个震荡的下降相达到基线。
B. 高阻尼压力系统:启动冲洗器后出现一个弓形的上升相和含有少于 1.5 个震荡的下降相,这些震荡或在基线上或在基线下。产生这种情况的原因包括系统有漏点、血栓、在压力导管或传感器中有大气泡存在,收缩压读数错误性过低,舒张压读数偶尔过低。
C. 低阻尼压力系统:启动快速冲洗系统后产生多于 2~3 个摇摆于基线上下的震荡。产生这种情况的原因包括系统中有小气泡、压力导管过度坚硬、以及导管过长。收缩压读数错误性过高,舒张压读数错误性过低。

正,同时以大气压为标准进行归零,以确保后期监测过程的准确性。一般来说,距离传感器最近的控制阀为用来校正和归零的气液平面,当然,系统中任何一个控制阀都可被用于归零和校正,只要距离传感器最近的控制阀能够与体表标志保持水平。所谓体表标志指的是前后胸腔交界的中线与第四肋间隙的交点(图 17-39),此标志常被称为零参考点。传感器归零是指将压力系统打开至大气压并观察监护仪直至读数为零。当控制阀开放方向从患者转向外界大气时,来自液体冲洗压力系统的液体静压作用消失,接下来监护仪所记录的数据反应的是源自患者而非其他外部的压力。虽然床旁监护仪型号不同,但大多数监护仪都会有一个可确定归零成功与否的功能键。制造商所预置的最新型的一次性传感器不需要电子归零,因此“归零”这个词一般用来指以大气压为归零参考点。

在患者体表确定零位参考点后要在患者胸部做好标记,以保证其他医务人员在后续压力测量中能够保持一致的标准。患者取仰卧位,用木制水平仪或者激光水平仪校准气液平面与体表标志在同一水平,后续的血压监测将以此仰卧体位进行。

如校正和归零后气液平面高度变化,每 2.54cm 的高度差将导致约 2mmHg 的逆差。例如,若传感器气液平面比原始校正高,则数值将比实际低大概 2mmHg,反之,如传感器气液平面比原始校正低,则读数将比实际偏高。

床头应抬起大约 60°,但前提是患者体位改变时须对气液平面重新校正,如果体表标志可以正确定位,患者也可采取侧卧位。由于不同的患者对床头抬高和侧卧位的反应不同,因此应与其仰卧位时的血流动力指标进行比较。

当正确实施归零和校正后,用来确定监护仪上显示的压力精确与否的唯一方法即用一个内有水柱的外接导管给传感器施加一个已知压力,通过监护仪上是否能够准确显示这个压力值来确定其精确性,一些传感器制造商可提供此种设备以便快速测定压力的准确性。

## ▲ 动脉血压监测

有创动脉血压监测可通过与压力系统连接的动脉插管来实现,通过该方法可获得持续的动脉血压数值,同时可从控制阀处或系统中封闭设备处抽取血液样本。有创动脉血压监测适用人群包括静脉输注血管活性药物的患者、心血管功能不稳定的患者以及血压波动或不稳定的患者。

### 动脉血压监测导管插管

最常见的动脉插管位置为桡动脉、肱动脉和股动脉。其他不常用但可选择的位置有成人腋动脉、足背动脉以及新生儿的颞动脉、脐动脉。以下为动脉插管选择动脉过程中应考虑的问题:

- 所选择动脉的尺寸应与动脉插管的尺寸相匹配;动脉应能够足够容纳动脉插管而不至于堵塞或者明显阻碍血液流动。
- 穿刺点的可操作性;所选择的动脉穿刺点应容易操作并且不容易被分泌物污染。
- 保证穿刺肢体的肢端至穿刺点的血液流畅;在进行动脉插管发生堵塞时能够有侧支循环确保血液供给。

在所有动脉中,桡动脉最符合以上标准,因此也是最常用的动脉插管部位。桡动脉比较表浅,因此定位和触摸搏动容易,另外,桡动脉插管在患者体位上没有特殊要求,因此对患者活动限制也较少。

在进行桡动脉插管之前,须先实施艾伦试验(Allen's test)(图 17-41),确保尺动脉能提供充分的侧支循环。艾伦试验的实施过程为患者握拳数次同时护士同时阻断其桡动脉和尺动脉,然后患者松开拳头,手掌向上张开,看到患者手掌苍白,此时松开尺动脉上的阻力,患者手掌开始恢复颜色,如果患者手掌恢复颜色的时间大于 10 秒,则考虑尺动脉循环不畅,此种情况下不能进行桡动脉插管。目前,可采取超声设备代替艾伦试验来评估局部血管血流情况。

无论选择哪个动脉穿刺点,都要遵守无菌操作原则。在插管之前,确保血压监测系统组装完毕并开始冲洗,传感器完成校正和归零。一旦插管完成,要按照政策规定进行保护和遮盖。

### 动脉血压波形

正常的动脉血压波系波形由一个快速的上升相、一个明显的降中波切迹和显著的舒张末期

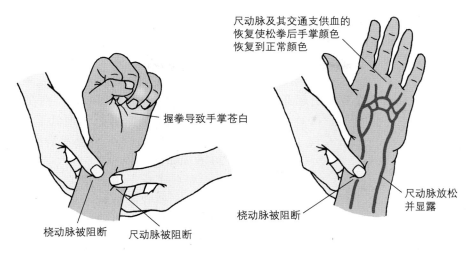

尺动脉及其交通支供血的
恢复使松拳后手掌颜色
恢复到正常颜色

握拳导致手掌苍白

桡动脉被阻断　　尺动脉被阻断

桡动脉被阻断

尺动脉放松
并显露

**图 17-41** ▲ 改良的艾伦试验

组成,如图 17-42 所示。心脏收缩和舒张的机械活动分别发生在心脏除极和复极这两个电活动之后,动脉血压波形开始的快速上升相部分由左心室向右心房快速射血而形成,在心电图和动脉血压监测双通道监测中,波形显示 QRS 波群在动脉血压波形快速上升相前。降中波切迹反应的是主动脉瓣关闭导致心房中轻微血液反流或来自周围血管的反射波。

## 获取动脉血压

波峰对应的数值为收缩压,正常动脉收缩压一般在 90~140mmHg。降中波切迹处对应的数值一般为心室收缩末期和舒张开始时。当血流向周围血管,动脉系统的压力逐渐下降。动脉压力波形的最低点为舒张压,一般为 60~90mmHg。

平均动脉压(mean arterial pressure,MAP)是用于评估全身重要器官灌注情况的指标。正常平均动脉压为 70~105mmHg。计算平均动脉压时要考虑到一个心动周期中心脏舒张时间大约为心脏收缩时间的两倍,因此,平均动脉压 = 舒张压 +1/3 脉压,或者

$$MAP=\frac{收缩压 +(舒张压 \times 2)}{3}$$

多数床旁监护仪可自动计算和持续显示平均动脉压。设备制造商所预设的计算方法也略有差异,然而估计平均动脉压最可靠的方法是基于动脉血压的整体波形而不能完全依赖于数学模型。

脉压(pulse pressure,PP)指收缩压和舒张压之差,这个数值最接近心室的每搏输出量(stroke volume,SV),每搏输出量与脉压成正相关、与心房顺应性成负相关,床旁监护仪不能自动显示这些指标之间的相关系数。脉压可间接反映每搏输出

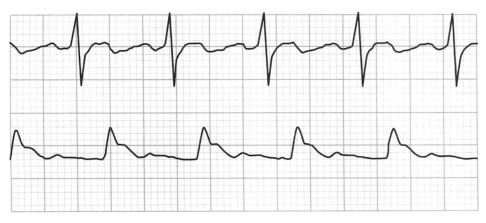

**图 17-42** ▲ 心电图和动脉血压波形之间的正常关系

量,因此如临床医生需要监测患者血容量,须将脉压作为一个检测指标。在整个图谱中,脉压的变化范围为 30~100mmHg,脉压范围过大一般由主动脉瓣反流或其他血管性问题引起的收缩压升高所致,脉压范围过窄一般由低血容量引起舒张压升高所致。

## 并发症

### 感染

在进行动脉插管、穿刺部位护理、血样采集等时应保证无菌操作,并通过无菌性保护及持续观察来降低感染的危险。以下几点可根据医院政策正确实施:评估穿刺点的感染迹象;换敷料、导管、冲洗液时应严格进行无菌操作;保持血压监测系统的完整性。归零或血样采集而导致血压监测系统与大气开放时会增加感染的机会,因此可在控制阀端口安放无菌无孔帽或终端帽来减少污染概率。闭合系统下进行血液取样可减少因开放控制阀导致的潜在感染危险,同时也可减少可能的血液损失。

### 意外血液损失

动脉插管意外血液损失可导致严重后果,但通常是可预防的。血压监测系统中的所有接头均要使用鲁尔式接头,动脉插管肢体需制动(如:将动脉插管的手腕固定在手臂固定板上)。如果患者需要应用某些保护性设备,应注意不能使保护性设备覆盖在穿刺点上,最重要的是要保持穿刺点周围及接头处具有足够的空间可供操作。

### 肢体血液循环受损

应密切观察动脉插管的肢体血液循环情况,在插管完成时应根据规定定期评估皮肤颜色、感觉、温度及肢体活动情况,任何血液循环障碍症状的出现即为拔除动脉插管的指征,须立即报告。

### 护理思考

通过动脉内插管连接最优化血压监测系统所获得的血压值最为精准。动脉内插管测血压和袖带式血压计所测得的血压值反映的是不同的生理过程,因此两者没有可比性;直接的有创血压监测的是压力值,而间接的袖带式血压计测量法是基于血流量。血压正常的患者,动脉内血压值一般比袖带式血压计测得数值高 5~10mmHg。低血压患者,间接血压测量法测得数值要高于直接血压测量法所得数值。而在高血压患者,间接血压测量法测得数值则低于直接血压测量法所得数值。根据不同患者情况,这种差值可在 20~60mmHg。

某些医疗干预需要基于精确的血压值,因此在做此类医疗决策时,可将动脉内血压监测作为金标准。一般来说,同源动态血压连续监测的比较要比非同种技术血压测量值之间的比较更为有效,因此准确记录测量的动脉位置和血压测量的技术类型是关键。

血压测量过程中患者的安全保护包括正确设定和激活床旁生理监护仪的所有报警设置,床旁监护仪可在系统或患者生理指标发生变化时发出警报,报警界限可根据患者的特定参数或者医院规定设置。通常,收缩压、舒张压和平均血压须设置上限和下限,报警血压值设置应高于或低于患者血压值的 10~20mmHg。特护病房中,报警必须可在视觉上和听觉上被照顾者察觉,表 17-16 列出了报警排除的处理步骤。

保证有创血压监测精确性的一般步骤包括首先评估患者,然后检查血压监测系统,最后查看监护仪本身是否有问题。评估动脉穿刺点:动脉插管是否扭曲? 有无血凝块? 有无出血迹象? 下一步,评估血压监测系统:控制阀是否转向错误方向? 压力袋中的压力是否足够(如,压力读数是否为 300mmHg)? 有无气泡? 床旁监护仪功能是否正常? 报警设置是否正确?

如果动脉插管开放有困难,可在取血样接口处或控制阀处抽出血液或液体以除去堵塞插管的血凝块(如果存在),然后用快速冲洗器冲洗整个血压监测系统,不可用注射器进行冲洗。任何情况下均不可在动脉血压监测系统输注液体或给药。

## ▲ 中心静脉压监测

中心静脉压(central venous pressure,CVP)是指通过在颈静脉或锁骨下静脉插管监测距离右心房最近的上腔静脉的压力,以此来反映右心房血压，并可提供有关血管内血容量、右心室舒张末期压力（RVEDP）和与右心室功能的相关信息。心脏的左右腔室通过肺血管系统相互联系，因此对于肺血管功能和左心室功能正常的患者，中心静脉压也可间接反映左心室舒张末期压力（LVEDP）及功能。血管内血容量变化或心室功能改变时，一般均会引起中心静脉压过高或过低。

## 插管

中心静脉压监测的导管较长且有弹性，插管要在绝对无菌条件下进行，局部皮肤可用氯己定进行消毒。实施插管的医生或护士应用无菌单覆盖患者，并自身穿戴无菌长款工作服、戴无菌手套和帽子、口罩。位于导管和穿刺部位附近的辅助人员也应戴好无菌手套、口罩和帽子。具有最低感染风险的穿刺点为锁骨下静脉。必要时，可经肘前静脉、颈静脉或股静脉进行插管。插管顺着静脉逐渐深入，最终定位在腔静脉近右心房处，导管也可进入到右心房，此时将导管稍退回数厘米。

中心静脉压监测所需的血流动力监测系统组件以及其他准备与上文所述的动脉压监测相同。插管后，压力导管与静脉插管接头连接，中心静脉压的波形和数值将会在床旁监护仪上显示出来。

## 并发症

### 感染

感染可发生在静脉插管内或穿刺点周围，血液细菌培养可诊断中心静脉插管相关血行感染。有时在插管拔出后，用无菌剪刀将插管尖端剪掉送微生物实验室检验，可获得是否有感染的证据。感染的症状和体征包括穿刺点周围皮肤红肿、发热或白细胞计数升高。预防感染主要是根据疾病控制预防中心相关规定和医院政策完成常规敷料及静脉冲洗导管更换，在操作中一定要严格遵守无菌原则若静脉插管需要延长放置一段时间，则需选用抗菌导管以降低感染几率。见 17-2 循证实践要点。

### 血栓

血栓可偶然形成并在尺寸上不断发生变化，

可由静脉插管尖部的纤维鞘逐渐发展成大血栓。小血栓可被冲刷掉而不至于引起伤害，但是不能将堵塞血管插管和静脉的较大血栓冲进静脉循环。较大血栓可通过血流动力监测波形消失和无法实施液体滴注以及从静脉插管取血时被发现。患者可发生插管肢体肿胀、不同程度颈部疼痛（可为放射痛）、颈静脉扩张。较大血栓被认为是一种急症，因其可损害同侧肢体的血压循环，如果医院政策允许，护士应尽量抽出血凝块。多数情况下，医院允许给予小剂量的溶栓剂溶解血凝块。至少，护士有责任将疑似静脉插管堵塞的情况报告医生。

### 气体栓塞

气体栓塞是指气体进入血压监测系统并经血流通过腔静脉进入右心室。一般来说，气体进入静脉插管多由于静脉插管与静脉输注导管之间连接不紧密所致。另外，随着吸气和呼气引起的胸腔内压变化也可使气体进入静脉插管和腔静脉内。突然发生的低血压可能是这类致死性问题出现的最初指征。

大约 10~20ml 的气体进入静脉系统后患者开始出现症状。患者可出现意识不清、头晕目眩、焦虑及对任何刺激无反应的状态。随着每次心脏收缩心室中产生大量气泡，由于心室中的气体取代了血液而导致每搏输出量的丧失，引起心输出量的骤然减少，随之可发生心搏骤停。

如果疑似此类问题发生，护士应立刻辅助患者采取头低足高的左侧卧位，此体位可使气体紧贴右心室壁从而增加血流量，排除禁忌后应立即给予氧气吸入。

预防连接不紧密的方法包括，在所有中心静脉插管和导管连接处采用鲁尔接头（Luer-Lok）、换敷料过程中仔细处理静脉插管和导管，还需定期检查连接处的紧密性。同时，受过正规培训和经验丰富的护理人员的密切观察必不可少。

## 护理思考

保证血压监测系统的完整性、获取并准确记录数据、描绘中心静脉压变化动态对解释和评估患者心血管功能及对护理干预措施的反应非常关键。循证实践要点 17-3 对如何获取精确的中心静脉压的相关依据进行了总结。

## 循证实践要点17-2
## 预防插管相关血行感染

△ **预期实践**

- 操作前用无水清洁剂洗手,如果有明显污垢,则在接触患者前和后用皂和水清洗
- 用正确的消毒液(一般用2%氯己定溶液)对穿刺部位皮肤进行消毒,并采取同样的方法对穿刺部位进行持续护理
- 进行中心静脉插管时要实施全隔离预防措施
- 对所有工作人员进行有关血管内插管术和护理的培训,间断对工作人员的相关能力进行评估,并鼓励工作人员谨遵操作标准进行操作
- 成人应至少每96h更换周围静脉穿刺点,但不应少于72h,若无并发症(如,静脉炎和渗出)发生,儿童可将周围静脉插管保持到静脉治疗结束
- 至少每96h更换一次静脉导管,但不应少于72h
- 当静脉插管过程中无法确保无菌操作时(如在医院外或编号问题),应尽快更换导管,应在48h内完成

△ **支持证据**

- 源于医护人员手部交叉感染占医院获得性感染的较大比例。酒精刷手与不含药物的普通皂和水洗手或药性手部消毒剂清洁手相比,具有耗时少、起效快且不容易引起皮肤不适的优点,因此被认为效果更佳。疾病控制和预防中心认为酒精刷手是常规洗手的一个良好补充,并建议接触患者前应进行酒精刷手
- 用氯己定葡萄糖溶液对穿刺部位皮肤进行护理在减少插管相关血行感染和导管细菌定植上比碘伏更有效。另外,80%的原生和继生皮肤菌落一般出现在上五层表皮中,有临床证据表明消毒过程中施加适当的摩擦可帮助消毒液进入到皮肤的皱褶和缝隙中,而没有证据表明传统的轴心旋转擦拭技术具有同样的效果

尽管推荐2%氯己定溶液作为基础皮肤准备,但也可选择碘酊、碘伏或70%酒精。在插管前要待干消毒液擦拭的皮肤

- 与周围静脉插管相比,中心静脉插管的感染率更高,因此在进行中心静脉插管过程中对无菌屏障水平要求更加严格。相对于标准防范(如无菌手套和小无菌单),进行中心静脉插管时要实施最高级别无菌屏障防范(如帽子、口罩、无菌长袍、无菌手套以及全身覆盖无菌单)以预防插管相关的血行感染。研究表明锁骨下静脉插管的感染几率较低,然而,中心静脉插管的穿刺部位的选择还需考虑患者本身的一些风险因素
- 实施插管和护理血管侵入性设备的工作人员须接受有关血管内插管指征、正确置管、维护、感染控制等方面的正规训练和教育,培训重点应集中在如何进行中心静脉插管穿刺以及如何进行护理以降低与中心静脉插管有关的费用、病死率和死亡率。同时应持续对最新护理实践技术和有效预防插管相关血行感染的研究成果进行学习和强化
- 有关周围静脉插管的研究结果显示置管72h和96h的静脉炎发生率没有明显差别,也没有研究结果支持常规更换中心静脉插管能比按需更换更有效地减少血行感染
- 研究显示有结晶的静脉导管可每隔72~96h进行更换,如果血压监测是通过传感系统,应每隔96h更换传感、压力导管、冲洗设备和冲洗液

正常中心静脉压不高于8mmHg,中心静脉压过低说明机体处于血容量过低状态,常需要补液治疗,治疗的预期效果是中心静脉压的回升。而利尿治疗可减少血管内血容量,因此利尿治疗的反应为中心静脉压的下降。脓毒血症引起的血管扩张或扩血管药物作用也可导致中心静脉压处于低水平或不断下降状态,实际上,两种情况的血容量均没有改变,血管容积增加,因此最终导致相对血容量过低。中心静脉压的增高可由一组比较复杂并相互关联的因素引起,每种都要仔细监测。其中两个较为常见的引起中心静脉压升高的因素为右心衰竭和机械通气,而单独由血管内容量负

## 循证实践要点 17-3
### 肺动脉 / 中心静脉压测定

△ **预期实践**

- 每次护士换班和系统受到干扰时可通过实施方波试验来校正有创血压监测系统的精确性

- 在测肺动脉压（pulmonary artery pressure，PAP）、肺动脉阻塞压（pulmonary artery occlusion pressure，PAOP）、中心静脉压（CVP）前协助患者取仰卧位，床头稍抬高 0°~60°、侧卧位 20°、30° 或 90° 或取俯卧位；如患者取仰卧位，床头抬高可在 0°（平）~60° 之间的任意角度。在患者改变体位后要平稳 5~15min 后再开始测量血压

- 患者取仰卧位或俯卧位时，以心脏体表标志点为参考点校正和调整传感器中的气液平面，具体为第四肋间隙（ICS）与前后胸腔交界线的交点，校准应在测量肺动脉压（PAP）、肺动脉阻塞压（PAOP）、中心静脉压（CVP）之前完成，校正工具为激光或木质水准仪

- 在患者呼气末的图形（模拟）中获取肺动脉压（PAP）、肺动脉阻塞压（PAOP）和中心静脉压（CVP），或对接受气道压力释放型通气（airway pressure release ventilation，APRV）或主动呼气的患者调整测量点

- 可利用同步心电图描绘辅助对肺动脉（PAP）、肺动脉阻塞压（PAOP）和中心静脉压（CVP）波形的正确性确认。

- 具有相应能力的注册护士可安全实施肺动脉插管的拔除。

△ **支持证据**

- 方波试验或动态反应试验可确定传感系统是否具有正确反映有创血压的能力。动态反应可受一些系统问题的影响，如压力导管中有气泡、压力导管过长、接头处松解或血管插管开放。在设置系统时清除微小气泡可使 95% 以上的系统达到"充分"或"最佳"的系统。以上这些可能影响肺动脉压（PAP）、肺动脉阻塞压（PAOP）和中心静脉压（CVP）监测的精确性问题，必须在开始监测前进行纠正。在系统初始设置时，或至少在每次护士换班以及开放血管插管系统（如重新归零、取血、更换压力导管）后要进行方波试验，另外在肺动脉压（PAP）、肺动脉阻塞压（PAOP）和中心静脉压（CVP）出现阻力过大的波形或波形扭曲变形情况时，须进行方波试验（A 级）

- 肺动脉压出现以下变化时，应考虑有临床意义（如超出肺动脉压的正常范围）：肺动脉收缩压（PASP）超出 4~7mmHg、肺动脉舒张末压（PAEDP）超出 4~7mmHg、肺动脉阻塞压超出 4mmHg（B 级）

- 通过对不同人群中的研究，只要能够确定特定角度的心脏体表参考点，0°~60° 之间任意角度的仰卧位或 20°、30° 或 90° 侧卧均可得到精确的肺动脉压、肺动脉阻塞压和中心静脉压的测量值。当患者取头低足高卧位或患者腿部为下垂状态时不可进行肺动脉压、肺动脉阻塞压和中心静脉压的测定。目前也没有研究结果支持头高足底卧位适合测定肺动脉压、肺动脉阻塞压和中心静脉压。可靠的心输出量（cardiac output，CO）测定可在患者仰卧位，同时床头抬高 20° 或 45° 或俯卧位时获得。而 20° 侧卧可使心输出量发生临床变化，因此在应用标准方法测定时，不可同时测定心输出量、肺动脉压、肺动脉阻塞压和中心静脉压，其与平卧位相比具有一定局限性　（A 级）

- 正确选择特定体位参考点在正确获取肺动脉压、肺动脉阻塞压、中心静脉压中起到关键作用。当患者仰卧位时，心脏体表标志（第四肋间隙与前后胸腔中线交点）是最常用的参考点。而侧卧位时，可选择以下参考点：30° 侧卧（胸骨左缘与床面之间距离的二分之一处）；90° 右侧卧位（第四肋间隙对应胸骨中心处）；90° 左侧卧位（第四肋间隙与胸骨左缘交点）。可选择激光或木质校准仪（非眼球技术）对系统进行校准。确定参考点时，须在胸壁做好标志　（A 级）

- 获取肺动脉压、肺动脉阻塞压、中心静脉压前，应根据患者左心室功能让患者稳定 5~15min。对俯卧位后需要患者稳定的时间并没有明确的结论，然而对于肺部损伤的患者，从仰卧位变为俯卧位后需要稳定 20~30min

## 循证实践要点 17-3(续)
### 肺动脉/中心静脉压测定

才可进行血压测定,患有急性呼吸窘迫综合征的患者体位变化后,须在混合静脉血氧饱和度(SvO₂)恢复平稳后20min(俯卧位后60~90min)进行血压测定 （A级）

- 呼吸引起的胸腔内压变化将改变心内压力,因此肺动脉压、肺动脉阻塞压和中心静脉压的测定一般在呼气末进行,此时胸腔内压最小。接受气道压力释放通气(airway pressure release ventilation, APRV)的患者,肺动脉阻塞压测定应在正压平台期进行,即在气道放气末与开始吸气之前的一瞬间,可在呼吸机上观察到。主动呼气的患者(怀疑呼吸引起肺动脉阻塞压变化是否超过10~15mmHg),应在呼气末最高点与吸气末最低点间的中点读取肺动脉阻塞压值。将气道压力监测加入模拟图中可进一步增加血压测定的精确性 （A级）

- 同步心电图监测可帮助纠正肺动脉压、肺动脉阻塞压和中心静脉压波形,可通过模拟图或者停止光标法读取数值。因其反应的是整个呼吸过程中的压力,与呼气末压力有明显区别,不可使用电子读数 （A级）

- 具有相应能力的注册护士可安全拔除肺动脉插管。然而在将拔除肺动脉插管纳入护理实践中前,请确认此操作是否属于当地注册护士实践范畴 （B级）

---

AACN 的证据等级

**A级** 定量研究的meta分析或定性研究的meta整合,其结果一致地支持某个特定的行为、干预或治疗

**B级** 设计良好的对照研究,其结果一致地支持某个特定的行为、干预或治疗

**C级** 定性研究、描述性或相关性研究、整合性综述、系统综述或结果不一致的随机对照试验

**D级** 有临床研究建议支持且经过同行评议的专业机构标准

**E级** 多个案例报告、基于理论的专家观点或经过同行评议但无临床研究支持的专业机构标准

**M级** 仅仅是制造商的推荐

---

荷过重和血容量过多引起中心静脉压升高较为罕见。

机械通气可增加胸腔内压,胸腔内压可传导至肺血管系统、心脏和大血管,并可直接影响中心静脉压,使其增高。胸腔内压可压迫肺血管,使血液从右心向左心流动的阻力增加,导致血液在右心室、右心房和腔静脉内淤积。在一些极端病例中,由于机械通气引起的胸腔内压增高可导致严重的右心衰竭,而由于流入肺血管的血液减少,使得右心房和腔静脉内的压力增加,最终导致中心静脉压升高。

中心静脉压过高常与冠状动脉性心脏病或左心衰引起的右心衰相关。由于心肌损伤或缺血使右心室无法正常向肺血管泵血,导致右心房和腔静脉内的血容量和压力增加。左心衰引起肺血管内血液淤积时,右心室无法将血液泵入肺血管,使得右心室不断扩张最终发生右心衰竭,中心静脉压将升高。同时,中心静脉压的升高也可反映右心房和腔静脉中血液反流,该情况下,干预措施应针对增加心室收缩力促进心室泵血,同时减少血管内血容量,如治疗后中心静脉压下降则提示治疗有效。

中心静脉压也常与其他临床观察指标联合进行诠释病情,如呼吸音听诊、心脏听诊和呼吸频率监测、心电图监测、颈静脉扩张情况和尿量测定。例如,中心静脉压升高、肺底湿啰音和尿量减少常提示左心衰。中心静脉压升高、颈静脉扩张但肺呼吸音清,可能是由机械通气引起胸腔内压增高引起。患有脓毒血症的患者可发生中心静脉压过低,常同时出现发热、白细胞计数增加、心动过速和呼吸急促。而接受扩血管药物治疗的患者出现中心静脉压降低同时出现心率加快,但没有前面所述的其他临床体征。单独一个中心静脉压变化不能说明问题,但当与其他临床数据联合分析时,

对管理和预测患者的临床问题有重要价值。

## ▲ 肺动脉压监测

　　肺动脉(pulmonary artery,PA)插管可用来评估右心室功能和肺血管状态,并可间接反映左心室功能。右心房(RA)、右心室(RV)和肺动脉压,肺动脉阻塞压(PAOP)均可通过肺动脉插管进行监测。带有热敏电阻的肺动脉导管可获取心输出量,因此医生可以根据肺动脉压和心输出量来计算衍生系数并对心肺功能失常进行诊断,以进一步制订治疗方案,对治疗干预效果做出判断。

### 肺动脉导管

　　肺动脉导管可有多种尺寸,分为漂浮型导管和气囊型导管。导管类型的选择应根据要监测的指标和患者情况而定。7.5-F 或 8-F(F:一种导管计量单位)的热稀释导管是最常用的一种肺动脉插管类型(图 17-43)。所有的肺动脉导管均有几个与内腔数量对应的外部接头或腔接头,腔的开口应正确朝向心脏或肺动脉。典型的肺动脉导管包括四个内腔以及与其对应的外部接头或接头:近腔接头和内腔、远腔接头和内腔、气囊充气阀门和内腔、热敏电阻接头和内腔。

　　近端内腔或右心房内腔向右心房开放,在年龄较小的患者中,定位应在上腔静脉或下腔静脉,其取决于穿刺点。此内腔一般用作静脉输液和右心房压力测定,并常与传感器连接,显示右心房压力波形。右心房内腔接头也可用作测量心输出量的注射端口。

　　远端内腔或肺动脉内腔接头常与传感器和持续冲洗系统相连接,监护仪可连续显示肺动脉压

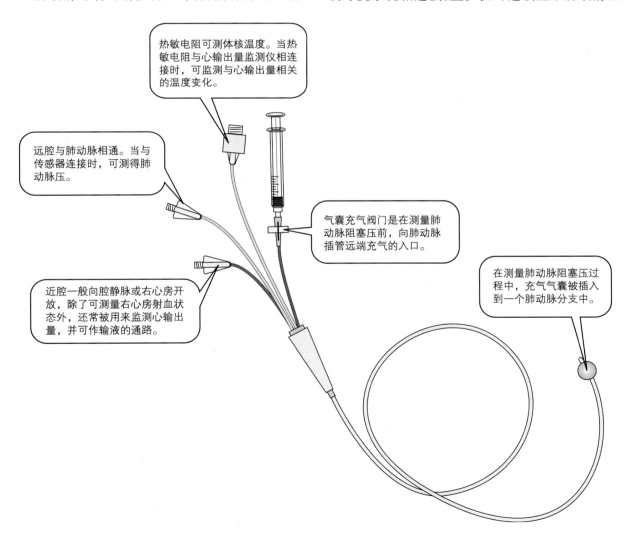

**图 17-43** ▲ 肺动脉导管。(Courtesy of Edwards Lifesciences, LLC.)

波形,包括肺动脉收缩压、肺动脉舒张压和平均肺动脉压。肺动脉端口可用来抽取混合静脉血,其在测量静脉血氧饱和度、组织摄氧量、氧耗以及肺内分流状态中起着关键的作用。但不主张将肺动脉远端口作为输注药物来用。

可通过向气囊充气端口和内腔打入少量气体使肺动脉导管尖端膨胀,实现测量肺动脉阻塞压的目的。气囊最大可容纳 1.5ml 的气体,因此不可向气囊内打入超过 1.5ml 的气体,绝对不可以将液体注入此端口。

肺动脉导管的尖端附近是热敏电阻,热敏电阻的外接口通过电缆与床旁监护仪或心输出量电子计算机相连。热敏电阻可通过测量肺动脉内温度(体核温度)来获取患者的体温,并可在向肺动脉注入液体测量心输出量时,探测到血液温度的变化。

特殊的肺动脉导管除了包括上述典型肺动脉导管的所有组件外,还具有一些附加功能和内腔,其中包括附加的右心房、右心室内腔或附加的静脉输液腔。远端内腔装有光导纤维丝可持续测量混合静脉血氧饱和度(SvO$_2$)。外部光导连接电缆与光学模块相连,然后连接到特殊血氧监测仪。导管还可被改造成热能丝成分并与热能丝接头连接,最终连接到特殊监测仪,在持续监测的基础上显示连续的心输出量变化。其他与先进监测程序配套的肺动脉导管可用来测定左心室射血分数以及附加衍生参数,如舒张末容积。图 17-44 展示了不同类型的肺动脉导管。

特殊设计的导管还可用来作为临时起搏,如有些特殊导管装有心房、心室起搏电极,如果普通肺动脉导管有通向右心房和右心室内的管腔,则可放置具有起搏功能的特殊传感器,来实现临时起搏的作用。

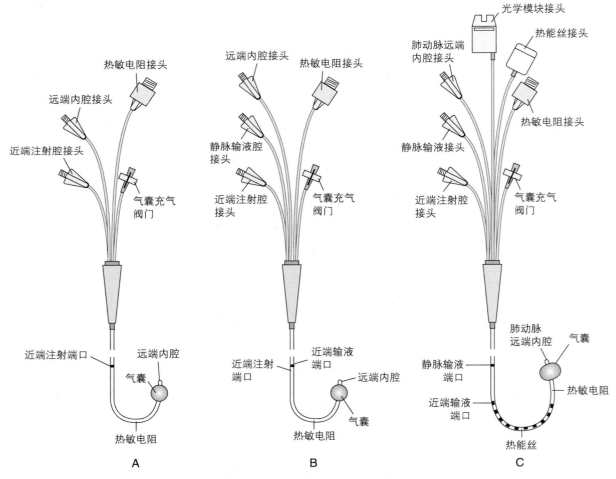

**图 17-44** ▲ 不同类型肺动脉导管。**A**:四腔导管。**B**:五腔导管,包括附加的接入右心房的静脉输液端口(venous infusion port,VIP)。**C**:七腔导管,包括一个静脉输液端口和两个附加导管,用来持续心输出量(continuous cardiac output,CCO)测定、热敏丝和持续混合静脉血样饱和度(SvO$_2$)监测(光学模块接头)。另外,可以利用持续心输出量(CCO)和热敏电阻反应时间来计算舒张末容积,实现对心脏舒张末容积进行监测的目的

## 肺动脉导管插管术

在进行肺动脉插管之前,所有设备必须根据政策规定进行安装和调适。冲洗血压监测系统应根据参考点进行归零和校准。肺动脉导管中的每个内腔应用来自冲洗系统中的无菌生理盐水进行冲洗(注意:光导纤维血氧饱和度监测导管必须于肺动脉导管冲洗之前在无菌托盘上的校准杯中进行校准)。对气囊进行充气以确认是否能够正常膨胀并检查是否漏气,在插管前要进行彻底放气。然后,肺动脉接头与准备好的压力导管进行连接,肺动脉导管的其他内腔与压力监测系统或静脉输液相连接。

整个插管过程要严格无菌操作,包括一个全遮蔽的无菌屏障,操作医生必须戴帽子、口罩、手套,穿长工作服。辅助护士应戴帽子和口罩,如果参与导管操作则须戴手套。肺动脉导管通过引导导管以经皮穿刺的方式插入到大静脉中,最常用的穿刺点在右颈内静脉或左锁骨下静脉和股静脉。有时,也可选择肘前静脉,但需要实施静脉造口术。

当导管通过血管和心腔时,床旁监护仪上显示的波形和压力值可确定导管尖端的位置。导管上每隔 10cm 有一条黑色标志线,在 50cm 和 100cm 长度位置为加黑标志线,插入导管长度可根据导管远端距插入点的距离进行估算(例如,近端内腔露出皮肤位置距离导管远端 30cm)。这些标记也可用于插管过程中导管尖端的定位,当导管尖端约进入引导器 15cm 时,导管尖端一般已经离开引导器鞘并进入了腔静脉与右心房交界处,监护仪上的波形显示出与呼吸运动相关的波动。

此时,向气囊内注入 1.5ml 的空气或二氧化碳气体,在气囊充气过程中,医生应轻柔并迅速地送入导管,帮助导管"漂浮"入右心房、经过三尖瓣进入右心室、通过肺动脉瓣进入肺动脉,并最终进入到肺动脉阻塞的位置(图 17-45)。在监护仪出现肺动脉阻塞波形后,气囊可被放气,接着监护仪上恢复正常肺动脉波形,此时可将肺动脉插管缓慢退回 1~2cm 以减少或除去多余导管长度及盘曲在右心房或右心室内的导管长度。然后,将气囊进行重新充气以确定能够获取肺动脉阻塞压波形的最小充气量,导管须被固定在此位置

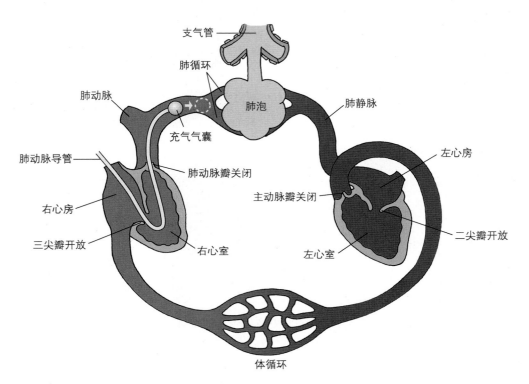

**图 17-45 ▲ 肺动脉导管位置**
当气囊充气并且导管位于阻塞的位置时,导管尖端与左心室在心脏舒张期形成一条无限制的血管通道,此时的肺动脉阻塞压可以反映左心室舒张末期的压力,其为体现左心室功能的重要指标。

(7-F 或 8-F 的肺动脉导管大概需 1.25ml 或 1.5ml 气体)。然后气囊再次被动放气并恢复正常肺动脉压波形。肺动脉导管的材质可在体内变柔软。该操作步骤可帮助减少肺动脉置管后远端移位的发生率。最终,保护肺动脉导管,用敷料覆盖穿刺部位。置管后,导管位置也可通过胸部 X 线照片进行验证。

在整个肺动脉插管的过程中,护理配合包括确保无菌操作、监测血流动力波形变化、记录导管通过各个心腔时的压力变化以及观察患者是否出现并发症。在肺动脉插管过程中,室性心律失常是最常见的并发症。因此,建议肺动脉插管时应在现场准备单次剂量的利多卡因和除颤仪。

## 波形诠释

所有血流动力学波形和压力的产生均由心动周期的不同阶段心腔内压力变化所致。心脏电活动(除极和复极)发生于心脏收缩和舒张这些机械活动之前,因此,对血流动力学波形的诠释取决于以心电图为基础的心脏电活动和机械活动之间的相关性分析。血流动力学波形大概可分为三类:房性波形,包括右心房、左心房和肺动脉阻塞点(可间接反映左心房波形);室性波形,包括左心室和右心室;动脉波形,包括肺动脉和体循环动脉。每个分类之中的波形都由相同的心脏活动形成,因此波形相似。然而左心和右心产生的压力不同,因此监测的方法也有所差异。

## 右心房压

右心房是个低压力心腔,从腔静脉被动注入血液,正常右心房压为 2~6mmHg。左右心房波形均包括三个正向波:a、c 和 v 波。a 波是心房收缩期心房内压力增高的过程。c 波是房室瓣关闭的同时心房舒张早期所产生较小幅度心房压升高的过程。v 波代表心房舒张,心房被血液充满引起的压力升高,此波也可出现在心室收缩期。图 17-46 为右心房波形。

为了精确辨别 a、c、v 波,需结合心电图进行分析。心电图的 P 波代表心房除极,使右心房

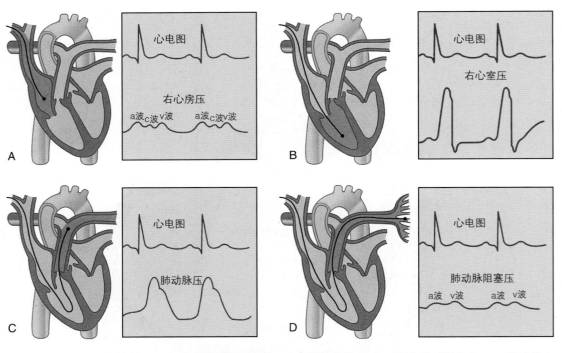

图 17-46 ▲ 正常肺动脉波形。在肺动脉置管过程中,随着导管尖端通过心脏波形不断变化。A:当导管尖端进入右心房(RA)时,形成三个小波幅的向上波形,其中 a 波代表右心房收缩,v 波代表心房充盈过程。B:当导管尖端进入右心室时,波形出现一个急剧向上的收缩期波形,然后逐渐下降形成舒张期振幅较小的下沉波形。C:当导管尖端"漂浮"进入肺动脉时,出现肺动脉压(PAP)波形,显示的上升波形比右心室平滑,其波峰处代表肺动脉瓣关闭。D:当导管尖端"漂浮"进入肺动脉的远端分支时,血管越来越狭窄,以至于充气气囊阻塞在其不能通过的位置,此时肺动脉阻塞压波形伴随两个振幅较小的向上波形将出现,其中 a 波代表左心房收缩过程,v 波代表左心房充盈过程

（RA）和左心房（LA）先后发生收缩，因此 a 波出现在 P 波之后，一般出现在 P-R 间期。QRS 波群代表心室除极过程，并使心室发生收缩，同时心房舒张和充盈，v 波是由以上心脏活动所产生，因此出现在 QRS 波群之后、T-P 间期。

心房压描绘图中还有两个负向波或下降相：x 波和 y 波。x 下降相出现出现在 a 波或 c 波之后，代表心房即将舒张时心房肌松弛的过程。y 下降相出现在 v 波后，代表房室瓣开放时血液进入心室而使心房被动排空的过程。

## 右心室压

右心室是一个低压心腔，右心室舒张末压（RVEDP）一般为 0~8mmHg。三尖瓣开放时，右心房压（RAP）和右心室舒张末压（RVEDP）基本相同，右心室收缩压正常为 20~30mmHg，因为右心室只需产生足够的压力使肺动脉瓣开放并将血液注入压力较低的肺血管系统即可。

右心室波形具有非常明显的"平方根"形状特点，图 17-46 显示右心室波形。右心室波形起始部分的迅速上升相，反映的是心室等容收缩期，其紧跟在心电图中 QRS 波群之后出现。右心室压在三尖瓣和肺动脉瓣关闭后持续上升，直至右心室压超过肺动脉压，肺动脉瓣打开的瞬间右心室向肺动脉快速射血。在心室开始舒张时，肺动脉瓣关闭，右心室压快速下降，产生一个舒张期下降波。接下来的心动周期中，三尖瓣开放，右心室被来自右心房的血液充盈，右心室在心电图 T 波至下一个心动周期 Q 波期间舒张，在右心室压力波形图上快速上升阶段开始前的一点即为右心室舒张末压（RVEDP）。

## 肺动脉压

健康人群的肺血管系统相对阻力较小、顺应性较好，属于低压力系统。正常肺动脉收缩压为 20~30mmHg，正常肺动脉舒张压为 8~15mmHg，平均肺动脉压为 10~20mmHg。肺动脉收缩压和肺动脉压波峰由右心室收缩射血产生，因此，如果没有肺动脉瓣狭窄则肺动脉收缩压与右心室收缩压应相同。肺动脉压的波形特点与之前描述过的体循环动脉波形相似（图 17-46）。肺动脉压波形中，上升相与下降相交界顶点反应的是右心室开始舒张时肺动脉瓣关闭的瞬间，即肺动脉舒张期的起始点。肺动脉舒张压反映的是肺血管床的阻力，且在一定程度上可反映左心室舒张末压（LVEDP）。正常情况下，肺动脉至左心室无阻塞或阻力，肺血管网、左心房和开放的二尖瓣形成了左心室向肺动脉中导管尖端方向的等压状态，因此肺动脉舒张压理论上可作为左心室舒张末压的间接证据。

## 肺动脉阻塞压

当肺动脉导管到达正确位置时，肺动脉阻塞压（pulmonary artery occlusion pressure，PAOP）也被称为肺动脉楔压（pulmonary artery wedge pressure，PAWP），可通过导管尖端的充气气囊测得。充气气囊将阻碍其所在肺动脉分支向前的血流，该过程降低了肺动脉压读数中肺循环阻力（PVR）的影响，堵塞的肺小动脉段及与其相对应的肺小静脉段内的血液停滞，在舒张期形成从肺动脉分支到左心房、开放的二尖瓣、左心室的静态血流柱，这样肺动脉阻塞压反映的是左心室舒张末压。正常肺动脉阻塞压为 8~12mmHg。肺动脉阻塞压比肺动脉舒张压更加接近左心房压和左心室舒张末压。

肺动脉导管气囊充气可使监护仪肺动脉压波形呈现出肺动脉阻塞压波形图。气囊充气量不可超过 1.5ml，但若充气量过少，少于 1ml 或 1.25ml，以此产生肺动脉阻塞压波形图后，肺动脉导管远端将发生移位。在气囊被动放气后，须将导管稍微撤回。根据政策规定，整个操作过程应由外科医生或高级实践医师完成。

左心房压力波形图包括 a 波、c 波、v 波以及 x、y 两个向下的波。心脏电活动和机械活动产生的左心房压力波形与右心房压力波形基本一致。a 波对应的是左心房收缩，v 波对应左心房充盈和左心室收缩。c 波在左心房压力波形图中呈一条直线，其可显现在右心房压力波形图中。源自二尖瓣反向膨出引起的轻微增加压力很难被观察到，因此肺动脉阻塞压波形图中 c 波较少出现。

与右心房压相同，肺动脉阻塞压波形与心电图具有相关性。而与右心房压力波形相比，肺动脉阻塞压波形的形成要等待心脏左侧的压力传导至导管尖端处的心脏右侧，这段传导距离使得肺动脉阻塞压波形中 a、v 波延迟出现。a 波尽管仍出现在心电图 P-R 间期，但非常接近心电图 QRS 波群，v 波与 T-P 间期相关。

　　图 17-47 展示了肺动脉插管过程中的一些正常值和波形。可见,右心房压与右心室舒张末压相等,右心室收缩压与肺动脉收缩压相等,肺动脉舒张压与肺动脉阻塞压相等。在插管过程中应观察舒张压数值变化,当导管尖端"漂浮"入肺动脉时肺动脉舒张压升高,此时右心室至肺动脉收缩压基本相等。

## 生理因素所致的异常波形

　　血流动力波形图为不同疾病诊断提供了重要证据,特定情况下会导致 a 波、c 波、v 波变化或向下的 x 波、y 波变化,有时也会引起两部分波形的同时变化。临床评估与血流动力波形图、血压变化分析相结合可大大提高危重症护士的护理潜能。表 17-17 对血流动力压力变化的成因进行了总结。

　　右心房异常波形包括抬高、增大的 a 波或 v 波。右心室充盈压增加以及心房排空障碍均可导致 a 波抬高,增大的 a 波可由三尖瓣狭窄、右心室衰竭引起。而 v 波抬高可由心室收缩时血液从心室反流至心房引起,v 波增大多由三尖瓣关闭不全及右心室衰竭导致。a 波或 v 波任意一个抬高则会造成右心房平均压力增加。

　　肺动脉压增高是指收缩压增高或舒张压增高,也可为两者均增高,因肺动脉压反映的是右心室收缩压,可引起右心室压力增加的因素如血管阻力增加(PVR)、循环血量过多、左心室衰竭及机械通气等均可引起肺动脉压增加。左心室衰竭、循环血量过多、血管阻力增加亦可引起肺动脉舒张压增高。其中血管阻力增加可由急性呼吸窘迫综合征、原发性肺性高血压和肺栓塞引起。

　　左心室功能障碍和二尖瓣疾病比右心室或三尖瓣功能失调发生得更加频繁,因此肺动脉阻塞压异常波形比右心室异常波形更为常见。肺动脉阻塞压波形异常时一般表现为增大、抬高的 a 波或 v 波;左心室充盈阻力增加和心房排空受损可使 a 波抬高,a 波增大的病理成因可由二尖瓣狭窄和左心室衰竭引起。v 波抬高可与二尖瓣关闭不全引起心室收缩时血液由心室反流入心房相关。存在二尖瓣狭窄或关闭不全时,肺动脉阻塞压不能精确的反映左心室舒张末压。左心室衰竭通常可引起 a 波和 v 波同时抬高,并可因左心室收缩性下降、射血不足导致肺动脉阻塞压明显增高。肺动脉阻塞压增高经常由左心室功能障碍或循环血量过多引起。在一些如急性呼吸窘迫综合征或由于机械通气设置所致胸腔内压极度增高的病例中,肺动脉阻塞压增高为非心源性的,正常情况下,肺动脉舒张压与肺动脉阻塞压之间梯度差为 1~4mmHg,而肺源性高血压或血管阻力增加可引起两者梯度差增加,其可作为特异性诊断依据。

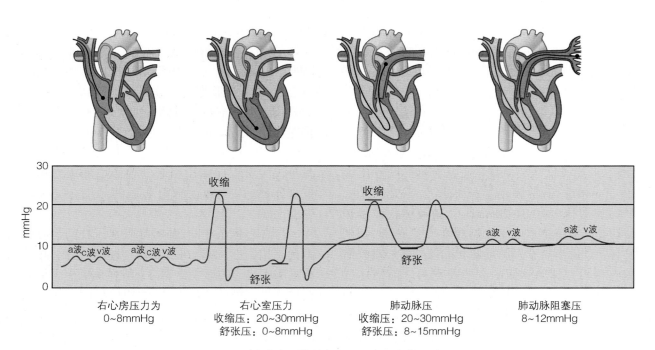

图 17-47 ▲ 肺动脉置管所产生的正常压力值和波形图

表 17-17　血流动力压力监测说明

| 压力和描述 | 正常值 | 压力升高的原因 | 压力降低的原因 |
|---|---|---|---|
| **中心静脉压(CVP)或右心房压(RAP)** | | | |
| 中心静脉压或右心房压反映右心室功能和舒张末压 | 平均压力为2~8mmHg | • 右心衰竭<br>• 容量负荷过大<br>• 三尖瓣狭窄或关闭不全<br>• 缩窄性心包炎<br>• 心脏压塞<br>• 肺性高血压<br>• 右心室心肌梗死 | 循环血量减少 |
| **右心室压** | | | |
| 一般来说,右心室压只在肺动脉插管初始阶段进行测量;右心室收缩压通常与肺动脉收缩压相同;右心房压可反映右心室舒张末压 | 收缩压:20~30mmHg<br>舒张压:0~8mmHg | • 二尖瓣狭窄或关闭不全<br>• 肺部疾病<br>• 低氧血症<br>• 缩窄性心包炎<br>• 慢性心脏衰竭<br>• 房间隔缺损和室间隔缺损<br>• 动脉导管未闭 | 循环血量减少 |
| **肺动脉收缩压** | | | |
| 肺动脉收缩压源自右心室收缩压,反映右心室功能 | 收缩压:20~30mmHg<br>舒张压:8~15mmHg | • 左心衰竭<br>• 肺动脉血流量增加(由于房间隔或室间隔缺损而致心脏血液左右分流)<br>• 任何导致肺小动脉阻力增加的情况(如肺性高血压、容量负荷过大、二尖瓣狭窄或低氧血症) | 循环血量减少 |
| **肺动脉舒张压** | | | |
| 如没有明显肺动脉疾病,肺动脉舒张压可间接反映左心室舒张末压(LVEDP) | 舒张压:8~12mmHg | • 任何可导致肺小动脉阻力增加的情况(如肺性高血压、容量负荷过大、二尖瓣狭窄或低氧血症) | 循环血量减少 |
| **肺动脉阻塞压(PAOP)或左心房压** | | | |
| 如肺动脉导管尖端至左心室之间没有阻塞,则肺动脉阻塞压反映左心房压和左心室舒张末压(LVEDPs),肺动脉阻塞压的变化可直接反映左心室充盈压的变化 | 平均压力:8~12mmHg | • 左心衰竭<br>• 二尖瓣狭窄或关闭不全<br>• 心脏压塞 | 循环血量减少 |
| **脉压(PP)** | | | |
| 脉压是收缩压与舒张压之间的差值。脉压可用来估计心脏的每搏输出量(SV) | 正常范围为:40~60mmHg,变化范围可扩大至30~100mmHg | • 每搏输出量(SV)增加<br>• 血管阻力减小<br>• 周围血管疾病<br>• 主动脉瓣关闭不全 | 每搏输出量减少;在脓毒血症或不同程度休克等条件下导致的严重血管扩张。 |

## 并发症

一般来说，与肺动脉置管相关的并发症多发生在中心静脉经皮穿刺过程中，其他并发症如感染、血栓、空气栓塞已在前文中心静脉置管中进行了讨论。

### 气胸

气胸多发生于锁骨下静脉穿刺过程中。人体解剖结构使得肺动脉置管过程比较困难，特别是患者肥胖或锁骨下静脉扭曲的情况，更增加了肺动脉置管的难度。在插管过程中，穿刺针或导管鞘穿透血管壁并刺破肺脏，可导致肺尖部气胸。气胸的症状体征及穿刺后常规胸部 X 线检查可协助诊断。

### 感染

肺动脉导管、穿刺部位或压力监测系统污染可导致全身性感染和败血症。因此，在连接压力导管过程中严格无菌技术操作、穿刺时采取最高级别无菌隔离、及时更换敷料可有效预防感染。严格按照规范行肺动脉导管、监测系统的更换。肺动脉置管相关败血症的诊断可以血培养、白细胞计数以及无其他感染源情况下的发热作为依据。

### 室性心律失常

室性心律失常发生于肺动脉插管过程中。导管经过右心室时可刺激心内膜并引起心室复合波的提前出现，有时可导致室性心动过速，此心律失常可在导管进入肺动脉后得到缓解。当肺动脉导管到达正确位置后，应立即妥善固定，以免发生移位。导管尖端可能会"退回"到右心室，患者会出现心律失常，同时血流动力压力以及波形将呈现右心室特征。此时，因穿刺部位有潜在污染，故可直接拔出肺动脉导管，或可尝试通过向气囊充气让导管"再次漂浮"入肺动脉。整个过程中应准备好急救药品和急救设备，以防持续发生室性心律失常。多数插管器均配备无菌鞘，将无菌鞘包在肺动脉导管外可进一步保护导管、预防污染。

### 肺动脉撕裂或穿孔

肺动脉撕裂或穿孔是一个罕见但非常严重的致死性并发症。肺动脉穿孔可发生在插管、调整以及接下来嵌入的过程中，肺动脉脆性较大的患者较易发生此类并发症。如气囊被充入 1.5ml 气体并正确推进，避免导管尖端在肺小动脉行进过远而进入更小的肺动脉，可将肺动脉穿孔的发生概率降至最低。在气囊充气的过程中应密切观察肺动脉波形变化，充气量以成功获取肺动脉阻塞压波形的最小气体量为宜，避免充气气囊使肺小动脉过度膨胀。根据上文所述，当充入 1.25~1.5ml 气体后，肺动脉导管应该可以成功嵌入到肺小动脉，如在充入少于 1.25ml 气体时即可获得肺动脉阻塞压波形，则考虑导管已经移位。

## 护理思考

接受肺动脉压监测患者的护理过程较为复杂，重症监护病房的护士应具备解释压力波形和数值的能力并能够时时对潜在并发症保持警惕，必须确保正确读取数值并最大程度减少操作错误。零位参考点的微小变化将会引起压力值的巨大的误差，因此校准以及测量技术的稳定性特别重要。表 17-16 列出了血流动力压力监测的潜在问题以及处理办法。循证实践要点 17-3 总结精确测量肺动脉压的最新证据。

呼气末获取血流动力压力最为准确。在健康人群中，呼气末胸腔内压与大气压基本相等，这时气流量最小且胸腔内压对心内压力的影响较为稳定。因此，呼气末可作为血流动力压力测定的标准参考点。自主呼吸的吸气阶段可导致胸腔内负压，压力波形中呈现下降波形态。因此，应选择吸气下降波出现之前的最后一个清晰波形为测量所用。机械通气使胸腔内压增加，在压力监测波形中呈现吸气性"推进"或上升。因此，应选择在吸气性上升波出现前最后一个清晰波形为测量所用，此为呼气末波形（图 17-48）。

正确设定报警参数可使护士及时发现潜在的生理性和技术性并发症，如肺动脉压的急剧升高可作为肺栓塞的一个指征。如果肺动脉导管远端移位并在没有充气的条件下自发嵌入到肺小动脉，则肺动脉压将下降至肺动脉阻塞压水平。如能够正确设置报警，上述情况可被及时发现并得以纠正。

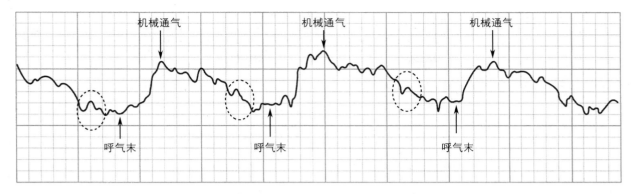

**图 17-48** ▲ 正压机械通气条件下肺动脉阻塞压随呼吸变化的描绘图。通过多个呼吸循环的辨认,选择吸气性上升波出现前最后一个清晰波形作为测量肺动脉阻塞压的依据

## ▲ 心输出量的测定

心输出量指心脏每分钟的射血量,以每分射血多少升来描述。正常情况下,静息状态心输出量为 4~8L/min。心输出量为心率与每搏输出量的乘积。心脏收缩期,左心室须产生足够的压力对抗主动脉压和体循环血管阻力(SVR),同时要射出足够的血液来满足全身器官组织的灌注。心输出量的测定及对心输出量起决定性作用的影响因素的评估是危重症患者护理中的一项重要工作,因此有必要采取心输出量监测技术,将心输出量纳入常规评估。

将心输出量与身体尺寸进行关联可得到心脏指数,即心输出量除以体表面积(BSA)得出的数值,正常值为 2.5~4L/(min·m²)。在输入患者身高和体重后,标准床旁监护仪和心输出量计算机可自动计算出心脏指数。体表面积还被用于其他重要血流动力参数的计算(表 17-18)。

### 决定心输出量的因素

如第 16 章所述,心输出量由心率和每搏输出量决定,心输出量的变化常由心率、前负荷、后负荷和心肌收缩性变化所致,因此必须对以上因素进行逐一分析得到基本病理生理过程以指导治疗干预。方案为,先测量心输出量,然后系统地对心率、前负荷、后负荷、心肌收缩性等对心输出量起到决定性影响的因素进行评估,其中应首先评估前负荷,然后评估负荷,最后评估心肌收缩性。

心输出量的增加和减少只提供了一个大概的信息,需要进一步对影响因素进行深入评估。由心脏传导障碍或药物作用导致的心动过缓可使心输出量减少。心率加快可使心输出量增加。然而,有时心输出量增加也可以是人体对情绪、生理应激或每搏输出量减少作出的代偿反应。心动过速可增加心肌需氧量并可使缺乏抵抗力的患者出现心肌缺血。同时,心动过速缩短了心脏舒张期以致心室充盈时间减少,从而导致心输出量减少。如果心率增加是由外部刺激所致,则要立即明确成因并采取措施以减少或去除刺激,如疼痛、发热、应激和高代谢状态。

每搏输出量为每次心室收缩所射出的血量,受心脏前负荷、后负荷和心肌收缩性的影响(详见第 16 章)。心脏前负荷是指心脏舒张末期心肌纤维伸展的程度,取决于心室充盈量(舒张末期)。在正常生理范围内,舒张末期心室血容量越大则接下来的收缩力量越大(心脏弗-斯二氏定律)。心脏前负荷主要受到总血容量的影响,因为肺动脉导管主要测的是压力,而非血容量,假设血容量与压力是对等的,那么许多因素会改变压力-血容量之间的关系。因此,如将压力用作(如中心静脉压或肺动脉阻塞压)评价前负荷的依据,则应充分考虑可对压力产生影响的各种因素,如机械通气或心室顺应性。另外,也可采用特制肺动脉导管直接获取右心室射血分数和血流量数据;或可采取间接测量的方法,如通过右心房压或中心静脉压来评估右心室前负荷,通过肺动脉舒张压、左心房压和肺动脉阻塞压来评估左心室前负荷。

循环血量过低、继发性出血、脱水或体液渗出滞留在第三间隙可导致心脏前负荷降低,也可由败血症、过敏性疾病或神经源性休克引起的广泛血管扩张引起。另外,与机械通气和胸腔内压升

表 17-18　心脏血流动力参数计算方法

| 参数 | 定义 | 公式 | 正常值 |
|---|---|---|---|
| 心输出量（CO） | 心脏每分钟泵血的升数 | 心率 × 每搏射血量（SV） | 4~8L/min |
| 心脏指数（CI） | 心输出量与患者体表面积（BSA）的指数关系 | 心输出量 / 体表面积 | 2.5~4L/（min·m²） |
| 每搏输出量（SV） | 每次心脏收缩心室射血的毫升数 | 心输出量 / 心率 ×1 000 | 60~100ml/ 次 |
| 每搏指数（SVI） | 心脏每搏输出量与体表面积的指数关系 | 心脏指数 / 心率 | 33~47ml/（次·m²） |
| 平均动脉压（MAP） | 一个完整心动周期动脉压的平均值 | ［收缩压 +（舒张压 ×2）]/3 | 70~105mmHg |
| 右心房压（RAP） | 由右心血容量产生的压力 | 直接测量 | 0~8mmHg |
| 左心房压（LAP） | 由左心血容量产生的压力 | 直接测量 | 6~12mmHg |
| 肺动脉阻塞压（PAOP） | 肺动脉导管充气后所测得的肺动脉中的压力 | 直接测量 | 8~12mmHg |
| 右心室舒张期末容量指数（RVEDVI） | 舒张末期右心室中血容量 | 每搏指数 / 右心室射血分数 | 60~100ml/m² |
| 左心室舒张期末容量指数 | 舒张末期左心室中血容量 | 每搏指数 / 左心室射血分数 | 40~80ml/m² |
| 体循环血管阻力（SVR） | 体循环血管网对血流产生的阻力 | ［（平均动脉压 – 右心房压）× 80 ]/心输出量 | 800~1 200 dyne/（s·cm⁻⁵） |
| 体循环血管阻力指数（SVRI） | 体循环血管阻力与患者体表面积之间的指数关系 | ［（平均动脉压 – 右心房压）× 80 ]/心脏指数 | 1 360~2 200dyne/（s·cm⁻⁵） |
| 肺循环阻力（PVR） | 肺循环血管网对血流产生的阻力 | ［（平均肺动脉压 – 肺动脉阻塞压）× 80 ]/心输出量 | <250dyne/（s·cm⁻⁵） |
| 肺循环阻力指数（PVRI） | 肺循环阻力与患者体表面积之间的指数关系 | ［（平均肺动脉压 – 肺动脉阻塞压）× 80 ]/心脏指数 | <425dyne/（s·cm⁻⁵） |
| 左心室每搏做功指数（LVSWI） | 每搏左心室做功量 | 每搏指数 ×（平均动脉压 – 肺动脉阻塞压）× 0.013 6 | 40~70g/（beat·m²） |
| 右心室每搏做功指数（RVSWI） | 每搏右心室做功量 | 每搏指数 ×（平均肺动脉压 – 右心房压）× 0.013 6 | 5~10g/（beat·m²） |
| 每搏输出量变异度 | 一个呼吸循环每搏输出量的变化 | 最大每搏输出量 – 最小每搏输出量 | <10%~15% |

高相关的循环血量过低或静脉回流减少也可导致心脏前负荷降低。

心脏后负荷指心室射血时遇到的阻力或阻抗，常用肺循环阻力（PVR）作为评价右心室后负荷的临床指标。左心室后负荷可通过计算体循环血管阻力（SVR）来评价。肺循环阻力（PVR）和体循环阻力（SVR）可通过与患者体表面积（BSA）的特定数学计算来反映两者与患者身体尺寸之间的指数关系（表 17-18）。影响后负荷的因素主要是心瓣膜异常与血管阻力。

血管收缩可增加心脏后负荷并引起一系列变化。血管收缩所引起的血管阻力增加可作为对循环血量下降的一种代偿反应，以满足此状态下周围组织的血液灌注。部分药物作用、体温过低可引起心脏后负荷增加，后负荷增加也可为对心源性休克的一种代偿反应。心脏后负荷增加可同时伴随心输出量的减少和心肌需氧量、心肌做功的增加。血管扩张可降低心脏后负荷以减少心脏射血阻力，并因此增加心输出量。扩血管药物、严重感染状态和过敏反应均可引起血管扩张，并由此增加心输出量。

心肌收缩性是心脏的固有特性，为第三个决定每搏输出量的因素，其不受心脏前负荷、后负荷的影响，也不能直接测量。因此，评估心肌收缩性的指标包括评估每搏输出量和计算左右心室的每搏做功指数。心肌氧供需平衡、电解质与矿物质（如钙）浓度均会对心肌收缩性产生影响。

心肌收缩性下降可导致心输出量的减少，例如心肌供氧不足可引起心肌缺血或心肌梗死。可引起心肌收缩性下降的因素包括部分药物，如β受体阻滞剂，代谢失调如血清钙、磷、镁浓度过低。正性肌力药物或纠正心肌缺氧以及代谢紊乱的药物可增加心肌收缩力，多数情况下可同时增加心输出量。

## 测定心输出量

评估心输出量的方法包括有创、微创和无创等几种，每一种方法均有其特定的假设和局限性，为了更好地理解和掌握每个评估方法的应用及指征意义，应对其假设和局限性进行思考和分析。本节着重讨论重症监护领域常用的心输出量监测方法。

### 菲克（Fick）心输出量测定法

菲克（Fick）法由阿道夫·菲克于十九世纪首先提出，是历史上实验室检查的金标准。菲克法的原理是通过测定特定物质在动、静脉中的浓度来区分器官是摄取还是释放此物质，该过程是血液流动或心脏输出的结果。测定心输出量的经典方法是选择氧作为物质，同时选择肺作为器官。为保证两者关系的有效性，静脉血和动脉血必须同时采集并精确测定。此外，对吸气和呼气氧浓度必须采取间接热量测定来确定氧耗。其他测量技术也遵循该原理，选用二氧化碳作为测量物质。

### 指示剂稀释法测定心输出量

Stewart 首选提出了指示剂稀释法，Hamilton 对其进行了进一步界定。Stewart-Hamilton 公式是将一个已知指示剂作为信号，测量一个固定时间后此信号的稀释率。在临床上，常用染料、热能、小剂量锂三种指示剂。指示剂被注射入静脉系统，然后通过动脉血样检测得到一个时间 - 浓度变化曲线，对该曲线进行分析即可计算出心输出量。

热稀释法是测量心输出量的最常用方法，并被认为是临床金标准。经低温或室温溶液作为指示剂，并将其注入肺动脉插管的右心房端口。肺动脉导管的尖端有热敏电阻器可持续测量流经此处的血液温度，注入指示剂后，随着血液温度的变化可产生稀释曲线，计算机可根据曲线变化计算心输出量。

热稀释法测定心输出量可间断或持续获取。间断心输出量测定需输注"比血液温度低"的已知量注射液，并产生单一的心输出量曲线。测量过程需要配有热能纤维的特殊导管并需要专用热能电缆和计算机，热能释放可作为指示剂。"比血液温度高"的信号被热敏电阻测量，因此在心输出量连续测量中，热稀释曲线将以每 30 秒或 60 秒的频率出现。

### 间断热稀释心输出量测定法

以导管尺寸、流量、注射液的温度、注射方法为基础的心输出量计算参数应在计算机或床旁心输出量计算模块中进行预设。注射液为 5ml 或 10ml 无菌生理盐水或 5% 的葡萄糖注射液。注射用注射器应作为闭合系统的一部分，通过旋塞阀安装在右心房端口（图 17-49）。注射液可为冰温（0℃~4℃）或室温溶液，为提高测量的精确性，注射液的温度与患者血液温度差至少应为 10℃。多数情况下，10ml 的室温注射液可得到精确的结果。10ml 的冰温注射液可提供更佳的信号并进一步提高测量的精确性。

不同制造商出品的床旁监护仪或心输出量计算器在手工测定心输出量的步骤上不尽相同，要具体按照操作手册来实施。一般步骤包括：

- 保证注射器中的液体量的精确性；
- 注射时要在 4 秒内快速且顺畅完成；
- 注射间隔要大约 1 分钟，以使热敏电阻回归基线水平。

注射后，液体经过闭合系统中的温度探测器，然后流向右心房和右心室，经过肺动脉导管尖端的热敏电阻，形成热稀释曲线并可用来计算心输出量，以数次心输出量测定的平均值作为最终结果。由于受到生理指标变化和操作技术的影响，连续测量以及取平均值非常必要，一般须获取三个或三个以上连续测量的结果，所选结果不应超过或低于平均值 10%~15%，并应与正常心输出量

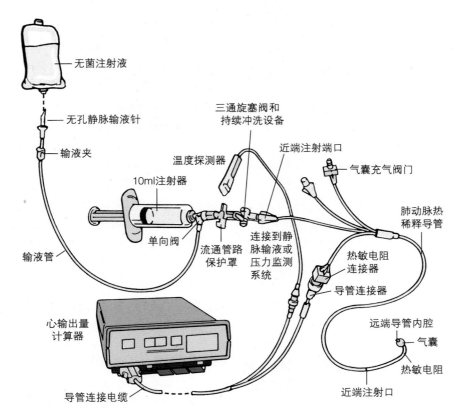

**图 17-49** ▲ 心输出量(CO)测定的闭合室温注射系统。(Courtesy of Edwards Lifesciences.)

曲线相一致,异常曲线不应加入到平均值计算中。

### 心输出量曲线的解释

多数床旁监护仪和心输出量计算器可配置心输出量曲线可视设备。正常心输出量曲线包括一个源自心脏快速射血期的平滑上升相和随后出现的逐渐下降相(图 17-50)。曲线下的面积与心输出量成反比,与高心输出量相关的曲线下面积较小,上升相较陡峭且下降相更快到达基线。而与低心输出量相关的曲线下面积较大,上升相坡度较小且下降相缓慢回到基线。

### 基于心房压和压力波形测定心输出量

可分别或同时利用心房压、动脉压力波形测定心输出量和每搏输出量,基本前提是脉压与每搏输出量之间的比例关系、脉压与主动脉顺应性之间的反比关系。当脉压增大时,每搏输出量增加、主动脉顺应性下降(变得更加僵硬,弹性下降)。另外,其他相关因素包括血管紧张度、大血管顺应性下降以及周围血管阻力的变化。

测量过程需要的组件包括一条动脉通路,一个特殊传感器以及一个专门计算每搏输出量和心输出量的特定监护仪。一些系统利用动脉波形的中波切迹来确定收缩期末,该方法被称为脉搏轮廓,曲线下的面积代表射入动脉血管床的血量并反映每搏输出量。还可利用收缩压和舒张压的平均值来获得每搏输出量,该方法被描述为脉搏功率。另外一个方法为取全部压力波形,通过压力波形的特征确定心输出量,该方法称为以动脉压为基础的心输出量测定。脉搏轮廓与脉搏功率方法测量心输出量需要热稀释法或锂稀释法来进行外部校准,而动脉压为基础的心输出量测定则不需要外部校准。图 17-51 描绘了从动脉搏动波形获取每搏输出量的不同方法。

一旦确定每搏输出量,通过动脉波形得到的脉率可直接反映心率。每搏输出量 × 心率 = 心输出量。几乎所有测定心输出量的技术,除了计算心输出量的特定公式,均要用到动脉压,因此,必须获取最精确动脉压的测量值以及最佳波形。

通过动脉压监测系统可获取的其他参数包括每搏输出量变异度(SVV)或其替代参数、脉压变异度(PPV)和收缩压变异度(SPV)。这些参数可评价在一个呼吸循环中收缩压、脉压、每搏输出量最大值与最小值之间的差异。这些参数被称为

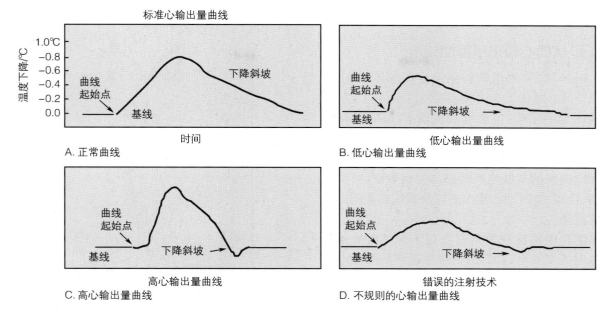

**图17-50** ▲ 床旁监护仪或条带记录仪获取热稀释曲线的图例。A:具有平滑上升相和逐渐回归至基线的下降相的正常曲线。值得注意的是,温度变化实际上低于了患者的基础体温,而图中曲线显示却始终向上。B:低心输出量对应的曲线下面积较大,曲线上升相正常而下降相更加缓慢。C:高心输出量对应的曲线下面积较小,上升相较快、较陡且下降相较快回归基线。D:不规则曲线提示心输出量非常低,可能是由于注射器推注时不均匀或不规则所致。(Courtesy of Edwards Lifesciences.)

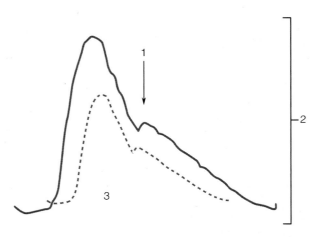

**图 17-51** ▲ 应用动脉脉搏波形获取每搏输出量。1. 脉搏轮廓:需要确定中波切迹。2. 脉搏功率:收缩压和舒张平均值进行推算。3. 脉压/血流:对全部波形进行评估并得到压力数值

动态参数,与中心静脉压或右心房压等静态参数相比,能够更好地对重症患者液体反应性进行预测。在呼吸循环中,吸气时动脉压下降而呼气时动脉压升高,这是一个正常的生理现象,这种变化是由于呼吸时胸腔内压变化引起的,吸气时胸腔内负压增大导致收缩压下降,而呼气时胸腔内压相对升高使得收缩压升高。在一个呼吸循环中,动脉压的正常变异度为 5~10mmHg,变异度增大被称为奇脉(pulsus paradoxus),而相同现象发生

在控制性机械通气时则为反奇脉(reverse pulsus paradoxus),因为机械控制通气与自主呼吸相反导致动脉压在吸气时升高而在呼气时下降。

通过标记呼吸循环,则可应用动脉压变化图计算收缩压变异度(SPV)、脉压变异度(PPV)和每搏输出量变异度(SVV)。另外,其他测量方法有装有特殊软件的床旁生理监测仪和脉搏血氧饱和度波形监测。

### 护理思考

在心脏压塞、阻塞性肺病和循环血量减少的情况下,应将奇脉监测加入患者评估中。如每搏输出量变异度超过正常 10%~15%,则在提示需要补液且预测前负荷反应性中具有较高的敏感度和特异性,如患者接受补液后的每搏输出量或心输出量增加了 10%~15%,则说明该患者具有前负荷反应性。应用动脉压为基础的心输出量测定法时要考虑可能影响波形精确性的技术性因素,因此,必须要保持压力系统最优化以及设备的正确校准;另外,一些会引起胸腔内压变化和影响心室充盈时间的因素使得变异度参数的应用存在一定的局限性。不规律的心室反应会影响全部数值的精确性,因此在任何形式的心律失常情况下须谨慎应用此方法。血管内容量复苏可增加前负荷,并

进一步增加心输出量。

## 基于阻抗的心输出量监测技术

阻抗(Z)是对电流的阻力。在液体存在时，阻抗下降。临床上有两种类型的以阻抗为基础的心输出量测定法：生物电阻抗技术(bioreactance)和阻抗心动描记法(impedance cardiography，ICG)(也被称为胸腔生物阻抗法)。两者均通过在上胸部和下胸部的皮肤电极传感器搜集数据，可实现无创、持续、实时的心输出量以及其他血流动力学参数监测。

生物电阻抗技术是通过在上胸部电极施加少量电压交流电，然后分析电流横穿胸腔后电流脉冲的变化频率，这个变化频率与主动脉血流量相关，并因此可用来计算每搏输出量和心输出量。结果表明，通过生物电阻抗技术获取的心输出量数值与肺动脉导管(PAC)、阻抗心动描记法(ICG)以及菲克法(Fick)所得数值基本相同。

阻抗心动描记法(ICG)是在后颈部和下胸部皮肤电极上施加少量电流(图17-52)，这些电极同时也探测心脏收缩期和舒张期降主动脉搏动性血流量变化产生的阻抗。胸腔阻抗微分图(dZ/dt)可直接反映左心室收缩性(图17-53)，并可通过数学公式换算成每搏输出量(SV)和心输出量(CO)。

当将血压、中心静脉压或右心房压输入到生物电阻抗监护仪和阻抗心动描记法(ICG)监护仪

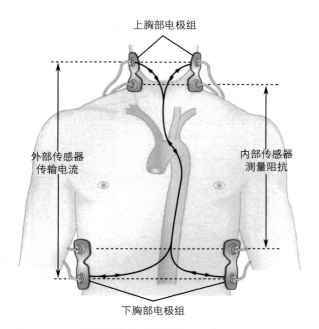

**图 17-52** ▲ 胸部阻抗传感器的放置。(Courtesy of Cardio-dynamic International.)

中，两者均可提供常规血流动力学参数，如心输出量(CO)、每搏输出量(SV)和体循环阻力(SVR)。因为主动脉血流可引起非常显著的阻抗变化，因此以上监测技术可提供左心室收缩性的直接证据，而这些数据是无法从肺动脉导管中获取的。同时，生物电阻抗技术和阻抗心动描记法也可提供基线阻抗、胸腔液体量，反映胸腔内全部液体量(包括间质液、血管内液、细胞内液)。在某些情况

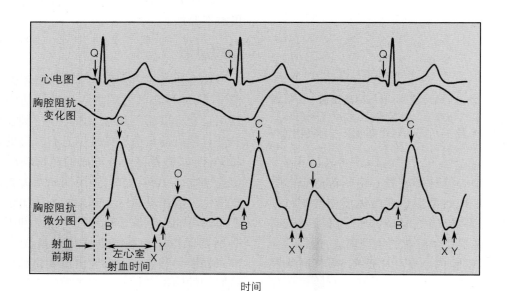

**图 17-53** ▲ 心电图和胸腔阻抗微分图(dZ/dt)。Q 为心室除极开始；B 为主动脉瓣和肺动脉瓣开放；C 为随时间变化而产生的最大阻抗变化(dZ/dt$_{max}$)；X 为主动脉瓣关闭；Y 为肺动脉瓣关闭；O 为二尖瓣开瓣和心室舒张早期充盈

导致胸腔液体量非常高时,将会对阻抗心动描记法(ICG)获取每搏输出量和心输出量产生影响。与阻抗心动描记法相比,生物电阻抗技术受胸腔积液、肺水肿和胸壁运动的影响较小。

## 护理思考

阻抗心动描记法和生物电阻抗技术为无创技术,护士在门诊或住院环境中均可实施这两种血流动力学监测技术,因此两种技术的临床应用范围很广,例如阻抗心动描记法可实现在急诊、门诊或医生办公室进行心衰、高血压和永久起搏器的评估。

因液体的存在可使电阻抗降低,因此测定胸腔液体量可用于诊断心衰或慢性阻塞性肺病,也可用于出现肺淤血或肺水肿的心衰患者的评估和管理。对利尿剂、正性肌力药物和血管扩张药等药物的调整也可以阻抗参数为依据,使用药更加合理。同时,与单纯利用血压相比,利用阻抗心动描记法或生物电阻抗技术测得的血流动力学参数作为依据能够更加有效地实现慢性高血压和顽固性高血压的门诊管理。连续性无创心输出量和血流动力学参数监测也可用来调整房室顺序起搏器至最优化,通过调节房室延迟时间实现心室的正常充盈,从而达到最大每搏输出量和心输出量。

## 超声多普勒心输出量的监测技术

超声多普勒心输出量监测技术是利用主动脉血流速度波形计算每搏输出量和心输出量。脉动速度波形可直接反映左心室收缩性以及患者血管内血容量状态(前负荷)。

经食管超声多普勒监测仪(EDM)是将多普勒传感器放置在食管中达到监测目的,是创伤最小的血流动力学监测设备,可对降主动脉血流速度进行监测(图 17-54),根据多普勒监测仪上血流速度波形变化可同步计算心输出量和每搏输出量。

胸骨上多普勒心输出量监测仪(USCOM)是利用连续多普勒超声波形测定心输出量的一种无创血流动力学监测仪。通过在胸骨左缘放置探测器监测肺血流或胸骨上方放置探测器监测主动脉血流来获取相关数据。胸骨上多普勒心输出量监测仪不能提供连续的血流动力学数据,而是根据医生需要间断获取。

在输入血压和中心静脉压或右心房压的数值后,经食管超声多普勒监测仪(esophageal Doppler monitor,EDM)和胸骨上多普勒心输出量监测仪(USCOM)均可提供血流动力学的常规参数,如心输出量(CO)、每搏输出量(SV)和每搏输出量变异率(SVR)。另外,还可从监测波形中导出一些参数,包括:峰速率和血流时间,前者反映心肌收缩性,后者反映收缩期射血时间和前负荷变化。

## 护理思考

超声多普勒心输出量监测仪上显示的波形反映血容量和主动脉血流速度,因此可根据波形来判断心肌收缩性的变化以及血管内血容量(前负荷)变化,这是超声多普勒心输出量监测仪最有价值的一个功能。正常的波形为三角形,由心脏收

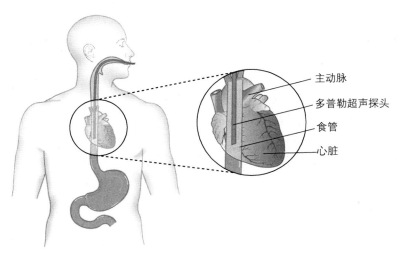

**图 17-54 ▲** 经食管多普勒超声探头在食管内的定位与心脏和降主动脉之间的关系。(Courtesy of Deltex Medical, Inc.)

主动脉
多普勒超声探头
食管
心脏

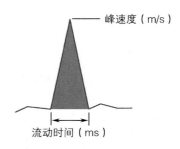

图 17-55 ▲ 经食管超声多普勒波形显示峰速度和流动时间。(Courtesy of Deltex Medical, Inc.)

缩开始、收缩期峰值和收缩末期组成(图 17-55)。当左心室血流增加时,波形开始发生变化,变成宽大的三角形。反之,心肌收缩性降低表现为低矮的波形,循环血量减少时波形近基线处变窄。基础波形和治疗反应性波形在血流动力学评估中具有很大的临床意义,超声多普勒心输出量监测所得数据和波形分析结果可辅助医生判断患者的治疗需求,并可评估患者对输液和血管升压素、正性肌力药物滴注的反应。

经食管超声多普勒监测仪(EDM)一般需要患者处于镇静状态,因此最常用于重症监护病房、手术室、麻醉后监护病房以及急诊。胸骨上多普勒心输出量监测仪(USCOM)是一种无创技术,医生可在病房或门诊环境应用该监测技术。然而,因获取数据的精确性受到操作技术的影响,操作者需要经过专业的训练。

## ▲ 氧供需平衡的评价

血流动力学监测的一个主要目的是应用监测所得数据,评价氧供或氧输送及组织器官氧耗情况。器官是否可获得充分的氧供对保护细胞、组织和器官功能起到十分关键的作用。而当氧供无法满足细胞对氧的需求(氧需)时,将导致组织缺氧及缺氧的不断累积。持续的组织缺氧可致细胞和器官功能失调,并最终导致细胞凋亡和器官功能衰竭。表 17-19 列出了用来评价氧供需平衡的参数、计算公式和正常值。

### 氧供的决定因素

动脉氧供(DaO_2)是指输送到组织的氧含量,取决于动脉氧含量和心输出量。

### 氧含量

氧含量指的是血液中可被细胞获取的全部含氧量。决定氧含量的两个主要因素为血红蛋白和氧饱和度。几乎所有动脉血中可被利用的氧(>95%)均以氧合血红蛋白的形式存在,以动脉血氧饱和度来表示($SaO_2$)。只有很少量的氧(<5%)溶解在血浆中,以动脉血氧分压来表示。因此,为了确保充分的载氧能力,需要足够的血红蛋白。

### 心输出量

心脏输出是指向机体细胞输送氧和血的必要过程,常用动脉血氧含量($CaO_2$)来评价心输出量和动脉血的含氧量。在非应激状态下,正常动脉血氧含量为 1 000ml/min 的氧气,或与体表面积成指数关系为 600ml/(min·m²) 的氧气。创伤或疾病状态可增加机体对氧的需求,心输出量可自动进行代偿性增加以满足氧供。如出现血红蛋白、动脉血氧饱和度或心输出量下降,则会降低动脉血氧含量,从而导致细胞氧供不足。

### 影响氧耗的决定性因素

氧耗(oxygen consumption, $VO_2$)是指被机体组织利用的氧含量。决定氧耗的基本因素包括细胞对氧的需求、充分的氧供和细胞从血液中的氧摄取。

### 氧需

氧需是指细胞对氧的需求,氧需不可直接测量。任何应激均可引起氧需的增加(如手术、感染、运动、疼痛及焦虑等),可引起代谢率下降的情况(如体温过低、镇静及药理性麻痹等)可使氧需下降。充分的氧供和细胞氧摄取可满足机体氧需。

### 氧供

细胞对氧的利用取决于充分的氧供给,被称为氧供依赖性氧耗(图 17-56)。当氧供增加时,氧耗也随着增加来满足机体氧需。当机体氧需得到满足,进一步增加氧供将不会增加氧耗。当氧供下降时出现因氧供不足的氧耗下降,此为有效氧供的临界点。

### 摄氧量

摄氧量(动脉血氧含量 – 静脉血氧含量)为

表 17-19　氧利用相关变量

| 参数 | 定义 | 计算公式 | 正常值 |
| --- | --- | --- | --- |
| 动脉血氧含量(arterial oxygen content,CaO₂) | 指每分升动脉血中血红蛋白载氧量 | (血红蛋白 × 1.37× 血氧饱和度)+ (0.03 × 动脉血氧分压) | 20ml O₂/dl |
| 静脉血氧含量(CvO₂) | 指每分升静脉血中血红蛋白载氧量 | (血红蛋白 × 1.37× 混合静脉血氧饱和度)+(0.03 × 静脉血氧分压) | 15ml O₂/dl |
| 动脉氧供指数(DaO₂I) | 每分钟从左心室流向向周围动脉、毛细血管、组织器官的血液中氧含量与患者体表面积的指数关系 | 心脏指数 × 动脉氧含量 ×10 | 500~600ml O₂/ (min·m²) |
| 静脉氧供指数(DvO₂I) | 每分钟从组织器官回流入右心室的血液中氧含量与患者体表面积的指数关系 | 心脏指数 × 静脉氧含量 ×10 | 375~450ml O₂/ (min·m²) |
| 混合静脉血氧饱和度(SvO₂) | 在肺动脉中测得的静脉血氧饱和度 | 直接测量 | 60%~80% |
| 中心静脉血氧饱和度(ScvO₂) | 在上腔静脉中测得的静脉血氧饱和度 | 直接测量 | 65%~85% |
| 静脉血氧分压(PvO₂) | 反映溶解在血浆或静脉血中的氧含量 | 直接测量 | 35~45mmHg |
| 氧摄取 | 被细胞、组织、器官摄取的氧含量 | 动脉氧含量 – 静脉氧含量 | 3~5ml O₂/dl |
| 氧摄取率(OER) | 被细胞、组织和器官从血红蛋白摄取的氧含量占全部氧供的比例 | (动脉氧含量 – 静脉氧含量)/动脉氧含量 | 22%~30% |
| 氧耗指数(VO₂I) | 每分钟细胞、组织、器官氧耗与患者体表面积的指数关系 | (动脉氧含量 – 静脉氧含量)× 心脏指数 ×10 | 120~170ml/ (min·m²) |
| 动脉血 pH(pHa) | 动脉血的酸碱度 | 直接测量 | 7.35~7.45 |
| 碱剩余/碱缺乏(base excess/base deficit,BE/ BD) | 可使 1L 动脉血的 pH 值达到 7.40 所需碱量,如发生代谢性酸中毒则这个数值将降低 | 直接测量 | –2~+2 |
| 乳酸 | 为三羧酸循环的一个代谢产物,可随着代谢的发生而增多 | 直接测量 | 0.5~2.2mmol/L |

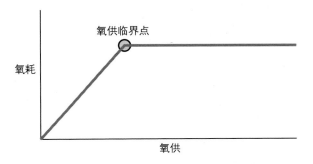

图 17-56 ▲ 氧供依赖性氧耗曲线体现了与氧供相关的氧耗变化。在到达氧供临界点时,机体的氧需可得到满足,同时氧耗也不会增加。然而,一旦氧供低于这个临界点,将会因氧供给不充分而导致氧耗的下降

细胞从血液中获得并利用的氧含量,可通过动脉血氧含量与静脉血氧含量之差来评价。与动脉血氧含量相同,静脉血氧含量(CvO₂)是指静脉血血红蛋白结合氧的量。静脉氧饱和度是从肺动脉导管远端抽取混合静脉血来测定,或者应用肺动脉导管或中心静脉导管监测混合血氧饱和度(SvO₂)与中心静脉血氧饱和度(ScvO₂)此内容将在本章节后续详细讨论。

在正常情况下,如果氧供充分,细胞可按照组织器官功能需要量来摄取氧。如器官的需氧量增加,则出现氧摄取代偿性的增加,表现为从更多的

氧从血红蛋白上"脱离"下来为细胞所用。如静脉血含氧量下降,则表示动脉血含氧量($CaO_2$)-静脉血含氧量($CvO_2$)差值增大;相反,当氧需降低,从血液摄取氧将减少,动脉血氧含量($CaO_2$)-静脉血含氧量($CvO_2$)差值将缩小。

## 氧供需失衡

当氧供不充分并且无法满足细胞需氧量或细胞无法从血液摄取足够量的氧,则会导致氧供需失衡。对氧供需平衡威胁最大的因素为心输出量下降,血红蛋白不足或动脉血氧饱和度下降,细胞摄氧功能受损,氧需过大而无法通过增加氧供或氧摄取进行代偿。

### 氧供和氧利用失衡的代谢性指标

氧耗不充分可导致组织无氧状态和细胞组织缺氧。细胞氧剥夺将导致组织缺氧和功能障碍。如缺氧持续一段时间,则发生细胞不可逆的损害以及细胞凋亡。细胞缺氧是造成多器官功能障碍和衰竭的主要原因,如果能在细胞发生不可逆损伤之前发现器官功能障碍,则可通过增加氧供来纠正。

细胞缺氧状态可通过测量一些代谢参数来进行评价,当这些参数与血流动力学监测所得的氧供和氧耗指标相结合进行评价时,可辅助提出更加有效的治疗方案,以达到氧供需平衡。

由于氧债和缺氧与无氧代谢直接相关,无氧代谢的产物可用来评估氧亏和细胞组织缺氧状态。在缺氧状态,乳酸堆积可导致代谢性酸中毒,因此在实验室检查乳酸水平、血清 pH 值和剩余碱可辅助判断细胞需氧量是否得到满足,因此应常规监测血清 pH 值和碱缺乏 / 碱剩余,并与血气分析结果联合报告。乳酸水平升高(>2.2mmol/L)或代谢性酸中毒(二氧化碳分压正常的情况下血清 pH 值 <7.35)与缺氧相关,特别是当患者的动脉氧供($DaO_2$)和氧耗($VO_2$)均比较低时。与所有参数一样,乳酸水平、血清 pH 值和碱缺乏情况不能单独作为病情分析的指标,而应与其他参数进行合并分析,得到综合的结论。

### 混合静脉与中心静脉氧饱和度监测

混合静脉血氧饱和度($SvO_2$)反映的是回流到右心室和肺动脉的去饱和血液中氧合血红蛋白水平。静脉血氧饱和度可在上腔静脉进行测量(中

心静脉血氧饱和度,$ScvO_2$);混合静脉血氧饱和度($SvO_2$)或中心静脉血氧饱和度($ScvO_2$)均可通过远端内腔装有光学纤维的中心静脉导管和肺动脉导管进行床旁监测,信息可每隔几秒进行一次更新,因此,可获得连续的混合静脉血氧饱和度($SvO_2$)或中心静脉血氧饱和度($ScvO_2$)数值。

$SvO_2$ 与 $ScvO_2$ 对全面评估氧供、氧利用和氧需间的平衡非常有价值。由于氧从血红蛋白上卸载以供细胞从血液摄取并利用,因此 $SvO_2$ 或 $ScvO_2$ 比动脉血氧饱和度低得多。

$SvO_2$ 与 $ScvO_2$ 受到动脉血氧饱和度、血红蛋白数量、心输出量(氧供的决定性因素)以及细胞摄取和消耗氧量的影响。在正常的氧供、氧耗和氧需的条件下,大约25%的氧将被细胞摄取和利用,此时 $SvO_2$ 与 $ScvO_2$ 处于正常的范围内:$SvO_2$ 为 60%~80%,$ScvO_2$ 为 65%~85%。如果氧供因动脉血氧饱和度下降、血红蛋白数量减少或心输出量减少而降低,则细胞将从血液中摄取更多的氧来满足需求,因此,回流到右心和肺动脉的血液将更大程度地去饱和和氧卸载,呈现出 $SvO_2$ 与 $ScvO_2$ 的下降。同样,如果氧需增加而氧供没有增加来满足需求,则细胞将从血液中摄取更多的氧来满足氧耗。因此,静脉血氧合血红蛋白减少,$SvO_2$ 与 $ScvO_2$ 下降。持续 $SvO_2$ 与 $ScvO_2$ 下降时,须警惕因氧供不充分或氧供无法满足过高的氧需而导致细胞缺氧和氧亏。

可使 $SvO_2$ 与 $ScvO_2$ 增加的三个主要情况为:

- 氧供远远大于氧需;只有很小比例的氧被细胞摄取和利用,此时 $SvO_2$ 与 $ScvO_2$ 增加。

- 低代谢率和氧需下降;对氧的需求下降,则细胞摄取氧和消耗氧的量将下降。$SvO_2$ 或 $ScvO_2$ 升高,反映回流到右心血液具有大量的氧合血红蛋白,从而间接体现氧摄取的下降。

- 某些病理状态下,细胞无法从血液中摄取氧或组织无法被氧合血液有效灌注;除非细胞有氧需求,否则将不会从血液摄取氧,因此,$SvO_2$ 与 $ScvO_2$ 反映回流到右心和肺动脉的血液氧合情况,将因氧耗的下降而升高。

尽管 $SvO_2$ 或 $ScvO_2$ 可能处于正常范围内,机体的细胞不一定能够获取或利用所需氧量,在这些情况下,因细胞氧摄取减少或流经组织床的氧合血液被分流使得细胞变得更加依赖于无氧代谢,因此,单独观察 $SvO_2$ 或 $ScvO_2$ 值将会被误导。表 17-20 总结了可引起 $SvO_2$ 或 $ScvO_2$ 升高或降低

表 17-20　引起中心静脉血氧饱和度升高或降低的实例

| 中心静脉血氧饱和度下降(↓ScvO$_2$) | 中心静脉血氧饱和度升高(↑ScvO$_2$) |
| --- | --- |
| 氧摄取增加 | 氧摄取减少 |
| 1. 氧需增加<br>原因:应激、疼痛、焦虑、发热 | 1. 氧需减少<br>原因:镇静、疼痛缓解、体温过低 |
| 2. 氧供不足以至不能满足氧需<br>原因:心输出量降低、血红蛋白含量减少、血氧饱和度降低 | 2. 氧供增加<br>原因:心输出量增加、血红蛋白含量增加、血氧饱和度增加 |
|  | 3. 细胞氧摄取功能受损<br>原因:细胞毒性、败血症、细胞凋亡 |

CO:心输出量;Hgb:血红蛋白;SaO$_2$:动脉血氧饱和度。

的因素。

乳酸、碱缺乏和碱剩余以及 SvO$_2$ 和 ScvO$_2$ 可作为全身组织氧化状态的监测指标。处于休克状态时,血液从内脏组织床和四肢分流到重要器官,因此特定组织床血液灌注情况的评估对早期判断氧供和利用的减少起到关键作用。

近红外光谱仪是监测肌肉组织氧饱和度 (StO$_2$) 的一种无创技术设备,利用探测器发射红外线探测大鱼际肌(位于拇指掌侧基底部)中存在的"斑点"来评估微循环中的氧饱和度(图 17-57)。当组织灌注减少,特别是当与循环血量下降和心输出量减少相关时,组织血氧饱和度(StO$_2$)下降,其值将逐渐降低,小于 75% 时,将出现较高发病率和死亡率。败血症和中毒性休克患者比符

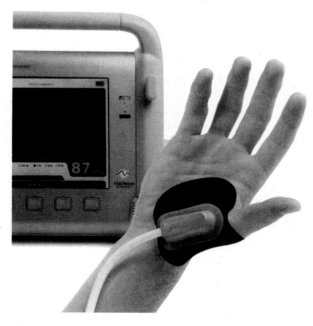

图 17-57 ▲ 在大鱼际肌处放置组织氧饱和度(StO$_2$)探测器

合全身炎症反应综合征标准的患者组织血氧饱和度(StO$_2$)低,在败血症患者群体中组织血氧饱和度(StO$_2$)低于中心静脉血氧饱和度(ScvO$_2$)。

胃张力测定和舌下二氧化碳分压监测可作为早期对可疑低灌注组织床灌注量评估的常用方法。在休克早期或处于休克状态时,血液从内脏血管床和消化道血管床分流到重要器官,但会造成胃黏膜和上消化道处于低灌注状态。无氧代谢产生大量二氧化碳和乳酸,因此通过对组织床的二氧化碳含量或 pH 值进行测定可对氧供需失衡提供早期证据支持。

胃张力测定所要用到的主要设备是一根远端带有气体渗透性气囊的鼻胃管,二氧化碳可从胃壁向气囊渗透,将气囊中的气体进行取样可测量二氧化碳分压(PaCO$_2$)和胃黏膜 pH 值。胃黏膜正常 pH 值为 7.35~7.45,正常二氧化碳分压(PaCO$_2$)为 35~45mmHg。胃黏膜 pH 值下降或胃二氧化碳分压(PaCO$_2$)升高并超过正常范围,则提示需要对氧供和氧耗进行分析并采取措施进行纠正。一些可中和胃黏膜 pH 值的药物,如 H-2受体阻滞剂可对胃张力值产生影响。

舌下张力测定仪的原理与胃张力测定相同。当患者处于休克或出血状态时,上消化道(包括舌下区域)的血流量将减少,舌下张力测定仪是一个带把手的类似体温计的设备,将探测器放在舌下来测量二氧化碳分压。

## 护理思考

当患者病情危重时,应以氧需为标准,仔细对其氧供、氧摄取和氧耗的充分性进行评估。谨慎观察影响心输出量的每一个决定性因素(心率、前负荷、后负荷和心脏收缩性参数),以及氧含量(动

脉血氧饱和度和血红蛋白含量)、氧耗(氧耗和动脉血含氧量与静脉血含氧量差值)、缺氧(乳酸含量、pH值、碱缺乏和剩余、混合静脉血氧饱和度或中心静脉血氧饱和度)对重症监护非常重要。

有多种方法可增加氧供。提高心输出量的方法包括增加血管内血容量来提高心脏前负荷,给予正性肌力药物增强心脏收缩性以及给予血管舒张药物来降低心脏后负荷。可提高动脉血氧饱和度和氧含量的措施包括改变机械通气设置、胸部物理治疗、体位和运动,非机械通气的患者可通过咳嗽和深呼吸练习来实现。输注浓缩红细胞以增加血红蛋白量和血液载氧能力。在任何情况下,均必须同时进行治疗方式的管理和患者对治疗反应的评估。

用来降低氧需和增加氧耗的干预措施均为护理的重点,例如,正确的环境管理、疼痛管理、缓解焦虑以减少氧需。维持正常体温以降低氧需,如发热的降温护理以及纠正由于体温过低所导致的血液灌注不足和耗氧障碍。

混合静脉血氧饱和度($SvO_2$)和中心静脉血氧饱和度($ScvO_2$)监测对护理有很重要的指导作用。例如,气管内吸引术可暂时降低动脉血氧合度、增加不舒适感和焦虑程度。因此,通过监测混合静脉血氧饱和度($SvO_2$)或中心静脉血氧饱和度($ScvO_2$),护士可判断此干预措施对患者氧供需平衡的影响。在气管内吸引过程中,发生混合静脉血氧饱和度($SvO_2$)或中心静脉血氧饱和度($ScvO_2$)下降时,多由于吸引导致氧需增加同时降低动脉血氧饱和度。为了使这种影响最小化,可在气管内吸引前、中、后给予患者过度通气并保证血液过度氧合。在进行下一个操作之前,如更换体位,护士应监测患者混合静脉血氧饱和度($SvO_2$)或中心静脉血氧饱和度($ScvO_2$),直至数值恢复正常,从而避免患者受到额外的刺激而增加氧需。

中心静脉血氧饱和度($ScvO_2$)监测已经成为败血症和中毒性休克患者早期、目标指向性的管理标准。目标是通过增加氧供,维持中心静脉血氧饱和度($ScvO_2$)至少为70%。将中心静脉血氧饱和度($ScvO_2$)监测纳入败血症治疗方案中,可大大降低发病率和死亡率。

## ▲ 临床适用性挑战

### 案例学习

T先生,69岁,身高185cm,体重97.6kg(体表面积为2.22$m^2$)。病史提示有可疑高血压病,未用药治疗及规律就诊。

此次,T先生因持续加重的腹痛被送入急诊。腹部检查发现腹部有触痛、腹胀。初始生命体征:血压190/104mmHg,心率86次/min,正常窦性心律,呼吸22次/min,动脉血氧饱和度96%。

实验室检查:血红蛋白(Hb)11g/μL,血细胞比容(Hct)33%,白细胞计数(WBC)9.84×$10^9$/L,乳酸2.2mmol/L。

医生初步判断患者可能发生了急性阑尾炎或腹主动脉瘤。由于仅通过体格检查和实验室检查无法确诊,故进行了CT检查,扫描结果提示患者有一个直径9cm的腹主动脉瘤。

CT检查后,T先生情况急剧恶化,诉腹痛加剧,并表现为重度呼吸窘迫,动脉血氧饱和度下降至89%。血压快速降至108/64mmHg,浅快呼吸,频率增快至36次/min。患者仍为窦性心律,但速率增加至98次/min。

鉴于T先生加重的呼吸状态和血压,立即给予气管插管,行机械辅助呼吸,并给予镇静剂以保证同步呼吸。随后,T先生被迅速收住重症监护病房(ICU),以进一步稳定和监测病情。

进入ICU后,给患者置入动脉导管,并连接微创心输出量监测仪,监测心输出量和其他动态指标(如每搏量变异度,即SVV)。此外,为了解中心循环状况,经右侧颈内静脉置管,连接可持续监测中心静脉血氧饱和度的导管,以监测全身氧平衡状态。

其他血流动力学和氧合指标有:心脏指数

**案例学习(续)**

2.8L/(min·m²)、每搏量变异度 13%、中心静脉血氧饱和度 72%。以上值均在正常范围。护理上持续监护患者状态。

收住 ICU 1 小时后,T 先生的病情持续恶化。更新的指标有:血压 98/48mmHg、心脏指数 2.1L/(min·m²)、每搏量变异度 24%、中心静脉血氧饱和度 54%。

分析目前状况,可推断患者可能发生了急性低血容量、出血,或两者都有。患者心脏指数低,为 2.1L/(min·m²),心率 126 次/min,每搏输出量只有 37ml,与此前测得的 63ml/beat 相比,变化较大。此外,患者中心静脉血氧饱和度从 72% 降至 54%,提示另一个重要临床变化。当中心静脉血氧饱和度变化时,提示可能有造成氧供、血氧饱和度、血红蛋白或心输出量改变的因素,或影响氧耗、代谢性需求的情况,或疼痛、颤抖和发热。

每搏量变异度是一个液体反应性动态指标,提示在 T 先生接受呼吸机辅助呼吸后,应对液体有良好的反应。

反复进行血红蛋白含量和红细胞比容检查,血细胞计数结果显示:血红蛋白、红细胞比容分别从 11g/μL 降至 9g/μL、33% 降至 27%。这种明显下降提示可能由于主动脉瘤出血导致了低血容量。因此,外科医生为其实施了主动脉瘤修复术。

术后患者病程平稳,恢复良好,于 5 天内出院。

1. 在最初的病情评估中,引起关注的症状是什么?

2. 心脏指数、每搏量变异度和中心静脉血氧饱和度等其他指标,可如何辅助识别临床问题?

3. 为提高心输出量、中心静脉血氧饱和度和每搏量变异度,可采取哪些措施?

(译者:张姮、赵博伦)

# 参考文献

1. American Heart Association: Risk Factors and Coronary Heart Disease. Retrieved June 27, 2011, from http://www. AHA.org
2. American Heart Association: Heart and Stroke Facts. Retrieved June 27, 2011, from http://www.AHA.org
3. Bickley L: Bates' Guide to Physical Examination and Health History, 10th ed. Philadelphia, PA: Lippincott Williams & Wilkins, 2009
4. Weber J, Kelley J: Health Assessment in Nursing, 4th ed. Philadelphia, PA: Lippincott Williams & Wilkins, 2010
5. Antman EM, Anbe DT, Armstrong PW, et al: ACC/AHA guidelines for the management of patients with ST-elevation myocardial infarction. Executive summary: A report of the American College of Cardiology/American Heart Association task force on practice guidelines (Committee to revise the 1999 guidelines for the management of patients with acute myocardial infarction). Circulation 110:588–636, 2004
6. Kushner FG, Hand M, Smith SC, et al: 2009 Focused updates: ACC/AHA Guidelines for the Management of Patients With ST-Elevation Myocardial Infarction (Updating the 2004 Guideline and 2007 Focused Update) and ACC/AHA/SCAI Guidelines on Percutaneous Coronary Intervention (Updating the 2005 Guideline and 2007 Focused Update): A report of the American College of Cardiology Foundation/American Heart Association Task Force on Practice Guidelines. J Am Coll Cardiol 54:2205–2241, 2009
7. Grundy SM, Cleeman JI, Merz NB, et al: Implications of recent clinical trials for the National Cholesterol Education Program Adult Treatment Panel III Guidelines. Circulation 110:227–239, 2004
8. Thygesen K, Alpert J, White HD: Universal definition of myocardial infarction. Circulation 116:2634–2653, 2007
9. Sabatine MS, Morrow DA, Jablonski KA, et al: Prognostic significance of the Centers for Disease Control/American Heart Association high sensitivity C-reactive protein cut points for cardiovascular and other outcomes in patients with stable coronary artery disease. Circulation 115:1528–1536, 2007
10. Casas JP, Shah T, Hingorani J: C-reactive protein and coronary heart disease: A critical review. J Intern Med 264(4):295–314, 2008
11. Torbiki A, Perrier A, Konstantinides S, et al: Guidelines on the diagnosis and management of acute pulmonary embolism. Eur Heart J 29(18):2276–2315, 2008
12. Bosen D: Beyond ECG's: Understanding electrophysiology testing. Nursing2011 Critical Care 5(3):38–44, 2010
13. Thomas GS, Thompson RC, Miyamoto MI, et al: The RegEx trial: A randomized double blind, placebo and active-controlled pilot study combining regadenoson, a selective A2A adenosine agonist, with low-level exercise, in patients undergoing myocardial perfusion imaging. J Nucl Cardiol 16(1):63–72, 2009
14. Folsom A, Kronmal R, Detrano R, et al: Coronary artery calcification compared with carotid intima-media thickness in the prediction of cardiovascular disease incidence. Arch Intern Med 168(12):1333–1339, 2008
15. Greenland P, Bonow R, Brindage B, et al: American College of Cardiology/American Heart Association Expert Consensus Document on Coronary Artery Calcium Scoring by Computer Tomography in Global Cardiovascular Risk Assessment and in Evaluation of Patients with Chest Pain. J Am Coll Cardiol 49(3):378–402, 2007
16. Tonino P, De Bruyne B, Pijils N, et al: Fractional flow reserve versus angiography for guiding percutaneous coronary intervention. N Engl J Med 360:213–224, 2009
17. Nottingham F: Diagnosis and treatment of atrial fibrillation in the acute care setting. J Am Acad Nurse Pract 22:280–287, 2010
18. Wann LS, Curtis AB, January CT, et al: Writing on behalf of the 2006 ACC/AHA/ESC guidelines for the management of patients with atrial fibrillation writing committee. ACCF/AHA/HRS focused update on the management of patients with atrial fibrillation (Updating the 2006 guidelines): A report of the American College of Cardiology Foundation/American Heart Association task force on practice guidelines. Circulation 123:104–123, 2011

19. Drew BJ, Ackerman MJ, Funk M, et al: On behalf of the American Heart Association Acute Cardiac Care Committee of the Council of Clinical Cardiology, The Council on Cardiovascular Nursing, and the American College of Cardiology Foundation. Prevention of Torsade de Pointes in hospital settings: A scientific statement from the American Heart Association and the American College of Cardiology Foundation. Circulation 121:1047–1060, 2010

20. McGee WT, Headley JM, Frazier JA: Quick Guide to Cardiopulmonary Care, 2nd ed. Irvine, CA: Edwards Lifesciences LLC, 2009

21. Hardin SR, Kaplow R (eds): Cardiac Surgery Essentials for Critical Care Nursing. Sudbury, MA: Jones and Bartlett Publishers, 2009

22. Woods SL, Froelicher ESS, Motzer SAU, et al (eds): Cardiac Nursing, 6th ed. Philadelphia, PA: Wolters Kluwer/Lippincott Williams & Wilkins, 2010

23. AACN Practice Alert Pulmonary Artery/Central Venous Pressure Monitoring. Revised 12/2009. Retrieved June 16, 2010, from http://www.aacn.org

24. Naomi P, O'Grady NP, Alexander M, et al: Guidelines for the Prevention of Intravascular Catheter-Related Infections. MMWR Recomm Rep 51(RR10):1–26, 2002. Retrieved June 16, 2010, cdc.gov/mmwr/preview/mmwrhtml/rr5110a1.htm

25. Headley JM: Arterial pressure-based technologies: A new trend in cardiac output monitoring. Crit Care Nurs Clin N Am 18:179–187, 2006

26. Marik P, Cavallazzi R, Vasu T, et al: Dynamic changes in arterial waveform derived variables and fluid responsiveness in mechanically ventilated patients: A systematic review of the literature. Crit Care Med 37(9):2642–2647, 2009

27. Oren-Grinberg A: The PiCCO Monitor. Int Anesthesiol Clin 48(1):57–85, 2010

28. Sundar S, Peter Panzica P: LiDCO Systems. Int Anesthesiol Clin 48(1):87–100, 2010

29. Brian Hashim B, Lerner A: The FloTrac System—Measurement of stroke volume and the assessment of dynamic fluid loading. Int Anesthesiol Clin 48(1):45–56, 2010

30. Cannesson M, Aboy A, Hofer CK, et al: Pulse pressure variation: Where are we today? J Clin Monit Comput 25(1):45–56, 2011. DOI:10:1007/s10877-010-9929-1. Published on-line April 2010. Retrieved June 16, 2010

31. Mohammed I, Phillips C: Techniques for determining cardiac output in the intensive care unit. Crit Care Clin 26:355–364, 2010

32. Ravel N, Squara P, Cleman M, et al: Multicenter evaluation of noninvasive cardiac output measurement by bioreactance technology. J Clin Monit Comput 22:113–119, 2008

33. Bayram M, Yancy C: Transthoracic impedance cardiography: A noninvasive method of hemodynamic assessment. Heart Fail Clin 5(2):161–168, 2009

34. Mowatt G, Houston G, Hernández R, et al: Systematic review of the clinical effectiveness and cost-effectiveness of oesophageal Doppler monitoring in critically ill and high risk surgical patients. Health Technol Assess 13(7):1–95, 2009

35. Corley A, Adrian G, Barnett A, et al: Nurse-determined assessment of cardiac output. Comparing a non-invasive cardiac output device and pulmonary artery catheter: A prospective observational study. Int J Nurs Stud 46(10):1291–1297, 2009

36. Nichols D, Nielsen D: Oxygen delivery and consumption: A macrocirculatory perspective. Crit Care Clin 26:239–253, 2010

37. Von Rueden KT, Bolton PA, Vary T: Traumatic shock and multisystem organ dysfunction. In McQuillan K, Makic MB, Whalen E (eds): Trauma Nursing: Resuscitation Through Rehabilitation, 4th ed. Philadelphia, PA: WB Saunders Co., 2009, pp 200–227

38. Maddirala S, Khan A: Optimizing hemodynamic support in septic shock using central and mixed venous oxygen saturation. Crit Care Clin 26:323–333, 2010

39. Pope J, Jones A, Gaieski D, et al: Multicenter study of central venous oxygen saturation (ScvO$_2$) as a predictor of mortality in patients with sepsis. Ann Emerg Med 55(1):40–46, 2010

40. Creteur J. Muscle StO$_2$ in critically ill patients. Curr Opin Crit Care 14(3):361–366, 2008

41. Nanas S, Gerovasili V, Renieris P, et al: Non-invasive assessment of the microcirculation in critically ill patients. Anaesth Intensive Care 37(5):733–739, 2009

42. Napoli AM, Machan JT, Forcada A, et al: Tissue oxygenation does not predict central venous oxygenation in emergency department patients with severe sepsis and septic shock. Acad Emerg Med 17(4):349–352, 2010

43. Strehlow MC: Early identification of shock in critically ill patients. Emerg Med Clin North Am 28(1):57–66, 2010

44. Levy M, Dellinger RP, Townsend S, et al. The Surviving Sepsis Campaign: Results of an international guideline based performance improvement program targeting severe sepsis. Crit Care Med 38:367–374, 2010

45. Castellanos-Ortega A, Suberviola B, García-Astudillo L, et al: Impact of surviving sepsis campaign protocols on the hospital LOS and mortality in septic shock patients: Results of a 3-year follow-up quasi-experimental study. Crit Care Med 38:1036–1043, 2010

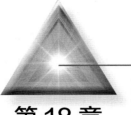

# 患者管理：心血管系统 *

Barbara Leeper, Maria J. De Jong, Vicki J. Coombs, Kenneth J. Rempher, Dulce Obias-Manno 和 Conrad Gordon

**第 18 章**

## 学习目标

学习本章内容后，读者应能够：

1. 对比常用的影响血栓形成的纤维蛋白溶解剂、抗凝剂和血小板抑制剂。
2. 描述四类抗心律失常药物。
3. 解释正性肌力药物是如何改善心肌功能的。
4. 讨论心血管疾病患者使用磷酸二酯酶Ⅲ抑制剂、血管紧张素转换酶抑制剂和扩血管药物的作用机制。
5. 对比四大类降血脂药物的异同。
6. 对比经皮冠状动脉介入治疗（percutaneous coronary intervention，PCIs）（包括经皮冠状动脉腔内成形术和冠脉内支架置入术）的适应证和禁忌证。
7. 总结 PCI 手术相关并发症的干预措施。
8. 列举实施介入性心脏手术患者可能的护理诊断及其相应的干预措施。
9. 讨论经皮穿刺球囊成形术的适应证。
10. 描述主动脉内球囊（intra-aortic balloon pump，IABP）反搏术的生理作用。
11. 解释 IABP 术的适应证和禁忌证。
12. 描述一种心室辅助装置及其适应证和作用机制。
13. 讨论接受 IABP 术或安装心室循环辅助装置患者的护理干预。
14. 描述心脏电复律的适应证、操作流程及护理措施。
15. 解释射频消融术的适应证、操作流程及护理措施。
16. 描述永久性起搏器的适应证。
17. 解释心脏起搏器的组件、功能和模式。
18. 解释起搏的并发症及其干预措施。
19. 讨论安装心脏起搏器患者的护理措施。
20. 描述植入型心律转复除颤器（implantable cardioverter-defibrillator，ICD）的适应证、组件和功能。
21. 解释 ICD 患者的护理措施。
22. 描述心搏骤停的原因。
23. 解释心肺复苏的步骤和复苏团队各成员的角色。
24. 解释除颤的适应证、操作流程及护理措施。
25. 讨论心搏骤停救治中低温疗法的作用机制。
26. 描述家庭成员在心搏骤停患者抢救现场的优缺点。

---

* 此处包含的意见或主张为作者个人观点，不能作为官方的解释或反映空军部或国防部的观点。

# 药物治疗

在美国,心血管疾病一直是人类疾病相关性死亡的首要原因。然而,最近在药理学上取得的重大进展,降低了心血管相关疾病的发病率和死亡率。

危重症护士负责配发影响患者心血管功能的药物。此外,她们需不断评估这些药物的作用,并依据评估所得数据指导用药。

本节总结了适用于 ICU 患者的心血管疾病药物。ICU 护士需要掌握药物的适应证、作用机制、禁忌证、剂量、使用方法及副作用。此外,许多患者需要用多种心血管药物进行治疗。因此,护士也需要了解药物之间的相互作用。

## ▲ 纤维蛋白溶解剂、抗凝剂与血小板抑制剂

动脉粥样硬化斑块破裂或血管内皮损伤会促使血小板活化,导致血小板聚集和黏附。此过程通过激活凝血级联反应产生凝血酶,进而使纤维蛋白原转化为纤维蛋白,最终产生非可溶性纤维蛋白血栓。关于凝血过程的更多信息,可参见第 45 章。动脉血栓可能暂时或永久封闭冠状动脉血流,引起急性冠脉综合征(acute coronary syndrome,ACS)。关于 ACS 更多信息,可参见第 21 章。纤维蛋白溶解剂、抗凝剂与血小板抑制剂药物参与血栓形成过程的不同阶段。

### 纤维蛋白溶解剂

纤维蛋白溶解剂适用于急性 ST 段抬高性心肌梗死(ST-segment elevation myocardial infarction,STEMI)患者,而对非 ST 段抬高或非特异性心电图(electrocardiogram,ECG)改变的患者无效,应禁止向患者发放此类药物。纤维蛋白溶解剂可直接或间接将纤溶酶原转化成纤溶酶,继而溶解血栓。早期溶栓治疗已被证实能溶解血栓,重建冠状动脉血流,减少梗死面积,保护左心室(left ventricular,LV)功能,并降低伤残率和死亡率。表 18-1 总结了常用的纤维蛋白溶解剂。

是否给予溶栓治疗要根据患者心血管系统体格检查和心电图数据来决定。对于症状出现 12 小时内的急性 STEMI 患者、两个及以上相邻导联 ST 段抬高超过 0.1mV 的患者或新发左束支传导阻滞(bundle branch block,BBB)的患者,在没有禁忌证(表框 18-1)的情况下,须给予纤维蛋白溶解剂。若能在症状出现的 0~4 小时内进行溶栓治疗,可最大程度地降低死亡率。当然,纤维蛋白溶解剂也可以在症状出现后的 12 小时内使用。我们的目标是在患者到达急诊室的 30 分钟内给予纤维蛋白溶解剂治疗。由于患者存在冠状动脉血栓复发危险,因此大多数接受溶栓治疗的患者需给予阿司匹林和肝素。

心肌再灌注可能表现为 ST 段抬高幅度下降甚至完全正常,胸痛突然停止,血清心肌标志物峰值提前和再灌注心律失常,如室性早搏、室性心动过速(ventricular tachycardia,VT)、快速室性自主心律和房室传导阻滞(atrioventricular,AV)。相反,再闭塞可表现为反复胸痛发作和 ST 段抬高,进一步发展为心肌缺血或梗死、致命性心律失常、心源性休克或死亡。溶栓治疗最常见的副反应是出血、颅内出血、脑卒中和再灌注心律失常。关于溶栓治疗急性心肌梗死的更多信息,可参见第 21 章。

### 抗凝剂

抗凝剂,如普通肝素、低分子量肝素(low-molecular-weight heparins,LMWHs)、直接凝血酶抑制剂和华法林(香豆素),能够有效抑制纤维蛋白进一步形成,有助于预防血栓栓塞。

普通肝素是最常用于急性病的抗凝剂,适用于 ACS、静脉血栓栓塞、经皮冠状动脉介入(percutaneous coronary interventions,PCIs)以及使用瑞替普酶或替奈普酶的患者。肝素通过与抗凝血酶Ⅲ结合并抑制凝血酶循环来阻止血栓形成。然而,普通肝素并不能溶解血栓,因其治疗范围局限、生物利用度低、抗凝反应多变、需要肠胃外给药和监测活化部分凝血活酶时间(activated partial thromboplastin time,APTT),且存在出血、肝素-血小板减少症(heparin-induced thrombocytopenia,HIT)和超敏反应的风险,因此不是最理想的抗凝剂。

普通肝素的剂量根据适应证和给药途径不同而不同。当其与瑞替普酶或替奈普酶同时使用时,

表 18-1　纤维蛋白溶解剂

| | 作用机制 | 适应证 | 剂量 | 半衰期(min) |
|---|---|---|---|---|
| 阿替普酶 | 与血栓中的纤维蛋白结合并将纤溶酶原转换成纤溶酶 | 急性缺血性脑卒中 | 0.9mg/kg(最大剂量不超过 90mg)静脉给药,60min 内注入。总剂量的10% 先弹丸注射,剩余剂量进行静脉滴注 | <5 |
| | | 急性大面积肺栓塞 | 100mg 静脉滴注(2h 内注入) | |
| | | 外周血栓单独应用阿替普酶注射冻干粉:有再通中心静脉导管的功能(体重 30kg 或以上的患者,可将本品 2mg 溶于 2ml 溶液中注入堵塞血管,若首剂无效,可在 2h 后重复给药) | 100mg 静脉滴注(2min 内注入) | |
| 瑞替普酶 | 催化纤溶酶原裂解以产生纤溶酶 | 急性心肌梗死 | 10U+10U 静脉弹丸注射(每次推注10U,2min 内注入,两次推注间隔为30min) | 13~16 |
| 替奈普酶 | 与纤维蛋白结合将纤溶酶原转换成纤溶酶 | 急性心肌梗死 | 根据患者体重选择静脉给药剂量(5s 内注入):<br>>60kg=30mg<br>60~70kg=35mg<br>70~80kg=40mg<br>80~90kg=45mg<br>>90kg=50mg | 20~24 |
| 链激酶 | 与纤溶酶原结合产生一种可以将纤溶酶原转换成为纤溶酶的复合物 | 急性动脉血栓形成或栓塞(将本品 250 000IU 溶于 2ml 溶液内,缓慢注入堵塞的血管内并钳夹2h)、动静脉导管堵塞 | | |

　　AMI,acute myocardial infarction,急性心肌梗死;DVT,deep venous thrombosis,深静脉血栓;IV,intravenous,静脉注射;PE,pulmonary embolism,肺栓塞。

---

| 表框 18-1 / 溶栓治疗的禁忌证 |
|---|

- 活动性内出血
- 颅内出血史
- 近 3 个月内发生过缺血性脑卒中
- 颅内肿瘤、动静脉畸形或动脉瘤
- 近期颅内或椎管内手术
- 近 3 个月内发生过闭合性脑部或面部损伤
- 可疑性主动脉夹层
- 重度不可控性高血压
- 出血倾向

肝素初始推荐剂量为 60U/kg 静脉内(intravenous,IV;最大剂量为 4 000U)弹丸注射。对于 ST 段抬高的急性心肌梗死患者需再输注 12U/(kg·h)(最大量为 1 000U/h)。对于非 ST 段抬高的心肌梗死(non-ST-segment elevation myocardial infarction,NSTEMI)和不稳定型心绞痛患者,静脉内肝素给药推荐初始剂量为 60~70U/kg(最大 5 000U),之后以 12~15U/(kg·h)的速度输注。肝素输注速度应以活化部分凝血活酶时间(APTT)48 小时内维持在 50~70s 之间为宜。硫酸鱼精蛋白可与肝素相互拮抗,鱼精蛋白可能会引起危及生命的过敏反应。

低分子量肝素，如依诺肝素和达肝素钠，是来自普通肝素的小片段，可作为不稳定型心绞痛、NSTEMI 或深静脉血栓患者的肝素替代药物。表 18-2 总结了该类通过阻断 Xa 因子和凝血酶来抑制血栓形成的药物。调查显示，STEMI、不稳定型心绞痛和 NSTEMI 患者应用依诺肝素效果优于普通肝素。

低分子量肝素的优点是半衰期长，抗凝作用可预测，生物利用度高且性价比更高。此外，低分子量肝素每天两次通过皮下注射，不需要监测 APTT。

低分子量肝素最常见的副作用为出血、血小板减少、转氨酶水平升高、疼痛、红斑、瘀斑或注射部位血肿。由于低分子量肝素具有不同的分子量分布曲线、活性和血浆清除率，因此严禁相互交替使用或与普通肝素交替使用。

比伐卢定是一种直接凝血酶抑制剂，可替代普通肝素用于 PCI 术后低危患者或 HIT 患者。比伐卢定的静脉弹丸注射剂量为 0.75mg/kg，在 PCI 术中需继续静脉滴注，滴注量为 1.75 mg/(kg·h)。根据活化凝血时间(activated clotting time，ACT)，结果可在 5 分钟内额外弹丸注射 0.3mg/kg。PCI 术后可以持续输注 4 小时。

来匹卢定是直接凝血酶抑制剂，用于预防 HIT 或血栓栓塞性疾病患者发生血栓栓塞。其用法：在静脉弹丸注射 0.4mg/kg(最大 44mg)剂量后，以每小时 0.15mg/kg(最大 16.5mg/h)的剂量进行滴注。输液速度调整到 APTT 为基线值的 1.5~2.5 倍为宜。与其他抗凝血剂一样，来匹卢定的主要不良反应为出血相关的并发症。

阿加曲班是另一种直接凝血酶抑制剂，用于预防和治疗 HIT 患者的血栓形成。推荐初始剂量为 2μg/(kg·min)，持续滴注。剂量调整到以保持 APTT 为基线值的 1.5~3 倍为宜。

华法林是用于慢性抗凝治疗的口服药物，通过抑制维生素 K 依赖性凝血因子(如因子Ⅱ、Ⅶ、Ⅸ和Ⅹ)的合成发挥作用。华法林最常见的心血管适应证有高危患者急性心肌梗死后期抗凝、扩张型心肌病、心房颤动(atrial fibrillation，AF)、心衰(heart failure，HF)、静脉血栓栓塞、活动性附壁血栓及植入人工心脏瓣膜。研究表明，华法林联合阿司匹林治疗可降低复发性心肌梗死及卒中的风险，可促进血管重建，但大出血的风险增加。虽然高强度口服抗凝药[国际标准化比率(international normalized ratio，INR):3.0~4.0]和中等强度抗凝药(INR:2.0~3.0)联合阿司匹林应用可降低不良事件(如急性心肌梗死、卒中和死亡)发生的风险，但华法林治疗方案并不方便，且存在更大的出血风险。因此，心肌梗死后通常不推荐常规使用口服抗凝剂。

华法林的禁忌证有难控性高血压，严重肝肾疾病，出血倾向如胃肠道(gastrointestinal，GI)或泌尿生殖系统(genitourinary，GU)出血、脑或主动脉夹层动脉瘤、近期行中枢神经系统、眼或其他重大手术、近期外伤、妊娠(早期和晚期妊娠)、心包炎、心包积液、脊椎穿刺、近期接受过可能引起难控性出血的诊断性操作等。患者必须能够且愿意坚持完成某些复杂的治疗措施。

华法林的初始剂量通常是 5mg 每天，但老年人、肝肾功能不全及心衰患者应减量。随后应根据患者的 INR 逐步调整剂量。由于 3~4 天内华法林水平不会达到峰值，因此应继续进行急性抗凝治疗，直至 INR 达到适应患者状况的理想水平，通常为 2.5~3.5。一旦患者的 INR 在稳定的华法林剂量下达到治疗水平，则可适当减少 INR 监测

表 18-2　低分子肝素

| | 适应证 | 绝对生物利用度 | 不稳定型心绞痛或非 Q 波急性心肌梗死患者剂量 | 峰值效应 | 半衰期 |
|---|---|---|---|---|---|
| 达肝素钠 | 不稳定型心绞痛(联用阿司匹林)<br>非 Q 波心肌梗死(联用阿司匹林)<br>深静脉血栓的预防 | 87% | 120IU/kg(最大剂量 10 000U)，皮下注射，每 12h 一次 | 4h | 3~5h |
| 依诺肝素 | 不稳定型心绞痛(联用阿司匹林)<br>非 Q 波心肌梗死(联用阿司匹林)<br>深静脉血栓的预防和治疗 | 100% | 1mg/kg，皮下注射，每 12h 一次 | 3~4.5h | 4.5h |

AMI，acute myocardial infarction，急性心肌梗死；DVT，deep venous thrombosis，深静脉血栓；SC，subcutaneous，皮下注射；USA，unstable angina，不稳定型心绞痛。

频率。INR 水平升高提示患者有出血倾向,为华法林最常见的不良反应。

患者教育是华法林治疗的重要环节。华法林会与众多药物和食物产生相互作用,安全治疗取决于患者对治疗的掌握程度。

Xa 因子抑制剂是替代华法林治疗的一种新兴抗凝剂。该抑制剂出血相关的副作用似乎较少,不需要频繁的血液测试来监控疗效。

利伐沙班和达比加群是最近获批的两个 Xa 因子抑制剂。目前尚没有实验室检查评价 Xa 因子抑制剂效果。如果发生出血,凝血试验可定性评估该药物是否会促进出血。此外,目前尚未有控制严重出血的逆转剂。该情况下,支持疗法和控制出血是治疗的基础。

## 血小板抑制剂

阿司匹林是使用最为广泛的血小板抑制剂,其通过抑制血栓素 $A_2$(一种血小板激动剂),防止血栓形成和动脉血管收缩而发挥作用。阿司匹林可降低急性心肌梗死患者的死亡率,减少非致死性心肌梗死的发生率和稳定型心绞痛、不稳定型心绞痛或陈旧性心肌梗死(myocardial infarction,MI)患者的死亡率,并可防止冠状动脉旁路移植术(coronary artery bypass graft,CABG)术后移植物闭塞和 PCI 术后冠状动脉血栓形成。研究表明,阿司匹林亦能降低非致命性脑卒中的风险和由血小板血栓引起的缺血性脑卒中或短暂性脑缺血病史患者的死亡率。阿司匹林不适用于急性心肌梗死的一级预防,有阿司匹林不耐受史、GI 或 GU 出血、消化性溃疡、严重肝肾功能不全或出血性疾病的患者不应服用阿司匹林。

阿司匹林的常用剂量为每天 75~325mg。根据患者的适应证不同,其服用阿司匹林的时间可为数周,也可为终生。若无禁忌,有 ACS 症状的患者应该立即嚼服 160~325mg 的非肠溶性阿司匹林。禁食患者、严重恶心呕吐或上消化道疾病的患者推荐使用 325mg 的阿司匹林栓剂。阿司匹林可能会引起胃痛、恶心呕吐、胃肠出血、硬膜下或颅内出血、血小板减少、凝血功能障碍或凝血酶原时间(prothrombin time,PT)延长。

二磷酸腺苷受体拮抗剂氯吡格雷和噻氯匹定可阻止血小板活化和血小板聚集,进而不可逆地抑制血小板功能。

- 氯吡格雷能够减少新发急性心肌梗死、新发脑卒中,降低 ACS(包括 STEMI 和 NSTEMI)、近期发生脑卒中或急性心肌梗死的动脉粥样硬化,或确诊的外周动脉血管疾病(peripheral arterial disease,PAD)患者血管性死亡的风险。
- 噻氯匹定一般用于不能耐受阿司匹林的患者。

指南建议,患者应在 PCI 术前至少 6 小时内接受氯吡格雷负荷剂量治疗。植入药物洗脱支架(drug-eluting stent,DES)患者,PCI 术后应服用氯吡格雷至少 12 个月,某些情况下时间可能需更长。无论空腹或饱腹,氯吡格雷的剂量均为每天 75mg。300~600mg 的负荷剂量通常可快速起效。氯吡格雷可立刻起效,治疗 3~7 天即可达到稳定的血小板抑制状态。一旦停用氯吡格雷,出血时间和血小板功能可在 3~7 天内恢复正常。最近有研究确认,有一组患者由于发生代谢改变,导致氯吡格雷的临床反应不佳。联邦食品药品监督管理局已经确定有必要通过药物基因组学检测来鉴定患者的氯吡格雷代谢是否发生了改变。氯吡格雷主要不良反应有出血性疾病、胃肠不适、血栓性血小板减少性紫癜和中性粒细胞减少。服用氯吡格雷的患者出现胃肠不适、出血和肝功能异常的情况比服用阿司匹林的患者少。计划在 1 周内进行 CABG 术的患者应该禁用氯吡格雷。

噻氯匹定用量为 250mg,每日两次,餐后给药能够促进吸收和减少胃肠道刺激。给予 500mg 负荷剂量可起到快速抑制血小板的作用。治疗后的 4~7 天可最大化地抑制血小板聚集。一旦停用噻氯匹定,出血时间和血小板功能将在两周内恢复正常。噻氯匹定的主要不良反应为出血、中性粒细胞减少、粒细胞缺乏症、血栓性血小板减少性紫癜、肝脏转氨酶升高和胃肠道刺激。

三种 GP Ⅱb/Ⅲa 抑制剂为阿昔单抗、替罗非班和依替巴肽(表 18-3)。这些药物通过抑制 GP Ⅱb/Ⅲa 受体——血小板聚集的最终共同通路——防止血小板聚集,从而抑制血栓形成。三种药物都需要与依诺肝素或普通肝素联合给药。表框 18-2 列出了 GP Ⅱb/Ⅲa 受体抑制剂的禁忌证。该类药物的副作用包括出血、血小板减少症、脑卒中及过敏反应。

PCI 干预实践指南推荐,接受 PCI 术的 ACS 或 NSTEMI 患者使用 GP Ⅱb/Ⅲa 抑制剂。STEMI 患者管理指南推荐,PCI 术前应尽早给予阿昔单抗。

表 18-3　糖蛋白Ⅱb/Ⅲa 抑制剂

| | 适应证 | 剂量 | 是否可与阿司匹林和肝素治疗同时进行 | 半衰期 |
|---|---|---|---|---|
| 阿昔单抗 | 辅助 PCI 对常规治疗无反应并计划 24h 内行 PCI 术的 USA | PCI：PCI 术前静脉弹丸注射，剂量为 0.25mg/kg，持续 10~60min。之后继续静脉滴注 12h，剂量为 0.125μg/(kg·min)（最大剂量为 10μg/min）<br>计划 PCI 的 USA：静脉弹丸注射，剂量为 0.25mg/kg；之后静脉滴注 18~24h，剂量为 10μg/min，在 PCI 术后 1h 结束 | 是 | 第一阶段 <10min，第二阶段 30min；以血小板结合状态存在在血液循环中 10d |
| 依替巴肽 | ACS：无 Q 波型急性心肌梗死或 USA：包括接受药物治疗或 PCI 治疗的患者。<br><br>PCI | ACS：静脉弹丸注射 180μg/kg，之后静脉滴注至 72h、出院或行 CABG 术，剂量为 2μg/(kg·min)；如果实施 PCI，持续静脉滴注直至出院或 PCI 后（无论哪一项先进行）18~24h，治疗允许可至 96h。肌酸酐含量在 2~4mg/dl 的患者可将治疗剂量减小至 1μg/(kg·min)<br>PCI：PCI 术前进行静脉弹丸注射，剂量为 180μg/kg；之后静脉滴注，剂量为 2μg/(kg·min)，且在第一次静脉弹丸注射 10min 后进行第二次静脉弹丸注射，剂量为 180μg/kg；持续滴注直至出院或者滴注至 18~24h，推荐至少滴注 12h；肌酐水平在 2~4mg/dl 的患者，PCI 术前立即进行静脉弹丸注射，剂量为 180μg/kg；之后静脉滴注，剂量为 1μg/(kg·min)，在第一次静脉弹丸注射 10min 后进行第二次静脉弹丸注射，剂量为 180μg/kg | 是 | 2.5h；停止滴注后，大约 4h 血小板功能恢复正常 |
| 替罗非班 | ACS：无 Q 波型急性心肌梗死或 USA，包括接受药物治疗或 PCI 治疗的患者 | 静脉推注 30min，剂量为 0.4μg/(kg·min)，之后通过血管造影术进行静脉滴注，剂量为 0.1μg/(kg·min)，或者在 PCI 术后静脉滴注 12~24h。对无顽固性心肌缺血征象且不进行血管造影术和血管成形术的患者，持续静脉滴注至少 48h。对于严重肾功能不全患者，静脉滴注速率减半 | 是 | 1.4-2.2h；停止滴注后 4-8h，血小板功能恢复至接近基线水平 |

ACS，acute coronary syndrome 急性冠脉综合征；CABG，coronary artery bypass grafting 冠状动脉旁路移植术；IV，intravenous 静脉给药；PCI，percutaneous coronary intervention 经皮冠状动脉介入治疗；USA，unstable angina 不稳定型心绞痛。

表框 18-2　糖蛋白Ⅱb/Ⅲa 抑制剂禁忌证

- 内出血
- 30d 内有出血倾向
- 颅内肿瘤、动静脉畸形或动脉瘤
- 30d 内有脑卒中或出血性脑卒中发生
- 血小板减少症且之前使用替罗非班
- 主动脉夹层
- 前几月有过大手术或者严重外伤
- 重度高血压
- 心包炎（替罗非班）
- 同时应用另一种糖蛋白Ⅱb/Ⅲa 抑制剂
- 依赖透析或血清肌酸酐水平在 4.0mg/dl 及以上（依替巴肽）

## ▲抗心律失常药

抗心律失常药用于恢复正常心脏节律。该类药物中多数有严重的副反应，必须谨慎使用，防止发生并发症。抗心律失常药是根据其对心肌动作电位产生作用——阻断 β 受体或是阻断钠、钾和钙离子通道来进行分类的。该类药物的作用机制较为复杂，同一类药物的作用可能不同，不同类别的药物作用也可能会重叠（表 18-4）。表 18-5 总结了重症监护室常用的抗心律失常药物。关于心肌动作电位的具体信息参见第 16 章。

表 18-4　抗心律失常药物分类

| 分类 | 功能 | 药物举例 |
|---|---|---|
| $I_a$ | 抑制快钠通道,降低自律性,抑制 0 时相,并延长动作电位时限 | 奎尼丁、普鲁卡因胺、丙吡胺 |
| $I_b$ | 抑制快钠通道,轻微抑制 0 时相,缩短动作电位时限 | 利多卡因、美西律 |
| $I_c$ | 抑制快钠通道,显著抑制 0 时相,显著减缓希氏-浦肯野纤维(His-Purkinje)传导功能,导致 QRS 时限延长 | 氟卡尼、莫雷西嗪(增加 $I_a$、$I_b$ 的影响)、普罗帕酮 |
| II | 抑制 4 时相的除极过程,阻断传导系统的交感神经刺激 | 艾司洛尔、醋丁洛尔、索他洛尔(增加Ⅲ影响)、醋丁洛尔 |
| III | 阻断钾离子通道,延长 3 时相的复极过程,延长动作电位时限 | 胺碘酮、索他洛尔、伊布利特、多非利特 |
| IV | 抑制钙离子内流通道,抑制 4 时相的除极过程,延长 1 时相和 2 时相的复极过程 | 维拉帕米、地尔硫䓬 |

表 18-5　选择性抗心律失常药物

| 药名 | 抗心律失常药物适应证 | 抗心律失常药物剂量 | 给药方式 | 对 ECG 的影响 | 主要副作用 |
|---|---|---|---|---|---|
| 普鲁卡因胺 | VT,VF;SVTs 包括 WPW 综合征,AF,心房扑动 | IV:20mg/min(最大注射剂量 17mg/kg)静脉滴注。之后滴注剂量为 1~4mg/min 以维持正常的药物治疗剂量 PO:总剂量不低于 50mg/(kg·d),将此剂量分配成每 3h 一次,以维持正常的治疗剂量 | IV、PO | →QRS →QTI | IV 引发的低血压、心室停搏、心室颤动、抗细胞核抗体测试阳性、狼疮综合征、发热、红疹、心脏传导阻滞、尖端扭转型室性心动过速、头痛、粒细胞缺乏 |
| 利多卡因 | VT,VF | 1.0~1.5mg/kg 静脉弹丸注射;可以每 5~10min 重复注射 0.5~0.75mg/kg,总剂量为 3mg/kg。之后静脉滴注,剂量为 1~4mg/min | IV;如果没有获得 IV 许可则选用 ETT (2~4mg/kg) | 无 | 心动过缓、视力模糊、低血压、震颤、头晕、耳鸣、惊厥、精神状态改变 |
| 氟卡尼 | AF 和 PSVTs (AVNRT,AVRT) 无器质性心脏病的患者;危及生命的室性心律失常 (VT) | 100~200g,PO,每 12h 一次 | PO | →PRI →QRS 0/→QTI | 室性心律失常、头晕、呼吸困难、头痛、疲劳、恶心、心悸 |
| 艾司洛尔 | SVT,包括 AF 和心房扑动;非代偿性 ST | 静脉注射负荷剂量 500μg/(kg·min),持续 1min。之后静脉滴注,剂量为 50μg/(kg·min),滴注 4min。每 5min 重复给药并且每次增加剂量 50μg/(kg·min)直至达到理想治疗效果或者最大给药量达到 300μg/(kg·min) | IV | ↓HR 0/→PRI 0/←QTI | 低血压、恶心、出汗、头晕、头痛、虚弱、嗜睡、心脏传导阻滞、支气管痉挛症、外周血栓性静脉炎 |

续表

| 药名 | 抗心律失常药物适应证 | 抗心律失常药物剂量 | 给药方式 | 对 ECG 的影响 | 主要副作用 |
|---|---|---|---|---|---|
| 索他洛尔 | 危及生命的室性心律失常（VT，VF）；有症状的 AF 患者或现有 NSR 的心房扑动患者的 NSR 维持 | 80mg，PO，一天两次；亦可以将剂量增加到 240~640mg/d 并将此剂量平均分成 2~3 次给药 | PO | ↓HR<br>→PRI<br>0/→QTI | 心动过缓、房室传导阻滞、头晕、心衰、支气管痉挛、胃痛 |
| 伊布利特 | AF，心房扑动 | 1mg 静脉滴注，滴注时间大于 10min（<60kg，0.01mg/kg），也可以在 10min 内重复给药 | IV | →QTI | 低血压、尖端扭转型室性心动过速、VT，BBB，支气管痉挛、恶心 |
| 多非利特 | AF 和心房扑动；电复律后维持 NSR | 根据血清肌酐清除率，125~500μg，PO，一天两次 | PO | →QTI | 尖端扭转型室性心动过速、心动过缓 |
| 胺碘酮 | 复发性 VF 或在血流动力学上不稳定的 VT 患者且其他药物治疗无效；未标明的用途：AF 和维持 NSR；SVTs，包括 WPW 综合征；其他治疗无效的 AF 和心房扑动的心率控制 | IV：负荷滴注，剂量为 150mg，时间大于 10min；超过接下来的 6h，剂量为 360mg；超过接下来的 18h，剂量为 540mg；之后可以 0.5mg/min 的速度持续滴注。对突破性 VF 或 VT，增加滴注剂量为 150mg，时间大于 10min<br>PO：负荷剂量每天 800~1 600mg，持续 1~3 周。之后每天 600~800mg，持续一个月。维持剂量为 100~400mg/d | 静脉注射、口服 | →PRI<br>→QTI | 心脏传导阻滞、心搏骤停、心动过缓、低血压、VT、肺炎、肝脏疾病、甲状腺功能减退或者甲状腺功能亢进、光过敏、日光性皮炎、皮肤变蓝、全身乏力、感觉异常、恶心、呕吐、便秘、视力异常、厌食 |
| 维拉帕米 | PSVTs，包括 WPW 综合征；AF 和心房扑动的心室率控制 | IV：5~10mg，时间大于 2min；第一次注射后 30min 注射 10mg<br>PO：总口服剂量为 240~480mg/d，分 3~4 次完成 | IV、PO | ↓HR<br>→PRI | 低血压、心脏传导阻滞、心衰、心动过缓、头痛、头晕、水肿、恶心、便秘 |
| 地尔硫䓬 | AF 和心房扑动的心室率控制；PSVT，包括 WPW 综合征 | IV：0.25mg/kg，时间大于 2min；15min 后可给予 0.35mg/kg。随后也可以给予 5~15mg/h 静脉滴注，滴注至 24h | 抗心律失常治疗时进行 IV | ↓/0 HR<br>→PRI | 心动过缓、心脏传导阻滞、水肿、低血压、恶心、头晕、潮红、头痛、疲劳 |
| 腺苷 | PSVT，包括 WPW 综合征；先天性 VT；评估 VT、SVT，潜在性预激综合征的诊断性使用 | 6mg IV，时间大于 1~2s，随后快速推注生理盐水冲管。1~2min 后可以注射 12mg。如果有必要可以在 1~2min 内继续注射 12mg | IV | →PRI | 面部潮红、轻微头痛、心动过缓、呼吸困难、心脏传导阻滞、心室停搏、胸痛、恶心 |
| 阿托品 | 有症状的窦性心动过缓、AV 传导阻滞、心室停搏、心动过缓性 PEA | 心室停搏或 PEA：1mg 静脉注射；每 3~5min 重复注射，直到到达最大剂量 0.04mg/kg；心动过缓：每 3~5min 0.5~1.0mg IV，直至达到最大剂量 0.04mg/kg | IV；如果没有获得 IV 的许可选用 ETT，1~2mg/kg | ↑HR | 心悸、心动过速、视物模糊、口干、味觉改变、恶心、尿潴留 |

续表

| 药名 | 抗心律失常药物适应证 | 抗心律失常药物剂量 | 给药方式 | 对 ECG 的影响 | 主要副作用 |
|---|---|---|---|---|---|
| 地高辛 | AF 患者的心室率控制 | IV：给予 0.4~0.6mg 的负荷剂量，并于每 4~8h 额外给予 0.1~0.3mg。维持剂量为 0.125-0.5mg/d<br>PO：给予 0.5~0.7mg 的负荷剂量，每 6~8h 额外给予 0.125~0.375mg。维持剂量为 0.125~0.5mg/d | IV、PO | ↓HR<br>→PRI<br>←QTI | 心脏传导阻滞、心动过缓、虚弱；药物毒性：心律失常、厌食、恶心、呕吐、头痛、疲劳、抑郁、意识障碍、幻觉 |

AF，atrial fibrillation 心房颤动；AV，atrioventricular 房室的；BBB，bundle branch block 房室束支传导阻滞；ECG，electrocardiogram 心电图；ETT，endotracheal tube 气管插管；HF，heart failure 心衰；HR，heart rate 心率；IV，intravenous 静脉；NSR，normal sinus rhythm 正常窦性心律；PEA，pulseless electrical activity 无脉电活动；PO，oral 口服；PSVT，paroxysmal supraventricular tachycardia 阵发性室上性心动过速；ST，sinus tachycardia 窦性心动过速；VF，ventricular fibrillation 心室颤动；VT，ventricular tachycardia 室性心动过速；WPW，Wolff-parkinson-White；↑，增加；↓减少；→延长；←缩短；0，几乎没有或没有影响；AVNRT，atrioventricular nodal reentrant tachycardia 房室结折返性心动过速；AVRT，atrioventricular reentrant tachycardia 房室折返性心动过速。

## I 类抗心律失常药

I 类抗心律失常药通过阻断钠离子进入细胞来稳定细胞膜。可根据具体药物作用和效果进一步分类。

$I_a$ 类抗心律失常药物包括奎尼丁（奎尼酸）、普鲁卡因胺（普鲁卡因酰胺）和双异丙吡胺。该类药物可在短期内有效治疗心房节律，但可延长 QTc 间期，从而可能引起致命的心律失常。该类药物也会与其他常用的心血管药物相互作用。

$I_b$ 类抗心律失常药物有利多卡因和美西律（脉舒律）。利多卡因药效较弱，其已不再是常规预防室性心律失常的药物，可以替代普鲁卡因胺治疗室性心律失常。

$I_c$ 类抗心律失常药为氟卡胺（氟卡尼）和普罗帕酮（来特莫尔）。该类药物可能引起心律失常甚至增加死亡率，一般不常使用。

一般来说，研究数据并不支持 I 类抗心律失常药的有效性。现今的发展趋势为将其与 II 类和 III 类抗心律失常药、心脏电复律、射频消融术、植入型心律转复除颤器（implantable cardioverter-defibrillators，ICDs）联合使用治疗室性心律失常。

## II 类抗心律失常药

β 肾上腺素受体阻滞剂是 II 类药物，其能阻断交感神经系统的刺激、降低心率、延长 AV 结传导、降低心肌收缩力和减少心肌需氧量。该类药物作用广泛且比较安全，是目前最常用的一类抗心律失常药，也是唯一一类被证实能够降低急性心肌梗死和心衰后心源性猝死发生率的药物。

β 受体阻滞剂可分为心脏选择性（$β_1$ 受体阻滞剂）或非心脏选择性（$β_1$ 和 $β_2$ 受体阻滞剂）药物。$β_1$ 受体阻滞剂可降低心率、减慢 AV 结的传导且能抑制心功能。$β_2$ 受体阻滞剂能够收缩支气管和血管，并减少糖原分解。表 18-6 总结了选择性 β 受体阻滞剂的 β 受体活性。

表 18-6　特定 β 阻滞剂

| 药物 | 心脏选择性 | 非选择性 |
|---|---|---|
| 醋丁洛尔 | X | |
| 阿替洛尔 | X | |
| 倍他洛尔 | X | |
| 比索洛尔 | X | |
| 卡维地洛 | | X |
| 艾司洛尔 | X | |
| 拉贝洛尔 | | X |
| 美托洛尔 | X | |
| 纳多洛尔 | | X |
| 吲哚洛尔 | | X |
| 普萘洛尔 | | X |
| 索他洛尔 | | X |
| 噻吗洛尔 | | X |

除非有禁忌,β 受体阻滞剂可无限制地给予急性心肌梗死、ACS 或者伴或不伴心衰症状的左心功能不全患者。其他适应证包括快速性心律失常、不稳定型心绞痛、高血压及心衰。醋丁洛尔、艾司洛尔、普萘洛尔和索他洛尔被批准用于治疗心律失常。除了艾司洛尔和索他洛尔,所有的 β 受体阻滞剂均可用于治疗高血压。

排除禁忌后,β 受体阻滞剂可应用于早期 ACSs 的治疗。美托洛尔(酒石酸美托洛尔)、阿替洛尔(天诺敏)、噻吗心安和纳多洛尔可用于治疗心绞痛,而美托洛尔和阿替洛尔可作为治疗急性心肌梗死的一线药物。首次可以通过静脉给药,后续用药通常为口服给药。

β 受体阻滞剂禁用于有严重哮喘或支气管痉挛、严重的慢性阻塞性肺疾病、心源性休克、严重的左心室衰竭、心动过缓(<60 次 /min 或Ⅱ度、Ⅲ度心脏传导阻滞)的患者。有时肺部疾病患者需慎用选择性 β 受体阻滞剂。应当注意,高剂量的心脏选择性药物会失去其选择性。

β 受体阻滞剂的副作用为心动过缓、心脏传导阻滞、低血压、心衰、支气管痉挛、四肢厥冷、失眠、疲劳、性欲降低及抑郁。一些出现过以上副作用的患者使用另一种 β 受体阻滞剂效果可能更好。

## Ⅲ类抗心律失常药

Ⅲ类抗心律失常药包括胺碘酮、索他洛尔、伊布利特和多非利特。因某一药物的特性可能是其他Ⅲ类药物所没有的,因此了解每一种药物的特性非常重要。

胺碘酮用于治疗 VT 及 AF 和扑动。高级心脏生命支持(advanced cardiac life support,ACLS)流程中,胺碘酮是治疗心室颤动(ventricular fibrillation,VF)、无脉性 VT,广泛复杂的心动过速及伴有 Wolff-Parkinson-White(WPW)综合征的 AF 的一线药物。胺碘酮的局限性有:起效时间不恒定的、半衰期过长、副作用不耐受、药物相互作用危险以及长期治疗可能导致致命的并发症。

伊布利特(心血管系统药物)、多非利特(抗心律失常药物)也是第三类药物,适用于药物转复性心房颤动和心房扑动。伊布利特抑制钾电流,促进钠电流,延长复极。多非利特阻断快速钾电流通道,延长动作电位时限和不应期。该类药可能会引起 QT 间期延长和尖端扭转型室性心动过速。

因此,给药期间需要密切关注 QTC。此类药与胺碘酮和索他洛尔相比,全身性副作用较小。

## Ⅳ类抗心律失常药物

Ⅳ类抗心律失常药物为钙离子通道阻滞剂,有维拉帕米(异搏定)和地尔硫䓬(地尔硫䓬类),可降低窦房结(sinoatrial,SA)和房室结的自律性、降低传导速率、延长房室结不应期。该类药物对心肌收缩力和血管舒张有负性作用。此外,还有抗血小板、抗缺血的作用。钙拮抗剂最初用于治疗心绞痛、高血压和室上性心动过速(supraventricular tachycardia,SVT)。维拉帕米和地尔硫䓬禁用于普通型 VT、严重窦性心动过缓、病态窦房结综合征、WPW 综合征伴 AF、地高辛中毒、低血压、心衰、AV 传导障碍、严重主动脉狭窄,且这两种药不是治疗急性心肌梗死的标准药物。其副作用包括低血压、房室传导阻滞、心动过缓、头痛、眩晕、外周性水肿、恶心、便秘和潮红。

钙拮抗剂不会降低急性心肌梗死后死亡率,并且在某些情况下,此类药物可能有害。通常只在有 β 阻滞剂禁忌证或其已达最大剂量但毫无作用的情况下,钙拮抗剂才会用于急性心肌梗死的治疗。

## 未分类的抗心律失常药

腺苷是一线抗心律失常药,可通过减缓 AV 结传导速率有效地逆转窄波阵发性室上性心动过速(paroxysmal supraventricular tachycardia,PSVT)为正常窦性心律。其能有效终止 SA 和 AV 结折返相关的心律失常。然而,并不能将 AF、心房扑动和 VT 转复为窦性心律。此药也常用于 VT 和 SVT 的鉴别,可治疗罕见的先天性 VT 和发现可疑 WPW 综合征患者的潜在性预激综合征。6mg 快速静脉弹丸注射,随后生理盐水快速冲洗。如果 6mg 的剂量无效,可给予 12mg 进行第 2 次注射。腺苷的半衰期不到 10 秒,副作用时间较短。

硫酸镁是治疗尖端扭转型室速的首选药物。镁剂还用于治疗难治性 VT 和 VF,以及由洋地黄中毒引起的致命性心律失常。其作用机制并不明确,但其具有钙离子通道阻滞的特性并能抑制钠钾通路。对于心搏骤停患者,其用法为将本品 1~2g 稀释于 5% 葡萄糖水溶液 10ml 中,静脉推注。其副作用为低血压、恶心、抑郁和面色潮红。

阿托品是抗副交感神经药物,也是治疗有症状的心动过缓、房室结传导减慢的首选药。其也经常用于心室停搏和心动过缓性无脉性电活动(pulseless electrical activity,PEA)的治疗。阿托品可以降低迷走神经兴奋性,因此可用于提高心率、增强心脏功能的治疗。需注意的是,因阿托品可能会增加心肌耗氧量,导致缺血加重,因此不可过度使用,以免增加缺血性心脏病患者的心率。

地高辛是一种治疗心律失常和心动过缓的中度正性肌力药物。其可抑制钠钾泵,提升细胞内钠离子浓度,并促进钙离子流入,最终提高肌红蛋白含量。地高辛还可激活副交感神经系统,降低心率,抑制房室结传导。它主要用于同时患有心衰和慢性房颤的患者。另外,地高辛可用来控制与非预激性心房颤动或心房扑动相关的快速心室率。对不伴心力衰竭的患者来说,地高辛可以与维拉帕米、地尔硫䓬或者β阻滞剂联合使用。地高辛通常不用于阵发性心房颤动、急性室上性心动过速、急性左心室衰竭或作为正性肌力药物治疗方案的一部分。

目前,地高辛的剂量和治疗性血药浓度尚存有争议,也不主张给予负荷剂量。大部分患者使用小剂量地高辛即有效并且可减少药物毒副作用的发生。药物毒性反应经常出现,且常与严重性心律失常有关。常规剂量需根据患者的诊断、症状、潜在疾病过程、年龄、治疗反应以及血压来决定。心衰患者推荐浓度为0.5~1.0ng/ml,心律失常患者推荐剂量为0.8~2ng/ml。

洋地黄中毒的症状和体征,主要包括心悸、晕厥、心律失常、地高辛血清浓度升高、厌食症、呕吐、腹泻、恶心、疲乏、意识模糊、失眠、头痛、沮丧、眩晕、面部疼痛以及视物模糊。与奎尼丁、维拉帕米、胺碘酮、卡托普利、地尔硫䓬、艾司洛尔、普罗帕酮、吲哚美辛、奎宁、布洛芬等联合用药时,地高辛血清浓度可升高。低钾血症、低镁血症、甲状腺功能减退患者更易发生洋地黄中毒。当怀疑中毒时,可采集其血清进行诊断分析。

## ▲ 正性肌力药

心血管功能受自主神经系统、交感神经系统和副交感神经系统调控。详细说明参见第32章。

肾上腺素能受体兴奋会导致各种反应。因此,了解每一种药物所对应的靶受体尤为重要(表18-7)。

正性肌力药物用于增加心肌收缩力和心输出量。该类药物包括拟交感神经药,例如多巴胺、多巴酚丁胺、肾上腺素、异丙肾上腺素、去甲肾上腺素和磷酸二酯酶抑制剂米力农。该类药物经常用于心肌收缩力损伤或心源性休克的患者。增强心室收缩可增加每搏输出量、心输出量、血压和冠状动脉灌注量。随着心室排空更加完全,心室灌注压、前负荷及肺充血量都会下降。然而,收缩力及心率的增加可导致心肌需氧量增加。如果心肌氧供需失调则会发生心肌缺血。护士必须密切关注患者是否发生了心肌缺血、心绞痛或心律失常。

### 多巴胺

多巴胺是应用最为广泛的正性肌力药物,用于低血压、心输出量减少和少尿患者。多巴胺直接刺激多巴胺受体、β肾上腺素受体和α肾上腺素受体并促进交感神经末梢释放去甲肾上腺素。

表 18-7 肾上腺素能受体对心血管功能的影响

| 受体 | 靶点 | 刺激作用 |
|---|---|---|
| β₁ | 心脏 | 正性肌力(增强收缩力)、变时性作用(增加心率) |
| β₂ | 支气管平滑肌 | 支气管扩张 |
| | 血管平滑肌 | 血管舒张 |
| | AV 结 | 正性变传导效应(增加传导速率) |
| α₁ | 血管平滑肌 | 血管收缩 |
| | 心脏 | 微弱的正性肌力和变时性作用 |
| α₂ | 突触前交感神经末梢 | 抑制去甲肾上腺素释放 |
| 多巴胺能受体 | 肾脏和内脏血管 | 肾脏和内脏血管舒张 |

多巴胺通过持续静脉滴注给药,且其滴定剂量可达到预期效果。给予 3~10μg/(kg·min) 的剂量可以增加心肌收缩力,过高剂量主要引起血管收缩和血压升高。多巴胺通常通过中央血管给药,以扩大其分布区域,避免外渗,但这可能引起局部血管收缩和组织坏死。其副作用包括心动过速、心悸、心律失常、心绞痛、头痛、恶心、呕吐和高血压。

## 多巴酚丁胺

多巴酚丁胺作用于 β 受体,增加心肌收缩力。多巴酚丁胺也能刺激 $β_2$ 受体和 $α_1$ 受体,引起轻微的血管舒张。多巴酚丁胺用于心脏手术术后、某些心脏诊断应激过程中以及发生心衰、休克或存在其他引起心肌收缩力不足或低心输出量状况的患者。使用剂量为每分钟 2~20μg/kg,持续静脉滴注。副作用包括心动过速、心律失常、血压波动、头痛和恶心。

## 肾上腺素

肾上腺素刺激 $α_1$、$β_1$ 和 $β_2$ 受体,适应证广泛,包括心搏骤停、有症状性心动过缓、严重低血压、过敏反应和休克。在重症监护室(intensive care unit, ICU),肾上腺素经中心静脉持续滴注,可一次性通过静脉弹丸推注,或经气管内导管给药。1~2μg/min 剂量连续静脉给药能够刺激 $β_1$ 受体而增加心率和心肌收缩力,进而增加心输出量。大剂量的肾上腺素能够刺激 α 受体,引起显著的血管收缩,增加血压和全身血管阻力(systemic vascular resistance, SVR),减少肾和内脏灌注量。肾上腺素可导致心律失常、心动过速、脑出血、肺水肿、头痛、头晕、神经紧张、心肌缺血和心绞痛。

目前,血管升压素可替代肾上腺素治疗休克、难治性室颤、心室停搏或 PEA。血管升压素可促进平滑肌收缩,增加外周血管阻力。心搏骤停患者静脉推注剂量为 40U。此药还可进行静脉滴注。副作用包括心律失常、心肌缺血、心绞痛、心肌梗死、震颤、眩晕、出汗和水中毒。

## 异丙肾上腺素

异丙肾上腺素通过刺激 $β_1$ 和 $β_2$ 受体增加心肌收缩力、心输出量、心率和血压。目前,异丙肾上腺素主要用于心脏移植术后增加心率。其他适应证包括难治性扭转型室性心动过速、β 受体阻滞剂过量和外置起搏器无效时的有症状性心动过缓。静脉给药剂量为 0.5~10μg/min 持续滴注。异丙肾上腺素可产生各种副作用,包括心律失常、心动过速、心悸、心肌缺血、低血压、肺水肿、支气管痉挛、头痛、恶心、呕吐和出汗。

## 去甲肾上腺素

去甲肾上腺素(酸式酒石酸降肾上腺素)主要作用于 $α_1$ 受体,使外周血管收缩,血压升高,并增加 SVR。增加 SVR 实际上可以增加心肌需氧量和心肌做功,从而减少心输出量。去甲肾上腺素用于心源性休克、严重低血压伴有低 SVR 患者。剂量为 2~12μg/min,持续静脉滴注。副作用包括心动过速、心动过缓、心律失常、头痛、高血压和药物渗出导致的组织坏死。

## ▲ 磷酸二酯酶 Ⅲ 抑制剂

磷酸二酯酶Ⅲ抑制剂米力农,通过抑制分解环磷酸腺苷的酶来增加心肌收缩力、扩张静脉血管及外周动脉。其能引起心室充盈压下降和动脉压轻微下降,但对心率的影响很小。

米力农常用于急性心衰的短期治疗。一些心衰患者可在家中长期静脉滴注米力农。静脉弹丸注射,剂量为 50μg/kg,时间需大于 10 分钟,然后维持 0.375~0.75μg/(kg·min) 的速度静脉滴注。使用米力农的患者可能会出现室性心律失常、低血压、头疼、支气管痉挛和血小板减少。

## ▲ 血管扩张剂

血管扩张剂能够降低心脏前负荷和后负荷。前负荷是在充盈末拉伸心室肌的张力。拉伸越长,收缩力就越强。但是,如果细胞过度伸长,收缩力将减弱。后负荷是阻碍心脏射血的力。如果后负荷过低,血压和组织灌注量可能会降低。如果后负荷过高,心脏需要做的功越多。

## 硝酸盐

心肌缺血或梗死的患者心脏前负荷和后负荷可能会增加,这将进一步使心脏受损。硝酸盐可使外周血管扩张,从而减少静脉回心血量,降低前负荷。该类药物会促进冠状动脉血管扩张,改善侧支血流量,减少血小板聚集,提高缺血心肌灌注,减少心肌耗氧量,从而减少缺血、减轻胸痛并减少梗死面积。硝酸盐能降低血压和之前升高的肺循环阻力、降低 SVR、中心静脉和肺动脉楔压。高剂量的硝酸盐通过扩张动脉血管降低心脏后负荷。

硝酸盐适用于不稳定型心绞痛、大面积前壁心肌梗死、急性和慢性心衰并发的急性心肌梗死、急性肺水肿、高血压、经其他治疗无效的心绞痛和劳累性心绞痛的预防。硝酸甘油已被证明能够提高在急性心肌梗死情况下发生 VF 的阈值。静脉输注硝酸盐的禁忌证包括低血压、未纠正的低血容量、肥厚型梗阻性心肌病和心脏压塞,但并不仅限于此。当怀疑右心室(right ventricular,RV)急性心肌梗死时,患者需要足够的静脉回心血量以维持心输出量和血压,需谨慎使用硝酸盐。药物相互作用会导致患者出现致命性低血压,患者应用西地那非(伟哥)、伐地那非或他达拉非(希爱力)24 小时内不可使用硝酸盐。

硝酸盐有多种剂型。在 ICU 中,硝酸盐往往通过静脉输注、舌下含服或外用途径给药。硝酸甘油滴注的首剂量为 $5{\sim}20\mu g/min$,每 $5{\sim}15$ 分钟增加滴速直至 $200\mu g/min$,以达到预期效果。当用于治疗或预防心绞痛时,患者舌下含服 $0.3{\sim}0.6mg$ 片剂,之后每隔 5 分钟重复服用一次,共重复用药两次。一般硝酸甘油软膏的剂量为 $2.54{\sim}5.08cm$,每 8 小时一次;然而治疗时的首剂量通常是 $1.27cm$,之后逐渐增加剂量以达到理想效果。

硝酸酯类药物的副作用包括头痛、低血压、晕厥和心动过速。硝酸盐在发挥抗心绞痛、改变血流动力学和抗血小板的作用时可能会出现药物耐受性,尤其是连续或大剂量用药时,给药方案中设定硝酸盐给药间隔为至少 12 小时可以防止该情况发生。

## 硝普钠

硝普钠是一种有效的动静脉血管扩张剂,用于治疗严重的左心室心力衰竭、冠状动脉旁路移植术后高血压、高血压危象和夹层动脉瘤。硝普钠能降低 SVR,增加心输出量。一般静脉滴注剂量为 $0.5{\sim}10\mu g/(kg\cdot min)$;然而为了防止氰化物中毒,最大剂量持续给药不能超过 10 分钟。用药剂量以达到效果为准;如果血压在用药 10 分钟后无反应,应停止给药。由于硝普钠对光敏感,因此输液袋外必须包裹一层不透明材料,防止药物降解。其副作用包括低血压、心肌缺血、恶心、呕吐、腹痛和氰化物中毒。

## 奈西立肽

奈西立肽(脑促尿钠排泄肽)是一种重组人 B 型钠尿肽,与左心室在应对容量负荷过多和心室壁张力增加时所产生的激素具有相同作用。奈西立肽是动静脉血管扩张剂,能够降低心脏前、后负荷,并能够在不增加心率的同时增加心输出量。奈西立肽适用于休息时或少量活动时伴有呼吸困难的急性失代偿性心衰患者,常与静脉利尿剂联用。弹丸注射剂量为 $2\mu g/(kg\cdot min)$,随后进行静脉滴注,剂量为每分钟 $0.01{\sim}0.03\mu g/(kg\cdot min)$。其禁忌证包括心源性休克和分布性休克、心脏瓣膜狭窄、缩窄性心包炎和限制性或阻塞性心肌病。副作用包括低血压、心动过缓、室性心律失常、心绞痛、头晕和窒息。奈西立肽不应经肝素涂层导管或含有呋塞米(速尿)、胰岛素、肼屈嗪(肼苯哒嗪)、依那普利和布美他尼的静脉导管输注。

## ▲ 血管紧张素转换酶抑制剂

血管紧张素转换酶(Angiotensin-converting enzyme,ACE)抑制剂可用于治疗心衰、高血压、急性心肌梗死伴或不伴左心室功能损害或衰竭及无症状性左心室功能不全的患者。该药物也可以用来降低急性心肌梗死、脑卒中或心血管死亡的高风险患者的发病率和死亡率。排除禁忌后,心脏前壁梗死 STEMI、肺淤血或左心室射血分数(ejection fraction,EF)小于 40% 的患者应在入院 24 小时内接受 ACE 抑制剂治疗。

ACE 抑制剂阻止血管紧张素 I 转化为血管紧张素 II——一种强有力的血管收缩剂,从而减少醛固酮合成,且可能促进纤维蛋白溶解。因此该类药物能够减缓左心室重塑,增加心输出量,并减少钠潴留,降低血压、中心静脉压、SVR、肺循环阻力及肺毛细血管楔压。十九世纪八十年代末到二十世纪初,许多试验研究显示,ACE 抑制剂能够预防心衰、降低心衰入院率并降低死亡率。

ACE 抑制剂的禁忌证包括妊娠、血管性水肿、双侧肾动脉狭窄、低血压。肾功能衰竭或高钾血症患者慎用。肾功能受损、低血压或同时使用利尿剂的患者应使用较小剂量。ACE 抑制剂的副作用包括低血压、头晕、血管性水肿、咳嗽、头痛、疲劳、恶心、呕吐、腹泻、高钾血症及肾功能受损。

## ▲ 降血脂药

降胆固醇是治疗心血管疾病的重要环节。先鼓励患者改变饮食及生活方式,若无效则转为药物治疗。使用药物治疗高脂血症可降低冠心病(coronary heart disease,CHD)的发病率和死亡率。最近的证据表明,他汀类药物强化治疗能够消退冠状动脉粥样硬化。低密度脂蛋白(low-density lipoprotein,LDL)胆固醇是降脂治疗的首要目标。LDL 胆固醇的目标水平为:(1) 没有风险因素或仅有一个风险因素的患者,LDL 的水平应低于 160mg/dl;(2) 有 2 个或更多风险因素的患者应低于 130mg/dl;(3) 有 CHD 或糖尿病、卒中、PAD 的患者则应低于 100mg/dl。风险最高的患者最好能够将 LDL 胆固醇的水平维持在 70mg/dl 以下。

正常情况下,总胆固醇水平应低于 200mg/dl,如果高密度脂蛋白(high-density lipoprotein,HDL)胆固醇水平低于 40mg/dl 则认为总胆固醇水平偏低。一般在以下情况下会建议患者通过使用降 LDL 胆固醇的药物进行药物治疗:(1) 没有或仅有一个风险因素,并且 LDL 胆固醇的水平大于或等于 190mg/dl;(2) 2 个或更多风险因素,LDL 胆固醇的水平大于或等于 130mg/dl;(3) 患者有 CHD 或 CHD 风险,LDL 胆固醇的水平大于或等于 100mg/dl。另外,如果患者甘油三酯的水平达到 200mg/dl 或者更高也可以采用药物治疗。最后,如果患者甘油三酯的水平达到最高临界值(150~199mg/dl),并且有 CHD 或 CHD 风险也可通过药物来提高 HDL 胆固醇水平。

以下为 4 种主要的降脂药物:

- 羟甲基辅酶 A 还原酶抑制剂(他汀类药物)。其可通过抑制促进胆固醇生物合成的限速酶活性来降低总胆固醇水平和 LDL 胆固醇水平,降低甘油三酯,增加 HDL 胆固醇。

- 烟酸。其能抑制脂肪组织中脂肪分解,抑制肝脏中极低密度脂蛋白(very-low-density lipoprotein,VLDL)胆固醇的产生,因此能够降低胆固醇、甘油三酯、VLDL 胆固醇和 LDL 胆固醇,增加 HDL 胆固醇。

- 胆汁酸螯合剂。其能与肠道中的胆汁酸结合形成非可溶性复合物并随粪便排出。由于胆汁酸不会被吸收,因此最终会使来自胆固醇中的胆汁酸在肝脏中的合成增加,甘油三酯水平的略微增加就可证明这一点。然而,清除率的增加可引起血浆总胆固醇以及 LDL 胆固醇的降低。

- 贝特类药物。其能抑制外周脂肪分解,减少肝脏对游离脂肪酸的摄取,从而减少甘油三酯含量,使总胆固醇、甘油三酯、VLDL 胆固醇含量减少,HDL-C 含量增加。

依泽替米贝是一种胆固醇吸收抑制剂,能够选择性抑制肠道对胆固醇的吸收,与他汀类药物联合使用能更有效地降低 LDL 胆固醇水平。

目前,联合用药已经越来越普遍。因此,对于护理人员来说,掌握哪些药物可以联合使用至关重要。例如,目前可以联合使用的药物有阿司匹林和普伐他汀,洛伐他汀和缓释剂烟酸,依泽替米贝和辛伐他汀。未来可能还会出现同时含有辛伐他汀、ACE 抑制剂和阿司匹林的制剂。

# 经皮冠状动脉介入治疗和经皮球囊瓣膜成形术

## ▲ 经皮冠状动脉介入治疗

### 历史背景

在美国,心血管疾病是导致死亡的首要原因。据美国心脏协会(American Heart Association,AHA)估计,美国人群中约有 8 110 万人患有一种或多种类型的心血管疾病。美国每年用于治疗心血管疾病的费用大约为 5 032 亿美元。

1967 年,隐静脉搭桥术取得了冠状动脉疾病(coronary artery disease,CAD)治疗的第一个重大进展。此后,CABG 技术不断精练,成为许多 CAD 患者的治疗选择方式。1977 年,Andreas Gruentzig 首次实施了 PTCA,标志着 CAD 治疗的又一重大创新。

自 19 世纪 70 年代后期以来,CAD 的治疗技术就不再仅仅局限于 PTCA。目前,经皮冠状动脉介入治疗(PCI)术语指代了 CAD 治疗的微创疗法,包括 PTCA、激光血管成形术、经皮腔内斑块旋切术、支架成形术。本章中我们将对这些操作技术进行讲解。

PCI 治疗始于 1964 年,由 Dotter 和 Judkins 提出可以在血管中插入一组逐渐扩大的导管对血管狭窄处进行机械扩张,从而实现对外周血管疾病的治疗。用此技术进行试验之后,Gruentzig 又对其进行了改进。首先,在导管的尖端安装一个聚乙烯球囊,然后将其导入狭窄的血管中并使其膨胀。与 Dotter-Judkins 法相比,改进后的内腔表面更加平滑,因此可以减少创伤,同时可较少引起血管破裂、内膜撕裂和栓塞等并发症的发生。Gruentzig 已采用此技术对 500 多处外周血管病变进行了成功扩张,之后他又设计了一种更小的可用于冠状动脉分支的装置。 1977 年,Gruentzig 完成了首例 PTCA。在过去的 30 年中,技术和方法上的改进使 PCI 成为治疗 CAD 的重要方法。2006 年,在美国实施 PCIs(76% 使用药物涂层支架)1 313 000 例,CABGs 448 000 例。PTCA 是一种非手术治疗技术,可代替 CABG 治疗梗阻性 CAD。当患者有 PTCA 的适应证且能操作成功,便可缓解心肌缺血,减轻心绞痛,并避免心肌坏死。PTCA 是一项标志性技术,是几乎其他所有经皮冠状动脉内操作的基础。进行 PTCA 操作时,首先将一同轴导管系统导入冠状动脉分支,并将其伸入到冠状动脉狭窄处,然后使连接在导管上的球囊扩张,从而增加血管内腔直径,增加扩张段的血流量。可实施多次扩张,需要时间约为 30~300 秒。

## 生理原理

成功完成扩张操作比较复杂,不能明确阐述。血管造影评估及动物与人类组织学研究表明,PTCA 可拉伸血管壁,引起无弹性的动脉粥样硬化斑块破裂,同时引起血管内膜和中层撕裂或开裂。该血管内腔的撕裂和轻微开裂可能是实现成功扩张不可避免的。

## PCI 和 CABG 的对比

作为 CAD 的替代疗法,PCI 无论是在风险程度、成功率、患者术后体能恢复,还是住院时间和花费方面都优于 CABG。

首次使用 PCI 和 CABG 的致死率几乎相等。根据 2007 年的国家医疗花费和使用项目统计,接受 PCI 的患者院内死亡率为 0.80%,而接受 CABG 的患者院内死亡率为 1.95%。患者若需进行二次手术以缓解进行性 CAD 症状,搭桥手术的死亡率和并发症发生率则明显高于 PCI。对旁路血管成形术患者的 7 年生存资料研究显示,糖尿病患者接受 CABG 后的存活率要高于 PTCA(76.4% vs. 55.7%)。而对于非糖尿病患者来说,两者则无明显差异(86.4%vs.86.8%)。采用支架置入术治疗多血管病后的三年死亡率与采用 CABG 造成的死亡率相同。

PCI 成功的定义为,血管管腔直径狭窄明显减少且无院内死亡、MI 及 CABG。根据患者血管造影结果和临床表现的严重程度判断,PCI 的成功率为 80%~100%。Bentivoglio 及其同事的研究表明,患有稳定型和不稳定型心绞痛患者的 2 年生存率分别为 96% 和 95%,无事件生存率(如无死亡、MI 或 CABG)分别为 79% 和 76%。O'Keefe 等学者的研究表明,多血管 PCI 患者 1 年精确生存率为 97%,5 年精确生存率为 88%。据 Dorros 等报道,PTCA 术后 7 年,做过简单单血管成形术患者的存活率为 90%,做过简单多血管成形术患者的存活率为 95%。对支架植入术进行长期的生存数据统计,结果表明:患者的生存率基本保持不变(92%~97%)。此次调查中将接受过 DES 的患者长期生存数据也收集在内。

冠状动脉外科研究中,CABG 术后 2 个月移植物通畅率为 90%,18 个月为 82%,5 年为 82%,10 年生存率为 82%。

CABG 和 PCI 术后患者的血管再狭窄和畅通程度有明显不同。在进行血管成形术后 6 个月内,病变部位的 20%~30% 会复发或再度狭窄。如果仅是在冠状动脉内植入支架会使再度狭窄的几率降低 5%~10%。DES 置入能进一步使再度狭窄的几率降至 2% 左右。近来,已发现有晚期丢失现象,即 DES 后的迟发再度狭窄。支架生产者也正在试图通过 DES 平台设计和各种可直接用于支架的药物涂层来解决此类晚期丢失现象。旁路移植术的平均闭塞率在前 5 年内约为 18%，在之后的 5~10 年内为 4%~5%。

PTCA 创伤性操作较少，相比于外科手术具有心理上的优势。患者等待 PTCA 治疗时的情绪压力要比等待进行外科手术时小得多。然而，部分焦虑的减轻会被血管成形术和外科手术失败的担忧所抵消，尤其是需要进行紧急手术时。这种令人沮丧的情况对心理影响很大，但发生的几率较低。

如无并发症，PCI 术后患者仅需住院 8~24 小时，而 CABG 则需住院 3~7 天。由于 PCI 术后平均住院时间较短，且操作仅需局部麻醉就可在心导管室完成，因此 PCI 所需费用一般要比 CABG 低。然而，下列因素可能会增加 PCI 的费用：

- 操作过程中出现并发症，需要行紧急手术（如冠状动脉穿孔、急性闭塞）治疗。
- 病变复发，需要再次扩张或进行搭桥手术。
- 需要多个设备缓解病变。
- 与抗凝方案或动脉和静脉通路有关的并发症。
- 长时间的抗凝和抗血小板治疗。

一般情况下，接受 PCI 的患者可迅速恢复继续工作（5~7 天），而 CABG 患者则需要较长时间（6~8 周）。在生活质量相似的情况下，接受过 CABG 的患者常出现抑郁情绪。

总之，与 CABG 相比，PCI 的主要优点为发病率和死亡率低，恢复期短，患者和第三方付费者花费低。

## 患者选择的诊断性检查：PCI 和 CABG

在决定对患者采用 PCI 还是 CABG 之前，需要记录冠状动脉充血不足的所有客观证据。PCI 术前和术后可以使用非侵入性评估方法，包括标准跑步机压力测试、铊压力测试和再分布心肌成像。医生能够通过这些测试观察患者受到压力（如运动，有关这些测试的讨论参见 17 章）时心肌缺血区域的情况。只有熟知患者的诊断结果、相关症状和 PCI 的适应证才能够更好地为患者提供护理，因此护士必须熟悉铊压力的测试结果。

通过心导管进行冠状动脉造影是检查冠状动脉供血不足的另一种方法，如果之前的检查结果提示有 CAD 出现，就需要采用此检查方法。虽然这种操作相比于跑步机压力测试和铊压力测试创伤更大，但其为定位血管狭窄及精确判断单个动脉或多个动脉累及程度的金标准。有关本检查方法的讨论参见第 17 章。本检查可产生一个 35mm 的冠状动脉解剖数字图像，借此医生可对狭窄区域进行分析，并获得精确的信息以确定适当的治疗方式。（图 18-1、图 18-2）

## 设备特点

自从引进 PCI 术后，其设备技术就在不断改进和提高，使得此操作的禁忌证大大减少，同时也降低了伤残率和死亡率，且需要行紧急冠状动脉搭桥手术的事件也越来越少。外径 5~10Fr 的引导导管可引导扩张导管进入病变冠状动脉入口。引导导管尖端具有预塑形曲线，可选择性进入左右冠状动脉。

在 Gruentzig 的初始设计中，金属导丝尖端和导管柄是一体的，此后球囊扩张系统不断改进。由于早期 PTCA 导管性能的限制，医生只能够处理近端解剖位置的病变。1982 年，Simpson 引进了一种同轴的"过线"系统，其为一种改进，且目前仍为导管设计的主流。其主要的创新是在球囊扩张导管内放置一个独立活动的导丝。尽管存在

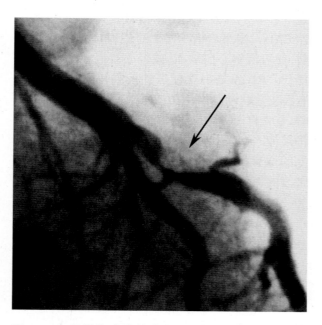

**图 18-1** ▲ 左冠状动脉前降支的偏心狭窄。偏心狭窄的定义是斑块只累及管腔壁一侧。（Courtesy of John B. Simpson，MD，Palo Alto，CA.）

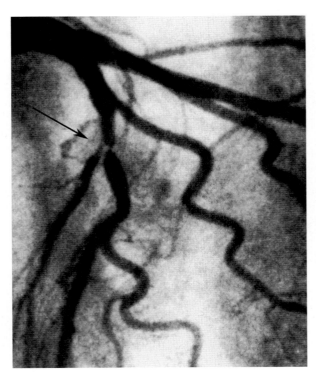

图 18-2 ▲ 旋动脉的冠状动脉造影说明同轴狭窄。同轴狭窄的定义是斑块累及管腔内壁一周,类似于哑铃外观。(Courtesy of John B. Simpson,MD,Palo Alto,CA.)

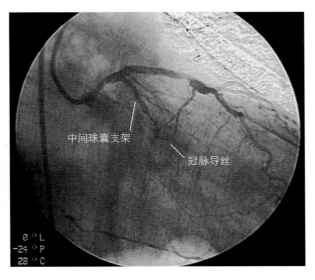

图 18-3 ▲ 通过引导导管确认位置并注射造影剂。冠脉导丝尖端位于回旋支闭塞处,球囊位于近端血管。[ Reprinted with permission of Advanced Cardiovascular Systems(ACS)Inc.,Santa Clara,CA.]

侧分支,也可以通过操纵导丝来选择正确的血管,并允许扩张导管在病变部位安全推进。目前,可用的导丝直径为 0.025~0.046cm 之间,对血管狭窄处血流通畅产生的影响较小。

冠状动脉球囊扩张导管轴的尺寸为 2~4.2 Fr,很容易通过导管并能实现在导管周围注射对比剂使其可视化。图 18-3 为通过导丝确认位置并注射造影剂。球囊扩张导管具有一个或多个不透光的标志物,可被 x 线成像显示,借此心脏介入治疗专家可准确地将球囊横跨在病变位置。膨胀的球囊长 10~40mm,宽 1.5~5mm。

某一 PCI 手术所用的球囊大小(膨胀直径)通常与狭窄位置近端或远端的冠脉最小直径相同

(IE,3mm 血管,3mm 球囊)。病灶的长度和球囊长度也要近似。图 18-4 为 PTCA 球囊扩张导管的关键组件。

心脏介入治疗专家使用一次性充满显影剂的充气装置对球囊进行充气,此充气装置需事先连接到冠状动脉扩张导管侧臂或球囊腔。该装置内置一种压力表,显示在充气过程中球囊膨胀期间球囊壁受到的压力。球囊压力以每平方英寸磅(psi)或大气压(ATM)表示。初始的平均膨胀压大概应在 60~150psi 或 4~10 个大气压,并持续 30~180 秒。血管造影术显示,球囊膨胀时间越长,血管壁越平滑规则,此法可用来治疗血管壁大撕裂或血管腔突然闭合。在导管充盈时扩张球囊膨胀较为安全,且可同时扩张并灌注冠状动脉。

选择最合适的设备进行 PCI 前,必须考虑许多因素。球囊扩张导管系统的技术进展改善了 PCI 的成功率及安全性,并扩大了这些治疗方法

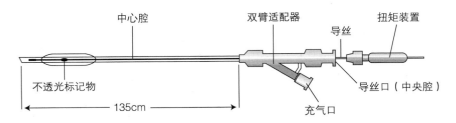

图 18-4 ▲ 经皮腔内冠状动脉成形术(PTCA)球囊扩张导管系统的关键部件。(Reprinted with permission of Advanced Cardiovascular Systems[ACS]Inc.,Santa Clara,CA.)

的临床和解剖适应证。

　　许多心脏介入治疗专家认为同轴的"过线"系统可以很好地到达任意解剖位置，为经久耐用的导管。然而，心脏介入治疗专家也会选择一种快速交换系统，以更容易实现分叉点病灶部位的扩张。这种类型的设备集成了一个"铁路"系统，可促进交换过程。固定的导丝导管是用来到达并扩张远端曲折的解剖部位及病灶，并且其管径小，在实施双冠状动脉扩张术时可同时将两根导管并行于引导导管中，此方法称为"对接球囊技术"。

　　每次 PCI 介入治疗均须制订球囊膨胀方案。扩张一个病灶所需的球囊扩张的持续时间和压力是膨胀方案的要素。目前，已经研制出能承受较大压力的球囊，可用于扩张钙化病灶。

　　影响 PCI 治疗效果的主要因素为：(1)选择适当的引导导管，保证冠脉血流的同时，为扩张系统顺利进入冠脉提供一个有效平台；(2)选择能够最有效描述血管解剖形态、病变位置和特征的球囊扩张系统及冠状动脉内 DES。

## PCI 的适应证和禁忌证

### 适应证

　　医生选择应用 PCI 治疗的目的是缓解药物治疗无效的心绞痛，降低有症状和无症状但有显著冠脉狭窄的患者发生心肌梗死的风险。PCI 的适应证也随着设备、操作技术和操作经验的不断完善和丰富而不断扩大。

　　PCI 可能适用于至少有 70% 狭窄的冠状动脉，其同样有突然关闭的风险，可能会导致严重的后果，因此少量狭窄的动脉不适合选择 PCI。另外，有其他手术危险因素，如潜在严重的非心脏疾病、高龄和左心室功能弱的患者，成功扩张可使患者避免接受难以耐受的手术，尤其适用于 PCI。

　　PCI 可被广泛应用，例如可用来治疗多血管病变。扩张多发病灶的一般原则是首先扩张最关键的狭窄部位。成功扩张"罪魁祸首"病灶后，剩余的病灶在接下来分阶段进行扩张(即手术过程中间隔一段时间或间隔几天)。然而，多血管扩张的技术要求更高，且具有较高的并发症风险。

　　PCI 的另一种适应证是治疗血管完全闭塞的患者。PCI 技术早期，导丝和球囊扩张导管无法在不引起严重动脉损伤的情况下通过狭窄部位，

因此急性和慢性完全闭塞的患者并不适用 PCI。然而随着设备技术的完善和医生经验的积累，可尝试在适当人群中对完全闭塞血管进行扩张。短期内(3 个月或更少)的完全闭塞比长时间的完全闭塞(慢性完全闭塞)更容易成功扩张。

　　PCI 的其他适用人群是曾经接受 CABG，但因自身血管或移植静脉出现狭窄、移植物阻塞或冠状动脉疾病恶化而症状复发的患者。对于这些患者，成功的 PCI 可使其避免二次手术，且二次手术会增加并发症发生的风险。一般认为，移植静脉的管壁狭窄所产生的纤维组织没有自体血管病变产生的纤维组织稠密，故经皮介入治疗对某些移植静脉狭窄较为有效。

　　回顾以往，伴有明显 ST 段抬高、心肌酶水平的增加和接受溶栓治疗、手术和药物治疗的急性心肌梗死患者，往往被安置在冠心病监护病房完全卧床休息。现如今，如果血栓和潜在的血管狭窄导致梗死，可以采取溶栓治疗、PCI 或两者同时进行。如果血凝块阻碍了远端的心肌血供，并出现缺血区域，可通过静脉或直接通过冠状动脉给予溶栓剂。血栓溶解成功后，扩张潜在的狭窄部位能够进一步提高心肌血流量的再灌注，降低再次栓塞的危险，同时降低因正常血管收缩或在器质性狭窄基础上的痉挛性血管收缩而引起的严重血管狭窄的风险。

　　直接 PCI 是在急性心肌梗死急性期，没有进行溶栓治疗之前，对造成心肌梗死的特定冠状动脉进行扩张。1982 年 Meyer 等首次将 PTCA 应用于急性心肌梗死患者，结果显示，冠脉内溶栓治疗后，PTCA 治疗梗死动脉的成功率为 81%。2006年，TRITON TIMI 38 试验结果发现 PCI 支架置入成功率为 95%，PCI 术后 1 年通畅率为 53%。表框 18-3 对接受早期血管成形术的患者定期评估的参数进行了描述。

　　治疗急性心肌梗死时，PCI 对不适于传统药物治疗的患者更为有效，该类患者包括心源性休克、存在高风险的出血并发症[ CVA、持久的心肺复苏(cardiopulmonary resuscitation，CPR)、出血体质、严重高血压或近期手术 ]及高龄(>75 岁)的患者。直接 PCI 在治疗可见的剩余血栓时并不妨碍溶栓治疗的实施。事实上，被视为高风险的急性心肌梗死患者(广泛 ST 段抬高、新发 BBB、陈旧急性心肌梗死、2 级或更高 Killip、陈旧 MI 或 EF≤35%)在不具备 PCI 实施条件的医院接受溶

| 表框 18-3 | 接受早期血管成形术患者参数评估 |
| --- | --- |

- 年龄
- 血流动力学状态
- 血管造影解剖
  单、双或三血管疾病
  病变血管:左前降支(left anterior descending artery, LAD),右冠状动脉(right coronary artery, RCA),左回旋支(left circumflex artery, LCX)
  病变位置:近、中或远端疾病
  狭窄的百分比等级
  心肌梗死溶栓后血流:0、Ⅰ、Ⅱ、Ⅲ
- 左心室(Left ventricular, LV)射血分数(ejection fraction, EF)(%)
- 出现与急性心肌梗死一致的胸痛
- 急性心肌梗死的心电图(Electrocardiogram, ECG)证据:
  两个相邻导联呈现 ST 段抬高 1mm
  或
  梗死区域相对位置的 ST 段压低 1mm

| 表框 18-4 | PCI 的适应证和禁忌证 |
| --- | --- |

| 适应证 | 禁忌证 |
| --- | --- |
| **临床方面:** | |
| 有症状(药物治疗无效的心绞痛) | |
| 无症状但存在严重的潜在狭窄 | |
| 稳定型 / 不稳定型心绞痛 | |
| 急性心肌梗死 | |
| 高手术风险者 | |
| **解剖方面:** | |
| 严重的狭窄(70% 及以上) | |
| 近端和远端病灶 | |
| 单血管和多血管病变 | 轻度狭窄(<70%) |
| 分叉点病灶 | |
| 开口病灶 | |
| 完全闭塞性血管 | |
| 旁路移植物病变 | |
| 受保护的和不受保护的左主冠状动脉 | |
| (之前接受过 LAD、LCX 冠状动脉旁路移植术) | |

LAD,左冠状动脉前降支动脉;LCD,左回旋支动脉。

栓治疗后须尽快转移到具备 PCI 实施条件的医院接受进一步评估和实施适当的介入治疗。未被认定为高风险或在不具备 PCI 实施条件的医院,接受纤溶治疗的患者也应该尽早转运到具备 PCI 实施条件的医院。

在多数病例中,直接 PCI 在缩短住院时间和减少其他治疗手段上都体现了明显优势。表框 18-4 总结了 PCI 适应证。

直接 PCI 的并发症有腹膜后出血或血管出血、其他需要输血的出血、晚期再狭窄,以及早期急性再闭塞(亚急性血栓形成)。这些并发症的发生与常规择期 PCI 并发症的发生率大致相同。

### 禁忌证

PCI 术几乎没有禁忌证。左冠脉 CAD 患者曾被认为不能行 PCI 术。在左主动脉行 PCI 术的明显缺陷是左主动脉可能发生急性闭塞或痉挛,将导致严重的左心室功能不全。如患者的左主冠状动脉"受保护"(即以前在冠状动脉左前降支或弯曲的动脉做过心脏搭桥手术)通常可进行 PCI 手术。比较保护和未受保护的左主冠状动脉支架置入术后一年的临床数据显示,左主冠状动脉未受保护的患者在接受支架置入术后,不良心脏事件的发生率提高,1 年生存期也降低。因此,

应只有在没有其他选择时才考虑使用左主冠状动脉支架。对于高危患者(如左主干血管疾病、严重的左心室功能障碍或最后仅存的可见动脉扩张的患者)使用经皮支持设备可以提高 PCI 的安全性。这些设备包括灌注球囊、主动脉内球囊反搏术、冠状窦逆行灌注及心肺支持。

### 操作过程

PCI 在无菌局麻条件下进行,方法为 Judkins 方法(经皮穿刺股动脉术)或较少使用的 Sones 方法(肱动脉切开术)(图 18-5)。在实施 Judkins 方法时,心脏介入治疗专家使用配有可拔出内芯的针头进行股动脉和静脉插管,然后拔出内芯并通过观察回血确认针在血管管腔内。一旦确定了适当的位置,导丝通过外套管置入动脉直至膈肌水平。然后将套管拔出,用有瓣膜的引导鞘代替。鞘有止血功能,可保护腹股沟部位的穿刺点,如果有必要,则进行多个导管交换,其能减少潜在的动脉创伤。引导管预装了一个 0.097cm 的 J 导丝并置入鞘内。该导丝在血管中要行进到主动脉弓的位置,引导管要超过导丝。拔出 J 导丝,并旋转引导管到相应的冠状动脉口。该程序也可以通过 Sones 方法来完成,其是通过实施肱动脉切开术来

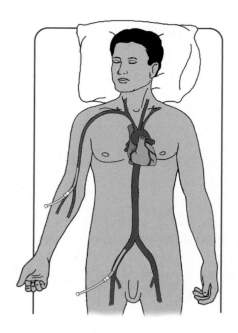

图 18-5 ▲ 两种左心脏导管置入术实施过程。Sones 技术使用肱动脉，Judkins 技术使用股动脉。无论使用哪种方法，该导管都是通过升主动脉逆行到达左心室。(Reprinted with permission of Advanced Cardiovascular Systems［ACS］Inc.，Santa Clara，CA.)

分离肱静脉和动脉。通过一个小的动脉切开术，将导管插入到主动脉弓水平。

无论使用何种方式置管，均需进行左前斜角（30°）和右前斜角（60°）冠状动脉造影。该造影能够直观观察心脏血管横向及纵向的情况。相反的角度可对病变位置和解剖结构进行更全面的评估。在整个操作过程中，可从每个角度获得类似地图或指引图一样的"固定图形"。最终的病变评估是确认病变的严重程度和血管直径，以此为选择适当的球囊和支架进行操作的依据。

如实施 PCI，患者可以使用 5 000 至 10 000U 肝素抗凝，以预防操作过程中导管系统中的血栓形成。冠脉内给予硝酸甘油的整个操作过程需在无菌区进行，并按需间歇给药，以对抗血管痉挛并促进冠脉扩张，从而实现病变冠状动脉的可视化。

球囊扩张导管和冠脉内支架系统通过一个双接口适配器进入引导管，双接口适配器可用于注射造影剂并为主动脉压力测定提供端口。球囊扩张导管、支架和导丝前进到引导导管的尖端，其位置通过 X 线透视检查进行确定（图 18-6）。随后推进导丝进入到冠状动脉的分支。导丝行进位置是否正确可以通过向引导管注射造影剂和 X 线透视显示来确认。

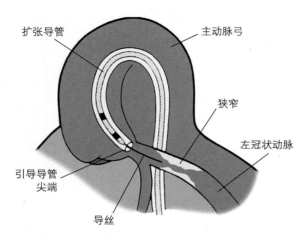

图 18-6 ▲ 通过 X 线显影引导冠状动脉扩张导管到达引导管的末端，其定位在左冠状动脉。(Reprinted with permission of Advanced Cardiovascular Systems［ACS］Inc.，Santa Clara，CA.)

一旦导丝穿过狭窄部位且安全定位，球囊扩张导管（具有或不具有支架）可沿导丝缓慢前进到狭窄部位而不会有损伤内膜的危险。（图 18-7）

血管狭窄处的扩张球囊和支架的确切位置可在 X 线透视下通过球囊上不透光标志物和注入的造影剂直接观察到。最初，向球囊充气 1~2 个大气压以固定球囊位置。许多 PTCA 球囊导管在血管狭窄处受到挤压，因此其只能两端扩张而不

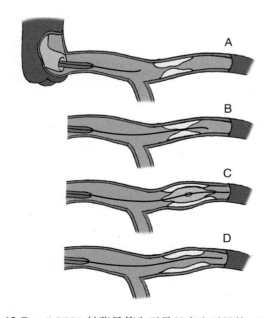

图 18-7 ▲ A：PTCA 扩张导管和引导丝穿出引导管。B：引导丝通过狭窄部位。C：扩张导管向前通过狭窄和并扩张。D：扩张导管退出评估管腔的直径。(Reprinted with permission of Advanced Cardiovascular Systems［ACS］，Inc.，Santa Clara，CA.)

能中心扩张（图 18-8 和图 18-9）。血管狭窄的中心凹陷通常随着球囊扩张而消失。每次膨胀后，心脏病介入治疗专家可注入小剂量造影剂，以评估通过狭窄处的冠状动脉血流的变化及有无血管管腔直径变化，然后决定是否需要额外扩张。并发症如血管回弹和突然闭塞最常发生在操作早期，但是发生率较低，如若发生，可迅速实施再扩张。扩张完成后，拔出引导导管、球囊扩张导管和支架置入平台。实施扩张术后血管造影可清楚地确定 PCI 术的效果。

PCI 操作失败的原因包括导丝或扩张球囊无法通过长期完全闭塞的狭窄处而到达目标病灶，或由于病灶处较坚硬或血管壁严重撕裂而不能扩张病灶部位，以及由易碎的静脉移植物和血栓引起的栓塞。

成功扩张病灶通常被界定为管腔直径狭窄减少大约 40% 或 50%。扩张成功的临床标准通常为血管造影结果良好、临床症状得以改善，并且无明显的住院并发症，如死亡、MI、CABG 或因急性闭塞需再次行 PCI 术。

成功的 PCI 术后血管造影表现为病变血管的管腔内径即刻增加（图 18-10）。患者临床症状改善表现为通过 PCI 术前、术后铊压力测试的对比结果显示，心肌灌注损害得以改善或正常化。对比 PCI 术前、术后的平板测试结果显示：患者运动耐力增加，运动相关性心绞痛或同等心绞痛发生率降低。

## 结果

接受 PCI 治疗的患者短期和长期效果良好。治疗效果也取决于患者的临床表现（即稳定型或不稳定型心绞痛）和血管造影特征（即不完全或全部阻塞）。在接受单血管或多血管扩张的患者中，住院患者的临床治疗有效率为 85%~100%，院内并发症发生率低，死亡率为 1%~2%。尽管由于疾病复发或疾病进展而有必要重复行 PCI 术，但长期生存率仍较高。如果同时进行 DES，疾病复发或进展的概率将明显下降。

有高风险临床症状或血管造影结果的患者，PCI 成功率较低。外科血管手术增加了某些患者（如老年人或那些左心室功能失调的成年人）的死亡风险，因此 PCI 更具优势。另一方面，PCI 操作是否成功可根据血管造影、操作流程和临床三个方面确定。

根据美国心脏病学会（American College of

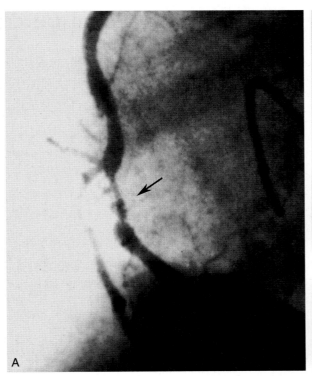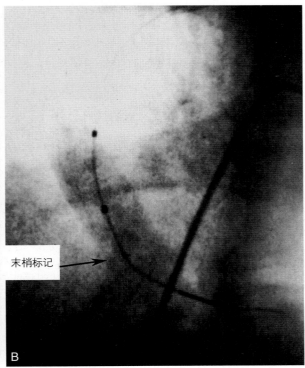

末梢标记

**图 18-8 ▲** 35 帧框架显示。（A）中部右侧的冠状动脉处狭窄，（B）第一和第二个不透射线的标记显示穿过狭窄部位扩张球囊的位置。（Courtesy of John B. Simpson, MD, Palo Alto, CA.）

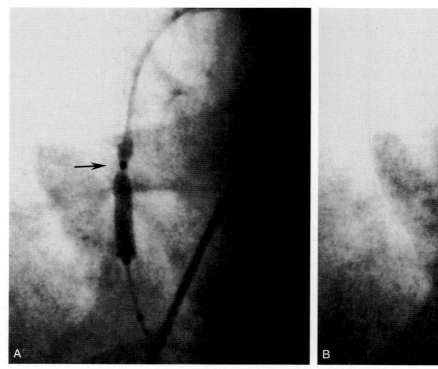
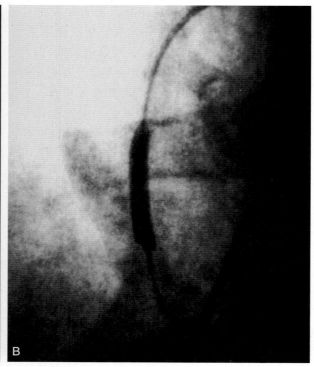

图 18-9 ▲ 35 帧框架显示。(A)球囊扩张,哑铃效应显示狭窄部位。(B)扩张后狭窄部位消失。(Courtesy of John B. Simpson,MD,Palo Alto,CA.)

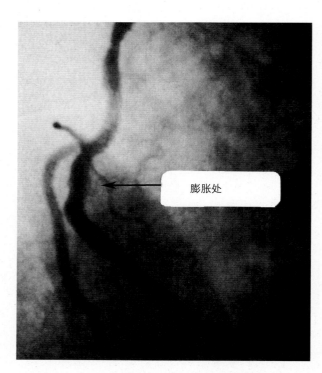

膨胀处

图 18-10 ▲ 右冠状动脉狭窄经皮腔内冠状动脉成形术后重复动脉血管造影术显示血流增加和膨胀处直径增加。(Courtesy of John B. Simpson,MD,Palo Alto,CA.)

Cardiology,ACC)和 AHA(2009)发表的联合声明,成功 PCI 可界定为:

1. 血管造影结果显示成功:一个成功的 PCI 应实现最小的残余血管狭窄小于或等于 20%。

2. 操作流程上的成功:整个操作过程或住院治疗中血管造影成功且未发生并发症(如死亡、冠脉搭桥术、MI)。

3. 临床上的成功:解剖和程序上的成功,伴随心肌缺血症状和体征缓解。术后症状和体征缓解持续超过 6 个月则为长期成功。再狭窄是长期成功失败的主要原因。

## 评估和管理

### 患者准备

决定行 PCI 后,患者通常要在治疗当天住院。

**实验室检查** 护士对所有基本实验室检查结果进行监测,包括心肌酶、血清电解质、凝血试验(PT 和部分凝血活酶时间)、血清钾、肌酐、尿素和血尿素氮(blood urea nitrogen,BUN)水平。

低钾会导致心肌敏感性和兴奋性增加,引起心律失常,因此钾必须控制在正常范围内。心肌很敏感,且血氧含量减少时易引起心肌激惹,往往这种情况多发生在放置和扩张球囊及支架的过程中,由于低钾血症、缺血或者两者共同引起的心肌激惹可以导致致命性室性心律失常。

血清肌酐、尿素氮或两者共同升高可提示肾功能障碍。肾功能良好较为重要,因为在 PCI 期间,射线不能透过的造影剂(可以允许冠状动脉和导管放置的荧光显影进入血液)。该造影剂为高渗液,肾脏必须将其从血液中过滤和代谢掉。高水平的肌酐和尿素氮可能表示肾功能过滤能力降低或肾在代谢过负荷的不透射线溶液时受到损伤。高剂量造影剂可能会引起急性肾功能衰竭。Rihal 等的研究表明,PCI 治疗后因造影剂引起的肾衰竭的发病率为 3.3%,造影剂性肾衰竭在糖尿病患者、脱水症状患者和基线肌酐水平高的患者中更为常见。无论是口服还是静脉注射,护士必须确保患者体内水分充足,以避免电解质异常增高。肾功能可通过肌酐和 BUN 水平的变化情况结合尿量测定进行监测。

**知情同意**　PCI 治疗前要与患者详细讨论可能发生的并发症、预期效果和替代治疗,然后让患者签署知情同意书。知情同意应在术前准备前完成。护士在回答患者及其家属关于操作过程和后续护理的问题中发挥重要作用。

**术前用药**　术前 24 小时患者须服用阿司匹林,每日 325mg,以确保抗血小板效果。由于二甲双胍不能同血管造影剂合用,使用该药物的糖尿病患者术前应停用,而抗凝剂如华法林等,在术前数日就应该停止使用。研究表明,PCI 术前及术后给予氯吡格雷可以减少急性血管闭塞和亚急性血栓形成的风险。

**外科手术准备**　目前,PCI 的外科手术准备仍存在争议。具备外科手术条件是必需的,但是,手术室等级要根据患者的风险因素、患者意愿以及医院政策而定。美国很多小的社区医院在没有手术条件的情况下也进行 PCI,但前提条件是这些患者危险性较低且其居住地距离大型医疗中心较近,如果患者出现并发症可被立即转运并接受治疗。通过对接受无手术条件的院内 PCI 治疗患者与单纯接受溶栓治疗的患者治疗后 1、3、6 个月比较可知,前者效果更佳。

## PCI 期间的护理管理

在术前和术中,心导管实验室的护士有责任熟悉操作设备的使用及患者情况。导管室的护士应有 ACLS 经验,并熟知急救药物和应急设备(包括除颤器、主动脉内球囊反搏术(IABP)、呼吸机和临时起搏器)的正确使用。护士要加强对患者的观察并与之交流,向医生报告患者的所有病情变化。护士要监测心电图和动脉压,记录与药物使用、缺血或胸痛相关的重要病情变化。护士必须注意识别相对敏感的症状和体征,比如荨麻疹、脸色潮红、焦虑、恶心及喉痉挛等。护士应当了解所有 PCI 设备的适当配置和使用方法,并能解决任何可能出现的情况。

患者在 PCI 术中的凝血状态极为重要。亚治疗水平可能导致严重的并发症,包括急性闭塞和血栓事件。抗凝血试验(ACT)应当在导管室于 PTCA 术前(基线水平)、静脉推注大剂量肝素(通常为 5 000~10 000U)后 5 分钟、PTCA 术中每 30 分钟分别进行测量。在肝素静脉推注首剂量后 ACT 水平为 250~300 秒是比较满意的结果。随后在 PCI 术中可能需要使用 2 000~5 000U 的肝素以维持该 ACT 水平。

对于急性闭塞和不稳定型病变的高危患者,如急性心肌梗死患者,除给予阿司匹林和肝素外,还可给予血小板 GP ⅡB/Ⅲa 受体拮抗剂,其被称为“易化 PCI”。这些药物通常在 PCI 术前或术中给予。除了阿司匹林、普通肝素或者低分子量肝素(LMWH)外,也应当对没有计划实施有创性干预但存在持续缺血、高肌钙蛋白水平或其任何高危因素的患者应用依替巴肽或替罗非班。

PCI 术后,护士要指导患者实施预防穿刺部位出血的必要措施(表框 18-5)。

| 表框 18-5 　 教育指导：PTCA 术后患者的预防措施 |
| --- |
| 护士需要提醒患者： |
| ● 卧床休息 4~6 小时 |
| ● 保持患肢伸直(贾金斯技术) |
| ● 避免直立姿势 |
| ● 避免在咳嗽、打喷嚏和揉肚子过程中使腹内压急剧增加 |

术后,患者被转移到远程监护病房或导管室恢复区接受观察。PCI 术后患者的常见护理诊断见表框 18-6。

## PCI 术后的护理管理

在导管室恢复区、冠心病监护病房或远程监护病房,护士担负着观察和评估患者恢复情况的重要职责。PCI 术后护理的目的是密切监测患者

| 表框 18-6 | 护理诊断示例 |
| --- | --- |

**接受 PCI 或经皮穿刺球囊瓣膜成形术 (percutaneous balloon valvuloplasty, PBV) 的患者：**

- 心输出量减少 与影响前负荷、后负荷和左室功能的机械因素相关。
- 心输出量减少 与影响速率、节律或传导的心电因素相关。
- 心输出量减少 与结构变化（解剖、血栓或介入部位的动脉痉挛）导致心肌缺血或梗死有关。
- 心输出量减少 与前负荷增加和与临时机械因素（如 PBV 术中的球囊扩张）相关的肺淤血有关。
- 心输出量减少 与左向右分流的二尖瓣成形术或晚期心脏压塞有关。
- 周围组织灌注量不足 与血肿、血栓形成或插管部位的感染有关。
- 急性疼痛 与心绞痛或扩张期间瓣膜拉伸有关。
- 循环血量不足 与肾脏对造影剂或利尿剂敏感性异常有关。
- 知识缺乏 缺乏对疾病和对未来生活影响的知识。
- 焦虑 / 恐惧 与缺乏 PCI/PBV 的相关知识、对急救护理环境不熟悉以及不了解手术风险有关。

心肌缺血的症状和体征。早期再次出现心绞痛是并发症发生的最典型症状，需要立即进行护理干预。

接到来自心导管室的患者后，护士应尽快连接心电监护，快速评估初始心脏功能、确定基线以判断患者的病情是否突然变化。护士对患者实施全身评估，记录肤色和体温，并仔细观察其意识水平。患者转移到病床后，连接监护仪，仔细听诊心音及呼吸音。护士通过观察患者皮肤颜色、体温和足背动脉与胫后动脉脉搏状况来评估外周循环状态。

由于贾金斯技术最常用于 PCI 术中血管评估，所以大多数患者在右侧或左侧腹股沟处有一个放置经皮鞘管的入口。而使用索恩斯技术时，则是在臂区放置动脉导管（图 18-5）。各种机械设备和止血夹可用于鞘拔除后的止血，也常用插入胶原蛋白栓和外科缝合术的止血。拔除鞘管后，护士应当注意穿刺部位相关的末梢循环，经常检查脉搏。对于任何可能引起出血的迹象应立即向医生汇报。鞘管处出血可能会引起较大血肿，可能需要手术抽取或向下肢疏散远端血流。如果人工按压止血成功，为了防止出血及止血，医生可下达医嘱，在鞘拔除后的穿刺点处放置一个 2.27kg 的沙袋。

护士应告知患者保持患肢伸直、床头抬高角度不超过 45°。为了防止引导鞘管腔内凝血，护士将静脉鞘管连接静脉输注装置，并将动脉通路连接动脉加压冲洗装置，该通路的存在可保证患者因并发症而必须紧急运送至心导管室的过程中病情稳定。医生应根据患者的体液量，决定静脉鞘管输注液体的类型及输液速度。

尽管 PCI 术后，最初实验室血液检查的项目可能因为地区差异而不同，但一般都包含凝血功能、心肌酶和血清电解质检测。心肌酶升高可能提示静息心肌梗死的发生（如无胸痛的心梗）。如果心肌酶实验室检查结果异常，可能需要改变患者的术后管理措施，护士要立即通知医生，以防止发生进一步的损害。

护士在观察和评估 PCI 术后心绞痛复发中发挥着重要作用。任何胸痛都需要引起重视，因其可能预示着血管痉挛的开始或亚急性血栓的形成。患者可能描述心绞痛的症状为烧灼性、压榨性或尖锐性胸骨疼痛。心肌缺血的其他症状和体征包括缺血性心电图改变（ST 段抬高或 T 波倒置）、心律失常、低血压及恶心等。护士应立即通知医生患者的任何病情变化，不能仅仅通过观察来判断病情变化，应注意判断是提示血管扩张治疗的短暂性血管痉挛发作，还是需要紧急干预的急性血管闭塞（重复 PCI 或 CABG）。

如果有血管扩张治疗的适应证，排除患者存在低血压后应立刻实施血管扩张治疗。在血管痉挛出现时，护士给予患者面罩给氧或鼻导管吸氧。舌下含服 0.4mg 硝酸甘油，5mg 硝酸异山梨（依姆多）或 10mg 硝苯地平可快速、暂时（或可能永久）缓解症状。此外，要调整硝酸甘油静脉滴注的剂量以维持足够的血压，保证冠状动脉灌注量，并减轻胸痛。

胸痛一旦发生，要记录 12 导联心电图以标记所有急性变化。如果药物治疗使得心绞痛消失，且急性心电图改变消失，应怀疑暂时性血管痉挛发作。然而，如果心绞痛持续发作，且心电图变化持续存在，应该考虑实施再扩张手术或紧急心脏搭桥手术。

如 PCI 术后无并发症，2~4 小时后可拔除鞘管，并在穿刺点实施加压包扎。各种机械夹或止血装置可用于穿刺点止血。很多情况下，患者离开心导管室之前便会拔除鞘管，并应用止血装置。鞘管拔除后，患者必须完全卧床休息 4~6 小时。患者可根据自身喜好，在医生的指导下，逐渐恢复正常或低钠或低胆固醇饮食。

恢复期,护士可以向患者介绍康复过程,强调生活方式的改变可防止 CAD 发展。在指导教育过程中,护士需努力强调规律适度的有氧锻炼的重要性。护士也要与患者讨论危险因素和二级预防方法,包括缓解压力、减肥和戒烟等。PCI 术后指导见表框 18-5。表框 18-7 描述了针对老年患者的注意事项。

| 表框 18-7 | 老年患者注意事项 |
|---|---|

**PCI 前后**
- 评估患者是否在饮食、清洁、自理以及运送至医院等方面得到了帮助
- 老年患者对小剂量造影剂也非常敏感,PCI 术前、术后应密切监测肾功能
- 老年患者身体热量易丢失,需密切监测生命体征,包括体温在内
- 评估患者已存在的合并症,如关节炎、周围血管疾病、糖尿病等
- 提供完全、准确、书面的出院宣教
- 评估患者承担药物费用的能力

PCI 术后,患者须服用药物以防止血栓形成并维持病变部位最大程度的扩张。出院后,患者需常规服用阿司匹林以防止抗血小板效应。接受一或多 DESs 的患者要给予氯吡格雷。氯吡格雷至少服用 12 个月,有的甚至需要终生服药。然而,服用氯吡格雷的患者,在接受冠状动脉搭桥术前应停药 5~7 天。通常,长效硝酸盐、钙离子通道阻断剂、ACE 抑制剂及降脂药等也被纳入治疗方案中。护士应指导患者用药,包括药物副作用及药物过量症状。护士也需要告知患者随访的相关事宜。表框 18-8 总结了目前 PCI 的相关药物。

患者出院后 4~6 周,采用运动平板压力测试和铊显像试验评估 PCI 术效果。与 PCI 术前测试对比,运动能力增加和运动相关性胸痛减弱或消失(没有 ST 段改变)提示术后心肌血流量升高、心功能基本恢复正常。在 PCI 后 6 个月进行一次平板压力测试,之后每年一次。

## 并发症

PCI 适应证已经扩大到包括更严重的 CAD 患者(即完全闭塞,多血管病变,新发或持续存在的心梗和左心室功能薄弱)。PCI 相关并发症的发生率并没有增加。可能导致缺血和严重左心功能不全。需要行紧急 CABG 的主要并发症包括应用最大剂量硝酸盐和钙通道阻滞剂(表框 18-8)后未缓解的心绞痛和心肌梗死、冠状动脉痉挛、血管扩张段的急性闭塞、冠状动脉夹层导致的闭塞和再狭窄。PCI 或 PBV 术后患者的护理诊断见表框 18-6。

### 心绞痛、心肌梗死和血管痉挛

PCI 术中由于血管扩张引起暂时性闭塞,患者可能会出现一定程度的心绞痛。该心绞痛可通过使用硝酸甘油直接冠状动脉给药或者拔除球囊扩张导管仅留下引导丝来缓解。PCI 后持续胸痛表现为心率和血压发生变化且 ST 段抬高,提示缺血诱发心肌损伤,需立即采取干预措施。当血管收缩、闭塞或局部缺血在硝酸盐治疗无法逆转时,需要紧急外科介入手术(CABG)来处理冠状动脉痉挛。

### 扩张段血管急性闭塞

急性闭塞是冠状动脉扩张术最严重的并发症,大约发生在 3% 的接受血管成形术的患者中。约 70%~80% 的急性闭塞发生在心导管室。约 1/3~1/2 的急性闭塞患者再扩张术实施成功。急性闭塞主要由冠状动脉夹层、冠状动脉痉挛和血栓所致。治疗措施包括立即实施再扩张术、急性 CABG 术或药物治疗等。紧急 CABG 术前进行患者准备时,为维持血管闭塞处的血流,医生可以采用灌注式球囊导管,此种导管有侧孔,在血管闭塞部位血流可通过侧孔流出,灌注远端心肌。

### 冠状动脉夹层

管腔内充盈缺损或造影剂外漏可以直观地显示冠状动脉夹层或冠状动脉内膜撕裂。在病变部位进行球囊扩张引起的内膜撕裂和拉伸会导致血管腔内壁轻度损伤,属于正常现象。然而,血管壁夹层可能导致与冠状动脉闭塞有关的管腔阻塞,引起血流进一步减少,造成严重缺血或心肌梗死,须紧急实施冠状动脉搭桥手术。

### 支架血栓

随着植入支架数量的增多,支架血栓的发生率也相应增加。2006 年食品和药品管理委员会(Food and Drug Administration,FDA)召开会议,认

| 表框 18-8 | PCI 常见相关药物总结 |
|---|---|

**抗凝血药 / 抗血小板药**

**1. 阿司匹林**

适应证:预防冠状动脉和脑动脉血栓形成

作用:阻碍血小板聚集

剂量:口服每天 80~325mg

不良反应:(通常耐受良好)有时会有恶心、呕吐、腹泻、头痛和眩晕等反应

**2. 肝素**

适应证:预防即将发生的冠状动脉闭塞和外周动脉栓塞

作用:抑制血凝块及纤维蛋白凝块的形成;灭活凝血酶,防止纤维蛋白原向纤维蛋白转化;通过抑制纤维蛋白稳定因子活化阻止稳定的纤维蛋白凝块形成;抑制引起凝血的反应,但是不改变正常血液成分;延长凝血时间但不影响出血时间;不能溶解凝块

剂量:根据适应证来决定;PCI 早期静脉或动脉注射 10 000U

不良反应:难以控制的出血,过敏

**3. 低分子量肝素(依诺肝素钠,达肝素钠)**

适应证:不稳定型心绞痛和心肌局部缺血的治疗;完全和非 Q 波型心肌梗死

作用:预防血液凝集和凝血酶形成

剂量:

依诺肝素钠:1mg/kg 每 12h 一次,皮下注射,持续 2~8d

达肝素钠:120μg/kg 每 12h 一次,皮下注射持续 5~8d

不良反应:血小板减少症,血肿,注射部位疼痛或反应,皮疹,出血或发热

**4. 糖蛋白 IIb/IIIa 受体拮抗剂(阿昔单抗,依替巴肽,替罗非班)**

适应证:在干预的过程中预防凝血、急性闭塞和再狭窄的预防

作用:阻碍血小板细胞膜受体(血小板聚集的最终通路)

剂量:

阿昔单抗:PCI 术后 0.25mg/kg 静脉弹丸注射,随后以 0.125μg/(kg·min)的速度静脉滴注 12~24h

依替巴肽:PCI 术前立即静脉给予 135μg/kg,随后以 0.5μg/(kg·min)的速度滴注 20~24h

替罗非班:PCI 术后 180μg/kg 静脉弹丸注射,随后以 1.2~2μg/(kg·min)的速度静脉滴注 72~96h

不良反应:血小板减少症,出血,恶心,血肿

**5. 氯吡格雷(波立维)**

适应证:对于近期脑卒中、急性心肌梗死或已确诊的外周动脉疾病引起的动脉粥样硬化患者,能够减少动脉粥样硬化事件(急性心肌梗死,脑卒中和血管性死亡)的发生

作用:抑制血小板聚集

剂量:75mg,每天一次

不良反应:腹泻,皮疹,胃肠道功能失调,出血,中性粒细胞减少

**冠状血管扩张剂**

**硝酸异山梨酯(速必瑞锭,消心痛)**

适应证:预防心绞痛

作用:硝酸盐作为一种平滑肌舒张剂,可引起冠状血管扩张而不增加心肌耗氧量;可以使一般血管舒张,血压下降

剂量:

舌下含服:心绞痛患者每 2~3h 含服 2.5~10mg

口服:5~40mg,每天四次

持续作用口服:每 6~12h 40mg

不良反应:皮肤血管扩张可引起面部潮红;头痛,眩晕,乏力;严重低血压

**硝酸甘油**

适应证:控制血压和心绞痛

作用:有效的血管扩张药;主要影响静脉血管系统;对于心内膜下心肌缺血可选择性扩张冠状动脉,增加血流量

剂量:

舌下含服:胸部疼痛患者舌下含服 0.3~0.4mg

外用(贴片):2.5~10mg/d;作用持久,主要用于原发性、继发性或夜间心绞痛

静脉注射:首剂量为 5mcg/min,根据患者的反应滴定(由于不同患者有不同反应,没有固定的剂量)

不良反应:长期过度低血压;头痛;心动过速,心悸,恶心,呕吐,恐惧;胸骨后疼痛

**钙离子通道阻滞剂**

**硝苯地平(利心平),地尔硫䓬(恬尔心)**

适应证:治疗冠状动脉痉挛和已确定的血管病导致的心绞痛;高血压;心律失常

作用:抑制钙离子通过心肌和血管平滑肌的细胞膜,而不改变血清钙浓度;通过外周动脉的扩张降低后负荷

1. 减少全身和肺循环阻力

2. 扩张冠状动脉、促进循环

3. 降低心肌耗氧量和增加心肌供氧量

剂量:

硝苯地平:10~30mg,每日 3~4 次,口服

地尔硫䓬:30~90mg,每日 3~4 次,口服

不良反应:病态窦房结综合征患者忌服;静脉注射后出现高血压、胃肠道不适、头痛、眩晕、脸红、外周性水肿、心绞痛偶有加重、心动过速

关于抗心律失常药的完整讨论参见正文相关部分

为植入药物洗脱支架可能存在晚期支架血栓形成的问题,但不确定其程度,同时,与使用有标签的 DES 相比,使用无标签的 DES 和单纯金属支架会增加风险。专家也一致同意,未来新的 DES 研究应该延长随访时间,纳入更多的患者,并把支架血栓的形成作为研究终点。委员会顾问支持将置入 DES 后无出血高风险的患者进行 12 个月的双联抗血小板治疗这一方案纳入了临床实践指南中。

　　然而,有些证据显示,DES 患者很容易发生一种称为"晚期支架血栓"的并发症。晚期支架血栓,即在支架植入术后一年或多年出现支架内血块。虽然该并发症在 Taxus 和 Cypher 支架中几乎不会出现,但是血栓是极度危险的,甚至可以致命。为了防止亚急性血栓形成(subacute thrombosis,SAT),支架术后抗血小板聚集治疗至关重要,应教育患者未经心脏介入治疗专家同意不得停止服用阿司匹林、氯吡格雷或噻氯匹定。FDA 认为,尤其是使用未经临床证实的设备之前,需要详细了解该设备。然而,并没有报道显示,直接使用 DES 存在更高的死亡率或心脏病风险。目前推荐和指南建议,假设患者无出血并发症发生史,抗血小板药物治疗(阿司匹林和氯吡格雷或噻氯匹定)必须至少持续服用 1 年。

　　清除动脉粥样硬化斑块(动脉导管)设备和维持机械性开放(支架)的植入设备的不断发展为 PTCA 术后复发的处理提供了有效的辅助或替代。斑块旋切术后病变部位再狭窄的特征及患病率与 PTCA 相似,而自体静脉移植术后冠状动脉内再狭窄发生率更低,约为 10%。

　　再狭窄的原因仍不明确。可能是球囊扩张将血管内膜结构暴露于血液循环中引起过度愈合反应,这些暴露的区域成为血小板黏附聚集和血栓形成的潜在位点。这种愈合反应的程度随着病变位置的不同而不同,同时也受到患者的疾病状态以及血管条件等因素的影响,这些因素均与之前讨论过的血管再狭窄的发生有关。表框 18-9 中列出了再狭窄发生率增加的相关因素。

### 其他并发症

　　需要药物干预的 PCI 术后主要并发症是冠状动脉穿孔,可用鞘管支架进行治疗,阻止血液渗漏到心包内;心动过缓,需要临时起搏;VT 或 VF,需要立即除颤;引起短暂或持续的神经系统损害的

| 表框 18-9 | 再狭窄发病率增加的相关因素 |
| --- | --- |
| **临床因素** | |
| 严重心绞痛 | |
| 未遵循抗血小板治疗方案 | |
| 糖尿病 | |
| 吸烟 | |
| 药物滥用 | |
| 不可控的高脂血症 | |
| **血管造影因素** | |
| 病变部位 | |
| 病变长度 | |
| PCI 术前和术后的病变严重程度 | |
| 相邻的动脉直径 | |
| 重叠支架之间的间隙 | |

中枢神经系统事件。

　　外周血管并发症主要发生在置管部位,包括动脉血栓形成、过度出血(可引起大血肿)、假性动脉瘤、动静脉瘘和动脉撕裂。如果以上任何并发症持续存在或损害患肢末梢血供,则可能需要行外科手术。

　　表 18-8 汇总了 PCI 术后可能的并发症,包括并发症的一般症状和干预措施。

　　表框 18-10 是 PCI 患者完整的护理大纲。

## 其他心脏介入治疗技术

　　PCI 术在治疗有症状的单血管病变患者中有较好的近期及远期效果。在许多医疗中心,PTCA 也常规并且成功地应用于治疗多处血管病变的患者。同时,血管成形术治疗的安全性和有效性也促进了不稳定型心绞痛、心肌梗死和心源性休克的研究。

　　目前,诸多技术,包括激光血管成形术、取栓装置、旋切术设备、DES、短程放射疗法和远端保护装置等不断发展,以解决复杂 PCI 带来的风险。

### 激光血管成形术

　　激光(light amplification through stimulated emission of radiation,LASER)通过一系列的反射镜和透镜,将激光束导入含有大量玻璃纤维的导管中,该纤维再通过导管将光能传输到需要消融的斑块处。激光能够直接烧蚀斑块或辅助其他 PCI 术,在血管完全闭塞处开辟一条通路以帮助 PTCA 球囊或

表 18-8 PCI 并发症

| 并发症 | 一般症状 | 干预措施 |
|---|---|---|
| 心绞痛 | 胸痛或心绞痛等症状 | CABG 或重复 PCI |
| 心肌梗死（MI） | 心律失常：心动过速，心动过缓，VT／室颤，ST 段抬高 | 重复 PCI<br>给氧 |
| 突发血管闭合夹层／内膜撕裂 | 明显的低血压<br>急性心电图改变（ST 段变化） | 用药：血管扩张剂（硝酸盐），钙通道阻滞剂，镇痛剂，抗凝血剂，升压药 |
| 低血压 | 恶心／呕吐 | 主动脉内球囊反搏（IABP） |
| 冠脉分支闭塞 | ST 段抬高 | 如可能再次进行 PCI 术 |
| 再狭窄 | 心绞痛<br>运动试验阳性 | 重复 PCI<br>冠状动脉旁路移植术 |
| 显著的心率变化：心动过缓，室速，室颤 | 心率低于 60 次／min，心率高于 250 次／min<br>心律难辨<br>苍白<br>意识丧失<br>低血压 | 临时起搏器<br>除颤<br>药物治疗：抗心律失常药，升压药 |
| 血管：失血过多 | 低血压<br>尿量减少（血容量不足）<br>血红蛋白／血细胞比容下降<br>苍白<br>穿刺点血肿 | 如可能则进行手术修复<br>补液<br>输血<br>给氧<br>平卧 |
| 过敏 | 低血压，荨麻疹，恶心／呕吐，麻疹，喉痉挛，红斑，气短 | 药物治疗：抗组织胺，类固醇，止吐药<br>清洁液／NPO<br>给氧<br>伴过敏反应：补液，肾上腺素，治疗低血压的血管加压药 |
| 中枢神经系统 | 意识改变<br>偏瘫<br>肺换气不足／呼吸抑制 | 给氧<br>中止／终止镇静剂<br>用药：阿片类药拮抗剂（作为呼吸兴奋剂）<br>计算机断层扫描，核磁共振成像 |

| 表框 18-10 | PCI 术后患者的协同护理指南 |
|---|---|
| **转归** | **干预措施** |
| **氧合／通气** | |
| 患者保持正常的动脉血气值或血氧饱和度 | • 根据医院 PCI 术后规程，给予患者氧气面罩或鼻导管给氧以保证充足氧供<br>• 根据规范监测动脉血气／脉搏氧饱和度<br>• 测量生命体征时听诊呼吸音<br>• 监测肺水肿或呼吸窘迫的体征 |
| **循环／灌注** | |
| PCI 术后患者生命体征稳定 | • 监测血压、心率、呼吸速率、动脉穿刺部位、肢体末梢脉搏和肢体远端运动功能和感觉：<br>每 15min × 4，每 30min × 4<br>每 1h × 4，然后每隔 4h |

| 表框 18-10 | PCI 术后患者的协同护理指南（续） |
| --- | --- |

| 转归 | 干预措施 |
| --- | --- |
| **循环 / 灌注** | |
| PCI 术后无冠状动脉闭塞引起的心肌缺血或梗死（如无心电图变化或心绞痛）迹象 | • 在 PCI 术影响最大的特定心肌对应的导联处监测心律<br>• 给予药物治疗冠状动脉痉挛（如硝苯地平和硝酸甘油）<br>• 按规定给予肝素 |
| PCI 术后无心律失常迹象 | • 报告心律失常的类型和频率<br>• 遵医嘱给予抗心律失常药<br>• 经静脉临时起搏器或外部临时起搏器以及除颤器备用 |
| 穿刺部位无出血迹象 | • 监测生命体征的同时，观察穿刺点是否出现血肿<br>• 评估穿刺部位的压痛、瘀斑及温度<br>• 拔除鞘管后立即压迫穿刺部位 15~30min<br>• 若持续渗血，须按医院规定应用沙袋压迫穿刺部位止血<br>• 当渗血停止后应加压包扎穿刺部位<br>• 按规定监测活化凝血时间，凝血酶原时间，部分凝血活酶时间和血小板，如有凝血障碍应及时报告 |
| 穿刺部位无动脉闭塞迹象 | • 监测生命体征以及手术肢端有无斑点，凉意，苍白，脉弱，肢体麻木，刺痛，疼痛 |
| **体液 / 电解质** | |
| 患者血容量充足 | • 监测出入量<br>• PCI 术前进行血型和交叉配，进行全血计数及电解质检查<br>• 保持静脉通路通畅<br>• PCI 术前和术后检验血尿素氮、肌酐及电解质水平 |
| 静脉注射放射性造影剂后保护肾功能 | • 密切监测尿量；如果小于 30ml/h 须及时报告<br>• 静脉输注造影剂期间监测尿比重或尿渗透压<br>• 遵医嘱使用利尿剂 |
| **活动 / 安全** | |
| | • 根据医院规程，PCI 术后卧床 4~6h<br>• 当鞘管未拔除和卧床休息时，保持床头 <45° |
| **皮肤完整性** | |
| 保持患者皮肤完整 | • PCI 术后立即对受压部位皮肤进行评估<br>• 变换体位以缓解骨隆突处压力，患肢保持伸直状态<br>• 考虑使用减压床垫 |
| **营养** | |
| 调整营养摄入量 | • 根据医院规程，恢复经口饮食，给予流食<br>• 在患者镇静和麻醉时，监测其吞咽功能和气道保护性反射功能 |
| PCI 术后患者无恶心呕吐 | • 监测恶心呕吐<br>• 酌情给予止吐药 |
| **舒适 / 镇痛** | |
| 患者无心绞痛 | • 指导患者描述不适和疼痛<br>• 评估疼痛的严重程度和位置，区分心绞痛和其他原因引起的不适<br>• 心绞痛患者应遵医嘱或医院规定给予硝酸盐或镇静药<br>• 评估患者对药物的反应<br>• 经常变换患者体位并保持术肢伸直 |
| 患者无因运动受限而引起的疼痛 | • 使用空气垫或蛋箱增加舒适度<br>• 在区分出关节或肌肉疼痛与心绞痛后，给予适当的止痛药 |

| 表框 18-10 | PCI 术后患者的协同护理指南（续） |
|---|---|
| **转归** | **干预措施** |
| **心理社会状况** | |
| 患者和家人叙述 PCI 术相关风险 | • 提供操作程序知情同意的相关信息<br>• 鼓励用语言表达出质疑、担忧和恐惧 |
| 患者应用个人支持系统减少焦虑 | • 鼓励家属在患者术后早期恢复阶段探望<br>• 确认患者及其家属对手术和疾病的理解<br>• 如有必要可以推荐社会服务和神职人员等 |
| **宣教 / 出院计划** | |
| 患者和家属要对可能需要再次进行 PCI 术或心脏手术做好准备 | • 术前宣教包括讨论冠状动脉闭塞或穿孔的原因和手术或重复 PCI 手术的原因<br>• 解释术前术后指导和卧床及限制肢体运动的原因 |
| 患者配合 PCI 术后活动限制<br>要求患者改变生活方式以减少冠状动脉疾病恶化的风险 | • 讲解有关危险因素和病理生理机制相关知识、活动、饮食、如何缓解压力、给药、寻求医疗支持的适当时间和时机等方面的口头和书面指导 |

支架通过。

激光血管成形术的操作过程与标准 PCI 术相似。通过荧光透视法定位，引导导管首先到达冠状动脉入口处，一旦通过注射造影剂确定病变位置，即向前推送引导丝至病灶部位。在激活激光前，房间里的每个人（包括患者和家属）都必须戴防护眼镜。随后，激光导管沿着导丝向前推进，并与病变部位接触。根据预期的病变形态，设置足以消融斑块的能量。激光设置包括流速（每平方毫米的毫焦耳数）和重复频率（每秒的脉冲数）。然后激光能量将斑块消融，根据病变部位的情况可能需要实施多次消融。激光血管成形术是否成功可通过荧光透视检查和冠状动脉注射造影剂判断。如果使用激光血管成形术后仍有残余狭窄存在，可辅以 PCI 术，包括支架术，以达到最佳结果（图 18-11）。

狭长的血管狭窄病变（超过 15~20mm）、血管入口病变或高度钙化甚至完全闭塞的移植静脉最适合进行激光血管成形术。激光血管成形术也存在风险：包括冠状动脉穿孔、夹层和动脉瘤。激光血管成形术现在被认为是一个"有利可图的"手术，因此很少应用于经皮心血管疾病的治疗中。

## 经皮腔内斑块旋切术

经皮腔内斑块旋切术是指在冠状动脉中通过切割或消融去除粥样硬化斑块，从而达到"切除"病灶的目的。旋切术设备包括定向冠状动脉斑块旋切术（directional coronary atherectomy，DCA）和旋转消融术（旋磨）。

旋切术的潜在并发症，包括冠状动脉穿孔、急性闭塞、病变部位远端栓塞、心肌梗死。再狭窄等并发症的发生率和标准球囊血管成形术相似，而成功率比 DESs 低。

## 定向冠状动脉斑块旋切术

定向冠状动脉斑块旋切术（DCA）装置是一种切割导管，其安装在引导丝上可越过狭窄斑块进入冠状动脉。其为是固定的，因此应将刀片开口面向病变部位。导管对侧的低压球囊是膨胀的，因此可压迫动脉粥样硬化斑块接近刀片开口处。切割刀片转速大约在 1 200r/min（rpm），沿着病变部分的长轴缓慢前进，切割并将斑块聚集到导管前端。DCA 导管在动脉内进行 360°全方位旋转，重复切除动脉粥样硬化斑块，直至完全切除。然后将装满斑块的导管从患者体内退出。

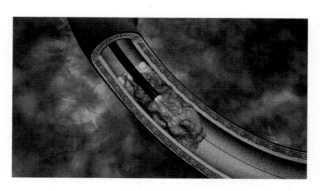

**图 18-11 ▲** 冠状动脉狭窄的激光消融术

## 旋转消融装置

旋磨装置（Boston Scientific，Natick，MA）是一种可以消融冠状动脉粥样斑块的可高速旋转、研磨的消融导管。研究证实，旋磨术在治疗钙化、弯曲、直径小的血管病变、血管开口处病变或弥漫性病变等复杂血管狭窄病变中尤其有效。该装置是由一个橄榄球形状的金刚钻头连接到驱动轴组成。旋磨器通过引导丝前行到达病变部位，以 160 000 到 190 000rpm 的速度旋转，将动脉粥样硬化斑块粉碎成微粒，进入患者的循环系统并被吸收。旋磨钻多次穿过病灶以减小狭窄处病变，完成后可辅以球囊血管成形术以加强治疗效果。

机械血栓抽吸术是一种从冠状动脉、大隐静脉移植物或外周动脉吸取血凝块的取栓方法。该系统由三部分组成：(1)驱动装置（图 18-12A）；(2)泵装置，其实现了输送液体和动脉中去除的血栓之间的等容平衡（图 18-12B）；(3)导管为一次性装置，尺寸为 4~6Fr（图 18-12C）。对接受 PCI 术的急性心肌梗死患者和在大隐静脉移植物处有血凝块的患者，采取机械血栓抽吸术去除新鲜的凝块安全有效。

## 支架

冠状动脉内支架是不锈钢空心管，在冠状动脉中相当于"脚手架"。PTCA 球囊导管预扩张后，

大多数预先安装在球囊导管上的支架沿导丝通过引导导管至病变部位。一旦定位在狭窄病变处，球囊膨胀，支架扩张并留在冠状动脉内。

传统陈旧的支架是用裸金属设计的。由于很多裸金属支架成分为不锈钢，其可强有力地诱导形成血栓，因此支架内血栓是主要的短期和长期并发症。支架置入术是否成功，关键在于支架的内皮化程度是否可使冠状动脉内血流通畅，并防止支架血栓形成。抗凝和抗血小板药物治疗对保证支架置入术的成功和远期预后至关重要。众多试验显示，支架可以降低再狭窄率并改善远期预后。一种由新的合金和化合物制作的支架目前尚在研究中。DES 有三个主要组成部分：(1)药物涂层支架；(2)将药物传递至血管壁的路径；(3)药物本身。DES 可涂层的药物有肝素、紫杉醇、西罗莫司及雷帕霉素等。可认为将这些药物逐渐释放到冠脉系统动脉粥样硬化斑块处可通过抑制平滑肌细胞增殖和炎症反应并允许再内皮化过程的正常进行而抑制血管再度狭窄。同时，FDA 批准的 DES 包括西罗莫司涂层支架，即 Cypher（图 18-13）。另一种支架是 Endeavour，其为一种佐他莫司磷脂胆碱涂层的钴铬合金支架。依维莫司洗脱支架（雅培盖腾）使用的是一个 L605 钴铬合金的 ML Vision 支架，其中添加了依维莫司涂层的含氟聚合物多分子层，使用紫杉醇涂层的支架则称为

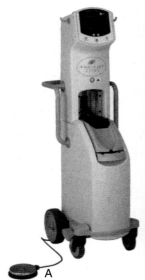
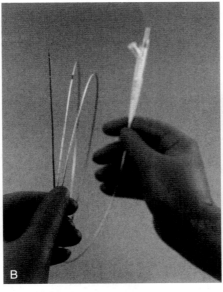
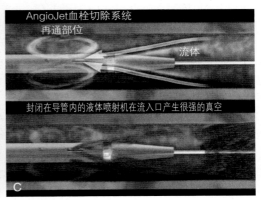

图 18-12 ▲ A：AngioJet 血栓切除操作台。AngioJet 血栓切除系统的电源和控制操作台。B：AngioJet Spiroflex 血栓切除导管是一种尺寸为 4-Fr 的带有可追踪旋切轴的血栓切除导管。C：AngioJet 血栓切除导管的作用机制。（Courtesy of Possis Medical Inc.，Minneapolis，MN.）

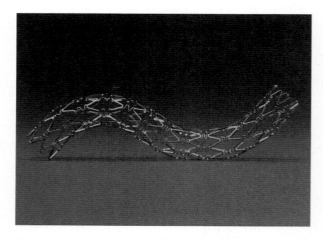

图 18-13 ▲ 完全撑开的 Cypher 支架。Used with permission of Cordis Corporation

Taxus（图 18-14）。

为了成功实施支架植入术，心脏病介入治疗专家须作出如下重要决策，包括：

● 选择与病变部位长度相匹配的支架；

● 选择直径与正常冠状动脉管壁厚度相匹配的支架；

● 精确并完整的放置支架。支架膨胀不足使动脉壁和支架之间产生微小缝隙，可引起严重问题，如 SAT。植入裸金属支架或 DESs 后的其他可能并发症包括穿刺部位出血、支架移位、冠状动脉夹层或急性闭塞。

## 近距离放射治疗

冠脉内放疗（近距离放射治疗）是一种潜在有效的抗增生治疗方法。目前正在研究将其与

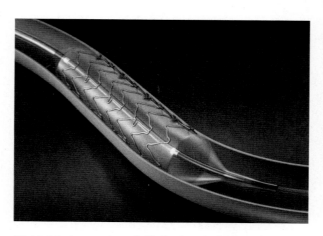

图 18-14 ▲ XIENCE V 依维莫司—洗脱冠状动脉支架。

PCI 联合应用，可能成为降低再度狭窄发生率的有效方法。这种放疗由暂时植入或嵌入的放射源（如放射源种子、放射性支架或充满放射性液体的球囊等）放射。放射疗法通过攻击有威胁性的新生细胞从而抑制其增生，而对正常组织几乎没有影响。在近距离放射治疗中，血管内低剂量放射物通过导管系统被放置到球囊扩张或支架植入部位。用于治疗血管再狭窄的两种射线为 β 射线和 γ 射线。γ 射线发射器可产生一个距离发射源较远的放射区域。这要求治疗必须在具有重铅屏蔽的心导管实验室进行。γ 辐射强度低于 β 辐射，根据所使用的辐射源强度，γ 辐射体必须保留在原处 14~45 分钟。β 辐射源附近的辐射强度更高、更集中，使近距离放射治疗法只能持续 3~10 分钟。β 源可被大约 0.127cm 厚的聚合甲基丙烯酸甲酯（有机玻璃）屏蔽。目前，FDA 批准近距离放射疗法只能应用于支架内再度狭窄的治疗。

## 远端保护装置

颗粒物导致的远端栓塞可使 PCI 术和周围血管疾病治疗过程复杂化。微栓子可以在血管重建过程中向远侧转移（病灶下游）。最终可能会导致靶器官缺血、急性心肌梗死、血清心肌酶升高、脑卒中及左室功能障碍。远端保护装置是为了减少或消除在 PCI 术和周围血管疾病治疗过程中出现的远端栓塞。远端保护装置常用于隐静脉移植后 PCI 术及颈动脉狭窄手术。

到目前为止，FDA 批准的远端保护装置只有 PercuSurge GuardWire 和 FilterWire（图 18-15）。PercuSurge 装置是由顶部带有一个低压闭塞球囊的引导丝组成。球囊膨胀防止远端栓塞，在球囊放气和血流恢复前，吸引导管将血管内的碎片全部清除。FilterWire 装置由一个安装在血管成形术导丝上的小巧过滤器构成。过滤器包含一些允许血液流过的小孔，这些小孔可捕获微栓子，保护远端脏器。这些远端保护装置迅速成为退变的隐静脉移植物和颈动脉支架的标准治疗方案，因此在不久的将来，设备制造商可能会在 ACS 介入术和其他周围血管病的治疗中找到更多的适应证。

## ▲ 外周动脉疾病介入治疗

约 1 200 万美国人有 PAD。病因是动脉血管

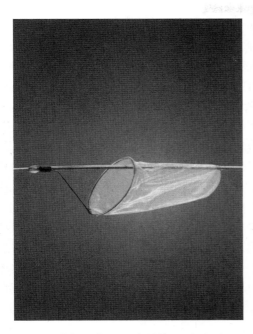

**图 18-15** ▲ 远端保护装置。滤器装置展开。(Photograph courtesy of Boston Scientific Corporation,2006.)

内斑块的不断堆积,表现为血管内血流量减少,若不及时治疗可导致心脏病发作、脑卒中、肢端截肢,最终甚至会导致死亡。PAD 患者的年死亡率为 30%。请参考第 19 章主动脉瘤与 PAD 的讨论和第 22 章颈动脉疾病的外科治疗(动脉内膜切除术)。对于该心血管疾病来说,药物或手术治疗是唯一的选择,目前科学技术的不断发展使微创和经皮介入手术成为现实。

远程动脉内膜切除术是一种重建浅表股动脉血管的微创介入术。其可治疗下肢动脉疾病,还可作为心脏搭桥手术的替代治疗方法。远程动脉内膜切除术的优点是:(1)保护自体血管;(2)微创;(3)对未来手术的选择无限制;(4)与搭桥手术相比患者恢复得更快、更容易;(5)与外科动脉内膜切除术相比具有更长久的临床效果。

经皮介入治疗是 PAD 治疗的一种新兴方法。很多医疗机构通常采用血管成形术、经皮穿刺血管腔内斑块旋切术以及颈动脉、主动脉、肾动脉、髂动脉、股动脉与上肢动脉支架植入术来治疗 PAD。接受经皮介入治疗之前,大多数患者需要进行磁共振血管造影、动脉双重造影或血管造影检查。经皮外周动脉血管成形术方法为:在血管堵塞处放置球囊,然后膨胀球囊疏通血管。也可以在堵塞的血管中植入支架,作为疏通血管的支撑架。在进行血管成形术和支架植入术前可在堵塞处进行溶栓治疗。在血管成形术和支架植入术前行斑块旋切术或清扫外周血管经证实也是有效的。

腹主动脉瘤和胸主动脉瘤也可以采用经皮介入治疗。血管内支架移植物是一种能够加固动脉瘤的金属丝编织管,可基本上实现血管重建并降低血管瘤破裂的发生率。支架移植物可稳固贴在血管瘤的上方或下方(图 18-16)。移植物比脆弱的主动脉坚固,可使血液通过而不对血管瘤产生额外压力。如果患者的动脉瘤宽约 5cm,其血管瘤和主动脉的轮廓有利于支架置入,而且血管足够使引导管、血管成形球囊及支架移植物通过,则该患者就适合做血管内支架置入术。血管内支架置入术可能引起的并发症包括内漏(移植物周围血液渗漏)、支架移植物移位、感染及血管再狭窄。

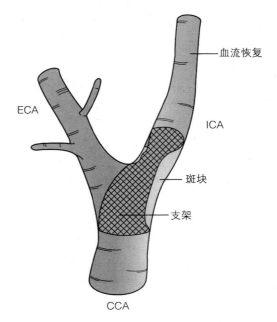

**图 18-16** ▲ 血管内支架移植物(AAA);CCA,颈总动脉;ECA,颈外动脉;ICA,颈内动脉

PAD 患者的术后护理与冠状动脉 PCI 患者的术后护理相似,主要为观察腹股沟切口情况,评估肢端情况和测量生命体征。对患者的宣教和出院计划应该包括积极管理心血管疾病相关危险因素,如戒烟、降低血糖水平、运动锻炼、降低血压和胆固醇水平。抗血小板治疗也适用于进行 PAD 经皮治疗的患者。

随着心脏介入专家可选择的治疗工具和技术的多样以及辅助药物治疗的不断完善,将来 PCI 疗效的可预测性及冠脉系统和外周动脉系统动脉粥样硬化血管治疗后的长期通畅性将会有更大幅度的提高。

## ▲ 经皮球囊瓣膜成形术

经皮球囊瓣膜成形术（PBV）是一种使用扩张导管通过狭窄的心脏瓣膜以增加血流量的一种非外科技术。该手术类似于 PCI，都是先经皮插入导管系统，在荧光透视引导下将其传送至狭窄区域。对扩张导管进行充气以增大瓣膜开口，改善血流量。

### 历史背景

1979 年报道了使用球囊扩张狭窄的心脏瓣膜的首个病例，1982 年，医生成功实现了对肺动脉瓣狭窄的扩张。虽然其长期效果还无法评估，但目前认为该项技术可以有效替代开胸手术。由于瓣膜分离术可以成功治疗二尖瓣狭窄，而且肺动脉狭窄扩张也取得初步成功。因此，1984 年，医生们为避免开胸术开始尝试经皮二尖瓣扩张术。该手术能够改善心脏功能，而且不会产生严重的手术并发症。

PBVs 的手术量远不及 PCI。部分原因是与 CAD 相比，瓣膜病的发病率较低。

假设 PBV 术后患者长期临床效果较好，那么 PBV 相对于外科手术的优势就相当于 PCI 相对于 CABG 的优势。PBV 对患者造成的创伤较小，无需麻醉，可降低发病率，患者住院时间短，不留疤痕且花费少。另外，也可以应用微创外科手术，包括微型开胸术。

### 瓣膜狭窄的病理生理机制

瓣膜狭窄主要由钙化、先天畸形和风湿性心脏病引起。目前，主动脉钙化以及二尖瓣退行性病变逐渐成为瓣膜疾病手术治疗的最常见适应证。有关特殊瓣膜狭窄的病理生理机制和手术方案的讨论参见 22 章。

### PBV 与瓣膜替换的诊断性检查

在确定合适的介入手术前，医生需对患者瓣膜狭窄的表现和严重度进行评估。医生可以通过各种非侵入性测试来确定患者左心房或左心室的肥大程度、是否有肺静脉淤血或高压、瓣膜硬度以及跨瓣压力差。在 12 导联心电图中，左胸导联的 R 波大小反映与 AV 狭窄相关的左心室肥大程度；Ⅰ、Ⅱ 和 aVL 导联中宽大锯齿状的 P 波反映与二尖瓣狭窄相关的左心房肥大程度。X 线胸片可以显示瓣膜内或周围是否有钙化、左心室（LV）或心房是否肥厚以及是否有肺静脉淤血或心衰（HF）。二维的超声心动图则用来扫描心脏瓣膜和心腔。多普勒超声可以测量跨瓣压力差，间接计算瓣膜面积，并评估瓣膜反流情况。根据以上检查结果，医生可以：(1) 估算瓣口大小；(2) 直观观察瓣膜叶片的运动程度；(3) 确定左心室或心房肥大的程度。

如果检测结果显示存在心脏瓣膜病，则需要进行左右心脏导管插管。尽管该操作是非侵入性的，但它仍要求确定每一个心腔内的压力及跨膜压力差。获得以上信息后，向主动脉或左心室注射造影剂并拍摄一系列的影像，分别观察是否有主动脉或二尖瓣关闭不全。这一步操作产生的血管造影图像能够了解心脏瓣膜的功能和心腔的大小。

完成一系列的测试后，医生进一步对瓣膜进行分析，获得更准确的信息以确定治疗方案。护士应熟悉检测结果以便更好地了解患者的诊断与相关症状以及接受介入治疗的原因，从而更好为患者提供护理。

### 设备特点

尽管 PBV 和 PCI 导管的设计非常相似，但由于心脏瓣膜直径要比冠状动脉大，因此两者间也存在重要区别，其中一个重要区别为导管外直径的大小。PBV 导管的直径约为 7~9Fr，PBV 球囊充气时的直径达到 15~25mm。因此，为使瓣膜扩张导管顺利进入，应在动脉或静脉的穿刺部位置入 10~14Fr 的引导鞘管。

另外，还需要一个较粗的引导丝，其直径约为 0.089~0.097cm，以增加硬度辅助扩张导管的进入。与 PCI 导管系统相同，PBV 扩张导管也具有不透射线的标记，可用于荧光透视成像定位。

### PBV 的适应证与禁忌证

在开展 PBV 术之初，由于钙化碎片栓塞、瓣环损伤、急性瓣膜反流和瓣膜狭窄等并发症的出现而使得其应用受到限制。这些并发症一直是关注的重点。早期的大量研究对以上各种并发症均有报道，现今仍须对 PBV 术后的患者群体的以上并发症进行进一步详细评估。

瓣膜置换术是治疗主动脉瓣狭窄的有效方法，术后死亡率低，但伴有多系统疾病的术后患者死亡率显著增加（通常是老年患者）。而 PBV 则是针对此类患者的一种安全有效的替代疗法。对于具有较高手术风险的儿童，PBV 也是一种有效的治疗方法，可暂缓手术，待儿童长大并能更好的耐受手术后再进行手术治疗。另外，机械瓣膜和生物瓣膜的寿命大约为 10~20 年，因此，PBV 可以延迟或避免二次手术。机械瓣膜植入后需要长期进行抗凝治疗，因此不适用于年轻患者和孕妇。PBV 还可用于左心室功能较弱患者外科手术前的病情稳定；PBV 术可能有瓣膜关闭不全的风险，虽然几率较小，但一旦出现后果十分严重。因此禁用于中度或重度瓣膜反流的患者，（表框 18-11）。

| 表框 18-11 | PBV 的适应证与禁忌证 |
| --- | --- |
| **临床适应证** | |
| 手术高风险患者（高龄，重度肺动脉高压，肾功能衰竭，肺功能障碍，左心室功能不全） | |
| 术前病情不稳定的患者 | |
| 不适合接受长期抗凝治疗的患者 | |
| **解剖学适应证** | |
| 中度或重度瓣膜狭窄 | |
| 中度或重度瓣膜钙化 | |
| 轻度心脏瓣膜反流 | |
| **解剖学禁忌证** | |
| 无法进入血管 | |
| 血栓 | |
| 严重的心脏瓣膜反流 | |
| 栓塞史 | |

与 PBV 相关的并发症之一是穿刺部位大出血，主要由需要扩张的导管管径较大所致。研发改进管径较小的扩张导管可减少其发生率。与 PCI 术一样，不断优化的 PBV 导管可增加操作的安全性、缩短操作时间、改善治疗效果。

## 操作过程

PBV 术应在心导管室进行，其中许多步骤与 PCI 相同（PCI 手术部分）。操作前，须再次通过左右心脏导管评估血流动力学状态，并获得跨瓣压力差的基线数值；重复进行冠状动脉造影以确定患者是否仍适合接受瓣膜成形术。由于患者的状态可能会发生改变，因此在实施 PBV 术前应重新进行较为彻底的评估。

导入鞘管或扩张导管可代替血管造影导管。在实施二尖瓣 PBV 手术时，静脉穿刺点在右股静脉上。同时进行主动脉瓣和二尖瓣 PBV 手术过程中，注意保持静脉、桡动脉和股动脉通路通畅，以便给药和抽取血样。

主动脉瓣 PBV 术中，一旦鞘管到位，立即给予患者 5 000U 到 10 000U 肝素抗凝，防止导管系统形成血凝块。扩张导管和引导丝到达升主动脉根部，引导丝穿过狭窄的主动脉瓣，扩张导管沿着引导丝前行（图 18-17）。通过荧光透视检查和球囊上的不透射线标志物来精确定位扩张导管。

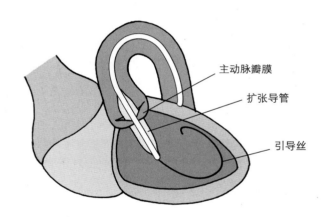

主动脉瓣膜
扩张导管
引导丝

图 18-17 ▲ 心脏横断面视图显示引导丝和扩张导管穿过主动脉瓣。弯曲引导丝防止诱发室性心律失常和刺破心室壁

在二尖瓣 PBV 术中，一条起搏导管可以通过一个单独的静脉鞘管进入到下腔静脉和右心房水平备用。然后，导丝经由股动脉和主动脉到达二尖瓣，或者从右心房穿过房间隔进入到左心房，到达二尖瓣，后者较为常用。一旦导丝到达二尖瓣，需给予患者 5 000U 至 10 000U 肝素抗凝，将扩张导管沿着引导丝穿过房间隔到达二尖瓣（图 18-18）。再次通过荧光透视检查和球囊上的不透射线标志物确定扩张导管的准确位置。

主动脉瓣成形术中扩张导管的平均充气时间为 15~60 秒，而在二尖瓣成形术中充气时间为 10~30 秒。在瓣膜扩张期间，由于心输出量受到

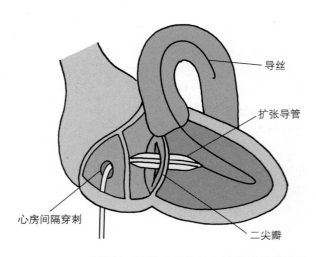

图 18-18 ▲ 心脏横断面视图显示导丝和扩张导管穿过房间隔到达二尖瓣。引导丝从主动脉瓣延伸到主动脉以支撑导管

强制性降低,护士须密切监测血压。一旦扩张导管球囊放气,血压将恢复正常。二尖瓣扩张期间,肺动阻塞压(pulmonary artery occlusion pressure, PAOP,之前称作 pulmonary artery wedge pressure, PAWP)会有短暂的上升。当扩张导管气囊放气时,PAOP 应恢复到基线水平。扩张过程中也可能发生 VT、VF 或窦性心动过缓等心律失常。

当心脏瓣膜扩张到最大限度时,拔除导管。然后,重复进行跨瓣压力差等血流动力学检查,判断 PBV 术的效果。重复进行血管造影以评估瓣膜反流情况。当手术完成后,须逆转肝素抗凝效果以预防穿刺部位大出血。

## 结果

主动脉 PBV 术能够降低压力梯度和收缩末期的血容量,增加主动脉瓣膜面积、EF 和心输出量。虽然主动脉瓣膜面积增加,但不如外科瓣膜置换术显著。此外,PBV 术后再狭窄的发生率很高,因此,主动脉瓣成形术主要适用于老年患者和手术高风险患者,一般认为其可减轻症状,而非根治方法。

二尖瓣成形术的效果更加显著,尤其是在增加瓣膜面积、提高心输出量、减少跨瓣压力差、降低 PAOP 和平均肺动脉压等方面。PBV 术改善心脏瓣膜功能的三个公认的机制为:(1)粉碎黏附在心脏瓣膜上的钙化结节(最常见的);(2)分离粘连的心脏瓣膜;(3)拉伸心脏瓣膜基底纤维环和瓣膜结构。

## 护理评估和护理措施

### 患者准备

患者于 PBV 手术当天入院。护理目标是减少心脏负荷、监测水电解质平衡状态、缓解心理压力,使患者保持血流动力学稳定。

多数情况下,术前患者并未接受有创血压监测,因此护士需仔细观察患者是否出现了心衰的症状和体征:搏压差减小、活动时心率增加、外周性水肿、咳嗽、呼吸困难或肺部湿啰音。护士须记录患者感知觉、肤色、皮温和脉压改变以及尿量变化。获取患者血清电解质基础值和体重基础值,以监测其水、电解质平衡情况。同时,记录每天液体出入量。

患者入院前可能服用过利尿药、地高辛和抗凝血药,须知晓其用药情况。因有可能接受紧急手术,因此实施 PBV 术前需停用抗凝血药物。另外,护士应密切监护有慢性心房颤动的患者,避免出现全身性栓塞。护士还应及时掌握患者实验室检查结果,如有异常应立即告知医生。(可参见本章的 PTCA 患者准备部分获取更多信息。)

医生告知患者 PBV 手术过程后,让患者签署 PBV 术、麻醉和手术知情同意书。为防止可能出现的需进行紧急瓣膜置换术的并发症,通常需在 PBV 手术实施期间做好外科手术准备。

### PBV 术中的护理评估和护理措施

护士须持续监测肺动脉压和肺动脉阻塞压(PAOP),并能够及时辨别监测仪器上预示心衰和肺水肿发生的指标。对于严重的低血压患者,护士应该准备给患者静脉输入多巴胺和去甲肾上腺素(左旋去甲肾上腺素)。如患者出现室性心律失常,须静脉滴注利多卡因。

### 经皮球囊瓣膜成形术后的护理评估和护理措施

护士对促进患者康复起到重要作用。瓣膜成形术后的护理目标是保证充分的心输出量、维持水和电解质平衡、并确保穿刺部位不再出血。继发于瓣膜疾病治疗的心律失常会导致希氏束附近水肿。二尖瓣成形术中,房间隔穿刺引起的心房左向右分流、心脏压塞、循环血容量改变或失血,均会引起心脏输出量的改变。在导管插入过程中,使用利尿剂和造影剂会导致水和电解质失衡。使用大直径导管和全身抗凝治疗联合作用可导致穿刺部位出血。

监测液体量对瓣膜疾病患者的血流动力学平衡至关重要。应记录静脉注射液体量以记录准确的出入量。PBV 术前使用利尿剂可导致循环血容量减少,虽然 PBV 术后每搏输出量增加,但综合表现仍为心输出量的下降。因此,仔细监测中心静脉压、肺动脉压、PAOP 和血压,心率、尿量和电解质平衡对准确评估循环血容量和心脏泵血功能至关重要。

另外,护士应全面评估患者的状态,记录全身皮肤颜色和温度,并仔细观察患者意识水平和神经系统症状,密切听诊患者心音和呼吸音。通过穿刺点周围肤色和皮肤温度以及判断足背动脉和胫后动脉是否可触及以及波动情况来评估穿刺部位的末梢循环状态。

最后,如触诊时发现穿刺部位出现敷料渗漏和压痛应立即记录,以判断是否有导管周围出血的可能。同时,护士也应立即记录可能提示大量出血的症状和体征。鞘管处出血可能引起局部血肿,需要手术处理。医生可能会在穿刺点部位放置沙袋或夹板,以帮助止血并防止再出血。

如果患者患有冠心病病史,医生可能会要求对患者血清心肌酶进行监测,尤其是肌酸激酶(creatine kinase,CK)和肌酸激酶同工酶类(参考 PCI 术后的护理管理)。护士须同时具备正确辨别心肌缺血症状和体征及实施适当干预的能力。

瓣膜成形术后的几个小时内,护士应指导患者保持患肢伸直并强调其重要性。

PBV 术后实验室评估可能包括 PT、血红蛋白和血细胞比容、凝血功能监测、血清电解质、CK、心电图和胸片。表框 18-6,在 PCI 护理措施中列出了 PBV 术中患者的护理诊断和协作性问题。有关 PCI 或 PBV 术后向患者宣教家庭护理的要点见表框 18-12。

## 并发症

PBV 插入需要扩张的瓣膜环的导管直径较大,其相关的常见院内并发症主要是动脉穿刺部位出血。另外,在二尖瓣 PBV 术中,常见的并发症是房间隔被刺穿并扩张所导致的左向右分流,其也是由于扩张导管直径大所致。对于二尖瓣和

---

| 表框 18-12 | 教育指导:心脏病患者 PCI 或 PBV 术后建议 |
|---|---|

**生理宣教要点**

- PCI/ PBV 术后的第一周限制体力活动
- PCI 术后两周避免提 4.5kg 以上的物体
- 运动负荷试验后恢复锻炼
- 按规定低脂肪饮食
- 考虑心脏康复训练
- 每周饮酒不超过三杯
- 穿刺部位出现渗液、出血或疼痛时应及时告知医生
- 发热或其他感染迹象应及时告知医生
- 出现胸部不适,如每 5min 服用一片硝酸甘油,连续服用三片后胸部不适仍未缓解,需通知医生或拨打 120
- 如需要,可开始减肥计划

**心理社会宣教要点**

- 戒烟,尽可能避免吸入二手烟
- 完成运动负荷试验后可恢复性生活
- 开始实施压力管理
- 识别抑郁症状
- 遵守药物治疗方案
- 安排并坚持接受医疗检查

主动脉瓣的 PBV 术,全身性栓塞是重要的潜在并发症,虽然其发生率较低。然而引起瓣膜反流显著增加的报道却非常少。PBV 术相关的并发症见于表框 18-13。

---

| 表框 18-13 | 患者安全 |
|---|---|

**需要进行干预的与 PBV 手术相关严重并发症**

- 钙化碎片栓塞
- 心脏瓣膜基底环破裂
- 心脏瓣膜反流
- 心脏瓣膜再狭窄
- 动脉穿刺点渗血
- 左心室穿孔
- 严重低血压
- 短暂性心肌缺血
- 血管损伤
- 房间隔缺损(伴随于二尖瓣 PBV 术后)
- 主动脉夹层
- 主动脉破裂
- 心脏压塞
- 腱索断裂

# 主动脉内球囊反搏和循环系统的机械支持

## ▲ 主动脉内球囊反搏

1958 年，Harken 和其波士顿的同事首次提出了主动脉内球囊（IABP）反搏概念，即血液经股动脉在收缩期射出并在舒张期回输，以增加冠状动脉血流灌注。1967 年，Kantrowitz 及其同事首先将 IABP 反搏术应用于临床。IABP 最早用于 2 例急性心肌梗死后合并左心衰患者的治疗，此后 IABP 开始作为经药物和液体治疗无效的急性左心衰内外科患者的标准治疗措施。

IABP 反搏术通过在主动脉腔内植入球囊，使其在心脏循环舒张期充气膨胀，从而增加冠状动脉灌注压和循环血量。球囊随每一次心跳进行膨胀和收缩，收缩期射血前气囊放气收缩以减少射血阻力（后负荷），使左心室正常工作，继而减少心肌耗氧量。通过有效地增加血流量和减少左心室做功，来达到增加冠状动脉灌注压、减少因心输出量增加产生的后负荷的理想效果，最终增加患者心肌供氧，减少左心室做功，提高心输出量。而在 IABP 术应用之前，没有任何一种药物能够达到这样的效果。

美国心脏病协会和美国心脏协会（America College of Cardiology /American Heart Association，ACC/AHA）指南建议对于出现以下情况的急性心肌梗死患者：(1) 低血压，即收缩压低于 90mmHg，或动脉压比基线平均动脉压（Mean Arterial Pressure，MAP）低 30mmHg，且其他治疗措施无效的 ST 段抬高型心肌梗死（ST-segment Elevation Myocardial Infarction，STEMI）患者；(2) 心输出量过低的 STEMI 患者；(3) STEMI 患者合并心源性休克且不能用药物快速纠正者。IABP 反搏术治疗可作为一级推荐。ACC/AHA 指南中也将 IABP 反搏术作为以下患者的一级推荐，即与其他药物疗法联合用于治疗 STEMI 合并复发性缺血性胸部不适伴有血流动力学不稳征象、左心室功能低下或有大面积心肌梗死风险的患者。

尽管 ACC/AHA 将 IABP 作为一级推荐，但是最新的研究指出并建议，回顾和更新当前临床实践指南仍很有必要。

## 生理学原理

为了维持衰竭心脏的心输出量，心脏需要做更多的功，心肌耗氧也会随之增加。这种情况可能在心肌缺血且冠状动脉灌注不能满足氧耗的时候发生，继而导致左心功能进一步下降，心输出量进一步减少，这种恶性循环很难终止（图 18-19），持续存在可能会导致心源性休克。IABP 可通过在舒张期使球囊膨胀以增加主动脉根部压力而中断恶性循环，冠状动脉灌注压也随主动脉根部压力的增加而增加。

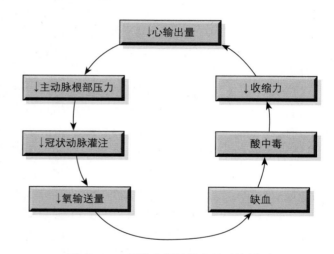

**图 18-19 ▲** 导致心源性休克的恶性循环

减少心肌耗氧量同样可以作为治疗左心衰的有效方法，因为心肌耗氧量主要由后负荷、前负荷、心脏收缩能力和心率四个因素决定，IABP 反搏术治疗可以直接减少后负荷，并间接影响其他三个因素从而改善心功能。因 IABP 作用于左心，因此我们此处只讨论左心室。

### 后负荷和前负荷

心动周期中，心肌最大耗氧量与后负荷呈正相关（第 16 章）。射血阻力越大，后负荷越高，进而导致心肌耗氧量增加。射血阻力由主动脉瓣、主动脉舒张末压和血管阻力引起。主动脉舒张末压越高，克服射血阻力所需的后负荷就越高。血管收缩时血管阻力增加。血管舒张或血管阻力降低可减少射血阻力，从而降低后负荷。在心室收缩前将主动脉内的气囊放气可降低主动脉舒张末压，进而降低射血阻力和左心室做功，IABP 正是通过这种方式有效减少了心脏耗氧量。

急性左心衰患者心脏不能有效泵血,致使左心室舒张末期容量增加(前负荷;第 16 章),前负荷过度增加导致心脏做功增加。IABP 通过减少射血阻力来降低前负荷,同时随着阻力的减少,会更加有效地产生向前血流,左心室排空也更有效率。

## 收缩力

收缩力指心肌在收缩期的收缩速度和强度。良好的心脏收缩虽然需要更多的氧气,但是其对心脏功能是有益的,因为它可以确保心脏高效泵血,从而增加心输出量。心脏衰竭患者的心肌收缩力显著降低。心肌的生化状态可直接影响心肌收缩力,当钙离子浓度和儿茶酚胺浓度均处于较低水平时,心肌收缩力下降,进而导致缺血和酸中毒。

IABP 术可改善氧供,减少缺血和酸中毒。因此,IABP 术有利于提高收缩力,改善心功能(图18-19)。

## 心率

心率是心肌耗氧的主要影响因素,因为心率决定了每分钟产生收缩期高压的次数。正常情况下,心肌灌注发生在心舒张期。冠状动脉灌注压取决于主动脉舒张压和心室壁张力之间的压力梯度。肺动脉楔压(pulmonary artery occlusion pressure,PAOP)因为接近左心室舒张末压,所以可以用于估计室壁张力和灌注阻力。它可用下面的公式表示:

$$冠状动脉灌注压 = 主动脉舒张压 - 心肌室壁张力$$

心肌张力会减缓血流速度,因此约 80% 的冠状动脉灌注压在舒张期产生。心率越快,舒张期时间越短,收缩期改变也不明显。心率过快不仅增加耗氧量,也减少了运输氧所能利用的时间。急性心室衰竭患者心脏收缩力降低,因此可能无法通过增加每次搏动的泵血量(每搏输出量)来维持心输出量。心输出量是由每搏输出量和心率决定的:

$$心输出量 = 每搏输出量 × 心率$$

若不能增加每搏输出量,则需要提高心率来维持心输出量,而心率的提高将导致耗氧量增加。

IABP 术通过改善心肌收缩力来改善心肌泵血并增加每搏输出量。后负荷的降低也可有效提

高泵血量。心肌功能和心输出量的改善可减少代偿性心动过速的发生。IABP 反搏术通过球囊充气膨胀增加主动脉舒张压,进而增加冠状动脉灌注,改善血流和心肌氧供。

IABP 术的生理作用总结见表框 18-14。适当的球囊充气膨胀可以增加氧供,适当的球囊放气收缩可以减少耗氧。充气和放气的时间至关重要,且须与心动周期一致。

| 表框 18-14 | 主动脉内球囊(IABP)反搏术直接生理效应 |
| --- | --- |
| **充气** | |
| ↑主动脉舒张压 | |
| ↑主动脉根压 | |
| ↑冠状动脉灌注压 | |
| ↑氧供 | |
| **放气** | |
| ↓主动脉舒张末压 | |
| ↓射血阻力 | |
| ↓后负荷 | |
| ↓耗氧量 | |

## 设备特点

主动脉内球囊导管和安装在末端的气囊是由生物相容性的聚氨酯材料构成的。通过导管输送加压气体完成气囊充气。因加压气体应为低分子量,故将氦气作为首选加压气体。气囊的大小应根据患者的体型确定以取得良好的反搏效果(表18-9)。充气时,主动脉内的气囊体积增加进而明显增加主动脉压力,使血流逆行回主动脉瓣;放气时,气囊体积突然减小以大幅度降低主动脉压力。导管的中心腔可以测定气囊压力并借此反映主动脉压力。

表 18-9　IABP 中的球囊尺寸标准

| 患者身高 | 气囊容积 | 体表面积 |
| --- | --- | --- |
| <5′4″ | 30ml | 1.8m² 或更少 |
| 5′4″~6′0″ | 40ml | <1.8m² |
| >6′0″(或主动脉直径 >20cm) | 50ml | >1.8m² |

## IABP 反搏术的适应证

IABP 术的两大适应证分别是心肌梗死并发心

源性休克和心脏术后低心输出量。其他适用 IABP 术治疗的患者其心脏病理生理条件参见表框 18-15。

---

**表框 18-15　IABP 术的适应证**
- 心肌梗死并发心源性休克
- 心脏术后继发左心衰竭患者
- 重度不稳定型心绞痛患者
- 心肌梗死后室间隔缺损或二尖瓣反流
- 心脏移植前短期过渡治疗

---

## 心源性休克

心源性休克的治疗较为复杂,且死亡率一直很高,约 15% 的心肌梗死患者会继发心源性休克。

首先,心源性休克患者可使用多种正性肌力药、血管收缩药和液体疗法治疗。若治疗后患者的心输出量、动脉压、尿量和精神状态变化较小或没有改变,即提示需采用 IABP 辅助循环治疗。一旦出现低血压,表明创伤的自我修复过程已经启动。早期逆转休克状态可控制进一步创伤的出现并提高存活率。

IABP 术后 1~2 小时内,病情应得以改善。此时,可以看到患者的心输出量、外周灌注、尿量、精神状态和肺充血状况都稳步提高。随着心功能的改善,中心静脉压和肺动脉楔压会有所降低,并在 24~48 小时内能达到平均峰值。

## 术后低心输出量

IABP 术的主要适应证是心脏术后使用传统肌肉收缩治疗难以纠正的低心输出量综合征。IABP 也适用于受机械性损伤而诱发的急性心肌梗死和难治性心绞痛的术前患者。

IABP 反搏术可用于小儿患者体外循环(cardiopulmonary bypass,CPB),为其提供术后循环支持直至左心室功能恢复。CPB 后心脏对循环支持无反应可以作为早期心衰的依据,早期的识别和治疗对于扭转左心衰是至关重要的。

IABP 除了提供循环支持外,也会通过其他途径积极影响心脏手术后患者的预后。例如,CPB 期间 IABP 产生的搏动性血流会通过抑制内皮细胞激活从而抑制系统性免疫反应的激活,在 CPB 期间应用 IABP 也可以改善全身灌注。

## 不稳定型心绞痛

IABP 反搏术可以在行经皮冠状动脉介入治疗(percutaneous coronary intervention,PCI)术中使用,用于治疗不稳定型心绞痛和机械性损伤的患者。在这种情况下,PCI 通常在紧急心脏手术后实施。这类患者包括不稳定型心绞痛、梗死后心绞痛和梗死后室间隔缺损,和由于乳头肌损伤引起二尖瓣反流导致的心脏衰竭患者。IABP 反搏术通过增加室间隔缺损或二尖瓣关闭不全的心衰患者的前向血流而减少因室间隔缺损导致的分流和因二尖瓣关闭不全引起的反流。

## IABP 反搏术的禁忌证

IABP 术有一些禁忌证,且 IABP 术只对有完整动脉瓣的患者有效。若主动脉瓣关闭不全,球囊充气则仅能增加主动脉反流,几乎不能提高冠状动脉灌注压,甚至会导致心衰患者病情恶化。

重度周围血管阻塞性疾病是 IABP 术的相对禁忌证。阻塞性疾病会导致插管困难,可能阻断末端肢体血流或使血管壁出现斑块脱落,进而引起潜在性栓塞。对于绝对需要 IABP 的患者,可通过胸主动脉插管,这样便可绕过病变血管。任何曾经进行过主动脉股动脉分流术和主动脉髂动脉分流术的患者都禁止行股动脉插管。

另外,主动脉瘤是 IABP 术的禁忌证。搏动的球囊碰撞到动脉瘤可能导致患者的动脉瘤样碎片脱落形成血栓。在插管时,导管可能穿透动脉瘤血管壁,从而导致更为严重的并发症——动脉瘤破裂。

## 方法

### 插管

球囊的合适位置是胸主动脉内的左锁骨下动脉开口远端,接近肾动脉处(图 18-20)。虽然也提到过其他插管方法,但最常用的方法是使用赛丁格技术经皮插入,另外一个常用方法是经胸主动脉直接插入。由于这种方法需要胸骨中段切开,因此禁用于已经开胸的心脏手术患者。

导管放置到位后会连接一个机器控制台,控制台由三个基本元件组成:监测系统、电子触发装置和驱动系统。驱动系统负责气体进出气囊。监测系统可以显示患者的心电图和动脉波形图,以此反映球囊充气和放气时机体的变化。控制台也可以显示球囊的波形图,从而通过球囊自身反映气，使用心电图信号触发球囊放气。

**常规定时**　使用常规定时作为球囊定时方法的第一步是在动脉波形图上辨别收缩期和舒张期的起点。收缩期始于左心室压高于左心房压时，从而迫使二尖瓣关闭。

收缩期有两个阶段：等容收缩期和心室射血期。一旦二尖瓣关闭，等容收缩期便开始，持续至产生的压力足够克服射血阻力。当心室压超过主动脉压时，主动脉瓣被迫打开进入射血期或阶段 2。射血会持续到左心室压降到低于主动脉压。此时，主动脉瓣关闭，舒张期开始。

主动脉瓣关闭会在动脉波形图上产生一个伪迹即重搏切迹，它被用来作为决定球囊充气时间的参考值。充气不能早于切迹出现前，因为收缩还没有完成。

在主动脉瓣关闭后，便进入了舒张期的两个阶段：等容舒张期和心室充盈期。主动脉瓣关闭后，有一段时间主动脉瓣和二尖瓣都处于闭合状态，二尖瓣之所以保持闭合状态是因为左心室压一直高于左心房压，此阶段即等容舒张期。当左心室压低于左心房压时，左心房高压使得二尖瓣被迫打开，这是舒张期充盈阶段的开始。气囊充气应持续整个舒张期，放气应定在动脉波形图的舒张末期，且刚好在急剧收缩向上之前。

图 18-21 展示了心动周期中左心房压、左心室压和主动脉压的相互重叠。图 18-22 展示了标记收缩期和舒张期起点的桡动脉波形图。

**实时定时**　实时定时与常规定时的主要区别是球囊放气和触发装置的使用。实时定时将心电图作为球囊放气的触发信号，QRS 波群被认为是心室收缩的起点，此时应使球囊放气，R 波作为触发点可使球囊放气发生在收缩射血期而不是之前

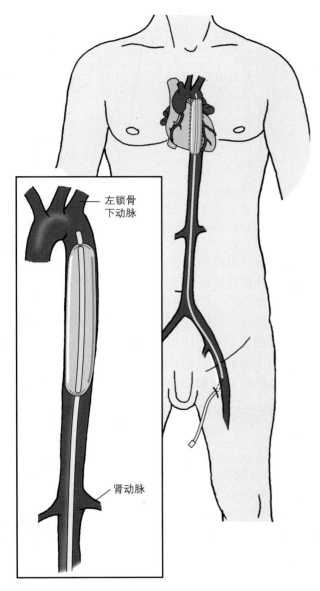

图 18-20 ▲ 球囊导管的合适位置；阐述经皮穿刺

左锁骨下动脉

肾动脉

其达到充气和放气状态。球囊的标准触发装置由患者心电图感应出的 R 波触发，这个触发信号会提示驱动系统心动周期的开始，其他可能的触发器有动脉收缩压和心电图上的起搏器峰值。机械控制台控制调整准确的时间，驱动系统是促使气体进出气囊的实际装置，此过程通过气压和真空状态的转换实现。

## 定时

　　IABP 术的两个基本定时方法是常规定时和实时定时。常规定时使用动脉波形图作为触发装置来决定球囊的充气和放气。实时定时使用相同的参考值（动脉波形图上的重搏切迹）决定球囊充

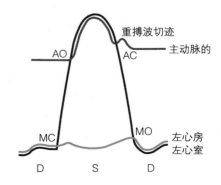

重搏波切迹

AO　　AC　　主动脉的

MC　　MO　　左心房
　　　　　　　左心室

D　　S　　D

图 18-21 ▲ 左心的心动周期中主动脉压、左心室压和左心房压的波形图。AC：主动脉瓣关闭；AO：主动脉瓣开放；D：舒张期；MC：二尖瓣关闭；MO：二尖瓣打开；S：收缩期

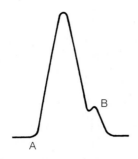

**图 18-22 ▲ 动脉波形图**

A 表示在收缩向上之前球囊放气,B 表示舒张期重搏切迹时球囊充气

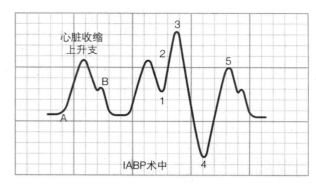

**图 18-23 ▲ 主动脉内球囊辅助的动脉波形图观察。** 应包括观察:(1)充气点;(2)充气斜坡;(3)舒张峰压 / 舒张增压;(4)舒张末期最低点;(5)下一个收缩期高峰

（常规定时正是如此）。由于球囊放气发生于 R 波（收缩射血）出现时,因此这种定时方法对于心律不规则的患者更为有效。实时定时并不像常规定时一样需要操作者或公式进行估计,但如果 IABP 术想要通过实时定时有效的升高血压,就必须要有快速收缩机制和可靠的心电图信号。实时定时的球囊充气与常规定时一样,发生在舒张期开始时,由重搏切迹触发。

　　IABP 技术的发展推动了自动定时机制在一些目前可用的 IABP 模型上的发展。自动定时之所以可行,就是因为这些特殊的 IABP 导管顶端装有光学纤维压力传感器,通过压力传感器可实现光速传送实时压力信号,并依据弹性腔模型法则使用主动脉压力计算实时主动脉血流。自动定时机制使球囊可以感知每一次心脏收缩时主动脉瓣关闭的准确时间,而不用依据患者的心律计算。主动脉瓣关闭表示舒张期开始,此时球囊充气。

## 结果阐释

### 波形评估

　　动脉压力波形分析和 IABP 术的有效性分析是一项重要的护理职能。护士必须有能力发现和纠正球囊的时间点问题。图 18-23 说明了波形图评估的 5 个时间点。

　　**步骤 1** 时间点评估的第一步是能在动脉波形图上辨别收缩期和舒张期的起点,如图 18-23 所示。收缩期起始于 A 点,即急剧上升的开端。B 点标记的是重搏切迹,表示主动脉瓣关闭。此时,舒张期开始,应对球囊充气。球囊放气应在 A 点前,即舒张末期。

　　表框 18-16 列出了用动脉波形图判断 IABP 术有效性的 5 个标准。为了有效评估波形图,没

　　有辅助血压追踪的患者必须在辅助性血压追踪下察看。调整控制台使球囊每隔一次心跳时充气和放气一次（如 1：2 的辅助比）即可达到这个目的,大多数患者在短期内可较好地耐受。机械控制台可以控制显示器上固定的波形图,因此调整 1：2 的比例仅用于一个显示屏还是很必要的。另一种方法是获取 1：2 辅助性条形记录来进行分析。

| 表框 18-16 | 在动脉压波形图上评估有效 IABP 术的标准 |
| --- | --- |

- 在重搏切迹点充气
- 充气斜度与收缩期向上斜度平行,且为直线
- 舒张增压峰值大于或等于之前的收缩期峰值
- 舒张末期血压最低点由球囊放气产生
- 下一收缩期峰值（辅助收缩期）低于上一收缩期峰值（未经辅助时的收缩期）

　　**步骤 2** 在辨别出重搏切迹后,通过辅助追踪时的对比显示可看到充气是发生在重搏切迹点上。在重搏切迹前充气会急剧缩短收缩期,随着射血中断,心室容量会相应增加。在重搏切迹后充气不能增加冠状动脉灌注压,收缩期峰压可能不会和准时充气时一样高。

　　**步骤 3** 接下来,比较收缩上升斜度和舒张增压（即舒张期峰压）。舒张期斜度应陡直并与收缩期上升斜度平行,如图 18-23 所示,斜度应始终为一条直线。舒张压峰值越高,主动脉根压增加越多。因此,球囊辅助装置应不断调整直至达到可能的最高峰值。

　　**步骤 4** 放气应在收缩期之前,从而使主动脉舒张末压急剧下降。快速放气大约会排出 40ml 的气体,其结果是产生舒张末压最低点,从而减少下一个收缩期射血阻力。没有球囊辅助的

舒张末压与由球囊放气产生的舒张末压最低点相比较,压力差应至少为 10mmHg,最低舒张末压越低越能有效降低后负荷。

　　放气时间点也至关重要,放气过早会使压力在收缩期前升高到正常舒张末期水平,而无法达到降低后负荷的目的。放气过晚则会缩短下一个收缩期,收缩期射血时仍保持充气状态的球囊会使射血阻力增加,反而增加了后负荷。图 18-24 说明了可能的时间误差。

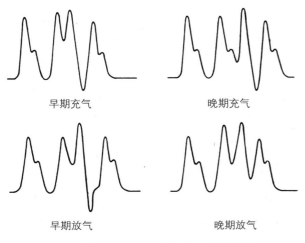

**图 18-24** ▲ 时间上可能出现的误差说明

　　**步骤 5**　最后,如果后负荷降低,下一个收缩压高峰会低于未经辅助的收缩压高峰,这表示心室无需产生巨大的压力去克服射血阻力。这种情况比较少见,因为收缩压高峰也代表血管的顺应性,若患者由于动脉粥样硬化病导致血管顺应性消失,那么其收缩压峰值也不会有太大改变。

### 球囊匹配

　　对于任何患者来说,球囊的匹配度取决于以下标准的满足程度。理想情况下,球囊充气后的大小应为主动脉直径的 80% 左右,若球囊充气后的大小小于主动脉直径的 80%,其充气和放气的效果在波形图上就会不明显。对于低血压和低血容量的患者,由于球囊充气和放气过程中容量置换太少,使得其波形图上的变化也并不明显。球囊尺寸标准见表 18-9。

### 评估和管理

　　需要进行 IABP 术的患者管理与其他心源性休克或急性左心衰的重症患者相似,患者的护理评估与管理在本书第 54 章进行了介绍。此外还应考虑针对 IABP 术患者的特殊护理技能和评估,表框 18-17 对其进行了总结。IABP 患者的护理诊断在表框 18-18 中列出。

### 心血管系统监测

　　监测心血管系统对于判断 IABP 术的治疗效果非常重要。基本评估内容包括生命体征、心输出量、心律及其规律性、尿量、肤色、灌注和精神状态。

　　**生命体征**　对于 IABP 患者来说,重要的三个生命体征是心率、平均动脉压和肺动脉楔压,有效的 IABP 治疗会使这三个参数降低。平均动脉压的急性改变可能提示血容量不足。重症患者只能承受血容量的微小改变。肺动脉楔压是监测血容量的重要参数,可早期提示血容量不足或过量。

　　血压值需重视,因为在舒张期球囊充气时,舒张期峰压可能高于收缩期峰压。尽管大多数 IABP 控制台都有监测系统,可识别收缩期和舒张期峰压,但仍有一些监测设备只能区分峰压和低压。因此,收缩压的监视器数值显示可能代表舒张期峰压。建议记录血压为收缩压、舒张期峰压和舒张末压,即 100/110/60,这些压力值可从一长串动脉压波形图上获得。

　　**心律及其规律性**　心律及其规律性是重要的考虑因素,因为早期识别和治疗心律失常对于有效的 IABP 支持是至关重要的。由于时间点是根据心电图上规律的 R-R 间期设定的,所以不规则的心律失常可能阻碍一些类型的 IABP 有效治疗。球囊机的安全特性之一是球囊会针对提前出现的 QRS 波群自主放气。一个特定的 IABP 模式是进行实时跟踪而不是记录平均节拍,因此可以更有效地跟踪心律失常。如果心律失常持续存在且时间点调节无效,可以使用动脉波形图上的收缩期峰压作为球囊充气的触发机制。这种情况下应首先治疗心律失常。

　　**其他观察**　尿量、肤色、灌注和精神状态都是评价心输出量是否充足的重要参数。应用 IABP 治疗的患者,以上指标都应比未治疗前高,任何一个指标的恶化都可能提示心输出量减少。当恶化明显,或液体复苏和药物治疗开始出现重要改变,或在撤除 IABP 支持时,均需测量心输出量。

　　应经常评估左侧桡动脉脉搏和插管侧下肢血

## 表框 18-17　护理干预措施

### IABP 反搏和心室辅助装置（VADs）

**IABP 术护理干预措施**

- 按 1：2 辅助比例每小时进行时间校正和记录
- 心率改变高于 10 次/min 都应重新评估时间点
- 根据需要每 2~4h 对气囊充气使其保持适当的容积，若条件允许，使用自动充气模式。避免髋关节弯曲，因其可能影响气体进出导管
- 维持良好的动脉压波形和充足的心电图信号以评估时间点
- 按照操作方法调整主动脉线使其与 IABP 相适应
- 减少或消除会阻碍 IABP 维持合适比例的情况。通知医生心动过速或心律失常的进展，遵医嘱给药或起搏治疗心律失常。使用合适的触发信号（如心电图，动脉压，起搏峰值）
- 只有患者 100% 起搏时才能使用起搏模式
- 球囊压力波形图有明显变化时告知医生

**VAD 的护理措施**

- 术后立即评估并维持充足的充盈压
- 每小时监测和评估心率、血压、平均动脉压、泵流量、尿量和神经精神状态。遵医嘱处理相应变化
- 对于需要具体设置的仪器，评估和更改其装备水平，以产生足够的泵流量
- 评估泵流量、VAD 的速率并与自主心率进行比较，评估患者的活动水平
- 遵医嘱调整 VAD 的功能和容量状态以维持足够的设备输出

**一般护理措施**

- 每 4h 或必要时监测和记录体温
- 观察所有的穿刺点和切口是否有感染征象。更换敷料时注意无菌操作
- 一旦敷料潮湿或不完整应立即更换
- 按照规定更换输液导管和输液袋

- 怀疑有部位出现液体渗漏、发红或肿胀，进行细菌培养
- 白细胞升高时通知医生
- 遵医嘱使用抗生素
- 每 2~4h 听诊呼吸音并记录
- 协助患者排出肺内异物（如咳嗽、深呼吸、经常更换体位）。必要时吸痰
- 对于异常血气水平、分泌物过多或呼吸困难的患者，使用脉氧仪监测
- 为患者拔管，根据其耐受度适当增加活动量，尤其是 VAD 患者
- 在 IABP 和 VAD 插管前，记录其周围脉搏搏动情况和神经功能状态。按规定评估和记录脉搏、表皮血流及神经功能状态。根据患者对下肢或足部的疼痛主诉评估周围灌注情况
- 通知医生脉搏和神经功能状态的改变
- 遵医嘱给予抗凝药
- 避免髋关节弯曲，以免阻塞血流，影响肢体末端血供。保持穿刺侧下肢伸直，床头抬高应小于 30°
- 始终保持球囊的活动以避免球囊上血栓形成
- 评估皮肤完整性，记录骨骼隆突处所有发红和压疮情况
- 必要时使用羊皮、泡沫垫或特殊的病床。每 2h 为患者翻身
- 确保皮肤保持清洁干燥
- 鼓励患者经口进食，必要时行肠内或肠外营养，维持充足营养摄入
- 开启报警声音，报警音尽量小，并减少房间内不必要的噪音
- 经常与患者交谈，适时告知患者相应信息
- 鼓励家庭探视
- 向患者解释所有的程序和医疗活动
- 合理安排护理时间以免打扰患者睡眠。晚上尽可能关灯
- 必要时遵医嘱在患者耐受范围内给予镇静剂

## 表框 18-18　护理诊断示例

**需要 IABP 进行循环支持的患者**

- 心输出量减少　与前负荷改变有关。
- 心输出量减少　与后负荷改变有关。
- 心输出量减少　与心率和心律改变有关。
- 外周组织灌注无效　与左心衰竭有关。
- 外周组织灌注无效　与不稳定性心绞痛有关。
- 外周组织灌注无效　与不合适的 IABP 时间点有关。
- 有感染的危险　与侵入性操作有关。
- 床上移动功能障碍　与依赖机械设备有关。
- 有皮肤完整性受损的危险　与灌注减少有关。
- 睡眠型态紊乱　与生理节律紊乱有关。
- 知识缺乏　缺乏设备相关的 IABP 知识。

运情况。左侧桡动脉脉搏的减少、消失或改变可提示球囊已由主动脉向上推进，或许部分阻塞或阻塞已经扩散到左锁骨下动脉。

股动脉或髂动脉内的球囊导管会造成患者患侧的下肢循环障碍。患侧下肢需要相对固定，由于髋关节弯曲可能使导管打结或损伤球囊，故使用膝关节固定器可帮助提醒患者避免髋关节弯曲。床头抬高不得超过 30°。髋关节弯曲也会导致患侧下肢血供减少。每小时检查下肢的脉搏、颜色和感觉，若有任何改变应及时通知医生。严重的动脉灌流不足需拔除导管。

推荐使用肝素以预防潜在性的导管周围血栓形成或血管灌注不足，尤其是内科患者。医生会根据患者自身情况判断抗凝的风险是否是利大

于弊。低分子右旋糖酐是另一种预防血栓形成的药物，它可以损伤血小板功能，防止触发凝血级联反应，是心脏术后患者首个 24 小时内首选的抗凝药物。

## 呼吸系统监测

多数 IABP 患者需要插管和呼吸支持，其中一些是继发于循环负荷过重导致心衰而出现的呼吸功能不全。对于活动受限的插管患者总是处于呼吸道感染和继发性肺不张的危险中，翻身可有效改善其状况，但翻身时应注意保持球囊导管穿刺侧下肢处于伸直状态。此外，应每天进行胸部 X 线检查，这不仅可以监测肺功能状态、检查静脉导管位置，也有助于球囊导管的定位。

## 肾功能监测

患有心源性休克或重度左心衰的患者有继发急性肾衰的危险。患者在休克状态时，其肾脏持续处于低灌注状态，因此应密切监测尿量及其性质。每天监测血清尿素氮、肌酐和肌酐清除率，以评估肾功能。相比于血清肌酐上升，肌酐清除率更能早期提示肾功能不全或肾衰竭。迅速、明显的尿量下降可能提示导管从主动脉滑落并阻塞肾动脉。

## 拔管

**拔管的指征**　一般插管后 24~72 小时可以开始撤除球囊支持，部分患者可能需要更长时间的球囊支持。当有证据提示血流动力学稳定，不需要额外的血管活性药物时，即可拔管。理想的做法是，开始拔管时将血管活性药物减量。球囊去除后，增加血管活性药的支持比重新插入球囊导管更容易维持血流动力学稳定。

患者的心脏功能良好，即脉搏良好、尿量充足、肺水肿消失、精神状态改善，没有心室异位，心电图上也没有缺血或损伤的征象，即提示冠状动脉灌注良好，此时可以拔管。

并发症的出现可能需要立即终止 IABP。根据并发症不同，考虑是否重新插入新的球囊导管。患侧下肢无脉、疼痛或苍白说明出现了重度动脉供血不足，需要从穿刺部位拔除球囊导管。若发现球囊有漏气现象也应拔除。若患者血流动力学不稳定，医生可能会在另一侧下肢重新插入球囊导管或更换球囊。医院和医生基于伦理学考虑，

对于不可逆的病情恶化会选择拔管或中断球囊支持。表框 18-19 列出了撤除 IABP 治疗的主要并发症。

| **表框 18-19**　患者安全 |
| --- |
| 撤除 IABP 治疗的适应证 |
| 在为患者撤除 IABP 时，为确保其安全，护士应注意以下几点： |
| • 血流动力学稳定性<br>　心脏指数高于 2L/min<br>　肺动脉楔压低于 20mmHg<br>　收缩压高于 100mmHg<br>• 血管活性药物的使用剂量逐渐减少<br>• 心功能良好征象<br>　脉搏平稳<br>　尿量增加<br>　肺水肿消失<br>　精神状态改善<br>• 良好的冠脉灌注征象<br>　无心室异位搏动<br>　心电图无缺血表现<br>• 重度血管功能不全<br>• 不可逆的病情恶化 |

**拔管方法**　拔管时通常先将反搏泵频率从 1:1 减为 1:2，以此类推，直到在任何操作台上都能达到最小反搏泵率。患者第一次减少反搏泵率时大概维持 4~6 小时稳定期，最短应为 30 分钟。在此期间，应评估患者每一个血流动力学状态的变化。心率升高、血压下降及心输出量下降，均提示血流动力学情况恶化。此时，应暂时停止拔管，并在下一次拔管前采取相应的治疗措施。如果患者能耐受第一次反搏泵率的降低，那么下一次可将其降到最小，每一次降低后维持 1~4 小时。必须持续评估患者以便及时发现操作过程中患者是否出现不耐受的情况；也可以通过减少球囊气体量拔管，这一过程可由控制台的多种模式操纵，但是这种方法并不常用。

## IABP 术的特殊并发症

IABP 反搏术患者需要监测其插管侧下肢的血供状态，因为它可能导致骨筋膜室综合征。骨筋膜室综合征可能发生于循环支持最初的 24 小时内，或插管后数天。它是由于患侧下肢较低部位筋膜腔内组织压力升高引起的。骨骼、肌肉、神

经和血管组织,都是由纤维膜封闭包绕的,此纤维膜称为筋膜,这个封闭的空间称为筋膜室。由于它不可收缩,因此筋膜室容量的增加会导致其压力上升。IABP 患者由于毛细血管血流减少会继发下肢缺血,细胞和毛细血管损伤会导致毛细血管通透性增加,由此产生的液体渗透入筋膜腔会使组织压力升高,继而影响毛细血管血流量。当组织压力达到一定程度,组织活力可能会受到影响,应采取措施直接改善血流,此时可能需行筋膜切开术以降低压力,防止组织死亡。

有报道显示,IABP 治疗的第一个 24 小时内,血小板数量减少,红细胞计数轻微减少,但这些指标的变化并不明显。球囊漏气和破裂的发生率也较小,以上并发症可能是由于扩张的球囊与主动脉粥样钙化斑块碰撞所致。这种破坏可使球囊表面出现一个针孔或者是一个大的破洞,而相关危险则是气体栓塞。另外,球囊滞留的风险虽然很小但也是存在的。表 18-10 列出了球囊继发性损伤的其他内容。

重度动脉粥样硬化性血管疾病的患者插入导管可能导致动脉穿孔或阻塞。若球囊漏气则需立即拔出。医源性主动脉夹层虽然出现的少,但也有相关报道。动脉血供不足是 IABP 治疗最常见的并发症,它可能是永久性的,可以通过主动脉股动脉分流术和主动脉髂动脉分流术缓解。置管肢体神经性病变是已经报道过的并发症。

## ▲ 循环系统的机械支持

当心肌进一步损伤时,IABP 反搏所提供的扩张期收缩压可能并不足以维持患者的生存。使用 IABP 进行循环支持时,要求患者左心室功能健全,因为 IABP 可使心输出量增加 8%~10%。心肌梗死后继发重度急性左心衰患者术后或处于心衰末期的患者可能需要机器来代替左心工作。用心室辅助装置(ventricular assist device,VAD)提供循环支持可成功治疗对于药物治疗、血管再生术以及 IABP 反搏术均无效的心衰患者。VAD 可以提供循环支持直到心脏功能恢复或可进行心脏移植。自 2008 年以来,80% 的 VAD 植入术用于移植过渡期。

20 世纪 30 年代起,学术界便对开发和发展自主循环支持装置表现出浓厚的兴趣。这些装备里的早期成果——体外循环(CPB),于 20 世纪 50 年代成功运用于临床。在国家层面上,美国国立卫生研究院主动帮助组织和支持此类研究。1966 年,迈克尔·德贝基成为第一个使用左心室旁路泵用于心肌切除术后患者循环支持的临床医生。20 世纪 60 年代到 70 年代,心脏移植很少成功,这成为推动后续研究的主要动力。与此同时,研究的重心落在了开发一种能够支持衰竭的心脏直到心功能恢复的装置上。当前的研究关注如何将这些装置用于心脏移植过渡和心脏病末期患者永久的心脏支持。

## 生理学原理

VAD 的使用指征是继发于缺血性心脏病或心肌病的心力衰竭。这些疾病过程都会导致心输出量和氧供的减少。机体在低心输出量状态时,其生理反应是血管收缩、SVR 增加。虽然这些代偿性反应在短期内可以保护和维持心血管功能,但是恶性循环不断发展会导致心脏收缩力受损,

表 18-10 球囊继发性损伤

| 损伤 | 结果评估 | 护理干预 |
|---|---|---|
| 球囊破裂 | 导管或输液线路上出现鲜红色血或已经干燥的血斑点<br>气体报警音<br>扩张减少<br>栓塞迹象<br>球囊滞留(可能是首要提示) | 专业人员立即拔出导管<br>拔出之前:<br>  关闭球囊泵<br>  夹闭导管<br>  将患者置于左侧头低脚高位 |
| 球囊滞留 | 球囊压力波形图提示漏气<br>管道中出现鲜红色血或已经干燥的血斑点 | 通常提示手术拔除<br>医生可能会考虑用溶栓药物溶解血栓<br>医生可能会考虑使用 Fogarty 取栓术取出新鲜血栓 |

心室射血分数降低，进而引起低血压，导致血流动力学不稳定，从而需要药物刺激或可能需要使用 IABP 术进行循环支持。如果患者在药物治疗和 IABP 治疗时病情仍继续恶化，则需使用 VAD 来维持生命。即使使用药物治疗和 IABP 反搏术，这些患者的血流动力学指标通常仍显示其心脏指数低于 2L/(min·m²)，PAOP 高于 20mmHg，收缩压低于 80mmHg。

短期或长期使用 VAD 的根本目的是恢复充足的血流量，保存靶器官功能。正如使用 VAD 的预期一样，血流动力学和灌注改善了衰竭心室的工作负荷。心室辅助可能支持一个心室，也可能支持两个心室，这取决于心肌受损的程度和心室衰竭的程度。

左心室支持通常需要管道连接左心室和装置。升主动脉用来接收装置输出的血量，因此也需要一个管道与装置连接。在某些情况下，可用左心房代替左心室进行插管。使用左心室辅助装置（left ventricular assist device，LVAD）进行循环支持的患者，其过程和正常的循环过程相似，静脉血回流至右心，再通过肺氧合成动脉血，接着通过肺静脉回流至左心房，动脉血从左心房经左心室进入 LVAD，LVAD 在泵收缩时射血入升主动脉。

在双室均需要支持的情况下，两个泵单元功能同步，承担机体左右心室的角色。一个泵支持右心循环，另一个支持左心循环。添加右心室辅助装置需要在右心房安置导管，使血液从右心房流入泵，再从右心辅助装置（right ventricular assist device，RVAD）流入肺动脉。双室辅助时，血液通过 RVAD 从右心房经过右心室分流至肺，继续循环至由 LVAD 承担系统循环支持的左心。单室或双室辅助作为主泵支持肺循环和系统血压，从而缓解心室工作负荷，心室工作负荷的减少也会相应地减少氧耗。

## 设备

可供使用的几种 VAD，有一些设备是可以在市场上买到的，而另一些用于研究目的的能特殊免税。虽然没有一个通用的分类系统，但是可以把这些设备根据以下四大功能特征分类：使用的期限（短期或长期），所提供的支持类型（单心室或双心室），设备的实际安置位置（体内或体外），产生的血流类型（搏动性或非搏动性）。短期支持通常是协助有望在由心肌梗死或外科手术继发的急性左心室衰竭中恢复健康的患者。对于等待心脏移植的患者，可以选择长期心室辅助，它可以是永久性支持的一种替代方法。

## 非搏动泵

离心泵和滚压泵是两种非搏动性 VAD，它们既可以提供单心室支持（至每一个心室），也可以提供全心支持。离心泵将血液引入加速旋转盘的中心从而加速其流向旋转盘周围。它们主要用于短期心室支持，以恢复心肌功能。这些装置可在心脏移植过渡期使用，但使用频率并不高。两种非搏动性 VAD 都已经过 FDA 批准，并可在市场上买到。离心泵和滚压泵均为支持患者血液循环的体外装置，因为它们不能产生搏动性血流，所以 IABP 常与其结合使用以产生搏动。血液从导管腔运送到体外泵，再由独立的管道输送至相应的大血管。若植入 LVAD 后出现右心衰，应植入 RVAD 进行额外支持。

这类装置可相对快速植入，适用于短期循环支持。使用的导管以及设备的放置位置会限制患者的行动和活动度。使用 VAD 的患者通常是处于镇静或麻醉状态。常用的离心泵是 BioMedicus。

轴流泵是另一种非搏动泵，它采用螺旋式叶轮通过高速转动产生血流推动力。这类泵比离心泵更加小巧坚固，可用于短期或长期辅助。另外，它比离心泵更轻，更小巧，因此对患者而言也更为舒适。

体外膜氧合（extracorporeal membrane oxygenation，ECMO）或体外循环系统（CPB）是短期 CPR 的替代方法，可进行循环支持和血液氧化。CPB 主要用于手术中，但也可用于术前不能脱离辅助泵的患者或传统疗法无效需要心肺支持的患者，其有效性也已得到证实。患者的血液通过股动脉内的导管在体内和体外泵机之间循环。静脉血分流至中心静脉，氧气和二氧化碳在泵中的膜氧合器中进行交换，然后通过股动脉导管进入动脉血液循环。辅助泵里有加热装置，在循环支持中可维持体温。

这些复苏装置最重要的优势是可以不经手术干预快速撤除且能在短期内维持血流动力学稳定性。CPB 和 ECMO 在急性血流动力学失代偿期能为进一步的评估和干预提供时间。其缺点是需要持续抗凝且不能进行长期循环支持,可能出现的并发症是周围血管闭塞性疾病。

## 搏动泵

**可植入型搏动泵** 可植入泵用于提供长期循环支持,同时允许患者有一定的自主活动。一些设备已经成功支持等待心脏移植的患者一年以上。在 VAD 辅助时,使用可植入泵的患者通过参与规律的物理治疗和正常的日常活动能够达到躯体康复,以帮助他们的身体更充分地准备以耐受移植过程。可植入型设备有 HeartMateIP 和 Novacor 左心辅助系统(Left Ventricular Assist System,LVAS)。Novacor 使用电力驱动,而 Heart MateIP 使用气动驱动。

在手术中植入 VAD 需要胸骨切开并使用 CPB。装置放于腹部,左侧膈肌下方。通常情况下,流入管道穿过膈肌与左心室的尖端吻合,流出管道绕过膈肌与升主动脉吻合。动力传动系统从植入装置延伸出来,穿过患者皮肤,与外部便携式电源相连,这种电源或许可以成为便携式控制台或电池组以便让患者携带(图 18-25)。患者可在恢复期自主活动。

可植入型 VAD 泵单元被坚硬的外壳包裹,由血泵囊和单推板或双推板(取决于装置的特殊性)组成,流入和流出管道均有保持血液单向流动的阀门。设备的工作原理是将电动或气动的能量转换为机械能,继而推动推板,在适当的时间挤压血泵囊,血液从血泵囊射出并通过流出道进入升主动脉。每搏输出量为 70~83ml,泵输出血液的速度高达 10L/min。使用可植入型装置需长期抗凝以防血栓形成。

**体外搏动泵** 常用的体外搏动泵有两种:ThoratecVAD 和 Abiomed 泵。这两种设备都已成功用于心脏切除术后患者及心脏移植过渡期患者。

ThoratecVAD 是气动驱动装置,置于患者体外上腹部处。安装该类设备需要进行胸骨切开和 CPB。泵驱动设备的结构、流入 / 流出管道以及腔室和大血管的连接都与可植入型装置相似,其与可植入型装置最大的不同在于维持血流的管道是通过患者的胸壁连到体外固定装置。这种设备的一个优点是能够根据心衰的范围提供单心室或双心室辅助,图 18-26 即为双心室辅助的一个例子。另一个优点是由于装置置于体外,在考虑需要心室辅助时,身材短小的患者就不再是禁忌证。

另一种体外 VAD——Abiomed 泵,用于短期单心室或双心室辅助,可用于心肌功能有望恢复

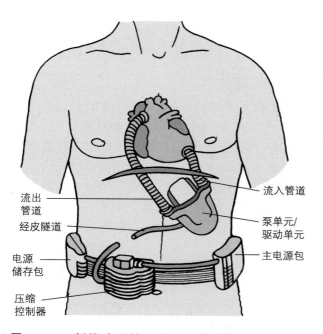

**图 18-25 ▲** 便携式可植入型左心辅助装置。(Artwork courtesy of the Novacor Division, Baxter Healthcare Corporation, Oakland, CA.)

流出管道
流入管道
经皮隧道
泵单元/驱动单元
电源储存包
主电源包
压缩控制器

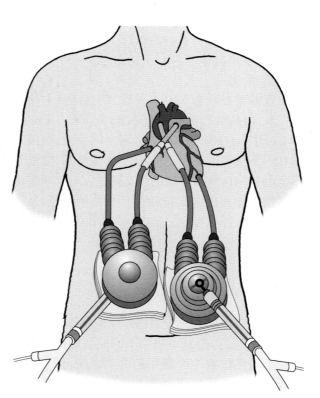

**图 18-26 ▲** 气动胸心室辅助装置。置于体外,可支持双心室。(Courtesy of Kathy J. Vaca, RN, Department of Surgery, St. Louis Health Sciences Center, St. Louis, MO.)

或等待心脏移植患者的循环支持。这种设备由动静脉通路导管、支持单向血流和系统循环的血泵以及提供能量的气动驱动装置组成。管道位置为两个心房、肺动脉和升主动脉。血泵在重力作用下被动充盈,因此它必须安全地放置在心脏水平之下才能促使足够的血流进入腔室(图 18-27)。球囊的自主设定模式为充满—排空模式。泵位置过高会使其不能完全充满,过低会使充盈时间延长,这都将对患者的血流动力学产生不良影响。

针对 Abiomed 泵的护理措施是观察并调整血泵的位置水平,监测充盈压力,以确保足够量的血液通过系统,而这些血液是维持理想的血流状态所必需的。另外,使用此装置会明显降低患者的活动度。

**机械循环支持进展**　过去十年机械循环支持取得了很多进展。2002 年 11 月,FDA 批准可将Thoratec HeartMate SNAP-VELVAS 永久性植入患者体内,这也成为不能行心脏移植终末期心衰患者的"终极疗法"。自 2003 年 10 月起,美国医疗保险和医疗补助服务中心开始为符合标准的患者提供此治疗。HeartMate SNAP-VELVAS 是可植入型电泵,允许患者行走并参与心脏康复项目,因此它可供特定的心衰人群在家里使用。

VAD 的其他进展则体现在第三代设备上,它借助磁悬浮推进器用旋转泵产生离心血流。相比于传统的血涂轴承,磁力轴承具有更多优势,如使用寿命长、可靠性高、血液损坏少。

机械循环支持的另一个进展是非常小的泵,它可以纳入一根穿刺导管。多数手术需要植入各类 VAD,以导管为基础的 LVAD 可植入在皮下。目前已有一些此种类型的设备被开发出来,如Tandem Heart LVAD,它是一种体外离心 LVAD。表 18-11 详述了各类 VAD。

在美国,FDA 已经批准可将人工心脏用于试验性使用(表 18-12)。Abiomed 是第一个完全植入型替代心脏,即 AbioCor TAH(全人工心脏)。类似于 AbioCor 的设备可用于不能使用 VAD 的患者,如全心衰患者。2006 年 9 月,FDA 授予AbioCor 人道主义器械豁免(Humanitarian Device Exemption,HDE)。SynCardia 公司研发了 Cardio West 设备,它是一种可植入型气动人工心脏,各心室的血液与气体被一个聚氨酯鞘分离,并由体外控制机释放的压缩空气触发。

AbioCor 是一套独立的设备体系,而CardioWest 设备则需要依靠导管穿过患者的胸壁与大型控制机相连。

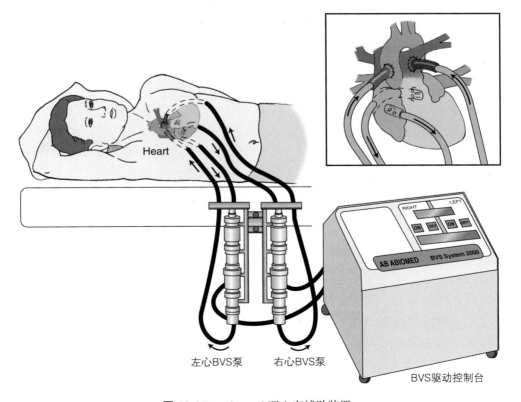

**图 18-27** ▲ Abiomed 双心室辅助装置

表 18-11　心室辅助装置

| 装置 | 制造商 | 辅助时间 | 物理位置 | 血流类型 | 驱动系统 |
|---|---|---|---|---|---|
| Abiomed BVS 5000 | Abiomed | 短期 中期 | 体外 | 搏动性 | 气动 |
| Biomedicus | Medtronic-Biomedicus | 短期 | 体外 | 非搏动性 （离心） | 电动 |
| HeartMate IP | Thoratec | 长期 | 体内 | 搏动性 | 气动 |
| HeartMate VE | Thoratec | 长期 | 体内 | 搏动性 | 电动 |
| Novacor | WorldHeart | 长期 | 体内 | 搏动性 | 电动 |
| Tandem Heart | CardiacAssist | 短期 | 皮下 | 非搏动性 | 电动 |
| Thoratec ventricular assist device | Thoratec | 短期 长期 | 体外 | 搏动性 | 气动 |

表 18-12　全人工心脏

| 装置 | 制造商 | 血流类型 | 驱动系统 |
|---|---|---|---|
| AbioCor | Abiomed | 搏动性 | 水力 |
| CardioWest | SynCardia | 搏动性 | 气动 |

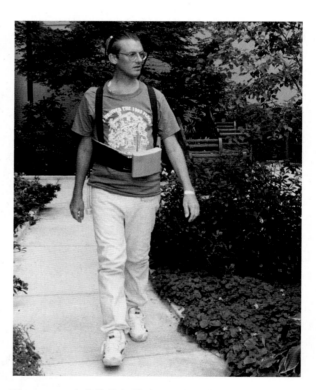

**操作模式**　除 Abiomed 装置外，搏动性泵均有多种操作模式。根据患者的 ECG 和每一个心动周期流经泵的血流速率，常用的操作模式可分为 ECG 触发模式和动力模式两种。ECG 触发模式中，泵在患者的 QRS 波群时期进行射血，R 波为收缩期的触发点。第二种模式是动力模式，该模式允许泵根据患者的活动水平对心率变化作出反应，泵的收缩期和心输出量取决于设备感应到的血流，设备会对血液从左心室流入驱动设备中的血袋这一过程中泵充盈速率的变化作出反应。由于心脏移植术后，恢复期的患者其活动水平不断提升，因此这种感应能力非常重要。第三种操作模式是一种固定速率模式，其运行与患者的心脏无关，在临床上很少使用。

图 18-28 ▲ 患者携带便携式左心辅助装置能够独立进行户外活动。一些患者也可以短途旅行或出院。（Photograph courtesy of Emory University.）

## 对护理的启示

过去，VAD 患者会被收治在 ICU 中进行监护，且其大多为插管和镇静患者。随着科技的进步，便携式设备应用于移植过渡期，其护理模式也在发生改变。现在，患者被鼓励尽可能地独立行动，进行躯体康复训练，并参加正常的日常行为活动（图 18-28），一些患者甚至可以出院。护士有机会帮助这类新的患者群体协调其护理和预后管理。

术后，重症监护室的护士必须立即觉察到患者预期的生理性反应和与植入型设备相关的常见术后并发症。护士根据组织灌注程度和靶器官功能相关的监测指标判断装置运转是否正常，因为这是 VAD 植入的首要目标。血流动力学不稳定和充足灌注压的维持是术后须立即解决的最重要问题。危重症护士可能遇到其他如心律失常、出血、感染、血栓或与设备有关的其他机械问题等。

在 VAD 延期辅助期间,护士需关注患者的心理社会问题和健康教育。一旦病情稳定即可转出 ICU,大多数患者不再需要直接护理。此时,应向患者强调增加其日常行为活动的独立性,让其持续进行躯体康复训练并对其进行健康教育。康复阶段的所有相关事项都应告知患者家属或照顾者。在患者出院时,应教会患者和主要照顾者关于设备的操作及故障排除方法,患者需有一名能够操作 VAD 的人始终陪伴在其左右。患者护理需综合考虑患者由于长期植入 VAD 所带来的不便和对其生活方式带来的改变,并为患者提供拓展性支持。患者可能会有被孤立的感觉,因为 FDA 管理的试验性设备协议里指出要限制患者的社交活动和地域移动。

高年资护士处于举足轻重的地位,他们承担着病例管理者的角色,促进临床路径、决议、措施的执行,这些与患者由急性到慢性康复阶段的发展密切相关。随着患者所能接触到的一般水平的护士和门诊设施的增多,由临床护理专家提供健康教育对于患者护理至关重要。由于接受便携式设备的患者越来越多,且其出院的可能性也不断增加,个案管理将成为患者护理的主要内容。

## ▲ 与 IABP 术和循环支持相关的并发症

### 出血

出血时间延长是 CPB 的一个副作用,一般出现在术后早期。使用循环支持时,血液持续暴露于人造材料表面会造成血小板损伤,进而引起包括血小板、白细胞、纤溶系统和补体系统在内的一系列反应。出血的频率和严重程度与人工循环设备有关,改善手术技巧和方法、止血、逆转肝素水平、注射凝血因子(血小板、新鲜冰冻血浆)、增强设备适应性等可降低出血的频率和严重程度。严重的出血通常可在植入 VAD 术后的第一个 24 小时内得以纠正。

与 VAD 患者术后大量出血有关的因素是术前和术后抗凝剂的使用,凝血障碍继发于心源性休克、心衰、过长时间使用 CPB、多处使用插管等。使用 VAD 的患者出现不可控出血会导致一系列有害事件,即血流动力学不稳定引起自身心输出量和设备输出量减少,可能导致重要器官缺血和心脏压塞。IABP 术后出血常与长期使用抗凝剂和凝血功能障碍有关,出血点一般为球囊导管插管处。对于出血患者,护理措施为观察体外导管是否有渗血,监测生命体征(尤其是血流动力学参数,如 VAD 患者的充盈压)和实验室指标的变化,常规评估组织灌注程度。

### 血栓栓塞

植入 IABP 的患者有血栓栓塞的风险。插管时,斑块可能会从血管壁脱落,或者留置导管上或球囊上形成的血栓栓子可能断裂,这两种情况都会损伤患肢和其他重要器官的血液循环,甚至出现休克。IABP 期间需持续注射肝素抗凝,也可以注射右旋糖酐。

有报道指出,循环机械支持期间会有血栓形成和栓子聚集,如何对 VAD 患者实施抗凝治疗和预防栓塞至今仍是临床实践中的难题。抗凝疗法随着植入的设备不同而不同,短期辅助的设备需要预防性注射低分子肝素。与 IABP 相似,右旋糖酐可与肝素联合使用。使用 Novacor、HeartMate 和 Thoratec 长期辅助的患者,其风险随着使用时间的延长而增加,这类患者通常在术后立即注射肝素。在辅助延长期,肝素作用减弱,需使用华法林(香豆素)维持凝血酶原时间(PT)为国际标准化比率(INR)的 2.5~3.5 倍。抗血小板因子,如双嘧达莫(潘生丁)可与华法林联合使用。评估基线和植入术后神经系统状况,监测周围血管脉搏,尤其是插管侧肢体,评估组织灌注度,对于早期识别和预防栓塞至关重要。

### 右心衰竭

放置 LVAD 的患者若出现右心衰竭(RVF),其发病率和死亡率会明显增加。为了评估准备植入 LVAD 患者出现 RVF 的风险,密西根大学的研究者开发了术前风险评估测量工具。风险得分可通过已知的临床数据计算得到,目前已证实此风险评分可对植入 LVAD 患者的 RVF 风险与死亡率有效分层。

当装置的泵容量超过受损的左心室耐受度,系统循环和右心室前负荷增加,并随之导致后负荷增加,随后 LVAD 患者会出现 RVF。对于右心功能健全的患者,其右心室输出量是增加的。然而,有潜在 RVF 风险的患者是不能耐受循环血容量增加的。早期右心室功能不全的表现并不明显,直到右心受到 LVAD 的心输出量冲击时才开始明显。植入 LVAD 后继发 RVF 时,应使用血管舒张剂和强心药如前列腺素 $E_1$、异丙肾上腺素和肾上腺素,以降低肺动脉压,提高右心室收缩力。如果药物治疗无效,可尽可能给予 RVAD 辅助支持。临床实践显示植入 LVAD 后实施 RVAD 辅助即提示预后不良。

## 感染

循环机械支持和 IABP 术后患者感染风险增加,这种风险主要继发于手术过程、体外导管、泵、动力传动系统等。许多患者患有慢性病,其免疫功能较弱。感染可能与设备植入相关的外伤、侵入性监测系统、引流装置、肺功能状态和营养状况等有关。早期识别感染症状和体征并进行早期干预可防止脓毒症的出现。早期监测尤为重要,因为一些等待心脏移植的患者若出现感染则不能进行移植手术。勤洗手,适当变动或拔除侵入性管路和引流管,严格无菌操作和流程,适当预防性使用抗生素等可有效阻止感染发展。对于植入辅助装置的患者,应早期拔管,早期活动。护理措施主要为监测侵入性部位有无感染征象,鼓励肺部废物排出,根据耐受程度增加活动度,改善营养。

## 心律失常

大多数需要循环辅助的心肌病患者在植入设备前会出现心律失常。心律失常通常持续至植入设备之后,且可能阻碍设备正常工作。应及时治疗心律失常并试图将其转复为窦性心律。

心律失常会影响 IABP 的循环支持效果。不规则的心律如房颤(AF)或频繁异位的窦性心律会使舒张压增加,收缩压降低。心律改变则难以控制气囊充气及放气的时间点。由于 IABP 只能增加当前的心输出量,所以需常规治疗致命性室性心律失常。

对于患有致命性心律失常的 LVAD 患者,最需要关注的问题是右心室功能及充足的泵输出量的维持。出现室性心律失常时,尽管左心功能可

依靠 LVAD 维持,患者右心功能不全仍难以维持心输出量。虽然 LVAD 患者的血流量和平均动脉压会下降约 20%,还是有研究指出 LVAD 患者可不依靠 RVAD 独自耐受致命性心律失常。这类心律和低血流量常会导致虚弱和心悸。双心室辅助支持的患者能够在心律失常时维持充足的心输出量,因为全心功能均依靠 VAD。AF 虽然会对右心功能有一定影响,但多数患者都能耐受。重度心动过缓和心动过速的患者则需重点观察,因为它们会改变泵血流量和心输出量。心律需要密切监测,以及时发现急性变化。

## 营养不良

营养状态是恢复过程中的重要指标。许多患者患有终末期心衰,在手术之前就已经严重营养不足,因此术后营养不良的风险较高,而充足的营养对于伤口愈合十分必要。提供营养指导,鼓励经口进食,改善膳食搭配,可帮助患者改善营养状况。IABP 和 VAD 辅助支持且需插管和镇静的患者需肠外和肠内营养。植入设备的患者最终可恢复至正常规律饮食,但仍需注意少食多餐。由于设备连接在腹部,患者可能出现饱腹感或易饱的感觉。

## 心理社会因素

插入气囊和 VAD 通常不是计划内的,而是针对病情恶化采取的紧急措施,患者及家属对于如此多的监护仪常感到恐惧。因此,对监护的过程及周围设施的解释非常重要。家属在探视紧急植入设备后的患者前需做好心理准备,目的是帮助患者及家属在陌生环境中减轻焦虑,获得安全感。真诚的沟通很重要,这可以帮助家属认识到患者的病情变化,在知情同意的情况下对患者的治疗和照护作出理性决定。家属多与非医务人员沟通对家属是有益的,因为他们可以客观地为其提供情感支持。家属和患者存在的问题有恐惧、无望和死亡。

重症患者常有定向障碍和睡眠剥夺问题。不能活动以及不熟悉 ICU 里的噪音会加重患者的紧张和焦虑,护理人员经常为患者提供定位训练并加强家属探视可帮助减轻患者的紧张和焦虑。合理规划康复训练和家属探视时间可使患者获得一

段较长的不被打扰的时间,有助于减轻患者的压力和紧张情绪。

# 心律失常的治疗

## ▲ 心脏电复律

心脏电复律可将持续性室上性或室性心动过速转复成窦性心律,尤其适用于患有不规则心律导致血流动力学衰竭的患者,也可以选择性用于新出现的心律失常且药物治疗无效的患者。心脏电复律与除颤相反,除颤一般使用的是非同步电流,而心脏电复律是与心脏活动同步的电击。将AED(Automated External Defibrillator)设置为同步模式时,设备可检测到患者的R波,在心室去极化时给予电击,此时不会有室颤的危险,因为室颤一般在心室复极化(T波)期间给予除颤才会发生。表18-13列出了同步体外电复律的适应证和首次推荐能量(J)。表18-14列出了心脏电复律时应防范的情况和相关禁忌证。

**表18-13 心脏电复律的适应证和电击能量**

| 适应证 | 电击能量/J 单相波* |
|---|---|
| 有脉性单形性室速 | 100~360 |
| 房扑 | 50 |
| 房颤 | 200(首次) |

*所需能量与使用双相波除颤时不同,但通常比与AED单相波能量低。

**表18-14 心脏电复律应防范的情况及相关禁忌证**

| 相关情况 | 并发症 |
|---|---|
| 洋地黄中毒 | 心室应激性增强,心室停搏 |
| 低血钾 | 心室应激性增强/室颤 |
| 房颤伴心室反应缓慢 | 复律后心室停搏 |
| 抗凝不完全所致不明时间的房颤 | 血栓栓塞 |
| 起搏器依赖 | 无法捕获的阈值上升 |
| 低振幅R波 | T波同步化导致室颤 |

有脉性单形性室速进行电复律时最初所需能量须低于100J,根据电复律需要接下来可逐渐递增为200J、300J或360J。在使用双相波转复房扑时,最初电复律能量可为5~50J。房颤则高一些,最初能量为200J。恢复窦性心律后,可采取抗心律失常治疗以维持正常心律。虽然以上推荐了很多能量值,但实际应用的能量应取决于心律失常的持续时间、经胸电阻抗以及除颤波形态(如单相波和双相波)。

### 步骤

电复律的步骤如下:

1. 向患者解释操作步骤并获取知情同意。

2. 电复律前一般禁食水6~8小时,除非需要紧急电复律。

3. 如果患者正在采用慢性洋地黄治疗,要确定洋地黄水平是否适合治疗。洋地黄中毒患者在其洋地黄水平恢复正常以前不可应用选择性电复律。

4. 记录12导联心电图和生命体征,建立静脉通路,监测血氧饱和度,做好必要的复苏抢救设施准备。

5. 打开除颤仪和监护仪,将电极连接在患者的胸壁上。避免将电极放在除颤电极板放置的位置。一些设备允许使用同时适用于监护仪和除颤仪的一次性电极片。

6. 选择能更好地显示R波心电图的导联。如果通过一次性电极片监测,可选择"电极板"导联。

7. 打开同步模式。R波的大小或监测导联可能需要不断调整直到每一个R波上均出现同步化标记。

8. 使患者镇静,并保持气道通畅。

9. 从除颤仪上取出电极板并在其金属面上涂抹导电胶。注意不要将导电胶沾到两电极板间的胸壁上。一次性预凝除颤电极板要比标准电极板更好。

a. 如果使用免提凝胶片,可将电极板从除颤仪上去除,用合适的适配器将除颤仪与电极片相连。将一个电极片置于胸骨右缘锁骨下方,另一个电极片置于左胸前缘或腋缘。将中央至周围的每一个电极片都妥善固定,确保没有气泡出现以免产生电弧,导致皮肤灼伤。

b. 如果使用电极板,一个放于右锁骨下,一个放于心尖处,固定牢靠。确保电极板和电极片远离电线和植入式心脏起搏器或 ICD 发电器。

10. 设置合适的电量。

11. 按下充电按钮,在充电完成前会有灯一直闪烁。

12. 重新确认监护仪上的 R 波有同步化指示。

13. 大声喊"所有人离开"并扫视周围以确保没有人接触患者或病床。

14. 用 25 磅的压力按压电极板,用力按下放电按钮,保持这种姿势直到放电完成。保持接触胸壁直到电击完毕。从按下放电按钮到电击完成需要一段时间,因为 R 波要进行同步。如果不能始终保持电极板接触胸壁则会导致电击失败,甚至灼伤胸壁。

15. 评估患者的心律、气道和生命体征。

16. 有时可能需要继续电击。如果需要,则应确保每次选择的都是同步模式。

17. 如果患者的心律转为室颤,则关闭同步模式,立即除颤,除颤电量从 200J 开始,并可按需增至 360J。

18. 在心脏电复律后观察患者的心律、血压及呼吸的变化。房颤患者在转为窦性心律过程中可能会出现快慢综合征。如有需要,做好经皮穿刺的准备,或准备好硫酸阿托品。由于电复律后会出现短暂的阈值升高,因此若患者装有起搏器,需检查或重新设定起搏器,老式起搏器可能要重新复位或恢复成备用模式。

19. 可能需要给予抗心律失常药以维持窦性心律。

20. 由于电复律前给了镇静剂,因此需监测患者的呼吸和意识状况。观察患者胸壁有无灼伤征象并给予适当处理。

21. 在将电极板归位前应将其彻底擦拭干净。

22. 在医疗记录单上记录电复律的过程、结果和患者的状况。

## ▲ 消融导管

插入消融导管是侵入性操作,可用于治疗快速性心律失常。这项操作需要在皮下插入导管,经静脉或动脉到达心脏,然后进行射频和冷冻消融。将导管电极输送到引起或导致心律失常的目标区域,可减少组织损伤。

20 世纪 80 年代初,开始将心脏组织消融应用于临床。该技术将导管与除颤器相连,输送直流电流进行电击。此方法具有一定的风险,安全的消融方式还需进一步探究。

射频能量,即心脏组织消融最初的能量来源是由单极化导管尖端释放出的 500kHz 的交流电。该电路是由放置在患者皮肤上的接地垫实现的。电阻热是由活化电极消耗能量产生的,可导致心脏组织局部病变,心脏组织温度达到 50℃ 或更高会引起不可逆的组织损伤。如果定位合理,这种局部区域的损伤可以阻止心律失常的发生("起点")或中断心律失常的传导("旁路")。病变的面积取决于电极温度、传递的能量以及交流电的持续时间。当组织温度超过 100℃ 时,会在电极组织表面形成凝块和焦炭,继而阻止进一步的能量传递并且增加蒸气排放至心内膜组织的风险,最终可能会导致穿孔。电极冷却(如,通过盐水冲洗)可减小过热的风险,病变较大的区域也可以传递较高的能量。消融导管的大小、形状和电极材质也会影响最终的损害。

## 消融的适应证

射频消融可治疗阵发性室上性心动过速(PSVT)。多数 PSVT 是由房室结折返性心动过速(atrioventricular nodal reentrant trachycardia,AVNRT)或房室折返性心动过速(atrioventricular reentrant trachycardia,AVRT)引起的,少数 PSVT 也可由心房内折返性心动过速引起。有症状的室性心律失常和致命性室性心律失常都是消融的适应证。导管消融术指征见 AHA 和心脏节律协会(原北美起搏与电生理协会,NASPE)关于导管消融术的政策陈述。

室上性心动过速最常见的发生机制是折返时产生的冲动传导在一个方向上被阻断(或功能不佳、对刺激无反应)。前进波通过交替慢速路线向前推进,随着之前堵塞的通路恢复,电冲动沿恢复的通路返回继而回到交替慢速路线,因此出现循环性传导折返。

### 房室结折返性心动过速

紧密的房室(AV)结可以利用两个功能性传导途径,快途径和慢途径,进而决定 AVNRT 阶段。当在电生理(electrophysiology,EP)实验室观察到这种现象时,则说明此房室结具有双重生理功能。

AVNRT 是最常见的 PSVT 类型,发生于具有双重生理功能的房室结遇到心房提前收缩的刺激时。正常窦性心律优先使用快速通道,当快速通道没有恢复时,冲动会转到慢速通道并激活心室,这种触发心律在 ECG 上的表现是过早的心房收缩伴有长 PR 间期。冲动接着通过快速通道从心室回到心房,此时心肌兴奋性恢复,然后再通过慢速通道回到心室,形成永久性的折返通路。对慢速通道进行选择性消融是治疗 AVNRT 的首选方式。快速通道消融点与房室结相近,其消融由于重度房室阻滞也变得更为复杂。

## 房室折返性心动过速

正常心脏的房室结和结间束用于连接心房和心室间的传导系统。AVRT 心律的特点是新增一个连接心房和心室的旁路,旁路传导系统从心房传到心室(前向性传导),再从心室传到心房(逆行性传导),或双向传导。由于旁路有能力在任一方向传导信号,因此当出现循环冲动时就会导致AVRT。

在与 PSVT 相关的心电图模式及有时与埃布斯坦异常三尖瓣相关的 WPM 综合征中,患者有一个或多个连接心房和心室的异常传导通路,正是由于这些传导通路,WPM 综合征的患者更易患与快速心室反应相关的 AVRT 和 AF。这些 PSVT 在快速传导时可能会恶化为 VF。旁路消融可用来中断折返电路的快速束支,消除有害的心律失常。

## 房颤或房扑

合并快速心室反应的房颤或房扑在药物治疗无效时可行消融术治疗。消融房室结可完全阻断心房到心室的电路,成功的消融术后会出现完全性心脏传导阻滞,心室率为 40~60 次/min。在房室结消融术后可植入永久性起搏器以确保可靠心律和足够的心率,减少依赖性尖端扭转型室性心律失常的风险。

另外,房颤的导管消融术可通过在解剖性触发点(左右肺静脉口)周围建立阻滞电路或在确定靶点时用电流隔离靶点区来完成,但这需要特殊的导管和定位装置配合实现。 然而,并不是所有的 AF 都可以行消融术,在决定是否实施消融术前需确定心律失常的病因和触发位置。

可进行消融术的主要房扑类型是患者具有右心房的折返性电路。消融病变需创建一条阻滞线,这条线通常位于上腔静脉和三尖瓣之间狭窄的峡部,用以阻断电路。一旦成功,消融术可永久治愈房扑。与 AV 结消融不同,房扑消融不需要植入永久性起搏器。

## 室性心律失常

用消融术治疗室性心律失常成功与否取决于心律失常的病因。射频消融术对于心脏结构正常的室性心律失常患者和由于束支折返造成室性心律失常的患者是有效的。这项技术对于血流动力学稳定、单形性室性心律失常伴随心肌瘢痕愈合的患者也有效果。然而,消融治疗并不适用于多形性室性心律失常患者和一些不稳定性形态的室性心律失常患者。

## 步骤

消融术前,患者需进行电生理测试(electrophysiological study,EPS)来评估心脏的电活动。EPS 是有创性测试,要把导管放入心脏内记录心腔内心电图(Intracardiac Electrograms,IC-EGM)。EPS 测试不仅能够提供窦性心律时心脏电活动的顺序信息,还可以提供诱导性心律失常时异常心脏电活动的顺序信息。电活动记录可勾画出电活动定位图,帮助辨认心律失常起点或旁路位置,定位图也可指导放置消融导管。

导管放置后,患者胸壁上的表面电极记录心电图,心脏内电极记录腔内心电图。然后,进行程序电刺激(PES)诱导心律失常出现,从而评估心律失常的机制和途径。一旦确诊心律失常,便可将消融导管放入心脏目标区域,其他导管用于刺激心房和心室。消融导管包括多个电极,可置于心律失常点上传导消融电流,导管的尖端可弯曲以方便到达目标区域并与组织进行直接接触。医生可通过导管的 X 线透视检查、心电图、特殊定位装置和心脏内超声确定合适的目标区域。心动过速的临床心电图有助于根据诱导出的一些形态学特征确定心律失常的位置。

确定适宜位点后,释放数十秒射频电流直到达到目标提示温度。导管冷却或冲洗后可使用更长时间。一些病变可能需要消除异常传导组织。目标位点消除的成功与否需根据 ECG 和 EGM 的追踪结果来判断,并确定心律失常不再被诱导。操作结束后,拔除心脏内导管和动静脉保护套,并对插入点进行止血。

## 护理管理

护士在射频消融术患者的护理中非常重要。护士参考电生理学测试结果后，会告知患者和家属手术前、中、后的所有信息。护士应为患者和家属提供心理社会支持，帮其应对心律失常治疗中的不确定情况。

### 消融术前

护士对患者及家属进行射频消融的健康教育（表框18-20）。在消融手术前，护士要记录12导联心电图，持续监测患者心律，遵医嘱治疗心律失常。其他基本数据包括生命体征、呼吸音、血容量、血浆成分、血小板及全血细胞计数。术前2~3天给予抗心律失常药，以免术中出现心律失常。术前8小时禁食。由于测试时会进行X线检查，所以确认女性患者未处于妊娠期这一点非常重要。术前没有活动限制。

---

**表框 18-20 | 教育指导：消融术前**

患者在消融术前需了解以下内容：

- 消融术的目的
- 患者的心律失常情况以及此手术的作用和操作过程
- 在转运到EP检查室前采取的干预措施
- EP检查室的外观、设备及相关人员
- 静脉镇静剂使用，包括可能的失忆/镇痛效果，镇静副作用如恶心、呕吐或低血压
- 手术中的感知觉，如：
  - 消毒剂带来的冷感
  - 插入导管时会感觉有压力
  - 诱导出心律失常时会有心悸、眩晕及其他感觉
  - 射频中可能有轻度烧灼感
  - 由于被固定于仰卧位会出现躁动或背部不适
- 手术预期所需时间
- 可能会植入永久性起搏器
- 预期影响，如：
  - 最初可能觉心跳比平时休息时漏掉一拍或心跳更快
  - 数天后会有轻度胸部不适或烧灼感
  - "皮肤缺损"，接地线连接部位或除颤电极板放置的地方出现黑色轮廓，这可能会永久存在

---

### 消融手术期

EP检查室的护士需在整个手术过程中对患者进行监护并配合医生实施必要的干预措施。护士必须掌握高级生命支持技术，以妥善处理紧急情况。

在检查时，护士需向患者解释每一个干预措施并帮助患者放松。护士要为患者连接心脏监护仪、生理记录仪、射频消融导管使用的接地垫、AED电极片、自动血压监测装置和脉搏血氧仪，并通过鼻导管给氧。在医生到位之前先建立静脉通道。静脉推注镇静剂以确保患者舒适。若预期手术时间较长则应留置导尿管。腹股沟和锁骨下静脉穿刺点进行备皮。建立无菌区域并在手术过程中保持无菌状态。在患者背部下方系上铅围裙以阻止X线透视射线穿透生殖系统。

整个手术过程中，护士要监测血流动力学稳定性，使用肝素要监测激活全血凝固时间（Activated Clotting Time，ACT），监测镇静程度以及患者舒适度。与患者交流是十分必要的，交流有利于患者能了解手术的进度，减轻焦虑和恐惧。护士需告知患者在消融时会有短时间的烧灼感。

### 消融手术后

消融手术后要对患者持续进行全面评估和监测。评估的必要内容包括生命体征、心律、导管穿刺位置、周围脉搏以及意识水平。患者在数小时内可能处于嗜睡状态，并出现药物所致的恶心呕吐。若穿刺点为动脉，则6小时内不可移动下肢，患者需卧床休息。若穿刺点为静脉，则4小时后患者可步行。护士要评估患者的疼痛和舒适度，如有不舒适可提供相应的护理措施。检查血容量，若患者病情稳定可拔除导尿管。

在消融手术后，护士要密切评估有无并发症征象。表18-15列出了射频消融术的潜在并发症及相关症状和体征。

**表 18-15　射频消融术的潜在并发症及相关症状和体征**

| 并发症 | 症状和体征 |
|---|---|
| 心脏穿孔 | 心动过速、低血压、窒息、胸膜炎性胸痛 |
| 心脏压塞 | 低血压、颈静脉怒张、心音低钝、奇脉、意识水平变化 |
| 冠状动脉痉挛 | 胸痛、ECG变化 |
| 气胸 | 窒息、氧饱和度下降、呼吸音减弱 |
| 脑栓塞 | 言语不清、视物模糊、头痛、癫痫 |
| 肺栓塞 | 胸痛、窒息、心动过速 |
| 股动脉夹层 | 搏动性杂音、血肿、腹膜后出血 |
| 深静脉血栓 | 插入导管侧下肢肿胀、小腿疼痛 |

## ▲ 心脏起搏器

心脏的电刺激试验最早始于 1819 年。1930 年,Hyman 指出他可以向右心房注射多种物质以恢复心跳,他还发明了一种可以向心脏传递电击心律的"巧妙的装置"并将其命名为人工心脏起搏器。1952 年,Zoll 证明阿 - 斯综合征患者可以耐受直接传递到胸壁的电流。1957 年,Lillehei 在心脏直视手术中将电极直接放置于心室上。

1958 年到 1961 年,植入式起搏器被公认为可用于治疗完全性心脏传导阻滞。20 世纪 70 年代 ~80 年代,实现了左心室同步生理起搏。21 世纪初的 10 年,双心室起搏的临床试验取得了巨大的进展。双心室起搏是通过定位在一个冠状窦支的额外导联刺激左心室并几乎同时刺激到右心室而实现的。双心室起搏通常被称为心脏再同步化治疗(cardiac resynchronization therapy,CRT),用于中度和重度左心功能不全和束支传导阻滞(BBB)的患者,可改善症状和治疗心衰。双心室起搏可纠正心室内和心室间延迟,CRT 已被证实可改善一些心衰患者的心功能等级和生活质量。

目前,科技发展使起搏器更加小巧,电池寿命更长,可选择的编程模式也更多,最新的科技进步甚至实现了个性化的生理起搏。

### 心脏起搏的适应证

心脏起搏最常用于导致心衰的情况,它可以产生或传导内在电冲动,使其处于一定速率以足够维持心脏灌注。当心律失常或传导异常损害心脏的电传导系统和血流动力学情况时,必须使用起搏器。最初的起搏器用于治疗心动过缓,现在的起搏器也用于监测和治疗快速性心律失常,促进电重构。随着研究的深入和科技进步,起搏器也可以用于充血性心衰、QT 延长综合征以及神经心源性晕厥等心脏疾病。

ICU 护士和医疗团队成员要评估潜在的心脏起搏器患者是否可能出现心律失常、冠心病、心肌梗死或心脏传导改变的其他状况。为帮助医学专家决定起搏器植入的临床标准,ACC、AHA 和心脏节律协会(原名 NASPE)成立联合委员会,制订了心脏起搏器植入术的统一标准。委员会将植入适应证的推荐意见划分为三个等级:I 类适应证包括有证据或共识表明此治疗有用或有效的情况,II 类适应证包括对于过程或治疗的有用性和有效性的证据有矛盾或有意见分歧的情况(IIa 类为治疗合理,IIb 类为可考虑治疗),III 类适应证为有证据或共识表明此过程和治疗没有用或没有效果以及在某些情况下可能是有害的情况。心脏起搏器植入术最常见的适应证与推荐的起搏模式见表框 18-21。

### 起搏器系统

起搏器系统包括脉冲发生器和一到三根电极导线,主要行使两大功能:诊断和治疗。诊断功能是为了感知自主电活动,治疗功能是输出电脉冲,兴奋心内膜细胞并在心肌产生去极化电波。与起搏器相关的临床专业术语见于表框 18-22。

### 永久性起搏系统

**脉冲发生器** 永久性起搏系统的脉冲发生器是由一个密封的金属容器包裹锂碘电池和电子线路组成的。发生器重 20~30g,厚 5~7mm(图 18-29)。大多数永久性起搏器的寿命是 6~12 年,具体取决于心脏起搏需要的时间比。永久性脉冲发生器大多植入在锁骨下胸部区域的皮下包囊里(图 18-30)。

**导联系统** 导联是一根电线,提供脉冲发生器和心脏肌肉之间的通信网络。导联尖端有一个或多个电极,可以感知并起搏心脏肌肉。对于双极导联,尖端是负极(阴极),距离尖端大约 1~3cm 为正极(阳极)(图 18-31)。

永久性起搏器导联一般通过锁骨下静脉和经胸壁的头静脉植入体内。其他植入点有颈内静脉、颈外静脉或股静脉,但股静脉比较少见。在 X 透视下安置导联,将其固定在右心耳或右心室顶点,或同时固定在这两个位置。第三个导联可能植入冠状窦分支,用于双心室起搏时刺激左心室。导联必须能提供足够的电刺激,完全绝缘并耐受搏动性湍流。

永久性起搏器尖端可通过导联固定装置固定于心肌。随着时间的推移,纤溶组织会将附着在心肌上的导联尖端视为安全装置并确保电极的适当运行。

---

**表框 18-21　永久性心脏起搏适应证 \***

**成人获得性房室传导阻滞**

**I 类：**任何阻滞部位的 III 度和重度 II 度房室传导阻滞，并伴有以下症状中的一种：(1) 有症状的心动过缓；(2) 清醒状态下无症状的患者，被记录到 3s 或更长的心室停搏，或逸搏心率低于 40 次 /min；(3) 服用治疗心律失常或其他疾病的药物，而该药物可导致有症状的心动过缓；(4) 导管消融房室结后；(5) 心脏外科手术后不可恢复的术后房室传导阻滞；(6) 神经肌肉疾病导致的房室传导阻滞；(7) 房颤合并 5s 或更长的间歇；(8) 无心肌缺血下运动时诱发的房室传导阻滞

**IIa 类：**(1) 无症状的 III 度 AVB，逸搏心率低于 40 次 /min 不伴有心脏增大；(2) 无症状的 II 度 II 型 AVB，且为窄 QRS 波；(3) EPS 检查发现希氏束内或束间水平的无症状 II 度 I 型 AVB；(4) I 度或 II 度 AVB 伴有类似起搏器综合征的症状

**IIb 类：**(1) 神经肌肉疾病，如强直性肌营养不良症、卡恩斯综合征、假肥大性肌营养不良（肢带型）、肌肉萎缩、伴有症状型或无症状型任何程度的 AVB（包括 I 度 AVB）；(2) 服用可致阻滞出现的药物甚至停药后依旧出现的 AVB

**III 类：**无症状的 I 度 AVB、II 度 I 型 AVB 以及暂时性 AVB

**慢性双分支阻滞**

**I 类：**(1) 间歇性完全心脏阻滞；(2) II 度 II 型 AVB；(3) 交替性束支阻滞

**IIa 类：**(1) 虽未证实晕厥是由 AVB 引起，但可排除其他原因（尤其是 VT）；(2) EPS 上希氏室间期延长；(3) EPS 检查偶然发现由起搏引起的非生理性希氏束间水平阻滞

**IIb 类：**神经肌肉疾病，如强直性肌营养不良症、卡恩斯综合征、假肥大性肌营养不良（肢带型）和腓侧肌肉萎缩，伴有症状型或无症状型任何程度的束支传导阻滞

**III 类：**不伴有 AVB 的束支传导阻滞或有症状和无症状型束支传导阻滞伴有 I 度 AVB

**AMI 伴 AVB**

**I 类：**(1) 持续性 II 度 II 型 AVB 伴有交替性 BBB 或 III 度 AVB；(2) 一过性严重 II 度或 III 度房室结下 AVB 合并有 BBB；(3) 持续性并有症状的 II 度或 III 度 AVB

**IIb 类：**窦房结水平持续性 II 度或 III 度 AVB。

**III 类：**一过性 AVB

**窦房结功能不全者（SND）**

**I 类：**SND(1) 记录到有症状的心动过缓者；(2) 有症状的变时性功能不全者；(3) 由于某些疾病需要使用某类药物，而这些药物又可产生症状者

**IIa 类：**SND(1) 心率低于 40 次 /min；(2) 有不明原因晕厥，EPS 期间诱发 SND 者

**IIb 类：**最低程度有症状的患者，慢性期意识清醒状态下心率低于 40 次 /min

**III 类：**无症状的 SND；SND 合并由于非必要性药物引起的有症状的心动过缓；无心动过缓时出现症状

**颈动脉窦过敏和神经心源性晕厥**

**I 类：**自发性颈动脉窦刺激和颈动脉按压诱导的心室停搏时间 >3s 导致的反复性晕厥

**IIa 类：**反复性晕厥，没有确切的颈动脉窦刺激事件，高敏感性心脏抑制反应 ≥3s

**IIb 类：**明显症状的神经心源性晕厥伴有自发性或直立倾斜试验时的心动过缓

**III 类：**(1) 对颈动脉窦刺激的高度心脏抑制反应，无症状或模糊的症状如眩晕、头晕目眩或两者都有；(2) 有效避免行为的情境性血管迷走性晕厥

\* 此表并不包括特殊人群和特殊情况的适应证。

---

**表框 18-22　起搏器相关的临床术语**

**主动固定导联：**起搏导联的尖端被设计为螺旋形或线圈样，以使尖端嵌入心脏组织从而减小脱落的可能性

**非同步起搏：**起搏器设定在固定的心率，且与心脏自身的活动无关

**双极导联：**起搏导联有两个电极。一个电极在导联的尖端，给心脏以刺激。第二个电极距离导联尖端几毫米，形成电回路。两个电极都可以感知到心脏内活动

**夺获：**心腔遇到起搏刺激而去极化

**变时性功能不全：**运动时窦房结无法加速

**按需起搏（抑制型起搏）：**起搏器感知到足够的心脏内活动时抑制自身起搏

**双腔起搏（生理性起搏）：**同时起搏心房和心室以人工恢复 AV 同步

**电磁干扰：**电能和磁能可以干扰或阻断脉冲发生器的功能

**毫安度（mA）：**测量起搏器产生的电刺激（输出量）的单位

**多部位心脏起搏：**可刺激心腔的多个位点（如，双心室起搏 / 心脏再同步化治疗（CRT）时刺激左右心室）

**超速起搏：**一种抑制心动过速的方法，设定起搏心率高于患者自己的心率

**感知过度：**除了起搏器试图感知的事件外引起的起搏器抑制。可能包括高耸的 T 波和电磁干扰（EMI）

**起搏阈值：**使心房和心室持续去极化所需的最小电刺激

**被动固定导联：**心脏起搏导联固定在心脏的小梁不穿透心壁

**频率应答（频率适应，频率调节）起搏：**一种起搏器，在检测到机体代谢需求变化时相应地改变起搏速率

**传感：**起搏器检测心脏内活动并作出适当反应的一种能力。起搏器如何回应取决于起搏程序的设定

**传感阈值：**抑制或触发起搏器所需要的最小房性或室性心内信号的幅度

**情境性血管迷走神经性晕厥：**晕厥与咳嗽、排尿或重度疼痛时迷走神经刺激导致的心动过缓有关

**触发：**起搏器根据感知到的心脏内活动而做出刺激的反应。触发与抑制相反

**感知功能低下：**起搏器不能感知到心脏内活动。因此，起搏器不能正常启动

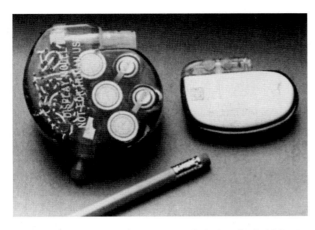

**图18-29** ▲ 永久性脉冲发生器,老式(左)和新式(右)。记录这些年尺寸和重量的缩减情况。较小的装置是主动反应式脉冲器,它比稍大点的1 968U小四倍

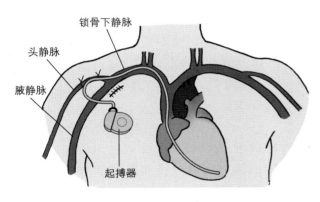

锁骨下静脉

头静脉

腋静脉

起搏器

**图18-30** ▲ 经静脉植入永久性起搏器。双腔起搏时,心房需连接一个单独的起搏线

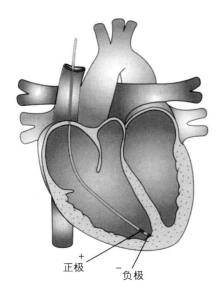

+
正极

—
负极

**图18-31** ▲ 经静脉放置双极起搏导管

## 临时性起搏系统

临时性起搏系统用于紧急情况或特殊情况。在危及生命的情况下,临时起搏器可作为安装永久起搏器的过渡或直至消除可逆性病因。在可选择的情况下,临时起搏器可用于超速或慢速终止快速性心律失常。临时起搏器可经静脉、经心外膜、经皮下或经胸廓植入。

**经静脉临时心脏起搏系统** 经静脉起搏系统包括体外脉冲发生器和经静脉临时起搏导联。导联系统一般使用双极导管,负极在尖端,正极接近心内膜表面。导联终端附着在连接电缆和相应的脉冲发生器的正负极。

经静脉临时起搏时,医生在局麻下将导管/导联植入表浅静脉。可能经肱静脉、颈内或颈外静脉、锁骨下静脉和股静脉。锁骨下静脉和颈内静脉可更好地固定导联,患者的活动度也更大。经静脉导联通过静脉鞘,进入下腔静脉和右心房,再通过三尖瓣,进入右心室。导联尖端放置在右心室尖端并紧贴心内膜,以维持其稳定性和可靠性。心房起搏时,双极导管放置于右心耳。双腔起搏时,心房和心室起搏点会放置肺动脉球囊漂浮导管。球囊漂浮导管对重症监护患者是有用的,因为它们可以采用热稀释法测定心输出量而不需要透视定位。

导联植入后,皮肤穿刺点用非吸收缝线缝合。护套应缝合,若需要用于采血或给药时可将其与持续滴注设备相连。为了使连接处和导管尖端保持无菌,插管前可在导管上覆盖无菌套,确定合适位置后将无菌套连到护套末端。护套穿刺插入点应涂抹消毒药膏和自黏性半渗透透明敷料。护士要在敷料上贴一个小标签,注明更换时间和日期。

**心外膜临时起搏系统** 在心外膜上放置起搏线是另一种起搏方式。这种方式可以通过开胸术或剑突下切口直接将起搏电极放于心脏外表面完成。心外膜起搏线经常在心脏直视术中或术后作为临时连接。起搏线附着于心脏外膜表面,近端通过胸部切口放置,或者连接到临时脉冲发生器,或置于其上端,在需要起搏时再相连。起搏线撤离时不需重新打开切口,即使尖端已经形成瘢痕组织。

**经皮临时起搏系统** 另一种起搏方式是体外经皮起搏。这种方式要将凝胶电极片直接贴在胸壁上,阴极或负极放于患者正面的胸骨左侧,阳极

或正极放于患者的背部,然后连接到一个外部经皮起搏器(图18-32)。应告知患者经皮起搏会有明显的不适感,必要时给予镇静。经皮起搏用于不能经静脉临时起搏时。患有潜在性心室停搏的患者,不可无限依赖经皮起搏。

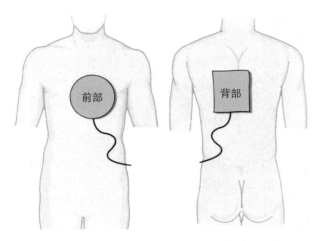

图 18-32 ▲ 经皮起搏。电极放于前侧和背侧胸壁上并与体外起搏器相连

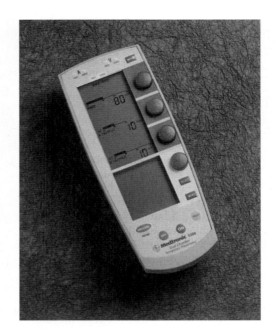

图 18-33 ▲ 双腔临时起搏器

**经胸临时起搏系统**　经胸起搏是一种临时性起搏方式,是在紧急情况下所考虑的最后一种方式。这种方式将起搏电极板放于心脏前胸壁上。经胸起搏成功率较小,且发生并发症的可能性高。

**体外脉冲发生器**　临时脉冲发生器是一种由9-V碱性或可更换锂电池供电的体外设备(图18-33)。此设备常被称为临时起搏器,包含几个控件以调节输出电流、频率、敏感度和起搏模式。双腔起搏时,选择频率基线和上限、AV间期和代偿期模式。双腔脉冲发生器有独立的心房和心室输入端口。使用连接电缆使导联头端紧紧连接到连接器上,锁定装置在脉冲发生器上。在导联端口附近的电缆上贴上适当标签标记心房、心室,以避免其与脉冲发生器上的心房、心室接口相连时发生混淆。经静脉临时起搏器安置的护理评估和干预措施指南见表框18-23。

## 起搏器功能

正常工作的起搏系统可感知和治疗心律失常。起搏器通过感知能力探测心脏内活动,幅度是通过起搏器电极测得的最强内信号(如R波通常是心室导联感知的最强信号)感知的。在感知电极位点,自主去极化波幅测量单位是毫伏(mV)。传感器控制台上显示的最小数字表示最敏感的设置,用mV表示,提示心脏起搏器将感知到的最小信号。如果心脏内幅度小于感知设定的幅度,将不能被感知,这种情况会出现在电极与心脏组织连接不够紧密时。将起搏器敏感度设置为最大感知模式的缺点是会出现感知过度,如起搏器感知到外界信号(如T波)或其他腔室的信号。如果出现感知过度,可能会抑制起搏器刺激(图18-34)。

当自主心率能满足身体需要时,起搏器会抑制起搏刺激。当自主心率下降到程序最低值时,起搏器会通过导联给予刺激。当起搏器放电时,心电图上会出现起搏尖峰,如图18-35。刺激会使心腔的起搏导联去极化。夺获这个概念用于表示心房和心室由于起搏刺激出现的去极化现象。起搏阈值指的是起搏器启动连续夺获所需的最小电压。阈值水平通过高能量时成功建立起搏,而后逐渐减少发生器的电流输出直到夺获停止来确定。在既定的脉冲时间内,起搏阈值在临时发生器中用毫安(mA)表示,在永久发生器里用电压(V)表示。设定脉冲输出量为阈值的2~3倍,以保证足够的安全界限。

很多因素会影响起搏阈值,包括缺氧、高钾血症、抗心律失常药物、儿茶酚胺、洋地黄中毒和糖皮质激素。

| 表框 18-23 | 护理干预措施 |
| --- | --- |

**携带经静脉临时起搏器患者**

**评估**

- 植入前：

  生命体征、氧饱和度、脉搏

  镇静水平 / 使用的镇静剂

  持续心律监测

  植入的时间、地点、方式和位置

  导线插入的位置（心房、心室、心房和心室）

  测量值：夺获阈值（mA）和自主振幅（mV）

  患者对操作的耐受度

  并发症

  12 导联心电图

  最终设置：模式、频率、输出量和敏感度

- 植入后：

  频率设置、mV 设置、mA 设置，操作模式（需求，非同步）和 AV 间期（适当情况）

  起搏器关闭或启动

  心律图，夺获和自主，适当情况下

  12 导联心电图

  穿刺点和缝线的状态（如果有）

  胸部 X 线检查，结果

- 每一次交班时：

  起搏器关闭或启动

  起搏对患者是安全的

  所有连接是安全的

  设置频率、mA、敏感度、操作模式、AV 间期（适当情况）

  节律带（包括任何临床症状改变或干预）

  感知和夺获阈值（与基线相比）

  有无嗳气或肌肉抽搐

  穿刺点和缝线处情况（如果有）

  感染征象（红肿、疼痛、发热、流脓）

  穿刺点到远端的血流灌注（适当情况）

  起搏器导线连接末端（在适当时）

**干预措施**

- 持续心电监护
- 起搏发生器

  确认有可更换的 9V 电池

  确认连接紧密

- 处理起搏器导线接口时戴橡胶 / 乳胶手套
- 遮盖起搏器导线接口以防微电击
- 心外膜起搏导线标记心房或心室
- 按规定用纱布或透明敷料每日清洁更换起搏导线穿刺点，标记更换的时间和日期

**文书**

- 重症监护文书 / 护理记录：

  评估

- 患者 / 家属健康宣教

  起搏导线穿刺点护理

  起搏和感知阈值（打印心电图）

  起搏问题、护理措施、干预后果

  并发症 / 问题

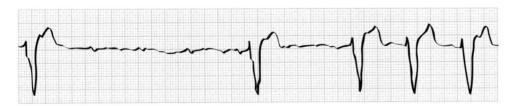

**图 18-34** ▲ 放电失败或感知过度伴起搏抑制。在第一个半带，感知幅度增加可能是因为探测到电噪音（感知过度）引起起搏抑制

## 起搏器代码

　　自从心脏起搏器使用以来，此技术变得复杂多样，其编码系统已经能够识别起搏器的各种运行方式。自 1974 年最初开发后，心脏起搏器编码系统已经被修订了多次。最近一次编码修订是 2002 年，由美国心脏协会（AHA）和心脏节律协会（前 NASPE）以及英国起搏电生理学组（BPEG）共同合作完成。NASPE/BPEG 版（NBG）起搏代码见于表 18-16，简称为 NBG 起搏代码。

　　心腔的第一个字母代表起搏部位：A 为心房；V 为心室；D 为双腔。

　　代码的第二个位置代表心脏内活动感知的腔室：A 为心房；V 为心室；D 为双腔。

　　代码的第三个位置代表对感知到的心脏内活动的响应模式。字母 I 表示起搏器在感知到充

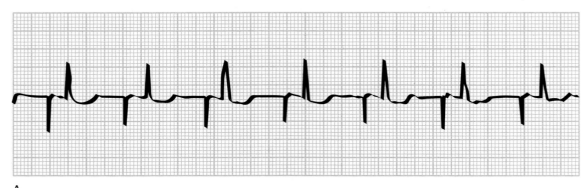

A

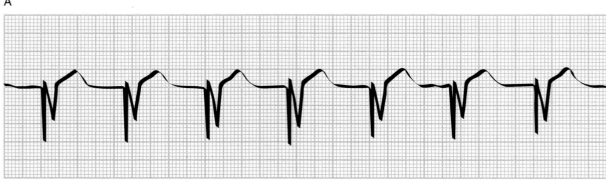

B

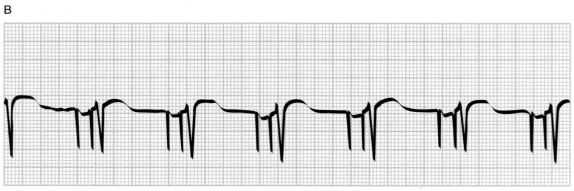

C

图 18-35 ▲ A:心房起搏,注意每一个起搏刺激后都有 P 波。B:心室起搏,注意每一个起搏刺激后都有宽大的 QRS 波。C:为双心起搏,注意第一个锋电位后是 P 波,第二个锋电位后是 QRS 波。所有条带均显示 1:1 夺获

表 18-16 NBG 起搏代码

| 位置:分类 | | | | |
| --- | --- | --- | --- | --- |
| I:起搏腔室 | II:感知腔室 | III:响应方式 | IV:程控频率 | V:多部位起搏 |
| O= 无 | O= 无 | O= 无 | O= 无 | O= 无 |
| A= 心房 | A= 心房 | T= 触发 | R= 频率程控 | A= 心房 |
| V= 心室 | V= 心室 | I= 抑制 | | V= 心室 |
| D= 双腔(A+V) | D= 双腔(A+V) | D= 双(T+I) | | D= 双腔(A+V) |

　　由北美起搏和电生理学会与英国起搏与电生理组织联合更新。修订的 NASPE/BPEG 版(NBG)起搏代码为抗缓慢性心律失常、自适应速率和多部位起搏。(Pacing Clin Electrophysiol 25(2):260-264,2002.)

足心脏内活动时的响应模式为抑制。例如,如果起搏器设置速率为 70,患者心率超过 70 次 /min,起搏器将不会启动。只有在患者心率低于程序设置的心率时,起搏器才会启动。因此,起搏器是按需工作的,又称为按需起搏器。因为起搏器在心脏自主活动充足时是抑制的,所以起搏器不会在不合适的时间启动以引起严重心律失常,如室速。字母 T 表示起搏器在感知到心率时的响应模式为触发起搏。对于完全性房室传导阻滞患者,双腔起搏能够感知到心房活动并对此作出反应,使心室起搏。字母 D 表示双腔响应(在感知后抑制和触发起搏)。字母 O 表示起搏器对感知到的内活动无反应。起搏器对于内活动的无感知状态称为非同步起搏,可通过将敏感度设定为最大值或将程序设置为非同步模式(如 DOO,VOO)来完成。

永久性起搏器也可以暂时性调至非同步模式,即将大磁铁放于脉冲发生器上。此操作会使起搏器启动与心率(固定起搏)无关,当患者心律由固定起搏脉冲重置时要评估起搏器的启动和夺获。

代码的第四个位置代表程控频率的出现与否。字母 O 代表无程控频率,字母 R 代表程控频率激活。该起搏器的一个特点是起搏频率根据反应活动水平的生理值的不同而不同,所使用的生理变量是机械振动、加速度或每分通气量。当患者活动增加时,起搏器会检测到生理反应(如,肌肉颤动、呼吸频率加快),接着增加起搏频率以满足代谢增加的需要。

代码的第五个位置代表是否有多部位起搏:A 为心房、V 为心室、D 为双腔、O 为无多部位起搏。

临床上,没有第四和第五个字母表示没有程控频率和多部位起搏。尽管将起搏器 5 个位置都进行描述会使其更加完整,但是一般情况下只需要描述前三个位置。

## 起搏模式

掌握起搏器代码相关知识可帮助 ICU 护士了解植入设备的类型、预定的操作模式和实际操作模式。操作模式可分为单腔模式和双腔模式。

AAI 和 VVI 都是单腔操作模式,AAI 是心房的操作模式。在这种操作模式下,有心房起搏、心房感知、对感知的抑制反应,没有程控频率。临时

心房起搏最常设为 AAI 模式,常用于超速起搏的心房心律失常中。

DDD 模式可提供双腔起搏、双腔感知、对感知的双重反应(抑制或触发)。双腔模式允许生理性起搏,随后感知或起搏心房和心室。DDDR 模式的特点是有程控频率。VDD 模式仅用于心室起搏,但可感知心房和心室并作出双重反应。因此,心房(P 波)事件可触发心室事件。如果感知到自主 R 波,心室起搏将被抑制。这种模式尤其适用于窦房结功能完整但患有高度房室传导阻滞的患者。

## 起搏器功能障碍

### 永久性起搏器功能障碍

起搏器功能障碍可能是由于不适当的编程(假性功能障碍)或原件实质功能障碍导致。虽然目前生产的起搏器功能更加复杂且更加可靠,但是起搏器功能障碍(如"报告")仍会发生。因此,患者很有必要了解自己使用的起搏器的制造商、模型和起搏器原件(脉冲发生器和导联)的编号,并确认这些已在制造商处登记,这些信息一般在植入术后提供给患者,并给予他们植入设备的标识卡。

当某一部位或模型设备相关的组件或电池失效时起搏器会发出警报。大多数厂商都有可以提供信息咨询的免费电话。然而,患者与他 / 她的医生联系也是非常重要的,因为医生能够为其提供指导和适当的干预。有时,可能只需简单的编程和监测即可解决起搏器的问题。

### 临时起搏器功能障碍

临时起搏器功能障碍需要系统地进行解决。患者首先要做的是在没有潜在节律时立即采取措施重设起搏器夺获值,这也是最重要的。步骤如下:

1. 增加脉冲发生器输出量(用 mA 表示)至最大值,非同步模式(VOO,DOO)。

2. 检查患者血流动力学和自发性多极 ECG导联结果;适当时给予干预,如经皮起搏、给予硫酸阿托品或异丙肾上腺素。

3. 检查所有连接。

4. 更换脉冲发生器或电池。做好经皮起搏

的准备以备任何变化的出现。

如果患者病情稳定则进行故障排除。表 18-17 为临时起搏器功能障碍的故障排除方法。

### 功能障碍的类型

**放电故障**　如果起搏器的放电信号能使 ECG 上出现伪迹或"锋电位",那么放电故障可能会表现为伪迹消失或无法解释的起搏丢失。这种故障可能是因为脉冲发生器自身、处理器或电池故障。处理器故障并不常见,但电池故障较为常见,一般发生于不遵医嘱进行随访和不知道起搏器电池寿命的患者。通过程序测量发生器输出值可判断故障原因。在极端个案里,会出现发生器不能与程序交换信息的情况。如果情况紧急,医生可植入

**表 18-17　临时起搏器故障排除**

| 故障 | 原因 | 措施 |
|---|---|---|
| **放电故障**:无证据显示起搏刺激和患者心率低于程控频率 | 电池耗竭或脉冲发生器故障,输出或定时电路故障 | 更换电池或发生器 |
| | 连接器连接不良 | 检查所有连接的紧密性 |
| **无夺获**:起搏脉冲后 ECG 上无去极化迹象 | 导线移位 | 检查胸片,将患者置于左侧卧位直到导联重新安置 |
| | 连接器接头断裂或断裂延伸至连接线路 | 正确连接导线和脉冲器以检查电线故障,更换连接导线 |
| | 电线管脚与电缆或发电机不兼容 | 重新确认暴露引脚与电缆和发电机的安置,调整连接处或更换脉冲发生器 |
| | 输出设置值(mA)过低 | 检查夺获阈值,调整输出值为安全界限的两倍到三倍 |
| | 穿孔 | 检查 12 导联 ECG,报告穿孔征象,稳定血流动力学 |
| | 导线断裂不伴有绝缘中断 | 检查腔内 ECG:有证据显示一极断裂则使用单极导联;若全部断裂则更换导联 |
| | 由于药物或代谢改变引起的起搏阈值增高 | 检查实验室试验结果,纠正代谢改变,检查药物和生命体征,增加输出 |
| **感知过度**:设备检测到非心脏电事件,将其视为去极化 | 灵敏度设置过高 | 降低灵敏度(灵敏度值(mV)应稍高,使起搏器敏感度降低);若患者是起搏器依赖型(没有 R 波),应将程序设为非同步模式直到问题纠正 |
| | 设备将检测到的高耸 T 波误认为是 R 波 | 增加心室不应期使其超过 T 波 |
| 对于双腔起搏,交互作用是过分感知的一种形式:设备检测到其他心腔的信号并给予抑制反应;对于心房通道,检测到 R 波可能是 P 波 | 心房导联移位 | 重新检查心房夺获阈值;若过高,则可能为移位 |
| 对于心室通道,心室起搏抑制不当时,心房起搏刺激后电位可被检测为 R 波 | 心房通道输出量高 | 减少心房通道输出,降低心室敏感度(调高 mV 值) |
| | 电辐干扰,由于电设备接地不当 | 移除未接地的设备 |
| **感知不良**:设备无法检测到心脏内活动,不恰当启动 | 非同步模式(VOO,DOO,AOO) | 重新设置为同步模式(VVI,DDD,AAI) |
| | 内活动幅度小 | 增加灵敏度(将灵敏度转盘调至低毫伏值) |
| | 导联移位 | 重新检查夺获阈值;若高,则可能有导联脱落,需重新放置 |
| | 导联绝缘破裂 | 使用起搏系统分析仪检查导联;若阻抗过低(<200 Ohms),可能有绝缘破裂,需更换导联或暂时放置单极配置 |

经静脉临时起搏器维持患者血流动力学直到纠正永久性起搏器故障。

**无夺获**　ECG 上出现起搏器伪迹后 QRS 波或 P 波立刻消失,此时会出现心室或心房无法夺获起搏器信号的现象(图 18-36)。无夺获可能是由于阈值升高、导联脱落或电池即将耗竭。这些情况可能会使产生的输出量不足以满足夺获阈值的需要。若患者是起搏器依赖者并有症状,则需要进行药物治疗(阿托品、异丙肾上腺素)、经皮起搏或 CPR,直到发现故障原因并纠正。

**感知过度**　起搏器检测到设定以外的事件即出现了感知过度。例如,在 VVI 起搏时,如果除了 R 波外还感知到宽大 T 波,起搏器就会被抑制,且只有在程序设定的率值以下起搏才会被记录。同样的,电磁干扰(EMI)可能会导致不适当的感知,因此会错误地激活双腔起搏器的抑制或触发模式。过度感知可由电极移位、不适当的灵敏度设置、EMI 或导联即将断裂。部分断裂的导联会感知到过多信号使感知放大,由此导致过度感知和需要模式的起搏输出抑制。在 ECG 上,感知过度会模拟放电失败,因为过度感知可能抑制起搏信号;例如,对于 DDD 起搏器,感知到的 P 波经常在完成 P-V 间期后触发心室信号;然而,若心室导联感知到内信号(如过分感知噪音),则会抑制心室信号。确定过度感知的唯一方式是通过程序检查 IC-EGM。如果在 IC-EGM 上记录到噪音,则故障是由感知过度导致的。

为了纠正临时起搏系统的可疑过度感知,护士应检查临时起搏器和导联的连接。导联连接不当会出现电信号噪音,由此导致过度感知。检查 EMI 和所有电子设备的接地线。单极导联更易产生 EMI,因为连接脉冲发生器(接地)的导联(负极)尖端感知区域较广。将旋钮旋至非同步化高 mV 值可降低敏感度。经静脉临时起搏的双极导管,其部分线路断裂会引起过度感知,可转换为单极导管以纠正。腔内 ECG 可用于诊断,通过使用弹簧夹连接器将单极连接到 V 导联表面从而得到单极心前区 V1 导联记录,这个记录需能够显示大电压伪像幅度和抬高 ST 段。完全断裂则显示平稳波幅。与自主心电图不相关的干扰或减弱伪迹振幅的记录均表示部分线路断裂。如果一极是完整的,将其末端插入发生器末端的负极,此导联即为单极导联。一个外部的心电图单丝电极施加在皮肤上的尖端插入到正端口的发电机,可作为地极(图 18-37)。不常用的导联极端则用橡胶管道包裹起来。由于临时起搏器的单极化双极导联易于产生 EMI,因此不可无限期地使用。对于断裂的导联,最安全的干预措施是更换它。

**感知不良**　起搏器不能感知患者自身心跳即为感知不良,在 ECG 上显示为安置不当的起搏器伪迹(图 18-38)。感知不良可能是因为导联脱落、导联绝缘不良、导线断裂或程序灵敏度设置不恰当。在 T 波的易损期起搏器启动导致室性心律失常可视为感知不良。临时起搏器无感知的最可能原因是导联错位。

为纠正临时起搏器的感知不良,护士首先需要确认导联与临时起搏器是否连接妥当。通过增加设备的灵敏度即将旋钮调至较低毫伏值(如检测到更小的信号)可纠正感知不良。如果问题持续存在,医生可能需要重新放置或更换导联。对于永久性起搏器,感知不良有时可通过重新编程更敏感的设置或将双极调为单极来进行纠正。

## 起搏器并发症

心脏起搏器有许多相关的并发症。ICU 护士

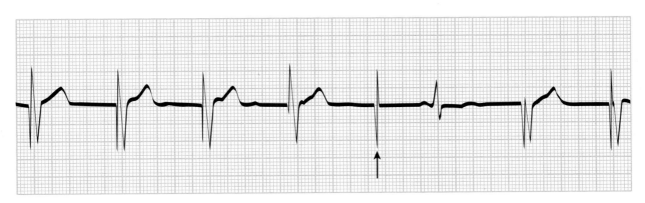

图 18-36 ▲ ECG 显示无夺获。记录到 QRS 波群后无起搏信号

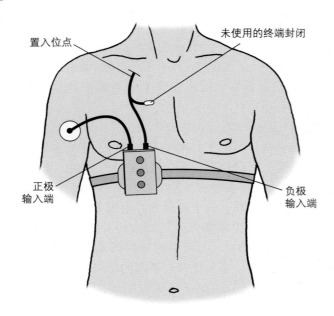

图 18-37 ▲ 单极化临时双极导联。它使用的是具有正负端口输入的老式发生器,仅适用于单腔起搏

在早期发现和处理这些并发症方面有重要作用。

## 气胸

从锁骨下静脉插入导线时可能因针头插入过深导致肺外伤,由于锁骨下静脉靠近肺尖部,空气可能进入胸膜腔导致并发症。相关症状可能突然出现也可能在操作术后 48 小时才出现,症状包括胸膜痛、低血压、呼吸窘迫或缺氧。胸部 X 线片可显示创伤的程度。若情况严重,可放置胸管使肺复张。

## 心室激惹

在心内导管尖端部位发生的心室激惹,常见于在植入临时起搏系统最初插入导管后。早期的室性波群形态与起搏器波群形态相似(图 18-39)。导管作为异物其引起的激惹通常在几个小时后消失,持续心室激惹可能提示临时或永久性起搏系统导联脱落。

## 心室壁或室间隔穿孔

少数患者会发生由于插入经静脉导管导致的心室游离室壁或室间隔穿孔,继而可能导致心脏压塞。老年、长期激素或抗凝治疗的患者风险更大。如果心电监护上显示患者心前区导联形态改变,则应怀疑穿孔发生。右心室心尖部起搏常可导致 12 导联 ECG 上 V1 导联的 QRS 波群倒置。心室穿孔可能导致从左心室起搏,而两级的 QRS 波群是直立的。怀疑心室壁穿孔时,二维超声波心动描记术可确定是否有心脏压塞,心脏压塞会导致血压降低,窦性心律增加。

## 导管或导联脱落

起搏导管或导联的脱落可能导致过度感知、感知不良或无夺获。通常用胸部 X 线片可确诊。导管或导联脱落后常需复位处理。

## 感染和静脉炎或血肿形成

感染和静脉炎可出现在临时起搏穿刺点,感染或血肿可能出现在永久脉冲发生器植入位点。须密切观察这些位点是否有肿胀和炎症出现,并保持干燥。永久性起搏器感染需要医生立即采取措施。多数情况下,起搏器感染需要在给予全身性抗生素治疗后拆除整个起搏系统,更换不同穿刺点。对于临时起搏位点,更换敷料时需注意无

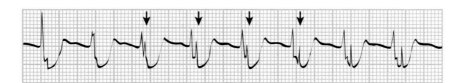

图 18-38 ▲ ECG 显示感知不良。心室按需起搏器不能检测自主节律,表现为在自发 QRS 波群后的不恰当间期出现了起搏器锋电位

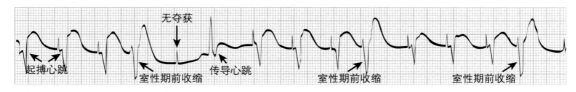

图 18-39 ▲ 心室按需起搏伴有室性早搏。波形也显示了自发性传导心跳后起搏器无夺获的锋电位

菌操作,以防感染。

## 腹部抽搐或呃逆

腹部抽搐或呃逆的发生常常是由于电极放置于薄弱的右心室壁上从而使腹部肌肉或膈肌受到电刺激所致。带有左心室导联的双心室起搏患者,其腹部抽搐可能是由于冠状动脉窦外侧支的左心室导联引起膈神经刺激(phrenic nerve stimulation,PNS)而导致的。PNS 会使患者有不适感,有时可通过设置导联极性或降低发生器输出值进行改善。

急性植入后,膈肌刺激有时可能与穿孔有关。若患者出现血压降低或伴有膈肌刺激的高夺获阈值,则需对其进行密切监护和评估。

## 囊袋糜烂

植入术后早期很少出现植入位点糜烂,多认为它是永久性起搏器植入术远期并发症。有时,糜烂预示着暴发性感染的出现。然而有些时候,糜烂可能是由于皮肤完整性受损或发生器对薄弱组织产生的压力所致。当发现有糜烂征象时,应立即手术。对囊袋重新定位以防止患者发生全身感染,同时也可以保护设备。一旦起搏系统受到侵蚀,恶性感染可经导联系统蔓延至心脏,此时须采取措施清除整个系统。

## 护理管理

ICU 护士对携带起搏器患者的护理是十分重要的。护士有责任对患者进行综合评价、对患者及家属进行健康教育、监护 ECG 及患者安全。经静脉临时起搏患者的护理措施指南见表框 18-23,对携带起搏器患者的护理诊断见表框 18-24。

| 表框 18-24 护理诊断示例 |
| --- |
| **携带起搏器的患者** |
| • 焦虑 与致命性心脏疾病需安置起搏器有关。 |
| • 知识缺乏 缺乏新的病情诊断有关的知识。 |
| • 有感染的危险 与侵入性操作和异物有关。 |
| • 心输出量减少 与起搏器综合征或 AV 同步化消失有关。 |

## 患者评估

ICU 护士可能是第一个发现患者因心律失常需要进行起搏的人员,因此护士有必要了解起搏的适应证及如何启动紧急经皮起搏。在对患者进行综合评估且患者病情稳定后,ICU 护士可能需要协助医生植入经静脉起搏系统或永久起搏系统。

植入起搏器前评估患者的病史和社会史很重要。例如,锁骨骨折的患者应避免在骨折侧锁骨上植入起搏器,因为可能有潜在的解剖性畸变风险;有肺萎缩或肺叶切除术病史的患者应避免锁骨下植入;有右臂动静脉瘘的患者最好从左侧植入。对于社会史,其业余爱好(如打猎)、专业体育活动甚至仅仅只是关于手臂灵活度优先方面的爱好都应加以考虑,如对于右手网球运动员则不选择右胸肌区植入。

为了对携带起搏器患者进行准确评估,护士必须了解起搏器代码从而掌握起搏器类型和设备的预设模式。护士必须熟识患者的潜在心律,一旦起搏器发生故障,护士可妥善处理任何致命性心律失常。

全面的评估也可以帮助护士了解患者对于起搏治疗的生理反应。评估的重要参数包括脉率、可能出现的异常心律、血压、活动耐受度以及眩晕、晕厥、窒息、心悸或水肿的征象。护士应关注患者的胸部 X 线片、血常规以及其他相关的实验室检查结果。若已经植入永久性起搏器,应检查切口是否有肿胀、红肿、渗漏、血肿和压痛。

对于心脏起搏器患者进行全面护理的另一个重要内容是心理社会评估。患者对于是否需要心脏起搏器的心理社会反应存在差异,一些患者能够轻松接受支持心脏功能的设备,而另一些患者则担心这项技术并表现出对死亡的恐惧。如果植入永久性起搏器,应鼓励患者和家属参加一些社会支持性组织,使他们能够与其他依赖起搏技术的患者分享他们的恐惧和担忧。

## 患者和家属的健康教育

对患者及其家属有计划地、系统地进行心脏起搏教育是护理的重要内容。在决定植入起搏器时,护士就应开始对患者进行起搏器相关的健康教育。护士应首先了解患者已有的起搏器知识并纠正其错误观念,且护士不应对患者的起搏器相关知识了解程度做任何预先设定和判断。必要时,护士可以向患者阐述心肌梗死和心脏病发作的区别。由于患者可能不了解起搏器的心电监护作用,因此当去除监护电极时可能会出现焦虑。

应告知患者及家属安置起搏器的必要性。在解释对起搏的需求及起搏器是如何替代或补偿自发性心律时,应使用通俗的语言对心脏的解剖结构进行解释。患者和家属也期望护士能解释侵入性操作过程以及植入术后的护理措施。

护士可借助许多宣传册和媒体演示对起搏器患者进行健康教育,视频或纸质版指南对于患者和家属出院后复习回顾也是有帮助的。

健康教育的深度以及采取的方式取决于患者的年龄、知识水平、注意广度、眼界以及学习的兴趣。最初的教育应集中在携带起搏器生活的积极

方面,只有患者能够接受起搏器作为生活的一部分时,了解其功能和护理才是有用的。表框 18-25列出了对患者和家属进行携带起搏器生活的健康教育的指导。

## 心电监护

对携带心脏起搏器患者进行密切的 ECG 监护是对患者进行全面评估的必要方面。分析的第一步是检查起搏器信号的波形,检查依据为波形上出现起搏锋电位。单极起搏锋电位通常高尖且能够观察到,但是双极起搏锋电位在特定的导联

---

**表框 18-25　教育指导:携带起搏器生活**

**患者活动**
- 植入术后 48h,患臂可以开始被动或主动进行全关节范围运动以防"冻结肩"。对于植入新导联的患者,4~6 周内避免上肢外展超过肩以上水平以免导联脱落
- 避免可能对植入部位有较大影响或压力的活动
- 与医生讨论自己的工作类型及工作需要,征得医生同意后可回去工作
- 可进行自己喜欢的任何程度的性行为
- 患者的起搏器在经过机场金属探测设备时会发出警报,因此应避免通过探测门。向工作人员出示自己的起搏器标示卡,采用手动搜查或使用磁性棒进行检查。不要让探测棒无限期地停留在起搏器部位,因为探测棒的磁性可能会暂时将起搏器转为非同步模式。金属探测仪或探测棒不会对起搏器产生永久性的损害

**起搏器故障征象**
- 注意起搏器故障的症状:与脑、心或骨骼肌灌注减少有关。特别注意植入起搏器前患者曾经历过的症状再次出现
- 报告每一次眩晕、昏厥、呼吸短促、过度疲劳或液体潴留。液体潴留包括突然地体重增加,"肿胀的脚踝""戒指绷紧"等
- 每天醒来后测脉搏,一天一次。脉搏比起搏器的设置少 5 次 /min 时就应该进行记录
- 在携带按需起搏器时脉搏有时不规律,有自发心跳和起搏心跳,这不代表起搏器故障

**感染征象**
- 报告植入部位的每一次发红、肿胀、发热、渗漏或疼痛增加
- 记录不明原因的发热

**用药**
- 起搏器植入后 24h 内会常规给予抗生素,有任何异常反应立即向医生报告
- 起搏器植入前暂停的药物需继续服用。与医生核对以下几种药物如 β 阻滞剂、地高辛或血液稀释剂。了解药物名称、剂量、给药频率、副作用以及每一种药物的使用方法

- 如果重新开始使用华法林(香豆素)治疗,在给药后需重新检查华法林的血液浓度

**家庭护理注意事项**
- 始终携带起搏器标示卡,该卡上有起搏器的牌子和类型、置入时间及植入手术医生信息
- 佩戴表明有起搏器的医疗腕带或项链
- 遵循医生或诊所制订的后续随访时刻表,后续随访包括间隔时间和 ECG 记录。许多起搏器门诊有专业设备检测起搏器和导联的情况并预测电池的寿命。有些门诊能够通过电话随访获取一些信息,从而降低去门诊的必要性。然而,如果起搏器随访是通过电话沟通完成,则每年需至少去一次起搏器门诊检查起搏器,因为许多与起搏器囊袋或元件间歇性失灵有关的问题无法通过电话沟通发现
- 如果出现了任何与植入起搏器前相似的症状,应立即检查起搏器。注意故障的其他表现,如无法解释的阵发性眩晕、疲乏或缓脉
- 告知医生或牙医自己携带有起搏器及正在服用的药物

**更换脉冲发生器**
- 当起搏器电池接近选择性更换指标时,应加强随访。避免在该时段没有咨询医生就长时间离开住所或度假
- 一旦电池耗竭,发生器将停止工作
- 电池不能从发生器中移除,当电池电量低时需更换整个发生器
- 只要导联状况良好,可以在 24h 内完成发生器更换。通常只有发生器需要更换

**老年患者注意事项**
- 记录起搏器部位的任何皮肤状况的改变。突然的体重减少或营养不良使得老年患者更易发生囊袋感染
- 记录疲乏、颈部搏动和缺乏活力等症状。单腔 VVI 起搏患者丧失 AV 同步可能导致起搏器综合征
- 如果感觉起搏器在囊袋里弹跳,需立刻向医生报告,但不要重置它。当皮肤松弛或患者"玩弄"起搏器时,导联会乱作一团,盘绕成圈,也可能断裂

上可能无法看到。每一个起搏锋电位都应该产生夺获。如果起搏导联位于心房,起搏锋电位则会出现在 P 波后。如果起搏导联位于心室,则起搏锋电位出现在 QRS 波群后(图 18-40)。然而,窄 QRS 后出现的起搏锋电位并不一定意味着起搏器故障。当出现融合时,患者锋电位会出现在 QRS 波前(图 18-40)。心衰患者使用心脏再同步化双心室起搏(起搏两个心室)也可能导致窄 QRS。

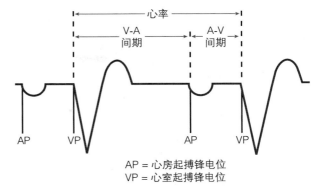

图 18-41 ▲ 在 ECG 波形图上测量起搏器患者间期。起搏间期是两个连续心房锋电位或两个连续心室锋电位之间的时间数。AV 间期的测量是从 P 波的开始或心房起搏锋电位到 QRS 波群的开始或心室起搏锋电位。VA 间期的测量是从心室起搏或感知心跳到下一个心房起搏锋电位。AV 和 VA 间期之和等于起搏间期

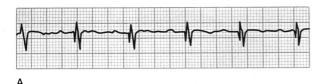

**A**

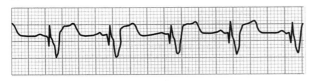

**B**

图 18-40 ▲ 起搏器触发心跳。A:起搏器伪迹出现在 QRS 波群偏后。B:起搏器夺获(心室夺获)伴有典型宽 QRS 波群

接着评估起搏器的感知功能。如果起搏器不能感知心脏内活动(感知不良),不适当的起搏锋电位会贯穿潜在心律。如果起搏器感知到的不是心脏内在节律,而是其他事件,则会发生感知过度,并在腔室中被不恰当的抑制或在其他腔室引起触发反应。

ECG 评估的第 3 步是用毫秒(ms)测量各种间期。ECG 上每一小格代表 40 毫秒,一大格代表 200 毫秒。将每一间期的持续时间都与此间期的程序设定时间进行比较。

第一个间期,即起搏间期,是起搏腔室的两个连续起搏锋电位之间的时间段。这个间期可决定起搏率。为计算起搏率,护士要数出两个连续心房锋电位或两个连续心室锋电位之间的毫秒数(图 18-41)。将毫秒转换为每分钟心跳时,可使用以下公式计算:60 000ms/min 除以起搏锋电位的毫秒数等于起搏率。

下一个测量的间期是 AV 间期,也称为房室延迟。AV 间期类似于 ECG 上的 PR 间期,其测量应从 P 波的开始或心房起搏锋电位到 QRS 波群的开始或心室起搏锋电位(图 18-41)。

第三个测量间期是室房(ventriculoatrial, VA)

间期,也称为心房逸搏间期。VA 间期是从心室起搏或感知心跳到下一个心房起搏信号间的时间数(图 18-41)。AV 和 VA 间期之和等于起搏间期。

## 患者安全

患者携带临时起搏器时必须注意用电安全。房间的用电设备要保持数量最少且必须安全接地。优先使用非电动床,如果使用电动床,必须安全接地且不连接 AC。推荐使用只有电池供电的剃须刀、牙刷或录音机。如果操控 AC 电源电视的人不与患者接触则可以使用 AC 电源电视。护士应避免同时接触患者和用电设备。病床必须始终保持干燥,不能使用透热设备和电烙器,因为按需起搏器会感知到它们的输出并被抑制。

关于确保临时起搏器导线用电安全的文献非常少,然而 FDA 已经要求制造商增强患者安全警戒。目前制造的导联在紧密插入连接电缆后就没有外露部分。推荐使用橡胶手套处理临时起搏导联终端。大多数制造商提供与脉冲发生器连接的电缆以确保兼容。一些连接电缆并不是无菌的,重新消毒可能会破坏其完整性,因此在插入过程中要采取措施确保非无菌电缆远离无菌区域。

使用老式脉冲发生器模式时,需保护覆盖在临时发生器表面的硬塑料盖以免无意间改变设备的设置。发生器应附着在患者手臂上或固定在患者外套上能够看到的地方,导管应安全无压力地黏附在患者皮肤上。靠近导管穿刺点侧肢体的移动幅度应尽可能减小,尤其是穿刺点在股动脉

上时。

据永久性起搏发生器制造商所言，现在使用的永久性发生器很少出现用电问题。这些发生器由外部电源保护，通常不会受到微波炉或小型设施的影响。有很少的报道指出单极起搏器会受到巨大电磁场和射频信号的影响，如无线电广播发射机。应采取防范措施避免巨大磁场的干扰，并避免在设备附近（<6英寸处）使用手机。

## ▲ 植入型心律转复除颤器

在美国，心搏骤停一直是第一位死因，VF导致心功能迅速丧失可能引起猝死。在数分钟内施行心脏电复律或除颤可纠正VT和VF。

20世纪60年代末，Michel Mirowski博士和Morton Mower博士研发出一种叫作植入型心律转复除颤器（Implantable Cardioverter-Defibrillators，

ICD）的设备，可治疗由于室性心律失常而存在猝死风险的患者。1980年，ICD设备首次成功植入人体。ICD设备由于其安全性和有效性，在1985年被FDA批准授权使用。自1980年初次使用以来，ICD的发生器和导联在设计和功能上都有了很大的改进和提升，这些改进和适应范围的扩大以及对风险患者理解的增加使得ICD植入也迅速增加。

## 植入型心律转复除颤器适应证

ACC、AHA以及心脏节律协会联合组织通过分级适应证建立了ICD植入的统一标准。Ⅰ级适应证推荐植入。Ⅱ级适应证为ICD可以使用的情况，但是对于插入的必要性缺乏充分的证据或存在意见分歧。Ⅲ级适应证为有证据证明植入ICD没有必要或者可能有害的情况。表框18-26列出了ICD术的适应证。

---

**表框 18-26 / ICD 的适应证 ***

**Ⅰ级：ICD 是有效的 / 有益的情况**

1. 在 VF 或 VT 导致的心搏骤停后幸存，评估后排除一过性或可逆性病因
2. 与器质性心脏病有关的自发性持续性 VT
3. 原因不明的晕厥，在心电生理检查时能诱发持续性 VT 或 VF
4. 前期 MI 超过 40d，导致 LV 功能失调伴有 EF 少于 35%，以及 NYHA 功能性分级为Ⅱ级或Ⅲ级
5. 非缺血性扩张性心肌炎（nonischemic dilated cardiomyopathy，ND-CM）伴有 EF≤35%，以及 NYHA 功能性分级为Ⅱ级或Ⅲ级

**Ⅱa 级：ICD 是合理的情况**

1. 原因不明的晕厥、明显 LV 功能失常和 ND-CM 患者
2. 持续性 VT 和心室功能正常或接近正常
3. 肥大性心肌炎伴有一个或多个心源性猝死（sudden cardiac death，SCD）的主要危险因素
4. 致心律失常性右心室发育不良型心肌病伴有一个或多个 SCD 的主要危险因素
5. 伴有长 QT 间期的患者服用 β 阻滞剂时晕厥和 / 或 VT
6. 等待移植的非住院患者
7. 布鲁加综合征伴有晕厥
8. 布鲁加综合征伴有可记录性 VT 且未导致心搏骤停

9. 服用 β 阻滞剂时出现晕厥和 / 或持续性 VT 同时含有儿茶酚胺的多态性 VT
10. 结节性心脏病，大细胞性心肌炎或查加斯病

**Ⅱb 级：ICD 是可供考虑的方法的情况**

1. 非缺血性心脏病伴有 EF≤5%，以及 NYHA 功能性分级为Ⅰ级
2. 长 QT 综合征和 SCD 风险因素
3. 晕厥和晚期心脏病，经全面检查未查明原因
4. 与猝死有关的家族性心肌炎
5. LV 致密不全

**Ⅲ级：ICD 没有效果或可能有害的情况**

1. 符合Ⅰ级、Ⅱa 级和Ⅱb 级情况，但预期寿命少于 1 年
2. 连续性 VT 或 VF
3. 患有明显精神疾病的患者，可能因器械植入术所加重，或不能进行后续随访
4. NYHA 分级Ⅳ级的药物难治性充血性心力衰竭患者且不适于心脏移植术或 CRT-D
5. 原因不明的晕厥，没有可诱发的 VT 且无器质性心脏病
6. VT 或 VF，可被外科手术或导管消融导管

**消融所消除**

7. 可逆性病因引起的 VT，不伴有器质性心脏病

---

* 表不包括儿童、青少年和患有充血性心力衰竭的患者。

Adapted from Epstein AE, DiMarco JP, Ellenbogen KA, et al: ACC/AHA/HRS 2008 Guidelines for device-based therapy of cardiac rhythm abnormalities: Executive summary. A report of the American College of Cardiology/American Heart Association task force on practice guidelines（ACC/AHA/NASPE 2002 guideline update for implantation of cardiac pacemakers and antiarrhythmia devices）. Heart Rhythm e37-e38, 2008.

## 植入型心律转复除颤器系统

ICD 的目的是密切监测患者的心律,诊断心律变化,治疗致命性室性心律失常。与起搏器相似,ICD 包括导联系统和脉冲发生器,脉冲发生器包含电池、电容器和电路。导联系统和脉冲发生器自 1980 年初次使用后其设计和功能有了显著改善。

### 脉冲发生器

早期 ICD 脉冲发生器和起搏器一样又大又重。考虑到脉冲发生器的大小和重量,它们需要植入腹腔。现在使用的 ICD 脉冲发生器不像早期起搏器那样大,可以植入胸区。设备的型号见图 18-42。银氧化钒锂(Li/SVO)电池为 ICD 提供电源。电路设计的改进提高了 ICD 的能力和功能。

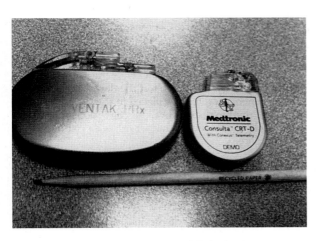

**图 18-42 ▲ ICD,旧式与新式**
备注:在新一代中大小和重量的减小,可植入胸前区。
(Courtesy of Medtronic Inc. Minneapolis, MN.)

### 导联系统

导联系统能够感知到致命性室性心律失常并给予电击扭转心律失常。最初,导联系统包括一对传递能量的心外膜电极板和心外膜感知线圈。一般在 CABG 手术的同时并在需要时通过剑突下通路植入导联。之后将感知线圈随着经静脉的长导联放于 RV 心内膜上。这些导联从锁骨下穿刺点连接到腹部发生器。改善的导联设计和小型发生器使得设备可植入胸前区。同时,之前植入心外膜的导联如果还能使用,这些导联也仅用于

更换 ICD 发生器。最新的植入术使用双极或三极经静脉导联感知和除颤。感知电极为双极,位于导联头端。一个单极线圈位于心室导联末端,作为除颤阴极;另一个线圈位于近导联中心处或 ICD 发生器上,作为除颤阳极,又叫"热机壳"。双腔 ICD 里,一个双极电极放于右心房,可用于心房的感知和除颤。对于双心室 ICD,第三根导联插入冠状窦置于侧静脉,用于 LV 刺激和心室的再同步。

理想情况下,ICD 发生器植入左心前区,这样心脏即位于除颤电流的中心(图 18-43)。导联设计的改善使植入变得轻松,不像植入永久性起搏器那样困难。患者植入 ICD 后的第二天出院已经不再罕见。

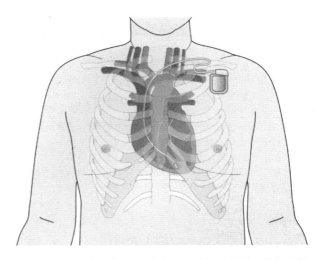

**图 18-43 ▲ ICD 系统包括发生器和感知 / 起搏 / 除颤电极**

## ICD 的功能

ICD 曾经被根据功能分为"几代"。第一代 ICD 是不可程式化的设备,使用工厂指定利率标准检测室性心律失常并在现有能量水平上给予电击。20 世纪 80 年代中期,市场上出现了第二代 ICD,它包括程式化设备,这些设备中有心动过缓起搏、抗心动过速起搏和同步电复律。这些特点使得分层疗法得以实现,即对于心律失常施行不同程度的治疗,表 18-18 阐述了分层治疗的概念。第一层治疗通常是抗心动过速起搏,涉及精心定时的起搏信号传递。如果抗心动过速起搏没有成功,则使用第二层治疗即同步电复律,电复律能量可设置为 1~36J 的任意档位,其最大输出量取决

于设备规格。目前设备使用 ATP 来尽量减少电击引起的痛苦。如果电复律没有成功,则使用第三级治疗——除颤。除颤的能量可设置为最大值,即 36J,这也取决于设备的型号和能量。尝试除颤的次数由于设备的不同而不同,但是通常 6 次为最多的次数。如果患者的心律成功转复为可支持生命的心律,但是速率太慢,则需启动心室按需起搏器。心动过缓起搏常用于短时间起搏直到恢复正常心律。然而,在 CRT 帮助下,100% 双心室起搏是可取的。

表 18-18   ICD:分层治疗

| 治疗类型 * | 模式 / 能量等级 | 状况 |
|---|---|---|
| 抗心动过缓起搏 / 双心室起搏 | VVI/DDD/VDD | 心动过缓 充血性心力衰竭(CHF) |
| 抗心动过速起搏(ATP) | Burst/ramp ATP | AT[+]/VT (120~200bpm) |
| 心脏电复律 [++] | 10~36J | VT(180~230bpm) |
| 除颤 | 30~36J | VF(>230bpm) |

\* 治疗和检测间期(检测到的心动过速心率)是程序化的。

[+]AT 治疗设定为某一模式。

[++]ATP 在充电允许无痛治疗时。

CHF:充血性心力衰竭;AT:房性心动过速;VT:室性心动过速;VF:室颤。

现在的 ICD 有许多程序化特征,医生可根据患者需要调整设备。心动过缓起搏治疗与双心室起搏是当前 ICD 常见的特点。使用心房传感导联可使 SVT 的鉴别算法更为具体。为了提高对快速性心律失常的鉴别,为设备编入鉴别公式,当确认 PSVT 时,开始抑制 VT 治疗。有些设备也有针对房性快速性心律失常和 AF 或房扑的单独分级治疗。

目前所有的心脏除颤器都是"非定型",即心动过速终止则治疗中止,即使 ICD 正在充电。非持续性 VT 患者不需要经历不必要的电击带来的不适。第三代除颤仪有其他的功能,包括记忆和事件检索。事件检索可能包括治疗过程中连续性 R 波分析或 EGM 记录。这些方法会记录术前和术后的心律失常以供医生分析异常心律,将这些数据与患者的症状结合有助于进一步心律失常诊断。

当前的设备也有能力使用编程器进行 PES。PES 是一种非侵入性操作,类似于 EPS,用于诱导心律失常以决定设备是否有能力根据编程疗法成功终止它。PES 也可用于再次确认电击线圈的完整性,以确定是否存在可疑性导线问题,以及定义患者的除颤阈值(Defibrillation Threshold,DFT)。DFT 是指能够成功转复 VF 的能量最小值,某些抗心律失常药物能够增加 DFT。基于患者安全考虑,设备能够传递的能量应至少高于患者 DFT 10J。

PES 可以最大限度地减少在实验室里测试设备,却将导管放置在患者的心脏处以诱发心律失常的需要。PES 测试则通过设备自身完成,从而减小侵入性操作相关的风险。

## ICD 代码

之前讨论的心脏起搏器编码只能描述部分 ICD 的功能。因此,1993 年,AHA 和心脏节律协会(NASPE 前身)以及 BPEG 研制了 NASPE/BPEG 除颤仪代码。它又被称为 NBD 除颤器代码,在描述 ICD 能力和操作方面类似于 NBG 起搏器代码。代码的四个位置设定为:(Ⅰ)电击腔室、(Ⅱ) ATP 腔室,(Ⅲ)心动过速检测方式、(Ⅳ)抗心动过缓起搏腔室(表 18-19)。

表 18-19   NBD 除颤仪代码

| 位置:分类 | | | |
|---|---|---|---|
| Ⅰ:电击腔室 | Ⅱ:ATP 腔室 | Ⅲ:心动过速检测 | Ⅳ:抗心动过缓起搏腔室 * |
| O= 无 | O= 无 | E= 心电图 | O= 无 |
| A= 心房 | A= 心房 | H= 血流动力学 | A= 心房 |
| V= 心室 | V= 心室 | | V= 心室 |
| D= 双腔(A+V) | D= 双腔(A+V) | | D= 双腔(A+V) |

\* 添加进 NBG 代码格式(VVI,DDD)

由 NASPE/BPEG 除颤仪编码更新。(Pacing Clin Electrophysiol 16(9):1776–1780,1993.)

## 护理管理

　　ICU 护士在 ICD 患者植入术前和术后的护理中起到关键作用。患者的健康教育是危重症护士最重要的任务之一。健康宣教内容见于表框 18-27。患者和家属需要了解为什么 ICD 是适用的、ICD 的目的、ICD 系统的基本构成以及 ICD 是如何起作用的。一旦医生决定适用的系统型号,护士要强化补充医生对于如何植入设备以及导联和脉冲发生器的安置位点的解释。应告知患者和家属预期住院时间以及随访护理计划。患者健康教育的许多资源可从 ICD 制造商处获取,包括打印材料和视频。另外,与其他携带 ICD 的患者交流对患者和家属也是有帮助的,这可能可以减轻患者焦虑并纠正其关于携带 ICD 生活的一些错误观念。

| 表框 18-27 | 教育指导:ICD 患者 |
|---|---|

当对接受 ICD 的患者进行健康教育时,要确保包括以下几点:

- ICD 的目的以及为什么需要使用 ICD
- ICD 的构成
- ICD 是如何工作的
- 电击时的感受
- ICD 将如何被植入体内
- 预期住院时间
- 植入术后能够耐受的日常活动
- ICD 设置的截至速率及治疗
- 随访护理计划以及与医生联系的时间
- 携带 ICD 标识卡和 / 或医疗标识物如腕带和项链的重要性
- 需要携带当前使用的药物和剂量清单
- 安全防范措施
- 保持紧急电话随时可用,除颤后需立刻跟医生取得联系,尤其是感到没有完全恢复时
- 受到不止一次或连续多次除颤后须立刻跟医生取得联系
- 当除颤时,患者和家属应该怎样做
- 家属、重要人员、同事及旅伴应该知道的 ICD 信息
- 乘飞机旅行时采取的防护措施,告知机场安检人员自己携带 ICD
- 鼓励家庭成员参加 CPR 课程训练
- 社会支持的益处

　　在植入术后期,护士持续监测患者的室性心律失常是否进一步发展并在必要时采取干预措施。如果患者有持续性 VT 且未接受过治疗,可能是由于快速性心率仍低于程序设定心率或出现了快速性心律失常感知不良。了解 ICD 的参数以及患者心律失常的速率可帮助 ICU 护士正确评估患者病情。携带 ICD 的患者和有持续性血流动力学不稳定心律的患者的治疗与没有 ICD 患者的治疗并没有什么不同。体外电复律在紧急情况下可以在没有治疗时通过患者的 ICD 给予。注意不要将电极板放置在 ICD 发生器附近或上面。

　　护士必须了解程序设置和患者 ICD 的特征以提供安全合格的护理。设备信息应放于床边随时可以获取,并清晰地记录在病历上。设备启动后,须评估和记录患者的状态和心律。当设备在没有心律失常的情况下启动时,可能由于导联脱落、头部连接过松或设备过分敏感而出现过度感知,EP 人员应立即采取措施避免患者产生更多的不适。

　　其他即刻护理措施(伤口护理、活动指导)与起搏器植入术后相似(表框 18-25)。另外,由于手术方式与起搏器几乎相同,因此起搏器植入可能出现的并发症也可能在 ICD 植入后出现。

　　护士在咨询行植入术的医生后,给予患者恢复日常活动的出院指导。患者会经常担心独自游泳或划船、上楼梯以及操作设备等可能引起放电或 EMI。在进行出院指导时应让患者和家属回顾健康教育的重点(表框 18-27)。

　　关于携带 ICD 生活的心理社会问题也是出院宣教的一部分。虽然情绪调适因人而异,很多人还是担心会经历第一次电击。其他潜在的患者焦虑包括体像的改变、回归工作、参加娱乐活动、家属和朋友对设备的反应。如果有支持性组织,应鼓励患者和家属参加。

# 心肺复苏

　　护士须对 ICU 患者任何微小的病情变化都特别警觉。护士可利用大量的技术和监测设备给予患者有效的干预,但是必须不断练习和提高体格检查技巧。

　　在 ICU 里,患者的情况随时可能变差。呼吸和心跳停止称为呼吸心脏骤停,也被认为是心搏骤停,或 SCA。当患者发生心搏骤停时,需在 4~6 分钟内采取必要的行动,否则患者会出现不可逆性脑损伤,因为时间就是生命。如果患者有存活机会,那么即刻的干预是必要的,立即有效的心肺复苏(CPR)常常可以防止致命性并发症的出现。

CPR 可分为基础生命支持(Basic Life Support,
BLS)和 ACLS,其中 BLS 会在本章进行讲解。
ACLS 指南由 AHA 制订,见附录。本章概述了在
心搏骤停情况下的护理评估、护理程序、护理措施
以及护士的角色。表框 18-28 阐述了 CPR 中常
用的一些概念。

| 表框 18-28 / CPR 常用术语 |
| --- |
| **心搏骤停**:有效的心脏跳动突然停止进而引起循环中断 |
| **救治**:紧急复苏的非正式用语 |
| **救护车**:急救车(表 18-20) |
| **复苏**:通过机械性、物理性和药物性方式使生命体征恢复 |
| **临床死亡**:生命体征消失 |
| **生物学死亡**:不可逆性的细胞改变 |

## ▲ 心搏骤停的原因

表框 18-29 概述了心搏骤停的部分原因,除此
之外心搏骤停还有许多其他的原因。立即处理优
先于骤停原因的确定,首先采取维护生命的措施,
骤停的原因可在之后再次确认,任何用于纠正潜在
原因的具体措施都可添加进 BLS 和 ACLS 措施里。

| 表框 18-29 / 心搏骤停原因 |
| --- |
| **心源性原因** |
| • 心肌梗死 |
| • 心力衰竭 |
| • 心律失常 |
| • 冠状动脉痉挛 |
| • 心脏压塞 |
| **肺部原因** |
| • 继发于呼吸抑制的呼吸衰竭 |
| • 气道堵塞 |
| • 气体交换受损,如急性呼吸窘迫综合征 |
| • 通气障碍,如气胸 |
| • 肺栓塞 |
| • 电解质紊乱 |
| • 高钾血症 |
| • 低镁血症 |
| • 高钙血症 / 低钙血症 |
| **操作性原因** |
| • 插入肺动脉导管 |
| • 插入心导管 |
| • 手术 |
| **其他因素** |
| • 药物毒性和药物副作用 |

## ▲ 心搏骤停患者的评估和管理

在紧急情况下采取复苏措施前,应首先评估
患者。ICU 里有大量的技术检测设备,但是护士
的日常体格检查才是确定患者病情最准确的方
法。护士需要确保床旁监测仪的警报参数对于每
一位患者的设置都是准确的,设备的默认设置有
时并不合适。

## 判断反应

护士在实施 CPR 前首先要确定患者的反应,
检查呼吸和脉搏的时间不超过 10 秒,如果患者
无应答,护士应寻求帮助("启动救治")并进行
BLS。最新的 AHA 关于 CPR 的指南里强调新的
复苏顺序为 C-A-B,而不是以前的 A-B-C。表框
18-30 总结了复苏措施的实施重点。

| 表框 18-30 / 循环、气道、呼吸 |
| --- |
| **循环** |
| • 胸外按压频率为至少 100 次 /min |
| • 胸外按压深度至少为 2 英寸(约 5cm) |
| • 在病床上放置硬板或直接在专门的床上实施 CPR |
| • 使用 ECG 监测仪帮助确定速率 |
| • 触摸脉搏(桡动脉、股动脉、足动脉)以确定按压的有效性 |
| • 手动测量血压 |
| **气道** |
| • 使用仰头抬颏法开放气道(颈部损伤者使用托颌法) |
| • 放入口咽通气管(如果可能的话) |
| • 必要时吸痰 |
| **呼吸** |
| • 使用球囊面罩,氧浓度设置为 100% |
| • 按压通气比为 30 : 2 |
| • 一旦建立高级气道,通气速率为 6~8 次 /min |
| • 紧包住患者的口鼻 |
| • 观察胸廓起伏 |
| • 脉冲测向 |
| • 听诊双侧呼吸音 |

### 循环

胸部按压能够为大脑和重要器官提供血流。
即使对于窒息患者,也有足够的氧气供给血红蛋
白以完成氧气运输。复苏措施顺序的改变是基于

国际复苏联合委员会(ILCOR)的大量研究修改的，这些研究显示院外心搏骤停时，早期胸外按压可提高存活率。而按照修改前的顺序操作时，评估呼吸、安置患者体位、开放气道以及进行两次人工呼吸浪费了大量开始胸外按压前的时间。CPR 操作其他的改变为：(1)按压速率必须为至少 100 次 / min；(2)成人患者按压深度至少为胸骨下 2 英寸。

　　第二名救援人员的到来使得按压能够持续进行并保持原来的状态，第二名救援者可以打开呼吸道并在第一名救援者施行 30 次胸外按压后通过球囊面罩进行人工呼吸。体外心脏按压技术较为简单，可在患者的任意一边实施。实施方法为将一只手的掌根放于剑突上 2~3 横指处，另一手掌根放于前一只手上，直接用力向下按压使胸骨下降至少 2 英寸，然后迅速释放。两次按压之间胸廓必须充分回弹。保持按压频率为至少100 次 /min。按压与呼吸比为 30∶2，人工呼吸时可有间歇。若患者为机械通气，则不需要中断按压。为了保证 CPR 的有效性，必须正确学习并熟练应用这些技术(图 18-44)。最近的研究显示，对于院外心搏骤停，仅进行按压的 CPR 优于传统CPR 的效果。

　　如果患者必须实施通气和按压，救援者可先给予 30 次胸外按压，再通过球囊面罩(也称为Ambu 袋)给予两次人工呼吸。这个常规程序需要持续进行直至救援队的其他成员到达。当救援队到达后，一个人通过球囊面罩给予人工呼吸，另

一个人实施胸外按压。每隔一定时期检查一次患者的桡动脉、颈动脉或股动脉搏动，以判断按压是否充分有效。若按压有效，应该能在这些部位感受到脉搏，循环检查应由第三名救援人员实施，检查脉搏时不应中断 CPR。为老年患者进行 CPR时的注意事项见于表框 18-31。

| 表框 18-31 | 老年患者注意事项 |
| --- | --- |

**CPR**
- 在 CPR 后评估是否出现胸骨骨折，即使出现骨折也应继续进行 CPR
- 确保医护团队遵从患者不复苏或不插管的意愿
- 在心肺复苏期间考虑家属陪伴
- 注意药物由于延迟清除和对代谢的改变而产生的影响

## 患者体位

　　患者应被安置在坚硬、平坦的表面，呈仰卧位，这个体位能够确保救援者开放气道，评估有无自主呼吸及自主呼吸的有效性。如果患者在病床上，救援人员到达时可将复苏板放于患者身体下。如果患者在专门的床上，则直接在床上实施 CPR。

　　如果患者有自主呼吸且没有外伤的征象，可将患者置于恢复体位，恢复体位能减少由于舌头或分泌物或呕吐导致的气道阻塞。为将患者置于恢复体位，救援者应将膝盖紧靠患者肩部，抬起患者近侧上肢并屈肘，然后将上肢定位，使患者掌心

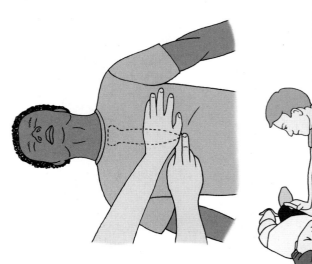
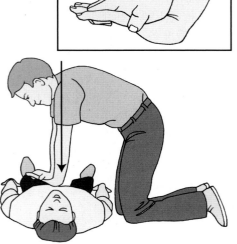

**图 18-44 ▲ 体外胸外按压**
左图：正确的手部位置为胸骨下部；右图：正确的救援人员复苏姿势

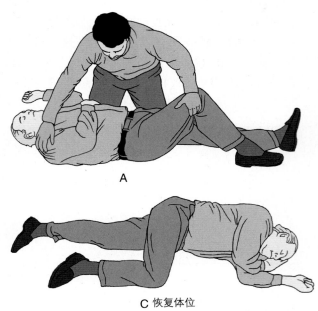

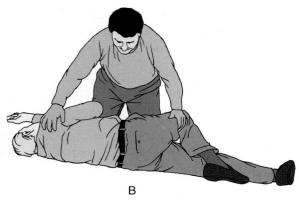

C 恢复体位

图 18-45 ▲ 基本生命支持—恢复体位。对于无反应但有呼吸的患者如何将其置于恢复体位。(From Hazinski MF, Cummins RO, Field JM [eds]: 2000 Handbook of Cardiovascular Care for Healthcare Providers. Dallas: American Heart Association, 2000.)

向上并靠近患者的面部,接着救援者抬起患者远侧下肢在躯干上交叉,移向救援者。在转换体位时救援者一手放于患者头部,另一手托起患者臀部移向救援者(图 18-45)。搬动怀疑或有脊髓损伤的患者时要特别注意,救援者需保证患者头部处于正中位置。

## 气道

护士需评估气道开放是否充分,患者体位安置应确保能使气道开放并保持通畅。将患者置于仰卧位,使用仰头抬颏法开放气道。这种方法要求头部向后倾斜,抬高下颏以拉伸气道,同时将舌头向前推进为通气做准备(图 18-46)。

若患者证实或怀疑有颈椎损伤,可使用托下颌法(图 18-47)。禁止移动患者头部和颈部以确保不会再造成颈椎损伤。保持头部在正中位,救援者将手放于头部两侧颞下颌关节处,慢慢将下颌抬高,使气道充分开放以通气。

如果气道通畅后仍没有恢复自主呼吸,那么需为患者辅助通气。

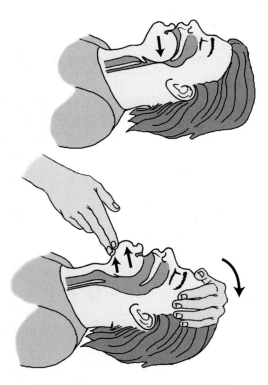

图 18-46 ▲ 使用仰头抬颏法开放气道

## 呼吸

救援者可使用球囊面罩为患者进行人工呼吸。袋装设备连接 100% 高流量氧气,面罩要盖

住患者口鼻。如果患者有气管内导管或气管切开插管,可通过人工气道用适配器给予人工呼吸。然后挤压贮气囊通气,适配器必须完全合适,这样救援者可通过用手挤压 Ambu 袋为患者进行人工呼吸。观察患者胸廓起伏以判断气体是否进入肺

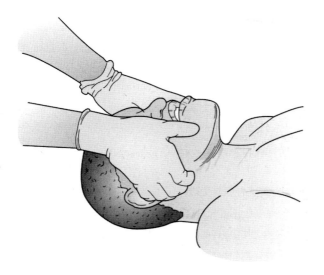

图 18-47 ▲ 怀疑颈椎损伤者使用托下颌法，不用拉伸头部

中，辅助 CPR 的第二个人应听诊肺区，证实气体到达肺内，脉氧仪用于测定氧浓度。

在为患者实施 CPR 时，按照按压与通气比 30∶2，最初可给予两次人工呼吸。注意确保气体不进入患者胃内，因为胃内气体可能引起呕吐，从而导致误吸。一旦建立高级气道，即确认人工气道的位置，此时按压与呼吸可能是非同步的。使用呼气末二氧化碳监测仪证实人工气道放置正确以及人工呼吸是有效的（第 25 章气管内插管的其他信息），通气频率为 6~8 秒 / 次（8~10 次 /min）。

## ▲ 复苏团队成员角色

当接到心搏骤停呼叫（"救治"）时，急救反应团队的不同成员将获得通知，每一个团队都有自己的应对预案。在许多教学医院，住院医师、医学生和其他学生都可能作出反应。表框 18-32 概述了复苏团队成员的角色和职责。一些机构已有快速反应团队，可在心搏骤停时作出反应。

## ▲ 心搏骤停时使用的设备

复苏使用的设备，即常说的"抢救车"，应放置在中心位置。大多数医院有带滑轮的推车，放在医院中容易获得的地方，这些推车以标准方式放置，所以所有医院工作人员对设备的内容物和

| 表框 18-32 | 复苏团队成员的角色和职责 |
| --- | --- |

**复苏指挥者（医生 / 护师 /ACLS 合格人员）**
- 诊断
- 直接治疗

**第一个护士**
- 为复苏指挥者提供信息
- 联系主治医生

**第二个护士**
- 协调急诊推车的使用
- 准备药物
- 安装 / 传递设备
- 除颤

**给药护士**
- 给药

**病室护士**
- 协调实施 CPR 的人员

**护士长**
- 控制人群

**麻醉护士**
- 给患者插管
- 管理气道 / 氧气

**呼吸治疗师**
- 人工辅助通气
- 取动脉血进行血气分析
- 辅助插管
- 启动机械通气仪

**记录人员**
- 记录实施的措施和实施人员

布局都很熟悉。推车必须每日清查以确保一旦发生心搏骤停推车里的东西是完整并能够使用的。推车有几个抽屉，一个放置大装备的平顶，一个氧气瓶架以及一个放置木板的地方。大多数情况下抽屉和插管托盘用有编号的锁锁住，以确保所有重要设备在位，只有在紧急情况下才会打开。当发现推车的锁被损坏，应尽早重新补给。

抽屉上标有标签以帮助工作人员确定特殊设备的位置。插管托盘与抢救车内的其他物品分开放置，因为插管可能是救治呼吸窘迫患者或可能有气道受限患者的唯一方法。除了插管托盘以外，心脏监护除颤仪（最好有经皮起搏功能）放置在推车顶层。氧气瓶、氧气导管、球囊面罩和便携式吸引设备，可在推车以外地方找到。表 18-20 描述了推车内的设备、药物的详细内容和基本原理。

表 18-20　复苏设备推车

| 设备 | 基本原理 |
| --- | --- |
| 插管设备(通常单独放置并加锁)<br>　直刀片和弯刀片<br>　气管内导管<br>　注射器<br>　口咽通气管<br>　鼻咽通气管<br>　吸痰管 | • 使气道充分开放,以确保在复苏时氧气进入肺内<br>• 允许患者机械通气<br>• 减少胃胀、误吸或呕吐的几率<br>• 可进行吸痰<br>• 允许高浓度氧气<br>• 提供给药通路(NAVEL)* |
| 氧源(单独容器内) | • 确保在没有壁式氧供时的氧气供应 |
| 球囊面罩(Ambu 袋) | • 密闭患者口鼻;降低救援者风险 |
| 吸引装置<br>　吸引源<br>　吸引导管<br>　吸痰管 | • 在墙壁吸引器无法获得时确保能够进行吸引<br>• 在插管前清除口咽(鼻咽)通气道异物 |
| 静脉输液及输液管道 | • 改善低血压 |
| 硝酸甘油滴管 | • 防止静滴时硝酸甘油沉淀 |
| 药物(最小剂量的 ACLS 药物) | • 胺碘酮<br>• 利多卡因<br>• 阿托品<br>• 儿茶酚胺<br>• 碳酸氢钠<br>• 氯化钙<br>• $D_{50}$<br>• 预混多巴胺输注 |
| 滴定图表(推车外侧) | • 在复苏中或复苏后,允许快速调节 ACLS／急救药物而无需进行复杂的计算 |
| 采血管 | • 允许快速采取动脉血并进行血气分析<br>• 红—血生化<br>• 蓝—凝血试验<br>• 紫—血常规(全血计数)<br>• 绿—肌钙蛋白 |
| 动脉血气装置 | • 允许快速采取动脉血并进行血气分析 |
| 周围静脉通路 | • 确保液体和静脉给药通路 |
| 预冲洗注射器(生理盐水溶液) | • 允许静脉通路的快速冲洗 |
| 穿刺针 | • 允许抽取药物 |
| 负压(心脏)针 | • 用于心脏压塞 |
| 带纸和笔的剪贴板;危重记录单 | • 用于记录心搏骤停 |
| 压力袋 | • 用于补液时快速输液 |
| 手动血压计 | • 提供精确的设备监测复苏的效果 |
| 手套(乳胶,不含乳胶,无菌) | • 用于保护救援者<br>• 无菌手套用于侵入性／无菌操作 |
| 除颤仪／经皮起搏 | • 用于除颤、电复律以及临时经皮起搏 |

*NAVEL 是药物记忆代码,可经气管内导管给药:纳洛酮、阿托品、安定、肾上腺素、利多卡因。
ACLS:高级心脏生命支持;IV:静脉内。

## ▲ 药物

药物治疗大多在心搏骤停后立即实施,这些药物都放置在推车里并且是随时可用的,包括抗心律失常药、强心药、血管收缩药以及电解质替代药。表 18-21 列出了这些药物及药物的适应证和剂量。

## ▲ 除颤

所有 ICU 患者都要连接心电监护仪,以备在心搏骤停时提供有用的信息。一旦实施 BLS(如 CPR),可能需要进一步的干预。护士在整个复苏过程中评估监护仪上的 ECG 心律,若患者出现 VF 或无脉性 VT,需要立即准备除颤以挽救患者生命。在除颤过程中继续按压和通气是非常重要的,在按压过程中需向心肌提供氧气和电解质。对于 VF 和折返异常的 VT,体外除颤仪传递电脉冲的同时也使心室细胞去极化。如果处理恰当且心脏内电传导系统没有过多的损害,作为心脏起搏器的窦房结可能恢复正常功能。

如果有适应证,应在获得除颤工具后尽早进行体外电复律。放置好除颤仪电极板(或电极片),使心脏处于电流通路上,最常用的电极板放置位

表 18-21 治疗心搏骤停患者的药物

| 药物 | 种类 | 用途 | 剂量 |
|---|---|---|---|
| 腺苷 | 抗心律失常药 | SVT,AF | 6mg 快速静滴,10ml 生理盐水冲管<br>12mg 重复两次<br>最大剂量:30mg |
| 胺碘酮 | 抗心律失常药 | VT,SVT,AF,VF | 150~300mg 弹丸注射,再以 1mg/min 的速度滴注 6h,然后 0.5mg/min 滴注 18h |
| 阿托品 | 抗胆碱能药 | 心动过缓,PEA | 0.5~1.0mg 静推<br>最大剂量:3mg |
| 溴苄铵 | 抗心律失常药 | VT,VF | |
| 氯化钙 | 电解质 | 高钾血症,低钙血症,钙通道阻滞剂中毒 | 注射 10% 的溶液 10ml,100mg/ml,2~4mg/kg |
| 多巴酚丁胺 | 强心药;$\beta_1$ 兴奋剂 | 心输出量减少 | 5~20μg/(kg·min) |
| 多巴胺 | 强心药;$\beta_1$ 兴奋剂 | 低血压 | 5~20μg/(kg·min) |
| 肾上腺素 | 儿茶酚胺 | VF | 注射 1:10 000 的溶液 1mg,弹丸注射<br>每 3~5min 重复给药 |
| 异丙肾上腺素 | 儿茶酚胺;β 兴奋剂 | VT,VF | 滴注 0.5~5μg/min |
| 利多卡因 | 儿茶酚胺;β 兴奋剂 | VT,VF | 弹丸注射 1~1.5mg/kg<br>滴注 20~50μg/(kg·min) |
| 硫酸镁 | 电解质 | 尖端扭转 | 滴注 1~2g/50ml<br>生理盐水溶液 |
| 硝酸甘油 | 冠状血管舒张药 | 心肌梗死,心绞痛 | 5~100μg/min |
| 普鲁卡因酰胺 | 抗心律失常药 | VT,VF | 弹丸注射 5~10mg/kg,时间超过 8~10min<br>滴注 20~30mg/min |
| 碳酸氢钠 | 碱化剂 | 酸中毒 | 50mEq 注射<br>正常剂量为 1mEq/kg |
| 异搏定 | 钙通道阻滞剂 | SVT | 2.5~5mg 静滴超过 2min<br>在 15~30min 内重复给予 5~10mg |

AF:房颤;NS:生理盐水;PEA:无脉性电活动;SVT:室上性心动过速;VF:室颤;VT:室性心动过速。

置是前壁心尖部,即前侧位或胸骨 - 心尖位置。胸前区电极板牢固固定在患者右胸部,锁骨下方胸骨右缘。心尖区电极板牢固放于患者胸部左下方腋中线处(图 18-48)。

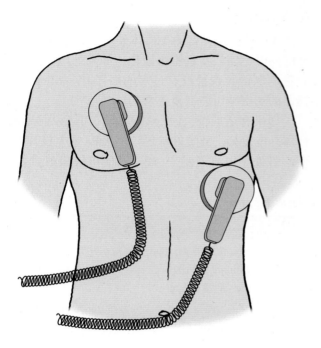

**图 18-48 ▲ 除颤电极板标准位置**

　　越来越多的证据表明早期除颤可转复 90%以上的 VF。对既往的除颤方案所做的更改是,尝试进行一次除颤,然后迅速恢复 CPR。如果使用单相波除颤仪,应设置除颤能量为 360J。如果使用双相波除颤仪,应设置为 120J 或 200J。初始设置因设备而异,因此熟悉所备的除颤仪是非常重要的。

　　在首次除颤后,应进行 5 个循环的 CPR,如果患者仍是可除颤心律,那么应进行第二次电击。后续的每一次电击后,均应再进行 5 轮 CPR,然后评估患者是否仍为可除颤心律。除颤时建议所有人员不要接触患者或病床。在每一次电复律后如果依旧没有脉搏,应立即进行人工循环和通气(CPR)。表框 18-33 概述了除颤的适应证和步骤。

　　除颤仪根据除颤时使用的波形进行分类。20世纪 70 年代初期,开始使用单相波除颤仪,这种除颤仪提供的电击能够沿一个方向从一个电极板或电极片传递到另一个。近年来,新技术的发展使除颤电流流动方式发生了改变,双相波除颤仪能够双向传递电流,最初电流流向一个方向,然

| 表框 18-33 | 除颤适应证和步骤 |
| --- | --- |

**适应证**
- 无脉性 VT
- 室颤

**步骤**
- 将电极片贴在患者身上
- 打开除颤仪
- 单相波除颤仪充电至 200J;双相波除颤仪根据设备充电至 120 或 200J
- 确保所有人离开患者和病床
- 放电
- 评估治疗的效果。检查脉搏,观察患者心律
- 继续 CPR
- 根据 ACLS 方案准备后续电击

后流向相反的方向。双相波除颤仪使用比峰值稍小能量的电流,所以在除颤时对心脏造成的伤害更小。ICD 设备用于患者除颤,使其脱离潜在的致命性心律失常的危险,ICD 曾经使用双相波技术超过 10 年。目前,经胸双相波除颤也是可能的。

## ▲ 自动体外除颤仪

　　研究表明,对 VF 患者,越早除颤,其存活可能性越大。自动体外除颤仪(AED)的出现提高了潜在致命性心律失常患者的存活率。AED 使得除颤可在多种情境下进行,由经过 AED 培训的专业人员实施,而不是 BLS 或 ACLS 人员。

　　AED 由一个电脑探测系统组成,它可用于识别患者的自主心律并在必要时进行除颤电复律,电复律后的心律分析周期持续大约 30 秒。目前在机场、火车站、体育馆、办公大楼以及购物广场都配备了 AED,多数医院的公共区域、一般楼层以及实验室都有 AED。AED 设备的广泛使用使得当有人发生心搏骤停时,能够更快地对其进行救护。

## ▲ 经皮起搏

　　除颤与经皮起搏结合的起搏器通常放置在抢救车顶层。除颤时使用的大起搏电极("结合电极片")也可以用于患者经皮起搏。经皮起搏可

以作为等待植入经静脉起搏器或永久起搏器时的一个"过渡"（临时措施）。

护士、护师或医生能够迅速、简易地进行经皮起搏，这项操作是无创性的，因此风险较小，在心搏骤停时能够节省时间。经皮起搏的适应证为新型完全性（Ⅲ度）房室传导阻滞或有症状性心动过缓（药物治疗无效）。当患者心律变为新Ⅱ度，即莫氏Ⅱ度房室传导阻滞时也要放置起搏电极。经皮起搏也用于经静脉起搏无效或禁止使用时，如使用溶栓剂后的患者或脓毒症患者。

经皮起搏常设置为"按需模式"，用于治疗心动过缓和心室停搏，它只有在需要时才会起搏。"按需模式"更为安全，因为它降低了在 T 波上起搏（R-on-T 现象）的可能性。当起搏器使用非同步模式时，心脏则以固定心率起搏，而不受心脏自主速率或节律影响，这时起搏器可能在 T 波起搏，进而导致 AF 或 VT。表框 18-34 概述了经皮起搏的适应证和操作步骤。

| 表框 18-34 | 经皮起搏的适应证和操作步骤 |
|---|---|

**适应证**

- 完全性（Ⅲ度）房室传导阻滞

**操作步骤**

1. 向患者解释操作
2. 去除胸部多余毛发，确保皮肤干燥
3. 放置前置电极于胸部胸骨左缘第四肋间
4. 放置后置电极于患者背部左肩胛区
5. 将电极连接经皮起搏器
6. 设置起搏器模式、心率和输出量
7. 打开起搏器
8. 评估起搏效果：
   - 观察起搏器锋电位及随后的夺获
   - 评估心率和心律
   - 评估血压
   - 检查意识水平
   - 观察患者是否焦虑和 / 或疼痛，并遵医嘱治疗

护士必须确保意识清醒的患者了解发生了什么，因为患者接受无创性临时起搏时会涉及许多技术术语和不同人员。护士负责将起搏电极片放于患者前后的合适位置，保证更为有效的起搏。图 18-49 展示了电极的合适位置。没有备皮，意味着没有皮肤刺激。不应使用酒精或黏合剂，以免电流受到损害。护士设置起搏速率和刺激阈值。通过患者右臂测量血压以免干扰起搏器。

经皮起搏需要护士密切监测患者情况。电极

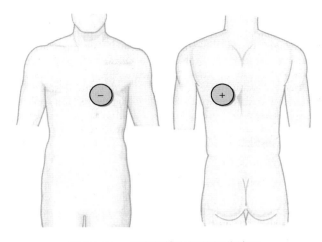

**图 18-49 ▲** 经皮起搏电极的规范放置

与皮肤接触不良会出现无夺获，起搏器不能探测到心脏自主心律可能会导致不恰当的起搏，护士必须注意监测以上情况，若发现问题需将患者或电极重新安置以保证有效的经皮起搏。

## ▲ 治疗性低体温

由 VF 导致院外心搏骤停并进行复苏的无意识患者，可进行诱导性轻度低体温治疗。在心搏骤停期间，流向大脑的血流会减少，甚至即刻的干预也不能抵消血流动力学危害所带来的有害影响。机体体温降低时，大脑氧气的代谢速率或脑氧代谢（CMRO$_2$）也会下降，且低温状态下细胞凋亡（编程性细胞死亡）和自由基的产生会减少。研究表明，心搏骤停后冷却患者可能保留神经功能。虽然相关研究还在继续，但是这种治疗目前对于任何年龄段的儿童仍然都是禁忌的。有证据支持，可对由心律失常引起的心搏骤停进行低温治疗。

现在，许多机构实施了治疗性低体温方案，这些方案的共同点是将患者全身体温降到 32~34 ℃，可通过冰袋、冷却毯和血管内冷却装置等多种方法降温。患者保持这种低体温状态 8~12 小时，然后在接下来的 8~12 小时进行复温。

治疗期间要加强护理，除了监测患者的心律和 MAP，还要密切观察其血钾水平和血糖浓度。多数情况下，患者处于插管状态并进行机械通气，所以必须周期性评估动脉血气和通气设备。护士须确保药物，如镇静剂、神经肌肉阻滞剂以及麻醉剂，符合相关规定。护理措施还包括皮肤评估，检查是否出现由于冷却设备引起的可能损害，如冷

损伤,它是真实存在的并发症,但在 ICU 并不常见。通常使用导尿管监测患者核心温度。

针对最佳温度、降温方法以及复温措施的研究还在继续,也有对脑血管意外患者行治疗性低体温方案的效果的调查性研究。对于治疗性低体温的其中一个重要争议是复温后患者的生活质量和费用问题,因为治疗性低体温方案会导致神经缺陷,从而使恢复期延长。

## ▲ 心搏骤停时患者家属在场

近些年来,心搏骤停时患者家属在场的问题引起了广泛关注。不同的护士对于其利弊持有完全相反的意见和看法。医疗机构目前的做法较为灵活,他们倾向于让家属和探视者在场。一些急诊室和 ICU 出台了方案,在复苏时允许患者的爱人陪在病床边,但必须有一个专业人员向家属解释正在实施的每一项措施及其基本原理,这样能使在场的家属做出关于是否继续复苏的知情决策。

由于各种原因,许多家庭成员愿意在 CPR 时陪在患者身边。一些人希望确保所有复苏措施都已实施,也有些人希望在患者临终之际有机会告别,而不是在死亡后几个小时或几天再告别,希望在场的最常见的原因之一是想要陪着患者以确定患者是没有痛苦死去的。

在与患者及其家属讨论预先指示时,往往需要描述复苏技术。一旦患者发生心搏骤停,由于一些家属之前看到过复苏技术的应用,他们会决定终止复苏。

一个成功的复苏要能真正获得家属认可,必须让他们亲身经历,只有这样也才能获得其赞许。当家属看到医疗团队争分夺秒地抢救患者,他们会认可护士、医生、呼吸治疗师以及其他医务人员所提供的优质护理和关爱。

许多护士和医生认为 CPR 时家属在场会分散他们的注意,且对患者有情感依恋的人会阻碍抢救。因此必须制订相关规定,当救援人员不能有效地执行抢救措施时,应护送家属离开病房。

## ▲ 临床适用性挑战

**案例学习**

P.M.,77 岁,女性,突发心搏骤停、心肌梗死及植入型心律转复除颤器术后患者,现处于恢复期。对突发病情变化,患者的意愿是“全力抢救”。一日,患者的女儿和女婿前来探视,护士正在病房外面的护士站记录晨间评估情况,突然听到监护仪警报响起,同时患者的女儿大叫:“快来人啊!我妈出事了。”护士进入病房后发现监护仪显示室颤。

1. 护士必须立刻采取什么措施?

2. 当更多的抢救团队成员到达后,其各自的角色功能以及要采取的行动是什么?

3. 对于病房里的家属,护士应该怎样做?

(译者:邱 晨　李 爽)

# 参考文献

## 药物治疗

1. Kushner FG, Hand M, Smith S, et al: 2009 Focused Updates: ACC/AHA guidelines for the management of patients with ST-elevation myocardial infarction: (Updating the 2004 guideline and 2007 Focused Update) and ACC/AHA/SCAI Guidelines on Percutaneous Coronary Intervention (Updating the 2005 Guideline and 2007 Focused Update): A report of the American College of Cardiology Foundation/American Heart Association Task Force on Practice Guidelines. Circulation 120:2271–2306, 2009

2. Armstrong PW, Collen D, Antman E: Fibrinolysis for acute myocardial infarction: The future is here and now. Circulation 107:2533–2537, 2003

3. Fox KA, Opie JJS, White HD, et al: Antithrombotic agents: Platelet inhibitors, anticoagulants, and fibrinolytics. In Opie LH, Gersh BJ (eds): Drugs for the Heart. Philadelphia, PA: Elsevier Saunders, 2009, pp 293–340

4. Fishman WH, Cheng-lai A, Nowarkas J: Current Cardiovascular Drugs, 4th ed. Philadelphia, PA: Current Medicine LLC, 2005, pp 98–135

5. Menon V, Berkowitz SD, Antman EM, et al: New heparin dosing recommendations for patients with acute coronary syndromes. Am J Med 110:641–650, 2001

6. Antman EM, Morrow DA, McCabe CH, et al: Enoxaparin versus unfractionated heparin with fibrinolysis for ST-elevation myocardial infarction. N Engl J Med 354:1477–1488, 2006

7. Antman EM, Cohen M, McCabe C, et al: Enoxaparin is superior to unfractionated heparin for preventing clinical events at 1-year follow-up of TIMI 11B and ESSENCE. Eur Heart J 23:308–314, 2002

8. Fox KA, Antman EM, Cohen M, et al: Comparison of enoxaparin versus unfractionated heparin in patients with unstable angina pectoris/non-ST-segment elevation acute myocardial infarction having subsequent percutaneous coronary intervention. Am J Cardiol 90:477–482, 2002

9. Goodman SG, Cohen M, Bigonzi F, et al: Randomized trial of low molecular weight heparin (enoxaparin) versus unfractionated heparin for unstable coronary artery disease: One-year results of the ESSENCE Study. Efficacy and Safety of Subcutaneous Enoxaparin in Non-Q Wave Coronary Events. J Am Coll Cardiol 36:693–698, 2000

10. Smith SC Jr, Feldman TE, Hirshfeld JW Jr, et al: ACC/AHA/SCAI 2005 Guideline Update for Percutaneous Coronary Intervention. A report of the American College of Cardiology/American Heart Association Task Force on Practice Guidelines. Circulation 117:261–295, 2008

11. Rothberg MB, Celestin C, Fiore LD, et al: Warfarin plus aspirin after myocardial infarction or the acute coronary syndrome: Meta-analysis with estimates of risk and benefit. Ann Intern Med 143:241–250, 2005

12. Hirsh J, Fuster V, Ansell J, et al: American Heart Association/American College of Cardiology Foundation guide to warfarin therapy. J Am Coll Cardiol 41:1633–1652, 2003

13. Holmes DR, Dehmer GJ, Kaul S, et al: ACCF/AHA Clopidogrel alert: Approaches to the FDA "Boxed Warning": A report of the American College of Cardiology Foundation Task Force Expert Consensus Documents and the American Heart Association. Circulation 122:537–557, 2010

14. Smith SC Jr, Allen J, Blair SN, et al: AHA/ACC guidelines for secondary prevention for patients with coronary and other atherosclerotic vascular disease: 2006 Update. Circulation 113:2363–2372, 2006

15. Kowey PR, Yan G, Crojins H: Antiarrhythmic drugs. In Fuster V, Alexander RW, O'Rourke RA (eds): Hurst's The Heart, 12th ed. New York, NY: McGraw-Hill, 2008, pp 1077–1130

16. Fox KA, White HD, Opie JJS, et al: Antiarrhythmic drugs and strategies. In Opie LH, Gersh BJ (eds): Drugs for the Heart. Philadelphia, PA: Elsevier Saunders, 2009, pp 218–274

17. 2005 American Heart Association guidelines for cardiopulmonary resuscitation and emergency cardiovascular care: Part 7.4—monitoring and medications. Circulation 112:IV-78–IV-83, 2005

18. Anderson JL, Adams CD, Antman EM, et al: ACC/AHA 2007 guidelines for the management of patients with unstable angina/non-ST-elevation myocardial infarction. A report of the American College of Cardiology/American Heart Association Task Force on Practice Guidelines (Writing Committee to Revise the 2002 Guidelines for the Management of Patients with Unstable Angina/non ST-elevation Myocardial Infarction). Circulation 116:e148–e304, 2007

19. Hazinski MF, Samson R, Schexnayder S (eds): Handbook of Emergency Cardiovascular Care for Healthcare Providers. Dallas, TX: American Heart Association, 2010

20. 2010 American Heart Association guidelines for cardiopulmonary resuscitation and emergency cardiovascular care: Part 10—Acute coronary syndromes: 2010 American Heart Association guidelines for cardiopulmonary resuscitation and emergency cardiovascular care. Circulation 122(suppl 3):S787–S817, 2010

21. Poole-Wilson PA, Opie LH: Acute and chronic heart failure: Positive inotropes, vasodilators and digoxin. In Opie LH, Gersh BJ (eds): Drugs for the Heart. Philadelphia, PA: Elsevier Saunders, 2009, pp 160–197

22. Opie LH, Pfeffer MA: Inhibitors of angiotensin-converting enzyme (ACE), angiotensin-II receptors (ARBs), aldosterone and renin. In Opie LH, Gersh BJ (eds): Drugs for the Heart. Philadelphia, PA: Elsevier Saunders, 2009, pp 112–159

23. Jong P, Yusuf S, Rousseau MF, et al: Effect of enalapril on 12-year survival and life expectancy in patients with left ventricular systolic dysfunction: A follow-up study. Lancet 361:1843–1848, 2003

24. The CONSENSUS Trial Study Group: Effects of enalapril on mortality in severe congestive heart failure. Results of the Cooperative North Scandinavian Enalapril Survival Study (CONSENSUS). N Engl J Med 316:1429–1435, 1987

25. The SOLVD Investigators: Effect of enalapril on survival in patients with reduced left ventricular ejection fractions and congestive heart failure. N Engl J Med 325:293–302, 1991

26. The SOLVD Investigators: Effect of enalapril on mortality and the development of heart failure in asymptomatic patients with reduced left ventricular ejection fractions. N Engl J Med 327:685–691, 1992

27. Pfeffer MA, Braunwald E, Moye LA, et al: Effect of captopril on mortality and morbidity in patients with left ventricular dysfunction after myocardial infarction: Results of the survival and ventricular enlargement trial. The SAVE Investigators. N Engl J Med 327:669–677, 1992

28. Cleland JG, Erhardt L, Murray G, et al: Effect of ramipril on morbidity and mode of death among survivors of acute myocardial infarction with clinical evidence of heart failure: A report from the AIRE Study Investigators. Eur Heart J 18:41–51, 1997

29. Cohn JN, Johnson G, Ziesche S, et al: A comparison of enalapril with hydralazine-isosorbide dinitrate in the treatment of chronic congestive heart failure. N Engl J Med 325:303–310, 1991

30. Grundy SM, Cleeman JI, Merz CN, et al; for the Coordinating Committee of the National Cholesterol Education Program: Implications of recent clinical trials for the National Cholesterol Education Program Adult Treatment Panel III guidelines. Circulation 110: 227–239, 2004

31. Nissen SE, Nicholls SJ, Sipahi I, et al; for the ASTEROID Investigators: Effect of very high-intensity statin therapy on regression of coronary atherosclerosis: The ASTEROID trial. JAMA 295:1556–1565, 2006

32. Grundy SM, Cleeman JI, Bairey CN, et al: Implications of recent clinical trials for the National Cholesterol Education program Adult Treatment Panel III Guidelines. Circulation 110:227–239, 2004

## 经皮冠状动脉介入和经皮球囊成形术

1. American Heart Association: Heart Disease and Stroke Statistics—2010 Update. Dallas, TX: American Heart Association, 2010

2. Antoniucci D (ed): Primary Angioplasty. Rome, Italy: Taylor & Francis Publishing, 2004

3. Serruys PW, Unger F, Sousa JE, et al; for the Arterial Revascularization Therapies Study Group: Comparison of coronary artery bypass grafting and stenting for the treatment of multivessel disease. N Engl J Med 344:1117–1124, 2001

4. Society of Thoracic Surgeons: National Adult Cardiac Surgical Database Report 2000–2001. Chicago, IL: Author, 2004

5. Detre K, et al: New approaches to coronary interventions. J Am Coll Cardiol 35:1122–1129, 2000

6. Legrand VM, Serruys PW, Unger F, et al; for the Arterial Revascularization Therapy Study (ARTS) Investigators: Three-year outcome after coronary stenting versus bypass surgery for the treatment of multivessel disease. Circulation 109:1114–1120, 2004

7. Serruys PW, Unger F, Sousa JE, et al: Five-year outcomes after coronary stenting versus bypass surgery for the treatment of multivessel disease: The final analysis of the Arterial Revascularization Therapies Study (ARTS) randomized trial. J Am Coll Cardiol 46(4):575–581, 2005

8. Bentivoglio LG, Holubkov R, Kelsey SF, et al: Short and long term outcome of percutaneous transluminal coronary angioplasty in unstable versus stable angina pectoris: A report of the 1985/1986 NHLBI PTCA registry. Catheter Cardiovasc Diagn 23:227–238, 1991

9. O'Keefe JH Jr, Rutherford BD, McConahay DR, et al: Multi-vessel coronary angioplasty from 1980 to 1989: Procedural results and long-term outcome. J Am Coll Cardiol 16:1097–1102, 1990

10. Dorros G, Iyer SS, Hall P, et al: Percutaneous coronary angioplasty in 1001 multi-vessel coronary disease patients: An analysis of different patient subsets. J Interv Cardiol 4:71–80, 1991

11. Hannan EL, Racz MJ, Walford G, et al: Long-term outcomes of coronary artery bypass grafting versus stent implantation. N Engl J Med 352(21):2174–2183, 2005

12. Alderman EL, Bourassa MG, Cohen LS, et al; for the CASS Investigators: Ten-year follow-up of survival and myocardial infarction in the randomized coronary artery surgery study. Circulation 82:1629–1646, 1990

13. U.S. Food and Drug Administration and Center for Devices and Radiological Health: Cypher sirolimus-eluting coronary stent on RAPTOR over-the-wire delivery system or RAPTORRAIL rapid exchange delivery system. Rockville, MD: Author, 2003

14. Ellis S, Stone GW, Popma JJ, et al: Relationship between angiographic late loss and target lesion revascularization after coronary stent implantation: Analysis from the TAXUS IV Study. J Am Coll Cardiol 45(8):1206–1200, 2005

15. Colombo A, Drzewiecki J, Banning A, et al: Randomized study to assess the effectiveness of slow-and moderate-release polymer-based paclitaxel-eluting stents for coronary artery lesions. Circulation 108:788–794, 2003

16. Mallik S, Krumholz HM, Lin ZQ, et al: Patients with depressive symptoms have lower health status benefits after coronary artery bypass surgery. Circulation 111(3):250–253, 2005

17. Meyer J, Merx W, Schmitz H, et al: Percutaneous transluminal coronary angioplasty immediately after intracoronary streptolysis of transmural myocardial infarction. Circulation 66:905–913, 1982

18. Wiviott SD, Antman EM, Gibson CM, et al: TRITON-TIMI 38 Investigators (2006). Evaluation of prasugrel compared with clopidogrel in patients with acute coronary syndromes: Design and rational for the Trial to assess Improvement in Therapeutic Outcomes by optimizing platelet Inhibition with prasugrel. Thrombolysis In Myocardial Infarction 38 (TRITON-TIMI 38). Am Heart J 152(4):627–635, 2006

19. ACC/AHA (2009): 2009 Focused Updates: ACC/AHA guidelines for the Management of Patients With ST Elevation Myocardial Infarction (Updating the 2004 Guideline and 2007 Focused Update) and ACC/AHA/SCAI Guidelines on Percutaneous Coronary Intervention (Updating the 2005 Guideline and 2007 Focused Update): A Report of the American College of Cardiology Foundation/American Heart Association Task Force on Practice Guidelines. Circulation 120:2271–2306, 2009

20. Lehman R, Spyridopoulos I, Kremer J, et al: Favorable long-term survival in patients undergoing stent PCI of unprotected left main coronary artery compared to predicted short-term prognosis of CABG estimated by EuroSCORE: clinical determinants of long-term outcome. J Interv Cardiol 22(4):311–319, 2009

21. Gruberg L, Mintz GS, Mehran R, et al: The prognostic implications of further renal function deterioration within 48 hours of interventional coronary procedures in patients with pre-existent chronic renal insufficiency. J Am Coll Cardiol 36(5):1542–1548, 2000

22. Rihal CS, Textor SC, Grill DE, et al: Incidence and prognostic importance of acute renal failure after percutaneous coronary intervention. Circulation 105:2259, 2002

23. Grimes CL, Bonow RO, Casey DE, et al: Prevention of premature discontinuation of dual antiplatelet therapy in patients with coronary artery stents: A science advisory from the American Heart Association, American College of Cardiology, Society for Cardiovascular Angiography and Interventions, American College of Surgeons, and American Dental Association, with representation from the American College of Physicians. Circulation 115:813–818, 2007. doi: 10.1161/CIRCULATIONAHA.106.180944

24. Steinhubl SR, Berger PB, Mann JT; for the Clopidogrel for Reduction of Events During Observation (CREDO) Investigators: Early and sustained dual oral antiplatelet therapy following percutaneous coronary intervention: A randomized controlled trial. JAMA 288:2411–2420, 2002

25. Aversano T, Aversano LT, Passamani E, et al: Thrombolytic therapy versus primary percutaneous coronary intervention for myocardial infarction in patients presenting to hospitals without on-site cardiac surgery: A randomized controlled trial. JAMA 287:1943–1951, 2002

26. Braunwald E, Antman EM, Beasley JW, et al: ACC/AHA 2002 guideline update for the management of patients with unstable angina and non-ST segment elevation myocardial infarction: Summary article. Circulation 106:1893–1900, 2002

27. Goodkind J, Coombs VJ, Golobic RA: Excimer laser angioplasty. Heart Lung 22:26–35, 1993

28. Antoniucci D, Valenti R, Migliorini A, et al: Comparison of rheolytic thrombectomy before direct infarct artery stenting versus direct stenting alone in patients undergoing percutaneous coronary intervention for acute myocardial infarction. Am J Cardiol 93:1033–1035, 2004

29. Ho PC, Leung CY: Rheolytic thrombectomy with distal filter embolic protection as adjunctive therapies to high-risk saphenous vein graft intervention. Catheter Cardiovasc Interv 61:202–205, 2004

30. Waksman R, Robinson KA, Crocker IR, et al: Intracoronary radiation before stent implantation inhibits neointima formation in stented porcine coronary arteries. Circulation 92:1383–1386, 1995

31. American Diabetes Association: Consensus Statement. Peripheral arterial disease in people with diabetes. Diabetes Care 26:3333–3341, 2003

## 主动脉内球囊反搏和循环系统的机械支持

1. Antman EM, Smith SC, Alpert JS, et al: ACC/AHA guidelines for the management of patients with ST-elevation myocardial infarction—executive summary. A report of the American College of Cardiology/American Heart Association Task Force on Practice Guidelines (Writing Committee to revise the 1999 guidelines for the management of patients with acute myocardial infarction). Circulation 110:588–636, 2004

2. Sjauw KD, Engstrom AE, Vis MM, et al: A systematic review and meta-analysis of intra-aortic balloon pump therapy in ST-elevation myocardial infarction: Should we change the guidelines? Eur Heart J 30(4):459–468, 2009

3. Parissis H, Leotsinidis M, Akbar MT, et al: The need for intra aortic balloon pump support following open heart surgery: Risk analysis and outcome. J Cardiothorac Surg 5:20, 2010

4. Onorati F, Santarpino G, Tangredi G, et al: Intra-aortic balloon pump induced pulsatile perfusion reduces endothelial activation and inflammatory response following cardiopulmonary bypass. Eur J Cardiothorac Surg 35(6):1012–1019, discussion 1019, 2009

5. Onorati F, Santarpino G, Rubino AS, et al: Body perfusion during adult cardiopulmonary bypass is improved by pulsatile flow with intra-aortic balloon pump. Int J Artif Organs 32(1):50–61, 2009

6. Schreuder JJ, Castiglioni A, Donelli A, et al: Automatic intraaortic balloon pump timing using an intrabeat dicrotic notch prediction algorithm. Ann Thorac Surg 79(3):1017–1022, discussion 1022, 2005

7. Stahl MA, Richards NM: Update on ventricular assist device technology. AACN Adv Crit Care 20(1):26–34, quiz 35–26, 2009

8. Andrew Rosenberg RT: Perioperative management for patients receiving ventricular assist devices and mechanical circulatory support: A systems-oriented approach. Contemp Crit Care 7(12):1–12, 2010

9. Delgado DH, Rao V, Ross HJ, et al: Mechanical circulatory assistance: State of art. Circulation 106(16):2046–2050, 2002

10. Amir O, Bracey AW, Smart FW, et al: A successful anticoagulation protocol for the first HeartMate II implantation in the United States. Tex Heart Inst J 32(3):399–401, 2005

11. Matthews JC, Koelling TM, Pagani FD, et al: The right ventricular failure risk score a pre-operative tool for assessing the risk of right ventricular failure in left ventricular assist device candidates. J Am Coll Cardiol 51(22):2163–2172, 2008

12. Potapov EV, Stepanenko A, Dandel M, et al: Tricuspid incompetence and geometry of the right ventricle as predictors of right ventricular function after implantation of a left ventricular assist device. J Heart Lung Transplant 27(12):1275–1281, 2008

13. Oz MC, Rose EA, Slater J, et al: Malignant ventricular rhythms are well tolerated in patients receiving long-term ventricular assist devices. J Am Coll Cardiol 24:1688–1691, 1994

## 心律失常

1. Zipes DP, Camm AJ, Smith SC, et al: ACC/AHA/ESC 2006 Guidelines for management of patients with ventricular arrhythmias and the prevention of sudden cardiac death. J Am Coll Cardiol 48(5):e247–e346, 2006

2. 2005 American Heart Association guidelines for cardiopulmonary resuscitation and emergency cardiovascular care. Part 5: Electrical therapies automated external defibrillators, defibrillation, cardioversion, and pacing. Circulation 112:IV-35–IV-46, 2005

3. Fuster V, Ryden LE, Cannom D, et al: ACC/AHA/ESC 2006 Guidelines for the management of patients with atrial fibrillation: Executive summary. A report of the American College of Cardiology/American Heart Association Task Force on Practice Guidelines and the European Society of Cardiology Committee for Practice Guidelines (Writing Committee to Revise the 2001 Guidelines for the Management of Patients with Atrial Fibrillation): J Am Coll Cardiol 48(4):854–906, 2006

4. Haines DE: Biophysics of radiofrequency lesion formation. In Zipes DP (ed): Cardiac Electrophysiology: From Cell to Bedside, 4th ed. New York, NY: WB Saunders, 2006:1018–1027
5. Scheinman M, Calkins H, Gillette P, et al; for the North American Society of Pacing and Electrophysiology: NASPE policy statement on catheter ablation: Personnel, policy, and therapeutic recommendations. Pacing Clin Electrophysiol 26(3):789–799, 2003
6. Calkins H, Brugada J, Packer DL, et al: HRS/EHRA/ECAS expert consensus statement on catheter and surgical ablation of atrial fibrillation: Recommendations for personnel, policy, procedures and follow-up. Heart Rhythm 4(6):816–861, 2007
7. Sawhney NS, Anousheh R, Chen WC, et al: Diagnosis and management of typical atrial flutter. Cardiol Clin 27(1):55–67, viii, 2009
8. Saxon LA, DiMarco T, Prystowsky EN, et al: Expert consensus statement: Resynchronization therapy for heart failure (2005). Available at: http://www.hrsonline.org/Policy/ClinicalGuidelines
9. Epstein AE, DiMarco JP, Ellenbogen KA, et al: ACC/AHA/HRS 2008 guidelines for device-based therapy of cardiac rhythm abnormalities: Executive summary. A report of the American College of Cardiology/American Heart Association Task Force on practice guidelines (ACC/AHA/NASPE 2002 Guideline Update for Implantation of Cardiac Pacemakers and Antiarrhythmia Devices). J Am Coll Cardiol, 51:1–62, 2008, doi:10.1016/j.jacc.2008.02.032 (Published online 15 May 2008)
10. Bernstein AD, Daubert JC, Fletcher RD, et al: The revised NASPE/BPEG generic code for antibradycardia, adaptiverate, and multisite pacing. North American Society of Pacing and Electrophysiology/British Pacing and Electrophysiology Group. Pacing Clin Electrophysiol 25(2):260–264, 2002. Available at: http://www.hrsonline.org
11. Hauser RG, Hayes DL, Kallinen LM, et al: Clinical experience with pacemaker pulse generators and transvenous leads: An 8-year prospective multicenter study. Heart Rhythm ;4(2):154–160, 2007
12. Biffi M, Moschini C, Bertini M, et al: Phrenic stimulation: A challenge for cardiac resynchronization therapy. Circ Arrhythm Electrophysiol 2(4):402–410, 2009
13. Sudden Cardiac Arrest Key facts. Available at: http://www.heartrhythmfoundation.org/facts/scd.asp
14. Bernstein AD, Camm AJ, Fisher JD, et al: North American Society of Pacing and Electrophysiology policy statement. The NASPE/BPEG defibrillator code. Pacing Clin Electrophysiol 16(9):1776–1780, 1993

## 心肺复苏

1. American Heart Association: 2010 American Heart Association guidelines for cardiopulmonary resuscitation and emergency cardiovascular care. Circulation 122:S676–S684, 2010
2. SOS-KANTO Study Group: Cardiopulmonary resuscitation by bystanders with chest compression only (SOS-KANTO): An observational study. Lancet 369(9565):920–926, 2007
3. Mair M: Monophasic and biphasic defibrillators: The evolving technology of cardiac defibrillation. Am J Nurs 103(8):58–60, 2003
4. Powers C, Martin K: When seconds count, use an AED. Am J Nurs 102(Suppl):8–10, 2002
5. Nolan JP, Morley PT, Vander Hoek TL, et al: Therapeutic hypothermia after cardiac arrest: An advisory statement by the Advanced Life Support Task Force of the International Liaison Committee on Resuscitation. Circulation 108:118–121, 2003
6. The Hypothermia after Cardiac Arrest Study Group: Mild therapeutic hypothermia to improve neurologic outcome after cardiac arrest. N Engl J Med 346(8):549–556, 2002
7. Bernard SA, Gray TW, Buist MD, et al: Treatment of comatose survivors of out-of-hospital cardiac arrest with induced hypothermia. N Engl J Med 346(8):557–563, 2002
8. Merchant RM, Becker LB, Abella BS, et al: Cost-effectiveness of therapeutic hypothermia after cardiac arrest. Circ: Cardiovasc Qual Outcomes 2:421–428, 2009
9. Tucker T: Family presence during resuscitation. Crit Care Nurs Clin North Am 14:177–185, 2002

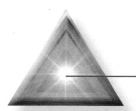

# 常见心血管疾病

## Clifford C. Pyne 和 Sue Apple

## 第19章

学习目标

学习本章内容后,读者应能够:
1. 辨别心包炎性胸痛和缺血性胸痛。
2. 解释心内膜炎对心脏瓣膜的长期影响。
3. 探讨扩张型心肌病和肥厚性心肌病临床管理的主要区别。
4. 描述外周动脉疾病和外周静脉疾病临床表现的主要区别。
5. 对比慢性主动脉瘤和急性主动脉夹层的临床表现。
6. 为接受治疗的高血压危象患者制订第一个小时的护理计划。

首个冠心病重症监护病房成立于20世纪60年代中期,主要用于治疗急性心肌梗死(Myocardial Infarction,MI)患者。早期的危重症护士通过为各种心血管疾病患者提供护理,极大地拓展了自己的知识。除了急性心肌梗死,心血管疾病主要包括心肌、心包、瓣膜的炎症和感染,心室壁扩张或(和)肥厚,且疾病会波及主动脉和外周血管系统。本章回顾了几种常见心血管疾病,包括心包炎、心肌炎、心内膜炎、心肌病、外周血管疾病、主动脉疾病以及高血压危象。

## ▲ 心脏感染和炎症

感染性和炎症性心脏病种类繁多,给临床诊断和治疗带来了极大挑战。患者可能表现出类似心肌梗死性急性疼痛,或者因为疲乏、流感样症状,经过数周治疗无好转而来就医。这些疾病会给心脏组织带来永久性损伤,因此,患者常常面临长期的心脏缺陷。

### 心包炎

心包膜包裹着心脏表面和大血管根部,其由

两层组成:外层为坚韧的纤维包膜,内层为浆膜层。浆膜层也由两层组成:脏层和壁层。壁层紧贴纤维包膜内面,壁层心包膜延伸至大血管,在大血管处折叠形成内部脏层,也被称为心外膜(图19-1)。壁层和脏层之间有10~50ml清亮浆液,起润滑作用。心外膜可以帮助限制心脏,使心脏免

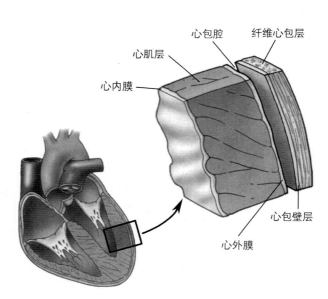

图 19-1 ▲ 心脏的各层,介绍了心外膜、心包腔、心包壁层、纤维心包膜、心肌层和心内膜。(From Porth CM: Pathophysiology, Concepts of Altered Health States, 8th ed. Philadelphia, PA: Lippincott Williams & Wilkins, 2009, p 459.)

受周围组织的感染。

　　心包炎是指心包膜的炎症。急性心包炎指炎症持续时间小于 1~2 周。炎症通常波及毗邻的隔膜。心包炎分为原发性和继发性。继发性心包炎继发于其他疾病之后,如急性心肌梗死、肾衰。虽然心包炎的病因各不相同,但是大约 90% 被诊断为急性心包炎的患者病因不明。心包炎的病因详见表框 19-1。德雷勒斯综合征(心肌梗死后综合征)是指心肌梗死后数周至数月出现以心包炎、乏力、发热、白细胞计数升高为特征的综合征。该综合征被认为是心肌梗死后自身免疫反应的结果。传染性心包炎对免疫功能不全的患者来说仍然是一个问题。

| 表框 19-1 | 心包炎病因 |
| --- | --- |

- 原发性心包炎(通常认为是病毒)
- 感染
- 细菌
- 结核
- 自体免疫或炎症
- 系统性红斑狼疮
- 药物
- 疫苗
- 赘生物
- 放疗
- 继发于设备植入后,例如植入式除颤器
- 急性心肌梗死
- 胸壁或心肌创伤,包括心肺手术
- 慢性肾衰,需要透析

　　心包炎反复发作会导致心包膜各层或者心包膜和毗邻组织之间的粘连,形成缩窄性心包炎。缩窄性心包炎的最主要问题是,由于心脏不能扩张,导致心脏舒张期灌注失败。若不手术切除受损的心包膜,心脏舒张期的血流仍然处于灌注不足状态,最终将导致心输出量减少及心脏衰竭的全身征象。即使手术成功地切除了受损的心包膜,患者的长期生存率也较差。

## 评估

　　心包炎可以根据病史和体格检查来诊断。急性心包炎的首发症状是胸痛,疼痛往往类似于胸膜炎,深呼吸或者平卧位时疼痛加剧。由于呼吸会引起疼痛,患者经常主诉呼吸困难。端坐呼吸、身体前倾以及浅速呼吸可以缓解疼痛。心包炎性胸痛可能难以与缺血性胸痛区分开来。表 19-1 总结了胸痛的鉴别诊断。鉴别要点之一在于体位改变不能缓解缺血性胸痛。

　　心包炎可出现感染的普遍症状,例如低热、心动过速、乏力。出现心包摩擦音可有助于确诊,然而无心包摩擦音也不排除心包炎。经典的摩擦音呈抓刮样粗糙音,音调高亢,并随心脏循环变化。在病程中,摩擦音会增强和减弱,也会瞬时消失。将听诊器置于胸骨左缘中下部,摩擦音最为明显。

　　目前没有评估或管理急性心包炎的特定指南,心电图(Electrocardiogram,ECG)检查是确诊的最重要手段,常出现广泛的 ST 段弓背向下型抬高,PR 段下降(图 19-2)。该心电图变化与急性心肌损伤心电图变化形成对比,急性心肌损伤时,典型心电图变化是面向坏死区周围心肌损伤的导联上出现弓背向下(图 19-3)。胸片检查意义不大。虽然急性心包炎患者超声心动图检查结果常正常,但它常用于帮助检查疑似心包疾病患者。

　　实验室检查包括全血细胞计数、心肌酶水平(当炎症侵袭心肌时升高)、类风湿因子和抗核抗体滴度。当有感染迹象时需做血培养。若诊断性检查结果均为阴性,则需要做病毒学检查。

表 19-1　胸痛的鉴别诊断

| 诊断 | 疼痛发作 | 疼痛性质 | 缓解方法 |
| --- | --- | --- | --- |
| 心绞痛 | 进食油腻食物后或体力活动后,突然发作 | 压榨性 | 休息、硝酸酯类药 |
| 急性心肌梗死 | 不定,可伴濒死感 | 与心绞痛相似,但是更严重 | 休息后不能缓解 |
| 心包炎 | 不定,可出现流感样症状,持续数天或数周 | 胸膜炎性、尖锐性、剥落性 | 端坐呼吸、呼吸浅速、非甾体抗炎药 |
| 急性主动脉夹层 | 突然发作,可伴晕厥　发作强烈 | 撕裂感　患者生命中最严重的疼痛 | 无缓解 |

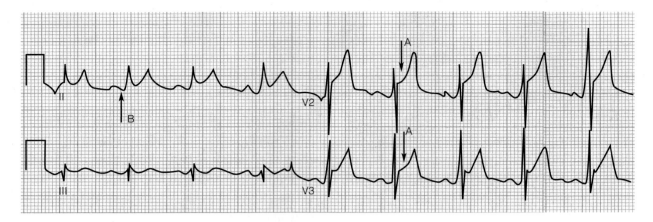

图 19-2 ▲ 急性心包炎 12 导联心电图。A：显示广泛的 ST 段弓背向下型抬高，B：显示 PR 段下降

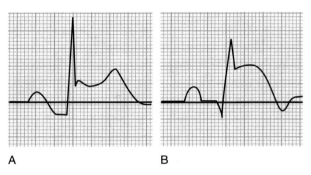

图 19-3 ▲ ST 段改变。A：急性心包炎；B：心肌梗死

## 管理

　　心包炎患者的管理目标是缓解症状，消除可能的病原体，监测并发症，例如缩窄性心包炎、心包积液，其中，心包积液可导致心脏压塞。非甾体抗炎药（Nonsteroidal Anti-Inflammatory Drugs，NSAIDs）如阿司匹林、布洛芬可以缓解症状，糖皮质激素可用于排除感染的难治性病例。心肌梗死后康复患者避免使用抗凝剂。心包炎发作后多在 2~6 周后减轻，少有患者会反复发作。

## 心肌炎

　　心肌炎是指心肌的炎症病变。原发性心肌炎被认为与急性病毒感染或者对感染的自身免疫反应有关，继发性心肌炎与特定器官炎症有关。这两种类型的心肌炎可发生于任何年龄段人群，其潜在病因详见表框 19-2。心肌炎的临床表现多样且呈亚急性，故其发病率尚不清楚。心肌炎可以是一种毁灭性疾病，可演变成慢性、进行性疾病，预后差，可导致心律失常、充血性心力衰竭，甚至

死亡。这也是年轻运动员猝死原因之一。

| 表框 19-2 | 心肌炎潜在病因 |
| --- | --- |
| **病毒** | |
| • 柯萨奇病毒 | |
| • 腺病毒 | |
| • 人类免疫缺陷病毒 | |
| • 流感病毒 | |
| **细菌** | |
| • 梭菌属 | |
| • 白喉杆菌 | |
| • 链球菌 | |
| • 螺旋体（莱姆病） | |
| **真菌** | |
| • 曲霉菌 | |
| • 念珠菌属 | |
| **毒素** | |
| • 三环类抗抑郁药 | |
| • 吩噻嗪 | |

## 评估

　　心肌炎临床表现多变。病毒性心肌炎，通常表现为心脏症状延迟，如充血性心力衰竭、心律失常等。当患者出现以下临床症状，如疲乏、呼吸困难、心悸、心前区不适，伴随血清酶水平轻度升高，以及非特异性 ST 波改变时，则提示心肌炎。心内膜活检阳性可明确诊断。然而，缺乏活检阳性结果并不能排除心肌炎。目前的研究重点是寻找诊断此复杂疾病的更为安全可靠的方法。

## 管理

　　心肌炎的管理取决于病因和临床表现，然而，

管理主要是支持性的。尽管心肌炎会引起严重的炎症反应，但皮质类固醇或免疫抑制剂治疗在改变疾病临床进程上并没有效果。部分心肌炎患者病情缓解后无后遗症。另外，一些患者可发生亚急性疾病，伴随持续的实验室检查阳性结果（例如白细胞计数升高、血沉加快）。患有心肌炎的运动员在疾病发作后，应停止竞技运动至少 6 个月，直至心脏功能恢复正常及无任何临床症状后（如心律失常），方可参加训练以及竞技运动。

表框 19-3 列出了心肌炎患者的护理诊断。护士护理心肌炎患者需掌握的技能大多数与护理心衰患者的必备技能相似。并且，护士自身应做好充分的准备，帮助患者及其家属应对潜在的无法治愈的，常需要心脏移植的致命性疾病。

| 表框 19-3 | 护理诊断示例 |
| --- | --- |

- 急性疼痛　与心肌炎症有关。
- 疲乏　与心肌功能退化有关。
- 应对无效　与严重疾病突然发作有关。
- 家庭应对无效　与严重疾病突然发作有关。
- 无力感　与治疗方案有关。
- 悲伤　与不能维持病前生活方式有关。

## 心内膜炎

心内膜炎是指由细菌、病毒或真菌引起的心内膜表面炎症，包括瓣膜感染。感染性心内膜炎（Infectious Endocarditis，IE）是一种严重疾病，其发病率和死亡率均较高。感染性心内膜炎在特定研究人群中的发病率不同，但总体来说，其发病率在升高。患有先天性心脏病的儿童是感染性心内膜炎的高危人群，随着先天性心脏病儿童生存率的逐渐升高，儿童中感染性心内膜炎也在增加。具有患感染性心内膜炎风险的成人包括二尖瓣脱垂、风湿性心脏病患者、非法静脉注射毒品，以及人工瓣膜或者长期体内留置装置患者（表框 19-4）。常见病原体包括链球菌、肠球菌、金黄色葡萄球菌。

感染性心内膜炎的发病机制是一个复杂的过程，发病与以下几个因素有关：首先，瓣膜内皮损伤，导致基底膜暴露于湍急的血流中；随之，尤其对于处于高凝状态的患者来说，该暴露会导致血小板和纤维蛋白在瓣叶上凝集，使细菌通过血流（例如牙科手术、泌尿手术）寄居于血块或赘生物

上；最后，发生细菌繁殖。细菌在赘生物上繁殖与以下两个因素有关：(1) 瓣膜上湍急的血液有助于集聚赘生物附近的细菌。(2) 赘生物自身通过血小板和纤维蛋白层覆盖细菌，保护细菌菌落免受机体自然防御机制的损害。被感染的赘生物干扰正常瓣膜功能，最终损伤瓣膜结构。这些功能不全的瓣膜最终导致严重的心衰。被感染的赘生物上的微粒或严重受损的瓣膜会脱落，导致外周血管栓塞。

| 表框 19-4 | 心内膜炎的危险因素 |
| --- | --- |

**自体瓣膜心内膜炎**
- 二尖瓣脱垂
- 先天性心脏病
- 风湿性心脏病
- 退行性瓣膜病（例如主动脉狭窄）
- 年龄大于 60 岁
- 静脉注射毒品

**人工瓣膜心内膜炎**
**早期（术后 60d 内）**
- 院内感染
- 留置导管
- 气管插管

**晚期（60d 后）**
- 牙科、泌尿生殖系统或胃肠道操作

### 评估

心内膜炎的症状通常发生于沉淀菌血症两周内，并且与以下四个过程有关：菌血症或真菌血症，心瓣炎，免疫应答、外周血管栓塞（表框 19-5）。常见的非特异性主诉包括全身乏力、厌食、疲乏、体重减轻、夜间盗汗等。该疾病症状无特异性，因此，需收集与该病危险因素相关的详细病史及体格检查，以提醒护士心内膜炎的潜在诊断。几乎所有的患者均会出现发热以及新杂音或杂音改变。任何患者出现以上临床表现，护士都应该怀疑感染性心内膜炎。

确诊感染性心内膜炎应依据包括典型感染性心内膜炎病原体引起的持续菌血症及心肌受损的证据，例如超声心动图可见赘生物、杂音改变或出现新的杂音（杜克标准）。通常需要做三组独立的血培养，精心准备培养现场避免发生污染。

### 管理

感染性心内膜炎的快速诊断、正确治疗及并

| 表框 19-5 | 心内膜炎的临床表现 |
| --- | --- |

- 发热
- 心脏杂音
- 脾大
- 瘀点
  - 指(趾)甲下线状出血
  - Osler 结节(在手指和脚趾出现的凸起的柔软小结节)
  - Janeway 损害(手掌和脚底出现的小红斑或出血灶)
- 肌肉骨骼系统不适
- 全身性或肺栓塞
- 神经系统临床表现
  - 头痛
  - 霉菌性动脉瘤

| 表框 19-6 | 心肌病的定义及分类 |
| --- | --- |

**定义**

心肌病是一组由多种原因(通常是遗传因素)引起的心肌细胞异构疾病,可导致心肌机械和/或电功能障碍,通常表现出(但不是不变的)不对称的心室肥大或扩张。心肌病可以局限于心脏,也可以累及全身系统性疾病的任一部分,常可导致心源性死亡或者心衰相关残疾的恶化

**分类**

**原发性:** 心肌病仅仅或主要局限于心肌。原发性心肌病根据病因可以分为三类:遗传性(例如肥厚型心肌病)、混合遗传性、非遗传性(例如扩张型心肌病)和获得性(例如炎症性心肌病或围产期心肌病)

**继发性:** 心肌病中受累心肌是全身系统性疾病的一部分(例如淀粉样变性和糖尿病)

发症的早期识别是良好预后的关键。抗生素治疗基于检查结果和临床情况(例如自体瓣膜 vs 人工瓣膜心内膜炎),推荐的治疗方案已经被修订来应对感染性心内膜炎常见病原体不断增加的耐药性。治疗应该在血培养标本采集后就立即开始,而不应该因等待确认病原体而延误治疗。当出现继发于瓣膜功能障碍引起的充血性心力衰竭、不可控的感染、人工瓣膜功能障碍或撕裂时,应立即采取手术干预。

感染性心内膜炎难以治愈,需要将细菌菌落从赘生物上完全根除。因此,通常会延长抗生素治疗的疗程。

## ▲ 心肌病

心肌病是心肌结构和功能异常导致心脏功能障碍,可引起心衰、心律失常或猝死的一种疾病。自 1995 年以来,心肌病被分为不同的类别:扩张型、肥厚型、限制型、致心律失常型右室心肌病以及未定型心肌病。然而,分子遗传学的发展和影像诊断学的进步揭示了心肌病的异构性,导致新的定义和分类的出现(表框 19-6)。了解更多家族型限制型心肌病信息可见遗传学关注点 19-1。

本部分重点阐述西方国家最常见的原发型心肌病:扩张型心肌病和肥厚型心肌病(表 19-2)。

心肌病的发病机制目前尚不完全清楚。目前基于研究的理论指出,缺血性、免疫性、机械性以及神经激素性因素作用于心包膜、基层、内皮组织

**遗传学关注点 19-1**

**家族型限制性心肌病**

- 心肌病中最不常见类型,心肌僵硬,每次收缩后不能完全舒张
- TNNI3 基因突变引起,TNNI3 基因有助于调节心肌的收缩和舒张
- 与家族型限制型心肌病发病相关的 TNNI3 基因突变,导致有缺陷的同型肌钙蛋白的产生。该种变异的蛋白质扰乱肌钙蛋白 I 复合体功能,使心肌不能完全舒张
- 基因检测对引起家族型限制型心肌病发病相关的 TNNI3 基因是可用的

可导致心肌结构的改变,进而引起心肌功能变化。细胞水平的结构改变包括收缩和弹力肌细胞被纤维化物质取代,可导致心室和动脉平滑肌层僵硬。肥厚型心肌病(hypertrophic cardiomyopathy,HCM)患者心肌变得肥厚,舒张力差。扩张型心肌病(dilated cardiomyopathy,DCM)患者,心室扩大、变薄,从正常的椭圆形变成球形,收缩力降低,排空功能障碍。僵硬和球形重塑均可发生于同一心室,导致心输出量从舒张受损和排空受损中代偿。动脉硬化见于衰老、动脉粥样硬化,由于心室过度充盈也增加了心室壁压力,动脉粥样硬化降低了每搏输出量。心脏试图在每搏输出量降低的情况下通过增加心率来维持正常的心输出量,但是会导致心脏舒张时间减少及充盈受损。这种无休止的循环功能障碍是心衰的渐进性表现。

表 19-2 原发型心肌病

| 心肌病 | 病理 | 临床表现 | 管理 |
|---|---|---|---|
| 扩张型心肌病（DCM）<br><br>心房容量增加<br>心室容量增加<br>肌肉体积减少 | 收缩功能不全<br>心腔扩张，伴随左室壁增厚 | • 充血性心力衰竭<br>• 疲乏，虚弱<br>• 心律失常<br>• 系统性或肺栓塞 | • 识别和消除潜在病因如酒精<br>• 对症治疗<br>• 治疗心衰、心律失常<br>• 双室起搏植入或植入型心脏转复除颤器，用于特定患者<br>• 基因检测<br>• 家庭筛查来识别无症状的扩张型心肌病成员 |
| 肥厚型心肌病（HCM）<br><br>室间隔增厚<br>左心室肥厚 | 舒张功能不全<br>左室显著肥大，右室偶见肥大，通常（并非总是）不成比例的隔膜肥厚 | • 呼吸困难<br>• 心绞痛<br>• 疲乏<br>• 晕厥<br>• 心悸<br>• 心律失常<br>• 充血性心力衰竭<br>• 猝死 | • 对症治疗<br>• 药物治疗<br>• 植入型心律转复除颤器<br>• 特定患者间隔消融或手术<br>• 减容术<br>• 基因检测<br>• 家庭筛查来识别无症状的肥厚型心肌病 |

心输出量减少会导致肾素 - 血管紧张素 - 醛固酮系统激活，释放儿茶酚胺。如前所述，这些神经激素会在血压暂时降低时作出反应，例如出血时，但问题在于心肌病是慢性的，结果是可导致起暂时作用的神经激素变为永久作用，成为疾病发展的一部分而非解决心输出量降低问题。

这些神经激素的持久性被认为是心室由椭圆形重塑为球形，进一步减少其泵血效率的机制。由于长期暴露于醛固酮激素下，肌纤维重新排列。此外，长期暴露于儿茶酚胺可致 β 肾上腺素受体下调，心肌收缩功能下降。

## 扩张型心肌病

扩张型心肌病是以心肌腔在左心室壁正常或增厚的情况下扩大及心肌收缩功能减退为特征的一组疾病。伴随着心室腔的扩大，心脏逐渐呈现球形。心肌收缩力减退的原因有很多，包括缺血、酗酒、内分泌紊乱、怀孕、病毒感染以及瓣膜疾病。收缩力减退（射血分数 <40%）会导致收缩末期容积增加。最终，通过心室扩张来适应不断增加的心室内容量（前负荷）。正常心脏前负荷增加，每搏输出量增加；但是在心脏扩大的情况下，容量增加，每搏输出量反而减少。随着心室逐步扩大，二尖瓣和三尖瓣瓣叶被拉伸和分离，常会引起心律

失常，如室性心动过速、传导阻滞。

扩张型心肌病是引起心衰的第三大原因，是青年人心衰的最常见原因，也是心脏移植的最常见原因，好发于青中年男性，25%~35% 的病例有家族遗传性。大部分扩张型心肌病的具体原因尚不清楚。该病的病因多样，包括家族遗传和基因因素、病毒感染（过去感染过心肌炎病毒）、免疫缺陷、接触毒素等。许多研究者认为酒精是该病最常见的毒性因素。扩张型心肌病可以进一步分为两种类型：缺血性心肌病和非缺血性心肌病。

## 缺血性心肌病

缺血性心肌病的发生是由体内氧水平不能满足心肌细胞的代谢需求引起。发生于冠状动脉梗阻时，可为急性，也可为慢性。氧气是维持细胞功能必不可少的。营养物质的代谢以及三磷酸腺苷（adenosine triphosphate，ATP）的合成也需要氧气，ATP 为所有的细胞内活动提供能量。当氧气不足时，ATP 缺乏，导致钙、钠、钾泵功能障碍，干扰细胞的机械活动和电活动，最终导致心肌收缩力降低及心律失常。如果肌肉细胞恢复氧供，心肌功能恢复，心律失常即可消失。

心肌缺血严重或持续发展可引起组织坏死，导致心肌梗死。坏死的肌肉不可再生，并被瘢痕

组织代替,瘢痕组织越大,心肌功能障碍越严重。肌肉组织量的减少导致泵血能量的减少,心输出量随之减少。不稳定型心绞痛和急性心肌梗死的治疗目标是保护肌肉组织量,防止收缩功能障碍。

若心肌梗死面积较小,仍有足够的心肌组织来满足机体在休息和运动时对氧气的需求,则不会引起心力衰竭。由于心肌的损伤,射血分数在一定程度上会下降,但仍然处于正常范围。然而,心肌其他部位的继发梗死或持续缺血会耗尽储备功能。"冬眠心肌"是指该处的心肌细胞没有坏死(MI),但是缺乏足够的氧供和营养物质以完成收缩。心肌梗死患者病情稳定后,识别那些由于缺血再灌注造成冬眠的存活心肌是十分重要的。若这些存活但功能不全的心肌细胞能够恢复灌注,心室功能将得到改善。

如果心肌梗死面积较大,或者梗死范围波及关键结构(如腱索),那么后果将是致命的。腱索损伤或撕裂会导致急性、严重的二尖瓣反流以及心衰。大面积心肌梗死或者小面积重复梗死导致心室泵血功能丧失。这种急性泵血功能一旦丧失,机体所有的代偿系统都不足以克服心输出量不足。

代表性的情景就是心源性休克。心源性休克中,心输出量严重不足,左室排空功能不佳(54章)。结果可使左室舒张末期压力增加,肺动脉压升高,导致肺水肿。氧供不足导致靶器官损伤,损伤的发生取决于器官的功能。其皮肤可表现为湿冷、苍白。肺水肿严重降低了气体交换区域的效率,呼吸频率增加以为动脉血提供尽可能多的氧气。肺水肿使肺的负担加重,顺应性降低,有效潮气量减少。呼吸频率增加有利于维持正常的每分钟通气量。此外,氧供不足的组织会产生乳酸,造成代谢性酸中毒。代谢性酸中毒的早期代偿机制为增加每分钟通气量,或使呼吸加深加快。即使在休息时,患者也会感到呼吸短促。同时,在任何卧位时可能都会感到呼吸困难。

当灌注不足时,应首先保护脑、心、肾这些重要器官。即使血压和血流在身体其他部位如皮肤、肌肉、内脏灌注不足,这些重要器官也会启动自我调节机制来维持压力梯度和血流。大脑灌注不足的指征有意识模糊、定向力障碍、嗜睡、躁动。肾灌注不足的早期指征有血尿素氮和肌酐水平升高。早期,血尿素氮(blood urea nitrogen,BUN)与肌酐的比值由正常的(10:1)~(20:1)增加到20:1以上,提示肾前性氮质血症。此时,若肾脏血流灌注恢复,血尿素氮和肌酐水平会回归正常,肾功能得以恢复。若灌注不佳进一步发展或时间延长,肾脏可受损,血尿素氮和肌酐水平持续升高,但二者比值可保持正常。肾脏的这种缺血性损伤也被称为急性肾小管坏死,具有可逆性。

若心源性休克在一段时间内未被纠正,则损害不可逆,可导致患者死亡。即使患者接受了恰当治疗,需氧量比大脑和肾脏低的组织器官也会发生进一步的损害。长期低心输出量可导致肠梗阻、肠坏死、肝功能衰竭,增加肺炎以及皮肤破溃的风险。

若采取干预措施,如血管成形术、冠状动脉搭桥恢复心肌血液灌注,则急性心衰首次发作后存活患者可完全恢复,且剩余肌肉的损伤也较轻。许多患者最终可发生慢性心衰,慢性心衰临床表现与急性心衰一样,但强度通常较低,机体有时间启动代偿系统以应对心输出量的降低。通常,慢性心衰不像急性心衰一样需要限制活动强度,患者可以改变活动方式来适应有限的心输出量。

## 非缺血性心肌病

非缺血性心肌病由多种因素引起。绝大部分患者患有先天性扩张型心肌病。基于一些鲜为人知的因素,患者的心脏扩大、重构,不能泵血。另一些患者患有心肌炎,通常由病毒感染、甲状腺功能减退或亢进、瓣膜疾病、人类免疫缺陷病毒(human immunodeficiency virus,HIV)、血色素沉着等造成。此外。心肌炎可分为细菌性或先天性。非缺血性心肌病也可由怀孕、酗酒、高血压、心动过速等因素引起。由甲状腺功能低下或亢进、血色素沉着、瓣膜疾病、心动过速引起的心衰是可逆的,病因一旦被纠正即可恢复。

如同缺血性心肌病,非缺血性心肌病也可分为急性或慢性。慢性患者在日常活动方面十分受限,引发心肌扩张和扩张进展的机制目前尚不清楚。无论是缺血性还是非缺血性的扩张型心肌病,所有的代偿机制被耗尽后才会出现症状。

因此,除非出现急性症状,否则在活动充分受限及患者就医前心肌早已发生病理改变。然而,心肌炎经常会急性发作,表现为用力活动时出现疲惫、呼吸困难;偶尔有表现为突发肺水肿,患者在此之前可感觉良好且无任何症状。心肌炎症引起心肌功能障碍。受炎症侵袭的肌肉细胞代谢功能受损，细胞不能完全收缩，可导致心输出量降低。病情严重程度从心源性休克到轻度活动受限不等。一旦过了最初的急性期，患者射血分数降低，可伴随有不同程度的活动受限和呼吸困难，或表现为慢性心衰。

在较长时间内，数月至数年，而非数天至数周，酒精中毒、高血压，以及先天性病理因素的急性发作可能是导致扩张型心肌病的缺血性因素。当心室开始扩张，代偿机制，包括前文提到的儿茶酚胺以及其他神经激素因子开始起作用。心肌持续暴露于这些神经激素下，因代偿机制，心室由正常高效的椭圆体重构成为壁薄、低效的球体。正常的演变是从无症状型扩张到代偿性心衰，再到失代偿性心衰，最后到顽固性心衰。患者经常在心衰发展到失代偿期或者临床症状影响到正常的日常活动时才就医。此时，药物治疗可缓解全部或大部分症状。然而，已发生的组织结构改变会愈加严重，同时，即使采用药物治疗，症状也会随着时间推移恶化。可以通过药物调整来治疗日益加重的症状，但最终仅采取药物治疗是不够的，患者将面临死亡。通常，患者会由于心输出量日趋减少，导致系统衰竭或心室节律异常而猝死。在未达到顽固性心力衰竭阶段前，许多方法可以用来控制患者的症状和疾病进展、提高活动耐受力和生活质量。

**评估**　扩张型心肌病的自然病程尚无明确定义。一些患者保持无症状或有最轻微的临床表现。相关症状通常逐渐出现，并且通常与左心衰有关。出现右心衰提示预后不良。实验室检查包括筛查包括人类免疫缺陷病毒在内的潜在可逆病因。有必要采用超声心动图来鉴别先天畸形以及确定射血分数。必要时，可采用心导管检查，排除冠状动脉疾病。

**管理**　管理目标包括识别和消除扩张型心肌病的潜在病因。向患者及其家属询问病史时，应详细了解其饮酒量，若能早期发现并且患者能及时戒酒，则与饮酒相关的心肌损害则是可逆的。临床治疗应聚焦于控制心衰和其他问题，例如心律失常或冠脉内血栓。对于伴随症状严重的心衰、心电图显示 QRS 延长、左心室扩大、射血分数不佳的药物难治性患者，可使用双心室起搏。植入型心律转复除颤器（Implantable Cardioverter Defibrillators，ICDs）应用于特定患者，可阻止与致命性心律失常相关的猝死。只有心脏移植和部分药物治疗被证明可以延长患者生命。

## 肥厚型心肌病

肥厚型心肌病的特点是有无明显诱因，如高血压、主动脉瓣狭窄引起的左心室非扩张性肥厚。其最典型的特征是舒张功能不全。心脏可以收缩，但不能舒张，舒张期仍异常僵硬。少数患者中，间隔壁肥厚，可导致心脏收缩期左心室流出道梗阻。

肥厚型心肌病可能是美国发生率最高的心肌病，是一种常染色体显性遗传畸形。实际上，它可能是一种最常见的遗传性心血管疾病，发病率约 1/500。

猝死是肥厚型心肌病的严重后果，通常由室性心律失常引起，可发生于任何年龄段的无症状或轻微症状人群。在美国，肥厚型心肌病是竞技运动员及参与娱乐运动人群猝死的首要原因。猝死的风险持续存在，年轻患者死亡率较高。因此，早期识别肥厚型心肌病（猝死）高危患者势在必行。然而，目前关于识别高危人群的最好办法并未达成一致意见。

### 评估

许多患有肥厚型心肌病的患者没有症状，或仅有轻微不适。病情往往在心脏杂音或家庭筛查中意外发现。最常见的症状是呼吸困难，可在体力劳动时加剧。晕厥前兆和晕厥发生也较为频繁。超声心动图显示左心室肥大（Left Ventricular Hypertrophy，LVH）可确诊为该病。对竞技运动员来说，临界性左心室肥大是一种正常表现。

### 管理

管理目标包括控制症状，预防并发症及降低猝死风险。建议做基因筛查和咨询。大部分有症状患者可通过药物治疗控制症状。猝死发作后存活或有潜在致命性室性心律失常的患者，需采取植入型心律转复除颤器植入治疗。对因间隔肥厚引起症状的患者，有必要采用乙醇经皮消融或经手术切除部分膈肌组织进行治疗。

患者及其家属面对这种衰弱和疾病的潜在致命性，必须应对不确定感、失控感以及严重慢性疾病对经济的影响，因此，心理关注非常重要。

## ▲ 外周血管疾病

外周血管疾病是指一组包括外周循环动脉、静脉、淋巴管在内的影响循环的疾病，即非心血管疾病的总称。接下来将重点阐述外周动脉和静脉疾病。

### 外周动脉疾病

外周动脉疾病（peripheral arterial disease，PAD）是指阻碍上肢或下肢血流供应过程的疾病。其发病率取决于被研究的人群及确诊的方法。一般而言，有症状的外周血管疾病是一种老年病，多见于 70 岁及以上的老年男性。尽管该病的发病率随年龄稳步增长，但其更可能发生于任何年龄段中具有动脉粥样硬化危险因素的患者，如吸烟、糖尿病患者。外周动脉疾病的其他危险因素包括高血压、血脂异常、家族史、绝经、高同型半胱氨酸血症。随着美国人口老龄化，外周动脉疾病的管理已经成为焦点，不仅要预防和治愈，也要维持生活质量和独立性（表框 19-7）。

动脉粥样硬化是外周动脉疾病最常见病因。外周动脉疾病发生于大型分支及急性成角区域（图 19-4）。对糖尿病患者而言，更会波及较小的远端血管。下肢损害较上肢损害更为常见。

血栓闭塞性脉管炎（或称伯格病）是一种影响肢端中小动脉的严重慢性炎症性疾病。也可影响毗邻的静脉和神经。病因不详，但是其与大量吸烟有关，尤其是在年轻群体中。慢性炎症常继发于栓塞，伴随血管损伤和纤维闭塞。详见循证实践要点 19-1。

### 评估

外周动脉疾病的临床症状提示患者血流不能自由流通到四肢。临床症状的严重程度取决于疾病的进展程度以及是否有侧支循环。该病最典型的症状是间歇性跛行，表现为腿部或臀部痉挛、灼烧感、酸痛，休息后症状可缓解。症状与疾病进展无关，若外周动脉疾病是广泛的、多层次的，患者可表现出"静息痛"，即足或脚趾的灼烧感和麻木

---

**表框 19-7** | 老年患者注意事项

外周动脉疾病

- 由于合并症的出现以及复方用药、认知受限、社会支持不充足或社会隔离、焦虑和抑郁，老年人外周动脉疾病的管理通常更为复杂
- 有症状性外周动脉疾病的发病率随年龄升高，可直接影响患者生活质量
- 保守治疗（例如：戒烟、散步、足部护理）可减轻症状，显著提高任何年龄段患者的生活质量

---

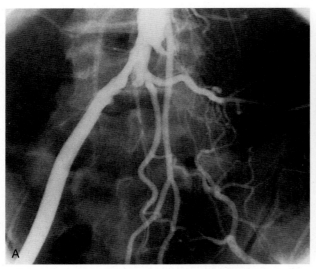 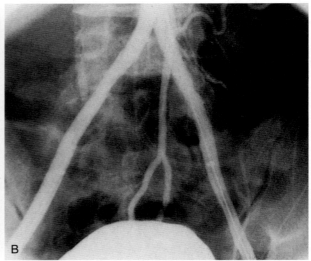

图 19-4 ▲ A：基线血管造影证实左髂动脉完全闭塞。此外，右髂总动脉明显狭窄以及髂内动脉闭塞。B：最终结果是血管成形术，以及左右髂总动脉植入帕玛斯支架。（Reprinted from Laird JR，Lansky AJ：Percutaneous transluminal angioplasty for the treatment of peripheral vascular disease. In Apple S，Lindsay J Jr（eds）：Principles and Practice of Interventional Cardiology. Philadelphia，PA：Lippincott Williams & Wilkins，2000，p 196，with permission.）

## 循证实践要点 19-1
### 外周动脉疾病成人患者心脏衰竭

△ **成人心衰危险因素**

- 冠心病、心肌梗死或心肌缺血
- 压力超负荷,包括高血压和梗阻性瓣膜疾病
- 遗传性疾病或浸润性疾病
- 高龄
- 毒素(如酒精)

△ **患者首次评估**

- 评估运动耐量,包括步行
- 全面体格检查,包括肺、心以及血管系统
- 个人史和家族史,包括家族心衰史、猝死史、药物史和饮酒史

---

感。患者也会出现营养状况变化,例如四肢毛发脱落、指甲增厚、皮肤干燥。急性动脉阻塞,例如栓塞发生,可导致四肢疼痛突然发作及其他动脉阻塞症状(表框 19-8)。

| 表框 19-8 | 血管阻塞的临床表现 |
|---|---|

**急性动脉阻塞**
- 疼痛
- 无脉
- 苍白
- 感觉异常
- 麻痹

**深静脉血栓**
- 背屈时小腿疼痛(霍夫曼征)
- 站立时疼痛
- 炎症
- 肿胀
- 压痛
- 红、痛

实践指南应包含外周动脉疾病危险患者的评估,包括仔细检查四肢血管、评估所有外周脉搏、包括测量腿部节段性压力及踝臂指数(ankle/brachial index,ABI)。踝臂指数是足踝收缩压和肱动脉收缩压的比值,正常的踝臂指数为 1.0 或稍高。严重下肢缺血患者踝臂指数可小于 0.518(图 19-5)。

平板运动试验可客观地测量患者步行能力和评估潜在冠状动脉疾病。必要时,需通过无创成像,如磁共振或计算机断层扫描(computed tomography,CT)来评估疾病程度。血管造影仅限于血管重建术及术前评估(表 19-4)。

## 管理

外周动脉疾病与动脉粥样硬化风险增加相关,在症状性患者中其病死率较高。因此,管理目标应包括降低或消除危险因素(尤其是吸烟)、改善腿部症状、维持肢体活力。改变危险因素被纳入国家指南,包括立即戒烟、积极治疗高血压、糖尿病、血脂紊乱,必要时采用药物治疗。其他药物包括抗血小板剂(阿司匹林或氯吡格雷),用于减轻心肌梗死、脑卒中;西洛他唑用于增加步行距离。对跛行患者而言,锻炼可提高整体行走能力。外周介入治疗,例如气囊血管成形术在恢复循环方面效果显著。当出现严重或弥散性动脉阻塞时,需采用外科搭桥手术。

## 静脉疾病

静脉炎是指由静脉血管壁直接损伤或作为静脉曲张并发症而产生,可导致栓子的形成。栓子是静脉内的梗阻,可脱落,形成静脉血栓(venous thromboembolism,VTE)。致使患者血栓形成的因素包括血管壁损伤、淤血以及血液凝固性增加。该三因素在 1846 年起就被认为是血栓性静脉炎发生的诱因。

美国每年大约有十万到三十万例静脉血栓。该发生率随年龄增长而增加。超过半数的病例可发展成深静脉血栓(deep vein thrombosis,DVT),另一部分发展成肺栓塞。因静脉血栓的发病率和死亡率都很高,所以护士需熟练掌握其危险因素及目前的推荐治疗。(更多肺栓塞相关信息获取见第 26 章。)

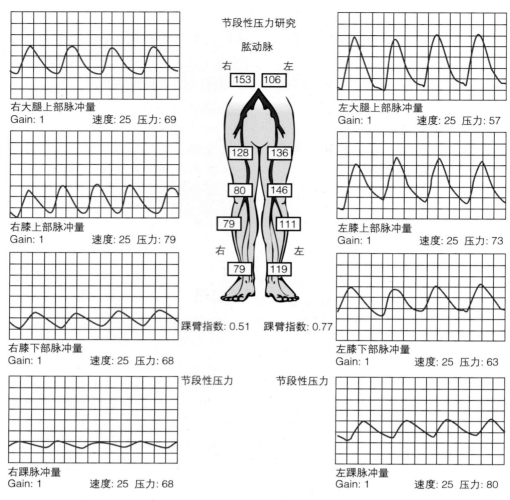

右大腿上部脉冲量
Gain: 1 速度: 25 压力: 69

右膝上部脉冲量
Gain: 1 速度: 25 压力: 79

右膝下部脉冲量
Gain: 1 速度: 25 压力: 68

右踝脉冲量
Gain: 1 速度: 25 压力: 68

节段性压力研究
肱动脉
右 153 左 106
128 136
80 146
79 111
79 119
踝臂指数: 0.51 踝臂指数: 0.77
右 左
节段性压力 节段性压力

左大腿上部脉冲量
Gain: 1 速度: 25 压力: 57

左膝上部脉冲量
Gain: 1 速度: 25 压力: 73

左膝下部脉冲量
Gain: 1 速度: 25 压力: 63

左踝脉冲量
Gain: 1 速度: 25 压力: 80

**图 19-5 ▲** 节段性压力研究。说明节段性压力和踝臂指数反映双侧下肢阻塞疾病,图中右下肢更为严重。左臂和右臂血压不同,可能提示左锁骨下动脉明显狭窄。(Reprinted from Saucedo JF, Laird JR: Peripheral vascular disease. In Apple S, Lindsay J Jr [ eds ]: Principles and Practice of Interventional Cardiology. Philadelphia, PA: Lippincott Williams & Wilkins, 2000, p 47, with permission.)

## 评估

深静脉血栓的主要特点是疼痛、肿胀、压痛以及受累区域的温度升高(表框 19-8)。患者也会出现霍夫曼征阳性体征(踝关节背屈时小腿疼痛)。然而,这些临床表现并非深静脉血栓的特异性表现,通常需要通过诊断性试验,如加压超声成像来确诊。

## 管理

静脉血栓患者护理的关键是缓解症状、增加血流和预防并发症。深静脉血栓患者是发生肺栓塞的高危人群。治疗策略包括通过抗凝治疗阻止栓子形成,后期需长期使用华法林(香豆素)来防止复发。具体的治疗取决于患者的病史和临床状况。出血是最常见的治疗并发症。患者的健康

宣教包括居家使用抗凝剂的安全管理以及行为宣教,从而降低静脉血栓的复发率。循证实践要点 19-2 讨论了静脉血栓的预防。

## ▲ 主动脉疾病

主动脉是人体内最长、最强壮的动脉。然而,随着时间的推移,先天性、退行性、血流动力性以及机械性因素会给该弹性血管带来压力,造成主动脉扩张,使患者处于主动脉夹层或撕裂的危险境地。

## 主动脉瘤

主动脉瘤是指主动脉局部扩张至正常直径的

## 循证实践要点 19-2
### 静脉血栓预防

△ **预期实践**

- 所有患者在进入 ICU 时，都要评估静脉血栓（VTE）的高危因素，并根据评估结果安排静脉血栓的预防措施（D 级）
- 临床可行的静脉血栓预防方案包括：
  - (1) 中危患者（内科疾病和术后患者）：低剂量普通肝素、低分子肝素（LMWH）、磺达肝素（B 级）
  - (2) 高危患者（严重创伤、脊髓损伤、骨科手术）：低分子肝素、磺达肝素、口服维生素 K 拮抗剂（B 级）
  - (3) 高出血风险患者：器械预防包括弹力袜和/或间接充气加压装置（B 级）
  - (4) 器械预防也可与以抗凝为基础的预防方案联合使用
- 每天在和医生一起的多学科查房中，检查每名患者静脉血栓的高危因素，包括临床特征、中心静脉导管（center venous catheter，CVC）的必要性、静脉血栓预防情况、出血风险以及对治疗的反应（E 级）
- 尽可能使患者活动最大化，采取措施减少患者因治疗影响（例如：疼痛、镇静、神经肌肉阻滞、机械通气）而不活动的时间（E 级）
- 除了移除清洗和/或检查皮肤时，应确保预防器械安置正确，且处于备用状态（E 级）

△ **支持证据**

- 已确定导致静脉血栓形成的多个内外科高危因素。静脉血栓的医源性高危因素包括制动、镇静/神经肌肉阻滞、中心静脉置管、手术、败血症、机械通气、血管加压药的使用、心衰、脑卒中、恶性肿瘤、静脉血栓史、肾透析。绝大多数危重监护病房的患者具有 1 个或者多个主要危险因素。在五项前瞻性研究中，重症监护病房未接受预防的患者，其静脉血栓发生率为 13%~31%。由于静脉血栓的症状和体征较隐匿，且容易导致致命性肺栓塞，有多个专业组织建议对高危患者采取防治措施

- 随机试验表明，低剂量普通肝素和低分子肝素对预防中危重症监护患者的静脉血栓是有效的。对于高危患者，如严重创伤或骨科手术后患者，低分子肝素预防静脉血栓的效果优于低剂量普通肝素。对疑有肝素诱导性血小板减少症患者，可用直接凝血酶抑制剂替代低分子肝素或普通肝素。大量研究表明，无论何种患病人群，单独使用阿司匹林不能有效预防静脉血栓

- 尽管器械预防装置（如弹力袜、间接充气加压装置、静脉足泵）的检查不如以抗凝为基础的防治方法那么要求严格，但仍然可以降低静脉血栓的风险。在一项无下肢创伤患者使用间接充气加压装置和静脉足泵效果比较的研究中，静脉足泵组患者静脉血栓的发生率是间接充气加压装置组患者的 3 倍。研究者得出结论是，间接充气加压装置能为该类患者提供优质的预防效果

- 一般而言，器械预防的效果不如抗凝治疗。死亡或肺栓塞风险的降低尚不能归因于器械预防。一项纳入使用及膝弹力袜人群的研究结果提示，98% 的市售弹力袜不能产生理想的压力梯度，54% 的弹力袜会产生危险的逆压力梯度。器械预防是一种理想的选择，因为其不会造成出血风险。尽管器械预防结合药物预防可加强整体疗效，但该联合预防方案尚未经重症监护病房证实

- 协同使用静脉血栓预防的书面文件和预先打印的或电子的重症监护病房入住单，已被证实能增加预防措施的依从性。一项研究指出，重症监护病房采用包括静脉血栓预防的每日目标实现表，可显著提高理解患者每日目标的住院医师和护士的比例，同时，重症监护病房患者的住院时间可减少 1.1d

- 普通人群中，中心静脉置管是上肢静脉血栓的独立危险因素

- 几项包含多种被确诊为静脉血栓的患病人群的研究证实，制动是合并或独立危险因素

### 循证实践要点 19-2(续)
### 静脉血栓预防

- 与产生正常压力梯度的弹力袜相比,不正确穿戴弹力袜会产生逆压力梯度,经统计,静脉血栓的发病率较高。一项评价患者对间接充气加压装置的依从性的研究证实,高危患者的非依从性从 22%~88% 不等

持某个特定的行为、干预或治疗

C 级 定性研究、描述性或相关性研究、整合性综述、系统综述或结果不一致的随机对照试验

D 级 有临床研究建议支持且经过同行评议的专业机构标准

**AACN 的证据等级**

A 级 定量研究的 meta 分析或定性研究的 meta 整合,其结果一致地支持某个特定的行为、干预或治疗

B 级 设计良好的对照研究,其结果一致地支

E 级 多个案例报告、基于理论的专家观点或经过同行评议但无临床研究支持的专业机构标准

M 级 仅仅是制造商的推荐

---

至少 1.5 倍。根据瘤体的形状、形态和位置,可对动脉瘤进行分类(图 19-6)。梭形动脉瘤是一种较常见的类型,为动脉周径的弥散性扩张。囊状动脉瘤是局部气球状外翻。动脉瘤可发生于胸部或腹部,较少两处同时发生。

真性动脉瘤包含完整的血管壁,分为梭形或囊状。假性动脉瘤并不真的是动脉瘤,是当血液从主动脉血管壁渗出而形成的血肿被包含在周围组织中。

## 腹主动脉瘤

腹主动脉瘤(abdominal aortic aneurysm,AAA)好发于男性,比胸主动脉瘤更为常见。吸烟是腹主动脉瘤的首要危险因素,其次是年龄、高血压、血脂异常以及动脉粥样硬化。动脉粥样硬化可能是引起腹主动脉瘤的主要原因,其他因素(例如遗传以及环境因素)也可导致该病发生。腹主动脉瘤的最大风险是撕裂,死亡率较高。

**评估** 大部分腹主动脉瘤患者无症状,通常在患者健康体检时因为其他问题被发现。最常见的主诉是腹部和背部疼痛。症状恶化通常与瘤体扩张或撕裂有关。通过体格检查检出腹主动脉瘤,尤其对肥胖患者而言十分困难。应检查腹部是否出现杂音或肿块,仔细评估外周脉搏。腹部彩超是确诊的最有效方法。

**管理** 主动脉瘤的管理包括控制高血压、消除危险因素,如吸烟等。患者需要接受一系列非

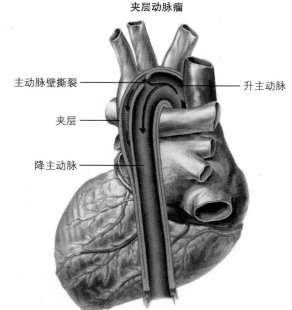

**图 19-6** ▲ 动脉瘤分类。(Anatomical Chart Company:Atlas of Pathophysiology. Springhouse,PA:Springhouse,2010,p 39.)

侵入性检查,如超声检查。治疗方法包括手术修复,通常适用于直径大于 5.5cm 的腹主动脉瘤(表框 19-9)。

| 表框 19-9 | 主动脉瘤的手术修复指征 |
|---|---|

**腹部**
- 瘤体直径≥5.5cm(男性)
- 女性,瘤体直径 4.5~5.5cm(破裂发生率更高)
- 直径 4.5~5.5cm,临床症状,患者有手术意愿

**胸部升主动脉**
- 瘤体直径≥5.5cm(马方综合征患者为 5cm)
- 出现瘤体扩大或压迫周围组织的症状

**其他类型**
- 快速扩大的动脉瘤(6 个月内增长速率超过 0.5cm)
- 任何大小的症状性动脉瘤

　　除手术外,腹主动脉瘤也可通过腔内移植微创方法来修复。即通过股动脉植入一个支架,通过自体扩张或球囊扩张将支架固定在主动脉壁上。腔内修复已经成为腹主动脉瘤高危患者的治疗选择。

## 胸主动脉瘤

　　胸主动脉瘤相对少见,可根据主动脉受累段(根部、升部、主动脉弓、降部)进行分类。因每个受累段上动脉瘤的病因、自然病程以及治疗方法不同,因此瘤体的位置非常重要。大部分升主动脉瘤由囊性介质退行性病变引起,也与结缔组织疾病、家族遗传疾病、二叶式主动脉瓣、感染、炎性疾病、慢性主动脉夹层以及创伤有关。

　　**评估**　和大部分腹主动脉瘤患者一样,大部分胸主动脉瘤患者在诊断时无临床症状。症状与瘤体的大小和位置有关,若动脉瘤波及主动脉根部,症状也可包括主动脉瓣关闭不全、心脏压塞。胸主动脉瘤撕裂或急性夹层是致命的,若发生在住院前,则只有不到半数患者可存活,入院 24 小时内的死亡率约为 80%。

　　**管理**　对大部分升胸主动脉瘤而言,当瘤体直径≥5.5cm 时,需手术修复。其指征根据临床情况以及合并症的存在而变化。当降胸主动脉瘤瘤体直径≥6cm 时,推荐手术修复。

## 主动脉夹层

　　急性主动脉夹层是波及主动脉中最常见、最致命的疾病,每小时死亡率高达 1%。死亡常由

主动脉破裂引起。其发病率在 60 岁以上、有高血压病史的男性患者中最高。其他危险因素包括囊性中层病变、怀孕及创伤。

## 病理生理机制

　　夹层包括主动脉内层被一股血纵向隔开形成的纵向隔层。夹层始于被撕裂的主动脉壁,常位于解剖近端。血流经过撕裂处形成假腔,假腔迅速增大,大于真腔。夹层通常按照部位分类,如图 19-7 所示。

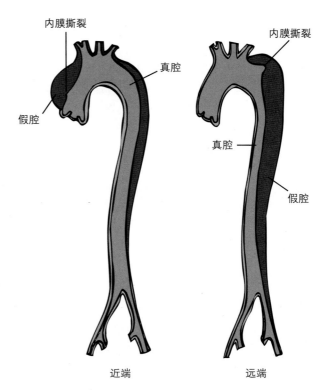

**图 19-7** ▲ 主动脉夹层的两种主要类型。该图显示了血流经过撕裂处形成假腔,假腔迅速增大,大于真腔

## 评估

　　90% 以上的患者会出现突然的、剧烈的胸痛。通常,这种疼痛被描述为"撕裂性",可能会伴随晕厥(表 19-1)。大多数患者可通过详细询问病史以及体格检查确诊。对于已知的高危患者,如高血压患者,临床医师应注意寻找主动脉反流杂音或外周脉搏改变体征。胸片可显示纵隔变宽。若夹层波及冠状动脉,则可出现心肌缺血。心脏压塞是夹层波及主动脉根部的另一并发症。夹层波及肾动脉时,会导致血肌酐水平升高,尿量减少,以及严重的难以控制的高血压。确诊急性主动脉

夹层,可采用食管超声心动图或增强 CT。

## 管理

急性期存活率取决于夹层的位置、并发症的严重程度以及确诊的速度。临床治疗聚焦于控制血压和管理疼痛。当夹层波及升主动脉时,应选择手术治疗。

# ▲ 高血压危象

高血压累及美国 5 千万人口,是心血管疾病的一种主要可控危险因素。对该疾病风险程度的认知导致高血压分类中纳入了一个新的类别——高血压前期。高血压前期是指收缩压为 120~139mmHg,或者舒张压为 80~89mmHg(表 19-3)。高血压前期人群应采取健康的生活方式,以降低心血管疾病发生风险。

表 19-3 成人血压分类

| 血压分类 | 舒张压 /mmHg | 收缩压 /mmHg |
| --- | --- | --- |
| 正常 | <120 | 和 <80 |
| 高血压前期 | 120~139 | 或 80~89 |
| 1 级高血压 | 140~159 | 或 90~99 |
| 2 级高血压 | ≥160 | 或 ≥100 |

血压高的患者有发生高血压危象的风险。高血压危象是一种急性血压升高(>180/120mmHg),伴随急性的或即将发生的靶器官损伤。这种罕见但致命的情况累及约 1%~2% 的高血压患者,在非裔美国男性及老年人患者中较为常见。

## 病理生理机制

高血压危象特点是血压快速升高,机体血管强烈收缩以保护自己免受压力升高。如果高压持续,代偿性血管收缩不起作用,将导致整个血管系统压力和血流量增加。在脑循环中,可迅速导致高血压脑病。高血压危象与多种临床情况相关(表框 19-10)。

## 评估

大多数高血压危象患者病情极其危重,需立

---

**表框 19-10 高血压危象总结**

**原因**
- 急、慢性肾脏疾病
- 慢性高血压病情加剧
- 突然停服抗高血压药

**相关的临床情况**
- 急性脑血管病
  - 急性脑卒中
  - 高血压脑病
  - 急性心血管综合征
  - 心肌梗死
  - 不稳定性心绞痛
  - 肺水肿
- 主动脉夹层
- 严重烧伤
- 手术后
- 嗜铬细胞瘤
- 子痫

**管理**
- 静脉给药,持续动脉压监测
- 目标是 1 小时内降低平均动脉压,降低幅度不超过 25%,同时避免发生低灌注

---

即治疗。临床症状取决于血管损伤的程度。高血压脑病的症状包括头痛、视觉障碍、意识模糊、恶心、呕吐。眼部检查可见絮状渗出物及出血,提示视网膜神经损害以及视网膜血管破裂。视神经乳头水肿可诊断颅内压增高。胸痛提示急性冠脉综合征或主动脉夹层。根据肾损伤的程度,患者可表现为少尿或氮质血症。

## 管理

目标是在开始治疗 1 小时内降低平均血压,防止或逆转靶器官损伤。几种静脉内药物可用于高血压危象的治疗,药物的选择取决于药物的有效性和临床情景(表 19-4)。护士应持续监测血压,避免降压过快,最好采用动脉置管实现监测。

一旦血压稳定,治疗目标便取决于危象的病因。所有患者都需要采用精细的长期治疗,控制血压,防止复发。

表 19-4  高血压危象的静脉用药

| 药物 | 类别 | 起效时间 | 不良反应 |
|---|---|---|---|
| 硝普钠(sodium nitroprusside) | 血管扩张剂 | 立即 | 低血压、恶心、呕吐、肌肉抽搐、硫氰酸盐和氰化物中毒 |
| 硝酸甘油(nitroglycerin) | 血管扩张剂 | 1~2min | 低血压、反射性心动过速、头痛、耐受 |
| 拉贝洛尔(labetalol) | 肾上腺素阻滞剂 | <5min | 恶心、呕吐、支气管痉挛、心脏传导阻滞 |
| 非诺多泮(fenoldopam) | 血管扩张剂 | <5min | 反射性心动过速、头痛、恶心 |
| 艾司洛尔(esmolol) | 肾上腺素阻滞剂 | 立即 | 低血压、心脏传导阻滞 |
| 尼卡地平(nicardipine) | 钙通道阻滞剂 | 5~6min | 反射性心动过速、头痛、恶心、呕吐、面色潮红 |
| 依拉普利拉(enalaprilat) | 血管紧张素转换酶抑制剂(ACEI) | 10~15min | 低血压、肾衰 |
| 肼苯哒嗪(hydralazine) | 血管扩张剂 | 15~30min | 反射性心动过速、头痛、心绞痛发作 |

\* 药物的选择取决于药物的有效性和临床情景。

（Adapted from Mansoor GA，Frishman WH：Comprehensive management of hypertensive emergencies and urgencies. Heart Dis 4：358，2002；and Tuncel M，Ram VCS：Hypertensive emergencies：Etiology and management. Am J Cardiovasc Drugs 3（1）：21-31，2003.）

## ▲ 临床适用性挑战

**案例学习**

S 先生，21 岁，白人，因胸痛两天收入急诊。患者主诉胸痛，呈尖锐的烧灼痛，位于胸部正中，深吸气时疼痛加剧，改变体位可缓解。患者自述近期有上呼吸道病毒感染史。患者经常锻炼，不吸烟，无早搏性心脏病家族史。急诊心电图显示广泛的 ST 段抬高，PR 段下降。

体格检查提示 S1、S2 心音正常，无杂音或奔马律。心尖部可闻及心包摩擦音，并随心脏节律变化。实验室检查结果：$K^+$，4.2mEq/L；血尿素氮（BUN），20mg/dl；肌酐（Cr），1.0mg/dl；脑钠肽（BNP），50pg/ml；肌钙蛋白 I：0.10ng/ml ×1 周期；白细胞（WBC）：$9.0×10^3$ml；血红蛋白（Hb）：13.0g/dl；红细胞比容：43.3%；C 反应蛋白：10mg/l；正位和侧位胸片未见明显异常。

S 先生被诊断为急性心包炎收入你所在的遥测技术部门，监测心肌酶水平。在你上班之前，超声心动图提示心脏射血分数为 65%（正常范围为 50%~70%），瓣膜结构和功能正常，室壁运动正常。入院前，患者未使用过任何药物。在急诊时，曾静脉滴注 30mg 酮咯酸，口服布洛芬 800mg，每 8 小时一次。

在早上交班时，你了解到 S 先生非常担忧自己的诊断，他对该病的长期预后、服药时间以及药物对其运动的影响十分关心。他并不关心医院饮食，想知道自己何时能出院回家。

1. S 先生的首要医疗问题是什么？
2. S 先生的优先护理措施是什么？
3. S 先生潜在的长期问题是什么？

（译者：翁艳秋）

## 参考文献

1. Bond EF: Cardiac Anatomy and Physiology. In Woods SL, Sivarajan Froelicher ES, Motzer SA, et al (eds): Cardiac Nursing, 5th ed. Philadelphia, PA: Lippincott Williams & Wilkins, 2005, pp 3–48
2. Porth CM, Matfin G: Pathophysiology: Concepts of Altered Health States, 8th ed. Philadelphia, PA: Lippincott Williams & Wilkins, 2008, pp 536–539
3. McNeill MM: Pericardial, myocardial, and endocardial disease. In Woods SL, Sivarajan Froelicher ES, Motzer SA, et al (eds): Cardiac Nursing, 5th ed. Philadelphia, PA: Lippincott Williams & Wilkins, 2005, pp 776–793
4. LeWinter MM: Pericardial diseases. In Libby P, Bonow RO, Mann DL, et al (eds): Braunwald's Heart Disease, 8th ed. Philadelphia, PA: Elsevier Saunders, 2008, pp 1829–1852
5. Lange RA, Hillis LD: Acute pericarditis. N Engl J Med 351(21):2195–2202, 2004
6. Carter T, Brooks CA: Pericarditis: Inflammation or infarction? J Cardiovasc Nurs 20(4):239–244, 2005
7. Maisch B, Ristic AD: Practical aspects of the management of pericardial disease. Heart 89:1096–1103, 2003
8. Wang A, Bashore TM: Undercover and overlooked. N Engl J Med 351(10):1014–1019, 2004
9. American College of Cardiology/American Heart Association/American Society of Echocardiography: 2003 Guideline Update for the Clinical Application of Echocardiography. Retrieved November 14, 2010, from http://www.cardiosource.org
10. Liu PP, Schultheiss H-P: Myocarditis. In Libby P, Bonow RO, Mann DL, et al (eds): Braunwald's Heart Disease, 8th ed. Philadelphia, PA: Elsevier Saunders, 2008, pp 1775–1791
11. Baughman KL: Diagnosis of myocarditis: Death of Dallas criteria. Circulation 113:593–595, 2006
12. Maron BJ, Ackerman MJ, Nishimura RA, et al: Task Force 4: HCM and other cardiomyopathies, mitral valve prolapse, myocarditis, and Marfan syndrome. J Am Coll Cardiol 45:1340–1345, 2005. Retrieved November 14, 2010, from http://content.onlinejacc.org/ cgi/content/full/45/8/1318
13. Karchmer AW: Infective endocarditis. In Libby P, Bonow RO, Mann DL, et al (eds): Braunwald's Heart Disease, 8th ed. Philadelphia, PA: Elsevier Saunders, 2008, pp 1713–1734
14. Fink AM: Endocarditis after valve replacement surgery. Am J Nurs 106:40–51, 2006
15. Ferrieri P, Gewitz MH, Gerber MA, et al: Unique features of infective endocarditis in childhood. Circulation 105:2115–2126, 2002
16. Nishmura RA, Carabello BA, Faxon DP, et al: ACC/AHA 2008 Guideline update on valvular heart disease: Focused update on infective endocarditis: A report of the American College of Cardiology/American Heart Association Task Force on Practice Guidelines. J Am Coll Cardiol 52:676–685, 2008
17. Moreillon P, Que Y: Infective endocarditis. Lancet 363:139–149, 2004
18. Durak DT, Lukes AS, Bright DK, for the Duke Endocarditis Service: New criteria for diagnosis of infective endocarditis: Utilization of specific echocardiographic findings. Am J Med 96:200–209, 1994
19. Li JS, Sexton DJ, Mick N, et al: Proposed modifications to the Duke criteria for the diagnosis of infective endocarditis. Clin Infect Dis 30:633–638, 2000
20. Maron BJ, Towbin JA, Thiene G, et al: Contemporary definitions and classification of the cardiomyopathies: An American Heart Association scientific statement from the Council on Clinical Cardiology, Heart Failure and Transplantation Committee; Quality of Care and Outcomes Research and Functional Genomics and Translational Biology Interdisciplinary Working Groups; and Council on Epidemiology and Prevention. Circulation 113:1807–1816, 2006
21. Hare JM: The cardiomyopathies. In Libby P, Bonow RO, Mann DL, et al (eds): Braunwald's Heart Disease, 8th ed. Philadelphia, PA: Elsevier Saunders, 2008, pp 1739–1760
22. Hughes SE, McKenna WJ: New insights into the pathology of inherited cardiomyopathy. Heart 91:257–264, 2005
23. Richardson P, McKenna W, Bristow M, et al: Report of the 1995 World Health Organization/International Society and Federation of Cardiology Task Force on the definition and classification of cardiomyopathies. Circulation 93:841–842, 1996
24. Tarolli KA: Left ventricular systolic dysfunction and nonischemic cardiomyopathy. Crit Care Nurse 26:3–15, 2003
25. Epstein AE, DiMarco JP, Ellenbogen KA, et al: ACC/HA/HRS 2008 Guideline for Device-Based Therapy of Cardiac Rhythm Abnormalities: Executive Summary. Retrieved November 14, 2010, from http://www.content.onlinejacc.org
26. Ho CY, Seidman CE: A contemporary approach to hypertrophic cardiomyopathy. Circulation 113:858–862, 2006
27. Maron BJ, Chaitman BR, Ackerman MJ, et al: Recommendations for physical activity and recreational sports participation for young patients with genetic cardiovascular diseases. Circulation 109:2807–2816, 2004
28. Hirsch AT, Haskal ZJ, Hertzer NR, et al: ACC/AHA 2005 Practice guidelines for the management of patients with peripheral arterial disease (lower extremity, renal, mesenteric, and abdominal aortic): A collaborative report from the American Association for Vascular Surgery/Society for Vascular Surgery, Society for Cardiovascular Angiography and Interventions, Society for Vascular Medicine and Biology, Society of Interventional Radiology, and the ACC/AHA Task Force on Practice Guidelines (Writing Committee to Develop Guidelines for the Management of Patients With Peripheral Arterial Disease). Circulation 113:e463–e654, 2006. Retrieved November 14, 2010 from http://www.americanheart.org
29. Creager MA, Libby P: Peripheral arterial diseases. In Libby P, Bonow RO, Mann DL, et al (eds): Braunwald's Heart Disease, 8th ed. Philadelphia, PA: Elsevier Saunders, 2008, pp 1491–1511
30. Hankey GJ, Norman PE, Eikelboom JW: Medical treatment of peripheral arterial disease. JAMA 295:547–553, 2006
31. Olson KWP, Treat-Jacobson D: Symptoms of peripheral arterial disease: A critical review. J Vasc Nurs 22:72–77, 2004
32. Munro N: Hematopoiesis, coagulation, and bleeding. In Woods SL, Sivarajan Froelicher ES, Motzer SA, et al (eds): Cardiac Nursing, 5th ed. Philadelphia, PA: Lippincott Williams & Wilkins, 2005, pp 150–172
33. Geerts WH, Pineo GF, Bergqvist D, et al: Prevention of venous thromboembolism: American College of Chest Physicians Evidenced-Based Clinical Practice Guidelines (8th Edition). Chest 133:381S–453S, 2008
34. Bates S, Ginsberg JS: Treatment of deep-vein thrombosis. N Engl J Med 351:268–277, 2004
35. Bockenstedt P: D-Dimer in venous thromboembolism. N Engl J Med 349:1203–1204, 2003
36. Sieggreen M: Venous disorders: Overview of current practice. J Vasc Nurs 23:33–35, 2005
37. Isselbacher EM: Diseases of the aorta. In Libby P, Bonow RO, Mann DL, et al (eds): Braunwald's Heart Disease, 8th ed. Philadelphia, PA: Elsevier Saunders, 2008, pp 1457–1487
38. Elefteriades JA, Olin JW, Halperin JL: Diseases of the aorta. In Fuster V, O'Rourke RA, Walsh R, et al (eds): Hurst's The Heart, 12th ed. New York, NY: McGraw-Hill, 2007, pp 2305–2328
39. Isselbacher EM: Thoracic and abdominal aortic aneurysms. Circulation 111:816–828, 2005
40. Brewster DC, Cronenwett JL, Hallett JW Jr, et al: Guidelines for the treatment of abdominal aortic aneurysms: Report of a subcommittee of the Joint Council of the American Association for Vascular Surgery and Society for Vascular Surgery. J Vasc Surg 37:1106–1117, 2003
41. Katzen BT, Dake MD, MacLean AA, et al: Endovascular repair of abdominal and thoracic aortic aneurysms. Circulation 112:1663–1675, 2005
42. Seventh Report of the Joint National Committee on the Prevention, Detection, Evaluation, and Treatment of High Blood Pressure (JNC 7). Retrieved November 14, 2010 from http://www.nhlbi.nih.gov/guidelines/hypertension
43. Kaplan NM, Victor RG: Systemic hypertension: Mechanism and diagnosis. In Libby P, Bonow RO, Mann DL, et al (eds): Braunwald's Heart Disease, 8th ed. Philadelphia, PA: Elsevier Saunders, 2008, pp 1027–1046
44. Flanigan JS, Vitberg D: Hypertensive emergency and severe hypertension: What to treat, who to treat, and how to treat. Med Clin North Am 90:439–451, 2006
45. Kaplan NM: Systemic hypertension: Therapy. In Libby P, Bonow RO, Mann DL, et al (eds): Braunwald's Heart Disease, 8th ed. Philadelphia, PA: Elsevier Saunders, 2008, pp 1049–1068
46. Cunningham S: Hypertension. In Woods SL, Sivarajan Froelicher ES, Motzer SA, et al (eds): Cardiac Nursing, 5th ed. Philadelphia, PA: Lippincott Williams & Wilkins, 2005, pp 856–896

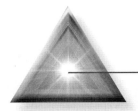

# 心力衰竭

Kay Blum

## 第20章

**学习目标**

学习本章内容后,读者应能够:

1. 明确心力衰竭的概念。
2. 描述心力衰竭的分级。
3. 解释心力衰竭临床表现的生理基础。
4. 描述心力衰竭患者临床评估的结果。
5. 解释慢性心力衰竭及其急性期的标准药物治疗方案及原理。
6. 描述心力衰竭的非药物治疗方案。
7. 明确心力衰竭患者治疗管理的预期转归。
8. 制订针对心力衰竭患者及其家庭的健康教育方案。

目前美国约有 5 800 000 人患有心力衰竭,每年新增确诊病例 550 000 人,65 岁以上的老年人,每千人中就有 10 人发生心力衰竭,且 75% 的患者伴有高血压。流行病学资料显示,心力衰竭在某些特定的患者人群中较为普遍,尤其是有高血压、心肌梗死或二者兼有的老年人。尽管其他心血管疾病的患病率和死亡率已经下降,但心力衰竭的发生率却在持续上升。据估计,2006 年出院患者中有 1 106 000 人患有心力衰竭。

心力衰竭发病突然,是 ICU 的常见疾病。急性心肌梗死或慢性心力衰竭的急性发作往往是致命性的。心力衰竭患者发生心源性死亡的几率是一般人群的 6~9 倍。总体来说,心力衰竭的 5 年死亡率男性为 59%,女性为 45%。住院往往意味着高昂的费用,据估计,2010 年因心力衰竭而产生的直接或间接花费为 39.2 亿美元。此外,住院治疗对患者及其家庭产生的生理和心理负担往往是巨大的。

对心力衰竭患者的管理需要医生、护士、药剂师、营养师和其他医疗保健人员的共同努力。对心力衰竭患者的护理可以延伸到医疗服务系统的各个层次。心力衰竭患者可以得到居家照顾、门诊护理、急诊护理、重症护理以及康复机构的护理。当患者自己负责疾病管理,家庭就成为一个关键的场所。随着对自我护理的重视,越来越多的疾病管理项目开始与居家患者进行合作以预防其加重住院。

## ▲ 概念

心力衰竭是一组以气短、劳力性呼吸困难(dyspnea on exertion,DOE)、夜间阵发性呼吸困难(paroxysmal noctural dyspnea,PND)、端坐呼吸、外周水肿或肺淤血为典型临床表现的综合征,个别患者表现不明显。心力衰竭是用来描述该临床综合征的通用术语。因心脏功能减退后循环阻滞导致肺和外周组织淤血,又称之为充血性心力衰竭,可引起呼吸系统症状以及外周水肿。由美国心脏病协会(American College of Cardiology,ACC)和美国心脏学会(American Heart Association,AHA)联合发布的心力衰竭修正指南指出,慢性心力衰竭患者很少出现与充血有关的啰音和肺水肿,因此用心力衰竭这一术语取代充血性心力衰竭。因心力衰竭的病理生理和病因对于疾病的有效管理非常关键,所以有必要了解心力衰竭的分类。

# ▲ 分类

当不同类型的心力衰竭患者表现出同样的症状或体征,或当人们用不同的类型来表示心力衰竭时,要理解心力衰竭就较为困难。心力衰竭的描述和分类方法有好几种。根据这些分类方法去收集心力衰竭的信息,并进行个体化的护理方案讨论,可使心力衰竭的诊断、管理和转归评价更加清晰。

## 急性和慢性

急性和慢性都用来描述心力衰竭症状的发作情况,也表明症状的严重程度。急性心力衰竭症状出现突然,通常在数天或数小时内发生,急性症状进展到一定程度需要立即采取紧急干预或急救措施以挽救生命的程度。慢性心力衰竭症状进展可持续数月至数年。慢性症状代表着患者的基线状态,即患者日常生活受限的程度。如果急性发作的原因或症状是不可逆的,那么可能转化为慢性心力衰竭。例如,急性心肌梗死的患者,由于左心室功能严重受损而突发心力衰竭,出现肺水肿,导致左心室的持续性损伤,随后患者在心肌梗死缓解后心肌收缩力变差(出现劳力性呼吸困难),其心力衰竭的急性发作导致出现慢性症状。这种情况下,即使急性症状得到控制或消失,慢性心力衰竭的症状仍会存在。心力衰竭患者会表现出不同程度的代偿能力,说明患者具有足够的储备能力来补偿丧失的功能,从而不出现任何症状,特别是在休息时。因此,不能因为患者没有症状或其代偿了就忽视疾病的存在。就像其他慢性疾病一样,虽然处于相对稳定的状态,但有时也会出现急性失代偿的状况。而急性失代偿经常危及患者生命从而需要紧急救护。急性失代偿往往是由于对慢性心力衰竭处理不当而引起。以下内容主要讨论慢性心力衰竭的循证护理以及急性失代偿心力衰竭(acute decompensated heart failure,ADHF)的诊断和管理。

## 左心衰竭和右心衰竭

### 左心衰竭

左心衰竭主要指左心室无法进行有效的充盈或排空,导致左心室内压力增加和肺循环充血。左心衰竭可进一步分为收缩功能障碍和舒张功能障碍。

收缩功能障碍(左室功能降低的心力衰竭)是指由于心肌收缩力降低而导致射血分数低于40%。左心室功能可通过射血分数,即左心室舒张末期容积(left ventricular end-diastolic volume,LVEDV)与一个心搏周期中从左心室射出的血量比。如果左室舒张末期容积是100ml,而每搏输出量是60ml,那么射血分数即为60%。正常射血分数为50%~70%。由于泵血功能下降,心室没有充分排空,从而导致心输出量减少。

舒张功能障碍(左室功能保留的心力衰竭)舒张功能障碍的概念往往不够详细且难以界定,它由心室的舒张和充盈受损导致。左心室充盈是发生在舒张期的一个复杂过程,是心室被动充盈和心房收缩的结果。该类患者其心脏的泵血功能可以正常甚至增加,有时射血分数可以高达80%。如果由于老化、高血压控制不良或容量负荷过重,患者的心室僵硬或顺应性差,则会出现心室舒张减慢或舒张不全。当心率变快时,舒张期变短;或者患者有房颤,心房失去有效收缩功能。以上机制均会使心室充盈减少,从而导致舒张期功能障碍,引起心输出量减少。

### 右心衰竭

右心衰竭是指右心室不能有效泵血的状况。诱发右心衰竭的最常见原因是左心衰竭,但发生右心衰竭的患者左室功能也可以完全正常,不发生左心衰竭。右心衰竭也可能是由于肺部疾病和原发性的肺动脉高压(肺源性心脏病)引起的,肺栓塞是急性右心衰竭的常见原因。

## 分级系统

### 纽约心脏协会(New York Heart Association,NYHA)分级方案

纽约心脏协会功能分级方案用于评定心力衰竭症状对患者的活动所造成的限制(表框20-1)。

虽然射血分数常用来评定左室功能,但它与患者的功能状态或预后的相关性较差。

应用纽约心脏协会的功能分级系统。相关信息也可见循证实践要点 20-1。

| 表框 20-1 | 心功能分级(NYHA) |
| --- | --- |
| I 级 | 体力活动不受限制,日常体力活动不引起疲乏或呼吸困难等心力衰竭的症状 |
| II 级 | 体力活动轻度受限,静息时正常,但日常体力活动下可出现疲乏或呼吸困难等心力衰竭的症状 |
| III 级 | 体力活动明显受限,静息时即出现症状,任何体力活动均可使心力衰竭症状加重 |
| IV 级 | 任何体力活动都会出现心力衰竭症状,静息时即出现症状,体力活动后心力衰竭加重 |

| 表框 20-2 | 心力衰竭分期(ACC/AHA)* |
| --- | --- |
| A 期 | 患者存在和心力衰竭发生有密切关系的因素,有发生心力衰竭的高度危险,但是无明显的心包、心肌或心脏瓣膜的结构性或功能性异常,且没有心力衰竭的症状或体征 |
| B 期 | 患者有器质性心脏病变,但无心力衰竭的症状或体征 |
| C 期 | 患者有器质性心脏病,既往或目前有心力衰竭的症状或体征 |
| D 期 | 患者有器质性心脏病,尽管加强药物治疗,静息时仍有明显的心力衰竭症状,需要进一步的特殊干预 |

*NYHA 分级仅适用于 C 期和 D 期。

## 美国心脏病协会 / 美国心脏学会指南

美国心脏病协会 / 美国心脏学会(American College of Cardiology,ACC/American Heart Association,AHA)指南列出了心力衰竭的四个分期,这四个分期对于心力衰竭患者的预防、诊断、管理和预后均非常实用(表框 20-2)。该分期对纽约心脏协会的功能分级方案进行了补充。其中 C 期和 D 期可

## ▲ 决定心输出量的因素

所有心力衰竭的转归都是心输出量不足,即心脏在一分钟内泵出的血量不足。有些患者在静息时心输出量可能正常,但是在活动、低氧血症或

循证实践要点 20-1
### 心力衰竭管理

在考虑患者特点和需求的前提下,推荐心力衰竭疾病管理项目,包含以下要素(B 级证据):

- 根据患者需求制订个体化的综合教育方案和咨询服务
- 在合适的患者中鼓励自我护理,包括利尿剂治疗的自我调整(或在家属和照顾者的帮助下)
- 提高行为依从性
- 在患者出院或刚度过不稳定期后,密切随访观察
- 优化药物治疗方案
- 和医生保持密切联系
- 早期识别体液过多的症状或体征
- 帮助患者应对社会和经济方面的问题

推荐在心力衰竭疾病管理项目中,整合和协调全科医生、心力衰竭护理专家及其他机构如家庭保健和心脏康复中心的护理(C 级证据)。

推荐在心力衰竭疾病管理项目中,持续随访患者,直到患者、家庭成员或照顾者能够独立执行治疗方案、提高对治疗方案的依从性,使患者症状稳定。严重的心力衰竭患者可能需要永久性接受跟踪随访,出院后病情不断恶化或病情不稳定的患者应再次转入医院接受治疗(B 级证据)。

注:证据强度分级说明:A,随机对照临床试验(可能基于单个试验的结果);B,队列研究和病例对照研究(因果关系、亚组分析、荟萃分析、前瞻性观察研究、注册研究);C,专家意见(观察性研究—流行病学研究;实践中大规模使用的安全报告)

(Excerpted from Heart Failure Society of America 2010 Guidelines,Executive Summary,Section 8,Disease management in heart failure. J Card Fail 16(6)492-494,2010.)

贫血时,因其心脏不具备储备能力而使心输出量下降。因此,了解心输出量的生理基础和其下降后的代偿机制非常重要(第16章心血管生理基础)。

## 氧需要量

心输出量是由机体对氧的代谢需求所决定的。静息时,机体需要足够的氧气来为细胞代谢提供能量,可通过基础代谢率来进行测量。而组织氧供取决于动脉血氧含量($CaO_2$)和心输出量。$CaO_2$是动脉血氧饱和度($SaO_2$)和血红蛋白的乘积,在健康人中是恒定的。任何增加氧代谢需求的因素,例如运动、发热、甲亢或创伤,均会增加心输出量。当$CaO_2$降低(如低氧血症或贫血)时,为保证有足够的氧气来满足机体的代谢需求,机体也会增加心输出量。因此,贫血患者如果运动或发热时,为了提供足够的氧来满足机体代谢的需要,心输出量会大幅增加,由此大大增加心脏的负担。

心脏健康的人有足够的储备能力来满足代谢需要和心输出量的增加。但心肌缺血、心肌病、瓣膜病、心律失常或肺部疾病患者,在最好的情况下,也可能无法满足其运动时的氧代谢需求。而在最差的情况下,具有一个或多个问题的患者,甚至在静息时也可能无法满足机体的基础代谢量,从而出现临床症状。

## 机械因素和心率

心输出量等于每搏输出量乘以心率。每搏输出量、心率和心输出量之间的这种关系,对于理解心力衰竭在引起患者就医症状之前就已经长期存在非常关键。前负荷、后负荷和左室收缩力决定了每搏输出量(第16章)。这三种因素处于持续和动态的平衡。其中一种或多种因素的减少,可以由其他因素的增加来代偿,从而维持静息状态下稳定的每搏输出量。儿茶酚胺和其他神经激素可以调节每搏输出量以维持组织氧供与氧需之间的平衡。神经激素在机体需要时可以对储存在肝脏和静脉系统中的储备液量进行调节,使得每搏输出量相对小幅增加。而心输出量的大幅增加,是通过增加心率而不是增加每搏输出量实现。心脏储备是一种能力,能够有效地增加氧供以应对机体氧需增加,储备能力是为了满足机体超过静息状态下的需求。而心力衰竭患者在静息状态

下就需要动用他们的储备。当储备耗尽时,他们在静息状态下就会出现症状。儿茶酚胺的升高会增加发生心律失常的风险,如室性心动过速和猝死。

## 心率

如前所述,心输出量等于每搏输出量乘以心率。因此,在不改变每搏输出量的情况下,仅心率加倍就可以使心输出量加倍。当每搏输出量减少、动脉氧含量降低或代谢需求增加时,机体的直接反应就是加快心率。然而,代偿到一定程度后,心率的增加又会导致每搏输出量下降,从而降低心输出量。这主要是因为左室心率增快时,舒张期的充盈时间缩短,前负荷减少,而前负荷减少又会影响心肌收缩力。

心率在调节心输出量中的生理作用不仅涉及绝对的速率,心脏的节律也很重要。如前所述,心动过速可以影响每搏输出量。除节律性心房收缩外的各种节律,如房颤和房扑、交界区心律、室性心律和心室起搏,都能够影响心脏充盈从而影响每搏输出量,继而影响心输出量。心率过缓,如Ⅲ度房室传导阻滞或病态窦房结综合征,或许不是通过降低每搏输出量,而是通过降低总的心输出量来影响的。

## 神经激素机制

机体对氧的代谢需求是调节心输出量的主要因素。同时,存在于心脏负荷和心肌收缩力之间的机械关系,也是一种调节心输出量的途径。神经激素是启动、协调和调节满足心输出量动态需求这一复杂过程的介质(图20-1)。

### 儿茶酚胺

儿茶酚胺是由肾上腺髓质释放的,是机体在面对应激源时作出"战斗"还是"逃跑"反应的始动介质。应激源可以是生理或心理的。肾上腺释放的介质除了肾上腺素和去甲肾上腺素,还有肾上腺皮质激素,例如皮质醇和醛固酮。

肾上腺素和去甲肾上腺素是调节心血管系统的主要儿茶酚胺。心脏和血管存在 α 和 β 肾上腺素能受体,它们可以与这些激素结合,来维持心输出量和血压的稳定。去甲肾上腺素仅有 α 肾上腺素能的特性,可以增加血管阻力从而升高血

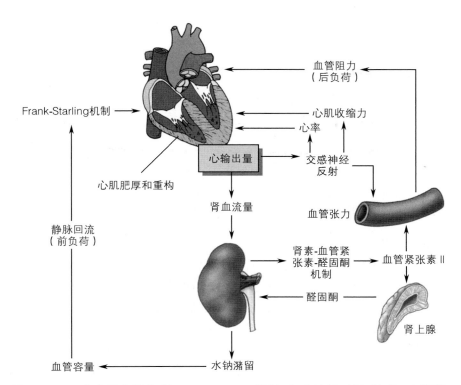

图 20-1 ▲ 心力衰竭代偿机制。Frank-Starling 机制、交感神经反射、肾素 - 血管紧张素 - 醛固酮系统以及心肌肥厚以维持心力衰竭时心输出量。(From Porth CM: Pathophysiology: Concepts of Altered Health States, 8th ed. Philadelphia, PA: Lippincott Williams & Wilkins, 2009, p 613.)

压。肾上腺素同时具有 α 和 β 肾上腺素能受体的特性。β 受体的兴奋效应包括心率增快、心肌收缩力增强和血管扩张。肾上腺素的最终效应是增加心输出量,它通过增加心肌收缩力和降低后负荷来增加每搏输出量。心率和每搏输出量同时增加较其中单一因素的增加效果更加显著。

## 肾素 - 血管紧张素 - 醛固酮系统

心力衰竭相关血压控制中最重要的一个机制是肾素 - 血管紧张素 - 醛固酮系统。体液,例如血液,随压力梯度流动(也就是说,从压力高的地方流向压力低的地方)。因此,主动脉内近心端的压力高于远心端的压力,这一点在小动脉和毛细血管中同样存在。动脉血压对于血液(即氧气)输送到细胞并维持细胞功能非常重要。几种机制通过不同体位(坐位或站位)改变体液量维持正常血压以满足心输出量需求。

肾素是肾脏产生的一种酶,可应对机体微小的血压变化。肾素直接作用于肾脏,引起盐和水的重吸收增加。肾素流经肺部,作用于血管紧张素原,使其转化为血管紧张素Ⅰ,后者又在肺部血管紧张素转化酶(ACE)的作用下,转化为血管紧张素Ⅱ。

作为一种强大的血管收缩剂,血管紧张素Ⅱ可以快速有效地增加动脉阻力,短期内快速有效地提升血压,维持组织灌注,直到机体采取持久的应对策略。血管紧张素Ⅱ对静脉血管阻力的影响要小得多,但也能增加静脉血管阻力,从而增加静脉回流。血管紧张素Ⅱ也能刺激肾上腺皮质释放醛固酮。醛固酮可以作用于肾脏,增加远端肾小管对盐的重吸收,盐的重吸收又增加了肾脏对水分的重吸收,从而增加循环血量。循环血量的增加就是机体采取的持久应对策略。肾素 - 血管紧张素 - 醛固酮系统启动了一个过程,该过程将任何血压的下降都归为血容量的丧失(如失血),其持久应对策略就是补充血容量。

## ▲ 病理生理机制

以上所讨论的生理机制对理解患者的症状、体征、临床表现和疾病的代偿过程以及管理策略都非常有帮助。造成心力衰竭的原因有很多（表20-1）：

表 20-1 心力衰竭的原因

| 心脏功能受损 | 负荷增加 |
|---|---|
| **心肌疾病** | **增加的工作压力** |
| 心肌病 | 系统性高血压 |
| 心肌炎 | 肺动脉高压 |
| 冠状动脉功能不全 | 主动脉狭窄 |
| 心肌梗死 | |
| **心脏瓣膜病** | **容量增加** |
| 狭窄性瓣膜病 | 动静脉分流 |
| 回流性瓣膜病 | 过多的静脉输液 |
| **先天性心脏病** | **灌注增加** |
| | 甲状腺功能亢进 |
| | 贫血 |
| **缩窄性心包炎** | |

（From Porth CM：Pathophysiology：Concepts of Altered Health States，7th ed. Philadelphia，PA：Lippincott Williams & Wilkins，2005，p 608.）

## 心肌病

心力衰竭的主要病理生理基础是心肌病，但心肌病和心力衰竭并不等同。从字面上来说，心肌病是心脏肌肉的进展性病理过程。心肌病可以是先天的或后天的。肥厚型、非梗阻型心肌病和扩张型心肌病是最常见的两种类型。肥厚型心肌病是心室肌肉量的增加导致心室厚度增加，肌肉增生是对长期阻力（即后负荷）增加的反应。扩张型心肌病是心室大小的增加，不伴有心室壁厚度的增加，是对心肌收缩力降低的反应。有关心肌病的详细介绍，可以参考第19章或图20-2。

## 心律失常

心力衰竭常常和心律失常有关，包括房性和室性。心力衰竭中的结构或代谢变化常导致心律失常，而心律失常本身也可以导致心力衰竭。

## 房性心律失常

房性心动过速可从两个方面导致心力衰竭。首先，舒张期缩短导致充盈减少可引起或加重舒张期功能不全，导致心输出量减少和心力衰竭。当心动过速是由于房颤引起时，心房收缩力的丧失增加了房性心律失常对左室功能不全的影响。在一项研究中，11%的房颤患者有收缩期功能不良，6%的患者出现死亡。

在心力衰竭患者中，房颤是一个重要的问题。房颤作为最常见的心律失常，累及2 200 000美国人。房颤的平均患病年龄是75岁，8.8%的80岁以上的美国人受累。患有房颤的患者发生卒中的危险将增加5倍。房颤和心力衰竭的发生率均随年龄增加而增加，由此增加了心力衰竭患者在某个时期同时发生房颤的可能。

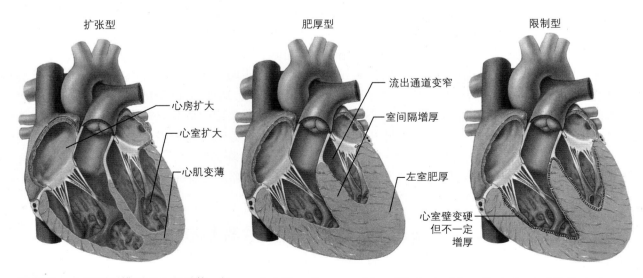

图 20-2 ▲ 心室肥厚模型和心肌重构。（Anatomical Chart Company：Atlas of Pathophysiology. Springhouse，PA：Springhouse，2010，p. 45.）

## 室性心律失常

室性心律失常,特别是室性期前收缩和非持续性室速(nonsustained ventricular tachycardia,NSVT),在扩张型心肌病,无论是缺血性还是非缺血性患者中均非常常见。在植入型心律转复除颤器(ICD)普遍使用之前,由于室性心律失常或室速导致的猝死占到了心力衰竭相关死亡的30%~40%。自从广泛使用 ICD 之后,心源性猝死的发生率已降低到了 12.7%。室性早搏甚至非持续性室速(NSVT)的存在并不能有效预测患者的猝死风险。但是,这些心律失常的存在,的确可以有效反映出心肌的全面受损。

室性心律失常的发生有多种机制,射血分数的降低导致心肌纤维的伸长,由此增加了心肌的兴奋性。心肌兴奋性还受儿茶酚胺和交感神经兴奋性增加的影响,偶尔受到抗心律失常药物的影响。肾素-血管紧张素-醛固酮系统的激活也促成了引起心律失常的环境。缺血导致钠-钾泵无法工作,而从细胞内丢失的钾又会增加室性早搏发生的风险。此外,既往梗死和手术造成的瘢痕组织也能引起心律失常。长期大量使用利尿剂会导致钾、钙、镁等电解质紊乱。肺部疾病如肺气肿或慢性支气管炎往往和心律失常共同存在,这些肺部疾病可以导致低氧血症,从而进一步加重室性心律失常的发生。没有心力衰竭的患者发生室性心律失常的常见原因包括折返激动、自律性增强、后电位延迟。

## 急性失代偿性心力衰竭

慢性疾病往往以相对稳定期(代偿期)和恶化期(失代偿期)交替为特征。心力衰竭患者可以日复一日的生活,不伴有任何症状或者症状得到很好的控制。然而,慢性心力衰竭可以急剧恶化,导致症状加重或左室功能不良。有几个因素可以导致急性失代偿性心力衰竭(acute decompensated heart failure,ADHF)的加重。目前对 ADHF 的治疗没有指南,对于哪种治疗方案合适也缺乏一致意见。治疗 ADHF 的方法中较多一致的观点是有强心剂和袢利尿剂,可以破坏心肌细胞和刺激肾素-血管紧张素系统,从而加速心力衰竭的进程。而遗憾的是,这些药物却往往是唯一可用的药物。因此,临床研究中亟待解决的就是了解 ADHF,并在逐渐增多的证据基础上制订更好的治疗方案。

酒精、贫血、低氧血症、高血压、缺血以及左室功能恶化可能会触发急性失代偿。任何增加氧需要量的因素(例如高血压、心动过速、贫血、运动)会引起心输出量增加,如果超出心室功能所能调节的范围就会引起病情加重。同样地,各种抑制受损心室功能的因素也可能导致病情的加重(例如酒精和降低心肌收缩力的药物,如钙通道阻滞剂和 β 受体阻滞剂)。当心室更费力地工作时,但其工作效率往往更低,致使左室舒张末压升高,从而导致肺动脉压升高,升高的肺动脉压又反过来引起端坐呼吸,甚至肺水肿、静脉压增加、肝淤血、下肢水肿以及夜间阵发性呼吸困难。患者也有可能表现为低血压、心率增快、肾前性氮质血症。如果得到及时有效的治疗,该急性失代偿阶段可能会逆转。

## ▲ 评估

长期以来,心力衰竭的定义就是指以肺底湿啰音为特征的肺水肿。曾经一度,没有湿啰音即可以排除心力衰竭。然而,慢性心力衰竭是一个持续的、非阵发性的过程,即便进入早期失代偿阶段也极少出现肺水肿。病史、体格检查、诊断性检查和血流动力学评价均可以诊断心力衰竭,甚至可以推断其病因及评价治疗方案的有效性。

## 病史

心力衰竭症状是非特异性的(也就是说,许多疾病过程都可以出现这些症状)。病史可以将这些症状放在具体的情境中,针对具体情境进行分析,有助于发现这些症状是心力衰竭的表现,而不是由肺部疾病、心血管功能失调或其他导致气促、劳力性呼吸困难、疲劳和下肢水肿的疾病导致。病史本身并不能确诊疾病,但是它能帮助判断后续的体检或诊断性检查是否合适。

### 起病情况

询问病史时,最基本的问题就是:“症状是从什么时候开始的?”对该问题的回答有助于判断患者是急性还是慢性起病。如果患者由于某些症状首次就诊,患者应多为急性起病,其发病时间在两周或者更短。如果询问患者过去约一年内的活动受限程度,慢性心力衰竭的患者往往会注意到自己的活动度缩减情况是与自己的体能或症状控制情况相匹配的。患者近期对症状的识别往往意味着患者已经意识到症状的存在或是这些症状已经变得无法忍受。可逆性缺血是一个可以急性发作且危及生命的病因,需要敏锐的察觉,一旦识别应立即治疗,可以避免慢性心力衰竭发生,患者的生命可被挽救。

## 病程

了解症状是否是持续性的,以及是否与活动、体位变换、进食或其他活动有关非常重要。这有助于鉴别心力衰竭和可引起相同症状的其他疾病。典型的心力衰竭症状为活动后恶化,休息后缓解。咳嗽和呼吸困难在平卧时加重,坐起时改善。尽管食管裂孔疝和胃反流也可以引起气促、胸痛和咳嗽,但是典型发生往往在进食后,且在夜间加重。肺部疾病或睡眠呼吸暂停也可引起呼吸困难,常发生在休息时或在夜间唤醒患者时,这也是心力衰竭的特点。

## 严重程度

判断症状的严重程度也非常重要,因为它是确定心功能分级的基础(表 20-1),症状的严重程度也是评价治疗效果的重要标准。治疗的主要目标是改善症状,甚至是消除症状,对症状严重程度的评估要求询问患者有关症状的一些特定问题(表 20-2)。

## 伴发疾病

许多心力衰竭患者存在一些导致心力衰竭进一步恶化的伴发疾病。这些疾病中最常见的是冠状动脉疾病(coronary artery disease,CAD)、高血压、糖尿病、慢性阻塞性肺病(chronic obstructive pulmonary disease,COPD)以及慢性肾功能不全。一个或多个伴发疾病的恶化可导致原本稳定的心力衰竭加重。就 CAD、高血压和糖尿病而言,心力衰竭可能是这些疾病长期发展进程中出现并发症的结果。早期识别和严格控制这些伴发疾病,有利于控制和治疗心力衰竭的症状。

### 表 20-2　心力衰竭严重程度的评估

| 症状 | 评估指标 | 提问的问题 |
| --- | --- | --- |
| 端坐呼吸 | 患者睡觉时所需的枕头数量 | 你晚上睡觉的时候需要枕几个枕头?<br>如果不止一个,你用这些枕头是为了舒服还是仅凭一两个枕头无法呼吸? |
| 呼吸困难 | 患者无需停下来休息或喘气所能走过的街区<br>患者无需停下来休息或喘气所能爬上去的楼梯台阶<br>患者在做日常活动,如上厕所或轻微家务劳动时需要休息的次数 | 如果不停下来休息或喘气的话你能一口气走过几个街区／台阶?<br>你停下来是因为你无法走得更远,还是为了避免喘不上气来?<br>对于有外周血管疾病或骨科疾病的患者:你停下来是因为喘不过来气还是因为疼痛? 疼痛和气促哪个先出现? |
| 阵发性夜间呼吸困难 | 每晚或每周的平均次数 | 你睡觉以后,需要突然坐起来以便能够喘上来气吗?<br>多久以后你才能正常呼吸?<br>除了坐起你需要做其他的事情以减轻呼吸困难吗? |
| 头晕眼花 | 有或无(当患者是在站立时发生症状且持续存在或在活动时发生症状时,应引起重视) | 你有过头晕的情况吗?<br>当你感到头晕时,你在做什么? |
| 胸痛或压迫感 * | 有或无 | 你出现过胸痛或胸口压迫感吗?<br>当感到胸痛或胸口压迫感时,你是否会觉得呼吸困难?<br>疼痛和呼吸困难哪个先发生? ** |

　* 应该对胸痛进行全面调查以判断是否存在活动性缺血。尤其是对于首次发生胸痛的心力衰竭症状的患者,更是如此。一旦排除缺血,患者仍有胸痛,应该使用这些评估问题来评价患者的胸痛。

　** 在呼吸困难后发生的胸痛经常是由于心力衰竭引起的。

## 药物治疗

获得患者既往用药及剂量的完整清单非常重要,清单应包括处方药和非处方药。就新发的心力衰竭而言,即使是原来的药物也可能会加重症状。例如,高血压患者在服用钙通道阻滞剂治疗其高血压的过程中,出现了射血分数降低和心力衰竭的症状,此时如果能够更换用药,避免抑制心肌功能,患者的症状可得到改善。还有其他可能导致心力衰竭的药物,服用非处方药的患者,如非甾体抗炎药(NSAIDs),由于该药对肾血流量的影响,可能会出现心力衰竭的加重和肾功能的异常,NSAIDs 阻断了前列腺素的作用,而前列腺素用于维持机体在心输出量减少时的肾血流量。感冒药具有血管收缩作用,可以导致血压增加,从而加重心力衰竭的症状。

## 心理社会因素

非心源性因素同样也会影响心力衰竭患者。因为患者多为老年人,他们可能会忘记买药或吃药。经济上的压力也会迫使一些患者在购买药物还是食物之间进行选择。另外,患者可能需要搭朋友或家人的车去看病,而这就有不可控性。由于疲劳和气促,料理家务对于患者来说也变得越发困难,甚至无法完成。居住在非电梯房里二三楼的患者可能会很难下楼,因而变得孤独。抑郁也很常见,其确切的发病率还不清楚。持续的家庭功能不良或某个家庭成员(孙子或孙女、依赖性的成年子女、配偶或伴侣)需要依赖患者提供照料或经济支持,这可能会进一步加重患者自我管理的负担。不识字仍然很常见,有些患者虽然能够阅读但不能正确理解药物的说明书。有些患者在去某个地方时,由于不确定附近是否有洗手间,他们可能会不服用利尿剂,回到家后又不补上。

尽管上述因素中的很多都很重要,但它们最初可能表现得并不明显,直到患者多次到同一医疗机构就诊才被发现。只有识别这些问题,从而尽早进行个案管理并制订成熟的出院计划,才能避免患者反复入院及死亡率增加。

## 药物滥用

饮酒和药物(如可卡因)可以导致心力衰竭的发生和发展,所以非常重要。由饮酒引起的心肌病,戒酒可以使疾病完全恢复。药物滥用患者

常会忘记买药或服药,这些人往往无家可归,进一步增加了他们不到医疗机构接受随访的可能。

## 体格检查

心力衰竭患者的体格检查结果可不同,主要依据患者是否有一下情况:(1)急性或是慢性心力衰竭;(2)收缩或舒张功能障碍。当左室功能障碍的生理变化持续一段时间后,机体会逐渐适应和代偿。因此,尽管疾病已经到了中晚期,许多体格检查结果往往是正常的。然而,当心力衰竭急性发作时,由于机体没有代偿或适应的时间,症状和结局往往很严重。有收缩功能障碍的慢性心力衰竭以及检查结果异常的患者往往长期存在这些异常表现,而舒张功能障碍的患者可能只在疾病加重期有异常表现。

急性失代偿期可以有以下一个或多个表现:患者出现容量负荷过重,较其净重增加2.27~22.68kg,净重是指患者体液平衡时的重量。患者进行自我监测,通常也是为了维持净重的平衡。在许多情况下,将净重的波动维持在0.45~0.91kg 内有助于预防失代偿。患者的另一项表现是出现以血尿素氮(BUN)和肌酐水平增高、BUN 和肌酐比高于 20∶1 的肾功能不全。第三个表现是心输出量减少,主要表现为劳力性呼吸困难逐渐增加和活动耐受程度逐渐降低,就是常说的疲劳。患者也可出现端坐呼吸、阵发性夜间呼吸困难或者二者均有。有些患者有上述所有的表现,患者在静息时出现呼吸困难(NYHA 功能分级Ⅳ级)或陈 - 施呼吸也很常见。

### 一般表现

急性心力衰竭或慢性心力衰竭急性失代偿的患者往往呈现出病态。他们可有呼吸急促、焦虑、端坐或身体向前倾斜、双臂撑在桌子或膝盖上休息。稳定的慢性心力衰竭患者可无不舒服感,但可能存在恶病质、肌肉松弛、皮肤变薄等表现。

### 生命体征

收缩期功能障碍的患者可能出现收缩压很低但无症状(收缩压:80~99mmHg;舒张压:40~49mmHg),心率变快(≥90 次 /min),静息时有所下降。舒张期功能障碍的患者可有或无高血压。

连续监测体重对于追踪体液状态非常重要。使用经过校正的称来测量每日体重,比计算出入液量更为精确。每日体重可以用来衡量液体状态,因为 1 L 水的重量是 1kg。晚上的体重波动常常与水的潴留和利尿有关。

## 颈部

颈静脉压是估计右心充盈压的指标。当全身体液量增加或右房压增加时,颈静脉压升高,同时静脉扩张。颈静脉压是通过找到颈内静脉,测量其锁骨水平搏动点的高度,以厘米为单位。测量时,患者的头部抬高45°。测压时不使用颈外静脉,因其在正常容量和血压的患者也常表现为扩张和突出。

## 肺部

有必要确定呼吸频率,观察呼吸深度和呼吸节律。心功能 NYHA 分级为Ⅳ级的严重心力衰竭患者往往出现陈 - 施呼吸,其心衰表现为慢性,心功能评定持续为 Ⅳ 级或者呈现急性恶化。

胸部听诊可完全正常,因为患者肺动脉压升高时,淋巴液排出量也随之增加,所以液体不会积聚在肺泡内。湿啰音是气体穿过肺泡内的水分形成的,如果肺泡内没有水分,也就不会听到湿啰音。而当压力突然增加时,水分由于静水压升高被挤入到肺泡内。因此,在急性心力衰竭和慢性心力衰竭急性失代偿期,肺水肿往往很常见,肺底出现湿啰音。单侧湿啰音或位置固定的湿啰音通常是肺部疾病,而不是心力衰竭引起的。肺水肿可以引起喘息,很难与变应性气道疾病进行区分,如哮喘。

## 心脏

心力衰竭从左心进展到全心衰竭或慢性肺动脉高压时,常常在左胸骨边界触及明显的右室或肺动脉搏动。心尖冲动最强点位置会发生改变。晚期心力衰竭患者,搏动最强点可能出现在腋后线第五或第六肋间。

图 20-3 显示对心力衰竭患者进行体格检查时心脏听诊位置,正常能听到第一心音(S₁)和第二心音(S₂),突然出现的第三心音表明即将出现心力衰竭或心力衰竭加重,第四心音在长期高血压患者身上比较常见,并不是一种不好的预兆。然而,在严重心力衰竭患者,所有的四个心音都可

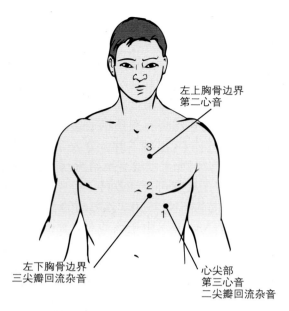

图 20-3 ▲ 心力衰竭患者的心脏听诊

能被听到,又称为重叠性奔马律。

如果是瓣膜病引起的心力衰竭,往往能听到与瓣膜病有关的心脏杂音。扩张型心肌病患者,常可听到二尖瓣全收缩期回流杂音,以胸骨左缘最明显,心脏巨大的患者,则在心尖部比较明显。此时二尖瓣结构完整,但由于慢性心力衰竭患者左室扩大,使二尖瓣环扩张,二尖瓣关闭不全。由于以上原因,可见在每个收缩周期,血液经二尖瓣反流回左心房。

当出现二尖瓣反流杂音时,即提示二尖瓣乳头状肌损伤,有可能发生急性心力衰竭。心梗患者突然出现二尖瓣反流杂音是发生急性心力衰竭的警示信号。收缩期功能严重受损的患者,杂音突然消失提示心力衰竭加重,因为心室无法泵出足够的血液来维持产生杂音的湍流。

三尖瓣反流发生在单独右心衰竭或左心衰竭,与二尖瓣反流发生的原因相同,为全收缩期杂音,以胸骨右缘听诊最明显,随吸气加重。二尖瓣和三尖瓣反流杂音同时存在时,很难区分二者。

## 腹部

有必要触诊和叩诊腹部,以识别是否有腹水,并确定肝下界。右心衰竭的特点是右房压增高导致静脉压增高,肝脏回流受阻,出现体积增大(肝大)。肝脏充血导致门静脉压和肠系膜静脉压升高,如果此时淋巴系统无法充分排除液体,就会发生腹水。腹水是体液渗出或第三间隙液体,有时

蛋白质也会漏出到腹腔。虽然没有出现肝大和腹水,肝颈静脉回流征阳性说明充血的肝脏内贮有大量的液体。在压迫肝脏诱发肝颈静脉回流征时,应注意观察颈内静脉,颈内静脉搏动增加或充血,则提示肝静脉回流征阳性。

## 四肢

下肢检查的重点是发现水肿。与心力衰竭有关的水肿常是双侧、坠积性和凹陷性的,单侧或非凹陷性水肿往往与心力衰竭无关,可考虑是否为其他原因引起,如动脉功能不全、黏液性水肿、淋巴水肿等。

对于可站立活动的患者,可以通过按压胫骨前方来判断是否存在水肿,出现凹陷则为胫前水肿。水肿常是逐渐加重的,脚踝比小腿和大腿更明显。而卧床患者,水肿则是向后坠积的,即便存在腰部体液过多,也很难出现胫前水肿,因此,须对患者腿部、臀部和背部来进行评估确定有无凹陷性水肿。有时,可站立活动的患者由于容量负荷过重,可发生骶前水肿,可通过按压骶骨来评估。

有几种方法可用于评估凹陷性水肿严重程度,无任何一种方法优于其他方法,而一致性是最需关注的。在评估下肢水肿的严重程度时,是否依据凹陷的深度或下肢水肿的高度进行评分赋值并不是很重要,0 为无水肿,4 为严重水肿。在对评分的结果有疑问时,清晰地描述凹陷的深度和水肿的高度会比单纯的评分更有效。客观描述有利于医生间的沟通,以及更好地评估水肿改善情况。凹陷性水肿评估量表,见表 51-6。

长期的静脉瘀滞和水肿可使皮肤的颜色和质地发生改变。皮肤变得粗糙发白,难以评估,出现这些变化常常表明水肿是慢性而非急性。慢性水肿的急性加重也很难评估,通过按压胫骨侧面而非垂直下压,可有所帮助。图 20-4 是一个 ACC/AHA 心力衰竭分期为 D 期的慢性心力衰竭患者的体格检查结果。

## 实验室检查

实验室检查常用于发现收缩功能障碍的可逆病因并可监测管理策略的效果。在对新发心力衰竭患者进行初次评估时,也需要进行一系列实验室基线检查(表 20-3)。

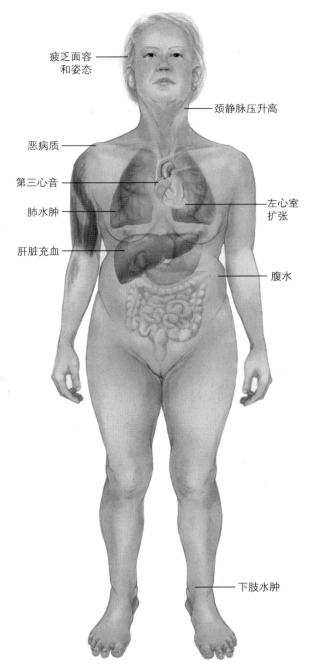

疲乏面容和姿态

颈静脉压升高

恶病质

第三心音

左心室扩张

肺水肿

肝脏充血

腹水

下肢水肿

图 20-4 ▲ ACC/AHA 心力衰竭分期为 D 期的慢性心力衰竭患者的体格检查结果

接受华法林等抗凝剂治疗的患者需要定期监测,并根据国际规范化的比例来调节剂量。首次使用胺碘酮之前,需要检查患者的甲状腺功能和肝功能获得基线值,同时进行肺功能测试,包括肺一氧化碳弥散量(diffusion capacity of lung,DLCO),即弥散功能。这些检查应至少每年一次或在并发症发生时做一次。

脑钠肽(brain natriuretic peptide,BNP)是在心

表 20-3　新发心力衰竭基线评价的实验室检查

| 实验室检查 | 临床意义 | 检查时间 |
|---|---|---|
| 全血细胞计数 | 识别贫血或感染 | 病情稳定每年一次 |
| 铁指标 | 贫血检查<br>排除血色素沉着症 | 需要评价缺铁性贫血治疗方案时 |
| 甲状腺功能(促甲状腺激素TSH 和游离甲状腺素 $T_4$) | 排除甲状腺功能亢进或甲状腺功能降低引起的心力衰竭 | 后续不再检查,除非使用胺碘酮之前有必要检查 |
| 电解质 | 评估利尿的效果,特别是血钾水平和低钠血症 | 在改变利尿剂剂量和调整影响血钾药物(如血管紧张素转换酶抑制剂、血管紧张素受体阻滞剂、安体舒通)剂量时检查 |
| 血尿素氮(BUN)和肌酐 | 评估肾脏功能;BUN/Cr 比值可以辨别肾前性氮质血症和肾脏疾病 | 水肿加重或病情加重时<br>调整血管紧张素转换酶抑制剂(angiotensin-converting enzyme inhibitors,ACEI)的剂量时 |
| 肝功能,特别是白蛋白、胆红素和碱性磷酸酶(AP) | 心力衰竭引起肝脏充血时,胆红素和AP 常常升高<br>低白蛋白血症使周围水肿的减轻更为困难 | 病情加重时<br>给予降脂药或胺碘酮之前 |
| HIV | 排除 HIV/AIDS 是否为病因 | 视病史或疾病状态而定 |
| 血脂 | 评估冠状动脉疾病的风险以及营养水平 | 每年一次或更多,视疗效评价需要而定 |

室极度充盈时分泌的物质。它随舒张末压的增加而升高,可高于 1 000pg/ml。由于 BNP 也与肺动脉楔压(PAOP)相关,因此常被用作心力衰竭的标志。最新获批的 BNP 和 pro-BNP 化验使得 BNP 在有症状心力衰竭患者的评价变得更加容易。BNP 水平超过 80pg/ml,显示 PAOP 升高,表明患者因发生心力衰竭失代偿而出现症状加重。

尽管 BNP 水平和心力衰竭之间的关系很明确,但在心力衰竭的管理中如何合理使用 BNP 仍不明确。有人建议可在急诊将 BNP 用于区分肺源性和心源性呼吸困难。许多患者同时患有心衰和肺疾病,BNP 检查有利于区分急性呼吸问题的病因,有利于个性化和有针对性的治疗。除此之外,BNP 还可用于评价治疗效果和心力衰竭的进展情况,但其可信度还未确定。

## 诊断性检查

诊断性检查常用于确定基线值、识别潜在的可逆性病因以及评价治疗方案的有效性,同时评估患者的病情变化。当怀疑有心力衰竭时,常规进行侵入性或非侵入性检查。部分检查在心力衰竭症状首次发现时做,有些则要定期做,还有一些是有指征时才做。

## 心电图

心电图(ECG)可评估心脏的频率和节律,对诊断心律失常、传导障碍和心肌梗死非常有帮助。除此之外,ECG 也可用于心房和心室肥厚的识别,但在某些情况下,超声心动图能将心脏结构变化量化,可能对诊断更有帮助。

心电图对于识别心力衰竭患者的房颤和室性心律失常非常有效。心力衰竭症状的突然加重常常是新发房颤的结果,特别是当症状的加重与快速的室性反应有关时。心电图能发现急、慢性心力衰竭中常见的频发室性早搏。无症状型非持续性室性心动过速(non-sustained ventricular tachycardia,NSVT)常发生在 ICU、遥测单元、佩戴Holter 的患者身上,这些无症状性心律失常常不需要进行治疗,预后重要性不明确。相比之下,有症状的室性心动过速,即使持续时间不长,也需要进行评估而且通常需要置入植入型心律转复除颤器。

传导障碍在心力衰竭患者中也很常见。左

束支传导阻滞是收缩功能障碍患者中最常见的传导障碍,从心电图上难以识别,由于该传导阻滞,新发的前壁缺血或梗死可能无法识别,束支传导阻滞和房室传导阻滞需要 12 导联心电图来明确诊断。

心电图在诊断心肌缺血、心肌梗死和梗死先兆时也非常重要,梗死先兆解释了新发心力衰竭发生的原因。对于没有典型胸痛的患者(如糖尿病患者和妇女),ECG 可能会显示从未被诊断过的梗死先兆。新发心力衰竭可能是心肌梗死的首发指征。ECG 检查可能是新发心力衰竭全面检查中的一部分,随着新的梗死或节律变化等症状地出现,可能需要再次做 ECG 检查。除此之外,对于胸痛的患者,也需要做 ECG 来排除胸痛的原因是否为心肌缺血。对 12 导联心电图的进一步讨论,详见第 21 章。

## 超声心动图

超声心动图是用声波的反射来重建心室、心壁、瓣膜和主动脉、肺动脉和腔静脉等大血管的二维描绘图。它可以提供关于心脏结构和功能的信息,同时可用于测量射血分数、评价瓣膜结构和性能,描述心壁异常运动。此外,在传统超声心动图基础上的多普勒超声心动图可以评价血流通过血管和心脏的量和方向。超声心动图的可靠性在很大程度上取决于技师和解读专家的能力。对于肥胖、巨乳、胸腔前后径增加和空气潴留(如 COPD 患者)的患者,超声心动图的作用往往有限。

除了前面提到的经胸腔超声心动图外,也可进行经食管超声心动图检查。经食管超声心动图可以弥补经胸腔超声心动图的缺陷,评估二尖瓣的能力和识别硬膜血凝块的能力将会大大增加。然而,由于转换器需要向下置入食管,同时需要镇静,所以其风险也增加。

## 放射性核素心室造影术

放射性核素心室造影图或多腔心室造影图(multigated acquisition,MUGA)是用放射性同位素计算射血分数的准确途径。MUGA 扫描图是计算射血分数的金标准,因为它不是基于阅读该图的人的主观分析。除了计算射血分数外,MUGA 扫描图可以描述异常的心壁运动、心腔扩大和心壁增厚情况。瓣膜功能和血流方向不能通过 MUGA 扫描来进行评价。

## 胸片

胸片对筛查呼吸困难或劳力性呼吸困难患者非常有用。它可以帮助医生排除引起患者症状的原因是否为肺炎、COPD 或胸部肿块。胸片在识别肺水肿和肺充血方面也非常有帮助。然而,因为患者状况和体液状态的变化不会持续显示到胸片上,因此,该方法在评价治疗方面没有作用。

## 运动测试

运动测试检测心肌缺血的详细方法已在第 17 章介绍过,在此不做讨论。慢性心力衰竭患者,特别是 NYHA 心功能分级为Ⅲ级和Ⅳ级的患者,即便存在缺血且症状加重、心律失常或急性失代偿,患者也可因无法行走足够远的距离或足够快的速度而无法发现,因此,药物负荷测试可能在识别心肌缺血方面更有帮助。

心肺运动测试也被用于判定劳力性呼吸困难是否与心血管原因(室性功能不良)、肺部原因(COPD)、限制性肺疾病,或心血管功能失调有关。当需要确切地测量患者的活动受限范围或评价患者是否需要接受心脏移植时,应进行该项测试。患者在跑步机或自行车上运动,监测其运动强度逐渐加大过程中 12 导联心电图和血压的变化。除此之外,收集患者呼出的所有气体,并测量二氧化碳含量。由此可以测得患者的氧耗量、心脏指数和无氧运动情况。

## 血流动力学

血流动力学监测的原理在第 17 章已经讨论过。本章主要讨论评估和管理急性心力衰竭和慢性心力衰竭急性失代偿期,如何运用血流动力学监测。为了进一步指导疾病的评价和治疗,有必要获取更多能够灵敏反映机体体液状态、心脏功能和症状原因等的有关资料。对多数急性心力衰竭或慢性心力衰竭急性失代偿患者,在询问病史和进行体格检查的基础上,其问题往往都很明确,即心输出量减少,同时伴有与容量负荷过重和心肌收缩力减弱有关的左室舒张末期压力增加。准确的量化心输出量减少的程度或通过 PAOP 准确估计左室舒张末力,不会改变在体格检查基础上作出的疾病病情评估,同时也不会影响对疾病的管理。

## 血流动力学监测指征

是否使用强效利尿剂或强心药,并非基于 PAOP 特定数值或心输出量。肺动脉导管在重症监护室很常见,但往往非常昂贵且存在风险。因此,要将这种更明确且具指导性的管理措施可能带来的益处,与植入导管所带来的风险相比较,权衡利弊。充血性心力衰竭和肺动脉导管有效性评价的临床试验结果(ESCAPE)显示,在前 6 个月内,患者在症状、生存时间和出院时间以及住院天数、院内死亡人数或 30 天死亡率方面没有差异。在放置肺动脉导管的患者中,副作用往往更常见。

在对心力衰竭进行疾病管理时,可能需要对三类患者进行血流动力性监测。第一类是根据经验对其使用强心剂和利尿剂,而症状改善和利尿效果不显著的患者。第二类是同时患有 COPD 和心力衰竭的患者,有时单凭肺动脉压监测就能区分目前失代偿的原因。如果 BNP 低于 80pg/ml,即可排除心力衰竭,但若 BNP 升高,则可能是左心衰竭或右心衰竭相关的肺栓塞或 COPD 恶化导致的。第三类是持续有外周水肿或腹水等充血表现,肾功能检查显示有进行性氮质血症的患者,准确记录患者的体液平衡状态对该患者有益。如果没有肺动脉导管的帮助,可能无法确定患者的体液状态。

以下几种情况表明需要使用肺动脉导管:

- 患者对传统的心力衰竭治疗无效;
- 需要区分肺源性呼吸窘迫和心源性呼吸窘迫;
- 需要评价患者复杂的体液状况。

以下分类并不相互排斥,可能会有所重叠,分别在此进行讨论:

**患者对传统的心力衰竭治疗无效** 呼吸窘迫、容量负荷过重和肾功能不全是急性心力衰竭或慢性心力衰竭急性失代偿的表现,通常情况下,患者需要通过强心和利尿来解决这个问题。这些治疗通常是根据经验来制订的,密切监测患者的病情是为了调整药物剂量。对于多数患者,经过 2~3 天的治疗后,其病情可很快得到改善,此时强心剂就会被逐渐停掉,患者重新开始接受口服给药治疗,以准备出院。

**肺源性呼吸窘迫和心源性呼吸窘迫** 对少数经验性治疗无效的患者,肺动脉导管对于识别其他引起症状的原因很有帮助,特别是心源性和肺源性原因。对于同时存在肺部疾病和心力衰竭的患者,要区分症状恶化、端坐呼吸和 PND 的原因相当困难。在 COPD 和心力衰竭加重的患者中,病史和体格检查的结果可能是相同的。肺动脉压、PAOP 和心输出量或心脏指数在区分 COPD 和急性心力衰竭方面是有效的,可以在正确诊断的基础上确定治疗方案。在主要由肺部疾病引起呼吸症状的患者,其肺动脉收缩压和舒张压可升高,但 PAOP、心输出量和心脏指数正常。而在心源性患者中,其肺动脉压、收缩压和舒张压也升高,但 PAOP 也是升高的,心输出量和心脏指数降低。

**复杂的体液状态** 患者最初可能对合用或不合用强心治疗的利尿剂有效,但之后,患者尿排出量开始减少,同时在外周水肿持续存在的情况下,BUN 和肌酐水平升高,这些情况被称作血管内枯竭。

对于该问题的处理策略仍然不明。置入肺动脉导管可以确定肺动脉高压是否为其原因,同时判断肺动脉压升高是否是因为左室舒张末期压的升高所致。对于这些结果的解读,可以结合患者的血清蛋白水平和其他并发症如原发性肝衰竭、败血症、或血管功能不全来进行。最新的关于心肾综合征和肾血管充血间关系的假设可以更好地解释这种现象。

## 脉搏血氧

脉搏血氧监测是心力衰竭患者经常使用的监测装置,但遗憾的是,常规间断监测价值不大。它至多可以提供一些不相关的信息,但糟糕的是,它有时会给人一种患者血氧输送状态的错误安全感(表框 20-3)。心衰患者,其脉搏血氧饱和度结果应正常。通常心力衰竭不会造成氧饱和度降低,除非患者有严重的肺水肿。

未合并肺水肿的心力衰竭患者,若出现血氧饱和度低,表明心力衰竭合并了肺部疾病。在没有合并肺部疾病的情况下,低氧血症很少发生。即使是急性失代偿出现陈-施呼吸的患者,其血氧饱和度也可能高于 95%。血氧饱和度只是评估患者氧合状况需要的部分信息,除非知道患者的血红蛋白水平,否则氧饱和度毫无价值。对于心输出量降低且无心脏储备的患者,正常的动脉血氧含量也可能导致其出现组织缺氧。如果动脉血

| 表框 20-3 | 脉搏血氧 |
| --- | --- |

脉搏血氧饱和度（SpO₂）评估动脉血氧饱和度（SaO₂）或血液中的氧合血红蛋白百分比。氧饱和度和血红蛋白是动脉血氧含量（CaO₂）的两大组成部分。溶解在动脉血中的氧（PaO₂）只占动脉血氧含量中很小的一部分。动脉血氧含量乘以心输出量（CO）等于组织氧供（DO₂）。如果动脉血氧含量降低，则通过增加心输出量（主要是心率）来进行代偿。这就是为何贫血或低氧血症的患者会出现心动过速的原因。只要心输出量的增加能代偿 CaO₂ 的降低，组织就会有足够的氧来完成功能，患者也就不会出现任何症状。当患者无法增加心输出量时，如心力衰竭患者，CaO₂ 的轻微降低就会引起症状，同时增加疾病恶化或死亡的可能性。

$$(SaO_2 \times Hgb \times 1.34) + (PaO_2 \times 0.003\ 1) = CaO_2$$

多数护士在患者的脉搏血氧饱和度为 85% 时会比较担心，而不会对 98% 的数值表示担心。下面的例子会显示具有正常血红蛋白、脉搏血氧饱和度读数为 85% 的患者，比氧饱和度为 98%、血红蛋白为 10 的患者，血液中有更多的氧和更好的氧输送。这些例子中的患者在静息时均具有正常的心输出量但是无法在动脉血氧含量降低时来增加心输出量。

血气正常且心输出量为 5L 的患者，可计算出其每分钟有 1 000ml 的氧供：

$$(SaO_2 \times Hgb \times 1.34) + (PaO_2 \times 0.003\ 1) = CaO_2$$
$$(0.98 \times 15 \times 1.34) + (90 \times 0.003\ 1) = 19.7 + 0.3$$
$$= 20ml\ O_2/min$$
$$CaO_2 \times CO \times 10 = DO_2$$
$$20ml\ O_2/min \times 5\ 000ml \times 10 = 1\ 000ml\ O_2/min$$

假设患者 SaO₂ 低而血红蛋白正常：

$$(SaO_2 \times Hgb \times 1.34) + (PaO_2 \times 0.003\ 1) = CaO_2$$
$$(0.85 \times 15 \times 1.34) + (60 \times 0.003\ 1) =$$
$$17.085 + 0.186 = 17.271ml\ O_2/min$$
$$CaO_2 \times CO \times 10 = DO_2$$
$$17.271ml\ O_2/min \times 5\ 000ml \times 10 = 863.55ml\ O_2/min$$

假设患者 SaO₂ 正常而血红蛋白低：

$$(SaO_2 \times Hgb \times 1.34) + (PaO_2 \times 0.003\ 1) = CaO_2$$
$$(0.98 \times 10 \times 1.34) + (98 \times 0.003\ 1) = 13.132 + 0.3$$
$$= 13.44ml\ O_2/min$$
$$CaO_2 \times CO \times 10 = DO_2$$
$$13.44ml\ O_2/min \times 5\ 000ml \times 10 = 672ml\ O_2/min$$

假设患者 SaO₂ 低且血红蛋白低：

$$(SaO_2 \times Hgb \times 1.34) + (PaO_2 \times 0.003\ 1) = CaO_2$$
$$(0.85 \times 10 \times 1.34) + (60 \times 0.003\ 1) = 11.39 + 0.186$$
$$= 11.58ml\ O_2/min$$
$$CaO_2 \times CO \times 10 = DO_2$$
$$11.58ml\ O_2/min \times 5\ 000ml \times 10 = 579ml\ O_2/min$$

氧含量减少，就像低血红蛋白患者（除非血红蛋白<100g/L，患者一般不输血）一样，心力衰竭患者可能无法通过增加心输出量达到代偿状态。对急性肺水肿的 ICU 患者持续进行脉搏血氧饱和度监测可能有一定价值，特别是对缺血性心肌病患者和心肌梗死患者，持续的监测可以提醒护士即将发生缺血、镇痛或镇静的副作用。

## ▲ 心力衰竭急性失代偿的管理

急性失代偿性心力衰竭是慢性心力衰竭的急性恶化过程，可由多种原因引起。心力衰竭是一个渐进性的疾病，左室功能可衰退。当功能衰退到患者无法代偿时，症状即会加重。尽管心脏功能有可能是稳定的，但伴随肺炎、贫血、心律失常、高血压或外伤等问题的出现，会迫使已受损的心脏增加心输出量以满足代谢需求的增加。患者不注意饮食、不按时服药或不注意水分在体内的蓄积等均可能导致失代偿的发生。尽可能识别引起失代偿的原因，实施长期控制策略非常重要。而在干预阶段，对急性失代偿患者进行积极的治疗，往往可以挽救患者的生命。

慢性心力衰竭急性失代偿患者主要的护理问题和其他危及生命的情况相同，处理的先后顺序为气道、呼吸和循环。一旦以上问题得到解决，识别病因和制订长期治疗策略就成为护理的重点。

## 气道和呼吸

对于多数心力衰竭患者的急性症状来说，气道是否通畅并不是问题。同样的，除非肺水肿严重或伴发其他肺部疾病，否则患者的氧合状况一般不会受损。但如果在心力衰竭急性发作或恶化的同时伴有广泛的肺水肿，如心肌梗死或一过性肺水肿时，气道可能受损。严重肺水肿时，肺泡表面活性物质减少，肺顺应性降低，使得通气困难。

对同时患有 COPD 或限制性肺疾病的患者,肺顺应性受损可导致机体无法维持正常的每分通气量。其指征是动脉二氧化碳分压($PaCO_2$)增加,同时伴有呼吸费力和呼吸性酸中毒。例如,患者最初可能表现较好,但随着肺水肿持续存在,做功增加,他就会变得疲劳。

## 插管

心力衰竭患者气管插管的指征与呼吸窘迫相同。如患者无法维持氧合或通气,通常提示需要进行插管和辅助通气。存在肺水肿并且吸纯氧后血氧含量仍持续低于 90% 的患者应该进行插管和呼吸支持,直至能自主保证正常呼吸。对于因为呼吸做功增加导致的呼吸肌疲劳,以及 pH 值降低伴发 $PaCO_2$ 升高,即便患者能够自主呼吸,也需要对其进行插管。插管时间可不超过 12~24 小时,但尽早实施气道保护会比患者发生呼吸骤停后插管要好。有关机械通气患者的护理详见第 25 章。

## 利尿

一旦气道得到保护后,应关注如何减轻肺水肿。大多数情况,需要静脉给予利尿剂。在体格检查时双肺湿啰音的存在并不总是表明总体液量过多。因此,评估湿啰音的同时,还要结合患者的外周水肿、肝充血或腹水以及肾功能情况,这样能够更好地帮助判断患者的体液状态。确定患者的体液量过多后,静脉使用利尿剂可以快速排出体内多余的液体,使患者症状好转。

积极利尿的初始,通常通过静脉给予患者口服剂量的袢利尿剂。以患者静脉用药 2 小时后排出约 1L 的尿液较为合适。如果尿排出量少于 1L,可以将利尿剂的剂量加倍直至达到最大剂量(如呋塞米,每次 400mg)或尿量达到 1L。如果静脉给予袢利尿剂不能取得以上利尿效果,可合用噻嗪类,如口服美托拉宗。理想的体重减轻效果是 1~2kg/d,直至患者的净重达标。最初体重减轻可能最快。应密切监测血钾和血镁水平。若利尿导致肌酐水平升高,需暂停血管紧张素转换酶抑制剂直到停止利尿。

## 循环

一旦气道得到保护,通气能够维持氧和二氧化碳水平后,维持循环、保证组织细胞的灌注和氧供成为首要问题。有两个指标可有助于确定灌注是否充足,一个是器官系统的功能,血液灌注不足会影响大脑,导致意识模糊和认知状态的改变;影响到肾脏时,可以导致 BUN 和肌酐水平升高;影响到胃肠系统,可以导致肠梗阻和肝衰竭。另一个指征是代谢性酸中毒,当灌注严重不足或减慢时,产生的乳酸超过了机体的缓冲能力,碳酸氢钠的水平降低,pH 值降低,产生代谢性酸中毒,代谢性酸中毒是氧气不足无法满足组织代谢需求的全身指标。

由于很多心力衰竭患者存在慢性低血压,所以低血压本身并不足以诊断灌注不足。治疗因低血压导致的低灌注时,应注意在不增加后负荷的情况下增加血流量。问题在于心肌收缩力降低引起心输出量的减少。无论患者是否存在与心源性休克相关的急性心力衰竭或慢性心力衰竭急性失代偿,治疗的目标都应该是增加心输出量,具体方法有几种。

血管收缩和后负荷增加是心输出量减少的正常生理反应。心力衰竭患者,后负荷的增加可能不伴有血压的大幅度升高,因此认为低血压就意味着低后负荷是不合适的。降低后负荷可以增加每搏输出量,即使是低血压的患者,每搏输出量和灌注的增加也足够代偿低血压。

Nohria 研制了一套系统来对患者的症状和充血严重程度进行分类。这个 2×2 的表可以用作指导治疗的基础,图 20-5 是这个最初工作的模拟图。

## 改善血流动力学

增加心输出量的一种方法是改善前负荷。如果患者脱水或体液过多,心肌收缩力就会减弱。利尿对于"湿暖"和"湿冷"两个类别的心力衰竭均有益处,如果没有扩血管药或机械支持,"湿冷"这个类别可能无法进行利尿。"干冷"类别通常在补液时需要小心。

前负荷降低通常和医源性利尿过度有关。如果口服利尿剂剂量稳定的患者出现血糖升高或遵医嘱改变利尿剂剂量期间出现呕吐或腹泻,则有可能脱水。通过补液通常可以纠正这类情况并可提升心输出量。这种有症状的低血压、BUN 和肌酐水平的增高是前负荷降低的标志,应该尽快使其回到基线水平。

前负荷增加或充血更为常见,提示患者存在全身容量负荷过重。体液过量和心肌收缩力降低

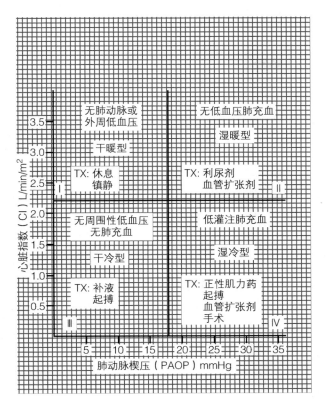

**图 20-5** ▲ 福里斯特子集：临床表现与治疗。主动脉内球囊反搏。（Woods SL，Froelicher S，Motzer，SA，et al：Cardiac Nursing，6th ed. Philadelphia，PA：Lippincott Williams & Wilkins，2009，p 584.）

共同作用，导致肺动脉压升高和心脏过度充盈。当心脏过度充盈时，心脏变得僵硬而无法很好地收缩和舒张，导致每搏输出量降低，有时会引起局部的缺血，缺血又会进一步减弱心肌收缩力。即使患者之前没有出现过心血管疾病，仍有可能出现典型的心绞痛的表现。静脉给予袢利尿剂利尿常常可以恢复压力 - 容量动力学从而改善每搏输出量，对利尿不起效的患者，可通过增加心肌收缩力降低前负荷。

持续的肺动脉压升高可以导致颈静脉充血、肝充血、腹水和下肢水肿。新的心肾综合征理论表明，这种充血可延伸到肾静脉系统，提升传出压力，减少输入血流量，并降低肾小球滤过率（glomerular filtration rate，GFR）。GFR 的减少可以导致 BUN、肌酐、BUN/ 肌酐比值升高，静息状态心输出量足够的情况下，仍发生对利尿剂的反应变差和症状持续存在。

### 增加心肌收缩力

为了增加心输出量，有必要增强心肌收缩力

和降低后负荷。能够直接增强心肌收缩力的药物称为强心剂，所有强心剂都会增加心肌耗氧量。为了改善心力衰竭患者的氧合，氧供必需高于氧耗。基于这个原因，不能使用诸如肾上腺素和异丙肾上腺素的强心剂。

以下是使用强心剂的指征：

● 低心输出量和高 PAOP，特别是有低血压症状时；

● 高 PAOP 且对利尿效果不明显的容量负荷过重患者；

● 由左室衰竭直接导致的严重右心衰竭；

● 给予良好的支持治疗后，静息状态仍有心力衰竭症状。

中等剂量的多巴胺也是一个非常好的强心剂。然而，由于多巴胺也是一种血管收缩药，特别是在高剂量的时候，因此它能够增加心力衰竭患者的后负荷、减少每搏输出量。尽管没有数据支持多巴胺的使用，但肾脏剂量的多巴胺在心力衰竭患者中的使用非常普遍，使用肾脏剂量的多巴胺主要是基于多巴胺效应的剂量相关性这一认识，使用 $1\sim3\mu g/(kg \cdot min)$ 的低剂量时，预期的多巴胺主效应是刺激多巴胺受体从而扩张肾脏和内脏循环；而更高剂量的多巴胺则有强心和收缩血管的活性。没有证据支持常规使用多巴胺可以改善利尿或预防急性肾衰竭。

扩血管药可与位于心脏和血管的 β- 肾上腺素能受体结合以增强心肌收缩力，扩张血管。ICU 最常用的两种扩血管药为多巴酚丁胺和米力农，尽管这些药有不同的药理学机制，但都可以增加 β- 肾上腺素能受体的兴奋性，正因为兴奋了 β- 肾上腺素能受体，它们也具有变时性（也就是说可以增加心率），因此必须谨慎使用，尤其是对于心动过速或室性心律失常的患者，必须缓慢调整剂量。

留有肺动脉导管时，可以监测强心剂和扩血管药的效果。当药物使用达到最佳剂量时，心输出量增加，肺动脉楔压下降，尿量增加，脑利钠肽和肌酐恢复至基线水平。由于灌注不足导致功能受损的器官功能得到改善。

### 扩血管

有时一种扩血管药不足以有效降低后负荷。对心源性休克患者或因高血压危象病情恶化的患者而言，后负荷是主要的限制因素。为了降低和控制血压或减轻受损心肌的工作负荷，必须给予及时的治疗,经胃肠外给予扩血管药对于维持患者生命和减少靶器官损害非常必要。在这些药物中,硝普钠因半衰期最短而起效最快,它可以快速有效地降低血压,停止使用后,药效可以在数分钟内消失,硝普钠必须在有急救复苏条件的地方给予持续滴入且用药过程中需密切监测血压变化。

奈西立肽,一种BNP,已被批准作为一种扩血管药,用于慢性心力衰竭急性失代偿的治疗。目前尚不清楚这种扩血管药是否优于硝普钠或硝酸甘油。尽管奈西立肽最初进入市场时号称优于其他的血管扩张药,但总有一些有关其增加肾功能障碍和死亡风险的问题被提出来,对如何合理使用奈西立肽仍存在争议。

对于间断的血压控制,静脉或口服肼苯哒嗪可以扩张血管,同时降低后负荷而不会减弱心肌收缩力。绝对不要舌下含服硝苯地平来控制血压。静脉使用硝酸甘油在降低前负荷和治疗高血压危象引起的心绞痛方面很有价值,但它不是一个好的降低后负荷和降低血压的药物。

主动脉内球囊反搏通过提高灌注压和降低左室工作负荷起作用,在降低心源性休克患者的后负荷方面被证实非常成功。对于急性心肌梗死导致急性左室衰竭的患者,主动脉内球囊反搏的使用对挽救患者生命至关重要。主动脉球囊反搏往往短时间内使用,直到血管重建能够恢复氧供和功能或直到被抑制的心肌功能有所恢复(对于无法血管重建的患者)。对主动脉内球囊反搏的更多详细讨论见第18章。

随着左室辅助装置(left ventricular assist devices,LVADs)在设计上的改善和应用的增多,以及通过了美国食品药品监督管理局(Food and Drug Administration,FDA)的批准和医保报销系统,使得这些装置在难治性心力衰竭的治疗中应用逐渐增多。过去LVADs只用于心脏移植患者在等待移植过程中的过渡时期,现如今它们已被用于永久性替代治疗。也就是说,对于不适合或不愿意进行心脏移植的患者,LVADs可用于治疗心力衰竭。这些装置包含电池驱动的功能,患者可以回家在社区内进行社交活动和积极参与日常生活。

## 心率

为了维持合适的心输出量,必须使心率和节律维持在最佳水平。如果心率太慢,比如病窦综合征、Ⅱ度或Ⅲ度房室传导阻滞,或窦性心动过速时,每搏输出量无法有效增加来进行代偿,导致出现病情加重。太慢或太快的心率均可影响心脏的充盈,对于缺血的患者,可以直接导致心肌收缩力减弱。心率增快可对每搏输出量的减少进行代偿,通常每搏输出量会因此增加。

使用β受体正性肌力药会在正性肌力作用同时提升心率,从而极大地改善心输出量,但如果想维持改善的效果,必须要识别心动过缓并给予治疗。在许多情况下,心动过缓源自缺血对传导系统造成的损伤。这种情况下,永久性起搏器可以解决该问题。如果心动过缓是活动性持续缺血的结果,推荐使用暂时性起搏器同时配合治疗缺血(有关心脏起搏器的详细讨论见第18章)。如果心动过缓是药物引起的,需要暂停该药物,重新评价使用该药的必要性。如β受体阻滞剂,可能要停用24~36小时,但是不可突然停用。如果心动过缓是由于β受体阻滞剂引起的,在缓慢减少β受体阻滞剂剂量期间需要暂时进行暂时起搏。

窦性心动过速通常是每搏输出量减少,随即心输出量减少的结果。仅治疗心动过速而不增加每搏输出量可导致靶器官灌注的减少。如果每搏输出量减少得到纠正,窦性心动过速通常可以缓解。

房扑或房颤引起的心动过速,心率就是其主要问题,直接控制心率显得尤为必要。如果患者因心脏节律异常出现意识丧失,往往需要进行直流电复律,此外使用瓦尔萨尔瓦手法或颈动脉按摩等机械方法也是有效的。如果需要使用药物减慢节律,胺碘酮是治疗收缩功能障碍中危险性最小的药物。钙通道阻滞剂,如异搏定和地尔硫草,是强效的负性肌力药,可能加重低心输出量的状态。在许多情况下,心动过速和缺血或高血压危象有关,治疗这些潜在问题也就治疗了心动过速。

在用正性肌力药和血管扩张药使心输出量得到改善且患者病情稳定后,应着手治疗其他难以控制的,可诱发或使病情恶化的合并症。血红蛋白低于100g/L的贫血患者通常需要输血,尽管最近有人对该观点提出了质疑。输血可能更适用于有弥漫性心血管疾病和心肌缺血、不适合做经皮冠状动脉介入治疗(percutaneous coronary intervention,PCI)、有症状或病情不稳定的贫血患者,不过输血并不是对所有的患者都有效。诊断肺炎和其他感染时,使用合适的抗生素治疗,使用胰岛素控制血糖水平。心力衰竭的护理诊断举例详见表框 20-4。

| 表框 20-4 | 护理诊断示例 |
| --- | --- |

- 心输出量减少 与前负荷改变有关。
- 心输出量减少 与心肌收缩力改变有关。
- 心输出量减少 与心率变化有关。
- 活动无耐力 与心输出量减少和心脏功能失调有关。

有效管理慢性心力衰竭是预防 ADHF 的关键,但并不是所有的 ADHF 都能预防。尽管给予最佳的药物治疗,患者在自我护理方面做得很好,且医生可以定期规律地和患者及其照顾者取得联系,在医生控制能力之外的一些事件仍可以导致失代偿。为了有效地减少充血,需要大家共同的努力,依据指南给患者开具药物,同时在出院前对患者和他们的照顾者进行宣教。因此,充分理解以指南为基础的慢性心力衰竭的管理非常关键。

## ▲ 慢性心力衰竭的管理

更确切地说,心力衰竭不是一种真正的疾病,而是疾病的一种表现。对心力衰竭的管理与其他任何疾病的治疗原则相同。治疗时应该识别疾病的原因进行病因治疗,若无法识别或治疗心力衰竭的病因,则开始对症治疗。心力衰竭的原因经常无法识别,即便可以识别,经常也是无法逆转的。心力衰竭的可逆病因在前面已经讨论过,在此不再赘述。单纯的右心衰竭(肺心病)不在此进行讨论。

由舒张功能障碍导致的心力衰竭是非常复杂且缺乏明确定义的一种状况。对舒张功能障碍的患者进行药物临床试验或治疗的研究比较少,因此,在循证治疗方面的证据有限。总的来说,治疗的策略是控制血压、体液量、心率和节律。如何开展和维持这种控制目前仍缺乏一致意见。

对继发于扩张型心肌病和收缩功能障碍的慢性心力衰竭的定义则较为明确。该部分主要讨论目前管理慢性心力衰竭和急性失代偿期的循证指南。在适当的时候,对急性心力衰竭的管理要区别于对急性失代偿期的管理,在静脉给予心肌收缩力的药物、利尿剂和减轻后负荷方面,两者类似。

## 药物治疗

ACC 和 AHA 发布了药物治疗心力衰竭的联合循证指南(表 20-4),是目前基于心力衰竭药物治疗临床试验提出的最新推荐意见。如对老年心力衰竭患者提出了一些特定的管理意见(表框 20-5)。

表 20-4 心力衰竭的药物治疗

| 药物 | 作用 | 开始剂量 | 目标剂量 | 适应证、禁忌证、副作用 |
| --- | --- | --- | --- | --- |
| **慢性心力衰竭** | | | | |
| ACEI<br>赖诺普利<br>依那普利<br>卡托普利 | 阻断肾素 - 血管紧张素 - 醛固酮系统,阻断血管紧张素 I 向血管紧张素 II 的转化,减轻心脏后负荷,从而减轻症状、降低死亡率 | 赖诺普利:2.5~5mg,每日一次<br>依那普利:2.5~5mg,每日两次<br>卡托普利:6.25~12.5mg,每日两次 | 赖诺普利:20~40mg,每日一次<br>依那普利:10~20mg,2 次 /d<br>卡托普利:50mg,每日两次 | 可能引起血管性水肿、高钾血症、肌酐升高、低血压 |
| 肼苯哒嗪 | 血管舒张剂,可减轻心脏后负荷 | 10~25mg,每 6~8h 口服一次 | 75mg,每 6h 口服一次或 100mg 每 8h 口服一次 | 可能引起心动过速,用于不耐受 ACEI 类药物的患者。对严重二尖瓣反流或心房功能差的患者,可用于控制血压、减轻心脏后负荷 |

续表

| 药物 | 作用 | 开始剂量 | 目标剂量 | 适应证、禁忌证、副作用 |
|---|---|---|---|---|
| 硝普钠<br>硝酸异山梨酯(消心痛)<br>单硝酸异山梨酯 | 减轻心脏前负荷,缓解心绞痛和端坐呼吸等症状 | 硝酸异山梨酯(消心痛):10mg 每 6h 一次(晚上 12 点停用一次)<br>单硝酸异山梨酯:30mg,每日一次 | 硝酸异山梨酯(消心痛):每 6h 一次 40mg<br>单硝酸异山梨酯:1次/d,不超过 120mg | 可有头痛或低血压等症状,应采用使以上症状缓解的最小剂量 |
| 地高辛 | 正性肌力药,可阻断神经激素对心脏的影响 | 0.125~0.25mg,每日一次口服 | 0.125~0.25mg,1 次/d 口服 | 受肾脏排泄功能的限制;当肌酐水平 >115μmol/L 时应减少剂量,同时应用胺碘酮时应酌情减量 |
| 利尿剂<br>呋塞米<br>美托拉宗 | 控制体液量 | 呋塞米:20~40mg(从未使用过利尿剂)<br>美托拉宗:2.5~5mg,每日一次 | 呋塞米:如果有必要控制体液量,可每天两次,总量不超过 320mg<br>美托拉宗 1 次/d,必要时可在呋塞米的基础上使用 | |
| 安体舒通 | 阻断醛固酮效应和保钾 | 25mg,1 次/d | 25mg 1 次/d | 可能引起高钾血症,应定期监测血钾水平 |
| β受体阻滞剂<br>美托洛尔缓释片<br>卡维洛尔<br>比索洛尔 | 改善症状,提高运动耐受程度,降低住院率和死亡率 | 美托洛尔缓释片:12.5mg,1 次/d<br>卡维洛尔:3.125mg,1 次/d 比索洛尔:1.25mg 1 次/d | 美托洛尔缓释片:100~200mg 1 次/d;卡维洛尔:25~50mg 2 次/d 比索洛尔:10mg 1 次/d | 用药初期和调整剂量过程中可能出现病情恶化<br>严密监测体重和心率;避免突然停药<br>起效时间较长,3 个月内效果不明显 |
| **急性心力衰竭和慢性心力衰竭急性加重** | | | | |
| 血管扩张药<br>多巴酚丁胺<br>米力农 | 增加心肌收缩力,降低后负荷,从而增加心输出量 | 多巴酚丁胺:2~5μg/(kg·min)<br>米力农:0.2~0.3μg/(kg·min)(有或没有负荷剂量) | 多巴酚丁胺:5~15μg/(kg·min)<br>米力农:0.375~0.7μg/(kg·min) | 使用最小有效剂量时,可引起心动过速和室性心律失常<br>对正在使用β受体阻滞剂的患者有效 |
| 多巴胺 | 可以增加肾灌注,改善利尿效果 | 1~3 μg/(kg·min) | 1~3μg/(kg·min) | 随剂量增大可增加心脏后负荷<br>禁忌外周途径给药 |
| 硝普钠 | 用于减轻后负荷和控制血压 | 0.5 μg/(kg·min) | 直到 1.5μg/kg.min | 避免大剂量或长期给药导致氰化物中毒 |
| 奈西利肽 | 用于减轻后负荷 | 2μg/(kg·min)单次给药 0.01μg/(kg·min) 静脉输入 | 初始剂量为 0.005μg/(kg·min) 最大剂量可增加到 0.3μg/(kg·min) | 使用过程中警惕收缩压 <90mmHg |
| 肼苯哒嗪 | 用于减轻后负荷和控制血压 | 5~10mg 必要时每 4h 静脉输注一次 | 5~10mg 必要时每 4h 静脉输注一次 | 可引起心动过速 |

## 血管紧张素转换酶抑制剂

血管紧张素转换酶抑制剂(ACEI)是当今心力衰竭标准治疗的主要用药,是经典三联用药中的一种。左室功能障碍研究(SOLVD)和北斯堪的纳维亚依那普利生存联合研究(CONSENSUS)均显示,即使是最严重的心力衰竭患者,应用ACEI后在症状控制、运动耐受力和死亡率方面均有所改善。ACEI经典的使用方法是从低剂量开始,然后逐渐调整到临床试验中确定的目标剂量。研究显示,医生在临床上对适用ACEI的患者处方开出率仍比较低,关于赖诺普利治疗生存率的临床试验研究发现,仅使用一种药物是不够的,且为了取得最佳治疗效果,有必要达到临床试验中的目标剂量。

ACEI通过阻断肾素-血管紧张素-醛固酮系统来发挥作用,使血管扩张,对抗醛固酮的作用,从而减轻心脏后负荷和水钠重吸收。阻断肾素-血管紧张素-醛固酮系统对心肌细胞的长期作用被推测是ACEI降低死亡率和限制心腔重塑进展的原理所在。

ACEI也有副作用。有些患者对ACEI过敏,可发生血管性水肿或口腔、咽和喉水肿的潜在致命反应。没有办法去预测可能发生该反应的患者,但这些反应一旦发生,应立即停药,并在病历上标明避免再次开出该种药物,同时要对患者进行健康宣教,告知患者过敏药物的名称以及不能使用的原因。

有些患者使用ACEI后会出现咳嗽。典型的表现是在使用药物后,患者主诉出现持续的、无诱因的干咳。这些咳嗽和患者的体位或时间无关,停用ACEI后症状减轻。

还有患者使用ACEI后会出现高钾血症。同咳嗽一样,高钾血症会在停药后减轻。血钾水平高于6.0mmol/L时可能会引起心律失常,应使用交换树脂治疗。患者血肌酐水平高于132μmol/L时,医生常担心使用ACEI会使患者发生肾功能衰竭。事实上,肌酐水平升高的患者,其肌酐水平再次升高的可能性和那些初使用ACEI时肌酐水平正常的患者是一样的。使用ACEI时肌酐水平最可能升高的两类患者是肾动脉狭窄和低血容量的患者。

接受ACEI治疗的患者也会发生血压的降低。发生无症状性的低血压,收缩压在80~99mmHg之间,舒张压在40~59mmHg之间,这种情况并不少见。这些低血压之所以没有症状,是由于患者收缩功能正常,脑和肾脏的灌注并未受到损害。增加的血流量和每搏输出量代偿了血流阻力的下降,组织实际接受了较其在高阻力和高血压的情况下更多的血液和氧。因此,对无症状的低血压,无需停用或减少ACEI的剂量。

对于无法耐受ACEI的患者,还有其他的选择。肼苯哒嗪和硝普钠的使用早于对ACEI的研究,这些药物在降低死亡率方面有相同的作用。肼苯哒嗪须每日服用3~4次,许多患者对多剂给药的治疗方案依从性较差。长效硝普钠常和肼苯哒嗪联合使用。如果患者依从性差,可采取一天一次的给药方案,如可使用单硝酸异山梨酯或硝酸甘油贴片。硝酸异山梨酯在休息期间也可每6~8小时一次。

因咳嗽无法服用ACEI的患者可以使用血管紧张素Ⅱ受体阻滞剂。有研究探讨洛沙坦、缬沙坦和坎地沙坦在心力衰竭治疗中的作用,早期结果显示这些药物对于没有服用ACEI的患者有效。缬沙坦和坎地沙坦是FDA批准的心力衰竭治疗药物。

## 地高辛

强心苷类药物用于心力衰竭的传统治疗已有数个世纪之久。然而,直到近期也没有客观证据表明洋地黄制剂在治疗心力衰竭方面有实际的效果,但从1993年开始,左室衰竭和地高辛有效性的前瞻性研究(PROVED),以及更近期的地高辛对ACEI的临床研究和洋地黄调查组(DIG)临床试验均提供证据,表明地高辛在心力衰竭治疗中有效。尽管这些研究都没有显示地高辛可以影响死亡率,但它们都一致显示地高辛除了可以降低心力衰竭的住院率外,还可以改善患者的症状和运动耐受性。

地高辛的每日剂量为 0.125mg,对肾功能不全或同时服用胺碘酮的患者可减量。只要维持血药浓度低于 2.0ng/ml,地高辛就是安全的,极少有副作用出现。目前还没有制订出地高辛用于治疗心力衰竭的治疗剂量或提供解读药物水平的指南。有关房颤研究显示,传统治疗给药水平可能过高,更低水平(也就是 1.0ng/ml)可能更安全且同样有效。

## 利尿剂

从 20 世纪 60 年代呋塞米问世以来,利尿剂已成为心力衰竭治疗的主要用药。水肿是心力衰竭患者最常见的一种表现,是机体对水钠潴留的神经内分泌调节的容量反应。在某些情况下(如腹水、胸膜积液),"第三间隙"的液体增加是容量负荷过重和流体静脉压增加的常见反应。当患者不愿或无法减少饮食中钠盐的摄入,水肿就会加重。严重心力衰竭患者常营养不良,甚至出现血清白蛋白水平降低,从而导致渗透压降低,无法将体液拉向血液中。存在容量负荷过重表现的患者在通过利尿恢复他们的净重后常感觉好转。ACEI 和 β 受体阻滞剂在体液平衡患者中作用最佳。

袢利尿剂,如呋塞米,是心力衰竭患者利尿的标准治疗药物。现在有更昂贵的袢利尿剂出现,但没有发现其作用优于呋塞米。袢利尿剂是临界值药物,而每位患者的临界值不同,这就意味着必须根据患者的反应来决定合适的用药剂量。对于需要口服 200mg 呋塞米来维持净重的患者,每次100mg,每日 2 次的剂量可能不够,应使用每日超过 200mg 的剂量。当患者接受 240mg 或更多的口服剂量,却仍有水肿或水肿持续加重时,须考虑存在利尿剂抵抗。然而,并不能因此放弃使用袢利尿剂,可静脉短期给予利尿剂或增加使用噻嗪类,如甲苯喹唑磺胺,直到水肿得到控制。

联合使用袢类和噻嗪类利尿剂的效果要优于单独使用。但对于顽固性水肿,不能联合用药,当水肿消退时,应该确定合适的袢利尿剂剂量并持续使用。

当心力衰竭持续进展或出现失代偿时,有必要调整剂量。应该教会患者每日对自己进行称重并且记录体重。一夜之间增加 1kg 以上或一周之内增加 2.5kg 以上即是水的重量,可以追加利尿剂剂量。有些患者能够通过调整利尿剂的剂量来控制体液平衡,类似于糖尿病患者通过调整胰岛素来控制其血糖水平。

## 螺内酯

螺内酯是一种具有保钾作用的弱利尿剂。使用该药并非其特定的利尿作用。一项螺内酯随机评估研究(randomized aldactone evaluation study,RALES)结果显示,NYHA Ⅲ级或 Ⅳ级的心力衰竭患者,在服用 ACEI、地高辛和利尿剂的同时,每天仅服用 25mg 螺内酯,其死亡率就下降了 30%。导致死亡率下降的原因尚不清楚,推测可能是螺内酯阻断了醛固酮对心肌的损害。从理论上来讲,对已经服用具有保钾作用的 ACEI 的患者,再添加螺内酯这种具有保钾作用的药物是令人担忧的。然而,事实上却很少有患者的血钾水平高到需要停止使用螺内酯的情况。大多数患者可以耐受每日服用的螺内酯且效果非常好。

## β 受体阻滞剂

从表面上看来,β 受体阻滞剂具有负性肌力作用,对具有收缩功能障碍的患者不利。多年来,普遍的治疗标准明确排除 β 受体阻滞剂用于心脏泵血功能无效的患者。但是,在过去的 30 年中,无论是小的研究,还是大规模的、多中心的、国际性的随机对照研究都对这一观点提出了质疑。对小样本研究的 meta 分析和近期研究的初步分析显示,使用 β 受体阻滞剂的 NYHA Ⅲ级或 Ⅳ级的患者,其死亡率下降了 34%。β 受体阻滞剂的其他长期作用包括活动耐受性提高、症状更快被控制、住院率降低和射血分数改善。

短期使用 β 受体阻滞剂可以使心力衰竭加重。因此,应长期使用 β 受体阻滞剂,且只能在患者已经开始使用 ACEI、地高辛和利尿剂的最佳治疗方案且病情稳定以后才能开始。患者失代偿时不应使用 β 受体阻滞剂。在使用该药物时应当从小剂量开始,然后逐渐增加到目标剂量。β 受体阻滞剂的初始使用和剂量调整不在本章的讨论范围之内,其他章节有详细的描述。

不能突然停用 β 受体阻滞剂。反跳性的心动过速可能是致命性的,特别是当患者有冠状动脉功能不全时。服用 β 受体阻滞剂的患者由于心力衰竭失代偿入院时,应当继续服用该药。如果

β 受体阻滞剂的剂量调整和患者的症状恶化之间存在时间关系的话,应该将剂量减少到患者上一次能够耐受的剂量。服用 β 受体阻滞剂的患者可接受正性肌力药而不用停用 β 受体阻滞剂,并且由于 β 受体的正向调节作用可能效果良好。

## 钙通道阻滞剂

收缩功能障碍的患者应该避免使用第一代钙通道阻滞剂,如地尔硫䓬、异搏定和硝苯地平。这些药物没有 β 受体阻滞剂的长期益处,但会产生强烈的负性肌力作用。第二代钙通道阻滞剂,如氨氯地平或非洛地平,因负性肌力效果小,可被用于心力衰竭的患者。该类药最常被用于使用了目标剂量 ACEI 但血压仍超过了血压筛查、评价和治疗联合委员会第七次报告(JNC7)中推荐水平的患者,以控制其血压。JNC7 推荐心力衰竭患者的血压水平应 <130/80mmHg。

## 硝酸盐

硝酸盐是静脉扩张药,其主要作用是减轻心脏前负荷。作为冠状动脉扩张药,主要用于治疗心绞痛。大剂量应用可以降低血压,但不是治疗高血压的一线药物。容量不足或右心室梗死患者使用硝酸盐时,可能会发生突发性低血压。该低血压是由于前负荷下降难以维持每搏输出量和心输出量的结果。

硝酸盐可用于心力衰竭患者,以帮助其减轻端坐呼吸和 DOE 的症状。通常,当患者平卧时,由于体液量相对过多,静脉回流量(前负荷)增加导致肺动脉压增加,从而引起呼吸困难。坐起时前负荷减轻,因而该症状有所缓解。硝酸盐通过减轻前负荷和调节左室血流量,从而帮助控制呼吸困难。基于以上原因,硝酸盐可用于无心绞痛的患者端坐呼吸和 DOE 的治疗。

## 非药物治疗

### 患者角色

有几种方法可以用于管理症状,避免心力衰竭患者入院。患者的参与和投入对于疾病的成功管理是非常重要的。

控制钠的摄入十分关键。患者常常觉得如果不吃盐,他们就排除了饮食中所有多余的钠摄入。他们可能不知道罐装的汤和罐装的蔬菜盐含量也非常高。患者了解食物中自然存在的盐和食物加工过程中添加的盐非常重要。必须教会患者阅读标签和购买盐含量低且营养丰富的食物。

停止饮酒。如前所述,酒精是一种强有力的心脏抑制剂。饮红酒或每天喝一杯酒可以降低 CAD 的风险,但该研究结果是在没有收缩功能障碍的患者身上实施的。有必要向患者澄清这个事实并向其解释酒精的副作用。

鼓励锻炼身体。心力衰竭患者常常体力有限,锻炼的目标是通过长期的低强度运动而非短期的高强度运动提高体力。显然,有些心力衰竭患者在功能水平较高的程度开始锻炼,较严重心力衰竭的患者相比有更高的活动耐受度。心力衰竭患者的锻炼与增强心血管健康的锻炼不同,心率不是评价锻炼效果好坏的指标。

应鼓励心力衰竭患者维持他们的活动水平,步行是目前推荐的最佳锻炼方式,速度和距离都不重要。患者应以能够耐受的速度每天步行 15~20 分钟而不用停下来休息或"喘口气"为目标。有些患者在开始锻炼前需要多次休息,在他们能达到该目标或更低水平之前可能需要相当一段时间。不推荐举重运动,因为该运动会增加后负荷从而可能加重患者症状。

为了避免住院和控制症状,患者能采取的最重要措施就是服药,其次是每天称重。一夜之间体重变化 1.36kg 以上是由于水的重量。如果患者每天称重并记录,能识别 1L 甚至更轻微的体液蓄积,此时可对患者进行利尿治疗,从而避免其因体液过多而住院进行静脉利尿。

限制液体摄入是徒劳的,没有证据显示在不存在明显低钠血症的情况下限制液体摄入有任何价值。同样的,通过限制液体来减轻或控制水肿没有生理学基础,也没有任何证据表明限制液体是有效的。心力衰竭患者的问题是钠潴留,钠潴留又会导致水潴留,限制钠确实可减轻或控制水肿,这一点在利尿剂部分已经讨论过。

### 植入型心律转复除颤器

扩张型心肌病患者,由于室性心动过速或室颤导致的猝死率非常高。无症状性室性心动过速很常见,但其对预后的影响仍未可知。对曾有过晕厥发作或猝死的患者,通常需要放置植入型心律转复除颤器,植入型心律转复除颤器可以中断致命性心律失常。如果这个装置多次激发或出现

NSVT 的症状,为了控制节律可能需要胺碘酮治疗。有关植入型心律转复除颤器的更多信息详见第 18 章。

## 双心室起搏

在心力衰竭和导致左右心室不同步激活的室内传导阻滞(QRS 间期超过 0.13 秒)中,双心室起搏或心脏再同步可以改善心输出量,从而改善症状和运动耐受度。起搏球形扩张的两个心室可以再现由于心肌重建和束支阻滞而丧失的正常心室自下而上的收缩方式。

## 患者健康教育

很多时候,病情急剧恶化而需要住院的情况是可以避免的。如果在体重增加 0.91kg ~1.36kg 时就间断性使用额外剂量的利尿剂治疗,那么体重增加到 6.8kg~9.1kg 而需要住院的情况就不会发生了。帮助患者控制心力衰竭及其合并症可以赋予患者信心,增强他们减少住院次数的控制感。有很多报告显示,疾病管理项目可以提高患者的生活质量、减少再入院率及住院花费。

家庭护理提供了很多疾病管理的机会。当家庭护士进入到患者的生活环境中去,就会有很多的宣教机会。即便是在住院后访视机会有限,如享受美国医疗保险计划的患者,家庭访视护士仍有很多机会在评估的同时干预患者。

从患者入院第一天就要开始进行出院计划。为了预防再次住院,必须制订健康教育、转诊和随访方案。对患者进行健康教育很有必要,但仅仅让患者在护理中成为有效的合作者仍然不够,需加上密切的随访、指导和技能训练才可以让患者有效利用他们已经学会的信息(表框 20-6)。很明显,患者必须服用标准药物的目标剂量以便获得心力衰竭临床试验的效果。然而,患者必须与医疗保健人员合作以使该效果最大化(表框 20-7)。

---

**表框 20-6** | **教育指导:心力衰竭日常生活**

**用药**

- 遵医嘱服药,如果无法耐受,请联系你的医生以便他能帮你联系他人获得帮助
- 不要因为感觉好转就停止服药。多数情况下这些药物需要终身服用。有些药物需要随时间进行调整,你的医生会和你讨论药物的改变
- 你可能服用好几种药物。这些药物之间不会发生相互作用,同时给予这些药物是为了让它们协同作用,其疗效比单独使用其中一种或两种效果好
- 不要让你的药物供应停止,因为突然停用某些药物能引起严重的问题
- 每天在同样的时间服用药物
- 如果你要外出几个小时且无法上卫生间时,先暂停服用利尿剂,直到你回到家补服。不要漏服,因为这会导致严重的水分蓄积和心力衰竭加重

**饮食**

- 移去餐桌和厨房的盐瓶来限制钠盐的摄入。不往烹饪中或盘子里的食物中加盐
- 避免自然含盐量高的食物或腌制食物。像罐装汤、罐装蔬菜、罐装肉等食物,冻在酱中的食物、冷切肉片、酸菜、腌黄瓜、奶酪,和任何大量用盐加工的食物。腌蒜和洋葱盐等调味品和盐是一样的。避免使用盐的替代品因为它们含钾,与你正在服用的药物组合在一起后可以导致钾过量。避免食用汉堡、薯条、炸鸡和玉米卷之类的快餐食品
- 像胡椒粉、Mrs. Dash(一种混合调味料)、洋葱和大蒜粉、香草、种子和调味香料之类的调味品可以食用

- 新鲜或冷冻(不和调味酱一起)蔬菜、新鲜瘦肉和禽肉,以及鱼都是很好的选择

**日常体重**

- 每天在大致相同的时间称重并记录数值
- 最佳的称重时间在早上刚起床上完卫生间后
- 如果可能,称重时脱去衣服。
- 在每日的日记中记录体重,并报告医生
- 如果体重在一夜之间上升了 0.91kg 且第二天没有回到基线水平,或你在一周内体重增加了 1.36kg 以上,应打电话给医生

**活动**

- 尽可能保持活动状态
- 骨骼肌越强壮,对你的心脏越好
- 不要使用心率作为活动量足够的测量指标
- 如果感到疲劳或喘不过气来,应停下来休息,然后再尝试。目标是每天持续活动 15~20min
- 运动目标没有速度或距离的要求,以你能完成的运动强度为宜。家务和园艺都是很好的运动。选择你喜欢的活动
- 气喘并不危险,表明你正在接近你这一段时间的运动耐受程度。但是一旦你呼吸变得正常,就可以继续锻炼。如果你由于害怕在你气喘之前就停止锻炼,你就无法增加你的运动耐受度
- 如果你对能耐受多大的运动量有疑问,应和你的保健医生进行讨论。因为医生非常了解你,所以他是你最好的咨询对象

- 除非你的保健医生说举重是一项适合你的运动,否则不要练习举重

**如果出现以下情况,给你的保健医生打电话:**

- 体重突然增加或减轻
- 夜间由于气喘而醒来且需端坐呼吸
- 夜间躺下时需要更多的枕头来帮助你呼吸或根本无法躺下

- 静息时变得气喘
- 无法像平常一样爬楼梯,因为爬楼使你喘不过气或很累
- 脚和腿开始肿胀
- 晕倒或感觉到快要晕倒了
- 站立时感到头晕或虚弱

表框 20-7 　慢性心力衰竭急性失代偿患者的协同护理指导

| 转归 | 干预措施 |
|---|---|
| **氧合 / 通气** | |
| 有足够的氧气满足组织的代谢需求<br><br>以下情况表明动脉氧含量很少:<br>1. 血红蛋白(Hgb)≥10g/dl 或更高<br>2. SpO₂ 为 90% 或更高 | • 如果 Hgb 为 9.0g/dl 甚至更低,可以考虑输注红细胞<br>• 给予吸氧使 $SpO_2$>90%<br>• 如果患者出现呼吸性酸中毒或面罩给氧仍无法维持氧饱和度在 100%,可以考虑进行插管和机械通气<br>• 考虑原发肺部问题引起的低氧血症,同时检查脑钠肽水平 |
| 表明患者呼吸困难症状得到控制的指征:<br>1. 患者在静息时没有呼吸困难<br>2. 在出现呼吸困难而需要限制活动量之前,患者的活动量是增加的<br>3. 在失代偿之前,NYHA 分类等于或优于基线水平 | • 抬高床头或取减轻呼吸困难的最佳直立体位。<br>• 在患者脸上放置潮湿的毛巾<br>• 在患者面前使用风扇或其他方法使气体流动<br>• 一旦静息时呼吸困难得到缓解,鼓励患者尽可能早和多的下床活动 |
| **循环 / 灌注** | |
| 使心输出量最大化。<br>以下情况表明心输出量恰当:<br>1. 心脏指数 >2.0<br>2. SvO₂>50%<br>3. 尿排出量 >30ml/h<br>4. 意识和定向力在基线水平 | • 使用利尿剂、体液管理或硝酸甘油、硝普钠或奈西利肽等血管扩张药来优化心脏前负荷<br>• 使用米力农或多巴酚丁胺等正性肌力药增加心肌收缩力<br>• 通过利尿和扩张血管来降低心脏后负荷 |
| 无症状性低血压,患者的血压在基线水平 | • 确定患者的基线血压水平,舒张压应 <90mmHg<br>• 如果血压低于基线水平,评估患者是否有脱水的征象,即直立性血压降低和心率加快<br>• 如果为无症状性低血压,继续给予血管紧张素转换酶抑制剂和其他减轻后负荷的药物<br>• 如果患者有直立性低血压,让患者卧床休息直到症状缓解<br>• 如果患者存在直立性低血压、有临床症状,且肌酐水平增高,暂停使用利尿剂并考虑给予静脉输注生理盐水 |
| **体液 / 电解质** | |
| 达到体液平衡<br>以下情况表明体液平衡:<br>1. 没有外周水肿<br>2. 没有腹水<br>3. 回到曾经记录的净重<br>4. 达到基线 BUN 和肌酐水平<br>5. 黏膜湿润 | • 给予袢利尿剂 2h 内可以产生 1L 尿量<br>• 每日称重<br>• 争取使体重每天减轻 1~2kg 直到恢复净重<br>• 每日至少监测一次电解质变化<br>• 需要时补充钾、镁和钙<br>• 测量血清白蛋白水平<br>• 如果利尿剂效果不够,加用美托拉宗或上文提到的正性肌力药<br>• 如果出现新的湿啰音或啰音加重,报告医生 |

| 表框 20-7 | 慢性心力衰竭急性失代偿患者的协同护理指导(续) |
|---|---|
| 转归 | 干预措施 |
| **宣教/出院计划** | |
| 避免再次入院 | • 评估患者对药物治疗方案的理解程度<br>• 在给予书面指导之前,评估患者的阅读能力<br>• 如果患者在阅读、视力或记忆方面有困难,请一位家属参与讨论<br>• 使用一种药物准备的方法以便患者每天只用打开一个容器<br>• 告知患者每日称重的重要性以便保持体液平衡<br>• 要求患者每次称重并记录,如果体重超过基线水平 1.36 kg ~2.27kg,给医生打电话<br>• 教会患者识别含钠量高的食物<br>• 鼓励患者戒酒<br>• 鼓励患者步行并尽可能保持活动<br>• 如果患者多次入院或在取药方面有困难,应考虑将患者情况提交个案管理或社会工作部门 |

# ▲ 临床适用性挑战

**案例学习**

A.J.,64 岁,农民,4 年前曾患间壁心肌梗死,此后一直有慢性心力衰竭。其射血分数为 36%,NYHA Ⅱ级。尽管在心梗之后放慢了自己的步调,但是在代偿状态时,患者能够继续在农场干活,饲养牛和鸡,履行他的职责方面没有问题。期间,他还患上了 2 型糖尿病,通过每日口服格列吡嗪 2 次,5mg/ 次,控制良好。近期 HbgA1c 为 5.8%。在过去的 3 周内,自我感觉易疲劳,脚踝肿胀夜间休息后不消肿,腹围变大无法系上裤带。昨晚因呼吸困难无法平卧,只好睡在躺椅中。在妻子坚持下来就诊。ECG 示:新发前壁心梗和左束支传导阻滞,QRS 间期为 0.162s。为进一步的诊断评估,包括心脏置管和治疗急性失代偿性心力衰竭,被收入冠心病监护病房。A.J. 在家中的时候没有定期称重,他惊奇地发现自己的体重竟然比 4 周前去看医生时增加了 19.5kg。体格检查出现了新发的、明显的二尖瓣反流杂音(Ⅱ/Ⅵ)、S3、颈静脉扩张达耳垂,腹水,听诊无湿啰音或呼吸音减弱。

生命体征为:血压 88/46mmHg、心率 76 次 /min、呼吸 28 次 /min、体温 37.1℃。

心脏置管显示中右冠状动脉梗阻 95%,遂放置药物洗脱性支架一个。支架置入后心脏指数为 3.1L/(min·m²)。此外,他的心脏医生为他做了超声心动图,结果显示他的射血分数下降到 26% 且伴有心室间不同步。在住院期间他还要植入一个具有双室起搏功能的心律转复除颤器。

入院时其重要的实验室检查值如下:

| | |
|---|---|
| 血糖:10.3mmol/L | 总胆红素 64.98μmol/L |
| Na:55.68mmol/L | 白蛋白:38g/L |
| K:5.8mmol/L | 碱性磷酸酶:160U/L |
| BUN:24.28mmol/L | 肌酐:185.64μmol/L |

1. 隐匿性心肌梗死在糖尿病患者中很常见。新发的心梗对 A.J. 的症状加重和失代偿有何影响?
2. A.J. 有心室内不同步,放置双心室起搏器将如何改善他的症状?
3. 为减少急性失代偿性心力衰竭引起的体重剧增可能引起的惊吓,A.J. 应做些什么?

(译者:赵燕利)

# 参考文献

1. Heart Disease and Stroke Statistics—2010 Update: A report from the American Heart Association Statistics Committee and Stroke Statistics Subcommittee. Circulation 121:e46–e215, 2010

2. 2009 Writing Group to review new evidence and update the 2005 Guideline for the Management of Patients with Chronic Heart Failure Writing on Behalf of the 2005 Heart Failure Writing Committee; Jessup M, Abraham WT, Casey DE, Feldman AM, et al: 2009 focused update: ACCF/AHA Guidelines for the Diagnosis and Management of Heart Failure in Adults: A report of the American College of Cardiology Foundation/American Heart Association Task Force on Practice Guidelines: Developed in collaboration with the International Society for Heart and Lung Transplantation. Circulation 119: 1977–2016, 2009

3. Whellan DJ, Greiner M A, Schulman KA, et al: Costs of inpatient care among Medicare beneficiaries with heart failure, 2001 to 2004. Circ Cardiovasc Qual Outcomes 3:33–40, 2010

4. New York Heart Association: Diseases of the Heart and Blood Vessels: Nomenclature and Criteria for Diagnosis, 6th ed. Boston, MA: Little, Brown, 1964

5. Harding SE: The failing cardiomyocyte. Heart Fail Clin 1(2):171–181, 2005

6. Packer M: Evolution of the neurohormonal hypothesis to explain the progression of chronic heart failure. Eur Heart J 16(Suppl f): 4–6, 1995

7. Tang WHW, Francis GS: Neurohormonal upregulation in heart failure. Heart Fail Clin 1(1):1–9, 2005

8. Miyasaka Y, Barnes ME, Gersh BJ, et al: Incidence and mortality risk of congestive heart failure in atrial fibrillation patients: A community-based study over two decades. Eur Heart J 27(8):936–941, 2006

9. Boriani G, Diemberger I, Martignani C, et al: The epidemiological burden of atrial fibrillation: A challenge for clinicians and health care systems. Eur Heart J 27(8):893–894, 2006

10. Stockburger M, Krebs A, Nitardy A, et al: Survival and appropriate device interventions in recipients of cardioverter defibrillators implanted for the primary versus secondary prevention of sudden cardiac death. Pacing Clin Electrophysiol 32(Suppl 1):S16–S20, 2009

11. Daniel MB, Nelson CL, Anstrom KJ, et al; for the SCD-HeFT Investigators: Cost-effectiveness of defibrillator therapy or amiodarone in chronic stable heart failure: Results from the sudden cardiac death in heart failure trial (SCD-HeFT). Circulation 114(2):135–142, 2006

12. Nieminen MS, Harjola VP: Definition and epidemiology of acute heart failure syndromes. Am J Cardiol 96(6A);5G–10G, 2005

13. Gheorghiade M, Zannad F, Sopko G, et al: Acute heart failure syndromes: Current state and framework for future research. Circulation 112(25):3958–3968, 2005

14. Offer A, Reisfeld D, Sberro H, et al: Implications of Cheyne-Stokes breathing in advanced systolic heart failure. Clin Cardiol 33(3):E8–E12, 2010

15. Maisel A: B-type natriuretic peptide levels: A potential "white count" for congestive heart failure. J Card Fail 7:183–193, 2001

16. Wright GA, Struthers AD: Natriuretic peptides as a prognostic marker and therapeutic target in heart failure. Heart 92(2):149–151, 2006

17. Stevenson LW; the ESCAPE investigators and ESCAE Study Coordinators: Evaluation study of congestive heart failure and pulmonary artery catheterization effectiveness: The ESCAPE trial. JAMA 294(13): 1625–1633, 2005

18. Gheorghiade M, Follath F, Ponikowski P, et al: Assessing and grading congestion in acute heart failure: A scientific statement from the acute heart failure committee of the heart failure association of the European Society of Cardiology and endorsed by the European Society of Intensive Care Medicine. Eur J Heart Fail 12:423–433, 2010

19. Gupta S, Neyses L: Diuretic usage in heart failure: A continuing conundrum in 2005. Eur Heart J 26(7):644–649, 2005

20. Eshaghian S, Horwich TB, Fonarow GC: Relation of loop diuretic dose to mortality in advanced heart failure. Am J Cardiol 97:1759–1764, 2006

21. Nohria A, Tsang SW, Fang JC, et al: Clinical assessment identifies hemodynamic profiles that predict outcomes in patients admitted with heart failure. J Am Coll Cardiol 41(10):1797–1804, 2003

22. Joseph SM, Cedars AM, Ewald GA, et al: Acute decompensated heart failure: Contemporary medical management. Tex Heart Inst J 36(6): 510–520, 2009

23. Mehra MR: Optimizing outcomes in the patient with acute decompensated heart failure. Am Heart J 151(3):571–579, 2006

24. Moe GW: B-type natriuretic peptide in heart failure. Curr Opin Cardiol 5(4):385–391, 2006

25. Noviasky JA: Controversy and conflict in the treatment of acute decompensated heart failure: Limited role for nesiritide. Pharmacotherapy 27(5):626–632, 2007

26. Hernandez A, Shea AM, Milano CA, et al: Long-term outcomes and costs of ventricular assist devices among Medicare beneficiaries. JAMA 300(20):2398–2406, 2008

27. Garg R, Yusuf S: Overview of randomized trials of angiotensin-converting enzyme inhibitors on mortality and morbidity in patients with heart failure. Collaborative Group on ACE Inhibitor Trials. JAMA 273(18):1450–1456, 1995

28. Nicklas JM, Cohn JN, Pitt B: What does ATLAS really tell us about "high" dose angiotensin-converting enzyme inhibition in heart failure? J Card Fail 6(2):165–168, 2000

29. Arnlov J, Ramachandran SV: Neurohormonal activation in populations susceptible to heart failure. Heart Fail Clin 1(1):11–23, 2005

30. Solomon SD, Rice MM, Jablonski KA, et al; for the Prevention of Events With ACE Inhibition (PEACE) Investigators: Renal function and effectiveness of angiotensin-converting enzyme inhibitor therapy in patients with stable coronary disease in the prevention of events with ACE inhibition (PEACE) trial. Circulation 114(1):16–31, 2006

31. The Digitalis Investigation Group: The effect of digoxin on mortality and morbidity in patients with heart failure. N Engl J Med 336(8): 525–533, 1977

32. Pitt B, Zannad F, Remme WJ, et al; for the Randomized Aldactone Evaluation Study Investigators: The effect of spironolactone on morbidity and mortality in patients with severe heart failure. N Engl J Med 341(10):709–717, 1999

33. Clelend JGF, Huan L, Windram J: Are there clinically important differences between beta-blockers in heart failure? Heart Fail Clin 1(1):57–66, 2005

34. Chobanian AV, Bakris GL, Black HR, et al: National High Blood Pressure Education Coordinating Committee: The seventh report of the joint national committee for prevention, detection, evaluation, and treatment of high blood pressure. The JNC-7 Report. JAMA 289(19):2560–2571, 2003

35. Bitar F, Akhter MW, Khan S, et al: Survey of the use of organic nitrates for the treatment of chronic congestive heart failure in the United States. Am J Cardiol 94:1465–1468, 2004

36. Bean MK, Gibson D, Flattery M, et al: Psychosocial factors, quality of life and psychological distress: Ethnic differences in patients with heart failure. Prog Cardiovasc Nursing 24:131–140, 2009

37. Riegel B, Moser DK, Anker SD, et al: State of the science: Promoting self-care in persons with heart failure. A statement from the American Heart Association. Circulation 120:1141–1163, 2009

38. Heart Failure Society of America: 2010 Comprehensive heart failure practice guideline executive summary. J Cardiac Fail 16(6):475–539, 2010

39. Tarcho JA: Biventricular pacing. N Engl J Med 355(3):288–294, 2006

40. McAlister FA, Ezekowitz J, Dryden DM, et al: Cardiac resynchronization therapy and implantable cardiac defibrillators in left ventricular systolic dysfunction. Evidence report/technology assessment No 152 (Prepared by the University of Alberta Evidence-Based Practice Center under Contract No 290-02-0023). AHRQ Publication No 07-E009. Rockville, MD: Agency for Healthcare Research and Quality, June 2007.

41. Rich MW: Heart failure disease management: A critical review. J Card Fail 5(1):64–75, 1999

42. Inglis SC, Clark RA, Cleland JGF, et al: Structured telephone support or telemonitoring programs for patients with chronic heart failure. Cochrane Database Syst Rev 4(8):CD007228, 2010. DOI: 10.1002/14651858.CD007228.pub3

43. Stewart S, Horowitz JD: Home-based intervention in congestive heart failure: Long-term implications on readmission and survival. Circulation 105:2861–2866, 2002

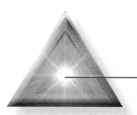

# 急性心肌梗死

Patricia Gonce Morton

## 第 21 章

### 学习目标

学习本章内容后,读者应能够:

1. 阐述动脉粥样硬化的病理生理机制和危险因素。
2. 描述心绞痛患者的分类、评估和管理。
3. 比较心绞痛与心肌梗死患者的病理生理机制和评估结果。
4. 讨论心肌梗死患者的诊断性检查。
5. 总结心肌梗死患者的管理原则,包括早期、监护期及中期的护理管理。
6. 描述心肌梗死患者的并发症。
7. 阐述心脏康复和患者教育的原则。

心血管疾病是一个重要的全球健康问题。2008 年,在世界范围内估计有 1 730 万人死于心血管疾病。中、低收入国家的死亡人数占总死亡人数的 80% 左右。在美国,心血管疾病持续几年成为男性和女性死亡的主要原因。每天大约有 2 200 个美国人死于心血管疾病,这表示平均每 39 秒就有一人死于心血管疾病。

在白人中,11.9% 患有心血管疾病;黑人或非裔美国人中,该比例为 11.2%;拉丁美洲人或西班牙裔中,8.5% 患有心血管疾病。心血管疾病的总死亡率为每 100 000 人中 205.7 人,对于黑人女性,心血管疾病的总死亡率为每 100 000 人中 286.1 人。

心血管疾病的主要死亡原因是冠心病(coronary heart disease)[心肌梗死(myocardial infarction,MI)和心绞痛(angina pectoris)]。大约每 25 秒就有一人发生冠心病事件,并且每 1 分钟就有一人死于这类事件。2007 年,美国每 6 例死亡中有 1 例是由于冠心病引起的。每年,大约有 785 000 美国人新发冠心病,并且大约有 470 000 人冠心病复发。此外,每年有 195 000 人新发无症状的心肌梗死(silent first MIs)。

为了应对高死亡率和高发病率,心血管疾病在预防、诊断和管理方面已经有了很大进步。自从 1951 年 Framingham 的危险因素研究和 20 世纪 60 年代冠心病监护室(coronary care unit,CCU)发展以来,危重症护士在减少与心脏疾病有关的死亡率中起到了主要作用。危重症护士运用先进的评估技能,快速制订决策和治疗措施,干预心血管疾病急性期患者。由护士提供的患者教育和心理支持能够帮助患者及家属回归家庭并且最大程度地改善其健康状况。

## ▲ 动脉粥样硬化

动脉粥样硬化(atherosclerosis)是心血管疾病的主要原因。术语动脉粥样硬化来源于希腊单词*athere*,表示“粥样物”或“糊状物”,以及*sclerosis*,表示“坚硬”。

### 病理生理机制

动脉粥样硬化是一个复杂而隐匿的过程,早期无明显症状。尽管科学家尚未完全弄清其发展过程,科学证据显示动脉粥样硬化始于动脉内部保护层(内皮)受损。三个已知的损害原因包括血胆固醇和甘油三酯水平升高、高血压及吸烟。

脂质、胆固醇、细胞代谢产物、钙和纤维素通过血管,并逐渐堆积在动脉内壁中。这些物质的堆积导致纤维覆盖下脂质斑块形成,亦称粥样斑,使得动脉血流部分或完全受阻。

血管损伤及其导致的动脉内壁中上述物质的聚积引起白细胞、平滑肌细胞及血小板在此处聚集,由此形成胶原蛋白和弹性纤维基质并使钙化层变厚。纤维斑块的核心部分可以发生坏死并可能导致出血和钙化。在此过程中也可能形成血栓,从而进一步加重血管内腔的阻塞(图 21-1)。这些纤维斑块最常出现在冠状动脉、腘动脉、颈内动脉以及腹主动脉中。

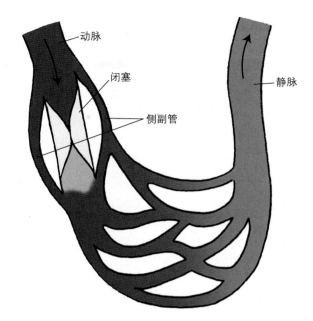

图 21-2 ▲ 侧支循环的建立将提供心肌血流,直到缓慢发展的动脉粥样硬化进程超过了侧支供血的限度。(From Bullock BL:Pathophysiology:Adaptations and Alterations in Function,4th ed. Philadelphia,PA:Lippincott-Raven,1996.)

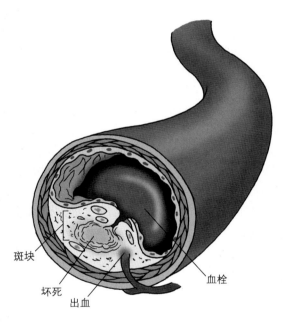

图 21-1 ▲ 动脉粥样硬化斑块血栓形成。它可能部分或完全封闭血管内腔。(From Bullock BL:Pathophysiology:Adaptations and Alterations in Function,4th ed. Philadelphia,PA:Lippincott-Raven,1996.)

由于纤维斑块的形成,通过动脉的血流量减少,导致组织供氧量减少。然而,症状往往出现在某区域中 75% 或者更多的血液供应受到阻碍时。症状出现的早晚取决于侧支循环的发展程度。侧支循环是一些小动脉,作用为连接两个较大动脉或同一动脉的不同部分。在正常情况下,这些侧支循环极少运载血流。当较大的动脉逐渐闭塞,压力作用于闭塞的近端时,血流方向改变进入侧支循环,侧支循环逐渐扩大(图 21-2),继而血液可通过这些替代路线流经闭塞区域。

研究进程突出了动脉粥样硬化病理生理过程中炎症的作用。炎症的典型症状和体征包括红、肿、热、痛。由此提示损伤组织正处于恢复体内平衡的过程中,该过程包括三个时期,即血管舒张和血管通透性增加、吞噬细胞从血液中向组织中转移以及组织修复三个时期。这一恢复体内平衡的过程具有保护作用,但是在动脉粥样硬化这种特定情况下,却发现该过程具有破坏性。在炎性分子的帮助下,动脉粥样硬化斑块持续发展,并且在脂质核心上形成纤维帽。当纤维帽成熟时,炎性分子使其变薄并引发破裂。一旦纤维帽破裂,凝血级联将被激活并形成凝块,导致血管内血流阻塞。

目前,炎症标记物被用于评估动脉粥样硬化危险度。C 反应蛋白(C-reactive protein,CRP)是一种急性期蛋白,在发生全身性炎症时数量增加。超灵敏 C 反应蛋白(highly sensitive C-reactive protein,hs-CPR)是一种更新的、更灵敏的 C 反应蛋白血液测试,它可以被用作确定心脏疾病的危险度。高水平的超灵敏 C 反应蛋白能够预测不稳定性心绞痛(unstable angina)和心肌梗死患者复发冠心病事件的可能性。超灵敏 C 反应蛋白测得值低于 1.0mg/dl 时,心血管疾病发病风险低;测得值在 1.0~3.0mg/dl 之间时为中等风险;测得值高于 3.0mg/dl 时为高风险。

## 危险因素

动脉粥样硬化的病因尚未明确,但流行病学研究已确认了形成动脉粥样硬化的危险因素。这些危险因素通常被分为两类:不可控的主要危险因素和能够被改善、治疗或控制的主要危险因素。主要危险因素是那些在研究中显示出能够明显增加心血管疾病发病风险的危险因素。其他危险因素是与心血管疾病发病风险增加有关的已知危险因素,但其重要性和普遍性仍然在调查研究中。患者的危险因素越多,越有可能发展成为冠心病。

### 不可控的主要危险因素

**年龄** 随着年龄的增长,所有类型的动脉粥样硬化性疾病发生率均增加。65 岁及以上的人群中,83% 以上的人死于冠心病。在老年人中,相对于男性而言,患有心肌梗死的女性更可能在发病几周内死亡。

**遗传(包括种族)** 尽管目前认为动脉粥样硬化的发病风险受到环境和基因共同影响,动脉粥样硬化的发展更倾向于家族遗传。即使在其他危险因素得到控制的条件下,当具有家族史时,发展成为冠状动脉疾病的可能性仍然增加。而大多数具有心血管疾病家族史的人同时也具有一个或多个其他危险因素。非裔美国人、墨西哥裔美国人、美洲原住民、夏威夷原住民和一些亚裔美国人的心血管疾病发病率更高。非裔美国人的高血压患病率比白种人高,高血压患者心脏疾病发病率较高。墨西哥裔美国人、美国印第安人和夏威夷原住民肥胖和糖尿病发病率较高,这也是他们心血管疾病发病率较高的原因。

**性别** 男性与女性相比,其冠状动脉疾病发病风险更大并且发生心肌梗死的年龄更年轻。女性绝经后冠心病的死亡率升高,但仍然不会达到男性的危险水平。

### 可控制的主要危险因素

**吸烟** 吸烟者发生心肌梗死的风险是不吸烟者的 2~4 倍。吸烟是心搏骤停(sudden cardiac death,SCA)最大的危险因素。同时吸烟与其他危险因素共同作用时极大地增加了冠心病的风险。此外,暴露于吸烟环境中的非吸烟者,患心脏疾病

的风险也有所增加。

**高胆固醇** 高胆固醇水平增加了冠状动脉疾病的风险,当合并其他危险因素时其风险更高。中年人血液中总胆固醇水平低于 200mg/dl 时,冠状动脉疾病患病风险相对较低。血液中总胆固醇水平在 200~239mg/dl 时,冠状动脉疾病患病风险中度且持续增加。当水平上升至 240mg/dl 以上时,冠状动脉疾病患病风险将翻倍。

血液中大多数的胆固醇由低密度脂蛋白(low-density lipoprotein,LDL)运载,低密度脂蛋白也常被称为“坏”胆固醇。这一类型的胆固醇储存于动脉壁中,血液中高水平的低密度脂蛋白增加了冠心病发病风险。低密度脂蛋白水平低于 100mg/dl 为理想状态。对于评定为心肌梗死高危患者,推荐的治疗目标是将低密度脂蛋白水平控制在 70mg/dl 以下。

高密度脂蛋白(high-density cholesterol,HDL)负责将胆固醇从组织中移除并将多余的胆固醇运回肝脏,由肝脏负责代谢。为此,高密度脂蛋白常被称为“好”胆固醇。低水平高密度脂蛋白(<40mg/dl)与冠状动脉疾病患病风险更高有关。

甘油三酯是体内最常见的脂肪类型,其正常水平因年龄和性别的不同而异。甘油三酯浓度偏高,同时伴随低密度脂蛋白浓度偏高或高密度脂蛋白浓度偏低时动脉粥样硬化的发展速率可能加快。

心肌梗死高危患者是指心血管疾病患者伴有多种严重的或控制不佳的危险因素(特别是糖尿病)或代谢综合征(一组与肥胖有关的危险因素,包括高水平的甘油三酯和低水平的高密度脂质)的患者。心肌梗死的高危患者具有冠心病、脑或四肢血管疾病、糖尿病或多种(两个或更多)危险因素,这类患者 10 年心脏病发病风险超过 20%;心肌梗死的中危患者具有两个或更多的冠心病危险因素,这类患者 10 年心脏病发病风险为 10%~20%;心肌梗死的低危患者具有两个或更多的危险因素,但 10 年发病风险低于 10%,或患者至多只有一个危险因素。

**高血压** 高血压是主要危险因素之一。由于没有具体的症状及早期预警标志,高血压被称为无声的杀手。美国超过 20 岁的成年人中,约 33.5% 患有高血压,男性和女性的高血压患病率几乎相同。

美国黑人群体的高血压患病率在全世界范围

内最高,为 44%,并且呈持续增长趋势。与白人相比,黑人更早发生高血压,平均血压也更高。当肥胖、吸烟、高胆固醇水平或糖尿病与高血压同时存在时,心脏或脑卒中的风险增加数倍。

**缺乏体力活动**　体力活动的缺乏加速了心脏疾病的发病进展。当缺少规律锻炼和过量进食、肥胖及高胆固醇相结合时,心脏疾病的发病风险增加。常规中等到剧烈的体育活动有助于预防心血管疾病。长期进行规律的中等强度锻炼也有助于预防心脏病。

**肥胖和超重**　大约 67% 的美国成年人超重,并且大约 33.7% 已达到肥胖标准。肥胖及超重与冠状动脉疾病和脑卒中引起的死亡率增长有关,也与高血压、胰岛素抗药性、糖尿病和血脂异常增长的发生率有关。与外周型肥胖或皮下性肥胖相比,向心性肥胖(腹内脂肪)是心血管疾病更强的预测因素。腰围和身体质量指数(体重相对于身高的测量方法)是评估个人体脂的推荐方法,当女性腰围 >88.9cm、男性腰围 >101.6cm 时,心血管疾病发病风险更高。

**糖尿病**　糖尿病能够明显增加心血管疾病的发病风险。这种风险因素一直存在,即使是持续控制血糖的个体。但如果血糖控制不佳,心脏病的发病风险会更高。糖尿病患者中大约 75% 死于某种心血管疾病。

### 危险诱因

**应激**　个体的应激反应可能是心血管疾病的影响因素。个体应对压力的行为(比如吸烟和饮食过量)可能会增加心血管疾病风险。

**过度饮酒**　过度饮酒与高血压、心力衰竭和脑卒中的发病有关,但适度饮酒有助于降低心脏疾病的发病风险。适度饮酒的标准是女性每日一杯,男性每日两杯。每一杯的定义为 44.36ml 的 40% 酒精度的白酒,29.57ml 的 50% 酒精度的白酒,118.29ml 的葡萄酒或 354.88ml 的啤酒。

## ▲ 急性冠脉综合征

急性冠脉综合征(acute coronary syndrome,ACS)是患者有急性心肌缺血临床症状的一类统称。包括不稳定型心绞痛(unstable angina)和急性心肌梗死(acute myocardial infarction,AMI)。不稳定型心绞痛指的是无法预测的胸痛或不适,通常休息时发生。心肌梗死分为两种类型,分别为 ST 段抬高型心肌梗死(ST-segment elevation MI,STEMI)和非 ST 段抬高型心肌梗死(non-ST-segment elevation MI,NSTEMI)。不稳定型心绞痛和非 ST 段抬高型心肌梗死的病理生理起源和临床表现相似,但严重程度不同。当心肌发生严重缺血损害并且释放心肌坏死标记物进入血液循环,但心电图(electrocardiogram,ECG)上不显示 ST 段抬高时可被诊断为非 ST 段抬高型心肌梗死。缺血性疼痛首次发作几小时后,若血液循环中无法找到生物标记物,可被诊断为不稳定型心绞痛。不稳定型心绞痛可在休息时发生,通常持续时间达 20 分钟以上,也可表现为新发作(<2 个月)的严重心绞痛,以及强度、持续时间、频率或这些因素任何组合的逐渐加重的心绞痛。ST 段抬高型心肌梗死患者的心电图显示 ST 段改变,并且可在血液中检测出生物标记物。急性心肌梗死患者中大约三分之二是非 ST 段抬高型心肌梗死,三分之一是 ST 段抬高型心肌梗死。

## ▲ 心绞痛

心绞痛一词来自于拉丁语,表示"窒息",用于描述由冠状动脉疾病产生的胸痛或不适。患者可将感觉描述为压迫、发胀、挤压、沉重或疼痛。

### 病理生理机制

心绞痛由短暂及可逆的心肌缺血所引起,产生的原因是心肌氧供和氧耗失衡。多数情况下,心绞痛因供氧量减少而产生。供氧量减少的最常见原因是冠状动脉粥样硬化性狭窄。破裂的动脉粥样硬化斑块形成了非闭塞性血栓,导致心肌灌注减少。通过心肌的血流减少,冠脉血流的自我调节将作为代偿机制启动,该调节使得小动脉平滑肌松弛,因此减少了小动脉血管床的血流阻力。当代偿机制失代偿时,心肌缺血与疼痛同时出现。

不稳定型心绞痛的一个少见病因是,由冠状动脉局部强烈痉挛造成的动力性梗阻。这种痉挛是由血管平滑肌的超强收缩,内皮功能障碍或阻力小血管异常收缩引起的。痉挛将会阻断心肌灌注,从而减少供氧量。

动脉炎是导致供氧量减少从而引起不稳定型心绞痛的另一个病因。该炎症过程可引起动脉狭窄、斑块不稳定、破裂及血栓形成。目前多项研究致力于更深入地了解炎症在急性冠脉综合征中的作用。

需氧量的明显增加是不稳定型心绞痛的另一个病因。发热、心动过速及甲状腺功能亢进等情况可能会引起需氧量的增加,当患者氧供不足同时伴有潜在的冠状动脉疾病时,可能引起不稳定型心绞痛。

心肌组织对氧和营养物质的需求不会因供氧量和需氧量之间失去平衡而发生改变。当失衡发生时,心脏必须在能量和氧气缺乏的条件下完成相同的射血工作。由于含氧血量减少,心肌组织在缺氧的环境下发生缺血。当储存的糖原和三磷酸腺苷耗尽时,细胞对葡萄糖的摄取明显增加。无氧代谢只能够提供总能量需求的6%。缺血时,钾迅速从心肌细胞中转移出去,发展为细胞酸中毒,从而影响细胞代谢。

## 心绞痛的分类

临床上有很多学术用语描述心绞痛。稳定型心绞痛(stable angina)(也被称作慢性稳定型心绞痛、典型心绞痛或劳力型心绞痛)表现为可预见性的阵发性胸骨下疼痛。这种疼痛在强体力活动或情绪激动时出现,休息或使用硝酸甘油后解除。

不稳定型心绞痛也被称为梗死前心绞痛或递增型心绞痛,是通常发生于休息时的心源性胸痛。与稳定型心绞痛患者相比,不稳定型心绞痛患者胸部不适的时间更长也更严重。不稳定型心绞痛是急性冠脉综合征的一种并且需要立即治疗,因为该类患者发展为急性心肌梗死、心律失常或心源性猝死的风险较高。

变异型心绞痛,也被称为普林兹梅特尔心绞痛或血管痉挛性心绞痛,是不稳定型心绞痛中的一种。变异型心绞痛通常在休息时发作,最常发生的时间段为午夜至早上8点。劳力或情绪激动后发生少见。变异型心绞痛是冠状动脉痉挛所致,大部分经历变异型心绞痛的患者具有严重的冠状动脉粥样硬化,病变至少累及一根主冠状动脉,动脉痉挛发生处非常接近阻塞部位。

加拿大心血管学会(Canadian Cardiovascular Society,CCS)提议了一项心绞痛等级分类标准。表框21-1描述了四级分类标准。

| 表框21-1 | 心绞痛分级—加拿大心血管学会分类标准 |
|---|---|

**等级Ⅰ**:一般体力活动不受限,比如步行和爬楼梯。心绞痛发生于剧烈快速的或持续重体力工作活动中

**等级Ⅱ**:一般体力活动轻度受限。心绞痛发生于快走或快速爬楼梯、走上坡、饭后步行或爬楼梯、寒冷中、风中、情绪激动或醒后数小时内。正常活动情况下,步行超过两个街区和爬楼梯一层以上发生心绞痛

**等级Ⅲ**:一般体力活动明显受限。正常活动情况下,步行一至两个街区和爬一层楼梯发生心绞痛

**等级Ⅳ**:任何程度的体力活动均感不适,心绞痛症状可出现于休息时

From Campeau L: Grading of angina pectoris [ letter ]. Circulation 54:522-523,1976;copyright 1976,American Heart Association,Inc, used with permission.

## 评估

### 病史

预测冠状动脉疾病引起缺血可能性的重要因素有五个,这些因素可通过采集病史获得。这些因素包括相关症状、冠状动脉疾病既往史信息、患者的性别和年龄及存在的危险因素数量。

当护士采集患者病史时,通常使用NOPQRST方法进行疼痛评估。所需的评估问题见表框17-1。确定患者的基础情况后,护士询问疼痛的发生时间,确定疼痛的原因(诱因)及患者已采取的任何缓解疼痛的措施(缓和剂),比如休息或使用硝酸甘油。心绞痛产生的疼痛常常由劳力或情绪引发,也见于饭后,暴露于寒冷中或休息时,常通过休息或舌下含服硝酸甘油缓解。但是严重的心绞痛(不稳定型心绞痛)休息时或活动较少时,也可引起疼痛,并且在休息或舌下含服硝酸甘油不缓解。心绞痛的疼痛性质常表现为深度及不易定位的胸部或手臂不适感,患者经常主诉沉重、压榨性、透不过气或窒息的感觉。当被问及疼痛的部位及放射部位时,患者主诉胸骨下、左胸或上腹部疼痛并可能放射到左臂、颈、背或下巴。护士对疼痛程度的评估方法为,要求患者在0~10分的范围内评价疼痛,10分为最痛。此外,护士还应获取患者的疼痛持续时间、发生频率及一天中疼痛发生时间。最后,询问呼吸困难、恶心、呕吐及出汗等相关症状。表框21-2总结了心肌缺血患者

| 表框 21-2 | 心肌缺血引起胸痛的 NOPQRST 特征 |
| --- | --- |

**N- 正常**
- 患者在疼痛出现前的基线表现

**O- 发作**
- 疼痛 / 不适开始的时间

**P- 诱发因素和缓解因素**

**诱发因素**
- 运动
- 饱食后运动
- 用力
- 在寒冷或大风中行走
- 寒冷天气
- 紧张或焦虑
- 愤怒
- 害怕

**缓解因素**
- 停止运动
- 坐下休息
- 舌下含服硝酸甘油,心肌梗死产生的疼痛通常不能通过舌下含服硝酸甘油缓解

**Q- 性质**
- 沉重感
- 紧缩感
- 压榨感
- 阻塞感
- 窒息感
- 钳夹样

**R- 部位和放射**
- 胸骨下疼痛,放射至背、左臂、颈或下巴
- 上胸部
- 上腹部
- 左肩
- 肩胛区间

**S- 严重度**
- 疼痛评分范围为 0~10 分,10 分为患者曾经承受过的最大痛苦,评分经常为 5 分及以上

**T- 时间**
- 疼痛持续时间从 30s 到 30min 不等
- 不稳定型心绞痛或心肌梗死的疼痛持续时间可超过 30min

的评估结果。综上所述,心绞痛可被分为三种:静息型心绞痛、新发(<2 个月)严重心绞痛及加重型心绞痛(在强度、持续时间或频率上)。

由于神经受体的改变,老年患者特别是老年女性在发生心绞痛时可能有不同的表现。表框 21-3 描述了老年心绞痛患者的注意事项。

| 表框 21-3 | 老年患者注意事项 |
| --- | --- |

**急性冠脉综合征**

冠状动脉疾病在老年患者中更常见也更严重。由于老年患者有很多并发症,冠状动脉疾病经常表现为特定的问题,比如 β 交感神经反应性减弱,由于动脉顺应性降低和高血压,心肌肥大以及舒张期功能障碍引起的心脏后负荷增加。

老年患者更有可能表现为非典型的症状,比如呼吸困难、意识模糊、虚弱或晕厥,而不是典型的胸骨下疼痛。由于与年轻人的皮下脂肪数量和分布不同,老年患者更容易在寒冷环境下表现出心绞痛症状。因此,应告知老年患者注重保暖,以及识别虚弱、气促或晕厥等心绞痛的指征。

## 体格检查

体格检查能够帮助确定疼痛的原因,发现并发症,并且评估任何疼痛所致的血流动力学结果。测量生命体征时,护士应该测量患者双侧手臂的血压。心绞痛发作时进行体格检查,患者可能表现为心动过速以及交替脉。交替脉是指动脉搏动时,搏动力量规律交替为特征的脉搏。在心绞痛发作的初始阶段,可能出现高血压或低血压,皮肤可能变为苍白湿冷,进一步检查可发现黄瘤,外观为黄色的结节或斑块,黄瘤可能是血胆脂醇过多的表现。听诊时有颈动脉或股动脉杂音,提示存在阻塞性心血管疾病。心前区听诊可闻及反常分裂的 $S_2$ 或听到 $S_3$,提示左心室衰竭。闻及 $S_4$ 提示左心室顺应性下降。周围血管搏动缺乏提示周围血管疾病。

## 诊断性检查

十二导联心电图是心绞痛患者的标准诊断性检查,当患者主诉胸部不适时应立即进行该检查。在心绞痛发作期间,心电图可能会表现为 T 波倒置、ST 段压低,这些变化与心肌梗死的解剖位置有关(图 21-3)。若患者在休息时发生短暂的 ST 段改变(0.05mV 或更多)且随着相关症状的停止而消失,可高度怀疑严重的冠状动脉疾病。异

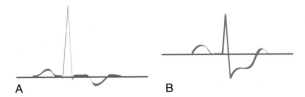

**图 21-3 ▲** T 波倒置(A)以及 ST 段压低(B)。(From Bullock BL:Pathophysiology:Adaptations and Alterations in Function,4th ed. Philadelphia,PA:Lippincott-Raven,1996.)

位搏动也可能在心绞痛发作期间出现。患者每次检查心电图后应该与之前的心电图进行比较。两次心绞痛发作之间的心电图可能表现正常,使用动态心电图监测可用于帮助诊断心绞痛,特别是在休息时会发生心绞痛的患者。由于标准十二导联心电图无法提供有关心脏后壁、侧壁及顶部的足够信息,因此对于这些部位的诊断作用有限,所以,即使十二导联心电图显示正常,也不能排除急性冠脉综合征。

心脏生化标记物对确定急性冠脉综合征的诊断及预后具有重要作用。对心脏标记物的详细讨论见第 17 章。在所有与急性冠脉综合征症状相符的胸部不适患者中,心脏特异性的肌钙蛋白(肌钙蛋白 T 或肌钙蛋白 I)是应首先获取的心脏标记物。对心肌梗死患者进行诊断时,肌钙蛋白已经取代了磷酸肌酸同工酶(creatine kinase-MB,CK-MB)成为首选生物标记物。然而,肌钙蛋白水平通常在症状出现至少 6 小时后才会增加。出现急性冠脉综合征类似症状的患者,在发病 6 小时内到达医院时,心脏损伤的早期标志物(如肌红蛋白)与晚期标志物(如肌钙蛋白)可一并采集。如果患者在胸部不适症状出现 6 小时内心脏标记物阴性,应该在 6 小时至 12 小时期间采集另一个血液样本进行检验。急性冠脉综合征患者的肌钙蛋白水平在 5 天至 14 天期间保持升高状态,因此肌钙蛋白对患者症状出现几天后的状态评估可能有效。其他的血液检查包括血生化、血常规以及凝血试验。全血脂检查应该在急性冠脉综合征症状出现 24 小时内完成。炎症的血浆标记物也有助于诊断急性冠脉综合征,C 反应蛋白水平由超敏 C 反应蛋白试验获得,升高时死亡风险增加。白细胞计数是另一个有用的炎症标记物,它与更高的死亡率有关。

其他诊断性检查包括运动负荷试验。该试验方法为在运动前、运动中及运动后监测心电图和血压。运动负荷试验在对患者进行危险分级时具有重要作用。对于不能运动的患者,可以进行药物负荷试验。在药物负荷试验中,虽然患者仍然不能运动,但药物作用增加了心肌氧需求。常采用静脉内给药进行药物负荷试验,使用药物包括腺苷、多巴酚丁胺以及双嘧达莫。

尽管胸片在诊断冠心病的过程中价值有限,但胸片为心脏影像检查的首要步骤。灌注成像可以与运动或药物负荷试验联合应用以检测灌注缺损。正电子发射断层扫描(positron emission tomography,PET)可用于区分缺血和梗死心肌。超声心动图常用于评价室壁运动异常和厚度、瓣膜功能以及射血分数。当这些诊断性技术(比如超声心动图)不明确时,磁共振成像(magnetic resonance imaging,MRI)和计算机断层扫描(computed tomographic,CT)、冠脉血管造影可用于检查心血管的结构是否异常。

冠状动脉造影术是一项侵入性的诊断检测方法,可为冠状动脉疾病提供明确诊断。冠状动脉造影的结果可指导治疗方案选择,用于决定选择药物治疗还是手术治疗。更多有关心血管诊断性检查的讨论请见第 17 章。

## 管理

心绞痛患者治疗的目标是恢复供氧量和需氧量之间的平衡。护士应密切评估患者的生命体征和精神状态。为患者连接心电监护仪,监测局部缺血和心律失常。要求患者卧床休息直至需氧量稳定为最小值。给予不稳定患者辅助供氧以增加供氧量。使用脉搏氧饱和度仪和动脉血气评价氧合状态。

### 药物治疗

药物治疗是管理心绞痛患者的重要组成部分。症状的严重程度、患者的血流动力学状态以及用药史可指导给药方案。

硝酸甘油可作为主要治疗药物,它是一种血管扩张药,可以通过舒张血管减少心室前负荷,从而减少心肌需氧量。此外通过舒张血管,硝酸甘油可改善缺血部位的动脉血流和侧支循环。急性心绞痛发作时,可使用硝酸甘油舌下含服或喷雾。如果每 5 分钟使用硝酸甘油舌下含服(0.4mg)或喷雾,共三次(15 分钟内不超过三次)疼痛不能缓解,改为硝酸甘油静脉给药。硝酸甘油静脉给药应该以 $10\mu g/min$ 的速度开始持续输注,每隔 3 至 5 分钟速率增加 $10\mu g/min$,直到一些症状出现或血压改变。当症状和体征得到缓解时,无需继续增加剂量。然而,如果症状没有得到缓解,则需要继续增加剂量直至血压发生变化。推荐的最高剂量为 $200\mu g/min$。一旦患者不再感到疼痛及 12~24 小时内没有其他缺血征象,硝酸甘油静脉给药应该停止,并使用口服或局部硝酸盐制剂代替。

硫酸吗啡适用于连续三次舌下含服硝酸甘油片剂后症状未缓解,或充分抗缺血治疗后症状复发的患者。吗啡是一种强效镇痛剂并且能够抗焦虑,改善血流动力学。推荐使用 1~5mg 的硫酸吗啡静脉输注以缓解症状并维持舒适感。护士应该仔细监测患者的呼吸及血压,尤其是当患者同时持续接受硝酸甘油静脉输注时。

β 受体阻滞剂可通过降低心肌收缩力、窦房结速率以及房室结传导速度减少心肌氧耗。降低心肌收缩力可减少心脏做功与心肌氧需求。心率的减慢有利于增加舒张期充盈时间,因此改善了冠状动脉血流。口服 β 受体阻滞剂适用于不稳定型心绞痛及症状出现 24 小时内的 USTEMI 患者。

钙通道阻滞剂可能对不稳定型心绞痛及 USTEMI 患者有益。钙通道阻滞剂通过减少心脏后负荷、收缩力及心率,减少心肌需氧量。维拉帕米(异搏定)和地尔硫草(合贝爽)已经被证明是钙通道阻滞剂中对此类患者益处最大的药物。在使用时,护士应密切监测副作用,比如低血压、恶化的心力衰竭、心动过缓及房室传导阻滞。钙通道阻滞剂治疗适用于对硝酸盐制剂及 β 受体阻滞剂无反应或对缺血症状不耐受的患者。

推荐使用阿司匹林、抗凝血药及其他的抗血小板药联合治疗不稳定型心绞痛或 USTEMI 患者。一旦作出不稳定型心绞痛或 USTEMI 的诊断或疑似诊断,就应该使用阿司匹林,除非有禁忌证。若患者对阿司匹林不耐受,则使用氯吡格雷(波利维)代替阿司匹林。使用噻吩并吡(力抗栓)以及批准的噻吩并吡药剂,包括氯吡格雷和普拉格雷进行抗血小板治疗。推荐使用抗凝血治疗以改变不稳定型心绞痛及 NSTEMI 患者的疾病过程和预后,推荐药物包括依诺肝素、未分离肝素或磺达肝素(因子ⅩA 抑制剂)以及比伐卢定(直接凝血酶抑制剂)。

肺充血或左心室射血分数低于 40% 且无低血压的患者,起初 24 小时内可口服血管紧张素转化酶(ACE)抑制剂。对不能耐受血管紧张素转化酶抑制剂的患者则使用血管紧张素 Ⅱ 受体阻滞剂。

## 侵入性治疗

侵入性治疗可用于不稳定型心绞痛患者。主动脉内球囊反搏(intra-aortic balloon pump,IABP)可用于增加危重症患者冠状动脉灌注并减少后负荷。经皮腔内冠状动脉成形术(percutaneous transluminal coronary angioplasty,PTCA)及支架放置可用于治疗不稳定型心绞痛患者。有关主动脉内球囊反搏、经皮腔内冠状动脉成形术及支架放置的详细内容请见第 18 章。冠状动脉旁路移植术(coronary artery bypass grafting,CABG)是另一种心脏外科侵入性治疗的选择。有关心脏外科手术的详细内容请见第 22 章。

## 修正危险因素

修正危险因素可帮助预防心绞痛发作或延缓现有心绞痛的恶化。具体包括鼓励患者戒烟、坚持每天锻炼以达到或维持最佳体重。合理饮食及给药以控制高血压、糖尿病、高血脂。对患者的家庭护理照顾和健康教育是心绞痛患者的基本需要。患者健康教育指南及家庭护理照顾在表框 21-4 中进行了介绍。

---

**表框 21-4** | **教育指导:心绞痛**

**活动和锻炼**
- 每天参加不会引起疼痛的锻炼项目
- 按需交替进行休息和中等强度活动

**饮食**
- 采用包括适量的卡路里摄入的均衡饮食
- 如果肥胖,参加有监督机制的减肥项目
- 避免饭后立即活动
- 限制咖啡因的摄入,因为会加快心率
- 维持低脂饮食

**吸烟**
- 参加戒烟项目。吸烟可以增加心率、血压及血—氧化碳水平
- 避免处于充满烟雾的环境中

**寒冷天气**
- 避免在寒冷及大风天气外出。必要时在室内进行锻炼
- 在室外时,穿上保暖的衣服并用围巾遮住口鼻
- 在寒冷天气中行走时采用适中的步速

**用药**
- 任何时候随身携带可舌下含服的硝酸甘油
- 将药片放入暗色玻璃瓶中,以免直接接触阳光
- 不要把棉花放入瓶内,因为棉花将会吸收药物的活性成分
- 如果发生疼痛,立即停止活动,就地舌下含服药片,如果疼痛未缓解,在 3~5min 后再含服一次
- 如果疼痛持续,立即寻求治疗
- 了解硝酸甘油的副作用,包括头痛、面色潮红及头晕

## ▲ 心肌梗死

供氧和需氧失衡造成长时间的缺血,继而引发心肌梗死。长时间的缺血引起了不可逆的细胞损伤及心肌死亡。尽管多种因素可以导致供氧和需氧之间的失衡,冠状动脉血栓形成是心肌梗死的主要原因。在一项经典的调查中,De Wood 等研究表明,87% 的患者在心肌梗死症状出现后的 4 小时内具有血栓性闭塞。12~24 小时期间,血栓性闭塞的发生率降低至 65%。

心肌梗死可以从几个不同的方面确诊,包括临床表现、心电图、生物化学、影像及病理学。欧洲心脏病学会、美国心脏病学会基金会、美国心脏协会及世界心脏联盟就重新定义心肌梗死达成联合共识。他们对心肌梗死的临床分型见表框 21-5。

| 表框 21-5 | 不同类型心肌梗死的临床分类 |
| --- | --- |

**类型 1**
由于原发性冠脉事件,比如斑块侵蚀和 / 或破裂、裂开或切开,产生与缺血有关的自发性心肌梗死

**类型 2**
由于需氧量增加或供氧量减少而继发于缺血的心肌梗死(比如,冠状动脉痉挛、冠脉栓塞、贫血、心律失常、高血压及低血压)

**类型 3**
突发不可预期的心源性猝死,包括心搏骤停,经常具有提示心肌缺血的症状,伴随可预测的新 ST 段抬高或新左束支传导阻滞或通过血管造影术或尸体解剖找到的冠状动脉中新血栓形成,但是死亡发生于血标本可获取前或血液中心脏生物标记物出现前

**类型 4a**
与经皮冠状动脉介入疗法有关的心肌梗死

**类型 4b**
与支架置入术后血栓形成有关的心肌梗死,通过血管造影术或尸体解剖得到证明

**类型 5**
与冠状动脉旁路移植术有关的心肌梗死

From Thygesen K, Alpert JS, White HD; on behalf of the Joint ESC/ACCF/AHA/WHF Task Force for the Redefinition of Myocardial Infarction: Universal definition of myocardial infarction. Circulation 116:2637,2007.

### 病理生理机制

大多数心肌梗死患者伴随有冠状动脉粥样硬化。血栓常在粥样硬化病变的基础上形成,从而阻塞血液流向心肌组织。对于大部分心肌梗死患者,形成血栓的激发机制是血小板破裂。如前所述,炎症过程在动脉粥样硬化斑块时所起作用有待科学研究。心血管危险因素在血管内皮损伤中发挥作用导致内皮功能紊乱,功能紊乱的内皮激活了炎症反应并且形成动脉粥样硬化斑块,当斑块破裂时,在破裂位置形成血栓,使得血流受阻,最终导致心肌梗死。图 21-4 展示了在稳定型心绞痛和急性冠脉综合征中的动脉粥样硬化斑块。

心肌不可逆的损伤最早可开始于血流中断的 20~40 分钟内。然而,梗死的动态过程并不能在几小时内完成。组织的坏死是渐进式的,Reimer 及其同事证明,细胞死亡首先发生于心内膜下层并像"波阵面"一样蔓延贯穿心脏全壁。在对狗展开的动物实验中,他们发现冠脉闭塞和冠脉再灌注之间的时间越短,逆转的心肌组织数量越多。他们的经典之作提示了如果在冠脉闭塞发生 6 小时内再通血流,可以抢救大量的心肌组织。

与心肌梗死有关的细胞变化可导致梗死扩展(新的心肌坏死)、梗死扩张(梗死区域不均衡变薄并扩大)或者心室重构(心室不均衡变薄并扩大)。

### 心肌梗死面积

多种因素决定了心肌梗死面积,这些因素包括缺血发作的范围、严重程度和持续时间、血管的大小、侧支循环的数量、内在的纤维蛋白溶解系统、血管紧张度以及缺血发生时的心肌代谢需求。心肌梗死大多导致左心室损害,以至于左心室功能发生改变。梗死也可发生于右心室或左右两个心室中。

术语"透壁性梗死"意指已经引起心肌全层组织坏死的梗死。心脏工作时就像一个挤压泵,当心肌的某一部分坏死并失去功能后,心脏收缩和舒张的效果会发生明显改变。如果透壁性梗死的面积较小,坏死的心肌壁会发生"运动障碍",即运动时有困难。如果心肌组织的损伤更广泛,心肌可能变为"运动不能",即没有运动。

正常的心肌在收缩期收缩,舒张期舒张。梗死形成后正常的心脏运动被改变,舒张期充盈和收缩期泵血与原来不同,因此心输出量减少。梗死的面积越大,对心室功能的影响越大。

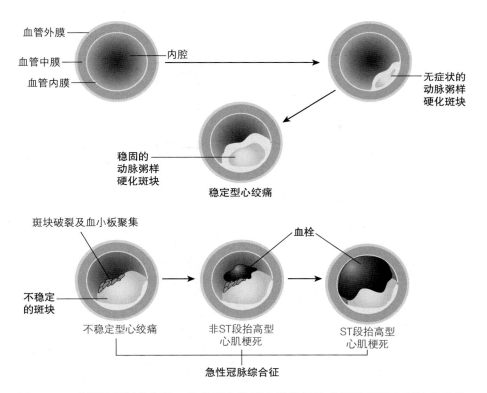

**图 21-4** ▲ 动脉粥样硬化斑块。稳定型心绞痛中的稳固性动脉粥样硬化斑块及急性冠脉综合征中的不稳定性斑块、斑块破裂及血小板聚焦。（From Porth CM：Essentials of Pathophysiology，3rd ed. Philadelphia，PA：Lippincott Williams & Wilkins，2011，p 453.）

## 心肌梗死的位置

　　除了面积之外，心肌梗死的位置也是心室功能改变程度的重要决定因素。心肌梗死可以发生于左心室的前壁、间壁、侧壁、后壁或下壁。最近几年，临床医生确定了右心室心肌梗死的存在及临床意义。

## 左心室前壁

　　左心室前壁和室间隔的梗死发生于冠状动脉左前降支（left anterior descending，LAD）阻塞后。冠状动脉左前降支为左室前壁、室间隔及心室传导组织提供含氧血（更多有关冠状动脉解剖及生理内容请见第 16 章）。前间壁心肌梗死是最常见的梗死类型并可能引起严重左心室功能障碍。由于泵血不足，前间壁心肌梗死患者是心力衰竭、肺水肿、心源性休克及死亡的高危人群。前间壁心肌梗死也增加了室间传导紊乱的可能性，比如束支传导阻滞（半支传导阻滞）。

## 左心室侧壁和后壁

　　左心室侧壁和后壁的梗死发生于左旋支血管阻塞后。左旋支血管为侧壁和后壁提供含氧血。此外，约有 50% 的人的左旋支血管是窦房结（sinoatrial node，SA node）血供来源，约有 10% 的人其左旋支血管是房室结（atrioventricular node，AV node）的血供来源。前间壁梗死较侧壁和后壁梗死常见。尽管侧壁和后壁心肌梗死易发生心肌不可逆性坏死，但其对左心室功能的影响通常比前间壁心肌梗死小。侧壁或后壁心肌梗死患者也有发生心律失常的危险，这与窦房结或房室结功能障碍有关。此类心律失常包括窦性停搏、游走性心房起搏点、窦性间歇或交界处心律。

## 左心室下壁

　　下壁梗死发生于右冠状动脉血管阻塞后。右冠状动脉为下壁和右心室提供含氧血。除此之外，约有 50% 的人的右冠状动脉是窦房结的血供来源，约有 90% 的人的右冠状动脉是房室结的血供来源。下壁梗死不如前间壁心肌梗死常见，但比侧壁或后壁心肌梗死的发生率高。通常下壁心梗比前间壁心梗对左心室功能的潜在影响小。由于右冠状动脉为多数传导组织提供含氧血，左心室下壁患者发生心律失常的风险高，这与窦房结及房室结功能改变有关。

## 右心室

　　右冠状动脉为下壁和右心室提供血供。因此,右冠状动脉疾病引起的下壁心梗可能并发右室梗死。由于两心室的功能障碍,患者将发生明显的血流动力学改变。因此,右室梗死及血流动力学异常并发下壁心梗的患者死亡率更高(25%~30%)。与右室梗死有关的心律失常包括窦房结和房室结功能障碍。

## 梗死的类型

　　胸痛患者的心电图伴或不伴有 ST 段抬高。大多数伴有 ST 段抬高的患者心电图最终出现 Q波,此类的心肌梗死类型被称为"Q 波心肌梗死"。一小部分表现为 ST 段抬高的患者没有出现 Q 波,此类的心肌梗死类型被称为"无 Q 波心肌梗死"。不伴有 ST 段抬高的患者被诊断为不稳定型心绞痛或非 ST 段抬高型心肌梗死(图 21-5)。

　　ST 段是心电图中从 QRS 波群末尾到 T 波起始的部分。正常时 ST 段是等电位,在基线时加入了 QRS 波群。当 ST 段抬高时,抬高程度的测量

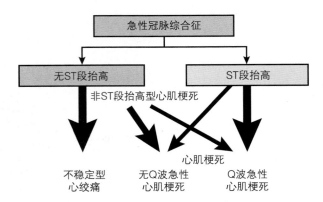

图 21-5 ▲ 急性冠脉综合征。患者在心电图上可能表现为伴或不伴有 ST 段抬高。大部分 ST 段抬高患者(大箭头)最终发展成为 Q 波急性心肌梗死(Q-wave acute myocardial infarction,QwMI),然而一小部分(小箭头)发展成为无 Q波急性心肌梗死(non-Q-wave AMI,NQMI)。表现为无 ST 段抬高的患者正在经历不稳定型心绞痛或非 ST 段抬高型心肌梗死(NSTEMI)。(Adapted from Committee to revise the 1999 guidelines for the management of patients with acute myocardial infarction. Circulation 110:e82-e293,2004,p e88.)

方法为在心电图纸中以毫米为单位进行测量。关于 ST 段监测的相关信息见循证实践要点 21-1。

## 循证实践要点 21-1
### ST 段监测

△ 期望的实践
- 如果十二导联心电图是可用的,应使用所有导联持续监测 ST 段
- 如果无法获取十二导联心电图,基于患者的需求和缺血和 / 或心律失常的风险,使用最合适的导联对 ST 段进行监测
  - 对于急性冠脉综合征及在 ST 段抬高型心肌梗死或经皮冠状动脉介入治疗期间获得的"ST 指纹"患者,监测时使用最能凸显患者"ST 指纹"的导联
  - 如果"ST 指纹"未知,使用导联Ⅲ和 V$_3$
  - 对于没有明确诊断急性冠脉综合征,但仍在怀疑范围内或需要排除急性冠脉综合征患病可能性的患者,应该监测导联Ⅲ和 V$_5$
  - 在接受外科手术或进入 ICU 的非心脏病患者中,氧需求相关的缺血更常见,导联 V$_5$ 对识别这类缺血具有价值

- 心电图测试时,贴上皮肤电极前应适当地为患者备皮
- 一旦确定了合适的导联放置位置,使用不褪色的墨水在皮肤上标记。不要在监测期间改变电极位置,因为这会形成假阳性的 ST 段改变
- 评估仰卧位患者的 ST 段,将 ST 报警参数设置为高于及低于患者基线 ST 段 1~2mm,并测量超过心电图波群 J 点 60ms 的 ST 段改变(下图)
- ST 段压低或抬高 1~2mm 并持续至少 1min 在临床上有显著意义,据此,对患者进一步评估十分重要

△ 支持证据
- ST 段监测对发现无症状的心肌缺血有重要作用。ST 段监测比患者自我报告症状更敏感,由心电检测出的心肌缺血中 70%~90%

## 循证实践要点 21-1(续)
### ST 段监测

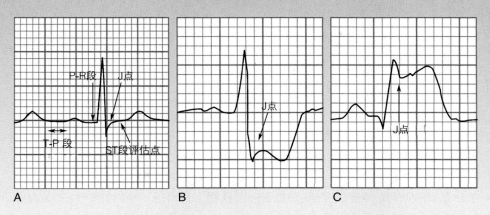

**图 ▲** A：正常的心电图波形显示 T-P 段和 P-R 段，可作为等电位线的参考点。ST 段在 J 点后 0.06s。这个 ST 段是等电位的。B：心电图波形显示 ST 段压低大约 5mm。C：ST 段抬高大约 4mm。(Flanders SA. Continuous st-segment monitoring：Raising the bar. Crit Care Nurs Clin N Am. 2006；18(3)：169-177.)

在临床上无症状。值得关注的是目前还没有开展随机对照试验来确定是否增加 ST 段监测可改善患者的预后(Level Ⅴ)

- 几项研究已经证明当使用持续 ST 段监测时，无症状的心肌缺血可能发生于撤除机械通气的过程中。研究证明 ST 段偏差出现在脱机开始前增加了脱机失败的可能性。然而，ST 段监测对脱机结果的影响还暂不可知。尚无研究证明脱机期间持续 ST 段监测的临床应用作用(Level Ⅳ)

- 研究证明使用多个导联监测 ST 段改变，特别是十二导联，大幅度地增加了识别缺血事件概率(Level Ⅴ)

- 如果所有十二导联在床旁监护仪中都不可用，使用患者的"ST 指纹"来选择最佳的心电图导联可显示最大的 ST 段偏差。ST 指纹被定义为 ST 段抬高和 / 或压低的形态，基于冠状动脉堵塞的解剖位置，这些形态对于特定的患者是独一无二的。ST 指纹可以在已知缺血的期间获得(ST 段抬高型心肌梗死或在经皮冠状动脉介入治疗期间)(Level Ⅴ)

- 如果只有两个导联可用于 ST 段监测，并且 ST 指纹不可用，推荐急性冠脉综合征或疑似急性冠脉综合征患者使用导联Ⅲ和 V₃(Level Ⅳ)

- 在接受外科手术或进入 ICU 的非心血管疾病患者中，氧需求相关的缺血更常见，导联 V₅ 对识别此类缺血有价值(Level Ⅳ)

- 未能妥善准备皮肤可能会在放置电极时引起监护仪发出错误报警声音。皮肤准备包括仔细去除放置电极区域的密集毛发和 / 或使用酒精清理皮肤以去除皮肤油脂(Level Ⅳ)

- 常规心电图过程中电极的放置位置可能会移位。专家共识推荐在电极放置位置处使用不褪色墨水进行标记，以确保当电极因为任何原因被移动时(导联 V₂ 和 V₃ 在记录心电图期间更易被移动)，可以被放回原始位置上。从靠近心脏的电极处获取的心电图信息(心前区导联)特别容易出现波形改变，即使电极距离原始位置仅 1cm 远，心电图也会发生变化(Level Ⅱ)

- 因为体位的改变(右侧卧位、左侧卧位)可以改变 ST 段，出现类似于缺血时的形态，当患者处于侧卧位且 ST 报警音响时，应该使患者仰卧位。如果仰卧位时 ST 段偏差持续存在，应该考虑心肌缺血。如果有可能，在 ST 监测开始时获取患者右侧卧位和左侧卧位的体位性十二导联心电图。这些体位性心电图可以被用于识别 ST 段假阳性改变(Level Ⅳ)

### 循证实践要点 21-1(续)
### ST 段监测

- 对于具有缺血高风险的患者,将 ST 报警参数设置为高于及低于基线 ST 段 1mm,对于更稳定的患者,将 ST 报警参数设置为高于及低于基线 ST 段 2mm(Level Ⅱ)
- 测量超过心电图波群 J 点 60ms 的 ST 段改变(Level Ⅱ)
- ST 段压低或抬高 1~2mm 并持续至少 1min 在临床上有显著意义,据此,对患者进一步评估十分重要(Level Ⅱ)
- 因为大部分冠状动脉疾病患者不具有完美的等电位 ST 段,在患者基线 ST 水平上下 1~2mm 设置报警参数是重要的(Level Ⅳ)
- 必须为每一位患者考虑个体化监测的目标。举例来说,在表现为 ST 段抬高型心肌梗死的患者中,ST 监测的目标是在治疗第一个小时内观察 ST 段的恢复情况(回到等电位)。然而,在表现为急性冠脉综合征的患者中,目标是监测短暂或复发的 ST 段改变(Level Ⅱ)
- 在新生儿中 ST 段抬高并高于等电位线 1mm 是异常现象。在新生儿和婴儿中,最好考虑使用 TP 段而不是 PR 段作为等电位线。T 波在生命开始的第一周通常会有很大的差异。一周后,T 波的变化在导联 V₁ 中为阴性,在 V₅ 至 V₆ 中为阳性(Level Ⅱ)

---

#### AACN 的证据等级

| | |
|---|---|
| A 级 | 定量研究的 meta 分析或定性研究的 meta 整合,其结果一致地支持某个特定的行为、干预或治疗 |
| B 级 | 设计良好的对照研究,其结果一致地支持某个特定的行为、干预或治疗 |
| C 级 | 定性研究、描述性或相关性研究、整合性综述、系统综述或结果不一致的随机对照试验 |
| D 级 | 有临床研究建议支持且经过同行评议的专业机构标准 |
| E 级 | 多个案例报告、基于理论的专家观点或经过同行评议但无临床研究支持的专业机构标准 |
| M 级 | 仅仅是制造商的推荐 |

---

Q 波是心电图上 QRS 波群的一部分。更详细地说,Q 波是 QRS 波形初始向下的偏转。正常的心电图中 Q 波不存在,心电图中明显的 Q 波提示心肌梗死。第 17 章总结了心电图波形。

## 评估

对疑似心肌梗死患者必须进行系统和完整的护理评估。护理评估最好从采集病史开始,采集病史有助于护士与患者建立融洽的关系并获得有效数据。病史采集之后可进行体格检查和诊断性检查。基于以上采集数据,可以制订急性期的初步管理计划。一旦患者病情稳定,则应开始心脏康复计划。

## 病史

心肌梗死患者最常见的现病史是胸部不适或疼痛。其他评估结果与表框 21-2 中描述相似。与心绞痛患者相似的是,心肌梗死患者可表现为沉重感、压榨感、阻塞感或窒息感。患者主诉"胸口压榨感"。胸骨后疼痛可放射至颈部、左臂、背部或下颌部。与心绞痛不同的是,心肌梗死的疼痛经常持续更长时间并在休息或舌下含服硝酸甘油后不缓解。表框 17-1 总结了心肌梗死的评估问题。女性和老年人可能出现不同的表现,患者初期的主诉常为气促。

病史评估可能获得的结果包括恶心呕吐,特别是下壁心梗患者。这些胃肠不适与疼痛严重程度和迷走神经刺激有关,患者早期可能通过自行服用抗酸药和其他治疗以缓解胃肠症状而延误了治疗的最佳时期。其他主诉包括出汗、呼吸困难、虚弱、疲劳、焦虑、坐立不安、意识模糊、气促或濒死感。

在患者症状稳定之后,需要进一步获取危险因素、心脏疾病史、手术史及家族史等内容。这些信息对指导患者教育、心脏康复及家庭护理十分重要。

## 体格检查

体格检查时,患者通常表现为坐立不安、焦虑及痛苦。他们经常采取强迫体位以促进呼吸并减轻疼痛。患者皮肤湿冷。由于交感神经兴奋,生命体征可能显示为低热、高血压及心动过速或由于迷走神经兴奋,生命体征显示为低血压和心动过缓。脉搏可表现为不规则及微弱型。

心血管检查可显示出其他异常。当患者左侧卧位时,可察觉到异常的心前区搏动。这些异常包括缺失最大搏动点或存在弥漫收缩。由于左心室顺应性降低,几乎所有心肌梗死患者都可闻及第四心音。左心室收缩功能障碍时可检测到第三心音。乳头肌功能障碍时可闻及短暂的收缩期杂音。大约 48~72 小时之后许多患者具有心包摩擦音。其他体检结果如颈静脉扩张可能与心力衰竭或肺水肿等并发症有关。呼吸窘迫,以及听诊肺区时可闻及细湿啰音、粗湿啰音或干啰音,可提示存在心力衰竭或肺水肿。

右心室梗死患者表现为颈静脉怒张、外周性水肿及中心静脉压升高。此类患者的肺部呼吸音清晰,因为衰竭的右心室已不能提供足够的向前性血流。

## 诊断性检查

**心电图** 当冠状动脉约 70% 堵塞且氧需求超过了氧供给时,就会导致心肌缺血。如果缺血状态未改善,可能会发生心肌损伤。最后,如果心肌血供没有得到恢复,就可能发生心肌梗死。缺血和损伤是可逆的过程,但是梗死却是不可逆的。

心电图可被用于检测缺血、损伤及梗死的类型。当心肌缺血、损伤或梗死时,心肌细胞的去极化和复极化被改变,这引起了放置于累及心脏区域的心电图导联中 QRS 波群、ST 段及 T 波的改变。表 21-1 显示了心肌梗死的部位、累及的动脉、心电图表现及临床意义。

**缺血** 心肌缺血可能是心电图中的一过性结果,也可能更长(由于缺血组织被一部分梗死组织包围)。在心电图中,心肌缺血使得面向缺血位置的导联中 T 波倒置或 ST 段压低。代表缺血的倒置 T 波是对称的,相对较窄并且顶端较尖。与之相反,非对称的倒置 T 波通常不代表缺血,它可能表示心室肥大或房室束支传导阻滞(图 21-6)。持续 0.08 秒的 1~2mm 或更多的 ST 段压低可能表示心肌缺血。当平坦或压低的 ST 段与直立的 T 波连接处形成了锐角,而不是平滑地与 T 波融合时,应该怀疑缺血(图 21-7)。

**损伤** 心肌损伤的心电图形态提示了比缺血更严重的细胞损伤状态。与缺血相似,如果及时给予干预,心肌损伤也是一个可逆过程。如前所述,损伤过程从心内膜下层开始并如同波形般地扩散并贯穿心脏全壁。如果损伤过程没有被逆转,

表 21-1　心肌梗死的部位、累及的动脉、心电图的结果及临床意义

| 梗死位置 | 冠状动脉 | 心电图表现 | 临床意义 |
|---|---|---|---|
| 前间壁 | 左前降支:为左室前壁、室间隔及心室传导组织提供血流 | $V_1$ 至 $V_4$,有 Q 波及 ST 段抬高 | 明显血流动力学改变、心力衰竭、肺水肿、心源性休克、心室内传导阻滞 |
| 侧壁 | 左旋支:为左侧壁和左后壁、45% 的窦房结及 10% 的房室结提供血流 | I、aVL、$V_5$ 和 $V_6$,有 Q 波及 ST 段抬高 | 包括后壁的评估,一些血流动力学的改变,由窦房结和房室结功能障碍引起的心律失常 |
| 后壁 | 左旋支:为左侧壁和左后壁、45% 的窦房结及 10% 的房室结提供血流 | $V_1$ 和 $V_2$,高耸 R 波伴随 ST 段压低;$V_7$ 至 $V_9$ 中有 Q 波及 ST 段抬高 | 包括侧壁的评估,一些血流动力学的改变,由窦房结和房室结功能障碍引起的心律失常 |
| 下壁 | 右冠状动脉:为左室下壁、右室及 55% 的窦房结及 90% 的房室结提供血流 | II、III、aVF 中有 Q 波及 ST 段抬高 | 包括右室壁的评估,一些血流动力学的改变,由窦房结和房室结功能障碍引起明显心律失常 |
| 右室壁 | 右冠状动脉:为左室下壁、右室及 55% 的窦房结及 90% 的房室结提供血流 | 右胸导联($RV_1$ 至 $RV_6$)中有 Q 波及 ST 段抬高 | 包括下壁的评估,一些血流动力学的改变,由窦房结和房室结功能障碍引起明显心律失常 |

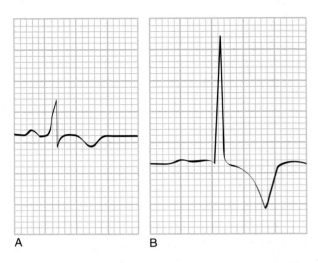

图 21-6 ▲ 缺血(A)的 T 波倒置与左室肥大(B)的 T 波倒置的对比

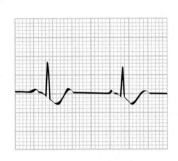

图 21-7 ▲ ST 段形态与心肌缺血一致。注意 ST 段怎样与直立的 T 波连接处形成了一个尖角,而不是平滑地与 T 波融合

它最终会导致透壁性心肌梗死。

在心电图上,急性心肌损伤的特点是 ST 段抬高。在正常的心电图中,标准导联的 ST 段抬高不应超过 1mm,胸导联的 ST 段抬高不应超过 2mm。在急性损伤时,损伤区域的导联中 ST 段呈弓背上抬。抬高的 ST 段有一个向下凹面或弯形,与 T 波平滑地融合(图 21-8)。

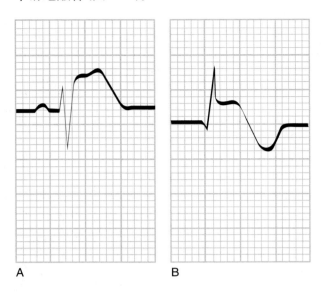

图 21-8 ▲ ST 段形态与急性心肌损伤一致。A:ST 段抬高,无 T 波倒置。B:ST 段抬高,有 T 波倒置。抬高的 ST 段有一个向下凹面或弯形,与 T 波平滑地融合

**梗死** 当心肌损伤持续发展将会导致心肌梗死。在心电图上出现的阶段性变化提示心肌梗死,包括了覆盖梗死区域导联的 T 波、ST 段及 Q 波的改变。图 21-9 显示了心肌梗死中心电图的演变。在心肌梗死的最早阶段,被称为超急性期,T 波变得高且窄。这个形态被称为超急性或高尖 T 波。几个小时后,这些超急性 T 波会倒置。

随后出现 ST 段抬高,通常会持续几个小时至几天时间。除了受损区域的心电图导联中 ST 段抬高以外,远离受损区域的导联可能显示 ST 段压低。这个结果也被称为对应 ST 段改变。在梗死发作时最易发现对应 ST 段改变,但心电图上持续

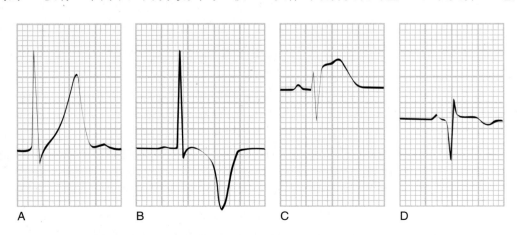

图 21-9 ▲ 心肌梗死患者的心电图演变。A:高尖 T 波,又被称为超急性 T 波。B:对称的 T 波倒置。C:ST 段抬高。D:Q 波的发展

时间不长。对应 ST 段压低可能只是 ST 段抬高的镜像,然而,其他证据提示对应 ST 段改变,反映了患者心脏其他部位由于冠状动脉狭窄而发生了缺血。

心肌梗死心电图演变的最后一个阶段是 Q 波的发展,即 QRS 波群中的初始向下偏转。Q 波代表了朝向隔膜的电流力量。小而窄的 Q 波可见于正常心电图的导联 I、II、III、aVR、aVL、$V_5$ 和 $V_6$ 中。与心肌梗死相符合的 Q 波在宽度上为 0.04s 或更长或是 R 波高度的 1/4~1/3。显示梗死的 Q 波在梗死发生几个小时内形成,但有些患者可能直到梗死发生 24~48 小时后才出现。

在心肌梗死发生几天之内,抬高的 ST 段回到基线。ST 段持续升高可能提示心室壁瘤的存在。在几星期内 T 波仍然倒置,提示缺血的区域靠近梗死区域,但最终 T 波回到直立形态。Q 波不会消失,因此可以提供陈旧心肌梗死的心电图实证。

心电图形态可被用于区别急性心肌梗死与陈旧性心肌梗死。异常 Q 波伴随 ST 段抬高提示急性心肌梗死。异常 Q 波伴随正常 ST 段提示陈旧性心肌梗死,但通过心电图不能确定梗死发生在多久以前,心电图显示的梗死可发生在 2 周前或 20 年前。

心电图不仅能在确定心肌缺血、损伤及梗死方面起到作用,还能够提示心脏异常发生的解剖部位。心电图导联 $V_1$ 至 $V_4$ 提示左室前间壁。导联 II、III 及 aVF 提示下壁。导联 I、aVL、$V_5$ 和 $V_6$

提示了左室侧壁(图 21-10)。常规的十二导联心电图不能提供右心室或左心室后壁足够信息。因此,需要其他导联对这些解剖位置进行查看。为了获得右心室的准确信息,通过使用与左侧胸部类似的标记在右侧胸部放置六个胸部电极,记录右侧胸导(图 17-9)。对这六个右侧导联评估缺血、损伤和梗死的方式与左侧胸导的方式相同。

标准十二导联心电图较难检测到后壁异常,因为六个胸导都不能提供后壁的足够信息。为了检测后壁异常,三个心前区电极 $V_7$、$V_8$ 和 $V_9$ 被放置于心脏后上方,$V_7$ 置于腋后线,$V_8$ 置于肩胛后线,$V_9$ 在脊柱左缘,均与 $V_6$ 在同一水平线。使用与上述相同的标准判断心电图可以发现是否出现缺血、损伤或梗死。如果没有记录背后的导联,还有其他方法检测后壁异常。可用对应 ST 段改变的原则进行检测。当有疑似后壁梗死时,应检查与后壁解剖位置上相反的导联。这包括了 $V_1$ 和 $V_2$,因为前壁在解剖上与后壁相反。如果在 $V_1$ 和 $V_2$ 中发现高 R 波伴随 ST 段压低,这种形态与后壁心肌梗死一致。图 21-11 至图 21-14 显示了心肌梗死患者的十二导联心电图。

**实验室检查**　当心肌细胞由于梗死而损伤,生化标记物会被释放入血并可以由实验室检查化验获得。异常高水平的生化标记物的分布、出现和消失的时间对于诊断急性心肌梗死起到了重要的作用。需要了解更多详细的实验室检查内容,请见第 17 章。

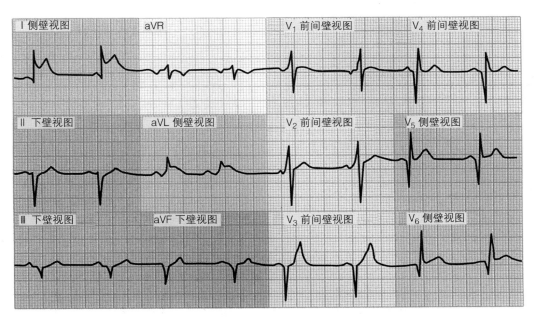

图 21-10 ▲ 十二导联心电图:导联与心脏视图的相互关系

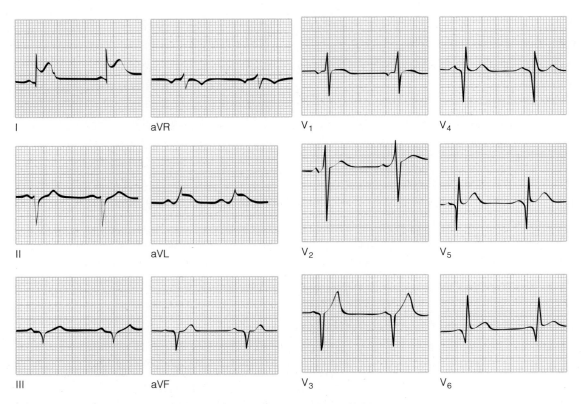

**图 21-11** ▲ 十二导联心电图显示了急性侧壁心肌梗死。ST 段抬高可见于导联 Ⅰ、aVL、V₅ 和 V₆ 中。深 Q 波可见于 Ⅱ、Ⅲ 和 aVF 和正常的 ST 段中,这提示了有陈旧性下壁心肌梗死

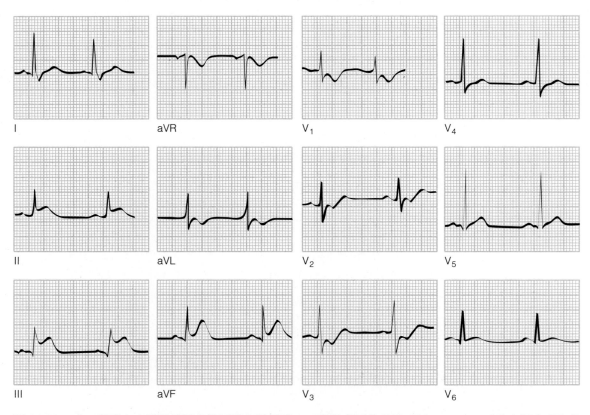

**图 21-12** ▲ 十二导联心电图显示了急性下壁心肌梗死。ST 段抬高可见于 Ⅱ、Ⅲ 和 aVF 中。后壁心梗表现为高 R 波、ST 段压低及 V₁、V₂ 中 T 波倒置

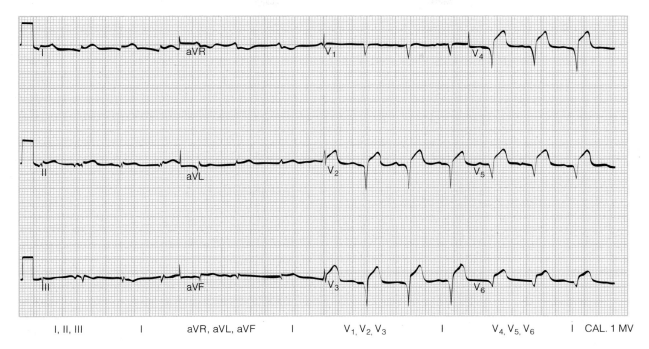

I, II, III　　　　　　I　　　　aVR, aVL, aVF　　　　I　　　　V₁, V₂, V₃　　　　I　　　　V₄, V₅, V₆　　　I CAL. 1 MV

**图 21-13** ▲ 十二导联心电图显示了急性前壁和侧壁心肌梗死。ST 段抬高及 Q 波可见于 I 、aVL、V₅ 和 V₆（侧）及 V₂、V₃ 和 V₄（前）

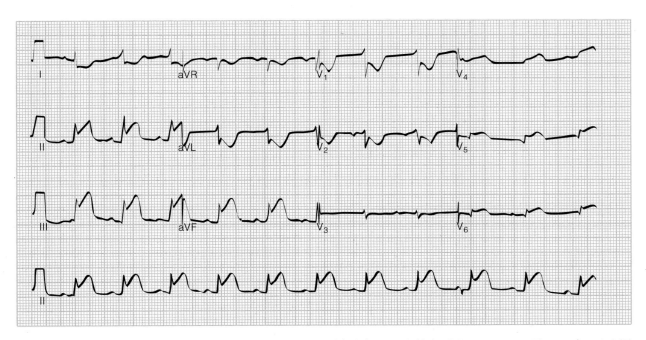

**图 21-14** ▲ 十二导联心电图显示右室梗死。六个胸导被置于胸部右侧。ST 段抬高可见于 RV4、RV5 及 RV6 中。心电图 也显示了下壁导联（Ⅱ 、Ⅲ 、aVF）中抬高的 ST 段。下壁心肌梗死患者经常伴有右室梗死

**肌酸激酶** 肌酸激酶是一种主要存在于心肌和骨骼肌中的酶。当心脏肌肉受到损伤时，就会释放肌酸激酶进入血液。肌酸激酶的水平在梗死发作后 6~8 小时内出现异常，在 12~28 小时内达到高峰，在 24~36 小时内恢复正常。肌酸激酶同工酶（creatine kinase-MB，CK-MB）可用于确定血液中的肌酸激酶是来自于心肌还是骨骼肌。与单独的总肌酸激酶相比，对肌酸激酶同工酶的评估提供了对心肌细胞损伤更明确的证据。对于心肌梗死患者，在 3~12 小时内血清中出现肌酸激酶同工酶，在 24 小时内浓度达到高峰，在大约 48~72 小时内恢复到正常水平。

基于单克隆抗体的运用，测量肌酸激酶同工酶的新化验技术比传统方法增加了敏感性和特异性。除此之外，化验结果在 30 分钟内即可获取，这为诊断心肌梗死，特别是在急诊科，提供了明显的优势。

**肌酸激酶亚型** 当心肌细胞释放肌酸激酶同工酶后，肌酸激酶同工酶可以快速转化为两种亚型（也被称为衍生形式）。$CK-MB_1$ 可在血浆中找到，$CK-MB_2$ 可在组织中找到。在正常人体中，这两种亚型的数量大约相同，两者的比率接近 1。在心肌梗死患者身上，$CK-MB_2$ 水平升高，使得 $CK-MB_2/CK-MB_1$ 比率大于 1。在实验室中可以快速测量获取该比率并为急性心肌梗死提供极好的诊断性标记物。与传统的 CK-MB 化验相比，$CK-MB_2$ 与 $CK-MB_1$ 的比率提高了最初 6 小时内心肌梗死诊断的敏感性和特异性。$CK-MB_2$ 亚型数量是判断最初 24 小时内心肌梗死有无早期扩大的灵敏检测手段。

**肌红蛋白** 肌红蛋白是一种可见于骨骼肌和心肌内的结合氧蛋白。肌红蛋白从缺血肌肉中的释放时间比肌酸激酶更早。因此，肌红蛋白血清水平可以在症状出现后立即进行评估。肌红蛋白的水平在急性心肌梗死出现 1~4 小时内升高并在 6~7 小时内达到高峰。由于肌红蛋白也存在于骨骼肌中，升高的肌红蛋白水平对诊断心肌梗死不具有特异性。因此，它对心肌梗死的诊断价值有限。但是肌红蛋白的早期释放对帮助监测心肌梗死有一定的价值。

**肌钙蛋白** 肌钙蛋白是一种收缩蛋白质，有两种亚型（肌钙蛋白 T 和肌钙蛋白 I），它们对心脏肌肉具有很高的特异性。健康人体中检测不出肌钙蛋白的水平，而且骨骼肌损伤不会影响它的

水平。肌钙蛋白已被认为是心肌梗死最初几小时内的敏感指标。肌钙蛋白 I 水平在心肌梗死 3~12 小时内升高，在 24 小时达到高峰，并在 5 至 10 天内仍然保持较高的水平。肌钙蛋白 T 水平在 3~12 小时内升高，在 12 小时至 2 天内达到高峰，并在 5~14 天内仍然保持较高的水平。因为心脏的肌钙蛋白对心肌梗死具有很高的敏感性和特异性，它们是诊断冠脉事件最理想的生物标记物。其他实验室检查项目与上文描述的疑似心绞痛患者相同，包括血生化、全血细胞计数、凝血试验、血脂、CRP 及白细胞计数。

### 其他诊断性检查

应获取心肌梗死患者胸片，并且进行超声心动图以检查心脏结构异常，比如心脏瓣膜问题。其他测试包括放射性核素血管造影术、MRI、磁共振灌注成像、数字减影血管造影术及单光子发射型计算机断层放射性核素显像。更多上述诊断性检查的内容请见第 17 章。

## 管理

### 早期管理

当疑似心肌梗死的患者到达急诊，患者的诊断和初始治疗必须立刻开始，因为再灌注治疗启动越迅速，治疗效果越好。首次评估的理想时间为到达急诊后的前 10 分钟内。采集病史和十二导联心电图是初步诊断心肌梗死的主要方法，使用心电图获取邻近导联中是否出现 ST 段抬高 1mm 或更多的相关信息，多个导联 ST 段抬高为冠状动脉血栓形成提供了证据。对此类患者应持续使用具有 ST 段监控功能的心电监护。

如果初步诊断患者为心肌梗死，可开始实施列于表框 21-6 的干预措施。护士应频繁监测生命体征，建立静脉通路并持续评估患者的心律，抽取患者血液进行血清心脏标记物、血液学、化学及血脂的化验。尽快获取胸片和超声心动图，目的为排除主动脉夹层和急性心包炎。在首次评估阶段，患者和家属可能会焦虑，护士应当进行简短和详细的解释，并且安慰和支持患者及家属，从而完成护理职责。

**纤维蛋白溶解疗法** 如果患者被诊断为心肌梗死且无禁忌证，可使用纤维蛋白溶解疗法进行再灌注治疗。纤维蛋白溶解药物通过将血纤维蛋白溶酶原转化为血纤维蛋白溶酶的方式溶解冠脉

| 表框 21-6 | 疑似心肌梗死患者的首次评估 |
| --- | --- |

措施:给予阿司匹林,160mg 至 325mg 嚼服

原理:阿司匹林可减少血小板聚集。当冠脉斑块破裂时,血小板是血栓形成的主要组成部分之一,因此阿司匹林的作用十分重要。阿司匹林已经被证明可以独立减少急性心肌梗死患者的死亡率。诊断为心肌梗死的患者应该持续无限期的使用阿司匹林

措施:首次记录十二导联心电图后,为患者接上心电监护并获取动态心电图

原理:对患者的诊断和治疗的决策过程中,十二导联心电图是主要的诊断依据。获取十二导联心电图后,患者被接上心电监护用以持续监测心律失常及 ST 段改变

措施:鼻导管给氧

原理:心肌梗死会引起肺水肿,由于肺水肿,患者经常发生低氧血症。如果患者出现严重的肺水肿,并且处于呼吸窘迫中,需要对其插管。监测血氧时经常使用脉搏氧饱和仪,当时间允许时可抽取动脉血气

措施:给予舌下含服硝酸甘油(收缩压低于 90mmHg 或心率低于 50 或高于 100 次/min 不可用)。每 5min 给予 0.4mg,总共 3 次

原理:硝酸甘油促进血管舒张,但在心肌梗死的早期阶段对缓解疼痛相对无效。为了控制高血压或管理肺充血,推荐持续疼痛的心肌梗死患者使用静脉内输注硝酸甘油

措施:提供足够的硫酸吗啡止痛

原理:吗啡是缓解心肌梗死疼痛的一种可选药物。该药物通过静脉,小剂量给予(2~4mg)并可以在每 5min 重复给予,直到疼痛缓解。在吗啡给药过程中应密切监测呼吸和血压,因为此类药物可减慢呼吸并引起低血压

措施:给予 β 受体阻滞剂

原理:在心肌梗死 ST 段抬高出现的最初几小时内,β 受体阻滞剂可减缓心率、全身动脉压及心肌收缩力,从而减少心肌需氧量

From Antman, EM, Anbe DT, Armstrong PW, et al: ACC/AHA guidelines for the management of patients with ST-elevation myocardial infarction. A report of the American College of Cardiology/American Heart Association Task Force on Practice Guidelines (Committee to revise the 1999 guidelines for the management of patients with acute myocardial infarction). Circulation 110: e82-e293, 2004.

血栓,该转化引起纤维蛋白和纤维蛋白原的降解,从而溶解血凝块。表框 21-7 列出了纤维蛋白溶解疗法的禁忌证。纤维蛋白溶解剂用于治疗 ST 段抬高型心肌梗死患者,该类药物包括链激酶、阿替普酶、瑞替普酶及替奈普酶。

完成患者评估及使用纤维蛋白溶解剂(如果有指征)的目标时间是在患者到达急诊科后 30 分钟之内。如果在症状出现 3 小时之内给予纤维蛋白溶解疗法,其效果最好。纤维蛋白溶解疗法的有效性随着时间的推移而下降。

| 表框 21-7 | ST 段抬高型心肌梗死中纤维蛋白溶解的禁忌证和注意事项* |
| --- | --- |

**绝对禁忌证**

- 任何颅内出血史
- 已知脑血管结构病变(如动静脉畸形)
- 已知恶性颅内肿瘤(原发或转移)
- 3 个月内发生过缺血性脑卒中,3h 内的急性缺血性脑卒中除外
- 疑似主动脉夹层
- 活动性出血或出血性体质(不包括月经)
- 3 个月内明显的闭合性颅脑损伤或颌部创伤

**相对禁忌证**

- 慢性的、严重的、控制不良的高血压病史
- 目前控制不良的严重高血压(收缩压大于 180mmHg 或舒张压大于 110mmHg)#
- 3 个月以上的缺血性脑卒中病史、痴呆或已知但未在禁忌证内包含的颅内病变
- 创伤或时间较长的(大于 10min)CPR 或大手术(小于 3 周)
- 近期(2 到 4 周内)内出血
- 不可压迫的血管穿刺
- 对于链激酶/阿尼普酶:先前有过接触(5d 以前)或对这些药物有过敏反应史
- 妊娠
- 活动期消化性溃疡
- 目前使用抗凝剂:INR 越高,出血风险越高

*作为临床决策制订的咨询回顾内容,可能未包含所有情况及可能有不明确的条目。

#是心肌梗死低风险患者的绝对禁忌证。

CPR,心肺复苏;INR,国际标准化比率。

From Antman EM, Anbe DT, Armstrong PW, et al: ACC/AHA guidelines for the management of patients with ST-elevation myocardial infarction. A report of the American College of Cardiology/American Heart Association Task Force on Practice Guidelines (Committee to revise the 1999 guidelines for the management of patients with acute myocardial infarction). Circulation 110: e127, 2004, with permission.

对于接受纤维蛋白溶解疗法的患者,通常先开通两至三个 18 号外周静脉通道。一个通道用于输注纤维蛋白溶解剂,另外一至两个通道用于给予其他药物。由于锁骨下静脉和颈静脉不可压迫,并且血液可能会漏入胸部或颈部内,所以应尽量避免在此穿刺。相关采血设备也可使用通道采血,这样可以避免额外的静脉穿刺。

输注纤维蛋白溶解剂期间及输注后应密切监测患者。护士对患者的评估内容包括胸痛的缓解情况、抬高的 ST 段是否正常化、是否发生再灌注心律失常、任何过敏反应、有无出血迹象及低血压。常见的再灌注心律失常包括加速性室性自主心律、室性心动过速及房室结传导阻滞。

并发症的评估仍然是护理评估的关键。密切监测患者,及时发现冠状动脉再阻塞的指征。再阻塞的指征包括胸痛、ST 段抬高及血流动力学不稳定。护士密切观察出血的指征也很重要,包括仔细评估患者皮下或黏膜出血的指征,监测患者内出血的征象,包括尿液和粪便中血液阳性结果或由于颅内出血造成的意识改变。

**经皮冠状动脉介入治疗**　心肌组织的早期再灌注治疗对于保护心肌功能是很重要的。除药理学治疗之外,经皮冠状动脉介入治疗(percutaneous coronary intervention,PCI)是一种有效的替代方法,可重建通往缺血部分心肌的血流。PTCA 是PCI 的使用类型,它是一个侵入性治疗过程。在该过程中,与梗死有关的冠状动脉通过气囊导管被扩张。动脉被气囊打开后,动脉内可放置支架。PTCA 适用于症状出现 12 小时内或缺血症状持续存在的患者。这种治疗性措施在任何时候都需要技术熟练的心脏导管室工作人员。糖蛋白Ⅱb/Ⅲa 拮抗剂经常被用于心肌梗死患者的 PCI中,这些药物是有效及特异的血小板聚集抑制剂(更多关于 PTCA 过程的内容见第 18 章)。

PTCA 术前评估与纤维蛋白溶解治疗相似。除此之外,冠状动脉的易损伤性是必须考虑的额外因素。对于不适合进行纤维蛋白溶解治疗的患者而言,PTCA 可能是一个非常好的再灌注代替治疗方法。在进行 PTCA 之后,护士必须仔细监测患者发生各项并发症的征象。这些并发症包括腹膜后或血管出血、其他部位出血、早期急性再阻塞及晚期再狭窄。如果 PCI 没有成功,需评估患者是否可以进行紧急冠状动脉旁路移植术。

## 重症和过渡监护管理

对于重症监护室和过渡监护室内患者的管理目标是继续最大化心脏输出与最小化心脏工作负荷。为了达到这个目标,应密切监测患者生命体征并持续使用有 ST 段监控的心电监护仪。选择的监测导联应该基于梗死的位置和潜在的心律失常。记录连续的心电图和连续化验的血清心肌梗死标记物。

在住院治疗的前 12 小时,血流动力学稳定并且没有缺血性胸部不适的患者应保持卧床休息并使用床旁坐便器。对血流动力学稳定的患者逐渐增加活动强度。注意尽可能缓解疼痛,硝酸甘油不是止痛剂的合适替代品。脉搏氧饱和度仪是早

期低氧血症的良好监测仪器,可用于持续监测氧饱和度。当氧饱和度水平稳定时间超过 6 小时,要对持续氧疗需求进行重新评估。

通常不允许患者经口摄入任何饮食直到疼痛消失。当疼痛消失时,给予患者可耐受的流质并过渡到有益心脏健康的饮食。每日监测体重和出入量以监测液体潴留。患者如厕时易发生瓦尔萨尔瓦动作,该动作为用力呼气抵抗关闭的声门,会引起收缩压及心率突然发生显著改变,影响局部心内膜复极化并可能导致患者发生室性心动过速。因此,对患者使用粪便软化剂,从而避免瓦尔萨尔瓦动作。急性心肌梗死患者的护理诊断列于表框 21-8 中。

---

**表框 21-8　护理诊断示例**

**急性心肌梗死患者**

- 急性疼痛　与心肌梗死、心绞痛有关。
- 心输出量减少　影响心率、心律或传导的心电因素。
- 心输出量减少　与前负荷、后负荷或左心室衰竭有关的机械因素。
- 知识缺乏　缺少与疾病及患者预后影响有关的知识。
- 焦虑、压力负荷过重　与对疾病、死亡和重症监护环境的恐惧有关。
- 活动无耐力　与心输出量降低或心肌组织灌注改变有关。
- 有脑组织灌注无效的危险　与溶栓治疗影响有关。

---

**药物治疗**　在住院治疗的前 24 小时内不建议预防性的使用抗心律失常药。但阿托品、利多卡因、胺碘酮、经皮起搏贴片、经静脉起搏电线、除颤仪及肾上腺素对管理心律失常必不可少。继续每日服用阿司匹林,对于 ST 段抬高型心肌梗死患者,将氯吡格雷加入阿司匹林的给药方案并持续使用 14 天。

ACE 抑制剂能够帮助预防心室重构(扩张)并保持射血分数。对前壁心肌梗死、肺充血或左室射血分数低于 40%,没有高血压的患者在最初24 小时内口服 ACE 抑制剂。

在 ST 段抬高型心肌梗死发生后的最初几天中,应保持患者血糖水平在正常范围内。为达此目标,必要时进行胰岛素注射。

对镁缺乏的患者补充镁。伴随 QT 间期延长的尖端扭转型室性心动过速患者也应使用镁进行治疗。

无禁忌证的情况下,对进展性梗死患者发病后最初几小时内静脉给予 β 受体阻滞剂,并在此后口服给药。β 受体阻滞剂是已证明可以减少心肌梗死患者的发病率和死亡率的少数药物之一。

β 受体阻滞剂通过降低心率和心肌收缩性以减少氧需求。它们也通过延长心脏舒张时间增加冠脉灌注。对 β 受体阻滞剂治疗无效或有禁忌的患者可给予钙通道阻滞剂。继续使用硝酸盐治疗24~48 小时以上对复发心绞痛或持久心力衰竭的患者可能有益。

对于前壁心梗、房颤、心源性休克或已经存在栓子的患者，体循环栓塞风险最高。静脉使用普通肝素或低分子肝素对具有体循环栓塞高风险的 ST 段抬高型心肌梗死患者有益。

**血流动力学监测** 当心肌梗死患者同时伴有严重或进展性充血性心力衰竭或肺水肿、心源性休克、进展性高血压或疑似机械性并发症，如室间隔缺损、乳头肌断裂或心脏压塞时，肺动脉导管可用于监测心肌梗死患者的血流动力学。肺动脉楔压（pulmonary artery occlusion pressure，PAOP）最接近于左心室充盈压力。低于 18mmHg 的肺动脉楔压可提示容量不足，肺动脉楔压高于 18mmHg 提示肺充血或心源性休克。使用热稀释技术，密切监测心输出量和心脏指数可进一步评估血流动力学状态。在某些情况下，监测静脉血氧饱和度也是有作用的。更多血流动力学监测的内容请见第 17 章。

有创动脉监测可用于具有严重高血压的心肌梗死患者或接受血管加压药或扩血管药物治疗的患者。心肌梗死患者的协同护理指南（表框 21-9）提供了更多对这类患者护理的信息。

| 表框 21-9 | 心肌梗死患者的协同护理指南 |
|---|---|
| 转归 | 干预措施 |
| **氧合 / 通气** | |
| 患者的动脉血气在正常范围内，脉搏氧饱和度仪值大于 90% | • 每 2~4h 评估呼吸速率、费力程度、呼吸音<br>• 获取动脉血气，按医嘱或有呼吸窘迫征象时<br>• 使用脉搏氧饱和度仪监测动脉氧饱和度<br>• 心肌梗死发生后 6h 内鼻导管或面罩给氧，然后按需给氧<br>• 必要时进行插管和机械通气（参考表框 25-16） |
| 胸片中无肺水肿的征象，呼吸音清 | • 每日获取胸片结果<br>• 每次按医嘱给予利尿剂<br>• 监测液体过负荷征象，如下所述 |
| 无肺不张的征象 | • 鼓励无插管患者每 4h 一次或按需使用诱导性肺活量计、咳嗽和深呼吸<br>• 当患者卧床休息时，协助患者每 2h 翻身一次 |
| **循环 / 灌注** | |
| 生命体征在正常范围内，包括平均动脉压大于 70mmHg 及心脏指数大于 2.2L/(min·m²) | • 每 1~2h 测量 HR 和 BP，并在急性衰竭阶段按需测量<br>• 协助肺动脉导管插入<br>• 每小时监测 PAP 和 PAOP，CVP 或右房压（RAP），如果已经安置肺动脉导管，每 6~12h 监测心输出量、SVR 和 PVR<br>• 维持患者静脉通道开放<br>• 给予正性肌力药物，并以血流动力学参数和临床医生的医嘱为指导使用血管扩张剂减少后负荷<br>• 评价药物对 BP、HR 及血流动力学参数的效果<br>• 如有必要对患者进行主动脉内球囊反搏术前准备 |
| 心输出量降低，患者没有心力衰竭的征象 | • 使用 PAOP 或 CVP 值作为指示进行容量限制管理。<br>• 评估颈静脉扩张、肺啰音、S₃ 或 S₄、外周性水肿、前负荷参数增加、CVP、RAP 或 PAOP 波形抬高。<br>• 每日及按需监测十二导联心电图 |
| 患者没有更多心肌功能障碍的征象，比如心电图变化或心肌酶升高 | • 按医嘱监测心脏标记物、镁、磷、钙及钾<br>• 对进展型心肌梗死监测心电图变化<br>• 如果涉及下壁 / 右室心梗，考虑获取右侧心前区胸导、十二导联心电图<br>• 依据每个治疗方案或遵医嘱报告和治疗异常情况 |
| 心律失常得以控制 | • 提供连续心电图并选择合适的导联监测 ST 段 |

| 表框 21-9 | 心肌梗死患者的协同护理指南（续） |
|---|---|
| 转归 | 干预措施 |

| 转归 | 干预措施 |
|---|---|
| 纤维蛋白溶解治疗后,患者的疼痛缓解,没有出血,没有过敏反应 | • 每班记录心律一次<br>• 预期对药剂的需求并给予药剂来控制心律失常<br>• 评估、监测并控制疼痛,如下所述<br>• 监测再灌注的征象,如心律失常,ST 段回到基线<br>• 监测出血的征象,包括神经病学,GI 及 GU 评估<br>• 每次治疗后监测 PT、APTT、ACT<br>• 准备可使用的抗凝剂解药备用<br>• 评估瘙痒、荨麻疹、突然出现的低血压或心动过速<br>• 每次治疗后给予氢化可的松或苯海拉明(苯那君) |
| 未发生心源性休克、心瓣膜功能障碍或室间隔缺损 | • 监测心电图、心音、血流动力学参数、意识水平和呼吸音的改变<br>• 报告和治疗监测中提示的有害变化 |

**体液 / 电解质**

| 维持肾功能,尿量 >30ml/h,实验室检查正常 | • 每 1~2h 监测出入量一次<br>• 每天或按需监测血浆尿素氮、肌酐、电解质。每天测量体重<br>• 遵医嘱补液或给予利尿剂 |
|---|---|

**活动 / 安全**

| 患者遵从日常生活限制的活动 | • 提供有关限制活动的详细解释<br>• 最初 6h 内要求患者卧床休息并提供床边坐便器<br>• 逐步发展为坐在椅子上进食、自行洗澡并可使用厕所如厕。持续评估患者对所有活动的耐受力 |
|---|---|
| 患者没有摔倒或发生意外伤害 | • 提供预防跌倒、擦伤或受伤的环境<br>• 患者按照指示及每个医院的政策使用自我保护设备 |

**皮肤完整性**

| 患者没有皮肤破损的迹象 | • 当患者卧床休息时,每 2h 帮助其翻身一次<br>• 当翻身时,评估皮肤的受压情况<br>• 为高危患者考虑压力释放或减少床垫<br>• 使用 Braden 量表(第 51 章)测量皮肤破损的风险 |
|---|---|

**营养**

| 热量和营养物的摄入满足新陈代谢的需求(如基础能量消耗) | • 提供合适的进食方式:经口、肠外或肠内喂养<br>• 在最初 24h 内提供流质饮食<br>• 必要时限制钠、脂肪、胆固醇、液体及热量摄入<br>• 咨询营养师或营养支持服务机构 |
|---|---|
| 反映患者营养状况的化验结果正常 | • 监测白蛋白、前白蛋白、转铁蛋白、胆固醇、甘油三酯及全蛋白 |

**舒适 / 镇痛**

| 患者胸痛缓解<br>在活动或操作过程中,没有疼痛的征象,比如增加的 HR、BP、RR 或烦躁 | • 使用视觉模拟评估法评估疼痛程度<br>• 评估疼痛的性质、持续时间及位置<br>• 静脉给予硫酸吗啡并监测疼痛及血流动力学变化<br>• 针对胸痛适度给予止痛剂并评估患者反应<br>• 在控制疼痛期间监测患者对疼痛的生理反应<br>• 提供一个安静的环境 |
|---|---|

**心理社会状况**

| 患者焦虑减少,表现为在操作及讨论期间神态平静及生命体征平稳 | • 在治疗及互动期间评估生命体征<br>• 以平静和关心的态度为患者提供解释和安慰<br>• 谨慎给予镇静剂并监测反应 |
|---|---|
| 患者 / 家属理解心肌梗死和治疗计划,表现为询问问题及参与治疗护理 | • 适当地咨询社会服务及神职人员<br>• 评估应对机制史 |

| 表框 21-9 | 心肌梗死患者的协同护理指南(续) |
|---|---|
| **转归** | **干预措施** |
| | • 允许患者自由表达情感 |
| | • 鼓励患者/家属参与治疗护理 |
| | • 为提供患者足够的时间进行休息和睡眠 |

| **宣教/出院计划** | |
|---|---|
| 患者能够报告胸部或不适感复发 | • 解释报告所有胸痛发作的重要性 |
| | • 对家属提供频繁的解释和信息 |
| 家属能够在患者急性心肌梗死的重症期间给予适当的处理 | • 鼓励家属询问治疗计划,患者对治疗的反应,预后等问题 |
| 准备出院期间,患者理解自身的活动水平、饮食限制、药物治疗方案及疼痛再发作时的应对措施 | • 住院治疗早期进行合适地转诊及会诊<br>• 渡过危机阶段后,开始关于有益心脏健康的饮食、心脏康复项目、压力减少策略及胸痛管理的宣教 |

**其他诊断性检查** 有时可能需要其他检查。

**计算机成像检查** 计算机成像检查的一种类型是放射性核素显像和放射性核素血管造影术。放射性核素研究可提供冠脉疾病存在的相关信息,以及缺血和梗死心肌位置和数量。操作方法为将放射性示踪剂被注射入患者体内,然后使用计算机生成图像。放射性核素检查包括铊测试、多门捕获扫描及梗死闪烁扫描术。

另一种计算机成像检查是 MRI。这种诊断性检查使用很强的磁性材料和低能量的射频信号显示心脏和动脉结构及功能异常。冠脉磁共振血管造影使用了 MRI 的原理,将该原理与造影剂相结合,用于显示血管壁及斑块图像。

计算机断层扫描(computed tomography,CT)是一种计算机成像类型,它提供包括心脏和动脉在内的胸部横截图影像。CT 血管造影术包括注射造影剂后,使用 CT 对心脏进行扫描。CT 血管造影术除了提供有关心脏结构的信息外,还能够提供有关心脏和冠状动脉血液循环的信息。电子束 CT 是超速 CT 的一种类型,是检测和量化冠脉斑块中钙数量的金标准。电子束 CT 可以在冠脉明显狭窄之前,发现动脉粥样硬化斑块相关信息。

心脏 PET 是计算机成像测试的另一种类型。PET 结合使用放射性核素剂的 CT 成像以检测冠状动脉疾病及损伤但仍存活的心肌。PET 对于心肌生存力的确定而言是一种有效的检测方法。

SPECT 是一种包括放射性核素剂注射及一系列计算机绘图的胸部计算机成像检查。SPECT 被用于确定血流异常的范围和严重程度及冠脉疾病。

更多关于计算机成像检查的内容请见第 17 章。

**超声波心动图** 超声波心动图的原理是向心脏内传送高频声波,是无创的超声检查。这种常见的诊断性检查可帮助确定心脏射血分数、室壁节段运动、心脏收缩的心室容积和心脏舒张的心室容积、瓣膜功能、附壁血栓、心包积液,心内肿瘤及主动脉夹层。二维多普勒经食管超声波心动图是对心肌梗死患者最常使用的超声波心动图类型。(更多有关超声波心动图的内容请见第 17 章。)

**压力测试** 压力测试,也被称为运动试验心电图,可以在出院前或出院后前 3 周内进行。该测试的目的在于评估患者的心脏功能性容量,进行日常生活活动的能力,评估患者药物治疗的效果及对患者进行心脏事件的疾病发病风险分层。压力测试可以与灌注成像结合使用后能够更好地确定梗死面积。(更多有关压力测试的相关内容请见第 17 章。)

**冠状动脉造影术** 在住院治疗过程中,可进一步使用冠状动脉造影术对患者评估。血管造影术帮助临床医生确定患者是否可执行 PTCA 或放置支架还是实施 CABG 的指征。(更多有关 CABG 的相关内容请见第 22 章。)

## 并发症

护士应密切监测心肌梗死患者发生并发症的征象。心肌梗死患者会发生很多并发症,可能的并发症被列于表框 21-10。快速识别和管理并发症对于减少发病率和死亡率至关重要。

### 血流动力学并发症

患者可能复发心肌缺血,通常时间短暂。另

| 表框 21-10 | 急性心肌梗死并发症 |
| --- | --- |

**血流动力学并发症**
- 低血压
- 肺充血
- 心源性休克
- 右心室梗死
- 缺血复发
- 梗死复发

**心肌并发症**
- 舒张功能障碍
- 收缩功能障碍
- 充血性心力衰竭

**机械性并发症**
- 二尖瓣反流
- 左心室游离壁破裂
- 室间隔破裂
- 左室壁瘤

**心包并发症**
- 心包炎
- 心肌梗死后综合征
- 心包积液

**血栓栓塞性并发症**
- 附壁血栓
- 体循环血栓栓塞
- 深静脉血栓
- 肺栓塞

**心律失常并发症**
- 室性心动过速
- 心室颤动
- 室上性心动过速
- 心动过缓
- 房室传导阻滞（Ⅰ度、Ⅱ度或Ⅲ度）

From Antman EM, Anbe DT, Armstrong PW, et al: ACC/AHA guidelines for the management of patients with ST-elevation myocardial infarction. A report of the American College of Cardiology/American Heart Association Task Force on Practice Guidelines (Committee to revise the 1999 guidelines for the management of patients with acute myocardial infarction). Circulation 110: e82-e293, 2004.

一种潜在并发症是心肌再梗死。如果再梗死发生于最初 24 小时内，将较难得出诊断，因为此时的心脏血清标记物还未回到基线水平。早期识别和管理这两种血管并发症非常重要，应致力于减少心肌需氧量并缓解疼痛，可考虑紧急 PTCA 或外科血管再成形手术。

心源性休克是心肌梗死最严重的心脏并发症。这类并发症是由于梗死后心脏收缩力的减弱并导致左室功能障碍，进而引起心源性休克。心源性休克是心肌梗死患者院内死亡最常见的原因。（更多有关心源性休克的内容请见第 54 章。）

心源性休克的临床表现包括快速微弱的细脉、脉搏压减小、呼吸困难、呼吸急促、吸气时啰音、颈静脉怒张、胸痛、皮肤湿冷、少尿及精神活动减少。心源性休克的动脉血气分析显示 $PaO_2$ 下降及呼吸性碱中毒。血流动力学结果包括收缩压低于 85mmHg，平均动脉压低于 65mmHg，心脏指数低于 $2.2L/(min \cdot m^2)$，以及 PAOP 高于 18mmHg。心肌酶可能显示更高的升高幅度或到达峰值的时间延长。

治疗心源性休克的目标是将心肌工作负荷减少到最小并尽量增加心肌氧运输。一旦出现心源性休克必须立即采取措施改善组织灌注并保护存活的心肌。为了提高氧合作用，应辅助供氧。如有必要，可对患者插管并进行机械通气。此外，应致力于恢复血压水平，这需要停止扩血管药物及负性肌力作用的药物，开始静脉滴注多巴胺改善患者血压并改善心肌收缩力。在低心输出量的状态下可使用多巴酚丁胺改善收缩力。硝普盐是一种扩血管剂，可与血管加压药联合使用，通过减少外周血管阻力并减少左室前负荷改善心输出量。心源性休克治疗时也需要使用 IABP，这种非侵入性设备帮助改善冠状动脉灌注并减少左室后负荷。（更多有关 IABP 治疗的相关内容见第 18 章。）

## 机械并发症

心肌梗死最糟糕的机械并发症是室间隔破裂及左心室游离壁破裂。这些临床情况发展迅速并可立刻导致生理损伤。

**室间隔破裂**　使用再灌注治疗后，室间隔急性破裂发生的可能性降低。室间隔破裂发生于约 1% 的 ST 段抬高型心肌梗死患者及约 4% 的 ST 段抬高型心肌梗死合并心源性休克的患者中。室间隔破裂在心肌梗死发病后 24 小时内的发生率最高，且 5 天内均有发病可能。室间隔破裂患者可闻及为新的、高声的全收缩期杂音，这与胸骨旁震颤感有关。此外，患者表现为进行性呼吸困难、心动过速及肺充血。由于左心室含氧血分流入右心室，从右心房、右心室及肺动脉获取的氧样本显示右心室比右心房的 $PaO_2$ 高，该测试可在肺动脉导管插入期间完成。室间隔破裂患者需要进行紧急心脏导管插入术及心内矫正术，并对患者进行液体管理，使用强心剂（多巴胺和多巴酚丁胺），减少后负荷(硝普钠)及 IABP 直到可进行紧急手术。破裂处需要心脏组织纤维化才能缝合,否则仅使用药物无法起到作用。

**左心室游离壁破裂**　左心室游离壁破裂在 ST 段抬高型心肌梗死患者中的发生率大约为 1%~6%,发生于心肌梗死后的 24 小时内或心肌梗死后的 3~5 天。早期破裂是明显的胶原蛋白沉积前的梗死初步评估结果。晚期破裂与心室壁梗死的扩张有关。左心室游离壁破裂更易发生于年龄高于 70 岁、具有高血压及首次发生心肌梗死的女性患者。患者会经历长时间胸痛、呼吸困难、突然的低血压、颈静脉怒张及心脏压塞,心电图显示心 - 电机械分离。左心室游离壁破裂发生突然并且十分严重,抢救常常无效。

**心包并发症**　心肌梗死后并发心包炎很常见,最早可在梗死后 3 天内发生,最晚可在梗死后几周时发生。心包炎患者主诉的胸痛可能会与缺血性胸痛混淆。心包炎的心前区疼痛在深呼吸、咳嗽、吞咽及平卧时更为剧烈,当患者站立和向前倾时疼痛缓解。患者可能会发热,体温通常低于 38.6℃,发热会持续几天。听诊时常可闻及胸骨左缘摩擦音,但由于一些摩擦音时间短暂,因此未听见这种摩擦音不可作为排除该诊断的标准。在五个导联或更多的导联中,心电图经常表现为弓背向下的 ST 段抬高。治疗时应给予常规剂量的抗炎药,如阿司匹林、消炎痛和皮质类固醇 7~14 天。

**血栓栓塞性并发症**　由于目前治疗心肌梗死常规使用抗凝剂,因此与过去相比,心肌梗死患者中血栓栓塞的发生率降低。患有与梗死、滞留、静脉血液停滞及心输出量降低有关的全身性炎症反应的患者很有可能患有深静脉血栓(deep venous thrombosis,DVT)。深静脉血栓患者有肺栓塞的风险。心肌梗死后患者有体循环栓塞的风险,这些栓子通常来源于左心室壁,并能够阻塞桡动脉、肾动脉、肠系膜动脉或髂股动脉。治疗时使用普通肝素或低分子肝素对患者进行全身抗凝,然后使用华法林(香豆素),持续 6~12 个月。

**心律失常并发症**　急性心肌梗死经常伴随心脏节律失常和传导障碍,这些心律失常并发症可能会威胁生命。有很多原因可引起与心电活动有关的并发症,包括心肌缺血、心肌坏死、自主神经张力改变、电解质紊乱、酸碱失衡和药物不良反应。

发生于院前的室性心律失常并发症是心源性猝死的主要原因。由于缺血心肌的除颤阈值较低,梗死后发生的室性心律失常通常为恶性心律失常。住院治疗期间可发生心动过速或心动过缓。室上性心律失常可能是由左心室衰竭引起左房压升高产生的结果。

心肌梗死后的传导障碍由窦房结、房室结或室性传导组织异常引起。右冠状动脉大约为窦房结提供 50% 的血流,左回旋支为窦房结提供另外 50% 血流。因为右冠状动脉也是下壁、右后壁和右室壁含氧血的来源,当右冠状动脉阻塞时,因窦房结功能障碍,下壁、右后壁或右室壁心肌梗死的患者也存在传导障碍的危险。由于左回旋支血管提供心脏侧壁的血液,因窦房结传导障碍,侧壁心肌梗死的患者也存在传导障碍的危险。

90% 的人的房室结含氧血来源于右冠状动脉,因此,右冠状动脉阻塞时患者通常发生下壁、右后壁或右室壁梗死并有房室结传导阻滞的危险,可能会出现一度心脏房室传导阻滞和莫氏 I 型(文氏)阻滞,但经常是短暂的。这些心律失常可能进展为心脏完全阻滞并需要起搏治疗。

左前降支(LAD)是希氏束和束支的主要血液供给来源。因此,由左前降支阻塞引起的前壁心梗患者存在室性传导功能阻滞的危险,可能发生的传导功能障碍包括右束支传导阻滞、左束支传导阻滞、前分支传导阻滞、后分支传导阻滞、双分支传导阻滞或三分支传导阻滞。

对于心肌梗死的患者,护士应持续监测心率和心律,评估心尖冲动和周围血管搏动情况,听诊心脏及监测血压和其他血流动力学指标,如尿量及意识水平。心律失常和传导障碍的治疗目标是恢复正常心率、心律和房室传导顺序并维持充足的心输出量。为达到这些目标,可进行药物治疗。心脏电复律可用于治疗室上性心律失常的患者,比如房颤或房扑。紧急情况下需要对心脏传导障碍患者进行经皮起搏,直到可以经静脉临时起搏。并发传导障碍的患者可能需要植入永久起搏器以维持适当的心率和心律。一些患者可能需要埋藏式电复律除颤器对心室心律失常进行管理。(更多起搏器和埋藏式复律除颤器的相关内容请见第 18 章。)

## 心脏康复

医务人员在患者住院治疗的早期就应该开始

帮助患者及家属进行出院准备。对患者和家属的出院宣教是住院治疗期间的重要部分。功能严重受损的危重症患者可能会缺少学习并牢记新信息的能力,但威胁生命的事件通常会激发起患者学习的积极性。急性心肌梗死发生后患者和家属宣教指南见表21-2。

心肌梗死后,大多数患者都需进行心脏康复。心脏康复包括运动处方、健康教育和咨询服务。心脏康复的目的在于限制心脏疾病对患者生理和心理上造成的不良反应,修正危险因素,减少猝死或再梗死的危险,控制心脏病相关症状,稳定或逆转动脉粥样硬化过程,加强患者心理社会和职业状态。心脏康复方案的组成包括了锻炼、戒烟、血脂管理、体重控制、血压控制、心理干预及指导工作回归。已有证据表明,心脏康复方案能够改善患者的心功能容量及生活质量,并减少情感抑郁、冠心病事件的风险和心血管病死亡率。虽然心脏康复的益处众所周知,但仅有不到三分之一的患者在出院前接受了有关心脏康复的信息或咨询。

心肌梗死患者的家庭成员也应纳入健康教育的对象,以便他们学习心脏疾病相关知识并帮助患者达成康复目标。大部分心搏骤停发生于心肌梗死患者出院后的前18个月中,因此家庭成员也应该利用机会学习心肺复苏。

表21-2 患者教育:急性心肌梗死后目标

| 内容 | 预期的掌握内容 | | |
|---|---|---|---|
| | 急性阶段 | 转出 ICU 以前 | 出院时 |
| 心脏疾病的病理生理机制 | 能够识别心绞痛,使用0~10分疼痛量表作为参照 | 能够开始心绞痛的治疗(休息、硝酸甘油、使用氧气) | 寻求医疗帮助时,已了解很多药物治疗相关知识 |
| 医院环境 | 理解各项操作 | 适时提问 | 对疾病发展过程和治疗相关知识了解很多 |
| 生活方式调整 | 遵从活动限制<br>遵从饮食限制 | 能够陈述活动和心脏工作负荷之间的关系<br>开始轻体力活动<br>陈述危险因素<br>选择合适的饮食 | 能够根据耐受情况渐进性加强活动<br>参与心脏康复方案<br>能够陈述饮食限制 |
| 疾病治疗 | 遵医嘱接受药物治疗 | 能够识别药物<br>能够识别危险因素 | 熟悉药物、剂量、给药时间、给药方式及副作用的相关知识<br>制订计划减少危险因素<br>开始心脏康复项目方案 |
| 情绪适应 | 能够明确支持系统 | 能够开始交谈生活方式的改变<br>能够开始调整与疾病相关的情绪 | 生活方式改变的计划,包括自身和家人<br>表达情感<br>参与小组康复计划 |

## ▲ 临床适用性挑战

**案例学习**

M先生,61岁,白人男性,上午10点30分被救护车送入急诊科。M先生主诉1h前开始感到胸骨下疼痛并放射至左臂。休息和舌下含服硝酸甘油后,疼痛仍不缓解。疼痛性质为钝痛,在10分的疼痛评估表中,疼痛评分为8分。M先生感到恶心,但无呕吐。M先生有吸烟史、肥胖、糖尿病史,胆固醇水平偏高,没有已知的药物过敏史。

## 案例学习（续）

　　在体格检查时,M 先生处于清醒、警觉及焦虑状态,具有定向力。皮肤发凉、出汗。血压 98/50mmHg,心率 110 次/min,搏动规律,呼吸 22 次/min,使用鼻导管吸氧 2L/min,体温为 36.7℃。心脏检查可闻及 $S_1$、$S_2$ 及 $S_3$ 心音。无颈静脉怒张。可触及外周动脉搏动但脉细,双足部水肿 $1^+$。肺部听诊示双侧基底部啰音。无发绀或杵状指表现。腹部检查显示各象限肠鸣音活跃。腹部柔软并无触痛,未触及肿块。

　　护士立即进行十二导联心电图检查,结果显示:$V_1$ 至 $V_4$ 导联 ST 段抬高 4mm。抽血进行实验室检查,结果显示肌酸激酶(CK)水平升高,同工酶(MB)阳性,肌钙蛋白水平异常。立即给予阿司匹林并开放静脉通道。静脉注射硫酸吗啡,以缓解疼痛。M 先生被诊断为急性前间壁心肌梗死并被收住冠心病监护病房。入院第二天,生命体征显示:血压 82/58mmHg,脉细,速率为 128 次/min,呼吸 28 次/min。体格检查发现吸气期啰音,颈静脉怒张且皮肤湿冷。尿量减少到 30ml/h。

　　1. M 先生被诊断为前间壁心肌梗死,可能是他心脏中的哪支冠状动脉被阻塞? 护士应该优先监测哪些潜在并发症?

　　2. 入院第二天,体格检查显示 M 先生发生了明显的生理改变。M 先生最可能在心肌梗死后发生了什么并发症?

　　3. 入院第二天对 M 先生的治疗目标是什么?

（译者:王　宪）

## 参考文献

1. Mendis S, Puska P, Norrving B: Global atlas on cardiovascular disease prevention and control. The World Health Organization in collaboration with the World Heart Federation and the World Stroke Organization, Geneva, Switzerland, 2011
2. Kochanek KD, Xu J, Murphy SL, et al: Deaths: Preliminary Data for 2009 National Vital Statistics Reports, 59(4) by Division of Vital Statistics U.S. Department Of Health And Human Services Centers for Disease Control and Prevention National Center for Health Statistics National Vital Statistics System, March 16, 2011
3. Roger VL, Go AS, Lloyd-Jones DM, et al; on behalf of the American Heart Association Statistics Committee and Stroke Statistics Subcommittee: Heart disease and stroke statistics—2011 update: A report from the American Heart Association. Circulation 123:459–463, 2011
4. Ridker, PM: C-reactive protein: A simple test to help predict heart attack and stroke. Circulation 108:e81–85, 2003
5. American Heart Association, Risk Factors and Coronary Heart Disease: AHA Scientific Position. Available at www.americanheart.org. Accessed June 27, 2011
6. National Cholesterol Education Program Expert Panel on Detection, Evaluation, and Treatment of High Blood Cholesterol in Adults (Adult Treatment Panel III). Third Report of the National Cholesterol Education Program (NCEP) Expert Panel on Detection, Evaluation, and Treatment of High Blood Cholesterol in Adults (Adult Treatment Panel III) Executive Summary. National Cholesterol Education Program, National Heart, Lung, and Blood Institute National Institutes of Health Publication Number 01-3670, May 2001
7. Kumar A, Cannon C: Acute coronary syndromes: Diagnosis and management, Part 1. Mayo Clin Proc 84(10):917–938, 2009
8. Anderson JL, Adams CD, Antman EM, et al: ACC/AHA 2007 guidelines for the management of patients with unstable angina/non-ST-segment elevation myocardial infarction: Executive summary. A Report of the American College of Cardiology/American Heart Association Task Force on Practice Guidelines (Writing Committee to Revise the 2002 Guidelines for the Management of Patients With Unstable Angina/Non-ST-Elevation Myocardial Infarction). Circulation 116:803–877, 2007
9. Wright RS, Anderson JL, Adams CD, et al: 2011 ACCF/AHA focused update of the guidelines for the management of patients with unstable angina/non-ST-elevation myocardial infarction (Updating the 2007 guidelines): A report of the American College of Cardiology Foundation/American Heart Association Task Force on Practice Guidelines. Circulation 123:2022–2060, 2011
10. What is Angina? National Heart Lung and Blood Institute People Science Health. Available at: http://wwwnhlbi.nih.gov/health-topics/topics/angina. Accessed December 15, 2011
11. DeWood MA, Spores J, Notske R, et al: Prevalence of total coronary occlusion during the early hours of transmural myocardial infarction. N Engl J Med 303:897–902, 1980
12. Thygesen K, Alpert JS, White HD; on behalf of the Joint ESC/ACCF/AHA/WHF Task Force for the Redefinition of Myocardial Infarction: Universal definition of myocardial infarction. Circulation 116:2634–2653, 2007
13. Reimer KA, Lower JE, Rasmussen MM, et al: The wave front phenomenon of ischemic cell death. 1. Myocardial infarct size versus duration of coronary occlusion in dogs. Circulation 56:786–794, 1977
14. Antman EM, Anbe DT, Armstrong PW, et al: ACC/AHA guidelines for the management of patients with ST-elevation myocardial infarction. A report of the American College of Cardiology/American Heart Association Task Force on Practice Guidelines (Committee to revise the 1999 guidelines for the management of patients with acute myocardial infarction). Circulation 110:e82–e293, 2004
15. Grauer K: A Practical Guide to ECG Interpretation, 2nd ed. St. Louis, MO: Mosby-Year Book, 1998
16. Jong GP, Ma T, Chou P, et al: Reciprocal changes in 12-lead electrocardiography can predict left main coronary artery lesion in patients with acute myocardial infarction. Int Heart J 47(1):13–20, 2006
17. Kumar A, Cannon C: Acute coronary syndromes: Diagnosis and management, Part II. Mayo Clin Proc 84(11):1021–1036, 2009
18. Soine L, Hanrahan M: Nuclear and other imaging studies. In Woods SL, Froelicher ES, Motzer SA, et al: Cardiac Nursing, 6th ed. Philadelphia, PA: Lippincott Williams & Wilkins, 2010, pp 319–325

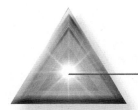

# 心 脏 手 术

Nancy Munro

## 第 22 章

学习目标

学习本章内容后,读者应能够:

1. 论述冠状动脉旁路移植术和心脏瓣膜手术的适应证。
2. 描述冠状动脉旁路移植术的术前和术后护理。
3. 比较二尖瓣及主动脉瓣狭窄和关闭不全造成的病理生理学影响。
4. 阐述预防心脏手术术后并发症的护理措施。
5. 论述颈动脉内膜切除术的术前和术后护理。

尽管不断强调减轻并消除心血管疾病相关的危险因素,心血管疾病仍是美国致残和致死的首要病因。一些新疗法,如溶栓抗凝治疗、气囊或激光血管成形术、冠状动脉支架等,改善了心脏疾病的临床治疗。这些非手术方法在本书第 18 章进行了详细介绍。但是,手术治疗对于某些冠状动脉疾病(coronary artery disease,CAD)和心脏瓣膜病的患者来说仍是首选。

## ▲ 心脏手术的适应证

### 冠状动脉疾病

本书第 21 章已对冠状动脉疾病的病理生理机制进行了详细介绍。

### 冠状动脉旁路移植术

冠状动脉旁路移植术(coronary artery bypass grafting,CABG)的第一步是截取自身血管或导管进行移植,改变血流流动方向或直接绕过病变的冠状动脉区域。CABG 已成为冠状动脉疾病的常规疗法。研究证实,与药物治疗相比,CABG 可有效缓解心绞痛,提升运动耐量,延长左主干冠状动脉疾病和三支病变伴左心室功能不良患者的

寿命。

经皮腔内冠状动脉成形术和支架置入术的广泛应用在很大程度上减少了进行 CABG 的需求。目前选择实施 CABG 的多为年龄较大、病情较重、左心室功能受损较重的患者,并且多数此前曾接受过 CABG。为降低 CABG 的死亡率,应考虑以下几点因素:手术的紧急程度、年龄、心脏手术史、性别、左心室射血分数、左主干冠状动脉狭窄率、狭窄超过 70% 的主干冠状动脉的数目。

理想的移植血管或导管应满足以下三个条件:(1)直径与冠状动脉相近;(2)无病变或血管壁异常;(3)有足够的长度。大隐静脉及乳内动脉是较常使用的移植血管。

**大隐静脉移植** 大隐静脉移植是将静脉的一端与主动脉吻合(近端吻合),另一端与阻塞部位后的冠状动脉吻合(远端吻合),从而绕过冠状动脉的阻塞部位。大隐静脉移植可采用简单移植法,即分别与主动脉和冠状动脉行端 - 侧吻合;或采用两步移植法(也称作跳跃法),即与主动脉行端 - 侧吻合,与一条冠状动脉行侧 - 侧吻合,再与另一条冠状动脉行端 - 侧吻合(图 22-1)。

尽管膝上或膝下均可截取大隐静脉,但由于膝下大隐静脉的直径与冠状动脉更相近,故从膝下截取更为常用。截取大隐静脉时需在腿部内侧作切口。另一种做法是在静脉周围切开一个较小

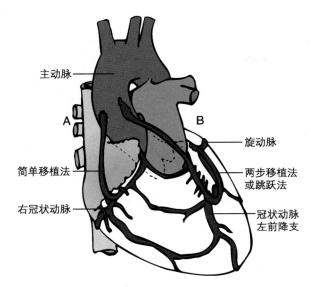

**图 22-1** ▲ 大隐静脉行主动脉冠状动脉旁路移植。A：从主动脉至右冠状动脉的简单移植法；B：从主动脉经冠状动脉左前降支至对角支动脉或旋动脉的两步移植法

的切口，插入可弯曲的光纤镜，在直视下截取静脉。光纤镜法截取静脉有利于伤口愈合，并可减少与切开部位相关的并发症。

约 50% 的大隐静脉在移植 10 年后发生堵塞。血栓形成、血管内膜纤维增生、动脉硬化是大隐静脉移植失败的三大主要原因。血栓形成通常发生在术后第一个月内，但术后 1 年内均有可能发生。术后推荐服用阿司匹林以预防大隐静脉早期闭合，阿司匹林应持续终身服用。由于大隐静脉移植后的堵塞发生率高，目前也使用其他血管进行移植。

**乳内动脉移植** 乳内动脉是血运重建手术中代替大隐静脉的首选。乳内动脉通常用作蒂状移植（如近端仍与锁骨下动脉相连）以绕过病变的冠状动脉。左、右乳内动脉均可用于移植。由于左乳内动脉比右乳内动脉更长、更粗，因此更常用于冠状动脉左前降支的移植手术；而右乳内动脉则用来与右冠状动脉或旋动脉吻合。分离乳内动脉时需将胸膜腔打开，将乳内动脉从胸壁上分离，并烧灼阻断肋间动脉分支。与大隐静脉相比，乳内动脉移植后的移植通畅率更高，90% 的乳内动脉在手术 10 年后依然通畅。此外，乳内动脉移植后动脉硬化的发生率更低。采用乳内动脉移植可降低远期并发症的发生率，提高远期生存率。

**其他移植** 由于部分患者需进行二次手术，研究人员一直在寻找其他可作为移植体的自体血管。其中桡动脉使用较为广泛，随着截取技术的提高，其闭塞率逐渐降低。桡动脉是管壁较厚的肌性血管，在受到机械刺激时易发生痉挛。为预防痉挛，术中需向动脉内灌注钙通道阻滞剂溶液并尽量减少刺激。移植后，痉挛就不再是主要影响因素，此外，桡动脉具有较高的通畅率。术后静滴硝酸甘油，随后改为口服硝酸盐（单硝酸异山梨醇）可降低痉挛的发生，且效果优于钙通道阻滞剂。

合适的替代管路必须具备较好的近期和远期通畅率。右胃网膜动脉也可用于冠状动脉移植术。手术时可将胸骨切口延伸至脐部，从胃大弯处分离并截取右胃网膜动脉。右胃网膜动脉的近期通畅率尚可，但无远期疗效观察数据。同源（非自体）大隐静脉、脐静脉移植以及牛乳内动脉移植的通畅率较低，因此不作推荐。表 22-1 总结了血

**表 22-1 冠状动脉旁路移植术常用管路**

| 移植类型 | 优点 | 缺点 |
|---|---|---|
| 乳内动脉 | • 血管内皮可适应动脉压和高流速，因此内膜增生和血管硬化的发生率低<br>• 远期通畅率较高<br>• 保留了神经支配功能，因此血管直径可随着血流变化而调整<br>• 无腿部切口<br>• 直径与冠状动脉相近 | • 将血管从胸壁分离耗费的时间更多，因而术后出血风险更高<br>• 因手术累及胸膜腔，术后需插入胸腔引流管<br>• 术后疼痛剧烈<br>• 使用双侧乳内动脉可能增加全身感染和胸骨感染的风险，尤其是对于糖尿病患者 |
| 大隐静脉 | • 截取的技术操作更简单<br>• （如果需要）长度充足，可进行多处移植 | • 与乳内动脉相比，远期通畅率较低<br>• 腿部切口易发生水肿和感染；若采用光纤法，则发生率降低 |
| 桡动脉 | • 截取的技术操作更简单<br>• 与大隐静脉移植相比通畅率较高<br>• 血管内皮可适应动脉压和高流速，因此内膜增生和血管硬化的发生率低 | • 易发生痉挛，但可治疗<br>• 术前需评估尺动脉的替代供血能力 |

运重建手术中常用管路的优缺点。

## 非体外循环冠状动脉旁路移植术

CABG 开展时尚无体外循环机,因此最初的 CABG 均在心脏搏动的情况下实施。体外循环机研制成功后,"不停搏心脏手术"就很少进行了。体外循环机也称心肺机,能够在体外完成患者血液的氧合和循环。然而,与体外循环相关的并发症使得外科医生重新考虑"非体外循环"CABG(off pump CABG,OPCABG),即在心脏搏动的情况下实施 CABG,以期改善患者预后。

起初,外科医生想在体外循环或非体外循环 CABG 中采用创伤较小的左右胸廓"小切口"切开,以避免采用胸骨正中切开切口。这种手术方法被称为微创冠状动脉旁路移植术(minimally invasive direct coronary artery bypass grafting, MIDCABG)。由于切口小,不能触及全部的心脏表面,该方法限制了移植血管的数量。左前降支动脉手术通常采用此法。根据"小切口"位置的不同,也可实施右冠状动脉和后降支动脉手术。MIDCABG 并未得到预期的成功推广,但根据患者身体状况,该方法仍有所应用。目前外科医生更倾向于采用胸骨正中切开非体外循环的手术方法。

90 年代,随着与体外循环机相关的神经学并发症,尤其是认知功能障碍的日益突出,OPCABG 再次得到广泛应用。OPCABG 术后早期预后良好,但很难与体外循环 CABG 手术的大数据进行比较。与体外循环 CABG 手术相比,OPCABG 术后住院天数较少,神经功能障碍的发生率较低。然而,Peel 等人的研究表明,OPCABG 术后脑卒中的发生率与体外循环 CABG 手术相近;OPCABG 多在术后 48~72 小时出现脑卒中症状,而体外循环 CABG 手术后即刻出现脑卒中症状。全身炎症反应综合征(systematic inflammatory response syndrome,SIRS;详见本书第 54 章)引起的弥漫性微栓塞需要一定时间才能形成,这是引起脑卒中症状出现时间差的可能原因。内皮炎症反应激发了凝血级联反应,继而导致微血栓形成。

由于 OPCABG 是一项新技术,OPCABG 与体外循环 CABG 术后患者护理要点的区别尚未见文献报道。多中心大样本的 OPCABG 术后数据表明,术后的重点应聚焦于抗凝血干预。应及时使用传统的抗凝药物,如肝素(治疗方案基于体重计算)、阿司匹林、氯吡格雷(波立维)、低分子肝素,预防血小板激活并抑制凝血级联反应。护理评估应重点监测全身各大系统的栓塞事件及抗凝血的副作用,如胃肠道出血、肝素诱发的血小板减少症。由于 SIRS 在术后 48~72 小时内均可能发生,重症监护室护士应持续评估 OPCABG 术后患者并报告可能发生的任何变化,尤其应关注神经功能改变或心电图(electrocardiographic,ECG)ST 段监测结果。如果采用了胸廓切开术,使用止痛药会降低患者术后咳嗽和深呼吸的依从性。密切的病情观察是 OPCABG 术后的关键护理措施,可以改善患者预后。

## 激光心肌血运重建术

激光心肌血运重建术(transmyocardial laser revascularization,TMR/TMLR)适用于持续发生的难治性不稳定型心绞痛患者。实施该手术的患者通常有 CABG 手术史和 / 或多种心脏治疗药物大剂量联合用药史。术中将激光探针插入患者左心室壁中创建供血运重建的通路。通路的位置和数量取决于患者术前的心脏功能。血运重建理论上基于两种机制:(1)血管再生;(2)直接通路开放并内皮化。血管再生过程中新血管的生成或现存血管的重塑增加了功能障碍区域的侧支循环。直接通路开放并内皮化可能促使受损的左心室壁直接灌注,尽管其机制尚未明确,但患者的临床预后良好。实施 TMR 时,应向患者和家属说明血运重建过程需要花费数月才能完成。TMR 可选取三种不同波长的激光:钬(钇铝石榴石)、激态原子、二氧化碳。三种激光均以最小化的组织创伤创建洁净的通路。

TMR 与心血管手术的术后护理基本相同,仅有一些特殊注意事项。TMR 术后患者可维持相对正常的生活,但仍需密切观察。TMR 术中,患者心肌遭到直接创伤,致使术后 48~72 小时内左心室功能下降,可能需要在术后数天使用多巴酚丁胺和甲氰吡酮增强心肌收缩力。尽管 TMR 术后产生的预期效果会使患者充盈压有所升高,仍需密切监测体液状况警惕充盈性心力衰竭的发生。由于心室壁中可能存在激发点,抗心律失常治疗尤为重要,通常使用的药物为胺碘酮。患者还可能发生心绞痛,但 TMR 术中对通路区域进行了去神经支配处理,因此患者感受不到疼痛。此外,需持续监测 ST 段变化;使用硝酸盐作为药物治疗的一部分;需进行抗凝治疗预防心肌梗死（myocardial infarction, MI）并维持通路开放。

## 心脏瓣膜疾病

心脏瓣膜维持了血液的单向流动,如果疾病导致瓣膜结构改变,包括瓣膜狭窄或关闭不全(反流;图 22-2),这一功能即遭到破坏。狭窄的瓣膜瓣口缩小使血流部分受阻,导致瓣膜后方压力升高,而向前的血流量减少。关闭不全的瓣膜功能障碍或闭合后存在漏孔,造成血液反流,增加了瓣膜后方的压力和血流量。狭窄和关闭不全可单独或同时发生于同一瓣膜或多个瓣膜。四个瓣膜均可能出现异常,其中以二尖瓣和主动脉瓣病变最为常见,且对血流动力学产生的影响巨大。

病史、临床体征和症状、体格检查、听诊闻及特征性心音对诊断心脏瓣膜疾病均有提示作用。但必须依据超声心动图和心脏导管插入瓣膜两侧测量压力差的结果才能确诊。确定二尖瓣压力差时需测量左心房和左心室在舒张期的压力。压力差大于 15~20mmHg(即左心房舒张压比左心室舒张压高出 15~20mmHg 以上)表明存在严重的二尖瓣狭窄。可以通过心脏导管插入的方法测量瓣膜面积。正常二尖瓣的面积为 4~6cm$^2$,小于 1.5cm$^2$ 表明二尖瓣狭窄程度严重,需进行手术。

确定主动脉瓣压力差需测量左心室和主动脉根部在收缩期的压力。临床上主动脉瓣严重狭窄者,通常压力差大于 50mmHg。正常主动脉瓣的面积为 2.6~3.5cm$^2$,小于 1cm$^2$ 表明主动脉瓣严重狭窄并影响血流动力学。瓣膜关闭不全的诊断需依据造影剂通过瓣膜后的回流程度。

## 病理生理机制

**二尖瓣狭窄** 二尖瓣狭窄(图 22-3A)通常继发于风湿性心脏病。该疾病会引起瓣膜连接处融合并导致瓣膜小叶、连接处、瓣膜腱索发生纤维样变。左心房流向左心室的血流量减少,心输出量降低,致使全身灌注量降低。血液淤积在狭窄的瓣膜后侧,引发左心房扩张并使左心房压力增高。左心房压力影响肺动脉循环,持续高压使液体从

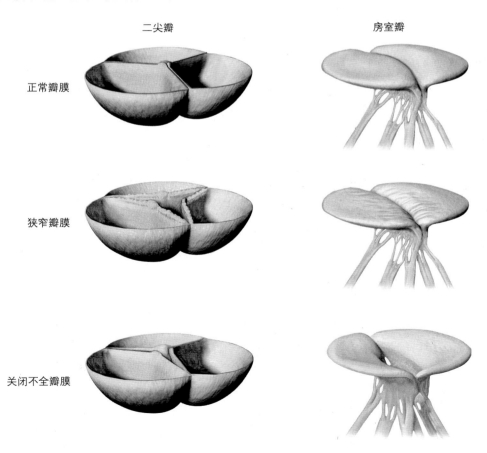

二尖瓣 房室瓣

正常瓣膜

狭窄瓣膜

关闭不全瓣膜

**图 22-2 ▲** 正常及病变心脏瓣膜。(From Anatomical Chart Company: Atlas of Pathophysiology. Springhouse, PA: Springhouse, 2010, pp 77.)

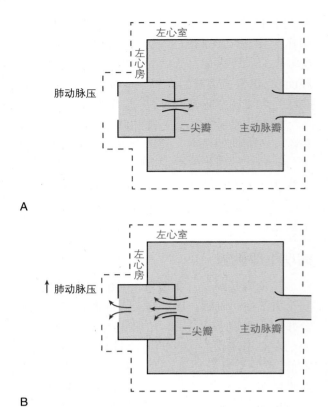

**图 22-3** ▲ 二尖瓣功能不全。A：二尖瓣狭窄，B：二尖瓣关闭不全

肺毛细血管渗出到肺间质，最终进入肺泡。可发展肺动脉高压，继而导致右心衰。这一病理生理机制使得二尖瓣狭窄患者表现为乏力、劳力性呼吸困难、端坐呼吸，甚至出现肺水肿。40%~50%的患者会因左心房扩张而发生心房纤颤。

**二尖瓣关闭不全** 二尖瓣关闭不全(图 22-3B)可能起病急骤，也可能在一段时间内逐渐起病。慢性二尖瓣关闭不全由风湿性心脏病、老化引起的退行性改变、左心室扩张等原因引起。瓣膜功能不全主要由瓣膜小叶增厚或扩张所致，表现为血液反流。心室收缩期，部分左心室血液回流至心房而未能通过主动脉瓣射入主动脉，反流会降低心输出量。为改善心输出量，左心室代偿性肥大，而心室肥大又进一步增加回流至心房的血量。左心室容量负荷过重导致左心室扩张，血液反流至左心房会增加左心房压力并引起左心房扩张。容量负荷过重影响肺循环，但肺动脉高压和右心衰的症状通常在病程晚期才出现。这一病理生理机制使得慢性二尖瓣关闭不全患者通常表现为乏力、心悸、呼吸急促。

急性二尖瓣关闭不全继发于心内膜炎、胸部创伤或心肌梗死。心内膜炎使瓣膜小叶或腱索受损甚至穿孔；胸部创伤使腱索破损；心肌梗死可能引起乳头状肌破损，导致心室收缩期血液回流至左心房。由于瓣膜功能不全起病急骤，心室未能发生代偿性扩张或肥大，因此心输出量急剧降低，迅速发展为肺水肿、休克。治疗有血流动力学改变的急性二尖瓣反流的唯一方法是实施紧急二尖瓣置换术。

**主动脉瓣狭窄** 风湿热、先天性二尖瓣钙化或发生于老年患者的二尖瓣退行性钙化均可引起主动脉瓣狭窄。疾病引起的连接处融合和尖端纤维性萎缩阻碍了左心室血流。向前的心输出量减少，左心室代偿性肥大以维持心输出量。由于瓣膜狭窄进一步严重，左心室失代偿，进而导致容量和压力超负荷引起左心室扩张。左心室压增高继而反向影响左心房和肺循环(图 22-4A)。

主动脉狭窄患者心输出量降低会引发两个严重后果——心绞痛和晕厥。左心室过度肥大使心肌需氧量增加的同时心输出量和冠状动脉灌注减少，进一步发展为心肌缺血，导致心绞痛发作。晕厥发生于主动脉瓣狭窄晚期，心输出量不能满足

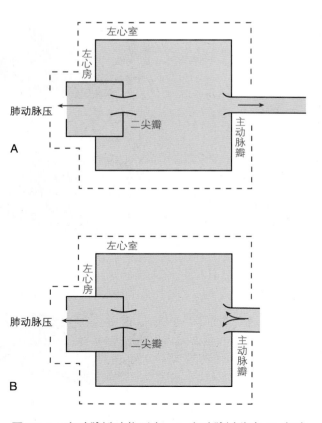

**图 22-4** ▲ 主动脉瓣功能不全。A：主动脉瓣狭窄，B：主动脉瓣关闭不全

身体需求时。主动脉严重狭窄患者运动时,通往骨骼肌的血管扩张,血供增加。而正常情况下,运动时的血供需求通过增加心输出量满足,但主动脉瓣狭窄患者不能以这种方式应对需求变化。血管扩张但心输出量未相应增加,致使脑灌注不足,发生晕厥。主动脉瓣狭窄患者还会出现劳力性呼吸困难、端坐呼吸、夜间阵发性呼吸困难。

**主动脉瓣关闭不全** 与二尖瓣关闭不全相同,主动脉瓣关闭不全可起病急骤,也可在一段时间内逐渐起病。慢性主动脉瓣关闭不全通常继发于风湿热和升主动脉瘤。风湿性疾病造成瓣膜顶端增厚并收缩;而主动脉瘤会引起环形扩张。两种情况均会导致心室舒张期瓣膜小叶边缘无法完全吻合和封闭,血液从主动脉回流至左心室。向前的心输出量降低,左心室血量和压力均增加,继而发生左心室肥大。最终左心室压力增高反向影响左心房和肺循环(图 22-4B)。慢性主动脉瓣关闭不全患者表现为乏力、舒张压降低、脉压增大。由于心室猛烈收缩,舒张期血液从主动脉根部回流至左心室,出现脉搏骤起骤落(水冲脉)。主动脉瓣关闭不全导致的左心室心肌供氧量和需氧量失衡可能引发心绞痛。左心室肥大逐渐恶化,需氧量增加,但舒张期血液仍然从主动脉根部回流,导致冠状动脉灌注不足。

急性主动脉瓣关闭不全继发于胸部钝挫伤、升主动脉瘤破裂、感染性心内膜炎。由于左心室无法在短时间内形成代偿性肥大,患者迅速发展为左心衰和肺水肿。由于心输出量降低,体循环血管阻力(systemic vascular resistance,SVR)增加以维持血压。SVR 的增加使血液回流程度加重,患者身体状况恶化。

## 手术治疗

心脏瓣膜手术的目的是减轻症状、重建正常的血流动力学系统。手术指征为左心室功能尚未重度退化并且患者活动未受严格限制或尚未出现严重的症状和体征(如主动脉瓣狭窄导致的心绞痛或晕厥、二尖瓣狭窄引发的肺动脉高压)。经皮球囊瓣膜成形术适用于手术风险很高的患者,详见本书第 18 章。手术治疗包括瓣膜重建或瓣膜置换。与瓣膜置换术相比,瓣膜重建术的死亡率、血栓发生率、抗凝相关并发症发生率均较低,因此越来越被青睐。

**瓣膜重建术** 经食管心脏超声心动图用于在术中评估修复效果,随着该项技术的发展,瓣膜重建术的应用日益增加。瓣膜重建主要用于二尖瓣修复。与二尖瓣置换术相比,重建术不需要长期使用抗凝药,降低了血栓和心内膜炎的发生率;减小了二次手术的可能性,生存率较高。但是,瓣膜重建术治疗主动脉瓣功能紊乱时,后期通常会导致关闭不全或再次狭窄,因此治疗效果不佳。

二尖瓣狭窄的重建方法通常为交界处切开。交界处切开术不适用于二尖瓣重度狭窄患者,但对于伴有轻微钙化或血液反流的中度狭窄患者非常有效。术中分离融合的瓣膜交界,清除并融合钙化组织,切开缩短的腱索。手术可提高瓣膜小叶的活动度、增加瓣膜面积,从而减轻狭窄程度。

另一种二尖瓣关闭不全的治疗技术为重建术。如果瓣膜环形扩张导致血液反流,可利用缝合或人工瓣膜环(如 Carpentier-Edward 环)实施瓣环成形术。将人工环缝合在二尖瓣环周围,切除多余的环形组织。缝合作用和人工环均可减小二尖瓣环的周长,使瓣膜小叶边缘接合紧密,防止血液反流。如果腱索被拉伸或遭到破坏,可通过手术缩短或置换破裂的腱索有效治疗。多余的瓣膜小叶可通过部分切除进行修复;穿孔的小叶则可通过修补进行重建。这些修复手术均需在人工瓣环的基础上实施。

在疾病早期,即左心室功能未退化、尚未出现不可修复的损伤时,实施重建术,成功率更大。重建术通常不需要在瓣膜修复后进行抗凝治疗,除非术中使用了人工瓣膜环。对于人工瓣膜环成形术,仅需使用 3 个月抗凝药,在人工环内皮化后即可停药。若未能完成重建术,则需进行瓣膜置换。

**瓣膜置换术** 1960 年,Harken 和 Starr 首次实施了笼球假体瓣膜置换术。自此,涌现出许多新的瓣膜设计。瓣膜置换术需进行胸骨正中切开、体外循环、心肌保留术(本章后续内容中将详细介绍)。该手术路径为通过左心房到达二尖瓣位置。将人工瓣膜缝合到合适位置时保留腱索和乳突肌,而非将原先的瓣膜切除。这一手术方法可维持左心室功能和射血分数。主动脉瓣的手术从升主动脉方向进入。切除自体主动脉瓣膜,测量主动脉瓣环的尺寸,选择合适尺寸的人工瓣膜缝合到瓣环上。手术完成后将患者送入重症监护室(intensive care unit,ICU)。

理想的人工瓣膜应经久耐用,终生替代自体瓣膜正常工作。瓣膜打开时应维持正常的血流动力学,血流可畅通无阻且不湍急地流过中央孔;瓣膜闭合时应保证瓣膜两侧无压力差,不会发生血液回流。瓣膜应当能够抗血栓形成并且不破坏血液成分,患者可接受其噪音和抗凝需求。然而,目前尚无人工瓣膜能满足以上所有标准,因此相关研究仍在继续。

**选择瓣膜** 目前两种人工瓣膜可供置换——生物瓣膜和机械瓣膜。机械瓣膜完全由人工合成材料制成,而生物瓣膜联合使用了人工合成材料和经化学处理的生物组织。为特定患者选择合适的瓣膜时,应权衡各种瓣膜的利弊。人工心脏瓣膜的优点与缺点见表框 22-1。机械瓣膜耐用性强,但易形成血栓并需要长期抗凝。生物瓣膜降低了血栓形成的可能且不需要长期抗凝,但没有机械瓣膜耐用。尸检研究表明,生物瓣膜在移植6 年后即发生结构退化,且其总的有效期不超过10 年。

| 表框 22-1 | 人工心脏瓣膜的优缺点 |
|---|---|

**机械瓣膜**
- 耐用性好
- 足够的血流动力学作用
- 易形成血栓栓塞;需要长期抗凝
- 出血并发症的风险增加

**生物瓣膜**
- 耐用性差
- 血流动力学作用比机械瓣膜更好(小尺寸者除外)
- 不会发生溶血
- 血栓栓塞发生率低;可能不需要抗凝
- 出血并发症较少

由于机械瓣膜更耐用,因此预期寿命较长的患者可选择机械瓣膜。

**生物瓣膜** 由于老年人较少发生钙化和退行性改变,且耐用性没那么重要,而抗凝的风险随年龄增加而增大,因此,老年患者可选择生物瓣膜移植。生物瓣膜适用于不能长期坚持服用抗凝药,对长期使用抗凝药存在禁忌证的患者,以及打算怀孕的育龄期妇女(华法林抗凝剂可通过胎盘屏障)。

**机械瓣膜** 机械瓣膜包括笼球、斜碟、双叶三种设计(图 22-5)。笼球瓣为一个附着在缝合环上的金属笼,笼内有塑料或金属球。当瓣膜后侧压力增大时,球向下进入笼内,血液经其周围流过。当瓣膜前侧的压力增大时,球向上封闭缝合环,阻止血液回流。Starr-Edward 瓣是笼球瓣的一种(图

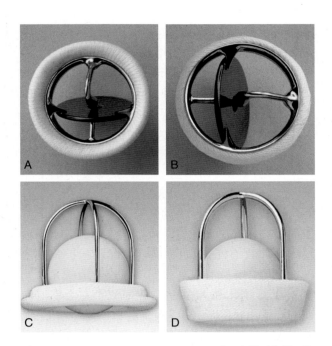

图 22-5 ▲ A:Medtronic Hall Easy-Fit,主动脉瓣模型;B:Medtronic Hall Easy-Fit,二尖瓣模型;C:Starr-Edward 硅胶球形瓣膜,主动脉瓣模型;D:Starr-Edward 硅胶球形瓣膜,二尖瓣模型。(A and B courtesy of Medtronic Heart Valves,Minneapolis,MN;C and D courtesy of Edwards Life Sciences,Irvine,CA.)

22-5C,图 22-5D)。

从血流动力学角度来看,笼中的球会在血流中央造成阻碍,引起一个较小的压力差,流出心室的血液可能因笼子的尺寸和较高的外形遭到部分阻断。由于塑料和金属具有促凝性,且球周围和笼内形成湍流,瓣膜及其周围易形成血凝块。血栓栓塞是常见问题,长期抗凝十分必要。笼球瓣耐用性较强。

斜碟瓣由一个碟状物、支撑其在合适位置的支架以及附着的缝合环构成。当瓣膜后侧压力增加时,碟瓣倾斜大约 60°~80° 开放,使血液从其周围通过。当瓣膜前侧压力增加时,碟瓣向后与缝合环平齐闭合。由于斜碟瓣使血液半集中化流动且其外形较低,对血流的阻隔较小,因此其血流动力学性能优于笼球瓣。斜碟瓣耐用性强,但易形成血栓栓塞,需进行长期抗凝治疗。Medtronic-Hall 瓣和 Omniscience 瓣均属于斜碟瓣。

双叶斜碟瓣是机械瓣的最新设计,它由两个热解碳制成的半圆盘或小叶以铰链固定在缝合环上构成(图 22-5A,图 22-5B)。当瓣膜后侧压力增大时,小叶打开与缝合环垂直,使血液以最小的阻力流经瓣膜中心点;当瓣膜前侧压力增大时,小叶

回到与缝合环水平的位置,封闭缝合环,阻止血液反流。双叶斜碟瓣的血流动力学性能和耐用性均较好,但也易形成血栓栓塞,需长期抗凝。St. Jude Medical 瓣即属于双叶斜碟瓣。

**生物瓣膜** 生物瓣或称组织瓣也可用于瓣膜置换。猪异种移植是将切割下来的猪主动脉瓣保存在戊二醛溶液中,并添加到附着于缝合环的框架上制成生物瓣膜。Hancock 瓣和 Carpentier-Edwards 瓣均属于猪生物瓣。生物人工瓣膜血流动力学性能好,但尺寸偏小的瓣膜会对血流造成阻断并引起压力差。生物瓣的主要优势是血栓栓塞的可能性比机械瓣小。移植后的三个月内缝合环尚未内皮化,易形成血栓栓塞,因此大多数患者仅在接受生物瓣膜置换后三个月内进行抗凝治疗。但是否长期进行抗凝治疗,还需根据患者状况确定。慢性心房颤动患者接受二尖瓣置换后,由于心房血液滞留易形成血凝块,即使进行生物人工瓣膜置换也通常要接受长期抗凝治疗。

## ▲ 心脏手术

随着管理式医疗保险制度(译者注:管理式医疗保险是把提供医疗服务与提供医疗服务所需资金结合起来,通过保险机构与医疗服务提供者达成的协议向投保者提供医疗服务,其核心是保险与医疗服务提供者成为利益共同体)的提出、医疗费用的增长、护理质量要求的提高,心脏手术的护理备受关注。危重症护士最大的挑战是在尽可能减少资源消耗的同时结合理论知识、评估技能、解决问题的能力等提供最佳护理,保证患者获得高质量的预后,在整个过程中患者永远是护理的核心。

### 术前护理

心脏手术的术前准备包括生理和心理两方面。生理准备和其他手术相似,包括病史、体格检查、胸片及心电图。病史和体格检查非常重要,它们能够提供患者的神经系统状况、目前用药情况以及其他所患疾病情况(如糖尿病、肺部疾病、肾脏疾病)。外科医生可通过胸片了解主动脉钙化程度,通过心电图了解心脏节律的基线情况。实验室检查包括全血计数(complete blood count,CBC)、电解质、前凝血酶时间(prothrombin time,PT)、部分促凝血酶原激酶时间(partial thromboplastin time,PTT)、血尿素氮(blood urea nitrogen,BUN)、肌酐。如果患者有潜在的肺部问题,还需进行肺功能检查和动脉血气(arterial blood gas,ABG)分析。确定患者的检查内容时需要考虑费用问题,因此只进行必要的检查。

有效的术前宣教是心理准备的重要组成部分,可缓解患者手术前后的焦虑情绪并减轻应激性生理反应。宣教时向患者说明手术的过程,术中、术后的体验等。术前患者通常不住在ICU,因此参观ICU可帮助患者及家属熟悉专业仪器和特殊环境。患者心脏手术后看见熟悉的场景可帮助其建立信心并缓解焦虑。对家属或其他对患者重要的人进行宣教至关重要。表框22-2中列出了与患者在ICU中相关的宣教主题。

| 表框 22-2 | 教育指导:心脏手术患者有关 ICU 体验的术前教育 |
|---|---|

**可能使用的仪器**

- 心电监护仪
- 动脉管路
- 热稀释导管
- 静脉管路和静脉输液泵
- 气管内导管和通气设备
  - 吸痰
  - 指导有气管插管时如何交流(无法说话)
  - 说明拔管指征
- Foley 管(增强尿感)
- 胸管(拔管指征)
- 起搏导线
- 鼻饲管
- 手部约束带

**可能需使用敷料的切口**

- 胸骨正中切口或其他切口
- 腿部切口(若使用大隐静脉)

**患者术后即刻的面容**

- 由于术中使用碘伏溶液,肤色发黄
- 术中低体温使皮肤苍白、冰冷
- 由于体外循环中补充液体形成第三间隙,全身水肿,颈部、脸部、手部较为明显

**麻醉后苏醒**

- 患者在ICU中苏醒,而不是在麻醉恢复室(postanesthesia care unit,PACU)
- 每名患者苏醒的情况不同
- 可能会有某种特定的感觉

| 表框 22-2 | 教育指导:心脏手术患者有关 ICU 体验的术前教育(续) |
|---|---|

- 可能会听到特定的噪音
- 可能是清醒的或听力恢复但无法应答

**不适感**
- 可能的不适程度
- 可能发生疼痛的时间
- 缓解方法
  - 体位 / 夹板固定
  - 药物
  - 患者自控镇痛泵(patient-control anesthesia,PCA)以及早期使用止痛药的必要性

**术后呼吸管理**
- 翻身
- 使用枕头固定胸骨正中切口
- 呼气后有效咳嗽和深呼吸;术前指导患者练习
- 使用诱发性肺量计
- 早期活动

**其他方面**
- 术后活动安排
- 重症监护区域的探视制度
- 禁止胳膊运动,以维持胸骨切口的稳定

## 术中护理

### 手术方法

心肌血运重建术和心脏瓣膜手术最常用的手术路径是胸骨正中切开。使用胸骨锯沿胸骨柄至剑突下将胸骨分开,分开肋骨暴露前纵隔膜和心包膜。打开心包膜,暴露心脏和主动脉,将患者连接至体外循环机。

由于心肌血运重建术的过程变得越来越复杂,以减少创伤为目的的新手术方法已经出现。CABG 术后患者实施二次手术的人越来越多,如果继续使用纵隔切开的方法进行二次手术,之前移植的血管可能遭受损伤,此外病变血管受到操作刺激脱落的栓塞碎片可能会引发严重后果。胸廓侧切口较小,因此,二次手术通常采用胸廓较小的胸廓侧切口,以减少危险事件的发生。切口的选择视每位患者的不同需求以及外科医生的经验而定。

**体外循环** 1953 年,Gibbon 发展的体外循环技术及其实际应用使得如今为人熟知的心脏手术成为可能。由于手术过程中心脏必须静止(停止跳动)且排空血液,因此,除 OPCABG 外,术中通

常使用体外循环机。手术开始前,体外循环机的管道使用电解质平衡液充满。如有必要,也可以使用血液。患者去氧化的静脉血可以通过一个插管从右心耳接入机器,也可以通过两个插管分别从上腔静脉和下腔静脉直接接入机器。另一个插管置于升主动脉将氧合后的血液输送回体循环(图 22-6)。由于血液会流经体外循环机的机器部分,因此体外循环时应使用肝素防止严重的血管外凝血。体外循环过程中,应将患者的内部体温降低至 28~32℃以降低代谢率。降低代谢可保护重要脏器系统免遭缺血损伤并预防体外循环过程中无脉性灌注的不良反应。

氧合的血液过滤后经动脉插管输送回患者的升主动脉(图 22-6)。建立体外循环并达到低体温后,即在冠状动脉上方将主动脉交叉钳闭,从主动脉根部输注含晶体液或血液的心脏停搏液。主动脉钳闭后,冠状动脉内无血液循环,心肌处于缺血状态。将 4℃的心脏停搏液加压输注入主动脉根部。心脏停搏液流经冠状动脉,高浓度钾会引起

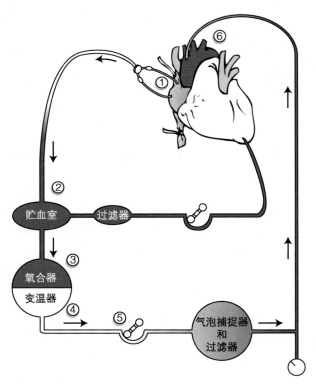

图 22-6 ▲ 血液流经体外循环机回路。①患者去氧化的血液经静脉插管从上下腔静脉进入体外循环回路;②贮血室暂时储存血液;③氧合器去除血液中的二氧化碳并加入氧气;④变温器先将血液冷却再重新加温;⑤滚轮泵将血液通过回路输送回患者体内;⑥氧合后的血液经动脉插管回到升主动脉

心脏即刻停搏及放松,低温液体会使心肌温度降低。心脏停搏和低温降低了心肌组织的代谢需求,保护心肌免遭缺血造成的损伤。心脏停搏液可提供酶作用物以维持细胞代谢并确保合适的 pH 值和钙离子浓度以保护心肌。在心脏停搏液中加入血液或氧合的晶体液可为心肌供氧,减轻缺血程度。心脏停搏液可连续输注也可每 15~30 分钟间歇输注一次,并在心脏电活动恢复时输注。输注过程根据外科医生的习惯进行调整。

因为心脏停搏液流经闭塞血管或病变血管时不能使心脏均衡降温,一些未能充分降温的区域可能受到缺血损伤。因此,术中还会从心脏上方向心包壁内泼洒冰生理盐水进行降温。心脏停搏和局部低温可使心脏均衡降温。低温心脏骤停存在一些缺点,如术后心肌抑制、心室节律不齐、脑血流量减少、不可逆性血小板功能障碍、氧合血红蛋白分离曲线左移使氧输送变难。接受冷晶体心脏停搏液的患者必须将血液重新输入冠状动脉循环(再灌注)。再输入氧的过程可能造成有毒物质释放损伤心肌细胞(再灌注损伤)。为避免这类问题,一些心脏外科专家尝试使用 37℃的含血液的心脏停搏液,使心脏维持在正常温度。接受常温心脏停搏的患者机械通气时间缩短,在 ICU 中也无需复温。

术中如果使用了低温技术,手术完成后,变温器使血液复温,将患者体温恢复至 37℃。将空气从心脏腔室和主动脉根中排放出后,钳闭的主动脉即可重新开放,以便血液灌注冠状动脉并使心肌复温。随着灌注和复温的进行,心脏自主节律可能恢复,也可能出现室颤,一旦出现室颤必须进行内部除颤或使用起搏器重新触发节律。心脏稳定的节律将维持心输出量并恢复血压,之后将患者与体外循环机断开,从右心房和主动脉内拔出插管。使用鱼精蛋白硫酸盐拮抗血液的肝素化。若断开过程中不能维持充足的心输出量,可使用正性肌力药或主动脉球囊反搏术(主动脉球囊反搏术后患者的护理详见第 18 章)。

**完成手术** 如果术后需要使用心脏起搏器,

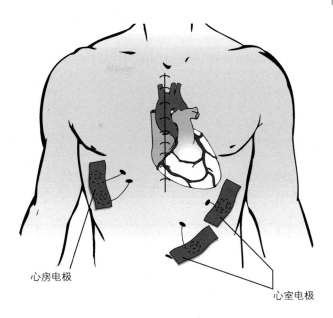

心房电极

心室电极

**图 22-7** ▲ 临时心包起搏导线:心房、心室导线在胸壁上的位置

可将临时起搏电极置于心包表面经胸骨正中切口的任意一侧伸出胸壁。心室起搏电极通常置于胸骨左侧,心房起搏电极则置于胸骨右侧(图 22-7)。放置起搏器患者的护理详见第 18 章。

引流胸管置于纵隔膜和心包表面,经胸骨正中切口下方伸出。术中如果侵入胸膜腔,还需使用胸膜引流管。使用柔韧性好的细胸管代替较硬的粗管,以促进胸膜腔和纵隔内的渗液排出。充分止血后,用不锈钢钢丝将切开的两侧胸骨固定在一起,封闭切口,用敷料覆盖伤口。

## 术后护理

术后患者直接送入 ICU,在 ICU 中他们将从麻醉中苏醒并继续留观 24 小时左右。患者入住 ICU 时身上连有许多导线和导管(如气管插管、血流动力学监测导线)。术后即刻护理包括心脏监测、维持氧合和血流动力学稳定,具体护理措施见表框 22-3。由于体外循环过程中产生异常血液接触面并改变了血流模式,因此会产生远期的生理影响(表 22-2)。

| 表框 22-3 | 心脏手术患者术后即刻护理措施 |
|---|---|
| **患者入住 ICU 后,护理团队应首先采取的措施** | |
| • 连接床旁心电监测仪并观察节律 | • 测量心输出量 / 心脏指数,记录患者正在输注的心脏正性肌力药或血管活性药 |
| • 将血压导线连接至床旁监测仪(动脉和肺动脉);传感器调零并观察血压值和血压波形 | • 气管插管连接通气装置后,听诊双侧呼吸音 |
| | • 将呼气末二氧化碳含量监测设备(ETCO$_2$)连接至通气装 |

| 表框 22-3 | 心脏手术患者术后即刻护理措施(续) |
|---|---|

置,记录波形和值(确定气管插管位置的最佳指标)
- 连接脉搏血氧测定仪,测量动脉血氧饱和度值并记录波形
- 检查周围血管脉搏,观察灌注征象
- 监测胸部引流管位置以及引流液性状:引流液量、颜色、流速;检查是否漏气
- 测量体温,若低于 36℃ 则需进行复温

患者血流动力学系统稳定后
- 测量尿量,记录性状

- 测量生命体征(到达后 30min 内)
- 拍摄胸片
- 获取十二导联心电图
- 到达后 15min 内抽血做血常规,包括动脉血气分析、钾、葡萄糖、部分促凝血酶原激酶时间、血红蛋白(因各医院要求而异)
- 评估神经状况
- 测试并评估起搏器捕获心电电流和传感的性能

表 22-2 体外循环产生的影响

| 影响 | 临床表现 |
|---|---|
| **增加毛细血管通透性** | |
| 血液与非生理性物体表面或体外循环管路接触导致: | 体外循环结束后 6h 内大量液体从血管内渗入组织间隙 |
| • 增加毛细血管通透性的补体激活 | 患者出现水肿 |
| • 血小板激活,释放其中的血管活性物质,增加毛细血管通透性 | |
| • 机体释放其他增加毛细血管通透性的血管活性物质 | |
| **稀释血液** | |
| 填充体外导管回路的液体稀释患者血液 | 无脉性血液流动和低体温期间,血液黏稠度降低使毛细血管灌注增加 |
| 血管升压素(抗利尿激素)释放增加 | 血红蛋白含量和血细胞比容降低 |
| 由于无脉性肾灌注,肾素 - 血管紧张素 - 醛固酮水平增高 | 由于血液稀释,凝血因子水平降低 |
| 体液总量增加 | 血管内渗透压降低,促进液体由血管内流向组织间隙 |
| | 液体在肾集合管潴留 |
| | 醛固酮引起水钠潴留于肾小管 |
| | 体重增加 |
| **改变凝血** | |
| 促凝血效应: | 形成微栓塞的危险性增加 |
| • 血液与非内皮的体外循环管路表面接触引发内在凝血级联反应 | |
| • 血小板损伤激活内在通路 | |
| • 抗凝血效应 | 血小板计数与基线相比下降 50%~70% |
| • 血液与非内皮的体外循环管路表面接触导致血小板黏附在导管表面并凝结;血小板功能异常;凝血级联反应激活,耗尽凝血因子;包括凝血因子在内的血浆蛋白变性 | 术后异常出血 |
| | 可能存在出血倾向 |
| • 血液稀释致使凝血因子减少 | |
| **破坏血细胞** | |
| 血液暴露于非内皮表面引起机械性损伤和剪切力 | |
| • 血小板损伤 | 血小板计数降低 |
| • 红细胞溶血 | 游离血红蛋白和血红素尿增加 |
| • 白细胞损伤 | 血细胞比容降低 |
| | 免疫应答减少 |
| **形成微栓塞** | |
| 组织碎片、空气气泡、血小板聚集导致栓塞形成 | 可能导致器官的(脑、肺、肾)微栓塞 |
| **增加全身血管阻力(systemic vascular resistance,SVR)** | |
| 体外循环开始后,儿茶酚胺分泌增加 | 可能发生高血压 |
| 肾脏无脉性血流使肾素分泌 | SVR 升高可能降低心输出量 |
| 低体温形成 | |

术后护理内容根据患者术前状况确定。可能影响死亡率的因素有年龄、性别、既往相似手术（二次手术）史、术前是否发生急性心肌梗死、是否伴发其他疾病，如糖尿病、周围血管疾病、肾功能不全、慢性阻塞性肺疾病（chronic obstructive pulmonary disease，COPD）。手术是择期还是紧急实施也可影响预后。了解这些信息有助于危重症护士及时发现问题。准确评估、密切观察、合理的护理措施对稳定心脏手术后患者的身体状况至关重要。表框 22-4 列出了一些心脏手术后的护理诊断。表框 22-5 列出了心脏术后患者协同护理指南。特定的患者可能出现一些特定的问题，表框 22-6 列出了老年患者术后管理的注意事项。

| 表框 22-4 | 护理诊断示例 |
|---|---|

**心脏手术患者**

- 心输出量减少　与心室前负荷、后负荷以及收缩性改变有关。
- 心输出量减少　与心律失常有关。
- 外周组织灌注无效　与体外循环、心输出量降低、低血压有关。
- 外周组织灌注无效　与继发于 SIRS 的微栓塞形成有关。
- 气体交换受损　与体外循环、麻醉、胸部扩张不良、肺不张、分泌物残留有关。
- 舒适度降低　与气管插管、手术切口、胸管、肋骨扩张有关。
- 焦虑　与恐惧死亡、ICU 环境有关。
- 有体液不足的危险　与异常出血有关。
- 有感染的危险　与手术过程、侵入性导管、引流管、肺换气不足、分泌物残留有关。

| 表框 22-5 | 心脏术后患者协同护理指南 |
|---|---|

| 转归 | 干预措施 |
|---|---|
| **氧合 / 通气** | |
| 患者动脉血气分析值应保持在正常范围内，脉搏血氧饱和度值大于 92% | • 每次治疗后均需测动脉血气分析<br>• 将动脉血气分析值与脉搏血氧饱和度及呼气末二氧化碳值相结合进行分析 |
| 胸部 X 线摄影应显示肺水肿减轻，同时呼吸音增强 | • 咨询呼吸治疗师和内科医生后调节通气设置<br>• 每次护理包括断开机械通气后，进行呼吸治疗<br>• 患者血流动力学系统稳定后拔管，以保护气道<br>• 拔管后补充给氧 |
| 肺不张应有所改善 | • 拔管后每 2~4h，鼓励患者使用诱发性肺量计，以及咳嗽和深呼吸 |
| 仍需使用胸管 | • 必要时挤压胸管，促进引流液排出 |
| **循环 / 灌注** | |
| 患者应维持充分的灌注<br>生命体征值应在正常范围内，包括平均动脉压高于 70mmHg、患者心脏指数处于左心室功能正常的范围 | • 如果患者置有肺动脉导管，每次护理包括测量肺动脉压（pulmonary artery pressure，PAP）、肺动脉楔压、中心静脉压、心输出量、肺循环阻力（pulmonary vascular resistance，PVR）<br>• 连续监测心电图、ST 段、动脉血压<br>• 根据血流动力学参数和医嘱使用正性肌力药并使用扩张血管药减轻后负荷<br>• 根据肺动脉楔压或中心静脉压调节血容量<br>• 评估药物对血压、心率和血流动力学参数的影响<br>• 根据医嘱，每个护理方案中监测并治疗心律异常<br>• 可能使用临时心脏起搏器，正确隔离导线保证电路安全<br>• 如有需要，做好为患者进行主动脉球囊反搏术的准备<br>• 与内科医生合作，降低由于心输出量降低或围术期心肌梗死引发充血性心力衰竭的可能性<br>• 评估颈静脉怒张、肺呼吸音、第三和第四心音、外周水肿、前负荷参数升高、中心静脉压、肺动脉楔压波形上出现"a 波" |
| 患者可能出现发热 | • 心电图发生变化时，测量十二导联心电图<br>• 每小时测量体温<br>• 使用保温毯、保温灯、液体热敷为患者复温，确保每小时升高 1℃ |

| 表框 22-5 | 心脏术后患者协同护理指南(续) |
|---|---|

| 转归 | 干预措施 |
|---|---|
| **血液学问题** | |
| 患者可能少量出血,应避免发生心脏压塞 | • 维持胸管引流速度低于 200ml/h<br>• 监测心脏压塞的征象(低血压、奇脉、心动过速、肺动脉压力均衡)<br>• 评估胸部 X 线平片是否出现纵隔变宽,如有需要向内科医生咨询<br>• 每个护理方案中均需测量前凝血酶时间、部分促凝血酶原激酶时间、全血细胞计数<br>• 每个医嘱或护理方案中均需使用鱼精蛋白、血制品以及其他促凝血因子<br>• 监测使用血管活性药的需求,如需求显著增加应及时汇报内科医生,因为该变化可能是出现心脏压塞的征兆 |
| **体液 / 电解质** | |
| 患者需维持或改善术前肾功能水平 | • 尿量达到大约 0.5ml/(kg·h),表明肾功能正常<br>• K⁺ 维持在 4.0mEq/L 以上时,无需补钾<br>• 每 1~2h 监测一次液体出入量<br>• 监测血尿素氮、肌酐、电解质、镁、磷酸含量<br>• 记录每日体重<br>• 根据医嘱补充液体或使用利尿剂 |
| **活动 / 皮肤完整性** | |
| 患者应保持正常活动度、肌力,维持皮肤完整性 | • 患者卧床休息时应每 2h 翻身一次,仔细评估皮肤状况<br>• 拔管后下床活动<br>• 逐渐增加活动,如:下床至椅子上进食、进入浴室洗澡、增加步行距离,如有必要应委派专人陪同<br>• 活动时应监测生命体征、呼吸状况 |
| 切口应能够无感染愈合 | • 每日检查胸骨切口的稳定性,尤其是糖尿病患者<br>• 评估胸骨切口和腿部切口是否出现红、肿、渗液<br>• 使用压力袜并抬高腿部减轻水肿<br>• 长期住院患者应根据计算结果,摄入一定热量和营养满足代谢需求<br>• 长期住院患者监测前白蛋白动态变化趋势 |
| **舒适 / 镇痛** | |
| 应缓解患者术后疼痛<br>患者不出现疼痛或焦虑,如心率加快、血压升高、呼吸频率加快、活动或进行操作时躁动等<br>应首选及时给予镇痛药 | • 评估疼痛性质、持续时间、位置,使用视觉模拟评估法评估疼痛程度<br>• 提供安静的环境;保证充足的休息和睡眠 |
| **宣教 / 出院计划** | |
| 患者和家属应理解以下操作的必要性:<br>检查、护理操作、治疗<br>根据指征或医院政策使用自我防护装置<br>患者应了解活动水平、饮食限制、用药、切口护理等,为出院做准备 | • 咨询营养支持服务<br>• 在住院期间尽早推荐合适的社会工作<br>• 对家属宣教心脏病患者的健康饮食、活动限制(如负重不超过 5~7kg,限制驾驶)、缓解压力的方法、疼痛管理、切口护理等 |

## 预防低体温

无论心脏手术术中是否使用体外循环机,体温过低均是常见不良反应。体外循环结束后复温时,患者核心体温恢复至 37℃。但随着温暖的血液流向外周血管,热量也转移到周围组织中,使得核心体温再次降低。通常患者到达 ICU 时体温在 35~36℃之间。非体外循环冠状动脉旁路移植术(OPCABG)引起低温是由于患者长时间暴露于低温的手术室环境中。低体温导致周围血管收缩、氧合血红蛋白分离曲线向左移,即与血红蛋白分离释放入组织的氧变少。由于体内所有酶系统均

| 表框 22-6 | 老年患者心脏手术后护理 |
|---|---|

**生理变化**

**心血管系统**

- 心肌硬化
- 周围脉管系统硬化,调节周围血管以改变血容量的能力减弱
- 胶原蛋白和弹性蛋白代替细胞组成传导系统
- 窦房结和房室结中的起搏细胞减少
- 心脏对肾上腺素刺激后的反应性减弱

**呼吸系统**

- 弹性蛋白和胶原蛋白的破坏使肺弹性回缩力减弱
- 胸廓顺应性降低
- 呼气肌力和黏膜纤毛的清除力减弱

**泌尿系统**

- 皮质肾单位进行性减少,皮髓质浓缩梯度降低
- 肾浓缩功能下降
- 肾脏清除药物的能力减弱(80 岁者可下降高达 40%)

**胃肠系统**

- 胃肠道对药物的吸收减少且吸收程度差异性大
- 肝脏功能下降,肝脏代谢药物能力减弱

**骨骼肌系统**

- 骨质疏松

**免疫系统**

- 免疫应答减弱,特别是当伴随营养不良以及血清白蛋白减少时

**神经系统**

- 神经传导功能下降
- 急性意识模糊的风险增加

**对药物的反应**

- 机体非脂肪组织减少
- 机体脂肪构成增加
- 机体水分减少

**临床影响**

- 充盈压升高(肺动脉舒张压和肺动脉闭塞压)
- 血管随体位变化而收缩的能力减弱,造成直立性低血压
- 窦房结和房室结功能下降
- 依赖每搏输出量的增加维持心输出量
- 肾脏对脱水的反应减慢
- 保留液体的能力降低
- 毒性药物浓度升高或作用时间异常延长
- 对治疗窗窄的药物敏感,如地高辛
- 依靠肝脏代谢的药物药效变强、作用时间延长(如苯二氮䓬类药物)
- 由于机体水分减少,水溶性药物在血液中聚集,致使血清药物浓度升高
- 脂溶性药物存储于脂肪;由于药物从脂肪中缓慢释放,脂肪含量的增加使得脂肪中药物的治疗反应更慢并延长了作用时间

**患者宣教**

- 使患者适应感官功能下降
  - 确保患者正确佩戴助听器且其功能正常
  - 交流时面对患者,提高音量
  - 为患者提供字体较大容易阅读的材料
- 每次只宣教一件事,保证患者实施前已充分理解
- 宣教内容由简单到复杂
- 宣教对象应包括患者及照护者

Adapted from Dixon V: Effects of vascular surgery on the elderly vascular patient. J Vasc Nurs 17:86-88, 1999.

需在恒定的温度范围内才能发挥最佳作用,低体温还会导致凝血减弱。

患者入住 ICU 时,护士测量肺动脉或鼓膜温度评估体温;若操作正确,两种方法均可准确反映身体核心体温。直肠温度在术后 8 小时才可作为核心体温的测量指标;由于迅速降温、复温,膀胱温度与身体核心体温存在显著差异。升高病房内温度、使用红外线灯、毛毯、保温毯等均可有效恢复核心体温。复温应缓慢进行,以预防因血管迅速扩张导致的血流动力学不稳。

预防寒战也十分必要,因为寒战会提升代谢率、增加氧耗、增加二氧化碳产出、加重心肌负荷。寒战通常在入住 ICU 后 90~180 分钟内发生。如果左心室功能受损,应联合应用神经-肌肉阻滞剂和镇静剂控制寒颤,避免心脏功能进一步受损。一些特殊情况下,患者会因寒颤感到不适,此时可使用哌替啶(杜冷丁)。

复温后,许多患者会经历复温过度的情况。一种病因学说是术中使用的麻醉剂重新调节了下丘脑体温调节中枢,改变了周围血流及其反馈。低温、收缩的周围血管床也不利于散热。若患者发生术后出血,需紧急恢复正常体温,以保证凝血酶功能正常。

## 监测全身炎症反应综合征

包括手术在内的任何操作均可导致 SIRS。由于 SIRS 可引发患者的许多问题,近年来重症医学方面的研究开始聚焦于 SIRS。身体炎症反应可能发生于 CABG 后,其表现与感染相似。症状和体征包括发热、心动过速、呼吸急促、白细胞计数增高。为鉴别 SIRS 和感染或脓毒血症,1997年美国胸科医师协会召开了一次会议。会议明确

了两种病症的不同定义（表框 22-7），现已成为重症医学专家普遍使用的鉴别标准。

| 表框 22-7 | 全身炎症反应综合征的定义 |
|---|---|
| 以下情况满足两项及以上可诊断为 SIRS： | |
| 体温 | 高于 38℃ 或低于 36℃ |
| 心率 | >90 次 /min |
| 呼吸频率 | >20 次 /min 或 PaCO$_2$<32mmHg |
| 白细胞计数 | >12 000/m$^3$ 或 <4 000/m$^3$，或不成熟白细胞比例 >10% |
| 脓毒血症为已证实存在感染的全身反应并同时出现以上情况中的两项及以上 | |

From Muckart D，Bhagwanjee S：American College of Chest Physicians/Society of Critical Care Medicine Consensus Conference：Definitions of the systemic inflammatory response syndrome and allied disorders in relation to critically injured patients. Crit Care Med 25：1789-1795，1997.

SIRS 是组织或血管受损后身体的自然防御机制。血管受损、炎症反应、凝血级联反应与此相关。血管内皮完整性遭受破坏，如切除血管造成的创伤、一些内皮细胞缺氧，可引发这一反应过程。一旦损伤发生，"防御"细胞（如淋巴细胞、巨噬细胞）释放介质，即细胞因子，启动局部炎症反应。介质使其他细胞（如中性粒细胞、单核白细胞）向受损区域聚集，并释放其他介质。内皮随之释放血管扩张剂（如一氧化氮），增加该区域血流量，继而增加供氧量。抗调节介质引起血管收缩以平衡血管扩张效应。血小板在该区域聚集，开始凝血。由于内皮受损，毛细血管通透性增加。本书第 54 章详细介绍了这一复杂的反应过程。

起初，专家认为体外循环机是引发 SIRS 的主要原因，因此考虑放弃使用体外循环机。然而，Valley 等证实了 OPCABG 可通过释放其他非体外循环介质引发 SIRS。几乎没有方法能阻止 SIRS 的发生。炎症反应的过程非常复杂，很难使用药物同时对抗所有反应。研究表明，术前使用类固醇可在一定程度上降低 SIRS 发生率，但这一方法需谨慎使用，尤其是对于糖尿病患者。护理人员的职责主要是通过运用评估技能，尽早发现任何系统的栓塞事件，尤其是神经系统、心血管系统、呼吸系统、泌尿系统。评估患者或进行术后护理操作时，必须高度警惕上述栓塞事件的发生。

### 控制疼痛

心脏手术后，患者可能因胸骨或腿部切口、胸管、术中肋骨扩张、护理操作等产生疼痛。ICU 中强烈的光线和噪音可能会在生理上加重患者疼痛感知，而和家人分离、恐惧等则在心理上加重其疼痛感知。疼痛刺激交感神经系统，加快心率、升高血压，从而破坏血流动力学状态。疼痛引起的不适可造成胸部扩张不良，肺不张，分泌物潴留。

尽管疼痛感知因人而异，胸部侧切口通常比胸骨正中切口更痛，多数患者反映术后 3~4 天内疼痛较为严重。腿部切口的疼痛通常在患者可行走后加剧，尤其是腿部肿胀发生时。术中牵拉背部及颈部肌肉用以扩张和固定肋骨长达几个小时，可能造成背部及颈部不适。实施乳内动脉移植的患者，因术中牵拉肋间肌，且切口深及神经分布密集的胸膜壁层，其疼痛更为严重。

心绞痛是 CABG 手术失败的指征，因此护士必须能够分辨心绞痛和切口痛。典型的胸骨正中切口痛定位明确，无放射痛，性质可为锐痛、钝痛、酸痛、灼烧痛。深呼吸、咳嗽、活动时疼痛加剧。心绞痛通常位于心前区或胸骨下且定位不明，通常伴有手臂、颈部或下颌放射痛。患者主诉压迫感，不受呼吸和活动影响。

护理管理目标为应用疼痛量表全面评估患者疼痛；根据患者主诉的疼痛强度使用镇痛药；根据患者主诉判断疼痛是否有效缓解；消除加强疼痛感知的因素，如焦虑、恐惧。常用的镇痛药为硫酸吗啡碱、芬太尼、氢化吗啡酮（盐酸二氢吗啡酮）。此外还可使用非甾体抗炎药（nonsteroidal anti-inflammatory drugs，NSAIDs），如酮咯酸，此类药物通过另一种机制缓解疼痛。肾功能不全患者应谨慎使用 NSAIDs。患者可通过自控镇痛泵（patient-controlled analgesia，PCA）自行使用镇痛药控制疼痛。肋间肌阻断、脊髓麻醉等镇痛法不常使用。无论基于何种镇痛机制，均应确保能够快速、有效缓解疼痛，保证患者舒适度并能尽快活动，以此减少并发症的发生。替代疗法，如音乐疗法、引导想像法，也可作为辅助方法用于缓解疼痛。

### 预防心血管并发症

许多术后可能发生的心血管并发症都可以预防，减少并发症的发生可缩短住院时间，使患者有更好的预后。密切地观察及适当的护理措施也有助于改善预后。

**液体复苏** 首先要确保充足的血容量以保证前负荷。SIRS 导致的毛细血管通透性增强使得液体由血管内流向组织间隙。适当的液体复苏对于维持心脏最佳功能和血压十分必要。复苏需使用多种液体,包括生理盐水、羟乙基淀粉溶液、高渗溶液(如 3% 氯化钠溶液)。目前尚无优先推荐的液体。患者发生出血时,应当首先使用血制品;如果中等速度输液无法升高血压,通常使用加压输液袋和较粗的导管快速输入 500ml 液体;血流动力学参数,包括中心静脉压偏低(central venous pressure,CVP<8~10mmHg)、肺动脉舒张压偏低、肺动脉闭塞压偏低(<14~18mmHg),结合心脏指数偏低$[ <2.5L/(min \cdot m^2) ]$可为液体复苏提供参考。但若把这些指标当作护理目标则须谨慎。

术前心脏状况也是重点考虑的对象。如果患者近期发生过心肌梗死或左心室功能不良,需将血压维持在较高水平以保证心脏功能正常;如果患者左心室扩张甚至伴有心脏瓣膜疾病,则液体复苏尤为必要。

所有护理措施的效果评估均应基于患者反应。患者四肢出现瘀斑(尤其是膝盖处)以及外周脉搏特征(尤其是足背动脉)是反应灌注情况的重要指征。脉搏微弱且膝盖出现瘀斑表明灌注不足。这些临床表现消失且血压升高,表明恢复有效灌注。危重症护士通常会持续监测四肢皮肤和脉搏。

**监测心律失常** 心律失常是 CABG 术后的主要并发症。对所有实施了 CABG 的重症患者来说,心脏节律变化引起的血流动力学改变决定了干预的急迫性。紧急情况下需使用高级生命支持(advanced cardiac life support,ACLS)流程。对患者心脏节律基线的了解非常重要。患者可能发生的心律失常类型包括房性期前收缩、室颤和心室停搏。

窦性心动过速很常见,且可由多种因素导致。较为常见的原因为拟交感神经药、SIRS、低血容量、发热、疼痛。心动过速时间过长会缩短冠状动脉灌注时间,对患者造成伤害。窦性心动过缓也可能发生,但并不常见,因为患者处于交感神经应答状态。多数情况下,术前使用 β 受体阻滞剂是主要诱因。

房性期前收缩的主要诱因通常是电解质紊乱、缺血、梗死或灌注不足。频繁的房性期前收缩可能导致房颤,且其发生率很高,尤其是对于伴有肺部疾病或心脏瓣膜疾病史导致心房扩张的患者。房性期前收缩的治疗方法简单,仅需补充钾和镁。维持充足的钾(4~4.5mEq/L)并静脉输注 2g 镁可降低房性期前收缩发生率。

CABG 术后还可能发生房颤,需优先考虑采取预防措施。房颤导致的最严重后果是心脏失代偿或脑血管事件。对于首次发作的房颤,护理目标是使用抗心律失常药物恢复其窦性心率,首选药物为胺碘酮(可达龙),基础剂量为 10 分钟内静脉推注 150mg,然后以每分钟 1mg 的速度静脉滴注 6 小时,再以每分钟 0.5mg 的速度滴注 18 小时。必要时可再次给予基础剂量。控制心室反应是护理目标之一,可通过使用地尔硫䓬实现。基础剂量为 0.75mg/kg 静脉推注,再以每小时 5mg 的速度滴注。此外,还可静脉输注 β 受体阻滞剂如美托洛尔,但应小剂量输注,控制在 2.5~5mg。可联合使用抗心律失常药,但使用时应密切监测。房颤持续或复发超过 24 小时,需使用华法林(香豆素)抗凝 4 周。由于具有出现心房血栓和形成血管内栓塞的风险,慢性房颤不能以心律转归为目标(除非患者使用了抗凝剂)。如果术后即刻需紧急心脏复律而又不能使用抗凝剂,可进行多普勒或经食管超声心动图检查左心房内的血栓形成情况。

实施心脏瓣膜手术的患者,邻近传导系统的手术区域继发水肿可能造成心脏传导阻滞。术后 48~72 小时水肿消退后方可分辨心律。心肌缺血或心肌梗死也可能造成心脏传导阻滞。实施心脏手术的患者术中可放置心外膜起搏导线便于治疗。相对于阿托品和异丙肾上腺素等药物治疗,使用心脏起搏能更好地控制心室反应。若房室结未受损,首选心房起搏,因为心房收缩可发挥最佳血流动力学功能。若房室结不能发挥正常功能,则使用房室连续起搏法。其他方法均不可用时,方可选择心室起搏。需起搏 72 小时以上者,尤其是实施了心脏瓣膜手术者,考虑安置永久起搏器。本书第 18 章详细介绍了起搏相关的内容。

心动过速可能导致紧急状况发生。若患者心率过快且血流动力学指标不稳定,首选干预措施为按照 ACLS 指南实施心脏复律。如果是室性节律异常,应使用电治疗或药物治疗。术后发生室性期前收缩,可静脉推注 2~4g 镁。新的 ACLS 指南不再强调使用利多卡因,转而推荐使用胺碘酮,尤其对于左心室功能不良的患者。若室性心动过速恶化为室颤或其他无脉性心律失常,必须立即实施心肺复苏,医生应做好床旁开胸准备,确定并纠正心搏骤停原因。

**提升心脏收缩性** 由于术中心肌受手术操作、温度变化以及灌注不足等刺激,其收缩能力可能下降。提升心脏供血功能的首要步骤是液体复苏,若液体供应充足后心输出量和心脏指数仍未恢复正常,则可确定其心肌收缩能力下降。常用治疗方法是使用拟交感神经药物,如肾上腺素、多巴酚丁胺、甲氰吡酮。多巴胺也可提升心肌收缩性,但可能造成心动过速。不同的医院或医生对药物的选择有所不同。

使用药物后,应探寻导致心室功能障碍的原因。心脏功能受损通常由心肌缺血或梗死引起,但也可能由其他原因导致。心肌顿抑,即暂时性心肌血流减少导致一过性左心室功能抑制,可能引起暂时性心脏功能障碍。这一过程通常发生在具备正常功能的心肌上。顿抑的心肌逐渐损伤功能正常的心肌组织,剩余左心室因心肌持续灌注不足或反复顿抑导致进一步的功能受损。这一状态致使慢性功能障碍逐渐加重。此外,也应考虑右心室的功能状况。若患者术前发生右心室梗死,应延迟 4 周手术以恢复心室功能。若 CABG 术后发生右心室功能障碍,使用一氧化氮是更有效的方法之一。评估心脏功能并不仅限于心输出量和心脏指数。可在 CABG 术后 24 小时内监测心脏生物标志物。肌钙蛋白和肌束肌酸激酶可作为监测心肌是否持续受损的指标。对于更复杂的病例,可使用混合静脉血气分析 / 混合静脉血氧饱和度($SvO_2$)以及动静脉血氧含量差来监测。这些指标反映了氧输送和氧消耗水平,可直接指导治疗。尽管可持续监测严重心肌功能障碍患者的 $SvO_2$,但该方法并不是标准干预措施,且持续监测费用高,并无证据表明其可对预后造成影响。

主动脉球囊反搏术可在上述任何情况下增加冠状动脉灌注。详细介绍见本书第 18 章。机械原因也可能导致心脏功能受损。心脏压塞是最常见的机械原因,必要时需手术纠正。该部分内容将在本章后续内容中介绍。无论何种原因引起功能不足,时间和功能支持均是提升心脏功能的主要影响因素。然而,机械或药物支持时间的延长,可能是考虑放置心室辅助设备的指征,这些通常作为进行心脏移植前的过渡措施。

**控制血压** 提升心脏功能的另一个方法是降低全身血管阻力。若患者在不使用药物(如 α 受体兴奋剂)的情况下,有足够高的血压(平均动脉压超过 70mmHg 或收缩压大于 120mmHg),那么即使患者在使用强心剂,也应采取降低后负荷的措施。可使用的药物有硝基氢氰酸盐、硝酸甘油、肼苯哒嗪、拉贝洛尔、血管紧张素转化酶

(angiotensin-converting enzyme,ACE) 抑制剂(首选甲巯丙脯酸)。药物的选择取决于所需的反应速度。例如,静脉输注药物,尤其是硝基氢氰酸盐,可迅速降低后负荷。其他药物,如肼苯哒嗪和 ACE 抑制剂,可用于加强这一效果。肾功能受损患者需谨慎使用 ACE 抑制剂,此类药物会进一步加重肾功能障碍。上述药物还可降低血压,该作用对于术后即刻维持移植血管完整性非常重要。

## 预防肺部并发症

术后肺功能取决于术前肺功能状况。在当前努力降低医疗成本的背景下,肺部状况的术前评估级别已有所改变。术前有严重肺部疾病史(如 COPD、肺动脉高压)的患者,肺功能基线检查和动脉血气分析值对于设定术后康复目标大有裨益。这些检查还有助于预测患者对机械通气的反应。

心脏手术后肺功能障碍可能由炎症反应引起。手术创伤、局部心肌缺血等多种诱因可激活补体系统并释放细胞因子,导致嗜中性粒细胞透过内皮层。这些诱因可引起肺等器官发生靶器官衰竭。上述肺部变化可造成微循环和气体交换的改变,最终导致通气 - 灌注失调、循环分支、肺不张。

必要时需实施机械通气以保证充足的通气和氧合。通过调整呼吸机供给的氧气浓度能够实现充分氧合,起始氧浓度通常为 40%~50%。使用氧饱和度仪结合间歇性血气分析监测有效氧合。保持肺泡张开、改善氧合的标准通气方式是呼气末正压通气(positive end-expiratory pressure,PEEP)。PEEP 起始值通常设为 5cmH_2O,出现低氧血症可提高至 10cmH_2O 或更高。由于提高 PEEP 会降低前负荷,进而降低心输出量和血压,因此必须谨慎提高 PEEP。呼吸机的起始模式通常设为辅助 - 控制通气,当患者苏醒、病情稳定、准备拔管时改为持续正压通气(continuous positive airway pressure,CPAP)。

根据患者的身高、体重选择合适的潮气量和通气速度,以维持充足通气。监测通气情况的方法为监测呼气末二氧化碳含量(end-tidal carbon dioxide,ETCO_2),并结合动脉血气分析中的二氧化碳分压(partial pressure of carbon dioxide)值进行校正。ETCO_2 监测还可用以确认气管插管位置是否正确。

近年来心脏麻醉新技术的应用使患者苏醒速度更快,缩短了机械通气的时间。CABG 术后患

者很快即可拔管。当患者可以遵循指令并具有足够的力量保护气道时,应进行短暂的 CPAP 试验。患者满足以下三个条件时可考虑拔管:(1)心脏功能恢复[心脏指数 >2.2L/(min·m²)];(2)实现充分通气和氧合,无酸中毒;(3)胸管血性引流液量很少。使用诱发性肺量计并鼓励肢体活动可保证肺功能恢复。危重症护士需进行持续评估,应在患者病情需要时以及每隔一段时间频繁听诊呼吸音。呼吸音消失属正常现象,尤其是当其出现于左下肺叶时,因为术后患者可能出现左下肺叶肺不张。观察呼吸运动也十分重要,患者出现呼吸急促、使用辅助呼吸肌呼吸、呼气时间延长等症状表明其肺功能受限,此时可使用支气管扩张剂治疗。若患者术前在家中持续使用支气管扩张剂,术后应继续使用。

术后机械通气时间延长也可能是心脏手术的并发症之一。长期心脏功能不良需要持续机械通气。术中为保护心肌或膈肌而使用的低温保存技术可能造成膈肌神经受损、膈肌功能障碍,进而引起呼吸衰竭。与 SIRS 相关的急性呼吸窘迫综合征和/或低灌注状态可导致通气时间延长。肺功能受损患者可考虑气管切开,因为气管切开有利于撤离呼吸机并提升患者舒适度。使用脱机方案进行专业护理和多学科照护能够改善呼吸衰竭患者的预后。

## 预防神经系统并发症

心脏术后患者神经系统的恢复受多种因素影响,包括术前神经功能状况,年龄(70 岁以上),身体状况,如动脉粥样硬化、高血压、糖尿病,是否进行过主动脉球囊反搏术。随着所使用的麻醉剂的变化,神经系统的恢复过程加快。现在多联合使用麻醉剂、苯二氮䓬类药物和神经肌肉阻滞剂,气体麻醉的使用减少。患者离开手术室后,除非血流动力学指标不稳定,无需再次使用镇静剂。患者可尽快从麻醉状态苏醒并恢复,这一过程可能受年龄和肾衰竭等阻碍因素影响。老年人无法像年轻人一样快速代谢麻醉剂,因此需要更长的恢复时间。如果患者难以唤醒并出现针尖样瞳孔,应使用盐酸烯丙羟吗啡酮(纳洛酮)拮抗麻醉剂。将 0.4mg 纳洛酮溶于 10ml 生理盐水,每 5 分钟静脉推注 1~2ml,患者可恢复意识且不影响疼痛控制效果。若患者肌力不足,还需使用拮抗神经肌肉阻滞剂的药物。通常使用吡咯糖 0.6mg 静推,

以及新斯的明 3mg(或更多)静推。肾衰竭患者无法清除麻醉剂和神经肌肉阻滞剂,需同时拮抗这两种药物以加快拔管。

患者苏醒后,必须使用标准神经系统检查流程持续评估患者的意识和活动水平及感知能力。术后神经系统缺陷分为两类:(1)主要神经功能缺陷(脑卒中)、昏睡、昏迷;(2)智力退化。主动脉近端粥样硬化是脑卒中的主要预测因子,术中对主动脉进行操作,尤其是穿刺置管和交叉钳闭时,硬化斑块脱落,是栓子的主要来源。低氧血症、灌注不足、出血、代谢异常也可能引起脑卒中。患者可能发生记忆、语言、精神运动功能等多方面的损伤,因此其认知改变难以发现。家属可协助医护人员观察患者的任何细微变化。这些改变在术后即刻最易识别,但也可持续至术后 12~36 个月。可通过头部计算机断层扫描或磁共振来确定是否发生脑卒中,但由于栓塞事件发生后不会立即在扫描中显示,因此应重复检查。这一危重事件往往难以预防,但可通过合理选择患者和手术方式降低其发生率。若患者合并颈动脉疾病,术中维持高血压可增加脑组织灌注。溶栓疗法虽然对其他栓塞患者有效,但由于存在出血风险,不能用于 CABG 术后患者。

## 监测术后出血

患者术后有出血的可能,明确何时出血以及如何干预是最大的挑战。通常情况下使用的能够改善心脏病患者预后的抗凝治疗,与 CABG 术后的出血问题相冲突。及时纠正出血能够降低并发症的发生率和患者的护理费用。术前抗凝治疗,如溶栓、抗血小板药物(阿司匹林、氯吡格雷),会阻碍凝血,且其效应难以消除,术后出血的风险可能因此增加。长期使用氯吡格雷的患者,术前应至少提前 5 天停药。

心脏手术后需对心包和胸膜腔进行引流减压。传统胸管较粗、较硬,对于患者来说非常不适。近年来研制出了新型胸管,其管径较细、柔韧性高,增加了吸引球囊,可减轻不适、促进早期活动、减少胸膜渗出液。术后胸膜腔引流液量多会增加住院天数或需要再次住院。新型胸管较长、柔韧性好,可促进引流。研究表明,使用新型胸管,在术后 6 周随访时,胸膜渗出液的减少具有显著的临床意义。

密切观察胸管引流液有助于及时发现可能出

现的问题。胸管引流液应每小时观察一次,引流量通常为 100~200ml/h,患者体位改变或体温变化时有所增加。引流量增多时,监测频率需增加(每 15~30 分钟监测一次)。

胸管引流量持续高于 200ml/h 时需要实施干预。术中(包括体外循环和非体外循环)首选鱼精蛋白拮抗肝素,每 100 单位肝素使用 1mg 鱼精蛋白。通常使用部分促凝血酶原激酶时间监测凝血级联通路,凝血级联通路受肝素影响。当患者处于低温状态时,需增加鱼精蛋白剂量,以防出现"反弹"现象。凝血级联酶促反应在低温状态无法正常发生,因此患者大量出血时必须紧急复温。但体温上升后,肝素再次被激活,使出血增多。此时应输注血小板(通常 6 个单位)以减少出血。由于每次输注的血小板来自不同供体,输注过程中可能发生输血反应。术前对患者进行抗血小板治疗,以预防术中栓塞形成阻塞冠状动脉。引起血小板功能障碍和术后出血的原因包括药物(如阿司匹林)、体外循环机、主动脉球囊反搏术(造成血小板机械性损伤)、肝素相关血小板减少症(近期发现肝素接触会造成血小板失活)。

术后凝血分析可用于指导进一步输血需求的评估和失血情况的监测,但这些都不是绝对参数。患者出血增加时,应检查前凝血酶时间,监测凝血级联外在通路,确定是否需要补充其他凝血因子。前凝血酶时间增加(大于 15 秒)表明出血是因为凝血因子,如纤维蛋白原,的缺乏,可输入 4~6 单位新鲜冰冻血浆补充凝血因子。主要目标为确定出血原因是凝血障碍还是术后出血。胸管血性引流液大于 500ml/h 考虑术后出血可能,需再次手术探查。

此外,还可借助其他干预措施减少出血。严重出血时需补充凝血因子,如冷沉淀(凝血因子 I 和 VIII)、凝血因子 VII。多种药物均有助于凝血,如氨基己酸,是一种纤维蛋白溶解强效抑制剂;抑肽酶(特雷西洛)是丝氨酸蛋白酶抑制剂,能够在凝血级联反应开始时阻断激肽释放酶;乙酸去氨加压素(desmopressin acetate,DDAVP)具有影响凝血因子 VIII 并促进血小板凝集的作用,可用于促进凝血。使用特殊引流系统自体输入纵隔胸管引流液可降低输血需求。但自体输血可能激活纤维蛋白溶解、加重出血,因此并不推荐常规使用(尤其是对于出血可能性低的患者)。

术中预防出血的方法有减少血液稀释、减少自体血液丢失、通过复温和抗纤维蛋白溶解达到最佳凝血状态。补充丢失的血液时需十分谨慎。红细胞的输注不仅会增加传染病暴露的机会,尤其是肝炎病毒和艾滋病病毒,还可能引起免疫抑制和微循环并发症。血红蛋白达到何种水平需要输血尚存争议。近期研究表明,遵循严格的输血标准(血红蛋白 <7g/dl 时输血)能够降低非危重患者的死亡率。也有采用自体输入胸部引流液的方法纠正出血,但并无明确数据表明这一方法可改善患者预后。

心脏压塞是术后大出血的严重并发症,大量液体或血液聚集在心包内,导致右心房和右心室压力升高,并可能造成心脏房室结构塌陷。血液在心包腔内的蓄积速度决定了心脏压塞进展的缓急。术后在治疗患者出血时,应密切观察胸管引流液并保持胸管处于开放状态。心输出量和血压的降低、药物剂量需求的增加(尤其是去甲肾上腺素)是心脏压塞的重要表现。心脏压塞的发生机制是中心静脉压、肺动脉舒张压、肺动脉闭塞压升高并趋于均衡,使得压力较低的右心房和右心室塌陷。这三种压力升高并趋于均衡是心脏压塞的典型体征,这些临床表现出现得比较滞后。其早期指征是患者在进行液体复苏后,其心功能和血压依然降低。心脏压塞的另一个重要表现是动脉压波形随着呼吸而发生变化(出现奇脉)。确诊需依据超声心动图(二维或经食管)结果。

尽管拔除胸管会导致更大的负压,但血液开始凝集时就挤压并拔除胸管能有效预防心脏压塞。由于心房和心室遭受挤压,心脏压力尤其是中心静脉压可能升高。另一种有效预防方法是进行输液以防止右心房和右心室塌陷。最佳的手术干预法为实施心包开窗术。

## 预防肾脏并发症

患者术后肾脏功能由其术前功能水平决定。术前危险因素包括年龄、中度至重度充血性心力衰竭史、CABG 手术史、其他疾病史(I 型糖尿病,肾疾病:血清肌酐 1.4~2.0mg/dl)。术中是否使用体外循环机通常也会影响术后肾脏功能水平。在使用体外循环进行 CABG 时,需使用甘露醇填充管路,且术中可能使用利尿剂,因此术后早期患者尿量较多。随着药物效应随时间减弱,尿量随之减少。非体外循环 CABG 术中未使用这些药物,因此尿量相对较少。一些患者可自行排出多余体液,但术后 24~48 小时后,随着炎症反应消退,渗漏的毛细血管膜封闭,过多的组织间隙流向血管内,其使用药物利尿的需求增加,如使用呋塞米(速尿)。利尿后需补充钾和镁,维持正常心脏节律。有肾衰竭史者在术前可能存在轻度代谢性酸中毒,并可能持续至术后。如果出现酸中毒,应尽快确定类型(呼吸性、代谢性、二者并存),采取针对性的干预措施。干预的关键是在保护代谢和心脏功能的同时排出过多体液。

**少尿** 肾脏灌注不足会引起尿量减少 [<0.5ml/(kg·h)]。明显诱因包括 Foley 管阻塞或置管位置错误,这些通常被忽视,发生少尿时应首先考虑并排除机械原因。心脏功能减退也可能造成尿量减少。低血容量是少尿最常见的原因,可进行静脉输液并监测肺动脉压和心输出量 / 心脏指数以确定输液是否起到治疗作用。补充液体必须谨慎,过多的体液会进一步降低受损的心肌功能。发生这种情况时,可使用正性肌力药物或血管活性药物。用药前应确定患者血压基线值,根据肾脏所需灌注压(平均动脉压或动脉收缩压)计算血管活性药物的剂量。

上述干预均无效时,考虑利尿,首选髓袢利尿剂(如速尿)。若尿量未增加,加大剂量或联合使用作用于肾小管系统其他区域的利尿剂,如噻嗪类药物。此外,应密切监测肌酐和血尿素氮水平。

**肾衰竭** 发生急性肾衰竭时需进行透析。具体透析方法根据患者身体状况和医务人员的选择而定。常用方法为连续性静脉 - 静脉血液滤过(continuous venovenous hemofiltration,CVVH)和血液透析。CVVH 为平缓的透析方式,对前负荷的影响较小,有助于保护心脏功能,因此适用于血流动力学功能严重受损的患者。患者进行透析时应限制液体摄入,针对长期肾功能障碍状况调整营养供给,实施其他标准化干预,如调整饮食以减少蛋白质和钾的摄入。本书第 31 章详细介绍了肾衰竭相关的内容,第 30 章中介绍了透析。心脏手术后若发生急性肾衰竭,患者死亡率高达 60%。

## 预防内分泌并发症

糖尿病是心血管疾病的主要危险因素之一。糖尿病影响全身各个系统,临床医生应当密切监测并严格控制血糖。术后血糖值应保持在 200mg/dl 以下,以利于伤口愈合。静脉滴注胰岛素可使胸骨深部伤口感染率降低 50%。在血糖值控制到所需水平后,可改为皮下注射胰岛素,同时密切监测血糖。这种胰岛素疗法还可降低糖尿病酮症酸中毒和高渗性昏迷的发生率。高血糖对患者有害,但严重低血糖却是致命的。因此,密切监测血糖至关重要。

患者还可能发生肾上腺功能不足,尤其是术前定期使用类固醇激素的患者。类固醇激素会抑制肾上腺功能。为预防抑制效应,应持续输入氢化可的松(每 8 小时 100mg),术前常规使用的患者术后应按常用剂量输入。若患者在使用血管活性药物并且持续静脉输液,由于肾上腺处于低灌注状态,也可能发生肾上腺功能不足。皮质醇水平较低可确诊肾上腺功能不足。

老年人和女性较常发生甲状腺功能障碍,尤其是甲状腺功能减退。围手术期不会造成甲状腺功能障碍,因此术前功能水平才是术后表现的主要影响因素。这是因为甲状腺激素,尤其是三碘甲状腺原氨酸(T_3)会受心血管功能影响,未确诊的甲状腺功能障碍患者会在术后表现出更明显的症状。

## 预防胃肠道并发症

心脏手术术后胃肠道并发症并不多见,与一般手术相似。气管插管拔管后,患者需禁食(noting by mouth,NPO)8 小时,并插入鼻胃管进行胃肠减压。之后患者可进食少量冰块或水。这一简单的护理措施对于因术前使用抗胆碱能药物而感到极度口渴的患者而言非常重要。使用冰棍和姜汁可以提高依从性并减少恶心、呕吐、误吸的可能。

胆囊炎、胰腺炎、肠梗阻等并发症的发生率极低。这些并发症的病理机制尚未明确,但内脏灌注不足以及胃肠道缺血是其发生的主要原因。全面评估腹部是否发生疼痛、饱胀、胀气等有助于发现异常情况。乳酸水平高于 2.5mmol/L 表明内脏灌注不足。体外循环机形成的无脉性血流会引起血管紧张素 Ⅱ 释放增加,从而加重内脏缺血。需根据临床表现决定是否进行深入评估。

## 监测感染

术后早期,下丘脑体温调定点重置是体温紊乱的主要原因。发热通常由 SIRS 和复温过度引起。发热(体温高于 38℃)持续 48~72 小时,应考虑感染。预防感染是所有治疗的首要目标。可通过谨慎使用抗生素、万古霉素、头孢霉素(如头孢唑啉、头孢他啶)实现这一目标。及时使用抗生素至关重要。为了达到最佳效果,应在切开皮肤之前完成术前抗生素的注射。根据术前肾功能情况决定抗生素剂量。术后也应给予短时间的抗生素治疗。

CABG 术后患者经常发生的感染是纵隔炎,这一严重并发症会延长住院时间并增加死亡率。发生纵隔炎的危险因素有肥胖、既往心脏手术史、I 型糖尿病、术中过度使用电凝止血、使用双侧乳内动脉使胸壁血流量降低。治疗方法为加大抗生素剂量并进行整形手术。有证据显示,术后早期使用静脉滴注胰岛素法代替皮下注射控制血糖可降低纵隔炎发生率。此外有研究表明,这一方法用于非 CABG 手术患者也可降低死亡率。指导患者在活动时不要过度使用手臂,咳嗽时使用"咳嗽枕"(将一个较小的枕头置于胸骨切口上,咳嗽时按压)十分重要。其他措施,如让患者睡觉时采取仰卧位,也大有裨益。遵循这些建议有助于维持胸骨稳定性。

### 健康教育和出院计划

由于推行管理式医疗保险制度和定额医疗保健费、医疗费用升高、资源有限,心脏手术后患者住院时间通常为 4~7 天。住院时间较短要求尽早制订出院计划。患者出院时需携带以下药物:阿司匹林、β 受体阻滞剂、ACE 受体抑制剂(射血分数 <40%)、他汀类药物。如有禁忌证可调整用药,并记录原因。如患者吸烟,出院指导应包括戒烟。

表框 22-8 中列出了心脏手术后患者健康教育的内容。

## ▲ 颈动脉内膜切除术

颈动脉狭窄或闭塞通常由动脉粥样硬化疾病引起,可能会导致脑卒中。脑卒中的致残率和致死率在美国居于首位。颈动脉内膜切除术是重建颈动脉血流最常用的非心血管手术方法,可降低脑卒中的风险和卒中相关死亡。

右颈总动脉是无名动脉的分支,无名动脉源于主动脉弓右侧。左颈总动脉直接分支于主动脉弓。颈总动脉在甲状腺处分支为颈外动脉和颈内动脉。位于分支处的颈动脉窦是颈动脉的化学感受器,对血液中二氧化碳和氧水平极为敏感;同时,颈动脉窦也是压力感受器,可辅助调节血压。颈外动脉为大脑和眼部以外的头颈区域提供血液。颈内动脉分支为眼动脉、后交通动脉、大脑前动脉和大脑中动脉,为脑部提供血液(图 22-8)。

颈动脉闭塞患者可能突发吞咽困难、单侧肢体活动减弱、表达性失语症、眩晕、记忆力减退、单侧眼盲等。患者通常还会在身体其他部位出现血管疾病的症状,如心脏(心血管疾病)、腿部(四肢动脉病)。颈动脉闭塞病的危险因素与脑卒中相关,应指导患者加以关注。高血压是脑卒中最主要的危险因素,术后血压控制非常关键。吸烟、高脂血症、饮酒、绝经后妇女使用雌激素等也会影响

---

| 表框 22-8 | 教育指导:心脏手术术后康复 |
| --- | --- |

**一般指导**

- 最初 3 个月避免抬举重物(5~7kg)
- 避免手臂牵拉运动,如高尔夫和网球。坐下、躺下或起身时使用双腿。手臂不能负重,仅可用来保持平衡
- 术后 6 周内不能驾驶汽车(可以骑摩托车)。
- 遵循医生的指导进行渐进式运动
- 能够无停歇的爬两层楼的楼梯时,可结合医生的建议恢复性生活
- 术后 3~4 个月内采取替代体位减轻胸骨压力,避免侧卧位和俯卧位
- 每天观察并用肥皂和水清洗手术切口
- 了解服用的药物,包括用药原因、剂量、频率、副作用
- 严格限制饮食
- 了解可能发生的疼痛程度及缓解方法

**危险因素**

- 遵循控制危险因素的指导,了解心脏手术后这些因素对健康的影响,学会如何改善这些因素
- 如有必要向一些组织寻求帮助(如减肥项目,戒烟项目)

**定期随访**

- 了解进行随访预约的时间和方法
- 警惕感染症状:发热、切口发红、压痛、渗液、肿胀
- 出现心悸、心动过速、脉搏不规则(若平时脉搏规则应汇报此项),及时向医生汇报
- 出现眩晕或疲乏感增强、突然体重增加、四肢水肿、气短、胸痛等症状时,应寻求随访治疗

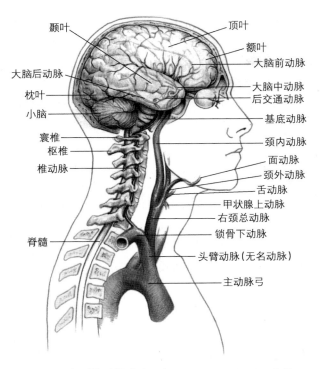

顶叶
额叶
大脑前动脉
大脑中动脉
后交通动脉
基底动脉
颈内动脉
面动脉
颈外动脉
舌动脉
甲状腺上动脉
右颈总动脉
锁骨下动脉
头臂动脉(无名动脉)
主动脉弓

颞叶
大脑后动脉
枕叶
小脑
寰椎
枢椎
椎动脉
脊髓

**图22-8** ▲ 右颈外动脉分支。(Courtesy of Anatomical Chart Company.)

患者的治疗。

有颈动脉闭塞危险因素的患者必须进行仔细检查。由于颈动脉血流湍急,若出现动脉狭窄,听诊颈动脉时可闻及杂音。颈动脉多普勒超声可用来检查是否出现狭窄并确定狭窄程度,血管造影术是确定狭窄程度最可靠的方法。磁共振血管造影术创伤小,也可用于诊断。

## 颈动脉内膜切除术的适应证

颈动脉闭塞病是全身动脉粥样硬化发展进程的一部分,本书第21章介绍了全身动脉粥样硬化。颈动脉切除术适用于颈动脉狭窄率为70%~99%,近期出现症状的患者。狭窄率低于50%的患者不宜进行手术,采用药物治疗预后更好。选择颈动脉内膜切除术的患者,年龄应在40~75岁,预期寿命5年以上。

## 手术过程

沿胸锁乳突肌前下边缘至下颌角作一皮肤切口,将颈总动脉、颈外动脉、颈内动脉分离。颈动脉的手术侧必须钳闭。大脑和眼部的血液灌注仅

由Willis脑底动脉环及其侧支循环提供,术侧钳闭会使得同侧大脑半球和眼球有缺血、梗死的风险。钳闭前应当注射肝素,预防血栓形成。手术室内应持续进行脑电图监测,以确定血液循环是否充足。若血液循环不足,可从颈总动脉至颈内动脉远端建立暂时性旁路或回流通路,术中为脑部持续供应血液。若患者存在对侧颈动脉狭窄、神经功能缺陷、既往脑血管事件史、进展性卒中,通常采用回流通路。

接下来,实施内膜切除术或将溃疡或狭窄的粥样硬化斑块去除,此步骤之后,动脉发生闭合。如果动脉闭合引起血管变窄,应使用补片修复。

## 术后护理

在复苏室中拔管后,患者转入ICU,进行心电图监测、连接动脉导线、CVP监测、吸氧。患者需要在ICU监测24小时。但出于费用考虑,通常将患者转移至普通病房进行监测,住院时间缩短为1天。

### 控制血压

手术会影响颈动脉压力感受器敏感性,因此术后24小时内患者血压均不稳定。压力反射衰竭综合征是压力感受器异常的表现,且与实施双侧手术有关。术前高血压是术后发生高血压的最主要决定因素,因此危重症护士必须关注患者术前血压波动范围。血压过高会增加伤口出血和血肿形成的危险。术后患者血压调节的目标是将收缩压维持在120~170mmHg。收缩压高于170mmHg应当使用硝基氢氰酸盐或静脉输入其他药物进行治疗;而收缩压低于120mmHg时,应静脉补液,如果对补液无反应则静脉输注去甲肾上腺素或苯肾上腺素。

### 伤口护理

患者头颈应保持一条直线以减轻手术部位的压力。应定时检查患者颈肩后侧的敷料是否有渗血。深部组织持续渗液、咳嗽、拔管时牵拉、拆缝合线均会引起手术部位出血。使用肝素抗凝或使用阿司匹林抗血小板治疗会加重出血。护士应当定时评估颈围,对比术侧和健侧是否相同。术侧肿胀提示发生血肿。患者若出现发音、吞咽、呼吸

困难应立即报告医生。如果怀疑血肿压迫气管，考虑进行手术探查。约有 5.5% 的患者术后发生伤口血肿。

## 预防神经系统并发症

患者术后可能发生大脑和/或局部神经损伤。由于动脉粥样硬化斑块栓塞、手术部位空气栓塞、颈动脉钳闭时脑部低灌注，约 3% 的患者围术期会发生脑卒中。术后 24 小时内应进行神经系统评估，包括监测意识水平、瞳孔反射、眼球运动、定位能力、反应适度性、运动功能（屈曲、伸展、握手）。发现异常及时报告医生。

颈动脉高度狭窄患者术后可能发生过度灌注综合征。大脑半球处于颈动脉的远心端，颈动脉狭窄使其处于低灌注状态，小血管最大限度扩张以维持血液供应。狭窄修复后，血流量显著增加，但自我调节机制仍未恢复，无法通过血管收缩保护毛细血管，最终导致该区域水肿或出血。因此，术后必须严格控制血压。

一些脑神经（cranial nerves，CN）横穿手术区域，术中可能遭受损伤。常见受损神经为面神经（CN Ⅶ）、迷走神经（CN Ⅹ）、舌下神经（CN Ⅻ）、副神经（CN Ⅺ）。术后应针对每种神经进行特异性功能评估，具体方法见表 22-3。护士发现患者出现功能缺陷应当报告医生，同时向患者解释发生的原因并告知功能缺陷通常是暂时性的。

## 家庭护理

患者通常在术后 1~2 天即可出院。术后应持续服用阿司匹林（81mg/d 或 325mg/d）3 个月，以预防脑卒中、心肌梗死、死亡。危重症护士对颈动脉内膜切除术患者的康复至关重要。尽管该手术属于血管手术，但其并发症通常表现为神经系统症状，护士必须全面评估，及时发现细微的神经系统改变。对患者进行健康教育是护理的重要部分。患者和家属必须明白患者有发生心血管疾病的可能，必须改变已存在的危险因素。表框 22-9 列出了健康教育的内容。

表 22-3 颈动脉内皮切除术后脑神经功能评估

| 神经 | 神经支配 | 功能评估 | 功能损伤 |
| --- | --- | --- | --- |
| 面神经（Ⅶ） | 面部肌肉的运动功能 | 微笑和皱眉 | 嘴角收缩不对称 |
| 迷走神经（Ⅹ） | 咽、喉的运动和感觉功能 | 声音的音色和音调，吞咽能力 | 吞咽困难、声音嘶哑、发声困难、咽反射缺失 |
| 舌下神经（Ⅻ） | 舌肌运动 | 舌头活动 | 吞咽困难、发声困难、舌偏斜、有时还有气道受损 |
| 副神经（Ⅺ） | 斜方肌和胸锁乳突肌 | 耸肩、将手臂抬至水平位置的能力 | 肩部下垂、肩部抗阻困难、不能将手臂抬起至水平位置 |

| 表框 22-9 | 教育指导：颈动脉切除手术术后康复 |
| --- | --- |

**减少危险因素**
- 戒烟
- 低脂饮食
- 控制血压

**活动**
- 无活动限制，可照常活动颈部

**切口护理**
- 青肿或变色是正常现象
- 用肥皂和水清洗切口部位

**一般护理**
- 熟悉切口感染的症状和体征
- 出现视觉模糊、记忆改变、感觉改变、无法吞咽或无法言语应及时告知医生
- 了解药物的适应证、服用原因、剂量、频率、不良反应
- 定期随访

## ▲ 临床适用性挑战

### 案例学习

　　王女士,54 岁,冠状动脉旁路移植术后 5 小时从手术室转入重症监护室。患者术中进行了 3 处移植,术前左心室功能良好(射血分数约为 50%),手术采用标准搭桥方法,分别用乳内动脉与冠状动脉左前降支,大隐静脉与右冠状动脉和冠状动脉对角支进行了吻合。王女士有关节炎病史,服用大剂量布洛芬缓解疼痛。到达 ICU 时胸管引流量为 200ml,每半小时评估一次,两次评估后引流量为 250ml。

目前血压为 100/50mmHg,其正常血压值为 130/70mmHg。

　　1. 对于这名患者,你认为是什么原因引起了出血量增加?

　　2. 接下来,你要对王女士采取何种护理措施?

　　3. 医务人员要了解患者状况最应当采取何种处理措施?

（译者：阚　庭）

## 参考文献

1. Eagle K, Guyton R, Davidoff R, et al: ACC/AHA 2004 guideline update for coronary bypass graft surgery. J Am Coll Cardiol 110:e340–431, 2004
2. Felisky C, Paull D, Hill M, et al: Endoscopic greater saphenous vein harvesting reduces the morbidity of coronary artery bypass surgery. Am J Surg 183:576–579, 2002
3. Leavitt BJ, O'Connor GT, Olmstead EM, et al: Use of internal mammary artery graft and in-hospital mortality and other adverse outcomes associated with coronary artery bypass surgery. Circulation 93:507–512, 2001
4. Connolly MW, Torrillo LD, Stauder MJ, et al: Endoscopic radial harvesting: Results of the first 300 patients. Ann Thoracic Surg 74:502–505, 2002
5. Shapira O, Xu A, Vita J, et al: Nitroglycerin is superior to diltiazem as a coronary bypass conduit vasodilator. J Thorac Cardiovasc Surg 117:906–911, 1999
6. Emery RW, Arom KV, Holter AR, et al: Advances in coronary artery surgery. In Franco KL, Verrier E (eds): Advanced Therapy in Cardiac Surgery, 2nd ed. Hamilton, ON: BC Decker, 2003, pp 124–130
7. Vallely M, Bannon P, Kritharides L: The systemic inflammatory response syndrome and off-pump cardiac surgery. Heart Surg Forum 4(Suppl): S7–S13, 2001
8. Magee M, Jablouski K, Stamou S, et al: Elimination of cardiopulmonary bypass improves early survival for multivessel coronary artery bypass patients. Ann Thorac Surg 73:1196–1202, 2002
9. Peel GK, Stamou SC, Dullum MK, et al: Chronological distribution of stroke after minimally invasive versus conventional coronary artery bypass. J Am Coll Cardiol 43(5):752–756, 2004
10. Horvath KA: Transmyocardial laser revascularization. In Franco KL, Verrier E (eds): Advanced Therapy in Cardiac Surgery, 2nd ed. Hamilton, ON: BC Decker, 2003, pp 131–137
11. Lindsay MR: Transmyocardial laser revascularization revisited. Crit Care Nurs Q 26:69–75, 2003
12. Lytle BW: Coronary artery reoperations. In Cohn LH, Edmunds LH (eds): Cardiac Surgery in the Adult, 2nd ed. New York, NY: McGraw-Hill Medical Publishing Division, 2003, pp 659–679
13. Kaiser L, Kron I, Spray T: Mastery of Cardiothoracic Surgery. Philadelphia, PA: Lippincott-Raven, 1998
14. Lancey R, Gaca C, Vander Salm T: The use of smaller, more flexible chest drains following open heart surgery. Chest 119:19–24, 2001
15. Goldstein JP, Waulthy P. Cardiac surgery: Indications and Complications. In Fink MP, Abraham E, Vincent JL, et al (eds): Textbook of Critical Care, 5th ed. Philadelphia, PA: Elsevier Saunders, 2005, pp 889–896
16. Sladen R, Berend J, Fassero J, et al: Comparison of vecuronium and meperidine on the clinical and metabolic effects of shivering after hypothermic cardiopulmonary bypass. J Cardiothorac Vasc Anesth 9:147–153, 1995
17. Muckart D, Bhagwanjee S: American College of Chest Physicians/Society of Critical Care Medicine Consensus Conference: Definitions of the systemic inflammatory response syndrome and allied disorders in relation to critically injured patients. Crit Care Med 25:1789–1795, 1997
18. Cheek DJ, Rodgers SC, Schulman SC: Systemic inflammatory response syndrome and multiorgan dysfunction syndrome. In Carlson K (ed): Advanced Critical Care Nursing. St. Louis, MO: Saunders Elsevier, 2009
19. Sirieix D, Hongnat M, Delayaance M, et al: Comparison of the acute hemodynamic effects of hypertonic or colloid infusions immediately after mitral valve repair. Crit Care Med 27:2159–2165, 1999
20. Le Conte P, Coutaut V, N'Guyeu J, et al: Prognostic factors in acute cardiogenic pulmonary edema. Am J Emerg Med 17:329–332, 1999
21. Brown T: Hibernating myocardium. Am J Crit Care 10:84–90, 2001
22. Ely E, Meade M, Haponik E, et al: Mechanical ventilator weaning protocols driven by non-physician health-care professionals: Evidence-based clinical practice guidelines. Chest 120(6 Suppl):454S–463S, 2001
23. Burns S, Dempsey E: Long-term ventilator management strategies: Experiences in two hospitals. AACN Clin Issues 11:424–441, 2000
24. Jarcia JP, Venkataramana V, Gold JP: Prevention of neurologic injury during cardiac and great vessel surgery. In Franco KL, Verrier E (eds): Advanced Therapy in Cardiac Surgery, 2nd ed. Hamilton, ON: BC Decker, 2003, pp 74–82
25. Brunton LL, Lazo JS, Parker KL (eds): Goodman & Gilman's the Pharmacological Basis of Therapeutics. New York, NY: McGraw-Hill, 2006
26. Rosengart TK: Blood conservation for open heart surgery. In Franco KL, Verrier E (eds): Advanced Therapy in Cardiac Surgery, 2nd ed. Hamilton, ON: BC Decker, 2003, pp 37–45
27. Hebert P, Wells G, Blajchman M, et al: and the Transfusion Requirements in Critical Care Investigators for the Canadian Critical Care Trials Group: A multicenter, randomized, controlled clinical trial of transfusion requirements in critical care. N Engl J Med 340:409–417, 1999
28. Fink MP, Abraham E, Vincent JL, et al (eds): Textbook of Critical Care, 5th ed. Philadelphia, PA: Elsevier Saunders, 2005
29. Van den Berghe G, Vounters P, Weekers F, et al: Intensive insulin therapy in the critically ill patients. N Engl J Med 345:1359–1367, 2001
30. Bettmann M, Katzen B, Whisnant J, et al: A statement for healthcare professionals from a special writing group of the Stroke Council, American Heart Association. Circulation 97:121–123, 1998
31. Chaturvedi S, Bruno A, Feasby T, et al: Carotid endarterectomy: An evidence-based review. Report of the Therapeutics and Technology Assessment Subcommittee of the American Academy of Neurology. Neurology 65:794–801, 2005
32. Dirks JL: Cardiac surgery. In Carlson K (ed): Advanced Critical Care Nursing. St. Louis, MO: Saunders Elsevier, 2009

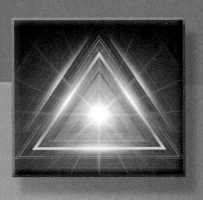

# 第六单元

# 呼 吸 系 统

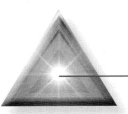

## 呼吸系统的解剖与生理

Megan Cecere Lynn 和 Karen L. Johnson

### 第23章

**学习目标**

学习本章内容后,读者应能够:
1. 识别胸腔内呼吸系统的主要结构。
2. 描述气体经呼吸道从鼻到肺泡的运动过程。
3. 讨论表面活性物质在维持肺泡张力中的作用。
4. 区分支气管循环和肺循环的功能。
5. 根据气体进出肺的运动、肺的顺应性和气道阻力来描述通气机制。
6. 解释影响气体在肺泡毛细血管膜上弥散的四个因素。
7. 识别引起通气灌注失调的生理和病理生理机制。
8. 讨论影响氧合血红蛋白分离曲线的因素,以及其对氧气交换的影响。
9. 描述化学感受器和肺感受器的功能。

呼吸系统的结构利于气体在外环境和内环境之间运动。呼吸系统的主要功能是气体交换,即氧气随空气进入血液,再从血液中排出二氧化碳并呼出到外环境的过程。呼吸系统还有其他功能,如调节酸碱平衡、代谢某些化合物和过滤吸入的有害物质。完整的呼吸结构和良好的呼吸系统功能对运输气体进出体内非常重要。呼吸系统的解剖与生理知识可以帮助护士了解呼吸评估技术、呼吸系统管理原则以及常见的呼吸系统疾病。

## ▲ 呼吸系统的解剖

### 胸腔

胸腔容纳呼吸系统的主要结构。这些结构包括骨性胸廓、呼吸肌、肺、胸膜腔和纵隔(图 23-1)。胸廓是坚硬但具有弹性的结构。其骨性结构用于保护胸腔内的主要器官,弹性则利于肺的吸气 / 膨胀和呼气 / 收缩。胸廓包含 12 个椎骨,每个椎骨连有 1 对肋骨。在胸廓后端每根肋骨连接 1 个椎骨(图 23-2)。胸廓前端前 7 对肋骨与胸骨相连(图 23-3),第 8、第 9、第 10 对肋骨借助软骨连

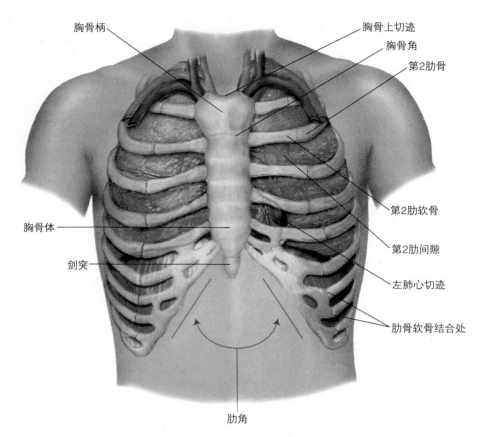

图 23-1 ▲ 胸壁解剖。(From Bickley LS:Bates' Guide to Physical Examination and History Taking, 10th ed. Philadelphia, PA:Lippincott Williams & Wilkins, 2009, p 283.)

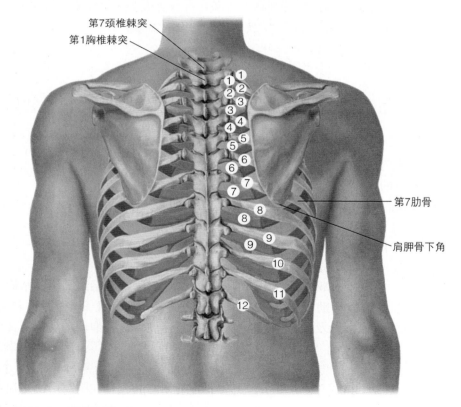

图 23-2 ▲ 胸廓后部。(From Bickley LS:Bates' Guide to Physical Examination and History Taking, 10th ed. Philadelphia, PA:Lippincott Williams & Wilkins, 2009, p 285.)

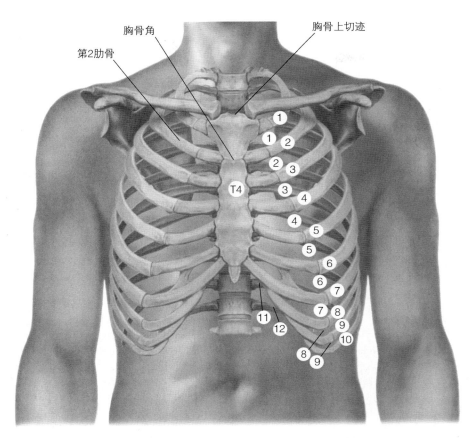

图 23-3 ▲ 胸廓前部。(From Bickley LS：Bates' Guide to Physical Examination and History Taking，10th ed. Philadelphia，PA：Lippincott Williams & Wilkins，2009，p 284.)

接上方肋骨。第 11、第 12 对肋骨前端游离，称作"浮肋"。

## 肺、纵隔和胸膜腔

　　肺位于胸腔两侧，在胸廓内并被胸廓保护。肺为充满气体的海绵状结构，通过纵隔的肺韧带与躯体连接。右肺有三叶，左肺由于心脏位置对空间的限制仅有两叶。每侧肺的底部内侧位于锁骨中线第 6 肋骨水平，外侧位于腋中线第 8 肋骨水平，肺尖位于锁骨内侧端上方 2~4cm。

　　两肺之间为纵隔，纵隔内有心脏、血管、淋巴结、胸腺、神经纤维和食管。

　　胸膜包绕两肺并贴附于胸壁。壁层胸膜为胸壁内层，脏层胸膜覆盖肺实质（图 23-4）。两层胸膜间的狭小腔隙内有一薄层浆液，有利于壁层胸膜和脏层胸膜在吸气和呼气时滑动。胸膜腔内的压力称作胸膜腔内压，正常情况下，胸膜腔内压低于肺内压力。这种负压使肺保持膨胀。如果胸膜腔负压消失（如胸部损伤导致胸膜腔暴露于大气压），肺就会塌陷，这种情况称为气胸。胸膜腔是液体积聚的潜在腔隙，胸膜腔内液体的异常积聚称为胸腔积液。

## 呼吸肌

　　使胸廓抬高的肌肉称为吸气肌。与吸气有关的肌肉主要是膈肌。膈肌为穹隆形的扁薄阔肌，受膈神经支配。膈肌收缩时，腹腔内容物下降，胸腔上下扩张（图 23-5）。正常呼吸时，膈肌移动大约为 1cm，但用力吸气时，膈肌移动最高可达 10cm。肋间外肌也会辅助吸气（图 23-6），这些肌肉连接毗邻肋骨上下斜行移动。肋间外肌收缩时，肋骨向前、向上移动，以增加胸廓的横径和前后径。辅助吸气肌包括斜角肌和胸锁乳突肌，斜角肌抬高第一、二对肋骨，胸锁乳突肌抬高胸骨。这些肌肉不参与正常呼吸，但运动时会收缩以辅助吸气。

　　使胸廓下降的肌肉称为呼气肌。正常呼吸时，呼气是被动过程，呼气过程中，膈肌放松，肺弹性回缩，胸壁和腹部结构会压迫肺部。运动时，呼气是主动过程，腹肌和肋间肌可以增加呼气力度（图 23-5），当腹肌收缩，腹内压增加推动膈肌上抬。

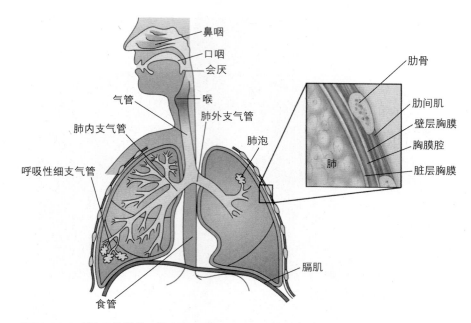

图 23-4 ▲ 呼吸系统结构。(From Porth CM：Pathophysiology：Concepts of Altered Health States，8th ed. Philadelphia，PA：Lippincott Williams & Wilkins，2009，p 641.)

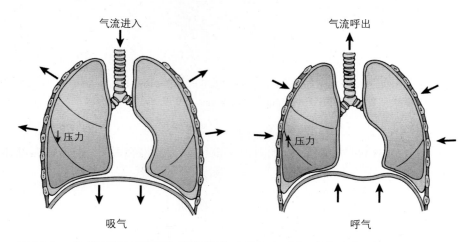

图 23-5 ▲ 胸部正切面图示胸廓和膈肌于吸气和呼气时的运动。(From Porth CM：Pathophysiology：Concepts of Altered Health States，8th ed. Philadelphia，PA：Lippincott Williams & Wilkins，2009，p 650.)

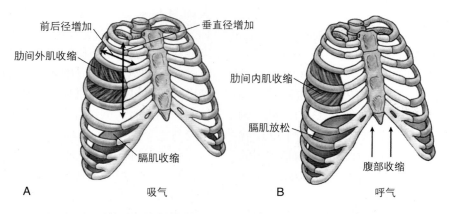

图 23-6 ▲ A，B：呼气和吸气时，胸廓的收缩和扩张。该图介绍了膈肌的收缩、肋间肌的功能以及胸廓的抬高和下降

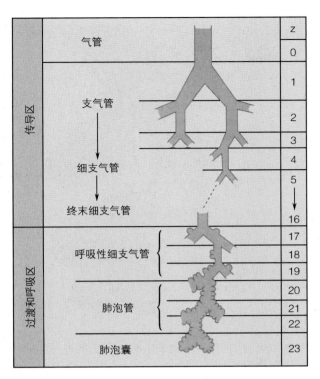

图 23-7 ▲ 人体气道理想化图示。(Adapted from West JB: Respiratory Physiology:The Essentials,8th ed. Philadelphia, PA:Lippincott Williams & Wilkins,2008,p 6.)

注意:1~16 级组成了传导区,17~23 级组成了过渡和呼吸区。从儿童期到青少年期,气道的直径和长度增加,肺泡的数量和体积也增加,直至成年期呼吸发育成熟。

这些肌肉在排便、呕吐和咳嗽时也起作用。当肋间内肌收缩时,肋骨向下、向内移动,从而降低胸廓容量。

## 传导气道

　　传导气道包括鼻咽、口咽、气管、细支气管和终末细支气管(图 23-4)。随着气道向肺部深入,气道数量增多并变窄(图 23-7),可对吸入的空气在运输到气体交换部位的过程中进行加温、加湿和过滤。传导气道不包含肺泡也不参与气体交换,从而构成解剖无效腔。解剖无效腔的容积大约为 150ml。

### 鼻咽和口咽

　　由于鼻咽具有过滤和加温吸入空气的作用,因此,鼻咽是正常呼吸时空气进入呼吸道的首选途径。外部通道的鼻毛可以过滤大颗粒物质,鼻腔上部对吸入的空气进行加温、加湿。鼻道被堵塞或者大量气体需要进行交换(如运动时)时,口咽就会提供另一通道。口咽通道阻塞会导致通气

突然终止(窒息)。异物和感染、损伤或过敏反应引起的咽部肿胀都会造成气道阻塞。

### 会厌

　　会厌位于舌根后方(图 23-4),是能够上下移动的叶片状软骨。吸气时,会厌上移,气体通过气管。吞咽时,会厌下移,覆盖喉部,使食物和液体进入食管。排便时,尤其是用力排便和便秘时,通过关闭声门使吸入的气体暂时贮存在肺内,同时腹内肌收缩使腹内压和胸腔内压升高,这些过程统称为瓦尔萨尔瓦动作。瓦尔萨尔瓦动作非常危险,因为胸腔内压力的突然升高会显著减少静脉回流从而减少心输出量。

### 气管支气管树

　　气管支气管树由气管、支气管和细支气管组成。气管是中空管道,或称"嗓门",连接喉和主支气管(图 23-4)。气管主要由平滑肌构成并由马蹄形环状软骨支撑,以防在咳嗽或者支气管平滑肌收缩时气管塌陷。

　　气管在末端分叉,形成两个大主支气管。气管分叉处的点称为隆凸。隆凸受感觉神经元支配;当隆凸受刺激(如气管内吸痰),会引起咳嗽反射和支气管收缩。右主支气管较左主支气管粗、短,因此,右主支气管是异物误吸最常见的部位。左右主支气管逐渐分支成更小更多的支气管(图 23-8)。左右主支气管分支为肺叶支气管和肺段支气管,再分支为细支气管,直至终末细支气管。终末细支气管是不含肺泡的最小气道。主支气管在结构上与气管相近,都由软骨环支撑。但是,随着支气管延伸至两肺,软骨环变得小而不规则,至呼吸性细支气管消失。呼吸性细支气管被平滑肌包绕,这些肌肉收缩(支气管痉挛)会造成细支气管缩窄并阻碍气体流通。

### 呼吸气道

　　终末细支气管分支为呼吸气道,包括呼吸性细支气管、肺泡管和肺泡囊(图 23-7)。呼吸区是肺的最大组成部分,容量大约为 2.5~3L。

### 呼吸性细支气管

　　每个呼吸性细支气管形成一个小叶。肺小叶是肺的最小功能单位,也是气体交换的场所。肺

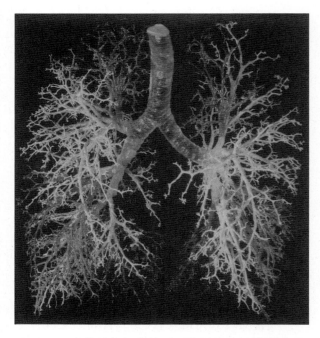

图 23-8 ▲ 人体肺部气道铸型。该图肺泡已被剔除,以利于看清从气管至终末细支气管的传导气道。(From West JB:Respiratory Physiology:The Essentials,8th ed. Philadelphia,PA:Lippincott Williams & Wilkins,2008,p 5.)

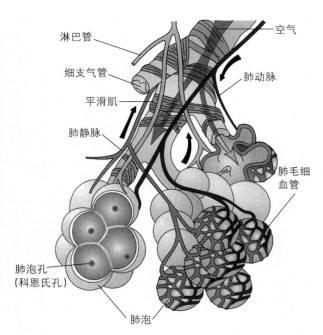

图 23-9 ▲ 肺小叶显示支气管平滑肌纤维、肺部血管和淋巴管。(From Porth CM:Pathophysiology:Concepts of Altered Health States,8th ed. Philadelphia,PA:Lippincott Williams & Wilkins,2009,p 645.)

小叶由微动脉、肺毛细血管和微静脉组成(图 23-9)。血液从肺动脉流入,肺静脉流出。肺静脉是体内唯一高度氧合血液流经静脉的场所。

## 肺泡

每个呼吸性细支气管形成多个肺泡管,并终止于肺泡,如图 23-9 所示。肺泡位于呼吸管道的末端,是气体交换的场所。肺泡为杯状结构,壁较薄。成年人肺内大约有 3 亿肺泡,总表面积达 85m² 。肺泡内有巨噬细胞,起吞噬作用,在肺泡间移动,清除异物,保持肺泡无菌。

肺泡由两种细胞组成:Ⅰ型肺泡细胞和Ⅱ型肺泡细胞。Ⅰ型肺泡细胞是扁平鳞状上皮细胞,构成肺泡总表面积的 90%,是气体交换的场所。Ⅱ型肺泡细胞分泌肺泡表面活性物质。表面活性物质可以降低肺泡表面张力的脂蛋白,可在呼气时防止小气道塌陷,吸气时使肺泡易于膨胀。因此,Ⅱ型肺泡细胞损伤会导致肺泡塌陷,阻碍气体交换。

## 肺循环

肺有双重血液供应:支气管循环和肺循环。

支气管循环将血液分流至气道,肺循环有气体交换功能。

## 支气管循环

灌注左胸的支气管动脉源于主动脉,灌注右胸的支气管动脉是乳内动脉、锁骨下动脉和肋间动脉的分支。支气管循环的毛细血管网流入支气管静脉,最终注入腔静脉或肺静脉。支气管循环不参与气体交换,注入肺静脉的血液是未经氧合的血液,与流入左心的氧合血液混合,由此产生"解剖性分流",这是动脉氧饱和度一直低于 100% 的原因。支气管循环血量少,因此,即使没有支气管循环,肺功能仍可保持完好,例如肺移植术后。

## 肺循环

肺循环起源于肺动脉并执行肺的气体交换功能(图 23-10)。如图 23-10 所示,脱氧血液离开右心室进入肺动脉,血液通过肺动脉,经一系列动脉分支到达毛细血管,再流经一系列静脉到达肺静脉。

在肺泡壁上,毛细血管网状密集(图 23-9)。毛细血管段直径大约为 10μm,只能容纳一个红

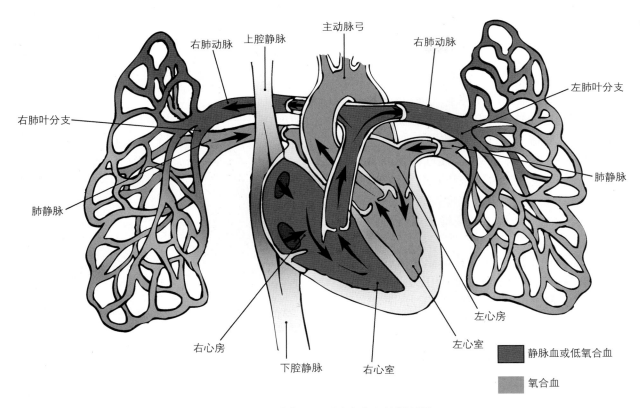

**图 23-10 ▲** 从右心至两肺和左心的循环图

细胞。血气屏障极薄,这虽然非常有利于气体交换,但也使毛细血管易被破坏。肺泡压力增加(如较高的呼气末正压)或肺泡容积增加(如大潮气量的机械通气)会破坏毛细血管,使得血浆漏入肺泡腔。每个红细胞在毛细血管网的时间约为 0.75 秒,这段时间内可以横向通过 2~3 个肺泡。在该较短时间内,肺泡和毛细血管中的氧气和二氧化碳达到完全平衡。

　　肺动脉接受来自右心室的全部输出量。然而,由于肺血管结构不像体循环血管结构那样具有血管平滑肌,因此与体循环血管阻力相比,肺循环阻力非常小。因此,肺循环系统的收缩压和舒张压较低,正常肺动脉压为 20~30/8~15mmHg。同体循环系统会出现高血压一样,肺循环系统也会出现高血压,称为肺动脉高压。

### 肺淋巴管

　　肺是身体暴露于危险环境表面积最大的部分。幸运的是,肺有多种机制应对吸入颗粒。鼻能过滤大颗粒物质,气道上的纤毛能清除沉积在传导气道上的颗粒。纤毛摆动将颗粒移向会厌方

向,然后被吞咽。巨噬细胞或白细胞可通过吞噬过程在肺泡内破坏异物颗粒。异物到达肺泡后由淋巴组织清理。肺有大量淋巴组织,淋巴管与脉管系统平行(图 23-9),包绕肺小叶并辅助清除来源于细胞间隙的颗粒和蛋白,这些脉管最终注入肺门淋巴结。

## ▲ 呼吸系统的生理功能

　　呼吸系统的作用是为组织提供氧气、排出二氧化碳。呼吸系统生理功能包括以下三个过程:(1)通气,指肺与外环境之间的气体交换;(2)弥散,氧气和二氧化碳在肺毛细血管和肺泡间弥散;(3)运输,将血液中氧气和二氧化碳运输至细胞或从细胞中输出。

### 通气

　　在肺通气过程中,气体进入肺内称为吸气,气体从肺内排出称为呼气。气体从高压区向低压区运动。为了激发呼吸,肺泡压力必须骤降以使气

流进入肺内。

## 通气机制

通气是多个变量参与的复杂过程,包括压力变化和肌肉的完整性以促使空气进出肺,肺的顺应性和气道阻力,这些变量共同作为通气机制。

**空气进出肺**　空气进出肺需要肌肉扩张和收缩胸腔以改变气体压力,促使气体从一个腔室进入另一个腔室。肺的扩张和收缩有两种途径:(1)通过膈肌的下降和上升来使胸腔伸长和缩短;(2)通过肋骨的抬高和下降来增加或减小胸腔前后径。

根据物理定律,气体的移动总是从高压区域到低压区域。呼吸过程涉及多个压力:气道压力、胸膜内压力、肺泡内压力和胸腔内压力(图 23-11)。气道压力是指传导气道内的压力。胸膜内压力是指脏层胸膜和壁层胸膜之间狭小腔隙内的压力。肺泡内压力是指肺泡内部压力。肺泡内压力和胸膜内压力的压力差称为跨肺压。胸腔内压力是指整个胸腔内部的压力。

图 23-12 阐述了通气机制。图 23-12A 为静息状态下的压力。胸腔内轻度负压可产生吸引力,

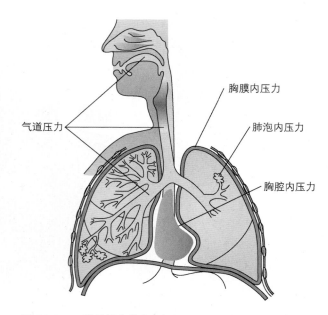

**图 23-11** ▲ 呼吸压力分布。(From Porth CM:Pathophysiology:Concepts of Altered Health States,8th ed. Philadelphia,PA:Lippincott Williams & Wilkins,2009,p 650.)

使肺在安静时保持开放状态。如果没有负压维持肺与胸壁的形态,肺的弹性回缩力会造成两者塌陷。当声门打开且没有空气进入时,传导气道和肺泡的压力等于大气压。图 23-12B 说明吸气

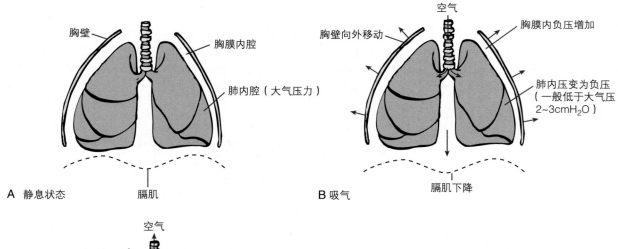

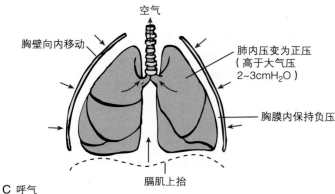

**图 23-12** ▲ 通气阶段。A:没有空气移动(静息状态) B:空气从外界环境进入肺内腔(吸气) C:空气从肺内腔进入外界环境(呼气)

状态下的压力。吸气时,膈肌和肋间肌收缩,胸腔容积增加。胸壁扩张将肺外拉,胸膜内负压增加。随着肺泡负压增加,气流从大气中通过传导气道进入肺泡。吸气后,肌肉放松,胸腔恢复到安静状态。呼气时,通过胸腔体积的减少和肺的回缩,形成肺泡内压力使气体从肺内排出。一个呼吸周期包括一次吸气和一次呼气。安静状态下吸气持续1s,呼气持续2s。

**肺的顺应性** 肺扩张的程度称作顺应性。顺应性是对膨胀性的测量,或指组织拉伸的难易度。如果顺应性降低,吸气时肺将更难扩张。相反,如果顺应性增加,肺组织将更易扩张。顺应性是肺体积改变和肺压力改变的比值。

$$顺应性 = \frac{肺体积改变(L)}{肺压力改变(cmH_2O)}$$

顺应性的好坏可通过吹一个质地硬且阻力大的新气球和已经吹过且顺应性更好的气球来比较。顺应性由肺的弹性蛋白和胶原纤维以及肺泡表面张力决定。

肺组织由弹性蛋白和胶原纤维组成。胶原纤维阻碍拉伸使肺难以膨胀,而弹性蛋白纤维易拉伸使肺易于膨胀。当弹性蛋白纤维被瘢痕组织取代,如肺纤维化或间质性肺疾病,肺将变得坚硬而没有顺应性。

肺泡内液体具有较高的表面张力。表面张力高时,肺泡内表面潮湿,很难彼此分开,吸气时需要更大的力来开放肺泡使空气进入。表面张力低时,肺泡壁易于分离,吸气时只需要较小的力使空气充盈肺泡。脂蛋白物质称表面活性物质,由 II 型肺泡细胞分泌,可以降低这些肺泡内液体的表面张力。

肺泡表面活性物质在肺膨胀过程中有四个重要作用:降低表面张力、提高肺顺应性使其易于膨胀、保持肺泡稳定甚至加速肺泡膨胀、通过保持肺泡干燥防止肺水肿。如果没有肺泡表面活性物质,肺极难膨胀。II 型肺泡细胞到妊娠期的 26~28 周才发育成熟。早产儿没有足够的肺泡表面活性物质会导致肺泡塌陷和严重呼吸窘迫,这种情况称为婴儿呼吸窘迫综合征。肺泡表面活性物质缺乏或产生不足是导致成人急性呼吸窘迫综合征(acute respiratory distress syndrome,ARDS)的原因之一。

**气道阻力** 传导气道中,气流不仅受到大气和肺泡压力差影响,同时也受到空气在通过气道时所受的阻力影响。根据泊肃叶(Poiseuille's)定律,流动阻力与半径的四次方成反比($R=1/r^4$)。如果气体通过的管道半径减少一半,那么阻力会增加 16 倍。对于呼吸气道,这意味着气道直径的细微改变就会对气流阻力产生巨大影响。正常情况下,气道阻力很小,只需较小的压力变化就可以使大量空气进入肺。但是在气道直径减小的情况下,如肺的分泌物增多或者支气管痉挛,此时气道阻力会显著增加。为了维持与气道阻力增加前相同的气流速度,此时必须提高驱动压力(或呼吸做功)使空气流动。

## 通气评估

每分通气量是每分钟吸入和呼出的空气体积。计算方法是潮气量($V_T$)乘以呼吸频率。安静状态下,每分钟通气量大约为 7 500ml/min。

不是所有进入气道的空气都会到达气体交换的场所——肺泡。潮气量中不参与肺泡气体交换的部分称为无效腔通气。无效腔通气量是解剖无效腔通气量与生理无效腔通气量之和。解剖无效腔是传导气道中的空气体积,正常情况下为 2ml/kg 或约 150ml。解剖无效腔受体位和疾病状态的影响。在特定的疾病状态下,如慢性阻塞性肺疾病(chronic obstructive pulmonary disease,COPD),解剖无效腔大于正常值。当通气正常,但肺泡灌注减少或缺失会产生生理无效腔,该情形一般出现在特定的疾病状态下,如心输出量减少或肺栓塞。由于携带二氧化碳的血液未到达肺泡就回到组织,因此无效腔会增加动脉血二氧化碳分压($PaCO_2$)。

肺泡通气量是每分钟进入呼吸区的新鲜气体的体积。肺泡通气量非常重要,表示吸入气体能够进行气体交换的量。肺泡通气量为每分钟通气量减去无效腔通气量,与 $PaCO_2$ 成反比。若呼吸过度,肺泡通气量增加,$PaCO_2$ 降低。若肺泡通气量减少,$PaCO_2$ 增加。

## 肺容积和肺容量

气流进出肺为肺容积的测量提供了可能。虽然指的是"肺功能"指标,但事实上这些容积代表"肺解剖"指标。评估通气时,结构或解剖通常决定功能。

通气功能或肺功能检查是测量胸和肺使空气进出肺泡的能力。肺功能检查包括容积指标、容量指标和动力学指标。这些指标受运动和疾病影响。在分析检查结果时,还应考虑年龄、性别、体型和体位等变量的影响(表框 23-1 总结了与年龄有关的呼吸系统的解剖和生理变化)。图 23-13 展示的是肺容积和肺容量正常时的肺功能检查结果。容积指标表明在呼吸循环的各部分中进入肺的空气量。肺容积指标包括潮气量($V_T$)、补吸气量(inspiratory reserve volume,IRV)、补呼气量(expiratory reserve volume,ERV)和残气量(residual volume,RV),如表 23-1 所示。容量指标是肺循环指标的一部分,与前面容积指标的结合,包括深吸气量(inspiratory capacity,IC)、功能残气量(functional residual capacity,FRC)、肺活量(vital capacity,VC)和肺总量(total lung capacity,TLC;表 23-1)。

## 呼吸做功

正常平静呼吸时,吸气时肌肉收缩,呼气则是肺弹性回缩的被动过程。因此,在正常安静状态下,只有在吸气时肌肉收缩(或做功)。吸气做功可以分成三类:(1)做功克服肺和胸壁的弹力来扩张肺,称顺应性做功或弹性做功;(2)做功克服肺和胸壁结构的黏度,称组织阻力做功;(3)做功克服在空气进入肺时的气道阻力,称气道阻力做功。

| 表框 23-1 | 老年患者注意事项 |
| --- | --- |

随年龄增长呼吸系统解剖和生理变化

- 前后径增加
- 顺应性增加
- 解剖无效腔增加
- 残气量(RV)增加
- 呼吸肌强度降低
- 肺泡数量减少,导致弥散表面积降低
- 肺泡弹性减小
- 胸壁运动性降低
- 肺活量(VC)减少
- 血氧水平降低——60 岁以上,每增加 1 岁,动脉血氧分压($PaO_2$)从基线值 80mmHg 减少 1mmHg
- 贫血常见,因为血红蛋白和氧携带能力降低

正常情况下在安静呼吸时,只有总做功的一小部分用于克服组织阻力;稍多的做功用于克服气道阻力;只有 3%~5% 的能量消耗用于通气。但深呼吸时,气体必须高速流经气道,需要做更多的功以克服气道阻力。

肺部疾病状态下,三种做功都会增加。肺纤维化时,顺应性做功和组织阻力做功增加。阻碍气道的疾病会使气道阻力做功增加。剧烈运动时,尤其在气道阻力增加或肺顺应性降低时,能量消耗会增加 50 倍。

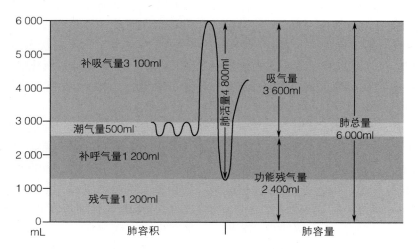

图 23-13 ▲ 使用肺量计时呼吸容积(左)和肺容量(右)描记图。该图介绍了使用肺量计时呼吸容积(左)和肺容量(右)会出现的描线情况。潮气量(黄色)是正常呼吸时吸入和呼出的空气量;补吸气量(粉色)是用力吸气时超出潮气量的最大吸入量;最大补呼气量(蓝色)是用力呼气时超出潮气量的最大呼出量;残气量(绿色)是最大用力呼气后仍残余在肺内的空气。吸气量是补吸气量与潮气量之和;功能残气量是最大补呼气量和残气量之和;肺总量是所有容积之和。(From Porth CM:Pathophysiology:Concepts of Altered Health States,8th ed. Philadelphia,PA:Lippincott Williams & Wilkins,2009,p 654.)

表 23-1　肺容积和肺容量

| 名称 | 符号 | 说明 | 备注 | 正常值 |
|---|---|---|---|---|
| **肺容积** | | | | |
| 潮气量 | VT | 每次呼吸时吸入和呼出的气量 | 潮气量基本不变，即使在严重疾病情况下。 | 500ml |
| 补吸气量 | IRV | 平静吸气后所能吸入的最大气量 | | 3 000ml |
| 补呼气量 | ERV | 平静呼气后继续呼出的最大气量 | ERV 在限制性疾病情况下会减少，如肥胖、腹水和妊娠 | 1 100ml |
| 残气量 | RV | 最大呼气后肺内剩余的气量 | RV 在阻塞性疾病情况下会增加 | 1 200ml |
| **肺容量** | | | | |
| 肺活量 | VC | 最大吸气后能呼出的最大气量 | VC 减少的情况：神经肌肉疾病、全身疲劳、肺不张、肺水肿和 COPD | 4 600ml |
| 吸气量 | IC | 平静呼气后能吸入的最大气量 | IC 减少提示限制性疾病 | 3 500ml |
| 功能残气量 | FRC | 平静呼吸后肺内剩余的气量 | FRC 在 COPD 情况下会增加，ARDS 情况下会减少 | 2 300ml |
| 肺总量 | TLC | 最大吸气后肺内的气体总量，等于四个气量（VT、IRV、ERV、RV）之和 | TLC 在限制性疾病（肺不张、肺炎）情况下会减少，COPD 情况下会增加 | 5 800ml |

## 弥散

新鲜气体进入肺泡后，呼吸的下一步是氧气从肺泡到肺毛细血管的弥散和二氧化碳从肺毛细血管到肺泡的弥散。弥散，或称分子移动，是气体从高浓度区域到低浓度区域的运动。Fick 定律描述了气体通过肺泡毛细血管膜的弥散过程（图 23-14）。Fick 定律表明气体弥散通过半渗透膜的速率与组织表面积和两侧气体压力差成正比，与组织厚度

成反比。而肺泡表面积非常大（50~100m$^2$），同时肺泡膜的厚度为 0.3μm，因此血气屏障是气体弥散的理想场所。不同气体通过屏障的速率不同，这取决于分子特性。二氧化碳的弥散速率是氧气的 20 倍。因此，影响肺泡毛细血管的气体交换的四个因素为：(1) 气体弥散的有效表面积；(2) 肺泡毛细血管膜厚度；(3) 膜两侧气体分压；(4) 气体溶解度和分子特性（表 23-2）。任何会影响其中一个或多个因素的情况或疾病都可能阻碍氧气和二氧化碳在肺泡毛细血管膜的弥散。

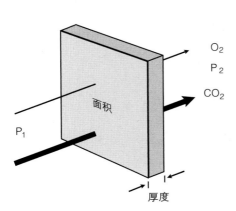

图 23-14 ▲ Fick 定律描述了薄层组织的弥散。弥散气体量直接与表面积和薄层组织两侧分压差（P1 到 P2）成正比；弥散气体量与薄层组织厚度成反比。二氧化碳的分子特性使其弥散速度是氧气的 20 倍。(From West JB: Respiratory Physiology: The Essentials, 8th ed. Philadelphia, PA: Lippincott Williams & Wilkins, 2008, p 26.)

表 23-2　肺泡毛细血管气体交换的影响因素

| 气体交换影响因素 | 举例 |
|---|---|
| 弥散表面积 | 肺摘除或如肺气肿和慢性支气管炎等疾病破坏肺组织或导致通气灌注失调 |
| 肺泡毛细血管膜厚度 | 如肺炎、肺间质疾病和肺水肿等情况导致膜厚度增加 |
| 肺泡气体分压 | 上升到氧分压较低的高海拔。相反，提高吸入空气中的气体分压（如氧疗）会增加弥散梯度 |
| 气体溶解度和分子量 | 二氧化碳在细胞膜溶解度比氧气高，因此弥散通过肺泡毛细血管膜的速率比氧气快 |

From Porth CM: Pathophysiology: Concepts of Altered Health States, 7th ed. Philadelphia, PA: Lippincott Williams & Wilkins, 2005, p 650.

## 灌注

　　一旦氧气从肺泡弥散至肺毛细血管,血流会将其从肺中运送出去。这种肺的气体交换功能需要有持续血流通过呼吸道。灌注指血流通过肺毛细血管床,肺毛细血管在肺泡壁形成密集网状结构,从而利于气体进行有效交换(图 23-9)。肺呼吸部分的毛细血管网状组织非常密集,血管内的血液经常被类似地形容为血液"网"。当这些血管在肺泡感受到低氧物质时,就会收缩。这种精细的应答机制,称为缺氧性血管收缩,其机制目前尚不清楚。缺氧性血管收缩具有引导血流离开肺的缺氧区的效应。缺氧区的血液分流效应可减少气体交换的有害影响。

## 通气与灌注的关系

### 通气分布

　　肺各部分的通气不是均匀一致的。体位会影响通气的分布。坐位或站位时,肺下部比上部区域通气好。仰卧位时,肺尖和肺底通气相同,但肺的最下部(后侧)比最上部(前侧)通气好。侧卧位时,下垂部位肺的通气量最大。

### 灌注分布

　　与通气一样,肺血流分布受体位和重力影响。

直立位时,肺底血流比肺尖血流丰富。仰卧位时,肺尖到肺底血流基本一致,但肺后部(下垂侧)血流比肺前部血流丰富。同样,俯卧位时,血流在下垂部位(前胸部)比后胸部丰富。

　　值得注意的是,由于血管内流体静压不同,人体肺内的血流分布不平衡(图 23-15)。在区域 1,肺泡压超过了肺动脉压和肺静脉压。毛细血管基本被肺泡内压力压扁,因此没有血流。在区域 2,肺动脉压高于肺泡压,因此出现部分血流。血流取决于动脉和肺泡压力差。在区域 3,肺泡压对肺部血管影响最小,血流取决于动静脉压力差。

## 通气灌注平衡

　　有效的肺部气体交换取决于通气灌注的平衡(图 23-16A)。干扰通气灌注平衡的两个因素为无效腔和分流。无效腔指呼吸系统中不参与气体交换的区域。传导气道中的空气(大约 150ml)不参与气体交换,称为解剖无效腔。气管插管时解剖无效腔会增加。肺的区域 1 部分,有通气但无灌注,称作肺泡无效腔。肺的其他部分可能也含有肺泡无效腔,如由于肺不张或肺炎所致的肺泡塌陷。分流是指血液绕过或流经不含氧的肺泡。分流有两种类型:解剖性分流和生理性分流。解剖性分流指血液未流经肺就从心脏左侧流到右侧,常见于先天性心脏病。生理性分流指血液分流通过未携带足够氧气的肺泡。

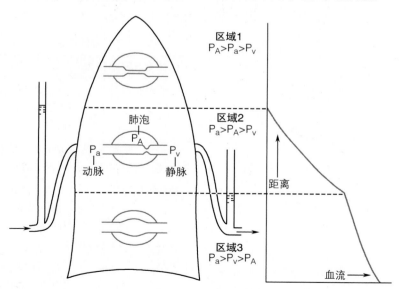

图 23-15 ▲ 基于压力对毛细血管的影响,解释肺内血流分布不均的机制。$P_A$,肺泡压;$P_a$,动脉压;$P_v$,静脉压。(From West JB:Respiratory Physiology:The Essentials,8th ed. Philadelphia,PA:Lippincott Williams & Wilkins,2008,p 44.)

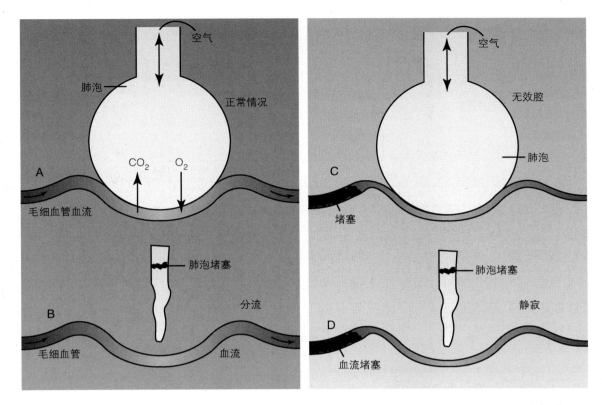

图 23-16 ▲ 不同通气灌注情况图示。A：正常通气和灌注。B：低通气 / 灌注比值——肺泡没有通气但灌注正常。C：高通气 / 灌注比值——肺泡通气正常但没有灌注。D：沉寂单元——肺泡没有通气没有灌注。$CO_2$：二氧化碳；$O_2$：氧气。（From Smeltzer SC，Bare BG：Brunner and Suddarth's Textbook of Medical Surgical Nursing，12th ed. Philadelphia，PA：Lippincott Williams & Wilkins，2010，p 492.）

当通气不足、灌注不足或两者兼有就会出现通气灌注失衡，即通气灌注比例失调。通气灌注失衡有三种类型：

- 生理性分流（通气 / 灌注比值低）。当灌注量大于通气量，通气 / 灌注比值低，出现分流。分流表明血液通过肺泡但未进行气体交换。通气 / 灌注比值低见于肺炎、肺不张、肿瘤或黏液栓塞（图 23-16B）。

- 肺泡无效腔（通气 / 灌注比值高）。当通气量大于灌注量，通气 / 灌注比值高，肺泡无效腔形成。肺泡灌注不足，无法进行气体交换。通气 / 灌注比值高见于肺栓塞、肺梗死、心源性休克和高潮气量的机械通气（图 23-16C）。

- 沉寂单元。当通气和灌注都降低，出现沉寂单元。见于气胸和严重 ARDS（图 23-16D）。

## 气体运输

### 氧气

血液中氧气以两种形式存在，一种是溶解于血液，另一种是与血红蛋白结合。动脉血氧分压（$PaO_2$）指血浆中溶解的氧气水平，以该方式存在的氧气小于 3%；而 97% 的氧气与血液中的血红蛋白结合，称氧合血红蛋白。每克血红蛋白完全饱和时携带大约 1.34ml 氧气。当氧气弥散通过肺泡毛细血管膜，就会与红细胞中的血红蛋白可逆性结合。氧合血红蛋白在动脉血中运输并用于组织细胞代谢。动脉血氧饱和度（$SaO_2$）是氧合血红蛋白分子的百分比。

血红蛋白分子中的四个氧结合位点均与氧气结合是完全饱和；少于四个分子的结合是部分饱和。亲和力是指血红蛋白结合氧的能力。亲和力高时，血红蛋白易于与肺泡毛细血管膜上的氧气结合，但到达组织后，血红蛋白不易释放出氧气。亲和力低时，血红蛋白不易于与肺泡毛细血管膜上的氧气结合，相反，到达组织后，血红蛋白更易释放出氧气。血红蛋白对氧气的亲和力可以用氧合血红蛋白解离曲线表示（图 23-17）。

氧合血红蛋白解离曲线形象反映了氧合血红蛋白饱和度（血红蛋白结合氧气的比例或

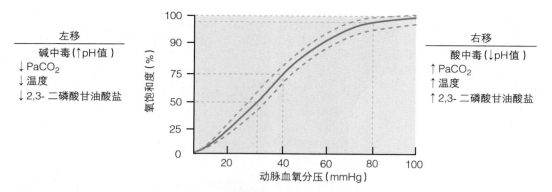

**图 23-17** ▲ 氧合血红蛋白解离曲线。曲线左移表示在任何特定的动脉氧分压下,氧饱和度较高时,血红蛋白对氧气的亲和力增加,氧气在组织释放减少。曲线右移表示在任何特定的动脉氧分压下,氧饱和度较低时,血红蛋白对氧气的亲和力降低,氧气在组织释放增加

$SaO_2$)和动脉血氧分压($PaO_2$)的关系。曲线起始部分非常陡峭,顶端趋于水平。水平部分表示肺内氧气与血红蛋白结合。曲线陡峭部分(40mmHg~60mmHg)表示在毛细血管中血红蛋白释放氧气。动脉血氧分压($PaO_2$)为40mmHg时,血红蛋白分子氧饱和度仍为70%~75%,以便在紧急情况或剧烈运动时为组织提供氧储备。

血红蛋白对氧气的亲和力受pH值、$CO_2$浓度、温度和2,3-二磷酸甘油酸盐(2,3-DPG)影响。2,3-DPG是不同代谢条件、不同组合方式的血液中非常重要的磷酸盐化合物。当pH升高、二氧化碳减少、体温降低和2,3-DPG降低时,血红蛋白更易与氧气结合,即氧合血红蛋白解离曲线左移(图23-17)。当曲线左移,在一定$PaO_2$下,氧饱和度增加、血红蛋白对氧气的亲和力增加,组织释放氧气减少。当pH降低、二氧化碳增加、体温升高和2,3-DPG升高时,血红蛋白更易释放氧气,此时曲线右移(图23-17)。随着曲线右移,在一定$PaO_2$下,氧饱和度降低、血红蛋白对氧气的亲和力降低,组织释放氧气增加。

## 二氧化碳

二氧化碳($CO_2$)以三种形式存在于血液中:溶解的$CO_2$(10%)、与血红蛋白结合的$CO_2$(30%)和以碳酸氢盐形式存在的$CO_2$(60%)。二氧化碳是代谢副产物,从细胞弥散出进入毛细血管。大部分弥散进入红细胞,与血红蛋白结合,并以碳酸氢盐的形式从红细胞释放。肺毛细血管中,毛细血管中二氧化碳浓度比肺泡中高,因此,二氧化碳顺浓度梯度弥散进入肺泡并呼出。呼气速率增加会增加二氧化碳排出。二氧化碳的运输对血液和

体内酸碱状况有重要影响。肺每天分泌的碳酸超过10 000mEq,而肾脏每天分泌的固定酸少于100mEq。因此,通过改变肺泡通气量(从而改变二氧化碳排出),机体能够精确调控酸碱平衡。

## 呼吸调节

呼吸受神经系统和化学调节双重控制。神经系统通过调节位于延髓和脑桥(即脑干)的呼吸中枢实现。呼吸的化学调节通过化学感受器对血液pH和血液中的氧气和二氧化碳作出应答。化学感受器位于延髓的呼吸中枢旁,在颈动脉和主动脉弓处。

### 脑干中枢和呼吸周期

与心脏不同,肺没有自主节律。通气依赖脑干中枢的节律性控制和到达呼吸肌的完整通路。延髓有两个中枢:一个通过膈肌的收缩(通过膈神经)刺激吸气,另一个通过神经控制吸气和呼气的肋间肌和辅助肌(图23-18)。脑桥也有两个中枢参与呼吸控制:呼吸调节中枢和长吸中枢。长吸中枢受刺激后维持吸气。自主性控制和非自主性控制进一步由其他神经中枢的下行纤维构成。通气的神经调节机制如图23-18所示。平静呼吸时,发生顺序如下:控制吸气肌纤维的神经元发出冲动传导到肌肉,产生吸气。这些神经元同时刺激呼吸调节中枢,呼吸调节中枢传出抑制性冲动回到吸气神经元,使吸气暂停。呼气随后被动发生。呼气后,吸气神经元再次被刺激,自动发出冲动。运动或其他需要更大通气的情况下,延髓的呼气神经元参与该过程,产生主动呼气。

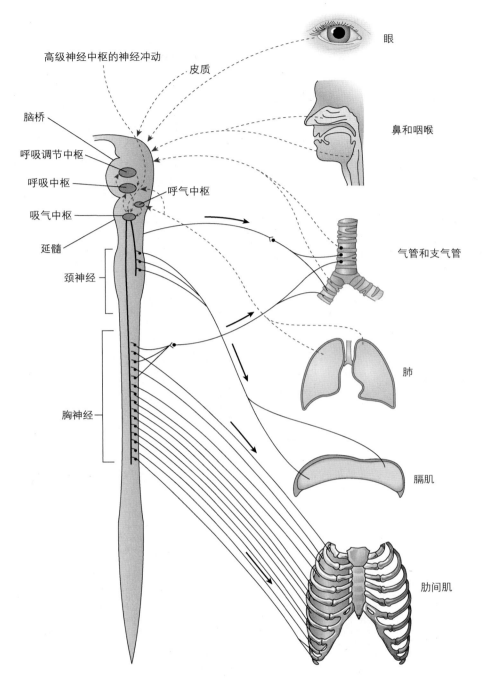

图 23-18 ▲ 呼吸中枢活动示意图。冲动到传入神经元激发中枢神经元,中枢神经元激发传出神经元到呼吸肌。呼吸运动受多种刺激而变化

## 化学感受器

　　化学感受器像机体内的雷达网,监测血液的二氧化碳和氧气水平。这些感受器发出的信号传递到呼吸中枢,通过调整通气将气体维持在正常范围。化学感受器有两种:中枢化学感受器和外周化学感受器。

　　中枢化学感受器感受二氧化碳的变化,位于延髓的呼吸中枢旁,与脑脊液(cerebrospinal fluid, CSF)有密切联系。二氧化碳穿过血脑屏障自由弥散进入脑脊液。随着脑脊液中二氧化碳增加、pH 值下降,可刺激附近的呼吸中枢,使呼吸频次增加以排出更多的二氧化碳。

　　外周化学感受器位于主动脉弓和颈动脉。这些化学感受器对动脉血中的氧气变化敏感。只有在 $PaO_2$ 低于 60mmHg 时,外周化学感受器才对呼

吸起调节作用。此时,呼吸中枢受到刺激,使呼吸速率和深度增加以吸入更多氧气。

## 肺感受器

回顾呼吸过程中气道阻力和肺扩张的重要性。肺和胸壁感受器在呼吸过程中为呼吸中枢提供信息。肺感受器有三种:牵张感受器、刺激性受体、血管旁感受器。牵张感受器位于传导气道的平滑肌层,对气道的压力变化作出应答。肺完全膨胀时,抑制进一步吸气并引起呼气。牵张感受器非常重要,可通过调节呼吸速率和潮气量来建立呼吸模式,从而对气道阻力和肺顺应性改变作出应答。

刺激性受体位于气道,可受吸入的粉尘、烟、化学物质和冷空气等因素刺激。这些受体接受刺激后引起气道收缩、呼吸浅快。这些受体对于哮喘发生时支气管收缩可能起着关键作用。

血管旁感受器位于贴近肺毛细血管的肺泡壁内,可感受到肺淤血,刺激这些感受器可能会导致呼吸浅促,尤以肺炎、肺水肿患者明显。

## ▲ 临床适用性挑战

**简答题**

1. 讨论吸气和呼气过程。
2. 影响肺泡毛细血管气体交换的四个因素是什么?
3. 讨论氧合血红蛋白饱和曲线。曲线左移表示什么?曲线右移表示什么?说出引起氧合血红蛋白饱和曲线移动的四个因素。

（译者：陈楚琳）

## 参考文献

1. Guyton AC, Hall JE: Pulmonary ventilation. In Guyton AC, Hall JE (eds): Textbook of Medical Physiology, 12th ed. Philadelphia, PA: Saunders Elsevier, 2011, pp 465–475
2. West JB: Mechanics of breathing—how the lung is supported and moved. In West JB (ed): Respiratory Physiology: The Essentials, 8th ed. Philadelphia, PA: Lippincott Williams & Wilkins, 2008, pp 95–122
3. West JB: Ventilation—how gas gets to the alveoli. In West JB (ed): Respiratory Physiology: The Essentials, 8th ed. Philadelphia, PA: Lippincott Williams & Wilkins, 2008, pp 13–23
4. Porth CB, Litwack K: Structure and function of the respiratory system. In Porth CB (ed): Pathophysiology: Concepts of Altered Health States, 8th ed. Philadelphia, PA: Lippincott Williams & Wilkins, 2009, pp 640–669
5. West JB: Structure and function—how the architecture of the lung subserves its function. In West JB (ed): Respiratory Physiology: The Essentials, 8th ed. Philadelphia, PA: Lippincott Williams & Wilkins, 2008, pp 1–11
6. Smeltzer SC, Bare BG, Hinkle JL, et al: Gas exchange and respiratory function. In Smeltzner SC, Bare BG, Hinkle JL, et al (eds): Brunner & Suddarth's Textbooks of Medical-Surgical Nursing, 11th ed. Philadelphia, PA: Lippincott Williams & Wilkins, 2008, pp 552–587
7. Pierce NLP: Practical physiology of the pulmonary system. In Pierce LNB (ed): Management of the Mechanically Ventilated Patient. Philadelphia, PA: Lippincott Williams & Wilkins, 2007, pp 26–60
8. West JB: Diffusion—how gas gets across the blood–gas barrier. In West JB (ed): Respiratory Physiology: The Essentials, 8th ed. Philadelphia, PA: Lippincott Williams & Wilkins, 2008, pp 25–34
9. West JB: Blood flow and metabolism—how the pulmonary circulation removes gas from the lungs and alters some metabolites. In West JB (ed): Respiratory Physiology: The Essentials, 8th ed. Philadelphia, PA: Lippincott Williams & Wilkins, 2008, pp 35–53
10. Guyton AC, Hall JE: Transport of oxygen and carbon dioxide in blood and tissue fluids. In Guyton AC, Hall JE (eds): Textbook of Medical Physiology, 12th ed. Philadelphia, PA: Saunders Elsevier, 2011, pp 495–504
11. West JB: Gas transport by the blood—how gases are moved to the peripheral tissue. In West JB (ed): Respiratory Physiology: The Essentials, 8th ed. Philadelphia, PA: Lippincott Williams & Wilkins, 2008, pp 75–93

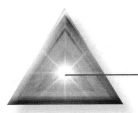

# 患者评估：呼吸系统

Patricia Gonce Morton 和 Kenneth J. Rempher

## 第24章

### 学习目标

学习本章内容后,读者应能够:
1. 描述呼吸评估中病史评估的内容。
2. 说明呼吸评估中视诊、触诊、叩诊、听诊的运用。
3. 讨论脉搏血氧仪和呼气末二氧化碳监测的目的。
4. 说明动脉血气的内容和各内容的正常值。
5. 比较呼吸性酸中毒、呼吸性碱中毒、代谢性酸中毒、代谢性碱中毒的原因、症状和体征。
6. 分析动脉血气结果。
7. 陈述混合静脉氧饱和度监测的目的。
8. 讨论呼吸系统诊断性检查的目的和相关的护理指征。

对患者进行综合病史评估和全面的体格检查,在护士对呼吸疾病患者的照护中起着非常重要的作用。这些信息有利于帮助护士掌握患者病情的基线情况,从而提供监测患者病情变化的护理框架。如果在干预的前、中、后期能够进行有意义的评估,就可改变或改善患者的呼吸状况。与其他医务人员相比,护士与患者相处的时间更长,因此能发现患者病情变化的通常是护士。高质量的评估通常可以比其他诊断性检查更早地发现并发症或病情变化。

## ▲ 病史

全面回顾患者的病史是评估的重要内容。正确回顾患者的病史有助于体格检查。在许多情况下,获取病史是建立护患关系的第一步。由于患者经常会掩盖或遗漏可能对明确潜在病因至关重要的个人信息与经历,因此,不断评估患者的主诉也利于收集病史。检查者对患者进行检查时,必须尽可能地确保患者舒适。

呼吸系统的病史可分为六个部分:(1) 主诉;(2) 现病史;(3) 既往史;(4) 家族史;(5) 个人—社会史;(6) 系统回顾(表框 24-1)。收集病史由主诉和现病史开始。通常,如果患者病情严重,则由亲属或朋友提供资料。通过使用易于记忆的NOPQRST 全面评估患者的现病史和症状:通常情况(N)、疾病发作(O)、诱发和缓解因素(P)、性质和次数(Q)、部位和面积(R)、严重程度(S)、持续时间(T),如表框 17-1 所示。主要症状应更详细询问,一般包括呼吸困难、胸痛、咳嗽、咳痰。了解患者的既往就医史和家庭呼吸系统病史、个人和社会史能发现导致患者目前健康问题的原因。因为吸烟对患者呼吸系统健康有非常重要的影响,所以应该计算患者的烟草使用量以及烟龄。表框 24-2说明了计算烟草使用量的方法,以年包计算。

### 呼吸困难

呼吸困难是肺部疾病或心脏病患者最常见的症状。症状出现的信息可以为疾病的原因和持续时间提供线索。护士可询问如下问题:

| 表框 24-1 | 呼吸系统评估的病史 |
| --- | --- |

**主诉**

- 患者对疾病的描述

**现病史**

- 全面分析下列症状和体征(使用 NOPQRST 形式,见表框 17-1)
- 呼吸困难,用力时呼吸困难
- 呼吸短促
- 胸痛
- 咳嗽
- 痰液产生咳痰
- 咯血
- 哮鸣
- 端坐呼吸
- 杵状指
- 疲劳
- 发绀

**既往史**

- 儿童期相关疾病与免疫接种:百日咳、流行性腮腺炎、囊性纤维化病
- 既往急慢性病,包括门诊治疗与住院治疗:咽喉部链球菌感染、上呼吸道感染、扁桃体炎、支气管炎、鼻窦感染、肺气肿、哮喘、支气管扩张症、肺结核、癌症、肺性高血压、心衰和影响呼吸系统的肌肉骨骼和神经系统疾病
- 危险因素:年龄,肥胖,吸烟,环境暴露如石棉、煤炭粉尘、化学药品、有毒气体或蒸气、粉尘和变应原
- 手术史:扁桃体切除术、胸腔外科手术、冠状动脉旁路术、心脏瓣膜手术、主动脉瘤手术、创伤手术和气管切开术
- 既往诊断性检查和干预:结核菌素皮肤试验、过敏试验、肺功能检查、胸部 X 线片、CT 扫描、磁共振成像、支气管镜检查、心脏负荷试验、通气灌注扫描、肺血管造影、胸腔穿刺术、痰培养

- 用药史:使用氧气、支气管扩张剂、镇咳药、祛痰药、黏液溶解药、抗感染药、抗组胺药、甲基黄嘌呤药、抗菌药
- 过敏反应
- 输血史

**家族史**

- 父母和兄弟姐妹健康情况或死亡原因:肺结核、囊性纤维化、肺气肿、哮喘、恶性肿瘤

**个人和社会史**

- 吸烟史、饮酒史
- 家庭成员
- 职业和工作环境:石棉、化学物质、煤炭粉尘暴露
- 居住环境:变应原和毒性物质暴露,散热和通风系统情况
- 饮食
- 睡眠模式:使用枕头
- 运动
- 文化信仰
- 精神宗教信仰
- 应对方式和社会支持系统
- 娱乐活动
- 性生活
- 近期旅游

**全身系统回顾**

- 五官:脓毒性咽喉炎、鼻窦感染、耳部感染、鼻中隔偏曲、扁桃体炎
- 心脏:心衰、心律失常、冠脉疾病、瓣膜疾病、高血压
- 胃肠道:体重减轻、恶心、呕吐
- 神经肌肉:吉兰 - 巴雷综合征、重症肌无力、肌萎缩侧索硬化、虚弱
- 肌肉骨骼:脊柱侧凸、脊柱后凸

| 表框 24-2 | 计算烟草使用量的年包方法 |
| --- | --- |

年包 = 每天抽烟包数 × 抽烟年数
举例:患者自述每天抽烟 2 包,持续 15 年。
(2 包 /d)×(15 年)=30 年包

- 呼吸困难是在患者平躺时发生的吗(由此导致患者坐起,在心衰中较常见)?
- 呼吸困难会在夜间发生并使患者觉醒吗(夜间阵发性呼吸困难)?
- 呼吸困难只在劳力时发生吗?

夜间阵发性呼吸困难和端坐呼吸通常提示心衰,但也可在各种肺部疾病中出现。确保描述呼吸困难的完整过程,包括加重因素、持续时间和缓解措施。

## 胸痛

原发性肺部疾病出现因前胸不适导致的呼吸困难必须与心绞痛鉴别。首先,护士要确定患者疼痛类型是否不止一种。对于每种类型的胸痛,护士需要让患者使用易于记忆的 NOPQRST 描述疼痛。通过使用助记符获取详细信息是确定疼痛原因的关键。

## 咳痰

肺部疾病通常会产生痰液(或改变)。护士询问患者 24 小时内产生痰液的量(如一大汤匙、半

杯)和颜色。痰液颜色源于痰液中的白细胞,能为感染提供重要信息。痰液颜色加深或量增加通常提示感染。黄色、绿色或棕色痰液通常提示细菌感染;澄清或白色痰液提示细菌感染消退。但是,如果痰液中有许多嗜酸细胞就可呈现为黄色,提示过敏而非感染。铁锈色痰(黄色痰混杂血液)提示肺结核。黏液样、半流体或带有血丝的痰液通常是病毒感染的标志。癌症患者会持续出现轻度血丝痰。肺梗死患者痰液中会出现大量凝固的血块。

　　有些情况下,咳嗽不一定会产生痰液。有时,感染的患者无法咳出痰液。例如,咳痰减少伴随恶化的低氧血症可能提示细支气管炎。咳嗽不伴咳痰通常提示疾病的原因不是细菌。

　　了解痰液是否来自鼻、胸或窦鼻引流非常重要。慢性痰液的产生可能提示慢性阻塞性肺部疾病(COPD)。

　　有时,患者害怕提及痰中带血;询问患者、家庭成员和照顾者痰中是否带血非常关键。需要评估血液的量,是血丝还是血块,是血色黏液还是鲜血(鲜红还是暗红)?通过仔细询问,护士要明确血液是否伴随干呕、呕吐还是咳痰,如支气管炎或肺炎;还是单独出现,如肺栓塞。

## 咳嗽

　　咳嗽是最常见的呼吸症状,具有不同意义。外部介质、呼吸黏膜层的炎症或肿瘤对气道的压迫都会引发咳嗽。特殊情况下,抽烟、过敏、胃灼热、哮喘和特殊药物包括使用血管升压素转换酶抑制剂和 β 受体阻滞剂都可能导致咳嗽。

## ▲ 体格检查

　　呼吸系统的体格检查是收集重要信息的可靠方式,可结合既往史开展。全面的体格检查包括视诊、触诊、叩诊、听诊。

## 视诊

　　患者视诊包括检查有无下列症状(表框 24-3)。
　　发绀是指皮肤或黏膜颜色呈青紫色。发绀在贫血患者中难以察觉。红细胞增多症患者即

| 表框 24-3 | 呼吸系统体格检查中的视诊内容 |
| --- | --- |

**一般状况**
- 神志状态
- 焦虑程度
- 言语
  - 断续
  - 连贯
  - 失语
  - 发声
  - 声嘶
- 皮肤张力
- 皮肤完整性
  - 瘢痕
  - 皮疹
  - 伤口
- 皮肤颜色
  - 苍白
  - 发绀
- 体重
  - 肥胖
  - 营养不良
- 体位
  - 前倾
  - 手臂上抬

**胸部**
- 胸部对称性
- 胸骨位置
- 前后径至少小于横径的一半
- 呼吸的速率、型态、节律、持续时间
- 辅助呼吸肌的使用
- 胸腔同步和腹部运动
- 脊柱排列
- 多乳头症
- 浅表静脉纹路

**头部和颈部**
- 鼻翼扇动
- 缩唇呼吸
- 口与鼻呼吸
- 颈与肩的使用
- 气管位置

**四肢**
- 杵状指
- 水肿
- 周围型发绀

使氧分压正常,四肢也可能会出现发绀。周围性发绀出现在四肢、鼻尖与耳垂。即使在正常血氧分压的情况下,如果这些部位血流减少,尤其在寒

冷或下垂体位时,也会出现周围性发绀。中央性发绀在舌或唇较为明显,通常提示患者血氧分压低。遗憾的是,出现发绀通常是晚期和预后不良的征兆。

呼吸费力是呼吸窘迫的重要标志。作为视诊的一部分,护士要明确患者是否使用辅助呼吸肌(斜角肌和胸锁乳突肌)呼吸。肋间凹陷(例如吸气时肋骨间肌肉和皮肤凹陷)通常意味着患者在吸气时比正常情况下做功更多。护士要观察患者在被动呼气期使用腹部肌肉的情况。说话断续,是指患者由于需要大口吸气,导致说话频繁中断,可伴随呼吸困难。有时患者在两次呼吸间能说出的字的数量是测量呼吸困难程度的较好方式。

胸廓前后径(从前到后胸廓的大小)同样也要检查(图24-1)。通常,前后径增加是由于阻塞性肺部疾病所致的肺过度扩张。驼背患者(脊柱弯曲)可能也会出现前后径增加。

胸部畸形和瘢痕对于帮助明确呼吸窘迫的原因非常重要。胸廓畸形,如脊柱后凸侧弯或创伤所致的连枷胸,提示此为患者呼吸窘迫的原因。

瘢痕可能表明近期或陈旧性胸部损伤,从而为呼吸窘迫的病因提供线索。例如,出现近期胸部创伤,如汽车碰撞所致的刺伤或挤压伤,可能是当前呼吸窘迫的原因。

观察患者体位非常必要。阻塞性肺部疾病的患者通常处于坐位,用手臂伸展或将肘部前倾靠在桌上,努力抬高锁骨。这种体位有利于患者更好地扩张胸廓。

观察气管位置非常重要。护士要明确气管是居中还是偏移到一侧。胸腔积液、血胸、气胸或张力性气胸都会使气管从患侧偏移(至对侧)。但是,肺不张、纤维化和膈神经麻痹通常使气管移向患侧。

呼吸速率是评估的重要参数。病情稳定的患者应测量至少15秒,危重症患者应测量1分钟。患者的呼吸速率必须与其平常呼吸速率相比较。呼吸速率24~26次/min对某些患者为正常,但对于其他患者可能为不正常。患者的家人或朋友也许会提供有关患者平常呼吸速率的其他重要信息。

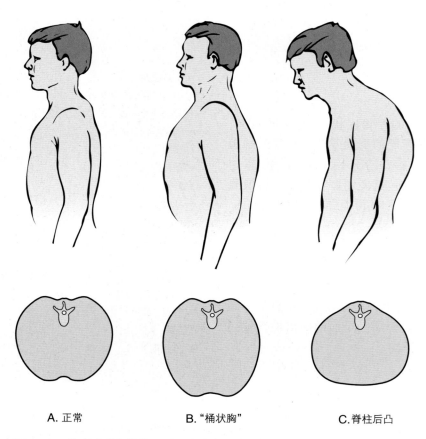

A. 正常　　　　　　　　B. "桶状胸"　　　　　　　　C.脊柱后凸

**图24-1 ▲** 胸廓畸形与结构。A:正常胸廓。B:桶状胸,肺气肿的典型胸廓畸形。C:脊柱后凸,老年人最常见的胸廓畸形

呼吸做功通常和呼吸速率一样有意义。例如，如果一位患者每分钟呼吸 40 次，护士可能认为其不适的原因是呼吸困难。但这种速率也可能是糖尿病酸中毒造成的库斯莫尔呼吸。如果患者呼吸浅快，速率为 40 次 /min(呼吸过速)，这可能提示是原发性肺部疾病引起的严重呼吸窘迫。深、快呼吸，称为过度通气，可能提示代偿性酸中毒。同时护士也应观察呼吸型态，因为这可能与各种疾病过程相联系。表 24-1 描述了呼吸型态及临床意义。

吸气时间与呼气时间的比值有助于确定是否出现阻塞性肺部疾病部疾病。任何类型的阻塞性肺部疾病部疾病患者，其呼气时间都大于吸气时间 1.5 倍。

观察胸廓扩张情况是患者检查的必要部分。

通常情况下，从最大呼气到最大吸气，胸廓扩张约 7.62cm。用力呼吸时也可能观察到腹部运动(男性比女性更常见)。强直性脊柱炎是导致痛性、进行性、炎症性关节炎的可能影响到脊髓和骶髂关节的慢性疾病，广泛性胸部扩张仅限于这种情况。视诊时，护士比较上胸部和下胸部的扩张，同时观察膈肌运动来判断阻塞性肺部疾病患者是否注意扩张下胸部和是否正确使用膈肌。需要重点观察比较一侧胸部与另一侧胸部的扩张，因为肺不张，尤其是黏液栓塞所致的肺不张，由于空气无法等量进入肺床，可能会导致单侧胸部扩张减少。连枷胸可能出现异常胸廓扩张，即吸气时胸部塌陷而非扩张。连枷胸可能是由于受损或骨折的肋骨无法在呼吸时维持胸壁的完整性。护士也要注意腹部

表 24-1 呼吸型态

| 类型 | 说明 | 型态 | 临床意义 |
|---|---|---|---|
| 正常呼吸 | 12~20 次 /min 且规则 | | 正常呼吸型态 |
| 呼吸过速 | 大于 24 次 /min 且表浅 | | 发热、焦虑、运动引起的正常反应;呼吸功能不全、碱中毒、肺炎、胸膜炎 |
| 呼吸过缓 | 小于 10 次 /min 且规则 | | 身体健康的运动员;药物引起的呼吸中枢抑制、糖尿病昏迷、神经系统损害 |
| 通气过度 | 速率和深度均增加 | | 四肢运动、发热、焦虑。通气过度的原因包括中枢神经系统紊乱，水杨酸药物的过量使用，严重焦虑 |
| 库斯莫尔呼吸 | 深、快、费力 | | 与糖尿病酮症酸中毒有关的通气过度 |
| 通气不足 | 速率和深度均降低，不规则 | | 与麻醉药品或麻醉剂的过量使用有关 |
| 陈 - 施呼吸 | 呼吸型态规则，周期性变化的呼吸暂停后深快呼吸 | | 严重充血性心衰、药物过量、颅内压增高、肾衰竭;老年人在睡眠期间也可能出现，与疾病过程无关 |
| 比奥呼吸 | 呼吸型态不规则，呼吸暂停一段时间后出现深度和频率变化的呼吸 | | 脑膜炎或严重脑损伤 |
| 共济失调 | 明显紊乱，不规则且深度变化的呼吸 | | 比奥呼吸更严重的表现形式，提示呼吸危急 |
| 空气滞留 | 气体呼出难度增加 | | 慢性阻塞性肺部疾病时，用力呼吸过程中空气滞留在肺内 |

和胸部是否正常地同时抬高和降低,是否用力不协调,是否呼吸用力对称。呼吸用力不协调会降低呼吸质量,增加呼吸做功且常需要通气支持。

肺栓塞、肺炎、胸腔积液、气胸或其他任何与胸部疼痛有关的疾病,如肋骨骨折,都可能导致胸部扩张减少。气管插管或经鼻气管插管时,插管的位置超出气管进入其中一个主支气管(通常右侧),是引起单侧胸廓扩张减少的重要原因。如果导管进入右主支气管,左肺无法扩张,患者可能发生左侧肺不张和低氧血症。

检查患者四肢也能为患者呼吸状态提供资料。杵状指是手指远侧扩张,多见于呼吸系统和心血管系统疾病患者(图 24-2)。虽然具体原因不

明,但慢性低氧血症是诱发因素之一。评估四肢水肿和外周性发绀也同样重要。

## 触诊

胸部触诊可以提示肺或胸部异常。触诊胸部时,护士将手平放于患者胸部,当患者发出声音时,声音通过喉传出,经过支气管树,传到胸壁产生共振运动。触觉语颤(tactile fremitus)是指能够在胸壁上感受到的声音。触觉语颤在大支气管处更容易触及,肺野远端难以触及。

评估触觉震颤时,护士嘱患者发"E"音,同时手掌在胸壁背侧面移动(图 24-3)。触觉语颤应当

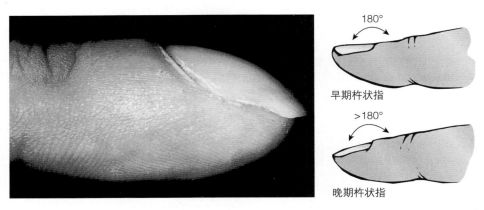

图 24-2 ▲ 杵状指是指甲板与甲床沟的角度增加至 180° 以上。杵状指通常见于呼吸系统和心血管系统疾病的患者。(Photo from Bickley LS:Bates' Guide to Physical Examination and History Taking,10th ed. Philadelphia,PA:Lippincott Williams & Wilkins,2009,p 193. Line art from Weber J,Kelley J:Health Assessment in Nursing,4th ed. Philadelphia,PA:Lippincott Williams & Wilkins,2010,p 203.)

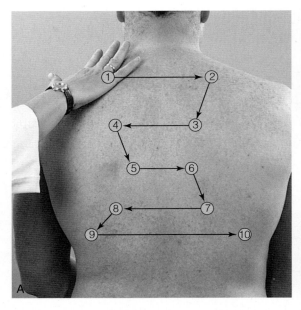
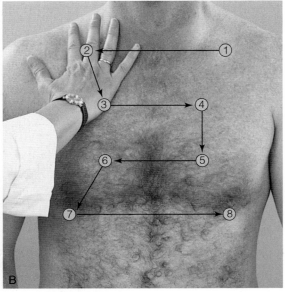

图 24-3 ▲ 胸部触诊按顺序进行,从颈部附近顺次向下移动。(Adapted from Weber J,Kelley J:Health Assessment in Nursing,4th ed. Philadelphia,PA:Lippincott Williams & Wilkins,2007,p 321.)

对称。如果有肺容量增加,触觉语颤可能会减弱或消失,因为空气阻碍声音传播。例如,肺气肿患者在体格检查时几乎没有触觉语颤。当肺部出现固体物质时,触觉语颤会轻度增加,如肺炎所致的肺实变。其他呼吸状态导致触觉语颤的变化如表24-2 所示。

表 24-2　部分胸部疾病的体征

| 疾病情况 | 叩诊 | 气管 | 呼吸音 | 附加音 | 触觉语颤和声音传递 |
|---|---|---|---|---|---|
| **正常**<br>气管支气管树和肺泡清晰;胸膜薄且连接紧密;胸壁运动未受损 | 清音 | 正中线 | 肺泡呼吸音,除了在大支气管和气管分别听到支气管肺泡呼吸音和支气管呼吸音 | 无,除了在肺底部闻及少量短暂吸气时的湿啰音 | 正常 |
| **慢性支气管炎**<br>支气管慢性炎症,剧烈咳嗽,可能会发生气道阻塞 | 清音 | 正中线 | 肺泡呼吸音(正常) | 无;有可能在呼气时或吸气早期出现散在粗啰音;有可能出现哮鸣音或鼾音 | 正常 |
| **左心衰(早期)**<br>肺静脉压力增加导致充血和间质水肿(肺泡周围);支气管黏膜可能会水肿 | 清音 | 正中线 | 肺泡呼吸音 | 在肺底部吸气晚期出现啰音;有时可出现哮鸣音 | 正常 |
| **肺实变**<br>肺泡充满液体或血细胞,如肺炎、肺水肿或肺出血 | 浊音(含气量较少的部位) | 正中线 | 病变区域闻及支气管呼吸音 | 病变区域吸气晚期闻及啰音 | 病变区域触觉语颤增强,伴随支气管音、羊鸣音、耳语音 |
| **肺不张(肺阻塞)**<br>当阻塞物进入主支气管(来自黏液或异物)阻塞气流,使肺组织塌陷成无气体状态 | 浊音(含气量较少的部位) | 可能向病变侧移位 | 当支气管阻塞物持续存在时呼吸音可能会消失。特殊情况如右上叶肺不张,能闻及邻近的气管呼吸音 | 无 | 当支气管阻塞物持续存在时触觉语颤可能会消失。特殊情况下(如右上叶肺不张)也可能会增强 |
| **胸腔积液**<br>液体积聚在胸膜腔,使充气的肺与胸壁分离,阻碍声音传播 | 浊音(液体平面) | 大量胸腔积液时向健侧移位 | 减弱或消失,但在大量积液的顶端可能闻及支气管呼吸音 | 无,除了可能出现胸膜摩擦音 | 减弱或消失,但在大量积液顶端可能增强 |
| **气胸**<br>空气漏入胸膜腔,通常为单侧,肺回缩并与胸壁分离。胸膜内气体阻碍声音传播 | 过清音或鼓音(胸膜内气体上方) | 如果气体多,则向健侧移位 | 胸腔内气体上方减弱或消失 | 无,除了可能出现胸膜摩擦音 | 胸腔内气体上方减弱或消失 |

续表

| 疾病情况 | 叩诊 | 气管 | 呼吸音 | 附加音 | 触觉语颤和声音传递 |
|---|---|---|---|---|---|
| **慢性阻塞性肺部疾病**<br>慢性进行性病变,肺部末端气室扩张,肺过度充气。通常伴随慢性支气管炎 | 弥漫性过清音 | 正中线 | 减弱或消失 | 无;可能出现慢性支气管炎有关的啰音、哮鸣音或鼾音 | 减弱 |
| **哮喘**<br>气管支气管树的广泛狭窄导致广泛多变的气流受限。发作时气流明显减少,肺过度充气 | 清音到弥漫性清音 | 正中线 | 通常与哮鸣音混淆 | 哮鸣音,可能出现啰音 | 减弱 |

表格中的黑框可为临床评估提供框架。首先是叩诊下三个框:清音、浊音、过清音。然后将这些框与其他表框一一对应,对比不同疾病间存在的重要差异。这些变化根据疾病范围和严重程度来描述。胸部深处的异常通常比表面异常体征少,也可能没有任何体征。使用该表只能为典型变化提供指导,而不是全部差异。

From Bickley LS: Bates' Guide to Physical Examination and History Taking, 10th ed. Philadelphia, PA: Lippincott Williams & Wilkins, 2009, pp 320-321.

触诊同样可用于评估皮下气肿,皮下气肿是指空气从肺泡漏出进入皮下组织。通过在胸部和颈部缓慢移动手指,可以感觉到握雪感。皮下气肿通常与皮肤下摩擦音有关。皮下气肿可能源于气胸、肺压增高或使用呼气末正压所致的肺泡破裂。严重情况下,皮下肺气肿可能扩展到下胸部、手臂和面部。

呼吸时胸廓扩张的评估也需要触诊(图 24-4)。做该操作时,护士站于患者后方,确定第 10 肋骨水平,将拇指沿脊柱方向放置,手掌轻触后外侧面。嘱患者正常呼吸后深呼吸,同时观察拇指分叉情况。正常胸壁扩张对称,不对称扩张可能提示肺塌陷或单侧疾患。三凹征可能表明吸气阻塞,需要立即引起注意。

触诊气管是呼吸系统体格检查的重要部分。为了触诊气管评估正中线位置,护士将其示指置于胸骨上切迹,触摸到两侧切迹后触诊气管环(图 24-5)。气管应位于胸骨上切迹上方正中线位置。

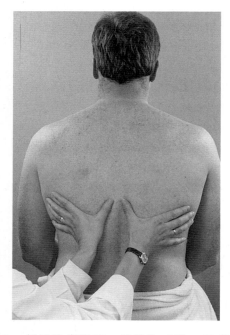

**图 24-4** ▲ 触诊胸廓扩张。拇指位于第 10 肋骨水平。(From Weber J, Kelley J: Health Assessment in Nursing, 4th ed. Philadelphia, PA: Lippincott Williams & Wilkins, 2010, p 315.)

## 叩诊

胸部叩诊会引起胸壁及其下面组织的轻微运动,产生听觉和触觉震动。叩诊患者胸部时,护士将左手一手指平放于胸部,用右手指尖叩击紧贴于胸壁的指节(图 24-6)。正常情况下胸部叩诊为清音。对于胸部或肺空气含量增加的疾病状态如气胸、皮下气肿,叩诊会出现过清音。但这些响亮低调的声音有时难以察觉。

叩诊实音更为重要(例如叩击体内不含空气

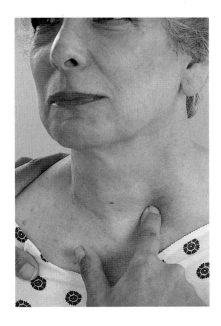

**图 24-5** ▲ 触诊气管。气管应当居中，位于胸骨上切迹上方。（Photograph B. Proud. From Weber J，Kelley J：Health Assessment in Nursing，4th ed. Philadelphia，PA：Lippincott Williams & Wilkins，2010，p 220.）

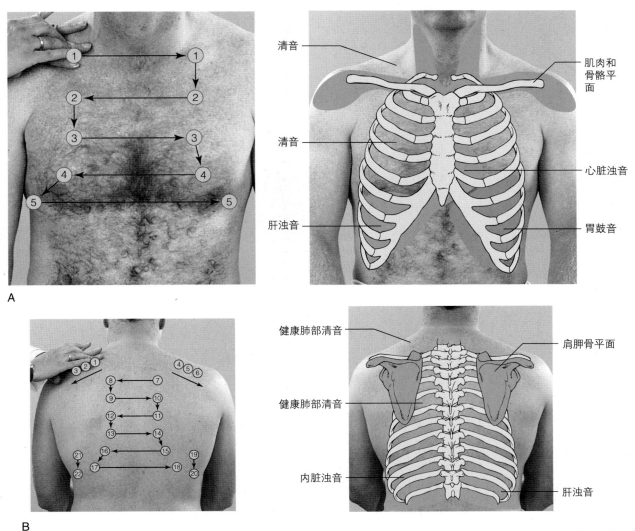

**图 24-6** ▲ 按顺序叩诊胸部，从颈部附近开始，逐步下移。A：前胸。B：后胸。（From Weber J，Kelley J：Health Assessment in Nursing，4th ed. Philadelphia，PA：Lippincott Williams & Wilkins，2010，pp 315，316，322，323.）

的部分所闻及的声音）。叩诊实音是温和、高调的声音。叩诊时，从有气体的部位移动到无气体的部位，声音会发生改变，更容易被区分。当检查者手放于肺部进行叩诊时，如果存在大量胸腔积液时更容易听到实音。叩诊浊音的强度和音调均为中度。肺炎、肺水肿或肺出血所致的肺不张或肺实变出现时，通常可以闻及浊音。出现哮喘或大量气胸时，通常可以闻及高调鼓音。表 24-2 呈现了叩诊音与各种呼吸病理特点的关系。

## 听诊

胸部听诊时，听诊器膜面紧贴于胸壁。听诊前胸部和后胸部的顺序如图 24-7 所示。护士要听诊呼吸音的强度和响度。正常情况下，当患者

最大程度深呼吸时，与平静呼吸相比，其响度能增加四倍。当听诊主支气管时，胸部上方和中央的声音更响，随着听诊部位的气道越来越窄，其响度越来越小。通过气道的气流减少，或肺和听诊器之间出现杂质时，呼吸音的强度会减弱。当胸膜增厚、胸腔积液、气胸、肥胖、听诊器及下部肺组织出现异物（纤维组织、液体、空气或脂肪）时，这些物质把呼吸音与听诊器隔绝，使得呼吸音响度降低。气道阻塞，如 COPD 或肺不张时，呼吸音强度减小。浅呼吸时，空气进入气道减少，呼吸音响度降低。当胸部或膈肌运动受限时，在受限区域呼吸音减弱。

一般情况下，正常胸部可以闻及四种声音（表24-3）。肺泡呼吸音为轻声低调的声音，吸气相长于呼气相。支气管肺泡呼吸音的音调中等，吸气

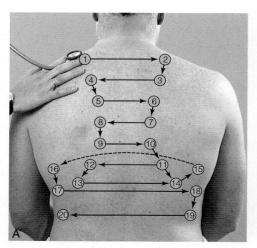
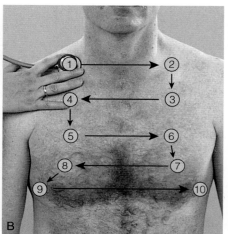

**图 24-7** ▲ 按顺序听诊胸部，从颈部附近开始，逐步下移。A：后胸。B：前胸。（From Weber J, Kelley J：Health Assessment in Nursing，4th ed. Philadelphia，PA：Lippincott Williams & Wilkins，2010，pp 317，323.）

表 24-3　呼吸音特点

| | 呼吸音持续时间 | 呼气音的强度 | 呼气音的音调 | 常见听诊部位 |
|---|---|---|---|---|
| 肺泡呼吸音 | 吸气时间长于呼气时间 | 柔和 | 相对低 | 两肺大部分部位 |
| 支气管肺泡呼吸音 | 吸气时间和呼气时间等长 | 中等 | 中等 | 胸部前侧第 1、2 肋间和肩胛骨之间 |
| 支气管呼吸音 | 呼气时间长于吸气时间 | 响亮 | 相对高 | 胸骨柄上方，如果可以闻及 |
| 气管呼吸音 | 吸气时间和呼气时间等长 | 非常响亮 | 相对高 | 颈部支气管上方 |

线条粗细表示强度；斜度越陡，音调越高。From Bickley LS：Bates' Guide to Physical Examination and History Taking，10th ed. Philadelphia，PA：Lippincott Williams & Wilkins，2009，p 303.

相与呼气相等长。支气管呼吸音与肺泡呼吸音相比,音调更高,响度更大,呼气相长于吸气相。气管呼吸音是响亮、高音调的声音,吸气相和呼气相等长。

正常状态下或发生肺实变如肺炎时,胸骨柄上均可闻及支气管呼吸音。支气管呼吸音在胸腔积液时,即正常肺组织被压缩时,声音通过组织传导而不加入气流也可以闻及。无论哪个部位出现支气管呼吸音,都可能出现两个相关的改变:E 到 A 的改变和耳语音。

E 到 A 的改变指当患者说"E"时,护士用听诊器实际上听到的是"A"而不是"E"。肺实变时会出现此改变。羊鸣音用来形容变调的语音。

耳语音是当患者小声说话时用听诊器听到的响亮清晰的声音。正常情况下,小声说话的声音通过听诊器听,常含糊不清。语音传导增加提示肺内气体被肺炎、肺水肿或肺出血所产生的液体取代。

附加音是听诊时闻及的额外呼吸音,包括断续音、持续音和摩擦音。断续音是短暂的、无节律的间歇的声音,包括细湿啰音和粗湿啰音。细湿啰音是温和高调且十分短暂的声音,多出现在吸气时。湿啰音是由于气道或肺泡中出现液体或肺泡塌陷开放所致。限制性肺疾病所致的湿啰音出现在吸气后期,阻塞性肺部疾病所致的湿啰音出现在吸气前期。当气体进入有大量液体积聚的部位如支气管炎或肺炎时,湿啰音变粗。湿啰音在咳嗽时变清晰,说明没有明显的肺疾病。当护士评估湿啰音时,同时需要注意其响度、音调、持续时间、数量、位置和在呼吸周期中的出现时间。

持续附加呼吸音比湿啰音持续时间长,包括哮鸣音和鼾音。哮鸣音是持续有节律的声音,持续时间为整个呼吸周期,比湿啰音持续时间长。哮鸣音(也称高调干啰音)是连续高调的附加音,音质尖锐。产生的原因是气体通过狭窄或部分被阻塞的气道,如哮喘、COPD 或支气管炎。

另一种持续附加呼吸音是鼾音,为深而低调的隆隆声,有时像响亮的哮鸣或咯咯声。鼾音的出现提示大气道中有分泌物,支气管炎等情况会产生响亮哮鸣音,该声音在咳嗽时较为清晰。

摩擦音是一种爆裂的摩擦声音,吸气时比呼气时更易闻及。摩擦音的产生是因为内脏和胸膜壁互相摩擦。胸腔积液、气胸或胸膜炎时,摩擦音可闻及。区分胸膜摩擦音和心包摩擦音非常重要。为了明确摩擦音产生的原因,护士在听诊肺部时嘱患者屏气。当患者屏气时,如果摩擦音持续存在,则为心包摩擦音;如果摩擦音消失,则为胸膜摩擦音。

老年人中不同的评估结果可以发现其特殊解剖和生理特点。表框 24-4 列举了老年患者呼吸评估的特殊发现。

| 表框 24-4 | 老年患者的评估要点 |
| --- | --- |

**呼吸系统评估**

- 检查时屏气能力下降
- 过清音增强(由于肺部过度膨胀所致)
- 胸壁扩张度下降
- 呼吸肌使用减少
- 肋骨关节的钙化导致辅助呼吸肌使用增加
- 皮下组织减少
- 明显的背部弯曲
  - 脊柱后凸(脊柱隆凸异常,见图 24-1C)
  - 驼背(严重脊柱后凸)
- 无疾病状态下出现肺基底部的湿啰音(咳嗽后更明显)

## ▲ 呼吸监测

### 脉搏血氧测定

大约 3% 的氧气溶解在血浆中(表框 24-5)。溶解在动脉血中的氧分压用 $PaO_2$ 表示。海平面上正常 $PaO_2$ 为 80~100mmHg。其余 97% 的氧气与红细胞中的血红蛋白分子结合。每克血红蛋白最多可以携带 1.34ml 氧气。血红蛋白的氧饱和度百分数是指血红蛋白携带的氧气量与血红蛋白最大能携带的氧气量的比值,百分比表达式为:

血红蛋白的氧饱和度百分比 =(血红蛋白携带的氧气量 / 血红蛋白最大能携带的氧气量)×100。

| 表框 24-5 | 血液如何携带氧气 | |
| --- | --- | --- |
| 溶解在血浆中的氧气用 $PaO_2$ 测量 | 0.3ml/100ml 血液 |
| 与血红蛋白结合的氧气用 $SaO_2$ 测量 | 19.4ml/100ml 血液 |
| 血液中的全部氧气 | 19.7ml/100ml 血液 |

由于血红蛋白最大携带的氧气量为恒量 1.34ml/g,所以 1.34ml/g× 血红蛋白量(g)× 血红蛋白饱和度(%)= 血红蛋白携带的氧气量(ml)。

血红蛋白的动脉氧饱和度为 $SaO_2$。正常 $SaO_2$

为 93%~99%。

PaO₂ 和 SaO₂ 的关系如氧合血红蛋白解离曲线所示(图 24-8)。曲线初始部分十分陡峭,到顶部变平坦。平坦部分表示 PaO₂ 的显著改变只引起 SaO₂ 的微小变化。当 PaO₂ 降至 60mmHg,曲线出现转折点。这个转折点表示曲线下降迅速,提示 PaO₂ 的微小变化会引起 SaO₂ 的显著改变。

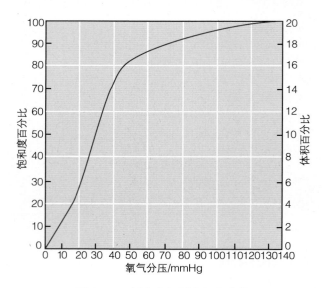

图 24-8 ▲ 氧合血红蛋白解离曲线

当曲线向右侧偏移,血红蛋白结合氧气的能力下降,更多氧气释放至组织。当曲线向左侧偏移,则血红蛋白结合氧气的能力上升,释放至组织的氧气减少。氧合血红蛋白解离曲线的详细讨论见第 23 章。

脉搏氧饱和度仪,图解见图 24-9,是测量 SpO₂(用脉搏血氧测定法测量的氧饱和度)值的仪器。SpO₂ 反映了血红蛋白的动脉氧饱和度。通过血氧测定法,可以用光发射和光接收传感器测定动脉血中氧合的血红蛋白/未氧合的血红蛋白吸收光的量。脉搏氧饱和度仪上呈现的值是 3~10s 内多个读数的平均值。这可以减少由患者活动对压力波形变动的影响。通常,传感器置于手指或耳垂,用于评估搏动波形。某些仪器的血氧定量计的传感器置于前额。测定婴儿的脉搏血氧时,可以将易弯曲的探头置于手掌、手臂、阴茎或足部来测量氧饱和度。

血氧测定不能代替动脉血气(ABG)监测。相反,当建立动脉血氧和脉搏血氧测定读数的关系后,脉搏血氧测定可以用来评估氧饱和度的变化趋势。由于静注血管收缩药物或荧光染剂导致的

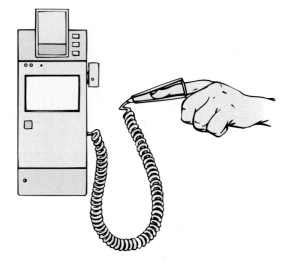

图 24-9 ▲ 脉搏氧饱和度监测

休克、心搏骤停或严重贫血时,脉搏氧饱和度仪获取的数值是不可靠的。脉搏血氧测定对于已知血红蛋白功能障碍患者的作用有限,如吸烟者体内碳氧血红蛋白会增加,接受硝酸盐和利多卡因治疗的患者会产生高铁血红蛋白。对于该类患者,解释其动脉血氧测定的读数时要考虑这些影响因素。

## 呼气末二氧化碳监测

呼气末二氧化碳(ETCO₂)监测测量呼气末的二氧化碳水平。因为溶解在动脉血中的二氧化碳(PaCO₂)百分数近似于肺泡二氧化碳(P_ACO₂)百分数,因此在呼气末测量得的呼出二氧化碳(ETCO₂)可用来估计 P_ACO₂ 水平。肺泡二氧化碳水平和动脉二氧化碳水平相近,因此 ETCO₂ 可用来估计 PaCO₂。虽然 PaCO₂ 与 ETCO₂ 数值相近,但是一般 ETCO₂ 比 PaCO₂ 低 2~5mmHg。PaCO₂ 与 ETCO₂ 的不同(PaCO₂-ETCO₂ 梯度)可归因于若干因素,其中肺血流量是主要决定因素。

ETCO₂ 值可以通过监测气管导管、口咽通气道、鼻咽通气道的呼出气体样本获取。由于 ETCO₂ 是对肺泡通气量的持续评估,因此可用于呼吸机脱机、心肺复苏和气管插管患者的监测。

ETCO₂ 读数的准确性可能受到高浓度氧气和水蒸气的影响。护士在应用 ETCO₂ 技术时必须注意这些情况以及它们对监测仪的影响。高浓度二氧化碳和氧气的相互作用使得红外线吸收受损,可能造成 ETCO₂ 测量偏低,水蒸气对红外线吸收的干扰可能会造成 ETCO₂ 测量偏高。护士必须将

ETCO$_2$ 读数和多种临床数据结合进行评估。

　　显示在监测仪上的呼末二氧化碳波形，即 ETCO$_2$ 和时间曲线，称作二氧化碳描记图，可为护士提供患者每次呼气时 ETCO$_2$ 水平的图形读数。波形改变提示临床表现异常、器质性改变或两者兼有，需要护士或其他受过训练的专家立即进行评估。

　　二氧化碳描记图上的波形包含四个时相，每个时相表示呼吸周期的特定时段（图 24-10）：

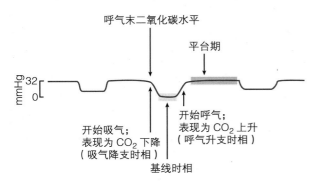

**图 24-10** ▲ 二氧化碳描记图，四个时相标记

　　1. 第一时相是基线时相，描述吸气时相和呼气时相开始阶段，即呼出解剖无效腔中不含二氧化碳的空气，健康成人该值为 0。

　　2. 第二时相是呼气上升支，表示从肺中呼出二氧化碳。任何使二氧化碳从患者肺中呼出到探测器传送延迟的过程都会延长呼气上升支。一些情况如 COPD 和支气管痉挛则认为是生理原因所致的呼气上升支延长。机械性阻塞如呼吸机管道扭曲，可能也会造成呼气上升支延长。

　　3. 第三时相开始于二氧化碳持续迅速减少，二氧化碳描记图的平台期提示肺泡内气体呼出。ETCO$_2$ 是呼气最末端产生的读数，提示最少通气时肺泡呼出的二氧化碳量。

　　4. 第四时相是吸气降支。波形的向下偏转是由于在吸气时氧气进入和二氧化碳呼出。

## 动脉血气分析

　　动脉血气分析（aterial blood gases，ABG）是对动脉血样本进行分析，有助于明确肺部气体交换的质量和程度以及酸碱状况。ABG 检验测量 PaO$_2$、SaO$_2$、PaCO$_2$、pH 值和碳酸氢盐（HCO$_3$）水平。步骤包括通过直接动脉穿刺或从置于桡动脉的动脉导管中采集动脉血。最新技术可以通过置于动脉内的纤维光学的传感器持续监测 ABG。ABG 正常值见表框 24-6。

| 表框 24-6 | 动脉血气正常值 |
| --- | --- |
| PaO$_2$：80~100mmHg | |
| SaO$_2$：93%~99% | |
| pH 值：7.35~7.45 | |
| PaCO$_2$：35~45mmHg | |
| HCO$_3$：22~26mEq/L | |

### 测量血液中氧气含量

　　氧合作用可以通过 ABG 评估 PaO$_2$ 和 SaO$_2$ 测定。前面提到，只有 3% 氧气溶解在动脉血中，其余 97% 氧气与红细胞中的血红蛋白结合。

　　海平面水平（大气压为 760mmHg），正常 PaO$_2$ 为 80~100mmHg。生活在高海拔地区的人群，因为大气压较低，因此其正常 PaO$_2$ 较低。PaO$_2$ 随着年龄而降低。对于 60~80 岁的患者，PaO$_2$ 正常值为 60~80mmHg。PaO$_2$ 异常，低于正常值则提示低氧血症。低氧血症可由不同情况导致，分为肺源性（肺受损）、心源性（进出心脏血流受损，阻碍了肺血流或肺功能）、灌流不足（肺组织灌流不足导致肺泡氧摄取减少）。

　　正常 SaO$_2$ 波动于 93% 到 97%。因为大部分供给组织的氧气由血红蛋白携带，SaO$_2$ 是评估氧合作用的重要数值。

### 测量血液中 pH 值

　　pH 值可测量血液中氢离子浓度，提供血液酸碱度信息。正常 pH 值为 7.35~7.45。当氢离子聚积，pH 值会降低，引起酸血症。酸血症指血液过酸，而酸中毒是指导致酸血症的过程。

　　氢离子减少会引起 pH 值增加和碱血症。碱血症指血液过碱，而碱中毒是指导致碱血症的过程。表框 24-7 总结了酸碱平衡中使用的术语。

| 表框 24-7 | 临床术语 |
| --- | --- |
| **酸**：酸是能提供氢离子（H$^+$）的物质。例如：H$_2$CO$_3$（一种酸）→ H$^+$+HCO$_3$ | |
| **碱**：碱是能够接受氢离子（H$^+$）的物质；所有的碱都是碱性物质。例如：HCO$_3$（碱）+H$^+$ → H$_2$CO$_3$ | |
| **酸血症**：血液呈酸性，pH 值 <7.35 | |
| **碱血症**：血液呈碱性，pH 值 >7.45 | |
| **酸中毒**：导致酸血症的过程 | |
| **碱中毒**：导致碱血症的过程 | |

**酸** 酸是能为溶液提供氢离子($H^+$)的物质。酸有两种不同类型:挥发性酸和非挥发性酸。

挥发性酸可以进行液体和气体状态转换。气体状态下,这些酸可以被肺排出。血清中的酸主要是碳酸($H_2CO_3$)。碳酸可被肾产生的酶分解成二氧化碳和水。

由于非挥发性酸(固定)无法转变为气体形式,因此不能被肺排泄,只能由肾排泄(代谢过程)。非挥发性酸有乳酸和酮酸等。

酸碱失衡类型包括呼吸性或代谢性。表24-4列出了酸碱失衡的各类病因、症状和体征。任何一种酸过量都会导致酸血症,见第29章表29-6。如果挥发性酸产生的二氧化碳积聚,就会出现呼吸性酸中毒。如果非挥发性酸积聚,就会出现代谢性酸中毒。

碱血症可能是因为血清中丢失过多酸所致。

表24-4 酸碱失衡的各类病因、症状和体征

| 酸碱失衡情况 | 病因 | 症状和体征 |
| --- | --- | --- |
| **呼吸性酸中毒** | | |
| $PaCO_2>45mmHg$<br>pH 值 <7.35 | 中枢神经系统抑制<br>  头部创伤<br>  过度镇静<br>  麻醉<br>  高位脊髓损伤<br>气胸<br>通气不足<br>支气管阻塞和肺不张<br>严重肺部感染<br>心衰和肺水肿<br>大量肺栓塞<br>重症肌无力<br>多发性硬化 | 呼吸困难<br>烦躁不安<br>头痛<br>心动过速<br>意识模糊<br>昏睡<br>心律失常<br>呼吸窘迫<br>嗜睡<br>反应低下 |
| **呼吸性碱中毒** | | |
| $PaCO_2<35mmHg$<br>pH 值 >7.45 | 焦虑和神经过敏<br>恐惧<br>疼痛<br>通气过度<br>发热<br>甲状腺毒症<br>中枢神经系统损害<br>水杨酸盐类药物使用<br>革兰氏阴性败血症<br>妊娠 | 轻度头痛<br>意识模糊<br>注意力不集中<br>感觉异常<br>手臂和大腿强直性痉挛<br>心律失常<br>心悸<br>出汗<br>口干<br>视物模糊 |
| **代谢性酸中毒** | | |
| $HCO_3<22mEq/L$<br>pH 值 <7.35 | 酸增加<br>  肾衰<br>  酮症酸中毒<br>  无氧代谢<br>  饥饿<br>  水杨酸中毒<br>碱丢失<br>  腹泻<br>  肠瘘 | 头痛<br>意识模糊<br>烦躁不安<br>昏睡<br>虚弱<br>木僵 / 昏迷<br>库斯莫尔呼吸<br>恶心呕吐<br>心律失常<br>皮肤温暖潮红 |

续表

| 酸碱失衡情况 | 病因 | 症状和体征 |
|---|---|---|
| **代谢性碱中毒** | | |
| $HCO_3 > 26mEq/L$ | 碱增加 | 肌肉抽搐和痉挛 |
| pH 值 >7.45 | 过度使用碳酸氢盐 | 手足抽搐 |
| | 透析时使用乳酸盐 | 眩晕 |
| | 抗酸药过度摄入 | 昏睡 |
| | 酸丢失 | 虚弱 |
| | 呕吐 | 定向障碍 |
| | 鼻胃抽吸 | 惊厥 |
| | 低钾血症 | 昏迷 |
| | 低氯血症 | 恶心呕吐 |
| | 使用利尿药 | 呼吸抑制 |
| | 醛固酮水平增加 | |

如果二氧化碳丢失过多,就会出现呼吸性碱中毒。如果非挥发性酸少于正常量,就会出现代谢性碱中毒。

**碱**　碱是能够通过与氢离子($H^+$)结合,从而将氢离子从血清循环中排出的物质。血清中的主要碱为碳酸氢盐($HCO_3$)。血清中碳酸氢盐量由肾脏调节(代谢过程)。如果血清中碳酸氢盐过少,就会出现代谢性酸中毒。如果血清中碳酸氢盐过多,就会出现代谢性碱中毒。

引起酸血症或碱血症的情况受许多生理学过程影响(表 24-4)。这些过程包括呼吸和肾脏的功能正常或功能障碍、组织的氧合作用、循环、乳酸的产生、物质摄入和胃肠道电解质丢失。诊断 pH 值异常后,应当关注可能的诱因。

## 测量血液中二氧化碳含量

$PaCO_2$ 是指动脉血中溶解的二氧化碳气体所产生的压力或张力。二氧化碳是细胞代谢的天然副产品。二氧化碳水平主要受肺通气功能的调节。正常 $PaCO_2$ 为 35~45mmHg。分析 ABG 时,$PaCO_2$ 被认为是"酸"。将二氧化碳从体内排出是肺的主要功能之一,通气量和血液中二氧化碳含量有重要关系。

如果患者通气不足,会使二氧化碳积聚,$PaCO_2$ 值超过正常上限 45mmHg,二氧化碳残留,引起呼吸性酸中毒。如果呼吸中枢受抑制且呼吸速率或呼吸质量不足以维持正常二氧化碳浓度,即使两肺正常,也可能出现呼吸性酸中毒。

如果患者通气过度,会使体内二氧化碳减少,$PaCO_2$ 值低于正常下限 35mmHg,二氧化碳丢失,引起呼吸性碱中毒。

## 测量血液中碳酸氢盐水平

碳酸氢盐($HCO_3$)是血清中的主要碱,可以接受氢离子($H^+$)从而有助于机体调节 pH 值。碳酸氢盐的浓度受肾脏调节,即属于代谢调节过程。正常碳酸氢盐浓度是 22~26mEq/L。碳酸氢盐被认为是"碱"。当碳酸氢盐水平增加到大于 26mEq/L 时,就会出现代谢性碱中毒。代谢性碱中毒是由于碱性物质增加或代谢酸丢失引起的。当碳酸氢盐水平减少到低于 22mEq/L,就会出现代谢性酸中毒。代谢性酸中毒是由于碱性物质丢失或代谢酸增加引起的。

## 酸碱平衡变化

酸碱平衡破坏是因为代谢系统或呼吸系统的异常。如果是呼吸系统为主,则应检测血清中的二氧化碳。如果是代谢系统为主,则应检测血清中的碳酸氢盐。

**呼吸性酸中毒**　呼吸性酸中毒的定义为 $PaCO_2$ 大于 45mmHg,pH 值小于 7.35。呼吸性酸中毒的特点是肺不能完全排出二氧化碳,也可能是肺功能无效或二氧化碳产生过多。

**呼吸性碱中毒**　呼吸性碱中毒的定义为 $PaCO_2$ 小于 35mmHg,pH 值大于 7.45。呼吸性碱中毒的特点是二氧化碳从血清中过度清除。

**代谢性酸中毒**　代谢性酸中毒是碳酸氢盐水平低于 22mEq/L,pH 值小于 7.35。代谢性酸中毒的特点是非挥发性酸产生过多或与酸浓度相比,血清中碳酸氢盐浓度不足。

**代谢性碱中毒**　代谢性碱中毒是碳酸氢盐水平高于 26mEq/L，pH 值大于 7.45。代谢性碱中毒的特点是非挥发性酸丢失过多或碳酸氢盐产生过多。

## 动脉血气分析结果的解读

分析 ABG 结果时，必须考虑三个因素：(1) 氧合情况；(2) 酸碱情况；(3) 代偿程度。解读 ABG 结果的建议方法如表框 24-8 所示，并附有案例分析数值。

| 表框 24-8 | 动脉血气结果分析 |
|---|---|

**方法**
1. 通过检查 $PaO_2$ 和 $SaO_2$ 来评估患者的氧合情况
2. 评估 pH 值。是酸中毒、碱中毒还是正常？
3. 评估 $PaCO_2$。是高、低还是正常？
4. 评估 $HCO_3$。是高、低还是正常？
5. 判断是否出现代偿作用。是完全代偿、部分代偿还是失代偿？

**举例**
**动脉血气样本：案例 1**

| $PaO_2$ | 80mmHg | 正常 |
|---|---|---|
| $SaO_2$ | 95% | 正常 |
| pH 值 | 7.30 | 酸血症 |
| $PaCO_2$ | 55mmHg | 增加（呼吸所致） |
| $HCO_3$ | 25mEq/L | 正常 |

结论：呼吸性酸中毒（失代偿）

**动脉血气样本：案例 2**

| $PaO_2$ | 85mmHg | 正常 |
|---|---|---|
| $SaO_2$ | 90% | 低饱和度 |
| pH 值 | 7.49 | 碱血症 |
| $PaCO_2$ | 40mmHg | 正常 |
| $HCO_3$ | 29mEq/L | 增加（代谢所致） |

结论：代谢性碱中毒伴较低氧饱和度（失代偿）

**评估氧合情况**　通过评估 $PaO_2$ 和 $SaO_2$ 检查患者的氧合情况非常重要。如果 $PaO_2$ 值小于正常值，则存在低氧血症。如果 $SaO_2$ 小于 93%，则存在血红蛋白携氧量不足。

**评估酸碱状态**　评估酸碱情况的第一步是检查动脉血 pH 值。如果 pH 低于 7.35，则存在酸血症。如果 pH 值大于 7.45，则存在碱血症。

评估酸碱情况的第二步是检查 $PaCO_2$。$PaCO_2$ 低于 35mmHg 提示呼吸性碱中毒，$PaCO_2$ 高于 45mmHg 提示呼吸性酸中毒。

评估酸碱情况的第三步是检查碳酸氢盐水平。如果碳酸氢盐水平低于 22mEq/L，则存在代谢性酸中毒。如果碳酸氢盐水平高于 26mEq/L，则存在代谢性碱中毒。

有时，同时存在呼吸性和代谢性紊乱的患者会造成酸血症或碱血症。例如，碱中毒可能是由于碳酸氢盐增加和二氧化碳减少；或酸中毒可能是由于碳酸氢盐减少和二氧化碳增加。急性肾衰所致的代谢性酸中毒患者也会出现呼吸速率减慢，从而造成二氧化碳残留，导致呼吸性酸中毒。因此，ABG 反映了混合的呼吸性和代谢性酸中毒情况。表框 24-9 列出了混合性紊乱的例子。

| 表框 24-9 | 混合性呼吸和代谢紊乱的动脉血气 |
|---|---|

| 混合性酸中毒 | 混合性碱中毒 |
|---|---|
| pH 值：7.25 | pH 值：7.55 |
| $PaCO_2$：56mmHg | $PaCO_2$：26mmHg |
| $PaO_2$：80mmHg | $PaO_2$：80mmHg |
| $HCO_3$：15mEq/L | $HCO_3$：28mEq/L |

**明确代偿情况**　如果患者出现碱血症或酸血症，明确机体对异常情况是否出现代偿非常重要。如果机体缓冲系统无法维持正常 pH 值，那么肾脏或呼吸系统就会试图代偿。如果病因是呼吸系统，那么肾脏就会试图纠正。如果病因是肾脏，那么肺就会试图纠正。肺大约只需要 5~15 分钟识别代谢问题并开始纠正。肾脏大约需要 1 天时间来纠正呼吸系统所致的问题。系统不会过度代偿，也就是说，代偿机制绝不会使酸中毒患者发生碱中毒或碱中毒患者发生酸中毒。

呼吸系统对代谢所致的 pH 值失衡用以下方式应答：

- 代谢性酸中毒：增加呼吸速率和深度。
- 代谢性碱中毒：降低呼吸速率和深度。

ABG 可以判断代偿程度：失代偿、部分代偿或完全代偿。为了判断代偿水平，需要检测 pH 值、二氧化碳和碳酸氢盐。首先，通过 pH 值判断是酸中毒还是碱中毒。某些情况下，pH 值不在正常范围内，提示为酸中毒或碱中毒。如果 pH 值在正常范围内，判断 pH 值位于 7.40（正常 pH 范围的中点）的哪边非常重要。例如，pH 值为 7.38 则趋向于酸中毒，pH 值为 7.41 则趋向于碱中毒。接下来，需要进一步评估是二氧化碳还是碳酸氢盐的改变导致了酸中毒或碱中毒。最后，判断对立系统（代谢性或呼吸性）是否发生代偿使 pH 值恢复正常。原发性疾病（代谢性或呼吸性）与异常 pH 值（酸中毒或碱中毒）有关。继发性疾病是尝试纠正原发性疾病所致。通过表框 24-10 的方法来判断是否出现代偿，就能判断患者 ABG 的代偿情况。

| 表框 24-10 | 动脉血气的代偿状态 |
|---|---|

**未代偿 / 失代偿**：pH 值异常且 $CO_2$ 或 $HCO_3$ 异常。没有对立系统纠正迹象。

下面例子中，由于 $CO_2$ 浓度低（低于正常范围 35~45mmHg）患者的 pH 值呈碱中毒。泌尿系统值（$HCO_3$）未超出它的正常范围（22~26mEq/L）以致补偿了原发性呼吸系统紊乱。

| $PaO_2$： | 94mmHg | 正常 |
|---|---|---|
| pH 值： | 7.52 | 碱中毒 |
| $PaCO_2$： | 25mmHg | 降低 |
| $HCO_3$： | 24mEq/L | 正常 |

**部分代偿**：pH 值异常，$CO_2$ 和 $HCO_3$ 均异常。提示一个系统试图纠正另一个系统，但未完全纠正。

下面例子中，由于 $CO_2$ 浓度低，患者的 pH 值仍然是碱中毒。泌尿系统值（$HCO_3$）为代偿首要呼吸紊乱已经超出正常范围（22~26mEq/L），但是并不能把 pH 值纠正到正常范围内。

| $PaO_2$： | 94mmHg | 正常 |
|---|---|---|
| pH 值： | 7.48 | 碱中毒 |
| $PaCO_2$： | 25mmHg | 降低 |
| $HCO_3$： | 20mEq/L | 降低 |

**完全代偿**：pH 值正常且 $CO_2$ 和 $HCO_3$ 均异常。正常的 pH 值提示一个系统能够完全代偿另一个系统。

下面例子中，患者 pH 值正常但趋向于碱中毒（>7.40）。首要异常是呼吸系统因为 $PaCO_2$ 低（酸浓度降低）。碳酸氢盐的值为 18mEq/L 反映碱浓度降低且伴随酸中毒而不是碱中毒。这种情况下，碳酸氢盐降低已完全代偿呼吸性碱中毒。

| $PaO_2$： | 94mmHg | 正常 |
|---|---|---|
| pH 值： | 7.44 | 正常，趋向于碱中毒 |
| $PaCO_2$： | 25mmHg | 降低，首要问题 |
| $HCO_3$： | 18mEq/L | 降低，代偿反应 |

## 混合静脉血氧饱和度

混合静脉血氧饱和度（mixed venous oxygen saturation，$SvO_2$）是测量评估供氧量与需氧量平衡的参数。从四肢静脉获取的血标本提供的资料多与四肢有关，如果四肢代谢与整个机体代谢不同，则这些信息容易产生误导。如果四肢寒冷或低灌注（如休克时），患者四肢做局部运动（如松握拳）或肢端出现局部感染时这种差异更明显。

有时通过中心静脉压（central venous pressure，CVP）导管取血以期获得混合静脉血，但是，即使在腔静脉上端或 CVP 导管末端即右心房处取样，

从身体各部位回流的静脉血仍难以完全混合。为了获取混合完全的血液，需要从肺动脉导管中获取血液样本。肺动脉导管可以提供从四肢回流并在右心室混合后的血液样本。

混合静脉血氧测量提示组织是否氧合，但是 $SvO_2$ 无法区分氧合是心脏还是肺的独立作用。$SvO_2$ 提示组织水平的供氧量是否能够满足需氧量。正常 $SvO_2$ 为 60%~80%，这意味着组织氧供足够满足组织需求。但正常值不能提示是否需要代偿机制来维持灌注。例如，对于某些患者，需要增加心输出量来代偿低氧供应。

低 $SvO_2$ 值可能是由于组织供氧量降低或组织需氧量过高引起耗氧量增加所致。供氧量降低是因为低蛋白血症、出血或低心输出量。需氧量增加是因为体温过高、疼痛、应激、寒战或癫痫。心衰患者 $SvO_2$ 可能为 40%~60%，$SvO_2$ 值低于 40% 可能提示严重休克。$SvO_2$ 降低通常发生在其他血流动力学改变前，因此，$SvO_2$ 是评估和管理危重症患者较好的临床指标。对低 $SvO_2$ 进行干预的目的是增加氧供，可通过输血或增加心输出量来实现。治疗的目的可能是为去除导致需氧量增加的病因。

高 $SvO_2$ 值提示供氧量超过或需氧量降低。$SvO_2$ 值增加与氧气运送［吸入氧分数（$FiO_2$）较高］增加或低温、甲状腺功能减退或麻醉所致的需氧量降低有关。早期感染性休克时组织无法利用氧气也会出现 $SvO_2$ 值增加。表 24-5 总结了 $SvO_2$ 异常的可能原因。

**表 24-5　混合静脉血氧饱和度（$SvO_2$）异常的可能原因**

| 异常情况 | 可能原因 |
|---|---|
| 低 $SvO_2$<60% | **供氧量减少**<br>贫血或出血所致的低血细胞比容<br>肺部疾病，通气灌注失调所致的低动脉氧饱和度和低氧血症<br>血容量不足，心衰、心源性休克和心肌梗死所致的低心输出量 |
| | **需氧量增加**<br>代谢需求增加，如过热、痉挛、颤抖、疼痛、焦虑、应激、剧烈运动 |
| 高 $SvO_2$>80% | **供氧量增加**<br>补充氧气 |
| | **需氧量减少**<br>麻醉，低温，脓毒症早期 |
| | **技术性问题**<br>楔形肺动脉导管读数偏高<br>导管末端纤维蛋白凝块 |

肺动脉导管末端内置测氧仪可持续监测 $SvO_2$，提供氧供和氧需的持续性评估。如果内置血氧计的导管无法使用，护士可以从常规肺动脉导管中抽取肺动脉血，将样本送至实验室进行血气和 $SvO_2$ 分析，以同样的方式利用得到的数据。

# ▲ 呼吸系统的诊断性检查

## 胸部平片

胸部平片是有价值的诊断工具，临床医生经常用来评估胸部的解剖和生理特性，发现病理变化。X 线透过胸壁可以看清各种结构。高密度组织如骨，吸收 X 线在 X 线片上呈现为不透光或白色区域。血管和充血器官如心脏，是中等密度的结构，在 X 线片上呈现为灰色区域。在吸气时，正常肺充满气体在 X 线片上呈现黑色。当部分肺充满密度较高的液体物质时，则呈现白色。

X 线片可作为评估参数来验证临床表现和疑似病变。护士使用系统化处理方法，通过与原光片的比较来检查 X 线片。这种方法可以先检查边缘再向胸部中间检查，也可以先检查中间再移向外周软组织。无论哪种方法，检查目标区域包括软组织区域、骨性结构、骨骼下层和内部结构，见第 17 章图 17-15。护士通过对 X 线片的同质性比较来检查软组织，从外侧移向中间。外侧软组织发现空气提示可能为气胸。

胸片上见到的骨性结构包括肋骨、锁骨、胸骨柄、脊柱和椎骨。正常胸片上大约有 8~10 对肋骨覆盖在肺组织上。护士通过从前往后沿肋骨曲线的检查来发现有无肋骨骨折。与肋骨相同，其他骨性结构也应检查其位置是否正确以及完整性。

X 线片上能见到膈肌轮廓。正常情况下，尖锐突出的肋膈角包绕膈肌。胸腔积液可能会引起肋膈角变钝。膈肌顶端大约与第六肋骨平齐，膈肌下降提示可能为肺气肿所致的充气过度。

护士通过从上至下移动比较肺左右两侧来评估肺实质。与骨骼和心脏相比，正常充气肺应当呈现出黑色或暗色。评估两肺的对称性非常重要。胸部一侧出现异常的高密度影可能提示水肿、肿块、胸腔积液或肺炎。

叶间裂将肺组织分成多个肺叶。右肺的较小裂隙在正位片上通常可见。胸片上所见的正常裂隙移位可能提示肺不张或肺叶塌陷。

气管应位于胸椎正中线。肺不张时气管会偏向患侧，气胸或胸腔积液时气管会远离患侧。

## 通气 - 灌注扫描

通气 - 灌注扫描是用来评估通气灌注关系是否发生可疑变化的核成像检查（见第 23 章有关通气灌注关系的讨论）。通气灌注扫描有助于检测功能正常的肺的比例、诊断和定位肺栓以及评估肺血流供应。

通气 - 灌注扫描包括两部分：通气扫描和灌注扫描。通气扫描中，患者吸入有放射物质的气体，随着正常呼吸进入气道。病理情况下，扫描仪上可以看到通气消失的区域。灌注扫描时，放射性同位素通过静脉注入体内，可以看到两肺的血液供应。当出现肺栓子，栓子后面的血液供应受限，受影响区域会不可见或难以看清。

通气 - 灌注扫描对于依赖机械通气的患者用处较小，因为通气 - 灌注扫描的通气扫描难以实行。对于肺部疾病的患者，如肺炎，通气 - 灌注失调可能会使通气 - 灌注扫描结果难以解释。由于这些限制，肺血管造影可能对危重症患者较为适用，尤其是对疑似肺栓子的患者。

## 肺血管造影

肺血管造影包括快速注入不透 X 线的物质来对肺部脉管系统进行放射照像检查。怀疑有肺栓子是肺血管造影检查最主要的适应证。不透 X 线的物质注入单或双手臂、股静脉或置于肺动脉的导管。不透 X 线的物质通过狭窄血管时流动受损或血管内不透 X 线的物质流动突然终止则提示检查结果阳性。

## 支气管镜检查

支气管镜检查通过活动性的纤维支气管镜直视喉、气管和支气管进行。支气管镜用来诊断性检查组织、采集分泌物、明确病理变化的程度和部位、进行组织活检。此外，在治疗上支气管镜可作为从气管支气管树中去除异物或分泌物的一种方式，治疗术后肺不张，去除损害。

当准备支气管镜检查时，需要进行病史评估

和体格检查,也需要获取胸部 X 线片、凝血功能检查和 ABG 检查。患者在支气管镜检查前通常需要接受静脉镇静或镇痛。如果支气管镜检查是治疗性的,则应避免使用抑制咳嗽或减少分泌的药物(如气管内局部麻醉药、阿托品和可待因)。

支气管镜检查后需要密切监测患者。护士应当评估出现并发症的任何证据,包括喉头痉挛、发热、血流动力学改变、心律失常、气胸、出血或心搏骤停。

## 胸腔穿刺术

胸腔穿刺术是将穿刺针刺入胸膜腔,排出空气、液体或两者兼有,获取标本进行诊断性评估,或注入药物。在胸腔穿刺术前,了解胸部 X 线片、凝血功能检查和健康教育都非常重要。部分患者可能需要药物减轻焦虑。与支气管镜不同,胸腔穿刺术需要患者的配合,因此,需要局麻而非中度镇静来减轻操作过程中的疼痛和不适。操作过程中,患者直立位坐在椅子上或床头,手臂和肩膀抬高以利于肋骨抬起和分开,便于穿刺针穿刺。如果患者无法抬高其手臂,也可以选择躺在床上将手臂置于头顶桌上的体位。

胸腔穿刺术过程中,护士的首要任务是为患者提供舒适,持续性评估患者的呼吸系统,用无菌敷料覆盖伤口完成操作过程,以及遵医嘱给实验室送检标记的标本。胸腔穿刺术后的护理为对并发症的评估,包括气胸、疼痛、低血压和肺水肿。

## 痰培养

痰标本通常是呼吸系统评估的一部分。因为健康患者几乎不会产生痰液,因此获取标本需要患者通过咳嗽使痰液从肺中咳出。护士在送检标本至实验室前区分痰液和唾液非常重要。

多数情况下,获取的痰标本用于痰培养检查和敏感性检查。标本用于检查特殊微生物和对应的药物敏感性。此外,痰标本也用于细胞学检查和抗酸杆菌检查。抗酸杆菌培养需要连续采集(通常超过 3 天)来明确结核和分枝杆菌。

## 肺功能检查

气流进出肺为肺容积的测量提供可行性。虽然这些容积被认为是"肺功能"指标,但事实上,它们是肺解剖指标。对通气功能、结构或解剖的评估,通常可以判断肺功能的好坏。通气功能和肺功能的检查是为了测量胸腔和肺使空气进出肺泡的能力。

肺功能检查包括容积指标、容量指标和动力学指标。这些指标受到运动和疾病的影响。分析检查结果时,还应考虑年龄、性别、体型和体位等其他变量的影响。第 23 章图 23-13 详述了正常肺容积和肺容量。

肺容积指标包括潮气量($V_T$)、补吸气量(inspiratory reserve volume,IRV)、补呼气量(expiratory reserve volume,ERV)和残气量(residual volume,RV),如表 23-1 所示。容量指标是肺循环指标的一部分,与前面容积指标的结合,包括深吸气量(inspiratory capacity,IC)、功能残气量(functional residual capacity,FRC)、肺活量(vital capacity,VC)和肺总量(total lung capacity,TLC;见表 23-1)。

### 容积指标

容积指标表示的是在呼吸周期的各个阶段肺所能容纳的空气量。肺容积指标包括潮气量($V_T$)、补吸气量(IRV)、补呼气量(ERV)和残气量(RV)(见第 23 章表 23-1)。

### 容量指标

容量指标是对呼吸周期的各个阶段进行定量。它们是前述容积指标的结合,包括吸气量(IC)、功能残气量(FRC)、肺活量(VC)和肺总量(TLC)(见第 23 章表 23-1)。

### 动力学指标

以下指标提供关于气道阻力和呼吸中的能力消耗(呼吸做功)的数据,称动力学指标。

- 呼吸速率或频率是指每分钟的呼吸次数。安静状态下,呼吸速率约为 15 次/min。

- 每分钟潮气量,有时称每分钟通气量,是每分钟吸入和呼出空气的体积。计算方法是潮气量乘以呼吸速率。安静状态下,每分钟潮气量约为 7 500ml/min。

- 无效腔是潮气量的一部分,不参与肺泡气体交换。无效腔(以毫升计算)是在气道的空气(解剖无效腔)加上不参与气体交换的肺泡内气体(生理无效腔;如,由于肺栓塞导致肺泡未灌注,或者肺泡内气体灌注不足)。成人解剖无效腔数值上与体重(磅)等同(例如,一个140磅体重的成人解剖无效腔为140ml)。对健康人而言,无效腔只由解剖无效腔组成。生理无效腔只在特定疾病状态下才会出现。无效腔的计算方法是肺泡二氧化碳分压($P_ACO_2$)减去动脉二氧化碳分压($PaCO_2$)。健康成人的无效腔正常值应小于潮气量的40%。无效腔与潮气量的比值用来评价机械通气的有效性。

• 肺泡通气量,是无效腔的补充,是参与肺泡气体交换的潮气量体积。用符号$V_A$表示每分钟体积。$V_A$是通气有效性的量度,比无效腔或潮气量与血气值的关系更密切,因为后两项指标包含了生理无效腔。$V_A$的计算方法是潮气量($V_T$)减去无效腔($V_D$)后再乘以呼吸频率(f):$V_A=(V_T-V_D)\times f$。

呼气末大约有2 300ml空气残留在肺内(FRC)。每次呼吸大约有350ml空气进入肺泡。新进入肺泡的空气和残留在肺内的全部气体体积的比值为

$$\frac{350ml}{2\,300ml}$$

因此,新鲜空气大约只占了肺内全部空气体积的七分之一。正常值为5 250ml/min(350ml/次 × 15 次 /min=5 250ml/min)。正常呼吸($V_T$)每分钟能够替换7 500ml空气(500ml/ 次 ×15 次 /min= 7 500ml/min),需要0.008s/ml:

$$1min/7\,500ml\times 60s/1min=0.008s/ml$$

因此,如果空气弥散均匀,肺内的残气量可在18.4s(2 300ml×0.008s/ml=18.4s)的时间内完全被替换。这种较慢的更新速度可以防止每次呼吸肺泡内气体浓度的迅速变动。

## ▲ 临床适用性挑战

> **案例学习**
>
> S女士,56岁,白人女性,腹腔镜胆囊切除术后从麻醉后监护室被收入过渡监护治疗病房。术中平稳,并使用患者自控镇痛(patient-controlled analgesia,PCA)来帮助控制疼痛。患者有高血压、病态肥胖症、高胆固醇血症病史。PCA泵设置为每次PCA的氢吗啡酮量为0.2mg,锁定时间为10分钟,基础量为0,最大量为1.2mg/h。
>
> 交班评估时发现S生命体征平稳,心率68次 /min,呼吸18次 /min,血压149/175mmHg,体温36.7℃。窦性心律,偶见房性期前收缩(PACs)。听诊呼吸音清晰,脉搏氧饱和度为96%(2L/min氧气吸入状态下)。由于S接受
>
> PCA来控制疼痛,因此需要监测其呼气末二氧化碳,此时读数为36mmHg。经评估,S的疼痛评分为10分中的9分,要求追加止痛药。咨询医生后,遵医嘱增加氢吗啡酮量,初始剂量为0.3mg/h,最大量为1.5mg/h。改变止痛药物剂量后一小时,再次评估S,发现其处于镇静状态,呼吸速率降至8次 /min。同时,$SpO_2$降至86%,$ETCO_2$增加至48mmHg。
>
> 1. 导致患者呼吸状况改变的首要因素是什么?
>
> 2. 为什么$ETCO_2$增加?
>
> 3. 除了镇痛药注入量增加外,还有什么因素可能导致S呼吸抑制?

(译者:陈楚琳)

## 参考文献

1. Weber J, Kelley J: Health Assessment in Nursing, 4th ed. Philadelphia, PA: Lippincott Williams & Wilkins, 2010

2. Bickley LS, Szilagyi PG: Bates' Guide to Physical Examination and History Taking, 10th ed. Philadelphia, PA: Lippincott Williams & Wilkins, 2009

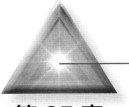

# 呼吸系统疾病患者的管理

John C. Hagen, Tracey Wilson, Charles Fisher, Donna Charlebois, Sidenia S. Tribble 和 Paul K. Merrel

## 第25章

---

### 学习目标

学习本章内容后,读者应能够:

1. 概述各种支气管灌洗疗法的预期结果。
2. 对比胸部物理治疗(包括体位引流)的适应证和禁忌证。
3. 描述氧疗患者的护理评估及管理。
4. 对比经口气管插管和经鼻气管插管的适应证和并发症。
5. 对比胸腔引流装置的管理原则。
6. 讨论有胸腔引流装置患者的护理措施。
7. 讨论有支气管痉挛的哮喘及慢性阻塞性肺疾病患者的药物治疗。
8. 区分负压通气和正压通气的原理。
9. 区分正压通气中的压力转换型呼吸器和容量转换型呼吸器。
10. 对比通气模式:辅助控制通气,同步间歇指令通气,压力支持通气和压力控制通气。
11. 概述在实现无毒吸入氧分数设置时输送最大供氧量的策略。
12. 概述呼气末正压通气的副作用、识别方法及治疗措施。
13. 对比气管切开和气管内插管的优缺点。
14. 描述机械通气患者的护理管理,并介绍如何预防并发症。
15. 讨论短期和长期机械通气后撤机的差异。

---

呼吸是维持生命的基本要素,护士在帮助危重症患者呼吸中起着至关重要的作用。护士必须具备相应知识及技能以评估患者需求,提供快速有效的照顾,评估干预结果,并给予患者及家庭支持和教育。患者的呼吸状态不同,所采用的技术、设备和操作均有所不同。

## ▲ 支气管灌洗疗法

支气管灌洗疗法(bronchial hygiene therapy, BHT),也称肺部灌洗,可预防和治疗肺部并发症。BHT旨在改善肺通气和弥散功能(图25-1)。主要通过(1)化解和去除分泌物;(2)改善气体交换来

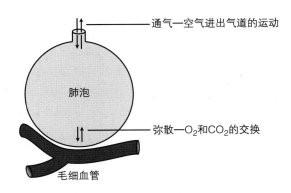

图 25-1 ▲ 肺主要功能:通气和弥散

实现治疗目标。

具体的 BHT 取决于肺功能障碍的程度。正常气道有功能性黏液纤毛"向上摆动",引起咳嗽

反射及正常黏液分泌。而住院患者可能患有肺炎、肺不张或由于虚弱、镇静或疼痛而无法进行深呼吸、咳嗽或有效清除黏液。患者可能同时伴有慢性疾病如慢性阻塞性肺疾病(COPD)、囊性纤维化、肺纤维化或四肢瘫痪。

各种 BHT 的必要性及有效性取决于体格检查、胸部 X 片、动脉血气分析(ABG)和其他相关信息。一般联合使用下列措施中的一种或多种：咳嗽和深呼吸、气道清理辅助装置、胸部物理治疗(chest physiotherapy,CPT)和支气管扩张雾化治疗(药理学将在该章后面讨论)。

## 咳嗽和深呼吸

有效的咳嗽对清理患者分泌物非常重要。深呼吸和咳嗽的目的是促进肺扩张,松解分泌物,防止分泌物滞留引起的并发症(例如,肺不张和肺炎)。这些作用只有在患者能够配合且有力咳嗽时才会有效。

患者坐在床边或椅子上,用脚支撑保持上半身直立。护士指导患者做缓慢的深呼吸,屏气 2~3 秒,然后缓慢的呼气以便医护人员听诊。如果闻及附加音,表明有分泌物,患者必须最大限度地吸气和咳嗽。即使未闻及与分泌物相关的附加音,也应该鼓励患者每小时咳嗽和深呼吸作为预防性措施。必须教会患者有效使用诱导性肺活量器(incentive spirometer,IS),以便能得到迅速的呼吸深度视觉反馈,并训练患者咳嗽以提高肺容量。理论上患者在清醒时应每小时都使用 IS,每完成 10 次呼吸后咳嗽,然后可逐渐提高呼吸容积。护士训练患者最大限度地深呼吸一次后咳嗽,并记录 IS 体积结果。IS 及咳嗽和深呼吸练习可以提高吸气容积,同时可以预防肺不张。

## 气道清理辅助疗法

一般来说,对于需要清除黏液的患者,尤其是由于疾病、损伤或手术导致用力咳嗽受限的患者,各种辅助治疗都是有帮助。Acapella 阀和 Flutter 阀是两种通过提供间歇正压呼气(positive expiratory pressure,PEP)实现气道清理的方法,即通过气道振动松弛黏液,使分泌物通过咳嗽得以清除,从而促进黏液排出。Acapella 阀与 Flutter 阀疗效相同,只是前者尤其是对于老年患者来说

使用可能较容易。两种阀均可产生 PEP 和气道振动以使黏液松动,但 Acapella 阀可根据患者病情进行调节。Acapella 阀可分为两种类型,一种适用于承受流量 ≥15L/min 的患者,另一种适用于承受流量 ≤15L/min 的患者。尤其对于那些呼气流量非常低的患者来说,具有一定灵活性。人工辅助咳嗽是指护士在患者呼气时,在患者腹部肋缘下施加正压以增加咳嗽力度,从而达到辅助患者咳嗽的效果。各种特殊的 BHTs 可用于囊性纤维化病患者及其他慢性肺部疾病的患者,包括自主引流(autogenic drainage,AD),可与吹气式咳嗽一起使用。护士应指导咳嗽时伴有哮鸣音的气道反应性疾病患者学会 AD。AD 是使用一系列控制性呼吸和多次轻微的低咳来代替 1~2 次剧烈咳嗽。

背心系统(Hill-Rom,Batesville,IN)是另一种气道清理方法。IN 为一个胸壁振动装置,通过机器快速交换空气进入置于胸壁周围背心的各部分,使胸壁产生振动。该方法称为高频率胸壁振动,可促使分泌物排出,为传统 CPT 的另一种选择。背心系统已经处于试验阶段,适用于支气管扩张症、囊性纤维化、COPD、肺移植甚至脊髓损伤或四肢瘫痪和手术后的重症监护患者。研究表明,背心系统可促进分泌物排出及肺功能的改善。耐受力良好的外科手术患者可以在家自行使用。

其他治疗包括 EzPAP、双水平气道正压(bilevel positive airway pressure,BiPAP)和 IS,这些治疗方法可能在 BHT 使用前就已经投入使用以协助去除黏液。EzPAP 和 BiPAP 是气道正压装置,在治疗过程中使用 5~20cmH$_2$O 伴随不同氧流量对气道进行气体补充来预防肺不张。两者均能通过正压治疗来减少肺不张,通常与气雾剂联合使用。EzPAP 只有一种持续气道正压(CPAP),而 BiPAP 有吸气时高压和呼气时低压两个水平。两者均适用于 IS 或其他治疗不足以减轻或预防肺不张。

## 胸部物理治疗

体位引流、体位变换和胸部叩击震颤都属于胸部物理疗法(Chest Physiotherapy,CPT)的方法,可促使患者深呼吸以改善肺功能。体位引流前需予以支气管扩张药治疗,且不同的肺部引流体位应按顺序进行,然后再行深呼吸和咳嗽或其他 BHT 治疗。患者从仰卧位改为直立位可影响气体交换,尤其对于单侧肺疾病患者,将患者置于侧

卧位可促进气体交换。当健侧肺处于下垂位置时可改善氧合。改善的原因是将患者置于健侧卧位能减少分流。

## 体位引流

　　体位引流的体位应根据肺段的解剖位置决定,利用重力引流促进肺部分泌物进入主支气管和气管(图 25-2)。体位引流时应重点关注肺不张累及的肺叶,并通过吸痰或用力咳嗽来增加黏液排出。体位引流并不适用于所有的危重症患者。禁忌证见表框 25-1。护士必须密切监测头低位患者的误吸、呼吸窘迫及呼吸节律异常情况。其他

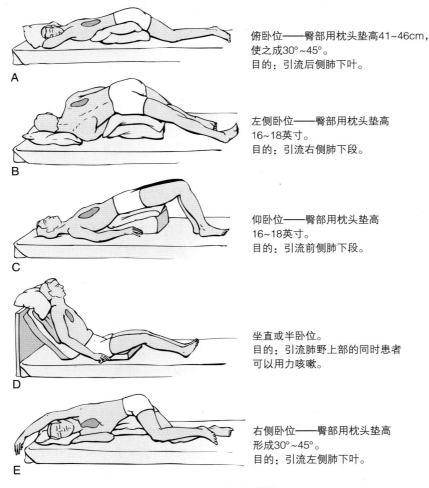

A　俯卧位——臀部用枕头垫高41~46cm,使之成30°~45°。
目的:引流后侧肺下叶。

B　左侧卧位——臀部用枕头垫高16~18英寸。
目的:引流右侧肺下段。

C　仰卧位——臀部用枕头垫高16~18英寸。
目的:引流前侧肺下段。

D　坐直或半卧位。
目的:引流肺野上部的同时患者可以用力咳嗽。

E　右侧卧位——臀部用枕头垫高形成30°~45°。
目的:引流左侧肺下叶。

**图 25-2** ▲ 肺引流体位

| 表框 25-1 | 患者安全 |
| --- | --- |

**胸部物理治疗的禁忌证**

| **体位引流禁忌证** | **叩击 / 震颤禁忌证** |
| --- | --- |
| • 颅内压增高 | • 肋骨骨折 / 骨质疏松症 |
| • 饭后 / 鼻饲时 | • 胸部 / 腹部创伤或手术 |
| • 咳嗽困难 | • 支气管胸膜瘘 |
| • 低氧血症 / 呼吸不稳定 | • 肺出血或肺栓塞 |
| • 血流动力学不稳定 | • 凝血性疾病 |
| • 精神状态差 | • 胸腔恶性肿瘤 / 乳房切除术 |
| • 近期眼部手术 | • 气胸 / 皮下气肿 |
| • 食管裂孔疝 | • 颈髓损伤 |
| • 肥胖 | • 肺结核 |
|  | • 胸腔积液 / 脓胸 |
|  | • 肺水肿 |
|  | • 哮喘 |

技术有轻度叩击和使用机械性叩击手术部位以外的区域来刺激黏液移动。

## 胸部叩击和震颤

胸部叩击（叩抚法）和震颤，须由经过培训的健康护理人员操作，以去除分泌物。叩击通过手指屈曲将拇指紧贴示指，将手掌变成杯状叩击胸壁。患者的体位根据所叩击的肺段决定。将毛巾或枕套垫在叩击区域，每个体位叩击3~5分钟。叩击和震颤只能在胸廓进行，不能在脊柱上、胸骨上、胸廓下叩击。如果操作正确，叩击不会损伤患者或使皮肤变红。拍掌声（而非打脸声）提示手法正确。机械叩击同样可用。

震颤发生在缩唇呼气延长时，可以通过增加呼出气体的速度和湍流度来松解分泌物。该技术通过把手指展开，将手掌并排平放于病变胸部区域实现。患者深吸气后缓慢呼气。当患者呼气时，护士通过快速抖动患者的手臂和肩膀肌肉达到震颤患者胸部的效果。如果患者胸壁疼痛剧烈，则使用震颤代替叩击。

现代ICU病床通过使用额外的组件或装置与床结合，能够选择性进行叩击、震颤或提供连续侧翻治疗（continuous lateral rotation therapy，CLRT），病床的特点是可为无法耐受手动治疗的危重症患者提供BHT。大多数病床装置可设置叩击或震颤的不同频率，护士应评估患者对体位改变和治疗的耐受力。连续侧翻对特定患者，尤其是机械通气患者有效。

## 禁忌证和适应证

没有哪种单一的CPT方法是最佳的，且使用该类技术时有较多禁忌证（表框25-1）。有研究质疑CPT的功效只对由黏液阻塞所致的肺不张和痰液增多性疾病（至少30ml/d），如囊性纤维化和支气管扩张有效。支气管镜可作为去除引起肺不张的黏液栓的替代治疗方法。CPT可能会导致哮喘患者支气管痉挛，也可使单侧肺炎患者的感染性物质扩散至未感染的肺组织。

CPT的护理计划内容应当个体化，并对得到的益处与潜在风险进行评估。当CPT不能促进治疗目标时，应当停止应用。对于不能耐受CPT的患者，每2小时为患者侧翻一次协助松动分泌物以便在咳嗽或吸痰时排出。对所有机械通气患者，可采用逐步从椅子上坐起、负重、下床活动等

渐进式运动清洁肺部，提高患者的力量及耐受力。必要时，人工气道或易感染的咳嗽患者在CPT后需要进行吸痰。

为加强治疗效果，CPT必须与有效的体位引流共同进行。单侧疾病患者引流时健侧在下，以利于更好的通气及灌注。患肺在下容易造成低氧血症伴有通气灌注失调及分流。如肺脓肿患者，则需要改变体位。因为化脓性物质在重力相关的体位下会流入健侧肺部，从而污染健侧肺。因此该情况下应该选择患肺在下进行引流。

## 患者体位

研究表明，将急性呼吸衰竭患者置于俯卧位虽然最终不能提高生存率，但可以改善氧合。俯卧位这一先进技术用于急性肺损伤（acute lung injury，ALI）或急性呼吸窘迫综合征（ARDS）的危重症机械通气患者。ALI是指$PaO_2$与$FiO_2$的比值小于300。ARDS是指$PaO_2$与$FiO_2$的比值小于200。氧合增强是由体位改变后塌陷的肺区恢复，使得下垂肺区灌注和通气提高所致。俯卧位涉及多个部门及特殊病床或设备的投入，同时应由经过专业训练的人员来操作以防出现与俯卧位相关的多种并发症。

机械通气患者受益于保持床头（head of the bed，HOB）抬高30°的卧位。其原理是促进肺扩张，预防插管患者在仰卧位时发生误吸，同时预防机械通气患者发生呼吸机相关性肺炎（ventilator-associated pneumonia，VAP）。保持HOB抬高30°与VAP的发生率降低有相关性，是呼吸机治疗预防VAP中的一项规定，也是健康促进协会（the Institute for Healthcare Improvement）的"5 Million Lives Campaign（五百万的生物运动）"中的一部分。活动有利于提高氧合，去除分泌物和开放气道。使用侧翻治疗床比至少每2小时翻身一次的间断护理更为有效。俯卧位治疗的详细说明见美国危重症护士协会（AACN）实践规程，《机械通气患者的护理》第2版。

使用CLRT移动患者可改善组织氧合，促进血流进入病变区域的肺组织。CLRT即小于40°的侧卧体位并需保持每天持续18~24小时。侧卧位可以提高上方肺区域的血流和通气。CLRT虽然不能减少机械通气使用时间或住院时间，但有助于降低肺炎发生率。研究结果尚未表明使用俯卧位或侧翻治疗能提高机械通气患者的生存率，

但 CLRT 可提高氧合度和恢复度以减少 VAP 的发生及 VAP 发生后的额外费用,协同俯卧位时可以提高氧合。侧翻时应最大限度地翻至一侧,且持续 18~24 小时以便达到最佳效果。侧翻治疗和运动治疗指用于侧翻角度≥40°的病床和侧翻角度 <40° 的 CLRT 床。两种床均包括叩击和震颤组件,可经常利用这些功能来松弛分泌物。

体位变换对于机械通气的危重患者来说,不仅可以改善氧合,也可预防压疮发生。与传统护士翻身相比,使用 CLRT 的额外优点是可以预防压疮。联合委员会规定的安全目标中要求对患者进行压疮风险评估,并在实施预防措施后进行再评估,使得护士为患者翻身显得尤为重要。每 2 小时翻身一次便于护士对患者的躯干和四肢,包括头枕部的受压点进行评估,这对于低灌注的患者而言尤为重要。应提供相关量表的使用指南,如用以评估压疮风险的 Braden 量表(第 51 章)。Braden 量表可用于每天对增加危险因素的再评估,应该在咨询伤口护理团队并提供额外的压疮治疗后使用。手动体位变换、用 CLRT 或俯卧位,都是避免体位长期不变造成组织损伤可采取的护理措施。同一体位保持时间过长会增加患者发生压疮的危险,而翻身可导致患者的各种管道和线路移位或脱落。重症护理人员应当对俯卧位的护理做到训练有素,进行侧翻疗法时做好管道和线路的监测,避免侧卧位受压过久。低压气流床垫有助于减少皮肤压疮的发生,但不应作为主要预防方法。对机械通气患者,护士可应用侧翻疗法专用床的活动功能来提高患者的氧合,该方法也有助于预防 VAP 和压疮。最终,危重症患者应当能从负重位过渡到从椅子上坐起,伴随物理治疗时可离床活动,从而促进整个机体修复并恢复到独立功能水平。

## ▲ 氧疗

实施氧疗是为纠正低氧血症(血液中氧浓度低)。组织可用氧减少称为低氧血症。缺氧是由于全身或局部供氧量减少,例如组织缺氧。如果内呼吸或外呼吸受损,补充氧气对维持患者细胞功能就显得非常重要。氧疗可以纠正低氧血症,减轻呼吸做功并降低心肌负荷。任何影响气体交换的疾病都会造成低氧血症。

哮喘、支气管炎、肺炎、ALI 和 ARDS、COPD、肺气肿这些疾病过程中都会改变氧气供应。创伤性事件导致的气胸或血胸,外科手术如肺切除术和肺叶切除术,或造成大量胸腔积液的事件都会明显改变机体的气体交换。通过鼻导管给氧可以提供充足的额外氧气从而减少空气缺乏和呼吸短促。COPD 患者由于肺部发生永久性改变导致氧气输送减少,尤其在应激、疾病、感染和运动时,可能需要持续氧气供给。COPD 患者和肺气肿患者需要密切监测二氧化碳潴留及与高浓度氧气供应相关的昏迷。这些患者的化学感受器不能对正常的二氧化碳分压($PaCO_2$)和血清 pH 值做出反应,通常能够耐受高浓度的二氧化碳。其呼吸动力首要来源是氧气浓度而不是二氧化碳浓度。所有患者氧疗的预期目标都是稳定动脉氧饱和度($SaO_2$)、使患者不感到呼吸费力、减轻焦虑和呼吸短促。这些目标应该通过给予最小供氧需求量来实现,所以护士需要持续监测吸氧患者是否达到预期效果及是否存在并发症(表框 25-2)。氧疗需要遵循医嘱或高级实践护士的指导。

| 表框 25-2 | 患者安全 |
| --- | --- |

**氧疗并发症**
- 呼吸抑制 / 呼吸停止
- 由于绳带或面罩导致的不适及皮肤损伤
- 黏膜干燥、鼻出血或鼻孔内感染
- 氧中毒(长时间高浓度吸氧,见于急性肺损伤或急性呼吸窘迫综合征)
- 吸入性肺不张
- 二氧化碳昏迷(表现为精神状态改变,意识模糊,头痛,嗜睡)

## 患者评估

评估患者的氧气需求取决于疾病进程及低氧血症的严重程度。护理评估需要考虑患者意识状态、生命体征(包括呼吸的速度和深度)、甲床颜色、气道开放或有无人工气道、$SaO_2$ 和 ABG。辅助呼吸肌的使用或腹式呼吸可能提示存在严重呼吸窘迫,无法发声(或只用单音节词回答的趋势)是恶性征兆。与能够笔直坐立、对问题只是点头、需要使用肩部和颈部肌肉辅助呼吸的哮喘患者相比,有双侧肺部哮鸣音但能用完整句子交流的哮喘患者不太可能出现呼吸困难加重或需要插管。使用辅助肌肉呼吸通常是呼吸疲劳的体征。需要获取实验室检查包括血红蛋白、血细胞比容、电解质、动脉血气及胸部 X 光片结果,以帮助纠正电解质和 pH 值失衡。磷浓度低或低磷血症会引起肌无力,包括膈肌无力,从而影响肺通气。血红蛋白浓度低可影响氧气运输和组织氧供。全面评估,包括采集血液做血气分析耗时较长,评估患者生命体征、SaO_2、呼吸做功和症状可迅速完成并可重复测量。若患者无法用完整句子交流,可通过询问家人以了解患者的活动耐受力及呼吸功能的基线资料。医生需要对比哮喘或 COPD 患者的既往和现有症状来评估疾病的严重程度。当患者出现呼吸窘迫和低氧血症时,应开始对患者实施氧疗。在完成包括实验室数据的全面评估后,应该调整氧气的供应方式以达到治疗目的。

患者的精神状态和潜在疾病进程提示所需的氧气输送浓度。供氧方式要根据对患者的评估和临床表现、吸入室内空气状态下患者的 SaO_2 和预期结果进行选择。COPD 患者的理想供氧水平可能低于无 COPD 的肺炎患者。COPD 患者容易发生二氧化碳昏迷,因此肺炎患者比 COPD 患者更易长时间耐受高浓度氧气,而 COPD 患者更容易受二氧化碳麻醉的影响。

给氧后,对患者进行再评估非常重要。症状改善的表现包括呼吸频率减慢、呼吸型态更为舒适、SaO_2 升高、患者主观陈述呼吸改善以及焦虑或窘迫减轻。精神状态改变可能提示低氧血症,但也可能由 pH 值、电解质或二氧化碳异常所致。护士应根据需要评估患者的呼吸状态直至达到预期目标,尤其对已知有二氧化碳潴留、持续昏睡或镇静,及无法清理分泌物的患者,ABG 值可为治疗提供指导。最终的 ABG 值可以提示潜在的低氧血症是否已得到纠正。

## 氧气供应系统

可采用多种方法进行氧气供应。氧气供应方法的选择取决于患者的病情。传统上,氧气供应系统分为高流量系统和低流量系统(表框 25-3)。

| 表框 25-3 | 氧气供应方式及供应的吸入氧浓度(FiO_2) |
| --- | --- |

**鼻导管——低流量装置**

| 流量 /(L·min⁻¹) | FiO_2 |
| --- | --- |
| 1 | 21%~25% |
| 2 | 25%~28% |
| 3 | 28%~32% |
| 4 | 32%~36% |
| 5 | 36%~40% |
| 6 | 40%~44% |

**高流量鼻导管**

| 流量 /(L·min⁻¹) | FiO_2 |
| --- | --- |
| 1~40 | 21%~100% |

高流量鼻导管(例如,AquinOx 系统或 Vapotherm)可根据动脉血气(ABG)、SaO_2 和每分钟呼吸次数进行调节以达到预期临床效果。这些高流量装置可在维持高浓度氧气的同时 100% 湿化氧气,维持鼻黏膜湿度,而低流量鼻导管没有此功能。当更换供氧装置时,护士应密切监测 SaO_2 至少 30~60min,并根据需要评估 ABG 和患者耐受力。注意氧浓度增加的临床禁忌证。

**面罩——低流量装置**

| 流量 /(L·min⁻¹) | FiO_2 |
| --- | --- |
| 5~6 | 40% |
| 6~7 | 50% |
| 7~10 | 60% |

**面罩吸入器——低流量装置**

根据患者的呼吸,氧浓度可在 21%~50% 之间选择(21% 的吸入氧浓度与压缩空气同时输送,50% 的氧浓度与 10L/min 氧气流量同时输送)。空气在面罩中与氧气混合,形成不同的湿化度。通常用于对传统面罩有幽闭恐惧症的患者,可进行湿化和氧气输送。

**文丘里面罩——低流量装置**

| 氧流量(最小)/(L·min⁻¹) | FiO_2 设置 * |
| --- | --- |
| 4 | 25% |
| 4 | 28% |
| 6 | 31% |
| 8 | 35% |
| 8 | 40% |
| 10 | 50% |
| 15 | 60% |

*FiO_2 设置是基于文丘里设置 / 适配器的使用和氧流量。

**无重复呼吸面罩——低流量装置**

无重复呼吸面罩用于严重低氧血症的患者以输送高浓度氧气。一侧的单向阀便于二氧化碳呼出。面罩根据患者呼吸速率和深度,以 10L/min 的流速供应 80%~90% 的 FiO_2,并有部分空气通过通气孔进入面罩。但是,面罩需要极度匹配以防止额外的空气进入。

**气管切开套管和 T 形管——低流量装置**

T 形管是个 T 形连接器,用于使氧气进入气管内或气管切开套管。流速应至少为 10L/min,具有湿化功能。氧流也可由呼吸机供应。由于气管切开套管比 T 形管更舒适,通常作为首选方法。使用时需调节气管切开套管的系带以维持套管位于气管切开上方。T 形管和气管切开套管的目的都是提供高流速氧气保证最少的室内空气进入。

低流量氧气装置以小于患者吸气量的流速供应氧气,通常为 1~10L/min。其余容量来源于房间空气(夹带)。因为氧气和房间空气混合(夹带),很难明确实际供应给患者的吸入氧浓度($FiO_2$)。低流量氧气装置适用于正常呼吸型态、速率和通气量的患者。高流量氧气装置提供充分高流速的氧气以容纳患者吸气容积的 2~3 倍,约 1~40L/min。因为高流量氧气装置可提供 100% 氧气并维持100% 湿化预防鼻黏膜干燥,适用于高氧需求的患者。

氧气供应装置能提供不同浓度的氧气。应根据预期的 $FiO_2$ 选择装置。例如,肺炎患者的 $SaO_2$ 为 88%,鼻导管 2L/min 吸氧可提高到预期水平。相反,若患者的 $SaO_2$ 为 88%,$PaO_2$ 为 52mmHg,并使用辅助肌呼吸,则可能需要更高的氧流量或使用无重复呼吸面罩。以上两类患者都需监测$SaO_2$、呼吸速率和型态以及 ABG 是否改善。如果呼吸窘迫加重,氧饱和度降低,或两者均出现,可能需要予以进一步干预(如气管插管)。

如果需要低浓度的氧气,通常选择鼻导管给氧。氧气可充满鼻咽,吸气时可以吸入氧气,因此即使经口呼吸的患者也可以使用鼻导管。对于主要经口呼吸且有鼻窦炎的患者,需要密切监测鼻导管的有效性或选择使用面罩给氧。氧气的具体浓度根据患者吸气潮气量($V_T$)决定。如果患者通气不足,则应增加吸入氧浓度。相反,如果出现过度通气,大量室内空气会稀释输送的氧气,则要降低吸入氧浓度。鼻导管供氧浓度的简易计算方法是每升 4% 的氧浓度加上房间空气中的氧气浓度 21%(表框 25-3)。每种氧气供应输送装置根据呼吸型态和使用的设备,以及氧流量(L/min)来提供不同的 $FiO_2$。

如果氧气浓度保持不变,如 COPD 患者,需要使用文丘里装置(例如文丘里面罩)。无论患者的潮气量是多少,文丘里面罩都能提供确切的吸入氧浓度。COPD 患者可能需要通过文丘里装置进行氧气供应。此类患者对氧气非常"敏感",$FiO_2$的微小增加都可能导致 $PaCO_2$ 增加及呼吸抑制。COPD 患者的呼吸动力来源于 $PaO_2$,随着疾病进展,$FiO_2$ 增加引起通气减少可导致高碳酸血症。二氧化碳浓度可以通过连续 ABG 监测获得,吸入氧浓度的微小增加都会引起 $PaCO_2$ 的明显增加。

如果需要高浓度氧气,则需要用面罩代替鼻导管。普通面罩供应的氧浓度最低,无重复呼吸面罩供应氧浓度最高。高流量鼻导管系统可以替代无重复呼吸面罩提供高 $FiO_2$ 的输送需要。高流量鼻导管可用于较高氧气需求的不同患者。例如,刚脱离呼吸机的低氧饱和度患者,为预防分泌物干燥应增加湿度(100%),肺康复期活动耐受力低的患者以及 COPD 和哮喘的患者,高流量鼻导管系统可以提高其呼吸速率,改善呼吸困难。必须强调的是使用机械通气且有高氧需求的患者,只有在临床症状改善后方可拔管。AquinOx 系统是一种高流量氧气装置,可以进行湿化并以 35L/min 高流量的氧气通过鼻导管吸入。高流量鼻导管可以提供恒定的温度和较高的湿度,且不会使水汽凝结聚集在管道(低流量鼻导管中则会出现水汽凝结聚集),因此更舒适且更易耐受。高流量鼻导管的另一个优点是能够提供一定范围的 $FiO_2$,最高可达 100%,以满足患者对氧的需求。如果通过无重复呼吸面罩或高流量鼻导管给氧仍不能维持患者的 $PaO_2$ 和 $SaO_2$,则提示患者发生了呼吸衰竭,情况十分危急,需要实施气管插管和机械通气。

## 氧疗的并发症

氧气供应会造成不适、皮肤损伤及其他并发症。通过鼻导管长时间氧疗,即使实施湿化,仍然会造成黏膜干燥、鼻出血或鼻窦感染。鼻导管、面罩(包括系带)和气管切开套管都会造成面部、鼻梁、颈背部或耳后皮肤损伤。如果管道脱离供氧的墙壁,氧气供应就会中断,导致低氧血症伴呼吸节律异常或呼吸困难加重。水肿或营养不良患者属于皮肤完整性受损的高风险人群。已经污染的氧气供应装置应当及时更换。大量分泌物咳出到气管切开套管或使用被黏液附着的设备都可能造成污染。为预防火灾致伤,所有接受氧疗的患者必须遵守"禁烟"规定。

护士应定期检查患者的口鼻皮肤和黏膜,以便及时发现损害症状。一旦皮肤发生损伤,应当通过给予皮肤保护屏障、软垫或其他装置来预防损伤进一步加重。如果鼻梁被面罩损伤,在保持同样氧气浓度的情况下,换成鼻导管可以减轻鼻部不适。面罩可能会使部分患者焦虑、存在窒息感。无论使用何种装置,护士都必须确保患者舒适。鼻导管会造成耳后或嘴唇上方甚至鼻孔损伤。除了高流量装置,经鼻导管供应氧气一般没有经过充分湿化,因此可能会引起鼻黏膜干燥。最后,根据制造商的说明更换一次性湿化装置来预防湿化装置相关性感染非常重要。任何类型的氧气湿化装置都需要至少 72 小时更换一次。预防并发症包括低氧血症,主要为护士需要准确并及时评估氧合参数并监测氧疗并发症。

氧中毒发生在吸入氧浓度大于 50% 且持续时间超过 24 小时的患者。长时间高浓度氧气吸入的患者有氧中毒的危险。为预防氧中毒所致的细胞病理改变,在维持 $PaO_2$ 大于 60mmHg 的情况下,应尽量将患者的 $FiO_2$ 调低至患者能耐受的最低值。氧中毒的病理生理学改变发生在肺泡水平,且可能出现由毛细血管渗漏引起的肺水肿,如果高 $FiO_2$ 持续数天,则可能出现急性肺损伤(acute lung injury,ALI)。一旦氧浓度降至正常水平以下,细胞的病理生理学改变还可以逆转,但如果高 $FiO_2$ 一直持续,则可能发生永久性细胞改变和肺功能损伤。

二氧化碳昏迷是 COPD 患者的危险情况,COPD 患者对氧气敏感,$FiO_2$ 升高可能会引起 $PaCO_2$ 升高,进而引起通气不足、呼吸抑制或呼吸停止。因此 COPD 患者必须谨慎给氧且通常给予较低浓度氧流量以预防呼吸抑制。因氮气不能被吸收,只在肺泡内施加压力,保持肺泡开放状态。高 $FiO_2$ 患者所供给的气体混合物中氮气较少,因此可能会发生吸入性肺不张。当氮气被"清出",替代的氧气会被吸收,从而导致肺泡塌陷(肺不张)。

呼吸停止是患者在氧疗过程中也可能出现的并发症。为预防该并发症的发生,护士应监测患者总体的呼吸功能状况、神经系统状况、生命体征和 $SaO_2$、ABG 值,以评估可能发生的呼吸衰竭症状。呼吸停止的原因有多种,如黏液堵塞气管支气管气道或者堵塞气管切开或气管导管(endotracheal tube,ETT)。呼吸做功增加引起疲劳所致的呼吸衰竭会在肺损害患者(例如 COPD 和新发肺炎患者)中迅速发生。吞咽困难的住院患者(例如卒中、镇静或长期插管所致的声带麻痹的患者)有食物或胃内容物误吸的危险,护士必须密切监测各种可能导致呼吸衰竭或呼吸停止的患者。

## ▲ 人工气道

严格的 BHT 和仔细的氧疗监测可能会减少

人工气道或呼吸机支持的需求。如果这些措施不能保障足够的氧合及二氧化碳排出,那么必须实施人工气道和呼吸机支持等强制性措施。人工气道的目的有以下四个:

- 建立气道。
- 气囊膨胀以保护气道。
- 提供 ETT 和气管切开的持续性通气辅助。
- 便于气道清理。

为维持气道通畅,达到治疗效果最大化、患者自身气道损害最小化,护士需要丰富知识以对患者实施积极的护理措施。

选择合适的人工气道非常重要。人工气道都会增加呼吸道阻力,所以尽可能选择最大的导管进行插管非常重要。气管导管或气管切开套管必须具有良好的顺应性(柔软),才能将气管、声带和声门下的损伤降至最低。插管前必须确定套管气囊的完整性。医生在使用前应向套管气囊内注入约 10ml 空气,检查气囊是否漏气。

如果患者已镇静且平躺仰卧或处于无意识状态,舌和气道肌肉松弛可导致舌后坠封闭气道。虽然口咽通气道或鼻咽通气道能维持空气通路,但不能减少潜在的误吸风险。图 25-3 列举了部

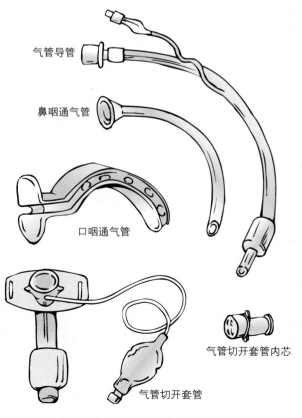

气管导管

鼻咽通气管

口咽通气管

气管切开套管内芯

气管切开套管

**图 25-3 ▲ 五种常用的人工通气管**

分常用的人工气道。鼻咽通气道(又称鼻腔喇叭)是一种具有活动性的管道,从鼻腔穿入,经过舌底部来维持气道开放。对于有完整咽反射的患者而言,该通气道比口咽通气道更易耐受。

## 口咽通气管

口咽通气管会激发咽反射造成呕吐和误吸,因此不可用于意识清醒的患者。置入人工通气管前,护士必须确保所有可能的阻塞物均已被清理。口咽通气管的插入遵循以下三个步骤:

1. 用手指交叉法或改良推颌法轻轻打开患者的口腔。

2. 用压舌板压舌并将口咽通气管沿舌面送入。(另一个方法是将口咽通气管顶端由口腔颚部进入,咽弯曲部分向颚部插入口腔,通过旋转180°轻轻推进通气管。)

3. 经常听呼吸音来监测患者气道是否通畅。如有需要,需通过吸引来清除呕吐物或口腔分泌物。

气管插管患者吞咽能力受限,因此通过吸痰操作维护口腔清洁非常重要。当口腔分泌物过多和行气管内导管和气管切开套管吸痰后均需进行口腔吸痰,以保持口腔卫生和舒适。

进行口腔吸痰需要使用 Yankauer 装置(tonsiltip 吸痰器)。由于气管导管和鼻气管导管的直径较小,Yankauer 顶端较大的开口对于抽吸黏稠或大量分泌物的效果比其他经气管导管和鼻气管导管吸痰的导管要好。此外,较小的吸痰导管比较柔韧,可能会产生扭结。Yankauer 装置设计采用较好的角度使其可以沿口腔上颚曲线向下,易于口咽后部和两颊的吸痰,这些区域是分泌物容易蓄积的地方。吸痰后,护士应用自来水冲洗导管,去除浓厚的分泌物,确保吸引器处于正常备用状态。当拔出口咽通气管时,应先清除口咽部分泌物,然后缓慢拔出人工气道。

### 鼻咽通气管

鼻咽通气管的插入包括以下几个步骤:

1. 测量鼻尖到耳垂的长度以确定和选择正确长度的导管。选用适合患者鼻腔大小最大外径的导管。

2. 用水润滑管道,水溶性胶状物或利多卡因

胶状物都可以减轻不适。

3. 再次确认患者身份并使其了解插管过程。

4. 将鼻咽通气管插入鼻孔直至通气管的尾部达鼻腔外口。

5. 嘱患者闭口呼气(如果通气管位置正确,可以感受到空气从通气管开口处逸出)。

6. 打开患者口腔,压舌,观察通气管顶端是否在悬雍垂后方。

鼻咽通气管常用于需要经常经鼻 - 气管抽吸分泌物的患者,以防止患者不适和吸痰导管反复进入鼻孔所致的气道损伤。鼻 - 气管吸痰最好选用红色橡胶吸痰导管,其比标准塑料导管更柔韧且更易耐受。进行鼻 - 气管吸痰时应遵循无菌操作。导管用水溶性胶状物润滑后需首先穿过鼻咽后部。吸痰前和两次吸痰间隙都需要补充氧气,可通过呼吸囊活瓣面罩(bag-valve-mask,BVM)装置或人工呼吸气囊(manual resuscitation bag,MRB)给氧,每次吸气时挤压气囊以提供高 $FiO_2$。其他高流速装置,如文丘里面罩,也可以用来提供更精确的氧气浓度。护士或呼吸治疗师嘱患者咳嗽以打开会厌并使通气管向前推进。咳嗽声音的变化和吸痰时有痰液吸出提示进入气管。鼻 - 气管吸痰技术难度较大,需由经验丰富的人员操作。ICU 的新护士需要向有经验的医师寻求帮助来学习该技能。

鼻咽通气管从鼻腔中取出时需要轻轻旋转。取鼻咽通气管时准备好鼻出血的处理措施非常重要。为避免出血,置入鼻咽通气管或进行鼻 - 气管吸痰前需要仔细回顾患者是否有鼻出血史或已知的凝血性疾病。

## 气管导管

如果患者需要机械通气或防止气道误吸则需要插入气管导管(endotracheal tubes,ETT)。插管前所需要的设备列于表框 25-4。ETT 可以经鼻或经口插入。

为降低并发症发生率,必须由经过专业训练的人员进行操作。护士应向患者及家属解释操作原理。患者取仰卧位,将小毯子垫在肩胛下使颈部处于过伸状态,开放气道。插入气管导管前需要向气囊注入空气(10ml)以检查确认气囊完整,然后放出气囊气内气体。

护士在插管中的工作包括评估患者,监测生

| 表框 25-4 | 气管插管设备 |
| --- | --- |

- 直的和弯的喉镜片、喉镜柄
- 装备好 Yankauer 吸痰装置
- 大小合适的气管导管（ETT）和管芯 *
- 给气囊充气用的 10ml 注射器
- 黏带、布胶带或商用 ETT 固定器
- 曲柄钳（可用于经鼻插管）
- 脉搏氧饱和度仪
- 氧源
- 人工呼吸气囊（MRB）和面罩
- 呼气末 $CO_2$（end-tidal $CO_2$，$ETCO_2$）监测仪或一次性探测器
- 镇静剂和麻醉剂

* 成年人，管道大小一般初始为 8.0，如果操作过程困难，患者体型较小或预计插管困难，可选用较细的导管。选用大于 7.0mm 的 ETT 进行支气管镜检查。

命体征和脉搏血氧饱和度，准备插管和吸痰装置，并根据需要与其他支持人员合作。

操作前，护士要确保吸引装置处于正常功能状态。护士提前使用 MRB 和面罩供给患者氧气。医生使用局部麻醉剂、镇静剂或短效神经肌肉阻滞剂（neuromuscular blocking，NMB）以便快速无创插管。新型短效静脉（vein，IV）麻醉也易于快速插管。通常必须使用镇静剂和神经肌肉阻滞剂。

护士在插管时需要通过脉搏血氧饱和仪辅助监测患者的 $SaO_2$，同时监测心率和血压，必要时进行吸痰。一旦患者 $SaO_2$ 低于 90% 应停止插管操作并用 MRB 供给氧气。插管期间出现低氧血症可能会导致心动过缓、低血压、心律失常、心搏骤停及其他并发症。

置入 ETT 后，需对气囊进行充气，并需要听诊两侧胸部呼吸音是否对称。如果不对称则表明导管可能插入了右主支气管，再听诊腹部以辨别是否有插入食管的可能。同时需要用防水的带子来固定 ETT，记录鼻 - 支气管导管与口唇、牙齿或鼻孔的距离（厘米），以防止体位改变导致的导管向右主支气管移位、左肺塌陷或患者自行拔除导管。气管插管后可以迅速摄取便携式胸片来证实导管位置是否正确，导管位置应在气管隆嵴上 2~3cm 处。

ETT 置入的并发症见表框 25-5。插管初期会出现低氧血症、管道进入胃内、管道进入主支气管、口腔或支气管组织损伤。操作过程中出现呕吐可导致误吸，进而可能引起肺损伤。如果患者长期持续伴有低氧血症和高碳酸血症（可能由于

气管插管困难引起），则可出现心律失常，若出现心动过缓或心动过速，则可能导致血流动力学不稳定。

| 表框 25-5 | 患者安全 |
| --- | --- |

**插管并发症**

- 喉头痉挛 / 支气管痉挛
- 插管期间低氧血症 / 高碳酸血症
- 喉头水肿导致拔管时出现喘鸣
- 鼻腔、口腔、食管、气管或喉部创伤 / 出血
- 牙齿断裂
- 院内感染（肺炎、鼻窦炎、脓肿）
- 导管移位（导管插入右主支气管、胃）
- 口腔或胃内容物误吸
- 气管狭窄 / 气管软化
- 喉损伤、麻痹和坏死
- 心律失常、高血压、低血压

患者气管插管后，潜在并发症包括导管脱落、呼吸机故障、导管阻塞、鼻窦炎及气管食管瘘。拔管后可能出现声带麻痹、喉或气管狭窄。危重症患者的意外拔管可以预防，意识不清的患者会尝试自行拔管，较难控制。干预措施的第一步是告知患者需要使用 ETT，并再次确认患者处于尽可能舒适的状态。有时需要使用肢体约束或药物性约束。

通过对 ETT 的充分保护、呼吸机回路的合理固定，按需吸痰以及遵循相应的护理规范，许多并发症可以避免。这些护理规范包括去除分泌物的口腔护理，保持 HOB 抬高 30° 预防误吸。遵循无菌原则可以减少院内感染的发生，维持合适的气囊压力有助于防止气管糜烂。最后，长期机械通气的患者，气管插管时间长于 72 小时，可能需要通过气管切开术来继续实施通气支持和撤机。

## 吸痰

人工管道可以防止声门关闭，但患者无法保留正常气道清理机制（如有效咳嗽）。此外，异物也会增加分泌物的产生。因此，吸痰对于去除分泌物和维持气道通畅至关重要。吸痰具有一定的风险，只在需要时实施。吸痰的相关并发症见表框 25-6。吸痰的指征包括观察到气道内有分泌物，通过胸部听诊明确分泌物或黏液阻塞，咳嗽，气道压力峰值增加，加压通气时潮气量减少或氧合受损，如 $SaO_2$ 降低。

吸痰的过程如表框 25-7 所示。护士应用无

| 表框 25-6 | 患者安全 |
|---|---|

**吸痰并发症**

- 低氧血症
- 心律失常
- 迷走神经兴奋（心动过缓、低血压）
- 支气管痉挛
- ICP 增加
- 肺不张
- 气管黏膜损伤
- 出血
- 院内感染

| 表框 25-7 | 吸痰操作 |
|---|---|

**设备**

无菌吸痰导管 *
无菌手套
无菌生理盐水用于灌洗，必要时使用
一次性无菌容器

**技术**

1. 吸痰前进行常规操作：给药，设备准备齐全，向患者解释过程，调整床位至适合操作的角度，调整吸引器压力，洗手，准备并打开设备以便使用，戴手套

2. 使用 MRB 或呼吸机，并给予 100% 的氧气使患者过度氧合。若用呼吸机，则应提前给予预充氧至少 2min。吸痰后重新调回先前的吸入氧浓度。不能耐受过度氧合进行吸痰的患者，呼气末正压通气（positive end-expiratory pressure，PEEP）备件应当位于 MRB 上并正确设置，或用内嵌式吸痰导管以避免 PEEP 的损耗和氧饱和度下降

3. 迅速轻柔地将吸痰导管插入人工气道深部，期间勿给予吸引。对于气管切开患者，将插入距离限制在刚好到达气管切开装置末端

4. 抽出导管 1~2cm，在边旋转边拔出导管的过程中给予间断吸引。吸痰压力控制在 80~120mmHg。吸痰时间不得超过 10~15s（长时间吸痰可导致严重低氧血症、血流动力学不稳定并最终导致心搏骤停）。因气管切开装置非常短，因此该类患者通常吸痰时间为 3~5s

5. 只有当患者分泌物黏稠且临床试验表明滴注生理盐水能够帮助去除分泌物时才能进行无菌生理盐水滴注。研究表明，生理盐水常规滴注会降低氧合并且有其他副作用

6. 每次吸痰导管插入前后，以及重新连接呼吸机前都要给予患者过度氧合至少 30s

7. 吸痰时和吸痰后都要监测心率、心律及脉搏氧饱和度

8. 如果患者不能耐受，如出现心律失常、心动过缓或 $SaO_2$ 降低时则终止操作

9. 移开设备

10. 做好口腔清洁。用清水冲洗吸痰导管，使分泌物进入吸引瓶

11. 洗手

12. 记录过程

*ETT 或气管切开术的吸痰导管都有相应的大小；气管切开术，使用红色橡胶管或其他柔韧性较好的吸痰导管品牌以防止气管出血。

菌操作进行吸痰，使用疾病控制和预防中心（CDC）推荐的操作规范。内嵌式吸痰导管适用于高水平的呼气末正压（PEEP）通气的患者，因为该类患者无法耐受吸痰时呼吸机管路分离。此外，内嵌式吸痰导管适用于有大量分泌物需要经常吸痰的患者和有明显血性分泌物的患者。可能需要长期机械通气的患者以及拔管失败再次插管的患者适用于用持续声门下吸引（CASS）ETT。该装置可以预防声门下分泌物蓄积在 ETT 气囊上方而导致的误吸，该内容将在 VAP 小节进行讨论。

### 过度氧合和生理盐水滴注

患者接受气管内操作前，必须将呼吸机氧浓度设置为 100% 以过度氧合。即使患者未使用呼吸机，吸痰前也必须给予过度氧合。护士指导患者在给予 100% 氧气时做深呼吸。无法进行深呼吸的患者应通过 MRB 和面罩来辅助深呼吸，根据患者自主呼吸节律来挤压 MRB。出现会厌炎或喉头炎是无人工气道患者进行吸痰的绝对禁忌证，将会加重患者的病情。

常规滴注生理盐水溶液越来越受到质疑。试验导管中，盐水和痰液相当于油和水，两者不能互相融合。因此，生理盐水滴注不太可能溶解或增加吸痰中的痰液量。此外，滴注盐水溶液会使氧合降低，同时可能把细菌转移到下呼吸道使患者发生院内感染。

ETT 的护理和气囊压力监测将在该章节的后面呼吸机支持部分进行更详细的讨论。患者气管插管后，语言交流受限，无法交流会成为机械通气的主要应激源。

### ▲ 胸腔引流管

胸腔引流管（胸管）是一种引流装置。目的是从胸膜腔中去除空气、液体或血液，重建胸膜腔内负压，重新扩张塌陷或部分塌陷的肺（气胸），同时防止引流液反流入胸腔。第 23 章回顾了两肺和胸部的解剖及生理原理，有助于理解胸管装置的工作原理。

### 器械

胸管置入所需的器械见表框 25-8。

| 表框 25-8 / 胸管置入器械 |
| --- |
| ● 胸管置入盘或胸廓切开手术盘(带解剖刀) |
| ● 胸管 |
| ● 1% 利多卡因 |
| ● 注射器,用于利多卡因注射 |
| ● 局部杀菌剂 |
| ● 无菌手套 |
| ● 大号弯头止血钳 |
| ● 缝线(0-0 或 2-0 丝) |
| ● 抑菌软膏或凡士林纱布 |
| ● 带开口的无菌纱布 |
| ● 宽和窄的胶带各一,或封闭敷料 |
| ● 胸管引流装置和吸痰装置 |
| ● 无菌水,用于水封装置 |
| ● 疼痛和镇静治疗药物 |

大多数胸管为多孔透明的管道且有长度标识和不透 X 线的标识。该标识有利于医生或其他有资质的健康护理人员能够在胸部 X 光片上看到导管,并将导管置于胸膜腔内的正确位置。导管所有开口必须置于胸腔内,以确保空气不会漏入皮下组织和胸壁外。胸管在胸膜内还是在纵隔内取决于导管远端的位置。临床可以根据胸管的不同作用在不同部位放置多根胸管。

大号导管(20~36F)用于引流血液或黏稠的胸液。小号导管(16~20F)用于排除空气。

## 引流系统

为重建胸膜腔负压,防止外部空气进入引流系统,需要密封导管。密封导管最简单的方法是使用水下引流装置。回顾多腔引流系统可为护士理解常用的一次性引流装置提供基础。对于此类装置的相关知识可以帮助护士安全管理大多数复杂的胸管引流装置。现代胸管引流装置由一次性材料做成,并可以装配成双腔或三腔系统。双腔系统有水封腔和积液腔,而三腔系统则增加了一个吸引腔。

### 双腔系统

双腔系统中,第一个腔是积液腔,第二个腔是水封腔。在需要水的一次性装置中,在第二个腔内加入无菌水至 2cm 的标识处以达到水封效果。水封腔内水的高度代表施加在胸膜腔内的负压,当水封闭了胸腔引流与外界空气时,可起到单向

阀的作用。水封系统使胸腔内空气逸出的同时阻止了外界空气进入胸膜腔。当水封腔内液体水平面高于 $2cmH_2O$ 时,会对胸膜腔施加更大的负压,可预防漏气。此外,因患者在呼吸时需要推动更长的水柱,当水封腔中的水柱过高时,会加重呼吸困难。图 25-4 描述了一次性胸腔引流装置。

患者的胸部导管与一根 1.8m 长的乳胶导管相连接,乳胶导管另一端与积液腔顶端的出口相连接。第二个腔(水封腔)有一个排气口持续开放,使胸膜腔内的空气经水封腔随气泡逸出到大气中。除了排气口的管帽,引流装置从胸导管的置入部位到瓶子全部密封。

呼吸时水封腔的液面水平为波动状态("小气泡")。吸气时,胸膜腔负压减小,水封腔内液面升高;呼气时,胸膜腔负压增加,水封腔内液面降低。如果患者接受机械通气,该过程是相反的。水封腔内的气泡只出现在呼气时(或正压通气患者吸气时),由空气和液体从胸膜腔内流出引起。持续不断的气泡提示引流装置出现漏气或支气管胸膜瘘,该内容将在评估和管理部分中进一步讨论。

### 三腔系统

三腔系统是在双腔系统中增加吸引控制腔而成,是调节吸引大小的最安全方式。在需要水的一次性装置中,吸引是通过将水加入吸引腔到预期水平,一般为 $-20cmH_2O$;新型的无水吸引装置用刻度盘(以 $cmH_2O$ 为单位)来调整至预期的吸引大小。

该装置中,以第三个腔室中的水柱高度而非壁式吸引力来决定胸管的吸引量,多为 $-20cmH_2O$。一旦壁式吸引超过抬高液柱的压力,额外吸引只能将大气中的空气从排气口的管帽中经水排出。第三个腔的壁式吸引应当足够大,以使吸引腔中形成"轻微滚动"的气泡。过盛的气泡可导致水分蒸发、吸引压力改变并增加患者房间的噪音。因此,需要评估水分丢失情况并在必要时补充无菌水来维持吸引的预期水平。应当评估气泡是否轻微,并在每 8 小时和患者病情变化时评估水面标识($-20cmH_2O$)。

### 抽吸

干抽吸(无水)装置利用弹簧机械装置来控制抽吸水平并用较简易的设置提供大量抽吸。干

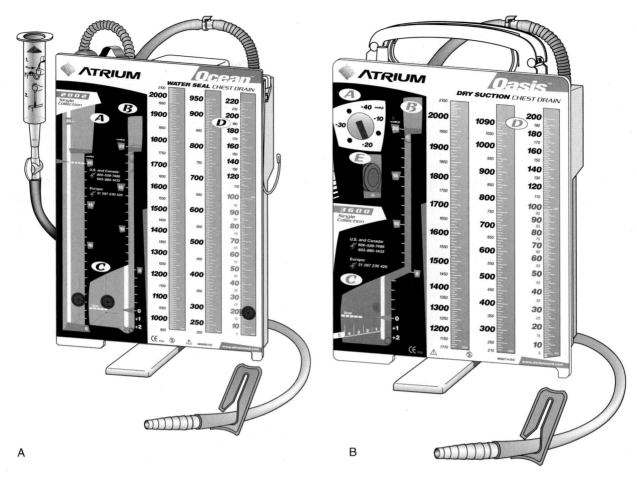

**A**                                                   **B**

图 25-4 ▲ 胸管引流装置。A：Atrium Ocean 是一个由积液腔和水封腔组成的水封胸腔引流装置的例子。抽吸的吸引控制由腔内水柱高度（通常为 20cm）决定。（A，吸引调压腔；B，水封腔；C，排气区孔；D，积液腔）。B：Atrium Ocean 是一个干抽水封系统的例子，用机械调节真空腔有机械化的吸引控制调节器，水封腔和积液腔的干抽吸装置的例子。（A，干吸引调节器；B，水封腔；C，漏气监测；D，积液腔；E，吸引监测风箱。）（Courtesy of Atrium Medical Corporation, Hudson, New Hampshire.）

胸腔引流装置（chest drainage units，CDUs）按上述例子中的三个腔室运作。积液腔收集液体并让经过的气体通过，水封腔防止气体回到患者体内，吸引控制调压腔可根据疾病情况设置吸引压力。积液腔最多可以收集的液体量为 2 000ml，可以用来评估引流液的种类、量和速度变化，部分模型还有采样口。水封腔起到单向阀作用，可以在去除胸腔内空气如气胸的同时，防止气体回到胸腔。水封腔保持在 −2cmH₂O 的水平面维持胸膜腔内较小的负压，并在 CDU 停止吸引只是水封时，防止 CDU 停止抽吸或到达水封面时气体进入胸膜腔。吸引调压腔可以是干吸引也可以是含水的腔室。含水吸引腔的抽吸通过调节水平面来设置。长时间大量吸引会导致水分蒸发，腔内水的体积变化会改变吸引水平面。护理内容包括每天将吸引装置关闭后评估水平面，并重新加水入腔室以达到期望的水平。干吸引无论外部吸引水平如何变化，均使用机械装置来维持吸引水平。干吸引装置的风箱窗可以通过允许护士直观地看到以检查确认吸引是否正确；当吸引抽吸足以维持设定的吸引水平 −10~−40cmH₂O 时，有色指示器就会上升。壁式吸引调节器应调节到 −80mmHg，保持水封腔内有连续不断的轻微气泡。所有的 CDU 都有积液腔、水封腔和吸引调节调压腔的功能，护士必须根据制造商提供的装置说明书，按照说明正确安装并进行操作

抽吸装置在 −10~−40cmH₂O 之间，非常容易调节，若装置意外翻倒仍可安全使用。如果装置意外翻倒，引流液将回到积液腔而不用更换装置增加额外费用。该装置可以为患者提供较为安静的环境。干抽吸装置能够给予大量抽吸，对较大的支气管胸膜瘘、出血或肥胖患者是较好的。

Emerson 胸膜抽吸泵可以代替壁式吸引，且可用双瓶、三瓶装置或一次性胸腔引流装置来装配。与壁式吸引相反，位于泵前方的调压器对抽吸进行控制。压力的大小显示在抽吸刻度盘上。

需要预备 Heimlich 阀以用来治疗门诊部的气胸患者或给急救人员治疗胸部钝伤或穿通伤。

该阀由一个小孔的胸管连接单向阀组成,封在一个塑料管壳内。单向阀使空气逸出但不能重新进入胸膜腔。Heimlich阀不可用于液体引流。

## 胸管置入

如果出现任何损伤、手术或破坏肺和胸腔完整性的事件,应立即置入胸管。在ICU,胸部中心置管、胸腔穿刺术、机械通气高压力、心肺复苏(CPR)或经支气管取肺活组织检查术后,可能会出现医源性气胸。胸管置入的指征列于表25-1。

表25-1　胸腔置管指征

| 指征 | 发生机制 |
| --- | --- |
| 血胸 | 胸外伤 |
| | 肿瘤 |
| | 胸膜撕裂 |
| | 抗凝剂过量 |
| | 胸腔手术后 / 开胸肺活检 |
| 气胸 | |
| 　自发性:>20% | 肺泡破裂 |
| | 有症状的患者 |
| | 有肺部疾病 |
| 　张力性 | 机械通气 |
| | 刺穿伤 |
| | 胸管夹闭过久 |
| | 胸管引流装置没有密封 |
| 　支气管胸膜瘘 | 组织损伤 |
| | 肿瘤(食管癌) |
| | 吸入有毒的化学物质 |
| | 布氏综合征(食管自发性破裂) |
| 胸膜腔渗液 | 肿瘤 |
| | 心肺疾病,充血性心衰 |
| | 炎症 |
| | 再发感染 / 肺炎 |
| 乳糜胸 | 外伤或胸腔手术 |
| | 恶性肿瘤 |
| | 先天异常 |

胸管置入可在手术室、急诊科或床旁完成。置管位置的不同是由气体和液体的密度和质量不同决定的。气体上升,液体下沉。排出气体的置入点位于锁骨中线第二肋间隙。引流液体的置入点位于腋中线第五或第六肋间隙。小腔内的液体,需要通过超声或计算机体层摄影来引导胸管置入。心脏术后,可将胸管置入纵隔引流心脏附近

的血液。

护士要告知患者和家属置管过程,回答他们的问题,同时也要做好相应准备。

壁层胸膜由肋间神经和膈神经支配,因此操作过程较疼痛,患者需服用止痛药。将患者置于坐位(Fowler's position)或半坐卧位,皮肤消毒及麻醉后,外科医生或其他具备相关资质的医护人员在患者皮肤上切开一个小口,使用止血钳穿透胸膜间隙(图25-5),再用佩戴无菌手套的手指沿着止血钳开出的通道进行扩张。用止血钳夹住胸管的近端后插入胸膜间隙。如果胸管插入困难,可用金属套管针穿透胸壁,把胸管留在胸腔内并拔出套管针。

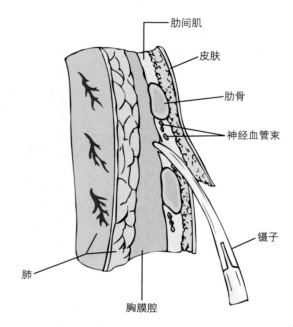

图25-5 ▲ 用镊子插入胸膜腔为胸腔插管打开一个通道,也可用戴手套的手指来代替钳子

胸管插入后,将胸部外导管末端连接胸腔引流装置(chest drainage unit,CDU)。连接胸管及引流装置时必须保持胸管和引流管的末端处于无菌状态。为避免胸管脱落,应将胸管与导管插入口周围的皮肤进行缝合,并把缝合线的末端绕着导管打结。将抑菌软膏或凡士林纱布用于切口处。凡士林纱布可以防止漏气,因此作为首选。但由于其可浸软皮肤因此会增加插入口感染的风险,所以须再将一块10cm × 10cm的可吸收敷料敷在胸管和插入口上方,再用封闭敷料覆盖。从插入口的胸管到引流物收集系统的所有连接部分都需固定,以防漏气及连接处意外断开。将近心端

导管固定在胸口,避免患者移动时拉拽导管及缝合处。

胸管插入后需拍胸片确认其在胸腔内的置入位置是否准确。肺部听诊,可检查胸管插入口处的组织有无皮下气肿。这些评估可作为判断患者病情转归的基线。为评估患者情况,可能需要每日做胸片检查。胸管使用期间,疼痛管理将会是个持续性的问题。可用麻醉药、非甾体抗炎药物或利多卡因贴片帮助患者减轻疼痛。利多卡因贴片可作为额外缓解疼痛的工具,可将其贴于胸管插入处,贴片可在 12~24 小时持续缓慢地释放药物。根据医疗机构的规定定期更换敷料,如果敷料松弛或被污染时应按需更换。每 2 小时评估胸管引流量,以及时发现引流突然中断、引流量增加 >200ml/h 或引流物性质突然变化等情况。

当引流量较少时,水封状态的胸管在 12~24 小时后可以拔管,拔管需遵医嘱执行。发现连续的漏气或重拍胸片后发现液体再次积聚时,应将胸管处于水封状态(不加吸引)。拔管的其他指征见表框 25-9。当胸管连接到水封腔时,断开吸引管以恒定通气。过早夹闭或拔出导管可能会导致气胸再次发生。

---

**表框 25-9　胸管拔管指征**

- 漏气停止后 1d
- 引流液少于 50~100ml/d
- 心脏手术后的 1~3d
- 胸腔手术后 2~6d
- 脓腔消除
- 胸管插入口周围为血清样渗液
- 胸管部分脱落并见胸壁处的洞口(可能需要更换胸管并重新置管)

---

拔除胸管前,将患者置于坐位或半坐卧位(床头升高 45°~90°)。建议给予术前用药以减轻拔管导致的疼痛及不适。先去除插入口上方的敷料并清洁该区域。剪掉缝合线,在患者最大程度吸气后屏住呼吸或呼气时快速拔管以防空气再度进入胸膜腔。拔管后立即听诊肺部呼吸音是否发生改变,并用无菌敷料覆盖伤口。拔管几个小时后一般会再次行胸片检查以判断是否有气体或液体残存。

## 评估和管理

护理工作的重点是保持胸管引流系统通畅及正常运作。严谨、专业的护理可以防止胸管引流患者发生严重的并发症。乳胶导管通常连接引流收集容器,应使导管保持松弛状态放置于患者床上,防止扭曲打结,以免血液或引流液聚积在导管的最低位。确保患者不压到导管。胸管引流系统不能抬高至胸部以上位置,以免引流液回流至胸腔。护士需要经常检查引流系统中的引流物、吸引水平及水封腔的完整性。引流装置应固定在患者的床脚或者粘在地上以免意外打翻导致再次发生气胸。检查所有导管连接是否发生泄漏,并固定各导管以防意外断开或脱落。

当检查胸管通畅性和呼吸的周期性波动时,需暂时断开吸引(让装置处于水封状态,而非夹闭导管)。按以下步骤进行评估,并对该系统进行故障排除:

1. 每 2 小时及需要时行心肺状况评估和生命体征测量。

2. 每 2 小时及需要时检查胸管是否通畅。

3. 监测引流液的类型和排出量。

4. 每小时或每班将引流液的增量在积液腔上做好标记,并记录在出量记录单上。

5. 防止血液或引流液在导管最低位聚积发生凝结,并确保患者不会不小心压到导管。

6. 用无菌水填充水封系统直至水封水平达到医嘱规定的吸力要求(蒸发可造成水封腔中水量减少)。

7. 评估患者呼吸或机械通气时水封腔内的"小气泡"。

8. 检查漏气(水封腔内持续性冒泡)的位置。先关闭吸引器,从胸管插入口开始检查,在每个连接点的下面夹闭胸管或引流管(封闭时间要短)直至到达引流装置。

9. 检查所有的导管连接是否安全密闭并固定。另一种方法用于导管连接处密封的是使用一个绑扎式节流阀固定在塑料管连接处以防止漏气。

10. 评估患者的疼痛程度,按需给药。

11. 在更换敷料时,检查胸管插入口,评估是否有感染及皮下气肿征象。

12. 每日两次或根据医院规定更换敷料,当敷料污染或医嘱下达时及时给予更换。

## 引流监测

护士需要评估和记录引流物的颜色、浓稠度

及排出量并注意是否发生了明显改变。引流量突然增加表明出血或先前堵塞的导管突然通畅；引流量突然下降则表明胸管阻塞或胸管引流系统失效。若要使胸管再次通畅，建议行以下护理操作：

- 尝试通过重新摆放患者体位来纠正导管阻塞。
- 如果可见血凝块，将胸部和引流装置间的导管拉直并抬高，使引流物在重力作用下流向低处。

研究表明挤压导管技术对于维持胸管通畅并没有益处。

该做法可能会过度增加胸腔和肺内压力，影响心室功能或导致肺组织被吸入胸管中引起创伤。但患者有活动性出血时，为防止血液在导管内凝固而导致心脏或胸膜填塞，可在医生指导下进行上述操作。

### 水封系统监测

监测胸管引流系统中的水封腔与观察引流物同样重要。可透视液体水平线的设计保证了在给水封腔加水时能准确地填补到 2cm 水线。如果使用吸引，随着时间推移，吸引腔内的水将会蒸发，从而使吸引的力度降低，护士应遵医嘱使吸引腔内水线保持稳定（通常 –20cmH$_2$O）。水封系统中只能加入无菌水。如果使用了 Emerson 胸膜吸引泵，护士要检查吸引器口径从而达到预期的吸引力度。要注意的是绝对不能封闭空气排气口。评估引流系统内的水位时，只能在夹闭连接引流装置端的引流导管后，短时间内迅速断开吸引管以准确地评估水封腔内的水位，然后重新连接吸引管并打开夹闭的胸管。切记勿忘打开夹闭的导管，以免发生气胸或胸腔积液导致呼吸窘迫的发生。

可以通过观察水封瓶水封腔内水柱的波动来判断呼吸情况。没有波动表明肺已经完全再扩张或整个引流系统中某个部位被堵塞。吸引未开启时，水封腔内出现连续大量的气泡表明气胸仍然存在、导管移位断开连接或引流装置已损坏。该类情况发生时，有必要检查整个装置的连接是否断开，并检查胸管是否已经移位至胸腔外。应用高容量和高压力的机械通气模式时，如水封腔内出现持续的气泡，在排除气胸或其他已知原因后可考虑支气管胸膜瘘。

### 体位

置入胸管的患者最理想的体位是半坐位。每 2 小时帮助患者改变体位可增加气体和液体的排出量。护士应教会患者用枕头、浴毯或自己的手臂牢牢压在胸前以支持并夹紧胸管插入点附近的胸壁。护士还应鼓励患者咳嗽、深呼吸及活动。做这些练习前，患者可服用止痛药以减少疼痛、增加肺部扩张。

### 并发症

胸管插管最严重的并发症是张力性气胸，可由胸管引流系统中任一处堵塞所致。夹闭胸管作为一种检查胸管时的常规操作，使患者更易出现该并发症。建议只在以下两种情况行胸管夹闭：

- 如大量气泡出现在水封腔时，用来查找漏气点（只能短暂夹闭胸管）。
- 更换引流收集装置时（只能短暂的夹闭胸管）。

如果必须夹闭导管，须使用包裹住尖端的止血钳以免胸管破坏。

胸管可能脱落或意外拔除。该情况下，立即用凡士林纱布将插入口覆盖，并在上面覆盖干纱布及封闭敷料以防空气进入胸膜腔。

### 胸腔置管患者的转运

为防止胸管无意中脱出引起复发性气胸，任何情况下转运危重症患者时都要进行持续性评估。为保持胸管引流系统的完整性，引流装置应低于胸部水平。将引流装置固定在床脚，并确保导管未被压迫或打折。如果患者仍然需要吸引以排出胸腔内多余的空气，必须使用便携式吸引器。护士需要根据规定经常评估患者及引流系统状况，检查有无漏气、敷料的完整性、水封腔的完整性、水位及引流液等情况。

## ▲ 药物制剂

### 支气管扩张剂治疗

哮喘的特点是反复气道炎症和对广泛的刺激

性物质敏感性增加(如有毒烟雾和气体、空气污染物、动物毛屑、极端寒冷与运动)。超敏反应可导致高反应性呼吸道梗阻,可在同一人身上出现广泛、多样的症状。哮喘为间歇性疾病,有复发加重期和无症状期。护理管理的目标包括症状控制以维持正常的活动,预防病情加重及减少药物副作用与毒性。药物治疗方案围绕多类药物设计,旨在减少炎症,治疗急性期症状,维持短期及长期治疗。COPD 患者也可能出现支气管痉挛,可用相同的药物治疗。

给药通常用助推剂吸入器,剂量取决于每次治疗用的定量吸入器(metered-dose inhaler,MDI)每次喷出的药量。吸入次数、呼吸深度、吸入流量和贮雾器的使用(与直接用药相比)均影响给药剂量。使用时,需要把清洗后的配套制动器与阀杆一并装在贮雾器上。与贮雾器同时使用是首选的 MDI 方法——贮雾器是一根中空管连接到吸入器,可以容纳喷出的药物直至被患者吸入。对很多患者来说,贮雾器 MDIs 的使用更加容易,并能更好地将药物运送到肺内。干粉吸入器(dry powder inhalers,DPIs)便于一些哮喘药物以干粉末的形式给药。DPIs 和 MDIs 间的区别是 DPIs 只使用药物,不使用推进剂。患者在吸气时可确保药物进入肺部。患者必须练习正确的使用方法,即保持稳定的吸气速度、持续使用贮雾器或对准口腔直接给药,以确保用药剂量始终一致。使用年龄范围可以从 5 岁儿童到老年人,但他们必须有足够的吸气力量以便药物吸入。与 MDIs 一样,患者需要接受培训以了解各种 DPI 吸入器的使用方法和细节。

Diskus 吸入器是 DPI 的一种。通常情况下包含了不同类型的药物成分,如长效 β₂ 受体兴奋剂或由氟替卡松和沙美特罗两种成分构成的新复方吸入剂称为 Advair Diskus。这类药物是日常使用的长效药,可用于哮喘控制但不能用于哮喘急性发作。贮雾器不与 Diskus 吸入器一起使用。患者需要平稳地深吸一口气,屏气 10 秒,然后缓慢呼气。使用 Diskus 吸入器时,需要注意接口管不可用水清洗,吸入器也不可放入水中。此外,患者在吸气前不可对着 Diskus 呼气。

## 支气管扩张剂

支气管扩张剂主要是使支气管平滑肌松弛进而扩张气道。治疗的目标是使气道放松,去除分泌物,并减少黏膜水肿。支气管扩张剂可通过 MDIs 给药,贮雾器或雾化吸入器一起使用效果更佳。不管何种方式给药,治疗前、治疗中及治疗后的评估都是必不可少的环节。

治疗前后的评估包括呼吸音、脉搏及呼吸频率。脉搏和呼吸通常在使用支气管扩张剂治疗时会加快,并持续至治疗后 1~1.5 小时(哮喘患者治疗前后可用尖峰流速测量仪测得的最高呼气流速判断严重气道阻塞的改善程度)。客观评价至关重要,但患者的主观信息也很有价值。应通过询问患者呼吸是否改善、是否存在喘息、是否存在手抖或心悸等副作用来评价患者的治疗效果。

根据作用机制和部位的不同,支气管扩张剂可分为三类,分别是 β₂ 肾上腺素受体激动剂、抗胆碱药物和甲基黄嘌呤。

### β₂ 肾上腺素受体激动剂

β 肾上腺素受体激动剂通过刺激支气管平滑肌上的 β₂ 肾上腺素受体从而达到支气管扩张剂的作用。此外,此类药物可能会使肥大细胞和嗜碱性粒细胞释放介质减少。心脏内的 β₁ 肾上腺素受体也可能被刺激导致非预期的心脏反应。最新 β 受体激动剂对 β₂ 受体更有效,对 β₁ 受体仍有部分作用。

β 受体激动剂可口服也可吸入。雾化吸入或吸入治疗作为首选,并已被证明有较好的支气管扩张作用及较少的全身不良反应。

β 受体激动剂因起效快而被用于治疗支气管哮喘急性发作。β 受体激动剂对 COPD 患者的支气管扩张效果不如哮喘患者好。沙丁胺醇(2.5~5mg 药物加 3ml 生理盐水稀释)是急性发作期常用的支气管扩张剂,可连续或间歇性雾化给药(每隔 15~20 分钟),然后根据患者的反应,实施"按需给药"。到目前为止,市场上所有吸入型 β 受体激动剂,如沙丁胺醇,作用时间都较短(一般 4~6 小时)。沙美特罗是第一个长效 β 受体激动剂,有效作用时间可持续 12 小时。由于起效较慢,沙美特罗不能用于哮喘的急性发作。联合吸入剂(如 DuoNeb)是沙丁胺醇和异丙托溴铵的混合物,有支气管扩张剂和抗胆碱药的协同效应(将在后面讨论)。此外,舒利迭干粉吸入剂结合了长效 β₂ 肾上腺素受体激动剂和沙美特罗,并含有氟替卡松丙酸酯(一种吸入性糖皮质类固醇药),每日用药2次,可用于其他哮喘药物不能充分控制症状的患者。

## 抗胆碱药

抗胆碱药通过减少迷走神经紧张产生支气管舒张作用,还能阻止吸入刺激物引起的反射性支气管收缩。

阿托品是典型的抗胆碱药,但不经常使用。呼吸道易吸收,但会产生有害的全身反应(例如,视物模糊、呼吸道分泌物干燥、心动过速和焦虑)。异丙托溴铵是一种季铵类药物,全身不良反应较少,呼吸道不会很好地吸收,目前已替代阿托品。在常规用药的基础上,异丙托溴铵对COPD患者最有效,能减少黏膜下腺体分泌,松弛支气管平滑肌。与β受体激动剂相比,异丙托溴铵的作用效果较缓慢,因此,异丙托溴铵不应单独用于急性哮喘加重期。目前已经证实,哮喘持续状态时将异丙托溴铵与β受体激动剂(和DuoNeb合剂一样)一起通过雾化器吸入较为有效。

## 甲基黄嘌呤药物

使用甲基黄嘌呤药物治疗支气管痉挛引起的呼吸道问题一直备受争议。目前对该药的药理作用了解甚少。其能抑制磷酸二酯酶(一种促进环磷酸腺苷分解的酶),也可能具有某种程度的抗炎活性,并可能增加呼吸肌收缩力。

茶碱是典型的甲基黄嘌呤药,可长期用于支气管痉挛的治疗,但通常被认为是第三或第四线治疗药物。一些用β受体激动剂、抗胆碱药或抗炎药无法控制的病情严重的患者可能会受益于茶碱类药物。氨茶碱是一种可静脉输注的茶碱类药物,由于缺乏有关其药效的证据,因此很少用于急性发作期。

茶碱的治疗剂量范围狭窄,根据临床实际情况,应监测血药浓度以保证疗效并防止中毒。目前认可的血清药物浓度范围是$10\sim20\mu g/ml$,然而一些专家推荐使用$5\sim15\mu g/ml$。茶碱与各种其他药物如红霉素、环丙沙星和西咪替丁相互作用可能使其血药浓度发生改变。肝脏疾病或充血性心力衰竭患者对茶碱类药物代谢较缓慢,因此该类患者中毒的风险较大。给予负荷剂量后,应监测血药浓度水平$12\sim24$小时,并持续监测临床情况及肝肾功能。

## 抗炎药物

抗炎药物可减轻支气管炎症,并具有预防作用。同时可能会减少或终止持续性气道炎症。抗炎药包括糖皮质激素、肥大细胞稳定剂和白三烯受体拮抗剂。

## 糖皮质激素

糖皮质激素是最有效的抗炎药物,可用来治疗可逆性气流阻塞。起效时间是$6\sim12$小时,所以糖皮质激素应与支气管扩张剂同时使用。糖皮质激素可通过注射、口服或喷雾剂形式给药。患者急性发作期,可注射高剂量类固醇(如静脉注射甲基强的松龙)并逐渐降低至患者能够耐受的剂量。短期口服治疗可用于预防急性发作。长期口服治疗会引起全身性副作用,因此应避免长期用药。必要时,氟替卡松或布地奈德等吸入性糖皮质激素引起全身性副作用的风险较小,可作为首选的长期用药。

## 肥大细胞稳定剂

目前主要有色甘酸和奈多罗米两种肥大细胞稳定剂,可以稳定细胞膜,防止介质从肥大细胞释放,是患者暴露过敏原后(例如锻炼和寒冷空气)引起急性呼吸道狭窄的预防用药,不能用于哮喘的急性发作期。该药对单个患者的疗效可能需要$4\sim6$周,用药的最终目标是减少哮喘频繁发作和严重的哮喘发作,并提高支气管扩张剂和类固醇治疗的协同性。因此,使用肥大细胞稳定剂有效的患者可考虑减少支气管扩张剂或糖皮质激素的治疗剂量。

## 白三烯受体拮抗剂

白三烯受体拮抗剂如孟鲁司特,可用于运动诱发的支气管痉挛、哮喘、过敏性鼻炎和荨麻疹。这些药物可以阻断内源性炎症介质活性(尤其是白三烯)。此类介质可引起血管通透性增加、黏液分泌增多、气道水肿、支气管收缩及其他炎性细胞活性增加。白三烯受体拮抗剂每日给药一次,通常患者耐受良好。该药不应用于疾病急性发作期,但可作为后续治疗药物的一部分。

## 囊性纤维化制剂(脱氧核糖核酸酶)

囊性纤维化制剂(脱氧核糖核酸酶)用于囊

性纤维化患者,可以分解黏稠分泌物中的微小颗粒,促进排痰,同时减少细菌生长的环境。该药也可提高通过气道的气流量,给药方式为每日 1~2 次吸入。

## 抗生素

肺炎在细菌培养和药敏试验结果出来前,往往根据经验治疗。之后可进行针对性的抗生素治疗(表 25-2)。通常情况下可使用广谱抗生素或联合用药。危重患者由于机械通气,免疫力下降,糖皮质激素的使用、全身状况虚弱以及与医务人员交叉感染等,肺炎的发病风险大大增加。要按规定应用抗生素治疗,防止抗生素滥用,并根据指南选择抗生素以减少耐药性的发生。

社区获得性肺炎的经验性治疗包括直接针对该型肺炎最常见的微生物的治疗,包括肺炎链球菌和流感嗜血杆菌。护理院转入医院的肺炎患者应怀疑有感染耐甲氧西林金黄色葡萄球菌(methicillin-resistant Staphylococcus aureus, MRSA)的可能。重症多叶性肺炎患者应怀疑有军团菌感染的可能。人类免疫缺陷病毒感染的患者如果怀疑为卡氏肺孢子菌肺炎(以前被称为卡氏肺囊虫肺炎),要按照经验治疗法进行治疗。

医院获得性肺炎(hospital-acquired pneumonia, HAP)或医疗机构相关性肺炎通常是指革兰氏阴性杆菌(如铜绿假单胞菌)或多种微生物感染引起的肺炎。医院获得性肺炎是指住院后至少 48 小时发生的肺炎,以前被称为院内获得性肺炎,包括呼吸机相关性肺炎。误吸是机械通气患者或呼吸道免疫能力下降的患者需要关注的问题。吸入性肺炎与厌氧菌(如放线菌类)感染相关。其他非典型微生物(如肺炎支原体、肺炎衣原体和军团菌)和病毒性感染也应考虑在内。入院时患者应做定量痰培养以确定感染的微生物类型,必要时通过支气管镜采集标本。

随着医疗技术的发展,肺炎管理的共识指南也在不断修订。肺炎的发病原因有多种,治疗危重患者时,必须全面考虑各种相关因素。鉴于多重耐药性的普及和不断完善的抗生素疗法,肺炎治疗的首要任务是进行痰培养获取致病微生物的种类,并确定致病微生物对哪些抗生素敏感,以此保证抗生素的合理使用。

## 镇静药物

危重症患者常需要应用药物镇痛、镇静、控制焦虑和辅助机械通气。护士应根据导致患者躁动的原因选择适当的药物(表框 25-10),如潜在疾病、可能产生的副作用、用药史以及用药成本等。ICU 中最常用的药物包括阿片类药物、苯二氮䓬类、氟哌啶醇和丙泊酚。具体来说,氟哌啶醇推荐用于谵妄患者,阿片类药物在缓解疼痛中与其他药物起到协同作用。

部分药物可以负荷剂量连续输注或采取两种药物联合应用,但有些药物如氟哌啶醇,必须限制

表 25-2　抗生素治疗在肺部疾病中的应用

| 肺部感染 | 经验性治疗 |
| --- | --- |
| 社区获得性肺炎(community-acquired pneumonia, CAP) | |
| 　门诊患者 | 大环内酯类或多西环素。如果患者有心脏疾病可给予 β- 内酰胺酶抑制剂和大环内酯类或多西环素 |
| 　因 CAP 住院的患者 | β- 内酰胺酶抑制剂和大环内酯类或多西环素 |
| 耐甲氧西林金黄色葡萄球菌肺炎 | 万古霉素、利奈唑胺或抗金黄色葡萄球菌的青霉素。根据患者的体重和肾功能调整剂量 |
| 军团杆菌性肺炎(军团菌肺炎) | 氟喹诺酮类药物,阿奇霉素或多西环素 |
| 卡氏肺孢菌肺炎(pneumocystis carinii pneumonia, PCP) | 磺胺类药物;急性发病患者,根据肾功能调整强的松剂量 |
| 医院获得性肺炎(hospital-acquired pneumonia, HAP) | 除 β- 内酰胺酶抑制剂或碳青霉烯外可用抗假单胞菌喹诺酮类药物 |
| 厌氧菌感染(误吸) | β- 内酰胺类或碳青霉烯 |
| 肺炎支原体 | 大环内酯类,四环素或喹诺酮类药物 |

| 表框 25-10 | 导致危重症患者躁动的病因 |
|---|---|

疼痛

机械通气

呼吸困难

低氧血症

代谢混乱

酒精或毒品的戒断症状

焦虑

失眠

行动困难

败血症

年龄

类固醇的使用

阿尔茨海默病(老年痴呆症)

听觉或视觉减退(严重)

在负荷剂量内使用。连续输液这些药物时,必须密切监测患者的反应并根据患者个体情况调整用药剂量,这一点非常重要。最好使用镇静评估量表连续评估并记录药物治疗的效果。通过全面、及时的评估,可以防止用药过久,并可减少控制疼痛或焦虑药物的累积使用量。最终有助于减少患者的住院时间,并可减少机械通气的时间。

连续输注药物时,如果需要增加药物剂量,应另外采取小剂量快速给药以尽快达到新的理想血药浓度。为防止戒断症状,如阿片类药物应用过多或苯二氮䓬类药物用药≥2周以上,必须缓慢停药,如可以将药量每天减少原来的25%。有规定建议苯二氮䓬类药物在停止输注前应转换为肠内给药。肠内给药是为维持适当的镇静,并有助于长期镇静(通常超过7天)的患者戒断用药。规定还建议每日逐渐减少镇静药或输液量。护士可用脑电双频谱指数来监测危重患者的镇静程度,研究发现其能够对患者的镇静程度进行较好的控制。

## 神经肌肉阻断剂

如果镇静剂使用达到最大剂量后,患者的代谢需求及呼吸做功仍持续干扰通气或血流动力学的稳定,则需给予神经肌肉阻断剂(neuromuscular blocking agents,NMB)。神经肌肉阻断剂治疗的目标是使氧合功能最大化、预防过度通气引起的气压伤(肺泡破裂可导致死亡)等并发症。

如果采用压力控制反比通气模式,就必须使用神经肌肉阻断剂。神经肌肉阻断剂不具有镇痛或镇静作用。使用神经肌肉阻断剂时,必须同时使用镇静和镇痛药,并做好患者及家属的宣教,护士不能离开用药患者,以免因无人看护患者发生危险。

最近研究指出,使用神经肌肉阻断剂可使得患者瘫痪时间延长,因此许多相关机构开始起草一些规范以限定、监测及撤回此类药物,如用外周神经刺激器来评估神经肌肉阻滞的水平,及每日定时停用神经肌肉阻断剂以评估患者神经系统状况并评估是否需要继续用药。

常用的神经肌肉阻断剂包括维库溴铵、阿曲库铵及顺阿曲库铵。以上药物在疾病特异性、药物疗效以及价格方面各有优劣。阿曲库铵和顺阿曲库铵比其他神经肌肉阻断剂副作用少。阿曲库铵和顺阿曲库铵在血浆中进行代谢分解,不依赖肾肝功能,因此可用于肾功能衰竭患者。这两种神经肌肉阻断剂在血浆中通过酯水解和霍夫曼降解而代谢,即在最佳生理 pH 值与温度自发的非酶降解。阿曲库铵和顺阿曲库铵在患者急性酸中毒或体温过低时可能发生代谢减慢以及药物作用时间延长。其他神经肌肉阻断剂对肾和肝衰竭患者的影响更大,因此阿曲库铵和顺阿曲库铵也适用于多器官功能衰竭的患者。与阿曲库铵相比,顺阿曲库铵不易触发组织胺释放。

## ▲ 通气支持

前面讨论了积极的管理和干预措施。当患者不能维持气道通畅、充足的气体交换(或两者同时存在)时,必须考虑更具侵入性的干预措施,如气管插管和机械通气。但此类操作存在风险,并会对患者和家属产生沉重的生理和心理负担,因此应尽量避免机械通气,但若患者从呼吸窘迫变为呼吸衰竭,则必须行机械通气。

呼吸衰竭是指患者不能维持充分的呼吸,由动脉血 pH 值、$PaCO_2$ 和 $PaO_2$ 来判断。呼吸衰竭可分为低氧血症或低氧高碳酸血症。$PaO_2<60mmHg$ 为低氧性呼吸衰竭;$PaO_2<60mmHg$,$PaCO_2>55mmHg$ 是低氧高碳酸性呼吸衰竭。如果动脉血气分析(ABG)值超出这些参数,则为机械通气的指征。任何参与呼吸的组织或器官遭到损害或超过其负荷能力(表 25-3),表示患者有发生急性呼吸衰竭的风险。发生呼吸衰竭的风险程度取决于患者通气、清理分泌物和维持血氧含量的能力。护士在识别患者急性呼吸衰竭发作过程中发挥关键作用。通过连续监测和呼吸状况的评估，识别高危患者并采取适当检测措施，可尽早明确患者是否需要呼吸机辅助呼吸。进行气管插管和机械通气前，患者需要增加 $FiO_2$ 以满足其需氧量。

需要机械辅助通气时，目标是支持患者度过疾病期。机械通气的临床目标包括逆转低氧血症和急性呼吸性酸中毒、缓解呼吸困难、预防或逆转肺塌陷、放松呼吸肌、减少全身耗氧量和 / 或心肌耗氧量、降低颅内压（intracranial pressure，ICP）并稳定胸壁。机械通气不能治愈患者的疾病，且通常会引起并发症（本章稍后讨论）。

表 25-3　可能导致呼吸衰竭的因素

| 身体系统 | 因素 |
| --- | --- |
| 神经系统 | 头部外伤 |
| 脑干 | 脊髓灰质炎 |
| 脊髓和神经 | 颈椎（$C_1$~$C_6$）骨折 |
|  | 用药过量 |
| 肌肉系统 |  |
| 一级：隔膜 | 重症肌无力 |
| 二级：呼吸 | 吉兰 - 巴雷综合征 |
| 骨骼系统 | 连枷胸 |
| 胸部 | 脊柱后侧凸 |
| 呼吸系统 | 阻塞 |
| 气道 | 喉头水肿 |
|  | 支气管炎 |
|  | 哮喘 |
| 肺泡 | 肺气肿 |
|  | 肺炎 |
|  | 肺纤维化 |
| 肺循环 | 肺栓塞 |
| 心血管系统 | 充血性心脏衰竭 |
|  | 液体过量 |
|  | 心脏手术 |
|  | 心肌梗死 |
| 胃肠道系统 | 误吸 |
| 血液系统 | 弥散性血管内凝血 |
| 泌尿生殖系统 | 肾功能衰竭 |

## 生理性原则

为了解现代机械通气的影响，请回顾第 23 章

正常呼吸和肺顺应性的生理学。吸气和呼气时，肺内压力间的关系会在机械通气的作用下得到逆转。呼吸机把空气输入患者肺内，所以吸气时肺内是正压。正压将空气泵入肺部，使胸内压力增加、吸气期间静脉回流减少。伴随呼气末正压通气（positive end-expiratory pressure，PEEP），吸气时将产生更大的压力，呼气时，肺中的压力就下降到"基准"PEEP 水平，并在呼气时继续保持肺内正压。大多数患者通过扩张外周静脉来弥补静脉回流阻碍。如果存在降低交感神经反应的因素（例如低血容量、脓毒症、心脏疾病、药物或高龄），则可能出现低血压。此外，如果潮气量过大（>10~12ml/kg），会产生大于或等于 $35cmH_2O$ 的压力，不仅会降低心输出量，而且会增加气胸发生的风险。

肺内正压可导致气压伤。气压伤为压力过大导致的肺泡破裂，气体进入胸膜腔，称为气胸。肺损伤的另一种形式称为容积伤，是大量空气进入僵硬、顺应性差的肺部导致肺泡出现裂缝，使得液体和蛋白质渗入肺部。该现象是非心源性肺水肿的一种。气压伤或容积伤导致的肺损伤可增加患者死亡率，特别是易发生感染的患者（如哮喘或 ARDS 患者）。为防止肺损伤，要确定患者的肺顺应性非常重要，需调整呼吸机至最小气道压力。

呼吸机相关性肺损伤（ventilator associated lung injury，VALI）和呼吸机所致的肺损伤（ventilator induced lung injury，VILI）是指由长期机械通气导致的肺损伤。其他引起 VALI 和 VILI 的原因还包括容积伤，主要由高气压和肺膨胀性损伤导致肺泡过度扩张所致，是反复开闭肺泡引起的切割性损伤。此外，长时间吸入高浓度氧，高容量和高气压导致肺泡表面活性剂丢失会进一步加重肺组织病变、肺泡炎症及肺炎或误吸所致的原发性肺损伤。这种情况是呼吸机参数设定错误导致的。ALI 或 ARDS 的患者，阻力更弱，更易发生 VALI 和 VILI。美国医学界已开始系统研究 ARDS 的诊断和治疗，成立了研究平台，称为 ARDSNet。ARDSNet 操作规范适用于机械通气患者，目的在于保护肺功能（防止 VALI 和 VILI），并有以下推荐：

- 保持气道压力在 $30cmH_2O$ 或更低。
- 降低 $FiO_2$ 至 50%。
- 保持 $V_T$ 在 5~6ml/kg 或更少（标准体重）。

- 呼气末,维持呼气末正压通气,避免肺泡塌陷。

## 顺应性

顺应性指肺扩张的能力。就顺应性而言,经常将肺与气球相比。最初很难膨胀(不顺应)直至被拉伸。经过反复膨胀,弹性阻力丧失(过度顺应),气球变得非常容易充气可致爆裂。肺组织弹性降低的情况如炎症、纤维性变化或水肿时,肺需要更大的力量才能膨胀。如使用呼吸机的患者肺组织正常,其顺从性应接近 100ml/cmH$_2$O。反之,如使用呼吸机的患者患有肺疾病则会引起肺"僵硬"(例如 ARDS、结节病),顺从性低至 20~30ml/cmH$_2$O,提示严重的肺损害。

当一定量的气体通过呼吸机输入到患者呼吸道时,呼吸机的压力表慢慢从零升至吸气压峰值(peak inspiratory pressure,PIP)。压力上升是由气道阻力及肺和胸壁顺应性(表框 25-11)引起。随时间变化的吸气压力曲线图,如图 25-6 所示。动态压力和 PIP 可作为评价气道阻力和肺顺应性的指标。

| 表框 25-11 | 顺应性降低的因素 |
| --- | --- |
| **气道因素** | |
| 峰值流量 | |
| 气道粗细 | |
| 气道梗阻 | |
| 外部障碍物(呼吸管路扭结或管路内有水) | |
| **肺的因素** | |
| 肺的弹性(硬性) | |
| 自主 PEEP 的存在 | |
| 分流(ARDS) | |
| **胸壁因素** | |
| 胸壁畸形 | |
| 患者体位 | |
| 胸壁或膈肌受周围组织压迫(腹胀,肥胖) | |

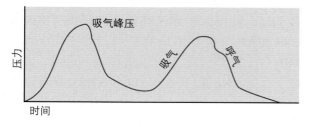

图 25-6 ▲ 吸气压峰值(PIP)图

## 静态压力

静态压力(static pressure,SP)或平台压可用于评估肺的顺应性。行容量通气模式的患者达到最大吸气末压时,按压保持吸气的按钮即可获取平台压,机制是通过维持患者胸部的气体防止呼气,之后 PIP 值会下降至平台压,反映了维持肺扩张所需的压力数值。SP 和 PIP 见图 25-7。静态顺应性通过潮气量除以平台压与总 PEEP 的差值得出:

潮气量 /(平台压力 −PEEP)= 静态顺应性

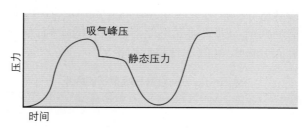

图 25-7 ▲ 吸气压峰值(PIP)和静态压力(SP)图

较高的顺应性表明肺更容易膨胀,较低的顺应性表明肺比较僵硬,不易扩张。换句话说,较高的顺应性较好,低顺应性可能是由于 ARDS、限制性胸壁(如脊柱后凸)或肺中的一小部分具有通气功能,如由肺实变所致的肺局部塌陷。专业的呼吸系统护理人员进行连续监测可及时发现由气胸、分泌物堵塞、或肺水肿所致的顺应性突降。

## 设备

目前有许多不同的呼吸支持系统。人工复苏器通常在紧急情况如急性呼吸衰竭时使用。下面介绍几种比较常见的呼吸机类型以及常用的呼吸模式。

### 简易呼吸器

简易呼吸器是用于急性呼吸衰竭急救的首选设备,有时也被称为球囊面罩或 BVM 设备。进行 CPR 或用球囊过度通气和机械通气患者进行吸痰期间,带储氧袋的简易呼吸器必须连接氧气,氧浓度要求为 74%~100%。无储氧袋的简易呼吸器只可提供较低的氧浓度,因此必须连接氧气源。

掌握球囊面罩使用的相关知识至关重要。该简单通气设备的功能可以与较为复杂的模型相比拟。在应用简易呼吸器时应了解以下几点:

- 挤压球囊的力度决定了给予患者的潮气量。
- 每分钟的手动挤压次数决定了辅助呼吸频率。
- 挤压球囊的力量和速度决定了峰值流量。

使用球囊时，护士必须仔细观察患者的胸廓起伏情况，以确定球囊是否通气正常以及是否出现胃（腹部）胀气。此外，通气时所受阻力大小可以粗略说明肺的顺应性。如果通气困难增加、分泌物增多、气胸、支气管痉挛加重或其他情况出现，则须考虑患者肺顺应性下降。如患者有意识，通气必须与患者自主吸气保持一致，否则不同步的通气所导致的不适会使患者产生焦虑，患者将无法耐受辅助通气。

当用 MRB 通气时，护士应给予患者，尤其是患有气道阻塞性疾病的患者足够时间以保证再次给气前完成充分呼气，以防止空气滞留（称为自动PEEP）导致血压降低和气压伤。

### 机械辅助呼吸机

机械通气的目标是维持肺泡通气以满足患者的代谢需求和纠正低氧血症，并保证最大氧供。呼吸机可分为两大类：负压通气和正压通气。无论何种类型或型号的呼吸机，护士必须熟悉其功能和局限性。以下有关呼吸机的讨论以呼吸机技术的发展和临床实践为依据。

### 负压呼吸机

早期的负压呼吸机被称为"铁肺"。患者的身体被装在一个铁缸内，由大活塞产生负压以扩大胸廓，从而使肺泡压力下降，形成压力梯度，空气自动进入肺部。20 世纪 30 年代和 40 年代的脊髓灰质炎流行时，铁肺的使用比较普遍，现今已很少使用。间歇性短期负压通气可用于慢性病患者，该方法很少用于需要通过人工气道进行机械通气的患者，如 COPD、胸壁疾病（脊柱后侧凸）和神经肌肉疾病（杜氏肌营养不良症、肌萎缩性侧索硬化）。

铁肺非常巨大，使用不便。目前大多数的负压呼吸机得以改良，更易携带。为改善通气性和舒适性，现在的装置被设计成一个龟壳，在胸腔形成密封腔，通过软管将外壳连接到一个负压发生器，负压作用下胸廓向外扩张引起吸气运动。但在临床实践中，负压呼吸机的使用较受限，在一定程度上限制了患者体位和活动，并无法完全适合所有患者的身体尺寸。

### 正压呼吸机

**容量呼吸机**　容量呼吸机常用于重症监护室。基本原理是在每次呼吸中注入特定容量的气体。注入特定气体量所需的压力取决于患者的肺顺应性及患者的呼吸道阻力。每次呼吸的 PIP 都不同，因此容积模式下必须监测 PIP。机械通气时，该通气模式还需要设定呼吸频率、吸气时间及潮气量。

**压力呼吸机**　压力呼吸机在重症监护病房的使用越来越广泛。典型的压力模式是在患者吸气早期给予一个既定的气体压力，并在整个吸气过程中维持该压力。通过满足患者吸气时的吸气量需求，患者呼吸做功减少并增加患者的舒适度。在此模式下，虽然压力一直保持一致，但容量却在变化，容量将随着气道阻力的变化或肺顺应性变化而有所不同，因此呼气峰值是要密切监测的变量。压力模式中，给予的压力水平是可供选择的，并有一些模式选项（将在下文讲解），频率和吸气时间也可以设定。图 25-8 显示了一个典型的呼吸机计算机控制系统的和屏幕显示的监测数据及通气模式。

**高频呼吸机**　高频呼吸机通过氧气和二氧化碳从高向低浓度的梯度扩散来完成氧合。如果该气体分子的动能增加，则扩散加快。高频呼吸机一般给予小潮气量（1~3ml/kg），频率大于 100 次 /min。高频通气模式与快速喘息的狗的呼吸模式较为类似，但高频率的呼吸运动使每次呼吸产生较小量的气体交换。

理论上讲，高频呼吸机可形成较低的呼吸峰压，从而减少气压伤的风险，并改善因血流动力学变化而产生的通气灌注比例失衡。临床数据显示，成人患者中用高频振荡通气模式改善呼吸的效果很有限。然而，研究表明氧合度的改善与氧运输能力恢复到正常水平相关。与高频呼吸机相关的潜在并发症包括加湿不充分时会导致气体滞留及坏死性气管支气管炎。

### 呼吸机模式

呼吸机可提供几种不同呼吸控制模式。图25-9 和表 25-4 将这些模式做了对比。容量模式

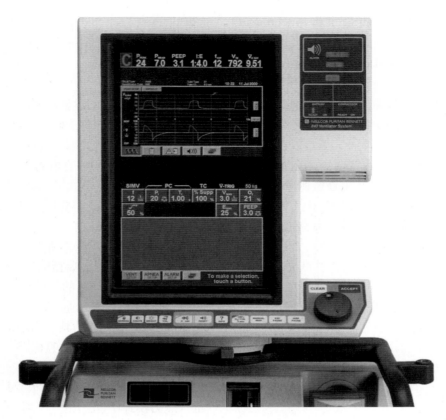

图 25-8 ▲ 美国泰科 840（Puritan-bennett 840，PB840）呼吸机系统。上图屏幕的特写和控制参数是计算机控制呼吸机所使用的控制模式中的一种

PB840 上的控制模式使用起来较为简单。该呼吸机拥有电池系统，允许与瓶装氧气一起转移。双屏幕显示的屏幕上可显示监控和报警数据，屏幕下方显示呼吸机设置。上方屏幕的顶部是患者的呼吸机参数，显示呼吸频率、潮气量、每分钟通气量、PEEP、IPL 及其他值。主要的呼吸机控制可由触屏完成，然后通过转动右边的旋钮键选择数值或模式，并触摸"接受"按钮进行更改。还有一个取消按钮可在输入前取消更改。护士应熟悉不同的呼吸机系统，每个系统都使用类似的控制模式，但屏幕和触摸式按键的配置有所不同。PB840 还附加快捷操作按钮，具有持续 2 分钟内供给 100% 氧浓度的设置按钮。此功能允许吸痰前充分给氧，或者血氧饱和度下降时可用来提高氧合度，直至患者的需求得到满足或呼吸机的故障问题得以解决。底部的报警暂停按钮仅在治疗期间，如吸痰时停止报警 2 分钟。报警可在上方显示屏显示，可显示两种最紧迫的报警。其右上角有三个警示灯，红色（三个灯快速闪烁）提示需要立即关注的高度紧急情况，黄色（两个指示灯缓慢闪亮）提示需要及时关注的紧急情况，及黄色（一个稳定的指示灯亮起）为低度紧急情况，指示通气系统出现了一定变化。报警声音也将持续提高到最高水平，其他报警级别的报警声音强度或持续时间相对降低。按下报警复位按钮可复位报警，但如果状况持续，报警则重新开始直至与患者或呼吸机相关的问题得以纠正。只有注册呼吸治疗师可以修改呼吸机设置并进行调整。护士应熟悉报警暂停和 100% 氧浓度的设置，知道不同的报警级别并立即针对高度紧急报警情况做出反应，并能够明白呼吸机屏幕上显示的报警问题代表的意义。熟悉各种常用呼吸机报警系统和控制方法对每个护理机械通气患者的护士都是至关重要的

包括辅助控制（assist-control，A/C）模式和同步间歇指令通气（synchronized intermittent mandatory ventilation，SIMV）模式。压力模式包括压力支持通气（pressure-support ventilation，PSV）模式、压力控制通气（pressure-controlled ventilation，PCV）模式、气道压力释放通气（airway pressure release ventilation，APRV）模式、CPAP/PEEP 模式以及无创双向气道内正压（BiPAP）模式。虽然每个模式都有优缺点，但用于呼吸衰竭患者的管理时，没有

哪个模式的优势特别明显。

## 容量模式

**辅助控制模式（assist-control mode）** 辅助控制或容量控制模式，正如其名一样，必须选择一个强制性（或"控制"）的频率。如果患者希望呼吸加快，可以触发呼吸机并接收一个全容量的呼吸。该通气模式通常用于完全呼吸支持的患者，如患者首次插管或太虚弱而无自主呼吸的患者

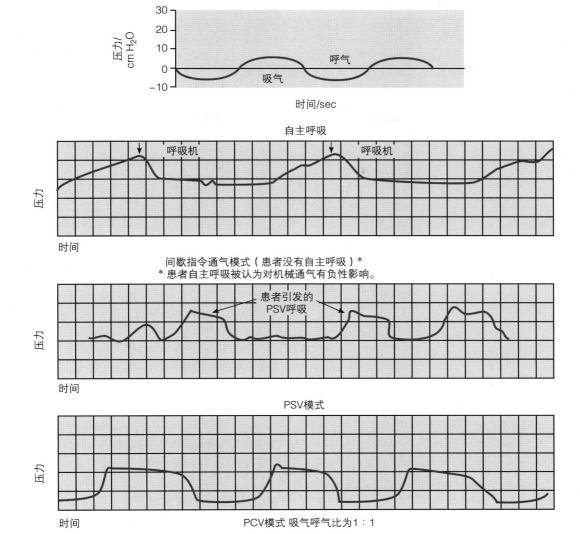

**图 25-9** ▲ 使用连续气道压力检测的各呼吸模式的比较

表 25-4　通气模式的比较

| 通气模式 | 适应证 | 优势 / 劣势 | 专项监测 |
|---|---|---|---|
| 辅助 / 控制通气（A/C） | 常被用作机械通气的初始模式 | 优点：<br>　每一次呼吸过程中确保有机械通气支持<br>　每次呼吸同样的气量<br>缺点：<br>　过度通气, 空气滞留, 可能需要给予患者镇静 | 如果灵敏度或流速太低会增加呼吸做功 |
| 同步间歇指令通气（SIMV） | 经常被用作通气初始模式和撤机前模式 | 优点：<br>　允许患者自主呼吸(由患者自主呼吸的吸气负压触发呼吸机)在开始使用呼吸机到撤机之间通过逐渐降低频率设置, 让患者进行更多的自主呼吸<br>缺点：<br>　患者、呼吸机不同步 | |

续表

| 通气模式 | 适应证 | 优势/劣势 | 专项监测 |
|---|---|---|---|
| 压力支持通气（PSV） | 整个呼吸设定以患者需求为基准<br>用作撤机模式，并且在某些情况下与患者的呼吸不同步 | 优点：<br>减少呼吸做功；<br>增加了患者的舒适度；<br>可与 SIMV 组合使之成为一个更舒适的通气方式<br>缺点：<br>不可用于急性支气管痉挛患者或患者精神状态改变且自主呼吸减弱时 | 调整 PSV 水平，保持理想的呼吸频率和潮气量<br>监测顺应性的改变，以免导致潮气量发生变化<br>至少每小时监测呼吸频率和潮气量一次 |
| 压力控制通气（PCV） | 用来限制可引起气压伤的气道压力<br>严重的急性呼吸窘迫综合征 | 缺点：<br>有患者与呼吸机不同步的可能，因此需要充分镇静/麻痹 | 至少每小时监测潮气量一次<br>监测是否有气压伤、血流动力学紊乱情况 |
| 反比通气（IRV） | 通常与 PCV 配合使用 | 优点：<br>增加 I∶E 比率，以便根据肺泡需要，改善氧合度<br>缺点：<br>患者需要长期处于麻痹状态 | |
| 容积保证压力选项（VGPO） | 结合正压通气与保证潮气量 | 优点：<br>确保了输入的潮气量<br>缺点：<br>要求操作者具有模式相关和波形分析的知识和能力 | 监测自主呼吸的呼气末正压<br>评估是否出现气压伤和血流动力学不稳定 |
| 持续气道正压（CPAP） | 保持自主呼吸的气道正压 | 优点：<br>气管插管时或气管插管后患者使用<br>缺点：<br>在某些系统中，没有呼吸频率下降时的报警系统 | 监测呼吸做功是否增加 |
| 双向气道内正压（BiPAP） | 夜间低通气患者疾病，如：神经肌肉疾病，胸壁畸形，阻塞性睡眠呼吸暂停及慢性阻塞性肺疾病，拔管后防止再次插管 | 优点：<br>患者可在家护理，无需人工气道，降低成本<br>缺点：<br>患者会产生不适或幽闭恐惧症 | 监测胃胀气，是否从口漏气及误吸的风险 |

（例如麻醉后）。

**同步间歇指令通气模式（synchronized inte-rmittent mandatory ventilation mode，SIMV）** 在 SIMV 模式下，可预设频率和潮气量，也可以实现患者想要的呼吸频率高于设定值。但与 A/C 模式不同，任何超过设定通气频率的呼吸将通过自主呼吸来完成。因为潮气量由患者的自主呼吸情况决定，这些呼吸潮气量可能与呼吸机上设置的潮气量相差甚远。自主呼吸时，增加压力支持（在下一章节讨论）可以将呼吸做功增加所带来的风险降至最低。过去，SIMV 为撤机前的常用模式。患者撤离呼吸机时，控制性呼吸逐渐减少，从而使患者更多地依靠自主呼吸。

## 压力模式

**压力支持通气模式（pressure-support ventilation，PSV）** PSV 模式可通过在吸气早期提供高流量的氧气，并在整个吸气阶段维持这一水平来增强或辅助自主呼吸。患者的自主呼吸决定了呼吸频率、吸气量、潮气量。PSV 模式作为单独的呼吸模式时，压力支持水平可调至目标潮气量及呼吸频率。在高压水平，PSV 模式将提供全部的呼吸支持。

使用 PSV 模式可以提高患者的舒适度，并实现自主呼吸与呼吸机的同步，减少为克服气管内插管的阻力而进行的自主呼吸做功，并可以作为撤机模式。作为撤机模式，由于其可减少自主呼吸时患者的体力消耗并满足患者的供氧需求，所以 PSV 被认为可以增加呼吸肌肉的耐力。同时，压力支持水平可逐渐下降，逐渐增加患者耐受性。

PSV 模式中，为评估肺顺应性的变化，必须严密监测吸入潮气量和呼吸频率。一般来说，如果肺顺应性下降或气道阻力增加，潮气量会减少且呼吸频率增加。PSV 模式应慎用于支气管痉挛或其他气道反应性相关疾病的患者。

**压力控制通气模式（pressure-controlled ventilation，PCV）**　PCV 模式可将压力控制在平稳水平，如 ARDS 患者存在肺顺应性下降和气压伤的高风险情况。该模式可用于即使在高 $FiO_2$ 和高水平的 PEEP 支持下，仍持续存在氧合问题的患者。必须先选择吸气压力水平、呼吸频率以及吸气 / 呼气（I∶E）比。潮气量因肺顺应性不同而不同，必须密切监测气道阻力。由于任何的患者 - 呼吸机不同步通常会导致急剧的血氧饱和度下降，所以常常需要给予镇静及 NMB 剂。该情况在反比模式时更加突出，该模式导致的"不自然"感觉，往往需要给予患者肌肉松弛剂，以确保患者 - 呼吸机同步。

多数呼吸机工作时提供较短的吸气时间和较长的呼气时间（1∶2 或 1∶3 的比例），可利于静脉回流，并可提供充分的时间使空气从肺部排出。反比通气模式则倒转了该比值，使得吸气时间等于或长于呼气时间（1∶1 至 4∶1）。倒转的 I∶E 比被用于与压力控制相配合，改善 ARDS 患者的氧合水平，通过更长的吸气时间来扩张僵硬的肺泡，从而为气体交换提供更多的场所并防止肺泡萎陷。

呼气时间减少时，护士必须监测过度通气或自动 PEEP 的出现。PEEP 过度可能会导致局部肺泡过度膨胀及气压伤。使用 PCV 模式时，气道和胸内平均压力升高，有可能导致心输出量和氧气输送量的降低。因此，有必要密切监测患者的血流动力学指标。

### 气道压力释放通气模式（airway pressure release ventilation，APRV）

APRV 用于创伤和 ARDS 患者，以减少气道压力和降低每分钟通气量，同时允许在整个呼吸循环时保留自主呼吸，整个过程只使用小剂量的镇静和 NMB 剂。APRV 模式通过允许低谷和峰值压力限制以达到保护肺的目的。该模式具有时间触发、压力限制、周期循环通气模式功能，包含一个高压期和低压期，在时间较长（如 5 秒）的高压期时实现肺复张和氧合，接着通过一个短暂的控制性释放过程（例如 0.6 秒）降高压期为低压期。这意味着患者在一个呼吸机预设的高压期和低压期均可自主呼吸，并且呼气期也可与呼吸机同步。患者在高压期和低压期均可自主呼吸，因此一定程度上避免了镇静药物的使用。从 ARPV 模式撤机时，可通过降低高压限值同时增加高压期的时间来实现，同时低压下限也适当下降，以降低平均气道压。通常，低压限值可降低至 5cm $H_2O$，同时高压值也适当下降，一般降至呼吸末正压水平即可，以防肺萎陷。当患者可耐受的 $FiO_2$ 为 50% 或更少时，患者可以切换到 PSV 模式并进一步撤机。该模式可以改善氧合，防止 ARDS 或 ALI 的患者发生 VALI 和 VILI。

### 容积保证压力选择模式

容积保证压力选择（volume-guaranteed pressure options，VGPO）模式通过"压力性"呼吸的手段以低流量模式中预设的潮气量。参数设定包括自主呼吸和控制性呼吸频率，并且容量保证根据不同的呼吸机设定也不相同。VGPO 可用于急症患者，也可用于病情较稳定的撤机患者。目前常见的应用实例有容量支持和压力调节的容量控制模式（Siemens medical）以及压力增大模式（bear medical systems）。

病情严重或病情不稳定的患者中，该模式可提供压力通气，同时按设定的频率保证潮气量和分钟通气量（minute ventilation，MV）。自主呼吸的患者需要正压通气时该模式是"安全"的。自主呼吸的患者夜间使用容量保证模式尤为重要（当呼吸频率和容量正常减少时），另外患者在处理气道分泌物有困难时（因为分泌物增加阻力并导致自发通气容量降低)使用容量保证模式也非常重要。

## 持续气道正压 / 呼气末正压模式

持续气道正压(continuous positive airway pressure, CPAP)是指在患者自主呼吸时给予呼气末正压(positive end-expiratory pressure, PEEP)支持。PEEP 是指呼气末正压通气。CPAP 协助自主呼吸患者通过提高呼吸循环中肺的呼气末压力来提高患者氧合度。CPAP 可用于气管插管及非插管患者,可作为撤机模式和夜间通气(鼻导管或面罩 CPAP)通畅上呼吸道,从而防止阻塞性睡眠呼吸暂停患者发生上呼吸道阻塞。

PEEP 是在呼气末施加正压。为插管患者提供低水平 PEEP($2\sim5cmH_2O$)较为常见。当 $FiO_2$ 大于 50% 并达到较佳的血氧饱和度(>90%)或氧分压(>60~70mmHg)时,PEEP 可在 $2\sim5cmH_2O$ 的基础上增加。PEEP 在治疗难治性低氧血症(例如 ARDS)患者中最为常用,该情况下即使给予更高的吸入氧浓度,其氧分压依然会很快下降。

PEEP 可用来保持肺泡扩张,并且可在任何模式下复张全部或部分塌陷的肺泡。呼气末压力增加了功能性残气量(functional residual capacity, FRC),通过重新再次膨胀塌陷的肺泡,维持肺泡的扩张状态,并可提高肺的顺应性、可减少分流、改善氧合。此外证据表明,保持肺泡扩张可促进肺泡表面活性剂的再生。由于患者需要数小时才能再次复张肺泡和恢复 FRC,在此期间氧合可能受到影响,因此高水平的 PEEP 须尽量不要中断。对于没有足够的循环血量的患者,PEEP 的使用可以减少心脏静脉回流,降低心输出量,减少输送到组织的氧气。PEEP 的使用可导致低血压或心输出量减少,可通过静脉补液恢复循环血容量来纠正低血压。PEEP 的另一个严重并发症是气压伤,可发生于任何机械通气的患者,但常见于高水平 PEEP($10\sim20cmH_2O$ 或更多)、患者肺部的高气压和低顺应性以及气道阻塞性疾病的患者。气压伤的发生为紧急情况,发生气胸时需置入胸管。

## 无创双向正压通气模式

无创双向正压通气模式(noninvasive bilateral positive-pressure ventilation mode, BiPAP)是一种通过鼻罩、鼻导管或面罩的形式提供通气支持的非侵入性机械通气模式,可用于慢性呼吸功能不全的患者,无需插管与常规机械通气来管理急性或慢性呼吸衰竭,也可用在撤机的过渡时期,或者替代常规机械通气用于居家治疗。该系统允许临床医师选择两个级别的正压支持:吸气压力支持(称为 IPAP)和被称为 EPAP 的呼气压力支持(PEEP/CPAP 水平)。因为 BiPAP 模式可通过预设通气频率来辅助患者吸气,因此该模式可应用于低通气以及睡眠期间气道阻塞的患者。

BiPAP 模式对严重通气不足、阻塞性呼吸暂停发作期或两者兼有的患者特别有效,可使呼吸衰竭和高碳酸血症的患者避免接受气管插管或降低拔管后再次插管的可能。使用全脸呼吸面罩时需谨慎,因其可增加误吸及呼吸高浓度二氧化碳的风险。大量的黏稠分泌物及咳嗽无效可能是 BiPAP 的相对禁忌证。

## 呼吸机的使用

### 呼吸机控制设置

护士必须在给患者提供机械通气前掌握如何监测各种类型的呼吸机及不同的呼吸模式,并熟悉控制方法。以下将对不同控制设置及其对护理的影响进行探讨。一些机构中,呼吸治疗师承担全部或部分呼吸机管理职责,但护士仍然需要充分掌握患者的机械通气模式及支持水平。

根据患者反应,必须经常评估呼吸机的设置。常见机械通气的医源性并发症包括过度通气(导致呼吸性碱中毒)和通气不足(导致呼吸性酸中毒或低氧血症)。动脉血气分析(ABG)可确定机械通气的有效性。患有慢性肺部疾病的患者需要应用机械通气来保持相对接近正常的 ABG 值。这意味着没有机械通气的情况下,患者的肺内会保持相对较高浓度的二氧化碳,或低于平均水平的氧合度,或两者兼有。

### 吸入氧浓度

呼吸机可通过内部或外部的氧气分析仪来调节吸入氧浓度($FiO_2$),护士依此把握患者的吸氧浓度。$FiO_2$ 要根据 ABG 值和血氧饱和度来调节。通常,通过调整 $FiO_2$ 来维持患者的血氧饱和度大于 90%(大约相当于 >60mmHg 的氧分压)。$FiO_2$ 大于 60% 超过 24 小时后,需考虑氧中毒的可能。因此,大多数临床医师尝试各种方法以维持 $FiO_2$

在 60% 或更低水平。

## 呼吸频率

大多数呼吸机模式可直接设置每分钟给予患者的呼吸支持次数。护士应经常进行机械通气的评估，包括设置是否适当、患者的反应、呼吸道通畅情况。压力通气模式下，通过调节气体流速来确定吸气持续时间。气流速度越高，达到气道峰值压力越快，吸气时间越短。相反，气流速度越低，吸气时间越长。一个较高的流速可能产生短而浅的吸气，并造成吸入气体量不均匀。

呼吸频率乘以潮气量等于每分钟通气量（RR×VT=MV）。相应地，每分钟通气量决定肺泡通气量。这两个参数是根据二氧化碳分压来调整的。增加每分钟通气量可降低二氧化碳分压；相反，减少每分钟通气量可增加二氧化碳分压。在特殊情况下，需要通气不足或过度换气，例如头部受伤的患者，可能需要呼吸性生物碱以促进脑血管收缩，降低颅内压。该情况下，分别提高潮气量和呼吸频率，通过控制 $PaCO_2$ 以达到呼吸性碱中毒所需的 pH 值。相反，COPD 患者的基础 ABG 值显示二氧化碳分压升高，则不应该过度通气。相对的目标应该为恢复基础二氧化碳分压。需要注意的是，这些患者通常有较重的碳酸负荷，如迅速降低其体内二氧化碳含量可能会导致癫痫发作。为提高患者的舒适度，或呼吸频率过快引起空气滞留导致自动 PEEP 时，需要对呼吸频率进行调整。

## 潮气量

使用容量呼吸机前，临床医生要设定每次呼吸时输送多少毫升的气体。通常潮气量根据患者体重来计算为 10~15ml/kg。研究结果发现，医源性肺损伤（VILI 或 VALI）会发生在潮气量过大时造成肺内高压从而加重原有的肺损伤，因此目前推荐低潮气量（5~8ml/kg）。

## 峰值流量

峰值流量是单位时间的气流速度，表示为升每分钟（L/min）。多数容量呼吸的该参数需要额外设置。如果存在自主 PEEP（由于呼气时间不足），可增加峰值流量以缩短吸气时间，使患者将气体完全呼出。然而，增加峰值流量会增加气体湍流现象，表现为气道压力增加。

## 吸气压力限制

容量循环呼吸机，吸气压力限制（inspiratory pressure limit，IPL）可对呼吸循环中允许的最高压力进行控制。一旦达到高压限制，吸气将终止。因此如果持续达到 IPL，预设的潮气量将停止输送。原因可能由患者咳嗽、分泌物蓄积、呼吸机管路扭曲、气胸、肺顺应性降低或压力限制警报设置太低等引起。IPL 可与 PSV 合用来调整自主呼吸压力，减少呼吸做功。撤机可用 PSV 模式，增加患者自主呼吸做功，从而将 IPL 降至较低水平。

## 呼气末正压

PEEP 控制可调整呼气末存留在肺内的压力。PEEP 和 CPAP 显示在呼吸道压力表或显示屏上。呼吸末，压力值将下降至 PEEP/CPAP 水平，而非降至零（大气压）。如果患者 $PaO_2$ 为 80~100mmHg 或 $FiO_2$ 为 50% 或以下，血流动力学及病情稳定或基本疾病有所改善，可考虑降低 PEEP。为评估 PEEP 的效果，必须要监测 ABG 值、$SaO_2$、肺顺应性以及血流动力学压力（包括心输出量和血压）。改变 PEEP 前需要先测量基准值。PEEP 通常在 $2~5cmH_2O$ 的基础上开始增加。护士应监测患者有无不良反应发生，如低血压和心律失常，如果有，则降低 PEEP。如果患者可以耐受高 PEEP，可稳定在新 PEEP 值下大约 15 分钟，然后重复测量参数。

部分血流动力学监测指标（心输出量、肺动脉压、中心静脉压和肺动脉阻塞压）可在接受 PEEP 呼吸模式的患者呼气末进行测量。通过持续气道监测来精确定位波形上的呼气末位置（图 25-10）。进行血流动力学测量前并不需要停止 PEEP 呼吸支持。如果患者用高水平 PEEP 或转换器的位置与心脏的体表标志点不在一个水平面上，血流动力学测量可能不准确（作为容量状态的指标）。肺动脉插管的位置也应用胸片进行确定。

由于重新建立 PEEP 需要较长时间，期间患者的氧合情况会先恶化再缓慢反弹，因此使用高水平 PEEP 时，要尽可能避免患者与呼吸机的断开。如果患者使用 MRB 来实现氧合，必须配备一个能保证 PEEP 可被正确输入的阀门。嵌入型吸痰装置将有助于预防应对患者进行吸痰而导致的 PEEP 循环阻断。

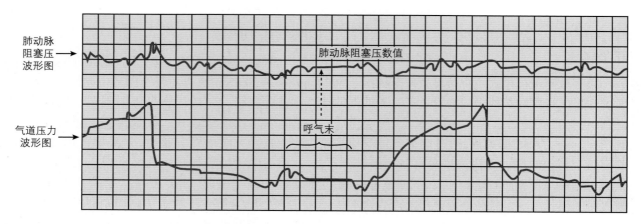

肺动脉阻塞压波形图 →

肺动脉阻塞压数值

气道压力波形图 →

呼气末

**图 25-10** ▲ 用持续性气道压力监测来协助判断呼气末的位置

## 灵敏度

灵敏度功能用来控制患者开始一次吸气时所需要做出的努力,由负吸力来表示。提高灵敏度(则需要较少的负吸力)可减少患者启动一次吸气时的做功。同样,降低敏感度会增加患者启动一次吸气所需的负压量,并增加呼吸做功。

## 对报警作出响应

机械呼吸机用于支持生命,报警系统可及时提示护士异常情况的出现,这点非常重要。警报系统可根据容量和压力的高低进行分类。低压报警提醒患者与呼吸机脱离或输送系统漏气。高压报警提示压力不断上升。电气故障报警是所有呼吸机的必备功能。护士或呼吸治疗师必须对每次呼吸机报警作出响应。报警绝不能被忽视或撤销。一些临床机械通气故障排除指南列于表 25-5。

呼吸机故障是潜在的严重问题。护士或呼吸治疗师需要每 2~4 小时进行一次呼吸机装置检查,周期性的报警说明有设备相关的问题存在。当怀疑设备出现故障时,应给予患者手动通气,其他护士或呼吸治疗师应查找故障原因。如果问题不能及时通过呼吸机调节而纠正,则需要更换机器,对有问题的呼吸机做进一步分析,并请技术人员维修。

## 确保湿度和温度的调节

机械通气避开了人体上呼吸道,丧失了上呼吸道对吸入气体进行加温、湿化的保护机制,因此须通过呼吸机回路中可控制温度的加湿器代为完成。由呼吸机提供的气体通过加湿器加温加湿,可减少隐形的水分流失。多数情况下吸入气的温度与体温大致相同。某些特殊的情况下(严重低温)下,加湿器可提高吸入气的温度。值得注意的是,长时间吸入高温气体会引起气管灼伤。没有水分的加湿器会导致呼吸道干燥、黏液堵塞,并使分泌物的吸出困难。也可以用一种温湿转换器作为人工鼻连接至气道以代替加湿器。

空气通过呼吸机传递给患者时,水凝结在螺纹管内。这些水分被认为是污染的,必须排出,而不能返回到无菌加湿器中。如果水慢慢堆积,呼吸循环中可出现阻力及产生 PEEP。此外,如果湿气在 ETT 附近积聚,水可能会被患者误吸。护士和呼吸治疗师需要共同防止冷凝水积聚,同时要注意加湿器是细菌生长的理想媒介,必须及时消毒处理。各使用单位应在管理条例中说明呼吸回路的更换频率。

## 机械通气的并发症

表框 25-12 中列出了机械通气的可能并发症。尽管随时间推移,所有的并发症都有可能发生,但通过较好的预防措施可将发生率降至最低。

### 误吸

误吸可发生在插管前、插管中或插管后。一旦发生误吸,医院获得性肺炎或急性呼吸窘迫综合征的机会将会增加。可通过采取适当的措施来降低插管后误吸的风险,如保持气管插管的气囊充气状态、抽空胃内容物、通过吸引来缓解腹胀、及时清理口咽部分泌物(特别是在气囊抽气前),并时刻保持患者的床头抬高大于或等于 30°。患

表 25-5　呼吸机故障排除

| 问题 | 可能的原因 | 处理措施 |
|---|---|---|
| 容积或压力报警 | 与患者相关： | |
| | 呼吸机与患者断开 | 重新连接 STAT |
| | | 颈部听诊以判断气管导管（ETT）口周边是否发生泄漏 |
| | 给予的 $V_T$ 丢失 | 再次查看胸片确定 ETT 位置，位置可能过高 |
| | | 检查 $V_T$ 是否通过胸管丢失 |
| | 患者自主呼吸降低 | 评估患者相关原因：检查呼吸频率、动脉血气（$ABG_S$）、上一次的镇静情况 |
| | 肺顺应性增加 | 可能由于分泌物清除或支气管痉挛缓解的原因 |
| | 呼吸机相关的泄漏 | 检查所有管路连接是否有断开，从患者端开始，向加湿器方向检查 |
| | | 检查呼吸机设置的改变 |
| | | （注：如果问题未得到解决，用手动复苏球囊，直至呼吸机问题得到解决） |
| 高压或峰压报警 | 与患者本身相关： | |
| | 肺顺应性降低 | |
| | 动态压力升高 | 给患者吸痰 |
| | | 给予吸入性 β 受体激动剂 |
| | | 若突然发生，评估有无气胸可能 |
| | | 评估胸片的 ETT 位置是否在右主支气管 |
| | | 如果患者与呼吸机对抗或患者咬 ETT 导管，给予镇静 |
| | 静态压力升高 | 评估 ABG 值判断是否缺氧，评估是否液体过量，评估胸片判断是否存在肺不张 |
| | | 听诊呼吸音 |
| | 与呼吸机相关： | |
| | 导管扭曲、打结 | 检查管路 |
| | 导管充满水 | 把管内积水倒入回收器，防止水回流入加湿器 |
| | 患者与呼吸机不同步 | 重新检查灵敏度和峰值流量设置 |
| | | 必要时，提供镇静 / 麻醉 |
| $ABG_S$ 异常 | 与患者本身相关： | |
| 低氧血症 | 分泌物 | 吸引，增加 $FiO_2$ |
| | 疾病病理变化加重 | 评估患者和胸片 |
| | 正向体液平衡 | 评估液体出入量 |
| | 缺氧 | 评估 ABG 值和患者 |
| 低碳酸血症 | 肺顺应性增加 | 评估是否有撤机的潜在可能 |
| | 镇静 | 增加呼吸频率或 $V_T$ 设置 |
| 高碳酸血症 | 疲劳 | |
| | 与呼吸机相关： | |
| 低氧血症 | 吸氧分数偏离正常范围 | 用氧气分析仪对呼吸机进行检查 |
| 低碳酸血症 | 设置不正确 | 降低呼吸频率，$V_T$，或每分钟通气量（MV） |
| 高碳酸血症 | 设置不正确 | 增加呼吸频率，$V_T$，或 MV |
| 加热器报警 | 向加湿器添加冷水 | 等待 |
| | 设置改变 | 复位 |
| | 冷空气吹入加湿器中 | 重新调整空气流动方向 |

| 表框 25-12 | 机械通气并发症 |
| --- | --- |

**气道**
- 误吸
- 分泌物清除率降低
- 呼吸机相关性肺炎

**气管插管**
- 导管扭曲或堵塞
- 梨状隐窝破裂
- 气管狭窄或气管软化
- 主支气管插管伴对侧肺不张
- 气囊失效
- 鼻窦炎
- 中耳炎
- 喉头水肿

**机械**
- 通气不足伴肺不张
- 过度通气与低碳酸血症和呼吸性碱中毒
- 气压伤(气胸或张力性气胸,纵隔气肿,皮下气肿)
- 报警功能关闭
- 报警功能或呼吸机故障
- 雾化或湿化不充分
- 吸入气体过热导致体温过高

**生理**
- 由空气湿化和氯化钠潴留引起的体液过多
- 心脏功能降低、低血压
- 应激性溃疡
- 麻痹性肠梗阻
- 胃扩张
- 饥饿
- 呼吸模式同步困难

者为股静脉置管时应禁止半坐卧位,但可将床头提高 15~20°,将床尾抬高约 30°,保持头低足高卧位。

## 气压伤和气胸

机械通气将空气"泵"入呼吸道填充胸部,在吸气时产生的正压可能会导致气压伤。如果施以 PEEP,压力会增加,并持续于整个呼气期。特别是当 PEEP 大于 10~15cmH$_2$O 时,COPD 患者可自发肺泡破裂或肺大疱破裂,随后漏出的空气在胸膜腔内不断积累,直至肺塌陷。最终,塌陷的肺撞击纵隔,压迫气管及心脏,即所谓的张力性气胸。表框 25-13 列出了张力性气胸的症状和体征。气胸的症状包括极度呼吸困难、低氧血症和突然增加的 PIP、患侧呼吸音降低或消失。但是,接受正压通气的患者可能不会出现该症状,可观察到患者出现气管偏移(至另一边)或突然发生皮下气肿。PIP 可升高,胸内压增高可能会引发呼吸机报警。张力性气胸最严重的表现是低血压和心动过缓,如不及时治疗,可发展为心搏骤停。医生或其他具备相关资质的医疗人员可采用针刺放气的方法降低胸腔压力,直至可以插入胸管。

| 表框 25-13 | 患者安全 |
| --- | --- |

**张力性气胸症状和体征**
- 心动过速
- 呼吸急促
- 躁动
- 出汗
- 气管中线偏移
- 心音低沉
- 受影响的肺区呼吸音消失
- 受影响的肺区叩诊音增强
- 机械通气患者气道峰压升高
- 动脉血氧饱和度(SaO$_2$)或动脉氧分压(PaO$_2$)降低
- 低血压
- 心搏骤停

## 呼吸机相关性肺炎

呼吸机相关性肺炎(ventilator-associated pneumonia,VAP)是位居第二的常见医院获得性感染。气管插管患者的医院获得性肺炎发生率将增加 10 倍,且机械通气的危重患者获 VAP 的风险特别高。导致医院获得性肺炎的因素有口咽部细菌繁殖、胃内细菌繁殖、误吸和肺部防御下降。机械通气、重新插管、自行拔管、鼻胃管的使用和仰卧位是 VAP 的相关危险因素。保持胃内自然胃酸屏障在降低医院获得性肺炎发生率和减少死亡率中起着重要的作用。抗酸剂或组胺(H$_2$)受体阻滞剂可降低胃液酸度(增加碱度),广泛使用可增加患者院内感染的发生概率。这些药物一般用来防止应激性出血,在碱性环境中可能增加上消化道的细菌繁殖。

VAP 定义为有医院获得性肺炎的患者在诊断时已接受机械通气(由 ETF 或气管切开)至少 48 小时。如果胸片显示新的或渐进的,并持续的肺部浸润,应怀疑患者发生 VAP。其他体征和症状包括体温高于 38℃、白细胞增高、新发的脓痰或咳嗽和气体交换受损情况不断恶化。

防止 VAP 的方法有很多。第一是防止病原菌在口咽和胃肠道繁殖。做好基础护理,给患者经口抽吸或通过 ETT 吸痰前要认真洗手并戴手套,这一点非常重要。通过封闭式吸痰器吸痰时也应佩戴手套。此外,危重症患者若口腔卫生较差,则有增加细菌繁殖的风险。因此要为机械通气患者进行口腔护理,如给患者刷牙(至少每 8 小时一次),使用抗菌漱口液和无酒精的口腔清洁剂来清洁口腔,使用水溶性口腔保湿液来保持口腔黏膜的完整性,彻底抽吸口腔及声门下分泌物。氯己定(洗必泰)口腔冲洗液是一种有抗菌作用的

制剂,目前被广泛应用。口腔护理方案应建立在研究和实践证据的基础上,然后再运用于成人重症监护病房。见循证实践要点 25-1。

接收肠内营养的患者,除非有禁忌证,否则应采取半卧位,床头抬高 30°~45° 以降低误吸的风险。除非有禁忌或患者不耐受,长期经鼻放置气管内导管和胃管者(即超过 3 天)应更换为经口放置,以减少患者发生与 VAP 相关的鼻窦炎的风险。鼻窦炎在经鼻插管的患者比较常见,可引起

---

### 循证实践要点 25-1
### 呼吸机相关性肺炎

△ **预期实践**

- 所有接受机械通气患者,以及有高误吸风险的患者(例如意识水平降低,使用肠内营养管),应抬高床头 30°~45°,有病情禁忌者除外(VI级)

- 使用一个在气囊上方背面有开口的 ETT 管,以允许通过持续吸引来排除积聚在声门下区的气道分泌物(VI级)

- 在机械通气期间,无需对呼吸机回路进行例行更换(VI级)

△ **支持证据**

- 气管插管长达 24h 以上的危重患者发生呼吸机相关性肺炎(VAP)的风险增加 6~21 倍,气管插管不超过 24h 的患者发生 VAP 的风险增加 3 倍。其他 VAP 的危险因素包括意识水平下降、床头低平的半卧位或仰卧位、使用 $H_2$ 拮抗剂和抗酸剂,胃扩张、使用胃管或小肠管、肠内营养、创伤或慢性阻塞性肺疾病。临床上每 1 000d 机械通气时间中,有 10~35 例 VAP 病例上报

- 与 VAP 相关的发病率和死亡率很高,其中死亡率为 20%~41%。VAP 的出现将延长机械通气时间、重症监护和住院时间,分别为 4d、4d 和 9d,且每个 VAP 患者耗费超过 11 000 美元的额外费用

- 口咽处和或胃内的液体构成了微型或大型的误吸物,误吸被认为是诱发 VAP 的一个关键因素。患者处于仰卧位和清理 ETT 气囊以上分泌物时可增加肺部误吸的危险

- 有研究显示,与仰卧位相比,床头抬高 30° 或以上可显著减少胃液反流和 VAP 的发生,但是全国调查和文献报告表明在重症监护室中,抬高床头的依从性较差

- 研究表明使用特殊 ETT 来持续负压吸引清理气囊上方积聚的分泌物,可将 VAP 的发生率降低 45%~50%

- 对呼吸机回路更换频率的研究尚未发现延长更换时间可增加 VAP 的发生率

- 国家监管和专家组包括美国护理学院协会呼吸机相关性肺炎实践干预预案(AACN VAP)对降低 VAP 率非常关键

---

**AACN 的证据等级**

**A 级**　定量研究的 meta 分析或定性研究的 meta 整合,其结果一致地支持某个特定的行为、干预或治疗

**B 级**　设计良好的对照研究,其结果一致地支持某个特定的行为、干预或治疗

**C 级**　定性研究、描述性或相关性研究、整合性综述、系统综述或结果不一致的随机对照试验

**D 级**　有临床研究建议支持且经过同行评议的专业机构标准

**E 级**　多个案例报告、基于理论的专家观点或经过同行评议但无临床研究支持的专业机构标准

**M 级**　仅仅是制造商的推荐

菌血症和败血症。患者出现鼻窦炎的体征时(发热，流脓性鼻涕)必须立即报告医生。最后，使用 ETT 时可为 CASS 提供一个连接端口，可防止在插管的第一周发生 VAP，其可以减少 VAP 的总发病率，但对死亡率或生存时间没有影响。CASS ETT 的应用对象是可能需要长期接受机械通气的患者。

许多机构发表了标准化的呼吸机操作规范，其内容涵盖了对胃肠道的保护和深静脉血栓的预防、鼓励患者下床活动、常规口腔护理、保持床头抬高 30°~45°，这些操作规范在大范围内降低了 VAP 的发病率，因此应将这些内容整合到机械通气患者护理中，成为护理计划的组成部分。

## 心输出量减少

心输出量减少会以低血压的形式表现出来，在机械通气的初始时期即可观察到。虽然这往往是由于使用气管插管相关的药物(麻醉剂、镇静剂和 NMB 药都会降低血压)所致，但最主要的原因是正压通气对胸部的影响导致交感神经紧张性下降和静脉回流减少。除了低血压，其他体征和症状包括不明原因的烦躁、意识水平降低、尿量减少、外周脉搏微弱、毛细血管再充盈缓慢、面色苍白、乏力以及胸痛。可用补液纠正低血容量来治疗低血压，有时还需要用升压药。

## 体液失衡

位于右心房的迷走神经感受器感受到心脏静脉回流减少，血容量减少刺激垂体后叶释放抗利尿剂激素。心输出量减少导致尿量减少，进而刺激肾素 - 血管紧张素 - 醛固酮反应来进行代偿。机械通气患者可能出现血流动力学不稳定的情况，需要大量液体复苏，患者可出现，包括肢体、巩膜和面部的广泛水肿。

## 与卧床相关的并发症

许多与机械通气患者发病率和死亡率相关的并发症与卧床有关。这些并发症包括肌肉萎缩和肌无力、肢体挛缩、皮肤完整性受损、肺炎和深静脉血栓形成，可导致肺栓塞，便秘和肠梗阻。

## 肠胃问题

机械通气相关的胃肠并发症包括腹胀(吞咽空气)，运动不足和肠梗阻(静止不动和使用麻醉性镇痛药)，呕吐及缺乏正常的营养摄入导致的肠

黏膜破损。破损的肠黏膜使细菌从肠道进入血液循环，使无法肠内进食的患者增加了菌血症的风险。腹胀会对膈肌产生压力进一步使膈肌发生移位，因此应维持相对规律的肠道排泄以防止腹胀。

许多机械通气患者因慢性疾病而营养不良。研究证明，临床饥饿的许多副作用可导致肺部并发症和死亡，见表框 25-14。创伤和危重患者可通过向胃内和肠内插入纤细的肠胃管或 Salemsump 管在早期即开始给予早期肠内营养。纤细的孔肠胃管的优点是舒适，放置在幽门后位置，可以更快实现肠内营养的目标。

| 表框 25-14 　临床性饥饿的副作用 |
| --- |
| • 呼吸肌萎缩 |
| • 蛋白含量下降 |
| • 白蛋白减少 |
| • 细胞介导免疫能力降低 |
| • 表面活性物质产生减少 |
| • 呼吸道上皮细胞复制减少 |
| • 三磷酸腺苷在细胞内消耗 |
| • 细胞氧合受损 |
| • 呼吸中枢抑制 |

## 肌无力

呼吸肌和其他的肌肉一样，长期卧床将丧失反应性甚至可能导致长期废用性萎缩。使用呼吸机时，尤其使用肌肉松弛剂、重度镇静或两者同时使用时，机械通气患者的呼吸肌并不工作(除被动运动以外)。呼吸机撤机前，增强呼吸肌的运动和力量是必需的。尤其皮质类固醇与 NMB 剂联合用药的患者以及伴有多器官衰竭、败血症和 ARDS 患者，患"危重症肌病"的风险更大。

肌肉疲劳后也会出现肌无力。这些需要常规机械通气支持的患者通常具有一个及以上原因可导致的呼吸做功增加，包括二氧化碳潴留、生理性死腔(非气体交换的空气通道)，或两者兼有；肺顺应性下降；气道阻力增加，如支气管痉挛或分泌物黏稠。当呼吸做功超过已经较虚弱的肌肉所能承受的能力时，患者则开始出现使用呼吸肌的低效应性异常呼吸。往往发生在长时间机械通气后撤机的过程中。此时，可恢复机械通气支持以缓解呼吸肌疲劳，但可能会增加肌肉萎缩的风险。撤机期间，膈肌也需要足够的钙、镁和磷等电解质以保证其正常功能，因此护士应每天监测患者电解

质情况,以确保膈肌运动所必需的电解质保持在正常水平。

## 评估和管理

机械通气的患者需要给予一级护理。护士工作最重要的贡献是降低成本、减少住院天数及死亡率,并通过实施干预措施,防止或减少并发症的发生。因为机械通气是支持性治疗,而不以治愈为目的,因此应重点提倡机械通气患者的整体护理。护士须与医疗团队的每个成员有效地沟通,以达到预期治疗效果。表框 25-15 总结了需要通气支持患者的护理诊断。表框 25-16 总结了机械通气患者的护理干预措施。本章节下面将讨论实施呼吸机、人工气道等与机械通气相关护理所必须的专门护理知识和技能。

| 表框 25-15 / 护理诊断示例 |
| --- |
| • 应对无效 |
| • 体液过多 |
| • 气体交换受损 |
| • 低效性呼吸型态 |
| • 清理呼吸道无效 |
| • 外周组织灌注无效 |
| • 有心脏组织灌注增加的危险 |
| • 体像紊乱　与插管或气管切开有关 |
| • 有感染的危险 |
| • 有活动无耐力的危险 |
| • 焦虑 |
| • 有误吸的危险 |
| • 床上活动障碍 |
| • 睡眠剥夺 |
| • 呼吸机依赖 |

| 表框 25-16 / 机械通气患者的人机协同护理指南 | |
| --- | --- |
| **转归** | **干预措施** |
| **氧合 / 通气** | |
| 维持气道通畅,肺部听诊无杂音<br>患者无肺不张的表现<br>压力的峰值,平均值和平台值在正常范围内<br>ABG 值在正常范围内 | • 每 2~4h 及必要时听诊呼吸音<br>• 如有啰音、咳嗽或氧饱和度下降时按需吸痰<br>• 每次吸痰前后,充分给氧以及过度通气<br>• 每 1~2h,监测气道压力<br>• 吸痰后监测气道压力<br>• 遵医嘱给予支气管扩张剂和痰液溶解剂<br>• 依据临床检查或胸片结果实施胸部理疗<br>• 每 2h 给患者翻身一次<br>• 根据临床情况,考虑运动疗法或采取俯卧位<br>• 患者病情稳定时,让患者从床转移到椅子上或站立位<br>• 监测脉搏血氧饱和度和呼气末 $CO_2$ 分压（$ETCO_2$）<br>• 根据监测数据、患者病情或撤机原则来监测 ABG 值 |
| **循环 / 灌注** | |
| 机械通气时,血压、心率、心输出量、中心静脉压和肺动脉压力保持稳定 | • 正压通气初期,评估其对血流动力学指标影响（如,潜在的静脉回流减少与心输出量减少）<br>• 监测因低氧血症引起的心律失常相关心电图变化<br>• 评估呼吸机参数设置变化（吸气压力,$V_T$,PEEP,$FiO_2$）,对血流动力学和氧合参数的影响<br>• 遵医嘱给予补充容量以维持前负荷 |
| **体液 / 电解质** | |
| 出入量（intake and output,I & O）平衡<br>电解质浓度在正常范围内。 | • 通过临床检查、听诊、肺分泌物的黏度和量,监测患者水代谢平衡状况<br>• 通过评估患者体重、总出入量、尿比重或血浆渗透压,以评估体液平衡情况。<br>• 遵医嘱,补充电解质（静脉注射或肠内） |
| **活动** | |
| 患者保持 / 恢复基本活动功能、能够自理<br>可进行关节活动 | • 与理疗师 / 职业治疗师协作,鼓励患者努力参与,增加活动度<br>• 逐步增加活动,尽快让患者坐在椅子上,站在床边,在帮助下走动<br>• 每班都应协助患者进行主动或被动的四肢运动<br>• 用枕头或夹板辅助器具保持患者的四肢处于功能位 |

| 表框 25-16 | 机械通气患者的人机协同护理指南（续） |
|---|---|
| **转归** | **干预措施** |

**安全**

| 维持 ETT 在适当的位置 | • 牢固地稳定 ETT 位置,为达到最好效果可咨询专业呼吸治疗师 |
|---|---|
| 维持 ETT 气囊充气正常 | • 观察并记录 ETT 导管在嘴唇或牙齿处的位置即"厘米"值 |
| 呼吸机报警系统保持激活状态 | • 依据各医院的规定使用患者自我保护装置或镇静 |
| | • 每日摄胸片以评估 ETT 导管的位置(通过看片子或报告) |
| | • 保持呼吸道急救设备和 MRB 处于备用状态,每班检查 |
| | • 使用最小封闭压力或通过压力表检测压力是否 <25mmHg 以进行气囊充气 |
| | • 按需及每班都监测气囊充气 / 漏气情况 |
| | • 保护气囊以防损坏 |
| | • 每 4h(至少)或根据各医院规定,检查呼吸机参数设置和报警设置 |

**皮肤完整性**

| 患者无皮肤破损的迹象 | • 至少每班评估和记录皮肤的完整性 |
|---|---|
| | • 每 2h 帮助患者翻身一次,反复评估骨突处是否有长时间受压的迹象 |
| | • 当患者从床移动到椅子上后,至少每小时缓解患者坐位时的受压部位皮肤压力 |
| | • 从手腕取下约束具,并根据各医院规定的时间检查皮肤情况 |

**营养**

| 营养摄入是否满足基本代谢需要 (例如,以基础能量消耗公式为 依据) | • 咨询营养师关于代谢需求的评估和建议 |
|---|---|
| | • 通过肠道或肠道外喂养,提供早期营养支持 |
| | • 监测每日实际的营养摄入,并计算出入量 |
| 患者建立定时排便的规律 | • 每日给患者称体重 |
| | • 遵医嘱,给予规律肠道排泄的药物,同时保证充足的水合 |

**舒适 / 镇痛**

| 在机械通气时,患者能够充分缓解 不适 / 疼痛 | • 记录疼痛评估结果,在可能的情况下,采用数字疼痛评分或类似的评分工具 |
|---|---|
| | • 适当镇痛,记录每次用药的效果 |
| | • 防止拉扯或碾压通气导管、气管内插管或气管造口插管 |
| | • 每 1~2h 给予口腔护理、口咽部吸痰,并按需湿润患者嘴唇;按计划每日至少刷牙三次,用 抑菌液冲洗两次,评估口腔一次 |
| | • 遵医嘱使用镇静剂 |

**心理社会状况**

| 患者参与自我护理并决定自己的 日 常 生 活(activities of daily living,ADL)(例如,翻身、洗澡) | • 鼓励患者床上活动,并尝试满足其舒适 / 卫生需求 |
|---|---|
| | • 根据患者情况,安排每日洗澡、下床、治疗等计划 |
| | • 为患者提供笔记和可视化工具,以方便沟通 |
| 患者与医疗服务人员及探访者沟 通 | • 鼓励探访者用正常的声音与患者进行话题交流 |
| | • 指导探访者帮助患者活动和进行一些简单的护理操作,以方便互动交流 |

**宣教 / 出院计划**

| 患者在理解机械通气使用原因基 础上与呼吸机协同配合 | • 从以下方面给予患者 / 重要关系人讲解: |
|---|---|
| | • 使用机械通气的原因 |
| 评估潜在的出院需求 | • 吸痰、气管护理、CPT 等操作 |
| | • 撤机和拔管的计划和进度 |
| | • 社会工作者早期参与以了解患者的需求、资源和支持系统状况 |

## 气管插管护理

为防止气管插管移动、移位或意外拔管,必须将 ETT 进行牢固的固定。可用胶带或厂家自配的固定装置来进行固定。通常需每隔 1~2 天、胶带污染或插管出现安全隐患时重新固定 ETT。经口气管插管的患者,ETT 的位置应当从一侧变换到另一侧,以便于口腔护理,并预防嘴唇、口腔和舌受压、坏死。频繁更换固定胶带可使皮肤脆弱的患者或长期插管的患者出现皮肤破损。针对以上情况或者胡须较多的患者可用 Twill 带取代普通的胶带,两个人一起完成操作,防止气管插管意外脱落,重新固定后要与之前的气管插管位置相比较。ETT 的位置在插管完成后应拍片验证。记录嘴唇 / 齿或鼻孔处的导管的刻度。每次接班要检查该位置是否有变化。重新固定导管后,通过把嘴唇 / 牙齿或鼻孔位置的刻度与上一次的数据作比较,以再次确认导管的位置。放置口内牙垫可以防止患者咬气管插管,并防止由此导致的气流通道变小或气管插管移位。使用旋转接头(连接气管插管与呼吸机)并将管路固定在床上,避免移动患者时 ETT 发生移位。使用牙垫时,口腔检查和卫生是极为重要。

持续咳嗽说明 ETT 可能已移位到气管隆嵴处,需要将气管插管恢复到适宜的水平。注意保护导管气囊以免意外破裂。气囊破裂或黏液栓子可导致 ETT 闭塞,此时通常需要重新插管。无论何种原因导致患者过早拔管,都必须保持气道通畅,可通过应用 MRB 和面罩来维持患者的氧合和通气,直到再次插管完成。

## 气管切开护理

如果患者需要长期机械通气,为预防气管插管并发症,如气管狭窄和声带麻痹,需将气管插管更换为气管切开。即长期机械通气的最佳方案为气管切开后置管。过去的做法是:如果使用机械通气超过 11 天,最多不超过 21 天,需进行气管切开。目前要求气管插管后 72 小时即行气管切开术。早期实施气管切开术(如使用呼吸机 3~7 天后)有利于早期撤机,尤其是合并多种疾病、撤机困难、创伤或有与长期使用人工气道相关的神经系统疾病的情况。气管切开术还可增加转移患者时患者的舒适度和安全性,并缩短呼吸机撤机时间。除长期机械通气,气管切开术的适应证还包括上呼吸道阻塞、过敏性气道水肿、插管失败、多次插管(有较高的并发症风险)、出现与气管插管相关的并发症、保护性反射缺失、家庭护理环境无法进行 ETT 插管的情况(例如面部外伤,颈椎骨折)以及改善患者的舒适度。

气管切开术与气管插管相比的优点包括撤机更快(由于无效腔减少,因此至少能快一些)、患者的舒适度增加、患者沟通能力增强以及可经口进食。气管切开是将导管插入气管,从而绕过口、上呼吸道和声门,可降低气道阻力和阻塞的问题。

气管切开也有缺点,如出血、感染、气胸。作为一个手术操作,本身具有风险。表框 25-17 总

结了气管切开术的并发症。最严重的并发症是破坏无名动脉导致出血。如果出血,可以通过气囊过度充气来尝试控制出血,直到可以实施紧急手术。床旁经皮气管切开术采用的是渐进式扩张技术,由于该方式比外科手术气管切开实施得早,因此可降低发病率和手术成本。虽然死亡风险没有明显的差异,但研究发现,早期气管切开可以减少呼吸机使用天数。与外科手术气管切开相比,感染率和出血发生率较低。

---

**表框 25-17　患者安全**

**气管切开术的并发症**

- 气管切开处急性出血
- 空气栓塞
- 误吸
- 气管狭窄
- 侵入到无名动脉导致渗血
- 气管套管的气囊失效
- 喉上神经损伤
- 气管套管堵塞
- 气胸
- 皮下和纵隔气肿
- 吞咽功能障碍
- 气管食管瘘
- 感染
- 意外拔管伴气道损伤
- 套管位置异常(不在气管)
- 声音微弱 / 声音嘶哑

---

护理气管切开术后患者时,护士可通过与患者的互动交流来评估是否发生并发症。正确固定气管套管可降低套管在气道内的活动,减少气管壁或喉的摩擦损伤。调节气囊压力以维持呼吸机不漏气时的最小气囊压力,以降低由气管壁压力过大导致组织损坏的风险。气管套管必须牢固固定。呼吸机导管应足够长以确保患者活动时不牵拉气管切开处且便于医疗护理操作。气管切开处连接旋转接头,不管有没有弯曲管道,可在患者使用呼吸机辅助呼吸时减小气管切开处的张力。意识模糊或躁动的患者很容易自行拔管,因此需要使用约束带以防止患者意外拔管。向患者介绍人工气道的必要性,并在采取约束措施前进行疼痛控制和镇静。如果需要约束患者,必须先获得医生的医嘱,并根据需要定期检查。护士应密切监测患者是否出现潜在的损害,经常检查血液循环情况,并定期松解约束。

气管切开术后的护理包括经常更换气管套

管固定带和敷料,但在气管切开术后早期,至少24~48 小时内不能更换固定带,确保该处得到足够时间止血。无论是经皮或外科气管切开术的缝合线都要留在原位 48~72 小时或甚至长达 1 周(根据各医院规定)以防止套管脱落。与 ETT 重新固定一样,更换气管切开处套管的固定带应由两个人共同完成。固定带应松紧适当,能够在固定带和皮肤间放入 1~2 个手指,即达到最小活动度又可保证患者舒适。必须保持气管切开套管处于中线位置,以防止其对周围组织产生压力。切口处用经过对半稀释的过氧化氢进行消毒,然后用无菌生理盐水溶液冲洗,并观察伤口愈合、出血和感染等情况。如果使用每日更换的一次性内套管,则没有必要常规进行内套管的清洁或更换。气管切开术后的常规护理包括至少每 8~12 小时或按需清洁气管切开部位、每日更换内套管(或根据医院规定)、按需更换污染的气管套管固定带,并逐步过渡到日常及按需常规护理。在气管切开术后 7~10 天或者分泌物和气管切开引流极少时可延长常规护理的时间间隔。同时要注意,气管切开术后的常规护理属于无菌操作。

如果气管切开置管后 7 天内发生意外拔管,若实施紧急气管切开再插管不安全时,可考虑给患者 ETT 插管。床旁应常规放置闭塞装置和一个全新、适当尺寸的气管套管,如果发生意外拔管时,应立即通过闭塞器来更换新套管。

### 导管气囊压力监测

护士每次换班都要进行导管气囊压力监测,以防止过度充气和对气管壁黏膜压力过大导致气管狭窄等并发症。使用呼吸机的患者,最佳压力为不减少吸入气体量的最小压力,生理上约 20~30mmHg 的压力可以中断气管黏膜上的毛细血管循环。如果怀疑气囊漏气,在颈部听诊时可闻及气体逸出气囊的声音,由此可判断密封情况。

一种气囊充气的方法称为最小阻塞容积。吸气期将空气缓慢注入气囊,同时在气管处进行听诊,如发生空气泄漏产生的粗糙"吱"声消失,说明已达到最小阻塞容积,即导管气囊恰好阻塞气道而无过剩压力,此时无需注入更多空气。在 ICU,最好用压力计测量气囊的压力,压力计可连接到 ETT 气囊以获得读数,最佳压力应为 20~25mmHg。如果在这个压力水平上仍漏气,可通过气道的缓慢重新定位 ETT 管来解决。必要时

更换成更大或更长的 ETT 管以提高压力来密封气道。每 6~8 小时评估气囊压力,可预防漏气时发生声门下分泌物误吸。每次发现气囊漏气,应通知医疗团队和呼吸治疗专家。反复的气囊漏气可能提示需要用更长或更大尺寸的套管进行通气。

### 出院计划和患者宣教

必须对带有气管切开造口置管出院的患者做好出院计划。因为良好的气管切开术后护理可促进造口愈合、预防感染、保持呼吸道通畅并增加患者的舒适度。

教会患者及其照顾者气管切口护理方法,使患者能够独立和自我照护是出院宣教的重要组成部分。宣教过程中应对操作相关问题进行沟通并且反复确认其掌握程度,以此减少焦虑,增强合作。

### 营养支持

呼吸肌像其他身体肌肉一样,需要能量来维持工作。如果不能满足能量需求,出现肌肉疲劳可导致呼吸肌共济失调和潮气量减少。低镁血症和低磷血症是由于三磷酸腺苷耗尽所致,是肌肉疲劳的指征。必须纠正电解质失衡,并在呼吸机撤机时每天监测最佳的肌肉功能。长期饥饿的情况下,身体将开始消耗肋间肌和膈肌以供能。

危重患者的代谢需求比正常人高得多。由于医院内活动和治疗有关的应激,患者的基本热量需求通常可增加 25%。充足营养是机械通气撤机的前提条件,营养支持应尽早供给。如果胃肠道功能完好,应首选肠内营养,可以通过一个小口径的管饲提供。

管饲喂养初期要缓慢,密切监测血糖和电解质水平。护士观察患者有无不耐受的征象,如腹泻和高渗性脱水。如果患者能耐受喂养,逐渐增加喂养的速率,直到达到目标速率。如果管饲喂养不能耐受,应考虑胃肠外静脉输入营养液(第 40 章)。

长期机械通气的患者通常每天需要额外的蛋白质和能量。如有条件,代谢测定(也称为间接量热法)或 24 小时尿氮测定可以评估个体营养需求。前白蛋白监测可评价患者的近期营养状态。营养专家提供的危重患者的热量需求是有意义的。

### 眼部护理

机械通气患者的眼部护理非常重要。ICU 的许多患者都处于昏睡、镇静或药物麻醉状态,因此

已经失去瞬目反射或完全闭合眼睑的能力,可能会导致角膜干燥和溃疡。

几乎没有研究结果支持一种眼部护理方法优于另一种方法。目前的眼部护理手段包括用涂润剂或软膏、粘住眼睑、用眼罩或使用保湿镜。眼部护理应合理安排,以满足 24 小时需要,而非按需护理。机械通气患者常见巩膜水肿,可通过抬高床头来帮助减轻巩膜水肿。

## 口腔护理

所有机械通气患者都应经常进行口腔护理。见循证实践要点 25-2。口腔护理不仅可以增加

---

### 循证实践要点 25-2
### 存在呼吸机相关性肺炎风险的患者的口腔护理

△ 预期实践

- 对重症监护和急诊环境下的 VAP 高风险患者,制订并实施全面的口腔护理计划
  - 至少每日两次刷牙、牙龈和舌头,使用儿童或成人的软牙刷(E 级)
  - 每 2~4 小时,湿润口腔黏膜和嘴唇
  - 接受心脏手术的成年患者,在围手术期,每日两次用葡萄糖酸氯己定(0.12%)口腔冲洗(D 级)
  - 目前,不建议在其他人群中常规使用口服葡萄糖酸氯己定(0.12%)

△ 支持证据

- 口咽部细菌繁殖是引发医院内肺炎的关键因素。牙菌斑中潜在的致病细菌是感染源之一,已有研究证实是导致 VAP 原因之一。牙菌斑为微生物提供了生长环境,并附着在牙齿表面或黏附其他微生物。这些微生物或致病菌发生易位并在肺内繁殖,这可能会导致VAP。牙菌斑可以通过刷牙除去
  - 美国牙医协会建议:健康人刷牙每天两次,以除去牙齿表面所有的牙菌斑,但是对危重患者尚无相关建议
  - 根据口腔护理操作规范(用儿童牙刷刷牙,漱口水和保湿胶)可减少口腔感染,改善口腔健康
- 心脏手术的患者气管插管前及手术后用洗必泰漱口,可减少呼吸道感染,并可降低气管插管超过 24 小时的患者获得医院获得性肺炎的机会。然而,在多种 ICU 人群中测试洗必泰对口腔健康的作用时,尚未发现 VAP 死亡率和住院时间存在区别。虽然使用洗必泰会使 VAP 致病病原体在口咽繁殖减少,然而其疗效不足以减少呼吸道感染的发生率。2005年的一项有关洗必泰的 meta 分析发现,使用洗必泰没有显著降低医院获得性肺炎的发生

率,也没有改变死亡率。CDC(美国疾病控制和预防中心)指南推荐仅在接受心脏手术的围手术期的成年患者使用洗必泰;不建议在其他危重人群常规使用
- 对大量护理干预进行的研究中包括了口腔护理。研究表明,联合使用多种干预措施可减少院内呼吸道感染的概率。然而,口腔护理作用的结果无法确定
  - 除了刷牙,每 2~4 小时应提供口腔黏膜和嘴唇的口腔保湿,也是一个常用的口腔护理方案
- 迄今为止,除了洗必泰的相关研究,目前已经开展了有效控制易感人群的口腔健康的大型临床实验,并已有相关文献报道。但是针对口腔护理前后的感染率变化的研究结果较少发表在正规的期刊上,一些研究表明其正性作用。然而,口腔护理对减少医院获得性肺炎中的作用并没有明确的实验结论支持,这也可能是病房中的其他影响因素对护理干预效果产生了影响

---

AACN 的证据等级

- **A 级**　定量研究的 meta 分析或定性研究的meta 整合,其结果一致地支持某个特定的行为、干预或治疗
- **B 级**　设计良好的对照研究,其结果一致地支持某个特定的行为、干预或治疗
- **C 级**　定性研究、描述性或相关性研究、整合性综述、系统综述或结果不一致的随机对照试验
- **D 级**　有临床研究建议支持且经过同行评议的专业机构标准
- **E 级**　多个案例报告、基于理论的专家观点或经过同行评议但无临床研究支持的专业机构标准
- **M 级**　仅仅是制造商的推荐

舒适度,而且还可保证口咽黏膜的完整性。完整的口腔黏膜有助于预防感染,减少引发 VAP 的微生物繁殖。正如在 VAP 讨论部分中指出,循证研究的结果支持对机械通气患者进行常规口腔护理可预防 VAP 的观点。护理技能手册,为有牙或无牙患者以及无行为能力的患者提供口腔护理指南。然而,这些一般的口腔护理操作标准不适用于 ETT 患者,也不能帮助预防 VAP。目前,针对机械通气患者口腔护理的文献提出的护理意见包括每 2 小时、4 小时、8 小时进行干预,进行刷牙、口腔及声门下吸痰、口腔保湿和口腔冲洗。CDC 建议,每个 ICU 都应建立一套完整的口腔护理操作流程,并用抗菌漱口液冲洗防止口腔细菌繁殖。目前仍需进一步研究的内容有口腔护理的最佳频率、口腔冲洗产品的类型以及为成年机械通气患者进行口腔护理所需要的用具等。把口腔护理指南作为 VAP 预防的一部分,通过护士教育和操作方法的完善,监测口腔护理和预防 VAP 方案的效果,进行持续的质量改进,有助于减少 VAP。每个 ICU 可回顾本科室的口腔护理操作规范,或参考最新的循证研究结果以及现有的规范制订一个新的操作规范。ICU 的口腔护理操作规范应根据 AACN 危重症患者口腔护理实践警示中的要求而定。建议操作规范中应包括以下内容:

1. 每天和每次清洗时,进行系统的口腔黏膜评估。

2. 每次护理干预前后应洗手。

3. 每 8 小时常规刷牙,以去除牙菌斑。

4. 每 2 小时按需清洁口腔。

5. 每 8 小时或 12 小时使用不含酒精的或抗菌(洗必泰)液含漱,以减少口咽部细菌繁殖。

6. 口腔和声门下吸痰,以减少误吸的风险,并每 8 小时或 24 小时更换吸痰装置。

7. 用水溶性唇部保湿霜,防止黏膜干燥并保持口腔黏膜的完整性。

目前可购买到可盖住扁桃体尖端进行吸引的吸痰管、带吸引功能的牙刷,以及为防止污染独立包装的牙膏。

## 心理护理

ICU 中机械通气患者承受着较大的身体和精神压力。心理压力可以由睡眠剥夺、感觉过度刺激、熟悉的感觉剥夺、疼痛、恐惧、沟通障碍和常用药物导致。通常情况下,机械通气治疗似乎缺乏人道精神。

无助感和失控感对患者来说是非常痛苦的经历。患者会试图通过不断提出要求或表现出其他的"不恰当"的行为以得到一些控制感。如果患者没有能力通过应对机制处理压力,其可能会出现抑郁、冷漠、缺乏感情沟通等反应,这些反应会加剧患者的精神问题或药物、酒精滥用。

机械辅助通气会使原发性呼吸障碍患者产生心理依赖。如果患者多年以来第一次获得足够的氧气,满足了其代谢的需要,患者不再需要为获取空气而奋力挣扎,其可能将不愿意放弃使用呼吸机,撤机对于患者而言压力很大。实施护理措施以提供安静的睡眠时间、精神科会诊以及替代疗法,如音乐或按摩,鼓励家庭支持,对紧张的患者都是有利的。可让机械通气的患者脱离呼吸机的范围,坐在椅子上,并使用 MRB 协助患者活动以改善精神状态。宠物治疗、家人和朋友来访及做好日程计划,可使长期机械通气的患者有目标可循。当医疗计划允许时,恢复常用精神药物,特别是抗抑郁或其他精神紊乱的药物是必不可少的。

## 促进交流

许多干预措施可以促进与气管插管或气管切开患者的沟通。评估患者沟通能力前,为患者提供眼镜或助听器(如需要)。工作人员详细解释各种相关的操作程序可以帮助患者减少压力。护理人员可通过语言和非语言方法沟通。非语言交流可包括手语、手势或唇读。如果患者无法使用这些形式的非语言沟通,可利用一些辅助设备,如铅笔和纸,剪贴板或干擦板,图片或字母板,电子通讯板,甚至电脑。

一旦患者撤离呼吸机并能耐受气管颈环,气管切开患者即可通过使用气管套管帽或发声阀门阻塞气管造口管来讲话。只要气囊没有充气,气管切开处周围的空气就可通到声带。拔管前 24~48 小时,可以封闭气管切开造口,让患者尝试呼吸和说话。气管套管帽是用于检验患者呼吸道保护功能的最终方法。另两个可选择的设备是 Passy-Muir 阀和 Shiley 讲话阀。Passy-Muir 阀和 Shiley 讲话阀是单向阀门,允许空气吸气时进入,呼气时关闭,使空气经过声带流出。这些阀门具有侧端开口可以连接氧气管,加湿后的空气从气管切开项圈处提供氧气支持。应持续使用气管颈环,以防止分泌物的蓄积和呼吸道黏膜干燥。睡眠时不应使用讲话阀,以防止气囊未充气而导致误吸。患者分泌物较多则有阀门阻塞的风险,应密切监测这些阀的使用效果和功能。此外,存在高误吸风险的患者,尤其那些咽喉功能障碍的患者,应在使用这些装置前仔细评估。各种类型的阀门均比较昂贵,护士应将这些阀存放在特定容器中,并明确标明患者名字以便进行保管。还应教会患者通过咳嗽去除阀门过多的痰液,并在重新使用前清洗阀门。对于使用讲话阀的气管切开患者,由于讲话前必须使气囊先放气,因此会增加误吸的风险。

## 家庭护理

家庭成员必然面对一个陌生的环境、一个病危的亲人以及疾病带来的经济压力。因此护理支持包括让家庭成员熟悉环境,告知有关的探视规定,并经常提供患者的病情进展情况。

研究表明,住院期间亲人探访次数的增加有利于提高患者的治疗效果。基于这些发现以及为提高患者及家属的满意度,许多重症监护病房已经制订开放性探视政策,增加了家庭成员参与患者护理的参与度。危重患者,特别老年患者从开放探视中受益最多,而积极的沟通也有益于家庭成员的决策。护士逐渐认识到家人探访对患者的重要性。在进行侵入性操作或在抢救中,患者家庭成员在场会有积极效果。研究显示,家庭成员和照顾人员也认为在现场参与护理是有益的。

护士应与患者和家属建立开放性的沟通,积极主动地安排探视,并提供家庭成员有关患者的信息。护士应对患者加强精神和文化支持,协调家庭沟通,对探视者进行护理宣教,并与家庭成员沟通协助其应对和减轻压力。自由探视政策和灵活适应患者及家属需求的健康保健体系成为一个有利于康复的环境,并进一步鼓励家属成为护理计划中的参与者。

## 机械通气撤机

机械通气开始后,就要开始计划如何让机械通气患者撤机。实现这一目标的过程包括纠正引起呼吸衰竭的原因、防止并发症、恢复或维持生理和心理的功能状态。患者大体可分为两类:需要短期通气者(3 天或更短)和需要长期通气者(超过 3 天)。

应每天对患者进行评估,通过自主呼吸试验来判断呼吸机撤离的时机。表框 25-18 和 25-19 分别总结了短期通气和长期通气患者的撤机指征。评估非常重要,可以在开始撤机试验前了解撤机问题。预测撤机时,提倡使用多种撤离指数,一些是呼吸功能特有的,如肌力和肌耐力(如负压吸气(NIP)、PEP 撤离指数或浅快呼吸指数,即频率和潮气量的比值)。另一些是综合指数,即影响能否撤机的其他生理因素。这些因素中有许多不能通过单个因素直接判断,通常可凭借其中几个因素来评估能否撤机。

除关于撤机指征的争论,最优的撤机方式也存在争论且缺乏证据。一些医生认为应维持完全呼吸机支持直到开始撤机试验,另外有一些医师提倡渐进性增加频率和持续时间的间断撤机试验。渐进撤机法的优点如下:(1)随着时间延长,部分通气患者比完全通气患者使用的压力和通气量水平较低,因此可以降低发生并发症的风险;(2)撤机过程患者需要进行呼吸锻炼,从而减少不适感和呼吸肌的萎缩。

膈肌和辅助呼吸肌做功都依赖于肌耐力和肌力。膈肌收缩的有效性由肌纤维静息长度和收缩速度共同决定,膈肌静息位置的改变所产生的生理变化对以上两个因素影响很大。COPD 患者,膈肌静息长度短(收缩力弱),且膈肌肿胀、腹水或病理性肥胖可导致膈肌收缩时压迫腹腔内容物。反应性气道疾病可增加气流阻力,增加呼吸肌工作负荷。以上异常情况均可导致呼吸肌的明显疲乏和呼吸窘迫。

呼吸肌疲乏会阻碍撤机,可能需要 24 小时的完全休息才能使疲乏的呼吸肌得到缓解(机械通气承担了患者所有的呼吸做功)。因此,常在夜间增加呼吸机支持来保证休息,任何"休息"模式只要可使患者呼吸频率小于 20 次 /min 均可达到休息目的。目的是促进和模拟人类睡眠 - 休息周期中出现的正常呼吸频率下降和呼吸做功减少的状态。较新的呼吸机模式,例如 APRV,在逐渐减少呼吸支持与增加患者呼吸做功方面非常有效。

如果出现疲乏或呼吸窘迫征象,则需要停止撤机试验。撤机耐力标准和观察总结在表框 25-18 和表框 25-19。在理疗和活动时,监测患者是否疲乏非常关键,包括辅助呼吸肌的使用,呼吸频率增加和氧饱和度降低,这都提示呼吸肌疲乏。长期机械通气的患者应给予积极的理疗和活动来改善肌肉状态和增加肌肉力量。撤机过程中应当限制使用镇静剂和麻醉剂,只有在明显需要药物治疗来控制疼痛或焦虑时才能使用。老年患者撤离呼吸机的特殊注意事项见表框 25-20。

| 表框 25-18 | 短期机械通气的撤机指征 |
| --- | --- |

患者通常在手术或其他操作过程中进行选择性气管插管或在与基础肺疾病或创伤有关的呼吸窘迫时导致紧急气管插管。其他插管常见原因有,因气道水肿而行气道保护(如由急性吸入性损伤导致的)或精神状态出现明显改变(如脑血管意外或头部损伤)。一旦完成操作或患者病情稳定,患者能够自我保护气道后应立即拔管。考虑到不同患者对减少机械通气支持的个体反应差异,撤机过程应尽可能迅速

**撤机标准**

- 血流动力学稳定,复苏充分,无需血管活性药物支持

- $FiO_2 \leq 40\%$ 时,$SaO_2 > 90\%$,$PEEP \leq 5cmH_2O$

- 胸部 X 光检查有好转迹象;治疗有效

- 代谢指标(血清 pH 值,主要电解质)在正常范围内

- 红细胞比容大于 25%

- 核心温度大于 36℃ 或小于 39℃

- 疼痛 / 焦虑 / 兴奋管理恰当

- 没有使用神经肌肉阻滞

- ABG 值正常或在患者基础水平

**撤机干预**

- 减少呼吸机使用频率,逐步转换到只有压力支持的通气模式(PSV)

- 当患者可耐受 $\leq 10cmH_2O$ 的压力支持时,可撤离 PSV

- 如果患者在该支持程度下满足耐受标准至少 2h,且满足拔管标准(见后),则可拔管

- 如果患者不满足耐受标准,按需提高 PSV 或增加呼吸机频率来达到"休息"状态(呼吸频率持续 <20 次 /min),依据撤机标准来寻找可纠正的因素

- 经过休息期后(至少 2h)重新以 10cmPSV 重新尝试撤机。如果患者第二次撤机试验失败,则再次恢复"休息"状态,使用"长期"机械通气撤机方案

**耐受标准**

如果患者出现下列任何情况,应当停止撤机试验,恢复"休息"状态

- 持续呼吸频率 >35 次 /min

- $SaO_2$ 小于 90%

- 潮气量 $\leq 5ml/kg$

- 持续每分钟通气大于 200ml/(kg·min)

- 出现呼吸窘迫或血流动力学紊乱征象:

用力呼吸型态

焦虑、出汗增加

持续心率大于或小于基础值 20%

收缩压超过 180mmHg 或小于 90mmHg

**拔管标准**

- 精神状态:意识清楚或能够应答

- 较好的咳嗽和吞咽反射,能够维持气道并清理分泌物

- 气囊放气且管道末端阻塞后空气能通过 ETT 周围缝隙进入肺部

Adapted from evidence-based practice guidelines used in the Surgical/Trauma Intensive Care Unit, University of Virginia Health System, Charlottesville, Virginia.

| 表框 25-19 | 长期通气的撤机指南 |
|---|---|

机械通气时间大于 72h 或短期撤机失败的患者,经常会由于复杂的急性或慢性疾病而表现出身体状态明显变差。这些患者通常需要一段时间锻炼呼吸肌来重新恢复肌力和耐力,以恢复自主呼吸

这些过程的目标:

- 在不疲劳的情况下,每天让患者接受 2~3 次减少机械通气支持的撤机试验,直至拔管
- 在撤机试验间歇让患者休息,在夜间使膈肌休息,应将呼吸机进行重新设置,使这个时段患者呼吸做功最少或基本没有。

**准备撤机标准**

- 和短期通气一样(表框 25-18),重点观察血流动力学稳定性,充分镇痛 / 镇静(流程图上记录得分),血容量正常

**撤机干预**

- 转换到 PSV 模式,调整机械通气支持水平使患者呼吸频率维持在小于 35 次 /min
- 观察 30min,患者是否出现早期撤机失败征象(与短期通气的耐受标准一样;见表框 25-18)
- 如果耐受良好,继续试验 2h,然后通过增加机械通气支持或提高 PSV 使患者处于"休息"状态,并实现总体呼吸频率小于 20 次 /min
- 至少休息 2h 后,选择与先前试验相同水平的 PSV 再次试验 2~4h。如果患者无法达到耐受标准(列在表框 25-18),则停止试验,使患者恢复"休息"状态。后续的试验应该选择在上次"失败"试验更高的机械通气支持水平进行
- 在床旁流程图上记录每次撤机过程,包括特定参数和观察到撤机失败的时间范围
- 目标是增加撤机试验的时间,并在保持肺内压增加的基础上减少所需的 PSV 水平。每次成功的撤机试验,在保证患者耐受范围内,PSV 水平可能减少 2~4cmH$_2$O,时间间隔可能增加 1~2h,或者两者同时改变。撤机的速度因人而异,耐受力也在每天发生着变化。每天或者每次患者撤机试验失败后应回顾准备撤机的标准以获取可纠正的因素
- 确保夜间机械通气支持使患者处于"休息"状态(呼吸速率小于 20 次 /min)每晚至少 6h,直到患者撤机试验显示可中断呼吸机支持

**停止机械通气**

当呼吸机设置 FiO$_2$≥40%,PSV≤10cmH$_2$O,PEEP≤5cmH$_2$O 时,患者即可撤机,在此条件下如果患者耐受良好,应当给予患者 5cmH$_2$O 的持续气道正压或(如果有气管造口)给患者带上气管颈环。如果患者在试验的第一个 5min 能够耐受,则试验应持续 1~2h。如果临床观察和 ABG 值提示患者可维持充分通气,且氧气支持处于最低水平,可以考虑以下选择:

- 如果患者满足拔管标准(表框 25-18),尝试拔管
- 如果患者有气管颈环,应当每天进行试验 2~3 次,每次试验增加气管颈环至 1~2h,直到脱机时间达到 18h/d。此时,患者可以用气管颈环大于 24h,除非患者无法耐受
- 一旦患者能维持自主呼吸(拔管或用气管颈环)24h 以上,则认为成功撤离呼吸机

Adapted from evidence-based practice guidelines used in the Surgical/Trauma Intensive Care Unit, University of Virginia Health System, Charlottesville, Virginia.

| 表框 25-20 | 老年患者呼吸机撤机注意事项 |
|---|---|

**呼吸机撤机需要克服的障碍**

老年机械通气患者的护理向护理人员提出了特殊的挑战。成功的撤机需要有效的护理干预来满足患者基本护理需要

- **睡眠剥夺:**了解患者正常睡眠习惯,建立适合休息的环境,晚上至少 6h 和午休 2h,期间尽量减少干扰。可咨询药剂师或医生使用有效的助眠药物
- **营养失调:**低于身体需要量;并且有体液失衡的危险,咨询有资质的营养师,尽快给予必要的营养支持。评估患者耐受性,遵医嘱将每餐增加至目标量。每次交班时评估体液平衡情况(出入量,体重,临床检查),与医师讨论入量变化以及是否需要使用利尿剂
- **急性疼痛、焦虑、急性意识障碍:**遵医嘱给予镇痛,评估患者需要,通过疼痛量表和生理参数评估干预效果。仔细评估焦虑或兴奋可能的原因。当提示需要用药物干预时,仔细调节给药剂量并用标准的镇静评价量表进行评估,以达到最小剂量的镇静。对老年患者,给予非药物治疗干预非常重要(例如帮助其进行时间、地点和日期的准确定位、平复情绪、给予所需信息等)。听觉受损或其他感觉受限的老年患者可能出现意识障碍或焦虑,应及时调整护理措施
- **有便秘的危险、腹泻:**了解患者的正常排便型态,从常规干预开始,逐渐增加肠道蠕动的干预措施来建立规律的肠道运动。评估可能导致肠道功能改变的因素(例如,药物或麻醉剂),必要时,采取措施增加肠道内水分含量
- **有活动无耐力的危险、床上活动受限或躯体活动受限:**咨询理疗师或职业治疗师来评估其活动功能,并开始恰当的治疗。开始尽可能使患者离床,鼓励患者扩大活动范围,逐渐参与日常活动

无论哪种撤机模式或方法,有些因素被认为对成功撤机起到支持作用。如多学科合作团队通过对患者的评估所形成的综合护理计划,以及根据患者特异性进行评估,制订针对性的标准撤机方案,还有关键路径的应用等。以上方法的综合作用结果,可促进医疗护理实践的稳定性和合理性,真正实现整体(过程)大于各部分总和的结果。

## 短期通气的撤机

需要短期气管插管的患者包括外科手术患者、因基础肺病导致可逆性呼吸疾病而接受急性插管的患者、急性神经损害(如药物过量)需要进行气道保护的患者等。评估患者最初插管的原因非常重要,可以确定是否还需机械通气。短期撤机是最理想的,因为由机械通气造成的生理改变一般在 72 小时内发生(表框 25-18)。

为使短期通气撤机成功,常用的可预测短期撤机成功的指标有 NIP≤-20cmH_2O(可以低至 -30cmH_2O),PEP≥30cmH_2O(可高达 45cmH_2O),自主呼吸每分钟潮气量小于 12L/min。NIP 和 PEP 可代表呼吸肌肌力。撤机方法的选择并不是非常重要。

不同医院的撤机过程可能略有不同,但总体相似。例如,撤机一般在早上患者休息时开始。保证患者舒适,护士抬高床头使患者处于半坐卧位。遵医嘱给药以增加患者舒适度,如支气管扩张药或镇静剂。需要注意的是,应使用最小化镇静以达到最佳撤机试验结果。通过解释撤机过程,护士帮助患者克服部分不适和忧虑。撤机试验前,护士要确保患者气道畅通,必要时进行吸痰。

撤机过程中,护士应陪伴在患者身边,给予支持和安慰,帮助患者克服不适和忧虑。同时可以对撤机过程中患者的反应进行评估和记录。

## 长期通气撤机

长期机械通气的患者撤机一般需要几周时间,通过多学科团队合作以及渐进式调节呼吸肌和身体肌肉来实现。上半身力量增加和呼吸肌功能改善为主的全身状况的改善可促进呼吸机的撤离,同时需要积极的理疗。整个撤机过程相当复杂,需要经历各种原因的延迟和反复。长期撤机过程中,如果撤机试验失败,则需要恢复机械通气至少 24 小时才能进行下一次撤机试验。休息期间可使呼吸肌得到恢复。撤机试验失败的患者常因呼吸肌无力通常表现为呼吸浅快。多学科团队需要对撤机计划进行定期再评估,并与患者和家属保持交流,以促进患者撤机(表框 25-19)。

## 呼吸机撤离方法

最佳撤离呼吸机的方法一直存在争论。一些最常用的撤机方法包括 T 型管试验,CPAP 试验和渐进式降低 PSV 到最小值等。撤机时需要对患者进行综合评估,监测撤机参数,以既定目标为指向促进成功撤机。多学科合作和使用综合手段进行撤机时应在医护团队的持续监测下,并持续执行有积极效果的撤机计划。

## T 型管试验

根据患者所需的 FiO_2(通常稍高于之前的呼吸机设置)将 T 型管与患者相连。持续观察患者对试验的反应和耐受力。T 型管试验的持续时间并没有标准,如果试验最初的 30 分钟可获得较为满意的 ABG 值且患者反应尚可,一些医师就会选择拔管。增加 T 型管试验的频率和持续时间,并在试验间歇给予呼吸机辅助呼吸使患者得到休息,可以提高患者耐受力,如果患者可耐受连续 24 小时的 T 型管试验,则可以进行拔管。

## 同步间歇指令通气模式

最初,同步间歇指令通气(SIMV)模式被认为是最佳的撤机模式,在允许有自主呼吸(防止呼吸肌萎缩)的同时提供一定程度的呼吸支持。SIMV 撤机方法需要逐渐减少呼吸支持的频率直至达到较低的频率(一般为 4 次/min)。如果患者可达到所有撤机标准,则可实施拔管。然而过低水平的 SIMV 可能会导致患者呼吸做功过多或呼吸肌疲劳。SIMV 与 PSV 合并称作同步压力支持通气(SPSV),可能用于减少与自主呼吸相关的呼吸做功。使用 SPSV 模式,可以通过减少呼吸机辅助呼吸的次数来启动患者自主呼吸而逐渐过渡到单独的 PSV 模式,该过程很容易实现。事实证明,单独的 PSV 模式通常更适合于撤机试验。

## 持续正压通气方法

持续正压通气(CPAP)可通过呼吸机回路给予的小量(或零)正压即可启动呼吸。使用 CPAP 替代使用 T 形管试验来撤机存在争论。通常,决定使用哪一种撤机方法取决于观察了解患者的反应或医生的偏好。

## 压力支持通气模式

低水平的压力支持通气（PSV）可降低与 ETT 和呼吸机回路有关的呼吸做功。使用 PSV 模式撤机需要根据患者维持充足的潮气量（6~12ml/kg）和小于 25 次 /min 的呼吸频率，将 IPL 逐渐降低至 5~10cmH$_2$O。PSV 比容量模式所需的呼吸做功更少，因此可以使患者耐受较长时间的撤机试验。一般认为 5cmH$_2$O 的 IPL 可克服 ETT 和呼吸机通路引起的呼吸做功。通常，根据患者对呼吸机设置变化的反应，可每天减少 IPL 2cmH$_2$O 一次或两次。PSV 撤机的患者耐受性评估与其他撤机模式一样，须评估患者对呼吸频率、SaO$_2$ 和心率变化的反应，同时观察患者是否出现疲乏（表框 25-18、表框 25-19）。拔管前患者自主呼吸试验中 CPAP、T 形管或者 PSV 都是准备撤机试验的有效方法。

## 辅助撤机

一些辅助方法可增加长期撤机患者的耐受力和舒适度。新型呼吸机的模式调节可根据管道大小和类型、气管内插管或者气管造口来调节压力支持，调整管道的阻力以减少呼吸做功。一些呼吸机上有称作自动管道补偿（ATC）的功能，在撤机过程中可也考虑采用。有孔的气管造口插管可以增加撤机过程中患者的交流能力，提高患者互动性。有孔的气管造口插管在外套管有一个开口，内套管没有。当内套管位置正确且气囊充气后，机械通气较容易。在撤机过程中，拔出内套管，气囊放气，堵住外套管，通过鼻导管供氧，可以使空气通过声带，使患者讲话。当内套管堵住时不能充气气囊，否则患者将无法呼吸。讲话阀门使用更为常见，可帮助使用无孔气管造口插管的患者在撤机期间具备交流能力。讲话阀门比有孔的气管造口插管阻力更小，讲话阀门均可通过侧孔供氧。当患者睡觉时，需要移除讲话阀门，这时要使用气管颈环提供湿化的空气来湿化气道、预防分泌物干燥。使用大的 ETT（>7.0mm）可以降低呼吸阻力、减少呼吸做功。较大 ETT 也可在需要时辅助进行支气管镜检查和分泌物清理。许多情况下，气管造口术对患者而言更为舒适，并便于口腔护理、更好的交流以及实施气管颈环撤机试验。

## 拔管标准

无论撤机使用哪种模式或结合哪几种模式，只在满足短期通气撤机或长期通气撤机的多个标准时才可实施拔管（表框 25-18、表框 25-19）。拔管前，患者必须能够控制自身气道，表现为意识状态正常、出现咳嗽反射和呕吐反射。所有患者，尤其是插管困难或有反应性气道疾病病史的患者，拔管前必须做气囊漏气试验。通过气囊放气（口咽抽吸后）、短时间阻塞 ETT，来验证患者吸气时是否有漏气。没有漏气提示水肿或可能拔管后出现喉喘鸣。如果气囊漏气试验失败，需要给予患者皮质激素 24~48 小时来减轻水肿，然后重新进行气囊漏气试验。拔管前可用气管镜直接观察气管来判断水肿是否消失。

拔管时必须有专业人员在场，一旦患者出现不能耐受的情况能够及时实施重新插管。向患者解释拔管过程并准备完毕后，护士或呼吸治疗师抽吸干净患者的管道和口咽后部，需要的设备包括床旁 MRB 和面罩。松解 ETT 安全装置或系带，气囊放气。当患者咳嗽时迅速拔出 ETT。抽吸患者口腔，立即给予湿化的氧气。评估患者是否出现窘迫的紧急征象：喘鸣、呼吸困难和 SaO$_2$ 降低。治疗喘鸣的方法包括吸入消旋肾上腺素、静脉注射类固醇（因为类固醇不能迅速起效，一般在拔管前对有风险的患者进行预防给药）。若以上干预措施失败，需立即重新插管。

## 家庭护理和机械通气

部分有创机械通气患者需要居家护理。这些患者因为神经肌肉无力、神经源性肺通气不足或心肺疾病导致无效气体交换，所以需要完全或部分有创机械通气。可能存在居家呼吸机管理需要的疾病包括：

- 神经系统紊乱（例如 ALS，吉兰 - 巴雷综合征，多发性硬化，肌肉萎缩症，重症肌无力，脊髓灰质炎，脊髓损伤）。
- 限制性疾病（例如间质性肺纤维化，脊柱后侧凸，肥胖，结节病）。
- 阻塞性疾病（例如支气管扩张，闭塞性细支气管炎，支气管肺发育异常，慢性支气管炎和肺气肿，囊肿性纤维化，肥胖，睡眠呼吸暂停综合征）。

## 机械通气患者护理的新领域与面临的挑战

机械通气患者易患高发病率和高死亡率的医源性并发症,因此对护理工作提出更大挑战。护士应充分利用最新的循证研究和实践来改善治疗效果并降低成本。ARDS 的临床管理中,有关给予低容量、高频通气和恰当的液体管理的研究为护士提出来新的挑战,护士有责任将这些新思路应用到临床实际工作中。撤机团队、结局管理者的参与和撤机指南的应用对未来改善撤机效果、降低成本以及实现低死亡率的有效撤机提供了依据。这些系统方法可减少呼吸机使用时间、住院时间和并发症的发生率,也将成为医院病情复杂患者探寻最佳、高质量和低成本的管理办法的一项有力举措。

护士可以通过目前的杂志和互联网来搜索有关最新的信息和研究。新护士应当通过进入健康科学图书馆数据库和订阅护理学杂志来获得关于自身实践领域的最新研究报告。对新护士来说以下三个资源较好:(1)AACN 重症监护操作手册;(2)AACN 实践指南:机械通气患者的护理(3)高级危重症护理杂志。这些资源可提供有关呼吸机、病理生理变化和患者护理的更深入、更全面的主题和内容。

护理和健康照护不断拓展的新领域要求护士要通过不断提高自身知识水平以跟上先进快速发展的实践领域。优质护理的关键是循证实践。新护士的目标应该是将最佳的循证实践、理论知识、治疗方法和临床呼吸机护理技术渗透到临床实践的各个方面。21 世纪日新月异的技术和研究成果给予护士更多的挑战,护士需要通过最新的循证实践和研究来更新他们的临床实践技能和知识,为呼吸系统疾病患者提供最高质量的护理。

## ▲ 临床适用性挑战

### 案例学习

S 先生是一位 85 岁男性,由于车祸行颈椎融合术,术后发生医院获得性肺炎。因为缺氧性呼吸衰竭对其进行气管插管,已经使用抗生素 7 天,机械通气 7 天,生命体征稳定。目前生命体征包括:体温 37.2℃;心率 94 次 /min;呼吸频率 22 次 /min;血压 147/68mmHg。目前呼吸机设置为辅助控制模式,频率为 15,潮气量(TV)为 350ml,PEEP 为 5,FiO₂ 为 40%,无急性窘迫。S 先生咽喉部有少量稀薄白色分泌物,目前主要问题是缺氧性呼吸衰竭、双侧胸腔积液、肾功能不全、容量过度负荷、不适应和营养不良。S 先生缺乏家庭支持,目前他意识清楚,能够独立进行治疗和护理决策。

1. 描述满足 S 先生实施呼吸机撤机的标准。

2. 哪些因素可能降低 S 先生成功撤机的概率?

3. S 先生的首要护理措施是什么?

(译者:陈楚琳、黄燕)

## 参考文献

1. Ragavan AJ, Evrensel CA, Krumpe PK: Interactions of airflow oscillations, tracheal inclination, and mucus elasticity significantly improves simulated cough clearance. Chest 137(2):355–361, 2010
2. Pierce LNB: Management of the mechanically ventilated patient, 2nd ed. St. Louis, MO: Saunders, Elsevier, 2007
3. Staudinger T, Bojic A, Hozinger U, et al: Continuous lateral rotation therapy to prevent ventilator-associated pneumonia. Crit Care Med 38(2):486–490, 2010
4. Daniels T: Physiotherapeutic management strategies for the treatment of cystic fibrosis in adults. J Mulitdiscip Healthc 3:201–212, 2010
5. Taccone P, Pesenti A, Latini R, et al: Prone positioning in patients with moderate and severe acute respiratory distress syndrome. JAMA 302(18):1977–1984, 2009
6. Al-Tawfiq JA, Abed MS: Decreasing ventilator-associated pneumonia in adult intensive care units using the Institute for Healthcare Improvement Bundle. Am J Infect Control 38(7):552–556, 2010
7. Swadener-Culpepper L: Continuous lateral rotation therapy. Crit Care Nurse 3(2):55–57, 2010
8. Preventing never events: Pressure ulcers. Joint Commission on Perspec-

tives on Patient Safety (4):5–7, 2009

9. Bergstrom N, Braden BJ, Lagtuzza A, et al: The Braden scale for predicting pressure sore risk. Nurs Res 36:205–210, 1987

10. Halm MA, Krisko-Hagel K: Instilling normal saline with suctioning: Beneficial technique or potentially harmful sacred cow? Am J Crit Care 17(5):469–472, 2008

11. Lawrence DM: Procedure 18, chest tube placement (perform). In Lynn-McHale Wiegand DJ, Carlson KK (eds): AACN Procedure Manual for Critical Care, 6th ed. Philadelphia, PA: Elsevier, 2011

12. Lee TA, Schumock GT, Bartle B, et al: Mortality risk in patients receiving drug regimens with theophylline for chronic obstructive pulmonary disease. Pharmacotherapy 2(9):1039–1053, 2009

13. Gelinas C, Tousignant-Laflamme Y, Tanguay A, et al: Exploring the validity of the bispectral index, the critical-care pain observation tool and vital signs for the detection of pain in sedated and mechanically ventilated critically ill adults: A pilot study. Intensive Crit Care Nurs 27(1):46–52, 2011

14. Checkley W, Brower R, Korpak A, et al: Effects of a clinical trial on mechanical ventilation practices in patients with acute lung injury. Am J Respir Crit Care Med 177(11):1215–1222, 2008

15. Esan A, Hess DR, Raoof S, et al: Severe hypoxemic respiratory failure: Part 1 ventilator strategies. Chest 137(5):1203–1216, 2010

16. Modrykamien A, Chatburn R, Ashton RW: Airway pressure release ventilation: An alternative mode of mechanical ventilation in acute respiratory distress syndrome. Cleve Clin J Med 78(2):101–110, 2011

17. Griffiths MJ, Finney SJ: Small steps in the right direction for ventilator-induced lung injury: Prevention, prevention, prevention. Crit Care Med 3(1):196–197, 2010

18. Sawyer RG, Tache Leon C: Common complications in the surgical intensive care unit. Crit Care Med 38(9):S483–S493, 2010

19. Browne JA, Evans D, Christmas L, et al: Pursuing excellence: Development of an oral hygiene protocol for mechanically ventilated patients. Crit Care Nurs Q 34(1):25–30, 2011

20. Li Bassi G, Torres A: Ventilator-associated pneumonia: Role of positioning. Curr Opin Crit Care 17(1):57–63, 2011

21. Lacherade JC, De Jonghe B, Guezennec P, et al: Intermittent subglottic secretion drainage and ventilator-associated pneumonia. Am J Respir Crit Care Med 182:910–917, 2010

22. Wip C, Napolitano L: Bundles to prevent ventilator-associated pneumonia: How valuable are they? Curr Opin Infect Dis 22(2):159–166, 2009

23. Doig GS, Heighes PT, Simpson F, et al: Early enteral nutrition provided within 24 h of injury or intensive care unit admission, significantly reduces mortality in critically ill patients meta-analysis of randomized control trials. Intensive Care Med 35(12):2018–2027, 2009

24. Weber-Carstens S, Deja M, Koch S, et al: Risk factors in critical illness myopathy during the early course of critical illness: A prospective observational study. Crit Care 14(3):1–12, 2010

25. Zagli G, Linden M, Spina R, et al: Early tracheostomy in intensive care unit: A retrospective study of 506 cases of video-guided Ciaglia Blue Rhino tracheostomies. J Trauma 68(2):367–372, 2010

26. Munro CL, Grap MJ, Jones DJ, et al: Chlorhexidine, tooth brushing, and preventing ventilator-associated pneumonia in critically ill adults. Am J Crit Care 18(5):428–437, 2010

27. Tablan OC, Anderson LJ, Besser R, et al: Guidelines for preventing health-care associated pneumonia, 2003: recommendations of CDC and the Healthcare Infection Control Practices Advisory Committee. MMWR Recomm Rep 53(RR03):1–36, 2004

28. AACN Practice Alert: Oral care for patients at risk for ventilator-associated pneumonia. 2010

29. Bailey JJ, Sabbagh M, Loiselle CG, et al: Supporting families in the ICU: A descriptive correlational study of informational support, anxiety, and satisfaction with care. Intensive Crit Care Nurs 226(2):114–122, 2010

30. Howlett MS, Alexander GA, Tsuchiya B: Health care providers attitudes regarding family presence during resuscitation of adults: An integrated review of the literature. Clin Nurse Spec 24(3):161–174, 2010

31. Henrich NJ, Dodek P, Heyland D, et al: Qualitative analysis of an intensive care unit family satisfaction survey. Crit Care Med 3(5):1–6, 2011

32. Kallet RH: Patient-ventilator interaction during acute lung injury, and the role of spontaneous breathing: Part 2 airway pressure support ventilation. Respir Care 56(2):190–206, 2011

33. Robertson TE, Mann HJ, Hyzy R, et al: Multicenter implementation of a consensus-developed, evidence-based, spontaneous breathing trial protocol. Crit Care Med 36(10):2753–2762, 2008

34. Girard TD, Kress JP, Fuchs BD, et al: Efficacy and Safety of a paired sedation and ventilator weaning protocol for mechanically ventilated patients in intensive care (Awakening and breathing controlled trial): A randomized control trial. Lancet 371(9607):126–134, 2008

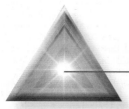

# 常见呼吸系统疾病

ArchanaD. Patel，Sun-Ah Lee，SusanE. Anderson 和
Debbi S. Spencer*

**第 26 章**

## 学习目标

学习本章内容后，读者应能够：

1. 比较社区获得性肺炎、医院获得性肺炎、医疗保健机构相关性肺炎的病因、病理生理机制、评估、管理和预防。
2. 描述严重急性呼吸窘迫综合征患者的病因、病理生理机制、评估和管理。
3. 讨论胸腔积液的病理生理机制、评估和管理。
4. 描述气胸的病理生理机制、评估和管理。
5. 讨论肺栓塞的病理生理机制、评估、管理和预防。
6. 解释慢性阻塞性肺部疾病的病理生理机制、评估、管理和预防。
7. 比较慢性支气管炎和肺气肿的病理过程、症状、体征与管理。
8. 描述哮喘患者从轻微发作到哮喘持续状态不同阶段的病理、评估和管理。
9. 解释低氧血症性呼吸衰竭和高碳酸血症性呼吸衰竭的关键特征、病理生理机制、评估和管理。

尽管在识别危险人群和采取预防措施方面有所改善，但肺炎仍然是社区和医院常见的感染性疾病。临床上，重症监护护士时常会遇到肺炎所致严重疾病或导致急性呼吸窘迫的情形。

## ▲ 肺炎

在美国，肺炎是感染性疾病的主要死亡原因，是第二大常见的医院内感染（医院获得性感染），是第八大主要死亡原因。2005 年，每 100 000 人群中有 63 001 人死于肺炎和流感。2006 年，56 326 人死于肺炎或流感，发病率为 2.6%。在美国，社区获得性肺炎（community-acquired pneumonia，CAP）是感染性疾病的主要死亡原因。CAP 导致美国 500 000 人住院和接近 4 000 人死亡，是患者进入 ICU 最常见的原因之一。重症 CAP 在 ICU 的死亡率高达

58%，过去的几年中该死亡率几乎没有改变。据统计，接近 915 000 例 CAP 发生在 65 岁以上，65 岁以上老年人的 CAP 住院率是 45~64 岁人群的四倍。

美国传染病学会（infectious diseases society of America，IDSA）将 CAP 定义为一种肺实质的急性感染，与胸片显示的肺部急性浸润或通过听诊与肺炎相一致的呼吸音有关。患者出现症状前没有在医院或长期照顾机构居住超过 14 天，没有肺炎的基本特征，才能被确诊为 CAP。门诊患者中 CAP 具有较低的死亡率（1%~5%），但患者需要住院治疗时其死亡率上升到 14%，入住 ICU 时死亡率高达 40%。

肺炎患者的两大治疗指南已经发布，第一个治疗指南是由患者转归研究小组（patient outcomes research team，PORT）发布，初始治疗措施基于以下三个标准：(1) 任何先前存在的情况评估，包括商议患者居家照护的安全性；(2) 计算肺炎严重程度指数（pneumonia severity index，PSI）；(3) 临床判

断。PSI 将患者分为五个风险类别,得分越高,死亡风险越高,入住 ICU 风险或再入住风险越高,住院时间越长。PSI 在Ⅰ级、Ⅱ级、Ⅲ级的患者处于死亡低风险级别,最有可能在院外得到安全的治疗。Ⅳ级、Ⅴ级风险的患者应该住院治疗,Ⅴ级风险的患者应收入 ICU 治疗(表框 26-1)。第二个指

---

**表框 26-1 ／ 患者转归研究小组(PORT)肺炎严重程度指数**

患者转归研究小组(PORT)肺炎严重程度指数

**第一步:**回答问题 1、2、3,如果三个答案均为"否",患者风险等级定义为Ⅰ级,患者接受门诊治疗。如果三个问题中任何一个答案为"是",进入第二步判断患者的风险等级(Ⅱ~Ⅴ)

**问题 1. 患者年龄在 50 岁以上吗?**

**问题 2. 病人是否有以下任何一种合并症＊?**

肿瘤疾病、充血性心力衰竭、脑血管疾病、肾脏疾病、肝脏疾病

**问题 3. 患者有任何以下异常体征?**

精神状态改变＋、脉搏 >125 次/min,呼吸频率 >30 次/min,收缩压 <90mmHg,体温 <35℃或 >40℃

**第二步:**评估以下特征:

| 特征 | 得分 | 评分 |
|---|---|---|
| **人口统计学特征** | | |
| 年龄 | | |
| 　男性 ·········································································年龄(岁) | | |
| 　女性 ·····································································年龄(岁)-10 | | |
| 　　入住养老院 ·································································· +10 | | |
| **并发疾病＊** | | |
| 肿瘤疾病 ············································································ +30 | | |
| 肝脏疾病 ············································································ +20 | | |
| 充血性心力衰竭 ···································································· +10 | | |
| 脑血管疾病 ·········································································· +10 | | |
| 肾脏疾病 ············································································ +10 | | |
| **体格检查结果** | | |
| 精神状态改变＋ ····································································· +20 | | |
| 呼吸频率 >30 次/min ······························································ +20 | | |
| 收缩压 <90mmHg ·································································· +20 | | |
| 体温 <35℃(95℉)或 >40℃(104℉) ············································ +15 | | |
| 脉搏 >125 次/min ·································································· +10 | | |
| **实验室和放射学检查结果(如果完成)** | | |
| 动脉血 pH<7.35 ···································································· +30 | | |
| 血尿素氮 BUN>30mg/dl ····························································· +20 | | |
| 钠离子 <130mmol/L ······························································· +20 | | |
| 葡萄糖 >250mg/dl ································································· +10 | | |
| 红细胞比容 <30% ·································································· +10 | | |
| $PaO_2$<60mmHg 或氧饱和度 <90%＋＋ ·············································· +10 | | |
| 胸腔积液 ············································································ +10 | | |

**总分等于各部分得分之和,以确定疾病的严重程度得分和患者风险级别**

＊ 肿瘤疾病被定义:任何癌症,除皮肤的基底细胞癌或鳞状细胞癌一呈现活动性或在 1 年内呈现活动性。肝脏疾病被定义为肝硬化的临床诊断或组织学诊断,或者其他形式的慢性肝脏疾病,例如慢性活动性肝炎。充血性心力衰竭为通过既往史、体格检查、胸部 X 线片、超声心动图、放射性核素造影(multiple-gated acquisition scan)、左心室造影等途径确立的心室收缩或舒张功能异常。脑血管疾病被定义为卒中或短暂性脑缺血发作的临床诊断或者通过磁共振成像或计算机断层扫描记录的卒中。肾脏疾病被定义为慢性肾脏疾病病史、血肌酐或尿素氮异常

＋ 精神状态改变被定义为对人、地点或时间的定向力障碍而不被认为是长期的、木僵或昏迷

＋＋ 肺炎 PORT 队列研究中,脉搏血氧测量血氧饱和度 <90% 或入院前插管,也被认为不正常

**第三步:**确定患者风险等级

| 总分 | 风险级别 | 死亡率 | 治疗推荐场所 |
|---|---|---|---|
| 0(见第一步) | Ⅰ | 0.1% | 门诊 |
| <70 | Ⅱ | 0.6% | 门诊 |
| 71~90 | Ⅲ | 0.9% | 门诊 |
| 91~130 | Ⅳ | 9.3% | 住院 |
| >130 | Ⅴ | 27% | 住院 |

From Miskovich-Riddle L, Keresztes P: CAP management guidelines. Nurse Pract 31(1):43-53,2006.

南由美国胸科协会（american thoracic society，ATS）发布，严重 CAP 患者须入住 ICU，严重 CAP 被定义为出现以下两个主要标准中的一个或三个次要标准中的两个（表框 26-2）。

| 表框 26-2 | 美国胸科协会诊断严重 CAP 的标准 |
|---|---|

**主要标准**
- 有创机械通气
- 感染性休克，须使用血管升压药

**次要标准**
- 呼吸频率 >30 次 /min
- 氧合指数 $PaO_2/FiO_2<50$
- 多肺段浸润
- 意识模糊 / 定向障碍
- 尿毒症（血尿素氮 BUN≥20mg/dl）
- 白细胞减少（白细胞计数 WBC<4 000/mm³）
- 低体温（中心体温 <36℃ ）
- 低血压，须进行积极的液体复苏

BUN 血尿素氮；$PaO_2/FiO_2$ 动脉 $PaO_2/$ 吸入氧气分数；WBC 白细胞计数。

尽管在抗菌治疗和高级支持措施方面有所进步，但是医院获得性肺炎（hospital-acquired pneumonia，HAP）、呼吸机相关性肺炎（ventilator-associated pneumonia，VAP）和医疗保健机构相关性肺炎（health care-associated pneumonia，HCAP）依然是患者发病率和死亡率的重要因素。HAP是指入院 48 小时后发生的肺炎，不包括入院时插管发生的感染。HAP 的发病率为每 1 000 个住院患者中有 5~10 例，当患者接受机械通气时发病率会上升 6~20 倍。VAP 是指插管 48~72 小时后发生的肺炎。如果患者在插管和机械通气后发生严重的 HAP，应该按照 VAP 的标准对患者进行管理。HCAP 包括最近 90 天内曾因急性病入住医院 2 天以上者；在养老院或长期护理机构中生活者；最近 30 天内接受过静脉抗生素治疗、化疗或伤口处理者；在医院或门诊接受血液透析治疗者。

美国胸科协会 HAP 指南中指出，诊断严重 CAP 的标准同样适用于严重 HAP 患者，严重 HAP 会出现在 ICU，尤其是接受机械通气的患者的危险性最大。HAP 可作为引起危重患者死亡的独立因素，死亡率在 33%~50%。

## 病因

细菌、病毒、支原体以及其他感染物质如真菌、外源性异物均可引起肺炎。肺炎的类型不同，具体的病因不同（CAP 或 HAP）。肺炎链球菌（肺炎双球菌）是 CAP 的主要病原体，占 CAP 发病率的 30%~60%，是患者需要接受住院治疗的最常见原因。CAP 的其他病原菌包括流感嗜血杆菌、金黄色葡萄球菌和革兰氏阴性球菌，接近 50% 的 CAP 致病微生物尚不确定，肺炎链球菌被认为是主要致病菌，耐药肺炎链球菌经常在 65 岁以上的人群中检测到。进入 ICU 的重症 CAP 患者的病原菌包括肺炎链球菌、肺炎衣原体、金黄色葡萄球菌、结核分枝杆菌、军团菌、呼吸道病毒和其他特殊真菌。

肺炎根据致病因素可分为典型性肺炎和非典型性肺炎。典型性肺炎由肺炎链球菌、脓性链球菌、金黄色葡萄球菌引起，细菌在肺泡内繁殖造成肺泡内炎症和积液。

非典型性肺炎致病菌包括肺炎支原体、肺炎衣原体、流感病毒、腺病毒和军团菌等，引起肺泡壁和肺间质的炎症改变。

对于 HAP 和 VAP 患者，肺炎发病时间是确定具体的病原体和转归的重要因素。入院 4 天内发生 HAP 和 VAP 最有可能是由对抗生素敏感的细菌引起，其后发生的 HAP 和 VAP 更可能由耐药菌引起。HAP 常由多种微生物引起，常见的致病菌包括革兰氏阴性杆菌如大肠杆菌、肺炎杆菌、铜绿假单胞菌等和革兰氏阳性球菌如金黄色葡萄球菌。多种致病微生物引起的 HAP 在机械通气患者中尤为常见（>50%）。高度耐药的革兰氏阴性菌（例如铜绿假单胞菌、不动杆菌属）和耐甲氧西林金黄色葡萄球菌常见于迟发性 HAP，也可见于因这些致病菌成为危险因素的 HAP 发病早期的患者。通过评估多种因素，包括肺炎的严重程度、合并症、先前治疗（包括抗生素）和住院时间，可以明确潜在的病原菌谱。

## 病理生理机制

肺炎是由于吸入异物或微生物不可控制地增殖侵入下呼吸道而引起的炎症反应，这种反应导致中性粒细胞和其他促炎细胞因子在外周支气管和肺泡内积聚。人体防御系统包括解剖防御、机械防御、体液防御和细胞防御等,旨在阻挡和去除微生物进入呼吸道,许多全身性疾病通过改变呼吸道的防御机制来增加患者发生肺炎的风险。肺部正常防御机制受损时,微生物在肺内迅速繁殖并形成肺炎。肺炎的严重程度取决于吸入异物的数量、微生物的毒性、吸入细菌的数量和机体的防御。

病原菌进入下呼吸道的途径包括吸入、误吸、远处血性播散和移位。个体易患危险因素包括:(1)口咽部定植菌增加;(2)吸入因素;(3)需要延长插管;(4)宿主因素。口咽部细菌定植(定植是指在没有临床感染证据的情况下,存在正常菌群以外的微生物)已经作为 HAP 形成过程中的独立危险因素。革兰氏阳性菌和厌氧菌通常定植在口咽部,占据了口咽部黏膜的细菌结合位点。正常口咽部菌群破坏后,这些结合部位易受病原菌定植。与口咽部细菌定植有关的危险因素包括前期应用抗生素治疗、年龄增加、牙菌斑、吸烟、慢性病如慢性阻塞性肺部疾病(chronic obstructive pulmonary disease,COPD)、胃食管反流病、酗酒、糖尿病、营养不良。胃的确切作用在肺炎的形成发展中存在争议。正常人群中,由于盐酸的杀菌作用,胃在正常情形下处于无菌状态,但当胃 pH 值升高超过正常(pH 值 >4),应用 $H_2$ 受体阻滞剂和制酸剂预防应激性溃疡时,微生物在胃内繁殖,胃内细菌定植使口咽部细菌逆行定植增加,发生肺炎的风险亦增加。胃内细菌定植的风险人群包括老年人、胃酸缺乏者、肠梗阻患者、上消化道疾病患者、应用制酸剂患者、$H_2$ 受体阻滞剂患者及肠内营养患者。已在口咽部定植的革兰氏阴性菌或致病性革兰氏阳性生物很容易被吸入气管支气管树。

误吸经常发生于健康人睡眠时,临床上有明显误吸风险的人群是无力维持气道的患者(例如酗酒、意识丧失、吞咽困难、气管内插管或肠管、肠内营养),牙斑菌中发现的细菌吸入正日益备受关注,成为肺炎的一个重要来源。

受细菌污染的雾化吸入装置,是另一个潜在引起肺炎的细菌来源。呼吸机管道中的冷凝水受污染后成为细菌滋长的培养皿。对军团菌、结核分枝杆菌、某些病毒和真菌而言,吸入是一种有效的侵入机制,微生物通过吸入的小液滴从气管支气管树进入下呼吸道。

血源性传播是肺炎形成的一种机制,肺循环为细菌入侵提供了一个潜在的门户,肺毛细血管在肺泡壁形成一个密集的网络,肺毛细血管网是气体交换的理想场所。从远处感染的血源性微生物通过毛细血管网迁移导致肺炎发生(肺炎也能引起菌血症,肺炎发生后出现继发性菌血症占肺炎患者的 6%~20%)。最后,细菌毒素从肠腔的肠系膜淋巴结迁移到肺部,最终可能导致细菌性肺炎,但是,迁移的病理生理机制尚不明确。

## 评估

### 病史

疾病危险因素和症状可以帮助识别引起 CAP 和 HAP 的潜在病原菌。咯血表明组织有坏死,常见于化脓性肺炎链球菌、厌氧性肺脓肿、金黄色葡萄球菌、坏死性革兰氏阴性菌、侵袭性曲霉菌等感染。肺外症状可能表明特定的病原菌。腹泻和腹部不适提示军团菌属感染,中耳炎和咽炎提示有肺炎支原体。老年患者的临床表现与年轻患者的典型表现有一定程度的不同(表框 26-3)。

| 表框 26-3 | 老年患者的临床表现 |
| --- | --- |

**肺炎**
- **表现**　可能并不出现肺炎患者常见症状(发热、寒战、白细胞增加);意识模糊和气促是老年肺炎患者常见症状。老年患者中出现的其他症状包括乏力、嗜睡、消瘦、神经性厌食症、腹痛、意外跌倒、尿失禁、头痛、精神错乱和非特异性恶化
- **预防**　65 岁以上老年人应该接种肺炎球菌疫苗(一次性接种)和每年接种流感疫苗。医疗保健机构已经批准医保患者使用疫苗

病史资料非常有助于 CAP 和 HAP 的诊断。和动物接触,尤其是鸟类、蝙蝠、老鼠和兔,将有助于组织胞浆菌病、鹦鹉热、兔热病和瘟疫等疾病的诊断。此外,完整的病史,包括口腔卫生状况和居住环境有助于进行鉴别诊断。类似肺炎的疾病包括心衰、肺不张、肺栓塞、药物反应、肺出血、急性呼吸窘迫综合征(acute respiratory distress syndrome,ARDS)。

### 体格检查

需要进行综合性心肺功能评估,尤其是 ATS 的主要检查标准和次要检查标准(表框 26-2)。护

士评估低氧血症(青紫或发绀)和呼吸困难的体征。患者出现新发的呼吸系统症状者(例如咳嗽、咳痰、呼吸困难、胸膜炎性胸痛)通常伴随发热和寒战。

胸部检查包括评估呼吸形态和呼吸频率,观察患者的姿势和呼吸情况,检查肋间肌肉收缩情况,大叶性肺炎患者胸部叩诊经常为浊音,听诊可发现呼吸音减低,肺实变区可听到肺泡音或支气管呼吸音。

肺外症状包括肌痛和胃肠道症状,老年患者可能出现意识模糊,但不易察觉。

### 诊断性检查

严重的 CAP 和 HAP 的诊断性检查类似。诊断性检查基于两种原因:确定是否肺炎所致症状;确定引起肺炎的病原菌。表 26-1 总结了当前 ATS 的推荐意见。诊断性检查必须快速进行,以免延误抗生素治疗。

所有患者应该拍摄胸部 X 光检查(正位和侧位),以便确定是否存在肺部浸润灶以及浸润的部位。胸部 X 线片非常有助于区分肺炎、肺部其他病变以及判断重症肺炎,可表现为多叶性、迅速蔓延或空洞性浸润。

下呼吸道分泌物的革兰氏染色检查和痰液培养的价值存在争议。ATS 没有推荐常规应用革兰氏染色和痰液培养,建议结果必须谨慎解释。但 IDSA 推荐常规进行革兰氏染色和深部痰液标本培养。气管插管患者通过气管内吸引非常容易获得下呼吸道分泌物。非定量性气管内吸痰培养有助于排除某些病原菌,有助于结合早期治疗结果进行调整。发生重症肺炎时,常规侵入性定量诊断技术[经支气管镜的保护性毛刷技术(PSB)或支气管肺泡灌洗(BAL)]未被 ATS、美国疾病控制与预防中心(CDC)或 IDSA 推荐使用。当前的指南建议 BAL 或 PSB 仅选择性应用于对抗菌治疗无反应,免疫抑制,疑似肺结核但无咳痰,肺炎疑似肿瘤或异物,或肺部活检等情形。IDSA 推荐对于年龄在 15~54 岁之间时进行 HIV 检测。肺炎

### 表 26-1 重症 CAP 或重症 HAP 的诊断性检查

| 研究 | 基本原理 |
| --- | --- |
| 胸部 X 线片(前后位和侧位) | 评估疑似肺炎患者,帮助鉴别诊断<br>评估胸腔积液 |
| 治疗前血培养(来自不同部位的两组血培养):除了入住 ICU 的患者、门诊抗生素治疗失败、空洞性浸润、白细胞减少症、酒精滥用、严重肝脏疾病、无脾、肺炎球菌尿抗原检测结果阳性(urinary antigen test,UAT)、胸腔积液外,CAP 患者并不一定要做 | 鉴于其培养率较高,且对于没有因采取常规经验型抗生素治疗掩盖病原菌的可能,其可用于评估重症 CAP 的可能原因,缩小用于病原菌治疗的抗生素范围 |
| 全血计数 | 记录多器官功能不全的出现 |
| 血清电解质 | 评估与菌血症高发生率有关的白细胞减少 |
| 肾脏和肝脏功能 | 明确疾病的严重性 |
| 动脉血气分析(ABGs) | 明确疾病的严重性<br>决定是否需要补充氧气和机械通气 |
| 胸腔穿刺术(若侧卧位时胸腔积液 >10mm) | 排除脓胸 |
| 胸腔积液检查包括:<br>　白细胞计数<br>　革兰氏染色和酸性快速染色<br>　细菌、真菌和分枝杆菌培养 | |
| 治疗前进行咳出痰液的革兰氏染色和痰培养 | 革兰氏染色结果有助于进一步检查不常见的病原体,验证痰培养结果 |
| 获得 UAT 筛查肺炎军团菌和肺炎链球菌 | 排除肺炎军团菌和肺炎链球菌 |

From data in Mandell LA, et al: Infectious Disease Society of America/American Thoracic Society consensus guidelines on the management of community-acquired pneumonia in adults. Clin Infect Dis 44 (Suppl 2):S27-S72, 2007.

球菌尿抗原检测被推荐作为血培养测试的附件，其检测的优势是快速性，能够快速（15min 以内）获得检验结果。

## 管理

### 抗生素治疗

抗生素治疗是 CAP 和 HAP 治疗的最重要部分。根据疾病的严重程度和可能的病原菌，患者最初可采用经验性治疗。ATS 对于治疗重症 CAP 的指南见表 26-2，治疗 HAP 和 CAP 的指南见表 26-3。应快速制订早期治疗方案，数据显示，CAP 住院患者在入院后 8 小时内接受首次剂量抗生素治疗者降低了患者在 30 天内的死亡率。重症 CAP 患者需要双倍剂量抗生素。初步治疗在最初 48~72 小时内不应改变，除非有明显病情恶化或

表 26-2　CAP 住院患者的推荐治疗 *

| 患者类型 | 治疗 +# |
|---|---|
| 非 ICU 住院患者 | 氟喹诺酮类<br>β- 内酰胺类加大环内酯类 |
| ICU 患者 | β- 内酰胺类（头孢噻肟、头孢曲松钠、氨苄青霉素 / 舒巴坦）联合阿奇霉素或氟喹诺酮类（青霉素过敏患者推荐使用氟喹诺酮类和氨曲南） |
| 铜绿假单胞菌风险患者 | 选择性静脉输注抗假单胞菌 β- 内酰胺（头孢吡肟、亚胺培南、美罗培南、哌拉西林 / 他唑巴坦）联合静脉输注抗假单胞菌喹诺酮类（环丙沙星或左氧氟沙星）<br>或<br>选择性静脉应用抗假单胞菌 β- 内酰胺（头孢吡肟、亚胺培南、美罗培南、哌拉西林 / 他唑巴坦）联合静脉应用大环内酯类（阿奇霉素）和氨基糖苷类<br>或<br>选择性静脉给予抗假单胞菌 β- 内酰胺（头孢吡肟、亚胺培南、美罗培南、哌拉西林 / 他唑巴坦）联合氨基糖苷类和静脉应用抗肺炎链球菌的氟喹诺酮类（青霉素过敏患者用氨曲南代替上面的 β- 内酰胺类） |
| 耐甲氧西林金黄色葡萄球菌风险患者 | 增加万古霉素或利奈唑胺 |

\* 不包括 HIV 高风险患者。
+ 需要时联合治疗。
# 排序不分先后。

表 26-3　HAP 或 VAP 患者抗生素治疗方案

| 对于无已知多重耐药病原体、早期发作和疾病的严重程度等危险因素的 HAP 患者和 VAP 患者采用早期抗生素经验治疗。 ||
|---|---|
| **潜在致病菌** | **推荐抗生素** |
| 链球菌性肺炎 * | 头孢曲松 |
| 流感嗜血杆菌 | 或 |
| 甲氧西林敏感的肠道革兰氏阴性杆菌 | 氧氟沙星、莫西沙星或环丙沙星 |
| 抗生素敏感的肠道革兰氏阴性杆菌 | 或 |
| 　大肠杆菌 | 氨苄青霉素 / 舒巴坦 |
| 　肺炎克雷伯菌 | 或 |
| 　肠杆菌属 | 厄他培南 |
| 　变形杆菌 | |
| 　黏质沙雷菌 | |

　* 青霉素耐药肺炎链球菌和多重耐药肺炎链球菌的发生频率不断增加，左氧氟沙星、莫西沙星优于环丙沙星，其他新型喹诺酮类药物的作用，诸如加替沙星，尚未得到证实。

续表

| 医院获得性肺炎、呼吸机相关性肺炎、医源性肺炎患者伴随迟发性疾病或多重耐药菌和疾病的严重程度等风险因素的早期经验性治疗 | |
|---|---|
| 潜在致病菌 | 抗生素联合治疗 * |
| 上述表格中所列病原菌和多重耐药病原菌 | 抗假单胞菌头孢菌素（头孢吡肟、头孢他啶）<br>或 |
| 铜绿假单胞菌 | 抗假单胞菌对碳青霉烯类抗生素（亚胺培南、美罗培南） |
| 肺炎克雷伯菌（超广谱 β- 内酰胺酶 ESBL+）⁺ | 或 |
| 不动杆菌属 # | β- 内酰胺 /β- 内酰胺酶抑制剂（哌拉西林 / 他唑巴坦）联合抗假单胞菌氟喹诺酮类 ⁺（环丙沙星或左氧氟沙星）<br>或<br>氨基糖苷类抗生素（丁胺卡那霉素、庆大霉素、或妥布霉素）联合 ⁺ |
| MRSA | 利奈唑胺或万古霉素 |
| 嗜肺军团菌 ⁺ | |

　* 早期抗生素治疗在微生物数据和临床治疗反应上需要调整或简化。

　⁺ 如果 MRSA 危险因素存在或局部有较高的发病率。

　# 如果疑似超广谱 β 内酰胺酶如肺炎克雷伯菌或不动杆菌属感染，碳青霉烯类则是一个较为可靠的选择。如果怀疑肺炎链球菌，抗生素联合治疗方案包括大环内酯类（如阿奇霉素）或氟喹诺酮类药物（如环丙沙星或左氧氟沙星），效果优于氨基糖苷类。

最初微生物培养（血液或呼吸）表明需要调整治疗方案。

　　决定持续治疗所需时间时需要考虑以下因素：并发症、菌血症、抗生素开始治疗时肺炎的严重程度、感染的病原菌、多重耐药性风险和临床患者反应的速度。金黄色葡萄球菌或流感嗜血杆菌的推荐治疗时期为 7~10 天，肺炎支原体或肺炎克雷伯菌为 10~14 天，铜绿假单胞菌、不动杆菌属、多肺叶受累、营养不良、坏死性革兰氏阴性杆菌者为 8~14 天。

## 支持性治疗

　　呼吸系统疾病患者常见的护理诊断（例如肺炎）见表框 26-4。氧气治疗用于维持足够的气体交换。对于严重的 CAP 和 HAP 均经常用到机械通气以纠正低氧血症。通过用面罩或气管插管进行氧气湿化促进充分通气。积极的肺部灌洗可有效去除肺部分泌物、打开闭合的肺泡、改善氧合。充足的营养支持至关重要。此外，还应考虑有关肠内或肠外营养治疗的营养咨询。

## 预防

　　在美国，肺炎是死亡的第七大主要原因，因此预防 CAP 和 HAP 至关重要。预防 CAP 的主要措施包括流感和肺炎疫苗的应用。所有 50 岁

---

**表框 26-4　护理诊断**

**呼吸系统疾病患者**

- 清理呼吸道无效：与肺内分泌物有关
- 焦虑：与呼吸功能受损有关
- 气体交换受损：与通气 - 血流比例失衡有关
- 体液不足：与呼吸困难和发热有关
- 活动无耐力：与氧气供应和消耗不平衡有关
- 低效性呼吸型态：与呼吸肌疲劳有关
- 知识缺乏：与对疾病本身和治疗不了解有关
- 营养失衡：低于机体需要量　与食欲降低、疲劳有关
- 有感染的危险
- 睡眠型态紊乱：与呼吸困难有关
- 周围组织灌注不足：与细胞交换功能降低有关
- 社交孤立：与机体功能改变有关

以上的免疫功能正常者应该接受灭活流感疫苗注射，无慢性病的 5~49 岁的人群可选择注射甲型流感减毒活疫苗。肺炎球菌疫苗被推荐为 65 岁以上患有慢性病的老年人接种，例如心血管疾病、COPD（哮喘例外）、糖尿病、酒精中毒、慢性肝脏疾病、脑脊液漏、功能性或解剖性无脾。其他特殊人群包括阿拉斯加本地人、其他美洲土著人，或生活在特殊的社会环境中，如长期护理机构。ATS 推荐流感疫苗主要为了三个目标人群：患者因为流感

并发症处于高风险中,患者能传播流感给高风险人群(例如医疗服务人员),希望降低流感感染几率的人群。高风险患者包括患者年龄大于 65 岁、长期护理机构的居民、慢性心血管或肺部疾病患者、前一年需要定期医疗照顾或住院治疗者、在流感季节处于妊娠中期或妊娠后期的孕妇。吸烟对于 HAP 和 CAP 患者而言均为危险因素。因此,戒烟尤其对于既往患过肺炎的患者而言,是一项重要的预防策略。

正确认识 HAP 患者的病原菌能够有利于危重症监护护士制订预防肺炎的策略和干预措施。CDC、IDSA 和 ATS 认为教育是一种有效的感染控制项目和 HAP 预防的基石。HAP 预防的目标包括严格的感染控制,用含有酒精的消毒剂洗手,病原体监测,早期去除侵入性插管。美国危重症护士协会(AACN)已经出版了预防 VAP 的指南,已成为 AACN 实践指南的一部分(第 25 章)。根据 AACN 循证护理指南,所有接受机械通气的患者同时存在误吸高风险的患者应采取以下措施:(1)如无医学禁忌,床头应抬高 30°~45°;(2)使用可吸引的气管导管,允许分泌物排出和持续引流;(3)由于污染的原因而非按照常规,可根据需要更换呼吸机导管。CDC 在预防 HAP 上已经出版了综合指南。CDC 指南的网址是 http://www.cdc.gov。

## ▲ 严重急性呼吸道综合征

严重急性呼吸道综合征(severe acute respiratory syndrome, SARS)是下呼吸道病毒性疾病,由 SARS 相关的冠状病毒引起。据世界卫生组织(WHO)报道,2002 年 11 月至 2003 年 7 月期间共有 8 098 人患病,774 人死亡。

SARS 病毒通过飞沫或直接和间接接触传播,能够在粪便和尿液中发现脱落的病毒。当感染者咳嗽或打喷嚏时,飞沫会降落于距离感染者 0.91m 内的人的口腔、鼻腔或眼部黏膜上造成飞沫传播。当一个人接触了病毒飞沫污染的物体表面后再触碰他的眼睛、鼻子或嘴时就会发生直接或间接接触传播。病毒传播速度很快,许多医务人员也被传染。

从感染病毒到出现症状,潜伏期为 2~7 天,最长 10~14 天。首发症状是发热(>38 ℃)、畏寒和寒战。其他症状包括头痛、乏力和肌肉酸痛。可能会出现轻微的呼吸道感染症状,肺底部可闻及吸气性湿啰音。胸片检查可能正常或局灶性浸润物呈外周分布(图 26-1)。

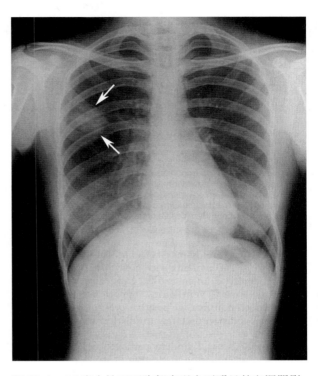

图 26-1 ▲ 25 岁女性正面胸部表现出不明显的空洞阴影。(From Lee N, Hui D, Wu A, et al: A major outbreak of severe acute respiratory syndrome in Hong Kong. N Engl J Med 348 (20):1986-1994, 2003. Copyright © 2003. Massachusetts Medical Society. All rights reserved.)

早期血细胞计数显示中性粒细胞计数和单核细胞计数正常,但淋巴细胞减少。痰和血培养可排除包括肺炎支原体、肺炎衣原体、人巨细胞病毒、腺病毒、呼吸道合胞病毒和流感病毒在内的造成非典型肺炎的其他原因。

发病 3~7 天后,下呼吸道开始出现干咳和呼吸困难,伴有进行性低氧血症。20% 的严重患者需要气管插管和机械通气。局灶性浸润进展到广泛的间质浸润,出现明显的肺实变。胸部 CT 扫描可见肺外围典型的毛玻璃样改变。全血细胞计数实验室检查结果:白细胞减少,淋巴细胞减少,血小板减少。血清丙氨酸氨基转移酶、肌酸激酶、乳酸脱氢酶可能升高,表明广泛的肺损伤。高龄、男性、CK 高峰值、LDH 升高、中性粒细胞计数升高和低钠血症被认为是预测疾病严重程度、需要进 ICU 和死亡的指标。

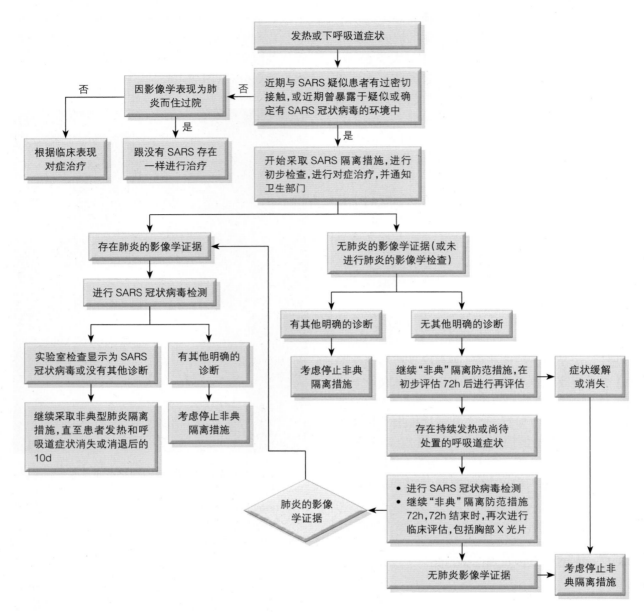

**图 26-2 ▲ SARS- 冠状病毒人际传播时发热或下呼吸道症状患者的管理原则。**(From Centers for Disease Control and Prevention:Clinical guidance on the identification and evaluation of possible SARS-CoV disease among persons presenting with community-acquired illness,Version 2,Supplement I:Infection control in health care,home,and community settings. Washington, DC:Department of Health and Human Services Centers for Disease Control and Prevention,2004,pp 1-28.)

SARS 确诊前,对于 SARS 疑似诊断患者的治疗方案包括使用抗生素对典型和非典型病原体的经验性治疗,如使用抗病毒药物利巴韦林和糖皮质激素。对 110 例 SARS 患者的分析中,61% 有溶血性贫血,57% 发生低钙血症,46% 有低镁血症。通气支持可以通过无创正压通气提供,也可以根据患者情况,通过插管机械通气提供。由于 SARS 是一种致命性的病原体,护理患者的关键之

一是严格的落实感染控制措施与制度。必须做好飞沫预防和接触预防措施。与患者接触时应该穿好个人防护用品,包括隔离衣、手套、手术口罩和 N95 可支配微粒呼吸器、面罩。建议使用单间负压病房。护理患者时使用的任何设备都必须经过严格洗手和消毒(图 26-2)。患者出院时,应指导他们限制户外活动并且不去任何公共场所,直到发热和呼吸道症状消失后的 10d。

## ▲ 胸腔积液

胸膜腔由紧贴于肺表面的脏层胸膜和紧贴于胸廓内壁的壁层胸膜所构成的一个潜在腔隙。正常人胸腔内有 15ml 液体,起润滑作用。胸腔内液体来自壁层胸膜,最终经肺内淋巴管回吸收。

### 病理生理机制

胸腔积液是由于胸腔内液体形成过快,或吸收过慢,或两者兼有而造成的胸腔内液体积聚。以下五种发病机制只要具备其中一项,就会引起胸腔积液。

- 肺毛细血管压力增大(例如心力衰竭、大面积肺梗死)。
- 肺毛细血管通透性增加(例如肺炎、恶性肿瘤、感染、胰腺炎)。
- 血浆渗透压下降(例如低蛋白血症、血清蛋白不足、肝硬化)。
- 胸腔内负压增加(例如肺不张、肺萎缩)。
- 胸膜间隙淋巴引流障碍(例如胸腔恶性肿瘤或感染)。

### 漏出液

单侧或双侧胸腔漏出液是血浆的超滤液,提示胸膜腔并无病变。漏出性胸腔积液由全身性因素引起,胸腔积液患者每年发生人数超过一百万,其中半数是由心力衰竭所引起。心衰患者肺静脉压力增加,形成胸腔积液,治疗重点在应用利尿药和正性肌力药降低后负荷和 / 或心输出量。漏出性胸腔积液的另一个因素是肺不张,胸膜压降低引起胸腔液体积聚,液体不断积聚,直到胸膜壁层间质压力梯度恢复正常。漏出性胸腔积液的其他原因包括肝硬化、肾病综合征、恶性肿瘤、腹膜透析。

### 渗出液

渗出性胸腔积液最为常见,常由局部因素所致,例如胸膜炎、胸膜通透性增加、淋巴管阻塞。只要符合下面的 Light 标准的任何一个即可诊断为渗出性胸腔积液。

- 胸腔积液 / 血清白蛋白比值 >0.5;
- 胸腔积液 / 血清乳酸脱氢酶(LDH)比值 >0.6;
- 胸液 LDH 水平大于血清 LDH 正常上限的 2/3。

有四百万美国人罹患细菌性肺炎,其中有 20% 的患者需要住院接受治疗,40% 的住院患者可发展为胸腔积液。恶性肿瘤是渗出性胸腔积液的第二大最常见原因。如果出现大量胸腔积液浑浊、扩散到整个胸部、转移性疾病或乳糜胸应怀疑恶性肿瘤的可能性。其他渗出性胸腔积液的原因有肺结核、创伤、胰腺炎、间皮瘤、食管穿孔。

血胸是胸腔内出现血性渗出液,当胸腔积液 / 血红细胞比容之比大于 50% 即可诊断。创伤是血胸最常见的原因(第 55 章),其他原因包括侵入性操作(中心静脉置管、胸腔穿刺术)和抗凝治疗。脓胸是指胸膜腔内有大量脓液,需要胸腔引流或手术。乳糜胸是指乳糜或脂肪存在于胸腔间隙间。乳糜胸最常见的原因是恶性肿瘤、手术和创伤。

## 评估

### 病史和体格检查

根据胸腔内液体积聚的量,患者常主诉气短、胸膜炎性胸痛。体格检查显示通气障碍时呼吸急促和低氧血症,患侧叩诊浊音,呼吸音减弱。

### 诊断性检查

胸腔积液主要通过胸部 X 线片、超声或 CT 检查诊断。侧卧位胸片是游离胸腔积液最好的诊断依据。卧位时可见 20ml 左右的胸腔积液。体格检查时怀疑胸腔积液,并经影像学确认后,需经胸腔穿刺采集胸腔积液样本以助诊断。经胸腔穿刺术获得积液的实验室检查参数见表 26-4。评估胸膜腔积液对于区分是渗出液和漏出液是必要的。侧卧位时,当胸腔积液线到胸壁内侧的距离小于 1cm 时,胸腔穿刺很难抽到积液,且临床意义不大。此外,气胸的风险会使胸腔穿刺弊大于利。

## 管理

对胸腔积液需针对病因进行治疗。根据病因和胸腔积液量决定是否需要行胸腔穿刺术、放置胸腔闭式引流管或手术去除积液。治疗性胸腔穿刺术的主要目的是缓解呼吸困难。

表 26-4 胸腔积液评估

| 检验项目 | 内容 |
|---|---|
| 血红细胞计数 <100 000/mm³ | 创伤、恶性肿瘤、肺栓塞 |
| 红细胞比容 > 外周血的 50% | 血胸 |
| 血白细胞计数（WBC） | |
|     >50 000~100 000/mm³ | 肉眼可见脓液，否则全白细胞计数不如白细胞分类有用 |
|     >50% 中性粒细胞 | 急性炎症或感染 |
|     >50% 淋巴细胞 | 肺结核、恶性肿瘤 |
|     >10% 嗜酸性粒细胞 | 最常见：血胸、气胸、良性肿瘤 |
| >5% 间皮细胞 | 石棉积液、药物反应、肺吸虫病、可能性较小的肺结核 |
| 葡萄糖 <60mg/dl | 感染、恶性肿瘤、肺结核、类风湿、血胸、肺吸虫病、许尔许斯特劳斯综合征（变应性肉芽肿性血管炎） |
| 淀粉酶 >200U/dl | 胸膜炎、食管穿孔、胰腺疾病、恶性肿瘤、异位妊娠破裂 |
| | 血清酶谱：食管反流疾病、恶性肿瘤（尤其是肺部） |
| pH 值 <7.0 | 并发类肺炎性胸腔积液 |
| pH 值 <7.2 | 全身性酸中毒、食管破裂、类风湿性胸膜炎、结核性胸膜炎、恶性胸膜疾病、血胸、肺吸虫病或许尔许斯特劳斯综合征（变应性肉芽肿性血管炎） |
| 甘油三酯 >110mg/dl | 乳糜胸 |
| 微生物检查 | 感染的病因 |
| 细胞学 | 恶性肿瘤诊断（腺癌，良性或恶性间质细胞瘤） |

Adapted from Light RW：Physiology of pleural fluid production. In Shield TW，LoCicero J，Reed CE，et al（eds）：General Thoracic Surgery，7th Ed. Philadelphia，PA：Lippincott Williams & Wilkins，2009，pp 763-770.

## ▲气胸

当空气进入胸膜脏层和胸膜壁层间的间隙，引起部分或全部肺塌陷，称为气胸。

### 病理生理机制

自主呼吸时，两个相反的作用力产生胸腔负压。呼气时气道内的压力为正压，吸气时为负压。但是，胸腔压力在吸气和呼吸时仍然保持负压。因此，在整个呼吸循环中气道压力仍然高于胸腔压力。胸膜空间与肺泡或者外部空气的突然接触使得气体进入（图 26-3）。当胸腔压力持续上升时，肺的弹性导致肺泡塌陷。肺泡持续塌陷直到气压梯度不复存在或者胸膜缺损闭合时才停止。肺泡塌陷的主要后果是肺活量减少和动脉 $PaO_2$ 降低。此外，$PaO_2$ 降低的患者，肺泡动脉局部氧气梯度压力会增加，通气血流比值减小，产生肺内分流，造成低氧血症。

气胸分两种：自发性和外伤性。自发性气胸为无创伤性气胸，有两种类型的自发性气胸：原发性气胸，见于无潜在肺部疾病的人群；继发性气胸，见于有潜在肺部疾病的人群，例如慢性阻塞性肺部疾病。原发性气胸通常发生在年轻的（20~30岁之间，40 岁以后少见）、高且瘦的男性人群。家族病史（伯特 - 霍格 - 杜贝综合征，一种常染色体显性遗传疾病）和吸烟是非常重要的影响因素。继发性气胸通常发生在患有慢性阻塞性肺疾病、卡氏肺囊虫性肺炎、囊性纤维化和肺结核的患者。其他少数的诱因包括哮喘、马方综合征、肺癌、坏死性肺炎、结节病、淋巴管肌瘤病、类风湿关节炎以及组织细胞增多症等。

危重患者中，创伤性气胸最常见的原因是侵入性操作和气压伤（第 55 章针对气胸原因的钝性和穿透性创伤的讨论），侵入性操作时空气意外进入胸膜腔导致医源性气胸。中心静脉置管每年约造成 36 000 例气胸，在中心静脉置管中的发生率为 1%~3.1%。大约 1%~15% 接受正压机械通气的患者以及 25%~78% 的 ARDS 患者会发生气压

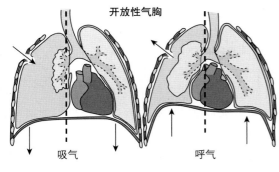

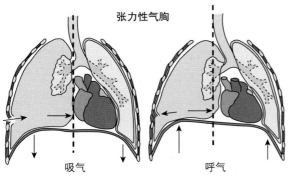

**图 26-3** ▲ 开放性气胸或交通性气胸(顶部)和张力性气胸(底部)。在开放性气胸中,吸气时空气进入胸腔,呼气时空气排出。当空气移出肺部时压力减小,导致受影响的肺有可能轻微膨胀。张力性气胸发生时,空气只能进入胸腔但不能排出,当胸腔的压力增加时,心脏和大血管被压缩,纵隔结构移向胸部对侧,气管由中线位置被推到胸腔的对侧,健侧肺受挤压。(From Porth C:Essentials of Pathophysiology,3rd ed. Philadelphia,PA:Lippincott Williams & Wilkins,2011,p 571.)

伤。气压伤包括肺间质内气体、纵隔气肿、皮下气肿、气腹和气胸。气压伤的早期影像学检查提示肺间质气体或肺气肿。机械通气的患者有发生张力性气胸的风险。当空气在胸膜间隙内的压力超过大气压时会导致张力性气胸。随着胸腔内压力上升,纵隔转移到对侧,可引起下腔静脉扭曲并减少右心静脉回流(图 26-3)。

## 评估

### 病史和体格检查

　　患者主诉患侧肺部出现突发急性胸痛。胸痛通常伴有呼吸急促,呼吸功增加,呼吸困难。由于患侧肺不能像健侧肺一样扩张,胸壁运动可能不均匀。呼吸音减弱或无。胸部叩诊呈过清音。所有类型的气胸患者常常会出现心动过速,以呼吸窘迫为特征的张力性气胸是一种危及生命的疾病,见表框 26-5。

| 表框 26-5 | 患者安全 |
| --- | --- |

**张力性气胸的症状和体征**
- 低氧血症(早期症状)
- 恐惧
- 呼吸窘迫(严重呼吸急促)
- 机械通气患者气道峰压和平均气道压升高,呼吸机顺应性和内源性呼气末正压(auto-PEEP)降低
- 心血管功能衰竭(心率 >140 次/min 同时伴有周围性发绀、血压下降、无脉性电活动)

## 诊断性检查

　　胸片检查有助于识别气胸。气胸患者胸片应取直立位或卧位。胸片能显示纵隔移位(对侧),膈肌下降(同侧),张力性气胸患者出现同侧胸壁扩张。CT 可以确定气胸的范围。机械通气患者出现张力性气胸的临床表现时,应及时进行影像学检查确认,不能延误治疗。动脉血气分析结果(ABG)可用来评估低氧血症和高碳酸血症。

## 管理

　　所有气胸患者必须采取氧疗,因为氧气能够加快从胸膜腔吸收空气的速度。如果气胸的范围仅为 15%~20%,可以暂不进行干预,患者可以卧床休息或者限制活动。如果气胸大于 20%,可将胸腔引流管放置在心尖和胸膜腔的前方辅助空气排出。通常将胸腔引流管连接到单个水下密封引流瓶足以解决气胸问题。由于塌陷的肺泡快速再膨胀,所以最初放置的胸腔引流管有导致复张性肺水肿的风险。如果进行 12~24 小时排气后气胸持续存在,则应使用 15~20cmH$_2$O 的负压进行抽吸以促进气体排出。大约 1/3 的慢性阻塞性肺病患者,由于胸腔持续漏气,则需要多根胸导管才能排空胸腔内积气。

　　张力性气胸是一种致命性疾病,应立即治疗。如果延误治疗,可能导致心血管功能衰竭。如果没有胸腔引流管,可以使用一个大口径针(16~18号)插到锁骨中线第二肋间。穿刺后连接胸腔引流管进行排气。张力性气胸减轻时,病情迅速缓解,患者氧合功能提高,心率下降,血压升高。

## ▲ 肺栓塞

　　大部分肺栓塞是栓子脱落阻塞肺动脉血管所

致(图 26-4)。引起肺栓塞的血栓栓子大部分来自下肢深静脉,其次来自右心房(未经治疗的心房颤动)或盆腔深处血管。在北美,每 100 000 人中就大约有 100 个人会发生静脉血栓栓塞症,其中大约有 1/3 的患者有肺栓塞症状。肺栓塞的主要危险因素包括年龄、近期手术、癌症和血栓形成倾向,增加静脉血栓栓塞症发生率的危险因素见表框 26-6。肺栓塞的非血栓性原因包括脂肪、空气和羊水栓塞,但远没有血栓栓塞常见。

## 病理生理机制

一连串的级联反应可引发血栓栓塞症,目前公认的 Virchow 三联征(血流淤滞、高凝状态、血管壁损伤)解释了血栓形成的病理生理过程。下肢血液的回流由肢体活动过程中肌肉收缩辅助完成,而某些情况如制动、心衰、脱水和静脉曲张会导致静脉血液回流缓慢,增加静脉系统的逆行压力,血流瘀滞,从而导致血栓形成。

通常,凝血系统和纤溶系统处于一个平衡状态,避免了血栓形成。血液的高凝状态可能会发生在外伤、手术、恶性肿瘤、怀孕或口服避孕药时。这些情况下,凝血可由暴露于受损血管内皮组织的胶原纤维与凝血因子Ⅻ接触而启动,或由受损血管壁上的组织因子暴露于血液而启动,或通过单核细胞迁移到血管损伤的部位而启动,或者通过受伤后血小板的激活和释放而启动。凝血因子 X 可能由于恶性肿瘤细胞或缺氧的内皮细胞释放的某些物质而被激活。血管壁的损伤引起血小板聚集从而激活凝血因子。

血栓的形成常是双侧且无症状的。尽管大部分栓子形成于小腿,但大部分肺部的栓子(80%~90%)来源于近端的腘静脉和髂股静脉血栓。近端静脉血栓导致肺栓塞的危险性大约占 50%。

由栓子导致的肺动脉闭塞常引起肺部及血流动力学的改变。肺泡只有通气而没有灌注,引起通气和灌注比例失调。结果,肺泡通气良好但灌注不足,气体交换功能受损(呼吸死腔的面积增加),肺动脉血中的 $CO_2$ 缺乏,引起肺部血管收缩,以调节低灌注肺泡的通气。伴随着生理的变化,包括分钟通气量增加、肺活量减少、气道阻力增加、弥散功能降低等。

肺栓塞血流动力学改变的严重程度取决于栓子的大小、肺血管阻塞的程度及心肺系统先前的状态。如果患者没有心肺疾病,那么肺动脉阻塞的程度与肺动脉压力具有相关性,肺部血管床阻

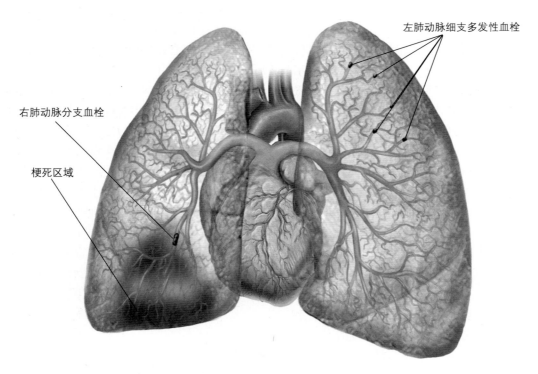

**图 26-4 ▲** 肺栓子部位。(From Anatomical Chart Company:Atlas of Pathophysiology. Springhouse,PA: Lippincott Williams & Wilkins,2010,p 107.)

| 表框 26-6 | 血栓危险因素 |
|---|---|

| 静脉血栓栓塞症 | 手术患者血栓危险因素分级 |
|---|---|
| **高危因素:** | **低危:** |
| 髋部、骨盆或下肢骨折 | 患者年龄 <40 岁,单纯手术、术后几乎无须制动、没有危险因素 |
| 髋或膝关节置换 | **中危:** |
| 大手术,严重外伤 | 年龄在 40~60 岁的任何手术患者 |
| 脊髓损伤 | 年龄 <40 岁的大手术患者而且没有其他危险因素 |
| **中危因素:** | 有危险因素的小手术患者 |
| 膝关节镜手术 | **高危:** |
| 中心静脉置管 | 年龄 >60 岁的大手术患者 |
| 恶性肿瘤 | 年龄在 40~60 岁之间且有危险因素的大手术患者 |
| 心衰或呼吸衰竭 | **超高危:** |
| 激素替代疗法,口服避孕药 | 年龄 >40 岁且有血栓、癌症病史或已知高凝状态的大手术患者 |
| 脑卒中 | 骨科大手术 |
| 产褥期 | 选择性神经外科手术 |
| 静脉血栓病史 | 多发性创伤或急性脊髓损伤 |
| 血栓形成倾向 | |
| **低危因素:** | |
| 卧床超过 3d | |
| 久坐不动 | |
| 高龄 | |
| 腹腔镜手术 | |
| 肥胖 | |
| 妊娠 | |
| 静脉曲张 | |

From Blann AD, Lip GYH: Venous thromboembolism. BMJ 332(7535):215-219,2006.

塞,引起右心室后负荷的增加,如果患者之前没有心肺疾病,肺部血管床阻塞低于 20%,机体通过代偿将血流动力学的不利影响降到最低。心输出量的维持依靠右心室射血量和心率的增加,而且肺血管扩张使肺动脉压力及肺循环阻力正常或接近正常。当肺血管的阻塞达到 30%~40% 时,肺动脉压力增加,引起右心房压力稍微增加。当肺动脉阻塞达到 50%~60% 时,机体就会失去代偿能力,导致心输出量减小,右心房压力极度增高。若患者之前有心肺疾病,那么肺高压程度与肺阻塞程度将不成比例,肺血流量相对较小的减少都会引起严重的肺动脉高压。

## 评估

由于缺乏特异性的症状和体征,肺栓塞往往很难诊断。患者出现新发并且逐渐加重的呼吸困难或持续低血压,且难以查找病因时,应高度怀疑肺栓塞。然而,在因其他疾病进行影像学检查时发现的无明显症状的 DVT 或肺栓塞也很常见。

临床评估并不能作为确诊和排除肺栓塞的可靠证据,需要进一步明确诊断。怀疑肺栓塞患者的诊断方法见表 26-5。当患者有肾功能衰竭或造影剂过敏时,通常用通气 - 灌注扫描的方法代替胸部 CTA。当栓子在肺动脉的主干血管时常用超声心电图来明确诊断。PE 的症状和体征见表框 26-7。通过造影而确诊的肺栓塞患者的最常见症状是呼吸困难,其他症状和体征有胸痛、咳嗽、焦虑、下肢肿胀和疼痛。

## 治疗

肝素和溶栓药物是治疗肺栓塞的常用药物,由美国胸科医师协会(ACCP)制订的静脉血栓栓塞症的治疗指南见表 26-5。

DVT 或肺栓塞患者的治疗常用静脉注射的普通肝素或调整剂量后的皮下注射肝素。虽然调整剂量后皮下注射肝素是治疗 PE 的一种选择,

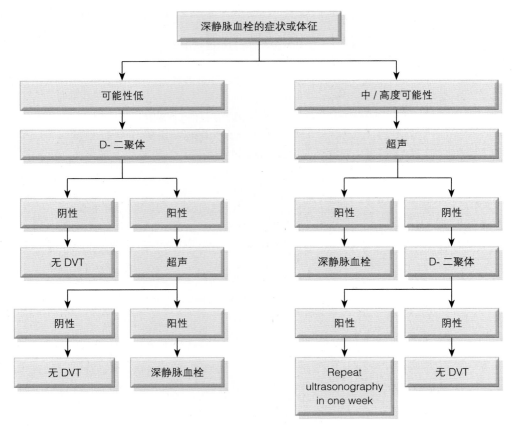

疑似深静脉血栓诊断可能性评估：

- 下面每一项得 1 分：沿深静脉压痛、整个下肢肿胀、小腿围差异在 3cm 以上、凹陷性水肿、浅静脉侧支循环、当前存在的危险因素（活动性癌症、长时间不活动或偏瘫、近期手术或重大疾病）
- 如果是可能的鉴别诊断（例如类风湿关节炎中的囊肿破裂、血栓性浅静脉炎或感染性蜂窝组织炎）减 2 分
- 结果 >3= 高度可能性；1~2= 中度可能性；≤0= 低度可能性

**图 26-5** ▲ 可疑急性肺栓塞患者的诊断评价原则。(From Blann AD, Lip GYH：Venous thromboembolism. BMJ 332 (7535)：215-219, 2006.)

| 表框 26-7 / 患者安全 |
|---|

| | |
|---|---|
| **肺栓塞症状和体征** | • 发绀 |
| **中小栓子** | • 不安 |
| • 呼吸困难 | • 焦虑 |
| • 急促 | • 意识模糊 |
| • 心动过速 | • 低血压 |
| • 胸痛 | • 皮肤湿冷 |
| • 低热 | • 尿量减少 |
| • 低氧血症 | • 胸痛：与肺梗死有关 |
| • 焦虑 | • 咯血：与肺梗死有关 |
| • 咳嗽 | **重症监护患者肺栓塞的症状** |
| • 出汗 | • 有自主呼吸的患者出现低氧血症或低碳酸血症不断加重 |
| • 呼吸音减弱 | • 镇静状态下的机械通气患者出现低氧血症或低碳酸血症加重 |
| • 湿啰音 | • 二氧化碳潴留和慢性肺部疾病患者出现呼吸困难、低氧血症加重，$PaCO_2$ 降低 |
| • 哮喘 | • 原因不明的发热 |
| **大栓子** | • 血流动力学监测患者肺动脉压或中心静脉压突然升高 |
| 上述症状和体征更明显，并伴有 | |

表 26-5　美国胸科医师学会推荐的治疗静脉血栓栓塞的方法

| 抗凝指南 | 推荐疗法 |
| --- | --- |
| **普通肝素（unfractionated heparin，UFH）** | |
| 疑似 VTE | • 获得基础 APTT，PT，CBC 水平<br>• 明确肝素抗凝的禁忌证<br>• 静脉注射 5 000U 的肝素<br>• 医嘱进行影像学检查 |
| 确诊 VTE | • 重复大剂量静脉注射 80U/kg 的肝素或静滴 500U 肝素，从 18U/（kg·h）或 1 300U/h 肝素开始持续输液<br>• 6h 检查 APTT，维持适当的肝素治疗水平范围<br>• 开始华法林治疗时第一天 5mg，随后根据 INR 值调整日常剂量<br>• INR>2.0（2.0~3.0）持续 24h 以上，联合治疗 4~5d 后可停止肝素的使用<br>• 华法林抗凝治疗至少持续 3 个月（目标 INR2.5，2.0~3.0） |
| **低分子肝素（Low molecular weight heparin，LMWH）** | |
| 疑似 VTE | • 获得基础 APTT，PT，CBC 水平<br>• 明确肝素抗凝的禁忌证<br>• 静脉注射 5 000U 的肝素<br>• 医嘱进行影像学检查 |
| 确诊 VTE | • 给予低分子肝素（依诺肝素），每 12h 皮下注射 1mg/kg<br>• 华法林第一天开始剂量 5mg，随后根据 INR 的值调整每日用量<br>• 在 3~5d 内检查血小板计数<br>• INR>2.0（2.0~3.0）持续 2d 以上，联合治疗 4~5d 后可停止 LMWH<br>• 华法林抗凝治疗至少持续 3 个月（目标 INR 2.5，INR 范围 2.0~3.0），之后推荐低强度治疗（INR 1.5~1.9），逐渐减少监测直到停止治疗 |

VTE：静脉血栓栓塞形成；aPPT：活化部分凝血活酶时间；PT：凝血酶原时间；INR：国际标准化比值；CBC：全血细胞计数。

From American College of Chest Physicians：Eighth ACCP consensus conference on Antithrombotic and Thrombolytic Therapy. Chest 133：454S-545S，2008.

但由于其皮下注射时生物利用率下降，所以并不常用。

低分子肝素（low molecular weight heparin，LMWH）可替代普通肝素用于治疗 DVT 和稳定型肺栓塞患者，普通肝素或低分子肝素治疗至少持续 5 天，联合口服抗凝剂至少 4~5 天（A1 级）。

推荐的抗凝治疗时长因患者年龄、合并症以及 PE 或 DVT 复发的可能性而不同。对大多数患者而言，华法林的抗凝治疗应持续 3~6 个月。突发 DVT 第一阶段的治疗应不少于 6 个月，伴有危险因素（如癌症、抑制剂缺乏）的新发 DVT 患者或复发的静脉血栓栓塞症患者则需要长期治疗。大面积肺栓塞或严重的髂股静脉血栓的患者可能需要长时间的肝素治疗。持续数月的全量皮下注射肝素抗凝治疗对于那些对华法林有禁忌但能够使用肝素的患者（如孕妇）是安全有效的。

溶栓治疗一般仅推荐用于血流不稳定且没有出血倾向的大面积肺栓塞患者。所有的抗凝剂均可全身发挥作用，能够溶解任一部位新鲜的血小板纤维蛋白凝块并引起该部位出血。颅内疾病、近期手术、外伤和出血倾向性疾病，应视为抗凝治疗的禁忌证。尿激酶、链激酶、重组织纤溶酶原激活剂等被批准用于治疗 PE 和 VTE。肝素治疗不可与其他溶栓药物同时使用，但溶栓治疗后一般首选肝素，其次是华法林。

对肝素有禁忌证的患者（大出血或药物敏感性的风险）推荐使用下腔静脉过滤器来预防肺栓塞。下腔静脉滤器植入同样适用于抗凝充分但仍有复发的血栓栓塞、慢性复发性的栓塞、肺动脉高压以及同时进行肺部切开取栓或肺切除手术患者。

## 预防

预防静脉血栓栓塞症是减少肺栓塞发病率及死亡率最基本的方法，预防措施以患者具体高危因素为基础，详见表 26-6 ACCP 推荐的预防措施。

表 26-6 美国胸科医师协会对于预防静脉血栓栓塞症的建议

| 患者 | 推荐治疗 | 级别* |
| --- | --- | --- |
| 低危普外科手术 | 早期下床活动 | A1 |
| 中危普外科手术 | LMWH,LDUH 或磺达肝癸 | A1 |
| 高危普外科手术 | MWH,LDUH 一天三次或磺达肝癸 | A1 |
| 高危普外科手术且有多种危险因素 | LDUH 一天三次,LMWH,磺达肝癸联合弹力袜和/或间歇充气加压装置 | C1 |
| 全髋关节置换术 | LMWH 术前 12h,术后 12~24h 或术后 4~6h 应用高危患者剂量的一半,然后第二天增加到通常的高风险剂量<br>或<br>磺达肝癸(2.5mg,术后 6~24h 开始)<br>或<br>调整华法林剂量,术前开始或手术当晚(INR 目标 2.5;INR 范围 2.0~3.0) | A1 |
| 全膝关节置换术 | LMWH(在正常高风险剂量),磺达肝癸 | A1 |
|  | 华法林(INR 目标 2.5;INR 范围 2.0~3.0) | B1 |
|  | 间歇充气加压 |  |
| 急性脊髓损伤 | LMWH | B1 |
|  | 弹力袜和间歇充气加压或者 LDUH | B1 |
|  | 或 LWMH | C1 |
| 创伤患者可识别的血栓危险因素 | LMWH,尽可能安全 | A1 |
|  | 或 | B1 |
|  | LMWH 和间歇充气加压 | B1 |
|  | 对于预防效果不佳的高危患者,可以采用机械性措施预防血栓,使用间歇充气加压装置或单独使用加压梯度弹力袜 |  |
| 心肌梗死 | UFH 或 LMWH 或比伐卢定或磺达肝癸 | A1 |
|  | 有肝素禁忌时使用间歇充气加压或弹力袜 | C1 |
| 缺血性中风和下肢瘫痪 | 小剂量使用 SC 肝素或 LMWH | A1 |
|  | 适用于禁忌使用抗凝剂、间歇充气加压或弹力袜的患者 | B1 |
| 内科 VTE 危险因素(包括心脏衰竭和肺部感染) | LDUH,LMWH,磺达肝癸 | A1 |
| 患者长期留置中心静脉导管 | 建议临床医生不要使用任何预防性剂量的 LMWH 或小剂量华法林来预防导管相关性血栓形成 | B1 |
| 接受脊椎穿刺或硬膜外导管置入患者 | 应根据患者情况合理选择并谨慎使用抗凝剂 | A1 |

*A1:方法强,结果一致的随机临床试验(RCTs),无异质性,益处与风险比较效果清晰。A2:方法强,结果一致的随机对照试验,不存在异质性,益处与风险比较效果明显。B1:方法强,结果不一致的随机对照试验,异质性存在,益处与风险比较效果清晰。B2:方法强,结果不一致的随机对照试验,异质性存在,益处与风险比较效果不确定。C1:方法弱的观察研究,益处与风险比较效果清晰。C2:方法弱的观察研究,益处与风险效果不确定。

LDUH:low-dose unfractionated heparin 低剂量普通肝素;LMWH:low-molecular-weight heparin 低分子肝素。

From American College of Chest Physicians:Eighth ACCP Conference on Antithrombotic and Thrombolytic Therapy. Prevention of venous thromboembolism. Chest 133(6 Suppl):381S-453S,2008.

## ▲ 慢性阻塞性肺部疾病

慢性阻塞性肺部疾病(chronic obstructive pulmonary disease,COPD)是一种以气流受限为特征的肺部疾病,气流受限不完全可逆,呈进行性发展,与肺吸收有害颗粒或气体(主要是香烟烟雾)或 $\alpha_1$ 抗胰蛋白酶的遗传缺陷导致的异常炎症反应有关(遗传学关注点 26-1)。COPD 包括两个疾病:肺气肿和慢性支气管炎。COPD 是慢性病发病率和死亡率的主要原因,被列为美国第四大死因。

WHO 统计显示,COPD 作为单个致死因素,仅次于冠心病、脑血管疾病和下呼吸道感染而位居第四。与其他疾病不同的是,COPD 导致的死亡率逐渐递增。WHO 估计,到 2020 年,COPD 很有可能将成为第三大致死因素,给全世界造成严重负担。

## 病理生理机制

COPD 的病理改变发生在中央气道、周围气道、肺实质和肺血管。随着病情的进展,病理生理变化通常按照下列顺序发生:黏液分泌过多、纤毛功能障碍、气流受限、肺过度充气、气体交换异常、肺动脉高压和肺心病。周围气道成为 COPD 患者阻塞的主要部位。气道壁的结构改变是导致外周气道阻力增加的主要原因。气道炎症性变化,如气道水肿和黏液分泌过多使周围气道变窄。气道壁高分泌是由于增大的黏液分泌腺体的刺激和炎症介质如白三烯、白介素和肿瘤坏死因子引起的杯状细胞增多。纤毛上皮细胞发生鳞状上皮化生,导致黏液纤毛清除受损,这通常是 COPD 首先发生的生理异常。这种异常变化在其他异常变化发展以前很多年就很明显。

呼气气流受限是慢性阻塞性肺病疾病过程的重要表现,随着疾病进程的发展,第 1 秒用力呼气量($FEV_1$)和用力肺活量(FVC)减小;这与气道壁厚度增加、肺泡的附件损失和肺弹性回缩力丧失有关。通常气流受限的第一个迹象就是 $FEV_1$/FVC 率下降。根据慢性阻塞性肺疾病 2009 年的全球倡议中,支气管扩张剂使用后的 $FEV_1$ 低于期望值的 80%,同时 $FEV_1$/FVC 比值小于 70%,证实气流受限往往是不完全可逆的(表 26-7)。严重 COPD 患者,空气在用力呼气时潴留在肺部,导致的功能残气量(FRC)异常高,增加的 FRC 导致肺过度充气。

晚期 COPD 患者,周围气道阻塞,肺实质破坏,不规则的肺血管降低了肺的气体交换能力,导致低氧血症(血液中氧气降低)和高碳酸血症(血液中 $CO_2$ 升高)。V/Q 比例失调是导致 COPD 患者在任何阶段出现缺氧的原因。慢性高碳酸血症通常表示吸气肌功能不全和肺泡通气不足。低氧血症和高碳酸血症发展至 COPD 的晚期,导致肺动脉高压、右心室肥厚,即肺心病。右心衰导致进一步静脉淤血和血栓形成,可能会导致肺栓塞并进一步损害肺循环。最后,COPD 与全身炎症反应和骨骼肌功能障碍相关,可能导致活动受限和健康状况下降。

## 评估

### 病史

确诊或疑似 COPD 的新患者详细病史应包括以下几个方面:

* 暴露于危险因素,如吸烟、职业或环境暴露于污染物。
* 既往史,包括哮喘、过敏、鼻窦炎或鼻息肉,幼年发生呼吸道感染和其他呼吸系统疾病。
* COPD 或其他慢性呼吸系统疾病家族史。
* 症状发展类型,COPD 通常成人多见,大多数患者能够意识到呼吸困难日益加重,冬季感冒频率增加,在寻求治疗前存在多年的社会能力受限。

表 26-7 基于支气管扩张剂使用后 FEV₁ 值的 COPD 严重程度的肺活量分类和推荐治疗

| 疾病阶段 | 特点 | 推荐治疗 |
|---|---|---|
| Ⅰ:轻度 COPD | • $FVE_1/FVC<70\%$<br>• $FEV_1$ 80% 或者更高预计值<br>• 伴或不伴临床症状 | • 主动减少风险因素:接种流感疫苗<br>• 必要时使用短效支气管扩张剂 |
| Ⅱ:中度 COPD | • $FVE_1/FVC<70\%$<br>• 50% 或更低 $FEV_1>80\%$ 预计值<br>• 伴或不伴临床症状 | • 主动减少风险因素:接种流感疫苗<br>• 必要时使用短效支气管扩张剂<br>• 常规采用一种或多种长效支气管扩张剂治疗<br>• 促进康复 |
| Ⅲ:重度 COPD | • $FVE_1/FVC<70\%$<br>• $30\%<FEV_1$ 或 $>50\%$<br>• 预计值 | • 主动减少风险因素:接种流感疫苗<br>• 必要时使用短效支气管扩张剂<br>• 常规采用一种或多种长效支气管扩张剂治疗<br>• 促进康复<br>• 如果症状和肺功能反应明显或反复加重,吸入糖皮质激素 |
| Ⅳ:极重度 COPD | • $FVE_1/FVC<70\%$<br>• $FEV_1<30\%$ 预计值或<br>• $FEV_1<50\%$ 预计值,伴有慢性呼吸衰竭 | • 主动减少风险因素:接种流感疫苗<br>• 需要时短效支气管扩张剂<br>• 常规采用一种或多种长效支气管扩张剂治疗<br>• 促进康复<br>• 如果症状和肺功能反应明显或反复加重,吸入糖皮质激素<br>• 如果呼吸衰竭,进行长期氧疗<br>• 考虑手术治疗 |

必须指导患者如何以及何时接受治疗,并且因其他情况需要治疗时应经过审查,应避免使用 β 阻断剂(包括滴眼剂)。

$FEV_1$:第一秒用力呼气容积;FVC:用力肺活量。

From Rodriguez-Roisin R,et al:Global strategy for the diagnosis,management,and prevention of chronic obstructive pulmonary disease (Updated 2009):National Heart,Lung,and Blood Institute and World Health Organization global initiative for chronic obstructive lung disease (GOLD). Available at http://www.goldcopd.com/download. asp?intld=556.

• 呼吸道疾病恶化或住院史。患者可能被告知存在周期性症状恶化,即使这些事件还没有被确定为 COPD 急性加重症状。评估 COPD 急性加重的住院或入院适应证见表框 26-8。

| 表框 26-8 | COPD 急性加重的住院或入院评估指征 * |
|---|---|
| 症状明显加重,如休息时突然发生的呼吸困难 | |
| 严重的 COPD 病史 | |
| 出现新的体征(如发绀,外周水肿) | |
| 早期治疗后继续加重 | |
| 严重合并症 | |
| 频繁发作 | |
| 新发心律失常 | |
| 诊断不明确 | |
| 老龄化 | |
| 家庭支持不足 | |

\* 需要考虑本地情况。

From RR Roisin,et al:Global Initiative for Chronic Obstructive Lung Disease. Executive Summary:Global strategy for the diagnosis, management and prevention of COPD:updated 2009. Available at http://www.goldcopd. com/Guidelineitem.asp?I1=2&I2=1&intld= 2180. Accessed October 2010.

• 合并症如心脏疾病和风湿性疾病,也可导致活动受限。

• 当前的药物治疗,如 β 受体阻滞剂,常用于心脏疾病。β 受体阻滞剂通常是慢性阻塞性肺病的禁忌用药。

• 疾病对患者生活的影响,包括活动受限,误工和经济后果,对家庭的影响,抑郁或焦虑感。

• 社会和家庭支持。

• 尽可能减少危险因素,尤其需要戒烟。

## 体检结果

晚期 COPD 有两种显著模式(表 26-8),随着疾病的进展这些模式可能变得越来越明显。虽然体格检查是一个重要的方面,但是很少用于确诊 COPD。体检包括视诊、触诊、叩诊和听诊。

## 视诊

• 中心性发绀或黏膜青紫。该特征可能存在,但在人造光下和许多种族群中难以检测。

表 26-8　晚期 COPD 疾病模式

| 特点 | A 型 | B 型 |
| --- | --- | --- |
| 常用名 | 粉色河豚 | 蓝色熏鱼 |
| 疾病相关 | 肺气肿为主 | 支气管炎为主 |
| 主要症状 | 呼吸困难 | 咳嗽和咳痰 |
| 表现 | 消瘦但无发绀 | 肥胖,发绀 |
| $PO_2$ | ↓ | ↓↓ |
| $PCO_2$ | 正常或↓ | 正常或↑ |
| 肺弹性回缩 | ↓ | 正常 |
| 弥散能力 | ↓ | 正常 |
| 红细胞比容 | 正常 | 经常↑ |
| 肺心病 | 罕见 | 常见 |

Adapted from Toung D:COPD:General Anesthesia. In Modak RJ,et al (eds):Anesthesiology Keyword Review,1st ed. Philadelphia,PA:Lippincott William & Wilkins,2008,p 115.

- 常见的胸壁畸形,COPD 患者中常有肺过度充气,包括肋骨相对偏平、桶状胸、腹部凸出。
- 膈肌收缩平坦,与吸气时肋缘下反常吸入有关,心脏浊音降低,肋膈角增大。
- 静息时呼吸频率通常增加至 20 次 /min 以上,呼吸幅度较浅。
- 缩唇呼吸有助于减缓呼气流速,并允许更高效的肺排空。
- 休息时肌肉运动,可能是呼吸窘迫的征象。平卧时 COPD 患者经常使用斜角肌及胸锁乳突肌。
- 脚踝或小腿水肿,提示右心衰竭。

## 触诊和叩诊

- 通常,触诊和叩诊对 COPD 患者没有帮助。
- 心尖冲动,因肺部过度通气而难以监测。
- 肺过度充气,导致肝脏向下位移且能触及,但事实上该器官无增大。

## 听诊

- 呼吸音减弱。COPD 患者经常伴有呼吸音减低。
- 喘息。在平静呼吸时出现气流受限。但是喘息仅仅在强迫呼气后才能听到,临床无重要诊断意义。
- 吸气性湿啰音。这发生在部分 COPD 患者中,但诊断意义不大。

- 在剑突部位听到心脏声音。

COPD 症状包括咳嗽、咳痰、活动时呼吸费力困难。COPD 患者急性加重收住 ICU 的指征见表框 26-9。

**表框 26-9　COPD 患者急性加重入住 ICU 的指征**

严重呼吸困难,常发生在初期紧急治疗不充分时

意识模糊,嗜睡,昏迷

在充分吸氧和无创正压通气条件下,持续加重的低氧血症($PaO_2<50mmHg$ 时),或严重 / 加重的高碳酸血症(二氧化碳分压 >70mmHg),或严重 / 加重的呼吸性酸中毒(pH 值 <7.30)

## 诊断性检查

COPD 实验室检查和诊断性检查见表 26-9。

**肺活量测定(spirometry)**　呼气气流受限是 COPD 诊断的标志性体征。肺活量测定是气流受限最具重现性和最客观的测量方法,是诊断和监测 COPD 进展的金标准。肺活量测定需在慢性咳嗽、咳痰甚至没有呼吸困难时完成。肺活量测定是从最大吸气量这一点开始测量用力呼气的最大容量(FVC)以及该活动时第一秒的呼气量($FEV_1$),然后计算 $FEV_1/FVC$ 比值。另一个肺活量测定的重要指标是 DLCO(diffusion capacity of the lung for carbon monoxide),即肺对一氧化碳的弥散能力,代表肺部气体交换总量。当获得 $FEV_1$ 和 DLCO 数据时,便可以判断患者呼吸的真正状态。通过比较不同年龄、身高、性别和种族的适当参考值的检查结果,可评价肺功能水平。

图 26-6 展示了一个正常人的呼吸描记图和气流从轻度到中度受限的 COPD 患者呼吸描记图

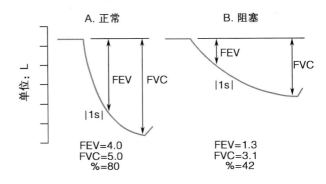

图 26-6 ▲ 最大用力呼气的正常型、阻塞型和限制型气道形态。(FVC,用力肺活量;FEV,最大用力呼气量)(From West JB:Pulmonary Pathophysiology:The Essentials,7th ed. Philadelphia,PA:Lippincott Williams & Wilkins,2008.)

表 26-9　COPD 的实验室和诊断性检查

| 测试 | 合理性 |
|---|---|
| 肺活量测定 | 测量 FVC 和 $FEV_1$,诊断疾病和监测进展的金标准 |
| 可逆性支气管扩张剂 | 在诊断阶段完成一次且适用于下列原因:<br>• 排除哮喘诊断(在使用支气管扩张药后如果 $FEV_1$ 返回到预测值的正常范围,气流受限可能是由于哮喘引起)<br>• 在某个时间点确定患者能达到的最佳肺功能 |
| 胸片 | 肺大疱可能显而易见<br>放射性变化包括:<br>• 在胸部正侧位片出现扁平隔膜<br>• 胸骨后的空气容积增大(过度膨胀的征兆)<br>• 肺部透亮度增加<br>• 血管纹理快速减弱 |
| CT 检查和通气 - 灌注扫描 | 对手术患者可视化气道和实质病变的评估<br>可以辅助鉴别诊断 |
| 动脉血气分析 | $FEV_1$<50% 预测值或存在呼吸衰竭或右心衰竭征兆 |
| $\alpha_1$- 抗胰蛋白酶缺乏筛选 | COPD 患者年龄 <45 岁或有强烈家族遗传倾向(低于 $\alpha_1$- 抗胰蛋白酶的血清正常值的 15%~20% 高度提示 $\alpha_1$- 抗胰蛋白酶缺乏症) |

$FEV_1$:1 秒内最大用力呼气量;FVC:用力肺活量。

Adapted from Roisin RR,et al:Global strategy for the diagnosis,management,and prevention of chronic obstructive pulmonary disease (Updated 2009)Available at http://www.goldcopd.com/download. asp?intld=552.

特点。COPD 患者的 $FEV_1$ 和 FVC 均下降,肺活量测定异常的程度通常反映了疾病的严重程度(表 26-8)。$FEV_1$/FVC 比值本身是气流受限最敏感的测量指标,$FEV_1$/FVC 比值小于 70%,被认为是患者气流受限的早期征象,其 $FEV_1$ 维持正常(80% 或大于预计值)。

动脉血气分析(ABG)。中度和重度 COPD($FEV_1$<40% 预计值)或出现呼吸衰竭或右心衰竭的临床症状时(例如中央性青紫,脚踝肿胀,颈静脉压力增加)均应进行动脉血气分析。呼吸衰竭是指在海平面呼吸空气的情况下动脉血氧分压($PaO_2$)小于 60mmHg,伴或不伴二氧化碳分压($PaCO_2$)大于 45mmHg。为确保结果准确,须采取以下几个预防措施:第一,应该注意在采集动脉血气时观察当前患者是否正在接受氧气治疗和输送给患者的氧气量。第二,如果吸入氧浓度分数($FIO_2$)改变,再次重新检查气体张力之前应间隔 20~30 分钟。

## 管理

COPD 有效的治疗方式包括运动训练、营养咨询、教育、药物疗法、氧气使用和手术治疗。表 26-7 描述的 COPD 不同阶段的治疗指南。表框 26-10 提供了一个 COPD 患者的协同护理指南。

GOLD 指南对 COPD 患者的诊断、管理和预防提供了一份综合性的肺部疾病康复项目方案。

**肺部疾病康复**　最近几年,对 COPD 患者的肺部康复逐渐受到重视。研究显示,呼吸肌疲劳比呼吸困难更容易成为 COPD 患者病情恶化的主要原因。肺疾病康复不仅提高了肺的功能,也帮助他们在受肺部疾病困扰的期间优化肺功能及改善生活质量。肺疾病的康复能提高患者的活动耐力、减轻呼吸困难、减轻焦虑与沮丧、提高生活质量、提升认知能力以及给予患者一种赋权的感觉,这种感觉意味着他们自己已经能控制疾病的过程。肺疾病的康复项目方案由每周的 3~4 小时的监督课程组成,一共持续 6 至 12 周。

**营养咨询**　营养不良在 COPD 患者中极为常见。目前,超过 50% 的 COPD 患者因此而住院。营养不良的发生率视气体交换不良的程度而定,营养不良导致呼吸肌的萎缩,长此以往导致呼吸肌衰弱。实施一份完整的营养评估有助于制订计划,以最大限度的改善患者的营养状况。对于消

| 表框 26-10 | COPD 患者的协同护理指南 |
|---|---|
| **转归** | **干预措施** |
| **氧合 / 通气** | |
| 患者 ABG 在正常范围和脉搏血氧饱和度值 >90% | • 每 2~4h 评估呼吸频率、强度和呼吸音一次<br>• 根据医嘱或呼吸窘迫的征象进行血气分析检测<br>• 通过脉搏氧饱和仪监测动脉氧饱和度<br>• 通过鼻导管或面罩给氧，尽可能低的 $FiO_2$ 和低流速<br>• 提供氧气湿化<br>• 必要时行插管和机械通气（参考协同护理指南机械通气患者，见第 25 章） |
| 患者保持正常的呼吸节律和深度 | • 监测呼吸频率，模式和动度（例如，使用辅助肌）<br>• 评估睡眠时的呼吸形态，注意睡眠呼吸暂停或陈 - 施呼吸模式 |
| 患者胸部 X 光清晰 | • 每天拍胸部 X 片 |
| 患者呼吸音清晰 | • 每 2~4h 监测患者的呼吸音、喘息或啰音情况<br>• 遵医嘱使用利尿剂<br>• 必要时给予支气管扩张剂和化痰药物 |
| 无肺不张或肺炎 | • 每 2~4h 或必要时鼓励未插管患者使用诱导性肺活量仪、咳嗽和深呼吸<br>• 观察分泌物的量、颜色和黏稠度<br>• 每 2h 翻身一次<br>• 下床活动，坐在椅子上 |
| **循环 / 灌注** | |
| 血压、心率、血流动力学在正常范围内 | • 每 1~2h 监测生命体征一次<br>• 如果留置肺动脉导管，应每小时监测肺动脉压和右心房压且每 6~12h 监测心输出量、全身静脉阻力和外周静脉阻力<br>• 评估右心功能不全症状（如中心静脉压增加、颈静脉怒张、外周水肿） |
| 患者无心律失常 | • 保持静脉通道通畅<br>• 监测因右心房舒张导致的房性心律失常和低氧血症和低氧导致的室性心律失常 |
| 血清乳酸在正常范围内 | • 每日监测乳酸直至正常<br>• 遵医嘱输注红细胞、正性肌力药和胶体溶液以增加氧供 |
| **体液 / 电解质** | |
| 维持肾功能，表现为尿量 >30ml/h，实验室检查正常 | • 每 1~2h 监测出入量<br>• 监测血尿素氮、肌酐、电解质、镁离子等<br>• 遵医嘱补充钾镁磷<br>• 每天称体重 |
| 患者处于容量平衡状态 | • 根据生命体征、体格检查、分泌物的黏稠度，遵医嘱补液或使用利尿剂 |
| **活动 / 安全** | |
| 肌张力和肌肉强度正常 | • 使患者靠床站立，在椅子上坐立并尽可能辅助行走<br>• 制订活动方案<br>• 监测活动后反应<br>• 监测运动的效果 |
| 患者能维持关节的灵活性 | • 咨询理疗师<br>• 清醒时每 4h 进行主被动关节运动一次 |
| 无感染征兆，白细胞计数在正常范围内 | • 监测全身性炎症反应综合征指征：白细胞计数的增高、体温上升、呼吸急促、心动过速<br>• 在护理程序中严格无菌操作<br>• 维持侵入性导管的无菌状态<br>• 根据医疗协议，更换侵入性导管，进行血培养、更换导管或液体 |
| 无深静脉血栓（DVT） | • 入院 24h 之内启动深静脉血栓预防方案<br>• 观察腿部是否有疼痛，红肿 |

| 表框 26-10 | COPD 患者的协同护理指南（续） |
| --- | --- |
| 转归 | 干预措施 |

**皮肤完整性**

| | |
| --- | --- |
| 无皮肤的破溃 | • 每 2h 翻身一次<br>• 根据医院管理制度,移除手腕部约束保护具并观察局部皮肤<br>• 使用客观的工具评估皮肤受损的风险(比如 Braden 评分法),考虑使用减压床垫 |

**营养**

| | |
| --- | --- |
| 经过计算(基础能量消耗表),热卡和营养的摄入能满足机体代谢需要 | • 48h 之内提供肠内外或口服的营养物质<br>• 咨询饮食学家和营养支持机构<br>• 如果患者存在 $CO_2$ 潴留则应避免过多摄入碳水化合物<br>• 监测白蛋白、血清蛋白、转铁蛋白、胆固醇、甘油三酯和血糖值 |

**舒适 / 镇痛**

| | |
| --- | --- |
| 患者处于舒适状态并经疼痛评分 <4 分 | • 每 4h 进行疼痛 / 舒适度评估<br>• 慎用镇痛药和镇静剂,密切观察呼吸的频率、深度和方式<br>• 给药之前要区分躁动是由不适引起还是因缺氧导致<br>• 抬高床头促使呼吸顺畅 |

**心理社会状况**

| | |
| --- | --- |
| 患者焦虑程度下降 | • 在治疗和交谈中评估生命体征<br>• 慎用镇静剂<br>• 有条件的话咨询社会服务机构、牧师等<br>• 给予足够的休息和睡眠<br>• 在呼吸困难时提供支持 |

**宣教 / 出院计划**

| | |
| --- | --- |
| 患者及家属能掌握对治疗有用的步骤和检查能理解疾病的严重性,提出合适的问题,预见潜在并发症<br>准备出院的患者能掌握活动程度,饮食禁忌、药物治疗方案和计量吸入器的使用 | • 为患者及家属讲解治疗步骤,比如胸部物理疗法、支气管镜检查、肺动脉置管或实验室检查<br>• 讲解 COPD 的原因、诱发因素及潜在并发症,诸如肺炎、心功能障碍<br>• 鼓励家属询问与呼吸机相关的问题,以及疾病的病理生理机制、监测、治疗措施等<br>• 住院期间及早做好咨询和建议<br>• 开展有关正确使用计量吸入器、呼吸衰竭的体征和症状以及相应的处理的家庭健康教育 |

瘦的 COPD 患者来说,营养水平的提高能增强呼吸肌的强度。

**戒烟** 戒烟是降低 COPD 发展风险最有效的方法。在延缓 COPD 发展的进程中,决不能低估戒烟的重要性。另外,戒烟是整个过程中最有效的方法,鼓励吸烟者戒烟的简短咨询(三分钟)能将戒烟成功率由 5% 增至 10%。每一位吸烟者都应该在每次去健康中心时,进行相关的咨询。只有当患者心理上准备好戒烟,戒烟才开始真正有效。现今,戒烟有很多有效的药物治疗方法存在。这些药物为尼古丁的替代药物,有不同的形式(吸入、口服、舌下、皮下)。现证实戒烟最有效的药物治疗之一是伐尼克兰,一种 α-4 β-2 神经元性烟碱类的乙酰胆碱部分受体激动剂。如今许多针对伐尼克兰的临床研究正在进行。研究显示,伐尼克兰治疗结合咨询疗法在减轻戒断症状方面极为有效,有助于成功戒烟。这种治疗方法优于单独的尼古丁替代药物或是安非他酮治疗。目前治疗指南推荐 12 周的治疗疗程。

### 药物治疗

药物治疗是为了预防和减少 COPD 的症状、降低发作次数和恶化程度、提高活动耐受程度并改善健康状况。根据 2009 年的 GOLD 指南,对于稳定型 COPD 患者,药物治疗包括支气管舒张剂、$β_2$ 兴奋剂、抗胆碱药和吸入糖皮质激素。这些药能单独使用,或是依患者对治疗的反应及疾病的严重度进行联合用药。联合用药的作用优于单独用药,并且吸入性的用药方式更为被推崇。过去曾用过的全身糖皮质激素治疗、祛痰药、长期使用抗生素等现已不再用来治疗稳定型 COPD 患者。

**支气管舒张剂** 支气管舒张剂,包括 $\beta_2$ 受体兴奋剂、抗胆碱药及吸入糖皮质激素,是稳定型 COPD 患者最主要的药物治疗方式。这些药物有时单独使用,有时联合用药。支气管舒张剂能增加活动耐受力和改善症状及生活质量。然而,这些药物及其他药物显示不能逆转 COPD 的进展。患者常将长效的支气管扩张剂与短效的联合使用。长效的支气管扩张剂诸如长效的抗胆碱药噻托溴铵,短效的如用于吸入的 $\beta_2$ 受体激动剂沙丁胺醇。长效的抗胆碱药优于长效的 $\beta_2$ 受体激动剂,因其能减少肺过度充气、延缓 COPD 恶化、改善呼吸困难。支气管舒张剂是通过增加支气管平滑肌张力来增加 $FEV_1$ 的值,而不是改变肺的弹性回缩力。长效支气管舒张剂是最方便的,支气管舒张剂特定剂型的选择视适用性、患者症状缓解期的反应和药物副作用而定。联合用药,而非增加单一药物的剂量,可能会提高药物有效性,减少药物副作用的风险。

**糖皮质激素** COPD 是一种全身和气道的炎症性疾病,吸入激素旨在减少气道的炎症反应。研究表明,激素治疗能延缓 COPD 的恶化,但对降低总体死亡率和改善肺功能并无明显作用。激素常与长效支气管扩张剂一起联合使用,而不单独使用。吸入糖皮质激素仅适合于 Ⅲ~Ⅳ 期的 COPD 患者,$FEV_1/EVC<70\%$ 预计值,并且症状加重且使用支气管扩张剂反复发作的患者。

**其他药物治疗** 临床也有些其他药物可供使用,但并不广泛推荐。比如茶碱类,有研究表明,氨茶碱类药能减轻呼吸困难,改善气体交换。但在使用氨茶碱类药物时,会出现一些并发症状。使用时需检测血药浓度,因其在肝脏被代谢,所以受个体肝脏功能的影响较大。个体存在差异性,血药浓度会不同,有的甚至会导致中毒。而且茶碱类药与其他药物会产生交互作用。因此 COPD 的管理标准中,茶碱类已失去优势。除治疗感染恶化和其他细菌感染,抗生素一般不会被用于 COPD 患者。患有 COPD 的患者更易感染季节性流感和肺炎,因此应常规接种流感疫苗和肺炎疫苗。目前的研究显示,祛痰药作用不大,因此在临

床上并未广泛使用。N-乙酰半胱氨酸是一种祛痰和具抗氧化功能的药物,但有研究显示,由于吸入该药时会引起支气管收缩,其抗氧化功能并不明显。因此 COPD 的管理中,该类药不再使用。

## 氧疗

氧疗是严重 COPD 患者最主要的非药物治疗方式之一。氧疗能改善生活质量、促进认知并提高低氧状态下的长期生存力。氧疗作为长期持续治疗的方式,用于功能锻炼期、夜间和急性呼吸困难缓解期。无论是在休息、睡觉还是锻炼时,长期氧疗旨在使 $SPO_2$ 至少维持在 90% 以上。对于处于 COPD 进展期的低氧和从 $PaO_2$ 低于 60mmHg 或 $SaO_2$ 低于 90% 的恶化状态中恢复的患者,无论伴或不伴有高碳酸血症,氧气疗法都值得推荐。尽管给予最优的药物治疗,$PaO_2$ 仍处于 55~60mmHg 或 $SaO_2$ 低于 90% 同时伴有肺心病或红细胞增多症的患者,也需要给予患者氧疗。

从历史上看,给 COPD 患者是否进行氧疗还不明确,但事实上,在急性恶化期,预防组织缺氧时常常忽略 $CO_2$ 潴留。如果在没有呼吸性酸中毒进展的情况下,若不能获得成功的氧合($SaO_2 \geqslant 90\%$),可采用气管插管及机械通气。

## 手术治疗

手术治疗包括肺减容术(lung volume reduction surgery,LVRS)、肺切除术及肺移植。手术治疗有望提高 COPD 患者的肺容积、改善活动耐力、缓解呼吸困难、改善肺功能检测结果、提高生活质量和生存率。

**肺减容术** LVRS 是指切除无功能或有瘢痕的肺组织,尤其是肺尖部,从而减少肺的容积。LVRS 能通过正中胸骨切开术或是胸腔镜手术来完成。LVRS 的原理是通过切除无功能的或是有瘢痕的上部肺叶来改善膈肌和肋间肌的机械功能。该手术可降低功能残气量(FRC)并使膈肌恢复到正常位置。因此,该手术改善了呼吸并有望减少呼吸做功。

1990 年代后期的美国,一项国家肺气肿治疗试验(National Emphysema Treatment Trial,NETT)的全国多中心临床试验将 LVRS 与严重的肺气肿的医疗管理进行对比。对该实验结论数据的分析揭示了几个关于肺气肿患者应该进行 LVRS 的问题。数据分为 5 组。第一组患者,手术条件差,

肺功能也极其差（FEV$_1$<20% 预计值,肺弥散功能<20% 预计值）并患有肺气肿。这组患者做 LVRS 的风险极高。第二组是术前经过肺功能锻炼后的患者,肺上叶有明显异质性肺气肿,活动耐力较差。第三组患者主要是肺上叶肺气肿,且在术前经过肺功能康复有较高的活动耐力患者。第四组是患有同质性肺气肿,康复后运动能力低的患者。最后一组患者为患有同质性肺气肿,肺部锻炼后活动能力低的患者。数据分析显示,肺上叶异质性肺气肿且经过术前进行肺功能康复后活动耐力受限的患者,采取 LVRS 最受益。这些受试者死亡率更低,活动耐力更强,同时提升了生活质量。那些肺上叶肺气肿及康复后活动耐力好的患者与那些肺上叶肺气肿而康复后活动耐力低的患者相比,他们在活动耐力和生活状态上都有所提高,但提高程度不及上述其他组。

NETT 试验揭示,肺部功能锻炼在肺气肿的管理中非常重要。试验也表明 LVRS 能提高肺气肿患者的生活质量,但在提高整体生存率方面并不优于药物治疗。对于那些等待最终进行肺移植的患者,LVRS 可提供在等待移植期间的症状管理方式。

**其他手术** 患有严重 COPD（Ⅲ 期）的患者也可能会考虑进行肺泡切除和肺移植。肺泡切除是针对肺泡性肺气肿的一种手术,能有效地缓解呼吸困难和提高整个肺功能。对于晚期的 COPD 患者更适合肺移植。肺移植能提高生活质量,运动功能,然而长期存活率仍然值得商榷。

## 预防

流感疫苗能减少 COPD 患者中大约 50% 的严重疾病发生率和死亡率。推荐使用的疫苗包括死疫苗、活疫苗和灭活病毒,对于患有 COPD 的老年患者更有效。疫苗注射可以一年一次（秋天）也可以一年两次（秋天和冬天）。专家推荐 COPD 和慢性支气管炎患者每年注射一次肺炎链球菌免疫疫苗,但对脾切除或抗体水平低的患者（移植或慢性肾衰竭的患者）,疫苗应该每两年一次。

## 慢性支气管炎

慢性支气管炎是每年咳嗽咳痰至少三个月以上,连续 2 年及以上,并排除其他内科原因的疾病。恶化或急性感染期,慢性支气管炎患者可能存在与哮喘相似的气道受阻。然而区别在于,慢性支气管炎气道受阻的主要原因不是气道的高反应状态,并且即使当患者功能恢复到基线水平,还会有一些残留的临床症状。

### 病理生理机制

慢性支气管炎中的气道阻塞是由大小气道的炎症引起（图 26-7）。随后,黏膜下腺体水肿、增生,大量黏液性分泌物进入支气管树,导致慢性排痰性咳嗽。吸烟是慢性支气管炎最主要的病因。其他导致气道慢性刺激的因素包括空气污染,氮、硫氧化物及内毒素的职业暴露。非特异性的肺部病理改变,包括气道黏膜及黏膜下中性粒细胞和单核细胞的浸润,平滑肌高度增生,黏膜下分泌腺增大等都会导致慢性支气管炎的发展。

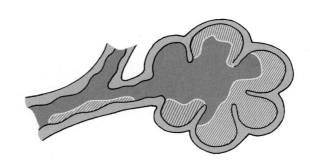

图 26-7 ▲ 支气管炎：炎症和管壁的增厚导致气道狭窄。阴影部位代表分泌物

一旦气道内腔因分泌物或腔壁增厚而阻塞时,患者会产生气道梗阻和 COPD。对于慢性支气管炎患者,急性的病毒或细菌感染会增加气道和肺实质的损害,损害黏膜纤毛的自净作用、阻塞支气管,最终导致慢性上皮细胞损伤和细菌增殖,进一步加重症状和气道阻塞。慢性支气管炎患者分泌物中常见的细菌包括嗜血杆菌,副流感嗜血杆菌、肺炎球菌和莫拉氏菌。即使不吸烟的患者中,急性病毒感染也可能会导致慢性气道炎症和痰液的产生。与肺气肿相比,如果慢性感染灶或是刺激得到治疗,慢性支气管炎可以治愈逆转。这些患者在检查结果方面不会显示过度膨胀或异常弥散。

### 评估

大量支气管分泌物阻塞气道以及血管收缩会导致通气 - 血流比例失调。患者不会因增加通气而产生代偿,从而出现低氧血症、发绀,最终导致伴有外周水肿的肺心病。

常见的症状和体征包括:

- 晨起时咳嗽明显;
- 痰呈黏液状,常呈暗褐色;
- 痰量增加,痰液的颜色由白色变为黄色或绿色(支气管内感染的症状);
- 急性恶化期,会发生咯血;
- 呼吸音减弱,喘息或有干啰音;
- 静息状况下,呼吸频率大于 16 次 /min;
- 长时间用力呼气(时间比正常多 4 秒)。

通常情况下,患者只有病情严重时才会寻求药物治疗。慢性支气管炎严重恶化的表现见表框 26-11。

| 表框 26-11 | 支气管炎严重期的表现 |
| --- | --- |
| **基本体征** | |
| 体温＜正常 | |
| 白细胞计数改变:或轻微↑或正常或↓ | |
| **中枢神经系统症状** | |
| 头痛 | |
| 意识模糊 | |
| 幻觉 | |
| 抑郁 | |
| 嗜睡 | |
| 倦怠 | |
| 昏迷 | |
| 视神经乳头水肿 | |
| **心血管症状** | |
| 发汗 | |
| 心动过速 | |
| 血压改变:正常,↑或↓ | |
| 早期血管收缩,后期扩张 | |
| **神经肌肉症状** | |
| 细震颤 | |
| 扑翼样震颤 | |
| 无力 | |
| 抽搐惊厥 | |

## 管理

慢性支气管炎不伴有气道阻塞的患者无需特定的药物治疗。有效的预防措施包括清理分泌物时严格无菌,因为外周气道分泌物给细菌的滋生提供了理想环境。为避免恶化,预防急性炎症发展进程十分重要。其他预防措施包括戒烟,接种疫苗抵抗流感病毒和肺炎球菌。针对细菌性气管支气管炎导致的急性恶化,应及时采取抗生素治疗。

具有气道受阻的慢性支气管炎需要药物治疗。慢性支气管炎伴 COPD 药物治疗的主要目标是逆转和减慢气道受阻和黏膜水肿的进程、减少分泌物量、减轻支气管平滑肌痉挛以及降低气道炎症反应。主要药物包括吸入气管舒张剂($\beta_2$ 肾上腺素、抗胆碱药、糖皮质激素)及茶碱类药物。联合用药疗效明显。通过不同作用机制、不同疗程(长效、短效)药物的联合使用,可降低药物的副作用,如心动过速、烦躁不安或毒性反应。虽然咳嗽咳痰明显为常见症状,但不宜常规使用止咳药和化痰药。

## 肺气肿

ATS 将肺气肿定义为肺弹性减弱和肺功能异常,终末细支气管远端间隙异常且永久性增大,并伴有肺泡壁损害,毛细血管床无明显纤维化(图 26-8)。大部分患有 COPD 的患者都同时患有慢性支气管炎(黏液分泌过多)和肺气肿,而不是单纯的支气管炎或肺气肿。

有三种类型的肺气肿,分别是小叶中央型肺气肿,肺泡型肺气肿和膈旁肺气肿(图 26-9)。小叶中央型的肺气肿在吸烟患者中最常见,常局限

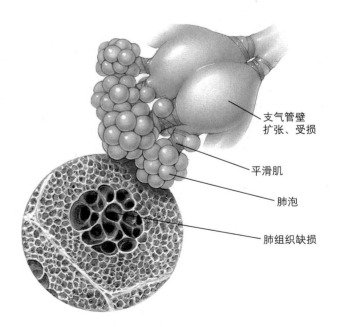

支气管壁扩张、受损

平滑肌

肺泡

肺组织缺损

图 26-8 ▲ 肺气肿的肺部改变,肺气肿时肺的功能残气量增加。(From Anatomical Chart Company: Atlas of Pathophysiology. Springhouse, PA: Lippincott Williams & Wilkins, 2010, p 91.)

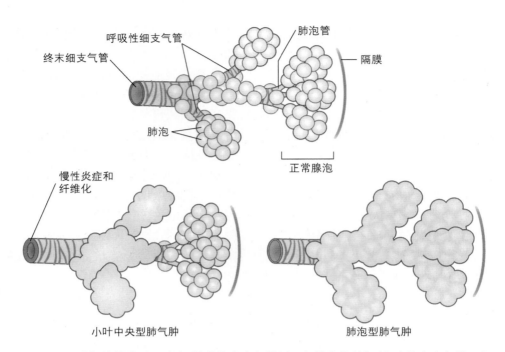

图 26-9 ▲ 肺气肿的类型。肺泡,是肺终末支气管用于气体交换的场所,由终末支气管、呼吸性细支气管、肺泡管、肺泡囊及肺泡组成。小叶中央型(近端腺泡)的肺气肿,最主要累及呼吸性细支气管;肺泡型肺气肿(远端肺泡),主要累及肺泡管;膈旁肺气肿,腺泡同一性的受损

在肺上部。肺泡性肺气肿常见于 $\alpha_1$ 受体缺乏的患者中,并局限在肺的下叶。膈旁肺气肿在吸烟人群中很常见,并局限在外周,可能伴有肺大疱形成。

### 病理生理机制

肺气肿时肺空间扩大会引起肺过度充气和肺总容量增加。肺气肿被认为是弹性蛋白被一种叫作蛋白酶的酶分解的结果,这种酶可以消化蛋白质。这些蛋白酶,尤其是弹性蛋白,是由嗜中性粒细胞、肺泡巨噬细胞和其他炎症细胞释放。目前两种公认的肺气肿致病因素是吸烟和遗传性 $\alpha_1$ 抗胰蛋白酶缺乏。吸烟增加了肺泡内的炎症细胞,促使中性粒细胞释放弹性蛋白酶,增强巨噬细胞中弹性蛋白酶活性,激活肥大细胞释放肥大细胞弹性酶。$\alpha_1$ 抗胰蛋白酶可以保护肺脏免受炎性细胞的破坏,然而在遗传性胰蛋白酶缺乏的患者中,弹性组织损害的过程是持续性的。

大部分 40 岁前患有肺气肿的患者都有 $\alpha_1$ 抗胰蛋白酶的缺乏。有证据显示吸烟会降低胰蛋白酶水平,增加肺泡壁巨噬细胞的数量,这种恶性循环增加了嗜中性粒细胞的数量。COPD 患者中,

有 1% 是由于遗传性 $\alpha_1$ 抗胰蛋白酶的缺乏。吸烟和反复呼吸道感染降低了胰蛋白酶的水平,增加了低胰蛋白酶水平患者患肺气肿的风险。

肺气肿最常见的症状之一是与薄壁组织的断裂有关的自发性气胸。患者可能因肺储备量的不同而发生急性严重呼吸困难和呼吸衰竭(详见气胸章节的气压伤的讨论)。

### 评估

肺气肿患者被称为"粉红色吹气者",因为患者 $PaO_2$ 常在正常范围内而皮肤呈粉红色。肺内有一定比例区域丧失通气弥散功能。严重 COPD 患者中,用力呼气时气体在肺内排除受阻,导致异常高的残气量,患者出现喘息型呼吸。肺气肿患者中常见的体格检查结果包括呼吸频率的增加、桶状胸、呼吸音的减弱,在肺的基底部出现干湿啰音、右侧 $S_3$ 听诊出现马驰骋音、锁骨上凹陷及鼻翼扇动以及肺部高压的症状,包括第二心音增强、颈静脉怒张、右侧心室抬举。发绀可能会在晚期肺气肿中出现。

### 管理

针对 COPD 患者的内科和手术治疗也用于肺

气肿的患者(详见 COPD 的管理)。预防措施包括每 5~10 年进行流感疫苗和肺炎球菌疫苗的注射。内科治疗包括戒烟、肺功能锻炼、低氧血症患者($PaO_2<55mmHg$ 或 $SaO_2<88\%$)给予氧疗。药物治疗包括气管舒张剂($\beta_2$ 受体激动剂、抗胆碱药、茶碱类药物)。对于患有纯合子疾病的年轻患者,可采用祛痰剂、$\alpha_1$ 蛋白水解酶。另外,充足的营养也十分重要。晚期肺气肿患者($FEV_1<750ml$)可能出现体重明显下降,原因包括使用辅助肌呼吸、日常活动和能量摄入减少所致的能量消耗增加。肥胖和高碳酸血症的患者应尝试着减肥来减少呼吸做功。

肺气肿患者可以实行三种手术治疗,包括 LVRS、肺切除术和肺移植。目前,对于中度至重度肺气肿患者,LVRS 是唯一公认的能增强呼吸道功能的治疗方式($FEV_1$、FVC、ABG 值和运动能力)。对于终末期的肺气肿,唯一明确的手术治疗方法是单个肺移植。由于肺供体的短缺,肺移植通常针对年龄较小(<60 岁)且 $\alpha_1$ 蛋白酶抑制剂缺乏的患者。研究表明,肺移植术后,功能锻炼和 ABG 的值都有所改善。

## ▲ 胸部手术

胸部手术是肺及相关结构疾病患者管理计划的一部分。手术具体涉及肺部分切除,包括肺楔形切除、肺叶切除、全肺切除、肺减容术和肺移植术。楔形切除或肺段切除取决于切除部分是良性还是恶性病变。当患者肺储备能力受限的风险较小时,肺段切除为首选方法。因手术后出血范围较大,故此通常用两路胸腔引流管引流空气和血液。肺叶切除术可用于恶性或良性肿瘤以及感染,例如支气管扩张、肺结核或真菌感染。肺切除术是针对原发性肿瘤或严重感染患者而施行的一侧肺部切除。LVRS 是对于中度至重度肺气肿患者,每个肺切除 20%~30% 的容量来增加肺的弹性回缩力以及增强隔膜的功能。肺移植可移植一或两侧肺,也可做部分心肺移植。肺移植通常适用于其他治疗无效且几乎没有其他并存疾病的晚期肺部疾病患者。该手术要关注考虑初次移植失败、终身免疫抑制治疗以及器官排斥反应的可能性。

## ▲ 急性哮喘

哮喘是一种气道的慢性炎症,其特征是气道对刺激的高反应性,可逆性的气流交换受限,以及气道黏膜下层的慢性炎症,表现为不同程度的气道受阻,可自发或在使用支气管扩张剂后得到缓解。根据哮喘的症状和肺功能,美国哮喘教育和预防项目(the national asthma education and prevention program,NAEPP)把哮喘分为轻度间歇、轻度持续、中度持续、或重度持续(表 26-10)。根据美国疾病预防控制中心统计,哮喘是全球流行性疾病。在美国,7% 的人口或 1 700 万成年人和孩子患有哮喘。在美国,由于哮喘,每年有 200 万

表 26-10　哮喘加重程度分级哮喘治疗前的临床特征和严重程度分类

| | 症状 | 夜间症状 | 肺功能 |
| --- | --- | --- | --- |
| 间歇性 | 一周或不到一周即出现一次症状<br>短暂恶化 | ≤2 次 / 月 | $FEV_1$ 或 PEF≥80% 预测值<br>PEF 或 $FEV_1$ 变异率≤20% |
| 轻度持续性 | 每周出现一次症状,但并非每天出现<br>加重时可能会影响活动和睡眠 | >2 次 / 月 | $FEV_1$ 或 PEF>80% 预测值<br>PEF 或 $FEV_1$ 变异率 20%~30% |
| 中度持续性 | 每天都有症状<br>每天要吸入短效 $\beta_2$ 激动剂<br>加重,影响活动和睡眠 | >1 次 / 周 | $FEV_1$ 或 PEF60%~80% 预测值<br>PEF 或 $FEV_1$ 变异率 >30% |
| 重度持续性 | 每天都有症状<br>频繁加重<br>日常活动受限 | 夜间频发哮喘症状 | $FEV_1$ 或 PEF≤60% 预测值<br>PEF 或 $FEV_1$ 变异率 >30% |

$FEV_1$:第一秒用力呼气容积;PEF:呼吸流量峰值。

Adapted from 2007 Update:Global Strategy for Asthma Management and Prevention,Global Initiative for Asthma(GINA)2007. Available at http://www.ginasthma.org.

人至急诊接诊,50万人入院治疗,5 000人死亡。而这其中大部分病例是可以预防的。

## 病理生理机制

炎症可从大气道通过支气管树到达肺泡。炎症以肥大细胞活化,炎性细胞浸润,水肿,吞噬和破坏支气管上皮细胞,胶原沉积于基底膜,杯状细胞增生(导致黏液分泌过多),以及平滑肌增厚为特征(图26-10)。这一炎性过程导致气道高反应性,气流受限,病理损害,以及相关呼吸症状(例如喘鸣、气促、胸闷)。

哮喘中引起气流受限的因素包括急性支气管痉挛、气道黏膜水肿、慢性黏液栓塞形成和气道重塑。

T淋巴细胞[辅助T(Th)细胞]在炎性反应过程中扮演了一个极其重要的角色。Th1细胞对抗气道炎症起到保护作用,Th2细胞促进慢性气道炎症的发展。最近研究表明,儿童早期病毒和细菌感染可能会刺激Th2细胞从而形成哮喘的发病机制。

哮喘的病理和发病机制尚不明确。吸入刺激物,例如吸烟、无机粉尘以及环境污染物都是常见的诱发因素。这些刺激物刺激喉部和大支气管壁的刺激物受体,这些刺激物受体启动反射,到达中枢神经系统,然后通过迷走神经返回,接着依次诱导支气管收缩。急性哮喘恶化最常见的原因是上呼吸道病毒感染。目前认为其功能机制是上皮损

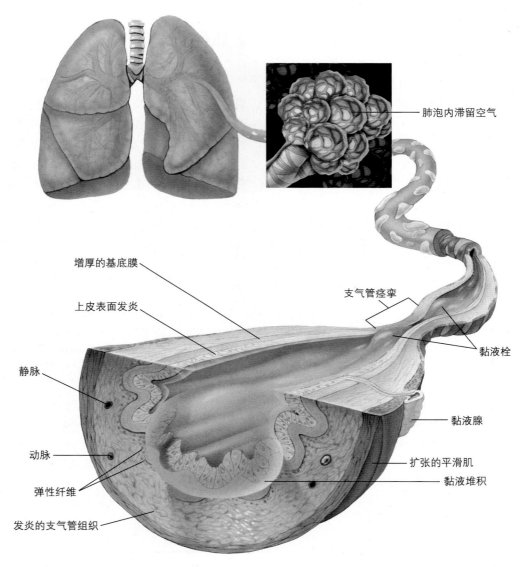

**图 26-10 ▲ 支气管哮喘。**(From Anatomical Chart Company:Atlas of Pathophysiology. Springhouse, PA:Lippincott Williams & Wilkins,2010,p 85.)

伤和气道炎症。其他潜在的感染性致病因素包括肺炎衣原体感染,与单纯疱疹有关的气管支气管炎以及接触阿司匹林或其他非甾体抗炎药如环氧合酶 -1 抑制剂,这些能在特定患者身上引起致命性哮喘反应。运动诱发哮喘的功能机制尚不清楚,但被认为与受冷的气道复温后刺激性受体充血、刺激有关。哮喘发作常见诱发因素见表框 26-12。

| 表框 26-12 / 哮喘常见诱发因素 |
| --- |
| **影响哮喘发展和表现的因素** |
| **主要因素** |
| 遗传,例如 |
| 　特异性体质易感基因 |
| 　气道高反应性易感基因 |
| 肥胖 |
| 性别 |
| **环境因素** |
| 变应原 |
| 　室内:室内螨虫,皮毛动物(猫、狗、老鼠),蟑螂,过敏原,真菌,霉菌,酵母菌 |
| 　室外:花粉,真菌,霉菌,酵母菌 |

From Global Initiatives for Asthma(GINA)Guidelines:Global strategy for asthma management and prevention. Available at www.ginasthma.org. Accessed December 2010.

## 评估

### 病史和体格检查

病史应包括以下方面:
- 症状和症状模式;
- 诱因和加重因素;
- 疾病发展;
- 目前治疗;
- 症状对日常生活活动的影响;
- 哮喘对患者和家庭的影响;
- 患者和家属对疾病的感知力(如果有父母)。

体格检查重点在以下方面:
- 生命体征;
- 身高、体重、与年龄正常值对比;
- 检查皮肤是否有过敏性皮炎或湿疹;
- 张口呼吸;
- 下眼睑以下部位颜色晦暗("过敏性黑眼圈");
- 鼻黏膜水肿或苍白;
- 鼻涕清亮;

- 扁桃体及腺样体肥大;
- 流泪和眶周水肿;
- 肺部听诊哮鸣音;
- 胸腔高度扩张;
- 辅助呼吸肌的使用;
- 呼吸急促。

症状和体征与支气管痉挛程度有关。患者可能主诉气促并伴有哮鸣音,深夜和清晨明显,伴有睡眠中断。根据美国哮喘预防与教育项目指南,哮喘症状可被分为轻度间歇性、轻度持续性、中度持续性与重度持续性,这取决于发生频率、持续时间、时机和相关肺功能水平(表 26-10)。其他检查结果包括心动过速,肋间回缩,焦虑,吸气和呼气性哮鸣音,低氧血症,高碳酸血症,咳嗽,咳痰,呼气延长,发绀和奇脉升高(呼气时收缩压超过吸气时的收缩压 10mmHg 以上),常见于重度哮喘发作患者。急性哮喘恶化的严重程度取决于患者的症状、生命体征和肺功能,并由此分为轻度、中度、重度以及濒临衰竭几类(表 26-11)。

### 诊断性检查

哮喘患者诊断和测量的客观方法,包括肺活量测定和肺功能测定。过敏试验用于查明致敏原。FVC 肺活量测定,在患者吸入短效的支气管扩张药前后测量 $FEV_1$ 以及 $FEV_1/FVC$ 的比例,这样可以决定气流受限是否存在且是否可逆。在吸入短效的支气管扩张药后 $FEV_1$ 增加至少 12% 或 200ml,即提示明显可逆,即可确诊为哮喘。$FEV_1/FVC$ 的比例小于 65% 预计值。气道阻力增加,因此 FEV 降低,与 FVC 降低不成比例。便携式峰值流量仪用于持续肺功能监测。患者经指导可使用峰值流量仪定期测量呼吸流量峰值,以判断大气道中气流阻塞的程度。

## 管理

治疗视患者哮喘严重程度而定,其严重程度取决于时间、年龄和对治疗依从性的差异。反复评估严重程度对于提供充分的治疗必不可少。治疗的总目标是预防出现慢性反复发作的症状,防止症状加重,维持正常的活动水平,维持肺功能的正常,优化药物治疗并减少副作用,满足患者和家庭对哮喘护理的预期目标。推荐采用阶梯式用药治疗哮喘,其主要目标是迅速控制病情并且用最

表 26-11 哮喘发作严重程度分类

| | 轻度 | 中度 | 重度 | 濒临呼吸衰竭 |
|---|---|---|---|---|
| **症状** | | | | |
| 呼吸 | 步行,能平躺 | 说话,喜坐 | 休息 | 休息 |
| 讲话方式 | 成句 | 短语 | 词语 | |
| 精神状态 | 可能焦虑不安 | 经常焦虑不安 | 经常焦虑不安 | 迷糊或昏昏欲睡 |
| **体征** | | | | |
| 呼吸频率 | 增加 | 增加 | 经常≥30 次 /min | |
| 辅助呼吸肌使用 | 常无 | 偶尔 | 经常 | 胸腹反常运动 |
| 呼吸音 | 散在哮鸣音 | 响亮哮鸣音 | 经常响亮哮鸣音 | 无哮鸣音 |
| 心率(次 /min) | <100 | 100~120 | >120 | 心动过缓 |
| 奇脉(mmHg) | 无或 <10 | 可能有,10~25 | 常有 ,>25 | 不常有 |
| **功能评估** | | | | |
| PEF(% 预测值或个人最佳值) | >80% | 大约 60%~80% | <60% 预测值或个体最佳值 或治疗反应持续 <2h | |
| $SaO_2$/%,(房间空气) | >95 | 91~95 | <90 | |
| $PaO_2$/mmHg,(室内空气) | 正常 | >60 | <60 | |
| $PaCO_2$/mmHg | <45 | <45 | >45 | |

Adapted from 2007 Update:Global Strategy for Asthma Management and Prevention,Global Initiative for Asthma(GINA) 2007. Available at http://www.ginasthma.org.

低的药物浓度水平去维持控制哮喘病情。能够快速缓解哮喘的药物列表见表 26-12。流程图概述了阶梯式用药方法,见图 26-11。

哮喘的健康教育与自我管理训练是帮助哮喘患者控制气道炎症的关键。2009 年全球哮喘倡议指南描述了哮喘健康教育的重要组成部分。哮喘健康教育的一个重要方面是训练必要的管理技术,包括合理用药,理解维持用药的必要性,了解哮喘发作的早期警示体征,以自我监控症状和峰值流量表结果作为依据来判定,并控制诱发哮喘的环境因素(例如尘螨,毛皮动物)。近期研究已证实合理治疗加上结构化的健康教育,可以显著

表 26-12 哮喘药物治疗

| | 示例 | 给药途径 | 作用机制 |
|---|---|---|---|
| **支气管扩张药** | | | |
| $\beta_2$ 激动剂 短效 | 非诺特罗 左旋沙丁胺醇 沙丁胺醇(舒喘灵) 特布他林 瑞普特罗 | 吸入,口服,注射(取决于特定的药物) | ↑cAMP 通过腺苷酸环化刺激致使支气管扩张和抑制立即出现的超敏反应释放介质 |
| 长效 | 特布他林 沙丁胺醇 班布特罗 福莫特罗 | | |
| 黄嘌呤 | 茶碱 | 口服 | 腺苷的拮抗作用和对组蛋白去乙酰化酶的诱导使炎性细胞因子减少 |
| 短效抗胆碱药 | 异丙托溴铵 | 吸入 | 通过减少环磷酸鸟苷浓度来阻断对气道的胆碱能(引起支气管收缩)作用并阻断迷走神经传出通路 |

续表

| | 示例 | 给药途径 | 作用机制 |
|---|---|---|---|
| **抗炎药物** | | | |
| 皮质类固醇类 | 泼尼松 | 系统的(口服或注射,取决于特定药物) | 直接或间接对多发性炎性因子起抑制作用 |
| | 皮尼松龙 | | |
| | 氢化可的松 | | |
| | 甲强龙 | | |
| | 氯地米松 | | |
| | 氟羟氢化泼尼松 | 吸入 | |
| | 氟尼缩松 | | |
| | 氟替卡松糖皮质激素 | | |
| | 布地奈德 | | |
| | 环素奈德 | | |
| 非甾体类 | 色甘酸钠 | 吸入 | 抑制肥大细胞释放介质 |
| | 奈多罗米 | | |
| **作用于特定靶细胞的药物** | | | |
| 5-脂氧合酶抑制剂 | 弃白通 | 口服 | 白三烯生成减少 |
| 白三烯对抗药 | 扎鲁司特 | 口服 | 半胱氨酰白三烯受体 1 拮抗剂 |
| | 孟鲁司特 | | |
| | 普仑司特 | | |
| 抗 IgE 抗体 | 奥马珠单抗 | 注射 | 结合游离 IgE |

cAMP:环磷酸腺苷。

Adapted from Goroll AH, Mulley AG: Primary Care Medicine: Office Evaluation and Management of the Adult Patient, 6th ed. Philadelphia, PA: Lippincott Williams & Wilkins, 2009, pp 390-403.

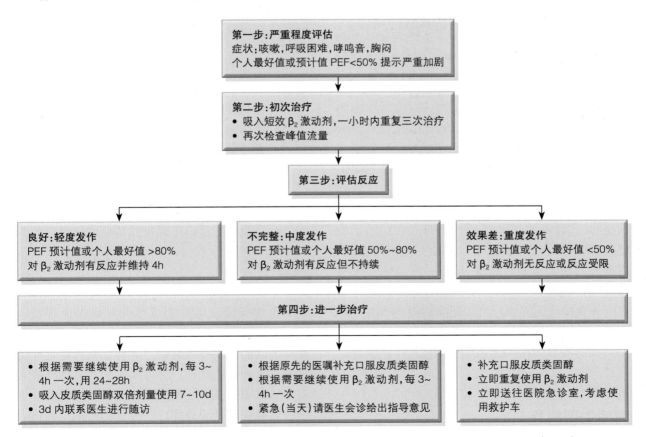

图 26-11 ▲ 急性哮喘发作的管理。PEF,最大呼气流量。(From GINA report, Global Initiatives for Asthma (GINA) Guidelines: Global Strategy for Asthma Management and Prevention. Available at www.ginasthma.org. Accessed December 2010.)

改善短期治疗的依从性并能减少哮喘的发病率。哮喘的长期管理需要有经验的临床医务人员定期随访、使哮喘控制达到最优化,并避免可以预防的并发症。

## 哮喘持续状态

哮喘持续状态属于医疗急症,是急性难治性哮喘发作,并且对 $\beta_2$ 肾上腺素能化合物或静脉使用茶碱治疗无效。患者表现为显著的急性焦虑症状,明显呼吸困难,心动过速和出汗。肺功能下降导致肺泡通气不足,随后出现低氧血症、高碳酸血症和酸血症。急性哮喘发作患者的 $PaCO_2$ 上升通常是哮喘持续状态的首要客观指标。

哮喘持续状态的治疗涉及多种方法,所有哮喘持续状态患者均有低氧血症,需要接受氧疗。患者也会出现脱水并且需要液体复苏。常用药物有甲基黄嘌呤、拟交感胺类和皮质甾类。如果无法改善肺功能就可能会出现呼吸衰竭,患者可能会需要插管和辅助通气(第 25 章)。自发性气胸可能在严重的急性哮喘发作时发生,在正压通气阶段也可能会发生(见气胸部分管理)。

## ▲ 急性呼吸衰竭

急性呼吸衰竭是一种起病急骤,威胁生命的肺部气体交换退化,会引起二氧化碳潴留和供氧不足。尽管在过去的四十年中诊疗技术、监测技术以及管理技术有所提高,但是急性呼吸衰竭仍然是重症监护室内发病率高和死亡率高的主要原因。一项超过 1 400 名患者参与的调查研究显示:44% 因诊断为急性呼吸衰竭而入 ICU 治疗的患者,最后均在医院死亡。过去的 20 年间,这个数据并无显著改变。然而,最近一项对急性呼吸衰竭患者的病死率研究分析表明,对患者进行更多的肺保护性通气治疗可以使病情得到改善。急性呼吸衰竭可导致 10%~15% 的患者需转入内科 ICU,同时导致 50%~75% 的患者的 ICU 住院时间超过 7 天。

## 病理生理机制

急性呼吸衰竭是指 $PaO_2 \leqslant 55mmHg$、$PaCO_2 >$ 50mmHg、动脉 pH 值 <7.35。该定义只有在 ABG 的基线值正常时有效。如果患者本身患有慢性低氧血症和高碳酸血症,急性呼吸衰竭通常是血气分析值相对于之前的水平发生变化,而不是绝对数值的变化。慢性肺部疾病患者中,ABG 数值与典型急性呼吸衰竭无关,因为这些患者已经适应与其疾病进程相一致的正常范围外的血气值水平。

急性呼吸衰竭可能由各种肺部及非肺部疾病引起(表框 26-13)。呼吸衰竭可能由呼吸中枢障碍,呼吸神经肌肉系统异常,胸壁疾病,气道阻塞,或肺实质疾病引起。许多因素可能引发或加剧急性呼吸衰竭(表框 26-14)。

持续低氧血症和高碳酸血症的有害影响以严重的正反馈机制为特征。低氧血症影响到所有器官和组织,高碳酸血症会损害细胞功能。呼吸衰竭中的低氧血症可由以下单个或多个原因引起,低氧血症的原因见表 26-13。高碳酸血症是当灌注良好区域没有得到补偿性通气增加时,肺泡换气不足和通气 - 血流比例失调所造成。急性高碳酸血症时,动脉血 pH 值下降,表明急性呼吸性酸中毒。COPD 晚期和慢性高碳酸血症患者可能表现出 $PaCO_2$ 迅速上升到高水平,血液 pH 值下降和在急性呼吸衰竭发病开始时血清碳酸氢盐显著增加。

低氧血症和高碳酸血症可能造成严重影响,包括以下:

- 肺循环阻力增加;
- 肺心病;
- 右心衰竭;
- 左心室功能受损;
- 心输出量减少;
- 心源性肺水肿;
- 膈肌疲劳是由于呼吸肌负荷增加引起的。

## 分类

急性呼吸衰竭分为急性低氧血症性呼吸衰竭、急性高碳酸血症性呼吸衰竭或混合型低氧血症和高碳酸血症呼吸衰竭。急性低氧血症性呼吸衰竭是氧合直接受损。急性高碳酸血症性呼吸衰竭是通气直接受损。传统上讲,急性低氧血症性呼吸衰竭和高碳酸血症性呼吸衰竭习惯上被称为Ⅰ型呼衰和Ⅱ型呼衰。现有文献从病理学上也称为 ARDS。

| 表框 26-13 | 急性呼吸衰竭病因 |

**肺实质／气道疾病**

**大气道梗阻**

- 先天性畸形
- 急性喉炎、会厌炎
- 异物
- 肿瘤
- 外力
- 外伤
- 扁桃体、腺样体肿大
- 阻塞性睡眠呼吸暂停

**支气管疾病**

- 慢性支气管炎
- 哮喘
- 急性细支气管炎

**肺实质病变**

- 肺气肿
- 肺间质纤维化和其他慢性弥散浸润疾病
- 重症肺炎
- 各种原因引起的急性肺损伤（ARDS）

**心血管疾病**

- 心源性肺水肿
- 大面积或反复发作的肺栓塞
- 肺血管炎

**肺外疾病**

**胸膜、胸壁疾病**

- 气胸
- 胸腔积液
- 纤维胸

- 胸壁畸形
- 胸部外伤：连枷胸
- 肥胖

**呼吸肌和神经肌肉接头异常**

- 重症肌无力或类似肌无力疾病
- 肌营养不良症
- 多发性肌炎
- 肉毒杆菌
- 肌肉麻痹药
- 严重低钾血症、低磷血症

**外周神经、脊柱异常**

- 脊髓灰质炎
- 吉兰 - 巴雷综合征
- 脊柱损伤（四肢瘫痪）
- 肌萎缩性侧索硬化
- 破伤风
- 多发性硬化症

**中枢神经系统异常**

- 镇静麻醉药物过量
- 头部外伤
- 大脑缺氧
- 脑血管意外
- 中枢神经系统感染
- 癫痫发作和癫痫持续状态
- 内分泌代谢失调
- 延髓型脊髓灰质炎
- 原发性肺泡通气不足
- 睡眠呼吸暂停综合征

| 表框 26-14 | 患者安全 |

**急性呼吸衰竭的诱发因素**

- 气管、支气管分泌物改变
- 病毒、细菌感染
- 气道分泌物清除异常
- 药物：镇静药，麻醉剂，麻醉，氧疗
- 吸入刺激物、烟雾、呕吐物和异物
- 心血管病：心力衰竭，肺栓塞，休克

- 机械因素：气胸，胸腔积液，腹胀
- 外伤，包括手术
- 神经肌肉异常
- 过敏性疾病：支气管痉挛
- 氧需求增加：发热，感染
- 吸气肌疲劳

From Farzan S：Respiratory failure. In Farzan S（ed）：A Concise Handbook of Respiratory Diseases，4th ed. Stamford，CT：Appleton & Lange，1997，pp 371-386，with permission.

## 急性低氧血症性呼吸衰竭

急性低氧血症性呼吸衰竭是继发于肺实质疾病后的氧气交换异常，肺泡通气量增加导致 $PaCO_2$ 低。这种呼吸衰竭的主要问题就是无法达到充分的氧合，通常 $PaO_2$ 在 60mmHg 左右。低氧性呼吸衰竭最常见的原因是 $FiO_2$ 降低，通气不足，弥散功能障碍（低 DLCO），通气灌注比例失调并分流。ABGs 分析及肺泡动脉梯度的计算有助于评估低氧血症的严重程度。此类型呼吸衰竭的主要原因列于表 26-14。

表 26-13 急性呼吸衰竭低氧血症原因

| 机制 | 重要气体交换异常 |
| --- | --- |
| 控制性功能障碍—中枢神经系统异常:镇静剂,慢性阻塞性或间质性肺疾病,过量药物中毒,术后体温过低,脑干卒中 | 低氧血症和高碳酸血症 |
| 肌肉(泵)功能障碍:药物性瘫痪,氨基糖苷类抗生素,类固醇,肉毒梭菌中毒;肌病;肌炎;代谢异常(甲状腺功能减退,低磷血症);重症肌无力 | 高碳酸血症 |
| 气道功能障碍:哮喘,肺气肿和慢性支气管炎,毛细支气管炎,支气管内肿瘤,肿块或狭窄 | 轻度:低氧血症和低碳酸血症<br>严重的低氧血症和高碳酸血症 |
| 肺功能障碍:肺炎,肺水肿,肺出血,呼吸窘迫综合征,药物反应,肺挫伤 | 低氧血症和高碳酸血症 |
| 肺循环功能障碍:急性肺栓塞,肺动脉高压,动静脉畸形或心内分流 | 新发生的低氧血症伴或不伴高碳酸血症<br>劳累性低氧血症<br>氧疗无效的低氧血症 |

From Lilly C,Ingenito EP,Shapiro SD:Respiratory failure. In Kasper DL,Fauchi AS(eds):Harrison's Principles of Internal Medicine,17th ed. New York,NY:McGraw-Hill,2008,with permission.

表 26-14 急性呼吸衰竭病因的评估与管理

| 病原学 | 主要临床表现 | 关键的诊断性试验 | 特异性治疗 |
| --- | --- | --- | --- |
| **中枢神经系统功能障碍引起的呼吸衰竭 *** | | | |
| 中枢神经系统抑制剂 | 药物过量史,头部外伤史,或缺氧性脑病史<br>瞳孔改变,针尖样瞳孔 | 纳洛酮反应<br>毒理学筛选<br>心电图 | 药物的解毒剂<br>神经系统评估 |
| 甲状腺功能减退症 | 黏液性水肿 | 甲状腺功能试验 | 甲状腺激素替代治疗 |
| 饥饿 | 恶病质<br>腹泻 | ↓白蛋白<br>↓胆固醇 | 增加营养 |
| 代谢性碱中毒 | 昏睡<br>意识混乱 | 动脉血气分析<br>血清电解质 | 根治原发性病因 |
| 脑干结构的损伤/肿瘤/感染 | 神经系统表现:头痛,头痛发热 | CT,MRI,脑脊液细胞学<br>CT,MRI,心脏超声 | 放疗、化疗<br>抗菌治疗 |
| 原发性肺泡通气不足 | 白天嗜睡、头痛、少见呼吸困难,红细胞增多症,肺心病 | 吸入气中 $CO_2$ 升高、$O_2$ 下降导致通气减弱或消失<br>正常肺功能试验 | 夜间通气支持<br>电刺激膈神经起搏<br>醋酸甲羟孕酮<br>供氧 |
| 中枢性睡眠呼吸暂停 | 同原发性肺泡通气不足 | 多导睡眠图:呼吸暂停没有呼吸运动<br>清醒时正常的 $CO_2$,$O_2$ 响应曲线 | 夜间通气支持<br>电刺激膈神经起搏<br>供氧 |
| **周围神经系统功能异常引起的呼吸衰竭 *** | | | |
| 脊髓疾病 | $C_5$ 以上,膈肌,肋间,腹部活动消失 | 脊柱 X 线平片,CT,MRI | 支持,在创伤性病变 $C_5$ 及以下,肺活量的提高会超过 3Mo |
| 外伤性 | $C_5$ 以下,膈肌保留,肋间及腹部活动废除 | | 膈神经起搏与完整的膈神经高位颈髓病变 |
| 马钱子碱 | 强烈的肌肉痉挛<br>呼吸暂停<br>代谢性酸中毒 | 毒理学筛选<br>临床图片 | 支持<br>洗胃,木炭 |

续表

| 病原学 | 主要临床表现 | 关键的诊断性试验 | 特异性治疗 |
|---|---|---|---|
| 甲状腺功能亢进症 | 甲亢怕热,心动过速,反射亢进 | TSH,TFT | 丙硫氧嘧啶,甲巯咪唑 |
| 甲状腺功能减退症 | 黏液性水肿,畏寒反射减弱,心动过缓 | TSH,TFT$_s$ | 甲状腺激素替代疗法 |

**呼吸肌功能障碍引起的呼吸衰竭 \***

| 病原学 | 主要临床表现 | 关键的诊断性试验 | 特异性治疗 |
|---|---|---|---|
| 肌营养不良症 | 近端肌无力和萎缩<br>遗传性 | 肌肉活检<br>CPK 升高<br>遗传分析 | 支持<br>杜氏营养不良症:强的松 |
| 周期性麻痹 | 低血钾型,高血钾型和正常血钾型<br>遗传<br>运动肌无力,情绪化,发冷,酒精 | 血清钾<br>家族史 | 避免诱发因素<br>碳酸酐抑制剂 |

**胸壁,胸膜,上呼吸道疾病引起的呼吸衰竭 \***

| 病原学 | 主要临床表现 | 关键的诊断性试验 | 特异性治疗 |
|---|---|---|---|
| 脊柱后侧凸 | 脊柱弯曲角度≥120°<br>活动时发生进展性呼吸困难持续多年 | 脊柱 X 线片 | 夜间通气支持 |
| 连枷胸 | 多发肋骨骨折,反常呼吸 ±胸膜炎性胸痛 | 胸片 | 机械正压通气 |
| 强直性脊柱炎 | 限制性肺扩张<br>肺尖部纤维化<br>腰椎活动度受限<br>慢性腰背部疼痛 | 肺功能检查(↑功能残气量,↓肺总容量)<br>HLA-B27<br>脊柱和骶髂关节 X 线片 | 抗炎药<br>柔韧性练习 |
| 血管性水肿和过敏反应 | 膜翅目类昆虫叮咬、造影剂或药物引起的喘鸣 | 血管性水肿和过敏反应的其他证据;补体水平 | 肾上腺素皮下注射<br>环甲膜切开术 |
| 异物吸入 | 不能说话,喘鸣或呼吸暂停 | X 线片有助于声带下方异物检查 | 海姆立克急救法<br>支气管镜<br>环甲膜切开术 |

**肺部原因导致的呼吸衰竭**

| 病原学 | 主要临床表现 | 关键的诊断性试验 | 特异性治疗 |
|---|---|---|---|
| 心源性肺水肿 + | 啰音,出汗 | 胸部 X 光片:肺水肿<br>超声心动图 | 周围灌注充足的液体管理(利尿/脱水)<br>降低 LVEDP |
| 急性呼吸窘迫综合征 | 啰音<br>$FiO_2>60\%$,$PaO_2<55mmHg$<br>$PaO_2/FiO_2\leq200mmHg$(无论 PEEP)<br>发热 | X 线胸片:双肺浸润<br>CBC<br>肺动脉导管:测量 PAOP≤18mmHg,或没有左心房高压临床迹象 | 治疗基础病因<br>肺血管扩张剂<br>糖皮质激素<br>机械通气<br>表面活性剂替代物 |
| 急性肺损伤(脓毒症,输血,肺炎,误吸,和/或多发伤引起)† | 呼吸困难<br>$PaO_2/FiO_2\leq300mmHg$(无论 PEEP) | 胸部 X 光检查:双侧肺间质病变<br>CT:高渗透性导致肺水肿<br>ABG<br>肺动脉导管:测量 PAOP≤18mmHg,或没有左心房高压临床迹象 | 增加 $FiO_2$<br>PEEP<br>支气管扩张<br>吸入一氧化氮<br>抗生素 |

续表

| 病原学 | 主要临床表现 | 关键的诊断性试验 | 特异性治疗 |
|---|---|---|---|
| COPD++ | 劳力性呼吸困难 | 肺功能检查（PFTS） | 氧疗 |
| | 呼气时间延长 | 血气分析（ABG） | 支气管扩张剂 |
| | 喘息 | 胸部 X 片（CXR） | 抗生素 |
| | 呼吸音降低 | CT 扫描 | 糖皮质激素 |
| | 过度通胀 | | 营养支持 |
| | 新发的反常呼吸或交替呼 | | 戒烟 |
| | 吸 | | |

*Adapted from Hollingsworth HM, Pratter MR, Irwin RS. Respiratory failure Part Ⅴ: Extrapulmonary causes of respiratory failure. In Irwin RS, Rippe JM (eds): Irwin and Rippe's Intensive Care Medicine, 6th ed. Philadelphia, PA: Lippincott Williams & Wilkins, 2008, pp 541-555.

+Adapted from Allen GB, Parsons PE: Respiratory failure Part Ⅱ: Acute respiratory failure due to acute respiratory distress syndrome and pulmonary edema. In Irwin RS, Rippe JM (eds): Irwin and Rippe's Intensive Care Medicine, 6th ed. Philadelphia, PA: Lippincott Williams & Wilkins, 2008, pp 497-515.

++Adapted from Balter MS, Grossman RF. Respiratory failure Part Ⅳ: Chronic obstructive pulmonary disease. In Irwin RS, Rippe JM (eds): Irwin and Rippe's Intensive Care Medicine 6th ed. Philadelphia, PA: Lippincott Williams & Wilkins, 2008, pp 531-540.

CNS, central nervous system; CBC, complete blood cell count; CT, computed tomography; CPK, creatinine phosphokinase; CXR, chest x-ray; HLA-B27, human leukocyte antigen-B27; LVEDP, left ventricular end-diastolic pressure; MRI, magnetic resonance imaging; PAOP, pulmonary artery occlusion pressure; PFTs, pulmonary function tests; TFT, thyroid function text; TSH, thyroid stimulating hormone.

## 急性高碳酸血症性呼吸衰竭

急性高碳酸血症性呼吸衰竭或称通气衰竭，是肺泡通气不足，以 $CO_2$ 显著增高而氧合相对受限为特征。低氧血症是由于肺泡内压（$PaO_2$）降低，相当于高碳酸血症。三种因素可以引起高碳酸血症：运动量增加，饮食过度，甲状腺功能亢进、烧伤、发热、败血症、二氧化碳排出障碍（缺乏呼吸驱动，肌肉障碍，呼吸顺应性增加）。呼吸做功增加最常见于 COPD（无效腔增大）或哮喘（高气道阻力），也可由胸廓异常（对肺的限制），如气胸或胸腔积液。这种类型的呼吸衰竭的主要原因见表26-14。

## 评估

### 病史

患者入院时，向患者或家属询问完整病史和社会史以明确入院患者的基础呼吸状况（第24章，表框 24-1）。通过综合评估的数据来进行目标设定，干预和评价，以确保患者得到高质量的医疗服务。自我管理分类针对的是患者自我照顾的能力（身体、认知、心理、社会经济和环境）。卫生保健专业人员认为这是肺部疾病患者持续性评估的有效工具。

## 体格检查

急性呼吸衰竭的表现可能多样，主要取决于原发疾病，诱因以及低氧血症、高碳酸血症或者酸中毒程度。必须确定是否将气管插管和正压通气作为紧急措施，这是最关键的评估指标。通常情况下，对于伴有抑制性精神状态或昏迷，严重呼吸窘迫，呼吸极度缓慢或濒死呼吸频率，明显的呼吸肌疲劳，周围性发绀，或即将发生心跳呼吸骤停的患者，实施气管插管和机械通气是必要的。患者意识状态改变会有胃内容物误吸的危险。任何这些情况下，立即干预是至关重要的，不应推迟等待 ABG 检测结果或胸部 X 线片。

低氧血症的典型症状是呼吸困难，尽管这在呼吸中枢抑制所导致的通气衰竭中完全不存在。低氧血症的其他症状包括发绀、躁动、精神错乱、焦虑、谵妄、呼吸急促、心动过速、高血压、心律失常和震颤。周围皮肤、嘴唇或甲床发绀提示低氧血症，通常 $PaO_2 < 50mmHg$。

高碳酸血症的主要症状是呼吸困难和头痛。高碳酸血症的其他临床表现包括外周循环淤血和结膜充血、高血压、心动过速、呼吸急促、意识障碍、视乳头水肿和扑翼样震颤。二氧化碳麻醉如不及时纠正可导致神志不清、定向力障碍、颅内压增高，最终昏迷。其他体格检查发现，包括如果出现膈肌无力或疲乏时，会出现辅助呼吸肌参与呼吸、"三凹征"和腹部反常运动。

## 诊断性检查

由于急性呼吸衰竭的症状和体征呈非特异性且不敏感,在怀疑急性呼吸衰竭的情况下,医生必须对 ABG 进行分析以确定 $PaO_2$、$PaCO_2$ 和血 pH 值的准确水平。只有结合血气分析结果和 pH 值才能明确诊断。对确定急性呼吸衰竭病因患者,必要的其他诊断性检查包括:胸部 X 线、通气灌注扫描、CT、毒理学、全血细胞计数、血清电解质、细胞学检查、尿检、支气管造影,支气管镜检查、心电图、超声心动图、胸腔穿刺术。有关急性呼吸衰竭的诊断性检查详见表 26-14。

## 管理

急性呼吸衰竭需立即进行干预,以纠正或补偿气体交换异常,明确病因。治疗的目的是纠正病因,改善缺氧和二氧化碳潴留。尽管由于具体疾病的病理过程不同,治疗干预可能会发生变化,但总体管理原则适用于每个急性呼吸衰竭患者。表 26-15 列出了急性呼吸衰竭常见原因的特定治疗方法。

表 26-15　呼吸衰竭的管理

| 管理原则 | 干预措施 |
| --- | --- |
| 建立和维持气道 | • 在出现短暂性意识丧失时,使用口咽或鼻咽通气管改善上呼吸道梗阻<br>• 气管插管时要防止误吸,保持呼吸道通畅,并及时有效地吸痰<br>• 坚持严格充分清理气道(比如深呼吸、咳嗽、气管内吸痰) |
| 氧疗 | • 通过氧气面罩或鼻导管增加吸入氧浓度($FiO_2$)<br>• 改善心脏输出量,纠正贫血,降低代谢率(发热)改善组织氧合<br>• 通过口鼻面罩帮患者进行持续正压通气或呼吸末正压通气<br>• 在难治性或进行性的低氧血症情况下,需要进行机械通气支持 |
| 纠正酸碱平衡 | • 纠正酸碱失衡,急性高碳酸血症并发酸中毒,通过提供机械通气改善肺泡通气,建立和保持呼吸道通畅,治疗支气管痉挛,控制心衰、发热与脓毒症<br>• 在急性呼吸性酸中毒或代谢性酸中毒时考虑给予碳酸氢钠 |
| 恢复液体和电解质平衡 | • 防止静脉补液过多,而摄入过少<br>• 密切监测液体出入量<br>• 每日称量体重<br>• 预防和及时治疗低钾血症、低磷血症 |
| 增强心功能 | • 保持足够的心输出量<br>• 考虑使用肺动脉导管进行精确的血流动力学监测 |
| 识别与处理原发疾病和诱因 | • 预防或治疗呼吸道感染(病毒、细菌或真菌)<br>• 通过维持适当的气管支气管卫生来预防潜在的气道阻塞;识别气道分泌物增加、性状改变,或各种原因导致的清理困难<br>• 正确识别和治疗心力衰竭<br>• 识别并及时应用支气管扩张剂和皮质类固醇治疗支气管痉挛<br>• 评估影响中枢神经系统或神经肌肉功能的器质性功能障碍或代谢紊乱<br>• 评估慢性通气不足患者对镇静、催眠、麻醉药物的耐受性。在麻醉药物过量的情况下,有适当的解毒剂可以使用<br>• 避免滥用氧气,它会增加二氧化碳潴留或导致二氧化碳麻醉<br>• 清除胸腔内的空气或液体<br>• 通过插入鼻胃管来预防及治疗腹胀<br>• 创伤和外科手术的患者,评估其胸壁运动的限制,有无无效咳嗽、缺乏运动、缺乏深呼吸的状况<br>• 控制发热和其他引起代谢增高的诱因<br>• 评估膈肌疲劳程度,是否目前的机械通气支持显示能够使这些肌肉得到休息和恢复其收缩力<br>• 及时发现和充分治疗低磷血症、低钾血症、低钙血症 |

续表

| 管理原则 | 干预措施 |
|---|---|
| 预防和早期发现潜在的并发症 | • 多数并发症见于机械通气患者(第25章) |
| 营养支持 | • 肠内营养优于肠外营养,保持肠壁完整性<br>• 推荐高脂饮食优于高碳水化合物饮食,从而限制二氧化碳的产生 |
| 周期性评估过程,进展和对治疗的反应 | • 密切监测动脉血气值<br>• 通过指脉氧仪监测血氧饱和度 |
| 判断是否需要机械通气支持 | • 持续评估患者的呼吸状况,是否需要呼吸机支持(第25章) |

From Farzan S: Respiratory failure. In Farzan S(ed): A Concise Handbook of Respiratory Diseases, 4th ed. Stamford, CT, Appleton & Lange, 1997, pp 371-386, with permission.

如果由于呼吸或神经系统衰竭,肺泡通气量不足以维持 $PaO_2$ 或 $PaCO_2$,气管插管和机械通气可能是抢救患者生命的重要治疗措施。从最初的评估决定使用机械通气,应尽量缩短时间,以减少与低氧血症有关的致命性并发症(例如心律失常,缺氧性脑病)。可控性氧疗和机械通气通过增加氧浓度来增加 $PaO_2$,并通过增加每分通气量来纠正 pH 值。使用呼吸机患者的气道管理和护理的详细信息见第25章。

患有急性低氧性呼吸衰竭应该及时治疗,迅速增加吸入气中氧浓度分数($FiO_2$),同时进行连续脉搏血氧饱和度监测,直到血氧饱和度达到90%或更高。紧急情况下,纠正低氧血症比纠正低氧性呼吸动力减弱更重要。因此一旦逆转低氧血症,应将氧供应调节至纠正低氧血症所必须的最小值,从而预防明显二氧化碳潴留。

对于急性高碳酸性呼吸衰竭的患者,应立即评估是否与镇静药、麻醉药相关的中枢呼吸动力受损或者继发于哮喘恶化或 COPD 的支气管痉挛有关。中枢性呼吸动力受损时可使用拮抗剂(阿片类拮抗剂,如纳洛酮),吸入性的支气管扩张剂和全身性皮质类固醇可用于缓解支气管痉挛。

## ▲ 临床适用性挑战

**案例学习**

R 女士,42 岁,白种人,因 4 天前在沙滩受海浪冲击,收住急诊。事发时,神志清楚,但出现背部疼痛和劳力性呼吸困难。过去的 4 天里,这些症状既未恶化也未见改善,遂收住急诊。经进一步问诊,得知 R 女士在 2008 年因严重肺炎导致气胸。既往史包括高血压、过敏性哮喘和右侧反复性气胸。曾服用氢氯噻嗪(海捷亚),对 ACE 抑制剂过敏,服药后有面部麻木。患者无饮酒和吸毒史。烟龄 15 年,从 17 到 32 岁每天抽烟一包。生命体征如下:T 37.4℃,HR 110 次/min,R 30 次/min,BP 164/84mmHg,身高 168cm,体重 88.7kg,室内环境下脉搏氧饱和度 88%。除呼吸系统外,其余体格检查结果良好。患者时有呼吸费力,听诊左肺呼吸音清。右肺下叶和中叶听诊呼吸音清,而右肺上叶呼吸音减弱,同时主诉深吸气时胸膜疼痛。胸部前后位(PA)和侧位 X 线检查未见肺浸润,但前后位片显示右上肺野轻度云雾状阴影。在侧位片中,X 线显示上部肺野有气平面。

1. 患者还应做哪些有价值的诊断性检查?

2. R 女士可采取哪些治疗方案?

3. 手术治疗是否有效?如果有效,应选择何种手术方式?

(译者:乔安花)

# 参考文献

1. Heron M: National Vital Statistics Reports. 58(14):1–100, 2010
2. Restrepo MI, Anzueto A: Severe community acquired pneumonia. Infect Dis Clin North Am 23(3), 2009
3. Miskovich-Riddle L, Keresztes P: CAP management guidelines. Nurse Pract 31(1):43–53, 2006
4. Nilsson KR, Piccini J: The Osler Medical Handbook, 2nd ed. St. Louis, MO: MD Consult, 2006
5. Mandell LA, Wenderink RG, et al: Infectious Disease Society of America/American Thoracic Society consensus guidelines on the management of community acquired pneumonia in adults. Clin Infect Dis 44:S27–S72, 2007
6. Halm EA, Teirstein AS: Management of community-acquired pneumonia. N Engl J Med 347(25):2039–2045, 2002
7. American Thoracic Society: Guidelines for the management of adults with community-acquired pneumonia. Am J Respir Crit Care Med 163(7):1730–1745, 2001
8. Leeper KV, Moss M: Bacterial pneumonia. In Hanley ME, Walsh CH (eds): Current Diagnosis and Treatment in Pulmonary Medicine. New York, NY: McGraw-Hill, 2003, pp 361–371
9. American Thoracic Society: Guidelines for the management of adults with hospital-acquired, ventilator-associated, and healthcare-associated pneumonia. Am J Respir Crit Care Med 171(4):388–416, 2005
10. Lutfiyya MN, Henley E, Chang LF, et al: Diagnosis and treatment of community-acquired pneumonia. Am Fam Physician 73(3):442–450, 2006
11. Tablan OC, Anderson LJ, Besser R, et al: Guidelines for preventing health-care–associated pneumonia, 2003. MMWR Morb Mortal Wkly Rep 53(RR03):1–36, 2004
12. Weinberger SE, Cockrill BA, et al: Principles of Pulmonary Medicine, 5th ed. Philadelphia, PA: Elsevier Saunders, 2008
13. Ramsdell J, Narsavage GL, Fink JB; for the American College of Chest Physicians' Home Care Network Working Group: Management of community-acquired pneumonia in the home: An American College of Chest Physicians clinical position statement. Chest 127(5):1752–1763, 2005
14. McKay CA, Speers M: Watch for AACN practice alerts. AACN News 21(2):1–4, 2004. Available at: http://www.aacn.org
15. Centers for Disease Control and Prevention: Frequently Asked Questions about SARS. Washington, DC: Department of Health and Human Services, 2004, pp 1–4. Available at: http://www.cdc.gov/ncidod/sars/sars-faq.pdf
16. Centers for Disease Control and Prevention: Update: Outbreak of severe acute respiratory syndrome—worldwide, 2003. MMWR Morb Mortal Wkly Rep 52(12):241–248, 2003
17. Lee N, Hui D, Wu A, et al: A major outbreak of severe acute respiratory syndrome in Hong Kong. N Engl J Med 348(20):1986–1994, 2003
18. Centers for Disease Control and Prevention: Update: Outbreak of severe acute respiratory syndrome—worldwide, 2003. MMWR Morb Mortal Wkly Rep 52(13):269–272, 2003
19. Drosten C, Gunther S, Preiser W, et al: Identification of a novel coronavirus in patients with severe acute respiratory syndrome. N Engl J Med 348(20):1967–1976, 2003
20. World Health Organization: Preliminary clinical description of severe acute respiratory syndrome: Epidemic and pandemic alert and response, 2006. Available at: http://www.who.int/csr/sars/clinical/en
21. Booth CM, Stewart TE: Severe acute respiratory syndrome and critical care medicine: The Toronto experience. Crit Care Med 33(1):S53–S60, 2003
22. El-Masri MM, Williamson KM, Fox-Wasylyshyn SM: Severe respiratory syndrome: Another challenge for critical care nurses. AACN Clin Issues 15(1):150–159, 2004
23. Centers for Disease Control and Prevention: Clinical guidance on the identification and evaluation of possible SARS-CoV disease among persons presenting with community-acquired illness, Version 2, Supplement I: Infection control in healthcare, home, and community settings. Washington, DC: Department of Health and Human Services Centers for Disease Control and Prevention, 2004, pp 1–28. Available at: http://www.cdc.gov/sars
24. Juergens RA, Spira AI, Brahmer JR: Effusions. In: Abeloff MD, Armitage JO, Niederhuber JE, et al (eds). Abeloff's Clinical Oncology. 4th ed. Philadelphia, PA: Churchill Livingstone Elsevier, 2008, pp 925–944
25. Broaddus VC, Light RW: Pleural effusion. In Mason RJ, et al (eds): Murray & Nadel's Textbook of Respiratory Care, 5th ed. Philadelphia, PA: Elsevier Saunders, 2010, pp 1719–1764
26. Haydel M, DeBlieux PMC: Pleural effusions. In Wolfson AB, Hendey GW, Ling LJ, et al (eds): Harwood-Nuss' Clinical Practice of Emergency Medicine, 5th ed. Philadelphia, PA: Lippincott Williams & Wilkins, 2010, pp 425–431
27. Porcel JM, Light RW: Diagnostic approach to pleural effusion in adults. Am Fam Physician 73(7):1211–1220, 2006
28. Blok BK: Thoracentesis. In: Roberts JR, Hedges JR (eds): Clinical Procedures in Emergency Medicine, 4th ed. Philadelphia, PA: Saunders Elsevier, 2004, pp 171–186
29. Light RW, Lee YCG: Pneumothorax, chylothorax, hemothorax, and fibrothorax. In Mason RJ, Broaddus VC, et al (eds): Murray and Nadel's Textbook of Respiratory Medicine, 5th ed. Philadelphia, PA: Elsevier Saunders, 2010, pp 1764–1791
30. De Hoyos A, Fry WA: Pneumothothorax. In Shield TW, LoCicero J, Reed CE, et al (eds): General Thoracic Surgery, 7th ed. Philadelphia, PA: Lippincott Williams & Wilkins, 2009, pp 739–762
31. Chesnutt MS, Prendergast TJ: Lung. In Tierney L, McPhee SJ, Papadakis MA (eds): Current Medical Diagnosis and Medical Treatment, 46th ed. New York, NY: McGraw-Hill, 2007, pp 222–315
32. Toro JR, Pautler SE, Stewart L, et al: Lung cysts, spontaneous pneumothorax, and genetic associations in 89 families with Birt-Hogg-Dubé syndrome. Am J Respir Crit Care Med 175(10):1044–1053, 2007
33. MacDuff A, Arnold A, Harvey J: Management of spontaneous pneumothorax: British Thoracic Society Pleural Disease guideline 2010. Thorax 65(Suppl 2):ii18–ii31, 2010
34. Noppen M, De Keukeleire T: Pneumothorax. Respiration 76(2):121–127, 2008
35. McGee DC, Could MK: Preventing complication of central venous catheterization. N Engl J Med 348:1123–1133, 2003
36. Des Jardin T, Burton GG: Pneumothorax in Clinical Manifestations and Assessments of Respiratory Diseases, 6th ed. Philadelphia, PA: Elsevier Mosby, 2011, pp 303–312
37. Robinson GV: Pulmonary embolism in hospital practice. BMJ 332(7534):156–160, 2006
38. West JB: Vascular disease. In Pulmonary Pathophysiology: The Essentials, 7th ed. Philadelphia, PA: Lippincott Williams & Wilkins, 2007, pp 99–119
39. Blann AD, Lip GYH: Venous thromboembolism. BMJ 332(7535):215–219, 2006
40. Kearon C, Kahn SR, Agnelli G, et al: Antithrombotic therapy for venous thromboembolic disease: ACCP evidence-based clinical practice guidelines. Chest 133(6S):454S–545S, 2008
41. Geerts WH, Bergqvist D, Pineo GF, et al: Prevention of venous thromboembolism: ACCP evidence-based clinical practice guidelines. Chest 133(6S):381S–453S, 2008
42. Global Initiative for Chronic Obstructive Lung Disease. Executive Summary: Global strategy for the diagnosis, management and prevention of COPD: updated 2009. Available at: http://www.goldcopd.com/Guidelineitem.asp?l1=2&l2=1&intId=2180. Accessed October 2010.
43. Global Strategy for Diagnosis, Management, and Prevention of COPD. Available at http://www.goldcopd.com/download.asp?intId=554. Accessed October 2010
44. Anthonisen N: Chronic obstructive pulmonary disease. In Goldman (eds): Cecil Medicine, 23rd ed. Philadelphia, PA: Saunders Elsevier, 2007, pp 619–926
45. Hanaia NA, Sharafkhaneh A: Update on pharmacologic therapy for chronic obstructive pulmonary disease. Clin Chest Med 28(3):589–607, 2007
46. O'Donnell DE, Fluge T, et al: Effects of tiotropium on lung hyperinflation, dyspnea and exercise tolerance in COPD. Eur Respir J 23:832–840, 2004
47. National Emphysema Treatment Trial Research Group: A randomized trial comparing lung-volume-reduction surgery with medical therapy for severe emphysema. N Engl J Med 348(21):2059–2073, 2003
48. Slinger PD, Campos JH. Anesthesia for thoracic surgery. In Miller, et al (eds): Miller's Anesthesia, 7th ed. Philadelphia, PA: Churchill Livingstone, Elsevier, 2010, pp 1819–1888
49. Kaminshy DA: Asthma. In Hanley ME, Walsh CH (eds): Current Diagnosis and Treatment in Pulmonary Medicine. New York, NY: McGraw-Hill, 2004, pp 67–81
50. John J, Idell S: Managing severe exacerbations of asthma. Emerg Med 38(4):20–32, 2006
51. National Heart, Lung, and Blood Institute: Expert Panel Report 3: Guidelines for the Diagnosis and Management of Asthma. 2007, pp 1–416. Available at: http://www.nhlbi.nih.gov/guidelines/asthma/asthgdln.pdf. Accessed December 2010
52. Global Initiatives for Asthma (GINA) Guidelines: Global strategy for Asthma Management and Prevention. Available at: www.ginasthma.org. Accessed December 2010
53. Markou NK, Myrianthefs PM, Baltopoulos GJ, et al: Respiratory failure: An overview. Crit Care Nurs Q 27(4):353–379, 2004
54. Van Hoozen B, Albertson TE: Acute respiratory failure. In Burton GG, Hodgkin JE, Ward JJ (eds): Respiratory Care: A Guide to Clinical Practice, 4th ed. Philadelphia, PA: JB Lippincott, 1997, pp 1107–1132

55. Vasileyev S, Schaap RN, Mortensen JD: Hospital survival rates of patients with acute respiratory failure in modern respiratory intensive care units. Chest 107(4):1083–1088, 1995

56. Reardon C, et al: Acute respiratory failure. In Crapo JD, Glassroth J, Karlinsky J, et al (eds): Baum's Textbook of Pulmonary Diseases, 7th ed. Philadelphia, PA: Lippincott Williams & Wilkins, 2004, pp 1049–1071

57. Zambon M, Vincent JL: Mortality Rates for patients with acute lung injury/ARDS have decreased over time. Chest 133(5):1120–1127, 2008

58. Hudson LD, Slutsky AS: Acute Respiratory Failure. In Goldman (ed): Cecil Medicine, 23rd ed. Philadelphia, PA: Saunders Elsevier, 2007, pp 723–733

59. Del Sorbo L, Martin EL, Ranieri VM: Hypoxemic respiratory failure. In Mason RJ (eds): Murray and Nadel's Textbook of Respiratory Medicine, 5th ed. Philadelphia, PA: Saunders Elsevier, 2010, pp 2130–2138

60. D'Alessio F, Nilsson Jr KR, Wittine L, et al: Acute respiratory failure. In Piccini JP, Nilsson KR (eds): The Osler Medical Handbook, 2nd ed. Philadelphia, PA: Saunders Elsevier, 2006, Chapter 18

61. Krider SJ: Interview and respiratory history. In Wilkins RL, Sheldon RL, Kidder SJ (eds): Clinical Assessment in Respiratory Care, 4th ed. St. Louis, MO: Mosby, 2000, pp 11–50

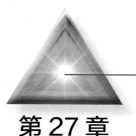

# 急性肺损伤和急性呼吸窘迫综合征

PauL A Thurman，Mary Van Soeren 和
Christina Hurlock-Chorostecki

**第 27 章**

---

## 学习目标

学习本章内容后，读者应能够：
1. 比较急性肺损伤和急性呼吸窘迫综合征的定义、病因、诊断及预后。
2. 理解急性呼吸窘迫综合征评估和诊断的病理生理机制。
3. 描述用于预防呼吸机相关性肺损伤的机械通气策略。
4. 掌握急性呼吸窘迫综合征的预防及治疗原则。
5. 熟悉与急性呼吸窘迫综合征患者治疗与护理相关的集束化监护措施。
6. 探讨急性呼吸窘迫综合征的潜在并发症及预防措施。

---

急性呼吸窘迫综合征（acute respiratory distress syndrome，ARDS）的临床表现呈多样性，病死率高。ARDS 的病因复杂、预后不确切、需全程监护，给护理工作带来了极大挑战。自 20 世纪 60 年代以来，临床工作者们一直致力于研究 ARDS 的发病机制，力图改善患者的预后，但效果不尽人意。有关机械通气、营养支持、镇静、药物干预等方面的治疗措施仍有待进一步研究。尽早发现及预防 ARDS 是 ICU 护士工作的关键。因此，ICU 护士应熟练掌握 ARDS 发病的危险因素、诊断要点及预防措施。

1967 年，某著名医学杂志首次发表了关于 ARDS 患者的描述性报道，报道中该综合征被称为成人呼吸窘迫综合征，而非急性呼吸窘迫综合征，因为人们误以为其仅发生于成人。随着儿童和青少年患病报道的出现，遂将其更名为急性呼吸窘迫综合征。ARDS 是低氧性急性肺损伤病情持续加重的终末期，最后会导致呼吸衰竭。1994 年，欧美专家共识会议提出了急性肺损伤（Acute lung injury，ALI）及 ARDS 的定义，并沿用至今（表 27-1）。

## ▲ 病因、诊断标准及发病率

ARDS 的病因很多，可以分为肺内因素（直接损伤）和肺外因素（间接损伤）。肺内因素是指对肺的直接损伤，包括健康成年人因暴露于危险因素而导致的急性呼吸衰竭（表框 27-1）。ARDS 多为急性发病，于损伤后的 4~48 小时内发生，一

表 27-1　急性肺损伤（ALI）和急性呼吸窘迫综合征（ARDS）的比较

| 标准 | ALI | ARDS |
|---|---|---|
| $PaO_2/FiO_2$ 比率 *（不考虑 PEEP 水平） | <300 | <200 |
| 胸部 X 线 | 双肺浸润影像 | 双肺浸润影像 |
| 肺动脉楔压 | <18mmHg 或无左房高压的病征 | <18mmHg 或无左房高压的病征 |

* 动脉血氧和氧浓度之比。

PEEP：呼气末正压。

Adapted from Bernard GR，Artigas A，Brigham KL，et al：The American-European Consensus conference on ARDS：Definitions，mechanisms，relevant outcomes，and clinical trials co-ordination. Am J Respir Crit Care Med 149：818-824，1994.

定程度上加大了病因诊断的难度。近期研究表明，某些呼吸功能紊乱疾病的临床表现与 ALI 类似，并最终可发展为 ARDS，如重症急性呼吸综合征（SARS）（第 26 章）和输血相关性急性肺损伤（transfusion-related acute lung injury, TRALI）。

| 表框 27-1 | ARDS 的病因及易感因素 |
| --- | --- |

**遗传倾向**
**直接损伤**
- 误吸（胃液、溺水）
- 感染性肺炎
- 肺挫伤
- 毒物吸入
- 上呼吸道梗阻（解除后）
- 严重急性呼吸道综合征（Severe acute respiratory syndrome, SARS）冠状病毒
- 神经源性肺水肿
- 急性嗜酸性粒细胞肺炎
- 闭塞性细支气管炎伴机化性肺炎（Bronchiolitis obliterans with organizing pneumonia, BOOP）
- 结核

**间接性肺损伤**
- 败血症
- 烧伤
- 创伤
- 输血相关性急性肺损伤（transfusion related acute lung injury, TRALI）
- 肺或骨髓移植
- 药物或酒精过量
- 药物反应
- 心肺旁路术
- 急性胰腺炎
- 多发性骨折
- 静脉空气栓塞
- 羊水栓塞
- 胰腺炎

**全身炎症反应综合征（systemic inflammatory response syndrome, SIRS）诊断标准**
具有以下两项或两项以上可诊断为 SIRS：
- 体温 >100.4℉（38℃）或 <96.8℉（36℃）
- 心率 >90 次 /min
- 呼吸 >20 次 /min 或动脉二氧化碳分压（PaCO$_2$） <32mmHg
- 白细胞计数 >12 000 个 /mm$^2$ 或 <4 000 个 /mm$^2$ 或未成熟白细胞大于 10%

在美国，TRALI 是输血致死的首要原因，发病机制是供血者血浆与受血者血浆相互作用，或在血制品储存过程中产生生物活性物质，或兼而有之。临床表现为输注红细胞或解冻血浆后 1~2h 内突然出现呼吸窘迫、气道峰压升高，气道分泌物呈泡沫样，胸片显示片状浸润。处理措施为支持疗法，包括遵循同 ARDS 相一致的机械通气原则，避免过度利尿。发生 TRALI 的病例应上报血库，受者不应再接受同一供血者的任何血制品。

ARDS 的诊断标准较难统一，因临床表现与很多疾病类似，某些诊断性检查可用于"排除"这些情况，然而 ARDS 的确诊很大程度上是基于其临床表现。仅凭单一检查，如胸部影像学、血浆脑钠肽（brain natriuretic peptide, BNP）<500pg/ml 或者肺动脉阻塞压（pulmonary artery occlusion pressure, PAOP，以前称肺动脉楔压，pulmonary artery wedge pressure, PAWP）<18cmH$_2$O，都不能确诊 ARDS。然而，ARDS 的早期征象是弥漫性肺泡损伤（diffuse alveolar damage, DAD）。近期实验表明，支气管肺泡液的细胞学检查对诊断 DAD 更有意义。

在美国，每年有近 190 600 例 ARDS 发生，其中死亡 74 500 例。年龄大于 65 岁并合并严重急性病，如败血症或有原发慢性疾病的患者，最易发展成为 ARDS。尽管败血症是引起 ARDS 最常见的病因，但是任何具有 ARDS 致病因素的患者都易发生。因此，护士应注意警惕其早期征兆（表框 27-1）。大多数 ARDS 患者需要接受数日至数周的机械通气治疗。

## ▲ 病理生理机制

1967 年，Ashcaugh 等人将 12 例表现为呼吸急迫、肺顺应性下降、胸片呈弥漫性肺浸润以及低氧血症的病例描述为 ARDS。此后研究者利用肺部组织学检查发现，ARDS 患者有肺纤维化，这一特点与其他疾病不同。这使我们重新认识到其病理过程不仅累及肺内皮，还与肺上皮、血管组织改变和透明膜的形成有关。肺血管组织的病理学改变、肺水肿和气体交换受损是 ARDS 病理生理改变的标志。ARDS 肺部的病理学改变与释放的一系列细胞和生化介质有直接关系。生物学调节因子的激活、相互作用和多系统作用相当复杂。

## ARDS 的病理学改变

直接或间接损伤释放的介质可诱发 ARDS，包括革兰氏阴性菌败血症中的脂多糖。临床表现（辅助供氧不能改善的严重急性缺氧、呼吸急促、呼吸困难）、介质释放（白细胞介素 ILs、肿瘤坏死因子 TNF-α 和血小板活化因子 PAF）和病理学改变（微血管渗透性、肺性高血压和肺内皮损伤）之间具有相关性。ARDS 中，一些主要介质可引起肺损伤，它们在 ARDS 中的主要作用见表 27-2。

表 27-2 生物介质导致的病理反应

| 病理反应 | 生物介质 |
| --- | --- |
| 持续炎性反应 | 细胞因子、白介素（IL-1,IL-6,）、干扰素 -γ（INF-γ）、肿瘤坏死因子（TNF-α）、补体、血栓素 |
| 内皮组织膜损伤 | 补体、血栓素、激肽、TNF-α、毒氧代谢物、白三烯、前列腺素（PGE$_1$ 和 PGE$_2$） |
| 选择性血管损伤 | 血栓素、TNF-α、血小板活性因子（PAF）、毒氧代谢物； |
| 全身血管舒张 | 补体、前列腺素、TNF-α、IL-1、IL-6 |
| 心肌抑制 | 补体、白三烯、TNF-α、心肌抑制因子 |
| 支气管收缩 | 补体、血栓素、白三烯、PAF |

肺气体交换是否充足取决于开放且充气的肺泡数量、完整的肺泡毛细血管膜和通过肺血管的正常血流量。ARDS 的发病机制见图 27-1。弥散性肺泡毛细血管膜损伤的发生，增加了膜的通透性。因此使体液从血管渗透到组织间隙和肺泡中，气腔中充满血性蛋白液和细胞变性的碎片，引起组织间隙和肺泡水肿，从而造成氧合受损。炎症介质引起肺血管床收缩。肺高压使肺血流减少，进一步造成肺损害。毛细血管中血流量和血红蛋白减少使得弥散和运输的氧减少，从而进一步损伤氧合作用。

以上各种病理改变影响了肺血管、气体交换以及肺与支气管的正常生理功能（图 27-2）。充满液体且缺氧的肺部使肺顺应性下降，肺顺应性降低和气道阻力增高使通气受损。充满液体的肺泡与塌陷的肺泡相互交叠，使胸片上呈现出典型的"斑片状"或"毛玻璃影"。减少肺泡表面张力的表面活性物质丢失，导致肺泡塌陷。介质引起的

支气管收缩导致气道狭窄和气道阻力增加，也限制了空气进入肺部。

## 全身炎症反应综合征

全身炎症反应综合征（systemic inflammatory response syndrome，SIRS）是全身损伤导致的全身炎症反应。大多数 ARDS 患者表现出 SIRS 的症状（表 27-1），呼吸系统可能是最早和最常受损的器官。因此，了解 SIRS 的病理生理过程和干预措施对于诊治 ARDS 来说很重要。通常，SIRS 患者发展成为多器官功能障碍综合征（multiple organ dysfunction syndrome，MODS），主要累及肝脏和肾脏。尽管内皮损伤进展和组织缺氧相继发生于气体交换严重受损，但是炎症反应持续存在，更多介质的释放可增强 SIRS 级联反应。因此，ARDS 和 MODS 是该恶性循环的一部分并与 SIRS 相关。因此，及时找出患者发生 SIRS 和 ARDS 的诱发因素，并研究如何阻止级联反应通路，是目前的主要研究方向。关于 SIRS 和 MODS 更详细的讨论见第 54 章。

## ARDS 的病程

ARDS 相关的病理改变始于早期肺水肿的增加，并发展为炎症反应、纤维化和后期的愈合不良（表 27-3）。因此，充分认识 ARDS 中形态学改变呈现动态变化这一本质，有助于护士对患者 ICU 监护期间的体格检查、机械通气策略、治疗和管理有更加明确认识。

在第 1 期中，因 ARDS 前驱症状不明显，诊断较难。临床上患者表现为呼吸困难和日趋加重的呼吸急促，但胸片几乎无改变。此时，中性粒细胞迁移，然而细胞损伤不明显。呼吸抑制的症状于 24 小时内（早期治疗的关键时期）加重，并伴发绀，听诊出现双肺粗糙的湿啰音，胸片改变与斑片状浸润一致，可出现干咳或胸痛。此时进入第 2 期，介质诱导的血管床破坏引起肺组织间隙和肺泡水肿加重，内皮和上皮损伤使蛋白更易渗出，这一期称为"渗出期"。氧气疗法无法改善低氧血症，当氧合指数（PaO$_2$/FiO$_2$）恶化时应开始给予机械通气。

第 3 期为增生期，发生在损伤后的第 2~10 天。此期开始出现 SIRS，并伴有血流动力学不稳，全

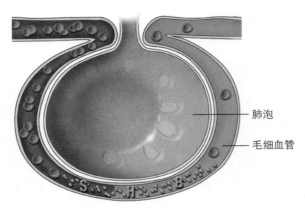

肺泡

毛细血管

**阶段1** 损伤导致正常肺血流减少，血小板聚集并释放组胺、5-羟色胺和缓激肽。

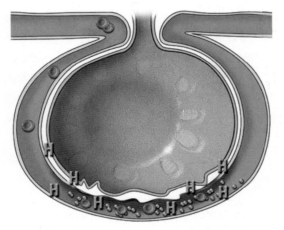

**阶段2** 这些物质，尤其是组胺，激发炎性反应，损伤肺泡-毛细血管膜，增加毛细血管通透性。之后液体渗出至细胞间隙。

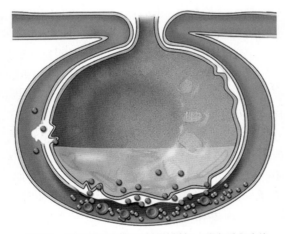

**阶段3** 随着毛细血管通透性的增加，蛋白质和液体渗出，细胞间隙渗透压增高，导致肺水肿的发生。

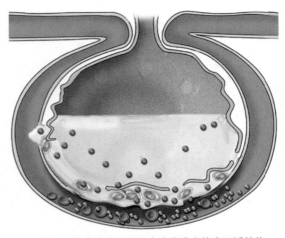

**阶段4** 血流减少和肺泡内液体渗出使表面活性物质破坏，并削弱了细胞生成表面活性物质的能力，导致肺泡萎陷、气体交换受损及肺顺应性下降。

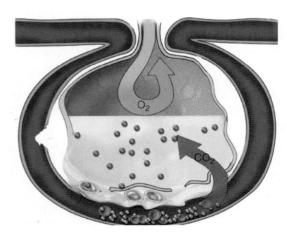

**阶段5** 大量的$O_2$不能通过肺泡-毛细血管膜，但$CO_2$却可以通过每一次呼气排出。血液中$O_2$和$CO_2$的含量减少。

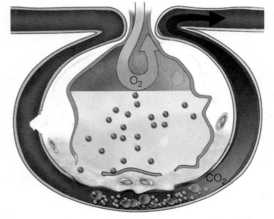

**阶段6** 肺水肿加重，炎性反应导致肺纤维化，气体交换进一步受损。

**图 27-1 ▲** ARDS 的发病机制。肺上皮细胞和血管内皮细胞的改变导致体液和蛋白的转移，并导致肺顺应性改变及肺泡破坏，伴随着缺氧的发生。（From Anatomical Chart Company：Atlas of Pathophysiology，3rd ed. Ambler，PA：Lippincott Williams & Wilkins，2010，pp 81，83.）

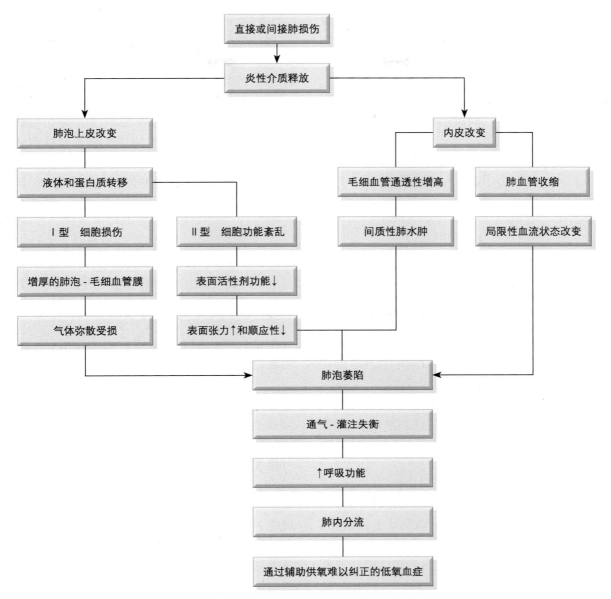

**图 27-2** ▲ 损伤导致炎性介质释放的病理生理学级联效应。多种作用导致内皮、血管组织及细支气管改变。最终产生通气-灌注失衡及难治性低氧血症

表 27-3　ARDS 的临床表现及病理学变化

| 影像学改变 | 临床表现 | 病理变化 |
| --- | --- | --- |
| 1 期(最初 12h):正常胸片 | 呼吸困难、呼吸急促 | 中性粒细胞迁移,无明显的细胞损伤 |
| 2 期-渗出期(24h):不均匀的肺泡渗出,主要在非独立性肺区,心脏大小正常 | 呼吸困难、呼吸急促、发绀、心动过速、肺纹理增粗、低氧血症 | 中性粒细胞浸润、肺淤血、纤维蛋白断裂、间质及肺泡水肿加重 |
| 3 期-增生期(2~10d):弥漫性肺泡渗出物,可能有支气管充气征,肺容量减小,心脏大小正常 | 高血流动力学参数及 SIRS 表现 | Ⅱ型肺泡上皮细胞增生,微栓子形成,间质和肺泡炎性渗出物增加,胶原早期沉积 |
| 4 期-纤维化期(超过 10d):持续的渗出,新的肺部渗出物,反复发作的气胸 | 多器官受累,难以维持充分氧合、败血症、肺炎 | Ⅱ型肺泡上皮细胞增生,肺泡间隔变宽并伴纤维化,可见巨噬细胞及成纤维细胞,小动脉重塑并有囊肿形成 |

身性水肿,可能开始有院内感染,低氧血症和肺浸润加重。胸片可见支气管充气征,肺容量减少和弥漫性组织间隙渗出的征象。

第 4 期为纤维化期,发病 10 天后进入此期,此期以影像学改变减少为特点。出现多器官受累、SIRS 和 $PaCO_2$ 增高。同时还出现进行性肺纤维化及肺气肿,导致死腔增多。肺纤维化导致通气管理困难,并伴随气道压增高及气胸形成。

## ▲ 评估

### 病史

完整、精确地采集 ARDS 患者的病史十分重要,病史可以为排除诱因及阻止后续的级联反应提供证据。然而获取详细病史比较困难,因为很难将患者严重的临床表现与 ALI 这一远期事件联系起来。由于转归的不确定性及经常进行长期的重症护理,医务工作者在患者和家庭的支持上都发挥着巨大的作用。所以,早期建立联系(比如花时间获取详细的病史)对整个护理过程都会有所帮助。

所有医务工作者应为采集病史提供信息。过去相关事件的信息(用药史、输血史、放射造影剂使用史),药物及辅助治疗情况以及社会因素,都对患者的护理有帮助。现病史及现有症状体征外还应增加一些重要信息,包括发生 ARDS 危险因素的评估(表框 27-1),评估危险行为的社会史(如 HIV 感染、吸烟、药物滥用),用药史(包括 OTC 类药物)以及辅助治疗(所有的外用药物,包括吸入剂)。

### 体格检查

根据最初的损伤情况,急性呼吸衰竭可能在几小时到几天内出现,但不一定会进展为 ARDS。对符合 SIRS 标准(表框 27-1)的患者进行监护可能有助于识别 ARDS 的高危人群。由于没有能够早期预测 ALI 或 ARDS 的可靠指标,因此应高度注意无法解释的呼吸频率改变。ARDS 的发展过程中,生命体征不断改变,但总体趋势为血压降低、心动过速、体温过高或过低。呼吸最初表现为快且费力,开始机械通气后症状立即改善。

呼吸衰竭的早期症状和体征包括呼吸急促、呼吸困难和心动过速。这一阶段呼吸音清(表27-4)。急性呼吸衰竭的患者可能会出现神经系统病变,如因氧合受损和脑血流灌注减少引起的不安和躁动。可见辅助呼吸肌参与呼吸运动。心血管系统出现心动过速,以增加心输出量代偿组织氧合不足。这些机体代偿缺氧的过程体现了交感神经系统的适应性反应。而这些代偿措施在 ALI 及 ARDS 患者中均可能是无效的,因为炎性介质已经进入血液循环并引发了一系列全身反应。

随着病理变化的进展,分泌物增多及气道狭窄,肺部听诊可闻及湿啰音,但心源性肺水肿的水泡性湿啰音可能是极小的。评估时必须考虑到现有疾病或原发病。如 ARDS 的影响因素之一——肺炎,可能会干扰早期对呼吸音改变的判断。患者可能出现因缺氧而导致的躁动不安。$SaO_2$ 的降低,是即将发生失代偿的早期征象。

代偿能力随着肺、肺血管及支气管的病理学进行性改变而降低。液体蓄积、肺泡萎陷,使功能依赖性肺区呼吸音减弱。患者可能不再出现躁动,表现为嗜睡,这时需要快速干预进行辅助通气并增加氧合。组织缺氧引发的后续变化包括心律失常、胸痛、肾功能减退和肠鸣音减弱,这些是高灌注器官系统对缺氧作出的反应,常表现为功能减退。

ARDS 后几个阶段需进行机械通气。伴随液体浸润的肺实变导致呼吸音减弱、肺顺应性降低、气道阻力增加,维持通气的难度随之增加。由于 ARDS 后期经常发生自发性气胸并发症,因此不容忽视那些无法解释的通气改变(如 $PaO_2$ 降低或吸气峰压升高)。全肺发生弥漫性语音传导增强及进气不良,通气过程中出现弥漫性水泡音等使呼吸音评估更加困难。心肌抑制这一介导反应为 ARDS 患者的晚期并发症,表现为持久性心动过速后出现心输出量降低及低血压。

### 诊断学检查

诊断学检查对于整个 ARDS 过程十分重要(表 27-4)。早期阶段,血培养、支气管肺泡灌洗液培养及 CT 脓肿检查(如腹部脓肿)等特异性检查有助于确诊。后期阶段,医院感染的早期管理更应该引起重视。持续的动脉血气、血生化和血液

表 27-4　ARDS 患者的综合评估

| 分期 | 体格检查 | 诊断性试验结果 |
|---|---|---|
| 1 期<br>（最初 12h） | • 躁动不安,呼吸困难,呼吸急促<br>• 中等程度到广泛利用辅助呼吸肌 | • 动脉血气:呼吸性碱中毒<br>• 胸片:无影像学改变<br>• 血生化:血液检查结果因诱因不同而不同(如白细胞计数增加,血红蛋白改变)<br>• 血流动力学:PAP 升高,PAOP 正常或降低 |
| 2 期<br>（24h） | • 极度呼吸困难,呼吸急促,发绀,心动过速<br>• 双肺粗糙湿啰音<br>• 功能依赖性肺区气体入口减少<br>• 躁动及不安加重 | • 动脉血气:尽管补充供氧,SaO$_2$ 仍降低<br>• 胸片:双侧片状浸润<br>• 血生化:代谢性酸中毒加重,程度取决于发病的严重程度<br>• 血流动力学:PAP 升高,PAOP 正常或降低 |
| 3 期<br>（2~10d） | • 双肺气流减少<br>• 应答受损(可能与维持机械通气所采取的必要的镇静有关)<br>• 肠蠕动减弱<br>• 全身水肿<br>• 皮肤完整性受损 | • 动脉血气:低氧血症加重<br>• 胸片:支气管充气征,肺容量减少<br>• 血生化:累及其他器官:血小板和血红蛋白减少,白细胞计数增加,凝血因子异常<br>• 血流动力学:无改变或进行性加重 |
| 4 期<br>（10d 后） | • MODS 症状,包括尿量减少,胃动力降低,凝血障碍<br>**或**<br>• 仅呼吸系统受累,随时间进行性加重 | • 动脉血气:低氧血症加重及高碳酸血症<br>• 胸片:支气管充气征,气胸<br>• 血生化:其他器官持续性受累症状:血小板和血红蛋白减少,白细胞计数增加,凝血因子异常<br>• 血流动力学:无改变或加重 |

学监测可维持稳定的代谢参数和最佳功能。其他的实验室检查则没有特异性,如白细胞增多及乳酸性酸中毒。

## 血气分析

干预治疗后仍发生动脉血气分析的持续恶化（ABG）是 ARDS 的特征之一。最初,低氧血症（动脉氧分压或 PaO$_2$<60mmHg）可以通过给氧而改善,但难以纠正的低氧血症（PaO$_2$ 不能因给氧而增高）最终会发生持续性的低 SaO$_2$。急性呼吸衰竭的早期,呼吸困难和呼吸急促与 PaO$_2$ 降低有关。气体交换和通气的进一步受损导致心动过速,动脉血 pH 在早期阶段可能会升高（>7.45）,与呼吸加快和低 PaCO$_2$ 导致的呼吸性碱中毒相一致。由于呼吸衰竭导致组织缺氧,组织进行无氧代谢,导致代谢性酸中毒,ARDS 患者的动脉血 pH 值显著降低。碱剩余及碱缺乏也根据组织和器官的缺氧程度遵循同样的趋势,表现为显著降低。

血乳酸监测通常是判断组织缺氧和无氧代谢的指标。血乳酸通常在 ARDS 早期升高,并随氧合的改善而分解。尽管乳酸可能不是反映氧合最理想的指标,但适当的情况下应常规测量。

## 影像学

ARDS 的早期阶段,胸片上的改变一般不明显。几天内,胸片上可见双肺片状浸润,在病变肺野中更明显。这可能与心源性肺水肿混淆。之后,这些不协调的浸润发展为弥漫性浸润,肺实变及支气管充气征。胸部 CT 同样显示肺组织的浸润及实变。每日的胸片检查对于持续评价 ARDS 的进展及改善,尤其是发现气胸等潜在并发症具有重要意义。

## 肺内分流测量

肺内分流是通气 - 灌注失调的一种,是指由于肺泡萎陷或充满液体无法通气(生理性分流)或通气型肺泡无血流通过(肺泡死腔),或者两种情况同时存在(肺泡无通气及无灌注,第 23 章,图 23-16),导致心脏泵出的血液没有经过充分氧合。通常所有人都存在 3%~5% 的肺内分流。由于血流的病理改变,内皮破坏及肺泡萎陷,晚期呼吸衰竭和 ARDS 患者的肺内分流可增加到 15% 或以上,此时需要采取机械通气等更加有效的措施,因为这一程度的分流可导致严重的低氧血症,可能威胁生命。

肺内分流指数($Qs/Qt$)是通过动脉血氧含量($CaO_2$),混合静脉血氧含量($CvO_2$)和肺毛细血管血氧含量($CcO_2$)来计算。氧含量取决于血红蛋白含量(Hgb)、氧饱和度($SO_2$)及氧分压($PO_2$),通过肺毛细血管床、全身动脉系统和肺动脉中混合静脉血氧含量测量。也可通过动脉血氧含量和吸入氧浓度之比(如 $PaO_2/FiO_2$)来简单估计肺内分流分数。通常来说,$PaO_2/FiO_2$ 的正常值为大于300,该数值为 200 时说明肺内分流 15%~20%,该数值为 100 时说明肺内分流超过 20%。

## 肺顺应性、气道阻力及气道压

ARDS 患者肺机能改变,导致肺泡通气量和气体交换减少。肺顺应性或扩张程度随着液体浸润肺泡或肺泡萎陷而降低。当肺变得越来越"坚硬"时,需要更大的压力才能使气体进入肺部。伴随气道分泌物的堆积和炎性介质诱发的支气管狭窄,气体进出肺部的阻力增加。由于 ARDS 患者需要机械通气提供氧气和通气支持,因此可以通过评估呼吸机的压力值和潮气量的改变来评价肺顺应性和气道阻力。

对气道压(平均气道压、吸气峰压、平台压)进行严密监测是 ARDS 患者评估的重要内容之一。这些压力不断增加以维持正常 $PaCO_2$ 下的有效潮气量,预示着肺顺应性降低及气流阻力增加。由于气道阻力增加,肺泡上皮细胞受损,将进一步导致肺组织损伤。如气道压长时间维持高水平,则会导致肺容量伤(肺泡上皮受损),这将给通气和氧合增加更多的负面影响。ARDS 患者可能出现的护理诊断见表框 27-2。

| 表框 27-2 | 护理诊断示例 |
|---|---|

**ARDS 患者**

- 气体交换受损 与低氧血症和肺泡毛细血管损伤后肺间质/肺泡渗出有关。
- 清理呼吸道无效 与分泌物产生增多和纤毛运动减少有关。
- 低效性呼吸型态 与气体交换不足、分泌物增多、氧合能力下降、恐惧或衰竭有关。
- 焦虑 与疾病严重、害怕死亡、角色改变或永久性残疾有关。
- 有感染的危险 与有创监测设备和气管内导管的使用有关。

## ▲ 治疗

目前仍未发现 ARDS 的确切治愈方法。尽管 ARDS 的潜在病因有很多,但是治疗策略大致相同,即纠正或消除影响因素的支持性治疗,在肺功能逐渐愈合的过程中要注意治疗和护理不要引起肺的进一步损伤。

在 ICU,对特殊的严重疾病,大量的护理措施被整合为"集束化护理"。表框 27-3 列出了 ARDS 患者重症监护时必需的集束化护理措施。这些护理措施可在疾病的早期阶段进行预防,如目标导向的液体复苏和并发症的长期预防,如镇静方案。无论如何,危重症护士最重要的角色作用是降低死亡率和促进康复。

| 表框 27-3 | 重症护理中的集束化护理 |
|---|---|

**呼吸机:呼吸机相关性肺炎(VAP)的集束化护理**

- 床头抬高 30°~45°
- 每天进行撤机评估(自主呼吸迹象)
- 常规停用镇静药物
- 撤机方案
- 预防深静脉血栓(DVT)
- 预防消化性溃疡

**败血症的集束化护理**

- 合理使用抗生素治疗
- 早期使用目标导向的液体复苏疗法
- 给予类固醇
- 活化蛋白 C
- 预防 DVT
- 预防消化性溃疡

**可添加的其他方案**

- 严格控制血糖
- 肠内营养
- 声门下吸痰
- 补充电解质

## 氧合及通气

### 供氧

难以纠正的低氧血症是 ARDS 的特征之一,因此增加供氧是最重要的措施。必须采取策略使血红蛋白含量、心输出量、氧饱和度等一般供氧参数维持在最佳水平。氧运输量($DaO_2$)是指每分钟输送到组织和器官的氧气量,取决于含氧血液通过组织床的流量。决定 $DaO_2$ 的参数包括血红蛋白、动脉氧合度和心输出量。

充足的 $DaO_2$($>800ml\ O_2/min$) 对于满足组织对氧的需求并减少可导致 SIRS 的无氧代谢和缺氧很有必要。ARDS 的重症患者对于氧气有很高的要求,以维持器官正常功能。

血红蛋白与氧结合为氧合血红蛋白,需要足够数量的血红蛋白将氧气携带给细胞。目前,几乎没有研究结果证明维持正常或较高的血红蛋白含量可改善 SIRS 或 ARDS 患者氧运输这一较为主观的观点。关于输血需求的研究显示,约 8.0g/dl 的血红蛋白即可满足除心脏病以外的重症患者的氧运输。

由于 SIRS 导致低氧血症对心肌造成影响,同时机械通气可诱发静脉回流减少,ARDS 患者的心输出量往往出现典型变化,因此评价心输出量很重要,应根据心输出量估计氧运输情况,并适时干预。增加心输出量的治疗可改善心脏前负荷、增加心肌收缩力,并使后负荷趋于正常。过去常规使用热稀释法肺动脉导管来评估 ARDS 患者的氧运输和耗氧量,近十年已较少用,但可用来证明干预措施是否适当。还有一些测量心输出量且创伤较小的措施,如通过患者动脉血压的信号转换来估计心输出量或中心静脉导管测量静脉氧含量。这些技术可能不够精确,但是可以用来跟踪变化趋势。

液体管理(补液疗法)已使用多年,用来确定补液的类型,以应对 ARDS 有关的特征性水肿和失代偿。疾病初期,推荐采用早期目标导向的液体复苏。利尿剂和减少输液可减轻肺水肿。利尿、为低蛋白血症患者补充白蛋白等保守的补液疗法是改善氧合最适当的方法。

增强心肌收缩力的药物,如多巴酚丁胺,可增强心肌收缩力,增加心输出量。然而,必须注意这些药物可能引起全身血管舒张,加重低血压。血管收缩剂如去甲肾上腺素,可用来对抗 SIRS 诱发的血管舒张。使用血管收缩剂时必须注意组织血管床(尤其是肺血管床)的收缩,这种收缩也有可能由 SIRS 介质和缺氧导致。使用血管收缩药物或血管活性药物的患者需持续监测动脉血压,以评价心输出量和其他血流动力学指标。

## 机械通气

机械通气的目标是提高组织氧合和通气。通气方案应提供适度的氧,并考虑到二氧化碳的排出,包括机械通气的类型和定位。肺保护性通气策略可大大减少呼吸机相关性(或呼吸机诱发)肺损伤(VALI)的发生,包括低潮气量通气策略($<6ml/kg$)或给予充分的呼气末正压通气(PEEP)并限制平台压在 $30cmH_2O$,以减少使用高 $FiO_2$ 和氧中毒的风险。其他的通气治疗,包括高频振荡通气(high-frequency oscillation ventilation,HFOV)、体外肺辅助技术,虽然不能提高 ARDS 患者的治疗效果,但可挽救难治性低氧血症患者的生命。

呼吸机可为呼吸衰竭患者提供多种模式的呼吸支持(第 25 章)。一般要遵循“对机体不造成损伤”的原则,包括给予可达到充分氧合的最低 $FiO_2$,维持小潮气量以减小气道压,预防或减少肺损伤(肺容量伤)。潮气量较低的情况下,允许性高碳酸血症可以防止呼吸频率加快。PEEP 可防止肺泡萎陷,并使萎陷的肺泡恢复正常,使气体可以通过肺泡毛细血管膜扩散。PEEP 的建议值在 $10\sim15cmH_2O$ 之间,如果为减少吸氧量或维持充分氧合,PEEP 值可超过 $20cmH_2O$。

允许性高碳酸血症是一种通过降低潮气量,使 $PaCO_2$ 略高于正常值以限制平台压和气道峰压的通气策略。允许的 $PaCO_2$ 值为 $55\sim60mmHg$,pH 值为 $7.25\sim7.35$。必须监测 $PaCO_2$ 的升高情况,防止其升高过快,整个过程中 $PaCO_2$ 的值不能超过 $80\sim100mmHg$,否则会对心肺功能造成潜在影响。心脏或神经系统受累的患者不能采取该技术。

一些特殊的机械通气模式可以直接减少由传统容量控制机械通气模式所引发的气道压增高和医源性肺损伤。压力控制通气模式将吸气峰压限制在一个设定好的水平(与容量控制通气模式相反,压力控制通气模式给予既定的潮气量,尽管需要更大的压力将气体送入肺,也不会改变压力值)。压力控制通气使用低吸气流速模式给予必须潮气量的最小峰压,压力控制通气的患者需要镇静以防止人机对抗。吸呼比倒置通气模式是另一种促进肺泡恢复的策略。与正常 2:1 或 3:1 的吸呼比(I:E)不同,延长吸气时间,防止过度呼气。I:E 比例倒置可通过操纵呼吸机来实现。呼气末容量增加,产生的内源性呼气末正压与外源性呼气末正压相累加,理论上可使肺泡压力和总 PEEP 水平降低。这一疗法需要对患者实施镇静和麻醉,以增加患者的耐受性。与吸呼比倒置通气模式相似,气道压释放通气模式也使 I:E 比例倒置,但是优势是允许患者自主呼吸,接受气道压释放通气模式的患者不需要与实施压力限制性通气相同程度的镇静或麻醉,并且这种通气模式非常有利于肺泡的恢复。

### 新通气策略

高频振荡通气模式(HFOV)以 3~15Hz 或周期/秒而非呼吸次数/分钟的频率给予非常低的潮气量(1~4ml/kg),以降低气道压及减轻肺容量伤。HFOV 的危害包括肺泡内空气潴留(内源性 PEEP)增多,部分患者气道压升高。由于气道压改变时将引发振荡停止,接受 HFOV 的患者需要镇静和麻醉。

体外肺辅助技术通过大血管插管转移患者体内的血液,血液进入一个具有回路装置的泵设备,促使血液在设备内循环,血液经过一个或两个"人工肺"去除血液内的二氧化碳并完成血液氧合。另外,体外膜氧合与体外二氧化碳清除(ECCO$_2$R)在 ARDS 的管理上可能有潜在意义,但目前对于其应用仍有争议。这些高侵入性、高风险的技术通过将潮气量减低到濒临窒息的水平或小潮气量水平,以及降低呼吸频率,极大地降低了气道压力,同时气体交换在人工肺中进行,使肺得以"休息"。然而,这些技术存在可能引起严重的潜在并发症(特别是颅内出血)以及在治疗 ARDS 上缺乏确定性,需要大量的资源投入和对操作人员的专业知识要求较高等弊端,从而使体外肺辅助技术的应用受到很大限制。

### 体位

经常更换体位有利于预防和逆转肺不张,促进气道分泌物排出。抬高床头 30° 以上,虽然不能治疗 ARDS,但仍是预防呼吸机相关性肺炎(ventilator-associated Pneumonia,VAP)必须的措施。可在病床上利用 Stryker 架或 Roto-Prone 治疗系统辅助患者采取俯卧位,改善其肺气体交换,促进背侧肺区引流,缓解仰卧位时背侧功能依赖性肺区的实变。关于俯卧位对于 ARDS 患者的有效性尚不确定。证据证明俯卧位能促进氧合,但只是短期效果,是否能长期改善氧合仍存在争议。相关危险因素包括因意外拔管导致的气道失控、血管通路缺如、颜面水肿、压力增高以及心肺复苏困难。采用俯卧位的建议步骤见表框 27-4。

| 表框 27-4 | 采取俯卧位的主要步骤 |
|---|---|

1. 多学科组成的团队对患者状况进行评估,确定是否需要采取俯卧位
2. 俯卧位的过程中确保组建的团队熟知流程和护理
   - 采用院内循证程序
   - 现场设备准备
   - 采取俯卧位过程中,分配和指定团队角色任务
3. 患者的准备
   - 向患者和家属进行解释
   - 必要时考虑置入营养管、鼻饲管
4. 评估及记录患者的俯卧位状态
   - 血流动力学和通气参数、皮肤或伤口情况等
5. 保护和维持患者气道通畅
   - 确保气管内插管的安全
   - 如果没有适宜的吸痰位置,使用内嵌式吸痰
6. 采用安全措施确保在俯卧位的过程中患者可以维持体位
7. 使用充分的镇静和镇痛药物
8. 按部就班完成操作步骤。注意:该程序中意外拔管或线路脱落的危险性较高
9. 评估、评价及监测患者状况
10. 对受压部位、眼睛、皮肤进行预防性护理

## 药物治疗

抗生素治疗应在确定有微生物感染时开始,但不能作为预防性应用。SIRS 与感染的症状相似(例如心动过速、高热、白细胞计数增高),可能会对 SIRS 患者进行抗生素治疗。因此在开始抗生素治疗前必须明确感染源(从血液、伤口、肺或其他培养分离出特定细菌)。预防性抗生素治疗多是用来预防感染,尤其是与有创血管导管和呼吸机相关的(如 VAP)院内感染,然而目前没有证据支持预防性使用抗生素可改善患者预后。

ARDS 患者使用支气管扩张剂和化痰剂,有助于维持气道通畅,减少免疫反应和气道分泌物。可通过监测气道阻力、压力及肺顺应性来评价治疗效果。

ARDS 发生 14 天以内持续性静脉给予中低剂量的皮质激素有助于增加氧合,这一结论获得了国际专家小组的支持。有 meta 分析显示,低剂量的皮质激素有助于降低死亡率和发病率,且无不良反应,这些研究在实验设计和治疗 ALI 或 ARDS 的疗效上高度一致,因此可认为皮质激素是 ALI 和 ARDS 的有效治疗手段之一。

吸入一氧化氮可以引起选择性肺血管舒张，缓解肺动脉高压。至今并没有研究结果支持在发病 24 小时后进行一氧化氮治疗可降低死亡率或改善氧合情况。当患者机械通气最大化后，出现威胁生命的难以纠正的低氧血症，应考虑使用一氧化氮治疗。吸入性前列腺素与一氧化氮类似，同样可以使肺血管舒张，也可以考虑使用。

## 镇静

镇静剂的使用可促进舒适，减少呼吸做功而减少需氧量，是 ARDS 的护理措施之一。神经肌肉阻滞剂和全麻药物，如丙泊酚，虽然并非镇静剂，但通常被用来降低呼吸功，促进 ARDS 患者的换气。神经肌肉阻滞剂需要与镇静剂同时使用，以防止患者出现有意识但不能动的药物性瘫痪。经常评估神经肌肉阻滞剂与镇静剂是否足量是重要的护理措施。神经肌肉阻滞剂可引起严重的多发性神经病和多肌病，尤其与皮质激素同时使用时，情况更加危险。

疼痛、焦虑和谵妄都可能需要药物治疗，由于需要不同的药物，因此鉴别这三者非常重要。要明确给药的原因，治疗的目标，长期过量使用可能带来的影响。以上这些考虑应与降低需氧量，增加接受通气管理或接受引起不适的治疗措施以及患者的舒适感等保持一个平衡。

## 营养支持

早期营养支持对 ARDS 患者非常重要，因为营养对于重症病情的恢复起着重要的治疗性作用。为 SIRS 和 ARDS 患者早期进行肠内营养有两个重要原因，炎性介质（尤其是 TNF-α 和 IL-1）刺激蛋白酶的释放，蛋白酶可刺激骨骼肌的蛋白质分解代谢，同时蛋白质通过毛细血管间隙漏出和白蛋白等血管内蛋白质产生的 mRNA 下调等引起的蛋白质持续丢失。根据本章之前的内容，交感神经系统对缺氧的反应导致循环模式改变，这导致肠道血液灌注减少。恢复后，中性粒细胞的释放增多，通过渗透性增高的内皮细胞进一步损伤已受到损害的、血液重新灌注的结肠，正常的肠道细菌释放进入血液循环，增加了腹膜炎、肺炎和败血症的发病率。肠内营养可以改善预后的机制虽未被证实，但总体说来，进行肠内营养可降低危重症患者的死亡率。

根据热量需求可计算出符合患者需求的热量、蛋白质、碳水化合物、脂肪比例的平衡饮食，尤其要注意增加特殊氨基酸、脂类和碳水化合物的摄入。SIRS 和 ARDS 患者通常需要的热量为 35~45kcal/(kg·h)。避免过多摄入高糖溶液以防止二氧化碳产生过量。由于氨基酸在免疫应答中的作用，目前氨基酸补充的相关新进展正受到关注。使用抗氧化剂和 ω-3 脂肪酸来改善 ARDS 患者的预后也仍在研究中。

由于患者肠道蠕动能力下降，护理人员将面对如何给予肠内营养的问题，可考虑置入小肠管。全胃肠外营养的作用存有争议，无论是单独使用还是和肠内营养联合，在临床上都较少应用。肠内营养产生误吸的危险较小，这是值得推荐的一点，但是需要对营养物质吸收情况以及肠道功能进行严密观察。

ARDS 患者的协同护理指南见表框 27-5。

| 表框 27-5 | 急性呼吸窘迫综合征患者的协同护理指南 |
|---|---|
| **转归** | **干预措施** |
| **氧合 / 通气** | |
| 保持气道通畅。尽可能保持 PaO₂/FiO₂ 达 200~300mmHg 或以上 | • 按要求每 2~4h 听诊呼吸<br>• 气管插管维持氧合与通气，减少呼吸做功<br>• 适时进行气管内吸痰（第 25 章，表框 25-16，机械通气患者的协同式护理指南）<br>• 每次吸痰前后提高氧合作用 |
| 应用肺保护性通气策略。维持低水平潮气量（<6ml/kg），气道平台压≤30cm H₂O，使用压力 - 容积曲线选择呼气末正压（PEEP）水平 | • 每 1~2h 监测气道压力<br>• 吸痰后监测气道压力<br>• 给予支气管扩张药和化痰药<br>• 依据 PEEP 研究确定最佳氧供给<br>• 考虑改变通气模式，预防容积伤 |

| 表框 27-5 | 急性呼吸窘迫综合征患者的协同护理指南(续) |
| --- | --- |

| 转归 | 干预措施 |
| --- | --- |
| 降低肺不张,呼吸机相关性肺炎(VAP),容积伤的发生风险,提高氧合作用 | • 每 2h 翻身 1 次<br>• 病情允许时,每 4h 进行胸部物理治疗<br>• 床头抬高 30°<br>• 如果能耐受,每日进行 X 线胸片检查 |
| 氧合作用最大化(PaO₂ 为 55~80mmHg 或 SaO₂ 为 88%~95%) | • 监测脉搏氧饱和度和呼气末二氧化碳<br>• 根据无创检测指标的变化监测动脉血气值<br>• 监测肺内分流(Qs/Qt 和 PaO₂/FiO₂)<br>• 提高 PEEP 和 FiO₂,以降低肺内的分流,使用最低 FiO₂<br>• 考虑通过允许性高碳酸血症达到氧合作用最大化<br>• 监测容积伤的指征,特别是气胸<br>• 考虑持续高氧的风险,病情允许时降低 FiO₂ 至 65% 以下 |
| **循环 / 灌注** | |
| 在机械通气过程中,维持患者血压、心输出量、中心静脉压(CVP)、肺动脉压稳定 | • 评估机械通气的血流动力学影响(如降低静脉回心血量和心输出量)<br>• 监测心电图(ECG)以获取因缺氧引起的心律失常<br>• 评估吸气压力设定、潮气量、PEEP、呼吸机模式的变化对血流动力学的影响<br>• 评估呼吸机设定的变化对心输出量和氧运输的影响<br>• 管理血容量,维持心脏前负荷 |
| 优化血压、心率、血流动力学参数,达到治疗目标 | • 每 1~2h 监测生命体征<br>• 若插有肺动脉导管,每小时监测肺动脉压和右心房压,每 6~12h 监测心输出量、体循环血管阻力、外周血管阻力、DaO₂ 和耗氧量(VO₂)<br>• 给予血容量药物纠正绝对或相对血容量减少,并评估疗效 |
| 血清乳酸水平在正常范围内 | • 如病情需要监测乳酸值至恢复正常范围内<br>• 输入红细胞、给予正性肌力药物、胶体溶液,以提高氧供给 |
| **体液 / 电解质** | |
| 患者血容量正常。尿量 >0.5ml/(kg·h) | • 监测水合状态,减轻肺分泌物黏度<br>• 监测出入量<br>• 避免应用肾毒性药物及过量应用利尿剂<br>• 补液并给予利尿剂,维持血容量和肾功能 |
| 无电解质紊乱及肾功能障碍 | • 遵医嘱补充电解质<br>• 病情需要时监测尿量、血尿素氮(BUN)、肌酐、肌酐清除率、血清渗透压、尿电解质 |
| **活动 / 安全** | |
| 未发生与卧床、无法活动相关的并发症 | • 预防深静脉血栓(DVT)的形成<br>• 经常变换患者体位<br>• 血流动力学稳定、止血后的患者保持坐位<br>• 咨询理疗师<br>• 病情允许时进行关节活动度和强化锻炼 |
| 及时发现机体变化并治疗 | • 每 1~2h 检查呼吸机报警、呼吸机设置及患者参数(如潮气量)<br>• 确保呼吸机设置适宜,降低血流动力学、心率和血氧饱和度报警界限 |
| 血细胞计数正常,无感染 | • 监测全身炎症反应综合征(SIRS)体征(白细胞计数升高、体温上升、呼吸急促、心动过速)<br>• 治疗过程中使用严格的无菌技术,同时对他人进行监督<br>• 保持侵入性导管无菌<br>• 更换胸腔引流管、敷料和其他侵入性导管<br>• 体液发生变化时,进行血液、其他体液及导管培养 |

| 表框 27-5 | 急性呼吸窘迫综合征患者的协同护理指南(续) |
|---|---|

| 转归 | 干预措施 |
|---|---|
| **皮肤完整性** | |
| 保持皮肤完整 | • 每 4h 评估患者皮肤并更换体位<br>• 每 2h 翻身一次<br>• 考虑使用减压床垫、悬浮治疗床或俯卧位<br>• 使用 Braden 量表评估皮肤破损的风险 |
| **营养** | |
| 热量和营养摄入满足机体代谢需求(如基础能量消耗) | • 24h 内提供肠内营养<br>• 咨询营养师或营养支持服务人员<br>• 若肠内营养出现胃肠蠕动异常考虑使用小肠营养管<br>• 监测脂类摄取<br>• 监测白蛋白、前白蛋白、转铁蛋白、甘油酸酯、甘油三酯和血糖水平 |
| **舒适 / 镇痛** | |
| 患者生命体征平稳,配合治疗或手术过程,尽可能达到舒适状态 | • 应用疼痛量表客观评估舒适 / 疼痛<br>• 依据评估结果给予镇痛镇静药<br>• 监测患者对药物治疗产生的心肺和疼痛反应<br>• 若患者通过神经肌肉阻滞进行呼吸调节<br>• 使用外周神经刺激器评估药理性麻痹<br>• 提供连续或常规(每 1~2h)的静脉内镇静镇痛 |
| **心理社会状况** | |
| 患者焦虑减轻 | • 治疗、交谈等过程中评估生命体征<br>• 谨慎使用镇静剂<br>• 适当时咨询社会服务、牧师<br>• 保证充足的休息与睡眠 |
| **宣教 / 出院计划** | |
| 患者 / 家庭成员知晓治疗程序和必要的检查 | • 患者 / 家庭成员做好治疗准备,如支气管镜检查、肺动脉置管或实验室检查<br>• 讲解 ARDS 的病因、影响和潜在并发症,如败血症、肺容量损伤或肾衰竭 |
| 家庭成员知晓疾病严重性,适当提问,预测潜在并发症 | • 鼓励家庭成员提出有关呼吸机、ARDS 病理生理、监测和治疗方面的疑问 |

## ▲ 预防并发症

ARDS 的并发症主要与 SIRS、VALI 和重症疾病导致的卧床有关。其中最严重的是由于低氧血症、缺氧和持续炎性反应引发的 MODS。危重症患者发生概率较高的并发症可被整理成一个疾病谱,重症护理论坛为两个主要的重症护理情况编制了集束化循证护理程序:VAP 和败血症(表框 27-3)。应用科学证据,将集束化护理引入到急危重症护理可减少严重并发症的发生。集束化护理的应用被证实可有效地缩短住院时间和机械通气时间,但如果持续应用,则需要团队合作与监督。

如前所述,机械通气 PEEP 值高、潮气量高及容量控制通气模式更易引起 ARDS 患者发生肺容量伤。肺容量伤可表现为气胸、纵隔气胸、皮下气肿或间质性肺气肿。发生气胸时需立即插入胸腔引流管。应用呼吸机限压模式可维持气道压力、PEEP、潮气量达最低值,从而有效预防容积伤。

使用封闭式吸痰管可预防或减少 VAP 的发生。气管内套管用于清除声门下分泌物,已被证实可减少 VAP 的发生。鼻窦炎的发生也与 VAP 相关,急危重症护士须监测鼻腔分泌物以及确保经鼻气管插管、胃管等从鼻腔移除时能够及时发现。口腔护理是预防 VAP 的一项基本措施,可减少口腔内微生物的数量,从而避免微生物迁移到肺部(循证实践要点表 25-2)。重症患者床头抬高 30°,置入肠内喂养管已被证实可减少吸入性肺炎和 VAP 的发生。

因卧床、镇静或药物性麻痹而导致无法活动可对多个系统产生影响。医院获得性肺炎多继发于卧床引起的气道分泌物堆积和肺不张,细菌存在于气管插管内部与周围,因此经常更换体位以及胸部物理治疗有助于减少分泌物的滞留,便于清除分泌物。

缺乏运动也可引起深静脉血栓(deep vein thrombosis,DVT)和继发性肺栓塞,是危及生命的并发症。入院最初 48 小时内开始预防 DVT 可最大程度降低 DVT 的发生风险。使用小剂量肝素、穿压力袜、使用外部充气加压设施,经常活动有助于减少 DVT 的形成。

生理性老化可加重代谢损害和 ARDS 并发症的严重程度(表框 27-6)。

---

**表框 27-6 老年患者注意事项**

**急性呼吸窘迫综合征**

- 65 岁以上的 ARDS 老年患者康复概率较低,且更易累及多系统器官;因此该类人群病死率高。
- 老年人的免疫功能随着年龄增长而愈发低下,发生感染的风险增加;因此院内感染,如尿路感染、呼吸机相关性肺炎,较为多见。
- 血流动力学紊乱会引起代谢性损害从而加重肾功能低下,继而诱发肾衰竭。
- 心搏量减少;冠状动脉疾病(CAD)和 / 或动脉粥样硬化;收缩压、外周血管阻力增高会影响血流动力学的恢复过程。
- 肺容量减少导致最大摄氧量降低,会加重老年患者呼吸机相关性肺损伤的风险。
- 老年患者肌群质量随着年龄增长而下降,更难以在长期卧床后恢复。因此,ARDS 老年患者康复时间可能更长。
- 广泛性周围水肿、大量侵入性检查、长期卧床及皮肤完整性破坏,会增加老年患者发生压疮和皮肤破损的风险。
- 与年轻的 ARDS 患者相比,老年 ARDS 患者常因受到年龄歧视,可能无法获得与年轻患者同样质量的治疗与护理。年龄是在患者预后中要考虑的因素,但并不是唯一的因素。
- 合并症,特别是胰岛素非依赖性糖尿病和 CAD,其发生率会随着年龄增长而增加。研究发现,合并症会增加 ARDS 患者的死亡风险。
- 根据事先表达的意愿,患者及家属可能不要求早期生命支持。患者长期患病,且病死率高,其生活经历会影响这一决策,这些意愿应予以尊重。

---

## ▲ 临床适用性挑战

**案例学习**

P.F,女,52 岁,胆石症病史,因急性胰腺炎入院。后发展为坏死性胰腺炎并出现休克,故转入重症监护室(ICU)。转入 ICU 后,患者出现心肺衰竭,进行气管插管,并给予血管升压素 0.04U/min+ 去甲肾上腺素 10μg/min 等血管活性药物。患者多次出现氧饱和度下降,$FiO_2$ 需达 100%。给予辅助 - 控制通气 20 次 /min,潮气量 6ml/kg,呼气末正压(PEEP)10cm $H_2O$。患者呼吸音清,无啰音、喘鸣音,体温 101.1°F(38.4°C)。行支气管灌洗,气道未见脓液或血液。随着住院时间延长,患者出现

了机械通气困难,因此注射芬太尼、咪达唑仑进行镇静,同时注射顺式阿曲库铵行神经肌肉阻滞。患者心脏指数为 4.0,心率达 120 次 /min,中心静脉压为 8mmHg,肺动脉闭塞压(PAOP)为 10mmHg,体循环阻力指数每平方米 900dynes/(s·cm⁵),动脉血气(ABG)值显示 $PaO_2$ 68mmHg,$PaCO_2$ 39mmHg,pH 值为 7.36,$HCO_3^-$ 18mEq/L,氧饱和度达 95.5%。第二天继续给予 100% 高浓度吸氧。患者双肺出现轻中度喘鸣音,胸片显示双侧胸腔少量积液,其余未见异常。$PaO_2$ 维持 65mmHg。送检血

**案例学习（续）**

液、痰液、尿液，进行细菌培养。根据临床经验应用广谱抗生素，动脉血气值未见改善，肺动脉压力不断上升（47/16mmHg），一氧化氮起始为 10ppm。行胸腔计算机断层扫描（CT）检查，排除肺栓塞，显示双侧气腔致密影。插入幽门后喂养管给予肠内营养，并监测患者脂肪酶水平。入院 7 天后，持续给予 100% 的氧浓度，一氧化氮仍为 10ppm，氧合作用未见改善。体温持续高达 39.1°C，白细胞计数达 12 000/mm$^3$。所有实验室培养均呈阴性。胸片显示双肺出现绒毛状白色致密影，右上肺叶塌陷。行右上肺叶支气管镜检查并清除大量分泌物。多次采用手法肺复张以扩张肺部，但仍无改善，故采取俯卧位。更换为俯卧位后，氧合明显提高。接下来几天，在持续高水平吸氧情况下，患者氧合程度略有好转。行支气管活检显示 DAD

和机化性肺炎，未伴感染。同时静脉注射小剂量糖皮质激素并持续 3 周，剂量在 3 个月内递减。患者在使用糖皮质激素后情况好转，但在脱机前仍多次发生 VAP。住院 4 个月后，患者出院回家。复诊时患者已恢复至住院前状态的 60%。肺功能检查显示肺部仅残留轻度损害。胸部 CT 显示患肺存在瘢痕与纤维化，健侧肺出现支气管扩张，是由于患侧肺发生呼吸机相关性肺牵拉伤，健侧气道发生气道创伤所致。

　　1. 患者早期出现的何种症状可作为发生 ARDS 的证据？

　　2. 患者早期采用肠内营养支持，护士还应采取哪些护理以减少并发症的发生？

　　3. 哪些征象可以说明糖皮质激素治疗 ARDS 有效？

（译者：崔　丹）

# 参考文献

1. Bernard GR, Artigas A, Brigham KL, et al: The American-European Consensus Conference on ARDS: Definitions, mechanisms, relevant outcomes, and clinical trials coordination. Am J Respir Crit Care Med 149:818–824, 1994
2. http://www.fda.gov/downloads/BiologicsBloodVaccines/SafetyAvailability/ReportaProblem/TransfusionDonationFatalities/UCM205620.pdf. Accessed July 17, 2010
3. Triulzi DJ: Transfusion-related acute lung injury: current concepts for the clinician. Anesth Analg 108(3):770–776, 2009
4. Zhang H, Damas P, Preiser JC: The long way of biomarkers: From bench to bedside. Intensive Care Med 36(4):565–566, 2010
5. Rubenfeld GD, Caldwell E, Peabody E, et al: Incidence and outcomes of acute lung injury. N Engl J Med 353:1685–1693, 2005
6. Maniatis NA, Orfanos SE: The endothelium in acute lung injury/acute respiratory distress syndrome. Curr Opin Crit Care 14(1):22–30, 2008
7. Gropper MA, Wiener-Kronish J: The epithelium in acute lung injury/acute respiratory distress syndrome. Curr Opin Crit Care 14(1):11–5, 2008
8. Raoof S, Goulet K, Esan A, et al: Severe hypoxemic respiratory failure: Part 2—nonventilatory strategies. Chest 137(6):1437–1448, 2010
9. Putensen C, Theuerkauf N, Zinserling J, et al: Meta-analysis: Ventilation strategies and outcomes of the acute respiratory distress syndrome and acute lung injury. Ann Intern Med 151(8):566–576, 2010
10. Meade MO, Cook DJ, Guyatt GH, et al; Lung Open Ventilation Study Investigators: Ventilation strategy using low tidal volumes, recruitment maneuvers, and high positive end-expiratory pressure for acute lung injury and acute respiratory distress syndrome: A randomized controlled trial. JAMA 299(6):637–645, 2008
11. Sud S, Sud M, Friedrich JO, et al: High frequency oscillation in patients with acute respiratory distress syndrome (ARDS): Systematic review and meta-analysis. BMJ 340:c2327, 2010
12. Oba Y, Thameem DM, Zaza T: High levels of PEEP may improve survival in acute respiratory distress syndrome: A meta-analysis. Respir Med 103(8):1174–1181, 2009
13. Taccone P, Pesenti A, Latini R, et al; Prone-Supine II Study Group: Prone positioning in patients with moderate and severe acute respiratory distress syndrome: A randomized controlled trial. JAMA 302(18):1977–1984, 2009
14. Tang BM, Craig JC, Eslick GD, et al: Use of corticosteroids in acute lung injury and acute respiratory distress syndrome: A systematic review and meta-analysis. Crit Care Med 37(5):1594–1603, 2009

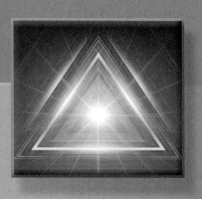

# 泌尿系统

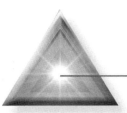

## 泌尿系统的解剖与生理

Kara Adams Snyder 和 Kimberli Haas

### 第 28 章

> **学习目标**
>
> 学习本章内容后,读者应能够:
> 1. 描述血供的输入与输出对肾功能的影响。
> 2. 讨论肾单位的结构:肾小球、近曲小管、髓袢、远曲小管和集合管。
> 3. 区分肾单位功能,包括肾小球滤过、主动和被动运输、肾小管分泌。
> 4. 比较肾单位正常的流体压力及其对肾小球滤过率的影响。
> 5. 解释抗利尿激素、肾素、醛固酮与肾脏体液调节的关系。
> 6. 解释肾脏清除物质和维持内环境稳定的机制。
> 7. 描述主要电解质的生理功能。

随着心脏的每次收缩,将有 21% 的心搏出量进入肾脏,这意味着每分钟约有 1.2L 的血液经过肾脏,人体的全部血容量每天经肾脏滤过达 340 次。伴随大量血液进入肾脏,肾脏在血液滤过和新陈代谢方面发挥着或主要或次要作用。因此,肾脏对压力的需求较大,对氧气的需求相对较小。肾脏的主要功能是维持和调节细胞外液(extracellular fluid,ECF)的溶质浓度,清除代谢产物及体内浓度超标的物质,使体内物质保持正常或略低的水平。

### ▲ 泌尿系统解剖

肾脏为豆形器官,位于腹腔腹膜后位,脊柱两侧(图 28-1)。部分肾脏由第 12 肋保护,由于肝脏位于右肾上方,右肾位置略低于左肾。肾脏被坚韧的纤维层包裹,成为肾包膜。肾脏上有肾上腺,肾上腺相关内容详见第 42 章。

成人肾脏长约 12cm、宽 6cm、厚 2.5cm,重约 150g,如拳头大小。肾脏的大小和重量对于超声引导鉴别诊断肾衰竭时具有临床意义(第 29 章)。

肾脏分为两层:肾皮质和肾髓质(图 28-2)。肾皮质为肾脏外层,分为两区:皮质区和皮髓交界区(髓质旁区)。肾皮质包括肾小球、近曲小管、皮质髓袢、远曲小管及皮质集合管。肾脏内层为髓质,除皮质结构外还包括肾锥体。肾皮质接受 90% 的肾血流量,仅有 5~10% 的血液到达肾外髓部。肾锥体包括髓袢和髓质部集合管,参与形成肾小盏,肾小盏合成肾大盏,肾盏进一步汇聚将尿液汇入输尿管。

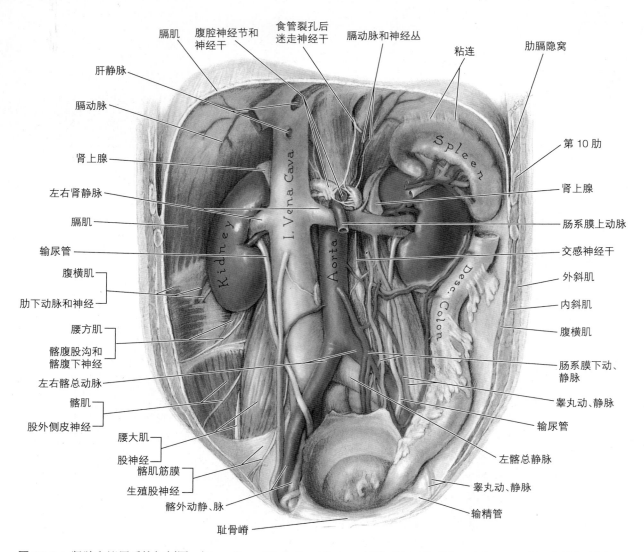

膈肌　腹腔神经节和　食管裂孔后　膈动脉和神经丛　粘连　肋膈隐窝
　　　　神经干　　迷走神经干

肝静脉

膈动脉

肾上腺　　　　　　　　　　　　　　　　　　　　　　　　　　　　第 10 肋

左右肾静脉　　　　　　　　　　　　　　　　　　　　　　　　　肾上腺

膈肌　　　　　　　　　　　　　　　　　　　　　　　　　　　　肠系膜上动脉

输尿管　　　　　　　　　　　　　　　　　　　　　　　　　　　交感神经干

腹横肌　　　　　　　　　　　　　　　　　　　　　　　　　　　外斜肌

肋下动脉和神经　　　　　　　　　　　　　　　　　　　　　　　内斜肌

腰方肌　　　　　　　　　　　　　　　　　　　　　　　　　　　腹横肌

髂腹股沟和
髂腹下神经

左右髂总动脉　　　　　　　　　　　　　　　　　　　　　　　　肠系膜下动、
　　　　　　　　　　　　　　　　　　　　　　　　　　　　　　静脉

髂肌　　　　　　　　　　　　　　　　　　　　　　　　　　　　睾丸动、静脉

股外侧皮神经　　　　　　　　　　　　　　　　　　　　　　　　输尿管

腰大肌　　　　　　　　　　　　　　　　　　　　　　　　　　　左髂总静脉

股神经

髂肌筋膜　　　　　　　　　　　　　　　　　　　　　　　　　　睾丸动、静脉

生殖股神经　　　　　　　　　　　　　　　　　　　　　　　　　输精管

髂外动静、脉

耻骨嵴

**图 28-1** ▲ 肾脏和泌尿系统解剖图。(From Moore KL, Dalley AF, Agur AMR: Clinically Oriented Anatomy, 6th ed. Philadelphia, PA: Lippincott Williams & Wilkins, 2010, p 290.)

　　尿液经过肌纤维结构状的输尿管以倾斜角度离开肾脏。输尿管的蠕动有助于维持尿液流动，输尿管经膀胱三角区进入膀胱。膀胱三角区是由两侧输尿管与尿道三个结构组成的三角形区域。输尿管的蠕动及进入膀胱的角度有利于阻止尿液的反流。尿液经尿道内口进入尿道而离开膀胱。男性尿道长约 20cm，女性尿道长约 3~5cm。

　　肾脏内侧有一凹陷，称为肾门。肾门中有肾动脉、神经、肾静脉、淋巴管、输尿管出入(图 28-2)。

　　肾脏由降主动脉分支的肾动脉供血。肾动脉分为几个较小的分支，称为小叶间动脉(图 28-3)。小叶间动脉进一步产生大量的小动脉分支。每一个入球小动脉形成一簇毛细血管，称为肾小球，血液在其中进行过滤，经过过滤的血液从出球小动脉离开肾小球。出球小动脉分支形成一个第二毛

细血管床，称为肾小管周围毛细血管网(图 28-3)。肾小管周围毛细血管环绕髓袢重吸收更多的水和电解质以维持机体平衡。这个庞大的血管组织最终通过肾静脉回到体循环。每单位重量的肾其血流量高于全身其他脏器。

　　肾小球滤过率(glomerular filtration，GFR)可在动脉血压较大范围浮动的情况下保持相对稳定。这种"自身调节"概念是指入球小动脉可根据血压调整自身的血管直径，来应对血压变化。如果血压下降，入球小动脉的平滑肌松弛，血管扩张，灌注增加，从而保持 GFR 正常。相反，随着血压的升高，入球小动脉血管收缩。对于健康人，一般来说血压波动在 80~180mmHg 的范围内，肾脏的自动调节可以保持很好的平衡，若超出这个范围，肾脏自身调节功能将很有限，肾小球滤过率与

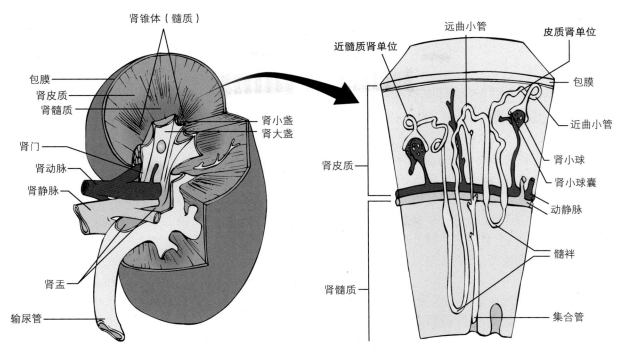

**图 28-2** ▲ 肾脏显微解剖图

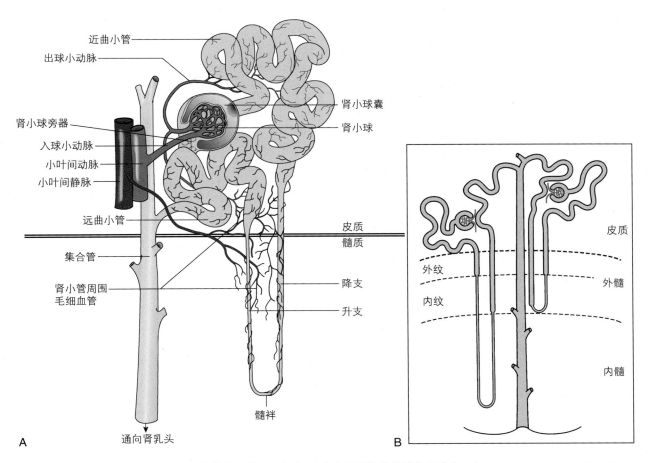

**图 28-3** ▲ A：肾单位，肾小球和管状结构的血供；B：皮质、近髓质肾单位管状结构的分布。（From Porth CM：Pathophysiology：Concepts of Altered Health States，9th ed. Philadelphia，PA：Lippincott Williams & Wilkins，2009，p 743.）

肾灌注变化基本一致,如休克发生时,血压骤降,GFR 下降到接近零,近乎无尿。

## ▲ 泌尿系统的显微解剖结构和肾脏正常生理功能

尿液是肾脏的最终产物,是由肾脏的最小单元—肾单位,通过过滤血液而形成的。(图 28-3)。每个人的肾脏大约有一百万个功能相同的肾单位,因此肾的功能可以通过一个肾单位的功能来解释(表 28-1)。一个肾单位由肾小球、近端小管、髓袢和远端小管组成,其中几个远端小管汇入一个集合管。

约 80% 的滤液在近曲小管重吸收回到血液。一个健康人所有滤过的葡萄糖和氨基酸,大量的钠、氯、氢和其他电解质,尿酸、尿素都在这里重新吸收。近端小管上皮细胞也分泌一些物质(例如某些药物、有机酸和有机碱),进入滤液。

滤液(尿液)在髓袢高度浓缩。这部分肾单位由薄壁的下降部分和厚壁的上升部分组成。髓袢属于髓旁肾单位嵌入到肾髓质中,肾髓质中含有一种高度浓缩的组织液(interstitial fluid,ISF)。下降部分的薄壁渗透性非常强,这种渗透性加上此时高浓度的 ISF,使水通过渗透作用从滤液移动到 ISF。这使得滤液在到达上升支时被充分浓缩。

厚壁的升支渗透性相对较低,包含离子载体,以主动转运的方式将氯离子运出滤液,因此形成一个电化学梯度将带正电荷的钠离子从滤液中"拉"出来。这种不含水的电解质出口使滤液被进一步稀释。

在远端小管,钠的重吸收是通过主动运输完成的。氢、钾和尿酸通过肾小管分泌进入尿液中。

集合管收集多个远端小管的内容物。集合管中,电解质没有进一步重吸收和分泌。即使饮水充足的人,也不会有多余的水重吸收。但在抗利尿激素(antidiuretic hormone,ADH)的作用下,集合管对水重吸收增加,而无法重吸收电解质。

### 肾小球旁器

肾单位的排列使得远端小管起始部恰好位于

表 28-1 肾单位功能

| 肾单位结构 | 功能 | 肾单位滤液浓度 |
|---|---|---|
| 肾小球 | 血液通过肾小球囊时自由滤过产生滤液<br>静水压和渗透压产生净滤过压 | 等渗 |
| 近曲小管 | 通过主动转运重吸收钠、钾、钙、葡萄糖、酮体、氨基酸<br>通过离子梯度重吸收氯化物和碳酸氢盐<br>通过渗透作用重吸收水<br>通过扩散作用重吸收尿素 | 等渗 |
| 髓袢 | | |
|   薄降支 | 通过主动转运重吸收钠<br>通过离子梯度进一步重吸收氯化物<br>通过渗透作用重吸收水<br>通过扩散作用重吸收尿素 | 等渗 |
|   厚升支 | 通过主动转运重吸收钠和氯化物<br>限制水的重吸收<br>通过离子梯度重吸收碳酸氢盐 | 低渗 |
| 远端小管 | 通过主动转运重吸收钠和醛固酮<br>通过渗透作用重吸收水<br>通过离子梯度重吸收磷、氯化物、碳酸氢盐 | 低渗 |
| 集合管 | 抗利尿激素促进选择性水的重吸收<br>分泌或重吸收碳酸氢盐和氢离子以维持 pH<br>依照机体需求或药物作用分泌钾和氢离子<br>分泌肌酐<br>积极进行钾的重吸收 | 由机体对体液的需求决定 |

入球和出球小动脉交界处,非常靠近肾小球。此处远端小管的致密斑细胞与入球小动脉壁的球旁细胞的距离非常近。这两种细胞(球旁细胞和致密斑细胞)加上一些结缔组织细胞构成肾小球旁器(图28-4)。球旁细胞的一项主要功能就是分泌肾素,从而激活肾素-血管紧张素-醛固酮系统。当氯化钠浓度降低到一定程度,致密斑细胞启动两个信号:一个信号降低入球小动脉张力(增加入球小动脉静水压力),另一个增加肾小球旁细胞肾素释放。肾小球旁器用这种方式来维持和促进肾小球滤过率。

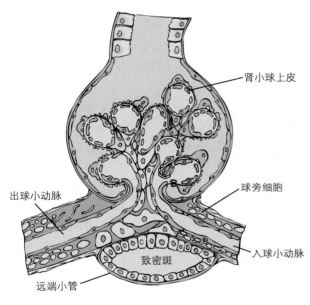

图 28-4 ▲ 肾小球旁器。致密斑的位置非常接近入球和出球小动脉,能帮助调整肾单位功能

## 肾小球

　　肾小球由毛细血管丛组成,血液由入球小动脉进入,经出球小动脉流出。肾小球被肾小球囊包绕。在入球小动脉,高静水压导致快速血液过滤,过滤出的液体从毛细血管入囊然后流入管状系统,其分为四个部分:近端小管、髓袢、远端小管和集合管(图28-3)。在肾小球后循环呈低静水压状态时将开始重吸收,大部分的水和电解质在肾小管周围毛细血管吸收入血,而留在管状结构中的最终代谢产物进入尿液。

　　肾小球的过滤由净滤过压决定,静水压和渗透压是两个主要因素。静水压是驱动或者"推动"的压力;渗透压是由于水(或溶剂)从半透膜一侧试图进入含较多无法透过半透膜的分子的一侧所产生的压力。肾小球毛细血管上的孔使其成为半透膜,允许小分子和水穿过,但阻止更大的分子(如血浆蛋白)通过。蛋白浓度是决定渗透压的最主要因素。因此,渗透压通常指的是胶体渗透压。确定液体的净滤过压时需要考虑四种力(图28-5)。

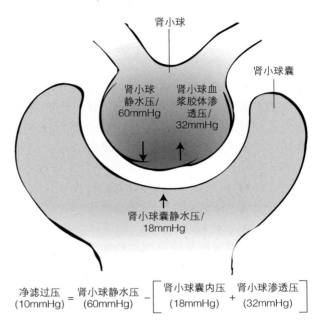

$$净滤过压 = 肾小球静水压 - [肾小球囊内压 + 肾小球渗透压]$$
$$(10mmHg) = (60mmHg) - [(18mmHg) + (32mmHg)]$$

图 28-5 ▲ 肾小球囊内滤过时静水压与渗透压的相互作用

　　肾小球滤过率(glomerular filtration rate,GFR)是形成滤液的速度。血液静水压力和滤液渗透压是影响肾小球滤过率的主要因素。低蛋白血症,如饥饿时,会降低滤液渗透压,增加GFR。发生严重低血压时,血液静水压大幅度下降,超出肾脏自动调节能力,造成GFR下降。入球小动脉收缩、肾动脉狭窄也是造成静水压下降(随后GRF下降)的因素。

　　在静息状态,成人20%~25%的心输出量进入肾脏,每分钟约产生125ml的滤液。总量达到180L/d,这是身体内总液体量的4.5倍。显然,不是所有的滤液都会以尿液的形式排出。通过肾与肾单位,滤液经过肾小球囊,除了1.5L/d外都重新回到血流中。同样,血糖水平低于200mg/dl时,进入集合管的尿液中没有葡萄糖的存在。尿量和尿液成分由肾小管重吸收和分泌决定。

## 肾小管

### 肾小管的重吸收

　　重吸收由主动转运、渗透压及扩散作用共同

完成。当物质进入肾小管周围毛细血管,肾单位的所有部分均参与重吸收过程。

**主动转运** 主动转运是一种载体与分子结合,将分子从膜的一侧逆浓度梯度转运到膜的另一侧。载体的功能类似于泵,将分子运输到与自然扩散方向相反的地方。主动转运的许多过程都需要用到钠-钾离子泵,因此肾脏为数不多的氧需求可能主要与肾单位内主动转运过程有密切关系。

肾小管管壁细胞中,载体位于紧贴肾小管周围毛细血管的细胞膜上,将物质从肾小管管壁细胞内运至肾小管周围的体液中。这会降低被转运物质在细胞内的浓度。这种浓度的降低可以使更多的该种物质从尿液(体液)扩散至肾小管细胞。反之,该种物质通过主动转运从细胞内运出,进入肾小管周围的体液中。这种运动能够增加肾小管周围体液中该种物质的浓度,浓度增加能够刺激该物质扩散进入肾小管周围毛细血管中。肾单位中,主动转运的重吸收可将物质从体液(尿液)移回入血液中。

由于主动转运包括载体分子和能量转换,在一次转运中会有一个转运物质分子的上限。最大限度的重吸收率被称为 $T_{max}$。葡萄糖在滤液中的浓度与其在血液中浓度相同,随着血糖升高,滤液中葡萄糖也升高。肾小管加快速度重吸收滤液中的葡萄糖,直到所有主动转运葡萄糖的载体全被利用起来。当处于 $T_{max}$ 点时,无法更多重吸收的葡萄糖,留在滤液中,故葡萄糖从尿液中排泄掉。这种尿液中葡萄糖的"溢出"显示血糖水平已经高于 $T_{max}$。

**渗透作用** 钠的主动转运对近曲小管(随后在远曲小管)滤液中水的重吸收起到一定作用。由于钠离子被主动转运出细胞并进入肾小管周围体液中,从而使得肾小管周围体液的渗透压高于细胞内或肾小管内的体液,因此水以渗透的方式被"拽出"肾小管。水和钠同时扩散至肾小管周围毛细血管并回到血运中。这种带正电荷的钠离子的转移创建了一个离子梯度,使得带负电荷的离子(特别是氯化物)从肾小管回到血液。

**扩散** 尿素是一种通过扩散重吸收的分子。在肾小球毛细血管高压下,尿素被滤过。在肾小管中,水被重吸收入血,随后是尿素的单纯扩散,不需要任何转运机制的非选择性渗透阻止尿素回流入血。尿素的重吸收率在40%~60%且完全依赖于水的重吸收率。

## 肾小管的分泌

分泌为主动转运,并且仅有远曲小管细胞具备该功能。物质通过肾小管细胞从肾小管周围毛细血管移动到滤液中。机体中许多物质不能自然的分泌(如青霉素),机体自然分泌的物质有尿酸、钾、氢离子等。

在远曲小管,钠主动转运所应用的载体系统也参与到肾小管分泌氢离子和钾离子的过程。此关系中,每次载体将钠离子从肾小管体液中移出"回程"时也要将一个氢离子或一个钾离子移入管液。因此每个钠离子被重吸收时,就有一个氢离子或钾离子被分泌,反之亦然。选择分泌哪种阳离子由这种离子的 ECF 浓度决定(氢离子和钾离子)。

这种远曲小管中阳离子的交换系统能够帮助解释为什么这些电解质需要与另一种同时存在的关系。例如,醛固酮拮抗剂(如螺内酯)可以引起高钾血症,醛固酮拮抗剂会减少钠的重吸收,钠重吸收减少也会减少肾小管分泌的氢离子或钾离子,过剩的氢离子可以被碳酸氢盐缓冲,但是钾离子会升高超过正常范围,从而引起高钾血症。相似地,阳离子交换系统也可以解释为什么在碱中毒或严重酸中毒初始治疗方案中会有降低血钾这一措施。当严重酸中毒时,肾单位试图通过增加氢离子分泌来代偿,但随着酸中毒被纠正(例如通过使用碳酸氢钠),钾离子被分泌。随着氢离子不再需要被分泌,钾离子变成唯一与钠进行交换者,从而导致血钾下降。

## ▲ 激素的影响

通过钠的重吸收以及水与氯离子的被动"跟随",从而使尿液的渗透压与血液相同。但在脱水的情况下,尿液非常浓缩。如果大量的水被消耗,尿液则会比血液更稀释。尿液的最终调节(同时也是血清渗透压和容量的最终调解)主要受到抗利尿激素、肾素及醛固酮三个激素的影响。

## 抗利尿激素

位于下丘脑的渗透压感受器对血清渗透压变

化非常敏感。脱水时,血浆渗透压升高,下丘脑的渗透压感受器做出反应,刺激下丘脑分泌 ADH,从而增加集合管细胞对水的通透性。这单独使水(无电解质)重吸收,反过来又降低了 ECF 的浓度。负反馈环调节 ADH 的分泌,这意味着,随着 ECF 浓度恢复正常,对 ADH 分泌的刺激消失,ADH 分泌停止。

## 肾素

另一个影响尿液浓度的激素是肾素。脱水或失血导致 GFR 下降时,肾小球旁器分泌肾素。滤液中钠含量低于正常也会刺激肾素分泌。肾素将肝脏分泌的血管紧张素原转换为血管紧张素 I。肺毛细血管细胞在血管紧张素转换酶(ACE)作用下将血管紧张素 I 转换为血管紧张素 II(第 42 章,图 42-9)。血管紧张素 II 使周围小动脉平滑肌收缩,从而使血压升高,增加 GFR。

## 醛固酮

血管紧张素 II 也可以刺激肾上腺皮质分泌醛固酮(第 42 章,图 42-9)。醛固酮是第三个能够影响尿液浓度的物质。醛固酮可以通过提高肾远曲小管细胞中钠的重吸收,增加肾脏对水的重吸收,升高血压并降低血浆渗透压。同时,钠的重吸收使钾从尿液中排出。因此,血钠降低和血钾升高也可以进一步刺激醛固酮的分泌。

## ▲ 泌尿系统的功能

### 肾清除功能

从前面的讨论来看,肾功能有一个很重要的概念:清除率。随着滤液在肾单位中移动,滤液中包含大量的最终代谢产物,这些代谢产物从血液中被移走(清除),以尿液的形式排出体外。实际上,每分钟有 125ml 的肾小球滤液形成,约有一半或 60ml 不含尿素的液体重新回到血液循环中,另一半含尿素的滤液以尿的形式排出。另一方面,正常肾脏中,每分钟可以“清除”60ml 血浆中的尿素,同时每分钟有 125ml 的血浆中的肌酐、尿酸、钾、硫酸、磷酸盐等物质被清除。所以可通过同时

采集尿液和血浆标本来计算肾清除率,用每毫升尿液中物质的含量除以每毫升血浆中物质的含量就可以计算每毫升每分钟的清除率,此为一种检测肾功能的方法。

其他评价肾功能的方法包括一些仅被滤过或同时被滤过和分泌的化学物质,例如多糖、菊粉(菊糖),只能被滤过无法被吸收或分泌,因此,菊粉清除率可以说明肾小球滤过功能。特定情况中,尿液中钠的浓度也可作为肾小管健康情况评价的一个指标,例如急性肾功能衰竭时,钠清除率升高可以提示肾小管急性坏死。另外,一些通过肾脏滤过进行代谢的物质(如肌酐和其他含氮代谢产物)在血中处于超常水平,可以提示肾小球滤过功能的降低,进而提示肾单位存在健康问题。

## 调节功能

除排泄机体含氮代谢产物,如尿素和其他代谢副产物外,肾脏还帮助调节电解质浓度和 ECF(如血液和机体的 ISF)pH 值。

### 电解质浓度

电解质是一种在水中可电离并且带有电荷的物质。当溶液带有电荷时,能够传导电流。带正电荷离子为阳离子,带负电荷离子为阴离子。大多数电解质在机体的体液中溶解,而有一些则与蛋白质绑定或形成沉积物留在骨骼及牙齿中。

尽管电解质生理功能较为复杂,但在维持机体稳态中主要具有四大功能:

1. 参与细胞代谢,组成机体结构;
2. 促进水在机体不同部位的转移;
3. 维持酸碱平衡;
4. 在神经和肌肉细胞中维持和产生膜电位。

表 28-2 列出了各种电解质的功能。为维持机体正常功能,必须有效维持电解质的浓度。能量通常以三磷酸腺苷(ATP)的形式存在,是维持电解质平衡的过程中所必需的物质。肾脏在维持电解质平衡方面也起至关重要的作用。除以尿液的形式被排出体外,电解质也会通过胃肠道以粪便和呕吐的方式丢失,或通过皮肤以流汗的方式排泄。

**钠**　正常人 ECF 的含钠量约为 142mmol/l。作为细胞外液含量最丰富的电解质,钠通过调节细胞外液渗透压从而调节体液的转移。钠通过主

表 28-2 电解质功能

| 电解质 | 正常范围 | 功能 |
|---|---|---|
| 钠（Na⁺） | 135~145mmol/l | 产生细胞外液渗透压，从而调节体液运动<br>通过主动转运和钠 - 钾泵促进神经冲动的传导 |
| 钾（K⁺） | 3.5~5mmol/l | 维持心脏的神经冲动传导<br>促进骨骼肌肉功能<br>在渗透压调节中有一定作用<br>协助酸碱调节 |
| 氯（Cl⁻） | 100~110mmol/l | 被动跟随正离子移动以维持电中性<br>帮助调节细胞内外不同的渗透压<br>与钠离子一起调节机体的水平衡<br>结合胃黏膜细胞中的氢离子来产生盐酸 |
| 钙（Ca²⁺） | 2.1~2.5mmol/l（总）<br>1.1~1.3mmol/l（电离） | 骨骼和牙齿的主要组成成分<br>在凝血中起一定作用<br>促进肌肉收缩和神经冲动传导<br>降低神经 - 肌肉兴奋性 |
| 磷（PO₄⁻） | 0.8~1.5mmol/l | 骨骼和牙齿的一种组成成分<br>维持酸碱平衡<br>产生能量（三磷酸腺苷）<br>作为 2,3- 二磷酸甘油酸的一个成分协助氧运输 |
| 镁（Mg²⁺） | 0.9~1.25mmol/l | 确保钠离子和钾离子在钠 - 钾泵中的跨膜运输<br>增加神经 - 肌肉兴奋性<br>在心肌收缩中起一定作用<br>促进中枢神经系统冲动的传导<br>参与许多碳水化合物和蛋白质代谢中酶促反应 |

动转运促进神经冲动传导，参与钠 - 钾泵。肾脏可以精细调节钠盐的平衡，同时钠盐平衡也受醛固酮和 ADH 的影响。在醛固酮的影响下，肾近曲小管对钠进行重吸收（或排出），是机体对钠进行调节的主要场所。

**钾** 与钠相反，钾是细胞内含量最丰富的电解质，正常血浆浓度只有 4.5mmol/l。钾主要功能为维持心脏神经冲动的传导。由于其血浆浓度较低，钾在渗透压调节方面作用较小。尽管一些钾可从汗液和粪便中丢失，但肾脏还是机体排出钾离子的主要器官，占到 80%~90%。高钾血症时，醛固酮的释放有利于钾的排泄。钾还通过与氢离子进行细胞内外的交换实现酸碱调节的目标。

**氯** 氯是细胞外最丰富的阴离子。带负电荷的氯被动跟随带正电荷的钠移动，从而保持电中性。氯在维持电中性中起到重要作用，因为所有的正离子和负离子必须平衡。因此，氯被动地跟随着主要阳离子钠和钾的分泌或重吸收而变化。胃黏膜细胞中也含有大量以盐酸形式存在的氯离子。

**钙** 维持机体稳态的过程中，钙同时起到构成机体结构和促进机体功能的双重作用。钙以磷酸钙的形式存在，构成骨骼和牙齿的主要成分；血浆中以游离形式存在的钙具有凝血功能，并参与肌肉收缩和神经冲动的传导。钙以电离的形式存在时，大约有一半与血浆蛋白结合，如白蛋白。

与其他电解质不同，钙受维生素 D 的影响，在小肠吸收，未能吸收的钙随粪便排出或由肾近曲小管排泄。

甲状旁腺激素（parathyroid hormone，PTH）由甲状旁腺产生和释放。钙浓度较低时可刺激其释放。PTH 促进钙从固体形态（磷酸钙，在骨骼中存在）向电离形式转变。PTH 也可向肾脏传递信号激活维生素 D 从而增加钙在肠道内吸收，同时 PTH 也可增加肾小管对钙的重吸收。甲状腺还分泌降钙素，是另一种对钙起着较小调节作用的激素，可降低血钙水平，与 PTH 对钙的作用正好相反。

**磷**　与钙相同,磷也构成机体结构并参与机体功能调节。约 85% 的磷以有机形式存在于骨骼和牙齿中。其余的磷是以无机、电离形式的 $HPO_4^{2-}$ 或 $H_2PO_4^-$ 形式存在的。两种形式中,磷能够接受或给予一个离子,从而帮助维持酸碱平衡。细胞内电离形式的磷在许多代谢过程中起重要作用,其中最主要的是形成 ATP。磷作为 2,3- 二磷酸甘油酸的一种主要成分协助机体的氧运输。

PTH 对磷的调节作用与对钙的调节作用正好相反。PTH 可引起血钙浓度增加同时促进磷的排泄。PTH 也能促使骨骼中磷的释放将其转移到 ECF 中,从而导致磷的增加;然而,PTH 可减少肾小管对磷酸盐离子的转运和重吸收,因此更多的磷酸根离子随尿液排出。

**镁**　镁是一种细胞内的主要离子。确保钠、钾离子跨膜运输中钠钾泵的正常运作。此外,镁能够维持神经 - 肌肉兴奋性、维持中枢神经系统冲动传导。镁同时也参与碳水化合物和蛋白质代谢中的酶促反应。通常一些需要钙参与的反应也需要镁的参与。

**pH 值**　如果呼吸不能充分调解 pH 值时,肾脏便开始参与发挥作用,但比肺要慢。尽管呼吸对二氧化碳和氢离子的调解只要几秒钟的时间,但肾脏要实现同样的目标则需要 48~72 小时。

氢离子过少或碳酸氢根离子过多可引起碱中毒。机体为代偿性调解,必须保存氢离子。肾在代偿碱中毒时,肾小管增加对氢离子的重吸收并减少对其的分泌,这样可增加细胞外液的氢离子浓度,从而减轻碱中毒。

氢离子过多或碳酸氢根离子过少则发生酸中毒。机体必须分泌氢离子进行代偿。肾在代偿酸中毒时,肾小管细胞分泌氢离子增多,尤其是在远端小管。在这种情况下,碳酸氢盐和钠离子不断被肾小球滤过,远端肾小管细胞分泌氢离子同时增加对钠的重吸收,钠的重吸收增加后,能够提高碳酸氢盐的重吸收。因此,随着 ECF 中的氢离子被消除,而钠和碳酸氢根离子有所增加,有助于减轻酸中毒(图 28-6)。

尿液酸化(通过分泌氢离子)的 pH 值范围在 4.0~4.5 间。当肾小管分泌氢离子是酸中毒唯一的代偿机制时,尿液 pH 到达临界值 4.0 前,只有少数的氢离子可以被分泌,这是因为氢会与尿液中的氯结合形成盐酸,这时尿液会受到这些强酸性质的盐酸分子影响而很快被酸化至 pH 值 4.0,因此这些盐酸的存在会在机体酸中毒得到充分代偿前,阻止肾小管继续分泌氢离子。另外一方面,肾小管上皮细胞可使某些氨基酸脱去氨基与其分泌的含氮成分结合形成氨,氨结合尿液中的氢离子形成铵,由于铵无法渗透出肾小管细胞膜,所以它们大多以这种形式分泌,另外一些氨与氯化物结合形成氯化铵。

## 体液平衡

一般来说,机体含有 60% 左右的水分。根据个人脂肪含量的差异,机体水分含量为 50%~70%。脂肪组织含水量非常低,所以含有较多脂肪的个体含水百分比较低。与男性相比,女性的脂肪含量相对较高,故女性机体含水百分比较低(通常约为 50%)。

水分主要分布于机体的两大主要间隙:细胞内液(ICF)和细胞外液(ECF)。ICF 是细胞内的

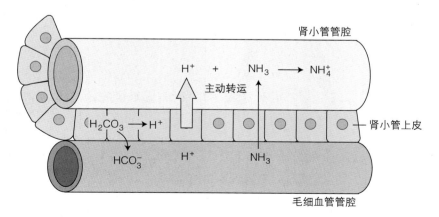

图 28-6 ▲ 酸中毒时的肾代偿。$H^+$ 在主动转运下由血进入滤液,以 $NH_4^+$ 的形式从尿液中排出

含水量,占机体总含水量的三分之二,或者是体重的 40% 左右。一般来说,ICF 主要是离子溶液,包括钾、蛋白质、有机离子。ECF 是机体除 ICF 以外的水分,占机体全部水分的三分之一,约占体重的 20%,ECF 主要包含氯化钠和碳酸氢钠。图 28-7 展示了机体不同部分的水分分布。

ECF 包含三个部分:间质液(ISF)、血浆和跨细胞液。ISF 在细胞周围,但不参与循环,ISF 占 ECF 的四分之三左右。第二种 ECF 为血浆,血浆是血液循环中的细胞外部分,占 ECF 的四分之一左右。

第三种 ECF 被称为跨细胞液。这种液体既不在血浆也不在间质中,而是构成消化液、脑脊液、滑膜液、心包液和黏液的成分。尽管跨细胞液总共仅有 1~2L(<0.454kg),但在维持内环境稳态中起到非常重要的作用。跨细胞液的作用很广泛,如心脏搏动时起到缓冲作用、使关节运动灵活、将氧和葡萄糖转运入脑、清除呼吸道内的细菌和抗原等。

水分在机体各部分间持续流动,如患某种疾病导致血浆胶体渗透压下降(如肝脏疾病),则液体从血浆向间质移动,这些多余的 ISF 被淋巴系统重新吸收再次进入循环;然而,淋巴系统所承载的液体量将出现过度负荷的状态,从而导致水肿。相反,在机体脱水的状态下,激素作用可将 ICF、ISF、跨细胞液中的水分吸收入血,以维持有效循环血量。

机体的含水量受到多个因素的影响。水分在机体的各个部分不停移动并受到一些激素的调节,如 ADH、醛固酮、心房钠尿肽等。每天人体正常的生理过程大约要排出 2.5L 水分,如排尿、排便、呼吸、流汗,这部分水分须进行补充。随着年龄的增长,肌肉和脂肪比例的变化,机体的总含水量会有所降低,随着脂肪的增加,机体含水量降低,这种生理变化成为老年人易脱水的一部分原因。

## 肾脏的其他功能

肾间质(非肾单位)细胞可产生并分泌两种激素,骨化三醇(维生素 $D_3$)和红细胞生成素,该过程与尿液形成无关。骨化三醇是一种通过增加间质对钙的吸收,促进骨再吸收,刺激肾小管对钙的重吸收来增加血清钙浓度的激素。红细胞生成素是一种刺激骨髓制造红细胞的糖蛋白激素。任何导致血氧含量减少的情况,如出血或低氧血症,都会被肾脏感知并导致红细胞生成素的释放,从而增加动脉血氧含量以维持细胞完整性。

肾脏也可活化维生素 D。维生素 D 以无活性状态从食物中被摄取。肾脏通过对其活化来实现促进肠内的钙吸收。钙的很多功能在本章前面已有讨论。肾衰竭发生时,维生素 D 和随后生物利用的钙会显著减少,使患者处于罹患骨病(如骨质疏松)和出血的风险。

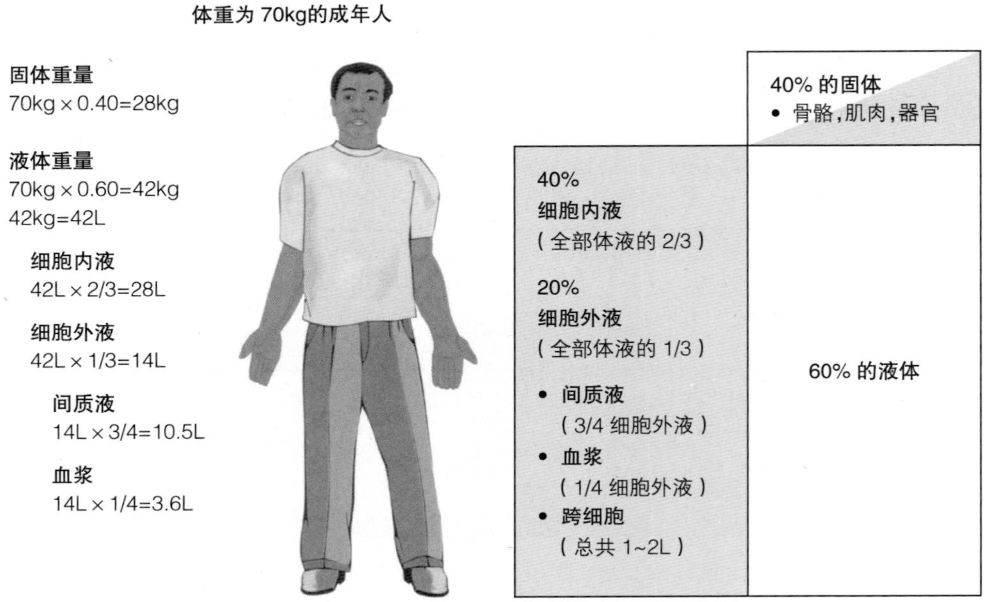

**体重为 70kg 的成年人**

固体重量
70kg × 0.40=28kg

液体重量
70kg × 0.60=42kg
42kg=42L

细胞内液
42L × 2/3=28L

细胞外液
42L × 1/3=14L

间质液
14L × 3/4=10.5L

血浆
14L × 1/4=3.6L

40% 的固体
· 骨骼,肌肉,器官

40%
细胞内液
(全部体液的 2/3)

20%
细胞外液
(全部体液的 1/3)

· 间质液
(3/4 细胞外液)

· 血浆
(1/4 细胞外液)

· 跨细胞
(总共 1~2L)

60% 的液体

图 28-7 ▲ 机体水分分布

## ▲ 临床适用性挑战

简答题

1. 描述自主调节中致密斑的作用。
2. 一位 65 岁的患者收住你所在病区。在采集病史时,你注意到他有高血糖病史。患者说到他在他的家庭医生门诊进行尿糖检查,但是他不明白他是血糖偏高,为什么要检查尿糖。请描述用尿糖估计血糖水平所涉及的生理过程。

(译者:崔　丹)

## 参考文献

1. Guyton AC, Hall JE: Textbook of Medical Physiology, 12th ed. Philadelphia, PA: WB Saunders, 2010
2. Gradman AK, Kad R: Renin inhibition in hypertension. J Am Coll Card 51(5):519–528, 2008
3. Valencia E, Marin A, Hardy G: Nutrition therapy for acute renal failure: A new approach based on 'risk, injury, failure, loss and end-stage kidney' classification (RIFLE). Curr Opin Clin Nutr Metab Care 12(3): 241–244, 2009
4. Ricci Z, Ronco C: Year in review: Nephrology. Crit Care 13(5): 227–233, 2008

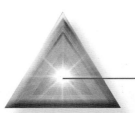

# 患者评估：泌尿系统

Kara Adams Snyder 和 Kelley Caldwell Crusius

## 第29章

**学习目标**

学习本章内容后，读者应能够：
1. 为患有肾脏疾病和水电解质紊乱的患者制订一份病史收集及体格检查计划。
2. 描述用于评估肾功能和电解质状态的诊断性和实验室血液检查。
3. 讨论体液平衡的评价方法。

泌尿系统的评估涉及肾脏功能和其他系统功能的评估。通过详细评估病史和体格检查，以及分析实验室检查与诊断性检查结果，为重症患者早期诊断体液失衡及肾功能损害并发症提供线索。

## ▲ 病史

评估患者的病史，有助于判断疾病的病因、严重程度，以及为肾功能不全患者的治疗及监测提供信息。病史包括现病史、既往史、家族史、个人史和社会史。另外可通过系统评价，完成身体其他各系统的相关信息收集。表框29-1是肾功能的评估指南。

## ▲ 体格检查

体格检查为病史提供客观数据，护士从观察患者的整体外观（包括面部表情、身高、体重、病床卧位、仪容仪表、个人卫生和痛苦的表现）开始体格检查，并观察患者的意识水平、认知、与他人的互动（包括积极的、消极的或者异常的反应）。

肾功能不全的患者经常出现水电解质紊乱，护士需要评估患者的容量情况。首先进行生命体征的监测，尤其是血压、脉压，是否存在奇脉。当体温升高时，提示可能存在感染。

整个体格检查过程中，护士可以通过检查四肢和躯干的皮肤颜色，判断是否有抓痕、擦伤、出血等；通过触诊来判断皮肤的温湿度（使用手指背部）和有无水肿；通过捏起皮肤褶皱检查活动度、弹性以及皮肤恢复原状的速度。还可以通过检查口腔黏膜和舌下唾液池进一步判断患者是否存在容量不足。通过观察患者颈静脉充盈的程度来确定是否需要测量中心静脉压，这也是评估容量的一种方法。

前、后胸检查涉及呼吸的频率、节律、深度、呼吸动力，注意胸廓畸形、胸部形状、以及呼气时肋间膨起情况。心前区要通过触诊判断是否有起伏，搏动及震颤。通过听诊来判断心率和节律，是否有额外心音、杂音和心包摩擦音。容量负荷过重会导致出现第三、四心音。

前、后肺部的听诊：护士应注意肺泡呼吸音的性质，是否存在附加音（爆裂音、哮鸣音、摩擦音），这可能提示存在容量负荷过重。

后胸部听诊后，护士可以评估肾压痛。通过把一只手放在后肋脊角（costovertebral angle, CVA），然后用第二只手的拳头轻轻地叩诊肋脊角，观察患者是否有不适感，称为肋脊角压痛（CVAT）（图29-1）。

| 表框 29-1 | 肾功能的健康评估 |
| --- | --- |

**主诉**
- 患者对问题的描述

**现病史**
- 运用 NOPQRST 格式（第 17 章，表 17-1）完整地分析以下的症状和体征
- 尿频
- 尿急
- 尿不尽
- 灼热感
- 排尿困难
- 血尿
- 尿失禁
- 腰痛
- 尿痛
- 颜色，气味，尿量改变
- 口渴
- 体重改变
- 水肿

**既往史**
- 产前史和免疫接种：早产儿；产前使用血管紧张素转换酶抑制剂，血管紧张素受体拮抗剂，或非甾体抗炎药，如布洛芬。产前接种风疹疫苗；弓形虫病筛查
- 既往急、慢性疾病及其治疗：肾衰竭；肾结石；肾肿瘤；肾小球肾炎；韦格纳肉芽肿病；多囊肾；肾透析；疾病的类型，频率和持续时间；尿路感染；系统性红斑狼疮；镰状细胞性贫血；癌症；艾滋病；丙型肝炎；心力衰竭；糖尿病；高血压
- 高危因素：年龄；创伤；大剂量使用布洛芬、萘普生，对乙酰氨基酚服药史；海洛因和可卡因服药史
- 既往手术：肾移植，植入透析瘘
- 既往诊断性检查与干预：尿液分析；膀胱镜检；静脉肾盂造影；肾脏超声检查；肾活检；磁共振；使用造影剂的诊断性检查

- 药物：利尿剂；氨基糖苷类；抗生素；非甾体抗炎药
- 过敏反应：X 线造影剂
- 输血

**家族史**
- 健康状况，引起父母和兄弟姐妹死亡的原因：遗传性肾炎，多囊性肾病，糖尿病，高血压

**个人史及社会史**
- 烟酒和药物的使用
- 家庭成员组成
- 职业和工作环境：暴露于肾毒性物质，如有机酸、农药、铅、汞
- 生活环境：暴露于肾毒性物质，如有机酸、农药、铅、汞
- 饮食
- 睡眠模式
- 运动
- 文化信仰
- 精神和宗教信仰
- 生活应对方式及社会支持系统
- 休闲活动
- 性生活
- 近期旅行

**系统评价**
- 皮肤：干燥，瘙痒
- 五官：眶周水肿
- 心血管系统：高血压，心衰，血管疾病
- 呼吸系统：肺出血 - 肾炎综合征
- 消化系统：肝炎，肝硬化
- 内分泌系统：糖尿病
- 神经系统：麻木、刺痛、灼热、震颤、记忆丧失
- 血液系统：镰状细胞性贫血
- 免疫系统：系统性红斑狼疮
- 肌肉骨骼：横纹肌溶解症，肌无力

护士检查腹部，首先听诊肠鸣音。除此之外，护士还需要把听诊器放脐左上和右上部，听诊肾动脉的血管杂音（图 29-2）。杂音是一种异常的声音，呈吹气样或嗖嗖声，与心脏杂音相似。出现肾动脉杂音表明可能存在肾动脉狭窄，肾血流量下降，进一步导致急性或慢性肾功能不全。

随后，护士进行腹部叩诊和触诊。触诊肝脏的边界，判断其是否扩大。如果怀疑有腹水，应测量腹围，检查是否有液波震颤和移动性浊音。腹部检查时，把一只手放于患者的侧面，另一只手放于锁骨中线肋缘的正下方，检查患者的左右肾脏。肾脏通常无法触及，如果触及增大的肾脏，可能提示囊肿，肿瘤或肾积水（图 29-3）。根据病史，护士选择对膀胱进行触诊和叩诊。除非其增大并超过

耻骨联合平面，否则触诊时不触及膀胱。如果能被触诊，膀胱的触感应该是光滑充盈的。操作时，护士应从耻骨联合向上向外移动，来估计膀胱的大小。膀胱充盈时叩诊为浊音（图 29-4）。

如果患者存在血容量过多的风险，护士应警惕是否存在高血压、肺水肿、啰音、颈静脉充盈、肝脏充血肿大、心衰和气短等。血容量过多的症状和体征包括足部、脚踝、手部以及手指凹陷性水肿，眶周水肿，骶部水肿和腹水。表 29-1 列出了凹陷性水肿程度的评估量表。

当检查四肢时，护士可以检查外周静脉搏动，观察有无震颤，测试有无感觉异常、麻木、无力。触诊指甲和脚指甲，观察其颜色、形状和毛细血管再充盈时间。

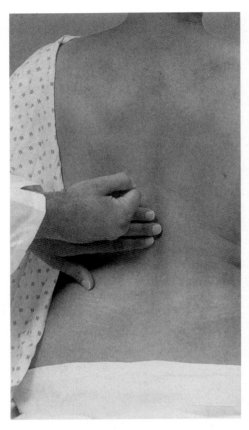

图 29-1 ▲ 肋脊角。(From Bickley LS：Bates' Guide to Physical Examination，10th ed. Philadelphia，PA：Lippincott Williams & Wilkins，2009，p 446.)

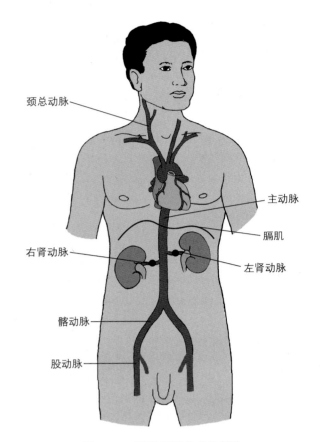

图 29-2 ▲ 听诊肾脏杂音的部位

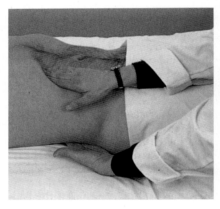 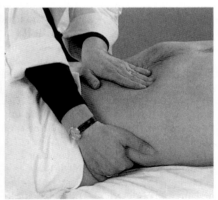 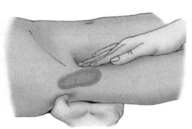

图 29-3 ▲ 肾脏左右两侧叩诊。(Adapted from Weber J，Kelley J：Health Assessment in Nursing，4th ed. Philadelphia，PA：Lippincott Williams & Wilkins，2010，p 437.)

表 29-1　凹陷性水肿的评估

| 范围 | 描述 | 凹陷深度（mm） | 复原时间 |
|------|------|----------------|----------|
| 4+ | 重度 | 8 | 2~5min |
| 3+ | 中度 | 6 | 1~2min |
| 2+ | 轻度 | 4 | 10~15s |
| 1+ | 一过性 | 2 | 立即消失 |

　　如果患者有动静脉瘘，护士应该评估是否通畅及是否影响末梢血液循环。触诊震颤、听诊杂音均有助于评估血管的通畅性。如果评估异常，应该立即通知医生，可以通过放射或手术干预解决。如果患者有临时透析通路，应检查有无炎症和感染。大剂量肝素可以暂时保持血管的通畅性，需要进行置管操作或使用时，医生必须进行冲管。

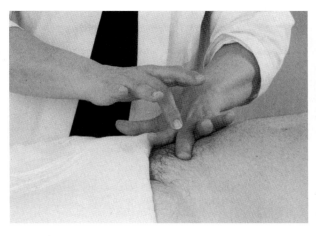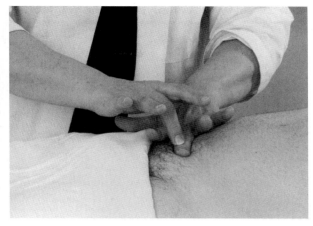

图 29-4 ▲ 膀胱叩诊。(From Rhoads J：Advanced Health Assessment and Diagnostic Reasoning. Philadelphia，PA：Lippincott Williams & Wilkins，2006，p 305.)

肾功能不全的患者可能合并低钙血症和 / 或低镁血症。可以通过检查低钙击面征（Chvostek's sign）和低钙束臂征（Trousseau's sign）判断是否存在以上电解质变化。低钙击面征表现为用手指在外耳道前拍打面部神经可出现面部痉挛，低钙束臂征表现为压迫上臂时会出现手脚痉挛（如用血压计充气压迫）。

询问病史和体格检查时，危重症护士应该持续关注患者的意识水平和精神状态。如果需要获得更多数据，可以使用格拉斯哥昏迷评分量表（Glasgow coma scale，GCS）和 Folstein 简易精神测试。

## ▲ 肾功能评估

### 实验室检查

#### 尿液检查

**尿液分析**　护士可观察尿液的颜色、性状、气味。正常情况下，尿液是黄色或淡黄色澄清的，闻起来有氨味。尿液性状的改变可能提示存在肾脏受损、感染、药物排泄、肾代偿失衡等情况。尿液浑浊表明可能存在感染，而澄清无色的尿液则可能是由尿崩症或使用利尿剂所致。尿中带血可能会呈现鲜红色或暗红色，如果出现血尿，则医生需要进一步评估患者是否存在恶性肿瘤。尿液分析可以更精确地检测尿液成分（表 29-2）。

**尿量**　尿量由肾小球滤过率（glomerular filtration rate，GFR）和水分重吸收量的差别决定。肾功能良好的患者，每天滤过 180L 液体，约 179L 能被重吸收。大致相当于重吸收了 99% 的液体。肾脏疾病或肾功能不全的患者仍可以排泄出相应的尿液。比如患有严重肾脏疾病的患者，他们的肾小球滤过率是 10L，但仍有 1L 过滤或 90% 的液体可以被重吸收。因此，尿量在这种情况下，对疾病诊断的意义不大。然而尿量对于急性无尿的患者来说可以作为重要的参考指标。引起急性无尿的原因包括：

- 双侧完全性梗阻（腹腔间隙综合征）；
- 肾小球肾炎；
- 双侧血管闭塞。

尿量可以为了解机体在某些情况下（如低血容量）的代偿状况提供重要参考。此时，身体通过启动肾素 - 血管紧张素 - 醛固酮系统维护水平衡（第 28 章）。

**尿液的 pH**　正常尿液的 pH 值呈酸性，为 5.0~6.5，主要取决于饮食的摄入。肾脏在酸碱平衡中起重要作用（第 28 章）。临床上，尿液的 pH 值在以下两个方面具有重要的参考价值：pH 值呈碱性（pH 值大于 7.5）提示存在尿路感染；pH 值呈酸性表明肾脏可能存在代偿性酸中毒，这种状态下，肾脏重吸收更多的碳酸氢盐，排泄氢离子以缓冲血清酸中毒。脱水状态下，机体为保钠，尿液会越来越呈酸性。

**尿蛋白**　大多数蛋白是大分子物质，无法穿透肾小球囊。正常的尿蛋白水平趋近于零。蛋白尿通常是由于肾小球疾病、急性肾损伤导致的毛细血管结构受损所致。可留 24 小时尿标本用于

表 29-2 尿液分析的意义

| 项目 | 正常值 | 异常值 | 导致异常的可能原因 |
|---|---|---|---|
| 颜色与气味 | • 稻草色(淡黄色) | 由清凉变暗浊 | 饮食改变;使用某些药物;代谢性炎症;传染病 |
| | • 轻微的芳香气味 | 水果气味 | 糖尿病;饥饿;脱水 |
| | • 澄清 | 浑浊 | 肾脏感染 |
| 尿比重 | • 1.005~1.030 存在轻微个体差异波动 | 低于正常比重 | 尿崩症;肾小球肾炎;肾盂肾炎;急性肾衰竭;碱中毒 |
| | | 高于正常比重 | 脱水,肾病 |
| | | 固定比重 | 严重肾功能损害 |
| pH 值 | • 4.5~8.0 | >8.0 | 范科尼综合征(慢性肾病);尿路感染;代谢性或呼吸性碱中毒 |
| | | <4.5 | 肾结核;苯丙酮尿症;酸中毒 |
| 蛋白 | • 无 | 蛋白尿 | 肾脏疾病(如肾小球硬化、急性或慢性肾小球肾炎、肾结石、多囊肾疾病,急性或慢性肾衰竭) |
| 酮体 | • 无 | 酮尿 | 糖尿病,饥饿,造成代谢需求急剧增加、食物摄入减少的状况(如呕吐、腹泻) |
| 糖 | • 无 | 糖尿 | 糖尿病 |
| 红细胞 | • 高倍视野:0~3 个 | 大量红细胞 | 尿路感染,梗阻,炎症创伤或肿瘤,肾小球肾炎,肾性高血压,狼疮肾结核,肾静脉血栓,肾盂积水,肾盂肾炎,膀胱感染性寄生虫,结节性多动脉炎,出血性疾病 |
| 上皮细胞 | • 少量上皮细胞 | 过量上皮细胞 | 肾小管变性 |
| 白细胞 | • 高倍视野:0~4 个 | 大量白细胞 | 尿路炎症;膀胱炎、肾盂肾炎 |
| | | 大量白细胞和白细胞管型 | 肾脏感染如肾盂肾炎、肾小球肾炎、肾病综合征、化脓性感染、狼疮性肾炎 |
| 管型 | • 无(偶有透明管型) | 过量管型 | 肾脏疾病 |
| | | 过量透明管型 | 肾实质疾病,炎症,肾小球毛细血管膜损伤 |
| | | 上皮管型 | 肾小管损伤,肾病,子痫,慢性铅中毒 |
| | | 脂肪蜡样管型 | 肾病综合征,慢性肾脏疾病,糖尿病 |
| | | 红细胞管型 | 肾实质疾病(特别是肾小球肾炎),肾梗死,亚急性细菌性心内膜炎,镰状细胞性贫血,血液病,恶性高血压,胶原病 |
| 晶体 | • 少量 | 大量草酸钙晶体 | 高钙血症 |
| | | 胱氨酸晶体(胱氨酸尿症) | 先天性代谢缺陷 |
| 酵母菌 | • 无 | 沉积物中有酵母菌 | 外生殖器污染,阴道炎,尿道炎前列腺-精囊炎 |
| 寄生虫 | • 无 | 沉积物中有寄生虫 | 外生殖器污染 |
| 肌酐清除率 | • 20 岁男性:90mg/(min·1.73m$^2$) | 高于正常肌酐清除率 | 无诊断意义 |
| | • 20 岁女性:84ml/(min·1.73m$^2$) | 低于正常肌酐清除率 | 肾血流量减少(休克、肾动脉梗阻),急性肾小管坏死,急性肾小球肾炎,晚期双侧肾病变,多囊性肾病、肾结核、肿瘤、肾硬化、心力衰竭、严重脱水 |
| | • 老年人:正常以 6ml/min 每十年的速度下降 | | |

From Critical Care Nursing Made Incredibly Easy, 2nd ed. Philadelphia, PA: Lippincott Williams & Wilkins, 2008, pp 505-506.

蛋白尿的评估。单次测量不够敏感，容易产生假阳性结果。

**尿糖和酮体**　正常情况下尿中不含糖。与蛋白不同，糖分可以自由滤过肾小球但会在近曲小管被重吸收。当血糖升高至超过 200mg/dl，超过肾脏重吸收能力时，尿中可检测出糖。此时应测量血清或毛细血管的血糖含量。

酮体是脂肪代谢的产物，在胰岛素缺乏的状态下形成。肝脏中脂肪酸氧化分解的中间产物 β-羟基丁酸（原酮形成）、乙酰乙酸、丙酮三者统称为酮体。后两种酮体可以在尿中被检测出来，丙酮还可在血清检测到。尿标本酮体阳性提示糖尿病酮症酸中毒。

**尿沉淀**　沉淀物一般指颗粒物，一旦被检测出来，可以反映泌尿系统的某种生理改变。它包括管型、红细胞、白细胞、上皮细胞和晶体。管型是集合小管形成的细胞物质分解产物。尿潴留如肾前性疾病，可促成管型的形成，管型可由不同类型的细胞组成，因此，管型的形状、构成及大小有助于疾病的病因诊断。

**红细胞**　红细胞可见于发生镜下血尿或肉眼血尿时，红细胞可以从尿道的任何部位进入尿液，任何对尿道的损伤都可以引起血尿。肾结石、创伤、前列腺疾病是肾外原因引起血尿的主要疾病（与肾脏本身无关）。

肾小球疾病会出现镜下出血，如肾小球肾炎。分析尿检结果时，应该注意红细胞管型及红细胞形态。肾小球出血通常出现红细胞碎片，肾脏以外的原因导致出血时红细胞常是完整的。红细胞管型可以作为诊断肾小球肾炎的依据。

肌红蛋白可以使尿液呈红色，但镜检时并没有红细胞。出现肌红蛋白是骨骼肌分解或横纹肌溶解症的表现，挤压伤和长时间挤压是导致上述问题的最主要因素。肌肉分解释放出来的肌红蛋白，化学结构与血红蛋白类似。肌红蛋白的分子大，可堵塞肾小管，极可能导致患者发生肾内急性肾损伤。

**白细胞**　尿中含有白细胞通常表明尿道感染。白细胞酯酶是由泌尿道白细胞分解产生的一种酶，可在尿中检测到。这种沿尿道出现的酶，常表明发生了局部免疫反应，其高于正常水平可提示存在感染。出现亚硝酸盐也有助于诊断尿道细菌感染。

**比重和渗透压**　尿比重可以检测肾脏浓缩和稀释尿液的功能，因溶液中颗粒物的大小和重量不同，可通过测量其和水相较的浮力大小来判断尿比重大小。临床实践中可以运用三种方法来测定尿比重：测试比重试纸的显示区域，尿比重计，折射计（固体粒子总数折射计）。试纸敏感度低，难以发现实际问题。尿比重计在临床上运用的时间较长，但要有足够的尿液保证比重计的浮力。折射计具有高度复验性，且只需要一滴尿液。折射计还可以用来测定血浆中的固体颗粒，因此可以测量血浆蛋白质浓度，在判断体液平衡方面起到重要作用。

正常的肾脏具备稀释（尿比重 1.010）和浓缩（尿比重 1.022）尿液的能力。水的比重是 1.000，可作为基线参考。通常情况下，由肾脏的浓缩、稀释功能调节人体的体液平衡；尿液稀释表示水分摄入过多，尿液浓缩表示水分摄入不足。许多肾脏疾病中，肾脏浓缩尿液的功能丧失，尿比重固定接近于 1.010，如急性肾小管坏死、急性肾炎、慢性肾脏疾病。当尿中出现高分子量物质如蛋白质、葡萄糖、甘露醇和造影剂时，尿比重会处于一个虚高的状态，因此为达到更大程度的精准度还需检测尿液渗透压。

渗透压是测量每千克溶剂中溶质颗粒的渗透压力。渗透压的主要影响因素包括钠、尿素和葡萄糖。当发生容量减少或增多时，多种神经内分泌反应相互作用，以保持机体内环境稳定，从而影响尿液渗透压。由于这种动态的相互作用，单一的测量尿液渗透压对诊断疾病（特别是危重疾病）的意义不大。尿液渗透压通常用于评估低钠血症。

正常的尿液渗透压为 300~900mOsm/(kg·$H_2O$)。因为其变动范围大，所以在收集血清和尿液标本的同时应全面评估肾功能。肾脏疾病丧失的第一个功能是尿液浓缩功能，这会导致尿液渗透压处在 150mOsm 的固定值。

**尿钠浓度**　尿钠可以区分少尿是由急性肾损伤或其他肾前性原因导致的。肾功能损害时，肾素 - 血管紧张素 - 醛固酮系统代偿，神经内分泌系统激活，钠和水重吸收增加，导致尿钠浓度降低（一般 <10mEq/L）。可导致有效循环量减少的原因都能导致肾灌注不足，如容量减少和心脏衰竭。急性肾损伤会在肾脏持续低灌注的情况下进一步加剧。急性肾损伤时，即使出现少尿，由于肾小管转运受损，尿钠浓度也会高于 30~40mEq/L。但尿液的 pH 值为碱性时，尿钠浓度不能精确反映实

际钠平衡状态,而氯离子浓度可作为判断容量状态的更好指标。

**钠排泄分数测试**    钠排泄分数测试($FE_{Na}$)可以更准确地评估尿液中钠滤过的总量,较尿钠浓度更能准确预示肾小管的损伤。与尿钠相比,钠排泄分数测试可以排除水的干扰,按以下公式进行计算:

$$FE_{Na} = \frac{U_{Na} \times P_{Cr}}{P_{Na} \times U_{Cr}}$$

其中 $U_{Na}$ 代表尿钠浓度,$P_{Cr}$ 表示血清肌酐浓度(虽然容量测量需要计算尿钠和肌酐的排泄量,但推算出该公式后就可以忽略不计)。

钠排泄分数测试需要同时对血清、尿钠和肌酐浓度进行测定,数值小于1%表明短暂的急性肾损伤,尤其是由低灌注所致。大于1%(通常是大于3%)表示持续性急性肾损伤。有些情况下,包括肾小球肾炎、肌红蛋白尿性肾功能衰竭、造影剂肾病、移植肾排异、急性间质性肾炎、急性尿路梗阻,会出现假性低值(<1%)。使用利尿剂治疗的患者以此评价肾功能的参考意义不大。

## 血液分析

**肌酐和肌酐清除率**    肌酐是肌肉正常代谢的产物,主要由肾小球滤过,经尿液排泄,通过肾小管分泌到尿液中的肌酐是一小部分,因此,肌酐是目前衡量肾小球滤过率的最佳指标。尿中排泄的肌酐量和肌肉质量直接相关,除非发生明显的肌肉萎缩,该值通常保持不变。正常血清肌酐值为0.6~1.2mg/dl。

肌酐清除率可以定义为1分钟血液内生肌酐清除的速率,是有效反映肾功能的临床指标。随着肾功能的下降,肌酐清除率也降低。为了获得准确的肌酐清除率,护士应该收集24小时尿标本和定点的血标本。因此,护士和团队其他成员应做好协调。为保证样本的一致性,血标本通常在尿标本收集的中间时间点采集,另外要准确记录尿标本收集的开始和结束时间。

实际的肌酐清除率计算公式为:

$$CrCl = \frac{U_{Cr} \times V}{P_{Cr}}$$

$U_{Cr}$ 表示尿肌酐浓度,$V$ 表示尿量,$P_{Cr}$ 表示血清肌酐浓度,$U_{Cr}$ 乘以 $V$ 表示单位时间内收集的尿液中出现的肌酐,作为标准参考点,可以被转换成 mg/min。血浆肌酐浓度(必须由 mg/100ml 转换成

mg/L)除以该值可以了解血浆通过肾小球的滤过作用所产生的肌酐最小值,最后的结果以 ml/min 的形式表达。根据个人的体型、年龄、性别,肌酐清除率的正常值范围为 80~120ml/min,计算结果可以调整为 1.73m² (体表面积)的标准体型,可根据患者的身高和体重进行推导,计算结果的平均数为 120~125ml/(min·1.73m²)。40 岁后,正常肌酐清除率一般会因为肾小球滤过率的下降,而每十年减少 6.5ml/min。

也有基于单一的血清肌酐水平来估算肌酐清除率的公式,在收集 24 小时尿标本有困难或对肌酐清除做抽样调查有助于及时治疗(服用肾毒性药物)时,会采取估算的方法。估算仅在慢性肾功能衰竭且肾功能稳定、没有水肿和超重的患者中较为准确。以下是估算肌酐清除率的公式:

$$肌酐清除率 = \frac{(140 - 年龄) \times 体重(kg)}{72 \times x P_{Cr}(mg/dl)}$$

$P_{Cr}$ 表示血浆肌酐;对于女性患者,还需将结果乘以 0.85。

肾脏受损时,可出现肌酐清除率下降,血清肌酐浓度上升。尿肌酐排泄量最初可减少,直至血清肌酐浓度升高到一定值,即尿中的肌酐量等于机体产生的量。因为男性的肌肉比例高于女性,所以其肌酐和肌酐清除率也会高于女性。健康人的血清肌酐浓度是 1mg/dl,肌酐排泄率是 1mg/min,肌酐清除率是 100ml/min。当人体失去 50%的肾脏功能时,其血清肌酐浓度可上升至 2mg/dl。而机体恢复平衡时,尿肌酐会继续以 1mg/min 的速率进行排泄。当肾功能发生急剧变化(如急性肾损伤)或少尿时,肌酐清除率并不可靠。只有当肾功能处于一个稳定状态时,血清肌酐浓度才可作为参考。横纹肌溶解症的患者由于肌酸到肌酐的化学转化,血清肌酐比例升高,肾小球滤过率降低。在这种情况下,血清肌酐作为肾功能的评价指标就不那么可靠了。

**血尿素氮**    血尿素氮作为多年来衡量肾功能的指标,和血清肌酐不同的是,受很多因素的影响,尿流速降低时,更多的钠、水和尿素被重吸收,因此当患者的血容量大量减少时,血尿素氮出现与肾功能不相称地异常增加。血尿素氮的正常值为 8~20mg/dl。

蛋白质摄入过多(鼻饲喂养和某些形式的高营养物质),组织分解增加(挤压伤),发热,激素或四环素的使用,肠道出血的患者血液从肠道重吸

收，均可导致尿素的升高。脱水的患者由于体液不足，血尿素氮也会升高。休克和心脏衰竭的患者由于肾脏血流灌注减少，会导致血尿素氮升高。相反地，在蛋白质摄入量减少及肝脏疾病（两者都减少了尿素的产生）和液体摄入过多时，血尿素氮会降低。

与血清肌酐浓度比对分析时，血尿素氮的分值更有意义。通常情况下，尿素/肌酐比值为10∶1，这个比值出现变化可能意味着存在潜在的可逆状态（表框 29-2）。

| 表框 29-2 | 影响血清尿素/肌酐比值的因素 |
|---|---|

**尿素/肌酐比值下降（<10∶1）**
- 肝脏疾病
- 蛋白质摄入不足
- 液体摄入过多

**尿素/肌酐比值上升（>10∶1）**
- 容量不足
- 有效循环血量减少
- 分解代谢状态
- 蛋白质摄入过多

**渗透压**　溶液的渗透压表示为每千克溶剂的总摩尔数（Osm/kg），它不受分子大小、分子重量、分子电荷影响。溶液内的所有物质促成了渗透压的形成，比如，1摩尔氯化钠完全分解为钠离子和氯离子，在溶解到1kg溶剂（如血浆）时，产生1.86Osm。1摩尔的非离子型溶质（葡萄糖和尿素），溶于1kg溶剂中只产生1Osm。粒子在溶液中的总浓度等于渗透压，通常以每千克摩尔量的形式表达。在临床上，由于浓度较小，以毫摩尔的形式表达。

正常血浆渗透压主要由钠及伴随的阴离子产生，尿素和葡萄糖分别提供5mOsm的渗透压，因此，当血清钠、尿素、葡萄糖的浓度已知时，血浆渗透压可以按以下公式进行计算：

$$渗透压 = 2(Na) + \frac{葡萄糖}{18} + \frac{血尿素氮}{2.8}$$

正常成人的平均渗透压为280~290mOsm/kg，这个值是恒定的。由于水能自由地在血液、组织间液和任何组织中移动，机体任何体腔渗透压的改变都会引起体液的转移。因此，血浆渗透压和身体其他腔隙渗透压一样，除非在发生快速变化的状况下，可能会出现轻微的滞后。

血清渗透压降低只有在血清钠降低时才会出现，血清渗透压增高可以由血清钠、尿素或葡萄糖的升高导致，也可以因血中存在异常化合物所致，比如药物、有毒物质、代谢物如乳酸。当渗透压超过350mOsm/kg时，会出现相应症状。当渗透压达到400mOsm/kg或更大时，会出现昏迷。

计算出的渗透压和测得的渗透压之间的差值一般小于10mOsm，比较这两个数值可以发现一些潜在的物质，如乙醇、甲醇和乙二醇等，当这些异常溶质数量达到一定程度后，会造成高差值。如果怀疑摄入以上某一物质时，应计算渗透压差值。

**非特异性检查**　红细胞比容、血红蛋白、血小板、血尿酸的变化水平提示疾病发生。

**红细胞比容和血红蛋白**　正常男性的血红蛋白值是13.5~17.5g/dl，而女性血红蛋白值为12~16g/dl。正常成年男性的红细胞比容是40%~52%，成年女性是37%~48%。脱水或血液透析后，会出现红细胞比容假性升高；血液稀释时，则红细胞比容降低。肾脏是生成促红细胞生成素的主要脏器，它刺激骨髓释放成熟红细胞，许多慢性肾脏病的患者由于促红细胞生成素不足，出现慢性贫血。

**血小板**　尿毒症患者特别容易发生血小板功能障碍。消化道出血是严重的并发症。出血时间表示血小板的功能。血小板功能受损，出血时间会延长。导致血小板功能障碍的原因是由于患尿毒症时，血小板合成血栓素 $A_2$ 减少，而血栓素 $A_2$ 具有促凝功能。

**尿酸**　尿酸是蛋白质和嘌呤代谢的最终产物，正常情况下人体只产生少量的尿酸。正常的尿酸水平为2~8.5mg/dl，尿酸主要经肾脏排泄，部分经粪便排泄。细胞分解过度或肾脏排泄不足会引起尿酸升高。

## 诊断性检查

### 影像学检查

肾脏影像学检查有助于评估肾功能异常的情况，包括 X 线、超声检查、放射性核素的检查。表29-3 总结了这些检查及其目的。

### 肾活检

肾活检是具侵入性的诊断性检查，已经被证实对恶性肿瘤具有良好的敏感性和特异性（分别

表 29-3 肾脏影像学检查

| 诊断性检查 | 定义 | 目的 |
|---|---|---|
| **X 射线检查** | | |
| 肾输尿管膀胱造影 | 也被称为腹部 X 线,捕获图像的标准 X 线 | 检验异常的钙化和肾脏大小 |
| 体层扫描 | 标准 X 线沿身体结构单轴捕捉系列断层扫描图像,计算机软件用来构造这种结构的三维图像 | 确定肾脏轮廓及异常情况 |
| 静脉肾盂造影(IVP) | 使用造影剂的肾结构 X 射线,图像实时捕获,静脉注射造影剂,造影剂聚集在泌尿系统;这片区域变成亮白色,IVP 可以对肾脏和泌尿道的解剖结构和生理功能进行评价 | 检测肾脏及输尿管的异常解剖形态 |
| 逆行肾盂造影 | 类似于 IVP,使用 X 线和造影剂,造影剂通过导尿管注入,这项检查通常和膀胱镜检查同时进行 | 评估肾脏大小,有无输尿管梗阻,对肿瘤和梗阻进行诊断和定位 |
| 顺行肾盂造影 | 类似于 IVP 和逆行肾盂造影,通过造影剂使尿路构造可视化,不同的是,造影剂是通过输尿管注入的,因此,可以清楚地看到上尿路的结构 | 区分肾盂积水和囊肿 |
| 肾动脉造影和静脉造影 | 造影剂通过可视结构顺流而下,血管(动脉或静脉)因此能够显影 | 评估可能存在的肾动脉狭窄、肾占位性病变、肾静脉血栓形成、由肾细胞癌导致的肾静脉扩张 |
| 数字减影血管造影(DSA) | 将计算机技术与 X 线检查结合,比较造影剂注入前后肾血管 X 线检查结果。第一张组织和血管的影像由第二张图像经过数字减影后生成,可以清晰地显示动脉图像,从而保证将身体其余结构剥离,单独对动脉进行检查 | 对大动脉血管进行可视化检查 |
| 超声 | 在可视情况下了解组织和器官的大小、构造及可能存在病理状况的良好方法,图像是通过发射和接收声波形成的 | 勾勒肾轮廓,测量肾脏纵向和横向尺寸,评估占位性病变,检查肾旁区,检测肾积水,并对其进行分级 |
| 放射性核素显影(肾扫描) | 使用少量放射性物质(放射性同位素)来检测肾功能的核医学检查 | |
| 静态成像 | 提供肾脏大小、形状及位置信息,在肾脏感染后判断是否存在瘢痕 | 评估功能性肾组织的位置、大小、轮廓,揭示不均匀区域或充盈缺损区 |
| 动态成像 | 提供肾脏血流信息以及各个肾脏产生尿液的功能是否正常 | 监测放射性药物在血管、肾实质和泌尿系腔隙内的流通情况;也用来检测尿排出通路中有无梗阻 |
| 磁共振成像 | 使用非电离射频信号获取图像,最适合非钙化组织 | 判断解剖异常 |

为 97.7% 和 100%),可用来定义临床图像对应的组织结构,为诊断、预后和指导治疗提供了病因线索。表 29-4 列举了肾活检的适应证。肾活检的禁忌证包括严重的出血性疾病、过度肥胖和重度高血压。

肾活检通常用活检针经皮进行,开放性肾活检可在全麻状态下进行。肾活检的准备包括获得知情同意、活检前凝血功能检查、术前血型鉴定、镇静药物(地西泮 5~10mg)的使用。为预防或治疗并发症,需要建立静脉通路。活检后的最初 24 小时,应严密监测患者的生命体征。由于活检的主要并发症是出血,可以发生在腹膜后或尿道,因此要对患者的尿液进行检查,观察是否出血。其他可能发生的并发症包括误穿到其他腹腔脏器(如肠道、胰腺、肝脏、脾脏或血管)、膈肌或胸膜撕裂。

表 29-4　肾活检的适应证

| 临床状况 | 是否活检适应证 | 预期收获 |
|---|---|---|
| 体位性蛋白尿 | 否 | — |
| 单纯性血尿和 / 或蛋白尿 | 否 * | — |
| 血尿和 / 或肾小球滤过率降低的蛋白尿 | 是 | D, P, T |
| 肾病综合征 | 是 | D, P, T |
| 肾功能异常引起的全身性疾病 | 是↑ | D, P, T |
| 急性肾功能衰竭 | 否 | — |
| 急性肾功能衰竭合并 | | |
| 　1. 氮质血症 >3 周 | 是 | D, P |
| 　2. 中度蛋白尿 | 是 | D, T |
| 　3. 无尿 | 是 | D, T |
| 　4. 嗜酸性粒细胞或嗜酸性粒细胞尿 | 是 | D, T |
| 移植后肾小球滤过率下降 | 是 | D, P, T |

\* 可由于保险、管理等方面的原因选择进行活检。
↑ 根据临床决定是否活检。
D：诊断；P：预后；T：治疗。

## 肾动脉造影

　　肾血管情况评估可与超声检查同时进行。为准确地评估肾血流量，可以进行肾血流血管造影。该检查可与心脏导管术结合进行。检查通路需要经皮穿刺后建立，需要将导丝或鞘插入股动脉，并将一根细导管置入肾动脉分支。注入造影剂，使血流成像。肾血管造影的准备类似于肾活检，包括获得知情同意、术前凝血功能检查、术前血型鉴定、镇静以及为预防或治疗并发症建立静脉通路。血管造影检查后，为预防出血，在最初的 24 小时应严密监测患者的生命体征。由于对动脉进行了有创操作，可能会发生大出血，因此要对局部动脉加压止血。同时因对腹股沟区的加压会刺激迷走神经，应注意是否发生心动过缓。

## ▲ 电解质和酸碱平衡的评估

　　肾脏的主要作用是维持体液容量和离子平衡。肾脏合理地调节水和离子的排泄以达到稳态，当肾脏不能良好适应时，内环境就发生了失衡。表 29-5 总结了电解质失衡的症状和体征。危重症护士需要密切监测所有电解质的变化，因为任何微小的变化都可能致命。

表 29-5　电解质平衡紊乱

| 电解质失衡 | 症状及体征 | 诊断性检查结果 |
|---|---|---|
| 低钠血症 | • 肌肉抽搐，乏力<br>• 昏睡，意识模糊，惊厥，昏迷<br>• 低血压，心动过速<br>• 恶心，呕吐，腹部绞痛<br>• 少尿或无尿 | • 血清钠 <135mmol/l<br>• 尿比重降低<br>• 血清渗透压降低<br>• 尿钠 >100mmol/24h<br>• 红细胞计数增多 |
| 高钠血症 | • 焦虑不安，烦躁，发热，意识水平下降<br>• 肌肉易激、抽搐<br>• 高血压，心动过速，凹陷性水肿，体重过度增加<br>• 口渴，唾液黏度增加，舌苔干燥<br>• 呼吸困难，呼吸停止，死亡 | • 血清钠 >145mmol/l<br>• 尿钠 <40mmol/24h<br>• 血清渗透压高 |

续表

| 电解质失衡 | 症状及体征 | 诊断性检查结果 |
|---|---|---|
| 低钾血症 | • 头晕,低血压,心律失常,心电图改变,心搏骤停<br>• 恶心,呕吐,厌食,腹泻,肠蠕动减少,腹胀,麻痹性肠梗阻<br>• 肌无力,疲劳,腿抽筋 | • 血清钾 <3.5mmol/l<br>• 合并对低血钾治疗无效的低血钙、低血镁时,常提示低镁血症<br>• 代谢性碱中毒<br>• 心电图改变,包括宽大的 T 波,U 波升高,ST 段压低 |
| 高钾血症 | • 心动过速变成心动过缓,心电图改变,心搏骤停<br>• 恶心,腹泻,腹部痉挛<br>• 肌无力,弛缓性麻痹 | • 血清钾 >5mmol/l<br>• 代谢性酸中毒<br>• 心电图改变,T 波高尖,QRS 波增宽,P 波消失,ST 段缩短 |
| 低氯血症 | • 肌肉高度易激,手足搐搦<br>• 呼吸变浅,呼吸抑制<br>• 通常与低钠血症相关并出现明显症状,如肌无力、抽搐 | • 血清氯 <96mmol/l<br>• 血清 pH 值 >7.45,血清 $CO_2$<32mmol/l |
| 高氯血症 | • 深快呼吸<br>• 乏力<br>• 嗜睡,可能导致昏迷 | • 血清氯 >108mmol/l<br>• 血清 pH 值 <7.35,血清 $CO_2$<22mmol/l |
| 低钙血症 | • 焦虑,易激,口周抽搐,喉痉挛,惊厥,低钙击面征和低钙束臂征阳性<br>• 由钙离子内流减少导致的低血压和心律失常 | • 血清钙 <8.5mg/dl<br>• 血小板计数减少<br>• 心电图改变,QT 间期延长,ST 段延长,心律失常 |
| 高钙血症 | • 困倦嗜睡,头痛,易激,意识模糊,抑郁,冷漠,手指刺痛和麻木感,肌肉痉挛和抽搐<br>• 乏力,肌肉松弛<br>• 骨痛,病理性骨折<br>• 心脏传导阻滞<br>• 厌食,恶心,呕吐,便秘,脱水,腹部绞痛<br>• 腰部疼痛 | • 血清钙 >10.5mg/dl<br>• 心电图改变,心脏传导阻滞,QT 间期缩短<br>• 甲状旁腺激素水平降低<br>• 尿钙结石 |
| 低镁血症 | • 通常和低血钾症及低钙血症同时发生<br>• 手足搐搦,腿脚抽筋,沃斯特克征和特鲁索征阳性,意识模糊,妄想,惊厥<br>• 血管扩张,低血压,心律失常 | • 血清镁 <0.9mmol/l<br>• 合并低钾和低钙 |
| 高镁血症 | • 中枢神经系统抑制,昏睡,嗜睡<br>• 反射减少,肌无力,弛缓性麻痹<br>• 呼吸抑制<br>• 心脏传导阻滞,心动过缓,宽大的 QRS 间期,QT 间期延长<br>• 低血压 | • 血清镁 >1.2mmol/l<br>• 合并高钾和高钙 |
| 低磷血症 | • 肌无力,震颤,感觉异常<br>• 组织缺氧<br>• 骨痛,反射减弱,惊厥<br>• 脉弱<br>• 过度通气<br>• 吞咽困难,厌食 | • 血清磷酸盐 <2.5mg/dl<br>• 尿磷酸盐 >1.3g/24 小时 |
| 高磷血症 | • 通常无症状,除非有低钙血症,可出现手足抽搐和惊厥<br>• 反射亢进,弛缓性麻痹,肌无力 | • 血清磷酸盐 >4.5mg/dl<br>• 血清钙 <8.5mg/dl<br>• 尿磷酸盐 <0.9g/24h |

From Anatomical Chart Company:Atlas of Pathophysiology,3rd ed. Ambler,PA:Lippincott Williams & Wilkins,2010,pp 32-33.

## 钠平衡

血清钠浓度通常是 135~145mmol/l，由肾脏调节，其值取决于细胞外液的钠浓度。当钠浓度升高时，垂体后叶分泌抗利尿激素，肾脏保留水分；当钠浓度下降，肾醛固酮系统促使钠潴留（第 42 章，图 42-9）。一旦肾脏发生功能障碍，这种平衡便被打破。血清钠浓度降低常由于水分摄入大于钠的摄入，表现为体重增加。血清钠浓度升高常由于水分丢失过多，表现为体重减轻。钠离子在维持渗透压平衡、神经肌肉功能、酸碱平衡和其他各种细胞化学反应方面，起着重要作用。

低钠血症会导致各种严重的神经系统症状，包括死亡。症状的严重程度取决于低钠血症的程度以及形成的速度，通常血清钠低于 120mmol/l 时出现症状。患者症状的严重程度取决于钠浓度降低的速度和数值。低钠血症需要进一步评估。图 29-5 说明了低钠血症的病因和评估方法。

高钠血症的症状通常和高渗性脱水和中枢神经系统脱水的症状相似，包括意识模糊、昏迷、痉挛、死亡。另外，脱水还有其他的症状，比如疲劳、乏力、痉挛、厌食。有显著症状出现时，血清渗透压高于 350mOsm/L，对应的血清钠水平在 165~170mmol/l。

## 钾平衡

钾对调节神经冲动的传导和肌肉收缩至关重要，它也参与机体的许多其他功能，包括细胞内渗透压和酸碱平衡。正常血清钾的浓度是 3.5~5.0mmol/l。钾通过食物摄入和肾排泄维持平衡，90% 的钾存在于骨骼肌，因此，这种电解质的平衡

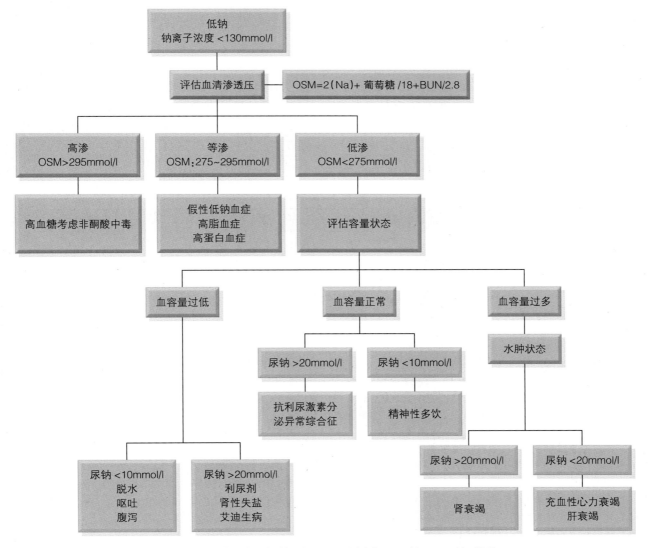

**图 29-5** ▲ 低钠血症的评估。（BUN：血尿素氮；Na：钠；OSM：渗透压）

很大程度依赖于机体细胞内液和细胞外液的交换。

低血钾可能是由于钾摄入不足、钾丢失过多或细胞外的钾向细胞内转移导致,同时,利尿剂的使用也会导致钾的流失。

高血钾可能是由于肾脏排泄钾的能力下降或钾在细胞内外的转移能力下降所致。最常见于酸中毒、细胞损伤或破坏、高血糖。

## 钙磷平衡

钙和磷通过机体内的维生素 D、甲状旁腺激素、降钙素进行相互调节。钙和磷酸盐通常储存于骨骼。当人体的钙含量升高时,磷的水平会下降。当肾衰竭时,肾脏无法排磷,因此肾衰竭的患者通常表现为高磷低钙。

钙的主要功能是维持骨骼和牙齿的强度,它在心肌和骨骼肌的收缩力上也扮演着重要角色,钙还有助于血液凝固。正常血清钙的浓度是 8.5~10.5mg/dl,血清总钙是由两个主要部分构成的:可扩散钙或超滤(已电离)钙,非扩散钙或与蛋白质相结合的钙。许多危重患者都患有低蛋白血症,将会导致低血清钙,但这个结果并不意味着患者的钙低,有必要对已电离的钙进行评估或以白蛋白的水平纠正血清钙,可运用以下公式进行计算:

校正后血清钙 =［ 0.8×（正常白蛋白水平 − 患者的白蛋白水平)]+ 血清钙。

磷酸盐对三磷酸腺苷的形成必不可少,同时参与维持细胞膜的结构、运输氧和细胞免疫。正常磷酸盐水平是 3~4.5mg/dl。

## 镁平衡

镁离子是细胞内液第二主要的离子,正常的血清镁浓度为 0.7~1.0mmol/l,镁平衡对维持神经肌肉系统功能的完整性十分重要。甲状旁腺激素对镁和钙进行调节,钠对镁的重吸收是必需的,肾功能衰竭时,镁可储存于血清、骨骼和肌肉中。

## 酸碱平衡

体液正常的酸碱度（pH 值 7.35~7.45）对基础生命的维持必不可少。机体通过体液缓冲系统、呼吸系统和泌尿系统维持酸碱平衡。机体的 pH 值出现变化时,体液缓冲系统和呼吸系统最先作出反应,而泌尿系统则需要更多的时间。

肾脏通过 5 个主要步骤调节酸碱平衡:氢离子排泄,钠离子重吸收,产生碳酸氢根离子并重吸收,磷酸盐和可滴定酸排泄,合成氨和排泄氨。肾脏无法进行这些步骤时,就会发生酸碱失衡,表29-6 对酸碱平衡紊乱进行了总结。

表 29-6　酸碱平衡紊乱

| 障碍 / 原因 | 病理生理机制 | 症状 / 体征 | 诊断 |
|---|---|---|---|
| **呼吸性酸中毒** | | | |
| • 气道梗阻或间质性肺疾病<br>• 机械通气<br>• 慢性代谢性碱中毒,试图通过呼吸代偿机制恢复正常 pH 值<br>• 慢性支气管炎<br>• 广泛性肺炎<br>• 大面积气胸<br>• 肺水肿<br>• 哮喘<br>• 慢性阻塞性肺疾病<br>• 药物<br>• 心搏骤停<br>• 中枢神经系统损伤<br>• 神经肌肉疾病<br>• 睡眠呼吸暂停 | 肺通气减少,部分动脉血中的二氧化碳分压（$PaCO_2$）升高,$CO_2$ 水平升高,保留的 $CO_2$ 和水（$H_2O$）结合成碳酸（$H_2CO_3$）,碳酸分离成氢离子（$H^+$）和碳酸氢根离子（$HCO_3^-$）,使二氧化碳分压升高,游离的氢离子刺激延髓增加呼吸动度,排出二氧化碳<br><br>随着 pH 值下降,2,3- 二磷酸甘油酸聚集在红细胞中,改变了血红蛋白释放氧的能力,血红蛋白携带氢离子和二氧化碳从血清中清除<br><br>随着呼吸机制衰竭,升高的二氧化碳分压促使肾脏保留 $HCO_3^-$ 和 $Na^+$,排泄 $H^+$<br><br>氢离子浓度增高使机体代偿机制失调,氢离子进入细胞内,钾离子转移到细胞外,没有足够的氧气,无氧代谢产成乳酸 | • 烦躁不安<br>• 意识模糊<br>• 忧虑恐惧<br>• 嗜睡<br>• 扑翼样震颤<br>• 头痛<br>• 呼吸困难和呼吸急促<br>• 视乳头水肿<br>• 反射抑制<br>• 低氧血症<br>• 心动过速<br>• 高血压 / 低血压<br>• 心律失常<br>• 昏迷 | • 动脉血气分析:<br>　$PaCO_2>45mmHg$<br>　pH 值 <7.35~7.45<br>　急性期 $HCO_3^-$ 正常<br>　慢性期 $HCO_3^-$ 升高 |

续表

| 障碍 / 原因 | 病理生理机制 | 症状 / 体征 | 诊断 |
|---|---|---|---|
| **呼吸性碱中毒**<br><br>• 急性低氧血症,肺炎,间质性肺疾病,肺血管疾病,急性哮喘<br>• 焦虑<br>• 高代谢状态,如发热、脓毒血症<br>• 过度的机械通气<br>• 水杨酸毒副反应<br>• 代谢性酸中毒<br>• 肝衰竭<br>• 妊娠 | 随着肺通气增加,二氧化碳排出过多,引起低碳酸血症。低碳酸血症又导致 $H_2CO_3$ 下降、氢离子和碳酸氢根离子的排泄减少,血清 pH 值升高<br>针对 pH 值升高,机体启动氢钾缓冲系统,促使氢离子入血,交换钾离子。入血的氢离子和碳酸氢根离子结合形成碳酸,从而使 pH 值下降<br>低碳酸血症引起心率增加、脑血管收缩、脑血流量下降。6h 后,肾脏分泌更多的 $HCO_3^-$,$H^+$ 浓度更低<br>持续的二氧化碳分压降低和血管收缩,使脑和外周组织缺氧加重。严重的碱中毒可抑制钙离子、增加神经肌肉兴奋度 | • 深快呼吸<br>• 轻度头晕目眩<br>• 躁动<br>• 口周和外周组织感觉异常<br>• 手足抽搐,痉挛,肌无力 | 动脉血气分析:<br>$PaCO_2<35mmHg$<br>急性期 pH 值等比例升高,慢性期趋于正常<br>$HCO_3^-$ 急性期正常,慢性期轻度异常 |
| **代谢性酸中毒**<br><br>• 过量的酸积聚<br>• 碳酸氢根离子储备缺乏<br>• 肾脏对酸的排泄减少<br>• 糖尿病酮症酸中毒<br>• 慢性酒精中毒<br>• 营养不良或低碳水化合物、高脂肪饮食<br>• 无氧性碳水化合物代谢<br>• 酸代谢降低<br>• 腹泻,小肠吸收不良,钠离子流失<br>• 水杨酸中毒,外源性中毒,艾迪生病<br>• 酸的分泌受抑制 | 随着氢离子开始在体内聚集,细胞内和细胞外液(ECF)的缓冲系统(血浆碳酸氢根离子和蛋白质)与其进行结合。过量的氢离子使血液 pH 值下降,并刺激髓质的化学感受器加快呼吸。随后二氧化碳分压下降,使氢离子释放,与碳酸氢根离子结合。此时,机体处于呼吸代偿阶段,但酸中毒无法完全纠正<br>功能正常的肾脏进行代偿,排泄多余的氢离子,经磷酸盐或氨进行缓冲。每排泄一个氢离子,肾小管就需重吸收和释放一个钠离子和碳酸氢根离子入血<br>细胞外液多余的氢离子被动扩散进入细胞内。为保持细胞膜电荷的平衡,细胞释放钾离子<br>多余的氢离子导致钾、钠、钙离子间的平衡丧失,损伤神经兴奋性 | • 头痛,嗜睡,中枢神经系统抑制,库斯莫尔呼吸,低血压,昏迷,死亡<br>• 胃肠道不适导致的厌食,恶心,呕吐,腹泻,脱水<br>• 皮肤发热干燥<br>• 呼吸呈果味 | • 动脉 pH 值 <7.35,随着呼吸代偿机制的代偿,二氧化碳分压正常或小于 35mmHg,碳酸氢根离子可能小于 22mmol/l<br>• 在没有肾脏疾病时,尿液 pH 值 <4.5<br>• 乳酸酸中毒时,血清乳酸升高<br>• 在高阴离子间隙性代谢性酸中毒、乳酸酸中毒、酮症酸中毒、阿司匹林使用过量、酒精中毒、肾衰竭或其他由于有机酸、硫酸盐、磷酸盐累积导致的疾病,患者阴离子间隙处于高水平,大于 14mmol/l<br>• 因碳酸氢根离子丢失、胃肠道或肾性丢失、酸负荷增加、快速静脉注射生理盐水或其他由碳酸氢根流失引起的正常阴离子间隙性代谢性酸中毒,患者阴离子间隙为 12mmol/l 或低于正常值 |
| **代谢性碱中毒**<br><br>• 慢性呕吐<br>• 胃管引流或灌洗而未补充足够电解质<br>• 瘘<br>• 使用类固醇或某些利尿剂(呋塞米)、噻嗪类,利尿酸<br>• 大量输血<br>• 库欣病,原发性醛固酮增多症,巴特 | 机体细胞内液和细胞外液的化学缓冲系统和碳酸氢根离子结合。过量未结合的碳酸氢根离子使血液的 pH 值升高,抑制髓质的化学感受器,从而使呼吸抑制,二氧化碳分压升高。二氧化碳和水结合形成碳酸。缺氧限制了呼吸的代偿<br>当血液中碳酸氢根离子浓度上升到 28mmol/l 时,肾小球的滤过量超过了肾小管的重吸收能力。过多的 | • 易怒,循衣摸床(摸空征),抽搐,意识模糊<br>• 恶心,呕吐,腹泻<br>• 低血钾导致心血管异常<br>• 呼吸异常(发绀,呼吸暂停),浅快呼吸 | • 动脉血 pH 值 >7.45,$HCO_3^-$ >26mmol/l<br>• 低钾(<3.5mmol/l)<br>低钙(<8.9mg/L)<br>低氯(<98mmol/l) |

续表

| 障碍 / 原因 | 病理生理机制 | 症状 / 体征 | 诊断 |
|---|---|---|---|
| 综合征<br>• 摄入过量碳酸氢钠, 其他抗酸剂或可吸收碱<br>• 大量静脉输液, 血清碳酸和乳酸浓度升高<br>• 呼吸功能不全<br>• 低血氯<br>• 低血钾 | 碳酸氢根离子从尿液中排出, 而氢离子被保留。为保持电解质平衡, 钠离子和水随着碳酸氢根离子一道被排出体外<br>当细胞外液的氢离子水平下降时, 氢离子被动地从细胞内转移到细胞外, 细胞外的钾离子转移到细胞内。随着细胞内氢离子水平下降, 钙离子降低, 钠离子可以渗透到神经细胞内。这又触发神经系统和中枢神经系统的神经冲动 | • 反复测量血压时会出现因外周血流量减少而导致的腕足痉挛 | |

1mmHg=0.133kpa。

From Anatomical Chart Company: Atlas of Pathophysiology, 3rd ed. Ambler, PA: Lippincott Williams & Wilkins, 2010, pp 34-35.

## 阴离子间隙

为保持化学中性, 血液中阳离子和阴离子的浓度必须以每升毫当量的形式等价存在。然而, 由于血液中存在大量的阳离子和阴离子, 对它们无法全部常规测量, 因此在总阴阳离子浓度和经血浆进行测量的离子浓度之间存在差别, 即 "间隙"。

阴离子间隙主要由过量未测定的阴离子构成, 包括血浆蛋白、无机磷酸盐、硫酸盐和有机酸。一些阳离子浓度较低, 无法进行测量, 主要包括钙离子和镁离子。

阴离子间隙通常是通过阳离子 (钠离子和钾离子) 减去阴离子 (氯离子和碳酸氢根离子) 来计算, 即阴离子间隙 $=([Na^+]+[K^+])-([Cl^-]+[HCO_3^-])$。正常平均值是 12mmol/l (在 8~16mmol/l 的范围内变化), 偏离正常范围的阴离子间隙有助于诊断酸碱失衡, 特别是代谢性酸中毒。

常见的阴离子间隙异常主要和乳酸酸中毒, 酮症酸中毒及与尿毒症相关的乳酸、酮体、无机磷酸盐和硫酸盐浓度增加有关。其他与摄入毒素如乙二醇、甲醇、三聚乙醛、水杨酸盐类相关的各类酸中毒, 也会使阴离子间隙增加。

阴离子间隙减小并不常见, 但同等重要。当未测定的阳离子增加或未测定的阴离子减少时, 阴离子间隙会减小。表 29-7 列举了一些阴离子间隙改变的原因。

## ▲ 体液平衡的评估

护士在评估体液平衡时, 应准确计算出入量、

表 29-7　阴离子间隙改变的原因

| 阴离子间隙增加 | 阴离子间隙减少 |
|---|---|
| 未测定阴离子增加<br>• 内源代谢性酸中毒<br>　乳酸性酸中毒<br>　酮症酸中毒<br>　尿毒症酸中毒<br>• 外源性阴离子摄入<br>　乙二醇<br>　甲醇<br>　三聚乙醛<br>　水杨酸酯<br>　青霉素<br>　羧苄青霉素<br>• 血浆蛋白升高<br>　高蛋白血症 | 未测定阳离子增加<br>• 正常阳离子<br>　高钙血症<br>　高钾血症<br>　高镁血症<br>• 异常阳离子<br>　球蛋白增加 (骨髓瘤)<br>　锂 |
| 未测定阳离子减少<br>• 低钾血症<br>• 低钙血症<br>• 低镁血症 | 未测定阴离子减少<br>• 低蛋白血症 |

体重、生命体征。虽然生命体征有助于了解体液失衡, 但体液失衡十分严重时, 生命体征才可能异常。对体液失衡的评估需要建立在敏锐地观察与识别相关症状的基础上。

## 体重

体重对于危重患者来说是一项重要的参考标准, 应将入院时的体重和之前的体重进行比较, 观察过去 1~2 周内体重是否发生明显变化。前后测量体重时应注意保持一致, 比如测量工具、着装等, 同时还要注意测量过程中的变化, 并告知医生。1L 液体等于 1kg 体重。1kg 的标准为计算提

供了更大的精准度，因为药物、液体和饮食可以简便地运用公制系统进行精确测算。体重增加并不能说明哪部分的重量增加了，比如，一个血容量严重不足的患者仍可能体重增加，原因是第三间隙液体的增加（如水分朝细胞间隙转移）。

体重迅速增长或下降通常和液体容量改变有关，而与营养因素无关。危重患者经常出现不显性的失水，比如机械通气和伤口创面失水。发热时可以通过皮肤和肺丧失大量的水分，一般按照 4ml/℃速度流失水分。由于在出现相关症状前体重并不会有明显变化，因此进行连续体重测量更具可信度。体重除可以计算体液平衡，还能用来计算药物剂量。对于透析的患者，还能计算治疗中损失的液体量。

## 出入量

精确地记录出入量为评估和治疗体液电解质失衡提供了有价值的数据，护士有必要教会患者或探视者参与这项评估。每班对出入量进行统计，在心脏、肝脏、肾脏和呼吸功能存在过度消耗和恶化时，应更加详细地记录液体出入量，需要每 1~4 小时计算一次。

危重症患者的出入量应每 1~2 小时监测一次，总结记录的出入量可以作为 24 小时出入量平衡的参考。用摄入量减去排出量，可计算出体液平衡：体液平衡 = 液体总入量 – 液体总出量。依据患者的自身状况、日常治疗目标及对疾病的干预措施，确定出入量的正平衡、负平衡。把 24 小时统计量与日常体重作比较进行整体全面地评估，如果出入量正常而体重在过去 24 小时明显减轻，说明造成这种差异的原因在于不显性失水。

摄入量应该包括所有液体，如水、果汁和任何富含水分的食物（如橘子、葡萄柚、明胶、冰激凌）。记录水果、冰块、薯条或其他任何形式的液体对计算摄入量是有帮助的，排出量应包括尿液、粪便、患者体温或环境温度高时呼吸道和皮肤的不显性失水，还应记录其他形式水分流失的情况，如回肠造口术或其他肠道引流、伤口引流、胸腔引流。

严重体液电解质失衡时，液体摄入量的类型和时间，每次排尿的时间和量必须有所记录。肾功能水平下降时，这些信息对疾病诊断、预防氮质血症和急性肾损伤具有不可估量的价值。表框 29-3 列举了过度失水的危险因素。

---

**体液过度流失的危险因素**

- **发热**：当患者体温为 40℃（104℉），呼吸频率为 40 次/min 时，通过呼吸道和皮肤 24h 可以丧失 2 500ml 的水分
- **环境**：炎热干燥的气候会增加机体蒸发，机体每小时会蒸发 1 500ml 的汗液来散热。对于在炎热环境下锻炼的人来说，可以在短时间内丧失 2.0~2.5L 的水分
- **过度换气**：疾病，湿化不足或供氧不足会增加呼吸道水分丧失
- **胃肠道**：呕吐，胃肠减压，腹泻，肠外引流或肠瘘会增加胃肠道水分流失
- **第三间隙**：胸腔或腹腔积液的形成，肝脏肾脏的水肿，肝脏疾病，弥漫性毛细血管渗漏综合征会导致有效血管内容量减少。第三间隙仍然存在的同时对胸腔腹腔进行引流，由于体液从血管内转移到第三间隙，会导致血管容量进一步减少
- **烧伤**：烧伤组织的体液损失会导致血管内有效容量骤减，烧伤皮肤水分蒸发和渗漏会导致大量体液丧失。烧伤患者要特别注意保持体液和电解质平衡，确定烧伤面积和补液公式详见本书第 53 章
- **肾损害**：由于肾脏盐分流失会导致不当的溶质和体液丢失，这种情况可见于处于利尿期的急性肾小管坏死患者、少部分引起真性肾脏盐分流失的患者以及过度使用利尿剂的患者。这种损害也可能是因为摄入了高蛋白类利尿剂或高盐类的肠内、肠外营养物或高渗性溶液，比如甘露醇和造影剂所导致的溶质性利尿。最后，当机体存在代谢性碱中毒时，肾脏代偿性的排钠增加以排出碳酸氢盐，从而导致体液丢失，经常会造成容量不足

---

## 低血容量和高血容量

危重症护士必须持续监测患者的容量状态，以便早期发现变化情况。一般情况下，很难依据一个因素进行判断。护士首先观察患者的整体情况，然后再寻找其他特异性的参数。

症状随失衡的程度变化而有所不同；有些可以在早期被发现，其他则需要等到失衡程度严重时才能被发现。表 29-8 列举了低血容量和高血容量的症状和体征。

容量减少时，患者可能会主诉直立性头晕（静止状态和自主神经功能紊乱下会发生），血压降低（直立性低血压），心动过速，心率相对于正常水平有所上升，也是低血容量最常见的早期表现，接下来会出现脉搏细数。早期可能皮肤干燥，失去弹性，眼球凹陷，腋下大量出汗，舌苔干燥。发生严重容量不足时，应注意干渴、尿量减少、体重减轻的情况。体重减轻、直立性低血压和脉搏变化可

表 29-8 低血容量和高血容量的症状和体征

| 参数 | 低血容量 | 高血容量 |
|---|---|---|
| 皮肤和皮下组织 | 干燥,缺乏弹性 | 温暖潮湿,骨突处凹陷性水肿,皮肤褶皱 |
| 面部 | 眼球凹陷(晚期症状) | 眶周水肿 |
| 舌苔 | 干燥(早期);裂纹(晚期症状) | 潮湿 |
| 唾液 | 少而稠 | 过多,伴泡沫 |
| 口渴 | 口渴明显 | 症状不明显 |
| 温度 | 可能升高 | 症状不明显 |
| 脉搏 | 快,弱,细 | 快 |
| 呼吸 | 浅快 | 呼吸快,呼吸困难,肺部湿啰音,咳嗽 |
| 血压 | 血压低,直立性低血压,脉压差小 | 正常或升高 |
| 体重 | 减轻 | 增加 |

能是唯一的发现。

一些实验室检查比如高尿渗透压、低尿钠有助于诊断。其他指标比如红细胞比容升高,中心静脉压降低,肺楔压降低可以明确诊断。

如果容量负荷过重,患者会出现手脚水肿或僵硬,接着眶周浮肿或水肿,其次在身体各部分(脚和脚踝,骶骨区域和仰卧时股后区)会发生凹陷性水肿,随后,根据病因不同(如心功能失代偿,体循环超负荷与肝疾病),可能会出现呼吸困难或腹水。不同原因引起的容量负荷过重,尿量、尿钠可能会升高、降低或正常。在大多数有液体潴留的疾病中,除了抗利尿激素分泌失调综合征,尿钠降低。红细胞比容下降反映了血液稀释。

脉率增快,可以听诊到第三、四心音或继发于容量负荷过重的杂音。由于肺充血增加、呼吸增快,听诊胸廓可闻及啰音。胸片提示肺淤血,动脉血管充血增加,心脏扩张,弗兰克肺充血,胸腔积液。

应当综合所有数据进行评估,比如,尿量减少时,应作出系统评价以确定发生原因和最适合的护理干预措施。患者病情稳定时,医务人员可以借助先进的生理监测技术(如肺动脉导管)帮助评估。表 29-9 列举了影响水平衡的因素。

## 血流动力学监测

血流动力学监测有利于医生对患者的整体状

表 29-9 影响水平衡的因素

| | 水分过多 | 水分不足 |
|---|---|---|
| **摄入** | | |
| 口渴 | 口渴阈值降低 | 口渴阈值增加 |
| | 渗透压增加 | 渗透压降低 |
| | 缺钾 | 精神疾病 |
| | 高钙血症 | |
| | 发热 | |
| | 黏膜干燥 | |
| | 口腔卫生不良 | |
| | 未湿化的给氧 | |
| | 低血压 | |
| | 精神障碍 | |
| 肠外营养液 | 5% 葡萄糖溶液过多 | 补液不足 |
| | | 渗透负荷 |
| | | 肠外营养 |
| | | 高血糖 |
| | | 甘露醇 |
| | | X 线造影剂 |

续表

| | 水分过多 | 水分不足 |
|---|---|---|
| **排出** | | |
| 出汗 | | 高温环境 |
| | | 高海拔 |
| | | 发热 |
| 肾排泄 | 抗利尿激素分泌不当 | 过度排泄 |
| | 适当的抗利尿激素释放 | 中心性 |
| | 充血性心力衰竭 | 肾源性 |
| | 肝硬化失代偿期 | 缺钾 |
| | 容量不足 | 高钙血症 |
| | 肾上腺皮质功能不全 | 服用锂制剂 |
| | 肾性耗盐 | 去甲金霉素(去甲基四环素) |
| | 出血 | 甲氧氟烷(渗透剂) |
| | 利尿剂 | |
| | 烧伤 | |
| | 甲状腺功能减退 | |
| | 肾脏疾病 | |
| | 急性肾功能衰竭 | |
| | 慢性肾功能衰竭 | |
| | 肾病综合征 | |
| | 急性肾小球肾炎 | |
| | 非甾体抗炎药 | |

况进行评估,第 17 章对此进行了详细地讨论。尽管体格检查可以了解容量状态,但对病情变化的反应慢于血流动力学评估,如中心静脉压。通过监测可以实时对病情进行干预。表 29-10 提供了评估前负荷参数改变的病因概述。

基于病史、体格检查、实验室检查和诊断性检查,对肾功能出现问题的患者应提出相应的护理诊断。表框 29-4 列举了一些可能的护理诊断。

### 表框 29-4 护理诊断示例

**对于有肾脏疾病,体液或电解质异常的患者**
- 急性疼痛 与尿潴留相关。
- 慢性疼痛 与尿潴留相关。
- 急性疼痛 排尿困难与感染有关。
- 急性疼痛 排尿困难与尿道梗阻有关。
- 排尿障碍 与尿路梗阻相关。
- 体像紊乱。
- 体液过多:与肾功能受损有关。
- 有体液不足的危险:与肾功能受损有关。
- 活动无耐力。
- 急性意识障碍。
- 有电解质失衡的危险。
- 有跌倒的危险。
- 有肾脏灌注无效的危险。
- 气体交换受损。

### 表 29-10 前负荷改变的病因

| 血流动力学参数 | 增加 | 降低 |
|---|---|---|
| 前负荷 | 肾衰竭 | 出血 |
| | 液体或血液输入 | 利尿 |
| | 升压药 | 出汗 |
| | 心源性休克 | 呕吐 |
| | 心动过缓 | 腹泻 |
| | 心脏压塞 | 摄入不足 |
| | 缩窄性心包炎 | 第三间隙 |
| | | 血管扩张剂 |
| | | 感染性休克 |
| | | 神经源性休克 |
| | | 过敏性休克 |
| | | 心动过速 |
| | | 心房收缩减弱 |
| 右心前负荷 | 右心室衰竭 | |
| | 三尖瓣/肺动脉瓣疾病 | |
| | 室间隔缺损 | |
| | 右心室乳头肌功能障碍 | |
| 左心前负荷 | 左心室衰竭 | |
| | 二尖瓣/主动脉瓣疾病 | |
| | 左心室乳头肌功能障碍 | |

## ▲ 临床适用性挑战

> **案例学习**
>
> J 先生于心脏搭桥术后入住 ICU。患者既往有 2 型糖尿病,并通过口服降糖药进行控制,糖化血红蛋白为 6.5%。患者术前射血分数为 20%,术中体外循环时间 45min,手术总耗时 3h。术中输入 4 个单位的浓缩红细胞。术后他的血流动力学指标如下:
>
> - 心率 63 次 /min
> - 血压 115/65mmHg
> - 肺毛细血管楔压 22mmHg
> - 中心静脉压 8mmHg
> - 心脏指数 1.5L/(min·m²)
>
> 过去 4h 中每小时尿量 30~45ml。次日清晨,实验室检查数据如下:
>
> - 钠 135mmol/l
> - 钾 4.2mmol/l
> - 氯 90mmol/l
> - 尿素氮 35mg/dl
> - 肌酐 1.4mg/dl
>
> 1. 描述 J 发生急性肾损伤的高危因素,并说明每个高危因素是如何导致急性肾损伤的。
>
> 2. 支持急性肾损伤诊断的临床评估数据和生理数据有哪些?
>
> 3. 还可进行哪些诊断性检查?
>
> 4. 概述与 J 急性肾损伤相关的监护计划。

(译者:韩文军、周玲君)

## 参考文献

1. Hicks D, Li CY: Management of macroscopic haematuria in the emergency department. Emerg Med J 24:385–390, 2007
2. Pépin MN, Bouchard J, Legault L, et al: Diagnostic performance of fractional excretion of urea and fractional excretion of sodium in the evaluations of patients with acute kidney injury with or without diuretic treatment. Am J Kidney Dis 50(4):566–573, 2007
3. Maturen KE, Nghiem HV, Caoili EM, et al: Renal mass core biopsy: Accuracy and impact on clinical management. AJR Am J Roentgenol 188:563–570, 2007

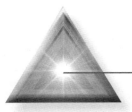

# 患者管理：泌尿系统

Angela C. Muzzy 和 Kara Adams Snyder

## 第 30 章

**学习目标**

学习本章内容后，读者应能够：

1. 理解肾脏替代治疗的生理学原理：血液透析、连续性肾脏替代治疗、腹膜透析。
2. 分析各种肾脏替代治疗的设备及其使用过程的差异。
3. 解释连续性肾脏替代疗法与血液透析中血管通路的类型。
4. 比较每种肾脏替代疗法的适应证、评估、管理和并发症。
5. 探讨针对接受肾脏替代治疗的患者及其家属的心理护理与健康宣教。
6. 描述患者接受液体治疗时的护理评估及护理措施。
7. 分析基于生理变化的具体液体治疗方案的选择。
8. 解释电解质紊乱患者的护理管理。

肾脏功能可以被透析替代，血液透析可以应用于急性肾损伤和慢性肾脏疾病（或称慢性肾衰竭）患者的生命维持过程。危重症护士可能会经常遇到急性肾损伤，或者已经在进行透析并逐步进展为危重症的患者。所以危重症护士必须熟悉各种类型的透析治疗方法，以护理病情复杂的患者。本章节主要讨论肾脏替代治疗最常见的三种形式：血液透析、连续性肾脏替代疗法（continuous renal replacement therapies，CRRTs）和腹膜透析，同时也针对危重症患者常见的液体和电解质失衡进行探讨。

## ▲ 生理学

所有类型的透析均是利用渗透和弥散的原理来清除血液中的代谢废物和多余体液。在血液和透析液间的透析回路中有一层半透膜。尿素、肌酐等溶质，可通过半透膜从浓度高的一侧（血液）向浓度低的一侧（透析液）弥散。水分子通过渗透穿过半透膜到达水分子含量少的一侧。透析液由

不同浓度的葡萄糖或钠盐配置而成，可产生渗透压梯度，从而清除循环系统中多余的水分。溶剂因透析膜两侧的静水压和渗透压梯度不同，而产生跨膜转运的过程称之为超滤。这些基本原理是所有透析治疗的基础，不同透析方式的选择取决于治疗方案。

## ▲ 体外疗法

血液透析和持续肾脏替代疗法利用的是体外循环回路，要求患者建立血管通路，并且在回路中使用抗凝剂。

### 血液循环通路

三种主要的血管通路是，血管内置管、动静脉瘘、人工血管。急需血液透析或 CRRT 的患者可使用静脉血管内置管。已行长期透析的患者，通常会建立动静脉瘘或合成的人工血管。表框 30-1 列出了患者血液透析血管通路的护理干预措施。

| 表框 30-1 | 护理干预措施 |
|---|---|

**透析患者的血管通路**

**双腔静脉导管**

- 透析前确认导管是否在位
- 不能经透析管道输液或用药,两个管腔都可以用浓肝素封管
- 透析前不可开放导管,否则导管会被血液堵塞或产生血栓
- 进行导管维护时要严格执行无菌操作
- 观察置管处有无炎症,或管道有无扭结

**动静脉瘘或合成的人工血管**

- 置管侧肢体禁测血压及采血
- 导管使用前后以及每 8h 要确认有无震颤及湍流声
- 置管侧的肢体,不可穿紧身衣物,或使用约束性物件
- 低血压时要增加检查血管通路的频次,避免低血压引起血液凝固
- 若透析后穿刺点出血,需给予持续足够的压力来止血,但不可堵塞导管

## 静脉导管

急性患者行血液透析、连续性静 - 静脉血液滤过(continuous venovenous hemofiltration,CVVH)或持续性静 - 静脉血液滤过透析(continuous venovenous hemofiltration with dialysis,CVVH/D)时会在中央大静脉置入双腔导管。这些置管通路也适用于需血透而无其他通路时。常用静脉有股静脉、锁骨下静脉、颈内静脉。静脉位置的选择取决于患者自身的解剖结构、静脉条件和医生的习惯与经验。

双腔静脉导管可用于重症患者的临时透析或长期透析患者的永久性通路前。在患者的其他循环通路无法使用时,可以选择中央型双腔静脉导管为永久性通路。置管处有一可植入式袖扣,周围组织长入后可成为预防感染的屏障。条件允许的情况下,置管的位置应选择在右侧或左侧颈内静脉处,因为锁骨下静脉置管容易引起管腔狭窄。狭窄会导致静脉压增加和水肿,甚至影响动静脉瘘或者人工血管的植入。

使用静脉导管时,必须预防管道滑脱,做好血透期间的管道护理。为安全起见,通常用缝线或者贴膜固定,以避免管道滑脱移位。管道的留置时间取决于管道的功能和各医疗机构的规定。通常来说,中心静脉导管可以使用 3~4 周。为了降低导管相关性血行感染,疾控中心指南建议血透时间超过 3 周的患者使用留置静脉导管。没有其他因素影响的情况下,通常颈内静脉导管可使用数月。导管在透析前后,均应使用 0.9% 的氯化钠或者肝素稀释液进行冲管(具体按规定要求进行)。这些导管在血透技术人员检查前不可以用于非血透用途。护理要点与其他中心置管一样,应严格执行无菌操作,确保穿刺点的清洁。

如果管道在血透后拔除,应在穿刺点处给予适当按压直至完全止血,并在之后数小时内加强该穿刺点的观察,以防再次出血。永久性置管的拔出需要局部麻醉,根据解剖将其与周围组织剥离。

必须保证管道通畅。如果管道内产生血栓,可溶栓。溶栓剂来自链球菌酶,能够激活纤溶系统,使静脉导管内血栓溶解。这些药物有利于保持静脉导管通畅,减少手术或者导管植入的可能。当然,该溶剂的使用也存在风险和并发症,包括出血、过敏反应等。保证管道通畅的关键因素是预防血栓形成及常规冲管。

透析早期常从动脉抽出动脉血,然后通过血管通路将透析后的血液回输入静脉。将血液转入至透析器的通路称为动脉通路,而将血液回输至患者体内的通路称为静脉通路。用于透析的两个导管腔分别叫作动脉管腔和静脉管腔。"动脉"管腔比"静脉"管腔长,可促使静脉血流泵出体外到达透析器中,动脉腔内的血液可阻止透析过的血液返流,避免其流回体内。管道使用颜色明显的标签来区分:红色代表动脉、蓝色代表静脉。

## 动静脉瘘

动静脉瘘技术是 1996 年发明,用于长期血透。为了建立动静脉瘘,手术医生将动脉与静脉吻合,在其之间建立了一个瘘口或称人工通路(图 30-1)。动脉血液流入到静脉血液系统,使静脉明显扩张,然后就可以使用 15~16 号的针头轻松穿刺。在血透时,要使用两路静脉穿刺,一路使血液流出,另一路则使血液回输。

动静脉瘘切口吻合处愈合后,可进行正常洗澡或淋浴。为防止瘢痕产生、失血过多或动静脉

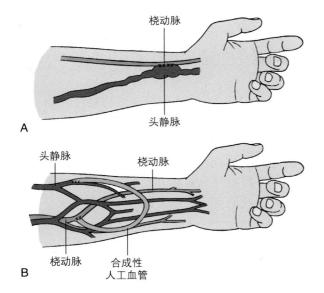

桡动脉

头静脉

**A**

头静脉　　桡动脉

桡动脉　　合成性
　　　　　人工血管

**B**

**图 30-1** ▲ 血透的血管通路方式。A：动静脉瘘；B：人工血管

瘘血肿等情况发生，要避免创伤性静脉穿刺、过度穿刺及重复使用同一个静脉穿刺点穿刺。穿刺结束后，要给予足够的压力来压迫止血。除此之外，亦不可在该侧肢体测量血压及静脉采血。对于住院患者，要标志床头牌并注明预防措施。该预防措施可保证动静脉瘘的正常使用。

大多数手术建立的动静脉瘘可使用 1~3 个月。术后早期指导患者学会锻炼手臂来促进血管愈合。同时要鼓励他们熟悉吻合口的触动感，这样他们就可以在吻合口触感及强度发生变化时，随时报告。功能完好的动静脉瘘，通常会扪及震颤，并且听诊到嗖嗖的湍流声。表框 30-2 给出了关于动静脉瘘护理的教育指导。

| **表框 30-2**　动静脉瘘护理的教育指导 |
| --- |
| • 瘘管置管处每日用抗菌液清洗，并在透析前消毒 |
| • 完成透析后产生的结痂不要剔除 |
| • 检查穿刺处有无红肿，发热及皮疹 |
| • 透析护理团队在进行血液透析治疗时可以旋转针头 |
| • 每天通过触诊有无搏动或震颤来判断血流状况。如果触诊不到，或有其他变化，请致电就诊的透析中心 |
| • 穿刺侧的手臂不要穿紧身衣，禁止提拉重物和在穿刺点施压 |
| • 睡觉时不要将头枕在患侧肢体上 |
| • 提醒照顾者和工作人员，不要在患肢测量血压或者抽取血标本 |
| • 穿刺后，给予合适力压迫止血。压力如果太大会阻断血流 |

虽然动静脉瘘可使用较长时间，但也会产生一些并发症，包括血栓、动脉瘤、假性动脉瘤或动脉供血不足导致"盗血综合征"。"盗血综合征"发生时，动脉血分流至静脉，导致手部缺血，引起疼痛及肢端发冷，可以通过手术进行修复，使瘘管恢复血流。

### 合成性人工血管

合成性人工血管由聚四氟乙烯（PTFE）制成，是批量生产的高度聚四氟乙烯多孔形式的材料。合成性人工血管用于吻合动脉和静脉血管，同样可以作为动静脉瘘管使用（图 30-1）。

很多患者自身的血管达不到建立瘘管的标准，PTFE 管就显得极其重要了。PTFE 管也可用于修补动静脉瘘、瘘管狭窄和动脉瘤。移植 PTFE 管后 2~4 周内应避免对新的移植静脉进行穿刺，使其逐渐与周围组织生长在一起。组织生长进展好的话，其移植物的内皮细胞壁会近似于患者自身的血管。

合成性人工血管并发症的预防措施与动静脉瘘相同。但是有些并发症在合成性人工血管中的发生率更高，包括血栓形成、感染、动脉瘤和吻合口狭窄。

### 抗凝治疗

体外系统中的血液，例如透析器及其血管通路中的血液，不使用抗凝剂的情况下很容易形成血块。由于肝素给药方便，可迅速延长凝血时间、易于观察，抗凝作用易被鱼精蛋白逆转，因此常被使用。枸橼酸盐溶液也可以用于透析中的抗凝治疗。枸橼酸盐可以与钙剂联合使用，从而达到抗凝目的。证据表明，CRRT 中使用枸橼酸抗凝发生危及生命的大出血并发症要比使用肝素少。

特异性抗凝治疗的方法有很多，但这些抗凝方法的主要目的都是用最少的抗凝剂来实现透析仪内的抗凝。常见的两种方法有连续化和间歇化使用。不管使用哪种类型的抗凝，进行适当的实验数据监测对确保患者安全都非常重要。

### 全身抗凝治疗

通常情况下，透析回路应先给予基本剂量的肝素，然后行小剂量肝素或抗凝剂间歇给药，或是通过输液泵予匀速给药。当患者的凝血时间与透析器内血液凝血时间基本相同时,即可实现全身抗凝。

因透析方法和透析器的要求各不相同,目前缺少明确的指南。使用肝素会使血液的正常凝血时间从 6~10 分钟增加至 30~60 分钟。通常可通过监测活化部分凝血活酶时间(APTT)来判断肝素的应用效果。

透析前应常规评估患者肝素化的需求量以及起始剂量,尤其是对于有活动性出血或者有出血倾向的重症患者更应如此。除此之外,使用各类肝素制剂的过程中,应评估有无肝素相关性血小板减少症的发生(第 49 章血液疾病的相关讨论)。有证据表明,在 CRRT 中使用阿加曲班有益。患者的血小板计数、血清钙水平和凝血试验结果对评估凝血现状有重要意义。当影响患者正常凝血功能的一个或多个因素出现时,通常需减少或停止使用肝素。

### 局部抗凝治疗

局部抗凝治疗是体外疗法过程中为维持血液循环采用的另一种方法。局部抗凝治疗是在保持患者自身凝血时间正常的情况下,延长透析器中血液的凝血时间。可通过恒定的速度向透析器内输入抗凝剂,同时在血液回输至患者体内之前,用拮抗药物中和其抗凝作用来完成。通常配对组合有肝素 / 硫酸鱼精蛋白或者枸橼酸钠 / 钙。

局部抗凝治疗中没有关于抗凝剂及其拮抗药应用的相关标准比值。通过密切监测凝血时间调整拮抗药的泵注速度是实现局部抗凝的最有效方法。保障患者安全的重点即避免过度抗凝导致的出血。过度抗凝的原因有输液泵故障、装置滴注设置错误、未密切监测凝血时间等。为避免这些情况,抗凝过程中必须密切监测凝血时间,并认真检查输液泵的泵注速度。

间歇使用抗凝剂和频繁使用生理盐水冲洗是防止透析器凝血和减少抗凝后出血风险的另一种办法。有时也可单独使用生理盐水冲洗。

使用枸橼酸抗凝时,在透析仪器与钙离子结合前已将枸橼酸盐滴注入全身,从而阻断其正常的凝血途径。因枸橼酸盐是以枸橼酸钠的形式注入,故患者会出现血钠水平升高。枸橼酸盐的 pH 值较高,因此患者有发生代谢性碱中毒的风险。

## ▲ 间歇性血液透析

透析过程中,水分和代谢废物被一种称为滤过或人工肾装置的透析机(图 30-2)经由体外回路(图 30-3)从血液中清除掉。血液和透析液分别处于两个不同的隔室。血液流过半透膜,该半透膜是一层由纤维素或合成材料合成的薄的多孔板。膜的孔径可允许尿素、肌酐、尿酸等低分子物质扩散。另外,水分子很小,也可以轻松透过半透膜。血浆蛋白、细菌以及血细胞较大,不能透过半透膜。在两个隔室中物质浓度的差异被称为浓度梯度。

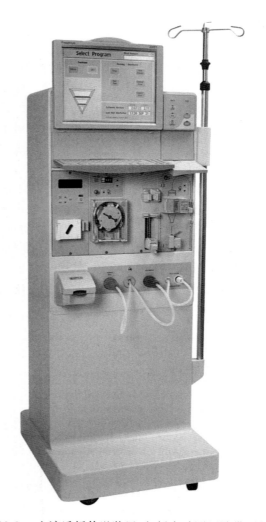

**图 30-2** ▲ 血液透析传送装置,包括自动测压袖带、肝素输注泵、输血泵。该仪器会连续显示透析目标时间、速率以及清除的液体总量。同时可以监测血透液的温度和导电率,其取决于透析液中的钠离子浓度。(Courtesy of Fresenius 2008T Fresenius VSA,Inc.,Concord,CA.)

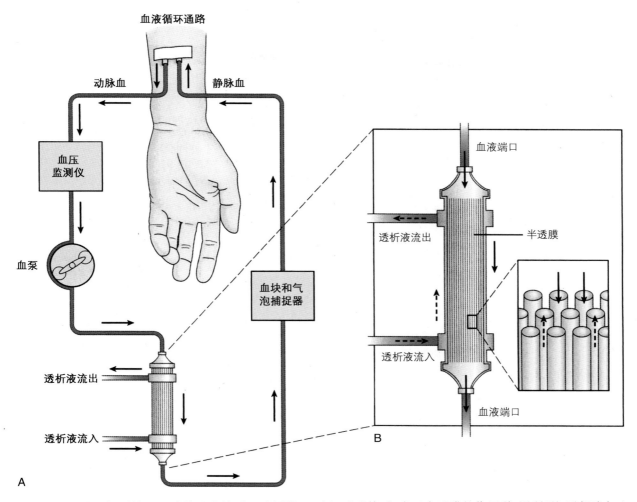

**图 30-3** ▲ 血液透析系统　A:动脉血液被泵入透析器;B:流经透明管,相当于半透膜的作用(如图所示),透析液与血液具有相同的化学组成,但没有尿素及废旧产物,其流入血透管道。血液中的废旧产物,透过半透膜进入透析液中。(From Smeltzer SC, Bare BG, Hinkle JL, Cheever KH: Brunner & Suddarth's Textbook of Medical-Surgical Nursing, 12th ed. Philadelphia, PA: Lippincott Williams & Wilkins, 2010, p 1334.)

　　含有废物、尿素氮、肌酐的血液流入血透器的血室,与不含尿素和肌酐的透析液结合。当最大浓度差建立后,这些物质从血液流向透析液。当血液以 200~400ml/min 的速度在 2~4 小时内通过透析器时,这些代谢废物的浓度将降至正常水平。

　　血液与透析液间建立的压力差,可带走多余的水分。该压力差通过透析器泵的辅助得以完成,即在血液通路中形成正压,在透析液箱内形成负压的超滤过程。

　　总的来说,血液透析可:
- 清除蛋白质代谢物,如尿素、肌酐及尿酸。
- 清除多余水分。
- 维持或恢复患者的缓冲系统。
- 维持或恢复患者体内的电解质。

## 血液透析的适应证

　　血透适用于慢性肾功能衰竭和急性肾损伤产生的并发症,包括尿毒症、体液超负荷、酸中毒、高钾血症、药物中毒等。血液透析、连续肾脏替代治疗和腹膜透析的比较见表 30-1。表框 30-3 列出了透析的适应证。

## 血液透析禁忌证

　　透析时体外回路需要肝素化,因此凝血功能障碍的患者禁忌透析。当患者血压低、心输出量少或对机体容量状态变化敏感时,间歇血液透析也难以进行。对此类重症患者,可首选 CRRT。

表 30-1　血液透析、连续肾脏替代治疗和腹膜透析比较

| | 血液透析 | CRRT | 腹膜透析 |
|---|---|---|---|
| 血液通路 | 动静脉瘘、人工血管移植、双腔静脉导管 | 双腔静脉导管 | 临时或永久腹膜导管 |
| 抗凝治疗要求 | 全身肝素抗凝或频繁用生理盐水冲洗 | 全身肝素或枸橼酸盐抗凝,具体根据患者治疗前的凝血功能而定 | 只需腹腔内使用肝素抗凝不会被全身吸收 |
| 治疗时长 | 3~4h,每周使用 3 次以上,视患者情况而定 | 持续全天使用,按需持续多日 | 连续(循环)或间断使用,间隔时间 1~6h |
| 优点 | 快速高效率地清除体内代谢废物和多余体液<br>应用于药物过量和中毒 | 与血透相比,所需体外血液更少,血液流速更慢,是血流动力学不稳定患者的最好选择,但因需要清除一定液体量,故耗时较长<br>对需大量输液的高代谢型患者有益 | 持续清除代谢废物和体液更好地维护血流动力学的稳定对饮食的限制更少 |
| 缺点 | 需要频繁建立血管通路<br>加重受损心血管系统的负担<br>会出现出血或凝血的现象,进而造成潜在失血的危险<br>需要熟练的技术人员操作<br>存在血液感染风险 | 需要进行建立血管通路的操作;可能会因凝血或设备渗漏会导致失血<br>需要使用额外的装置<br>需要熟练的技术人员操作<br>成本高<br>有血液感染的风险 | 禁用于腹部手术后患者或腹部有多处瘢痕者<br>对于高分解代谢患者来说,清除废旧代谢产物速度慢<br>产生腹部不适<br>有腹膜炎的风险 |

---

**表框 30-3　透析适应证**

- 因急性/慢性肾衰竭导致无尿
- 使用利尿治疗无效的严重肺水肿
- 严重的电解质紊乱、高钾血症、高磷酸血症等治疗无效者
- 代谢性酸中毒
- 尿毒症的并发症累及其他器官(包括心包炎、脑病)
- 可采用透析的药物过量或中毒(如水杨酸盐)
- 文献支持的血液透析技术新进展:治疗败血症

除此之外,间歇性血透不能够满足高代谢患者的代谢需求,也可选择 CRRT 透析。在接受治疗的慢性肾功能衰竭患者可选择血液透析或腹膜透析。

## 管理和评估

　　血液透析中可能会出现问题的复杂性及程度在不同患者间存在差异,取决于多种因素。重要的因素有患者诊断、疾病分期、年龄、其他疾病,水电解质平衡、既往透析史和心理状态。因需要接受透析的老年患者人数在增加,也要考虑随着年龄增长而导致的肾脏和泌尿系统的正常改变(表 30-2)。

## 血透前

　　血透前评估是做好患者管理的第一步。评估包括患者的病史、临床表现、对以往透析治疗的反应、实验室检查结果(如电解质)、照顾者主诉等。

　　护士在透析前评估患者的体液是否平衡,以便采取纠正措施。评估内容主要有血压、脉搏、体重、出入量、组织水肿情况及其他有助于判断患者有无体液负荷过重或容量过低指标。肺动脉楔压、中心静脉压等监测指标也有助于用来判断心脏负荷量。

　　净重(dry weight)或理想体重(ideal weight)用来表示无体液失衡患者,体循环容量在正常范围内时的体重。这为体液的清除或置换提供了指南。该指标并非绝对,需要不断的修正,尤其是透析患者,体重经常发生变化。

　　通过数据回顾及对医生和床位护士的咨询(如适用),血透专科护士应建立清除体液和维持电解质平衡的透析治疗目标。对病情变化迅速的患者,透析目标不尽相同。例如,对某些患者的目标是体液清除要优先于纠正电解质紊乱,有些则相反。

表 30-2　肾脏和泌尿系统老化过程中产生的变化

| 病理生理学变化 | 生理影响 | 护理措施 |
|---|---|---|
| 肾单位的数量和功能降低 | 尿浓缩和尿储存能力下降,产生脱水的风险,口干 | 提供日常的口腔护理,根据医嘱充分补充液体 |
| 肾小球滤过率降低 | 钠、水、尿素、氨和药物分泌量减少,电解质紊乱,皮肤干燥,口渴,肾脏代谢药物的清除率下降而产生毒性 | 需要警惕坠床;每 2h 翻身并评估皮肤情况;根据患者年龄情况,与多学科团队一起评估用药情况,保证药物及剂量准确 |
| 肾脏效能下降 | 易引起高钠血症,体液负荷过重,药物反应 | 常规评估有无心脏衰竭症状(啰声、水肿及第三心音);根据医嘱,评估每日体重变化及出入量 |
| 膀胱张力和功能下降 | 残余尿增加,夜尿、尿失禁以及相关皮肤破损的风险增加,尿失禁相关跌倒风险增加 | 监测有无尿失禁及皮肤破损提供正确的皮肤保护;定期陪伴患者如厕;确保呼叫铃处于随时可用到状态;教会患者凯格尔盆底肌练习 |
| 调节性功能(如感觉口渴、分泌醛固酮、钙的吸收、对血管升压素的反应等)下降 | 脱水风险增加,保钠排钾能力降低,骨质构成发生改变,有受伤风险,补液需求增加,低血压风险增加 | 提供并鼓励患者摄入足够的液体;监控体液和电解质平衡;评估步态及平衡性;必要时采取预防跌倒的措施 |

在首次透析时,焦虑和恐惧情绪会导致血压升高、心悸和胃肠道不适。当透析时,有经验的护士陪伴患者会增加其安全感,避免使用可能引起患者生命体征的变化的抗焦虑药物。

对患者及其家属进行有关透析程序与透析治疗作用的宣教能有效缓解其焦虑症状。必须使他们明白透析仅能帮助患者维持正常生理功能而不是治疗肾脏疾病的手段。

## 透析时

透析开始时,护士应先检查设备(表框 30-4)。完成透析前的准备及安全检查后,方可进行血液透析。透析循环通道包括双腔导管、动静脉瘘和移植的人工血管。使用双腔静脉置管时,需严格执行无菌操作。穿刺瘘管和移植的人工血管时需使用大号(15 或 16 号)针头。

| 表框 30-4 | 透析前的护理干预措施 |
|---|---|

检查血液透析和连续性血液滤过的透析设备
- 治疗开始前,要先排出透析器和过滤器之间的空气
- 管路连接到患者身体前,测试有无报警
- 迅速解决所有的警报
- 压力传感器不灵敏时给予更换
- 治疗开始前检查并确认各管路连接紧密

图 30-3 详细描述了血液透析循环过程。严格无菌条件下建立血管通路后,血液在血泵辅助下开始流动。在透析器指定的动脉导管前的那部分一次性通路,不仅可区分其中未到达透析器的血液,还有助于定位穿刺针的位置。动脉穿刺针穿刺位置离移植血管或动静脉瘘最近,可达到最大的血流速度。血泵前端一般会加装 - 袋生理盐水,发生低血压时,可将生理盐水迅速输注至血管通路,以快速纠正患者血压。输血时,血制品同样可以连接到通路上,由血泵辅助泵注。根据设备的使用情况决定在血泵前或血泵后泵注肝素。

透析器是血透循环通路最重要的组成部分。血液流入血透器血室,使透析液体与代谢废物进行交换,血液流经血泵时,经过一个空气探测器,该探测器如果探测到空气,就会关闭血泵。透析期间需使用的药物也通过此加药室给予。然而,除非有特殊医嘱,大多数药物一般在透析结束后使用。

流经透析器的血液通过静脉通路回输到患者体内,到达规定透析时间后,通过停止泵出患者的血液来停止透析。开放生理盐水冲洗管道,并使其回流至患者体内。

血透护士经常护理实施紧急血液透析的患者。当患者生命体征平稳时,血压及脉搏需半小时记录一次。所有的机器压力及液体流速都需定时检查并记录。护士应评估患者液体及溶质的清除情况及患者血管通路的条件和功能。为避免职业暴露,血透护士在进行透析操作时必须戴手套。血透护士和危重症护士承担其特定的护理职责,需共同护理患者。

## 透析后

透析治疗效果可通过液体清除量(如评估透析后体重)、电解质和酸碱失衡的纠正程度评估。透析后立即抽血有可能得到错误的低电解质、尿素氮和肌酐水平,因为这些物质从细胞转移到血浆需要一段时间才能达到平衡。为保证透析后实验数据的准确性,至少 2~3 小时后才可采取患者的血液样本。

## 并发症

### 透析失衡

纠正尿毒症的速度不宜过快,以防发生透析失衡综合征,主要临床表现有头痛、恶心、烦躁、轻度精神障碍、呕吐、混乱、激惹及癫痫发作等。通常在血浆中溶质浓度,比如尿素氮水平降低时发生。血尿素氮在维持血浆渗透压中起重要作用。由于存在血脑屏障,溶质从脑细胞中去除比较缓慢,因此,相对于脑细胞,血浆处于低渗状态,这样导致水分从血浆转移至脑细胞,引起脑水肿和失衡综合征。该综合征可通过短周期的透析避免,如每 3~4 天进行一次 1~2 小时的透析。

### 低血容量

透析治疗中清除多余的水分可减轻容量负荷过重的状态。因清除量取决于将身体其他部位的液体转移到血管内的量,临床医生必须谨慎,避免在透析过程中过快清除液体而导致液体容量不足。液体清除过多导致的低血压,通过小剂量的液体输注不能有效改善,因此,除非发生致命性的肺水肿,最好通过 2~3 次透析来解决容量负荷过重的问题。

### 低血压

一般可用 100~200ml 的生理盐水纠正低血压。目前血透机的按钮能够控制超滤量,故可辅助预防低血压。另外,也可改变透析液的钠浓度。透析液中的高钠水平意味着血液中的钠清除较少,较高的血清钠有助于液体从细胞间质流向血管内。患者低蛋白血症时可使用血容量扩充剂,如白蛋白。

抗高血压药物的使用可能会导致透析患者产生低血压。为避免该情况发生,许多血透室在患者透析前 4~6 小时常规不使用降压药物。透析前和透析过程中控制液体和钠的量是更可取的控制高血压的方法。镇静剂也可能导致低血压,应尽量避免使用。

### 高血压

容量负荷过重、失衡综合征、超滤后高肾素反应、焦虑等是导致透析过程中发生高血压的最常见原因。高血压在透析中通常由钠和水过量引起,可通过将患者现在的体重与其理想体重或净重对比来确定。由体液负荷过重产生的高血压,可通过超滤降低血压。

有些患者透析前血压可能正常,透析后血压会逐渐或突然升高。该变化的原因尚不清楚,可能与超滤和肾缺血导致肾上腺素增加有关。肾上腺素引起的血管收缩功能有限,一旦血容量减少超过维持血管收缩血压的能力,将会迅速导致低血压发生,因此,需严密监测患者的生命体征。

### 肌肉痉挛

肌肉痉挛可因透析时体液清除过多,导致血管内容量和肌肉灌注减少引起。透析过程中,可通过降低超滤率、给予高渗溶液、生理盐水、甘露醇或葡萄糖,增加肌肉的灌注量治疗。

### 心律失常和心绞痛

存在潜在心脏疾病的患者在液体和电解质清除的过程中,容易发生心律失常和心绞痛。降低液体清除速度可以改善这种情况,同样可以通过药物治疗来控制患者的心律。

## ▲ 连续肾脏替代治疗

连续肾脏替代治疗(CRRT)期间,血液在体外通过类似于血液透析中的多孔滤过膜进行循环。此过程与血液透析类似,电解质和中小分子被超滤。行 CRRT 时,需生理溶液的同步持续再灌注。与血液透析略有不同的是,CRRT 所采用的泵配有称重系统,可以时刻精确地维持体液平衡(图 30-4)。

最常见的连续肾脏替代治疗包括 CVVH、CVVH/D、缓慢连续性血液滤过三种类型(表 30-3)。本书重点讨论 CVVH 和 CVVH/D,这些疗法取代

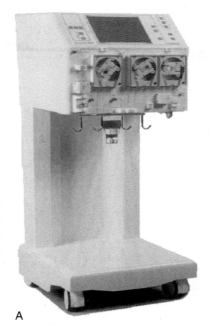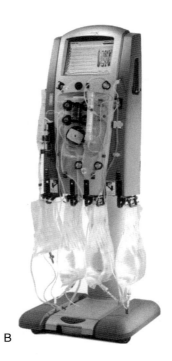

图 30-4 ▲ 连续肾脏替代治疗装置提供了一个为输液和腹膜透析液加热的装置;一个称重系统,可减少评估液体平衡出错的可能性;准备一个备用电池,以便在运送患者时继续进行治疗　A:Diapact pump.(Courtesy B-Braun McGraw Corporation.)　B:PRISMAFLEX.(Courtesy of Gambro Renal Products,Inc.)

表 30-3　连续肾脏替代疗法

| 治疗类型 | 作用机制 | 适应证 |
|---|---|---|
| 连续性静 - 静脉血液透析(CVVHD) | 血液从接入端口通过低渗透析过滤,有反流的透析液进入透析液舱和超滤液袋<br>流体和渗透压将额外的分子(电解质和毒素)过滤掉,这两个过程所造成的废水排入超滤袋<br>主要通过扩散清除溶质;无需置换液<br>仅限于小分子滤过 | 体液和溶质的清除 |
| 连续性静 - 静脉血液滤过(CVVH) | 血液从接入端口通过高通量透析装置;置换液通常添加到滤波器前的系统中产生"按钮"现象:有静水压力推动分子(电解质和毒素)和流体通过滤波器。添加置换液可增加静水压力来提高清除率。污水排入超滤液收集袋。超滤会导致患者体重下降。必要时可成为替代方案 | 体液和溶质的清除 |
| 连续性静 - 静脉血液滤过透析(CVVHD) | 使用置换液和透析液<br>通过高渗透析器和透析液来驱动血液,使其在透析室进行混合。连接到前置滤波器添加置换液。通过扩散和对流清除溶质;使用置换液是为了保证体液平衡(有时被称为"推拉"透析) | 结合对流和扩散进行清除 |

了以前的动静脉手术。CVVH 和 CVVH/D 的循环通路通常是一个专门用于透析的大口径双腔中心静脉置管。体外循环回路类似于血液透析回路(图 30-5),通过泵来协助血液流动。血液流速通常远远低于血液透析(模仿患者的自然血流量)。根据患者心肺功能状态,以滴定方式按小时实现超滤目标。

使用 CVVH 时,应根据患者的生理特点和医疗机构的规定,按医嘱使用置换液,并与滤波器前方或后方连接。若 CVVH 的过程中辅以透析,称为 CVVH/D。添加透析液可增加清除废物的能力。因此,CVVH/D 常应用于尿毒症患者的积极管理,如高分解代谢患者。CVVH 和 CVVH/D 可由重症监护室的护士来执行管理。一般来说,护士需通过教育培训、能力评估、执行测试后才可进行 CRRT 患者的护理。

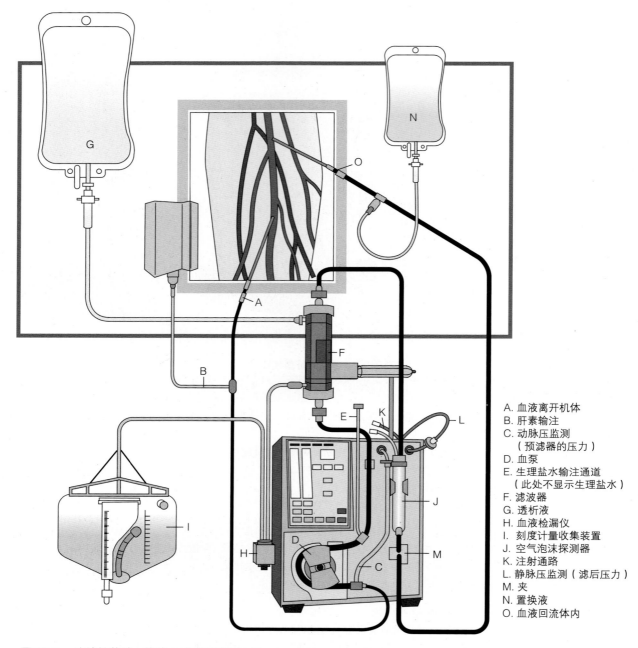

A. 血液离开机体
B. 肝素输注
C. 动脉压监测
（预滤器的压力）
D. 血泵
E. 生理盐水输注通道
（此处不显示生理盐水）
F. 滤波器
G. 透析液
H. 血液检漏仪
I. 刻度计量收集装置
J. 空气泡沫探测器
K. 注射通路
L. 静脉压监测（滤后压力）
M. 夹
N. 置换液
O. 血液回流体内

**图 30-5** ▲ 连续性静脉-静脉血液滤过透析。（Courtesy of Baxter Health Care Corporation, Renal Division, McGaw Park, IL.）

## 连续肾脏替代治疗的适应证

CRRT 的适应证包括无法耐受血液透析产生的快速血液置换而出现血流动力学不稳定者、每小时需要大剂量静脉输液或者肠外营养者、需每3~4 小时进行血液透析来纠正由急性肾功能衰竭引起的代谢失衡者。CVVH 用于清除患者体内多余的液体，而尿毒症患者需要清除体内废物时则使用 CVVH/D。连续静脉-静脉血液滤过透析和腹膜透析的比较详见图 30-1。

## 连续肾脏替代治疗的禁忌证

当患者血流动力学稳定或不需要持续治疗时，禁止行连续肾脏替代治疗，可使用间歇性血液透析。对于患有凝血功能障碍的患者，建立循环通路会比较困难，可能推迟治疗开始时间。开始治疗前，与患者和家属进行讨论是非常必要的；有些患者可能不希望接受连续肾脏替代治疗，因此必须尊重患者的意愿。

## 设备

经典的 CVVH/D（连续性静脉血液过滤）装置见图 30-5。血液通过血管通路的动脉分支流出体外，标注的第一个输液通路是用来抗凝的。位于血泵前面的一条通路用于监测循环预滤器部分的血压，并将其作为动脉血压值。下一步，血泵推动血液流入滤波器。与血泵后连接的注入口用于输注生理盐水，以冲洗回路或者添加置换液。图中所示的袋装透析液流经透析器，并且包绕用于运输血液的中空纤维。透析液离开滤波器时，将通过可感受微量血液的传感器，若透析器发生渗漏就会报警。透析液和从患者身上排出的多余液体会被收集在一个有刻度计量的收集装置中，以便于测量。同时，血液通过滤波器到达输注器，空气和泡沫会停留在此，不会进入患者的血液循环。输注器既包含了一个可提高或降低血液浓度的注射器连接通路，同时也包含一个能测量循环通路后置滤波器压力（静脉压力）的通路。输注器后面有一个开关，如果输注器内进入空气，开关就会自动开启。动脉和静脉压力传感器受一次性滤波器的保护。当血液再次回到体内时，输注置换液。有些治疗设备系统中，置换液的通路会被放在血泵前面，这可以使置换液在血液到达滤波器前被注入。在循环通路中的整个血液量大约为 150~200ml。

## 评估与管理

### 操作前

开始治疗前，应获取血流动力学基线数据、生命体征、实验室检查结果（即电解质和凝血功能结果）及体重。治疗过程可能存在不可控制的大量液体流失。因此，医生应设置每小时体液平衡目标值。为维持体液平衡，每小时置换或者清除的体液量有所不同（表框 30-5）。

### 操作

治疗开始前，检查设备（表框 30-4），准备通路和滤波器，排除循环中的空气。动脉和静脉通路与导管的相应端口相连，打开血泵，血液通过管道开始流动。超滤开始产生等离子水（超滤液），然后进入收集装置。通过循环通路的血流平均速度

---

| 表框 30-5 | CVVH/D 每小时体液平衡目标值和体液置换出入量计算 |
|---|---|

1. 患者每小时需清除的液体量为 100ml。
2. 患者每小时需获取 450ml 的液体（输血和静脉给药）。
3. 患者一小时内胸管引流和鼻胃管引流量分别为 100ml 和 50ml。
4. 以 1 000ml/h 的速度添加透析液以增加清除率。
5. 1h 后集液袋中液体总量是 1 500ml（注意：1 000ml 是透析液，另外 500ml 是患者血浆中滤过的物质）。

计算置换液的总量，入量为静脉输注的 450ml 液体加上 1 000ml 透析液。出量包括从患者血浆中滤过的液体 500ml，50ml 胃管引流液以及 100ml 胸腔引流液。总输出量是 1 650ml，总输入量是 1 450ml，出入量相差 200ml。减去每小时 100ml 的体液清除目标，提示超过清除目标量的 100ml 体液需要在 1h 内补充。

---

为 30~60ml/min，最高可达 200ml/min 的理想清除率。500~600ml/h 的超滤速度可达到充分清除物质的效果。

需抗凝治疗时，在透析开始即使用标准抗凝剂——小剂量肝素，同时密切监测活化部分凝血活酶时间。肝素也可以与生理盐水一起使用来防止循环凝血，出现血凝块时需要终止 CRRT。当患者血小板数量少时，可以使用无肝素的生理盐水进行冲洗。常用的方案是每小时用 50~100ml 的生理盐水冲洗循环通路。另一种抗凝方法是在前置滤波器中注入枸橼酸盐，但该方法仅可防止体外循环通路中的凝血，且会形成螯合钙，该物质通过静脉回流通路或外周通路进行输注置换，以维持正常的钙离子浓度。因此，需要密切监测患者，以防出现高钙血症或者低钙血症。

CVVH/D 的每小时系统维护包括测量血液和透析液流速、计算净超滤值和置换液量、滴定抗凝剂、评估血管通路的完整性以及监测血流动力学参数和血液循环的压力。通过与跨学科团队协商，肾病科医生设置每小时体液平衡目标值，危重症护士负责观察目标是否实现。表框 30-6 列举了监测体液和电解质平衡的护理干预措施。通过比较总出入量，可计算出每小时净液平衡值。因此置换液量取决于体液平衡目标值与净液平衡值之差，护士应在患者的出入量记录中详细记录净液平衡值和置换液值。

行 CVVH 时，置换液可在前置或后置滤波器输入，两种技术各有优缺点。在前置滤波器输入置换液的优点是可降低血黏度，增加通过滤波器

| 表框 30-6 | 护理干预措施 |
| --- | --- |

**监测 CVVH/D 的体液和电解质平衡**

- 每天监测和记录患者的体重,最好在同一磅秤和同一时间段进行
- 治疗开始前抽血检查血液中电解质,血尿素氮和肌酐,此后每天至少两次
- 治疗开始前评估生命体征,分析中心压力(条件允许下)输入和输出量,治疗过程中至少每小时一次
- 与肾病学家合作来判断每小时体液平衡值

- 计算下一小时的置换液时需要记录所有出入量
- 输注适合患者电解质的置换液或从药房定制混合置换液
- 若发生低血压,遵医嘱给予生理盐水(100~200ml),降低超滤,如有必要,给予 5% 白蛋白静滴
- 观察患者有无电解质失衡征象(如心电图有无变化,是否出现肌无力等低血钾症状)

的血流速度,从而促进超滤液(等离子流体)的产生和溶质清除,降低凝血概率;缺点是会增加置换液的需求量。如果在后置滤波器输入置换液,将会减少总失水量及使用置换液的必要性,但会使滤波器凝血概率增加,减少滤波器的使用寿命。两种方法的选择取决于所使用的机器系统和所在机构的规定。

透析开始前要监测患者的电解质、尿素氮、肌酐和血糖水平,并每 6~12 小时监测一次。电解质失衡可通过改变置换液的成分或定制混合透析液来纠正。抗凝可通过检查激活凝血时间或者凝血酶原时间(PT)及部分凝血活酶时间(PTT)来监测。虽然监测频率取决于每个机构,但每 1~2 小时常规检查凝血时间可防止滤波器及血液通路凝血。

对于改善循环通路的最优时间尚无统一标准。有报道称,滤波器平均持续使用时限为 4 天。但许多机构规定,滤波器的使用寿命常以 24~48 小时为限。通过系统性的检查滤液与前置滤波器的尿素氮量比值可监测滤波器的寿命。若比值降低,则表明其性能不足。超滤率下降和静脉压力增加提示滤波器中产生凝血。

治疗可能会因患者外出检查或者解决血液循环或血管通路的机械问题而中断,如果患者有肾功能恢复的征象,治疗将会终止。确定连续治疗可终止时,血液应回输给患者。首先,夹闭超滤出口,关闭透析液,然后终止抗凝。通过生理盐水冲洗,血液回输到患者体内。一旦管道清空,将与血管通路分离。然后根据所在机构的规定,冲洗血管通路并关闭。记录体液是否平衡、血管通道使用情况以及患者对治疗的反应。管路和滤波器是一次性的,用后按规定处理。护士应根据标准防护措施处理循环回路和超滤液。表框 30-7 列出了一些有关血液透析和连续性肾脏替代治疗的护理诊断。

| 表框 30-7 | 护理诊断示例 |
| --- | --- |

**血液透析或连续肾脏替代治疗患者**

- 体液过多:与肾损伤有关
- 体液不足:与肾脏置换液清除有关
- 肾脏组织灌注无效:表现为肾组织灌注降低
- 有感染的危险:与侵入性装置和营养不良有关

## 连续性静 - 静脉血液滤过透析的技术性并发症

### 通路问题

CVVH/D 的血流速度远远低于血液透析中的血流速度,通常一个通道即可满足流速要求。然而,通路运转不佳将会危及整个 CVVH/D 过程。根据导管通路的位置(尤其是股静脉或颈内静脉),患者的体位会影响血液流动速度。动脉管腔凝块或者导管打折产生的梗阻会导致到达循环回路的血液减少,表现为动脉和静脉压力降低。静脉管腔凝块或导管打折,血液反流受阻,静脉压力升高。护士可手动冲洗管腔判断是否通畅,此时暂停治疗。若血流仍然不畅,必须通知医生采取进一步措施,如溶栓以恢复导管通畅性或者更换导管。

### 凝血

超滤器凝血形成的前兆是超滤减少且无法通过增加血液流速纠正。随着凝血的进一步发展,静脉压力升高、动脉压力下降、血管变黑、凝血时间很短。注射生理盐水可帮助确定凝血的位置和程度。更换循环回路前可回输患者的部分血液,但如果有大量凝血则不能回输,表框 30-8 列出了维持 CVVH/D 中血流量的护理干预措施。

| 表框 30-8 | 护理干预措施 |
|---|---|

**通过连续性静 - 静脉血液滤过透析回路来维持血流**

- 治疗开始时检查凝血时间，在治疗中按照规定时间间隔检查凝血时间。
- 经常用生理盐水冲洗设备，以评估滤波器和循环回路情况。
- 监测超滤率、静脉和动脉压力，以及循环回路中血液的颜色。
- 如果滤过系统出现凝血，于更换系统之前尽可能将更多的血液回输给患者。

## 循环回路中的空气

如果接头松开，或者预滤器滴注管道干燥运行，空气会在滴注器中聚集从而破坏系统，这会诱发空气探测器报警，触发静脉通道闭合。护士可通过观察循环回路的完整性来探测空气的来源。在重置通道夹闭前，护士要确保滴注器中所有的气泡被排出，所有接头处闭合，避免空气进入患者的血液。

## 血液渗出

若滤波器内发生破裂，超滤液内会有血液出现。此时血液渗漏警报声响，血泵停止工作。稍有渗漏，超滤液试纸即可测出。只要超滤液中没有血液，血液就可以安全回输给患者。然后更换血液循环回路。大量渗漏很容易识别，此时血液不能回输给患者，还需检查患者的血细胞比容来决定是否需要输血。

## 连续性静 - 静脉血液滤过透析的生理并发症

### 低血压

如果动脉压和静脉压降低，护士可加快置换液的滴注速率，减少液体清除量，给予生理盐水注射液或血管活性药物静脉滴注。输注 5% 的白蛋白可帮助稳定血压。如果低血压持续存在，应咨询医生调整净超滤的目标值。

### 体温过低

由于血液在体外循环，有些患者将出现体温降低、寒战症状。若该情况发生，可适当使用血液加温器来加温透析导管、透析液或者置换液。CRRT 技术的进步使得任何体外治疗均可提高液体平衡的精确值并降低发生体温过低的风险。由于体温过低会导致凝血功能障碍和心律失常，因此密切监测患者的体温并采取相应干预措施至关重要。

## 肾脏替代治疗的心理问题

短期肾脏替代治疗的心理影响不同于终身治疗。尽管这两种情况下患者都依赖机器，短期药物治疗通常是希望患者恢复肾功能。因此早期应关注临时血管通路置入及透析治疗导致的不适。这些情况解决后，患者和家属必须应对肾功能衰竭的持续时间和透析持续时间的不确定性。

慢性肾功能衰竭的患者必须面对自己余生都需要接受肾脏替代治疗的事实。首先，患者难以接受的心理状态可能会持续一段时间，这段时间往往拒绝接受治疗。而开始透析的患者因感觉良好会显得很兴奋而进入"蜜月期"。患者应尽快度过正常的悲伤阶段并发展健康的应对机制以接受长期治疗。

## 血液透析应用于其他治疗

血液透析的技术设备及相关知识可被应用于涉及体外血液处理的其他治疗，如血液灌流和治疗性血浆置换。血液灌流主要用于治疗药物过量。血液从机体泵出，通过一系列含碳材料或其他能与该药物结合的吸附性物质进行灌洗，从而快速降低血清药物浓度并且避免因药物过量导致潜在的组织损伤。该疗法对于脂溶性或者通过血液透析很难去除的大分子结构药物特别有用。鉴于此，危重症护士需要随时准备为定时给药的患者实施血液透析。表框 30-9 列举了一些可通过透析法清除的药物。

| 表框 30-9 | 可通过血液透析清除的常见药物 |
|---|---|

对乙酰氨基酚、阿昔洛韦、嘌呤醇、阿莫西林、氨苄西林、阿司匹林、阿替洛尔

卡托普利、头孢唑啉、头孢吡肟、头孢西丁、头孢他啶、环丙沙星、西咪替丁

依那普利、艾司洛尔

硫酸亚铁、氟康唑

更昔洛韦、庆大霉素

亚胺培南

赖诺普利、锂盐

甘露醇、美罗培南、二甲双胍、甲氨蝶呤、6- 甲氢化泼尼松、美托洛尔、甲硝咪唑、吗啡

硝基氢氰酸盐

盘尼西林、苯巴比妥钠、哌拉西林、普鲁卡因酰胺

水杨酰水杨酸、甲磺胺心定、链霉素、磺胺甲噁唑

茶碱、妥布霉素

治疗性血浆置换或者血浆分离置换法，是另一种使用标准血液透析设备联同血浆分离细胞和置换液进行治疗的方法。血浆分离置换法用于治疗因循环免疫复合物或异常蛋白质引起的疾病或并发症。治疗过程中，患者的全血被分离成各主要成分，以利于致病性物质的清除。

## ▲ 腹膜透析

腹膜透析和血液透析一样，通过弥散原理实现同一目标。腹膜透析中，腹膜是半透膜，通过渗透的方式清除体内多余液体，而血液透析是运用压力差。腹膜透析需在腹膜腔内置入坦克霍夫(腹膜)导管(图 30-6)。当血液透析方法不可用或无法进入血流时，间歇性腹膜透析(intermittent peritoneal dialysis, IPD)是一种有效治疗急性肾功能衰竭的替代方法。评价患者是否需要血液透析时，腹膜透析也可作为肾功能衰竭的初始治疗方案。腹膜透析和血液透析及连续性肾脏替代治疗的区别见表 30-1。

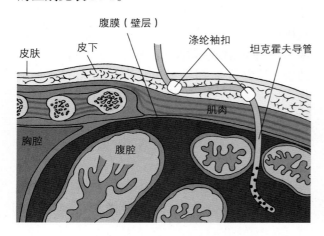

图 30-6 ▲ 置入腹腔的坦克霍夫(腹膜)导管，涤纶袖扣包绕导管有助于减少感染并发症

腹膜透析较血液透析有以下优势：
- 所需的技术设备和物品更加简便易行。
- 人员的培训需求较低。
- 与血液透析相比，相关不良反应较小。这对患有严重心脏病无法耐受快速血流动力学变化的患者更为重要。
- 患者可学习在家中管理腹膜透析。
然而，腹膜透析也有一些缺点，如下：
- 需要更长时间才能充分清除代谢废物、恢

复电解质和液体平衡。
- 反复治疗可能导致腹膜炎。
- 长时间制动可能导致并发症，如肺充血和静脉淤血。

腹膜透析过程中有液体进入腹腔，因此患有腹膜炎，近期或大面积腹部手术或腹腔粘连的患者，禁忌腹膜透析。发生心搏骤停时，应即刻排空腹腔使患者胸外按压效率最大化。

## 设备

### 溶剂

正如血液透析、腹膜透析溶液包含"理想的"电解质浓度，但缺乏尿素、肌酐和其他被清除的物质。与血液透析中的透析液不同，溶液必须无菌。不同浓度的葡萄糖溶液(1.5%、2.5% 和 4.25%)均可使用。2.5% 或 4.25% 的溶液通常用于清除更多的体液，有时用于提高溶质清除率。若腹膜透析液不含钾，为避免发生低钾血症，可在透析液添加少量氯化钾。必须密切监测患者的血清钾浓度，进而调节钾的添加量。

### 自动化腹膜透析系统

自动化腹膜透析系统具有内置监测器和自动计时装置，使透析液循环灌注并清除腹腔液体。该系统也叫作周期计，可列入重症监护设备。该系统避免了持续更换溶液袋，操作相对方便。大多数周期计可自动记录各周期的超滤信息。设置周期计时需要给循环管道附加适当强度的大容量(5L)溶液袋，该过程需注意无菌操作。循环程序设定在一定时间内一次交换一定量的透析液。时间到了，患者腹腔将自动排空，然后再注满。周期计通常用于装有永久腹膜通路装置的患者。

## 评估和管理

### 透析前

腹膜透析开始前，护士必须执行以下干预措施：
1. 如果需要新的导管，向患者详细解释导管插入操作和透析过程。根据医院政策，签署知情同意书。
2. 嘱患者手术前排空膀胱。
3. 根据需要使用术前用药，使患者手术过程

中尽可能放松。

4. 可使用专门的加热设备加热透析液至体温或者略高于体温,因为微波加热不均匀,应避免用微波炉加热腹膜透析液。

5. 测量并记录患者的基础生命体征,如体温、血压、脉搏、呼吸并记录体重。卧床式体重测量仪可随时监测患者的体重。

6. 了解患者的病史,排除腹部手术和创伤史。

7. 腹腔导管置入前检查患者的腹部。

8. 术前获取有关液体清除、置换和给药的特定医嘱。

## 透析

留置导管前需准备:

• 腹膜透析管理设备。

• 腹膜透析导管设备,包括导管、导管和透析管理设备间的连接管、金属探针。

• 医生选择的套管针。

• 辅助药物:局麻药物(2% 利多卡因)、肝素稀释液(1 000U/ml)、氯化钾、广谱抗生素。

医生应在无菌条件下,在肚脐下方正中位置切开个小口,套管针通过切口进入腹腔,导管插入后固定,腹膜透析管置入应在特定的治疗室或手术室进行。

透析液在重力作用下快速地流入腹腔(5~10分钟;图 30-7)。如果流速过慢,导管可能需要重新定位。溶液注入完毕后夹管,保持溶液在腹腔内停留 30~45 分钟。然后,将溶液瓶或袋放置在低于腹腔的位置,使液体在重力作用下流出腹腔。如果系统正常,导管位置正确,液体就会以一个稳定而有力的流速流出。排出时间不超过 20 分钟。

该周期在规定的时间内不断重复,根据不同的治疗目的,患者的基本情况及系统运行是否正常,时间将在 12~36 小时内变化。透析废水为污染的液体,处理时应戴手套。

## 透析后

透析后,护士需要:

1. 准确记录出入量,并使用同一个体重秤称重,评估有无体液不足或体液过多。

2. 监测血压和脉搏。直立性低血压或者脉率增加是帮助护士评估患者容量的重要线索。

3. 发现腹膜炎早期症状和体征。低热、腹部疼痛和腹膜透析液浑浊,提示感染。

4. 保证腹膜系统无菌,进行腹部伤口更换敷贴、开放管道或更换管道时,必须戴无菌手套和口罩。更换引流袋或瓶时,要做好物理环境管理来

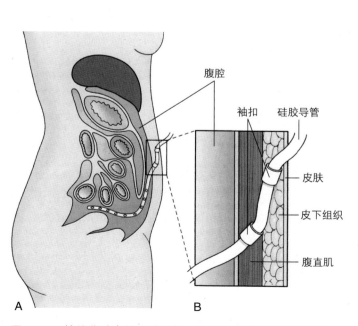

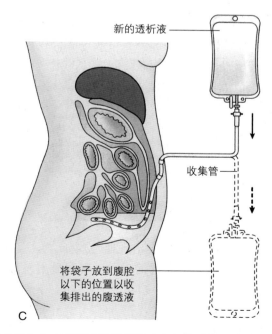

**图 30-7** ▲ 持续非卧床性腹膜透析。A:腹腔导管透过腹壁植入。B:涤纶袖扣和皮下隧道提供保护防止细菌感染 C:透析液在重力作用下通过腹腔导管进入腹腔。一定时间后,在重力作用下,废液流出腹腔被丢弃。新的透析液注入腹腔,经过一个周期后排出。在此基础上,患者透析期间,可自由从事日常活动。(From Smeltzer SC, Bare BG, Hinkle JL, et al: Brunner & Suddarth's Textbook of Medical-Surgical Nursing, 12th ed. Philadelphia, PA: Lippincott Williams & Wilkins, 2010, p 1341.)

防止污染(例如避免产生高流量和高气流区域)。

5. 产生生理问题前,尽早监测和纠正技术障碍。腹腔液流出速度缓慢是腹膜导管不畅的早期征兆。

6. 预防长期卧床并发症,为长期卧床患者提供所需要的环境。

7. 预防便秘。排便困难及不经常排便会降低体内废物清除率,加剧患者的腹胀或不适。

## 技术性并发症

### 透析液的不完全引流

排出量应等于或者超过注入量。商业制备的透析液为 1 000~2 000ml。如果几次透析后,排出量低于注入量(500ml 或者更多),护士必须对患者进行评估。液体潴留的迹象包括腹胀、体液负荷过重等。评估未排出量最准确的指标是体重。

如果液体排出缓慢,导管尖端可能埋在大网膜内或者被纤维蛋白堵塞。此时应帮助患者改变体位,抬高床头,并轻轻按摩腹部以利于透析液排出。

如果引流出的液体中出现纤维蛋白或者血液,透析液中需添加肝素液。具体剂量根据医生的医嘱来定,一般为 500~1 000U/L。

### 导管周围渗漏

手术后的表面渗漏可通过缝合线和控制腹膜透析液的灌注量控制。腹内压的增高也可能导致透析液渗漏。因此术后早期需避免持续性呕吐、咳嗽和持续运动。要经常检查腹部伤口敷料以确定有无渗漏。可用血糖试纸区分渗漏出的透析液与干净液体,因透析液含有糖分,试纸会显示阳性。必须纠正导管漏液以防止细菌通过导管进入腹部。

### 血性腹水

最初腹透时会出现血性腹水,经过几次腹透该症状会消失。任何时段出现明显出血都是严重问题的征兆,必须立即检查。

## 生理并发症

### 腹膜炎

腹膜炎是一种严重但可控的腹膜透析并发症。腹膜炎体征包括低热、腹透液进入时有腹痛、排出液颜色浑浊。早期发现和治疗可以降低患者的不适,同时可预防更严重的并发症。

细菌培养和药敏实验后要尽早治疗。可在透析液中加入广谱抗生素,也可静脉注射抗生素。根据患者感染的程度,一般患者的症状经过 8 小时的抗生素治疗后可以得到显著改善。

### 导管相关性感染

每天换药时,护士应检查切口部位有无感染迹象,如压痛、红肿和导管周围引流情况。没有腹膜炎的情况下,对导管感染的控制通常是先口服广谱抗生素治疗。表框 30-10 是预防腹腔透析感染的护理措施。

| 表框 30-10 / 护理干预措施 |
| --- |
| **腹膜透析中的感染预防**<br>• 在透析过程中保持无菌<br>• 使用密封塑料透析液袋<br>• 定期更换透析导管<br>• 加药前用消毒液擦拭或浸泡连接管道和注射端口<br>• 评估患者有无腹膜炎的症状和体征(疼痛、引流液浑浊、发热)<br>• 进行伤口换药时要严格执行无菌操作,直至伤口愈合<br>• 如果疑似感染,进行相应的细菌培养,再根据医嘱应用相应的抗生素 |

### 低血压

液体排出量过多可导致低血压。因此要严密监测患者的生命体征,尤其是使用高渗溶液时。卧位和坐位血压可用于评估体液量,血压和体重的逐渐下降可能提示液体排出过多。

### 高血压和体液负荷过重

如果每个周期中没有排出所有的透析液,就会产生高血压和体液负荷过重的情况。此时,护士应评估管道是否通畅,并且准确记录引流袋中的引流液量。部分厂家在 1 000ml 规格引流袋中会多加 50ml 引流液,透析数小时后,将产生较大差异。

护士同样要观察患者有无呼吸窘迫及肺充血等症状。与体液负荷过重无关的高血压可能因恐惧和焦虑产生。首选非药物治疗措施来降低焦虑症状,而非使用镇静剂。

## 血尿素氮和肌酐水平升高

严密监测血尿素氮和肌酐水平可帮助评估透析的有效性。当这些指标水平持续较高，表明废物清除率低。

## 低钾血症

低血钾是腹膜透析中常见的并发症，因此要密切监测血清钾浓度。血清钾水平低时，可在透析液中添加氯化钾。

## 高血糖

腹透液中添加胰岛素可控制高血糖。患者有糖尿病或肝脏疾病时，应密切监测血糖水平。

## 疼痛

透析期间，患者在任何时段都可能感到不适，这可能与腹胀或者化学性刺激有关。如果小剂量镇痛药效果不佳，可以直接向导管内注入 2% 的利多卡因 5ml。在腹腔排空而非腹胀的情况下可给予患者少量营养液能够增加舒适感。

剧烈疼痛可提示感染或麻痹性肠梗阻。透析后首个 24 小时内一般不会发生感染，无菌技术和预防性使用抗生素可降低感染发生率。定期对排出的腹透液进行细菌培养可早期发现病原生物体。

## 卧床制动

对体质虚弱或老年患者而言，卧床制动可导致坠积性肺炎。因此应鼓励患者深呼吸，咳嗽及翻身等。腿部的锻炼以及弹力袜的使用也可有效预防深静脉血栓和栓塞的发生。

## 不适

与血液透析相比，腹膜透析清除废物的速度较慢，因此腹膜透析很少出现平衡失调。但长期治疗会引起患者倦怠。护士可采取相应的护理措施如看电视、阅读或者鼓励家属探视，尽可能增进患者舒适。给予腹膜透析相关健康教育并鼓励患者参与护理可减少其焦虑和不适症状。

## 作为慢性治疗手段的腹膜透析

间歇性腹膜透析（IPD）用于慢性治疗已有一段时间，该治疗每周三次，每次要求患者保持静止状态长达 10~14 小时。若治疗在透析中心开展，患者会感到不便，也会增加医务人员的工作时间，所以现在很多透析中心基本不行 IPD 治疗。

在持续性非卧床腹膜透析（continuous ambulatory peritoneal dialysis，CAPD）开展以来，腹膜透析作为一种慢性透析治疗方式很快得到普及。CAPD 易学，且患者透析时活动不受限制。该方法使用的透析液需每周 7 天，每天 24 小时都充满在导管内。腹透液由患者自己引流并更换，每天 3~5 次，更换的液体量根据患者个体需要而定。虽然患者每天都需要进行透析，CAPD 仍然在很多终末期肾病（end-stage renal disease，ESRD）患者中应用，因为他们能够轻松并且独立地完成这些操作。需要连续性缓慢清除体内水分和钠盐的患者，如难治性充血性心力衰竭患者，也可优先考虑 CAPD。

持续循环性腹膜透析（continuous cyclic peritoneal dialysis，CCPD）是另一种慢性腹膜透析疗法。该方法具体为在患者的夜间睡眠时用循环机进行 IPD，早上灌注透析液使其在腹腔内留置一整天。该方法对需要家庭成员帮助透析的患者来说最为方便。

和急性腹膜透析一样，慢性腹膜透析最大的潜在并发症是腹膜炎。腹透导管在手术室置入并且永久性留置。该导管一般会有 1~2 个涤纶开口，外科医生缝合腹壁皮下组织时将其妥善固定，并且使其永久密封以预防细菌入侵。患者需要学会如何识别导管或治疗相关的潜在并发症，以便必要时向 CAPD 团体寻求帮助。

居家进行 IPD，CAPD 或者 CCPD 的患者，一般每 4~8 周需要到透析中心一次。护士要进行护理评估，技术回顾，并且要进行相关的血液检查。所有的医疗小组成员，包括医生、护士、营养师和社会工作者，需要和患者及其家属一起来帮助他们顺利适应这种治疗方式。表框 30-10 列出了慢性腹膜透析患者的出院计划指南。

## ▲ 肾功能不全的药物治疗

肾功能衰竭患者可通过透析治疗来维持液体和电解质平衡。可以尝试使用药物治疗帮助肾功能恢复或者优化体液平衡。

## 利尿剂

利尿剂通过增加尿量来增加液体排出量。利尿剂主要分为三大类：髓袢利尿剂、噻嗪类和保钾类。表 30-4 列出了各种利尿剂。此外，乙酰唑胺（碳酸酐酶抑制剂）和甘露醇（渗透性利尿剂）可用来促进排尿。必要时需联合用药来达到预期治疗效果。联合治疗中，不同类别的利尿剂可以被选择并联合使用，以最大限度地增加尿量。

利尿剂可以口服或者静脉注射，静脉注射效果更明显。应密切监测患者的呼吸、血流动力学变化、体重、外周水肿情况来判断治疗效果。通过实验室检查监测血尿素氮及肌酐水平，对评估急性肾功能衰竭的发生或恶化非常重要。肾小球滤过率（GFR）正常的情况下，患者的肺功能状态及体液平衡状态可得到改善。

利尿剂起效的同时也有不良反应（表 30-4）。

常见的不良反应是尿量过多，护士必须严格监测患者是否出现液体容量不足，尤其是当利尿方案刚启用或发生改变时。容量不足引起的症状在第 29 章已讨论。其他不良反应包括低钠血症、低钾血症、高钾血症、低钙血症、低镁血症、高钙血症、酸碱失衡等。呕吐可导致容量减少，第三间隙液体增加，利尿治疗或其他情况可导致同样后果。表框 30-11 列出患者服用利尿剂后的护理诊断。

| 表框 30-11 护理诊断示例 |
| --- |
| **接受利尿剂治疗的患者** <br> • 气体交换受损　与充血性心力衰竭引起的肺动脉压增高有关。 <br> • 有体液不足的危险　与使用利尿剂有关。 <br> • 有电解质失衡的危险。 <br> • 有急性意识障碍的危险　与电解质失衡或体液丢失有关。 |

低钾血症是利尿剂常见的不良反应，尤其使用髓袢类及噻嗪类利尿剂后。一般来说，低血钾

表 30-4　利尿药物

| 药物名称 | 作用机制 | 并发症 | 管理和预防 |
| --- | --- | --- | --- |
| 髓袢利尿剂<br>如呋塞米（速尿），依他尼酸（利尿酸），布美他尼 | 高效能利尿剂，主要作用部位在髓袢升支粗段<br>增加钠、钾、氯排出<br>增加钙排出 | 容量不足 | 监测每日体重变化、出入量、容量不足的表现 |
| | | 低钾血症<br>低钠血症 | 髓袢利尿剂使用时同时补充钾剂，或膳食补钾 |
| | | 低钙血症 | 监测血钙水平，补钙 |
| | | 低镁血症 | 由于人体内镁的含量相当高，一般不需处理 |
| 噻嗪类<br>如氯噻嗪，氢氯噻嗪 | 抑制远端小管前段和近端小管（作用较轻）对氯化钠的重吸收<br>增加钠、钾、氯排出<br>减少尿钙排出 | 高钙血症 | 监测血钙水平，如果血钙持续升高，应用髓袢类利尿剂 |
| | | 低钾血症 | 此类药物常规应用时可以给予钾补充剂或膳食补钾 |
| | | 低镁血症 | 由于体内镁含量高，一般不需处理 |
| 保钾利尿剂<br>如螺内酯（安体舒通），氨苯蝶啶，阿米洛利 | 保钾<br>螺内酯可抑制醛固酮，减少钠的重吸收，增加钾的重吸收<br>氨苯蝶啶作用于远端小管，抑制钠离子交换<br>阿米洛利可抑制钠离子进入细胞腔内 | 高钾血症 | 钾补充剂及含钾盐禁忌<br>常与噻嗪类一起使用。噻嗪类的降血钾作用可以与氨苯蝶啶和螺内酯的升血钾作用抵消 |
| 碳酸酐酶抑制剂<br>如乙酰唑胺 | 近端小管对钠离子重吸收减少<br>单独给药效果不明显<br>促进碳酸氢盐排出 | 代谢性酸中毒 | 监测 pH 值和碳酸氢盐 |
| 渗透性利尿剂<br>如甘露醇 | 不易被吸收的多糖，使水分流向血管内，因此增加肾小球血流量 | 高渗血症 | 监测血清渗透压，如果血清渗透压 >300~305mmol/l，可以继续甘露醇治疗 |

最初发生时可通过补钾来控制。但若早期未处理,患者的症状可能会加重,甚至出现致命性的心律失常。

## 血管活性药物

心肌收缩力下降会导致有效循环量下降。此时,正性肌力药物(如多巴酚丁胺或米力农)可用来改善心脏血流量,以增加有效循环量,进而终止恶性代偿机制。心脏衰竭,如充血性心力衰竭,会导致肾血流量减少,从而导致急性肾功能衰竭。该情况下,可通过容量消耗的代偿机制来尝试恢复肾功能,即激活肾素-血管紧张素-醛固酮系统以增加钠水潴留,同时使肾脏及周围血管收缩。其他常见正性肌力药在第 18 章有详细介绍。

大剂量多巴胺是血管活性药物,而小剂量 $1\sim3\mu g/(kg\cdot min)$ 可作用于肾脏,刺激多巴胺能受体来增加肾血流量,促进尿钠排泄。虽然该方法有时用于急性肾衰竭的预防或治疗,但其效果尚无临床证据支持。

## ▲ 体液紊乱

危重患者常常会因为原发疾病导致体液失衡。体液失衡表现为体液过多或体液不足,可能是绝对的或相对的。利尿剂类的药物会增加患者体液失衡的风险。感染会增加代谢需求和隐性失水,引起体液不足。无论患者的诊断如何,体液平衡的评估(第 29 章)和细致的护理管理在危重症护理环境下至关重要。

## 体液不足

体液流失量多于摄入量时,机体往往存在体液不足。体液不足是指在等渗状态下液体丢失(液体与电解质同时丢失)的一种生理状态。脱水是指单纯的水分流失,会造成高渗状态。虽然重症患者常会同时存在体液不足及脱水,本节着重讨论体液不足产生的问题。

有些人群更容易发展为体液不足。语言功能未发育完善的儿童不能够表达口渴感受,因此,液体需求量增加时,他们不能自行增加液体摄入量;体质弱的患者,如脑卒中后遗症患者,难以表达自己的需求;无法自主摄入液体的吞咽障碍者。老年患者因衰老导致的多系统功能变化更容易发生体液不足。衰老相关变化,体液不足的护理评估和管理详见表 30-2。

## 原因

**胃肠道流失**　正常生理条件下,人体会产生约 5L 消化液。胃肠道中,消化液一般作为某些重要酶及缓冲液的载体来帮助消化。消化液在远端小肠和大肠处被重吸收,剩下约 150ml 从大便中排出。

其他任何部位的消化液流失过多也会引起体液失衡。呕吐及腹泻等情况也可能导致消化液排出超过 150ml,引起体液不足。此外,手术放置的引流管和用于负压吸引的胃管也会造成体液流失。

**感染**　感染导致的体液不足包括以下几个方面:

1. 感染会增加代谢需求量,增加隐性失水。患者病情允许时,可通过增加液体摄入量来缓解体液失衡。老年患者存在广泛感染及不能自理时,不能够通过增加液体摄入量来恢复体液平衡。

2. 免疫反应释放的介质。这些介质会使得紧密连接的毛细血管产生松动,导致体液流向第三间隙。

3. 代谢增加会导致二氧化碳量增加。为维持酸碱平衡,可能会导致呼吸急促。虽然每天只有较少量的液体从呼吸道流失,但当呼吸频率大于 35 次 /min 时,失水表现将十分明显。

**肾损伤**　肾脏滤过率约为 180L/d,但尿量只有总滤过血流量的 1%~2%。重吸收通过一个复杂的调节系统,包括醛固酮、血管紧张素及抗利尿激素(ADH)的作用,这个正常运行的系统中任何一个环节出现缺陷都会导致肾脏功能平衡失调。

某些内分泌失调会破坏肾脏调节系统。肾上腺皮质功能不全、糖皮质激素和醛固酮缺乏会降低钠的吸收,从而促进水分流失。尿崩症由抗利尿激素的分泌大量减少,远曲小管重吸收能力降低所致。尿崩症以失水为主,可产生脱水相关性容量失衡(第 44 章)。

血清渗透压由钠离子、葡萄糖、血尿素氮形成。正常情况下葡萄糖不影响总渗透压。然而,严重的高血糖对渗透压的影响较为明显。血清渗透压的增加会刺激渗透压感受器,可使大量的液体转移到血管内,引起渗透性利尿。血糖增高会导致糖尿病酮症酸中毒(DKA)和高血糖高渗性非酮症昏迷。这两种情况将第 44 章中详细讨论。

可通过利尿治疗纠正液体容量过多,但使用过量的利尿剂可能导致体液不足。所以正确判断利尿剂的起效速度非常重要,特别是静脉给药,第一次使用该药或者是调整剂量时(表 30-4)。

## 第三间隙液

第三间隙液由血管间隙流向间质间隙产生。炎症、缺血或者损伤会导致毛细血管壁通透性改变,这使得身体各部分之间的体液发生转移。产生第三间隙液的原因有很多,包括感染、全身炎性反应综合征(如胰腺炎)、低蛋白血症(如肝功能衰竭)、烧伤、肠梗阻、手术等。液体的丢失量取决于其病理改变的程度。无论何种原因,当水分流失至不能够维持正常血管容量就会发生体液不足。当体液从血管中渗透出来,即使血容量不足,体重也会逐日增加。

## 管理:液体置换(补液)

纠正体液不足最重要的是治疗原发疾病及补充丢失的液体。液体管理的主要目的是补充电解质、水分以及维持体液平衡。不同类型的液体生理效应不一样。通常可通过静脉、胃肠道或者骨内通道来补液。需要长期补液时,如长期留置鼻饲管的患者,可使用胃肠道通路。患者不能够经口进食时可进行肠内营养。当需立即恢复体液平衡时,优先选择静脉输注通路。有时也可同时选择两种通路。

**维持基础需要量** 正常情况下,健康成人的每日液体需要量为 2.5L 左右。补充的液体会通过粪便、呼吸道、尿液、汗液等排出。无法摄入每日液体需要量的患者要求每日静脉补充 2~3L 液体。患者的病史(如肾衰)、年龄(如青年或老年)、体液负荷过重(如心衰)和动态评估因素(如水肿形成)等情况均会影响液体输注体内的速度。

**补液** 重症患者往往无法摄入额外补充的液体以补充丢失的体液。该情况下,需静脉输注超过常规需要量的液体来维持体内平衡,主要通过单纯静脉补液或者增加每日液体总摄入量实现。出现急性失水时,必须立即补充丢失的液体量以维持组织灌注。补充的液体类型根据丢失体液的种类来决定。当全血细胞丢失时,如外伤或者手

术出血,就需要输血补充液体量。当血管内容量减少,如腹泻,需要补充等渗溶液。补液速度取决于患者的病情和液体丢失量。

**晶体溶液** 晶体溶液由平衡液与电解质配制而成。表框 30-12 列出了常用的晶体溶液,虽然此处分开描述,但通常联合使用。液体可分为低渗(渗透压 <250mEq/L)、等渗(渗透压约等于 310mEq/L)、高渗(渗透压 >376mEq/L)三种。

| 表框 30-12 | 常见晶体溶液 |
| --- | --- |

**5% 葡萄糖溶液($D_5W$):不含电解质,1L 溶液内含有 50g 葡萄糖**
- 提供 170cal/L 的能量和游离水来帮助肾脏排泄
- 抗利尿激素增加,或者低血容量需要补液的患者不能过多使用

**0.9% 氯化钠溶液(生理盐水):钠 154mEq/L、氯 154mEq/L**
- 常用于血容量不足时增加细胞外液容量的等渗溶液
- 氯离子含量高,可用于治疗轻度代谢性碱中毒

**0.45% 氯化钠溶液(1/2 张液):钠 77mEq/L、氯 77mEq/L**
- 可以提供氯化钠、游离水、氯离子(液体中含有的氯化钠和氯离子提供肾脏选择和保留所需量)的低渗溶液
- 游离水用来稀释肾脏中的代谢物质

**0.33% 氯化钠溶液(1/3 张液):钠 56mEq/L、氯 56mEq/L**
- 提供氯化钠、游离水、氯离子的低渗溶液
- 常用于治疗高钠血症(该溶液中含有的钠离子量少,可用于稀释血钠而又不至于使其浓度降低过快)

**3% 盐溶液**
- 仅用于治疗严重低钠血症的高渗溶液
- 采取此方案时要严密监测

**乳酸林格液:钠 130mEq/L、钾 4mEqL、钙 3mEq/L、氯 109mEq/L、乳酸(碳酸氢钠代谢物)28mEq/L**
- 含有与血浆浓度相同的多种电解质的等渗溶液(注意该溶液缺乏镁及磷酸盐)
- 用于治疗低血容量、烧伤、和腹泻或呕吐导致的体液丢失
- 用于治疗轻度代谢性酸中毒

葡萄糖液能提供足够的水分和热量来阻止蛋白分解。5% 的葡萄糖溶液指每升溶液内含有 50g 葡萄糖,可提供 170cal 热量。单纯给予葡萄糖治疗时,如给予 5% 葡萄糖溶液($D_5W$),葡萄糖被代谢,补充的是游离水。静脉补液时,游离水会降低血浆渗透压,从而促进水分均匀地向身体其他位置转移。由于水分不能停留在血管内达到补液的目的,因此当需静脉补液时不可单纯使用葡萄糖溶液。

氯化钠溶液比较常用,通常有 0.9% 和 0.45% 两种浓度。生理盐水又称 0.9% 的氯化钠溶液为

等渗溶液。补液 1 小时后,1/4 的液体会保留在血管内,而剩余液体都进入到细胞外间隙中。重症疾病中,由于毛细血管壁通透性增加会导致细胞外液增加。

相比而言,半张(0.45%)氯化钠溶液为低渗溶液。补充该溶液时可额外补充游离水,维持体液较为理想。当并发高钠血症时,0.45% 的氯化钠溶液可用于补充失水。

盐溶液,如 3% 的盐溶液为高渗性盐溶液,可用来治疗低钠血症。高渗性溶液促进细胞外间隙的溶液向血管内转移。使用高渗性溶液时要严密观察患者,以免导致体液急剧增加。有研究表明,高渗性溶液,如 3% 或 7.5% 的盐溶液在复苏时更有效果。

**胶体溶液**　胶体是大分子物质,正常情况下不能通过毛细血管壁。表 30-5 详细介绍了常见的胶体溶液。

白蛋白是体内最丰富的循环蛋白,占循环渗透压组成的 80%。用作治疗的白蛋白从供体血液中制备。白蛋白没有血液传播的风险,例如感染肝炎或人类免疫缺陷病毒。白蛋白有 5% 和 25% 两个浓度,两者都包含钠。5% 的白蛋白为等渗溶液,25% 的白蛋白为高渗溶液,可促使血管外的水分转移到血管内。两种浓度的白蛋白制剂均可引起胶体渗透压增加,从而使得血管内增加的容量超过输注的白蛋白量。补充白蛋白的患者容易产

生容量负荷过重,因此要密切观察患者的生命体征。存在毛细血管渗漏综合征(如败血症、急性呼吸窘迫综合征和急性胰腺炎)的患者需限制使用白蛋白。尽管白蛋白是一种蛋白质,但用于营养不良的治疗时不仅昂贵而且疗效差。

羟乙基淀粉溶液与右旋糖酐溶液差距不大,均和白蛋白的胶体渗透压相似。两者都是通过增加血浆胶体渗透压使血管外液体转移到血管内,达到扩充血容量的目的。羟乙基淀粉通过肾脏和肝脏代谢,可引起渗透性利尿,而不增加有效肾循环血容量。右旋糖酐和羟乙基淀粉均可能导致凝血功能障碍,而右旋糖酐对凝血功能影响更大。

## 体液过多

体液过多可由体内钠过多导致水分重吸收增加引起。当水和电解质同时增加时,电解质浓度通常保持不变。危重患者机体可能启动多种代偿机制而产生复杂的临床表现。引起体液过多的原因主要包括过度补液,水肿性疾病(如充血性心力衰竭、肾或肝功能衰竭),钠盐摄入过多和药物作用(如醛固酮、血管升压素)。

当肾脏功能正常时,体液调节平衡,机体通常能够清除多余的液体,不会出现液体过多的临床表现。当肾脏感知到有效循环血量减少时,就会

表 30-5　常见的胶体溶液

| 液体 | 成分 | 适应证 | 评价 |
|---|---|---|---|
| 白蛋白 | 两种浓度类型:<br>5%:类似血浆<br>25%:高渗<br>5% 和 25% 的溶液含钠量均为 130~160mEq/L | 用于治疗休克的扩容<br>用于治疗烧伤和第三间隙液增加 | 成本是晶体液的 25~30 倍以上<br>当疾病导致患者毛细血管通透性增加(如烧伤,脓毒症)时可增加间质渗透压,导致血管内液丢失增加<br>快速给药时务必谨慎;观察有无容量负荷过重 |
| 羟乙基淀粉 | 淀粉制成的合成胶体(6%)添加到氯化钠溶液中 | 用于出血,外伤,烧伤以及败血症导致血容量丢失的扩容 | 扩容作用持续 24~36h<br>淀粉由肾脏和肝脏消除;肝和肾功能损害患者慎用<br>可导致短暂、轻微的凝血功能障碍<br>血清淀粉酶可能升高 |
| 右旋糖酐 | 葡萄糖的多糖物质,可分为低分子右旋糖酐(右旋糖酐 40)和高分子右旋糖酐(右旋糖酐 70)<br>不含电解质 | 用于出血,外伤,烧伤以及败血症导致血容量丢失时的扩容 | 比白蛋白或羟乙基淀粉更易引起过敏反应<br>干扰交叉配血试验<br>可引起凝血功能障碍,比羟乙基淀粉的凝血效应更强 |

启动代偿机制以防止多余的水分排出,如充血性心力衰竭患者。

管理体液过多应以纠正原发疾病为主。如果原发疾病不易纠正,则要试图排出体内多余的钠和水来预防肺损害。当患者体液过多时,肺的静水压增加,促进水分转移到肺泡,从而阻碍气体交换。限制钠盐摄入会减少水的重吸收,但有助于纠正急性循环负荷过重。使用利尿剂是治疗循环负荷过重的主要方法(表30-4)。

## ▲ 电解质失衡的管理

危重症患者常伴有电解质紊乱并合并其他症状。有效管理原发疾病可确保长期恢复平衡。然而,电解质紊乱的急性管理才能维持细胞的完整性。

## 钠

钠是主要的细胞外阳离子,对调节血清渗透压、控制水分子运动起主要作用。钠失衡与水失衡有关(表30-6)。

低钠血症可能与体液过多有关,如水肿性疾病(心脏或肝、肾功能衰竭),或与体液不足有关,如当体液丢失超过钠丢失(胃肠液丢失过多、利尿过度或肾上腺皮质功能不全)。等容量低钠综合征表现为抗利尿激素分泌异常(SIADH;第44章)。假低钠血症可能伴随高脂血症和低蛋白血症出现;机体钠的总含量不变,但实际钠测量值改变。

纠正低钠血症以治疗病因为主(表30-6)。当低钠血症伴随高血容量时,使用利尿剂可能有益。当有低钠血症但血容量正常,如SIADH,可限制水的摄入。当失钠合并失水,特别是已存在临床

表30-6 电解质紊乱的管理

| 电解质 | 相关疾病 | 协同干预措施 |
| --- | --- | --- |
| **钠** | | |
| 低钠血症 | 充血性心力衰竭 | 回顾治疗方案和病史 |
| | 肝衰竭 | 监测液体增加和流失的器官 |
| | 肾衰竭 | 监测液体平衡和电解质紊乱的症状和体征 |
| | 高脂血症 | 积极治疗病因 |
| | 低蛋白血症 | 根据疾病的病因,纠正电解质紊乱可能需要补钠(3%盐溶液)或限制水分摄入 |
| | SIADH | |
| | GI丢失 | |
| | 肾上腺皮质功能不全 | |
| | 噻嗪类利尿药 | |
| | 药物:非甾体抗炎药、三环类抗抑郁药、SSRIs类药物、氯磺丙脲、奥美拉唑 | |
| | ADH异常升高有关的肿瘤:燕麦细胞癌、白血病、淋巴瘤 | |
| | 肺疾病:肺炎、哮喘急性发作 | |
| | AIDS | |
| 高钠血症 | 严重脱水,常见于对饮水无法诉求(如虚弱的老人或孩子)、口渴调节受损(如老年人)或中暑的患者 | 评估患者高钠血症的特殊风险,包括虚弱或老年患者,急性或危重患儿以及使用鼻饲的患者 |
| | 管饲高渗性食物而未补水 | |
| | 非显性失水增加(如出汗过多、Ⅱ度或Ⅲ度烧伤、过度通气) | 密切监测非显性失水以及胃肠外补充含钠溶液患者的实验室检查结果 |
| | 含钠溶液输入过多(3%盐溶液、碳酸氢钠) | 对尿崩症管理的全面回顾,见第44章 |
| | 尿崩症 | 治疗药物,包括血管升压素、精氨酸加压素 |
| | | 使用低渗液(1/2张盐溶液或游离水、$D_5W$) |

续表

| 电解质 | 相关疾病 | 协同干预措施 |
|---|---|---|
| **钾** | | |
| 低钾血症 | GI 丢失:腹泻、泻药、胃肠减压<br>肾功能丧失:排钾利尿剂、醛固酮增多症、渗透性利尿剂、类固醇、抗生素<br>向细胞内转移:碱中毒、胰岛素分泌过多或使用胰岛素、静脉输入营养液<br>摄入减少:神经性厌食症、酗酒、虚弱 | 密切监测有低血钾风险患者的实验室检查结果<br>特别注意接受地高辛治疗患者的血钾水平<br>口服或静脉补钾(表框 30-13)<br>监测难治性低钾血症患者的血镁水平 |
| 高钾血症 | 假性高钾血症:长期应用止血带、抽血前或抽血中拳头快速紧握并松开、血标本溶血<br>钾排泄减少:少尿型肾衰竭、保钾利尿剂、醛固酮减少症<br>摄入高钾:口服钾补充剂使用不当、快速静脉给钾<br>向细胞外转移:酸中毒、挤压伤、化疗后肿瘤细胞溶解 | 确保以最小负压来获得所有的实验室标本,特别是使用小针头时<br>限制使用保钾利尿剂<br>促进排泄:聚磺苯乙烯钠口服或直肠给药、透析、排钾利尿剂(如呋塞米)<br>应急管理措施:静注钙、碳酸氢钠、胰岛素与葡萄糖、$\beta_2$ 肾上腺素能受体激动剂 |
| **钙** | | |
| 低钙血症 | 手术治疗甲状旁腺功能减退症<br>原发性甲状旁腺功能减退症<br>吸收不良(酗酒)<br>急性胰腺炎<br>大量使用枸橼酸盐抗凝血<br>碱中毒<br>药物(髓袢利尿剂、金霉素、降钙素)<br>高磷血症<br>败血症<br>低镁血症<br>甲状腺髓样癌<br>低蛋白血症 | 对于低钙相关的症状和体征的监测,特别是癫痫发作和喘鸣<br>经静脉快速补钙(表框 30-13)<br>确保有低钙风险的患者摄入足够的食物 |
| 高钙血症 | 甲状旁腺功能亢进<br>恶性肿瘤疾病<br>药物(噻嗪类利尿药、锂、茶碱)<br>长期制动<br>脱水 | 使用双膦酸盐类药物,如依替膦酸钠或金霉素,尤其疾病与恶性肿瘤相关时<br>使用利尿剂,如髓袢利尿剂,促进肾排泄<br>使用 0.9% 氯化钠溶液进行补液 |
| **镁** | | |
| 低镁血症 | 摄入不足:饥饿、全胃肠外营养而未补充充足的镁离子、慢性酒精中毒<br>GI 损失增加:腹泻、泻药、瘘、鼻胃管抽吸、呕吐<br>肾功能丧失加剧:药物(髓袢类和噻嗪类利尿药、甘露醇、两性霉素 B)、利尿(病情未得到控制的糖尿病、醛固酮减少症)<br>镁分布改变:胰腺炎、烧伤、胰岛素、血液制品 | 监控低镁患者的血钾水平,因为当镁水平较低时肾脏不能保钾<br>经静脉快速补镁(表框 30-13)<br>长期补充口服制剂 |
| 高镁血症 | 肾功能衰竭<br>摄入过多的含镁化合物(如抗酸剂、矿物质补充剂、泻药) | 肾功能衰竭患者应避免使用含镁化合物<br>非常严重时,可能需要透析 |

续表

| 电解质 | 相关疾病 | 协同干预措施 |
|---|---|---|
| **磷** | | |
| 低磷血症 | 再喂养综合征 | 保证营养摄入 |
| | 酗酒 | 监测肠内或肠外营养开始后几天的磷含量 |
| | 磷酸盐结合抗酸剂 | 口服补充(中性磷脂胶囊)或静脉注射(表框30-13) |
| | 呼吸性碱中毒 | |
| | 外源性胰岛素静脉注射 | |
| | 烧伤 | |
| 高磷血症 | 肾衰 | 预防为主;避免给肾功能衰竭患者补磷 |
| | 化疗 | 使用醋酸钙 |
| | 大量使用磷酸盐化合物 | 静脉输液促进肾排泄 |
| | | 严重时,输注胰岛素和高糖溶液有助于将磷运送至细胞内 |

ADH:抗利尿激素;AIDS:获得性免疫缺陷综合征;DDAVP:醋酸去氨加压素;GI:胃肠道;SIADH:抗利尿激素分泌异常综合征;SSRIs:选择性5-羟色胺再摄取抑制剂。

症状时,缓慢输注高渗盐溶液,可能有助于显著改善低钠症状。

高钠血症可能仅仅由水分丢失过多引起。非显性失水增加,如出汗过多、过度换气或发热,都是高钠血症发生常见的原因。高钠血症合并体液不足主要由非显性失水增加引起。内分泌失调,如醛固酮增多症或库欣病,可导致高钠血症和体液过多。输注高渗液体,如碳酸氢钠,3%盐溶液或白蛋白,也可能导致高钠血症。

高钠血症治疗的主要措施是恢复体液平衡(表30-6),此外纠正引起血钠升高的原因也非常重要。

## 钾

钾离子主要存在于细胞内。钾对神经肌肉功能起关键作用,钾离子水平过高或过低都可能导致心律失常。由于细胞外钾离子平衡的正常范围较窄,肾功能对调节钾平衡很重要。危重症患者,钾紊乱较常见,引起钾紊乱的原因也较多(表30-6)。

低钾血症主要由钾离子绝对不足引起,钾丢失常发生在肾脏、胃肠道、出汗和细胞内移等情况下。虽然也会出现钾相对不足的情况,如代谢性碱中毒等,但其与绝对不足很少进行区分。纠正低钾血症主要通过补钾来恢复钾平衡。若补钾后血钾水平仍不能提高则需要检查血镁水平。表框30-13详列了补钾的护理注意事项。

高钾血症由肾排泄减少、过度补钾、细胞内钾过多外移和测量错误引起。高钾血症在慢性肾功能衰竭或急性肾损伤患者中常见。终末期肾病患者的高钾血症常通过透析来纠正。透析依从性低常引起高钾血症,这也是患者入院的常见原因。虽然重症监护病房经常为患者调节钾浓度,但必须小心谨慎,应特别注意患者的心脏体征和实验室检查结果。任何原因引起的酸中毒都可以导致高钾血症;因此,必须密切监测代谢性酸中毒患者的血钾变化,在这种情况下,治疗的主要目标是纠正酸中毒。临床上高钾血症治疗需遵循表30-6。调节钾浓度的措施集中于采取措施稳定细胞膜(钙)和促进细胞外钾离子转移到细胞内(碳酸氢钠、胰岛素)。这些措施可帮助暂时解决钾失衡的问题,并给临床医生解决原发疾病提供时间。如果解决原发疾病的预期时间较长,可通过给予聚苯乙烯钠,透析和使用利尿剂促进钾的排泄。实验检查标本采集时可能引起细胞溶血,促使大量细胞内钾离子释放入血。应通过评估临床表现和发展趋势防止过度治疗,从而预防低钾血症。

## 钙

人体中钙大部分都存在于骨骼中,只有1%与白蛋白结合(50%血浆钙)或以离子形式存在。钙的主要功能是产生神经肌肉冲动。几种凝血因子发挥作用也需要钙协助。

低钙血症的发生有许多原因(表30-6)。大多数低血钙由钙相对不足导致,包括细胞内移、循环蛋白减少、与脂肪酸结合(胰腺炎)。在重症监护病房也常出现因大量输血导致的相对低钙血症。

这是因为血液制品混合有起防止凝血作用的枸橼酸盐，当血液输注时，枸橼酸酸与钙离子结合，造成相对缺钙。用枸橼酸抗凝行 CRRT 也会导致低钙血症。其他导致低钙血症的原因有肾排泄增加（利尿剂）或吸收减少（吸收不良综合征）。

钙以离子形式运输，是骨的构成部分，也能够与蛋白结合。因此低白蛋白水平也是低血钙的原因之一。调节钙水平时应首先纠正低蛋白水平，其次再考虑补钙。补钙主要用于预防出血性并发症和神经肌肉传递冲动降低。钙调节的护理注意事项详见表框 30-13。

高钙血症在重症监护病房并不常见，主要由恶性肿瘤引起。治疗措施主要是支持性治疗，包括使用利尿剂和静脉输液，两种措施可同时使用。

## 镁

人体中 2/3 的镁存在于骨骼系统，1/3 存在于细胞内，只有约 1% 在细胞外循环。镁是几百种酶促反应的催化剂，并且参与神经信号传递和心脏收缩。镁主要由肾脏排出体外。

低镁血症由胃肠道或肾脏（较少）排出过多引起。酗酒是一个重要原因。发病机制尚不完全清楚，但可认为是由营养不良导致摄入减少、吸收减少、胃肠道丢失增加（周期性呕吐）引起。一些药物也可能导致低镁血症，包括髓袢利尿剂、氨基糖苷类、两性霉素 B、顺铂、环孢素 A 和柠檬酸。常见导致低镁血症的原因见表 30-6。

镁的补充溶液浓度有 50%、20% 或 10% 三种形式。需要特别注意医嘱所示的液体类型，医嘱中镁的单位应该是"克"而不是"毫升"。补充镁的护理注意事项详见表框 30-13。

磷是细胞内主要的阴离子。作为三磷酸腺苷（ATP）的组成成分，磷参与许多生命活动过程，如肌肉收缩、神经肌肉冲动的传导和细胞内外电解质平衡的调节。

低磷血症可由多种代谢性疾病引起，包括再喂食综合征，酒精中毒，呼吸性碱中毒导致磷向细胞内转移，与药物结合，如磷酸结合含镁抗酸剂，以及磷酸盐排泄过多，如 DKA（表 30-6）。患者经过一段时间的饥饿后，无论再次给予肠内还是肠外营养，都会发生再喂养综合征。饥饿时，蛋白质

| 表框 30-13 | 护理干预措施 | |
|---|---|---|
| **静脉补充电解质** | | **钙** |
| **钾** | | 稀释 |
| 稀释 | | • 钙能够以葡萄糖酸钙（4.5mEq 的钙离子）或氯化钙（13.5mEq 的钙离子）的形式进行运输 |
| • 忌用未稀释的钾直接静脉给药 | | • 钙对血管有刺激性。由于其可能会损坏周围软组织，经外周血管给予时，推荐用葡萄糖酸钙 |
| • 使纯钾药瓶远离患者护理区域 | | |
| • 稀释钾取决于患者可耐受的补液量。高浓度钾溶液可引起刺激、疼痛、静脉硬化 | | 给药 |
| • 通常使用的钾浓度为 10~40mEq/100ml，可预先混合 | | • 经中心静脉缓慢静推或与可相溶的液体混合给予 |
| 外周静脉给药 | | • 使用地高辛的患者补充钙时注意速度缓慢（超过 1~2h） |
| • 遵医嘱少量应用利多卡因以减少疼痛 | | **镁** |
| • 如果条件允许可以中心静脉给药 | | 给药 |
| • 轻中度低血钾，推荐速度为 10~20mEq/h | | • 严密监测肾衰竭患者，因为镁主要由肾脏排出体外 |
| • 速度不能超过 40mEq/h | | • 紧急情况下，如尖端扭转型室速，可直接注射镁 |
| • 使用输液泵来维持补钾通路 | | • 轻度至中度低镁血症，建议剂量为 1~2g，输注时间应大于 1h |
| 监测 | | 监测 |
| • 患者补钾时应监测尿量、血尿素氮、肌酐。肾功能受损或肾衰竭者可能会合并短暂性的高钾血症。补钾时需小剂量给予并定时评估 | | • 监测给药期间有无低血压或面部潮红 |
| | | • 给药期间定期监测深部肌腱反射 |
| • 补充速度超过 10mEq/h 时，应监测患者心律 | | **磷** |
| • 评估镁的水平，因为当低镁血症同时存在时，通过补钾的方式来纠正低钾血症是困难的 | | • 静脉补磷时可选用磷酸钠或磷酸钾 |
| | | • 为肾功能衰竭患者补充磷酸钠 |
| | | • 不要与钙合用 |
| | | • 通常 4~6h 补充磷 15~30mmol |

分解代谢,细胞内所有磷离子被消耗。再次进食时,大量的葡萄糖进入体内,产生胰岛素应答,使磷向细胞内转移。

低磷血症的治疗存在争议,尤其对机械通气的患者。所有肌肉的收缩,包括膈肌,都需要ATP。补充磷可使危重患者达到足够的肺功能。

一旦疾病痊愈,低磷血症通常也消失。然而治疗低磷血症时也需要同时调整钠和钾的浓度。磷调节的护理注意事项详见表框 30-13。

高磷血症常与肾功能衰竭患者磷排出减少有关。因为钙和磷的含量成反比关系,高磷血症也伴随低钙血症。常同时给予磷结合剂和钙补充剂。

## ▲ 临床适用性挑战

### 案例学习

　　B 女士,68 岁,有高血压病和糖尿病史。两年前被确诊为腹主动脉瘤(AAA)。四天前,在完成 AAA 修复术后,被送往心血管 ICU(CVICU)。术后即时数据如下:体温 36.3℃、脉率 120 次 /min、血压 87/50mmHg、呼吸 18 次 /min、脉搏血氧饱和度(SpO$_2$)98%(吸氧浓度为 50%)。入院时的实验室检查结果包括钠 130mEq/L、钾 3.5mEq/L、氯 100mEq/L、CO$_2$ 18mmol/L、血尿素氮 28mg/dl、肌酐 1.4mg/dl、葡萄糖 162mg/dl。今晨患者数据如下:体温 38.5℃、脉率 80 次 /min、血压 127/85mmHg、呼吸 16 次 /min、脉搏血氧饱和度(SpO$_2$)96%

(经鼻导管吸氧 2L/min)、钠 132mEq/L、钾 4.5mEq/L、氯 105m Eq/L、CO$_2$ 17mmol/l、血尿素氮 45mg/dl、肌酐 2.1mg/dl、葡萄糖 122mg/dl。

　　1. 解释 B 女士手术前后血肌酐和尿素氮值改变的病理生理学基础。

　　2. B 女士发展为肾功能不全的危险因素是什么?

　　3. 还有哪些诊断性试验可用于评估 B 女士的肾功能?

　　4. B 女士的护理重点是什么? 可采用哪些治疗措施?

(译者:韩文军　周玲君)

## 参考文献

1. CDC. Recommendations and Reports: Guidelines for the Prevention of Intravascular Catheter-Related Infections, August 9, 2002
2. Dirkes S, Hodge K: Continuous renal replacement therapy in the adult intensive care unit: History and current trends. Crit Care Nurse 27(2): 61–81, 2007
3. Morgera S, Schnieder M, Slowinski T, et al: A safe citrate anticoagulation protocol with variable treatment efficacy and excellent control of the acid-base status. Crit Care Med 37(6):2018–2024, 2009
4. Link A, Girndt M, Selejan S, et al: Argatroban for anticoagulation in continuous renal replacement therapy. Crit Care Med 37(1):105–110, 2009
5. Holmes CL, Walley KR: Bad medicine: Low-dose dopamine in the ICU. Chest 123(4):1266–1275, 2003
6. DuBose JJ, Kobayashi L, Lozornio A, et al: Clincal experience using 5% hypertonic saline as a safe alternative fluid for use in trauma. J Trauma 68(5):1172–1177, 2010.
7. Singh A, Carlin BW, Shade D, et al: The use of hypertonic saline for fluid resuscitation in sepsis: A review. Crit Care Nurs Q 32(1):10–13, 2009.

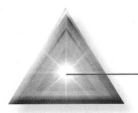

# 肾功能衰竭

Dorene M.Holcombe 和 Nancy Kern Feely

## 第 31 章

### 学习目标

学习本章内容后,读者应能够:

1. 解释急性肾损伤(AKI)的原因。
2. 描述急性肾小管坏死非少尿期、少尿期、多尿期的尿液生成。
3. 根据既往史、体格检查、实验室和诊断性检查区分三种类型的 AKI。
4. 探讨慢性肾疾病(CKD)主要原因和临床分期。
5. 解释导致 CKD 的因素。
6. 探讨肾功能衰竭的临床表现及治疗。

急性肾损伤(acute kidney injury,AKI)既往被称为急性肾功能衰竭(acute renal failure,ARF)。医学文献对 ARF 有超过 35 种不同的定义。因为在定义上缺乏一致性,出现了不同的发病率报道以及关于发病率和死亡率相互矛盾的报道。这对研究产生了不利影响。因此,2004 年,一组重症医学专家和肾脏科医师组成急性透析质量倡议指导小组(ADQI)并提出一个关于 ARF/AKI 的共识定义。该共识的定义(由 ADQI 制定)被称为风险 - 损伤 - 衰竭 - 失功能 - 终末期肾病(RIFLE)分类。

## ▲ 急性肾损伤

15%~18% 的住院患者会出现急性肾损伤(AKI),其中 66% 的患者在重症监护病房(ICU)治疗。此外,由于提高了认识,AKI 的发病率在过去十年中大大增加。无论病因如何,AKI 与住院患者发病率、死亡率增加,以及伴随而来的费用增加都有联系。使用肾脏替代治疗(RRT)的患者死亡率为 50%~60%,尽管技术和透析水平都在进步,但这一比率在过去的几十年里没有改变。随着患者年龄的增长以及并发症数量的增加,患者的人口统计学特征有所改变。从乐观的角度看,超过

80% 的重度 AKI 幸存者(接受 RRT)无需依赖出院后的透析治疗。

AKI 是一种常见的临床综合征,肾功能衰竭的突然发作会导致水电解质失衡、酸碱失衡、钙和磷酸盐代谢紊乱、血压(BP)调节紊乱及红细胞生成紊乱。AKI 的标志是肾小球滤过率(glomerular filtration rate,GFR)下降,主要反映为血尿素氮(blood urea nitrogen,BUN)和血清肌酐蓄积,称为氮质血症。血清肌酐是更好的标志,因为血清肌酐的增加受代谢因素的影响相对较小。根据 RIFLE 分类的定义(表 31-1),基于血清肌酐的相对增加量或一段时间的尿量减少量,可将 AKI 分为三种严重程度(风险、损伤和衰竭)。此外,两个结局指标(失功能期和终末期肾病)由肾功能丧失的持续时间决定,分别是 4 周和 3 月。

2007 年,RIFLE 标准经包括 ADQI 以及其他肾脏学和重症监护团体的代表共同组成的急性肾损伤网络(AKIN)修改,提出 AKI 诊断标准是血清肌酐的突然升高(48 小时内),达到或超出基础值的 0.3mg/dl 以上;血清肌酐浓度增加 50% 或以上;尿量少于 0.5mg/(kg·d)超过 6 小时。创建以来,RIFLE 标准已在研究领域被广泛采用,可对临床患者的预后加以验证。将来,肾功能衰竭的功能标记(尿量、血清肌酐)很可能被生物损伤标志

表 31-1 急性肾损伤的分期标准

| 阶段 | 肌酐标准 | 尿量标准 |
|---|---|---|
| **RIFLE 标准** | | |
| 风险 | 肌酐增加 1.5~2 倍基线值 | <0.5ml/（kg·h）×6h |
| 损伤 | 肌酐增加 2~3 倍基线值 | <0.5ml/（kg·h）×12h |
| 衰竭 | 肌酐增加 3 倍以上的基线值或肌酐值 >4mg/dl 伴快速增加 0.5mg/dl 或更多 | <0.3ml/（kg·h）×24h 或无尿时 ×12h |
| 功能丧失 | 持续 ARF>4 周 | |
| 终末期肾病 | 持续 ARF>3 月 | |
| **AKIN 标准\*** | | |
| 1 | 肌酐增加 0.2~2 倍基线值或增加量超过 0.3mg/dl | <0.5ml/（kg·h）× 6h |
| 2 | 肌酐增加 2~3 倍基线值 | <0.5ml/（kg·h）×12h |
| 3 | 肌酐增加 3 倍以上的基线值或肌酐值 >4mg/dl 伴快速增加 0.5mg/dl 或更多 | |

\* 肾脏功能减退必须发生在 48 小时内。

物取代或强化,类似于肌钙蛋白被用来帮助诊断急性心肌梗死。希望这种肾细胞损伤标志物不仅能确诊 AKI,还能在肾脏功能减退前诊断潜在的功能紊乱。

AKI 在尿量上表现为少尿（<400ml/d）、非少尿（>400ml/d）或无尿（<100ml/d）。由于少尿与较高的 AKI 发病率和死亡率有关,所以将 AKI 分为少尿或非少尿型具有诊断意义。相对于非少尿型患者,AKI 在有明显液体潴留的少尿患者中能得到部分减轻。无尿较罕见,通常发生于两种情况:休克和双侧完全性尿路梗阻。任何留置导尿管的患者突然完全停止尿流,应该提醒护士检查尿管、冲洗或更换导尿管。

## 急性肾损伤的原因

许多病理生理原因可能导致 AKI 综合征。为了帮助建立诊断和管理计划,根据诱因和症状表现可将 AKI 分为三类（表框 31-1）。

### 肾前性急性肾损伤

肾前性 AKI 是指任何由生理病变导致的肾灌注不足。大多数情况下,诱因包括血容量减少和心血管衰竭。然而,导致"有效肾灌注"急性下降的其他任何情况也可归入这一类（表框 31-1）。例如,脓毒血症时,尽管没有体液流失,全身炎症反应引发的一系列血管扩张性低血压状态可诱发 AKI。

## 肾性急性肾损伤

肾性 AKI 的特点是对肾实质的损害,有许多可能的原因。通过解剖结构可对这些原因进行分类:肾小球、血管、间质和管状。肾小球病变导致急性肾小球肾炎,包括免疫复合物介导的疾病（如链球菌感染后的肾小球肾炎）和导致血管炎的疾病（如韦格纳肉芽肿病和抗肾小球基底膜病）。间质性病因包括急性过敏性间质性肾炎（通常由药物引起）和感染性疾病（如肾盂性肾炎）。血管性病因包括恶性高血压以及微血管病变,如动脉栓塞、溶血性尿毒症综合征（HUS）和血栓性血小板减少性紫癜（TTP）。最后,肾小管性损伤主要由阻塞或急性肾小管坏死（ATN）导致。阻塞性原因包括多发性骨髓瘤和急性痛风性肾病。

医院获得性肾性 AKI 的常见原因是 ATN。ATN 是由长期肾前性病因（缺血性 ATN）或毒素对肾小管的影响（毒性 ATN）导致的。对肾小管有潜在毒性作用的药物包括氨基糖苷类、两性霉素 B、化疗药物、重金属、有机溶剂、血红素色素（如血红蛋白和肌红蛋白）和造影剂（表框 31-2）。

## 肾后性急性肾损伤

肾后性 AKI 患者约占住院 AKI 患者中的 10%。任何阻碍尿液从肾脏导管流向外部尿道口的因素都会导致肾后性 AKI。肾后梗阻可由输尿管阻塞（如双侧肾结石）、尿道堵塞（狭窄或良性前

| 表框 31-1 | 急性肾损伤的诱因 |
|---|---|

**肾前性**

**血管内容量减少**

　脱水

　出血

　低血容量性休克

　低血容量（胃肠液损失、利尿剂、尿崩症）

　第三间隙液（烧伤、腹膜炎）

**心血管衰竭**

　心脏衰竭

　心肌梗死

　心源性休克

　瓣膜性心脏病

　肾动脉狭窄或血栓形成

**药物**

　血管紧张素转换酶抑制剂

　非甾体抗炎药—抑制前列腺素介导的入球小动脉舒张

　磷酸酶抑制剂（如环孢素、他克莫司）—引起入球小血管收缩

　有效肾灌注量减少

　败血症

　肝硬化

　神经源性休克

**肾性**

**急性肾小球肾炎**

　免疫复合物介导（感染、狼疮性肾炎、冷球蛋白血症、免疫球蛋白 A［IgA］肾病）

　血管炎（韦格纳肉芽肿病、抗肾小球基底膜病、结节性多动脉炎）

**血管疾病**

　恶性高血压

　微血管病性溶血性尿毒症综合征（HUS）

　血栓性血小板减少性紫癜（TTP）

硬皮病

惊厥

动脉粥样硬化疾病

急性肾皮质坏死

**急性间质性疾病**

　过敏性间质性肾炎

　急性肾盂肾炎

**肾小管阻塞**

　多发性骨髓瘤

　急性痛风性肾病

　乙二醇和甲醇的毒性

**急性肾小管坏死（ATN）**

　缺血

　肾毒素（造影剂、药物、血红素）

　肾移植排斥反应

**肾后性**

**输尿管梗阻**

　内在（结石、输尿管移行细胞癌、血凝块、狭窄）

　外在（卵巢癌；淋巴瘤；转移性前列腺癌、宫颈癌或结肠癌；腹膜后纤维化）

**膀胱疾病**

　肿瘤

　血凝块

　神经性膀胱功能障碍（脊髓损伤、糖尿病、心肌缺血、药物）

　结石

**尿道梗阻**

　前列腺癌或良性前列腺肥大

　结石

　狭窄

　血凝块

　留置导管阻塞

| 表框 31-2 | 急性肾小管坏死的常见原因 |
|---|---|

**缺血性**

失血性低血压

严重体液不足

主动脉横断钳闭术

心脏外科手术

心输出量不足

感染性休克

胰腺炎

免疫抑制剂（环孢素、他克莫司）

非甾体抗炎药

**肾毒性**

药物，包括抗生素（氨基糖苷类、两性霉素）、环孢菌素、麻醉剂、化疗药物

重金属（汞、铅、镉、铀、顺铂、铋、砷）

造影剂

血红素 / 色素（肌红蛋白、血红蛋白）

有机溶剂（四氯化碳）

杀菌剂和杀虫剂

植物和动物（蘑菇、蛇毒）

列腺肥大)或外源性因素(如腹膜后肿瘤或纤维化)造成。另一个肾后性 AKI 的原因是膀胱功能障碍(如神经节阻断剂引起的泌尿系统自主供应中断)。老年人和年轻人群体特别容易患肾后性 AKI。儿童患有该病的风险仅次于先天异常,老年人患该病的风险高是因为患良性或恶性前列腺肥大的可能性大。

## 急性肾损伤的病理生理机制

### 肾前性急性肾损伤

肾前性 AKI 的病理生理机制是对肾灌注不足的反应。由于肾灌注减少,导致入球小动脉壁的球旁细胞释放肾素酶,激活肾素 - 血管紧张素 - 醛固酮系统,最终结果是产生血管紧张素Ⅱ和肾上腺皮质释放醛固酮。血管紧张素Ⅱ引起全身血管收缩,醛固酮可诱发水钠潴留。这些有助于机体维持循环血量以保证重要器官(如心脏和大脑)有足够的血流量。血管紧张素Ⅱ也作用于在肾脏,通过增加出球小动脉的阻力,刺激肾内扩血管前列腺素(扩张入球小动脉)来维持肾小球滤过率(GFR),增加肾小球的静水压。通过这种方式,肾脏肾小球滤过率(GFR)可以保持在一定范围的平均动脉压内。然而肾灌注严重受损,自动调整能力减弱,肾小球滤过率(GFR)会下降。

即使是中度低血容量或充血性心力衰竭,仍有某些药物,如血管紧张素转换酶抑制剂(ACEI)、血管紧张素Ⅱ受体拮抗剂(ARBs)与非甾体抗炎药(NSAIDs),可以使肾脏降低自动调节能力。这些药物影响自动调节机制,如非甾体抗炎药影响前列腺素介导的入球动脉血管舒张、ACEI 和 ARBs 可以增加出球小动脉的阻力。非甾体抗炎药和 ACEI 介导的肾衰竭诱发因素为低血容量、基础肾功能不全、肝脏疾病、心脏衰竭和肾动脉疾病。

对于肾前性 AKI,一旦自动调节能力不堪重负且 GFR 下降,尿液的成分组成和数量就会出现一个可预期的变化。当肾小球滤过率下降,肾小管液体量减少,液体以更慢的速度通过肾小管,导致钠和水的重吸收增加。由于肾循环减慢,从肾小管中重吸收的溶质在肾髓质中的移动速度比正常情况下慢得多。这导致肾髓质张力增加,进一步增加水从远端肾小管的重吸收。这些改变可导致尿量减少到小于 400ml/d(<17ml/h),尿比重增高,而尿钠浓度低(通常 <5mEq/L;图 31-1)。由于

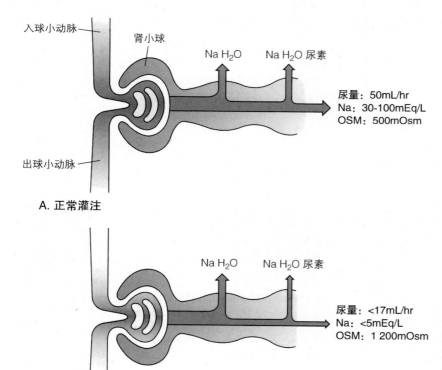

尿量: 50mL/hr
Na: 30-100mEq/L
OSM: 500mOsm

A. 正常灌注

尿量: <17mL/hr
Na: <5mEq/L
OSM: 1 200mOsm

B. 低灌注

图 31-1 ▲ 肾前性 AKI,正常灌注(A)与低灌注(B)的比较。肾脏低灌注导致肾血流量和肾小球滤过率降低,在近端小管滤液重吸收比例增加,尿钠含量降低,浓度增加。$H_2O$:水;OSM:渗透压

这些特有的变化与肾血流低灌注有关,因此测定尿量、尿钠和尿比重是确定肾灌注管理效果的一种简单方法。

全身血压的升高并不一定意味着肾灌注改善。在使用纠正血容量减少引起的低血压药物时,如去甲肾上腺素,尤为明显。这些药物可能会收缩肾动脉,从而引起肾血流量进一步减少。患者可表现为尿量进一步下降和尿比重进一步上升。

如果采取补足血容量,提高心输出量,纠正心律失常等方式综合治疗低灌注状态则更为明确和适当,肾脏灌注得以改善后,尿量和尿钠浓度增加,尿比重减小。肾前性 AKI 诊断的关键是可被逆转。

## 肾性急性肾损伤

正如引起肾性 AKI 的很多原因一样,肾性急性肾损伤病理生理机制也十分多样(图 31-2)。因 ATN 是医院内肾性 AKI 最常见的形式,故重点讨论 ATN 的病理生理机制。该机制虽然复杂,但已有大量关于该病影响因素的研究。缺血和肾毒性是 ATN 的两大根本原因(图 31-3)。

## 缺血性急性肾小管坏死

长期低灌注可导致缺血性 ATN。因此,肾前性 AKI 与缺血性 ATN 实际上是连续统一的,因此应该强调及时识别和治疗肾前性疾病的重要性。当肾缺血持续足够长的时间(确切的时间不可预

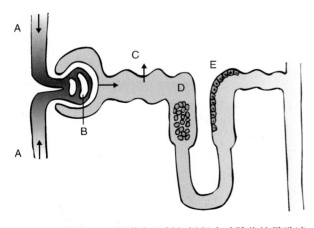

图 31-2 ▲ 肾性 AKI 的潜在机制包括肾小动脉收缩导致滤过压降低。(A);肾小球毛细血管通透性下降(B);近端肾小管通透性增加,滤液回漏增加(C);肾小管上皮细胞坏死导致尿道阻塞(D);钠传递增多导致致密斑块形成(E),这些使得肾素 - 血管紧张素分泌增加和肾小球血管收缩

测,因临床情况而异),肾小管上皮细胞缺氧并损伤,损伤严重到即使肾灌注恢复,肾小球滤过也不再改善。缺血导致肾细胞线粒体 ATP 产生数量减少,从而使细胞失去必需的能量供应。能量一部分用于离子交换通道,保持细胞内的电解质浓度。缺血的细胞出现细胞内钾、镁、磷降低,细胞内钠、氯、钙增加。细胞内钙离子增加已被证实会导致细胞损伤和功能障碍。

在再灌注过程中,氧自由基的形成也会促使细胞发生损伤。最终,细胞损伤导致肾小管上皮细胞肿胀、坏死。坏死细胞脱落,可能阻塞肾小管管腔。这些脱落细胞也会改变基底膜的功能,让肾小管内的液体外漏,导致肾小球滤过率(GFR)下降。

缺血性 ATN 病理生理学的最后一个影响因素是强烈的肾血管收缩,使肾血流量减少高达 50%。这些血流动力学紊乱进一步导致肾脏氧气交换障碍,增加缺血性损伤。血管收缩剂包括来自交感神经系统活化作用的去甲肾上腺素、血管紧张素 II、血栓素 A2、腺苷、白三烯 C4 和 D4、前列腺素 H2 和内皮素(一种由肾脏受损血管内皮细胞释放的强效血管收缩剂)。

## 中毒性急性肾小管坏死

中毒性 ATN 的病理生理学变化始于肾毒素在肾小管细胞的蓄积,从而引起坏死。这些坏死细胞脱落到肾小管内腔,可能造成堵塞和肾小球滤过功能损害,某种程度上类似于缺血性 ATN。然而,中毒性 ATN 和缺血性 ATN 之间有显著的差异。中毒性 ATN 中,肾细胞的基底膜通常是完整的,受损的坏死区域范围更小。此外,中毒性 ATN 更多为非少尿型,而且愈合过程往往比较迅速。

虽然在中毒性 ATN 中有潜在的肾毒素(图 31-2),但由于氨基糖苷类抗生素和造影剂常导致住院患者出现中毒性 ATN,故需要特别留意。使用氨基糖苷类抗生素治疗 10 天或以上的患者发生肾毒性的几率为 10%~20%。氨基糖苷类导致的 AKI 通常起病迟,往往开始于治疗后的第 5~10 天。这些药物的毒性具有剂量依赖性,主要通过肾脏排出,肾功能不全患者使用时剂量必须调整。因此为确保该类药物达到正确的治疗范围,需要频繁抽血分析血药峰值和波谷水平。肾毒性药物(对剂量依赖性近端肾小管损害的严重程度从高

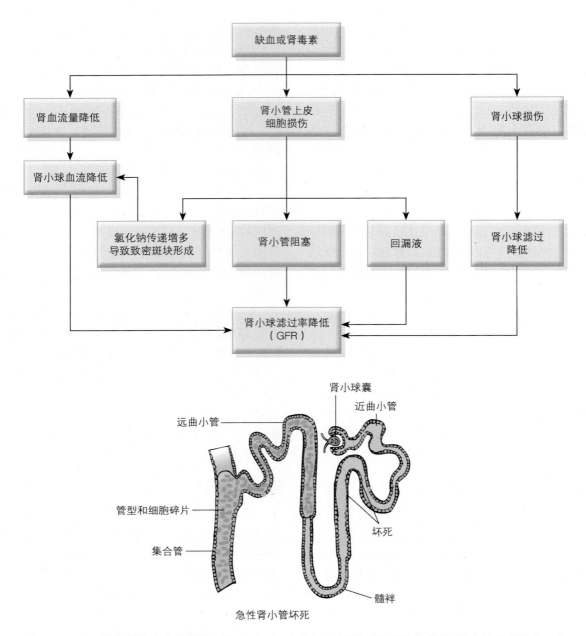

**图 31-3** ▲ 由于长期低灌注导致的缺血性 ATN。一系列病理过程导致坏死细胞脱落,阻塞肾小管管腔。当肾毒素逐渐集聚于肾小管细胞引起坏死时,即发生了 ATN 中毒。坏死细胞脱落,阻塞管腔,类似于缺血性 ATN。ATN 中毒时,肾细胞的基底膜通常保持完整,坏死区域较为局限

到低排列)包括新霉素、庆大霉素、妥布霉素、丁胺卡那霉素、链霉素。研究表明,给药总量相同的情况下,每日 1 次氨基糖苷类可能比每日 3 次的肾毒性小。除剂量外,氨基糖苷类药物产生肾毒性的危险因素还包括血容量不足、高龄、与其他肾毒性药物合用以及肝功能障碍。

造影剂相关性肾病(contrast-induced neph-ropathy,CIN)是血管内注射造影剂后导致的肾功能突然下降,是医院获得性 AKI 的主要类型。通常开始于静脉(IV)注射造影剂后的 24~48 小时内,

在 5~7 天时达到顶峰。通常,CIN 的特点包括非少尿、短暂、可逆。然而,对于高危人群,可能需要间歇性或永久性透析。患有糖尿病,特别是糖尿病且伴有潜在肾损害的患者罹患 CIN 的风险最高,CIN 的发病率可能高达 50%。其他高危人群还包括老年患者,血容量不足、充血性心力衰竭、贫血和大剂量使用造影剂者。

降低 CIN 的风险唯一行之有效的方法是在注射造影剂前后采用等渗晶体(生理盐水)扩容。CIN 与氧自由基的产生有关,因此使用碳酸氢钠

碱化尿液可能比单独静脉输液有更高的保护性。然而,两个最新的包含多个随机对照试验的 meta 分析表明,没有明确的证据表明碳酸氢钠水化比生理盐水水化更有利于预防 CIN。

其他可降低 CIN 发生率的干预措施包括使用最小剂量的造影剂,使用低渗或等渗非离子型造影剂代替离子高渗剂,注射造影剂 24 小时前停止使用肾毒性药物,避免两次注射时间间隔过短。N-乙酰半胱氨酸(NAC),是一种抗氧化剂和有效的血管扩张剂,作为治疗方案中的一部分在许多医院进行常规使用,以防止 CIN 发生。临床试验表明对于接受静脉造影的患者,该药物有肾脏保护作用。然而,对 NAC 进行的 meta 分析表明,并没有足够的证据支持 NAC 可常规用于预防 CIN。研究表明其他药物,如钙通道阻滞剂、多巴胺、甘露醇和心房钠尿肽,并不能持续降低 CIN 的发生率,甚至可能有害。

当然,避免给高风险患者使用碘造影剂是最好的预防措施,其他替代检查有超声、计算机断层扫描(CT)、显影剂增强磁共振成像(MRI)。MRI 常规使用的造影剂钆螯合物的肾毒性比碘化造影剂小,特别是小剂量使用时。数字减影血管造影术或介入手术中已使用含钆的造影剂(GBCA)代替碘造影剂,尤其是对碘造影剂过敏的患者。值得注意的是,对于急性或严重慢性肾脏疾病患者(GFR<30ml/min)使用 GBCA 可能会发展为肾源性系统性纤维化(NSF),这种情况虽然比较罕见但很严重。NSF 是一种只出现在肾脏疾病患者身上的纤维化疾病,特点是覆盖四肢和躯干的皮肤增厚、硬化。有时会发生在更深层次解剖结构上(如肌肉、肺和心脏)的纤维化。这种情况对患者来说是致命性的(产生重大创伤甚至死亡),对于肾小球滤过率小于 30ml/min 的患者应禁忌使用该药。如果必须使用 GBCA,需使用美国食品和药物管理局建议的最低剂量,若要再次使用 GBCA,两次给药间隔应使患者足够将该药代谢并排出体外。此外,对于血液透析患者,使用 GBCA 后建议及时透析以提高 GBCA 的清除速度。

## 肾后性急性肾损伤

尿道的任何位置都可能发生梗阻。尿液不能通过梗阻处,造成的堵塞会使肾及收集系统产生逆行压力,降低肾小管流速和肾小球滤过率。此时,钠、水和尿素的重吸收增加,导致尿钠浓度降低,尿渗透压及尿素氮、血肌酐增加。尿路梗阻长期存在时,整个收集系统扩张,压缩和破坏肾单位,导致肾浓缩和稀释功能障碍,使尿渗透压、尿钠浓度与血浆相近。这种情况可以通过迅速清除梗阻来预防。

单个肾脏功能良好就足以维持体内平衡,因此必须是双侧肾阻塞(如尿道阻塞、膀胱颈阻塞或双侧输尿管阻塞)或单肾患者的单侧输尿管阻塞才会导致急性肾损伤。梗阻解除后,往往会出现多尿,可能是 5~8L/d。如没有及时补充电解质和水分,多尿会导致血流动力学紊乱、心律失常和肾小管坏死。

## 急性肾小管坏死的临床表现

ATN 的过程可以分为四个临床阶段:发作期、少尿或非少尿期、多尿期和恢复期。

### 发作期

前驱期始于早期损害并持续到细胞损伤发生。这一阶段损伤不断发展,医务人员需要试图阻止疾病的进展。发作期因病因不同可持续数小时到数天,并可通过血清肌酐升高程度预测。这一阶段的主要目标是确定 ATN 的病因,采取措施防止不可逆的肾小管损伤。

### 少尿或非少尿期

ATN 第二阶段的特征为少尿,也可为非少尿。表现为少尿型 ATN 的患者恢复肾功能的可能性很小,有较高的死亡率。他们出现 ATN 最常见的原因是缺血性损伤。少尿型 ATN 的主要临床特点是体液负荷过重,氮质血症明显,电解质异常(如高钾血症、高磷血症、低钙血症),有代谢性酸中毒和尿毒症症状。这一时期的主要治疗目标是支持肾功能,维持生命直至肾损伤修复。常见的并发症有高钾血症、低氧血症、消化道出血和感染。少尿型 ATN 持续约 7~14 天,根据肾损伤程度也可能持续数周。

非少尿型 ATN 的表现常与肾毒性损伤(如氨基糖苷类抗生素导致)有关。它的特点是肾浓缩功能缺陷而不是少尿型 ATN 的尿流受损。非少尿型 ATN 的尿量变化范围可从正常到约 2L/h。由于尿量较多,较少发生体液相关并发症。然而,钾离子排泄和少尿型一样变少,因此仍有高钾血症风险。非少尿型 ATN 的持续时间通常很短,平均 5~8 天。

## 多尿期

多尿期持续 1~2 周,特点是尿量逐渐增加,肾功能开始恢复。尿量可以超过 10L/d,主要通过患者进入这个阶段时的水合状态确定。因此,正在接受血液透析的患者或非少尿型患者要减少利尿。多尿是由于残余物质(如尿素和钠)使渗透压增高引起。虽然尿量可正常或升高,肾浓缩能力仍然受损。这使患者具有体液不足和电解质异常的风险,如低钠血症和低钾血症。这个阶段的主要目标是保持水分、预防电解质耗竭和维持肾功能。

## 恢复期

ATN 恢复阶段可持续几个月到一年,以使肾功能恢复正常或接近正常水平。如果出现严重的肾细胞损伤,尤其是基底膜(不能再生),可能导致残余肾功能损害。这个阶段,治疗的主要目标是围绕患者开展健康教育,以促进和维持肾功能恢复,使患者及家属了解 AKI 的发病机制并采取后续治疗和预防措施来防止复发。

## 急性肾损伤的诊断

诊断 AKI 首先要确定是肾性、肾前性还是肾后性。评估工具包括实验室检查、病史和体格检查。评估老年患者肾功能的注意事项详见表框 31-3。

## 病史和体格检查

任何评估都必须包括病史和体格检查。通过详细询问病史,可得到 AKI 的确切病因和分类依据。病史中任何可能导致肾灌注下降的疾病或事件(如急性心肌梗死、心脏血管外科手术、心搏骤停、高热、任何休克状态和某些药物,如非甾体抗炎药),均是提示肾前性 AKI 的重要指征。同时,动脉粥样硬化史也提示可能存在肾动脉狭窄,这是肾前性 AKI 又一原因。病史也会提供造成肾性肾病的原因,包括任何长时间的肾前性事件或情况,以及暴露于肾毒性物质,特别是氨基糖苷类抗生素和造影剂。收集全身性疾病的病史很重要,如红斑狼疮、血管炎,如近期链球菌感染情况、血红素色素毒性的原因,如横纹肌溶解(如创伤病史或患者意识丧失时间未知)。此外,心脏导管置入史,抗凝及溶栓治疗病史都会增加粥样栓塞性肾性疾病的可能性。导致肾后性 AKI 的病因包括腹部肿瘤或结石病史,尤其是既往有良性前列腺肥大的老年男性患者。尿路结石或良性前列腺肥大家族史都可能是肾后性 AKI 的病因。

体格检查,特别是体液平衡状态,是诊断 AKI 的关键。肾前性 AKI 患者,由于脱水或低血容量导致肾灌注减少,通常表现为皮肤弹性差、黏膜干燥、体重减轻、颈静脉充盈下降。相反,当灌注降低与血管舒张、第三间隙、心血管疾病(如心脏衰竭)、肝脏疾病或这些因素同时存在有关,则细胞外液增加,表现为水肿、腹水、体重增加。对于危重患者,血流动力学监测值有助于确定体液平

---

**表框 31-3** 评估老年患者的注意事项

影响泌尿系统的生理变化
随着年龄增加,在解决肾脏相关问题时需要重点考虑生理系统和肾脏特异性改变

- 血管变化:30 岁时,开始发生包括肾动脉在内的动脉硬化,这可能会导致重大损伤
- 肌肉骨骼系统变化:老年人肌肉和体重减少。在评估肾功能时,需要注意这些变化,因为血清肌酐基线值可能随之下降。血清肌酐值非常小范围的上升而对年轻人而言是正常的,但却可能预示老年患者的肾功能损害严重
- 肾脏特异性改变:随着年龄增长,肾小球总数减少,肾血流量下降。30 岁后 GFR 约以每年 $0.75ml/(min \cdot 1.73m^2)$ 的速度下降

鉴于这些系统和肾脏特异性改变,须采用 24h 尿检测或同位素追踪来准确评估肾小球滤过率。当考虑到性别和年龄因素时,可使用 Cockroft-Gault 公式或肾脏疾病饮食调整(MDRD)公式(如下)。但这些公式并不能覆盖所有人群,尤其是大于 70 岁的患者。得到准确 GFR 后,治疗(如用药)会更安全

**Cockroft-Gault 公式计算肌酐清除率(ml/min)**
男性 $=(140-$ 年龄$) \times$ 体重$(kg)/72 \times$ 血肌酐
女性 $=0.85 \times$ 男性肌酐清除率
**MDRD 公式计算 GFR(成人;ml/min)**
$175 \times$ 血清肌酐浓度 $^{-1.154}$
$\times$ 年龄 $^{-0.203}$
$\times 0.742$(女性)
$\times 1.210$(黑人)

Websites are available to aid in the calculation of the GFR through these formulas. These include http://www.kidney.org and http://www.nephron.com.

表 31-2  肾前性、肾后性肾衰竭与急性肾小管坏死的实验室检查结果比较

| 指标 | 肾前性 | 肾后性 | 急性肾小管坏死 |
|---|---|---|---|
| 尿量 | 少尿 | 可交替出现无尿和多尿 | 无尿、少尿或非少尿 |
| 尿渗透压 | 增加（>500mOsm/kg $H_2O$） | 变化，增加或等于血清 | 250~300mOsm/kg $H_2O$ |
| 尿比重 | 增加（>1.020） | 变化 | 约 1.010 |
| 尿钠 | <20mEq/L | 变化 | >40mEq/L |
| 尿液沉积 | 正常，少见管型 | 正常，可能结晶 | 颗粒管型，肾小管上皮细胞 |
| 钠排泄分数 | <1% | >1% | >1%（常见 >3%） |
| 血尿素氮/肌酐比例 | >20∶1 | 10∶1~15∶1 | 10∶1~15∶1 |

$EF_{Na}$：滤过钠排泄分数；BUN：血尿素氮肌酐比。

衡以及心功能状态。监测内容包括中心静脉压（CVP）、肺动脉阻塞压（PAOP）、心输出量（心脏指数）。通过体格检查，结合病史、血流动力学指标和实验室检查结果，可缩小肾前性肾病的病因范围。

虽然没有特定的体检发现能够提示肾性 AKI，但有很多检查可帮助诊断肾性 AKI 的潜在病因。如链球菌感染、红斑狼疮（如面部红色斑丘疹）或栓塞表现（如脚趾变暗和网状青斑，四肢皮肤散在瘀斑）都是肾性的潜在病因。再者，病史和实验室检查结果可帮助缩小病因范围。体格检查显示膀胱充盈、腹部肿块或结节、前列腺肿大，尤其是导尿管堵塞或扭曲，可提示肾后性病因。

## 实验室检查

实验室检查，包括血、尿检查，对 AKI 的诊断和分类很重要。肾性 AKI、肾后性 AKI 和 ATN 的实验室检查结果详见表 31-2。血液和尿液检查除了帮助区分肾性、肾前性和肾后性 AKI，还有助于诊断 AKI 的潜在病因（表框 31-4）。

### 尿检

获得尿液标本对于 AKI 的诊断和类型的确定很重要。尿液标本应在使用利尿剂前采集，因为这些药物可能会改变尿液中的化学成分。尿钠浓度、渗透压和比重是特别有助于鉴别肾前性 AKI 和 ATN 的指标，因为这些值反映肾脏的浓缩功能。肾前性肾衰竭中，肾血流灌注不足时，需要重吸收钠和水来增加循环量。因此，尿钠水平及钠排泄分数（$FE_{Na}$）低（两者分别为 <20mEq/L 和 <1%），而尿渗透压和不能重吸收的溶质浓度高。相反，ATN 患者的肾实质损伤，肾小管上皮细胞不能有效吸收钠或浓缩尿。因此尿钠浓度常大于 40mEq/L，$FE_{Na}$ 大于 1%，尿渗透压接近于血浆（等渗尿）。遗憾的是，这些指标的判断价值有限，因

表框 31-4  急性肾损伤的诊断线索

**尿**
- 尿酸盐晶体：肿瘤溶解，特别是淋巴瘤（痛风性肾病）
- 草酸钙结晶：乙二醇、甲氧氟烷的肾毒性
- 嗜酸性粒细胞：过敏性间质性肾炎，尤其是耐甲氧西林类细菌感染所致
- 过氧化物酶阳性试验无红细胞：血红蛋白尿和肌红蛋白尿
- 色素型血红蛋白尿或肌红蛋白尿
- 大量蛋白尿：急性间质性肾炎、噻嗪类利尿药、出血热
- 异常尿蛋白电泳：多发性骨髓瘤
- 无尿：肾皮质坏死、双侧梗阻、肾血管损伤

**血浆**
- 严重高钾血症：横纹肌溶解、组织坏死、溶血
- 严重低钙血症：横纹肌溶解症
- 高钙血症：高钙血症肾病
- 高尿酸血症：肿瘤溶解、横纹肌溶解症、服毒
- 严重酸中毒：乙二醇、甲醇
- 肌酸激酶、肌红蛋白升高水平：横纹肌溶解症
- 低补体水平：系统性红斑狼疮（SLE）、肾小球肾炎、亚急性细菌性心内膜炎
- 血清白蛋白电泳异常：多发性骨髓瘤
- 抗体阳性/肾小球基底膜比例：肺出血-肾炎综合征
- 抗中性粒细胞胞浆抗体阳性：小血管炎（韦格纳肉芽肿病、结节性多动脉炎）
- 抗核抗体阳性或抗双链 DNA 抗体阳性：SLE
- 链球菌溶血素 O 抗体阳性：链球菌感染后肾小球肾炎
- 血清乳酸脱氢酶水平升高，血清胆红素水平升高，结合珠蛋白水平降低：溶血性尿毒症综合征和血栓性血小板减少性紫癜

为肾前性肾病和 ATN 的指标具有交叉（如尿钠浓度值在 20~40mEq/L 范围时）。极端值最有用。

虽然存在争议，但对已经使用利尿剂的患者而言，尿素氮排泄分数可能可以用于鉴别肾前性 AKI 和 ATN。尿素和钠一样，可被肾前性缺血的肾脏重

吸收,但不同的是,尿素主要依赖于被动转运,不能被髓袢类和噻嗪类利尿药抑制。肾前性 AKI 的尿素氮排泄分数小于 35%,而 ATN 则超过 50%。

尿液沉积物也有助于诊断和鉴别 AKI 的类型。肾前性 AKI 中,尿沉渣中常见少数透明管型,而 ATN 中,粗、褐色的颗粒管型和肾小管上皮细胞比较常见。肾后性 AKI 中,尿沉淀往往正常,但对于诊断肾结石有帮助。

### 血尿素氮和肌酐水平

血尿素氮(BUN)和肌酐不仅有助于诊断 AKI,而且可帮助鉴别肾前性 AKI、ATN 或肾后性 AKI。肾前性 AKI 中,尿素氮与肌酐的比值从正常的 10∶1 增长至超过 20∶1,这主要是由脱水和肾前性 AKI 的肾小管对于钠和水的渗透性增加以及尿素被动重吸收造成。ATN 和肾后性 AKI 中,肾脏的浓缩能力受损,血尿素氮和肌酐成比例增加,维持正常的比例 10∶1。

## 诊断性检查

AKI 的一个重要诊断依据是肾脏超声检查。这个检查对于排除梗阻非常有用,优点是无创性。一般在严重梗阻发生后 1~2 天时,超声能够检测到尿液收集系统的扩张。超声检查也显示肾后性梗阻可由近端肾结石引起。此外,也可用于估计肾脏的大小,对鉴别 AKI 和晚期 CKD 有帮助。晚期 CKD 中,肾脏小(<9cm),有回声。

其他检查也可能有助于诊断 AKI。CT 和 MRI 可用于评估是否存在肿块、血管疾病或收集系统充盈缺损,肾动脉造影可用于检查肾动脉狭窄。值得注意的是,碘造影剂可引起过敏和肾毒性,含钆造影剂可导致严重肾脏疾病的患者(肾小球滤过率 <30ml/min)发生 NSF。如果可以,对碘剂过敏的患者或晚期肾衰竭患者可考虑用相应的替代物,如在数字减影血管造影术中采用二氧化碳气体。进行任何诊断试验时必须权衡利弊,考虑潜在的风险。最后,尿液分析提示严重蛋白尿或血尿时,肾活检可帮助诊断患者是肾性 AKI 或 ATN。除去诊断价值外,活检也可帮助判断预后及治疗。

## ▲ 慢性肾脏病

慢性肾脏疾病(chronic kidney disease,CKD)是一种缓慢的、渐进的、不可逆性的肾功能减退,

可导致肾脏不能排出废物和维持水、电解质平衡。最终会导致终末期肾脏疾病(ESRD),患者需要通过 RRT 或肾移植来维持生命。

目前,美国有超过 52 万的透析和肾移植患者,自 2000 年以来患病率增加了 18%。仅在 2007 年,超过 11 万患者被确诊为终末期肾病。男性终末期肾病的发病率比女性高 24%,且该发病率随年龄增长而升高。非洲裔美国人的患病率是白种人的 3.7 倍。拉美裔和土著美国人的发病率也比白种人高,但差异并不明显。当考虑到患者的危险因素和针对人口增加进行有针对的预防性健康教育时,必须谨记发病率的差别。

虽然终末期肾病增加的确切原因尚不清楚,据推测,人口学变化、不同种族中的疾病负担、未能早期识别和治疗 CKD、未能识别 CKD 的危险因素可导致该病增加。越来越多的证据表明,早期发现和治疗 CKD 可以预防或延缓终末期肾病的发生或发展。因此,预防和治疗 CKD 的机会不会由于诊断不足、诊疗不当或两者同时存在而丧失,这是很重要的。

## 定义和分类

为了解决由 CKD 带来的日益严重的公共卫生问题,2002 年全国肾脏基金会肾病临床实践指南工作组(K/DOQI)出版了针对 CKD 的临床实践指南。工作组颁布指南的目标如下:定义 CKD 并且分类 CKD 各阶段,评估肾脏疾病的临床表现和实验室测量方法,评估 CKD 的并发症及肾功能水平,对肾功能丧失和心血管疾病发展进行危险分层。

K/DOQI 建议将 CKD 定义为肾损害患病 3 个月或 3 个月以上,伴或不伴肾小球滤过率下降,或者 GFR 低于 60ml/(min·1.73m²)(表框 31-5)。损伤的标志包括异常的血液或尿液检查结果或影像学异常。如蛋白尿、尿沉淀异常、血清肌酐升高、多囊肾家族史患者的超声检查常发现多发性肾囊肿(遗传学关注点 31-1)。

选择肾小球滤过率(被认为是对肾功能最全面的测量指标)小于 60ml/(min·1.73m²)的原因有两个:(1)它代表对肾功能正常的成人来说,肾功能损伤一半或更多。(2)低于这个水平,CKD 并发症的发生率增加。

| 表框 31-5 | 慢性肾脏病的定义 |
|---|---|

1. 由肾脏结构或功能异常定义的肾脏损害大于或等于 3 个月,伴或不伴肾小球滤过率下降,有下列任意一种表现:
    a. 病理学异常;
    或
    b. 严重肾脏损害,包括血液和尿液成分异常,或影像学检查结果异常
2. 肾小球滤过率低于 60ml/(min·1.73m²),伴或不伴肾损害

From National Kidney Foundation:K/DOQI clinical practice guidelines for chronic kidney disease:Evaluation,classification,and stratification. Am J Kidney Dis 39(2 Suppl 1):S1-S266,2002.

### 遗传学关注点 31-1

#### 多囊肾疾病

- 多囊肾疾病是最常见的疾病之一,由单个基因突变引起。它影响着约 50 万美国人。常染色体显性遗传较常染色体隐性遗传更为常见。常染色体显性遗传多囊肾病的发生率为 1‰~2‰,,而常染色体隐性遗传多囊肾病的发生率为 0.025‰~0.05‰。充满液体的囊群,即囊肿,在肾脏中可干扰其过滤血液中废物的能力

- PKD1、PKD2、PKHD1 基因突变会引起多囊肾疾病

- PKD1 或 PKD2 基因突变会引起常染色体显性遗传多囊肾疾病。这些基因提供指令产生相应蛋白,但这些蛋白质的功能尚未完全明确。研究人员认为它们与从细胞外向细胞核传递化学信号有关。两种蛋白共同工作,从而促进肾脏正常的生长、组织和功能。PKD1 或 PKD2 基因突变导致成千上万的囊肿形成,破坏肾脏和其他器官的正常功能

- 可使用基因检测判断多囊肾病是常染色体显性遗传还是常染色体隐性遗传

Genetic Home Reference:http://ghr.nlm.nih.gov. Accessed July 14, 2011. Patch C,Charlton J,Roderick PJ,et al:Use of antihypertensive medications and mortality of patients with autosomal dominant polycystic kidney disease:A population-based study. Am J Kidney Dis 57(6): 856-862,2011

因为无论 CKD 的具体病因如何,可预见的并发症和管理问题取决于肾功能障碍的程度,所以 K/DOQI 工作组还开发了一个根据测得的 GFR 值对 CKD 进行分类的系统(表 31-3)。这种分类系统为实践者和患者提供了促进交流的通用语言,从而促进教育和研究的发展。最重要的是,还提供了一种对 CKD 各期治疗计划的评估和发展框架,概述如下。

- 第 1 期表现为明显的清除滤过功能缺失,定义为肾功能正常或亢进[GFR>90ml/(min·1.73m²)],这与肾损害有关。这种损伤通常表现为持续性蛋白尿,定义为连续两次测量尿白蛋白/肌酐比值男性大于 17 和女性大于 25。

- 第 2 期是肾功能轻度下降[GFR,60~89ml/(min·1.73m²)],与肾损害有关。

- 第 3 期和第四阶段分别定义为肾功能中度下降[GFR,30~59ml/(min·1.73m²)]和肾功能重度下降[GFR,15~29ml/(min·1.73m²)]。这些不同程度的 GFR 降低被分类为 CKD,伴或不伴肾损害。

- 第 5 期 CKD 定义为肾小球滤过率小于 15ml/(min·1.73m²)或需要接受透析治疗。被监管界广泛使用的术语 ESRD,同样被 K/DOQI 使用来描述正在或需要接受 RRT(透析或移植治疗)的患者。

对第 5 期患者的观察十分重要(表 31-3),因为第 5 期与被归分为终末期肾病的患者有关,仅占 CKD 患者总数的小部分。1988 年至 1994 年间进行的第三次全国健康和营养调查(NHANESⅢ)对 15 625 名年龄 20 岁及以上成人的健康和营养状况进行调查。调查结果显示在美国第 1 期到第 4 期的 CKD 患者有 1 920 万人(11%),第 3 到 5 期伴肾小球滤过率小于 60ml/(min·1.73m²)的患者有 830 万人(4.7%)。这是发生大多数 CKD 并发症的阶段。最近的 NHANES 数据(1999 年至 2004 年)显示,各期 CKD 患病率增加,总患病率为 16.9%。数据显示,CKD 患者,特别是伴有心血管疾病的患者死亡率增加。

## 病因

CKD 的病因众多(表框 31-6)。到目前为止,最常见的两个原因是糖尿病和高血压,分别占 ESRD 事件的 54% 和 33% 以上。其他原因还包括肾小球肾炎(包括原发和继发于全身性疾病)、间质性肾炎、先天性畸形、遗传性疾病、肿瘤、肝肾综合征、尿路梗阻及微血管病变如硬皮病。

表 31-3 美国成年人慢性肾病的分期和流行情况

| 分期 | 描述 | 肾小球滤过率[ ml/(min·1.73m²)] | 美国成年人口占比 |
|---|---|---|---|
| 1 | 肾脏损害,肾小球滤过率(GFR)正常或增加 | 大于或等于 90 | 5.7 |
| 2 | 肾脏损害,肾小球滤过率(GFR)轻微下降 | 60~89 | 5.4 |
| 3 | 肾小球滤过率(GFR)中度降低 | 30~59 | 5.4 |
| 4 | 肾小球滤过率(GFR)严重下降 | 15~29 | 0.3 |
| 5 | 肾功能衰竭 | 小于 15 或需要透析 | 0.1 |

GFR, glomerular filtration rate.

Modified from Jacobs C, Opolinsky D. The Little Handbook of Dialysis. Boston, MA: Jones & Bartlett, 2010.

---

**表框 31-6 慢性肾脏疾病的病因**

- 糖尿病
- 高血压
- 肾小球肾炎
  - 原发性(IgA 肾病、感染后肾小球肾炎)
  - 继发性(HIV 肾病、狼疮、冷沉球蛋白血症、韦格纳肉芽肿病、肺出血 - 肾炎综合征、结节性多动脉炎、淀粉样变)
- 间质性肾炎(过敏性间质性肾炎、肾盂肾炎)
- 微血管病性血管疾病(动脉栓塞病、硬皮病)
- 先天性疾病
- 遗传疾病(多囊肾病、髓囊性肾病)
- 阻塞性肾病变
- 肿瘤或赘生物
- 移植排斥反应
- 肝肾综合征

## 病理生理机制

尽管许多疾病可以导致 CKD,但疾病的发展却有共同的病理生理途径。CKD 常见的形态改变为纤维化,失去原生肾细胞,被单核细胞和巨噬细胞所浸润。导致这些改变的原因有很多,包括异常的肾小球血流动力学、缺氧、蛋白尿和血管活性的物质,如血管紧张素Ⅱ。

讨论肾小球血流动力学时,首先要理解健存肾单位理论。因为每个肾脏里有超过 100 万个肾单位,而每个肾单位是一个独立的功能单元。随着肾脏疾病的进展,肾单位会相继失去功能。当一个肾单位发生病变时,附近的肾单位会增加血液流动的速度和肾小球毛细血管静水压力来提高滤过率。即使肾单位受损率高达 70%,也可通过非患病肾单位的超滤过反应使肾脏维持排泄功能和稳态。然而,最终健存肾单位将达到最大滤过率,此时肾小球数量任何额外减少将伴随肾小球

滤过率(GFR)不断下降,从而导致滤过性的毒素蓄积。

虽然超滤过是一种用来弥补肾单位损失的机制,但随着时间推移,实际上可以加速肾单位的损失,因为超滤过导致内皮损伤,刺激表面细胞因子释放,单核细胞和巨噬细胞浸润,肾小球上皮细胞分离。此外,超滤过使得非病变肾单元过度增大,这会增加管壁压力造成更多的损伤。这就是需要采取措施降低肾小球静水压从而减缓肾功能衰竭的发展的原因,如使用血管紧张素转换酶抑制剂(ACEI)和 ARBs,防止血管紧张素Ⅱ介导的小动脉收缩以及因此产生的肾单位超滤过作用。

慢性肾病进展的其他介质包括缺氧,血管紧张素Ⅱ。CKD 中,由各种原因导致的肾小管周围毛细血管数量减少可引起肾小管毛细血管灌注减少。因此产生的缺氧会促进促炎因子和表面细胞因子的释放,导致纤维化和细胞损伤。血管紧张素Ⅱ除了影响肾小球血流动力学之外,还会刺激生长因子和细胞因子产生纤维化。

由肾小球高血压和肾小球通透性异常导致的蛋白尿同样会引起 CKD 进展。被异常滤过的蛋白质可通过近端肾小管细胞的内吞作用累积在细胞内,导致细胞因子释放。这些促炎因子最终会导致管壁间质纤维化和瘢痕。蛋白尿是 CKD 进展的标志,这与其在 CKD 的病理生理机制中的角色一致。

## 糖尿病肾病

糖尿病和高血压是导致 CKD 的主要原因。为了减缓甚至阻止 CKD 发展为第 5 期,了解糖尿病和高血压导致肾脏改变的病理生理学特点及治疗措施的相关知识很有必要。糖尿病肾病是糖尿病的主要并发症,发病率约为 20%~40%。

糖尿病患者会产生包括肾脏在内各器官系

统的微血管受损。肾脏的传入和传出动脉、肾小球毛细血管都受到影响。肾小球改变包括基底膜增厚,由于细胞外基质蛋白过度生产和降解不足产生的系膜扩张,以及弥漫性肾小球硬化症。糖尿病肾病患者肾小管萎缩、间质纤维化。这些结构性改变的生理机制尚不清楚,但高血糖是主要的影响因素。经典的糖尿病控制和并发症试验(DCCT)是前瞻性随机多中心的研究,用于评估严格控制血糖在Ⅰ型糖尿病并发症中的效果。研究人员发现,严格的血糖控制可延迟甚至阻止糖尿病肾病的进展。最近,DCCT 的后续研究——糖尿病干预和并发症的流行病学研究(EDIC)显示,严格控制血糖带来的效益可持续数年。此外,经典的英国前瞻性糖尿病研究(UKPDS)对Ⅱ型糖尿病的研究也得出了与 DCCT 相似的结论。

糖尿病肾病发病时,因超滤过作用,肾脏轻度肿大、尿微量白蛋白(尿液中含量约 30~300mg/d),导致患者的 GFR 增高(高达 140ml/min)。10 至 15 年间,逐渐出现高血压,蛋白质渗漏也增多。最终,导致低蛋白血症、水肿及轻度氮质血症。此时,肾脏损伤广泛,经常需要几年的透析治疗。

## 高血压性肾硬化

全身性高血压作用于肾脏会导致肾硬化。高血压性肾硬化累及肾小动脉和肾小球毛细血管,导致两者产生硬化病变,随之产生增厚、缩小,并最终坏死。高血压性肾硬化可以是良性,也可以是恶性的。良性肾硬化,大多与慢性轻度或中度高血压有关,肾损害持续多年。恶性肾硬化伴恶性高血压者,如果血压控制不及时会立即导致永久性肾功能衰竭。常见症状包括视物模糊和严重头痛等。

因为高血压性肾硬化直接由高血压引起,所以原发性高血压患者具有较高的发病率(如老年人、非洲裔美国人)。非裔美国人中,高血压引起 ESRD 的风险几乎是白种人的两倍。高血压性肾硬化的症状取决于肾损伤和高血压的严重程度。常见的症状有蛋白尿、氮质血症和血尿伴随红细胞管型。遗憾的是,高血压患者通常没有症状,直到发生了广泛损伤才会有临床表现。为了防止或延缓高血压肾病的进展,血压控制很重要,经常需要同时使用多种不同的降压药物。加强对这部分患者的健康教育,可以降低 ESRD 的发病率。告知患者高血压的相关并发症尤为重要,可以促进

患者积极参与控制自己的血压。

## 预防慢性肾脏病的进展

病程的迁延性是慢性肾脏疾病(CKD)的重要特征之一。CKD 确诊后,减缓疾病进程是研究的重点。无论 CKD 的原发性病因如何,对于肾脏的继发性损伤仍可迅速加速肾单位的破坏。这些继发损伤包括充血性心力衰竭或血容量改变引起的肾灌流改变、肾毒性药物使用、尿路梗阻和尿路感染。因此,监测和避免这些损伤或一旦发生后积极治疗相应症状至关重要。

对患者及家属加强关于损伤危险性的健康教育十分必要。对患者和家属进行宣教,包括损伤相关症状和体征,及时治疗泌尿系感染以及避免使用常见的肾毒性药物的必要性。常见的 OTC 和处方镇痛剂,如 NSAIDs,可引起肾功能恶化,应避免在 CKD 患者中使用。

必须严格控制血糖水平以阻止和延缓糖尿病患者肾功能衰竭的进展。美国糖尿病协会规定,糖尿病患者血糖控制的关键参数目标是糖化血红蛋白低于 7.0%,餐前血糖 70~130mg/dl,餐后血糖峰值低于 180mg/dl。

不仅仅针对高血压或糖尿病,无论病因如何,控制血压都是预防肾功能衰竭进展的重要措施。根据 K/DOQI 慢性肾脏疾病血压管理和降压药使用临床实践指南(2004 年),治疗目标是血压低于 130/80mmHg。控制高血压需改变患者的生活方式(如运动、限制盐摄入、戒烟以及避免过度饮酒)以及必要的药物治疗。关于药物治疗,ACEI 和 ARB 类药物已被证明可降低糖尿病和其他蛋白尿综合征的进展。这两种药物可能是通过阻断血管紧张素Ⅱ对传入和传出小动脉的影响,降低肾小球内压力来降低血压,减少蛋白尿,延缓肾脏疾病的进展。

限制蛋白质饮食作为延缓肾功能衰竭进展的手段有一定争议。但有证据显示,患者适度限制蛋白质[0.8g/(kg·d)]是有益的。然而,蛋白质限制需谨慎,尤其是在危重患者处于高分解代谢状态时,预防营养不良非常重要。营养不良本身是肾功能衰竭患者发病率和死亡率的重要影响因素之一。避免营养不良的方法包括提供具有高生物价值的蛋白,保证足够热量以满足需求,密切监测营养评价参数(如体重、血清白蛋白、前白蛋白和

总蛋白水平）。由于危重患者营养需求的复杂性，与营养师合作也必不可少。

最后，控制血脂水平可能有助于延缓肾功能衰竭的进展。高脂血症是 CKD，尤其是合并糖尿病和肾病综合征患者的常见症状，并被认为可导致肾功能衰竭。此外，大量针对脂质试验数据的二次分析表明，高血脂水平可加快肾功能的恶化，而他汀类药物可以减慢其进展速度。血脂异常导致肾功能衰竭的机制尚不清楚，但可能与氧自由基形成，生长因子和细胞因子表达，肾小球系膜细胞增殖以及一氧化氮生成抑制有关。除了降脂作用，他汀类药物还具有抑制上述机制的作用。因为 CKD 患者使用他汀类降脂药的不良反应较少，也会降低血脂水平，降低心血管事件的风险（ESRD 患者死亡的主要原因），因此可谨慎使用。

## ▲ 肾衰竭的管理

虽然 AKI 与 CKD 的治疗方法有差异，但很多并发症和临床表现是相同的。因此，本节重点阐述肾功能衰竭的基本治疗方案，并尽可能解释 AKI 与 CKD 之间的差异。无论哪种类型的肾功能衰竭，治疗的首要目标是治疗原发性疾病和损伤。AKI 患者的常见护理诊断详见表框 31-7。AKI 患者的治疗和协同护理指南，详见表框 31-8。

**表框 31-7　护理诊断示例**

**急性肾损伤患者**

- 体液过多　与肾功能下降有关。
- 心输出量减少　与液体容量过多、肾素-血管紧张素系统紊乱有关。
- 营养失调：低于机体需要量　与厌食、恶心呕吐、饮食限制、口腔黏膜改变等有关。
- 有皮肤完整性受损的危险　与营养状况不佳、制动、水肿有关。
- 焦虑　与突发严重疾病、不确定预后、环境陌生和现有症状有关。
- 活动无耐力　与呼吸困难、疲劳、贫血、尿毒症和透析过程有关。
- 睡眠型态紊乱　与医院内睡眠间断有关。
- 有感染的危险　与免疫系统功能降低有关。
- 知识缺乏　与缺乏急性发作期病理生理机制和病因、饮食限制、药物、并发症、预后和随访护理相关知识有关。

**表框 31-8　急性肾损伤患者的协同护理指南**

| 转归 | 干预措施 |
|---|---|
| **协同护理** | |
| 护理计划中应包括合适的团队成员和相应职责 | 和患者、家属、主治医师、肾病学家、肺脏病学家、心脏病学家、注册护士、高级实践护士、社会工作者、呼吸治疗师、物理治疗师、职业治疗师、营养师、牧师和透析的工作人员共同制定护理计划 |
| **氧合/通气** | |
| 使患者有足够的气体交换，表现为：<br>• ABGs 在正常范围内<br>• 功能性氧饱和度（SpO$_2$）>92%<br>• 呼吸音清晰<br>• 呼吸频率和深度正常<br>• 胸部 X 射线正常 | • 监测动脉血气及持续的脉搏血氧饱和度<br>• 监测酸碱状态<br>• 监测由体液超负荷引起的呼吸窘迫的体征和症状<br>• 提供常规肺部清理，包括以下：<br>　• 清除气道分泌物<br>　• 胸部叩击<br>　• 使用诱导性肺量计<br>　• 频繁翻身<br>• 下床活动，坐到椅子上<br>• 以氧疗或机械通气支持，需要时可两者同时进行，由呼吸治疗师指导 |
| **循环/灌注** | |
| 使患者的血压、心率、血流动力学参数在正常范围内<br>以下表明患者有足够的组织灌注：<br>• 足够的血红蛋白水平 | • 每 1~2h 监测生命体征<br>• 每 4h 监控 PAOP、右房压、心输出量、全身血管阻力和外周血管阻力，如果留置肺动脉导管则遵医嘱进行监控<br>• 在透析过程中持续评估生命体征，或每 15min 评估一次 |

| 表框 31-8 | 急性肾损伤患者的协同护理指南(续) |
|---|---|

| 转归 | 干预措施 |
|---|---|
| • 血容量状态<br>• 取决于 AKI 的相应阶段的最佳尿量<br>• 适当水平的意识 | • 每日监测血红蛋白和红细胞比容水平<br>• 评估组织灌注(疼痛、脉搏、颜色、体温和器官灌注减少的征象如意识水平改变、肠梗阻及尿量减少)<br>• 必要时静脉输注晶体及血制品 |

**体液 / 电解质**

| 患者血容量平衡<br>患者达到正常电解质平衡<br>患者达到最佳肾功能 | • 监测体液水平,包括出入量(限制液体)、每天的体重、尿量趋势、生命体征、CVP、PAOP<br>• 监测血容量过多相关的症状及体征(高血压、肺水肿、外周水肿、颈静脉怒张、CVP 增加)<br>• 每日监测血清电解质<br>• 监测肾功能参数,包括尿量、尿素氮、肌酐、电解质酸碱平衡状态、尿电解质、尿渗透压、尿比重<br>• 必要时给予液体和利尿剂以维持正常的血容量和肾功能<br>• 遵医嘱补充电解质<br>• 必要时进行透析治疗,并且密切关注患者的反应<br>• 选择间歇或连续透析法监测及维持透析通路<br>**连续性静 - 静脉血液透析**<br>• 根据患者的症状和体液状况监测和调节超滤率<br>• 遵医嘱进行液体置换<br>• 每小时评估并解决滤过膜与血管问题<br>• 保护血管通路防止脱开<br>• 按规定更换过滤器及管道<br>• 监测血管通路以预防感染<br>**腹膜透析**<br>• 慢慢注入加热的透析液<br>• 停留适当时间后排液<br>• 评估排出液体的颜色及性状<br>• 每日或遵医嘱进行健康教育<br>• 评估接头部位有无感染<br>**间歇性血液透析**<br>• 每 12h 评估人工血管的震颤和嗡嗡声(杂音)<br>• 避免在该处肢体加压(如测量血压)、采血、静脉补液<br>• 感染的评估<br>• 监测相关肢体的灌注 |
|---|---|

**活动**

| 患者卧床和制动时避免发生并发症 | • 预防深静脉血栓形成<br>• 经常变换患者体位<br>• 病情允许可下床<br>• 与物理治疗师一起评估<br>• 加强患者的全关节范围运动锻炼 |
|---|---|

**防护 / 安全**

| 避免患者接触伤害性因素。 | • 评估插管患者是否有约束手腕的必要性:意识水平降低、无法遵循指令或躁动、血液透析期间肢体受损。向使用约束的患者和家庭成员做好解释。如果采用约束,应评估对约束的反应,并且每 1~2h 检查皮肤完整性和组织灌注障碍情况。使用约束时应遵循医院制度<br>• 适当使用床栏和座椅约束带<br>• 注意有无癫痫发作 |
|---|---|

| 表框 31-8 | 急性肾损伤患者的协同护理指南（续） |
|---|---|
| **转归** | **干预措施** |

**皮肤完整性**

| 患者皮肤完整 | • 每 4h 评估皮肤与所有骨隆突处<br>• 每 2h 翻身一次<br>• 使用减压床垫,使用 Braden 量表评估皮肤破裂的风险<br>• 使用过脂皂或者绵羊油皂沐浴,涂抹润肤剂预防瘙痒<br>• 按医院要求治疗压疮,请专科护士参与造口护理 |
|---|---|

**营养**

| 使患者得到充分的营养,表现为:<br>• 维持体重,不低于理想体重的 10% 或高于理想体重的 20%<br>• 白蛋白水平为 3.5~4g/dl<br>• 总蛋白水平为 6~8g/dl<br>• 淋巴细胞总数为 (1 000~3 000)×$10^6$/L | • 咨询营养师指导和协调营养支持<br>• 观察钠、钾、蛋白质和液体限制<br>• 少量多餐进食<br>• 遵医嘱提供肠外或肠内喂养<br>• 监测白蛋白、前白蛋白、总蛋白、红细胞、血红蛋白、白细胞计数,每日监测体重,评估营养治疗的效果 |
|---|---|

**舒适 / 镇痛**

| 尽可能使患者保持舒适且无疼痛感<br>• 无不适主诉<br>• 无不适的客观指标 | • 监测与体液负荷过重相关的呼吸窘迫症状和体征,需要时给予吸氧;摇高床头,指导增加氧供的呼吸技巧,如缩唇呼吸<br>• 指定 24h 计划限制液体摄入,允许定期少量饮水或嗫冰来减少口渴症状<br>• 增加口腔和皮肤护理频次<br>• 评估不适的次数与程度<br>• 保持并不断确认环境安静<br>• 观察可能引起不适的并发症,如血管通路感染,腹膜炎或腹膜透析液排出不畅,胃肠道紊乱(恶心、呕吐、腹泻、便秘)<br>• 使用镇痛药、止吐药、止泻药、泻药(非镁和不含磷酸盐)、粪便软化剂、抗组胺药、镇静剂或抗焦虑药,并观察效果 |
|---|---|

**心理社会状况**

| 患者焦虑程度减轻,表现为:<br>• 生命体征正常<br>• 意识水平正常<br>• 主诉焦虑水平降低<br>• 客观指标显示焦虑水平降低 | • 评估生命体征<br>• 探讨患者和家庭问题<br>• 如果是插管患者,制定干预措施建立有效沟通<br>• 灵活安排探视,满足患者和家属的需求<br>• 提供充足的休息和睡眠<br>• 提供足够信息,及时更新知识,尽可能解决家属疑问<br>• 提供社会咨询服务信息和神职人员服务<br>• 遵医嘱使用镇静剂和抗抑郁药,观察相关反应 |
|---|---|

**宣教 / 出院计划**

| • 患者和家属能理解慢性病急性发作期和维持期所需的操作和检查<br>• 患者和家属了解病情的严重程度,提出适当的问题,并预测潜在的并发症<br>• 出院健康宣教:使患者及家属了解 RRT、限制饮食和药物治疗方案 | • 教会患者和家属相关透析知识,如置入透析通路、透析治疗和实验室检查<br>• 解释和肾功能衰竭相关的原因和影响,以及潜在并发症,如高血压、体液负荷过重<br>• 鼓励家属提出与肾功能衰竭、透析、饮食或液体限制相关的问题<br>• 在住院早期提供适当的推荐和咨询<br>• 教会患者进行家庭护理,包括透析的居家照护,维持肾功能以及必要时寻求医疗帮助 |
|---|---|

## 管理体液平衡

临床体液平衡管理对肾功能衰竭患者很重要，AKI 和 CKD 的管理差异最为明显。

### 急性肾损伤的体液平衡变化

肾前性因素与缺血性 ATN 肾衰竭早期阶段的主要原因是肾灌注不足，通常是血容量不足。实验室检查、体格检查及血流动力学监测，可快速诊断血容量不足。治疗措施包括快速补液，如血制品和晶体液，用于补充的液体应当反映丢失液的类型（如对于出血患者，输血是最佳治疗方案）。通常在 AKI 患者中，即使不存在血容量不足的症状和体征，仍需大量输液。大剂量输液既可帮助诊断肾前性 AKI，也可逆转 AKI。

ATN 多尿期也常对 AKI 患者补液，大量尿液可以预防或缓解因 AKI 阻塞性原因产生的肾小管阻塞，包括 ATN 和许多肾后性疾病。然而，任何少尿状态都必须注意防止体液负荷过重。持续少尿状态如 ATN 少尿期，补液量为在前一天尿量基础上增加 500~800ml 来弥补隐性失水。

利尿剂通常应用于 AKI 来增加尿流量，从而有助于缓解体液负荷过重，或者防止肾小管阻塞。呋塞米、袢利尿剂、甘露醇、渗透利尿经常与水化一起用于因某些梗阻病因导致的 AKI，如急性痛风性肾病和血红素导致的肾小管阻塞性肾病，如横纹肌溶解。利尿剂对体液负荷过重状态，如肺水肿和心脏衰竭，也非常有效。在这些情况下，每 6 小时给予一次呋塞米，初始剂量为 20~100mg，根据患者情况决定是否定期使用呋塞米。如果 1 小时内利尿效果不佳，剂量可增加一倍。这个过程可以重复，甚至连续滴注呋塞米，直到达到足够尿量。另外，噻嗪类利尿药，如氢氯噻嗪，可与呋塞米一起使用，这对促进尿液排出起协同作用。

使用利尿剂时，应注意避免脱水、电解质失衡、不良反应等并发症的发生。有报道称呋塞米可引起耳鸣和听力减退（可逆和不可逆）。耳毒性与快速注射、剂量过高，或同时应用耳毒性药物有关。药商建议在大剂量应用呋塞米治疗时应控制输注速度（不超过 4mg/min）。

尚无医学研究证明利尿剂可将少尿转化为非少尿，这种情况下使用甚至有害。也没有研究表明 AKI 患者使用袢利尿剂可降低死亡率，缩短肾

功能衰竭的时间，避免或减少 RRT。因此本文根据文献得出，合理使用利尿剂可在短期内有效控制患者的容量水平，但不能治疗少尿型 AKI。

多巴胺也常被用于治疗 AKI，因其理论上能够引起肾血管舒张[ 1~3μg/( kg·min)]，从而增加肾血流灌注。但尚无临床试验证实多巴胺对 AKI 的治疗效果，甚至有研究发现其对治疗有害。根据目前的证据，没有办法证实多巴胺能够预防 AKI。

如果体液相关并发症增加，且通过限制体液和使用药物都无法控制，则需进行透析（第 30 章）或单独超滤。这在少尿并且每小时接受大量药物和营养液的患者中常见。继发于缺血或肾小管损伤的 AKI 患者的恢复时间可能延迟，需要维持透析直到组织自身修复和功能正常。对于这些患者，出院后可考虑门诊透析治疗（可能持续几周到几个月），同时需要调整患者的饮食和摄入的液体，并注意这些措施对患者和家属心理的影响。

### 慢性肾脏病的体液平衡变化

对 CKD 患者来说，限制液体和盐的摄入是防止容量负荷过重的重要措施。限制钠小于 2 400mg/d，液体量为患者前一天 24 小时尿量基础上增加 500ml 的生理需要量。利尿剂也用于治疗容量负荷过重。患者达到慢性肾脏病第 5 期存在广泛的肾损害而对其他治疗效果反应不佳时，利尿剂还具有治疗效果。慢性肾病发展到第 5 期时，通常表现出少尿和容量负荷过重的症状和体征，如水肿、高血压、肺水肿、心脏衰竭及颈静脉怒张，此时可进行透析。针对这些患者，有必要实时评估体液量，包括出入量、每日称重并监测体液相关并发症。

## 管理酸碱变化

随着肾衰竭的进展，AKI 和 CKD 通常会因为肾单位无法分泌和排泄氢离子以及无法重吸收碳酸氢根离子而导致代谢性酸中毒。危重患者可因并发症如乳酸性酸中毒或糖尿病酮症酸中毒加剧这种酸碱平衡紊乱，因为这类患者处在一个高分解代谢状态，细胞内酸释放入血液循环增加。代谢性酸中毒的临床表现包括头痛、恶心和呕吐、深大和快速呼吸（库斯莫尔呼吸）、精神状态改变、高钾血症、心动过速。严重的代谢性酸中毒中，可能

由心肌抑制和血管扩张导致心动过缓和低血压，也可降低患者的意识水平，从而导致昏睡或昏迷。

CKD 第 3 期的患者开始表现出代谢性酸中毒，此时 GFR 低于 60ml/（min·1.73m²）。虽然与 CKD 相关的代谢性酸中毒较平稳，但仍可导致疲劳、蛋白质的分解代谢、骨质脱钙。骨骼软化是因为骨质磷酸盐和碳酸盐用于缓冲过量氢离子。

利用动脉血气（ABG）值评估酸碱平衡状态和静脉二氧化碳含量来指导治疗。血浆碳酸氢盐水平小于 22mEq/L 的患者需要治疗。治疗方法包括使用碱性药物（如双枸橼、碳酸氢钠片）、透析或两者同时使用。采用柠檬酸类药物，如双枸橼时，应注意不能与含有磷酸盐的铝剂共同使用。同时使用这些药物可增加患者铝中毒的风险，因为柠檬酸会显著增加胃肠道对铝的吸收。

由于细胞外容量超负荷、代谢性碱中毒、低钾血症的潜在并发症，可使用静脉注射碳酸氢钠来治疗严重酸中毒（血 pH 值 <7.2 或血浆碳酸氢盐水平 <12~14mEq/L）。难治性酸中毒需要通过透析清除多余的氢离子，增加体内缓冲液。血液透析中，缓冲液是碳酸氢钠，在腹膜透析中，缓冲液是乳酸，代谢产物为碳酸氢根。建议谨慎纠正代谢性酸中毒，快速纠正可抑制呼吸中枢并导致通气不足。快速纠正也可导致急性低血钙和手足抽搐，这是因为钙结合白蛋白和无机物质，如磷酸钙增加，钙离子的数量在碱中毒状态下减少。任何类型的纠正酸碱平衡紊乱的疗法，都需密切监测血清碳酸氢根离子浓度、pH 值和钙、钾的水平。

## 管理心血管系统改变

心血管系统的改变可以导致或加速 AKI 与 CKD 进展。此外，由于肾功能衰竭，心血管并发症也会出现。AKI 与 CKD 患者常见的心血管并发症是高血压和高钾血症。心包炎、肾脏疾病的其他心血管并发症，主要见于 CKD。

## 高血压

高血压是肾功能衰竭时，由于肾素 - 血管紧张素 - 醛固酮系统的刺激使交感神经系统过度兴奋导致水钠潴留而产生的并发症。控制血压对于防止靶器官损害和减少危及生命的心血管事件风险很重要，需注意加强治疗。治疗方法包括限制液体和钠的摄入、使用利尿剂、降压治疗和透析以消除多余的液体。必须加强针对患者的非药物和药物治疗以及未得到控制的高血压潜在并发症的健康教育。

## 高钾血症

高钾血症可危及 AKI 与 CKD 患者的生命。随着 GFR 下降，肾脏排钾能力降低。对于危重患者，肾功能损害通常在代谢增加，酸中毒和细胞损伤，使用含钾药物和输血等情况下变得更严重，所有以上这些将提高血清钾水平。如果不加以重视和处理，高钾血症可导致致命性心律失常。

评估高钾血症需要密切监测血钾水平以及监测钾对心脏电传导系统的影响。钾水平升高时心电图（ECG）会发生典型变化（图 31-4）。第一个心电图改变通常发生于血清钾范围在 6~7mEq/L 时，其变化为 T 波高尖、P-R 间期延长；当血清钾在 8~9mEq/L 会出现 P 波消失和 QRS 波轻微扩大。继而 QRS 波群继续扩大向一个正弦波（波浪线）模式发展。这是心室颤动或心跳停止的迹象。

在评估高血钾时，需注意血钾长期升高的患者对心脏的影响比突发高钾血症患者产生的更加难治。因此，钾和心电图的变化必须同时评估，用来确定病情的严重性。高钾血症时，需监测的其他表现包括感觉异常、腱反射减弱、肌肉无力（通常始于下肢、上躯干和上肢）。

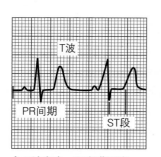

A. T波高尖，PR间期延长，ST段压低

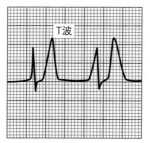

B. P波消失

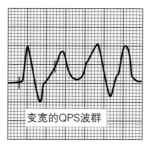

C. QRS增宽

**图 31-4 ▲** 不同程度高钾血症的典型心电图表现。A：当血清钾离子（K⁺）水平为 6~7mEq/L 时，T 波变尖，PR 间期延长，ST 段降低；B：K⁺ 水平为 8~9mEq/L 时，P 波消失；C：K⁺ 水平 10~11mEq/L 时，QRS 波群变宽

轻度高钾血症(血清钾水平 <6mmEq/L,无心电图改变)可能与限制饮食治疗、利尿剂、钾和钾结合物(如硫酸钠)使用有关。常以聚苯乙烯为口服液或灌肠剂。口服剂量为 15~30g,60~120ml 的 20% 山梨糖醇溶液(防止便秘),每 4~6 小时重复一次。直肠给药剂量为 50g,50ml 的 70% 山梨糖醇和 150ml 水在结肠中保留至少 30~60 分钟。由于这种药容易引起结肠坏死,在结肠功能降低的危重症患者如术后患者和服用大量药物的患者中使用时需要密切观察。为了降低这种风险,可在直肠给药后给予清洁灌肠。使用钠聚苯乙烯前后必须评估患者的肠鸣音,胃肠道梗阻患者禁止使用。

治疗危及生命的高钾血症时需要采取措施对抗钾对心脏的影响,促进细胞内钾转移,清除体内钾。通过静脉注射葡萄糖酸钙或氯化物来对抗钾对心脏的影响是心电图发生改变的患者的首要治疗措施。体内钾恢复正常前,细胞膜内外钾的转移不会停止。向细胞内转移钾的途径主要包括静注含有胰岛素的葡萄糖或静注碳酸氢盐。$\beta_2$ 肾上腺素同样影响钾在细胞内外的转移,但是不常使用,这是由于其要求剂量是用于气道反应性疾病的 10~20 倍。清除体内钾离子,如前所述,可采用利尿剂和钾离子交换剂。如果这些措施不能控制高钾血症,必须进行透析治疗。显然,对 CKD 第 5 期并且已经准备接受透析治疗的患者,当威胁生命的高钾血症发生时,要立即采用透析治疗和其他紧急治疗方法。

## 心包炎

尿毒症性心包炎是一种并发症,主要见于 CKD 5 期。这类心包炎的特点是心包膜的炎症,导致心包毛细血管渗透性增加,液体、血红细胞、纤维蛋白原和白蛋白渗出。虽然它可能是由于细菌或病毒感染造成,但大多数情况下,是无菌性炎症。随之而来的浆液性心包腔积液,可以增加心包内压力,降低心室收缩力,每搏输出量,心输出量。当心包积液积累到一定的程度,不能保持足够的心输出量时,会导致危及生命的心脏压塞。尿毒症心包炎的确切病因尚不清楚,但这与长期透析治疗不足、尿毒性毒素、病原体、抗高血压药米诺地尔和肝素的应用相关。

胸痛、发热和心包摩擦音是心包炎的三大典型体征。胸痛是明显的稳定型锐痛,可通过向前坐来缓解,深呼吸使其增强。心包摩擦摩音(心前区可闻及刺耳皮革样声音)可能在胸痛前出现,并于胸痛消退后持续存在,心包摩擦音消失时心包积液增加。除此之外,还有心包炎的典型心电图改变。最明显的是新发房性心律失常和广泛的 ST 段弓背抬高(弓背抬高是急性心肌梗死的典型表现)。大量心包积液的症状和体征更严重,包括呼吸困难、心动过速、意识混乱、肌无力、颈静脉怒张、外周性水肿和奇脉(吸气相脉搏差 >10mmHg)。心脏压塞导致颈静脉怒张、呼吸急促、脉压范围变窄、肺动脉阻塞压升高、心音低沉、外周脉搏减弱和意识下降。

尿毒症性心包炎的治疗包括积极的透析治疗,通常每日一次,直到症状消失。由于在抗凝过程中可能会导致或者增加心包腔内出血,所以要求局部小剂量使用肝素,甚至不使用肝素。也可使用全身性类固醇和非甾体抗炎药,如消炎痛,但效果不同。心脏压塞是一个需紧急行心包穿刺术来缓解心脏内压力的紧急情况。心包开窗术或外科手术对于复发性心包炎或缩窄性心包炎患者也许是至关重要的。

## 慢性肾脏病中的心血管疾病

CKD 与心血管疾病的高发病率和死亡率有关。事实上,在需要进行 RRT 前,慢性肾脏病患者更可能已罹患心脏疾病从而导致死亡。CKD 的主要心脏病有左心室肥厚(见于 74% 的透析患者)、冠心病、心律失常、心肌病、充血性心力衰竭、瓣膜功能障碍。

多数心血管疾病的发展过程至少持续几年,通常在早期 CKD 时出现并且在肾功能下降时恶化。慢性肾病和心血管疾病间的这种关联可能会由以下因素产生:(1)心血管疾病导致肾脏功能障碍(如心力衰竭);(2)CKD 导致心血管疾病的风险增加;(3)其他因素(如高血压、糖尿病、贫血或高脂血症),同时引起或加速肾脏功能障碍和心血管疾病。任何情况下,监测心血管疾病、降低危险因素、治疗心血管疾病对降低 CKD 患者的死亡率起到至关重要的作用。

诊断性检查有利于评估这些高危患者的心血管疾病,包括常规心电图、超声心动图、心脏负荷试验。应选择药物负荷试验而不是运动负荷试验,因为 CKD 患者往往无法达到运动负荷试验所需的锻炼水平。有症状的患者的无创伤性试验包括铊扫描和冠状动脉造影。

一些可改变的危险因素会导致心血管疾病，因此管理 CKD 患者时需要解决这些危险因素，包括高血压、高脂血症、血容量过多、吸烟、高血糖、贫血、钙磷失衡、缺乏维生素 D、高同型半胱氨酸血症、代谢性酸中毒等。对于血压控制，美国高血压预防、检测、评价和治疗联合委员会（JNC7）和 K/DOQI 临床实践指南建议，所有 CKD 患者应严格将血压控制在 130/80mmHg 以下。同样，K/DOQI 临床实践指南推荐，所有 CKD 患者，包括最高风险人群，需严格控制血脂，使低密度脂蛋白胆固醇水平低于 100mg/dl。与普通人群相同，针对疾病本身的特定治疗（使用 β 受体拮抗剂、抗血小板药物治疗冠状动脉疾病）必须得到制定。

## 肺功能管理

AKI 少尿期或 CKD 第 5 期患者的常见并发症是肺水肿。肺水肿是由于体液负荷过重、心脏衰竭或两者共同发展引起，临床表现为呼吸困难、听诊湿啰音、粉红色泡沫痰、呼吸急促、心动过速、动脉血氧饱和度（$SaO_2$）降低和胸片显示体液负荷过重。管理包括限制液体和钠、治疗存在的心脏疾病。如果利尿剂对患者肾脏有作用，可给予利尿剂。通常，肺水肿发展到威胁生命阶段，需要紧急气管插管、透析，或两者同时进行来提高动脉氧合和恢复体液平衡。

肾功能衰竭的其他肺部并发症包括胸腔积液、胸膜炎和疼痛、尿毒性肺炎和肺部感染。由于尿毒性毒素对肺的影响较大以及透析不充分，CKD 第 5 期患者胸膜炎症和尿毒症性肺炎发生的概率增加。另一方面，AKI 与 CKD 患者常有肺部感染，尤其是危重患者。肾功能衰竭导致肺部感染的相关因素包括肺巨噬细胞活性降低、广泛的免疫功能低下、痰液黏稠、咳嗽反射减弱。治疗包括痰培养，应用广谱抗生素直至获取痰敏感菌培养结果，肺功能锻炼指导（有效咳嗽和深呼吸）。

## 管理胃肠道改变

AKI 与 CKD 的潜在致命性胃肠道并发症是消化道出血。与肾衰竭相关的胃肠道出血病因包括血小板和凝血功能异常、血液透析的抗凝和 / 或通路的通畅性，刺激性药物（如阿司匹林，非甾

体抗炎药）的摄入，以及胃肠道内由于尿素分解，氨合成增加，刺激黏膜表面。生理性应激（特别是发生于危重患者）也是诱因之一。评估参数包括检查所有的呕吐物和粪便总量和隐血，监测铁、血红蛋白、红细胞比容、红细胞，监测血容量不足的迹象。如果怀疑胃肠道出血，诊断和治疗通常需要依据影像学和内镜检查确定。治疗方法根据具体的病变决定，但往往包括输注晶体液和血液制品以及使用 $H_2$ 受体阻滞剂、质子泵抑制剂（PPI），或两者同时使用。

与肾功能衰竭相关的其他胃肠道并发症主要见于 CKD，包括厌食、恶心、呕吐、腹泻、便秘、胃食管反流病（GERD）、口腔病变（如口腔炎、口中有金属味）和尿毒症性恶臭（尿味和呼吸氨味）。口腔病变，厌食、恶心和呕吐等症状部分因为高水平的尿毒症毒素影响肠黏膜，同时刺激大脑呕吐中枢所致。胃食管反流病的发生机制尚不清楚，但可能由 CKD 患者激素水平降低，食管括约肌张力降低和食管裂孔疝发病率增加所致。治疗方法包括启动（或提供）充分透析，提供预防性抗酸剂和 $H_2$ 受体阻滞剂或质子泵抑制剂，并给予止吐药。良好的口腔护理也必不可少。

若肾衰竭患者饮食量少缺水，且口服铁补充剂和钙基磷酸盐结合剂，则常出现便秘。尿毒症刺激肠道也可使患者出现腹泻。治疗方法包括增加膳食管理，使用盐类泻药、大便软化剂或两者同时使用，以及服用止泻剂或这些治疗方法联合使用。第 5 期 CKD 患者应该避免服用含镁药物，包括泻药，如柠檬酸镁，因为这些患者存在高镁血症的风险。此外，含有大量磷酸盐的灌肠剂，也应禁止使用。

## 管理神经肌肉病变

神经肌肉改变，包括睡眠障碍、认知功能障碍、嗜睡、肌纤维兴奋性增高和周围神经病变（包括不宁腿综合征和灼热足综合征）。不宁腿综合征的特点是腿部不适，特别是在夜间，有时需要通过四肢连续运动来缓解。灼热足综合征的表现为脚和腿的末梢感觉异常和麻木。这些在 CKD 第 4、5 期出现的神经肌肉并发症可能由电解质失衡、代谢性酸中毒以及尿毒症毒素对运动神经和感觉神经的影响所产生。认知功能障碍，如注意力难以集中和短期记忆受损，与脑血管中的血尿素氮

升高有关,可引起脑水肿。广泛脑水肿可导致癫痫发作、呕吐,甚至昏迷或死亡。

对认知障碍、癫痫发作和其他神经肌肉改变进行评估很重要。除全面的神经系统检查,也可以使用神经传导检查和诊断试验,如脑电图和头颅 CT 扫描。治疗方法包括持续性发作时实施紧急治疗、维持电解质平衡、纠正代谢性酸中毒、定期透析治疗,并为患者提供长期健康教育。需要对患者进行的健康教育包括,当患者四肢感觉功能异常时要预防四肢外伤,尤其是冷热伤害;常规透析或移植对于提高神经肌肉功能有重要意义。然而,如果患者的神经病变部分是由于其他合并症,如糖尿病所致,则透析或肾移植的效果不佳。

必须留意任何健康宣教过程中患者的认知改变。由于短期记忆受损、注意力难以集中,应采取短期、多次教育,强化记忆,并尽可能使家庭成员参加。这尤其适用于危重患者。

## 管理血液系统病变

血液系统病变是 AKI 与 CKD 的主要并发症,改变包括出血倾向增加、免疫系统受损和贫血。

### 出血倾向增加

肾功能衰竭患者的出血倾向增加主要由受损的血小板聚集和黏附、血小板对凝血因子Ⅶ(血管假性血友病因子)的反应改变引起。这些变化被认为由尿毒症引起,但确切的病理生理机制尚不清楚。评估内容包括监测血小板计数和出血次数、血液凝固时间,评估出血尤其是胃肠道出血。治疗方法包括给予所需的血液制品,保护患者免受伤害,并避免使用改变血小板功能的药物,如非甾体抗炎药和阿司匹林。肝素(透析时使用)和阿司匹林(预防心肌梗死)常用于肾功能衰竭患者,此时必须密切监测这些药物对血小板的影响。长期使用肝素可导致血小板减少症,出现该并发症后应停止使用肝素。

### 免疫系统损伤

肾功能衰竭的患者常处于免疫受损状态,易于感染(AKI 和 CKD 主要死亡原因)。免疫系统受损被认为是由于营养不良和尿毒症对白细胞的影响导致。这些影响包括 T 细胞和抗体介导的免疫抑制,白细胞吞噬功能受损及趋化性降低。

必须持续观察患者的感染征象并监测实验室感染指标。体温是感染的衡量标准,尿毒症患者的基线体温常下降,因此体温升高常提示感染。处理措施包括经常洗手,尽早拔出留置导管,或者避免使用留置导管。血液培养以及其他可能被微生物感染的体液培养,可以识别特异性病原微生物,以确定合适的抗感染治疗。

## 贫血

肾功能衰竭导致贫血的机制主要有三种:促红细胞生成素不足、红细胞生存时间降低、出血倾向增加导致的失血。这三种机制中促红细胞生成素缺乏最具临床意义。

超过 90% 的促红细胞生成素由肾脏产生。它是一种糖蛋白,缺氧时可刺激红细胞产生,维持正常的红细胞计数。随着肾脏疾病的进展和肾受损,这种激素合成不足,导致正细胞正色素性红细胞,从而产生再生障碍性贫血。使用重组人促红细胞生成素药物前,这种激素缺乏的 CKD 患者大多数会存在严重的贫血状态,需要经常输血。

红细胞生存时间减少,常见于肾衰轻度溶血的患者。溶血的确切机制尚不清楚,但可能与透析治疗或尿毒症对红细胞的影响有关。尿毒症患者红细胞的平均生存时间只有 70 天,而正常人群的红细胞生存时间是 120 天。

除前面所提到的造成贫血的三种机制,其他因素也可能导致肾功能衰竭患者贫血,特别是危重病情患者。这些因素包括营养不良、频繁地采血检查、透析器故障和透析时输库存血以及感染。肾功能衰竭患者的贫血治疗极其重要,这是因为治疗贫血可以增加血液的携氧能力,增加血容量,预防贫血对心血管系统造成的影响。贫血会加重心肌、脑和外周缺血,增加发生(或加速)左心室肥厚的风险。改善贫血状况也被证明对肾功能衰竭患者的生活质量有积极影响,包括增加食欲、能量和工作能力。此外,CKD 患者贫血也与其住院率和死亡率增加有关。

贫血的整体评估包括诊断性检查、病史和体格检查。需要获得并监测的诊断性代谢参数包括血红蛋白、红细胞比容、红细胞指数和网织红细胞计数。此外,需要检测粪便或呕吐物以确定是否存在隐性出血。同时,需要检测铁含量,充足的铁储备可以保证促红细胞生成素的有效性,缺铁本身也会导致贫血。监测铁含量的指标包括总血清铁、总铁结合力和血清铁蛋白水平。最后,需要监测影响红细胞生成的叶酸、维生素 $B_6$、维生素 $B_{12}$ 等营养参数。

完整的病史和体格检查包括询问患者潜在出血部位(如询问粪便的颜色),评估患者的贫血体征和症状(如心绞痛、心动过速、皮肤和黏膜苍白、食欲降低、体重下降、能量水平降低和疲劳),评估出血来源,评估炎症或感染,评估其他能够引起贫血的疾病(如狼疮、镰状细胞贫血)。

治疗贫血的方法包括减少失血,口服或静脉推注铁制剂,补充维生素,积极治疗感染,保证充足的营养,注射促红细胞生成素刺激剂(ESAs),如人类促红细胞生成素或阿法达贝泊汀,血液制品,或者两者同时使用。对于 CKD 患者,铁剂治疗的目标是使转铁蛋白饱和度 >20%,血清铁蛋白水平 >100ng/ml(对于血液透析患者 >200ng/ml)。K/DOQI 指南详细介绍了贫血的治疗目标和指导方针。由于潜在的心血管风险,对血红蛋白值正常的患者来说,ESA 的治疗目标比较模糊。这些心血管风险使美国药品管理局(FDA)在 ESAs 所有的包装说明书中作了警告。根据不同患者的症状和并发症,血红蛋白的标准值应该个体化,应采用最低的 ESA 剂量以减少红细胞输注的需要量。

使用 ESA 治疗和贫血管理时应特别注意几点。一方面是这些药物要完全起效需要几周的时间,因此,对于重度贫血患者仍需输血治疗。此外,ESA 治疗可能会导致血压升高,某些情况下可能需要进行降压治疗。当 ESAs 剂量增加,治疗效果仍不明显时,需要对红细胞生成素的耐受性进行研究,包括隐匿性感染、炎症状态、HIV 感染、甲状旁腺功能亢进、铝中毒、营养不良、缺铁、骨髓恶性肿瘤。

护士同时需要注意到铁制剂的临床使用特点。一方面,肾脏衰竭患者经常使用磷酸盐结合剂、抗酸剂、$H_2$ 受体阻滞剂或质子泵抑制剂,当这些药物与铁剂一起口服时,铁剂的吸收较差。另一方面,静脉注射铁剂具有更好的生物利用度,但存在过敏的风险,有时甚至危及生命。

必须对贫血患者进行大量的健康教育。宣教内容至少应包括药物治疗信息、补充铁剂的时机、潜在的原因、贫血恶化时的症状和体征以及如何维持体力。也可采取指导减少出血的措施,如使用软毛牙刷及避免使用非甾体抗炎药。

## 管理药物代谢改变

由于许多药物及其代谢物都由肾脏排出体外,因此肾衰患者使用药物治疗必须更加谨慎。根据患者的 GFR,可能需要调整药物剂量和服药间期。十分重要的是,对于肾衰患者尤其是 AKI 患者,由于 GRF 常不稳定,因此需经常监测 GFR,从而准确确定治疗剂量。跟无肾功能衰竭的患者一样,应监测肾衰患者血清中某些药物的水平,以确保它们在治疗范围内。对于接受透析的患者,医疗团队必须知道透析治疗的禁用药物,以确定用药时机。对于肾功能衰竭或血液透析的重症患者,在重症监护时使用受到影响的常用抗菌剂见表 31-4。

## 管理骨骼病变

肾功能衰竭的患者,钙和磷平衡发生紊乱,可导致继发性甲状旁腺功能亢进和高转化的肾性骨营养不良(肾性骨病)。随着 GFR 下降,肾小球滤过磷酸盐的能力也降低,血清磷酸盐水平上升。由于磷酸与钙的结合,血清游离钙水平降低。肾衰竭时无法将 VitD 转化为肠道吸收钙所必须的 VitD 活性形式(1,25- 二羟维生素 D 或 VitD₃),钙水平降低。因为游离钙水平降低、血清磷水平升高、合成维生素 $D_3$ 减少,甲状旁腺分泌甲状旁腺激素(PTH)。随着时间的推移,PTH 不断刺激导致甲状旁腺细胞增殖,引起继发性甲状旁腺功能亢进症。PTH 促进骨骼中的钙和磷酸盐的重吸收,导致血清钙水平增加,与此同时骨密度和质量下降。PTH 也促进肾脏中钙的重吸收和磷的排泄;然而,由于肾功能衰竭的进展,这部分 PTH 的效应将无法实现。最终,钙磷不断从骨中吸收,二者血清水平也随之继续升高。这导致应低于 40mg/dl 的磷钙产物(血清钙乘以血清磷酸盐)水平上升。当该产物超过 55mg/dl 时,磷酸钙晶体形成并且沉淀在身体的各部位(称为转移性钙化),包括大脑、眼睛、牙龈、心脏瓣膜、心肌、肺、血管和皮肤。在肾脏疾病患者中其他与骨骼相关的损害还有代谢性酸中毒导致的骨质脱钙和骨骼中铝沉积或者维生素 $D_3$ 过度使用产生的低转化性肾性骨营养不良。肾衰竭中高转化性肾性骨病相关事件见图 31-5。

表 31-4　重症监护时肾功能衰竭和血液透析对常用抗菌剂的影响

| 药物 | 药物肾排泄率(%) | 根据肾功能衰竭程度调节 {GFR/[ ml/(min·1.73m²)]} | | 血液透析的影响 |
| --- | --- | --- | --- | --- |
| | | 10~50 | <10 | |
| **氨基糖苷类** * | | | | |
| 阿米卡星 + | 95 | 每 24~48h 100% 正常剂量 | 每 48~72h 100% 正常剂量 | 被透析 |
| 庆大霉素 + | 95 | 每 24~48h 100% 正常剂量 | 每 48~72h 100% 正常剂量 | 被透析 |
| 妥布霉素 + | 95 | 每 24~48h 100% 正常剂量 | 每 48~72h 100% 正常剂量 | 被透析 |
| **头孢菌素** | | | | |
| 头孢唑啉 + | 75~95 | 每 12h 100% 正常剂量 | 每 24~48h 100% 正常剂量 | 被透析 |
| 头孢吡肟 + | 85 | 每 16~24h 100% 正常剂量 | 每 24~48h 100% 正常剂量 | 被透析 |
| 头孢噻肟(肾病终末期的活性代谢物) | 60 | 每 8~12h 100% 正常剂量 | 每 24h 100% 正常剂量 | 被透析 |
| 头孢替坦 | 75 | 50% 正常剂量 | 25% 正常剂量 | 被透析 |
| 头孢他啶 | 60~85 | 每 24~48h 100% 正常剂量 | 每 48h 100% 正常剂量 | 被透析 |
| 头孢曲松钠 | 30~65 | 正常剂量 | 正常剂量 | 被透析 |
| **青霉素** | | | | |
| 阿莫西林 | 50~70 | 每 8~12h 100% 正常剂量 | 每 24h 100% 正常剂量 | 被透析 |
| 氨比西林 | 30~90 | 每 6~12h 100% 正常剂量 | 每 12~24h 100% 正常剂量 | 被透析 |
| 美洛西林 | 65 | 每 6~8h 100% 正常剂量 | 每 8h 100% 正常剂量 | 不能透析 |
| 萘夫西林 | 35 | 正常剂量 | 正常剂量 | 不能透析 |
| 盘尼西林 G | 60~85 | 75% 正常剂量 | 20%~50% 正常剂量 | 透析 |
| 哌拉西林 | 75~90 | 每 6~8h 100% 正常剂量 | 每 8h 100% 正常剂量 | 透析 |
| 羟基噻吩青霉素 + | 85 | 每 8h 1~2g | 每 12h 1~2g | 透析 |
| **喹诺酮** | | | | |
| 环丙沙星 | 50~70 | 50%~75% 正常剂量 | 50% 正常剂量 | 少量被透析 |
| 左氧氟沙星 | 67~87 | 每 24~48h 250mg(初始剂量 500mg) | 每 48h 250mg(初始剂量 500mg) | 无数据 |
| **四环素** | | | | |
| 强力霉素 | 35~45 | 正常剂量 | 正常剂量 | 不能透析 |
| 四环素 + | 48~60 | 每 12~24h 100% 正常剂量 | 每 24h 100% 正常剂量 | 不能透析 |
| **其他抗生素** | | | | |
| 阿奇霉素 | 6~12 | 正常剂量 | 正常剂量 | 不能透析 |
| 氨曲南 | 75 | 50%~75% 正常剂量 | 25% 正常剂量 | 中度可透析 |
| 克拉霉素 | 15~25 | 75% 正常剂量 | 50%~75% 正常剂量 | 无数据;透析后给药 |
| 红霉素 | 15 | 正常剂量 | 50%~75% 正常剂量 | 不能透析 |
| 亚胺培南 | 20~70 | 50% 正常剂量 | 25% 正常剂量 | 透析 |
| 甲硝唑 | 20 | 正常剂量 | 50% 正常剂量 | 透析 |
| 新诺明 | 70 | 每 18h 100% 正常剂量 | 每 24h 100% 正常剂量 | 透析 |
| 甲氧苄氨嘧啶 | 40~70 | 每 18h 100% 正常剂量 | 每 24h 100% 正常剂量 | 透析 |
| 万古霉素 + | 90~100 | 每 24~96h 1.0g | 每 4~7d 1.0g | 不能透析 |
| 利奈唑胺 @ | 30 | 正常剂量 | 正常剂量 | 不能透析 |

续表

| 药物 | 药物肾排泄率（%） | 根据肾功能衰竭程度调节 {GFR/[ ml/(min·1.73m²)]} | | 血液透析的影响 |
| --- | --- | --- | --- | --- |
| | | 10~50 | <10 | |
| **抗真菌剂** | | | | |
| 两性霉素 B | 5~10 | 正常剂量 | 每 24~36h 100% 正常剂量 | 不能透析 |
| 氟康唑 | 70 | 正常剂量 | 正常剂量 | 透析 |
| 酮康唑 | 13 | 正常剂量 | 正常剂量 | 不能透析 |
| **抗病毒药** | | | | |
| 阿昔洛韦 | 40~75 | 每 12~24h 100% 正常剂量 | 每 24h 50% 正常剂量 | 透析 |
| 甘昔洛韦 | 90~100 | 每 24~48h 100% 正常剂量 | 每 48~96h 100% 正常剂量 | 透析 |
| **抗结核药物** | | | | |
| 金刚烷胺 + | 90 | 每 48~72h 100% 正常剂量 | 每 7d 100% 正常剂量 | 不能透析 |
| 乙胺丁醇 | 75~90 | 每 24~36h 100% 正常剂量 | 每 48h 100% 正常剂量 | 透析 |
| 异烟肼 | 5~30 | 正常剂量 | 正常剂量 | 透析 |
| 利福平 | 15~30 | 50%~100% 正常剂量 | 50%~100% 正常剂量 | 不能透析 |

\* 氨基糖苷类抗生素有肾毒性、耳毒性，治疗窗窄。必须经常监测血清水平以观察疗效和毒性。

+ 患者的肾小球滤过率（GFR）>50ml/min 时，应调整这些药物的剂量和 / 或给药频率。

@ 肾功能衰竭时代谢物可能积聚，意义不明。

Modified from Aronoff G，Berns J，Brier M，et al：Drug Prescribing in Renal Failure，5th ed. Philadelphia，PA：American College of Physicians，2007.

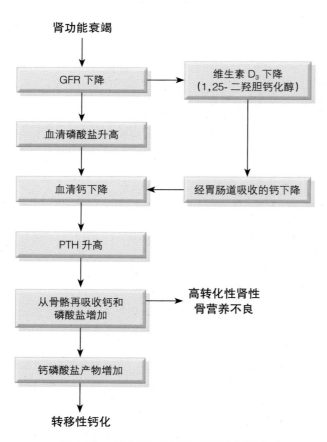

图 31-5 ▲ 肾功能衰竭对骨骼系统的影响

肾性骨病的并发症包括骨痛、骨折、由于关节液中草酸钙沉积产生的假性痛风、由于关节钙化引起的肩周炎、近端肌肉无力、肌腱自发性断裂和皮肤瘙痒。转移性钙化可导致血管和瓣膜发生钙化，皮肤病变，结膜晶体沉积导致的红眼综合征，最严重的是缺血性溃疡。钙、磷、铝、碱性磷酸酶和全段 PTH 等实验室检查结果有助于诊断。影像学检查也可能有帮助，特别是在高转化性骨病，影像学检查可显示出骨膜下骨变薄，手部和锁骨部位最易看到。骨活检是肾性骨疾病确诊的金标准。如果患者有不适或存在异议，则不允许再次进行这种侵入性操作。

治疗方法包括磷酸调节，维持正常钙水平，治疗维生素 D 缺乏，抑制 TPH，预防铝中毒和控制代谢性酸中毒。控制磷酸盐水平的措施包括饮食限制和使用磷酸盐结合剂。常用的磷酸盐结合剂有醋酸钙、碳酸钙、盐酸司维拉姆和碳酸镧。对血钙水平高的患者，司维拉姆和碳酸镧这类无钙磷酸盐结合剂要优于钙基黏合剂，因为前者可降低发生高钙血症和钙磷代谢产物升高的风险。曾经常用的氢氧化铝结合剂，由于其对骨骼和对神经系统的的铝毒性，现已不常用。铝毒性也会导致促红细胞生成素合成障碍。

根据 K/DOQI 临床实践指南,钙水平应保持在正常范围,最好是正常偏低(8.4~9.5mg/dl)。这可通过饮食、补钙进行调节。如果钙水平超过10.2mg/dl,应该调整可能导致高钙血症的治疗方案(如使用钙或维生素 D 补充剂),以减少骨骼外钙化的风险。

维生素 D 补充剂用于抑制 PTH 分泌。血清钙升高可以间接降低 PTH,活性维生素 D 也能够通过结合甲状旁腺的维生素 D 受体的方式直接抑制 PTH 的分泌。活性维生素 D 可口服(骨化三醇)或静脉注射(骨化三醇注射液)。任何情况下必须谨慎给药,避免高钙血症和高磷血症以及避免过度抑制甲状旁腺。两种活性维生素 D 的合成类似物,即帕立骨化醇(Zemplar)和度骨化醇(hectorol)也可以使用。这些药物在抑制 PTH 分泌时,不会导致血清钙和磷酸盐含量的急剧增加。

拟钙剂属于最新治疗药物,这些药物能够增加甲状旁腺中钙敏感受体对细胞外钙离子的敏感性,有助于抑制 PTH 和继发性甲状旁腺功能亢进症的进展。美国食品和药物管理局批准 ESRD 患者可使用钙盐酸西那卡塞(Sensipar)。目前为止,此药是安全和有效的,最常见的副作用为恶心、呕吐和血钙降低。极少数情况下,继发性甲状旁腺功能亢进患者使用维生素 D、钙敏感受体调节剂等治疗无效,此时需进行甲状旁腺切除术。

骨疾病患者的健康教育很复杂,需要不断加强。尤其需要注意的是用药目的以及用药时间(如磷酸盐结合剂,必须和食物一起服用才有效),饮食调整和相关骨病的并发症。

## 管理皮肤病变

肾衰竭的皮肤改变包括皮肤干燥、瘙痒、苍白、皮肤瘀斑和紫癜,甚至皮肤颜色变为青灰色。发生这些改变的原因是贫血,汗水和皮脂腺的分泌减少,皮肤色素沉着,血小板功能障碍和毛细血管脆性增加,皮肤磷酸钙晶体沉着,甲状旁腺功能亢进,高磷血症,肥大细胞活性及组胺的分泌增加。有动静脉内瘘或移植的患者,在瘘管或移植物周围可能生长伪卡波济肉瘤,这可能由于该区域溢血或者血液淤积产生。CKD 第 5 期患者可能会出现水疱和大疱性皮肤病,尤其是长期透析的男性患者。尿素霜是一种白色、粉末状物质,由

皮肤表面尿酸盐及尿素结晶形成,通常只在需要长期进行透析治疗的严重尿毒症患者中可见。这些皮肤变化,尤其是瘙痒和干燥,可能会导致局部表皮脱落而引发感染。此外,患者因皮肤缺陷引起的不适和心理障碍会增加。

对于皮肤改变,治疗方法包括磷酸盐调节、给予活化维生素 D、纠正贫血、抗组胺药、严格皮肤护理,防止皮肤破裂发生。透析治疗有助于消除代谢废物。但由于透析系统的潜在致敏成分,透析治疗也会加重某些病变,如皮肤瘙痒等。患者健康教育应包括皮肤变化因素的相关信息,保持皮肤的清洁和保湿的重要性,并减少皮肤摩擦(如勤剪指甲)。

## 管理膳食摄入量

肾功能衰竭的营养治疗目标是减少尿毒症症状;降低体液、电解质、酸碱失衡发生率;减少贫血症状;降低患者对感染的易感性;限制分解代谢。饮食限制以管理共存疾病和降低心血管疾病的风险也需要考虑在内。实现营养治疗计划,需要满足很复杂的要求。多学科团队合作,包括营养师的持续参与,是必不可少的。尤其是在重症监护室,患者通常处于高分解代谢状态,有严重营养不良的风险。

肾相关的饮食处方包括限制液体、钠、钾、磷的摄入,可能包括补充铁、维生素和钙。有肾脏病的危重患者需要高热量饮食,保证摄入 35~45cal/(kg·d),其中大部分应来自碳水化合物与脂类。另外,充足蛋白质摄入可防止分解代谢,且其中至少 50% 为优质蛋白质,以确保必需氨基酸的最低摄入量需求。通过限制蛋白质摄入以减少尿毒症症状,延缓肾衰竭进展的治疗尚有争议(指防止 CKD 进展这一部分),但也可能是有益的。然而,限制蛋白质不应该限制于满足合成目标,因为这可能会使患者营养不良。K/DOQI 指南推荐尚未接受透析治疗的 CKD 患者中度限制蛋白摄入,蛋白质摄入量为 0.6~0.8g/(kg·d),透析患者蛋白质摄入量为 1.2~1.3g/(kg·d)。危重患者因肠功能受损或严重营养不良也可进行肠外营养。少尿患者中,肠外营养所需的高容量需求往往必须通过透析或单纯超滤加以消耗。

可通过持续监测血清白蛋白、胆固醇、白蛋白、前白蛋白、血红蛋白、红细胞比容、电解质、尿

素和肌酐水平确定营养治疗的有效性。同时还需要监测患者的体重、容量状态和能量水平。相关营养教育包括膳食限制、应用磷酸盐结合剂、维生素和矿物质补充剂的使用及频次的相关信息,同时需要提供营养状态监测措施。

## 管理心理社会功能改变

AKI 与 CKD 患者常常感到恐惧、焦虑,并有无力感。因肾功能衰竭,患者的身体及功能发生改变,他们常有自我概念的改变和自我形象紊乱。患者和家属可能难以应付,这是由于应激、缺乏资源或支持,应对机制无效或不足,家庭角色改变或以上因素共同作用引起。医疗团队应关注这些以及肾衰竭引起的其他心理并发症,从而对患者及其家属进行整体治疗。具体的干预措施包括对患者和家属的健康宣教、促进患者和家庭成员积极参与管理、保证患者充足的休息和睡眠、关注患者和家人的感情、提供支持并邀请社会服务和神职人员的积极参与。

## ▲ 临床适用性挑战

**案例学习**

56 岁白人女性,上午 10 时行盆腔脏器切除术后被送入 ICU。患者 3 个月前开始出现早饱感及腹胀。经检查,被诊断为子宫内膜癌。放射治疗失败后,患者选择手术治疗。手术过程比较长,出血量约为 4.5L。

患者术后送入 ICU 时保留了气管插管,初始血压为 136/86mmHg、心率 120 次 /min、呼吸频率 26 次 /min、无发热。早期补液量为 2 个单位浓缩红细胞以及乳酸钠林格液 125ml/h 输注。

术后 6 小时,尿量为 20ml/h。血压维持在 130/80mmHg 左右,患者持续心动过速。将液体输注速度加快至 150ml/h,6 小时后尿量未增加。主治医生开出医嘱 40mg 速尿静脉注射,尿量仍未增加。

夜间实验室检查结果如下:钠 138、钾 5.3、氯 105、$PCO_2$ 28、尿素氮 46、肌酐 2.7。患者术前尿素氮和肌酐值分别是 23 和 1.1。动脉血气结果显示 pH 值 7.47,$CO_2$ 42,$PO_2$ 98($HCO_3$ 28),而患者接受氧疗的氧浓度为 40%。

患者 AKI 的评估包括肾脏超声,结果示两肾脏大小正常,回声正常,无肾积水表现。

利尿药使用前的尿常规显示尿钠 42mg/dl、钠排泄分数 2.6、尿素排泄分数 66。从留置导尿管留取尿液,进行尿液分析,显示大量血红细胞、蛋白(+)、伴粗大棕色管型。

1. 该患者发生 AKI 的最可能原因是什么?

2. 在患者的用药护理上,应特别注意什么?

3. 在随后的实验室检查中,该患者可能会发生哪些电解质和酸碱异常?

(译者:韩文军　周玲君)

## 参考文献

1. Hoste E, Schurgers M: Epidemiology of acute kidney injury: How big is the problem? Crit Care Med 36(4):S146–S151, 2008
2. Lafrance J-P, Miller D: Acute kidney injury associates with increased long-term mortality. J Am Soc Nephrol 21(2):345–352, 2010
3. Lewington A, Sayed A: Acute kidney injury: how do we define it? Ann Clin Biochem 47(1):4–7, 2010
4. Coca S, Yusuf B, Shlipak M, et al: Long-term risk of mortality and other adverse outcomes after acute kidney injury: a systemic review and meta-analysis. Am J Kidney Dis 53(6):961–973, 2009
5. Goldberg R, Dennen P: Long-term outcomes of acute kidney injury. Adv Chronic Kidney Dis 15(3):297–307, 2008
6. Morgera S, Schneider M, Neumayer H: Long-term outcomes after acute kidney injury. Crit Care Med 36(4):S193–S197, 2008
7. Srisawat N, Hoste E, Kellum J: Modern classification of acute kidney injury. Blood Purif 29(3):300–307, 2010
8. Bellomo R, Ronco C, Kellum J, et al: Acute renal failure: Definition, outcome measures, animal models, fluid therapy and information technology needs. The Second International Consensus Conference of the Acute Dialysis Quality Initiative (ADQI) Group. Crit Care 8(4): R204–R212, 2004

9. Mehta R, Kellum J, Shah S, et al: Acute Kidney Injury Network: report of an initiative to improve outcomes in acute kidney injury. Crit Care 11:R31, 2007

10. Lattanzio M, Nelson P, Kopyt D: Acute kidney injury: New concepts in definition, diagnosis, pathophysiology, and treatment. J Am Osteopath Assoc 109 (1):13–19, 2009

11. Payen D, de Pont AC, Sakr Y, et al: A positive fluid balance is associated with a worse outcome in patients with acute renal failure. Crit Care 12(3):R74, 2008

12. Lameire N: The pathophysiology of acute renal failure. Crit Care Clin 21(2):197–210, 2005

13. Pannu N, Nadim M: An overview of drug-induced acute kidney injury. Crit Care Med 36(4):s216–s223, 2008

14. Counts C (ed): Core Curriculum for Nephrology Nursing, 5th ed. Pitman, NJ: AJ Jannetti, 2008.

15. Prescott W, Nagel J: Extended-interval once-daily dosing of aminoglycosides in adult and pediatric patients with cystic fibrosis. Pharmacotherapy 30(1):95–108, 2010

16. Taber S, Pasko D: The epidemiology of drug-induced disorders: the kidney. Expert Opin Drug Saf 7(6):679–690, 2008

17. McCullough P: Contrast-induced acute kidney injury. J Am Coll Cardiol 51(15):1419–1428, 2008

18. Caixeta A, Mehran R: Evidence-based management of patients undergoing PCI: Contrast-induced acute kidney injury. Catheter Cardiovas Interv 75:(Supp 1):S15–S20, 2010

19. Brar S, Hiremath S, Dangas G, et al: Sodium bicarbonate for the prevention of contrast-induced acute kidney injury: A systemic review and meta-analysis. Clin J Am Soc Nephrol 4(10):1584–1592, 2009

20. Hoste E, De Waele J, Gevaert S, et al: Sodium bicarbonate for prevention of contrast-induced acute kidney injury: A systemic review and meta-analysis. Nephrol Dial Transplant 25(3):747–758, 2010

21. Perazella M: Current status of gadolinium toxicity in patients with kidney disease. Clin J Am Soc Nephrol 4(2):461–469, 2009

22. Mayr M, Burkhalter F, Bongartz G: Nephrogenic systemic fibrosis: Clinical spectrum of disease. J Magn Reson Imaging 30:1289–1297, 2009

23. Leiner T, Kucharczyk W: NSF prevention in clinical practice: Summary of recommendations and guidelines in the United States, Canada, and Europe. J Magn Reson Imaging 30:1357–1363, 2009

24. Abdel K, Palevsky P: Acute kidney injury in the elderly. Clin Geriatr Med 25(3):331–358, 2009

25. Diskin C, Stokes T, Dansby L, et al: The comparative benefits of the fractional excretion of urea and sodium in various azotemic oliguric states. Nephron Clin Pract 114(2):C145–C150, 2010

26. Hawkins I, Cho K, Caridi J: Carbon dioxide in angiography to reduce the risk of contrast-induced nephropathy. Radiol Clin North Am 47(5):813–825, 2009

27. U.S. Renal Data System: USRDS 2009 Annual Data Report: Atlas of End-Stage Renal Disease in the United States, National Institutes of Health, National Institute of Diabetes and Digestive and Kidney Diseases, Bethesda, MD, 2009

28. National Kidney Foundation: K/DOQI clinical practice guidelines for chronic kidney disease: Evaluation, classification, and stratification. Am J Kidney Dis 39(2 Suppl 1):S1–S266, 2002

29. Ripley E: Complementary effects of angiotensin-converting enzyme inhibitors and angiotensin receptor blockers in slowing the progression of chronic kidney disease. Am Heart J 157(6 Suppl):S7–S16, 2009

30. Nguyen T, Toto R: Slowing chronic kidney disease progression: results of prospective clinical trials in adults. Pediatr Nephrol 23(9):1409–1422, 2008

31. James M, Hemmelgarn B, Tonelli M: Early recognition and prevention of chronic kidney disease. Lancet 375(9722):1296–1309, 2010

32. Jacobs C, Opolinsky D: The Little Handbook of Dialysis. Boston, MA: Jones & Bartlett, 2010

33. Coresh J, Astor B, Greene T, et al: Prevalence of chronic kidney disease and decreased kidney function in the adult US population: Third National Health and Nutrition Examination Survey. Am J Kidney Dis 41(1):1–12, 2003

34. Coresh J, Byrd-Holt D, Astor B, et al: Chronic kidney disease awareness, prevalence, and trends among U.S. adults, 1999–2000. J Am Soc Nephrol 16(1):180–188, 2005

35. Macconi D: Targeting the renin-angiotensin system for remission/regression of chronic kidney disease. Histol Histopathol 25:655–668, 2010

36. American Diabetes Association Standards of medical care in diabetes—2010: Diabetes Care 33(Suppl 1):s11–s61, 2010

37. Diabetes Control and Complications Trial Research Group: The effect of intensive treatment of diabetes on the development and progression of long-term complications in insulin-dependent diabetes mellitus. N Engl J Med 329(14):977–986, 1993

38. Sustained effect of intensive treatment of type I diabetes mellitus on development and progression of diabetic nephropathy: The Epidemiology of Diabetes Interventions and Complications (EDIC) study. JAMA 290(16):2159–2167, 2003

39. UK Prospective Diabetes Study (UKPDS) Group: Intensive blood-glucose control with sulphonylureas of insulin compared with conventional treatment and risk of complications in patients with type 2 diabetes (UKPDS 33). Lancet 352(9131):837–853, 1998

40. Appel L, Wright J, Greene T, et al: Long-term effects of rennin-angiotensin system—Blocking therapy and a low blood pressure goal on progression of hypertensive chronic kidney disease in African American. Arch Intern Med 168(8):832–839, 2008

41. National Kidney Foundation: K/DOQI clinical practice guidelines on blood pressure management and use of antihypertensive agents in chronic kidney disease. Am J Kidney Dis 43(Suppl 1):S1–S268, 2004

42. Grone E, Grone H: Does hyperlipidemia injure the kidney? Nat Clin Pract Nephrol 4(8):424–425, 2008

43. Fried L: Effects of HMG-CoA reductase inhibitors (statins) on progression of kidney disease. Kidney Int 74(5):571–576, 2008

44. Karajala V, Mansour W, Kellum J: Diuretics in acute kidney injury. Minerva Anestesiol 75(5):251–257, 2009

45. Venkataraman R: Can we prevent acute kidney injury? Crit Care Med 36(4 Suppl):S166–S171, 2008

46. Bellomo R, Wan L, May C: Vasoactive drugs and acute kidney injury. Crit Care Med 36(4 Suppl):S179–S186, 2008

47. Brosnahan G, Fraer M: Chronic kidney disease: Whom to screen and how to treat, part 1: Definition, epidemiology, and laboratory testing. South Med J 103(2):140–146, 2010

48. Rodriquez-Iturbe B, Correa-Rotter R: Cardiovascular risk factors and prevention of cardiovascular disease in patients with chronic renal disease. Expert Opin Pharmacother 11(Suppl 1):S1–S12, 2010

49. National Kidney Foundation: K/DOQI clinical practice guidelines on blood pressure management and use of antihypertensive agents in chronic kidney disease. Am J Kidney Dis 43(Suppl 1):S1–S268, 2004

50. Chobanian A, Bakris G, Black H, et al: National Heart, Lung and Blood Institute Joint National Committee on Prevention, Detection, Evaluation and Treatment of High Blood Pressure; National High Blood Pressure Education Program Coordinating Committee. The Seventh Report of the Joint National Committee on Prevention, Detection, Evaluation, and Treatment of High Blood Pressure: The JNC 7 report. JAMA 289(19):2560–2572, 2003

51. National Kidney Foundation: K/DOQI clinical practice guidelines on managing dyslipidemias in chronic kidney disease. Am J Kidney Dis 41(Suppl 3):S1–S77, 2003

52. National Kidney Foundation: K/DOQI clinical practice guidelines and clinical practice recommendations for anemia in chronic kidney disease in adults. Am J Kidney Dis 47(5 Suppl 3):S16–S85, 2006

53. National Kidney Foundation: K/DOQI clinical practice guidelines for bone metabolism and disease in chronic kidney disease. Am J Kidney Dis 42(Suppl 3):S1–S210, 2003

54. Drueke T: Cinacalcet treatment in dialysis patients with secondary hyperparathyroidism: Effects and open issues. Ther Apher Dial 12(1):S2–S12, 2008

55. National Kidney Foundation: K/DOQI clinical practice guidelines for nutrition in chronic renal failure. Am J Kidney Dis 35(6 Suppl 2):S1–S140, 2000

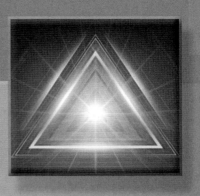

# 第八单元

# 神经系统

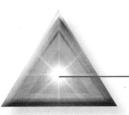

## 神经系统的生理和解剖

Mary Ciechanowski，Donna Mower-Wade 和 Sandra W. McLeskey

### 第32章

**学习目标**

学习本章内容后，读者应能够：

1. 描述神经系统的细胞组成。
2. 阐述神经元的特点。
3. 描述中枢神经系统的组成。
4. 列出大脑的分区及对应的功能。
5. 说明丘脑的功能。
6. 解释网状激活系统的定义。
7. 简要说明感觉系统和运动系统。
8. 说明压力感受器反射，列出三种脊髓反射。
9. 说明疼痛部位的解剖和生理。
10. 说明体内平衡的概念。
11. 描述急性应激反应。
12. 讨论为什么在不同情况下，应激反应有利有弊。

　　大脑是通过影响内分泌和免疫系统、骨骼肌和自主功能来协调人体大部分活动的中枢器官。这种影响是通过感觉调整的，大脑既能感受内外环境的变化，又能调节体内各种功能。所以，大脑可以说是个综合器官，促使人类对周围环境的影响作出反应。此外，如果将大脑和脊髓从外周分离出来，那么比起概念更具有直观的解剖和结构感。从大脑和脊髓与神经末梢分离的角度来比较，则解剖意义大于概念；现代护士必须时刻谨记，大脑对几乎所有末梢神经都有着极深的影响，

反之亦然。

　　传统意义上，对神经系统的探讨总是将解剖和功能分开来说。涉及解剖和功能作用。在解剖上，神经系统分为中枢神经系统（central nervous system，CNS）和外周神经系统（peripheral nervous system，PNS），中枢神经系统包括大脑和脊髓，外周神经系统包括脑神经和脊神经。在功能上，神经系统可分为感觉神经、运动神经和自主神经（躯体神经和内脏神经）。本节也据此划分。首先讨论神经系统细胞的解剖和生理。

## ▲ 神经细胞的解剖和生理

神经系统的细胞分为神经元和神经胶质细胞。神经元是构成神经系统最基础的单位,神经胶质细胞是除神经元外的另一种组成细胞。

### 神经胶质细胞

神经胶质细胞是与神经元相关的支持性组织。在中枢神经系统,有四种类型的神经胶质:小胶质细胞,星形胶质细胞,室管膜细胞,以及少突胶质细胞。小胶质细胞是神经系统的吞噬细胞,类似于外周的巨噬细胞。星形细胞是神经系统的支持细胞,构成血脑屏障。室管膜细胞衬于脑室内部,参与脑脊液(cerebrospinal fluid,CFS)的产生和循环。少突胶质细胞最常见于白质,产生于覆盖在 CNS 神经纤维表面的髓磷脂。而在 PNS,对应产生髓磷脂的少突胶质细胞被称为施万细胞(schwann cell)。

多数情况下,神经元在个体早期就没有了进行有丝分裂的能力。然而,神经胶质在人一生中都保持有丝分裂能力。由于这个原因,中枢神经系统的恶性或良性增殖病变都由神经胶质发起,而非神经元引起。然而,一旦神经胶质瘤扩大,会对邻近的神经元产生不良影响——早期会产生压迫,晚期会因压迫引起炎性反应。

### 神经元

神经元是构成神经系统结构和功能的基本单位,所有的信息和活动,无论是感觉还是运动均由神经元实现。神经元由包含细胞核和细胞质成分的胞体以及轴突和树突组成(图 32-1)。轴突从细胞体发出兴奋,树突向细胞体传递兴奋。树突和轴突是可能仅仅是细胞表面的微型旋钮,呈柱形排列,能延伸不止 1m。轴突末端有个特殊的组织结构叫作轴突终末。这种球状结构(有时被称作棒头)和其他神经元构成了一个突触。轴突终末包括传给突触的神经递质的囊泡,弥散至突触后神经元,结合突触后膜上的特殊感受器。无论是去极化还是非去极化,在突触后神经元上都可以找到与相应的神经递质结合的特殊感受器。轴突

和树突都被认为是神经纤维。一束神经纤维及其表面的覆盖物被称为中枢神经系统的一束以及末梢神经。

部分神经纤维表面包裹着白色的蛋白质鞘膜,被称为髓鞘。这种覆盖物用来区分中枢神经系统的白质和灰质。在 CNS 中这种髓鞘由少突胶质细胞产生。其他纤维则无髓鞘包裹。所有 PNS 的神经纤维都有神经鞘包裹。这些髓鞘由紧紧包裹于纤维周围的施万细胞形成。某些特殊纤维周围的施万细胞分泌髓磷脂,其他纤维则没有(图 32-1)。有髓鞘的神经鞘纤维定期与轴突保持联系。这种神经鞘的周期性收缩被称为郎飞结(nodes of ranvier)。郎飞结产生更快速的神经冲动传导,使神经冲动从一个结点传递至下一结点(跳跃式传导)。

神经元种类多样,其特殊的解剖特点对各自功能有着重要的作用。一些神经元很大,可产生很长的神经纤维。有髓鞘的长神经纤维传输速度可达到 100m/s,而无髓鞘的短神经纤维则只有 1m/s。有些神经元可能会与成千上万的神经元相联系,组成一种网状结构,而有些神经元则与神经系统中其他细胞的联系相对较少。

人类中枢神经系统有 120 亿个神经元。3/4 的神经元位于控制意识思想和感觉的大脑皮层,有着综合的处理功能和平稳运动的能力。这种处理不仅包括正确有效的决策反应,还包括记忆的存储,关联运动和思维模式的发展。

## ▲ 神经元的特点

### 静息膜电位

和所有细胞一样,神经元细胞膜也包含钠-钾泵,来保持神经元内部的负电荷多于外部间隙液。所有细胞的细胞质均包含分子量较大以致不能离开细胞阴离子(负离子)。许多离子,包括钠、钾、氯化物等,都很小,因此可以在细胞膜的小孔间弥散。如果没有钠-钾泵,这些离子在细胞内外的浓度就会相等。然而,细胞膜上的钠-钾泵将进入细胞的钠离子泵到细胞外。每两个钠离子被泵到细胞外,就会有一个钾离子泵入细胞内。正因为如此,有一个正电荷离开细胞,大的阴离子无法自动抵消。因此,在静息状态下,由于没有产

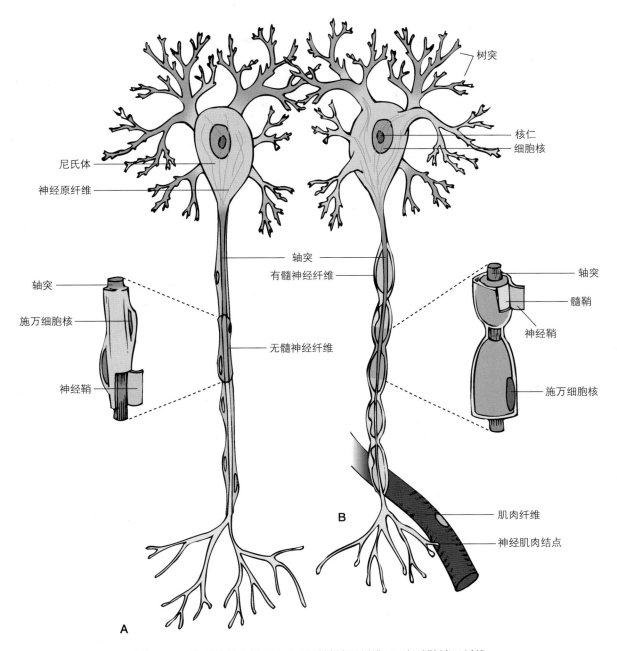

图 32-1 ▲ 典型的传出神经。A：无髓鞘神经纤维；B：有髓鞘神经纤维

生动作电位，细胞膜内相对于膜外来说是负的，这种细胞内部呈相对负值是神经元的静息膜电位的特征，通常大约为 −85mV（毫伏）。

另外，由于钠 - 钾泵的活动，聚集在细胞内的钠离子浓度比外部低，而聚集在内部的钾离子比外部高，这种浓度梯度对突触间传递去极化，产生动作电位并传递给下一个轴突有重要作用（图 32-2）。

## 突触传递

一个神经元轴突和另一个神经元树突或胞体之间的微小空间称作突触。轴突或树突有分枝，确保一个神经元的轴突与其他神经元的树突或胞体形成突触。一个突触由一个突触前的轴突末端、一个突触后神经元以及两者间的突触间隙组成

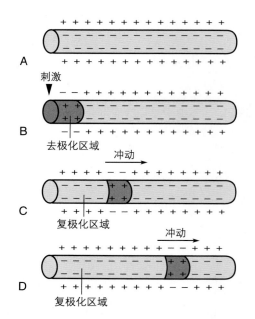

图 32-2 ▲ 冲动的传导。A：静息膜电位；B：动作电位，第一步：去极化刺激纤维的结果；C：动作电位，第二步：复极化发使静息电位恢复；D：冲动沿着箭头方向传导

（图 32-3A）。动作电位传导至突触前轴突时，在轴突末端发生去极化，囊泡与质膜结合，释放神经递质到突触间隙。神经递质分子穿过间隙，与突触后膜上相应的感受器结合。神经递质与其感受器的结合引起突触后膜膜电位的变化，包括去极化和超极化。

在非常短的时间内（几百万分之一秒），神经递质从感受器上分离。它可能会再附着或被灭活。被灭活主要在两种情况下发生，主要取决于神经递质。如轴突，儿茶酚胺神经递质和血清素通过特殊的再摄取泵被轴突末端重吸收，或被囊泡再利用。相反，乙酰胆碱被突触间隙的乙酰胆碱酯酶破坏。另一方面，神经递质只能和突触后膜上的感受器在很短的时间结合。神经元快速、重复、不连续的刺激对保持神经通路的持续传导是非常必要的。通过这种方法，神经通路的刺激周期能被突触前神经元的反复去极化延长，特殊途径的活动也能被立即开启或关闭。

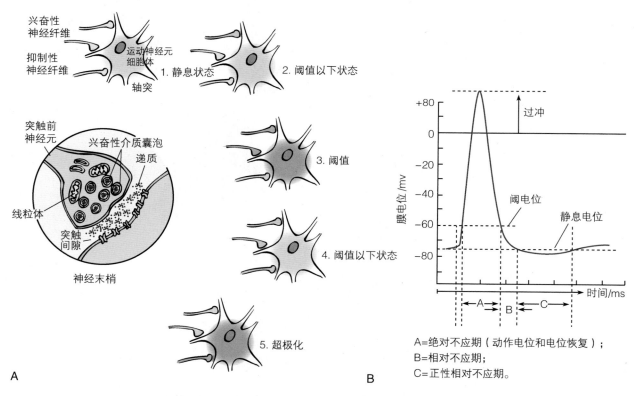

A=绝对不应期（动作电位和电位恢复）；
B=相对不应期；
C=正性相对不应期。

图 32-3 ▲ 突触传导。A：一个神经元可能被突触前神经纤维末梢释放的神经递质激活或抑制。该图展示的是两个兴奋性纤维和一个抑制性纤维。（1）在静息状态期间，没有接收到刺激。（2）在阈值以下时，只从一个兴奋纤维产生刺激，不能引起突触后神经元产生动作电位。（3）另一个兴奋纤维产生额外的刺激达到临界值，这使突触后神经元产生动作电位。（4）抑制性纤维使其恢复到阈值以下。（5）当抑制性纤维单独携带刺激时，突触后神经元处于去极化状态，不能被激活。B：一个神经动作电位的时间进程

突触传递是单向的,从轴突的裂缝到树突或下一个神经元的胞体,不能反向进行。此外,传递介质破坏和再摄取的减少,可增加该传递介质在突触后膜的效应。同样,传递介质破坏增强和再摄取增加会降低突触后效应。某些药物就是利用这些原理。比如,乙酰胆碱酯酶抑制药,如新斯的明,可提高残留在神经肌肉突触上乙酰胆碱的数量,中和麻药麻醉的影响。血清素或去甲肾上腺素再摄取抑制剂可提高突触上血清素或去甲肾上腺素的数量,从而用于治疗抑郁症患者。

每个神经元在其轴突末端只能合成和储存一个神经递质。主要的神经递质包括血清素、乙酰胆碱、γ-氨基丁酸(GABA)、氨基酸、谷氨酸盐、儿茶酚胺、多巴胺、去甲肾上腺素以及肾上腺素。如神经肽神经递质有内源性阿片类药物(内啡肽类和脑啡肽类)以及 P 物质,这些都与痛觉有关。内啡肽类和脑啡肽类常被称为机体自生性吗啡,对减轻痛觉有一定的作用。P 物质会兴奋感觉神经元,对疼痛刺激产生反应,故被认为与疼痛从 PNS 传导至 CNS 有关。

每个主要的神经递质都有多个感受器。比如,肾上腺素可以与 $\alpha_1$、$\alpha_2$、$\beta_1$ 和 $\beta_2$ 受体结合,乙酰胆碱能和神经烟碱能、骨骼肌烟碱能或者毒蕈碱受体结合,从而可进一步细分为 $m_1$,$m_2$,$m_3$ 受体。每个突触后膜只包含一种能与突触前膜合成的且与特殊神经递质相对应的受体类型。每个受体亚型会发出突触后膜细胞上特殊突触神经递质产生的效应(超极化和去极化)。所以,根据突触后细胞的受体亚型,相同的神经递质对突触后神经元可能同时发生超极化和去极化,GABA 是神经系统中最重要的抑制性神经递质。同样,谷氨酸盐和甘氨酸也常能使神经递质发生去极化。

## 神经元阈值与动作电位

去极化冲动通过神经递质与其受体结合,并通过受体活动到达神经元的树突或者胞体,导致细胞膜产生去极化。局部去极化导致电压敏感性改变,局部膜上的钠通道打开,钠离子的传输浓度梯度从神经元外部移到内部,进一步引发动作电位。如果位点上有更多的钠通道打开,产生的去极化足以打开邻近的钠通道,在膜上产生一个更大区域的去极化。相反,突触上抑制性神经递质的释放,如 GABA,通过感受器的作用,可能会引起突触后神经元的超极化。

对于一个神经细胞来说,通常其周围会有很多带有树突和轴突的其他神经元。一些突触神经元释放兴奋性的神经递质,干扰神经细胞的感受器,使突触后神经元发生去极化。其他突触神经元释放抑制性神经递质,干扰神经细胞的感受器,使突触后神经发生超极化。神经细胞胞体用代数求和的方式计算正去极化(兴奋)和负超极化(抑制)的影响。如果去极化的影响大于超极化,神经细胞胞体的膜电位可达到一个值,称之为阈值。轴突在阈值点离开胞体时产生动作电位。随着钠通道打开,动作电位沿着轴突继续传播,产生进一步的动作电位,直到该区域完全去极化。之后,钠通道关闭,该区域的细胞膜能够通过钠-钾泵和电压特异性钾通道发生复极化。随着钾离子在细胞的累积,不管是进入电压特异性钾通道还是钠-钾泵,膜电位都会被重新建立。

动作电位通常沿整个轴突下行传递到轴突末端。此时,轴突末端去极化能导致神经递质的释放,这些神经递质会弥散到突触,与相应的感受器结合,引起突触后神经元发生去极化或超极化。

神经元活动受激素的影响。比如,某些神经元甲状腺素低下,甲状腺功能亢进的一个标志是脊髓反射增强,如膝跳反射、踝反射。

图 32-3B 描述了通过在轴突插入电极所监测到的神经动作电位的时间进程。与心脏细胞动作电位相比,神经细胞动作电位很短暂,持续时间约 5~15 毫秒。和心脏细胞动作电位一样,神经细胞动作电位兴奋期间有绝对不应期和相对不应期。然而,由于需要反复的脉冲传导来维持特定的神经通路的紧张性活动,所以不应期时间非常短。例如,供给肌肉的运动通路必须具备活性来维持肌肉的稳定收缩,以确保我们站立。其他通路的紧张性活动包括自主运动通路(交感神经和副交感神经),在本章后面讨论。

动作电位的电活动在某些临床情况下可被监控。例如,脑电图描述多个动作电位表面大脑的神经元。可以在周围神经的诊断领域进行神经传导研究,类似缓慢的动作电位。

## 神经系统连接的重塑

除儿童外,成人的神经元无法分裂成更多的神经元,事实上,在我们人的一生中在我们的整个生命周期过程中,都会有神经元的凋亡,CNS在不断重塑(通常称为可塑性),在新的神经元与退行的神经元之间形成新的连接。这是一个新的研究领域,但证据表明,由于我们的体验而传达到大脑的感官信息负责重塑过程。这些大脑回路的改变可以解释一些现象,比如情感成熟和运动学习。这些可能也解释了一个人在特定时间精神疾病的发展,或滥用药物后引起的强烈欲望。

## ▲ 神经再生

　　如果一个神经纤维被切断,切断的远端部分死亡,另一端仍然附着于再生的胞体就可发生再生。在外周神经元,神经鞘本身提供了一个可供神经纤维附着的通道,这样就能重新连接成初始解剖学的连接(图32-4)。中枢神经缺乏神经髓鞘时也可再生。但因为没有通道来保证正确的解剖重建,大多数此类重建无法恢复功能。再生的残余部分在其他组织漫无目的地缠绕或盘绕成一团形成无用的混乱状态。然而,中枢神经系统还有另一更大的再生功能障碍被发现——在应对伤害时神经胶质细胞出现增生,产生神经胶质丛,会阻碍分离的神经元网络再生。

　　应注意在神经生长过程中,因损伤而切断的

神经轴突或树突可以再生,但是如果胞体被损伤毁坏或神经细胞由于缺氧或被神经毒素杀死,则无法再生。此外,在普通情况下死亡的神经元死亡后不能被取代,因为神经元通常在2岁以上的人群中不再进行有丝分裂。

## ▲ 中枢神经系统

　　中枢神经系统(CNS)包括大脑和脊髓。它通过在脊髓和脑神经的感觉神经元的树突来接受感觉,通过运动神经元的轴突在相同神经发出运动冲动。CNS还包含大量紧密结合的神经元。这些神经元被称为联络神经元,或中间神经元,存在于大脑或脊髓,或是将两者相连。

### 头骨

　　头骨又称(颅)骨,是人体最坚硬的骨头之一,与面部骨骼共同起着保护大脑免受创伤性损伤的作用(图32-5)。面部骨骼通过吸收创伤的力量来保护大脑免受伤害。环绕着大脑软结构的头骨,由八块骨骼融合在一起。组成头骨的主要部分是额骨、顶骨、颞骨以及枕骨,这些头骨在儿童早期就连接在一起(图32-5)。

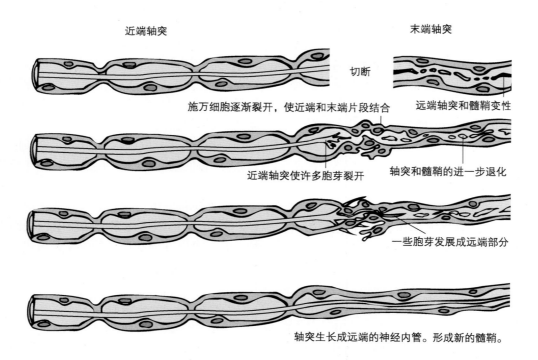

图 32-4 ▲ 神经元被切断后的再生变化图

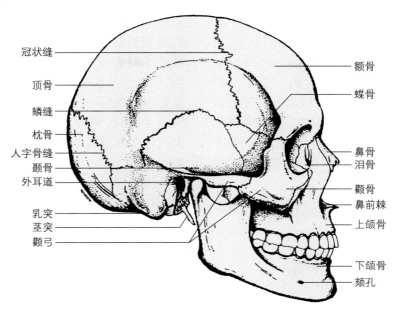

**图 32-5** ▲ 头骨的侧面图

冠状缝

顶骨

鳞缝

枕骨

人字骨缝

颞骨

外耳道

乳突

茎突

颧弓

额骨

蝶骨

鼻骨

泪骨

颧骨

鼻前棘

上颌骨

下颌骨

颏孔

## 脑膜

CNS,包括脑和脊髓,被三层组织覆盖,统称为脑膜(图 32-6)。软脑膜是紧贴中枢神经的一层。其次是蛛网膜,蛛网膜含有丰富的血管。最外一层是硬脑膜,最厚,紧贴包绕 CNS 的骨骼。软脑膜与蛛网膜之间的间隙称为蛛网膜下腔。脑脊液(cerebrospinal fluid,CSF)在蛛网膜下腔进行循环。此外,蛛网膜下腔包含大量血管。当大脑血管发生破裂,出血至蛛网膜下腔,导致蛛网膜下腔出血。硬脑膜和蛛网膜之间的空隙被称为硬膜下腔。硬脑膜和头骨之间的空隙被称为硬膜外腔。围绕脊髓的硬膜外腔用于硬膜外疼痛管理。

中枢神经系统有丰富的血管,给细胞带来氧气和营养。然而,由于血管内皮细胞和 CNS 星形胶质细胞极其紧密地连接在一起,形成血脑屏障,许多物质不容易在血液和大脑之间进行交换,特别是极性分子和大分子,如蛋白质是无法穿过血脑屏障的,但脂溶性分子可以轻松穿过。许多药物不能进入大脑,因为缺乏足够的脂溶性分子,因此不能穿透血脑屏障。

蛛网膜层和软脑膜之间的空隙称为蛛网膜下腔,内含脑脊液,为 CNS 提供营养,但不是氧气。脑脊液对于大脑和脊髓也起到缓冲保护作用。

## 脑脊液

脑脊液是一种透明的无色液体,流入大脑的脑室及大脑和脊髓的蛛网膜下腔。脑脊液的功能类似功能液体减震器,使脆弱的中枢神经系统组织免受周围骨性结构的机械性损伤。脑脊液实际上是一个等离子体,通过四个脑室最高处的毛细血管流出。因此,它是一种不同于血液的,类似于不含大分子血浆蛋白的物质。脑脊液中没有在血液中运输氧气的红细胞。因此,脑脊液氧含量很低,尽管它也包含葡萄糖、氨基酸等 CNS 细胞可

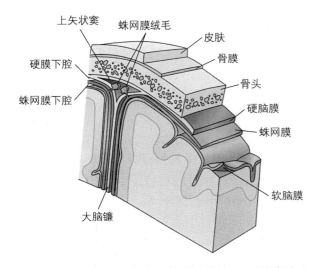

上矢状窦

蛛网膜绒毛

皮肤

骨膜

硬膜下腔

蛛网膜下腔

骨头

硬脑膜

蛛网膜

软脑膜

大脑镰

**图 32-6** ▲ 脑膜。上矢状窦上的蛛网膜绒毛,是脑脊液进入血液的通道。(From Porth CM:Pathophysiology:Concepts of Altered Health States,8th ed. Philadelphia,PA:Wolters Kluwer Health Lippincott Williams & Wilkins,2009,p 1211.)

能需要的营养物质。

　　大部分脑脊液位于大脑半球的侧脑室,脉络丛每天大约产生500ml脑脊液,约25ml/h。脑脊液从侧脑室通过管道进入第三脑室间脑(图32-7)。之后,脑脊液穿过中脑水管和延髓进入第四脑室。其中大部分穿过脑室小孔进入蛛网膜下腔。少量脑脊液扩散进入椎管。在蛛网膜下腔,脑脊液在特定结构(蛛网膜绒毛)被重吸收进入血液。

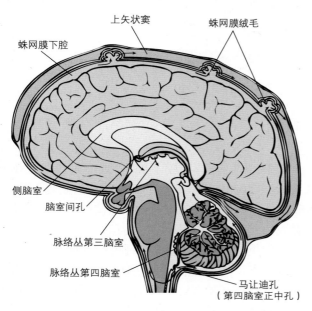

图32-7 ▲ 脑脊液循环示意图。脑脊液从脉络丛的血液中产生到返回至上矢状窦血液的流动过程。(Adapted from Hickey JV:The Clinical Practice of Neurological and Neurosurgical Nursing,6th ed. Philadelphia,PA:Lippincott Williams & Wilkins,2009,p 52.)

　　脑脊液的形成和重吸收是由静水压和胶体渗透压通过调节体液和小分子在血浆和组织液之间运动而实现的。这些力量的作用简要回顾如下:两种对立的推拉力量影响通过半透膜毛细管的水和小分子的运动。一种力量由血浆胶体渗透压和脑脊液静水压力组成。它支持水和小分子从脑脊液到血浆的运动。水和小分子的反方向运动受到等离子体静水压力和脑脊液胶体渗透压的影响。这两种对立的力量同时产生并不断持续。在侧脑室,脑脊液从脑室流出减少了脑脊液静水压。这些影响有利于水和小分子从血浆运动到脑室。蛛网膜绒毛旁静脉窦的血浆静水压力较低,对水和溶质从脑脊液回流到血液起决定性作用。这些力

量是通过脑脊液腔隙中凋亡的细胞来调节的。凋亡细胞释放蛋白质进入脑脊液,从而提升了脑脊液胶体渗透压并阻碍重吸收(如果脑室壁存在损伤,同时也会加速脑脊液形成)。以上原因以及其他原因导致的脑脊液蛋白增加可促使或加重脑脊液产生过量,称为脑积水。如果任何情况下,蛛网膜绒毛阻塞或脑脊液循环被阻断,都会发生脑积水。

　　因为脑脊液在脑室形成,必须前往蛛网膜被重吸收,任何阻碍其流动的因素都会影响其吸收。中脑导水管或第四脑室顶孔会因感染(脑膜炎)产生粘连以及蛛网膜下腔出血凝块,肿瘤或先天异常而堵塞,从而导致阻塞性脑积水和颅内压升高。感染或蛛网膜下腔出血时,脑脊液无法被蛛网膜绒毛重吸收,会引起交通性脑积水。

## 脑血管系统

　　因为大脑需要持续的氧供和葡萄糖来维持生存,它接收心输出量的20%,速度约750ml/min。大脑供血主要有两条路:两支颈内动脉和两支椎动脉。左侧颈总动脉源于主动脉弓,右颈总动脉源自主动脉分叉的短头臂动脉支。颈动脉分支分别形成颈内和颈外动脉。颈内动脉为大脑的大部分和间脑的上半部分供血,颈外动脉为面部和头皮供血。椎动脉从锁骨下动脉分支。进入枕骨大孔后,椎动脉加入形成基底动脉,发出分支走向小脑、脑干、中脑后部。基底动脉分支与Willis环相连,形成两侧脑后动脉。

　　Willis环位于蛛网膜下腔,是基底动脉分支和颈内动脉汇合处(图32-8)。该区域由两路大脑前动脉、前交通动脉、两路脑后动脉和两路后交通动脉组成。这些动脉发出分支供应大脑皮层的各个叶。这个网状循环使血液在大脑两个半球以及大脑前后部循环。前循环由大脑中动脉,大脑前动脉和一根前交通动脉组成。后循环由大脑后动脉,后交通动脉和基底动脉组成。如果脉管发生堵塞,系统会产生侧支循环。

　　Willis环常会出现脉管萎缩甚至缺乏,同样的病变在不同的患者身上有不同的临床表现。例如,颈动脉闭塞但Willis环完好的人可能完全无症状,但Willis环功能不全的患者可能有大面积脑梗死。

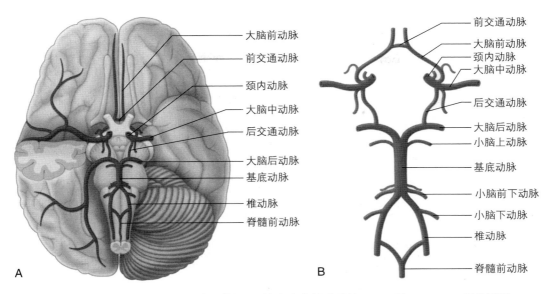

图 32-8 ▲ Willis 环（大脑动脉血供）。A：从大脑底部看到的 Willis 环。B：Willis 环的原理

## 脑

　　脑的基本解剖如图 32-9 所示。按降序排列，依次是大脑半球（大脑）、间脑、中脑、脑桥（通常称为脑桥），延髓（通常称为髓质）和小脑。通常，脑的外观可以描述为：脊髓如向上生长的茎干，向下盛开的小花（小脑）覆盖茎干的下部，向上盛开的大花（大脑）覆盖茎的上半部分。髓质、脑桥和中脑组成脑干。

## 大脑

　　大脑两个半球（左和右）表面覆盖着一层皮质。皮质层由多种不同类型的神经元组成，神经胶质根据不同亚型和功能排列于六种特异层。其中一些神经元的最终目的是将有髓鞘的轴突深入中枢神经系统皮层的下部神经元或对侧皮层。有髓鞘的轴突出现于白质。灰质本质上是神经细胞构成，外观呈灰色的结构。每个半球的深处是包

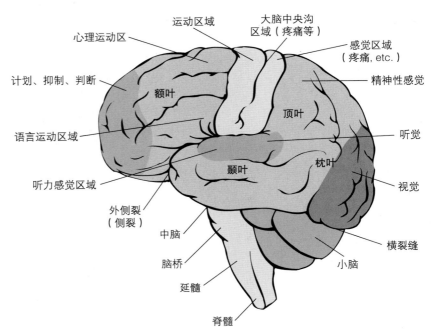

图 32-9 ▲ 人的大脑。展示了大脑的分区和裂缝。主要的功能区域如图。皮质包含额叶、顶叶以及枕叶

含脑脊液的侧脑室,连同几个神经细胞体构成的集合,称为基底神经节。左右半球相互连接和交通的白色横带物质称为胼胝体,由穿梭于两边皮层有髓鞘的轴突构成。大多数情况下,每个半球控制身体的对侧(纤维在中枢神经系统交叉)。然而值得注意的是,唯一例外的是 Brocha 言语区。该皮质区域对于所有的运动语言功能皆发挥作用,其位于所有右撇子和大部分左撇子左额叶的后外侧区域。如果该区域被破坏,成人会产生运动性失语,其中包括构音困难(讲话困难)和书写困难(写字困难)。

每个半球有四个脑叶,分别以其上覆盖的颅骨命名:额叶、顶叶、颞叶以及枕叶。各叶的主要功能如下:额叶执行高级认知、记忆和自发自主活动;顶叶主要处理感觉;颞叶主要负责各种感官功能,如学习、记忆、情感和视觉刺激;枕叶主要功能是解释。

大脑的许多区域共同运作产生协调的大脑功能。沟通过程即为协调良好的例子。言语交际能力取决于语言的阐述和将思想转化为语言。想法通常是人们之间口头或书面的交流。口语是初级听觉皮层的感觉信息输入。在听觉联络区,声音被翻译成单词和由单词组成的句子,这些句子通过皮质共同综合区域解释为思维。

常见的综合区域也把思维发展为交流。眼睛看到的字母与视觉联想区的单词和句子相联系,然后在共同综合区域融入思想,在躯体感觉区的面部区域运作,共同综合区域发起一系列冲动,每个冲动代表一个音节或词,并传送到控制喉部和嘴部的辅助运动区。说话中枢,除了控制喉部和嘴部的自主活动,还发送冲动至次级运动皮质的呼吸中枢,为讲话过程提供适当的呼吸模式。

## 皮质

如前所述,皮质是最浅层的大脑。它负责所有高级心理功能,如判断、语言、记忆、创造力和抽象思维。它在感知、定位和解释所有感觉中发挥作用,并控制所有自主活动(图 32-9)。皮质层各区域有不同的运动和感觉功能,但其中的一些区域也与其他功能有关。例如,枕部区域通常需要从眼睛传入感觉冲动,然后整合成视觉图像,现在已被发现在盲人的学习过程中发挥功能。

## 基底核

大脑基底神经节的功能是和大脑其他部分协同作用,为每日基础的和潜意识的活动提供通路。它们提供必要潜在的肌张力,为不连续的随意运动及肌肉拮抗功能提供平滑度和协调性,也为基本的自主潜意识节律性运动提供必要的肌张力,包括行走和平衡。基底神经节病变可产生各种临床异常,如舞蹈病、单侧抽搐和帕金森病。

## 间脑

间脑,是大脑的一个重要组成部分,位于大脑半球下部。间脑是位于第三脑室的双侧结构,在脑干正上方。间脑最重要的区域是丘脑和下丘脑,以下将描述各部分。丘脑底部是丘脑腹侧的一部分,和丘脑上部是一个区域,包含了松果体,对昼夜节律起重要作用(图 32-10)。

## 丘脑

丘脑是感觉和运动传递中心(图 32-10)。其神经元接受来自下级脊髓和脑干神经元突触的感觉冲动,然后转化为感觉输出,包括感觉皮层的视觉、听觉和触觉。丘脑也在某些感觉的总体意识方面发挥作用,尤其是疼痛。离散的定位和更精细的感知细节是大脑皮质的功能,意识则发生在丘脑,甚至是中脑区域。最后,丘脑参与网状激活系统(RAS),以促进觉醒,维持意识以及某些方面的注意力。

## 下丘脑

下丘脑是神经内分泌相互作用的部位,参与控制内脏、自主神经、内分泌和情感功能。下丘脑连接脑干的网状结构以及间脑、大脑皮层和脑下垂体。该区域还包含了副交感神经和交感神经刺激的协调中枢,以及温度、食欲、抗利尿激素(ADH)水平平衡和某些精神生物学节律活动(如睡眠)的调节中枢。

## 脑干

脑干是脑的重要组成部分,由中脑、脑桥、髓质和包含呼吸中枢的自主控制中枢组成,以及许多通向脊髓的有髓轴突或通向下丘脑的感觉轴突。此外,脑干对协调小脑与大脑的活动起重要的作用。同时,12 对脑神经脑神经中的 10 对来自这一区域(图 32-11)。

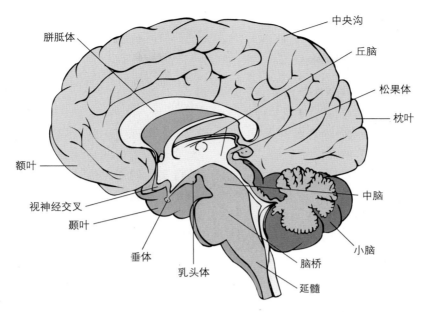

中央沟
丘脑
松果体
枕叶
胼胝体
额叶
视神经交叉
颞叶
垂体
乳头体
中脑
小脑
脑桥
延髓

**图 32-10** ▲ 人脑侧面观,展示了脑干、小脑及其他主要标志性结构

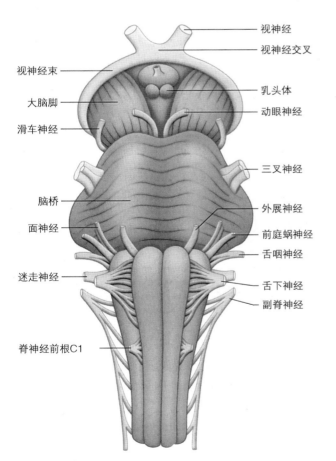

视神经
视神经交叉
视神经束
大脑脚
滑车神经
乳头体
动眼神经
脑桥
面神经
三叉神经
外展神经
前庭蜗神经
迷走神经
舌咽神经
舌下神经
副脊神经
脊神经前根C1

**图 32-11** ▲ 脑干侧面观,展示了多数脑神经脑神经的入口

## 中脑

中脑位于间脑和脑桥之间。它包含中脑导水管,许多上行、下行神经纤维束(白质)和刺激听觉及视觉神经冲动的中枢。中脑的动眼神经副核包含自主反射中枢,负责瞳孔对光反射。它通过第Ⅱ对脑神经接受来自视网膜的感觉纤维,经交感神经和副交感神经纤维(脑神经Ⅲ)发送运动冲动至虹膜的平滑肌。瞳孔调节受损说明至少其中的一个输入或输出受损,或者中脑受损(通常是脑疝形成或卒中)。脑神经Ⅳ也起源于中脑。

## 脑桥

脑桥位于中脑和髓质之间,纤维的胞体包含脑神经Ⅴ,Ⅵ,Ⅶ以及Ⅷ。它包含呼吸中枢和连接上下中枢的纤维束,包括小脑。

## 延髓

髓质位于脑桥和脊髓之间,负责调节生命中枢,如呼吸、心率、血管紧张度,以及吞咽、呕吐、恶心、咳嗽、喷嚏等反射行为。它还包含第四脑室。脑神经Ⅸ,Ⅹ,Ⅺ,Ⅻ皆源于髓质。这些脑神经的任何重要功能或反射受损均表明延髓损伤。

## 功能性集成脑干系统

脑干的四个神经元网络负责姿势和平衡、意识、情感反应和睡眠集成系统。

**脑干网状结构** 脑干网状结构是保持平衡和直立姿势的神经元网络。这个区域接受各种来源的感觉信息,包括从脊髓小脑、内耳前庭器官、运动皮层和基底神经节转换来的外周感受器。因此,脑干网状结构是一个与身体平衡有关的收集感觉信息和运动信息的综合网状结构。从脑干网状结构输出,沿下行纤维到脊髓中间神经元,与运动神经元连接。这一输出可改变肌肉张力,维持人体平衡、直立姿态和人体的大部分体位(躯干、附属器),这些体位是执行离散动作所必需的(如写字、走路)。

**网状激活系统** 网状激活系统(RAS)是一个源自中脑和丘脑的上行神经纤维系统。网状激活系统被各种来源的感官刺激,包括传递光学和声学刺激的脑神经、从脊髓丘脑传导的躯体感觉冲动,以及大脑皮层的传入通路。因此,RAS 是一个综合系统,其接收的感官信息包括光、声音和触觉,这些可能表明需要提高警觉性。RAS 的输出延伸到各个高级中枢,包括大脑皮层。通过这种方式,RAS 可以刺激这些中枢保持警觉。RAS 刺激大脑皮层是意识,警觉性,注意各种环境刺激的生理基础。减少 RAS 的活动会降低警觉性或意识水平,产生麻木和昏迷。RAS 的失活,是由于阻断了关键意识的冲动传入,或者阻止了 RAS 纤维发送冲动到皮层。

**边缘系统** 下丘脑、扣带回皮层、杏仁核和颞叶的海马、中隔和连接这些区域的神经纤维束构成大脑的边缘系统。该系统为情绪提供神经基质(如恐惧、强烈愉悦感、情色)。大脑的这一区域参与情感体验和情感相关行为的控制。同时,神经通路在此为更高级的大脑功能和内分泌或自主活动提供联系。

**睡眠中枢** 间脑、髓质、丘脑以及前脑区域轴突末端储存的 5-羟色胺的释放,统称为 DMTF,5-羟色胺可以使 RAS 失活以及 DMTF 激活。DMTF 活动产生睡眠的四个阶段。在睡眠 III 期和 IV 期,副交感神经活动(降低心脏节律和呼吸速率等)占优势,梦游、梦语症,夜尿症也会此期发生。

在睡眠期间,脑桥核有节律的放电(每晚 4 至 8 倍,10~20min/段)导致快速动眼睡眠,约占所有做梦和交感神经系统活动的 80%。基于生理节律性和大脑 5-羟色胺水平的降低,网状激活系统在早晨经过 6~8 小时睡眠后被激活。见第 2 章表 2-2 对睡眠阶段和特征的回顾。

## 小脑

髓质围绕小脑,小脑负责接受上行的躯体感觉冲动和下行的运动冲动。由于这样的联系,小脑将实际的感觉信息与运动冲动相匹配(在信息到达所支配的肌肉前)。从而提供时间修正运动信息,免于错误,确保实际产生的运动与原先的运动信息达到最佳匹配。小脑将处理过的信息传递到基底神经节皮质以及其他的大脑细胞。

小脑在产生顺畅、稳定、协调的骨骼肌运动中起作用:维持机体平衡;协调姿势避免无意识运动以及晃动。小脑也参与运动学习和负责反馈调节运动学习完成过程,如骑自行车时纠正平衡。小脑病变会产生特定的症状,其中最突出的是步态失衡以及平衡共济失衡(站立不稳或步态不稳),无法执行快速的重复运动以及特征性的意识震颤。

## 脊髓

脊髓位于具有保护脊髓免受外伤损害作用的脊柱里面的神经管内。脊柱的骨性结构以及头骨是保护 CNS 免受轻微伤害的结构机制(图 32-5 和 32-12)。脊柱包括 33 段椎骨:7 段颈椎,12 段胸椎,5 段腰椎,5 段骶椎(融合成一段)和 4 段尾椎(融合成一段)。椎骨由前方的椎体和后方的椎弓两部分组成。在脊髓周围形成了一个保护环(椎孔)。椎弓拥有两个椎弓根,包括七个部分(四个关节突、两个横突和一个棘突),其上有肌肉和韧带附着(图 32-13)。第一颈椎为寰椎,通过与颅骨的枕骨部关联支撑起头部的重量。第二颈椎骨为枢椎,有一向上突起的被称作齿突,与寰椎的齿突凹关联,使头部侧旋(图 32-14)。

除了椎骨的骨性结构,韧带和椎体间的椎间盘也通过对脊柱提供支持和稳定来保护脊柱。前纵韧带和后纵韧带保持椎间盘和椎体的位置。从第二颈椎到骶骨的椎间盘是两个椎体间的纤维软骨盘状结构。这些椎间盘,相当于两个椎骨之间的缓冲器,有一个被纤维囊包绕的髓核,称为纤维环(图 32-15)。

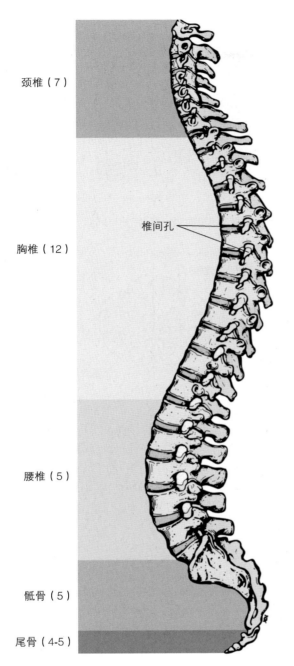

颈椎（7）

胸椎（12）

椎间孔

腰椎（5）

骶骨（5）

尾骨（4-5）

**图 32-12** ▲ 成人脊柱侧面图。（From Hickey JV：The Clinical Practice of Neurological and Neurosurgical Nursing，6th ed. Philadelphia，PA：Lippincott Williams & Wilkins，2009，p 48.）

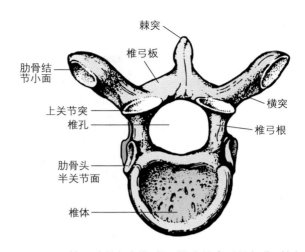

棘突

椎弓板

肋骨结节小面

横突

上关节突

椎孔

椎弓根

肋骨头半关节面

椎体

**图 32-13** ▲ 第六胸椎解剖标志。椎孔是脊髓的部位，棘突和横突为肌肉附着处。关节突构成椎骨间的滑膜关节。椎体与上和下椎间盘相对。（From Hickey JV：The Clinical Practice of Neurological and Neurosurgical Nursing，6th ed. Philadelphia，PA：Lippincott Williams & Wilkins，2009，p 416.）

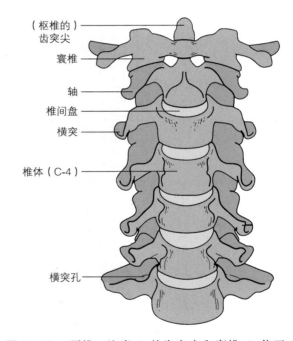

（枢椎的）齿突尖

寰椎

轴

椎间盘

横突

椎体（C-4）

横突孔

**图 32-14** ▲ 颈椎。注意 $C_2$ 的齿突尖和寰椎，$C_1$ 位于 $C_2$ 上方

脊髓充满神经管，向下延伸到成人的第二腰椎水平。在整个脊柱的长度，在两个邻近椎骨之间各自的水平面有一对脊神经（如 $C_5$、$T_{11}$、$L_1$、$S_5$）。然而，由于脊髓比脊柱短，导致特定的脊髓神经高于这一水平的脊椎。例如，脊柱 $L_4$ 和 $L_5$ 之间的两个脊髓神经脊椎必须沿椎管 $L_4$ 水平从椎管下去，这实际上是在 $T_{12}$ 以上。在脊髓末端下面，椎管充满了下行脊柱神经，统称为马尾，马尾位于脊柱的神经管内并可以回应他们诱发的相应脊髓水平的神经冲动。位于从相应脊髓水平发出的椎骨内椎管（图 32-16）。由于神经元在腰椎较低水平占据更少的空间，能安全在这里实施脊椎穿刺。这个解剖结构也解释了为什么腰椎和下级胸椎受伤，会产生不成比例的下肢损伤水平。

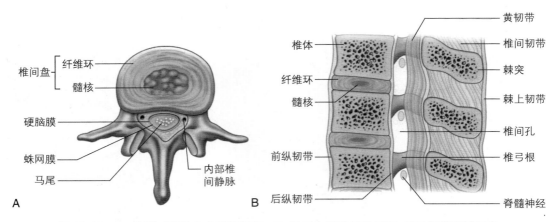

**图 32-15** ▲ A：从第三腰椎上方观椎间盘。B：经三个腰椎矢状切面，显示韧带和椎间盘

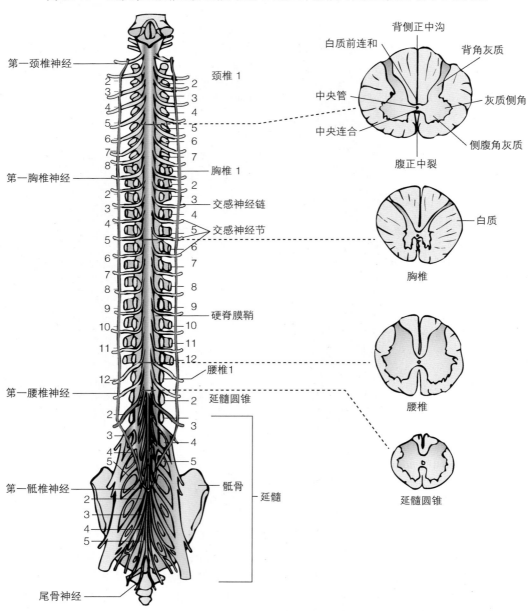

**图 32-16** ▲ 椎管内的脊髓。图为解剖开的椎管和脑膜。左侧为脊髓神经和椎骨计数。右侧显示灰质的横断面区域差异和脊髓上行时白质的比例增加。(Adapted from Hickey JV：The Clinical Practice of Neurological and Neurosurgical Nursing，6th ed. Philadelphia，PA：Lippincott Williams & Wilkins，2009，p 69.)

脊髓有上行感觉纤维和下行运动纤维,其中许多有髓鞘,为白质。中间神经元、神经细胞胞体和二级细胞的树突(随意性)以及一级自主运动神经元均无髓鞘,为灰质。脊髓的中央区域包含神经细胞体和中央神经元(脊髓中的所有神经元),也为灰质。灰质有左、右背侧和腹侧投射神经元(图 32-17)。供应骨骼肌的自主神经元胞体位于腹侧角。位于左、右侧的交感节前神经元或灰质角被称为胸椎和上腰椎的中间外侧核。

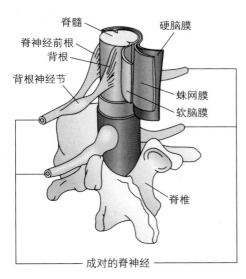

**图 32-17** ▲ 脊髓和脊膜。(From Porth CM:Pathophysiology:Concepts of Altered Health States,8th ed. Philadelphia,PA:Wolters Kluwer Health:Lippincott Williams & Wilkins,2009,p 1211.)

重要的是要认识到脊髓确实是大脑的延伸,包含许多综合和加工的功能。例如,胶状质包含神经终端下行神经元,以及中间神经元,其功能是减轻疼痛冲动(见疼痛章节)。

## ▲ 周围神经系统

PNS 包括 12 对脑神经和 31 对脊神经,包括所有位于脊髓和脑干外层软脑膜的神经结构。椎管内的 PNS 部分和附加到腹侧和背侧表面的称为脊髓神经根。这些附着于脑干腹外侧的表面是脑干脑神经根。

在功能上,PNS 分为感觉和运动两个区域。感觉区域包括感觉神经元,支配皮肤、肌肉、关节和内脏并提供身体内外环境的感官信息至中枢神经系统。自主运动区域包括运动神经元,分布于骨骼肌和自主神经系统(autonomic nerves system,ANS),刺激平滑肌、心肌和腺体。外周神经系统负责调节许多器官系统的功能,如血压、心率和胃肠活动。

### 脑神经

12 对脑神经主要为头、颈和上背部供应运动和感觉纤维,而脑神经X即迷走神经,供应腰部水平的内脏感觉和运动(表 32-1)。除了脑神经I和II起源于间脑外,大多数脑神经均起源于脑干。脑神经分为感觉、运动和混合神经(携带感觉和运动信号),把从特殊感官(视觉、听觉、嗅觉)输入和躯体感觉输入的信息从头面部传给大脑。脑神经也发出自动命令到达头颈部的肌肉和腺体,控制面部表情、眼球运动、口腔和喉咙结构的运动、头颈部运动,和眼睛、唾液腺,胸部和上腹部内脏的自主运动。大多数脑神经包含不止一种的功能纤维,因此,多数脑神经与脑干的多个核团有关(表 32-1)。

### 脊神经

附着于脊髓的脊神经成对存在:分别有 8 对颈椎,12 对胸椎,5 对腰椎,5 对骶椎和 1 对尾椎神经(图 32-16)。颈椎的脊神经出口在椎骨上方。在 $C_7$,有一对脊神经低于 $C_7$,发出 $C_8$ 脊神经。其他所有脊神经(即胸、腰、骶和尾的脊神经)出口均低于椎骨。脊神经同时包含感觉和运动纤维。每个脊神经附着于背部以及脊神经前根。背根容纳感觉神经元的细胞体。自主神经元轴突的神经细胞位于灰质腹侧角线,穿过脊神经前根。因此,损害背根神经可能损害感觉功能而不会影响运动功能,反之亦然。然而,损伤脊髓神经根部远端可同时损害感觉和运动功能。皮片是脊髓特定阶段脊神经放射出的感觉纤维支配的皮肤区域(第 37 章)。

### 感觉系统

神经系统的感觉系统由感受器,感觉神经元的轴突形成感觉通路和大脑的感觉中枢构成。

#### 感觉和感觉感受器

感觉通常分为特殊感觉(如视觉、听觉以及嗅觉)和躯体感觉(如疼痛、触觉和伸展)。本节仅讨

表 32-1 脑神经

| 脑神经 | 神经束 | 功能 | | 起源位置 |
|--------|--------|------|---|----------|
| <br>Ⅰ嗅神经 | 感觉神经 | 嗅觉 | | 间脑 |
| <br>Ⅱ视神经 | 感觉神经 | 视觉 | | 间脑 |
| <br>Ⅲ动眼神经 | 副交感神经<br>自主神经 | 收缩瞳孔<br>上眼睑斜视以及六个眼外动作中的四个 | | 中脑 |
| Ⅳ滑车神经 | 自主神经 | 眼球的内外运动(上斜视) | | 中脑 |
| <br>Ⅴ三叉神经 | 自主神经<br>感觉神经 | 咀嚼肌和张口度<br>角膜触觉,鼻腔和口腔黏膜,面部皮肤 | | 脑桥 |
| Ⅵ外展神经 | 自主神经 | 眼球的横向运动(眼外直肌) | | 脑桥 |
| <br>Ⅶ面神经 | 副交感神经<br>自主神经<br><br>感觉神经 | 分泌唾液和眼泪<br>额头,眼睑,脸颊,嘴唇,耳朵,鼻子和脖子的运动产生面部表情,闭上眼睛<br>外耳,耳道以及外部鼓膜的触觉<br>舌前 2/3 的味觉 | | 脑桥 |
| <br>Ⅷ位听神经 | 感觉神经 | 前庭分支:平衡<br>耳蜗分支:听觉 | | 脑桥 |
| Ⅸ舌咽神经 | 副交感神经<br>自主神经<br>感觉神经 | 分泌唾液<br>支配随意肌吞咽和发声肌、咽感觉,舌后 1/3 的味觉<br>刺激会引起咽反射 | | 髓质 |

续表

| 脑神经 | 神经束 | 功能 | 起源位置 |
|--------|--------|------|----------|
| X迷走神经 | 副交感神经 | 胸腔和腹部脏器的自主活动 | 髓质 |
| | 自主神经 | 心脏、肺、消化道肌肉，无意识的内脏活动 | |
| | | 有神经支配的软腭、咽、喉的自主吞咽 | |
| | 感觉神经 | 胸腔和腹部内脏，耳道、咽、喉的感觉 | |
| XI副神经 | 自主神经 | 胸锁乳突肌和斜方肌的运动 | 髓质 |
| XII舌下神经 | 自主神经 | 舌的运动 | 髓质 |

Artwork from Evans MJ：Neurologic Neurosurgical Nursing，2nd ed. Springhouse，PA：Springhouse，1995，pp7-8.

论躯体感觉。这些感觉提供诸如体位和内外部环境状态的相关信息。这些感觉分别被称为本体感觉，外部感觉以及内脏感觉。

本体感觉描述身体的物理位置状态，如肌肉紧张、关节屈伸或扩展、肌腱紧张、深压下垂部位如站立位时的双脚或坐位时的臀部。外部感受器监测身体表面的情况，如温度和疼痛。内脏感受器与外界感受器类似，除源自体内外，主要负责监控疼痛，压力，以及内部器官的饱胀感。

躯体感觉基本是树突的感受器传导来的，呈游离神经末梢形式或特异性受体。游离神经末梢只不过是小的，丝状树突的分支，可粗略识别触觉、疼痛、热和冷觉。由于不同的神经元有重叠分布的树突，故精度较为粗糙。这些神经末梢分布为最广泛、最大量的感官受体，因此具有广泛的鉴别功能。特异性感官受体能区别疼痛和热冷不同程度的细微差别。事实上，特殊外感受性的末端器官可以从一个结构上的发现轻触、温暖、寒冷的不同和他们功能上的特别之处。这些特定功能的生理基础尚未确定，但可能基于一些受体本身特定的生理效应。

内部器官的感觉可能来自特异性感觉感受器，如存在于动脉壁上的压力感受器和化学感受器，或括约肌上的肺牵张感受器。相比之下，内脏痛是可能在肿胀或膨胀、按压器官或压迫肿瘤时，通过牵拉原始感觉神经末梢、刺激无髓鞘神经产生的结果。对于特异和非特异性的内脏感受器，感觉纤维在返回 CNS 中的自主神经（交感神经或副交感神经）中运行，并与自主运动反应密切相关。因此，这些感官纤维有时也被称为自主传入纤维。这是一个带有误导性的名称，因为自主神经系统纯粹是运动系统（见后），命名仅指携带自主神经纤维的感觉纤维在神经系统的解剖定位。

刺激感受器诱发一个电荷（启动电位），使感觉树突去极化，引起一系列神经冲动，沿感觉神经的树突传递到胞体。正如前面提到的，感觉神经元胞体位于脊髓背根神经节。感觉神经元发送轴突到脊髓（或在脑神经到达脑），它与脑或脊髓中的投射神经元形成突触，并发射冲动到达适当的神经中枢，包括丘脑，最终感觉能被意识感知。投射神经元可能与另一个神经元在丘脑形成突触，将感觉冲动传导至感觉皮质。

感觉首先在外围刺激感官受体,会产生冲动,如果刺激持续下去,冲动的频率传输开始减少。所有的感觉受体显示不同程度和不同等级的适应现象。适应光感和压力发生在几秒内,而痛苦和本体感受的感觉适应很少,如果发生,速度非常慢。这种适应导致我们没有意识到衣服对皮肤的摩擦或坐位时臀部的压力。感觉强度的确定是在相对而非绝对的基础上。

虽然有结构不同的受体来识别每种感觉类型,但大脑区域传播的信息,决定了传播形态或个体感觉的类型。丘脑和感觉皮层共同运作,根据接受的神经冲动信息,产生不同的感觉性质和强度。

## 感觉传导通路

如前所述,进入脊髓突触的感觉神经元与携带感觉信息的投射神经元突触在脊髓。感觉信息传递投射到神经元的轴突有许多途径。根据涉及的躯体感受器受体类型,进入脊髓的感觉神经元纤维有三种可能。

首先,它们会发出轴突,沿同侧髓质向上,作为感受器。这束有髓鞘的轴突(白质)称为脊柱。在髓质,感觉神经元突触交叉至大脑对侧,至丘脑的投射神经元形成突触。这束称为内侧丘系(图32-18)。用于传导源自关节,肌肉,肌腱本体感受器的刺激;振动敏感性受体和位于皮肤的触觉本体感受器。

第二,感觉神经元可能与交叉至对侧的投射神经元立即形成突触。神经纤维从这些投射神经元经过脊髓的白质至丘脑。称为脊髓丘脑通路(图32-18),它传导关于痛苦、温度、局部接触不良和性器官相关的感觉刺激。背侧丘系和脊髓丘脑束都包括有躯体的一侧交叉到对侧神经中枢的感觉通路。因此,身体两侧的感觉被丘脑和感觉皮层的另外一侧所感知。在丘脑,脊柱通路和脊髓丘脑束的神经元都将冲动传递至感觉皮层的适当区域。由于其传输的终点为皮质,通路产生的冲动都能引起感官感觉。"感觉侏儒"(图32-19)是一个感觉皮层神经元数量的图形成像,用于接收从身体各个领域传来的感觉。应该注意敏感部位,如嘴唇,在感觉皮层成像较大,而不敏感部位,如躯体,则成像较小。

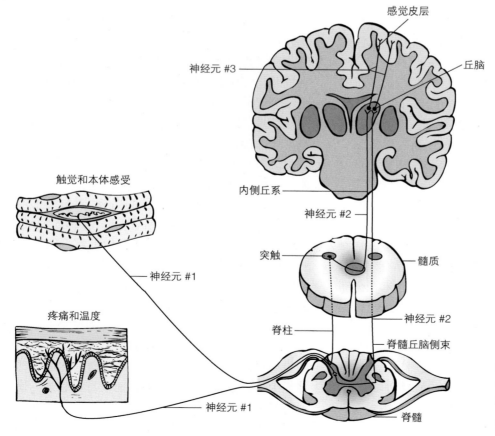

图 32-18 ▲ 上行束传导通路。主导触觉和本体感受的感觉神经元轴突从脊柱上行入髓质,在上行入称为内侧丘系的丘脑束之前,与二级投射神经元突触前交叉(成十字形)。主导疼痛和温度觉的一级神经元进入背侧脊髓的灰质,与交叉至对侧的第二级投射神经元突触,升入脊髓丘脑束至丘脑。三级神经元从丘脑通路到感觉皮层实现双路连接

**图中标注:**
感觉皮层
丘脑
神经元 #3
内侧丘系
神经元 #2
突触
髓质
神经元 #2
脊柱
脊髓丘脑侧束
神经元 #1
脊髓
触觉和本体感受
神经元 #1
疼痛和温度

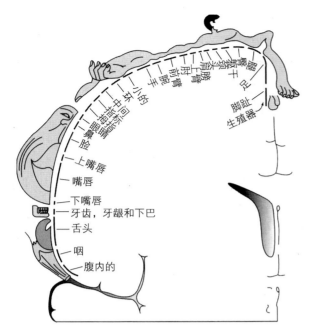

**图 32-19** ▲ 感觉侏儒，表示相对程度的躯体感觉皮质对应的各身体区域，由手术过程中对人类躯体感觉皮质的刺激所确定。（From Penfield E, Rasmussen T: The Cerebral Cortex of Man. New York, NY: Macmillan, 1955. Copyright©by MacMillan Publishing Co., Inc., renewed 1978 by Theodore Rasmussen.）

第三，某些感觉神经元可能与脊髓小脑途径的投射神经元形成突触。脊髓小脑神经元不交叉。它们发出的冲动只能传到小脑（可能降低至

脑干）。这种冲动通路来自关节，肌肉和肌腱本体感受器的刺激。因为该通路停止于小脑，所以传播的感觉信息无法在意识上被感知。相反，这些数据用于反射的位置调整。

## 运动区域和神经肌肉接点

运动区由大脑，下行纤维束，参与产生、改变运动或调整骨骼、心脏和平滑肌的运动神经元组成，调节各种外分泌细胞和某些内分泌腺分泌物。肌肉和腺体组织是该系统的效应器官。

运动区域根据运动神经元和效应器官可分为躯体区域和自主区域（图 32-20）。前者包括骨骼肌和运动神经元刺激活动。后者包括平滑肌、心肌和腺体细胞加上交感和副交感神经纤维的支配。

## 躯体运动区域

图 32-21 描述了从运动区域到皮质的主要下行纤维束。其中最重要的神经束是皮质脊髓束，因其源于锥形皮层神经细胞体，故通常称为锥体束。皮质脊髓束有大量髓鞘包裹，在大脑和脊髓表现为白质。对面纤维交叉区域的髓质称为十字交叉椎体。其他的自主神经束主要起源于小脑或皮层。这些神经束能在大脑或脊髓交叉。神经纤

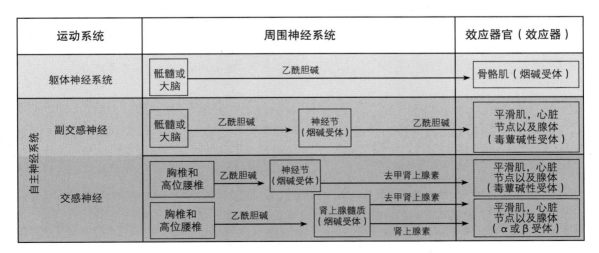

**图 32-20** ▲ 运动系统各部分的比较。介绍了躯体神经系统（粉红色）从脊髓或大脑发出胆碱能运动轴突至骨骼肌。轴突末端释放乙酰胆碱，与骨骼肌烟碱受体结合引起收缩。自主神经系统（ANS）由副交感神经（蓝色）和交感神经（绿色）组成。节前胆碱能神经元起源于脑部或脊柱脊髓，发送轴突至外围神经节，在此与有烟碱受体的节后神经元形成突触。节后副交感神经是胆碱能神经元和突触毒蕈碱的受体。交感神经节后神经元是去甲肾上腺素能和末梢器官带有 $\alpha_1$ 受体和 $\beta$ 受体的突触。交感神经节后神经元是去甲肾上腺素能和器官上的携带 $\alpha_1$ 受体和 $\beta$ 受体。肾上腺髓质由节前交感神经元支配。这些神经元释放的乙酰胆碱作用于肾上腺髓质细胞的烟碱受体，使其释放去甲肾上腺素和肾上腺素进入血液

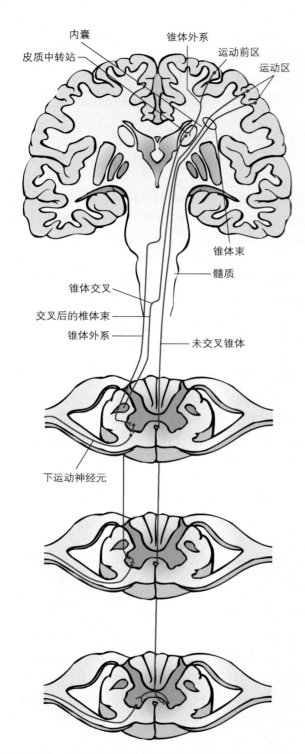

内囊
皮质中转站
锥体外系
运动前区
运动区
锥体束
髓质
锥体交叉
交叉后的椎体束
锥体外系
未交叉锥体
下运动神经元

**图 32-21** ▲ 大脑皮层运动通路图。该图介绍了大脑皮层的运动通路图,皮层下转接中心之一,下脊髓运动神经元。纤维交叉表示每一侧大脑控制身体对侧的骨骼肌

维从大脑终端刺激躯体运动神经元,神经细胞胞体位于脊髓前(腹侧)角的灰质。这些运动神经元的轴突在脊髓传递,在神经肌肉接点,躯体运动神经元的轴突通过突触终止于肌肉细胞。当运动神

经元去极化后,乙酰胆碱释放到突触的神经肌肉接点。它与骨骼肌膜上的烟碱受体结合,导致肌细胞去极化,产生收缩。

图 32-21 还显示了几个由脑干中心(如脑干网状结构、中脑)发出的锥体外束(不属于锥体皮质脊髓束)。其中有些交叉,有些不交叉。这些神经束沿脊柱向下,最终刺激躯体运动神经元,引起骨骼肌收缩,或其他运动神经元(伽马传出神经),改变骨骼肌细胞器牵张感受器(肌梭)的张力。改变轴张力,兴奋脊髓反射弧,有效地改变骨骼肌肉强直性痉挛。这些锥体外束传导冲动产生骨骼肌张力的自主协调改变和必要的大动作(如步行),为更精细的动作做出适当姿势(例如,坐在一张桌子前,脚放松伸直准备写作)。

未在图 32-21 中显示的下行纤维束,刺激负责骨骼肌运动的运动神经元(如舌、脸、下巴)。除位于大脑特定区域和脑神经出口的躯体运动神经元胞体外,一般模式和脊神经递质相同。在与运动神经元形成突触前,这些纤维必须交叉至对侧。

运动侏儒模型(图 32-22)是一个表示运动皮层神经元数量对应身体每一个领域的模型。应该注意的是,身体能够精细运动的区域,如手指和拇指,在运动侏儒模型中成像较大,而不涉及精细运动的区域,如大腿或躯干,成像较小。

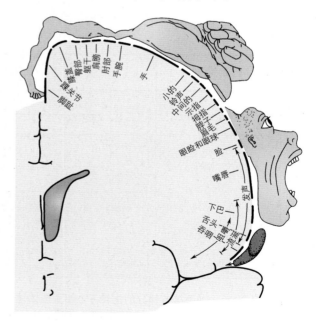

**图 32-22** ▲ 解剖实验用人体模型。介绍了解剖实验用人体模型,表示与主要运动皮层相对应的各身体区域的相对范围。(From Penfield E, Rasmusen T: The Cerebral Cortex in Man: A Clinical Study of Localization of Function. New York, NY: MacMillan, 1968.)

## 肌肉神经节点

如前所述,运动神经元的细胞体在脊髓腹角的每一层,发送轴突前根至每个脊髓神经,刺激特定的骨骼肌。同样,脑神经支配头部的骨骼肌,颈部和肩部包含运动神经元的轴突,起源于脑干和脑桥核。这些运动神经元的轴突终端与骨骼肌细胞形成特定的突触,称为神经肌肉接点。

运动神经元可刺激肌肉纤维。轴突末端和被运动神经元激活的相应肌肉纤维被称为运动单位。轴突终端进入内陷的骨骼肌纤维,称为运动终板,高度结构化,组成了神经肌肉突触连接(图32-23)骨骼肌的细胞膜包含丰富的骨骼肌烟碱受体,集中在运动终板区域。这些受体结合从运动神经元释放的乙酰胆碱,对到达的动作电位产生反应。这些烟碱受体与位于神经节突触上的略有不同,可能使药物仅与骨骼肌烟碱受体结合,而不能与神经节结合。筒箭毒碱等药物,用于麻醉或重症监护室神经肌肉阻滞。

与其他胆碱能突触相似,乙酰胆碱酯酶同样位于神经肌肉接点,它是一种能快速将乙酰胆碱降解为醋酸和胆碱的酶。这种酶能终止突触中乙酰胆碱的活性。乙酰胆碱降解后,被快速摄取进入运动神经终端,用于再合成乙酰胆碱。醋酸可以通过转化为乙酰辅酶 A 转化为燃料。乙酰胆碱酯酶抑制剂药物,可以用来延长乙酰胆碱的活性。其作为神经肌肉阻滞的转换剂,如新斯的明等药物,是有益的;但作为"神经毒气",如梭曼类似物、有机磷杀虫剂则有害处,如马拉松。

重症肌无力是一种神经肌肉接头中出现烟碱能受体抗体的疾病(第 35 章)。这些受体的免疫攻击减少了激活乙酰胆碱的可用数量,呈现弱于正常的肌肉收缩。伊顿综合征癌症患者会出现类似情况,是由于神经肌肉接点乙酰胆碱的释放减少。

## 自主运动系统

自主运动系统包含交感和副交感神经纤维,控制平滑肌的收缩和放松、心脏收缩的速率和收缩力,影响外分泌腺分泌以及肾上腺髓质的分泌。它们也影响胰腺中胰岛的分泌。

交感和副交感神经根据不同的神经纤维解剖分布,两种神经节后纤维分泌不同的神经递质,在某些受神经支配的器官,两种神经发挥拮抗作用。图 32-24 显示了交感和副交感神经系统的解剖。CNS 中枢直接负责脊髓胸段传出的交感神经。相比之下,副交感神经活动 80% 源自大脑和脑神经 X(迷走神经),约 20% 源自于骶髓并穿过骨盆神经。

交感神经和副交感神经运动通路是由一系列来自两组携带着神经冲动从中枢神经到效应器官的神经元组成。通路的第一个神经元是节前神经元;第二个是节后神经元(一个神经节是一组细胞体)。节前交感神经元的胞体位于灰质侧角的胸和高腰段脊髓(中侧 1 细胞列),其轴突在脊神经根。节前副交感神经元的胞体位于大脑特定区域,轴突向下至脑神经 X 或骶髓灰质侧角,向下传递到盆神经。

如前所述,节前交感神经元的轴突存在于脊髓,并进入脊神经前根。然后离开脊神经进入附

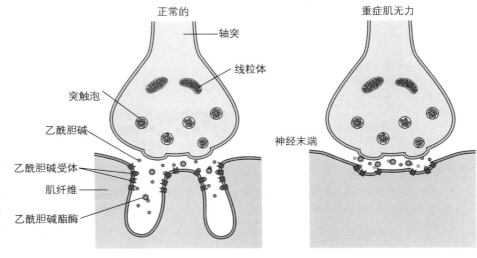

图 32-23 ▲ 肌肉神经节点。该图介绍了肌肉神经节点,A:乙酰胆碱(ACh),从肌神经节点释放,穿过突触间隙到达集中包裹终板的肌肉纤维受体。一旦释放,乙酰胆碱迅速被乙酰胆碱酯酶分解。B:重症肌无力患者中乙酰胆碱减少

正常的　　　　　　重症肌无力

轴突
线粒体
突触泡
乙酰胆碱
乙酰胆碱受体
肌纤维
乙酰胆碱酯酶
神经末端

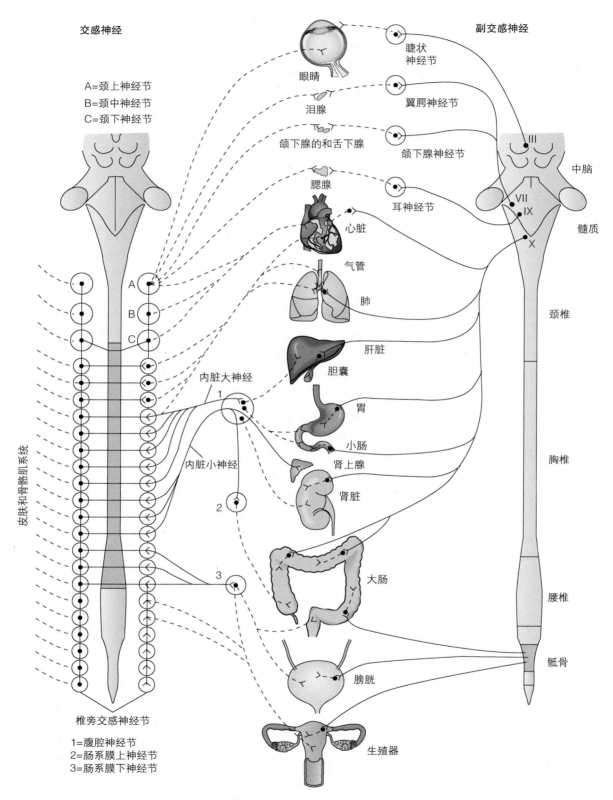

交感神经　　　　　　　　　　　　　　　　　　　副交感神经

A=颈上神经节
B=颈中神经节
C=颈下神经节

睫状神经节
眼睛
翼腭神经节
泪腺
颌下腺的和舌下腺
颌下腺神经节
腮腺
耳神经节
心脏
气管
肺
肝脏
胆囊
胃
小肠
肾上腺
肾脏
大肠
膀胱
生殖器

皮肤和骨骼肌系统

A
B
C

内脏大神经
1
内脏小神经
2
3

III
中脑
VII
IX
X
髓质
颈椎
胸椎
腰椎
骶骨

椎旁交感神经节

1=腹腔神经节
2=肠系膜上神经节
3=肠系膜下神经节

**图 32-24 ▲** 自主神经系统及其效应器官。左侧为交感神经系统活动。右侧显示副交感神经系统。（From Porth CM：Pathophysiology：Concepts of Altered Health States，8th ed. Philadelphia，PA：Lippincott Williams & Wilkins，2009.）

近交感神经节的连接通路,称为分支。在交感神经节,节前神经元与节后神经元形成突触。神经节后的交感神经元可能重新进入脊髓神经,或经特定的交感神经离开神经节,到达效应器官。节前交感神经元也可能向上或向下发送交感神经链轴突,在那里与各级神经节后交感神经元形成突触。通过这种方式,交感神经系统维护脊髓上下不同平面间的联系。这种解剖结构使交感神经系统被激活变得有可能,所以能使所有的交感神经末梢器官同时最大限度地受到刺激。这种激活方式对于逃跑 - 战斗反应起关键作用。相比之下,副交感神经系统更加分散,与大脑迷走副交感神经中枢以及骶副交感神经中枢有更多的间接联系,有相对独立的活动。

节前副交感神经元的轴突离开某些脑或脊髓神经的中枢神经系统,支配效应器官。在或接近效应器官时,与节后神经元形成突触,产生效应器官的刺激活动。

乙酰胆碱是交感神经和副交感神经所有的节前自主神经元合成的神经递质(图 32-20)。使用乙酰胆碱神经元作为神经递质的神经元被称为胆碱能神经元。当一个动作电位沿节前自主神经元的轴突下行,乙酰胆碱释放到轴突末端,到达节后神经元膜之间的突触。并在突触弥散,与节后神经元烟碱受体膜结合,膜去极化,并可能导致神经节后神经元产生动作电位。节后神经元的烟碱能乙酰胆碱受体的突触与节前神经元相似,但与骨骼肌膜上的烟碱能乙酰胆碱受体位于神经肌肉接点上而略有不同。这就是为什么维库和筒箭毒碱等药物能够在正常剂量阻止骨骼肌烟碱受体而不影响神经节烟碱受体。

乙酰胆碱是节后副交感神经元轴突合成的神经递质(图 32-20)。一个动作电位到达节后副交感神经元的轴突,由于强烈的去极化作用,从节前神经元接收到轴突终末,引起乙酰胆碱释放到突触。乙酰胆碱扩散到突触,与副交感神经末梢器官上毒蕈碱能乙酰胆碱受体结合。这些受体引起末梢器官细胞的变化,导致平滑肌收缩,腺体分泌,使心脏窦房结超极化(导致心率下降),或减缓心脏房室结的传导速度。如前所述,乙酰胆碱的活性被突触上的乙酰胆碱酯酶终止。因为毒蕈碱受体在结构上不同于烟碱受体,尽管结合乙酰胆碱药物被开发出来,只影响毒蕈碱受体,而不影响烟碱受体。这类药物的一个例子是阿托品,可阻止毒蕈碱受体和乙酰胆碱结合。这一类药物被称为毒蕈碱拮抗剂(也称为抗胆碱能药物),其效应与毒蕈碱受体上的乙酰胆碱相反。

大多数神经节后交感神经元合成去甲肾上腺素,也叫正肾。它与其他使用去甲肾上腺素作为神经递质的神经元被称为去甲肾上腺素能神经元。当一个动作电位受节前神经元强烈的去极化影响,下行至节后的交感神经元,轴突终末释放去甲肾上腺素到突触,并从突触弥散,与效应器官细胞膜上的 α 受体或 β 受体结合,α 受体可能是 $\alpha_1$ 或 $\alpha_2$ 受体,β 受体可能是 $\beta_1$ 或者 $\beta_2$ 受体。心脏大多是 $\beta_1$ 受体,动脉和静脉平滑肌上大多是 $\alpha_1$ 和 $\alpha_2$ 受体。$\alpha_1$,$\alpha_2$ 受体和 $\beta_1$ 受体支配交感神经系统,去甲肾上腺素激活这些受体引起效应器官的变化。例如,窦房结上去甲肾上腺素从交感神经末端释放,激活 $\beta_1$ 受体,导致窦房结去极化和心率升高,动脉 $\alpha_1$ 和 $\alpha_2$ 受体激活导致小动脉平滑肌收缩加强和血压升高。

肾上腺髓质是由交感神经系统通过节前(胆碱能)交感神经元支配。当一个动作电位到达轴突,这些神经元从轴突末端释放乙酰胆碱到突触。乙酰胆碱扩散到突触,与肾上腺髓细胞膜上的烟碱受体结合,引起去甲肾上腺素释放,但多数来自肾上腺细胞的肾上腺素会进入血液。循环的肾上腺素和去甲肾上腺素可以同时结合交感神经效应器官上的 α 和 β 受体,类似于突触从交感神经末端释放去甲肾上腺素。然而,去甲肾上腺素和肾上腺素有一个很重要的不同。如前所述,$\beta_2$ 受体不由交感神经系统支配,去甲肾上腺素在任何情况都不与 $\beta_2$ 受体结合或激活。然而,对 $\beta_2$ 受体来说,肾上腺素是一种强大的激活剂,由肾上腺髓质分泌后到达血液。因此,扩张细支气管平滑肌和骨骼肌血管是 $\beta_2$ 受体的重要效应,由循环血液中的肾上腺素调节,而不是由交感神经终端或肾上腺髓质释放的去甲肾上腺素进行调节。

尽管胸髓和上腰髓发出交感神经,但副交感神经则由髓核发出轴突,且沿不同的脑神经或骶髓神经下行,自主神经功能模型的传入神经受下丘脑、髓质和网状结构形成的调节触发。这些 CNS 中枢发出冲动下行至适当的自主神经节前纤维。在脊髓,这样的纤维在白质沿下行神经束传递,直到达到适当的水平。因此,这些下行纤维任何部位中断(如切断颈束)都会阻碍前胸,腰椎和脊髓骶区自主神经节的刺激。

脑干和下丘脑的中枢调节来自大脑不同区域的交感神经或副交感神经输出,包括视觉和听觉中枢以及与大脑意识思维和计划区域。因此,当我们看到一个惊人的景象,比如一辆汽车逼近我们,或听到一个可怕的噪音,交感神经系统被刺激,交感输出增强。相反,如果我们闻到食物,副交感增强,消化腺分泌可增强。

许多器官系统中的交感神经和副交感神经系统是相对的。例如,交感神经系统提高了窦房结的去极化速度以及增加了房室结的传导速度,而副交感神经系统的作用恰恰相反。副交感神经系统激活胃肠道,而交感神经系统则抑制。尽管通常如此,但并非绝对。比如,交感神经刺激血管收缩(通过 α 受体),但血管不受副交感神经系统支配,所以其相反效果并非由副交感神经系统产生。交感神经系统刺激心脏心室收缩(通过 $\beta_1$ 受体),但心室不由副交感神经系统支配,所以收缩不受它的影响。两个系统在男性生殖器中一起工作,副交感神经系统调节勃起,而交感神经系统调节射精。

交感和副交感神经系统大部分时间都很活跃。在特定的时间二者可能此起彼伏,但二者很少完全沉默。因此,在任何特定的时间内,人的心率是交感神经系统的正向效应和副交感神经系统负面效应的总和。在静息时,副交感神经的影响更强,心率变慢。劳累和情感强烈时,交感神经效应增加,心率加快。

## ▲ 反射

基本上,反射是一种运动对感觉传入的回应。反射由三部分组成。有一个感觉部分,它只可能包含一个或多个感觉传入。有一个综合 CNS 成分,处理感觉成分和决定是否强大到足以诱发自主反射。最后,运动成分执行响应。运动成分包含一个或多个运动神经和肌肉。三个组件连接在一起构成反射弧。反射是由大脑下部或脊髓调节,以至于没有意识思维也就以发生。当反射到达皮质时,我们意识到感觉传入然后产生自主运动反应,但到那时,反射已经结束。但是,如果我们知道一个反射性的动作,比如当我们看到有人要用反射锤敲打膝盖,经常可以抑制反射,不愿意执行自主动作。此功能说明大脑皮层已输入综合反射的中枢神经系统成分。如果高级中枢受损,反射仍然发生。例如,脊髓神经阻断的患者在切断面以下的脊神经支配区仍有反射。当然,患者并不知道这些反射发生,因为在切断面以下,他们无法接受皮质的感觉传入。

## 大脑反射

大脑反射包括涉及髓质的心脏调节和血管舒缩中心,加上瞳孔调节中枢,包括中脑。额外的反射由大脑调节,包括呕吐反射、瞬目反射、呕吐和吞咽。

考虑到对急救护理的重要性,压力感受性反射被用作大脑反射的说明。各动脉压力性反射的感觉组件是肺牵张器,其中最重要的是颈动脉窦和主动脉弓。这些肺牵张感受器实际上专门感受神经树突内动脉壁的感觉,产生刺激。如果血压高,肺牵张感受器被高度刺激,如果血压低,肺牵张感受器不被高度刺激。肺牵张感受器发出神经冲动,沿树突至大脑在各自附近的感觉神经节(脑神经Ⅸ——舌咽神经的颈动脉窦和脑神经Ⅹ——迷走神经的主动脉弓)传递,强度与牵张程度成正比。信息从髓质感觉轴突传递到髓质自主运动中枢进行加工,如果血压正常,就与表示应该接受刺激程度的"设定点"进行比较。如果髓质中枢接受到来自压力感受器的刺激太少,就向交感中枢发出冲动来增加交感输出。这会刺激心脏交感神经,增加去甲肾上腺素的释放,与窦房结上的 $\beta_1$ 受体结合以增加心率,与心室的 $\beta_1$ 受体结合增加心室收缩力。血管交感神经释放去甲肾上腺素,结合 α 受体,导致血管收缩,促进静脉回流至心脏。供应动脉的交感神经释放去甲肾上腺素与受体结合,引起动脉收缩,升高血压。增加静脉回流入心脏的血量,心率增加,收缩力提高,心输出量增加,升高血压。最后,肾脏肾小球旁的交感神经释放去甲肾上腺素,结合 $\beta_1$ 受体,刺激肾素释放。通过一系列的反应,肾素刺激血管紧张素Ⅱ形成,这是一个强有力的动脉收缩剂,可直接升高血压,它还作用于肾脏(通过醛固酮),导致钠、水潴留。钠水潴留的增加进一步促进静脉回心血量,造成心输出量和血压的额外增加和升高。因此,随着压力感受器的刺激减少,交感神经系统激活,会对效应器官产生许多影响,所有这些因素单独或联合作用,会导致血压上升。如果压力感受器的张力过大(根据正常设置点),交感神经系统被抑制,交感作用减弱,对效应器官的作用也减弱。

## 脊髓反射

在一种类型的脊髓反射中,反射的感官成分是感觉神经元将轴突通过一个脊神经传递到脊髓。CNS 的综合成分是脊髓。运动成分是提供骨骼肌的运动神经元。深部腱反射属于此类,屈肌逃避反射也属于此类(图 32-25A)。脊髓的每个双侧节段都存在这些反射。

屈肌反射的感觉组成起源于疼痛感受器的痛觉,感觉神经元的树突。冲动通过感觉神经元的树突传到脊髓背根神经节,从那里沿着感觉轴突到脊髓。这些冲动刺激脊髓中间神经元,如果感觉传入足够强大,刺激支配骨骼肌的运动神经元轴突可以引起收缩。骨骼肌收缩时,产生身体的逃避撤退,远离痛苦刺激。屈肌反射取决于脊髓的感觉神经元、中枢神经元以及运动神经元之间的解剖联系。如果存在功能障碍(如脊髓休克或物理创伤),该反射和其他脊髓反射皆不发生。

足部屈肌反射与另一反射有关,即交叉伸肌反射(图 32-25B)。这个反射包括对侧腿部各种伸肌的刺激。因此,当一侧下肢逃避疼痛刺激时,人的体重靠另一侧肢体完全支持。这种反射很复杂,涉及到脊髓的很多层面。任何失衡,即使轻微,在给正常人诱发该反射时也会引起额外的反射发生,涉及脑干网状结构、小脑和手臂和躯干的各种肌肉,保持平衡和姿势。

另一个脊髓反射是牵张反射或深腱反射,临床通常以膝反射试验为例(图 32-25C)。在深腱反射中,感觉组件是一个专门的感觉器官,肌梭,发送的信号沿着脊神经到达脊髓背角。CNS 组件是轴突末端和运动神经元胞体形成的单个突触。运动组件是提供骨骼肌的运动轴突。在膝反射试验中,股四头肌肌腱接受锤击伸展,伸展肌梭,发送冲动通过树突和轴突的神经细胞在轴突终末释放神经递质。这将导致脊髓运动神经元胞体的去极化。如果去极化足够强,动作电位沿运动神经元轴突通过乙酰胆碱释放到神经肌肉节点的突触,使肌肉去极化,正如前面所讨论的。这会导致股四头肌收缩,引起小腿向前踢。其他有临床意义的深部腱反射有足踝反射、肱二头肌和肱三头肌反射。其原理类似于膝反射。

所有涉及骨骼肌的脊髓反射的一个重要特性是相互抑制,出现在肌肉刺激时的拮抗。例如,当一个屈肌反射刺激肱二头肌,它也抑制了它的对抗肌——肱三头肌,提供了上臂更高性能的自主活动。

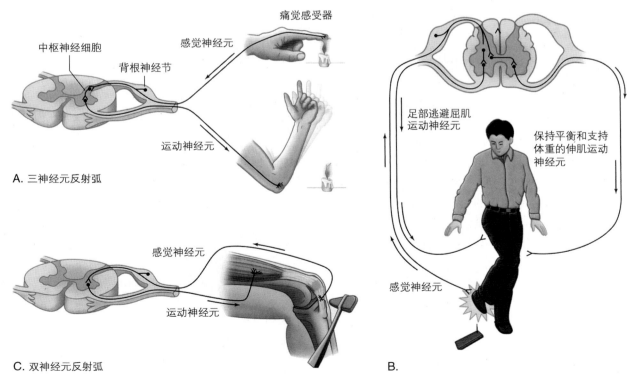

**图 32-25** ▲ 反射弧显示刺激产生的通路。A:屈肌逃避反射反射弧的三部分:感觉、中枢和运动神经元。B:介绍了交叉伸肌反射。C:介绍了牵张反射,只涉及两个神经元的反射弧:感觉和运动神经元

脊髓的活动还包括自主反射回路,帮助身体内脏功能的控制。来自内脏感受器的感觉传入,传递到脊髓,决定适合感觉输出的反射模式。然后信号被传送到脊髓灰质的自主运动神经元,把冲动发送给支配内脏自主靶器官的交感神经。

最重要的自主神经反射是腹膜反射。任何腹膜组织的损伤均会导致这种反射激活,这会减慢或停止附近脏器的所有自主活动,如肠道。其他自主神经反射能够改变局部血流量以应对冷、痛、和热。这种受脊髓自主反射调节的血管控制通常可以作为脑干横贯性损伤患者脑干控制模式的后备机制。另外,由于颈椎横断面损伤患者的脊髓下段发出的自主反射并不像无横断面损伤患者那样受脑干中枢调节,感觉传入到脊髓的自主中枢会导致极端运动反应,类似于深部腱反射无法调节而产生阵挛。然而,这些自主反应受交感神经支配,脊髓损伤患者的失控状态,称为自主反射亢进。

脊髓的自主反射还包括膀胱排空反射和直肠反射。这些反射由骶副交感神经系统调节。当膀胱或肠道膨胀,感觉信号从膀胱或肠道壁的肺牵张感受器,通过感觉神经元传递到上骶和脊髓低腰部分的中间神经元。这些神经元反过来刺激副交感神经运动神经元,支配膀胱或肠壁的平滑肌,它们内部的平滑肌括约肌也条件反射性地抑制。结果使膀胱或肠道反射性收缩和平滑肌括约肌的开放,从而允许排尿或排便。

除了平滑括约肌,膀胱和肠道都由运动神经元控制骨骼肌括约肌。下行运动纤维的皮层运动神经元突触,对能正常在卫生间排便的人来说,可保持骨骼肌括约肌的收缩,从而在不合适的时间和地方抑制膀胱或肠道的排空反射。当达到一个适当的时间和地点,人可以有意识地使骨骼肌括约肌放松,反射性的排便。婴儿的排便训练必须等待这些下行运动纤维的功能成熟。脊髓切断或其他在容纳膀胱或肠道排空神经元的脊髓水平节段以上的损伤,会中断和干扰这些下行纤维。这使患者无法有意识地控制(防止)排空膀胱或肠道,或两者兼而有。只要骶髓和相关的脊髓神经功能起作用,患者的排便、排尿反射都能存在。损害或中断容纳这些反射的神经元连接的脊髓节段功能(如脊柱裂,脊髓休克,或者骶腰下部或腰椎重伤)或膀胱或肠道对应的脊髓神经损伤,或两者兼有,会防止反射消失。这种患者可能出现潴留伴有漏尿,且不拥有任何排空膀胱或肠道的有效机制。

## ▲ 疼痛

痛觉有重要的保护作用,应予以重视。每当有组织损伤、疼痛感受器,称为痛觉感受器受到刺激,发送冲动至脊髓。这些电子脉冲信号被传输到大脑,被大脑感知,如前所述。痛觉感受器的刺激是由受损组织的物质释放和炎症反应激活引起。受损细胞释放钾离子和氢离子,从而刺激痛觉感受器。然而,诱发的炎症反应对组织损伤产生的反应多为痛觉刺激,例如,组胺可以刺激痛觉感受器和前列腺素,白三烯可以使痛觉感受器敏感地感知到其他刺激。被炎性细胞释放的所有物质(巨噬细胞、中性粒细胞和其他白细胞),聚集到组织受伤区域。此外,激活血小板参与凝块形成,血管撕裂释放血清素,也刺激痛觉感受器。最后,痛觉感受器受到刺激时,本身可能释放 P 物质,并刺激其他物质产生。因此,疼痛可能是由于实际组织损伤或炎症反应诱发的损伤。

### 痛觉通路及调控

一般来说,疼痛的感觉是如前所述传送到脊髓,然后上行至大脑。痛觉感受器实际上是一个专门的感觉神经元树突,其胞体在脊髓背根神经节。当痛觉感受器有足够的刺激升级成一个动作电位,冲动传递到背根神经节,然后沿着感觉神经元轴突至背角,与一个或多个投射神经元形成突触。投射神经元携带疼痛信息到丘脑,那里是首先感知到疼痛的地方。投射神经元在丘脑与携带信息至感觉皮层神经元形成突触,疼痛感知呈局限化。

然而,与其他感觉相比,疼痛信息传递给丘脑和大脑皮层的方式有一个重要区别。这种区别是疼痛刺激在上升至脊髓前,可以通过脊髓调节影响。总之,控制机制存在于灰质一个被称为胶状质且在所有的背索区域。这些机制可以调节进入上行束和大脑疼痛冲动的数量。

为了调节上行痛觉冲动,脑干有个叫水管周灰质的区域,发送轴突至髓质的中缝大核。这些突触与从中缝巨核发出轴突到胶质区脊髓各个水平的神经元形成突触。这些神经元有调节疼痛,刺激感觉神经元以刺激脊髓丘脑束的投射神经元的能力。因此,胶状质的下行纤维控制疼痛冲动进入到有特定神经元进入的脊髓节段所对应的疼痛传导系统(图 32-26)。次级刺激无法传导,至少无法到达丘脑,故无法感知。

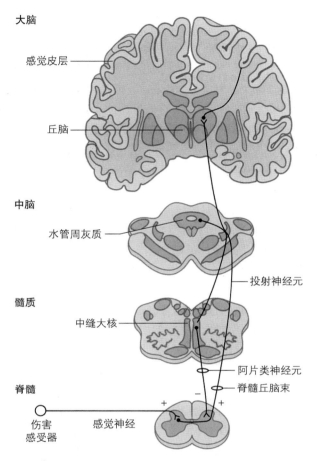

图 32-26 ▲ 上行痛觉冲动调节通过起源于中缝巨细胞核的下行阿片类神经元,然后从灰质传入。感觉神经元对投射神经元刺激(去极化)的影响,为 +,但阿片类药物影响神经元抑制(超极化),为 −。因此,如果阿片神经冲动的强度高,投射神经元会产生更少的动作电位,发送更少的疼痛刺激丘脑

下行纤维如何通过感觉神经元调节对投射神经元的刺激?当研究者回答这个问题时,我们也同样要得到另一个复杂问题的答案:阿片类药物怎样止痛?来自于髓质的中缝巨核下行神经元,以及调制联络神经元,使用先前未被发现的小蛋白神经递质统称为内源性阿片肽:

- 亮氨酸 - 脑啡肽;
- 蛋氨酸 - 脑啡肽;
- β 内啡肽;
- 力啡肽;
- α 新内啡肽。

内源性阿片肽释放到突触,与突触后膜上的受体结合,产生突触后神经元超极化。如前所述,突触后神经元不太可能沿其轴突产生动作电位。因此,下行纤维的投射神经元可以产生超极化,减少甚至消除痛苦信号,否则投射到上行神经元。所以,内源性阿片神经递质,通过与投射神经元上的受体结合,降低疼痛在丘脑和大脑皮层的感知。在极端情况下,这些下行通路可能抑制投射神经元,消除所有提升疼痛的信息,产生镇痛作用。这种现象有时出现在汽车事故伤者或受伤士兵中,他们会继续发挥本职作用而遗忘伤口的存在。

是什么刺激中脑导水管周围灰质和中缝巨核,传递这些下行抑制消息到胶状质,导致阿片样物质神经递质释放并减少疼痛信号? 对此知之甚少,但有可能针灸和电刺激设备控制疼痛,刺激这些途径,导致下行神经元投射神经元抑制阿片样物质的神经递质释放。

阿片类药物以相同的方式作为内源性阿片神经递质。它们在投射或联络神经元与阿片受体结合,产生超极化,减少疼痛刺激到达丘脑和大脑皮层。大脑的神经元也使用内源性阿片类物质作为神经递质,阿片类药物与这些神经元的受体结合。这些影响可能会增加药物的镇痛效果,或者产生其他影响,如阿片类药物会产生嗜睡或头晕。此外,还有的肠道阿片受体刺激内源性阿片类物质和阿片类药物。这些受体抑制肠道蠕动,这种效果通常与便秘有关,恶心与阿片类药物有关。

疼痛是一种复杂的感觉。不同人之间、同一个人在不同时间都存在巨大的疼痛阈值的变化。这些差异可以部分地解释为疼痛通路调节内源性阿片神经递质。此外,组织损伤和化学介质的存在会增加疼痛的程度、强度、时间和空间。然而,痛觉也受预想和文化的影响。它有助于记住疼痛是一种感觉,必须以主观感觉描述对疼痛的看法。不可以通过外表或行为,物理和实验室检查判断患者的疼痛。疼痛通路的复杂性可以使疼痛难以管理,但每一个患者应该认真描述自身痛苦。没有药物滥用史的患者接受阿片类药物缓解疼痛是否会成瘾尚未可知。根据疼痛的自我报告选用止痛药物治疗,可能有助于大多数患者。

## 牵涉痛

牵涉痛是疼痛不同于起始点的一种疼痛。这

类疼痛真正的起始点通常是内脏器官或深部躯体结构,而"参考点"是身体表面区域。经典的例子包括严重心肌缺血投射到左臂或膈肌,疼痛牵涉到颈部和肩部。

牵涉性痛最普遍接受的理论是,两个感觉神经元,分别来自该区域的真正起源点和参考点,输入相同段脊髓的神经元和突触投影。无法确定特定的皮质投射神经元是从正确的起始点发出的还是从投射区域。就局部疼痛刺激的来源来说,大脑皮层依靠个体对自己的身体部位情况的经验了解。因为人对表面区域比内脏的位置或深体结构更为熟悉,因此会优先使用表面定位,而不是不熟悉的真正发源点(图 32-27)。

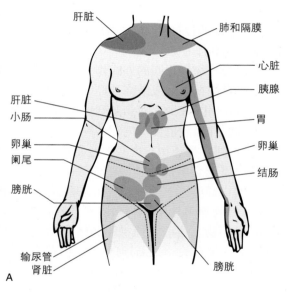

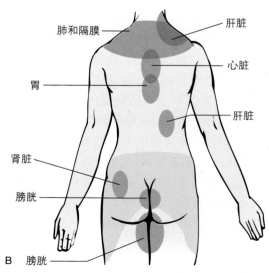

**图 32-27 ▲ 牵涉痛的区域。**介绍了牵涉痛的区域。A:前位象　B:后位象

## ▲ 神经激素的应激反应

### 体内平衡

19 世纪中叶,法国生理学家克劳德·伯纳德(1813—1878)采用内环境这一术语来描述身体细胞暴露的内部环境。他说,为维持适当的细胞功能,内环境必须是恒定的和合适的。

人尽管需要周围环境,但仍然是相对独立的。这种独立性的生物有其外部环境,来源于人本身。人体组织实际上脱离直接外部影响和受名副其实的内部环境的保护,尤其是身体内的体液循环。

尽管伯纳德认为血液构成了内环境,目前意识到每个组织和细胞类型可能有自己的环境,可能不同于其他组织或细胞类型。然而,恒定和合适的内部环境的概念仍然是有效的。伯纳德是第一个提出身体成长是由内环境的持续稳定和外环境是不断变化的概念:"内环境的稳定需要完美的生物外环境来变化、持续、补偿和平衡。"在 20 世纪初 Walter Canon 扩大了恒定内环境的概念,包括所有机体的过程和结构,被称为体内平衡。

体内平衡是在不同情况下,身体各要素,如血压、警觉水平,和肌肉张力保持恒定和适当的变化。这些要素的恒定特质归因于兴奋和抑制神经元的平衡和激素的影响。此外,结构成分,如血液的组成、细胞外液的成分、骨骼、肌腱、肌肉和内部器官,尽管不断退化或再合成,但基本上是恒定的。同样,这种结构的恒定性是通过神经和激素的结合机制维护的。体内平衡是一个不断退化和更新的动态平衡,或兴奋和抑制,或者由于这些对立过程之间的平衡使这种情况保持恒定。当应激源干扰动态平衡时,代偿机制会还原到之前的稳定状态。

### 体内平衡的破坏

虽然我们不断地接触到心理和生理应激源,但依然能够通过代偿机制保持情绪和身体健康状态,维持体内平衡。事实表明,一定程度的应激对健康是有益的。然而,当事件的应激程度超出代偿机制,就会生病。毁灭性应激源即是如此,随着时间的推移应激会变得强大,或突然爆发。重症监护室患者近期都接受过严重的生理性应激,并与他们的慢性生理性和精神性应激重叠。此外,患者暴露在重症监护产生的持续应激下,如监控设备,侵入性程序,和持续存在的静脉通路、气管插管等。

尽管有学者,特别是 Walter Cannon(创造了体内平衡),提出了先前的理论,Hans Selye 博士是研究应激(压力)最多的研究者和作家。应激是"任何外部或内部因素影响个体正常的动态平衡状态"。这些因素或压力,可以是身体或心理上的。不管是否有意识地察觉到威胁,身体都会对某些内在的反应做出回应。当影响被意识识别时,就会觉察到压力的体验。应激反应是一个人对其遇到的压力(即角色适应生理或心理应对机制)做出的反应。一个人可能用补偿机制来处理压力,而另一个人可能不会。因此,暴露在一个特定的压力不会引起同样的反应。这种差异可能是基于内部制约因素,如年龄、性别和遗传学,和外部因素,如文化、以前的生活事件、暴露于类似的压力、饮食和营养以及药物。

应激源分既可以是心理性的也可以是生理性的。心理性应激源在本质上是附加的(如生活事件,包括工作改变,离婚,结婚),并产生生理效应。生理性应激源,如受伤或感染,导致体内平衡破坏,产生应激反应并试图恢复。如果体内平衡没有迅速恢复,就会产生疾病。

## 一般适应综合征

Selye 等人指出,不同的应激源在不同个体中存在共性。他们把这些共性成为一般适应综合征。虽然该术语并未受关注,因为这些变化可能并不像他们想象的那样普遍,但一般适应综合征的概念还是保留下来。他们还定义了压力的三个基本阶段:警觉阶段,抗拒阶段,衰竭阶段。

- **警觉阶段**。在这个初期阶段,威胁被感知,无论是有意识的还是无意识的,身体进程会变慢来中和它。交感神经系统被压力刺激,产生一个通过释放去甲肾上腺素和肾上腺素的后续反应。此外,垂体前叶和后叶释放促肾上腺皮质激素(ACTH)和抗利尿激素。刺激交感神经系统,加快心率、升高血压,同时刺激肾素-血管紧张素-醛固酮系统,导致水钠潴留,进一步升高血压。ACTH 刺激肾上腺皮质释放皮质醇,产生大量对压力的适应,将在下面简述。抗利尿激素升高血压主要由导致肾脏保水。这是交感神经系统和肾素-血管紧张素-醛固酮系统所产生的效应。

- **抗拒阶段**。在第二阶段,压力通过激活警报阶段产生的压力反应的活性来补偿。皮质醇分泌、交感神经系统和其他机制触发警报的反应可能会以更低且更恒定的水平继续激活。如果应激应对机制水平持续增加,这个阶段可能持续很长时间,甚至达几年。然而,应激反应机制水平的增加需要使用额外的资源和营养。在这个阶段,如果代偿反应不足以控制,疾病可能转为慢性。

- **衰竭阶段**。产生应激的反应能力是有限的。因此,压力反应只能在有限的时间或有限的程度中激活。如果压力不解决或适应不发生,人就不能够再抵抗压力了。此时,体内平衡不能恢复。若发生休克状态(第 54 章),没有适当的干预,可能会迅速发生器官衰竭和死亡。

## 应激反应

**急性应激**　想象一个原始人走在非洲草原。突然,一只狮子从背后的草丛出来。人的眼睛捕捉狮子的形象,这是枕叶皮质区的视觉传达信息。从那里,图像发送到他的前额叶和额叶皮质,经处理后被视为一种威胁。这种威胁信息传达给大脑的许多区域,包括周围神经系统。交感神经被立刻激活,通过交感神经系统的单一刺激(自主神经节存在于脊髓的各级水平),增加交感神经的传递速度,交感神经突触释放去甲肾上腺素。同时,副交感神经传出被抑制,减少胃肠系统的活动和相应器官的血流量。人的心率和心脏收缩力($\beta_1$ 受体)大幅增加,心输出量增加,阻力小动脉收缩($\alpha$ 受体),从而升高血压。同时,血管收缩($\alpha$ 受体),增加静脉回流心脏,更多地增加心输出量。刺激交感肾上腺髓质(神经元烟碱受体)分泌去甲肾上腺素,但进入血液的主要是肾上腺素。肾上腺素刺激人体的 $\alpha$ 受体,产生与去甲肾上腺素相同的作用。它还刺激细支气管平滑肌的 $\beta_2$ 受体,使细支气管放松和扩张,使其能够呼出更大量的空气。此外,它刺激骨骼肌床小动脉的 $\beta_2$ 受体,引起动脉扩张,增加骨骼肌床的血流。因为消化系统小动脉和其他内脏小动脉的受体被激活,大大增加了流向骨骼肌床的心输出量,增加肌肉细胞的氧和葡萄糖来维持收缩。血液流向大脑也会大大增加心输出量,因为供应大脑的小动脉几乎没有 $\alpha$ 受体,所以仍然完全扩张。肾脏肾小球球旁

器的 $β_1$ 受体受去甲肾上腺素(交感神经系统的神经终端和肾上腺髓质分泌)和肾上腺素(肾上腺髓质分泌)刺激,引起肾素的释放,激活肾素 - 血管紧张素 - 醛固酮系统。肾素作用于血管紧张肽原血管紧张素Ⅰ,通过血管紧张素转化酶进一步转化为血管紧张素Ⅱ。血管紧张Ⅱ造成额外小动脉收缩,进一步增加血压。也会使醛固酮释放,导致肾脏重吸收钠和水。水钠潴留增加心脏的前负荷,进一步增加心输出量。

此外,威胁信号到达下丘脑,激活垂体控制的许多神经激素机制。我们认为只有三种机制。第一,下丘脑促进垂体后叶合成和释放抗利尿激素。抗利尿激素促进肾脏重吸收水,进一步增加前负荷,从而增加心输出量。第二,下丘脑促肾上腺皮质激素释放激素(ACTH)的分泌和释放增加,促进垂体前叶分泌额外的 ACTH,进而使肾上腺皮质释放皮质醇的量增加。皮质醇对许多器官具有重要影响,可提高应对压力的能力。第三,通过增加下丘脑生长激素释放激素(GH)的合成和释放,由垂体前叶合成和释放的生长激素增加。如皮质醇,GH 对许多器官有重要作用,但其总体效果是提高活动组织修复机制和营养物质利用。

最后,免疫系统被应激反应激活。这种激活受多种影响,这里只简单阐述。首先,GH 可增加免疫系统许多细胞的功能,如中性粒细胞以及 T 和 B 淋巴细胞,使其执行各自的功能,包括吞噬作用、抗原表达和抗体生产。此外,生理上高水平的皮质醇会影响免疫系统对异质抗原的反应能力(药理剂量的糖皮质激素水平远高于应激和免疫抑制产生的激素水平)。免疫功能性压力会导致皮质醇分泌增加,这种生理性作用比较复杂,可能涉及免疫细胞分泌到循环外,进入受伤组织的效应,或者涉及对抗原的反应能力。最后,儿茶酚胺也会影响免疫系统对组织损伤或异质抗原的反应能力。对应激反应产生急性影响的免疫系统回应,通常被认为是增加炎症反应和应对异质抗原的能力。图 32-28 总结了应激对身体各系统的影响。

回到那个我们先前提到的被一只狮子吓到的男人,其体内发生的变化与看到狮子而产生的惊吓有关,惊吓使其肌肉能力得到提高,跑地更快,战斗中表现地更厉害,以此来逃脱狮子,同时对组织损伤的反应能力也得到提高。紧急反应的这些变化由 Selye 进行了归类。因为男人要么逃脱要么被杀害,狮子的威胁代表了一个很快会消失的

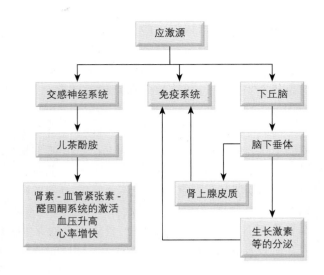

图 32-28 ▲ 应激反应导致交感神经系统活性增加,包括肾上腺髓质,激活肾素 - 血管紧张素 - 醛固酮系统以及使血压升高,心率加快等。应激反应也可激活脑垂体,促进生长激素分泌;激活肾上腺皮质,使皮质醇分泌增加;并激活免疫系统

急性应激源。如果这个人最终成功摆脱了这头狮子,应激反应会自我消亡得很快,他的生理状态会渐渐恢复到正常。

由现代人类而产生的问题,在当代遇到危险时这些应激反应产生的变化对人类的意义是什么? 如果一个人正在逃离危险处境或追赶一辆公交而在车祸中受伤,或者说身患急病,急性压力反应很可能有益。然而,如果一个人正在经历一个急性的情绪应激,像激烈的争吵或者挚爱的死亡,紧急反应被唤起,属于更严重的生理压力。在这些情况下,我们不需要增加战斗或逃跑的技能,胃肠道系统功能下降,组织修复能力会得到提高。在这些情况下,急性压力反应是绝对多余并且严重消耗资源的,会使机体疲劳且受到不必要的伤害。

**慢性应激**　Selye 的抵抗阶梯描述了我们处理慢性应激的行为。慢性应激包括挨饿和极度的冷与热,影响着之前的人类。应对这些应激的机制与之前提到的急性应激应对机制相似,但是在应激程度上会相应降低并且更稳定地持续更长时间。然而,这些应激的应对包括一些额外的机制,利于机体储存营养和能量。这些反应物包括皮质醇、胰岛素、胰高血糖素和生长激素。慢性应激反应在之前期不包括对疾病的反应。因为疾病无法被治愈,在急性应激反应时会导致人类快速死亡。这些适用于之前的机制但不一定适用于处理现代应激源,如慢性疾病,由不变的最后期限和往返于

拥堵交通而引起的慢性情绪应激。更进一步讲，通过现代医疗护理，我们有能力通过干预来维持人们由于疾病、精神状态以及疲劳而引起的极高水平的慢性应激。在重症监护室，我们测量内稳态的许多方面，包括电解质、红细胞数。心功能和激素水平，并通过护理来维持内稳态。

在许多这样的情况下，从以前传下来的慢性应激反应起到相反的作用，并且降低维持内环境稳定的能力。增加应激应对能力可能导致循环系统退化性疾病发生，进而导致粥样硬化性心血管问题，以及末梢神经及大脑问题，同时导致胰岛素代谢紊乱引起的 II 型糖尿病，免疫系统紊乱导致的炎症性疾病。这些类型的疾病都是机体复杂的相互影响的结果，包括人类的遗传组合、个人经历（暴露在抗原下以及感染性疾病）以及生理性和心理性的应激。

## ▲ 年龄相关性病变

由于神经系统的年龄相关性改变，老年人更容易有受伤风险并且在严重损伤后生存下来的机会更少。感觉、本体感觉、步态、视力、听力受损和延迟反应时间是老年人更易受伤的相关因素。老年人群的注意事项见表框 32-1。

| 表框 32-1　老年患者注意事项 |
| --- |

**神经系统解剖和生理变化中出现的老化**

- 脑萎缩导致大脑总重量和体积减少，尤其是额叶和颞叶；心室扩大，灰质丢失。
- 脑萎缩导致硬脑膜和桥静脉紧密地附着到头骨；因此，他们很容易因颅内容物的剧烈运动而撕裂，导致硬脑膜下血肿形成。
- 脑萎缩为隐蔽的颅内血液创造更多的空间，因此，老年患者只能出现微妙的症状，这可能会延误诊断。
- 髓鞘轴突损失或减少导致白质丢失。
- 海马萎缩，与学习和记忆下降和认知障碍有关。
- 神经元数量减少以及皮质锥体细胞树突和树突棘退化导致突触传递衰退和冲动传导减慢。
- 神经递质产生、释放和代谢能力降低。
- 内耳流通改变和耳蜗功能细胞减少导致听力下降。
- 鼻黏膜内嗅觉细胞数量减少导致嗅觉减弱。
- 觉醒和唤醒阈值提高和慢波睡眠减少，导致睡眠模式改变。
- 颈椎的枢椎是最常见的骨折部位，原因是骨质疏松和退化性关节疾病。
- 由于脊髓狭窄，脊髓中央损伤综合征发生更频繁。
- 患者更容易出现严重的脑损伤，严重疾病的存活率下降。
- 痴呆的发病率一定程度增加。痴呆患者的认知和情感能力的下降，从而影响记忆、语言、视觉空间能力，复杂的认知、情感和个性。

## ▲ 临床应用性挑战

### 简答题

1. 一名 55 岁男性患者癫痫发作后被送至急诊科。CT 扫描显示大脑左侧额顶部有大的占位，无神经损伤。患者进手术室经行占位切除。请解释这个患者术后可能出现的症状。

2. 一名 38 岁女性因头部剧痛来到急诊室。大脑 CT 扫描显示蛛网膜下腔出血。CT 血管造影确诊为大脑左侧动脉瘤。患者被送往介入放射科进行动脉瘤切除。手术后，患者神经无损伤。第三天，患者开始出现昏睡和躁动。请解释该患者可发生哪些并发症？这些并发症最好的治疗方法有哪些？

3. 一名 21 岁男性因在浅水区溺水被送至急诊科。现四肢无法动弹。患者颈 5 骨折致创伤性四肢瘫痪，并出现心动过缓、低血压和体温过低。请解释神经源性休克的发生原因以及如何将其与脊髓休克鉴别。

（译者：韩文军　余丽群）

## 参考文献

1. Conti F: Claude Bernard: Primer of the second biomedical revolution. Nat Mol Cell Biol 2:703–708, 2001
2. Conti F: Claude Bernard's Des Fonctions du Cerveau: An ante litteram manifesto of the neurosciences? Nat Neurosci 3:979–985, 2002
3. Daube JR, Rubin DI: Clinical Neurophysiology: Contemporary Neurology Series, 3rd ed. Oxford: Oxford University Press, 2009
4. Hickey JV: The Clinical Practice of Neurological and Neurosurgical Nursing, 6th ed. Philadelphia, PA: Lippincott Williams & Wilkins, 2009
5. Selye H: The general adaptation syndrome and the diseases of adaptation. J Clin Endocrinol 6:117, 1946
6. Selye H: Stress Without Distress. Philadelphia, PA: JB Lippincott, 1974
7. Young PA, Young PH, Tolbert DL: Clinical Neuroscience, 2nd ed. Philadelphia, PA: Lippincott Williams & Wilkins, 2008

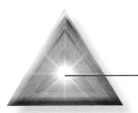

# 患者评估：神经系统

Genell Hilton

## 第 33 章

### 学习目标

学习本章内容后,读者应能够:
1. 进行全面的神经系统评估。
2. 描述符合神经损害的异常评估结果。
3. 分析评估结果并发现潜在的护理问题。
4. 评估神经功能障碍对患者的影响。
5. 讨论在实施相关神经学检查时,可采取哪些合适的术前及术后护理干预措施。

对神经系统功能障碍进行评估和护理是危重症护士面临的最大挑战之一。基础护理和重症护理课程中也并未介绍可以通过对身体其他系统的观察,而对神经系统进行更进一步和复杂程度评估的方法。其次,一个全面神经系统的评估包含多种技术的运用,而非通过简单评估身体其他系统即可实现。因此,即使是经验丰富的护士,对神经系统数据的收集也不可能十分有把握。

护士对现存或潜在神经功能障碍患者进行评估主要有四个目的。第一:收集神经系统功能相关数据,所有收集的数据应该是客观、有序的,避免前后矛盾或不完整。调查结果必须记录清楚,以便结果变化时能被轻易识别。所有护理人员均应使用统一标准的神经系统检查方法,方法应包含详细的分级量表及适当的词条检索功能。

神经系统评估的第二个目的:有利于从日益增多的数据中发现某些疾病相关信息及变化趋势。该相关性存在临床价值,是将病史、体格检查及诊断性检查联系在一起所必需的。这种模式有助于医生及护士诊断疾病,并可指导护士选择并评估治疗方案。

神经系统评估的第三个目的:对相关数据分析有利于进一步发现患者潜在或现存的病情变化。神经系统的细微变化可能是患者身体状况恶化的最初迹象。责任护士有责任识别这些变化,并联系相关病理生理过程,从而适当地进行干预。

神经系统护理评估的第四个目的:判断功能障碍对患者日常生活及自理能力的影响。基于这个观点,医生和护士对神经系统功能障碍患者的治疗和护理目标是相似的。两者均通过许多相同的问题和技术来判定神经系统功能正常与否。护理工作的重点是协助患者妥善应对现存或潜在的日常生活问题及自理能力的改变。

对所有患者进行神经系统评估的目的都是相同的。对老年患者进行神经系统评估时,应注意考虑随年龄增长而产生的生理改变。老年人罹患某些内科疾病的风险增加,这些内科疾病使得他们更易产生神经系统问题。上述内科疾病及其治疗措施可改变神经系统评估结果。老年患者注意事项见表框 33-1。

## ▲ 病史

神经系统评估始于首次与患者接触时。与患者及其家属的交谈是对患者整体功能评估的重要数据来源,十分重要。护士应确定患者的就诊原因和相关临床症状,同时询问患者既往史、家族史及个人史。全面系统的回顾也是初步评估的一部分(表框 33-2)。

| 表框 33-1 | 老年患者的注意事项 |
| --- | --- |

**神经系统评估**

评估一位老年患者时,有必要确定他之前的功能状态水平,以便充分了解患者的情况。护士评估老年患者神经系统功能时应考虑以下几方面内容:

- 运动功能可能受下降的体力、步态的变化、姿势的变化及增加的震颤等影响
- 视力可能下降,瞳孔反射可能减弱,色彩辨别能力可能减退,凝视功能可能受损,夜视能力可能减弱

- 听力可能下降而 Rinne 试验仍可能阳性。护士应谨记,一个未被发现的听力障碍患者可以导致错误的假设,即临床评估所得到的神经系统损害结果较患者实际情况更为严重
- 感觉功能改变可包括反射减弱、振动感及位置感减退,两点辨别能力减弱
- 老年患者患抑郁、营养不良、中风、短暂性脑缺血发作以及痴呆风险增加
- 老年人可能存在睡眠障碍

| 表框 33-2 | 神经系统病史的评估 |
| --- | --- |

**主诉**

- 用患者自己的语言,一句话来描述就医原因

**现病史**

- 全面分析症状体征(使用 NOPQRST 格式;见 17 章,表 17-1)
- 头晕、晕厥或癫痫发作
- 头痛
- 视觉或听觉变化,包括对光线敏感和耳鸣
- 吞咽困难或声音嘶哑
- 口齿不清或找词困难
- 意识错乱、记忆丧失或注意力不集中
- 步态障碍
- 运动障碍,包括乏力、感觉异常、瘫痪、活动度减小及震颤

**既往史**

- 儿童期相关疾病和疫苗接种史:热性惊厥、产伤、躯体受到虐待或外伤、脑膜炎
- 既往急、慢性内科疾病,包括门诊和住院治疗:肿瘤、创伤性脑损伤、高血压、血栓性静脉炎或深静脉血栓形成、凝血功能障碍、鼻窦炎、脑膜炎、脑炎、糖尿病、癌症、精神疾病
- 危险因素:糖尿病、吸烟、高胆固醇血症、高血压、吸毒、酗酒、心血管疾病
- 既往手术史:外周血管手术,颈动脉内膜剥脱术,动脉瘤切除术,血肿清除术,头、眼、耳、鼻、喉(HEENT)手术史
- 既往诊断性检查和介入治疗史:脑电图、脑扫描、颈动脉多普勒、头部和颈部 CT、磁共振成像、溶栓治疗、心导管置入
- 用药史:抗惊厥药物、抗凝血剂、精神药物、口服避孕药、β- 受体阻滞剂、钙通道阻滞剂、抗高血脂药,激素替代治疗
- 过敏史及其反应:造影剂、药物

- 输血史:包括类型和日期

**家族史**

- 健康状况或父母和兄弟姐妹的死因:冠状动脉疾病、外周血管疾病、癌症、高血压、糖尿病、中风、高血脂、凝血功能障碍、癫痫、精神障碍

**个人和社会史**

- 吸烟、饮酒及吸毒史
- 家庭成员
- 职业和工作环境:化学物质和毒素暴露
- 生活环境:身体、言语、情感虐待
- 饮食
- 睡眠模式
- 运动
- 文化信仰
- 精神和宗教信仰
- 应激模式和社会支持系统
- 休闲活动
- 性生活
- 近期旅行

**系统回顾**

- 头眼耳鼻喉:视觉变化,耳鸣,头痛
- 心血管系统:高血压、晕厥、心悸,间歇性跛行
- 呼吸系统:呼吸急促、感染、咳嗽、呼吸困难
- 肠胃系统:体重下降、排便习惯改变、恶心、呕吐、腹泻
- 泌尿生殖系统:排尿习惯改变、尿痛、性功能障碍
- 肌肉骨骼系统:对温度变化的敏感性、静脉曲张、四肢毛发脱落、感觉异常

## ▲ 体格检查

对重症患者应进行全面的神经系统评估,主要包括:精神状态、运动功能、瞳孔反射、脑神经功能、机体反射和感觉功能。评估结果与生命体征相联系。

## 精神状态

精神状态检查包括意识水平和觉醒、环境定向力以及思想内容测定。患者意识水平是最基本但却是相当重要的评估参数。意识水平评估可反应大脑半球的功能及负责维持觉醒状态的网状激活系统。患者对环境的意识、应答、反应等的程度是

最敏感的神经系统功能障碍评估指标。可根据患者对外界刺激的反应对其觉醒状态进行分类,觉醒度改变分级包括嗜睡、昏睡、半昏迷(表框 33-3)。

| 表框 33-3 | 反映觉醒度的临床术语 |
|---|---|

**警觉(意识完整):**正常

**觉醒:**可能较通常睡眠略多或刚睡醒意识还有些混乱,觉醒后定向力完整

**嗜睡:**昏昏欲睡,受刺激时可遵循简单的指令

**反应迟钝:**刺激可唤醒,可口头回答一两个单词,完成简单的命令,停止刺激将继续入睡

**昏睡:**很难唤醒,偶尔会完成简单的指令或说出单个词汇或短语;有限的自发运动

**半昏迷:**对强刺激有回避运动,对声音、命令无反应

**昏迷:**刺激存在防御反应时或对任何刺激均没有回应

环境定向力评估不仅包括患者的反应能力评估,而且包括对其反应内容的评估。评估方法可通过询问下述问题进行:如“你叫什么名字? 你现在在哪里? 现在是什么时间(年 / 月 / 日)?”错误答案数量的增加提示患者意识混乱加重及神经系统功能衰退的可能,同样,正确答案的数量增多可能提示神经系统功能的改善。

在怀疑患者脑损伤情况下,格拉斯哥昏迷评分(Glasgow coma scale,GCS)是评估觉醒状态和意识水平的可靠工具(表框 33-4)。GCS 允许检查者从三个方面客观记录患者对环境作出的反应:睁眼、言语以及运动,记录各方面的最佳反应。GCS 应用最佳睁眼反应和最佳言语反应两项来评估觉醒状态和意识水平。最佳睁眼反应评分从 1 到 4 分:1 分为没有睁眼反应;4 分为自发睁眼。最佳语言反应表明患者的定向力,评分从 1 分到 5 分:1 分同样表示没有言语方应;5 分表示患者定向力完好。气管插管患者言语反应评分记为 1T,整体评估时计入总分。该方式可区别该类患者无法言语是否由于气管插管所致。最佳运动反应评分范围从 1 分到 6 分:1 分表示没有运动反应;6 分代表患者的四肢均能遵循命令作出相应运动,反应良好。

完全清醒和警觉者的最高得分为 15 分;最低分 3 分即完全没有反应;得分 8 分或以下为昏迷。长时间的低 GCS 评分预示预后较差。该评分系统为指导快速评估病情随时可能变化的急危重症患者设计。不适用于长期昏迷或重症脑损伤后恢复延迟者。

神经系统功能的其他信息可通过收集患者集中注意力时间、记忆、思维过程等获得(表 33-1)。此类精神状态检查也可发现其他影响患者生活方式的问题。简易精神状态检查量表(mini-mental state examination,MMSE)是一种被广泛使用的认知评估工具,使用简便,测试者间一致性高。常用于阿尔茨海默病患者的筛查。对患者的评估包括定向力、记忆力、注意力、计算能力、语言能力和空间判断力几个方面。最高分为 30 分。分数小于 20 分表明可能存在神经系统疾病。具体内容请参照表 33-2。

收集以上复杂数据前,评估患者的沟通能力至关重要。语言的运用需要对字句和非字句标志进行理解,并需要利用这些标志与他人进行交流。患者理解力的评估通过口头语言进行。而语言障碍会使该评估难以进行(表 33-3)。对于母语非英语的患者,应请专人翻译转述,确保定向力等评估的准确性。

| 表框 33-4 | 格拉斯哥昏迷评分 |
|---|---|

| 最佳睁眼反应 | 分数 |
|---|---|
| 自发睁眼 | 4 |
| 语言刺激睁眼 | 3 |
| 疼痛刺激睁眼 | 2 |
| 任何刺激不睁眼 | 1 |
| **最佳语言反应** | **分数** |
| 定向力完好 | 5 |
| 对话混乱 | 4 |
| 用词不当 | 3 |
| 语言错乱 | 2 |
| 没有反应 | 1 |
| **最佳运动反应** | **分数** |
| 听从命令运动 | 6 |
| 可定位疼痛刺激 | 5 |
| 对刺激有逃避反应 | 4 |
| 异常屈曲反应(去皮质) | 3 |
| 异常伸展反应(去大脑) | 2 |
| 没有任何运动反应 | 1 |

总分为 3 到 8 分提示严重损伤,9 到 12 分提示中度损伤,13 到 15 分提示轻微损伤。

## 运动功能

运动功能评估包括对刺激的运动反应以及运动强度和协调性的评估,还包括确定需要何种刺激能引起运动反应。运动功能评估可为医疗团队提供信息,包括获得运动反应所需的患者认知

表 33-1 精神状态检查

| 功能 | 检查 | 意义 |
|---|---|---|
| 定向力 | 时间：陈述年、月、日、季节、星期几<br>地点：所在国家、城市、医院名字、楼层和房间号 | 多种神经疾病下可发生改变 |
| 注意力 | 数字广度；7 的倍数；倒背月份 | 可发生于谵妄、额叶损伤和老年痴呆患者 |
| 记忆力 | 短期：5min 后回忆三个短语<br>长期：说出母亲的娘家姓，昨天发生的事件等 | 可发生于痴呆、脑血管意外、和谵妄患者 |
| 语言 | 说出名称：指出 3 个物品令患者说出名称<br>理解：给出简单和复杂的命令<br>重复：重复短语，如"如果，不""和"或"但是"<br>阅读：让患者阅读并解释短文<br>写作：让患者写一个短句 | 需要视觉、语义和语音各方面的集成<br>功能障碍可能与 Broca 区损伤有关；可能依赖于教育水平 |
| 空间 / 知觉 | 描画图形，如十字形或方形；画一个钟表面<br>指出自己的左边和右边<br>演示：如穿上外套或吹灭火柴等动作 | 可能与顶叶病变有关 |

表 33-2 高级智力缺陷

| 类型 | 特点 |
|---|---|
| **命名障碍** | 不能说出或不能辨认口头或书面对象的名称 |
| 音韵性错语 | 部分单词替代（如用 pan opener 代替 can opener） |
| 语义性错语 | 整个词汇替代（如用 apple 代替 orange） |
| **阅读障碍** | 无法识别或理解书面文字 |
| 失读症 | 读单词中的字母，而不是整个单词 |
| 忽略性阅读障碍 | 遗漏或者替换单词的起始部分字母 |
| 表浅阅读障碍 | 不规则拼写的单词阅读困难 |
| **书写障碍** | 书写困难 |
| 中枢性书写障碍 | 同时影响书写和口语拼写 |
| 忽略性书写障碍 | 单词起始部分拼写错误 |
| **失认症** | 尽管信息完整仍不能识别物体；可能是视觉、听觉或知觉的问题 |
| 人面失认症 | 无法识别熟悉的面孔 |
| 全色盲 | 不能辨别颜色 |
| **失算症** | 不能读、写及理解数字 |

表 33-3 语言障碍的分型

| 类型 | 障碍位置 | 言语模式 |
|---|---|---|
| 流畅性语言障碍 | 左顶颞叶片（Wernicke 区） | • 言语流利但内容不一致<br>• 听力正常但无法理解口头语言<br>• 说话节奏正常但所说词汇无法让人理解<br>• 使用自创的或无意义词汇（新词）、替换词汇（语言错乱）、重复词汇（持续言语或模仿言语） |
| 非流畅性言语障碍 | 左额区（Broca 区） | • 语速缓慢，发音不清<br>• 起始发音困难<br>• 理解力常完好<br>• 书写能力常受损 |
| 全脑语言障碍 | 广泛涉及额叶、顶叶及枕叶 | • 言语不流利<br>• 无法理解口头或书面词汇 |
| 构音障碍 | 皮质延髓束，小脑 | • 无法发音发声<br>• 无法控制嘴唇、舌头、上颚肌肉<br>• 发音含糊，断断续续，或内容正确但发音不规范 |

水平,以及患者配合指令的能力。通过运动强度和协调性的评估可判断脑内运动神经元通路的功能,包括从初级运动皮层到脊髓,还有涉及协调性的其他多个区域(如小脑和基底神经节)。

## 刺激运动反应

护士首先要求患者将一个肢体抬起,尝试诱发运动反应。如果没有引发出运动反应,患者可能是不理解指令,或无法对文字指令做出应答。此时应给一个伤害性刺激以引发运动反应。进行伤害性刺激时,护士应注意实施刺激的部位。伤害性刺激包含中央刺激和外周刺激。中央刺激包括捏斜方肌、压迫眉弓、摩擦胸骨等。而外周刺激的运动反应可由压迫手指甲床引发。然而,检查者手位置不当会导致严重的皮肤或组织损伤。应避免的区域包括乳头和会阴部。当刺激眉弓时,应注意避免压迫眼球。

对疼痛刺激定位的特征是一系列尝试去除刺激动作,包括肢体跨越中线的运动。这种尝试与躲避不同,躲避是患者远离伤害性刺激,而不是主动去除刺激物(图 33-1)。正常反应,比如定位或躲避,提示感觉和脊髓皮质通路功能正常(图 33-1A,B)。如有单瘫或半身不遂,提示脊髓皮质通路存在单侧受损。

不正常的反应包括去皮质强直和去大脑强直。手臂、手腕、手指弯曲;上肢内收;下肢外展、内旋、足部跖屈,均提示去皮层强直(见图 33-1C)。这种强直是内囊、基底节、丘脑和大脑半球损伤所导致的脊髓皮质通路阻断的结果。

去大脑强直包括上肢外展、内收、旋后位,下肢伸直伴足部跖屈(图 33-1D)。患者常牙关紧闭。中脑与脑桥损伤导致去大脑强直。有时去皮质强直与去大脑强直的异常反应会相互转换。如果对伤害性刺激没有反应或者只有轻微的屈肌反应(即肌肉松弛),则患者很可能存在广泛的脑干功能障碍(图 33-1E)。昏迷患者的其他异常运动反应包括肌肉强直(肌肉持续收缩)和阵挛(肌肉痉挛和松弛交替)。

## 运动力量和协调性

运动评估的第二个部分是运动力量和协调性的评估。肌肉无力是多种神经疾病表现出来的功能障碍。护士利用自身肌肉或重力对患者不同肌肉群施加阻力,测试患者肢体的力量。检测上

肢无力的简便方法为令患者上肢伸直,手掌朝上,并闭上眼睛,观察是否出现上肢下落或前臂旋前。这又被称为旋前肌漂移。类似的下肢评估方法为令患者平躺,抬高双腿,每次抬起一条腿,耐受检查者的阻力将腿抬离床面。这些测试中出现的任何肢体无力都可能提示负责传输随意运动指令的椎体系统运动神经元通路受损。每个肢体运动功能被记为1个分子,分母均为5,如表框33-5所示。

| 表框 33-5 | 运动功能评估 |
|---|---|
| **分数** | **解释** |
| 0/5 | 无肌肉收缩 |
| 1/5 | 有肌肉收缩或颤动 |
| 2/5 | 可以移动但不能应对重力 |
| 3/5 | 可以应对重力移动但不能克服检查者的阻力 |
| 4/5 | 可以勉强克服检查者的阻力 |
| 5/5 | 力量正常 |

为了彻底评估,各肌肉群需要分别进行评估,初始评估时是无抵抗力的肢体自主运动,接着需要对抗阻力。上肢肌肉力量评估通过让患者耸肩(斜方肌和肩胛提肌),抬高手臂(三角肌),弯曲手肘(肱二头肌),延展长臂(肱三头肌)和松开手腕(桡侧腕长伸肌)实现。下肢肌肉力量评估通过让患者抬高大腿(髂腰肌),伸展膝盖(四头肌),背屈和趾屈(分别为胫前肌和腓肠肌),弯曲膝盖(腿筋肌肉组织包括股二头肌、半腱肌、半膜肌)来实现。

不能遵循命令或很难有反应的患者的运动和肌力评估是很困难的,因为参与对抗重力的运动力量测试,需要患者的理解与合作。护士只能对在痛苦刺激下有运动反应的患者进行肌力测试,因此,对于昏迷患者来说,任何刺激引起的反应都应该详细记录和描述,护士必须加强重视。

护士同样也可以评估肢体外观,肌张力以及被动运动。异常反应表明基底神经节存在问题(也称为锥体外系)。椎体外系损害主要表现为不随意运动。有时还会出现"折刀"现象,当最大程度地伸张肌肉时,抵抗会突然消失。肌强直是由于锥体外系性肌张力增高,主动肌及拮抗肌的肌张力都增高。关节被动运动时,增高的肌张力始终保持一致,感觉有均匀阻力时,称为"铅管样强直"。如患者合并震颤,则在伸屈肢体时可感到在均匀的阻力上出现断续停顿,如齿轮在转动一样,称为"齿轮样强直"。护士也应警惕不随意运动,

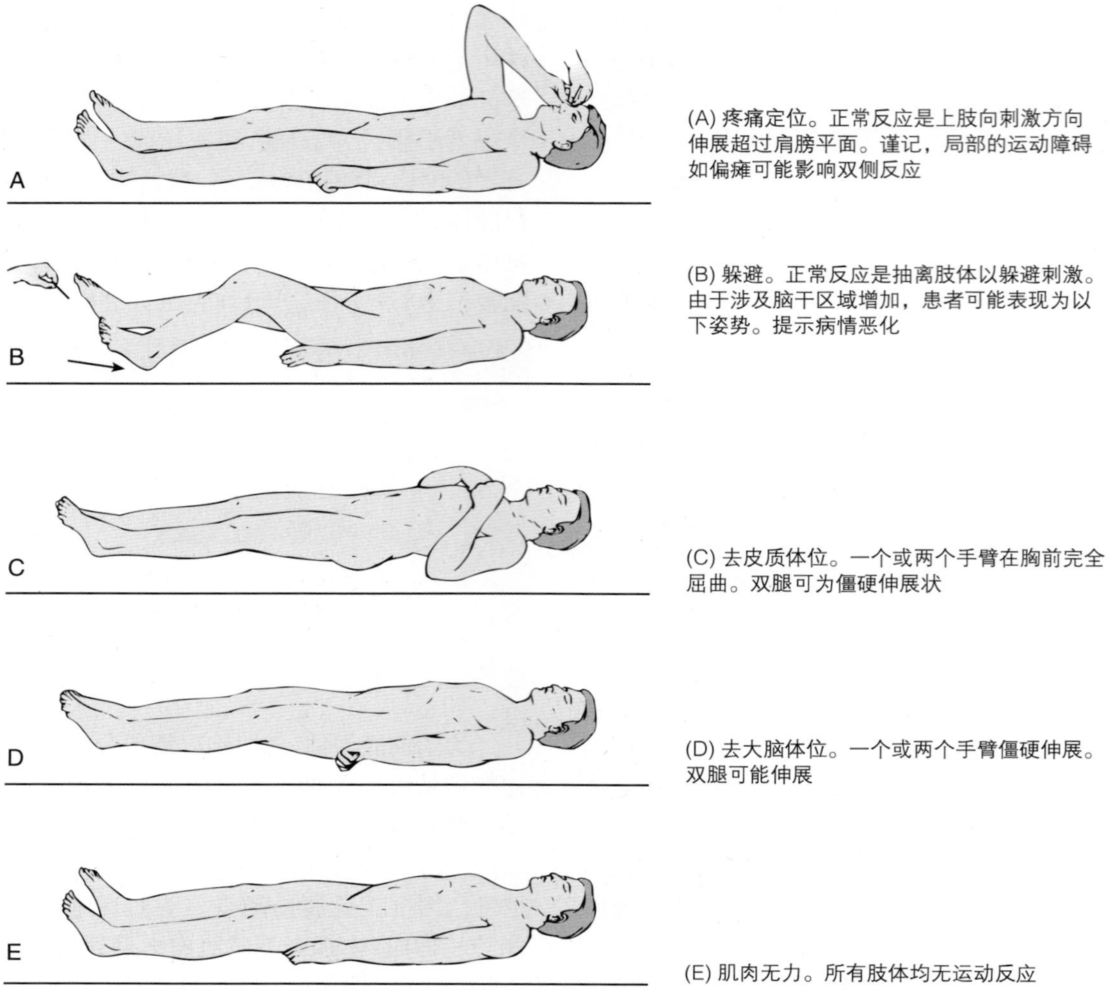

(A) 疼痛定位。正常反应是上肢向刺激方向伸展超过肩膀平面。谨记，局部的运动障碍如偏瘫可能影响双侧反应

(B) 躲避。正常反应是抽离肢体以躲避刺激。由于涉及脑干区域增加，患者可能表现为以下姿势。提示病情恶化

(C) 去皮质体位。一个或两个手臂在胸前完全屈曲。双腿可为僵硬伸展状

(D) 去大脑体位。一个或两个手臂僵硬伸展。双腿可能伸展

(E) 肌肉无力。所有肢体均无运动反应

**图 33-1 ▲** 疼痛的运动反应。当无意识患者的眉弓接受疼痛刺激时，患者表现为下列方式中的一种

从轻微自发性收缩（肌肉抽搐）到手足乱舞。不随意运动的描述详见表框 33-6。

| 表框 33-6 | 随意运动的类型 |
|---|---|
| 震颤 | 无目的运动 |
| 　休息 | 基底神经节病变 |
| 　强度 | 小脑病变 |
| 　扑翼样震颤 | 新陈代谢紊乱 |
| 　生理 | 由疲劳或压力引起 |
| 肌束震颤 | 由于下运动神经元损害，感冒，麻醉药的影响静息时也可出现肌肉抽搐 |
| 肌阵挛 | 无节奏的运动；诱发牵张反射，对称；病因不明 |
| 偏侧投掷运动 | 一侧肢体猛烈的投掷样运动；不在睡眠时出现；基底神经节丘脑底核受损有关 |
| 舞蹈病 | 不自主运动；涉及面部及上肢肌群；在休息时舞蹈样动作；集中注意力时加重 |
| 静坐不能 | 无目的的搓手、顿足、反复徘徊、坐立不安 |

轻偏瘫（麻痹）和偏瘫（瘫痪）是由对侧皮质脊髓束损伤所致。截瘫是由第一胸椎下的脊髓病变或神经损伤所致。四肢瘫痪（也称四肢麻痹）与颈脊髓损伤有关，而脑干功能障碍和大脑损伤有关。

小脑负责维持身体平衡，影响运动的起始、计划和协调。小脑功能障碍的常见表现有共济失调，测距不准，协同障碍等。较常见的小脑测试同步运动平衡如下：

- **闭目直立试验**。患者直立，双脚并拢，双上肢下垂，闭目直立，维持 30 秒，观察有无站立不稳或倾倒。必要时扶住患者。

- **指鼻试验**。嘱患者将前臂外旋、伸直，以示指触自己的鼻尖，先慢后快，先睁眼后闭眼，反复上述运动。过度或指点过位被称为测距不准。

- **快速交替翻掌运动（RAM）试验**。通过让患者内转和旋后四肢，来测试患者是否能实施

RAM。不能做到的称为轮替运动不能,表现十分笨拙称为轮替运动障碍。

* **跟 - 膝 - 胫试验。** 患者取仰卧位,上举一侧下肢,用足跟触及对侧膝盖,再沿胫骨前缘下移。

## 瞳孔变化

瞳孔反应评估是神经检查的一个重要组成部分,检查瞳孔大小(详细到毫米)和形状(图 33-2),患者在房间内视线集中在一个远点上,检查者将手置于患者的鼻子上,然后用手电检查瞳孔对光线刺激的反应。正常人的瞳孔对光线刺激反应灵敏,光线照射时,双侧瞳孔立即缩小,移开后,迅速恢复原状。瞳孔在光照下,引起孔径变小,称为直接对光反射。如光照另一眼,非光照的瞳孔缩小,称为间接对光反射。

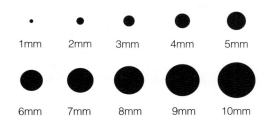

**图 33-2 ▲ 瞳孔尺寸图表**

瞳孔反应也属于对适应性的评估。为测试适应性,可将测试对象置于患者前 20~30cm,沿患者的鼻子方向移动。瞳孔应随着对象的临近而收缩,在眼睛中保持一清晰图像。正常测试被记录为 PERRLA,瞳孔等大,等圆,对光有反应,具有适应性。

一些重要的瞳孔异常见图 33-3。瞳孔缩小的原因包括代谢异常和间脑双边功能障碍。瞳孔扩散(5~6mm)是指瞳孔受刺激时表现出有节奏地收缩和扩张,可表明中脑病变。瞳孔大小固定(4~5mm)提示可能存在中脑功能障碍,提示交感神经和副交感神经通路中断。某些药物与阿片类药物联合使用,脑干脑桥损坏时,瞳孔对光线刺激无反应(称为"脑桥瞳孔")。一侧瞳孔散大可见于动眼神经损伤,海马旁回疝或副交感神经受刺激(同侧)、眼外伤、视力下降等。表框 33-7 为瞳孔大小变化的快速指南。

无论昏迷患者还是正常患者,对于瞳孔反应的评估都是一样的。瞳孔反应评估主要是对光线

| 表框 33-7 | 瞳孔大小变化的快速评估指南 |
| --- | --- |

**针尖样瞳孔**

* **药物**:阿片类药物
* **滴剂**:治疗青光眼药物
* **"濒临死亡"**:脑干脑桥部位损害

**瞳孔散大**

* **恐惧**:惊恐发作、极度焦虑
* **疾病发作**:惊厥
* **生活糜烂**:可卡因、强效可卡因、苯环己哌啶

刺激的反应,较易获取。如果患者无法配合,对适应性反应的评估可能存在一定困难。

## 脑神经功能

脑神经功能评估主要取决于患者是否有意识。对于无意识的患者,脑神经的评估是很重要的,因为它为评估其脑干功能提供证据,然而许多元素需要被消除或改变。对脑神经的具体生理信息详见 32 章。

### 脑神经 I(嗅神经)

第一对脑神经是包含嗅神经的感觉纤维。检查时先询问被检查者有无主观嗅觉障碍,然后嘱被检者闭目并用手指压住一侧鼻孔后用无刺激性但有特殊气味或被检者熟悉的物质(香皂、咖啡、肉桂等)置于另一侧鼻孔,让被检者辨别为何种气味。双侧鼻孔分别测试。颅前窝骨折延及筛板时,可撕脱嗅丝和脑膜,造成嗅觉障碍,脑脊液也可流入鼻腔。

### 脑神经 II(视觉神经)

视神经评估包括视力和视觉评估。视力评估可通过患者阅读普通新闻报纸开始实施检查,注意患者如有受伤需带矫正眼镜。视觉评估:遮住患者的一只眼睛,检查者将手指从每个象限的外围进入患者的视觉中心,患者指出检查者所指内容。然后将患者的结果与正常视觉领域进行对比(图 33-4)。视束或外侧膝状体后通路损害,可产生单侧鼻侧与另一侧颞侧视野缺损,称为同向偏盲(表 33-4)。如肿瘤压迫导致两侧神经传导至鼻侧视网膜视觉的纤维受累时,不能接受双侧光线刺激而出现双颞侧偏盲。

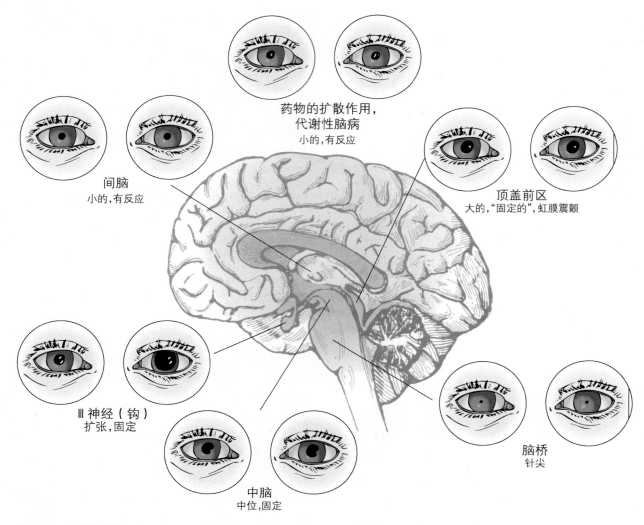

**图 33-3 ▲ 异常瞳孔。**（Adapted from Saper C: Brain stem modulation of sensation, movement, and consciousness. In Kandel ER, Schwartz JH, Jessel TM（eds）: Principles of Neural Science, 4th ed. New York, NY: McGraw-Hill, 2000, pp 871-909, with permission from McGraw-Hill.）

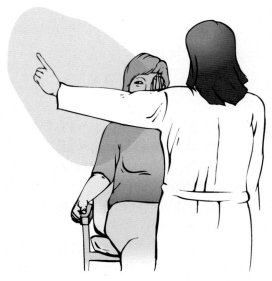

**图 33-4 ▲** 视野评估的对抗性方法

## 脑神经Ⅲ（动眼神经）、Ⅳ（滑车神经）和Ⅵ（外展神经）

　　脑神经Ⅲ、Ⅳ和Ⅵ共同支配眼内外肌和眼球运动，故常一起评估。动眼神经的副交感纤维通过对睫状肌的控制来调节晶状体和瞳孔大小。护士想引起瞳孔反应时就测试这些神经。动眼神经的运动纤维支配眼肌使眼睑抬起、使眼睛上、下和在中间活动。支配肌肉包括上直肌、下斜肌、下直肌和内直肌。滑车神经越过上直肌和上睑提肌使眼球向前、内侧转动，支配上斜肌。外展神经支配眼外直肌。复视、眼球震颤、斜视和上睑下垂可能表明存在以上三对神经功能障碍。以上神经系统评估检查，只针对有意识的患者，患者需配合检查者的手指，眼球随其向四周转动（图 33-5）。

表 33-4　与视力缺损相关的视野缺损

| 视野缺损 | | 描述 |
| --- | --- | --- |
| | 左　　右 | |
| 偏盲 | | 单眼盲；由于右眼视神经完全病变 |
| 双颞侧偏盲 | | 两眼侧面视野盲；病变发生在视交叉神经，例如垂体瘤或前交通动脉动脉瘤。影响纤维源于鼻骨，每个视网膜的一半 |
| 同侧偏盲 | | 偏盲包括两眼均在每眼的相同一侧失去视野；由于颞叶或枕叶病变损害视神经束或视放射（眼盲发生于病变的相反一侧，此时，病变发生在右侧脑部，导致两眼左侧视野失明） |
| 四分之一缺损 | | 两眼上四分之一或下四分之一发生偏盲，由顶叶或颞叶病变所致 |

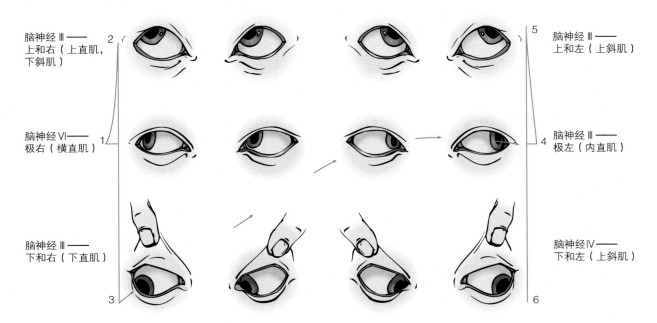

图 33-5 ▲ 为肌肉用于共轭眼球运动的六个方位。序列编号 1 到 6。脑神经Ⅲ为动眼神经，脑神经Ⅳ为滑车神经，脑神经Ⅵ为外展神经

在脑功能障碍的昏迷患者中，眼球位置和运动的检查至关重要。当休息时观察眼睛，有轻微的发散的凝视是正常的。但如果眼睛同向凝视，双眼同向偏斜，可能提示患者额部或对侧脑干的脑桥区域发生了病变；如果双眼紧张性向下凝视，提示可能出现中脑功能障碍。

虽然患者无意识，不能在凝视视野中主动转动眼球来配合检查，但检查者可以采用测试头眼反射（洋娃娃头眼现象）和眼前庭反射（冷热试验）来评估昏迷患者的眼球运动。

头眼反射通过快速将患者头部旋转到一边然后观察眼睛的位置（图 33-6）。这种手法不能用于颈椎脊髓损伤的病人，包括水平头眼反射和垂直头眼反射，做水平头眼反射时应快速、急剧地将头转向左侧及右侧 90°，做垂直头眼反射时应快速、急剧地将头转向胸前。正常反应为眼睛向头转动的反方向转动，然后几秒内，双眼平稳同时地回到中间的位置。这个反应预示一个完整的脑干。这个反射的异常发生在一只眼没有遵循正常的应答模式。头眼反射消失是脑死亡诊断标准的一条，脑死亡时头眼反射消失，转动头部时眼睛不转。当头部急速地从任何一个方向旋转或上下摆动，表示没有任何动眼运动，也表明反射的缺乏和预示严重的脑干功能障碍。

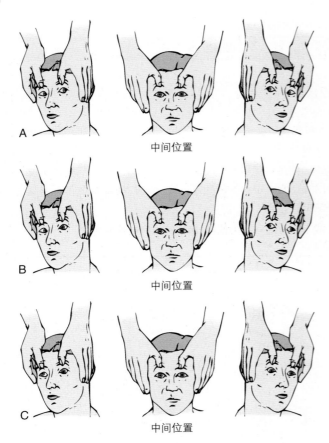

**图 33-6** ▲ 头眼运动反射试验(洋娃娃头眼现象)。A:正常反应——转动患者头部时,双眼共轭地向头部运动相反的方向移动。B:异常反应——转动患者头部时,双眼共轭运动消失。C:没有反应——头部位置改变,眼睛不动

检查者将患者头部抬高30°,并分别向每侧外耳道注入 30~50ml 冰水,以此来测试头眼反射(图33-7)。鼓膜不完整或鼓室积血、积液患者禁行此试验。注意外耳道不应被耵聍或杂质堵塞。昏迷而脑干未受损患者的眼球在灌洗耳朵的方向出现缓慢、共轭地水平震颤运动,迅速地远离刺激。反射消失,表现为双眼固定在正中位置,表明中脑、脑桥功能障碍。

## 脑神经 V(三叉神经)

第 V 脑神经有三个分支:眼支、上颌支和下颌支。三叉神经感觉支支配角膜及面部感觉,运动支支配咀嚼肌的运动。在检查角膜反射时三叉神经被部分测试。如果三叉神经完整,当检查者用一小缕细棉絮轻触患者角膜或往患者眼球滴一小滴生理盐水时,患者出现眨眼动作。注意不要碰触到眼睫毛,因不管角膜反射存在与否,触碰眼睫毛都可引起眨眼动作。面部感觉检查可通过对比两侧面部对称部位对轻触和针刺的反应来实现。同时还应检查患者的咀嚼及咬合能力。

## 脑神经Ⅶ(面神经)

第Ⅶ脑神经感觉支与舌前三分之二的味觉有关。运动支支配面部表情肌(图33-8)。通过嘱患者抬眉、微笑以及扮鬼脸来检查面神经运动支功能。中枢型(即运动神经核上部)受损可引起病灶对侧颜面下半部分肌肉麻痹,眼轮匝肌和额肌不受影响。外周型(核部或核下部)受损可引起病灶同侧全部面肌瘫痪。

特发性面神经炎是周围性面瘫的最常见类型,表现为病灶同侧面肌麻痹,包括上睑下垂且下睑轻微外翻,同侧额纹消失,口角歪向健侧。

昏迷患者,可通过观察其自发性肌肉运动如哈欠、做鬼脸及咀嚼来确定患者面肌及上下颌运动功能。并评估双侧面部运动是否对称,是否存在面肌萎缩。

## 脑神经Ⅷ(位听神经)

第Ⅷ脑神经可分为耳蜗神经支和前庭神经支,分别主导听觉和调节机体平衡。可通过空气传导和骨传导测定蜗神经功能。有 Weber 试验和 Rinne 试验两种不同的测试方式。Rinne 试验:将

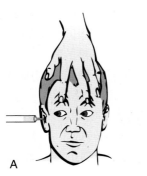
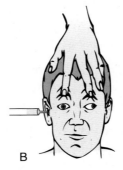
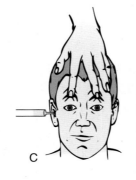

**图 33-7** ▲ 眼前庭反射试验(冷热试验)。A:正常反应——冰水注入外耳道后双眼产生共轭运动。B:异常反应——注入冰水产生非共轭或不对称眼球运动。C:无反应——不产生任何眼球运动

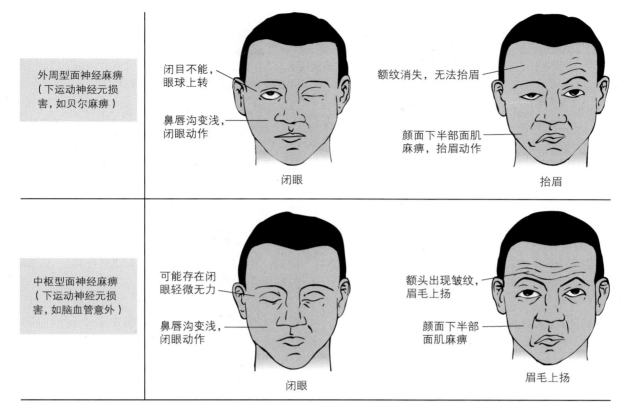

图 33-8 ▲ 中枢型及周围型面瘫的面部活动表现。第Ⅶ脑神经,即面神经

一振动的音叉放置于受试者乳突处,嘱受试者听声音,当声音消失时示意检查者,然后检查者速将音叉放置于该侧耳前。正常情况下,受试者仍可听到经气传导的声音。Weber 试验:将音叉置于受试者额部正中。正常的反应是两耳听到的声音相同。如果该神经受损,患者可能会主诉耳鸣或者听力下降。前庭神经可能不能用常规方法进行评估。然而,当患者主诉头晕或眩晕时,护士应高度警惕。

### 脑神经Ⅸ(舌咽神经)和脑神经Ⅹ(迷走神经)

第Ⅸ和第Ⅹ脑神经通常一起检查。舌咽神经主导舌后三分之一、悬雍垂和软腭的感觉。迷走神经支配喉、咽和软腭,同时可将机体自主反应传导至心脏、胃、肺和小肠等部位。通过诱发呕吐反射,嘱患者发"啊"音,观察悬雍垂运动是否对称;或当两侧神经受损时,观察悬雍垂中线抬举是否受限。无法用力咳嗽、吞咽困难,及声音嘶哑等,都可能是第Ⅸ、Ⅹ脑神经功能受损的征兆。

### 脑神经Ⅺ(脊髓副神经)

第Ⅺ脑神经支配斜方肌和胸锁乳突肌。检查者可通过嘱患者耸肩或对抗阻力向两侧转颈部来检查此神经功能。

### 脑神经Ⅻ(舌下神经)

第Ⅻ脑神经支配舌肌运动。该神经检查可通过嘱患者伸舌,观察是否伸舌偏斜、肌束震颤和舌肌萎缩。如果伸舌偏斜继发于神经损伤,则伸舌偏向患侧。

全部脑神经逐一检查耗时而且严格。某种程度上可进行快速筛查试验,主要集中于其损伤引起严重问题或影响日常生活的相关神经(表 33-5)。脑神经在检查视神经、动眼神经、三叉神经、面神经、舌咽神经及迷走神经方面很重要。

## 反射

感觉刺激引起运动反应时,反射即发生。大脑支配和意识发生不需要通过反射来进行。深、浅反射检查应同时检查身体对称部位,并对比两侧收缩力的改变程度。

皮肤或浅反射是指轻划或轻叩某一区域皮肤,引起皮肤表层下方肌群收缩。反射结果被简

表 33-5 脑神经功能快速筛查试验

| | 神经 | 反射 | 过程 |
|---|---|---|---|
| II | 视神经 | 瞳孔收缩 | 用光线分别照射两侧眼睛,若感光侧瞳孔缩小为直接对光反射;然后,用光线照射分别照射两侧眼睛,若对侧未感光瞳孔缩小则为间接对光反射 |
| III | 动眼神经 | 保护视网膜 | |
| V | 三叉神经 | 角膜反射 | 用细棉絮轻触被检者角膜外缘(避开睫毛),也可选择往角膜上滴一小滴灭菌用水或生理盐水,正常应出现瞬目反射 |
| VII | 面神经 | 保护角膜 | |
| IX | 舌咽神经 | 保护气道 | 用压舌板轻触咽后壁,正常情况可出现咽反射和咳嗽反射 |
| X | 迷走神经 | | |

单的划分为正常、异常(病理性)或者未引出。例如跖反射,用一钝器(如压舌板或钥匙等)迅速轻划足底外侧,自足跟向前至小趾根部足掌时转向内侧。正常运动反应是足趾跖屈。异常反应(巴宾斯基征)为大姆趾背伸,伴或不伴其余四趾呈扇形展开。巴宾斯基征阳性提示锥体束损伤。2岁以内婴幼儿巴宾斯基征阳性为正常现象,不属于病理性。

肌肉牵张反射,也称为深反射,是用叩诊锤快速轻叩特定肌腱位点所引发的反射。这些感觉刺激的作用靶点为肌群的牵张肌腱。深反射检查包括肱二头肌反射、桡骨膜反射、肱三头肌反射、膝反射以及跟腱反射。正常运动反应可引起受刺激肌群收缩。深反射通常可分为0~4级。

4+:反应亢进;疾病依据、电解质失衡或者二者皆有;与阵挛性收缩有关。

3+:反应增强;提示可能存在疾病。

2+:正常反应。

1+:反应减弱。

0+:反应消失;可能存在疾病或者电解质失衡。

反射亢进和上运动神经元疾病有关;而反射消失和下运动神经元功能障碍有关(如脊髓损伤)。昏迷患者也可检测到反射。根据运动神经元的损伤程度和位置,可预测是否出现反射亢进或反射消失。

## 感觉

神经系统检查的最后一个组成部分是感觉系统评估。正常的感觉有赖于完整的脊髓、感觉传导通路以及外周神经系统共同作用。首先进行检查的是最基本的感觉类型,包括触觉(棉状物)、痛觉(针刺)、温觉(热、冷)、本体感受(位置觉)及震动觉。患者闭上眼睛,身体多处对称部位被测试,包括躯干和四肢。

护士评估患者的触觉是指通过患者闭眼,用棉絮或棉签轻触患者皮肤,嘱患者识别触碰时间及触碰部位。痛觉:利用大头针或棉签尖端轻刺皮肤,自上而下、左右对比。温觉:测试时分别准备装有热水和冷水的玻璃管各一,检查方法同上。两点辨别觉用于评估患者区分两个相近位置的能力。通常还需要识别锐器和钝器轻触皮肤的对比试验。

本体感觉检查,让患者再次闭眼,询问患者移动的方位(如向上移动手指,询问患者手指是向上移动还是向下)。在另一只手以及下肢进行同样的测试。护士评估患者的震动觉,通过将音叉放置在骨凸部位,询问患者何时感受到震动。

对患者进行感觉能力检查时,应注意左右、远近端对称部位对比检查。护士还需确认感觉变化是否涉及身体的两侧。异常结果可能提示皮肤感受器传导通路、肌肉、关节和肌腱、脊髓丘脑束或皮质感觉区损害(表33-6)。

还应检查皮质型感觉。虽然初级感觉完整,但感觉传入通路改变,可能预示顶叶受损。辨别性感觉问题还包括实体觉、体表图形觉以及定位觉。通过触摸辨识物体的能力称之为实体觉,属于顶叶的一项功能。不能通过视、触、听觉确认物体称为失认症。令患者闭上眼睛,将物体放置在患者的手里,领其仅通过触摸来识别该物体。

依靠视觉辨认物体是顶枕交界处的功能。颞叶负责依靠声音来辨别物体。每种感觉都应分别测试。例如,一个患者不能依靠声音来辨别口哨,但若看到或拿到口哨就能迅速辨别。

皮肤书写觉是指能够辨认出写在表面的数字

表 33-6　浅感觉和深感觉的检测

| 感觉 | 刺激物 | 功能失调 |
|---|---|---|
| **脊髓丘脑束传入通路** | | |
| 痛觉 | 嘱患者区分浅表和深层疼痛:<br>用大头针的尖端和钝端交替轻刺皮肤(浅表痛觉)<br>挤压甲床;按压眶缘;摩擦胸骨(深层疼痛) | • 同侧感觉丧失提示外周神经损害<br>• 对侧感觉丧失提示病变在脊髓丘脑束或丘脑 |
| 轻触觉 | 用一缕棉絮轻触皮肤,询问患者碰触皮肤时是否有感觉 | • 两侧感觉丧失提示脊髓病变<br>• 感觉异常(例如痒或刺痛) |
| 温度 | 用装满热水和冷水的试管或用不同温度的小金属盘(只有当疼痛和轻触感觉不正常时再进行检测) | • 灼性神经痛,是由周围神经刺激引起的一种烧灼感 |
| **后束传导通路** | | |
| 震动觉 | 在骨突起放置音叉,注意患者感觉并定位两边震动的能力 | • 同侧感觉丧失可能提示脊髓损伤,或周围神经病变。 |
| 本体感觉 | 上下移动患者的手指或脚趾,让患者确认最终手指或脚趾停留的位置 | • 对侧感觉丧失可能提示丘脑或顶叶病变。 |

或字母的能力,两侧被对比。位置觉是指当检测者碰触患者身体时,患者能够准确地指出碰触点的能力。该方面的机能失调被称为消熄现象,是指当检测者同时碰触患者身体相反两侧的对称区域时,患者不能辨认出两侧的感觉。

## 生命体征

生命体征评估对于神经系统检查至关重要。神经功能恶化的后期改变可表现为体温、心率、血压改变。另一方面,呼吸频率改变,表明神经功能损害处于进展期,神经功能恶化早期也常出现呼吸频率改变。

### 呼吸

呼吸方式的改变通常与神经损伤有关。浅快呼吸表明需要维持气道通畅或吸痰。打鼾式呼吸或喘鸣也表明部分气道堵塞。无法维持有效的气道可能与颈段高位脊髓病变或渐进性膈肌麻痹(被视为神经退行性疾病)有关,意识水平下降也可能出现上述情况。

呼吸模式改变也是颅内压(ICP)增高的直接表现(第 36 章)。潮式呼吸(由浅慢变深快,再由深快变浅慢交替出现,随之出现一段呼吸暂停)经常出现在神经系统疾病中。

脑外伤后通气不足可导致呼吸性酸中毒。随着血液中二氧化碳含量增加和血氧降低,引起脑缺氧和水肿,可导致继发性脑损伤,加重损伤程度。脑外伤后过度通气可引起呼吸性碱中毒,同时伴有血二氧化碳水平下降,可导致脑血管收缩,脑血流量减少。

### 体温

正常的体温调节中枢位于下丘脑。弥漫性脑损伤可引起体温改变。中枢神经系统(central nervous system,CNS)性发热体温异常增高,由于其顽固性、退热治疗效果差而区别于其他原因引起的发热。低体温的发生与代谢、垂体损伤、脊髓损伤有关。

### 脉搏

心率和心律的变化也可能与神经损伤有关。ICP的增加可能会导致室性心动过速,发生心电图改变,如室性或房性心律失常。ICP 升高并发心动过缓则提示脑疝形成。

### 血压

血压受髓质控制。因此该区域的特异性损伤或其他继发性区域损伤的侵袭性水肿均可导致血压变化。正常情况下,低血压与神经损伤无关,脑疝除外。另一方面,因低血压可引起脑灌注下降、缺氧、初始损伤扩大,所以脑损伤后应避免低血压。

脑损伤后高血压更加常见。大脑未受损时,尽管全身血压变化较大,仍可通过脑自主调节机制维持脑血流稳态。然而当大脑受损后,自主调节机制失效,全身血压大幅度变化时,脑血流产生巨大改变。脑血流随血压升高而增加,从而导致ICP升高。同样,脑血流随血压下降而减小,可引起脑缺血。

## 创伤或感染体征

检查中可能比较明显的创伤或感染体征:
- **乳突瘀斑征**(乳突区挫伤),提示颅底骨折。
- **熊猫眼**(眶周水肿和挫伤),提示额底眶部骨折。
- **鼻漏**(脑脊液从鼻腔引流),提示筛板骨折,骨折部分合并有硬脑膜和蛛网膜破裂。
- **耳漏**(脑脊液从耳道引流),通常与颞骨岩部骨折有关。
- **脑膜刺激征,包括颈强直**(即颈部屈曲疼痛及对抗)、发热、头痛及畏光。克尼格征阳性(即当大腿向腹部屈曲以及小腿向膝盖伸直时颈部疼痛)、布鲁辛斯基征(当颈部向胸部弯曲时髋部出现无意识屈曲),也是脑膜炎的体征。图33-9示克尼格征和布鲁辛斯基征。

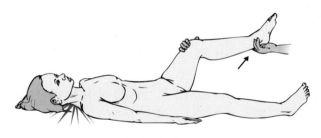

A. 克尼格征

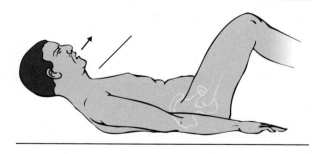

B. 布鲁辛斯基征

**图33-9 ▲ 脑膜刺激征的两种体征**

## 颅内压升高的体征

预防神经系统损伤患者的 ICP 增高是护理工作的重中之重。护士首先需要评估入院患者神经系统基础情况,以此作为日后病情恶化的参照标准。一般来说,神经系统功能各方面情况恶化都可表现为 ICP 升高。

意识水平随 ICP 升高而下降。起初,患者可能表现为躁动、意识错乱及攻击性。以上症状随意识水平下降逐渐失代偿,从嗜睡到意识迟钝再到昏迷。瞳孔反应下降,其反应缓慢,最终固定、散大。临床常见同侧潜在损伤,此时一侧瞳孔散大出现早于另一侧,常出现双侧瞳孔不等大。

患者运动功能也下降,开始表现出异常活动。例如,刚开始还能识别疼痛刺激部位的患者随后却表现出异常屈曲或伸展动作。生命体征变化被视为晚期表现。呼吸方式改变最终进展为呼吸完全停止。库欣三联征被认为是脑疝形成的体征(见第 36 章)。三联征包括心脏收缩压升高(导致脉压升高)、心动过缓及下降的不规则呼吸。

## 患者生活模式功能障碍的评估

对神经功能损害患者生活能力的评估,若仅包括数据收集和异常功能识别是不完整的。护理专业涉及领域应扩大,评估神经功能受损应涉及对患者生活及自理能力的影响。例如,复视是一种异常表现,可能提示眼外肌或神经系统出现问题;然而,它同时可能给患者日常活动带来困难。

## ▲ 神经诊断性检查

许多诊断性检查可用于协助诊断神经系统疾病及处理神经外科问题。此类神经诊断性检查应与完整的神经系统检查相结合。当前技术的可行性及诊断的精确性缩短了诊断及制订治疗方案的时间,急性疾病患者可从中受益。检查者在应用调查性测试前,将临床发现和神经系统评估相联系,定位出异常的病变部位。

护士在神经诊断性试验中的作用包括安顿患者及其家属,监测重症患者术中及术后的潜在并发症。尽管床边测试项目以绝对数量增长,但仍有许多测试需要将患者转移至影像科甚至院外进行,这就进一步扩展了重症护士护理的工作范围。表 33-7 对一些诊断性检查进行了总结,并概括了护理内容。

表 33-7 神经诊断性检查

| 诊断性检查 | 描述 | 获取信息 | 护理注意事项和干预措施 |
|---|---|---|---|
| 计算机断层扫描 或称 CT 扫描(侵袭性和非侵袭性) | 扫描仪围绕人体同一轴面旋转,获得一系列断层图像。再经由计算机整合处理得出各组织密度不同、可辨的断层解剖图像。该图像可通过静脉注射对比加强扫描效果 | 计算机断层扫描可详细显影身体的骨骼、组织和液体结构。可根据肿瘤、血肿或脑积水等现象识别身体结构的改变。计算机断层扫描只能给出组织的结构而非功能状态,其有一定的局限性 | 引导患者平躺在平板上,平板周围有机器环绕,不要触碰即将接受扫描的区域。患者尽可能保持固定不动;必要时使用镇静剂<br>检测过程中若患者体位变动或是 X 线束被任何金属物品遮挡(例如,颅骨牵引架、颅内压(ICP)监控设备),扫描质量可受到影响 |
| 磁共振成像(MRI) | 将患者身体置于强外磁场中。患者体内氢原子暂时被"唤起",受射频脉冲激励引起共振现象。感光扫描仪测量这些共振信号,然后经计算机处理获得加强图像 | MRI 扫描可获得骨、液体和软组织结构图像。其可给出更详细的解剖细节图像,有助于小型肿瘤或早期梗死综合征的诊断 | 这一技术的危险因素尚未明确<br>该试验禁用于之前外科手术中使用过止血夹或是植入过动脉瘤夹的患者。强磁场会导致这些夹子的移位,使患者面临大出血、血肿风险。其他禁忌包括心脏起搏器植入患者、人工心脏瓣膜置入患者、体内遗留子弹碎片和矫形针的患者<br>告知患者检测过程中噪音较大<br>使用时需注意患者是否有幽闭恐惧症<br>患者(及看护者)不能携带任何有磁性的金属物体(如剪刀,听诊器等) |
| 正电子放射体层成像(PET);单光子发射计算机体层显像(SPECT) | 患者吸入或注入放射活性标记物,如氧或葡萄糖。伽马扫描仪测量这些物质摄入的放射活性物质,计算机会以此生成复合图像,可显示出放射性物质的位置,此位置相当于细胞代谢的区域 | 该诊断性试验是唯一能够同时测量神经系统生理和生化过程的试验。可识别出特殊区域是功能性或非功能性。可区域性地测量出脑代谢和脑血流量。正电子放射断层成像(PET)和单光子发射计算机化断层显像(SPECT)扫描有助于诊断异常情况(肿瘤,血管疾病)和行为障碍,例如,痴呆和精神分裂症,可能存在生理学基础 | 因为放射性核素的半衰期从几分钟到 2h 不等,所以患者只接受最低限度的辐射照射<br>检验可能需要几小时<br>检验过程较为昂贵。<br>告知患者保持静止不动,以获得最好的检验结果 |
| 脑血管造影术(侵入性) | 为一项射线成像对比度研究,将不透光的对比剂经导管注入患者的脑动脉循环。造影剂进入颈动脉和椎动脉,然后即可获得连续的照射成像 | 造影剂可协助显示脑动脉循环的结构。检查脑血管是否通畅、变窄、堵塞,亦可发现脑血管结构异常(动脉瘤),血管移位(肿瘤,水肿)和血流量的改变(肿瘤,动静脉畸形) | 准备检查前,告知患者导管置入的位置(股动脉是常见位置)并将该部位实施局部麻醉。另外,提醒患者对比中间物注入时会有温暖潮红感<br>检查结束后,评估穿刺部位有无红肿、出血。另外还应检查皮肤颜色、温度和远端肢体脉搏,其可能是血管痉挛或血液凝固而引起动脉供血不足的标志<br>检验过程中需要大量对比剂,导致渗透性利尿、脱水风险和肾小管阻塞的风险增加<br>其他并发症包括暂时或永久性神经损伤,过敏反应,注射部位出血或血肿、注射肢体循环障碍 |

续表

| 诊断性检查 | 描述 | 获取信息 | 护理注意事项和干预措施 |
|---|---|---|---|
| 数字减影造影术(侵入性) | 该检测中,患者颅骨拍摄平片。然后向大静脉中注入不透光的对比剂,拍摄出一系列射线照片。计算机将这些图像转化成数字形式,颅骨平片减影除去。结果得到充盈对比剂的血管图像 | 颅外循环(动脉、毛细血管和静脉)可以被检测到。血管尺寸、是否通畅、狭窄、堵塞程度或移位都可以被测定 | 因对比剂注入部位是静脉而非动脉,对于患者来说,出血或血管功能不全的风险减小<br>检查过程中患者必须保持完全静止(吞咽动作都会影响结果) |
| 放射性同位素脑部扫描(非侵入性) | 该检测中,放射性同位素将被注入静脉。扫描设备会在患者头部的同位素集中区域形成影像 | 损坏的脑组织会吸收更多的同位素,可以据此诊断脑内病变部位,脑梗死或脑挫伤也可被诊断。同位素未被吸收提示脑死亡 | 患者需有最低限度的准备。机构中同位素可能不易使用。运动可能影响检验结果该检验不如 CT 扫描或磁共振成像常用 |
| 脊髓造影术(侵入性) | 脊髓造影术是一种影像学检查技术,将对比介质(空气或造影剂)注入蛛网膜下腔。透视,常规 X 线片或 CT 扫描均用于显示所选区域 | 椎体位移,脊髓压迫或椎间盘突出等原因均可导致脊髓蛛网膜下腔部分或完全堵塞 | 告知患者关于腰椎穿刺的注意事项。另外,告知患者在穿刺过程中,操作台可能会向上或向下移动<br>造影剂类型决定穿刺结束后的监护措施<br>油类对比剂:<br>• 平躺24h<br>• 强制流食<br>• 观察是否出现头痛、发热、背部痉挛、恶心、呕吐及癫痫等症状<br>• 水溶性对比剂:<br>• 床头抬高 8h<br>• 开始的几小时内使患者保持安静<br>• 切勿给予吩噻嗪类药物 |
| 脑电图,即 EEG(非侵入性) | EEG,大脑皮层产生的电脉冲被头皮表面的电极被感知并记录 | 脑电图轨迹的分析有助于侦测并定位脑皮层中的异常电活动。其有助于检测癫痫病灶、定位刺激来源,如肿瘤或脓肿,并协助诊断代谢紊乱及睡眠障碍 | 消除患者疑虑,告知患者在测试中不会感到触电或疼痛等不适。护士还可能需要向患者澄清,检查机器不会"读心术",也不会检查心理疾病<br>患者的头皮和头发应保持干净无油、污垢、喷雾剂等污物,否则可能导致电干扰进而产生记录错误<br>告知技术人员,检查过程中患者周围电器设备会受到干扰(如,心脏监视器、呼吸机) |
| 皮层诱发电位(非侵入性)<br>体感诱发电位<br>脑干听觉诱发电位<br>视觉诱发电位 | 本测试中,一台专门的设备通过皮肤电极感应中央或皮层脑电活动,该脑电活动是刺激外周特定感受器所引起。这些外周刺激感受器可能是视觉、听觉和触觉感受器。信号在电脑上以图表的形式展现,并测量其峰值及其间隔时间 | 皮层诱发电位提供神经传导沿特定通路的详细评估方法。其在确定多种硬化和脊髓损伤患者的视觉、听觉、触觉通路方面有特殊价值。该测试也可用于术前、术中和术后感觉通路评估 | 该测试通用于有意识和无意识的患者,且可在床旁进行<br>测试过程中患者应尽量保持静止不动使骨骼肌系统的干扰最小化<br>依据测试感觉通路的不同,测试过程中可能让患者观看一系列几何图形或聆听一系列声音 |

续表

| 诊断性检查 | 描述 | 获取信息 | 护理注意事项和干预措施 |
|---|---|---|---|
| 经颅多普勒超声 | 该测试中高频超声波由探头直接发出,射向特定脑血管。超声能量主要经颅"窗"及颅骨薄弱部位(颞颥骨交界)或骨间有小间的部位(眼眶或枕骨大孔)。分析反射声波的频率变化及流速 | 脑血管中的血流流速与血管半径及血流阻力有关。由此可大致测定脑血流量。脑血流自动调节功能检测可通过观察颅内血管对动脉二氧化碳变化及近端血管部分闭塞或血管痉挛的反应来评估 | 该测试为非侵入性测试,医生或超声技师可在床旁完成,历时 30~60min<br>无已知不良反应,且可反复进行<br>检查之初患者仰卧,随后检查者立于患者一侧,协助患者将头向前弯曲 |
| 腰椎穿刺(侵入性) | 在 $L_3$~$L_4$ 或 $L_4$~$L_5$ 水平进行蛛网膜下腔穿刺置管,采集脑脊髓液(CSF)样本。同时测量 CSF 压力。正常脑脊液压力随年龄变化,足月新生儿为 45mmH$_2$O,成年人为 120mmH$_2$O | 检查 CSF 是否为血性、外观变化、细胞数量、蛋白质及葡萄糖含量。如果患者横卧且蛛网膜下腔未发生堵塞,则大多数患者脑脊液压与 ICP 大致相同 | ICP 升高患者禁行此检查,因为头颅以下部位压力突然下降可引起脑疝,严重者致死<br>在准备过程中,协助患者屈颈抱膝弓腰位。并向患者解释,穿刺过程中可能会感到一些压力,此时不要突然移动或咳嗽<br>检查结束后,嘱患者去枕平卧 8~10h 以防头痛。鼓励自主流质饮食 |

## 神经影像学技术

传统颅骨和脊柱 X 线片可用来识别骨折、错位及其他骨性异常,尤其是急性外伤。此外,钙化松果体移位属于占位性病变,X 线检查可作为诊断依据。颅骨内空气也提示开放性颅骨骨折,如颅底骨折或额骨骨折,其外部表现可能不是很明显。然而,近年计算机断层扫描(CT)和磁共振成像(MRI)被证实是更好的诊断工具,平片检查的应用越来越少。

脊椎平片检查在怀疑脊椎或脊髓创伤患者中仍作为初始筛查手段被应用。然而,某些创伤中心越来越依赖于颈椎 CT 扫描。如果已进行过平片检查,通过 $C_7$ 颈椎可视化显影可排除颈椎损伤。此外,$C_1$-$C_2$ 显影要求显示齿突和椎动脉沟。这一影像学检查经患者口腔获得,需要患者配合。颅骨和脊柱平片过程需要患者维持一定体位,确保相对无痛。期间护士的职责包括监护患者、维护设备,并警惕因患者体位及检查时间过长出现相关并发症。脊髓受损患者检查过程中应注意应用颈托等确保颈部稳定。

## 计算机断层扫描

自 1973 年以来,美国就开始使用 CT 扫描技术。CT 扫描通过使用交叉 X 射线束穿过大脑组织和颅骨来测量 X 线所经过组织的密度。组织密度越高(如颅骨),图像显影越白(图 33-10);组织密度越低(如空气),图像显影越黑。数字化重建技术可获得多视图、多层面、详细精确的大脑及其内容物图像。

与传统的射线图片相比,CT 扫描可更精确地测量组织、血液和骨骼密度。例如,脑水肿密度较低,因此要比正常组织颜色浅。此技术的价值在于对创伤组织显影效果俱佳,能快速、准确地显影颅腔内容物,定位脊椎及脊髓,极大改变了神经系统患者的治疗。CT 扫描起初用于癫痫、头痛、意识丧失患者的检查及疑似出血、肿瘤和其他病变的诊断。CT 扫描能可靠诊断出颅骨骨折、组织、血肿、肿瘤、脓肿。值得注意的是,对于某些血管性疾病,CT 扫描效果不如 MRI 可靠。因此,当怀疑是血管性疾病时应选择进行 MRI 检查。

造影剂可用于增强 CT 扫描。使用放射造影剂可以使血管区显影增强,使受损组织较非增强图像显影更清楚。连续 CT 扫描可以使医疗护理团队了解患者神经疾病的进展,以便更快速地进行干预。肾功能衰竭或肾功能不全患者造影剂经肾清除可能受影响,行增强扫描时应注意。

有时两种技术可联合使用,如脊髓造影术或血管造影 CT 扫描,此时解剖结构显影更精细。随着现在技术发展,一个常规 CT 检查,包括患者

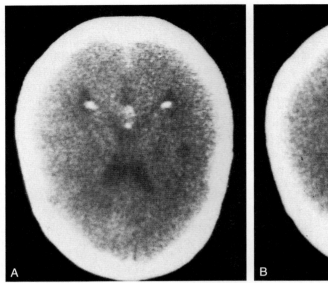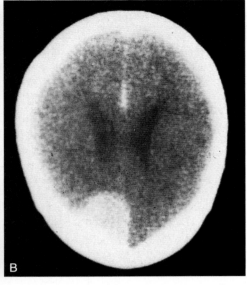

图 33-10 ▲ 脑 CT 扫描。A：正常扫描 B：扫描显示左脑叶占位。(Reprinted from Hickey J：The Clinical Practice of Neurological and Neuro-science Nursing,6th ed. Philadelphia,PA：Lippincott Williams & Wilkins,2009,p 92,with permission.)

扫描、数据分析及最后成像用时不足 5 分钟。

护理管理的重点在于患者宣教,用以预防任何潜在并发症的发生(如患者无法耐受检查)。嘱患者扫描过程中保持安静不动,并告知其检查过程中可能会经历幽闭恐惧症的感觉。此外,护士还应明确患者是否存在过敏史,尤其是造影剂过敏史。扫描过程中,护士可能需要一直陪伴患者,以便监测神经状态和生命体征,确保患者安全。

## 磁共振成像

磁共振成像,在过去被称为磁共振成像,并且在中型和大型医疗中心广泛使用。该检查方法应用电离辐射产生数字化断层图像,与 CT 扫描有很多相似之处。然而,它提供的图像更加精细,看起来更接近人体断层解剖图。在脑梗死早期诊断和脱髓鞘疾病(如多发性硬化症)检查时,MRI 优于 CT 扫描。MRI 也有利于在 CT 扫描上无法显影的微小病变,如肿瘤、出血的诊断以及脊髓韧带损伤的评估。然而,针对骨骼畸形,传统 CT 扫描效果优于 MRI,其在 MRI 显影不清晰。

尽管磁共振成像在许多方面优于 CT 扫描,但也有其局限性。其强大的磁场会干扰心脏起搏器等其他设备的功能。身上带有金属手术夹和植入含铁金属假体患者都不能行 MRI 扫描。依靠

生命支持设备支持的患者也很难进行 MRI 检查,因为大多数呼吸机和监护仪构造中都含金属。如果患者需要紧急治疗,在抢救开始前,必须将患者从扫描室和成像设备中移出。

## 正电子发射计算机断层扫描与单光子发射计算机断层扫描

正电子发射计算机断层扫描(PET)将一种被标记的放射性同位素注入受检者体内,并且通过头部外辐射敏感探测器记录同位素发出的信号。PET 能通过标记的葡萄糖或氧分子测得人体的脑血流量和脑代谢。其相比原来仅能进行解剖结构成像而不能反映脑功能的成像技术更具优势。目前,可通过显示葡萄糖的特殊代谢模式协助阿尔茨海默病的诊断,此方法同样可应用于帕金森病、亨廷顿舞蹈症、图雷特综合征(tourette's syndrome)的诊断。然而,测试复杂、扫描费用昂贵、还需要配备可产生短寿放射性核素的回旋器,鉴于以上原因,医疗机构中该技术实用性不强,也较为不便。

单光子发射计算机断层扫描(SPECT)结合了传统核医学扫描和 CT 横断扫描技术,从而克服了部分局限性。通过应用更稳定的放射性同位素,SPECT 扫描可在传统 CT 获得梗死证据前发现梗死区域脑血流灌注减少。SPECT 还可以检查出阿

尔茨海默病患者局部脑血流量的改变。

## 血管造影及数字减影血管造影

脑血管造影仍然是评估脑血管问题的首选方法(图33-11),是唯一可以显示大、小型动脉瘤和动静脉畸形及其与邻近结构和血管关系的检查方法。通过大动脉(通常是股动脉)置入可显影导管到达脑以及脊髓的供血动脉,在所有供血血管内注入不透射线的对比剂(一种染料介质),然后在造影剂流经小动脉、毛细血管以及进入静脉循环等时期快速拍摄一系列图像。该技术可显示血管腔大小及是否存在血管阻塞。脑血管造影常用于术前,协助判定患者适于药物保守治疗还是手术治疗,还可应用于血管阻塞球囊成形术及动脉瘤栓塞治疗等技术。

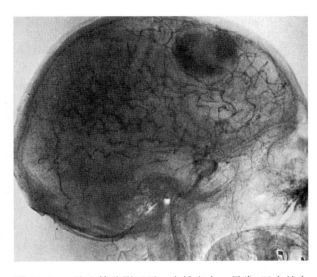

**图 33-11** ▲ 脑血管造影显示 1 点钟方向一异常、巨大的占位性病变。(Reprinted from Hickey J:The Clinical Practice of Neurological and Neuroscience Nursing,6th ed. Philadelphia,PA:Lippincott Williams & Wilkins,2009,p 103,with permission.)

数字减影血管造影利用造影剂使脑循环显影,但其使用数量明显小于传统血管造影。造影剂可经动脉或静脉系统注入。造影剂注入前后均应摄片,并通过计算机进行数字化处理。结合两者进行"减影",即减去两者中所有相同部分。最后所得到的图像只显示增强的循环系统,删除其他解剖结构部分。

与血管造影相关的主要并发症包括卒中、血管痉挛或造影剂所致的肾功能衰竭。禁忌证包括明确的造影剂过敏、抗凝治疗、肝肾疾患。

## 脑血流监测

临床诊断中,脑血流量评估最常用的是经静脉注入放射性同位素的脑扫描。特殊情况下,同位素也可以口服或动脉注射,然后进行脑扫描,以确定哪些区域显示放射性物质蓄积。只要脑部有血流经过,则大脑受损区域比正常区域吸收的同位素多。CT灌注扫描是一项新的技术,包括在造影剂输注前、输注期间和输注之后均应进行扫描,以便获得血流量的"实时"监测数据。脑血流监测可用于测量手术过程中脑血流量的增加或减少,评估血管痉挛;还可用于颈动脉内膜剥脱术中监测脑血流量;如果脑血流监测显示大脑半球内无血液流动,则可以作为脑死亡判断依据。对于某些疾病,如一氧化碳中毒,大脑可能显示血流量增加,此时依然会发生缺氧脑死亡。脑血流监测有助于确定治疗方法并识别并发症。

## 脊髓造影术

脊髓造影术是一项对脊髓及周围结构的对比研究方法。经腰椎或脑池穿刺成功后,放出约10ml脑脊液,然后在X线透视监测下向蛛网膜下腔脑脊液内注入水溶性显影物质。脊髓造影术可用于评估椎间盘突出、脊髓肿瘤、先天性疾病以及脊髓创伤。因所用造影剂比重比脑脊液轻,其可使神经根及其周围结构显影更清楚。然而,该试剂进入蛛网膜下腔后迅速扩散,这意味着无法对患者的体位进行调整。造影剂不需要清除,因此,患者术后应充分饮水,以促进试剂排泄。若检查使用的是高比重、脂溶性造影剂,则必须在检查结束时清除干净。

造影剂对脑组织有潜在毒性,可能会导致癫痫大发作。因此,患者必须保持30°~45°头高位,吩噻嗪类药物会加重中毒症状,应避免使用。

## 超声检查和非侵入性脑血管检查

经颅多普勒超声检查是一种可在床旁进行的无创性颅内血流动力学监测手段。该检查通过颅"窗"执行,即颅骨比较薄弱的区域,如颞区;或骨与骨之间存在小空隙的区域,如眼眶。超声波探头在特定频率下将声波传送到指定深度。用血流速率来解释血液流经脑血管所得的反射信号。阻力和血管大小的变化也会反映血流速率变化。该监测所得数据可用于指导治疗、帮助判断预后、早期识别蛛网膜下腔出血或严重颅脑损伤所致的脑血管痉挛。动脉瘤患者行连续多普勒检查可提供术后血管痉挛相关数据,并减少重复行血管造影的必要性。

颈动脉和椎动脉联合扫描结合血流动力学资料可提供血管解剖图像。经颅窗多普勒检查可提供脑血管的血液流向、脉律和血流阻力等信息。颈动脉双联扫描通常作为动脉粥样硬化性疾病患者的筛查手段。护士应了解患者是否有心律失常或心脏疾病史,因这些因素可能改变血流动力学及检查结果。

## 电生理学检查

### 脑电图

使用脑电图(EEG)能记录大脑的电活动。把小电极板放置在患者头皮上的特定位置,由16~21通道记录大脑产生的电位。根据电压和振幅,对波形进行分类。其对癫痫的诊断和治疗最有价值。此外,其可帮助定位异常结构,如肿瘤、脓肿;还有助于确定结构差异化和异常代谢,为脑死亡诊断提供诊断依据。近年来,一种改良的脑电图已被用于重症床旁监测,可监测药物对脑血流量减少及脑电活动降低的影响。其被称为连续脑电图监测,并在许多医疗机构中迅速成为一项标准护理监测措施。其目的在于发现正在服用抑制电活动药物患者的亚临床或非惊厥性癫痫样活动。

计算机技术可极大地压缩标准脑电图数据,并将其转换为一个更容易理解的彩色形式,即压缩谱阵。此技术也被应用于神经重症监护病房(NICU)中严重脑外伤患者的床旁监护。

### 诱发电位

诱发电位是一种由外在刺激所产生的脑电活动,如听觉诱发电位、视觉诱发电位、躯体感觉诱发电位或上述诱发电位的组合。该检查手段主要用于评估神经通路从外周经脊髓和脑干最后到达皮层结构。该技术最有助于诊断多发性硬化和格林-巴利综合征;也有助于预测脑干受伤患者的昏迷是否为可逆性;还可应用于手术过程中,如监测手术治疗脊髓神经结构过程中所产生的潜在伤害。

脑外伤后最常用的三个监测技术分别为躯体感觉诱发电位(SSEPs),应用电刺激作为刺激源;脑干听觉诱发电位仪(BEARs),利用声音刺激;视觉诱发电位(VERs),使用光刺激。躯体感觉诱发电位(SSEPs)用于特定神经通路损伤后的神经功能评估,并监测继发于缺氧和低血压所致的中枢神经系统进一步损伤。

### 腰椎穿刺脑脊液检查

腰椎穿刺脑脊液分析有助于诊断自身免疫性疾病或感染。偶尔用于验证蛛网膜下腔出血,虽然CT扫描对该类患者而言是一个更为安全的选择。通过 $L_3 \sim L_4$ 或 $L_4 \sim L_5$ 水平行腰椎穿刺置入18~22号穿刺针取得脑脊液。对脑脊液内容物进行分析、培养、敏感性分析和其他血清学检查(表33-8)。脑脊

表33-8 脑脊髓液的正常和异常值

| 特性 | 正常值 | 异常值 |
|---|---|---|
| 颜色 | 澄清、无色 | 浑浊,通常由于有白细胞或细菌<br>黄色的,由于有红细胞 |
| 白细胞(WBC) | 每立方毫米 0~5 个,主要为单核细胞 | 计数增多,可伴多种情况(肿瘤、脑膜炎、蛛网膜下腔出血、梗死、脓肿) |
| 红细胞(RBC) | 无 | 存在红细胞可能由于外伤或蛛网膜下腔出血所致 |
| 氯化物 | 120~130mmol/L | 降低,与脑膜感染和脑结核有关<br>增高,无神经系统意义 |
| 葡萄糖 | 50~75mg/100ml | 水平下降,与脑脊液中存在细菌有关<br>水平升高,无神经系统意义 |

续表

| 特性 | 正常值 | 异常值 |
|------|--------|--------|
| 压力 | 70~180mmHg | 低压，与错误的刺激定位、脱水、蛛网膜下腔或枕骨大孔阻塞有关<br>高压，与颅内压增高、脑水肿、中央神经系统肿瘤、脓肿、囊肿、脑积水、肌肉紧张或腹部加压、硬膜下血肿有关 |
| 蛋白质 | 14~45mg/100ml | 降低，无神经系统意义<br>升高，与脱髓鞘或退化性疾病、吉兰-巴雷综合征、出血、感染、脊髓阻塞、肿瘤有关 |

液压力测定也有助于某些疾病的诊断。

颅内压增高患者行腰椎穿刺术可诱发危及生命的并发症—脑疝。脑脊液漏也可能导致相关并发症，包括术后头痛、颈项强直、发热和排尿困难。治疗方法包括向硬脑膜注射血液，称为血补丁，以阻止脑脊液泄漏。

## ▲ 临床适用性挑战

**案例学习**

25 岁的 S 先生因发生机动车事故而入院。目击者陈述其曾失去意识长达 5 分钟。到达急诊室后，其 GCS 评分为 14 分钟，双侧瞳孔等大等圆，直径为 3mm，有对光反射。患者表现为重复问问题。生命体征检查：血压 134/72mmHg，脉率 68 次 /min，呼吸频率 22 次 /min。颈椎部制动，同时开通静脉通道，给予液体输注。患者刚到达急诊时，评估显示其反应性减弱。再次评估发现，患者 GCS 评分 8 分（睁眼、语言、运动得分分别为 2 分、2 分、4 分），双侧瞳孔不等大，对光反应迟钝。

1. 应推荐患者做哪些诊断性检查？

2. 若 S 先生病情恶化，可能会有哪些神经系统改变？

3. 此时合适的护理措施有哪些？

（译者：韩文军、余丽群）

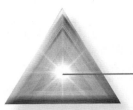

# 患者管理：神经系统

Mona N. Bahouth 和 Karen L. Yarbrough

## 第 34 章

### 学习目标

学习本章内容后，读者应能够：

1. 了解颅内压（intracranial pressure，ICP）及颅内高压的定义。
2. 讨论几种影响颅内压的生理学原理，包括门 - 克里二氏学说、顺应性、自我调节及脑灌注。
3. 讨论颅内压监测的适应证。
4. 描述现在可用于监测颅内压的方法。
5. 说明三个可能与颅内压监测有关的并发症，并讨论应对策略。
6. 明确应对颅内压升高的不同策略。
7. 讨论神经系统损伤患者选用镇静剂的三条总原则。

护理神经系统损伤的危重症患者时需要注意以下三个主题：(1) 神经系统检查需与基线对照；(2) 颅内压的概念及影响因素；(3) 此类患者的用药策略。

颅内压是指颅内相对大气的压力。了解关于颅内压概念的总原则可为监护室护士提供护理框架，用于应对多种神经病学状况。此外，护士若能精通用于神经病学急症药物的药理学知识，如类固醇激素、抗高血压药、利尿剂、止痛剂、镇静剂、巴比妥类药物、抗痉挛药物等，可更好地应对此类情况。

## ▲ 生理学原理

### 颅内动力学

头颅就像一个坚硬的盒子，既不能扩张也不能收缩，颅内压管理和干预策略的概念就是基于这个原则。颅内容物由三部分组成：血管中的血液、脑脊液（cerebrospinal fluid，CSF）和脑实质。大脑自我调节能力是基于颅内容量固定不变的门 -

克里二氏学说，该学说认为颅内容量等于颅内血管内血量（约占 3%~10%）、脑脊液量（8%~12%）和脑组织的体积之和，其中 80% 以上为水。只要颅内总容量不变，颅内压就可保持恒定。如果其中一部分含量增加，而另两部分没有代偿性减少，则平衡将无法维持。颅内此三组分中任何一组分容量有变化，而未引起其他两组分的改变，就可能出现颅内压改变。颅内压正常值为 0~15mmHg，超过 15mmHg 即为颅内高压或颅内压升高。颅内此三组分中任意一部分对疾病做出基本生理学应答，都可能导致颅内压升高（表 34-1）。

### 脑血流量

自我调节是指在显著变化的动脉循环和灌注压下，器官维持恒定血流的能力。正常大脑可自我调节脑血流量（cerebral blood flow，CBF）。正常情况下，自我调节可以通过改变血管直径来确保在一定灌注压下血流的持续性，以应对动脉压的变化。这是大脑应对不断波动血压的保护机制。当自我保护机制受损时，脑血流量的波动直接与机体血压相关。在自我调节机制受损的患者中，任何诸如咳嗽、吸引或疲劳等可引起脑血流量升

表 34-1　颅内压升高的可能原因

| 生理学因素 | 相关颅内成分 | 可能原因 | 治疗 |
| --- | --- | --- | --- |
| 脑脊液产生过多 | 脑脊液容积 | 脉络丛乳头状瘤 | 手术切除,利尿剂 |
| 脑脊液重吸收不足(交通性脑积水) | 脑脊液容积 | 蛛网膜下出血,感染 | 腰穿脑脊液引流 |
| 脑脊液循环障碍(阻塞性脑积水) | 脑脊液容积 | 后颅窝肿瘤,脑损伤,先天薄弱区(脊柱裂) | 脑室引流,手术切除阻塞区域 |
| 水肿(血管源性;细胞毒性) | 脑组织 | 肿瘤,感染,梗死形成,组织缺氧,动静脉畸形 | 脑脊液引流,切除病灶,充分氧疗 |
| 肿瘤压迫 | 脑组织 | 肿瘤,脓肿,颅内出血 | 手术切除,类固醇 |
| 血管痉挛 | 颅内循环 | 蛛网膜下出血 | 血容量过多,高血压治疗,钙通道阻滞剂 |
| 血管舒张 | 颅内循环 | 二氧化碳分压增加,系统性血管扩张(肾上腺素) | 过度通气,切除侵犯部位 |

高的行为都可引起颅内压升高。

机体需维持恒定颅内容量时最先改变的一个组分是脑血流量。正常情况下提供脑血流量的脑灌注压(cerebral perfusion pressure,CPP)是 60~100mmHg,大脑每分钟接受约 750ml 的动脉血(静息时相当于 15%~20% 的心输出量)。若自我调节功能正常工作,二氧化碳浓度水平必须在可接受范围内,并且血流动力学压力必须在以下范围内:脑灌注压大于 60mmHg,平均动脉压(mean arterial pressure,MAP)小于 160mmHg,心脏收缩压在 60~140mmHg,颅内压低于 30mmHg。改变脑血管收缩舒张能力的因素,如组织缺氧、高碳酸血症、脑创伤等,也可干扰自我调节。二氧化碳可显著扩张脑血管,增加脑血流量和容积,从而导致颅内压升高。

## 脑脊液循环

脑脊液(cerebrospinal fluid,CSF)也参与脑血流波动。它是主要由侧脑室、第三脑室、第四脑室的脉络膜产生的澄清液体。脑脊液充盈脑室及蛛网膜下腔,保护脑及脊髓。脑脊液在一个封闭的空间内循环,它主要由蛛网膜下腔的蛛网膜绒毛重吸收,经前矢状窦进入静脉系统(见第 32 章图 32-6)。若在整个脑脊液循环的产生、循环和吸收过程中存在潜在变化,都可导致颅内压的改变。比如,脑脊液在脉络丛产生过多会使循环系统负荷过重,若通过脑室的脑脊液循环阻塞,会导致脑室系统扩张(阻塞性脑积水)。由血液或传染物导致的蛛网膜绒毛重吸收过慢,可使脑脊液重

吸收受到影响,从而使循环系统超负荷(交通性脑积水)。

## 脑实质

第三个大脑组分是脑实质,它是不用外科手段介入情况下最难控制的部分。然而,脑组织会对颅内压的升高和其他两个颅内组分的改变做出应答,大脑可通过压缩一部分基底池、脑室和血管系统来适应和补偿容量的轻微变化,并转而减少脑脊液的产生,增加其重吸收。维持正常颅内压的代偿机制有如下几种:

1. 脑脊液从蛛网膜下腔分流。
2. 增加脑脊液吸收。
3. 减少脑脊液产生。
4. 脑脊液经颈静脉分流出颅腔。

代偿阶段,颅内压可以保持恒定。然而,当这些机制失代偿,压力急速上升,脑组织向颅内开放处移位,供应髓质的血流将被截断。颅内容物的代偿能力与损伤部位、膨胀速度、头部顺应性有关。

## 容量 - 压力曲线

颅脑的容量 - 压力曲线,也称压力 - 容量指数(pressure-volume index,PVI),说明了颅脑容量改变与颅内压改变的关系。了解患者在曲线上所处的位置对监测和选择恰当的干预极其有效。颅内体积增加导致颅内压增高的速率由脑的顺应性决定。顺应性是由压力改变而导致的容量改变。

当脑分区的顺应性下降,轻微的容量改变即可引起颅内压的改变。图 34-1 中,曲线说明顺应性,即颅内容积增加时代偿机制维持颅内压在正常范围内。容积刚增加时颅内压会有小的改变,因为头部增加的空间被一部分替代空间所代偿了。失代偿时,增加的空间比替代空间更大,同时任何颅内空间的增加都会导致颅内压更为急剧地升高。其结果是幕上的侧脑室与幕下之间的脑脊液交通也被阻断。

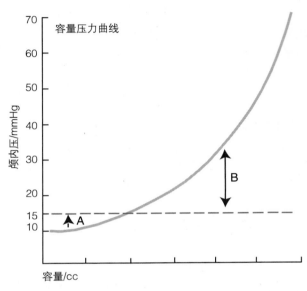

**图 34-1** ▲ 容量压力曲线。容量压力反应(VPR),也称压力 - 容量指数(PVI),为估计颅腔的代偿能力提供一种方法。需要注意的是,只要顺应性正常且液体可以被其他容量(A)代替,颅内压就维持在正常值 0~15mmHg。一旦失代偿,任何额外容量都会造成压力急剧升高(B)。急性变化会导致严重甚至致命性的神经破坏

控制和降低颅内压的一个重要原因是为了有充足的脑血流量,以保持脑部供氧,而脑血流量需测量脑灌注压以客观评估。在容量 - 压力曲线上,有许多因素会导致颅内压升高。可导致颅内压急剧升高的因素有高碳酸血症、组织缺氧、快速动眼睡眠、发热或常规麻醉剂的使用。此外,颅内压也受环境刺激及高代谢率影响。

## 脑灌注压

脑灌注压(CPP)是指血压在脑部的梯度变化,脑灌注压等于主动脉压(MAP)减去颅内压(ICP):CPP=MAP−ICP。当脑灌注压大于 100mmHg 时,就可能出现高灌注及颅内压升高,当脑灌注压小

于 60mmHg 时,脑供血不足,就可能发生脑组织缺氧和细胞死亡。如果主动脉压和颅内压相等,此时没有脑血流量。脑血流量在压力大于 0 左右时就可以完全消失。颅内压正常的低血压患者,比如心脏复苏后或创伤患者,ICP 正常(0~15mmHg),也可能有脑灌注压不足。

当压力小于 40mmHg 时,维持持续血流的自我调节系统就失去功能。急性脑外伤的大脑比正常大脑需要更高的脑灌注压,需要至少 70mmHg 的脑灌注压来维持充足的脑灌注,进而改善脑损伤患者的预后。当脑灌注压减低时,心血管系统会相应升高机体血压。

当脑损伤极为严重,出现广泛脑水肿或脑血流停滞时,在正常脑灌注压下,脑血流量会减少,原因是脑血管床的血流受到阻滞。如果自我调节能力受损,即使脑灌注压增加,脑血流量也不会增加。颅内压升高可导致缺血缺氧损伤,顺应性降低,并可能形成脑疝。

## ▲ 颅内压升高

### 库欣三联征

库欣三联征是颅内压升高的典型表现,包括脉压升高、脉搏减慢、呼吸模式及瞳孔改变。此综合征多与后颅窝损伤有关,在常见的幕上部分损伤中很少见,如硬膜下血肿。当这些典型症状伴有幕上损伤时,常会有突然的压力升高并通常预示失代偿。时间过长则脑损伤一般不可逆转,若不及时治疗会迅速死亡。

### 脑水肿

脑水肿致颅内压升高常见于多神经病变,包括脑部创伤、中枢神经系统(CNS)感染、脑肿瘤、脑卒中等。脑水肿使脑组织在封闭的颅腔内扩张,引发与此相关的继发性并发症,包括循环受损而导致的继发性组织缺氧。而脑水肿本身亦可引起颅内压显著升高,需积极治疗。总之,一旦水肿发生,其进程极快且很难控制。

脑水肿的治疗可选用皮质甾类及渗透性利尿剂,旨在降低颅内压。这些药通过增加血浆渗透压起作用。血浆从脑组织中渗出并进入血液循环。

治疗目标是将血浆渗透压维持在 320mOsm/L 以上,更多脑水肿的信息请查阅第 36 章。

## 血管源性水肿

最常见的脑水肿类型是血管源性水肿。其特征是血脑屏障破坏及细胞壁控制水分进出细胞的功能丧失。毛细血管渗透压也受到影响,液体及蛋白从胞浆漏出至细胞外,导致细胞外液量增加,主要发生在白质中。可导致血管源性水肿的因素包括脑肿瘤、脑脓肿、出血或失血性休克。

## 细胞毒性水肿

细胞毒性水肿以个别神经元及内皮细胞的肿胀为特点,导致细胞内液增加,可用的细胞外空间减少,从而影响脑灰质。最后,细胞膜无法维持有效的屏障,水、钠进入细胞,导致水肿及功能丧失。细胞毒性水肿在缺氧或高碳酸等损伤后发生。

## 疝形成

疝形成是指颅内组织结构移位,是颅内压升高的结果。脑组织的小脑幕切迹和颞叶沟回穿过脑或硬脑膜的固有开口导致脑中线结构偏移和中枢神经系统结构的压缩,引起传统的临床疝综合征。更多疝形成的信息请查阅第 36 章。

# ▲ 颅内压监测

颅内压监测提供的信息有益于早期对继发性脑缺血和脑干变形实施干预。为保证颅内压监测的安全性和有效性,每个患者的监测指征、监测方式、患者关怀及护理实践的伦理学顾虑都需考虑在内。患者的筛选因素包括有创的颅内压监测及治疗带来的潜在获益,患者的诊疗和预后以及是否能提供适当的重症监护。颅内压监测通过提供脑疝发生概率的相关信息及帮助计算脑灌注压来提高患者预后,并可指导是否使用有潜在危害性的治疗方式,如氧疗、甘露醇及巴比妥类药物。

## 颅内压监测指征

颅内压监测主要用于指导治疗。总治疗方针可为已有颅内压升高或有颅内压升高潜在风险的患者提供治疗方向。可行颅内压监测的指征有脑外伤、休克、脑肿瘤、心搏骤停及手术。使用颅内压监测的决定须基于临床及放射学评估以及 CT 诊断。

近年来,颅内压监测不提倡用于轻度、稳定的脑外伤患者,即格拉斯哥昏迷评分(GCS)在 9~15 分之间的患者。但是,颅内压监测对伴或不伴头颅 CT 平扫异常的昏迷患者,或严重脑外伤患者可能是有益的。严重脑外伤是指格拉斯哥昏迷评分在 3~8 分之间,伴 CT 平扫异常,如血肿、挫伤、水肿或大脑基底池受压的患者。颅内压监测也可用于 CT 平扫正常且伴有下列两条以上标准的脑外伤患者:年龄大于 40 岁、任何运动伤或收缩压低于 90mmHg。

正常颅内压的上限通常定为 15mmHg。尽管没有前瞻性研究,但已完成随机试验,文献总结,颅内压监测的益处为:

- 限制有潜在危害性治疗方式的滥用。
- 通过引流脑脊液降低颅内压,从而提高脑灌注压。
- 辅助判断预后。
- 可能改善患者的转归。

能从颅内压监测中获益的非创伤性神经功能紊乱包括蛛网膜下腔出血、脑内出血、大范围缺血梗死灶形成、感染、脑水肿,以及极少见的脑肿瘤伴相关性水肿或严重损伤。凝血功能障碍、机体感染、中枢神经系统感染和插入部位感染是放置颅内压监测的相关禁忌证。

## 颅内压监测装置

有多种装置可用于监测颅内压,如脑室内导管、纤维光学装置和硬脑膜监测器。选用的颅内压监测装置的压力范围需在 0~100mmHg 之间,颅内压精准度范围需在 [(0~20)±2] mmHg 之间,颅内压在 20~100mmHg 范围内时,最大误差不超过 10%。使用的监测仪类型取决于临床因素、神经疾病进展的类型和患者的症状(图 34-2)。每个装置都有其不同的优势及缺点;因此,了解可能的并发症对监测患者的床旁管理是不可或缺的(表 34-2)。

脑室导管系统(IVCs)可提供精确、廉价和可靠的颅内压监测,被广泛使用。导管是一种管状的置于充满液体的脑室腔内的器械。脑脊液在这

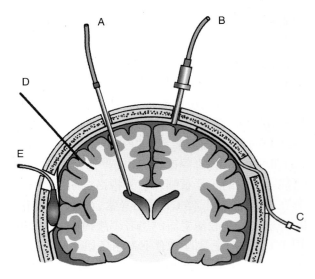

图 34-2 ▲ 颅内压监测系统：脑室内（A）；蛛网膜下腔（B）；硬膜下（C）；脑实质（D）；硬膜上（E）

些腔室中汇合并从脑部表面流出，进入循环。通过间断抽取脑脊液，IVCs 可以同时治疗和监测（图 34-3）。IVCs 可在 ICU 床旁的无菌环境下或进行外科手术的手术室中插入。与实质监测仪不同，IVC 可以重新调回原点。

纤维光学监测仪用纤维光学技术测量颅内压。纤维光学探针的顶部有一个传感器，用以插入脑实质、脑实质环绕的脑室或硬膜下腔。纤维光学监测仪易于插入，被越来越多的人使用。纤维光学脑室导管与 IVCs 的益处相似，但价格更贵。与其精度相当的有纤维光学传感器或尖端导管变形传感器的脑实质颅内压监测仪；然而，这些装置都有潜在的测量误差。

蛛网膜下、硬膜下和硬膜上传感器精度较低且相对其他监测仪使用较少。蛛网膜下螺栓或螺丝钉通过一个相连的钻洞到达蛛网膜下腔水平，并由一个含盐的压力导管传感器保护。硬膜上监测仪置于颅内表层和硬膜间的硬膜上腔处来监测颅内压。

## 颅内压监测装置的并发症

每种监测仪都有可能导致并发症。为确保测量精确并减少并发症发病率，护士需对可引起颅内压测量异常或可引起并发症的颅内压测量系统的相关问题加以预防。当监测仪显示颅内压改变时，护士首先需确认读数是否精确。如果读数精确，下一步再寻找可能引起压力改变的原因。表34-3 可为解决颅内压水平提供帮助。

表 34-2　颅内压监测装置的优缺点

| 测量部位 | 优点 | 缺点 |
| --- | --- | --- |
| 脑室内（脑室切开术） | 非常精确<br>真正监测的是颅内中心区域的压力<br>可以抽取脑脊液以降低颅内压或测量顺应性<br>易于脑脊液抽样 | 随着头部位置改变需重置传感器<br>极有可能发生严重感染<br>脑室小或异位患者难以插入<br>插管过程可能发生脑内出血或水肿 |
| 脑室内（纤维光学导管） | 用途多样；可置于脑室或蛛网膜下腔<br>头部移动后无需调整或重置 | 需要独立的监测系统<br>导管易碎<br>一旦装置安置好无法再校准 |
| 脑实质内 | 易于插入<br>实际脑部压力 | 感染发生率很低，一旦发生极其严重 |
| 腰椎 / 蛛网膜下腔 | 读数简单方便<br>不会穿透脑实质<br>感染风险较小<br>可以对脑脊液取样<br>直接压力管理 | • 禁忌测量有 ICP 增高的患者<br>• 需要头部完整<br>• 随着头部位置改变需重置传感器 |
| 硬膜下 | 易于插入 | 有严重感染的可能 |
| 硬膜上 | 感染风险小<br>头部移动后无需调整或重置 | 有时受硬膜内压影响（通过硬膜内压感知）<br>需操作空间用以放置<br>一旦装置安置好无法再校准<br>无法抽取脑脊液 |

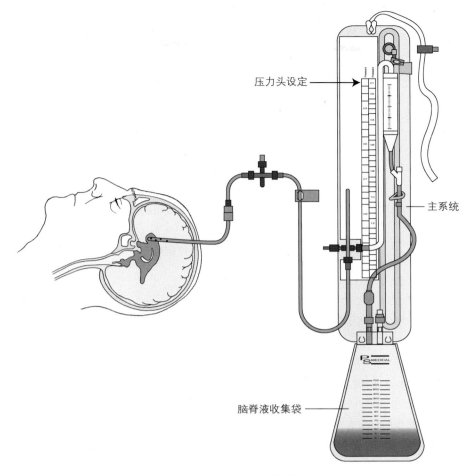

压力头设定

主系统

脑脊液收集袋

**图 34-3** ▲ 脑室导管系统

表 34-3　颅内压变化、原因及措施

| 问题 | 原因 | 护理考虑及干预措施 |
|---|---|---|
| 无颅内压波形 | 传感器隔板与压力源之间有空气 | 用无菌盐溶液排出气泡 |
| | 颅内监测装置被血或碎块阻塞 | 在医生指导下冲刷颅内导管或螺钉，常用 0.25ml 无菌盐水 |
| | 传感器未正常连接 | 检查连接，并确认正确使用放大器的连接口 |
| | 纤维光学导管弯曲或破裂 | 重置纤维光学导管 |
| | 不正确的压力获取设定或患者有停滞波 | 调整能获取高压范围设定 |
| | 追踪被关闭 | 打开追踪 |
| 错误的高读数 | 传感器过低 | 将传感器输出口置于室间孔附近。传感器低于压力源每 2.54cm，可有 2mmHg 的误差 |
| | 传感器未正确平衡 | 正确放置传感器，重新平衡。传感器需每 2~4h 平衡一次，并需在基于压力改变治疗开始之前 |
| | 监测系统未正确校准 | 重复校准步骤 |
| | 系统内有空气：空气可使压力信号放大或缩小 | 从监测线上去除空气 |

续表

| 问题 | 原因 | 护理考虑及干预措施 |
|---|---|---|
| 读数高 | 气道不畅:胸廓内压增加可导致二氧化碳分压升高 | 为病人吸引。调整姿势。开始胸部物理疗法 |
| | 通风设定不正确 | 检查通风设定 |
| | 呼气末正压 | 抽取动脉血气。因为低氧血症和高碳酸血症会导致颅内压升高 |
| | 姿势 | 头部需提高 15°~30°,除非有如骨折等的影响因素 |
| | 头颈 | 头部需正确摆放以利于静脉回流 |
| | 腿 | 限制膝盖弯曲。避免髋部突然弯曲 |
| | 上部脑干损伤的患者肌肉过度紧绷可导致颅内压升高 | 有时可使用肌肉松弛剂或麻醉剂 |
| | 高热 | 开始控制肌肉运动、感染及发热 |
| | 过度肌肉活动 | |
| | 感染易感性增加 | |
| | 继发于液体入量减少及利尿剂的水电解质失衡 | 抽血检验血浆电解质、血浆渗透压,记录肺动脉压。以具体数值记录出入量 |
| | 血压:部分血压升高的患者会有颅内压升高现象 | 采取措施保持充足有效循环血量 |
| | 与血容量过低、休克、巴比妥昏迷有关的低血压会加重脑缺血 | |
| 错误的低读数 | 有气泡在传感器和脑脊液之间 | 用无菌盐水去除气泡 |
| | 传感器过高 | 将传感器输出口置于室间孔附近。传感器高于压力源每 2.54cm,可有 2mmHg 的误差 |
| 读数低 | 0 刻度或刻度不准确 | 重新调零和纠正监测系统 |
| | 导管周围脑室塌陷 | 如果脑室切开术已使用,那么应该会有充足的正压。检查以确保有 15~20mmHg 的正压存在。缓慢排出脑脊液 |
| | 耳漏或鼻漏 | 在减压后,这些情况会造成假低压结果。记录排出量与压力之间的关系 |
| | 连接处液体渗漏 | 去除液体渗漏 |
| | 从脑室进入脑的导管移位 | 联系医生关于确立正确的诊断并采取措施。使用为脑室内测量专门设计的软管 |
| | 蛛网膜下腔螺钉底部被坏死脑组织阻塞 | 大多数情况下,移除螺钉 |

任何侵入性治疗都可能伴发并发症。因此对一个危重神经系统疾病的患者而言,在实施任何治疗前都需考虑风险 / 收益比。比如,IVCs 有导管移位、阻塞、感染、出血的风险。抗生素浸润的 IVCs 可减少装置相关性感染率而被广泛使用。这种尝试的公开数据极少,然而,研究仍在继续。

由于收集过多脑脊液的排出孔非常小,导管极易阻塞;护士必须从系统的低排出量或患者精神状态的改变中找到此并发症的蛛丝马迹。使用 IVC 的患者出现故障和阻塞率为 6%~10%,而使用实质或脑室纤维光学顶端导管装置患者的发生故障和梗阻的概率高达 9%~40%。高阻塞率的发生与高于 50mmHg 的颅内压严重升高有关。据报道,近来在插入技术、抗生素预防、脑脊液抽样水平提高的改变下,导管感染率已有所降低。与置入 IVC 相关的出血在文献中鲜有提及,文献报道血肿形成的风险仅有 1.1%~2.8%。出血率与所选装置有极大关系。

## 颅内压波形

颅内压波形提供了颅内压动力学指标，如脑内顺应性改变。颅内压波形因使用的测量技术、患者的病理学状态及活动、干预措施及环境的改变而不同。血流及呼吸波动可从颅内压轨迹中观察到。电子系统正在升级用来分析波形和整体颅内压、脑灌注压及其他相关参数。

有时颅内压波形类似于动脉压波形，其他时候类似于中心静脉压波形。随着每一次心跳，可以看到波动在不同程度上符合脑内动脉搏动及弱化的静脉搏动（图 34-4）。当患者颅内压低于 20mmHg 时，可以看到由胸廓内压改变引起的、与呼吸同步的慢波形（见图 34-4 中部）。动脉驱动力改变时，静脉血流出受干扰，波动上就出现与脑血管舒张相关的改变。有时候，心脏舒张时会出现小 "a" 波，反映正常的动脉血压。

部分患者会有波形变化，最常见的有 A、B 和 C 波。A 波，也就是平稳波，是压力自发急速地从

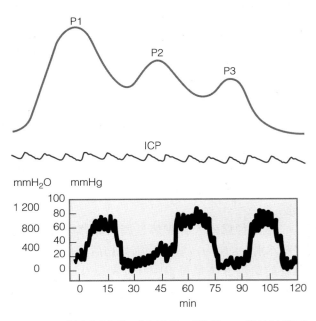

图 34-4 ▲ 颅内压波形。（1）顶部：正常的 ICP 脉冲波形可能展示三个或更多下行高峰。P1 为压力波，源于脉络丛脉动。P2 为浪潮，变量的形状和幅值和在重搏切迹两端相碰。P3 为重搏波，遵循重搏切迹减少到心脏舒张的位置，除非逆行静脉脉动引起更多的峰值。P2 部分波形最直接反映大脑依从性。意味着 ICP 上升，P2 逐步提升，导致脉搏波显得更圆。减少依从性存在时，P2 部分等于或高于 P1。（2）中部：ICP 波形显示血流动力学和呼吸振荡。注意血管压力等级波形和基线变化的反映过程。（3）底部：A 或者平稳期波形，与降低的颅内依从性有关，可能继发于血容量增加，同时减少血液流动

5mmHg 升高到 200mmHg，在不同的间歇期发生（图 34-4）。颅内压水平中等的患者易于发生，持续 5~20 分钟，然后自发回落。平稳波通常伴有神经系统损伤风险的暂时增加。

虽然 A 波的机制尚未彻底明了，但它们的出现意味着颅内顺应性下降；因此我们需快速识别并处理这些波形。它们可能是因为血容量增加，同时血流量减少而引起。突然逆转的高压可能是由脑脊液吸收增加引起。正常自我调节下的脑灌注压下降和低颅内顺应性与平稳波的发生有关。平稳波也可能由血管舒张刺激或非特异性刺激引起，如通气不足或过度通气，以及刺激精神活动。

B 波是小而尖的周期性波，颅内压最高为 50mmHg，发生频率为每分钟 0.5~2 次。它们与呼吸改变同步，提示周期性呼吸与极差的脑顺应性和肺功能失调有关。B 波常见于陈 - 施呼吸者（第 36 章）。它们可在 A 波前出现，并在顺应性下降时升高。有时，它们可发生于颅内压正常、无视乳头水肿的患者。可能是继发于颅内血量波动。

C 波是小的周期性波，颅内压最高为 20mmHg，发生频率约为每分钟 6 次。它们与血压有关，与 A 波一样，提示严重的颅内压缩，以及颅内剩余残留空间不足。

## 颅内压测量

正常测量颅内压为 0~10mmHg，不超过 15mmHg。咳嗽或用力时，正常的颅内压可增至 100mmHg。患者能耐受的颅内压变化范围因发病的剧烈程度的不同而不同。颅内压缓慢增加的患者（如颅内肿瘤不断扩张导致的颅内压增加）明显比一个颅内压急剧增加的患者（如急性硬膜下血肿导致的颅内压增加）耐受能力强。范围在 20~25mmHg 未受控制的颅内压对脑损伤患者是极度危险的，而持续高于 60mmHg 通常是致命的。颅内压可升至主动脉压水平。颅内压变化越大，颅内容量增加的代偿机制越有可能趋于耗竭。

脑灌注压是循环系统脑灌注能力的主要指标。然而，脑灌注压有局限性；它只是衡量影响氧运输和神经元耐受损伤能力的一个参数。神经元对氧的需要量由细胞的新陈代谢需求决定，在神经元活动或损伤时增加。因此，若要了解神经元新陈代谢状态，需同时测定脑脊液和血氧含量。公式 CBF（脑脊液）×OEF（氧摄取指数）×SaO$_2$

（氧分压）通常被用于计算脑对氧的新陈代谢率（$CMRO_2$）。氧摄取指数（OEF）描述了氧摄取量，需使用动脉及静脉血氧含量测量。氧分压代表氧在动脉血中的饱和度。必要信息可通过综合检测获取，包括血流检测，如颈静脉球测量的血氧饱和度，正电子成像术及单光子CT。

### 颈静脉球血氧定量法

颈静脉球血氧定量法是一种侵入性技术，包括将采样导管置入颈内静脉与大脑底部的颈静脉球尖端。这个位置血液样本测量非大脑位置的被混合的静脉氧饱和度。静脉氧饱和度（$SjO_2$）通常为50%~75%。当氧气消耗和产生之间不平衡，$SjO_2$减少。如果$SjO_2$减少到小于50%（$SaO_2$没有下降），这意味着CBF减少或氧气利用率增加（高$CMRO_2$）。如果维持脑灌注压，脑血流量减少是由于脑血管阻力（CVR）增加。脑损伤后非常容易出现血管痉挛和CVR增加，换气过度会明显恶化；因此不鼓励使用该技术。$SjO_2$增加超过85%意味着充血伴脑血流量增加，血液分流远离神经元或$CMRO_2$减少（即将细胞死亡或脑死亡）。应该强调$SjO_2$是衡量全脑氧合的指标，但对小范围的局部缺血是不敏感的。尽管如此，$SjO_2$可协助指导治疗脑损伤患者，包括巴比妥酸盐介导的脑代谢抑制和罕见的诱导过度通气。

### 经颅多普勒超声

经颅多普勒检查是一种评估颅内血液循环状态的无创方法。可以测量大脑中动脉、大脑前动脉、大脑后动脉、眼动脉和颈内动脉的血流量。由于动脉横截面积不能直接测量，因此血流量无法从直接衡量。然而，多普勒频移与测量血管的直径成反比，所以如果其他因素均保持不变，血管收缩导致流速增加。多普勒波形分析可以提供更多关于血液流动状态的信息，但各种不同形式技术的价值和效用尚未知晓。

## ▲ 颅内压升高患者的管理

从刚开始出现颅内压升高到脑疝的阶段，许多治疗可以降低颅内压并维持充足的脑灌注。没有一个适合所有患者的管理方案。除了临床路径和护理方案外，也提出了管理增量应用和管理撤断的方法。一线疗法包括室性脑脊液引流（如前所述），使用甘露醇、呼吸支持、镇静和镇痛。二线治疗包括降低体温、巴比妥酸盐昏迷，优化过度通气，高血压脑灌注压治疗，去骨瓣减压术。

颅内压增高患者的治疗目标是降低颅内压，优化脑灌注压，维持充足的组织氧合，避免脑疝。大多数管理技术是控制两个主要的颅内压调节应答机制，即脑血容量和脑脊液循环。当患者的颅内压增加到约15mmHg时，通畅开始采取措施降低颅内压。

## 临床管理

### 高渗性疗法

目前治疗颅内压增高的方法为使用高渗生理盐水和甘露醇。

**高渗性药物** 高渗生理盐水是治疗颅内水肿患者的主要药物。诱导性的高钠血症被证实已在多个疾病（脑卒中、蛛网膜下腔出血、严重病变）中能增加脑灌注压和降低颅内压。开始治疗的时间仍备受争论，还没有明确的建议。因此，高渗盐水的治疗在高渗溶液浓度和传递方法方面各有不同。溶液浓度为2%~23.4%均可诱导高血钠。此外，药剂可以通过单次剂量或持续灌注给予。

可以通过外周静脉给予2%的生理盐水，但是，给予更高浓度药剂（>3%）需要通过中心静脉以避免静脉炎或局部坏死。剂量为250ml的3%生理盐水能提高血清钠近5mEq/L。脑桥中央髓鞘溶解仍是一个理论问题，目前尚未在文献中证实。

**使用甘露醇** 甘露醇是高渗晶体溶液，可减轻脑水肿，也作为一线治疗脑损伤后降低颅内压。典型的给药方法是每10~30分钟以0.25~2g每公斤体重的剂量静脉注射。研究已证明甘露醇对ICP、CPP、CBF和脑代谢的影响，对神经系统的长期转归也是有利的。甘露醇有直接血浆扩张效应，可降低血黏度，增加脑血流量和脑氧代谢，使脑小动脉直径减小。这降低了脑血容量和ICP，同时能维持恒定的脑血流量。根据相似的药效使用生理盐水治疗颅内压增加是另一种治疗方法。

甘露醇从尿液中排出。如果大剂量使用，血清渗透性大于320mOsm，会有急性肾小管坏死和肾功能衰竭的风险。因此，常规应每6~8小时测量血清渗透压，目标值为低于320mOsm。

使用甘露醇时必须插入导尿管。在脑损伤所致低血容量患者早期复苏阶段使用甘露醇时,需同时注入晶体溶液来纠正血容量减少。可以使用其他晶体溶液促进甘露醇的快速排泄,防止肾功能衰竭。在急性脑损伤早期,建议使用甘露醇作为单药治疗。甘露醇结合呋喃苯胺酸时,有过度利尿的风险,造成血容量和电解质丢失。

## 呼吸支持

在管理神经系统损伤的危重患者的呼吸时有几个因素需要考虑。平均气道压力是接受通气治疗的 ICP 患者最主要的影响因素。气道正压通过纵隔传递到颅腔,防止颈静脉流出。因此,减少肺顺应性或使用呼气末正压通气(PEEP)都会提高平均气道压力,降低 MAP 和 CPP。

正常血碳酸对维持 ICP 的稳定至关重要,因为二氧化碳直接影响大脑的血管舒张程度。过度通气对颅内压增高患者的管理仍存在争议。过度通气会降低动脉二氧化碳张力($PaCO_2$),导致大脑血管收缩。因此,脑血流量减少是因为低碳酸血症使脑动脉强烈的血管收缩所致。$PaCO_2$ 应该被缓慢降低以避免过度纠正后所致的血管舒张而产生的反跳作用。停止过度通气后,通气率应该逐渐恢复正常。创伤性脑损伤后出现 ICP 急剧增加时,应避免过度通气换气和过度治疗($PaCO_2$<25mmHg)。在创伤性脑损伤后第一个 24 小时,应避免使用预防性过度通气治疗($PaCO_2$<35mmHg),因为它可以在脑血流量大量减少期间加重脑灌注不足。严重的长期过度通气会恶化严重脑损伤患者的预后,因此该方法应用于其他治疗无效的患者中。严重过度通气是指颈静脉氧饱和度监测发现 $PaCO_2$ 低于 25mmHg。极端过度通气会通过大脑血管收缩,引起继发性脑缺血。

胸腔内压力升高会直接增加 ICP,因此实施吸痰应被深思熟虑。吸痰管进入持续时间不应超过 5~10 秒以避免缺氧。限制抽吸次数为一次或两次,避免过度刺激咳嗽反射,降低胸内压和 ICP 增高的发病率。

## 药物治疗

### 镇痛剂、镇静剂和肌松药

严重脑损伤患者(GCS 评分 <8 分),镇痛剂和镇静剂用于:

- 减少兴奋、不适和疼痛。
- 通过抑制咳嗽来促进机械通气。
- 限制对刺激的反应,如吸痰,因为可能会增加 ICP。

患者在开始使用镇痛剂或镇静剂前,对疼痛、兴奋、焦虑和意识模糊应采用非药物管理技术。当需要药物治疗时,药物选择应基于期望机制以及药物的半衰期,因为对这些患者来说,神经功能的恢复至关重要(表 34-4)。疼痛的治疗可降低能量消耗,从而促进愈合。此外,镇痛剂和镇静剂作用可能会相互加强,使患者达到舒适和镇静作用。

### 镇痛药

阿片类药物主要影响中枢神经系统。芬太尼和吗啡是脑损伤患者最常用的两种阿片类麻醉剂(表 34-4)。它们的作用为:

- 减轻损伤和护理干预引起的疼痛。
- 促进机械通气。
- 加强镇静剂的效果。

麻醉剂潜在威胁生命的副作用包括呼吸抑郁、抑制咳嗽反射、情绪变化、恶心和呕吐。当患者接受静脉注射止痛药时,必须实时监控生命体征和脉搏血氧值。要警惕出现并发症,重症监护室护士应确保置管设备处于备用状态,以防发生呼吸抑制。需要准备纳洛酮用来逆转芬太尼和吗啡产生的中枢神经系统抑制。适当剂量的麻醉止痛剂和勤劳的护理观察,对急危重症患者是非常有效地。

麻醉管理的基本原则是适当缓解疼痛和安全管理。尤为重要的是,治疗神经系统疾病患者要从最低剂量开始,因为受伤时大脑对药物的反应是不可预测的。当脑损伤患者也有多个外伤引起剧烈疼痛时,连续输注芬太尼或吗啡,每 15~30 分钟逐步增加剂量,直到疼痛得到控制。对于中度疼痛患者,24 小时持续使用阿片类药物的疼痛缓解效果优于按需使用阿片类药物。

对有说话能力的患者可用言语疼痛量表评估疼痛。标准化等级量表,如 1~10 分的疼痛量表,应该被用来量化和评估患者疼痛情况和对治疗的反应。除了疼痛的位置、性质和持续时间,护士必须在最初 4 小时内每小时一次,然后每 4 小时一次,剂量改变后 15 分钟记录镇痛剂的有效性。所有医院应有疼痛管理规定,使用镇痛剂的标准和剂量应遵循使用指南和实际需求。另外,大多数

表 34-4 神经系统急症用药的主要种类

| 种类 | 药物 | 作用机制 / 剂量 | 说明 |
|---|---|---|---|
| 直接血管扩张剂 | 硝普钠<br>硝酸甘油<br>肼苯哒嗪 | 直接扩张外周血管,降低血管阻力<br>硝普钠:开始 $0.3\mu g/(kg\cdot min)$,最大持续静脉输注速度为 $10\mu g/(kg\cdot min)$<br>硝酸甘油:开始时为 $5\mu g/min$,然后每 5min 根据需要上调滴速(最大 $100\mu g/kg$)<br>肼苯哒嗪:$10\sim 20mg$ 静脉滴注,根据需要可重复 | • 扩张大脑脉管系统<br>• 提高脑血容量和 ICP,降低 MAP 和 CPP<br>• 硝普钠:高剂量可能导致氰化物中毒,检查硫氰酸盐浓度,避光保存<br>• 硝酸甘油:扩张静脉,注意高剂量可能引起低血压<br>• 肼苯哒嗪:用于急性高血压,可能引起低血压和头痛 |
| β 肾上腺素能受体拮抗剂 | 美托洛尔<br>艾司洛尔 | β 肾上腺素能受体拮抗剂<br>美托洛尔:静脉注射 5mg 一次,每次 $3\sim 5min$,共三次,之后口服。口服剂量为 $25\sim 50mg$,一天两次或增加至 $50\sim 100mg$,一天两次<br>艾司洛尔:高血压急症,单次剂量为一分钟之内 $500\mu g/kg$,之后为 $50\sim 200\mu g/(kg\cdot min)$ | • 不会影响脑血流量<br>• 谨慎对待库欣综合征,可以加强心动过缓 |
| α、β 受体阻滞剂 | 拉贝洛尔 | 选择性 α 受体阻滞剂和非选择性 β 受体阻滞剂<br>拉贝洛尔:用于高血压急症,开始 $3\sim 5min$ 内 20mg 静推,接下来每 10min $40\sim 80mg$ 静推,需要时可增至 300mg,或 $0.5\sim 2mg/min$ 输注 | • 降低全身血管阻力<br>• 提高 CPP 但不提高 ICP<br>• 可能会减慢心率 |
| 钙离子通道阻滞剂 | 维拉帕米<br>地尔硫草<br>尼卡地平 | 防止血管平滑肌钙离子运输,导致血管扩张,降低心肌收缩性,降低心率<br>维拉帕米:用于室上性心动过速,在 2min 内 $5\sim 10mg$ 静推,之后 $40\sim 80mg$,一天三到四次<br>地尔硫草:2min 内 20mg,之后 $5\sim 15mg/h$ 持续输注<br>尼卡地平:开始 5mg/h,每 $5\sim 15min$ 增加 2.5mg/h,最大剂量 15mg/h | • 谨慎使用,可能引起 ICP 增高,导致脑血管舒张<br>• 脑水肿和肿瘤患者禁用 |
| 血管紧张素转换酶抑制剂(ACEI) | 赖诺普利 | 通过血管紧张素 II 抑制剂调解血管张力,使其在上下限度内波动<br>赖诺普利:起始 10mg/d,需要时可增至 80mg/d | • 单次给药保护 CBF<br>• 长期治疗提高 CBF<br>• CBF 增高导致颅内压增高,有增高 ICP 的风险 |
| 渗透性利尿剂 | 甘露醇 | 颅内压增高<br>甘露醇:在 $30\sim 60min$ 内 $0.25\sim 2g/kg$ 静推 | • 如果灌注过快,可能会导致肾功能不全 |
| 非去极化肌肉阻断剂 | 泮库溴铵<br><br>阿曲库铵<br><br><br><br><br><br>顺阿曲库铵 | 骨骼肌无力<br>起始速度 $0.04\sim 0.1mg/kg$,持续输注<br>骨骼肌无力<br>起始速度 $0.4\sim 0.5mg/kg$ 静推,持续输注 $4\sim 12mg/(kg\cdot min)$<br><br><br><br><br>骨骼肌无力<br>起始速度 $0.1\sim 0.2mg/kg$,持续输注 $2.5\text{-}3mcg/(kg\cdot min)$ | • 可能导致心动过速和心律失常<br>• 患者必须机械通气<br>• 少数停止药物输注后苏醒时间延长<br>• 患者必须机械通气<br>• 肝肾损伤患者可用<br>• 神经肌肉阻滞应被提前于镇静和镇痛剂的充分应用,以保证阻滞过程的持续<br>• 持续输注后少数苏醒延迟<br>• 患者必须机械通气<br>• 肝肾损伤患者可用 |

续表

| 种类 | 药物 | 作用机制 / 剂量 | 说明 |
|---|---|---|---|
| 镇静剂 | 地西泮<br>劳拉西泮<br>咪达唑仑 | 苯二氮䓬类是引起顺行性遗忘的镇静剂和安眠剂<br>地西泮和劳拉西泮可用来控制癫痫<br>地西泮：10~20mg 静推，不要快于 2mg/min，然后每 4h 重复一次<br>劳拉西泮：单次剂量 0.05~0.2mg/kg，最多到 8mg，可以每 15min 重复一次，持续 1mg/h 输注至最大量，不要超过 8mg/h<br>咪哒唑仑：单次剂量 0.1~0.3mg/kg，不要快于 4mg/min，持续输注 0.05mg/(kg·h)，不要超过 1.0mg/(kg·h) | • 可能引起嗜睡、低血压、谵妄、幻觉、呼吸抑制<br>• 滴定目标用镇静评分量表劳拉西泮 / 咪哒唑仑：肝肾损伤患者谨慎使用，急性青光眼和休克患者、老年人禁用 |
| 抗痉挛药 | 苯妥英钠<br>卡马西平 | 应用于强直阵挛发作和部分发作<br>苯妥英钠：癫痫状态剂量 15~20mg/kg，不要超过 50mg/kg，维持药量 200~500mg 一天一次或一天三次<br>卡马西平：200mg 一天两次，维持药量 200~400mg 一天三次 | • 可能引起共济失调、昏睡、活动失常、皮疹、皮肤粗糙、淋巴结病<br>• 可能减少二氧二甲基嘌呤、口服避孕药以及法华林水平<br>• 苯妥英钠水平可能会随甲琥胺醇增加<br>• 使用丙戊酸钠和卡马西平时可能会降低苯妥英钠水平<br>• 饮酒、窦性心动过缓以及心肌梗死患者禁忌 |
| 止痛药 | 吗啡<br>芬太尼<br>氢吗啡酮 | 阿片类药物通过干扰中心和周边的疼痛通路来使疼痛迟钝<br>吗啡：大剂量为 1~4mg，0.07~0.5mg/(kg·h) 持续输注<br>芬太尼：大剂量为 50~100mg，在 1~2min 内输入，0.7~10μg/(kg·h) 持续输注<br>氢吗啡酮：7~15μg/(kg·h) 持续输注 | • 可能引起呼吸抑制，必须准备纳洛酮<br>• 附近随时常备复苏仪器<br>• 用最低剂量充分止痛<br>• 用 1~10 分疼痛评分评估疼痛缓解情况<br>• 对严重的疼痛，持续药物输注相比临时用药能提供更好的止痛<br>• 老年人用较低剂量<br>• 对疼痛管理使用非药物管理<br>• 副作用：减慢胃动力、恶心 / 呕吐、发抖 |
| 镇静 / 麻醉药 | 丙泊酚<br>盐酸右美托咪定 | 丙泊酚是 ICU 用来治疗躁动的全身静脉麻醉药<br>丙泊酚：不需单次最大剂量，5~50mg/(kg·min) 持续输注<br>盐酸右美托咪定：0.2~0.7μg/(kg·h)，开始 1μg/kg 起作用 | • 患者必须进行机械通气（丙泊酚）<br>• 必须有专门的静脉通路<br>• 必须使用无菌操作<br>• 可能引起低血压<br>• 必须提供镇痛和镇静<br>• 尽可能短期使用<br>• 当患者仍然灌注右美托咪定时可以拔管<br>• 观察有 A 型倾向的房颤患者 |
| 巴比妥类药物 | 苯巴比妥钠<br>戊巴比妥钠 | 产生中枢神经系统抑制，减少癫痫发生<br>苯巴比妥钠：负荷量 6~8mg/kg 静推，维持量 1~3mg/(kg·h)<br>戊巴比妥钠：负荷量 30min 内 3~10mg/kg，维持量 0.5~3mg/(kg·h) | • 可能引起呼吸和心脏抑制<br>• 患者必须使用机械通气<br>• 苯巴比妥昏迷需持续脑电图监测 |

规定均标有镇静建议。

对无说话能力的患者可用生理参数来确定疼痛管理的有效性。护士评估心率、呼吸速率、辅助呼吸肌的使用和血压。恰当的疼痛管理会使患者运动减少,如增加代谢活动的抖动。下面的线索可以用来确定无说话能力患者的疼痛是否有所缓解:

- 呼吸轻松。
- 机械通气患者的呼吸与呼吸机同步。
- 心律减慢。
- 激惹状态的减少预示安静的睡眠状态。
- 配合护理操作,无过度的体力活动。

此外,麻醉剂降低胃动力,可能会导致便秘。神经系统疾病患者通常制动或活动局限于床上,更易发生便秘。所有使用麻醉剂的患者应有肠道治疗方案,从而避免便秘发生,应密切监测肠蠕动性质和频率。紧张会增加 ICP,可以通过严格的肠道治疗方案避免。患者使用麻醉剂也可能出现恶心、呕吐。保护气道对神经系统疾病患者尤为重要。机械通气患者需要插入鼻胃管或口胃管来减压,防止呕吐。

## 镇静剂

ICU 中最常用的镇静剂是苯二氮䓬类,对脑血流量、ICP 和脑代谢率的影响较小,还能加强止痛剂的效果。咪哒唑仑、安定和氯羟去甲安定常用于 ICU 治疗前镇静以及按需治疗焦虑(表 34-4)。氯羟去甲安定常用于戒酒和抗惊厥治疗。咪哒唑仑联合芬太尼,最常用于突发事件造成记忆缺失患者的镇静。镇静剂的不良反应包括呼吸抑制、低血压和嗜睡。苯二氮䓬类药物静推时,复苏设备必须处于备用状态。苯二氮䓬类应该使用尽可能低的剂量,产生有效的镇静,而不会导致嗜睡。与止痛剂一样,镇静剂给药后必须监测生命体征。推荐的最低限度的生命体征记录应为最初 4 小时每小时一次,然后每 4 小时一次,剂量改变后 15 分钟记录一次。

很多表格都可以用来记录患者的镇静情况。神经系统疾病患者的镇静目标是轻微触碰或声音容易唤起患者。无法语言交流的患者(如前面讨论的使用止痛剂),可以用生理参数的评估来确定患者的镇静反应,以达到最全面的舒适。镇静的药物管理只有一个策略来治疗焦虑。除了药物治疗,必须提供护理措施来保证舒适性。

## 麻醉剂

异丙酚是一种脂溶性的,通过连续滴注减少危重症患者躁动的麻醉药。研究表明,异丙酚可能减少 CBF、ICP、CPP 和脑代谢功能。异丙酚用量根据患者的反应而定。它具有半衰期短,可以及时中止以进行神经系统评估等特点。异丙酚 2 分钟内就可以降低患者的意识水平。一个常见的不良反应是低血压;因此使用过程中必须频繁进行血压监测,尤其是颅内压增高的患者。因为这种麻醉药容易引起呼吸抑制,所以患者接受异丙酚时必须进行气道保护,如使用气管插管,机械通气等。基于以上原因,患者在 ICU 连续输注异丙酚时必须接受危重症护士的持续监测。在大多数国家,麻醉师可给予一剂量异丙酚静推。

异丙酚灌注综合征是一种罕见但严重的药物不良事件,这与长期(>48 小时)高剂量[ >mg/(kg·h)]使用异丙酚有关。这种综合征的特点是低血压、严重代谢性酸中毒、横纹肌溶解、血钾过高、肾功能衰竭、肝肿大和心血管破裂。因此,异丙酚治疗期间应尽可能进行监测和限制。

其他与异丙酚有关的注意事项与药物处理有关。异丙酚由乳剂生产而成,使之成为一个有利于细菌生长的强大媒介。异丙酚必须精心处理,以防止使用过程中产生细菌或真菌感染的风险。异丙酚提供的脂肪热量应包括在输液患者的营养补充内。同时可能需要监控长期接受异丙酚患者的甘油三酸酯水平。

右美托咪定是提供镇静、抗焦虑和无呼吸抑制的镇痛 α 受体阻滞剂。这种静脉药物在急救护理中是一个不错的选择,因为在接受这种药物时,患者可以撤离呼吸机并拔管。最常见的不良反应是低血压。

## 神经肌肉阻滞剂

神经肌肉阻滞剂(NMB)(表 34-4)用于引起肌肉无力,是最后的补救方法。神经肌肉阻滞剂可阻碍运动终板的乙酰胆碱传递,使骨骼肌无力。逆转神经肌肉阻滞的是乙酰胆碱酯酶抑制剂,如新斯的明、腾喜龙和吡斯的明。使用神经肌肉阻滞剂时需要机械通气的全力支持。在任何情况下,当患者接受神经肌肉阻滞剂时,复苏设备必须处于备用状态。有意识的患者,面对无法自主移动和沟通感到害怕;因此,必须同时进行镇痛和镇静。镇痛和镇静的另一个优点是可引起失忆。

大多数神经肌肉阻滞剂的常见不良反应为心动过速、低血压和心律失常。心脏药物如抗节律紊乱药、利尿剂和钙通道阻滞剂可以加强神经肌肉阻滞剂的药物作用。某些抗生素,如氨基糖苷类和克林霉素,可加强麻痹剂的作用。体温改变或酸碱平衡和电解质紊乱也可改变神经肌肉阻滞剂的作用。

其中一个严重的并发症是持久的多肌病,被称为急性四肢瘫痪的肌病综合征,或麻痹后的四肢瘫痪,是长期使用神经肌肉阻滞剂造成的最严重的并发症之一。这种情况是通过长时间的四肢无力造成的。眼外肌肉运动通常在这种情况下可幸免。患者也可能发生痛苦的肌束震颤。为了避免这些并发症,即使使用最小剂量的神经肌肉阻滞剂,也应该获得足够的呼吸支持。

神经肌肉阻滞治疗必须进行周围神经刺激监测;每 4 小时一次,必要时改变剂量,有助于防止神经肌肉阻滞治疗的并发症。周围神经刺激器是用于 ICU 接受长期瘫痪治疗的患者进行深度神经阻滞的一种手持设备。该设备在腕关节表面的尺骨提供了一个小的能量振动,导致拇指抽动。四个成串刺激方法是用来测量神经肌肉阻滞的功效和深度。周围神经刺激器在腕部尺神经每隔 0.5毫秒提供四个 0.2 毫秒的 2Hz 刺激。通常,当周围神经刺激器被激活时,拇指抽搐是平时的四倍。护士可以在周围神经刺激后观察拇指运动。如果拇指抽搐两到三次,表明神经肌肉阻滞剂的剂量足够。如果出现四个拇指抽搐,说明阻滞无效。如果没有发生抽搐,则说明阻滞过度,必须减少神经肌肉阻滞剂的剂量。

优质护理还可以预防一些神经肌肉阻滞剂引起的并发症。必须遵循严格的患者重制计划以防止压疮发生。必须时刻预防误吸和肺部清洁以防止肺炎。同时,在诱导肌无力前必须预防深静脉血栓。

## 巴比妥类药物昏迷

对于严重的难治性颅内压增高患者,尝试诱发性巴比妥酸盐昏迷可能减少全身代谢活动,保持大脑功能。需要注意的是,诱发巴比妥酸盐昏迷是一种罕见的治疗方法,只能作为拯救大脑功能的最后手段。诱导巴比妥酸盐昏迷的条件包括 GCS 评分小于 7 分,休息 10 分钟后 ICP 大于 25mmHg 和所有干预措施无效,如脑脊液引流、甘露醇、镇痛和

镇静。巴比妥类昏迷通常不超过 72 小时。

巴比妥酸盐可抑制癫痫活动,降低脑代谢活动和脑需氧量(表 34-4)。巴比妥酸盐影响脑血流量,代谢需求,脑电图(EEG)活动,血流动力学作用系统。脑血流量可能会减少 50%。巴比妥酸盐治疗直接作用于大脑血管,将灌注良好区域的少量血液转移到缺血区域,从而提高颅内压。

使用巴比妥酸盐前,必须为患者提供以下内容:安全的机械通气气道;ICP、血压、心脏和肺动脉监测;连续脑电图监测。在使用巴比妥酸盐之前要获得脑电图,记录自发脑电位活动。脑电图的突发抑制是确认巴比妥酸盐剂量最常见的方法。巴比妥酸盐剂量应该被调整直到脑电图突发抑制。初始剂量可能需要静推来达到抑制。单独的巴比妥酸盐血清水平并不是治疗效果和全身毒性测量方法。

出现以下任何临床表现时,应停止使用巴比妥酸盐:

- 24~72 小时 ICP 低于 15mmHg。
- 无论是否使用血管加压药,收缩压低于90mmHg。
- 进行性神经系统损伤,出现脑干听觉诱发应答的恶化。
- 心搏骤停。

停止使用时,巴比妥酸盐用量在 24~72 小时逐渐减少。觉醒渐进地延长,即使血液水平已数天为零。患者必须从机械通气缓慢撤机,因为可能发生残余肌无力。患者在巴比妥酸盐停用几天后,可能出现面部肌无力。有时,患者可能出现构音障碍,这与讲话肌肉无力有关。在停止使用巴比妥酸盐的第一个 24 小时,可能会观察到缓慢的异常肌肉运动。

## 血压管理

ICP 增高患者的血压管理是一个重要方面。血压与脑血容量、灌注压、缺血和顺应性直接相关。对脑损伤患者,脑灌注压和全身氧合的维持是两个重要目标。另外,最严重的脑损伤患者的继发损伤由低血压和低血氧引起。患者的脑损伤可能增加代谢耗氧量,轻度高血压和心脏指数增加。在急性脑损伤患者的管理阶段进行侵入性血压监测通常用于提供连续、准确的血压测量。平均动脉压用于评估 CPP 和抗高血压的疗效或血管加压疗法。

脑损伤患者必须持续监测药物治疗的不良影响。除了 MAP，急性脑损伤患者的管理还可以监测心输出量。进一步描述血流动力学监测见第 17 章。药物疗法管理血压可能会导致心输出量急剧增加或减少。当心输出量低时，由于自动调节保护机制受干扰，神经损伤患者处于进一步缺血性损伤的危险状态。心脏指数通常应维持在 $3L/(min \cdot m^2)$，因为头部受伤患者经常有增加的代谢需求。颅脑损伤患者的肺动脉毛细血管楔压通常维持在 12~15mmHg。此外，无创连续脉搏血氧仪和动脉血气测量用于确定动脉氧含量。

不同类型的抗高血压药物可用于治疗系统性高血压危重患者。对于神经系统受损患者，维持 CPP、防止低血压至关重要。此外，必须积极管理任何心律失常，避免继发性低血压。在使用药物时，必须评估患者与心血管药物相关不良反应的发生，包括心动过缓、低血压、心肌缺血、心动过速和减少的心输出量。

对于急性缺血性脑卒中患者，急性高血压定义为收缩压大于 185mmHg，舒张压大于 110mmHg。这些患者尤其依赖于全身血压，通过部分闭塞颅内血管来维持灌注。静脉注射肼苯哒嗪或拉贝洛尔常用于高血压，应缓慢滴注避免低血压突然发作。如果患者在使用肼苯哒嗪或拉贝洛尔后血压仍然高，可以使用尼卡地平或硝普钠（表 34-4）。尼卡地平和硝普钠都是强有力的血管扩张剂，能迅速降低血压。这些药物持续滴注方便，半衰期相对较短。这些药物只能在急诊和重症监护室使用，因为这些地方可以进行持续血压监测。如果滴注过快，可能发生低血压。

出血性脑损伤患者，血压控制范围应更严格。此类患者应避免 MAP 大于 110mmHg。血管紧张素转换酶抑制剂（ACEI）和 β 受体阻滞剂通常用于治疗高血压脑外伤患者的全身性高血压。β 受体阻滞剂最常用，因为他们较为安全，但也可能会引起心动过缓。钙通道阻滞剂通常避免在头痛患者中使用，因为它们可能加重脑水肿。其他信息见表 34-4。

### 癫痫预防

通常，神经损伤患者容易发作癫痫。癫痫活动会显著增加脑代谢率和脑血流量，可能导致缺氧。对创伤性脑损伤患者，使用抗癫痫剂 7 天能降低早期发作的发生率，但并不能预防后期发作。抗惊厥治疗可用于预防创伤后早期癫痫，尤其是癫痫发作阈值降低的患者（如脑瘤，颞叶疾病）。苯妥英钠、左乙拉西坦和卡马西平治疗是预防早期（<7 天）创伤后癫痫活动的药物。没有血药水平需要遵循，因此左乙拉西坦更方便管理。

危重症患者急性癫痫发作（如阵发性痉挛）的治疗首选依旧是安定。患者应侧卧位，并应用氧气面罩。应当避免约束癫痫患者所致的关节脱位或骨折。癫痫活动减弱时，护士应获得血糖分析结果，明确低血糖是否为诱发因素。需要做脑电图来判断患者是否会继续出现癫痫亚临床发作，并明确癫痫的致痫灶。

## 其他管理方法

### 降低体温

持续低温是脑水肿或者受损最严重时，减少脑部新陈代谢的一种方法。其中一个难点是很难完全将体温降低到神经保护的温度。迄今为止，尽管此方法一直处于跨中心临床试验研究中，但体温降低程度的标准还未建立。控制发热非常必要，通过使用不同的降温仪器（包括体表降温和血管内降温仪器），发热可得到良好控制。

### 去骨瓣减压术

另一个控制难治性颅内压增高的方法是采用去骨瓣减压术。减压术是基于基于手术可以松弛坚硬颅骨从而减轻颅内压的原理。虽然手术减压是患有难治性颅内压升高患者的一个选择，但是对于缺血性脑卒中后出现大面积脑水肿和难治性颅内高压患者的研究显示，手术减压疗法和药物疗法患者的预后不同。但是，此方法仍然大面积用于创伤性脑损伤导致的恶性脑水肿患者。创伤性脑损伤患者采用去骨瓣减压术治疗的风险和益处正在进一步研究。长期的发病率和死亡率以及治疗最好时机的研究仍在继续。

## 患者护理注意事项

护理行为可将主要颅内损伤和继发性颅内损伤结合到一起，有助于颅内顺应性、自我调节控制、血管紧张度丧失等病情迅速恶化的不稳定患者。患者的体位、兴奋、疼痛、血流动力学和呼吸状态、痉挛都会导致患者颅内压升高。以下内容描述降低患者颅内压的管理办法（表 34-5）。

表 34-5　有颅内压增加风险患者护理的注意事项

| 问题 | 护理措施 | 原因 |
| --- | --- | --- |
| 充分通气 | • 评估呼吸模式和速率 | • 记录神经功能状态变化,疼痛程度和气道开放情况 |
| | • 吸痰:预先给予 100% 氧气吸入,每根导管插入时间不超过 10s | • 防止二氧化碳增加(血管舒张剂能增加颅内压);减少咳嗽刺激和增加胸内压 |
| | • 连续监控血氧饱和度和血气 | • 提醒护士患者气道问题,呼吸的血流动力学重要指标 |
| 神经系统评估 | • 换班时评估患者的神经功能状态(最好是前一班的护士),包括精神状态;瞳孔形状、大小和反应;运动功能 | • 偏离基线的细微变化说明神经功能恶化,需要早期介入治疗 |
| | • 评估生命体征,记录趋势(评估所需参数用于告知医师) | • 平均动脉压与自动调节功能丧失患者的 ICP 直接相关 |
| | • 评估护理行为和神经功能恶化的紧急流程图(可用药物为甘露醇,过度通气等) | • 确保患者利益最大化,减少长时间颅内压增高引起的继发性损伤 |
| 体位 | • 放平床头或者将床头抬高 30° | • 促进脑灌注或静脉回流;基于正常生理过程 |
| | • 保持头部在正中位置 | • 促进颈静脉血液流出 |
| | • 避免髋关节弯曲 | • 减少胸腔压力 |
| | • 评估约束患者的焦躁不安程度 | • 增加颅内压 |
| | • 每 2h 为患者翻身,同时指导患者呼气 | • 防止皮肤破损,更换体位时避免瓦尔萨尔瓦动作 |
| | • 给予被动的功能活动锻炼 | • 避免瓦尔萨尔法引起等长收缩的同时,避免痉挛 |
| | • 避免所有活动集中一起执行(如翻身,洗澡和吸痰等) | • 产生过长的压力尖峰 |
| | • 采用干预疗法治疗情绪不安,用柔和的语气说话,谨慎注意不愉快的对话,减少不良刺激(噪音),使用治疗性抚摸 | • 引起颅内压升高;昏迷患者仍然对不愉快的环境刺激产生反应 |
| 用侵入式颅内压监测系统转运患者 | • 确认便携式研究的测试时间和完成可能性 | • 避免在难以控制和潜在过度刺激环境中过多的延误 |
| | • 转运过程中准备呼吸治疗和其他辅助治疗 | • 充分氧合仍为重点;多项工作同时进行需要很多人手 |
| | • 集齐转运设备(根据有医嘱开镇定剂),转运监测器,降压药) | • 在转运过程中,准备干预治疗患者任何不良反应的因素,尤其造成是颅内压增高的因素 |
| | • 协助患者转运至诊断处,护士应位于床头监测仪器旁 | • 确保患者得到保护,并重新校对检测仪器,确保准确性 |
| | • 监测和记录血流动力学和颅内压动力学改变 | • 记录患者对这一操作的反应 |
| 体温控制 | • 多次测量体温(无禁忌情况下最好测量口腔和肛温) | • 体温升高时,大脑新陈代谢也会相应增加 |
| | • 确认发热的早期治疗医嘱并积极治疗 | • 脑血流量增加也会引起颅内压增加 |
| | • 用冷却毯逐渐降低体温,并密切监测 | • 颤抖会增加颅内压 |
| 血糖控制 | • 按要求采用指尖采血方法监测血糖(每 4~6h),对于非糖尿病患者,采用滑尺法 | • 血糖变化会使神经功能产生变化(例如:新陈代谢率产生变化) |
| | • 用生理盐水维持等量体液 | • 避免使用低渗透的葡萄糖溶液静脉注射 |

| 问题 | 护理措施 | 原因 |
|---|---|---|
| 排便和排尿方案 | • 遵医嘱监测每日大便软硬程度 | • 减少腹肌收缩和腹压升高的风险,从而避免引起颅内压升高 |
| | • 避免水肿 | • 避免瓦尔萨尔瓦动作 |
| | • 监测导尿管开关 | • 注意监控尿量,尤其是使用渗透性利尿药的患者 |
| | • 严格记录每天摄入和排出量 | • 维持等量体液非常重要 |
| 癫痫预防措施 | • 根据医院规定预防癫痫(加垫) | • 防止高风险患者受伤 |
| | • 检测血清抗痉挛药物水平 | • 维持治疗水平 |

## 体位

潜在或发生颅内压增高患者的首选体位是头部和颈部位于正中位置。脖子过于弯曲,伸展或扭转都会限制头部静脉血液通过颈部静脉系统和椎静脉丛的回流,从而增加颅内总内容物。去大脑体位和去皮质强直体位也会增加颅内压。另外,抬高头部也可以增加静脉引流和降低颅内压。头部抬高 15°~30°,除非脊柱或者四肢骨折。

经常检查气管造口处带子和颈环位置是否合适。髋部禁止弯曲 90°以上,否则会造成腹内压和胸腔压增加,阻碍静脉血液流出。

## 环境刺激

环境刺激导致的疼痛、压力或焦虑可以增加脑代谢率和血流量,影响对颅内压增加情况的管理。考虑到危重症患者神经评估的需要,疼痛控制和镇定剂对减少环境造成的刺激是必要的。ICU 患者的焦虑和不适不能低估,应考虑为神经损害引起。不同活动期间应给予患者不间断的睡眠和休息。在颅内顺应性较低时,才实施必要的干预措施。各个活动之间应留有时间间隔,避免产生累积效应。另外,避免疼痛产生,例如避免经常抽血,对于治疗疾病是很有帮助的。

## ▲ 临床适用性挑战

**案例学习**

H 先生,56 岁退休男性,摔倒后被救护车送入急诊室。患者出现语言功能障碍,右侧手臂及右腿无力。神经功能基线检查和随后的检查提示大脑中动脉区域缺血性梗死。

既往病史:高血压和高血脂。
• 过敏史:无。
• 社会史:退役军队计算机分析师,已婚,家里有妻子和三个孩子,年龄分别为 28 岁、26 岁和 25 岁,均体健;应酬时会喝酒;35 年来每天 1 包烟。
• 用药史:赖诺普利,20mg/d;阿托伐他汀(立普妥),10mg/d。

H 先生被送入神经科学重症监护病房接受急性脑卒中的管理和监控,以及潜在并发症的治疗。因为其大脑左侧中动脉大面积卒中,因此发生脑水肿、癫痫、脑卒中恶化的风险较高。在入院首个 24 小时内,患者每小时接受一次神经功能检查。与基线检查相比,检查结果未见变化。

第二天,患者神经系统检查显示其意识水平下降,心率降至 55 次/min,血压则升到 200/110mmHg。他需要立即插管以保证气道通畅。护士怀疑 H 先生由于脑水肿或缺血性脑卒中区域的出血性转化引起了颅内压增加。

## 案例学习（续）

立即抽取血标本送往实验室检查，进行 CT 扫描，并将病情变化通知了神经科专家和神经外科医生。

　　CT 扫描证实有大面积脑水肿与中线移位（无出血现象）。插入留置导尿管，并给予 H 先生首剂量甘露醇。神经外科医生在无菌条件下实施床边脑室引流装置置入术，测得初始颅内压为 32mmHg。H 先生的护士采取了避免颅内压增高的严格干预疗法，包括保持环境安静，限制护理活动，避免颈部弯曲和伸展。此时患者的血压下降，因此无需使用降压药。

　　第三天，护士发现 H 先生发生了持续 30 秒的强直阵挛性发作，给予安定和苯妥英治疗，再次 CT 扫描显示未见出血。第四天，其神经功能检查和生命体征 24 小时保持稳定，脑室引流管被拔除。

　　在第五天，H 先生进行了气管插管拔管。其反应灵敏，能够理解别人说话，并开始了积极的物理疗法、职业疗法和语言治疗。

H 先生有产生与脑卒中有关的卧床所致并发症的风险，因此接受了应激性溃疡和深部静脉血栓形成的预防性治疗，给予阿司匹林预防脑卒中，接受赖诺普利治疗高血压。行经胸廓超声心动图检查以确定脑卒中病因，结果显示射血分数正常，没有从右到左的分流，无瓣膜异常或赘生物。双侧颈动脉扫描未见明显的颈动脉狭窄。

　　此后，H 先生的生命体征和临床状况均保持稳定，直到出院。他被转移到脑卒中康复机构，对持续的轻偏瘫和构音障碍进行积极康复治疗。

　　1. 为降低颅内压，请描述护士可能对 H 先生进行了哪些非侵入性方法。

　　2. 请描述当置入用于监测颅内压的脑室导管时，H 先生可能出现的并发症有哪些。

　　3. 对于神经功能损伤患者，H 先生第二天发生的神经功能恶化是否发生在"典型"时间点？请做出解释。

（译者：韩文军）

## 参考文献

1. March K: Intracranial pressure monitoring and assessing intracranial compliance in brain injury. Crit Care Nurs Clin North Am 12(4): 429–436, 2000
2. Ng I, Lim J, Wong HB: Effects of head posture on cerebral hemodynamics: It's influences on intracranial pressure, cerebral perfusion pressure, and cerebral oxygenation. Neurosurgery 54:593–598, 2004
3. Brady KM, Lee JK, Kibler KK, et al: The lower limit of cerebral blood flow autoregulation is increased with elevated intracranial pressure. Anesthesia & Anelgesia 108 (4):1278–1283, 2009
4. Brain Trauma Foundation, American Association of Neurological Surgeons, Congress of Neurological Surgeons: Guidelines for the management of severe traumatic brain injury. J Neurotrauma 24(Suppl 1):S14–20, 2007
5. Brain Trauma Foundation: Guidelines for the Management of Severe Traumatic Brain Injury, 3rd ed. New York, NY: McGraw-Hill, 2007
6. McCarthy PJ, Patil S, Conrad SA, et al: International & specialty trends in the use of antibiotics to prevent infectious complications after insertion of external ventricular drainage devices. Neurocrit Care 12 (2): 220–224, 2010
7. Torre-Healy A, Marko NF, Weil RJ: Hyperosmolar therapy for intracranial hypertension. Neurocritical Care 2011
8. Knapp JM: Hyperosmolar therapy in the treatment of severe head injury in children. AACN Clin Issues 16(2):199–211, 2005
9. Roberts I, Schierhout G, Wakai A: Mannitol for acute traumatic brain injury. Cochrane Database 2:CD001049, 2003
10. Himmelscher S: Hypertonic salne solutions for treatment of intracranial hypertension. Curr Opin Anaesthesiol 20:414–426, 2005

11. Curley G, Kavanagh BP, Laffey JG: Hypocapnia and the injured: more harm than benefit. Crit Care Med 38(5):1348–1359, 2010
12. Jacobi J, Fraser G, Coursin D: Clinical practice guidelines for the sustained use of sedatives and analgesics in the critically ill adult. Crit Care Med 30(1):119–141, 2002
13. McKeage K, Perry CM: Propofol: A review of its use in intensive care sedation of adults. CNS Drugs 17(4):235–272, 2003
14. Changani S, Papadakos P: The use of dexmedetomidine for sedation in patients with traumatic brain injury. Anesthesiology B20, 2002.
15. Murray MJ, Cowen J, DeBlock H, et al: Clinical practice guidelines for sustained neuromuscular blockade in the adult critically ill patient. Crit Care Med 30(1):142–156, 2002
16. Joint National Committee on Prevention, Detection, and Evaluation and Treatment of High Blood Pressure: The Seventh Report of the Joint National Committee on Prevention, Detection, and Evaluation and Treatment of High Blood Pressure. US department of Health & Human Services; National Institutes of Health publication No 04-5230, 2004
17. Broderick JP, Connolly S, Feldman E, et al: Guidelines for the management of spontaneous intracerebral hemorrhage in adults. Stroke 38:1–23, 2007
18. Harris OA, Colford JM, Good MC, et al: The role of hypothermia in the management of severe brain injury: A meta-analysis. Arch Neurol 59(7):1077–1083, 2002
19. Albanese J, Leone M, Alliez J, et al: Decompressive craniectomy for severe traumatic brain injury: Evaluation of the effects at one year. Crit Care Med 31(10):2535–2538, 2003
20. Figaji A, Fieggen A, Peter J: Early decompressive craniotomy in children with severe traumatic brain injury. Childs Nerv Syst 19(9):666–673, 2003

21. Jaeger M, Soehle M, Meixensberger J: Effects of decompressive craniec-tomy in brain tissue oxygen in patients with intracranial hypertension. J Neurol Neurosurg Psychiatry 74(4):513–515, 2003

22. Vahedi K, Hofmeijer J, Juettler E, et al: Early decompressive surgery in malignant infarction of the middle cerebral artery: A pooled analysis of three randomised controlled trials. Lancet Neurol 6(3):215–222, 2007

23. Vahedi K, Vicaut E, Mateo J, et al: Sequential-design, multicenter, randomized controlled trial of early decompressive craniectomy in malignant middle cerebral artery infarction (DECIMAL trial). Stroke 38: 2506–2517, 2007

24. Cho DY, Chen TC, Lee HC: Ultra-early decompressive craniectomy for malignant middle cerebral artery infarction. Surg Neurol 60(3): 227–232, 2003

25. Juttler E, Schwab S, Schmidek P, et al: Decompressive surgery for the treatment of malignant infarction of the middle cerebral artery (DESTINY): A randomized, controlled trial. Stroke 38(9): 2518–2525, 2007

26. Morik K, Nakao Y, Yamamoto T, et al: Early external decompressive craniectomy with duraplasty improves functional recovery in patients with massive hemispheric embolic infarction: Timing and indication of decompressive surgery for malignant cerebral infarction. Surg Neurol 62(5):420–429, 2004

27. Merenda A, DeGeorgia M: Craniectomy for acute ischemic stroke: How to apply the data to the bedside. Curr Opin Neurol 23:3–58, 2010

28. Unterberg A, Juttier E: The role of surgery and ischemic stroke. Curr Opin Crit Care 13:175–179, 2007

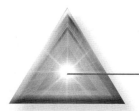

# 普通神经外科和神经系统疾病

Richard Arbour

## 第 35 章

### 学习目标

学习本章内容后,读者应能够:
1. 探讨脑瘤患者的手术治疗。
2. 阐述脑动脉瘤或动静脉畸形患者的护理。
3. 比较不同类型脑卒中。
4. 探讨有脑卒中史患者的护理管理。
5. 鉴别部分性癫痫发作与全身性癫痫发作。
6. 回顾最新抗癫痫药物。
7. 描述吉兰 - 巴雷综合征患者的临床表现和管理。
8. 描述重症肌无力患者的临床表现和管理。

由于疾病的发展,许多神经系统疾病患者常需要接受危重症护理。常规的神经外科程序中包括将患者术后转入重症监护室(intensive care unit,ICU)进行术后临时监护。有肿瘤并发症或需接受相关治疗的患者可能会再次转入 ICU。ICU 收治溶栓后的脑卒中患者,也接收脑卒中后因颅内压升高(intracranial hypertension,ICP)而产生并发症的患者。重症肌无力或吉兰 - 巴雷综合征患者由于心肺功能不全,可能也需要 ICU 监护。危重症护士应具备疾病进展的相关知识,并准备好相应的医疗和手术用具,得心应手地应对这些患者的紧急需求和长期需求。本章将概述 ICU 中最常见的神经外科和神经系统功能障碍的病因、临床表现、诊断性检查以及处理方法。

## ▲ 神经外科

神经系统疾病多数需要手术治疗。对颅内肿瘤、动静脉畸形(arteriovenous malformation,AVMs)和动脉瘤的患者来说,手术是常见的治疗手段,也是最佳选择。开颅手术是治疗上述疾病最常见的方式。接下来将从病因和病理学的角度阐述这些疾病,并详述治疗此类疾病相关的手术方式。

## 颅脑肿瘤

颅脑肿瘤被概括地界定为颅内赘生物。肿瘤可原发于脑部(原发性)或由其他器官转移入脑(转移性)。病理学检查可在细胞层面对肿瘤进行区分,并根据肿瘤恶化程度进一步分级。肿瘤分级主要用于预测患者的转归。表 35-1 列出了由世界卫生组织(WHO)划分的最常见的肿瘤类别。其他用以预测患者转归的因素还包括年龄、整体健康情况、是否早期发现和肿瘤的部位。

尽管许多脑肿瘤是低等级或"良性"的,但它们的发病部位可能会影响手术切除或导致脑水肿及周围组织移位。这会导致 ICP 升高。不经治疗的 ICP 会导致脑疝并致死。早期诊断、症状管理和病理学检查是影响预后的重要因素。

## 病因

大多数脑瘤的原因仍然未知。随着遗传学方面的研究进展,人们越来越关注包括脑肿瘤在内

表 35-1 脑肿瘤的分类和分级 *

| 分类 / 分级 | 详细描述 | 症状 | 治疗 / 预后 |
|---|---|---|---|
| **神经上皮瘤（约占原发性肿瘤的 50%）** | | | |
| **胶质瘤** | | | |
| **星形细胞** | | | |
| WHO 分级 1- 毛细胞型星形细胞瘤 | 多见于儿童，85% 见于小脑，生长缓慢，边界清晰，囊性，良性 | ICP 升高、局灶性神经学症状 | 通过手术可治愈（开颅术切除肿瘤） |
| WHO 分级 2- 星形细胞瘤 | 浸润性，生长缓慢 | 癫痫、急性或细微的发病症状 | 放射治疗（RT）残余肿瘤，在切除术后再用 RT，年轻患者预后更好 |
| WHO 分级 3- 间变性星形细胞瘤 | 高分化，退行性 | 急性发作症状 | RT，可选择同时行化疗或单纯 RT，高复发率；年龄和整体健康程度影响预后 |
| WHO 分级 4- 胶质母细胞瘤 | 低分化，有丝分裂速度快，成年人最常见的胶质瘤 | 起病症状急骤、ICP 升高或局灶性症状 | 具备浸润型肿瘤特性：不可能去除所有细胞；RT 和化疗相结合；可尝试试验性方案；几乎全部复发；中位生存期：12~18 个月 |
| 少突胶质细胞瘤 | 高分化，伴钙化，浸润性，生长缓慢，部分呈恶性（未分化） | 癫痫、头痛、细微的发病症状 | 在切除术后 RT，RT 伴或不伴化疗治疗间变性少突胶质细胞瘤 |
| 混合胶质瘤（少突星形细胞瘤） | 可能表现为浸润性更强或更弱，取决于其特性 | 取决于恶性肿瘤的位置和程度 | 预后差别大 |
| 室鼓膜瘤 | 多见于儿童或年轻的成年患者，起源于内脑室，常见于后颅窝，大多是良性的 | 可能表现为脑积水，症状与所在部位相关 | 用 RT 治疗残余或复发肿瘤，单纯脊柱部肿瘤者可行脑脊髓 RT，预后良好 |
| **胚芽型（原始神经外胚层肿瘤）髓母细胞瘤最常见** | 多为儿童，恶性，主要出现在后颅窝，33% 的患者有 CSF 扩散 | 症状与所在部位相关、常出现脑积水 | 全脑全脊髓 RT，预后不良，尤其是有 CSF 扩散时 |
| **周围神经肿瘤（约占原发性脑肿瘤的 8%）** | | | |
| **前庭神经鞘瘤（听神经瘤）** | 小脑桥脑角，良性，封闭式，与神经纤维瘤病相关联，II 型 | 听力减弱、耳鸣、平衡有困难，可能有其他脑神经功能缺失 | 用手术治愈，预后良好，脑神经功能缺失可能是暂时的也可能是永久的，影响生活质量 |
| **脑膜肿瘤（约占原发性脑肿瘤的 30%）** | | | |
| **脑膜瘤** | 由蛛网膜细胞组成，附着于硬脊膜，良性，边界清楚，可能是血管性的，常见位置：镰凸、嗅沟、蝶骨嵴、鞍旁区域、视神经 | 可能由硬膜拉伸导致头痛、癫痫和局灶性神经系统体征 | 切除程度（和复发程度）与肿瘤部位有关，完全切除后预后较好，非典型的和恶性脑膜瘤会有更浸润性的特征和更差的预后 |
| **淋巴瘤和造血系统肿瘤（约占原发性脑肿瘤的 3%）** | | | |
| **恶性中枢神经系统淋巴瘤** | 出现在中枢神经系统，但未见全身性淋巴瘤，常见于鞍部，弥漫性脑部浸润，可能侵犯脑室周围白质或涉及软脑膜，单发或多发 | 神经系统症状或精神神经症状 | 通过立体定位活检或中枢神经系统脱落细胞学检查来诊断，类固醇可能减少或暂时在 CT 或 MRI 上看不到病变，RT，伴或不伴化疗，单独大剂量地使用氨甲蝶呤可能推迟 RT 的时间，免疫功能正常患者发生率更高，AIDS 患者发生率更低；使用更先进疗法的患者可能有更高的生存率 |

续表

| 分类 / 分级 | 详细描述 | 症状 | 治疗 / 预后 |
|---|---|---|---|
| **生殖细胞肿瘤（约占原发性脑肿瘤的 1%）** | | | |
| | 进展性的肿瘤——来自性腺和性腺外的生殖细胞瘤（在增强 MRI 下显示为固体）和畸胎瘤（囊状、充满脂肪并钙化）最为常见 | 症状由所在部位决定，生殖细胞常发于鞍部——尿崩症 | 对生殖细胞瘤进行放射性治疗，可治愈，畸胎瘤预后较差，完全切除能提高生存率，部分患者可使用化疗 |
| **鞍区肿瘤（约占原发性脑肿瘤的 7%）** | | | |
| **垂体腺瘤** | 6.3% 是鞍区肿瘤，良性，起源于腺垂体，激素含量决定分型，微腺瘤小于等于 1cm；腺瘤大于等于 1cm | 分泌过多<br>• 催乳素：闭经、溢乳<br>• 生长激素：肢端肥大症<br>• 肾上腺皮质激素：库欣综合征<br>• 促甲状腺激素：甲状腺功能亢进症（罕见）<br>分泌过少导致脑垂体受抑制<br>视野缺失（双颞侧偏盲）、头痛、垂体腺瘤卒中、急性出血或腺梗死——需要紧急治疗 | 手术：约 95% 患者采用经蝶窦入路手术治疗，在部分分泌催乳素和生长激素的肿瘤中会适当使用药物，药物控制无效时，对复发或分泌过多的肿瘤使用 RT |
| **颅咽管瘤** | 良性，伴钙化，囊性 | 内分泌异常、视觉障碍、认知功能和性格改变；可能出现 ICP 升高 | 是否完全切除会影响预后，对残余肿瘤行 RT |
| **转移性肿瘤（新发病例约为 15 万 / 年，占所有肿瘤患者的 20%~40%）** | | | |
| | 起源于原发性全身性肿瘤，圆形、环状增强，50% 是单生肿瘤，肺和乳房是最常见原发部位 | 症状由所在部位决定 | 预后取决于肿瘤的数量、位置、全身性疾病和患者的年龄，完全切除肿瘤或行 RT 会促进预后 |

*对所有肿瘤来说，为切除肿瘤进行开颅手术或活检是明确诊断所必需的。

的各种肿瘤患者的染色体异常。对最常见的原发性脑胶质母细胞瘤的细胞遗传学研究发现多种染色体改变，包括特定染色体的增加或缺失。据推测，这一信息能帮助原发性脑肿瘤患者实现个体化治疗。一些遗传疾病，如神经纤维瘤和息肉，也与特定类型脑瘤的进展有关。

目前研究显示，与颅内肿瘤有关的环境因素包括电、磁场、食物（特别是在胃或膀胱中分解出 N- 亚硝基化合物的）、职业性接触和化学暴露。

研究已证明，大剂量的电离辐射可增加某些脑瘤（如神经鞘瘤、脑膜瘤和胶质瘤）的发生率。而小剂量电离辐射的作用目前还不确切。

## 流行病学

最近的统计数据表明，在美国脑瘤的新增病例为每年每 10 万人中约 14 人。其中，原发性高分化脑瘤或恶性脑瘤的比例为 29.5%。在美国，每年恶性脑瘤的发病率都在增长。

流行病学研究证实了多种脑瘤发生率变化的模式。在过去的几十年间，发展中国家恶性脑瘤的发病率显著增长。这种增长在某些程度上应归因于不断进步的诊断技术、医疗照护的普及以及老年人口的增多。然而，如前所述，发病率的提高也与环境和生活方式有关。

不同类型脑肿瘤的发生与年龄、种族和性别有关。如胶质母细胞瘤和脑膜瘤发病的平均年龄约为 60 岁。胶质瘤常发生于白种人和男性。非裔美国人和女性有更高的脑膜瘤发病率。

## 病理生理机制

血脑屏障为大脑提供了独特的保护机制。十九世纪中期的研究表明，外周静脉注入色素不会像出现在其他器官里一样出现在脑组织中。然而，当直接注射入脑脊液（CSF）中时，会被吸收入脑，但不通过脑中的动脉系统弥散到身体的其他部分。该项研究证实了血液和大脑之间，以及血液和脑脊液之间存在渗透限制，但大脑和 CSF 之间并没有渗透限制。肿瘤会破坏血脑屏障功能，通过 CT 和磁共振扫描（MRI）显示，许多肿瘤部位会摄取造影剂，血脑屏障的破坏可能与高分化的恶性肿瘤毛细血管供血渗透性增长有关。血脑屏障受损可能与肿瘤组织毛细血管渗透压升高和肿瘤的恶性程度有关。

脑肿瘤以及其他脑部病变常发生由毛细血管通透性增加导致的血管性脑水肿，这是由血脑屏障破坏直接导致的。在门罗 - 凯利学说中，颅腔内容物——大脑、CSF 和血液的容量是固定的。当某一成分容量增加都要通过减少其他成分的容量来实现平衡。当这种代偿机制失代偿时，就会出现水肿和 ICP 增加。图 35-1 中，MRI 图像展示了由胶质母细胞瘤导致的脑水肿及其导致的严重影响（脑结构改变）。一些生长缓慢的肿瘤（例如

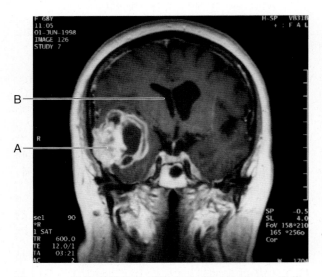

**图 35-1** ▲ 环状增强的胶质母细胞瘤冠状面 MRI 影像。（A）和脑结构严重改变（B）。（Courtesy of Henry Brem，MD，Johns Hopkins University，Baltimore，MD.）

脑膜瘤）可能由于这种代偿机制和脑部的可塑性而变得异常巨大。大脑的这种可塑性使得脑部能够在很长的一段时间里适应肿瘤的缓慢生长。

## 临床表现

脑瘤患者可能会表现出一种或多种肿瘤生长的症状和体征。这种症状可能是局部的也可能是全身性的。脑肿瘤导致的全身性改变最常见的是头痛、癫痫或精神状态改变。这些均与 ICP 升高有关。

ICP 升高的三联征包括头痛、恶心伴或不伴呕吐和视乳头水肿（视神经盘肿胀）。这种症状一般可用皮质类固醇治疗，将在本章后内容中讨论。脑疝（脑组织大规模移位、ICP 升高或两者皆有）的临床案例通常需要进行危重症监护，包括限制液体、过度通气、使用渗透性药物和利尿剂。某些条件下还须通过脑室引流管引流脑脊液（第 34 章）。

癫痫的发生率取决于肿瘤的位置和肿瘤的组织学改变。超过 60% 的患者在患病过程中会发生癫痫，在低分化肿瘤患者中更为常见。脑半球肿瘤比颅后窝肿瘤更容易发生癫痫。癫痫可能是局限性的也可能是全身性的，将在本章后内容中讨论。

精神状态改变往往是由 ICP 升高或脑积水对脑组织造成的严重影响导致的。患者由于 ICP 升高可能会变得嗜睡，反应迟缓。认知状态发生改变的表现为注意力难以集中、记忆错乱、人格改变、意识模糊及定向障碍。尽管精神状态的改变与额叶肿瘤有关，但也可由 ICP 升高导致。

肿瘤的压迫可导致暂时的局灶性神经功能缺损，而肿瘤对脑组织破坏则可能导致永久性的局灶性神经功能缺损。所导致的神经功能缺损与肿瘤的部位有直接联系。图 35-2 列出了不同部位脑肿瘤的特异性症状及体征。

## 诊断

病史采集是诊断脑瘤过程的最关键一步。应对症状持续时间、发病频率以及严重程度进行确认。了解是否在一天中某个特殊的时间段出现症状，或者是否由一系列活动引发症状；症状是间歇还是持续性出现？药物治疗是否有效？是晨起头痛，还是由瓦氏动作加剧的头痛，亦或是肿瘤引起 ICP 升高，导致患者恶心、呕吐，并由此引起的头痛。体格检查可进一步定位病灶。患者可能非常

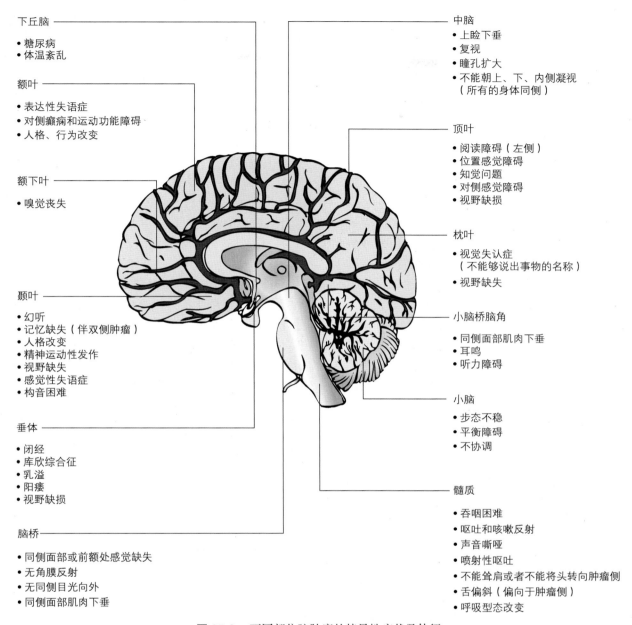

下丘脑
- 糖尿病
- 体温紊乱

额叶
- 表达性失语症
- 对侧癫痫和运动功能障碍
- 人格、行为改变

额下叶
- 嗅觉丧失

颞叶
- 幻听
- 记忆缺失（伴双侧肿瘤）
- 人格改变
- 精神运动性发作
- 视野缺失
- 感觉性失语症
- 构音困难

垂体
- 闭经
- 库欣综合征
- 乳溢
- 阳痿
- 视野缺损

脑桥
- 同侧面部或前额处感觉缺失
- 无角膜反射
- 无同侧目光向外
- 同侧面部肌肉下垂

中脑
- 上睑下垂
- 复视
- 瞳孔扩大
- 不能朝上、下、内侧凝视（所有的身体同侧）

顶叶
- 阅读障碍（左侧）
- 位置感觉障碍
- 知觉问题
- 对侧感觉障碍
- 视野缺损

枕叶
- 视觉失认症（不能够说出事物的名称）
- 视野缺失

小脑桥脑角
- 同侧面部肌肉下垂
- 耳鸣
- 听力障碍

小脑
- 步态不稳
- 平衡障碍
- 不协调

髓质
- 吞咽困难
- 呕吐和咳嗽反射
- 声音嘶哑
- 喷射性呕吐
- 不能耸肩或者不能将头转向肿瘤侧
- 舌偏斜（偏向于肿瘤侧）
- 呼吸型态改变

**图 35-2 ▲ 不同部位脑肿瘤的特异性症状及体征**

不注意或完全不知道自身的细微神经功能改变，因此需家属参与到病史采集过程中，这样更有利于疾病诊断。

CT 和 MRI 等影像学检查可进行病灶定位，并评估脑水肿程度及周围结构所受的严重影响。在急诊，CT 常被用来帮助鉴别诊断。由于 MRI 可从三个维度对肿瘤进行显像（轴状面、冠状面、矢状面），因此常被作为诊断的首选工具。脑电图（EEG）常用于确定癫痫电位的存在，从而判断是否需要抗惊厥治疗。磁共振血管造影（MRA）可描绘血管解剖结构及对肿瘤供血血管进行分析，这种非侵入性方法可替代血管造影。血管造影是一种鉴别诊断肿瘤供血血管的侵入性操作，并可通过使用制备胶剂对血管进行栓塞。在一些案例中，像脑膜瘤这样的巨大肿瘤，可基于血管造影和栓塞治疗的结果选择在 24~48 小时内行手术治疗。

功能 MRI（fMRI）是一种用于显像优势半球或运动带上肿瘤的技术。脑部血流（CBF）的增加可以在 fMRI 中反映出来。患者执行一个特定动作时，fMRI 会显示大脑被激活的部位，这一无创的评估方法可用于术前评估语言能力、运动能力、感觉功能与脑瘤位置关系，此方法已被许多医疗机构应用。正电子发射断层扫描（PET）使用放射性核素来测量 CBF 和脑代谢,可将低级的脑瘤从高等级的(以及代谢更活跃的)脑瘤中鉴别出来。对治疗后的患者来说,PET 可将放射性坏死从高分化肿瘤中鉴别出来。磁共振光谱(MRS)是一种测量脑瘤代谢水平的无创性造影技术,生物复合物,如胆碱,能够在脑瘤中进行定量分析。因为 MRS 是和 MRI 可同时进行,可以在不额外增加患者不便的条件下同时获得肿瘤的解剖特征和代谢特征。

## 临床治疗

一旦通过病史采集、体格检查和影像学资料明确脑肿瘤的诊断,便需尽快决定采用哪种治疗方式更加合适,与患者及家属讨论药物治疗和手术治疗方案。

## 药理治疗

众所周知,肿瘤和肿瘤治疗均会导致 ICP 升高,ICP 升高可使用糖皮质激素加以治疗,如地塞米松等糖皮质激素可通过降低肿瘤的毛细血管通透性,同时可将体液排到到脑室系统以减轻脑水肿。围术期可每日给予 16mg,分 2 次或 4 次使用,可很快控制症状。类固醇也可提高手术的安全性,然而它们有明显的不良反应,详见表 35-2。

使用皮质类固醇的患者应经常使用组胺 2 型受体($H_2$)阻滞剂,以防因长期使用类固醇导致的胃肠道(GI)症状。单独使用类固醇导致消化性溃疡和消化道出血的危险性较低,但是对于服用非甾体抗炎药(NSAIDs)的患者来说则风险增加。

当患者出现癫痫时提示需先进行抗惊厥治疗。许多医生在围术期预防性地使用抗癫痫药物(AEDs)。有研究显示,采用 AEDs 治疗的患者术后癫痫的发生率与未治疗组相比差别并不大,部分医生会限制术后使用 AEDs 以及预防性 AEDs 治疗。然而,据调查仍有 70% 的美国神经科医师协会成员认为他们会继续给脑瘤患者预防性使用 AEDs 治疗。癫痫的相关内容将在本章后续中详细讨论。

## 手术治疗

临床和影像学评估可帮助鉴别诊断。然而,肿瘤组织的病理学检查可直接明确诊断。有两种手术方法可用来诊断和治疗脑肿瘤。立体定向活检术是在 MRI/CT 引导下采取肿瘤组织的样本。开颅手术是在确定肿瘤可切除的前提下进行,可在切除病变的同时行病理学检查。具体内容将在本章中"手术方法"中进一步讨论。

在过去的几十年内,随着麻醉、微创手术设备、术中监测技术和药物管理的发展,患者的术中生存率显著提高,术后发病率明显降低。对脑瘤患者围手术期飞管理需要多学科团队协作,方法详见表 35-3。

**表 35-2　皮质类固醇治疗的并发症**

| 系统 | 并发症 |
| --- | --- |
| 神经系统 | 常见:行为改变,失眠,肌肉病变,幻觉,呃逆,震颤,脑萎缩<br>不常见:精神病,痴呆症,癫痫,依赖,下肢轻瘫(硬膜外脂肪过多症) |
| 一般情况 | 体重增加,库欣综合征(满月脸,水牛背,向心性肥胖),感染概率高(例如:念珠菌病,卡氏肺囊虫肺炎),盗汗,过敏反应,血管神经性水肿<br>备注:类固醇逐渐减量可能会导致先前状况的复发(例如关节炎,过敏性反应) |
| 心血管系统 | 高血压,动脉粥样硬化,加重心血管和脑血管疾病 |
| 皮肤系统 | 皮薄,瘀斑,紫癜,痤疮,皮纹,抑制伤口愈合,多毛 |
| 内分泌系统 | 高血糖,低钾血症,高脂血症,体液潴留 |
| 胃肠道系统 | 食欲亢进,腹胀,胃肠道出血,消化性溃疡,胰腺炎,肝肥大 |
| 泌尿生殖系统 | 多尿,月经失调,不孕不育 |
| 血液系统 | 中性粒细胞,淋巴细胞减少 |
| 眼 | 视物模糊,白内障,青光眼,眼色素层炎 |
| 风湿免疫系统 | 骨质疏松,股骨头缺血性坏死 |

Modified from Hickey JV: The Clinical Practice of Neurological and Neurosurgical Nursing. Philadelphia, PA: Wolters Kluwer/Lippincott Williams & Wilkins, 2009; and Stummer W: Mechanisms of tumor-related brain edema. Neurosurg Focus 2007. Accessed June 9, 2010 from http://www.medscape.com/viewarticle/559000.

表 35-3　脑肿瘤患者的多学科管理指南

| 阶段 | 管理团队 | 干预措施 | 护理注意事项 |
|---|---|---|---|
| **术前** | | | |
| • 病史和体格检查 | • 神经外科医师,操作护士,注册护士 | • 获取病史和体格检查;神经系统评估:精神状态,脑神经,运动感觉功能,协调性,反射 | • 开始术前指导,尽可能多地让家庭成员参与进来 |
| • 药物治疗 | • 医师,药师,操作护士,注册护士 | • 使用皮质类固醇和组胺 2 型受体($H_2$)阻滞剂;用于小脑幕上病变的抗惊厥药<br>• 尝试新药;用药审查;讨论药物间的相互作用或禁忌 | • 暂停使用抗凝血剂,非类固醇抗炎药(根据医师处方) |
| • 诊断性检查 | • 神经影像科医师 | • 获取 MRI 或 CT 扫描基线<br>• 心电图、胸部 X 光片<br>• 按照指征进行其他诊断性检查 | • 大多数术前测试在术前一周进行 |
| • 术前宣教 | • 根据患者情况:注册护士,神经外科医师,神经麻醉医师 | • 签署知情同意书<br>• 在住院日前获得所有的诊断报告 | • 推荐使用书面的小册子指导患者及其家属 |
| • 入院 | • 办公室人员 | • 获得 / 确认人口信息 | • 大多数患者于手术当天入院 |
| **术中** | | | |
| • 立体定向活检 | • 手术团队,医师,麻醉医师,放射科医师,病理医生 | • 安置立体定向设别;通过插入的导管在 MRI/CT 指导下采取样本<br>• 组织学分析 | • 可在放射科或手术室进行<br>• 针对脑立体定向仪注意事项进行宣教<br>• 可选择无框架程序 |
| • 开颅手术 | • 手术团队,医师,麻醉医师,病理医生 | • 活检肿瘤组织;肿瘤切除<br>• 组织学分析 | • 针对全麻注意事项进行宣教 |
| **术后** | | | |
| • 重症监护室 | • 重症监护室人员,神经外科医师 | • 监测血流动力学;经常做神经功能评估 | • 如可能,让患者及其家人在术前参观监护室病房 |
| • 普通病房 | • 基层护士,医师,咨询医师,康复医学,药师,神职人员,营养师 | • 术后照护包括测量生命体征、神经功能评估、伤口护理、指导咳嗽和深呼吸;在耐受范围内增进患者活动并改善饮食<br>• 提供康复方面的咨询<br>• 根据情况,评估功能缺失和并发症,并提供相关咨询 | • 如条件允许,更多地让家人参与护理过程<br>• 患者通常在术后 24h 内下床<br>• 近来,住院时间的缩短导致家庭参与度和责任感增加;所以当患者还在普通病房时就应开始对家属进行宣教 |
| • 出院计划 | • 社会工作者,护理人员,咨询医生,放射肿瘤科医师,肿瘤内科医师(根据指征) | • 按需拟定住院 / 院外康复计划(作业疗法,物理治疗,交谈疗法,认知功能训练)<br>• 按需给予出院后治疗(例如化学治疗和放射治疗)<br>• 按需提供临终关怀(住院或家庭临终关怀),尤其是在常规方法难以治疗的复发性恶性胶质瘤患者 | • 理想情况下,患者到达普通病房即开始制订出院计划<br>• 由于患者往往在术后 2~3d 出院,所以家人扮演了很重要的角色,尤其是对于恶性程度高而需要在家中进行临终关怀的情况 |

Adapted from Bohan E, Macenka DG: Surgical management of patients with brain tumors. Semin Oncol Nurs 20(4):240-252,2004.

尽管脑肿瘤患者手术疗法有了很大的进步，但术后并发症仍然很严重，需要进行重症监护。最常见的并发症包括脑水肿、感染、低钠血症或其他电解质紊乱、出血、静脉栓塞［包括深静脉血栓（DVT）和肺动脉栓塞（PE）］，及癫痫（表 35-4）。

## 放射疗法

很多无法根治的脑部肿瘤可采用辅助疗法。对于多数脑部肿瘤来说，放射疗法（RT）是活检和开颅手术后的首选治疗措施。射线的能量将在肿瘤细胞分裂时破坏其 DNA。三维射线通常可用于治疗无法手术切除的肿瘤，这种射线疗法在限制肿瘤的形状和大小的同时可以保护正常组织不受损害。一般采用标准剂量 6 000cGy（cGy；也指射线吸收的剂量，或者拉德）的射线对早期肿瘤进行为期 6 周，每周 5 次放疗。多发性转移肿瘤需要接受 10 个以上疗程大约 3 000cGy 剂量的放射治疗，一些转移肿瘤则需高剂量射线，甚

表 35-4 脑肿瘤患者并发症的重症监护

| 诊断 | 管理 |
| --- | --- |
| ICP 升高 | • 皮质类固醇和抗酸药或组胺 2 型受体（$H_2$）阻滞剂<br>• 静脉输液：避免低渗性液体<br>• 摇高床头，保持身体在一条直线上<br>• 预防并控制高血压；保证有效的动脉管路；如果有需要，进行 ICP 监测，用 血管活性 / 肌力药将中心静脉压维持在 70~80mmHg 间，以维持 CPP。如 ICP 骤升则需要更高的 MAP 将 CPP 维持于 60~70mmHg<br>• 保持氧合状态良好；可能需要气管插管<br>• 谨慎使用渗透压疗法：用甘露醇扩充血容量并从脑中引流液体；可与呋塞米合用<br>• 用镇静药来减少活动，降低血压<br>• 可能需要脑室置管来检测 ICP 和脑内 CSF<br>• 谨慎地在短期内使用过度通气治疗以减少动脉二氧化碳分压（6~24h）<br>• 可能需要手术清除血肿 |
| 伤口感染、脑内脓肿、骨瓣感染 | • 血液学检查，包括全血计数和血培养<br>• CT，MRI，在一些病例中会用 MRS 来鉴别脓肿<br>• 如果可行的话，手术切除骨瓣或脓肿<br>• 需要时，做合适的伤口培养<br>• 应用抗生素治疗<br>• 如是传染性疾病，咨询使用适合的药物，及其剂量和疗程 |
| 高钠血症或低钠血症 | • 可能出现糖尿病尿崩症，盐耗综合征或抗利尿综合征<br>• 低钠血症：限制液体，高渗盐水<br>• 高钠血症：液体，加压素 |
| 颅内出血 | • 立即行 CT 检查评估是否有出血的早期征象<br>• 监测 BP<br>• 检查实验室指标：凝血酶原时间，部分凝血活酶时间，血小板<br>• 根据前面所述方法纠正 ICP 升高<br>• 可能需要气管插管，机械通气<br>• 可能需要手术去除血块 |
| 血栓栓塞：DVT 和肺栓塞 | • 通过 TCD 检查或通气 - 灌注扫描诊断<br>• 只可在 CT 扫描排除颅内出血之后使用肝素<br>• 可以选择腔静脉过滤器（Greenfield 过滤器）<br>• 大的肺栓塞需在 ICU 监护下进一步治疗 |
| 癫痫 | • 潜在癫痫状态<br>• 保护患者免于受伤<br>• 静脉滴注抗癫痫药进行治疗 |

至增强聚焦辐射。

放射治疗还有一些方式可供选择。调强放射治疗(IMRT)可对射线进行控制,使得射线的能量更加集中与病变位置,而不伤害周围正常脑组织。立体定位放射治疗(SRS)(例如伽马刀和线性加速器)是在 MRI 引导下进行,在获取三维图像的同时以大剂量的射线来处理残留肿瘤并保护正常脑组织。近距离射线疗法是将含有性质活跃的同位素粒子或球囊置入到残留肿瘤组织中。放射增敏剂可以增加肿瘤组织的氧气供应,氧气继而提升射线治疗效果。增温也是通过增加肿瘤组织氧供从而提升射线治疗效果。

## 化学疗法

恶性脑肿瘤需多种治疗方法联合治疗。肿瘤复发时,放疗和化疗常常需联合进行。药物可以口服或者静脉输入,但有可能会引起全身毒性反应,并且难以通过血脑屏障,进而无法保证足够的剂量可达到药效。在大多数脑部肿瘤和多形性胶质母细胞瘤的治疗中,替莫唑胺和放疗联合使用取得了良好的效果。

化疗还在开颅手术时用于清除肿瘤切除腔。恶性多发性脑部肿瘤的化疗周期为 2~3 周,使用一种生物可降解聚合物晶片作为载体向颅腔持续注入卡莫司汀(BCNU)。此晶体一般在肿瘤初诊或肿瘤复发时即可手术置入。

## 研究项目

放射治疗和化学治疗的靶向目标都是受损细胞的 DNA,达到杀死细胞或阻止细胞分裂的目的。目前,研究者们正积极尝试从肿瘤生长的其他方面出发努力发掘可对其产生抑制作用的治疗方法:

• 神经胶质瘤细胞缺少一种抑制肿瘤生长的蛋白(-p53)。基因疗法正在进一步探索用腺病毒抑制肿瘤细胞,因其可在肿瘤细胞中复制并灭活这些肿瘤细胞。经过基因设计,它们不会在正常细胞中复制(+p53)。抗血管生成因素也被用于防止肿瘤构建自身的血液供应系统,这是抑制肿瘤生长的关键。

• 免疫疗法是通过刺激免疫系统来消灭肿瘤。靶向毒素被注射并渗透进肿瘤细胞。细胞因子,如干扰素和白细胞介素,是由身体刺激免疫反应而产生的蛋白质,它们可与失活的肿瘤细胞结合,形成肿瘤疫苗的基础。

• 癌细胞有抵抗化疗的酶。可使用一种被称为拮抗剂的药物来抑制这些酶,以增强化疗的效果。

• 外科技术,例如神经内镜法和荧光制导切除术,均可在恶性胶质瘤的治疗过程中进一步使用。

• 有基因研究把胶质母细胞瘤详细地分为四种分子实体,并且将来有可能通过利用肿瘤干细胞开展新的治疗方案。

## 护理措施

**评估**　一些肿瘤可以通过手术治愈,而一些则需要长期的辅助治疗以及疾病复发治疗。作为多学科协作团队的一员,护士在患者的整个患病过程中,扮演了照护患者和给予其家人支持的关键角色。护士将参与到脑肿瘤患者的诊断、治疗以及后续的护理过程中。在评估患者时,需尤其注意其潜在的精神状态改变,即使改变微弱也会导致患者的决策能力受损,因为患者必须经常对自己的各种治疗做出决策。因此,对患者医疗决策能力的评估成为了护士病情评估工作的一部分。

**计划**　详细的病史采集和症状评估有助于精确诊断脑瘤。开展药物治疗的患者,护士要对患者进行关于括服药剂量、不良反应和禁忌证等内容的健康宣教。需要与患者及其家属讨论各项检查结果及其所指向的相应诊断。当作出手术的决定后,需给予患者术前宣教。表 35-3 列出了护士在对该类患者制订护理计划中所扮演的角色。口头和书面宣教材料应保存好,在后续治疗过程中的不同阶段仍将发挥作用。

尽管手术和后续治疗对患者及其家庭有极大的负面影响,但护士应将鼓励患者尽快恢复作为一项重要任务。护理人员应以积极的态度来持续鼓励患者,促使其恢复。

## 临终关怀

各种各样的手术和辅助疗法常常能够在一段时间内控制恶性肿瘤的发展,然而,最终肿瘤或者复发或者对所有治疗手段产生耐受性,而且,患者的生活质量不断下降无法进一步的治疗。因此,许多医院在这种情况下开始姑息治疗,在大多数社区均可提供居家或院内临终关怀服务,可为患者提供专业的支持性的临终照护。

# 动脉瘤

动脉瘤是一种由于动脉管壁弱化而导致血管产生鼓胀效应或者整体膨胀的疾病。动脉瘤是一种先天性或者退行性的动脉病变。当膨胀的血管壁发生破裂或者膨胀到一定大小，进而压迫周围脑组织时，则需要引起重视。

约 10%~30% 的患者在送医治疗前便因动脉瘤出血而死亡。另有 50% 的患者在首次出血后 1 个月内死亡。再次出血是有动脉瘤破裂病史的患者死亡的重要诱因。在第一次出血后存活下来的患者中，25% 的患者在 24 小时内死亡，40% 到 49% 在 3 个月内死亡。最新的数据显示，动脉瘤性蛛网膜下出血（SAH）的整体死亡率高达 65%。再次出血多发生在首次出血之后 7 天左右。出血 1 个月后，格拉斯哥昏迷量表评分高及首次 CT 检测未发现出血迹象均预示着预后较好。

## 病因

动脉瘤的病因仍不明确，可能是先天性因素和退行性因素共同作用的结果。卡迈克尔提出了动脉瘤形成的综合性假说。在血管的三层结构——血管内膜（最内层）、血管中膜（中间层）和血管外膜（外层）中，血管中膜的先天性局部缺陷最为常见。然而，退行性病变也是动脉瘤形成的必要因素。通过对动脉瘤囊内的正常血管壁进行组织学分析发现，血管中膜通常在动脉瘤颈处中断，当内部弹性层进入动脉瘤囊中时断裂成碎片。动脉瘤更常见于成人，而儿童则很罕见，这与此假说相一致。

虽然颅内动脉瘤的准确成因仍不明，但有证据表明后天获得性因素和先天因素对其产生和发展起到很大的作用。先天因素主要是遗传性疾病，后天获得性因素包括外伤性脑损伤、败血症、吸烟和高血压。还有多种临床问题伴与脑动脉瘤相关，如马方综合征、主动脉收缩、多囊性肾病和系统性红斑狼疮，这些现象可支持先天因素对脑动脉瘤发生、发展中发挥作用的假设。

## 流行病学

颅内动脉瘤是常见的病变，尸检报告表明在成年人群中占 1%~6%。大部分动脉瘤都很小且可能一生都不会破裂，有些人甚至有不止一处动脉瘤。在美国，每年大约有 3 万例新增蛛网膜下腔出血病例是由于动脉瘤破裂所导致。蛛网膜下腔出血的发病率大约为每 10 万人中 8~10 人。破裂的风险为每年 1.34%。

脑动脉瘤也可能与其他病理进程有关，如多囊性肾病。有两位直系亲属有颅内动脉瘤病史的患者以及患有常染色体遗传性多囊肾病的患者，有必要定期行磁共振检查。动脉瘤的发病率随年龄的增长而上升，在 55~60 岁时达到高峰。女性的发病率高于男性，而且正如之前所述，可能还与吸烟有关。季节性变化是该疾病的另一个流行病学特征，据临床观察该病有季节性变化规律，发病率在春秋季会有所上升。

关于颅内动脉瘤以及蛛网膜下腔出血的联合研究显示，32% 的病例在运动时发生出血。研究也指出类似比例的出血发生于睡眠时。总体来说，蛛网膜下腔出血可大致分为三种情况：睡眠中、活动中以及休息时。

## 病理生理机制

动脉由三层组成：内皮细胞、平滑肌以及结缔组织。平滑肌层或血管中膜存在缺陷时可导致内皮细胞膨出，从而形成动脉瘤。大部分脑动脉瘤产生于 Willis 环前部附近的较大动脉。在大脑前循环中，最常发病的位置是前交通动脉、后交通动脉、脑中动脉分叉部以及颈内动脉分叉部。在大脑后循环中，最常见的发病部位是基底动脉顶端以及后下小脑动脉。

因血管内膜层弱化，高流速的血液开始涌动，产生漩涡效应，因此扩张血管壁，导致不正常的血囊。血管壁因扩张而弱化并最终破裂。血囊对周围脑组织的压迫会导致局限性神经功能缺陷。动脉瘤破裂可能导致蛛网膜下、大脑内及脑室内出血。

动脉瘤可以根据形状来分类。囊状动脉瘤又被称为"浆果状动脉瘤"，因其由一个明显的蒂和动脉中层类似浆果状的膨出。浆果状动脉瘤通常都被发现于脑内主要动脉的分支顶端，该处从血流动力学上说对血管的压力最大（图 35-3）。另一种是梭形脑动脉瘤，多发生于椎 - 基底动脉系统，梭形动脉瘤向四周扩张并常继发于动脉粥样硬化。第三种动脉瘤被称为细菌性动脉瘤，因感染而形成。

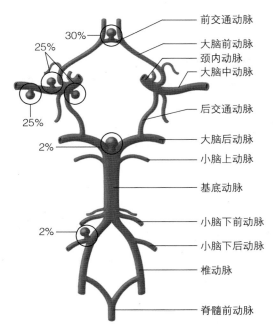

| | | |
|---|---|---|
| 30% | | 前交通动脉 |
| 25% | | 大脑前动脉 |
| | | 颈内动脉 |
| | | 大脑中动脉 |
| 25% | | 后交通动脉 |
| 2% | | 大脑后动脉 |
| | | 小脑上动脉 |
| | | 基底动脉 |
| | | 小脑下前动脉 |
| 2% | | 小脑下后动脉 |
| | | 椎动脉 |
| | | 脊髓前动脉 |

**图 35-3** ▲ 大脑 wiliis 环与常见的动脉瘤部位

脑动脉瘤也可根据其形状分类。小于 10mm 称为小动脉瘤，在 10mm 到 20mm 之间称为大动脉瘤，25mm 以上者称为巨大动脉瘤。巨大动脉瘤之所以需要格外关注，是因其压迫周边脑组织，或者影响区域内循环。动脉瘤大小与破裂的关系仍存在争议。7mm 是动脉瘤破裂的平均尺寸，但更小的病变也会造成习惯性出血。因形成动脉瘤的血管通常位于脑部蛛网膜和脑组织之间的区域，故动脉瘤引起的出血多发生在蛛网膜下区域。血管破裂产生的力量可使血液透过软脑膜进入脑实质，造成颅内出血；也可能穿过蛛网膜进入硬膜下腔造成硬膜下出血。

## 临床表现

多数动脉瘤永远不会引起临床症状，常在尸检时可发现，引起临床症状的动脉瘤大多出现于 35~60 岁之间的患者。分级评分表可用来预测脑动脉瘤的临床转归。Hunt-Hess 量表可对脑动脉瘤引起蛛网膜下腔出血的严重程度进行评估，在这个评分体系中，0 级为未破裂动脉瘤，5 级为有严重神经系统后遗症的出血（表 35-5）。但是，Hunt-Hess 量表并不是 SAH 所用的唯一评分系统，世界神经外科医师联盟分级表也会被用于评估 SAH，费希尔得分表也是另一种在患者入院时用于估计蛛网膜下腔出血密度的工具（表 35-6）。费希尔得分 3 分或 4 分时患者临床转归恶化的可能

性增加，评分 1~2 分时死亡率并未增加。

**表 35-5　动脉瘤的 Hunt-Hess 分级法**

| 0 级 | 未破裂的动脉瘤 |
|---|---|
| 1 级 | 无症状<br>轻微头痛<br>轻度颈项强直（脖子僵硬） |
| 2 级 | 中度或重度头痛<br>颈项强直<br>脑神经功能缺失 |
| 3 级 | 昏睡<br>意识模糊<br>轻微局灶性神经功能缺失 |
| 4 级 | 木僵<br>中或重度运动功能缺失<br>可能出现去大脑强直 |
| 5 级 | 深昏迷<br>去大脑强直<br>濒死状态 |

Data from Brisman JL, Soliman E. Cerebral aneurysm. Updated May 22, 2009; accessed May 16, 2010 from http://www.emedicine.medscape.com/article/252142-print; Leibskind DS. Cerebral aneurysms. Updated May 10, 2009; accessed from http://emedicine.medscape.com/article/1161518-print; Alexander S, Gallek M, Prescuitti M, et al: Care of the patient with subarachnoid hemorrhage: AANN Reference Series for Clinical Practice. Am Assoc Neurosci Nurses 2007.

**表 35-6　Fisher 评分表**

| Fisher 组 | CT 对出血的评估 |
|---|---|
| 1 | 未检测到蛛网膜下腔出血 |
| 2 | 弥漫或垂直厚度 <1mm |
| 3 | 局灶性和 / 或垂直层厚度 ≥1mm |
| 4 | 弥漫的脑内血凝块或脑室血凝块，或没有出现 SAH |

CT 上显示的出血量可用于血管痉挛的一个预测指标

约有半数患者在脑动脉瘤破裂前会出现一些警示症状，如头痛、昏睡、颈部痛、"脑中杂音"和光晕、动眼神经、三叉或脑神经功能障碍。

动脉瘤出血或破裂之后，患者通常会主诉剧烈头痛。一般描述成"一生中最糟糕的头痛"。由于 SAH 或动脉瘤的占位效应，还可伴随其他症状如恶心、呕吐、局灶性神经功能缺失或昏迷。动脉瘤最典型的占位效应表现与 ICP 上升有关。SAH 会出现脑膜刺激征，如颈项强直、畏光、视物模糊、易怒、发热、克尼格征阳性和巴宾斯基征阳性等。相应的功能缺失取决于动脉瘤及其所致出血的位

置与出血的严重程度。

出血后随着蛛网膜下腔的 ICP 迅速达到平均动脉压(MAP),出血将很快停止,留给脑动脉瘤破裂处足够长的时间来密封和修复,达到填塞的止血效果。如果这个过程无法实现,患者将会死亡。

当蛛网膜下腔内有积血时,血液刺激脑干,导致自主神经系统异常。此外,由于 ICP 骤升导致血压升高。在蛛网膜下腔的血液阻碍了蛛网膜绒毛对脑脊液的重吸收,可导致蛛网膜下腔出血的另一个并发症——脑积水,脑积水可进而导致侧脑室和第三脑室扩张。

## 诊断

脑动脉瘤的诊断常以病史、体格检查、CT、腰穿和脑血管造影结果为依据。护士采集患者病史后,选脑动脉瘤的高危因素如遗传易感性、高血压和吸烟。有蛛网膜下腔出血的患者可表现为头痛、颈部不适,但无任何神经系统体征。头痛程度从中度到重度不等。头部 CT 扫描可保证大多数患者出血 24 小时内得以确诊,这是在 24 小时内对出血进行诊断的最敏感方法。发生 SAH 5 天后约 50% 的患者 CT 显示阳性,随后这一比例持续下降。

如果 CT 结果呈阴性,而且有症状提示患者发生了 SAH,常选择腰穿进行确诊。若腰穿呈阳性,将用到多种不同的脑血管造影方法确认 SAH 的起源位置,包括 CT 血管造影、MRA 或数字减影血管造影术(DSA)。尽管以上几种检查能够确定血管的解剖结构,但如计划手术治疗,DSA 才是金标准。经颅多普勒(TCD)超声也能够诊断和治疗 SAH 的常见并发症——血管痉挛。对脑动脉瘤或动静脉畸形(稍后讨论)患者的护理诊断详见表框 35-1。

---

| 表框 35-1 | 护理诊断示例 |
|---|---|

**脑动脉瘤或动静脉畸形患者**

- 脑组织灌注无效　与颅内高压或脑血流中断有关。
- 急性疼痛　与脑膜受刺激有关。
- 体液过多　与血管痉挛导致的血容量过多有关。
- 有体液不足的危险　与体液限制和用于控制颅内高压的渗透压有关。

---

## 临床治疗

在动脉瘤修复之前,对动脉瘤破裂或出血患者的主要护理措施是尽可能减少刺激。一些医疗机构提出了"动脉瘤注意事项"作为防止出血的预防措施。这些措施包括提供安静的环境、规律排便、防止排便时过度用力(瓦尔萨尔瓦动作)和限制访客。

## 药物治疗

在治疗或手术前应用抗高血压药物来控制血压(BP),防止血容量下降。电解质异常是常见并发症,特别是低钠血症,低钠血症常与钠盐丢失过多,而不是与抗利尿激素异常综合征有关,可通过钠盐置换和保持血容量平衡来纠正。

可用润肠剂来防止脑动脉瘤患者排便时用力过度。中等剂量的止痛药可用于缓解头痛。乙酰氨基酚等退烧药和低温毯可用于缓解由蛛网膜下腔淤血而引起的发热,且不会掩盖其神经系统症状。动脉瘤患者需合理地使用麻醉药。

## 手术治疗

**夹闭**　如果动脉瘤处在手术可及的区域,可考虑手术夹闭,目的是将动脉瘤彻底闭塞。椎基底动脉系统的动脉瘤常常因无法触及导致手术困难。脉瘤夹闭手术是用夹子夹闭动脉瘤颈部,采用的钛质小夹子有各式不同的型号和形状。对于较宽大的动脉瘤,会用到不止一个夹子来确保完全闭塞动脉瘤颈部。动脉瘤颈部被夹闭后,可将动脉瘤刺破致坍塌,以有效减少其占位效应。

一些动脉瘤可被纱布样物质包裹,或涂上用以支撑动脉瘤的丙烯酸物质。尽管包裹或者涂料并不是手术的目的,然而当动脉瘤呈梭形时,这可能唯一的办法。

在过去的数年里,关于应该在何时进行手术干预的争议一直存在,最近认为应尽早手术。因此,手术通常应在破裂开始或者出血之后的 24~48h 之内开展(图 35-4)。

在动脉瘤夹闭之后,患者将被送进监护室,注意保持气道通畅。如患者行气管插管并需要吸痰,为了防止氧饱和度下降以及 ICP 骤升后因咳嗽反射刺激导致的胸腔内压力上升,确保吸痰管处于备用状态且吸痰要迅速。

血管痉挛的征象如轻偏瘫、视觉障碍、癫痫或者意识程度(LOC)降低,都应该及时被发现并报告,并迅速实施医疗干预。控制 ICP 需要团队共同努力。护士应保持患者床头抬高,并确保没有

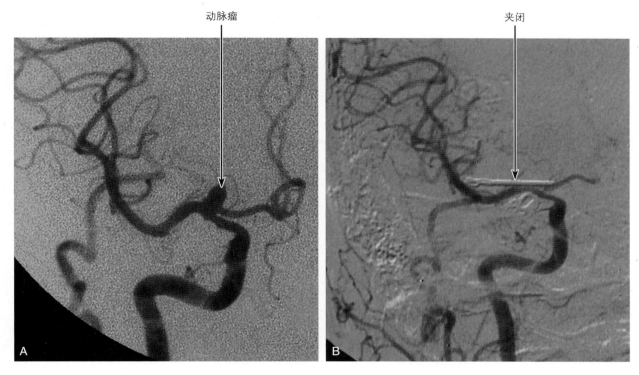

动脉瘤　　　　　　　　　　　　　　　　　　　　夹闭

**图 35-4** ▲ 术前（A）和术后（B）血管造影术：夹闭右颈内动脉终止动脉瘤的血液供应。（Courtesy of Rafael Tamargo，MD，and Richard Clatterbuck，MD，Johns Hopkins University，Baltimore，MD.）

颈部过伸或过度扭转。为了避免 ICP 的急剧升高，护理操作应分开实施。

　　**结扎**　结扎是最有价值的动脉瘤治疗新进展之一，是用 Guglielmi 可拆卸线圈（GDCs）促使动脉瘤血管内血栓形成。这些可致血栓形成的铂合金微线圈质地柔软，可轻易的转变成动脉瘤的形状。同时其由多种形状、尺寸、长度和直径可供选择，以提供最大程度的闭塞。

　　将线圈套入动脉瘤的过程与血管造影术类似，选择股动脉和透视设备。在此过程中，一根微导管穿过大动脉，沿着主动脉弓，进入有动脉瘤的特定血管。一旦导管进入到合适位置，线圈系统通过导管进入动脉瘤囊部。如位置满意，则向线圈发出一个低电压的电流，电流导致线圈分离。一旦线圈放置成功，线圈将动脉瘤阻塞并将其从脑组织循环中分离出来。不同患者使用的线圈数量不尽相同，通过动脉瘤结扎，可大大降低出血或再次出血的风险。

　　脑血管瘤结扎治疗的并发症有栓塞性脑卒中、线圈移位、动脉瘤未成功分离以及动脉瘤破裂。由于供养患者动脉瘤的动脉突然闭塞或者导管系统里混入了空气或颗粒，患者可能出现休克。如血液再次注入血管瘤囊部则会导致线圈移位。

如线圈向动脉瘤囊底部外部移位并且迁移到大脑的其他解剖位置，可导致一系列并发症，如受累血管供应区域的脑缺血。另外，也可出现动脉瘤未成功分离，如果线圈没能成功分离，动脉瘤囊会变得更大，出现更多症状，也可能导致破裂，如发生则须进一步其他采取血管内技术或手术干预等措施进行处理。

　　尽管夹闭是最佳的治疗选择，或者说是大多数动脉瘤治疗的金标准，GDC 结扎也是手术风险高患者或保守治疗患者的一个选择。随着技术的迅猛发展，动脉瘤血管内栓塞治疗，已经成为一种安全的的治疗手段，可替代手术夹闭治疗破裂或尚未破裂的脑动脉瘤，但远期预后需要进一步的探索。尽管还存在一些争议，目前一些专家仍认为夹闭是脑动脉瘤的首选治疗方法。

### 并发症的治疗

　　如前所述，动脉瘤术前和术后均可出现血管痉挛。血管造影可较早发现痉挛。临床上，血管痉挛可通过经常性的神经学评估得以有效识别。患者的症状呈现多种多样，常见症状有意识丧失、头痛、语言障碍、轻度偏瘫和癫痫。

　　血管痉挛通常在 SAH 后第 3~12 天内出现。

发病高峰是在出血后第 7~10 天。虽然动脉瘤可能被成功夹闭，但血管痉挛仍能够导致大片区域出血或脑梗，伴严重的功能缺损。血管痉挛很容易区分，因其可导致 CBF 减少，脑组织供氧减少，并使乳酸等代谢废物堆积。血管腔缩小，使流入脑组织的血流量减少，导致脑水肿，并可能导致永久性的神经性损伤。

TCD 成像是一种认可度较高的无创血管痉挛诊断技术，可在床边操作，可测量动脉特定部分的血流速率、监测血流速率的变化趋势，可立即识别血管痉挛的早期征象、预测患者发展为血管痉挛的风险。可将神经系统检查结果与 TCD 结果对血管痉挛进行诊断和治疗。这项技术在预测大脑中动脉和颈内动脉的血管痉挛上具有较高的可靠性。

血管痉挛的确切病因尚不明确。很显然，CT 显示的血肿大小和随后发生的痉挛呈正相关。血管痉挛可能由炎症反应导致。在 SAH 后使用钙离子拮抗剂尼莫地平，对促进患者转归有着很好的疗效，推荐从发病后 21 天开始使用。尼莫地平可减少平滑肌和心肌的收缩且不影响骨骼肌功能，剂量是 60mg/4h。作用机制为尼莫地平可限制由钙离子介导的侧支脑损伤。

"三 H"疗法是预防和治疗血管痉挛的标准方法，它包括扩充血容量、稀释血液和降低术后高血压。治疗中使用尼莫地平。此治疗方法可在痉挛出现时减少平滑肌痉挛并实现最大程度灌注。

提高血容量可通过静脉输注晶胶体溶液来扩张容量实现。该方法可增加血管内容量、减少血液黏稠度。通过提高血容量、扩张脑血管、升高 MAP，从而增加脑灌注压（CPP）。在该项治疗中，应密切监测患者有无肺水肿和心衰的发生。插入肺动脉导管有助于监测患者的血流动力学状态。

通过静脉输液稀释血液可降低血液黏稠度、增加区域 CBF，从而缩小梗死区域范围、增加氧运输能力。血液稀释的目的是减少 15% 的血细胞比容。患者的血细胞比容水平应该保持在 30%~33% 之间，既能帮助提高 CBF，又不会导致缺氧。

升压药可诱发高血压。目标是保持收缩压比正常值高 20mmHg。升压药会提高患者的血压和脑灌注量，以促进恢复相应区域的神经功能缺失。

常规药物治疗无效时，继发于 SAH 的急性动脉血管痉挛可在技术允许的操作区域行中心球囊血管成形术。最新的微球囊技术已实现在脑血管内通过使用柔软又有弹性的球囊机械性扩张受累主要动脉血管来提高 CBF。球囊血管成形术可直接扩张血管狭窄段。动脉内使用尼卡地平也是治疗脑血管痉挛的另一项选择性的技术。另外，需要增加升压药的剂量来维持全身动脉压，但耐受性较差。大剂量硫酸镁静脉注射可对脑血管痉挛有显著效果，且可以减轻脑缺血症状。

动脉瘤破裂后的另一个并发症是脑积水。脑积水是由于 CSF 产生和吸收不平衡所致，常常出现在患者网膜下腔出血（SAH）之后。当蛛网膜下腔出血时，血凝块和可能出现的脑水肿会阻塞脑室间的狭小通道，可进一步发展为梗阻性脑积水。一旦脑积水形成，将阻塞正常 CSF 流动，经常发生在第三到第四脑室之间，或在第四脑室的出口处。同样会有潜在的重吸收问题，红细胞和其破损产物堵塞蛛网膜绒毛，阻碍脑脊液重吸收，从而导致交通性脑积水。患者可能会需要进行脑室腹腔分流术，引流导管近末端被放置在侧脑室，远末端放置在腹膜，将 CSF 引流入腹腔以治疗脑积水，并且可预防危险的 ICP 升高。

癫痫可能是由于蛛网膜下腔的血液刺激神经元而导致的。通常情况下，患者可服用抗惊厥药物来使癫痫的危害最小化。

如果动脉瘤没能修复好，反复出血则会是 SAH 患者的另一个并发症。在初次出血后的前 24 小时内会有 2%~4% 的几率出现反复出血。在初次出血后的两周，这一几率会提高到 15%~20%。反复出血的立即死亡率会很高——在 50%~80% 之间。

## 护理措施

**评估** 护士的基本职责之一是获取患者神经系统评估的基线，并通过经常性的评估来监测变化。护士需在术后警惕新出现的功能缺失或术前功能缺失的进一步恶化。各种术后功能障碍的严重程度和持续时间大部分取决于病变位置和血管病变的程度以及因此导致的局部缺血情况。同时，患者脑水肿的进展状况也必严密监测。

**计划** 术前，护士通过提供安静的环境、减少刺激来预防动脉瘤破裂。护士还应进行肠道评估并提供相关的个体化干预。

保持患者气道通畅。监测水电解质平衡情况，包括严密监测低钠血症，因其会导致细胞水肿的几率升高。精确地记录出入量也很重要。

护士应密切监测生命体征以快速判断 BP 的变化，并采取纠正措施，保持 BP 在目标范围内。须立即处理低血压以预防脑灌注量突然下降，尤其是当血液流入蛛网膜下腔时，可能会出现心律失常。需要及时处理心律失常，因其会导致心输出量骤然下降，从而降低脑灌注量。

保持静脉通道通畅，临床上一般建立两条静脉通路以备使用。持续的液体输注是血管痉挛治疗措施的一部分。要经常检查穿刺点需，液体输注不应因任何原因而中断。如出现渗出，护士应该立即重新建立静脉通路。如出现 ICP 骤升，需要进行监测和治疗。一旦出现 LOC 下降，应该及时记录。当 ICP 升高到导致 LOC 显著降低时，应进行气管插管和机械通气。当出现危险的 ICP 骤升时，除了使用高通气量作为初期的急救措施外，还可使用渗透性利尿剂和脑室引流等能有效应对 ICP 骤升的其他治疗措施。

情感支持同样也是护士对动脉瘤破裂患者实施整体护理的关键部分。动脉瘤破裂时，可不按照住院流程收入院。突然破裂的动脉瘤严重影响患者的日常生活，导致患者的神经系统损伤。需要组织家庭支持系统来帮助患者完成日常活动，并为其提供照护。同样，SAH 患者的家庭成员将面临经济、身体和情感上的种种压力，可根据情况为其安排社会工作者来为患者家人提供相应的指导与协助。

## 病人宣教和出院计划

吸烟和高血压是与颅内动脉瘤和 SAH 有关的危险因素。让患者戒烟并且控制高血压可降低动脉瘤形成和破裂的危险。

已行脑动脉瘤夹闭术的患者应慎重选择 MRI，尽管 1996 年后使用的钛质夹复核 MRI 检查要求，但仍然需要实在做 MRI 前再次确认患者所用夹子的成分。

如患者发生过癫痫并持续抗惊厥治疗，则需要对药物治疗的效果以及用药依从性进行评估。此外，应该指导患者癫痫时如何确保安全。

经历 SAH 的患者将面临漫长的康复过程。应尽早开始对特定的功能缺失进行康复。鼓励家庭成员参与到康复计划中，包括物理治疗师、职业治疗师和语言治疗师在内的健康护理团队成员可帮助患者逐渐恢复独立性。基于患者的损伤程度以及经济装抗，康复治疗可选择在院内或居家进行。

## 动静脉畸形

动静脉畸形（AVMs）是由扩张的动脉和静脉直接相连引起的病变，两者间无毛细血管连接，动脉血直接流入静脉系统。AVMs 常被描述为一种不累及脑实质的、病灶界限明确的脑血管"紊乱"。据推测，AVMs 是先天性的，并且随着年龄的增加而增大。尽管 AVMs 可发生于中枢神经系统（CNS）的任何部位，但是大约 90% 的 AVMs 发生于大脑中。最常见的位置在通常由 MCA（大脑中动脉）供血的额叶和颞叶。

### 流行病学

AVMs 是较少见的脑部病变。流行病学研究显示，其发病率约为 0.01%。无显著的性别倾向。多见于年轻人，主要为 40 岁以下人群。在同时患有 AVM 和脑动脉瘤（7%）的患者中，此病变在症状开始出现时即可得到治疗。在某些病例中，两者能够同时经手术治疗。对这 AVM 和脑动脉瘤而言，脑动脉瘤是出血的诱主要诱因。

### 病理生理机制

胚胎期间动静脉之间的非典型连接一直保留下来，即导致 AVMs。这种动静脉之间的非典型一般存在于胚胎发育过程 4~8 周之间，这是细胞开始分型和毛细血管形成的大脑发育期。如原始血管系统无法生成充足的毛细血管系统，则产生 AVMs，因此 AVMs 最容易在这个时期产生。没有毛细血管床的缓冲作用，血液直接从动脉分流入静脉，血流阻力小，AVMs 处短时间接收大量的血流，动静脉均扩张以容纳增加的血流量。AVMs 处的血管壁非常薄，这是该病一大特征。动脉向畸形的血管连接处以及引流的静脉供血，引流静脉由于承受巨大的血流压力而扩张，导致病变局部血流量增加。

### 临床表现

出血是 AVMs 最常见的症状，根据人口学研究，38%~70% 的患者会出现出血。出血可发生在脑内、硬膜下或蛛网膜下。至于病变的大小是否会影响到出血目前还存在争议。小型病变的出血风险大,可能与由供血血管的高血流量和高压力有关。此外,位于基底节、后颅窝和引流静脉数量少、单引流静脉或有深静脉引流的病变部位,以及AVM供血动脉压力过大,均会导致出血的风险增加。

出血后的死亡率大约为10%,初次出血之后的发病率更高。初次出血后,在第一年内再次出血的风险最高,之后逐年降低。脑AVMs会导致4%~5%的SAHs。由AVM引起的SAH与因动脉瘤破裂导致的SAH相比,其致死率相对较低,但仍明显与神经系统疾病的发病直接有关。

AVM的另一个常见症状是癫痫(15%~20%),癫痫的发生风险会随着病变区域的扩大而增加。患者在癫痫发作后可采用AEDs治疗,但AEDs并不常规用于预防性治疗AVMs患者。癫痫更容易发生在更大、更浅表AVMs患者中。

AVMs的其他症状包括头痛、ICP升高、病变区域的神经系统功能缺失(5%~7%),如血管杂音和视觉症状。认知能力下降尤其常见于AVMs偏大的老年人,这可能与脑动脉盗血有关,即通过分流使动脉血从正常脑组织进入AVMs而导致缺血性病变。

AVMs的分级是以位置、特征和静脉引流为基础的。Spetzler-Martin分级系统的评分标准:<3cm的病变为1分、3~6cm的病变为2分、>6cm的病变为3分。如果AVM位于大脑语言区(感觉、运动、交流、视力、脑干)得1分,非语言区不得分。有深静脉引流的畸形得1分,浅表静脉引流的不得分。分数越低代表其术后的预后越好,分数越高则术后并发症——神经功能损伤的手术概率越高。

## 诊断

CT和MRI常用于诊断AVMs。AVMs与肿瘤或其他脑部病变不同,在病变周围存在一圈含铁血黄素环。三维成像有助于建立局部畸形血管与周围组织解剖结构的关系。MRA是一种AVMs病灶的供血动脉和引流静脉的无创性评估方法。尽管MRA可提供有效信息,但始终不能替代侵入性血管造影,侵入性血管造影也是一种用于评估AVMs病灶的供血动脉和引流静脉的方法。AVMs造影不显影很罕见,如发生,可能是由于局部出血、供血动脉和引流静脉管径细或局部血流量很低所导致。TCD、单光子发射计算机断层摄影术(SPECT)和PET也可用于描绘血流变

化。其中fMRI可用于诊断与脑中语言区相关的AVMs。

## 临床治疗

根据患者的年龄、医疗状况、畸形部位的血流、出血史,其他症状和病变部位,可采取多种手段为AVMs患者提供治疗。表35-7列出了治疗方法、适应证、预后和可能出现的并发症。

## 介入、手术和放射手术治疗

供血动脉的血管内栓塞疗法常用于小型的、低等级的畸形,有效率较低(10%~15%),可能还需要通过多次操作来达到有效阻塞血管的效果。栓塞疗法可作为手术治疗和放射疗法的辅助治疗措施。使用该疗法时,颗粒、液体(如亚力克胶)、气囊或线圈在手术治疗或放射疗法前被置于AVM病灶处。微型AVMs的血管内治疗可快速完成,因此对患者来说是一个很好的选择,在一些情况下可替代开颅术清除病变。

SRS对较小病变的治疗效果较好。SRS是用伽马刀、线性加速器或重离子辐射完成的。当对于直径小于3cm的病变进行放射治疗时,其治愈率约为65%~85%。然而,要完全消除AVM需要2~3年。由于在此期间有出血危险,较大的脑部AVMs可以通过分阶段的放射治疗可得到较好的效果。由于SRS要耗费一些时间才能完全消除病变,因此需要对患者长期随访。

对大多数AVMs来说,手术治疗是首选的方法。手术既能够降低出血的危险,又能降低癫痫的危险。大脑语言区病变的手术可在术中进行脑电图、fMRI和术中诱发电位监测尤手术治疗往往可达到很好的效果,尤其是Spetzler-Martin 1级和2级病变的患者。此外,手术可达到即刻治愈的效果,同时降低神经系统并发症。为了更好的完成手术,推荐术中造影。

对Spetzler-Martin 3级的患者来说,治疗方案可在手术治疗和放射治疗之间选择。大的AVMs或者大脑语言区的病变,应首选栓塞疗法、辐射治疗或微创手术等多学科疗法。对于Spetzler-Martin 4级或5级病变,最合适的治疗方法仍然存在争议,部分医生推荐多学科疗法,而有一些医生则选择不予治疗。AVM的表现除脑出血以外,还可出现脑积水。脑积水可能继发于AVM,由CSF流动受阻产生。此外,脑部流体动力学也

表 35-7　动静脉畸形患者的治疗

| 方法 | 适应证 | 预后 | 并发症 |
| --- | --- | --- | --- |
| 手术 | 便于进行手术的 AVMs | 病变被去除<br>出血风险降低<br>癫痫的控制得以加强<br>术前应用普萘洛尔使术后出血和水肿的风险降至最低<br>使用拉贝洛尔将 MAP 保持在 70~80mmHg | 病损未能去除<br>手术风险：脑水肿、出血、神经系统功能缺失<br>患者住院时间延长<br>可得到较好的结果，Spetzler-Martin 分级 1~3 级状态 |
| 放射疗法：立体定向放射手术（SRS）（体外放射治疗只对一小部分病例有效；伽马刀，质子束，或者线性加速器都可能会用到） | 3cm 或更小的 AVMs，不符合手术条件 | 病变缩小<br>无创<br>门诊患者，无康复阶段 | 病损未去除<br>病损可能需数年才能完全闭合<br>可能需要多种治疗<br>在接下来的 2~3 年会有出血的危险<br>用以治疗小型 AVMs 或作为综合治疗的一部分 |
| 栓塞疗法 | 注射物质堵住供血血管 | 通过减轻 AVM，便于实施其他疗法（手术、辐射治疗）<br>对大的 AVMs 有效<br>住院时间短 | 不是治疗 AVM 的常规方法<br>可能需要多次操作<br>需要在术前或 SRS 前等待数天或数周<br>有脑卒中或出血的危险 |

Data from Friedlander RM：Arteriovenous malformations of the brain. N Engl J Med 356（26）：2704-2712，2007；Sen S，Webb SW，Selph J：Arteriovenous malformations. Updated May 18，2010；accessed June 1，2010 from http：//emedicine.medscape.com/article/1160167-print；Altschul D，Smith M，Sinson GP：Intracranial arteriovenous malformation. Updated May 26，2009；accessed June 10，2010 from http：//emedicine. medscape.com/article/252426-print；Guedin P，Gaillard S，Boulin A，et al：Therapeutic management of intracranial dural arteriovenous shunts with leptomeningeal venous drainage：Report of 53 consecutive patients with emphasis on transarterial embolization with acrylic glue. J Neurosurg 112（3）：603-610，2010；Andreou A，Loannidis I，Lalloo S，et al：Endovascular treatment of intracranial microarteriovenous malformations. J Neurosurg 109（6）：1091-1097，2008；Chung WY，Shiau CY，Wu HM，et al：Staged radiosurgery for extra-large cerebral arteriovenous malformations：Method，implementation and results. J Neurosurg 109（Suppl 6）：65-72，2008；and Geibprasert S，Peirera V，Krings T，et al：Hydrocephalus in unruptured brain arteriovenous malformations：Pathomechanical considerations，therapeutic implications and clinical course. J Neurosurg 110（3）：500-507，2009.

受到病变区域引流静脉所导致的机械性梗阻的影响，导致急性脑水肿和 ICP 骤升，此时须进行脑室引流；如果是慢性病，可以行脑室 - 腹腔分流术。在 AVMs 治疗过程中，应该优先实施明确的治疗方案。

### 护理措施

**评估**　对 AVM 患者的护理评估和脑动脉瘤患者评估相似。神经系统功能基线的获取及在此基础上进一步的神经系统评估，可监测到微小变化和出血迹象。

**计划**　仔细评估病灶的神经系统症状或脑水肿征象，使术后发病率降至最低。

### 病人宣教和出院计划

AVM 继发出血或癫痫的患者，健康教育同动脉瘤患者。安全指导和家庭教育内容包括 ICP 升高的征象、怎样控制癫痫并确保安全、抗惊厥治疗、术后并发症、放射治疗的不良反应等。

## 手术方法

神经系统手术可能有以下几种情况：

1. 取组织做病理学诊断。

2. 切除不正常的异常病变或占位性病变（如肿瘤、囊肿、血肿），减少占位效应。

3. 修复畸形（如动脉瘤）。

4. 放置设备（如分流器、储存袋）。

当决定哪种手术更为合适时，需要考虑许多因素。诊断性检查是确立特定治疗方案的首选方法。患者的年龄、神经系统状态和目前的医疗状况均是决定是否需要手术或者采取其他适当疗法时需要考虑的因素。下面简略地描述最常用手术方法的实施过程。

## 立体定位活检

立体定位活检常用于获得组织成分,以明确病理学诊断。常用于有肿瘤嫌疑但是病变太小或太深,难以手术切除的情况,可用于脑功能区肿瘤、横跨胼胝体病变,以及无法切除的多灶病变。立体定位活检同样可用于诊断先前治疗过的肿瘤——如恶性胶质瘤经过当多种治疗方法治疗后,为了验证治疗效果,可通过获取原病变部位组织,从坏死的肿瘤组织中寻找是否存在具有活性的肿瘤组织。此外,合并其他严重疾病的,因病情严重以至于不能接受开颅手术,这类患者应选择此种较为温和的微创治疗法。

立体定向术的目的是通过使用轨迹来定位目标。立体定向活检需要放置框架,使用硬的框架来建立坐标。下一步,通过使用局部支架在放射室做增强 CT 或 MRI,显示轴向的肿瘤图像,并有许多坐标来表示切入点。在显像完成之后,将患者从放射室被送入手术室来完成手术,活检可在全麻或局麻下进行。备皮后,打一个小洞(螺旋钻或孔钻),用一根针伸到病变部位,取出一个或多个活检物并立即送往病理检查。取到足够病理学检查的组织样本或囊液后,手术即完成。由于可能出现抽样误差,神经外科医生可根据神经系统影像在肿瘤的多个区域或其他异常区域采集多个标本。

立体定向活检也可以在没有框架的条件下进行。无框立体定向是一种用于生成三维肿瘤图像的导航系统。术前行 CT 或 MRI 显像,标志物(基准点)置于头皮上。标志物在扫描片上很明显,常用于确诊实质目标。然后,可使用前期获得的显像数据生成电脑图像。

## 开颅手术

开颅手术常用于切除占位性病变,如肿瘤、囊肿或血管畸形,也可以用于紧急救治,如清除血肿或脑疝综合征。有时,还可通过开颅手术实施动脉瘤夹闭。

手术时,外科医生切开皮肤,掀开骨瓣,打开脑膜,从病变区获取组织做活检或将其切除。不同的患者对术中用药有不同的需求,神经麻醉师根据患者情况提供适量的麻醉药物以保证麻醉效果,同时减少 ICP 升高以及降低癫痫发作阈值的风险。对于接受开颅手术的患者来说,从麻醉状态快速苏醒尤为重要,因为他们术后需要尽快进行神经系统功能评估。

为了手术安全和促进手术效率最大化,除了术中常用的设备外,还需要用到一些术中监护设备,可在术中对患者进行密切监护,以增加手术效果。超声监测在过去的 10~15 年内取得了巨大的发展,由于其能很好地从正常脑组织和水肿中区分出异常的病变,已经成为神经系统手术监测的标准。在关闭手术部位之前,需要再次对残留的异常组织进行检查。之前所提到的无框架立体定向也在开颅手术中运用,可减少开颅范围、减少脑部操作、最大程度切除肿瘤,从而促进手术安全、提高手术效率。皮层映射用于大脑功能区的占位。在全身麻醉的条件下,术中可全程记录体感诱发电位,来评估被切除的病变与运动带之间的关系。直接皮质刺激可进行大脑感觉运动皮层定位,可使神经功能缺失最小化,并最大限度地切除肿瘤。在某些病例中,以上操作更好地控制癫痫。直接皮质刺激需要做局部麻醉,且患者要在此过程中保持清醒。

开颅手术中高倍显微镜、小型手术放大镜、自固定拉钩、高速钻头、超声波抽吸(使用声波/高频振动及时从病变处抽吸组织)和激光(光束)等技术的应用可提高手术质量。为了尽量减少出血,术中可使用双极电凝。

脑肿瘤开颅手术或立体定向活检术后的患者护理点是对术后常见并发症的评估和干预。术后早期,由于全麻效果未消,患者的反应可能较迟钝。这种情况下,对精神状态的暂时改变,或新发局灶性神经系统体征应该尽快进行干预。如果这时神经系统功能评估结果明显偏离正常基线,则应尽快进行 CT 或 MRI 等影像学检查以明确是否存在脑出血或脑水肿。脑水肿是比较常见的并发症,通常可用皮质类固醇治疗。如出现明显的 ICP 升高,患者应进入重症监护室接受严密观察。有时,也需采取紧急手术处理术后出血。

其他的术后护理措施包括对生命体征和神经系统状态的持续评估、早期下地活动、防止肺部和心血管并发症、物理和职业治疗与评价、语言和认知能力评估、DVT 和 PE 的预防、伤口评估和护理。

## 经蝶窦和经鼻手术

经蝶窦和经鼻手术在很多医院被用于切除垂体瘤和囊肿。在适宜条件下,经鼻和经蝶窦手术几乎可以代替经颅手术,约75%~95%的病例可采取此方法治疗。患者全麻后,卧于手术台上,术者打开蝶窦和蝶鞍,用手术显微镜切除肿瘤。如在术中有CSF漏的征象,通常会从患者的腹部取脂肪组织填塞鞍腔。切开的黏膜用可吸收缝线加以缝合,术中会用到鼻中隔夹板。

该手术耐受性较好。术后护理重点在鼓励早期活动、监测呼吸、评估水和电解质平衡,并监测是否有CSF漏的征象,预防颅内手术主要并发症——脑水肿和脑内血肿。鼻部夹板应该在术后2~4天去除。

## 神经内窥镜作为手术工具

目前,内窥镜微创外科技术已被广泛应用。该手术技术可增加对正常解剖和异常病变的可视性,通常应用于微小无血管的病变。胶质和脉络丛囊肿、室管膜瘤、部分颅底肿瘤和某些神经胶质瘤都适用于这一技术。这项技术主要使用一个有一定角度、操作灵活的内镜,从而加快了切除肿瘤和夹闭动脉瘤手术的速度。此外,神经内窥镜的应用可实现在经蝶窦手术过程中同时进行检查,可近距离观察以精确区分垂体瘤与正常腺体。用神经内窥镜技术切除垂体瘤的风险包括持续CSF渗漏。在手术时,神经内窥镜技术可利用自体物质例如脂肪、骨和筋膜实现更加精细的外科修复。

在一些内窥镜案例中,无框立体定向技术可用以增加手术精度,使其对脑的创伤程度最小。需要注意的是,外科医生的经验和专业性才是保证发病率最小化和手术效果最大化的关键。

## ▲ 神经系统疾病

需要重症监护的常见神经系统疾病将在本章进行讨论。遗传学关注点35-1展示了亨廷顿病的相关信息,这是一种影响到肌肉协调性并且导致认知功能下降和痴呆的神经退行性遗传疾病。

## 脑卒中

脑血管疾病包括各种脑部血管病变,是成年人中最常见的神经系统疾病。大多数脑血管疾病是由血栓、栓塞或出血引起。每种疾病的病因机制都不尽相同,但是最终都对局部大脑造成损伤。

---

### 遗传学关注点35-1

**亨廷顿病**

- 预计每10万个欧洲裔的人群中有3~7人患有亨廷顿病,且病因无法控制。

- 亨廷顿病是由HTT基因突变导致。HTT基因提供指令合成称为亨廷顿的蛋白质,这种蛋白质在脑部神经功能协调方面扮演了重要角色。

- 由HTT突变导致的亨廷顿病患者累及一段DNA片段,称为CAG三核苷酸重复序列。该片段由一系列三个DNA构建基块(胞嘧啶、腺嘌呤、鸟嘌呤)组成并按次序多次重复出现。正常情况下,CAG片段在基因中重复10~35次。对于亨廷顿病患者来说,CAG片段可在基因中重复36次,甚至多达120次。CAG片段重复36~40次者有可能会或不会出现亨廷顿病的症状,但当重复大于40次时几乎全部进展为亨廷顿病。

- 可进行基因检测,如靶向突变分析。

Genetic Home Reference-http://ghr.nlm.nih.gov,accessed July 14,2011. Ross CA,Tabrizi SJ:Huntington's disease:from molecular pathogenesis to clinical treatment. *Lancet Neurol* 10(1):83-98,2011.

脑卒中可以被定义为一种突然发病的神经系统功能缺失,由脑血管意外引起,并导致永久性脑损伤。当脑部某区域的血流中断,就会发生脑卒中。血流可由于血管受阻、血栓或栓子以及血管破裂而中断。其临床特征取决于血管堵塞的位置和该血管的灌注区域。

脑卒中目前被称为"脑血管意外发作",以鼓励医务人员和公众像关注"心脏病发作"一样关注脑卒中。"脑血管意外发作"必须被视作一项医疗急症。为了扭转脑缺血,需要及时评估患者。当动脉闭塞超过2~3小时,就会出现缺血性脑损伤。就医不及时则会大大削弱溶栓药物在组织挽救治疗中的效果。脑卒中是美国第四大致死原因。即使不是致命性的脑卒中,仍然可能导致严重的长期功能丧失。

在过去的数年间,脑卒中的治疗已经有了很大进展。早期识别并直接启动急救医疗系统(EMS)是降低死亡率和功能丧失的基础。媒体的广泛宣传也帮助公众对脑卒中的症状与体征有了更清晰的认识,可更好地、及时地寻求照护。

最近公布的脑卒中护理方式的创新是建设由美国联合委员会认证的脑卒中护理中心。美国联合委员会在 2002 年成立了专科护理中心,主要负责脑卒中等专科疾病在内的专科中心建设。在这个志愿项目中,美国联合委员会对医疗机构的疾病管理过程进行检查,具体标准包括符合统一的国家标准、有效使用临床指南来提供优质护理,以及有计划地监测疾病恢复表现。这种初级脑卒中中心认证的成功证明来自多个科室的多学科团队对脑卒中患者进行临床管理是具有临床优势的。这个认证吸引了许多医疗机构的注意,这些医疗机构迫切希望他们的脑卒中护理照护可得到正式的认证。

## 病因

在美国,大约四分之三的脑卒中是由血管阻塞引起的(栓塞或血栓),导致缺血和梗死。大约四分之一的脑卒中是出血性的,由高血压动脉疾病(会导致颅内出血)、动脉瘤破裂或 AVM 导致。图 35-5 列出了脑卒中的分类。

## 流行病学

每年大约 78 万新发脑卒中病例,死亡率约为 35%。尽管脑卒中患者的平均年龄是 70 岁,但仍有 40% 的脑卒中患者年龄在 60 岁以下。女性比男性更易出现脑卒中意外,在每年新发脑卒中的人群中,女性比男性大约多 6 万。虽然女性的预期寿命更长,但也有许多女性死于脑卒中,可占所有脑卒中死亡案例的 61%。据估计,共有三百万脑卒中幸存者,而且脑卒中是导致功能障碍的首要原因,也是需要长期照护的首要疾病。脑卒中的危险因素包括吸烟、高血压、肥胖、心脏疾病、高胆固醇血症、糖尿病、癌症、使用避孕药和较为特殊的卵圆孔房间隔瘤。预防措施主要是改变生活方式、规避危险因素。此外,可以通过对存在心源性血栓(如心房颤动)危险的患者合理使用华法林(香豆素),和对有血栓性脑卒风险的患者使用阿司匹林作为脑卒中基本的预防措施。

## 病理生理机制

当流向大脑某区域的血流发生栓塞或被血栓阻塞,脑组织开始缺氧和营养物质缺乏。一分钟的缺氧可导致大脑可逆性症状,如意识短暂丧失,但长时间缺氧会发生显微镜下可见的神经元坏死。这片坏死的区域称为梗死。

最初氧剥夺可能是由全身缺血(心搏骤停或

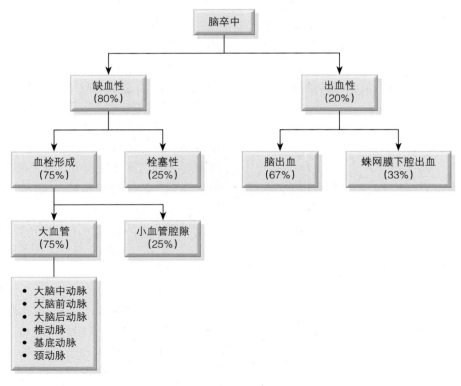

**图 35-5** ▲ 脑卒中的分类

低血压)或缺氧(贫血或高海拔)所致。如果神经元只是缺血而并未坏死,可能还能挽救。这种情况类似于由心肌梗死导致的局灶性损伤症状,堵塞的冠状动脉会导致组织大片梗死,梗死组织周围是一圈组织缺氧区域。同心肌缺血相同,合理的治疗可挽救脑部组织缺血,否则可能在继发性损伤的作用下发展为梗死。

脑缺血是一个取决于脑血流减少时长及其严重程度的复杂过程。灌注失败后的几分钟甚至几秒内就开始了缺血性级联反应,导致不可逆的梗死区和周围一片潜在的可逆"缺血半暗带区"。急性脑卒中的治疗目的是帮助逆转缺血半暗带或受缺血影响的区域带。如不及时干预,缺血半暗带区就会最终变为梗死区域。

由血栓导致的脑卒中可能是血凝块、动脉粥样硬化斑块、脂质或空气引起。脑血栓最常见的是心源性的,继发于心肌梗死或心房颤动。如果出血是脑卒中的病因,高血压往往就是诱发因素。血管异常,如 AVMs 和脑动脉瘤,在高血压条件下很容易发生破裂,并导致出血。

在血栓和栓塞性脑卒中最常见的神经血管综合征往往是因为 MCA(大脑中动脉)受累及。该动脉主要供应大脑半球侧面的血流。这部分脑组织的梗死可导致对侧运动及感觉功能缺失。如果

梗死的半球是优势半球,可表现为语言障碍。血栓或栓塞性脑卒中所导致的脑出血量和梗死体积很难估计。可能在初始损伤之后,脑卒中范围将扩大。也可能在严重的栓塞性脑卒中后,发生大范围脑水肿和可导致脑疝的 ICP 升高,甚至死亡。大脑受损的区域以及损伤的程度直接影响预后。由于栓塞性脑卒中常常由动脉粥样硬化导致,所以已有动脉粥样硬化的患者在未来也有出现脑卒中的风险。如果根本诱因并未得到排除,血栓性脑卒中病人很快会再次发生脑卒中。如果出血性脑卒中对脑组织的损害范围较小或发生于非重要功能区,患者可能只会有很轻微的功能缺失。如果出血量很大或发生在大脑的重要功能区域,患者可能将永远无法康复。当然如果脑内出血量并不多,患者有存活机会。本节讨论的重点是缺血性脑卒中的诊断和治疗。

## 临床表现

脑卒中往往以突然发生的局灶性神经损害为特征。患者可出现如无力、麻木、视力改变、发音困难、吞咽困难、失语症等症状。脑卒中的表现取决于病变的解剖位置;脑组织某部分的梗死,导致其支配区域的躯体功能丧失。表 35-8 列举了在脑损伤中供血动脉与症状的关系。

表 35-8　前后循环血液供应

| 动脉 | 脑部结构 | 闭塞的症状 / 体征 |
| --- | --- | --- |
| **前循环血液供应** | | |
| 脉络膜前动脉 | 苍白球外侧膝状体,内囊后肢,内侧颞叶 | 对侧偏瘫;半身感觉减退;同向偏盲 |
| 眼部动脉 | 眼眶和视神经 | 短暂单核失明或单侧完全性失明 |
| 大脑前动脉 | 大脑半球内侧面的前四分之三,尾状核,苍白球,内囊 | 对侧感觉和运动功能缺失,下肢比上肢更严重;尿失禁;视力偏差;头部病变;对侧抓握反射;意志缺失症状;上肢失用;表达性失语症(在优势半球出现);运动或感觉性失语(远端闭塞) |
| 中脑动脉 | 顶叶的皮质表面,颞叶和额叶,基底节和内囊 | 完全闭塞:空间忽略和同向偏盲;完全性失语症(左侧病变)<br>上干闭塞:对侧偏瘫和面部及上肢偏瘫;眼部和头部的同侧偏盲;Broca 失语症(常常是左侧)<br>下干闭塞:对侧偏盲或上象限盲;韦尼克失语症(左侧病变);左侧视觉忽视(右侧病变) |
| **后循环血液供应** | | |
| 椎动脉 | 延髓前外侧部分 | 对侧痛觉和温度觉受损 |
| 小脑后上动脉 | 枕叶,颞叶中下部表面,中脑,第三脑室和侧脑室 | 对侧偏瘫,感觉丧失,同侧视野缺损 |

续表

| 动脉 | 脑部结构 | 闭塞的症状／体征 |
|------|----------|------------------|
| 小脑后下动脉 | 髓质和小脑 | 内侧支：眩晕，眼球震颤，共济失调，持续头晕<br>外侧支：单侧笨拙，步态肢体共济失调；无法站立；突然跌倒；眩晕；发音困难；动眼神经体征 |
| 小脑前下动脉 | 小脑和脑桥 | 霍纳综合征和对侧痛觉缺失，对侧手臂、肢体和下肢的温度觉缺失 |
| 小脑上动脉 | 小脑上半部，中脑 | 言语不清，对侧痛觉和热感觉缺失 |
| 基底动脉 | 脑桥和中脑 | 肢体瘫痪，脑神经运动核的延髓麻痹或假性延髓麻痹；眼球震颤；昏迷或闭锁综合征 |

From Testani-Dufour L, Morrison CAN：Brain attack：Correlative anatomy. J Neurosci Nurs 29（1）：213-224，1997.

如果症状在 24 小时内得以缓解，可把本次意外称为短暂性脑缺血发作（TIA），即一种持续时间小于 24 小时，归因于局灶性脑缺血和视网膜缺血的神经功能缺失。大部分 TIA 发作只持续几分钟，不超过 1 小时，给症状的识别带来了困难，阻碍后期治疗。很多曾发生 TIA 的患者在五年内发生脑卒中，因此应该鼓励其在 TIA 后积极治疗。

## 诊断

迅速诊断脑卒中是保证患者在恰当的时机接受溶栓治疗的基础，溶栓是为了挽救受损的脑组织，使尽可能减少永久的功能缺损。患者应立即被送入急诊，进行首次检查和适当的神经影像学检查。一旦出现需要给予溶栓治疗的征象（或者危急时刻），应尽可能快地实施溶栓治疗。以往将溶栓治疗的时间窗限制在症状发生的 3 小时内。最近的证据支持发生症状 4.5 小时内为进行溶栓治疗的窗口期。为保证迅速启动各项检查和治疗，急诊科需要精简就诊程序。

患者的病史可帮助确定患者目前究竟发生了什么状况。精确获取神经事件的发生过程非常重要，如症状持续了多长时间？是否有所缓解？是否完全消失还是与刚发生的时候一样？脑卒中的鉴别诊断包括排除脑内出血、SAH、硬膜下或硬膜外血肿、肿瘤、癫痫或偏头痛。鉴别症状的类型有助于明确诊断及定位病变血管分布的区域。对脑卒中的危险因素的筛查，如高血压、慢性房颤、血清胆固醇升高、吸烟、口服避孕药或家族脑卒中史，也对诊断有帮助。

在急诊，一些检查手段常被用于评估急性缺血性脑卒中，如普通脑部 CT、血液检查、神经系统功能评估和使用美国国立卫生研究院卒中量表（NIHSS）进行评价。NIHSS 根据脑卒中的严重程度给出相应分数。表 35-9 为 NIHSS。

表 35-9　美国国立卫生研究院卒中量表

| 1.a | 意识水平（LOC） | 清醒 | 0 |
|-----|----------------|------|---|
| | | 模糊 | 1 |
| | | 昏睡 | 2 |
| | | 昏迷 | 3 |
| 1.b | LOC 提问：问患者当前月份和／或患者的年龄。"近似"的回答不可部分得分。失语或昏睡而无法领会问题的患者记 2 分 | 两者都回答对 | 0 |
| | | 答对一个 | 1 |
| | | 未答对 | 2 |
| 1.c | LOC 指令 | 两者都给出正确回应 | 0 |
| | | 给出一个正确回应 | 1 |
| | | 没有正确回应 | 2 |
| 2 | 凝视 | 正常 | 0 |
| | | 部分凝视麻痹 | 1 |
| | | 凝视偏差 | 2 |
| 3 | 视力 | 无视力丧失 | 0 |
| | | 部分偏盲 | 1 |
| | | 完全偏盲 | 2 |
| | | 双侧偏盲 | 3 |
| 4 | 面瘫 | 正常 | 0 |
| | | 轻微瘫痪 | 1 |
| | | 局部瘫痪 | 2 |
| | | 完全瘫痪 | 3 |
| 5 | 上肢运动 | 无偏移 | 0 |
| | | 略有偏移 | 1 |
| | | 能够稍微抵抗重力 | 2 |
| | | 无法抵抗重力 | 3 |
| | | 无法移动 | 4 |
| | | 截肢，关节融合 | 9 |

续表

| 6 | 下肢运动 | 无偏移 | 0 |
|---|---|---|---|
| | | 略有偏移 | 1 |
| | | 能够稍微抵抗重力 | 2 |
| | | 无法抵抗重力 | 3 |
| | | 无法移动 | 4 |
| | | 截肢,关节融合 | 9 |
| 7 | 下肢共济失调 | 缺失 | 0 |
| | | 表现于一条下肢 | 1 |
| | | 表现于双下肢 | 2 |
| 8 | 感觉 | 正常 | 0 |
| | | 中度丧失 | 1 |
| | | 严重,完全丧失 | 2 |
| 9 | 最佳语言能力 | 没有失语症 | 0 |
| | | 轻微到中等 | 1 |
| | | 严重 | 2 |
| | | 失声 | 3 |

　　如实验室检查不能确定患者是否发生脑卒中,则需要结合病史、神经系统检查结果、神经影像学以及包含全血细胞计数、电解质、葡萄糖、凝血参数等结果进行综合分析。

　　需行紧急 CT 排除脑出血,CT 检查应该在患者到达急诊 60 分钟内做完,以有助于尽快做出治疗决策。CT 可鉴别脑血管病变区域,如硬脑膜下出血、脑脓肿、肿瘤、SAH 或脑内出血均能经 CT 观察到。但 CT 可能无法显示 24~48 小时后的梗死区域。

　　更先进的神经影像学技术如 T1 和 T2 加权 MRI、液体衰减反转恢复(FLAIR)和弥散加权技术也可对脑卒中的诊断和治疗提供有效信息,目前临床上已经得以广泛应用,而且在检测脑组织梗死方面优于 CT 更。最早可发现前 24 小时内出现的病变。

　　如果技术层面允许,还有其他研究检查方法可以应用,如弥散加权成像(DWI)和增强灌注成像(PWI)。这些技术在鉴别梗阻核心和半暗带区方面具有明显优势,这一点非常重要,因半暗带区可通过再灌注等手段得以及时挽救。包绕着梗死组织的处于缺血状态的半暗带区是可挽救的,此区域的大脑组织只受到轻微的损伤。在症状出现后几小时内应尽早行 DWI 检查,以判断是否出现急性脑组织梗死,它比 CT 或常规 MRI 检查提前数小时揭示与梗死组织相关的异常变化。

　　脑血管造影是评估脑血管情况的金标准。该操作约有 1.5%~2% 的发病率或死亡率,但其能够显示动脉闭塞或血栓。由于进行脑血管造影会花费一定时间,可能会导致患者错失使用静脉溶栓治疗的最佳窗口期。但血管造影对于动脉内溶栓来说是必要的,因为动脉造影术可将组织纤溶酶原激活物(t-PA)或其他溶栓药物直接注入到动脉血管的栓子处进行直接溶栓。动脉溶栓治疗的窗口期从出现症状到开始动脉内溶栓治疗为 6 小时,机械性溶栓则是 8 小时,基底动脉型脑卒中则可在长达 24 小时内进行血管内干预。使用 TCD、超声、MRA 或 CT 血管成像,可实现对血管的无创评估。

　　心律失常可能会导致脑卒中,在评估心律失常或心肌缺血时需要用到心电图(ECG)。ECG 能够帮助确定是否存在心律失常。心房颤动是一种会导致心脏内血凝块移行至脑部(心源性病因)的心律失常。发生脑卒中时,ECG 可能存在的一系列改变,如 T 波倒置、ST 段骤升或偏低以及 QT 波延长。也可使用食管超声心动图和动态心电图进行监测。

　　总之,立即进行 CT 扫描并及时对结果进行解读是急性脑卒中治疗的关键。头部 CT 的结论可为医生是否决定采取溶栓治疗提供了关键信息。其他可替代的方法由 MRI 与 PWI 和 DWI 联合检查。

## 临床治疗

　　缺血性脑卒中的治疗有四个初级目标:恢复脑血流(再灌注),防止血栓复发,保护神经和支持性治疗。以上每一条均应在临床治疗中得以坚决执行。

　　患者最好一开始便在符合脑卒中治疗规范的医疗中心进行评估,尽管该中心可能仅是个联合委员会认可的初级卒中中心。急诊所作出的决策决定了患者的整个诊疗计划,因此急诊应具备标准化流程、临床路径或由多学科团队共同拟定的指导脑卒中治疗与护理的规定。

　　初始阶段的治疗重点在于尽可能多的挽救缺血组织,氧气、葡萄糖和充足的血流是该区域所必需的三种成分。含氧程度可通过动脉血气分析或脉搏血氧饱和度加以监测,一旦符合指征便可给患者供氧。低 / 高血糖可以通过连续监测血糖水平来评估。再灌注能够通过使用静脉推注 t-PA 实现。

CPP 是对 BP 和 ICP 的综合反映。脑组织的局部灌注往往受到大脑自动调节的影响。MAP 受心输出量和心率的影响（CPP=MAP−ICP）。最容易受外部影响的参数是 BP、心率和心律。心律失常会减少心输出量和 BP，但是往往也能够加以纠正。在缺血半暗带范围内，大脑的自动调节功能丧失，此时如 BP 持续下降，则将进一步减少半暗带的血流量，进而导致梗死。

如患者满足血管内溶栓治疗的适应证，可在急诊开始 t-PA 溶栓治疗，然后转入 ICU 或其他专科监护科室（如神经降压病房或脑卒中病房）进行进一步监护。如果患者不适合溶栓治疗，可根据其病情的复杂性选择将患者安置在 ICU、内科病房或脑卒中专科病房进行下一步治疗。

目前，脑卒中的急救治疗方式有两种：静脉推注 t-PA 和脑缺血栓塞机械性（MERCI）移除器。静脉推注 t-PA 是美国食品和药物管理局（FDA）批准的疗法；MERCI 移除器已于 2004 年因其他用途被 FDA 批准，目前正在加紧试验以确认有效性，但尚未被批准用于脑卒中治疗。

## 溶栓药物

溶栓药物是用以溶解血凝块的外源性药物，静脉推注 t-PA 溶解血凝块，可使脑组织恢复再灌注。在出现症状时应尽快地静脉推注 t-PA。用药的窗口期为出现神经系统症状后的 4.5 小时左右。应从观察到患者的最后正常状态开始计时。例如，某位患者 23 点上床休息，5 点醒来并去上洗手间。在他试图从床上起身的时候，他感到无力并难以站立。当他向自己妻子呼救时甚至开始口齿不清。患者清醒并且功能正常的最后时间就是昨晚 23 点。即使他的症状仅仅出现在几分钟之前，但对患者状态良好的最后时间认定仍是 6 小时以前。因此，他已经错过了静脉推注 t-PA 治疗的窗口期。

对患者进行静脉推注 t-PA 适应证的判断应谨慎。神经系统功能评估、NIHSS 评分以及神经影像学检查结果可协助医生确定是否进行溶栓治疗。表框 35-2 列出了该疗法的适用标准。脑卒中的静脉推注 t-PA 治疗的标准规范是由美国国家神经学障碍及脑卒中研究所制订。静脉推注 t-PA 的剂量通常是 0.9mg/kg（最大剂量 90mg），应在 1~2 分钟内推注总剂量的 10%，其余的在 60 分钟内注入。t-PA 可激活纤维蛋白溶酶原，是自然

产生于血管内皮的一种酶，可以溶解过多的血凝块。纤维蛋白溶酶原的激活开启了通过溶解纤维蛋白溶解血凝块的过程，在接下来的 24 小时内不应该给予其他抗血栓治疗。该疗法的主要风险是脑出血。然而，令人欣慰的是，该疗法在逆转神经功能缺损和提高脑卒中后的生活质量方面已被证实是有效的。

| 表框 35-2 | 溶栓治疗的适用标准 |
| --- | --- |

**纳入标准**

1. 出现症状 4.5h 内
2. 通过 NIHSS 评估神经功能缺失，临床诊断为缺血性脑卒中
3. 年龄大于 38 岁
4. CT 检查：未发现提示颅内出血的高密度病灶；无显著占位效应或中线移位；无实质性低密度区；或超过 33% 的大脑中动脉供血区域脑沟回消失

**排除标准**

1. 在过去三个月内有脑卒中或严重头部创伤史
2. 经积极的药物治疗，收缩压仍高于 185mmHg 或者舒张压高于 110mmHg；或血压需要积极处置，但只能被控制在临界水平
3. 目前患者的情况可作出实质性出血的预判（蛛网膜下腔和脑内出血；最近才发生的心肌梗死；癫痫发作；过去两周进行过大手术；过去 21d 内有胃肠道或尿道出血；不可行压迫止血的动脉穿刺点或过去 7d 内进行过腰椎穿刺）
4. 血糖小于 50mg/dl 或大于 400mg/dl；INR 大于 1.7；血小板计数小于 10 万 /mm³
5. 神经系统症状迅速改善或恶化；或症状较轻
6. 最近有心梗病史
7. 48h 内静脉注射或皮下注射过肝素，部分凝血活酶时间延长
8. 妊娠测试结果阳性的育龄期妇女

Data from Saver JL, Kalafut M: Thrombolytic therapy in stroke. Updated April 15, 2010; accessed June 5, 2010 from http://emedicine.medscape.com/article/1160840-print; Becker JU, Wira CR, Arnold JL: Stroke, ischemic. Updated May 12, 2010, accessed June 15, 2010 from http://emedicine.medscape.com/article/793904-print; Pugh S, Mathiesen C, Meighan D, et al: Care of the Patient With Ischemic Stroke: AANN Reference Series for Clinical Practice. Am Assoc Neurosci Nurses 2009; and Summers D, Leonard A, Wentworth D, et al: Comprehensive overview of nursing and interdisciplinary care of the acute ischemic stroke patient. Stroke 40: 2911-2944, 2009.

直接将溶栓剂注入动脉是替代静脉推注 t-PA 的一种治疗方法，对急性缺血性脑卒中很有效，且能够在出现症状 6 小时后给药。影响其应用的因素是患者必须入住能够进行动脉内输注溶栓药物

的专科中心。通过该疗法,堵塞的脑动脉可恢复通畅。在操作时,需先插入股动脉鞘,然后在影像学图像引导下将微导管股动脉鞘沿着动脉穿行,最终导管尖端被置入血凝块处,并随着血凝块的溶解逐步深入。股动脉鞘将保留 24 小时以防再次发生血管堵塞。该疗法的优点是药物能直接被注入拟溶解的靶目标。

## MERCI 移除器

MERCI 系统(一种机械凝血块移除器)可用于脑卒中症状出现的 8 小时内,以去除血管内的血凝块。如患者到达医院太晚而无法行静脉推注 t-PA 且其符合严格的 MERCI 适应证,即可选择 MERCI 设备进行治疗。收治标准包括诊断为急性缺血性脑卒中、NIHSS 大于 8 分和脑血管造影显示颈内动脉、基底动脉和椎动脉堵塞。部分排除标准包括血糖水平低于 50mg/dl、血管过度迂曲、出血倾向、国际标准化比值(INR)上升、血小板减少、持续性高血压、CT 显示大面积低密度区以及栓子近端血管造影显示动脉狭窄者。

MERCI 移除器的工作原理就像一个开瓶器,可用于取出血凝块。通过脑血管造影,放射科介入医生将微型导管插入股动脉,随后逐步将导管送入颈内直到其抵达血凝块。然后将一根金属丝通过导管穿入,将其转变为开瓶器的形状,然后套住栓子将其取出。

使用 MERCI 移除器的潜在风险包括出血和血管离断或穿孔。术后 24 小时内需要密切观察患者,监测不良反应。护士在患者接受 MERCI 移除器治疗后的监护中扮演了至关重要的角色,需要执行神经系统功能评估并仔细监测患者是否出现颅内出血、新发脑卒中或心肌梗死。

## 抗凝

除了溶栓治疗和机械去去除栓子之外,脑卒中的其他治疗措施包括应用抗血栓和抗血小板药物进行抗凝治疗。如果患者曾发生房颤,必须使用华法林抗凝治疗。需要对患者进行关于预防出血相关措施的教育,内容包括用药目的、适度补充富含维生素 K 的绿叶蔬菜等,以及知晓定期抽血以检测血浆凝血酶原时间和 INR 的重要性。此外,为了安全起见,患者应该佩带医疗提示卡和手环,以帮助医务人员在医疗急救活动中快速掌握其服用的抗凝药物。

抗凝药物包括双嘧达莫 -ER、氯吡格雷、噻氯匹定和阿司匹林。这些药物可阻止血小板黏附于受损的血管壁或血小板与血小板逐渐的凝集,以预防血栓性或栓塞性事件。改良的双嘧达莫增强了药物中抗凝因子的效用,从而减少血小板凝集。氯吡格雷则通过抑制二磷酸腺苷介导的血小板聚集和其他因素导致的凝集,抑制血小板功能。氯吡格雷的推荐剂量是 250mg,每天 2 次。其不良反应有中性粒细胞减少和血小板减少,现在已不常用。噻氯匹定同样会抑制二磷酸腺苷,但并不会增加患者发生中性粒细胞减少症的风险。阿司匹林的建议剂量是 81~325mg/d。预防性使用这些药物可大大减少未来发生脑卒中的几率,因此非常重要。

## 控制高血压和颅内压升高

对高血压、ICP 升高和 CPP 的控制需要护士和医生共同努力。护士作为患者的代言人,须密切评估患者,早期识别以上情况的发生及分析其严重程度,并确保相应医疗干预得以实施。

中度高血压的患者往往得不到及时治疗。如患者的大脑已经适应了高血压情况下的脑灌注,当血压下降时脑灌注压也会随之下降。当患者舒张压高于 105mmHg 时,则需要逐步降压,可用药物有拉贝洛尔和钙通道阻滞剂等。

脑卒中患者的 ICP 常在术后第一天升高,尽管这是大脑对一些脑血管病变的正常反应,但对大脑的损伤还是很严重的。控制 ICP 上升的方法:过度通气(采取控制通气模式,仅用于由于 ICP 急剧升高而无法接受其他治疗的患者)、限制液体、抬高头部、防止颈部弯曲或剧烈地扭转头部(这两者都会阻碍头部静脉回流)、使用渗透性利尿剂(甘露醇)以减轻脑水肿(第 34 章)。

## 手术治疗

颈动脉狭窄的患者可用颈动脉内膜切除术来预防脑卒中。颈动脉内膜切除术是一种去除颈动脉内动脉粥样硬化斑块的手术,一旦斑块被去除,血流随即恢复。北美症状性颈动脉内膜切除试验和欧洲颈动脉手术试验的目的是测试对颈动脉狭窄的患者实施手术是否有效。这些研究证明,在操作者技术过硬的前提下,颈动脉内膜切除术适用于高度狭窄(狭窄程度大于 70%)的患者。对于曾有过脑卒中史的男性患者来说手术益处更多,但狭窄程度低于 50% 的患者手术效果不确定。在对脑卒中进行积极的临床治疗过程中,脑水肿和 ICP 升高会因某些治疗手段,如控制通气 / 短期过度通气和渗透性利尿,而变得不可控制。一部分患者可通过骨瓣减压术为水肿扩张的脑部提供额外的空间,缓解 ICP 升高,从而减轻脑水肿。此外,颅外 - 颅内搭桥术在个别符合条件的病例中取得了很好的效果,有效阻止脑卒中进展且能迅速改善神经系统症状。

## 非手术治疗

尽管颈动脉内膜切除术是治疗颈动脉狭窄的金标准,但其他方法如颈动脉支架置入术也可选。颈动脉支架置入术是侵入性非常小的技术,对于无法接受传统手术患者(如有严重心肺疾病的患者)来说是非常有吸引力的新技术。颈动脉支架置入术的目的是使因硬化斑块堆积造成狭窄的血管再次通畅。放射介入科医生将导管沿股动脉插入到动脉狭窄处,一旦导管穿过狭窄区域,即安放一个小型过滤器,来抓取由于导管通过而引起脱落的斑块碎片。血管成形术是通过在动脉中置入一个支架,将斑块向动脉血管壁挤压,也是可供选择的一个治疗方法。最近的研究显示,行颈动脉支架置入术与动脉内膜切除术的患者相比,发生脑卒中、心肌梗死或死亡的风险无明显区别。

颈动脉支架置入术后,存在发生脑卒中和高灌注综合征的可能。在此期间,护士需要严密监测患者的神经系统功能状态,评估腹股沟部位是否有出血或形成血肿。

脑卒中患者可采取的其他治疗措施包括仍处于研究阶段的低温疗法。有研究证实,脑卒中后的高温状态与神经元坏死增多和神经功能缺失加重有直接关系。可以通过使用对乙酰氨基酚或其他热对流和热传导降温设备,实现积极控制高热(积极保持正常体温)。低温疗法目前应用于发生心搏骤停后以及发生脑卒中后的神经保护。现阶段,神经保护药剂的作用正在研究中,结论尚不明确。

## 颅内出血性脑卒中

颅内出血性脑卒中(ICH)是脑血管疾病潜在的毁灭性后果,常继发于脑动脉瘤或 AVM 破裂,也可能继发于脑实质的动脉血管长期承受的高血流压力。随着血管破裂,血液从高压动脉系统流向颅腔和脑实质的低压系统。扩张的血肿形成占位性病变,可使颅内部结构移位,促使另一种损伤机制的发生,即脑水肿。此外,如果出血延伸到脑室系统或导致脑脊液通路阻塞,则可能会导致梗阻性或交通性脑积水。图 35-6 的脑部 CT 扫描结果,展示了一例严重颅内出血性脑卒中导致血肿形成和颅内结构进行性移位。

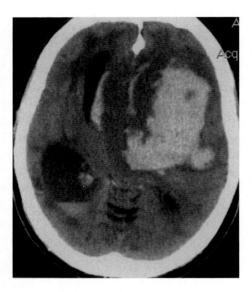

**图 35-6** ▲ 大量高血压出血性脑卒中。头部 CT 显示患者脑部不断扩张的血肿导致占位效应、脑水肿、脑部结构移位伴中线偏移,且出血进入脑室系统。(Courtesy of Richard Arbour, MSN, RN, FAAN, Albert Einstein Healthcare Network, Philadelphia, PA.)

颅内出血占所有脑卒中的 10%~15%,出血性脑卒中的 30 天死亡率是 40%~80%,约 50% 的死亡案例发生于前 48 小时内。除了动脉瘤和 AVM 出血外,ICH 还可能由凝血功能障碍、血管炎、滥用可卡因或其他拟交感神经药物导致。临床确诊可结合出血部位和颅内受累的血管分支部位以及 ICP 升高的程度和速度来完成。诊断措施包括临床神经功能检查和脑部 CT。基于患者的临床状态和意识水平,有必要对患者进行气道控制并将其收入 ICU 进行监护,以进行积极的病因治疗。

积极 ICH 病因治疗措施包括气道控制和机械通气,以防止高碳酸血症的发生。只有当其他 ICP 控制措施的治疗效应已得到最大程度应用但仍未能控制 ICP 时,才可进行控制性通气以达到短期的过度通气($PaCO_2$ 25~30mmHg),从而在短时间内调节 CBF。渗透性利尿剂,如甘露醇或高渗盐水,可用于脑水肿脱水治疗。脑室引流法也可用于引流 CSF、降低 ICP,同时可进行 ICP 监测。可通过使用适当计量的镇静剂或止痛药(如异丙酚或巴比妥类药物)来降低脑代谢、脑血流和 ICP,这些效应的获取与用药剂量相关。如情况允许,可通过手术去除血凝块或积极控制 BP。积极控制 BP 可以减缓血肿扩张、保守患者神经系统功能。

## 护理措施

**评估**　全面的神经系统功能评估是鉴别患者功能缺损的关键。如前所述,NIHSS 在脑卒中的评估中非常有价值,因其操作简单和可靠性高,因此可在急诊用于评估脑卒中的严重程度、判断患者是否适合接受 t-RA 治疗(表 35-9)。此外,NIHSS 也可与神经系统功能评估一起用于后续评估中。

作为大型多学科合作团队的一员,护士须做好扮演重要角色的准备,协助溶栓治疗、优化急性患者照护、帮助患者尽快康复训练以最大程度改善患者预后。护士在鉴别护理问题方面起重要作用,且应在将患者转诊至康复医疗专家、社会工作者处、语言病理学家处或是营养师处,护士应做好转诊服务。由于患者问题的复杂特性,需要多学科团队根据其所有需求提供全面的照护。

此外,护士须严密监测患者是否有发生感染、体温以及血糖水平的变化等对脑卒中的患者有潜在负面影响的因素存在。无论以往是否患糖尿病,急性脑卒中患者的高血糖均会增加脑梗死的风险,使神经系统功能恶化。在监护病房里,血糖控制的上限应是 110mg/dl。可通过持续胰岛素输注或滑动胰岛素注射法实现严格的血糖控制。滑动胰岛素注射法通常每 4~6 小时测量一次血糖水平。根据所测血糖水平,决定所用的胰岛素量。例如,血糖 150~200mg/dl 者需 8 个单位的普通胰岛素,而血糖在 200~250mg/dl 水平者则需 14 个单位的普通胰岛素。胰岛素的剂量还可根据患者的反应作出相应调整。

**计划**　护士在防止与脑卒中所致长期卧床、瘫痪或各种神经功能缺损有关的并发症中扮演了特殊的角色。预防措施应着重关注尿道感染、误吸、压疮、挛缩、血栓性静脉炎等方面。监护室中的患者有罹患深静脉血栓(DVT)的危险并可导致多种并发症。DVT 的机械预防措施包括关节活动度练习、应用抗血栓袜和充气加压设备。此

外,一些药物,如普通肝素、低分子量肝素或华法林都可用于预防血液凝固。急性脑卒中的有效干预措施有助于减低死亡率,同时降低既往有卒中史患者再次发病的几率。合作性护理指南(表框 35-3)描绘了脑卒中的患者的护理目标和护理干预措施。

**情绪和行为改变**　脑卒中患者可出现情绪问题、行为异常,情绪变得不稳定。例如,患者可能会毫无缘由地时哭时笑,对压力的忍受力下降,在脑卒中前被认为很轻微的压力可在脑卒中后成为主要问题,家属可能无法理解这种情况。患者可能会向护理人员或家庭成员表现出沮丧或激动情绪。

护士有责任帮助家属理解患者的这些行为改变。护士可通过控制环境中的刺激来协助患者调节自身行为。在一天中为患者提供固定的休息时间以防止疲劳,给予患者积极的反馈,并在患者尝试重新学习一项技能时能够进行重复演示。

**交流**　患者会对他们的功能缺陷表现得很沮丧。然而没有什么功能缺陷能比增加患者和试图与患者交流的人们之间相互理解更让人感到困难。语言障碍包括发声器官的运动能力与感觉功能障碍或两者皆有。如果受损的脑组织在或靠近左布罗卡区,就会影响到发声的运动模式记忆,导致患者能理解语言但无法合理表达语言。

感觉性或流畅性失语症大多是左韦尼克区受损导致,它是语言识别控制中心。因此韦尼克区受损患者不能理解听到词汇的意思(通常也包括书写的词汇)。同时患有表达性和感觉性失语症说明是全脑性语言障碍。表框 35-4 简述了表达性和感觉性失语症的区别。

护理人员需要告知家人,患者语言障碍并不意味着智力受损,这一点很重要。患者仍然可以通过书写、图画板或手势等进行某些程度的沟通。

## 病人教育和出院计划

健康教育可告诉患者如何改变危险因素,教会他们如何识别脑卒中的症状和体征。具体内容包括如何通过用药及生活方式改变来控制血压,建议患者戒烟,指导患者控制血糖,管理体重和适度锻炼以及督促患者遵从药物治疗方案。

医院需要进一步组织社区开展针对脑卒中预防、脑卒中症状和体征的识别、急性期表现、一旦出现症状立即拨打急救电话的必要性的相关宣

| 表框 35-3 | 针对有脑卒中史患者的协同护理指南 |
| --- | --- |
| **结果** | **干预措施** |
| **氧合 / 通气** | |
| 气道通畅得以维持<br>氧分压维持在正常范围内<br>未发生肺不张 | • 每班监测呼吸音<br>• 每班检查氧饱和度<br>• 指导咳嗽和深呼吸,并且在患者清醒时每 2h 鼓励其进行肺活量锻炼<br>• 如有必要,协助吸除呼吸道分泌物 |
| **循环 / 灌注** | |
| 患者未发生心律失常 | • 密切监测生命体征<br>• 谨慎控制血压;避免血压出现剧烈下降及低血压后继发缺血<br>• 监测心功能,识别心律失常<br>• 治疗心律失常以维持足够的灌注压,并减少造成神经损伤的可能 |
| **神经学状况** | |
| 足够的灌注压得以维持<br><br><br><br>建立了有效的沟通 | • 进行生命体征检测和神经学检查以了解患者的基线水平,以便监测其是否有新增神经功能缺失<br>• 使用 NIHSS 尽早发现提示脑水肿或卒中加重的病情变化<br>• 床头位置调整到 30° 以促进静脉回流<br>• 评估患者讲话能力以及遵从简单指令的能力<br>• 安排语言病理学家会诊以鉴别语言障碍<br>• 使用交流辅助,例如图片卡、手势、可擦板甚至计算机<br>• 提供一个安静平稳的环境。认真聆听患者的倾诉,以合适的语调与其沟通 |
| **体液 / 电解质** | |
| 电解质维持在正常范围 | • 监测实验室检查结果,尤其是血糖<br>• 监测出入量 |
| **活动 / 安全** | |
| 患者安全得以保证<br>未发生长期卧床相关并发症 | • 采取预防 DVT 的措施,包括 TED 软管、持续加压设备,以及根据医嘱皮下注射肝素<br>• 进行跌倒风险评估<br>• 咨询相关物理治疗<br>• 每班护士协助患者下肢做主动或被动的关节活动度练习<br>• 对受累肢体常规给予夹板固定<br>• 指导使用行动辅具并做预防跌倒的措施<br>• 由于视野变小,指导使用扫视方法 |
| **皮肤完整性** | |
| 皮肤保持完整 | • 用布雷登评分表评估皮肤<br>• 根据布雷登评分结果使用减压垫<br>• 每 2h 更换患者体位<br>• 就皮肤组织以及相关问题咨询伤口专科护士 |
| **营养** | |
| 患者摄入了充足的热量且并<br>未发生体重减轻<br>患者能够自由呼吸 | • 获取入院时体重<br>• 进行脑神经功能评估(包括吞咽功能)来鉴别功能缺失<br>• 咨询语言病理学家以确定患者是否可经口进食<br>• 提供合理膳食,如有必要协助患者进食<br>• 监测热量摄入;如有必要可具体计量<br>• 获得一些饮食咨询,以获取营养补充的建议 |
| **心理社会状况** | |
| 心理支持网络已建立 | • 用图绘板或其他辅助方式使沟通更加便捷<br>• 评估家庭支持系统<br>• 筛查有无脑卒中后抑郁 |
| **宣教 / 出院计划** | |
| 危险因素得以控制<br>后续的预防措施已实施 | • 提供与血压管理有关的教育<br>• 提供饮食指导 |

| 表框 35-4 | 表达性和感觉性失语症的对比 | |
|---|---|---|

| 表达性失语症 | 感觉性失语症 |
|---|---|
| 由于运动区域皮层靠近布罗卡式区而表现为偏瘫 | 由于病变并不靠近运动区域皮层而只有轻度偏瘫或无症状 |
| | 可有偏盲或象限盲 |
| 语速缓慢,不流利;口齿不清晰;需要交流非常费力。话语减少。患者可能会用电报式语言表达,而遗漏某些词语 | 语言流利,口齿清晰,节奏正常。交流内容缺损;使用错误单词 |
| 患者能看懂文字,能听懂讲话 | 患者看不懂文字,听不懂讲话 |
| 患者无法书写 | 书写的内容异常。笔迹可能完好 |
| 通过努力患者能够重复单个词,重复词组的效果较差 | 重复语句的能力降低 |
| 命名物体的能力常减弱,但由于比自发性讲话能力 | 命名物体的能力减弱 |
| 患者能意识到自己的缺陷,常常会感到沮丧抑郁 | 患者常意识不到自己的缺陷 |
| 咒骂或其他爆发性语言都能自动说出且说得很好,患者能够正常呻吟 | 患者可能会用错误的单词,发错音 |

传。公众必须知晓卒中症状和体征,例如突然发作的面部、手臂或腿部麻木或无力、意识模糊、说话或理解困难、视力障碍、头晕、平衡感丧失或严重的头痛。强调必须立即关注病情的紧迫性。急救医疗服务人员必须能够识别脑卒中的症状,并迅速将患者运送至最近的具备对从诊断到出院各个阶段脑卒中处理能力的医院。

此外,脑卒中对患者及家庭来说往往是改变人生的经历。需要为患者家人提供关于如何在家提供照护的相关教育。需要向家人宣教关于患者活动、营养、安全、睡眠以及排泄护理等方面的知识。家人的支持和照顾将大大提高患者生活质量并最大程度重返社会。

## 癫痫

癫痫发作往往是由脑神经元过度异常放电所致。它会导致感觉、运动功能或行为活动改变,并与 LOC 的变化有关。症状的差别取决于脑部放电位置的差异。最常见的癫痫原发区域是额叶和颞叶,尤其是内侧颞叶的海马区。有些癫痫发作极其轻微,以至于只有患者本人能觉察到,有些则是相当严重。根据发作的严重程度不同,在急性期(发作期)可能会伴随不同程度嗜睡和定向障碍。

癫痫是自发且反复发作的。癫痫持续状态被定义为持续癫痫,或超过 30 分钟无间歇期的反复发作。癫痫持续状态可与强直阵挛、局部复杂性发作,或失神发作有关。这是一种神经性急症,需要立即进行治疗。

心因性非痫性发作和痫性发作很相似,均会导致运动功能和身体崩溃。由于假性发作包括非对称的运动行为、头部左右晃动以及目的性行为,所以常常能够在临床上与癫痫加以区分。假性癫痫也可能呈渐进性发作,但与癫痫不同的是其运动行为可能持续多达数分钟。通常是一个短暂性发作,或没有"发作后"阶段。有情绪和心理障碍的患者可能需要给予抗抑郁药、提供咨询服务和给予心理干预。在这些案例中,约 20% 的患者曾经经历真正的癫痫发作,这些患者的童年往往遭遇虐待。这些发作常表现为由多种原因引起的应对不良。

## 病因

多数全身性癫痫会因有遗传基础而被归于"特发性"或原发性癫痫,它并没有特别的基础病因。而症状性癫痫或继发性癫痫则有着明确的病因。

特发性癫痫占了所有痫性发作的约 50%,往往发作于小于 10 岁的儿童。约 10% 的患者中可发现癫痫的先天性和遗传性病因。尽管遗传性癫痫更多是原发性的,但也与其他因素相关。

症状性癫痫有各种病因,包括血管疾病、酒精、脑肿瘤、创伤、感染或发热、代谢紊乱、缺氧和退行性疾病。发育异常如皮质发育不全(脑皮质异常发育)是儿童期癫痫发作常见的病因。

很多其他因素也对癫痫的发作频率和强度产生影响。疲劳和睡眠剥夺可降低癫痫发作的阈值。情感和心理压力与癫痫发作有关,但是难以量化。许多记录自己癫痫活动的女性发现其有周期性,在月经期、怀孕时或更年期发病更频繁,发作更严重。酒精和药物滥用和电解质紊乱同样会导致癫痫并可引起痫性发作。许多药物会降低癫痫发作的阈值,尽管许多通过药物控制的癫痫患者效果并没有受到影响。可通过患者记录自身癫痫发作情况、预警征象以及各种促发因素(如睡眠剥夺或情绪改变),对癫痫发作起到预防的作用有。

癫痫持续状态发作的常见原因有脑血管疾病、脑肿瘤、颅内感染、发热、头部外伤和代谢障碍。癫痫持续状态也与停药、代谢紊乱或已知癫痫患者的疾病复发有关。

## 流行病学

约 1%~3% 的人口被诊断为癫痫,儿童是癫痫的高发人群,其次为老年人。发展中国家受癫痫的危害最大,可能是因为卫生条件差、营养不良、感染风险大以及占儿童人口比例高等原因。单纯的癫痫比痫性发作(癫痫或癫痫发作)要罕见的多(发病率分别为 20/10 万和 50/10 万)。5%的癫痫患者会发生癫痫持续状态。在痫性发作中,局部发作约占 57%,而全身发作则占 40%。约70% 的癫痫患者经药物治疗可得到完全控制。

## 病理生理机制

脑部神经细胞(神经元)具有放电特性,反映了细胞内外带电离子间的平衡。神经细胞膜的电活动是由这些空间之间的离子流所决定的。当受体被电压变化和神经递质调节激活时,钠($Na^+$)、钾($K^+$)、钙($Ca^{2+}$)和氯($Cl^-$)等离子被通道受体通道所调节,实现跨膜运动。如果细胞的通透性改变,其兴奋性也会改变,神经元则更容易放电。细胞过度兴奋会导致神经元随机放电增加,当其与特定模式的神经元放电(同步)结合时,神经元则具备了导致癫痫的特性。

尽管神经元的异常兴奋和同步导致癫痫行为的机制尚不明确,目前仍在进行的关于细胞膜活动、环境因素和药理反应等研究都将不断增进我们对癫痫的理解,从而更好地治疗癫痫。

## 临床表现

癫痫的临床特征取决于癫痫样放电的部位和事件发生类型。表框 35-5 描述了各种癫痫及其所致的临床特征。

---

**表框 35-5　癫痫的分类**

1. **全身发作**:累及双侧大脑半球;意识丧失;无脑部的局部发作
   A. 强直痉挛(大型发作)——意识丧失;僵直;用力呼气(大哭);有节奏地抽搐
   B. 阵挛——对称性、双侧半节律性地抽搐
   C. 强直——肌张力突然增高,用力呼气
   D. 肌阵挛——突然短暂地躯体抽搐
   E. 肌张力低下("跌倒来袭")——肌张力突然丧失;跌倒
   F. 缺失(小发作)——短暂凝视,通常未累及运动功能
2. **局部发作**:只涉及一侧大脑半球
   a. 单纯的局部癫痫——无意识改变,杰克逊式
      i. 运动——额叶
      ii. 躯体感觉——顶叶
      iii. 视力——枕叶
      iv. 可能累及:自主神经(例如呼吸改变、心动过速、面部潮红);精神(例如似曾相识的感觉);认知功能(没有意识改变)
   b. 复杂的局部癫痫——意识改变,有或无以下的下意识行为:咂嘴、吞咽、漫无目的地走动、言语表现
      i. 单纯的局部癫痫后发生意识改变
      ii. 开始即有意识状态的改变
      iii. 典型患者起源于颞叶
   c. 局部继发全身
      i. 单纯局部→全身
      ii. 复杂局部→全身
      iii. 单纯局部→复杂局部→全身
      iv. 有必要持续进行 EEG 监测以将其与全身癫痫区分
3. **不可分级**

---

## 诊断

对发生癫痫的患者进行初始评估,以确定癫痫的病因并确诊。病史采集应从患者或目击者对癫痫活动的描述开始,具体描述应包含以下部分:

1. 患者发生癫痫时正在做什么。
2. 发作持续时间。
3. 在发作前的异常症状或行为。
4. 有无特别之处,包括运动、感觉、声音、味觉、嗅觉和尿失禁等。
5. 整个发作过程中和发作后患者的意识状况。
6. 癫痫后症状的持续时间和描述。
7. 报告任何以前类似的发作和发病时的年龄。

随后应询问下列问题:

1. 睡眠形态。
2. 有无酒精或药物滥用。

3. 既往病史或受伤史。

4. 家族癫痫史。

5. 其他可能的因素：月经周期、压力、高热、代谢异常。

6. 如果发生了其他癫痫，询问在症状、持续时间、频率和一天中发作时间的相似之处。

第一次癫痫发作后，可进行 CT 或 MRI 检查来评估结构性病变。脑电图（EEG）可用来筛查癫痫发作间期的放电情况（癫痫发作之间的电异常），并测量大脑的兴奋性。这些技术有助于确定癫痫是局灶性的还是全身性的。在行 EEG 的过程中，可放置头皮电极以测量所在皮层的神经元细胞膜活动。无论患者是否清醒，均可获取其活动节律。EEG 还可定位某一时间点癫痫的起源点。

如需要更多关于癫痫模式和分类的信息，需将患者收入癫痫监护病房，详细内容将在下一节中进行讨论。监护室同样可以持续进行 EEG 监测，帮助发现危重患者的细微癫痫发作。由于这些患者（如脑损伤或昏迷患者）容易发生无抽搐性癫痫，所以 EEG 在 ICU 中的使用越来越普遍。

其他诊断学检查还包括通过 PET 鉴别与癫痫发生区域相关的异常低代谢皮质区；SPECT 可发现癫痫期间及癫痫后在 CBF 和灌注异常上的差异；双侧颈异戊巴比妥（阿米妥）测试可评估语言和记忆；fMRI 可定位癫痫区域并识别其结构病变；认知功能测试可用于神经功能基线评估。

### 癫痫监护病房

需进一步分类和定位的癫痫患者将被收入癫痫监护病房进行 EEG 持续监测，放置头皮电极，持续进行影像 EEG 监测会，包括音视频观察。无论患者是清醒还是入睡状态，监测都将持续进行。在这段观察期，会缓慢减少药物剂量或停药。由于影像 EEG 会捕捉到癫痫发作期、发作后和发作间期的数据，因此癫痫发作可被记录下来并得以定位，同时还可观察到患者的临床症状。影像 EEG 常常能为可手术的患者进行术前定位，同时对鉴别假性癫痫以及其他被误诊为癫痫的功能障碍也很有帮助。神经心理评估和精神科评估也评估的一部分，尤其对于由手术计划的患者。

在定位不明确或未定位的情况下，需采取侵入性更强的手段，即通过手术电极定位癫痫区域。三个不同类型的电极可被置入以记录脑活动。

深部电极通常会被双侧放置，目标指向海马，或是杏仁核以及额叶中其他常发生癫痫的部位。在局麻或全麻条件下，多个电极通过麻花钻和颅骨钻孔进行安置，以同步记录电活动。电极的缆线延伸出颅骨，患者会在癫痫病房里进行持续几天的图像监测。这个过程中患者可能出现出血、头痛和感染等并发症。这一方法最常用于确定癫痫发作所累及的区域。

硬膜外和硬膜下电极通常被放置于单侧，操作可在全麻下完成。带子可穿过颅骨钻孔放置。网格的放置则需开颅术，但网格可检测的范围更大（图 35-7）。这些网格被固定于硬脑膜，且电极导联通过切口穿出进行持续监测。过程中可能导致感染、出血以及因脑水肿导致的占位效应等并发症。骨瓣可在该过程结束之后或者在监测网格拆除之后进行置换。癫痫手术之前还应进行颅内监测。

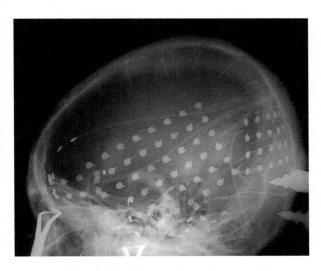

图 35-7 ▲ 癫痫监测网格的 X 光片。（Courtesy of Frederick Lenz, MD, and Ira Garonzik, MD, The Johns Hopkins University, Baltimore, MD.）

### 临床治疗和药物治疗

大多数癫痫患者可应用药物进行治疗。一些 AEDs 对某些特定类型的癫痫更为适用，而有些药物对小儿患者最有效。在应用方式上，AEDs 一般单独用药，而其他一些药物往往作为其他药物治疗的辅助用药。表 35-10 描述了现有 AEDs 的适应证、剂量、不良反应和护理注意事项。

表 35-10　药物治疗:抗癫痫药物

| 药名(品牌) | 适应证 | 成人每日剂量 | 不良反应 | 护理注意事项 |
|---|---|---|---|---|
| 卡马西平(痛痉宁,痛痉宁 XR,卡马西平缓释胶囊) | 单一/辅助治疗局部癫痫和全身癫痫 | 400~2 000mg;血清浓度 4~12μg/ml | 嗜睡,乏力,头晕,视物模糊,皮疹,低钠血症,骨髓恶液质 | 与其他 AEDs 有相互作用;罕发再生障碍性贫血、肝功能衰竭;注意血药浓度 |
| 加巴喷丁 | 辅助治疗局部癫痫和继发性全身癫痫 | 900~4 800mg | 镇静,头晕,体重增加 | 没有明显的药物相互作用;不良反应较小 |
| 左乙拉西坦 | 局部癫痫辅助治疗 | 1 000~3 000mg | 嗜睡,乏力,烦躁不安,头晕,感染 | 可以通过静脉推注给药 |
| 苯巴比妥 | 单一/辅助治疗局部或全身(肌阵挛/小发作) | 90~180mg | 镇静,抑郁症,共济失调,皮疹,阳痿,活动亢进 | 潜在的 CNS 毒性,尤其是对儿童;血药浓度下降慢 |
| 苯妥英钠 | 单一/辅助治疗局部和全身(非小发作/肌阵挛) | 300~600mg;血清浓度 10~20mg/l | 共济失调,头晕,镇静,皮疹,牙龈增生 | 与多种药物有相互作用;由血药浓度指导用药剂量;较廉价 |
| 磷苯妥英 | 替代静脉注射苯妥英钠 | 负荷剂量 15~20mg 静脉推注或肌注;速率 100~150mg/min | | |
| 丙戊酸钠 | 单一/辅助治疗全身癫痫,儿童癫痫,高热癫痫 | 1 000~3 000mg | 恶心,体重增加,内分泌失调,血小板减少,脱发 | 与其他 AEDs 有相互作用;可通过静脉推注给药 |

癫痫持续状态是一种紧急状态,需要迅速进行药物治疗。可通过静脉注射或肌内注射等肠外给药方式以保证迅速吸收。紧急情况下,在未建立静脉通道时可以通过直肠使用苯二氮䓬类药物例如地西泮(安定)来进行急救。许多速效药是脂溶性的,有从血浆中重吸收到脂肪和肌肉的趋势,因此会导致初期血液浓度和脑内浓度的下降,可导致癫痫再发作。重复推注或持续输液给药时应慎重,因为当药物在脂质中达到饱和、肌肉和血浆的药物水平升高,可导致患者精神状态持续恶化,反应迟钝甚至死亡。院内癫痫持续发作的总体死亡率很低,但是对于一些实施控制通气或合并其他情况如高龄和缺氧/缺血性脑损伤的患者来说,其死亡率可明显上升。癫痫持续状态的急救措施见表框 35-6。

## 手术治疗

当 AEDs 无法控制癫痫、单一治疗和辅助治疗方法已经发挥到极限,并且多种药物方案均失败,癫痫发作严重影响患者的生活质量,此时癫痫

| 表框 35-6 | 癫痫持续状态的急救措施 |
|---|---|

- **目标**:保持气道开放;维持呼吸、循环;停止癫痫;稳定患者;鉴别并治疗诱因
- **治疗**:气道;氧气;必要时进行插管;监测 EEG;监测 ECG 和 BP;尿失禁时导尿;进行 CT 检查;如果怀疑 CNS 感染,则做腰穿;必要时行 CPR
- **血液学检查**:电解质、镁、钙、抗癫痫药水平、血气、全血计数、肝肾功能检查;凝血功能检查;必要时行毒理学检查
- **用药**
  - 苯二氮䓬类(劳拉西泮 1~2mg/min 作为初始剂量,给药时间为 8min 或地西泮总量达 20mg)。这类药属于短效药物,可以同时泵入苯妥英钠 50mg/min 或相当于 150mg 苯妥英钠的磷苯妥英;总量可达 20mg/kg
  - 对于持续性癫痫,增加 5~10mg/kg 的苯妥英钠或 50~100mg/min 的苯巴比妥,总剂量可达 20mg/kg
  - 如果无效,使用巴比妥类麻醉:给予戊巴比妥,进行气管插管。可在使用巴比妥类麻醉之前先用苯二氮䓬类药物(咪哒唑仑)。在 ICU 持续监测 EEG

非常顽固,需要用手术控制。当治疗作用极其微弱以至于患者无法恢复至可接受的正常功能时,也会考虑进行手术治疗。

术前患者在癫痫监护病房里接受 EEG 监测。需通过手术置入条状或网格状监测设备来定位癫痫发作部位,确定功能区域。术后,护士定期进行常规神经系统功能测试并鼓励患者尝试完成某些任务,这期间观察其有无语言障碍和运动功能减退,目的在于定位与语言、记忆和感觉或运动功能有关的痫样放电。同时也有助于分辨出癫痫放电和局部病变(如肿瘤)之间的关系。大大提高肿瘤手术的安全性和准确性。

手术决策取决于多学科团队成员彻底讨论的结果。神经学家、神经外科医生、患者和其家人回顾至今所用的治疗药物并确认迄今所做的治疗已经最大化;评估通过手术控制癫痫的可能性大小;术前要通过神经心理测试以及其他合适的测试来进行确认;之前部分或全部的诊断性检查均作为手术决策的依据。

癫痫手术的目的是去除或破坏癫痫病灶。患者常常在术后持续用 AEDs 长达两年,因为在此阶段癫痫最容易复发。表 35-11 概括了最常见的手术方法,预期的转归,可能的并发症以及护理注意事项。

表 35-11 癫痫手术的临床应用

| 手术名称 | 适应证 | 预计结果 | 可能的并发症 | 护理注意事项 |
|---|---|---|---|---|
| 颞叶切除术:切除非优势半球 6cm 的颞叶,以及优势半球 4~5cm 的颞叶 | 病程大于 5 年的顽固性前额叶癫痫生活质量明显受损 | 60%~70% 得以治愈 20% 极大地提升了可控性 | 视力(前象限盲)视野缺失 语言障碍(往往是暂时的) 轻微的记忆问题 抑郁 短暂的精神障碍 感染和 / 或出血 | 预计术后一年癫痫状态不会改变术后持续服药 2~3 年 |
| 大脑半球切除术:手术切除(或切断联系)青少年或儿童的大脑半球 | 多种类别且每日发作的严重癫痫 | 90%~95% 得以改善 70%~85% 得以治愈 | 对侧神经功能缺失 晚期发生脑积水 手术腔内的慢性出血会再次增加发病率;血肿形成;感染的风险,ICP 骤升 —— 神经系统失能和死亡 | 仔细根据标准选择患者可能会发现行为和社交能力得以改善 |
| 胼胝体离断术:截断胼胝体(或前三分之二) | 可导致严重继发性全身癫痫;跌倒发作 | 全身性癫痫发作次数减少 5%~10% 的患者可存在短暂无癫痫发作期 | 偏瘫 出现短暂的哑症、尿失禁、双侧腿无力 | 当其他方法失效时使用许多患者具有学习困难推荐左利手患者进行韦达测试 |
| 迷走神经刺激器:在胸内植入可编程信号发生器及电极片,以刺激左侧迷走神经 | 药物难以治疗的癫痫往往是局部癫痫 | 减少癫痫发生频率:强刺激 25%,弱刺激 15% | 声音改变 呼吸困难 在刺激过程中颈部刺痛 少数患者可能出现心动过缓或心脏停搏 | 一般不能治愈癫痫当不能选择切除术时使用 |
| 深部脑刺激器:电极放置在脑部深层结构(丘脑,海马,内囊)中,并且当记录到癫痫活动时按照程序进行激活 | 不可控制的癫痫 | 减少癫痫发作 | 出血 感染 神经系统功能缺素 | 已被用于治疗帕金森病的震颤近期用于治疗难治性癫痫,但长期转归效果未知 |

## 护理措施

**评估** 仔细采集病史是明确癫痫诊断并进行治疗的中心环节。家族史、发病年龄、发病频率以及症状描述和持续时间都有助于为不同病情的患者制订个性化的护理计划。并在此基础上给予 AEDs 之劳。一旦症状的严重程度和频率发生改变,也需要据此修改治疗方案。由于可能需要终生用药治疗,因此在保证药效的同时还要兼顾药物耐受性。不良反应会影响患者生活质量,因此可能需要使用不同的、副作用小的药物或多种 AEDs 联合用药。

**计划** 住院患者的护理包括在患者癫痫发作过程中全程监测(不能让患者独处),并且在不使用束缚的情况下尽量为患者提供支持和保护。在癫痫全身发作过程中,协助患者翻身至侧卧位,帮助其维持气道通畅。

## 病人教育和出院计划

患者的健康教育应该提供关于自理的相关指导。下列健康教育要点是出院计划的重要组成部分:

1. 确保家庭环境安全,尤其是强直 - 阵挛型癫痫患者。

2. 每次癫痫发作之后评估有无损伤。

3. 对癫痫相关信息和癫痫发作后阶段、持续时间、发作时段、严重程度以及各种新特征等信息进行记录。

4. 对于儿童顽固性癫痫,必要时提供生酮(高脂肪低碳水化合物)饮食的细节。

5. 熟悉州法律中与癫痫有关的开车限制。

6. 佩戴医疗指示牌。

7. 必要时监测血清 AEDs 浓度。

8. 对何时需要急救非常清楚。

9. 难治性癫痫可向癫痫专家请教。

## 吉兰 - 巴雷综合征

吉兰 - 巴雷综合征,也被称为急性炎症性脱髓鞘性多发性神经病,是一种快速进展性疾病,通常表现为对称性无力、感觉缺失和反射消失。它是一种炎症性周围神经病,淋巴细胞和巨噬细胞使轴索发生脱髓鞘改变。这种弥漫性炎症反应可发生在周围神经系统、脑神经和脊神经根。因为特征性的症状和体征在患者身上的联合出现,所以吉兰 - 巴雷综合征被称之为综合征而不是一种疾病。

## 病因学

吉兰 - 巴雷综合征是一种免疫介导的神经系统疾病,患者的症状、严重程度和病程具有较大差异。某些患者在发病前有感染前驱史。约有一半的吉兰 - 巴雷综合征患者在症状发生前 2~3 周有轻微的发热。热性感染通常来自呼吸道或者胃肠道。空肠弯曲杆菌和巨细胞病毒是引起感染的最常见原因,一般在吉兰 - 巴雷综合征的症状出现前 1~4 周发生。研究发现,免疫接种与吉兰 - 巴雷综合征的发生风险增长有潜在关联。虽然之前接种过 H1N1 和狂犬病等疫苗与格林巴林综合征的发展有关,但尚未发现它们之间有较强关联。目前未证实接种疫苗会导致该病。

患者免疫系统被攻击的程度十分广泛,常发生在神经根近端和运动神经元神经轴突末梢远端。患者的细胞和体液免疫机制均会受累。淋巴细胞和巨噬细胞作为主要效应细胞对髓鞘和相邻的轴突造成伤害。运动、感觉和自主神经均会受累。由于神经纤维动作电位受阻可会造成无力感和感觉障碍(继发与神经脱髓鞘或轴突损伤)。

免疫系统是病毒和细菌的应答窗口,因此患者最先能受到影响。随后,免疫系统不适当地攻击宿主组织以至于进一步激活免疫应答(抗原的表面部分可触发免疫应答)。这个过程被称为分子模拟过程。

## 流行病学

吉兰 - 巴雷综合征在不同性别和种族的发生率大致相同。在任何年龄都有可能发生。美国每年的发生率约为(1~3)/10 万人。

## 病理生理机制

在吉兰 - 巴雷综合征中,包绕着轴突的髓鞘发生脱落。髓鞘很容易受多种物质的影响发生损伤,包括物理损伤、低氧血症、有毒化学物质、血管功能不全和免疫反应。脱髓鞘是神经组织对这些不良因素的常见反应。

有髓鞘的轴索比没有髓鞘的轴索传播神经冲动的速度更快。沿着有髓鞘轴索,中间会有一些中断部位,称之为鞘部(即郎飞结),此处轴突细胞膜和细胞外液直接接触。在这些节点部位轴突细胞膜有着很高的渗透性，从而导致极好的传导性。离子进出轴突的运动也只在郎飞结处快速发生，因此，神经冲动会沿有髓鞘轴索从一个结点快速地传递到另一个结点（也被称为跳跃式传导）。如果没有髓鞘，那跳跃式传导就不可能发生，神经冲动的传导也就被终止。

目前关于吉兰 - 巴雷综合征产生过程的理论推测，淋巴 T 细胞机制是炎症产生的主要原因。细胞通过血管壁到达周围神经，导致水肿和血管周围炎症，然后巨噬细胞会溶解髓鞘。另一个潜在的病理过程是脱髓鞘，是疾病早期抗体攻击髓鞘所致。脱髓鞘会引起轴索萎缩，导致神经传导减慢或者阻滞。

## 临床表现

吉兰 - 巴雷综合征可能会在几个小时或几天内迅速进展，也可能需 3~4 周。大多数患者在发病前几周出现最大程度的无力感，在发病第三周最为严重。

在患病初期，患者迅速发生弛缓且逐渐上行的麻痹症状。这种情况绝大多数对称发生。患者可能首先注意到下肢无力，然后快速蔓延到上肢，出现包括无力和感觉异常等。甚至是在早期，深部腱反射就会消失。躯干和头部的神经也可能会受累。呼吸肌会受到影响，导致呼吸窘迫。自主神经障碍症状如尿潴留和直立性低血压也可能发生。一些患者可有压痛和因深压或肌肉活动导致的疼痛。

感觉异常的体征包括麻木和麻刺感。很多患者主诉疼痛，这种疼痛是实质性疼痛且经常与因用力过度导致的肌肉疼痛相比较。如果脑部神经受累，脑神经Ⅶ和面神经通常会受影响。吉兰 - 巴雷综合征不会影响患者意识水平、瞳孔功能或认知功能。

症状会在几周内进展，麻痹的程度可能会停止在某一时间点。疾病进展通常可分为三个阶段：急性期、平台期和康复期。急性期是从症状发生时开始，然后快速发展直至不再进一步恶化。平台期时，患者的症状持续几天至几周。恢复期最长可达两年，这种恢复通常被认为是髓鞘再生和轴突再生的过程。虽然脱髓鞘发生得很快，但髓鞘再生速度也可达约 1~2mm/d。运动功能通常恢复得比较缓慢，呈逐渐恢复趋势。

## 诊断

吉兰 - 巴雷综合征的诊断取决于患者的病史和症状的临床进程。如前所述，患者发病突然，病史通常提示在神经系统症状出现前 1~4 周有上呼吸道和胃肠道紊乱发生。可对症状的发生进行追溯，因为吉兰 - 巴雷综合征的症状通常始于下肢无力或感觉异常，并且呈对称性上行。

可实施腰椎穿刺，穿刺结果可发现蛋白升高。然而，即使这项测试结果阴性，仍不可掉以轻心，因为只有 50% 的患者在疾病的第一周会出现蛋白升高。而第三周，这个百分比上升至超过 90%。同时，神经传导检查可记录神经纤维的冲动传导情况，吉兰 - 巴雷综合征患者的神经传导速度会减慢。

当患者疑似吉兰 - 巴雷综合征时，可进行肺功能检查以获取基线数据为进一步监测疾病进展提供依据。肺功能的下降可预示着需要机械通气和转入 ICU 治疗。在住院患者中，吉兰 - 巴雷综合征导致需机械通气的严重呼吸衰竭，说明患者死亡的概率很大。同时患有其他重病、心血管系统并发症、败血症和高龄等也是预示死亡的重要因素。

## 临床治疗

由于患者有发生呼吸衰竭、延髓症状和自主神经功能障碍的风险，除疾病情较轻者外，所有吉兰 - 巴雷综合征患者均应被收入设有 ICU 病房的医院进行治疗。对于疾病进展迅速、延髓受累、双侧面肌无力或自主神经功能异常的患者，可以预防性地使用机械通气。对于肺活量小于 20ml/kg、需每 4 小时一次或者更频繁地进行肺活量检查、误吸、自主神经功能失调、疾病快速进展或无力的患者，建议收入 ICU 治疗。年龄偏大、疾病进展迅速或已有胃肠道感染、呼吸机依赖者，其预后较差，需严密监护。

某些治疗方案可降低疾病的严重程度并加速治愈。呼吸衰竭的一个明显临床体征是颈颈部屈肌的力量，当头部不能对抗重力时，膈神经也会受累，从而导致膈肌麻痹和最大肺活量（患者深吸气到最大后吐出的气量）减少。在这些情况下，如果没有实施气管插管，气道通畅则不能维持。

需要采取预防性措施以预防深静脉血栓和 PE 发生。深静脉血栓的预防包括皮下注射肝素

5 000 单位、一天两次,穿防静脉曲张袜和使用气压泵。同时,需要通过监测血压和心律失常,了解自主神经系统功能。

血浆置换术是第一个被证实对吉兰-巴雷综合征有效的疗法,也是唯一一个被证实优于单独使用支持疗法的治疗方法。该方法可机械性去除了体液因素。目前推荐使用血浆置换术对吉兰-巴雷综合征患者进行治疗。血浆置换术需要一套中央型双腔管道设备,且需要一个专业的团队来实施。当患者病情恶化时,为了减轻疾病的严重程度,医生可选择血浆置换术。与血浆置换术相关的两个主要风险是导管相关性感染和置管过程中出血。

静脉注射免疫球蛋白(IVIG)对控制吉兰-巴雷综合征也有效果。它是从大量捐献的血浆中提取的血制品,IVIG 可将大量常见病原体绑定在一起并对效应器进行广泛的调节,对于吉兰-巴雷综合征等自身免疫系统疾病患者来说,可起免疫调节的作用。免疫球蛋白的主要成分为免疫球蛋白 G 和少量免疫球蛋白 A。免疫球蛋白很容易输注,无需昂贵的设备,在家里也可输注。最佳剂量和输注频率需根据个人情况而定。免疫球蛋白可通过结合 T 细胞上的受体以及神经上的受体而改善病情改善,然而由于 T 细胞翻转或者受体上抗体的丢失,这种病情的缓解是暂时的。当急性吉兰-巴雷综合征患者病情急速恶化时,可每天使用免疫球蛋白以提高治疗效果。

免疫球蛋白一天的剂量为 2g/kg,通常注射五次,每次 400mg/kg。神经病学专家应掌握使用免疫球蛋白治疗吉兰-巴雷综合征的可能产生的不良反应,包括低热、寒颤、肌痛、出汗、体液过多、高血压、恶心呕吐、皮疹、头痛、无菌性脑膜炎、中性粒细胞减少。最严重的不良反应是急性肾小管坏死,在伴有肾小球滤过功能损害的患者中常见。

目前尚无有效的数据证明,注射免疫球蛋白与血浆置换术在吉兰-巴雷综合征治疗上哪个更具优势。注射免疫球蛋白和血浆置换术对于加快患者康复作用相似。在选择时,需考虑患者的具体情况,如是否有条件去实施血浆置换以及患者目前的医疗状况。由于注射免疫球蛋白在监护病房比较容易操作,因此是一种比较受欢迎疗法。

## 护理措施

**评估** 对于吉兰-巴雷综合征患者来说,仔细的评估和有效的应对方案可帮助患者尽可能地减少卧床并发症的发生几率,保证患者状态完好地进入康复训练。虽然患者病情严重,但若患者度过了急性期且未发生因无法引动而导致的并发症,其恢复至正常生活的概率将大大提高。大部分的死亡病例的诱因是可预防的呼吸系统并发症或者自主神经系统障碍。

一旦患者疑似吉兰-巴雷综合征,须将其收治入院,以便能及时评估并严密监测病情进展。因此疾病快速进展的特性,须特别注意神经系统功能评估(即有无脑神经受累、运动无力、感觉变化)。若患者发生误吸,则往往意味着其脑神经受累。同时,需评估患者麻木、刺痛和疼痛的程度。

通过心血管系统功能评估来监测血压和心率。吉兰-巴雷综合征常使自主神经系统受累。自主神经功能异常一般表现为窦性心动过速,但也会导致其他心律失常或者血压不稳定而需要严密的监护,因为这些情况可能会威胁到生命。患者的呼吸状态也需要进行监测,每班护士须至少评估一次最大肺活量。同时也应监测胃肠道和泌尿功能。由于尿潴留,患者可能会发生便秘或者尿路感染。长期卧床的其他并发症有包括压疮和深静脉血栓。

**计划** 吉兰-巴雷综合征患者主要护理目标是预防感染和长期卧床的并发症、维护身体系统的功能、及时处理威胁生命的危机状况,并为患者及家属提供心理支持。考虑到患者的神经系统功能状态,患者的无力感会导致躯体移动障碍。为了减少挛缩的风险,每班护士至少进行一次关节活动度锻炼,同时也要鼓励患者家属参加到床旁治疗中。

同时,须采取措施使身体保持一条直线。例如,放置夹板来预防手腕过伸和足下垂。在住院初期,就要开展物理治疗并将其贯穿于整个康复阶段。

脑神经的受累会使患者容易发生误吸,同时也必须保证足够的营养。如果患者不能够经口进食,就必须进行经胃肠道营养。必须与注册营养师协商为髓鞘再生和康复活动提供足够的热量。如果患者不能经口进食,则必须提供约 1 500~2 000kcal/d 的肠内营养支持。

另外,患者由于插管或者语言交流困难,应采取措施帮助其交流,这点非常重要。可供选择的交流方式有应用交流板和非语言形式比如手势或者眨眼。如无法有效交流会使患者十分沮丧,导致过分的焦虑。

　　吉兰 - 巴雷综合征最严重的并发症是呼吸衰竭。呼吸肌无力会使患者处于通气不足和反复肺部感染风险之中。50% 的吉兰 - 巴雷综合征患者会发生呼吸窘迫,导致潮气量和肺活量减少,或可能导致呼吸骤停。如果患者需要长期机械通气,则需行气管切开。

　　如自主神经系统受累,患者的血压和 / 或心率会有急剧的变化(血压过高或者血压过低)。患者常会发生血压不稳和心律失常,所以须立即将其收入 ICU 治疗。心电监护可快速识别心律失常并及时采取治疗措施。因瓦氏动作、咳嗽和吸痰可诱发自主神经系统紊乱,所以需要对患者进行严密监护。

　　促进舒适的措施,如经常翻身,对患者非常有益。当髓鞘再生出现时,通常患者会感到不适,患者常主诉麻木和疼痛。这对于患者来说是好的征兆,因为疾病正在好转。

　　虽然患者不能移动,但是他对周围的事物感觉完好。患者可能会经历恐惧、失控、无助和无望感。有必要经常对患者解释干预措施的目的与步骤和疾病的进展,让患者尽可能参与到护理中。危重症护士应对吉兰 - 巴雷综合征患者采取移情、怜悯、敏感和积极聆听等策略来满足其情感需求。另外,在患者躯体恢复上取得进步时,护士应给予积极的鼓励。

### 病人教育和出院计划

　　对于患者和其家属来说,所有有关吉兰 - 巴雷综合征的信息均应是健康教育的重要内容。知识就是力量,当患者身体虚弱时,这些知识将对其十分有帮助。护士应向患者提供关于疾病过程、进程和康复的信息。患者需要知道疾病可能会进展到需要机械通气的程度。另外,他们应该理解将来可能会被转至康复机构继续治疗。为恢复体力和以前的功能状态,可能需要数月的康复锻炼。甚至在接下来长达两年的时间内,患者的病情会持续缓解。护士可为患者和其家属提供吉兰 - 巴雷综合征国际基金会的信息,从那里他们可获取先关信息和资源。在出院回家之前,护士可将患者介绍给互助组织,帮助其与其他吉兰 - 巴雷综合征患者进行交流。

## 重症肌无力

　　重症肌无力是一种自身免疫性疾病,由于神经肌肉接头传导障碍,表现为疲劳和眼部、延髓、隔膜、四肢肌力下降。肌无力来自于希腊字母的"肌肉"和"虚弱",而"无力"则在拉丁字母中代表"坟墓"。由于与膈肌虚弱相关的高死亡率有关,这种疾病又被称作"严重肌肉虚弱"。然而时至今日,由于免疫调节疗法和呼吸衰竭治疗的发展,重症肌无力已不再是严重的疾病。

### 病因学

　　重症肌无力是一种以无力和骨骼肌易疲劳为特征的自身免疫性疾病。该病是由于乙酰胆碱受体(AChRs)抗体的作用,导致神经肌肉接头处的 AChR 数量减少。触发免疫进程的因素尚不知晓,但胸腺在其中扮演了重要角色。胸腺位于胸骨后方并向下延伸到膈肌,向上延伸到颈部。该腺体的 T 细胞在响应外来抗原时起到关键作用。儿童胸腺较大,成人则较小。成年阶段,腺体萎缩并几乎被脂肪替代。约 75% 的重症肌无力患者会出现胸腺异常。85% 的重症肌无力患者会有胸腺增生,约 15% 的患者患有胸腺瘤。

### 流行病学

　　重症肌无力更常见于女性,女性与男性的发病比例是 3∶2。疾病常见于年轻女性和老年女性。尽管任何年龄都可能受到影响,但最常发生于三十岁这个年龄段。重症肌无力并不常见,每年的发病率约为 2 例 /10 万。在过去的 40 年,因为人们对疾病、医疗以及生存等方面的认识加强,使得该疾病的流行性增加。重症肌无力不会按照孟德尔遗传定律遗传,但患者家族中可能有自身免疫性疾病病史,包括甲状腺疾病和红斑狼疮。值得注意的是,约 10% 的重症肌无力女性患者所生孩子会出现新生儿肌无力,但该病为一过性,孩子出生后几天之内病情即可缓解。

### 病理生理机制

　　重症肌无力是循环系统中的抗体攻击骨骼肌中的乙酰胆碱受体(AChRs)的结果。AChR 是由五个亚基组成的蛋白质,这些亚基位于肌肉细胞膜上一个被称为终板的位置。去极化之后,乙酰胆碱从神经细胞中释放,与乙酰胆碱受体结合,从而导致离子通道开放。这种经由通道传输的离子运动导致了终板的去极化,产生动作电位,随之引起肌肉纤维收缩。通过这一过程,终板的去极化电位比单纯动作电位要高三到四倍。因此,终板去极化的波动并不会影响动作电位的产生或肌肉的总体收缩力。

重症肌无力患者体内的 AChR 抗体会引起受体内化和基于补体的肌肉细胞膜裂解增加,从而导致 AChR 数量减少。AChR 数量减少引起离子流下降,导致终板去极化电位减小,不足以激发动作电位,会导致肌肉无法收缩。通常在静息状态下,神经肌肉的传输功能受影响程度较轻,仍可以激发动作电位。然而,在强体力活动或反复的神经刺激时,终板电位进一步减小,直至无法产生动作电位,于是便出现肌无力。简单地说,抗体攻击了神经肌肉接头处的乙酰胆碱受体,从而阻滞了神经冲动向肌肉的传导通路。

## 临床表现

根据症状是否只局限于眼部肌肉或已扩散到其他区域,可将重症肌无力分为眼部肌无力和全身肌无力。眼部肌无力患者表现为眼睑下垂、复视等。超过 90% 的患者会有眼部症状,但症状仅局限于眼部肌肉的患者仅有 16%,其余患者都会在眼部症状发生一年内传播到其他肌肉(延髓、四肢、膈肌)。

全身重症肌无力患者除有眼部症状外,还会发生延髓症状,表现为咀嚼、吞咽、交谈和处理分泌物出现困难,且颈部肌肉无力。说话鼻音加重。长时间说话后会出现口齿不清。下颌关闭肌(咬肌)无力,从而导致下颌一直张开。患者还表现出明显的四肢肌肉无力,症状因人而异。近心端肌肉无力比远心端肌肉无力多见。患者经常会主诉持续活动导致无力,休息后可缓解。由于呼吸肌无力,患者会出现呼吸功能损害。重症肌无力最严重的潜在并发症是继发于膈肌和肋间肌虚弱的呼吸衰竭(重症肌无力危象),呼吸衰竭可导致死亡。重症肌无力的早期诊断和干预,可大大降低院内死亡率。继发于重症肌无力的呼吸衰竭以及高龄这两大因素对死亡率上升有预测作用。

## 诊断

与其他神经系统疾病相似,重症肌无力患者

的病史以及其他诊断性检查有助于明确诊断。患者可能主诉眼睑下垂和复视。同样,重症肌无力也会导致肩胛带肌群无力。因此,患者可主诉无法进行一系列的自我照料活动,如用吹风机吹干头发。

神经系统检查对诊断也很有价值。脑神经检查可能发现上睑下垂、复视以及其他脑神经受累表现。患者可表现出劳力性无力。此外,还需进行相关的实验室检查。74% 的重症肌无力患者血液检查 AChR 抗体检测会出现阳性。

通过在肌电图(EMG)监测中反复做神经传导功能测试有助于诊断重症肌无力。在进行 EMG 检查时,电极针头插入骨骼肌,记录静止、随意运动以及给予电刺激时的电活动,并在示波器上显示。应告知患者针头可能会导致一些不适。重症肌无力患者接受反复电刺激后,AChRs 功能丧失,导致动作电位减少。由于 AChRs 的数量缺乏,反复的肌肉刺激导致肌肉动作电位迅速下降。单纤 EMG 对评估神经肌肉接头传导功能非常敏感。

确诊重症肌无力的经典诊断工具是腾喜龙或依酚氯铵试验,其阳性测试结果可有效支持诊断。测试中,抽取 10mg 短效抗胆碱酯酶药腾喜龙,在约 1 分钟内静脉推注完毕。注射后,药物可短期抑制神经接头处乙酰胆碱的降解,因此可在 2~3 分钟内引起相应的改变,缓解患者症状。如果眼睑下垂的症状或眼外周肌力得以迅速改善,表示该项测试有效。肢体力量或延髓功能改善则可能难以描述。在使用腾喜龙时,一旦患者出现心动过速,需要应用阿托品进行拮抗,因为已有多个室性心动过速和死亡的案例报道,因此腾喜龙需要在监测下使用。

胸部 CT 或者 MRI 也可用于排除胸腺瘤或胸腺增生。如前所述,重症肌无力患者可能会有胸腺肿瘤,需要进行甄别。另外,还需检查患者的胸腺功能、维生素 B 水平,以及抗核抗体、胃壁细胞抗体和抗微粒体抗体。

## 临床治疗

重症肌无力的临床治疗包括使用药物加强神经 - 肌肉传递;应用皮质类固醇、霉酚酸酯(骁悉)、硫唑嘌呤(依木兰)或环孢素、环磷酰胺等长期免疫抑制剂;采用血浆置换、静脉内注射免疫球蛋白 IVIG 或胸腺切除术进行短效免疫抑制。

## 药物治疗

药物治疗包括使用抗胆碱酯酶、类固醇或其他免疫抑制药物。可应用嗅吡斯的名(麦斯提龙)，它有三种制剂：液体制剂、60mg 的片剂或 180mg 的缓释剂。如果患者无法吞咽药片、有鼻胃管或已行经皮内镜下胃造瘘术，可以给患者服用碾碎的 60mg 嗅吡斯的名片剂或液体制剂。该药通过抑制酶对乙酰胆碱的清除作用，从而延长乙酰胆碱在突触后膜的作用，加强神经-肌肉传导。该作用使神经肌肉接头处可用的乙酰胆碱增加，患者的肌肉力量得以改善。药物在服药 30 分钟后起效，1 小时内达到高峰，持续 3~4 小时。

嗅吡斯的名应该遵医嘱按时服用。清醒患者可每 3~4 小时服药一次。如患者存在咀嚼或吞咽困难，宜饭前 30 分钟服药。180mg 的缓释药片应在睡前服用，而且不应碾碎，因为给药时间是晚上，对患者会有助眠的效果。药物的毒蕈碱样不良反应包括腹泻、腹部绞痛、流涎增多、视物模糊、心动过缓、排汗增多。烟碱的不良反应包括肌肉抽搐、虚弱和乏力。

如果患者由于禁食或气管插管而无法口服嗅吡斯的名，可静脉注射新斯的明。静脉注射斯的明溴 1mg 相当于口服嗅吡斯的名 60mg。新斯的明应持续泵入，而且应确保静脉通路顺畅。静脉给药过程中须持续心电监护。

治疗重症肌无力患者时，还可将嗅吡斯的名和类固醇、其他免疫抑制药物联合应用。免疫抑制剂的作用机制、常用剂量及其护理要点见表 35-12。

表 35-12　治疗重症肌无力的免疫抑制药物

| 药物作用机制 | 免疫抑制开始时间 | 剂量 | 不良反应 | 注意事项和患者教育 |
|---|---|---|---|---|
| 皮质类固醇(强的松)：减少抗体产生，阻滞免疫机制，还原神经-肌肉接头处的化学反应 | 3 周 | 每日 60mg | 糖尿病<br>骨质疏松<br>体重增加<br>体液潴留<br>多毛症<br>满月脸<br>失眠<br>情绪变化<br>胃溃疡<br>容易感染 | 较高的起始剂量会暂时使运动无力更严重 |
| 硫唑嘌呤(依木兰)：降低循环中的 AChR 抗体水平 | 3~6 个月，最高可达 36 个月 | 2~3mg/(kg·d) | 骨髓抑制<br>癌症风险增加<br>肝毒性 | 需和食物一起服用<br>孕妇慎用<br>护士应安全处理有害药品 |
| 霉酚酸酯(骁悉)：通过经典路径抑制嘌呤合成 | 3~6 个月 | 每日两次，每次 1g | 中性粒细胞减少，贫血，血小板减少，白细胞减少<br>消化道出血/穿孔 | 谨慎使用于消化系统疾病 |
| 环孢素：抑制 T 细胞功能来降低循环中的 AChR 抗体水平 | 4 周 | 2~3mg/(kg·d)；早餐和晚餐后服用 | 高血压<br>肾毒性 | 常在器官移植后使用起到免疫抑制作用<br>比硫唑嘌呤价格高 |
| 环磷酰胺：化疗药物；强效免疫抑制剂 | 4 周 | 2~3mg/(kg·d) | 脱发<br>出血性膀胱炎<br>骨髓抑制<br>黄疸<br>肾衰 | 应遵循化疗要求给药<br>护士需要遵从安全处理原则<br>应开展生殖风险相关的健康教育 |

重症肌无力患者应禁用一些药物,例如 D- 青霉胺。其他药物包括部分抗生素,也会导致肌无力加重(表框 35-7)。患者和健康照护者双方均要知晓这些药物。尽管神经科学领域的医生护士通常都对这些药物很熟悉,但在特定环境中患者可能会面对潜在的危险,例如在急救室或手术过程中,医护人员因不常接触重症肌无力患者,因此对这些药物并不够熟悉。

| 表框 35-7 患者安全 |
| --- |
| **重症肌无力患者禁忌药物** |
| **抗生素** |
| 氨基糖苷类、"麦金斯"、四环素、多粘菌素 B 和 E、粘菌素 |
| **抗癫痫药** |
| 苯妥英、美芬妥英、三甲双酮 |
| **心血管药物** |
| 奎尼丁、普鲁卡因胺、β 受体阻断剂 |
| **精神药品** |
| 碳酸锂、吩噻嗪 |
| **肌肉松弛剂** |
| 箭毒、琥珀酰胆碱 |
| **其他** |
| 镁制剂、奎宁、D- 青霉胺、氯喹 |

Data from Shah AK:Myasthenia gravis. Updated January 15, 2009;accessed June 15,2010 from:http://emedicine.medscape.com/article/1171206-print;Arbour, R. Mastering neuromuscular blockade. Dimens Crit Care Nurs 19(5):4-18,2000.

## 血浆置换术

血浆置换术常用于危重患者或其他疗法难以起效的患者。它可直接从血浆中去除循环中的抗 AChR 抗体,以改善临床症状。这一过程通过一种和透析导管类似的双腔动脉通路设备完成。治疗由受过血浆置换训练的专科护理团队施行,通常一周三次,患者需住院。患者出院后,治疗会继续在门诊进行。操作时,患者的血液从双腔动脉通路的其中一个腔中抽出并经过过滤,再经第二个腔回到患者体内。患者的血浆被去除,白蛋白和血液的固体成分被回输。这一过程需花费数小时,期间应监测患者是否出现低血压。每次治疗后还需要评估电解质和凝血因子水平。

治疗过程中应合理使用导管,因为导管导致感染的潜在感染源。对于接受类固醇药物或其他免疫抑制治疗的重症肌无力患者,这尤其会构成严重威胁。护士须意识到血浆置换术也可清除药物,包括患者刚摄入的嗅吡斯的名。因此护士须从医师那里取得停药的医嘱。

## 静脉注射免疫球蛋白

另一项替代血浆置换的治疗方法是静脉注射免疫球蛋白(IVIG)。它既可作为疾病急性发作时的治疗手段,也可作为其他治疗措施效果不佳的重症肌无力患者的长期治疗手段。常用于胸腺切除术前稳定患者状态,用药剂量因人而异。用药后患者可能会在 2~4 天内出现好转,持续时间则因人而异。IVIG 的作用机制尚不明确。使用期间需要监测患者有无发热和寒战、白细胞减少、头痛、体液过多以及肾衰竭等情况。

## 胸腺切除术

胸腺切除术是 52 周岁以下全身性重症肌无力患者的标准治疗方法。尽管没有随机对照研究结果支持,但这项外科技术却可持续改善重症肌无力患者的状况。而且,胸腺切除术后所伴随的抗体下降也支持这一技术有效性。患者必须知道这个手术是为了获得远期效果而不会在短期内获得令人欣喜的效果,患者不会在 6~12 个月内实现临床缓解。在某些案例中,甚至会在长达数年时间后患者的情况才好转。当患者状况好转后,药物将会减量,药物的不良反应也将随之减少。

胸腺切除术后患者会在 ICU 短期停留。术后将会使用硬膜外麻醉来控制疼痛。患者通常在术后立即拔管。间歇正压通气可被用来减少术后呼吸系统并发症。此后,患者将会被转至普通病房继续监测并发症。从长远的角度来看,胸腺切除术在缓解率、总体存活率和临床缓解程度上较保守治疗效果好。

## 重症肌无力胆碱能危象的管理

压力、呼吸道感染、类固醇过快减量或影响神经肌肉接头的药物容易导致重症肌无力患者发生危象。需要能够对重症肌无力和胆碱能危象进行鉴别,因为两者的治疗是截然不同的。

重症肌无力危象的显著特征是呼吸衰竭伴随其他肌群的突然无力。它的发生通常是由于药物缺乏、神经肌肉接头对胆碱能治疗缺乏反应或病情恶化。患者对抗胆碱能药物加量缺乏反应,反而出现严重无力、吞咽困难和呼吸功能障碍。对此类患者应频繁进行最大肺活量检查,当最大肺活量小于 15ml/kg 时,需气管插管。呼吸系统状态不稳定的重症肌无力患者应被送入 ICU,以密切观察最大肺活量、吸气负压、焦虑,并进行体格检查。

胆碱能危象的特点是患者发生毒蕈碱和烟碱样反应,即出现出汗增多、胃绞痛和腹泻。胆碱能危象是由于神经肌肉阻滞药物过多所致(神经肌肉阻滞可预防由于乙酰胆碱过多所导致的肌肉去极化)。患者也可能发生呼吸衰竭。因此,呼吸衰竭出现于两种危象中。

对于出现危象的患者,需要进行积极治疗。收住 ICU 的患者需要预防深静脉血栓和压疮。护士需要清楚患者的气管插管并非是呼吸系统或全身疾病所致,而是因为肌肉无力。由于插管和控制性通气会带来包括气道损伤以及肺部损伤和呼吸机相关性肺炎等危害,须采取措施来尽量减少插管,如无创正压通气。密切评估、及早识别即将发生的呼吸衰竭,有利于及时确认符合无创正压通气适应证的患者。在患者发生高碳酸血症之前对重症肌无力患者应用无创正压通气,可有助于减少插管和长期机械通气,并且缩短住院时间,降低肺部并发症发生的风险。

既往腾喜龙试验被用于鉴别重症肌无力和胆碱能危象。如果应用腾喜龙后患者肌力改善,即表明是重症肌无力危象。反之,则更可能是胆碱能危象。这个方法已经不再适用,因为在两种危象中都需要停用胆碱酯酶药物以改善症状。此外,对于两种危象,均需进行呼吸及营养支持。

### 护理措施

**评估**　护士务必进行包含脑神经受累情况、运动肌力以及呼吸系统受累程度的神经系统评估,监测患者是否出现上睑下垂及复视。通过测定 5 分钟内的上臂外展次数测评患者的肌力。通过手持呼吸量测定器测定用力肺活量进行呼吸功能的有效测评。由于患者的膈肌和肋间肌较为虚弱,护士需密切观察患者的呼吸状态。如果患者的用力肺活量降到 1L 以下,表明患者出现了呼吸衰竭,需要进行插管和机械通气。另有一项简单的床边测试,是评估患者一次吸呼的时间内能报的数。大多数患者能够在一次呼吸时间内数到50。综上所述,有效的临床评估包括上臂外展次数、FVC、眼睛活动范围和向上凝视时出现上睑下垂的时间,肌力测试也是意义。

**计划**　重症肌无力患者可能在日常活动中需要协助。适应辅助设备能够帮助患者实现自我照护。在每天的生活中穿插设置短暂的休息时间,可帮助患者减轻疲劳,节省体力。

此外,营养支持也需要特别关注。可在嗅吡斯的名的药物浓度峰值时安排进餐。应该实施防止误吸的措施。只有患者能够耐受时,才可提供稀薄的流质饮食。如果患者吞咽液体时出现呛咳,应该停止经口进食。如听到湿性哮鸣音或出现喘鸣音,可能需要插管来保护气道。必要时通过肠内途径给患者提供营养,确保摄入的热量,以预防由于负氮平衡,影响正常撤离呼吸机。

皮肤护理是护理常规之一,应采取措施预防压疮。床上或椅子上均应使用减压设备。

同样,需要建立起一种有效的交流模式,尤其是当患者鼻音很重,他人难以理解其想表达的意思时。此时,可选择交流书写作为替代以促进有效交流。

### 病人教育和出院计划

重症肌无力患者的支持和教育是疾病治疗成功的关键。患者需要学习药物治疗的目的、药物的使用计划以及不良反应。患者需遵守药物的使用计划,如果有需要的话,与医生联系以修改计划。在家里和工作处应常备药物,以保证随时可用药物。如果去旅行,患者需要确保随身携带药物(如放在钱包或照相机盒里),这样就不会发生随着行李丢失药物的情况。

患者佩戴医疗识别手环或识别卡,可对在紧急情况下快速鉴别病情有帮助。如患者无法沟通交流,那么救护能否成功取决于医务人员能否识别重症肌无力。

教导患者与其家人如何识别重症肌无力危象的症状和体征。此外,还应向他们强调避免导致危象发生的潜在因素,例如呼吸道感染或意外的应激。在冬季,当感冒、流感开始流行时,患者需要注意避开大量人群聚集的场所,例如电影院或音乐厅。

患者也需要得到一些相关交流互助小组的教育指导,重症肌无力基金会可提供有用的资料。表框 35-8 列出了重症肌无力患者的宣教指南。近年来,由于免疫调节治疗的应用,重症肌无力的长期转归得以显著改善,需要教育患者如何带病生活。

| 表框 35-8 | 宣教指南:重症肌无力患者如何生活 |
|---|---|

**安全**

- 一直佩戴医疗识别(医疗提醒)手环。总是在钱包里携带个人识别信息
- 防止呼吸道感染。在冬季流感高发期远离音乐会场和电影院
- 避免压力和紧张状态
- 选用磨碎的食物或酱状食物以确保易于吞咽。选择能量充足、有营养的零食,如果患者很难保持体重,向营养师咨询建议

**活动**

- 在每天的生活中经常穿插设置休息时间
- 尽可能地节省体能
- 避免在高峰期购物,或者在网上购物以保证做到送货上门

**药物**

- 在医生的指导下服用麦斯提龙(嗅吡斯的名)并进行适当调整。记得不要碾碎麦斯提龙缓释剂
- 在家里和工作处应常备麦斯提龙。不要把药物放在车里,车里温差变化大,药物容易受到影响。旅行时随身携带药物,不要将其放在行李里
- 避免使用某些会加剧重症肌无力的药物(某些抗生素,例如氨基糖苷类,抗癫痫药和肌松药)
- 不要在没有与医生联系的情况下服用非处方药物或补充药物
- 服用硫唑嘌呤(依木兰)或环磷酰胺时,需要遵守危险药物的预防措施。确保和你的医生讨论家庭计划

**何时需要致电医生**

- 如果感觉到越来越无力、吞咽障碍或呼吸困难,致电医生
- 无论由于何种原因住院,都应立即与你的医生联系

## ▲ 临床适应性挑战

**案例学习**

　　E.B. 女士是一名 44 岁的市场经理,在办公室工作时发生严重眩晕和她描述为"此生最糟糕的头痛"。她打电话求救后,同事迅速赶至她的办公室,此时 E.B. 已无法站立或睁眼。她正经历如上所述的剧烈头痛。她的同事立即启动了 EMS,将其送往附近一所三级医院的急诊科。入院后,对其进行神经系统评估后发现患者有剧烈头痛,颈项强直,动眼神经功能受损。患者主诉有复视,体检后提示有不良共轭凝视及明显的上睑下垂等体征。立即开通静脉通道,并通知家属。考虑到神经系统体检结果的严重性,院方立即对 E.B. 女士进行了脑部 CT 扫描。头部 CT 显示脑沟有轻微消失,同时蛛网膜下腔有 1mm 厚的出血。根据放射科和神经系统评估结果,患者被确诊为蛛网膜下腔出血。E.B. 对外界刺激有反应,能与人沟通,可回答问题并维持自身气道和呼吸顺畅。因此,她被转移至内科重症监护

室(MICU)。在 MICU 内,医务人员持续监测 E.B. 的神经系统状况,每小时进行记录。对患者的外界刺激被降到最低,并给其应用止痛药以镇痛。她得到了适当的护理干预来帮助其平衡止痛药的药效与其所带来的镇定状态(阿片类止痛药的不良反应)。第二天的护理计划包括对四根脑血管进行造影,以确定诸如脑动脉瘤之类血管病变的位置和范围。

　　入院第二天的早上 9 点,E.B. 被送往血管影像检查室进行了紧急的四根脑血管造影。检查导管经右股动脉穿刺后置入,整个检查共耗时 94 分钟,患者耐受良好,未出现额外神经功能缺失。将股动脉鞘去除后,对患者进行了有效止血。回到 MICU 后,E.B. 出现了由于造影剂的渗透利尿作用和检查过程中大量输注晶体液所导致的利尿作用。脑血管造影显示,患者脑部有三处动脉瘤,分别在 MCA(大脑中动脉)、基底动脉头端和 PCA(大脑后动脉)处。

**案例学习(续)**

此时,需决定下一步治疗计划。鉴于病变的部位,以及在行开颅手术时因剪切和缠绕动脉瘤而导致的高伤残率,E.B. 和她的家人选择了神经介入栓塞术来治疗动脉瘤。这一治疗分阶段完成,即一次只栓塞一处动脉瘤。MCA 动脉瘤被确定为引起出血的病变区。因此,它需要第一个被栓塞。第一阶段栓塞术被安排在入院第 5 天。在整个介入治疗过程中,E.B. 都被持续监护。由于血液在蛛网膜下腔内,有血管痉挛的风险。为了持续了解患者的状况,需要频繁地做神经系统功能检查,包括兴奋性、意识、感觉和运动功能以及交流能力。

收住 ICU 后第三晚,E.B. 开始进入昏睡状态,且双侧瞳孔散大,对光反应迟钝。立即经口气管插管,并接呼吸机控制呼吸。病情稳定后,她被送至影像科进行急诊头部CT 检查。检查结果显示,与入院时相比,患者的脑室有扩张。她立即被送回 MICU 行急诊脑室造瘘术。术中监测显示,CSF 压高达 25~30mmHg,经引流出 25ml 略带血性的脑脊液(CSF)后,患者的颅内压(ICP)降至13~17mmHg。相关监测指标包括通过放置脑室引流管进行持续监测,并不时根据医嘱引流 5ml CSF 以将颅内压读数维持在 20mmHg。放置脑室引流后 7 小时,E.B. 的神经系统评估结果回归到基线水平。她能遵循指令,且可以对照护者和家庭成员作出良好反应并进行互动。医生决定将栓塞术推迟到患者的临床指征稳定之后再进行。多路静脉通道开放,以保证给药和输液。由于神经元生理功能的改变,大脑的电稳定性降低,且继发于神经系统损伤的癫痫活动风险增高,均使得患者具有癫痫发作的危险。因此可能有必要使用抗癫痫药物。

接下来在 ICU 的 5 天里,E.B. 的 ICP 保持稳定,只偶尔引流了两次 CSF 以维持 ICP。第九天,患者的脑室导管被夹闭。ICP 数值保持稳定(15mmHg 或更低),且神经系统评估结果稳定,患者能够积极与他人互动,能保护自身气道。肺部通气和呼吸状态在持续气道正压支持下均保持稳定,让她能够对频率、深度和呼吸循环模式进行控制。后续的头部 CT扫描显示脑部扩张已恢复,脑沟也恢复正常。随后脑室导管被拔除,E.B. 也拔除了气管插管,给予 4L/min 的氧气经鼻导管吸入。

病情稳定后,患者 MCA 动脉瘤的栓塞术被再次启动,具体时间安排在第二周。E.B. 被转运至介入影像室,由麻醉工作人员监测氧合和心血管状况。EEG(脑电图)监测也在麻醉后的第一时间被用于密切监测手术过程中的神经功能状态。神经介入影像科医师在动脉瘤内成功地放置了弹簧圈,从而有效地将其从循环中清除。操作时医师极度小心,以避免将弹簧圈放置在动脉瘤外(这种情况可导致缺血性脑卒中)。随着弹簧圈置入动脉瘤,医师还完成了后续的影像学检查,结果显示弹簧圈被完全置入动脉瘤,动脉瘤内没有任何血流。整个手术过程中,EEG 监测没有发现明显的神经功能损伤,且患者从麻醉中恢复,状态平稳。

后续进行的神经功能评估显示,患者神经系统功能完好,互动良好,也没有由于动脉瘤及其继发的脑积水所导致的神经系统后遗症。基于以下两大原因,医务人员制订了长期随访计划。首先,还有两个动脉瘤需要接受弹簧圈栓塞治疗。其次,弹簧圈可能会在自然血管里由于长期接触血流压力而被压缩,增加了再出血及需要再次实施栓塞术的风险。E.B. 最终按阶段计划进行了接下来的动脉瘤栓塞术,最终出院回家。出院后,她最终回到了工作岗位。

1. 缺血性脑卒中、出血性脑卒中或 SAH 患者,由于颅内压升高,其死亡率或伤残率增高。在这些人群中,出现 ICP 升高的机制是什么?

2. 对于长期癫痫的患者或在急救场所发生癫痫的患者,急诊给予抗癫痫药物的方法有哪些?

3. 疼痛和焦虑可分别使用阿片类镇痛药和催眠镇静药(如苯二氮䓬)来干预。在将这些药物用于有神经系统疾病的患者时,最重要的护理注意事项是什么?

(译者:韩文军)

## 参考文献

1. Hickey JV: The Clinical Practice of Neurological and Neurosurgical Nursing. Philadelphia, PA: Wolters Kluwer/Lippincott Williams & Wilkins, 2009

2. Paolino A, Ruppert J, Anderson M, et al: Guide to the care of the patient with craniotomy post-brain tumor resection: AANN Reference Series for Clinical Practice. Am Assoc Neurosci Nurses 2006. Revised 2009. Accessed June 4, 2010 from http://www.aann.org/pdf/cpg/aanncraniotomy.pdf

3. Adult Brain Tumors Treatment: Health Professional Version. Accessed June 9, 2010 from http://www.cancer.gov/cancertopics/pdq/treatment/adultbrain/HealthProfessional. Updated October 13, 2009

4. Wen PY, Kesari S: Malignant gliomas in adults. N Engl J Med 359(5):492–507, 2008

5. Stummer W: Mechanisms of tumor-related brain edema. Neurosurg Focus 2007. Accessed June 9, 2010 from http://www.medscape.com/viewarticle/559000

6. Clarke J, Butowski N, Chang S: Recent advances in therapy for glioblastoma. Arch Neurol 67(3):279–283, 2010

7. Giubilei C, Ingrosso G, D'Andrea M, et al: Hypofractionated stereotactic radiotherapy in combination with whole brain radiotherapy for brain metastases. J Neurooncol 91(2):207–212, 2009

8. Serizawa T, Yamamoto M, Nagano O, et al: Gamma knife surgery for metastatic brain tumors. J Neurosurg 109(Suppl12):118–121, 2008

9. Suh JH: Stereotactic radiosurgery for the management of brain metastases. N Engl J Med 362:1119–1127, 2010

10. Van Meir EG, Hadjipanayis CG, Norden AD, et al: Exciting new advances in neuro-oncology: The avenue to a cure for malignant glioma. CA Cancer J Clin 60(3):166–193, 2010

11. Treibel KL, Martin RC, Nabors LB, et al: Medical decision-making capacity in patients with malignant glioma. Neurology 17(24):2086–2092, 2009

12. Brisman JL, Soliman E. Cerebral aneurysm. Updated May 22, 2009; accessed May 16, 2010 from http://www.emedicine.medscape.com/article/252142-print

13. Leibskind DS. Cerebral aneurysms. Updated May 10, 2009; accessed from http://emedicine.medscape.com/article/1161518-print

14. Alexander S, Gallek M, Prescuitti M, et al: Care of the patient with subarachnoid hemorrhage: AANN Reference Series for Clinical Practice. Am Assoc Neurosci Nurses 2007. Revised December, 2011. Accessed December 20, 2011 from http://www.aann.org/pdf/cpg/aanncraniotomy.pdf

15. Diringer MN: Management of aneurismal subarachnoid hemorrhage. Crit Care Med 37(2):432–440, 2009

16. Norton CK, Linenfelser P: Patient with intracranial subarachnoid hemorrhage requiring an endovascular coiling procedure. Adv Emerg Nurs J 31(1):12–18, 2009

17. Schmidt U, Bittner E, Pivi S, et al: Hemodynamic management and outcome of patients treated for cerebral vasospasm with intraarterial nicardipine and/or milrinone. Anesth Alang 110(3):895–902, 2010

18. Westermaier T, Stetter C, Vince GH, et al: Prophylactic intravenous magnesium sulfate for treatment of aneurismal subarachnoid hemorrhage: A randomized, placebo-controlled, clinical study. Crit Care Med 38(5):1284–1290, 2010

19. Friedlander RM: Arteriovenous malformations of the brain. N Engl J Med 356(26):2704–2712, 2007

20. Sen S, Webb SW, Selph J: Arteriovenous malformations. Updated May 18, 2010; accessed June 1, 2010 from http://emedicine.medscape.com/article/1160167-print

21. Altschul D, Smith M, Sinson GP: Intracranial arteriovenous malformation. Updated May 26, 2009; accessed June 10, 2010 from http://emedicine.medscape.com/article/252426-print

22. Guedin P, Gaillard S, Boulin A, et al: Therapeutic management of intracranial dural arteriovenous shunts with leptomeningeal venous drainage: Report of 53 consecutive patients with emphasis on transarterial embolization with acrylic glue. J Neurosurg 112(3):603–610, 2010

23. Andreou A, Loannidis I, Lalloo S, et al: Endovascular treatment of intracranial microarteriovenous malformations. J Neurosurg 109(6):1091–1097, 2008

24. Chung WY, Shiau CY, Wu HM, et al: Staged radiosurgery for extra-large cerebral arteriovenous malformations: Method, implementation and results. J Neurosurg 109(Suppl 6):65–72, 2008

25. Geibprasert S, Peirera V, Krings T, et al: Hydrocephalus in unruptured brain arteriovenous malformations: Pathomechanical considerations, therapeutic implications and clinical course. J Neurosurg 110(3):500–507, 2009

26. Air EL, Leach JL, Warnick RE, et al: Comparing the risks of frameless stereotactic biopsy in eloquent and noneloquent regions of the brain: A retrospective review of 284 cases. J Neurosurg 111(4), 2009. DOI: 10.3171/2009.3.JNS081695

27. Feiden W, Bise K, Steude U, et al: The stereotactic biopsy diagnosis of focal intracerebral lesions in AIDS patients. Acta Neurol Scand 87(3):228–233, 2010

28. Kim SS, McCutcheon IE, Suki D, et al: Awake craniotomy for brain tumors near eloquent cortex: Correlation of intraoperative cortical mapping with neurological outcomes in 309 consecutive patients. Neurosurg 64(5):836–846, 2009.

29. Sciarretta V, Mazzatenata D, Ciarpaglini R, et al: Surgical repair of persisting CSF leaks following standard or extended endoscopic transsphenoidal surgery for pituitary tumor. Minim Invasive Neurosurg 53(2):55–59, 2010

30. Trembly A: Stroke care in the 21st century. Nurs Manag 41(6):30–36, 2010

31. Saver JL, Kalafut M: Thrombolytic therapy in stroke. Updated April 15, 2010; accessed June 5, 2010 from http://emedicine.medscape.com/article/1160840-print

32. Becker JU, Wira CR, Arnold JL: Stroke, ischemic. Updated May 12, 2010, accessed June 15, 2010 from http://emedicine.medscape.com/article/793904-print

33. Minino AM, Murphy SL, Xu J, et al: Deaths: Final data for 2008. National Vital Statistics Reports. December 7, 2011; 59(10):1–157, 2011.

34. Pugh S, Mathiesen C, Meighan D, et al: Care of the Patient With Ischemic Stroke: AANN Reference Series for Clinical Practice. Am Assoc Neurosci Nurses, 2009

35. Summers D, Leonard A, Wentworth D, et al: Comprehensive overview of nursing and interdisciplinary care of the acute ischemic stroke patient. Stroke 40:2911–2944, 2009

36. del Zoppo GJ, Saver JL, Jauch EC, et al: Expansion of the time window for treatment of acute ischemic stroke with intravenous tissue plasminogen activator: A science advisory from the American Heart Association/American Stroke Association. Stroke 40:2945–2948, 2009

37. Smith WS, Sung G, Saver J, et al: Mechanical thrombectomy for acute ischemic stroke: Final results of the Multi MERCI trial. Stroke 39:1205–1212, 2008

38. Nussbaum ES, Janjua TM, Defillo A, et al: Emergency extracranial-intracranial bypass surgery for acute ischemic strok. J Neurosurg 112(3):666–673, 2010

39. Brott TG, Hobson RW, Howard G, et al: Stenting versus Endarterectomy for treatment of carotid artery stenosis. N Engl J Med 363(1):11–23, 2010

40. Nassisi D: Stroke, hemorrhagic. Updated April 7, 2010; accessed June 6, 2010 from http://emedicine.medscape.com/article/793821-print

41. Qureshi AI, Mendelow AD, Hanley DF: Intracerebral hemorrhage. Lancet 373:1632–1644, 2009

42. Elliott J, Smith M: The acute management of intracerebral hemorrhage: A clinical review. Anesth Analg 110(5):1419–1427, 2010

43. Pillow MT, Howes DS: Seizures. Updated January 22, 2010; accessed June 15, 2010 from http://emedicine.medscape.com/article/1609294-print

44. Cavazos JE, Spitz M: Seizures and epilepsy: Overview and classification. Updated November 10, 2009; accessed June 5, 2010 from http://emedicine.medscape.com/article/1184846-print

45. Fisher RE, Long L: Care of the patient with seizures: AANN Reference Series for Clinical Practice. Am Assoc Neurosci Nurses 2009

46. Haut SR, Hall CB, Masur J, et al: Seizure occurrence: Precipitants and prediction. Neurology 69(20):1905–1910, 2007

47. Oddo M, Carrera E, Claassen J, et al: Continuous electroencephalography monitoring in the medical intensive care unit. Crit Care Med 37(6):2051–2056, 2009

48. De Haan GJ, van der Geest P, Doelman G, et al: A comparison of midazolam nasal spray and diazepam rectal solution for the residential treatment of seizure exacerbations. Epilepsia 51(3):478–482, 2010

49. Koubeissi M, Alshekhlee A: In-hospital mortality of generalized convulsive status epilepticus: A large US sample. Neurology 69(9):886–893, 2007

50. Simmons S: Guillian-Barre' syndrome: A nursing nightmare that usually ends well. Nursing 40(1):24–29, 2010

51. Miller AC, Rashid RM, Sinert RH: Guillain-Barre' sundrome. Updated April 23, 2010; accessed June 3, 2010 from http://emedicine.medscape.com/article/792008-print

52. Ramachandran TS, Sater RA: Acute inflammatory demyelinating polyradiculoneuropathy. Updated January 15, 2009; accessed June 5, 2010 from http://emedicine.medscape.com/article/1169959-print

53. Davids HR, Oleszek JL: Guillain-Barre' syndrome. Updated March 29, 2010; accessed June 15, 2010 from http://emedicine.medscape.com/article/315632-print

54. Alshekhlee A, Hussain Z, Sultan B, et al: Guillain-Barre' syndrome: Incidence and mortality rates in US hospitals. Neurology 70(18):1608–1613, 2008

55. Goldenberg WD, Sinert RH: Myasthenia gravis. Updated May 21, 2010; accessed June 15, 2010 from http://emedicine.medscape.com/article/793136-print

56. Shah AK: Myasthenia gravis. Updated January 15, 2009; accessed June 15, 2010 from http://emedicine.medscape.com/article/1171206-print

57. Meriggioli MN: Myasthenia gravis with anti-acetylcholine receptor antibodies. Front Neurol Neurosci 26:94–108, 2009

58. Alshekhlee A, Miles JD, Katirji B, et al: Incidence and mortality rates of myasthenia gravis and myasthenic crisis in US hospitals. Neurology 72(18):1548–1554, 2009

59. Guardia C, Berman SA: Assessment of neuromuscular transmission. Updated April 7, 2010; accessed June 3, 2010 from http://emedicine.medscape.com/article/1140870-print

60. Bachmann K, Burkhardt D, Schreiter I, et al: Thymectomy is more effective than conservative treatment for myasthenia gravis regarding outcome and clinical improvement. Surgery 145(4):392–398, 2009

61. Seneviratne J, Mandrekar J, Wijdicks EF, et al: Noninvasive ventilation in myasthenic crisis. Arch Neurol 65(1):54–58, 2008

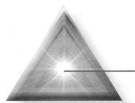

# 颅脑损伤

Elizabeth Zink 和 Elizabeth Kozub

## 第36章

### 学习目标

学习本章内容后,读者应能够:

1. 评估颅脑外伤患者时,能解释损伤机制的意义。
2. 比较、对比不同类型的头部损伤及其典型的临床表现。
3. 鉴别原发性脑损伤和继发性脑损伤。
4. 阐述针对颅脑外伤患者神经系统评估的方法及其重要性。
5. 讨论颅脑外伤患者照护中治疗和护理管理的基本原理。
6. 描述多学科健康照护团队成员在护理颅脑外伤患者中的角色。

在美国,颅脑外伤(TBI)患者多达 170 万 / 年,给患者及家属带来毁灭性影响。每年约有 140 万(或约上述数据的 80%)的颅脑外伤患者经过急诊室评估伤情后转出,有 27.5 万例患者被收住入医院,死亡人数高达 5.2 万。据推测还有大量颅脑外伤后未就医的患者未得到统计。跌倒是颅脑外伤的首因,约占颅脑损伤的 35%,紧随其后的是不明原因(21%)及机动车事故(17%)。颅脑外伤常见于 4 岁以下儿童和 15~19 岁青少年。65 岁以上的老年患者多是由于跌倒(61%)(表框 36-1)所致。危重症护士通过对患者及其家属的教育在预防颅脑外伤中扮演非常重要的角色,同时也应积极参与到初期预防(例如佩戴头盔,预防暴力,预防跌倒,以及对酒精和毒品滥用的提醒)。

### 表框 36-1 老年患者的注意事项

**防止老年人摔倒**

检查对象为 75 岁以上有跌倒史的老年人或被认为有跌倒高危因素的 70 岁老人

以下可能是导致摔倒的因素,需要在有摔倒高风险人群中进行评估和监控:

- 视力减退
- 药物使用
- 血压状况(直立性低血压)
- 平衡和步态
- 生活环境中的危险

颅脑损伤对患者及其家庭有着持久以及深远的影响,神经功能缺损将影响患者重新选择职业或者恢复工作的能力。情绪和行为改变会影响人与人之间的关系及家庭角色。对颅脑损伤病理生理过程的全面了解可使重症护士更好地进行个体化护理,并且还积极影响家庭及患者的预后。针对情况如此复杂的患者及其家属,危重症护士在计划和实施多学科合作照护中起着关键性的作用。

## ▲ 颅脑损伤的机制

典型的受伤机制包括加速性损伤,加减速性损伤,对冲性损伤,旋转性损伤和穿透性损伤(图 36-1):

- 加速性损伤出现在运动的物体击打静止的头部时(例如:被球棒击打或子弹射入头部)。
- 加减速损伤指头部在运动时撞击静止的物体所致。例如,在车祸中,头部撞击挡风板,也可能由跌倒或头部撞击所致。
- 发生对冲性损伤时,大脑在颅骨内来回"弹跳",冲击着大脑的前后或左右两侧。冲击点指脑组织最初在颅骨内产生强烈撞击的区域,而

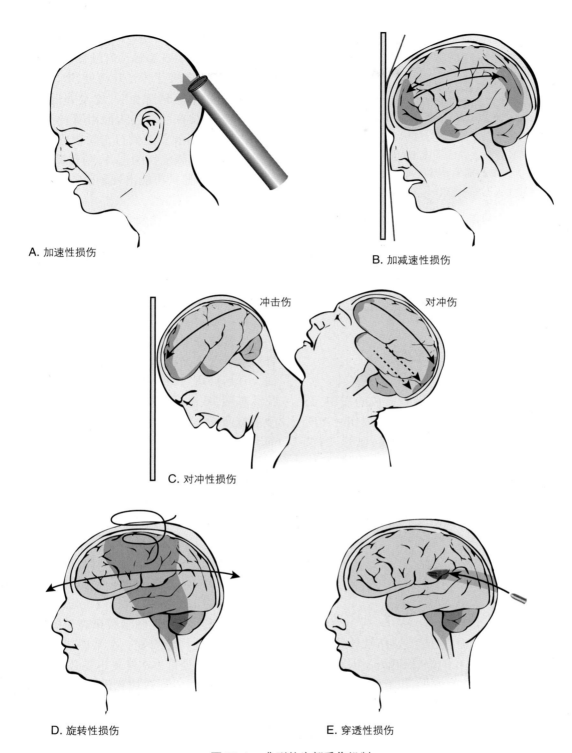

A. 加速性损伤

B. 加减速性损伤

冲击伤 对冲伤

C. 对冲性损伤

D. 旋转性损伤

E. 穿透性损伤

**图36-1** ▲ 典型的头部受伤机制

对冲伤指脑组织在颅骨内所受的二次伤害,通常在对侧位。临床医生评估患者的后脑损伤时,需要在评估后部结构(即枕叶和小脑)时同时评估前部结构(大脑前庭)。

• 旋转的作用力迫使大脑在脑膜和颅骨内扭曲,对神经元和血管造成拉伸及撕裂,暴力行为和车祸是导致该种颅脑损伤主要原因。

• 穿透性损伤是由子弹、弹片或其他穿透颅骨的尖锐物体引起的。根据物体的运动速度和轨迹,来判断脑组织是否有可能受伤。

所有类型的颅脑损伤患者在去除制动器前应自动地、系统地进行颈椎损伤评估,以实现系统排除。颅脑损伤可通过放射影像和格拉斯哥昏迷量表（GCS）进行严重程度分类（表36-1）。

表 36-1 头部损伤严重程度分级

| 严重程度 | 描述 |
| --- | --- |
| 轻微 | 格拉斯哥评分 13~15 分 |
| | 意识丧失或昏迷 5~60min |
| | CT 扫描无异常且入院时间 <48h |
| 中等 | 格拉斯哥评分 9~12 分 |
| | 意识丧失或昏迷 1~24h |
| | CT 扫描可能有异常 |
| 严重 | 格拉斯哥评分 3~8 分 |
| | 意识丧失或昏迷 >24h |
| | 可能有脑挫伤，撕裂伤，或脑内血肿 |

## ▲ 原发性和继发性脑损伤

原发性脑损伤是指创伤即刻造成的损伤，而继创伤后出现的损伤被归为继发性脑损伤。初期的损伤是由颅骨、脑结构（即脑脊膜、血管、脑组织、神经元）破裂和功能（血流、氧合作用、细胞代谢）障碍导致的。继发性脑损伤为脑损伤后的一系列生理反应，包括脑水肿、脑缺血及生化改变。当前的研究和临床治疗都是为了预防并减轻继发性脑损伤，最大程度恢复脑功能。

### 原发性颅脑损伤

#### 头皮裂伤

头皮分布着大量血管，头皮裂伤常导致大出血，并可能并发其他潜在的颅骨和脑损伤，触诊时应该仔细检查头皮是否有变形，没有触诊到变形，也有可能发生颅骨骨折，所以在给头皮伤口施加压力时需小心。根据伤口的大小和范围，头皮裂伤可选择床旁缝合或手术修复，而头皮撕脱的部分需要在受损的血管重构后进行头皮再植术。

#### 颅骨骨折

颅骨通过抵御外力来减轻对大脑的直接影响，保护脑组织。根据颅骨骨折受损部位分型，可分为前、中、后窝骨折或颅底骨折。颅骨骨折可分为复合损伤（如颅骨骨折合并开放性外伤）、错位损伤（骨折边缘不再吻合的闭合性伤口）、线性损

伤。凹陷性颅骨骨折是骨碎片冲入底层脑膜或脑组织，这种骨折表现为触诊时颅骨凹陷，颅骨凹陷性骨折的患者需要手术治疗清创，取出骨碎片、修复颅骨或硬脑膜、清除血肿、修复邻近的结构（如鼻窦和血管）。在颅骨内表面沿着骨沟走行的血管相当脆弱，当颅骨遭到打击时很容易受损而破裂出血；而硬脑膜受伤的患者，则有患脑膜炎的危险，因此，密切监护可能出现感染的症状和体征非常重要。

颅底骨折出现在颅骨的基底或底板，较为典型的是发生在颅前窝和颅中窝。颅底骨折常为裂缝骨折或错位性骨折。评估眼睛是否能外展活动对检测脑神经受损尤为重要。同时，应禁止使用鼻饲管和经鼻气管插管以免导管由骨折处插入脑部。

从耳或鼻中流出脑脊液说明硬脑膜受损。脑脊液从耳中流出，即耳漏，是颅中窝骨折的典型体征。耳后瘀斑（Battle 征）是颅中窝骨折的继发体征。鼻漏，从鼻中流出脑脊液的症状大多出现在颅前窝骨折，"熊猫眼"（环状的眶周青紫）是颅前窝骨折的迟发征。

耳漏或鼻漏流出的脑脊液多是血性的，所以很难分辨是鼻漏还是耳漏。当用纱布擦拭该区域时，会出现一个液体分层：里层是血，外围是脑脊液的淡黄色环（称光晕征）。若脑脊液流入咽喉，患者可感到口中有甜味或咸味。可通过检测引流液内 $\beta_2$ 转铁蛋白来区分是脑脊液或是其他体液。

大多数的典型脑脊液漏可以通过休息自我愈合，但如脑脊液漏持续存在，须将脑脊液分流入外部引流设备中以减轻硬脑膜撕裂处的压力，争取时间让撕裂处得到修复。在某些情况下，在硬脑膜的受损区域进行手术修复也是必要的。在引流耳鼻漏液时，可以通过用松散的纱布包裹在耳或鼻处来量化耳鼻漏液并进行性质分析。应保持引流处周围的皮肤清洁，同时叮嘱患者注意不要擤鼻子。

#### 脑震荡

脑震荡被界定为由创伤所致的患者各种精神状态改变状态。通常患者不能回忆起创伤过程，偶尔也会影响短期记忆。脑震荡不会在放射影像中显示大脑结构异常，然而，越来越多的研究结果显示，脑震荡时会出现与细胞的新陈代谢问题相关的神经损伤。这种细胞代谢问题可能会导致脑

震荡后综合征。脑震荡的恢复通常较快且彻底；然而，部分患者会出现脑震荡后综合征，包括头痛、注意力下降、短期记忆障碍、眩晕、易激惹、情绪不稳定、疲劳、视觉干扰、对光和噪音敏感，难以完成工作等。这些症状可能持续数月或一年之久，患者和家庭成员均应提高警惕。因此出院宣教内容必须包括对这些症状和体征回顾，同时也需要告知患者出院后随诊的标准。

## 脑挫伤

　　脑挫伤是微血管破裂导致的结果。脑挫伤往往较表浅且范围较局限，偶尔会蔓延至大脑更深层。脑挫伤的严重程度取决于脑组织受伤的位置、尺寸和范围，确认脑挫伤需要通过 CT 来诊断。很小的病灶也可能导致局部神经功能缺失，严重挫伤可能导致意识水平下降，甚至昏迷。脑挫伤的并发症包括进行性脑血肿和脑水肿。脑水肿在伤后 24~72 小时达到高峰期，可导致颅内压（ICP）升高。在伤后前 72 小时内患者的状况可能会逐渐恶化；因此患者需要有预见性的监护（神经系统评估），对颅内压上升的症状和体征进行快速鉴别，以预防脑损伤的进一步发展。

## 硬脑膜外血肿

　　血液积聚于颅骨与硬脑膜之间的血肿称为硬脑膜外血肿，多由脑膜中动脉破裂所致（图 36-2）。尽管硬脑膜外血肿多与动脉损伤相关，但脑膜外静脉或静脉窦的损伤也可能导致硬脑膜外血肿。迅速地鉴别相关症状并进行手术清除血肿，能够改善患者的预后。患者可表现为昏迷或完全清醒。

## 硬膜下血肿

　　血液积聚在硬脑膜与大脑表面覆盖的蛛网膜之间，称之为硬膜下血肿（图 36-2）。浅静脉撕裂或静脉窦破裂均能导致硬膜下血肿。老年人和嗜酒者发生硬膜下血肿的风险大，这两类人群的大脑皮质萎缩会导致从脑表面到脑膜内面的桥静脉张力较大；并且这两类人群容易意外跌倒，加大了硬膜下血肿发生的风险。根据伤后血肿发生的时间，可将硬脑膜血肿分为三种类型：急性硬膜下血肿、亚急性硬膜下血肿和慢性硬膜下血肿。

　　急性硬膜下血肿患者在受伤后 24~48 小时内表现出症状，其严重程度与血液积聚的量和速度

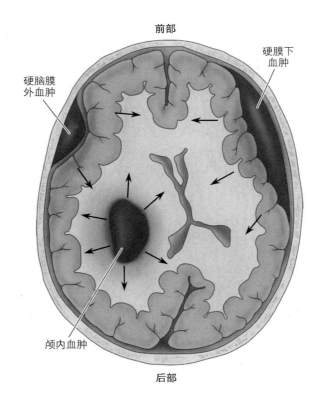

图 36-2 ▲ 头颅血肿。A：硬脑膜外血肿；B：硬膜下血肿；C：颅内血肿。（From Smeltzer：Brunner & Suddarth's Textbook of Medical-Surgical Nursing，12th ed. Philadelphia，PA：Lippincott Williams & Wilkins，2010，p 1922.）

相关。这些症状包括头痛、局部神经功能缺失、单侧瞳孔异常和意识程度降低。血肿的位置、大小和神经性功能障碍的程度，是实施手术清除血肿的主要依据。

　　亚急性硬膜下血肿患者约在伤后 2 天到 2 周才表现出相关症状。延迟发作的原因可能是小血管破坏导致的血液缓慢集聚。在一些病例中，脑萎缩患者可能在出现颅内压升高的症状之前就有大量的血液积聚。

　　慢性硬膜下血肿多见于有跌倒史的老年患者，慢性硬膜下血肿患者最初只有少量出血，并没有任何症状。一段时间后，由于毛细血管长期缺乏蛋白质而逐渐膨胀，故而出现颅内压升高的症状。由于液体积聚的速度缓慢，颅内压升高症状和体征可延迟出现。常见的症状包括头痛、嗜睡、意识不清及癫痫。手术干预包括在颅骨上钻洞或者行开颅手术，术中可置引流管以防止液体在颅内过多积聚，同时还应保持患者的床头水平，以减轻作用于患者桥静脉上的张力。当头被抬高时，大脑会受到向下的作用力。因此，如需摇高患者床头时应缓慢进行，防止再次出血。

## 脑内血肿

脑内血肿是由于血管破裂导致脑组织内部的血液积聚(图 36-2)。会导致脑内血肿的外伤包括凹陷性颅骨骨折及穿透伤。如脑实质血肿患者伴随脑损伤区域相关神经功能恶化或即使采取最大程度治疗(如渗透性治疗、通气过度以及镇静)仍无法控制颅的内压升高,应尽快手术处理。药物治疗的目的为控制神经性水肿、提供充足的脑灌注。

## 创伤性蛛网膜下腔出血

创伤性蛛网膜下腔出血是在流动着脑脊液的蛛网膜层上的微血管破裂所致。创伤性蛛网膜下腔出血往往伴随着其他严重的脑损伤,神经系统预后不佳,可导致死亡率上升,若发生脑积水和血管痉挛等并发症会使这种损伤更加复杂。

## 弥漫性轴索损伤

弥漫性轴索损伤(DAI)的特征是轴索直接撕裂或横断,且在最初 12~24 小时内出现水肿。弥漫性轴索损伤常见于加减速性损伤和旋转性损伤,可延长或阻断信息从脑白质到脑灰质的传导。根据昏迷时间和神经功能障碍程度,弥漫性轴索损伤分为轻微、中等及严重损伤。轻微的弥漫性轴索损伤一般昏迷时间不超过 24 小时,中等弥漫性轴索损伤一般超过 24 小时并伴随短暂的屈肌或伸肌强直,严重的弥漫性轴索损伤则可出现长时间昏迷、高热、多汗、伸肌强直。在前 24 小时内很难通过影像学检查鉴别弥漫性轴索损伤,在脑白质中可能出现很深的微小点状出血,可推断是否发生弥漫性轴索损伤。24 小时后,磁共振成像可对神经系统损伤进行鉴别。

## 脑血管损伤

当患者表现出神经功能缺失,不能用其他脑损伤来解释时,必须考虑是否有颈动脉或椎动脉夹层。动脉夹层由最深层或中部血管层(即内膜及中层)断裂所致。内膜损伤形成血凝块或内膜栓,这两者均可阻塞血管,导致卒中。早期鉴别此类损伤是预防卒中的关键,需排除伴随性出血,并根据情况开展抗凝治疗。对于颈部受伤久未恢复或者伴有局部神经功能缺失的患者,可能需要做脑血管造影以检查损伤情况。血管内膜中层损伤可使血漏入血管壁夹层之间,导致最外部血管壁层膨胀,变成动脉瘤,这种动脉瘤被称为创伤性脑动脉瘤,也被叫作假性动脉瘤。

## 继发性脑损伤

继发性脑损伤是在初期创伤打击后继发出现的脑损伤。导致或加剧继发性脑损伤的因素:无法控制的颅内压升高、脑缺血、高血压或低血压、局部或全身感染等。继发性脑损伤伴随炎症反应时会减少脑血流量,使得脑细胞自我调节功能失调,最终损伤神经元。这些继发性损伤会导致脑梗死、昏迷及更严重的脑水肿。为预防进一步的损害,应该注意预防脑水肿、高碳酸血症、低氧血症及癫痫。

了解颅内动力学及脑血流的初始运行状态是预防及治疗继发性脑损伤的基础(第 34 章)。

当颅内容量增加时,脑脊液经由枕骨大孔进入椎管、脑脊液分泌减少和头颅内血液转移到颈静脉来进行代偿。通过顺应性曲线(图 36-3)可了解机体对颅穹隆中多余的水分、脑脊液、血液的代偿能力,以及这种代偿能力所能达到的极限。颅内顺应性下降时可导致颅内液体少量增加,即又可引起颅内压不成比的迅速增加。脑水肿(脑内水分增加)、脑血肿(血量增加)及脑积水(脑脊液增加)可使颅内顺应性降低。通过分析压力和容量之间的关系,护士可预测患者临床状况是否恶化及恶化的程度,完善护理干预,并对将来可能采取的药物治疗及手术治疗做出预测。

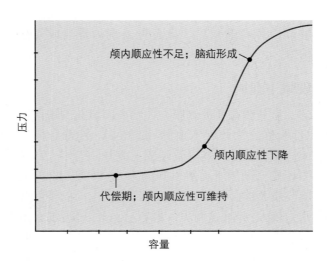

图 36-3 ▲ 顺应性曲线。机体能够对颅穹隆中增加的水分、脑脊液或者血液进行代偿,直到这种代偿达到一个临界点。当到达临界点,少量颅内容量的增加即可造成颅内压不成比例的升高

大脑的自我调节是一种保护性机制,使得大脑有稳定的血流供应并保持血压在一定范围内(第 34 章)。多项研究表明脑血流量在颅脑损伤后的前 24~48 小时内最多会降低至原来的 50%。

生化机制也在继发性颅脑损伤的过程中起着关键作用。炎症反应被认为是继发性脑损伤的潜在诱因或加重因素。

## 脑水肿

脑水肿常出现在原发性脑损伤后 24~48 小时内,常在 72 小时达到峰值。该时间段内神经损害的危险增加,需要更密切地关注患者。如果脑水肿得不到迅速有效的治疗,可能会继发脑疝,关于脑水肿的治疗请见第 34 章。

颅脑创伤后最常出现的两种脑水肿是细胞毒性水肿及血管源性水肿。细胞毒性水肿是由细胞内钠 - 钾质子泵失效导致的,使大量的水及钠涌入细胞。血管源性水肿则是血脑屏障被破坏的结果。

## 脑缺血

脑缺血是导致患者死亡的一个主要原因,可由直接血管损伤或脑水肿所引起的脑血管受压或闭塞所致。脑缺血可能在受伤当时出现,也可能在受伤后出现。当血流量不能满足大脑的代谢需要时就会导致脑缺血。如脑缺血的诱因没有得到控制,将导致脑梗死(卒中)(第 35 章)。

## 脑疝综合征

当颅内压超过大脑自我降压的代偿能力时,会导致脑组织移位,即出现脑疝。库欣综合征指的是三种迟发的脑疝体征:脉搏差增大、心率减缓、不规则呼吸形态。要防止脑疝综合征,重点是辨别颅内压增高的早期体征(如意识水平改变)。脑疝综合征与颅内压增高的表现有显著差异(表 36-2)。

脑疝综合征是根据涉及的脑结构来分型的。中央型脑疝和沟回疝在重症监护病房最常见(表 36-3)。沟回疝是大脑内侧颞叶穿过小脑幕进入脑干,使得第三脑神经出口处压力增加,引起同侧瞳孔扩大,沟回疝也会表现为对侧偏瘫。中央型疝,或称枕骨大孔疝,表现为小脑扁桃体向下移位,穿过枕骨大孔,导致脑干受挤压。枕骨大孔疝的临床指征有:意识丧失、双侧瞳孔扩大、呼吸模式改变或呼吸骤停及软瘫。枕骨大孔疝可能由以下两种情况所致:大脑病灶区双侧扩张性病变或大脑

表 36-2　颅内压升高与脑疝综合征

| | 颅内压升高 | 脑疝综合征 |
| --- | --- | --- |
| 唤醒水平 | 需要更多刺激 | 无法唤醒 |
| 运动功能 | 精细动作能力变弱或前旋肌群偏移 | 粗放动作能力变弱,被动姿势或无反应 |
| 瞳孔反应 | 瞳孔反应迟钝 | 单侧瞳孔扩大或瞳孔不变("瞳孔放大") |
| 生命体征 | 稳定或不稳定都可能 | 库欣综合征(脉搏差增大,心率减缓,呼吸模式不规律) |

表 36-3　脑疝综合征

| 名称 | 移位组织 | 诱因 | 临床体征 |
| --- | --- | --- | --- |
| 枕骨大孔疝 | 幕上脑 | 挤压并影响流向脑干的血流<br>ICP 缓慢上升<br>额叶、顶叶和枕叶的肿瘤 | 早期警觉性改变<br>叹息样呼吸,打哈欠,呼吸停顿<br>眼神游离,瞳孔缩小<br>迟发体征:去皮质或去大脑强直 |
| 沟回疝 | 幕上脑 | 迅速扩大的损伤—血肿 | 早期单侧瞳孔扩大<br>一旦脑干体征开始,恶化非常迅速 |
| 小脑上行疝 | 幕下脑 | 颅后窝肿块 | 昏迷<br>若小脑上动脉闭塞,则发生脑梗 |
| 扁桃体疝 | 幕下脑 | ICP 升高<br>肿块扩大 | 脑神经异常<br>呼吸形态改变(长吸气或长呼气)<br>意识形态改变(很迅速) |

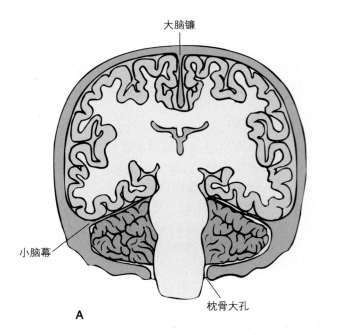
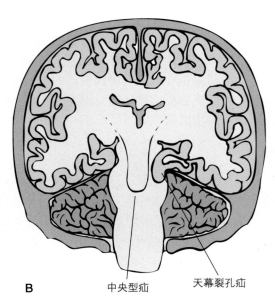

图 36-4 ▲ A：正常大脑。B：发生脑疝后的大脑。表现为脑干受挤压时为中央型疝，疝侵犯到幕上结构时为小脑幕疝

中央区严重病变导致大脑半球以及中线结构（例如基底神经节、间脑和中脑）穿过小脑幕向下移位（图 36-4）。

危重症护士还可以通过实施一系列全面的神经系统检查以及对各种细微变化的关注，对改善患者预后做出重要贡献。即使脑疝综合征可能会即刻致命，但如能早期鉴别并给予积极的治疗，情况也可能会被逆转。

## 昏迷

昏迷是由双侧脑半球和脑干损伤所导致的意识改变。昏迷多由于激活网状系统（RAS）遭到破坏所致，该系统涵盖了从髓质到脑皮质的核心生理区域，负责调节人的觉醒、感知及警觉功能。从清醒到完全昏迷（第 33 章表框 33-3）是一个连续意识状态变化，可分为浅昏迷、昏迷及深昏迷。

## 持续植物人状态

持续性植物人状态可用其他术语描述，如不可逆昏迷或睁眼昏迷。持续性植物人状态类似于睡眠状态，无法对外界环境做出反应，患者也可能会转为苏醒状态。在持续性植物人状态下，大脑半球皮层更高级的功能受到了永久性损伤，但脑干较为低级的功能仍完好。患者的眼睛可以自发地张开，会让人觉得他们这是在应答外界给予的语言刺激。睡眠 - 觉醒循环仍然存在，患者也保

留正常的心血管循环功能和呼吸控制，也可不由自主地咂嘴、咀嚼及眼球转动。若对患者做出持续性植物人状态的诊断至少应在颅脑损伤昏迷的 4 周之后。

危重症护士可以组织并利用多种资源来帮助患者及其家属，例如社会支持和精神关怀护理。颅脑损伤患者的家庭成员可选择互助小组和协助项目在收集信息以及做决定的过程中为其提供帮助，这也是多学科协作的危重症医护团队的重要任务。

## ▲ 评估

### 体格检查

神经系统评估的两个基本原则：(1) 意识水平是颅内压（ICP）增高最灵敏指标；(2) 必须采用最大刺激来获得患者最明显的回应。

进行一系列的神经系统检查，包括意识、运动及脑神经功能水平的评估，对于确定的颅内压（ICP）增高及预防脑疝综合征是十分必要的。格拉斯哥昏迷评分法（GCS，第 33 章表 33-4）在评估神经功能随时间变化趋势中效果明显，但出现局灶性运动障碍时不予考虑。格拉斯哥昏迷评分法的优点是易于使用及可保持不同评估者评

估结果的一致性。

## 认知功能评估

通常通过询问三个定向问题来进行认知功能的评估：人、地点及时间。同时，也有必要通过从病人处获取"经过加工的"或特定的过往事件的方法检测其随时间改变而产生的微妙变化。患者可能因为重复的问题而学会正确地回答，但当进一步被询问时，可能会感到困惑。可让患者回忆当时所处的环境类型或询问患者医院、城市及州的名称，而不是让患者说出他或她的具体位置，效果很好很多，也可以让患者说出其子女，配偶或亲密家庭成员的名字。

## 唤醒水平评估

唤醒水平决定患者的觉醒能力。必须系统的、不断升级的方式对患者施加最大刺激来有效地激发患者，使患者作出最佳或最大的反应。刺激患者应首先呼唤他或她的名字（与唤醒睡着的人

的方式相同），然后大喊他或她的名字（与唤醒熟睡的人相同），接着可通过摇晃、疼痛刺激的方式。这种分阶段的方法为患者提供了展示其逐渐增加的觉醒能力或他或她最佳反应情况的机会。如果患者很容易被唤醒，可要求患者移动四肢或"伸出两个手指"来进行完成简单命令能力的评估。当要求患者握住或握紧评价者的手时，评估前非常重要的一点是确保患者可以自主做到握紧和放松行为，因为额叶受损的患者可能在初期阶段抓握抑制的区域已受损，在这种情况下，患者将因条件反射抓握而不是出于自我控制。

如果必须应用疼痛刺激，可采用以下方法：用拇指和示指压颈肩部交际处的斜方肌，压眶上切迹或摩擦胸骨（图36-5）。如这些刺激没有引起反应，可将铅笔放在患者的手指或脚趾的甲床上来回滚动同时施加压力，这种由甲床受压所引出的运动是脊髓反射激活的结果。疼痛刺激应持续施加15~30秒以明确患者没有产生运动反应，脑损伤患者对于疼痛刺激可会出现延迟反应。

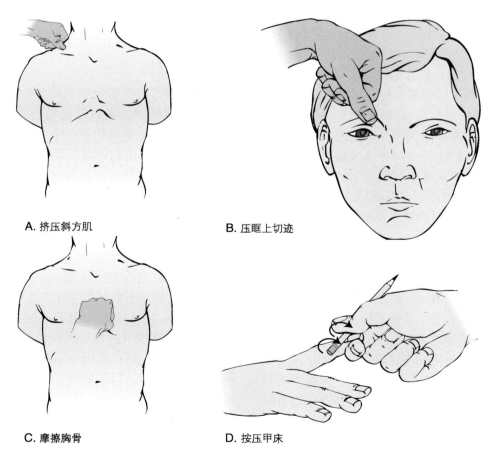

A. 挤压斜方肌　　　　　　B. 压眶上切迹

C. 摩擦胸骨　　　　　　D. 按压甲床

**图36-5** ▲ 痛觉刺激的实施方法：A：挤压斜方肌　B：压眶上切迹　C：摩擦胸骨　D：按压甲床

## 眼部评估

眼部的评估包括瞳孔评估及眼外部运动情况评估,可协助定位脑神经功能障碍。脑神经Ⅱ(视神经)的测试包括检测总视野缺损和视力。通过患者对测试者手指在每个视野范围内运动情况的觉察能力可精确地对其视野情况进行判断(第33章)。视觉也可通过询问患者阅读页面上印刷的文字或者通过斯内伦视力表得到粗略的评估。如果怀疑有视神经损害,建议眼科医生进行全面评估。

对脑神经Ⅲ(动眼神经)的评估主要包括瞳孔检查—瞳孔大小、形状、是否等大及对光反射情况。颅内压(ICP)增高可引起瞳孔形状不规则、双侧瞳孔不等大(不均匀)、对光反射迟缓或消失。脑神经Ⅲ、Ⅳ及Ⅵ(动眼神经、滑车神经和外展神经)支配眼球运动。脑神经Ⅲ、Ⅳ位于中脑水平位置,脑神经Ⅵ位于脑桥水平位置。通过让患者眼睛随着评估者的手指完成一个"H"形的移动完成对这些神经的评估,复视提示眼肌无力和脑神经损害。

对于昏迷的患者,可实施以下测试来评估脑神经Ⅲ、Ⅵ和Ⅷ(动眼神经、外展神经及听神经的前庭部分)。头眼反射(即"洋娃娃眼睛"现象;第33章图33-6)是指让患者的头在水平面内做来回摆动来测试(在确认患者不存在颈椎骨折的前提下),如果头眼发射存在,眼睛会向头部转动的相反方向转动,头眼反射消失反映脑死亡。眼前庭反射(第33章图33-7)是将冷水灌输到耳道观察眼球运动的测试,正常眼前庭反射的特征是眼球向冷水刺激侧运动同时伴有眼球震颤,如此运动反射消失则是第八对脑神经及脑干的部分前庭功能丧失。

## 脑干反射评估

对于无意识患者,可通过测试角膜反射、咳嗽及呕吐反射来进行脑干功能评估。角膜反射反映的是位于脑桥处的Ⅴ和Ⅶ脑神经(三叉神经和面神经)功能,可通过用棉签轻触下结膜测试反射是否存在,下眼睑运动提示反射存在。对刺激的感觉说明三叉神经一个分支的总体功能正常,下眼睑运动说明面神经功能正常。测试角膜反射时必须十分小心,以避免角膜擦伤。

Ⅸ和Ⅹ对脑神经(舌咽神经和迷走神经)位于大脑髓质,支配咳嗽和呕吐反射以及呼吸道保护。

进行咳嗽和呕吐反射评估时应确保为清醒和非昏迷患者。

## 运动功能评估

之前内容曾经介绍过运动功能分段式评估法,如需进一步对清醒、可配合的患者进行运动功能的详细评估,可通过测试患者肢体抗重力运动、被动抗阻力运动情况,或使用得分1到5的测试量对肢体运动功能进行分级(第33章)。

反应迟钝的患者对伤害性刺激可表现为定位、躲避、屈曲姿态或伸展姿态。对疼痛刺激的定位可认为是患者能定位疼痛并可移动一侧或双侧肢体指向痛处。患者在斜方肌被挤压时会尝试移开评估者的手,或试图抓住医疗设备(如导管或气管内管)。躲避反应的特征为远离疼痛刺激。屈曲(去皮质)姿态提示弥漫脑皮质损伤,且其特征表现为上肢弯曲或屈曲、下肢及足部伸展。伸展(去大脑)姿态提示脑干受损,可观察到下肢及足部伸展(第33章图33-1)及上肢内旋和伸展。患者可能会在一侧肢体表现出一种类型的运动,另一侧表现出另一类型的运动。严重颅脑损伤的患者可引出巴宾斯基反射阳性。

## 呼吸功能评估

呼吸型态评估对检测不断恶化的神经损伤、判断呼吸道管理需求以及机械通气需求非常重要。大脑的两个半球均有多个自主调节、控制呼吸肌的功能区。小脑可同步及协调相关肌肉来参与呼吸。大脑控制呼吸的速度及节奏。脑桥核、中脑调节呼吸的自主性。

异常呼吸模式可能与脑的受伤区域(图36-6)有关。潮式呼吸是一种周期性呼吸,其特点是每次呼吸逐渐加深到峰值,然后又逐渐下降至暂停,过度呼吸阶段的持续时间通常大于暂停阶段。这种呼吸模式提示患者可能存在严重的双侧大脑半球深部病变。中脑压迫可引起中枢神经源性换气过度。如过度换气过程呈现持续性、规律性同时换气速度快、呼吸深,则通常是由中脑病以上部位病变引起。长吸式呼吸的特点是在长吸气或呼气时有长时间的呼吸停顿,病因是大脑及小脑失去对呼吸的控制,呼吸功能控制只在脑干水平。丛集式呼吸的出现往往提示髓质高位病变或脑桥低位病变,这种呼吸模式表现为急促呼吸中出现不规则停顿。

| 类型 | 呼吸模式 | 神经病变 |
|---|---|---|

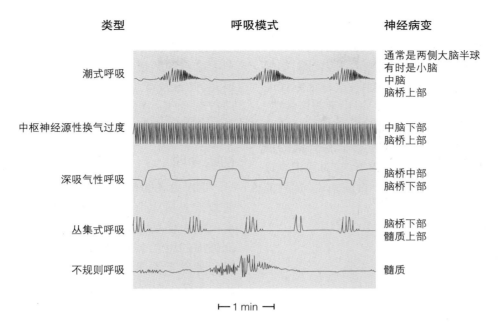

| 潮式呼吸 | | 通常是两侧大脑半球<br>有时是小脑<br>中脑<br>脑桥上部 |
| 中枢神经源性换气过度 | | 中脑下部<br>脑桥上部 |
| 深吸气性呼吸 | | 脑桥中部<br>脑桥下部 |
| 丛集式呼吸 | | 脑桥下部<br>髓质上部 |
| 不规则呼吸 | | 髓质 |

⊢ 1 min ⊣

**图 36-6 ▲ 脑干损伤可导致不同的异常呼吸模式**

延髓是控制吸气与呼气的主要中枢。迅速扩大的颅内病变,如小脑出血,可压迫延髓,导致呼吸功能失调,包括深呼吸及浅呼吸过程中出现不规则停顿。如发生此情况则须立即实施气道控制措施(如气管插管)。

### 其他身体系统评估

除了中枢神经系统的评估,其他所有身体系统的综合评估也是识别 TBI 患者早期并发症的关键。器官功能障碍,特别是呼吸衰竭在 TBI 重症患者很常见。

### 诊断性检查

CT 可对脑出血和脑外伤做出初步诊断且检查结果获取快捷。CT 的缺点在于不能为小脑及脑干提供足够影像。最原始的 CT 没有造影,有血管内造影的 CT 可用于分析可疑阴影团块(例如肿瘤或脓肿)。磁共振成像(MRI)对于评估后颅窝及髓核结构效果显著。磁共振血管造影可用于评估部分脑血管损伤,如颈动脉或椎动脉夹层。

脑血管造影是检查及诊断脑血管损伤的金标准。血管造影术也可用于评估脑死亡病人的脑血流缺失情况。

经颅超声多普勒(TCD)可通过测量血流通过血管的速度来间接评估脑血流量以及评估大脑自我调节机制。同时,TCD 也也用于检查流向大脑的血流中断情况。

还有一些其他的诊断性检查方法可用于评估大脑电刺激传递情况,检查结果可为预测患者的转归提供必要的信息。神经生理学测试包括脑电图(EEG)、脑干听觉诱发电位(BAERs)和体感诱发电位(SSEPs)。脑电图可测量大脑皮质上所有区域的电活动,能有效鉴别癫痫发作,也能将异常的神经测试结果与大脑皮层的异常活动联系起来。为昏迷的患者做脑电图能够排除亚临床或非惊厥性癫痫,也可通过大脑皮层电传导的终止来鉴定脑死亡。颅脑损伤患者受伤区域的电活动变得越来越慢。其中,BAERs 和 SSEPs 对于判断颅脑损伤患者的预后很有用。这些评估手段中的任何一项结果出现异常均可提示严重的脑干或大脑皮层功能障碍。

大脑氧代谢情况可通过颈静脉氧合指数($SjO_2$)监测进行评估。经皮周围静脉置管进入颈内静脉后向上达到大脑,可直接监测大脑 $SjO_2$。$SjO_2$ 表示大脑氧含量,正常大脑 $SjO_2$ 为 55%~70%。如 $SjO_2$ 低于 55%,细胞则无法从血红蛋白分子中有效提取氧(详见 17 章关于氧消耗的讨论),如 $SjO_2$ 高于 70%,氧摄取比率就会增加,脑缺血时经常会出现脑摄氧比率增大的现象。

安置在脑白质深部的氧传感器可测量脑组织中氧传输和摄取能力,测量结果可用来辅助判断颅内压(ICP)和脑灌注压(CPP)。因此,通过各组治疗手段将脑组织氧分压($PbtO_2$)保持在

15~20mmHg 以上同时联合控制 ICP 和 CPP,可大大提高患者功能恢复的机会。

此外,微透析法也可用于测量细胞代谢,如细胞功能障碍或受损会产生谷氨酸,这是细胞代谢障碍的标记物。具体方法为用一根小微透析管道,经由颅骨钻洞插入脑组织。通过一个特制的注射泵以非常缓慢的速度注入少量类似脑脊液的液体,细胞外液被泵出至一个收集器内,对标记物进行检测来判断细胞代谢情况。目前来说,这种监测形式主要被用于研究中。

## ▲ 管理

脑损伤基金会和美国神经外科医师协会制订并推荐了以证据为基础的严重颅脑损伤患者管理指南,目的是为严重颅脑损伤患者提供标准化的治疗和护理。多项研究表明,实施循证护理,有利于改善颅脑损伤患者的转归。同时,提供了供婴儿、儿童及青少年颅脑损伤人群使用的 TBI 管理指南,此外,指南中也囊括了儿科患者的特殊需求。本章所重点讨论的对象是成年 TBI 患者。

### 初始管理

TBI 患者的初始评估和治疗应在损伤后由院前救治人员立即开展,TBI 患者院前管理专科指南由脑损伤基金会修订并在 2007 年出版。对头部破损的患者来说,院前治疗的重点应该在于简单的神经系统评估,严格的气道管理以及对低血压的治疗。指南强调了对缺氧和高碳酸血症的早期纠正,因为这两项对 TBI 的发病率及致死率有很大的影响(图 36-7)。

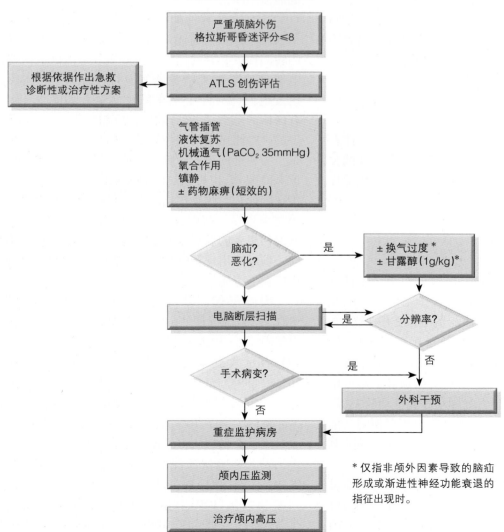

严重颅脑外伤患者的初始管理

严重颅脑外伤
格拉斯哥昏迷评分≤8

根据依据作出急救诊断性或治疗性方案 ←→ ATLS 创伤评估

气管插管
液体复苏
机械通气(PaCO$_2$ 35mmHg)
氧合作用
镇静
± 药物麻痹(短效的)

脑疝?
恶化? —是→ ± 换气过度*
± 甘露醇(1g/kg)*

电脑断层扫描 ←是— 分辨率?

手术病变? —是→ 外科干预 ←否—

重症监护病房

颅内压监测

治疗颅内高压

* 仅指非颅外因素导致的脑疝形成或渐进性神经功能衰退的指征出现时。

**图 36-7** ▲ 严重头部损伤患者在进行颅内压监测前的复苏流程图

缺氧和高碳酸血症会加剧继发性脑损伤，气道管理是预防缺氧和高碳酸血症关键的第一步。使用机械通气旨在维持患者正常的通气功能，或将二氧化碳分压（$PaCO_2$）控制在正常范围内（35~45mmHg）。如有脑疝发生的体征，可采用过度通气治疗（$PaCO_2$ 30~35mmHg）。对 TBI 患者采用过度通气治疗的目的是降低 $PaCO_2$、使脑血管收缩、降低脑血流量，减少脑血流量 ICP 随之降低。然而，全大脑血管的广泛收缩会导致功能正常脑组织陷入缺血的风险中，因此此方法不可用于预防。持续监测呼气末二氧化碳分压（$ErCO_2$）或经常评估 $PaCO_2$ 是预防脑缺血的基本方法，监测大脑的氧合状况（例如 $SjO_2$ 或 $PbtO_2$）也可以作为鉴别脑缺血的一个指标。研究表明，脑血流量会在受伤后 24 小时内降低，因此在这段时间内应该尽量避免过度通气治疗。

在初始复苏后，可用采取一些诊断性检查来评估是否需要立即手术。颈椎 X 光片及脑部 CT 是诊断是脑出血的经典且有效的检查方法，如发现脑出血则很大程度上要进行手术干预。其他的影像学检查及血常规可用于排除系统性损伤，也对治疗并发症有帮助。损伤的具体机制决定了如何选择恰当的诊断性检查。

接下来的治疗计划是控制 ICP，改善脑灌注，纠正初期病理过程。TBI 患者的常见护理诊断见表框 36-2。总体来说，TBI 患者的管理需要整体、多系统、多学科协作，并应充分考虑患者生理及社会心理学的独特性（表框 36-3）。

| 表框 36-2 | 常见护理诊断 |
|---|---|

**头部受伤患者**
- 有脑组织灌注无效的危险。
- 清理呼吸道无效　与气道保护性反射消失有关。
- 有感染的危险　与多种侵入性监护设备有关。
- 皮肤完整性受损　与身体制动有关。
- 营养失调　低于机体需要量，与能量消耗增加有关。
- 急性疼痛　与损伤有关。
- 睡眠型态紊乱　与重症监护室常规护理和环境有关。
- 家庭运作过程改变　与急性危象有关。
- 预感性悲哀　与不确定预后或病情危急有关。

## 监测并控制颅内压

ICP 监测在第 34 章已详细讨论过，健康保健团队要根据获得的压力值及 ICP 波形分析的基础上快速地做出治疗决策。大多数情况下，ICP 监控设备是由神经外科医生在床边或在手术室放置。严重头部损伤的患者（格拉斯哥评分 <8 分）和入院 CT 片显示异常的患者需用监测 ICP。当 CT 显示异常，但是病人符合以下两个以上条件时也应考虑监测 ICP：年龄 >40 岁、被动体位或收缩压 <90mmHg。

用于改善 ICP 增加的护理措施包括保持身体稳定，避免突然快速的扭头或过度屈髋。将头转到另一侧会挤压颈静脉，降低头部静脉血回流，从而使 ICP 升高。过度屈髋会增加腹内压，减少静脉血回流并由此导致 ICP 增加。

## 保持脑灌注

保持脑灌注的方法包括控制 ICP 及维持平均动脉压（MAP）。脑灌注压（CPP）值为 MAP 减去 ICP（CPP=MAP−ICP）。保持 CPP 在 50~70mmHg 范围内，不仅可防止因 CPP 过低而的导致脑出血，也可降低由于 CPP 高于 70mmHg 而出现急性呼吸窘迫综合征（ARDS）的风险。

## 癫痫的预防和治疗

TBI 早期发生癫痫会对 ICP 和脑代谢需求造成严重的不良影响，指南推荐在 TBI 后的最初 7 天使用抗癫痫药物来进行辅助治疗。发生在初期阶段后的癫痫称作创伤后期癫痫，无法通过预防性使用抗癫痫药物预防。

苯妥英钠是癫痫急性期最常使用的药物之一，通常为静脉推注，随后为持续给药。期间应密切监测患者是否有低血压、心动过缓、皮疹，及推注期间或推注后是否有渗液。低血压可以通过减缓给药速度得以缓解（不高于 50mg/min）。苯妥英钠还可导致轻重不一的躯干部位皮疹，包括斯蒂芬 - 约翰逊征。如出现皮疹，应立即停用苯妥英钠。磷苯妥英钠通过静脉推注或肌注给药，在人体内代谢为苯妥英钠，如没有发生与苯妥英钠相关的注射部位副作用则可以迅速给药。

## 保持正常体温

高热（体温 >37.5℃）可增加重症 TBI 患者的脑代谢需求，可能会继发二次脑损伤。为了保持

| 表框 36-3 | 头部损伤患者的合作性护理指南 |
| --- | --- |
| **结果** | **干预措施** |

**氧合 / 通气**

| | |
| --- | --- |
| 气道通畅 | • 每 2~4h 及需要时听诊呼吸音 |
| 双肺听诊音清 | • 在吸痰前后给予高氧流量吸入 |
| 动脉血 pH 值、$PaO_2$、$SaO_2$ 保持在正常范围内 | • 每次吸痰时间不大于 10s |
| $ETCO_2$ 或 $PCO_2$ 保持在规定范围内 | • 在胸部理疗及吸痰时监测 ICP 和 CCP |
| X 片显示没有证据表明出现肺不张或肺炎 | • 细致地做好口腔护理 |
| | • 监测呼吸型态 |
| | • 鼓励无插管的患者每 4h 及需要时锻炼肺活量,咳嗽,深呼吸 |
| | • 每 2h 改变一次体位 |
| | • 当 ICP 较为稳定时可以帮助患者每天 1~2 次从床上坐到椅子上 |

**循环 / 灌注**

| | |
| --- | --- |
| 保持窦性心律,没有异位搏动或缺血性改变 | • 监测患者是否由于交感神经兴奋及儿茶酚胺分泌激增而出现心肌缺血或心律失常 |
| 未表现出血栓性并发症 | • 用充气加压装置、静脉曲张袜、肝素皮下注射剂预防 DVT |
| | • 鼓励患者下床坐到椅子上等此类早期活动每天 1~2 次 |
| | • 通过有创动脉监测患者的血压或经常用血压计袖袋测量 |
| | • 监测氧传输状况(血红蛋白、$SaO_2$、心输出量) |
| | • 根据指征给予红细胞、强心剂或其他静脉输注液体 |

**脑灌注 / 颅内压**

| | |
| --- | --- |
| CPP 大于 60mmHg | • 每小时监测 ICP 和 CPP |
| ICP 小于 20mmHg | • 每 1~2h 检查神经系统症状 |
| 未表现出癫痫症状 | 除非有禁忌证,尽量将床头摇高 30° |
| | • 保持合适的体位,让头始终保持中立位,避免突然屈髋动作 |
| | • 保持体重正常 |
| | • 保持环境安静,集中护理,提供安静的休息时间 |
| | • 根据需要和医嘱进行镇静 |
| | • 开抗癫痫药物处方作为预防 |

**体液 / 电解质**

| | |
| --- | --- |
| 血清电解质在正常范围内 | • 严格记录出入量;把隐形失水如呼吸管道逸散、发热等计算在内 |
| 血浆渗透压在正常范围内 | • 遵医嘱监控血清电解质,血糖及渗透压 |
| | • 考虑是否有电解质替换治疗的需要并根据医嘱或规定执行 |

**活动 / 安全**

| | |
| --- | --- |
| 在护理治疗患者的过程中,ICP/CPP 会有短暂而微小的变化,并且会在 5min 之内恢复到基础值 | • 为昏迷患者或肢体瘫痪患者提供正常活动范围的训练或为其提供保持功能位的夹板 |
| 患者没有因长期卧床而导致的并发症(如 DVT、肺炎、关节强直) | • 至少每 2h 更换躯体受压部位 |
| | • 基于皮肤和风险因素评估,考虑是否需要用特制床垫 |
| 患者不会因为从医疗设备上松脱或坠床而受伤 | • 保持床围栏处于拉起状态 |
| | • 如果规定允许,可以给患者施以约束来防止医疗装置脱落 |

正常体温(35℃~37.5℃），须经常测量体温。排除因感染导致发热的可能，使用各组降温方法以维持正常体温。有研究者提出保持 TBI 患者低体温状态对促进功能恢复有益，然而这项措施成为操作标准之前还需要进一步研究探索。

### 识别和处理交感神经风暴

严重创伤性脑损伤患者会经历一种被称为交感神经风暴的状态，以出汗、易激动、坐立不安、姿势僵直、过度通气、心动过速和发热为主要特征。交感神经风暴是交感和副交感神经系统失衡的结果，这种失衡的原因目前还未明确。然而，很多理论认为颅脑损伤会阻断自主神经中继传导通路并损伤大脑皮层，限制自主神经的控制功能。交感神经风暴常在某些诱因作用下引发，包括各种压力性事件，如气管内吸痰、翻身、高热不退或病房内的报警声。交感神经风暴的诊断依据为一系列相关症状及体征。治疗方案主要包括抑制交感神经系统、避免低血压及心率过慢等。药物治疗包括以下一种或多种药物：α- 肾上腺素受体阻滞剂、β- 受体阻滞剂、阿片类药物、镇静剂、γ- 氨基丁酸受体激动剂、多巴胺激动药。交感神经风暴患者的护理措施包括监测及评估患者所用治疗措施的效果、减少环境刺激以减少诱因和预防并发症，如皮肤破溃或由于坐立不安和易激惹导致的受伤。发生交感神经风暴的患者可能会表现出多种不适，需要家庭成员能够及时察觉，因此，需对家属进行相关健康教育。

### 监测液体和电解质状态

输入渗透性利尿剂、隐性体液丢失、脑下垂体功能障碍都可能导致颅脑损伤者水电解质紊乱。应严格控制出入量和血流动力学监测、督促医护团队计算出合适的补液量。血清渗透压的常规检测能有效发现在输入渗透性利尿药和高渗性盐水时产生过度脱水。对血清电解质的监控能够早期识别和治疗电解质异常。

钠离子失衡在有颅脑创伤患者中非常常见（表 36-4），低钠血症一般是由于抗利尿激素分泌异常综合征(SIADH)，抗利尿激素(ADH)过度释放导致血液稀释，血液稀释导致血液中钠离子浓度降低，抗利尿激素分泌异常综合征通常是短暂性现象，可通过限制液体摄入得以控制。

脑盐耗综合征(CSWS)也可能导致低钠血症，脑盐耗综合征的准确生理机制还未明确，目前认为主要是由于肾脏丢失钠离子和水导致。可通过补充与丢失同等量的水和钠离子来纠正。

尿崩症(DI)会引起低钠血症及血容量减少，最常见于脑垂体损伤或缺血。脑疝综合征往往会对脑垂体产生直接压迫或对其周围供血血管产生压力导致脑垂体缺血。脑垂体损伤可抑制或减少抗利尿激素的分泌。尿崩症是根据血清钠离子水平增高、尿比重低、尿量增多来诊断的。尿崩症的治疗包括液体替代疗法，给予外源性抗利尿激素，抗利尿激素的给药方式可根据其病情严重程度选择静脉输入、皮下注射、鼻内给药等方式。

### 处理心血管系统的并发症

严重颅脑损伤患者可发生心肌顿抑和心功能的短暂下降。心电图可出现 T 波倒置和 ST 段抬高及下降。血肌酐、心电图、超声心动图可用来评估心肌功能。血流动力学检测，如动脉导管、中心静脉导管及肺动脉导管均可在颅脑损伤的关键时期指导治疗方案的制订。

颅脑损伤患者的凝血功能紊乱问题引起重视，脑损伤时促凝血酶原激酶大量释放，可能会导致弥散性血管内凝血(DIC)。若治疗过程采取低

表 36-4　钠离子平衡紊乱：尿崩症、抗利尿激素分泌异常综合征、脑盐耗综合征的比较

| | 尿崩症 | 抗利尿激素分泌异常综合征 | 脑盐耗综合征 |
| --- | --- | --- | --- |
| 排尿量 | 增加 | 减少 | 增加 |
| 比重 | 减少 | 增加 | 减少 |
| 容量状态 | 减少 | 少量增加 | 减少 |
| 血清钠 | 增加 | 减少 | 减少 |
| 治疗 | 使用外源性抗利尿激素，补液 | 限制补液，适当补钠 | 补液，补钠 |

体温措施,要注意当体温下降时,及时发现凝血障碍恶化。

因头部损伤患者一般在很长一段时间是无法活动,因此预防深静脉血栓(DVT)是护理的重点,可通过持续压力装置给下肢提供间歇的搏动压,增加静脉回流血量从而提高机体的纤溶反应来预防深静脉血栓。静脉曲张袜、服用抗凝药、早期活动均可用来预防深静脉血栓和肺栓塞。

## 处理肺部并发症

颅脑损伤患者的肺部并发症包括肺炎、急性呼吸窘迫综合征(ARDS)、神经源性肺水肿及肺栓塞。对于需要长期机械通气的脑损伤患者来说,维持肺部清洁、保持口腔卫生、监测气管套管气囊压力、预防医院获得性肺炎及减少肺部并发症是非常必要的(与机械通气有关肺炎的成因及预防在25章做详细讨论)。

早期活动对于帮助维持肺部清洁、预防肺不张、预防深静脉血栓引起的肺栓塞起到非常关键的作用。早期拔管减少机械通气时间以及尽早为无法保持气道通畅的患者实施气管切开均能预防可能发生的肺部并发症。

急性呼吸窘迫综合征是一种低氧性肺疾病,由于炎症级联反应的活化作用,导致肺毛细血管中的高蛋白液体流至肺间质,同时也破坏了肺泡细胞。有急性呼吸窘迫综合征的颅脑损伤患者往往伴随肺挫伤、吸入性肺炎、败血症,并需要大量输血。急性呼吸窘迫综合征可以通过机械通气时使用压力模式来减少每次送气流量来缓解(高流量与加重肺泡损伤有密切关系);急性呼吸窘迫综合征的完整处理方法见第27章。

神经源性肺水肿可能是因为脑干损伤、增高颅内压或者创伤时儿茶酚胺释放增加所致的交感神经紧张。神经源性肺水肿经常表现为"瞬间肺水肿",因为它是突然发生的。这种类型的肺水肿被认为是因ICP骤升导致交感神经系统激活,使大量血管收缩而引起的。因此,会出现显著的心脏后负荷升高而导致左心衰。左心衰引起的肺水肿会因肺毛细血管渗透压的升高而恶化,使水肿更加严重。治疗方法为合理使用小剂量利尿剂。然而这种神经性肺水肿对于没有心脏疾病史的患者是自限性的。

为颅脑损伤伴肺部并发症的患者提供护理需要医护团队、呼吸治疗师、职业理疗师、理疗师(针对早期活动)、语音语言病理学家(解决呼气问题)组成的多学科团队来共同完成。

## 营养支持、血糖控制

头部损伤可引起患者的高代谢和高代谢状态,同时免疫功能降低。如果营养需求得不到满足,发病率及死亡率可能会上升。间接热量测定法可用来测定静息能量消耗,此方法是通过将新陈代谢车与呼吸机相连接来测量氧耗及二氧化碳排出量。

在伤后5~7天内一般给予肠内及肠外营养以满足患者的代谢需要,肠内营养可预防细菌从肠内移动至血液中,也能预防胃肠道溃疡及出血。伤后5天内开始接受早期营养可降低死亡率,同时这也是少数能直接减少死亡率的治疗方式之一。目前对于未瘫痪的患者推荐补充140%的静息能量(REE);而对瘫痪患者补充量为100%。认识到营养支持的重要性以及在营养支持团队协助下的多科室协作可大大提高患者的治疗效果。研究发现高血糖对颅脑损伤的发病率及死亡率有决定性作用,然而尚未建立明确的治疗指南,TBI患者应避免血糖超过200mg/dl,也要避免低血糖。

## 肌肉骨骼系统和皮肤并发症的管理

全面评估骨骼肌及皮肤对预防皮肤破损和其他并发症如肌肉挛缩等有非常重要的作用。通过多学科合作,可运用职业治疗和物理治疗来预防或缓解因无法活动而导致的皮肤及肌肉骨骼系统并发症,在治疗前应制订好计划。对无反应的患者,可用夹板固定手和脚以保护肌肉骨骼功能,为日后的恢复保持最好的功能状态。功能性夹板固定及功能锻炼能够帮助瘫痪肢体减少坠积性水肿。护士应帮助患者经常翻身,尤其是在疾病的关键时期,对保持皮肤完整性及帮助排痰非常重要。

## 家庭支持

照顾危机家庭,为其协调可用的服务资源(例如社会服务工作者和宗教关怀等)是危重症护士

的一项非常重要的职能。Bond 等评估了严重 TBI 患者家庭成员的需求,发现了以下四个需求:

- 需要明确而真实的信息。
- 需要信息连续性。
- 需要积极参与到护理中。
- 需要了解整个过程。

危重症护士有能力满足以上这些特定的需求,或者可以通过改变病房文化来满足这些需求。鼓励家庭成员触摸患者或者允许家庭成员协助给予患者触觉刺激(表框 36-4)可反过来对家庭成员起到安慰的作用。应不失时机地让家庭成员参与到患者的护理计划中,这对患者及家属都能起到一定的治疗作用。如果家庭成员参与到康复方法以及干预措施的实施过程中时,危重症护士应提前采用兰乔斯 - 洛斯 - 阿米戈斯量表(Ranchos Los Amigos Scale)来对患者的昏迷情况分级,以决定家庭成员可参与的程度(表 36-5)。值得注意的是,在护理计划中要充分考虑到其精神及文化需求。

| 表框 36-4 | 护理干预 |
|---|---|

**感官刺激**

**听觉**

- 向患者解释你将要做什么
- 播放患者喜欢的电视或广播节目,播放 10~15min;或播放患者家属或亲朋好友的录音
- 在实施过程中,请勿与室内其他人交谈或做其他护理干预,以便于患者集中精力感受刺激
- 护理人员也可采取拍手或摇铃。一次 10~15s,同时使声音围绕床不断变换位置

**视觉**

- 在患者视线范围内放置一个色彩鲜艳的物体
- 亦可放置患者熟悉的物品,如其家属的相片,或其喜爱的海报

**触觉**

- 用纤维或其他材质的织物轻轻敲打患者的手臂及大腿。勺子的背面也可用来替代光滑织物和毛巾般的粗糙织物
- 用乳液摩擦患者的皮肤也可刺激其触觉。对于部分患者来说,用力按压比轻触更易接受

**嗅觉**

- 将气味怡人的香料放在容器中,置于患者鼻下。此香料应为患者熟悉的气味,如香水,须后水,桂皮,咖啡
- 嗅觉刺激实施时间极短,每次刺激不超过 1~3min
- 嗅觉刺激不适用于正在进行气管造口术或气管插管的患者

颅脑外伤患者出院时需有一个康复计划或根据患者神经缺陷的程度配制适当的护理用具。必须告知并教育家属患者预后和出院后延续护理过程中可能出现的情况;尤其是曾患有严重创伤性脑病的患者,应早期评估家庭资料,以及其他可用于患者的支持系统及服务,以帮助 TBI 患者顺利进入下一个护理阶段。社会服务人员及代理人应在获取信息、联系患者、家属、多学科理疗团队中扮演重要角色。

## ▲ 脑死亡

脑死亡是颅脑损伤患者情况恶化后的最终结局。当治疗仍继续而生命支持手段已经撤除时,危重症护士的仍需继续为病人提供护理照护。

过去,考虑到相关检验标准尚未明确以及伦理方面的问题,对于确定脑死亡存在一定争议。在 1981 年医学及医学与生物医学行为研究相关伦理问题调查总理委员会于 1981 年颁布了死亡判定统一法案,已被 50 个州采用。此法案表明:"当个体有以下任一状态即可判定为死亡:(1)心肺功能的不可逆性终止;(2)整个脑部功能的不可逆性终止,包括脑干"。死亡的判定必须遵循医学标准。

脑死亡检查的目的是要明确以下三个情况:昏迷或者无应答、无脑干反射、呼吸暂停。脑死亡的特定鉴定方法包括但不局限于下列检查:运动功能、瞳孔反射、眼头反射(洋娃娃眼征)、眼前庭反射(热冰水试验)、角膜反射、咳嗽、咽反射及呼吸暂停试验。电解质异常、低体温或者高体温、重度低血压、用药导致的昏迷都必须在做脑死亡鉴定前纠正。通过撤除呼吸机,在给氧的情况下观察胸部是否有自主呼吸运动,同时监测二氧化碳分压是否升高,以此来判断是否存在呼吸暂停。在撤除呼吸机之前,应通过检测动脉血气建立酸碱平衡基线,然后进行连续的动脉血气监测,当二氧化碳分压超过 60mmHg、增长幅度超过 20mmHg 或高于患者二氧化碳分压的基线可被认为呼吸暂停试验呈阳性,支持脑死亡的诊断。如果同时患者存在自主呼吸及血流动力学失稳,可能会导致试验终止。二氧化碳分压增高是对刺激呼吸运动发生的最强烈刺激,因此,呼吸运动停止同时伴有严重高碳酸血症构成了脑死亡强有力的

表 36-5 Rancho Los Amigos 量表

| 分级 | 与患者互动的指南 |
|---|---|
| **1级 没有反应**<br>患者对任何刺激完全无反应 | • 假设患者能够理解所有听到的话,试图与患者交流,而不是与他人讨论患者 |
| **2级 一般反应**<br>患者对刺激的反应受限制,语无伦次,无目的的随意运动或发出无涵义的声音 | • 不要和患者说太多话,在两次语言刺激之间留给患者一些安静的时间 |
| **3级 局部反应**<br>患者对刺激反应具有特异性,反复无常;患者可能会有退缩反应或推开,可能会发出声音,可能够遵从简单指令或对特定家庭成员做出反应 | • 准备好环境,使得每次只有一个刺激源。如果想要通过说话交流,就应该关掉收音机或电视<br>• 给患者提供一些短暂、随机且有明确含义的感觉输入,如患者喜欢的电视节目或录像,或 30min 患者最喜欢的音乐;这会比一直开着收音机更有效,要是一直开着收音机,那和心电监护仪的哔哔声一样没什么意义 |
| **4级 困惑激动反应**<br>对刺激的反应一开始伴随着活动状态增加而产生的内部混乱;行为变得怪异且有攻击性;患者会想要移除插管或约束带,或向床外爬;言语表达不恰当或语无伦次;对环境不关注,短期记忆缺失 | • 平静而轻柔地触摸患者,通过温柔地接触患者来减少患者的抵触情绪和运动反射<br>• 注意患者变得激动的早期征象(例如:活动增加,声音更响,抵抗行为增多)<br>• 当患者躁动时,不要试图与其交流或劝阻,不要跟他或她说"不要这样"。因为这种谈话会会变成另外一种患者其无法处理的外部刺激<br>• 如果患者依旧处于躁动状态,则应采取手段使患者脱离这样的情境或让这样的情境远离患者 |
| **5级 错乱的、异常 - 非激动性反应**<br>患者很警醒,且一直能够回应简单的指令;然而患者注意时间短暂,很容易走神;记忆受损,患者对过去及现在的事情感到困惑;患者能把之前所了解的任务做得很好,但无法学习新东西。可能会偏离话题,有模糊的想要"回家"的意图 | • 一次只给患者一个需要完成的任务,给其充分的时间来完成,再进一步给出下面的指令<br>• 要将自己保持在患者视野范围内并在交谈中触摸患者,以确保患者的注意力在你的身上<br>• 如果患者表现出困惑或抗拒,应停止交流,直到患者放松下来,再继续给出下一步指令或采取其他行动 |
| **6级 错乱 - 适当反应**<br>患者表现出目标明确的行为,但仍然需要外部指令,能够理解简单的指令并可做出一定推理;能持续地对简单指令作出回应,可在无人监督的情况下完成之前已经学会的任务;过往记忆的深度和细节得到一定程度的改善,并对自我及周围环境的感知有所增强 | • 在给出指令时,只是用手势、演示以及最关键的单词来描述<br>• 按照相同的次序完成日常活动及任务,将制订好的次序告知患者,并将其与一天内的时间一一对应 |
| **7级 自主 - 适当反应**<br>患者能够在经过改造的环境下顺利完成日常任务;对自身以及环境的感知能力进一步得以恢复,但仍缺乏洞察力、判断力、解决问题的能力 | • 在接下来的学习及为了保障患者安全,仍需要对患者进行监管<br>• 使用钟表、日历、活动日志等手段,加强患者对日常活动规律及日程表安排的记忆 |
| **8级 有目的性 - 适当反应**<br>患者警醒,有定向力,能够回忆并复述过去及最近的事件;可适当地对环境做出反应;但抽象推理能力以及抗压能力仍较低,对紧急情况及特殊情况的判断能力较弱 | • 患者应有能力脱离监管<br>• 应给患者灌输职业再训练和回归学校的意识 |

证据。如在完成一系列临床检查后如仍有疑问，可采取以下检查手段进一步确认，包括脑血管造影术（测试脑内是否有血流）、经颅多普勒超声、脑电图扫描器、脑干听觉诱发电位及脊髓体感诱发电位。

美国神经学会建议在脑死亡6小时后重复临床检查，当宣布脑死亡时，及时记录死亡时间。不同机构明确要求医生宣布脑死亡要根据州法律及法规。另外因脑发育未成熟，儿科患者脑死亡的判定与成人有一定差异。儿童脑死亡的鉴定指南在1987年的联邦法令中颁布，在2011年修订。指南描述了儿科患者体格检查的独特性，以及当怀疑脑死亡时，根据儿童的年龄确定观察的时间范围。

脑死亡的概念对家属来说非常混淆，因为死亡一般都是跟心肺死亡相联系的。因此，在讨论中使用的语言要慎重，一些家属可能会认为"脑死亡"意味着身体的其他部分仍然可以继续存活，所以必须要注意评估家属的理解力并处理好家属的反应。

有关脑死亡的谈话必须与器官捐献的谈话分开进行。为了确保给家属提供全面而准确的器官捐献信息，护士须与器官获得组织紧密合作，这一点非常关键。

## ▲ 临床适应性挑战

### 案例学习

M先生，21岁，遇袭后被送入急诊科。院前急救人员已用颈托为他进行了颈椎固定。抵达医院时，患者毫无反应。他的生命体征如下：血压116/76mmHg，心跳61次/min，呼吸22次/min，体温38.5℃（口腔温度）。神经系统检查显示上下肢对于疼痛刺激均无反应，瞳孔缩小、对光反射迟钝（脑神经Ⅲ），双眼角膜反射正常（脑神经Ⅴ和Ⅶ）、咳嗽反射及咽反射正常（脑神经Ⅸ、Ⅹ）。格拉斯哥评分量表（GCS）得分为5分。

由于M先生意识水平及GCS得分较低，故医生立即采用快速诱导插管技术实施气管插管及机械通气。随后，检查有无其他明显外伤。经检查，未发现其他部位受损。急诊头颅CT显示：左额颞有硬膜下血肿，双侧额叶挫伤并伴有大脑中线结构移位。

基于该患者的临床神经系统检查及CT结果，神经外科医生将其送到手术室，紧急行硬膜下血肿引流及额骨骨瓣切除术、硬脑膜切开术，并切开脑室放置脑室外引流管进行ICP监测，必要时进行脑脊液引流。

术后M先生收住重症监护病房（ICU），GCS得分6分（睁眼反应=2分、最佳运动反应=3分、疼痛屈曲、最佳语言反应=1分）。

患者双侧瞳孔均散大，对光反射迟钝。立即以20mcg/（kg·h）的速度静脉输注丙泊酚以保持镇静状态。ICP读数平稳地维持在10~15mmHg范围内。

收住ICU第3天，M先生仍呈昏迷状态，且颅内压升高至35mmHg。从脑室切开术处持续引流脑脊液，直至ICP维持在15~20mmHg。头颅CT提示脑水肿加重，因此按0.5g/kg的标准静脉滴注甘露醇，同时将输注液体的量从100ml/h提高到125ml/h，旨在预防全身脱水及脱水所致的血压降低及后续的颅内血管舒张、颅内压升高。第7天，停止静脉输注丙泊酚，且患者不再需要持续脑室外引流来维持正常ICP。第8天，拔除脑室引流管；第10天，为该患者实施气管切开术并插入胃管，以实现长期的机械通气以及营养支持。此时，开始进行物理及职业治疗咨询，开启康复训练。

在重症监护室的第18天，患者的神经系统检查提示，他可对疼痛进行定位，能自发睁眼，眼球从一边转到另一边追踪着身边的护理人员。

在重症监护室的第20天，M先生转入擅长于颅脑外伤患者的康复中心。他开始听

> **案例学习（续）**
>
> 从一些简单的指令,比如伸出两根手指。此时,患者可识别周围的人和环境,且有定向力。最终患者拔除了气管插管,并继续接受门诊理疗和职业治疗,从而改善其运动及感知缺陷。
>
> 1. 请根据影像学结果及你所学到的头部损伤病理生理学知识,解释 M 先生意识水平降低的原因。
>
> 2. 针对 M 先生经历的严重 TBI,请举出至少三个由该疾病引发的并发症。
>
> 3. 结合案例中患者最初及最终所描述的神经状态,指出该患者在 Ranchos Los Amigos 量表(见表 36-5)中的合适位置。举出两种与同等意识水平患者互动时可采用的方式。

(译者:韩文军)

## 参考文献

1. Faul M, Xu L, Wald MM, et al: Traumatic Brain Injury in the United States: Emergency Department Visits, Hospitalizations, and Deaths. Atlanta, GA: Centers for Disease Control and Prevention, National Center for Injury Prevention and Control, 2010
2. Manson PN, Stanwix MG, Yaremchuk MJ, et al: Frontobasal fractures: Anatomical classification and clinical significance. Plast Reconstr Surg 124(6):2096–2106, 2009
3. Barkhoudarian G, Hovda DA, Giza CC: The molecular pathophysiology of concussive brain injury. Clin Sports Med 30(1):33–48, 2011
4. Sigurdardottir S, Andelic N, Roe C, et al: Post-concussion symptoms after traumatic brain injury at 3 and 12 months post-injury: A prospective study. Brain Inj 23(6):489–497, 2009
5. Tsai TH, Lieu AS, Hwang SL, et al: A comparative study of patients with bilateral or unilateral chronic subdural hematoma: Precipitating factors and post-operative outcomes. J Trauma 68(3):571–575, 2010
6. Tong WS, Zheng P, Xu JF, et al: Early CT signs of progressive hemorrhagic injury following acute traumatic brain injury. Neuroradiology 53(5):305–309, 2011
7. Jeremitsky E, Omert L, Dunham CM, et al: Harbingers of poor outcome the day after severe brain injury: Hypothermia, hypoxia, and hypoperfusion. J Trauma 54(2):312–319, 2003
8. Ng SC, Poon WS, Chan MT: Cerebral hemisphere asymmetry in cerebrovascular regulation in ventilated traumatic brain injury. Acta Neurochir Suppl 96:21–23, 2006
9. Donkin JJ, Vink R: Mechanisms of cerebral edema in TBI: therapeutic developments. Curr Opin Neurol 23(3):293–299, 2010
10. Quality Standards Subcommittee of the American Academy of Neurology: Practice parameters: Assessment and management of patients in the persistent vegetative state [summary statement]. Report of the Quality Standards Subcommittee of the American Academy of Neurology. Neurology 45:1015–1018, 1995
11. Kemp CD, Johnson, JC, Riordan WP, et al: How we die: the impact of non-neurologic organ dysfunction after severe TBI. Am J Surg 74(9):866–872, 2008
12. Kidd KC, Criddle L: Using jugular venous catheters in patients with traumatic brain injury. Crit Care Nurse 21(6):17–22, 2001
13. Martini RP, Deem S, Yanez ND, et al: Management guided by brain tissue oxygen monitoring and outcome following severe traumatic brain injury. J Neurosurg 111(4):644–649, 2009
14. Brain Trauma Foundation: Guidelines for the management of severe traumatic brain injury, 3rd ed. J Neurotrauma 24(Suppl 1):s1–s106, 2007
15. Arabi YM, Haddad S, Tamim HM, et al: Mortality reduction after implementing a clinical practice guidelines-based management protocol for severe traumatic brain injury. J Crit Care 25(2):190–195, 2010
16. Kochanek PM, Carney N, Adelson PD, et al: Guidelines for the acute medical management of severe traumatic brain injury in infants, children, and adolescents, 2nd edition. Crit Care Med 13(1 Suppl):S1–S82, 2012
17. Badjatia N, Carney N, Crocco TJ, et al: Guidelines for prehospital management of traumatic brain injury 2nd edition. Prehosp Emerg Care 12:S1–S52, 2008
18. Chang BS, Lowenstein DH: Practice parameter: Antiepileptic drug prophylaxis in severe traumatic brain injury. Report of the Quality Standards Subcommittee of the American Academy of Neurology. Neurology 60(1):10–16, 2003
19. Baguley IJ, Heriseanu RE, Cameron ID, et al: A critical review of the pathophysiology of dysautonomia following traumatic brain injury. Neurocrit Care 8:293–300, 2008
20. Powner DJ, Boccalandro C, Alp MS, et al: Endocrine failure after traumatic brain injury in adults. Neurocrit Care 5:61–70, 2006
21. Agha A, Thornton, E, O'Kelly P, et al: Posterior pituitary dysfunction after traumatic brain injury. J Clin Endocrinol Metab 89:5987–5992, 2004
22. Mascia L: Acute lung injury in patients with severe brain injury: A double hit model. Neurocrit Care 11:417–426, 2009
23. Härtl R, Gerber LM, Ni Q, et al: Effect of early nutrition on deaths due to severe traumatic brain injury. J Neurosurg 109: 50–56, 2008
24. Krakau K, Omne-Ponten M, Karlsson T, et al: Metabolism and nutrition in patients with moderate and severe traumatic brain injury: A systematic review. Brain Injury 20:345–367, 2006
25. Griesdale DE, Tremblay MH, McEwen J, et al: Glucose Control and Mortality in Patients with Severe Traumatic Brain Injury. Neurocrit Care 11:311–316, 2009
26. Liu-DeRyke X, Collingridge DS, Orme J, et al: Clinical impact of early hyperglycemia during acute phase of traumatic brain injury. Neurocrit Care 11:151–157, 2009
27. Bond AE, Draeger CRL, Mandleco B, et al: Needs of family members of patients with severe traumatic brain injury: Implications for evidenced-based practice. Crit Care Nurse 23(4):63–71, 2003
28. Uniform Determination of Death Act. Presented and approved at the 89th Annual Conference of Commissioners on Uniform State Laws, July 26–August 1, 1980, Kauai, Hawaii. Chicago, IL: National Conference of Commissioners on Uniform State Laws, 1980
29. Wijdicks EF, Varelas PN, Gronseth GS, et al: American Academy of Neurology. Evidenced-based guideline update: determining brain death in adults: report of the Quality Standards Subcommittee of the American Academy of Neurology. Neurology 74(23):1911–1918, 2010
30. Nakagawa TA, Ashwal S, Mathur M, et al: Society of Critical Care Medicine, Section on Critical Care and Section on Neurology of American Academy of Pediatrics; Child Neurology Society. Clinical report-Guidelines for the determination of brain death in infants and children: an update of the 1987 taskforce recommendations. Pediatrics 128(3):e720–e740, 2011
31. Manuel A, Solberg S, MacDonald S. Organ donation experiences of family members. Nephrol Nurs J 37(3):229–236, 2010

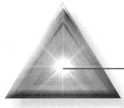

# 脊 髓 损 伤

Jabuce J.Hoffman 和 Kathy A. Hausman

## 第 37 章

### 学习目标

学习本章内容后,读者应该能够:

1. 描述脊髓损伤(SCI)的机制。
2. 讨论脊髓损伤的各种分型方法。
3. 区分下列症状:中央型脊髓损伤综合征,布朗塞卡尔综合征,脊髓前索综合征及脊髓后索综合征。
4. 鉴别脊髓休克、神经性休克及直立性低血压。
5. 对 SCI 患者进行评估。
6. 为急性 SCI 患者制订一套合作性护理计划。
7. 描述当患者出现自主神经异常反射时的即刻护理措施。
8. 解释 SCI 的其他典型并发症。

脊髓损伤往往是一种可致永久性瘫痪和残疾的破坏性创伤。据统计,美国每年每百万人口发生脊髓损伤(SCI)40 例,即每年大约有 12 000 个新增病例,且这些数据还不包括在意外中死亡的病例。据美国国家脊髓损伤数据库(2009 年)显示,美国约有 262 000 位 SCI 病人带病生存。

SCI 多发生在青年人,但是随人口年龄的增长,患者平均年龄有所提高。自 1973 年至 1979 年,患者的平均年龄是 28.7 岁,而到 2005 年,患病的平均年龄上升到 40.7 岁。其中,男性更易发生 SCI,占国家数据库中脊髓损伤总数的 80.8%。一项关于种族/民族的分析数据表明,2005 年以来,66.2 的 SCI 患者是高加索人种,27% 是非裔美国人,7.9% 是西班牙裔,2% 是亚洲人。

SCI 最常见的原因是车祸(41.3%),其次是高空坠落(27.3%),暴力事件(15%),和运动损伤(7.9%)。多年来,SCI 患者的寿命有所提高,但仍然比无脊髓损伤的人群短。导致 SCI 患者死亡的原因主要包括肺炎、败血症、肺栓塞和肾衰竭。在伤后第一年患者死亡率最高,尤其是高位脊髓损伤患者。

SCI 患者在急诊室的平均住院时间为 12 天,随后他们被转到康复病房,在那里的平均住院时间为 38 天。大多数患者(87.7%)从康复病房出院后转至非医疗机构(大多数情况下是患者家中),只有 5% 的患者长期住在照护病房。基于受伤的程度不同,照护所需的费用差异显著,高位四肢瘫(四肢麻痹)(C1~C4)患者的初期治疗费用为 829 843 美元,低位四肢瘫(C5~C8)患者的初期治疗费用为 535 877 美元,截瘫患者为 303 220 美元;在随后的几年内,以上三者每年用于康复的金额分别为 148 645 美元、60 887 美元、30 855 美元。

## ▲ 损伤分型

只有理解脊髓的解剖和生理学才能有效地把脊髓损伤和临床表现联系在一起。脊髓,起源于脑的基底部,一直延伸到约第一或第二腰椎水平。血液通过前后椎动脉供应至脊髓。脊髓向下延伸是马尾,脊髓被椎管包围,椎管包括 33 个椎体,7 个颈椎,12 个胸椎,5 个腰椎,5 个骶骨(已融合)

和4个尾骨(已融合)。椎体通过韧带、肌肉以及其他组织联系在一起。

脊髓损伤可通过损伤机制、椎体受伤类型、脊髓损伤水平或诱因来分型。脊髓损伤是穿透伤或机械力作用而致。穿透伤常由于枪击或刺伤,导致脊髓受损,从而引起神经功能丧失。

## 损伤机制

导致SCI的机械力包括过度屈曲、过度伸展、轴向负荷(压缩)和旋转力(图37-1):

过度屈曲(图37-1A),常见于迎面撞击的车祸(MVC)或跳水意外所导致的创伤,后头部和颈部突然减速所致。颈髓大多受累,尤其是在$C_5 \sim C_6$水平。

过度伸展(图37-1B),是最常见的损伤,可能由跌倒、追尾车祸或头部受击打(如拳击比赛)所致。头颈部的过度伸展可能会导致脊髓挫伤和缺血,但不会有脊柱损伤。挥鞭样损伤就是过度伸展损伤的一个范例。

轴向负荷,亦称为压缩(图37-1C),常见于患者坠落或从高处跳落之后,双脚或臀部着地。该损伤是由于脊柱压缩性骨折,从而对脊髓造成损伤。

旋转性损伤是由外力导致极度扭转或头颈部侧屈(图37-1D)。可能出现骨折或椎骨脱位。

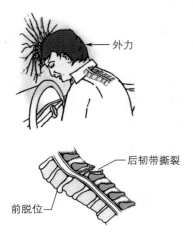

A. 过度屈曲

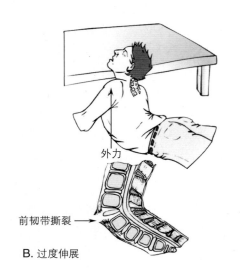

B. 过度伸展

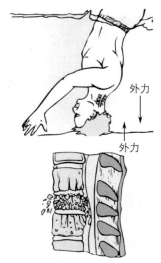

C. 轴向负荷(压缩)

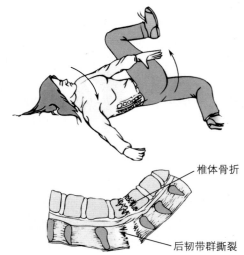

D. 旋转损伤

**图37-1** ▲ 脊髓损伤可通过损伤机制分型。A:随着颈椎的过度屈曲,可能会有后韧带群撕裂,并导致前韧带群脱位。B:过度伸展损伤可导致前韧带群破裂。C:脊椎轴向负荷(压缩)会导致骨折,并进一步导致脊髓损伤。D:当旋转力出现时,会并发骨折和后韧带群撕裂。(Adapted from Hickey JV:Clinical Practice of Neurological and Neurosurgical Nursing,6th ed.Philadelphia,PA:Lippincott Williams & Wilkins,2009,pp 412-415.)

## 脊髓损伤的类别

机械力会导致椎骨骨折或脱位,或二者并发。如果发生椎骨损伤,则可根据椎骨损伤类型对SCI进行分类。表框 37-1 展示了对不同类别的骨折和脱位的界定。如后韧带群撕裂,可导致椎骨骨折不稳定。

| 表框 37-1 | 椎体骨折和脱位的类别 |
|---|---|

**骨折**

**单纯性骨折**:单一骨折;椎体韧带完整,没有出现神经功能缺失

**压缩性骨折**:由轴向负荷和过度屈曲导致

**楔形压缩性骨折**:属稳定性骨折,包括颈椎区域的椎体压缩

**泪滴样骨折**:属不稳定性骨折,包括一小片骨片脱离椎体;见于楔形骨折

**粉碎性骨折**:椎体碎成数片,骨碎片可能嵌入脊髓中

**脱位**

**脱位**:椎体越界到其他位置

**半脱位**:部分或不完全脱位

**骨折 - 脱位**:骨折合并脱位

## 损伤水平

脊髓损伤也可根据被损伤累及的脊髓水平节段进行分型:

1. 上颈段($C_1$~$C_2$)损伤(寰骨骨折,寰枢椎骨折,齿状突骨折,枢椎椎弓根骨折)。

2. 下颈段($C_3$~$C_8$)损伤。

3. 胸椎($T_1$~$T_{12}$)损伤。

4. 腰椎($L_1$~$L_5$)损伤。

5. 骶骨($S_1$~$S_5$)损伤。

SCI 患者功能恢复的程度取决于损伤的位置及程度。根据损伤对感觉和运动功能的影响程度可对患者分级(表 37-1)。损伤水平以下的感觉和随意肌控制功能完全丧失为完全性损伤。$C_1$ 到 $T_1$ 完全性损伤会导致四肢瘫痪(图 37-2)。$T_2$ 到 $L_1$ 的完全损伤会导致截瘫(图 37-2)。对于不完全性损伤,损伤水平以下会残余一部分运动和感觉功能。图 37-3 展示了完全性 SCI 患者的感觉丧失水平所对应的皮肤范围。

表 37-1 脊髓损伤的功能丧失(基于完全性损伤)

| 脊髓损伤水平 | 运动功能 | 深部腱反射 | 感觉功能 | 呼吸功能 | 肠道和膀胱的自主功能 | 康复潜力 |
|---|---|---|---|---|---|---|
| $C_1$~$C_4$ | **四肢瘫痪**:自颈部以下丧失所有运动功能 | 全部丧失 | 自颈部以下所有感觉功能丧失($C_4$ 对应锁骨) | 自主或非自主呼吸功能丧失;需要呼吸机支持或气管切开 | 无肠道或膀胱控制功能 | 可以在呼吸机支持的条件下出院回家 |
| $C_5$ | **四肢瘫痪**:自上肩部以下丧失所有运动功能 **功能完好**:胸锁乳突肌、颈椎椎旁肌、斜方肌,能控制头部 | $C_5$,$C_6$ 二头肌 | 锁骨以下和大部分手臂、双手、胸腹部、下肢大部分感觉丧失 **功能完好**:头部、肩部、三角肌、锁骨、部分前臂($C_5$ 对应手臂侧面) | 膈神经功能完好,但肋间肌功能丧失 | 无肠道或膀胱控制功能 | 使用外部动力设备控制上肢 头部控制帮助在轮椅上保持平衡。 可用工具帮助进食、打字或书写。此外还可使用适应性设备或特殊的电脑技术以助恢复 |
| $C_6$ | **四肢瘫痪**:肩部和上臂以下功能丧失;肘部、前臂和手部的控制缺失。 **功能完好**:三角肌、二头肌和肩部的外旋肌群 | $C_5$,$C_6$ 肱桡肌 | 丧失所有受 $C_5$ 控制区域的功能,但手臂和拇指的感觉增强 **功能完好**:头部、肩部、手臂、手掌以及拇指($C_6$ 对应前臂和拇指) | 膈神经完整,但肋间肌功能丧失 | 无肠道或膀胱控制功能 | 需要辅助设备来使用手臂(帮助进食,清理和打扮)。需依赖自动化轮椅移动 |

续表

| 脊髓损伤水平 | 运动功能 | 深部腱反射 | 感觉功能 | 呼吸功能 | 肠道和膀胱的自主功能 | 康复潜力 |
|---|---|---|---|---|---|---|
| $C_7$ | **四肢瘫痪**：部分手臂和手的运动控制功能丧失<br>**功能完好**：肩降肌自主肌力，肩外展肌、内旋肌、桡腕伸肌 | $C_7$、$C_8$<br>三头肌 | 锁骨以下、部分手臂和手的感觉丧失<br>**功能完好**：头、肩、大部分手臂和手（$C_7$ 对应中指） | 膈神经完整，但肋间肌功能丧失 | 无肠道或膀胱控制功能 | 能做些日常活动<br>如果通过特制夹板使用腕伸肌从而诱导手指弯曲<br>能以特制的抓手推动轮椅<br>可驾驶特制汽车 |
| $C_8$ | **四肢瘫痪**：部分手臂和手的运动控制功能丧失<br>**功能完好**：肘伸肌、腕部、手指的伸屈肌的自主控制 | | 胸以下及部分手感觉丧失<br>**功能完好**：脸、肩、手臂和手、部分胸（$C_8$ 对应小指） | 膈神经功能完好，但肋间肌功能丧失 | 无肠道或膀胱控制功能 | 在轮椅中能够向上托举提高坐位的耐受度<br>手可自由抓握和放松<br>能靠轮椅做到生活基本自理<br>能独立使用轮椅<br>能用手处理置管以及进行直肠刺激促进排便 |
| $T_1 \sim T_6$ | **截瘫**：丧失胸中部区以下部分的所有感觉，包括躯干肌肉<br>**功能完好**：肩膀、上胸、手臂和手的控制 | | 胸中部以下区域感觉丧失<br>**功能完好**：所有胸中部区域，包括手臂和手（$T_1$ 和 $T_2$ 对应手臂内侧，$T_4$ 对应乳头区域） | 膈神经可独立行使功能，肋间肌部分功能障碍 | 无肠道或膀胱控制功能 | 上肢可完全控制，能独立使用轮椅<br>可做全职工作<br>能独立处理尿路引流和插入肛门栓剂<br>可住在不需主体构造改变的住所 |
| $T_6 \sim T_{12}$ | **截瘫**：丧失腰以下部分的所有运动控制<br>**功能完好**：肩部、手臂、手和躯干长肌 | | 腰部以下区域所有功能丧失<br>**功能完好**：肩部、胸部、手臂和手（$T_{10}$ 对应脐；$T_{12}$ 对应腹股沟区域） | 对呼吸功能无影响 | 无肠道或膀胱控制功能 | 除了上述所具有的能力之外，腹部和上背部的控制良好，有良好的坐位平衡感（可有更大程度的轮椅操作舒适度以及允许更多的轮椅运动） |
| $L_1 \sim L_3$ | **截瘫**：丧失大部分腿和骨盆的控制<br>**功能完好**：肩膀、手臂、手、躯干、髋部的旋转和弯曲，以及部分腿部的弯曲 | $L_2 \sim L_4$<br>（膝腱） | 下腹部和双下肢的感觉丧失<br>**功能完好**：在此水平以上的所有区域以及部分大腿内侧、前侧部感觉（$L_3$ 对应膝） | 对呼吸功能无影响 | 无肠道或膀胱控制功能 | 借助轮椅能独立完成大部分活动 |
| $L_3 \sim L_4$ | **截瘫**：丧失部分腿下部、踝和脚的控制<br>**功能完好**：该水平以上的所有部位，此外可增加膝部伸展功能 | | 部分腿下部、足及脚踝的感觉丧失<br>功能完好：在此水平之上的所有区域，以及腿上部感觉 | 对呼吸功能无影响 | 无肠道或膀胱控制功能 | 能自主控制髋部伸肌；外展肌功能变弱<br>能够借助支撑行走 |
| $L_4 \sim S_5$ | **截瘫**：不完全节段性运动控制<br>$L_4 \sim S_1$：髋关节外展内旋，踝背屈，足内翻<br>$L_5 \sim S_1$：足外翻<br>$L_4 \sim S_2$：膝屈曲<br>$S_1 \sim S_2$：跖屈<br>$S_2 \sim S_5$：肠道和膀胱的控制 | $S_1 \sim S_2$<br>（踝腱） | 腰部感觉神经支配腿的上部和部分下部<br>$L_5$：足的中间区域<br>$S_1$：足的侧面<br>$S_2$：大腿/小腿的后面<br>骶感觉神经支配腿下部，双足和会阴 | 对呼吸功能无影响 | 肠道或膀胱控制功能可能受损<br>$S_2 \sim S_4$ 节段控制排尿<br>$S_3 \sim S_5$ 节段控制肠道（肛周肌肉） | 能依靠支撑行走，可使用轮椅<br>日常生活较为独立 |

From Hickey JV：The Clinical Practice of Neurological and Neurosurgical Nursing，6th ed. Philadelphia，PA：Lippincott Williams & Wilkins，2009，pp 428-429，with permission.

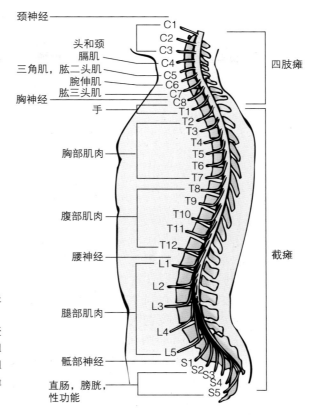

**图 37-2** ▲ SCI 所在的脊髓水平节段与相关的功能丧失。SCI 发生的节段位置越高，导致运动功能、感觉和自主神经功能的丧失越多。（Adapted from Hickey JV：Clinical Practice of Neurological and Neurosurgical Nursing，6th ed. Philadelphia，PA：Lippincott Williams & Wilkins，2009，p 411.）

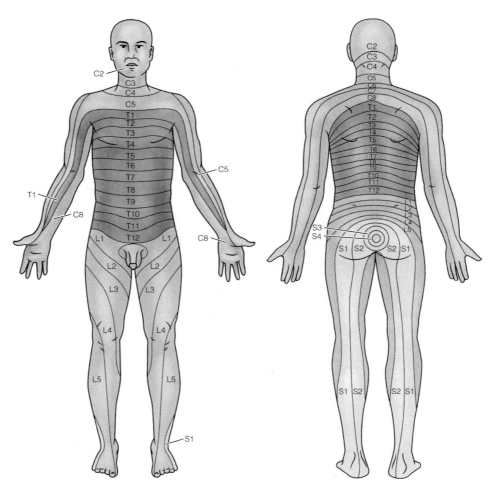

**图 37-3** ▲ 完全性脊髓损伤患者皮肤感觉丧失范围

## 损伤的诱因

根据损伤的原因可对 SCI 进行分类。脊髓损伤的原因包括震荡、撞击、神经元被骨碎片或血肿压迫、脊髓挫伤(淤血)、撕裂、截断或脊髓供血血管阻塞。

## 功能结局

根据功能结局,可将脊髓损伤分为完全性损伤或不完全性损伤。脊髓损伤水平线以下所有感觉和运动功能丧失的损伤,属于完全性损伤。其临床表现主要取决于损伤的脊髓水平;$C_4$ 或以上水平受伤的患者极易因失去膈神经($C_2$~$C_4$)和肋间肌神经($T_1$~$T_4$)支配而导致完全呼吸衰竭。不完全性脊髓损伤根据受伤区域的不同(图 37-4),有较显著的神经系统体征。

## ▲ 脊髓综合征

### 中央型脊髓损伤综合征

中央型脊髓损伤综合征的损伤主要发生在中间位置。此类损伤的病理机制是颈椎的过度伸展,对支配手臂的颈神经束损害最大。临床上,患者可能表现出手臂瘫痪,但腿或膀胱没有功能丧失(图 37-4A)。

### 布朗 - 塞卡综合征

布朗 - 塞卡综合征的主要损伤位置位于脊髓一侧。临床表现为髓病灶水平同侧皮肤痛觉、温觉、触觉的增强或减退。在受损节段同侧水平以下运动功能完全丧失。因为脊髓丘脑束在进入脊髓后即发生交叉,因此脊髓受伤部位对侧的水平以下痛温觉和触觉均丧失。(同一侧)脊髓后束被截断并不会导致主要的功能缺失,因为部分神经纤维并非沿着同侧传导而是发生交叉。从临床表现看,患者运动力量最强的肢体,感觉功能最差。反过来,患者感觉功能最强的肢体,运动力量最差(图 37-4B)。

### 脊髓前索综合征

如名字所述,脊髓前索综合征的损伤区域是脊髓损伤区域前部。在临床上,患者通常表现为在脊髓损伤水平以下的躯体完全瘫痪(皮质脊髓束),并且丧失痛温觉和触觉(脊髓丘脑束),保留光感、本体感和位置感(图 37-4C)。

### 脊髓后索综合征

脊髓后索综合征经常由颈椎过度伸展损伤所致,该损伤并不常见。表现为脊髓损伤部位水平以下的位置感、光触感和震动感丧失,但运动功能、痛温觉均不受影响(图 37-4D)。

## ▲ 病理生理

### 原发性损伤

脊髓遭受打击时所受到的损伤被称为原发性损伤,该损伤多与脊柱损伤有关。可能由椎体骨折、脱位或受压而导致脊髓震荡、挫伤、压缩、撕裂或横断。椎体中活动性强的节段(如颈椎区)最容易受伤。

### 继发性损伤

脊髓的继发性损伤同样危害巨大,在初期损伤后的数小时至数天内,复杂的血管、炎症反应和化学过程都会进一步导致轴索损伤,继而导致神经功能缺失。继发性损伤的机制包括:

- 通常不进入脊髓的免疫细胞,会在 SCI 后侵入脊髓组织。这些免疫细胞会像以往在体内其他部分对炎症的反应一样做出反应,释放化学物质,而其中有些对脊髓有害。它产生大量高活性氧化剂(自由基)破坏细胞膜、干扰钠钾泵。钠钾泵受到干扰后导致细胞内钙离子增加使得血管活性物质(儿茶酚胺、组织胺和前列腺素)进一步释放。这一系列变化最终导致脊髓血流减少,并导致脊髓缺血进一步恶化。

- 脊髓微小出血和水肿所致低灌注进一步导致脊髓缺血,脊髓缺血范围包括损伤部位及损伤

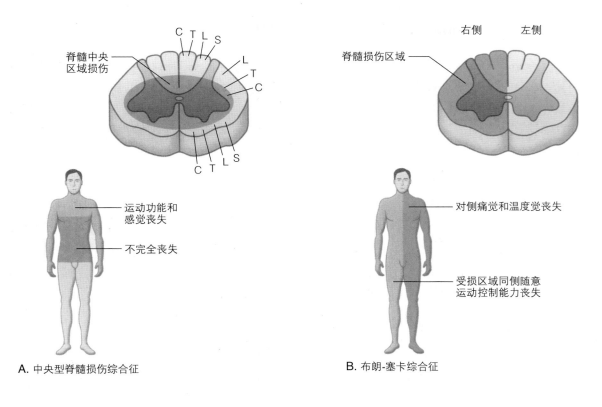

A. 中央型脊髓损伤综合征

B. 布朗-塞卡综合征

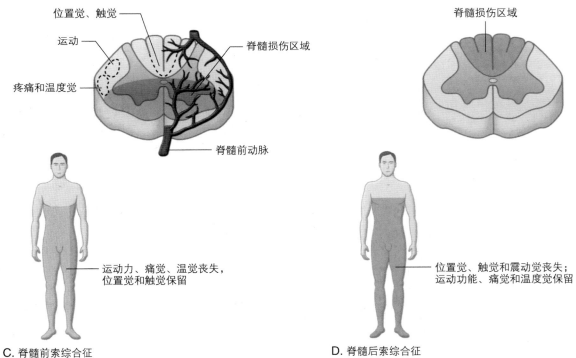

C. 脊髓前索综合征

D. 脊髓后索综合征

**图 37-4** ▲ 与 SCI 相关综合征:C:颈椎;L:腰椎;S:骶骨;T:胸椎。(Adapted from Hickey JV:Clinical Practice of Neurological and Neurosurgical Nursing,6th ed. Philadelphia,PA:Lippincott Williams & Wilkins,2009,pp424-425.)

部位上、下一到两个节段。

• 儿茶酚胺和血管活性物质(去甲肾上腺素、复合胺、多巴胺和组织胺)的释放会脊髓减少循环血量,从而妨碍脊髓的细胞灌注。

• 过多的神经递质释放导致神经细胞过激。释放的兴奋性毒性物质导致更多钙进入细胞,进一步的氧化性损伤,并对线粒体造成危害。兴奋性毒性物质被认为会对少突胶质细胞有损害(产生髓磷脂的细胞),导致轴突脱髓鞘,无法传导冲动。

## ▲ 自主神经功能紊乱

### 脊髓休克

脊髓休克是在 SCI 后即刻或几小时内出现的一种症状,是由于高级大脑中枢所传导的冲动突然中断所致(图 37-5)。由于交感神经对血管系统支配的减少,大量血管扩张导致心脏前负荷和每搏输出量的减少。随着交感神经系统功能丧失,

不受抑制的副交感神经系统会刺激心脏,导致心率降低,从而进一步减少每搏输出量。血管扩张也导致后负荷降低。由于神经支配的改变,患者表现出低血压和心动过缓。脊髓休克是一种较为独特的休克状态,因为在血压下降的情况下并没有伴随反射性心动过速。表现特征包括运动、感觉功能丧失,反射丧失和脊髓受损水平以下自主神经功能丧失,进而发展为弛缓性瘫痪(表框 37-2),肠道和膀胱的控制功能也同样丧失,此外,身体不再能自主调控温度,患者的体温将逐渐接近外界环境温度(变温)。

| 表框 37-2 | 脊髓休克的临床表现 |
| --- | --- |

• 受损水平以下弛缓性瘫痪
• 皮肤感觉和本体感觉缺失
• 低血压和心动过缓
• 脊髓受伤水平以下反射活动缺失,可能导致尿潴留、肠麻痹和肠梗阻
• 温度调节控制能力丧失:血管扩张,不能通过颤抖产热,使得患者更难以在低温环境下保持热量,也因不能出汗导致患者无法在炎热环境下通过正常出汗来降低体温

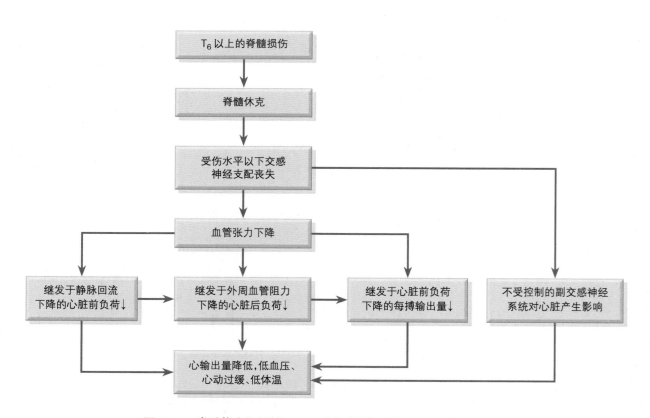

图 37-5 ▲ 脊髓休克的机制。PNS:副交感神经系统;SNS:交感神经系统

如果 SCI 造成不完全的脊髓横断伤,脊髓受伤水平以下的功能会暂时丧失,持续时间可达数天、数周或数月。脊髓休克的持续时间是可变的,取决于损害的严重程度以及是否有其他并发症。肛周反射活动的恢复标志着脊髓休克阶段结束。与脊髓受损区域有关的反射活动恢复得最晚。同时,患者骨骼肌痉挛、肌张力增加、屈肌运动过激。

## 神经性休克

神经性休克,是一种分布性休克,常见于有严重颈椎或上段胸椎损伤的患者。它是由于交感神经对心脏血管支配的缺失以及随之而来的周围血管阻力降低所致。其症状和体征包括低血压、严重的心动过缓、脊髓受损节段以下出汗功能丧失。脊髓休克的交感神经传导中断所导致的临床表现,也同样会在神经性休克中出现。

## 直立性低血压

SCI 患者可能会发生直立性低血压,因为脊髓受损使血管收缩的信息无法从脊髓抵达血管。因此患者无法代偿因体位改变引起的血压改变。

## ▲ 初步评估和处置

### 院前处置

在事故现场,当患者的运动、感觉减弱或消失时,应怀疑有脊髓损伤。昏迷或者有脑部损伤的患者,应当按照脊髓损伤来处理,直到排除脊髓损伤。损伤发生后由于时间对预后的巨大影响,被诊断为脊髓损伤的患者应被快速而安全地转移到专业创伤救治中心或具备充足诊疗设备来处理此类创伤的医院。在事故现场最基本的评估包括对气道、呼吸和循环的评估。气道开放评估后固定颈椎。值得注意的是,颈托能提高稳定度但不能保证完全固定,尤其是在整个韧带损伤时,颈托对脊柱只起到微小的固定作用。

### 院内处理

当患者被收入急诊后,应首先评估患者的气道情况,面部、下颌和喉部损伤或者离断的牙齿、肿胀的舌部,均可成为气道堵塞的原因。根据评估的情况,急诊医务人员应迅速给予合适的通气支持,包括选择性插管和机械通气,紧接着是拍摄胸片。建立气道通气之后开始评估呼吸,没有呼吸音或者胸部叩诊过清音可能预示开放性或张力性气胸、连枷胸或血胸。

当气道通畅、呼吸稳定后,开始评估循环情况。一般出血导致的血容量下降会继发低血压。通常通过静脉输注液体、晶体或血液来实现液体复苏。早期输血能提高氧合并且可将脊髓继发性缺血性损伤降到最低。医护人员还要对神经和骨骼系统做一个全面的评估,评估患者是否有其他损伤,然后再将患者从转移担架上移下来以最大程度减少压力性损伤的机会。最后,急救团队将病人固定好,再将患者转移到重症监护室或专门的创伤救治中心。

目前,对于在急诊给病人输注大剂量甲基泼尼松龙(甲强龙)存在一定的争议。虽然此类药物可消除肿胀并且通过减少细胞内钙累积从而减轻继发性脊髓损伤,从而降低脊髓退行性变和缺血的风险。然而,糖皮质激素的使用与重度肺炎和败血症密切相关。医生应根据患者的评估结果、既往用药史以及诊断试验,决定是否使用甲强龙。

### 体格检查

**呼吸评估** 护士评估并记录患者的呼吸频率和动脉血氧饱和度(使用血氧饱和仪)。除了有与伴随症状相关的临床表现,还可能会有肺通气不足或呼吸衰竭。因为膈肌($C_2$~$C_4$)和肋间肌($T_1$~$T_4$)的神经支配缺失导致有通气不足的风险,因此高位颈椎损伤的患者要首先要进行呼吸评估。$C_5$ 或 $C_6$ 损伤的患者由于脊髓水肿可进一步影响膈肌的功能,表现为逐渐加重的功能障碍。潮气量、肺活量评估和呼吸音听诊在判定呼吸窘迫的早期临床症状很重要。

由于肺部本身存在的疾病或合并胸部、喉部、气管或食管损伤,脊髓损伤患者可能会引发呼吸窘迫。主要的脑神经及其周围动静脉也可能会受到损伤。残留的分泌物或吸入的呕吐物导致的肺萎陷或者肺实变，会直接影响肺泡通气。静脉输液不当也会导致肺水肿。麻痹性肠梗阻和胃扩张可能会增加膈肌的压力，并导致进一步的呼吸窘迫，此时需要置入鼻胃管。

**心血管评估** 急救团队应立即使用心电监护监测患者的生命体征，并完成心血管功能评估。由于神经性或者失血性休克可能会产生低血压或心动过缓。失血性休克(表现为低血压、心动过速、发冷、皮肤湿冷)的原因包括胸内、腹腔内或者腹膜后损伤、骨盆或长骨骨折。检查结果还可确定其是否存在其他损伤。静脉输液的速度应根据患者现有的体征、症状、用药史决定。插入导尿管能够准确地监测体液平衡情况。胸部损伤通常伴随着胸段脊髓损伤，所以检查胸部、头部和腹部是否有伴随损伤非常重要。如果怀疑是神经性休克，与低血容量导致的心动过速恰恰相反，患者会因为自主神经支配的缺失而表现为心动过缓。

**神经系统评估** 经常性的神经系统状态评估可判定脊髓损伤的严重程度，并且能够及早发现继发于脑部损伤的意识状态变化。急救团队可使用格拉斯哥昏迷量表(GCS)或者其他标准化工具来判断患者的意识状态。大部分脊髓损伤中心使用特制的流程图来评估并记录患者的神经功能水平，比如标准化脊髓损伤神经系统分级流程图(图37-6)。如果是穿透伤或者累及头部的损伤，脑神经检查是很必要的。对于头部损伤患者的护理，在第36章进行更进一步讨论。

在对患者的早期评估中，直肠指检对于判断是否为完全或部分脊髓损伤非常重要。如果患者能感受到手指触诊或者能随着手指自动地收缩肛周肌肉，即为部分脊髓损伤。即使缺失了自主肌肉活动，感觉也可能存在。当自主肛周肌肉收缩存在时，感觉一般不会消失。以上两种情况都预示将来患者运动功能和感觉功能会有较好的恢复。骶尾部神经功能的保留可作为脊髓不完全损伤的唯一标志，预示不完全性脊髓损伤患者将会有显著的神经功能康复。如果直肠无规律收缩，没有自主的肛周肌肉收缩或者感觉，则无法判断是不完全性脊髓损伤。

**肠和膀胱评估** 患者在事故现场可能会发生尿失禁甚至是大便失禁。为了防止膀胱张力丧失所导致的膀胱扩张，很有必要留置导尿管。患者的肠道副交感和交感神经支配可能失衡，因此会导致其随意控制能力丧失。

**诊断性试验** 一旦患者情况稳定，可安全地进行确切的诊断性检查。诊断性检查包括对脊柱、胸部和其他有临床表现的部位拍摄 X 光片，CT 平扫可为骨折部位提供更详细的信息，磁共振能更容易地诊断软组织损伤。常规的实验室检查包括全血计数、电解质、血糖、血尿素氮、血肌酐、血型以及交叉配血、动脉血气以及凝血功能。

虽然脊柱骨折漏诊率很低，但 CT 检查仍可发生不到 2% 的漏诊病例。漏诊可导致慢性疼痛、畸形和脊髓或相邻神经根的延迟性损伤。与漏诊相关的最关键因素是严重创伤、高龄、闭合性脑损伤以及影像学显像不充分。即使当 X 片和 CT 都显示为阴性，对于出现精神状态改变或主诉有疼痛的患者，需要做做屈伸视图或磁共振。

当患者接受危重症护理或在急诊环境时，医生经常会进行躯体感觉诱发电位测试。这个检查用来检测脊髓沿着神经通路向高级脑中枢传导电冲动的能力，这明确治疗方案起着关键性作用。在测试中，损伤平面以下的手臂或者腿的周围神经受到刺激后，神经反射(诱发电位)会被记录下来。如果完全性损伤则不会有反应。而在不完全性损伤中，可能发生各种不同的反应。

# ▲ 持续评估和处理

表框 37-3 列出了脊髓损伤患者的护理诊断和合作性问题。根据评估结果，跨学科团队可制订个体化的治疗计划(表框 37-4)，并根据损伤的类型和严重程度决定处理措施。所有健康照护学科之间的通力合作是保障患者最大程度康复的关键因素。治疗计划要实现的最初目标是重建或固定患者的脊柱以预防进一步的神经系统损伤和并发症产生，并且要迅速地对已经发生的并发症进行干预。

## 脊柱重建和固定

创伤救治团队应仔细地评估患者，根据损伤的类型与原因决定最有效的治疗方案。外科医生必须根据对患者最终转归的可能结果来权衡手术的风险。

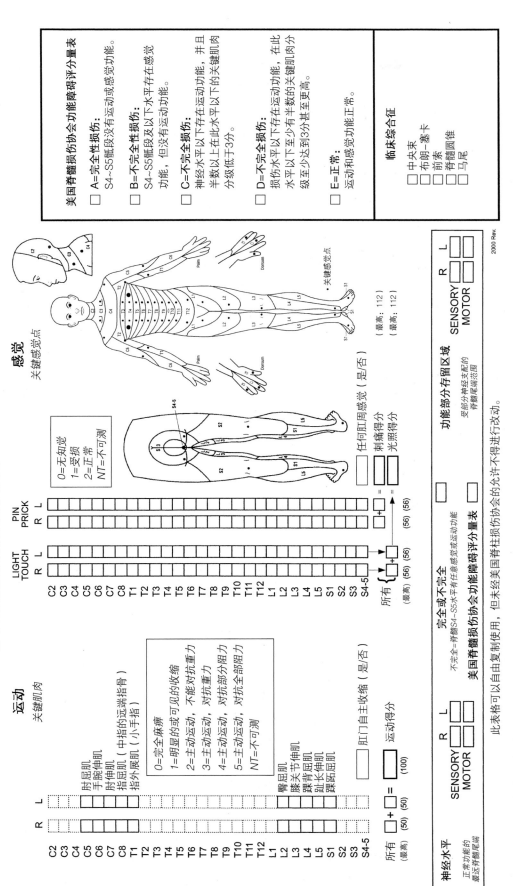

图 37-6 ▲ 标准化脊髓损伤神经学分类流程图。标准化脊髓损伤神经学分类流程表对主要的运动和感觉损害进行了界定，并包括一个功能评估量表。主要肌群运动功能评分为 0~5 分，0 分为完全瘫痪，5 分为可以做抗阻运动或正常运动。感觉功能测试应沿着皮肤感受器从感觉缺损或感觉减退区域开始，然后到感觉正常区域。每个脊髓节段均要进行测试，并记录得分，0 分为感觉缺失，1 分为感觉缺损，2 分为正常。（Courtesy of the American Spinal Injury Association.）

| 表框 37-3 | 护理诊断示例 |
| --- | --- |

**SCI 患者**

- 清理呼吸道无效
- 气体交换受损
- 无效性呼吸型态
- 心输出量减少
- 有外周组织灌注无效的危险
- 有体液不足的危险
- 急性疼痛
- 营养失调:低于机体需要量

- 有皮肤完整性受损的危险
- 有自主性反射失调的危险
- 体温调节无效
- 躯体活动障碍
- 排尿障碍
- 排便失禁
- 焦虑
- 体像紊乱

- 应对无效
- 家庭应对无效:妥协性
- 有感染的危险
- 沐浴自理缺陷
- 如厕自理缺陷
- 进食自理缺陷
- 性功能障碍,性生活型态无效

| 表框 37-4 | SCI 患者合作性护理指南 |
| --- | --- |

| 转归 | 干预措施 |
| --- | --- |
| **氧合 / 通气** | |
| 动脉血气值保持在正常范围<br>没有证据表明出现肺不张 | • 评估是否需要机械通气<br>• 提供日常的肺部清理,包括气道吸痰;胸部叩击;咳嗽和深呼吸;诱导性肺量测定器,雾化治疗<br>• 勤翻身<br>• 从床上搬动到椅子上<br>• 下床时应用腹带<br>• 如有必要,请呼吸科会诊<br>• 做肺功能测试 |
| **循环 / 灌注** | |
| 没有脊髓休克($T_{10}$ 及以上的损伤)的症状出现<br>血压足以维持基本的器官功能<br>不发生深静脉血栓(DVT)或肺栓塞<br><br><br><br>无直立性低血压表现 | • 监护是否有心动过缓、血管舒张和低血压<br>• 评估心律失常<br>• 准备给予改善血容量药物、血管升压素和正性肌力药物<br>• 开始预防深静脉血栓形成(例如外部加压设备,小剂量肝素)<br>• 每天在相同位置测量大小腿的围度,如果有增长则需要报告<br>• 下床活动时,在下肢使用弹力绷带<br>• 抬高床头和下床时监测直立性低血压的发生<br>• 如有必要,请心脏科会诊 |
| **神经系统状况** | |
| 无证据表明神经系统状况恶化 | • 每 2~4h 进行神经学检查和脊髓功能检查<br>• 监测神经系统状态是否有恶化并报告给医生或护师<br>• 监测并预防并发症<br>• 向患者及其家属提供有关损伤、损伤所造成的影响及康复的健康教育知识 |
| **体液 / 电解质** | |
| 血浆电解质保持在正常范围<br><br><br><br>保持体液平衡,即体重稳定、没有水肿、皮肤弹性正常 | • 根据患者情况进行实验室检查<br>• 评估是否有脱水<br>• 根据医嘱,给予矿物质 / 电解质替代物<br>• 监测有无胃肠道和不可见的体液丢失<br>• 制定精确的日出入量测量<br>• 每周称重<br>• 监测实验室检查结果,尤其是白蛋白和是电解质水平 |

| 表框 37-4 | SCI 患者合作性护理指南(续) |
|---|---|
| **转归** | **干预措施** |

**活动 / 安全**

| 保持关节活动范围,避免挛缩<br>使用固定设备(例如颈托、耶鲁领撑、环状背心)<br>以保持皮肤完整性 | • 保证患者身体呈轴线状态<br>• 与伤口护理专家商讨,以确定合适类型的床<br>• 入院后尽早开始关节活动度练习<br>• 常规使用高帮网球鞋、月球防寒靴和下肢夹板<br>• 请物理和职业治疗师会诊<br>• 按计划使用夹板、护具和适应性设备;每 4h 或必要时更频繁地检查有无压疮<br>• 监测固定设备处的皮肤和针刺点<br>• 仔细护理固定器具下或周围的皮肤 |

**皮肤完整性**

| 皮肤保持完整 | • 与伤口护理专家商讨,以确定合适类型的床<br>• 若患者卧床,至少每 2h 翻身一次<br>• 调整患者体位,以防止对骨突处施加过多压力<br>• 患者下床就坐时使用直背椅(而不是斜倚的椅子),在椅座上放毛垫。<br>• 患者坐起时每小时调整一次坐位避免受压<br>• 用 Braden 评分来评估皮肤破溃的风险 |

**营养**

| 蛋白质、碳水化合物、脂肪和摄入的卡路里需<br>要满足日常最低所需 | • 请营养师会诊<br>• 多喝水,进食高纤维饮食<br>• 监测出入量,计算卡路里<br>• 根据患者情况提供肠内营养或肠外营养<br>• 如有必要,协助患者进食 |

**舒适 / 镇痛**

| 视觉模拟评分法测得疼痛评分小于 4 分 | • 评估并鉴别疼痛的来源是焦虑还是压力反应<br>• 给予合适的镇痛镇静药,以缓解疼痛并监测患者的反应<br>• 使用非药物疼痛缓解技术(如转移注意力、音乐、放松疗法) |

**心理社会状况**

| 患者将能适应运动和感觉功能的丧失 | • 通过这些途径提供情感支持:<br>  鼓励患者倾诉悲观、恐惧及类似的情绪<br>  给患者安排社会志愿服务,或请神职人员、心理学家或互助小组来给予帮助 |
| 采取一定的治疗策略来应对焦虑以及慢性疼<br>痛症状 | • 提供下列信息和相关辅导:<br>  专业人员资源获取渠道<br>  非药物治疗技术<br>  压力应对技术<br>  合理使用规定的药物剂量 |
| 与之前的社会角色融合 | • 为家庭提供指导包括:<br>  悲伤阶段<br>  性功能及其应对技术<br>  社会服务和社区资源 |

**宣教 / 出院计划**

| 患者将能适应肠道 / 膀胱控制功能的丧失<br>患者参与自己的排尿、排便计划 | • 指导患者及其家庭:<br>  锻炼肠道功能<br>  维持肠道功能所需的饮食习惯<br>  如何进行膀胱锻炼以及间歇导尿<br>  防止出现自主神经异常反射的相关症状 |
| 因长期缺乏运动所致并发症得以有效预防 | • 指导患者及其家庭:<br>  进行体位护理以防止皮肤破溃<br>  如何进行物理治疗锻炼<br>  如何清除肺排出物 |
| 患者被妥善安置于急性期后的医疗环境 | • 与患者即将转至场所的康复人员、治疗计划者、社会服务者会诊 |

## 药物治疗

不管治疗方案如何,药物治疗是早期治疗的重要基础。颈椎骨折闭合性复位术通常为牵引。当发生不稳定骨折或者半脱位时,通常使用颈椎牵引。Gardner-Wells 颅骨牵引器、Vinke 颅骨牵引器或颅骨牵引钳都是颈椎牵引的常见器械。然而,由于长期制动会导致一系列并发症,因此钳式牵引很少长期使用,尤其是当哈罗式(Halo-Vest)外固定架出现后(图 37-7)。表框 37-5 和表框 37-6 分别阐述了对颈椎牵引和哈罗式(Halo-Vest)外固定架的护理指南。

颈椎固定通常使用哈罗式外固定架,如迈阿密 J 或者阿斯本颈托。颈椎和胸部受伤后的固定设备一般都是金属的或者塑料(密涅瓦)的颈托。

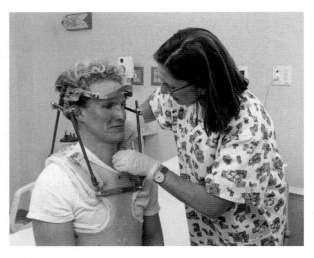

**图 37-7** ▲ 采用一个轻薄的羊毛衬里的背心与支架组成的设备来稳定颈椎。注意,这个背心有不同尺寸并且在磁共振成像检查时不需要脱掉

| 表框 37-5 | 颈椎牵引患者的合作性护理指南 |
|---|---|
| **结果** | **干预措施** |
| **设备管理** | |
| 整形外科架保持完整<br>夹具稳固不打滑<br>不会由于牵引装置滑动移位而造成脊柱损伤范围扩大 | • 每天检查外部支架和牵引设备,以确保螺母和螺栓都安装稳妥<br>• 每天检查夹具确保其固定良好<br>• 确定牵引的重量是自由悬吊的,未落在地面或床框上(放松牵引是危险的,因为那会导致脊髓损伤范围不断扩大) |
| **氧合 / 通气** | |
| 保持气道通畅<br>患者不发生误吸<br>患者不发生呼吸道感染 | • 保证吸痰,以保持患者气道通畅<br>• 提供呼吸道护理<br>• 每 1~2h 进行深呼吸、辅助咳嗽和诱导性肺活量锻炼 |
| **循环 / 灌注** | |
| 长期穿空气靴和高至大腿的松紧长袜(抗血栓袜)<br>生命体征维持在正常范围内<br>观察患者是否有深静脉血栓或肺栓塞 | • 持续运用抗血栓袜和持续加压的鞋靴<br>• 如果患者接受肝素治疗,观察是否有出血症状<br>• 监测是否发生深静脉血栓或肺栓塞(在没有禁忌证的前提下,可以每 12h 在皮下使用一次最小剂量肝素) |
| **活动与安全** | |
| 患者无疼痛<br>未发生挛缩<br>如果发生痉挛,采取措施来处理 | • 提供舒适护理<br>• 每日四次帮助患者做关节活动度练习<br>• 保证患者身体呈轴线状态<br>• 经常帮患者翻身<br>• 患者做拉伸足跟的锻炼 |
| **皮肤完整性** | |
| 穿刺部位不发生感染<br>皮肤完整无破损<br>脊柱保持中立位且处于轴线状态 | • 检查钳住的位置,每天根据要求清洁并更换敷料(与针眼护理类似)<br>• 如果患者使用的是常规的医院病床,每 2h 采用三人翻转搬运法技术来帮助患者从一侧卧位换到仰卧位,再从仰卧位换到另一侧卧位,具体方法如下:护士 #1 站在床头后,将手稳稳地托住患者的头部和颈部,保持其在中立位置。头颈应该作为一个整体一起移动。 |

| 表框 37-5 | 颈椎牵引患者的合作性护理指南(续) |
|---|---|
| **结果** | **干预措施** |

|  |  |
|---|---|
|  | 护士 #2 站在患者身体一侧,移动患者的肩部<br>护士 #3 站在患者身体一侧,移动患者的髋和腿部。事先计划好,在搬运患者前先明确患者想要的卧位和枕头的位置。当三个护士准备好时,数到三,将患者整体翻转。将患者放置在床中间(如果没做到,患者会觉得不舒适);使用枕头辅助,使患者保持轴线状态<br>护士 #1 应一直保护患者头和颈部,直到患者已确保固定稳妥(如牵引滑脱,护士 #1 应实施人工牵引) |
| **营养** | |
| 为患者提供高蛋白质高碳水化合物饮食,包括<br>高达 3 000ml 的液体摄入量<br>避免误吸 | • 鼓励充足均衡的饮食<br>• 请营养师为患者会诊<br>• 每天提供高达 3 000ml 液体的充足摄入液量<br>• 鼓励患者小口吃食物,多咀嚼以防止误吸<br>• 吸引设备应时刻在床边 |
| **排泄** | |
| 建立每 1~2d 一次的排泄模式<br>除非有禁忌,否则每天摄入 3 000ml 液体<br>尿残余量 <100ml<br>管道护理时严格执行无菌技术 | • 设计肠道功能恢复教育计划<br>• 听诊腹部肠鸣音<br>• 记录大便的频率和稠度<br>• 监测出入量<br>• 强制性摄入液体<br>• 如果已经开始间歇导尿,使用无菌技术<br>• 如果患者自行排尿,监测尿残余量 |
| **心理** | |
| 保证患者的精神健康<br>根据患者的参与能力,给他提供相应的社会互<br>动和疏导<br>支持患者保持良好的外形<br>为患者提供必要的信息<br>当患者准备好时,与其讨论性功能以及 SCI | • 根据患者的功能水平提供社会互动和心理疏导<br>• 重建积极的自我形象<br>• 尽可能多地允许患者参与到做决定的过程中<br>• 提供患者教育<br>• 提供性功能相关的指导 |

| 表框 37-6 | 哈罗式外固定架患者的合作性护理指南 |
|---|---|
| **结果** | **干预措施** |

| **设备管理** | |
|---|---|
| 患者感觉舒服,没有皮肤刺激征<br>保持身体轴线状态 | • 每天检查哈罗式外固定环上钉的牢固性<br>• 通过用小指或示指伸进固定架和患者皮肤之间,检查纤维玻璃支架的边缘是否贴合患者的皮肤并使其感觉舒适,如果太紧,皮肤会破损、水肿,甚至可能出现神经损伤。<br>• 患者卧床时应使用背心<br>• 在支架顶端放置橡胶软垫来减轻支架脚碰撞发出的声音 |
| **氧合 / 通气** | |
| 患者不发生呼吸道感染 | • 至少每天四次帮助患者做深呼吸训练 |
| **循环 / 灌注** | |
| 血栓或栓子形成的危险降低 | • 提供高至大腿的弹力长袜,促进血液回流至心脏<br>• 注意观察腿部,是否有血栓性静脉炎或深静脉血栓(DVT)形成 |

| 表框 37-6 | 哈罗式外固定架患者的合作性护理指南(续) |
|---|---|
| 结果 | 干预措施 |

**活动与安全**

| 维持患者肌张力<br>患者下床活动时采用力所能及的安全方式 | • 如果患者的神经功能完整,患者应该能够戴着哈罗式外固定架下床活动<br>• 通过让患者坐在床边(悬空),测试患者对直立位的耐受力。检查患者的生命体征(在早期可能会出现直立性低血压)<br>• 指导患者更多用增加眼睛扫视范围来代偿无法移动的头颈<br>• 在患者下床活动时陪伴患者,因为由于重心移位、失去平衡以及周围视力减退,患者更易于出现意外<br>• 患者下床活动时使用拐杖,以提供相应支持并保证更大的安全 |

**皮肤完整性**

| 患者皮肤完整无破损<br>患者能保持轴线状况,无损伤<br>能发现皮肤刺激或破溃的早期征象 | • 根据医嘱,每天一至两次检查并清洁支架穿刺点,防止感染<br>• 每两小时用三人翻转搬运法帮助床上患者翻身以防止坠积性肺炎、肺不张和皮肤破损<br>• 当患者在床上时用软垫防止身体突出区域(例如前额和肩膀处)过度受压<br>• 检查支架背心下部,保持皮肤干燥 |

**排泄**

| 建立每一到两天排泄的模式<br>除非有禁忌否则每天摄入3 000ml 液体<br>尿残余量 <100ml | • 制订肠道功能恢复计划<br>• 监测出入量 |

**舒适 / 疼痛控制**

| 患者感到舒适,疼痛得到控制 | • 使用温和的镇痛药来控制头痛和支架周围的不适<br>• 由于许多患者咀嚼时会发生下颌疼痛,因此为患者提供软食 |

**心理**

| 保证患者的幸福感 | • 帮助患者适应在佩戴哈罗式外固定架设备的情况下自我形象的改变<br>• 尽可能多地鼓励患者自我照护 |

**健康教育 / 出院计划**

| 为患者提供必要的信息以确保其能实行合格的家庭照护<br>患者能安全地使用器械 | • 如果患者佩戴哈罗式外固定架回家,使用小册子或其他印刷材料进行对患者及其家庭的健康指导。将这些健康教育材料发给患者或其家庭成员之前,应仔细检查材料内容以确保其准确性 |

胸腰部、骶骨部位的矫正通常需要使用玻璃纤维和塑料帆布的紧身衣或 Jewett 式背架。各种设备的目的都是为了更加贴合患者以起到支撑并固定脊柱的作用。骶尾部损伤最重要的治疗是卧床休息。必要时可行手术固定。

## 手术治疗

手术治疗的主要目标是稳定并支撑脊柱。急诊手术对于清除骨碎片、血肿或者穿透性物体如子弹等非常必要。如果患者出现运动功能状态持续下降,必须马上实施椎板切除术(去除脊柱的一部分)可有效减轻脊髓水肿导致肿胀对脊髓带来的压力。外科固定术的类型较多,包括置换支撑杆、椎板切除术与融合、前路融合等。用于融合的骨头通常来自髂骨、胫骨、肋骨,或取自组织库。要了解有关减压手术的时机选择,请见循证实践要点注意事项 37-1。

术后最初的 24 小时内,护士要每小时观察一次患者的神经系统状况,之后是每 4 小时一次。任何标志着神经系统状态恶化的指征,必须立即向医生汇报。手术的主要并发症是术后感染,尤其易发生于老年、有基础疾病、有开放性伤口、胸腰部脊髓损伤或者完全性脊髓损伤的患者。引起感染的微生物包括粪肠球菌、阴沟肠杆菌、假单胞菌、克雷伯菌和大肠杆菌,但感染主要由革兰氏阳性菌引起。

循证实践要点 37-1
**急性脊髓损伤实行减压术的时机**

通过系统回顾和前瞻性调查,获取了有关 SCI 患者减压术实施时机的专家意见。在此类患者人群中,由于对手术时机缺乏一致性的意见,导致了临床上的做法差异很大。该研究包括对脊髓减压术最佳时机相关文献的系统回顾,以及一项包括 20 个问题的问卷调查。向全世界神经外科和脊椎骨科医师收集数据,共有 971 人返回问卷。80% 以上的被调查者认为他们倾向于伤后 24h 内做减压术。此外,对于完全性损伤的颈椎脊髓损伤,46.2% 的医师会在伤后 6h 内行减压术,72.9% 的医师会在伤后 6h 内对颈椎脊髓不完全损伤患者行减压术。研究发现,大部分脊柱外科医师推荐在伤后 24h 内对急性损伤的患者行减压术,而且对于脊髓大部受损的患者来说,绝对应该考虑早期行手术减压。

From Fehlings MG, Rabin D, Sears W, et al: Current practice in the timing of surgical intervention in spinal cord injury. Spine 35 (21Suppl): A166-A173, 2010.

## 呼吸系统问题的预防

脊髓损伤,尤其是 $T_6$ 以上损伤的患者,有发生呼吸系统问题的风险,如清理呼吸道无效、低效性呼吸型态、气体交换受损。呼吸窘迫的程度并不完全由受伤的程度决定,例如一位 28 岁、$C_5$ 以下瘫痪、没有肺部问题的患者,其通气状况比一位 65 岁、$C_8$ 以下、瘫痪、有长期抽烟史同时伴有慢性阻塞性肺疾病的患者要好。

正常情况下,呼吸需要胸部肌肉、腹壁、膈肌的配合,这一过程较为复杂。$T_6$ 以上的脊髓损伤会导致呼吸肌麻痹,肋间肌和呼吸辅助肌的功能障碍减弱通气功能,使患者处于肺不张的状态。腹肌和呼气肌的功能障碍将减弱患者通过咳嗽来清理分泌物的能力。肋间肌可为侧胸壁提供支撑,肋间肌受损后,在吸气时,由于腹部膨胀,受损肋间肌相对应的部分胸壁会塌陷,导致无效通气,这种呼吸型态非常容易识别。

呼吸系统并发症是脊髓损伤急性期和慢性期的主要死亡原因,尤其是四肢瘫痪的患者。护士和呼吸治疗师要经常听诊患者的呼吸音并测量患者的呼吸参数(潮气量和肺活量)。当肺活量小于 15~20ml/kg、呼吸频率超过 30 次 /min 时,患者很可能出现了呼吸衰竭。还可通过脉氧仪测血氧饱和度,当血氧饱和度低于 85% 或者动脉二氧化碳分压超过 45mmHg 时,则需要气管插管,还可给予鼻导管吸氧、补充补液等措施。

运动治疗是将患者安置在一个能持续旋转至少 40° 的特制床上,这个特制床可固定患者的脊柱,持续而缓慢的旋转以预防肺部并发症的发生。

护士要鼓励患者深呼吸并且每 2 小时使用一次诱导性肺量器。如果情况允许,可增加频率。如果患者房间里有电视机或者收音机,当出现广告时,患者可独自或在护士和家人的帮助下使用诱导性肺量器深呼吸 4~5 次。协助患者使用四步咳嗽法,无论控制自主咳嗽反射的呼吸肌是否有力,四步咳嗽法均能帮助其更有效地清理呼吸道。四步咳嗽法是指在患者呼气时按压患者胸部两侧(患者侧卧位或俯卧位)或膈肌(患者处于仰卧位)。在胸部体位引流或胸部震动等措施后应用此方法最为有效。

在其他护理技术的协助下如仍然不能有效地清理患者的呼吸道,则必须要进行吸痰。但是,护士必须记住吸痰(或者置入鼻胃管)可诱发血管迷走神经反应而导致心动过缓。

当使用翻身床将患者调整至恰当的俯卧位时,护士需要在最初数次翻身时守在床边评估患者的呼吸耐受情况。高位截瘫患由于膈肌活动受抑,处于俯卧位时可发生呼吸骤停。另外,患者处于俯卧位时心动过缓也很常见。

## 血流动力学稳定性的恢复

动脉血氧和血压(BP)的改善对最大程度恢复神经功能十分重要。持续的血流动力学监控是评估心输出量和全身灌注情况的基础。如果前期在急诊科没有进行肺动脉导管或者中心静脉导管置管,此时需要及时置管。在脊髓损伤后第一周,应重点将平均动脉压维持在 85~90mmHg,收缩压应高于 90mmHg。患者由于自主神经系统中断而有心血管失代偿的风险,可能会出现心动过缓、低血压和心律失常。心动过速和低血压提示可能有腹腔内出血或骨折部位出血。可以采用连续性加压设备、抗血栓长袜或者腹部包扎等方法来促进静脉回流。

β 内啡肽释放可诱发左心室功能不全。如果出现心电图变化,则需检测心肌酶。此外,心律失常和心梗也可能出现。必须注意保持脊髓和其他重要器官(如肾脏)有充分的血流灌注。在脊髓型休克期不需要使用升压药,但是当血压不足以维持基本的器官灌注时,可给予低剂量多巴胺即刻达到较好的效果。心动过缓一般不需要治疗,如有需要,可用阿托品来增加心率,如给予阿托品后患者心动过缓无法纠正,如有必要则进行经皮或经静脉心脏起搏。

## 神经系统功能管理

在 ICU,患者病情稳定的情况下,每小时对其进行神经功能评估。如果病情有恶化,要密切观察患者的运动、感觉功能状态,增加评估频率,护士及时向医师或上一级护师报告。

根据患者的运动功能状态,选择不同类型改良的护士呼叫系统,如低压、声控以及吹 - 吸式吸管样呼叫系统。对于接受机械通气的患者,可与语言病理学家一起建立有效的沟通方式。

## 疼痛管理

SCI 患者主诉疼痛是很常见的,常为严重疼痛。疼痛可能是神经痛、肌肉关节痛、中枢性疼痛或内脏痛。感觉异常可发生在多神经根损伤的情况,例如枪伤或刀伤,发生区域为脊髓损伤水平对应区域。SCI 和手术引起的疼痛,应遵循所在医院的相关制度及其制订的疼痛管理标准进行积极治疗。

## 药物治疗

SCI 所使用的常见药物见表 37-2。对脊髓损伤患者来说,由于肌张力缺失,皮下注射和肌内注

射都不能很好地吸收,还可能导致无菌性脓肿,自主神经系统异常反射或痉挛加剧,护士使用药物时应慎重。注射区域为三角肌、大腿前侧和腹部。注射区域应该经常更换,而且在任意一个点的注射量都不应超过 1ml。通常是从周围静脉开始进行穿刺,但最佳选择部位是锁骨下静脉,因为该区域的血流量大,即使在脊髓损伤导致血管运动功能麻痹情况下也不容易继发血栓,尤其是在脊髓型休克期。正是由于这个原因,下肢的静脉不可用于静脉给药治疗。

## 体温调节

对于胸椎以上脊髓损伤的患者来说,体温调节无效是一个常见的问题。交感神经系统神经支配的中断阻断了下丘脑的体温调节机制。患者无法通过出汗散热,而且由于血管无法收缩,无法通过寒战产生热量。体温控制功能缺失的程度与丧失散热功能的躯体面积成正比。所以,四肢瘫痪的患者比截瘫患者更难以进行体温调节。

通常,可使用保温毯对抗低体温。调节室内温度以维持患者的舒适感。使用电热毯或热水袋对失去感觉的患者来说非常危险,不可采用。应尽可能将患者体温维持在 35.8℃ 以上。理想情况下,应将患者置于单间,以确保室温不会对其他患者产生不利影响。从长远角度来看,可根据天气情况选择适当的衣物来控制体温。

## 营养

在脊髓损伤急性期,可能存在的营养良问题必须引起关注,不能因关注的焦点集中于稳定血流动力学,而忽视营养问题。负氮平衡会导致皮肤破溃,伤口愈合不良,缺乏力量做康复运动。在进行其他血液检查时,应检查血清白蛋白水平,若血清白蛋白值少于 3.5g/dl 或淋巴细胞少于 1 500~2 000/mm$^2$,是临床上提示患者营养不良的重要指标。应该尽早开始饮食指导,保证卡路里的摄入量满足患者需要但也不可过多。如果患者要禁食一段时间,则应采取全胃肠外营养。

脊髓损伤患者由于代谢性应激反应,常常需要更多的能量,这会导致严重的分解代谢状态和营养不良。在 SCI 后前几天出现明显的体重减轻是很正常的。在患者可以开始经口进食之前,要

表 37-2　治疗脊髓损伤患者所使用的药物

| 药物 | 说明描述 | 给药 |
| --- | --- | --- |
| **使损伤最小化的药物** | | |
| 甲强龙 | 合成肾上腺皮质类固醇类药物，用于抗炎 | 初始剂量：30mg/kg，静脉滴注 15min 以上暂停 45min；注入生理盐水或其他液体维持剂量：如果初始剂量在伤后 3h 内给药，则以 5.4mg/（kg·h）持续滴注 23h；初始剂量应必须在损伤后 8h 内给药。维持剂量必须在负荷剂量给药 1h 内给予 |
| **心血管稳定性药物** | | |
| 阿托品 | 抗胆碱能药，用来治疗症状性心动过缓 | 剂量：0.4~1.0mg 缓慢静滴；最大剂量 2mg |
| 多巴酚丁胺（盐酸多巴酚丁胺） | β- 肾上腺素能药物，可提高心肌收缩力，每搏输出量和心输出量，提高脊髓血流灌注 | 剂量 2.5~10μg/（kg·min），最大剂量 30μg/（kg·min）；如果需要，一般持续给药 72h |
| 多巴胺（盐酸多巴胺） | α 和 β 肾上腺素能药物，可治疗神经性休克所致低血压 | 剂量：3~5μg/（kg·min）；在 10~30min 内逐步加量至 20~50μg/（kg·min），直至达到最佳血压值老年患者初始剂量略低，接受单胺氧化酶抑制剂治疗的患者慎用 |
| 苯肾上腺素（新交感酚） | α 肾上腺素能药物，可治疗神经性休克所致的低血压 | 剂量：0.1~0.5mg，根据需要每 10~15min 重复给药，但不要超过初始剂量 |
| **治疗麻痹性肠梗阻和压力性溃疡的药物** | | |
| 质子泵抑制剂（兰索拉唑，奥美拉唑，泮托拉挫） | 抑制胃酸分泌；用于预防或治疗胃溃疡 | 剂量：遵医嘱给药 |
| 组胺阻滞剂（西咪替丁，法莫替丁，尼赞替丁，盐酸雷尼替丁） | 在 $H_2$ 受体处抑制组胺作用；用于治疗及预防溃疡和胃反流 | 剂量：遵医嘱给药 |
| **自主神经反射亢进治疗用药** | | |
| 硝酸甘油 | 收缩压升高到 140mmHg 以上时应用的有机硝酸盐 | 剂量：在脊髓受损水平贴 1 英寸大小的硝酸甘油贴 |
| 硝苯地平（心痛定） | 用于降低周围血管阻力和血压的钙通道阻滞剂 | 剂量：必要时每 20~30min 口服 10~20mg |
| 肼屈嗪，咪噻芬，二氮嗪 | 抗高血压药物 | 剂量：遵医嘱咪噻芬：根据医院规定稀释（常常是 500mg 溶入 500ml 5% 葡萄糖溶液）；常用剂量 0.5~1mg/min肼屈嗪：每天四次口服，每次 25mg，或每 4~6h 静滴 10~20mg二氮嗪：1~3mg/kg，最多 150mg，Ⅳ；必要时每 5~15min 重复注射 |
| **抗骨骼肌痉挛药物** | | |
| 丹曲洛林（硝苯呋海因） | 用于治疗痉挛的肌松药 | 剂量：初始剂量 25mg/d；可能增加到 25~100mg，每日两至三次。最大剂量 400mg/d |
| 巴氯芬（氯苯氨丁酸） | 用于治疗痉挛的肌松药 | 剂量：初始剂量 5mg/ 次，每日三次，持续 3d；之后 3d 每次 10mg，每日三次；再之后 3d 每次 20mg，每日三次；然后根据患者反应调整剂量最大剂量是 80mg/d |
| 盐酸替扎尼定（替扎尼定） | 中枢作用型骨骼肌肌松药，用于治疗与痉挛有关的急性和间歇性肌张力增高 | 剂量：初始剂量 4mg，逐渐增加到每 6~8 小时给药 8mg，最大剂量 36mg/24h |
| **仍处于探索中的药物** | | |
| 氨吡啶 -SR（"4- 氨基吡啶"） | 该种药物已被 FDA 批准用于多发性硬化症患者，但对于急性 SCI 患者的效果仍不确定 | |

保持全胃肠外营养或肠内营养。在整个过程中，应严格监测患者的出入量。

患者、家庭成员、营养师、职业治疗师和护士须一起协作来确保满足患者的营养需要。营养师、患者及其家属共同商讨，选择患者喜欢的食物，并由家庭成员从家中带来，把这些食物整合到患者的膳食计划中。职业治疗师评估患者在进食时要用到的辅助设备，并教会患者及其家属使用改良的餐具。护士落实营养师和职业治疗师所提供的饮食建议，指导患者亲友如何协助患者进食，告知他们让患者尽量独自进食的重要性。除非有禁忌证，否则应该鼓励患者进流质饮食和粗粮饮食。在进食前，护士应协助患者进行口腔护理并确保患者不会出现大小便失禁的情况。

## 运动和皮肤护理

在 ICU 时，康复计划即可开始，需患者、心理治疗师、物理治疗师、职业治疗师、护士和患者家庭成员协同努力。最早期，护士协助患者进行关节活动度的训练。当患者病情稳定后，应指导家属协助患者做一些其他练习。物理治疗师和职业治疗师会根据他们对患者的评估状况制订个性化训练计划，帮助患者恢复运动功能。

体位变化不是简单地每 2 小时翻一次身。物理治疗师和职业治疗师共同制订计划来为患者提供合适的体位指导，目的是使患者的关节活动度最大化，并预防关节挛缩。护士将一个枕头放置于患者头下，前臂下不放置枕头。当患者选择自己喜欢的侧卧体位时，上身的大部分体重全部压在一侧肩胛骨上，可通过髋关节和膝关节弯曲让患者以最小的支撑力保持侧卧姿势。另外，护士也应在患者两膝之间和背后放置枕头和泡沫垫。

受压是肌肉结构性损伤及其周围神经血流供应受阻的最常见原因。在 ICU，预防压疮是需要护士最优先考虑的。时间 - 压力相关性对压疮发生发展具有明确的意义。局部缺血后不到 30 分钟内就会继发组织的细微变化。压力干扰小动脉和毛细血管血流，当压力持续作用，将对周围微循环和组织造成损伤。这些损伤可伴发局部硬结充血、水泡或浅表皮层损伤。如果压力持续存在，皮肤深层损伤，导致坏死和溃疡。溃疡处的浆液引流会导致持续的蛋白质流失，可多达 50g/d。持续的受压导致皮肤、皮下组织、筋膜和肌肉深层穿透

性坏死。底层骨性结构损坏可最终导致坏疽。压力性坏疽首先开始于骨突处，因为骨突出每平方英尺体表面积承受体重压力最大。

即使患者没有接受固定手术，制订一个定时翻身的时间表也很重要。为了保证安全，翻身过程需要三个成员一起完成，尤其是对于颈椎损伤的患者。当翻转患者的躯干时，一人固定颈部，另外两人弯曲髋部、膝盖和脚踝部、足，保证其平放在床上。为了保证患者躯体成一轴线，护士可使用泡沫垫、枕头和充气卷。至少每 2 小时翻一次身，记住即使使用了气垫或蛋箱型床垫也不能代替翻身。护士在翻身前后都要检查患者皮肤状况，应特别关注耳郭、枕后部、肘关节、膝盖内侧面、脚跟和尾骶部区域。患者长期背靠着摇起的床或坐在椅子上时，大腿后侧和坐骨结节容易出现皮肤破溃。护士记录所有皮肤完整性变化，告知伤口护理专家并实施护理计划。有许多动力床和气垫床能够促进患者的舒适，防止皮肤破溃并治疗由于长期卧床引起的并发症。

护士和物理治疗师、作业治疗师一起制订防止足下垂的计划。一开始，足跟被放置在一种叫"兔型靴子"的设备里，也可以穿高帮的运动鞋或篮球鞋。但需确保鞋子尺寸合适，观察是否有皮肤破溃的迹象，并确保患者足部干燥。在应用之前，护士须与物理治疗师一起制订一项"穿 - 脱"日程表。当脱下鞋靴时，护士需仔细关注足部的状态并且做好压力性溃疡的相关评估。

作业治疗师决定患者腕部和手部进行夹板或支架固定的需求，护士必须频繁评估患者的皮肤状态，以早期识别压力性损伤部位。如有必要，夹板应改造为能防止皮肤损伤的类型。

## 尿路管理

由于低血压，在脊髓损伤后 48 小时内可能会出现急性肾小管坏死。在此阶段，留置导尿管能够精确地测量每小时尿量，应保持尿量至少 30ml/h。护士需密切监控体液平衡和电解质平衡。在脊髓休克已得到处理后，应尽快拔除留置导尿管以降低感染风险。

无论损伤是在哪个脊椎水平，都需长期进行膀胱管理。目的是要确保膀胱保持空虚、尿液无菌且患者能自主控制排尿。最终目标是让患者脱离导尿管，并通过持续的低残余量尿液检测，证明

无尿道感染以及无上尿道结构损伤。

膀胱管理的另一种方式是间歇导尿,这项操作在脊髓休克早期即开展。该操作的目的是锻炼逼尿肌,让患者尽早脱离导尿管。这种方式的优点在于不会有刺激物残留在膀胱中,因此尿道感染、尿道周围脓肿和附睾炎发生的几率也随之降低。

## 肠道管理

在肠道管理前,须进行系统综合的评估,如脊髓损伤类型、肠道功能、损伤程度及潜在问题。具体包括腹部评估、直肠检查和肛门括约肌张力评估。此外,皮肤不规则反射(刺激皮肤后出现的肛门括约肌收缩)和球海绵体反射(也称为阴茎反射,挤压或拍打龟头背部,导致阴茎顶部的球海绵体肌收缩),可有助于确定患者是否有上运动神经元或下运动神经元功能障碍。与此同时,肠道管理计划必须考虑患者和其照护者在出院后执行预定计划的能力。

几个简单的步骤即可有效预防便秘,帮助患者实现肠道自主控制。首先要通过静脉输注或普通饮食保患者适当的摄入量。其次,护士应在便于查看的位置每天观察和记录肠道运动情况,并适时给予通便药。为保证肠道管理计划能够长久实施,应制订一个合理时间表。应在餐后做该项评估,此时食物通过胃肠道的时间。必要时,可通过直肠刺激诱导排便。

## 心理支持

一旦患者病情稳定,护士就应开始关注患者及其家庭的心理社会问题。以下问题护士经常会被问到:我是不是要死了? 我还能走路吗? 我的手还有用吗? 会有什么事发生在我身上? 对于这些问题,我们无法轻易回答。对于患者及其家庭成员来说,接受这些不确定情况是非常困难的。大多数患者愿意了解对疾病预后或治疗结果有预测性的疾病发展与治疗的相关信息。例如根据处方使用十天的抗生素后即可将感染治愈,或手术完成后即可出院回家,而且能够按照预计的时间计划回到日常活动中。

护士应尽可能用已知知识回答问题,永远不要预测未来,如患者可完全康复,或刻意跳过一些

问题。应聆听患者及其家庭成员的倾诉,与患者及其家庭交流他们的恐惧和紧张。通常来说,在 ICU 不适合给患者进行太详细的健康教育,然而,当患者及其家庭表现出担心时,应为其提供所需的必要信息。护士应关注患者每天均会出现的护理问题以及患者自身能力,同时也不能过分忽视患者的残疾情况。适时向健康护理团队其他成员咨询护理问题,必要时可请精神科医生根据患者情况下医嘱。

综合使用一些技术来帮助患者与亲友保持沟通与联系。例如,在室内放置一部“触手可及”的电话。如果有无线网络,可以使用笔记本电脑和摄像头。在患者个人电脑上探索其他改进的方法,可有利于他人持续为患者提供帮助,使得患者在监护室的漫长日子里能够顺利度过。

对每个患者来说,从丧失以往身体功能到目前的状态,其所经历的心理调适过程都是不同的。悲伤、失落、愤怒、挫折的感觉很常见。不论它们在悲伤阶段量表(表框 37-7)里的名称是什么,这些情绪是 SCI 患者后所特有。患者熬过这一阶段的速度有快有慢,且没有任何一个阶段是静态的,患者会在不同阶段间前进或后退。SCI 患者的情感体验和表现与其他在同样阶段里的每一个人并无区别,护士及时发现这一情感体验有助于其为患者更有效地提供心理支持。

所有的医务人员必须能够理解 SCI 患者可能表现出的情感和反应类型。医务人员可与患者家属分享恢复过程,帮助他们为伤者提供支持并参与到康复过程中。同时也应为家庭成员提供心理支持,他们无疑有着许多担心,如经济问题、角色转换和长期预后。给予家庭成员支持与帮助,并为患者和家庭成员提供应对策略,这一点非常重要。

## 关注性功能相关问题

在 SCI 后,尽管患者一开始不会立即谈及,但之后必定会关心他们的性功能问题。重症监护室护士可能不需要专门处理这项问题,但应该具有一些相关知识,当患者表现出这方面的恐惧和担忧时,可以进行一定处理。如果专业人员避免讨论这个重要的话题,就会让患者确信自己的担心,错误的认识到脊髓损伤后再也不能过性生活,然而这是不确切的。

| 表框 37-7 | SCI 患者的悲伤情绪变化阶段 | |
|---|---|---|
| 阶段 | 具体表现 | 对护士的启示 |
| 1. 震惊和<br>怀疑期 | 在这一阶段,患者不想得到所发生事情的详尽解释。他饱受打击。比起是否还能再次行走,他们可能更关心是否还能活下去。这阶段可能导致其对医务人员的极度依赖 | 护士可能感受到患者并不理解该损伤意味着什么。护士自身也不堪重负,因为护士也常面临着管理危急重症的任务 |
| 2. 否认期 | 否认期是一种逃避机制。往往患者并不否认残疾的事实,但他会部分否认。例如,患者可能会说他现在走不了路,但是六个月之内就能走了。讨价还价,也会被认为是一种否认。向上天讨价还价,比如用自己的双腿为代价来换取手臂的功能恢复 | 护士常常发现在这一阶段很难和患者达成一致,关注现存问题可能会有所帮助。这不是一个讨论长期变化的阶段,比如订购轮椅或改装家里的构造。更多待解决的问题应该是皮肤护理和关节活动度练习 |
| 3. 反抗期 | 在这一阶段,患者不再否认,开始表达疾病所带来的影响。可出现严重的抑郁,甚至丧失积极性和参与度。以往的习惯或兴趣都失去意义。在此阶段会有极大的无助感,患者可能会提及自杀 | 护士在此阶段应通过聆听患者的感受来为其提供帮助。应避免造成失败的情境,这种情境往往与护士太急于逼迫患者改变有关。值得注意的是,SCI 患者肌肉活动和感觉的突然缺失以及无助的精神状态可改变中枢神经系统代谢状态。抑郁的同时,脑部分泌、并以 β- 吲哚基乙胺的形式从尿中排泄的代谢物减少。因此护士应了解 SCI 患者的抑郁症状可能是基于基础代谢问题,可通过给予药物治疗进行纠正 |
| 4. 动员期 | 在此阶段中,患者会有许多积极解决问题的行为。患者展望未来并且想要学习自我照护。事实上,患者可能会变得对治疗师和护士充满占有欲,并对他们花时间在其他患者身上充满怨恨。这是医患之间分享和制订计划的好时机 | |
| 5. 应对期 | 一些权威人士认为患者并不是适应了功能障碍本身,而是学习如何应对这种情况。功能障碍始终会带来不便,但这不再是患者生活的中心。生活对患者来说再次变得有意义,患者也开始再次参与到其他人的生活中 | |

## 男性的性功能

许多 SCI 的男性患者相信,他们的全部性活动包括阴茎勃起和射精。男性有三种主要的勃起:心理性勃起、反射性勃起和自发性勃起。心理性勃起可能源自性幻想,支配这种勃起的脊髓区域位于 $T_{11}$ 和 $L_2$ 之间。因此,如果受损区域高于此水平,则来自大脑的信息就无法到达该受损区域。

反射性勃起是对阴茎刺激的直接结果。部分患者可能会在更换导尿管或拉扯到阴毛时反射性勃起。该种勃起持续的时间不等,因此这种勃起对性行为的帮助可多可少。高位颈椎和胸椎损伤患者的反射性勃起会好一些,而腰椎和骶骨损伤则会摧毁整个反射弧。

第三种勃起属于自发性。可能会在膀胱充盈时出现,并且这可能是由一些内部刺激所导致。

自发性勃起持续的时间决定了其性行为的能力。反射性和自发性勃起的能力来自脊髓 $S_2$、$S_3$ 和 $S_4$ 节段神经。

## 女性的性功能

对于 50% 的 SCI 女性患者来说,损伤后月经周期会中断大约六个月,然后重新建立规律。SCI 女性患者可以怀孕,而且流产率也不会增加。但孕妇会有潜在并发症,如尿道感染、压疮和贫血,但是只要经过精心照护,并发症往往能够避免或者使其危害最小化。

分娩过程是无痛的,产妇会出现一些症状(如腹部或腿部疼挛、后背痛、呼吸困难),这些症状的出现说明正在分娩。脊髓 $T_4$ 到 $T_6$ 以上水平受伤的女性,分娩时常发生自主神经反射异常,医务人员应预料到这种情况,并对其进行良好的控制。

而且可根据患者医院进行母乳喂养。

# ▲ 并发症

## 自主神经反射异常

自主神经反射异常,或反射亢进,是 $T_7$ 段以上脊髓损伤患者急性期后时而会发生的一种综合征。它是一种医疗急症,该综合征可快速起病,并能够导致癫痫或卒中。如果诱因得不到解除,可能导致死亡。

以下情况可触发自主神经反射异常,包括膀胱或肠道扩张、痉挛、压力性溃疡或损伤水平以下的皮肤激惹。男性射精和怀孕女性强烈的子宫收缩可触发自主神经反射异常。表框 37-8 列出了潜在的诱发因素。

| 表框 37-8 自主神经反射异常的诱发因素 |
| --- |
| • 膀胱扩张或尿道感染 |
| • 膀胱结石或肾结石 |
| • 肠扩张 |
| • 区域受压或压疮 |
| • 血栓静脉炎 |
| • 急腹症(例如:溃疡、胃炎) |
| • 肺栓塞 |
| • 月经 |
| • 分娩第二阶段 |
| • 紧身衣物 |
| • 异位性骨化 |
| • 疼痛 |
| • 性活动:男性射精 |
| • 涉及膀胱和肠道的操作或检查 |
| • 痉挛 |
| • 暴露于冷或热刺激 |

这些诱因导致交感神经放电,从而引起皮肤血管和损伤部位水平以下内脏血管床的反射性收缩,这种血管收缩会导致高血压急剧升高和搏动性头痛。内脏血管床收缩使颈动脉窦和主动脉弓的压力感受器肿胀,从而刺激迷走神经,导致心动过缓以及血压降低。此外,机体也会试图通过 SCI 损伤平面以上浅表血管扩张来降压。这些就会导致患者出现面部潮红、视物模糊、鼻塞等症状。然而由于脊髓受损,患者血管扩张的信息无法向下传递,因此患者损伤平面以下的血管持续

收缩,直到诱发因素得到阻断。血管收缩会导致损伤水平以下部位苍白缺血,而损伤以上部位则会出现潮红。表框 37-9 概括了自主神经异常反射的相关症状。

| 表框 37-9 患者安全 |
| --- |
| 自主神经异常反射的相关症状 |
| • 阵发性高血压 |
| • 搏动性头痛 |
| • 视物模糊 |
| • 心动过缓 |
| • 损伤部位以上大量出汗 |
| • 面颈部潮红瘀斑 |
| • 汗毛竖起 |
| • 鼻黏膜充血 |
| • 恶心 |
| • 瞳孔扩张 |

当确定是自主神经反射异常后,护士可采取多种方法快速缓解患者的症状。可以摇起床头,密切监测血压。此外,快速检查膀胱引流系统,观察导尿管有无打结,集尿袋不应过满。用 10~30ml 的冲洗液冲洗导尿管来检查尿液引流系统是否通畅,然而由于过多的液体会加剧已存在的交感神经过度反应,所以检查时所用冲洗液的量不应超过规定量。如果症状持续,则应更换导尿管,以排空膀胱。接受膀胱功能管理的患者以及在过去 4~6 小时内采取其他措施均无效的患者,有必要放置 Foley 式导尿管。

如果能够排除泌尿系是交感神经过度反应诱因,则需要考虑患者是否有肠道嵌顿。症状不会缓解,不可轻易清除肠道嵌顿物。可经直肠给予地布卡因或利多卡因软膏麻痹该区域,直至症状缓解。如果患者血压没有恢复正常,舌下含服硝苯吡啶(心痛定)效果明显。此外交感神经神经节阻断剂,如盐酸阿托品、胍乙啶(依斯迈林)、利血平、甲基多巴(安多美特)也可起到一定效果。肼苯哒嗪(阿普瑞林)和氯甲苯噻嗪(二氮嗪)也可起到一定作用。表框 37-10 介绍了自主神经反射异常的护理指南。

## 肺部并发症

无论是急性阶段还是慢性阶段,肺部并发症都是 SCI 患者最常见的致死原因,这些并发症在

| 表框 37-10 护理干预措施 |
|---|

为管理自主神经反射异常,应采取以下措施:

1. 摇高床头。

2. 用血压计袖带,每1~2min 测一次血压。
   - 如果血压高于 180/90mmHg,跳转至第 5 步。
   - 如果血压低于 180/90mmHg,继续下一步。

3. 快速插入膀胱导尿管,或检查已有的膀胱引流系统是否有梗阻。
   - 检查并确保导管内未堵塞、管道未用夹子夹闭。
   - 检查导管或引流管,确保无扭曲打结。
   - 检查附腿尿袋的入口以确保其不遭到腐蚀。
   - 检查并确保附腿尿袋不过满。
   - 如果上述情境均未出现,跳转至第 4 步。

4. 用不超过 30ml 的液体缓慢灌洗膀胱,检查管道是否堵塞。液体不能过量,因为过多的液体会加剧已有的交感神经反应。如果症状没有好转,跳转至第 5 步。

5. 更换导尿管,排空膀胱。

6. 当你确保膀胱已排空而且血压状态如下:
   - 高于 180/90mmHg,立即告知医生。
   - 低于 180/90mmHg,继续下一步:如果规定允许,可舌下含服硝苯吡啶(心痛定)。根据医嘱给予盐酸阿托品。如果血压持续升高或未能改善,立即呼叫医生。医生可下医嘱给予硫酸胍乙啶(依斯迈林)、肼苯哒嗪或硝酸戊酯吸入剂。慢性神经反射异常可用 Dibenzylene。

7. 理想情况下,以上步骤需要三个人:一人检查血压,第二人检查膀胱引流系统,另一人通知医生。
   - 如果神经异常反射不是由膀胱过度扩张导致,可实施以下护理措施:
   - 检查是否有肠道嵌顿。如果确实存在,不要尝试去除嵌顿。在直肠和肛门区域使用地布卡因软膏或利多卡因胶,当这些区域被麻醉之后,血压会下降。血压再次稳定之后,大量使用麻醉软膏和麻醉胶,手动去除嵌顿。
   - 更换患者的体位,区域受压可能是神经反射异常的原因。

$T_{10}$ 水平以上损伤的患者中普遍存在。伴发胸部外伤者或原有肺部疾病、有吸烟史或年龄过大者更容易发生肺部并发症。

### 肺不张和肺炎

肺不张可能发生在任何卧床患者。早期活动,确保气道分泌物得以清除,以及良好的支气管状况有利于预防肺不张或将肺不张限制在最小范围内。肺炎可能由通气量不足和无法保持气道通畅所致。分泌物充分液化后更易于去除,可用支气管镜清除呼吸道分泌物栓子。缺氧的患者常需接受吸氧治疗,呼吸机依赖者需要更加细致的肺部护理(第 25 章)。

### 深静脉血栓和肺栓塞

SCI 患者可能会出现 Virchow 三联征——静脉淤血、内皮损伤和血液高凝状态,所以 SCI 患者更容易患深静脉血栓(DVT)和肺栓塞。除肿胀和疼痛外,静脉阻塞还会导致筋膜室综合征和四肢缺血。尽管比较罕见,但如果太多血液和组织液在肢体末端积聚,将会出现低血容量休克。如果血栓脱落,达到肺部后栓子会阻塞回流血管,导致循环衰竭并死亡。长骨骨折的患者尤其可能发生脂肪栓塞,其早期征象可有低热、胸部和颈部瘀斑。

腿部静脉不能用于采血,以免血管壁损伤加剧血小板聚集和血凝块形成。鼓励吸烟者戒烟很重要,因为尼古丁会导致血管收缩,从而减缓血流速度。

在监测 DVT 时,对于连续测量腿部周径是否有用仍然有争议。有必要制订一个所有医务工作者遵循的标准测量方案,例如,用特制的测量带替代软尺,标记带子所覆盖的区域,并计算平均值。

DVT 和肺栓塞的治疗措施包括应用肝素、血管内插入式腔静脉过滤器,或用溶栓剂溶解血凝块。可通过给予低分子肝素和穿抗血栓长袜预防 DVT 的发生。其他方式包括持续加压设备、被动关节活动度练习和早期活动。此外,可使患者持续运动的动力床也对 DVT 的预防有一定效果。

### 麻痹性肠梗阻和应激性溃疡

麻痹性肠梗阻和应激性溃疡患者,特别是对颈椎脊髓损伤患者,应早期禁食。放置鼻胃管及间断性吸痰对于治疗麻痹性肠梗阻(通常脊髓损伤患者多发)是有效的。放置鼻胃管也可降低误吸的风险,减轻腹胀。一旦肠鸣音出现,可通过给予较为安全的刺激如粪便软化剂、缓泻药、栓剂来促进肠蠕动。由于有较高肠穿孔危险,应尽量避免灌肠(除了油脂类保留灌肠)。

颈椎损伤的患者很可因应激性溃疡而出现胃肠道出血,药物治疗包括 $H_2$ 受体阻滞剂、质子泵抑制剂、抗酸药或者三者联合应用。

## 异位性骨化

关节钙化,特别是膝关节,可发生于脊髓损伤的 12 周内。临床症状包括关节肿胀、活动范围受限和碱性磷酸酶水平升高,疼痛可有可无。治疗目标是防止进一步的损伤和病情发展。后续还可采用照射治疗、非甾体抗炎药和依替膦酸二钠等进一步治疗。

## 痉挛

从脊髓休克阶段恢复后,患者可发生痉挛,影响上肢屈肌和下肢伸肌。针对此问题的治疗采取跨学科方案,请物理治疗师为患者制订活动、伸展和体位训练计划。一些药物,如巴氯芬片、硝苯呋海因钠、地西泮和可乐定,也有缓解痉挛的作用。

## ▲ 脊髓损伤治疗相关研究

临床研究可推进脊髓损伤治疗的发展。

- 干细胞研究有望治疗神经系统失调,包括脊髓再生。一些研究已经进入到 I 期临床试验。
- 药理研究可确定哪些药物对脊髓损伤原始和损伤继发性反应有治疗作用。其他的研究还针对脊髓损伤的并发症治疗,如痉挛、神经痛等。

另一些研究则聚焦于设计 DNA 疫苗,以治疗轴突退化和脱髓鞘作用。目标是改善运动功能。

- 医疗器械和辅助器械的发展和旧工具的改进,使得 SCI 患者能尽可能达到最佳质量地生活。

随着脊髓损伤的军人人数增加,这个领域将会取得更多发展。

- 在系统性低体温脊髓损伤急性期的应用正在研究中。

## ▲ 患者宣教和出院计划

在为脊髓损伤患者及其家庭制订康复方案时,护士起着不可或缺的作用。通常,患者出院后需到康复机构重新学习日常生活能力,甚至是独立生活的能力。护士应帮助每个脊髓损伤患者其家庭寻找到一个针对性的康复方案。在寻找方案时,其家属应获得以下问题的答案:

1. 每年有多少脊髓损伤患者在进行康复治疗?
2. 进行康复治疗患者的平均年龄是多少?
3. 这个治疗计划有长期和短期目标吗?
4. 是否会有一个经验丰富的个案管理者去帮患者协调康复机构和家之间进行的交接工作?
5. 需花多长时间培训患者及其家庭成员关于性生活,大小便以及其他一些日常生活技能?

其家属还会询问医疗人员脊髓损伤患者是否会有特殊训练。患者每天需要接受至少 3 小时的康复治疗。康复治疗机构应为患者提供周末及晚间康复治疗服务。最重要的是,康复治疗机构需要有注册护士和呼吸科医师 24 小时驻守,以防止患者出现意外。表框 37-11 提供了脊髓损伤患者的宣教指南。

| 表框 37-11 | 宣教指南:如何在脊髓损伤后良好生活 |
|---|---|

**呼吸道管理**

- 规律咳嗽和深呼吸
- 除非有禁忌,尽量多喝水
- 进行体位引流或胸部的物理治疗
- 因为你是发生肺炎的高危人群,因此请小心周围感冒的患者,每年打流感疫苗

**营养管理**

- 均衡膳食,包括蛋白质(瘦肉、乳制品、豆类)、新鲜水果,蔬菜和水
- 保持理想的体重

**皮肤管理**

- 你和你的照顾者需要每天检查皮肤两次,观察是否有红肿、刮擦伤、水泡、皮疹,尤其注意骨头突出区域。检查腹股沟是否有皮疹和红肿区域

- 保持皮肤清洁干燥,尤其是皮肤之间紧贴的部位(例如:脚趾之间、乳房下方)。不要用杀菌类或劣质肥皂。使用保湿乳液,不用使皮肤干燥的化妆水或面霜
- 当你穿新鞋子时检查你的脚,是不是有向内生长的脚指甲,让你的趾甲平整,修整边缘光滑,脚有老茧者需要专业人员进行处理
- 使用物理治疗师推荐的轮椅和垫子
- 经常更换体位以减轻骨突区受压
- 确定你不会坐或躺到任何物体上,避免放东西在口袋里
- 确保支架、附腿尿袋和其他改良的设备不会太紧
- 卧床时,在骨突区用垫子。睡硬床垫,如果可能睡觉时请采取俯卧位
- 一旦皮肤破溃,告知你的照护者

**表框 37-11** 宣教指南：如何在脊髓损伤后良好生活（续）

**尿道管理**

- 遵循你的康复团队所给出的尿道管理计划
- 除非有禁忌，尽量多喝水
- 如果使用 Foley 导尿管，避免打折扭曲，并根据医疗团队的建议进行更换
- 密切关注尿道感染症状（如恶臭的浑浊尿液，尿液中有沉淀）

**肠道管理**

- 遵循康复团队所给出的肠道管理计划。避免规律使用导泻剂。安排足够时间进行充足的活动。如果 3~4d 没有排便，告知你的医疗团队
- 除非有禁忌，尽量多喝水
- 通过监管饮食来判断什么食物引起了便秘和腹泻
- 如果有需要，通过饮食、饮水和药物来防止便秘
- 避免吃产气的食物，比如玉米和苹果
- 注意在肠道管理过程中有出现交感神经反射异常的可能性

**居家环境管理**

- 安排物理治疗师和职业治疗师代表评估患者家里的以下条件：
  家中方便使用轮椅
  为方便使用轮椅对家庭环境进行清理
  对卧室、卫生间和厨房烟雾报警和火警进行适应性改造
- 根据患者的受伤水平，选择家庭护理所需设备。确定在患者离开康复机构之前设备已送到患者家中。也要确保患者及家庭成员知道如何操作这些设备
- 如有需要，安排家庭健康护理、物理治疗、职业治疗和职业训练或职业康复
- 如果有需要在家中备生命救护设备，如人工呼吸器，应及时通知电力公司
- 实施患者及其家庭健康教育
- 定位社区支持小组

**并发症**

**自主神经反射异常**

- 这种并发症出现在 $T_5$ 或以上水平脊髓损伤的患者
- 最常见的诱因是膀胱的过度充盈。其他的诱因有便秘或排气，皮肤激惹，压疮，受伤和趾甲内生
- 自主神经反射异常是可威胁生命的紧急状况。你或你的照护者必须立即采取措施进行纠正。
- 其症状和体征包括严重的头痛、鼻塞、皮疹、躁动
- 确保你的头处于高位。如果你坐在椅子里，保持这个姿势；如果你在床上，则将头抬起
- 如果有留置导尿管：
  检查是否有管道扭曲打结

排空导尿袋；如果没有引流液，可能发生了 Foley 梗阻，须更换
  检查管道和引流液是否有沉积物
  检查尿液颜色
- 如你是间歇导尿，可自行操作
- 如该问题与肠道有关，可行手指刺激、排空肠道
- 如该问题与膀胱或肠道无关，检查有无压疮、向内生长的趾甲或可能发生的骨折
- 如以上措施没有任何能够缓解症状的话，立即寻求紧急救治

**深静脉血栓**

- 预防深静脉血栓非常重要
- 其症状包括腿部肿胀、胸痛、咳嗽
- 如症状或体征有所进展，立即告知你的医疗团队

**体温过低或体温过高**

- 防止体温过高：
  **大量饮水**
  根据你将要达到的体温合理着装
  观察是否有体温过高的相关症状
  注意防晒
- 防止体温过低：
  根据季节合理着装
  观察是否有体温过低或冻伤的相关症状

**异位骨化**

- 检查软组织中是否长有不正常的骨组织，通常是在臀部或膝部
- 其症状和体征包括关节活动度的改变，日常活动能力降低，臀部或膝部肿胀，发热，红肿，痉挛和发热
- 如症状有所发展，立即告知你的医疗团队

**与药物相关的并发症**

- 挑选一个会保存你个人药物资料记录的药店，包括任何你可能过敏的药物
- 确定药店有一个系统来检查并鉴定药物与食物的相互作用
- 在同一个药店使用你的处方
- 遵从药物说明用药
- 服用所有医嘱要求的药物
- 列出目前所有用药的清单
- 了解重要的的药物不良反应；如果发生，应立即告知你的医疗团队

**疼痛**

- 防止其他问题，如压疮、压力性溃疡和感染，这些都很重要
- 保持活动，关节活动度练习以及健康的饮食
- 告知你的医疗团队你所遭受的疼痛类型
- 可以使用一些药物和缓解压力技术

| 表框 37-11 | 宣教指南:如何在脊髓损伤后良好生活(续) |
|---|---|

**直立性低血压**
- 了解当你初次坐起时血压会有所下降
- 穿弹力袜或腹带
- 缓慢坐起
- 如你在坐起时感觉到发生直立性低血压,请其他人将你的轮椅倾斜,直至头部与地面平行

- 确保摄入大量的水

**痉挛**
- 预防是关键。注意并立即治疗皮肤问题,如向内生长的趾甲,预防压疮。保持大小便的规律
- 如果痉挛进一步发展,告知你的医疗团队

## ▲ 临床适用性挑战

**案例学习**

D.C. 是一位 24 岁的大学生,于 2 天前收治于神经科重症监护病房。患者骑自行车时被摩托车撞伤。当救护人员到达车祸现场时,D.C 自主呼吸微弱,意识丧失。稳妥固定患者颈部并卸下其头盔后,救护人员就地进行了气管插管并将患者置于担架上,开通两条外周静脉通道输注生理盐水。患者脉率 80 次/min、血压 90/60mmHg。患者除了下肢中度擦伤外,没有其他明显伤口和外部出血。

当到达急诊中心时,D.C. 睁开了眼睛并试图通过气管插管周围空隙说话。创伤小组的工作人员向他解释了他在哪里,并进行了全面的神经学检查。D.C. 不能自主移动他的胳膊和腿。他能够耸肩并自主睁眼。他颈部感觉完好且肩部顶部有一些感觉。检查时,其肛周反射活动消失,提示其处于脊髓休克状态。X 光和 CT 扫描显示 C4~C5 段骨折、中度脊髓水肿。CT 未发现脑部创伤。一开始给予其负荷剂量的甲强龙,然后持续 23 小时静脉滴注。

D.C. 转入重症监护室后,进行了 halo 支架固定,用以重新恢复其颈椎骨的线性结构并稳定骨折部位。在重症监护室的起初 24 小时内,D.C. 的血压控制不稳定,显示有神经源性休克征象,包括心动过缓时血压降低。除静脉输入液体外,以 3mac/(kg·min)持续泵入多巴胺,维持动脉压 85~90mmHg。如果出现心动过缓,同时泵入阿托品。

现在是受伤后第 2 天,D.C. 意识清醒,对他人和个人所处环境定位清晰。但由于有 7.5mm 的经口气管插管,他不能讲话。由于无法有效使用呼吸肌,因此患者使用呼吸机维持呼吸。体格检查显示其脊髓损伤水平面以下弛缓性瘫痪。两条外周静脉通道以 75ml/h 的速度滴注生理盐水。一根鼻胃管间断低压吸引;一根 Foley 导尿管引流出清澈、黄色尿液;定时对下肢进行压力治疗。

护理干预包括每 1~2 小时监测生命体征,每 4 小时进行一次完整的运动感觉评估。护理 D.C. 的护士持续关注其呼吸状况。每 2 小时翻身一次,每 4 小时测量并记录其尿量和鼻胃管排出物情况。所有的努力都是为了防止长期卧床的并发症,包括其在重症监护室和急症监护病房时期。在所有常规和专科治疗之后,D.C. 的医疗团队制订了一个治疗方案。一旦他度过创伤急性期,就计划将他转入康复机构做进一步的康复和适应性训练。

1. 请把 D.C. 的情况与 C4~C5 受伤的临床表现联系起来。

2. 当 D.C. 问护士他是否余生都要使用呼吸机时,护士最好怎么回答他?

3. 在脊髓受伤后即刻出现肛周反射活动消失意味着什么?

(译者:郭润、余丽群)

## 参考文献

1. The National Spinal Cord Injury Statistical Center: Spinal Cord Injury Facts and Figures at a Glance, 2010. Available at: https://www.nscisc.uab.edu

2. Yadla S, Klimo P, Harrop JS: Traumatic central cord syndrome: Etiology, management, and outcomes. Top Spinal Cord Inj Rehabil 15(3): 73–84, 2010

3. Rechtine GR: Nonoperative management and treatment of spinal injuries. Spine 31(11 Suppl):S22–S27, 2006

4. Frederickson MD: Acute spinal cord injury management. J Trauma 62 (6 Suppl):S9, 2007

5. Ito Y, Sugimoto Y, Tomioka M, et al: Does high does methylprednisolone sodium succinate really improve neurological status in patient with acute cervical injury? Spine 34(20):2121–2124, 2009

6. Hashem R, Evans CC, Farrokhyam F et al: Plain radiography does not add any clinically significant advantage to multidetector row computed tomography in diagnosing cervical spine injuries in blunt trauma patients. J Trauma 66(2):423–428, 2009

7. Singal B, Mohammed A, Samuel J, et al: Neurological outcome in surgically treated patients with closed traumatic cervical spinal cord injury. Spinal Cord 46:603–607, 2008

8. Schinker C, Anastasiadis AP: The timing of spinal stabilization in polytrauma and in patient with spinal cord injury. Curr Opin Crit Care 14:685–689, 2008

9. Lim MR, Lee JY, Vaccaro AR: Surgical infections in the traumatized spine. Clin Orthop 444(3):114–119, 2006

10. Agarwl NK, Mathur N: Deep vein thrombosis in acute spinal cord injury. Spinal Cord 47:769–772, 2009

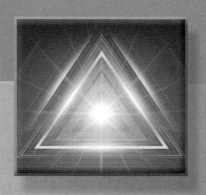

# 第九单元

# 消 化 系 统

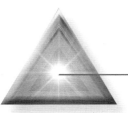

## 消化系统的解剖生理学

Allison G. Steele 和 Valerie K. Sabol

### 第 38 章

**学习目标**

学习本章内容后,读者应能够:
1. 描述摄取、消化、吸收、排泄过程。
2. 明确消化系统主要结构的功能。
3. 描述碳水化合物、蛋白质、脂肪、维生素和无机盐的消化与吸收过程。
4. 描述胆汁的产生、分泌和排出。
5. 掌握参与呕吐和排泄的生理进程。

消化系统由消化道和消化腺构成,消化腺产生并向消化道内分泌消化液。消化道的主要结构包括口、咽、食管、胃、小肠(十二指肠、空肠、回肠)和大肠(结肠、直肠、肛门)。消化腺包括唾液腺、肝脏、胆囊和胰腺。

消化系统的基本生理功能是为细胞维持和生长提供营养,并将代谢废物排出体外。其中,细胞的维持和生长通过消化系统的摄入(摄取食物)、转运(混合并推送食物通过消化道)、消化(分解食物)和吸收(食物颗粒进入血流)实现。排泄的过程就是把废物排出体外。

自主神经系统(ANS)和肽类可调控消化功能。肽类的分泌方式有内分泌(激素)、旁分泌和神经内分泌三类:内分泌肽类分泌于体循环,作用于所有组织;旁分泌肽类由内分泌细胞分泌,以特定组织为靶器官发挥作用;神经内分泌肽类(即神经递质)分泌后跨过突触间隙,刺激或抑制内分泌和旁分泌。

## ▲ 消化系统的结构

### 消化系统的大体解剖

消化系统由消化道、消化腺体和器官组成,其中消化道为长约 8m 的中空管道,起于口腔终于肛管(图 38-1);消化腺体(如:唾液腺)和器官(如:肝和胰)释放分泌产物进入消化道。

口腔通向咽,是消化系统和呼吸系统共同通道。前部分为口咽部和鼻咽部,分别与口腔和鼻腔相通,后下部的末端(约位于第 6 颈椎水平)延续食管和喉。会厌是一块覆有软组织的薄片状软骨,在吞咽时反折盖住咽,防止通过的食物和水进入气管。

食管是一根 25cm 长的中空管道,上起于咽,下至胃的贲门(图 38-2),位于气管后,于后纵隔

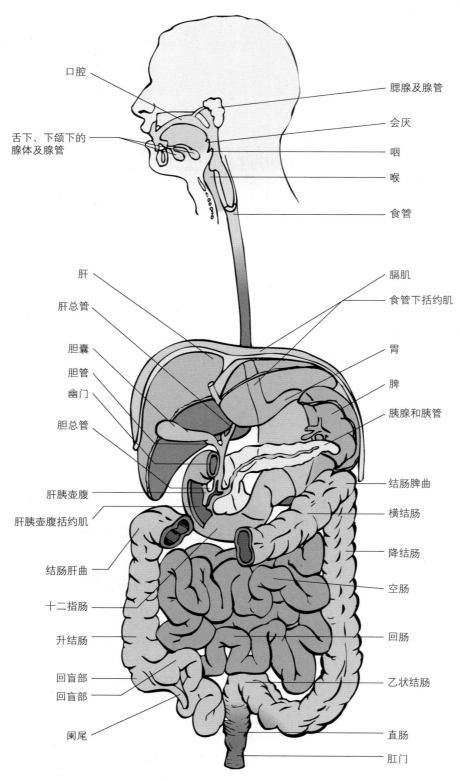

口腔

腮腺及腺管

会厌

舌下、下颌下的
腺体及腺管

咽

喉

食管

肝

膈肌

肝总管

食管下括约肌

胆囊

胃

胆管

脾

幽门

胰腺和胰管

胆总管

肝胰壶腹

结肠脾曲

肝胰壶腹括约肌

横结肠

降结肠

结肠肝曲

空肠

十二指肠

升结肠

回肠

回盲部

回盲部

乙状结肠

阑尾

直肠

肛门

**图 38-1 ▲ 消化道**

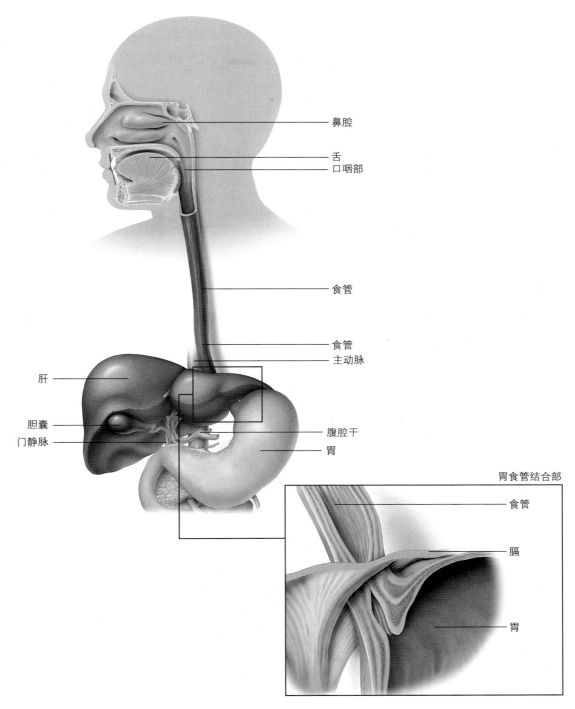

图 38-2 ▲ 食管 - 胃结合部

穿隔膜，其主要功能是将食物推送至胃部。在食管上段和下段分别有两处环行肌，食管上括约肌（UES）防止吸入或吞咽过多的空气进入消化道，食管下括约肌（LES）位于食管和胃的连接处，防止胃内容物向食管反流。食物通过的中空管道称为食管腔，周围组织分为四层（详见消化系统组织胚胎学），由腔内向外分别为：黏膜层、黏膜下层、固有肌层和浆膜层（图 38-3）。

胃位于膈下、上腹部，呈烧瓶状（图 38-4）。胃的主要功能是贮存，将经咀嚼的食物收纳并与胃液混合，形成半流质的食糜后，以一定节律调节食糜入小肠。贲门是胃的入口，与食管相连，食管壁细胞分泌黏液保护食管不受胃酸侵蚀。胃底位于贲门左侧，呈穹窿状，是收纳食物的主要部位，

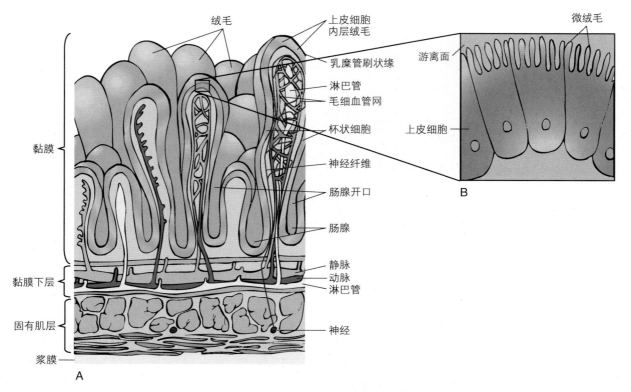

图 38-3 ▲ A. 消化道的组织学结构；B. 肠上皮细胞游离面微绒毛

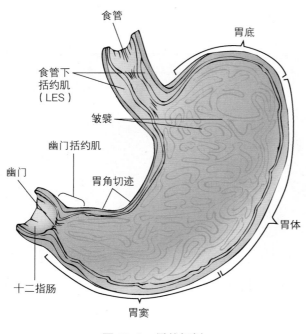

图 38-4 ▲ 胃的解剖

胃体和胃底具有的不规则褶皱称为皱襞，容许胃舒张。胃小弯主要位于胃体，含泌酸细胞；胃窦位于胃的末端，含 G 细胞，分泌胃泌素。胃窦逐渐缩窄至幽门，止于幽门括约肌，幽门括约肌位于胃十二指肠连接处，可减少肠内容物向胃的反流。

消化和吸收主要在小肠进行。十二指肠是小肠起始，上续幽门，长约 25~30cm；胆总管经肝胰壶腹开口于十二指肠乳头处。十二指肠下接空肠，约 2.6m，小肠末段 1.1m 为回肠，其与结肠（盲肠）相接的结构称回盲瓣，回盲瓣可以防止结肠内容物返流入回肠。

结肠通常可分为 6 部分，盲肠是起始部，含回盲瓣；阑尾位于盲肠后侧，长约 2.5~20cm，一端为盲端，另一端开口于盲肠；升结肠由盲肠向上延伸至结肠肝曲，横结肠位于肝曲和脾曲之间，降结肠由脾曲延伸至髂嵴水平，乙状结肠起始于髂嵴，与降结肠相连，下降入盆腔底续于直肠；肛管是直肠最后部分，长约 2.5cm，经盆腔底的肛提肌开口于肛门，与体外相通。肛门括约肌控制肛门排便，其中，肛门内括约肌由平滑肌构成，肛门外括约肌则由骨骼肌构成。尽管结肠不是维持生命所必需的结构，但负责电解质和水分的重吸收，从而使机体可在低液体摄入量时维持电解质和体液平衡。

## 消化系统的显微解剖

消化道的组织学结构多样且与部位相关，但

都具有某些共同特征。

## 黏膜

黏膜分为三层:上皮层、固有层和黏膜肌层。单层上皮细胞位于黏膜表层,细胞间的紧密连接形成对细菌和其他大分子的屏障,小肠腔内黏膜的单层上皮细胞卷曲形成指状突起,称为绒毛(图38-3),这一结构变化显著增加了小肠的表面积,促进吸收;固有层是一层结缔组织,包含毛细血管和淋巴管;黏膜肌层是最内层,由两层平滑肌组成。黏膜包含产生胃肠液的细胞和对化学性、机械性刺激敏感的细胞。

## 黏膜下层

黏膜下层包含血管、神经网和结缔组织。小肠的黏膜下层包含淋巴小结(Peyer's patch),以回肠最为显著。小肠内淋巴结上有一种特殊的黏膜细胞,可吞噬病毒和细菌,这些特化细胞可激活淋巴细胞识别抗原,并产生和分泌免疫球蛋白 IgA抗体。抗体可以在下一次(或几次)同一抗原进入小肠时保护机体。

## 固有肌层

固有肌层由两层平滑肌组成:内部环形肌和外部纵行肌。两层平滑肌层在推送和混合这两种胃肠蠕动中发挥功能,此外,胃有斜行层来加强混合食物的蠕动。

## 浆膜层

浆膜层是消化道的最外层,因此也称外膜,连接肠系膜并组成了部分脏腹膜。

## 神经支配

消化道是由 ANS 支配,ANS 可被分为外来神经系统和内在神经(肠神经)系统。

## 外来神经系统

外来神经系统可以进一步分为副交感神经丛和交感神经丛,副交感神经被刺激后,通过感觉和运动神经纤维促进胃肠运动、松弛括约肌以及促进分泌,增强消化道功能;交感神经通常抑制消化系统的运动和分泌。

## 副交感神经丛

消化道的副交感神经支配主要通过迷走神经和盆神经,迷走神经(第 X 对脑神经)支配食管、胃、胰、胆囊、小肠、结肠和直肠近端。迷走神经的传出纤维于肠系膜神经丛或 Auberbach 神经丛形成突触,走行在固有肌层内的平滑肌细胞构成的环状肌层和纵形肌层之间。然后,节后神经纤维与分泌细胞和平滑肌细胞形成突触连接。

迷走传入(感觉)神经纤维起源于食管、胃和小肠(大肠尚不明确),沿着位于颈内节状神经节的胞体传入高位颈内迷走神经,传入纤维将消化道疼痛和扩张等信号传递给大脑和脊髓。

盆丛属于第 2 骶椎至第 4 骶椎神经根的分支,是副交感神经支配直肠和降结肠传入和传出神经纤维,传出神经的胞体在脊髓,传入神经的胞体位于相应的背根神经节。

## 交感神经分支

交感神经传出纤维由脊髓和脊髓附近神经节的突触发出,节后长纤维分布至内脏以及血管、肌间神经丛神经节和分泌细胞的突触。食管有密集的交感神经分布,分布于胃和十二指肠。交感神经纤维由第 6 颈椎至第 9 颈椎神经根发出,在腹腔神经节换神经元,然后沿腹腔动脉下行;分布在大肠和小肠的交感神经纤维于第 9 颈椎至第 10颈椎神经根发出,在肠系膜上神经节换神经元,随后都与腹腔动脉伴行,最终分布于肠道神经丛和血管,部分纤维支配肌肉层。

## 内在(肠)神经系统

内在神经系统更常被称为肠神经系统(ENS),协调消化系统的动力和分泌,ENS 包括几组神经丛,肌间神经丛和黏膜下神经丛最为重要。这些神经丛接受消化道感受器和 ENS 的传出信号,构成内在系统后,这些信号可以帮助协调功能,末梢纤维支配自主肌肉运动,进行咀嚼、吞咽和排空。

ENS 是一个复杂的神经网,遍布于咽到肛管的整条消化道管壁,包括肠神经元和外来神经元传入、传出过程。肠神经元胞体主要存在于两个神经丛,外部神经丛又称肌间神经丛、Auberbach神经丛,位于纵肌层和环肌层之间,内部神经丛又称黏膜下神经丛、Meissner 神经丛,位于环肌层和黏膜层之间。肌间神经丛主要控制消化系统运动,黏膜下神经丛主要控制胃肠分泌和血流。

尽管通过刺激副交感神经或交感神经可以进一步激活或刺激其功能，ENS 也能够不受外在神经影响，而独立发挥功能，不受外在神经影响。

副交感和交感神经的刺激能激活或者促进 ENS 的生理功能，但 ENS 也可不依靠外来神经而自主发挥作用。ENS 的神经以功能和包含的神经递质分类，包括乙酰胆碱、去甲肾上腺素、5-羟色胺和多巴胺，另外，许多胃肠激素在 ENS 的神经中被视作神经递质，而在脑部则影响自主神经传出，包括 P 物质、血管活性肠肽、肠抑胃肽（GIP）和阿片肽，说明这些神经肽参与调控分泌、运动和吸收等所有消化功能。

## 循环

消化道和脾脏的血液供应称为内脏循环，消化系统的血供最多，约占静息心输出量的四分之一。当循环障碍（如休克）发生时，内脏循环的灌注分流到体循环，内脏器官通常仅从血液灌注中汲取约 20% 的氧，因此内脏灌注减少不会造成器

官损害，但如果体循环急剧减少，仍会损坏内脏的内壁黏膜。

食管动脉是胸主动脉的分支，提供食管的血液灌注，消化器官的灌注则由腹主动脉的以下三个分支提供：

• 腹腔干（由胃左动脉、肝总动脉和脾动脉组成），灌注食管下段、胃、十二指肠、胆囊、和肝脏。

• 肠系膜上动脉，灌注小肠至横结肠。

• 肠系膜下动脉，灌注降结肠、乙状结肠和直肠。

灌注分支的重合可在缺血时起到一定的保护作用。

胃、小肠和大肠的静脉回流主要通过门静脉至肝脏，直肠下段和食管下段的血供绕过门静脉系统，直肠的血液从直肠静脉经髂外静脉汇入下腔静脉。食管血液通过半奇静脉和奇静脉汇入下腔静脉。

肝脏的血供比较特殊，既接受静脉血也接受动脉血作为其血供来源。静脉血液由门静脉提供，主要来自消化道（图 38-5），门静脉由肠系膜上静脉和脾静脉在脾后方汇合入肝。肝总动脉主要提

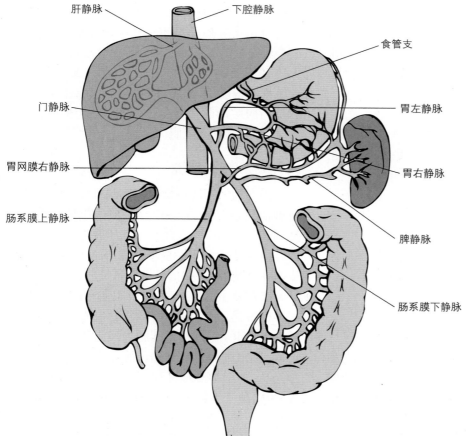

图 38-5 ▲ 门脉循环。消化道、脾和胰的血液经门静脉入肝，再汇入下腔静脉最后流入心脏

供动脉血液灌注肝脏,是靠近主动脉的腹腔干的分支。动静脉形成微血管流入肝静脉,再回流入下腔静脉。

## ▲ 消化系统功能

消化道的主要功能是将营养成分分解成可利用的能量。食物以大分子形式被摄入,但这种大分子无法被吸收,这些大分子在消化道内与分泌的消化酶和消化液混合,转化为可被利用的能量形式。下面将不同部位的消化道及其分泌、运动特点进行讨论,以便于更好地理解这些生理过程。

## 口咽部

### 分泌

口咽部的唾液腺产生唾液,唾液腺有三对,分别是下颌腺、舌下腺和腮腺。通过腺管将唾液分泌至口腔。唾液由黏液(辅助吞咽的润滑剂)、舌脂肪酶(舌腺分泌的溶脂酶)、唾液淀粉酶(分解淀粉的酶)、免疫球蛋白 IgA 抗体(提供防御细菌、病毒的第一道防线,抑菌和阻挡致癌化学物质,表38-1)组成,湿润口腔也便于吐字发音。唾液的pH 值是 7.0,含有的碳酸氢盐可以中和进入口腔的酸性物质,包括反流的胃液,舌脂肪酶可消化约30%的胃内食物脂肪,唾液腺分泌的消化酶约占用于消化的总消化酶的一半,另一半由胰腺分泌。

表 38-1 主要消化分泌物

| 部位 | 日分泌量 | 成分(功能) |
|---|---|---|
| 口腔 | 1 000~2 000ml | 淀粉酶(消化淀粉) |
| | | 脂肪酶(消化脂肪) |
| | | 免疫球蛋白 |
| | | 黏液 |
| | | 水、电解质 |
| 食管 | 300~800ml | 黏液 |
| 胃 | 2 000ml | 内因子(吸收维生素 $B_{12}$) |
| | | 胃酸(激活胃蛋白酶原) |
| | | 胃蛋白酶原(消化蛋白质) |
| | | 黏液 |
| | | 水、电解质 |
| | | 胃泌素(促进胃酸释放,营养黏膜,尤其是胃部黏膜) |

续表

| 部位 | 日分泌量 | 成分(功能) |
|---|---|---|
| 胰腺 | 1 200~1 800ml | 酶 |
| | | • 淀粉酶(消化淀粉) |
| | | • 胰蛋白酶原(消化蛋白质) |
| | | • 糜蛋白酶(消化蛋白质) |
| | | • 弹性蛋白酶(消化蛋白质) |
| | | • 羧肽酶(消化蛋白质) |
| | | • 脂肪酶(消化脂肪) |
| | | • 辅脂肪酶(消化脂肪) |
| | | • 酯酶(消化胆固醇) |
| | | • 磷脂酶(消化磷脂) |
| | | • 核酸酶(消化 RNA 和 DNA) |
| | | 碳酸氢盐(中和胃酸保护内壁) |
| | | 水、电解质 |
| 肝脏 | 500~1 000ml | 胆汁盐(乳化脂肪) |
| | | 胆红素(排泄血红蛋白裂解后的最终产物) |
| | | 水、电解质 |
| 小肠 | 3 000~4 000ml | 酶 |
| | | • 肠激酶(激活胰蛋白酶原) |
| | | • 脂肪酶(消化脂肪) |
| | | • 肠肽酶(消化蛋白质) |
| | | • 肽酶(消化蛋白质) |
| | | • 核酸酶(消化 RNA 和 DNA) |
| | | • 麦芽糖酶(消化碳水化合物) |
| | | • 乳糖酶(消化碳水化合物) |
| | | • 蔗糖酶(消化碳水化合物) |
| | | 黏液 |
| | | 碳酸氢盐 |
| | | 水、电解质 |
| | | 缩胆囊素入血(刺激胰腺分泌和胆囊收缩) |
| | | 葡萄糖依赖促胰岛素释放肽入血(刺激胰岛素释放和胃的蠕动及分泌) |
| | | 胃泌素(促进胃酸分泌) |
| 大肠 | 不定 | 黏液 |

唾液的分泌有许多刺激因素,如看到、闻到甚至是想到食物,食品尝起来味美可口也能刺激唾液腺分泌唾液。相反,加工粗糙、滋味糟糕的食材则会对分泌起到抑制作用。脑干延髓的唾液中枢接收刺激信号,再通过第Ⅶ对、第Ⅸ对脑神经(副交感神经)和第Ⅰ对、第Ⅱ对胸交感神经将信号传至唾液腺。副交感神经刺激以及拟副交感药物(拟胆碱药物)或增强副交感药物(新斯的明)的作用,可促进分泌稀释的水样唾液;交感神经刺激或拟交感药物可使唾液少而浓稠;抗胆碱药物(如阿托品)也可抑制分泌。

### 运动

食物在口腔中通过咀嚼被机械性分解成小块,咀嚼后的食团被唾液包裹、润滑,通过吞咽动作送入胃中。吞咽是个复杂的过程,分为几期(图38-6):口腔期,通过舌的运动,把食团或液体推入咽后部,这是一个随意运动。在非随意的吞咽期,食物和液体刺激咽部感受器,冲动经第Ⅴ对脑神经(三叉神经)传导至延髓的吞咽中枢上,感觉冲动反射性触发神经冲动传出下行至运动纤维,经第Ⅸ脑神经(舌咽肌神经)和第Ⅹ脑神经(迷走神经)至咽喉部,这会引起接下来的协调运动,将固体或液体食团推进食管:

1. 软腭上抬卷起,封闭鼻咽部,防止反流。
2. 声带关闭,会厌盖过喉,防止误吸。
3. 食管括约肌松弛。
4. 喉部上提,增加食管和食管括约肌的开放度。

5. 咽肌收缩,推进食物或液体进入开放的食管。

在这一期,呼吸被抑制,如果感觉、运动纤维(第Ⅴ、Ⅸ或Ⅹ脑神经)或位于脑干的吞咽中枢受损,会造成吞咽能力减弱甚至丧失,也可能引起吞咽协调性减弱,食物或液体就会进入鼻咽部和喉部。

## 食管

### 分泌

食管黏膜细胞分泌黏液(表38-1),黏液可以保护食管内壁免受胃液或食物的损伤,并且起到润滑食管的作用。

### 运动

食物或液体进入食管即为吞咽的食管期(图38-7),食管吞咽引发的收缩叫作原发性蠕动,蠕动波使得食管下括约肌松弛,食物进入胃部。如果原发性蠕动不能排空食管,食物或液体扩张食管,就会刺激牵张感受器,反射性增强前方括约肌松弛而后方收缩,推进食物或液体向前方松弛的区域移动,随后该区域扩张,这被称为继发性蠕动,蠕动反射重复至食物或液体到达食管下括约肌。

食管下括约肌的张力受多种因素影响(表38-2)。食管下括约肌肥厚阻碍食管的排空(也能导致食管下端过伸),而括约肌无力则导致反复的胃反流(可导致下端食管狭窄)。

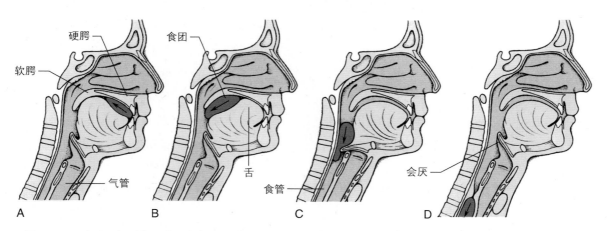

**图 38-6 ▲** 吞咽。食团从口腔至喉部。A. 食物被推回;B. 鼻咽部关闭;C. 会厌封闭气管;D. 食团向下进入食管

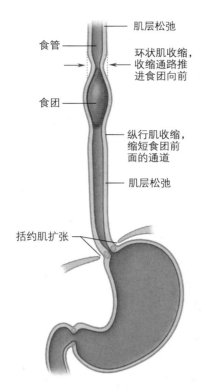

图 38-7 ▲ 蠕动收缩使食团通过食管

酸和内因子的壁细胞,主细胞分泌胃蛋白酶原,盐酸将胃蛋白酶原转化为胃蛋白酶。胃蛋白酶是一种蛋白水解酶,盐酸为其活性提供了一个理想的 pH 环境,同时,盐酸和胃蛋白酶共同作用分解蛋白质。盐酸的化学作用是分解食物微粒,同时保护消化道免受细菌侵犯,内因子对于小肠吸收维生素 $B_{12}$ 是不可或缺的。

G 细胞位于胃窦,分泌胃泌素,促进主细胞和壁细胞的分泌和胃黏膜的生长(表 38-3),胃泌素分泌过多,会导致胃酸过多和消化器官溃疡,如 Zollinger-Ellison 综合征。

胃黏膜细胞持续分泌一层薄薄的黏液,与碳酸氢盐一起中和胃酸,形成保护胃壁的润滑剂,这一屏障可被许多因素破坏,包括胆汁盐、酒精、阿司匹林、非甾体抗炎药和幽门螺杆菌感染。

### 影响胃分泌的因素

胃的壁细胞含有乙酰胆碱、组胺和胃泌素受体,刺激这些受体可促进壁细胞分泌盐酸,若组胺受体或乙酰胆碱受体被化学物质阻滞(如 $H_2$ 受体拮抗剂、阿托品),胃酸分泌将被抑制。质子泵抑制剂抑制 $H^+/K^+$ 三磷酸腺苷酶(ATP 酶)通路,即酸分泌的最终通路,某些前列腺素也可以抑制胃酸分泌。

刺激胃分泌的因素包括酒精、咖啡因和低血糖,前两种因素直接作用于胃壁上的化学受体以及壁内神经丛,低血糖则通过脑干和迷走神经影响分泌。

### 胃分泌的调控

胃分泌分为三期:头期、胃期、肠期(表 38-4),其调控与神经和激素等机制相关。

在头期,食物的色香味或者对食物的想象刺激脑干中枢,引起副交感神经(迷走神经)反射,刺激唾液腺和胰酶分泌、胆汁排出、胃主细胞分泌胃蛋白酶原、壁细胞分泌盐酸。交感神经刺激会改变头期的应答,这也是情感能够影响胃分泌的机制,如恐惧、愤怒、忧伤会减少分泌。

胃期,食物使胃扩张,刺激胃壁上的牵张感受器,以蛋白质为主的化学物质刺激黏膜上的化学感受器。牵张感受器和化学感受器首先激活黏膜下神经丛,然后刺激肌间神经丛神经元,刺激传导至壁细胞和主细胞,促进其分泌。食糜中的蛋白质也直接刺激 G 细胞分泌胃泌素,协同刺激壁细

表 38-2 影响下段食管张力的因素

| 增加张力 | 减少张力 |
| --- | --- |
| 食物: | 食物: |
| 蛋白质: | 脂肪 |
| 药物: | 咖啡 |
| 胃复安 | 巧克力 |
| 前列腺素($F_2$) | 酒精 |
| | 薄荷 |
| | 番茄制品 |
| | 柑橘类果汁 |
| | 碳酸饮料 |
| | 缩胆囊素 |
| | 黄体酮(怀孕时) |
| | 生长抑制激素 |
| | 多巴胺 |
| | 前列腺素($E_2$, $A_2$) |
| | 吸烟 |

## 胃

### 分泌

胃的主要分泌物是胃酸、内因子、胃蛋白酶原、胃泌素和黏液(表 38-1),泌酸腺体包括分泌胃

表 38-3 激素调控分泌和运动

| 激素 | 来源 | 促释放因素 | 主要功能 |
|---|---|---|---|
| 胃泌素 | 胃、小肠 | 胃扩张,幽门附近有未完全消化的蛋白质 | 促进<br>• 胃酸分泌<br>• 胃内因子分泌<br>• 胃运动<br>• 肠运动<br>• 黏膜生长<br>• 胰腺生长<br>• 胰岛素释放<br>• 食管下段收缩 |
| 促胰液素 | 小肠 | 胃酸进入小肠 | 促进<br>• 胰腺碳酸氢盐分泌<br>• 胰腺酶分泌<br>• 胰腺生长<br>• 胃蛋白酶分泌<br>• 胆汁碳酸氢盐分泌<br>• 胆囊收缩<br>抑制<br>• 胃排空<br>• 胃运动<br>• 肠运动 |
| 缩胆囊素 | 小肠 | 小肠内的脂肪酸和氨基酸 | 促进<br>• 胃酸分泌<br>• 胃运动<br>• 肠运动<br>• 结肠运动<br>• 胆囊收缩和胆道括约肌放松(增加胆汁流入小肠)<br>• 胰腺碳酸氢盐分泌<br>• 胰腺酶释放<br>• 胰腺生长<br>抑制<br>• 食管下段收缩<br>• 胃排空 |
| 肠抑胃肽 | 小肠 | 小肠内的脂肪酸和油脂 | 促进<br>• 胰岛素释放<br>• 肠运动<br>抑制<br>• 胃酸分泌<br>• 胃排空<br>• 胃运动 |
| 促胃动素 | 小肠 | 小肠内的胃酸和脂肪 | 促进<br>• 胃运动<br>• 肠运动 |

表 38-4　胃分泌的阶段

| 分期 | 刺激分泌机制 | 效应 |
| --- | --- | --- |
| 头期（神经调控） | 食物的色香味引发中枢神经系统冲动，通过迷走神经调节 | 胃的效应：<br>分泌盐酸（壁细胞）<br>分泌胃蛋白酶原（主细胞）<br>分泌黏液<br>其他效应：<br>唾液分泌<br>胰液分泌<br>胆汁排出 |
| 胃期（神经和激素调控） | 食物在胃窦引发中枢神经系统冲动，通过迷走神经调节 | 胃泌素释放<br>盐酸释放<br>胃蛋白酶原释放 |
| 肠期（激素调控） | 食糜在小肠内 | 食糜 pH 值 <2：促胰液素，肠抑胃肽和缩胆囊素释放（减少盐酸分泌）<br>食糜 pH 值 >3：胃泌素释放（增加盐酸分泌） |

胞和主细胞分泌。最终，胃壁上的牵张感受器和化学感受器对刺激的不应期、食糜的酸化进一步抑制胃分泌、肠抑胃肽减少胃酸分泌以及胃运动等一系列因素联合终止了胃期。

肠期从食糜到达十二指肠开始，食糜的酸化刺激十二指肠黏膜细胞释放促胰液素入血，蛋白质和脂肪则刺激黏膜细胞释放缩胆囊素（CCK），同时，葡萄糖和脂肪刺激 GIP 释放。促胰液素和 CCK 促使胰腺分泌和胆囊内容物排出，进入十二指肠，GIP 刺激胰岛细胞释放胰岛素并减少胃分泌和运动（表 38-3）。十二指肠的牵张感受器触发蠕动，以便食糜降解与酶混合稀释，通过高效吸收的小肠内腔，如果食糜酸化不够，会促使胃泌素释放。禁食时，胃动素在神经调控下释放入循环，促进胃和小肠运动。

## 运动

食物经食管到达胃，胃自主容受性舒张，食物进入胃后，胃蠕动收缩混合食物和胃内容物并将混合物推向幽门，在幽门处混合物以少量持续的状态进入十二指肠。幽门括约肌在胃排空中发挥着一定的作用，它的主要功能是阻止十二指肠反流，胆汁酸通过十二指肠反流进入胃部，会损伤胃黏膜细胞表面的化学屏障。胃已经排空后的温和收缩称为饥饿收缩，但这种收缩不起调节食欲的作用。迷走神经切断术、十二指肠食糜中含有脂肪、蛋白质或盐酸；十二指肠收缩或胃肠激素均可导致胃排空延迟。呕吐，是指食物从胃到口腔的反流，呕吐时腹部肌肉和隔膜收缩，食管下括约肌松弛，胃内容物反流入食管并被推送出口腔。上腭反射性抬高阻止呕吐物进入鼻咽部；呼吸抑制、声门关闭防止误吸。另外，食糜组成成分、炎症或某些病理生理过程等因素可刺激小肠，造成小肠反蠕动，将食糜由小肠移向幽门，如果该蠕动足够强烈，促使幽门括约肌扩张，可能会呕吐出肠内容物。十二指肠的黄色胆汁在胃内与胃酸反应，使呕吐物变绿，当呕吐发生较急时可含有黄色胆汁。当血液在胃中与胃酸反应，会呕出棕黑的"咖啡样"呕吐物，如果急性发病没有足够时间反应，则呕吐物中的血液是正常的红色（呕血）。

呕吐是指食物从胃内经口反流出来的现象。呕吐时，腹肌和横膈膜收缩，食管下段括约肌放松，使得胃内容物反流到食管，进而从口腔排出。悬雍垂反射性抬高以防止排出物进入鼻咽部。呼吸抑制和声门关闭阻碍肺吸气。此外，小肠受到刺激（食糜中的物质、炎症反应或疾病）也能够导致逆向蠕动。这些蠕动能将食糜推向幽门，如果力度足够大，能够迫使幽门打开，肠内容物被呕吐出来。当来自十二指肠的黄色胆汁暴露于胃酸中时，两者相互作用使呕吐物变成绿色。有时，肠内容物的呕吐非常迅速，呕吐物中含有黄色胆汁。而但血液暴露于胃酸时，会产生一种棕黑色的"咖啡渣"样的呕吐物。如果呕吐特别迅速,胃酸和血液来不及相互作用,呕吐物中的血液就是正常的红色(呕血)。

## 胰腺

胰腺由外分泌和内分泌组织组成,胰岛是分散遍及胰腺的内分泌组织,分泌胰岛素、胰高血糖素和胰多肽素,帮助消化。胰腺外分泌由分布在小叶上的腺泡细胞组成,腺泡细胞将胰液排进胰内导管系统(图38-8)。这些导管逐渐汇入大管并最终至主胰管(Wirsung管),主胰管与胆总管合并形成短导管,称肝胰壶腹。壶腹部混合有胆汁和胰液,开口于十二指肠,平滑肌环组成肝胰壶腹括约肌(Oddi括约肌),环绕壶腹部。由于在胆总管和主胰管之间的解剖结构特点,胆结石可能会阻塞胰液(虽然少见,但可能致使胰液无法排出,导致急性胰腺炎,部分人可见副胰管(Santorini管),开口于十二指肠靠近幽门。

胰腺外分泌细胞可同时分泌较稀薄的碳酸氢盐溶液(碱性)和酶(表38-1),胰腺分泌大量的水分可以在吸收前稀释食糜,另外碳酸氢盐可以中和强酸性的食糜,胰酶消化蛋白质(胰蛋白酶、糜蛋白酶、弹性蛋白酶和磷脂酶)、脂肪(脂肪酶、辅脂酶和酯酶)、磷脂酶及核酸(核酸酶)、淀粉(淀粉酶)。胰酶的最佳活性pH值接近中性,在没有消化液的情况下也可以几乎完全消化食物。

胰腺直接分泌的胰酶没有活性,胰蛋白酶抑制剂可防止胰蛋白酶原过早激活为胰蛋白酶,当胰液释放入十二指肠,胰蛋白酶原就会被肠激酶这种肠黏膜酶激活,胰蛋白酶随后激活其他胰酶。

神经和激素调控胰液分泌:迷走神经刺激使其分泌胰酶,激素调节则包括食糜对十二指肠黏膜的效应等,这部分内容会在后面继续探讨。

## 胆囊

在十二指肠中,食糜与胰液的混合物含水量较高,而食糜中的脂肪为非水溶性,需要肝分泌溶酶与之混合,使其可以被肠道细胞吸收。肝细胞具有分泌胆汁等多种代谢功能,胆汁由胆盐、胆固醇、胆红素和胆酸组成,不溶于水,可以乳化食糜

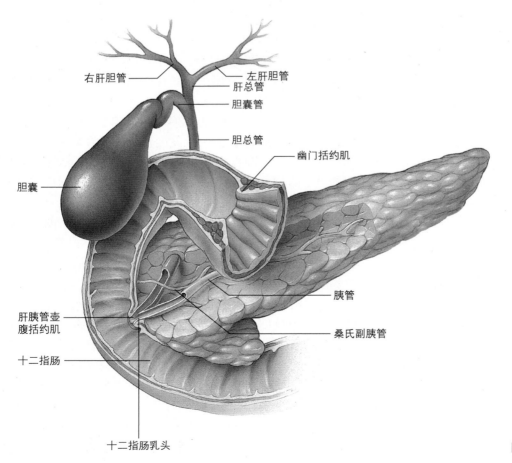

右肝胆管

左肝胆管
肝总管
胆囊管
胆总管

幽门括约肌

胆囊

胰管

肝胰管壶腹括约肌

桑氏副胰管

十二指肠

十二指肠乳头

**图38-8** ▲ 胆道系统

中的脂肪,将脂肪分解成可以被整个肠道内壁吸收的小分子。胆汁可以使脂溶性维生素电离为可吸收的形式,悬浮血流中的胆固醇、甘油三酸酯和多密度脂蛋白至其分解,防止它们沉积在血管。

胆汁贮存、浓缩于胆囊中,胆囊分泌在消化的肠期最为活跃。CCK 刺激胆囊分泌,脂肪酸或氨基酸促使肠黏膜分泌 CCK,使胆囊收缩,Oddi 括约肌松弛,胆汁排入十二指肠与食糜混合。

## 小肠

### 分泌

食糜在十二指肠中与胰消化酶、碱性物质、水、黏液和胆汁混合,小肠黏膜细胞接触食糜中的酸,会释放促胰液素,促胰液素刺激胆管细胞释放碳酸氢盐。肠道酶促胰液素、CCK、肠激酶与黏液、碳酸氢盐、水等组成混合物。小肠每天分泌 3~4L 碱性肠液,帮助维持食糜的流动性并稀释有毒物质。

### 运动

小肠有两种特征性的运动形式:蠕动和分节运动。这些运动由壁丛触发和调节,但像前面所讨论的那样,这些运动也可以通过外在自主刺激增强或延迟。蠕动将食物向前推进,使其被消化和吸收,肠管扩张可刺激这种蠕动。混合运动时,肠壁局部同时收缩,称为分节运动,可以促进食物混合,肠段的外观看起来像相连的香肠。这一过程反复进行,持续糅合食糜,增加食糜与肠黏膜表面接触。

小肠排空至结肠与胃排空过程相同,蠕动波在回肠形成压力,推进食糜通过回盲瓣进入结肠,随后回盲瓣阻止回流,回肠排空可能因结肠饱胀(扩张)引起壁内反射而延迟。

### 吸收

小肠的主要功能是消化和吸收,但需要胰、肝和胆囊等腺体协同。小肠的黏膜层有许多皱襞(环状瓣),被覆着许多指状突起(绒毛)和微绒毛,可以显著增加小肠的吸收面积。

**碳水化合物。** 日常饮食中碳水化合物的三个主要来源是蔗糖、乳糖和淀粉。碳水化合物的分解起始于口腔,食物通过咀嚼与唾液淀粉酶混合,至十二指肠完成消化。在小肠中,碳水化合物被肠酶转化为单糖,在肠腔内通过主动运输和被动转运后将其吸收入血。

**蛋白质。** 蛋白质在胃中通过盐酸和胃蛋白酶分解,在小肠中,即使缺乏盐酸和胃蛋白酶,也能够充分有效地消化。

蛋白质,大部分蛋白质在十二指肠和空肠中被胰蛋白酶水解,多肽在小肠中被胰蛋白酶、糜蛋白酶和羧肽酶分解成氨基酸。氨基酸通过主动和被动吸收入血。

**脂肪。** 甘油三酯、脂质和磷脂在小肠内被降解,胆盐在这一进程中被称为乳化剂,促进脂肪大球体生成小脂肪滴,胰酶随后将其分解成脂肪酸链和单糖。这些更小的形式形成更小的球体,成为微粒,脂肪酸和单糖通过小肠黏膜完成被动跨膜运输,离开胆汁。

在黏膜下层,游离脂肪酸如果足够小可以直接入血,如果太大,脂肪酸会被重组成甘油三酯酸、脂蛋白及胆固醇,作为乳糜微粒进入淋巴液。

在小肠的吸收微粒中,脂质留下的胆汁会在回肠被重吸收,如果胆汁盐进入结肠,会减少钠和水的重吸收,增加结肠中剩余未吸收物质的流动性,大部分脂肪会在食糜到达空肠中部时被吸收。

**维生素、矿物质和水。** 大部分维生素,无论水溶性还是脂溶性,通过肠道黏膜和黏膜下层弥散入血。脂溶性的 $B_{12}$ 与内因子组合形成一个大分子,这种形式下 $B_{12}$ 可以在回肠被吸收。

矿物质和电解质在吸收方面有差异,钠和铁需要主动吸收,而其他矿物质和电解质则是被动传输,铁在十二指肠就已被吸收。

水在胃、小肠和大肠都可被吸收,消化道对水有高度通透性,两个方向都可吸收,如果高渗溶液进入十二指肠,肠腔内就会出现渗透,当然,另一种情况也存在:胃和十二指肠中低渗的食糜会造成水的快速入血。

## 大肠

### 分泌

结肠黏膜杯状细胞分泌黏液,可以润滑食糜的通路(表 38-1),胆碱类作用能够激活促进黏液分泌。

### 运动

结肠运动包括混合和蠕动,具体运动方式参

照小肠,第三种运动是结肠特有的,即集团运动。由大部分的降结肠和乙状结肠及其他部分结肠的平滑肌同时收缩组成,集团运动将把未消化的食物残渣(排泄物)由这些区域快速推运至直肠。

人类不能消化纤维素、半纤维素和植物组织中的木质素,这些植物纤维形成大的食物残渣块,他们通常被称为植物纤维或大块食物,这些纤维吸收和储蓄水,形成一个更大更软的粪团;相反,如果形成的大体积粪团的数量过少,则导致结肠运动相对减弱,减弱使得粪便小、干、难以排出。流行病学表明高纤维饮食与降低憩室炎和结肠癌有关。

直肠充盈将会刺激直肠壁上的牵张受体产生反射,牵张受体的刺激使得感觉(传入)神经纤维发出冲动至下丘脑,由于这一部分神经元的解剖结构,这些传入冲动反射造成神经冲动沿副交感神经纤维传出,并支配降结肠、乙状结肠、直肠和肛门内括约肌。传入冲动同时反射性引起神经冲动沿躯体运动神经传出,支配肛门外括约肌的骨骼肌。这些过程的综合效果是调节结肠和直肠的排便运动,放松(打开)括约肌,使排泄物排出肛门。

当直肠内部的压力达到 18mmHg 时人就开始产生便意,当内壁压力达到 55mmHg 时,内部排空反射开始。禁欲者可以通过减少上级大脑中枢的传出神经冲动抑制支配肛门外括约肌的躯体运动神经元,使肛门括约肌关闭,以阻止内部排空,从而抑制排便反射。几分钟后,排空反射平息,但它通常几小时后再次活跃。排泄是脊髓反射,不要求脊髓和大脑间的完整通路。在脊髓损伤早期,反射不起作用,当脊休克恢复,反射恢复,但不能自主抑制(神经性肠道)。

## 吸收

在大肠中,大部分的水和钾从食糜中被吸收,产生的未消化食物(排泄物)的半固体残渣将被排出体外,腹泻会减少食糜的运送时间,因此会限制水和钾的重吸收,导致低血钾和脱水。腹泻的产生也可由于食糜中的某些物质有蓄水的作用(如硫酸镁),使得粪便大量含水,导致腹泻,形成稀便。

刚出生时,结肠是无菌的,但随后很快被菌群占据,一些生物体产生维生素 K 和一部分维生素 B,其他细菌产生可被吸收的氨。一般情况下,氨在肝脏中被代谢清除,然而有严重肝脏损伤的患者或有肝旁侧支循环路线(通常是门静脉高压)的患者,氨仍会在循环中,可导致肝性脑病。

## 肝脏

肝脏大部分位于腹腔右上部,分为左、右两叶,位于膈肌下方,大多位于右侧。上面(即膈面)隆凸与膈穹隆一致,前缘连于腹前壁,下面(脏面)与胃、胰十二指肠、结肠肝曲、右肾及右肾上腺等腹腔脏器相邻。

肝脏表面被覆一层薄脏腹膜,而脏腹膜下还有一纤维薄膜包裹肝脏,称为肝包膜。该纤维膜包绕肝脏并嵌入肝内形成纤维网,将肝实质分隔成许多基本功能单位,称为肝小叶。每个肝小叶均由肝细胞索包围一条中心静脉组成,称为肝门三联管(图 38-9)。肝门三联管包括两条输入血管(肝门静脉和肝动脉)及一条肝胆管。输入血管的血液汇入肝血窦,最后回流入肝小叶边缘的肝静脉输出。

肝小叶直径约 1.5mm,长约 8mm。每个肝叶包含 5 万到 10 万个肝小叶。肝细胞以中心静脉为中心,向四周呈放射状排列,形成肝细胞索。肝动脉和肝门静脉分支分布于肝小叶周围,来自这些分支的血液汇入肝细胞索之间的开放性通道 - 肝血窦内。库普弗细胞,特指网状内皮系统的白细胞,具有吞噬肝血窦内细菌、细胞碎片及其他外源性物质的功能。肝血窦的血液汇入中心静脉,进而回流入肝静脉。

胆小管以盲端起始于肝细胞索之间,将新分泌的胆汁引流进位于肝小叶边缘的小叶间胆管,并最终汇入胆总管。肝脏排出的胆汁在胆囊内储存并浓缩。胆囊可重吸收胆汁中的水和电解质,从而使胆盐、胆固醇和胆红素浓缩 12 倍。

胆囊最大容量为 50ml,相当于可容纳肝脏 24 小时分泌的肝胆汁总量(600ml)。肠激素 CCK(即缩胆囊素,由十二指肠黏膜分泌)及进食部分食物尤其是脂类可刺激迷走神经,引起胆囊收缩,同时 CCK 和十二指肠蠕动引起局部神经反射使 Oddi 括约肌舒张,二者共同作用使胆汁流经胆总管进入十二指肠。

胆总管常在进入十二指肠前与主胰管汇合形成略膨大的肝胰壶腹,开口于十二指肠大乳头,距幽门约 8~10cm。

如表 38-5 所述,肝细胞具有许多重要的功能。

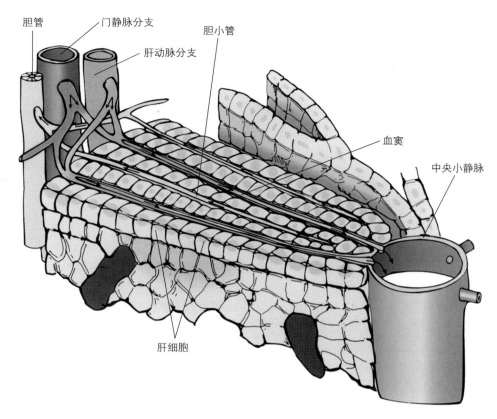

**图 38-9** ▲ 肝小叶的一段，显示肝静脉、肝细胞、肝窦、门静脉分支和肝动脉的位置

表 38-5　肝脏功能

| 分类 | 具体描述 |
|---|---|
| **碳水化合物代谢** | 糖原合成（将葡萄糖转化成糖原） |
| | 糖原分解（将糖原分解成葡萄糖） |
| | 糖异生（将氨基酸或脂肪酸异生成葡萄糖） |
| **蛋白质代谢** | 合成非必需氨基酸 |
| | 合成血浆蛋白（白蛋白、前白蛋白、转铁蛋白、凝血因子、补体因子、非 γ- 球蛋白和免疫球蛋白） |
| | 将氨合成尿素（氨通过肝脏中氨基酸脱氨基作用和肠道细菌分解蛋白质产生） |
| **脂类代谢** | 合成脂蛋白 |
| | 将甘油三酯分解成脂肪酸和甘油 |
| | 合成酮体 |
| | 将氨基酸和葡萄糖转化成脂肪酸 |
| | 合成和分解胆固醇 |
| **胆汁酸的合成和排泄** | 合成胆汁 [ 包括胆盐、胆色素（胆红素、胆绿素）、胆固醇 ] |
| | 排泄胆汁 |
| **能源储备功能** | 葡萄糖（如糖原） |
| | 维生素（A、D、E、K、$B_2$、$B_{12}$、叶酸） |
| | 脂肪酸 |
| | 矿物质（铁、铜） |
| | 氨基酸（如白蛋白、β- 球蛋白） |

续表

| 分类 | 具体描述 |
|---|---|
| 生物转化、解毒及内外源性化合物排泄功能 | 灭活药物,排泄其分解产物 |
| | 清除促凝物质、活化凝血因子及凝血过程产生的副产物 |
| 清除病原体 | 通过巨噬细胞清除微生物 |
| 激素分解代谢 | 灭活性激素 |
| | 灭活肾上腺皮质激素(皮质醇、醛固酮) |

## 碳水化合物代谢

　　肝脏参与碳水化合物代谢,与骨骼肌一起成为机体糖原储存的两个主要场所。肝脏通过两种机制维持机体血糖稳定。当血糖水平高时,肝细胞将葡萄糖转化为糖原储存在肝脏,降低血糖水平;而当血糖水平下降时,肝细胞可将糖原分解成葡萄糖释放入血。尽管许多机体组织细胞均具有促使糖原分解所需的酶,但肝细胞是少数可以将细胞内葡萄糖释放入血的细胞之一。肝细胞不能直接对血糖起反应,而是受许多激素调节,有些激素(如胰岛素)可促进肝脏摄取葡萄糖转化成肝糖原,而其他激素(如胰高血糖素、生长激素、肾上腺素)可刺激肝糖原分解并促进肝细胞内葡萄糖释放入血。

　　长期禁食或剧烈运动下肝脏无法提供足够的糖原以维持血糖水平,这时,血糖降低可刺激一种或多种激素分泌(胰高血糖素、糖皮质激素或甲状腺素),促进细胞内脂肪和氨基酸转化成葡萄糖(糖异生作用)或合成糖原储存在肝脏。只有肝细胞具有促进糖异生所需的酶。肝细胞储存糖原对肝脏其他功能的发挥至关重要,糖原丰富的肝细胞结合胆红素生成更快,且对毒素和传染性微生物的抵抗力更强。

## 蛋白质代谢

　　肝脏在蛋白质代谢中起重要作用。蛋白质分解生成的氨基酸在肝脏通过脱氨基反应生成氨,氨再进一步转化生成尿素。肝脏还能合成血浆蛋白,包括白蛋白、球蛋白、纤维蛋白原、脂蛋白和其他凝血因子。白蛋白有助于维持正常的血浆胶体渗透压,当渗透压低于正常值时可导致水肿(全身性水肿或肺水肿)以及腹水发生。球蛋白可与甲状腺激素和肾上腺激素结合,从而使激素灭活。肝脏合成蛋白质降低,可以导致机体上述激素水平过高。

## 脂质和脂蛋白代谢

　　肝脏通过调节甘油三酯、脂肪酸和胆固醇代谢,促进脂肪储存。禁食期间,肝脏可将脂肪组织中的甘油三酯分解成脂肪酸和甘油,长时间禁食时游离脂肪酸可进一步分解成乙酰辅酶 A,最后转化成酮体。酮体可为一些(非神经元)组织提供能量来源。

## 胆汁酸的合成和排泄

　　肝细胞产生胆汁,包含水、胆盐、胆固醇、胆红素、葡糖酸盐和无机酸。胆盐有助于乳化脂肪,促进脂肪和脂溶性维生素通过肠黏膜消化吸收,同时可以防止胆固醇析出形成结石。每日生成的胆汁总量中超过 90% 在回肠黏膜通过主动运输被重吸收入血液循环利用。

　　肝脏的另一项功能是清除体内的胆红素。衰老及坏死的红细胞被肝脾大静脉及血窦中的网状内皮细胞吞噬,并使血红蛋白降解生成胆绿素、铁和球蛋白,后两者可被机体循环利用重新生成红细胞,而胆绿素则几乎立刻转化为游离胆红素。游离胆红素不能溶解,需要与白蛋白结合成胆红素 - 白蛋白复合体的形式进行运输。肝细胞通过将不能溶解的胆红素与葡萄糖醛酸结合,形成可溶解的葡萄糖醛酸胆红素(有利于排泄)。可溶性结合胆红素构成胆汁的组成成分,并通过粪便排出体外。葡萄糖醛酸胆红素构成胆汁正常的金黄色。在肠道微生物的作用下,葡萄糖醛酸胆红素转化成暗褐色化合物,即尿胆素原,构成粪便天然的黄褐色。由于尿胆素原可溶于水,可以在结肠中被重吸收入血,再经肾脏排泄。血浆结合(直接)胆红素或未结合(间接)胆红素过高均可导致黄疸。过多的未结合胆红素还可通过未成熟或缺损的血脑屏障与基底神经节结合导致核黄疸。

## 储存

　　脂溶性维生素和许多矿物质储存在肝脏,这类维生素和矿物质的释放受激素及血浆无机盐浓度影响。

## 生物转化

　　肝细胞具有混合功能氧化酶(MFO)系统,可降解某些药物,包括乙醇、苯二氮䓬类、镇静剂、苯巴比妥、苯妥英钠、华法林等。这一系统是独立于其他细胞内药物降解系统之外的。MFO 系统的临床意义在于,看似对这些药物起分解作用,但事实上 MFO 系统的活性既可以被这些药物抑制,也可以被其激活,药物作用方向取决于用药时机。

　　MFO 系统有两种作用机制:在几小时内逐个分解药物;或同时作用使药物相互竞争,从而减慢其他药物的分解速度。例如,同时服用安定(地西泮)和酒精,会导致两者分解速度均减慢,结果使两种药的血药浓度均增高,作用持续时间均延长。

　　反复的执行 MFO 系统的其中一种作用机制——连续几天分解同一类药物使得 MFO 系统功能放大并具备更多的酶,称为诱导。一旦诱导完成,MFO 系统分解药物的速度更快(包括用于诱导的药物)。MFO 系统的另一种作用机制——MFO 系统一类药物诱导完成后开始分解另一类药物,则需要更大剂量的药物才能产生与既往相同的效果。例如,先用安定诱导 MFO 系统,再给予华法林时则需要增加华法林的剂量才能达到既往治疗效果。其他药物可被不同肝酶系统分解。

## 类固醇分解代谢

　　肝细胞可降解类固醇激素,从而防止血浆雌激素、睾酮、黄体酮、醛固酮和糖皮质激素水平过高。

## ▲ 临床适用性挑战

**简答题**

1. K 先生,59 岁男性,口咽癌病史,放疗后导致口腔干燥。请讨论唾液的作用,以及口腔干燥会使 K 先生面临怎样的潜在问题?
2. C 女士主诉胆囊切除术后腹泻,请讨论为什么这一手术会导致腹泻?
3. Z 小姐主诉过去 2 个月非刻意地减轻体重 11.3kg,随后被诊断为吸收不良。请问你认为她发生了哪种营养不足,为什么?

(译者:席惠君　陈文颖)

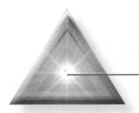

# 患者评估：消化系统

JoAnn Coleman

## 第39章

### 学习目标

学习本章内容后,读者应能够:
1. 描述评估患有消化系统疾病患者中护理的作用。
2. 讨论所提供的信息中关于消化系统状况的重要病史。
3. 描述可以指导一个完整消化系统体格检查的系统路径。
4. 讨论区分腹部评估中牵涉痛表现的重要性。
5. 区分消化系统体格检查的正常和异常表现。
6. 明确用于判断重症监护患者营养和新陈代谢状况的数据。
7. 讨论关于诊断消化系统紊乱的相关研究和过程。

消化系统是一个具有腺体和附属器官(唾液腺、肝脏、胆囊和胰腺)的长管道,消化管始于口,通过咽、食管、胃、小肠、结肠和直肠延伸,止于肛门,它是一个布满细菌和其他菌群的非无菌系统。当消化系统的某个脏器破裂时,这些微生物可能因为抗生素治疗引起双重感染,也可能造成其他系统的感染。消化道疾病可以产生多种代谢反应,最终可威胁生命。

危重疾病患者消化系统的评估可以提供必要的基本信息,早期识别及治疗消化系疾病相当重要,并为患者制订整体的护理计划奠定基础。对危重患者消化系统的持续评估可以帮助发现新的并发症,而完成消化系统的全面评估取决于患者的状态。在重症特级护理环境下,患者的动态改变要求对患者进行更有针对性的评估。护士必须敏锐地获取信息并及时地抓住关键信息,例如在重症监护室,一个机械通气中不能交谈的患者,消化系统的全面评估在此时是无法也无需获得的。

当患者病情危重时,消化系统评估能够帮助确认评估结果是否与当前临床问题有关,或预示着新的并发症。护士联系和整合所表现出的消化系统症状和体征,不管它们是独立存在的还是与另一个潜在问题有关:大便中鲜红色的血液是消化系统出血还是外痔出血引起的? 腹痛是因为近期肠道手术还是胃胀? 护士必须关注患者新陈代谢的改变和营养状况,因为这些信息可能直接影响其他健康结果,如住院时间、发病率甚至死亡率。

## ▲ 病史

除非是紧急情况要求立即采取行动来维持生命,否则从病史开始对消化系统进行评估。完整的和准确的病史会大大地推动评估的进程,患者的病史所提供的信息为接下来的评估奠定基础并指明了方向。

病史是关于患者的健康状态主要的主观数据来源,可以洞察实际或潜在的健康问题、指导体格检查。病史由相关生理学、心理学、文化和社会学信息组成,与患者当前健康状况有关并且反映了患者的生活方式、家庭关系和文化影响等因素,表框39-1列出了全面的消化系统病史采集要点。

重症监护室患者的最初表现决定了病史采集

| 表框 39-1 | 消化系统病史采集与健康评估 |
| --- | --- |

**主诉**
- 患者关于问题的描述

**现病史**
- 完整。分析以下症状和体征(使用 NOPQRST 格式,见表 17-1)
- 腹痛
- 厌食
- 消化不良(胃灼热)
- 吞咽困难
- 打嗝
- 恶心
- 呕吐
- 咯血
- 发热和寒战
- 黄疸
- 瘙痒
- 腹泻
- 便秘
- 胃肠胀气
- 出血
- 痔疮
- 黑便
- 食欲改变
- 体重增加或体重减轻
- 口腔溃疡
- 肛门不适
- 排泄失禁
- 腹围改变

**既往史**
- 相关童年疾病和免疫接种:肝炎、流感、肺炎、脑膜炎
- 既往急性和慢性内科问题:治疗和住院—糖尿病、癌症、炎症性肠病(克罗恩病,溃疡性结肠炎、肠道易激综合征、憩室炎)消化性溃疡、胆结石、息肉、胰腺炎、肝炎或肝硬化、上消化道出血、消化管癌症或肿瘤、脊髓损伤、女性分娩时外阴切开术或四级裂伤
- 危险因素:年龄、遗传、种族、抽烟、物理休止状态、肥胖、糖尿病、纹身、暴露于传染性疾病—肝炎和流感
- 既往手术:既往消化道手术(口腔、咽、食管、胃、小肠、结肠、胆囊、肝脏、胰腺)、腹部手术或创伤

- 既往诊断学检查和介入:上消化道内镜、结肠镜、上部消化、钡灌肠、直肠测压
- 药物(处方药、非处方药、维生素、药草和增补物):阿司匹林、类固醇、抗凝剂、非甾体抗炎药、泻药、便软化剂
- 过敏和药物反应,食物、燃料、乳胶或其他材料
- 输血,包括血型和日期

**家族史**
- 父母和亲属的健康状况或死因:炎症性肠病、先天性巨结肠症、无神经节性巨结肠、吸收不良综合征、囊纤维化、腹腔疾病、胆囊疾病、黑斑息肉综合征、家族性腺瘤息肉、家族性地中海热、消化道癌症

**个人及社会史**
- 香烟、酒精和药物滥用
- 家庭组成
- 工作环境
- 生活环境、水源
- 饮食:厌食、味觉、咖啡摄入、特殊饮食
- 口腔卫生:牙科状况、牙科保护模式、义齿、支架、齿桥、牙冠、龋齿
- 肠排便习惯
- 睡眠模式
- 锻炼
- 文化信仰
- 精神/宗教信仰
- 应对模式和社会支持系统
- 休闲活动
- 性活动
- 近期紧张事件:躯体的或心理的
- 近期旅行,海外军事任务

**其他系统回顾**
- 耳鼻喉:视力改变、头痛、耳鸣、眩晕、鼻出血、喉咙痛、口腔溃疡、腺体肿胀、淋巴结病
- 呼吸:气促、呼吸困难、咳嗽、痰、肺部疾病、复发性感染
- 心血管:胸痛、心悸、端坐呼吸、水肿、高血压、充血性心力衰竭、心律失常、心绞痛、瓣膜病
- 泌尿生殖:失禁、勃起困难、排尿困难、尿频、遗尿
- 骨骼肌:疼痛、虚弱、静脉曲张、感觉改变
- 神经:一过性缺血发作、卒中、意识水平改变、晕厥、癫痫、血管性疾病

的速度和问诊的重点。如果患者是急症,病史获取必须集中于患者的主诉和形成主诉的原因。信息可能更容易从家人或朋友那里获取,护士可以从一个没有明显痛苦的患者那里通过准确观察患者的症状、医疗史和家族史来获取更完全的病史。确认需要获取的信息,包括既往个人健康、既往存在的消化道问题、既往消化道或腹部手术史或受

伤史以及住院史。危重症护士必须考虑患者目前的营养状况,病程时间和未来的营养需求。

消化系统评估随着疾病的进展可能发生变化,初期收集的数据可能关注于患者当时面对的紧急问题,但这些问题可能在短期或长期发生改变,危重症护理护士必须警觉,必须持续收集数据,根据患者病情进展合并添加的信息,提供个体

化和全面护理。

腹部问题通常主诉疼痛,必须从细节入手。彻底的疼痛评估必须包括关于疼痛的开始、进程、迁移、特点、部位、放射痛和疼痛持续时间,以及加重或缓解疼痛的因素。为了帮助了解疼痛的潜在起因、部位和放射痛部位,护士将腹部大致用象限法或九分法进行分区(图 39-1),图 39-2 根据部位总结了疼痛的常见原因。

很多消化系问题常常伴有疼痛,这使得诊断特别困难。牵涉痛是一种不同于受累器官位置的疼痛。因为支配器官的神经也支配体表,所以造成了疼痛,图 39-3 显示了常见腹部牵涉痛的位置。

## ▲ 体格检查

体格检查有助于根据患者目前的身体素质建立基本信息,体格检查开始先对患者的整体表现进行观察,记录肌肉活动、体位、步态、头发(样式、脱落)、皮肤颜色(黄疸、苍白病、灰白)和质量(水肿)、面部表现、意识水平和抑郁、焦虑、困惑、易怒迹象。重要的是要注意观察液体和电解质平衡的变化、严重感染、药物毒性和肝脏疾病可能引起的行为改变,如意识混乱、昏睡或躁动,记录这些很重要。接下来,消化系统的专科检查是必要的,消

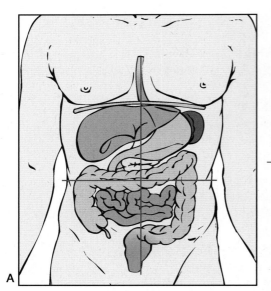

| 右上区 | 左上区 |
|---|---|
| 肝脏和胆囊<br>幽门<br>十二指肠<br>胰头<br>结肠右曲<br>部分升结肠和横结肠 | 肝左叶<br>胃<br>胰体和胰尾<br>结肠左曲<br>部分升结肠和横结肠 |
| **右下区** | **左下区** |
| 盲肠和阑尾<br>部分升结肠 | 乙状结肠<br>部分降结肠 |

**A**

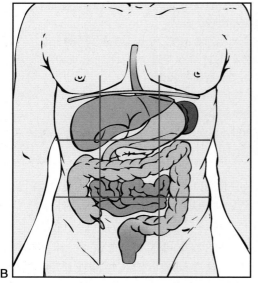

| 右季肋区 | 上腹部 | 左季肋区 |
|---|---|---|
| 肝右叶<br>胆囊 | 胃的幽门<br>胰腺<br>十二指肠<br>部分肝 | 胃<br>胰尾<br>结肠左曲 |
| **右腰区** | **脐区** | **左腰区** |
| 升结肠<br>部分十二指肠和空肠 | 网膜<br>肠系膜<br>十二指肠下段<br>空肠和回肠 | 降结肠<br>部分空肠和回肠 |
| **右腹股沟区** | **下腹部** | **左腹股沟区** |
| 盲肠<br>阑尾<br>空肠下段 | 回肠 | 乙状结肠 |

**B**

图 39-1 ▲ 为了帮助精确腹部评估和记录体检结果,护士将患者腹部进行分区。A:象限法;B:九分法

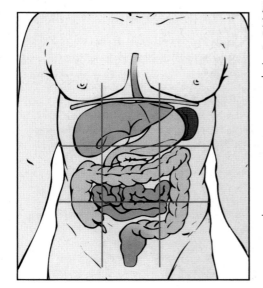

| 右季肋区 | 上腹部 | 左季肋区 |
|---|---|---|
| 胆囊炎 | 十二指肠或胃部溃疡 | 胸膜炎、下叶肺炎或气胸 |
| 肝炎 | 十二指肠炎或胃炎 | 心肌梗死或心绞痛 |
| 肝脏转移性疾病 | 胰腺炎 | 心包炎 |
| 胸膜炎、下叶肺炎或气胸 | 心绞痛心肌梗死 | 肾盂肾炎 |
| 充血性肝大 | 心包炎 | 肾绞痛 |
| 肾盂肾炎 | 肠胃炎 | 脾脏损害 |
| 肾绞痛 | 肠系膜血管栓塞或血栓 | |
| 十二指肠溃疡 | 小肠梗阻 | |
| **右腰区** | **脐区** | **左腰区** |
| 胰腺炎 | 阑尾炎 | 胰腺炎 |
| 肾盂肾炎 | 小肠梗阻 | 肾盂肾炎 |
| 肾绞痛 | 直肌血肿 | 肾绞痛 |
| 结肠梗阻或坏疽 | 肠胃炎 | 乙状结肠憩室炎 |
| | 脐疝 | 结肠梗阻或坏疽 |
| | 腹主动脉瘤 | |
| | 主动脉夹层 | |
| | 肠系膜栓子或血栓 | |
| **右腹股沟区** | **下腹部** | **左腹股沟区** |
| Meckel's憩室 | 直肌血肿 | 乙状结肠憩室炎 |
| 阑尾炎 | 输卵管炎 | 腹股沟疝 |
| 盲肠穿孔 | 异位妊娠 | 结肠梗阻或坏疽 |
| 腹股沟疝 | 输卵管卵巢蒂扭转 | 异位妊娠 |
| 结肠梗阻或坏疽 | 经期痛 | 半月线疝 |
| 异位妊娠 | 局部肠炎 | 局部肠炎 |
| 半月线疝 | 子宫内膜异位 | |
| 区域肠炎 | 腹主动脉瘤 | |

**图 39-2 ▲ 不同疼痛位置的常见原因**

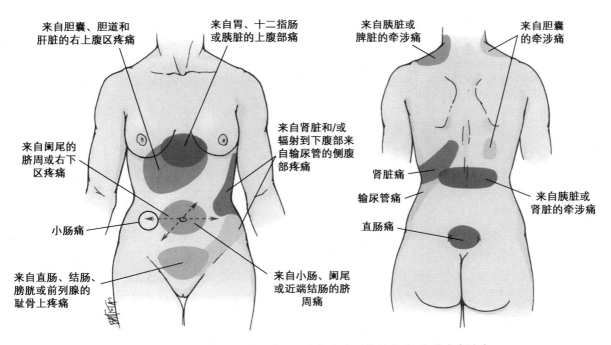

**图 39-3 ▲ 腹部疼痛的机制和来源。腹部疼痛可能是内脏、腹膜或牵涉痛**

化系统重点检查包括口腔、喉咙、腹部和直肠的评估,腹部评估包括肝、胆囊和胰腺。

## 口腔和咽喉

充足的营养与良好的口腔健康和口腔一般情况有关,任何上消化道(唇、口腔、牙齿、咽和食管)的疾病可妨碍营养的充分吸收。口腔状态改变可能影响食物摄取的种类和数量,以及食物与唾液酶混合的程度。食管问题同样可以对食物和液体的摄入产生不利的影响,危害患者的健康。

口腔检查包括视诊和触诊,设备有一个高亮光源、一个压舌板、一副检查手套和一个口罩(图39-4),护士应该跟患者解释检查过程。患者采取有利于检查的舒适的姿势,坐直是该检查的最佳姿势。

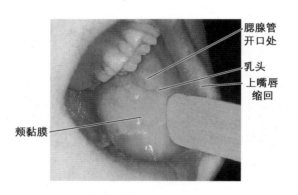

图 39-4 ▲ 口腔检查。(From Bickley L:Bates'Guide to Physical Examination and History Taking,10th ed. Philadelphia,PA:Lippincott Williams & Wilkins,2009,p 234.)

最基本的,需要观察嘴唇和下颌是否有异常的颜色、纹理、损伤、对称性和肿胀,同样触诊颞下颌关节的活动度、压痛和捻发音是有必要的。需将患者嘴唇收回以便充分观察。检查义齿是否合适并将其取出进行口腔检查也是必须的。护士应使用一个高亮光源检查所有的口腔内结构和颊黏膜(图39-4)。护士检查缺失、破损、松动的牙齿和龋齿,同时注意有无红肿、苍白、斑块、溃疡、瘀斑、出血和肿块。舌下的唾液池有助于判断有无脱水。进行腮腺和下颌管的触诊是必要的,护士戴手套触诊可疑区域,确认有无压痛或硬结。患者伸出舌头让护士检查舌头的运动对称性、肿胀、损伤或任何表面异常。用压舌板压低舌头,让患者说"啊"的同时,护士观察软腭和悬雍垂的运动性,这些结构应该呈对称性上抬。此时也是检查硬

腭、软腭、悬雍垂、扁桃体和咽后部(图39-5)的好时机。注意咽反射的减弱或消失,提示神经功能障碍和患者吸入风险增加的可能。当患者说"啊"时悬雍垂偏向一侧可能提示脑神经Ⅸ(舌咽神经)或脑神经Ⅹ(迷走神经)有病变。异常呼吸气味可能提示有严重的消化系统疾病,如食管癌;粪味呼吸气味可能提示有肠梗阻或肝衰竭,呼吸呈烂苹果味可能提示有糖尿病或饥饿性酮症酸中毒。表39-1回顾了口腔评估,包括正常和异常表现以及异常表现的可能原因。

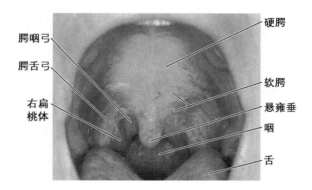

图 39-5 ▲ 口腔结构。(From Bickley L:Bates'Guide to Physical Examination and History Taking,10th ed. Philadelphia,PA:Lippincott Williams & Wilkins,2009,p 233.)

插管患者的口腔检查是很重要的,尽管气管插管可能会阻碍评估的视野。危重患者的口腔状况可快速变化,护士必须定期评估,尽早治疗并实施干预,防止并发症的发生。研究表明口咽微生物繁殖与实施机械通气有关,因此有必要及时评估是否存在分泌物、口腔气味及其改变。

证据显示,在床边使用合适的工具,综合的口腔护理措施和工作人员规范操作,可以减少呼吸机相关性肺炎(VAP)的发生率及相关费用,VAP带来的经济负担与医院成本增加、住院时间延长和工作量增加有关。

有鼻胃管、洗胃管或胃肠减压管的患者应保证密切观察,因为这些管子阻止了食管下括约肌的完全关闭,可能发生胃部反流,甚至反流至口咽,造成食管腐蚀性伤害,也可在口腔产生有毒气体,胃排空延迟也可能加重反流。

## 腹部

护士腹部检查时应注意着患者的舒适度(表

表 39-1　口腔评估

| 结构 | 正常 | 异常表现 | 可能原因 |
|---|---|---|---|
| 嘴唇 | 平滑、粉色、潮湿 | 干燥或破裂 | 发热疾病 |
| | | 不匀称、破裂、裂缝或流血 | |
| | | 青紫 | 唇炎 |
| | | 唇角裂缝 | |
| 舌 | 粉色、潮湿带有乳头状凸起 | 被覆或乳头缺失表面光泽(有或没有红色);水泡或破裂;味觉改变 | 感染 |
| | | 偏向一侧 | 脑神经XII(舌下神经)病变 |
| 唾液 | 含水分多 | 浓、黏稠或缺少 | |
| 黏膜 | 粉色、潮湿 | 无溃疡变红 | 感染 |
| | | 流血或不流血的溃疡 | 缺少营养 |
| | | 炎症 | 义齿不合 |
| | | 颊黏膜白斑病 | 癌前病变 |
| | | 苍白 | 缺氧 |
| | | 黏膜苍白 | 贫血 |
| | | 小区域白色组织 | 咀嚼时咬到或牙齿不规则表面慢性摩擦 |
| 牙龈 | 粉色、点状和坚硬 | 有或没有红色的水肿;自发性出血或因压力、悲伤出血 | 牙龈炎 |
| 牙齿或义齿 | 干净没有碎片 | 牙间有斑块或碎片;龈线或义齿承托区有斑块或碎片 | |
| | | 牙痛、牙肿 | |
| | | 牙齿器具不合适 | |
| | | 牙齿缺失或损坏,口腔咬合不正,牙缘磨损或磨平 | 磨牙症 |
| 声音 | 正常 | 过低或刺耳,难以说话或说话疼痛 | 声带麻痹 |
| 喉咙 | 正常 | 吞咽困难或无法吞咽,嗓子痛 | 癌性改变 |
| 腺体 | 触诊不清 | 炎症和肿胀 | 结石或囊肿 |

表 39-2　腹部异常表现

| 表现 | 特征 | 可能原因 |
|---|---|---|
| 腹部轮廓 | 凹陷(舟状) | 营养不良 |
| | 膨隆 | 肿瘤、液体过多(腹水、穿孔)气体聚集、严重营养不良 |
| 皮肤异常 | 陈旧瘢痕周围膨胀 | 切口疝 |
| | | 肥胖、怀孕、库欣综合征(紫色条纹) |
| | 粉色或蓝色 | 近期产生皮肤条纹 |
| | 白色或银色 | 陈旧皮肤条纹 |
| | 紧张、发亮 | 腹水 |
| | 变宽、血管扭曲 | 下腔静脉回流障碍 |
| 脐 | 外露 | 腹腔压力增大 |
| | 脐周蓝色瘀斑(Cullen 征) | 腹腔出血、胰腺炎、异位妊娠 |
| | 明显膨胀的结节(Sister Mary Joseph 结节) | 可能预示骨盆或消化道肿瘤转移 |
| 蠕动波 | 强 | 肠梗阻 |
| 腹部大动脉搏动 | 明显而有声 | 增强腹腔压力(来自肿瘤或腹水) |
| 墨菲征 | 呼吸停止时触诊肝下缘疼痛剧烈 | 胆囊炎 |
| 格雷特纳征 | 侧面瘀斑 | 腹腔出血,胰腺炎出血 |
| Blumberg 征 | 反跳痛 | 腹膜刺激征,腹膜或阑尾穿孔 |
| 髂腰肌 | 抬高右脚对抗张力导致右上区疼痛 | 腰大肌发炎导致阑尾发炎或穿孔 |
| 闭孔肌 | 臀部右腿旋转导致腹部疼痛(内旋或外旋) | 阑尾发炎或穿孔 |

39-2),患者在检查前应该排空膀胱,或留置导尿管。首选取仰卧位,双臂放下,膝盖稍弯曲,因为这一体位可以减轻腹壁张力。悬起衣服暴露腹部,注意保护患者隐私。这是进行腹部检查的理想状态,但在危重患者中并不严格要求。护士必须立即进行评估并对个别患者进行优先处理,如果患者出现任何或剧烈疼痛,可能需要重新检查。同样,如果检查增加了不适或疼痛程度,则停止检查。

腹部检查的顺序是视诊、听诊、叩诊和触诊,听诊应在叩诊和触诊之前,因为叩诊和触诊可引起肠鸣音的频率和质量,同样如果先触诊疼痛区域,可能引起患者腹部肌肉紧张,使得听诊困难或无法进行。

腹部通常被相交于脐的虚构的线分为四个象限,右上、右下、左上、左下象限。另一种分法是将腹部分成九个区,图39-1显示了腹部器官以及他们在这两种腹部分区的关系,图39-3显示了腹部不同位置疼痛的常见原因。

## 视诊

视诊开始时护士站在患者床边脚侧,观察腹部对称性,查看可见包块和搏动。观察腹部皮肤的紧张度、光泽、任何部位的颜色改变、皮疹、条纹(由快速或长时间的皮肤拉伸导致的线条)、瘀点、瘀斑(出血引起的红色或紫色斑点)、损伤、瘢痕和静脉曲张。然后移至患者身侧,视线与腹部齐平

注意观察腹部大小、形状、不对称性、呼吸、蠕动和血管搏动引起的运动以及过度运动。还需检查脐的位置、轮廓和颜色(图39-6)。上腹区正常可见明显的主动脉搏动,偏瘦的人股动脉搏动是可见的,当怀疑有腹水或腹腔出血时,护士应该测量腹围。在每天同一时间测量腹围,最好是在晨尿排出后,卧床不起或留置导尿管的患者每天在特定时间测量。ICU中的患者通常是仰卧,将卷尺绕过患者身下绕至脐部,用固定单位记录长度(厘米),以后都在同一位置进行测量。可以在腹部用笔标记,以帮助识别正确的位置。

## 听诊

听诊可提供关于肠道运动和腹壁下方血管及器官的信息,当听诊四个象限时,护士轻压听诊器上的膜片,从脐下至脐右侧,有顺序地检查四个象限。为了防止腹部肌肉收缩影响听诊,护士在改变听诊位置时应将听诊器完全提起离开腹壁。通常空气和液体通过肠道产生会不规则的轻柔的水泡声,常伴轻击和汩汩声,约每5~15秒一次。结肠音的音调更低,伴有隆隆音。当患者饥饿时,由于蠕动过速产生"咕噜咕噜的胃"称为肠鸣音,高音调、急速、大声和汩汩声是肠鸣音亢进的表现,可能在饥饿患者身上发生。高音调的叮当声和急促的高音声伴腹壁痉挛通常预示梗阻。肠鸣音每分钟一次或更少称为肠鸣音减弱,通常发生在肠道手术后或结肠道充满粪便时,肠鸣音消失可能

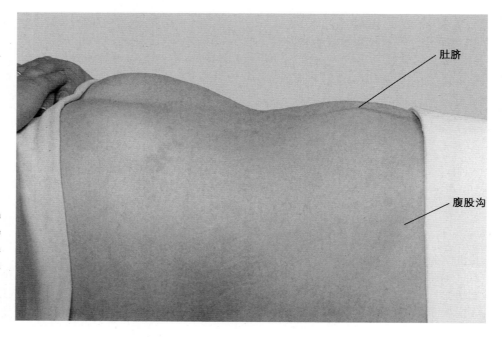

图39-6 ▲腹部视诊。(From Bickley L:Bates' Guide to Physical Examination and History Taking,10th ed. Philadelphia,PA: Lippincott Williams & Wilkins,2009,p 435.)

肚脐

腹股沟

与腹膜炎或麻痹性肠梗阻有关。

　　腹壁水肿时,听诊后听诊器的压痕仍会留在腹壁上。护士用听诊器置于腹主动脉、肾动脉和股动脉上方听血管杂音,图 39-7 介绍了腹部血管杂音的听诊位置。如果护士听到一个杂音(连续的咕噜声或嗡嗡声),就不要进行后续的叩诊和触诊。如果这个杂音是新发现的,则有必要通知医师,表 39-3 描述了异常的腹部声音。

## 叩诊

　　护士在腹部四个象限轻轻叩诊,听诊鼓音和浊音的位置和分布(图 39-8A)。叩诊可以顺时针方向或在腹部上下方向进行(图 39-8B,图 39-8C)。腹部叩诊有助于识别腹部空气、气体和液体,

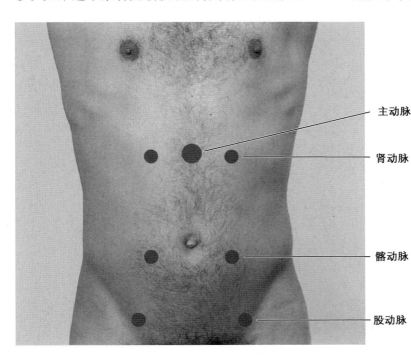

主动脉

肾动脉

髂动脉

股动脉

图 39-7 ▲ 血管音听诊区。(From Bickley L:Bates'Guide to Physical Examination and History Taking,10th ed. Philadelphia, PA:Lippincott Williams & Wilkins,2009, p 436.)

表 39-3　反常的腹部声音

| 声音和描述 | 位置 | 声音 | 可能原因 |
|---|---|---|---|
| 肠鸣音 | 四个象限 | 与饥饿无关的肠鸣音减弱 | 腹泻或肠梗阻早期 |
| | | 肠鸣音减弱、然后消失、高调叮当声 | 麻痹性肠梗阻或腹膜炎 肠道内空气和液体在膨胀的肠腔内压力过大,肠梗阻早期 |
| | | 高尖的激流声伴腹部痉挛 | 肠梗阻 |
| | | 极度活跃、延长的声音(腹鸣) | 饥饿,肠胃炎 |
| | | 在四个象限中肠鸣音消失大于 5min | 肠运动功能的暂时丧失,常伴肠梗阻 |
| 收缩期杂音(类似心脏杂音的喷气样血管杂音) | 腹主动脉 肾动脉 髂动脉 | 局部动脉阻碍或血流激增 | 夹层腹主动脉瘤 肾动脉狭窄 肝大 |
| 静脉杂音(血液通过血管丰富的较大器官如肝脏,产生的连续的、中间拔高音调的声音) | 上腹区和脐区 | 门静脉系统和体静脉系统之间侧支循环增强 | 肝硬化 |
| 摩擦音(像两片砂纸在一起摩擦产生的尖锐刺耳的声音) | 肝区 | 脏腹膜炎症 | 肝肿块 |

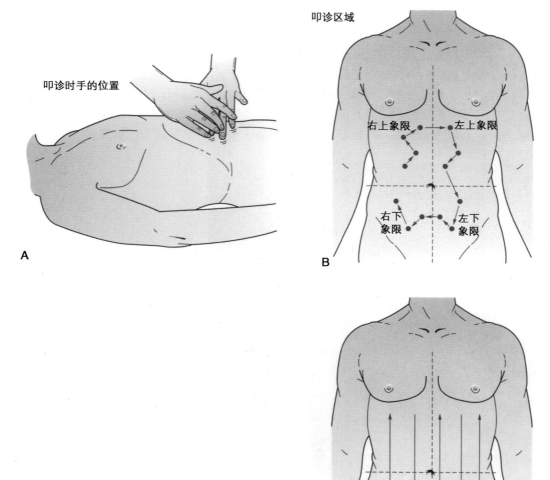

图 39-8 ▲ 腹部触诊。腹部系统叩诊,从右上象限开始顺时针移动到每个叩诊区,如果患者在叩诊某一区时主诉疼痛,则调整叩诊顺序,将这一象限放到最后叩诊。右手手指快速移动,以防抑制震动,腹部叩诊可顺时针或在腹部上下移动进行

并辅助确定腹部器官的大小和位置。叩诊声取决于此处腹壁下结构的密度,在实质器官(如肝脏)、充满粪便的结肠、腹部包块或胸腔积液时是浊音。在胃、积气的肠道上方是鼓音。为了确定肝脏的大小,护士沿着右锁骨中线叩诊(图 39-9A),一种方法是从髂嵴开始向上,标记鼓音开始变浊音的点。从锁骨向下叩诊是必需的,肋骨的钝音不要被误听为肝上缘,在标记肝上缘后,护士用厘米尺测量出标记点间的距离,正常肝在锁骨中线上高约 6~12cm(图 39-9B)。

危重患者应推迟叩诊,尤其在有腹部紧张时,护士不应在患者感觉到疼痛的区域进行叩诊。对疑有阑尾炎、腹部动脉瘤、多囊肾或进行腹部器官移植的患者禁忌进行腹部叩诊或触诊,以防止器官或动脉瘤破裂。

## 触诊

腹部触诊是为了了解腹壁特点,包括器官大小、状态和硬度,腹部包块,腹部疼痛、位置和程度。腹部触诊包括浅触诊、深触诊和冲击触诊。

首先进行浅触诊,确认肌紧张程度和压痛范围(图 39-10),指尖施加压力于腹壁,使下陷 1cm。注意皮肤温度、肌紧张、压痛部位及包块。股动脉进行双侧触诊。为了确保患者合作及肌肉放松,应将有症状的区域放到最后进行触诊。

当存在疾病时,触诊可能导致躯体或器官疼痛,躯体痛具有局限性,反映皮肤、筋膜或腹部表面的炎症反应。腹部肌紧张会伴随着躯体痛,器官疼痛本质上是内脏疼痛,通常呈钝痛、定位不

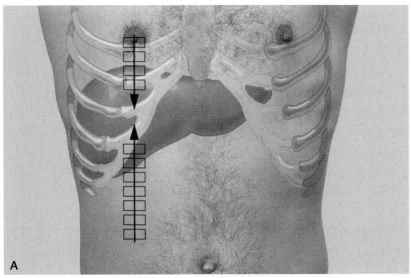

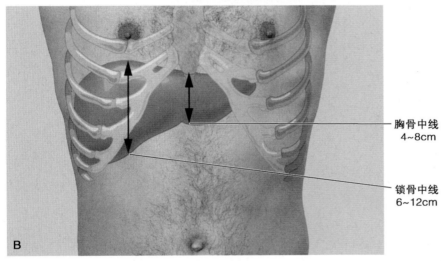

胸骨中线
4~8cm

锁骨中线
6~12cm

**图 39-9** ▲ 肝脏叩诊。A：在锁骨中线确定肝浊音下界，再确定肝浊音界上界；B：测量肝浊音下界和肝浊音上界之间的距离，被视为垂直肝浊音界

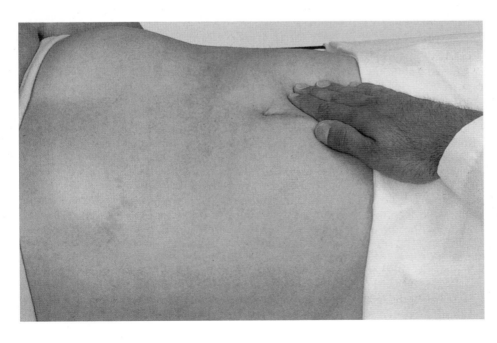

**图 39-10** ▲ 浅触诊。(From Bickley L：Bates'Guide to Physical Examination and History Taking，10th ed. Philadelphia，PA：Lippincott Williams & Wilkins，2009，p 438.)

准、感觉模糊的特点。

深触诊用于定位腹部器官（脾大、肝缘、肾右极，肾左极通常触不到）以及大的包块（图 39-11），指尖下压腹壁约 7.5cm，上腹部区可以触到主动脉（图 39-12）。如护士轻触发现一个区域存在压痛，必须检查反跳痛，用一个手指深触后迅速离开。反跳痛通常预示腹内病变导致的腹膜炎症，如器官炎症、感染、脓肿形成或肠穿孔（肠内容物进入腹腔）。如果护士触到一个包块，应注意其位置、大小、形状、硬度、边界类型、压痛程度、是否存在搏动，以及活动度（固定或移动）。

护士站在患者右侧触诊脾脏，绕过患者腹部上方，左手放在患者肋骨后部，轻轻向上提拉，右手在左肋缘下方，手指指向头侧。让患者吸气同时护士右手向内向上压，左手提供支撑（图 39-13）。

当一只手放在第 11 肋骨下方，另一只手放在腹部肝浊音界，肝脏触诊就会非常容易（图 39-14）。腹部的手指向上提起器官，上方的手向下压再向上去触诊肝下缘，肝的边缘应该是坚固光滑的，触及增大的、结节状的或不规则形状的肝脏应该及时汇报。

冲击触诊是用指尖轻而快地冲陷腹壁。冲击触诊用于引起腹部肌肉抵抗、深触诊忽略的反跳痛，或可移动包块的运动或反跳。有腹水的患者，需要进行冲击触诊，必须快速深压手指，然后迅速移开，保持指尖接触腹壁。下方器官的任何运动或可移动包块可被指尖感知。

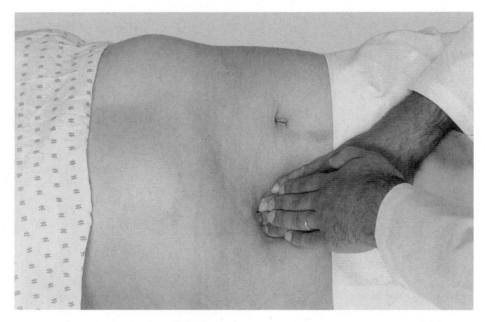

**图 39-11** ▲ 双手深触诊。(From Bickley L: Bates'Guide to Physical Examination and History Taking, 10th ed. Philadelphia, PA: Lippincott Williams & Wilkins, 2009, p 439.)

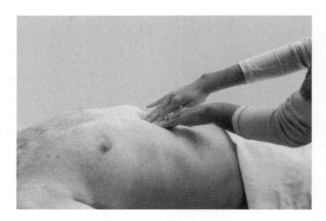

**图 39-12** ▲ 主动脉触诊。(From Weber J, Kelley J: Health Assessment in Nursing, 4th ed. Philadelphia, PA: Wolters Kluwer Health, 2010, p 436.)

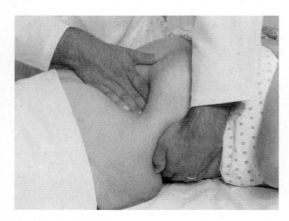

**图 39-13** ▲ 脾脏触诊。(From Weber J, Kelley J: Health Assessment in Nursing, 4th ed. Philadelphia, PA: Wolters Kluwer Health, 2010, p 436.)

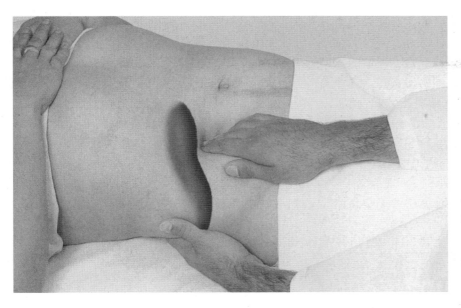

**图 39-14** ▲ 双手肝脏触诊技术。(From Bickley L:Bates'Guide to Physical Examination and History Taking,10th ed. Philadelphia,PA:Lippincott Williams & Wilkins,2009,p 441.)

## 肛门和直肠

肛门评估包括视诊和触诊,肛周皮肤一般比周围皮肤颜色要深,护士应该查看是否有炎症、损伤、皮肤脱垂或疣、明显开裂及痔疮。戴润滑良好的手套进行指检触诊,检查是否有外翻、结节、压痛、不规则和粪便嵌顿。某些疾病或治疗如制动、胃肠道吸收的受限或没有胃肠道摄入、阿片类药物或肠蠕动减弱可能导致排便形态改变。便秘可能使其加重,如不处理可导致粪便嵌顿。预防和治疗任何患者的便秘或粪便嵌顿,精确的护理评估至关重要。

评估肛门括约肌紧张度,必须将进入肛门检查的手指戴上手套并充分润滑。护士要求能够配合的患者缩紧外括约肌包绕手指,然后评估紧张度;正常情况下应该缩紧,甚至向内施展压力,感觉平滑且患者没有任何不适。括约肌松弛可能是由于神经功能缺陷。括约肌过度紧张可能是由于瘢痕、裂开或其他损伤导致的痉挛、炎症或检查引起的紧张。手指插入地更深可以触诊到直肠壁,评估直肠壁是否有结节、包块、不规则、息肉或压痛,直肠壁应该是光滑、对称且连续的。

## ▲ 营养评估

为 ICU 患者提供充足的营养可以改善预后,而营养不良会增加危重患者的发病率和死亡率。

消化系统并发症是危重患者地营养需求不达标的主要原因之一。危重患者的营养支持应该尽早开始。优先选择肠内营养,但大多数危重护理患者有营养不良的风险,所以有必要同时提供肠外营养。

危重患者的营养状况随时可能持续下降,从最佳的营养状态到营养不良。导致危重患者饮食摄入不足,可能是由于疾病或导致住院的疾病,尤其是消化系统疾病。此外,治疗对消化系统的损伤、减少机体对营养的吸收也会引起摄入不足。最佳的营养摄入能提供足够的能量并防止疾病并发症的发生。

护士在评估其所护理患者的营养状况中发挥重要作用。特定的症状和体征可以提示可能的营养不良,因其具有特征性从而易于发现。相反,液体改变,如水肿或积液,可能掩盖蛋白质和脂肪流失。事实上营养失调是微妙的且往往是非特异性的,从而使评估变得很重要。

患者的营养评估是对其营养状态的全面综合评估,而营养筛查是为了发现存在营养不良风险或已经处于营养不良状态的患者。筛查 ICU 中的营养不良情况对正确判断患者的预后很关键。营养不良的患者与营养正常的患者相比,通常住院时间更长,发病率和死亡率更高,花费更多。

护理 ICU 患者的护士对筛查患者的营养缺陷或需要是至关重要的。护士通过提供营养支持的信息、完成营养风险评估,协助完成常规的营养评估。连续测量体重可能是最重要的营养状况指标,也是护士最常进行的评估。

首次营养评估可能仅从患者的状态获得粗略的数据。注册营养师、营养学家或一个营养支持团队可进行更为全面地营养评估。营养评估的参数包括人体测量、实验室检查、体格检查和饮食评价。人体测量包括身高、体重、体重指数、三角肌处皮褶厚度、上臂和手臂肌肉围。表39-4列出了评价营养状况的实验室检查，表39-5列出了体格检查及其在营养失调中的意义。

饮食评价可向前回顾24小时，呈现前24小时摄入的食物和饮料。然而这个方法可能会高估或低估患者通常的卡路里摄入，因为患者的回忆可能无法反映长期的饮食习惯。护士通过让患者回忆他/她通常的日饮食模式来评定摄取食物的质量和重量，这一方法提供了更多的饮食模式信息，提高了回顾长期饮食习惯的准确性。必须考虑患者过去或目前摄入食物的模式，或两者兼有，如素食或犹太饮食文化背景和社会环境。还要特别考虑老年患者、与年龄相关的系统变化可能会影响饮食摄入和充足营养的维持（表框39-2）。

表 39-4　用于评估营养状况的实验室检查

| 检查 | 正常表现 | 临床和护理的意义 |
|---|---|---|
| 血红蛋白 | 男：13~18g/dl | 红细胞的主要成分，用于运输氧气，标志血液的载铁能力 |
| | 女：12~16g/dl | 有助于明确贫血、蛋白质缺乏、缺血过多、水合作用状态 |
| | | 脱水时升高，水分过多时降低 |
| 红细胞容积 | 男：40%~52% | 表示红细胞体积 |
| | 女：36%~48% | 过度水合、失血、饮食摄入铁、蛋白质、特定维生素过少 |
| 白蛋白 | 3.5~5.5g/dl | 评定体内蛋白质水平，需要功能性肝细胞 |
| | | 随蛋白质缺乏而降低，继发于烧伤、营养不良、肝/肾疾病、心脏病、主要手术、感染、癌症的血液丧失 |
| | | 随脱水而升高 |
| 总蛋白 | 6~8g/dl | 随过度水合、营养不良、肝脏疾病而降低 |
| 前白蛋白 | 15~30mg/dl | 为甲状腺素（$T_4$）运输蛋白 |
| | | 短半衰期使得它在蛋白质储存中的变化比白蛋白更敏感 |
| | | 病危或慢性疾病的营养不良时会减少 |
| 载铁蛋白 | 200~400mg/dl | 为铁转运蛋白质，在肝脏内合成，比白蛋白半衰期短，反映当前的蛋白状况，是内脏蛋白质储存的更敏感指标 |
| | | 在怀孕或缺铁时升高 |
| | | 急性或慢性感染、肝硬化、肾病、癌症时降低 |
| 视黄醇结合蛋白 | 3~6mg/dl | 由于半衰期短而在营养消耗的过程中迅速发生变化 |
| | | 过度水合和肝病时降低 |
| 淋巴细胞总计数 | >2 000mm³ | 免疫能力指标 |
| | | 轻：1 200~2 000mm³ |
| | | 中：800~1 199mm³ |
| | | 重：<800mm³ |
| | | 当没有其他明显因素时可能预示着营养不良，可能提示感染、白血病或组织坏死 |

表 39-5　营养失调的体格检查

| 身体系统或部位 | 症状或体征 | 原因 |
|---|---|---|
| 一般情况 | 乏力、疲劳和体重减轻 | 贫血或电解质紊乱,卡路里摄入减少,卡路里消耗增加,或营养摄入或吸收不充分 |
| 皮肤、头发和指甲 | 皮肤干、薄 | 维生素 A、维生素 B 复合,或亚麻油酸缺乏 |
| | 皮肤肿胀、干燥 | 脱水 |
| | 皮肤粗糙、鳞片状并有肿块 | 维生素 A 缺乏 |
| | 瘀点或瘀斑 | 维生素 C 或维生素 K 缺乏 |
| | 无法治愈的疼痛 | 蛋白质、维生素 C 或锌缺乏 |
| | 头发稀少干枯 | 蛋白质缺乏 |
| | 勺型、易碎、指甲尖硬 | 铁缺乏 |
| 眼睛 | 夜盲、角膜肿胀、软化或干燥,Bitot's 点(结膜上灰色三角形斑块) | 维生素 A 缺乏 |
| | 红色结膜 | 核黄素缺乏 |
| 咽喉和口腔 | 嘴角裂缝 | 核黄素或烟酸缺乏 |
| | 舌头紫红 | 核黄素缺乏 |
| | 牛肉样、红色舌头 | 维生素 $B_{12}$ 缺乏 |
| | 牙龈软、呈海绵状、流血 | 维生素 C 缺乏 |
| | 颈部肿胀(甲状腺肿) | 碘缺乏 |
| 心血管 | 水肿 | 蛋白质缺乏 |
| | 心动过速,低血压 | 容量不足 |
| 胃肠 | 腹水 | 蛋白质缺乏 |
| 肌骨骼 | 骨痛,弓形腿 | 维生素 D 和钙缺乏 |
| | 肌肉萎缩 | 蛋白质、碳水化合物和脂肪缺乏 |
| 神经 | 精神状态改变 | 脱水,硫胺素或维生素 $B_{12}$ 缺乏 |
| | 感觉异常 | 维生素 $B_{12}$、吡哆醇或硫胺素缺乏 |

---

**表框 39-2　老年患者注意事项**

**与年龄相关的胃肠道改变**

**口腔和咽**
- 牙齿损坏、缺失或腐烂
- 味蕾退化
- 唾液产生减少
- 唾液中的唾液淀粉酶和淀粉酶减少

**食管**
- 运动和排空减少
- 咽反射减弱
- 食管下段括约肌的静息张力减弱

**胃**
- 伴随胃黏膜表面变性和萎缩,盐酸分泌减少
- 胃酸和大多数消化酶的分泌减少
- 蠕动和排空减退

**小肠**
- 肌肉和黏膜表面萎缩
- 绒毛和上皮细胞稀疏

**大肠**
- 黏膜分泌减少
- 直肠壁弹性减小
- 肛门内括约肌变松

筛查工具可用于 ICU 的营养风险评估和营养治疗计划,当患者病危时,往往需要从患者的家庭成员或其他重要的人中获取这些信息。

目前已形成大量快速有效的筛查工具,用于评估危重患者营养不良的风险及状态。营养主观整体评估法(SGA)是简单可靠的营养评估工具,可用来预测危重患者的预后(图 39-15),已被用于多种环境中的营养评价。

影响营养状况的一个重要因素是氮平衡,它是反映机体摄入或排出蛋白质的敏感指标。当氮摄入等于氮排出时(尿、粪和汗水),人体处于氮平衡中。氮平衡是健康的体征。正氮平衡为氮摄入超过氮排出,表明组织的生长,如在术后恢复和坏死组织修复时出现;负氮平衡表明组织分解快于生成。如果没有足够的蛋白质摄入,机体将蛋白质转化为葡萄糖作为能源,这种情况存在于发热、饥饿、手术、烧伤和消耗性疾病。患者在负氮平衡时出现营养不良,影响伤口愈合,增加感染的可能性,会增加并发症发生的可能,延长住院以及卧床时间。

（通过检查标准挑选适当的范畴，或在有 # 的地方记录数值）

A. **病史**

1. 体重改变

过去 6 个月总共减轻：总共 =#_____ kg；减少 %=#_____

过去 2 周的改变_____增加，

_____不变，

_____减少。

2. 饮食摄入改变（与通常相比）

_____不变

_____改变_____持续 =#_____周

_____类型：_____未达最佳标准固体饮食，_____完全流食，

_____低热量流食，_____饥饿。

3. 胃肠症状（持续大于 2 周）

_____没有，_____恶心，_____呕吐，_____腹泻，_____厌食。

4. 功能性容积

_____没有功能障碍（如全容积）

_____功能障碍_____持续 =#_____周。

_____类型：_____以非最佳状态运行，

_____活动，

_____卧床。

5. 疾病及相关的营养需求

主要诊断（详细说明）_____

_____

代谢需求（压力）：_____没有压力，_____低压力，

_____适度压力，_____高压力。

B. **身体**（每个详细说明：0= 正常，1+= 轻度，2+= 中等，3+= 严重）

#_____皮下脂肪减少（三头肌、胸部）

#_____肌肉萎缩（四头肌、三角肌）

#_____脚踝水肿

#_____骶骨水肿

#_____腹水

C. **营养主观整体评估法**（选一项）

_____A= 营养良好

_____B= 中度营养不良（或有可能）

_____C= 严重营养不良

**图 39-15** ▲ 营养主观整体评估法（SGA）用于评估营养状况。最终 SGA 评定是基于专科项目的诊断不是一个特定数字。（Reprinted from the American Society for Parenteral and Enteral Nutrition（ASPEN）:J Parenter Enter Nutr 11（1）:8–13,1987. ASPEN does not endorse the use of this material in any form other than its entirety.）

营养评估指导营养处方，并有助于进一步干预。当禁止经口进食超过一周时应采取肠内或肠外营养，如果患者的消化道有功能，可选择鼻饲，如果患者的消化道没有功能，可选择肠外营养进行营养治疗。营养治疗的方案由患者的基础营养状况、疾病状况、治疗带来的营养不良的风险及治疗的预期反应决定。

## ▲ 实验室检查

由于口腔是消化道唯一的可见部分，因此消化道其他部分的评价需要把病史和体格检查数据与实验室检查和诊断学检查结果结合起来进行，许多实验室检查可以帮助诊断危重患者消化系统和腹部疾病，包括血清电解质、代谢最终产物、酶、蛋白质及血液学参数。

## 与肝功能有关的实验室检查

肝脏具有许多功能，最具特点的是产生和分泌胆汁，分解蛋白质和脂肪，降解许多物质的毒性，产生凝血因子和酶。表 39-6 总结了与肝功能有关的一般实验室检查。

单个实验室检查或许多实验室检查中的一个指标不能准确地评价一个器官的功能，实验室检查的一系列指标组合起来提供了一个更精确的描绘。如一个患者的肝酶和胆红素水平提高，但碱性磷酸酶（AP）水平正常，这通常表明肝细胞损伤，如肝炎或肝硬化。如果肝酶水平在正常范围内，而胆红素和碱性磷酸酶水平提高，则预示着肝外胆道梗阻，如胰腺癌引起的远端胆总管梗阻或

表 39-6　用于评估肝功能的实验室检查

| 检查 | 正常值 | 临床和护理的意义 |
|---|---|---|
| **胆汁形成和分泌** | | |
| 血清胆红素 | | |
| 直接（结合）—可溶于水 | 0~5.1mmol/L | 胆和肝疾病时异常，造成临床黄疸 |
| 间接（非结合）—不可溶于水 | 0~14mmol/L | 溶血及摄取和结合的功能性紊乱时异常 |
| 尿胆红素 | 0 | 尿成红褐色，摇动时产生黄色泡沫，用胆红素试验表或试纸可确认；如果患者服用非那吡啶（马洛芬），结果可呈假阳性。 |
| 尿胆素原 | | 肝硬化、胆道感染引起的胆道阻塞、出血、肝细胞毒性时增加；非胆道感染引起的胆道阻碍，肝细胞损害和肾功能不全时减少 |
| 尿中尿胆原 | 高达 0.09~4.23mmol/24h | 午餐后 24h 收集尿标本，必须放在深棕色的容器中，立即送到实验室，防止分解 |
| 粪尿胆素原 | 高达 0.068~0.34mmol/24h | |
| **蛋白质检查** | | |
| 白蛋白 | 35~55g/L | 肝硬化、慢性肝炎时减少 |
| 球蛋白 | 15~30g/L | 肝硬化、慢性梗阻性黄疸和病毒性肝炎时增加 |
| 白蛋白 / 球蛋白比率 | 1.5/1~2.5/1 | 慢性肝炎或其他慢性肝疾病时比例倒转 |
| 血清总蛋白 | 60~80g/L | 个体蛋白质测量比总蛋白测量更有意义 |
| 转铁蛋白 | 220~400mcg/dl | 肝硬化、肝炎、恶性肿瘤时减少；严重缺铁性贫血时增加 |
| 凝血酶原时间（PT）或国际规范化比率 | 11.0~14.0s 或 100% 控制在 0.8~1.2 | 肝疾病中摄入维生素 K 不能将延长的 PT 恢复正常，然而脂肪或脂溶性维生素摄入异常导致的 PT 延长将在摄入维生素 K 后恢复正常 |
| 部分凝血活酶时间 | 25.0~36.0s | 严重肝疾病或肝素或其他抗凝药治疗时增加 |
| 甲胎蛋白（AFP） | 6~20ng/ml | 原发性肝细胞癌时升高 |
| **脂肪代谢** | | |
| 胆固醇 | <200mg/dl（成人） | 实质性肝疾病时减少，胆道梗阻时增加 |
| 高密度脂蛋白 | | |
| 男 | 35~70mg/dl | |
| 女 | 35~85mg/dl | |
| 低密度脂蛋白 | <130mg/dl | |
| 极低密度脂蛋白 | 25%~50% | |
| **肝脏解毒** | | |
| 血清碱性磷酸酶（AP） | 30℃，20~90U/L | 梗阻性黄疸，肝内胆汁淤积，肝转移或肉芽肿时一般升高到正常值的三倍；成骨细胞疾病、Paget's 疾病和甲状旁腺功能亢进时也会升高 |
| 氨 | 15~49mcg/dl | 升高表明肝细胞损害（肝脏可将氨转化为尿素） |
| **酶生成** | | |
| 天冬氨酸转氨酶 | 8~20U/L | 任何升高可表明肝细胞损害 |
| 丙氨酸转氨酶 | 10~32U/L | 任何升高可表明肝细胞损害 |
| 乳酸酶 | 200~500U/L | 任何升高可表明肝细胞损害 |
| γ- 谷氨酸转化酶（GGT） | 30℃时 0~30U/L | 任何 GGT 升高伴随 AP 提高通常提示胆道疾病，对慢性肝脏疾病诊断有帮助 |

腹腔镜胆囊切除术意外引起的胆总管闭塞。

产生这些酶。

胰腺产生胰岛素和胰高血糖素,是调节血清葡萄糖水平的激素,胰腺功能受损或肿瘤的存在可能影响这些激素的产生。需要密切监测血糖水平,血清和尿中葡萄糖水平的升高可对机体的多个系统产生层叠效应,反过来影响患者的整体状态。

## 与胰腺功能有关的实验室检查

表 39-7 列出了与胰腺功能有关的血清实验室检查,淀粉酶和脂肪酶是胰腺分泌的消化酶,血清淀粉酶可在胰腺、腮腺、小肠、肝脏和输卵管中被发现,脂肪酶基本在胰腺中。当急性胰腺炎时,血清淀粉酶和脂肪酶可升至正常水平的四到六倍,而在慢性胰腺炎中,血清淀粉酶和脂肪酶水平可能正常或远低于正常水平,因为胰腺已经不再

## 其他实验室检查

表 39-8 提供了用来评估消化系统功能紊乱的实验室检查的相关信息。

表 39-7　用于评估胰腺功能的实验室检查

| 检查 | 正常值 | 临床和护理的意义 |
|---|---|---|
| 血清淀粉酶 | 25~125U/L | 急性胰腺炎时,起病后 4~8h 血清水平达到峰值,然后在 48~72h 内回到正常值,低水平通常预示胰腺功能不全 |
| 尿淀粉酶 | 2h:2~34U<br>24h:24~408U | 尿液中的数值落后于血清 6~10h 低水平通常预示胰腺功能不全 |
| 血清脂肪酶 | 10~40U/L(成人) | 只在胰腺炎时升高,在急性胰腺炎和胰管阻塞时可显著升高,在淀粉酶回到基线后仍然处于高水平 |
| 血清葡萄糖 | 65~110mg/dl(禁食时) | 在获取样本前患者必须禁食 12h |
| 血清甘油三酯 | 50~250mg/dl | 在获取样本前患者必须禁食 12h,在酒精肝、肝硬化、糖尿病(未经治疗的)、高蛋白质饮食、高脂蛋白血症和高血压时升高,在饮养不良、剧烈运动后水平降低 |
| 总血清钙 | 8.2~10.2mg/dl | 肝癌、胰腺癌和其他脏器癌症时总血清钙升高 |
| 游离钙 | 4.65~5.28mg/dl | 在追踪疾病过程时有用,如癌症和急性胰腺炎 |
| 粪便脂肪含量 | 2~5g/24h | 粪便中含有 >6g/24h 脂肪提示身体吸收食物的能力降低;主要是胰腺外分泌功能减弱,如慢性胰腺炎 |

表 39-8　诊断消化系统功能紊乱的其他实验室检查

| 检查 | 正常值 | 临床和护理的意义 |
|---|---|---|
| **粪便标本** | | |
| 隐血 | 无 | 阳性预示恶性可能 |
| 脂肪 | 2~5g/24h | 怀疑吸收不良综合征或胰腺功能不足时,进行脂肪泻筛查实验 |
| 虫卵和寄生虫 | 无 | 阳性预示感染 |
| 脓 | 无 | 脓出现可能预示着溃疡性结肠炎、脓肿、直肠或肛裂 |
| 病原体 | 无 | 常见病原体有沙门氏菌(伤寒热),志贺氏杆菌(痢疾)、霍乱弧菌(霍乱)、鼠疫耶尔森菌(小肠结肠炎)、大肠杆菌和气单胞菌(肠胃炎)、金黄色葡萄球菌、肉毒梭菌和产气荚膜梭菌(食物中毒) |
| 尿素呼气试验 | 阴性 | 检测幽门螺杆菌 |
| 氢呼气试验 | 阴性 | 确定结肠产生后并入血液通过呼吸排出的氢的量;帮助诊断肠道和短肠综合征中细菌的过度生长 |

## ▲ 诊断性检查

护士应为危重患者的诊断性检查做好准备,协调时间。护士通过解释检查如何实施和可能产生的结果,为患者和 / 或家属做好准备。另外护士应解释做这项检查,需要其知情同意,并回答患者或其家属关于检查的任何疑问。表 39-9 总结了评估消化道的诊断性检查,可分为两个类型,侵入性和非侵入性。

表 39-9　用于评估消化道的诊断学检查

| 检查 | 描述 | 适应证 | 侵入性 | 准备 | 对比 |
|---|---|---|---|---|---|
| 腹部"平片" | 一种放射学检查,可显示为一个可视性平面,显示器官大小、位置、完整性和胃、小肠和结肠内正常气体状态 | 帮助诊断肠梗阻、器官破裂、包块、异物,异常液体或气体(石头、骨骼、气体、包块) | 非侵入性 | 无 | 否 |
| 上消化造影(钡餐) | 一种放射学检查,可形象地显示食管、胃和十二指肠;钡剂可提高图像质量,双重造影检查应先给予钡剂,然后给予透射线物质,如空气,以帮助钡剂更加充分地覆盖胃肠黏膜,使得成像更清楚 | 帮助诊断食管裂孔疝、溃疡、肿瘤、异物内部梗阻 | 非侵入性 | 禁食 | 是 |
| 包括小肠的上消化道造影 | 一种放射性检查,用于显示空肠、回肠和盲肠 | 帮助诊断肿瘤、克罗恩病、Meckel 憩室 | 非侵入性 | 禁食 | 是 |
| 肠道造影 | 一种放射性检查,用于显示整个小肠,持续向充满钡硫酸盐悬浮液与甲基纤维素的小肠中灌注(使用胃十二指肠管)空气,直至充满小肠环,再充满肠循环,间隔拍片获取空肠和回肠活动进程,并对比影响 | 帮助诊断肠局部梗阻或憩室 | 侵入性 | 禁食 | 是 |
| 钡剂灌肠 | 一种放射性检查,可用于显示结肠的钡增强图像,空气可在钡剂之后注入,以提供双重造影检查 | 帮助诊断息肉、肿瘤、瘘管、梗阻、憩室和狭窄 | 非侵入性 | 肠道洁净 | 是 |
| 洗胃 | 经胃管将胃内容物洗出 | 帮助诊断上消化道出血,也用于找到出血点为进一步检查做准备 | 侵入性 | 无 | 否 |
| 腹部穿刺 | 使腹水流出 | 实验室检查(如淀粉酶和脂肪酶以评估胰腺炎),细胞学检查(发现肿瘤),舒适性干预措施(减轻腹水聚集) | 侵入性 | 无 | 否 |
| 腹膜灌洗 | 灌洗腹膜腔以检查灌洗液中的血液 | 腹部钝性或穿透伤 | 侵入性 | 无 | 否 |
| 经皮组织活检 | 用一根针通过皮肤获取组织标本进行病理学检查 | 帮助诊断恶性肿瘤 | 侵入性 | 禁食 | 否 |
| 细针抽吸活检 | 用一根细针获取怀疑区域的细胞或小组织碎片进行光学显微镜检查,通常在放射科用 X 线透视检查、超声、CT 或磁共振成像引导下实施 | 帮助诊断恶性肿瘤 | 侵入性 | 禁食 | 否 |

续表

| 检查 | 描述 | 适应证 | 侵入性 | 准备 | 对比 |
|---|---|---|---|---|---|
| 超声检查（声波图） | 用高频声波包绕腹部器官以获取图像 | 帮助诊断包块、胆管扩张、胆结石和腹水 | 非侵入性 | 禁食 | 否 |
| 肝胆扫描 | 静脉注射放射性同位素，被肝脏代谢然后分泌到胆汁以显示胆道系统、胆囊和十二指肠（大小、功能、血管分布和血流） | 帮助诊断胆总管梗阻、急性和慢性胆囊炎、胆汁泄露、胆囊运动障碍和胆道闭锁，也用于提高肝移植的功能 | 非侵入性 | 禁食 | 是 |
| 标记红血细胞扫描（锝标记红血细胞闪烁扫描术） | 静脉注射锝标记的血红细胞，用伽马相机获取成像，能确认放射性增强的区域为缓慢或间歇消化道出血点 | 帮助诊断消化道出血 | 非侵入性 | 无 | 是 |
| 计算机断层扫描 | 一个放射性检查方法，用窄X线光波来显示器官和组织的横截面图像，可用或不用造影剂呈现图像，三维CT可提供更精确的图像，可以在电脑屏幕上旋转，从不同角度的图像获取更多的信息 | 在显示腹部腹膜后结构、肿瘤、囊肿、液体聚集、空腔内空气、血流或肺栓塞时非常有优势 | 非侵入性 | 禁食 | 是/否 |
| 磁共振成像（MRI） | 一种诊断性检查，无辐射，让患者通过一个发出强电磁场的管形通道以获取图像，射频波以一种控制方式送入患者体内，使患者的氢离子（质子）发出射频信号，通过计算机加工产生图像 | 在评估腹部软组织和血管、囊肿、瘘管肿瘤和出血来源时很有用 | 非侵入性 | 患者不能佩戴金属或有置入设备，患者必须能够安静地躺一段时间 | 否 |
| 磁共振胰胆管成像（MRCP） | 与MRI相似，不用造影剂，MRCP是碘造影剂过敏的理想选择 | 帮助诊影响断胰管和胆道系统的疾病 | 非侵入性 | 患者不能佩戴金属或有置入设备 | 否 |
| 经皮经肝胆总管造影（PTC） | 放射性检查方法，在经皮注射造影剂至胆道系统后灌注到肝内、肝外和胆管，利用荧光透视检查法进行观察 | 帮助区别肝脏疾病的梗阻性黄疸和胆管梗阻造成的黄疸（如肿瘤、胆总管受伤、胆管结石或胆管炎硬化） | 侵入性 | 禁食 | 是 |
| 经皮经肝胆汁引流（PTBD） | 在PTC时放置一个胆汁导管，导管可被放置在梗阻或梗阻旁使胆汁能自由流动，导管放置后可解除黄疸和皮肤瘙痒，改善营养状况，很容易进入胆道系统进行进一步检查，可以在手术时被用作解剖标记和支架 | 胆汁梗阻导致黄疸、胆管炎、败血症和疼痛 | 侵入性 | 禁食 | 是 |
| 正电子发射X断层摄影术（PET） | 一种计算机射线照相技术，使用放射性物质来检查身体结构的新陈代谢活动 PET扫描可以与CT扫描结合，可以同时在两个设备获取图像，并叠加图像 | 精确定位肿瘤位置 PET扫描提供新陈代谢活动信息，同时CT扫描提供解剖学信息 | 非侵入性 | 无 | 是 |
| 血管造影术 | 一种射线照相技术，可检查动脉和静脉的血管缺陷，也被用于提高血管血流 | 通常在非侵入性程序无法发现可疑的血管缺陷时选用 | 侵入性 | 禁食 | 是 |

## 放射和影像学检查

机体组织的不同密度，在 X 线下呈现深浅不一的黑色和白色。骨组织是高密度，表现为白色；空气表现为黑色；软组织表现为不同深浅的灰色；胃和小肠通常包含一些空气所以颜色更深；实质器官，如胰腺脾脏、肾脏和肝脏表现更灰。

## 内镜检查

内镜是影像学检查的一项重要的辅助工具，因为它可以直接观察消化道内部情况。柔韧的光纤镜在可移动前端配有光源和透镜工具，可由操作者通过肠道进行操纵，同时含有一个通道，可以对损伤、肿瘤、溃疡或炎症区域进行组织活检。可以从肠道内吸引出液体，注入空气使肠道膨胀，以便更好地观察。细胞刷和电刀可以通过内镜。可以通过使用一个侧视镜，在肠上段通过内镜逆行进行胰胆管造影术，对胆总管和胰管进行特殊检查。超声内镜是另一种内镜，这种内镜的前端有一个超声探头和一个组织活检针。这一内镜通过细孔插入，超声探头产生高能声波，内部器官和组织在显示器上成像，使得操作者可以操纵活检针，从肿块或淋巴结获取细胞标本进行活检。目前先进的技术可以实现利用特定工具直接显示所有胆道系统和胰管，并通过探针从四个方向进入，通过管道来探索可能的病因或实施治疗型干预。通过专科仪器直接进行所有胆管和胰管的成像，通过控制探头从四个方向接近和检查四个象限，这一技术被称为 SpyGlass。

表 39-10 描述了用于评估消化道的内镜检查。

## 其他诊断学检查

除了影像学检查和内镜检查，还有其他检查也可为消化系统疾病诊断提供帮助。表 39-11 提供了诊断特定消化疾病的诊断性检查方法的信息。

表 39-10　用于评估消化道的内镜检查

| 检查 | 描述 | 适应证 | 侵入性 | 准备 | 对比 |
|---|---|---|---|---|---|
| 食管、胃、十二指肠镜 | 经口插入内镜，直接观察食管、胃和十二指肠，任何异常均可被拍摄和活检，对于出血区域可进行烧灼，静脉曲张可予硬化剂 | 帮助诊断急性或慢性上消化道出血、食管或胃静脉曲张、息肉、肿瘤、溃疡、食管炎、胃炎、食管狭窄和胃食管反流 | 侵入性 | 禁食 | 否 |
| 结肠镜 | 柔韧的光纤内镜经过直肠先至结肠成像，任何异常都可被拍摄和活检，可摘除息肉，出血区域可烧灼止血 | 帮助诊断流血、憩室病、息肉、狭窄、肿瘤或炎症性内部疾病（克罗恩病或溃疡性结肠炎） | 侵入性 | 肠道清洁 | 否 |
| 直肠镜（肛门镜检查） | 质地较硬的内镜通过直肠显示肛门和直肠的黏膜表面 | 帮助诊断息肉、出血、肿瘤和其他疾病 | 侵入性 | 无 | 否 |
| 乙状结肠镜检查 | 柔韧的光纤内镜经过直肠先至直肠成像，显示乙状结肠和邻近的结肠，任何病变均可取标本活检 | 帮助诊断肿瘤、息肉、憩室病或流血 | 侵入性 | 灌肠 | 否 |
| 内镜逆行胰胆管造影 | 柔韧的光纤内镜先进入食管，通过胃，然后经过十二指肠进入胆总管、肝胆管和胰管成像，行胆总管和胰管置管，将造影剂注射入管道，然后进行成像和评估 | 能发现肝外胆道梗阻（如从胆管结石、肿瘤到胆管狭窄或损伤），由结石或肿瘤造成的肝内胆梗阻，胰腺疾病如慢性胰腺炎、胰腺炎或肿瘤 | 侵入性 | 禁食 | 是 |
| 超声内镜 | 内镜和超声内镜用于消化管成像，超声换能器装在内镜远端，获取高分辨率的消化道内壁图像 | 在消化道肿瘤的评估和分期上很有用 | 侵入性 | 禁食 | 否 |

表 39-11 用于诊断消化失调的其他检查方法

| 检查 | 描述 | 正常表现 |
|------|------|----------|
| 胃排空试验 | 用放射性物质标记食物中的液体和固体成分。摄入经标记的食物后,利用闪烁扫描仪记录胃排空放射性物质的速率,有助于胃动力障碍性疾病的诊断 | 排空正常 |
| 胃液分析 | 分析胃液成分可了解胃黏膜的分泌物活性和评估胃潴留程度,对幽门梗阻或十二指肠梗阻具有辅助诊断价值 | 正常内容 |
| 胃酸刺激(通常与胃液分析联合应用) | 皮下注射组胺或胃泌素,刺激胃液分泌,间断收集胃液样本进行分析,帮助确定恶性细胞的存在与否 | 刺激后 11~20mEq/h |
| 测压法 | 测量压力的方法。将一个装满水的导管与传感器相连,让其进入食管、胃、结肠或直肠评估收缩性,检测食管、食管下括约肌、胃十二指肠、小肠运动紊乱,结肠测压法用于评估胃排空延迟和胃肠运动紊乱,如肠道易激综合征或结肠运动迟缓;肛门直肠测压法测量肛门内括约肌的静息张力和肛门外括约肌的收缩性,在评价慢性便秘或二便失禁时有用 | 在肠道不同水平,数值存在差异 |
| 胃张力计 | 通过测量局部 $PCO_2$ 判断胃黏膜的灌注状态,$CO_2$ 从胃黏膜扩散至胃内,然后弥散至张力计的硅胶球,球内的 $PCO_2$ 可间接反映胃黏膜 $PCO_2$($PgCO_2$)。在正常的胃黏膜灌注中,$PgCO_2$ 与 $PaCO_2$ 相等,当灌注不足时,$PgCO_2$ 增加,$PgCO_2$ 和 $PaCO_2$ 的差距增加是胃灌注不足的敏感指标 | 胃黏膜 $PCO_2$ 和动脉血 $PCO_2$ 基本持平 |

# ▲ 临床适用性挑战

## 案例分析

　　H 先生,75 岁男性,患有多种原发癌症,包括接受过局部放射治疗的前列腺癌,实施过部分喉头切除术的声带癌,结肠癌 1 年前行全结肠切除、回肠乙状结肠吻合术。既往有二尖瓣关闭不全,接受过二尖瓣置换术,还有心房颤动、脑血管事件但无后遗症、1 型糖尿病、高血压和青光眼。

　　H 先生在结肠癌术后接受了三次辅助化疗,CT 断层扫描提示除肝右叶见一新病灶,腹膜及肺部未见转移灶。PET/CT 扫描进一步明确肝脏存在一个转移病灶。术前 3 个月,CEA 为 81,术前升高至 243。

　　因从结肠到肝脏的转移性性腺癌,接受了肝部分切除术,术后入住 ICU。术前实验室检查指标显示血清葡萄糖为 123~133mg/L,总蛋白质 7.9,白蛋白 3.2,白细胞计数 6 710,血红蛋白 9.6,血细胞容积 35.9。

　　1. 讨论本案例中患者营养不良相关的危险因素。

　　2. 患者和其家人的宣教计划中应包含哪些内容?

　　3. 当患者收入 ICU 时,护士应该进行哪些腹部评估?

(译者:席惠君,陈文颖)

# 参考文献

1. Ignatavicius DD, Workman ML: Medical-Surgical Nursing: Patient-Centered Collaborative Care, 6th ed. Philadelphia, PA: WB Saunders, 2009
2. Silen W: Cope's Early Diagnosis of the Acute Abdomen, 22nd ed. Oxford, UK: Oxford University Press, 2010
3. D'Amico D, Barbarito C: Health & Physical Assessment in Nursing. Englewood Cliffs, NJ: Prentice Hall, 2008
4. Leblond RF, DeGowin RL, Brown DD: DeGowin's Diagnostic Examination, 9th ed. New York, NY: McGraw Hill, 2009
5. Joseph NM, Sistla S, Dutta TK, et al: Ventilator-associated pneumonia: A review. Eur J Intern Med 21(5):360–368, 2010
6. Munro CL, Grap MJ, Jones DJ, et al: Chlorhexidine, toothbrushing, and preventing ventilator-associated pneumonia in critically ill adults. Am J

Crit Care 18(5):428–438, 2009

7. Garcia R, Jendresky L, Colbert L, et al: Reducing ventilator-associated pneumonia through advanced oral-dental care: A 48-month study. Am J Crit Care 18(6):523–534, 2009

8. Feider LL, Mitchell P, Bridges E: Oral care practices for orally intubated critically ill adults. Am J Crit Care 19(2):175–183, 2010

9. Restrepo MI, Anzueto A, Arroliga AC, et al: Economic burden of ventilator-associated pneumonia based on total resource utilization. Infect Control Hosp Epidemiol 31(5):509–515, 2010

10. Estes MEZ: Health Assessment and Physical Examination, 4th ed. Canada: Thomson Delmar Learning, 2009

11. Goolsby MJ, Grubbs L: Advanced Assessment: Interpreting Findings and Formulating Differential Diagnoses. Philadelphia, PA: FA Davis, 2006

12. McClave SA, Martindale RG, Vanek VW, et al: Guidelines for the provision and assessment of nutrition support in the adult critically ill patient: Society of Critical Care Medicine (SCCM) and American Society of Parenteral and Enteral Nutrition (A.S.P.E.N.). J Parenter Enteral Nutr 33(3):277–316, 2009

13. Wischmeyer P: Pharmaconutrition and nutrition therapy in critical illness. Crit Care Clin 26(3):433–582, 2010

14. Hark L, Morrison G: Medical Nutrition and Disease: A Case-Based Approach, 4th ed. Malden, MA: Wiley-Blackwell, 2009

15. Sungurtekin H, Sungurtekin U, Oner O, et al: Nutritional assessment in critically ill patients. Nutr Clin Pract 23(4):635–641, 2008

16. Sheean PM, Peterson SJ, Gurka DP, et al: Nutritional assessment: The reproducibility of subjective global assessment in patients requiring mechanical ventilation. Eur J Clin Nutr 64(11):1358–1364, 2010

17. Makhija S, Baker J: The subjective global assessment: A review of its use in clinical practice. Nutr Clin Pract 23(4):405–409, 2008

18. Keith JN: Bedside nutrition assessment past, present, and future: A review of the Subjective Global Assessment. Nutr Clin Pract 23(4):410–416, 2008

19. Gunst J, Van den Berghe G: Blood glucose control in the intensive care unit: Benefits and risks. Semin Dial 23(2):157–162, 2010

20. Federle MP, Jeffrey RB, Woodward PJ, et al: Diagnostic Imaging: Abdomen, 2nd ed. Canada: Amirsys Inc., Elsevier Saunders, 2009

21. Cotton PB: Advanced Digestive Endoscopy: Practice and Safety. Malden, MA: Wiley- Blackwell Publishing, 2008

22. Reavis KM, Melvin WS: Advanced endoscopic technologies. Surg Endosc 22(6):1533–1546, 2008

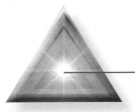

# 消化系统的管理

Valerie K. Sabol 和 Allison G. Steele

## 第 40 章

学习目标

学习本章内容后,读者应能够:
1. 描述疾病及损伤引起的生理应激对患者能量需求的改变。
2. 明确各类营养不良。
3. 讨论肠内和肠外营养的指征、评估、管理及并发症。
4. 讨论消化系统疾病的内科治疗。

健康和营养具有共生关系。如疾病与损伤所致的生理应激,会改变机体的代谢和能量需求。虽然早期的诊断和营养干预能降低危重症患者的发病率及死亡率,但潜在的疾病进程必须在机体异常的代谢状态逆转前予以识别和纠正。本章节主要对生理应激及其对代谢的影响、营养失调的类型、肠内外营养支持治疗的指征、评估、管理及治疗的相关并发症进行讲解。

## ▲ 营养失调

根据能量守恒定律,能量既不能被创造也不会消失。经过新陈代谢过程,人类从食物(或有机燃料)中获得能量。新陈代谢分为两部分:合成代谢和分解代谢。合成代谢是创造和修复的过程,需要能量。分解代谢包括分解食物和机体组织以释放能量。

葡萄糖是机体必需的能量来源,为大脑和神经系统提供主要能量。神经系统不能储存或合成葡萄糖,需从血流中获取葡萄糖作为能量来源。由于肝脏具有合成和储存葡萄糖的功能,因此其具有调节葡萄糖进入循环系统的能力。过量的葡萄糖可转化并储存为糖原或脂肪酸(甘油三酯)。虽然葡萄糖能转变为脂肪酸进行储存,但脂肪酸无法转化为葡萄糖。因此,脂肪酸只能直接或经

肝转化为酮体后被利用。长期的饥饿状态,机体适应性地利用酮体而非葡萄糖作为能源,以保护重要的蛋白质不被分解。当酮体的生成大于利用时,将出现酮症酸中毒。

代谢过程中,胰腺分泌的胰高血糖素与胰岛素具有拮抗作用。胰高血糖素刺激肝糖原分解(糖原分解)、糖异生(非糖物质如蛋白质合成葡萄糖),使脂肪分解增加(脂肪降解与脂肪动员)。相反,胰岛素有助于将储存的葡萄糖转运至细胞、组织,阻止脂肪降解,增加蛋白质的合成。

胰高血糖素及应激时肾上腺髓质释放的儿茶酚胺类激素肾上腺素 - 去甲肾上腺素可控制肝糖原分解。一旦葡萄糖和糖原储存耗竭(通常 8~12 小时),肝糖原异生将显著增加以应对代谢需求。刺激糖异生的激素包括胰高血糖素和糖皮质激素。若分解代谢过程始终没有能量、氨基酸、必需营养素支持,机体储存耗竭会危害机体健康及正常功能。如不及时干预,则发展为营养不良。

应激时的代谢特征:细胞因子(白介素 -1、白介素 -6、肿瘤坏死因子 -α)释放增加及反调节激素(儿茶酚胺、皮质醇激素、胰高血糖素、生长激素)生成增多。此类反调节激素引起的分解代谢抑制胰岛素引起的合成代谢作用,导致代谢亢进、分解代谢过度,并通过蛋白质水解、脂质和肝糖原分解引起机体能量储备丢失。危重疾病患者应激状态通常伴有分解代谢增强,普遍产生全身炎症

反应。

约 1/3~1/2 的住院患者有营养不良的表现。在危重症监护病房(intensive care unit, ICU)的住院期间及出院后,40% 的患者经历大幅度的体重减轻(>10kg)。无意识的体重减轻可能会使重要营养物质的储存耗竭,导致患者营养不良。营养不良与发病率、死亡率增加、伤口愈合延迟、住院时间延长、并发症增多、免疫抑制、器官损害相关。因饥饿引起的营养不良可通过机体储存的必需营养物质得到改善。然而,由危重疾病引起的营养不良因新陈代谢发生了改变而不容易被纠正。

饥饿和生理应激的程度决定了营养不良的程度及类型。蛋白质能量营养不良有三种主要的类型:消瘦、恶性营养不良病和蛋白质 - 热量营养不良。消瘦是严重的、恶性的过程,长期的能量缺乏几乎耗尽了所有可用的脂肪储存且存在明显的肌肉萎缩,而血清白蛋白水平在正常范围内,或者轻微下降。治疗需要缓慢输入营养素及液体,以防液体突然增加引起相关并发症,如电解质紊乱、心肺功能衰竭等。

与慢性消瘦所表现的相关蛋白质缺乏引起的适应性反应相反,恶性营养不良和蛋白 - 热量营养不良通常由紧急的、威胁生命的疾病引起,如外科手术、创伤或脓毒血症。恶性营养不良在发展中国家常见于长期蛋白质营养不良的儿童。由于急慢性疾病导致脂肪消耗、肌肉萎缩和微量元素缺乏,蛋白质 - 热量营养不良更多见于发达国家。通常,在危重病阶段,当患者由于外科手术、诊断性检查或者其他并发症而需禁食时,代谢亢进及分解代谢增加了蛋白质和能量的需求。尽管危重病患者表面看起来营养状态良好,但这常常是由于被全身性水肿所掩盖——血管内胶体渗透压引起细胞外液转移的结果。除了水肿,临床上蛋白质营养不良的症状还包括皮肤破损、伤口愈合不良、切口裂开或者三者共存。此外,易引起脱发,可经常在枕头和被单上见到脱落的头发。实验室数据表现为血清白蛋白水平偏低,治疗时需积极的补充蛋白质储存。事实上,相对于治疗而言,蛋白质营养不良较易预防,只需对患者的营养状态加强护理即可。

消瘦和恶性营养不良可同时发生。最具代表性的是当机体消瘦的患者因急性应激如外科手术、创伤或脓毒血症所致。虽然每种情况都应分类评估,但患者都应该接受积极的蛋白质及能量替代治疗。尽管营养不良的类型不同,严密监控对于成功的治疗相当重要。

## ▲ 营养支持

所有的危重或创伤患者在其住院早期就应完成营养评估,从而决定是否需要营养支持治疗。通过对当前的营养状态、是否存在全身炎症反应及程度、临床进展预期的评估,决定营养支持治疗的时机。对于血流动力学稳定的患者,建议在 24~48 小时内行营养支持治疗。营养支持治疗的目标包括以下几方面:预防和治疗常量营养素和微量营养素缺乏,维持水电解质平衡,维持免疫功能,预防感染及与营养治疗相关的其他并发症,改善患者的发病率和死亡率。达到这些目标需要包括护士、内科医师、营养师和药剂师在内的多学科人员合作。护理诊断样表见表框 40-1。在营养师决定营养需求后,必须合理选择营养补充的输注方式。若患者不能经口摄入所需营养,可选择肠内或肠外营养支持。图 40-1 概述了决策过程。老年患者的注意事项见表框 40-2。

| 表框 40-1 | 护理诊断 |
|---|---|

**消化道疾病患者**

- 营养失调  低于机体需要量。
- 营养失调  高于机体需要量。
- 有误吸的风险  与意识减退、咳嗽和呕吐反射抑制、食管下括约肌功能不全、胃排空延迟、喂养管移位有关。
- 腹泻  与饮食摄入改变、吸收障碍、相关药物治疗、配方类型、细菌污染、应激和焦虑有关。
- 有感染的风险  与有创操作和肠外途径输注高浓度葡萄糖有关。
- 体像紊乱。
- 排便失禁。
- 有体液失衡的风险。
- 吞咽障碍。

| 表框 40-2 | 老年患者营养支持的注意事项 |
|---|---|

**营养需求**

- 身体功能下降时,营养不良的风险将增加。
- 因为代谢下降,老年人的热量需求一般较少。
- 尽管蛋白质需求相同,但重要的是应注意监测肾功能。
- 葡萄糖耐量下降。

| 表框 40-2 | 老年患者营养支持的注意事项（续） |

- 萎缩性胃炎常在老年人中发生，可致胃酸分泌减少。胃酸缺乏症或低胃酸都会导致细菌过度生长及铁、维生素 $B_{12}$、叶酸、钙、维生素 $K_1$ 及锌的吸收改变。
- 乳糖不耐受可随年龄增长而加重；对乳制品的不耐受可导致骨质疏松。
- 老年人维生素 D 缺乏可能与饮食摄入减少、合成下降，或日照不足有关。
- 老年人体液平衡调节能力下降，可增加脱水或水负荷过重的风险。
- 鼓励增加膳食纤维和水分摄入，同时适当运动以减少便秘发生率。
- 老年人可能发生胃肠道蠕动、外分泌功能、消化或吸收功能降低。
- 牙齿受损或不合适的义齿可能影响咀嚼效果和食物摄入量。
- 因食管蠕动和唾液分泌减少，可能存在吞咽困难。
- 多种药物或伴随疾病可能导致食欲缺乏或味觉减弱。

## 肠内营养及输注

　　肠内营养是指向胃肠道输注各种类型的营养素。若患者胃肠道功能完整，优先考虑肠内营养支持。临床上有句至理名言："如果肠道有功能，就使用肠道！"

　　胃肠黏膜依赖充足的血供和营养供应以预防萎缩，从而维持肠道的吸收、屏障、免疫功能。肠上皮细胞在肠腔中紧密排列，形成细菌入侵的屏障。肠道淋巴组织（gut-associated lymphoid tissue，GALT）分布在胃肠道，与维持黏膜免疫功能有关。GALT 合成的免疫球蛋白 A（IgA）在进食后被分泌到胃肠黏膜周围。IgA 包被肠腔细菌，可防止细菌黏附肠上皮细胞。禁食状态下，胃肠道黏膜萎缩，胃肠蠕动减少。一旦萎缩，可吸收营养素的组织减少，GALT 受损。保持肠道黏膜的完整性对保持其屏障功能同样重要。萎缩时，肠上皮细

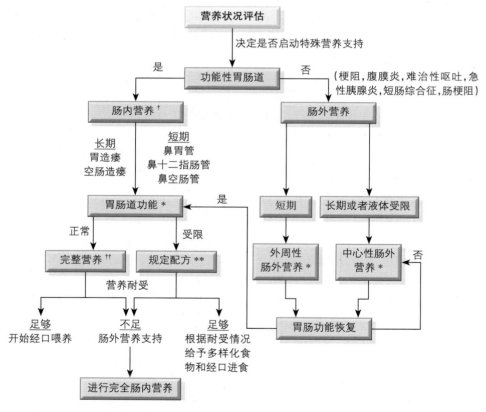

图 40-1 ▲ 特殊营养支持的给药途径。肠内和肠外营养方案的制订应考虑各脏器功能（如心、肾、肺、肝）。如果患者存在误吸风险，通过幽门远端补充营养可能更合适。低/高脂肪含量、低乳糖、脱脂、富含纤维等主要物质的配比应根依据患者的胃肠耐受性来选择。配方饮食或流质饮食较为恰当。（Adapted from ASPEN Clinical Pathways and Algorithms for Delivery of Parenteral and Enteral Nutrition Support in Adults. Jacobs D（ed）:Section Ⅱ:Nutrition care process. J Parenter Enteral Nutr 26（1 Suppl）:85A,2002.）

胞间的紧密连接消失,导致黏膜渗透性增加,屏障功能减弱。屏障功能减弱可致胃肠道细菌及内毒素进入循环系统。此过程被称为细菌移位,可引起免疫及炎症反应,从而导致感染、脓毒血症、多器官功能衰竭。肠内营养不仅可营养胃肠道,还可增加营养素的利用,减少与感染相关的并发症,且输注简便、安全,成本较低。

患者不能进食或食欲不佳、摄入量不充足或不确定、胃肠道功能正常且可安全使用时,可考虑肠内营养。机械性梗阻是肠内营养唯一的绝对禁忌证。当血流动力学不稳定时(如患者需要大剂量儿茶酚胺类药物、大量液体或血液制品等重要循环支持手段以维持细胞灌注),肠内营养应被保留,直到患者病情恢复和 / 或病情稳定。相应地,对每位患者的营养状况进行个体化评估。

肠内营养可通过放置于胃或小肠的营养管输注。在选择置入的营养管种类时,应考虑营养支持的预期持续时间、患者的整体状况、有无误吸风险、胃肠道功能状况及放置方法。对大部分患者而言,鼻饲管较为常用。

## 鼻饲和鼻饲管

鼻饲管适合住院患者短期使用,通常少于 4~6 周。鼻饲管经鼻插入,经过食管到达胃部(鼻胃管),或到达十二指肠(鼻十二指肠管),或到达空肠(鼻空肠管)。管型通过头端到达的位置来区别。大部分的鼻饲管易弯曲、口径小、材质柔软,由聚氨酯或硅胶管制成,直径为 8F 至 14F,长度为 50.8cm 至 152.4cm,有可供测量的刻度标记、可透视,因此可通过 X 线摄片确认管道位置。鼻胃管较短,鼻十二指肠管或者鼻空肠管较长。鼻饲管的使用原则为选择长度适宜、直径最小的鼻饲管,因细小的管径可减少并发症,且能增加患者的舒适度。细小的管径可减少对食管下括约肌的影响,因而可防止反流,降低误吸风险(见循证实践要点 40-1 预防误吸)。另外,小管径不易产生吞咽困难,可使患者更加舒适。聚氯乙烯材质的管子很少使用,因长时间的酸性环境会使管道变硬,引起患者不适,增加并发症(如管道穿孔)。任何经鼻置入的管道均可导致鼻窦炎、鼻中隔损坏、食管炎、耳炎、声带麻痹、鼻出血或食管远端狭窄,因而限制了管道的长期使用。细管径、柔软的鼻饲管可能可以降低这些并发症的发生率。

大多数鼻肠管侧面及头端都错列着多个侧孔,起到减少堵塞、增大流量的作用。许多鼻肠管有加重的头端和引导器,可使管道变硬以便置管。许多鼻肠管的另一个常见特征是近端有 Y 形的端口,便于药物输注及冲洗而不干扰管道灌注营养液。

**鼻胃管** 经鼻胃管行鼻饲喂养通常适用于呕吐反射和呛咳反射完整及胃排空充分的患者。一般情况下,鼻胃管直径为 8F 至 12F,长度 76.2cm 至 91.44cm。小管径的鼻胃管只能用来喂食,而大管径的鼻胃管可用于胃肠减压、胃部 pH 值监测及药物和营养液输注。大管径的鼻胃管通常材质较硬,舒适度较低,因而有患者自行拔管的危险。这些大管径的管子通常用来减压及临时胃排空,一般短期使用。

鼻胃管的优势包括置管方便,易于监测残余量,并且肠内输注过程中患者的耐受性好。但是,误吸的风险也是最大的,特别在患者处于昏迷状态、机械通气或其他不能够保护呼吸道的情况下更容易发生。对于意识清醒的患者,鼻饲管的物理特性及其带来的不适感可使其使用受到限制。

**鼻十二指肠管和鼻空肠管** 与鼻胃管相比,鼻十二指肠管和鼻空肠管更适合长期使用。鼻十二指肠管和鼻空肠管通过胃部,经幽门进入小肠,通常到达十二指肠悬韧带上方的十二指肠水平部。理论上,幽门括约肌作为屏障可降低返流误吸的风险。

经幽门喂养可在不考虑胃排空的情况下进行,这点优于胃内喂养。经幽门喂养适用于有胃内容物误吸史、有误吸风险(如机械通气患者)、胃瘫综合征、胃输出道梗阻及部分由于神经原因呼吸道缺少保护的患者。

常见的错误观点是无肠鸣音就不能进行肠内营养。肠鸣音意味着胃肠道蠕动,不代表吸收,肠内营养开始前不需要关注肠鸣音或者有无排气。损伤及术后,由于胃蠕动减弱,3~5 天内可无肠鸣音。与胃、结肠相比,小肠的蠕动受影响较小且仍保留消化吸收能力,在手术或创伤后,更易即刻接受肠内营养。

鼻十二指肠管和鼻空肠管直径 8~16F,长 152~240cm。因此类鼻饲管内径小、长度长,在负压抽吸时容易塌陷,所以很难判断其是否被鼻饲残留物堵塞。此外,药物堵塞的发生率也比鼻胃管高。置入鼻十二指肠管和鼻空肠管经过幽门时有一定困难,为使用时的主要难点。

### 循证实践要点 40-1
### 预防误吸

#### △预期实践

- 除非禁忌,抬高床头 30°~35°(B 级)
- 在可行条件下,尽可能减少镇静剂的用量(C 级)
- 4 腔管饲患者,每隔 4 小时检查一次,确认鼻饲管是否在位(C 级)
- 接受鼻胃管的患者,每隔 4 小时评估一次胃肠道耐受力(C 级)
- 有较大误吸风险的管饲患者,应避免口服药丸(E 级)
- 长期插管患者拔管后,经口营养之前应向医生咨询并行吞咽功能评估(C 级)
- 保持气管插管套囊的压力适宜,在抽气之前要保证气管内的分泌物清理干净(B 级)

#### △支持证据

#### 床头的倾斜角度

有证据表明持续的仰卧位(床头倾斜角呈 0°)会增加反流误吸的概率,如将食物进行放射性标记,仰卧位的患者支气管内被标记的食物数量比床头呈 45°的患者更多。因此,对有吸入性肺炎风险高的患者(机械通气和/或鼻饲管在位),除非禁忌,应抬高床头 30°~45°。尽管反 Trendelenberg 体位对减少误吸的有效性还未进行研究,但可能与半坐卧位有相似的结果。

#### 镇静

镇静可减少呛咳及呕吐反射发生的次数,同时也能降低患者口咽分泌物及胃内容物返流的发生率;但镇静可减缓胃排空速度。为减少误吸风险,需谨慎使用最小有效剂量的镇静剂。

#### 定期评估鼻饲管放置的位置

专家建议定期检查鼻饲管的位置是否正常,有利于减少误吸的风险。若食物输注到错误的位置(如将需要小肠内营养患者的管子放置在胃部,甚至是食管),误吸的风险就会增加。日常使用过程中,鼻饲管位置偏移的情况并不少见。例如,一项 201 位危重患者参与的研究中,116 位中的 24 位患者最初发生了小肠鼻饲管上移(其中 23 位的进入了胃部,1 位进入了食管)。

测量 GRVs 有很大的差别;常将 200ml 和 250ml 作为初始值。在 206 位危重病患者的研究中,至少 2 例患者 GRVs 超过 200ml,至少 1 例患者 GRVs 超过 250ml 的患者发生频繁误吸。当 GRVs 超过规定值时,建议使用促胃动力药来提高胃排空能力。几项资料表明,当 GRVs 超过 500ml 时,应停止管饲。

在危重病患者胃肠道症状的研究中,研究者发现同时出现两种或两种以上的胃肠道症状(如大量误吸、肠鸣音消失或异常、呕吐、反流、腹泻、肠胀气和消化道出血)的患者,肠内营养成功概率比少于两种的患者小(84% 比 12.2%,P<0.001)。一些床边评估胃肠功能,如 GRVs 和腹围测量常非常困难,因此应经常采用综合手段来评估患者肠内营养的耐受力。对于持续不耐受胃内营养和有误吸史的患者,强烈建议应用小肠内营养,其鼻饲管的位置可达十二指肠韧带或下方。

#### 对于高误吸风险的患者,应避免间歇胃内管饲

专家小组没有对最佳管饲输注方式(持续性或间断性)提供意见,也未发布间歇胃管喂养指南。结合逻辑分析,几分钟内将 4 小时所需要的鼻饲量输完要比 4 小时内稳定持续的输注更易发生胃内容物反流。

一项神经受损的成年患者的小样本研究显示:大多数重症监护病房使用持续性管饲喂养。研究者发现误吸在间断鼻饲患者中(3/17)比持续鼻饲患者中(1/17)更容易发生。可能与间断鼻饲降低了食管下段的压力,导致患者返流误吸。其他研究报告显示:与间断性鼻饲相比,接受持续性鼻饲饮食的成年烧伤患者便秘发生率较低,且达到营养目标所需时间更少。

#### 近期拔管患者经口饮食前吞咽功能的评估

气管插管可对患者吞咽功产生影响。因此,患者刚开始拔管时,吞咽功能受到一定的影响是有因可循的。系统性文献回顾发现近期拔管患者吞咽困难风险增加;在回顾性研究中,超过 20% 的患者发生过吞咽困难。

## 放置鼻饲管

在大多数重症监护病房(intensive care unit, ICU),技术熟练的护士或医生可常规行鼻饲管置管。放置鼻饲管存在许多潜在并发症,因而,置管之前应熟悉相关制度、对策及流程。患者意识下降、呛咳或呕吐反射减弱、没有能力或不愿意配合操作都会增加鼻饲管误入气管的风险。患者不能配合或鼻饲管误入支气管引起咳嗽时,必须采取额外的预防措施以确保其进入适当位置。鼻饲管误入支气管分支可引起肺出血或肺气胸。即使已行气管插管(endotracheal tube,ETT)的患者,也不能排除鼻饲管意外误入肺部的可能。鼻饲管也可误入食管内或颅底骨折患者的颅内。

鼻胃管通常比鼻十二指肠或鼻空肠管更容易置入。在置入鼻胃管时,护士通过测量鼻子经耳垂到胸骨剑突处的距离决定插入鼻胃管的长度,可使用表面麻醉剂或水溶性润滑剂辅助置入。患者采取高半坐卧位,护士协助患者头部略前倾(若无临床禁忌),将润滑后的鼻饲管通过鼻孔插入鼻咽。送管时,护士嘱患者做反复吞咽动作,必要时让患者饮少量温开水(若无临床禁忌)。插入不畅时,可边旋转胃管边插入。

鼻饲管头端通过幽门时,护士应遵循上述程序,并协助患者右侧卧位,床头呈 30°~50°,利用重力及胃的蠕动性使其顺利通过。鼻十二指肠管和鼻空肠管头端依赖胃的蠕动进入幽门,但它们容易盘曲在胃内。一些鼻十二指肠管和鼻空肠管通过加重头端以通过幽门。然而,头端加重的使用效果并不明确。置管之前可用促胃肠动力药如甲氧氯普胺或红霉素,因该类药物可在增强消化道蠕动的同时使幽门松弛。也可行空气吹入法:插入的过程中大量的空气进胃也可能有效,通过胃部膨胀来促进鼻饲管通过幽门。若 24 小时内尝试置入鼻十二指肠管和鼻空肠管失败,应寻求内镜或放射科协助完成插管。

管饲前必须通过腹部 X 光片确认鼻饲管位置。通过外科手术或内镜或透视下放置的鼻饲管,无需行影像图片确认位置。确认位置后,护士用绳子或擦不掉的墨水在鼻饲管进入鼻孔的位置做标记,以记录外部管子长度。间歇喂养或给药前需再次确认管道位置是否正确,每班至少检查一次鼻饲管位置,持续管饲期间按规定监测鼻饲管放置位置。

通过腹部 X 光确认鼻饲管初始位置后,听诊、抽吸胃液检查、pH 值测试可用来监测鼻饲管位置,但都不够精准,因此建议三种方法联合使用。目前,腹部 X 光片仍然是金标准。将空气注入胃管并听诊气过水声的方法虽然常用,但不能精确验证初始鼻饲管的位置。因鼻饲管在食管时,气过水声仍能传递到上腹部。尽管听诊气过水声不是首次证实鼻饲管位置的可靠方法,但仍可提供有用的信息。若没有遇到阻力,鼻饲管弯曲的可能性较小,若插管中患者不断打嗝,可判断鼻饲管的尖端可能在食管处。

抽吸胃液检查可有助于区分鼻饲管在胃内或

肠内,而非肺内。胃里的抽吸液通常呈绿色、褐色、棕色或血色。小肠抽吸液通常呈金黄色、透明或胆汁色,通常比胃液黏稠。肺液通常是褐色、白色、透明或淡黄色,与胃肠抽吸液相似。值得注意的是,小肠管的直径较小,不大可能通过回抽来肠液来检查。

测量鼻饲管抽吸液的 pH 值是监测鼻饲管位置的另一种方法。食管分泌物的 pH 值通常为 6.0~7.0、胃液为 1.0~4.0、肠内容物为 6.0~7.0。然而,肠内营养支持、抗酸药物使用及胆汁反流可增加胃液的 pH 值。小肠抽吸液和肺内抽吸液的 pH 值通常大于 6.0;因此,若抽吸液 pH 值大于 4.0,

鼻饲管的位置就不能仅根据 pH 值确定。为了保证 pH 测试的最佳结果,测试前 60 分钟内应停止任何可能改变 pH 值的灌注。

血气监测与呼气末二氧化碳监测:此类无创监测技术用于监测和评估呼吸及通气功能。观察波形的存在与否可用来评估鼻饲管是否误入肺内。

吸痰、患者活动或剧烈咳嗽都可致鼻饲管脱落。护士在鼻饲过程中,若发现鼻饲管的位置可能存在问题,应立即暂停操作并申请腹部 X 片确定鼻饲管是否在位。有关的更多信息,请参见循证实践要点 40-2。

## 循证实践要点 40-2
### 确认鼻饲管位置在位(盲插)

△ **预期实践**

- 插入过程,使用各种床旁方法来预测管子的位置。
  - 观察有无呼吸抑制迹象。
  - 有条件下监测二氧化碳波形图。
  - 若有 pH 值试纸,测量抽吸液酸碱度。
  - 观察引流液的颜色、性状。
  - 了解听诊气过水声是不可信的(B 级)。
- 首次使用管饲饮食或给药前,应对任何盲插管道进行影像摄片,以确认鼻饲管的位置。
  - X 光片应包含整个消化道,并应由放射科医师读片,避免读片错误。X 片确认管的位置正确,标记并记录管道在鼻或口腔出口的位置(A 级)。
- 管饲后每隔 4 小时检查管道位置。
  - 观察鼻饲管外侧长度变化(根据管道标记移位判断)。
  - 检查常规胸腹部 X 光片报告,查找鼻饲管位置。
  - 观察鼻饲管抽吸液变化。
  - 管饲中断几小时后,若 pH 值试纸可用,测量鼻饲管抽吸液 pH 值。
  - 管饲中断几小时后,观察鼻饲管的外观。
  - 若鼻饲管位置不确定,用 X 光片证实其位置(B 级)。

△ **支持证据**

盲插置管判断位置的方法

**呼吸窘迫的症状**

- 咳嗽、呼吸困难等症状可能提示鼻饲管误入气道,尤其发生于意识不清的患者。发生此类症状时应立即拔管并重新插入。

**$CO_2$ 监测**

- $CO_2$ 监测仪有利于观察指标,但敏感性和特异性不够。鼻饲管使用前,不能排除用 X 光片确认位置的需求。$CO_2$ 传感器并不能判断鼻饲管尖端在消化道的位置(食管、胃、小肠)。

**抽吸消化液的 pH 值及外观**

- 即使患者使用了胃酸抑制剂,空腹胃的 pH 值通常为 5.0 或更低。呼吸道分泌物一般 pH 值大于 6.0。然而胃液可偶有 pH 值升高,因此测 pH 值不能代替 X 射线判断管道位置的金标准。
- 小肠分泌物 pH 值通常比胃液高(> 6.0);因此,观察 pH 值的变化有利于观察鼻饲管是否由胃部进入了小肠。该方法可减少 X 射线检查确认鼻饲管位置的次数。
- 检查 pH 值的方法不利于检测食管的位置。取出的食管中的液体可能是吞下的碱性唾液或返流的胃酸。
- 总之,虽然检查 pH 值的方法有用,但它的精度不足,不能代替 X 光片。

### 循证实践要点 40-2(续)
### 确认鼻饲管位置在位(盲插)

- 抽吸液的外观不足以代替 X 光片来确认鼻饲管的位置;区分胃液和呼吸道分泌物却清晰可辨。

#### X 线摄片确认

- 首次管饲或药物输注前应通过正确的 X 光片解读以确认盲插管道确实在正确位置。因 X 线摄片可能会被误读,最好请放射科医生读片并确认可使用该管道。
- X 线摄片确认位置正确的同时,标记并记录管道出口的位置将有助于后续使用时监测鼻饲管的位置。

#### 听诊上腹部气过水声

- 使用听诊方法区分鼻饲管在呼吸道和胃或胃和小肠之间并不可靠。多个报道指出,听诊未能辨别盲插的鼻饲管是否进入了呼吸道,临床医生却通常认为鼻饲管确实在胃内。若该情况下进行管饲或药物治疗,会给患者带来不良后果。

#### X 线摄片确认

- 首次管饲或药物输注前应通过正确的 X 光片解读以确认盲插管道确实在正确位置。因 X 线摄片可能会被误读,最好请放射科医生读片并确认可使用该管道。
- X 线摄片确认位置正确的同时,标记并记录管道的出口位置将有助于后续使用时监测鼻饲管位置。

#### 管饲后定期检查管道位置

- 管饲期间管道移位是一个常见的问题。通常由患者活动或躁动引起。

#### 观察管道外部长度变化

- 观察管道外部长度变化(由管道标记部分的移位判断)可有助于检查管道移位。

#### 经常回顾胸腹部 X 光片报告

- 回顾胸腹部 X 光片报告可判断管道位置,放射科医生阅片有极大帮助。

#### 观察鼻饲管引流液量的改变

- 持续鼻饲期间或鼻饲间期之前每隔 4 小时观察引流液量将十分有用。残余量急剧增加表明小肠管可能移进了胃部。
- 不能持续从鼻饲管里回抽液体表明管道可能上移至食管。
- 通常很难从小口径鼻饲管中回抽到液体。为了避免这个问题,经证实,可用大容量注射器(30~60ml)注射 20~30ml 的空气进入管内,然后缓慢负压抽吸,该过程可能需要多次重复。

#### 若鼻饲中断若干小时候,应检测管饲液的PH值并观察管道内液体的颜色和性状

- 管饲可因测试而中断,然而管饲不应仅仅被 pH 值或管道吸引液的外观而打断。若前者情况发生,pH 值测试可能有助于区分胃管和小肠管。持续管饲时,因肠内营养配方液缓冲了胃和小肠的 pH 值,因此测试 pH 值的方法作用不大。如上所言,空腹胃液通常是草绿色或透明无色,而小肠液往往被胆汁污染。

#### 在上腹部听气过水声

- 听诊方法不能区分管道是在食管、胃,还是小肠。

#### 如有疑问,可用 X 射线确定导管位置

- 多种床边方法表明管道移位时,应考虑用 X 射线来确认管道位置。

---

## 固定鼻饲管

固定鼻饲管之前,护士应用酒精消毒皮肤,去除油脂和污垢,然后用胶布将鼻饲管固定于鼻梁或脸颊上。固定过程中应避免刺激或压迫鼻腔的动作,以防鼻黏膜坏死及皮肤的完整性受损。对于焦虑或不合作的患者,护士可用软手腕约束带或手套约束,以避免意外自行拔管(参考本单位约束带使用的相关政策和规定)。每 4~8 小时检查鼻饲管固定处皮肤有无过敏、红斑或皮肤溃疡。定时为患者行口腔护理及湿润鼻腔,最大程度提高患者舒适度。

## 胃肠造瘘管饲及胃肠造瘘管

若治疗预计持续一个月或更久,需行胃肠造瘘管鼻饲。肠造瘘管可通过腹部插入胃(胃造瘘)

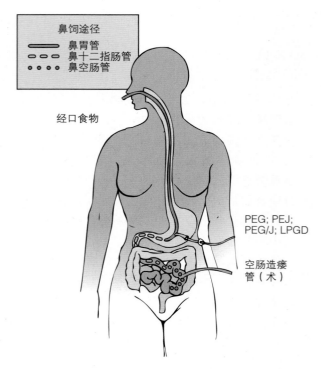

鼻饲途径
━━　鼻胃管
◌◌◌　鼻十二指肠管
○○○○　鼻空肠管

经口食物

PEG; PEJ;
PEG/J; LPGD

空肠造瘘
管（术）

图40-2 ▲ 可能的管饲途径。LPGD，简易胃造瘘装置；PEG，经皮内镜胃造瘘术；PEG/J，PEG改良化空肠延长管；PEJ经皮内镜下空肠造瘘术

或空肠（空肠造瘘）（图40-2），当鼻饲存在禁忌、患者吞咽困难、口咽喉部或食管阻塞时即可置入。胃肠造瘘管直径18~28F，材质为硅树脂和聚氨酯，非常耐用。

**胃造瘘管。** 胃造瘘管自带固定器以防止意外移位。可行暂时管饲，也可用于永久性管饲。如果永久性管饲造瘘管使用过程中受损，则需更换管道。胃造瘘管也可用于长期胃肠减压。一般放置胃造瘘管3~6个月，可用简易胃造瘘装置（LPGD）取代造瘘管。简易胃造瘘装置一端置于胃内，由固定器将其固定，另一端通过腹部固定于皮肤表面。若使用该装置进行喂养或者减压，需要一个特定的外置转换器与管饲包连接，操作结束后可去除转换器。简易胃造瘘装置内部设有单向阀，可防止胃内容物溢出皮肤。该装置耐用，不刺激皮肤，不容易脱落，非常适用于焦虑和谵妄的患者。

**空肠造瘘术管。** 不需胃部营养或胃部营养不可用时，可首选空肠造瘘术管（J管）行长期营养支持治疗，其运输的肠内营养经十二指肠到达空肠，可减少胰腺的刺激。J管适用于空肠营养的患者，尤其是胃部疾患、胃排空异常、上消化道梗阻或瘘、胰腺炎或呛咳反射减弱存在误吸风险的患者。J管使用的禁忌证有小肠疾病（如克罗恩病）或放射性肠炎，可增加肠外瘘的风险。J管的缺点是管腔口径小、易堵塞。

## 放置肠造瘘管

经皮内镜、开放性手术、腹腔镜和透视技术可用于胃造瘘管放置。J管放置可通过经皮内镜或手术方法。选择放置技术时，需考虑患者的潜在疾病及医生的专业知识。

**经皮内镜胃造瘘。** 经皮内镜胃造瘘（PEG）已迅速成为胃造瘘术的首选置管方法。PEG使用最小剂量的镇静药，可在床旁内镜下操作。放置时需通过腹部切口并使用可视化内镜。放置后2小时即可进行喂养。PEG的其他优点包括患者舒适度较高、成本低、康复时间短。准备做PEG的患者口咽必须完整且无食管梗阻。PEG的唯一绝对禁忌证是不能将胃壁与腹部黏附。腹部手术之前，腹水、肝大、肥胖可能会干扰胃部透视，不可行PEG置入。

PEG并发症并不常见，但可出现置入期间口腔菌群污染引起的伤口感染、坏死性筋膜炎、腹膜炎及误吸。气腹症是PEG放置后的常见现象，临床上没有明显意义，除非伴有腹膜炎症状和体征。通常30~60分钟前预防性给予抗生素，而后通过内镜验证放置位置。

严重的胃食管反流、胃瘫或误吸风险增加的患者，PEG可改造成空肠延伸管即PEG/J管。通常PEG/J胃管用于胃减压，而空肠管用于肠内营养。PEG/J管可降低胃部误吸发生的风险；然而，他们未必像空肠管一样可提供误吸的预防。由于幽门作用被大导管破坏，PEG/J管空肠部分可能会移入胃部，导致梗阻、胃液反流误吸的风险增加。PEG和PEG/J管是内外部的保留设备。内部设备置入胃内，可防胃内容物外移渗漏；外部设备固定在腹部。这些管道具有机械障碍的概率较高，应限制其长期使用。

**外科胃造瘘术。** 患者需接受全身麻醉，外科胃造瘘管经腹壁切口插入。胃通常与腹壁缝合创造永久的胃腹壁连接。通常外科医生想要观察清晰的胃解剖情况或行腹部第二次手术才会选择外科胃造瘘术。外科的缺点包括需全身麻醉，恢复时间增加，患者舒适度降低，成本增加。

**腹腔镜胃造瘘。** 腹腔镜下放置胃管也需要全身麻醉或静脉注射（IV）镇静药。腹腔镜胃造瘘管通常用于头颈部或食管癌患者。其侵入性较小，疼痛轻，并发症通常少于外科胃造瘘。

**透视下胃造瘘** 若咽和食管高位梗阻，可行透视下经皮导管置入胃造口管。透视下放置肠造瘘设备的缺点主要有无法监测黏膜病变、可长时间暴露于辐射、透视设备转移的必要性、成本增加。

### 肠造瘘管的置入及肠造瘘的护理

肠造瘘管固定于腹壁，应避免移位，避免管道承受压力，防止外部设备进入皮肤。记录造瘘管外部长度以观察管道移位情况。

为避免组织炎性浸润，置入部位皮肤应暴露在空气中（除非引流），保持清洁干燥。置入后最初几天应避免牵拉、调整管道。避免内部保留设备紧贴胃或肠道黏膜，限制设备和皮肤之间的敷料数量。渗液可用清水洗净。置入后 7~10 天可有渗液，若无渗液，可用肥皂水清洗。至少每日评估一次置入部位及设备周围的皮肤是否出现破溃、红斑或渗液，组织通常在一个月内愈合。

定期检查管道；管道应能移动 0.635cm，以防其侵蚀胃或腹部组织。若固定过紧，护士应立即通知医生，防止发生"置管综合征"。该综合征是指置入设备嵌入组织而引起的黏膜或皮肤损害。若胃造口管意外脱落，护士应立即通知医生，争取在通道闭合之前快速重新置入。

### 肠内营养的类型与输注

选择肠内营养配方时，应考虑患者营养素需求、临床状况、肠内营养的位置、消化道功能、成本及持续应用时间。肠内营养可用多种管饲方案，治疗特殊疾病时需搭配不同种类的营养配方，但目前尚未见适合于所有患者的配方。各种配方均含蛋白质、碳水化合物、脂肪、维生素、矿物质、微量元素和水，其区别在于如何组合并输注这些营养素。肠内营养配方的选择应考虑患者主要营养物质的消化吸收能力、总营养需求、液体和电解质的限制。

最常用的是聚合物营养配方。此类配方溶液与体液等张，可提供足够的蛋白质、碳水化合物、脂肪、维生素、微量元素和矿物质，以防发生营养不良。若有足够的容量满足热量需求，可认为配方营养完整。标准配方提供 1kcal/ml，某些高密度营养配方可以提供 2kcal/ml。高密度营养配方用于液体量受限或有高热量需求的患者。所有聚合物包含完整的蛋白质（通常有肉、乳清、牛奶或大豆蛋白），都需正常的胰酶消化。某些疾病有其特定的配方。

多肽配方将乳清、牛奶或大豆蛋白质水解成二肽、三肽或者氨基酸来满足患者对蛋白质的需求。因多肽不需要胰酶消化，消化受损时可应用要素营养液，如胰腺功能不全、放射性肠炎、克罗恩病或手术切除后短肠综合征。要素营养液对肠道功能正常的患者无明显优势，价格通常比聚合配方昂贵且味道不佳。

单体肠内营养配方包含单独营养成分如蛋白质、碳水化合物和脂肪，可以混合或者添加到其配方满足患者特定的营养需求。营养师参与到这些配方的选择中非常重要。

肠内营养配方为近期研究的焦点，其应包含可提高免疫功能的营养素。此类配方被称为免疫营养或强化免疫饮食，报告显示其可降低感染率、机械通气及住院时间，但未证明其对死亡率的影响。某些营养物质如谷氨酰胺、精氨酸、ω-3 多不饱和脂肪酸已引起关注。

谷氨酰胺是一种非必需氨基酸，可能成为成年危重患者不可或缺的氨基酸。谷氨酰胺是快速分裂的细胞（如肠上皮细胞、淋巴细胞和巨噬细胞）的重要能量源之一。此外，谷氨酰胺可提高免疫功能，降低肠道通透性。烧、创伤患者可考虑增加谷氨酰胺的摄入。

另一种添加剂是精氨酸，也属于非必需氨基酸，病情危重时精氨酸可能会耗尽。精氨酸是一氧化氮的前体，对细胞生长、增殖、伤口愈合和胶原蛋白合成非常重要。精氨酸的作用存在争议，因一氧化氮的产生可能会增加败血症或全身炎症反应综合征患者的组织损伤或者引发心血管疾病。

ω-3 脂肪酸是前列腺素、白介素和其他炎性介质的前体。急性呼吸窘迫综合征和严重的急性肺损伤患者的肠内营养需要富含 ω-3 脂肪酸或琉璃苣油的抗炎脂质。经证实，这些配方与标准配方相比，能够缩短患者 ICU 入住及机械通气时间，降低器官衰竭的发生率和死亡率。

肠内营养时，大多数临床医生建议先以缓慢的速度输入等张性配方，通常 20~30ml/h，以后每8~12 小时逐步增加速率，直至达到目标。稀释溶液可有助于提高耐受性,但不推荐使用,因可能会增加满足患者营养需求所需的时间。

肠内营养可实行快速大量输注、重力输注、间歇输注、持续输注或循环注入。根据营养管末端位置和患者的耐受程度选择输注方式。胃内营养适用于呛咳反射正常及胃排空量正常的患者。

**定时喂养** 定时喂养被认为是最接近生理状态的方法。在重力作用下用大容量注射器5~15分钟内输注高达400ml的营养液,每天3~5次。胃部是定时喂养的首选部位。胃内的营养物质可通过幽门括约肌调节从胃内排出。因患者未使用鼻饲机械装置,定时喂养可增加患者胃肠蠕动。定时喂养通常使用60~120ml的高浓度配方,每8~12小时一次,直至达标。但由于高残余量,定时喂养患者的耐受性往往不佳,常伴有恶心、腹胀、痉挛、腹泻或误吸。

**间歇喂养** 每天4~6次、每次30~60分钟,以缓慢滴速给予300~400ml营养液间歇喂养。由于胃容量大,胃是间歇喂养的首选部位。间歇喂养使渗透性腹泻的风险降低。其优点包括无需依赖机械设备和电源,可以减少成本,同时间歇喂养可以增加患者的活动度。

**持续性喂养** 十二指肠管或空肠管饲必须持续输注。超过24小时的持续喂养需使用营养泵以确保恒定的灌注速度。持续泵注是肠内营养的首选方法,可控制速度,不至过快而出现“倾倒综合征”—表现为渗透性腹泻、腹胀、痉挛、蠕动过速、头晕、出汗、心悸。由于管道放置于十二指肠水平部,经过十二指肠悬韧带,因此连续泵注可降低误吸风险。高浓度营养配方持续喂养初始速度为10~40ml/h,每8~12小时增加10~20ml,直至达到目标速度。若喂养速度过慢需要增快,小肠通常可耐受150ml/h的喂养速度。由于连续喂养允许营养物质在肠内充分吸收,其最适用于危重病患者。持续喂养在ICU应用广泛,与ICU患者发生胃胀及误吸的风险低有关。持续喂养也可作为压力性溃疡和代谢并发症的预防性措施实施,与间歇喂养相比,持续性喂养需依赖机械装置及电源。

**循环喂养** 循环喂养是一种特殊方式的持续喂养,可在较短的时间内(通常为8~12小时)提供日常营养需求量,使患者免予24小时持续喂养。行循环喂养时,护士夜间给予患者高密度、高容量的营养液,使患者白天产生饥饿感。但若患者仰卧位时易发生反流,则应选择白天管饲。该计划有助于患者从肠内营养恢复到经口饮食。

管饲的最终目标是使患者完全恢复经口饮食。当患者能够饮足量液体维持水合作用,并能摄入营养需求的三分之二,此时可以停止肠内营养。

## 肠内营养并发症

一般肠内营养相关的并发症少于肠外营养,但仍可能发生。这些并发症通常分为胃肠道并发症、机械性并发症、代谢性并发症和感染性并发症四个类别。许多并发症可以通过密切观察残余量及胃不耐受的症状和体征来预防或治疗。相关的警示提醒见循证实践要点40-3。

**胃肠道并发症**

患者肠内营养的耐受力取决于营养液的渗透压及输注速度。肠内营养消化道的不耐受症状及体征包括腹泻、恶心、呕吐、腹部不适、腹胀和高残余量。通常食物经过胃的速度为2~10ml/min,然而,大量危重患者胃排空延迟。与胃不同,小肠不能作为储存器。如果通过鼻十二指肠管或鼻空肠管的残余量很大,管道可能移入胃内,应用腹部X光片证实放置位置。

**高残余量** 胃内残余量(GRVs)监测是一种常规操作,基于假设GRVs可预测误吸和肺炎的风险。然而,研究未显示胃残余量与误吸之间的相关性,高GRV不表明误吸,低GRV也不能排除误吸的风险。另外,专家对于高GRV界定也不能达成共识,一般为100~500ml。高GRV一直被认为是肠内营养不耐受引起的胃排空功能障碍;GRV是不精确的胃排空功能的测量,可能未考虑到胃的容积和唾液分泌物。此外,很难判断胃内容物是否完全排空。许多临床医生仅仅依靠胃残余量不足400~500ml而停止肠内营养是不恰当的。尽管当胃残余量为250~500ml时,为了降低误吸的风险,应当停止肠内营养,但是一次高数值的出现并不意味着喂养失败。停止肠内营养会延迟患者肠道功能的恢复。若无其他不耐受迹象,胃残余量少于500ml不应停止喂养。仅仅由于高GRV,停止喂养前,护士必须评估患者的症状和体征,加强监护。喂养前48小时、持续性喂养时及间歇喂养前应每4小时检查一次胃残余量。

如果患者出现明显的反流、呕吐或误吸迹象应立即停止喂养。一般干预包括喂养1~2小时复

### 循证实践要点 40-3
### 肠内营养染色剂

⚠ **预期实践**

- 不应为识别胃反流物而在肠内营养中添加染色剂

⚠ **支持证据**

- 研究表明，误吸事件发生后，肠内营养染色剂在气管分泌物中通常是看不到的（B 级）
- 由多学科团队组成的专家共识建议：停止使用染色剂的方法，因其在识别胃反流物时缺乏敏感性（D 级）
- 肠内营养中添加染色剂会发生不良事件，包括胃细菌增殖、腹泻、全身性染料吸收及死亡（A 级）
- FDA 在 2003 年发表了一份公共健康咨询，是基于肠内营养染色剂的毒性和死亡的报道，虽然直接因果关系尚未明确证实。大多数毒性和/或死亡的病例报道都发生在脓毒症患者中（C 级）

- 不再把气道吸出物的葡萄糖测试作为检测误吸的可行方法（D 级，B 级）

**AACN 的证据等级**

A 级：定量研究的 meta 分析或定性研究的 meta 整合，其结果一致地支持某个特定的行为、干预或治疗

B 级：设计良好的对照研究，其结果一致地支持某个特定的行为、干预或治疗

C 级：定性研究、描述性或相关性研究、整合性综述、系统综述或结果不一致的随机对照试验

D 级：有临床研究建议支持且经过同行评议的专业机构标准

E 级：多个案例报告、基于理论的专家观点或经过同行评议但无临床研究支持的专业机构标准

M 级：仅仅是制造商的推荐

---

查 GRV，直到 GRV 从鼻胃管抽吸不足 200~250ml 或当其从胃造瘘管抽吸不足 100ml 时，可继续管饲。如果两次测量 GVR 大于 250ml，应遵医嘱使用促胃肠动力药物。使用胃肠动力药可确保正常胃排空时间，降低误吸风险。应注意，喂养速度过快会导致胃残余量更高，护士应掌握关于高 GRVs 医疗机构的方案和专家共识。

**恶心、呕吐、腹胀**。恶心、呕吐、腹胀通常与肠内营养液的性质有关。药物、快速输液或鼻饲管放置不当会导致恶心、呕吐。恶心、呕吐、腹胀最可能由胃排空延迟引起。护士应仔细评估可能导致这些症状的药物，必要时应停止相关药物的使用。改变肠内营养液、减慢滴速或添加药物可能有助于改善以上症状。

**腹泻**。腹泻是肠内营养最常见的并发症。怀疑肠内营养所致腹泻前，首先应排除其他原因。接受肠内营养的患者出现腹泻的常见原因包括使用抗生素或其他导致腹泻的药物；菌群改变；配方成分改变，不耐受乳糖、脂肪乳剂；渗透压过高；输注速度过快；低蛋白血症；肠内营养液被污染等。

许多药物含有高渗性山梨糖醇，有通便的作用。抗生素、抑酸药、镁和促胃肠动力药物也可引

起腹泻。使用这些药物后会使梭状芽孢杆菌增生从而引起腹泻。通过化验粪便样品中是否有梭状芽孢杆菌毒素可评估是否有发生梭状芽孢杆菌感染。治疗方案包括抗生素疗法与口服甲硝唑、万古霉素或消胆胺（一种胆汁酸螯合剂，可结合毒素）相结合。排除梭状芽孢杆菌感染的患者，使用抗生素时不应再服用止泻药，否则会使肠黏膜上的毒素滞留在体内。

细菌过度增殖可能会引起腹泻。减少胃和小肠蠕动可能会导致小肠生长过度，可改变肠道微生物群。酸被抑制也可使细菌过度生长，因为当胃液 pH 值大于 6.0 时，细菌可在消化道增殖。

肠内营养的输液速度过快可能导致腹泻。不耐受乳糖、脂肪或渗透压过高也可能导致腹泻。可减慢输注速度、改成肽链型配方，使其更容易消化，给予可吸收性物质，如美达施（Metamucil）可能会有所帮助。使用纤维素配方营养液有助于使粪便变得松软并改善腹泻。

肠内营养配方是细菌生长的理想培养基，可导致腹泻。许多微生物的生长繁殖都与肠内营养有关，包括凝固酶阴性葡萄球菌、梭状芽孢杆菌和革兰氏阴性杆菌，如沙门氏菌属、克雷伯氏菌、肠

杆菌属、变形杆菌及假单胞菌群。细菌可以从营养液容器表面,甚至在准备混合或倾倒添加水时将其污染,这些情况均可导致腹泻。患者自身的胃肠道细菌逆行运动也可引起肠内营养污染。此外,胃残余量的误吸及喂养管导丝的去除均可致细菌污染。

喂养装置的污染也可致腹泻。应尽量减少系统的破坏,使用封闭、预装好待悬挂的装置,将病原体污染降到最低。为防止细菌污染,提前配好的配方应该立即冷藏,若 24 小时内不使用则应丢弃。此外,营养液在室温下暴露超过 4 小时也应丢弃。无菌预混配方放置时间不可超过 8 小时。护士应检查营养液过期时间并丢弃已过期的营养液,密闭式装置每 24~48 小时更换,开放式装置每 24 小时更换。处理营养管喂养装置时所有从业人员都应认真洗手并戴手套。

行肠内营养的患者,高渗性营养配方也可导致腹泻。若停止肠内营养,腹泻减少,说明腹泻可能由营养配方导致。更改营养配方时应咨询营养师。同时,护士收集粪便样本,评估渗透压变化有助于渗透性腹泻的确诊。

低蛋白血症通过减少渗透压梯度而导致患者腹泻。其可导致肠道水肿及吸收不良。任何营养配方不被吸收都可导致腹泻。相较于血清白蛋白,前白蛋白监测可提供更为可靠的营养状况指标。

**便秘。**便秘可能与水合作用较弱、纤维素缺乏、长期卧床、肠道嵌顿、肠道梗阻和止痛药的使用有关。为保证充足的水合作用,可考虑添加粪便柔软剂及减少止痛药的使用,鼓励患者下床活动。此外,营养液中添加纤维素可缓解便秘。

**机械性并发症**

机械并发症包括管道脱落、堵塞或移位。

**管道移位。**由患者或医护人员引起的管道移位占大多数。可采取的措施有对躁动患者使用软约束带以防非计划性拔管(约束带的使用参考医院相关策略)。

**管道堵塞。**沉淀的药物、药丸碎片或凝固的营养配方液可能会使营养管道堵塞,阻碍营养液和药物的输注。为避免堵塞,护士应在连续肠内营养期间,每隔 4 小时冲洗肠内营养管一次,并于药物输注前后、检查胃残余量后及停止营养灌注后,冲洗肠内营养管。冲洗鼻饲管,护士用一个 30~60ml 的注射器,注入 15~30ml 灭菌用水,切忌用力过猛。护士需经常检查肠内营养袋有无沉淀。

压碎的药片可能留下残块阻塞管道,为防止堵塞,情况允许时护士可给予液体药物。每次给药前后冲洗管道可避免药物与营养液之间的不兼容,减少管道阻塞的发生率。此外,药物不可直接添加到肠内营养液内。

如果营养液依靠重力作用不能流出、冲洗管道受阻或反复听到营养泵阻塞报警声音,常意味着发生了管道阻塞物。如果怀疑阻塞,护士可使用大型活塞式注射器,并用温水冲洗管道。尽管研究提供了许多处理营养管道阻塞的方法,但并没有提及灭菌注射用水的益处。不可用小探针来疏通管道以防管道断裂或食管、胃、小肠穿孔。最近的研究表明,用灭菌注射用水冲洗不成功时,在冲洗液中添加胰酶可有效疏通管道。

**代谢性并发症。**肠内营养可伴随产生多种代谢并发症。由于液体过剩、胃肠道或肾内液体丢失、伤口引流、利尿剂的应用、发热或水摄入不足,可能发生水、电解质失衡。若患者存在因液体摄入量不足而致的脱水,护士应遵医嘱给予患者额外液体或者使用专用的自动喂养泵给予喂养。在无医学禁忌的情况下,肾功能正常的患者每日需水量为 30~35ml/kg。相反,若心脏或肝脏功能受损,肠内营养可引发水中毒。判断患者基本的液体需要量,准确测量摄入及排出量有助于维持体液平衡。护士应该注意,许多 ICU 患者由于插管或意识水平降低,可能无法表达口渴的感觉。

过度喂养、高代谢或激素应用可能引发高血糖。肠内治疗阶段应监测血糖。如果发生高血糖,应降低营养液滴速或浓度。大剂量喂养可加剧糖尿病患者高血糖的发生。突然停止喂养可出现低血糖症状,尤其是接受胰岛素治疗的患者。

**感染性并发症。**误吸肠内营养物导致的缺氧或肺炎是致命性的肠内营养并发症。肠内营养物误吸的发生率高达 50%~75%。危重病患者意识丧失、机械通气、大量用药等因素可增加误吸的风险。为减少误吸风险,床头应抬高 30°~45°。若存在医学禁忌,通常安置患者于头高足低位。间歇或持续营养允许胃 pH 值恢复,能减少胃细胞增殖,因此可取代快速大剂量营养。经常检查 GRV 并观察有无管饲不耐受迹象。对患者行任何仰卧位操作前,至少停止喂养 30 分钟。若操作需降低床头,应停止管饲。操作完成后,床头抬高,立即启动管饲。如果患者插有气管导管,抽气前应先清除气囊上的分泌物。

肺误吸在临床上不多见。肠内营养注入期间或注入后可能出现低热、咳嗽、气短、干啰音及吸引时气管或口腔分泌物传出配方奶粉的气味。多年来通过在肠内营养中加入添加食品、药品和蓝色染色剂 1 号配方有助于从视觉上辨别是否存在误吸。然而,2003 年,几例包括细菌增殖、腹泻、全身吸收和死亡的中毒事件被报道后,美国食品和药物管理局(Food and Drug Administration,FDA)发布了 FDA 公共卫生提议。因此,美国危重症护士协会建议不应使用肠内营养染色剂。护士应检查关于蓝色染料及其他地方管理机构的政策和协议。

如果目前误吸判断存在争议,可行血糖仪检测气管抽吸液体糖分来判断是否存在误吸。气管支气管分泌物中的葡萄糖通常少于 5mg/dl,检测值大于 20~25mg/dl 表明存在误吸。

## 肠外(静脉)营养

实行肠外营养表明患者不能口服进食或肠内营养、消化道功能不能满足患者的营养需求。20 世纪 60 年代,早期肠外营养使肠道得到休息,被认为是治疗多种胃肠道疾病的基础。目前除了严重的出血性胰腺炎、坏死性肠炎、长时间肠梗阻和远端肠阻塞外,一般不主张使用,而提倡肠内营养来维持肠道的完整性及功能性。如果危重病患者发病前健康状况良好,没有证据表明蛋白质 - 能量营养不良,住院 7 天后才考虑使用肠外营养。

肠外(营养可经中心静脉和外周静脉营养支持。中心静脉营养也称全肠外营养(total parenteral nutrition,TPN),通过中心静脉注入(图 40-3)。TPN 有时被称为静脉输入营养液,因肠外营养提供的营养比患者的实际需要量多,因而不是首选方式。预计需要进行长期肠外营养支持的患者,可选择放置中心静脉导管或者输液港。经外周中心静脉置管(peripherally inserted central catheter,PICC)经贵要静脉或者肘正中静脉进入上腔静脉,也可用于长期的肠外营养支持治疗。

部分肠外营养(partial parenteral nutrition,PPN)不同于 TPN,可注入到外周血管(如贵要静脉),通常用于短期营养支持(如 7~10 天),或作为肠内营养或经口饮食过渡阶段的补充(图 40-3)。由于有发生静脉炎的风险,PPN 营养配方的浓度不得超过 900mOsm/L。TPN 不同于标准的静脉输液,日常所需的营养物质以营养素(碳水化合物、蛋白质和脂肪)及微量元素(电解质、维生素和微量元素)的形式给予输注。通常,营养液 24 小时内以恒定速率注入,达到营养吸收最大化,并可预防高血糖或低血糖。治疗的目的是通过营养液的持续注入满足患者对热量和营养的需求。

危重病患者肠外营养过程中常常出现一些问题。由于营养配方存在污染及配伍禁忌的风险,TPN 不能与药物、血液制品输注共用同一通道。多腔静脉导管的引入可避免此类问题发生。多腔静脉导管一次建立多路静脉通路,管腔分割,主腔与侧腔所输注的液体在管路内不相通,可以在输液输血的同时进行肠外营养,相互之间不受干扰。若为单腔中心静脉,则只用于 TPN 的输注。

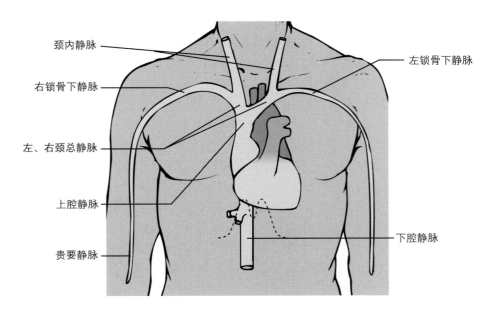

图 40-3 ▲ 肠外营养静脉的解剖学路径

颈内静脉
左锁骨下静脉
右锁骨下静脉
左、右颈总静脉
上腔静脉
下腔静脉
贵要静脉

## 肠外营养的成分

TPN 配方通常包含三种主要的营养素:碳水化合物、脂肪和氨基酸(蛋白质)。这种组合被称为混合能量源。当三个能量来源被合并到一个 TPN 袋,通常被称为"3 合 1"。严格无菌条件下,由药剂师在层流环境下按比例准备所需营养素。由于混合 TPN 药房设备的差异,一些药房的药剂师通常在一个玻璃瓶内单独注入脂质。为避免污染或沉淀,药剂师准备好 TPN 袋后不能再添加药物。目前提倡个体化 TPN 配方,而标准化的营养配方不再是硬性规定。

**碳水化合物** 体内能量的主要来源是碳水化合物(如葡萄糖)。碳水化合物提供每日所需能量的 40%~60%,且对中枢神经系统功能至关重要。最常用及首选的碳水化合物是葡萄糖,因其容易代谢,可刺激胰岛素分泌,一般可大量使用。葡萄糖静脉营养提供能量 3.4kcal/g 且形成 TPN 最主要的渗透压(或浓度)。初始 TPN 的葡萄糖浓度 50%~70% 不等,加入氨基酸、脂质和水后浓度被稀释为约 25%~30%。

稀释后浓度仍然很高,需通过中心静脉导管输注。中心静脉的大量血液能够进一步稀释营养液,上腔静脉是理想的输注点。选择中心静脉导管经锁骨下静脉进入上腔静脉,在不影响置入部位的情况下,使患者获得最大程度的自由运动。可选择颈静脉,但可能难以保持敷料无菌,而且由于颈部运动的限制,患者会感到不适。不管置入哪个部位,都必须严格遵守操作程序(指所在机构的中心静脉护理和感染控制政策及程序)及无菌技术,并有必要做放射学检查,验证最初置入导管尖端的位置。

TPN 中葡萄糖的量以满足代谢需求为准,满足后,葡萄糖将不仅作为能源,还会促使氨基酸合成蛋白质。成人每天至少需要 100g 葡萄糖参与机体重要的代谢活动。然而,葡萄糖的最大剂量应基于个体需要、医疗条件和葡萄糖耐量。建议葡萄糖不得超过 7g/(kg·d)。过高的葡萄糖浓度最常见的代谢副作用是高血糖,常常需要使用胰岛素。建议严格控制血糖,防止与高血糖相关的并发症。建议严格控制血清葡萄糖在 100~150mg/dl 之间。此外,使用过多的葡萄糖可能增加肺损伤者发生二氧化碳潴留的风险及继发性呼吸性酸中毒的风险。由于葡萄糖代谢的最终产物是 $CO_2$,$CO_2$ 水平升高可能会增加每分通气量,影响呼吸。摄入过多的碳水化合物可能会致呼吸机脱机困难。

**脂质** 肠外营养静脉脂质或脂肪乳剂,主要含有红花和大豆植物油中的长链亚油酸和 α- 亚麻酸(脂肪酸)。脂类配方中也含有蛋黄磷脂作为乳化剂,操作之前检查食物过敏史非常重要。脂类是高热量来源,每克脂质可提供 9 000 卡路里热量,其为维持结缔组织完整性及防止脂肪酸缺乏症发生的重要物质。脂肪酸缺乏症表现为皮肤粗糙呈鳞状、皮脂溢出鼻唇、头发干燥、指甲软、伤口愈合不佳及腹泻。因此,患者应该从亚油酸获得日常能量的 2%~4%,从 α- 亚麻酸获得日常能量的 0.25%~0.5%。通常规定脂肪乳剂的注入量约为 1.0~1.3g/(kg·d)[ 不超过 2.5g/(kg·d)],可提供患者热量摄取的 30%。每周给予 20% 的脂肪乳剂(500ml)足以预防成人必需脂肪酸缺乏。

等张脂肪乳剂的浓度为 10%、20% 和 30%,分别能提供 1.19kcal/ml、2.09kcal/ml 和 2.9kcal/ml 能量。高浓度等张脂肪乳剂的优点在于较少的溶液可提供更多能量,是许多患者认可的一个重要因素。但该情况下易发生高血糖,若无禁忌,可减少葡萄糖溶液浓度和数量、增加脂肪浓度和含量。脂质通常提供每日热量摄入的 15%~30%,若提供的脂质高于总热量摄取的 30%,应注意警惕并监控代谢副作用。通过监测基线及每周甘油三酯趋势来观察脂质耐量。高甘油三酸酯水平超过 400mg/dl 表明脂质代谢受损风险及胰腺炎风险增加,建议停用脂肪乳剂,直至甘油三酸酯水平恢复正常。脂质浓度可能需要调整,患者也可能接受 TPN 以外的脂质来源(如连续输注脂肪乳剂、镇静剂、丙泊酚)。脂肪乳剂为细菌生长提供了一个很好的媒介,因此使用时应避免增加操作或延长时间。脂类的不良反应包括发热、发冷、胸部或背部紧张、呼吸困难、心动过速、头痛、恶心和呕吐等症状。如果出现以上反应,护士应立即停止输液并报告医生和药剂师。长期应用脂质可致免疫抑制。使用前,护士应检查 TPN 容器内脂类溶液是否分层或开裂、凝结。变质乳液可呈黄褐色、大理石花纹样改变或 TPN 容器表面油分层,应及时更换,避免输注此类营养液。

**氨基酸** 蛋白质可维持组织结构需要及促进伤口愈合。如果蛋白质摄入不足,身体将利用骨骼肌和重要器官中的蛋白质。TPN 时,蛋白质可提供必需氨基酸及非必需氨基酸,浓度为 5%~15% 不等。这些浓度大约提供每日所需能量的 15%~20%。1g 氨基酸与 1g 蛋白质一样，可提供能量 4kcal/g。成人氨基酸需要量范围为 0.8~2.5g/（kg·d）。烧伤、创伤、造瘘管、肾衰竭或肝衰竭患者所需氨基酸需要经常调整用量。肾脏疾病患者需要更高浓度的必需氨基酸；肝衰竭或代谢过度的患者，营养液中可含有支链氨基酸。这些配方可以作为能源，从而减少其他肌肉蛋白质的分解，减少肝性脑病的发生率。

**微量元素** 维生素、矿物质和电解质被认为是微量元素。遗憾的是，美国推荐膳食委员会不要求采用肠外营养原因如下：首先，微量元素未经过肝脏和胃肠道吸收，未被利用就从尿液排出；第二，许多疾病改变了肠道对脂溶性维生素和维生素 $B_{12}$ 的吸收能力；最后，许多营养素应使用塑料管道和静脉营养袋，以防营养液成分（特别是维生素 A）到达血液之前暴露于光照和氧气中被破坏。

鉴于以上因素，标准水溶性维生素制剂可提供高水平的维生素 $B_1$、维生素 $B_6$、维生素 C 和叶酸。然而，危重患者的高代谢状况会加剧以上物质的不足，需持续监测并根据个体需要补充维生素。维生素 K 是维生素制剂唯一不包含的维生素，可添加维生素 K 10mg/w 至 TPN 营养袋（除非抗凝治疗禁忌）输注给患者。现有的部分肠外营养液可能含有维生素 K，因此不需每周补充。但要继续监测凝血情况，特别是接受抗凝治疗的患者。与患者需要额外的营养物质不同，肝脏或肾脏疾病患者可能需要降低某些维生素的剂量。

微量矿物元素可维持生物体内环境平衡。其有多种商品混合药物，通常包括铬、铜、锰、硒、锌。注射用铁不添加到 TPN 营养液中，考虑到内环境稳定性及潜在的不利影响，长期治疗时需要补充铁剂。

大多数标准电解质混合液含有钠、钾、钙、镁、磷、氯及醋酸盐。为防止与其他电解质发生反应，碳酸氢钠不应添加到 TPN 中。然而，可使用醋酸盐替代，因其可通过肝脏转化为碳酸氢盐。根据患者的潜在疾病过程及体格检查，每日的 TPN 营养液可以调节特定的电解质液浓度。如果 TPN 营养液准备好后，检测到电解质缺乏，可在输注时额外静脉注入补充剂。药剂师制订 TPN 营养袋后，电解质不应再被添加进去，避免破坏营养液的无菌环境，引起营养液沉淀。

**药物** 准备 TPN 营养液时，药剂师可添加药物，许多药物是 TPN 治疗本身需要的。例如，胰岛素是目前控制高血糖的趋势，胰岛素可以添加到 TPN 营养液中。另外，可应用肝素减少导管尖端纤维蛋白的形成。临床医生开药物医嘱前应向药剂师咨询以确保兼容性。

## 肠外营养并发症

肠外营养并发症可分为三大类：代谢性、感染性和机械性。

**代谢性并发症** TPN 已被认为是增加重症发病率及威胁生命并发症产生的原因。这些并发症通常与输入量和流速有关。特定并发症包括肝脂肪变性（脂肪肝）、肝内外胆汁淤积（胆汁流出受到抑制）和胆石症（胆结石的形成）。尽管这些肝脏疾病的确切机制并不完全清楚，但已发现，肠内营养的持续存在，不大可能发生胆汁淤积。如果停止使用肠内营养，可能出现消化道萎缩极其相关的并发症。若无禁忌，应尽快经口进食或使用肠内营养。

很多代谢并发症来源于患者的原有病程或不合适的营养配方。通过检查每袋肠外营养配制的准确性，监测输液泵精确度，观察患者对治疗的反应，可阻止部分代谢障碍。肠外营养期间可发生任何可能的代谢紊乱，最常见的代谢并发症包括高血糖、低血糖、低磷酸、低血钾、低镁症和低钙血症。这些代谢障碍加上液体快速变化及失衡，可能会导致"再喂养综合征"，以下内容再做讨论。

**高血糖**。高血糖或血糖升高超过 220mg/dl 时，如果胰腺不能对葡萄糖负荷增加做出反应，则可能发生高血糖。尽管高血糖在肠内外营养中都会发生，但更常见于接受肠外营养的患者。哪怕轻度的血糖水平升高也可影响淋巴细胞功能，导致免疫抑制与感染风险增加。葡萄糖浓度升高已被证实可降低中性粒细胞的趋化性和吞噬作用，可增加短期感染的危险。肾脏对葡萄糖重新吸收超过阈值时，渗透性利尿可致脱水和电解质紊乱。可增加 TPN 营养液中胰岛素的量，通过 TPN 期间持续地胰岛素滴入或定期胰岛素皮下注射控制血糖。一旦停止 TPN，胰岛素需求明显变少或不再需要。如果新 TPN 营养液暂时不适用，则建议滴入 10% 的葡萄糖水（D10W）以防发生反弹性低血糖。此外，如果营养液"滞后"，不应增加注入速率来弥补时间，因可导致突然代谢波动及体液负荷过重。

**再喂养综合征**。再喂养综合征是一种发生于TPN初始阶段的最危险的并发症。即使在营养不良早期，患者的血磷水平仍可维持于正常水平，但细胞内的磷可能已耗尽。当患者接受TPN治疗后，外源性葡萄糖的供给使机体的供能物质由脂肪转为碳水化合物，随着胰岛素分泌增加，合成代谢增强，细胞对葡萄糖、磷、钾、镁和水的摄取增加，以致出现明显的低磷、低钾、低镁和水电解质紊乱等代谢异常。上述因素协同作用，会损伤心脏、大脑、肝脏、肺等细胞功能，引起重要生命器官功能衰竭。再喂养综合征易发生于营养不良患者，其他如长期嗜酒、神经性厌食、吸收不良综合征及高血糖等都是再喂养综合征的高危因素。

再喂养综合征预防的关键在于逐渐增加营养素摄入量，可口服或静脉补充。禁止摄入含糖量高的食物与饮品，可用少糖奶制品替代。禁止输入大量葡萄糖液，可用脂肪乳剂或氨基酸制剂代替，从而减少葡萄糖在热卡中的比例；还需补磷、补钾、补充维生素 $B_1$。建议每日监测磷、钾、镁的水平。在营养支持治疗中根据体重测算磷的用量（如 0.32~1.0mmol/kg），研究证明纠正低磷血症是非常有效的。ICU 护士需准确记录患者每日液体的入量及出量，因足够的肠外营养常意味着除其他治疗外，每天还需再补充 1.5~3L 液体。体重明显增加可能表明液体耐受力低。

**感染性并发症**。因营养液中葡萄糖含量高，留置导管处是感染的主要部位。任何病灶部位发生的感染若未得到及时控制，可最终发展为全身性感染。药剂师准备好后，应在 TPN 袋上贴上胶带标记未添加额外的营养液或药物。

根据医院政策，护士通常每 24 小时更换 TPN 营养袋和管道。通常每 24~72 小时用无菌透明或纱布敷料更换置入口敷料。然而频繁地敷料更换已被证明利于细菌增殖。应注意，透明敷料更容易观察导管置入部位的状况，观察到炎症发生表明细菌大量增殖，提示导管需要拔除。关于中央和周围敷料的更换，应根据机构政策及规定进行。

在更换敷料时，护士应先评估穿刺点是否出现渗漏、红斑和/或炎症，然后用灭菌方法清除穿刺点的病原微生物。研究人员表明，氯己定溶液比聚乙烯吡咯酮碘消毒液更有效。使用氯己定/磺胺嘧啶银或二甲胺四环素/利福平消毒导管可减少中心静脉导管相关性感染的发生率。气管造口术或其他开放伤口引流处附近的静脉置入点需要特殊预防污染的措施。

细致的导管护理可降低潜在感染的发生率。对于危重病患者，导管相关性感染的范围从局部炎症到全身性血行感染、败血症。中心静脉导管感染的死亡率约为 10%，是医院血液感染的主要来源。若肠外营养输注时伴有发热、寒颤或发冷，应怀疑导管相关性败血症，减缓或停止输液可使发热消退。必要时须拔出导管，行局部或全身抗生素治疗感染。如果怀疑导管相关性败血症，通常进行导管尖端细菌培养以明确感染微生物，为选择敏感抗生素提供依据。

## 机械性并发症

机械性并发症多在中心静脉导管置入时发生，如血管伤、气胸、导管阻塞、血栓和静脉空气栓塞。中心静脉导管置入后，胸部 X 光片是确认导管位置的标准方法。如果临床怀疑导管尖端移位或存在其他潜在并发症，需行进一步的诊断性检查。

血管创伤和气胸可能需要手术置入胸管和/或管道治疗。导管阻塞可能由导管尖端紧贴血管壁或卡在锁骨和第一肋之间引起的。闭塞可发生于纤维蛋白形成、血液或脂质沉积、药物沉淀、导管断裂之后。另一种类型的闭塞为"退出性闭塞"，是一种允许注入营养液，但可阻止血液回流的闭塞。可每日向住院患者肠外营养液内添加 6 000U 肝素以降低纤维蛋白鞘的形成及减少导管感染的风险。管腔内血栓形成通常由机械刺激（如创伤性导管置入）、管腔小、导管延期使用、导管材料或导管移位所致。虽无明显症状，但当患者主诉患侧头晕、眼睛肿胀时，护士需警惕患者体内可能已形成血栓。建议肠外营养期间慎重评估。血栓的治疗包括拔除导管、系统性抗凝及溶栓治疗。

静脉空气栓塞是另一严重并发症。空气快速进入静脉循环可致命。文献回顾发现，1975~1988年所有的脑空气栓塞患者均与中心静脉导管相关，54% 发生于继发性导管断裂，31% 发生于导管移位，15% 发生于导管置入时。任何密闭导管系统的破坏（通常是线路连接的变化，更换新 TPN营养袋或意外管道脱落）都可增加空气栓塞的风险。该情况发生时，患者很可出现严重的胸痛、呼吸困难、低血压。紧急护理干预措施包括夹紧导管或封闭导管接头，以防空气试图直接从静脉进入(即患者中心静脉放置于右心房,空气从远端端口进入),通过面罩给予纯氧,患者取头低脚高左侧卧位。该体位可使空气上升至右心室尖部,避免肺动脉口阻塞。患者行强力闭呼动作,即深吸气后紧闭声门,再用力做呼气动作,呼气时对抗紧闭的会厌,通过增加胸内压来影响血液循环和自主神经功能状态,从而预防空气栓塞。应用呼吸机的患者机械性肺通气可使胸内压增加。在导管入口处使用无菌闭塞敷料(如凡士林纱布)是导管拔除后防止空气进入通道的一个有效措施。

### 逐步减少肠外营养

逐步减少 TPN 通常适用于能够初步恢复(或耐受)肠内或经口营养的患者,大约能满足营养所需的 50%~75%。在这种情况下,满足患者营养需求量至关重要。如果需中断或停止肠外营养,应在 30~60 分钟内将注入速度降低一半。以利于机体通过血浆葡萄糖反应来预防反应性低血糖的发生。停止后 30~60 分钟检测血糖水平,有助于护士识别和管理血糖异常情况。

保证食水供给一直是护理的基本原则,但在预后不良且不能保证积极的营养支持的情况下,许多护士可能面对情感和道德困境。虽然许多机构可能存有相关肠外营养协议,但应个性化讨论治疗决策及护理计划。关于患者、家庭和医疗服务团队必须经常进行讨论,为每位患者提供最好的护理。

## 护士在营养支持中的作用

护士负责测量初始体重并测量每周体重、生命体征、出入量及实验室数据,并在营养支持治疗期间提供肠内营养管和静脉导管护理。不管行肠内还是肠外营养,许多并发症通过细致观察和护理都是可以预防的。若患者清醒,患者主观评估的耐受力是非常有意义的信息。护士通过腹部检查评估肠鸣音及腹围改变,得到喂养耐受力更客观的证据。同时,护士监控并记录大小便量及频率。护士必须监控临床脱水表现(口渴、黏膜干燥、心动过速、皮肤弹性小)及液体过剩(外周水肿和不确定的肺部听诊音)迹象。早期发现并干预可防止液体过量及心脏受损。应特别注意严重营养不良的患者可出现再喂养综合征及其他并发症。

肠内营养管和静脉导管的精心护理是预防局部和系统感染的关键。

护士应为患者及家庭提供信息及情感支持方面的保健。包括解释过程、进展、风险及预期结果(表框 40-3)。

---

**表框 40-3　教育指导:营养支持**

**一般护理:肠内营养**
- 遵医嘱配置肠内营养配方。
- 了解潜在并发症及相应的治疗。
- 避免可能对插入部位产生不良反应的活动,并且告知患者任何可能损害肠内营养的活动。
- 获得医生同意后方可恢复先前的活动(如工作、休闲、性活动)。

**一般护理:肠外营养**
- 遵医嘱配置肠外营养配方。
- 密切监测血糖水平,用来评估肠外营养的耐受力。
- 了解潜在并发症及相应治疗。
- 避免可能对插入部位产生不良反应的活动,并且告知任何可能损害肠外营养的活动。
- 获得医生同意后方可恢复先前的活动(如工作、休闲、性活动)。

**感染的迹象**
- 了解无菌技术的基本原理。
- 管饲或静脉注射时出现发热症状或局部红、肿、热、痛。

**用药**
- 遵医嘱给药。
- 了解药名与剂量,用药次数,药物作用及其不良反应。
- 了解相关药物管饲方法与冲洗技术。
- TPN 溶液中不添加药物,由于存在配方污染或沉淀的风险,药物应由供应商添加。

**安全措施**
- 告知其他医务人员提供肠内或肠外营养设备,并告知他们每位患者所需的药物。

**后续护理**
- 告知家庭护理护士注意事项。
- 遵守患者后续访问的医生或诊所的日程安排。
- 确保患者 / 照顾者学习决策程序及风险预测,识别早期患者及设备问题,排除故障,跟进医疗服务措施。
- 与家庭护理服务者沟通。
- 为患者提供书面指示。
- 若条件允许,出院当天不改变营养支持的数量或配比。

---

## ▲ 消化道疾病的药理学管理

表 40-1 总结了存在消化道出血且正在接受营养支持治疗的患者常见的消化道用药。

表 40-1 常见消化道用药

| 药物 | 作用机制 | 适应证 | 不良反应 | 备注 |
|---|---|---|---|---|
| **抑酸药** | | | | |
| 碳酸铝 | 中和胃酸,与消化道磷酸盐结合 | 当胃炎症状减轻、慢性肾功能衰竭时,与磷酸盐结合,预防磷酸盐尿结石的形成 | 粪便嵌塞、痉挛、便秘、低磷酸血症(给予过度剂量时) | 监控血磷水平 |
| 氢氧化铝(氢氧化铝凝胶) | 中和胃酸,与消化道磷酸盐结合 | 胃炎症状减轻、慢性肾衰竭高磷酸血症 | 便秘、高磷酸血症(给予过度剂量时) | 监控血磷水平 |
| 碳酸钙(钙尔奇) | 中和胃酸 | 胃炎症状减轻,补充钙剂 | 头痛 | 往往耐受力良好,监测血钙和磷水平 |
| 氢氧化镁(镁乳) | 中和胃酸 | 胃炎症状减轻、低镁血症、便秘 | 低镁血症、腹部绞痛、腹泻(高剂量时) | 监测血镁水平 |
| 二羟化铝、碳酸钠(Rolaids) | 中和胃酸,降低胃蛋白酶 | 胃炎症状减轻 | 便秘 | 钠限制患者谨慎使用 |
| **组胺II型(H₂)受体拮抗剂** | | | | |
| 甲氰咪胍(泰胃美) | 抑制胃壁细胞组胺 $H_2$ 受体,抑制胃酸分泌 | GERD、PUD、胃酸分泌亢进 | 谵妄、头痛、腹泻 | 可能会导致罕见的血性恶液质,监控 CBC |
| 雷尼替丁(善胃得) | 抑制胃壁细胞组胺 $H_2$ 受体,抑制胃酸分泌 | GERD、PUD、胃酸分泌亢进 | 头痛、头晕、便秘 | 可能导致肝损伤和罕见的血性恶液质 |
| 法莫替丁 | 抑制胃壁细胞组胺 $H_2$ 受体,抑制胃酸分泌 | GERD、PUD、胃酸分泌亢进 | 头痛、头晕 | 可能引起癫痫发作,支气管痉挛,便秘或血小板减少症。监控 CBC |
| 尼扎替丁 | 抑制胃壁细胞组胺 $H_2$ 受体,抑制胃酸分泌 | GERD、PUD、胃酸分泌亢进 | 头痛、头晕、腹泻 | |
| **质子泵抑制剂** | | | | |
| 奥美拉唑(洛赛克)兰索拉唑雷贝拉唑(波利特)泮托拉唑埃索美拉唑(耐信) | 抑制壁细胞上 $H^+$-$K^+$-ATP 酶(质子泵),抑制胃酸分泌,阻止酸产生的最后一步 | 反流性食管炎、胃和十二指肠溃疡、病理分泌亢进状态(卓艾综合征) | 头痛、腹泻、腹痛 | 罕见的不良反应包括恶心、呕吐、头晕 |
| **胰酶** | | | | |
| 胰液素 | 有助碳水化合物、脂肪和蛋白质的消化 | 胰酶不足,囊性纤维化 | 恶心、腹泻、痉挛、厌食、过敏反应、肛周刺激 | |
| 胰脂肪酶缓释胶囊(胰酶、胰脂肪酶) | 有助消化碳水化合物、脂肪和蛋白质 | 胰酶不足、脂肪吸收障碍、囊性纤维化、胃切除术后、胰腺切除术后 | 恶心、腹泻、痉挛、厌食、过敏反应、肛周刺激 | |
| **止泻剂** | | | | |
| 硅镁石(白陶土、果胶制剂) | 吸收细菌产生的毒素和消化道刺激物;减少胃肠动性和粪便含水量 | 腹泻 | 增加钾损失,干扰药物吸收 | |

续表

| 药物 | 作用机制 | 适应证 | 不良反应 | 备注 |
|---|---|---|---|---|
| 次水杨酸铋（碱式水杨酸铋） | 减缓能动性；降低消化道微生物抗菌活性；降低分泌敏感度 | 腹泻、预防旅行者腹泻 | 舌苔变色，大便黑色 | 如果腹泻持续，应评估电解质。谨慎使用其他水杨酸剂 |
| 消胆胺 | 胆汁盐的吸收；梭状芽孢杆菌毒素的吸收 | 由胆汁盐或梭状芽孢杆菌引起的腹泻 | 便秘 | 因其可能影响其他药物的吸收，至少在消胆胺前 1h 服用其他药物 |
| 洛哌丁胺（易蒙停） | 减缓肠道运动，包括蠕动 | 急性和慢性腹泻 | 腹胀、便秘、嗜睡、头晕、恶心、呕吐 | |
| 阿片类（止痛剂） | 降低消化道能动性和蠕动，减少消化道分泌物 | 急性腹泻，腹部绞痛 | 嗜睡、头晕、心动过缓 | 阿片类药物相关不良反应。其他可能的不良反应包括过敏反应、呕吐、头晕、出汗、便秘、耐药 |

**泻药**

**肠道泻剂**

| | | | | |
|---|---|---|---|---|
| 聚乙烯乙二醇 | 不可吸收，类似于渗透剂 | 结肠镜检查或肠道手术前肠道清洗 | 肠鸣音增多、恶心、胃痉挛 | |

**大便成形剂**

| | | | | |
|---|---|---|---|---|
| 多羧钙、木质纤维、车前草（美达施） | 不可吸收，植物细胞壁将水吸入排泄物、软化大便；吸收大便多余的水分 | 腹泻、便秘 | 胃肠胀气，嵌塞（若发生粪便阻塞） | 一般耐受良好 |
| 乳果糖 | 高渗透性吸收水进入肠道，增加粪便含水量、软化大便；预防肠道氨的吸收 | 便秘，预防和治疗肝性脑病 | 胃肠胀气、痉挛、嵌塞（若发生粪便阻塞） | 用于预防和治疗肝性脑病。每天滴定两到三次便溏。监测血清氨的水平 |
| 聚乙二醇（MiraLax） | 不可吸收，类似于渗透剂 | 便秘 | 恶心、腹胀、痉挛、腹泻 | |

**盐类泻药**

| | | | | |
|---|---|---|---|---|
| 柠檬酸镁 | 镁和钠盐吸收力弱，吸收水分进入肠道 | 便秘，检查前清结肠道 | 痉挛、腹胀、恶心、呕吐 | 肾脏疾病患者不宜使用。观察高镁血症（口渴、嗜睡、头晕） |
| 磷酸氢钠 | 通过渗透作用增加小肠对水分的吸收 | 便秘，肠道检查前紧急清肠 | 恶心、痉挛 | 可能加剧或引发心脏、肾功能障碍或癫痫发作 |

**刺激胃肠动力剂**

| | | | | |
|---|---|---|---|---|
| 比沙可啶（Bisacody） | 通过直接刺激结肠黏膜的神经末梢增加蠕动 | 便秘，检查前清肠 | | 长期使用会导致耐药性、效果逐步减弱。口服药物 6~10h 起效；直肠给药 15~60min 起效 |
| 鼠李（Cascara） | 通过化学刺激结肠推进运动 | 便秘 | 尿色改变（红或者黄褐色） | 可能会导致耐药性。6~10h 起效 |

续表

| 药物 | 作用机制 | 适应证 | 不良反应 | 备注 |
|---|---|---|---|---|
| 番泻叶 | 刺激推进运动 | 便秘 | 尿色改变 | 从肉桂中提取的自然产品 |
| 酚酞 | 刺激蠕动(类似于Bisacody) | 便秘 | | 可能会引起过敏反应,若产生皮疹,应立即停止使用 |
| 大便软化剂 | | | | |
| 多库酯钠 | 通过水和脂肪增加粪便的渗透压;软化大便 | 便秘 | 痉挛、腹泻 | 长期或过量使用可能产生耐药性或电解质紊乱 |
| 刺激胃肠动力或软化剂 | | | | |
| 甘油 | 吸收水分进入结肠(高渗透压) | 便秘 | 头痛、恶心、呕吐 | |
| **止吐剂** | | | | |
| 曲美苄胺 | 抑制化学感受器触发区,抑制呕吐中枢 | 恶心、呕吐症状缓解 | 超敏反应、困倦、低血压、腹泻、抑郁、眩晕 | |
| 普鲁氯嗪 | 阻断脑干多巴胺受体的化学感受器触发区 | 恶心、呕吐 | 锥体外系不良反应,如嗜睡、视物模糊、心动过速、呼吸抑制 | |
| 异丙嗪 | 与组胺受体竞争,减少血管、消化道和呼吸系统过敏反应 | 恶心、呕吐、眩晕症、镇静 | 头晕、嗜睡、便秘、尿潴留 | 其他不良反应可能包括血小板减少、粒细胞缺乏症、溶血性贫血 |
| 多拉司琼 | 阻断消化道 5-羟色胺($5-HT_3$)受体 | 与化疗相关的恶心、呕吐,预防和治疗术后恶心和呕吐 | 心电图改变,高血压、腹痛、腹泻、尿潴留 | |
| 格拉司琼 | 阻断消化道 5-羟色胺($5-HT_3$)受体 | 放、化疗期间的恶心和呕吐 | 头痛、便秘、神经衰弱 | 肝脏疾病患者谨慎使用 |
| 昂丹司琼 | 阻断消化道 5-羟色胺($5-HT_3$)受体 | 与化疗相关的恶心、呕吐,预防术后恶心和呕吐 | 腹泻、支气管痉挛、疲劳、便秘 | |
| **其他** | | | | |
| 硫糖铝(胃溃宁) | 在溃疡处形成保护层 | 短期治疗消化性溃疡 | 便秘 | 因其可能影响其他药物的吸收,患者至少应在用硫糖铝之前2h使用其他药物 |
| 胃复安 | 刺激上消化道能动性;减少抑制状态 | 糖尿病性胃轻瘫、胃排空延迟、短期治疗胃食管反流病,预防术后恶心、呕吐,促进小肠营养管置入 | 腹泻、便秘、嗜睡、烦躁 | 偶尔会有锥体束外的不良反应 |
| 米索前列醇(赛特泰克) | 前列腺素类似物使碳酸盐和黏液释放增加,酸性分泌物减少 | 阿司匹林和非甾体抗炎药诱发的溃疡 | 腹泻、恶心、呕吐、肠胃胀气 | 孕妇和育龄妇女谨慎使用;可增加子宫收缩,导致流产 |
| 奥曲肽(善宁) | 合成模拟生长抑素,抑制胃泌素、血管活性肠肽、胰岛素、胰高糖素、胃动素、胰泌素、胰多肽的分泌 | 分泌性腹泻、急性静脉曲张性出血 | 水肿、头晕、头痛、腹痛、便秘、腹泻、高血糖、低血糖 | 监测血糖,调整胰岛素量 |

## ▲ 临床适用性挑战

### 案例分析

　　K.M. 是一位 36 岁男性，因腹部枪伤行多处小肠切除术，术后出现短肠综合征。因为患者的热量和蛋白质供给不足，导致蛋白质—热量不足型营养不良。患者需要长期依靠 TPN 满足营养需求。为此给患者留置了 PICC 导管，行居家 TPN。

　　4 个月后 K.M. 因发热和寒颤来急诊就诊。他的生命体征：口腔温度 38.8℃；脉搏 115 次 /min；血压 102/58mmHg，呼吸 22 次 /min。血糖 217mg/dl。

　　1. 体检时，该患者会有哪些阳性发现？
　　2. 应该执行哪些诊断性检查？
　　3. 该患者最可能的治疗措施是什么？
　　4. 该患者应接受哪些出院宣教？

（译者：陈佳云，阮林星）

## 参考文献

1. Btaiche IF, Chan LN, Pleva M, et al: Critical illness, gastrointestinal complications, and medication therapy during enteral feeding in critically ill Adult Patients. Nutr Clin Pract 25(1):32–49, 2010

2. Heimburger DC: Malnutrition and nutritional assessment. In Fauci AS, Braunwald E, Kasper DL, et al (eds): Harrison's Principles of Internal Medicine, 17th ed. New York, NY: McGraw-Hill, 2008, pp 450–454

3. Leaf DA: Emerging trends in novolitional nutrition support: The role of parenteral nutrition. J Clin Outcomes Manage 17(1):31–34, 2010

4. Bistrian BR, Driscoll DF: Enteral and parenteral nutrition therapy. In Fauci AS, Braunwald E, Kasper DL, et al (eds): Harrison's Principles of Internal Medicine, 17th ed. New York, NY: McGraw-Hill, 2008, pp 455–462.

5. McClave SA, Martindale RG, Vanek VW, et al; the ASPEN Board of Directors, & American College of Critical Care Medicine: Guidelines for the provision and assessment of nutrition support therapy in the adult critically ill patient. JPEN J Parenter Enteral Nutr 33(3):277–316, 2009

6. Khalid I, Doshi P, DiGiovine B: Early enteral nutrition and outcomes of critically ill patients treated with vasopressors and mechanical ventilation. Am J Crit Care 19(3):261–268, 2010

7. Martindale RG, McClave SA, Vanek VW; American Collage of Critical Care Medicine an; and the A.S.P.E.N. Board of Directors. Guidelines for the provision and assessment of nutritional support therapy in the adult critically ill patients: Society of Critical Care Medicine and the American Society for Parenteral and Enteral Nutrition: executive summary. Crit Care Med 37(5):1757–1761, 2009

8. Bankhead R, Boullata J, Brantley S, et al; ASPEN Board of Directors. Enteral nutrition practice recommendations. JPEN J Parenter Enteral Nutr 33(2) 122–167, 2009

9. Chen Y, Peterson SJ: Enteral nutrition formulas: which formula is right for your adult patient? Nutr Clin Pract 24(3):344–355, 2009

10. Marik PE, Zaloga GP. Immunonutrition in critically ill patients: a systemic review and analysis of the literature. Intens Care Med 34 1980–1990

11. Metheny NA, Schallom L, Oliver DA, et al: Gastric residual volume and aspiration in critically ill patients receiving gastric feedings. Am J Crit Care 17(6):512–520, 2008

12. Johnson AD: Assessing gastric residual volumes. Crit Care Nurse 29(5):72–73, 2009

13. Wohlt PD, Zheng L, Gunderson S, et al: Recommendations for the use of medications with continuous enteral nutrition. Am J Health Syst Pharm 66:1458–1467, 2009

14. U.S. Food and Drug Administration Center for Food Safety and Applied Nutrition: FDA Public Health Advisory: 2003. Reports of blue discoloration and death in patients receiving enteral feeding tinted with the dye, FD&C blue No. 1. Retrieved November 13, 2006, from http://www.cfsan.fda.gov/%7Edms/col-ltr2.html

15. American Association of Critical Care Nurses: 2005 Practice alert: Dye in enteral feeding. Retrieved November 13, 2006, from http://www.aacn.org/AACN/practceAlertnsf/Files/DEF/$files/dyeinenteralfeeding.pdf

16. Zeigler TR: Parenteral nutrition support in the critically ill patient. N Engl J Med 361(11):1088–1097, 2009

17. Miller SJ: Parenteral Nutrition. U.S. Pharmacist 31(7):10–20, 2006

18. Mirtallo J, Canada T, Johnson D, et al: Safe Practices for Parenteral Nutrition. JPEN J Parenter Enteral Nutr 28(6):S39–S70, 2004

19. Peterson S, Chen Y: Approach to parenteral nutrition. Curr Drug Saf 5(1):33–40, 2010

20. Buchman AL, Howard LJ, Guenter P, et al: Micronutrients in parenteral nutrition: Too little or too much? The past, present, and recommendations for the future. Gastroenterology 137:S1–S6, 2009

21. Guglielmi FW, Regano N, Mazzuoli S, et al: Cholestasis induced by total parenteral nutrition. Clin Liver Dis 12:97–110, 2008

22. Tresley J, Sheean PM: Refeeding syndrome: Recognition is the key to prevention and management. J Am Diet Assoc 108(12):2105–2108, 2008

23. Sudharma Ranasinghe J, Lee AJ, Birnbach DJ: Infection associated with central venous or epidural catheters: How to reduce it? Curr Opin Anaesthesiol 21:386–390, 2008

24. Garnacho-Montero J, Aldabo-Pallas T, Palomar-Martinez M, et al: Risk factors and prognosis of catheter-related bloodstream infection in critically ill patients: A multicenter study. Intensive Care Med 34:2185–2193, 2008

25. Casey AL, Mermel LA, Nightingale P, et al: Antimicrobial central venous catheters in adults: A systematic review and meta-analyses. Lancet Infect Dis 8:763–776, 2008

26. Dave P, Cartwright AF, Subhani JM: Complication rates for central venous catheters used for parenteral nutrition. Proc Nutr Soc 69 (OCE2):E162, 2010

27. Scruggs JE, Joffe A, Wood KE: Paradoxical air embolism successfully Treated with hyperbaric oxygen. J Intensive Care Med 23(3):204–209, 2008

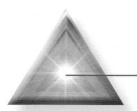

# 常见的胃肠功能紊乱

Allison G. Steele 和 Valerie K. Sabol

## 第 41 章

学习目标

学习本章内容后，读者应能够：
1. 从病理生理学概念角度理解急性消化道出血（gastrointestinal bleeding, GIB）、肠梗阻、急性胰腺炎（acute pancreatitis, AP）、肝炎以及肝脏疾病并发症。
2. 比较急性 GIB、肠梗阻、AP、肝炎和肝硬化的相关病史、体格检查和诊断性检查结果。
3. 在诊断和处理急性 GIB、肠梗阻、肝炎以及肝脏疾病并发症的过程中，讨论有用的实验室检查结果。
4. 在治疗急性 GIB、肠梗阻、肝炎以及肝脏疾病并发症的过程中，分析治疗的异同点。
5. 描述护士在治疗急性 GIB 肠梗阻、AP、肝炎以及肝脏疾病的并发症中如何进行评估、管理及评价护理计划。

危重症护士不可避免地要为伴有常见而严重的胃肠道（GI）功能紊乱患者提供护理。这些功能紊乱包括消化道出血（GIB）、肠梗阻和复杂炎症（如胰腺炎和肝炎）。

## ▲ 急性消化道出血

ICU 的患者中，急性消化道出血是一种常见的、潜在的、致命性的紧急医疗情况。在美国，每年有 3 万名住院患者发生急性消化道出血。尽管在诊断和治疗方面都有进展，但是急性消化道出血在过去的半个世纪里的死亡率一直保持为 10%。这种不变的死亡率可能是由伴随疾病的广泛存在和非甾体抗炎药（NSAIDs）的广泛使用造成。死因很少是大出血，而是由于其他内源性疾病的恶化造成。消化道出血患者的及时诊治需要一个专业团队。

急性消化道出血分为上消化道出血和下消化道出血。空肠与十二指肠交界处的屈氏韧带是区分上下消化道的解剖标志。上消化道出血发生于食管、胃和十二指肠；下消化道出血发生于空肠、回肠、结肠或直肠。下消化道出血比上消化道出血较少见。

## 上消化道出血

### 病因

表框 41-1 列出了可能导致急性上消化道出血的原因。本章并未完全讨论表中的情况。ICU 中急性消化道出血最常见的原因将在下一节中讨论。我们将关注克罗恩病的基因遗传学基础，见遗传学关注点 41-1。

### 消化性溃疡

消化性溃疡，包括胃溃疡和十二指肠溃疡，大约占急性上消化道出血的 40%~60%。胃十二指肠黏膜的上皮细胞由几个保护机制保护，以免受

| 表框 41-1 | 急性 GIB 的常见原因 |
|---|---|

**上消化道出血**

**食管源性**

- 静脉曲张
- 食管炎
- 溃疡
- 肿瘤
- 贲门黏膜撕裂症

**胃源性**

- 消化性溃疡
- 胃炎
- 肿瘤
- 血管发育不良
- 杜氏病

**十二指肠源性**

- 消化性溃疡
- 血管发育不良
- 克罗恩病
- 梅克尔憩室

**下消化道出血**

- 恶性肿瘤
- 息肉
- 溃疡性结肠炎
- 克罗恩病
- 缺血性结肠炎
- 感染性结肠炎
- 血管发育不良
- 憩室病
- 痔疮
- 大量上消化道出血

---

### 遗传学关注点 41-1

**消化系统 - 克罗恩病**

- 克罗恩病是一个复杂的慢性消化系统疾病。通常为肠壁炎症，尤其是远端小肠和部分结肠。在西欧和北美最常见，影响 0.10%~0.15% 的人群。
- IL23R 基因与克罗恩病有关，各种各样的遗传和环境因素可导致克罗恩病。尽管研究人员正在研究其相关的危险因素，但是许多因素仍然不为人知。
- 克罗恩病可能与下列因素相关，包括基因变异、免疫系统变化、消化道细菌的作用。最近的研究已经确定了影响患克罗恩病风险的特定基因，包括 ATG16L1、IL23R、

---

### 遗传学关注点 41-1（续）

IRGM 和 NOD2。这些基因可生成参与免疫系统功能的蛋白质。这些基因的任何变异都有可能破坏肠细胞对细菌的反应能力。肠道壁对细菌的异常免疫反应可能会引起慢性炎症和消化问题，而这些炎症和消化问题正是克罗恩病的特征。

- 整个编码区的序列分析或有针对性的基因突变分析在克罗恩病诊断中是有效的。

Genetic Home Reference-http://ghr.nlm.nih.gov,accessed July 14,2011

Ruthruff B：Clinical review of Crohn's disease. J Am Acad Nurse Pract 19(8)：392-397,2007.

潜在的破坏性因素（如胃酸、药物、酒精和细菌）的损害。一些细胞分泌黏液、磷脂和碳酸氢盐，从而在胃黏膜层形成一个 pH 值梯度。前列腺素可增强黏膜保护作用，包括增加黏液分泌和碳酸氢盐产生，维持黏膜血流量，增强胃十二指肠细胞的抵抗力。此外，上皮细胞紧密连接可防止损伤扩散。当破坏性因素超过保护性因素，胃或十二指肠黏膜的完整性便会遭到破坏，从而导致消化性溃疡。若溃疡侵蚀到血管便会发生消化性溃疡出血。

消化性溃疡的主要危险因素是幽门螺杆菌感染。90% 的十二指肠溃疡和 75% 的胃溃疡与幽门螺杆菌感染有关。幽门螺杆菌是一种革兰氏阴性，螺旋形，带有鞭毛的细菌，可植入胃黏膜层。幽门螺杆菌的鞭毛有利于细菌移动并依附于黏膜层。幽门螺杆菌产生尿素酶将尿素转化为氨和二氧化碳。氨可缓冲细菌周围的酸性环境，创建了一个更适于细菌生长的环境。幽门螺杆菌通过扰乱黏膜层，分解酶类和毒素，以及依附于上皮细胞上，从而诱发黏膜损伤。更进一步便是宿主免疫炎症反应。这种慢性炎症通常导致无症状性慢性胃炎。但在某些情况下，会发展为溃疡。

除了幽门螺杆菌感染，阿司匹林或 NSAIDs 的摄入是消化性溃疡的又一大诱因。

摄入阿司匹林和 NSAIDs 可以直接损伤黏膜层，增强黏膜的渗透性以及发生酸液反向扩散。长期使用阿司匹林或 NSAIDs 的系统性影响包括抑制胃十二指肠黏膜的前列腺素合成，减少黏膜黏液和碳酸氢盐生成，减少黏膜血液流动。黏膜细胞保护作用的改变将发展为溃疡。在老年人中，由 NSAIDs 引起的上消化道出血更为常见。吸烟

也是消化性溃疡的病因,与延长愈合时间和溃疡的高复发率相关。

## 应激相关黏膜侵蚀综合征

应激相关黏膜侵蚀综合征,也称为糜烂性胃炎。应激性溃疡和出血性胃炎是重症消化道出血的常见原因。应激性溃疡往往与消化性溃疡不同,它们往往多、浅,而且更加分散。这些溃疡在数小时内便可发展到胃、十二指肠和食管。它们可引起表浅毛细血管渗出,也可能会侵蚀到黏膜下层血管引起大出血。

应激性溃疡的风险取决于疾病的严重程度和类型(表框 41-2)。这些危险因素的共同特征是与生理应激有关。胃黏膜灌注降低可能是溃疡发展的主要机制。这些因素都将导致黏液分泌减少,黏膜 pH 值降低,黏膜细胞再生能力减弱,以及对酸性胃液耐受性降低。

| 表框 41-2 | 患者安全 |
| --- | --- |

**应激相关黏膜侵蚀综合征的危险因素**
- 低血压或休克
- 凝血障碍
- 机械通气的呼吸衰竭
- 败血症
- 肝衰竭
- 肾功能衰竭
- 多发或严重创伤
- 达体表总面积 35% 以上的烧伤
- 器官移植后
- 头颅或脊髓损伤
- 消化性溃疡或上消化道出血病史
- 长期 ICU 住院

## 食管静脉曲张

门静脉高压通常由肝硬化发展而来,大致为正常肝小叶结构破坏导致门静脉系统压力增加。这种压力阻止血液流入肝脏,从而只能通过门脉系统侧支循环回到体循环。血管随着压力的增加而变得曲折且膨胀,并最终形成静脉曲张。

食管静脉曲张占急性消化道出血的 10%~25%。50% 的肝硬化患者在确诊时已经存在静脉曲张。食管、胃、十二指肠、结肠、直肠或肛门都有可能形成静脉曲张。静脉曲张最具有临床意义的部位是胃食管交界处,因为这个地方的静脉曲张具有破裂倾向,从而导致出血。静脉曲张出血的死亡率

大概是 15%~50%。

## 食管贲门黏膜撕裂症

食管贲门黏膜撕裂症大约占急性上消化道出血的 10%。发生部位为食管远端和胃食管交界处,即胃贲门。出血时涉及底层静脉或动脉血管床。与近期酗酒、强烈呕吐或剧烈咳嗽等高度相关。门脉高压患者出血的风险更大。

## Dieulafoy 病(杜氏病)

Dieulafoy 病为黏膜下异常动脉畸形,且与黏膜表面紧密相接。他们可出现在胃肠道的任何地方,但最有可能在近端胃。因为动脉的横径较大,所以可能发生大出血且易复发。当出血停止后,病变又难以诊断,因为无法找到相关的溃疡,因此是许多原因不明的上消化道出血的罪魁祸首。

## 临床表现

无论何种原因,患者急性上消化道出血具有与失血量一致的临床表现。患者的表现取决于失血量、失血速度、年龄、代偿能力、并发症以及治疗是否及时。出血不多时可能表现为贫血,没有更严重的症状,快速和严重出血可能会出现休克的症状和体征。若为中度失血,将调动交感神经系统作出反应,释放儿茶酚胺(肾上腺素和去甲肾上腺素),导致心率加快和外周血管收缩,以维持正常的血压。直立性低血压(患者坐起或站立时血压降低 >10mmHg,伴随心率增快 20 次 /min)意味着失血量达 15% 或更多。

失血过多后会出现休克的症状和体征。儿茶酚胺的释放使皮肤、肺、肠、肝脏和肾脏血管收缩,从而增加大脑和心脏的血流量。皮肤血流量降低导致患者的皮肤变得冰凉。肺部血流量降低触发呼吸急促以维持足够的气体交换。

消化道出血的典型特征是呕血、便血和黑便。上消化道出血患者通常表现有呕血或黑便,或两者同时出现。呕吐物为鲜血或 "咖啡样" 物质;黑便有恶臭,呈柏油样或黏液便。呕血患者出血部位一般为屈氏韧带以上。如果出血点低于屈氏韧带,很少引起呕血。典型的咖啡样物质为血液接触胃液后引起部分分解的结果。胃酸将亮红色的血红素转化为棕褐色,并掺杂在一起。呕出暗红色或鲜红色的血液,为大出血时与胃液接触很少所致。

黑便是由于粪便长时间在消化道内运输,在此过程中血液降解而成的。90% 的上消化道出血会出现黑便这一明显症状。出血停止后需几天时间黑便才会消失。上消化道出血后,大便隐血试验阳性可能持续 1~2 周。这种黑便不应与铁吸收引起的绿便或者水杨酸亚铋吸收引起的黑便相混淆。

便血,暗红色或鲜红的血液与大便混合,通常表示出血部位为低位胃肠道。发生于上消化道出血的便血实属罕见,一般为大量的血液快速通过胃肠道所致。

隐性的消化道出血是少量出血,不造成患者明显的血液丢失。不明原因的消化道出血是指常规检查均未能轻易发现其出血点的消化道出血。

## 评估

**病史**。及时、详细、有用的病史可能是发现消化道出血的基础。上腹部疼痛,消化不良,消化性溃疡均提示有消化性溃疡的可能。应该了解消化道出血病史,因为上消化道出血的部位大多不会变。酗酒增加肝硬化和食管静脉曲张出血的可能性。吸烟患者患十二指肠溃疡的风险增大。肾功能衰竭患者由于动静脉畸形而常常出血。呕吐、咳嗽或干呕出鲜血提示可能存在食管贲门黏膜撕裂症。使用 NSAIDs 或阿司匹林会增加胃十二指肠溃疡发生和出血的风险。

**体格检查**。体格检查可第一时间评估生命体征(血流动力学)的动态变化。心动过速和直立性低血压表明存在失血或呕吐。直立性低血压、晕厥、头晕、心动过速提示血容量减少超过 15%,这种情况预后差。如果失血量达 40%,将出现低血压,导致大脑和心脏处于低灌注状态。因此,评估组织灌注状态的症状和体征至关重要,如心绞痛、发绀、精神状态改变等。心电图监测对心脏病患者至关重要,因为失血可能导致心肌缺血。循环血容量减少也可能会降低脑灌注。

护士应该警惕患者出现烦躁或意识不清的状况,这可能预示脑灌注不足。腹部检查包括肠鸣音、腹部压痛、腹肌抵抗、腹肌强直以及腹部包块;皮肤检查如皮肤斑块;脾大、腹水和脐周静脉曲张提示可能存在肝病。板状腹常提示存在腹膜炎,可能由于穿孔所致。直肠检查对评估便血和黑便至关重要。

**实验室检查**。实验室检查可以帮助判断出血的程度以及病因。急性消化道出血的常见实验室异常在表框 41-3 中列出。最初的红细胞比容不可能准确反映失血量,因为红细胞(RBCs)丢失的同时,血浆也以相同的比例丢失。在失血的最初 24~48 小时内,血浆从血管外到血管内再分配,使红细胞比容降低。复苏期间的液体输注可造成血液稀释。白细胞增多和高血糖可能反映身体正处于应激状态。呕吐可造成低血钾和高血钠。血尿素氮(BUN)的升高反映失血引起的蛋白负荷过重。高尿素氮/肌酐比值表明出血部位为上消化道。凝血酶原时间(PT)延长提示可能存在肝脏疾病或接受长期抗凝治疗。肝硬化和门脉高压性脾肿大的患者可能会出现血小板减少症。如果发生大出血,无氧代谢会导致代谢性酸中毒发生。严重失血会导致低氧血症,这是因为循环血红蛋白减少会影响氧气的结合和输送。

| 表框 41-3 | 急性消化道出血患者的典型实验室检查异常 |
| --- | --- |

- 血红蛋白和红细胞比容降低
- 轻度白细胞增多和高血糖
- 血尿素氮(BUN)升高和高钠血症
- 低血钾
- 凝血酶原时间(PT)/部分凝血活酶时间(PTT)延长
- 血小板减少
- 低氧血症

## 管理

**复苏**　任何急性上消化道出血的初始管理都应关注液体复苏,以逆转失血造成的不良后果。保证充足氧供以维持氧饱和度,防止缺血和心律失常发生。某些患者可能需要气管插管,包括活动性出血患者、精神状态不佳患者、呼吸窘迫患者。患者严格禁食以备紧急内镜或手术。插入导尿管以监测尿量,尿量可作为正确液体复苏的证据之一。某些患者可能需要进入 ICU 监护,包括血流动力学不稳定,红细胞比容下降,需要输注大于 2 个单位红细胞(PRBCs),以及有活动性出血患者。

**容量复苏**　急性消化道出血患者需要立即开放外周或中心静脉通道(IV),使用 14~16 口径静脉导管。血型和交叉配血应及早实施,因为失血超过 1 500ml 即需要输血,而不再是简单的输液。

在等待交叉配血结果时,可输注乳酸钠林格液或生理盐溶液以恢复循环血容量,并防止低血容量性休克。输注 PRBCs 以使血红蛋白维持在 7g/dl 上或者至少恢复血液携氧能力。其他血液制品,如血小板及凝血因子,应根据实验室检查结果和患者情况而定。如果大量输注库存红细胞,补钙是必要的,因为库存血液制品中的柠檬酸盐可以结合钙离子而导致低钙血症。肺动脉导管或中心静脉导管可能有助于避免肾脏疾病或心脏疾病患者出现过度复苏。若患者出现凝血障碍,给予维生素 $K_1$ 10mg 肌内注射或静脉缓慢注射,目的是希望恢复正常的 PT。接受抗凝治疗的患者,建议纠正凝血功能异常,但不应该推迟内镜检查。若想快速修正凝血功能,可使用新鲜冷冻血浆。

血管活性药物可以持续用到液体平衡,达到维持正常血压和恢复重要器官灌注为止。多巴胺、肾上腺素、去甲肾上腺素可用于稳定患者生命体征,持续用到可以进行明确的治疗。

**放置鼻胃管** 所有消化道出血患者都应放置大口径鼻胃管,以便减压或洗胃。鼻胃管能够为判断出血是否存在及其活动性提供有力证据。抽出物的颜色具有预测意义。抽出咖啡样或黑色物质(同时伴有黑便)表明流血缓慢,而抽出鲜红色胃液以及便中带有鲜血意味着存在上消化道快速出血。

鼻胃管减压和灌洗也很有用。灌洗有助于清除血液,从而使得内镜能够具有更好的视野,以找到出血部位。原则上应该避免用冰水洗胃,因为它会造成不舒服且不能控制出血,另外还会降低中心体温以及引发心律失常。可用饮用水或生理盐水进行洗胃。通过鼻胃管注入 250~500ml 水,然后用注射器或负压吸引器吸出,直到抽吸干净为止。由于胃管可能会损伤胃黏膜而导致出血,通常在灌洗之后可以拔掉鼻胃管,除非患者存在活动性出血或伴有严重的恶心和呕吐。

**抑酸疗法** 酸具有破坏血小板聚集,抑制血凝块形成以及促进纤维蛋白溶解的作用。急性上消化道出血患者应进行抑酸疗法,以减少出血复发的风险,尤其是同时伴有消化性溃疡的患者。应用大剂量质子泵抑制剂(PPIs)(奥美拉唑、兰索拉唑、埃索美拉唑、泮托拉唑、雷贝拉唑)将胃液 pH 值保持在 6.0 以上。在实施防止血栓溶解的止血疗法后,PPI 治疗应至少维持 72 小时。PPI 治疗可以是静脉或是口服。在美国,泮托拉唑和埃索美拉唑可用于静脉输液。

对于急性非静脉曲张出血患者来说,不推荐使用抑酸疗法与组胺受体($H_2$)拮抗药物(H2RAs)(西咪替丁、雷尼替丁、法莫替丁、尼扎替丁)联合用药。H2RAs 可用于应激性溃疡高危患者的预防性治疗,但其使用受快速耐药性的限制。

或许也可以使用抗酸药,但这种药物始终存在频繁给药及不良反应,所以使用有限。抗酸药作为直接的碱性缓冲剂,用于控制胃 pH 值。硫糖铝作为局部细胞保护药物,可以用于应激性溃疡的预防。

**降低门脉高压的药物治疗** 之前就确定出血来源,对于怀疑存在静脉曲张出血风险的患者,也应考虑使用降低门静脉压力的药物,如抗利尿激素或奥曲肽。垂体后叶素(抗利尿激素)通过收缩内脏动脉从而降低门脉血流,最终达到降低门脉高压的作用。抗利尿激素应通过中心静脉给药。抗利尿激素的某些并发症可能会限制其使用,比如减少冠状动脉血流量和升高血压带来的氧需求量增加,并导致冠状动脉收缩,这可能会引起多种心律失常发作。因为抗利尿激素也会减少肠系膜血流量,所以也可能会发生肠道缺血。为将这些潜在的不良反应降到最低,应同时给予静脉、舌下或局部用硝酸甘油,以降低全身性影响。

生长抑素是一种天然多肽,可通过收缩内脏血管降低门静脉压力。生长抑素可引起选择性的内脏血管收缩,且系统性不良反应少于抗利尿激素。由于它的半衰期短,所以应该采取静脉给药。

奥曲肽(善宁)是人工合成的生长抑素类似物,与生长抑素血流动力学特性相似,但半衰期较长,已在美国获得批准。奥曲肽的作用包括减少内脏血流量,从而使门静脉压力降低,减少胃酸和胃蛋白酶的分泌,促进黏液分泌。奥曲肽一般为 50~100μg 大剂量静注,然后 50μg/h 泵注 3~5 天,奥曲肽与抗利尿激素(联合硝酸甘油)在血流动力学和心输出量方面的影响相似。

**确诊** 上消化道出血患者复苏后,应该考虑进行紧急床边内镜检查,内镜可作为急性上消化道出血的诊断和治疗。在 12~24 小时内的初始出血,内镜可以得到最具有临床意义的结果。早期内镜在急性消化道出血是至关重要的,因为病因治疗才是根本。内镜对出血部位的识别率可达 90%~95%。患者的血流动力学状态和内镜表现将直接预示预后结果。对于活动性出血、未出血的暴露血管、血凝块附着、大于 2cm 的溃疡以及位于胃小弯后部或十二指肠壁后部的溃疡,若仅仅用药物治疗,再次出血的风险相对较高。在实施内镜检查时,必须密切监测生命体征。若存在活动性出血,左侧卧位可降低误吸风险。

若由于大出血造成内镜无法诊断,血管造影可用于定位出血点和不正常的血管。血管造影可以检测到小于 0.5~1.0ml/min 的出血。但造影检查对静脉出血不太敏感。

对于急性上消化道出血,钡餐造影检查无意义。而且它还缺乏治疗能力,并且检查后无法再进行内镜检查和血管造影术。对于存在血凝块或表浅出血的情况,钡餐造影也常常具有不确定性。

**治疗**　用于诊断,内镜检查也可以作为消化道出血治疗措施。如果未能达到治疗效果,可以选择其他治疗措施。

**内镜检查**　90% 的情况下,内镜治疗可以成功止血,尽管 20%~25% 的出血点在 72 小时内可能会再出血。可以选择多种治疗措施,包括注射硬化剂、热凝血、止血夹以及内镜下结扎曲张静脉(EVL)。最优方法取决于多个方面,包括出血类型、损伤情况和内镜医生的经验。

对于消化性溃疡引起的上消化道出血,内镜止血方法主要有注射疗法和热凝法。注射疗法包括向出血血管周围以及内部注射如肾上腺素等物质。热凝法包括加热探头和双极电凝(探头可以烫凝血管)。止血夹,又称内镜夹,也被成功地用来结扎出血血管。

内镜下结扎曲张静脉(EVL)可用于治疗静脉曲张出血。EVL 的橡皮筋应套扎在曲张静脉的根部,导致凝固坏死,脱落于栓塞性血管曲张。EVL 可以达到 90% 的急性止血率,将再出血率降低到 10%~20% 之间。EVL 的替代疗法是硬化疗法。硬化疗法包括向曲张静脉注射硬化剂来止血。硬化剂可引起局部填塞、血管收缩,导致最终坏死和血管硬化。急性止血率与 EVL 类似,但硬化疗法并发症的发生率更高。

**血管造影**　多数情况下,消化道出血都可以自发地止血或在内镜下得以控制。然而,对于持续出血的患者,可能需要血管造影来控制出血。血管造影时,可以通过向动脉内注射抗利尿激素或介入医生实施动脉栓塞来控制动脉出血导致的消化道出血。如果内镜治疗失败,尤其是对于那些病情严重和无法手术的患者来说,这将是一种有效的治疗方法。

动脉内的抗利尿激素将导致广泛的血管收缩并快速减少局部血流量。应密切监测患者是否存在心律失常、液体潴留以及稀释性低钠血症。首次注射后再行血管造影术,可以根据需要滴定剂量。一旦出血得以控制,可能还需要在 ICU 继续输注 24~36 小时,然后在 24 小时后逐渐减量。抗利尿激素治疗期间,应该严密监测是否存在心律失常等不良反应。硝酸甘油可以用来抵消某些缺血性改变。可用来栓塞出血血管的材料有临时性和永久性两种,生物明胶海绵(可降解)是最常用的,向血管内注入明胶海绵后便可产生栓塞而止血。钢圈、气囊和丝线可起到机械性永久性动脉栓塞的作用。罕见并发症包括肠缺血、十二指肠狭窄和胃、肝或脾梗死。

**气囊压迫止血**　内镜治疗效果差的静脉曲张出血,气囊压迫止血可达到 60%~90% 的止血率。使用最广泛的是三腔二囊管(图 41-1)。多数三腔二囊管有两个气囊,分别用于胃和食管止血,远端端口可用于排出胃内容物。

气囊应该压迫在胃贲门部的曲张静脉。深度至少为 50cm,以确保在胃。然后慢慢给胃气囊打 250~300ml 空气,轻轻牵拉使胃气囊紧贴贲门口。然后用 X 光确定位置。然后通过一块海绵橡胶进行牵引,海绵橡胶放置在患者鼻腔入口处,以确保管子的位置不变(如图 41-1 所示)或者通过固定在一种头盔装置或床尾进行牵引。如果发生胸痛,胃气囊必须立即放气,因为气囊可能转移到了食管。

如果继续出血,给食管气囊充气,压力保持在 25~39mmHg 之间并持续 24~48 小时。若需要达到良好的止血,可能需要压迫超过 24 小时,但这种治疗也可以引起水肿、食管炎、食管溃疡甚至穿孔。出血控制后,保持气囊位置不变,但压迫不应再超过 12~24 小时,以减少胃缺血和坏死的风险。遗憾的是,若没有其他的治疗措施,气囊放气后通常会发生再次出血。

置入三腔二囊管的患者应该同时放置鼻胃管,以便能够吸尽聚积在气囊上方的口鼻咽腔分泌物,以防发生误吸。明尼苏达管经食管压迫止血管(图 41-1),有四个头,除了与三腔二囊管相同的常规三头(两个气囊充气头,一个胃吸引头),还存在一个食管吸引头。经食管压迫止血管的护理干预措施在表框 41-4 中列出。

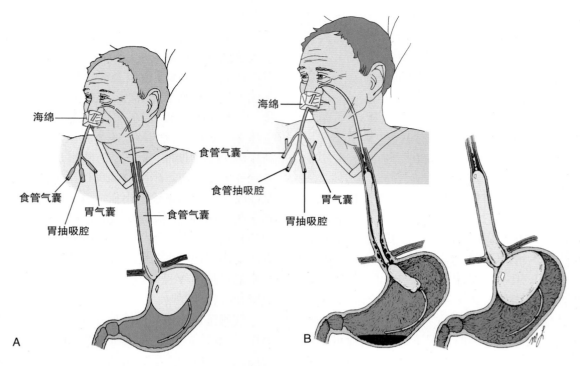

**图 41-1** ▲ 两种经食管压迫止血管的比较。A:最常见的三腔二囊管;B:明尼苏达管经食管压迫止血管,增加了一个食管抽吸腔

| 表框 41-4 | 护理干预措施 |
|---|---|

**用于接受食管胃气囊压迫止血的患者**
- 向患者解释插管的目的和过程。
- 按照说明书润滑和冷却管子。
- 检查每个管道并做好标签。
- 插管之前保证每个管腔处于开放状态。
- 插管之前给患者洗胃。
- 在医生插管时严密监测患者。
- 把床头提升到30°,以防返流。
- 在放置三腔二囊管时,频繁进行口咽吸引以防误吸,或在需要时放置鼻胃管到食管气囊上方,以吸尽分泌物而防止误吸。
- 当使用明尼苏达管时,频繁吸引食管吸引口
- 保持气囊压力和持续牵引。
- 保持气囊位置不变。
- 经常清洁和润滑患者的鼻孔,以防止管子压迫造成局部缺血。
- 每2h进行一次胃灌洗,以确保胃吸引管通畅和胃排空状态。
- 让患者避免咳嗽或过度紧张,以免腹内压力增加,诱发进一步的出血。
- 床边放置备用鼻胃管、吸引器和剪刀。
- 如果胃气囊破裂,管子可上升到鼻咽造成气道阻塞。如果发生这种情况,立即切管迅速放气。
- 无论什么时候,若出现呼吸衰竭或误吸,立即拔出导管。
- 如果患者存在拔管风险,那么限制患者的手臂。焦虑、困惑和不安是拔管的危险因素。
- 评估并发症,包括肺误吸、食管破裂、气囊断裂和漏气。

**经颈内静脉肝内门体静脉分流术** 内静脉肝内门体静脉分流术(TIPS)是在放射透视下,通过创建肝内分流而试图降低门静脉压力的一种方法。如果其他处理食管静脉曲张的方法都失败了,可以考虑使用 TIPS。

**手术** 镜治疗和 PPI 时代,需要用手术来控制消化道出血的情况不多见。手术适应证包括早期复苏失败的严重出血,威胁生命的大出血,内镜治疗不可用或失败、穿孔、梗阻,怀疑恶性肿瘤,或采取积极治疗措施仍持续出血。

手术选择取决于患者的年龄,状态,出血的位置、大小以及解剖关系。十二指肠溃疡出血的紧急手术可能仅仅需要做简单缝合。治疗十二指肠溃疡出血还可以使用下列方式:
- 迷走神经干离断术,幽门成形术加溃疡缝扎。
- 迷走神经干离断术,胃窦切除术或溃疡缝扎。
- 近端胃迷走神经离断术加十二指肠切除术和溃疡缝扎。

胃溃疡出血常见的手术方式如下:
- 迷走神经干离断术,幽门成形术加溃疡楔形切除术。
- 胃窦切除术加近端溃疡楔形切除术。

- 胃远端切除术,伴或不伴迷走神经干离断术。
- 溃疡楔形切除术。

迷走神经离断术是通过切断分布于胃细胞的迷走神经,导致胃酸分泌减少。(胃)迷走神经干离断术选择性地离断分布在胃的迷走神经。迷走神经离断术加幽门成形术是必要的,因为去迷走神经作用将影响胃的能动性。幽门成形术将保留胃排空作用。胃窦切除术将去除产酸细胞。毕Ⅰ式胃大部切除术包括迷走神经离断术和胃窦切除术加胃十二指肠吻合术。毕Ⅱ式胃大部切除术包括迷走神经离断术、胃窦切除术和胃空肠吻合术(图 41-2)。胃穿孔可以做简单闭合或使用补丁覆盖黏膜孔。

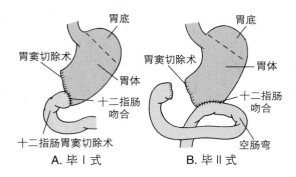

图 41-2 ▲ 毕Ⅰ式和毕Ⅱ式胃大部分切除术。该图介绍了 A:毕Ⅰ式胃大部分切除术包括迷走神经离断术和胃窦切除术加胃十二指肠吻合术。B:毕Ⅱ式胃大部分切除术包括迷走神经离断术、胃窦切除术和胃空肠吻合术

门静脉高压的手术减压方式可用于对保守治疗和内镜治疗无效的食管胃静脉曲张患者。手术方式为创建门体静脉分流,连接门静脉和下腔静脉,使血流分流到下腔静脉而降低门脉压力。

**医疗管理**。一旦出血得到控制,就应该将重点放在治疗急性消化道出血的病因和再出血预防。对于消化性溃疡患者,根除幽门螺杆菌和不再使用非甾体抗炎药将会大大增加愈合率和减少再出血。进行幽门螺杆菌根除治疗的患者应该复查以确定是否有效。根据出血原因,患者在出院后也应该继续进行 PPI 治疗。有出血史的溃疡患者,又需要长期服用阿司匹林或非甾体抗炎药,建议采用 PPI 和 COX-2 选择性抑制剂联合疗法。约70% 未经治疗的患者在一年之内会复发静脉曲张出血。食管静脉曲张可以用内镜检查发现,β 受体阻滞剂普萘洛尔(心得安)或纳多洛尔(康加尔多)可降低门脉压力,用于降低再出血率。剂量为使心率

在静息状态下下降 25% 或达 55 次 /min 即可。使用单硝酸异山梨酯可能会进一步降低再出血的风险。预防性使用抗生素在急性静脉曲张患者中可降低再出血的风险。必须立即停止饮酒。对急性消化道出血患者的护理干预措施请参见表框 41-5。

| 表框 41-5 | 护理干预措施 |
|---|---|

**适用于急性消化道出血患者**

- 保持气道通畅,抬高床头,备好床边吸引器,防止呕吐或血液的误吸。
- 氧疗可以防止由于血红蛋白水平下降导致的缺氧。
- 监测脉搏、氧饱和度。
- 评估休克迹象和症状,如烦躁不安、肢端脉搏减弱、体温下降、皮肤苍白或湿润。评估和记录生命体征、尿量、血流动力学值、血氧饱和度($SaO_2$)。
- 评估和记录心电图,听诊心脏、肺和肠。
- 协助中心静脉(CVP)导管或肺动脉导管置入。
- 监控和记录 CVP、肺动脉压力、肺动脉楔压、心输出量和全身血管阻力。
- 保持静脉通畅,按医嘱管理输液输血。
- 按医嘱插入胃管并灌洗。
- 监测胃 pH 值,咨询医生 pH 值的特定范围和抗酸剂用药方法。
- 按医嘱使用抑制分泌药物,以减少胃酸分泌。
- 按医嘱使用垂体后叶素或奥曲肽。
- 准确记录每 1~2h 入和输出量,或在需要时记录。
- 记录尿量、胃管吸引量和呕吐量。
- 监测电解质,电解质可能会由于体液丢失或转移而发生改变,并报告异常值。
- 监测血红蛋白、红细胞比容、红细胞(RBC)计数、PT、PTT 和 BUN,并报告异常值。
- 口腔护理。
- 向患者解释所有的治疗和护理措施。
- 为患者做好诊断和治疗措施前的准备。
- 监测内镜或结肠镜检查的潜在并发症,包括穿孔、脓毒症、误吸以及出血。
- 教育患者如果有出血复发的迹象或症状时,尽快寻求医疗帮助的重要性。
- 鼓励戒烟戒酒。

# 下消化道出血

## 病因

下消化道出血的常见原因在表框 41-1 中列出。需要入住 ICU 的急性下消化道出血很少,常见于肿瘤、结肠炎、炎症性肠病和痔疮,但大多数

是由于憩室病或血管发育异常引起。

## 憩室病

结肠憩室为结肠腔内的一种囊样突起,通常未出结肠动脉穿透肠壁的位置。这些血管仅仅与肠腔黏膜分离,使黏膜容易受损。30%~50% 的急性下消化道出血是由于憩室出血,老年人多发。

大多数患者的憩室出血会自然止血,但多达 25% 的出血可能为大出血,并有可能需要手术治疗。憩室出血的危险因素包括低纤维饮食、药物(阿司匹林和非甾体抗炎药)、高龄以及便秘。

## 血管发育异常

血管发育异常,也称为动静脉畸形或血管瘤,是用来描述扩张且曲折的黏膜下静脉、小动静脉瘘或动脉扩张的专业术语。血管壁缺乏平滑肌层,仅仅由内皮细胞附着。由于血管壁退化,血管发育异常的发病率随年龄增长而增加;大多数发生在 50 岁以上人群,且三分之二发生在 70 岁以上的患者。血管发育异常占急性下消化道出血的 20%。血管发育异常常发生在盲肠和升结肠,也可发生在结肠内的任何地方。血管发育异常出血本质上可能是静脉或动静脉出血,因此通常不如憩室的动脉性出血严重。血管发育异常是肾脏疾病患者下消化道出血的常见原因。

## 临床表现

急性下消化道出血常存在血流动力学不稳定和便血。憩室出血患者通常主诉为突发无痛性栗色或鲜红色的血便,虽然量不多,但黑便却常常发生。憩室出血往往很痛苦,患者会主诉腹部绞痛(肠腔接触血液后导致的结肠痉挛)。血管发育异常通常表现为无痛性便血。

如果是慢性下消化道出血,患者可能会出现缺铁性贫血,出现贫血的相关症状,如虚弱、疲劳或呼吸困难。痔疮大量出血较为少见,但可能会发生在门脉高压导致的直肠静脉曲张患者。

## 评估病情

**病史** 病史包括腹部手术,曾经发生的出血事件、消化性溃疡、炎症性肠病、腹部或骨盆辐射、心肺肾或肝脏疾病。了解患者目前服用药物和任何过敏症状也可以协助诊断。知晓症状相关的病史,包括腹痛、发热、直肠紧迫感、里急后重、体重丢失以及排便习惯的改变。大便颜色和质地也具有重要意义,活动性出血时更有可能频繁地色或栗色大便,而棕色或便秘不太可能出现。患者的年龄可能会为诊断提供一些线索,因为憩室和血管发育异常的出血风险随着年龄增加而增加。

**体检** 常常会发现一些不明显的症状。血流动力学不稳定可以通过密切监测生命体征进行判断。触及团块可能提示肿瘤。直肠指检对便血和黑便至关重要,可排除痔疮出血的可能性,痔疮仅仅是偶尔出血。

**实验室检查** 实验室检查包括血细胞计数、血清电解质、BUN 和肌酐水平、PT 和部分凝血活酶时间(PTT)。和急性上消化道出血一样,血型鉴定和交叉配血必须在输血前完成。

## 管理

**复苏。** 和急性上消化道出血一样,急性下消化道出血也需要进行积极的液体复苏。便血患者应该插入鼻胃管以排除上消化道出血,因为怀疑下消化道出血的患者有 10% 是发生在上消化道。从胃管抽出鲜血可以证实存在上消化道出血。然而,抽不出血液并不能排除上消化道出血,因为十二指肠出血可能不会回流到胃。抽出不含血液的胆汁不太可能是上消化道出血。一旦确诊为下消化道出血,首选结肠镜检查作为诊断和治疗方式。

**确诊** 结肠镜检查可评估下消化道出血。它的诊断准确性可达到 95%。结肠镜检查的其他优点是能够精确地定位出血的来源,能够进行活检以及进行治疗干预。结肠镜检查前需要进行肠道准备,用 4L 聚乙二醇溶液口服或鼻饲,直到排出物是清洁干净的为止。对出血已停止的患者,结肠镜检查是一个不错的选择而并非紧急措施。如果结肠镜检查最终确定了出血来源,治疗措施同前面所描述的一样,包括热凝固疗法、注射肾上腺素或硬化剂。

**内镜检查** 结肠镜检查无法判断消化道出血来源,那么应该执行胃镜检查。

**放射性同位素成像** 结肠镜检查未能找到出血来源的,放射性同位素扫描可以检测到低至 0.1ml/min 的出血。它比血管造影更敏感,但不如结肠镜检查和阳性造影具有特异性。两种同位素扫描可用锝($^{99m}$Tc)- 硫胶体和 $^{99m}$Tc 高锝酸盐标记的红细胞。由于肠道蠕动,造成这两种技术的定位都很差。然而,同位素扫描在造影之前还是有用的,因为阳性造影可以帮助确定出血部位。

**血管造影**　造影的适应证包括无法行内镜检查的大量持续出血或结肠镜检查无法确定出血来源的复发性或持续性出血。血管造影需要失血量 0.5~1.0ml/min 才能定位,因为动脉造影所呈现的时间很短。血管造影阳性预示外科干预的可能性很高。当某个活动性出血被发现,可能会使用动脉内血管升压素或栓塞。然而,更多的是用明胶海绵、微弹簧圈或聚乙烯醇颗粒栓塞代替血管升压素,因为后者存在高并发症率和再出血风险。护士必须警惕与动脉造影术相关的潜在并发症,包括造影剂过敏、肾衰竭、动脉穿刺部位出血,甚至血栓栓塞。

**外科手术**　消化道出血的手术治疗适应证包括大量或复发性出血,以及输血高风险患者。往往行剖腹探查术。节段肠切除吻合术多是必要的明确性治疗手段。对于生命体征不稳定的患者,可能需要行造口术。对于严重下消化道出血又无法明确出血来源的患者,盲目地行全结肠切除术可能有效。憩室出血的手术适应证包括内镜或血管造影未能控制的出血或同一部位的复发性出血。

## ▲ 肠梗阻

　　肠梗阻往往发生在肠道内容物通过受损肠腔时。可以是机械(解剖)因素,或者非机械因素导致。根据梗阻的程度,肠梗阻分为部分性或完全性肠梗阻。单纯肠梗阻没有血运障碍,而绞窄性肠梗阻存在血运障碍。闭合性肠梗阻为梗阻肠段近端和远端同时发生机械性梗阻。

　　小肠和大肠都可以发生肠梗阻。小肠最常发生,其中最常见的梗阻部位为回肠。而在结肠梗阻中,乙状结肠最常发生。区别不同梗阻比较重要的方面包括梗阻部位、梗阻程度、是否存在血运障碍,这将直接导致治疗方式的差异。护士能够及时发现肠阻塞非常重要,因为肠梗阻随时都可能发展为绞窄性肠梗阻和肠穿孔,从而导致具有生命危险的腹膜和全身感染。绞窄性肠梗阻的死亡率高。

　　机械性肠梗阻的原因有很多,大致可分为外在的、内在的和肠腔的(表框 41-6)。外在病变发生肠外。外在病变包括有粘连、疝、肠扭转(肠段自身扭曲)以及包块。内在病变包括憩室炎症、肿瘤和放射性肠炎,肠梗阻的原因包括摄入异物、肠套叠和肿瘤。

| 表框 41-6 | 机械性肠梗阻的原因 |
| --- | --- |

**外在病变**

粘连和先天性疝
　外部疝、腹内疝
　膈疝
　盆腔疝
肠扭转
　胃
　中肠
　盲肠
　乙状结肠
外在包块
　良性或恶性肿瘤
　脓肿
　动脉瘤
　血肿
　子宫内膜异位症

**内在病变**

良恶性肿瘤
　腺癌
　淋巴瘤、淋巴肉瘤
　类癌肿瘤
炎症病变
　结核性肠炎、克罗恩病
　低钾性肠麻痹、非甾体抗炎药和缺血
　辐射损伤、腐蚀
　嗜酸性胃肠炎、阿米巴瘤
　憩室炎、盆腔炎
肠套叠
先天性缺陷
　肥厚性幽门狭窄、环形胰腺
　肠闭锁 / 发育不全
　肠扭转 / 肠扭转不良
　重复畸形、梅克尔憩室
　肠系膜囊肿
　巨结肠病
血肿
　腹部创伤
　血小板减少
　过敏性紫癜

**肠腔内的**

胎粪性肠梗阻
钡餐阻塞
粪便阻塞
胆石性肠梗阻
胃结石
异物

From Yamada T, Alpers DH, Laine L, et al (eds): Textbook of Gastroenterology, 4th ed. Philadelphia, PA: Lippincott Williams & Wilkins, 2003, p 834.

## 小肠梗阻

### 病因

小肠粘连是成人小肠梗阻(SBO)最常见的原因,约占50%~75%。粘连最常发生在剖腹手术后,如结肠切除术、阑尾切除术或妇科手术。粘连还可以发生在放射、缺血、感染或有异物等情况下。粘连可能在手术后数日或长达10~20年之后发生。粘连的肠袢随着时间的推移逐渐收缩,形成肠梗阻环。

疝占小肠梗阻病因的10%~15%。继发于疝气的小肠梗阻很有可能会发展为完全性绞窄性肠梗阻。剖腹术后部分肠道形成疝内容物被称为Richter疝。未行过剖腹就出现小肠梗阻,很可能是疝所导致。

小肠肿瘤并不常见,且占小肠梗阻病因的不到5%~10%。小肠腔可能受胃、胰腺、结肠以及妇科肿瘤侵犯而造成缩窄,是小肠梗阻的较常见原因。导致小肠梗阻的其他原因有克罗恩病、放疗、缺血、药物(如肠溶氯化钾或非甾体抗炎药)。

### 病理生理机制

小肠梗阻时,大量的液体和吞下的空气积聚在肠道梗阻近端造成膨胀(图41-3)。积聚的液体包括摄入的水分,吞咽的唾液、胃液,胆汁和胰液。咽下的空气含氮量高且较难吸收。

随着梗阻的进展,肠壁水肿,肠腔扩张。肠腔内压力增高,导致毛细血管通透性增加,液体和电解质进入腹腔。水、电解质的外渗以及呕吐可导致血容量减少、低血钾和低钠血症。肠蠕动减少、功能下降或停滞。在缺乏正常肠蠕动情况下,会发生细菌过度繁殖。如果继续进食,细菌的酵解作用将导致气体积聚。数小时内的梗阻将引起近端梗阻的内容物恶臭无比且浑浊不堪。

### 临床表现

症状的严重程度与梗阻的具体位置、程度和持续时间,以及缺血的部位和严重程度相关(表41-1)。小肠梗阻患者的主诉通常是急性间歇性发作、痉挛性的脐周疼痛。梗阻近端肠道蠕动是疼痛原因。

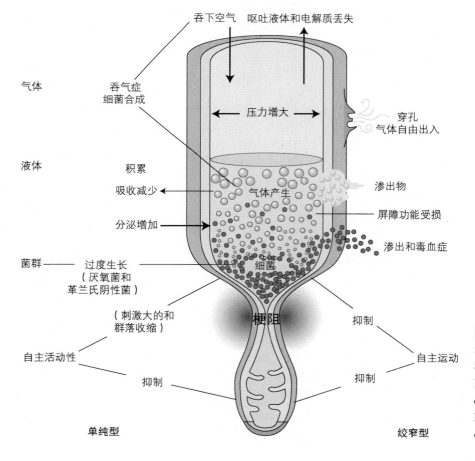

图41-3 ▲ 小肠一般梗阻(左)和绞窄性阻塞(右)的病理生理机制。(From Yamada T, Alpers DH, Laine L, et al [eds]: Textbook of Gastroenterology, 4th ed. Philadelphia, PA: Lippincott Williams & Wilkins, 2003, p 830.)

表 41-1　肠梗阻的临床特征(与解剖部位相关)

| 特征 | 麻痹性肠梗阻 | 梗阻性肠梗阻的部位 | | | |
| --- | --- | --- | --- | --- | --- |
| | | 出口 | 十二指肠远端 | 空回肠 | 结肠 |
| 疼痛 | 轻度 | 轻度 | 轻度 | 轻度 | 严重 |
| 腹胀 | 中至重度 | 轻微 | 轻微 | 轻微 | 严重 |
| 呕吐 | | | | | |
| 　量/频率 | 少,不频繁 | 多,频繁 | 多,频繁 | 极少,偶尔 | 不常见 |
| 　性质 | 酸,胆汁 | 清,酸,HCl,KCl | $NaHCO_3$,胆汁,NaCl | 恶臭,浑浊 | 可变的 |
| 酸碱失衡 | 可变的 | 代谢性碱中毒 | 代谢性酸中毒 | 脱水,低血压 | 通常不严重 |

HCl, hydrogen chloride; KCl, potassium chloride; $NaHCO_3$, sodium bicarbonate; NaCl, sodium chloride.

From Yamada T, Alpers DH, Laine L, et al (eds): Textbook of Gastroenterology, 4th ed. Philadelphia, PA: Lippincott Williams & Wilkins, 2003, p 833.

越接近梗阻部位,疼痛往往越严重。不完全梗阻患者经常主诉为饭后腹部绞痛。不完全梗阻的疼痛可因高纤维食物的摄入而加重。闭环性肠道梗阻患者的疼痛可能与体检的发现不一致。

高位小肠梗阻患者呕吐频繁,且在梗阻的早期就可能发生。呕吐物通常是胆汁,呕吐后因腹胀减轻而疼痛缓解。高位小肠梗阻,腹胀通常较轻。

低位小肠梗阻患者往往表现为中度腹胀和间歇性或持续性疼痛。呕吐呈间歇性。继发于细菌过度生长,回肠梗阻患者可呕吐出恶臭样物质。

绞窄性小肠梗阻患者的疼痛定位更清楚,持续而严重。患者长期呕吐时,可发生脱水和血容量减少。

发热可能继发于炎症过程,或是对肠缺血或肠穿孔的反应。便秘也是经常听到的主诉,虽然患者可能继续排气排便以排空梗阻的远端肠道。顽固性便秘是完全性肠梗阻的一个重要指标,但完全性肠梗阻患者会排空梗阻部位以下肠道的内容物。根据梗阻的持续时间和严重程度,由于大量肠液漏入腹腔使得患者的血流动力学不稳定。

## 评估

**病史**。病史能为判断病因提供线索。腹部手术史或外伤史可增加肠粘连的风险。其他相关病史包括炎症性肠病、憩室炎、腹部或盆腔放射、消化性溃疡、胰腺炎、既往肠梗阻史或肿瘤。与月经有相关性提示存在子宫内膜异位症。完整的用药史也必不可少。对精神病患者,应询问是否有过异物摄入。

**体格检查**。小肠梗阻患者常为急性发病。腹部检查常可发现肉眼可见的肠蠕动和肠扩张。高位小肠梗阻患者上腹或脐周压痛,而低位小肠梗阻常为弥散性腹壁压痛。梗阻早期肠鸣音活跃,然后是高声调清脆的声音,这是肠蠕动波试图推动肠道内容通过梗阻部位。肠鸣音减少提示梗阻继续恶化以及肠道疲乏。心动过速、直立性低血压、皮肤差或黏膜干燥提示可能存在脱水。可触及的肿块可能是肿瘤或肠扭转。需要进行直肠检查来评估出血、粪便阻塞或肿块状况。体检可发现伤疤和外疝。肝大,肝包块,脐膨出,腹股沟或锁骨上淋巴结病提示存在恶性肿瘤。腹部压痛和可触及的肿块可能是脓肿。发热寒颤和临床表现虚弱提示肠绞窄。肠道蠕动活跃常能听到隆隆声的肠鸣音、气过水声、清脆的肠鸣音,可能与腹部绞痛有关。如果存在反跳痛,可能发生了肠穿孔,需要密切观察患者有无休克症状和体征。腹部叩诊可能由于肠腔液体聚积而出现共振或鼓音。叩诊移动性浊音提示腹水。触诊是否存在腹股沟疝、股疝或脐疝。疝所在部位发现柔软团块可能就是病因所在。血容量减少时会出现心动过速、呼吸急促、精神状态改变、少尿或低血压。

**实验室检查**。没有特异的实验室检查可以诊断小肠梗阻。肠梗阻一般表现为白细胞轻度增多,而大量白细胞增多表明存在绞窄性肠梗阻。高位肠梗阻时,呕吐可能会引起钾、钠、氢和氯的丢失,导致代谢性碱中毒。BUN、肌酐、钠和渗透压可反映机体液体和电解质变化,包括肠内液体外渗和电解质重吸收或丢失。随着脱水加重,血液浓缩、血红蛋白和红细胞比容水平将会升高。当肠道缺血或绞窄发生时,淀粉酶、脂肪酶、碱性磷酸酶、肌酸磷酸激酶、天冬氨酸转氨酶(AST)、丙氨酸转氨酶(ALT)和乳酸脱氢酶水平会上升。通常情况下，肠道缺血或肿瘤会出现大便隐血试验阳性。代谢性酸中毒提示组织灌注不足，且代谢性酸中毒对液体复苏反应差表明存在肠绞窄。

**影像学检查。** 各种影像学检查都可以辅助诊断。

**X射线。** 怀疑小肠梗阻时，取直立位、平卧位和侧卧位拍摄腹部平片，一半可以确诊肠梗阻并定位梗阻部位、确定梗阻程度。直立位平片时有气腹存在提示肠穿孔。正常情况下，小肠中几乎没有气体。完全性小肠梗阻中，气体和液体聚积在梗阻近端肠道。可见到多个气液平面，呈阶梯状说明多个肠袢的气液平面。肠梗阻远端肠道可在12~24小时内排空内容物。连续摄片可确诊肠梗阻，但区分小肠梗阻还是大肠梗阻或肠道闭塞仍比较困难。

如果腹部平片未能做出梗阻的诊断，钡餐检查可能有效。对比度增强后可以区分是完全性还是部分性肠梗阻。由于梗阻近端肠道中大量的液体可稀释水溶性材料的对比度，如果怀疑小肠梗阻，可选用钡作为造影剂，能提供比水溶性材料更好的对比度。然而，如果怀疑有肠穿孔存在，应该放弃使用钡餐造影，因为钡进入腹膜将导致炎症。如果怀疑是结肠梗阻，可少量钡灌肠进行诊断。

**计算机断层扫描。** 腹部计算机断层扫描(CT)可以识别阻塞性病变、肿瘤、疝以及缺血的迹象。口服或者静脉注射造影剂的腹部CT可以帮助区分假性机械性梗阻。摄入造影剂12小时后仍能在结肠CT看到，表明为不完全性小肠梗阻，而12小时内未见造影剂提示为完全性小肠梗阻。完全性小肠梗阻的CT诊断需要观察到肠扩张和肠狭窄之间的过渡区，此过渡区可显示梗阻的位置。CT对不完全性小肠梗阻的诊断不太敏感。CT也可以对全腹进行评估，可作为一个替代诊断方法，并且它还能识别与梗阻有关的并发症。CT也能准确地确定绞窄或闭合性梗阻的存在。

**内镜检查。** 内镜直视下可证实结肠或高位小肠梗阻，并且能帮助确定梗阻的类型。

## 管理

**药物治疗。** 对于肠梗阻尤其是不完全性梗阻，在情况允许时建议采用药物治疗而不是手术治疗。口服食物和液体是不允许的(即患者处于禁食状态)，可放置鼻胃管进行胃肠减压。积极进行静脉补充液体和电解质，主要是乳酸林格液或生理盐水。如果可能的话，根除病因是关键。可能需要完全肠外营养(TPN)以提供营养支持。留置导尿管可持续评估补液治疗。对于肾脏或心脏疾病患者，留置中心静脉压(CVP)或肺动脉导管进行补液治疗。

约90%的小肠梗阻可自行恢复，如果患者可排便排气，那么应继续进行支持治疗。如果患者在24~48小时内没有改善，或者出现发热或反跳痛，那么应按照外科评估结果处理。对所有肠梗阻患者应密切关注反映脓毒症的症状和体征，包括肠穿孔、缺血、坏死或坏疽。若怀疑存在绞窄或败血症，应立即开始使用广谱抗生素。由肠梗阻导致的肠缺血死亡率很高。

**手术。** 急性完全性小肠梗阻需进行紧急外科手术。对于不能排便排气以及影像学在小肠远端看不到气体的患者，应该怀疑存在急性完全性小肠梗阻。急性完全性小肠梗阻存在绞窄的风险。对于肠绞窄、肠扭转、嵌顿疝或闭合性肠梗阻患者需要立即手术。此外，保守治疗失败或临床表现恶化的患者应择机手术。

外科手术包括腹腔镜下粘连松解术、肠扭转解除术、血运障碍肠段切除术、减压术以及造口术，某些患者可能需要二次手术以评估肠道情况。

## 结肠梗阻

### 病因

肿瘤、乙状结肠憩室、肠扭转是三个结肠梗阻最常见的原因。在美国，大肠恶性肿瘤是结肠梗阻最常见的原因，约占60%~75%。结直肠癌患者伴发肠梗阻的发生率为10%~20%。恶性肿瘤引起肠梗阻最常见的部位是乙状结肠。来自盆腔肿瘤的外在压迫或结肠侵犯也可能引起肠梗阻。憩室炎可引起结肠狭窄，并导致机械性肠梗阻，约占结肠梗阻的10%。肠扭转通常发生在乙状结肠和盲肠，约占10%~15%。闭合性梗阻通常伴发肠扭转，且绞窄发生率高。肠梗阻的其他原因包括吻合口狭窄或炎症性狭窄。

### 病理生理机制

在回盲瓣功能正常时，由于盲肠不允许减压

的液体和气体进入小肠,可能发生闭合性肠梗阻。当液体和气体积聚时,肠腔内的压力持续增加,当这种压力超过毛细血管压便会造成结肠肠壁缺血。在某些情况下,盲肠可发生严重膨胀,抑制内部血运,从而导致坏死和坏疽。在结肠发生梗阻时,正常结肠菌群可产生甲烷和氨气而导致肠膨胀。当分泌物积聚在结肠内会导致脱水。

结肠梗阻会导致肠道菌群变化,并引起肠系膜淋巴结菌群移位。这是结肠梗阻引发脓毒症最可能的原因。

## 临床表现

结肠梗阻患者的临床表现取决于梗阻的程度、病因、伴随症状、是否合并闭合性梗阻以及回盲瓣的功能。结肠梗阻患者通常表现为腹痛、腹胀以及便秘。若存在腹膜炎,疼痛性质可能为严重持续的绞痛,提示肠道坏死。呕吐往往发生在梗阻晚期,尤其是在回盲瓣功能正常的患者中。肠扭转患者可能表现为腹胀突然出现且十分剧烈。结肠癌致肠梗阻患者可能主诉症状逐步发展,如排便习惯改变或大便粗细变化。分泌的肠液聚集在结肠内导致脱水。回盲瓣功能正常的患者可能会出现巨大结肠,这会增加缺血和穿孔的风险,若回盲瓣功能不全,则结肠内容物可回流进小肠而减压。大多数结肠梗阻患者都会受便秘困扰;然而,若大便通过梗阻部位则有可能会出现腹泻。如果腹部膨胀抬挤膈肌,患者可能会出现呼吸困难。

## 评估

**病史**。体重减轻、厌食症、排便习惯改变、血便或缺铁性贫血,提示肿瘤存在。憩室炎的典型表现为左下象限腹痛以及发热。也可能会有排便习惯改变。憩室炎通常不会出血。肠扭转患者便秘和泻药服用史很常见。

**体格检查**。腹胀常见,叩诊呈鼓音。脱水的征象包括心动过速、低血压、皮肤张力差以及黏膜干燥。肠鸣音最初活跃但逐步减弱。可能会出现腹部包块和腹膜刺激征。腹壁广泛压痛,腹壁强直或反跳痛提示腹膜炎。结肠癌肝转移患者可出现腹水和肝大。直肠检查可能有助于诊断直肠癌。若患者出现高热、心动过速和腹膜刺激征,提示存在肠绞窄,一定要做好紧急手术准备。

**实验室检查**。如果是肿瘤造成的梗阻,可能会有缺铁性贫血。白细胞增多提示憩室炎、缺血或者穿孔。

**影像学检查**。仰卧、直立位腹部平片可确定梗阻部位和严重程度。回盲瓣功能正常的梗阻患者,肠膨胀局限在结肠。在急性结肠梗阻和回盲瓣功能正常的患者中,小肠扩张可在腹部平片中观察到。腹部平片也可发现肠扭转。

如果要做对比灌肠,使用水溶性对比剂,而不是钡剂。不能口服钡剂,可做钡灌肠,CT 扫描或结肠镜检查可排除结肠梗阻。结肠梗阻近端可聚积钡剂,液体的不断渗出可能会导致钡剂嵌塞。疑似肠扭转患者,水溶性对比剂灌肠可确诊。

CT 在区分解剖梗阻和假性梗阻方面可能更有价值。CT 还可以诊断结肠梗阻的其他原因,如结肠炎、憩室炎以及结直肠癌造成的穿孔。

## 管理

**药物治疗**。急性结肠梗阻患者的药物治疗与小肠梗阻相似。药物治疗的重点是液体治疗和电解质替代治疗。要限制经口进食,或完全禁食。鼻胃管引流可能对腹胀患者减压有用。肛管或许可以对远端结肠进行减压,但对梗阻近端肠道几乎没有影响。可以尝试使用结肠镜为肠扭转的结肠减压。

**手术治疗**。结肠梗阻通常需要手术治疗。手术的目的是减压和处理梗阻性病变。如果患者具有下列情况,如药物保守治疗未能改善,患者临床状况恶化或者出现完全性结肠梗阻,必须择机手术。左侧结肠癌所致梗阻的手术方式可为术中腹腔灌洗加一期吻合减压术。横结肠和右侧结肠梗阻,可行一期切除吻合术。结肠准备不充分的患者应该避免行一期吻合术。

**内镜治疗**。内镜下支架植入术可以用作手术切除肿瘤梗阻之前的临时措施,或者作为非手术结直肠癌的姑息治疗。对于不愿意或无法手术的肿瘤梗阻患者,可施行内镜下激光疗法、氩离子凝固术以及圈套电切术。

## 肠梗阻

肠梗阻通常被称为麻痹性肠梗阻或动力性肠梗阻,是由于在没有机械性梗阻的情况下,蠕动减少导致肠腔内容物不能向下运行。肠梗阻原因有腹内和腹外因素(表框 41-7),ICU 可以见到此类患者。急性结肠假性梗阻（ACPO），也称为 Ogilvie 综合征、急性结肠梗阻，是肠梗阻的变异，其特征是结肠显著扩张，但无器质性梗阻存在。

| 表框 41-7 | 麻痹性肠梗阻和急性结肠假性梗阻的原因 |
|---|---|

| 腹内原因 | 腹外原因 |
|---|---|
| **反射抑制** | **反射抑制** |
| 剖腹术 | 开颅术 |
| 腹部外伤 | 脊柱或骨盆骨折 |
| 肾移植术 | 心肌梗死 |
| **炎症** | 冠状动脉分流术 |
| 内脏器官穿孔或者贯穿伤 | 开胸手术 |
| 胆汁性腹膜炎 | 肺炎、肺栓塞 |
| 化学性腹膜炎 | 烧伤 |
| 腹腔出血 | 黑寡妇蜘蛛咬伤 |
| 中毒性巨结肠 | **药源性原因** |
| 家族性地中海热 | 抗胆碱能药物 |
| 急性胰腺炎 | 神经节阻滞剂 |
| 急性中毒性巨结肠 | 阿片类药物 |
| 乳糜泻 | 化疗药物 |
| 炎性肠病 | 三环抗抑郁药物 |
| **急性放射性损伤** | 吩噻嗪类 |
| 腹部放疗 | **代谢异常** |
| **感染性疾病** | 败血症 |
| 细菌性腹膜炎 | 电解质紊乱 |
| 阑尾炎 | 重金属中毒 |
| 憩室炎 | 卟啉病 |
| 带状疱疹病毒 | 尿毒症 |
| 单纯疱疹病毒 | 糖尿病酮症酸中毒 |
| **缺血** | 镰状细胞病 |
| 动脉供血不足 | 呼吸衰竭 |
| 静脉血栓形成 | |
| 肠系膜动脉炎 | |
| 绞窄性梗阻 | |
| **腹膜后病变** | |
| 肾结石 | |
| 肾盂肾炎 | |
| 腹膜后出血 | |
| 嗜铬细胞瘤 | |
| 恶性肿瘤（假性结肠梗阻） | |

From Yamada T, Alpers DH, Laine L, et al (eds): Textbook of Gastroenterology, 4th ed. Philadelphia, PA: Lippincott Williams & Wilkins, 2003, p 836.

## 病因

　　术后肠梗阻（一过性胃肠道蠕动抑制，通常持续 3~5 天）是出院延迟的最常见原因。大多数肠

梗阻患者都存在基础疾病。肠梗阻原因包括代谢异常（电解质紊乱、糖尿病酮症酸中毒、尿毒症、重金属中毒），药物（麻醉药品、儿茶酚胺类、抗组胺药、钙通道阻滞剂、促肾上腺皮质激素、抗胆碱能类），以及局部或全身性炎症（败血症、腹膜炎、缺血、胰腺炎）。脊髓损伤后也可出现肠梗阻。毒血症、酸碱平衡异常、电解质紊乱、氧供不足都有可能引起肠梗阻。

## 病理生理机制

　　虽然可以确定肠梗阻的病因，但对肠梗阻的病理生理机制却知之甚少。术后肠梗阻已被广泛研究，目前认为有多个机制在发挥作用。它包括抑制肠蠕动的交感神经反应，局部和全身性炎症反应导致的肠道水肿，以及神经和激素信号传递的变化。手术区域炎症和缺血，以及麻醉都会干扰神经传导。阿片类药物也可能导致术后肠梗阻，因为它们会减弱肠道蠕动。动力性肠梗阻类似于机械性肠梗阻，肠蠕动停止或减弱以及肠道扩张都是气液体和电解质积聚的结果。

## 临床表现

　　肠梗阻患者可能会感觉腹部不适和腹胀（表框 41-1）。急性结肠假性梗阻（ACPO）在男性和 60 岁及以上患者中更常见。术后肠梗阻患者经常出现恶心呕吐，呕吐频繁，呕吐物通常包含胃内容物和胆汁，粪性物质罕见。疼痛通常没有小肠或结肠梗阻剧烈。肠梗阻患者也常主诉便秘，并且通常无法排气。其他常见症状包括恶心、厌食、打嗝以及胀气。

## 评估

　　**病史。** 甲状腺或甲状旁腺疾病、重金属接触史、糖尿病、硬皮病可能与本病有关。

　　**体格检查。** 腹胀往往是肠梗阻的突出表现。腹部听诊通常为肠鸣音减少或消失。叩诊为共振音，通常由扩张肠袢中的空气所致。腹部过度膨胀可能会导致呼吸困难。需要反复测量腹围。腹膜刺激征可能预示着即将穿孔。心动过速、直立性低血压、皮肤弹性差或黏膜干燥表明存在脱水。

　　**实验室检查。** 如同机械性肠梗阻一样，电解质异常与动力性肠梗阻高度相关。

　　**影像学检查。** 腹部平片示扩张的巨大结肠，可证实肠梗阻的诊断。动力性肠梗阻中，气体和

液体积聚在轻度扩张肠袢的近端,或者与急性炎症相邻,如阑尾炎或胰腺炎。这些肠袢参与局限性肠梗阻,并被称为哨兵肠袢。在急性结肠假性梗阻中,全结肠扩张,盲肠的直径最大。胸片可以帮助确定肺炎和引起肠梗阻的其他原因。对比增强灌肠可以区分完全性肠梗阻和部分肠梗阻。腹部 CT 可识别肠梗阻原因。超声在肠梗阻的诊断中作用甚微,因为扩张肠袢会导致成像失败。

### 管理

治疗动力性肠梗阻的关键是病因治疗。因为动力性肠梗阻临床表现可能和机械性肠梗阻一样,所以必须排除机械性梗阻。治疗通常为支持治疗。肠梗阻患者需要常规禁食禁饮,尽管最近的研究表明早期进食是安全的。液体和电解质替代治疗由临床症状和实验室检查结果决定。咽下的气体可引起腹胀,胃肠减压可以减轻气体积聚。如果可能的话,应该停用影响结肠运动的药物,包括麻醉剂和抗胆碱能类药。应避免使用泻药,因为这些药物可以为细菌发酵提供底物,从而导致气体积聚加重。此外,应该鼓励患者早期下床活动。

如果患者在 3~5 天无改善,需要探查其他原因。新斯的明可以有效治疗对保守治疗无效的结肠闭塞。新斯的明是拟副交感神经药物,可以纠正自主神经失调导致的肠梗阻。新斯的明可引起心动过缓、心律失常,所以要注意心电监护。促胃肠动力药物,如甲氧氯普胺(胃复安)和红霉素,在治疗肠梗阻方面未发现有疗效。

结肠减压的干预治疗,包括结肠镜、开放或经皮盲肠造口术、结肠造口和减压。结肠镜用于保守或药物治疗无效的患者。

手术治疗用于保守治疗无效、穿孔或出现心肌缺血的患者。

## ▲ 急性胰腺炎

急性胰腺炎(AP)是胰腺及其周围组织器官,甚至远隔器官的急性炎症。在美国,一年大约接诊 30 万急性胰腺炎相关患者。急性胰腺炎常在原本健康人群中出现急性发作,发作后症状可缓解。慢性胰腺炎是指症状持续反复发作。急性胰腺炎可以表现轻症或严重。轻症急性胰腺炎不伴器官功能障碍或并发症,预后较好。大约 10%~20% 的急性胰腺炎患者可发展为重症胰腺炎,也叫坏死性出血性胰腺炎。重症急性胰腺炎伴胰腺及胰周广泛脂肪坏死、胰腺细胞坏死和胰腺内出血。重症急性胰腺炎可伴发局部和全身并发症。急性胰腺炎在不同人群中,其发病率基于一些因素的流行程度,如饮酒、胆结石病等。

### 病因

急性胰腺炎有许多病因(表框 41-8)。其中 70%~80% 的病因为胆结石和酗酒。

| 表框 41-8 | 急性胰腺炎的主要病因 |
| --- | --- |

- 胆道疾病:胆结石或微小结石,常见的胆道阻塞、胆汁淤积
- 胰腺裂伤
- 酗酒
- 药物:噻嗪类利尿剂、速尿、普鲁卡因、四环素、磺胺类药、硫唑嘌呤、6- 巯基嘌呤、血管紧张素转换酶抑制剂、丙戊酸钠
- 高甘油三酯血症
- 高钙血症
- 特发性疾病
- 其他(术后、异位妊娠、卵巢囊肿、全静脉营养)
- 腹部创伤
- 内镜逆行胆管造影
- 感染

胆石症占病因的 40%。胆囊结石和胆汁淤积可能阻塞胆道系统,从而影响胰腺分泌物进入十二指肠。梗阻导致胆汁从胰管反流被认为是诱发因素。胆源性胰腺炎在女性中更常见。

酒精中毒是急性胰腺炎病因的第二位,占急性胰腺炎病因的 35%。酒精诱发急性胰腺炎的确切机制尚未可知。认为酒精可过度刺激胰腺,导致胰腺过度分泌。酒精也可能有直接的胰腺毒性作用。另外一个理论是,酒精会引起奥迪括约肌痉挛,导致胰酶反流入胰腺。酒精性胰腺炎在成人中很常见,单纯饮酒很少引起急性胰腺炎,除非已经存在酒精性胰腺损伤。每天饮用 5~8 次含酒精饮料,持续 5 年以上者,属于胰腺炎高危人群。

酒精代谢导致急性胰腺炎的原因包括高钙血症和高甘油三酯血症。高甘油三酯血症占急性胰腺炎病因的 4%,药物的有毒代谢产物或药物反

应可诱发急性胰腺炎,包括利尿剂、磺胺类药物、甲硝唑、氨基水杨酸和雌激素。特发性胰腺炎与妊娠、TPN 的应用或重大手术有关。胰腺炎也可发生在钝性或穿透性腹部创伤或法特壶腹内镜操作后。其他可能的诱发因素包括感染性疾病,如流行性腮腺炎、猩红热、葡萄球菌感染、病毒感染,以及胰腺分裂的先天性变异。胰腺炎可作为一个孤立的事件发生,也可能在患者遭受多次打击后发生。

## 病理生理机制

胰腺的腺泡细胞合成和分泌消化酶,以利于淀粉、脂肪和蛋白质分解。正常情况下,这些酶在进入十二指肠前处于非活动状态。当胰液进入十二指肠,胰蛋白酶原被肠激酶激活为活性形式,即胰蛋白酶。

在急性胰腺炎中,胰酶在胰腺内过早激活。这种活化将导致胰腺和胰周组织自身消化。胰酶被激活并启动自身消化的确切机制尚未完全明了。然而,胰蛋白酶原的激活被认为是其他有害酶激活的关键,包括弹性蛋白酶、激酶和磷脂酶 A。弹性蛋白酶可引起血管内弹力纤维溶解,从而导致出血。激活激肽类引起全身血管扩张,增加血管通透性,引起水肿。磷脂酶 A 引起胰腺及周围脂肪组织坏死。

胰腺酶、血管活性物质、激素和胰腺坏死组织释放的细胞因子可引起一系列的改变,最终导致水肿、血管损伤、出血和坏死。全身介导的免疫反应会引起全身炎症反应综合征(SIRS),从而导致远处器官损伤和多器官衰竭。这种免疫反应并非是导致急性胰腺炎的独立唯一因素,然而它在很大程度上与 AP 的发病率和死亡率相关。

## 临床表现

腹痛是急性胰腺炎的典型症状,发生率为95%。疼痛的严重程度与胰腺受累程度相关。疼痛通常是剧烈的、让人难以忍受,通常出现在上腹部或脐周,或向背部放射,但也可以放射到脊柱、腹侧或左肩。疼痛通常突然开始,强度在数小时内持续增加。疼痛通常是持续性的,吸气时加剧。胆源性胰腺炎患者的疼痛更局限于腹部右上象限,绞痛更剧烈且强度可变。患者仰卧位时疼痛

加剧,通常坐位、前倾或是蹲坐位可缓解疼痛。患者常表现为烦躁不安且无法安睡。疼痛没有缓解时,90% 的患者可出现恶心和呕吐。其他常见症状包括心动过速、腹胀、低血压。可能伴或不伴低热。持续发热提示可能有腹膜炎、胆囊炎,或腹腔内脓肿。

急性胰腺炎的诊断往往很有挑战,因为急性胰腺炎与其他疾病有相似的症状。鉴别诊断包括胃炎、十二指肠或胃溃疡、急性 SBO、异位妊娠破裂、镰状细胞危象、急性胆囊炎、肠系膜动脉栓塞和主动脉动脉瘤破裂。应依据患者的临床表现、病史、体格检查以及实验室和影像学检查结果进行诊断(表框 41-9)。

| 表框 41-9 | 急性胰腺炎的临床表现 |
| --- | --- |

**体格检查**
- 腹痛
- 低热
- 黄疸(±)
- 腹部抵抗或膨胀
- 麻痹性肠梗阻
- Grey Turner 征
- Cullen 征
- 未缓解的恶心或呕吐

**实验室检查**
- 血清和尿淀粉酶升高
- 血清脂肪酶升高
- 白细胞(WBC)计数升高
- 低血钾
- 低钙血症
- 胆红素、天冬氨酸转氨酶(AST)和 PT 升高(与肝脏疾病相关)
- 碱性磷酸酶水平升高(与胆道疾病相关)
- 高甘油三酯血症
- 高血糖
- 低氧血症

## 评估

### 病史

详细的病史可对诊断提供重要线索。胆道疾病史、饮酒、糖尿病、药物是引起疾病的明确诱因。有急性胰腺炎家族史者,可能与遗传因素有关。患者表现为厌食、体重减轻、恶心、呕吐或腹胀。评估疼痛的部位、持续时间、性质、次数和诱因对帮助识别潜在危险因素非常重要。

## 体格检查

腹部触诊可发现弥漫性腹部压痛和腹肌抵抗。上腹部可出现膨胀和叩诊鼓音。肠鸣音减弱或消失可能与肠蠕动减弱或麻痹性肠梗阻有关,黄疸可能与胆石症或胰腺水肿引起的胆道梗阻有关。可能会出现腹水或腹部肿块。重症急性胰腺炎患者可有脱水症状和休克。麻痹性肠梗阻时,液体会进入肠腔,造成体液丢失,症状可能会恶化。下腹部两侧皮肤呈现蓝色称为 Grey Turner 征,如出现在脐周则称为 Cullen 征,这是出血性胰腺炎和血液积聚在此的结果,虽然较少见,但如果发生,通常在急性胰腺炎症状出现的 48 小时或更长时间后才出现。

## 实验室检查

单一的实验室检查无法诊断急性胰腺炎;然而,血清淀粉酶和脂肪酶升高常见于急性胰腺炎(表框 39-7)。胰腺细胞和胆管破坏导致这些酶被释放。症状出现后 2~12 小时血清淀粉酶水平即可升高,3~5 天逐渐恢复正常。轻度胰腺炎,淀粉酶水平可接近正常。如果症状已经出现了几天,虽然胰腺内仍存在活跃的炎症反应,其淀粉酶值也可以正常。在高甘油三酯血症患者中,血清淀粉酶对急性、慢性和酒精性胰腺炎的灵敏度是有限的。在伴随胆道疾病、肿瘤、唾液腺病变、脑外伤、妇科疾病和肾功能衰竭的情况下,血清淀粉酶的特异性也会降低。然而,血清淀粉酶水平超过正常上限的三倍以上通常具有高度特异性。

与血清淀粉酶水平相比,血清脂肪酶水平上升发生较晚,并持续上升。血清脂肪酶通常在症状出现 4~8 小时内开始升高,24 小时达到高峰,8~14 天后恢复正常。由于血清脂肪酶水平持续增高时间较长,如果检查延误,它将会是很有意义的检查。腹腔内炎症或肾功能不全患者,淀粉酶、脂肪酶水平可能也会升高。

同工酶和尿淀粉酶水平以及胸腔积液和穿刺引流液的淀粉酶值都支持急性胰腺炎的诊断,可出现白细胞增多、低钾血症、低钙血症和高甘油三酯血症,但并不具有特异性。白细胞增多常为感染、应激和脱水的结果。呕吐可导致低血钾。低钙血症表明可能存在胰腺脂肪坏死,因为组织坏死时钙能与脂肪酸结合。此外,胰蛋白酶能灭活促进钙吸收的甲状旁腺素。β 细胞受损引起的胰岛素释放减少、胰高血糖素释放增加以及体内应激反应,是高血糖的原因。液体渗透入腹腔将导致血液浓缩。当并发肝脏疾病时,血清胆红素、AST 和 PT 升高较常见。ALT 升高超过 3 倍提示存在胆源性胰腺炎。伴随胆道疾病时,碱性磷酸酶可升高。甘油三酸酯水平升高(>1 000mg/dl)通常与急性胰腺炎相关。

## 影像学检查

胸片和腹部平片可排除其他引起腹痛的原因,包括肠梗阻、肠穿孔、心包积液以及肺部疾病。

由于肠道气体和脂肪组织的原因,腹部超声用于观察胰腺的作用甚微。腹部超声可用于评估胆道结石或胰腺炎引起的导管扩张。对 AP 的诊断和严重性评估,CT 是最好的影像学检查。CT 可显示胰腺大小,识别是否存在胰周液体、假性囊肿以及脓肿。动态 CT 加对比有助于识别胰腺坏死的区域。CT 可发现导致高感染率和死亡风险的广泛胰腺坏死。连续 CT 扫描可对疾病进展或转归进行评估。CT 也可以确定液体聚积和坏死区域,并可以引导经皮穿刺活检。

磁共振胰胆管造影检查对胆管结石的敏感性可达 90% 以上。它可用于孕妇以及对 CT 造影剂过敏的患者、肾脏疾病患者。如果存在胆源性胰腺炎,内镜逆行胆管造影在定位和胆总管取石上发挥重要作用。

## 预测疾病严重程度的方法

80%~90% 的 AP 患者呈自限性且不严重,5~7 天可自愈。这些患者通常只需保守治疗。然而,10%~20% 的 AP 患者存在胰腺内外炎症,并可导致全身炎症反应。虽然严重 AP 的死亡率为 10%,如发生并发症则死亡率可上升到 30% 甚至更高。人类一直都在尝试找到一种能够评估患者 AP 严重程度的方法,以便能够进行积极治疗和监测,从而减少并发症和死亡率。

Ranson 评分法已被广泛用于评估急性胰腺炎的严重程度(表框 41-10)。Ranson 评分由多个临床标准组成,用于识别患者发病率和死亡率增加的风险。患者入院时的评分结果可反映急性胰腺炎的严重程度,在发病 48 小时进行评分可反映全身情况。入院时或者发病 48 小时内出现三个或三个以上症状提示重症的急性胰腺炎,且死亡率达 10%~20%。出现六个或六个以上症状患者的死亡率可达 50%。Ranson 评分准确率

<table>
<tr><td colspan="2">**表框 41-10** 急性胰腺炎的 Ranson 评分</td></tr>
</table>

**入院评估或诊断：**

- 年龄大于 55 岁
- 白细胞计数大于 16 000/ml
- 血糖超过 200mg/dl
- 血清乳酸脱氢酶大于 350IU/ml
- 血清 AST 大于 250IU/dl

**发病 48h 内的评估：**

- 红细胞比容下降超过 10%
- BUN 水平上升超过 5mg/dl
- 血清钙离子低于 8mg/dl
- 碱剩余大于 4mmol/L
- 估计体液隔离大于 6L
- 动脉 $PaO_2$ 低于 60mmHg

高达 90% 以上，对于识别临床高危患者很有用。Ranson 评分的主要缺点是在评估完成时距患者发病可能已经超过 48 小时了。

急性生理与慢性健康评估Ⅱ（APACHEⅡ）也可用于急性胰腺炎严重程度的评估（表 41-2）。APACHE Ⅱ选择机体最差的生理指标，患者的年龄，以及入院时、24 小时和 48 小时的健康状况来预测急性胰腺炎的严重程度。APACHEⅡ评分为 8 分或 8 分以上提示患者机体遭受严重打击的可能性为 68%。APACHEⅡ评分的一个优势是每天均可进行评分。APACHEⅡ评分在 48 小时内增高提示存在严重胰腺炎。48 小时内的 Ranson 评分和 APACHEⅡ评分基本一致。

**表 41-2 急性生理与慢性健康评估Ⅱ（APACHEⅡ）系统**

| 生理变量 | 异常范围高值 | | | | | 异常范围低值 | | | |
|---|---|---|---|---|---|---|---|---|---|
| | +4 | +3 | +2 | +1 | 0 | +1 | +2 | +3 | +4 |
| 直肠温度（℃） | ≥41 | 39~40.5 | | 38.5~38.9 | 36.0~38.4 | 34~35.9 | 32~33.9 | 30~31.9 | ≤29.9 |
| 平均动脉压 =（2× 舒张压 + 收缩压）/3 | ≥160 | 130~159 | 110~129 | | 70~109 | | 50~69 | | ≤49 |
| 心率（心室率） | ≥180 | 140~179 | 110~139 | | 70~109 | | 55~69 | 40~54 | ≤39 |
| 呼吸频率（机械通气或非机械通气） | ≥50 | 35~49 | | 25~34 | 12~24 | 10~11 | 6~9 | | <5 |
| 氧合作用 A-$aDO_2$ 或 $PaO_2$（mmHg）；$FiO_2$>0.5 记录 A-$aDO_2$；$FiO_2$<0.5 只记录 $PaO_2$ | ≥500 | 350~499 | 200~349 | | <200 >70 | 61~70 | | 55~60 | <55 |
| 动脉血 pH ［如果没有动脉血气（ABGs）按下面的血清 $HCO_3$ 计分］ | ≥7.7 | 7.6~7.69 | | 7.5~7.59 | 7.33~7.49 | | 7.25~7.32 | 7.15~7.24 | <7.15 |
| 血清钠 | ≥180 | 160~179 | 155~159 | 150~154 | 130~139 | | 120~129 | 111~119 | ≤110 |
| 血清钾 | ≥7 | 6~6.9 | | 5.6~5.9 | 3.5~5.4 | 3~3.4 | 2.5~2.9 | | <2.5 |
| 血清肌酐（mg/dl）（急性肾功能衰竭患者分数翻倍） | ≥3.5 | 2~3.4 | 1.5~1.9 | | 0.6~1.4 | | <0.6 | | |
| 红细胞比容（%） | ≥60 | | 50~59.9 | 46~49.9 | 30~45.9 | | 20~29.9 | | <20 |
| 白细胞计数 | ≥40 | | 20~39.9 | 15~19.9 | 3~14.9 | | 1~2.9 | | <1 |
| 格拉斯哥昏迷评分（GCS）15–GCS=（分数 =15– 实际格拉斯哥昏迷评分） | | | | | | | | | |
| 急性生理学总评分（APS）12 个单独变量之和＝ | | | | | | | | | |
| 血清 $HCO_3$（静脉血 mmol/L）（非首选，在没有 ABGs 的情况下使用） | <52 | 41~51.9 | | 32~40.9 | 22~31.9 | | 18~21.9 | 15~17.9 | <15 |

续表

| 格拉斯哥昏迷评分 | 给对应的反应打圈 | B（年龄和评分） | | C（慢性健康评分） |
|---|---|---|---|---|
| 睁眼 | 语言反应 - 未插管 | 年龄 | 评分 | 对于非手术或紧急术后患者，若以下五项 |
| 4- 自发地 | 5- 定向能力正确且说话有条理 | 44 岁以下 | 0 | 任一项 E 回答"是"即加 5 分 |
| 3- 听从号令 | 4- 可应答,但定向能力障碍 | 45~64 岁 | 2 | 肝脏　肝硬化合并门脉高压或 |
| 2- 痛苦刺激 | 3- 完全不能进行对话 | 55~64 岁 | 3 | 　　　肝性脑病 |
| 1- 无反应 | 2- 无法理解的发声 | 65~74 岁 | 5 | 心血管系统　心功能Ⅳ级:在休息或轻 |
| | 1- 无反应 | 大于 75 岁 | 6 | 　　　度活动时即出现心绞痛 |
| 运动反应 | | | | 肺脏　慢性低氧血症、高碳酸血 |
| 6- 听从号令 | 语言反应 - 插管 | | | 　　　症、红细胞增多症或肺动 |
| 5- 可定位疼痛 | 5- 似乎能够对话 | | | 肾脏　脉高压 >40mmHg |
| 4- 肢体会回缩 | 3- 怀疑不能对话 | | | 　　　慢性腹膜或血液透析 |
| 3- 肢体会弯曲 | 1- 无反应 | | | 免疫系统　免疫缺陷患者 |
| 2- 肢体会伸直 | | | | |
| 1- 无反应 | | | | |
| | | 年龄评分 = | | 慢性健康评分 = |

Credit given to Nick Mendel, Kiev, Ukraine, for producing this document.

APACHEⅡ得分（A+B+C 的总和）: A 格拉斯哥昏迷评分 + B 年龄评分 + C 慢性健康评分。

From Triester SL, Kowdley KV: Prognostic factors in acute pancreatitis. J Clin Gastroenterol 34 (2):167-176,2002.

重症急性胰腺炎出现体液渗出和第三间隙积液将会导致血容量显著下降，从而引起胰腺灌注不足，导致胰腺坏死。一些专家提出，血液浓缩即血液红细胞比容升高可作为坏死性胰腺炎的可靠预测指标；但这一结论在世界范围内并没有达成共识。

CT 可显示胰周炎症，胰周液体积聚和胰腺坏死程度可预测急性胰腺炎的严重性。CT 严重程度指数可用于胰腺严重程度的评级。

血清标记物可以预测疾病的严重性。最有预测性的是 C 反应蛋白（CRP）定量。C 反应蛋白的上升程度与急性胰腺炎的严重程度相关，且检查费用不贵，结果容易获取。遗憾的是，C 反应蛋白在炎症后 48 小时才显著升高，这限制了它在急性胰腺炎诊断中的应用。

## 并发症

表框 41-11 总结了急性胰腺炎的局部和全身并发症。

### 局部并发症

胰腺炎的局部反应包括胰腺周围腹膜的炎症和腹腔积液。这些变化会导致胰腺假性囊肿、胰腺脓肿、急性胃肠道出血。

在所有急性胰腺炎患者中，胰腺假性囊肿的发生率已上升至 15%。假性囊肿是炎性渗出物和

| 表框 41-11 | 急性胰腺炎的主要并发症 |
|---|---|

**局部**
- 胰腺坏死
- 胰腺假性囊肿
- 胰腺脓肿

**肺部**
- 肺不张
- 急性呼吸窘迫综合征
- 胸腔积液

**心血管**
- 低血压休克
- 脓毒性休克
- 失血性休克

**肾**
- 急性肾功能衰竭

**血液**
- 弥散性血管内凝血（DIC）

**代谢**
- 高血糖
- 高甘油三酯血症
- 高钙血症
- 代谢性酸中毒

**胃肠消化道**
- 胃肠道出血

胰腺分泌物被上皮组织和固体碎片包裹，可持续 4 周甚至更长时间。假性囊肿破裂、出血或感染，可导致细菌易位和败血症。患者出现持续的腹痛、

恶心、呕吐、长期发热和血清淀粉酶升高,都可怀疑存在胰腺假性囊肿。手术也能发现胰腺假性囊肿;然而因为大多数假性囊肿可自行消失,通常发现时间较晚。手术治疗假性囊肿可以通过体内外引流或直接针刺抽出。如果假性囊肿出现感染或穿孔,可能需要手术治疗。

胰腺脓肿发生于急性胰腺炎发病六周后,出现在胰腺内或胰腺周围的被包囊的肿物,内容物为脓性物质或胰腺周围坏死组织。腹部脓肿或胰腺坏死感染的最初体征和症状有白细胞数量增高、发热、腹痛、呕吐。当患者出现体温大于 39°C (102.2°F)、心动过速、白细胞增多或其他临床表现恶化的迹象,可能预示出现胰腺脓肿以及假性囊肿或坏死组织感染。通常,胰腺炎发病后出现感染如果未经处理都是致命的。疑似感染患者可用广谱抗生素治疗。

急性胰腺炎患者的胃肠道并发症包括 GIB 和细菌移位。消化道出血是急性胰腺炎最常见的胃肠道并发症,包括消化性溃疡、胃十二指肠出血、应激性溃疡和食管贲门黏膜撕裂综合征。肠蠕动减少会引起细菌移位。

## 肺部并发症

酶和炎性细胞因子进入肺循环被认为是急性胰腺炎导致肺部并发症的原因。白细胞通过肺的微循环到达肺间质,从而导致内皮通透性增加和组织水肿。从而造成肺充血,肺泡塌陷,最终可能导致成人呼吸窘迫综合征。对于病情较轻、没有临床症状或影像学检查支持存在肺功能障碍的患者,也可能会发生低氧血症。发病最初几天应密切关注患者的动脉血气结果和脉搏血氧饱和度。低氧血症治疗措施包括加强肺部护理(如深呼吸和咳嗽)和经常改变体位,氧疗也可以用来提高全身氧合状态。谨慎的液体治疗也很有必要,可以防止液体过多和肺淤血。出现急性呼吸衰竭的患者可能需要进行机械通气支持。急性胰腺炎患者腹胀和纵隔移动减弱也可导致肺不张。

## 循环系统并发症

暴发性胰腺炎的血流动力学特点是显著性体液隔离。另一个主要的全身影响是酶释放进入循环系统,引起外周血管扩张,进而导致低血压和休克。

胰腺自身灌注不足可能导致心肌抑制因子(MDF)的释放。MDF 可减弱心肌收缩力并影响心输出量。人体所有器官的灌注都有可能受到威胁。早期且积极的液体复苏被认为可以防止MDF 释放。胰蛋白酶激活导致凝血异常,并可促进弥散性血管内凝血(DIC)及其相关出血的发展(第 49 章)。

## 肾脏并发症

急性肾功能衰竭常由血容量减少和肾灌注不足引起。急性胰腺炎患者 2 周内的死因通常源于肺或肾脏并发症。

## 代谢并发症

急性胰腺炎的代谢并发症包括低钙血症和高脂血症,被认为与炎症胰腺区域的脂肪坏死有关。高血糖的发生可能与胰岛细胞损害有关;代谢性酸中毒是灌注不足和无氧代谢激活的结果。

# 治疗

## 药物治疗

急性胰腺炎患者的传统护理聚焦于液体和电解质替代治疗,这些治疗的目的:维持或补充血容量和电解质平衡,疼痛管理,胰腺休息(阻止胰腺分泌物的释放),以及维持患者的营养状况(表框 41-12)。密切观察和临床判断是治疗和护理的基础。

## 液体和电解质替代治疗

大多数急性胰腺炎患者需要静脉输液,以代替液体流失(从第三间隙到腹膜后或腹腔),以及局部炎症(胰酶渗出引起)和炎症介质导致的血容量减少。住院最初 24 小时内的重症急性胰腺炎患者,可能需要 5~10L 的液体替代治疗。目的包括输注足够的液体以获得足够的循环量,维持器官和组织灌注,预防晚期休克。当积极液体复苏失败时会导致休克,此时的血容量减少和休克是早期死亡的主要原因。

胶体和晶体被用于液体替代治疗,如白蛋白和乳酸钠林格液。急性出血性胰腺炎患者需输入浓缩红细胞(PRBCs)来恢复血容量。液体替代治疗的效果可通过监测出入量和每日体重来评估。重症患者可能需要测量肺动脉楔压和 CVP 来监测血流动力学变化。对于液体治疗无效的严重低血压患者则需要药物来维持血压。选择低剂量多

| 表框 41-12 | 胰腺炎患者的协同护理指南 |
|---|---|
| **转归** | **干预措施** |

**氧合 / 通气**

| 转归 | 干预措施 |
|---|---|
| 动脉血气（ABGs）保持在正常范围内。 | • 每 4h 或必要时（PRN）帮助患者翻身，深呼吸和咳嗽。<br>• 胸部理疗。<br>• 评估肺换气不足，浅快呼吸，呼吸窘迫。<br>• 监测脉搏氧饱和度，呼气末 $CO_2$ 和 ABGs。<br>• 如果夹板固定使得有效通气降低，可注射止痛药。 |
| 患者肺部通畅。<br>没有证据表明患者出现肺不张、肺炎、急性呼吸窘迫综合征。 | • 根据需要提供氧气。<br>• 每 2~4h 或必要时进行肺部听诊。<br>• 当出现鼾音或气管内有分泌物时，可进行吸引。<br>• 吸引之前和之后都要实施高浓度给氧和过度通气。 |

**循环 / 灌注**

| 转归 | 干预措施 |
|---|---|
| 血压、心率和血流动力学参数在正常范围内。 | • 每 1~2h 监测生命体征。<br>• 每小时监测肺动脉压力和右心房压力，如果肺动脉导管在位，每 6~12h 监测心输出量，全身血管阻力，外周血管阻力。<br>• 保持静脉通路通畅。<br>• 根据实际或相对血容量不足调整血容量，并评估容量治疗的反应。 |
| 血乳酸在正常范围内。 | • 每日监测乳酸直到达到正常范围内。<br>• 按医嘱输注 RBCs、正性肌力药物和胶体以增加氧供。 |
| 患者未出现与急性上消化道出血、凝血障碍或 DIC 相关的出血 | • 每日或必要时（PRN）监测 PT、PTT 和血细胞计数。<br>• 评估是否存在出血迹象。观察是否出现 Cullen 征或 Grey Turner 征。<br>• 按照标准输注血液制品。 |

**体液 / 电解质**

| 转归 | 干预措施 |
|---|---|
| 患者容量正常。 | • 保持静脉通路通畅。<br>• 每日监测体重。<br>• 监测出入量。<br>• 每 8h 在腹部同一位置测量腹围。 |
| 没有电解质失衡或肾功能障碍的证据。 | • 每日或必要时（PRN）监测电解质。<br>• 评估昏睡、震颤、手足抽搐和心律失常的迹象。<br>• 按照医嘱进行电解质替代治疗。<br>• 每日监测 BUN、肌酐、血浆渗透压和尿电解质。 |

**活动 / 安全**

| 转归 | 干预措施 |
|---|---|
| 没有出现与卧床和制动相关的并发症。 | • 预防深静脉血栓。<br>• 经常变换体位。<br>• 若已过急性期，血流动力学稳定且有效止血，可以用椅子辅助行走。 |
| 患者达到或保持进行日常生活和自主活动的能力。 | • 咨询理疗师。<br>• 开展全关节活动，加强练习。 |
| 没有感染证据，白细胞在正常范围内。 | • 监视全身炎症反应综合征（SIRS）。标准：白细胞计数增加，体温增加，呼吸急促，心动过速。<br>• 操作过程遵守严格无菌原则。<br>• 维持侵入性导管无菌。<br>• 根据医院规定更换侵入性导管以及血液、导管尖端、体液标本的培养等。 |

| 表框 41-12 | 胰腺炎患者的协同护理指南(续) |
|---|---|
| **转归** | **干预措施** |
| **皮肤完整性** | |
| 保持皮肤完整性 | • 每 8h 和患者改变体位时评估皮肤状态。<br>• 每 2h 给患者翻身。<br>• 考虑减压床垫。 |
| **营养** | |
| 热量和营养摄入要符合代谢的需求(如基础能量消耗)。 | • 提供肠外营养。<br>• 保持 NPO 状态。<br>• 咨询营养师或取得营养支持服务等。<br>• 限制脂肪或脂类摄入。<br>• 少食多餐制。 |
| 代谢功能障碍的证据不足。 | • 监测白蛋白、白蛋白前体、转铁蛋白、胆固醇、甘油三酯和葡萄糖水平。 |
| **舒适 / 镇痛** | |
| 患者有轻微疼痛感,疼痛评分 <5 分。 | • 每 4h RN 或注射止痛药后采用客观标准评估疼痛和不适。<br>• 注射止痛药并且监测患者的反应。<br>• 使用非药物疼痛管理技术(如音乐、分散注意力、抚触)辅助止痛。 |
| 患者只有轻微恶心感。 | • 保持胃管通畅。<br>• 监控恶心和呕吐。<br>• 按医嘱注射止吐剂。 |
| **心理社会状况** | |
| 患者焦虑减轻。 | • 倾听患者的担忧和恐惧。<br>• 评估患者的焦虑状态。<br>• 提供有效的应对行为。<br>• 教会患者一些代替无效行为的其他行为方式。<br>• 通过提供信息和解释以帮助患者提高控制能力。<br>• 如果可能,尽量让患者进行选择。<br>• 常规提供尽可能多的可预测性。 |
| **宣教 / 出院计划** | |
| 告知患者 / 重要家属治疗过程和检查目的。 | • 患者 / 重要家属做好重要操作的准备,如穿刺术、肺动脉导管置入术或实验室检查。 |
| 告知重要家属理解病的严重性,并可咨询恰当的问题,预测潜在并发症。 | • 解释胰腺炎的广泛影响和潜在的并发症,如败血症或急性呼吸窘迫综合征。<br>• 鼓励重要家属咨询相关病理生理机制、监测和治疗等。<br>• 指导患者和家属在出院期间保持健康生活,包括伤口护理,药物治疗和饮食限制。 |

巴胺来维持肾灌注,同时维持血压稳定。

尿量是液体替代治疗效果的一个敏感指标,而且它应该保持在大于 30ml/h 或 0.6ml/(kg·h)。血压和心率同样是容量状态的敏感指标。

严重低钙血症患者要预防癫痫发作,且应该在床边准备呼吸支持设备。护士负责监测钙含量,实施液体替代疗法,并评估患者对补钙的反应。钙应该通过中心静脉输注,因为钙外周渗出可能会导致组织坏死。同时要监测钙毒性,包括嗜睡、恶心、QT 间期缩短和神经肌肉兴奋性下降。低镁血症也可能存在,所以可能需要补充镁剂。通常需要纠正血清镁水平才能恢复正常的钙含量。因为患者呕吐和胰液丢失而造成低钾,可能需要尽早补钾。

高血糖与胰岛素分泌受损、胰高血糖素释放增加或应激反应增强有关。在某些情况下,高血糖可以与脱水或其他电解质失衡联系在一起。可能需要按血糖水平增减胰岛素用量;胰岛素的使用需要非常谨慎,因为急性胰腺炎患者的胰高血糖素水平瞬息万变。液体治疗的成功标志包括:精神状态、尿量、心输出量、血流动力学和血清乳酸水平都恢复正常。

## 疼痛管理

疼痛控制是急性胰腺炎患者的护理重点,不仅因为患者的不适感,也因为疼痛会引起胰酶分泌增加。疼痛与胰腺炎症的严重程度有关,可以很严重,呈持续状态且可以持续很多天。

在急性胰腺炎的治疗中,静脉给予麻醉药物以充分止痛至关重要,最好是患者自控镇痛。哌替啶(杜冷丁)是传统的止痛药,由于会引起奥迪括约肌痉挛,所以可以与阿片类药物联合使用。然而哌替啶并不总是有效的,此时不应排斥使用其他麻醉药(包括阿片类药物)。枸橼酸芬太尼和氢吗啡酮已经成功地用于控制急性胰腺炎的疼痛。

应该定期注射镇痛药(至少每3~4小时)以防止尚未控制的腹痛。建议使用疼痛量表评分评估患者对药物的反应。注意患者的呼吸状况,因为麻醉药可以引起呼吸抑制。尽管对没有呕吐的患者使用鼻胃管是有争议的,但是鼻胃管间歇吸引可以大大缓解疼痛。恰当的体位也可以减轻一些不适。

## 胰腺休息

对一些急性胰腺炎患者而言,胃引流用于胃减压和减少胰泌素的刺激。胰泌素的释放(刺激胰腺分泌物的产生)是对十二指肠中酸性物质的反应。放置鼻胃管早期引流可减轻恶心、呕吐和腹痛。对于严重胃胀或麻痹性肠梗阻的患者,鼻胃管也是必要的。急性胰腺炎患者应禁食,直到腹部疼痛消退和血清淀粉酶水平恢复正常。进食过早可引起腹痛复发,且可通过刺激自身消化导致更加严重的胰腺炎症。

## 营养支持

急性胰腺炎患者因为麻痹性肠梗阻、持续腹痛或胰腺炎并发症而长时间处于禁食和鼻胃管减压状态,应做好营养支持。传统上使用全肠外营养(TPN),认为固体或液体营养物质可刺激胰腺,

造成对急性胰腺炎的不利影响。越来越多的证据表明,使用肠内营养(通过屈氏韧带到达十二指肠远端或空肠)是安全的。此外,肠内营养可维持肠道屏障功能和避免一些肠外营养的并发症,从而降低感染性并发症的发生。避免输注脂类以防止甘油三酯水平增加,从而加剧炎症过程。轻症急性胰腺炎患者,通常3~7天内即可以开始摄入流食,按照患者的耐受能力逐渐加入固体食物。如果经口进食和肠内营养不能提供足够的热量,可适当添加TPN以防止发生分解代谢。

对患者来说,长期禁食常常非常困难。经常口腔护理和鼻胃管的妥善固定对保持皮肤完整性和最大化舒适度很重要。卧床休息可减少患者的基础代谢率,也可减少胰腺分泌物的刺激。

## 手术治疗

急性胰腺炎患者的手术指征包括临床症状恶化和大面积胰腺坏死。对急性坏死性胰腺炎可以进行胰腺切除术,它能预防急性坏死性胰腺炎病程中的全身并发症。在治疗过程中,手术切除坏死或感染组织。在某些病例中,可切除整个胰腺。对进行了坏死组织清除术的患者,须给予广谱抗生素治疗。

# ▲ 肝炎

## 病因

肝炎是指肝脏的弥漫性炎症,通常是由病毒感染引起,也可以由细菌、真菌或者寄生虫感染引起;也可以是毒素作用、药物的不良反应,甚至是免疫失调的结果(表框41-13)。急性肝炎的病程多在6个月内;急性肝炎患者的肝功能可完全恢复正常,也可发展为慢性肝炎,或者进一步发展为肝硬化,最后可能出现肝功能衰竭。慢性肝炎的炎症过程至少持续6个月以上,可能发展为肝硬化和肝功能衰竭。

## 非感染性肝炎

非感染性肝炎多由酗酒、自身免疫功能紊乱、代谢性疾病或心血管疾病(包括右心衰)、急性胆道梗阻以及某种或某类药物(大量摄取和长时间接触)引起。这些药物包括但不限于以下几种(有

| 表框 41-13 | 肝炎的部分病因 |

**感染性疾病**

- 病毒性肝炎（B,C,D,E）
- 巴尔病毒
- 巨细胞病毒
- 单纯疱疹病毒
- 柯萨基病毒 B
- 弓形虫病
- 腺病毒
- 水痘 - 带状疱疹病毒

**药物和毒素**

- 酒精
- 对乙酰氨基酚
- 异烟肼
- 水杨酸类
- 抗惊厥药物
- 抗生素
- HMG-CoA 还原酶抑制剂
- α- 甲基多巴
- 胺碘酮
- 雌激素
- 伞形毒菌
- 迷幻药（4- 亚甲二氧基甲基苯丙胺）
- 中草药（人参、紫草科植物茶、薄荷油、狭叶香科）

**自身免疫性疾病**

- 自身免疫性肝炎
- 原发性胆汁性肝硬化
- 原发性硬化性胆管炎

**先天性疾病**

- 血色素沉着症（铁超载）
- 威尔逊氏病（铜沉积）
- α1- 抗胰蛋白酶不足

**其他原因**

- 非酒精性脂肪肝
- 怀孕期脂肪肝
- 严重充血性右心衰竭
- 巴德·吉亚利综合征（血管阻塞）

意和无意的药物过量）：对乙酰氨基酚、异烟肼、HMG-CoA- 还原酶抑制剂、抗癫痫药、抗生素、甲基多巴、胺碘酮、雌激素。尽管只有少数慢性酗酒者出现酒精性肝炎的症状，但是严重病例的死亡率仍然很高，尤其是高龄患者。

其他肝脏毒素包括有毒的蘑菇（伞形毒菌）、迷幻药（4- 亚甲基二氧基甲基苯丙胺）、一些草药（人参、紫草科植物类、薄荷油和狭叶香科植物）。自身免疫性肝炎是患者肝脏受到自身免疫系统攻击的一种疾病，可以引起肝细胞炎症、损害或坏死。症状严重的自身免疫性肝炎患者会被误诊为急性病毒性肝炎。

## 感染性肝炎

病毒性肝炎是具有高度传染性，同非感染性肝炎一样，感染性肝炎也可以是急性的，如果感染持续超过 6 个月，将发展为慢性肝炎。根据具体病原体和相应的血清学标记可以将病毒性感染进行分类。表 41-3 分别概述了甲型、乙型、丙型、丁型、戊型五种病毒性肝炎。其他引起肝炎的病毒有单纯疱疹病毒、EB 病毒、巨细胞病毒、腺病毒、柯萨奇病毒、水痘带状疱疹病毒。通常，病毒性肝炎患者的临床表现没有特异性，多表现为流感样症状，如心神不宁、恶心、呕吐、腹泻、食欲缺乏、中腹部不适、低热。乙型病毒性肝炎患者的症状可能更严重。

## 甲型病毒性肝炎

美国疾病控制和预防中心曾报道，急性甲型病毒性肝炎的发病率显著下降；由甲型病毒性肝炎发展而来的急性肝衰竭的患病人数也以每年约 2 000~3 000 人下降，急性肝衰竭无论在 50 岁以上的患者还是更年轻的患者中都有很高的死亡率。然而由于食用受污染食物或是通过直接的人与人接触而导致的散在暴发感染也时有报道。甲型病毒性肝炎是由一种 RNA 型肠病毒引起的，经粪口途径传播，主要通过摄入受污染的或未经净化的水或摄入未煮熟的贝类食物导致。虽然老年患者出现严重症状的风险更高，但是大部分感染 HAV 的患者，症状都不明显或是无症状。感染 HAV 后的潜伏期约为 15~45 天。甲型肝炎病毒感染只引起急性肝炎，通常能够完全恢复，也不会导致慢性肝炎或是肝硬化。血液检查往往显示转氨酶（谷草转氨酶和谷丙转氨酶）、胆红素浓度和碱性磷酸酶均升高。严重的患者可出现 PT 延长。血清学抗体检测可以诊断该疾病，抗 HAV 免疫球蛋白 G 抗体可提供免疫力，能在曾经感染过甲型病毒性肝炎的患者体内检测到。但是这些都不能用于急性感染的诊断。相反，抗 HAV IgM 血清学标志物阳性能提示患者 6 个月前感染过 HAV。甲型肝炎病毒感染一般无携带者状态。

疾病早期为潜伏期，潜伏期患者可无症状，但是具有高度传染性，特别是大便里有大量的 HAV

表 41-3　各型肝炎总结

| | 甲肝 | 乙肝 | 丙肝 | 丁肝 | 戊肝 |
|---|---|---|---|---|---|
| 潜伏期(天) | 15~45 | 30~180 | 15~160 | 30~180 | 14~60 |
| 发病类型 | 急性 | 隐性 | 隐性 | 急性或隐性 | 急性 |
| 传播途径 | 粪口传播<br>被污染的食物和水 | 血液传播<br>性接触传播<br>母婴传播<br>接触传播 | 血液传播<br>可能性接触传播 | 血液传播<br>性接触传播(伴发乙肝病毒感染) | 粪口传播<br>被污染的食物和水 |
| 严重程度 | 轻微 | 经常很严重 | 中度 | 可能非常严重 | 严重,尤其是孕妇 |
| 预后 | 一般很好 | 随着年龄的增长恶化,虚弱 | 一般 | 相对的,伴随慢性疾病会恶化 | 好,除非怀孕 |
| 诊断 | | | | | |
| 　急性 | 抗 -HAV IgM | HBsAG<br>抗 HBc(IgM)<br>HBeAg | HCV(ELISA)<br>抗 HCV(RIBA)<br>HCV RNA | HDV Ag | 临床表现 |
| 　慢性 | — | 抗 -HBc(IgG) | 抗 -HCV | 抗 -HDV | — |
| 预防(成人) | 免疫球蛋白 | 乙肝疫苗免疫球蛋白 | ? 免疫球蛋白 | 无有效措施 | 无有效措施 |
| 携带者 | 没有 | 有 | 有 | 有 | 没有 |

病毒的患者。当症状明显后,由于其临床表现和流行性感冒相似,肝炎感染可能被误诊。很多患者多因为临床表现出现黄疸而前来就医,最常见的体格检查结果是黄疸和肝大。一旦出现黄疸,那么患者急性症状就会加重或消失。当出现症状时,患者的大便中不再检测到病毒,患者也往往不具有传染性。肝功能测试结果正常则提示患者已恢复。

正常人接触 HAV 后,机体通过血清免疫球蛋白产生被动免疫。免疫球蛋白的大部分准备工作是产生足够数量的抗 HAV 抗体,多在暴露后 2 周内产生。血清免疫球蛋白不会完全终止感染,但能明显改善患者的症状,它往往被用来治疗初次接触感染 HAV 的患者,美国食品和药物管理局批准了两种疫苗:贺福立适和维康特。接种疫苗多用于高风险人群和年龄在 12~23 个月及以上的儿童。

## 乙型病毒性肝炎

HBV 是一种 DNA 病毒,属脱氧核糖核酸病毒科家族,通过反转录进行复制。感染 HBV 可引起急性肝炎和慢性肝炎,潜伏期大约是 30~180 天,平均为 12 周。HBV 主要通过接触血液或血液制品传播。精液、黏液、唾液等体液中可检测出

抗原。与有 HBV 感染的患者发生性接触是最常见的传播途径。疾病传播的必要条件是皮肤或黏膜出现破损。HBV 也可以经过输血、职业针刺伤、使用污染的针头(如吸毒)等肠道外的传播途径传播。母婴传播也会发生。

HBV 的诊断标准包括血清学标志物、肝脏疾病的生化标记物(包括肝酶水平升高)以及肝脏的组织学改变。HBV 血清学标记物的错误解读非常常见,因此对于协助病毒性肝炎疑似病例诊断评估的护士来说,熟悉血清学检查是很重要的。可有效避免不适当的实验室检查和增加患者的不适感。乙型肝炎病毒表面抗原是一种覆盖在乙型肝炎病毒表面的蛋白质,在病毒大量复制过程中产生。乙型肝炎表面抗原是检测 HBV 感染的最重要指标,阳性结果提示患者感染了 HBV 病毒。如果把 HBsAg 的阳性结果与患者的急性起病、转氨酶显著升高及存在乙肝核心抗体(抗 -HBc IgM 抗体)关联起来,可表明患者有急性肝炎。如果 6 个月内患者血液中的 HBsAg 转阴,感染症状减退,则不会进展为慢性疾病。急性 HBV 感染的患者一旦克服了感染,消除了体内的病毒,体内便会产生抗乙肝病毒表面抗原抗体(抗 -HBsAg)。在一些实验室里,检验结果可能会提示产生了乙肝病毒表面抗体(HBsAb),而不是抗 -HBs。无论怎

样命名,这些患者在以后都能够免受 HBV 的感染。接种 HBV 疫苗的人也能够产生 HBsAb。

在急性期,HBV 感染的临床症状和体征与 HAV 感染相同。关节痛、高热、皮疹是 HBV 急性感染的典型表现。大多数成年人 HBV 急性感染能够自愈,然而,一些伴有免疫缺陷的人群会进展为慢性感染。这些慢性乙肝感染患者体内会伴有持续高水平的 HBsAg,并能够传染给其他人;高病毒载量感染的患者发生慢性肝病(如肝硬化)和原发性肝癌的风险会增加。若患者出现脾功能亢进、低蛋白血症(排除肾病)、血小板减少、PT 延长,则应考虑肝硬化可能。虽然只有不到 1% 的感染了 HBV 病毒的患者会进展为暴发性肝衰竭(通常在 4 周内出现典型症状),但暴发性肝衰竭与肝性脑病的发生、多脏器衰竭以及 75% 的致死率(如不进行肝移植)密切相关。

抗乙肝病毒核心抗体(抗 -HBc)也称乙型肝炎核心抗体(HBcAb),也存在于感染早期,可能会持续很多年,但是,抗 -HBc 对评估急性和慢性感染有意义,因为抗 -HBc 能进一步分为两种亚型。抗 -HBc IgM 抗体是对初次感染的反应,在感染恢复后持续存在约 6~18 个月,高浓度提示急性感染,低浓度提示慢性感染。抗 -HBc IgG 是第二个亚型,在慢性感染或以前感染过乙肝患者中呈阳性,在血液中永久存在。一旦感染 HBV,便可产生 HBsAg 和抗 -HBc,可进一步进行血液检测。例如,乙肝 Be 抗原(HBeAg)阳性提示病毒复制活跃,有助于诊断疾病的严重程度、预后以及治疗方案的选择。通常认为 HBeAg 阳性的患者具有高度传染性。

暴露于 HBV 具有高风险性。意外暴露(如不慎扎伤)时可以通过使用高抗 -HBs 浓度的乙型肝炎免疫球蛋白(HBIG)实现被动免疫治疗。这是一个含有高浓度抗乙肝免疫球蛋白的混合血清。建议高危患者在暴露后 48 小时内接种 HBIG,包括与活动期 HBV 患者有紧密接触者(性接触或接触感染性体液两周内),以及前往疫区没有进行正常三次剂量疫苗接种的人群。目前正在进行许多新 HBV 核苷类似物治疗方法的研究。以下是美国 FDA 目前批准用于治疗慢性 HBV 感染的药物,包括标准干扰素 α(INF-α 2b)、聚乙二醇化干扰素 α(INF-α 2a)和四种口服抗病毒药物(分别是拉米夫定、阿德福韦酯、恩替卡韦和替比夫定)。

疫苗能够对抗乙肝病毒并形成主动免疫(IE、重组乙型肝炎疫苗或乙肝疫苗)。在 6 个月内进行预防性疫苗接种,可完成对抗乙肝病毒的主动免疫。对存在 HBV 感染风险的医疗服务人员是高度推荐的。也建议用于与已经感染 HBV 的患者有过亲密接触的人。这是防止血源性病原体接触必须遵循的注意事项或原则,美国儿童普遍接种乙肝疫苗。其他联合疫苗制剂包括甲乙肝混合疫苗 Twinrix(HBV 和 HAV),偶联疫苗 Comvax(乙型肝炎和 B 型流感嗜血杆菌)和五联疫苗(HBV、白喉、破伤风、百日咳、脊髓灰质炎病毒)。

## 丙型肝炎病毒

在美国,丙型肝炎病毒(HCV)已超过酒精中毒成为导致肝硬化和终末期肝病(需要肝移植)的首要因素,可引起的肝病占终末期肝硬化的 40% 和肝细胞癌的 60%。随着实验室诊断的发展,HCV 在 1989 年被确诊,以前称为非甲非乙型肝炎。它是一个与黄病毒科相关的单链 RNA 病毒。有 11 个 HCV 基因型(基因型 1 到 11),有许多亚型(A、B、C 等)和约 100 种不同的菌株(1、2、3 等)。这些基因变异导致临床过程差异、疫苗研发困难和治疗效果不佳,还包括治疗的时间。基因型 1 和 3 广泛分布在全球各地,基因型 1a 和 1b 占据 HCV 感染 60% 的患者。与基因型 2 和 3 相比,基因型 1a 主要在北美北欧和一些治疗效果相对较差的地方流行。

丙型肝炎病毒是一种血液性病毒,可引起急性和慢性肝炎。急性丙型肝炎的患者中,有多达 85% 的人可转为慢性,经过 20~25 年的时间,有 5%~20% 可进一步发展为肝硬化。HCV 相关肝硬化有进展为终末期肝病(10 年风险约为 30%)以及肝癌(风险每年 1%~2%)的风险。

在 1992 年之前,检测 HCV 需授权,许多人通过输血感染了丙型肝炎病毒。在美国,主要危险因素包括使用非法药物时共用污染的针头、职业性的针刺伤。有迹象表明,病毒也可以通过性、母婴、家庭公用物品(如共用剃须刀和牙刷)传播,虽然这些传播方式并不常见。也有人认为针灸、体环、纹身甚至理发店理发都存在丙型肝炎病毒传播的风险。HCV 感染的潜伏期为 15~160 天,平均为 7 周。感染的 6 个月内,患者可能会产生抗丙型肝炎抗体,但并不产生免疫反应。

虽然大多数患者是无症状的,但是最常见的丙型肝炎病毒感染症状包括疲劳、厌食、体重减轻和腹痛。HCV 感染的诊断评估包括 HCV 酶联免疫吸附试验(ELISA;在转氨酶水平升高与血液透析患者筛查时使用),抗 HCV 重组条带免疫印迹法(RIBA;用于 HCV 阳性检测的确认或者患者出现肝炎症状时),以及 HCV RNA 检测(用于 HCV RIBA 的检测结果不确定,但仍然高度怀疑 HCV 感染的情况)。HCV RNA 是检测 HCV 的金标准,用于检测存在于血液中的 RNA 病毒(而不是病毒抗体)。HCV RNA 水平常用来评估对治疗的反应性,但并不对其做连续性检测,因为病毒量与肝损伤的程度或发生率并没有相关性。

治疗的目标是消灭病毒(如持续病毒学应答或 SVR),预防或者延缓肝硬化、终末期肝病、肝癌的进程。目前的联合治疗包括聚乙二醇干扰素 α-2a 或 2b 加利巴韦林。如果有持续病毒应答(SVR)表明感染已根除,即治疗终末期以及治疗 6 个月后检测不到 HCV RNA(病毒血症)。一般认为基因型 1 和 4 是最难治疗的病毒株;他们需要长时程的持续治疗(48 周),相对基因型 2 和 3 而言治疗后的 SVR 率较低(40%)。基因型 2 和 3 的持续治疗时间较短(24 周),SVR 率较高,可达 79%~82%。遗憾的是,治疗后并不是所有伴有早期病毒反应患者病毒学 HCV RNA 的检测都是阴性,而且这些患者的继续治疗不会产生 SVR。这些在治疗持续时间和结果方面的差异强调了基因分型的重要性,决定了谁可能会受益于联合治疗和最佳治疗持续时间。目前,尚无疫苗可预防丙型肝炎病毒,而免疫球蛋白对已经暴露的人并不起保护作用。

## 丁型肝炎病毒

丁型肝炎病毒(HDV 病毒或三角病毒)是一个不完整的 RNA 病毒,依赖 HBV 包膜蛋白复制;在没有感染 HBV 的患者体内,丁型肝炎病毒不能够存在和传播。慢性乙型肝炎患者可重叠感染 HDV 病毒,或者 HDV 病毒与急性乙型肝炎病毒感染同时发生。在美国,HDV 和 HBV 重叠感染的患者几乎全是静脉注射药物的吸毒者。HDV 可进展为重型和慢性肝炎。在美国,HDV 感染主要发生在接受多次输血和静脉滥用非法药物的人群中。在疾病早期,丁型肝炎抗原(HDV-Ag)存在于血液中。在疾病后期,血液中出现 HDV 抗体(抗 -HDV)。

由于本病与 HBV 同时存在,HDV 患者会出现类似急慢性乙型肝炎的症状,但是它的症状会更加明显。在 3 个月和 6 个月时可以通过实时定量聚合酶链反应(PCR)检测 HDV RNA。目前的治疗包括标准 INF,最近的研究表明,聚乙二醇 INFα-2b 可以提高 SVR。加用病毒唑不会有额外的效果。乙肝疫苗也可以防止 HDV 感染。

## 戊型肝炎病毒

戊型肝炎病毒(HEV)是一种单链 RNA 病毒,类似甲型肝炎病毒。虽然在工业化国家罕见且散发,但它是发展中国家水源性肝炎中最常见的传染病。它是通过粪口途径,经被污染的水和食物传播。在某些情况下,其传染源可追溯到接触了受感染动物或动物产品,尤其是感染猪。潜伏期为 14~60 天,它在一般人群中的致死率较低。典型症状表现为不适和发热,其次是恶心、呕吐、厌食、腹痛、肝大和黄疸。血清转氨酶水平会显著升高,但通常是自限性感染。孕妇感染会更严重妊娠晚期的死亡率为 20%,其发病原因尚不清楚。因为 HEV 感染的发生在美国很罕见,护士应密切关注最近旅行过或生活在疫区并出现了肝炎症状的患者。最近研发的 HEV 疫苗仍在试验阶段。遗憾的是,既往感染 HEV 并不会产生保护机制。

## F 型肝炎和 G 型肝炎

以前认为从罕见血液样本中分离出的病毒是一种新发现的病毒,标记为 F 型肝炎。然而,进一步研究表明该病毒是丙型肝炎病毒的一个变种,新的研究并未能证明存在新型肝炎病毒。最近发现的病毒,G 型肝炎病毒(HGV),相关信息很少,可通过 PCR 检测确诊。它是单链包膜 RNA 病毒,类似丙型肝炎病毒。与乙肝和丙肝相同,G 型肝炎病毒通过血液和体液传播;通过血清或肝组织中的 HGV RNA 确诊感染。而目前的治疗主要是支持治疗和对症治疗,尚未研制出疫苗抵抗 HGV 感染。其感染被认为是良性的,很少有 LFTs 升高。

## 病理生理机制

为改善患者的预后,护士必须有病理生理学方面扎实的知识基础,能够进行病情评估,以及为急性和慢性肝炎患者提供护理。肝实质细胞和功能性细胞具有许多重要的功能,包括营养物质的代谢(如葡萄糖、蛋白质、脂类、维生素)和药物、酒精、氨、毒素和激素的解毒。此外,肝细胞负责凝血因子的合成、胆红素结合和分泌，以及胆盐合成。肝功能异常通常不明显，除非发生严重急性肝损害或慢性肝病急性发作。当肝细胞死亡60%时可发生肝衰竭，另外肝细胞损伤或死亡达75%及以上者通常会出现症状。肝脏功能的评估包括完整的病史和体格检查。了解肝血清酶学、肝合成功能、胆汁淤积（或排泄功能）对护士理解疾病非常重要，将在本章后面进行讨论。

由病毒或化学损伤引起急性肝病，表现为急性起病并快速痊愈，或转为慢性，或导致死亡。慢性肝脏疾病导致的肝硬化，通常隐匿性较强，在美国死亡原因排第12位。肝脏疾病的发展可对肝细胞、血管窦和库普弗细胞造成影响，这些细胞主要负责吸收和降解外来及潜在的有害物质。如果损伤是轻微且可逆的，肝细胞可以再生，肝功能可恢复正常。然而，如果损伤较严重或持续，可能会出现不完全再生，修复过程可能会导致纤维化。纤维化可改变肝脏结构，导致肝硬化，阻碍通过肝脏的血流。肝脏急性损伤可以发展为暴发性肝衰竭，定义为肝性脑病（HE），且8周内发生黄疸。HE是肝脏无法去除血氨和其他血液毒素而导致的精神功能状态异常的结果。如果肝功能无法恢复且肝移植也无法实施时，暴发性肝衰竭可发展为脑水肿、昏迷，最终死于脑疝。

## 评估

### 病史

饮酒和吸毒史、处方和非处方药物用药史、中草药用药史、手术和输血史、职业接触或旅行史，以及治游史可能有助于确诊，需要耐心做好护理保健计划和教育。在慢性肝炎中，大多数患者除了轻度肝酶升高，通常无症状。实际症状相差很大，但一般症状包括不适、疲劳、低热、恶心、呕吐，有时会有腹泻。

### 体格检查

慢性肝炎造成肝硬化和门脉高压时，可能会出现黄疸（皮肤和黏膜由于胆红素蓄积变成黄色）。肝大会导致右上腹压痛，这是门脉高压的结果，或由肝硬化引起的肝脏血流阻塞引起。肝边缘往往质地坚硬并出现结节。在晚期肝硬化中，尽管肝左叶可能增大，但整个肝脏的体积往往缩小且难以触及。肝区叩诊浊音可以为肝炎治疗或

肝硬化进程提供连续性观察的依据。门静脉高压和体液潴留导致脾大，腹部左上象限可出现压痛。营养不良、门脉高压，和低白蛋白血症可导致肌肉萎缩和腹水，外周水肿可能由血清白蛋白减少、钠潴留以及腹水阻碍下肢血液回流所致。维生素缺乏可能导致舌炎和唇干裂。淤血和出血倾向可能是凝血因子生成受损和脾脏中血小板潴留的结果。其他临床表现包括毛细血管扩张或蜘蛛痣（通常在上半身）。这些损伤由搏动小动脉及由其辐射出的小血管形成。高动力性的心脏（功能紊乱）造成的血流增加可引起肝掌或手掌红斑，且此心脏改变与肝炎（伴有腹水）有关。对男性患者来说，可能有体毛减少、睾丸萎缩以及男性乳房发育。这些变化被认为与激素代谢改变和雌激素过多有关。

体检也可能发现脐周腹壁静脉扩张，称为脐周静脉曲张。这是门脉高压和充血，以及侧支循环发展所引起的（图41-4）。这种门脉充血可能造成在肝区和上腹部听诊时出现动脉杂音（收缩期）或静脉杂音（收缩期和舒张期）。脑病、腹水和外周水肿等疾病晚期症状可能会出现。其他可观察到的症状包括泡沫状或黑琥珀色尿液，以及由于胆红

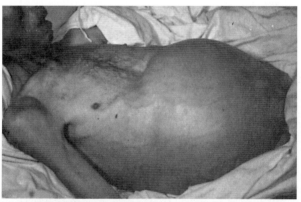
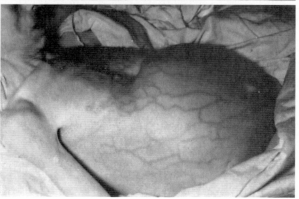

**图41-4** ▲ 酒精性肝病患者腹壁上的静脉，黑白摄影术（上）和红外线摄影术（下）。（From Schiff L: Diseases of the Liver. Philadelphia, PA: JB Lippincott, 1982.）

素排泄变化引起的陶土色粪便。传染性肝炎的常见非传染性症状和体征见表 41-4,相较于病情稳定、肝代偿能力完全的患者,具有如下症状和体征(如门脉高压、腹水、脑病和凝血功能障碍)的肝脏代谢失调患者应该尽快入院进行评估和治疗。

**表 41-4　肝炎患者的常见症状和体征**

| 症状和体征 | 原因 |
| --- | --- |
| **一般情况** | |
| 发热,发冷 | 对病毒感染的免疫反应 |
| 全身无力,营养不良 | 营养代谢障碍 |
| **胃肠道系统** | |
| 腹部右上象限疼痛 | 肝大 |
| 腹部左上象限疼痛 | 脾大 |
| 食欲缺乏 | 腹水,疲劳 |
| 腹胀 | 腹水 |
| 恶心、呕吐、呕血 | 门脉高压 |
| 陶土色大便 | 无法排泄结合胆红素 |
| 腹泻 | 脂肪代谢障碍 |
| 黑便,便血 | 门脉高压 |
| **呼吸系统** | |
| 呼吸急促 | 腹水、肺不张和膈移动不良 |
| 呼吸做功增加 | |
| 血氧饱和度降低 | |
| 氧分压下降 | |
| **心脏** | |
| 心率增加 | 低血压,液体潴留在肝脏、脾脏 |
| 血压降低 | 和四肢的第三间隙(蛋白质代谢 |
| 心律失常 | 降低 / 低白蛋白水平引起) |
| 外周水肿 | 电解质紊乱 |
| | 蛋白质代谢障碍 |
| **神经系统** | |
| 头痛 | 氨和其他循环毒素的代谢受损 |
| 抑郁 / 易怒 | |
| 扑翼样震颤 | |
| **泌尿生殖系统** | |
| 尿量减少 | 循环容量减少,肾小球滤过率 |
| 泡沫状尿、黑琥珀 | 受损 |
| 色尿 | 结合胆红素的排泄(水溶性胆汁) |
| **皮肤** | |
| 黄疸 | 胆汁排泄障碍 |
| 瘙痒、皮肤干燥 | 胆汁排泄障碍 |
| 擦伤、瘀斑 | 凝血因子合成障碍 |
| 蜘蛛痣、水母头 | 门静脉高压 |
| 肝掌 | 门静脉高压 |
| 脱发 | 循环激素代谢紊乱 |

续表

| 症状和体征 | 原因 |
| --- | --- |
| **内分泌系统** | |
| 低血糖 | 葡萄糖代谢和存储受损 |
| 体重增加 | 腹水、第三间隙液体潴留 |
| 男性乳房发育,睾丸萎缩(男性) | 雌激素代谢障碍 |
| **免疫系统** | |
| 感染,自发性细菌性腹膜炎 | 库普弗细胞功能受损,脾大 |

## 实验室检查

**评估肝细胞损伤的测试。**任何有意义的化学指标均需要进行检测,同时需结合患者的病史以及临床症状。肝功能测试应用广泛但不确切,许多实验室主要检测肝脏的合成功能,这些指标包括凝血酶原时间及总胆红素。然而,有些实验室将血清谷氨酸草酰乙酸转氨酶(AST)及血清谷氨酸丙酮酸转氨酶(ALT)作为肝细胞损伤的标志物。见表 39-6。

ALT 及 AST 是肝细胞内的酶。当肝细胞损伤或者坏死时,细胞内的 ALT 及 AST 释放入血。因此,如果在血中出现这两种酶则表示肝细胞受损。但是,AST 及 ALT 对于评估慢性肝损伤的诊断缺乏特异性和敏感性,主要有以下两个原因:第一,AST 及 ALT 也存在于骨骼肌中(含量较少),因此,它们的增加也可能是骨骼肌损伤或者用力过度所致,尤其是 AST 的增加,因为 ALT 几乎只表达于肝细胞,可作为肝损伤的特异性指标。第二,死亡肝细胞合成的 AST 和 ALT 较正常肝细胞少,因此,虽然在肝穿刺中可发现慢性肝炎患者有炎症反应,但 AST 及 ALT 指标也可能正常。

尽管解释实验室检查的结果存在很多困难,AST 及 ALT 的增高对于急性肝损伤的评估、治疗的有效性、药物干预风险性的监测仍有很大的作用。这些酶的增高表明肝细胞坏死,而增高的程度可大致反应肝细胞死亡的数量。AST 及 ALT 的增高水平基本相等,除了酒精性肝病时,AST 增加明显高于 ALT。尽管 AST/ALT 比值无诊断意义,但如果两者比值大于 2∶1,则提示酒精性肝损伤。这可能与慢性酒精性中毒患者维生素 $B_6$ 含量减少有关;而 ALT 的合成对于维生素的需求高于 AST。在慢性肝炎患者中,AST 及 ALT 含量通常比正常人低10倍。但是，在急性病毒性肝炎，有害物质诱发的肝炎及缺血性肝炎中，这些指标>1 000U/L。此外，在酒精性肝炎中，这些指标仅轻微升高（<300U/L）。遗憾的是，AST及ALT对预后的判断价值较低。

**肝脏合成功能检验**　正如之前所说，白蛋白、总蛋白以及凝血酶原时间（PT）用于评估肝脏实际的合成功能。因为蛋白主要通过肝脏合成，因此将白蛋白以及其他蛋白作为肝功能的一项指标。白蛋白为血清中主要的蛋白，患有终末期肝病及肝硬化的患者血清白蛋白浓度较低（低白蛋白血症）。由于白蛋白参与胶体渗透压的形成，其浓度降低可导致血管内组织液流入组织间隙，导致外周组织水肿。由于白蛋白水平也与营养状况及肾脏疾病有关，因此在解释该指标变化时必须考虑这些因素。

PT用于评估肝脏合成凝血因子的能力。肝脏可以合成凝血因子Ⅱ、Ⅴ、Ⅶ、Ⅸ和Ⅹ。只有当肝功能损伤80%以上时才会出现PT延长。由于凝血因子Ⅶ的半衰期短，PT就成为评估急性肝衰竭的有效指标。同时也要检测维生素K的含量，用于排除吸收障碍或营养不良导致的凝血酶原减少症。如果维生素K补充（口服5~10mg，连续三天）后凝血酶原仍不增加，则说明存在肝脏疾病。

**胆汁淤积测试（排泄功能）**　胆汁淤积（胆汁流出不畅）测试可用来判定胆管状态。胆汁流出受阻可以由肝外原因导致（如胆结石、手术后狭窄、恶性肿瘤等），亦可由肝内原因导致（如肝细胞功能障碍、肝小叶损伤、小叶内胆管损伤等）。出现胆道上皮、碱性磷酸酶以及γ-谷氨酰胺转移酶水平升高均反应胆管损伤或者胆汁流出受阻。

血清胆红素水平增高与肝功能紊乱的程度或者疾病的严重程度呈正相关。胆红素主要来源于成熟红细胞破裂后的血红蛋白代谢。非结合（间接）胆红素为非水溶性的，其与白蛋白结合转运至肝脏进一步参与合成，再通过胆管排泄。在肝细胞中，非结合胆红素与葡萄糖醛酸结合成为水溶性胆红素（结合胆红素），排泄至胆管及粪便。胆汁淤积可导致结合胆红素入血（结合性血胆红素过多症），需要通过肾脏替代排泄。尿液因为胆红素的颜色而呈现出泡沫状和深琥珀色。护士可通过尿液试纸胆红素检测做出临床推测。非结合性血胆红素过多症也可由于营养不良（如用于转运胆红素至肝脏的白蛋白减少）及在结合过程中

肝细胞功能紊乱所致。当血清胆红素浓度超过2.5mg/dl时即可出现黄疸症状。

## 治疗

各种急性肝炎首选支持疗法。保证休息和营养，避免使用肝毒性药物以防止进一步的肝损伤。一般不需要住院，但如果并发血流动力学不稳、营养不良、液体摄入障碍、肝性脑病、凝血障碍及肾衰时需入院治疗。

血流动力学紊乱时，需监测血压、心率、心律及尿量。需静脉补液，但应避免使用乳酸林格液，因为损伤的肝脏无法代谢乳酸，而乳酸会引起或者加重代谢性酸中毒。定时监测肝脏酶类及肝脏合成功能可用于评估疾病的进展和治疗的有效性。疾病的恶化、营养不良、恶心呕吐可导致电解质、营养、维生素异常。护士需要协助进行有创治疗，如放置三腔二囊管以控制食管静脉曲张出血、腹腔穿刺和肝穿刺。此时需提前准备负压吸引器、利尿剂、白蛋白及蛋白替代品。精确记录入出量、每日体重及腹围可提示有效血容量变化、血流动力学或者呼吸功能问题。

保持充足的营养很重要。根据情况，采取少量多餐和应用止吐药。建议高热量低蛋白饮食，以避免蛋白及氨代谢相关的肝性脑病发生。但低蛋白饮食仅适合短期使用，因为危重患者需提高蛋白水平来维持肌肉量以及促进伤口愈合及修复。难治性恶心呕吐导致无法进食时，需进行肠外营养。严重疲乏患者需保证充足休息及适量活动。

由于可能发生凝血障碍，护士需观察出血、淤血、瘀斑、血尿及黑便等。维生素K可以帮助减少出血倾向，同时监测PT以判断治疗的有效性。

避免使用酒精、毒品、巴比妥类以及经肝脏代谢的药物。仔细观察和记录患者的状态（如精神状态、意识水平）有助于用药和治疗方案的选择。由于肝脏无法代谢或者解毒过多食物、药物以及有害物质，护士需多次改变用药方案，如乳果糖、新霉素、甲硝唑来治疗HE。乳果糖为轻泻剂，可以酸化结肠防止氨的吸收。乳果糖按需给予适当剂量，以保证患者没有腹泻，每天有2~3次软状便。新霉素和甲硝唑可作为抗菌药，以清除结肠的产氨菌。

如果出现黄疸所致的瘙痒症，可使用胆盐螯合剂、表面润滑剂或者同时使用有助于改善这些症状。对于意识不清的患者需要戴连指手套，避

免过度抓挠和皮肤破损。

需耐心教导肝炎患者如何避免感染、传播、饮食限制、禁酒以及遵照医嘱的必要性。可建议患者监测自己的活动耐受力及疲劳情况。如果症状持续存在,肝酶持续增高 6 个月以上,则可发展为慢性疾病,常见于乙肝及丙肝感染者,可通过肝组织活检确诊。

## ▲ 并发症

终末期肝脏疾病的并发症包括肝硬化、肝肾综合征(HRS)、细菌性腹膜炎(SBP)以及肝癌。

## 肝硬化

### 病原学

正如之前所说,慢性乙肝病毒感染及酒精成瘾是肝硬化最常见的原因。但是,肝硬化也可由其他疾病发展而来,包括但不限于非酒精性脂肪性肝炎、遗传性血色素沉着病、肝豆状核变性和 α- 抗胰蛋白酶缺乏症。

### 病理生理机制

长期发展成的肝硬化可引起肝脏结构及肝细胞功能的严重改变。这些改变以肝脏局部或者弥漫性炎症及肝细胞坏死为特征。坏死通常伴随肝组织的异常再生。形成的纤维组织及再生结节可使正常的肝小叶结构及血流改变。这些纤维变性是不可逆的,将会导致慢性肝功能障碍,最终发展为肝衰竭。肝脏实质细胞的脂肪沉积可能为始动因素。但脂肪变性的原因尚不清楚,可能是正常脂肪代谢时酶功能的改变,最终导致肝脏所有代谢过程改变。

炎症、纤维变性以及肝血管阻力增加可引起肝小叶萎缩,导致流经肝脏的血流阻力增加。门静脉高压可导致静脉淤血和扩张(图 41-5),肝脏是许多营养物质、药物、有害物质代谢的第一场所,然而由于门静脉高压使得来自 GI 的营养丰富的血液在进入肝脏前进行分流。静脉压力增高,可导致肝门静脉及其汇入静脉如食管、胃、直肠等器官静脉淤血,导致静脉曲张。尤其要警惕食管及胃底静脉曲张,因为这些部位易发生血管破裂。一旦破裂可导致大出血,甚至危及生命。门静脉

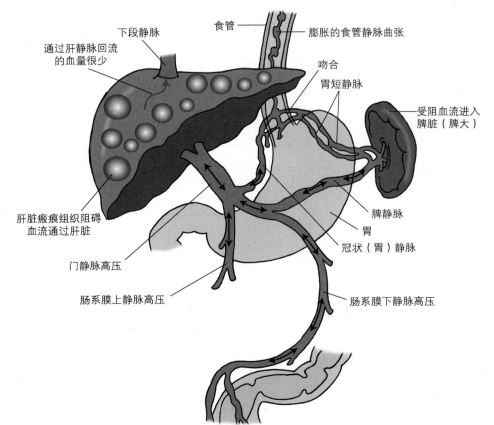

图 41-5 ▲ 门静脉高压引起的胃食管静脉曲张。该图介绍了血液试图通过侧支循环返回体循环,分散门静脉压力,这些侧支血管变得曲折且膨胀被称为静脉曲张

高压也可促进侧支循环,使来自肠道的血液直接汇入腔静脉。这种静脉淤血常见于腹部表面的主要血管,这就是常说的脐周静脉曲张。门静脉高压后,大量血液汇入脾脏可导致巨脾。值得注意的是,巨脾可使血小板破坏过多,临床上表现为出血倾向及血小板减少症。剧烈呕血或者食管胃底静脉出血可有黑便。最终,门静脉高压可导致腹水。随着肝脏疾病的进展及肝硬化的发生,可发生轻、中度高动力性心脏功能紊乱。这种高动力性紊乱以内脏及全身血管收缩为特点。临床上可观察到低血压、心动过速和心脏杂音。随着肝硬化的进展,这些临床表现变得更加明显。图41-6展示了肝硬化的临床表现。

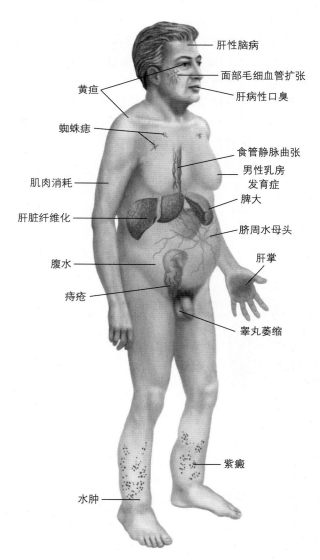

**图 41-6** ▲ 肝硬化的临床表现。(From Porth CM: Pathophysiology: Concepts of Altered Health States, 8th ed. Philadelphia, PA: Wolters Kluwer Health/Lippincott Williams & Wilkins, 2009, p 968.)

图中标注:
肝性脑病
面部毛细血管扩张
肝病性口臭
黄疸
蜘蛛痣
食管静脉曲张
男性乳房发育症
肌肉消耗
脾大
肝脏纤维化
脐周水母头
腹水
肝掌
痔疮
睾丸萎缩
紫癜
水肿

## 评估

某些患者的肝硬化可能为亚临床型。然而,病史和体格检查可能会提示存在肝功能变化。例如,糖代谢紊乱会导致血糖不稳,脂肪代谢紊乱会导致疲劳和活动耐量降低,蛋白质代谢紊乱会导致白蛋白合成减少。白蛋白对胶体渗透压的维持是必不可少的,它可维持血液在血管内。白蛋白减少会导致间质组织水肿和血容量降低。另外,球蛋白对正常的凝血功能至关重要。若再加上许多凝血因子的合成减少以及维生素和铁的新陈代谢降低,容易使患者出现出血性并发症,包括从淤血到出血等不同程度。也可能会发生轻度 DIC。门脉高压、腹水和下肢水肿可导致低血压。最初,患者可能由于门脉系统血管扩张而出现皮肤潮红和洪脉,这将引起外周血管舒张和低血压的心脏高动力性状态。表 41-5 总结了肝硬化或即将发展为肝衰竭患者的实验室检查结果。

## 治疗

治疗的目标包括防止额外应激对肝功能的影响,早期识别和治疗并发症。肝功能应激包括营养代谢、药物清除,废物代谢和凝血因子合成。干预措施包括监测营养指标,提供营养支持;监测液体平衡、尿量、电解质生化检查、药物类型和剂量需求;监测出凝血时间、血小板功能和红细胞比容;识别出血倾象(表框 41-14)。可能需要实施肠道清洁方案。并发症的早期识别包括观察肝功能衰竭的症状:神经和精神状态改变、腹水的增加和肝肾综合征(HRS)。

肝衰竭的危重患者通常处于昏迷的状态,且皮肤和巩膜黄染。凝血时间延长,所以容易出现来自不同部位的出血。因为患者处于虚弱状态,所以会增加溃疡和皮肤破裂的风险。

维持液体和电解质平衡需要不断地进行护理评估。失衡的原因包括替代疗法、营养不良、胃吸引、利尿剂、呕吐、出汗、腹水、腹泻、液体摄入量不足和醛固酮水平升高。患者可能会主诉头痛、无力、四肢麻木刺痛、肌肉抽搐、口渴、恶心或肌肉痉挛,甚至意识混乱。护士会被要求监测体重和 CVP 变化,以确定是否存在液体潴留和血容量负荷过重。其他监测和评估包括尿量变化、心律失常、精神状态或意识水平变化、长期呕吐或频繁稀便、肌肉震颤、痉挛,水肿或皮肤肿胀。

表 41-5　肝损伤和肝功能的实验室检查

| 参数 | 正常 | 增高 | 降低 |
|---|---|---|---|
| **肝损伤** | | | |
| ALT | 5~35IU/L | 急性病毒性肝炎（ALT 超过 AST） | 维生素 B 缺乏 |
| AST | 5~40IU/L | 胆道梗阻 | |
| | | 酒精性肝炎（AST 超过 ALT） | |
| | | 缺血或缺氧（肝休克） | |
| | | 药物毒性 | |
| | | 右心衰 | |
| | | 肝癌 | |
| **肝合成功能** | | | |
| 白蛋白 | 3.4~4.7g/dl | 脱水，休克 | 慢性肝病、营养不良、吸收不良 |
| 总蛋白 | 6.0~8.0g/dl | | |
| PT | 11~15s | 肝疾病 | N/A |
| INR | 0.8~1.2s | 维生素 K 缺乏 | |
| | | 抗凝药 | |
| **胆汁淤积或排泄功能** | | | |
| 总胆红素 | 0.2~1.3mg/dl | 病毒性肝炎 | N/A |
| 　结合型（直接） | 0.1~0.3mg/dl | 酒精性肝炎 | |
| 　非结合型（间接） | 0.2~0.7mg / dl | 阻塞性黄疸 | |
| 碱性磷酸酶 | 30~115IU/L | 原发性胆汁性肝硬化 | |
| GGT | 9~85U/L | | |

N/A，不适用；PT，凝血酶原时间；ALT，丙氨酸氨基转移酶；AST，门冬氨酸氨基转移酶；GGT，谷氨酰转移酶；INR，国际标准化比率。

---

**表框 41-14　肝硬化和即将出现肝功能衰竭患者的协同护理指南**

| 转归 | 干预措施 |
|---|---|
| **氧合 / 通气** | |
| 患者的 ABGs 在正常范围内。 | • 监测脉搏氧饱和度、ABG 值、呼吸频率、呼吸方式和清除分泌物的能力。 |
| | • 通过检测碳氧饱和度，验证脉搏氧饱和度的显著改变。 |
| 没有证据表明患者存在肺水肿或肺不张。 | • 每 2h 协助患者翻身、咳嗽、深呼吸，使用呼吸功能锻炼器。 |
| 双侧呼吸音清楚。 | • 有指征的情况下，每 4h 做胸部叩诊和体位引流。 |
| | • 监控腹水对呼吸系统和肺顺应性的影响。 |
| | • 卧床患者应抬高床头以改善患者的膈肌运动。 |
| **循环 / 灌注** | |
| 保持血压稳定和氧合正常。 | • 监测生命体征，包括心输出量、全身血管阻力、氧合功能、通气功能和耗氧量。 |
| 血乳酸在正常范围内。 | • 每日监控血乳酸直至达到正常。 |
| | • 按医嘱输注红细胞、正性肌力药和胶体增加灌注和氧气运输。 |
| 患者未出现与凝血障碍相关的出血、静脉曲张、肝肾综合征。 | • 每日监测 PT、PTT、全血细胞计数。 |
| | • 评估出血的迹象（如胃内容物、大便或尿液），观察瘀点和瘀伤。 |
| | • 按医嘱输注血制品。 |
| | • 协助食管气囊填塞管的插入和管理 |
| | • 根据需要进行洗胃。 |

| 表框 41-14 | 肝硬化和即将出现肝功能衰竭患者的协同护理指南(续) |
|---|---|
| 转归 | 干预措施 |

**体液 / 电解质**

| 患者等渗性低钠血症。<br>由于液体潴留,患者每日的体重不增加。 | • 每日测量体重。<br>• 监控出入量。<br>• 监测电解质。<br>• 每日在腹部同一位置测量腹围。<br>• 监控容量负荷过重的迹象:<br>　心动过速;<br>　肺湿啰音;<br>　气短;<br>　颈静脉扩张;<br>　外周水肿<br>• 按医嘱给予利尿剂。 |

**活动 / 安全**

| 患者清醒、具有定向能力。<br><br>血氨水平在正常范围内。<br><br><br><br>患者达到或保持日常生活和主动活动的<br>　能力。<br>没有感染证据,白细胞在正常范围内。 | • 评估血氨水平。<br>• 按医嘱输注乳果糖。<br>• 监控意识水平、定向力和思维变化。<br>• 评估扑翼样震颤。<br>• 采取防护措施预防摔倒。<br>• 咨询理疗师。<br>• 开展关节活动,加强锻炼。<br>• 监控 SIRS 标准:WBC 增加,体温增加,呼吸急促和心动过速。<br>• 操作过程中坚持无菌原则,且监督他人。<br>• 保持有创导管无菌性。<br>• 根据医院规定更换侵入性导管,进行血液、导管尖端、体液标本培养以及穿刺点护理。 |

**皮肤完整性**

| 保持皮肤完整性 | • 每 8h 和患者改变体位时评估皮肤状态。<br>• 每 2h 给患者翻身。<br>• 考虑使用减压床垫。 |

**营养**

| 热量和营养摄入要符合代谢的需求(如基<br>　础能量消耗)。<br><br>没有代谢功能障碍的证据。 | • 通过经口、肠内或肠外提供营养。<br>• 有必要坚持限制钠、蛋白质、脂类或液体摄入。<br>• 咨询营养师或取得营养支持以评估营养的需求和限制。<br>• 少量多餐制。<br>• 监测白蛋白、白蛋白前体、转铁蛋白、BUN、胆固醇、甘油三酯、天冬氨酸氨基转移酶、丙氨酸氨基转移酶。<br>• 按医嘱进行清洁灌肠和通便。 |

**舒适 / 镇痛**

| 患者疼痛轻微。<br>患者存在轻微瘙痒。 | • 评估由腹水、出血和瘙痒造成的疼痛和不适。<br>• 谨慎给予止痛药并监控患者的反应。<br>• 用凉水擦澡,洗后吸干水分。<br>• 润滑皮肤。<br>• 给予止痒药物,必要时按医嘱给予皮肤用药。 |

| 表框 41-14 | 肝硬化和即将出现肝功能衰竭患者的协同护理指南(续) | |
|---|---|

| 转归 | 干预措施 |
|---|---|
| **心理社会状况** | |
| 患者焦虑减轻。 | • 评估患者对疾病的反应,倾听患者感受。<br>• 评估重症监护室环境对患者的影响。<br>• 减少超负荷感官刺激。<br>• 提供足够的、不被打扰的睡眠时间。<br>• 鼓励灵活的家属探视时间。<br>• 确认一个可以长期照顾的人。 |
| **宣教 / 出院计划** | |
| 告知患者及其家属肝功能障碍必要的诊疗过程。<br><br>告知患者及其家属家庭护理注意事项。 | • 告知患者及其家属为后续穿刺术或实验室检查做好准备。<br>• 告知家属并指导患者限制钠盐摄入、限制蛋白质饮食以及控制入液量,并给予书面说明。<br>• 告知患者及其家属进行性肝衰竭的症状和体征,例如精神状态的改变、皮肤颜色的变化以及腹水形成。<br>• 告知患者及其家属隐性出血及呼吸道感染的症状和体征。<br>• 告知家庭药物治疗方案。<br>• 告知缓解症状的方法。 |

肾脏或其他异常导致水盐稳态破坏,液体在腹膜内集聚引发腹水,大量腹水可限制膈肌的活动度,影响呼吸运动,因此护士需要特别注意监控呼吸状态。通过卧床休息、每日不超过 2 000mg 食盐摄入量、限制水摄入量、使用利尿剂等可以控制腹水。利尿治疗每日最多可吸收 700~900ml 腹水,超剂量使用利尿剂会导致血容量降低,可引起血流动力学的不稳定。安体舒通、醛固酮拮抗剂是腹水利尿治疗的一线药物,联合呋塞米治疗效果更佳。用药期间需监测电解质水平,尤其是低钾血症,每日严格记录液体出入量保持平衡,同时应每日测量腹围。

腹腔穿刺可用于腹水治疗,且不受钠盐摄入量及大剂量利尿剂的影响。穿刺针经皮进入腹腔抽出腹水。每日最多只能抽 4~6L 腹水,穿刺时及穿刺后应严密监测生命体征,因为穿刺过程中血管内压力突然降低可能诱发低血压、肾灌注下降以及心动过速等并发症。在单次腹腔穿刺抽液过程中,如果抽出 5L 及以上的腹水,那么需要注意扩容(抽取腹水后补充白蛋白 5g/L)。如其他有创操作一样,腹腔穿刺抽腹水可增加感染的风险,特别是需要经常穿刺操作的患者(如顽固性腹水)。肝功能持续下降、门静脉压不断升高、血管收缩不断增强以及肾血流量减少共同导致了顽固性腹水的形成。顽固性腹水是病情恶化的标志,它需要反复多次穿刺,并且穿刺的时间间隔也会

缩短。遗憾的是,穿刺抽液并不能完全改善预后,而且已经发展为顽固性腹水的患者往往要考虑肝脏移植。

如对其他治疗方法均出现耐受性时,腹腔静脉(VP)分流术仍可用于腹水的治疗。LeVeen 分流术(图 41-7)是将导管的末端放置在腹腔内,而另一端置入中心静脉(如上腔静脉),这种腹腔内置管方式使得腹水可以进入中心静脉。导管放置和使用的相关并发症包括脓毒症、腹膜炎、DIC、

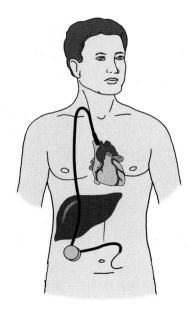

**图 41-7 ▲** LeVeen 分流器。该图显示了 LeVeen 分流器的末端置入中心静脉。分流器允许腹腔中腹水回流

静脉曲张破裂出血等,所以该方法不适用于炎性腹水、颅脑病变以及肾衰竭的患者。即使腹腔静脉分流术在控制腹水方面要优于腹腔穿刺术,但是术后一年内导管闭塞率还是很高。基于以上观点,这些分流术还难以在当前的肝病治疗领域占有一席之地。

治疗腹水和急性静脉曲张破裂的非手术方法是 TIPS(图 41-8)。TIPS 的目的是减轻门脉压力以防止曲张静脉破裂出血,同时阻止或暂缓腹水形成。TIPS 可以改善患者的生存率,并通过改善肾血流以恢复肾功能,以及能够让部分患者停止血液透析治疗。TIPS 的绝对禁忌证包括充血性心力衰竭、三尖瓣反流、多发性肝囊肿、未经治疗的全身感染或毒血症、未解除的胆道梗阻以及严重的肺动脉高压(平均压超过 45mmHg,这些患者不适合肝移植)。TIPS 使用造影导管和带有扩张球囊的导丝插入到颈内静脉,并通过肝实质与门静脉实施对接,这使得大部分血液流向肝实质和肝静脉,造成下腔静脉回流不足。接着放置血管内支架联通肝脏血流和门静脉,从而降低门静脉压力。并发症包括支架内再堵塞和肝性脑病(HE)。TIPS 手术后更增加了 HE 的风险,因为门腔静脉分流术使得肝内血流发生转移。尽管 TIPS 被公认为是治疗腹水的有效方法,但相关 meta 分析显示 TIPS 可以增加肝性脑病的发生风险。

## 肝性脑病

肝性脑病是由严重肝病引起的可逆性中枢

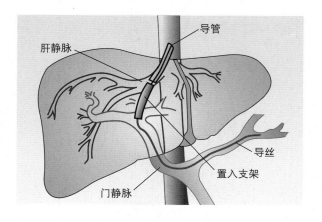

**图 41-8 ▲** 经颈静脉肝内门体静脉分流术。通过导管将支架置入到门静脉,从而转移血流并降低门脉高压。(From Smeltzer SC,Bare BG,Hinkle JL,et al:Brunner and Suddarth's Textbook of Medical-Surgical Nursing,11th ed. Philadelphia, PA:Lippincott Williams & Wilkins,2008,p 1297.)

神经系统功能障碍。轻微的肝性脑病可以表现为记忆力下降、性格改变、反应迟钝。肝性脑病进一步发展可有明显的神经精神症状,如烦躁、欣快激动、睡眠倒错、嗜睡,甚至昏迷。通过评估肝性脑病患者意识障碍的严重程度和神经系统体征的变化,可将肝性脑病的临床表现分为亚临床昏迷和昏迷两个阶段。肝性脑病的病因可归结于以下三种类型:A 类与急性肝衰竭相关,B 类为正常的肝脏组织肝血管中存在分流(如 TIPS),C 类多由于肝硬化引起,且多发生于 ICU 患者。此外,也可以分为急性和慢性两大类。扑翼样震颤为肝性脑病的特有体征,嘱患者将一侧手臂平举,手掌伸出,当手指分开时,手腕和掌指关节有快速而不规则的阵发性鸟翼拍击样的屈伸动作,形似招手停车,即为扑翼样震颤阳性。此外,肝性脑病还可以出现反射亢进、肌强直等。

氨是促发肝性脑病最重要的神经毒素,肠道细菌对含氮物质(摄入的蛋白质及分泌的尿素)的分解是肠道氨的来源之一。健康的肝脏可将门静脉输入的氨转变为尿素,然后经由肾脏排泄,使血氨极少进入血液循环。肝功能衰竭时,肝脏对氨的代谢能力减退,血氨增高;当有门静脉高压、门静脉分流时,肠道的氨不经肝脏代谢而直接进入体循环,血氨增高。通过有效治疗措施减少血氨及其他神经毒素的产生,可以有效缓解 HE 的症状。尽管在肝性脑病患者中,与静脉血氨相比,动脉血氨升高更明显,但由于动脉血更难获得,而且动脉穿刺会给患者带来更大痛苦,因此,通常选择静脉血氨作为肝性脑病的辅助检查。此外,肝性脑病症状的出现一般滞后于血氨的升高,但通常肝性脑病症状先消失,血氨水平下降较晚。

值得一提的是,门体分流造成大量门静脉血流绕过肝脏,致使有毒物质不能代谢与解毒,而直接进入体循环,最终导致毒素蓄积,从而发展为肝性脑病。此外,门静脉高压引发食管胃底曲张静脉破裂出血,进一步增加氨的产生和吸收,从而加重肝性脑病。为减少肠内氮源性毒物的生成与吸收,建议肝性脑病患者的蛋白摄入量限制在 20~40g/d。此外,乳果糖可促进排便,进而可以清除肠道内氮源性物质,不仅如此,乳果糖可以降低肠道的 pH 值,从而减少肠道氨的吸收。另外,对于合并神经、精神变化的肝性脑病患者,给予护理监护是一项重要的治疗措施。

## 肝肾综合征

肝肾综合征(HRS)是发生在严重肝病基础上的肾衰竭,但肾脏本身并无器质性病变。它是肝硬化的主要致死性并发症。肝肾综合征临床可分为 4 型。1 型肝肾综合征为急性肾功能不全,2 型为缓慢进展的肾功能损害,此外还有 3 型、4 型。1 型肝肾综合征临床表现为肌酐 >2.5mg/dl,24 小时肌酐清除率减少 50% 或 2 周内肾小球滤过率 <20ml/min。1 型肝肾综合征多见于急性肝功能衰竭、酒精性肝炎患者,或腹水合并急性呼吸困难的患者,大多患者还合并有黄疸及凝血功能障碍。1 型肝肾综合征在 2 周内的死亡率为 80%,往往合并有肝、肾功能衰竭及曲张静脉破裂出血。2 型肝肾综合征多见于难治性腹水的患者,起病隐匿,肾功能缓慢恶化,长达数月,往往预后不良。1 型和 2 型肝肾综合征肾功能衰竭的原因是由于体循环血管极度扩张(由肝功能衰竭、门静脉高压引起)导致循环血液中有效容量减少,心输出量相对不足,肾血管强烈收缩,肾灌注减少,进而发展为肾功能衰竭。3 型见于合并有肾功能不全的晚期肝硬化患者。4 型多见于急性肝功能衰竭的患者。

肝肾综合征的主要表现为腹水、黄疸、低血压、少尿;实验室检查异常包括氮质血症、血肌酐升高、尿钠 <10mmol/L 以及低钠血症。治疗措施主要是保护肝功能及肾功能,防止进一步恶化。过去认为,肝移植是治疗的选择之一,然而,术前血肌酐水平严重影响肝脏移植术的预后,目前建议同时采取肝脏移植和肾脏移植,可有效提高患者的生存率。

## 自发性细菌性腹膜炎

肝脏疾病患者免疫功能低下,肝脏的库普弗细胞不能有效吞噬有毒物质,易并发感染而发生自发性细菌性腹膜炎。自发性细菌性腹膜炎是指在没有任何明显的腹腔内感染(如未发生肠道内穿孔)的情况下发生的腹水大量蓄积。通常情况下,腹水中低浓度的白蛋白可以抵抗细菌入侵。

在某些特殊情况下,细菌可通过腹壁或侵入性操作(如内镜检查、鼻胃管、静脉管道、留置导尿管)进入腹膜从而引发自发性细菌性腹膜炎。

自发性细菌性腹膜炎的临床表现为发热、寒颤,体格检查可有广泛腹痛或腹部压痛,极少出现反跳痛。然而,部分患者上述临床表现不典型,只表现为黄疸和肝性脑病的轻度恶化。

肝硬化合并自发性细菌性腹膜炎的患者有10%~30% 可引发肾功能损害,28% 可发展为肝肾综合征。自发性细菌性腹膜炎的病原菌多为大肠埃希氏菌和克雷伯杆菌等革兰氏阴性菌。腹水检查有助于诊断自发性细菌性腹膜炎。若腹水细菌培养阴性,而腹水白细胞数 >500 个 /L,或多形核白细胞 >250 个 /L,则应高度怀疑自发性细菌性腹膜炎,此时应立即给予广谱抗生素治疗,直至腹水白细胞成分恢复正常。此外,自发性细菌性腹膜炎应注意与腹腔脓肿或肠道穿孔引起的腹膜炎相鉴别,后两者引发的腹膜炎必须立即手术治疗。

胃肠疾病患者的常见护理诊断见表框 41-15:

---

**表框 41-15　护理诊断示例**

**胃肠疾病患者**

- 营养失调:低于机体需要量　与胰腺或肝功能改变、胆汁或胰酶分泌不足所致消化不良、不良饮食习惯、酒精摄入过量、恶心、呕吐或厌食有关。
- 体液过多　与血管外腹水、门脉高压、低白蛋白血症有关。
- 有体液不足的风险　与过度利尿、胃肠道出血、凝血功能障碍、腹膜封存腹腔液有关。
- 有电解质失衡的风险　与厌食、恶心、呕吐有关。
- 有误吸的风险　与胃排空延迟、肠梗阻或胃肠道出血有关。
- 气体交换受损　与继发于腹胀的膈肌运动障碍和误吸风险有关。
- 心输出量减少　与门静脉高压或胃肠道出血所致血液丢失有关。
- 急性疼痛　与鼻胃管刺激、胆红素和盐分蓄积引发的皮肤瘙痒、胰腺炎及其周围组织炎症、局限性腹膜炎有关。
- 有自我健康改善的趋势,家庭执行治疗方案无效　与对疾病的发展过程、治疗、禁忌证、饮食管理和后期保健缺乏了解有关。

## ▲ 临床适用性挑战

### 案例分析

C.K.，女性，28 岁，来自中国的研究生，因主诉咯血送至急诊室。自诉头晕眼花，已呕吐三次含大量新鲜血液的呕吐物。追诉近三月来腹胀，且腹部两侧膨出。既往治疗史不详，但有过"肝炎"病史。大学期间曾有静脉吸毒史，近期平均每天饮红酒三杯，否认吸烟史。10 年前，在她尚未移民之前，最后在中国看医生时被告知肝功指标偏高。体格检查示：肝区大小为 6~8cm，脾脏可触及，巩膜黄染。生命体征显示：血压 90/50mmHg，脉搏 122 次 /min。

入院时实验室检查结果：

Hct 22%，PT 20s，ALT 122U/L，AST 96U/L，ALP 76U/L，总胆红素 4.5mg/dl。

1. C.K. 呕血和腹胀最可能的病因是什么？
2. 还需要进行哪些实验室检查？
3. 讨论需对 C.K. 实施怎样的护理措施。

（译者：席惠君，陈佳云，阮林星）

## 参考文献

1. Cappell MS, Friedel D: Initial management of acute upper gastrointestinal bleeding: From initial evaluation up to gastrointestinal endoscopy. Med Clin North Am 92:492–509, 2008
2. Cappell MS, Friedel D: Acute nonvariceal upper gastrointestinal bleeding: Endoscopic diagnosis and therapy. Med Clin North Am 92:511–550, 2008
3. Varma MK, Allen AW, Sawyer MAJ: Gastrointestinal bleeding, upper. 2008. Retrieved from: http://emedicine.medscape.com/article/417980
4. Chui PWY, Ng EKW: Predicting poor outcome from acute upper gastrointestinal hemorrhage. Gastroenterol Clin North Am 38:215–230, 2009
5. Kovacs TOG: Management of upper gastrointestinal bleeding. Curr Gastroenterol Rep 10:535–542, 2008
6. Albeldawi M, Qadeer MA, Vargo JJ: Managing acute upper GI bleeding, preventing recurrences. Cleve Clin J Med 77(2):131–142, 2010
7. Kovacs TOG, Jensen DM: The short-term medical management of nonvariceal upper gastrointestinal bleeding. Drugs 68(16):2105–2111, 2008
8. Villanueva C, Balanzo J: Variceal bleeding: pharmacological treatment and prophylactic strategies. Drugs 68(16):2303–2324, 2008
9. Garcia-Tsao G, Bosch J: Management of varices and variceal hemorrhage in cirrhosis. N Engl J Med 362(9):823–832, 2010
10. Smith MM: Variceal hemorrhage from varices associated with alcoholic liver disease. Am J Nurs 110(2):32–39, 2010
11. Toubia N, Sanyal AJ: Portal hypertension and variceal hemorrhage. Med Clin North Am 92:551–574, 2008
12. Barkun AN, Bardou M, Kuipers EJ, et al: International consensus recommendations on the management of patients with nonvariceal upper gastrointestinal bleeding. Ann Intern Med 152:101–113, 2010
13. Leontiadis GI, Howden CW: The role of proton pump inhibitors in the management of upper gastrointestinal bleeding. Gastroenterol Clin North Am 38:199–213, 2009
14. Ali T, Harty RF: Stress-induced ulcer bleeding in critically ill patients. Gastroenterol Clin North Am 38:245–265, 2009
15. Quenot JP, Thiery N, Barbar S: When should stress ulcer prophylaxis be used in the ICU? Curr Opin Crit Care 15:139–143, 2009
16. Sass DA, Chopra KB: Portal hypertension and variceal hemorrhage. Med Clin North Am 93:837–853, 2009
17. Lewis M: Bleeding colonic diverticula. J Clin Gastroenterol 42(10):1156–1158, 2008
18. Weldon DT, Burke SJ, Sun S, et al: Interventional management of lower gastrointestinal bleeding. Eur Radiol 18:857–867, 2008
19. Wilkins T, Baird C, Pearson AN, et al: Diverticular bleeding. Am Family Phys 80(9):977–983, 2009
20. Diaz JJ, Bokhari F, Mowery NT, et al: Guidelines for the management of small bowel obstruction. J Trauma 64:1651–1664, 2008
21. Cappell MS, Batke M: Mechanical obstruction of the small bowel and colon. Med Clin North Am 92:575–597, 2008
22. Trevino C: Small bowel obstruction. AACN Adv Crit Care 21(2): 187–194, 2010
23. American Society for Gastrointestinal Endoscopy Standards of Practice Committee: The role of endoscopy in the management of patients with known and suspected colonic obstruction and pseudo-obstruction. Gastrointest Endosc 71(4):669–679, 2010
24. Batke M, Cappell MS: A dynamic ileus and acute colonic pseudo-obstruction. Med Clin North Am 92:649–670, 2008
25. Stewart D, Waxman K: Management of postoperative ileus. Dis Mon April 2010:204–214, 2010.
26. Andris A: Pancreatitis: Understanding the disease and implications for care. AACN Adv Crit Care 21(2):195–204, 2010
27. Cappell MS: Acute pancreatitis: Etiology, clinical presentation, diagnosis and therapy. Med Clin North Am 92:889–923
28. Lindberg DA: Acute pancreatitis and hypertriglyceridemia. Gastroenterol Nurs 32(2):75–82, 2009
29. Fontana RJ Acute liver failure including acetaminophen overdose. Med Clin North Am 92:761–794, 2008
30. Seitz HK, Stickel F: Alcoholic liver disease in the elderly. Clin Geriatr Med 23(4):905–921, 2007
31. Taylor RM, Davern T, Munoz S, et al: Fulminant hepatitis A virus infection in the United States: Incidence, prognosis, and outcomes. Hepatology 44(6):1589–1597, 2006
32. Gluud LL, Gluud C: Meta-analysis on viral hepatitis. Infect Dis Clin North Am 23:315–350, 2009
33. Centers for Disease Control (CDC): Prevention of hepatitis A through active or passive immunization: Recommendations of the Advisory Committee on Immunization Practices (ACIP). MMWR Recomm Rep 55(RR-7):1–23, 2006
34. Lefton HB, Rosa A, Cohen M: Diagnosis and epidemiology of cirrhosis. Med Clin North Am 93:787–799, 2009
35. Shiffman ML: Management of acute hepatitis B. Clin Liver Dis 14: 75–91, 2010
36. Singh SP: Comparison of entecavir and telbivudine in management of chronic Hepatitis B. Hepat B Annu 5(1):134–145, 2008
37. Te HS, Jensen DM: Epidemiology of Hepatitis B and C viruses: A global overview. Clin Liver Dis 14:1–21, 2010
38. Ghany MG, Strader DB, Thomas DL, et al: Diagnosis, Management and Treatment of Hepatitis C: An Update. AASLD Practice Guidelines.

Hepatology 49(4):1335–1374, 2009

39. Gardeneir D, ALfandre D: Primary care of the patient with chronic hepatitis C. J Nurse Pract 2(8):517–524, 2006
40. Shiffman ML: Optimizing current therapy for chronic hepatitis C virus: Peginterferon and ribavirin dosing and the utility of growth factors. Clin Liver Dis 12:487–505, 2008
41. Castelnau C, LeGal F, Ripault MP, et al: Efficacy of peginterferon alpha-2b in chronic hepatitis delta: Relevance of quantitative RT-PCR for follow-up. Hepatology 44:728–735, 2006
42. Cappell MS: Hepatic disorders severely affected by pregnancy: Medical and obstetric management. Med Clin North Am 92:739–760, 2008
43. Tan J, Lok ASF: Update on viral hepatitis. Curr Opin Gastroenterol 23:263–267, 2007
44. Patra S, Kumar A, Trivedi SS, et al: Maternal and fetal outcomes in pregnant women with acute hepatitis E virus infection. Annu Intern Med 147(1):28–33, 2007
45. Krawczynski K: Hepatitis E vaccine: Ready for prime time? N Engl J Med 356(9):949–951, 2007
46. Kochanek MA, Murphy SL, Tejada-Vera B: Deaths: Final data for 2007. National Vital Statistic Reports 58(19), 2010. Retrieved November 15, from http://www.cdc.gov/NCHS/data/nvsr/nvsr58/nvsr58_19.pdf
47. Fisher EM, Brown DK: Hepatorenal syndrome. AACN Adv Crit Care 21(2):165–184, 2010
48. Salerno F, Cammà C, Enea M, et al: Transjugular intrahepatic portosystemic shunt for refractory ascites: A meta-analysis of individual patient data. Gastroenterology 133(3):825–834, 2007
49. Munoz SJ: The hepatorenal syndrome. Med Clin North Am 92:813–837, 2008
50. Ruiz R, Kunitake H, Wilkinson AH, et al: Long term analysis of combined liver and kidney transplantation at a single center. Arch Surg 141(8):735–741, 2006
51. Ruiz R, Barri YM, Jennings LW, et al: Hepatorenal syndrome: A proposal for kidney a after liver transplantation (KALT). Liver Transpl 13(6):838–843, 2007
52. Fasolato S, Angeli P, Dallagnese L, et al: Renal failure and bacterial infections in patients with cirrhosis: Epidemiology and clinical features. Hepatology 45:223–229, 2007
53. Lee JM, Han KH, Ahn SH: Ascites and spontaneous bacterial peritonitis: An Asian perspective. J Gastroenterol Hepatol 24:1494–1503, 2009

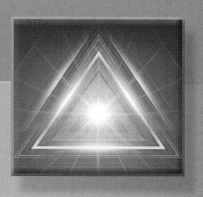

# 第十单元

# 内分泌系统

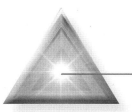

## 内分泌系统的解剖和生理

Jane Kapustin

# 第42章

### 学习目标

学习本章内容后,读者应能够:

1. 描述抗利尿激素,生长激素以及甲状腺激素的产生、功能和调节。
2. 论述活性维生素 D、甲状旁腺激素、降钙素对血钙浓度的调节。
3. 说明胰岛素的产生、功能以及调节。
4. 比较 1 型和 2 型糖尿病的病理生理机制。
5. 描述负反馈调节激素,胃肠激素和胰高血糖素对于血糖的调节。
6. 描述糖皮质激素的分泌过程。
7. 探讨糖皮质激素的作用。
8. 总结肾素 - 血管紧张素系统调节盐皮质激素分泌的机制。

人体系统之间的信息传递有三种途径。第一种途径通过神经系统传递。第二种途径通过细胞分泌并释放化学物质进入间质液中传递信息,例如引发局部炎症反应的化学物质,包括组胺、前列腺素和补体等。第三种途径是细胞分泌化学物质进入血液循环中。这个信息传递途径具有一个更常见的统称,即内分泌系统传递途径(图 42-1,表 42-1)。内分泌细胞的分泌物称为激素。激素由特定的细胞合成和分泌后释放到血液中,对距离内分泌细胞较远的靶细胞产生生化效应。它们能够控制代谢、帮助细胞膜内外的物质转运、维持体液和电解质平衡,调节生长发育和繁殖。

激素具有特异性,能与靶细胞上的特异性受体结合。结合形成的激素受体复合物会引发一系列生物学效应。激素可以起到激活作用或拮抗作用。有些激素作用的靶点为特定器官,如催乳素(仅影响乳腺),有些激素可作用于全身,如胰岛素(影响身体大部分细胞的功能)。

激素的产生由下丘脑 - 垂体轴应激反应机制调节(图 42-2)。当循环系统中某种激素水平较低时,会促进该激素的释放(正反馈)。相反,当某种激素在循环中浓度高,该激素的释放会受到抑制(负反馈)。这一调节系统由下丘脑内特定传感器调控,用于持续监控激素含量,维持自我调控的体内平衡。从理论上讲,当正常运行时,该系统可以防止激素过量。

年龄因素也可以影响内分泌系统(表框 42-1)。随着年龄的增长,靶器官的敏感性降低,老化现象表现为靶器官的色素沉着或萎缩,从而减少了激素受体位点。这种现象可以解释为何老年患者,

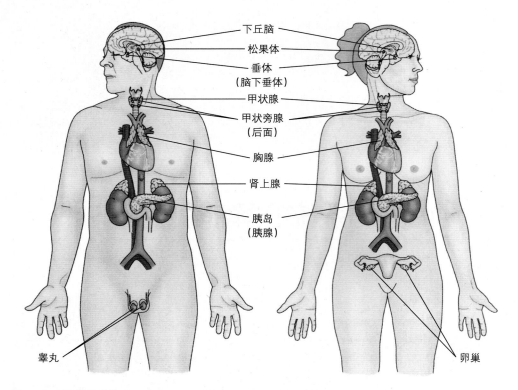

下丘脑
松果体
垂体
（脑下垂体）
甲状腺
甲状旁腺
（后面）
胸腺
肾上腺
胰岛
（胰腺）
睾丸
卵巢

**图42-1** ▲ 内分泌系统。(From Smeltzer SC，Bare BG，Hinkle JL，Cheever KH：Brunner & Suddarth's Textbook of Medical-Surgical Nursing，12th ed. Philadelphia，PA：Lippincott Williams & Wilkins，2010，p 1246.)

表 42-1　内分泌系统概述

| 内分泌腺和激素 | 作用部位 | 所起效应 |
| --- | --- | --- |
| **垂体** | | |
| **垂体前叶** | | |
| 生长激素（促生长素） | 全身 | 骨骼、肌肉及其他器官的生长 |
| 促甲状腺激素 | 甲状腺 | 甲状腺的生长及激素分泌活动 |
| 促肾上腺皮质激素 | 肾上腺皮质 | 肾上腺皮质的生长及激素分泌活动 |
| 促滤泡激素 | 卵巢 | 卵泡发育和雌激素分泌 |
| | 睾丸 | 细精管发育和精子产生 |
| 促黄体生成激素或黄体生成激素 | 卵巢 | 排卵，黄体形成，黄体酮分泌 |
| 催乳素（促黄体激素） | 睾丸 | 睾酮分泌 |
| 黑色素细胞刺激素 | 乳腺和卵巢 | 泌乳，维持黄体功能 |
| β-脂解素 | 皮肤 | 色素沉着 |
| **垂体后叶** | | |
| 抗利尿激素（血管升压素） | 肾脏<br>小动脉 | 重吸收水分，维持水平衡；调节血压 |
| 催产素 | 子宫<br>乳房 | 子宫收缩<br>泌乳 |
| **松果体** | | |
| 褪黑素 | 性腺 | 性成熟 |

续表

| 内分泌腺和激素 | 作用部位 | 所起效应 |
|---|---|---|
| **甲状腺** | | |
| 甲状腺素($T_4$)和三碘甲状腺原氨酸($T_3$) | 全身 | 代谢速率,生长发育,中间代谢 |
| 降钙素 | 骨组织 | 抑制骨吸收,降低血钙水平 |
| **甲状旁腺** | | |
| 甲状旁腺激素 | 骨,肾脏,肠 | 促进骨吸收,增加钙吸收,提高血钙水平 |
| **肾上腺** | | |
| **皮质** | | |
| 盐皮质激素(如醛固酮) | 肾 | 保钠排钾 |
| 糖皮质激素(如皮质醇) | 全身 | 代谢碳水化合物,蛋白质和脂肪;应激反应;抗炎 |
| 性激素 | 全身 | 青春期前的生长突增 |
| **髓质** | | |
| 肾上腺素 | 骨骼肌,平滑肌,腺体 | 应激功能:刺激交感神经系统 |
| 去甲肾上腺素 | 交感神经系统支配的器官 | 传递化学递质;增加外周阻力 |
| **胰腺胰岛细胞** | | |
| 胰岛素 | 全身 | 降低血糖,利用和储存碳水化合物,降低糖异生 |
| 胰高血糖素 | 肝脏 | 提高血糖水平,促进肝糖原分解 |
| 生长抑素 | 全身 | 通过干扰生长激素和胰高血糖素的分泌而降低血糖 |
| **睾丸** | | |
| 睾酮 | 全身 | 第二性征发育 |
| | 生殖器官 | 发育和维持正常功能 |
| **卵巢** | | |
| 雌激素 | 全身 | 第二性征发育 |
| | 乳腺 | 乳腺管发育 |
| | 生殖器官 | 发育至成熟并有正常循环功能 |
| 孕酮 | 乳腺 | 分泌组织发育 |
| | 子宫 | 准备着床和维持孕期 |
| **胃肠道** | | |
| 胃泌素 | 胃 | 促进胃液分泌 |
| 肠抑胃素 | 胃 | 抑制胃分泌和胃蠕动 |
| 肠促胰液素 | 肝和胰腺 | 促进胆汁分泌和胰酶水解 |
| 肠促胰酶素 | 胰腺 | 促进胰液和各种胰酶分泌 |
| 胆囊收缩素 | 胆囊 | 促进胆囊收缩与排空 |

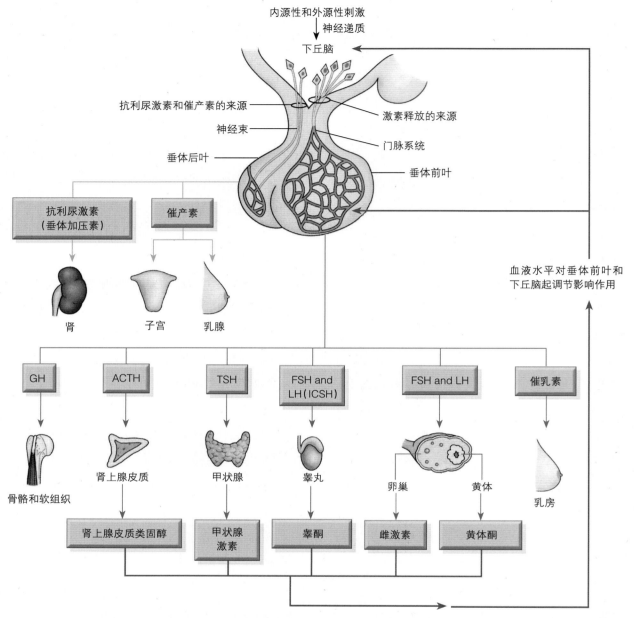

内源性和外源性刺激
神经递质
下丘脑

抗利尿激素和催产素的来源
激素释放的来源
神经束
门脉系统
垂体后叶
垂体前叶

抗利尿激素（垂体加压素）
催产素

肾
子宫
乳腺

血液水平对垂体前叶和下丘脑起调节影响作用

| GH | ACTH | TSH | FSH and LH(ICSH) | FSH and LH | 催乳素 |

骨骼和软组织
肾上腺皮质
甲状腺
睾丸
卵巢　黄体
乳房

肾上腺皮质类固醇　甲状腺激素　睾酮　雌激素　黄体酮

**图 42-2** ▲ 反馈回路机制控制激素的产生。下丘脑的激素水平感受器可根据检测到的激素水平促进或抑制相应激素的生产。GH，生长激素；ACTH，促肾上腺皮质激素；ADH，抗利尿激素；CNS，中枢神经系统；FSH，促卵泡刺激素；LH，促黄体激素；TSH，促甲状腺激素。(From Smeltzer SC, Bare BG, Hinkle JL, et al: Brunner & Suddarth's Textbook of Medical-Surgical Nursing, 12th ed. Philadelphia, PA: Lippincott Williams & Wilkins, 2010, p 1250.)

---

**表框 42-1　老年患者的注意事项**

**随着衰老，内分泌系统发生的生理变化**

- 随着年龄增长，甲状腺激素、皮质醇、醛固酮的生成量降低。
- 随着年龄增长，生长抑素、三碘甲腺原氨酸（T3）、甲状腺素（T4）、促甲状腺激素、醛固酮、肾素和血管升压素、降钙素水平降低，葡萄糖耐量降低。
- 随着年龄增长，去甲肾上腺素、甲状旁腺激素、心房钠尿肽、胰岛素和胰高血糖素水平上升。

特别是女性，甲状腺功能减退的风险更高：老年患者三碘甲状腺原氨酸（T3）和甲状腺素（T4）的产生减少，进一步导致甲状腺萎缩。

内分泌功能障碍可以分为五大类：
- 由于腺体遭到破坏或变形，激素不能正常分泌；
- 激素分泌过多；
- 基因突变导致异常的激素分泌异常；
- 自身免疫性疾病导致激素受体异常；
- 激素代谢或者转运异常，导致血液中游离激素水平升高。

## ▲ 下丘脑和垂体

　　理解垂体分泌激素的机制关键在于图像化垂体的解剖结构以及血流供应。下丘脑与垂体通过两种方式互相联系：一是丰富的血管网连接下丘脑与垂体前叶，二是神经纤维连接下丘脑与垂体后叶。这两个腺体组成一个单元，共同控制甲状腺、肾上腺和性腺等腺体分泌相关激素，从而发挥对于生长和机体代谢的调控作用。

　　脑垂体控制全身功能，通常被称为主腺。它有两个不同的区域：前叶和后叶。垂体位于颅底部中央——蝶鞍区，由于它深深地嵌入在颅骨中，所以手术很难到达。尽管解剖位置使脑垂体得到了很好的保护，但仍然容易受到损伤，其损伤因素包括头部或面部外伤、水肿和手术并发症。因为血流供应丰富，所以脑垂体不容易发生缺血以及

梗死。

　　下丘脑仅仅是脑部的一个很小的区域，通过垂体柄与垂体后叶（神经垂体）相连。垂体柄是颅底神经外胚层的外延，是腺体发育成骨性蝶鞍时的遗留物。这与垂体前叶（腺垂体）形成对比，垂体前叶是由口腔内皮衍生发育，形成的骨性结构。除了胚胎发育水平的差异，垂体前后叶的血液供应也不同。下丘脑的特定神经细胞，持续与第三脑室进行信息交换，持续监测渗透压水平，并控制激素的释放或抑制。正是通过这种关系，下丘脑影响化学和神经信号的释放并以此维持内环境稳定。下丘脑控制影响垂体的激素，因此它是大脑内分泌、行为以及自主神经系统功能的协调中心。下丘脑负责将情感、疼痛、体温等神经冲动传入到内分泌系统。

　　垂体前叶分泌的激素由下丘脑分泌释放的激素调控，该激素又称促垂体激素。大脑正中隆起的初级毛细血管丛为垂体前叶供血，促垂体激素分泌后进入该毛细血管丛（图 42-3）。此处血流方

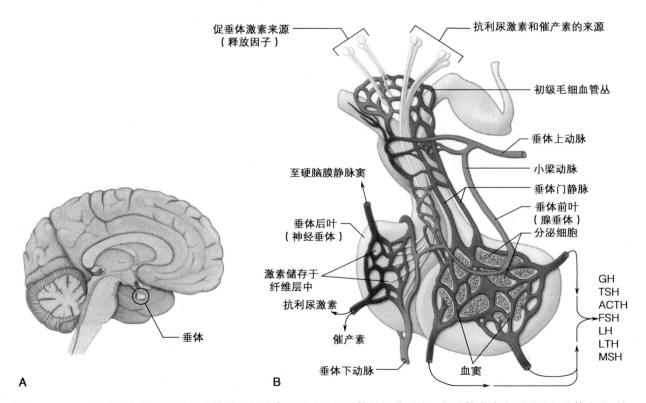

**图 42-3** ▲ A，B：示意图和图解展示了垂体神经纤维束和下丘脑和垂体的门脉系统。促垂体激素由下丘脑细胞体产生，并沿着轴突方向流向垂体柄近端，在此进入主要毛细血管丛，通过门静脉被运输至垂体前叶（腺垂体）的血窦中，从而控制激素分泌。抗利尿激素和催产素由下丘脑其他细胞的细胞体分泌，沿着轴突方向流入脑垂体后叶（神经垂体）中储存，在需要时使用。ACTH，促肾上腺皮质激素；FSH，促卵泡激素；GH，生长激素；LH，生长激素；LTH，催乳素；MSH，黑色素细胞刺激素；TSH，促甲状腺激素。

向可以逆行,并实现垂体前叶及促垂体激素的一级反馈控制功能。特定的促垂体激素可调节一个或两个垂体前叶分泌激素。生长激素(GH)和催乳素两者均受到促进性和抑制性促垂体激素的双重控制。从下丘脑发出的神经直接延伸至垂体后叶,控制因子位于下丘脑的神经交叉处,它们由神经交叉处的细胞分泌进入垂体后叶(图42-3)。除了通过释放激素控制垂体,下丘脑还通过分泌激素控制其他内分泌腺,从而控制食欲、口渴、情绪、睡眠和认知。

当下丘脑出现功能障碍时,下丘脑调节垂体的功能会受到破坏。从而导致一种或多种垂体前后叶激素分泌过多或不足。下丘脑还接收来自各种高级、低级大脑中枢的信息。这些神经连接以及下丘脑对垂体的影响,为概念模型的构建提供生物学基础,而概念模型解释了压力、情感、周围环境刺激及知觉是如何影响内分泌功能的。

## 垂体后叶(神经垂体)激素

垂体后叶(神经垂体)占据了垂体的20%。垂体后叶分泌的主要激素为抗利尿激素(ADH,血管升压素)和催产素(表42-1)。因为催产素在重症监护中不起作用,在此不做论述。

ADH的两大作用是浓缩尿液(只允许从远曲小管处重吸收水分)和收缩动脉壁平滑肌。ADH结合在远端肾小管的特定受体,增加其对水的渗透性。这导致水的重吸收增加,但无电解质的重吸收,从而降低细胞外液(extracellular fluid,ECF)的渗透压。同时,重吸收水分减少了尿量,并增加了尿液浓度。没有ADH,远曲小管不能重吸收水。抗利尿激素的主要作用是提高肾小管和集合管对水的通透性,使液体从低渗的肾小管内向高渗的周围组织弥散,促进水的吸收。ADH是浓缩肾小管内液体并最终形成尿液的关键性调节激素。

血管升压素,即抗利尿激素,大量超过生理剂量作用于小动脉平滑肌时,可使血压升高。虽然ADH在正常内稳态时的血压维持中不起作用,但是在大出血或者严重低血容量状态时起着维持血压的作用,所以可在患者发生上述情况时使用此类药物。

有三个主要刺激因素调节抗利尿激素分泌。首先是血浆渗透压,由下丘脑前部的渗透压感受器监测。血浆渗透压(290mOsm/kg)超过正常水平时,神经刺激从这些受体传递到ADH分泌细胞,增加ADH分泌,从而增加了水的重吸收并稀释ECF,降低血浆渗透压至正常水平。同样,血浆渗透压水平下降引起ADH分泌减少或停止。这使得肾脏排泄更多的水,从而提高ECF渗透压。小于1%的渗透压改变即可刺激ADH分泌。这种渗透压感受器介导的反射功能可维持ECF渗透压平衡。

第二个刺激因素是细胞外液的容积变化。心血管系统可以通过低压牵张感受器(如下腔静脉,右心房和肺血管)监测血容量。这些受体接受刺激后,将刺激通过传入神经纤维(经由脑干)传导到下丘脑。血容量减少刺激ADH分泌,从而增加水的重吸收,增加血容量。当血容量增加时,ADH分泌停止,水重吸收停止,从而恢复ECF正常容量。这一机制导致ADH分泌随体位变化而发生改变。从卧位到直立位的过程中,由于血液向腿部汇聚,容量感受器接受的刺激暂时减少,导致ADH分泌增加,增加腿部静脉回流。增加的容量导致ADH分泌减少,从而增加尿量排出体外。

第三个刺激因素是动脉血压的变化。位于颈动脉窦及主动脉的压力感受器向下丘脑传递信息。动脉血压下降时ADH分泌增加。动脉血压上升时ADH分泌减少。这个机制在补偿动脉血压大幅度变化时最重要(如即将发生或已经发生休克时)。

此外,还有其他已被证明可以影响ADH分泌的刺激因素。血管紧张素Ⅱ、疼痛、血浆渗透压升高、血容量不足、恶心和呕吐、低血糖、压力、急性感染、恶性肿瘤、良性肺部疾病和下丘脑—垂体系统创伤等都可刺激ADH分泌增加。血浆渗透压降低、血容量过多、水中毒、寒冷、下丘脑-垂体系统创伤、二氧化碳吸入和酒精摄入等都可抑制ADH的分泌。许多药物也会影响ADH分泌(表框42-2)。

## 垂体前叶(腺垂体)激素

垂体前叶有五种不同形态的细胞,分别分泌不同种类的多肽激素:

- 促生长激素细胞,分泌GH(生长激素);
- 催乳激素细胞,分泌催乳素(促黄体激素,或LTH);
- 促甲状腺激素细胞,分泌促甲状腺激素

| 表框 42-2 | 影响抗利尿激素（ADH）分泌的药物 |
|---|---|

**刺激 ADH 分泌的药物：**
- 利尿剂
- 巴比妥类药物
- 糖皮质激素
- 三环类抗抑郁药
- 卡马西平
- 氯磺丙脲
- 麻醉药
- 对乙酰氨基酚

**抑制 ADH 分泌的药物**
- 乙醇
- 苯妥英
- 毒品
- 锂
- 去甲金霉素
- 去甲肾上腺素
- 氯丙嗪

（TSH）；

• 促肾上腺皮质激素细胞，分泌促肾上腺皮质激素（ACTH）、β- 脂解素、β 内啡肽与促黑素细胞激素（MSH）；

• 促性腺激素细胞，分泌促黄体生成激素（LH）和促滤泡激素（FSH）。

每种类型的细胞分别受促垂体激素的调节（图 42-4）。

LTH，LH 和 FSH 在重症监护领域的作用不显著，不在本章讨论。TSH 刺激甲状腺激素细胞

产生和分泌两种甲状腺激素，将在本章的后续内容讨论。GH 将在以下段落进行描述。

在下丘脑分泌的促生长激素释放激素的作用下，垂体前叶分泌生长激素。生长抑制激素抑制生长激素的分泌。生长激素直接作用于靶细胞或间接刺激肝脏或其他相关组织，分泌不同的生长因子，这些生长因子被称为生长调节素。其在结构上类似于胰岛素。生长激素的直接作用包括增加脂肪分解（脂解作用）：脂肪细胞将分解后形成的脂肪酸释放到血液中（生酮作用）；增加肝脏糖酵解，从而增加血糖水平；增加胰岛素生产细胞对特定刺激的敏感性；增加氨基酸的摄取；刺激红细胞生成。

## ▲ 甲状腺和甲状旁腺

甲状腺呈双叶，分左右两叶，中间相连（称峡部），含有丰富的血管结构。两侧叶贴附在喉下部和气管上部的外侧面，并由甲状腺组织相连，甲状腺峡部穿过气管前面（图 42-5）。显微镜下，甲状腺主要由球体滤泡组成，其中每个滤泡中央储存着胶体物质。滤泡产生、存储并分泌两种主要的甲状腺激素，$T_3$ 以及 $T_4$。如果腺体分泌较为活跃，滤泡较小，其中的胶体很少。甲状腺分泌不活跃时，其滤泡较大且其中的胶体含量多。滤泡旁细胞（C 细胞）产生的激素为降钙素，存在于甲状腺

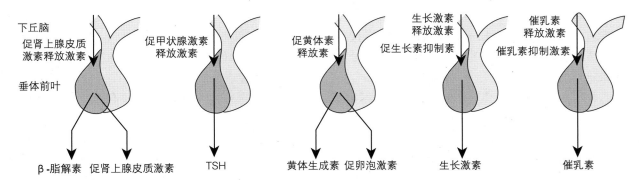

**图 42-4 ▲** 促垂体激素对垂体前叶所分泌激素的作用。这些促垂体激素包括促肾上腺皮质激素释放激素（corticotropin releasing hormone，CRH），促甲状腺激素释放激素（thyrotropin-releasing hormone，TRH），促黄体素释放激素（luteinizing hormone-releasing hormone，LHRH），生长激素释放激素（growth hormone-releasing hormone，GHRH），促生长素抑制素（growth-inhibiting hormone，GIH），催乳素抑制激素（prolactin-inhibiting hormone，PIH）和催乳素释放激素（prolactin- releasing hormone，PRH）。CRH 促进 β- 脂解素（β-lipotropin ）和促肾上腺皮质激素（adrenocorticotropic hormone，ACTH）的释放。TRH 促进促甲状腺素（thyroid-stimulating hormone，TSH）释放。LHRH 促进黄体生成素（luteinizing hormone，LH）和促卵泡激素（follicle-stimulating hormone，FSH）释放。GHRH 和 GIH 分别促进和抑制生长激素的分泌。PRH 和 PIH 分别促进和抑制催乳素的分泌

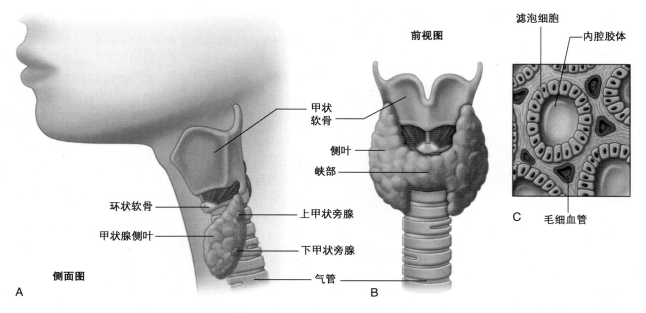

图 42-5 ▲ A-C：甲状腺。（Adapted from Porth CM，Matfin G：Pathophysiology：Concepts of Altered Health States，8th ed. Philadelphia，PA：Lippincott Williams &Wilkins，2009，p 1031.）

各滤泡之间。

　　甲状腺两叶各具有一对甲状旁腺，甲状旁腺位于甲状腺左右叶的背面，分为上甲状旁腺和下甲状旁腺。甲状旁腺的数量和分布存在个体差异，有的人多于或者不足四个，有人纵隔中有甲状旁腺组织。甲状旁腺产生有活性的甲状旁腺激素（parathyroid hormone，PTH），能够维持钙平衡。

## 甲状腺激素

　　滤泡细胞从血浆中吸收酪氨酸和碘，并释放于滤泡中央的胶体部分，进行 $T_3$ 或 $T_4$（下标指每个物质含有碘的分子数）的合成。每两个碘分子连接一个酪氨酸分子，两个双碘化酪氨酸结合形成 $T_4$。$T_3$ 与 $T_4$ 相比具有更高的生物活性，是甲状腺激素生成的主要形式，是由一个双碘酪氨酸与单碘酪氨酸结合形成。由于碘在甲状腺激素产生过程中的角色重要，少量放射性碘在经过甲状腺贮存和释放后即可以衡量甲状腺腺体的活性。因为甲状腺实质上是人体内吸收和储存碘的唯一组织，大剂量具有放射活性的碘可以破坏甲状腺，从而治疗甲状腺功能亢进症。

　　$T_3$ 和 $T_4$ 都存储在胶体内，需要分泌时，滤泡细胞将其从胶体运输到血浆。小于 1% 的 $T_3$ 和 $T_4$ 在血浆中保持游离状态并具有生理活性，而大部分 $T_3$ 和 $T_4$ 与血浆蛋白结合。参与运送 $T_3$ 和

$T_4$ 的血浆蛋白产生于肝脏。因此，肝损伤导致这类血浆蛋白水平降低，可以产生类似于甲状腺激素过量的效应（如甲状腺功能亢进症）。除此之外，这些蛋白质的血浆水平也会受糖皮质激素、雄激素、L- 门冬酰胺酶（抗肿瘤药物）的影响而降低。而在妊娠、雌激素、阿片类药物、氯贝丁酯和大多数镇静剂影响下升高。甲状腺激素的代谢主要通过肝脏，肾脏和其他各种组织。退化的激素有少量被排入到肝脏分泌的胆汁和排泄的粪便中。

　　$T_3$ 可以直接穿过靶细胞膜，而 $T_4$ 需要通过转化为 $T_3$ 后才能穿过靶细胞膜。循环血液中 20% 的 $T_3$ 由甲状腺产生，其余 80% 主要由肝脏和肾脏组织将 $T_4$ 转换产生 $T_3$。$T_4$ 全部在甲状腺产生。

　　甲状腺激素的作用广泛，在它们的刺激下，大多数组织的基础代谢率升高（不包括大脑、垂体前叶、脾、淋巴结、睾丸、肺组织）。甲状腺激素可增加各个组织中 $\beta_1$- 和 $\beta_2$- 肾上腺素能受体的数量，以及这些受体对儿茶酚胺的亲和力，因此，甲状腺功能亢进症常发生心率增加，出汗。甲状腺激素会促进骨骼肌蛋白质分解，长期甲状腺功能亢进症甚至会造成持续性肌肉无力（甲亢性肌病）。甲状腺激素可增加小肠中碳水化合物的吸收率，降低胆固醇在循环中的水平。

　　甲状腺激素在多个系统的正常生长发育中必不可少，特别是骨骼和神经系统。这些激素能够刺激生长激素的分泌，并增强生长激素对不同组

织的作用。甲状腺激素对于维持神经元的正常功能具有重要作用。甲状腺功能不全通过降低网状激活系统的活性水平,导致反应迟钝,心理状态迟缓和意识水平下降。甲状腺功能亢进会降低中枢神经系统(central nervous system,CNS)的突触阈值,造成反射亢进和细肌震颤。甲状腺激素对神经系统的影响无处不在,先天性甲状腺功能不全会导致克汀病,这就是最好的例证。

甲状腺分泌的 $T_3$ 和 $T_4$ 主要受垂体前叶分泌的 TSH 调节。而 TSH 分泌的调节受下丘脑神经分泌物质控制,该物质称为促甲状腺激素释放激素(thyrotropin-releasing hormone,TRH)。接受下丘脑分泌的 TRH 刺激后,TSH 刺激甲状腺 $T_3$ 和 $T_4$ 的合成和分泌。负反馈调节环使得游离 $T_3$ 和 $T_4$ 增加并抑制 TSH 分泌。血浆 TSH 减少后甲状腺功能抑制,血浆中游离 $T_3$、$T_4$ 随之减少并刺激 TSH 分泌。如果甲状腺在 TSH 的引导下活跃度增加,但血浆游离 $T_3$ 和 $T_4$ 未升高,持续高水平的 TSH 最终将引起甲状腺增大(甲状腺肿)。在这种情形下,增大的甲状腺与激素过度分泌无关。这种反馈回路维持了 TSH 及甲状腺激素日常分泌的平衡状态。

## 降钙素和甲状旁腺激素

降钙素由甲状腺滤泡旁细胞分泌,PTH 由甲状旁腺分泌,对结合 1,25- 二羟胆钙化醇时的钙代谢影响很大,该过程由肝脏和肾脏通过维生素 D 完成。在表皮中,紫外光线将 7- 脱氢胆固醇维生素原转变为一组复合物,统称为维生素 D,其中,维生素 $D_3$ 也可以从富含维生素 D 或者其他食物中获得。肝脏将 $D_3$ 转换为 25- 羟胆钙化醇,25- 羟胆钙化醇随后被肾细胞转化为更活跃的形式,即 1,25- 二羟胆钙化醇。低钙血症见于缺乏活性维生素 D 的慢性肾脏疾病。活性维生素 D 作用于肠黏膜细胞的胞内酶,增加钙的吸收。活性维生素 D 水平较低时,促使钙从成骨细胞中主动转运至血液。这些机制会升高血浆钙水平。维生素缺乏时,肠道吸收减少的影响远远超过因为总的钙不足和骨矿化不足所致的骨钙动员的减少。

维生素 D 在皮肤中合成,在小肠内吸收,并输送到血浆内形成维生素 D 结合蛋白。维生素 D 的代谢需通过在肾脏中磷酸盐溶度及 PTH 的严格调节。因此,减少饮食中的磷酸盐或血浆磷酸盐的摄入可以增加体内 1,25- 二羟胆钙化醇水平。

## 甲状旁腺激素(PTH)

PTH 是由甲状旁腺主细胞合成和分泌的一种多肽。这种激素存储在分泌颗粒中,当钙离子浓度下降时释放。主要在肾脏和肝脏转为活性形式。负反馈回路中的血浆钙和磷水平影响肾酶系统活性,催化代谢无活性维生素 D 转换为代谢活性维生素 D。高血钙水平抑制此激活过程,而低水平血钙则激活此过程。PTH 也可以促进生成活性维生素 D,而代谢性酸中毒和低胰岛素血症的形成(糖尿病)减少了活性维生素 D。

游离 PTH 在血浆中的半衰期不足 20 分钟,经由肝细胞代谢降解。钙离子浓度的减少使得 PTH 分泌增加。PTH 作用于两个靶组织:骨细胞和肾小管。在骨组织中,PTH 刺激破骨细胞活性,抑制成骨细胞活性。这导致了骨吸收以及随之引起的钙、磷动员,它们从骨基质进入血液。在肾脏中,PTH 增加远端小管对钙的重吸收,减少近端小管对磷的重吸收。这些机制的共同作用使血浆钙水平升高,血磷水平降低。

血浆钙水平通过负反馈回路改变 PTH 分泌。高血钙水平抑制分泌、低血钙水平刺激分泌。慢性肾功能衰竭时常发生活性维生素 D 缺乏并引起低钙血症,通常继发甲状旁腺功能亢进症。低镁血症,肾上腺素能受体激动剂和前列腺素的分泌也刺激甲状旁腺分泌 PTH。

## 降钙素

这种多肽激素主要由甲状腺滤泡旁细胞(C细胞)产生。它也可以通过非甲状腺组织(如肺、肠、脑垂体和膀胱)分泌。降钙素以游离形式在血浆中运输,半衰期为 5 分钟,主要在肾脏代谢。降钙素能通过抑制破骨细胞的骨吸收并增加尿钙磷的排泄,从而降低血浆钙、磷水平。在妊娠期和哺乳期降钙素水平升高,提示降钙素在这时可以帮助保护母体的骨骼并防止钙的过量流失。

降钙素在血浆钙水平正常的时候对钙平衡不起作用。但是在发生紧急情况时,即血浆钙水平超过 9.3mg/dl 时,降钙素可刺激降钙素分泌。高血钙水平极高时,血浆高钙水平刺激降钙素的分泌。降钙素也可在胃泌激素、胰高血糖素的作用下和胃肠激素分泌时释放。

表 42-2 总结了甲状腺和甲状旁腺分泌的激素。

**表 42-2　甲状腺和甲状旁腺分泌的激素及作用**

| 腺体 | 激素 | 作用 |
|---|---|---|
| 甲状腺 | $T_4$ | 调节基础代谢率 |
| | $T_3$ | 诱导生长和发展、抑制骨吸收 |
| | 降钙素 | 抑制胃肠道钙的重吸收,增加肾排泄钙 |
| 甲状旁腺 | PTH | 促进骨吸收 |
| | | 增加钙的重吸收 |
| | | 提高血钙水平 |

# ▲ 内分泌胰腺

胰腺位于十二指肠和脾脏之间的胃后部。位置较深,基本上难以触诊。胰腺有内分泌和外分泌功能,分别由不同的细胞群控制。胰腺有两种组织类型:外分泌部分的腺泡和内分泌部分的胰岛。腺泡分泌消化酶进入十二指肠,而胰岛分泌激素进入血液。

胰岛分泌的多肽激素参与血糖调节。胰腺有超过 100 万个胰岛,分散在整个胰腺,主要在胰腺尾部。由于胰岛细胞的这种分布特点,胰腺炎急性发作时往往不累及胰岛。慢性胰腺炎反复发作通常累及整个胰腺。因此,慢性发作可引起胰岛细胞破坏和糖尿病。

每个细胞群毛细血管丰富,可分泌不同的激素。胰岛由四种细胞组成:α 细胞,分泌胰高血糖素;β 细胞,分泌胰岛素;δ 细胞,分泌生长抑素;F 细胞,分泌胰多肽。胰腺分泌的激素在表 42-3 做了总结。

**表 42-3　胰腺分泌的激素及作用**

| 激素 | 细胞 | 刺激物 | 作用 |
|---|---|---|---|
| 胰岛素 | β | 葡萄糖 | 降低血糖水平 |
| | | | 增加脂肪储存 |
| | | | 促进蛋白质合成 |
| | | | 促进葡萄糖生成 |
| 胰高血糖素 | α | 血糖水平降低,运动 | 升高血糖水平 |
| | | | 促进糖异生 |
| | | | 促进糖原分解 |
| 生长抑素 | δ | 高血糖 | 升高血糖 |
| | | | 增加肝糖原 |
| 胰腺多肽 | F | 急性低血糖 | 促进胆囊收缩 |
| | | | 增加胰腺酶 |

# 胰岛素

胰岛素是一种合成代谢激素,由多个刺激因素和抑制因素调节。它负责血糖浓度的调节,碳水化合物的储存,蛋白质和脂肪的调控。胰岛素能够促进机体对葡萄糖的使用,将其作为大部分组织所需能量的主要来源胰岛素是体内唯一可以直接降低血糖的激素。同时,胰岛素有助于促进细胞将葡萄糖、氨基酸、脂肪酸进行跨膜运输并且调节细胞内核酸的代谢合成。细胞膜上的葡萄糖转运蛋白携带葡萄糖进入细胞的速度比扩散的速度更快。GLUT-4 是骨骼肌和脂肪组织中的葡萄糖转运蛋白,GLUT-2 是 β 细胞和肝组织中的葡萄糖转运蛋白。

胰岛素原是胰岛素的前体物质,由胰岛 β 细胞合成和分泌。胰岛素原是如同项链般串联起来的氨基酸,是另一种细胞结构中的分泌颗粒。当发生某些胰岛肿瘤(胰岛素瘤)或 β 细胞受到过度刺激时,胰岛素原可在血浆中找到。连接肽(C-肽)是一种生物非活性链,与胰岛素一起分泌至血液。由于 C- 肽和胰岛素之间的比率为 1 : 1(一分子的胰岛素原经酶切后,裂解成 1 分子的胰岛素和 1 分子的 C 肽),故血浆 C 肽水平可以用来测定内源性胰岛素分泌量或 β 细胞活性程度。临床上,C 肽水平可以帮助区分 1 型和 2 型糖尿病(在 1 型糖尿病中 C 肽水平较低,反映 β 细胞自我破坏并且没有进一步生产胰岛素)。

表框 42-3 中对胰岛素的作用进行了总结。除了促进肌肉和脂肪细胞摄取葡萄糖,胰岛素也能够促进结缔组织细胞、乳腺、眼睛的晶状体、主动脉、脑垂体和 α 胰岛细胞摄取葡萄糖。在一般情况下,胰岛素升高血糖为肌肉、脂肪、结缔组织细胞的有氧氧化做准备。对葡萄糖的优先使用意味着细胞不需要氧化脂肪或氨基酸。相反,可以将脂肪及氨基酸存储起来。肝脏、肌肉及脂肪组织的蛋白质合成和脂肪储存增多,脂肪和蛋白质分解减少。肝脏糖异生减少或停止,糖原合成增加。

胰岛素只对特定类型的组织发挥作用。然而,几乎所有类型体细胞的细胞膜都具有胰岛素受体。胰岛素与胰岛素受体结合后启动胰岛素对细胞的生理作用。血浆胰岛素的半衰期约为 5 分钟。循环中大约 80% 的胰岛素需经过肝脏和肾脏细

| 表框 42-3 | 胰岛素对脂肪和肌肉细胞的主要作用 |
| --- | --- |
| **肌肉细胞** | **脂肪细胞** |
| 促进葡萄糖进入细胞 | 促进葡萄糖进入细胞 |
| 促进 K⁺ 吸收 | 促进 K⁺ 吸收 |
| 促进肝糖原合成 | 促进脂肪酸进入细胞与合成 |
| 促进氨基酸进入细胞 | 促进脂肪沉积 |
| 促进蛋白合成 | 促进葡萄糖转化为脂肪酸 |
| 抑制蛋白质分解 | 抑制脂肪分解 |
| 促进酮体进入细胞 | |

胞代谢。

胰岛素的分泌受多种因素影响,详见表框42-4。胰岛素分泌主要调控机制为单糖水平。较高的血浆葡萄糖水平作用于负反馈回路,并引起胰岛素分泌增加。血浆葡萄糖水平较低时胰岛素分泌减少。胰高血糖素、β- 肾上腺素能受体激动剂及茶碱可增加胰岛素分泌,β 细胞也可在以下情况中接受刺激,分泌胰岛素:甲苯磺丁脲及其他磺酰脲类衍生物、乙酰胆碱,刺激从迷走神经分支传导到特定的组织,特定的氨基酸(如精氨酸)和β- 酮酸。而这些刺激的作用机制尚不清楚,能够抑制胰岛素分泌的物质如下:α- 肾上腺素能受体激动剂、β- 肾上腺素能阻断剂、二氮嗪、噻嗪类利尿药、苯妥英钠(大仑丁),四氧嘧啶剂,抑制糖代谢(如 2- 脱氧葡萄糖和甘露庚酮糖)、生长抑素、胰岛素。

| 表框 42-4 | 影响胰岛素分泌的因素 |
| --- | --- |
| **激动剂** | **抑制剂** |
| 葡萄糖 | 生长抑素 |
| 甘露糖 | 脱氧葡萄糖 |
| 氨基酸(亮氨酸、精氨酸、其他) | 甘露型庚酮糖 |
| 肠激素(抑胃肽、胃泌素、胰泌素、胆囊收缩素、胰高血糖素等) | α- 肾上腺素能受体激动剂(去甲肾上腺素、肾上腺素) |
| β- 酮酸 | β- 肾上腺素能受体阻滞剂(心得安) |
| 乙酰胆碱 | |
| 胰高血糖素 | 二氮嗪 |
| 环腺苷酸磷酸(adenosine monophosphate,AMP) | 噻嗪类利尿药 |
| 和各种环磷酸腺苷 | 苯妥英钠 |
| β 肾上腺素能激动剂 | 四氧嘧啶 |
| 茶碱 | 微管抑制剂 |
| 磺脲类药物 | 胰岛素 |

对 β 细胞的慢性刺激,如几周的高碳水化合物饮食,将引起有限数量的 β 细胞过度增大,并随之增加胰岛素分泌量。然而,过度的刺激会导致 β 细胞耗竭。对这些疲惫细胞的刺激导致 β 细胞死亡并消耗了储备 β 细胞。外源胰岛素的注射也引起 β 细胞活性降低。当外源性胰岛素撤出,β 细胞活性降低,使 β 细胞仍处于"休息"状态,并导致短暂的高血糖。

## 胰岛素抵抗

胰岛素抵抗是 2 型糖尿病的特征,是发生高血糖、高胰岛素血症以及最终 β 细胞耗竭的主要原因。胰岛素抵抗是一种生理状态,在这种状态中个体需要比正常情况下更多的胰岛素来降低血糖。为了补偿胰岛素抵抗,胰腺分泌更多胰岛素以维持正常的血糖水平。大多数 2 型糖尿病患者中,肥胖的程度直接影响胰岛素抵抗。主要机制为胰岛素受体基因突变,从而引起胰岛素受体功能受损。胰岛素受体数量及活性也可通过多种因素调节,胰岛素数量增加、肥胖、肢端肥大症、过量的糖皮质激素及人类免疫缺陷病毒治疗都可通过减少受体数量和 / 或活性而加剧胰岛素抵抗。运动和降低循环中的胰岛素水平可增加胰岛素受体的活性,因此长期久坐不动的生活方式可能会导致胰岛素抵抗。

胰岛素抵抗与其他代谢异常密切相关,如肥胖、高水平的甘油三酯、低水平高密度脂蛋白、高血压、全身性炎症、血管疾病和纤溶异常,这些症状和体征被称为代谢综合征。肥胖是导致 2 型糖尿病的主要因素。

其他因素也在 2 型糖尿病的发病机制中发挥作用:β 细胞功能障碍和肝葡萄糖过多生产导致高血糖。当胰腺不能满足由于胰岛素抵抗而产生的胰岛素高需求量时,β 细胞发生功能障碍。当诊断为 2 型糖尿病时,约 50% 的 β 细胞已经发生功能障碍。

一些理论解释了 β- 细胞功能障碍的发展过程:

- 当胰腺必须保持胰岛素高需求量时,发生细胞耗竭。为了保证胰腺增加胰岛素分泌,部分细胞功能和形态发生变化,最终导致 β 细胞衰竭发生。
- 慢性高血糖导致葡萄糖毒性——直接损伤 β 细胞。
- β 细胞长期暴露于过量的游离脂肪酸,并损害脂肪酸,导致脂毒性。

- 继发于慢性糖毒性和脂毒性的细胞凋亡或程序性细胞死亡,导致 β 细胞渐进性损失。
- 淀粉样物质异常沉积导致胰岛细胞破坏。

胰岛素抵抗干扰胰岛素、骨骼肌及脂肪组织之间正常细胞的相互作用。胰岛素与细胞表面受体结合,引起一系列的细胞内信号发出,导致葡萄糖转运蛋白移动至细胞表面,并帮助葡萄糖进入细胞内。此外,当胰岛素与受体正常结合但有信号中断时,葡萄糖转运蛋白分子移动停止,这最终导致葡萄糖的过量积累。

胰岛素抵抗激发 β 细胞产生更多的胰岛素作为代偿机制。高胰岛素血症最初可满足过量葡萄糖产生的额外需求。然而,当 β 细胞功能不能满足这些要求,将引起高血糖与 2 型糖尿病。胰岛素抵抗和 β 细胞功能障碍被称为双重现象或双异常。英国的糖尿病前瞻性研究是一个具有里程碑意义的研究,试验数据表明,β 细胞的功能减退过程发生于 2 型糖尿病确诊前 10 年左右。

## 胰高血糖素

胰高血糖素是一种多肽激素,由 α 胰岛细胞合成和分泌,纯蛋白膳食摄入后将产生氨基酸血症,这将刺激胰高血糖素分泌。血浆胰高血糖素的半衰期是 5~10 分钟。胰高血糖素影响肝脏、脂肪和肌肉细胞中的酶系统,主要由肝脏降解。

胰高血糖素的主要作用机制是通过刺激合成糖异生酶果糖 -1,6- 二磷酸,从而提高血糖水平,然后通过刺激胰岛素的分泌,使该血浆葡萄糖进入并被体细胞使用(如肌细胞)。在这种方式下,胰高血糖素可预防两餐之间、运动中、禁食后前几天和高蛋白餐后的低血糖。膳食蛋白质刺激血浆胰岛素增加,导致快速吸收膳食摄取的碳水化合物。

为了升高血糖,胰高血糖素刺激肝细胞进行糖原分解和糖异生。这增加了肝细胞中的葡萄糖浓度,由于这些细胞可以使细胞内的葡萄糖去磷酸化,葡萄糖可以从肝脏释放到血液中。糖异生所需的脂肪酸是在胰高血糖素的刺激下,由脂肪细胞中的脂肪分解并进入血液获得的。如果脂肪酸供应不足,胰高血糖素还可以刺激肌肉细胞中的蛋白质分解为氨基酸并进入血浆。这些脂肪酸和氨基酸被肝细胞获取,在肝细胞中作为糖异生

的原料。胰高血糖素通过增加肝酮生产来升高血浆酮体水平,促进生长抑素和 GH 的分泌。

尽管胰高血糖素与胰岛素在控制血糖水平上作用相反,胰高血糖素也可刺激胰岛素分泌。这种明显的矛盾实际也体现了这种激素的生物功能。它使血浆葡萄糖升高,这些血糖可供各种组织利用。升高的血糖刺激胰岛素分泌,但这需要一段时间。胰高血糖素直接作用于 β 细胞时胰岛素分泌更快。

同 β 细胞一样,α 细胞受到 β- 肾上腺素能受体激动剂、茶碱、血浆中食物性氨基酸(主要是用于糖异生的)和迷走神经(类胆碱)的刺激使胰高血糖素升高。胰高血糖素的分泌也受糖皮质激素(如皮质醇)、儿茶酚胺、胆囊收缩素(cholecystokinin,CCK)、生长激素及胃泌素影响。运动、压力和感染也会增加 α 细胞活性。而运动对胰高血糖素分泌的影响似乎可以通过增加 β 肾上腺素能活性介导,压力和感染可通过升高血浆糖皮质激素水平发生。食物性氨基酸与胆囊收缩素、胃泌素相作用时,胰高血糖素的分泌增强,而静脉注射氨基酸对 α 细胞很少或没有影响。

血糖升高会引起负反馈调节——延迟或阻断胰高血糖素释放。然而,胰岛素也必须参与其中。与 β 细胞分泌相似,α 细胞分泌会受到肾上腺素受体激动剂、苯妥英和生长激素抑制素的抑制。血浆中脂肪酸和酮体可抑制血浆胰高血糖素的分泌,但这种抑制作用弱,因为糖尿病酮症酸中毒期间血浆胰高血糖素水平升高。

除了胰高血糖素,其他激素——皮质醇、肾上腺素和生长激素对血糖和胰岛素的调节作用也很大。这些反调节激素对葡萄糖产生协同效应,可以作为应激状态下保护人体的一种机制。如增加胰高血糖素的同时抑制胰岛素的释放,产生胰岛素抵抗状态,在"战斗或逃跑"的反应过程中增加整体血糖水平,产生足够的能量。这些激素升高血糖以防止低血糖,以备机体的应激状态。然而,该机制也可演变为高血糖状态,增加血糖危急值的发生,如糖尿病突发事件出现。

另一组激素是肠促胰素,由肠道释放并用于帮助营养摄入。胰高血糖素样肽 -1,是一种强效的促胰岛素分泌素,由远端小肠的 L 细胞分泌,作用为协助吸收养分。它的半衰期很短,能够抑制胰高血糖素分泌,延缓胃排空,降低食欲和减少食物摄入量。当作为药物应用时,肠促胰素能大幅

度降低血糖。

## 生长抑素

胰腺的 δ 细胞及下丘脑可产生十四肽,该物质可抑制垂体前叶分泌生长激素,作为中枢神经系统的神经元突触中的神经递质,在胃黏膜上 δ 细胞中抑制胃泌激素及其他胃肠激素分泌。胰岛细胞生长抑素被分泌至血液并发挥激素作用。生长抑素的代谢目前仍不明确,因为该激素与生长激素的作用紧密相关。

生长抑素抑制胰腺中胰岛素及胰高血糖素的分泌。胰腺中生长抑素抑制所有其他胰岛细胞的活性。这种机制的生物学特性仍然未知。唯一相关的临床数据是关于 δ 细胞肿瘤。这些产生的临床表现类似糖尿病,但在肿瘤切除后消失。胰岛细胞分泌生长抑素增加与血糖、某些氨基酸和 CCK 有关。抑制胰岛生长抑素分泌的因素仍未知。

## 胰多肽

目前关于这种胰岛激素的认识仍较少。它由位于胰岛细胞和胰腺腺泡细胞之间的一小群内分泌细胞产生。饮食中的蛋白质、运动、急性低血糖和禁食都可使其分泌增加。生长抑素和血浆葡萄糖水平升高可以降低胰多肽的分泌。目前这种激素的功能没有明确,但它可能参与胆囊平滑肌的松弛作用。

## ▲ 肾上腺

肾上腺位于腹膜后两侧肾脏上方。每个肾上腺由内部髓质和包围在外层的皮质组成(图 42-6)。虽然它们在结构上相关,但是肾髓质和肾皮质是来自两个不同的胚胎组织,并且作为独立个体发挥各自的功能。肾上腺分泌的激素总结在表 42-4。

**表 42-4　肾上腺激素及其作用**

| 腺体 | 激素 | 作用 |
| --- | --- | --- |
| 肾上腺皮质 | 盐皮质激素 | 重吸收钠<br>排钾 |
| | 糖皮质激素 | 参与应激反应<br>减轻炎症反应<br>调节蛋白质和脂肪代谢 |
| 肾上腺髓质 | 肾上腺素 | 刺激交感神经系统 |
| | 去甲肾上腺素 | 增加外周阻力 |

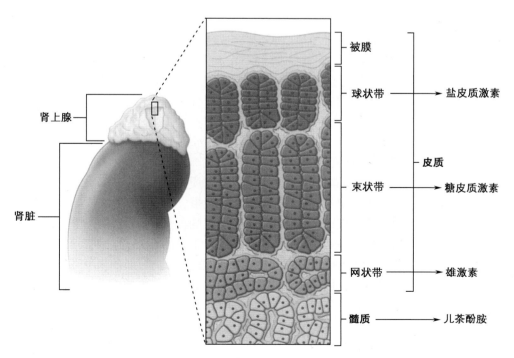

**图 42-6 ▲** 肾上腺包括皮质和髓质。(Adapted from Seifter J, Ratner A, Sloane D: Concepts in Medical Physiology. Philadelphia, PA: Lippincott Williams & Wilkins, 2005, p 541.)

## 髓质激素

肾上腺髓质主要是一种交感神经节。内脏大神经通过胸髓发出交感节前神经元的轴突。肾上腺髓质部包含交感节前神经元突触及节后神经细胞,这些节后神经细胞已经失去了轴突,且能够直接分泌化学物质进入血液。因此,肾上腺髓质可以被看作是自主神经系统的一种内分泌延伸。

肾上腺髓质的两种不同形态的细胞产生和分泌四种化学物质:

- 多巴胺,去甲肾上腺素的前体。
- 去甲肾上腺素,交感节后神经元的产物。
- 肾上腺素,去甲肾上腺素甲基化的产物。
- 阿片肽(脑啡肽)。

目前关于阿片肽的研究较少。其分泌的特定刺激尚未明确,生理作用也不详。多巴胺、去甲肾上腺素、肾上腺素统称为儿茶酚胺。它们被存储在髓质细胞的颗粒内。这些化学物质的释放通过延髓支配节前神经元产生刺激而引发。这使得神经元释放乙酰胆碱,从而促进髓样细胞分泌。血浆儿茶酚胺的半衰期约为 2 分钟。血浆肾肝的儿茶酚 -o- 甲基转移酶进入香草扁桃酸、甲氧肾上腺素及去甲变肾上腺素后,这些化合物分解,并随尿液排出体外。如果尿液中的这些化合物水平显著,则提示肾上腺肿瘤,应怀疑嗜铬细胞瘤。此时水平越高,表明具有肿瘤的可能性越大。

由肾上腺髓质分泌的肾上腺素和去甲肾上腺素模拟交感神经元大量放电的作用。除此之外,他们也进行一些代谢作用。首先,它们通过激活磷酸化酶,促进肝糖原分解,提高血糖水平。因为肝细胞有葡萄糖 -6- 磷酸酶,糖原分解产生的葡萄糖能从肝细胞内扩散至血液。这些激素也使肌肉细胞间接参与提升血糖水平。这些激素也可以通过刺激胰高血糖素的分泌提升血糖水平,并通过刺激胰岛素分泌,增加身体组织对葡萄糖的摄取。肾上腺素和去甲肾上腺素也可通过刺激胰岛细胞上的 α- 肾上腺素能受体产生相反的效果。因为两种激素对 α- 和 β- 肾上腺素能受体的作用不同,其结果是肾上腺素升高血糖水平的能力高于去甲肾上腺素。

儿茶酚胺的第二种代谢作用是促进脂肪组织分解。这种代谢作用升高血浆游离脂肪酸水平,为很多体细胞提供了替代能源。循环中的儿茶酚胺也能通过刺激网状激活系统使警觉性增高。最后,这些激素可增加人体代谢率,使皮肤血管收缩,两个作用均导致体温升高。然而,加快的新陈代谢需要有甲状腺和肾上腺皮质激素参与其中。

虽然肾上腺髓质多巴胺的生理作用未知,但是外源性多巴胺对治疗休克有用,因为它对心脏有正性肌力作用(通过 β 受体)并能够产生肾血管扩张及外周血管收缩。中等剂量多巴胺的全身效果是收缩压升高(舒张压无明显增加),并保留或恢复肾排出量。

刺激肾上腺髓质腺体是交感—肾上腺髓质(sympathetic-adrenal medulla,SAM)对运动和感知生物体完整性及存活威胁反应的一部分(Cannon 称该反应为"战斗或逃跑"的反应)。低血糖刺激肾上腺髓质分泌增加。SAM 反应结果是使身体能够以最佳状态进行剧烈的体力消耗。增加心率和血压(增加灌注),分流皮肤和胃肠道中的血流至更重要的消耗器官,比如骨骼肌、脑及心脏。网状激活系统接受刺激并促进警觉性。血液中的葡萄糖和脂肪酸的含量提高,从而为细胞增加了可用的能量来源。瞳孔扩张,增加视野及进入眼睛的光线量。汗腺接受刺激,在剧烈运动后体温还未升高或正在升高时为身体降温。大部分 SAM 反应是由通向各种身体结构的交感神经纤维介导的,循环中的儿茶酚胺只起次要作用。此外,对于这类交感神经兴奋,许多组织(如肌肉细胞)响应 SAM 反应时需要糖皮质激素,同时 Selye 发现 SAM 反应常伴应激介导分泌肾上腺类固醇。以上所述以及生理心理应激的内分泌反应将在皮质激素部分进行讨论。

## 皮质激素

皮质的组织结构可以分为三层,自外向内分为球状带、束状带和网状带(图 42-6)。

它的外部由一层膜包裹。最外层的球状带,正好位于膜的下方。它主要产生和分泌盐皮质激素,如醛固酮。内部的束状带和网状带合成和分泌糖皮质激素(皮质醇和皮质酮)、肾上腺雄激素和雌激素。如果这些内在的皮质层被破坏,他们可以从球状带细胞再生。

图 42-7 描绘了所有肾上腺皮质激素合成的代谢途径。每一个代谢步骤都由一个特定的酶支配。一种或多种酶的基因缺失,会造成各种皮质

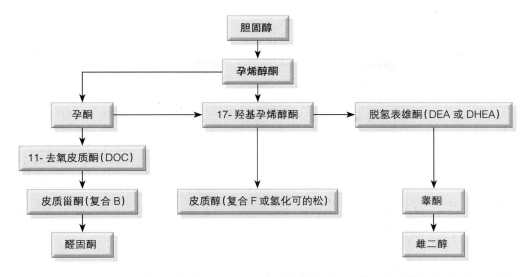

**图 42-7** ▲ 肾上腺皮质激素的生物合成途径。只有球状带细胞可以将皮质酮转化为醛固酮。所有其他途径都可以在肾上腺皮质的三层内实现

激素分泌过多或过少。临床可用抑制特定酶的药物评估皮质功能。其中一种药物是甲吡酮，可以抑制皮质醇的合成。

皮质类固醇激素中的皮质脂酮进入血液后与血浆球蛋白结合形成皮质类固醇结合球蛋白（corti-costeroid-binding globulin，CBG）或皮质素传递蛋白。只有游离激素具有生理活性。作为激素储备库的结合糖皮质激素可用来替代退化的游离激素。血浆皮质酮、皮质醇的半衰期约分别为 50 分钟和 80 分钟。CBG 是由肝细胞生成。因此，肝功能降低时（如肝硬化）可导致血浆 CBG 数量异常，循环中游离 CBG 增加，活性糖皮质激素过量，从而造成高动力性循环。仅有少量醛固酮与血浆蛋白结合，醛固酮血浆蛋白的半衰期约为 20 分钟。

肾上腺激素在肝脏中降解。受损的肝功能会减缓肾上腺激素的降解，从而产生激素过多的临床表现。可溶性类固醇退化后其代谢物经肾排泄。

## 糖皮质激素

糖皮质激素，正如它的名字所示，是皮质醇和皮质类固醇，可影响葡萄糖代谢。它们主要通过促进肝脏糖异生和糖原分解提高血糖水平。为了促进糖异生，这些激素促进脂肪和蛋白质分解，脂肪酸和氨基酸释放进入血液，并被血液运送至肝脏内。过多的糖异生作用可导致严重的高血糖，这在接受糖皮质激素治疗的糖尿病患者中常见。

糖皮质激素能使组织对胰高血糖素和儿茶酚胺产生应答，它们也可以预防骨骼肌的快速疲劳。皮质醇和皮质类固醇作用于肾脏后，能够通过以下三种方式促进正常水负荷的排泄：糖皮质激素使远端小管或集合管渗透性增强，从而在重吸收水的同时不吸收钠；增加肾小球滤过率（glomerular filtration rate，GFR）；减少 ADH 的分泌。

糖皮质激素对血浆成分的影响比较复杂。可降低血浆嗜酸性粒细胞和嗜碱性粒细胞的数量，但增加循环中性粒细胞、血小板和红细胞的数量。糖皮质激素通过抑制分泌和促进分解，减少淋巴细胞的数量。他们还使淋巴结变小。淋巴细胞的主要功能是（和抗体一起）提供体液免疫或细胞介导的免疫。应激引起糖皮质激素分泌升高，从而导致淋巴细胞减少的现象可以解释人们在生理或心理应激时经常出现免疫功能下降。

其他糖皮质激素引起的生理水平作用，包括降低嗅觉和味觉灵敏度。肾上腺功能不全的患者可以通过味觉或嗅觉察觉各种化学物质（如糖、盐、尿素、氯化钾），这种敏感度通常是正常人的 40~120 倍。

糖皮质激素的药理剂量效应与正常生理水平存在区别。药理剂量的糖皮质激素，具有抗炎、免疫抑制和抗组胺活性。糖皮质激素通过 $T_4$（辅助）淋巴细胞抑制白细胞介素-2，从而抑制免疫系统。降低白细胞介素-2，减少 $T_8$（抑制、细胞毒素）、T 细胞和 B 淋巴细胞的增殖。糖皮质激素可作用于几种途径抑制炎症反应，包括聚集吞噬细胞和激活补体和激肽。

相反,在治疗某些非感染性炎症性疾病时,糖皮质激素有很大的优点(如类风湿性关节炎、系统性红斑狼疮)。糖皮质激素也可以治疗某些过敏性疾病(如哮喘、荨麻疹和微小病变肾小球疾病),具体机制为糖皮质激素可阻止肥大细胞释放组胺。糖皮质激素可用作免疫抑制剂帮助患者在接受器官移植时降低免疫反应。在任何情况下,糖皮质激素潜在的有害副作用通常要求它们只能在其他治疗方法[如非甾体抗炎药(nonsteroidal anti-inflammatory drugs,NSAIDs)]或抗组胺药失败或治疗作用大于潜在风险(如肾疾病或器官移植)时使用。除了免疫抑制作用外,糖皮质激素会引起完全或部分 Cushing 综合征(如糖尿病、高血压、低蛋白血症和骨质疏松症)并抑制婴幼儿的成长。糖皮质激素的药理生理作用见于表 42-5。

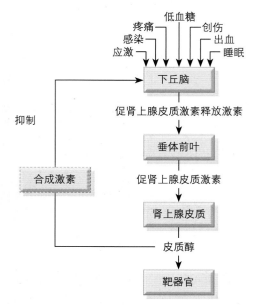

**图 42-8** ▲ 下丘脑 - 垂体 - 肾上腺(hypothalamic-pituitary-adrenal,HPA)反馈系统调节糖皮质激素(皮质醇)水平。促肾上腺皮质激素(adrenocorticotropic hormone,ACTH)调节皮质醇的释放。应激对皮质醇释放的影响通过 HPA 系统和促肾上腺皮质激素释放激素(corticotropin-releasing hormone,CRH)完成,CRH 控制垂体前叶促肾上腺皮质激素的释放。皮质醇水平升高激活负反馈并抑制促肾上腺皮质激素释放。药理剂量的合成类固醇通过抑制下丘脑释放 CRH,从而抑制 ACTH 释放

**表 42-5 皮质醇的作用**

| 主要影响 | 对身体的影响 |
| --- | --- |
| 糖代谢 | 促进糖异生<br>降低葡萄糖在组织中的使用 |
| 蛋白质代谢 | 促进蛋白质分解<br>提高血浆蛋白水平 |
| 脂肪代谢 | 促进脂肪酸动员<br>促进脂肪酸的利用 |
| 抗炎症作用<br>(药理反应) | 稳定炎症细胞的溶酶体膜,抑制炎症介质释放<br>降低毛细血管通透性,防止炎性水肿<br>通过白细胞抑制吞噬作用,减少炎症介质的释放<br>抑制免疫反应:引起淋巴组织萎缩、减少嗜酸性粒细胞、减少抗体形成、减少细胞介导免疫的发展<br>降低发热<br>抑制纤维原细胞的活性 |
| 心理效应 | 可能导致情绪不稳定 |
| 允许作用 | 体液和神经受到影响时,促进组织对其做出反应,如在创伤和极度应激时分泌儿茶酚胺 |

From Porth CM,Matfin G:Pathophysiology:Concepts of Altered Health States,8th ed. Philadelphia,PA:Lippincott Williams &Wilkins,2009,p 1040.

下丘脑释放神经分泌物质。CRH 刺激垂体前叶细胞分泌促肾上腺皮质激素(ACTH),ACTH 刺激束状带和网状带细胞分泌糖皮质激素。在负反馈回路中,血浆糖皮质激素水平升高将减少或抑制 CRH 的分泌,并间接抑制 ACTH 分泌。

CRH 的分泌符合昼夜规律,由此可知促肾上腺皮质激素和糖皮质激素的分泌也符合昼夜规律。一天 24 小时中,睡眠时间为从午夜到次日晨 8:00 的人群中,糖皮质激素分泌峰值发生在早上 6:00 与早上 8:00 之间。分泌 CRH、ACTH 或糖皮质激素的肿瘤不表现出这样的节律,这一点在诊断时非常有用。调节这些及其他昼夜节律的生物钟位于下丘脑,在视神经交叉处(视交叉)。

正常水平糖皮质激素的功能为短时间内使组织对胰高血糖素和儿茶酚胺的应答水平多于充分满足 SAM 机制的需求。如果这些需求持续存在,将由其他应激引起糖皮质激素分泌。最终,如果压力持续存在,将会发生肾上腺皮质衰竭,糖皮质激素水平下降,组织不再满足 SAM 机制的需要,肌肉疲劳发生,有效的细胞能量来源(如

糖皮质激素分泌的调节见图 42-8。糖皮质激素的分泌通过释放促肾上腺皮质激素释放激素(corticotropin-releasing hormone,CRH)引发,由

血浆葡萄糖和脂肪酸)枯竭,血管内皮损伤,甚至导致死亡。

## 盐皮质激素

醛固酮和糖皮质激素有一定的盐皮质激素的功能(如 11- 去氧皮质酮),体现为通过肾脏集合管和远端小管对钠的重吸收增加。由于远端小管细胞的阳离子交换系统,钠的重吸收可增加钾的分泌,从而形成潜在的低钾血症。钠的重吸收也会引起水重吸收。这扩展了细胞外液(extracellular fluid,ECF)的容量。血容量增加导致血压升高,但这种情况通常不会造成水肿。醛固酮引导钠重吸收超过一定水平时,ECF 的扩展将促进利钠激素分泌或在肾近端小管减少钠的重吸收。这些作用拮抗了醛固酮及钠的排泄。

调节醛固酮分泌的主要机制是肾素 - 血管紧张素系统(图 42-9)。垂体 ACTH 对正常情况下的球状带细胞无刺激作用。肾小球旁器细胞楔入肾入球小动脉楔,进入并穿出肾小球和远端小管区域。肾小球旁器细胞含有压力感受器,可监测入球小动脉血压,肾小球旁器其他细胞监测远端小管尿液中钠和氯离子浓度(如果其他因素都相同,浓度越低,其滤过完成越慢)。血压或电解质浓度刺激肾小球旁器细胞分泌的糖蛋白激素和肾素减

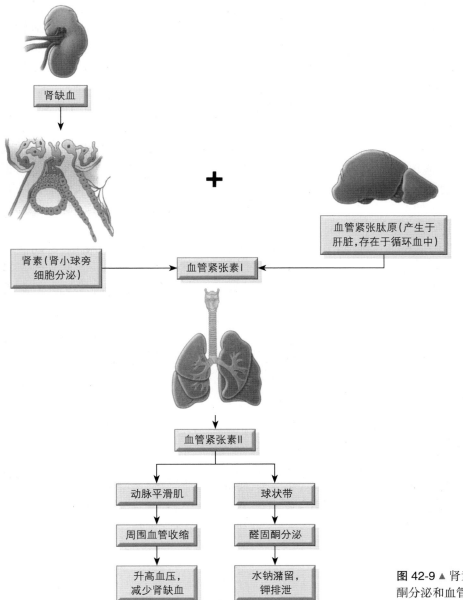

**图 42-9** ▲ 肾素 - 血管紧张素系统引起醛固酮分泌和血管收缩,使血压升高

少。刺激触发肾素分泌的主要原因是肾血流灌注减少(如心脏衰竭、脱水和出血)和低盐浓度的ECF(如利尿剂的过量使用)。

肾素将循环血浆球蛋白转换为血管紧张素Ⅰ。当血液通过肺部(小部分血液在循环系统的其他部分),血管紧张素转化为血管紧张素Ⅱ。这种生理学上积极的化学过程作用于球状带以促进醛固酮分泌,导致水钠潴留,血管平滑肌收缩,从而刺激血管收缩。血管紧张素Ⅱ的另一作用是改善肾脏的血流灌注。

肾小球旁器包含 $\beta_1$ 受体,可以接受交感神经刺激。前列腺素也能刺激肾小球旁器。肾动脉低血压及远端小管钠传递减少导致交感神经作用于 $\beta_1$ 受体,刺激肾素分泌。因此,可以通过 $\beta$-受体阻滞剂(如普萘洛尔或阿替洛尔)降低肾素分泌。前列腺素抑制剂(阿司匹林和非甾体抗炎药)也可以发挥类似的作用。血管紧张素转换酶(angiotensin-converting enzyme,ACE)抑制剂(如赖诺普利)可防止血管紧张素Ⅰ转换为血管紧张素Ⅱ。这些机制使 ACE 抑制剂和 $\beta$-受体阻滞剂成为有效的抗高血压药物。

血钾水平的升高也会刺激醛固酮分泌,但不会升高血钠水平。醛固酮分泌的另一个调节因素是体位,直立体位通过增加产量和减少退化增加醛固酮水平,该作用机制的原理不明确,但正因为如此,卧床患者的醛固酮水平略低于正常。另一点少有人知道的是醛固酮分泌具有昼夜节律,醛固酮分泌峰值发生在清晨醒来之前。

## ▲ 心房利钠肽(利尿激素)

心房利钠肽(atrial natriuretic peptide,ANP)是由心脏的心房壁细胞合成和分泌的。引起 ANP 分泌的主要刺激是心房牵张。ANP 增加肾脏中盐和水的排泄。证据表明,ANP 通过增加肾小球滤过起作用。其他证据表明,ANP 抑制细胞膜主动运输机制,从而减少肾小管上皮细胞对钠的重吸收。减少钠重吸收的同时,也减少了尿中水分从肾单位回到肾小管周围毛细血管,从而增加水和盐的排泄。ANP 也抑制肾小球旁器分泌肾素,从而降低血浆血管紧张素水平。此外,ANP 抑制细胞膜的主动运输机制,从而将钠泵出了血管平滑肌细胞,随之引起细胞内钠离子增多,并抑制钙离子进入。降低细胞内游离钙离子,促进血管舒张,降低全身血压。

ANP 分泌的主要原因是盐和水的摄入造成了ECF 容量增加。更准确地说是 ECF 容量增加后,静脉回流增加,进而引发心房壁肌肉纤维牵张,刺激 ANP 分泌。尿钠排泄使得 ECF 容量回落到正常水平,ANP 的分泌停止。ANP 能够增加 GFR,并且直接作用于集合管,引起尿钠排泄并利尿。

ANP 代谢方式未知,但这种激素的循环水平升高常见于充血性心力衰竭、肝硬化、肾功能不全、循环水平降低常见于肾病综合征或容量不足患者。这些结果表明,肝脏和肾脏在代谢 ANP 方面具有一定的调节作用。

## ▲ 临床适用性挑战

> **简答题**
>
> 1. 探讨下丘脑和垂体功能障碍对抗利尿剂、甲状腺及肾上腺激素分泌的影响。
>
> 2. 描述影响甲状腺合成和生产甲状腺素($T_4$)的负反馈机制。
>
> 3. 回顾胰岛素、胰高血糖素、反调节激素及肠源性激素调节血糖水平的机制。

(译者:吴　巧)

# 参考文献

1. Wahren J, Kallas A, Sima AA: The clinical potential of C-peptide replacement in type 1 diabetes. Diabetes 61(4):761–772, 2012
2. Mathur R: Insulin resistance. eMedicinehealth.com. Available at: http://www.emedicinehealth.com/insulin_resistance/article_em.htm
3. Waller AP, Kohler K, Burns TA, et al: Naturally occurring compensated insulin resistance selectively alters glucose transporters in visceral and subcutaneous adipose tissues without change in AS160 activation. Science Direct 1812(9):1098–1103, 2011.
4. United Kingdom Prospective Diabetes Study (UKPDS) VIII: Study design, progress, and performance. Diabetologia 34:877–890, 1991
5. Kitabchi AE, Impierrez GE, Miles JM, et al: Hyperglycemic crises in adult patients with diabetes. Diabetes Care 32(7):1335–1343, 2009
6. Marini M, Succurro E, Frontoni S, et al: Insulin sensitivity, beta cell function, and incretin effect in individuals with elevated 1-h postload plasma glucose levels. Diabetes Care published ahead of print, February 22, 2012, doi: 10.2337/dc11-2181
7. Stonehouse AH, Darsow T, Maggs DG: Incretin-based therapies. Journal of Diabetes 4(1):55–67, 2012

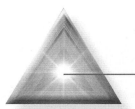

# 患者评价：内分泌系统

Jane Kapustin

## 第43章

### 学习目标

学习本章内容后，读者应能够：

1. 分析下丘脑 - 垂体功能障碍和合成障碍的关系及合成障碍的症状和体征。
2. 比较甲亢和甲减的临床症状和体征的异同。
3. 围绕内分泌系统功能制定一个采集病史和体格检查的方案。
4. 区分肾上腺的正常和异常表现。
5. 解释用于诊断急性内分泌失调（acute endocrine disorders，AED）的实验室检查。

通常由于激素分泌过多或者分泌不足导致内分泌失调，进而影响整个机体的稳定。本章对甲状腺危象、黏液性水肿昏迷、肾上腺危象、抗利尿激素综合征（syndrome of inappropriate antidiuretic hormone secretion，SIADH）、尿崩症、糖尿病酮症酸中毒（diabeticketoacidosis，DKA）、高血糖高渗状态（hyperglycemichyperosmolar state，HHS）和低血糖等几种内分泌失调的病史、体格检查、诊断性研究等方面进行概述。第 42 章探讨了内分泌系统对身体功能的深远影响，本章以第 42 章为基础同时也为更好地学习和理解第 44 章的个案做铺垫。

由于内分泌系统对机体各个系统都有影响，因此必须从各种症状体征进行评估。内分泌失调一般可以通过生命体征、能量水平、水电解质失衡、日常生活活动情况表现。其他可监测的因素包括怕热或畏寒、体重变化、脂肪重新分布、性功能变化以及睡眠模式改变。表框 43-1 总结了用于评估疑似有急性内分泌紊乱患者的方法。

由于内分泌系统参与整个机体的生命调节，所以在很多其他章节提到的实验室检查也可以用于评估急性内分泌失调。例如：很多急性内分泌疾病伴随水电解质问题。所以需评估血清钠、钾、镁和渗透压的情况。血肌酐、尿素氮水平可用于评估肾代谢情况（第 29 章）。动脉血气、碳酸氢盐水平、阴离子间隙的计算对诊断酸中毒也必不可少。对内分泌腺的功能障碍的实验室检查在下面部分描述，总结见表 43-1。

同样，在内分泌失调的评价中，诊断性检查对身体各个系统的综合评价通常比单纯的检查内分泌系统更为重要。例如心电图和心电监护在诊断心脏问题方面不可或缺，而胸片在监测肺部问题方面一样重要，如胸腔积液，可见于黏液水肿性昏迷。计算机断层扫描（computed tomography，CT）、磁共振成像（magnetic resonance imaging，MRI）、超声可进行肿瘤定位。

## ▲ 下丘脑和垂体

下丘脑和垂体分泌的激素对危重患者有重要作用，本节将重点分析。这些激素包括抗利尿激素（antidiuretic hormone，ADH）、促肾上腺皮质激素（adrenocorticotropic hormone，ACTH）、促甲状腺激素（thyroid stimulating hormone，TSH）。卵泡雌激素（folliclestimulating hormone，FSH）、黄体生成素（luteinizing hormone，LH）、生长素（growthhormone，GH）、促黑激素（melanocyte-stimulating hormone，MSH）等，对于维持正常的生殖系统功能效果明显，但是在危

| 表框 43-1 | 内分泌系统的病史评估 |
|---|---|

**主诉**

描述患者的问题。

**现病史**

下丘脑 - 垂体功能失调:尿量过多或过少,极度口渴,皮肤细胞充盈度,认知功能改变,脱水或水中毒。

甲状腺功能失调:畏寒、怕热,水肿,认知功能改变,如反应缓慢、易激惹、记忆功能受损和昏迷,颤抖、失眠、乏力、心动过速、心房颤动、心动过缓、肺换气不足、便秘、腹泻、月经不调、皮肤问题、声音沙哑、复视、突眼、眼痛、视觉改变、抑郁、血尿。

甲状旁腺功能失调:冷漠,疲劳,乏力,手足抽搐症,关节疼痛。

糖尿病:体重增加或减少,多饮、多食、多尿,视物模糊,龋齿,伤口愈合不良,慢性阴道炎,神经病,夜尿,脱水,认知功能改变。

肾上腺功能失调:恶心,呕吐,皮肤皱褶,向心性肥胖伴随腰围增粗,满月脸,多毛症,瘀点,盗汗,脱水,疲劳,嗜睡。

**既往史**

相关的儿童期疾病和免疫接种情况:腺样体、脖颈部辐射史,精神发育迟滞,缺碘。

既往急慢性疾病:糖尿病急症,高血压,高胆固醇,快速心律失常,充血性心力衰竭,心肌梗死,Graves 病,桥本氏甲状腺炎,头部外伤,脑血管意外,胰腺炎,不明原因的感染。

危险因素:年龄,遗传,性别,种族,抽烟,酗酒,高胆固醇,肥胖,久坐不动的生活方式,发育高峰周期,怀孕,妊娠期糖尿病,新生儿体重超过 9 英镑,贫血。

既往手术史:神经外科手术史,甲状腺、甲状旁腺、肾上腺切除术。

用药史:胺碘酮,苯妥英钠,卡马西平,氯磺丙脲,糖皮质激素,阿片类药物,锂离子,阿司匹林,碘化物,肝素,左甲状腺素钠,抗肿瘤药物,雌雄激素,美沙酮,β- 受体阻滞剂,非甾体药物,抗生素,钾,利尿剂。

过敏史:对药物、食物、造影剂、橡胶或其他物质的反应和过敏史。

**输血史**

家族史:甲状腺疾病,糖尿病,血脂紊乱,脑动脉瘤,癌症,自身免疫性疾病。

个人和社会史:吸烟、饮酒、药物滥用、职业、生活环境、饮食、运动、睡眠形态、文化信仰、精神 / 宗教信仰、休闲活动。

**其他系统问题**

五官:头痛、眩晕、虚弱、视觉变化改变。

淋巴:水肿、淋巴结病。

泌尿生殖器:性功能障碍、不孕、阴道异常出血。

表 43-1　用于评估急性内分泌失调的实验室检查

| 项目 | 正常值 | 异常值 |
|---|---|---|
| 总 $T_4$ | 4~12mcg/dl | 甲亢时升高,甲减时降低 |
| 游离 $T_4$ | 0.8~2.7ng/ml | 甲亢时升高,甲减时降低 |
| 游离 $T_4$ 指数 | 4.6~12ng/ml | 甲亢时升高,甲减时降低 |
| 游离 $T_3$ | 260~480pg/dl | 甲减时降低 |
| 促甲状腺激素(thyroid stimulating hormone,TSH) | 260~480pg/dl | 甲减(初期)升高<br>垂体前叶功能减退(继发性甲状腺功能减退症)时降低 |
| 皮质醇 | 8AM 5~23mcg/dl<br>4PM 3~16mcg/dl | 库欣综合征时升高(垂体释放 ACTH 增加)<br>应激、创伤、手术时升高;垂体、肾上腺皮质功能减退导致释放 ACTH 减少时降低 |
| 皮质醇刺激 | 应增高至 18mcg/dl | 肾上腺皮质功能减退和垂体功能低下时降低或缺乏 |
| 尿香草基扁桃酸(vanillylmandelic acid,VMA)和儿茶酚胺 | VMA 升高至 2~7mg/24h<br>儿茶酚胺:270mcg/24h | 嗜铬细胞瘤时升高<br>甲减、糖尿病酸中毒时升高 |
| 尿比重 | 1.010~1.025 且水合情况与血容量正常 | 尿崩症时降低<br>糖尿病合并脱水时升高<br>SIADH 时升高 |
| 尿酮 | 阴性 | 糖尿病酮症酸中毒时阳性 |

SIADH,syndrome of inappropriate antidiuretic hormone secretion 抗利尿激素分泌异常综合征;$T_3$,triiodothyronine 三碘甲状腺原氨酸;$T_4$,thyroxine 甲状腺素。

重患者方面作用并不显著,在此不做赘述。

垂体激素的分泌受下丘脑控制。垂体后叶分泌和储存的 ADH(血管升压素)受血清渗透压影响。由于抗利尿激素的主要功能是通过肾脏控制水代谢,因此一定要注意患者的水合状态(表现为体液过量或不足)及血、尿渗透压,以便大概了解垂体的功能情况。

## 病史和体格检查

护士通过全面采集危重患者的病史而获得关于内分泌失调的重要信息,因为垂体功能失调可以影响水电解质平衡,护士需要了解患者基本的水合状态。如果有内分泌疾病病史,则必须对一些重要参数进行掌握(表框 43-1)。

体格检查包括评估水合情况、皮肤肿胀情况、口腔黏膜的湿润情况、生命体征、体重等。血容量减少(见于尿崩症患者)会造成因大量稀释尿液导致体重下降,继之患者将出现心动过速、低血压、严重的皮肤皱褶、脱水、血钠增高。相反,血容量增高(见于 SIADH)将表现为水中毒,如水肿、尿量减少、体重增加(1L 液体 ≈ 2.2 磅体重)、高血压、面部潮红、皮肤富有弹性、血钠降低(表 43-2)。

表 43-2　尿崩症和抗利尿激素综合征(SIADH)的实验室检查结果比较

| 项目 | 尿崩症 | SIADH |
| --- | --- | --- |
| 抗利尿激素 | 下降 | 升高 |
| 血清渗透压 | 升高 | 下降 |
| 钠 | 升高 | 下降 |
| 尿量 | 升高 | 下降 |
| 尿比重 | 下降 | 升高 |
| 尿渗透压 | 下降 | 升高 |

由于患者的水电解质平衡改变,护士需要严密监测出入量,常规检测尿比重,记录尿液的色、质、量。此外,对于严重水失衡的危重患者通常采用先进的血流动力学监测技术,如 CVP、有创动脉血压监测、持续监测患者的体液状态。

## 实验室检查

### 血清抗利尿激素

血清抗利尿激素(ADH)的正常范围是 1~13.3pg/ml。放射性免疫化验法可以用来区分 SIADH 和尿崩症。ADH 分泌增多伴随着血清渗透压的降低和尿渗透压的升高,可以确诊 SIADH。相反,ADH 水平下降常常伴有血清渗透压升高,高钠血症和尿浓度降低,这预示着中枢性尿崩症。表 43-2 对比了两者的异同。

### 尿比重

尿比重反映了肾脏的浓缩和稀释功能。尿比重的范围取决于尿量、尿中溶解物的浓度。通过用含有实验试剂的试纸或折射计法测定尿比重值。尿比重偏低(1.001~1.010)见于尿崩症,常伴随尿液大量稀释。尿比重偏高(1.025~1.030)见于糖尿病合并脱水,通常尿量较少时尿液相对浓缩。

### 血清渗透压

血清渗透压的正常范围在 270~300mOsm/kg。血清渗透压增高(血液浓缩)刺激 ADH 释放,从而增强肾脏对水钠盐的重吸收,排尿减少,维持体液渗透压稳定,通过该循环,细胞外液(extracellular fluid,ECF)容量恢复,血浆渗透压降低。

相反,当血清渗透压降低(血液稀释)时,ADH 的释放减少,肾脏对水钠盐的重吸收减少,排尿增加,血浆渗透压恢复。

### 尿渗透压

该项指标能够更加精确地反映尿浓度,当与血清渗透压联合监测时该指标将更加实用。该指标可用于诊断肾功能、尿崩症和心因性多渴症。尿渗透压升高见于艾迪森氏病,SIADH,脱水,肾脏疾病。尿渗透压降低见于尿崩症和和心因性饮水。在随机样本条件下,尿渗透压的正常范围为 300~900mOsm/(kg·24h),50~1 200mOsm/kg。

### 禁水试验

当健康人在水摄入受限时尿量会快速减少,所以禁水试验具有很强的实用性。但是,尿崩症患者限制水摄入后尿量不会明显减少,这说明正常 ADH 释放机制在限制水摄入和脱水时发生紊乱。因为重症监护室的患者病情危重,难以承受严重脱水的负担,所以禁水试验在重症监护室较为少用,更好的方法是检测血清 ADH 值。

### 抗利尿激素给药试验

用于诊断尿崩症的最后一项实验室检查是抗

利尿激素给药试验。对于疑似尿崩症患者皮下注射外源性 ADH 可以导致尿渗透压的一过性增加。短时间内机体通过肾的锁水功能对 ADH 产生适当反应，尿流排出减慢，以恢复 ECF。该指标有助于区分肾源性尿崩症和中枢性尿崩症。对于肾源性尿崩症患者，由于肾小管功能障碍导致对 ADH 无反应，因此外源性 ADH 无效。而中枢性尿崩症对外源性 ADH 反应敏感。

## 诊断性检查

诊断性影像学检查普遍用于可疑下丘脑 - 垂体功能障碍者，CT 和 MRI 在诊断此类基础疾病方面不可或缺。可对下丘脑 - 垂体轴功能产生影响的功能紊乱有脑肿瘤、动脉瘤，手术探查和外伤导致的脑水肿，颅内坏死病灶等。成像技术被用来观测垂体的蝶鞍区及其周围结构，包括颅窝骨包绕垂体的部分。血管造影可以为该区域提供精确的血供情况图像。图 43-1 为垂体肿瘤的 MRI 和 CT 扫描图像。

重症监护室的患者在检查期间也需要进行监护。为了确保成像清晰，通常需要对这些患者给予镇静。CT 通常用造影剂突出显示特定区域，由于造影剂中可能含有碘，容易导致碘过敏，因此需要监测患者的生命体征，此外护士应该熟悉造影过程中碘过敏的应急预案和处理程序。

## ▲ 甲状腺

甲状腺激素受下丘脑 - 垂体轴的负反馈调节，低水平的三碘甲状腺原氨酸（$T_3$）和甲状腺素（$T_4$）刺激下丘脑的神经内分泌细胞分泌促甲状腺激素释放激素（TRH），TRH 通过垂体门脉系统进入垂体前叶，促进 TSH 的释放，TSH 促进甲状腺激素的合成与释放（图 43-2）。

甲状腺激素分泌过多导致甲亢，甲亢可以引起少见但危险的甲状腺危象，此时必须将患者转移至重症监护室进行管理。相反，甲状腺激素分泌不足导致甲减，如果甲减不予处理，可诱发黏液水肿性昏迷，此时也很有可能需要在重症监护室内进行治疗和管理。

## 病史和体格检查

甲状腺激素几乎影响身体的每个细胞和组织。所以，甲状腺功能紊乱的表现比较广泛。典型的病程进展隐匿，护士需要详细了解甲减和甲亢症状和体征。病史采集应该集中在甲亢和甲减的预期症状和体征。表 43-3 对甲亢和甲减进行了对比。表框 43-2 探讨了老年患者甲状腺功能失调的发病率。

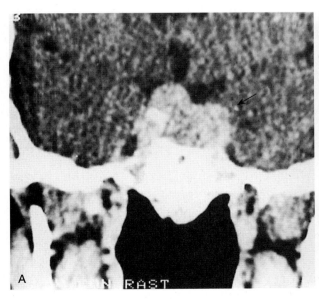
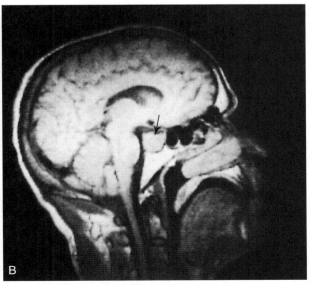

图 43-1 ▲ A：一位 TSH 分泌性垂体肿瘤合并甲状腺毒性患者，在 CT 扫描下显示鞍部垂体瘤（箭头）。B：该患者的 $T_1$ 加权磁共振图像显示一个 2×2cm 的垂体肿瘤（箭头）。$T_1$ 加权磁共振图像有利于显示解剖细节。（Adapted from Smallridge RC：Thyrotropin-secreting pituitary tumors. Endocrinol Metab Clin North Am 16：3,1987.）

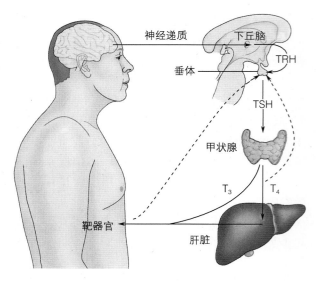

图 43-2 ▲ 下丘脑 - 垂体 - 甲状腺轴。该图介绍了下丘脑 - 垂体 - 甲状腺轴：TRH 刺激垂体分泌 TSH，TSH 刺激甲状腺释放甲状腺激素（$T_3$ 和 $T_4$），当 $T_3$ 和 $T_4$ 浓度增高时通过负反馈调节抑制 TSH 释放（虚线）。(From Smeltzer SC，Bare BG，Hinkle JL，et al：Brunner & Suddarth's Textbook of Medical-Surgical Nursing，12th ed. Philadelphia，PA：Lippincott Williams & Wilkins，2010，p 1254.)

| 表框 43-2 | 老年患者的注意事项 |
| --- | --- |

**内分泌系统疾病**

- 中老年人群甲状腺功能减退的发病率较高。通常年龄大的患者初始症状非典型，如抑郁、冷漠和活动受限。
- 甲亢较少见于老年患者，通常老年患者可以表现出亚临床症状。常见的主诉，如体重减轻、疲劳、心悸、心动过速，精神错乱和焦虑，通常归因于"年老"，使疾病更难发现。老年患者可能会出现心力衰竭恶化或不稳定型心绞痛，也经常会出现新发房颤。由于这些原因，有心血管和神经系统症状的老年患者应考虑进行高度敏感的 TSH 测试。
- 有胰岛素抵抗和高胰岛素血症的老年人，发展成 II 型糖尿病的危险性极高。
- 高血糖高渗状态对虚弱的老年群体影响很大，尤其是患有急性疾病的老年患者。所以应高度重视患有糖尿病和新发急性病的老年患者，如心肌梗死、胰腺炎、肺炎、严重感染。
- 另一个老年化常见问题是醛固酮和皮质醇分泌减少。这可能导致机体对急性疾病或创伤的反应减弱。老年患者可能在维持水和电解质平衡的能力方面有所下降。一般来说，老年人表现出对如重大疾病或创伤等应激反应能力的下降。

表 43-3　甲状腺功能减退和甲状腺功能亢进的临床表现

| 症状 | | 体征 | |
| --- | --- | --- | --- |
| 甲亢 | 甲减 | 甲亢 | 甲减 |
| 紧张 | 疲劳、嗜睡 | 心动过速、房颤 | 心动过缓、在后期出现低体温 |
| 食欲增加，体重下降 | 厌食、适度体重增加 | 收缩压升高、舒张压降低 | 收缩压降低、舒张压升高 |
| 多汗，心脏耐受性差 | 怕冷 | 第一心音突然增强 | 皮肤粗糙、干燥和心音强度有时下降 |
| 心悸 | 面部、手和腿部肿胀 | 皮肤温暖，光滑、润泽 | 皮肤粗糙、干燥、温度低，有时呈胡萝卜样黄色，非凹陷性水肿和脱毛 |
| 大便次数增多 | 便秘 | 震颤和近端肌无力 | 记忆受损、混合性听力损失、嗜睡、周围神经病变、腕管综合征 |
| 肌无力，肌颤 | 虚弱、肌痉挛、关节痛、感觉异常以及记忆和听力损害 | 格雷夫斯眼病、眼部表现，如凝视，睑迟滞和突眼 | 眼眶周围浮肿 |

　　因为内分泌腺位于机体较深部位且位置较为隐蔽，所以除了甲状腺，一般无法触诊、叩诊、听诊。甲状腺变大后可通过体格检查发现。评估应该首先查看颈前区是否肿大、结节及对称性情况。嘱患者吞咽，护士观察甲状腺上升情况。其次，应该触诊甲状腺大小、形状、对称性、是否存在压痛（图 43-3）。表框 43-3 对甲状腺的触诊步骤做了更详细的描述。甲状腺肿大（甲状腺肿）或甲状腺结节可以通过触诊发现。有时候可以通过听诊器在甲状腺上听诊到甲状腺杂音。杂音由甲状腺功能亢进和高代谢状态导致血液过度充盈引起。

　　其他评估指标包括生命体征、皮肤（包括水肿）、神经系统以及与疾病有关的体重变化。甲状腺功能减退症常伴有低血压、心动过缓、通气不足等，患者常出现皮温偏低和干燥、皮肤脆弱、小腿胫前水肿、声音低沉或沙哑。患者认知功能迟缓，表现为比正常的言语反应慢，快慢交替的运动以及深部腱反射减弱。

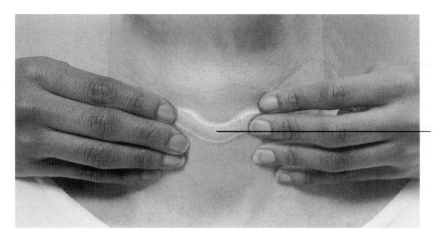

环状软骨

**图 43-3** ▲ 安置患者的座位,检查者从患者后方甲状腺,避免患者颈部过伸。(From Bickley LS,Szilagyi PG:Bates' Guide to Physical Examination and History Taking,10th ed. Philadelphia,PA: Lippincott Williams & Wilkins, 2009,p 242.)

| 表框 43-3 | 甲状腺触诊步骤 |
|---|---|

1. 让患者颈部略向前倾,胸锁乳突肌放松。
2. 把双手放在患者的颈部,使检查者的食指正好在患者环状软骨下方。
3. 嘱患者吞咽口水,感觉到甲状腺峡部在手指下滑动。但通常并不明显。
4. 用左手食指将气管推至右侧;嘱患者放松,用右手手指将右侧胸锁乳突肌后缘向前推挤甲状腺侧叶,发现侧缘。以同样的方法检查左叶。
5. 由于甲状腺各叶较甲状腺峡部更难以触及,所以有必要反复练习。
6. 甲状腺侧叶的前表面近似拇指末节大小,感觉有弹性。
7. 记录腺体的大小、形状、对称性,确定有无结节或压痛。

备注:如果甲状腺变大,用听诊器听诊侧叶以检测是否存在类似于心脏杂音的声音,但非心脏来源的杂音。

From Bickley LS,Szilagyi PG:Bates' guide to physical examination and history taking, 10th ed. Philadelphia,PA:Lippincott Williams & Wilkins,2009,p 242.

| 表框 43-4 | 甲状腺的实验室评估 |
|---|---|

**测试评估甲状腺功能**
- 放射性碘摄取

**测试评估下丘脑 - 垂体轴**
- 敏感性促甲状腺激素
- 促甲状腺激素释放激素刺激试验

**测试评估甲状腺激素外周结合力**
- 总三碘甲状腺原氨酸($T_3$)和甲状腺素($T_4$)
- 游离 $T_3$ 和 $T_4$
- 体外摄取试验($T_3$ 抑制试验)
- 甲状腺激素结合比率(游离 $T_4$ 指数)
- $T_4$ 结合球蛋白

**诊断性检查**
- 碘 131,锝 -99m 扫描
- 超声
- CT
- 磁共振成像
- 甲状腺计算机线性扫描

**其他检测**
- 甲状腺抗体(甲状腺过氧化物酶,甲状腺刺激免疫球蛋白)
- 甲状腺球蛋白
- 降钙素
- 基础代谢率

甲亢患者常有神经症状,如震颤、紧张、失眠、不安和多动等。这类患者的生命体征特点可表现为高血压、心动过速、呼吸急促、体温升高。患者可有伴血管杂音的甲状腺肿。同时,患者可能有眼球突出的表现,单侧或双侧眼球突出,导致单眼或双眼闭合困难(图 43-4)。

## 实验室检查

### 促甲状腺激素试验(促甲状腺激素测定)

该检测对于诊断甲亢和甲减具有高度敏感性。该检测的敏感性比早期检测 TSH 的方法高一百倍。且该方法在诊断和监测甲状腺疾病方面值得优先考虑。表框 43-4 提供了常见的甲状腺检测法,表 43-4 列出了可能会干扰甲状腺检测结果的一些药物。

这种 TSH 检测方法测定循环系统中来自垂体前叶 TSH 的量。TSH 刺激甲状腺大量合成和释放 $T_3$ 和 $T_4$。测定 TSH 的量有助于确定甲亢是否是原发性(如由于甲状腺功能异常导致)或继发性(如由于垂体前叶功能减退导致)。高水平的 TSH 有助于诊断原发性甲状腺功能减退症。测量 TSH 水平也有助于需要外源性甲状腺激素患者的药物剂量控制。

重症监护室的患者由于承受巨大的压力,蛋

表 43-4　可能干扰甲状腺功能检测的药物

| 测定物质 | 引起数值上升或假阳性的药物 | 引起数值下降或假阴性的药物 |
|---|---|---|
| 降钙素（血浆） | 雌激素/孕激素、钙、胆囊收缩素、肾上腺素、胰高血糖素 | 奥曲肽、苯妥英 |
| 游离 $T_4$（血清） | 胺碘酮协同、阿司匹林、卡马西平、达那唑、呋塞米、甲状腺素、苯妥英、丙磺舒、心得安、口服避孕药、放射剂、他莫昔芬、甲状腺素、丙戊酸 | 胺碘酮、蛋白同化制剂、抗惊厥药（如卡马西平）、门冬酰胺酶、氯贝丁酯、糖皮质激素、速尿、异维 A 酸、左甲状腺素、美沙酮、甲巯咪唑、奥曲肽、苯巴比妥、苯妥英钠、雷尼替丁 |
| 游离 $T_3$（血清） | 胺碘酮、阿司匹林、布洛芬、卡马西平、苯妥英钠、雷尼替丁、甲状腺素、甲状腺素 | 胺碘酮、卡马西平、糖皮质激素、他巴唑、苯妥英、普萘洛尔、放射药物、生长抑素 |
| 游离甲状腺素指数（血清） | 胺碘酮、苯丙胺、呋塞米、甲状腺素、口服避孕药、苯巴比妥、普萘洛尔 | 阿司匹林、卡马西平、克罗米酚、糖皮质激素、复方新诺明、硫酸亚铁、碘化物、异维 A 酸、洛伐他汀、甲巯咪唑、苯巴比妥、苯妥英钠、扑痫酮、放射性碘 |
| 甲状腺球蛋白（血清） | 胺碘酮 | 卡马西平、新霉素、甲状腺素 |
| TSH（血清） | 氨鲁米特、苯丙胺、阿替洛尔、降钙素、卡马西平、氯丙嗪、氯米芬、雌激素、乙硫异烟胺、硫酸亚铁、呋塞米、碘化物、锂、洛伐他汀、硫嘌呤、美托洛尔、吗啡、硝普钠、苯妥英钠、碘化钾、哌唑嗪、泼尼松、普萘洛尔、放射药物、利福平、磺胺、TRH | 蛋白同化制剂、抗甲状腺药物、阿司匹林、卡马西平、氯贝丁酯、糖皮质激素、达那唑、丁唑酰胺、多巴胺泮、生长释放激素、氢化可的松、干扰素、左旋多巴、甲状腺素、硝苯地平、奥曲肽、苯妥英、匹莫齐特、吡哆醇、生长抑素、甲状腺素、醋竹桃霉素 |
| TBG（血清） | 卡马西平、氯贝丁酯、己烯雌酚酮、口服避孕药、雌激素、孕激素、吩噻嗪、奋乃静、他莫昔芬、甲状腺药物、华法林 | 蛋白同化制剂、门冬酰胺酶、阿司匹林、氯磺丙脲、降脂宁、糖皮质激素、皮质醇、抑制细胞生长的治疗、苯妥英、普萘洛尔、磺胺类药物 |
| 总 $T_3$（血清） | 胺碘酮、苯丙胺、氯贝丁酯、雌激素、非诺洛芬、氟脲嘧啶、胰岛素、甲状腺素、酮、美沙酮、阿片类、吩噻嗪、苯妥英、丙硫氧嘧啶、前列腺素、雷尼替丁、利福平、生长激素、他莫昔芬、特布他林、促甲状腺素释放激素（TRH）、丙戊酸 | 胺碘酮、蛋白同化制剂、雄激素、抗惊厥药（如苯妥英）、门冬酰胺酶、阿司匹林、阿替洛尔、消胆胺、西咪替丁、克罗米酚、氯丙咪嗪、降脂宁、糖皮质激素、复方新诺明、呋塞米、干扰素、碘化物、异维 A 酸、锂、甲巯咪唑、美托洛尔、新霉素、奈替米星、口服避孕药、青霉胺、苯巴比妥、苯妥英钠、碘化钾、普萘洛尔、丙硫氧嘧啶、放射剂、利血平、水杨酸盐（如生长抑素、磺脲类药物、阿司匹林） |
| 三碘甲状腺原氨酸摄取（血） | 蛋白同化制剂、激素、阿司匹林、降脂宁、糖皮质激素、细胞治疗、双香豆素、肝素钠、苯妥英、普萘洛尔、水杨酸、磺胺类药物、甲状腺药物、华法林； | 抑制排卵的药物、抗甲状腺药物、卡马西平、氯贝丁酯、雌激素、己烯雌酚、肝素、海洛因、酮、美沙酮、口服避孕药、奋乃静、吩噻嗪、孕激素、他莫昔芬、噻嗪类利尿剂（如氢氯噻嗪）、甲状腺药物、华法林 |

From Fischbach FT, Dunning MB：A Manual of Laboratory and Diagnositic Tests, 8th ed. Philadelphia, PA：Lippincott Williams & Wilkins, 2009, p 1239；pp 1253-1254.

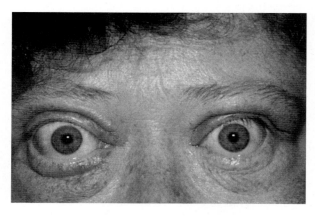

图 43-4 ▲ 女性格雷夫斯眼病（甲亢）患者的突眼征

白水平低下，因此其 TSH 水平和游离 $T_4$ 受很大影响。营养不良、肝功能衰竭、怀孕和药物可影响 TSH 和游离 $T_4$ 水平，但临床上并未发生甲状腺疾病，这被称为甲状腺病态综合征。所以，危重患者的 TSH 检测结果需要详细分析。正常成人 TSH 的正常值是 0.4~5.4mIU/L。

## 总甲状腺素

总甲状腺素检测的是游离的和部分被甲状腺素结合球蛋白运载的（TBG）$T_4$。甲亢时 $T_4$ 升高，甲减时 $T_4$ 降低。任何影响蛋白结合的因素都可

以影响总 $T_4$ 的检测结果。这些影响因素包括怀孕、雌激素或雄激素治疗、服用口服避孕药、水杨酸盐或苯妥英。所测得的正常值取决于使用的实验室检测方法。婴儿期正常值是 9.8~22.6mcg/dl，儿童正常值是 5.6~16.6mcg/dl，成人正常值范围是 4.6~12mcg/dl，且怀孕期间有所升高。因为随着年龄增长血浆蛋白会降低，所以老年人的指标偏低。

## 游离甲状腺素和游离甲状腺素指数

游离 $T_4$ 和游离 $T_4$ 指数反映 $T_4$ 未被蛋白质结合的游离部分。游离 $T_4$ 是具有代谢活性的激素，可以被组织利用。游离 $T_4$ 只占总 $T_4$ 的很少一部分。在诊断甲状腺亢进症和减退症时，检测游离 $T_4$ 比检测总 $T_4$ 更实用，因为当 TBG 水平异常时，游离 $T_4$ 可以协助诊断甲状腺功能。这个测试也可以评价甲状腺替代疗法的疗效。放射性同位素可以干扰检测结果，肝素可以导致检测值偏高的假象。游离 $T_4$ 和游离 $T_4$ 指数可以通过直接或间接法测得。直接法测定的游离 $T_4$ 和游离 $T_4$ 指数的正常值分别是 0.8~2.7ng/ml，4.6~12ng/ml。

## 游离三碘甲状腺原氨酸

游离 $T_3$ 是指血液中以游离状态存在的 $T_3$，未与蛋白质结合。这是评估甲状腺功能的一种方法。在新陈代谢活性方面，$T_3$ 是 $T_4$ 的五倍多。指标偏低提示甲减，放射性同位素也会影响检测结果。成人正常值为 260~480pg/dl。

## 游离三碘甲状腺原氨酸树脂摄取试验

$T_3$ 树脂摄取试验是一种间接测定 TBG 与 $T_3$ 和 $T_4$ 结合能力的方法，甲亢时增加。

## 降钙素

降钙素是甲状腺分泌的一种激素，当血钙水平增加时，降钙素分泌增加，通过促进钙盐沉积而降低血钙水平。

## 甲状腺抗体

自身免疫性甲状腺疾病产生可以检测的抗体。具体说来，格雷夫斯眼病、桥本氏甲状腺炎、慢性自身免疫性甲状腺疾病可导致甲状腺抗体增多，可以通过免疫测定技术检测。这种状态如果不做处理会导致严重的甲亢或者甲减。

## 甲状腺球蛋白

甲状腺球蛋白可以通过放射免疫分析法检测，且在绝大多数甲状腺疾病时增高。由于该检测的非特异性，因此诊断价值有限，在临床上该检查已经用于已确诊甲状腺癌的辅助检查。

## 诊断性检查

### 甲状腺扫描和放射性碘摄取

放射性碘摄取试验是在给予碘 -123 示踪剂（胶囊、溶液或静脉注射）后，测定甲状腺的碘摄取率。因为放射性物质可以在甲状腺、颈部和纵隔产生可视化的表现，所以闪烁计数器能够测量甲状腺里的示踪剂所产生的 γ 射线。扫描时间约为 20 分钟。通常情况下，放射性碘是均匀地分布在甲状腺，扫描可以显示正常的大小、位置和形状。

甲状腺扫描与放射性碘摄取联合应用。一旦患者服用放射性碘，闪烁计数器会在特定时间对甲状腺进行计数。这些放射性试验可显示功能区域的增加和减少，并提供诊断甲亢、甲减、结节、异位甲状腺组织和甲状腺癌的数据。

### 细针穿刺活检

细针穿刺活检是确诊甲状腺结节良性、恶性的诊断性工具。经常用于评估甲状腺质量的初步测试。该项测试安全、快速、准确，结果通常可在几小时到几天内获取。

### 超声

甲状腺超声检查使用高频超声波生成甲状腺图像。超声简单无创且无电离辐射，可床边使用。超声技术可生成良好的图像结构，能检测甲状腺包块、结节、囊肿，且能放大甲状腺。

## ▲ 甲状旁腺

甲状旁腺分泌甲状旁腺激素（parathyroid hormone，PTH），PTH 的作用是调节血钙和血磷水平，影响神经肌肉活动、凝血功能，以及细胞膜的通透性。四个甲状旁腺位于甲状腺的前叶部分，甲状腺手术时可能被损伤。

PTH 的分泌受血清钙水平的负反馈调节。甲状旁腺功能亢进症时 PTH 分泌过多,导致肾结石和骨脱钙。

甲状旁腺功能减退症引起低钙血症,当血清钙水平低于 5~6mg/dl 时,表现为手足抽搐(肌张力增高、震颤和痉挛)。严重时患者主诉麻木、刺痛、四肢疼痛。随着低钙血症的加剧,患者有支气管痉挛、喉痉挛、手足痉挛(肘和腕关节屈曲、腕指关节伸展)、吞咽困难、畏光、心律失常和癫痫发作。

## 病史和体格检查

护士收集与钙和磷相关的电解质紊乱病史。资料也包括内分泌系统疾病症状的评估(表 43-1)。患者可能出现肾结石的症状,如严重的腰痛、腹股沟疼痛、尿频、尿血、恶心和呕吐。患者会有关节和骨骼疼痛,或者出现病理性骨折,尤其容易出现脊柱的病理性骨折。护士应对手足抽搐及其相关的并发症保持警惕。

手足抽搐症可以通过评估低钙束臂征(Trousseau's sign)和低钙击面征(Chvostek's sign)来确诊(图 43-5)。低钙束臂征阳性是指用血压袖带缠绕上臂,阻断动脉血流,持续约 3 分钟左右出现手足痉挛。如果在腮腺前叩击面神经引起口眼抽搐则提示为低钙击面征阳性。

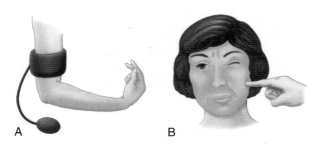

图 43-5 ▲ 手足抽搐症由手内部肌肉的强直性痉挛引起。低钙束臂征(Trousseau's sign)(A);低钙击面征(Chvostek's sign)(B)

## 实验室检查

正常钙离子水平为 8.6~10.3mg/dl,近 99% 的钙集中在骨骼中,余下的 1% 分布在体液中。近 50% 的血清钙与白蛋白结合,余下的为游离或非结合状态。

血清钙升高明显(钙水平大于 10.3mg/dl)是甲状腺功能亢进症最明显的指标。常见原因包括原发性甲状腺功能亢进症、恶性肿瘤、肉状瘤病、维生素 D 中毒及一些药物作用,如噻嗪类利尿剂和锂离子。

血清钙降低是甲减的标志。钙水平低于 5~6mg/dl 时发生手足抽搐。低钙的常见原因包括低蛋白血症、肾衰、甲减、急性胰腺炎、肿瘤溶解综合征、严重低镁血症、酸血症。

## ▲ 胰腺内分泌功能

胰腺内分泌功能失调表现为慢性高血糖病,会造成严重的水电解质紊乱和血糖水平改变。糖尿病的危险因素随着年龄的增长而增加。主要分为 I 型、II 型糖尿病,而且这两种糖尿病均可以导致严重的并发症,需要严密监护。

## 病史和体格检查

由于糖代谢失调影响身体的各个系统,一个完整的病史应涉及多个系统。II 型糖尿病患者应该详细记录家族史的具体情况。与 II 型糖尿病发病相关的危险因素见表框 43-5。

| 表框 43-5 | 患者安全 |
|---|---|

与 II 型糖尿病发病相关的危险因素:
- 糖尿病家族史 [ 父母、(外)祖父母、兄弟姐妹 ]
- 肥胖 [ 体重指数 BMI>27/(kg·m²)]
- 种族和民族(非裔、本土美国人、西班牙裔、亚裔、太平洋岛民)
- 年龄大于 45 岁
- 空腹血糖或糖耐量病史
- 高血压
- 高 β 脂蛋白胆固醇酯 <35mg/ml
- 甘油三酸酯水平 >250mg/ml
- 妊娠期糖尿病和 / 或新生儿体重 >9 磅

对于熟知糖尿病病情的重症监护患者,护士采集的信息主要包括疾病程度、持续时间、并发症、治疗用药、既往用药史、手术史和相关的身体状况(即临床表现)之间的相互影响。慢性并发症,如神经系统、视网膜和肾的病变。相关的身体状况,如高血压、高脂血症、肥胖及外周血管疾病等。参考表框 43-1,进行内分泌系统病史的回顾。

体格检查重点关注严重的水电解质失衡和

神经系统功能障碍,严重的糖尿病并发症有 DKA、HHS 和低血糖。液体出入量的记录必不可少。皮肤肿胀程度、口腔黏膜情况、体重、尿比重和生命体征的监测不容忽视。护士还需要对患者的神经功能、CVP、血流动力学等进行有效监测。护士应注意观察患者是否呼吸呈烂苹果味(与酮症酸中毒相关)。此外,患者可出现库斯莫尔呼吸,这种呼吸方式深而快,可快速呼出过多的 $CO_2$。图 43-6 总

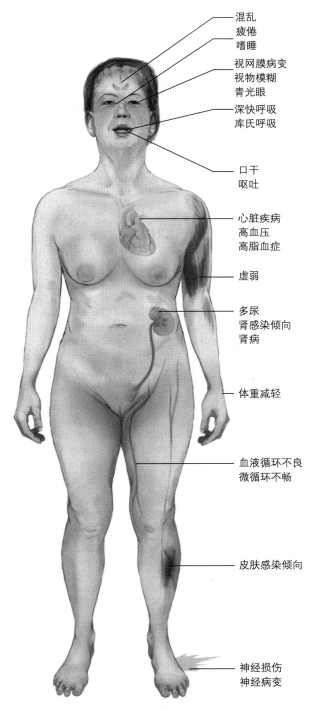

混乱
疲倦
嗜睡

视网膜病变
视物模糊
青光眼

深快呼吸
库氏呼吸

口干
呕吐

心脏疾病
高血压
高脂血症

虚弱

多尿
肾感染倾向
肾病

体重减轻

血液循环不良
微循环不畅

皮肤感染倾向

神经损伤
神经病变

**图 43-6 ▲** 糖尿患者的临床特征

结了糖尿病患者的临床特征。

## 实验室检查

### 空腹血糖水平与末梢血糖分析

空腹血糖水平为糖尿病管理提供了基础,血糖水平过高见于 DKA 和 HHS,此外还见于库欣综合征、高度应激、胰腺炎和慢性肝肾疾病。低血糖见于艾迪生病、胰腺肿瘤、饥饿和垂体功能减退等问题。正常成人空腹血糖值在 65~110mg/dl,测定餐后两小时的血糖有利于进一步评估糖代谢情况。正常餐后两小时血糖范围在 65~126mg/dl。美国糖尿病协会(American Diabetes Association,ADA)制订的糖尿病的诊断标准见表框 43-6。

| 表框 43-6 | 糖尿病的诊断标准 |
| --- | --- |

1. A1C≥6.5%。此诊断试验应在实验室完成,使用一种经过国家糖化血红蛋白标准化方案(national glycohemoglobin standardization program,NGSP)认证的方法进行测定,同时经 DCCT 试验进行标准化。

或

2. 空腹血糖(FPG)≥7.0mmol/L(126mg/dl),空腹定义为至少 8h 无热量摄入 *。

或

3. 餐后两小时血糖≥11.1mmol/L(200mg/dl),该试验应按 WHO 规定执行 *。葡萄糖耐量使用的是 75g 无水葡萄糖溶解于水中口服。

或

4. 患者表现为高血糖典型症状或者高血糖危象,随机血糖≥11.1mmol/L(200mg/dl)。

\* 未明确高血糖时,可以反复测试标准 1~3。DCCT :糖尿病控制和并发症试验。

摘 自:American Diabetes Association. Position statement : Diagnosis and Classification of Diabetes Mellitus. Diabetes Care, 35(1):s12, 2012.

此外,ADA 界定了一个特殊人群,他们的血糖值不超过 126mg/dl,但是血糖水平又高于正常值。如果空腹血糖在 100~126mg/dl,这种血糖异常称为空腹血糖受损(IFG)。口服葡萄糖耐量试验(GTT)用于诊断血糖异常,餐后两小时血糖水平低于 140mg/dl 视为正常,血糖水平在 140~199mg/dl 定义为糖耐量受损(IGT),水平在 200mg/dl 以上时暂时诊断糖尿病。IFG 或 IGT 患者现在被诊断为"糖尿病前期";他们发展为糖尿病和心血管疾病的风险极高。IFG 和 IGT 与代谢综合征相关,代谢综合征表现为腹部肥胖、高甘油

三酯、低高密度脂蛋白和胆固醇水平、高血压。

许多药物可以干扰血糖调节,包括皮质类固醇类、利尿剂、锂离子、苯妥英钠、β 受体阻滞剂和雌激素。磺脲类、胰岛素、酒精、β 受体阻滞剂、血管紧张素转化酶抑制剂、阿司匹林均可以导致低血糖。

针刺手指血糖测试可以在床旁进行,能够快速测出患者的血糖水平。此外,可以教会患者掌握此方法,在家中自行检测血糖水平和药物反应。必须确保患者所用的设备是标准化设备。

总的来说,为了确保结果准确性,针刺手指血糖测试检查要求有充足的末梢血灌注,但是许多危重患者通常血灌注不足,所以对于危重患者不是特别合适。通过直接血液检验法(如静脉血管、中心静脉导管、动脉导管)检测血糖可以提高准确性。

## 糖化血红蛋白

人体血液中红细胞内的血红蛋白与血糖结合的产物是糖化血红蛋白($HbA_{1c}$),血糖和血红蛋白结合生成糖化血红蛋白是不可逆反应,并与血糖浓度成正比,且保持 100~120 天,因此糖化血红蛋白 $HbA_{1c}$ 能够反映患者近 8~12 周的血糖控制情况。现在该测定用于诊断糖尿病,评估已确诊的糖尿病的发展趋势,所测得的百分比(正常值为4%~7%)可以反映近 3 个月的平均值。因糖化血红蛋白能够控制诸如应激、运动、禁食状态、药物干扰、近期的依从性变化等许多变量,所以可以提高测定的准确性。与具有较大变化性的快速空腹血糖检测提供的"即时图像"相比,糖化血红蛋白 $HbA_{1c}$ 可以反映患者过去几个月的整体状态,图 43-7 将糖化血红蛋白与血糖值进行了对比。

## 果糖胺

血清果糖胺值反映血清糖化白蛋白的情况。与血红蛋白的半衰期不同,白蛋白代谢半衰期仅为 2 周。糖尿患者有贫血或血红蛋白异常(镰状细胞瘤)时,测得的糖化血红蛋白值不准确,此时果糖胺对于反应糖尿患者长期血糖调节情况是极有帮助的。

## 胰岛素

通过测定空腹状态下循环血中胰岛素的量,有助于确定碳水化合物代谢情况,胰岛素的释放与血清葡萄糖水平相匹配,当血清葡萄糖增加时,

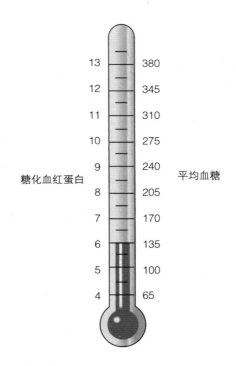

**图 43-7** ▲ 糖化血红蛋白与平均血糖水平的比较。图中显示的红色部分为正常范围

胰岛素的水平相应升高,胰岛素水平异常增加有助于诊断胰岛素瘤(胰岛朗格汉斯细胞瘤),成人正常值为 6~24mcU/ml。

胰岛素水平偏低有助于诊断糖尿病,尤其当出现异常的 GTT 时,需测空腹血糖。如果胰岛素试验与 GTT 一同进行,需采血检测。口服避孕药和近期放射性同位素的使用可对结果造成干扰。

## C 肽水平

C 肽是一段独立的氨基酸链,连接胰岛素原分子 A 链和 B 链。虽然 C 肽无胰岛素功能,但半衰期比胰岛素长,因此可以更精确地反映胰岛素水平。C 肽测定用于糖尿病的分型及了解 β 细胞的功能。正常值是 0.5~2.0ng/ml,能够表明机体仍在分泌胰岛素。低水平的 C 肽或 C 肽缺如表明胰腺组织产生较少或者不分泌胰岛素,此为 I 型糖尿病。

## 胰高血糖素

胰高血糖素由胰岛 α 细胞分泌,负责葡萄糖的合成、贮存和释放。正常情况下,胰岛素和胰高血糖素协同作用维持血糖稳定。测定胰高血糖素可以反映葡萄糖的生成和代谢情况。慢性胰腺炎或胰腺肿瘤使胰腺功能丧失,导致胰高血糖素分

泌不足;当糖尿病、急性胰腺炎、儿茶酚胺异常分泌(见于感染、高度应激或嗜铬细胞瘤)时,胰高血糖素分泌增多;慢性肾衰、肝硬化也可使胰高血糖素水平上升。空腹状态下正常胰高血糖素值是 50~200pg/ml。

### 血清酮

血酮可以反映危重糖尿病患者利用脂肪代谢代替碳水化合物的情况,血酮正常值为 2~4mg/dl,酮血症(包括丙酮、乙酰乙酸、β- 羟基丁酸)可表现为库斯莫尔呼吸且呼出气中有烂苹果味。当患者处于极度代谢性酸中毒时,机体为维持正常 pH 值进行代偿而出现上述症状。酮症酸中毒、代谢性酸中毒主要源于乙酰乙酸、β- 羟基丁酸的堆积,反过来,这两个指标也可用来判断 DKA 的严重程度。

### 尿酮

正常情况下尿中无酮体,尿酮的出现与糖尿病及碳水化合物代谢改变性疾病有关。当糖尿病患者的尿糖或血糖升高时,应检测酮体。当血液中尚未能检测出酮体时,尿中已经有酮体出现,因此尿酮常用于急诊科的酸中毒筛查。该试验通过将尿酮试剂条浸润到患者的新鲜尿标本中进行测定。当身体缺乏胰岛素或由于脂类、脂肪分解释放的酸性酮体经尿液排出,即出现了尿酮。

## ▲ 肾上腺

肾上腺在解剖结构和生理功能上被分为两块不同的区域,分别是外层的肾上腺皮质和内层的肾上腺髓质(第 42 章图 42-6),二者各自分泌不同的激素。肾上腺皮质分泌盐皮质激素(如醛固酮)、糖皮质激素(皮质醇)和性激素。肾上腺髓质分泌儿茶酚胺类激素,如肾上腺素、去甲肾上腺素和多巴胺。因为这些激素调节人体的绝大部分功能,如水电解质平衡、交感神经系统、炎症反应和机体的新陈代谢,因此肾上腺功能失调将对整个机体造成较大的影响。

肾上腺的分泌受下丘脑—垂体的负反馈调节,下丘脑释放 CRH,CRH 刺激垂体前叶释放 ACTH,ACTH 刺激肾上腺皮质分泌皮质醇。

## 病史和体格检查

表 43-1 总结了肾上腺功能紊乱的相关病史。肾上腺功能不全的临床表现取决于病变的部位及激素分泌的影响。肾上腺髓质病变可能影响儿茶酚胺的释放,引起突发的严重头痛、出汗、心悸、阵发性高血压等相关的其他症状。如良性嗜铬细胞瘤是一种良性肾上腺髓质肿瘤,可导致严重的儿茶酚胺过度分泌。

另外一种常见的影响肾上腺功能的病理学因素是垂体肿瘤导致的 ACTH 过度分泌。由此产生的疾病为库欣综合征,表现为向心性肥胖,异常的脂肪沉积,四肢变瘦,皮肤薄弱,皮肤变色(纹),睡眠障碍和分解代谢(图 43-8)。外源激素的使用也可以产生相同的临床表现。

自身免疫性艾迪生病引起的肾上腺皮质功能不全可导致肾上腺危象。当对肾上腺的刺激不足或肾上腺无法分泌足量激素时,患者变得昏昏欲睡,脱水,出现急性疾病或创伤时无法做出任何反应。危重患者在应对疾病变化时,正常储备的激

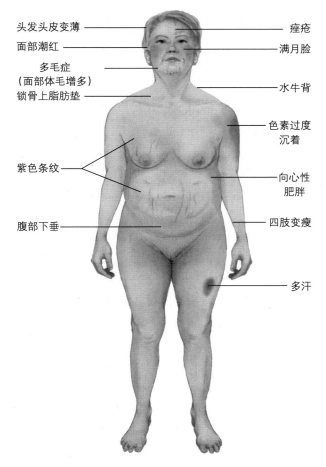

**图 43-8 ▲** 库欣综合征的临床表现

素很快消耗,所以通常有肾上腺功能不全。此时通常需要外源性激素来帮助恢复。肾上腺皮质功能不全或皮质功能亢进的临床表现见表43-5。

表43-5 肾上腺皮质功能不全或皮质功能亢进的临床表现

| 项目 | 肾上腺皮质功能不全 | 肾上腺皮质功能亢进 |
| --- | --- | --- |
| 电解质 | 低钠血症 *<br>高钾血症 * | 低钾血症 |
| 液体 | 脱水(如 BUN 高)* | 水肿 |
| 血压 | 低血压<br>休克 *<br>直立性低血压 | 高血压 |
| 肌肉、骨骼 | 肌肉无力 *<br>疲劳 * | 肌肉萎缩<br>疲劳 |
| 皮肤毛发 | 皮肤色素沉着 | 容易青肿<br>多毛、痤疮,和出现条纹(腹部和大腿) |
| 炎性反应 | 应对创伤、感染和应激的抵抗力低 | 嗜酸性粒细胞减少,淋巴细胞减少 |
| 消化系统 | 恶心,呕吐 *<br>腹痛 * | 胃肠出血的可能 |
| 糖代谢 | 低血糖症 * | 糖耐量受损<br>尿糖<br>血糖升高 |
| 情绪 | 抑郁和烦躁 | 精神状态不稳定 |
| 其他 | 月经不规则<br>女性腋毛和体毛减少 | 月经过少<br>男性阳痿<br>向心性肥胖(满月脸,水牛背) |

*见于急性肾上腺皮质功能不全;BUN:血尿素氮。

Adapted from Porth CM:Pathophysiology:Concepts of Altered Health States,8th ed. Philadelphia,PA:Lippincott Williams &Wilkins,2009

## 实验室检查

### 皮质醇(氢化可的松)

皮质醇测试用于评估肾上腺皮质分泌糖皮质激素的能力,当肾上腺皮质功能亢进时皮质醇分泌增多,肾上腺功能减退使皮质醇分泌减少。当垂体过度分泌 ACTH(库欣综合征)、高度应激、创伤、手术刺激时,ACTH 的分泌增加。肾上腺皮质功能减退多由垂体前叶功能减退、肝炎、肝硬化引起。

皮质醇的分泌以白天为主,清晨 6:00~8:00 水平较高,以后逐渐下降,下午 4:00~6:00 水平极低。当机体的肾上腺皮质功能亢进或者处于应激状态时该现象消失。对清晨 6:00~8:00 和下午 4:00~6:00 的随机样本进行检测,显示皮质醇浓度为清晨 8:00 为 138~635mmol/L(5~23fg/dl),下午 4:00 为 83~441mmol/L(3~16fg/dl)。

### 皮质醇(地塞米松)抑制试验

健康人注射小剂量的地塞米松(药理作用同氢化可的松)时将抑制 ACTH 释放。而肾上腺功能亢进或内源性抑郁症患者将持续释放 ACTH,且皮质醇以白天分泌为主的特点消失。

该项检查要求:夜间注射地塞米松,次日晨 8:00 和下午 4:00 分别抽血化验。该项检查实施前 24~48h 停止所有药物治疗,尤其是雌激素、苯妥英钠及皮质醇相关的药物,检查前一周内避免使用放射性同位素,可以有效地诊断库欣综合征。

### 皮质醇刺激试验

该试验是在注射促肾上腺皮质激素(合成的促皮质素,一种人工合成的促肾上腺皮质激素制剂)后检测肾上腺的反应。早上 8:00,在注射促肾上腺皮质激素之前空腹查血测定皮质醇水平,然后于注射后 0.5 小时、1 小时再次抽血检查。肾上腺通过合成和释放肾上腺皮质激素对促肾上腺皮质激素做出反应。血浆皮质醇水平应该增加到至少 18fg/dl。肾上腺功能不全或者垂体功能减退者对促肾上腺皮质激素的反应减退或消失。此外,长期类固醇治疗也会影响该项检查结果。对存在感染、炎症反应、心脏病的患者应禁忌做此试验。皮质醇刺激试验可以有效地用于艾迪生病的诊断。

### 尿和血浆儿茶酚胺水平

儿茶酚胺的代谢产物,如尿香草扁桃酸,现今已很少用于诊断。可以优先选择检测游离的和分解的血浆肾上腺素水平,分解的和总的尿肾上腺素水平以及血浆去甲肾上腺素水平,因为它们在诊断嗜铬细胞瘤方面灵敏度更高。由于高度集中在尿液中且容易检测,因此当患者高度怀疑嗜铬细胞瘤时,需要收集 24 小时尿液进行检测。儿茶酚胺水平升高见于甲状腺功能减退症、神经母细胞瘤和神经节细胞瘤。

当患者禁食时不可收集尿液样本。此外试验

结果受诸多药物和食物影响,如茶、咖啡、香草、果汁,因此检查前 2 天或当天限制某些食物的摄入。某些药物也应当在检查前 4~7 天停药。成人尿香草扁桃酸的正常值是 2~7mg/24h,儿茶酚胺的正常值是 270fg/24h。

### 尿 17- 酮类固醇和 17 - 羟皮质类固醇

通过收集 24 小时尿液标本来测定糖皮质激素排泄情况,可反映肾上腺功能,由于已经被血清免疫学检查所替代,因此尿 17- 酮类固醇和 17 - 羟皮质类固醇的检测较少使用。

## 诊断性检查

### 肾上腺扫描

该扫描用于确定某种特定肿瘤的具体位置或产生过量儿茶酚胺的位置。经静脉注射放射性 $I^{131}$ 后,于注射后第 2 天、3 天、4 天分别扫描,有时在注射当天扫描,必要时第 6 天和第 7 天继续扫描。正常情况下肿瘤或者高分泌区不显影。如果 ACTH 水平增高,需要行垂体 MRI 以寻找肿瘤位置。

(译者:吴　巧)

## ▲ 临床适用性挑战

> **案例学习**
>
> R 女士,61 岁,非裔美国人,于清晨 5:30 因胸部压榨痛、恶心、多汗急诊入院。患者常规口服抗高血压药液,夜尿至少 3 次 / 夜,每日抽烟半包(既往 40 年每天一包),每日饮红酒 1~2 杯 / 周。青霉素过敏(散在皮疹)。目前兼职秘书,平素较少运动。
>
> 护士发现 R 女士体重偏胖,轻微出汗,口腔黏膜干燥。生命体征为:血压 165/110mmHg;心率 102 次 /min;呼吸 24 次 /min;体温正常。
>
> R 女士的实验室检查结果为:血糖 220mg/dl,血清酮轻度升高,白细胞计数正常。心电图显示窦性心律(心率为 86~94 次 /min),心脏下壁导联显示 ST 段抬高。入院后医生准备行输液治疗时患者否认有急性胸痛。
>
> 1. R 女士还未确诊糖尿病,请说明按照美国糖尿病医师协会标准如何对她进行诊断。
> 2. 既然 R 女士还未被诊断为糖尿病,分析导致她目前出现糖尿病症状和体征的原因。
> 3. 本案例中提到的哪些是Ⅱ型糖尿病的危险因素?

## 参考文献

1. Aytug S, Shapiro LE: Euthyroid sick syndrome. EMedicine Medscape Available at: http://emedicine.medscape.com/article/118651-overview, 2011
2. American Diabetes Association: Position statement: Diagnosis and classification of diabetes mellitus. Diabetes Care 35(1):S11–S63, 2012
3. National Heart, Lung, Blood Institute, National Institutes of Health: Metabolic syndrome. Updated 2011. Available at: http://www.nhlbi.nih.gov/health/health-topics/topics/ms/, 2011
4. American Diabetes Association: Summary of revisions for the 2010 clinical practice recommendations. Diabetes Care 33(1):S53, 2010
5. American Diabetes Association: Standards of medical care in diabetes—2012. Diabetes Care 35(1):S11–S63, 2012
6. American Diabetes Association: Standards of medical care in diabetes—2012. Diabetes Care 33(1):S18, 2012
7. Ko GT, So W-Y, Tong PC, et al: Effect of interactions between C peptide levels and insulin treatment on clinical outcomes among patients with type 2 diabetes mellitus. CMAJ 180(9):907–908, 2009
8. Raghavan V, Bessen HA, Hamdy O, et al: Diabetes ketoacidosis. eMedicine Medscape, Available at: http://emedicine.medscape.com/article/118361-overview, January 2012
9. Adler GK, Ziel FH, Talavera F, et al: Cushing's syndrome. eMedicine Medscape. Available at: http://emedicine.medscape.com/article/117365-overview, 2012
10. Reimondo G, Boviol S, Allasino B, et al: The combined low-dose dexamethasone suppression corticotrophin-releasing hormone test as a tool to rule out Cushing's syndrome. Eur J Endocrinol 159:569–576, 2009

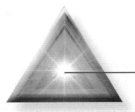

# 常见内分泌疾病

Jane Kapustin

## 第 44 章

学习目标

学习本章内容后，读者应该能够：
1. 了解甲亢危象、黏液性水肿昏迷、肾上腺危象、抗利尿激素分泌不当综合征、尿崩症、糖尿病酮症酸中毒、高渗状态和低血糖的病理生理机制。
2. 识别内分泌紊乱的关键诱因，病史及临床表现。
3. 探讨有助于诊断急性内分泌紊乱的五个实验室检查。
4. 分析内分泌紊乱患者护理的异同点。
5. 探讨护士在内分泌疾病患者评估、管理和评价护理中的作用。

内分泌疾病对身体多个系统都产生影响。同时，急性病可致系统功能低下，偶尔也可导致神经内分泌系统功能亢进。存在内分泌功能障碍风险的急性疾病患者很可能本身存在内分泌紊乱。尽管内分泌紊乱可能已被确诊，但许多内分泌功能障碍在急性疾病中并未出现，因此对危重患者内分泌功能障碍的评估和管理时必须考虑在内。

## ▲ 危重病患者的下丘脑-垂体-肾上腺功能

严重的疾病和应激可激活下丘脑-垂体-肾上腺（hypothalamic-pituitary-adrenal，HPA）轴，引起肾上腺皮质醇释放。该机制是积极应对强烈应激源和维持细胞、稳态的关键。应激反应对神经系统和内分泌系统都有影响，且这些系统的行为相互交织、相互依存。例如，心血管系统中的感觉神经通路和化学介质能够检测出潜在压力源，激活内分泌和免疫系统以提供交互和促进作用，从而有效应对压力。表 44-1 定义了压力应激反应所涉及的激素。压力反应是由中央神经系统这一层级首先激活的。上述通讯是伴随着大脑

皮层、大脑边缘系统、丘脑、下丘脑、垂体以及网状激活系统中的许多神经通路而进行的（图 44-1）。蓝斑是脑干的一个区域，它对应激的直接反应可引起自主神经系统中去甲肾上腺素释放。去甲肾上腺素的释放能让人体对应激做出适当反应。相反，促肾上腺皮质激素释放因子诱导促肾上腺皮质激素（adreno corticotropic hormone，ACTH）分泌，从而引发和促进肾上腺合成和释放皮质醇。

急、慢性应激事件通过触发重要的生理反应以维持激素水平平衡。面对强烈应激源时，首先产生"攻击或逃走"反应，继而释放肾上腺素和去甲肾上腺素。应激或危重症时激活 HPA 轴，分泌皮质醇，主要为糖皮质激素，该激素在应对重大压力事件时发挥重要作用。皮质醇的作用主要包括刺激糖异生，介导免疫抗炎作用，维持血管张力和血管内皮完整性，增加机体对压力的敏感性，减少一氧化氮介导的血管扩张，促进血管紧张素原的合成与调节。手术、脓毒症、创伤、烧伤和其他危重疾病时皮质醇刺激 HPA 轴，对危重症患者进行早期检测时，皮质醇水平升高。若应激源长时间存在，皮质醇水平就会耗尽。参照表 44-1 和第 42 章回顾应激反应时被激活的神经内分泌激素。

表 44-1 应对应激时涉及的神经内分泌激素

| 与应激反应有关的激素 | 激素来源 | 生理作用 |
|---|---|---|
| 儿茶酚胺(去甲肾上腺素,肾上腺素) | 蓝斑,肾上腺髓质 | 胰岛素分泌减少,胰高血糖素释放增加,促进糖原分解、糖异生,脂肪分解增加,外周组织对蛋白质和葡萄糖摄取减少;心率加快、心肌收缩力增强、促进血管平滑肌收缩和支气管平滑肌舒张 |
| 促肾上腺皮质激素释放因子 | 下丘脑 | 刺激垂体前叶释放 ACTH,增加蓝斑神经元活性 |
| 促肾上腺皮质激素(ACTH) | 垂体 | 刺激皮质醇的合成和释放 |
| 糖皮质激素(如皮质醇激素) | 肾上腺皮质 | 增强肾上腺素和胰高血糖素作用;抑制生殖激素和 / 或促甲状腺激素释放;免疫细胞和炎性介质产生减少 |
| 盐皮质激素(如醛固酮) | 肾上腺皮质 | 增加肾脏对钠的吸收 |
| 抗利尿激素(antidiuretic hormone,ADH,加压素) | 下丘脑,垂体后叶 | 增加肾脏对水分的吸收;产生血管收缩;刺激 ACTH 分泌 |

From Porth CM:Concepts of Altered Health States,8th ed. Philadelphia,PA:Lippincott Williams & Wilkins,2009,p 202.

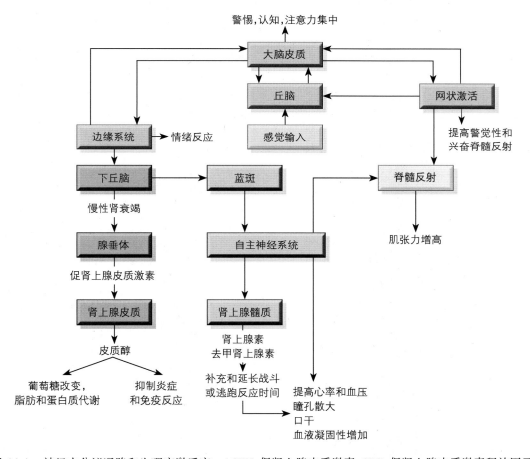

**图 44-1** ▲ 神经内分泌通路和生理应激反应。ACTH,促肾上腺皮质激素;CRF,促肾上腺皮质激素释放因子

本章对疾病的病理生理学评估、管理及急性内分泌失调的并发症进行阐述。这些疾病包括甲状腺功能障碍、肾上腺功能失调、抗利尿激素(ADH)功能障碍以及糖尿病患者突发事件。遗传学关注点 44-1 讨论了遗传学疾病——脆性 X 综合征。

## ▲ 甲状腺功能异常

在美国,甲状腺功能异常是一种常见的临床问题。女性较男性多发,比例为(5~10):1。最常见的甲状腺疾病是甲状腺功能亢进(甲亢)、甲状腺

---
**遗传学关注点 44-1**

### 脆性 X 综合征

- 脆性 X 综合征发病率在男性和女性中分别为 1/4 000、1/8 000。脆性 X 线综合征是一种遗传疾病,可引起学习障碍和认知功能障碍等一系列问题。

- 致病基因 FMR-1 突变导致了脆性 X 综合征。FMR-1 基因控制脆性 X 智力低下 1 蛋白质的合成,但其功能尚不完全清楚。

- 几乎所有脆性 X 综合征是由基因突变引起的,即 DNA 片段——CGG 重复序列在 FMR-1 基因上扩增。通常情况下,该 DNA 片段复制 5~40 次。而脆性 X 综合征患者 CGG 段可复制 200 次以上。异常扩大的 CGG 段封闭 FMR-1 基因,进而阻止 FMR-1 基因产生脆性 X 智力低下蛋白 1。

- 可用基因检测诊断脆性 X 综合征。

---

Genetic Home Reference-http://ghr.nlm.nih.gov—Accessed July 14, 2011 Cornish KM, Gray KM, Rinehart NJ. Fragile X syndrome and associated disorders. Adv Child Dev Behav 39:(C):211-235, 2010.

功能减退(甲减)、甲状腺结节。临床表现可能不明显,因此有内分泌疾病症状者必须予以重视。甲亢和甲减这两种疾病的极端情况将在本章节详细讨论。图 44-2 详细比较了甲亢和甲减的症状和体征。

## 甲亢危象

甲亢危象是与生理或心理应激相关的甲亢的严重状况。当甲状腺状态恶化严重,即称为甲亢危象,如果不做处理可能迅速恶化并导致死亡。甲亢危象患者必须入住 ICU 接受抗甲状腺药物、类固醇和持续心电监护等支持治疗,并请内分泌和心脏病专家会诊。即使患者本身不存在冠状动脉疾病,未经治疗的甲状腺毒性也会导致心绞痛、心肌梗死、心力衰竭、循环衰竭、昏迷甚至死亡。甲亢危象的病情发展可以是自发的,但是已经确诊或经过部分治疗的重度甲亢患者最常发生。

根据定义,甲亢是一种甲状腺激素异常分泌导致的反应。特定疾病可以导致甲状腺功能亢进症,如格雷夫斯眼病、外源性给予左甲状腺素、甲

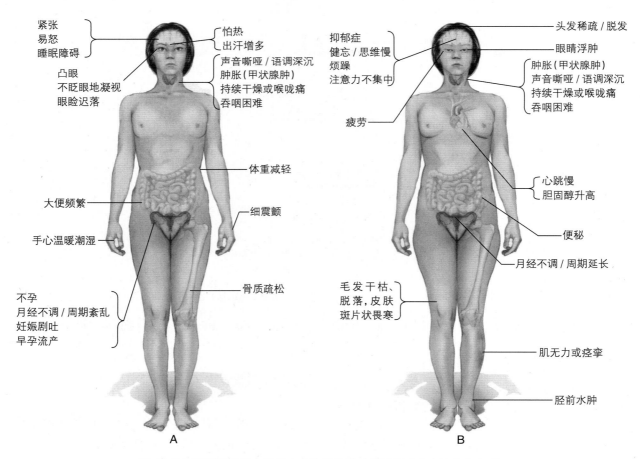

图 44-2 ▲ 甲状腺功能亢进症(A)和甲状腺功能减退症(B)的临床表现

状腺炎、毒性结节性甲状腺肿、毒性多结节性甲状腺肿和甲状腺癌。某些药物，如造影剂或胺碘酮（抗心律失常药物），由于其含碘量高，可能会导致甲亢状态。表框 44-1 总结了甲状腺功能亢进症的相关病因。

| 表框 44-1 | 甲状腺功能亢进症及相关病因 |
|---|---|

**内分泌失调**
- 格雷夫斯眼病
- 结节性甲状腺肿
- 非毒性甲状腺腺瘤
- 放射性甲状腺炎
- 亚急性甲状腺炎

**药物**
- 医源性甲状腺替代
- 外源性或者治疗性甲状腺药物摄入
- 造影剂
- 胺碘酮
- β- 受体阻滞剂

**肿瘤**
- 转移性甲状腺癌
- 垂体肿瘤
- 下丘脑肿瘤
- 葡萄胎

## 病理生理机制

甲亢危象又被称为甲状腺危象，其病因尚不明确。诱发甲亢危象的生理机制包括甲状腺激素突然大量释放、三碘甲状腺原氨酸（triiodothyronine，$T_3$）和甲状腺素（thyroxine，$T_4$）的组织耐受能力差、肾上腺素能神经过度兴奋、产生过量的脂肪和脂肪酸。甲状腺激素水平升高和交感神经系统刺激的作用使许多内分泌腺、生殖系统、消化系统、皮肤和眼部表现出甲亢征象。

肾上腺功能亢进可能与甲亢危象存在联系。尽管甲状腺激素和儿茶酚胺存在协同作用，但是甲亢危象时儿茶酚胺水平通常仍在正常范围内。甲状腺激素分泌过多或儿茶酚胺水平升高是否会引起甲状腺的高敏感性和功能异常目前尚未确定。甲状腺激素和儿茶酚胺相互作用可致化学反应速率增加，能量代谢增加，产热增加，水、电解质平衡及组织分解代谢状态改变。

另一种可能导致甲状腺危象的机制是过量的脂肪及脂肪酸的产生。过多的脂肪导致脂肪酸氧化，增加产热，通过血管舒张仍难以消散。

## 评估

**病史和体格检查**　准确识别甲亢危象诱因有助于适当的治疗。甲状腺疾病患者的已知和潜在性诱发因素见表框 44-2。甲亢引起的最常见的疾病为格雷夫斯眼病，是一种由甲状腺刺激免疫球蛋白引起的自身免疫性疾病。格雷夫斯眼病的患者临床表现不明显。所以，患者过多接触碘、既往或目前正在使用甲状腺激素、颈前疼痛、甲状腺肿大、凸眼症（一个或两个眼睛凸出）或其他眼部症状、妊娠史、甲状腺肿大、甲状腺疾病家族史等因素都应考虑。

| 表框 44-2 | 患者安全 |
|---|---|

**甲状腺危象的危险因素**
**已知的预先存在的状况**
**诱发因素**
- 感染
- 创伤
- 应激
- 共患疾病（如：心肌梗死，肺疾病）
- 妊娠
- 受寒

**药物**
- 慢性类固醇治疗
- β- 受体阻滞剂
- 毒品、麻醉药品
- 乙醇、三环类抗抑郁药
- 糖皮质激素治疗
- 胰岛素治疗
- 噻嗪类利尿药
- 苯妥英钠
- 化疗药物
- 非甾体抗炎药物（non-steroidal antiinflammatory drugs，NSAIDs）

**未知的预先存在的条件**
**诱发因素**
- 垂体肿瘤
- 头部及颈部放射治疗
- 自身免疫性疾病
- 神经外科手术
- 转移性恶性肿瘤（如肺癌，乳腺癌）
- 手术
- 长期疾病
- 应激
- 产后
- 创伤

甲状腺功能亢进症的体征和症状涉及全身各系统,包括出汗、怕热、紧张、震颤、心悸、心动过速、运动过度和肠鸣音亢进。甲亢患者可能会出现以上临床表现的极端情况,尤其在感染时体温可超过40℃（104℉）、心动过速及中枢神经系统功能障碍。中枢神经系统功能异常包括躁动、谵妄、惊厥或昏迷。表框44-3列出了甲状腺突发事件的体征。

| 表框 44-3 | 患者安全 |
|---|---|
| **甲状腺突发事件的潜在指征:** | |
| **甲状腺危象** | **黏液水肿性昏迷** |
| 心动过速 | 心动过缓 |
| 高热 | 低温 |
| 呼吸急促 | 肺换气不足 |
| 出汗 | |
| 高钙血症 | 低钠血症 |
| 高血糖 | 低血糖 |
| 代谢性酸中毒 | 呼吸性及代谢性酸中毒 |
| 腹泻 | |
| 心血管功能衰竭:心源性休克,低血容量,心律失常 | 心血管功能衰竭:血管张力降低 |
| 烦躁 | |
| 意识水平下降 | 意识水平下降; |
| 情绪不稳 | 癫痫发作,昏迷 |
| 精神错乱 | |
| 震颤,躁动不安 | 反射减弱 |
| 体重减轻 | 体重增加 |

如表框44-4,老年患者可没有上述甲亢危象所导致的典型症状及体征。β-受体阻滞剂可掩盖心血管系统的征象,因此老年患者通常不具有典型的症状及体征。护士询问患者是否患有心脏病及其所服药物,对判断是否有潜在的甲状腺疾病至关重要。

| 表框 44-4 | 老年患者的注意事项 |
|---|---|
| **甲状腺功能亢进症** | |
| 老年甲亢患者常表现为不典型的症状和体征。若老年患者的淡漠型甲状腺功能亢进症合并抑郁、心房颤动、心脏衰竭或肌肉无力,常呈现单一症状,如心悸、气短、震颤及情绪紧张。但许多其他出现在年轻患者身上的症状容易被忽视。很多时候直到出现甲亢危象时才发现。 | |

**实验室检查**　实验室检查包括血清总$T_4$、游离$T_3$和游离$T_4$水平。甲亢时促甲状腺激素（thyroid stimulating hormone,TSH）水平极低（通常小于0.1mcg/ml）。由于TSH激素水平受到抑制,$T_3$和$T_4$升高。当甲状腺激素水平低时,TSH分泌增加。

血清电解质,肝功能检查和全血细胞计数虽不能用于疾病诊断,但有助于早期发现异常和及时治疗,也有助于判断预后。由脱水,骨质吸收和胰岛素降解增加导致的电解质失衡经常发生。血清钙水平往往升高,而血清钾和血清镁水平下降,肝功能检查指标有所增加。由于胰岛素抵抗和葡萄糖分解而出现高血糖。

**诊断性检查**　诊断试验中放射性碘摄取试验结果偏高。心电图（electrocardiography,ECG）和心脏监测可能提示房颤、室上性心动过速、窦性心动过缓、房室传导阻滞、传导障碍与室性心律失常,这些异常都能够反映高代谢状态及儿茶酚胺效应增强。

## 管理

甲状腺危象的管理目标包括以下几部分:①诱发因素或病因治疗;②控制甲状腺激素的过量释放;③抑制甲状腺激素的生物合成;④治疗甲状腺激素的外周效应。

抗甲状腺药物（表44-2）用于控制甲状腺激素的合成或释放。丙硫氧嘧啶（propylthiouracil,PTU）只能口服,是妊娠患者的首选药物。首选PTU是因为它阻断$T_4$向$T_3$转化,在外周组织和碘剂结合,预防激素合成。若患者不能口服用药,可用他巴唑直肠给药。PTU有严重的肝毒性,为避免不可逆的损伤,必须严密监测肝功能。

碘溶液包括碘化钠或碘化钾等,一般使用复方碘溶液（potassium iodide,SSKI）静推或胃管注入,可抑制甲状腺激素的释放。此类药物应在抗甲状腺药物给药至少1小时后使用。对碘敏感患者可以用锂替代,也可用糖皮质激素抑制甲状腺激素的释放。

超循环激素替代疗法可以通过血浆置换,血液透析或血液灌流吸附紧急去除过量激素,消胆胺口服可协助吸收过量的激素。

心血管代偿失调可即刻引起心输出量减少,进而引起儿茶酚胺的阻断作用。β-受体阻滞剂(特别是普萘洛尔)用于控制甲亢症状,但不能治疗原发性甲状腺疾病。该疗法可减少儿茶酚胺介导的症状,恢复心功能。由于负性肌力作用可能会导

表 44-2　用于治疗甲状腺功能亢进症的药物

| 药物 | 用法 | 作用 | 护理注意事项 |
|---|---|---|---|
| 丙硫氧嘧啶（PTU） | 首次剂量：800~1 200mg，维持量：100~400mg，每 4~6h 口服（PO） | 抑制激素合成激素（$T_4$ 向 $T_3$ 转化） | 监测心脏指标<br>注意观察，防止患者转化为甲状腺功能减退症<br>口服给药<br>注意皮疹，恶心，呕吐，粒细胞缺乏症，红斑性狼疮综合征，肝炎 |
| 他巴唑 | 10~20mg，每 6~8h 口服 | 抑制甲状腺激素合成 | 比 PTU 毒性高；皮疹等不良反应同 PTU |
| 碘化钠 | 1g，每 12h 静脉 IV | 抑制甲状腺激素的释放 | PTU 或他巴唑口服 1h 后再给药<br>观察水肿，出血，胃肠道不适等反应 |
| 碘化钾 | 2~5gtts，每 8h 口服 | 抑制甲状腺激素的释放 | 皮疹时停药<br>警惕碘中毒症状 |
| SSKI | 5~10gtts，每 8h 口服 | 抑制甲状腺激素的释放 | 混合入果汁或牛奶服用<br>使用吸管防止牙齿染色 |
| 地塞米松 | 2mg，每 6h IV | 抑制甲状腺激素的释放 | 监测出入量<br>监测血糖<br>可发生高血压，恶心，呕吐，厌食，感染等 |
| β- 受体阻滞剂（如，普萘洛尔） | 1~3mg，每 1~4h IV | β- 肾上腺素受体阻滞剂 | 监测心脏状况<br>心动过缓或心输出量减少患者使用<br>心力衰竭患者慎用 |

致心脏功能恶化，因此使用 β- 受体阻滞剂后必须密切监测心功能。地尔硫䓬（硫氮䓬酮）、地高辛、利尿剂或这些药物联合使用可改善氧代谢，治疗充血性心力衰竭或室上速。治疗的目标是降低心肌耗氧量、减慢心率（目标心率低于 100 次 /min）、增加心输出量。

皮质类固醇可用于治疗合并肾上腺功能不全的甲状腺危象。紧急状况下静脉注射（intravenous，IV）地塞米松或氢化可的松可协助抑制甲状腺激素的过量释放。

管理的重点是监测甲亢危象的高代谢状态及各个系统对治疗的反应。此外，心功能、水电解质平衡以及神经系统功能状态也需要密切关注。护士必须及时评估血压、心率和心律、呼吸频率，并每小时听心音一次。

护士需评估全身液体情况和各项生化指标。患者处于高热状态时必须每小时测体温一次。推荐使用解热剂对乙酰氨基酚降温，阿司匹林会增加游离 $T_3$ 和 $T_4$ 水平，因此不推荐使用。必要时行温水浴或冷却毯降温。温水浴或冷却毯可以避免体温升高导致的寒战及发抖等回弹效应。甲亢危象伴高热、呼吸急促、出汗体液丢失及腹泻时，需行静脉输液治疗。

护士至少每小时评估神经功能状况一次，并做好安全防护。若患者意识水平（level of consciousness，LOC）降低，必须评估气道通畅和安全情况。注意为躁动的甲亢危象患者提供安静舒适的环境。

机体代谢增强，能量和营养需求增加。干预措施包括提供解决方案、营养支持、补充维生素和葡萄糖，必要时镇静治疗。由于糖皮质激素及过量葡萄糖的使用可能会导致部分患者发生高血糖，因此护士应监测患者的血糖状况。表框 44-5 列出了甲亢危象患者的护理诊断。

**表框 44-5　护理诊断**

**甲状腺危象**
- 体液不足　与高代谢状态有关。
- 高热　与高代谢状态有关。
- 心输出量减少　与高代谢状态和心衰相关。
- 有脑组织灌注无效的风险。
- 有受伤害的风险　与精神状态改变有关。

24~48 小时内提供有效的治疗可改善临床症状。护士需密切监测生命体征及患者的心理状况。对终身服药或甲状腺切除的患者应密切随访。

# 黏液水肿性昏迷

甲状腺功能减退症是一种具有广泛临床症候群的常见疾病,可无临床症状。当病情严重时可发展为黏液性水肿昏迷。甲状腺功能减退症在女性中更为常见,发病率随着年龄而增加。大约10%~15% 的老年患者伴有与甲状腺功能减退相关的 TSH 升高,通常在初级保健机构对高危人群进行常规筛查时发现。

黏液性水肿昏迷是由于极度甲状腺功能减退引发的一种罕见的危及生命的紧急情况。寒冷、感染、手术、麻醉或镇静剂应用不当等应激可诱发黏液性水肿昏迷。通常发生于应激,暴露在极度寒冷或存在外伤等诱因的情况下,老年患者多见。除昏迷,黏液性水肿昏迷外,心包和胸腔积液,麻痹性肠梗阻和癫痫发作等并发症,严重缺氧和高碳酸血症没有及时逆转可导致患者死亡。

## 病理生理机制

甲状腺激素产生缺乏称为甲状腺功能减退症,俗称甲减。其为一种慢性病,比甲亢更为常见,女性发病率较男性高,男女发病比例为 1:10。各年龄段均可发病,最常见于 50 岁以上。

甲减可以是原发性,也可以是继发性的。主要原因包括先天性缺陷、甲亢治疗后甲状腺组织缺失、自身免疫过程缺陷激素合成、抗甲状腺药物管理不当或碘缺乏。次要原因包括外源性抗甲状腺激素、垂体梗死、下丘脑疾病等。长期 $T_4$ 或 $T_3$ 治疗停药后也可出现暂时性甲减。甲减的常见原因见表框 44-6。

| 表框 44-6 | 甲减的病因 |
|---|---|
| • 甲状腺组织破坏(如手术,放射性碘,颈部辐射) | |
| • 浸润性疾病(如结节病,淀粉样变性,淋巴瘤) | |
| • 自身免疫性疾病(如桥本氏病,格雷夫斯眼病) | |
| • 甲状腺炎(如病毒感染,抑郁,产后) | |
| • 药物引起(如碘,锂,胺碘酮) | |
| • 遗传性甲状腺功能减退症 | |
| • 促甲状腺激素释放激素缺乏 | |
| • 促甲状腺激素缺乏 | |

甲减通常会影响到身体各个系统,具有基础代谢率及能量代谢降低,产热降低等特点。慢性甲状腺功能减退症患者可有黏液性水肿、真皮和其他组织成分改变。结缔纤维被增加的蛋白质和黏多糖分离,尤其是眼周、手脚;舌和咽喉黏膜增厚可致口齿不清,声音嘶哑。

## 评估

**病史和体格检查** 甲减的症状和体征包括疲劳、乏力、肠鸣音减弱、食欲下降、体重增加及心电图变化。黏液性水肿昏迷是甲状腺功能减退的一种罕见症状,表现为重度抑郁、体温降低、通气不足、低氧血症、低钠血症、低血糖、低反射、低血压及心动过缓。报道显示,体温低于 26.6℃(80℉)的黏液性水肿昏迷患者可不出现颤抖。黏液水肿性昏迷的诊断需要首先识别临床症状及潜在诱因。最常见的诱因为肺部感染,其他诱因包括创伤、应激、感染、药物(如毒品或巴比妥类)、手术及代谢紊乱等(表框 44-3)。

**实验室检查** 实验室检查通常显示 $T_4$ 和游离 $T_4$ 水平下降,此外可伴血钠下降及血钾升高。严重甲减时 TSH 明显升高。动脉血气(arterial blood gas,ABG)结果显示动脉血氧分压(arterial oxygen tension,$PaO_2$)降低、动脉血二氧化碳分压(arterial carbon dioxide tension,$PaCO_2$)升高及严重的高碳酸血症。

**诊断性检查** 胸部 X 线显示胸腔积液。心电图变化包括心动过缓、PR 间期延长、P 波和 QRS 波波幅降低,可发展为心脏传导阻滞。

## 管理

甲状腺功能减退最严重的并发症是黏液水肿性昏迷,不及时处理可致患者死亡。该症状出现时必须采用多系统紧急治疗法。机械通气用于控制通气不足、二氧化碳潴留、呼吸骤停。静脉推注高渗生理盐水和葡萄糖溶液,纠正稀释性低钠血症和低血糖。血管升压素输液治疗可能是纠正低血压的必要措施。

药物治疗包括甲状腺激素和糖皮质激素的应用。医疗管理方面有几种方法:初始药物治疗包括静推 300~500mcg $T_4$,使所有蛋白质结合位点饱和,以建立一个相对正常的 $T_4$ 水平。随后的剂量为静脉或口服 75~100mcg $T_3$。$T_3$ 替代疗法指南要求第一个 24~48 小时内每 8 小时静推 25mcg。每 8 小时口服 $T_3$ 一次。激素替代治疗应缓慢进行,为避免治疗期间代谢需求突然增加及由此产生的心肌梗死,需持续监测激素水平。此外,合理补液及复温也可避免并发症发生。

相关干预措施包括积极治疗腹胀、便秘,低温患者使用毛毯袜子等物理复温,但不推荐使用机械设备复温。护士应监测患者神经系统功能状态,预防意识改变及癫痫发作。昏迷患者应注意误吸、跌倒、压疮及感染并发症的预防和护理,并严密监测心血管及呼吸功能。由于患者存在体液过多的危险,必须严格进行出入量及液体管理。整个护理过程中,护士要重点识别并发症的早期迹象。患者病情恢复后,干预的重点则放在患者自我保健及教育上。

患者随访包括深入调查严重甲减发生的机制和规避措施。患者教育、家庭随访、启动医疗警报机制、获得社区和社会系统支持都非常必要。

## ▲ 肾上腺功能不全

### 肾上腺危象

#### 病理生理机制

肾上腺皮质功能不全,也称肾上腺功能减退或肾上腺皮质功能减退,是一种罕见但危及生命的肾上腺皮质功能障碍。肾上腺皮质激素不足可为原发性(直接涉及肾上腺),亦可由下丘脑垂体疾病引起。

原发性肾上腺皮质功能不全,称为艾迪生病。在西方国家,原发性肾上腺皮质功能减退最常见的原因是自身免疫性肾上腺炎。自身免疫性抗体的形成可导致肾上腺逐渐损害进而引起肾上腺皮质功能不全。原发性肾上腺皮质功能不全的第二大原因是结核分枝杆菌感染引起的腺体破坏。在世界范围内,肺结核仍然是原发性肾上腺功能不全最常见的原因。其他原因包括继发于细菌感染伴败血症及休克的双侧腺体出血、转移性恶性肿瘤、获得性免疫缺陷综合征(acquired immunodeficiency syndrome, AIDS)、真菌感染、外科手术及结节病。

继发性肾上腺功能不全最常见的原因是医源性因素。由外源性 ACTH 突然停用或皮质醇治疗出现的并发症引起,外源性皮质醇治疗破坏身体的自然反馈回路,控制皮质醇分泌,抑制 ACTH 分泌,使患者处于急性肾上腺皮质功能不全状态。

继发性肾上腺功能不全的其他原因包括转移性癌、肺癌及乳腺癌、垂体梗死、手术或放疗及中枢神经系统紊乱,如颅底骨折或感染。

慢性病或肾上腺大量出血时可出现急性肾上腺皮质功能不全或肾上腺危象。慢性疾病、严重感染、休克、创伤、手术或其他过度应激均可诱发急性肾上腺危象。当疾病或应激时,危重患者增加的代谢需求难以得到满足,则可发展为肾上腺皮质功能不全。此时机体储备的皮质醇很快被消耗殆尽,可能需要外源性皮质醇替代。

### 评估

**病史和体格检查**　原发性和继发性肾上腺皮质功能不全的症状相同。肾上腺皮质功能不全影响糖皮质激素及盐皮质激素分泌,继而导致机体功能异常,包括糖代谢、水电解质平衡、认知状态和心肺功能。虚弱、疲劳、厌食、恶心、呕吐、腹泻、腹痛可能是肾上腺危象的初始症状,这些初始症状直到与慢性疾病史相关联才表现出非特异性,这些慢性疾病曾经或目前需要使用糖皮质激素进行治疗。一般来讲,超过 20mg 的氢化可的松或其等效药物使用大于 7~10 天就有抑制 HPA 轴的潜在可能。

原发性肾上腺功能不全可出现肘部、膝盖、手、颊黏膜色素沉着。严重的肾上腺危象最常见的变化包括继发于肾对水钠的重吸收功能不足引起的脱水,如体重下降、直立性低血压。肾上腺危象的症状和体征总结见表框 44-7。

| 表框 44-7 　患者安全 |
| --- |
| **潜在的肾上腺危象症状** |
| **醛固酮缺乏症:** |
| • 高血钾 |
| • 低钠血症 |
| • 低血容量 |
| • 血尿素氮升高[ blood urea nitrogen,（BUN）] |
| **皮质醇缺乏:** |
| • 低血糖 |
| • 胃动力下降 |
| • 血管张力降低 |
| • 高钙血症 |
| **一般症状及体征:** |
| • 厌食 |
| • 恶心,呕吐 |
| • 腹部绞痛 |

| 表框 44-7 / 患者安全(续) |
|---|
| • 腹泻 |
| • 心动过速 |
| • 体位性低血压 |
| • 头痛,嗜睡 |
| • 疲劳,虚弱 |
| • 高血钾,心电图改变 |
| • 色素沉着 |

**实验室检查**　紧急状态下糖皮质激素和盐皮质激素缺乏的实验室检查结果包括低钠血症、高钾血症、血清碳酸氢盐水平降低、血尿素氮(blood urea nitrogen,BUN)升高。脱水会引发代谢性酸中毒及低血糖。其他实验室检查结果异常包括贫血及嗜酸性粒细胞增多。原发性肾上腺皮质功能不全患者会出现 ACTH 水平长期升高,继发性肾上腺功能不全患者 ACTH 水平正常或降低。

血清皮质醇和皮质醇刺激(ACTH 刺激)测试用于确诊。皮质醇水平低于 15μg/dl 表示肾上腺功能不全。原发性肾上腺皮质功能不全时,由于肾上腺功能障碍,重复注射 ACTH(或合成促皮质素)不会导致皮质醇水平升高,继发性肾上腺皮质功能不全时,注射促肾上腺皮质激素引起正常反应,但反应延迟出现。

**诊断性检查**　肾上腺和头部计算机断层扫描(computed tomography,CT)可以检测肿瘤或肾上腺及垂体的其他病理改变。

### 管理

治疗的近期目标是激素管理和恢复水电解质平衡。立即静脉注射氢化可的松 100mg,其后每 6~8 小时注射 100mg。同时立即用生理盐水和 5%葡萄糖溶液液体复苏。水电解质替代率取决于容量减少程度、血清电解质水平以及治疗的临床反应。相关治疗或手术可能需行有创血压及血流动力学监测。

另一个管理目标是预防并发症。包括监测生命体征、电解质紊乱症状(低钠血症、高钙血症)、呼吸及心血管功能状况。护士应做好血压、心率和心律、皮温和色泽、毛细血管再充盈时间和中心静脉压(central venous pressure,CVP)监测。患者常伴有体位性低血压、心动过缓和心律失常风险。护士还需监测是否伴有神经肌肉症状,如乏力、抽搐、反射亢进、感觉异常等。

情感支持:简单的解释、问候、安静的环境可安抚患者的情绪,是帮助患者度过生理危机的有效措施。危机解除后应尽快给患者提供健康教育。由于最终预后取决于患者的依从性和自理能力,因此对患者的健康教育至关重要。自我保健包括了解药物及应激因素对疾病的影响,疾病潜在的危险因素;随身携带标有服药事项规定的医用识别标签及服药治疗卡片。

### 嗜铬细胞瘤

嗜铬细胞瘤是一种可使肾上腺嗜铬细胞过度分泌儿茶酚胺的罕见肿瘤。嗜铬细胞瘤可因去甲肾上腺素或肾上腺素大量释放,而发生危及生命的高血压或心律失常。触发儿茶酚胺释放的机制不明确,但高水平的儿茶酚胺会导致严重的高血压、房颤、室颤、心肌梗死或脑梗死。

嗜铬细胞瘤见于任何年龄及种族人群,发病高峰在三十到五十岁之间。典型症状包括头痛、心悸、出汗。当出现严重阵发性高血压时,超过 90% 的敏感性和特异性的嗜铬细胞瘤有上述三联症状。随肿瘤的生长及病情发展后果严重,典型症状恶化。

诊断基于疑似阵发性高血压等嗜铬细胞瘤的症状。实验室检查可测定分离的血浆和尿液中的肾上腺素及去甲肾上腺素。由于香草扁桃酸检测的灵敏度低,因此很少检测。影像学检查如腹部磁共振或 CT 可证实诊断。医疗保健包括肿瘤护理、手术切除、高血压控制、药物治疗。高血压已不再仅仅是术后需解决的问题,需术前应用 α 和 β 受体阻滞剂控制血压及预防高血压危象。

## ▲ 抗利尿激素功能障碍

ADH 功能障碍涉及两种疾病。第一种是抗利尿激素分泌失调综合征(syndrome of inappropriate antidiuretic hormone secretion,SIADH),由 ADH 分泌过量引起。第二种是尿崩症,由于 ADH 缺乏所致。以上两种疾病都会产生严重的水电解质紊乱和神经系统功能的异常改变。ADH 由下丘脑合成并储存在垂体后叶。ADH 的释放受特定因素影响,其释放时肾小管可吸收更多的水和钠。

# 抗利尿激素分泌异常综合征

## 病理生理机制

抗利尿激素分泌异常综合征(SIADH)可使 ADH 的合成和分泌增加。发病初期渗透压正常但仍可存在 ADH 增加,ADH 合成增加可导致身体总水量增加。患者一旦出现低渗性低钠血症及尿渗透压升高,皆应考虑 SIADH。SIADH 患者中,未出现水肿或者低血容量症状可能与低钠血症相关。

尽管血浆渗透压降低,ADH 仍然分泌,这种 ADH 的异常分泌被认为是"不合理"的。当调节 ADH 释放和抑制的正反馈调节系统失效时,ADH 将会持续分泌,而引起 ADH 持续分泌的其他原因目前尚不清楚。循环 ADH 作用于肾小管,增加其对水分的重吸收,从而导致实际水量与人体需求不相符。患者无低钾血症和水肿;心、肾、肾上腺功能正常;血浆和细胞外液量(extracellular fluid,ECF)正常或增加。

垂体瘤是抗利尿激素分泌异常综合征(SIADH)的主要原因,但更常见的是支气管癌(燕麦细胞癌)或胰腺癌。以上肿瘤不受正常的生理控制,可独立分泌 ADH。其他可能导致 SIADH 的原因包括头脑外伤,其他内分泌疾病,肺部疾病如肺炎、肺脓肿,中枢神经系统感染及药物影响。表框 44-8 概述了 SIADH 的常见原因。

| 表框 44-8 | 抗利尿激素分泌异常综合征的常见原因 |
|---|---|

**恶性肿瘤**
- 支气管癌
- 胰腺癌
- 前列腺或胸腺癌
- 白血病

**中枢神经系统的原因**
- 颅脑损伤
- 出血(硬膜下血肿,蛛网膜下腔出血)
- 脑脓肿
- 感染,脓肿,脑膜炎,脑积水

**肺部原因**
- 机械通气
- 慢性阻塞性肺疾病
- 呼吸衰竭
- 肺脓肿,感染,肺炎

**药物**
- 尼古丁

| 表框 44-8 | 抗利尿激素分泌异常综合征的常见原因(续) |
|---|---|

- 鸦片,吗啡
- 氯磺丙脲,降糖药,胰岛素
- 抗肿瘤药物
- 三环类抗抑郁药,SSRIs 类药物
- 麻醉药
- 氯贝丁酯
- 利尿剂

**其他原因**
- 人免疫缺陷病毒感染,获得性免疫缺陷综合征
- 老年性萎缩
- 疼痛
- 恐惧
- 心肌梗死
- 特发性

## 评估

**病史和体格检查** 水潴留是抗利尿激素分泌异常综合征(SIADH)的特征,ADH 持续分泌可继发水中毒。SIADH 出现低钠血症有两条途径,一是早期通过增加血管内水分,二是后期通过增加尿钠排泄形成稀释性低钠血症,临床常难以检测。

SIADH 的症状和体征主要是神经系统和胃肠道功能异常。最常见的症状和体征是人格改变、头痛、嗜睡、精神活动下降、腹部绞痛、恶心、呕吐、腹泻、食欲减退、腱反射减弱、迷失、困惑,最终出现惊厥和昏迷。许多患者血钠水平下降,低于 125mEq/L 时开始出现症状。神经系统症状表现不明显,如精神状态改变,轻度意识混乱,食欲缺乏,注意力不集中,主诉疲乏可能是最早出现的隐匿性指标。

低钠血症是临床的关注点,患者可能会因此收住入院。当血钠下降至 120~125mEq/L 以下时,与脑水肿相关的症状如头痛、恶心、呕吐、烦躁不安、肌肉过敏、癫痫发作等表现更明显。报道显示当上述症状急性发作(如 24 小时内出现),死亡率可达 50%。儿童及老人由于体液容量本身较低,更易发生低钠血症。

低钠血症的临床体征包括呼吸困难、颈静脉怒张、烦躁不安、体温下降、体重增加、轻度或无水肿、尿液浓缩 / 尿量减少、厌食、腹痛和定向障碍。护士通常能在第一时间发现这些不明显的临床表现。

**实验室检查** 抗利尿激素分泌异常综合征（SIADH）的主要实验室异常表现为血浆低渗性低钠血症，同时尿液高渗且有高尿钠排泄。尿液浓缩（尿比重高）通常大于1.025，总尿量较低（<30ml/h）。其他异常实验室检查结果包括低尿素氮，肌酐，血尿酸水平；低血钙、低血钾，血红蛋白及红细胞比容值偏低。可通过放射免疫学测定血浆ADH来证实诊断，血浆ADH的升高与血浆渗透压不相符。表44-3比较了抗利尿激素分泌异常综合征（SIADH）和尿崩症的实验室检查数值。

## 管理

抗利尿激素分泌异常综合征（SIADH）管理的三大目标：①治疗潜在疾病；②缓解水分过多；③为抑郁患者提供必要的综合护理。

抗利尿激素分泌异常综合征（SIADH）的病因治疗是否可行取决于疾病的病理过程。手术切除、放疗、化疗可以缓解部分癌症引起的水潴留。目前尚未见有药物可以完全抑制脑垂体或者肿瘤组织的ADH释放。病因不明时，SIADH的治疗还应限制液体入量。

SIADH管理的第一步是限制液体摄入。限制液体摄入可减慢肾血流量和肾小球滤过，提高近端肾小管对盐和水的重吸收，增加醛固酮分泌，进而提高远端小管对钠的重吸收。液体限制的一般原则是：水的摄入量应少于尿量，直至血清钠浓度恢复正常，临床症状减轻。限制性液体对于血钠水平在125~135mEq/L的患者有效。

症状严重的急性低钠血症患者，可用3%高渗盐水和速尿来纠正低钠血症。高渗盐溶液输液速度控制在0.1mg/(kg·min)，防止快速补液引起容量负荷过重及肺水肿。通常300~500ml的高渗溶液宜在4~6小时内输注完毕。

用高渗盐水快速输注以纠正低钠血症时易发生脑桥中央髓鞘溶解症，必须注意避免。低钠血症纠正过快可导致大脑脱水、脑出血、脱髓鞘、神经损伤，甚至死亡。初始症状和体征包括癫痫、运动障碍、运动不能性缄默症、四肢瘫痪、反应迟钝。避免此并发症的最好方法是以不超过1~2mEq/(L·h)的速度补充钠。

其他药物也可有效干扰ADH对肾小管的作用。考尼伐坦（vaprisol）就是一种ADH抑制剂，可静脉注射，用于等容量性低钠血症的住院患者。考尼伐坦在肾集合管内阻断加压素受体以减少水分的重吸收。初始剂量为20mg静脉滴注，30分钟后改为20~40mg/d，持续4天。去甲金霉素为一种抗生素，因可干扰肾小管处正常ADH的作用而起效。常规剂量是600~1 200mg/d，持续使用3~4天。其他在肾小管内阻断ADH作用的药物还有苯妥英钠（大仑丁）、锂和氟氢可的松。

护士监测水电解质平衡时，尤应注意血清钠水平。此外，必须监测液体出入量，包括每小时尿量，并观察体液负荷过重的症状，做到出量大于入量。鼓励患者摄入足够的蛋白质和电解质。

钠含量的快速变化可能会导致神经功能恶化，因此护士应及时评估患者的神经功能。血钠低于125mEq/L时，有神经系统功能恶化的重大风险，可出现定向障碍及意识降低。有必要采取措施预防癫痫发作。神经系统并发症是指神经功能异常恶化导致的癫痫发作、昏迷、死亡。

患者很难有效限制液体摄入。由于饮食旨在不增加液体摄入的前提下满足患者的营养需求，因此进食也很艰难。提供良好的口腔护理和液体替代（如口腔擦拭棒，柠檬甘油擦拭）对持续口渴的患者可能有所帮助。提供病情信息和情感支持及承认能力剥夺对患者度过该阶段有一定帮助。

表44-3 抗利尿激素分泌异常综合征（SIADH）和尿崩症的实验室检查异常

| 指标 | 正常值 | SIADH | 尿崩症 |
|---|---|---|---|
| 血清ADH | 1~5μg/ml | 增加 | 降低 |
| 血清渗透压 | 285~300mOsm/kg | <285mOsm/kg | >300mOsm/kg |
| 血清钠 | 133~145mEq/L | <33mEq/L | >145mEq/L |
| 尿渗透压 | 300~1400mOsm/kg | >300mOsm/kg | <300mOsm/kg |
| 尿比重 | 1.005~1.030 | >1.030 | <1.005 |
| 尿量 | 1.0~1.5L/24h | 低于正常值 | 30~40L/h |
| 液体摄入 | 1.5L/24h | 目标：<600~800ml/24h（限制液体摄入） | >50L/24h |

## 尿崩症

### 病理生理机制

尿崩症是一种由 ADH 缺乏或 ADH 抵抗所致的水失衡,从而导致利尿及脱水症。多尿是标志性症状,肾脏每日可排出高达 20L 的大量稀释尿。正常情况下,垂体后叶释放 ADH,ADH 作用于远端肾小管促进水分的重吸收。当 ADH 缺乏或不足时,肾脏失去对水分的重吸收和控制尿液流出的能力(第 42 章)。

尿崩症可表现为两种形式:中枢性尿崩症和肾源性尿崩症。中枢性尿崩症最常见,由于 ADH 缺乏及对外源性血管升压素应答正常,该类型的尿崩症是重症监护中最常见的疾病。肾源性尿崩症是一种罕见的遗传性疾病,由肾脏对 ADH 的反应衰竭所致。本章主要讨论中枢性尿崩症。

尿崩症可为短暂性、一过性、局部性或永久性,主要取决于初始原因和患者的疾病或损伤情况。下丘脑的渗透压传感器控制垂体后叶释放 ADH,随着渗透压增加,渗透压感受器受到刺激,释放更多的 ADH。ADH 作用于肾脏,引起更多的水和钠被吸收,恢复正常的体液平衡。当 ADH 缺乏,肾小管和集合管不能再吸收水分,此时大量的稀尿液被排出。血清渗透压和血钠上升,患者继续逐步脱水。患者是否感觉口渴取决于其意识程度。对口渴机制受损的患者,如果症状不能得到及时纠正,脱水和低血容量性休克的发展会更加迅速。

水肿或神经垂体的直接损伤可导致尿崩症。在下丘脑和垂体附近区域实施手术会导致此病,通常在术后发生。脑外伤、枪伤致血液供应破坏,引起区域病变、蝶骨破坏、颌面部损伤,下丘脑肿瘤和鼻咽部肿瘤侵犯颅底也可导致尿崩症。直接外伤或涉及下丘脑的缺血事件,如出血、感染或肿瘤,也可导致尿崩症。同时,疾病或药物影响肾集合管也可能导致尿崩症。此外,精神性烦渴,其中水的过度消耗导致体液过量丢失。

外伤或手术后,尿崩症可暂时出现,直至初始水肿消退。由于神经垂体对外在压力敏感性较高,因此这些结构可能无法按需合成、分泌和释放 ADH。随着水肿的消退,ADH 分泌恢复正常,尿崩症最终得以纠正。某些严重的创伤或出血情况下,这些结构可能完全损坏,此时患者可发展为永久性尿崩症。

典型的案例是经鼻蝶窦入路为垂体瘤患者行垂体瘤切除。大多数情况下,由下丘脑和垂体病变所致的水肿患者可出现暂时性的 ADH 无法正常合成、分泌和释放。此时护士需密切监测患者的病程变化,及时治疗。图 44-3 说明垂体瘤经鼻蝶窦入路。

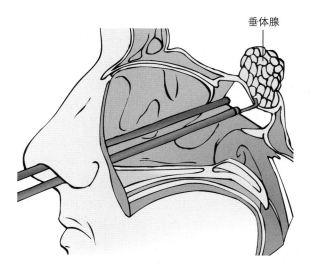

垂体腺

图 44-3 ▲ 经鼻蝶窦接近脑垂体肿瘤可致短暂性尿崩症。神经垂体对外在压力非常敏感,因此,这些结构可能无法按需产生、分泌和释放 ADH。尿崩症的解决方法同水肿(手术)

### 评估

多饮、多尿、脱水是尿崩症的标志症状。患者每天能分泌 3~20L 尿液。清醒患者出现过度口渴和尿量过多时试图增加液体的摄入,可能会引起疲劳,最终导致脱水。另一方面,体液损失同时忽视口渴和液体摄入将迅速发展为低血容量,若不及时治疗将会导致死亡。

脱水症状包括皮肤及黏膜干燥、视物模糊、眼球凹陷、皮肤弹性差、便秘、嗜睡、肌肉酸痛无力、皮肤苍白,出现严重的心动过速、低血压、低 CVP 等不良症状,体温可升高亦可下降。

因术前、术中及术后第一天类固醇激素和脑脱水剂的使用,术后很难辨别患者是否发生了尿崩症。清醒患者尿崩症时无论有无液体摄入,均出现主诉口渴、尿量持续增加;尿比重下降或保持在 1.001~1.005,尿液澄清,无色量足;血浆渗透压升高,常高于 300mOsm/kg;尿渗透压降低到 50~100mOsm/kg。尿钠浓度低于正常,但血清钠浓度升高(第 43 章,表 43-2)。水剥夺试验有助于诊断尿崩症。表 44-3 介绍了尿崩症患者的实验室指标。

## 管理

治疗目的是防止脱水和电解质失衡,根本措施是病因治疗及并发症的预防。低张静脉输液,如0.45%的氯化钠溶液,需与尿量匹配。置换液量取决于脱水程度及逆转低血容量性休克的需要。各种 ADH(抗利尿激素)的替代治疗均有效。

醋酸去氨加压素为合成型 ADH,可静脉注射、口服或喷鼻。垂体加压素(垂体后叶素)可给予静脉推注,连续输注或皮下注射。该药物可用于暂时性或永久性抗利尿激素替代治疗。永久性激素替代治疗需要进行更多的患者和家庭教育。此外,患者应随身携带医学鉴定卡。表44-4 总结了尿崩症的常用药物。

管理重点是监测水和电解质平衡。护士需评估患者每小时液体出入量,血、尿电解质及液体渗透压,尿比重变化。此外,血压、脉搏和呼吸变化及肺部湿啰音,颈静脉扩张,外周水肿,CVP 和肺动脉阻塞压(pulmonary artery obstruction pressure, PAOP)增加要及时向医生汇报。护士应观察患者皮肤肿胀、黏膜和意识及认知功能变化。嗜睡、意识模糊、头痛可能提示水中毒。体重是另一个衡量液体状态的指标。

## 并发症

尿崩症的主要并发症是心血管功能衰竭和组织缺氧。体液和电解质失衡也可导致癫痫性脑病。只要患者得到及时积极治疗,往往预后良好。

## ▲ 糖尿病患者的急症

糖尿病是由于高血糖和胰岛素分泌紊乱引起的一种慢性的、复杂的代谢紊乱。图 44-4 说明长期器官功能障碍与慢性高血糖有关,特别是眼睛、肾脏、神经、心脏、血管。长期微血管和大血管并发症如视网膜病变、神经病变、肾病、心血管疾病是糖尿病患者高发病率和高死亡率的主要原因。

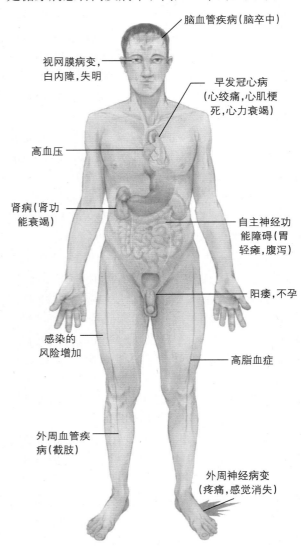

**图44-4** ▲ 糖尿病的全身并发症

表44-4　尿崩症的一般用药

| 药物 | 剂量 | 给药途径 | 药物持续时间 | 不良反应 |
|---|---|---|---|---|
| 去氨加压素 | 5~20mcg/d | 静推,口服,鼻喷剂(鼻腔堵塞时禁忌) | 8~24h | 头痛,胸痛,恶心,腹泻,水肿 |
| 水加压素 | 2~4U/4~6h | 肌内注射,皮下注射,滴鼻 | 1~8h | 头痛,胸痛,恶心,腹泻,水肿 |
| 鞣酸加压素 | 2.5~5U | 肌内注射 | 36~48h | 头痛,胸痛,恶心,腹泻,水肿 |
| 赖氨酸加压素鼻喷雾剂 | 5~20U,每天 3~7 次;用滴定法测量输出 | 鼻内 | 2~6h | |
| 氯磺丙脲(氯磺丙脲) | 100~250mg/d | 口服 | 60~72h | 低血糖,头痛,耳鸣,酒精不耐受,胃肠功能紊乱,腹泻 |
| 氯贝丁酯 | 250~500mg | 口服 | 6~8h | 胃肠功能紊乱 |

在美国,糖尿病的发病率急剧上升,其患病率和死亡率也在逐年增加。糖尿病是美国最常见的疾病之一,约有 2 580 万人患病,占总人口的 8.3%。某些人群(本土美国人,西班牙裔美国人,非洲裔美国人)中患病率接近 50%。此概率与困扰美国的流行性肥胖和社会经济不平等密切相关。

糖尿病病因:胰岛 β 细胞的自身免疫性破坏(Ⅰ型糖尿病)和胰岛素抵抗(Ⅱ型糖尿病)。碳水化合物、蛋白质和脂肪代谢紊乱导致作用于靶器官的胰岛素缺乏引起高血糖。高血糖表现为多尿、多饮、多食、消瘦、视物模糊。与糖尿病相关的高血糖急危重症有酮症酸中毒和高渗性非酮症状态。

接近半数的Ⅱ型糖尿病患者直到并发症出现时才被确诊,许多发生急症的患者需要急诊评估和(或)加强监护。危重症护士必须在识别高危者方面提高警惕。表框 43-6 描述了美国糖尿病协会的糖尿病诊断标准。

糖尿病可分为两大类,Ⅰ型糖尿病和Ⅱ型糖尿病(表 44-5)。Ⅰ型糖尿病的病因是胰岛素分泌绝对不足,由于胰腺中的 β 细胞自身免疫性破坏而导致胰岛素分泌障碍。相关的免疫标记物包括破坏胰岛细胞抗体(islet cell autoantibodies,ICAs),谷氨酸脱羧酶(glutamic acid decarboxylase,GAD-65)抗体、胰岛细胞抗体(ica5124a-2)及胰岛素抗体(insulin antibodie,IAAs)。Ⅰ型糖尿病的发生是多种自身抗体共同表达的结果。胰岛细胞破坏率在不同年龄段表现不同,年轻患者发生迅速,老年患者相对较慢。一些儿童和青少年的首发表现为酮症酸中毒。由于胰岛细胞破坏,患者不得不依赖胰岛素生存。

Ⅰ型糖尿病可发生在任何年龄,主要集中在年轻人,男性和女性的发病高峰分别在 12~14 岁和 10~12 岁。虽然该病主要发生在童年期或青春期,但大多数患者在 20 岁之前就已经确诊。Ⅰ型糖尿病约占所有糖尿病患者的 5%~10%。Ⅰ型糖尿病可能存在遗传易感性,有遗传倾向的患者合并环境因素(病毒性疾病,先天性风疹,肠道病毒)影响后引起胰岛细胞的自身免疫性破坏,进而导致胰岛素缺乏。Ⅰ型糖尿病患者很少肥胖,其与其他自身免疫性疾病如格雷夫斯眼病,艾迪生病,自身免疫性多内分泌综合征等相关联。

Ⅱ型糖尿病表现为胰岛素抵抗伴胰岛素相对缺乏。大多数该类型的糖尿病患者不需要胰岛素治疗,至少在最初阶段不需要。胰岛素抵抗的具体原因是多方面的。但是,这些患者胰腺中的胰岛细胞自身免疫未被破坏。大部分患者超重或肥胖,而肥胖本身会导致胰岛素抵抗。酮症酸中毒很少发生于此型糖尿病患者,因为他们仍然能够分泌足够的胰岛素来抵抗重大疾病。通常由于胰岛素抵抗的高发病率及胰岛素相对不足,当存在心肌梗死、感染或创伤等伴随疾病时,患者常会出现高血糖相关并发症,当Ⅱ型糖尿病患者病情危重时常出现高血糖高渗状态(hyperglycemic hyperosmolar state,HHS)。

由于Ⅱ型糖尿病病程进展缓慢,需要多年才能确诊。然而,患者发展为糖尿病大血管及微血管并发症的风险极高。通常,此类患者的胰岛素水平正常或稍偏高,随后可发展为胰岛素抵抗,此时循环中的胰岛素水平不足以防止高血糖发生。减轻体重,运动治疗及药物管理是胰岛素抵抗最

表 44-5  Ⅰ型和Ⅱ型糖尿病的比较

| | Ⅰ型糖尿病 | Ⅱ型糖尿病 |
|---|---|---|
| 病因 | 胰岛细胞自身免疫性破坏 | 胰岛素抵抗 |
| 发病率 | 5%~10% | 90%~95% |
| 发病年龄 | 通常在 35 岁前 | 常在 35 岁后 |
| 起效速度 | 通常快速 | 常是渐进的 |
| 营养状态 | 通常瘦 | 常超重,肥胖 |
| 内源性胰岛素 | 无 | 低或高,很少无 |
| 症状 | 多尿、多食、多饮、体重减轻 | 与Ⅰ型相同,还有视力模糊,疲劳 |
| 酮病 | 经常出现控制力变差 | 罕见 |
| 治疗目标 | 外源性胰岛素管理 | 减肥、锻炼,改善胰岛素抵抗 |
| 治疗 | 外源性胰岛素,控制饮食,锻炼,保持体重 | 口服药物,控制饮食,锻炼,减肥 |

好的治疗方法。治疗Ⅱ型糖尿病的药物范围从胰岛素促泌剂、影响胰岛素敏感性的药物到胰岛素各异。表 44-6 和图 44-5 概述了治疗Ⅱ型糖尿病常用的口服药物及其作用机制。

表 44-6 治疗糖尿病的口服降糖药

| 药物 | 举例 | 作用 | 起效时间 | 护理要点 |
|---|---|---|---|---|
| 第一代磺脲类药物 | 妥拉磺脲,氯磺丙脲 | 刺激胰腺的胰岛素分泌 | 12~60h | 不良反应包括低血糖,胃肠功能紊乱,皮疹<br>孕妇禁用<br>较少使用 |
| 二代磺脲类 | 格列本脲,格列吡嗪,优降糖,亚莫利 | 刺激胰腺分泌胰岛素 | 10~24h | 不良反应包括低血糖,胃肠道紊乱,皮疹<br>老年患者使用安全 |
| 双胍类 | 二甲双胍(格华止) | 降低肝葡萄糖生成,增加胰岛素敏感性 | 8h | 乳酸性酸中毒为其严重的不良反应(使用 X 射线造影剂时停药);其他不良反应包括胃肠功能紊乱(如胀气,腹泻,恶心)<br>肾脏病患者慎用<br>改善胰岛素抵抗<br>有助减肥 |
| 噻唑烷二酮类 | | 提高受体结合位点 | 12~24h | 胰岛素的作用不会增加循环;胰岛素水平<br>不良反应包括水肿,体重增加和贫血<br>监测肝功能<br>改善血脂<br>尤其应警惕心力衰竭 |
| α- 葡萄糖苷酶抑制剂 | 阿卡波糖,米格列醇 | 抑制碳水化合物在肠道代谢 | 8h | 与饭同服<br>不良反应包括胃肠道症状(如胀气,腹痛,腹泻,恶心)<br>肾脏疾病患者慎用 |
| 苯丙氨酸衍生物 | 抗糖尿病药 | 刺激 β 细胞,促进胰岛素释放 | | 不良反应包括低血糖,上呼吸道感染,头痛,腹泻<br>肝、肾疾病患者慎用 |
| 氨基酸衍生物(胰岛素促泌剂) | 抗糖尿病药 | 刺激 β 细胞,促进胰岛素释放 | | 不良反应包括低血糖,胃肠功能紊乱(如恶心),上呼吸道症状及头晕;肝病患者慎用 |
| 激素类似物<br>胰高血糖素样肽 -1(GLP-1)类似物 | | 降低餐后血糖,减慢胃排空,促进饱腹感 | 8~12h | 皮下注射<br>可能产生体重下降 |
| 醋酸艾塞那肽 | 艾塞那肽<br>(艾塞那肽注射液缓释制剂,每周注射) | | | |
| 利拉鲁肽 | 利拉鲁肽 | | | |
| 胰岛素类似物 | 醋酸普兰林肽制剂 | 同上 | | |
| 二肽基肽酶抑制剂 | | 增加 GLP-1 的上述作用 | 12~24h | 可能导致垂体功能下降 |
| 利拉利汀 | 利拉利汀片 | | | |
| 西他列汀 | 捷诺维 | | | |

续表

| 药物 | 举例 | 作用 | 起效时间 | 护理要点 |
|---|---|---|---|---|
| 沙格列汀 | 沙格列汀 | | | |
| 联合治疗 | 糖尿病新药 | 同上述各药 | | |
| 格列本脲、二甲双胍 | | 同上述各药 | 同上述各药 | 同上述各药 |
| 二甲双胍、格列吡嗪 | Metaglip | 同上述各药 | 同上述各药 | 同上述各药 |
| 瑞格列奈、二甲双胍 | PrandiMet | 同上述各药 | 同上述各药 | 同上述各药 |
| 西他列汀、二甲双胍 | Janumet | 同上述各药 | 同上述各药 | 同上述各药 |
| 吡格列酮、二甲双胍 | Actoplus Met | 同上述各药 | 同上述各药 | 同上述各药 |
| 吡格列酮、格列美脲 | Duetact | 同上述各药 | 同上述各药 | 同上述各药 |
| 罗格列酮、格列美脲 | Avandaryl | 同上述各药 | 同上述各药 | 同上述各药 |

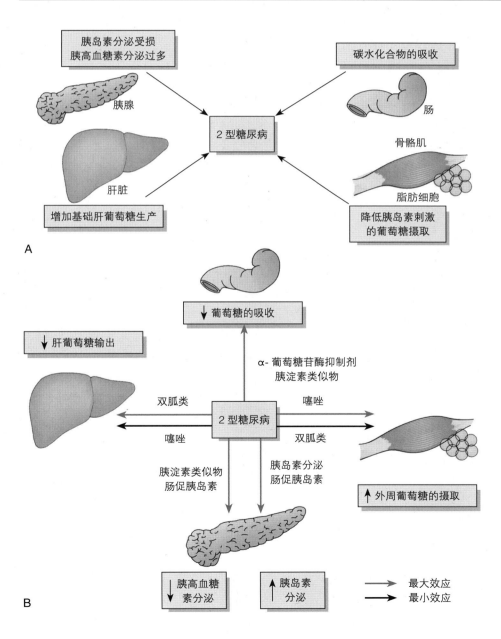

图 44-5 ▲ A：导致 II 型糖尿病血糖水平升高的因素 B：口服降糖药治疗 II 型糖尿病的作用机制

最终,许多糖尿病患者需要通过胰岛素控制疾病进展。Ⅱ型糖尿病的风险随着年龄增长、肥胖、久坐不动的生活方式以及Ⅱ型糖尿病家族史而增加。其发病率随种族不同而不同,越来越常见于非裔美国人,西班牙裔美国人,土著美国人,南太平洋岛民和亚裔美国人。流行病学和遗传学的研究表明,Ⅱ型糖尿病具有很强的遗传基础,然而,起主要作用的基因尚未明确。Ⅱ型糖尿病是一种与遗传和环境等多因素相关的疾病。

关于Ⅰ型和Ⅱ型糖尿病,两项具有里程碑意义的试验是糖尿病控制与并发症试验(the diabets control and complications trial,DCCT)和英国的前瞻性糖尿病研究(the United Kingdom prospective diabetes study,UKPDS),它们对现有糖尿病管理产生了深刻的影响。这两项试验表明,为了避免严重和危及生命的并发症及糖尿病控制不佳等情况,必须对糖尿病患者进行严格的血糖控制。这种方法延伸到糖尿病急重症的监护领域。而另一个具有里程碑意义的临床试验是,2001年提出将血糖控制在80~110mg/dl可以显著改善患者的预后。有证据表明,建立静脉通路持续静脉输注胰岛素,可达到随时控制血糖的需要,显著改变糖尿病病危患者的管理。危重症护士需要密切监测,避免胰岛素泵相关的严重并发症。

新的证据证明,在院患者要严格控制血糖。2008年,糖尿病心血管风险行动试验发现,研究降低血糖可降低6%的心血管风险,研究结果表明过早停止血糖控制后,参与强化治疗组的患者死亡率较高。NICE-SUGAR(the normoglycemia in intensive care evaluation-survival using glucose algorithm regulation)试验是一个大型的随机前瞻性研究,该试验评估了危重症患者血糖剧烈下降(80~108mg/dl)的影响,研究表明,实验组发生了低于40mg/dl的严重低血糖发作,其相关死亡率的风险也比对照组高。两项研究的结果对是否有必要对危重患者进行严格的血糖控制提出质疑。

## 糖尿病酮症酸中毒

### 病理生理机制

糖尿病酮症酸中毒(diabetic ketoacidosis,DKA)情况危重,表现为严重的高血糖,代谢性

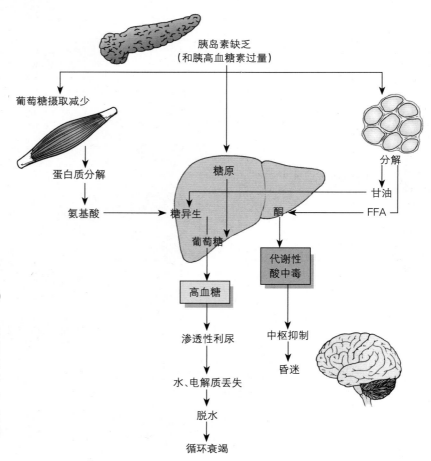

**图 44-6 ▲ 糖尿病酮症酸中毒(DKA)的发病机制**
糖尿病酮症酸中毒与胰岛素水平极低,胰高血糖素、儿茶酚胺和其他反调节激素极高水平相关。胰高血糖素和儿茶酚胺水平增加,导致糖异生和肝脏糖原分解。供给大脑和其他组织中的葡萄糖过剩导致血糖水平上升。脂肪组织中甘油三酯储存的游离脂肪酸动员会加速酮症酮体的生成

酸中毒和水电解质紊乱。由于严重胰岛素缺乏导致的蛋白质、碳水化合物和脂肪代谢紊乱引发DKA。反调节激素如生长激素（growth hormone，GH）、皮质醇、肾上腺素和胰高血糖素加剧病情，导致进一步的高渗性高血糖、酮症酸中毒、容量不足。图 44-6 概述了这些机制和它们之间的相互关系。

糖尿病酮症酸中毒（DKA）仍然是糖尿病患者高发病率和高死亡率的重要原因。在美国每年有超过十万所医院接诊 DKA 患者。大多数 DKA患者有 I 型糖尿病。然而，当面临与重症疾病相关的代谢应激时，II 型糖尿病患者也可能出现 DKA。DKA 的死亡率不到总体死亡率的 2%，但 DKA是患 1 型糖尿病的儿童和青少年的常见致死因素。治疗 1 型糖尿病成人患者的直接医疗费用占医疗服务费用的四分之一，美国的每年花费高达二十四亿美元。代谢性酸中毒或高血糖很少直接导致死亡；相反，代谢异常导致的潜在疾病往往是患者死亡的主要原因。因此，只有及时注意可能引起高血糖事件的潜在问题，才能使 DKA 治疗成功。

DKA 存在三大生理紊乱：①高血糖高渗状态；②酮酸积累导致代谢性酸中毒；③渗透性利尿导致容量不足。这三种紊乱可见于任何轻、重症糖尿病患者。此外，这些紊乱可能相互作用，相互影响。

**高血糖高渗状态**　糖尿病酮症酸中毒（DKA）的主要后果是导致高血糖高渗状态。DKA 患者由于胰岛素缺乏和过量肝糖异生、肾（糖原）葡萄糖生成和外周组织对葡萄糖的利用减少，导致高血糖出现。胰岛素缺乏引起的血糖水平上升如图44-7 所示，反调节激素特别是皮质醇和儿茶酚胺通过增强糖异生、胰岛素抵抗和脂肪分解进一步加重高血糖。脂肪分解导致肝脏脂肪酸氧化酮体（β-羟丁酸和乙酰乙酸乙酯）、酮血症、代谢性酸中毒。

对高渗起到保护性作用的中枢性机制是肾脏通过肾小球的过滤作用排泄葡萄糖。当循环血容量和血糖水平均处在正常水平时，葡萄糖全部重吸收入血。然而，当血糖水平超过正常阈值180mg/dl 时，由于肾小管重吸收作用增强，葡萄糖开始流入尿中。因为葡萄糖负荷增加，尿中葡萄糖迅速丧失。最后，几乎所有额外的葡萄糖通过循环流失到尿液。可以说肾是一种保护装置，

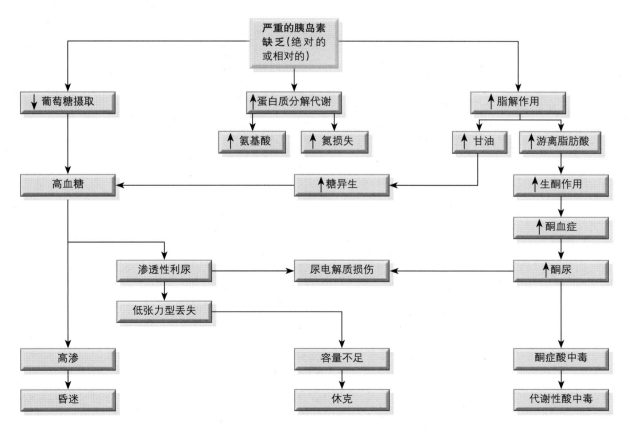

**图 44-7** ▲ 胰岛素严重缺乏的代谢后果，这些后果的相互作用导致酮症酸中毒

它可以防止血液中葡萄糖的过度积累。事实上，对于循环血容量维持平稳的糖尿病患者而言，由于剧烈的葡萄糖利尿作用而出现血糖水平高达500mg/dl的现象极为罕见。相反，血糖水平高于这一水平的任何患者都存在循环血容量减少和（或）严重的肾损害和肾功能减退。

糖尿引起血容量不足，高酮水平引起渗透性利尿，导致血容量减少，肾小球滤过率下降。当糖尿病病情严重失控，而患者又不能摄取足够的水和钠来补偿尿量所造成的体液丢失时，便形成恶性循环。高血糖会导致血容量减少，血容量减少反而会减少尿糖损失，引起血糖增加到更高水平。

DKA患者高渗和脱水状态可能伴发嗜睡、昏睡，最终导致昏迷。无高渗状态的糖尿病酮症酸中毒患者不太可能有意识的变化。

**酮症酸中毒** 严重的胰岛素缺乏，第二个主要的后果是不受控制的生酮作用（图44-7）。胰岛素缺乏和反调节激素强化作用激活脂肪组织中脂肪酶的活性。脂肪酶引起甘油三酯分解为甘油和游离脂肪酸（free fatty acids，FFAs）；大量的游离脂肪酸作为酮酸的前体在肝脏中氧化成酮体。

当酮酸进入细胞外液，氢离子与分子分离，并与缓冲碳酸氢根离子中和，从而保护细胞外液的pH值，留下酮酸阴离子残基。由此产生的碳酸分解成水和二氧化碳，二氧化碳经呼吸道排出。当酮酸阴离子积累，在细胞外液中逐步取代碳酸氢钠，通常实验室检查不能直接测量酮酸浓度。然而，测定的总阳离子（钠和钾）超过总阴离子（氯和碳酸氢钠），能够证明存在未测定出的阴离子。这些剩余，即阴离子间隙，可以作为酮酸量的间接测量方法。

可用以下公式计算阴离子间隙:（钠）-（氯离子+碳酸氢盐）。

正常值小于15mEq/L，异常表明代谢性酸中毒。例如，如果钠=144mEq/L，氯离子=92mEq/L，碳酸氢盐=26mEq/L，阴离子间隙是26mEq/L，提示严重的代谢性酸中毒。随着酮酸不断积累，血清碳酸氢盐下降，阴离子间隙增大。如果这种情况持续下去，pH值继续下降，将导致酸中毒危及生命。

DKA出现代谢性酸中毒的另一个原因是乳酸性酸中毒，代谢性酸中毒及低血容量引起组织灌注不足，进一步增加了阴离子间隙，使血清碳酸氢盐水平降低。体液平衡主要受碳酸氢盐缓冲系统的保护，碳酸氢盐缓冲系统即可确定pH值，即碳酸氢根阴离子与血浆中的二氧化碳的比。如果由于酮酸阴离子位移导致碳酸氢根阴离子丢失，则必须通过过度通气使过量的二氧化碳气体经肺排出体外，这一过程保持该比值达到或接近正常值20:1，pH值接近正常生理值7.4。过度换气起初正常，当动脉血pH值低于7.2时，过度通气迅速变得明显而活跃，过度通气是DKA的特征性体征。

通气明显增加，呼吸深度增加而非呼吸频率的增加，即所谓的库斯莫尔呼吸。DKA患者库斯莫尔呼吸常常与"烂苹果味"呼吸相关。明确的库斯莫尔呼吸存在提示细胞外液的pH值等于或低于7.2，是严重酸中毒的信号。

**容量不足** 酮酸主要通过尿液以钾、钠、铵盐的形式排出体外。渗透性利尿可引起第三间隙液体容量不足和水电解质丢失，与DKA相关的体液损失约为6L。

虽然通过肾脏的葡萄糖流失有助于防止重度高渗，但伴有酮症酸中毒的糖尿病患者会因糖尿而经历其他不良后果。当肾小管重吸收水分潴留在肾小管时，葡萄糖仍然在肾小球滤过液中，该富含葡萄糖的滤液随同水、钠、钾、铵态氮、磷和其他盐类一起排出体外。这种快速的尿液流失和绝对的水和电解质损失被称为渗透性利尿。快速蛋白分解和糖异生加速导致盐和尿素增加，肾小管溶质负荷加重，将进一步加重利尿。DKA的发展过程中，已证实机体相当部分盐和水的流失是通过渗透性利尿排出的。一个70kg的糖尿病酮症酸中毒成年患者总体水量损失可以达5~8L，或占总体液量的15%。

机体流失液多是低渗液，与盐的量相比，水轻微过量，这种由于葡萄糖和尿素所致的渗透性利尿不可避免。液体损失受许多因素的影响，包括高血糖和渗透性利尿作用的强度和持续时间；该时间段内口服水和电解质的量；其他体液和电解质的丢失，如呕吐、腹泻、出汗；肾功能的完整性如何。

钠和水是包括血容量在内的细胞外液的主要成分。当大量的钠和水随尿液排出，循环稳定受到严重威胁，各种预防血管塌陷和休克的代偿机制将被激活。例如，脉搏加快可在血管内容量减少时维持一定的心输出量。

高血糖可引起体液保护性转变。因为游离葡

萄糖几乎完全局限在细胞外液中,所以渗透压梯度通过细胞膜在细胞外和细胞内产生。因此,血糖越高,从细胞内转移到细胞外的水分越多。钠和水流失到尿液,使细胞外液减少,渗透作用使葡萄糖从肝脏进入细胞外,水从细胞内进入细胞外,这种方式再一次增加了细胞外液。

虽然高渗引起中枢神经系统损害和渗透性利尿,但高渗也提供了一个防止血管塌陷的代偿机制。尽管有这些代偿机制的存在,随着 DKA 的进展循环血容量仍然会下降,这将进一步导致肾小球滤过率下降,组织灌注减少,继而出现代谢性酸中毒及休克。

肾脏通过钠钾交换排泄钾,随着血容量下降,肾小球滤过率下降,肾功能下降,导致血钾、葡萄糖、肌酐和尿素氮水平增加。因此,只有肾脏中保持足够的钠才能保证钠钾交换同步。若肾灌注下降,没有足够的钠参与钾交换,尽管身体总钾消耗,血清钾水平仍高于正常,甚至出现高钾血症。

血容量减少的第二个主要原因是广泛的组织灌注减少。随着容量的下降,血压下降。在容量下降还未引起严重休克时,血液从许多组织分流,几乎所有的组织均有灌注受损。由此出现氧耗下降导致这些组织转变为不同程度的糖无氧酵解。无氧代谢导致乳酸合成增加,乳酸释放入血进一步降低碳酸氢盐含量,加重已经存在的代谢性酸中毒。因此,对于 DKA 患者,乳酸性酸中毒和酮症酸中毒常合并出现。

尿液中的磷流失可加重组织缺氧。当身体储备的磷耗竭,循环血浆磷酸盐水平降至极低水平,开始利用红细胞中的有机磷化合物。此种情况下,红细胞中某些关键的磷酸衍生物消耗殆尽,血红蛋白与氧结合更为紧密。因此,自由氧变少加重了组织缺氧。

最后,血容量下降到代偿机制失效,导致血压严重下降甚至出现休克。周期性酸中毒再度加剧,组织损伤、深部组织损伤可能会再次发生,最终导致不可逆的血管塌陷和死亡。DKA 完全发病的特征由三个主要病理生理紊乱所致,每一紊乱分别造成一个主要临床表现为昏迷、休克、代谢性酸中毒。有证据表明,高血糖危象的原因有炎性细胞因子升高,严重的炎症状态相关的 C 反应蛋白,活性氧和脂质过氧化作用,以及纤溶酶原激活物抑制剂 -1。以上内容解释了高血糖相关的高凝状态和风险。

## 原因

DKA 最常见的原因是感染,发生率为 30%~50%。大部分由泌尿道感染和肺炎所致。其他诱发因素包括胰岛素治疗缺乏,严重的疾病[ 脑血管意外(cerebrovascular accident,CVA)、心肌梗死、胰腺炎 ]、酗酒、创伤和药物滥用。此外,许多 I 型糖尿病患者初始诊断时就出现酮症酸中毒。许多 I 型糖尿病患者突然停用胰岛素会导致情况恶化。年轻患者中胰岛素漏服的原因包括担心体重增加,对低血糖的恐惧以及慢性病应激。一项针对 341 例 I 型糖尿病女性患者的研究表明,疾病引起的心理问题占据诱发因素的 20%。胰岛素或口服药物突然停药的其他原因还包括知识缺乏,服药依从性差,经济能力不够。治疗依从性差已被认为是非洲裔和城市医疗贫困患者 DKA 的一个主要诱因。

## 评估

最初的实验室分析应包括行床边用血糖仪测量静脉血,以确定诊断随机血糖水平。收集数据后,护士即刻建立静脉通路开始液体治疗。随后应进行更多的评估。首先进行详细的病史和体格检查,分析血沉增快的原因,完善实验室检查。DKA 的体格检查和实验室检查结果总结见表框 44-9。

| 表框 44-9　DKA 的症状 |
| --- |
| • 过度换气 |
| • 嗜睡,昏睡,昏迷 |
| • 糖尿 |
| • 高渗 |
| • 碳酸氢盐减少(<10mEq/L) |
| • Kussmauls 呼吸和"烂苹果味"呼吸 |
| • 高血糖 |
| • 容量不足 |
| • 阴离子间隙增大(>7mEq/L) |
| • pH 值降低(<7.4) |

**病史和体格检查**　如果强烈怀疑酮症酸中毒,应迅速积极建立诊断体系,启动急救治疗程序。初始数据采集:如果患者意识模糊,应迅速向患者家属或朋友简单采集病史,寻找糖尿病识别卡,快速评估是否存在容量不足。经过询问糖尿病治疗方案,药物和最近的健康变化,临床医师应

进行系统评估。问题主要集中在食欲、体重变化、食物和液体摄入量、口渴、腹胀不适、排便功能、小便的频率和数量方面。在采集病史过程中,还应观察患者的认知及反应。

DKA 发展迅速,在酮症酸中毒出现前几天患者多表现为多饮多尿,体重下降。频发腹痛和呕吐,大约有 40%~75% 的患者呈急腹症腹痛特点,通常腹痛的严重程度与代谢性酸中毒的严重程度一致。其他可能的表现还包括口渴、尿频、食欲缺乏、恶心呕吐、疲劳乏力、嗜睡等。此外,由于感染通常是诱发因素,患者也可能有尿路感染、上呼吸道感染和胸部感染等相关症状。

体格检查包括血压、心脏和呼吸频率、呼吸模式、呼吸音、心音和心律、毛细血管再充盈程度、皮肤和四肢颜色、温度、水合状态(如皮肤肿胀度,口腔舌下黏膜)、深腱反射、意识程度和腹部检查。可能的结果包括过度换气、深大呼吸呼出气呈烂苹果味、脱水、腹胀、黏膜干燥、皮肤潮红、皮肤肿胀和灌注不足、低血压、心动过速并有不同程度的反应性嗜睡昏迷。患者常并发感染,可因血管扩张而体温正常。高热是预后不良的标志。

**实验室检查** 实验室检查包括血糖、化学渗透压、阴离子间隙、pH 值、动脉血气、尿酮、葡萄糖。可能的结果包括高渗、阴离子间隙增大(>7mEq/L)、碳酸氢盐减少(<10mEq/L)和 pH 值降低(<7.4)。血清葡萄糖的范围介于 300~800mg/dl 或更高。钠、钾、肌酐、尿素氮水平都可升高。镁和磷也可升高。糖尿病酮症酸中毒患者常表现为白细胞增多、中性粒细胞大于正常值的 10%。DKA 的关键诊断性特征是硝普钠试验中存在血清酮或通过 β- 羟丁酸的直接测量。

**诊断性检查** 痰培养、血培养、尿培养用以确定感染的存在。应拍胸片排除急性感染,心电图也可发现病情变化。

## 管理

根据代谢性酸中毒的程度和精神状态改变情况将 DKA 的严重程度分为轻、中、重三度。DKA 患者的治疗目标包括:

- 提高循环量和组织灌注;
- 纠正电解质失衡;
- 降低血清葡萄糖浓度;
- 纠正酮症酸中毒;
- 明确突发事件。

对 DKA 成人患者的治疗方案见图 44-8,协同护理指南参照表框 44-10。

**补液** 危重酮症患者的直接生命威胁是容量丢失。护士应迅速建立静脉通路,注入 0.9% 的氯化钠溶液(等张)。目标是尽快逆转严重的细胞外容量不足,并恢复肾灌注。心功能正常的患者每小时内注入 1L,平均速率为 15~20mg/(kg·h)。但只能取代大多数患者丢失的部分细胞外液,一般输入量为 6~10L。

持续补液 1L/h,直至心率、血压、尿流量等提示血流动力学已达稳定。当血容量恢复或血钠水平高于 155mg/dl 时可输注低渗溶液,如 0.45%(二分之一张)盐水溶液,输液速度为在 150~250ml/h。当单纯输注盐水溶液出现低血压和血管塌陷等临床体征时,可考虑使用白蛋白和浓缩血浆等其他血浆扩容剂。

DKA 患者快速输注盐水可能出现并发症。快速输注盐水可稀释血浆蛋白,降低血浆渗透压。可使体液通过毛细血管壁渗出到血管外,引发肺水肿或脑水肿,儿童和老人较多见。因此最初 24~36 小时内,必须仔细观察患者是否有肺或脑水肿迹象。

体液损失贯穿于输液治疗的第 1 个小时,直致尿糖和渗透性利尿得到控制。流体疗法的后续步骤要根据患者体液总损失量的估计。DKA 治疗过程中,约 80% 的血糖水平下降是由尿糖的生成和排泄所致,因此,在治疗的早期阶段,胰岛素治疗起到了补充水和电解质的作用。血糖水平下降(长达 6 小时)会比酮症酸中毒的纠正(长达 12 小时)发生地更迅速。

**胰岛素治疗** 胰岛素治疗是治疗酮症酸中毒的关键。它通过切断脂肪组织的脂肪酸的供给来减少酮体的生产,从而抑制肝脏糖异生,防止葡萄糖进一步进入细胞外液。同时,肝脏生酮作用进一步降低。胰岛素也恢复细胞蛋白质合成,该影响出现缓慢,允许正常的钾、镁和组织修复。磷酸盐储存于正常组织,胰岛素也可增加外周葡萄糖的利用。

谨慎控制血糖是糖尿病患者急性护理期的管理目标。胰岛素使组织液迅速转移到细胞,出现血糖迅速降低可导致血循环充血衰竭。因此必须避免血糖水平迅速下降或下降过低。早期补液应补充钠和水,胰岛素治疗要在此之前或贯穿于治疗之中。

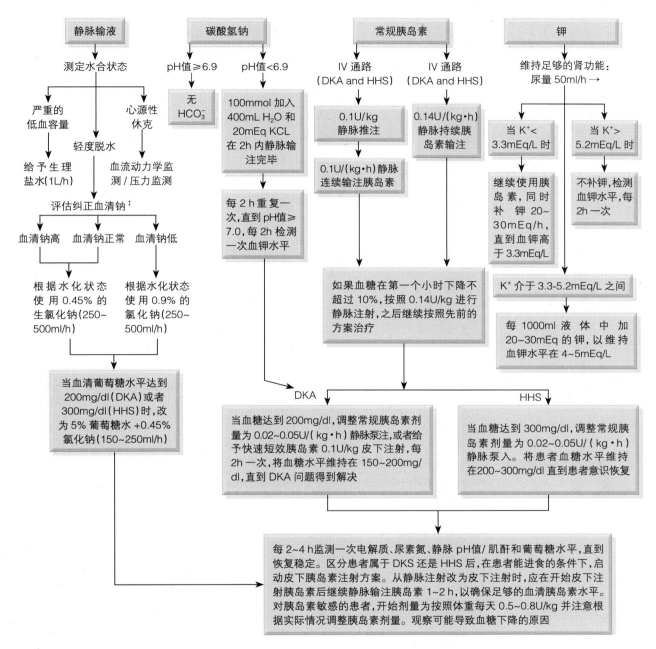

完成初步评估:检查毛细血管血糖和血清/尿酮证实高血糖和酮血症/酮尿症。获得代谢曲线。
开始输液:每小时 1L 0.9% 的生理盐水静脉滴注。

**图 44-8** ▲ 对 DKA 或 HHS 成年患者的管理协议

DKS 的诊断标准:血糖 250mg/dl,动脉血 pH 值 7.3,碳酸氢离子 15mEq/L,中度酮尿或酮症酸中毒。HHS 的诊断标准:血糖高于 600mg/dl,动脉血 pH 值大于 7.3,碳酸氢离子大于 15mEq/L,轻度酮尿或酮症酸中毒。

15~20ml/(kg·h);应用血清钠纠正高血糖(每 100mg/dl 葡萄糖加 1.6mEq,1.6mg 当量为纠正血清钠值);Bwt:体重;IV:静脉注射;SC:皮下

对于更严重的 DKA 或 HHS,可通过持续静脉泵注而非静脉注射或皮下注射给予小剂量胰岛素。每 1~2 小时一次皮下胰岛素注射是轻中度 DKA 的一种给药方法,通常使用快速起效的胰岛素(赖脯胰岛素、门冬胰岛素或参照指南)。表框 44-11 总结了胰岛素管理指南。

| 表框 44-10 | 对 DKA 患者的协同护理指南 |
| --- | --- |

| 转归 | 干预措施 |
| --- | --- |
| **氧合 / 通气** | |
| 动脉血气保持在正常范围内 | • 提供胸部理疗,翻身,深呼吸,咳嗽,必要时每 4h 练习一次肺活量 |
| 没有证据表明有急性呼吸衰竭 | • 持续监测患者的呼吸频率、深度和模式;观察库斯莫尔呼吸、浅快呼吸、呼吸窘迫等其他症状<br>• 监视动脉血气,脉搏血氧饱和度,插管患者还应监测呼气末二氧化碳<br>• 提供充足的氧气<br>• 做好气管插管和机械通气的准备(表框 25-16) |
| 听诊患者的肺部呈过清音 | • 必要时每 2h 听诊呼吸音一次 |
| 没有证据表明肺炎肺不张 | • 每天拍胸片<br>• 每 4h 进行一次胸部理疗<br>• 病情稳定后,鼓励早期床边活动 |
| **循环 / 灌注** | |
| 血压和心率均在正常范围 | • 监测生命体征,每小时一次 |
| 若肺动脉导管在正常位置,血流<br>动力学参数均在正常范围 | • 评估是否有脱水、低血容量:心动过速,中心静脉压(CVP)和肺动脉楔压(PAOP)降低<br>• 评估血容量是否过多:颈静脉扩张、肺湿啰啰音和水肿、CVP、PAOP 增加<br>• 如果低血压与血管舒张相关,给予血管活性药物 |
| 患者不发生心律失常 | • 连续心电图(ECG)监测<br>• 评估和治疗心律失常的原因(如酸中毒、缺氧、低血钾或高钾血症) |
| **体液 / 电解质** | |
| 无并发症的补液证据:<br>• 出入量平衡<br>• 皮肤肿胀度正常<br>• 血流动力学稳定性<br>• 完整的感觉 | • 注入生理盐水或乳酸林格液,或 0.45% 的氯化钠溶液<br>• 补液过程中密切监测血清渗透压,尿量,神经功能状态和生命体征。观察 DKA 的并发症(如休克,肾功能衰竭,LOC 降低和癫痫发作)<br>• 评估 BUN、肌酐、尿糖和尿酮 |
| 正常血清电解质和酸碱平衡 | • 必要时,评估并更换电解质、调整镁和磷酸等<br>• 随着血糖升高和酸中毒的纠正,密切监测血钾波动<br>• 补液和胰岛素治疗期间评估动脉血 pH 值和碳酸氢盐水平,每 2~4h 一次 |
| 血清葡萄糖回到正常范围 | • 每 30~60min 监测血糖一次,血糖水平低于 300mg/dl 后,每 1~4h 一次<br>• 胰岛素静脉注射后持续小剂量泵注<br>• 血糖水平低于 300mg/dl 时,输注糖水 |
| **活动 / 安全** | |
| 患者无感觉改变或癫痫发作相关<br>的损伤 | • 评估癫痫发作和跌倒的危险因素<br>• 每小时评估神经功能状态一次,初期补液后每 2~4h 评估一次 |
| 保持肌肉和关节的运动范围 | • 每 4h 进行一次关节运动<br>• 每 2h 进行一次床边活动<br>• 对于病情稳定患者动员其坐在座椅上<br>• 咨询物理治疗师 |
| **皮肤完整性** | |
| 皮肤完整性保持不变 | • 使用 Braden 量表(图 51-7)评估皮肤完整性被破坏的风险<br>• 初期每 1~2h 评估一次皮肤和循环情况,连续 12h<br>• 如果皮肤完整性受损风险低,改为每 8h 评估一次皮肤情况,在每次变换体位后及时评估<br>• 每 2h 翻身一次<br>• 如果存在皮肤破损风险,考虑使用气垫床 |

| 表框 44-10 | 对 DKA 患者的协同护理指南(续) |
| --- | --- |
| 转归 | 干预措施 |

**营养**

| | |
| --- | --- |
| 热量和营养素的摄入要满足代谢需求,根据计算确定摄入量(如基础能量消耗) | • 如果患者禁食(NPO),可提供肠道营养<br>• 提供清水,然后全流质饮食,并评估患者的反应<br>• 调整为糖尿病饮食(ADA)<br>• 特殊营养需求需咨询营养师或营养支持机构 |
| 没有证据表明代谢紊乱 | • 监测白蛋白、前白蛋白、转铁蛋白、胆固醇、甘油三酯、葡萄糖、蛋白水平 |

**舒适 / 镇痛**

| | |
| --- | --- |
| 患者轻微疼痛,疼痛评分 <5 分 | • 评估疼痛和不适。如果疼痛存在,则每 4h 进行一次疼痛评估,必要时遵医嘱应用止痛药物<br>• 必须使用止痛药时,需谨慎使用止痛药以避免呼吸和神经系统并发症<br>• 考虑非药物疼痛管理技术(如分散注意力,触摸) |
| 恶心,呕吐,腹部疼痛或压痛得到解决 | • 保持胃管通畅<br>• 听诊肠鸣音,每 1~2h 一次<br>• 遵医嘱合理止吐<br>• 勤漱口,保证口腔卫生 |

**心理社会状况**

| | |
| --- | --- |
| 焦虑降低 | • 提供合适的场所,让患者倾诉他们的担忧和恐惧<br>• 为患者提供有效的沟通渠道<br>• 为意识程度降低的患者提供感官输入<br>• 保证充足的休息和睡眠 |

**宣教 / 出院计划**

| | |
| --- | --- |
| 患者及家属知晓治疗所需的相关检查 | • 为患者及家属提供相关有效流程,如脑电图,心电图和其他实验室检查 |
| 家属了解病情的严重性,采集信息准确,并可预测潜在并发症 | • 解释糖尿病的广泛影响和 DKA 的潜在并发症,如癫痫,肾衰竭或循环衰竭<br>• 鼓励相关陪护人员就并发症、病理生理机制等相关问题的处理、监护和治疗措施等提出疑问 |
| 患者及家属做好家庭护理的准备 | • 教会患者及家属管理糖尿病所需的信息,具体为糖尿病饮食、皮肤护理、血糖检测、胰岛素使用、低血糖和高血糖症状体征,同时教会其合适的行为习惯<br>• 讨论患病时期管理方案和 DKA 的诱发因素<br>• 加强糖尿病支持团体、社会服务及家庭保健机构间的联系 |

| 表框 44-11 | 护理干预措施 |
| --- | --- |

**胰岛素使用**

• DKA 患者静脉注射胰岛素可减少皮下重复注射的创伤。

• 仅使用常规人胰岛素静脉注射,因其抗原比动物(牛肉,猪肉)胰岛素少。

• 通过微量泵进行胰岛素输注。患者注射前冲洗混有胰岛素的管道,以防止管道附着胰岛素,引起吸收过多。

• 当血糖水平达到 250mg/dl 时,静脉输液应改为葡萄糖溶液。

• 血糖水平与临床状态的变化表明对胰岛素反应及补液治疗作用明确有效,若血糖水平不降、血压和尿量不稳,则胰岛素及补液可能不充分。

胰岛素初始剂量为 0.15U/kg,维持剂量为 0.1U/(kg·h)(5~10U/h)。可使血糖浓度以 65~125mg/h 的速度稳定下降。最近的一项前瞻性研究表明,胰岛素 0.14U/(kg·h)输注一小时,即使无初始剂量仍足以降低血糖、抑制肝脏酮生。

血糖浓度达到 250mg/dl 时,有必要降低胰岛素至 0.5U/(kg·h)输注,可添加 5% 或 10% 的葡萄糖静脉输液。为避免低血糖所致脑水肿的发生,开始皮下注射胰岛素 1~2 小时前停止静脉胰岛素的使用尤为重要。表 44-7 列出了常用的胰岛素类型。

**钾和磷酸盐的替代疗法**　DKA 患者的初始血钾水平高低不等。因此,必须获得实验室检查结果才考虑补钾。无法识别的高钾血症和肾代谢钾负荷不明确的情况下,静脉泵钾可能致命。虽然心电图可以为高钾或低钾水平提供参考,但必须参考其他辅助检查。

因为胰岛素溶液和生理盐水都会导致血钾的

表 44-7　胰岛素的类型

| 类型 | 商品名 | 起效时间 /h | 峰值时间 /h | 作用时间 /h | 护理要点 |
|---|---|---|---|---|---|
| **超短效** | | | | | |
| 胰岛素类似物 | 赖脯胰岛素(优泌乐); 门冬胰岛素(诺和瑞) 赖谷胰岛素 | <0.5 | 0.5~1.5 | 3~5 | 必须与食物同服(比常规胰岛素作用时间短) |
| **短效** | | | | | |
| 常规(R) | 优泌林 R 诺和灵 R 胰岛素注射剂 BR | 0.5~1 | 2~3 | 5~8 | 仅供静脉持续输注 |
| **中效** | | | | | |
| NPH | 优泌林 N 诺和灵 N | 1~4 | 4~12 | 10~16 | |
| 常规胰岛素(R) | 优泌林 R U-500 | 0.5~1.0 | 1.7~4 | 6~8 | 胰岛素浓度的 5 倍;适用于胰岛素剂量高的患者 |
| **长效** | | | | | |
| 甘精胰岛素 | 来得时 | 1~2 | 无 | 24 | |
| 地特胰岛素 | 诺和平 | 0.8~2 | 3~9 | 24 | |
| **混合** | | | | | 混合长效和短效胰岛素 |
| NPH 和 R(70/30) | 70/30(70%NPH,30% 常规胰岛素)50/50(50%NPH,50%常规胰岛素) | 0.5~3 | 双重 | 12~14 | |
| 优泌乐组合(75/25) | 75% 赖脯胰岛素鱼精蛋白, 25% 赖脯胰岛素(优泌乐混合 75/25) | 0.1~0.25 | 双重 | 10~16 | |
| 优泌乐组合(50/50) | 50% 赖脯胰岛素鱼精蛋白, 50% 赖脯胰岛素 | 0.1~0.25 | 双重 | 10~16 | |
| NovoLog 组合(70/30) | 70% 门冬胰岛素鱼精蛋白, 30% 门冬胰岛素 | 0.1~0.25 | 双重 | 10~16 | |

进一步降低,甚至可能降至引起骨骼肌麻痹和心搏骤停的危险水平,如果最初的血钾水平较低,那么即刻静脉泵钾尤为重要。如果初始血钾水平正常或较高,通常考虑见尿补钾。根据血钾水平,通常以 20~40mEq/L 溶液泵注。血钾下降的原因有:

- 长时间的酸中毒,且未得到纠正(使钾从细胞内进入到细胞外液);
- 高渗;
- 肾实质功能受损;
- 循环血容量不足。

治疗过程中磷酸盐水平的下降会加重现有红细胞与氧紧密结合的趋势。因此,许多患者在接受治疗的中后期需注意磷的补充。磷通常以结合磷酸钾盐的形式加入到钾泵注液中。磷酸盐可降低循环钙的水平,应该密切观察正在接受磷治疗的患者有无手足抽搐症状:口周和手部刺痛、神经肌肉兴奋、手足痉挛、惊厥。

**碳酸氢盐替代疗法**　接受水、盐和胰岛素治疗的轻中度酮症酸中毒患者最终分泌和代谢机体剩余 ECF 中的酮体。由于酮体的分泌和代谢,更多的碳酸氢根离子被肾小管重吸收,并且碳酸氢盐恢复到正常水平的过程缓慢。当大量静脉滴注氯化钠溶液时，机体可产生短暂性的高氯血症，使碳酸氢盐水平完全恢复正常的时间延长。

对 DKA 患者实施碳酸氢盐替代疗法仍存在争议，循证医学研究未能证明当动脉血 pH 值在 6.9 和 7.1 时，患者有所受益。然而，大多数专家建议将碳酸氢盐替代疗法用于动脉血 pH 值不高于 7.0 的严重酸中毒患者，即使心功能失代偿也有必要给予碳酸氢钠溶液。通过计算，碳酸氢盐缺乏时持续输注数小时可将其水平提高到 10~12mEq/L。碳酸氢钠应当缓慢静脉输注至少数小时，只有在心搏骤停的情况下才考虑大剂量注射给药。碳酸氢钠可引起血钾浓度快速下降及钠超载。

**代谢功能的重建**　DKA 患者的胃动力受损严重，胃扩张、呕吐较为常见，此外还可能出现腹痛、压痛和麻痹性肠梗阻。患者可能需要留置胃管行胃肠减压。胃肠减压可增加舒适度，减少误吸风险。此阶段患者不宜进食，口渴时，冰芯片可缓解症状。随后，当腹胀减轻，肠蠕动恢复，可以开始经口进食以满足康复所需的多种混合维生素。

代谢异常不应纠正过快，尤其是 DKA 已发生较长时间的患者。该阶段患者的主要风险是昏迷恶化或昏迷、低血压、高钾血症。血糖水平或碳酸氢钠水平纠正过快时，可出现渗透压或 pH 值不平衡。尽管血液中的化学成分有所改善，但患者的循环状态仍可能恶化。血糖快速降低而没有足够的钠和水补充，可导致低血压、脓毒症、心肌梗死和其他原因导致的低血容量性休克。高钾血症通常由早期补钾、持续性酸中毒和容量置换不足所致。也可因肢体的动脉血供早期闭塞，大量的钾渗漏到循环中而呈现出不对称的肢体苍白、暗红及湿冷。

虽然患者在治疗的初始阶段症状有所改善，但痊愈通常需要约 12 天。大多数代谢异常的逆转和多种营养素（如镁、蛋白质、磷）的补充应在这段时间内进行。病情好转后，应帮助患者和家属正确认识疾病，并教会他们如何防止疾病复发。

## 患者健康教育

多数 DKA 患者经过良好的教育都能得到预防。接受过糖尿病知识宣教的患者及家属能更容易地发现和识别并发症的早期症状，并且能在症状出现时及时寻求帮助，控制病程进展。通常人们明白因饥饿而正常饮食时需要注射胰岛素，但他们也许并不理解当他们生病时，即使没有食欲，禁食或呕吐仍需要使用胰岛素。表框 44-12 概述了 DKA 发作时的宣教要点。表框 44-13 提出糖尿病管理的"患病时期"计划。

| 表框 44-12 | 教育计划（酮症酸中毒后的自我管理） |
|---|---|

- 糖尿病患者或其他相关症状者，即使没有进餐也必须使用胰岛素。
- 糖尿病患者未进餐时的胰岛素使用剂量应为进餐时的一半。
- 禁食的糖尿病患者胰岛素使用应为缓慢给药，而不是一次性大剂量给药。
- 疾病会增加胰岛素的需要量，因此尽管糖尿病患者没有进食，也需要平时剂量 50% 以上的胰岛素。
- 总是保证手头有足够一天剂量的胰岛素。
- 知道健康照顾者的联系方式，以便及时通过电话获取建议。

当你生病时，应为治疗糖尿病做出一定的调整（表框 44-13）

| 表框 44-13 | 教育指导：糖尿病管理的"患病时期"计划 |
|---|---|

- 摄入每日所需剂量的胰岛素或其他降糖药。
- 提前联系自己的保健医生护士，告诉他们自己的症状及反应。
- 每 4h 监测血糖一次，或者至少每天监测血糖 4 次。
- 血糖值超过 240mg/dl 时，每 4h 检测尿酮含量。
- 必要时，依据血糖水平，每天数次注射小剂量短效胰岛素控制血糖水平。
- 摄入足够的液体，包括水、茶、汤、果汁、冰棒等。
- 若不能正常饮食，应摄入容易消化的碳水化合物，如蛋糕、布丁、奶油浓汤、苏打饼干、吐司等。

## 高血糖高渗状态

部分糖尿病患者有明显高血糖及无酮症酸中毒的高渗状态，这是典型的 HHS。HHS 患者多为未确诊的 II 型糖尿病中老年人（55~70 岁），通常居住在护理院。7%~17% 的糖尿病患者首发症状即为 HHS。

HHS 比其他糖尿病并发症的死亡率高，高发病率与此类型的糖尿病患者相关急救状态有关。通常，这些老年肥胖患者还合并有其他脏器问题，如心脏衰竭或肾脏疾病。HHS 表现为极高的血糖水平,再加上严重脱水,老年患者还往往合并其他疾病,证明其高死亡率和糖尿病并发症相关。HHS 与 DKA 的比较详见表 44-8。

## 病理生理机制

部分糖尿病发展为 HHS 而非 DKA 的原因尚不明确,推测该类患者可能分泌了充足的胰岛素来防止酮症发生。该疾病的病理生理机制和 DKA 相同。胰岛素加上反调节激素如皮质醇和肾上腺素导致的高血糖高渗状态及不良后果的影响在循环系统中降低,但患者通常合并肾对葡萄糖的排泄功能受损和前期肾功能不全或氮质血症。因基础胰岛素水平未受到影响,患者不会出现酮体生成过量。此类患者的酸中毒是由组织灌注不良所致的乳酸性酸中毒而非酮症酸中毒。

HHS 发展缓慢,历时数天到数周。患者出现多饮、多尿和意识程度逐步下降,液体摄入不足时将出现明显的脱水。与 HHS 相关的典型流体损失量为 9L。随着脱水的加剧,患者的血清葡萄糖浓度和血清渗透压增加,高血糖高渗,渗透性利尿,严重脱水这一循环周期触发交感神经系统"战斗或逃跑"反应机制。反调节激素肾上腺素和皮质醇刺激糖异生促进肝糖原分解。脱水引起并加剧中枢神经系统功能障碍,患者很快出现意识混乱及嗜睡。血液浓缩高凝,血栓形成风险增加,可导致重要器官梗死。

## 原因

感染是 HHS 的一个主要诱因,发生率为 30%~60%。泌尿道感染和肺炎是最常见的感染。在该情况下,急性疾病如卒中、心肌梗死或胰腺炎等引起反调节激素的释放可致高血糖。HHS 也可能继发于应激和危重病,如卒中、心肌梗死、胰腺炎、败血症、外伤、烧伤或肺炎。通常,HHS 是由于过度暴露或碳水化合物的摄取如膳食补充剂、肠内营养或腹膜透析所致。老年人尤其是认知功能受损和长期监护的患者面临的风险更高。药物,如糖皮质激素、利尿剂、镇静剂和拟交感神经药,对碳水化合物的代谢产生不利影响并可能导致葡萄糖利用障碍。

## 评估

**病史和体格检查** 护士对患者进行诱因或相关事件评估。该综合征可能是医源性的(如类固醇药物应用、血液透析对抗高渗葡萄糖溶液、静脉输注高渗葡萄糖或延长、给予全胃肠外营养所致),也可能与肺炎、胰腺炎等危重疾病有关。

通常家庭成员或长期护理人员反映患者昏昏欲睡,数日难以唤醒。摄入一次食物和液体且摄

**表 44-8 DKA、HHS 的临床症状和体征的比较**

| 特点 | DKA | HHS |
|---|---|---|
| 发病 | 逐渐或突然发病,通常 <2d | 渐进性,通常是 5d |
| 糖尿病既往史 | 85% 既往史(15% 新发) | 60% |
| 糖尿病类型 | 1 型 | Ⅱ型 |
| 年龄 | 通常小于 40 岁 | 通常大于 60 岁 |
| 死亡风险 | 1%~15% | 20%~40% |
| 用药史 | 胰岛素 | 类固醇药物、噻嗪类、口服药物 |
| 体征 | 多饮、多尿、脱水、库斯莫尔呼吸、精神状态变化、深大呼吸呈烂苹果味、有时发热、酮症酸中毒、恶心、呕吐 | 脱水、迟钝、低温、中毒表现、Kussmaul 呼吸消失、非酮症 |
| 血糖水平 | 平均 600mg/dl<br>范围 250~1200mg/dl | 平均 1 100mg/dl<br>范围 400~4 000mg/dl |
| 酮体 | 出现 | 无 |
| 渗透压 | 平均 320mOsm/L | 平均 400mOsm/L |
| 动脉血 pH 值 | 平均 7.07 | 平均 7.26 |
| 碳酸氢钠 | 明显降低(<10mEq/L) | 正常或 >15mEq/L |
| 阴离子间隙 | >12mEq/L | <12mEq/L,可发生变化 |

入量较少。患者送达医院时常存在严重的容量不足和昏迷。表 44-8 列出了 HHS 的症状和体征。

临床表现的发展可能需要数天到数周,患者往往表现为疲乏、多尿、烦渴、精神状态可为不同程度昏迷。脱水表现为心动过速、低血压、低心输出量、严重的皮肤肿胀、呼吸深慢、皮肤温热潮红。低温的出现是 HHS 预后不良的标志。

**实验室检查** HHS 化验值与 DKA 相似,但有四个例外:

1. HHS 时的高血糖,是指血糖水平超过600mg/dl,明显比 DKA 时血糖水平高。葡萄糖可以极度增加到 2 000mg/dl 以上。

2. HHS 时血浆渗透压高于 DKA,说明脱水更严重。除了细胞外钠和水的损失,还可能存在额外的“自由水”缺失,原因可以是患者由于无口渴感觉,水摄入不足,造成机体缺水更多。因此,患者血清钠和葡萄糖水平较高,血清渗透压极高(>310~320mOsm/kg)。

3. 患者可能存在不种程度的酮症。在发生DKA 时酮症程度更严重。

4. HHS 时酸中毒不存在或症状较轻。由于酮酸所致的阴离子间隙通常小于 7mEq/L,患者可能出现氮质血症、高钾血症、乳酸性酸中毒。

## 管理

HHS 治疗的关键是根据病因治疗,纠正容量不足,控制高血糖。通常 HHS 的容量不足症状要比 DKA 严重,因为患者状态虚弱,经常有合并症,快速补液更需谨慎。纠正体液失衡的早期可采用等渗盐水或低渗盐溶液,部分患者可能合计需要多达 9~12L 的液体。补液过程中护士应警惕容量负荷过重现象。

危重患者尤其老年患者需要行血流动力学监测,液体复苏中还应监测心脏或肾脏功能。护理的主要职责是管理液体摄入量,仔细监测尿量、血压、脉搏、呼吸音、血流动力学和神经系统功能状态。此外,还要经常关注实验室检查结果。

患者应接受低剂量的胰岛素和补液治疗。必要时可给予小剂量胰岛素连续输注[ 0.1mg/(kg·h),因为高剂量胰岛素泵入可致血糖迅速降低,易发生血容量灌注不足。当葡萄糖水平恢复到接近正常(250~300mg/dl)时,可以适当停止胰岛素输注。此外,维持葡萄糖静脉滴注可防止血糖水平突然下降,胰岛素皮下注射仍可继续。

必须严格分析 HHS 发生的根本原因,条件允许时建议及时治疗。例如,肺炎潜在感染的治疗包括抗生素、胸部理疗、翻身、咳嗽、深呼吸和吸痰。治疗高血糖状态还需要避免外源性葡萄糖(鼻饲管喂养、腹膜透析、药物)的摄入。

老年患者发生 HHS 时往往很难在本病的发展和治疗过程中合理处理容量变化。因此,患者常有合并症,且死亡率高。减慢输液速度可以避免脑水肿相关的并发症,如癫痫和神经功能状态改变。由于血液浓缩,患者存在血管内血栓形成和局灶性癫痫发作的风险,因此有必要采取癫痫发作的预防措施。急性脑水肿的治疗通常包括渗透性利尿剂的应用(如 20% 的甘露醇静脉滴注)。由于此类患者既往有心脏或肾脏病史,更易出现并发症,容量复苏应谨慎且缓慢。

重症监护管理需持续到患者的高血糖状态趋于稳定,神经功能状态及生命体征恢复正常,促发因素得到控制。出院标准包括有完整的血糖控制计划,能够避免继发性高血糖急症的发生。

## 患者健康教育

与 DKA 一样,HHS 患者和家属需要健康教育。多数 HHS 和 DKA 案例的预防需要更好的医疗保健,就潜在并发症和提供医疗服务进行有效沟通和教育。护士还需考虑到因经济原因(没有保险或保险不足),患者停止胰岛素治疗的可能性。

对初次诊断为糖尿病的患者,护士应提供关于疾病的病理生理学知识,并发症的症状和体征以及治疗方法,包括药物治疗、饮食治疗和运动治疗。有关如何管理“患病时期”,避免急性并发症如 HHS 的知识必须列入教育计划。

患者可能需要家庭管理和血糖监测方面的知识。重症护理人员应经常咨询糖尿病教育者,帮助患者制定疾病教育计划。采用优化团队的方法治疗糖尿病效果显著,因而很有必要对糖尿病教育工作者、社会工作者、营养师或这些组合制定合理的参考指南。

## 低血糖

低血糖是 1 型糖尿病患者公认的并发症,其为最常见的糖尿病相关急症。DCCT 证据显示,低血糖的研究具有里程碑意义,糖尿病患者中未采取严格治疗方案者,其低血糖的发生率是坚持严格规范的强化治疗者的 3 倍。根据 UKPDS,一些严重、危及生命的病例研究记录显示,2 型糖尿病患者低血糖的发生率也有一定程度的增加。

胰岛素引起的低血糖反应在患者的日常生活中经常发生。轻度低血糖会导致不适症状和主诉;严重的低血糖可导致危及生命的并发症,如癫痫、昏迷。尽管低血糖症状可在几分钟内得到快速逆转,但若不及时逆转将导致死亡。经过适当的治疗,许多患者在情绪上(可能是生理上的)仍然存在几小时甚至几天的波动。极端情况下可能会出现持久或反复的低血糖发作,虽然罕见,仍会造成潜在的甚至是致命性的永久性脑损伤。

## 病理生理机制

脑细胞所需的能量几乎全部来自葡萄糖,虽然糖供应缺乏时酮体也能为脑组织提供能量,但酮体生成需要一定的时间。当成人脑部糖原储存的葡萄糖缺乏,而酮体未生成时则会出现低血糖。低血糖时,中枢神经每小时仍需要 6g 左右的葡萄糖。当脑能量供应不足,血糖水平突然下降到 45mg/d 时,可出现脑功能障碍。长期的神经低血糖症是指低血糖导致脑功能障碍引起的智力不同程度的衰退和人格改变。对于长期无任何糖尿病症候群的患者,当血糖水平低于 30~35mg/dl(如葡萄糖耐量试验)时,可在精细水平方面出现症状多样性变化。低血糖的常见症状和体征见表框 44-14。

| 表框 44-14 | 低血糖的常见症状和体征 |
| --- | --- |
| **体征** | |
| • 低温 | |
| • 呼吸急促 | |
| • 心动过速 | |
| • 心律失常 | |
| • 高血压 | |
| • 出汗 | |
| • 发抖 | |
| • 饥饿 | |
| • 恶心 | |
| • 嗳气 | |
| **症状** | |
| • 头痛 | |
| • 人格改变 | |
| • 心悸 | |
| • 视物模糊 | |
| • 好斗,混乱,昏迷,抽搐 | |

交感神经系统对低血糖的反应表现为血糖水平较低时,刺激下丘脑引起肾上腺素能反应,包括心动过速、心悸、震颤、焦虑。它主要通过糖原分解和糖异生来激活反调节激素(胰高血糖素、儿茶酚胺、皮质醇、生长激素)的分泌来提高血糖水平及进行重要脏器的保护。

## 评估

稳定的胰岛素依赖型糖尿病患者偶尔会发生低血糖。如果患者反应轻微,可轻易耐受则无须更改治疗方案。表框 44-15 列举了低血糖的常见原因。

| 表框 44-15 | 低血糖的常见原因 |
| --- | --- |
| • 胰岛素休克 | |
| • 胰岛素瘤 | |
| • 先天代谢缺陷病 | |
| • 压力 | |
| • 减肥 | |
| • 胃切除术后 | |
| • 酒精过量 | |
| • 糖皮质激素缺乏 | |
| • 空腹低血糖 | |
| • 严重的营养不良 | |
| • 高强度运动 | |
| • 严重肝脏疾病 | |
| • 严重脓毒症 | |
| • 药物作用:乙醇、水杨酸、酯奎宁、氟哌啶醇、胰岛素、磺脲类药物、磺胺类药物、别嘌醇、氯贝丁酯、β- 肾上腺素能受体激动剂 | |

低血糖反应发生频繁且症状严重时,患者可能会出现活动功能受限或不能有效应答,此时必须查明原因,以防病情进一步恶化。患者常通过过量饮食来纠正低血糖反应。通常低血糖的发生机制是可以明确的,若不能明确,则需要对患者进行进一步的评估和管理。

**病史和体格检查** 护士询问患者的饮食和运动情况,胰岛素剂量及注射问题。尤其是近期的治疗方案,需深入研究胰岛素治疗的每一个细节,包括胰岛素的购买及其外观、种类、单位、注射器、注射部位和注射技术,因为这些可与低血糖有关。护士需对存在的缺陷和矛盾进行探讨和报告。

其他药物的使用和戒断可能会导致复发性胰岛素反应的发生。例如,大剂量的水杨酸盐与胰岛素结合可产生低血糖;糖皮质激素药物的使用会引起胰岛素抵抗,此时通常会增加胰岛素剂量;如果类固醇药物使用后未减少胰岛素剂量,可发生低血糖反应;患者饮酒后食物摄入减少,同时酒精干扰肝脏糖异生的中间生化步骤,此时若再联合使用胰岛素,可导致低血糖;口服降糖药也能产生严重而持久的低血糖症。老年人、营养不良和肝肾功能受损的患者常常会出现上述表现。但是,任何正在使用口服药物的患者,尤其是合并摄入水杨酸和酒精的患者,都有可能发生血糖降低。

引起低血糖的另一个常见机制为非典型的(如早期或晚期)胰岛素治疗。一旦低血糖反应模式启动,可以通过调整胰岛素治疗方案来消除。当病情平稳的患者出现低血糖现象时,医生应怀疑是否是因食物摄入减少或氮质血症发病导致的胰岛素敏感性改变。

当血糖水平低于正常,中枢神经系统可表现出两种不同的反应方式:首先,脑部高级功能损害;其次,自主神经功能将迅速发出警报。最常出现轻度或早期胰岛素反应的症状为注意力涣散、无法思考或集中注意力、颤抖、头晕或眩晕。大脑皮层是对葡萄糖缺乏最敏感的部位,通常当血糖水平下降到 50mg/dl 以下或迅速下降,大脑皮层能量供应不足时会出现上述表现。

性格和行为的变化在胰岛素作用期间不明显。变化范围从愚钝、狂躁、行为孤僻到闷闷不乐、脾气暴躁、易怒、行为可疑。患者有可能存在运动障碍,如行走困难、言语不清。对胰岛素反应正常者可能与过量饮酒者相似。

有些患者失语、眩晕、局部缺陷甚至局灶性发作。这种重要变化通常见于特定区域的皮质前损伤,如颅脑损伤、脑卒中患者。

随后发生的皮质变化表现为一系列的自主神经反应。早期反应是控制肾上腺素能自主神经冲动放电。该反应导致体内肾上腺释放去甲肾上腺素和肾上腺素,出现心动过速、面色苍白、出汗、焦虑和震颤等低血糖的明显征兆,以上症状通常是重要的早期预警。可发生头痛,偶尔出现急性反应。继发性症状和体征包括患者的心、肺水肿和脆弱的心血管疾病。

随着低血糖症状的出现和加剧,患者意识逐渐减弱,重者出现惊厥或昏迷。即使其他脑功能丧失,自主控制中心的基本功能如血压和呼吸仍然能耐受低血糖并继续发挥功能。

低血糖持续时间越长,血糖水平受损恢复后发展为短暂性甚至永久性脑损伤的可能性越大。持续时间和损伤程度没有明确阈值,但严重的低血糖持续超过 15~30 分钟会造成某些症状在补充葡萄糖之后仍持续存在。血糖管理之前应测血糖,血糖测试结果可以避免紧急情况的发生,并可为诊断提供依据。

## 管理

胰岛素治疗用于控制低血糖反应。如果患者不能吞咽,最方便的食物供给形式是葡萄糖或含糖饮料,因为它们可在最短的时间通过胃进入小肠被吸收。如果患者太虚弱、昏迷或不方便饮用,可将 25g 葡萄糖配成 50% 的葡萄糖溶液静脉推注。此外,1mg 胰高血糖素皮下注射或肌注通过诱导肝糖原快速分解和释放葡萄糖,使其进入血液可逆转症状。

逆转急性胰岛素反应所需葡萄糖的量并不大。不足 15g(三茶匙)的葡萄糖(几乎任何一种口服形式的葡萄糖)可将普通成人的血糖从 20mg/dl 提高到 120mg/dl。低血糖典型的治疗包括三片葡萄糖片、6 盎司普通可乐、6 盎司橙汁、4 盎司脱脂牛奶或 6~8 条糖块。经胃消化后,饼干中的淀粉分解释放的葡萄糖被迅速吸收,血糖升高的速度和葡萄糖或蔗糖吸收速度几乎一样快。

患者常常担心初始治疗没有效果该怎么办,并且还害怕夜间胰岛素反应导致他们“再也无法醒来”,护士需要告知患者胰岛素反应是可以通过足够的葡萄糖逆转的。如果刚开始葡萄糖消耗未起效,宜增加葡萄糖用量。口服葡萄糖 5~15 分钟起效,而葡萄糖静推最多 1~2 分钟起效。适当的时间内,低血糖症状未得到有效改善表明葡萄糖用量不足、诊断错误或低血糖已严重到足以产生持久而非永久性的脑功能障碍的程度。

## 患者健康教育

护士应该教会糖尿病患者,当调整医疗方案后向医务人员报告自己的低血糖反应症状。若服用胰岛素,需了解何时产生峰值效应,以防止低血糖高危时间的影响。应随身携带高糖点心及医疗鉴定卡,以便在紧急情况下使用。

## ▲ 临床适用性挑战

案例学习

J,女,17 岁,因发热、恶心、呕吐伴右侧腰部疼痛 2 天入院。患者 7 岁时即被诊断为糖尿病,此后一直坚持睡前使用 18IU 的长效甘精胰岛素(Lantus),餐前应用追加剂量的门冬胰岛素(NovoLog)。最近 2 天,由于患者未吃任何东西,故暂时停用胰岛素。

患者的生命体征:T 38.9℃;P 120 次/min;呼吸频率 32 次/min;BP 80/52mmHg。嗜睡,但定向力完好,主诉畏寒,腰部疼痛。入院实验室检查示 Hct:48.6%;WBC 36 400/mm³;血糖 610mg/dl;钠离子 138mEq/L;钾离子 5.7mEq/L;氯离子 90mEq/L;碳酸氢钠 4mEq/L;血尿素氮 43mg/ml;肌酐 2.2mg/dl;血清酮(4+);尿糖和酮体(4+),血(4+),白细胞酯酶和亚硝酸盐(++)。动脉血气示动脉血 pH 值 7.06;$PaO_2$ 90mmHg;$PaCO_2$ 13mmHg;碳酸氢根离子 2.5mEq/L。PET-CT 扫描证实右侧肾盂肾炎。

急诊科医生诊断为中重度糖尿病酮症酸中毒伴右肾盂肾炎。初步治疗包括数千毫升生理盐水静滴,20IU 胰岛素静推,第一个 6 小时内胰岛素静脉泵注 5IU/h,立即使用广谱抗生素抗感染,解热镇痛药、吗啡镇痛。随着疼痛控制和快速补液其精神状况逐渐改善。下表总结了起初 15 小时患者的生化指标变化。

J. 糖尿病酮症酸中毒时的生化指标

| 时间 | 血糖 | pH 值 | 钠离子 | 钾离子 | 氯离子 | 碳酸氢根离子 | BUN 清除率 |
|---|---|---|---|---|---|---|---|
| 1:00 PM | 610 | 7.06 | 138 | 5.7 | 90 | 4 | 40/2.1 |
| 3:00 PM | 492 | | 137 | 4.8 | 101 | 6 | 41/1.7 |
| 5:15 PM | 375 | 7.25 | 137 | 4.1 | 106 | 8 | 45/1.4 |
| 10:00 PM | 303 | | 139 | 4.7 | 114 | 15 | 27/1.2 |
| 4:00 AM | 204 | | 14 | 4.3 | 113 | 22 | 22/1.1 |

经过 5 天的治疗,J 食欲变好,发热消失,常规剂量的甘精胰岛素和门冬胰岛素的应用使血糖得到了较好的控制。

1. J 被诊断为酮症酸中毒,酮症酸中毒的指标是什么?

2. J 为什么会出现容量不足和电解质不平衡,依据是什么?

3. 此案例中针对 J. 糖尿病的后续管理重点,应主要开展哪些教育?

(译者:吴　巧)

## 参考文献

1. Sharma ST, Nieman LK: Cushing's syndrome: All variants, detection, and treatment. Endocrinol Metab Clin North Am. 40(2):379–391, viii–ix, 2011

2. Lee SL, Ananthakrishnan S: Hyperthyroidism. eMedicine Medscape.com. Updated October 27, 2011. Retrieved May 29, 2012. Available at: http://emedicine.medscape.com/article/121865

3. Bharaktiya S, Orlander PR, Woodhouse WR, et al: Hypothyroidism. eMedicine Medscape.com Updated 2010. Retrieved May 23, 2010. Available at: http://emedicine.medscape.com/article/122393-overview

4. Marik PE, Pastores SM, Annane D, et al: Recommendations for the diagnosis and management of corticosteroid insufficiency in critically ill adult patients: Consensus statements from an international task force by the American College of Critical Care Medicine. Crit Care Med 36(6):1937–1949, 2008

5. Hahner S, Allolio B: Therapeutic management of adrenal insufficiency. Best Pract Res Clin Endocrinol Metab 23(2):167–179, 2009

6. American Diabetes Association: Diabetes statistics, 2010. Retrieved May 27, 2012. Available at: http://www.diabetes.org/diabetes-basics/diabetes-statistics/

7. Hussain AN, Vincent MT: Diabetes mellitus type 1, 2010. eMedicine Endocrinology. Retrieved May 9, 2010. Available at: http://emedicine.medscape.com/article/117739-overview

8. Henderson KE, Baranski TJ, Bickel PE, et al: Endocrinology Subspecialty Consult, 2nd ed. Philadelphia, PA: Wolters Kluwer Health | Lippincott Williams & Wilkins, 2009

9. Diabetes Control and Complications Trial (DCCT) Research Group: The effect of intensive treatment of diabetes on the development and progression of long-term complications in insulin-dependent diabetes mellitus. N Engl J Med 329:977–986, 1993

10. United Kingdom Prospective Diabetes Study Group: Tight blood pressure control and risk of macrovascular and microvascular complications in type 2 diabetes (UKPDS 38). BMJ 317:703–713, 1998

11. Effects of intensive glucose lowering in type 2 diabetes. The Action to Control Cardiovascular Risk in Diabetes Study Group (AACORD Trial): New Engl J Med 358(24):2545–2559, 2008

12. Intensive versus conventional glucose control in critically ill patients. The NICE-SUGAR Study Investigators (Normoglycemia in Intensive Care Evaluation–Survival Using Glucose Algorithm Regulation): New Engl J Med 360(13):1283–1297, 2009

13. Kitabchi AE, Umpierrez GE, Miles JM, et al: Hyperglycemic crises in adult patients with diabetes. Diabetes Care 32(7):1335–1343, 2009

14. Kitabchi AE, Murphy MB, Spencer J, et al: Is a priming dose of insulin necessary in a low-dose insulin protocol for the treatment of diabetic ketoacidosis? Diabetes Care 31:2081–2085, 2008

15. Rosenbloom AL: The management of diabetic ketoacidosis in children. Diabetes Ther 1(2):103–120, 2010

16. Goh HK, Chew DE, Miranda IG, et al: 24-Hour observational ward management of diabetic patients presenting with hypoglycaemia: A prospective observational study. Emerg Med J 26(10):719–723, 2009

17. Shoff WH, Green-McKenzie J, Edwards C, et al: Pyelonephritis, acute. eMedicine Medscape.com. Updated March 2010. Available at: http://emedicine.medscape.com/article/245559-overview, 2010

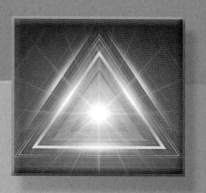

# 第十一单元

# 血液系统和免疫系统

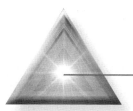

## 血液和免疫系统的解剖及生理

Thomasine D. Guberski

**第45章**

### 学习目标

学习本章内容后,读者应能够:

1. 描述血液和它的组成成分,以及各成分的功能。
2. 描述凝血因子以及每个凝血因子在凝血过程中的作用。
3. 描述免疫系统的解剖和生理。
4. 区分固有和适应性免疫(包括体液免疫和细胞介导免疫)。

血液系统和免疫系统的细胞均起源于骨髓,所以两个系统是相关的。因此,一个系统变化,另一个也会有所体现。比如说,白细胞计数的减少会导致免疫系统抗感染能力下降。本章节将分别阐述这两个系统的解剖和生理,但读者要记住它们之间的紧密联系。

## ▲ 血液系统

静脉、小静脉、毛细血管、小动脉和动脉组成了一个错综复杂的循环系统。血液携带气体、营养物质以及人体排泄物进出人体组织。循环系统的血管通畅和血容量取决于运输管道的完整。循环系统必须维持一个精细的平衡,以保证循环系统的完整和血液状态,即不发生血栓也不出血。这种精细的平衡由凝血系统和纤溶系统共同协作完成。

## 血液及其功能

血液是胶体和含电解质的体液,充当人体细胞(内环境)与外环境交换的媒介。它有很明显的特征,包括颜色(动脉血是鲜红色,静脉血是暗红色)、黏度(血液比水黏稠 3~4 倍)、pH 值(7.35~7.4)等。人体的血容量大约是 70~75ml/kg(5~6L),血浆约占血容量的 55%,而悬浮在血浆中的细胞成分占余下的 45%。血液的重要功能如下:

为细胞供氧和提供营养物质;

运送二氧化碳和其他排泄物到肺、肾脏、消化系统和皮肤;

将激素从内分泌腺输送到靶器官和组织;

保护人体免受微生物侵害;

调节酸碱平衡;

通过止血减少失血;

通过热量传递调节体温。

详见 16 章循环系统。

## 血液的组成

### 血浆

　　血浆是血液中的液体部分,包含多种有机和无机成分(表 45-1),这些成分的含量能够反映饮食、代谢需求、激素和维生素水平。血浆大约含有 90% 的水、10% 的溶质,最常见的溶质是血浆蛋白和凝血因子。血清则是血浆中去除凝血蛋白后的成分。

　　血浆蛋白在运输、容量调节、免疫功能和凝血中起重要作用。大部分血浆蛋白由肝脏合成,如白蛋白和纤维蛋白原;而免疫球蛋白由 B 细胞合成。白蛋白在胶体渗透压的调节中起着重要作用,胶体渗透压在微循环中,对于水和溶质的流动也起着重要作用。血浆也是正常血液成分和外源性物质(如药物)的载体。免疫球蛋白对防御传染性微生物是必不可少的(详见本章节免疫系统部分)。纤维蛋白原是构成纤维蛋白凝块的凝血因

表 45-1 动脉血浆的有机和无机成分

| 成分 | 数量/浓度 | 主要功能 |
|---|---|---|
| 水 | 血浆重量的 93% | 运输其他成分的媒介 |
| 电解质 | 总量小于血浆重量的 1% | 维持细胞外成分的水分;作为缓冲剂;产生膜兴奋性 |
| $Na^+$ | 142mEq/L(142mM) | |
| $K^+$ | 4mEq/L(4mM) | |
| $Ca^{2+}$ | 5mEq/L(2.5mM) | |
| $Mg^{2+}$ | 3mEq/L(1.5mM) | |
| $Cl^-$ | 103mEq/L(103mM) | |
| $HCO_3^-$ | 27mEq/L(27mM) | |
| 磷酸盐(主要 $HPO_4^-$) | 2mEq/L(1mM) | |
| $SO_4^{2-}$ | 1mEq/L(0.5mM) | |
| 蛋白质 | 7.3g/L(2.5mM) | 提供血浆胶体渗透压;作为缓冲剂;结合其他血浆成分(如脂质、激素、维生素、矿物质等);凝血因子;酶;酶原;抗体(免疫球蛋白);激素;运输载体 |
| 白蛋白 | 4.5g/L | |
| 球蛋白 | 2.5g/L | |
| 纤维蛋白原 | 0.3g/L | |
| 转铁蛋白 | 250mg/dl | |
| 铁蛋白 | 15~300mcg/L | |
| 气体 | | 氧化作用的副产物,大部分 $CO_2$ 来源于 $HCO_3^-$,作为缓冲剂 |
| $CO_2$ | 22~32mmol/L(血浆) | |
| $O_2$ | $PaO_2 \geqslant$80torr(动脉); | 氧化作用 |
| | $PvO_2$ 30~40torr(静脉) | |
| $N_2$ | 0.9ml/dl | 分解代谢的副产物 |
| 营养物质 | | 为组织修复提供营养和物质 |
| 葡萄糖和其他糖类 | 100mg/dl(5.6mM) | |
| 总氨基酸 | 40mg/dl(2mM) | |
| 总脂质 | 500mg/dl(7.5mM) | |
| 胆固醇 | 150~250mg/dl(4~7mM) | |
| 单一维生素 | 0.000 1~2.5mg/dl | |
| 单一微量元素 | 0.001~0.3mg/dl | |
| 铁 | 50~150mcg/dl | |
| 排泄物 | | |
| 尿素(血液尿素氮) | 7~18mg/dl(5.7mM) | 蛋白质分解代谢产物 |
| 肌酸酐(来源于肌酸) | 1mg/dl(0.09mM) | 能量新陈代谢产物 |
| 尿酸(来源于核酸) | 5mg/dl(0.3mM) | 蛋白质新陈代谢产物 |
| 胆红素(来源于亚铁血红素) | 0.2~1.2mg/dl(0.003~0.018mM) | 红细胞破坏的产物 |
| 特定的激素 | 0.000 001~0.05mg/dl | 对靶组织有特定功能 |

子,在凝血反应中起着重要作用。

脂蛋白,包括血浆中的甘油三酸酯、磷脂、胆固醇和脂肪酸,作为血浆蛋白的复合物在血液中运输。同样血浆中的电解质(钠、钾、钙、镁、氯化物、碳酸氢盐、磷酸盐、硫酸盐)维持血液的 pH 值和渗透度。血浆营养物质,如葡萄糖和气体(氧气、二氧化碳)在组织中交换。血浆中的一些代谢产物会被转运到相应的器官排出。

## 血细胞

表 45-2 总结了血细胞的分类和功能,主要是红细胞、白细胞和血小板。所有的血细胞起源于共同的干细胞,即多能干细胞,见图 45-1。血细胞生成(造血作用)发生于骨髓,分成有丝分裂(增殖)和生殖细胞形成(变异)两个阶段。血细胞系均起源于多能干细胞,当多能干细胞接收到特殊的生化信号时则变成特定细胞。当循环系统中一个或更多细胞群体降到某个标准时,这些信号就会启动,发生有丝分裂,增殖会一直持续到所需数量的成熟子细胞进入循环为止。

## 红细胞

血液中每立方毫米大约有 5 百万个红细胞,

它们由分布于胸骨、肋骨、颅骨、椎骨和手、足及骨盆的红骨髓生成。正常细胞生成需要营养物质,如铁、维生素 $B_{12}$、叶酸和维生素 $B_6$。骨髓释放的网织红细胞(不成熟的有核红细胞),经过 1~2 天的循环才进化为成熟细胞。一个红细胞的平均寿命是 115~130 天。衰老的红细胞主要是通过肝脏和脾脏的吞噬作用代谢。

红细胞呈可变形性的双凹小圆盘形,平整的双凹形的表面积与体积之比有利于气体弥散。可变形性使得细胞能改变它的形状进入微循环,然后再还原成正常形状。

红细胞中含铁的物质是血红蛋白,人体内血红蛋白浓度是 12~18g/dl,女性低于男性。血红蛋白由亚铁血红素(含有铁和卟啉的红色复合物)和球蛋白构成。一个铁原子呈现为一个亚铁血红素分子,人体总铁含量为 2~6g,其中 2/3 在血红蛋白里,其余储备在骨髓、脾脏和肝脏里。当红细胞分解,血红蛋白分裂成亚铁血红素和球蛋白。肝脏储存亚铁血红素的铁蛋白用来生成新的血红蛋白,余下的转变成胆红素,在肝脏结合后以粪便和尿的形式排出体外。这个过程对胆红素的代谢很重要,因为胆红素在组织内聚集会形成黄疸(第 38 章)。每个红细胞包含 $2 \times 10^9$~$3 \times 10^9$ 个血红

表 45-2　血液的细胞成分

| 细胞 | 结构特征 | 循环血液中数量 | 功能 | 寿命 |
|---|---|---|---|---|
| 红细胞(红色血细胞) | 无核,含血红蛋白的双凹圆盘状 | $(4.2 \sim 6.2) \times 10^7/mm^3$ | 组织细胞和肺之间的气体转运 | 80~120d |
| 白细胞(白色血细胞) | 有核细胞 | 5 000~10 000/mm$^3$ | 人体防御机制 | |
| 淋巴细胞 | 单核免疫细胞 | 占白细胞的25%~33% | 体液和细胞调节免疫 | 数天或数年,由类型决定 |
| 单核细胞和巨噬细胞 | 肾形的单核吞噬细胞 | 占白细胞的3%~7% | 吞噬作用;单核吞噬系统 | 数月或数年 |
| 嗜酸性粒细胞 | 含有伊红染色颗粒的分段多形核的粒细胞 | 占白细胞的1%~4% | 吞噬作用;对寄生虫的免疫应答;参与过敏反应 | 8~12d |
| 中性粒细胞 | 含有中性染色颗粒的分段多形核的粒细胞 | 占白细胞的57%~67% | 吞噬作用,尤其在炎症早期,杀菌作用 | 4d |
| 嗜碱性粒细胞 | 含有碱性染色颗粒的叶状细胞核粒细胞 | 占白细胞的0~0.75% | 与肥大细胞相似,分泌炎症介质(如组胺,嗜酸性粒细胞和中性粒细胞等趋化因子),参与过敏反应 | 几小时~数天 |
| 血小板 | 形状不规则的细胞质碎片(不是细胞) | $(14 \sim 34) \times 10^4/mm^3$ | 血管损伤后凝血;凝块形成/消退的凝结物 | 8~11d |

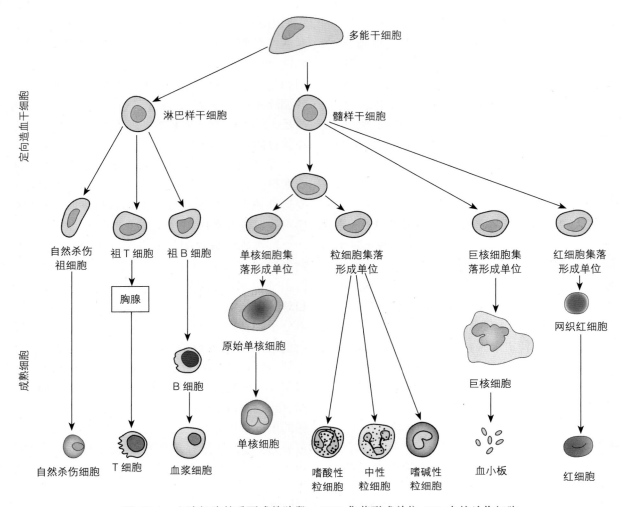

图 45-1 ▲ 血液细胞的重要成熟阶段。CFU：集落形成单位；NK：自然杀伤细胞

蛋白分子,血红蛋白会优先结合 $CO_2$,而不是 $O_2$。当血红蛋白与 $O_2$ 结合时会形成氧合血红蛋白,因此,血液可以运输氧气到组织,从组织中运输 $CO_2$ 到肺泡与大气中气体进行交换。血红蛋白与 $CO_2$ 结合时,血液可运输 $O_2$ 到肺泡组织,运出 $CO_2$ 排到大气中。

呼吸作用是红细胞的主要功能,血红蛋白在肺内结合氧气。血氧饱和度的影响因素有肺内有效区域的血氧分压、血液温度、血液 pH 值和细胞内 2,3- 二磷酸甘油酸。比如,住在海边的人到高海拔地区度假,肺内局部氧分压降低,因为缺氧,活动时可能会气促。

## 白细胞

白细胞在血液循环中运输,在人体组织中主要防御微生物、外来抗原和坏死物质,如衰老或损坏的宿主细胞。血液中每立方毫米大约有 5 000~10 000 个白细胞,分为有颗粒和无颗粒细胞两种类型。

粒细胞大约占所有白细胞的 70%,包括中性粒细胞、嗜酸性粒细胞和嗜碱性粒细胞。它们由骨髓中的髓样干细胞生成,其功能取决于被附着颗粒的类型。多形核白细胞或称中性粒细胞,通过吞噬作用抵抗细菌和真菌感染,并吸收外来微粒物质,分解细胞内的物质。中性粒细胞在炎症反应的急性期出现,在细菌入侵或组织损伤后,从毛细血管移至炎症区域,6~12 小时达到峰值。在炎症区域,它们破坏和吸收微生物和其他碎片。1~2 天后凋亡,释放消化酶溶解细胞碎片,利于炎症愈合。

嗜酸性粒细胞主要消除外来蛋白物质,它们吞噬抗原 - 抗体复合物,损伤寄生虫,在过敏反应中数量增加。嗜酸性粒细胞有免疫球蛋白和组胺的表面受体。

嗜碱性粒细胞含有细胞质颗粒,颗粒里含有的血管活性胺类(组胺、缓激肽、血管收缩素)被认为可产生急性全身过敏反应的症状。嗜碱性粒细胞还含有抗凝的肝素、组胺和其他血管活性物质。

无颗粒细胞(单核细胞、巨噬细胞和淋巴细胞)是细胞质中不含溶酶体颗粒的白细胞。无颗粒细胞也来源于骨髓干细胞。单核细胞(不成熟的巨噬细胞)和巨噬细胞组成单核吞噬细胞系统，负责吞噬血液中衰老的白细胞及红细胞，并随着中性粒细胞数目减少而开始参与处理抗原性物质。在发生炎症时，循环系统中的巨噬细胞将移出血管，对炎症或感染做出应答，而其他的则移到肝脏、脾脏、淋巴结、腹膜和胃肠道的淋巴组织中，在那里它们可以存活数月甚至数年。淋巴细胞是免疫活性细胞，可产生抗体，维持免疫应答，主要有 B 淋巴细胞和 T 淋巴细胞两个类型，在下一章进行讨论。

## 血小板

血小板是圆盘状胞质小片，来源于骨髓巨核细胞。血小板维持毛细血管完整，加快凝血，缩小血块。血液中每立方毫米大约有 $(2.5 \sim 5) \times 10^5$ 个血小板，其中 1/3 储存于脾脏。血小板可存活 10 天，当它们衰亡时，主要是由脾脏中的巨噬细胞将它们从循环系统中排出。

## 凝血

生理性凝血由三个互相依赖的要素组成，分别是血管、血小板和凝血因子。在正常的过程中，血管内皮遭受损害，要局部修复以预防血液流失。机体通过凝血过程来修复血管，在这个过程中，内皮损害或脱落会暴露潜在的胶原，暴露的胶原会吸附激活血小板，从而形成止血栓。随着血小板黏附在暴露的胶原，最初的血小板屏障就形成了。这些血小板释放少量的二磷酸腺苷(ADP)，促使更多血小板发生相互聚集，随之血小板细胞膜释放血小板因子Ⅲ，与多种血液凝固蛋白反应，加快凝血。

血小板在凝血过程中起到主要两个作用。(1)血小板栓子临时填补血管受损处，为纤维蛋白凝块的构建提供基础；(2)血小板释放血小板因子Ⅲ，通过内源性凝血途径形成凝块。

## 凝血因子

凝血因子按照发现的先后顺序用罗马数字编号，当因子处于活化状态，代号右下角会加个"a"(如因子Ⅻa)。表框 45-1 列出了因子的罗马编号和常见名。

| 表框 45-1 | 凝血因子 |
| --- | --- |
| Ⅰ纤维蛋白原 | |
| Ⅱ凝血酶原(活化型Ⅱa 酶) | |
| Ⅲ促凝血酶原激酶 | |
| Ⅳ钙 | |
| Ⅴ促凝血球蛋白原 | |
| Ⅵ无 | |
| Ⅶ前转变素；前凝血酶原；转化素 | |
| Ⅷ抗血友病因子 A(因子Ⅷ R——源于维勒布兰德) | |
| Ⅸ抗血友病因子 B；圣诞节因子；血小板辅因子Ⅱ | |
| ⅩStuart-Prower 因子；促凝血球蛋白 | |
| Ⅺ血浆凝血活酶前质 | |
| Ⅻ接触因子；玻璃因子 | |
| Ⅷ纤维蛋白稳定因子；Laki-Lorand 因子 | |

## 凝血途径

血液凝固蛋白或称凝血因子，通过内源性凝血途径和外源性凝血途径生成。组织因子 TFⅦa 激活凝血途径。内源性凝血途径和外源性凝血途径可互相影响，在外源性凝血途径中发现的活性Ⅶ因子可以激活内源性凝血途径的Ⅺ因子。同样，内源性凝血途径的几个因子也可以激活Ⅶ因子。

## 外源性凝血途径

外源性凝血途径是依靠暴露的损伤组织激发一系列化学反应的过程，图 45-2 展现了其关键步骤。组织和血管损伤触发凝血机制，导致因子Ⅲ(促凝血酶原激酶)释放到循环系统。由因子Ⅶ(前转变素)催化而成的因子Ⅲ可以激活因子Ⅹ(促凝血球蛋白)。在钙离子的参与下，因子Ⅴ(促凝血球蛋白原)、血小板因子 3 和因子Ⅹa，可以将因子Ⅱ催化转变成因子Ⅱa，因子Ⅰ转变成纤维蛋白凝块。

血管、血小板和凝血因子之间相互作用，合成因子Ⅹa 并将凝血素转变成凝血酶，最终生成纤维蛋白。内源性和外源性凝血途径在生成因子Ⅹa 处汇合，然后完成共同的凝血途径。图 45-2 图解了凝血过程的顺序，凝血酶激活了因子Ⅷ，然后激活因子Ⅹ，从而实现自我保护的效果。

钙离子在凝血瀑布中起重要作用，许多凝

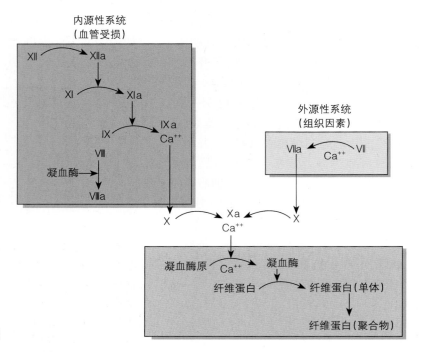

**图 45-2 ▲ 凝血级联**

因子携带两个负电荷,钙离子携带两个正电荷,对凝血因子产生强烈吸引力,可将凝血因子牢牢结合在血块的位置。

## 内源性凝血途径

通常,血液中的凝血因子以非活化状态存在于循环系统中,接受刺激后,凝血因子立即发生变化。血管内皮损害的刺激导致任一非活化的凝血因子即酶原的分子改变,呈现激活状态。酶促反应的结果是以链状反应的形式激活下一个凝血因子,最终导致血凝块形成。这条起源于组织内化学反应链被称为内源性凝血途径。

通过激活因子XII(接触因子),血小板因子3释放启动内源性凝血途径,这也是在因子V和因子VIII的复杂反应的必要部分。暴露的胶原、受损红细胞和粒细胞中的磷脂、抗原 - 抗体复合物和内毒素被认为是因子XII的其他激活剂。这些激活剂将因子XII转化成活化酶的形式XIIa,对下一个凝血酶原因子XI(血浆凝血活酶前质)起作用,使之转化成因子XIa。因子XIa在钙离子参与下负责激活因子IX(抗血友病因子B),因子X的激活需要因子VIII和血小板因子3的参与。因子II转变成因子IIa(凝血酶)需要因子V、血小板因子3和钙离子参与。凝血酶对纤维蛋白原起作用,将其转化为纤维蛋白。在钙离子的参与下,最初可溶性的纤维蛋白凝块可在因子13的作用下得到稳定。

同样,通过凝血酶激活因子VIII,再激活因子X,达到自我保护的效果。凝血酶增强因子VIII的活性,使之更快与因子IXa相互作用,从而催化因子X的激活。这时,内源性和外源性的凝血级联反应汇合,凝血酶也与血小板相互作用,释放血小板因子3,从而激活因子XII。

## 凝血抑制剂

未活化的凝血因子会在血小板栓子上形成凝块,在凝血过程中释放凝血酶,进一步吸引血小板聚集到血凝块上,可在血管破损的局部形成更多血凝块(图45-3)。如果没有其他机制来维持血液的液体状态及防止发生不受控制的凝血,则整个血管将会阻塞。

然而,凝血的形成和抑制之间有一个控制良好的平衡,通过生理性凝血抑制剂的作用,血液可保持液体状态,血管保持弹性。这些抑制剂——充足的血流量、肥大细胞、抗凝血酶因子III、单核吞噬细胞系统和纤溶系统,通过限制凝血过程以及溶解形成的血凝块等途径,防止整个血管的阻塞,维持足够的血液流动,促进凝血因子快速运输到肝脏,在那里它们将被分解并清除出循环系统。人体多数组织内均有肥大细胞,肥大细胞可产生肝素(与人工合成的肝素相比,具有更强的抗凝作用)。然后,抗凝血酶因子III的释放使循环中的凝血酶失活,并中和活化的因子XII、因子XI和因子X,阻碍纤维蛋白原转化为纤维蛋白,从而阻止凝

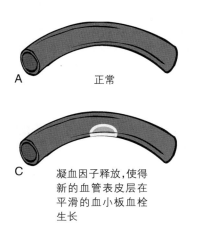

A 正常

C 凝血因子释放,使得新的血管表皮层在平滑的血小板血栓生长

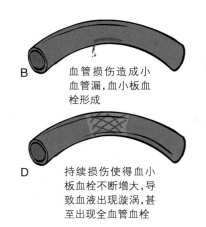

B 血管损伤造成小血管漏,血小板血栓形成

D 持续损伤使得血小板血栓不断增大,导致血液出现漩涡,甚至出现全血管血栓

**图 45-3 ▲** A-D:血栓在血管内形成的过程

血因子相继激活。单核吞噬细胞系统,由存在于身体组织的巨噬细胞组成,通过清除血液中的活化因子来抑制凝血。最后,纤溶系统可干扰凝血酶对纤维蛋白原的作用,它还涉及一系列的连锁反应,通过激活一连串的酶原而产生可溶解血栓的溶解酶。

血液中有很多血纤维蛋白溶酶。内皮细胞组成血管内皮,释放纤溶酶原激活物,将血纤溶蛋白溶酶原转化成血纤维蛋白溶酶。此外,被激活的因子Ⅻ、凝血酶、激肽释放酶,组织中的物质被认为参与了血纤维蛋白溶酶原向血纤维蛋白溶酶的转化。在运动、压力、缺氧、致热原刺激下,纤溶酶原激活物水平暂时上升,血纤维蛋白溶酶可溶解纤维蛋白,酶溶解纤维蛋白还可以破坏因子Ⅴ、因子Ⅷ、因子Ⅸ以及纤维蛋白原。

最后,纤维蛋白原和纤维蛋白的细胞溶解导致纤维蛋白降解产物(FDPs)的释放。FDPs抑制血小板聚集,具有抗血栓形成的作用,可以干扰纤维蛋白凝块的形成。

### 纤溶系统抑制剂

类似于凝血抑制剂,纤溶系统也有抑制剂。这些抑制剂可以防止人体必需的凝血发生不适当的溶解现象。单核吞噬细胞系统清除循环中的FDPs,抗纤维蛋白溶酶是一种在血液中循环的蛋白质,与胞浆素结合可使它失活。血液循环中抗纤维蛋白溶酶的水平远远超过血纤维蛋白溶酶,可迅速中和血纤维蛋白溶酶。

凝血和纤维蛋白溶解系统,及其抑制剂,在很窄的范围内发生作用,确保血液的流动性和脉管系统的通畅性。这些系统一旦紊乱可能会导致血栓、出血甚至发生弥散性血管内凝血等灾难性临床事件。

## ▲ 免疫系统

免疫系统由下列器官和细胞组成:脾、淋巴结、胸腺、骨髓、阑尾、扁桃体、B 和 T 淋巴细胞、嗜酸性粒细胞、嗜碱性粒细胞和吞噬细胞。这个系统中的器官通过淋巴循环彼此连接,免疫细胞和外来颗粒通过淋巴液在淋巴管内传输。

如上所述,血液和免疫系统密切相关。除了均源自骨髓外,全身的血液都有免疫系统成分。凝血系统有助于将微生物局限在炎症部位。以下是一个健康的免疫系统的功能:

- 保护人体免受外来介质和病原微生物的破坏。
- 降解、清除受损及衰老细胞。
- 监督并破坏恶性细胞。

### 免疫反应

免疫系统是人体对外来入侵物质作出的内部反应。人有两种免疫类型:固有(先天性)免疫和适应性(获得性)免疫。固有免疫具有人类抵抗外来入侵物质的本能,固有免疫系统有一组 Toll 样受体,存在于细胞的宿主与环境交界处,可直接早期接触潜在的致病微生物。该受体与致病源脱落的膜样物质相互作用,触发自然免疫反应。此外,自然免疫利用吞噬细胞和自然杀伤细胞(NKCs)对微生物产生炎症反应。固有免疫具有非特异性,没有记忆。

适应性免疫是机体免疫系统识别外来物质并增加抗体应答的一种特殊保护。当抗原暴露,机体产生自身抗体做出应答,则触发适应性免疫。

记忆细胞产生抗体的功能,便于后续接触特定抗原更快地做出反应,适应性免疫也可以通过向一个人输注另外一个人的抗体来实现。母婴抗体传递是一个人向另一个人提供抗体的例子,因为获得性免疫需要数日才能生成足够保护机体的物质,所以固有免疫的重要作用就是限制微生物复制,等待特殊免疫应答启动。

基本上,免疫系统保护机体或“自身”免受异物的入侵。免疫耐受的概念是指出自身稳定的免疫系统对外来物质产生免疫力。任何能引起特定免疫反应的外来物质都可被称为抗原。抗原通常由蛋白质组成,但多糖、合成的脂质和核酸也可以作为抗原;细菌、病毒、真菌、寄生虫和外来组织也都是抗原。例如,当机体识别出外来移植组织或器官时,移植排斥反应发生,抗原表面散布的免疫活性部位能够使免疫球蛋白、淋巴细胞或抗体识别靶细胞,从而产生直接对抗抗原的破坏力。免疫反应效果不尽相同。系统反应的强度受到入侵途径、抗原剂量、抗原的外源性程度的影响。

免疫能力指的是人体免疫系统识别并抵制外来物质的能力。系统无法识别抗原,调动有效防御会导致感染或恶性肿瘤。错误识别自身标记会导致自身免疫性疾病,如多发性硬化、类风湿性关节炎、系统性红斑狼疮。系统“对抗假想的敌人”,如花粉或灰尘,可能导致过敏。

主要组织相容性复合体是一组位于 6 号染色体上的包含编码分子并标记细胞为自体的基因,对区别自体与异物至关重要。这些基因在人与人之间的结构差别很大。因为能够决定启动哪个抗原反应和反应强度,所以主要组织相容性复合体的存在是移植排斥反应的主要因素。他们还可实现免疫细胞之间的互相识别和信息传递。

## 固有免疫

固有免疫存在于所有健康的人体中,形成对疾病的第一道防线。以前接触过的生物体或毒素不再需要激活。另外,固有免疫机制不区分不同种类的微生物,当机体再次暴露于这些微生物时也不改变免疫强度。自然免疫防御包括物理、化学和机械屏障、生物防御、吞噬作用、炎症过程、细胞因子、树突细胞、巨噬细胞和中性粒细胞。

### 物理、化学和机械屏障

物理屏障阻止有害生物和其他物质进入身体或体腔。这些障碍包括皮肤、黏膜、会厌、呼吸道纤毛和括约肌。化学屏障如抗菌药物、抗体和酸溶液形成对许多病原体生存不利的环境。眼泪中的溶菌酶,阴道分泌物中的乳酸和胃分泌物中的盐酸都是化学屏障。机械屏障通过一些活动(如流泪、肠道蠕动、尿流)使机体摆脱潜在的有害物质。

### 生物防御

在正常情况下,人体的大部分部位都含有低致病性微生物。皮肤和口咽、鼻咽、肠道、部分生殖道黏膜均有特有的微生物群落,称为正常菌群。这些微生物通过与更多的有害生物竞争获得必不可少的营养,并产生物质来抑制其他微生物的生长来影响菌群寄生形态。维生素 D 缺乏会增加上皮组织感染的风险,可直接与环境相互作用,从而减少生物防御的有效性。

### 吞噬细胞和吞噬作用

吞噬作用是受损的细胞和外来入侵物被白细胞摄取的过程,特别是中性粒细胞和单核吞噬细胞(单核细胞和巨噬细胞)。两种类型细胞均来源于骨髓干细胞,虽然结构不同,但以相似方式发挥吞噬作用。

在吞噬细胞膜表面的受体可使它们附着在外来物质上,然后利用细胞内部酶的吞噬和内化作用消灭这些物质。中性粒细胞和巨噬细胞通过趋化因子被吸引到微生物入侵的位置。在急性炎症期中,中性粒细胞是细胞攻击的“第一波”,首先攻击入侵的微生物,中性粒细胞数量在炎症开始后 6~12 小时达到高峰。第二波细胞攻击主要是单核细胞,血液中的单核细胞在很短的时间即可通过毛细血管膜进入组织。一旦进入组织,它们急剧增大至更大的尺寸,变成巨噬细胞,有的附着在某些组织内破坏细菌,有的在组织内游走以吞噬异物,这些细胞有序地贯穿在人体组织内,在那里它们可以存活数月,甚至数年。在不同组织中巨噬细胞的外观不同,因为环境变化而有不同的名称(如肝脏中的库普弗细胞、肺脏中肺泡巨噬细胞,皮肤和皮下组织的组织细胞,在大脑中的小胶质细胞)。

### 炎症反应

炎症反应是机体对化学物质、高温、创伤、或微生物入侵等因素引起的组织损伤的急性生理性非特异反应,是机体修复组织损伤、保护自身免受感染的主要过程。最初的炎症反应是局部的,但可能会导致全身性反应如发热、不适和中性粒细胞增多。炎症反应包含三个阶段:

1. 血管阶段包括快速但短期的血管收缩,紧随其后的是小动脉和小静脉血管舒张,组胺、前列腺素、血清素、细胞分裂素分泌引起的充血和肿胀。

2. 细胞渗出阶段的特征是中性粒细胞增多,集落刺激因子分泌进入组织液,形成渗出液(清澈的高蛋白浆液)。渗出液的功能是运输白细胞和抗体到达炎症部位,稀释毒素和刺激性物质,运输组织修复所需的材料。随着炎症过程的继续,浆液性渗出液转变成包含细胞碎片的乳白色液体。

3. 组织修复和替换阶段,炎性物质消失,结缔组织细胞增殖。胶原蛋白合成,导致组织更换。

这些过程中最重要的是在损伤处积累了大量的中性粒细胞和巨噬细胞,灭活或破坏入侵物,除去碎片,并开始最初的组织修复。

## 细胞因子

细胞因子是由 T 淋巴细胞产生的化学信使,作为免疫系统的激素,在获得性免疫和介导炎症反应中发挥作用。细胞因子可加速细胞生长、促进细胞活化、引导细胞移动、刺激巨噬细胞的功能、破坏抗原。因为其作为白细胞之间的信使,也称为白细胞介素(ILs)。干扰素、肿瘤坏死因子是细胞因子。

IL-1 增加 IL-2、IL-3、IL-4、干扰素 -γ 和 IL-2 受体的合成,还可以激活淋巴因子活化杀伤细胞。IL-2 可与激活的 T 细胞上的特定受体结合,从而显著提高 NKCs(一组特殊种群的淋巴细胞,可无须提前致敏而直接溶解各种恶性及病毒感染细胞)的细胞溶解活性。IL-3 和 B 细胞分化因子为抗原 - 致敏 B 细胞的生长和成熟提供关键信号。

细胞因子可以归类为淋巴因子(淋巴细胞分泌)或单核因子(单核细胞和巨噬细胞分泌)。干扰素(一种淋巴细胞因子)可为防止病毒入侵人体提供一些保护,直到反应较慢的特定免疫反应继续发挥作用。当病毒感染宿主细胞时可产生干扰

素,他们影响病毒基因的转录和翻译。另外,干扰素可参与保护机体抵抗某些癌症。具体地说,这些物质被证实可干扰异常细胞的分裂和增殖,也能提高 NKCs 的活性。

## 获得性免疫

如果一个外来物持续存在,那么尽管有固有免疫反应,获得性免疫反应也会被激活。当反应曾经接触过这些外来物或微生物时,此方式最有效。这类反应细胞能够区分微生物,并在再次接触此微生物时,显著改变对该微生物反应的时间和作用的强度。

目前已经明确的获得性免疫反应有两种类型:细胞免疫和体液免疫。大多数外来物质可通过刺激细胞和体液免疫反应导致叠加的免疫效果,并最大程度地降低入侵物质的破坏性。

## B 淋巴细胞和 T 淋巴细胞

B 淋巴细胞和 T 淋巴细胞来源于骨髓中的干细胞。在胎儿发育时和出生后不久后,初级淋巴器官是这些细胞分化和成熟、成为具有细胞介导和体液免疫反应功能的淋巴细胞的场所。对于 B 淋巴细胞,这个发育过程发生于骨髓或胎儿肝脏,而 T 淋巴细胞的发育发生在胸腺。

随着细胞不断发育,B 和 T 淋巴细胞获得特定的抗原受体,终生识别单一特异性抗原。随后,这些"预编的"B 和 T 淋巴细胞(被特定抗原激活)能产生大量同样的淋巴细胞。不同类型的 T 细胞根据其功能分类,如表 45-3 所示。

表 45-3　T 细胞的类型和功能

| 细胞类型 | 功能 |
| --- | --- |
| 细胞毒性 T 细胞(T8) | 直接攻击细胞,能杀死许多微生物。主要效应细胞为病毒感染细胞、肿瘤细胞和易感移植细胞 |
| 辅助诱导 T 细胞(T4) | 数量最多<br>对整体免疫反应的监管起重要作用<br>被称为"主要掌控者"<br>分泌淋巴细胞因子 |
| 抑制性 T 细胞(T8) | 作为 T4 细胞负反馈控制器也可能限制免疫系统攻击身体组织的能力 |
| 记忆 T 细胞 | 在特定免疫反应中激活抗原<br>保存于人体再次暴露于同样的抗原时,能快速启动 T 细胞应答 |

## 淋巴系统

在初级淋巴器官预处理后,B 和 T 淋巴细胞迁移到次级淋巴组织,在那里与抗原相互作用,从而发生免疫反应。次级淋巴组织广泛存在于淋巴结,在特殊的淋巴组织中也有分布,如脾、扁桃体、咽扁桃体、阑尾、骨髓和胃肠道。该淋巴组织有效地分布于全身,在入侵生物体或毒素进入血液并广泛传播之前进行拦截。

## 细胞介导免疫反应

细胞介导免疫是应对真菌、寄生虫和细胞内细菌的反应。在拒绝或接受某些移植组织、刺激抗体生成和调节、防御各种恶性病变中也扮演着重要角色。如上所述,T 淋巴细胞包含抗原受体,允许与特定类型的抗原结合。

每个 T 细胞被特异性抗原激活后会大量克隆。预处理后,T 细胞迁移到淋巴组织,在那里他们作为效应细胞(直接攻击抗原和恶性细胞),并充当细胞免疫和体液免疫反应的监管者。

抗原刺激 T 淋巴细胞,启动细胞介导的免疫反应。这一反应可能被巨噬细胞介导,与抗原结合,与抗原结合的巨噬细胞可能介导发反应中的这一环节,促进其识别。然后,巨噬细胞产生细胞因子,刺激 T 淋巴细胞、B 淋巴细胞增殖并激活吞噬细胞。细胞介导免疫受损的人群存在病原体感染、病毒或寄生虫细胞繁殖的高风险。

## 体液免疫反应

体液免疫反应发生在细胞外,也就是说,它发生在血液和组织液中。体液免疫反应对大多数细菌、细菌毒素、病毒入侵的细胞外的阶段起免疫应答作用。体液免疫包括两种血清白蛋白:免疫球蛋白(Igs)和补体。维生素 D 可降低免疫球蛋白生成和减缓前 B 细胞向浆细胞分化。

B 淋巴细胞可分为浆细胞和记忆细胞,igs 是其生成的抗体分子。浆细胞分泌抗体与抗原结合,产生的抗原抗体复合物被吞噬细胞摄取,复合物被清除后,记忆细胞仍在血液循环和淋巴组织中流动,待再次遇到抗原时活化为浆细胞。免疫球蛋白对抗原具有特异性,分为以下几种类型:

- IgA(两种类型)集中在体液,如眼泪、唾液、呼吸道和胃肠道的分泌物;它是身体入口的

守卫。
- IgM 主要在血液中,可有效地杀死细菌。
- IgG(四类)能够进入组织间隙,可在吞噬细胞出现前有效包裹微生物。
- IgD 主要存在于 B 细胞的细胞膜上,它被认为可以对细胞的激活起调节作用。
- IgE 人体内一般只有微量的 IgE;它负责激活肥大细胞产生过敏反应的症状。

补体是具有非特异性的 15 种蛋白质复合物,以非激活状态存在于血液循环中。当第一个补充蛋白分子 C1 遇到抗原抗体复合物时,这些蛋白以级联反应的形式彼此激活,最终产物是一个圆柱体,可溶解靶细胞的细胞膜,使液体和分子流入和流出,从而杀死靶细胞。

补体可以以三种方式被激活。经典的路径是由抗体 - 抗原复合物激活。替代路径和凝集素路径不是抗体发起的,而由细菌、真菌和某些细菌表面的甘露糖引起(图 45-4)。此外,补体促进抗原和抗体之间的相互作用,提高炎症过程的所有方面,尤其是增加血管通透性和吞噬作用。

## 联合免疫反应

这种特殊的免疫反应比较复杂,包括巨噬细胞、补体蛋白、细胞免疫和体液免疫的细胞成分之间的相互作用(图 45-5)。巨噬细胞最初识别、处理和呈递抗原给淋巴组织中的抗原 - 特异性 T 淋巴细胞。随后,在由巨噬细胞释放的一种化学因子(IL-1)的帮助下,辅助诱导 T4 细胞被激活。T4 细胞增殖并产生自己的化学物质,称为淋巴细胞因子,反过来刺激抗体的激活和增殖,生成 B 淋巴细胞、细胞毒性 T 细胞、抑制性 T 细胞和有吞噬功能的巨噬细胞。抗体的产生导致补体活化。所有这些成分共同作用通过复杂的过程,包括直接攻击或通过化学过程调节破坏抗原。当不再需要时,抑制性 T 细胞反馈给 T4 辅助细胞来停止防御反应,当再次暴露于抗原时,记忆细胞将再次活化。

## 受损的宿主抵抗力

免疫系统的各个组成部分形成了一个复杂的网状机制,可完整地保护机体免受外来微生物和恶性细胞的侵犯。然而,在某些情况下,系统的某些组成部分可能失效,导致宿主抵抗力受损。通

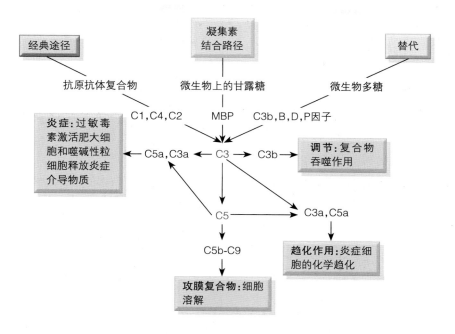

**图 45-4** ▲ 经典路径,血凝素和替代补体路径

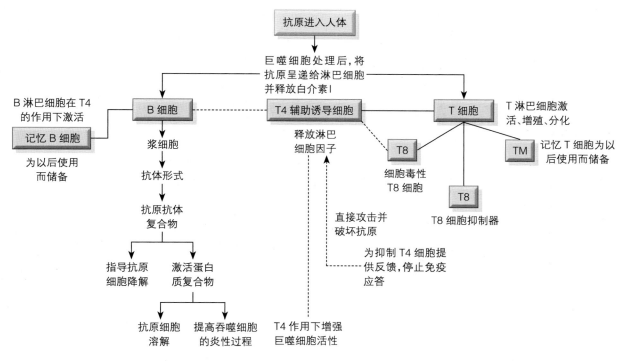

**图 45-5** ▲ 联合免疫反应示意图

常免疫抑制状态由化学药物引起,如糖皮质激素和细胞毒性化疗药物。被感染的人群由于缺乏宿主防御能力,被称为免疫功能不全或免疫抑制。

　　根据受影响的免疫系统的组成部分,表45-4列出了其对宿主防御能力的确切影响、相关症状和缺陷。与破坏宿主防御能力有关的一般特征包括反复感染,此种感染通常由无害物质(机会性微生物)引起、慢性感染、皮疹、腹泻、成长障碍,并增加某些癌症的敏感性。

表45-4　破坏宿主防御能力的危险因素

| 宿主缺陷 | 疾病、治疗方法和其他与宿主防御相关的情况 |
| --- | --- |
| 吞噬细胞功能受损 | 放射治疗 |
| | 营养缺乏 |
| | 糖尿病 |
| | 急性白血病 |
| | 糖皮质激素 |
| | 细胞毒性化学治疗药 |
| | 再生障碍性贫血 |
| | 先天造血系统疾病 |
| | 酒精中毒 |
| 补体系统缺陷 | 肝脏疾病 |
| | 系统性红斑狼疮 |
| | 镰状细胞性贫血 |
| | 脾切除术 |
| | 先天缺乏 |

续表

| 宿主缺陷 | 疾病、治疗方法和其他与宿主防御相关的情况 |
| --- | --- |
| 受损细胞介导(T淋巴细胞)免疫反应 | 放射治疗 |
| | 营养缺乏 |
| | 老化 |
| | 胸腺发育不全 |
| | AIDS |
| | 霍奇金病/淋巴瘤 |
| | 糖皮质激素 |
| | 抗淋巴细胞球蛋白 |
| | 先天胸腺障碍 |
| 受损体液(抗体)免疫 | 慢性淋巴细胞白血病 |
| | 多发性骨髓瘤 |
| | 先天性低丙球蛋白血症 |
| | 蛋白丢失性肠病(炎症性肠病) |
| 物理/机械/化学屏障的干扰 | 外伤 |
| | 压疮/皮肤缺陷 |
| | 侵入性给药操作 |
| | 血管疾病 |
| | 皮肤疾病 |
| | 营养不良 |
| | 烧伤 |
| | 气管插管 |
| | 身体排水系统的机械性梗阻,如眼泪和泌尿系统 |
| | 意识水平下降 |
| 单核吞噬细胞系统受损 | 肝脏疾病 |
| | 脾切除术 |

## ▲ 临床适用性挑战

### 简答题

1. 人们被鼓励使用防晒霜来减少患皮肤癌的风险,请讨论其对免疫系统的影响。
2. 某患者正接受抗凝治疗,请问它对凝血抑制剂的影响是什么?
3. 解释个体感染病毒时,导致白细胞反应迟钝的机制。

(译者:韩文军)

## 参考文献

1. Hoffman R, Benz J, Shattel S, et al (eds): Hematology: Basic Principles and Practice, 5th ed. Philadelphia, PA: Churchill Livingstone, 2008
2. Porth C: Pathophysiology, Concepts of Altered Health Status, 8th ed. Philadelphia, PA: Lippincott Williams & Wilkins, 2009
3. Iwasaki A, Medzhitov R: Regulation of adaptive immunity by the innate immune system. Science 327:291–295, 2010
4. Goldman L, Auseillo D (eds): Cecil Medicine, 23rd ed. Philadelphia, PA: Saunders, Elsevier, 2008
5. Bikle D: Vitamin D and immune function: Understanding common pathways. Curr Osteoporos Rep 7(2):58–63, 2009
6. vanEtten E, Gysemans C, Mathieu C, et al: Regulation of vitamin D homeostasis: Implications for the immune system. Nutr Rev 66(Suppl 2), S125–S134, 2008

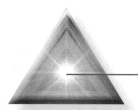

# 患者评估：血液和免疫系统

Kenneth Rempher 和 Patricia Gonce Morton

## 第 46 章

**学习目标**

学习本章内容后,读者应能够:
1. 正确描述患者病史并进行相关体格检查,能正确评估血液及免疫系统疾病。
2. 区分各项诊断及检查,正确评价血液及免疫疾病。
3. 根据患者的病史、体格检查、诊断性检查的综合结果来鉴别血液及免疫系统疾病。
4. 描述免疫功能低下患者的评估要点。

血液及免疫系统疾病种类很多,其大多数危及生命。一般来说,血液疾病包括血液成分合成过多或合成不足,或是血液成分功能障碍。免疫疾病通常是由免疫系统的亢进或抑制引起。免疫疾病可以遗传,也可能是由治疗或是疾病罹患,比如化疗以及移植免疫抑制剂引起。血液系统和免疫系统关系既复杂又密切,因此,其中一个系统紊乱或是功能障碍通常会对另一个系统造成影响。

## ▲ 评估

### 病史

在评估潜在的血液免疫性疾病时,患者的病史必不可少。但是在讨论主诉时,患者陈述的症状可能不够详细,所以详尽的病史很重要。在评价患者的病史时,应当牢记这些系统复杂的生理功能。获得主诉及现病史后,护士还需要询问既往史、家族史、个人史和社会史(表框 46-1)。患者的免疫接种史和职业以及相关的系统回顾有助于确认病史,表 46-1 总结了使人易患血液和免疫系统疾病的相关病因及治疗(第 48~49 章),表框

46-2 总结了老年人需要特殊考虑的情况。

### 体格检查

为了明确体内某些信号是否与血液系统或免疫系统疾病有关,进行全面的体格检查很有必要。表 46-2 总结了这些系统各类疾病的体格检查结果(在第 49 章将详细描述)。血液疾病或者免疫功能低下患者的体格检查主要集中在四个方面:皮肤、肝、脾和淋巴结。整个检查必须彻底,以助于确认病因。护士要检查患者有无皮肤苍白,黄疸以及异常出血,也要评估患者关节肿胀、疼痛、活动受限,包括关节腔出血,可能是因为凝血障碍或是镰状细胞贫血。浅表黏膜出血和瘀斑性分布可能表明血小板减少症,而皮肤瘀点则意味着血管炎。广泛性浅表性紫癜、深部血肿、关节血肿,可能表明有凝血障碍。护士也要在意皮疹,皮肤瘙痒和抓痕。评估四肢发红、压痛、发热或是肿胀区域,因为这些往往意味着血栓性静脉炎,所以这种评估很有必要。腿及脚踝溃疡可能代表患者患有镰状细胞贫血。护士评估口唇及甲床发绀,杵状指可能代表患者有慢性低氧血症。更多有关指甲评估的信息参见第 51 章。护士还要检查患者的眼及口。视觉变化能表明由红细胞增多症引起

---

表框 46-1 / 血液和免疫系统病史的评估

**主诉**
- 患者对问题的描述。

**现病史**
- 完成对下列症状和体征的分析(用表框 17-1 的 NOPQRST 格式)。
- 异常擦伤或出血,频发感染,疲乏 / 心神不安,头疼,头晕 / 步伐紊乱,疼痛,肿大的淋巴结,发热,夜间盗汗,虚弱,胳膊疼痛 / 跛行,痉挛,体重减轻,腹痛,呕吐,热耐受不良,伤口愈合不良,痣。

**既往史**
- 童年时期的相关病变及免疫情况:单核细胞增多症,吸收不良,肝炎,恶性贫血。
- 既往急慢性病:包括治疗和住院——贫血,恶性肿瘤,感染,自身免疫性溶血 /EVANS 综合征,血色沉着症,遗传性球形红细胞血症,缺铁性贫血,红细胞增多症,血友病,镰状细胞疾病,地中海贫血,特发性血小板减少症,G6PD 缺乏症,再障性贫血,骨髓增生异常综合征,肝硬化,艾滋病,严重创伤,脓毒症。
- 危险因素:近期暴露接触过苯,杀虫剂,芥子气,抗肿瘤药。
- 手术史:脾切除术,胸心外科手术,全胃切除术。
- 诊断性检查和介入史:骨髓穿刺,化疗,大量输血,使用血液制品(冷沉淀)。
- 药物:化疗药物,抗生素,降压药,利尿剂,糖皮质激素,非甾体抗炎药,阿司匹林,肝素,华法林,抗血小板药物。
- 过敏反应。
- 输血。

**家族史**
- 父母和兄弟姐妹的健康状况或死因:癌症,贫血,遗传性球形红细胞血症。G6PD 缺乏症,镰状红细胞血症,高铁血红蛋白血症,地中海贫血,遗传性血小板无力症,血管性血友病,红细胞增多症。

**个人史和社会史**
- 烟草,酒精和药物滥用。
- 家庭组成。
- 职业及工作环境,暴露于化学物质下:苯,芥子气,烟草,丁二烯,二噁英(杀虫剂),六氯苯,臭氧,多溴联苯,多氯联苯,酚的甲苯二异氰酸酯氯乙烯,铅,萘。
- 生活环境:同上。
- 饮食习惯(富含铁及叶酸的食物包括肝脏、鸡蛋、全谷类、面包、谷物、土豆、绿叶绿色蔬菜、水果、豆类等摄入不足)。富含维生素 $B_{12}$ 的食物包括肝脏、鱼类、强化谷物等摄入不足。
- 睡眠模式:睡眠不规律造成免疫系统的功能变化。
- 运动:规律运动可以优化免疫功能。
- 文化信仰。
- 精神和宗教信仰:拒绝使用血制品,包括一些拒绝输血的信仰患者,和一些教派患者。
- 应对方式及社会支持系统。
- 休闲活动。
- 性生活。
- 近期旅行。

**系统回顾**
- 五官:口腔感染,牙龈出血,鼻出血,口腔溃疡,喉咙痛,舌质光滑,巩膜黄疸,结膜苍白,视网膜出血。
- 心脏:心动过速,$S_4$ 心音。
- 呼吸:最近的上或下呼吸道感染,咯血。
- 胃肠道:呕血,便血,黑色柏油样大便,非意愿的体重减轻,脾大,肝大,脾血管杂音,肠蠕动变化。
- 肌肉骨骼:乏力,骨骼疼痛,腰痛,关节痛。
- 神经系统:精神状态的改变,疼痛位置和触摸,振动感觉,腱反射。
- 生殖泌尿系统:血尿,尿路感染。
- 生殖:月经量增多,阴道流血。

---

表框 46-2 / 老年患者的注意事项

**血液学紊乱的风险因素**
- 铁摄入不足,因为牙齿功能不良(咀嚼肉类困难)或难以吸收(不能获得肉类或者其他食物的铁资源)使老年人存在患缺铁性贫血风险。因为使用非甾体抗炎药治疗关节炎,老年人也可能表现为小剂量的胃肠道出血,如痔疮、息肉或未确诊的结肠癌。这类血液丢失也可能让他们有患缺铁性贫血的风险。
- 对维生素 $B_{12}$ 吸收不良(因为萎缩性胃炎),也有使老年人患巨幼细胞性贫血的风险。
- 免疫功能下降使老年人有患白血病,淋巴瘤,多发性骨髓瘤的风险。
- 抗凝治疗(如治疗房颤)可以引起血小板功能失调和老年人出血。这对定向力障碍和移动能力下降的老年人来说是非常重要的风险。

---

的高黏血症或是镰状红细胞贫血引起的视网膜梗死。对于出血等现象来说,评估的重点是鼻孔、牙龈和黏膜。询问患者刷牙时是否会有口腔黏膜出血,这也是口腔检查的好时机。口腔黏膜苍白是

评判贫血的重要体征。舌头(语音)变化反映患者缺铁性和巨幼红细胞贫血。喉咙的淋巴检查和触诊对评估感染或恶性肿瘤是必要的。图 46-1 是颈部淋巴结的触诊。

表 46-1　血液和免疫系统疾病相关的病史

| 病史 | 潜在疾病 |
| --- | --- |
| 慢性病(炎症、感染) | 贫血 |
| 营养缺乏(铁、叶酸、维生素 $B_{12}$) | 贫血 |
| 营养缺乏(维生素 K、吸收障碍) | 凝血障碍 |
| 内分泌(甲状腺、垂体)失调 | 贫血 |
| 脾亢进 | 贫血,血小板减少症 |
| 获得性免疫缺陷综合征 | 贫血,嗜中性粒细胞减少症 |
| 恶性病 | 全血细胞减少症 |
| 假体,义肢 | 溶血,贫血 |
| 胶原血管病 | 血栓性血小板减少性紫癜 |
| 过敏反应 | 血栓性血小板减少性紫癜 |
| 病毒,细菌,真菌感染 | 血栓性血小板减少性紫癜 |
| 尿毒症 | 凝血障碍 |
| 慢性酒精中毒 | 凝血障碍 |
| 肝病 | 凝血障碍,血栓症 |
| 血管炎 | 血栓症 |
| 动脉粥样硬化症 | 血栓症 |
| COPD | 红细胞增多症 |
| 抽烟 | 红细胞增多症 |
| 先天性心脏病 | 红细胞增多症 |
| **治疗史,用药史** | |
| 肝素 | 血小板减少症 |
| 抗生素 | 粒细胞缺乏症 |
| 立痛定(酰胺咪嗪) | 粒细胞缺乏症 |
| 烷化剂 | 白血病,淋巴瘤,全血细胞减少症 |
| 输血 | 贫血 |
| 阿司匹林,非甾体抗炎药 | 凝血障碍 |
| 华法林 | 凝血障碍 |
| 类固醇 | 白细胞增多症 |
| 各种药物,化学制品,毒素(表框 49-1) | 溶血性贫血 |
| **家族史** | |
| 镰状细胞贫血 | 贫血 |
| 地中海贫血 | 贫血 |
| 先天性溶血性贫血 | 贫血 |
| 红细胞增生紊乱 | 红细胞增多症 |
| 血管性血友病 | 出血性疾病 |
| 血友病 | 出血性疾病 |

TTP:血栓性血小板减少性紫癜。

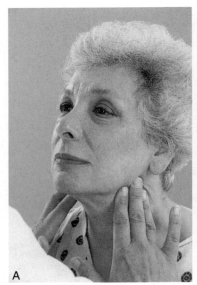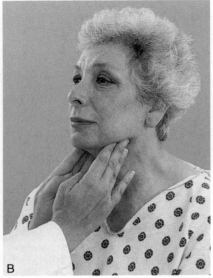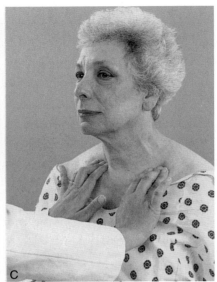

图 46-1 ▲ A：扁桃体结节触诊；B：下颌下结节触诊；C：锁骨上结节触诊。（From Weber J，Kelley J：Health Assessment in Nursing，4th ed. Philadelphia，PA：Lippincott Williams & Wilkins，2010，p 222.）

表 46-2　提示血液或免疫系统疾病的检查结果

| 体格检查 * | 患者病史相关信息 | 可能疾病 |
|---|---|---|
| 脸色苍白，呼吸困难，头晕，心动过速，舌炎 | 疲劳<br>头痛<br>异食癖（强迫性渴望黏土、洗衣粉、尘土或冰） | 缺铁性贫血 |
| 除有上述症状外，还有光滑舌，口腔炎，黄疸，感觉异常，共济失调，精神状态改变 | 疲劳<br>头痛<br>少年白发 | 巨幼细胞贫血 |
| 出血（瘀斑、瘀点、鼻出血、出血），面色苍白，头晕，心动过速 | 疲劳<br>头痛<br>反复感染史（如：上呼吸道，蜂窝组织炎，直肠）<br>既往有病毒感染（肝炎，传染性单核细胞增多症，艾滋病病毒，巨细胞病毒）<br>再生障碍性贫血家族史 | 再生障碍性贫血 |
| 结膜苍白、黏膜、手掌和脚底发白；呼吸困难；头晕；心动过速；骨疼痛；胸部或腹部疼痛、发热、脾大；小腿及踝部溃疡；无痛性血尿 | 非洲裔美国人<br>镰状细胞贫血家族史<br>频繁的感染<br>视力受损<br>关节损伤<br>慢性肾功能衰竭<br>卒中史 | 镰状细胞贫血 |
| 脸色苍白，呼吸困难，头晕，黄疸，脾大，胆石症 | 地中海血统，包括中东，南亚和东南亚，非洲 | 地中海贫血 |
| 脾大，肝大，面部及结膜充血，高血压，皮肤瘙痒，头晕，头痛，血栓，血栓性静脉炎 | 视觉障碍，上腹部不适，心血管功能不全，出血倾向<br>脚趾麻木和发热（外周血管功能不全） | 红细胞增多症 |
| 口腔溃疡，咽喉痛，淋巴结肿大，脾大，肝大，感染（感染症状可能较为轻微） | 反复严重感染史，疲劳，近期有过放化疗 | 白细胞减少症 |

续表

| 体格检查 * | 患者病史相关信息 | 可能疾病 |
|---|---|---|
| 感染，出血，骨疼痛，脾大，皮肤和牙龈病变，如果 WBC 数过高（头痛、意识模糊、中枢神经系统脑梗死、急性呼吸功能不全、肺栓塞）出现白细胞瘀滞症 | 反复感染史，疲劳厌食症，体重下降 | 急慢性白血病 |
| 骨痛，面色苍白，乏力，疲劳 | 反复感染史，肾功能不全，高钙血症（口渴、嗜睡、混乱、多尿、便秘） | 多发性骨髓瘤 |
| 消瘦，发热，盗汗，无痛淋巴腺病，脾大，腹痛 | 疲劳，厌食症，感染病史 | 霍奇金病，非霍奇金淋巴瘤 |
| 浅表皮肤黏膜出血，身体下垂部位出现瘀点，鼻出血，咯血，呕血，血尿，直肠出血，阴道出血，腹腔内出血（弥漫性腹痛、烦躁、焦虑、面色苍白、腹肌紧张、腹部皮肤颜色灰暗、心动过速、呼吸急促和低血压），颅内出血（头痛、呕吐、意识水平降低、视乳头水肿、心动过缓） | 细菌或病毒感染史脾功能亢进，骨髓恶性肿瘤，免疫疾病史，酒精中毒，妊娠 | 血小板减少症 |
| 意识模糊，头痛，精神状态改变，麻痹，失语，吞咽困难，昏迷，癫痫发作 | 感觉异常视觉障碍 | 血栓性血小板减少性紫癜 |
| 浅表性紫癜，皮肤黏膜出血，出血，关节疼痛及肿胀（关节腔出血），深部血肿 | 患者或家属有过量或反复出血史，酒精中毒，肝炎，肝脏疾病，营养不良，吸收不良综合征（影响维生素 K 吸收的胃肠道病） | 凝血功能障碍 |

TTP：血栓性血小板减少性紫癜；WBC：白细胞。

* 所列体格检查结果不一定全部出现。

　　贫血或感染患者可能会出现心动过速及呼吸急促症状。患者有严重贫血时可闻及 S$_4$ 心音。劳力性呼吸困难和直立性低血压不仅仅是血容量不足的表现，也可能是贫血的症状。许多患者因为贫血恶化而表现出新发胸痛。当身体因为血红蛋白减少而失去携氧能力时，心肌收缩力增加并可能引发心绞痛。如果要排除呼吸道感染与咯血，有必要进行全面的肺部听诊和痰液检查。间歇性跛行（第 19 章）、心绞痛（第 21 章）预示了红细胞增多症患者的携氧功能有问题。红细胞增多症是一种罕见的骨髓增生性疾病，表现为红细胞生成过多。红细胞数量增加使血容量增加，也使血液黏稠度增加，阻塞微循环血管，降低器官灌注，随后，红细胞增多症患者由于反射性交感神经兴奋通常会出现血压升高。

　　评估腹部和骨盆，包括淋巴结病，脾大，肝大，可以反映血液系统及免疫系统状况。图 46-2 显示了仰卧及侧卧位的脾脏触诊技术。图 46-3 显

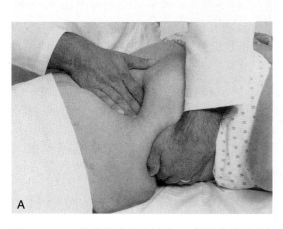
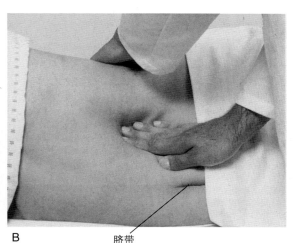

脐带

图 46-2 ▲ A：仰卧位脾脏的触诊；B：侧卧位脾脏的触诊。（From Weber J，Kelley J：Health Assessment in Nursing，4th ed. Philadelphia，PA：Lippincott Williams & Wilkins，2010，pp 436，437.）

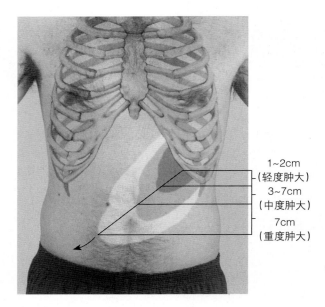

1~2cm
（轻度肿大）
3~7cm
（中度肿大）
7cm
（重度肿大）

图46-3 ▲ 脾大的分级。（From Rhoads J：Advanced Health Assessment and Diagnostic Reasoning. Philadelphia，PA：Lippincott Williams & Wilkins，2006，p 283.）

示了脾大的分级。护士也要彻底评估泌尿道感染、阴道感染（包括酵母菌）及周围的炎症等情况。此外，护士检查身体的各种分泌物及体液（尿液，粪便，呕吐或胃分泌物）。

血液病患者可能表现为神经系统异常。血栓性血小板减少性紫癜（TTP；第49章）可能引起精神状态改变、瘫痪、失语、吞咽困难、昏迷、癫痫发作、感觉异常及视力问题。颅内出血患者的凝血功能障碍可能出现意识水平改变、视乳头水肿、呕吐、心动过缓及脉压升高等这些颅内压增高的迹象。

## ▲ 诊断性检查

实验室检查结果通常是血液及免疫疾病最具敏感和特异性的指标。特定的检查可以确定人体各项功能是否正常。由于患有严重血液及免疫疾病的患者常入住ICU，需要各种检查来鉴别及诊断不同的疾病及其病因。

### 红细胞检查

红细胞在组织供氧中必不可少。红细胞过度增生引起真性红细胞增多症，表现为红细胞比容增加和红细胞数量增多（第49章）。红细胞破坏

增多、血液快速丢失导致红细胞数量降低，造成贫血。所有贫血患者的检查应该包括红细胞计数，网织红细胞计数，铁元素检查和外周血涂片分析的全血细胞计数（CBC）。根据这些试验结果的异常来确定需要进一步做哪些检查。

### 全血细胞计数

全血细胞计数是骨髓产生红细胞，白细胞（WBCs）和血小板的总体反映。它也提示患者的血红蛋白水平、红细胞比容值、红细胞指数和白细胞分类（第17章，表17-2为正常的血红蛋白和红细胞比容值）。患者通常摄入饱和血红蛋白中25%的氧气。重度贫血患者氧摄取增加。随着氧摄取的增加，患者氧气债亦随之增加，呈休克状态。任何原因引起的贫血皆是组织缺氧的主要决定因素。

### 红细胞指数

红细胞指数是描述红细胞结构或功能的实验室指标。表46-3介绍红细胞指数及一些能引起异常实验室结果的情况。

### 外周血涂片

外周血涂片可显示红细胞结构紊乱的情况。表46-4列出检查外周血涂片时出现的各种异常，需做进一步检查。

成熟红细胞没有细胞核。有核红细胞在骨髓中成熟，通常不存在于外周血中，当受到大量刺激，如急性出血、低氧血症、溶血性贫血或巨幼红细胞贫血时，才会出现外周血涂片中，如果上述原因都排除，有核红细胞的出现可能就是由恶性肿瘤、骨髓纤维化的骨髓浸润过程引起，或者由肉芽肿引起。有核红细胞也可能在无脾患者中出现，因为正常脾脏可识别并消除这些异常细胞。

球形红细胞和卵圆形红细胞是异常形状的红细胞。他们通常出现在有遗传性疾病患者的红细胞中，导致红细胞膜缺陷。这些异常的细胞被脾脏捕获并破坏，引发溶血性贫血。红细胞渗透脆性表明这些细胞比正常红细胞更容易溶解。如果怀疑溶血，应该再检查血清乳酸脱氢酶及血清胆红素水平。

红细胞钱串的出现（在红细胞的外周血涂片像一堆硬币）提示多发性骨髓瘤，如果有临床检查结果阳性，为了进一步确诊，需要进行血清蛋白电

表 46-3　红细胞指数:实验室异常值

| 检查 | 正常值 | 意义 | 导致异常值的原因 |
|---|---|---|---|
| MCV(红细胞平均容积) | 82~98m³ | 提示血样中红细胞平均体积<br>低值提示红细胞比正常小(小红细胞)<br>高值提示红细胞比正常大(巨红细胞) | 下降:贫血(缺铁性、镰刀细胞、溶血性),α- 或 β- 地中海贫血,慢性疾病,放射治疗,心内膜炎,憩室炎,自身抗体温暖<br>上升:酗酒,肝硬化,叶酸不足,维生素 $B_{12}$ 缺乏,胰腺炎,慢性淋巴细胞白血病,再生障碍性贫血 |
| MCH(红细胞平均血红蛋白) | 26~34pg | 提示每个红细胞中的平均血红蛋白重量 | 下降:贫血(缺铁性,小细胞性,正常细胞性)<br>上升:贫血(大细胞性,恶性),冷凝集素状态,血液中单克隆抗体,肝素钠,肝素钙的存在 |
| MCHC(红细胞平均血红蛋白浓度) | 31%~38% | 提示红细胞中相对于其体积的血红蛋白含量<br>结果表达为低色素或正常色素,即血红蛋白浓度和红细胞颜色 | 下降:贫血(缺铁性、慢性、巨细胞性、小细胞性和铁幼粒细胞性)<br>上升:冷凝集素,遗传性球形红细胞症、血管内溶血,肝素钙,肝素钠 |
| 红细胞分布宽度 | 13.4%~14.6% | 衡量血样中同质红细胞宽度的量<br>红细胞宽度变异大提示红细胞分布宽度上升,相近体积的红细胞提示红细胞的分布宽度下降 | 下降:铁再利用缺陷<br>上升:铁缺陷状态 |
| 网织红细胞计数 | 1%~2% | 提示近期骨髓中释放的未成熟红细胞数量。用总红细胞百分数表示<br>红细胞降低时网织红细胞计数低提示可能有骨髓功能障碍 | 降低:酗酒,贫血(再生障碍性、铁缺乏、巨幼红细胞、恶性),慢性感染,黏液水肿,放射治疗<br>增加:溶血性贫血,出血,白血病,疟疾,红细胞增多症,怀孕,镰状细胞性贫血,地中海贫血,血栓性血小板减少性紫癜(TTP) |
| 血清铁 | 成年男性 50~160mcg/dl<br>成年女性 40~150mcg/dl | 提示在血清中铁的含量<br>低血清铁需要关联到其他测试(如铁蛋白,转铁蛋白,总铁结合力),决定是否存在缺铁性贫血 | 下降:急性出血,缺铁性贫血,胃切除,吸收不良、恶性肿瘤、类风湿性关节炎、尿毒症<br>上升:急性肝炎、再生障碍性贫血,输血、血色素沉着病、铅中毒、恶性贫血,地中海贫血,维生素 $B_6$ 缺乏 |
| 血清铁蛋白 | 成年男性 15~200ng/ml<br>成年女性 40 岁及以上 11~122ng/ml<br>成年女性小于 40 岁 12~263ng/ml | 和体内铁储量相关。铁蛋白储存在肝脏和网状内皮组织系统并且释放入血清以满足机体对铁的需求 | 下降:血液透析,炎症性肠疾病、缺铁性贫血;胃肠道手术,怀孕<br>上升:贫血(慢性、溶血性、巨幼细胞性、恶性、铁幼粒细胞性),慢性感染,慢性炎症,慢性肾功能疾病,铁摄入过度,肝脏疾病,肝脏疾病、恶性肿瘤,多次输血,类风湿性关节炎,地中海贫血 |
| 总铁结合力 | 250~400mg/dl | 提示转铁蛋白最大的转铁量,用以区分贫血与慢性感染性疾病 | 正常:慢性感染性疾病<br>上升:缺铁性贫血 |
| 血清转铁蛋白 | 200~400mg/dl | 胞浆蛋白通过与铁结合将铁转运至血清转铁蛋白受体<br>成为更敏感的缺铁指标,可能取代传统的指标(血清铁和铁蛋白) | 下降:肝硬化,血色素沉着病,炎症状态,肾脏疾病,出血,肝炎,甲状腺功能减退,小细胞贫血,恶性贫血,地中海贫血<br>上升:缺铁状态 |

表 46-4 外周血涂片红细胞异常

| 异常 | 潜在诊断 | 进一步检测 |
|---|---|---|
| 有核红细胞 | 急性出血,缺氧,巨幼红细胞贫血 | 维生素 $B_{12}$ 和叶酸水平,出血测定,氧饱和度,动脉血气分析 |
| 球形红细胞,椭圆形红细胞 | 由遗传性球形红细胞和椭圆形红细胞引起的溶血性贫血 | 网织红细胞计数,血清胆红素、血清乳酸脱氢酶,直接 Coombs'、红细胞渗透脆性 |
| 红细胞叠连 | 多发性骨髓瘤 | 血清蛋白电泳、尿本周氏蛋白 |
| 靶细胞、镰状细胞、红细胞胞质内含物 | 镰状细胞贫血、地中海贫血 | 血红蛋白的研究(血红蛋白电泳,血红蛋白 F 和 A2) |
| 裂红细胞 | TTP、机械性溶血 | 网织红细胞计数、血清乳酸脱氢酶血清胆红素、凝血、心脏听诊 |

泳和尿分析做 Bence Jones 蛋白检查。

在外周血涂片中出现靶细胞、镰状细胞、红细胞胞质内含体提示需要进行血红蛋白电泳并分析血红蛋白 F 和 A2 的水平。这种方式最常见诊断出贫血是 β- 珠蛋白贫血及镰状细胞贫血。

装有人工心脏瓣膜的患者出现裂细胞时提示机械性溶血。发热、血小板减少、肾功能不全及神经系统异常的患者出现裂细胞需要怀疑 TTP(血栓性血小板减少性紫癜)并立即采取干预措施(第49 章)。

## 白细胞检测

因为白细胞能够发现并消灭病原体,所以白细胞升高往往表明有感染,并且可能提示严重感染。

## 白细胞计数

白细胞计数测量的是循环中的白细胞,并且应该结合白细胞分类及患者的临床表现评估。白细胞分类计数是相对的,用以描述白细胞亚型所占百分比(中性粒细胞、嗜酸性粒细胞、嗜碱性粒细胞、单核细胞和淋巴细胞)。白细胞的亚型也可以用绝对数量来衡量。当检测分类计数时,需要同时考虑白细胞亚型的绝对及相对量。比如,60% 的中性粒细胞可能在正常值,但是如果总的白细胞是 18 000 个 /mm³,绝对数量(18 000 × 0.60)是 10 800 个 /mm³,这是明显高于正常值。表 46-5 说明了白细胞正常绝对值及分类计数值。

表 46-5　白细胞计数和分类计数:实验室检查异常

| 检查 | 正常值:相对 | 正常值:绝对 / (个 /mm³) | 意义 | 异常结果可能原因 |
|------|-----------|------------------------|------|------------------|
| 白细胞计数 | | 4 500~10 000 | 白细胞数量检测 | 感染,炎症,白血病,创伤,应激 |
| 分类计数 | 各种类型白细胞的百分比总和为 100% | | 描述每一种白细胞在血中的百分比 | 看特定细胞类型下降的样本 |
| 粒细胞系 | 50%~70% | | 分类白细胞种类根据细胞质中颗粒的存在 | 观察特定粒细胞亚型 |
| 分叶核中性粒细胞 | 3%~5% | 2 500~7 000 | 成熟中性粒细胞的核分叶 | 上升:细菌感染,炎症疾病,组织破坏,恶性肿瘤,药物诱发的溶血,糖尿病酮症酸中毒,骨髓及髓外增值紊乱,先天性,抽烟,肥胖<br>下降:免疫系统受损,骨髓抑制,心肺分流,血液透析,暴发性感染,结核,伤寒 |
| 杆状核中性粒细胞 | 1%~3% | 135~500 | 未成熟中性粒细胞,其核边缘光滑,不分叶 | 上升:急性应激,活动性细菌感染<br>下降:免疫系统受损 |
| 嗜酸性粒细胞 | 0.4%~1% | 100~300 | 嗜酸性,抗寄生虫感染,在过敏反应中发挥作用,在哮喘中引起支气管狭窄 | 上升:寄生虫感染,哮喘,过敏,皮肤病,肾上腺功能不全<br>下降:库欣综合征,服用糖皮质激素,各种药物(注:不关注低嗜酸性粒细胞计数) |
| 嗜碱性粒细胞 | 4%~6% | 40~100 | 类似与肥大细胞在过敏反应中的机制;由免疫球蛋白 E 诱发结合到抗原上,释放炎性介质 | 上升:高脂血症,病毒感染(天花、水痘),炎症状态(溃疡性结肠炎、慢性鼻窦炎、哮喘),霍奇金淋巴瘤,雌激素增加,甲状腺功能减退,骨髓增生性障碍<br>下降:应激,甲状腺功能亢进,妊娠 |
| 单核细胞 | 25%~35% | 200~600 | 迁移到组织后单核细胞成为巨噬细胞;巨噬细胞发挥吞噬作用 | 增加:病毒感染,寄生虫感染,骨髓增生性疾病,炎症性肠病,结节病,肝硬化,药物反应<br>降低:糖皮质激素,再生障碍性贫血,淋巴细胞性贫血 |
| 淋巴细胞 | | 1 700~3 500 | 病毒防御核抗体产生的原始来源 | 上升:病毒感染,百日咳,结核病,急性淋巴细胞白血病,巨细胞病毒感染,单核细胞增多症,输血后脾大,甲状腺功能亢进,结缔组织疾病<br>下降:AIDS,骨髓抑制,再障,类固醇的使用,神经障碍(多发性硬化,重症肌无力,吉兰 - 巴雷综合征) |

　　除感染以外,其他导致白细胞计数升高的因素还包括使用类固醇、创伤、应激、白血病、出血、组织坏死和脱水。表 46-5 总结了白细胞产生过多和潜在的病理原因。在某些个案中,由于骨髓产出过多母细胞(未成熟的粒细胞),白血病患者的白细胞计数大于 10 万个 /mm³。这些患者有白细胞瘀滞的风险——原始细胞聚集在脑和肺的毛细血管中。白细胞瘀滞的临床表现有头痛、头晕、中枢神经系统梗阻、急性呼吸功能不全和肺浸润。

　　免疫抑制治疗,由于骨髓浸润或衰竭,会引起白细胞产生减少,从而导致白细胞计数减少。

血液内中性粒细胞的下降可能由骨髓损伤、骨髓浸润、营养缺乏或者骨髓中先天性干细胞缺陷引起。中性粒细胞减少的原因有脾隔离症（splenic sequestration）和脾破坏，免疫介导的粒细胞破坏或者暴发性感染。淋巴细胞减少症最常见的原因是恶性肿瘤，其次为胶原血管病。获得性免疫缺陷综合征（AIDS）和 AIDS 相关复合物也是淋巴细胞减少症的主要原因。

在白细胞分类中存在多种潜在的异常状况。核左移代表前中性粒细胞增加，意味着存在感染。外周血中骨髓原始细胞的出现通常为异常指标，提示可能有白血病或者骨髓增生。

## T 淋巴细胞和 B 淋巴细胞检测

正如第 45 章所述，淋巴细胞可分为 T 细胞和 B 细胞。T 细胞在体内识别自身及异物时起着重要作用。单克隆抗体对应抗特定淋巴细胞表面蛋白，这种方式被用来识别循环中淋巴细胞的种类及亚群数，可以识别恶性血液肿瘤、发现免疫学及自身免疫性疾病。特殊例子有：检测 AIDS 患者 T 细胞的 $CD4^+$ 亚群；$CD4^+$ 计数小于 $400/mm^3$ 提示预后差。表 46-6 列出了淋巴细胞增多及淋巴细胞减少的原因。

表 46-6　淋巴细胞增多症和淋巴细胞减少症的可能原因

| 临床表现 | 可能的原因 |
| --- | --- |
| 淋巴细胞增多症 | 淋巴细胞性白血病、Epstein-Barr 病毒、上呼吸道病毒感染、巨细胞病毒、麻疹、流行性腮腺炎、水痘、急性感染艾滋病毒、传染性肝炎、肺结核、克罗恩病 |
| 淋巴细胞减少症 | 再生障碍性贫血、霍奇金病、AIDS，充血性心力衰竭、药物包括化疗药物、免疫抑制药物、放射治疗 |

当抗原刺激 B 细胞，它们就会分化成浆细胞并产生抗体。尽管浆细胞位于淋巴组织，它们的抗体产生可以通过血清及尿蛋白电泳评估。当机体产生的抗体针对自身组织，就发生了自身免疫性疾病。这些疾病具有器官特异性（如甲状腺格雷夫斯眼病），或者广泛分布并针对多种器官，如系统性红斑狼疮。实验室检测主要是监测对抗多组织的血清抗体。诊断自身免疫性疾病的其他检测方法还包括 C 反应蛋白、抗核抗体、类风湿因子和红细胞沉降率。

## 评估原发性凝血障碍的实验室检查

应根据病史和体格检查的信息对血液功能障碍进行实验室检查。家族史、潜在的临床疾病及异常出血的持续时间、类型可提示适当的检查和诊断方法。由于人类血液学和免疫性疾病普遍存在，所以护士不能忽视任何轻微的症状，患者的病史必须全面采集。

原发性出血性疾病是由血小板疾患及小血管零星出血所致。比如，黏膜与皮肤的出血、瘀点和表面紫癜可能是即将发生的严重疾病的早期标志。血小板减少或者毛细血管脆性增加可导致淤血点突然出现，特别是肢体下垂部位，比如下肢。

### 血小板计数

止血初期血小板在血管损伤部位聚集。这些血小板引起凝血级联反应，导致纤维蛋白沉积在损伤部位以稳定凝块（进一步止血）。详见第 45 章图 45-2，描述了止血进程。

当评估早期止血时，首先要通过 CBC 获取血小板计数，血小板计数小于 15 万 $/mm^3$ 是不正常的，但是如果计数不低于 2 万 $/mm^3$，仅血小板减少不会引起出血。然而，由于外科手术和创伤引起的出血时间延长通常出现在血小板计数 $(4\sim5)\times 10^4/mm^3$。严重的是，当血小板计数达到 $5\,000\sim 10\,000/mm^3$ 时发生自发性出血。血小板减少症的原因有骨髓抑制，脾大引起的脾隔离症（splenic sequestration），或者由自身免疫系统引起的血小板外周破坏。DIC 和 TTP 也是伴有低血小板计数的严重疾病。药物是血小板减少症的首要危险因素（表框 46-3），排除药物因素之后，才能考虑其他原因（表框 46-4），最后，必须考虑部分患者虽然血小板数量正常，但是功能异常。

血小板增加到 $4\times 10^5/mm^3$ 以上表示血小板增多或者血小板破坏减少。这些血小板可能功能异常，造成异常出血或凝块。原发性血小板增多的主要原因是骨髓疾病。血小板反应性增多的原因则包括慢性炎症、感染、营养不良、急性应激、恶性肿瘤、脾切除术或者术后状态。

### 外周血涂片

外周血涂片可以发现巨大血小板，这可能是未成熟的血小板破坏造成。同样，注意暴露于

| 表框 46-3 | 患者安全 |
|---|---|

**抑制血小板产生或者功能的药物**

以下列出的药物可能造成并发症、交互作用或者其他不良反应。

- 阿司匹林
- 巴比妥酸盐
- 西咪替丁
- 化疗药物
- 氯霉素
- 氯喹
- 洋地黄
- 地高辛
- 呋塞米
- 格列本脲
- 布洛芬
- 青霉素
- 苯巴比妥
- 奎尼丁
- 链霉素
- 磺脲类
- 四环素

From Fischbach FT, Dunning MB: A Manual of Laboratory and Diagnostic Tests, 8th ed. Philadelphia, PA: Wolters Kluwer: Lippincott Williams & Wilkins, 2009.

| 表框 46-4 | ICU 内导致血小板异常的原因 |
|---|---|

**血小板减少症:**

肝素(1%~3%)

败血症(>50%)

AIDS(40%~60%)

弥散性血管内凝血(DIC),血栓性血小板减少性紫癜(TTP)

**血小板功能异常:**

肾功能不全

心肺旁路

阿司匹林

右旋糖酐

The incidence of platelet disorders is indicated in parentheses.

From Marino PL: The ICU Book, 2nd ed. Philadelphia, PA: Lippincott Williams & Wilkins, 1998, p 710.

EDTA(乙二胺四乙酸,用于"紫色试管帽"或 CBC 试管的抗凝剂)的血小板凝集的患者。外周血涂片的检测显示凝集,可重新使用肝素化采血管(绿色)的 CBC 检测准确测血小板计数。

## 血小板功能测定

血小板功能测定是一种筛选方法,它可以检测血小板的黏附及凝集力。该检查有助于评估

月经过多、药物诱发的血小板功能紊乱及高危妊娠。

## 出血时间

出血时间测试评估血凝块在血管损伤部位形成所需的时间。在正常血小板计数的患者中,出血时间延长提示血小板功能异常,需做进一步检查。如果血小板计数正常但功能异常可能提示病理性出血。Ⅷ R 因子缺陷导致黏附于受损血管壁的血小板功能下降。肾衰引起的尿毒症、药物(特别是阿司匹林)、食物、和调味料也能导致血小板功能异常。已知可以降低血小板产生及功能的药物见表框 46-3。血小板聚集检查可用于识别先天性或者获得性血小板功能紊乱。

## 凝血酶原时间和活化部分凝血活酶时间

筛选异常凝集的方法有评估凝血酶原时间(PT)和活化部分凝血活酶时间(APTT)。二者中其一延长均提示凝集因子缺陷或抑制。PT 能同时检测筛选出外源性凝血因子(组织因子、和Ⅶ因子)和共同途径中的X因子、V因子、Ⅱ因子和纤维蛋白原。一些疾病可以导致 PT 时间延长,如肝脏疾病、维生素 K 不足、凝血因子缺陷或者 DIC。很多药物也能延长 PT,包括别嘌醇、阿司匹林、β 内酰胺类抗生素、氯磺丙脲、地高辛、苯海拉明和苯妥英钠。PT 也被用来监测患者使用华法林进行抗凝治疗后的反应。

1983 年,WHO 引入国际标准化比率(international normalized ratio, INR)作为解释 PT 的共同标准。INR 的数值依赖于实验室中凝血酶原试剂的灵敏度。采用 INR 比率来评估抗凝水平及华法林剂量现在已被广泛接受。

用 APTT 来衡量内源性凝血途径(因子Ⅻ,Ⅺ,Ⅸ,Ⅷ)及共同途径(因子X,V,Ⅱ和纤维蛋白原)是否正常,APTT 上升提示除了Ⅶ,ⅩⅢ以外的任何凝血因子异常。与 APTT 升高相关的临床状态有 DIC、假血友病、肝脏疾病。可能影响 APTT 的药物有氯丙嗪、可待因、吩噻嗪类,水杨酸酯,华法林。APTT 检测也用于监测患者对肝素治疗的反应。

### 凝血酶原时间

凝血酶原时间是检测凝血酶加入血浆后凝集的时间。凝血酶原在凝血级联反应的最后时相,

在纤维蛋白原转变为纤维蛋白中起重要作用。凝血酶原时间延长见于 DIC、肝脏疾病、凝血因子缺陷、休克及血液系统恶性肿瘤。凝血酶原时间缩短见于血小板增多症。

### 纤维蛋白原水平

纤维蛋白原由凝血酶催化转化为纤维蛋白，然后与血小板结合形成稳定的凝块。DIC、严重肝病、败血症、TTP 或创伤患者纤维蛋白原水平较低。纤维蛋白原水平升高与组织损伤及炎症发生有关。

### 纤维蛋白降解产物水平

当大量的凝集发生并解聚时，纤维蛋白降解产物（FDPs）聚集。FDPs 增加伴有 PT/APTT 延长、血小板下降，低纤维蛋白原水平预示可能产生 DIC（参照第 49 章）。

### D- 二聚体

D- 二聚体是比 FDP 更加特异性的检测措施，用来检测纤维蛋白降解事件。它主要用于排除及检测 DIC，深静脉血栓形成，静脉及动脉血栓性疾病以及溶栓治疗的检测。近来研究对于 D- 二聚体有助于评估急性肺栓塞仍然存有争议。

## 评估继发性凝血功能障碍的实验室检查

继发性凝血功能障碍包括凝血因子缺陷，以反复渗血和血肿形成为主要特征。这些症状可能会因为血管损伤早期的堵塞而延迟出现，当凝血机制存在缺陷时，便不能提供稳定的纤维蛋白凝块。

当评估继发性凝血疾病时，必须判断疾病是先天性还是获得性。个体或家族成员中，出现大量或反复出血，提示更有可能是先天性疾病。表 46-7 描述了先天性出血疾病患者的并发症。最常见的先天性出血疾病是血管性血友病（von Willebrand's disease），A 型和 B 型血友病。疑似先天性疾病的患者需进行 PT、APTT 以及 Ⅷ R，Ⅷ，

Ⅸ因子测定。血管性血友病的Ⅷ R 因子缺陷导致黏附到受损血管壁的血小板功能下降和Ⅷ因子缺乏。Ⅷ因子缺乏会引起 A 型血友病，Ⅸ因子缺乏引起 B 型血友病。先天性疾病的实验室检查异常结果见表 46-8。

表 46-7 先天性出血疾病的潜在并发症

| 部位 | 潜在并发症 |
| --- | --- |
| 腹部 | 低血压、低容量性休克（比如腹膜后） |
| 肌肉 | 骨筋膜室综合征 |
| 关节 | 关节囊内骨和软骨破坏的关节血肿 |
| 颅内 | 颅内压升高 |
| 咽后壁 | 气道梗阻 |
| 胃肠 | 贫血、黑便 |
| 泌尿道 | 血尿、输尿管血凝块 |

From Stabler SP: Hemophilia. In Wood ME (ed): Hematology/Oncology Secrets, 3rd ed. Philadelphia, PA: Hanley & Belfus, 2003.

无慢性出血史而出现急性出血提示获得性疾病。获得性出血疾病发生伴有维生素 K 缺乏、严重创伤、出血、大量输血、暴发性感染、严重肝脏病和 DIC。维生素 K 缺陷会降低凝血酶原、Ⅶ因子、Ⅸ因子和Ⅹ因子聚集。肝脏疾病可降低胆盐产生，从而影响维生素 K 的吸收。胆盐通过消化道或胆道系统吸收，是维生素 K 合成的必需成分，肝脏疾病通过减少胆盐生成抑制维生素 K 吸收。肝脏中肝细胞功能紊乱，不能够产生维生素 K 依赖的凝血因子，包括纤维蛋白原、因子 V、Ⅺ、Ⅻ和其他的凝血因子。一些有肝脏疾病患者可能表现有血栓形成趋势，这是由抗凝物质如蛋白质 C、蛋白质 S、纤溶酶原和抗凝血酶Ⅲ减少所致。

需根据不同病因对不同的获得性出血疾病进行实验室检查。一般来说，检测包括 PT、APTT、凝血酶时间、出血时间、肝脏酶和肝脏功能检查、纤维蛋白原水平和 FDPs。提示获得性凝血障碍的实验室异常指标见表 46-9。

表 46-8 先天性出血疾病的实验室异常指标

| | PT | aPTTAPTT | vWF | vWF 抗原 | Ⅷ | Ⅸ | BT |
| --- | --- | --- | --- | --- | --- | --- | --- |
| 血管性血友病 | N | ↑ | ↓ | ↓ | ↓ | N | ↑ |
| 血友病 A | N | ↑ | N | N | ↓ | N | ↑ |
| 血友病 B | N | ↑ | N | N | N | ↓ | ↑ |

其他先天性出血异常较少见，本表未涉及。
BT 水平取决于疾病严重程度，中等严重患者可能数值正常。
PT，凝血酶原时间；aPTT，活化部分凝血酶原时间；vWF，血友病因子；Ⅷ，因子Ⅷ；Ⅺ，因子Ⅺ；BT，出血时间；N，正常。

表 46-9　获得性出血性疾病的实验室异常情况

| | PT | APPT | TT | FDP | Plt |
|---|---|---|---|---|---|
| 维生素 K 缺乏 | × | × | | | |
| 肝脏疾病：<br>急性肝炎<br>早期肝病 | × | | | | |
| 慢性肝病 | × | × | × | × | × |
| DIC | × | × | × | × | × |
| 大量输血 | × | × | × | | × |

PT：凝血酶原时间；APTT：活化部分凝血活酶时间；TT：凝血酶时间；FDP：纤维蛋白降解产物；Plt：血小板；DIC：弥散性血管内凝血；×：实验检查结果升高。

　　高凝状态增加血栓形成的趋势，表框 46-5 总结了高凝状态的危险因素。遗传性血栓形成疾病是一组基因异常导致凝血功能缺陷、纤维蛋白溶解或者调控系统缺陷而导致的一系列症状。遗传性高凝状态的实验室异常指标有抗凝血酶Ⅲ、蛋白质 C、蛋白质 S、纤溶酶原、组织纤溶酶原激活物和异常纤维蛋白原等缺陷。然而，65% 到 70% 的原因还未知。狼疮抗凝物（LA）是一种自身免疫性疾病，患者有 APTT 延长，但 30% 的患者有血栓形成。LA 可以通过抗磷脂抗体的出现，阳性的血小板中和试验，或者阳性的稀释罗素毒蛇的毒液试验证实。

| 表框 46-5 | 患者安全 |
|---|---|

**高凝状态的危险因素**
**生理性**
- 妊娠
- 产后
- 淤血
- >40 岁
- 停止流动
- 静脉曲张
- 既往静脉血栓栓塞

**病理性**
- 恶性肿瘤
- 肝脏疾病
- 弥散性血管内凝血
- 红细胞增多症
- 狼疮抗凝物
- 血管损伤
- 脓毒症
- 心力衰竭
- 心肌梗死
- 遗传性畸形

| 表框 46-5 | 患者安全（续） |
|---|---|

**环境**
- 吸烟
- 应激
- 激动

**医源性**
- 外科手术
- 术后
- 口服避孕药
- 雌激素

## 评估血液学和免疫疾病的检查

　　表 46-10 列出了常规评估免疫系统功能的实验室检查。人类免疫缺陷病毒（HIV）诊断的检测方法见 48 章表 48-4。

　　骨髓穿刺和活组织检查骨髓穿刺活检是确定骨髓正常功能的最重要的诊断性检查。活检提供血液成分的前体细胞信息，可以确定血液异常是不是骨髓生成缺陷所导致。

　　骨髓检查有助于识别浸润进程，如恶性肿瘤，可影响血细胞的生成。该检查也可判定恶性血液病或骨髓浸润实体瘤患者对治疗产生的反应。

　　组织活检是在皮肤病变部位进行，如疑似恶性肿瘤（如皮肤 T 细胞淋巴瘤）或自身免疫过程（如天疱疮）。若不是由感染引起的淋巴结病，需进行淋巴结活检。

　　胸部、腹部和骨盆内部的淋巴结可以用计算机断层扫描（CT）扫描来显示。CT 扫描可用于确定疑似恶性肿瘤包块，特别是淋巴瘤。正电子发射断层扫描用于淋巴瘤和非霍奇金淋巴瘤的诊断，评估治疗后反应以及是否复发。肝脏疾病（凝血障碍的重要因素之一）和脾大也可通过 CT 扫描显示。骨骼检查（头骨、脊椎骨、肋骨、骨盆、胳膊、前臂、大腿、小腿）用于评估疑似多发性骨髓瘤患者是否出现典型的"穿孔"溶解性病变。

　　皮试用来评估细胞介导的免疫反应。各种抗原注射在皮肤表面之下来检查迟发型超敏反应。常用的抗原包括腮腺炎、念珠菌属、毛发癣菌素和结核菌素。如果患者对注射的抗原没有反应，说明皮试无效（cutaneous anergy），这意味着患者存在细胞免疫缺陷。皮试无效性的原因包括艾滋病、急性白血病、慢性淋巴细胞白血病、癌、霍奇金病、非霍奇金淋巴瘤、先天性免疫条件、细菌、真菌、病

表 46-10　免疫系统常见实验室检查

| 实验室检查 | 参考值 | 用途 |
|---|---|---|
| C 反应蛋白 | 不可用;<10mg/L 表明患者不再有活动性炎症;高值或增加提示有感染或炎症 | 评价多方面的炎症情况,包括风湿性关节炎和系统性红斑狼疮 |
| 抗核抗体 | 低滴度是阴性;高滴度提示抗核抗体集中 | 筛选和诊断自身免疫疾病 |
| 人类白细胞抗原(HLA)分型 | 报告指出 6 个 HLA 基因测试分别具有表型,HLA(蛋白标记在身体的大部分细胞中)分型方法有血清学或 DNA<br>抗体筛分试验反映了群体反应性抗体(PRAs)的百分比,PRA% 是患者血清反应阴性的比例<br>交叉配血显示相容或不兼容 | 对器官移植组织相容性测定;也用于亲子鉴定和 HLA 相关疾病的诊断 |
| 红细胞沉降率(ESR) | 男性 1~13mm/h;女性 1~20mm/h | 炎症状态评价,女性往往较高,随年龄增加而增加 |
| 免疫球蛋白(Igs) | IgA:160~260mg/dl<br>IgG:950~1 550mg/dl<br>IgM:50~300mg/dl<br>IgD:0~9mg/dl<br>IgE:0.002~0.2mg/dl | 免疫缺陷状态和某些癌症的评估,包括多发性骨髓瘤、巨球蛋白血症;也用于评估免疫接种反应 |
| 补体系统 | C 3:75~150mg/dl<br>C 4:13~40mg/dl | 系统性红斑狼疮等免疫性疾病的诊断 |

毒感染、免疫抑制药物、肝硬化、营养不良。

## ▲ 免疫功能受损患者的评估

　　免疫是指机体保护自身免受疾病的能力(第45章)。图 46-4 描述了免疫能力的评估要点。

　　危重患者免疫能力的评估至关重要。疾病或创伤对危重患者造成的生理及心理压力可以抑制免疫系统的功能。侵入性操作、留置尿管、静脉注射、机械通气、营养不良及重症监护环境本身可诱发感染和脓毒血症。洗手是对这些患者最好的防护。此外,健康宣教以及采用无菌技术对于最小限度暴露于传染源起着重要作用。护士需要密切观察潜在的感染、体温的波动变化,营养状况,免疫功能缺乏或感染发生时的实验室检查结果。感染性休克是一种威胁生命的并发症,可以在免疫功能低下的患者身上迅速发展。早期发现感染性休克并及早干预,将大大提高患者预后。早期感染性休克的征象见表框 46-6(第 54 章)。

## 健康史病史

　　降低对感染的易感性是 ICU 患者护理的关

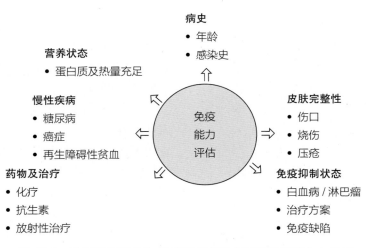

图 46-4 ▲ 除了获得病史外,免疫受损的患者还需要评估六大方面

| 表框 46-6 | 患者安全 |
|---|---|

早期感染性休克征象：
- 发热
- 寒战
- 意识模糊
- 易怒
- 心动过速
- 呼吸急促
- 脉搏下降
- 血压下降
- 皮肤干燥温暖

| 表框 46-7 | 老年患者的注意事项 |
|---|---|

削弱免疫力的因素：
- 免疫系统功能逐渐衰弱；
- 营养吸收下降（味觉变淡、牙齿不好、食欲下降）；
- 慢性疾病（糖尿病、慢性阻塞性肺疾病、肾功能障碍）；
- 恶性肿瘤风险增加；
- 尿失禁的可能性；
- 前列腺肥大和尿潴留；
- 皮肤破溃和伤口愈合受损；
- 自理能力下降；
- 沟通障碍；
- 活动减少。

键。病史有助于识别易感性并指导危急病症护理操作。感染的类型通常提示了关于免疫缺陷性质的线索。例如，体液免疫缺陷的患者可能患周期性或慢性细菌感染，如脑膜炎或菌血症。反复病毒或真菌感染表明细胞介导免疫缺陷（第 45 章回顾体液和细胞介导免疫）。

## 免疫受损的危险因素

某些因素使重症患者免疫受损风险增高如年龄。慢性疾病或免疫抑制的患者免疫功能更差。某些药物和治疗可以改变患者的免疫能力、营养状况和皮肤的完整性。护士在评估免疫功能时应特别注意这些危险因素。

### 年龄

患者的年龄影响免疫功能，因为年龄小，胸腺未发育完全，所以免疫反应弱。老年患者因免疫系统功能逐渐衰退，更易感染。因此，应密切观察其免疫功能的改变。表框 46-7 描述了老年人免疫功能全面下降的因素。

### 慢性疾病

许多慢性疾病都与免疫功能缺陷相关。糖尿病、肝脏疾病、癌症和再生障碍性贫血与免疫缺陷疾病相关。因为许多危重患者有潜在的慢性疾病，在评估患者时，应考虑到上述疾病的存在及其严重程度可能会导致免疫功能低下。

### 免疫抑制状态

白血病、淋巴瘤、多发性骨髓瘤和其他血液疾病患者可能出现免疫受损、反复感染。免疫缺陷状态分先天性和获得性。先天性免疫缺陷的患者

常早夭。成人免疫缺陷综合征可能出现免疫系统自发缺陷或源于 HIV 感染（第 48 章）。

由于严重免疫抑制，患者对感染源缺乏反应，可能不显示感染的典型症状。由于改善症状所需的白细胞计数减少，所以发热、潮红或感染部位化脓的征象也会减弱。护士应高度警惕潜在感染的发生。

## 药物和治疗

许多药物会影响免疫功能。抗生素如四环素和氯霉素，会损害骨髓功能。类固醇具有许多免疫作用，包括降低淋巴细胞数目和抗体浓度。接受器官或骨髓移植的患者（第 47 章）必须药物维持（如环孢霉素），而药物严重抑制免疫系统。必须密切监测使用免疫抑制剂的患者，识别提示免疫功能受损的早期感染征象。

不同的治疗方法也会损害免疫力。癌症患者的治疗方案可能导致致命性并发症，如感染和脓毒血症。干扰素 -α 和白细胞介素 -2 等生物疗法可引起白细胞减少症。输注大量红细胞的患者也会出现免疫抑制。大多数化疗药物及放疗对骨盆、脊柱、肋骨、胸骨、颅骨、长骨的干骺端的骨髓制造白细胞的能力产生不利影响。白细胞水平最低点可能直到开始治疗后数天或数周才能见到。需计算中性粒细胞减少症患者的绝对中性粒细胞计数（ANC）以确定免疫抑制的程度，ANC 计算方法如下：

1. 分段中性粒细胞（segmental neutrophils）与波段中性粒细胞（band neutrophils）相加（根据白细胞分类计数）

2. 白细胞总数乘以步骤一中获得的值。

举例：Segs=42%，Bands=10%，白细胞总数 =

4 100 个 /mm³,42+10=52%,4 100×0.52=2 132 个 /mm³（ANC）

通常,对于 ANC<1 000/mm³ 的患者需采取保护措施(表框 46-8)。但是,ICU 的所有患者均存在免疫受损风险,所以应该做到认真洗手,严密监控和进行预防性干预。

| 表框 46-8 | 护理干预措施 |
| --- | --- |

**对免疫功能受损的患者\*:**

- 提供单人房间或未受感染的室友。
- 使用层流或正压病房。
- 使用抗菌皂严格洗手。
- 不使用直肠温度计、灌肠剂或栓剂。
- 限制有感染的工作人员和家属出入(或戴口罩)。
- 当患者去其他科室或拥挤的地方时,为其提供口罩。
- 只可吃熟食。
- 远离鲜花和植物。
- 远离滞水水源(花瓶、水瓶、加湿器、放假牙的杯子)。

\* 根据制度政策和免疫低下的程度实施防范措施。

## 营养状况

患者的营养状况对免疫功能影响很大。蛋白质和能量摄入不足可以改变免疫反应,并通过减少淋巴细胞和抗体生成来改变抗感染的能力,使伤口愈合减慢。可采用多学科合作方法,如营养师可帮助护士评估免疫功能受损的危重患者的膳食摄入和营养需求。静脉滴注或肠内营养对于预防人体营养状况进一步恶化及抗感染十分必要。

## 皮肤完整性

皮肤系统,包括皮肤和黏膜是抗感染的物理屏障。手术或创伤伤口、烧伤或压疮破坏了这些物理防御,使危重患者易于感染。另外,在重症监护室,患者使用的静脉通路、动脉导管、尿管或气管内插管,可造成多个病原体入侵口,潜在感染可同时发生。因此,应该仔细监控所有的伤口、侵入口的感染征象和症状。

## ▲ 临床适用性挑战

### 案例分析

T.R,男,53 岁,非裔美国人。因"透析后双下肢无力"来急诊就诊,既往病史有高血压、糖尿病、肾病晚期和高脂血症。患者自诉"太虚弱,因而无法站起",并主诉"思维不清",且在过去的 48 小时内出现畏寒与寒战。

T.R 卫生状况较差,一般健康状况欠佳。检查发现透析导管上方有一块潮湿、血性的敷料,导管进针口周围皮肤发红,触碰温热。

患者体温高达 39.8°C,血压 85/45mmHg,心率 168 次 /min,呼吸频率 20 次 /min,室内空气下 SpO₂94%。无明显窘迫征象,但处于昏睡状态。无颈静脉怒张,双肺听诊清音,无哮鸣音或干湿啰音。12 导联心电图显示:正常窦性心律,伴右束支传导阻滞和非特异性 T 波倒置。

化验结果显示:钠 129mmol/L;钾 5.0mmol/L;氯 96mmol/L;碳酸氢钠 26mmol/L;尿素氮 22mg/dl;肌酐 2.12mg/dl;葡萄糖 90mg/dl。

入急诊后抽血查全血细胞计数及分类计数,结果如下:WBC 12.9×10⁹/L,中性粒细胞 91.5%,淋巴细胞 1.6%,单核细胞 7.4%,嗜酸性粒细胞 0,嗜碱性粒细胞 0。第 2 天,在被收入过渡监护病房后,患者 WBC 达 15.89×10⁹/L,分类计数如下:中性粒细胞 90.4%,淋巴细胞 3.2%,单核细胞 5.7%,嗜酸性粒细胞 0,嗜碱性粒细胞 0。血红蛋白和红细胞比容分别稳定在 9.8g/100ml 和 29%。患者仍发热,体温 38°C,低血压,BP 90/62mmHg。

1. T.R 的主要健康问题是什么?

2. 根据对白细胞分类计数的评估,T.R 最可能是什么类型的感染?

3. 至少写出 3 个与 T.R 主要健康问题相关的主观表现。

4. 至少写出 4 个与 T.R 主要健康问题一致的客观性检查结果,并讨论这些结果的意义。

5. 血红蛋白和血细胞比容异常的意义是什么?

(译者:韩文军)

# 参考文献

1. Kyle RA, Rajkumar SV: Criteria for diagnosis, staging, risk stratification and response assessment of multiple myeloma. Leukemia 23(1): 3–9, 2009
2. Fischbach FT, Dunning MB: A Manual of Laboratory and Diagnostic Tests, 8th ed. Philadelphia, PA: Wolters Kluwer Health/Lippincott Williams & Wilkins, 2009
3. Simon D, Kunicki T, Nugent D: Platelet function defects. Haemophilia 14(6):1240–1249, 2008
4. Gupta RT, Kakarla RK, Kirshenbaum KJ, et al: D-Dimers and efficacy of clinical risk estimation algorithms: sensitivity in evaluation of acute pulmonary embolism. AJR Am J Roentgenol 193(2):425–430, 2009
5. Miller J, Starks B. Deciphering clues in the CBC count. Nursing 40(7):52–55, 2010

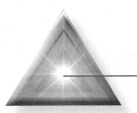

# 器官及造血干细胞移植

Sandra A. Mitchell, Jo Ann Hoffman Sikora 和 Elizabeth Holderness

## 第47章

### 学习目标

学习本章内容后,读者应能够:
1. 分析待移植患者术前准备的评价原则。
2. 评估器官及造血干细胞相容性和免疫抑制的原则。
3. 讨论实体器官(肾、肝脏、心脏、胰、肺)移植和造血干细胞移植(HSCT)患者的护理评估和管理。
4. 描述器官及造血干细胞移植的早期及晚期并发症。

早在 20 世纪初,人们就已经开始了移植研究,但直到 20 世纪 50 年代早期,肾移植治疗人类慢性肾功能衰竭才成为现实。在 20 世纪 60 年代,心脏和肝脏移植成为治疗晚期器官衰竭的方式,自 80 年代开始,其手术量稳步增加。胰腺移植自 20 世纪 60 年代起步,并在 80 年代就已获得良好的移植生存率。肺移植手术例数很少,主要是因为缺乏合适的供体。表 47-1 列出了实体器官移植的生存率。

表 47-1 2005~2006 年成人实体器官移植术后器官一年存活率及患者的一年生存率

| 器官 | 移植物存活率 /% | 患者生存率 /% |
| --- | --- | --- |
| 活体供体肾 | 95 | 98 |
| 死者供体肾 | 90 | 95 |
| 心脏 | 82 | 87 |
| 肺 | 87 | 84 |
| 活体供体肝 | 85 | 90 |
| 死者供体肝 | 82 | 87 |
| 胰腺 | 81 | 98 |
| 肾 - 胰 | 92(肾);86(胰腺) | 95 |
| 肠 | 72 | 78 |

Data from the 2008 Annual Report of the U.S. Organ Procurement and Transplantation Network and the Scientific Registry of Transplant Recipients:Transplant Data 1998-2007. U.S. Department of Health and Human Services,Health Resources and Services Administration, Healthcare Systems Bureau, Division of Transplantation, Rockville, MD.

在过去的 40 年中,造血干细胞移植(HSCT)由晚期急性白血病的实验性治疗转变为特定疾病的疗效确切的标准化治疗。作为一些良恶性疾病的有效治疗方式,HSCT 使用不同分化和成熟阶段的造血干细胞进行移植,使治疗相关死亡率降低,支持性护理得到改善。

灵活的护理在防止治疗相关的并发症及死亡方面极其必要。其他影响 HSCT 结果的因素包括移植前疾病的类型和分期,移植的类型(异体或自体),异体移植中 HLA(人白细胞抗原)匹配程度,干细胞源,预处理方案的强度,供体及受体年龄,以及移植中心的经验。总的来说,异体 HSCT 死亡率为 20%~30%,高于自体 HSCT。在大多数移植中心,自体 HSCT 移植相关死亡率低于 5%。

即使患者痊愈,亦有可能经历延迟性或和长期并发症,以至于影响生存时间或降低生活质量。这些并发症包括感染、慢性移植物抗宿主病(GVHD,见于异体 HSCT)、慢性移植物抗宿主病、肺部并发症、白内障以及第二种恶性肿瘤。一般而言,自体移植的远期并发症较少,这很大程度上是因为自体移植不会出现 GVHD。HSCT 后五年无病生存情况差异较大,与受者年龄、潜在疾病、影响预后的危险因素、移植前疾病状态、HSCT 方式类型以及前期治疗的程度有关。由于这些因素的影响,无病生存率由 10%~75% 不等(表 47-2)。

组织相容性匹配、免疫抑制、干细胞采集、低温保存等技术的进步，以及为控制移植后感染和刺激血细胞生成使用更有效药物的安全低毒性的预处理方案，都有助于提高 HSCT 的成功率。

### 表 47-2　HSCT 后五年无病生存率

| 疾病和分期 | 异体移植 /% | 自体移植 /% |
|---|---|---|
| **急性髓系白血病** | | |
| 首次缓解 | 45~70 | 40 |
| 首次复发，二次及多次缓解 | 23~45 | 20~30 |
| 难治性，多次复发 | 10~15 | <10 |
| **急性淋巴细胞白血病** | | |
| 首次或二次缓解 | 30~60 | 40 |
| 复发 | 10 | — |
| **慢性髓系白血病** | | |
| 慢性期 | 50~70 | — |
| 加速期和急变期 | 10~30 | — |
| **再生障碍性贫血** | | |
| 未输血 | 80~90 | — |
| 输血 | 50~70 | — |
| 骨髓增生异常综合征 | 10~25 | — |
| 霍奇金淋巴瘤 | — | 50~80 |
| 非霍奇金淋巴瘤 | 40~50 | 30~60 |

续表

| 疾病和分期 | 异体移植 /% | 自体移植 /% |
|---|---|---|
| 多发性骨髓瘤 | 20~40 | <10* |

\* 串联自体移植为 15%~25%。

Data from Tabbara IA，Zimmerman K，Morgan C，et al：Allogeneic hematopoietic stem cell transplantation：Complications and results. Arch Intern Med 162：1558-1566，2002；Barrett JA，Chao NJA，Bishop MR：Are more patients being cured with allogeneic stem cell transplantation? American Society of Clinical Oncology，2006 Educational Book. Alexandria，VA：American Society of Clinical Oncology，2006；Schmit-Pokorny K：Expanding indications for stem cell transplantation. Semin Oncol Nurs 25（2）：105-114，2009；and the National Marrow Donor Program. Available at：http://www.marrow.org.

本章主要论述接受肾、肝脏、心脏、胰和肺移植以及 HSCT 患者的护理要点。

## ▲ 移植适应证

许多因素影响器官移植并限制患者获得移植的资格。当前，晚期疾病是多数器官移植的主要原因。HSCT 适用于骨髓缺陷或因疾病进程或因治疗导致骨髓被破坏的情况。关于患者预后、并发症、手术技术、免疫抑制药物、器官及干细胞可用性的最新信息，也应在判断适应证时予以考虑。表 47-3 列出了移植术的适应证。

### 表 47-3　移植适应证

| 器官 | 移植适应证 | 常见原因 |
|---|---|---|
| 肾 | 终末期肾脏疾病 | 原发性高血压，糖尿病，肾小球肾炎，尿路疾病，癌症，肾毒素，创伤，溶血性疾病，先天异常 |
| 肝脏 | 成人：不可逆的肝脏疾病，恶性肿瘤，肝功能衰竭导致的合成功能障碍<br>儿童：胆道闭锁，α-1 抗胰蛋白酶缺乏 | 急性或慢性肝炎，原发性硬化性胆管炎，原发性胆汁性肝硬化，肝细胞癌，布 - 加综合征，酒精性肝硬化 |
| 心脏 | 终末期心脏衰竭 | 缺血性心肌病，特发性心肌病，心脏瓣膜病，先天异常 |
| 胰腺 | 1 型糖尿病伴终末期肾脏疾病（无论是否联合肾移植） | 糖尿病 |
| 肺 | 慢性阻塞性肺疾病 | 肺气肿和支气管扩张症，特发性肺纤维化，α-1 抗胰蛋白酶缺乏导致的肺气肿，原发性肺动脉高压 |
| 心 - 肺 | 艾森曼格综合征 | 肺动脉高压伴不可逆的右心衰竭且仅行心脏移植无效 |
| 造血干细胞 | 恶性疾病 | 白血病，骨髓增生异常综合征；霍奇金淋巴瘤，非霍奇金淋巴瘤，多发性骨髓瘤，以及一些实体肿瘤（如肾细胞瘤，生殖细胞瘤，神经母细胞瘤，松果体母细胞瘤） |
| | 非恶性疾病 | 再生障碍性贫血，镰状细胞贫血，范科尼贫血，部分代谢性疾病，地中海贫血，免疫缺陷综合征 |

## ▲ 移植患者评估及禁忌证

选择理想的移植候选人是一个复杂的过程。为了评估患者移植的适宜性,需要进行全面多系统的分析。这包括影响患者移植成功与否的生理和心理因素。在评估阶段,要根据最新的诊断进行治疗。临床医生会制定诊疗计划以保证适量营养、可移动性和肌肉力量。目的是让患者达到一个尽可能好的身体状态来接受移植。若在疾病早期而非晚期进行移植,则伤残率更低、存活率更高。

此外,需要给予财务指导,以确保患者及其家属知晓其保险负担范围以及需要自费的开支。移植首年花费为 20 万 ~80 万美元,包括器官获取、移植以及住院治疗费用。移植后药物治疗费用为每年 2.7 万 ~3.2 万美元。在接收患者进行移植术之前,移植中心会要求患者提供能承担药物费用的证明。

选择移植候选人的指导标准如下:

• 对生物学年龄而非实际年龄进行评估。适宜移植个体的年龄范围为 0~70 岁。大于 55 岁的患者患并发症风险增大。

• 不存在急慢性感染或感染已被治愈,局限性的肝部感染除外。炎性疾病如系统性红斑狼疮并非移植禁忌,但应在疾病静止期进行移植。

• 对于为治疗恶性肿瘤而进行 HSCT 的患者,应注意辨别能够通过移植治愈的患者和易复发或不能耐受治疗的患者。

表 47-4 列出了移植的器官特异性标准。一般而言,移植术的共同评价标准如下:

表 47-4　移植的标准、禁忌证和评估

| 器官 | 具体标准 | 禁忌证 | 具体评估 |
|---|---|---|---|
| 肾 | • 终末期或接近终末期肾衰竭(肾小球滤过率 <10ml/min)<br>• 某些患者(如儿童,伴糖尿病患者,有活体供体的患者)的非终末期 | • 严重或不可纠正的冠状动脉疾病,外周血管疾病,肺部疾病<br>• 严重的心肌病 | • 排泄性膀胱尿道造影评估梗阻或反射情况(依据病史)<br>• 心脏评估(依据年龄及病史) |
| 肝脏 | • 营养不良<br>• 严重的凝血异常<br>• 静脉曲张破裂出血<br>• 肝性脑病<br>• 严重的难治性腹水<br>• 严重的难治性瘙痒 | • 多种未纠正的先天异常<br>• 晚期心肺疾病<br>• 严重的肺动脉高压 | • 腹部 CT 扫描(以检测肝癌)<br>• 多普勒超声(以确认门静脉通畅)<br>• 肝脏疾病实验室检查及免疫标志物,如铜蓝蛋白,癌胚抗原,甲胎蛋白,抗线粒体和抗核抗体<br>• 内镜逆行胰胆管造影(如有指征,一般用于胆汁淤积患者)<br>• 肝穿刺活检(如有指征)<br>• 内镜检查(如有指征) |
| 胰腺 | • 终末期肾衰(肾 - 胰联合移植)<br>• 无冠状动脉疾病(或已治愈) | • 严重的或未治愈的冠状动脉疾病、外周血管病或肺疾病<br>• 先前的大部切除术<br>• 失明(非绝对禁忌)<br>• 严重的心肌病 | • 铊复核试验或冠脉造影<br>• 心内科会诊<br>• 胃排空试验<br>• 眼科评估<br>• 内分泌学检查:糖化血红蛋白,血清淀粉酶和脂肪酶,胰岛细胞抗体,尿以及血清肽测量 |
| 心脏 | • 心脏疾病,心功能Ⅳ级或Ⅲ级晚期(NYHA)<br>• 无法依从其他形式的药物或手术治疗<br>• 如不实施移植则一年生存率低于 25% 的晚期心脏病<br>• 患者有潜在致命的心律失常且其他治疗无效 | • 顽固性肺动脉高压合并肺循环阻力:超过 6~8Wood 单位(超过 480~640dynes/s/cm-5 或肺小动脉的梯度 >15mm<br>• 当前未解决的肺梗死(增加移植后肺感染的风险)<br>• 晚期或控制较差的糖尿病 | • 右心导管检查;如有指征可行全心导管检查<br>• 心肺运动试验(MVO2)<br>• 肺功能检查,包括弥散量(DLCO)<br>• 心脏康复会诊<br>• 多时闸心室造影(MUGA)或超声心动图 |

续表

| 器官 | 具体标准 | 禁忌证 | 具体评估 |
|---|---|---|---|
| 肺 | • 无法治愈的晚期肺疾病（包括肺实质和血管）<br>• 药物治疗无效<br>• 预计生存率（未做移植）低于移植后生存率 | • 严重的冠脉疾病<br>• 营养不良（<10%~15% 标准体重）<br>• 胸外科手术史<br>• 使用类固醇 >15mg/d<br>• 通气依赖 | • 通气 / 血流比定量扫描<br>• 心脏评估<br>• 全肺功能检查，包括 DLCO，动脉血气（ABGs），肺容积<br>• 6min 步行试验（康复评估）<br>• 营养评估 |
| 造血干细胞 | • 恶性疾病：用新的免疫系统置换被大剂量化学疗法或辐射所破坏的造血及免疫系统，以识别恶性细胞并提升对肿瘤的免疫应答<br>• 非恶性疾病：置换原来有缺陷或已衰竭的免疫或造血系统 | • 对治疗恶性疾病的常规量化学疗法不敏感或无反应（不包括对诱导疗法无反应的急性白血病，大剂量化学疗法和异体移植是公认的适应证）<br>• 较差的身体状态（使用 KPS 量表评价身体状态）<br>• 晚期的心肺或肾脏疾病［左室射血分数 <50%；DLCO<70；肌酐清除率 60ml/min（多发性骨髓瘤患者除外）］<br>• 脑转移<br>• 年龄大于 70 岁 | • 疾病重新分期，包括 CT 扫描、核医学检查、骨髓穿刺活检、腰椎穿刺、免疫球蛋白水平、细胞遗传学、分子诊断以及微小残留病变检测<br>• 获取 DNA 以用于后来的移植物植入研究<br>• ABO 和 Rh 分型<br>• HLA 分型及 HLA 匹配的血小板输注支持（仅用于异体移植）<br>• 胸片，心电图及 MUGA 扫描，肺功能检测，包括 DLCO，24h 尿肌酐清除率的检测<br>• 胸部和窦房结基线 CT 扫描，尤其是出现综合征或反复感染时。<br>• 牙科评估，包括全口腔 X 线片及清洁<br>• 精子 / 胚胎储存<br>• 非亲属移植或失配移植前进行自体干细胞储存<br>• 放射治疗及感染性疾病会诊 |

• ABO 分型；

• 组织分型，HLA 匹配，混合淋巴细胞培养（MLC）匹配；

• 输血史；

• 传染性疾病筛查［结核菌素试验、HIV、乙肝表面抗原、丙型肝炎病毒、EB 病毒、巨细胞病毒（CMV）、弓形体滴度、单纯疱疹、水痘病毒、性传播疾病］；

• 肝功能检测；

• 肾功能检测；

• 完全血细胞计数（CBC）；

• 凝血功能检查；

• 胃肠道评估（依据年龄及病史）；

• 妇科检查；

• 心电图（ECG）；

• 胸片；

• 口腔检查以排除感染；

• 社会史，患者动机复查，遵循术后治疗计划的能力，精神评估。

禁忌证是基于降低生存率的情况或行为。对于实体器官移植，这些情况和行为包括严重的活动性感染或脓毒症，癌症（以期此次移植进行治疗的除外），近期药物滥用，HIV 感染，严重恶病质，活动性消化性溃疡，影响知情同意及遵从医嘱能力的精神疾病，以及反复的不顺从行为。表 47-4 列出了这些禁忌证。

## ▲ 供体选择

患者被列为移植候选人之后，应当选择合适的供体。

### 判定相容性

移植中的相容性判定涉及两个主要抗原系统的评估。实体器官移植最主要的决定因素是 ABO 分型。若相容性不匹配，则可引起快速反应导致器官损害。

### 器官移植

血液制品管理中的相容性原则同样适用于实

体器官移植：A 型血带有 A 抗原，B 型血带有 B 抗原，AB 型血带有 A 和 B 两种抗原，O 型血既无 A 抗原又无 B 抗原。

相容性试验（组织分型）是对供、受体抗原的鉴定以及对供体抗原与受体抗体的评估。该评估决定了供、受体之间的兼容性，并能推测移植物接受的可能性。在 HLA 系统中，人的组织分型是由主要组织相容性复合体基因编码的抗原构成。这些携带基因信息的抗原，分布在有核细胞的表面，作为信号引导免疫系统区分自体与非自体。参与免疫应答的主要组织相容性复合体包括Ⅰ类抗原（A，B）和Ⅱ类抗原（DR）。Ⅰ类抗原（HLAs）在所有有核细胞及血小板表面都有分布，而Ⅱ类抗原仅分布于淋巴细胞表面。人体中存在由 6 个 A-，B-，R- 位点构成的抗原，它们通过单元型的形式进行遗传——从父母双方各获得一条染色体，每条染色体含有一个 HLA 单元型。子代与亲代有一个相同的单元型，且通常来说，个体有四分之一的机会和兄弟姐妹中的一人具有相同的一对单元型。同时，也有四分之一的可能，其与兄弟姐妹的单元型完全不同。许多可能的等位基因出现在两个基因位点，构成了庞大的 HLA 基因组合。因此，没有血缘关系的人具有相同抗原的可能性微乎其微。

相匹配的抗原数目越多，则相容性越好，发生排斥的风险就越小。若六个抗原都能匹配，则移植成功的可能性非常大。HLA 配型在实体器官移植和造血干细胞移植中都应进行，尤其是肾移植和造血干细胞移植。在术后管理中，需要使用抗排斥药物抑制正常的免疫反应，以防止移植物排斥。供、受体组织分型越相近，发生排斥的概率越小。

在活体亲属供体的病例中，可以进行白细胞直接交叉配型。检测供、受体血清并评估细胞死亡情况。对于没有活体亲属供体的受体，则进行常规筛查，即将受体血清与大量随机供体淋巴细胞样本进行匹配。与受体发生反应的样本比例，称为群体反应性抗体（PRA）比例。高 PRA 代表高排斥风险，此时应进行与前述活体供体相同的交叉配型。PRA 应每月重复检测，因为其滴度会发生变化。

待移植患者应尽量避免输血，因为输血会增加抗体产生的风险，进而可导致高 PRA 和供、受体交叉配型阳性。若需进行输血，则应使用去白细胞血。

## 造血干细胞移植

选择 HSCT 供体应依据基础疾病的分型和分期、年龄、合并症和可用性，选择 HLA- 和 MLC- 匹配的供体。进行 MLC 配型以观察候选供体细胞与受体细胞之间的相互反应。反应性低则表示相容性好。

造血干细胞的来源有多种。依据干细胞供体、收集细胞的方式以及预处理方案不同，HSCT 的类型也有所区别（表框 47-1）。

| 表框 47-1 | 造血干细胞移植的种类 |
| --- | --- |

**根据干细胞供体来源区分**

自体——来源于自身。

同系——来源于同卵双生。

异体——来源于非己。

- 亲属；
- 非亲属（NMDP）。

**脐带血**

- 亲属；
- 非亲属（脐血库）。

**根据干细胞收集方法区分：**

- 骨髓采集；
- 外周血采集（通过血浆分离置换）。

**根据预处理强度区分**

- 清髓性移植：大剂量化疗和间歇放疗以破坏移植受体的造血和免疫系统。移植的新的干细胞提供造血和免疫重建。高发病率和死亡率限制其只能用于年龄较小和医疗条件较好的患者。
- 非清髓性移植：低剂量化疗（不能完全破坏患者造血和免疫系统）且使用免疫抑制剂以便于供体干细胞植入。会有长期感染风险及持续的慢性移植物抗宿主病（GVHD）。

对于接受异体干细胞的患者，其对供体的选择基于 HLA 及 MLC 匹配供体的可用性，无论供体是否为其亲属。亲属供体通常为兄弟姐妹（无论是 HLA 配型还是其他配型，甚至一些还未被发现的抗原配型，兄弟姐妹间配型合适的可能性最大）。若多个供体与患者 HLA 相容，则依据性别相同、ABO 相容、病毒滴度阴性、总体健康状况、年轻供体优先、无输血史优先、未经产优先等原则进行供体选择。因为以上因素都与 HSCT 预后相关。

若患者没有合适的亲属供体，则需寻找非亲属供体。美国国家骨髓供体计划（NMDP）是国家建立的用于协调供体寻找和配型的登记机构。NMDP 拥有世界上最大且最多样的供体登记记录,其登记有 600 万以上的血液干细胞供体志愿者,以及父母在婴儿出生后捐献的 6 万单位以上的脐带血。脐带血是另外一种潜能干细胞来源,在儿科异体移植方面更是如此。同时,NMDP 也与美国红十字会以及其他国家的供体登记组织联合,在全世界范围收录了额外 400 万干细胞供体及脐带血单位。

供、受体的 ABO 血型不同并不影响供体的选择,但这样的确会出现特有的临床问题。在注入造血干细胞时,必须要除去干细胞产物或红细胞,以避免患者体内血液中残存的 ABO 抗体导致溶血反应。移植后约 100 天,患者血清转换为供体的 ABO 血型。

## 活体供体

在肾、肝脏、胰腺、肺移植中,活体供体数量越来越多。HSCT 中只使用活体供体。尽管活体器官供体增多,但可供移植的器官依然紧缺。移植候选人数量不断增加,尸体器官供体数量却没有改变。

潜在的供体一旦被选定,需要接受整套的医学评估,以确定器官功能正常,无潜在疾病,且捐献器官不会明显影响供体生活质量。顺利完成评估后,即可进入活体供体移植手术流程。

虽然不断地有人对使用活体供体器官提出伦理学质疑,然而对于活体供体的长期研究表明,捐献器官的风险及不利影响非常之小。而且,事实上一些供体因器官捐献而产生的心理影响,还给供体带来了益处。然而,还是有些人对强制活体供体捐献器官提出质疑,特别是对于父母提供器官给自己亟需移植的孩子。为了确保自由捐献和知情同意,可安排精神病医生进行鉴定,并同一名非移植相关的内科医生共同对供体人员进行教育和疏导。

### 肾脏供体

从前,活体供体多为患者血亲,因为普遍认为血亲间的组织配型更为相似。然而现在,活体肾脏供体多为配偶和朋友,且预后与接受血亲供体器官的患者相近。虽然双肾中的任一个都可用作移植,但选择左肾更好,因为左肾静脉长于右侧。

### 肝脏供体

活体供体肝脏移植需要切除活体成年人的一部分肝脏用于移植。美国的 1 年移植物存活率为 85%。

### 胰腺供体

从活人体内切除部分胰腺以供移植的手术开展较少。供体必须无患糖尿病风险。

### 肺供体

现在,使用活体亲属供体器官进行肺移植已取得成功。既可以从一个亲代取单个肺叶移植给患儿,也可从父母双方各取一肺叶进行双肺移植。肺叶移植的主要优势在于或者当患儿处于最佳状态时完成移植,或者他们重病垂危且无法获取尸体供体。

## 尸体供体

若需要尸体供体,则把受体放到国家的待移植等候名单中。国家器官运输法旨在促进移植器官匹配和运输程序。该法规定买卖人体器官不合法,且批准补助金用于建立和运行器官获取组织(OPOs)。美国被划分为约 60 个区域,OPO 负责回收并运送器官至所在区域的移植医院。器官共享联合网络(UNOS)是一个管理器官等候名单且为受体在全美国范围内协调器官的专门的非营利性组织。

根据血型及提交时间,患者被列在 UNOS 全国名单中。所捐献心脏、肺、肝脏的大小非常重要。不同器官所需的等待时间也不相同。等待心脏移植的患者根据情况区分风险层级且根据优先级进行分类。等待心脏移植的患者中,需使用正性肌力药物和心室辅助装置的优先级更高(优先级 1),而只需在家中口服抗心衰药物的患者优先级较低(优先级 2)。等待肺移植的患者使用 UNOS 新研发的肺脏分配系统进行排序,该系统根据每位患者的医疗信息评估疾病严重程度及移植成功的几率。UNOS 评分被用来对等待肺移植的患者进行优先级排序。当有一个相容性好的肺可供移植时,肺脏分配评分高的患者具有更高的优先级。等待肝脏移植的患者根据终末期肝病模型(MELD)进行危险层级划分。优先级根据疾病进程的严重程度分为 1,2A,2B,3。不进行移植只能存活 7 天的患者其优先级为 1,而生活在家里的慢性肝病患者其优先级为 3。

尽管移植需求不断增加,捐献的器官依然不能满足需要。据 UNOS 统计,全美国共有 107 000 位患者等待器官移植,却只有 14 339 个器官供体,包括活体供体和尸体供体。2008 年所报告的转换率(实际捐献者 / 鉴定合格的捐献者)为 66%。较少的人同意进行捐献,是造成潜在供体和实际供体数量差距的主要原因。

导致潜在供体和实际供体数量差距的主要因素是缺乏对供体者家属的宣教。当患者被判定脑死亡,或非脑死亡患者停止生命支持时,医院会按照政策要求通知当地 OPO。在一些大的机构里,经过器官捐献和家庭援助领域高级培训的护士,就成为了捐献宣传员。当商议器官捐献时,该护士需要疏导悲伤中的家属。所有潜在的器官捐献者必须通过合法认证。通常,潜在捐献者是外伤、脑动脉瘤或其他情况的受害者。判定潜在捐献者不能进行实体器官进行捐献的原因也很多,如高龄、感染、昏迷。然而这些捐献者可以捐献角膜、皮肤或心血管系统的组织,如心脏瓣膜、部分大动脉。

## 死亡的判定

目前,有两种判定死亡的方式。心肺功能停止,是一种被人熟知的判定方式;然而大脑功能停止(脑死亡),也是判定死亡的一种通用方式(第36 章)。宣布器官捐献者的死亡,大多依据脑功能的停止。危重症监护护士应当熟知当地有关"脑死亡"的法律以及判定死亡的制度性政策。

## 护士的职能

危重症监护护士是器官捐献小组不可缺少的一部分。几乎所有的器官捐献者都在危重监护病房去世。因此,危重症监护护士是识别潜在捐献者的关键人物。此外,护士在提倡尽力依照患者的捐赠意愿让其决定和捐献的过程中起重要作用。护士的关键作用还体现在对捐献者家属进行心理援助,特别是接受捐献者死亡的过程中。器官捐献协调员这一角色使具有专业技能的护士能够与潜在的器官捐献者的家庭进行沟通,并为照顾捐赠者的护理人员提供支持。当决定捐献器官

后,护士在维持捐献者生理活动方面,依然有着重要作用。

一旦决定捐献器官,护理捐献者就成了 OPO 的责任。受过保持血流动力学稳定性专门训练的护士和床旁护士一同工作、护理患者。保持血流动力学稳定是必要的,因为这样才能保证重要器官有充足灌注。脑死亡后会出现巨大的血流动力学改变,血流动力学管理有两个阶段。第一阶段,由于内源性儿茶酚胺活化导致血压升高而引起血流动力学波动,选择使用给药方便且作用时间短的短效制剂,如硝普钠和艾司洛尔,用于控制血压和心率。儿茶酚胺消耗完即进入第二阶段,捐献者会经历一次明显的血压下降。第二阶段初期,应使用晶体或胶体注射液快速补充有效循环血容量。在该阶段进行积极的液体复苏,必须补足血容量的不足,而造成血容量不足的原因是内源儿茶酚胺消耗殆尽以及全身性炎症反应引起的血管舒张状态。血压管理的目标是维持平均动脉压在 70mmHg。推荐的血管升压药包括多巴胺和多巴酚丁胺,若为心脏捐献,则剂量控制在 10mg/(kg·min) 以下。其他情况下,去甲肾上腺素也可以使用,目标剂量为 0.5~5.0mg/min。血管升压药和正性肌力药的管理,除了可以为器官捐献者提供循环支持,还可减少移植肾排斥的发生,实现更好的长期移植物存活。随着所需血管升压药和正性肌力药量的增多,多器官恢复的可能性随之降低。

气道吸引清理、误吸预防等最优肺部管理也极其重要。呼吸机管理包括停止输液以减小肺水肿的风险。呼气末正压应低于 5cmH_2O,且最大气道压应尽量控制在 30mmHg 以下。控制潮气量 10.0~12.0ml/kg,可以维持每分通气量且避免气压性损伤。

同时,还需要评估每小时尿量以排除尿崩症。器官捐献者通常会出现尿崩症,是因为垂体后叶功能衰竭致无法产生并释放抗利尿激素。因此,有必要使用水溶性加压素或醋酸去氨加压素减少尿排出量,维持体液平衡。

评估器官功能及制订干预措施前必须获取实验室检查结果,如电解质、全血细胞计数、肝肾功能检查以及动脉血气(ABGs)。心脏捐献还需要行心电图和超声心动图检查。肺脏捐献切取器官时,需行一系列的胸片、支气管镜检查、痰液革兰氏染色镜检。

### 捐献协调员的职能

由于移植器官需求数量与捐献数量的悬殊，催生了捐献协调员的角色。捐献协调员由一位非移植相关的护士担任，负责介绍器官捐献的概念。这种方法能够达成最高的同意率。肾脏是最常见的移植器官，心脏、肺、肝脏、胰腺、肠、角膜、皮肤、骨以及其他器官或组织可能同时被捐献。捐献协调员参与协调并努力获取所有可供移植的器官。此外，捐献协调员负责保证为捐献者家人提供必要信息以完成知情同意，且为家人提供接受丧亲援助的途径。捐献协调员同时也是联系移植计划和危重护理区的纽带。协调重症监护工作人员及移植项目组的联系，协助保证所有的潜在捐献者家庭都有捐献的选择权。

### 保存时间

可接受的器官保存时间有一个宽泛的范围。尽管如此，还是应尽快地对器官进行移植。使用搏动灌注可使肾脏保存 48 小时，使用冷藏保存可达 24~36 小时。肝脏可保存达 20 小时，胰腺 12 小时，心和肺 4~6 小时。为了减少细胞损伤，器官需保存在冰冻溶液中。根据不同器官的代谢需要，选用不同的保存溶液。保存器官的重点是防止发生缺血性损伤。

## ▲ 器官移植中的评估和管理

移植协调员的工作贯穿整个治疗过程，从器官接受者的预评估到移植过程，再到术后随访。移植协调员负责协调评估以及对接受者和家人进行相关教育，内容包括评估测试过程、列入名单过程以及器官分配。主要贡献便是评估术前术后过程、免疫抑制计划以及随访护理。在许多机构，由提供医疗护理和随访的护士承担此工作。

### 术前阶段

紧急手术的术前阶段只有几个小时，包括全面的实验室检查、胸片、心电图，对于肾移植接受者来说，还应在移植前 24 小时内进行透析。实验室检查通常包括全血细胞计数（CBC）、凝血酶原时间（PT）、部分凝血活酶时间（PTT）、电解质、血糖、血尿素氮（BUN）、肌酐、肝功能检查、血型及交叉配型、尿液检查。

## 手术过程

### 肾脏

通常，肾脏移植在受体者的腹膜外髂窝。供肾的肾动脉与受体者的髂内动脉做端端吻合，肾静脉与受者的髂外静脉作端侧吻合。若由于解剖原因难以实现，如儿童，则选取下腔静脉和主动脉。

输尿管的吻合有两种常用方式。第一种方式是做膀胱切开术，把供肾的输尿管与受者膀胱顶部通过黏膜下层抗反流通道吻合。第二种方式应用较少，是在供肾的输尿管肾盂接合处吻合受者的输尿管。两种方式都需要留置导尿，有时还会用到输尿管支架。每个患者都会连续数天出现血尿。在第一种更常见的吻合方式中，由于膀胱内血管对缝线的自然反应，小便中会出现血凝块。在第二种较少见的方式术后一天中，小便会变成粉红色，这是因为膀胱中没有缝线。

### 肝脏

肝脏需进行原位移植，即切除原受者肝脏后，将供肝置于原肝脏的位置。共有四条血管需要吻合：上腔静脉、下腔静脉、门静脉、肝动脉（图 47-1）。之后进行肝脏重灌注，然后将供肝胆管与受者胆管吻合，并放置 T 管。在肝移植过程中，需要用快速灌注系统来输注血液和血液制品，用细胞回收器以减少对库存血液的需求，在成年人还使用体

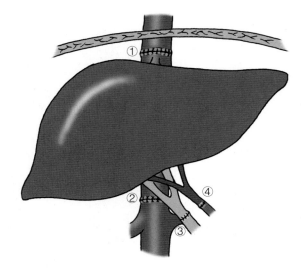

**图 47-1 ▲** 肝移植血管吻合示意图：①上腔静脉；②下腔静脉；③门静脉；④肝动脉

外静脉流转泵使血液回流入心。将导管一段插入大隐静脉,另一端插入腋静脉(通常为左侧),便可使血液由四肢回流入心脏。手术一般持续 8~16 小时。

## 心脏移植

心脏移植包括原位和异位途径。原位移植即使用供心替换已损坏的心脏。异位移植时,患者原来的心脏不被切除,放置供心后,两个心脏的心腔和血管相连,因此供心可辅助已损坏的心脏工作。

**原位移植**　原位心脏移植(OHT)是最常用的心脏移植方式。术者切除受者心脏,在原位植入供心。正中胸骨切开术开胸,体外循环建立,切开左右心房及肺动脉和主动脉以切除受者心脏。Lower 和 Shumway 技术是 OHT 的金标准。受者的房间隔和心房后壁及侧壁、窦房结、连接右房的上下腔静脉及连接左房的肺静脉都予以保留。所保留的心房用于和供心相连接。

供心心房保留前部动脉壁、窦房结、节间传导通路。将供心与原心脏剩余部分对应点进行吻合,并吻合肺动脉、主动脉。同时放置房室起搏导线以便于进行起搏。停止体外循环,用供心泵血(图 47-2A)。

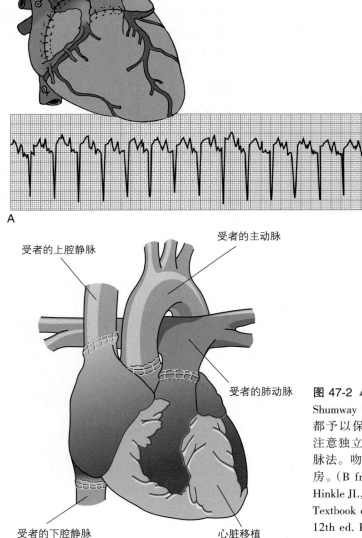

图 47-2 ▲ 原位移植。A:Lower 和 Shumway 技术。供者受者的窦房结都予以保留(X),其 ECG 如图所示。注意独立频率的双 P 波。B:双腔静脉法。吻合口在上下腔静脉而非心房。(B from Smeltzer SC, Bare BG, Hinkle JL, et al: Brunner and Suddarth's Textbook of Medical-Surgical Nursing, 12th ed. Philadelphia, PA: Lippincott Williams & Wilkins, 2010, p 811.)

另一种心房对心房的吻合技术是双腔静脉法(图 47-2B),该技术可以保持心房解剖结构的完整。供心心房保持完整,在供心和原心脏上下腔静脉进行吻合。这样就避免了心房解剖结构的丢失,进而避免了一些移植后并发症,如二尖瓣和三尖瓣反流、心房血栓形成、快速性心律失常。

**异位移植**　异位移植(背负式)应用较少。受者的心脏保持原位,供心放置于原心旁边的右胸腔。使用合成的管状移植物将供心与原心的左右心室、主动脉、肺动脉相连,使两心并联。这样,血液可以通过任一心脏,两心可协同工作,维持血液循环(图 47-3)。

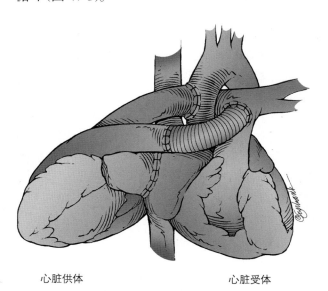

心脏供体　　　　　　　　　　心脏受体

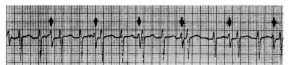

**图 47-3 ▲** 异位心脏移植。供心通过涤纶移植片与受者心脏吻合,其 ECG 如图示。注意"额外的"独立频率的 QRS 波。(From Smeltzer SC, Bare BG: Brunner and Suddarth's Textbook of Medical-Surgical Nursing, 10th ed. Philadelphia, PA: Lippincott Williams & Wilkins, 2004, p 775.)

异位移植可应用于肺动脉高压症患者。由于此类患者肺动脉高压,供心的右心室难以独自突破增高的肺循环阻力进行泵血,因此保留原心协同工作。在紧急病例中,若仅有的供心过小,难以维持受者循环,则应用该手术方式可以挽救患者生命。异位移植的局限性包括由于来自原心的血栓栓塞风险需要抗凝,胸腔容积有限,以及原心缺血性心脏病、持续性心绞痛、缺血性心律失常风险,且存活率低于原位移植。

## 胰腺

全胰腺移植手术开展较多。对于继发于糖尿病的晚期肾病患者,应进行胰 - 肾联合移植。胰腺与肾脏的移植可同时进行,也可间隔数月。对于难以用胰岛素控制的 1 型糖尿病患者,有临床实验正在进行,以测定胰岛细胞移植的可行性与预后。在这些试验中,仅移植能产生胰岛素的细胞。受者仍需使用免疫抑制药物以防止排斥。

供胰常被异位地放置在右髂部。对血管及外分泌导管进行吻合的方式有多种。手术技术当中争议最大的方面便是胰液引流的方式:或将胰管闭合,或将胰液引流至小肠或膀胱。哪种方式更好并没有一致意见,这些方式各有优缺点。

## 肺

肺及双肺移植手术都已开展。在单肺移植中,左肺主支气管长度更长,手术操作更易完成。肺的首选依据是灌注异常(用通气 - 灌注扫描进行判断)及功能异常。术中需进行吻合的部位有:主支气管、肺动脉、心房与肺静脉。心肺转流术并非必需的,而是要根据患者肺动脉压、血压及换气情况确定。单肺移植在第五肋间做后外侧切口,双肺移植则需正中胸骨切开术或蚌壳式切口。术者将患肺支气管套叠入供肺支气管,反之亦可。或实施端端吻合术及网膜固定术,使网膜包裹气管吻合处,以增加局部血供。

## 术后阶段

术后,移植受者需接受严密监护直至情况稳定。肾移植受者通常进入术后麻醉苏醒室,之后直接进入移植护理单元。其他器官受者则从手术室直接进入 ICU。患者进入麻醉苏醒室或 ICU 时,护士应做以下评估:

• 血压、心率、呼吸、血氧和呼吸机设置,体温,中心静脉压和心肺血流动力学。对于肾移植受者来说,需要在无功能性血管穿刺点的肢体测量血压,因为即使是动脉血流的瞬间干扰就可能导致血流功能障碍。

• 患者的意识水平和疼痛程度。

• 动静脉通路的数量,并留意部位、类型及流速。

• 腹部或胸部敷料及引流,注意是否有引流液且引流液的量及性状。

- 有导尿管的存在,尿液引流是否通畅。
- 连接鼻胃管到合适的引流系统,留意引流液的量及性状。
- 当前血流动力学和术中实验室检查结果。

## 肾

肾移植术后受者护理重点在于评估肾功能及免疫抑制用药管理。以下问题可协助指导护理:

- 当移植入新的肾脏时,患者原肾脏是否被切除?若没有,则每天会生成多少尿液?

该信息帮助判定移植肾的尿生成量。

- 术前实验室检查(BUN、肌酐、血细胞比容)结果如何?
- 患者静脉补液量及液体种类是什么?
- 术前或术中给予何种免疫抑制药物?术后应采取何种免疫抑制方案?

护士职责也包括以下内容:

- 观察移植肾脏的功能;
- 监测液体及电解质平衡;
- 协助避免感染源;
- 发现并发症的早期征兆;
- 在恢复期给予患者和家属支持。

此外,护士应定期评估透析血管通路的通畅性。方法是将手指或听诊器放置在穿刺点,去感受或听诊一个响亮、搏动的杂音。若患者保持透析,且已置管,则必须保持透析管无菌且被覆盖。

**移植肾的功能** 移植肾的尿生成量大(200~1 000ml/h)小(<20ml/h)不等。肾功能水平与其缺血性损伤程度有关,而缺血性损伤程度取决于尸体捐献者的低血压时间或肾脏的体外保存时间。若肾脏的保存时间在 24 小时内,则肾功能较好。多数移植物功能障碍都是可逆的,但恢复到正常水平需要长达 4 周时间。

评估肾功能的指标包括一定时期的尿素氮和血肌酐水平。在某些中心,还测定 β 微球蛋白水平。这些低分子量球蛋白在肾小球基膜滤过之后,会在近端小管被几乎完全重吸收。

肾扫描是测定肾脏灌注、滤过、排泄的放射性检查。通常在前 24 小时实施以获得基线数据,此后定期的实验室检查值或临床变化表明肾功能的改变。

**尿液引流问题** 当尿排出量发生变化,如 1 小时内大量排尿之后尿量明显减少,则应当考虑药物的影响。血凝块、导尿管扭曲或受压也会减少排出量。若导尿管被血凝块完全堵塞,则患者会主诉疼痛和明显便意,且导管周围会有渗血。挤压,是排出血凝块的最佳方式,但即使行严格无菌条件下的冲洗,也会增加感染风险,轻柔的冲洗无法避免。推荐小量冲洗(低于 30ml),因为患者的膀胱通常会变小。大强度的冲洗还会引起输尿管吻合口渗出。

**尿液渗漏** 尿液渗漏到腹部敷料、严重的腹部不适或腹胀,都可能提示输尿管吻合口处出现腹膜后渗漏。在肾功能良好且应用足量的止疼药时,记录到尿排出量减少或严重腹痛是十分重要的。因为技术上的和手术上的并发症能够导致移植器官的功能丧失。

**高血钾** 高血钾是术后阶段最常见的电解质紊乱。若移植肾功能良好且排出大量尿液,则常会同时排出由手术造成组织破坏而释放的大量钾离子。若术后患者少尿或无尿,则血钾可能上升超出正常范围。干预措施包括给予葡萄糖和胰岛素以促使钾离子转运到细胞内,以及给予口服聚磺苯乙烯。

## 肝脏

即时的术后护理应重点关注血流动力学的稳定性、充分的氧合、水和电解质平衡、充分止血以及移植物功能。放置动脉导管及肺动脉导管。肺动脉导管读数帮助监测循环功能及体液状况。因为高心输出量和低血管阻力与终末期肝病的影响持续到即时术后有关。

术后首个 24~36 小时,可能还需要血管升压药和额外的补液。同时需监测中心静脉压并维持在 10cmH_2O 以上,以保证良好的循环功能,避免移植肝发生缺血。低血压多由腹腔内出血引起。腹围增加或 J-P 引流管引流出过多的血性液体,则提示问题较严重。

**氧合作用** 充分通气的重要性体现在其对移植物灌流的影响及降低肺部并发症风险的作用。重症监护团队负责设定呼吸及参数,护士负责监测动脉(SaO_2)及混合静脉(SvO_2)氧饱和度。脉搏血样测定法是可以使用的,但严重黄疸会干扰血氧饱和度的测量。术后胸水常由腹水及术中膈肌损伤引起。若有胸水则需置管引流。

当患者完全清醒时,通常停止通气支持。但是,若患者需要接受单克隆抗体治疗,比如莫罗单

抗 -CD3,则应在首次给药以后再进行拔管,因为单克隆抗体有引起肺水肿的风险。

**凝血**　凝血因子异常、吻合口出血、移植物功能损伤都会引起凝血问题。因此,护士应监测 PT、PTT、纤维蛋白原及 V 因子,同时应留意切口及引流管内血性液体的量、颜色及黏稠度。

患者可能需要输注血小板、红细胞或冷沉淀。血液制品应去除白细胞,以免混有 CMV,尤其是对于 CMV 阴性的患者。应避免过度凝固,以免出现骨或移植物血栓形成。由于进行了体外静脉流转,因此存在股静脉及腋静脉接入点血栓形成的风险。同侧肢体肿胀可作为提示。若深静脉血栓形成,进行抗凝治疗或使用下腔静脉过滤器。

**电解质平衡**　可能出现高血糖、高血钾、代谢性碱中毒,以及钙、磷、镁等离子异常。高血糖提示移植肝已能够储存糖原并转化为葡萄糖。高血钾提示干细胞无功能,即移植肝无功能。代谢性碱中毒与库存血中的枸橼酸、低血钾、使用利尿药以及大量输注冰冻血浆有关。这种情况可以自行缓解,但碱中毒造成的通气不足,会延长患者机械通气的时间。钙、磷和镁离子紊乱主要由输注液体和血液制品引起。

一些术后肾功能不全常由肝肾综合征或术中低血压引起。此外,一些免疫抑制药物具有肾毒性。这会影响水和电解质平衡。需要透析时,会采取连续动脉 - 静脉或静脉 - 静脉血液过滤,因为此方式对血流动力学稳定性影响最小。

**肝功能**　移植肝可能功能极好,也可能完全没有功能。虽然不知何种原因导致完全无功能,但可能和保存过程中的损伤有关,此时则需重新进行移植。初期肝功能评价依据胆汁生成量和凝血因子,之后则进行肝功能检查。通过胆汁引流管测量胆汁生成量,可对肝脏分泌功能进行评估,这是较好的移植肝早期评价指标。PT 和 INR(国际标准化比值)用于评估肝脏的合成功能。氨基转移酶(丙氨酸转氨酶和天冬氨酸转氨酶)为评价肝脏在保存过程中的损伤程度提供依据。此外,提高乳酸的清除率,脑病和葡萄糖代谢也可以评估肝脏功能。所有的肝功能检查的指标结果都是最初较高且逐渐减小。

## 心脏

心脏移植术后受者的护理与其他心脏手术患者相同。不过还是有几个主要的不同点,包括心脏节律改变,由于供心去神经化导致的功能改变以及右心衰竭的可能。此处只讨论更为常见的原位移植。

**原心残余 P 波**　术中并未损伤受者原心脏的窦房结及部分心房,因此在心电图上可看到两个 P 波。受者原心窦房结发出冲动,使原心心房去极化;然而除极波常常无法跨过心房缝合的位置进行传播。供心窦房结发出冲动,其除极波能在整个供心传播,并出现 QRS 波。由于两心房独立跳动,因此心电图上会出现两种 P 波。原心残余 P 波与 QRS 波分离或关联较小,据此可予以鉴别。原心残余 P 波频率通常慢于供心,且会发生变化。这是因为原心 P 波依然受自主神经系统的影响,而供心 P 波已去神经化。两心房节律也可不同,如原心出现房颤,而供心依然保持窦性节律。

**去神经化的影响**　从捐献者体内取出心脏时,神经被切断,这就使得移植心脏缺乏自主神经系统支配。由于没有迷走神经的影响,窦性心律高于正常(常为 90~100 次 /min),且呼吸引起的心跳变化也不能出现。

供心窦房结自动节律降低也有可能出现,其原因为获取、运送心脏过程中或移植术中造成损伤,或者术后心房缝合部位水肿。通常这些情况会在术后 1~2 周缓解,但仍需保留临时起搏器以维持心率。阿托品虽然可以阻滞迷走兴奋,但对于发生在心脏移植中的患慢性心律失常是无效的,这是因为供心无副交感神经支配。若窦性节律重新出现,由于没有迷走紧张,功能性节律会比正常出现要早。

由于去神经化,正常的心血管反射也无法完成。通常,人体增长的代谢需求通过交感神经系统直接引起心脏的代偿性兴奋,使得心率、心肌收缩力和心输出量增加。由于交感神经系统无法直接刺激移植心脏,该代偿过程由肾上腺髓质释放入血的儿茶酚胺介导完成。因此,心率、心肌收缩力、心输出量的增加速度,比正常情况慢得多。运动时,心率及心输出量会在 3~5 分钟后逐渐增加,且在运动结束后依然持续一段时间。因此在运动前后,应延长热身及放松时间,以应对该变化。

由于用以代偿体位改变所致静脉淤血的正常快速反射性心动过速的缺失,直立性低血压也会出现。当患者可以下地行走时应给予提醒,指导患者缓慢地改变姿势,以免发生直立性低血压。

由于去神经化,通过自主神经系统介导的心

血管效应药物不再有效。阿托品通过阻断迷走神经而使心率加快的效果无法实现。正性变时药物异丙肾上腺素由于其能够直接刺激心肌受体,曾被广泛应用于慢性心律失常的治疗。然而异丙肾上腺素的效果较局限。取而代之得到广泛应用的是多巴酚丁胺、肾上腺素及临时心外起搏器。

洋地黄制剂在降低心率及增加房室结不应期方面也无法发挥原有的作用。因为这些效果主要通过副交感神经系统实现。洋地黄类药物直接作用于心肌细胞来发挥其强心作用。β 受体阻滞剂及钙拮抗剂(如维拉帕米)可用于控制移植心脏的室上性心动过速,颈动脉窦按压、瓦尔萨尔瓦动作及洋地黄无效。

最后,去神经化能够阻止疼痛从缺血的心肌传导至大脑,故移植患者不会感受到心绞痛。所以,严重的心肌缺血或梗死可能并不能够被发现。因此,应进行心电图压力测试、每年一次冠状动脉造影或冠脉超声检查。

**心室衰竭的可能** 移植术后可能发生心衰,引起心输出量急剧降低。其发生原因与其他心脏手术类似。此外,较长的缺血时间、对捐献者的变力性支持及排斥反应,都会引起移植受者心肌细胞死亡。

右心衰竭是引起移植后移植物衰竭的主要原因。引起右心功能障碍的原因不明,但与剧烈的肺循环阻力改变有关。新植入的心脏,需要对抗由于患者长期心衰导致的升高的肺循环阻力以泵血。术后的 pH 值及动脉血气改变,会引起肺血管痉挛。肺动脉高压和肺血管痉挛都增加了肺循环阻力,即右心供血的阻力。供心正常的右室可能并不能够克服早已存在的肺循环阻力以有效地提升输出量。中心静脉压升高及颈静脉扩张,提示急性右心衰竭。由于右心未能泵出足够的血量以通过肺脏,导致左室排出量降低。

移植后右心衰竭的治疗方法为使用药物降低右心后负荷(多巴酚丁胺、米力农、一氧化氮吸入)。吸入一氧化氮这种直接的肺血管扩张剂可通过呼吸机回路完成,借此避免静脉注射导致的全身性药物反应。应避免增加右心后负荷的因素(如缺氧、酸中毒、输血过量)。

## 胰腺

胰腺移植患者术后护理与腹部外伤患者类似。其不同之处在于胰腺功能、手术方式以及糖尿病的继发影响。

术后 1 小时内即可恢复血糖反应,尽管如此,仍需滴注胰岛素直至血糖恢复正常水平。监测胰腺功能可依据餐前餐后血糖水平,糖化血红蛋白,有时也可采用糖耐量试验。即使是微小的异常,也可能提示排斥或移植物血栓形成。

当切开十二指肠进行胰管吻合时,避免感染是一个极大挑战。应用抗生素,直到收到十二指肠的术中培养结果报告。当膀胱用作引流消化液时,尿液会发生碳酸氢盐消耗。标准的胰腺移植方法包括外分泌液进入膀胱,膀胱静脉可以进入体循环。纵然这种方法能获得较高的成功率,但它也经常导致各种并发症,如尿路感染、反流性胰腺炎、代谢性酸中毒、高胰岛素血症。为了能使患者自行排空,需要置管数日,若患者患有继发于糖尿病的神经源性膀胱功能障碍,则需置管数周。各中心及外科医生的手术方法有所不同。

胃肠功能恢复前,应放置鼻饲管。若糖尿病患者胃肌轻瘫,则需放置 3~5 天。留置鼻饲管期间,需行肠内或肠外营养。

## 肺

肺移植患者进入 ICU 时处于麻醉、气管插管、机械通气状态。通常在 24~36 小时,待患者氧合稳定、分泌物减少后拔管。肺气肿和单肺移植患者拔管较早,而肺动脉高压患者的带管时间需要延长。

由于无神经支配,肺移植患者无法进行咳嗽反射。因此,在吸痰时,护士应避免将吸痰管插到易损伤部位。手术团队会频繁进行支气管镜检查,以确保吻合口完好并进行肺冲洗。通常,移植早期会出现由再灌注损伤引起的肺水肿。因此,术后前几天最好将患者维持在低血容量状态。患者血流动力学稳定后开始利尿。

肺部不断地与外界进行接触,因此移植术后防止感染尤为重要。根据捐献者细菌培养、术前血清学结果以及痰样本进行预防性地抗生素用药。预防感染的护理措施有口腔护理、鼓励术后早期运动以及呼吸和胸部理疗。持续脉搏血氧测定以监测氧饱和度,每日行胸片检查以监测康复进程。工作人员的感染控制措施包括洗手和使用无菌吸痰术。有活动性感染的工作人员及探视者应避免接触患者。

## ▲ 造血干细胞移植中的评估和管理

HSCT 使用健康的原始细胞(又叫干细胞)置换病态的、被破坏的或无功能的造血干细胞。干细胞是能够进行自我复制的原始造血细胞,具有多向性。即可以分化成熟为红细胞、白细胞或血小板。这些干细胞可通过骨髓采集直接从骨髓腔中获取,亦可通过血浆分离置换从外周血中获取。对于骨髓已被大剂量化疗和放疗破坏的患者,HSCT 是恢复造血功能的重要进展(表 47-1)。

尽管对于选定的异体 HSCT 受者,骨髓移植物能够比外周血干细胞带来更多益处,但是无论在自体还是异体 HSCT,外周血干细胞都是人们更倾向的造血干细胞来源。通过血浆分离置换收集细胞更加容易,且花费更低,而且中性粒细胞及血小板计数恢复更迅速。在非亲属异体移植中,干细胞来源可能是骨髓采集或是外周血干细胞收集。表 47-5 列出了自体和异体干细胞移植的详细对比。表框 47-2 概括了不同干细胞来源的益处及局限。

| 表框 47-2 | 干细胞来源:益处与局限 |
|---|---|

**外周血干细胞收集 / 血浆分离置换法**
- 自体移植患者收集更简单,异体捐献者收集可能更简单。
- 患骨髓抑制持续时间短。
- 理论上,肿瘤细胞污染可能性小。
- 移植物抗宿主病发生率相当或更高。

**骨髓采集**
- 采集引起的疼痛。
- 普遍需要全身麻醉。
- 成本效益更高,捐献者更方便。

**脐带血**
- 更丰富,若产科医生经过训练则采集相对简单。
- 便宜。
- 非亲属捐献者库的优质来源。
- 可能与更少的移植物抗宿主病有关。
- 目前限于体重低于 50~70kg 的个体;应用体外扩增技术后会有更广的应用。

### 干细胞的采集、动员和收集

干细胞绝大多数存在于骨髓腔中,还有一些存在于外周血。采集与收集干细胞过程依据原始细

### 表 47-5　自体及异体干细胞移植对比

| | 自体移植 | 异体移植 |
|---|---|---|
| 适应证 | 血液系统恶性肿瘤及实体性肿瘤<br>可能对自身免疫性疾病有效<br>未来与基因治疗相结合以治疗基因病及 HIV 感染 | 血液系统恶性肿瘤,再生障碍性贫血,先天性骨髓疾病,免疫缺陷状态,某些先天性代谢性疾病 |
| 干细胞来源 | 采集自患者本身的骨髓或外周血的干细胞,大剂量预处理之后进行回输干细胞用于拯救有血液性中毒预调方案的患者 | 骨髓,外周血,脐带血,亲属捐献者,非亲属捐献者,HLA 匹配或部分匹配者 |
| 预处理 | 大剂量化疗以清除恶性疾病 | 大剂量化疗以及有时使用全身放疗作为恶性疾病的强化疗法,提供无免疫状态以进行移植(为移植的干细胞挪出"空间") |
| 移植后治疗 | 支持治疗,输血,生长因子,免疫操控 | 支持治疗,输血,生长因子,免疫操控,预防及治疗移植物抗宿主病(GVHD) |
| 感染性并发症风险 | 低风险;感染多发生于移植后早期 | 高风险;感染风险持续数月至数年 |
| 主要并发症 | 预处理方案毒性,疾病复发或进展 | 预处理方案毒性,疾病复发或进展,GVHD,免疫缺失 |
| 治疗相关死亡率 | 通常 <5% | 5%~30%,与患者、捐献者、疾病相关因素有关 |

Adapted from Barrett J: In Treleaven J, Barrett AJ (eds): Hematopoietic Stem Cell Transplantation in Clinical Practice. Edinburgh, UK: Elsevier Limited, 2009.

胞来源于骨髓采集还是外周血收集而进行区分。

自骨髓采集干细胞时需在手术室完成,此时患者应被麻醉。使用大内径针头从两侧髂后上嵴进行多次抽吸,按患者体重计算,直至一共获得每千克$(2\sim3)\times10^8$个有核细胞为止。抽吸总量约$1\sim2L$。放置骨髓在肝素化的组织培养基中,并筛除脂肪和骨骼微粒。之后,细胞被送至受者房间进行输注。骨髓采集过程通常持续$1\sim2$小时。应当在抽吸部位进行加压包扎,且将捐献者收住入院进行一夜的观察。$2\sim7$天内,采集部位可能会有轻微不适。

造血干细胞亦可从外周血收集。由于外周血中干细胞数量并不多,因此需在收集前给予化学疗法或集落刺激因子(CSFs)(粒细胞集落刺激因子G-CSF或粒细胞巨噬细胞-集落刺激因子GM-CSF),以使原始细胞迁移至外周循环。这个过程被称作动员(mobilization)或促发(priming)。患者为动员干细胞而使用的化学疗法也有抑制肿瘤的效果。对于亲属或非亲属捐献者,仅使用集落刺激因子以增加外周血干细胞数量。方案虽不相同,但G-CSF或GM-CSF都是每日进行皮下注射。注射细胞因子$4\sim5$天后,开始进行干细胞收集。

从外周血收集造血祖细胞的方法叫作白细胞去除(leukapheresis)。细胞分离器能够收集祖细胞,并将血浆剩余成分及细胞回输入血。该过程可通过大口径双腔中心导管或大口径肘前静脉导管完成。整个过程大约需要$3\sim4$天,白细胞去除法所必需的程序是由在每一期干细胞的数量所决定。收集目标是依据患者每千克体重,获得$5\times10^6$个CD34阳性细胞。CD34阳性抗原是祖细胞表面的早期表达。自体造血祖细胞被立即冷藏,保存在液氮中,直到受者完成回输的准备。捐献者可能会出现一过性低血钙反应,出现寒战、疲劳、唇部和四肢麻木刺痛感、眩晕。这是为了防止收集过程中血液凝固而使用的枸橼酸所导致的。补充钙剂可作为预防或治疗措施。

## 预处理方案

获取原始细胞以后,受者开始进行预处理方案,以使其做好接受移植的准备。预处理的目标根据以下两方面确定:移植是自体还是异体;受者身体状况及潜在疾病。对于异体移植来说,预处理目标即清除所有恶性疾病,除去骨髓为植入新的造血干细胞准备空间,充分的免疫抑制用于接

纳干细胞。对于自体移植,则不需进行免疫抑制,因为供、受者同为一人。正因为如此,故不会出现组织不相容的情况。但仍需要进行大剂量化疗以根除恶性疾病。

大剂量化疗的假设依据是提高总剂量或给药频率,消灭更多的癌细胞,进而改善预后及生存率。烷化剂(环磷酰胺、卡铂、白消安、噻替哌、顺铂、美法仑、卡莫司汀)、依托泊苷、阿糖胞苷,以及有时应用的全身照射化疗,都可以破坏骨髓并根除疾病。预处理进行$2\sim8$天。在预处理中使用的个体化联合用药,会有严重的不良反应(表47-6)。

表47-6 大剂量预处理所致的非血液系统不良反应

| 药物或疗法 | 不良反应 |
| --- | --- |
| 白消安 | 间质性肺纤维化,肝功能损害(包括肝静脉阻塞性疾病),急性胆囊炎,癫痫全身性发作,黏膜炎,皮肤不良反应(色素沉着,脱屑,肢端红斑),恶心和呕吐 |
| 卡莫司汀(BCNU) | 肝、肺、中枢神经系统不良反应,循环系统不良反应(心律失常和低血压),恶心,呕吐 |
| 阿糖胞苷(Ara-C) | 小脑毒性,脑病,癫痫,结膜炎,皮肤不良反应(皮疹,肢端红斑),恶心呕吐,腹泻,肾功能不全,肝功能异常,胰腺炎,非心源性肺水肿,发热,关节痛 |
| 环磷酰胺 | 循环系统不良反应(心肌病,充血性心力衰竭,出血性心肌坏死,心包积液,心电图异常),间质性肺纤维化,出血性膀胱炎,肝酶升高,恶心呕吐,代谢的不良反应(抗利尿素分泌异常症) |
| 碳铂 | 恶心呕吐,肾毒性,肝功能异常(包括肝静脉阻塞性疾病),耳毒性 |
| 顺铂 | 恶心呕吐,神经毒性(周围神经病变,共济失调,视觉障碍),耳毒性,肾脏不良反应 |
| 依托泊苷 | 过敏反应,低血压,肝功能异常及化学性肝炎,肾功能不全,恶心呕吐,代谢的不良反应(代谢性酸中毒),黏膜炎,口炎,痛性皮疹(手掌、足底及眼眶周) |
| 异环磷酰胺 | 出血性膀胱炎,恶心,呕吐 |
| 美法仑 | 过敏反应,肾脏不良反应,黏膜炎,恶心呕吐,肝毒性(包括肝静脉阻塞性疾病) |
| 噻替哌 | 色素沉着,急性红皮病,干性脱屑,肝功能异常(包括肝静脉阻塞性疾病),黏膜炎,急性食管炎,排尿困难,过敏反应 |
| 全身照射 | 恶心呕吐,腹泻,发热,腮腺炎,口干症,口腔炎,红疹,肺炎,肝静脉阻塞性疾病 |

受者在进行移植前休息 1~2 天,以代谢体内残留的化疗药物。预处理完成后的几天内,骨髓都无法发育。预处理药物的毒性会持续数周或持续到开始移植。

关于异体 HSCT 中低强度预处理(非清髓性)能否改善受者预后的研究正在进行当中。低强度预处理为由于高龄或原有肺、肾、肝损伤而不能承受常规预处理药物毒性的患者提供了一个选择。低强度预处理的依据是新的免疫系统介导的移植物抗肿瘤效应治愈了疾病,而非预处理过程本身。研究中的特殊处理方案包括氟达拉滨,单剂量全身照射,以及与免疫抑制药物的联合。这些方案不无风险,且接受低强度移植的患者与清髓性异体移植患者一样,都会经受多种预料之中的并发症。术后早期并发症如感染、出血、药物毒性,比清髓性患者较发生较少。而远期感染风险依然严重。

## 移植 / 造血干细胞输注

通常在异体 HSCT 中,干细胞收集后会立即输注到受者体内。自体干细胞则冷藏保存在二甲亚砜(DMSO)中,且需在温热生理盐水中解冻才能立即输注。

实际上干细胞灌注是一个类似于输血的简单过程。干细胞通过中心静脉导管输注到受者体内,根据灌注总体积不同,该过程持续超过 30~60 分钟。患者通常事先服用对乙酰氨基酚、氢化可的松、苯海拉明,且进行水化以维持肾脏灌注。同时可能需要给予利尿药、甘露醇及降压药以防止容量负荷过重且应对灌注时的血流动力学变化。亦须进行生命体征监测、氧合及心电监护。

异体 HSCT 的并发症包括肺水肿、溶血反应、感染及过敏反应,且都极少发生。DMSO 的代谢产物会产生大蒜气味。也可能发生 DMSO 相关的红细胞溶解,此时患者需要大量水化以降低肾毒性。输血反应包括心动过缓(极少发生阻滞)、高血压。在自体 HSCT 的冷藏处理中所使用的 DMSO 可引起的另一个不良反应是急性过敏反应。在 HSCT 过程中,需要留意容量负荷过重及血栓征兆,如胸痛、呼吸困难及咳嗽。若受者接受的造血干细胞来自于错配 ABO 血型的捐献者,则可能会发生急性溶血性输血反应。

## 干细胞植入

静脉输注之后,在化学性因子的作用下,造血干细胞迁移至骨髓腔。当所移植的原始细胞在骨髓中开始生长并分化成新的造血细胞,即发生了植入。通常,植入的判定标准是:连续 3 天绝对中性粒细胞计数大于 $0.5 \times 10^9/L$,且在无输血支持的情况下血小板计数大于 $20 \times 10^9/L$。植入率与原始细胞来源、原始细胞总量、集落刺激因子的使用、植入前阶段的并发症、预防 GVHD 的方法等因素有关。干细胞来源不同,植入所需时间也不同:直接取自骨髓需 2~3 周;取自外周血需 11~16 天;取自脐带血需 26 天(平均值,最长可达 42 天)。

患者通常在住院病房接受预处理治疗及即刻移植后护理。症状处置的改良、技术的进步以及干细胞生长因子的应用,都能够使患者获得提前出院的机会。表框 47-3 列出了 HSCT 术后患者的出院标准。现在,很多机构都配备了日常开放的门诊护理设施,以供移植受者进行门诊治疗和评估。

| 表框 47-3 | 造血干细胞移植术后出院指征 |
|---|---|

当达到以下标准时,准许出院:
- 患者体温正常至少 24h。
- 有 24h 可供使用的门诊医疗设施。
- 有家人能够给予照料。
- 患者生活可以自理。
- 急性移植后并发症已治愈或控制。
- 患者每日饮水量达到 1 500ml,或使用自我给药静脉输液的方式或每日门诊静脉输液的方式以保证患者的每日液体入量。
- 恶心呕吐已得到控制。
- 患者能够依从口服给药。
- 能够获得门诊输血治疗,且能够获得已辐照的血液制品。
- 患者每日输注不多于一次的血小板即可维持血小板记数。
- 患者白细胞计数大于 $1 \times 10^9/L$。
- 每日输注 1 单位以内的浓缩红细胞即可维持血细胞比容在 25%。

移植术后,在造血干细胞完全植入之前,患者会出现严重的全血细胞减少及免疫低下,这可能会导致感染和出血并发症的发生。患者使用造血生长因子(如 G-CSF,GM-CSF)以加速中性粒细胞恢复,从而缩短全血细胞减少及高感染风险的时间。患者血细胞计数恢复之前,需使用广谱抗生素以杀灭细菌、病毒、真菌,同时需要输注血液成分,如血小板、浓缩红细胞。

供 HSCT 患者使用的血液制品都应经过过滤及辐照,以除去可能传播 CMV 的白细胞并避免输血相关的 GVHD。已有研究证实,输血时进行床旁去白过滤或提前对血液制品进行去白细胞处理,能够有效地防止 HSCT 中输血相关的 CMV 感染,因为白细胞能携带 CMV。此外,血液制品过滤还能防止发热溶血性输血反应并延迟同种异体免疫。然而,使用去白过滤无法降低感染肝炎病毒的风险。

移植相关的 GVHD 是一种极少见却致命的并发症。其发生原因是注入了能够在受者体内增殖的免疫活性淋巴细胞,而受者免疫功能不全,无

法清除这些细胞。这些输注的淋巴细胞将宿主组织认定为外源性的,并产生反应。

为避免移植相关的 GVHD,除了干细胞移植物以及用于产生移植物抗肿瘤效应的供体淋巴细胞外,所有的细胞性血液制品都应在输注前接受 2 500cGry 的辐照。成分血都应被标记为已辐照。这样是没有放射性的,且无需对处理血液制品有额外的担忧。其他患者亦可使用辐照过的血液制品。辐照过程不会改变血液制品的作用或细胞成分,且对受者完全无害。接受过异体或自体 HSCT 的患者,无论在移植前后,都应输注经辐照的细胞成分。多数中心会建议异体干细胞受者在余生中都使用经辐照的血液制品。表框 47-4 列出了异体 HSCT 患者协同护理指南。

| 表框 47-4 | 异体 HSCT 患者的协同护理指南 |
| --- | --- |
| **转归** | **干预措施** |
| **氧合 / 通气** | |
| 患者演示肺部清洁技术,包括咳嗽、深呼吸、诱发性肺量测定、可耐受的每日锻炼<br><br>患者演示呼吸模式和呼吸音的改善,且呼吸困难、咳嗽、胸痛、虚弱的主诉减少<br><br>患者吸气的风险已消除或减到最少 | • 每 4h 或需要时,进行呼吸音听诊及生命体征和脉搏血氧检测<br>• 记录皮肤颜色所反映出的毛细血管再灌注及中心性或外周性发绀<br>• 评估呼吸质量,包括辅助呼吸机的使用、鼻翼扩张、气流声音<br>• 记录咳嗽、呼吸短促、端坐呼吸、胸痛的主诉<br>• 判断药物对呼吸状态的影响,包括麻醉药和镇静药<br>• 抽吸口咽及鼻气管部的分泌物<br>• 鼓励深呼吸、咳嗽,指导患者进行刺激性肺量测定<br>• 鼓励患者保持活动的最优水平,包括步行、骑车以及每日的身体康复理疗<br>• 指导患者避免与黏膜炎及呼吸有关的呼吸系统并发症,如避免在使用表面局麻药之后饮酒,平卧时头部垫高,以便进行经口吸痰的操作<br>• 若出现贫血及出血,则需采取措施进行控制<br>• 根据指征辅助给氧<br>• 遵医嘱给予利尿药物 |
| **循环 / 灌流** | |
| 以下潜在的生理问题已消除或得到控制:<br>出血<br>低血压,继发于败血症、出血、药物不良反应、脱水<br>高血压,继发于药物不良反应<br>脱水,继发于恶心引起的饮水减少、呕吐、黏膜炎、发热失水、腹泻及经皮肤的不显性失水 | • 制订护理计划以控制循环系统问题。循环系统问题包括高血压、直立性低血压、败血症引起的低血压、心律失常、心包炎、上腔静脉综合征、血栓形成、心肌梗死<br>• 输注浓缩红细胞或进行水化以补充丢失的体液<br>• 采取适当措施以减少由于发热、腹泻、呕吐和失血引起的体液丢失<br>• 遵医嘱给予降压药、利尿药、抗心律失常药物、血管活性药物,并监测其效果<br>• 将心功能状态及专科护理措施的相关原理告知患者及家属<br>• 细心监测血小板计数及凝血功能,对高血压患者应格外留意<br>• 指导患者在循环状态改变是采取恰当的安全措施。直立性低血压患者在站立时会出现眩晕。根据患者需求提供援助<br>• 虽然高血压及低血压常无征兆,但仍应提醒患者若出现以下体征,要及时与医疗服务团队联络。高血压的一般体征包括头痛和视觉障碍,低血压可能与眩晕、视觉障碍、心动过速、皮肤湿冷等体征相关<br>• 强调按时口服降压药 |

| 表框 47-4 | 异体 HSCT 患者的协同护理指南(续) |
|---|---|

| 转归 | 干预措施 |
|---|---|
| **体液 / 电解质** | |
| 以下潜在的生理问题已消除或得到控制:<br><br>肝静脉阻塞性疾病。体重快速增长,胆红素、门冬氨酸转移酶、碱性磷酸酶升高,肝大,腹水,脑病等,可提示该类疾病<br><br>肾功能不全 / 衰竭。尿量增多及检查肌酸量可以证实<br><br>脱水:恶心、呕吐、黏膜炎导致饮水减少或发热、腹泻导致失水过多,以及通过皮肤进行的不显性失水,都可能是脱水的原因<br><br>电解质紊乱,继发于类固醇引起的高血糖、抗利尿素分泌异常症、肿瘤溶解综合征或药物引起的电解质转移 | • 每 4~8h 一次,严格监测出入量及液体平衡<br>• 每天测量体重两次<br>• 静脉闭塞性病患者每天测量腹围<br>• 进行肺脏评估,包括脉搏血氧测定、呼吸频率、质量、异常呼吸音<br>• 进行心血管评估,留意是否出现直立性低血压、额外心音、颈静脉扩张<br>• 评估四肢和骶部水肿<br>• 遵医嘱监测血电解质、肝功能、尿比重,每天 1~2 次<br>• 检测并治疗类固醇引起的高血糖<br>• 对于肾功能不全或肾衰的患者,调整用药剂量或停用肾毒性药物<br>• 通过静脉输液以补充经胃肠道丢失的液体,增加饮水量<br>• 遵医嘱补充电解质溶液<br>• 遵医嘱给予止吐药和止泻药<br>• 监测大便体积、硬度、颜色、气味<br>• 监测皮损部位的液体丢失 |
| **活动 / 安全** | |
| 患者将达到以下目标:<br><br>保持基本的力量和耐力,将目标肌肉无力、疲劳以及呼吸困难的情况减到最小<br><br>共同参与,防止力量和耐力减小<br><br>使减少活动所带来的不良反应减到最小<br><br>应用安全措施以避免伤害 | • 鼓励患者在整个移植期间都保持每天活动。向患者解释说明卧床给患者及家属带来的不良影响<br>• 制定个体化的计划,找出限制活动性的因素。包括疼痛、依从性低、抑郁、药物不良反应、恶心、全身虚弱不适以及意识水平改变<br>• 开展物理及职业疗法以进行评估及治疗<br>• 鼓励集中练习以强化类固醇使用者的近端肌肉<br>• 鼓励患者尽可能地保持自主日常生活活动(ADLs),鼓励患者进行自我护理<br>• 协调所有的活动及治疗(ADLs、药物、健康团队查房),安排合适的日程,以保证充足的休息<br>• 发现活动耐受性损害的征兆,并设定目标提高对活动的耐受性 / 忍耐力 |
| **皮肤完整性** | |
| 患者将会:<br><br>保持皮肤完整无损<br><br>展示皮肤护理技术<br><br>展示对于皮肤 GVHD 基础的洞察力<br><br>展示对皮肤 GVHD 症状的控制 | • 每天评估皮肤,留意斑丘疹、红斑、蜕皮及开放性损伤<br>• 监测皮肤感染体征的发展,如温度升高、红斑、肿胀、压痛<br>• 遵医嘱使用润肤制剂或其他外用制剂,如外用抗菌药<br>• 考虑使用止痒药或外用类固醇制剂,以控制瘙痒和炎症反应<br>• 若发生皮肤破裂,则请造口治疗师或伤口处置专科医生会诊,考虑使用不粘连的可吸收敷料,并使用特殊的床或床垫<br>• 若有经皮肤的不显性失水,则应留意患者是否脱水<br>• 教育患者及家庭避免阳光直射的重要性,告知他们外出时使用防晒霜或防护衣物,因为阳光照射会引发皮肤 GVHD |
| **营养** | |
| 患者将会:<br><br>通过饮食或肠外营养获得营养平衡。<br><br>理解由于特殊的胃肠问题采取的饮食限制<br><br>门诊患者掌握维持营养摄入量的方法 | • 评估口腔黏膜完整性,留意是否存在口腔问题<br>• 留意主观资料,包括恶心、食欲减退、味觉改变、易饱、疼痛或腹部绞痛的主诉,以及任何诱发因素<br>• 监测热量的摄入与输出,称体重以判断营养摄入是否合适。<br>• 制定多学科的计划以进行营养管理。讨论味觉改变、唾液黏稠、口腔干燥、早饱、恶心、呕吐、黏膜炎或急性食管炎以及其他症状出现时的处理方法 |

| 表框 47-4 | 异体 HSCT 患者的协同护理指南（续） |
|---|---|

| 转归 | 干预措施 |
|---|---|
| **营养** | |
| 患者将会：<br><br>通过饮食或肠外营养获得营养平衡<br>理解由于特殊的胃肠问题采取的饮食限制<br>门诊患者掌握维持营养摄入量的方法 | • 若患者大量使用甾体类药物，则需确保蛋白质、维生素 D 及钙的摄入。若出现高血糖，则考虑限制大量碳水化合物的摄入。若液体潴留严重，则需限制钠的摄入<br>• 广泛的皮肤或胃肠 GVHD 患者，应增加蛋白质摄入量<br>• 每天口服不含铁（防止铁过多）的复合维生素及叶酸补剂 1mg<br>• 如有需要，可行静脉营养支持以保证每日营养摄入量<br>• 鼓励患者尝试可耐受的多种食物<br>• 鼓励患者耐受性饮食，并记录相应反应<br>• 鼓励少量多餐及睡前零食<br>• 若有需要，可给予止吐和镇痛药物<br>• 鼓励家庭成员给予支持和耐心。来自家人和工作人员的压力会引起焦虑，进而在饮食习惯方面产生消极影响 |
| **舒适 / 镇痛** | |
| 患者将能够：<br><br>区分能加重疼痛或减轻疼痛的动作<br>向健康护理小组叙述疼痛的部位和特点，以及缓解程度<br>参与日间治疗，而无疼痛及疼痛控制措施不良反应的干扰<br>控制疼痛达到可接受的水平 | • 监测造血干细胞移植患者的疼痛或可能的不适来源，包括：<br>　诊断治疗相关的疼痛<br>　免疫抑制药物引起的神经性疼痛<br>　黏膜炎 / 急性食管炎<br>　直肠疼痛 / 痔<br>　出血性膀胱炎引起的小便涩痛<br>　感染、严重腹泻 / 肠炎、肝大引起的腹部疼痛<br>　皮肤 GVHD 引起的皮肤不适<br>• 告知患者向健康护理小组报告疼痛及疼痛缓解措施疗效的重要性<br>• 评估疼痛的位置、起始、频率、强度以及特性。使用 0~10 分的疼痛尺评估患者的痛感，并协助评估治疗效果。对于无法进行沟通的患者，监测生命体征变化及患者烦躁程度，可以推断疼痛控制效果<br>• 在潜在的疼痛发生前为患者做好考虑<br>• 若有相应医嘱，则指导患者适当且安全地使用患者自控镇痛装置<br>• 对于接受静脉滴注的患者，在结束滴注之前和下次开始滴注之后考虑是否有推注镇痛药物的需要<br>• 若有指征，建议与疼痛管里团队商议<br>• 对于由静脉闭塞性病及 GVHD 引起的肝功能损害患者，应仔细监测麻醉药品药量及患者的反应<br>• 对于无辅助通气的患者，当呼吸频率或意识水平显著降低时，应减少镇痛药物剂量 |
| **心理社会状况——个人及家庭** | |
| 患者及家庭应当能够：<br><br>分辨有效和无效的应对模式<br>认清个人的力量<br>用言语表达需求<br>积极采取措施解决问题<br>使用资源及支持系统增强他们的应对能力 | • 为患者和家人进行沟通创造机会。为他们与社会心理支持专家以及其他健康护理小组成员交流创造机会<br>• 强化成功应对的技能（即清晰地表达需求，用活动减轻压力，有效的患者 / 家庭 / 团队沟通）<br>• 给予安慰，回顾可用于支持有效应对的支持系统、选择和资源<br>• 建立信任和目标一致性<br>• 以及时和明确的方式提供信息<br>• 在合适的范围内给患者尽可能多的选择权和控制权<br>• 避免使用培养依赖性的方法（强制、劝说、操纵）<br>• 表示关怀、尊重以及对患者及家庭的关心<br>• 给予正强化 |

| 表框 47-4 | 异体 HSCT 患者的协同护理指南(续) |
|---|---|

| 转归 | 干预措施 |
|---|---|

**宣教 / 出院计划**

| | |
|---|---|
| 患者及家人应当知晓：<br><br>　HSCT 的全过程、可能出现的并发症以及自我护理的要求,包括预处理方案及不良反应、外周干细胞灌注及不良反应、移植物植入、并发症、出院标准、随访护理、症状汇报、注意事项(中性粒细胞减少及血小板减少的注意事项)、饮食限制以及特殊技能(中心静脉导管护理、给药管理、生命体征监测)<br>　住院患者病区结构,病房制度,以及能使患者更加舒适且利于进行自我护理的项目和资源<br>　在 HSCT 过程中,患者及家属积极参与日间治疗及决策制订的重要性<br>出院时,患者及家人需要知晓：<br>　需要立即报告给健康护理小组的症状和体征,包括：发热、寒颤、皮疹、出血、恶心、呕吐、腹泻、腹痛、呼吸短促、咳嗽、无法口服药物或足量饮水<br>　药物名称及作用原理、用药计划、药物不良反应<br>　健康护理电话号码<br>　口服及静脉给药、中心静脉导管自我护理的相关技能,以及其他自我护理技能,如完全肠外营养、家庭静脉输液 | • 向患者介绍病区、病房环境,辅助服务及一般规定。最初,患者及家属可能会无法记住全部内容,这就要求护士在必要时反复介绍<br>• 允许患者和家人说出他们的担心并询问关于移植的其他问题<br>• 在整个移植过程中都鼓励询问,并对治疗的各个方面予以解释说明<br>• 向患者和家人说明,在整个移植过程中,日间治疗及决策制定都需要他们的积极参与<br>• 告知患者日常卫生、口腔护理、每日运动及合理营养的重要性<br>• 鼓励患者和健康护理团队保持开放式沟通<br>• 给患者及家属实施一体化出院指导<br>• 为门诊患者提供书面说明,包括自我护理指导、用药时间以及其他自我护理活动<br>• 指导患者选择家庭保健服务机构,继续进行健康教育并为在家的患者提供支持<br>• 选择适合于患者文化程度的方式进行教育和指导<br>• 和患者讨论如何使其更好地学习：通过做,听,或是看<br>• 在病情记录中记录所提供的教育、需要不断强化的要点和随访,以及达到的学习目标 |

## ▲ 免疫抑制治疗

在实质性器官移植中,移植的器官对受者来说是外源性的。因此,受者免疫系统会对移植器官进行外源性识别并动员对其产生排斥。因此有必要实施免疫抑制治疗以抑制受者的免疫系统,从而使移植器官被接受。在异体 HSCT 中,免疫系统由供者细胞构成,行免疫抑制治疗是为了防止供者 T 淋巴细胞攻击受者细胞而导致的 GVHD。免疫抑制治疗的挑战在于,既要为受者提供足够的免疫抑制,又要避免用药毒性过大产生不利反应;及对机会致病菌过度的易感性。需针对每位患者制定个体化的治疗方案。

为抑制实体器官移植及造血干细胞移植中的免疫反应,必须联合应用几种药物(表 47-7),单一用药通常难以见效。因此,免疫抑制方案包括数种能够相互补充并相互协同的药物。实体器官移植中的免疫抑制方案是三联(三种药物)疗法。用于器官移植和 HSCT 的药物组合略有不同。

三联疗法：低剂量的强的松、硫唑嘌呤或麦考酚酸吗乙酯(MMF)以及环孢素 A 或他克莫司联合应用。当三种药物联合使用时,每种药物的剂量都有所减少,其不良反应也少于单用一种药物。例如,长期类固醇疗法引起的无菌性坏死、糖尿病、白内障、胃肠并发症,在三联疗法中较少出现。这是因为三联疗法中强的松的用量较小,引起肝毒性及白细胞减少的可能性也小。大剂量使用环孢素 A 引起的淋巴瘤、多毛症、肝毒性、牙龈增生、癫痫、胃肠不适在三联疗法中的发生率也较低。

四重疗法(或连续疗法)包括三联疗法中的药物(强的松、硫唑嘌呤或麦考酚酸吗乙酯以及环孢素 A 或他克莫司)及抗胸腺细胞抗体制剂或单克隆抗体,莫罗单抗 -CD3。神经钙调蛋白抑制剂、环孢素 A 或他克莫司三种药物,要在肾功能恢复之后才可使用。连续使用这四种药物数天之后,停用多克隆或单克隆抗体制剂。接着使用三联方案继续治疗。

由于神经钙调蛋白抑制剂具有肾毒性,有药物蓄积风险,且肾功能障碍时其代谢物具有毒性,故在移植后早期停用神经钙调蛋白抑制剂,可使患者获益。

表 47-7　实体器官移植及造血干细胞移植中使用的免疫抑制药物

| 药物 | 作用原理 | 剂量/给药 | 不良反应 | 注释 |
|---|---|---|---|---|
| 环孢菌素 A（山地明、新山地明） | 阻止 IL-2 基因表达从而削弱 T 淋巴细胞中 IL-2 的合成与活化 | 实体器官移植给药量：初次剂量 4mg/(kg·d)(IV)；维持剂量 5~15mg/(kg·d)(PO)<br>HSCT 给药量：通常每 12h 1.5mg/kg IV，每 6h 0.75mg/kg 或每天 3mg/kg 持续静脉滴注<br>调整剂量以达到治疗水平。<br>IV-PO 转换：大约 1:3<br>根据实验室检查结果，依据达到维持有效血药浓度的标准确定给药剂量<br>一旦药物逐渐减量，则无需治疗性监测 | 代谢影响：高血钾、高血糖、低血镁、高血脂、高尿酸、糖尿病<br>神经毒性：头痛、失眠、震颤、感觉异常、眩晕、癫痫<br>胃肠道：腹泻、恶心、便秘、厌食、呕吐<br>腹痛、腹水、肝功能检测水平升高<br>肾脏：肌酐升高、肾毒性<br>循环系统：高血压、贫血<br>血液系统：贫血<br>皮肤：痤疮样皮疹、皮纹<br>其他：外周性水肿、牙龈增生、感染、潮红、多汗、多毛 | • 口服液和胶囊的生物利用率不同。一旦确定用药计划，就应当教育患者，不可更换药物形态及品牌<br>• 进餐时服用<br>• 指导患者严格遵守给药时间服用药物。因胃肠不良反应导致无法口服药物时，应及时向医务人员汇报<br>• 监测血肌酐、血尿素氮(BUN)、血钾、镁、葡萄糖及甘油三酯水平<br>• 避免使用保钾利尿剂<br>• 遵医嘱补充电解质<br>• 因同时饮用柚子汁可升高环孢素水平，故应当避免<br>• 药物间相互作用可导致环孢霉素治疗效应低下或中毒。可以抑制或增强细胞色素 P-450 的药物都会有此效果(表 47-14)<br>• 晨起给药之前，环孢菌素血药浓度最低。因此，通常在早 10:00 及晚 10:00 服药<br>• 指导患者就诊时携带单次剂量药物，以便在给药浓度最低时服用<br>• 不可与他克莫司同时服用<br>• 服用环孢菌素前 24h 需停用他克莫司。他克莫司血药浓度高时，环孢菌素起效延缓<br>• 肾功能不全患者应相应调整剂量<br>• 肝、肾功能不全患者应监测血药水平 |
| 他克莫司（普乐可复） | 干扰 IL-2 合成及 T 细胞增殖，干扰多种细胞因子(包括 IFN-γ 和 TNF-γ)基因转录 | 实体器官移植剂量：0.10mg/(kg·d)(IV)；0.05~0.2mg/(kg·d)(PO)<br>HSCT 剂量：每 12h 口服给药 1~2mg；同时连续静滴 0.05~0.1mg/(kg·d)，进行剂量调整以达到有效血药浓度<br>IV-PO 转换：约为 1:4<br>根据实验室检查结果，依据达到维持有效血药浓度的标准确定给药剂量<br>一旦药物剂量减少，可停止治疗性监测 | 代谢影响：高血钾、低血钾、高血糖、低血镁、高血脂、低血磷、糖尿病<br>神经毒性：头痛、失眠、震颤、感觉异常、眩晕、癫痫<br>胃肠道：腹泻、恶心、便秘、厌食、呕吐<br>腹痛、腹水、肝酶升高<br>肾脏：肌酐升高、肾毒性<br>循环系统：高血压、胸痛<br>血液系统：贫血、白细胞增多、血小板减少<br>皮肤：瘙痒、痤疮样皮疹<br>呼吸系统：胸腔积液、肺不张、呼吸困难<br>其他：外周性水肿、感染、伤口愈合不良、骨质疏松 | • 空腹服药<br>• 指导患者严格遵守给药时间服用药物。因胃肠不良反应导致无法口服药物时，应及时向医务人员汇报<br>• 监测血肌酐、血尿素氮(BUN)、血钾、镁、葡萄糖及甘油三酯水平<br>• 避免使用保钾利尿剂<br>• 遵医嘱补充电解质<br>• 因同时饮用柚子汁可升高他克莫司水平，故应当避免<br>• 药物间相互作用可导致他克莫司无效或中毒的血药浓度。可以抑制或增强细胞色素 P-450 的药物都会有此效果(表 47-14)<br>• 晨起给药之前，他克莫司血药浓度最低。因此，通常在早 10:00 及晚 10:00 服药。不可与环孢菌素同时服用<br>• 服用他克莫司前 24h 需停服用环孢菌素。环孢菌素血药浓度高时，他克莫司起效延缓<br>• 肾功能不全患者应调整剂量<br>• 肝、肾功能不全患者应监测血药水平 |

续表

| 药物 | 作用原理 | 剂量 / 给药 | 不良反应 | 注释 |
|---|---|---|---|---|
| 甲泼尼龙(IV) 及泼尼松(PO) | 降低细胞毒性 T 细胞增殖，抑制 IL-1 及 IL-2 胞产生，干扰 IFN-g 产生，通过稳定溶酶体膜及干扰趋化作用以干扰白细胞功能 | 各机构给药方案不同 剂量:0.5~2mg/kg·d，每 12h 给药一次，根据制订的给药计划及初始剂量和患者反应，逐步减少药量 发生实体器官抑制排斥反应时:每次给予 1g 甲泼尼龙静推 | 代谢影响:体液和电解质失衡，糖尿病，高血脂 神经毒性:震颤，癫痫，头痛，难以集中精力，失眠 胃肠道:胃肠激惹 循环系统:高血压，心律失常 皮肤:淤血，脆性皮肤 其他:易饥饿，外周性水肿，感染，伤口愈合不良，骨质疏松，多毛，体重增长，类固醇性肌病，白内障/青光眼，库欣样变化，精神障碍(类固醇性精神病，情绪变化，意识错乱) | • 常与环孢菌素或其他克莫司联用<br>• 理疗会诊，以开展近端肌肉强化训练<br>• 指导患者避免或治疗高血糖，指导患者进行糖尿病自我护理<br>• 餐后服用类固醇制剂以减小胃肠不适<br>• 遵医嘱给予 H2 受体阻滞剂或质子泵抑制剂<br>• 有升高他克莫司或环孢菌素血药浓度的可能<br>• 主诉视觉改变时，请眼科会诊<br>• 对长期使用类固醇药物的患者，有骨质疏松风险或已出现骨质疏松的患者(如急性淋巴细胞白血病患者，绝经患者)，确保常规进行双能 X 线骨密度仪扫描，给予钙和维生素 D 补充剂，使用治疗骨质疏松的特殊药物(如氨羟二磷酸二钠，阿屈膦酸盐)<br>• 按特定日期说明，每天逐渐减量，有助于类固醇逐渐减量或促进采取特定治疗法患者的依从性 |
| 麦考酚酸吗乙酯(MMF)(骁悉) | 抗代谢药物。通过干扰嘌呤核苷酸合成进而选择性地干扰 T 细胞和 B 细胞增殖 | 各机构给药方案不同 剂量:根据机构指南，每 12h 静滴或口服 1~1.5g | 代谢影响:高钾血症，低钾血症，高血糖 神经毒性:头痛，震颤，失眠，癫痫 胃肠道:腹泻，恶心，便秘，厌食，呕吐，腹痛，肝毒性 肾症:肌酐升高，肾毒性 循环系统:高血压，低血压，心律失常 血液系统:贫血，白细胞增多，血小板减少 皮肤:痤疮样皮疹 呼吸系统:咳嗽，呼吸困难 其他:发热，水肿，疼痛，感染，肌无力，焦虑，抑郁 | • 空腹服用<br>• 定期检测全血细胞计数(CBC)，若出现全血细胞减少，则根据医嘱调整剂量<br>• 定期检测肝功能(胆红素和血清转氨酶，若出现肝功能异常，则根据医嘱调整剂量<br>• 对于肾功能不全的患者，应检测 MMF 血清水平，以指导治疗<br>• 若肾功能不全或同时口服丙磺舒(阿昔洛韦，更昔洛韦,MMF 及上述药物的血药浓度都会上升<br>• 当与氧化镁，含铝或含镁的抗酸药，考来烯胺同时使用时，MMF 的吸收会减少 |
| 氨甲蝶呤 | 抗代谢药物。抑制二氢叶酸还原酶，从而阻止 DNA 合成及细胞复制，进而干扰淋巴细胞增殖 | 各机构给药方案不同 常规剂量:移植后的第 1d、3d、6d、11d 静脉滴注给药，1~15mg/m² | 骨髓抑制，黏膜炎，光敏感，间质性肺炎，肝毒性，肾毒性 | • 各机构在使用氨甲蝶呤预防 GVHD 时，剂量及给药方案不尽相同。通常为移植后的第 1d、3d、6d、11d 静脉给药，1~15mg/m²<br>• 严重黏膜炎或肾损害时，应调整剂量或停药<br>• 至少等到 24h 后干细胞输注给予 + 1d 的剂量 |

续表

| 药物 | 作用原理 | 剂量/给药 | 不良反应 | 注释 |
|---|---|---|---|---|
| 利妥昔单抗（Rituxan） | 利妥昔单抗特异性地结合B细胞表面抗原CD20，诱导B细胞凋亡。CD20是位于前B细胞及成熟B细胞表面的蛋白 | 每周静滴375mg/m²，持续4周<br>缓慢给药<br>首次静滴利妥昔单抗，应将起始滴速控制在50mg/h。若无过敏反应及输液反应，则每30min提高滴速50mg/h，直到达最快滴速400mg/h<br>之后进行滴注，可将起始滴速控制在100mg/h，每30min提高滴速快达到最快滴速400mg/h<br>避光<br>不可过滤 | 大多数患者在首次静滴利妥昔单抗时都会出现发热、寒颤等反应，应缓慢滴注以减轻滴注毒性<br>其他常见的输液反应症状包括恶心、瘙痒、血管性水肿、无力、低血压、头痛、支气管痉挛、咽喉刺激征、鼻炎、等麻疹、皮疹、呕吐、肌痛、眩晕、高血压。这些症状通常在首次滴注开始后30~120min出现，且能在首次放缓滴速或终止药物滴注后缓解。静滴反应发生率在首次滴注时最高（77%），之后逐渐降低<br>其他不良反应包括淋巴细胞减少及贫血浆免疫球蛋白降低，可导致严重的感染，包括爆发型乙型肝炎，进行性多灶性白质脑病及其他机会性感染<br>不良反应还包括心律失常、肾毒性、肠梗阻及穿孔，中性粒细胞减少及贫血，咳嗽、鼻炎、支气管痉挛、呼吸困难、间质性肺炎、闭塞性细支气管炎 | 应考虑每次滴注之前，给予对乙酰氨基酚和苯海拉明<br>提前备好处置过敏反应的药物及设备（例如肾上腺素、抗组胺药、皮质醇、氧气）<br>监测生命体征，检查全血细胞分类计数及肾功能<br>由于可能发生短暂低血压，因此应在滴注前12h暂停使用降压药<br>若出现输液反应，则应停止滴注。短暂停药或以静脉输注生理盐水后，本海拉明或其他支持疗法（支气管扩张剂或静滴利妥昔单抗），轻微不良反应即可消除<br>对于寒颤患者，应给予毛毯或其他措施保暖直至症状消退。推荐根据需要每3h给对乙酰氨基酚一次<br>多数出现无生命危险的不良反应的患者，都能够完成治疗过程。输液相关不良反应及患者不适感消除后（通常需要30min），即可按之前滴速的一半继续滴注利妥昔单抗。恢复滴注之后，通常不再发生不良反应<br>应当确保输液相关不良反应告知患者及家属。让他们知晓，不良反应消除后，方可继续滴注<br>应当确保育龄期妇女在治疗期间及治疗结束后12个月之内，采取有效的避孕。通常在治疗结束后12个月，血液中监测不出药物后，才可进行哺乳<br>利妥昔单抗治疗后注射肝炎病毒活疫苗的安全性未做研究。不推荐利妥昔单抗预防性地注射肝炎病毒活疫苗 |
| 达克珠单抗（赛尼哌） | IL-2受体特异性单克隆抗体，IL-2受体表达在活化T细胞表面<br>同IL-2竞争，以失活状态结合IL-2受体，从而干扰IL-2介导的活化T细胞增殖<br>IL-2介导的活化T细胞增殖，是增殖及最终组织破坏的关键步骤 | 各机构给药方案不同<br>常规剂量：1mg/kg IV | 便秘、恶心、呕吐、腹泻、腹痛、腹胀、水肿、震颤、头痛、眩晕、肾毒性、胸痛、心动过速、发热、痛感、高血压、低血压、呼吸困难、肺水肿、咳嗽、肌肉骨骼痛、背痛 | 使用达克珠单抗后，若未出现过敏反应，可在使用蛋白质后发生。治疗严重过敏反应的药物应当提前准备<br>计算达克珠单抗的给药剂量，与50ml 0.9%无菌生理盐水混合。通过外周静脉或中心静脉注入，注射时间大于15min。溶液配制之后，应在4h内完成注射，若需延长保存时间，可在2℃~8℃（36℉~46℉）冷藏保存24h，超过24h应当废弃<br>观察达克珠单抗与PVC或聚乙烯材料的输液袋和输液容器是否不相容<br>严重肾功能损害患者无须调整剂量 |

续表

| 药物 | 作用原理 | 剂量/给药 | 不良反应 | 注释 |
|---|---|---|---|---|
| 英利昔单抗(类克) | TNF-抗特异性单克隆抗体；结合 TNF-抗,降低血清 IL-1,减少一氧化氮合酶水平 | 各机构给药方案不同；常规剂量:10mg/kg IV；给药时间需大于 2h；必要条件是:要有 1.2mcm 或更少量的低蛋白结合率 | 头痛、恶心、腹痛、疲劳、发热、咳嗽；输液期间及输液完成后 2h 内,可出现输液反应,包括发热、寒颤、胸闷、低血压；头痛、荨麻疹。首次输注时的发生率不高于其后的输注发生率；输注后 3~12d 可出现延迟的血清病样反应,包括肌痛、关节痛、发热、皮疹、咽痛,吞咽困难,手及面部肿胀。其原因可能是患者产生了人抗嵌合体抗体 | • 观察患者是否出现输液反应<br>• 考虑输注之前,给予对乙酰氨基酚和苯海拉明(苯那君)<br>• 治疗开始时维持 10ml/h,15min,之后增加到 20ml/h,15min,再增加至 40ml/h,15min,再到 80ml/h,15min,之后再到 150ml/h,30min,再到 250ml/h,30min,2h 内完成滴注<br>• 发生轻微或中度输液反应时,应终止或放缓滴注,给予苯海拉明,对乙酰氨基酚,氢化可的松。反应控制后,以 10ml/h 滴速恢复滴注<br>• 处置过敏反应的药物及设备应提前准备(如肾上腺素、抗组胺药,皮质醇,氧气)<br>• 不可使用 PVC 材料的输液袋和输液器。应使用用玻璃输液瓶和内衬聚乙烯的输液器 |
| 莫罗单抗-CD3 (Orthoclone OKT3) | 发热反应:发热、寒颤、震颤；呼吸:呼吸困难、胸痛、喘息、肺水肿；胃肠道:恶心、呕吐、腹泻；贫血、血小板减少 | 2.5~5mg/d,30~60s 静推。持续 10~14d | 首次用药的反应最为强烈,通常在 30~60min 内出现；为减少首剂不良反应,可在注射前给予甲级强的松龙,对乙酰氨基酚,苯海拉明；每 15min 测生命体征,维持 2h。之后的前两次注射,每 30min 测量生命体征 1 次；准备急救设备和降温毯；若产生抗体,则再次给药会产生严重的反应 | • 莫罗单抗-CD3 (Orthoclone OKT3) |
| 阿仑单抗 (Campath) | 单克隆抗体,定向结合表达 B 细胞及 T 细胞表面的 CD25 抗原 | 各机构给药方案不同；常规剂量:20mg/d 静滴。数小时内滴注完毕,持续 5d。移植前开始用药 | 输液毒性较重,超过 80% 出现发热及寒颤；其他不良反应包括中性粒细胞减少、贫血,血小板减少、恶心、呕吐、皮疹、疲劳、低血压 | • 患者术前用药同时使用对乙酰氨基酚及苯海拉明<br>• 出现反应时应立即使用抗过敏反应药物(如对乙酰氨基酚、肾上腺素)并辅助供氧<br>• 组胺药、皮质醇类药物,考虑使用哌替啶替以控制输液引起的寒颤<br>• 遵医嘱大量补液以治疗低血压<br>• 为避免发生快速起病的淋巴细胞减少,治疗后应预防性地使用光谱抗真菌,抗细菌,抗病毒,抗原虫的药物至少 4 个月 |

续表

| 药物 | 作用原理 | 剂量/给药 | 不良反应 | 注释 |
|---|---|---|---|---|
| 抗胸腺细胞球蛋白（ATG，马抗胸腺细胞丙种球蛋白，兔抗胸腺细胞球蛋白） | 由兔或马抗体组成的多克隆免疫球蛋白，可破坏人体白细胞 | 各机构给药方案不同　常规剂量：马 ATG 10~40mg/(kg·d)　兔 ATG 2.5mg/(kg·d) | 癫痫，喉头痉挛，过敏反应，肺水肿，白细胞减少，血小板减少。ATG 是异源性的异种蛋白和抗体，可引起血清病，包括肌痛，关节痛，发热，皮疹，吞咽困难及手和面部水肿 | • 首次给药前，需做动物血清过敏反应皮肤试验<br>• 输液时和输液后密切监护，$H_1$ 和 $H_2$ 受体阻滞剂前驱给药质醇，对乙酰氨基酚。考虑皮<br>• 出现反应时应立即使用抗过敏反应药物（如对乙酰氨基酚、抗组胺药、皮质醇类药物、肾上腺素）并辅助供氧<br>• 由于 ATG 给药后，偶尔可出现短暂但严重的血小板减少，故对血小板计数 <10 万的患者，给药 1h 后应检查血小板计数，必要时输注血小板 |
| 环磷酰胺（Cytoxan） | 骨髓抑制：白细胞减少，血小板减少　传染易感性增加　环磷酰胺代谢产物刺激膀胱黏膜，可引起出血性膀胱炎 | 1~2mg/kg | 肝损伤患者使用硫唑嘌呤替代治疗　美司钠可用来中和环磷酰胺的毒性代谢产物（丙烯醛）　清醒状态下给药，以免在睡眠状态时出现药物代谢产物在膀胱中蓄积　观察是否出现血尿　给药后至少 72h 内维持尿量大于 100ml/h，以保证经肾脏排出的环磷酰胺代谢产物得到充分稀释，从而避免出血性膀胱炎的发生 | • 环磷酰胺（Cytoxan） |
| 硫唑嘌呤（依木兰）（IV 或 PO） | 骨髓抑制：白细胞减少，血小板减少，贫血　皮疹　脱发　肝损伤、黄疸　易发生感染 | 调整剂量，保持白细胞 5 000~10 000；白细胞低于 3 000 时停药　初始剂量每公斤体重 2~5mg　维持剂量每公斤体重 2~3mg　发生排斥时：最大用量每公斤体重 3mg。通常不因排斥而增加 | 由于别嘌醇延缓依木兰代谢，因此和别嘌醇联用时需减少依木兰的剂量 | • 硫唑嘌呤（依木兰） |

续表

| 药物 | 作用原理 | 剂量/给药 | 不良反应 | 注释 |
|---|---|---|---|---|
| 西罗莫司（雷帕鸣） | 结构与他克莫司相似；但具有明显的免疫抑制活性　抑制 B 细胞和 T 细胞对 IL-2 细胞因子刺激的应答，抑制 B 细胞产生抗体 | 半衰期长，可每日给药一次　监测血药浓度 | 高血脂，血小板减少，白细胞减少，头痛，恶心，厌食，眩晕 | • 近期接受大剂量疗法的患者使用该药，可能会抑制造血恢复<br>• 口服生物利用度难以确定，高脂肪饮食能提高生物利用度<br>• 与他克莫司和环孢菌素类似，西罗莫司通过细胞色素 P-450 3A 进行代谢<br>• 通常夜间给药，以避免嗜睡影响生活方式和安全<br>• 在服用沙利度胺和其他引起嗜睡的药物时，应谨慎<br>• 仰卧位时应缓慢起身以避免轻度头痛<br>• 指导患者出现周围神经病变的症状或体征时及时报告，这些症状和体征包括手部或足部麻木或刺痛感，皮疹或皮损痛感在紫外线灯或阳光之下，使用软化剂或缓泻剂治疗便秘<br>• 指导患者采取保护措施（如防晒霜和防护服），避免暴露在紫外线之下。此时需立即停药接受评估<br>• 可能影响伤口愈合 |
| 甲氧沙林 (Oxsoralen) | 被紫外线光敏化之后，与 DNA 嘧啶碱基结合，进而阻止细胞有丝分裂 | 暴露于紫外线之前 1~2h 时，口服 400mcg/kg | | • 接受细胞毒性化疗及放疗的患者和使用甲氧沙林的患者，其罹患皮肤瘤的风险上升，且长期使用会增加该风险<br>• 与吩噻嗪类、噻嗪类、氨苯磺胺类联用，毒性会增加<br>• 若治疗过于频繁，则可由于暴露于阳光或紫外线而导致严重灼伤<br>• 预先行眼部检查，评估是否患有白内障。患者接受紫外线疗法期间，每 6 个月行眼科复查一次 |

以上剂量范围为一般指南推荐。用药剂量存在显著差异的原因在于各机构经验、药物联用、移植类型和患者对药物的反应。金格福（Gengraf）和山地明（Sandimmune）不具生物等效性。环孢菌素制剂新山地明（Neoral）和山地明（Sandimmune）不可互换使用。环孢菌素制剂新山地明地明具生物等效性。

四联疗法可以实现广泛特异性的免疫抑制，且在肾功能恢复之前即可控制毒性。然而，其不足之处为无法使用多克隆或单克隆抗体制剂来治疗排斥发作或作为"援救"疗法。

## ▲ 移植并发症

实体器官移植及 HSCT 后并发症的发生通常与移植物功能、免疫抑制问题、移植预处理副作用有关。HSCT 常见其他并发症有 GVHD 和感染。

### 器官移植

肾脏、肝脏、心脏、胰腺和肺移植的受者，有罹患并发症的风险。这些并发症包括急性或慢性器官排斥、感染、出血。

### 器官排斥

危重病房护士工作的重点在于早期识别并处理器官排斥等相关问题。移植器官本身就是一个可引起排斥反应的 HLA 异体抗原来源。免疫应答涉及受者淋巴细胞或抗体对供者内皮组织细胞 HLA 抗原进行识别。异体移植物不断地激活免疫应答，最终产生过剩的细胞因子、长期的细胞毒活性以及长期的移植物血管改变。移植带血管的器官时，循环中的宿主免疫细胞接触异体器官表面的供者抗原并被直接激活，从而致敏。排斥反应导致移植器官被破坏。图 47-4 描述了移植物排斥的病理生理机制。

排斥的免疫应答受供、受双方因素的影响。供方主要的因素是供者组织表达有抗原，且移植物中存在抗原递呈细胞。受方主要的因素是优先针对移植物 ABO 及 HLA 抗原发生致敏。

移植器官在免疫学上和受者存在不同，因此会被认作抗原或外来物质，从而引起免疫系统对其产生排斥。排斥的程度不同，且不可逆，排斥可在任何时间发生，但移植后的前三个月发生率最高，保持免疫抑制药物维持有效血药浓度十分重要。同时应告知患者及家属遵医嘱服药的重要性及常规行实验室检查以监测免疫抑制药物血药浓度的必要性。排斥反应发生的越早越严重，则移植物存活的预后就越差，确诊排斥通常需要移植器官的组织活检。排斥反应分四类：超急性、加速

性、急性、慢性，不同排斥反应不会发生在所有的移植器官中。

### 超急性排斥反应

在手术室中，移植完成后即刻就可能发生超急性排斥反应，主要由体液免疫介导完成。在超急性排斥反应中，受者体内预先存在的抗体迅速与供者器官抗原产生排斥反应，引起血管破坏进而导致严重血栓形成及移植物坏死。在肾脏、心脏移植中，超急性排斥反应通常导致移植物衰竭，需要重新移植。所幸，超急性排斥反应并不常见，且可通过移植前交叉配型来避免。

### 加速性排斥反应

加速性排斥反应只出现在肾移植中，且在移植后 1 周内发生。临床上，患者可出现无尿、BUN 和肌酐升高、移植部位疼痛。加速性排斥反应由体液免疫和细胞免疫共同介导。和超急性排斥反应类似，由于组织分型和交叉配型得以改良，加速性排斥反应也不常见。通常采用免疫抑制药物冲击治疗，最终结果常为移植肾的衰竭。

### 急性排斥反应

急性排斥反应发生在器官移植后的前 3 个月，是排斥反应的最常见类型，且多数患者至少会发生一次。当供者器官表面受体诱导淋巴细胞分化成为 Th 细胞时，即可发生急性排斥反应。Th 细胞可使杀伤 T 细胞产生增多，后者可与移植器官结合并分泌溶酶体酶和淋巴因子对器官造成损害。急性排斥反应是四种排斥类型中对免疫抑制疗法反应最好的一种类型。

### 慢性排斥反应

慢性排斥反应的病理生理学过程尚未完全明确，极有可能由细胞介导应答与循环抗体应答共同介导。其发生率仅次于急性排斥反应，通常在移植后 3 个月到数年才发生，常伴有器官功能恶化。

#### 肾

急性排斥反应通常在术后一周发生，为最常见的排斥类型，是治疗反应最好的一种类型。实验室检查是移植器官功能恶化出现最早且最可靠的指标。排斥的临床表现较为细微，难以发觉。发生急性排斥反应时，患者可能有如下任意一项、

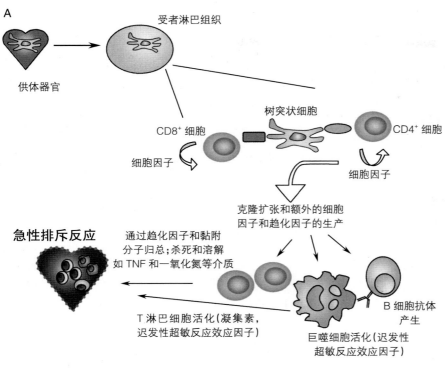

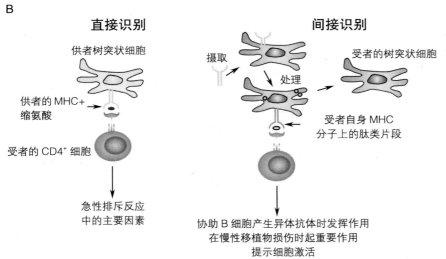

图 47-4 ▲ 移植物排斥的机制。A：移植物植入后 24~48 小时内，存在于供体器官的树突状细胞移行至受者淋巴组织。在淋巴结中，它们激活具有异体反应性的 CD4+ 和 CD8+ 细胞。激活的 T 细胞，尤其是 CD4+ 细胞，产生细胞因子(如白介素 -2，白介素 -4，干扰素)，通过增殖和分化完成应答。活化的 T 细胞可通过两种方式破坏移植物：直接的细胞溶解(细胞毒性 T 细胞，CTLs)或通过产生细胞因子引起迟发型过敏反应(DTH)。细胞因子同时可促进巨噬细胞和嗜酸性粒细胞的活化和募集，这些细胞也可分泌可溶性炎性介质以攻击目标。其次，活化 T 细胞还能协助 B 细胞产生异体抗体。B：异体识别有两种类型。直接异体识别，即 T 细胞识别完整的外源主要组织相容性复合物(MHC)分子(正如 A 部分里的描述)，这是急性移植物排斥的主要起因。T 细胞还可识别供体抗原经处理后连接在自身 MHC 分子上的肽类片段，这被称作间接异体识别。因其在 T 细胞协助 B 细胞产生异体抗体时发挥作用，间接异体识别在慢性排斥反应中起到重要作用。间接异体识别也涉及活化调节性 T 细胞，其可限制移植物损害并提高对移植物的耐受性。(From Lechler RI，Sykes M，Thomson AW，et al：Organ transplantation：How much of the promise has been realized？Nat Med 11(6)：605-613，2005.)

全部项或无任何项实验室改变：

- 血肌酐、BUN、β2- 微球蛋白水平升高；
- 肌酐清除率降低；
- 尿肌酐水平降低；
- 尿钠水平可能降低；
- 肾扫描显示血流量减少。

排斥的临床表现包括：

- 尿排出量减少；
- 体重增加；
- 水肿；
- 体温高于 37.8℃；
- 移植部位压痛，可能伴有肾脏肿胀；
- 全身不适；
- 血压增高。

急性排斥反应反复发作可引起血管炎或血管梗塞，使肾组织遍布瘢痕，进而导致慢性排斥反应发生，可引起肾功能逐渐恶化。除了发热与移植物肿胀外，症状与急性排斥反应相似，实验室检查也与急性排斥反应相似，且有慢性肾衰的指征，如红细胞比容降低和钙 - 磷失衡。肾功能恶化的速度数月至数年不等。若移植肾脏坏死并危及生命，则需行移植肾切除术。

### 肝

当肝功能指标升高时,应怀疑是急性排斥反应所致。这些指标包括 PT/INR(敏感性最高)、转氨酶、碱性磷酸酶、总胆红素。胆汁生成量减少、移植部位压痛等临床体征并不一定出现。现在认为,多次急性排斥反应发作及交叉配型阳性是导致慢性排斥反应的原因。门静脉及胆管活检若发现炎症反应及炎性细胞(如 T 淋巴细胞),则可确诊。

### 心脏

虽然急性排斥反应发生时通常无明显症状,但仍有可能出现细微症状和体征,如心输出量下降、房扑或房颤、白细胞计数升高、低热。为诊断排斥,首月应每周行心内膜心肌活检,之后可减少检查频率。移植后的第一年中,急性排斥反应为患者的主要死因。一年后,慢性排斥反应成了主要死因,5 年发病率高于 60%。细胞介导的排斥反应导致进行性的心肌细胞纤维化和心功能障碍。不同于典型的动脉粥样硬化,异体移植物的血管损害是波及全心的,而非局灶性的。且在标准心导管检查时,异体移植物的血管常被忽略。由于移植心的去神经化,冠心病的体征不再是绞痛,而是用于诊断的负荷试验或血管超声检查提示的运动耐量降低。

### 胰腺

排斥是胰腺移植中移植物未成活的主要原因,这可能与因为诊断排斥较为困难有关。血糖水平升高为晚期指征,此时再行治疗已难以改善预后。在胰管连接接膀胱的术式中,发生排斥反应时尿淀粉酶的变化要先于血糖升高。在肾-胰联合移植中,虽然排斥可能只发生在一个器官,但血肌酐水平升高可提示排斥。部分专家声称,肾-胰联合移植中,不会发生慢性胰腺排斥。当与肾脏同时移植时,胰腺移植的存活率最高(表 47-1)。经膀胱镜活检可明确诊断。

### 肺

移植肺排斥反应的症状和体征难以与肺部感染相区分。肺功能(包括用力呼气量)下降、呼吸困难、咳嗽、呼吸音减低、发热、气促等在排斥和感染发生时都会出现。手术之后,排斥反应也可能与容量负荷过重、再灌注损伤、器官保存引起的缺血性损伤相混淆。胸片示间质及肺门周围水肿,可提示排斥并作为活检的指征。即便如此,行活检时也应格外仔细,以排除与急性排斥反应有相似组织学改变的感染性并发症,如 CMV 感染及卡氏肺孢子虫感染。慢性排斥反应即闭塞性细支气管炎,发生率约 15%~25%。闭塞性细支气管炎与急性排斥和感染有一定的关系。急性排斥依然常见,36% 的肺移植患者在术后第一年中至少发作一次。

## 感染

感染是最常见的移植术后并发症。黏膜屏障的改变以及术前预处理导致的严重的中性粒细胞减少,为严重的细菌和真菌感染创造了条件。

感染源多来自患者自身菌群,尤其是胃肠道及皮肤。病原体可为细菌、真菌、病毒、甚至原生动物。后三个微生物种群即是机会性病原体。通常它们是无害的,但在免疫系统被抑制的时候便可表现出严重的侵袭力。它们趁宿主防御减低之机——因此称作"机会性"。机会性感染的例子有:单纯疱疹、带状疱疹、CMV、白色念珠菌、卡氏肺孢子虫、曲霉菌、隐球菌。

所有移植受者都有来自血管通道和泌尿道细菌感染的风险,其中器官移植受者还可能有术后切口及肺部感染的风险。通常,预防性地给予广谱抗生素至术后 48 小时,或至有创通道及引流管拔除。HSCT 患者术后需预防性地使用抗生素达数月之久。表 47-8 列出了异体 HSCT 后常见的细菌及其他微生物引起的感染。

表 47-8　异体造血干细胞移植术后的感染

| 中性粒细胞减少期 (0~30d) | 急性 GVHD 期 (30~100d) | 慢性 GVHD 期 (100d 以上) |
|---|---|---|
| 革兰氏阴性菌 | 革兰氏阴性菌 | 包膜性细菌 |
| 革兰氏阳性菌 | 革兰氏阳性菌 | 水痘-带状疱疹病毒 |
| 单纯疱疹 | 巨细胞病毒(CMV) | CMV |
| 念珠菌属 | 多瘤病毒(BK 病毒) | 卡氏肺孢子虫 |
| 曲霉菌属 | 腺病毒 | 曲霉菌属 |
| | 水痘-带状疱疹病毒 | |
| | 念珠菌属 | |
| | 曲霉菌属 | |
| | 卡氏肺孢子虫 | |
| | 刚地弓形虫 | |

Based on information from: Wingard JR, Hsu J, Hiemenz JW: Hematopoietic stem cell transplantation: An overview of infection risks and epidemiology. Infect Dis Clin North Am 24(2), 257-272, 2010.

由于使用大剂量免疫抑制药物，器官移植受者术后前三个月感染风险较高。可根据免疫系统恢复情况预测干细胞移植后的感染情况。HSCT受者移植后首月（即移植物植入前期），由于中性粒细胞减少，感染风险较高，HSCT受者可使用集落刺激因子加速白细胞恢复，从而降低感染风险。即使使用免疫抑制药物以预防或治疗GVHD，感染风险仍然较高。

HSCT受者术后首月主要的致病真菌是曲霉菌属及念珠菌属，可预防性地使用两性霉素B或氟康唑。主要的病毒感染为单纯疱疹。80%移植前血清阳性的患者会出现单纯疱疹复发，可预防性地使用阿昔洛韦。

一个月之后，所有移植受者最常见的感染是CMV。CMV感染可导致肠炎、视网膜炎、肺炎和骨髓抑制。为防止CMV感染，术前CMV血清阴性的患者，只需输注CMV阴性的血液制品。许多中心要求，所有的输血均应过滤。目前建议对于CMV阴性且接受CMV阳性器官的移植受者，移植后预防性地口服伐昔洛韦（维德思）3~6个月。更昔洛韦适用于CMV阳性患者及由于急性器官排斥而使用免疫抑制药物的患者。早期密切监测HSCT患者CMV复发十分必要，通过PCR发现CMV抗原水平升高可提示复发。心脏移植受者预防CMV十分必要，因为CMV与冠状动脉疾病相关。CMV会影响多个器官及系统，受着可出现肝炎、视网膜炎、肠炎、肺炎、发热、寒颤、不适等症状和体征。

移植后3个月之后的恢复期末，由于细胞及体液免疫缺失，少数HSCT受者出现严重的且致命危险的感染。最常见的感染源为肺炎球菌、金黄色葡萄球菌、念珠菌和水痘-带状疱疹病毒。

若免疫抑制的患者出现感染，则感染常见的症状和体征可能缺失。对于这些患者，轻微的体温升高（37.2℃）即可能有提示意义，每日必须检测白细胞计数。器官移植术后，由于手术及类固醇治疗，白细胞计数通常会有轻微的升高。然而，若持续升高、降低后快速升高或分类计数中未成熟白细胞比例上升，则可能存在感染。

移植受者处于免疫抑制和中性粒细胞减少状态，因此预防感染十分必要。重要的护理职责包括维持保护性的环境、坚持彻底的洗手和保持良好的口腔及皮肤卫生、密切监测生命体征、进行全身评估。在一些中心，额外的保护性措施还包括保护性隔离、空气过滤、肠道及皮肤净化、低微生物饮食。以上干预措施的效果存在争议，目前在不同机构或方案中应用不同。

对于肾-胰联合移植的患者，当发生严重感染时，需终止免疫抑制药物以动员患者的免疫系统。因此，移植器官可能难以存活。对于心、肺、肝脏移植，免疫抑制药物应减量而不应停用。

## 出血

术后可能发生出血，由移植器官表面渗出，形成血肿或淋巴囊肿。由于心脏移植受者的心包囊被拉伸以容纳供者更大的心脏，故有出血风险。当移植的心脏较小时，大的心包囊会像容器一样，掩藏术后出血，可能会导致心脏压塞。长期的凝血治疗，以及移植前心衰导致的肝淤血，都会增加出血的风险。

肝移植术后，肝功能障碍引起凝血异常及术后小血管持续渗血都会导致出血。对于使用胰管连接膀胱的方式进行胰腺移植的受者，其出现术后血尿的原因可能与移植的十二指肠节段溃疡或出现膀胱炎有关。严重的出血须经膀胱镜电凝止血。

## 类固醇治疗引起的胃肠道并发症

由于类固醇可增加胃液中盐酸及胃蛋白酶原的分泌，因此，长期类固醇疗法会增加消化性溃疡及糜烂性胃炎的风险。类固醇疗法、应激、长期限制蛋白质摄入导致的组织活力降低都可能引起胃肠道大出血。因此，应给予患者$H_2$受体阻滞剂（如尼扎替丁、雷尼替丁）或质子泵抑制剂（如奥美拉唑）。应根据患者肾功能水平及联合用药情况来决定使用何种药物保护胃黏膜。

其他严重胃肠道并发症有急性胰腺炎、憩室炎、念珠菌感染、粘连性肠梗阻、溃疡性结肠炎。若并发肠穿孔，则有额外的感染风险。移植后早期，由于脱水或低心输出量引起的缺血，可导致局部缺血性肠病。

患者可同时出现多种并发症。而且，甾体类药物的抗炎作用可能会掩盖胃肠道出血及穿孔的症状和体征。因此，应迅速而全面地评估患者的主诉及病情变化。

HSCT患者在预处理过程中的全身放疗及化疗也会使胃肠道受到影响。症状包括黏膜炎、恶心、呕吐、腹泻、绞痛、消化不良、厌食、味觉改变、口干。

## 造血干细胞移植

### 移植物衰竭

关于移植物衰竭,各机构均有自己的定义。然而,所有的定义都包含移植物未植入或移植后未能造血而导致血细胞计数下降和造血功能缺失。移植物衰竭的临床特征包括出现中性粒细胞减少、贫血、血小板减少,超出先前对高剂量化疗结果的预期。

移植物衰竭的总发病率低于 5%,且多发于再生障碍性贫血患者及接受非亲属器官捐献的患者,发病原因较为复杂。对其进行评估时,重要的是将移植物衰竭与疾病复发和药物导致的骨髓抑制相区分。表 47-9 详细列出了移植物衰竭的危险因素、可能的病因以及治疗和预防措施。

HSCT 患者更易受移植后多种药物影响而出现骨髓抑制。可能导致骨髓抑制的药物应慎用,若需使用则尽可能减小药物引起移植物衰竭。对于移植物植入延迟的患者,应当回顾患者用药,并

**表 47-9 造血干细胞移植术后移植物衰竭:危险因素、病因及预防措施**

| | 危险因素 | 病因 | 预防 / 支持措施 |
|---|---|---|---|
| 自体干细胞移植 | • 急性粒细胞白血病患者,接受扩大预处理的患者<br>• 细胞数量低<br>• 清髓<br>• 骨髓抑制药物<br>• 病毒感染 | • 间质细胞损伤,骨髓微环境缺陷<br>• 由于扩大的预先治疗,导致收集到受损的干细胞<br>• 药物引起的骨髓抑制<br>• 病毒影响骨髓间质 | • 在可能具有干细胞毒性的预处理开展之前,尽早采集自体干细胞<br>• 输注尽可能多的细胞(为保证移植物植入,应从自体外周血收集至少每千克体重 $1 \times 10^6$ 个 CD34$^+$ 细胞,低于此数量则可能植入失败)<br>• 移植后避免使用骨髓抑制药物<br>• 肾功能不全患者需调整用药剂量<br>• 预防和治疗病毒感染<br>• 将不能操作的细胞进行备份以防万一,也可净化或者进行嫁接<br>• 确保无叶酸及维生素 B$_{12}$ 缺乏<br>• 如果需要,可给予 G-CSF 和 rEPO |
| 异体干细胞移植 | • 骨髓微环境缺陷相关疾病,包括再生障碍性贫血和骨髓纤维化<br>• 干细胞来自于 HLA 错配的非亲属捐献者或脐带血捐献者<br>• 移植前输血,尤其是来自亲属的血源<br>• 细胞清除、细胞数量低、清髓<br>• 患者身体条件不能耐受足够强度的预处理<br>• 不当的移植术后免疫抑制<br>• 骨髓抑制药物<br>• 病毒感染,包括 CMV 感染 | • 间质细胞损伤,骨髓微环境缺陷<br>• 组织相容性障碍<br>• 输注导致的同种异体致敏<br>• 输注受损或数量不足的干细胞<br>• 宿主持续性造血<br>• 宿主淋巴细胞持续活性<br>• 宿主淋巴相关的骨髓微环境破坏<br>• 药物诱发的骨髓抑制<br>• 病毒对骨髓间质的影响 | • 避免移植前输血,尤其是来自亲属的血源<br>• 选择组织相容的捐献者<br>• 确保预处理达到充分免疫抑制<br>• 提供足够的干细胞(为保证顺利植入,异体外周血干细胞数量至少每千克体重 $2 \times 10^6$ 个 CD34$^+$ 细胞,低于此数量则可能植入失败)<br>• 移植术后使用免疫抑制药物,如环孢菌素、他克莫司、氨甲蝶呤<br>• 移植术后避免一切可引起骨髓抑制的药物<br>• 肾功能不全患者需调整给药剂量<br>• 预防和治疗病毒感染<br>• 确保无叶酸及维生素 B$_{12}$ 缺乏<br>• 如果需要,可给予 G-CSF 和 rEPO<br>• 考虑在异体干细胞移植前冷冻保存自体外周血干细胞,以备出现移植物衰竭或难以逆转的临床问题(包括出血及危及生命的感染)时使用 |

rEPO,重组红细胞生成素;G-CSF,粒细胞集落刺激因子。

Based on information from references Rees C, Beale P, Judson I: Theoretical aspects of dose intensity and dose scheduling. In Barrett J, Treleaven J (eds): The Clinical Practice of Stem Cell Transplantation. Oxford, UK: Isis Medical Media, 1998, pp 17-29; Potter M: Graft failure. In Treleaven J, Barrett AJ (eds): Hematopoietic Stem Cell Transplantation in Clinical Practice. Edinburgh, UK: Elsevier Limited, 2009, pp 381-385; Lowe T, Bhatia S, Somlo G: Second malignancies after allogeneic hematopoietic cell transplantation. Biol Blood Marrow Transplant 13 (10): 1121-1134, 2007.

考虑停用非必需药物。

## 静脉阻塞性肝病

静脉阻塞性肝病(又叫肝窦阻塞综合征)是一种有潜在致命风险的肝脏疾病,HSCT 受者的发病率为 15%~20%。静脉阻塞性肝病为预处理并发症,通常在移植后 2 周内发生。接受全身辐照的患者其患病风险增高。静脉阻塞性肝病可能会很严重;有研究报告称,其发病率为 25%,死亡率接近 50%。

纤维聚集导致肝脏小静脉堵塞,即发生静脉阻塞性肝病。随后可出现门脉高压、急性肝淤血、干细胞损伤。肝脏损伤的严重程度有所不同,可出现严重的肝脏衰竭。此外,静脉阻塞性肝病会影响肾脏,使肾血流量减少,进而引起水钠潴留。轻微静脉阻塞性肝病可持续 10~14 天,直至肝组织痊愈且功能恢复。严重病变可导致多系统衰竭。

静脉阻塞性肝病的临床表现通常在移植后三周内出现,表现为高胆红素血症、体重快速增加、腹水、右上腹痛、肝脾大、黄疸。应采取支持性治疗,重点在于尽可能减少水潴留的同时保证足够的循环血量及肾脏灌注。必要时需行中心静脉压监测及机械通气,若肺中积存的液体过多,还需行肺动脉压监测。同时应当限制钠的摄入,并给予螺内酯以减少血管外水钠潴留。其他支持性的策略还包括滴注小剂量多巴胺保护肾脏,避免利尿剂过度致血容量不足,可行胸部理疗以避免肺不张。

预防静脉阻塞性肝病的方案正在讨论中。它包括肝素抗凝、纤溶物(如组织纤溶酶原激活物或抗凝血酶Ⅲ浓缩物)、去纤维蛋白多核苷酸、前列腺素 E、熊去氧胆酸(Actigall)。

## 肺部并发症

30%~60% 的 HSCT 患者可出现肺部并发症。肺部并发症的原因可能是:(1)感染、肺水肿、吸入性肺炎、急性呼吸窘迫综合征、感染性休克;(2)全身辐照导致的肺损伤或肺毒性的化疗药物的使用。表 47-10 列出了 HSCT 的肺部并发症。

表 47-10 造血干细胞移植的肺部并发症

| 时间 | 并发症 |
| --- | --- |
| 急性<br>(30d 内) | 肺水肿(继发于体液超负荷、心功能不全、对药物及治疗的过敏反应)<br>口腔黏膜炎<br>吸入性肺炎<br>肺出血／弥漫性肺泡出血<br>细菌或真菌性肺炎<br>肺不张<br>胸腔积液<br>放射性肺炎<br>过敏性支气管痉挛<br>移植相关的肺损伤<br>ARDS 和感染性休克 |
| 早期<br>(100d 内) | 特发性间质性肺炎<br>肺水肿<br>病毒性肺炎(CMV、单纯疱疹病毒、水痘-带状疱疹病毒、呼吸道合胞体病毒、腺病毒、副流感病毒、流感病毒)<br>原虫性肺炎(卡氏肺孢子虫肺炎)<br>真菌性肺炎<br>细菌性肺炎<br>移植相关肺损伤<br>ARDS 和感染性休克 |
| 晚期<br>(100d 后) | 特发性间质性肺炎<br>细菌性、真菌性或病毒性肺炎<br>闭塞性细支气管炎／肺部 GVHD |

ARDS,急性呼吸窘迫综合征。

## 移植物抗宿主病(GVHD)

GVHD 仅发生于异体 HSCT。当输注的供者干细胞(移植物)将受者(宿主)识别为外源性组织时,即可发生 GVHD。之后,移植物提升免疫应答,攻击宿主组织,导致 T 细胞介导的反应出现在皮肤(皮疹)、胃肠道(肠炎)、肝脏(肝功能指标升高)。图 47-5 展示了急性 GVHD 皮肤及胃肠道表现的例子。

组织相容性较好的同胞(兄弟姐妹)配型的异体移植病例中,GVHD 的发病率为 30%~60%。而供、受者 HLA 匹配较差的病例中,GVHD 的发病率更高。直接或间接与 GVHD 相关的死亡率高达 50%。其危险因素除了组织不相容外,还包括性别不匹配、高龄、移植后发生感染并发症(尤其是病毒感染)、移植后输注供者淋巴细胞、GVHD 预防治疗的类型。

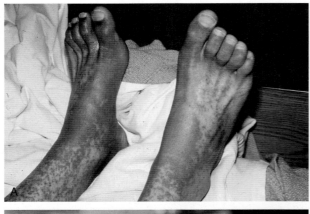
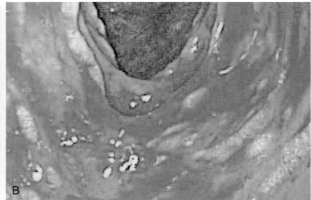
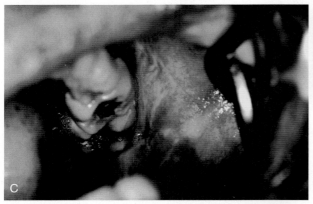
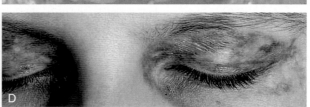
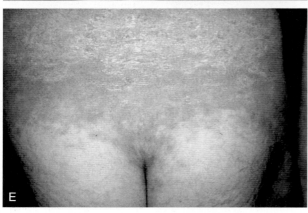

图 47-5 ▲ 急性及慢性移植物抗宿主病(GVHD)。A:皮肤 GVHD 特征性的表现为完好的分散或融合成片的红色斑疹和丘疹。病灶可有瘙痒感或触之有痛感。皮肤改变最早出现在面部、手掌、足底及躯干土部。B:胃肠道 GVHD。图片通过内镜检查获得。显示组织水肿、广泛红斑及黏膜溃疡。C:口腔扁平苔藓样变。该患者异体外周血干细胞移植术后 130d 之后出现慢性 GVHD。注意颊黏膜处相互融合的光滑白色丘疹构成的条带。D:皮肤慢性 GVHD。性状不规则的深度色素沉着斑点状皮损。注意萎缩真皮及皮下组织导致的易褶皱的或光滑的表面。皮肤异色病专门用来描述这种典型的特征:色素不足与色素过度沉着相间,真皮层萎缩,毛细血管扩张(透过皮肤可看到小血管走行)。E:腰部皮肤慢性 GVHD 出现的苔藓样变,伴有平顶淡紫色丘疹。其表面光滑且有白色条带,在某些部位,丘疹融合并发展为增厚的斑块。(B,photo courtesy of Bruce Greenwald,MD,University of Maryland Medical System,Baltimore,MD;C,photo courtesy of Jane Fall-Dickson,RN,PhD,AOCN,National Institutes of Health,Bethesda,MD;D and E, photos courtesy of T.L. Diepgen and G. Yihune,Dermatology Online Atlas[http://www. dermis. net/doia].)

GVHD 是一种严重的并发症,但由于具有免疫活性的供者细胞可识别患者恶性细胞为异体细胞并将其清除,所以在控制患者恶性肿瘤方面,GVHD 还可发挥有益作用。这种作用最初发现于白血病患者并被命名为移植物抗白血病作用。GVHD 患者白血病复发要少于未出现 GVHD 的患者。自体移植患者不会出现 GVHD,可能与这些患者的疾病复发率较高存在一定关系。目前,研究者通过输注供者淋巴细胞,应用移植物抗肿瘤作用来避免干细胞移植后出现疾病复发,这种方法被称作供体淋巴细胞输注。同时,诱导自体 HSCT 受者出现 GVHD 的研究也在进行中。

## 急性移植物抗宿主病

急性 GVHD 最早可在移植后 7~21 天发生,但其发病高峰是在移植后 30~40 天。急性 GVHD 发生在皮肤、肝脏、胃肠系统。皮肤反应常最先出现,表现为斑丘疹伴瘙痒,手掌、足底、耳部、面部及躯干红斑。这些表现可以消退,也可以发展成为广泛的红皮病及脱屑。胃肠道症状包括恶心、呕吐、厌食、腹部绞痛及大量水样腹泻。由于黏膜脱落,大便隐血可呈阳性。还可出现肝大,右上腹压痛,黄疸,胆红素及碱性磷酸酶升高。GVHD 的严重程度和波及范围通过分级系统(表 47-11)进行评估。

表 47-11　急性移植物抗宿主病分期和分级系统

| 单个器官表现的临床分期 | | |
|---|---|---|
| 器官 | 分期 * | 说明 |
| 皮肤@ | +1 | 斑丘疹范围小于全身皮肤的 25% |
| | +2 | 斑丘疹范围为全身皮肤的 25%~50% |
| | +3 | 泛发型红皮病 |
| | +4 | 泛发型红皮病伴大疱且常有剥脱性皮炎 |
| 肝脏 | +1 | 胆红素 2.0~3.0mg/dl |
| | +2 | 胆红素 3.1~6.0mg/dl |
| | +3 | 胆红素 6.1~15mg/l |
| | +4 | 胆红素 >15mg/dl |
| 肠道 | +1 | 腹泻 <500ml/d |
| | +2 | 腹泻 500~999ml/d，或持续性恶心且有胃及十二指肠 GVHD 的组织学证据 |
| | +3 | 腹泻 >1 500ml/d |
| | +4 | 剧烈腹痛，伴或不伴肠梗阻 |

| 总体分级 | | | |
|---|---|---|---|
| 分级 | 皮肤# | 肝脏 | 肠道 |
| Ⅰ | +1 至 +2 | 0 | 0 |
| Ⅱ | +1 至 +3 | +1 和 / 或 | +1 |
| Ⅲ | +2 至 +3 | +2 至 +3 和 / 或 | +2 至 +3 |
| Ⅳ | +2 至 +4 | +2 至 +4 和 / 或 | +2 至 +4 |

\* 将所需要划分等级的器官最小程度的分类进行标准化。

@ 使用九分法或烧伤记录纸以测定皮疹的范围。

\# 若未出现皮肤病变，则全身分级为单个器官分期的最高级。

## 慢性移植物抗宿主病

慢性 GVHD 常见于发生过急性 GVHD 的患者，未患急性 GVHD 的患者也可患病。慢性 GVHD 典型地发生于移植后 100 天至 400 天。在异体干细胞移植术后生存超过 150 天的患者中，研究者发现慢性 GVHD 在 HLA 相容的亲属移植中发病率为 33%~49%，在配型的非亲属供者移植中为 64%。

慢性 GVHD 的危险因素包括曾患急性 GVHD、受者高龄、性别不匹配（女性供者，男性受者）。外周血干细胞受者发病率高于骨髓干细胞受者。另一个明显的危险因素是移植后 100 天为控制 GVHD 持续使用类固醇。

慢性 GVHD 的临床表现可局限也可广泛。可表现于皮肤、肝脏、眼睛、口腔、肺、胃肠道、神经肌肉系统及其他系统。虽然慢性 GVHD 的发作时间为移植后的 100~400 天，远远迟于急性 GVHD，但越来越多的人意识到最好的方式是通过其特征区分急性和慢性 GVHD，而非发生时间。急性 GVHD 的特征性表现是供者淋巴细胞输注后可出现皮肤红色斑疹、肝功能检查异常、恶心、呕吐、腹泻、腹痛。而慢性 GVHD 的特征性表现包括皮肤色素改变、皮肤硬化、闭塞性细支气管炎、角膜结膜炎、口腔干燥，这些表现可见于移植后 100 天以内的患者。为了鉴别急性和慢性 GVHD，目前已对慢性 GVHD 进行诊断和分期，实施了新的规范。其分类基于急性或慢性 GVHD 的症状和体征，而非移植后的发病时间。此外，当代分类系统在诊断和区分慢性和急性 GVHD 方面确认了重叠综合征。表 47-12 总结了慢性 GVHD 患者的临床特征、筛查评估及推荐的处置措施。

## 移植物抗宿主病的治疗和预防

限制 GVHD 的首选且最为重要的方式是找到 HLA 匹配的捐献者。不考虑这种最理想的供、受者匹配，则需进一步限制 GVHD。HSCT 后预防 GVHD 的两种主要方法是移植物 T 细胞清除和药物疗法。

T 细胞在识别自己与非己蛋白方面发挥重要作用。移植前降低移植物中 T 细胞数量可降低 GVHD 的发病率及严重程度。T 细胞清除方法涉及物理学、免疫学、药理学等各个方面。其理想的效果是减少或清除能够引起致命 GVHD 的 T 细胞。然而 T 细胞在移植物植入过程中也发挥着重要作用，清除 T 细胞可使感染、移植物衰竭、疾病复发的风险大大增加。

多种免疫抑制剂被单独或联合应用于急性 GVHD 预防。免疫抑制药物能够尽可能地降低新植入的供者免疫系统将宿主（受者）识别为"非己"的能力，并限制免疫应答。异体 HSCT 后常需使用免疫抑制药物数月甚至数年。受者可使用单种药物［常为他克莫司或环孢菌素 A）或联合用药（氨甲蝶呤、他克莫司、环孢菌素 A、类固醇、MMF、抗胸腺细胞球蛋白（ATG）］，有时也联用 T 细胞清除。HSCT 和实体器官移植中常用的免疫抑制剂及其相关的护理要点见表 47-7。

对于 GVHD 风险较高的患者，尤其是进行非亲属配型 HSCT 的患者，则需采取强化预防策略。与环孢菌素 A 和他克莫司相关的药物间相互作用较多，表 47-13 中已将其列出。应指导患者严格遵医嘱服用免疫抑制药物，并在更换药物前与医生联络。

表 47-12 慢性移植物抗宿主病:临床表现、筛查/评估及干预

| 器官/系统 | 临床表现 | 筛查/评估 | 干预措施 |
|---|---|---|---|
| 皮肤 | 色素沉着异常、干燥病(dryness)、红斑、角化过度、瘙痒、硬化症、苔藓化、甲营养不良(指甲变形或脱落)、脱发 | 临床检查<br>皮肤活组织检查——前臂或骶后上嵴部位 3mm 穿孔活检 | • 系统性免疫抑制疗法<br>• PUVA;体外光涌动<br>• 局部使用他克莫司软膏(普特彼)<br>• 局部使用甾体类软膏、保湿剂/软化剂,使用抗菌软膏以防止感染,大面积润滑皮肤<br>• 由于累及汗腺,故须避免过热以免发生中暑<br>• 避免日光暴露,外出时应涂抹防晒霜并戴帽以遮挡面部 |
| 口腔 | 扁平苔藓、口腔干燥、溃疡 | 下唇内侧或颊黏膜取活检 | • 类固醇口腔洗液,口腔 PUVA,使用毛果芸香碱治疗口干,使用氟化物凝胶或洗剂减少溃疡,定期口腔评估 |
| 眼睛 | 角膜炎、干燥综合征 | Schirmer 试验、眼科评估 | • 定期眼科随访<br>• 无防腐剂人工泪液<br>• 暂时或永久阻断泪小管<br>• 保水透气的巩膜镜<br>• 考虑环孢菌素乳剂(丽眼达)试验 |
| 肝脏 | 黄疸、腹痛 | 肝功能检查(丙氨酸及天冬氨酸转氨酶、碱性磷酸酶、胆红素) | • 考虑胆汁酸置换疗法,口服熊去氧胆酸(Actigall)300mg,每日三次 |
| 肺 | 阻塞性/限制性肺疾病、呼吸急促、咳嗽、呼吸困难、喘鸣、疲劳、缺氧、胸腔积液 | 肺功能检查、最大呼吸流量、动脉血气、胸部 CT | • 预防和治疗肺部感染,包括卡氏肺孢子虫和肺炎链球菌性肺炎<br>• 积极地研究肺功能改变,这些改变可能代表肺部慢性 GVHD/闭塞性细支气管炎<br>• 鼓励戒烟 |
| 胃肠 | 恶心、吞咽疼痛、吞咽困难、厌食、早饱、吸收不良、腹泻、体重减轻 | 大便培养、食管胃十二指肠镜检查、结肠镜检查、营养评估、粪便脂肪排泄物检查、血淀粉酶、D- 木糖吸收试验、腹部 CT | • 胃肠专科就诊;营养学会诊,营养支持<br>• 考虑经验性的胰酶补充试验<br>• 积极控制恶心呕吐等胃肠道症状<br>• 腹泻时考虑使用考来烯胺(消胆胺)<br>• 考虑试验性地口服倍氯米松或布地奈德,或两要同时服用 |
| 营养 | 蛋白质和热量缺乏、吸收不良、脱水、体重减轻、肌萎缩 | 体重、脂肪存量测量、前白蛋白 | • 营养监测、营养补充、对症治疗<br>• 试用甲地孕酮(梅格施)或其他方式刺激食欲[例如,米氮平(瑞美隆)或类似的抗抑郁剂;屈大麻酚(Marinol)] |
| 泌尿生殖系统 | 阴道干燥、阴道萎缩、狭窄、性交困难、外阴疼痛 | 骨盆检查、组织活检 | • 考虑试验性地在黏膜处使用类固醇软膏、环孢菌素软膏、他克莫司软膏<br>• 阴道扩张器<br>• 阴道润滑剂<br>• 性咨询 |
| 免疫系统 | 低丙球蛋白血症,自身免疫综合征,自身抗体增长 | 免疫球蛋白数量水平、CD4/CD8 淋巴细胞亚类 | • 遵医嘱静脉补充输注免疫球蛋白,预防性地使用抗生素(循环使用抗生素,用于治疗复发性窦性肺部感染,卡式肺囊虫肺炎预防及局部真菌感染)<br>• 频繁进行培养及抗原监测以发现 CMV 及其他机会性感染<br>• 考虑注射流感及肺炎球菌疫苗 |

续表

| 器官 / 系统 | 临床表现 | 筛查 / 评估 | 干预措施 |
|---|---|---|---|
| 运动系统 | 肌炎筋膜炎、挛缩、虚弱、肌肉痉挛、肌痛、腕部抽搐 | MRI 测量关节活动度、步行时间、握力、肌酸激酶、醛缩酶体力状态、日常生活质量评估（如 FACT-BMT）、康复需求评估（CARES） | • 使用物理疗法以拉伸并增强耐力<br>• 纠正电解质失衡<br>• 若发生肌痛、肌痉挛，考虑氯硝西泮和镁剂治疗 |

MRI，磁共振成像；CT，计算机断层扫描；PCP，卡氏肺孢子虫肺炎；PUVA，补骨脂素和紫外线 A。

**表 47-13　影响环孢菌素和他克莫司血药浓度水平的药物**

| 影响 | 已知的相互作用 | 可能存在的相互作用 |
|---|---|---|
| 增加血药浓度 | 红霉素<br>克拉霉素<br>伊曲康唑<br>氟康唑<br>酮康唑<br>皮质醇类 | $H_2$ 受体阻滞剂<br>头孢菌素类<br>噻嗪类利尿剂<br>呋塞米<br>阿昔洛韦<br>华法林<br>钙通道阻滞剂（包括地尔硫䓬、维拉帕米、尼卡地平）<br>口服避孕药<br>多西环素<br>甲氧氯普胺<br>同时饮用西柚汁 |
| 降低血药浓度 | 苯妥英钠或苯巴比妥<br>利福平或异烟肼<br>磺胺嘧啶 + 甲氧苄啶（IV） | 磺吡酮<br>卡马西平<br>抗惊厥药物 |
| 增加肾毒性 | 两性霉素 B<br>氨基糖苷类<br>美法仑<br>复方磺胺甲噁唑 | 非甾体抗炎药 |
| 改变免疫抑制作用 | | 普萘洛尔<br>维拉帕米<br>依托泊苷 |

Based on information from Evans SO: The transplant pharmacopeia. In Treleaven J, Barrett AJ (eds): Hematopoietic Stem Cell Transplantation in Clinical Practice. Edinburgh, UK: Elsevier Limited, 2009, pp 331-342.

**表 47-14　预防急性 GVHD 常用给药方案举例**

| 方案 | 给药计划 |
|---|---|
| 环孢菌素 / 类固醇 | 环孢菌素，自 −2d 起，3mg/（kg·d）IV，自 +180 天起每周减量 10%<br>甲泼尼龙，自 +7d 至 +14d，0.25mg/kg，每日两次；自 +15d 至 +28d，0.5mg/kg，每日两次；自 +29d 至 +42d，0.4mg/kg，每日两次；自 +43d 至 +58d，0.3mg/kg，每日两次；自 +59d 至 +119d，0.25mg/kg，每日两次；自 +120d 至 +180d，0.1mg/kg，每日一次 |
| 环孢菌素 / 氨甲蝶呤 / 类固醇 | 环孢菌素，自 −2d 起，5mg/（kg·d）IV，自 +84d 起每两周减量 20%<br>氨甲蝶呤，第 +1d，15mg/m²；第 +3 及 +6d，10mg/m²<br>甲泼尼龙，自 +7d 至 +14d，0.25mg/kg，每日两次；自 +15d 至 +28d，0.5mg/kg，每日两次；自 +29d 至 +42d，0.4mg/kg，每日两次；自 +43d 至 +58d，0.3mg/kg，每日两次；自 +59d 至 +119d，0.25mg/kg，每日两次；自 +120d 至 +180d，0.1mg/kg，每日一次 |
| 他克莫司 / 低剂量氨甲蝶呤 | 他克莫司，自 −2d 起，0.03mg/（kg·d）；自 +180d 起，每两周减量 20%<br>氨甲蝶呤，第 +1，+3，+6，+11d，5mg/m² |
| ATG/ 环孢菌素 / 氨甲蝶呤 | ATG，第 −3，−2，−1d，20mg/kg IV<br>环孢菌素，自 −1 天起，5mg/（kg·d）IV，自 +180d 起每周减量 10%<br>氨甲蝶呤，第 +1，+3，+6，+11d，10mg/m² |

\* 他克莫司或环孢菌素须与氨甲蝶呤或类固醇给药方案共同使用

和预想中的一样，随机对照临床试验证实，联合用药疗法在预防急性 GVHD 方面的效果优于单一药物疗法。然而，该研究至今尚未公布任何一个在预防急性 GVHD 或改善整体预后方面表现较好的预防方案。氨甲蝶呤与环孢菌素 A 或他克莫司联用是目前使用最广泛的急性 GVHD 预防方案。方案中使用的其他药物还有皮质醇类、ATG、达克珠单抗和 MMF。表 47-14 列举了 GVHD 的预防方案。

若出现Ⅱ至Ⅳ期急性 GVHD，则需要采取治疗措施。皮质醇类是治疗的主要药物，同时联合应用免疫抑制剂（他克莫司或环孢菌素 A）。可用高剂量甲泼尼龙［1~20mg/（kg·d）］。然而，高剂量方案与致命的感染相关，且只能起效数天。之后须将甲泼尼龙剂量减至 2mg/（kg·d），分次服用。若达到疗效，则可根据患者反应，将类固醇剂量通过 8~20 周的时间进行减量。

若 GVHD 患者首次治疗失败，则需进行抢救或二次治疗,所用药物包括 MMF、英利昔单抗及达克珠单抗。若发生慢性 GVHD,则常用疗法包括类固醇、环孢菌素 A、他克莫司及其他免疫抑制剂。急性 GVHD 患者的支持治疗包括内脏休息、疼痛控制、预防性地使用抗生素、高营养支持(若有需要)。急性 GVHD 的预后可根据全身分级进行预测,若分级较高,则预后较差。对治疗的反应是预后的另外一个决定因素。首次治疗未能完全有效的患者,其死亡率较高。

## ▲ 远期考虑

患者通过器官移植可获得长期生存。受者人数的增多,也使平均寿命得以延长。然而,移植后可长期伴有并发症。

长期护理的要点在于追踪患者病程并监督患者遵循健康护理方案。长期实体器官移植受者发生移植物衰竭的一个主要原因,即未能遵循用药方案。同时需留意患者是否出现晚期并发症,包括感染,高血压,心血管疾病,慢性排斥反应以及复发,如肝移植后肝炎、肾移植后肾小球肾炎。接受长期免疫抑制疗法的实体器官移植受者,其移植术后淋巴组织增生发病率也有所增高。

体重增加可能由移植后使用类固醇所导,也可能是器官移植时全身状况得到改善的结果。继发于使用大剂量类固醇的骨质疏松,也是移植受者的长期并发症。较之于肾移植受者,骨质疏松多发于心脏、肾脏和干细胞移植受者。

HSCT 的成功使大量患者成功控制了自身基础疾病。然而这些患者需要经常处理长期后遗症及 HSCT 晚期效应。此外,由于慢性 GVHD 及感染风险,还可能患有一系列并发症(表框 47-5)。大多数的移植中心都有自己的随访计划。患者并发症

情况决定了门诊就诊频率。患者和临床医生可依 http://www.cibmtr.org/PUBLICATIONS/guidelines.html 上的指南指导 HSCT 后患者进行长期随访。表 47-15 列出了筛查和处置 HSCT 晚期效应的指南。

| 表框 47-5 | 自体和异体造血干细胞移植的早期和晚期并发症 |
|---|---|

**早期(出现于移植后 1 100d 以内)**
预处理相关毒性
- 出血性膀胱炎
- 肝静脉阻塞性疾病
- 肺部并发症
- 肾脏并发症
- 神经系统并发症
  营养并发症
  特发性肺炎
  移植物衰竭
  感染
- 病毒
- 细菌
- 真菌
移植物抗宿主反应再度复发

**晚期(出现于移植后 100d 以上)**
预处理相关毒性反应
- 白内障
- 神经系统并发症(外周及自主神经病变)
- 性腺功能障碍
- 内分泌失调
  免疫力低下
  感染
  运动系统并发症
- 骨质疏松
- 无菌性坏死
  慢性 GVHD
  恶性肿瘤复发
  继发恶性肿瘤

表 47-15 造血干细胞移植晚期并发症的评估与筛查

| 系统 / 评估指标 | 可能的晚期影响 | 评估和筛查 |
|---|---|---|
| 疾病状态 | 复发 / 再燃 | 与原发病部位相关。包括 CT 扫描、骨髓穿刺活检、腰椎穿刺、细胞遗传学以及移植物植入研究<br>评估微小残留病变(若条件许可) |
| 移植物植入 | 移植物衰竭,骨髓功能低下致血细胞减少 | 白细胞分类计数<br>骨髓穿刺活检<br>移植物植入研究:研究供受者 DNA 的区别,并由此确定移植物植入,多种核苷酸重复序列或限制片段长度多态性;若供者受者性别不同,则细胞遗传学研究也可用以确认移植物植入 |

续表

| 系统 / 评估指标 | 可能的晚期影响 | 评估和筛查 |
|---|---|---|
| 免疫功能 / 恢复 | B 细胞及 T 细胞数量及功能异常<br>低丙球蛋白血症 | CD4/CD8 淋巴细胞亚群<br>定量的免疫球蛋白水平<br>预防接种 |
| 心肺影响 | 间质性肺炎<br>闭塞性细支气管炎<br>高血压、心肌病、心包损伤、外周血管病、冠脉疾病 | 胸片<br>肺功能测试,含一氧化碳弥散量<br>心电图<br>超声心动图<br>病史及体格检查 |
| 神经系统影响 | 外周及自主神经病变<br>意识改变、精力集中时间缩短、注意力难以集中<br>脑白质病<br>耳毒性 | 病史<br>神经系统检查<br>神经心理测试<br>康复医学评估<br>听力测试 |
| 胃肠道影响 | 肝功能不全<br>吸收不良综合征 | 肝功能检查<br>乙型肝炎血清学检查,丙型肝炎 PCR 定性监测 |
| 泌尿生殖系统影响 | 肾功能不全<br>放射性肾炎<br>血尿,蛋白尿<br>膀胱肿瘤 | 血尿素氮、肌酐<br>尿液显微镜检<br>若有指征,留 24h 尿液以监测肌酐清除率及总蛋白量 |
| 内分泌<br>甲状腺功能<br>性腺功能<br>下丘脑 - 垂体 | 甲状腺功能减退症<br>性激素生成减少、垂体功能异常 | TSH、$T_3$、$T_4$、游离 $T_4$<br>LH、FSH、雌二醇(女性)<br>骨盆检查<br>LH、FSH、睾酮(男性)<br>催乳素水平、FSH、LH、TSH |
| 眼科<br>牙齿 / 口腔 | 白内障<br>Sicca 综合征<br>龋齿<br>牙周病<br>口腔干燥<br>口腔恶性肿瘤 | 眼科检查,包括裂隙灯检查及席尔梅试验<br>常规牙科评估<br>留意口腔卫生<br>氟化物凝胶 / 洗剂 |
| 运动系统 | 骨质疏松<br>无菌性坏死<br>肌病 | 双能 X 线扫描<br>若有关节痛、活动受限、跛行,则行 MRI 检查<br>MRI、神经系统检查、肌电图 |
| 继发肿瘤 | 非黑色素瘤皮肤肿瘤<br>乳房肿瘤<br>甲状腺肿瘤<br>急性白血病<br>骨髓增生异常综合征<br>PTLD<br>宫颈肿瘤<br>膀胱肿瘤 | 全面体格检查,若怀疑病变可行活检;皮肤射片亦助于监测疾病状况<br>乳房射片及自检<br>病史及体格检查,超声,[131]I 扫描<br>全血细胞分类计数<br>骨髓穿刺活检(若全血细胞计数异常)<br>若怀疑 PTLD 则行 CT 扫描<br>妇科检查、宫颈脱落细胞涂片<br>尿液镜检以发现镜下血尿,尿液细胞学检查,膀胱镜检查随访 |
| 皮肤 | 良性及恶性痣的发病率升高 | 全面体格检查<br>怀疑病变则行皮肤活检 |
| 心理,生活质量 | 在体象、角色、家庭关系、生活方式、职业、差别待遇等方面发生变化,接受"患者"身份,在妥协中生活,处理并发症 | 系统地、结构性地评估:个体调节,标准发展性任务完成度,婚姻压力,性功能,身体形象,康复需求,疾病症状 |

FSH,卵泡刺激素;LH,黄体生成素;PTLD,淋巴组织增生性疾病;TSH,促甲状腺激素。

## ▲ 临床适用性挑战

### 案例分析

　　S 先生,25 岁,开始出现气促约 1 年。胸片提示心影增大,超声心动图显示:射血分数 15%,左室及右室扩张,瓣膜无异常。患者被诊断为特发性心肌病,无其他内科问题。曾至心脏科医生处就诊并已开始心衰的内科治疗。尽管如此,患者仍感疲劳、静息时气促、下肢肿胀(NYHA 心功能Ⅳ级)。因而,患者进行了心脏移植及左室辅助装置(LVAD)的条件评估,并被列入移植候选人名单。然而由于等待时间久且内科治疗持续无效,故患者最终决定行移植前的过渡性 LVAD 植入术。术后患者恢复良好,出院回家,并在心脏移植名单上被列为 1B 级。

　　此后,患者因继发于胃炎的胃肠道出血再次入院。由于患者因放置 LVAD 行抗凝治疗而出现此并发症,因此他在移植名单上的位置被提升为 1A。幸运的是,1 个月之内找到了合适的心脏供体。

　　患者接受了标准双心房术式的原位心脏移植手术。启动心肺旁路后,患者应用了下述药物:多巴酚丁胺 6.0mcg/kg·min、肾上腺素 0.05mcg/(kg·min)、血管升压素 0.04U/min、异丙肾上腺素 5mcg/min。由于心肺旁路,患者肺动脉压高达 48/26mmHg,故通过呼吸机给予一氧化氮吸入。手术全程患者经气管插管辅助呼吸,术后转入心脏外科 ICU。术后一天拔除气管插管。

　　患者在 ICU 未出现出血并发症。术后 12 小时内停用血管升压素和肾上腺素。继续使用多巴酚丁胺以支持右室功能,使用异丙肾上腺素以支持心率。待肺动脉压稳定且氧合充分,24 小时后逐渐停用一氧化氮,肺动脉压保持稳定。术后,患者甲强龙 125mg 静滴三次,同时给予麦考酚酸吗乙酯(MMF)(骁悉)抑制免疫。静脉滴注结束后,给予口服类固醇。前 24 小时不使用他克莫司(普乐可复),以确定肾功能正常。24 小时后他克莫司以从小剂量开始使用,并密切关注尿排出量及肾功能指数。血尿素氮及肌酐维持在正常范围,且他克莫司达到目标水平,即 12~15ng/ml。尽管移植医疗团队快速增加他克莫司的剂量,但很难再提高其血液水平。由于巨细胞病毒(CMV)不匹配,患者预防性地使用缬更昔洛韦(万赛维)900mg,每日两次。每周采用 PCR 法检测 CMV,以评估其早期激活情况。患者在术后 1 周逐渐完全停用多巴酚丁胺。由于血糖较高,患者持续滴注胰岛素,并开始使用甘精胰岛素(Lantus)。

　　术后 1 周,患者行心内膜心肌活检及右心导管检查。此时,心功能测量的结果:右心房(RA)压:8mmHg;右心室(RV)压:31/14mmHg;肺动脉(PA)压:21/11mmHg;肺动脉闭塞压(PAOP):8mmHg;心功能指数:3.2L/min·m²)。活检示他克莫司水平为 8ng/ml。患者使用的免疫抑制药物包括泼尼松 30mg 每日两次,MMF(骁悉)1 000mg 每日两次,他克莫司 6mg 每日两次。心内膜心肌活检示:1A 级排斥。移植小组将 MMF 用量增加到 1 500mg 每日两次,并积极调节他克莫司剂、量以维持其血药浓度在 12~15ng/ml。

　　1 周后,患者再次行右心导管检查及心内膜心肌活检。活检示他克莫司水平为 12.6ng/ml,0 级排斥。患者出院,逐渐减少强的松剂量,维持 MMF1 500mg 每日两次,他克莫司 9mg 每日三次。

　　1. 心脏移植受者术后的首要护理措施是什么?

　　2. 在移植过程中,CMV 是如何传播的? 为什么说 CMV 对推测移植预后来说非常重要? 目前有什么治疗措施?

　　3. 为何该患者无糖尿病史,却需在术后滴注胰岛素? 对于他这样的新发糖尿病患者,其健康教育的重点是什么?

　　4. 为何心脏移植受者的他克莫司最佳水平是 12~15ng/ml?

(译者:刘洪伟)

# 参考文献

1. Leung AY, Kwong YL: Haematopoietic stem cell transplantation: Current concepts and novel therapeutic strategies. Br Med Bull 93: 85–103, 2009

2. Brunstein CG, Baker KS, Wagner JE: Umbilical cord blood transplantation for myeloid malignancies. Curr Opin Hematol 14:162–169, 2007

3. Chantry AD, Snowden JA, Craddock C, et al: Long-term outcomes of myeloablation and autologous transplantation of relapsed acute myeloid leukemia in second remission: A British Society of Blood and Marrow Transplantation registry study. Biol Blood Marrow Transplant 12:1310–1317, 2006

4. Koreth J, Cutler CS, Djulbegovic B, et al: High-dose therapy with single autologous transplantation versus chemotherapy for newly diagnosed multiple myeloma: A systematic review and meta-analysis of randomized controlled trials. Biol Blood Marrow Transplant 13:183–196, 2007

5. Nademanee A, Forman SJ: Role of hematopoietic stem cell transplantation for advanced-stage diffuse large cell B-cell lymphoma-B. Semin Hematol 43:240–250, 2006

6. Tabbara IA, Zimmerman K, Morgan C, et al: Allogeneic hematopoietic stem cell transplantation: Complications and results. Arch Intern Med 162:1558–1566, 2002

7. Yakoub-Agha I, Mesnil F, Kuentz M, et al: Allogeneic marrow stem-cell transplantation from human leukocyte antigen-identical siblings versus human leukocyte antigen-allelic-matched unrelated donors (10/10) in patients with standard-risk hematologic malignancy: A prospective study from the French Society of Bone Marrow Transplantation and Cell Therapy. J Clin Oncol 24:5695–5702, 2006

8. Barrett JA, Chao NJA, Bishop MR: Are more patients being cured with allogeneic stem cell transplantation? American Society of Clinical Oncology, 2006 Educational Book. Alexandria, VA: American Society of Clinical Oncology, 2006

9. Schmit-Pokorny K: Expanding indications for stem cell transplantation. Semin Oncol Nurs 25(2):105–114, 2009

10. Scientific Registry of Transplant Recipients. 2008. Retrieved May, 2010, from http://www.ustransplant.org

11. United Network for Organ Sharing. Retrieved May, 2010, from http://www.unos.org

12. Medicare. Retrieved May, 2010, from http://www.medi care.org

13. Danovitch GM (ed): Handbook of Kidney Transplantation. Philadelphia, PA: Lippincott Williams & Wilkins, 2009

14. Klein AS, Messersmith EE, Ratner LE, et al: Organ donation and utilization in the United States, 1999–2008. Am J Transplant 10:973–986, 2010

15. Volk, ML, Warren, GJ, Anspach, RR, et al: Attitudes of the American public toward organ donation after uncontrolled (sudden) cardiac death. Am J Transplant 10:675–680, 2010

16. DuBose J, Salim A: Aggressive organ donor management protocol. J Intensive Care Med 23:367–375, 2008

17. Schnuelle P, Gottmann U, Hoeger S, et al: Effects of donor pretreatment with dopamine on graft function after kidney transplantation: A randomized controlled trial. JAMA 302:1067–1075, 2009

18. Mascia L, Mastromauro I, Viberti S, et al: Management to optimize organ procurement in brain dead donors. Minerva Anestesiol 75:125–133, 2009

19. Sharpiro R, Halloran PF: Organ Preservation-Can we do Better? Am J Transplant 8(3):479–480, 2008

20. Rudow DL, Goldstein MJ: Critical care management of the liver transplant recipient. Crit Care Nurs Q 31(3):232–243, 2008

21. Jacob S, Sellke F: Is bicaval orthotopic heart transplantation superior to the biatrial technique? Interact Cardiovasc Thorac Surg 9(2):333–342, 2009

22. Poston RS, Griffith BP: Heart transplantation. J Intensive Care Med 19(1):3–12, 2004

23. Rees C, Beale P, Judson I: Theoretical aspects of dose intensity and dose scheduling. In Barrett J, Treleaven J (eds): The Clinical Practice of Stem Cell Transplantation. Oxford, UK: Isis Medical Media, 1998, pp 17–29

24. Alousi A, de Lima M: Reduced-intensity conditioning allogeneic hematopoietic stem cell transplantation. Clin Adv Hematol Oncol 5(7):560–570, 2007

25. Schmit-Pokorny K, Franco T, Frappier B, et al: The cooperative care model: An innovative approach to deliver blood and marrow stem cell transplant care. Clin J Oncol Nurs 7(5):509–514, 556, 2003

26. Fox MC: Transfusions. In Burt RK, Deeg HJ, Lothian S, et al (eds): Bone Marrow Transplantation. Austin, TX: Landes Bioscience, 1998, pp 54–68

27. Davey DB, Crawford J: Hematologic support of the cancer patient. In Berger AM, Shuster JL, Von Roenn JH (eds): Principles and Practice of Supportive Oncology, 3rd ed. Philadelphia, PA: Lippincott Williams & Wilkins, 2006, pp 727–740

28. Dodds A: ABO incompatibility and blood product support. In Atkinson K, Champlin R, Ritz J, et al (eds): Clinical Bone Marrow and Blood Cell Transplantation, 3rd ed. Cambridge, UK: Cambridge University Press, 2004, pp 1077–1087

29. Keown PA, McMaster WR, McManus BM: Tools to identify organ rejection and immune quiescence for biological understanding and personalized medical care. Biomark Med 4(1):115–121, 2010

30. Christie JD, et Al: The Registry of the International Society for Heart and Lung Transplantation: Twenty-sixth Official Adult Lung and Heart-Lung Transplantation Report—2009. J Heart Lung Transplant 28:1031–1049, 2009

31. Burt RK, Walsh T: Infection prophylaxis in bone marrow transplant recipients: Myths, legends and microbes. In Burt RK, Deeg HJ, Lothian S, et al (eds): Bone Marrow Transplantation. Austin, TX: Landes Bioscience, 1998, pp 438–451

32. Kotton CN, et al: International consensus guidelines on the management of cytomegalovirus in solid organ transplantation. Transplantation 89:779–795, 2010

33. Schmauss D, Weiss M: Cardiac allograft vasculopathy. Circulation 117:2131–2141, 2008

34. Stratta RJ, Pietrangeli C, Baillie GM: Defining the risks for cytomegalovirus infection and disease after solid organ transplantation. Pharmacotherapy 30(2):144–157, 2010

35. Fishman JA: Introduction: Infection in solid organ transplant recipients. Am J Transplant 9 (Suppl 4):S3–S6, 2009

36. Zitella LJ, Friese CR, Hauser J, et al: Putting evidence into practice: Prevention of infection. Clin J Oncol Nurs 10(6):739–750, 2006

37. Mielcarek M, Awaya N, Torok-Storb B: Mechanisms of failure of sustained engraftment. In Atkinson K, Champlin R, Ritz J, et al (eds): Clinical Bone Marrow and Blood Cell Transplantation, 3rd ed. Cambridge, UK: Cambridge University Press, 2004, pp 151–159

38. Ho VT, Linden E, Revta C, et al: Hepatic veno-occlusive disease after hematopoietic stem cell transplantation: Review and update on the use of defibrotide. Semin Thromb Hemost 33(4):373–388, 2007

39. McDonald GB: Hepatobiliary complications of hematopoietic cell transplantation, 40 years on. Hepatology 51(4):1450–1460, 2010

40. Strasser SI, McDonald GB: Gastrointestinal and hepatic complications. In Appelbaum FR, Forman SJ, Negrin RS, et al (eds): Thomas' Hematopoietic Cell Transplantation, 4th ed. Hoboken, NJ: Blackwell Publishing, 2009, pp 1434–1455

41. Saria MG, Gosselin-Acomb TK: Hematopoietic stem cell transplantation: Implications for critical care nurses. Clin J Oncol Nurs 11:53–63, 2007

42. Imran H, Tleyjeh IM, Zirakzadeh A, et al: Use of prophylactic anticoagulation and the risk of hepatic veno-occlusive disease in patients undergoing hematopoietic stem cell transplantation: A systematic review and meta-analysis. Bone Marrow Transplant 37(7):677–686, 2006

43. Tay J, Tinmouth A, Fergusson D, et al: Systematic review of controlled clinical trials on the use of ursodeoxycholic acid for the prevention of hepatic veno-occlusive disease in hematopoietic stem cell. Biol Blood Marrow Transplant 13(2):206–217, 2007

44. Yoshihara S, Yanik G, Cooke KR, et al: Bronchiolitis obliterans syndrome (BOS), bronchiolitis obliterans organizing pneumonia (BOOP), and other late-onset noninfectious pulmonary complications following allogeneic hematopoietic stem cell transplantation. Biol Blood Marrow Transplant 13(7):749–759, 2007

45. Watkins TR, Chien JW, Crawford SW: Graft versus host-associated pulmonary disease and other idiopathic pulmonary complications after hematopoietic stem cell transplant. Semin Respir Crit Care Med 26(5):482–489, 2005

46. Afessa B, Peters SG: Major complications following hematopoietic stem cell transplantation. Semin Respir Crit Care Med 27(3):297–309, 2006

47. Majhail NS, Parks K, Defor TE, et al: Diffuse alveolar hemorrhage and infection-associated alveolar hemorrhage following hematopoietic stem cell transplantation: Related and high-risk clinical syndromes. Biol Blood Marrow Transplant 12(10):1038–1046, 2006

48. Soubani AO, Uberti JP: Bronchiolitis obliterans following haematopoietic stem cell transplantation. Eur Respir J 29(5):1007–1019, 2007

49. Choi SW, Levine JE, Ferrara JL: Pathogenesis and management of graft-versus-host disease. Immunol Allergy Clin North Am 30(1):75–101, 2010

50. Jacobsohn DA, Vogelsang GB: Acute graft versus host disease. Orphanet J Rare Dis 2:35–39, 2007

51. Bolanos-Meade J, Garrett-Mayer E, Luznik L, et al: Induction of autologous graft-versus-host disease: Results of a randomized prospective clinical trial in patients with poor risk lymphoma. Biol Blood Marrow Transplant 13(10):1185–1191, 2007

52. Baird K, Pavletic SZ: Chronic graft versus host disease. Curr Opin Hematol 13:426–435, 2006

53. Holler E: Risk assessment in haematopoietic stem cell transplantation: GvHD prevention and treatment. Best Pract Res Clin Haematol 20:281–294, 2007

54. Lee SJ: New approaches for preventing and treating chronic graft-versus-host disease. Blood 105(11):4200–4206, 2006

55. Filipovich AH, Weisdorf D, Pavletic S, et al: National Institutes of Health consensus development project on criteria for clinical trials in chronic graft-versus-host disease. I. Diagnosis and staging working group report. Biol Blood Marrow Transplant 11:945–956, 2005

56. Demarosi F, Lodi G, Carrassi A, et al: Oral malignancies following HSCT: Graft versus host disease and other risk factors. Oral Oncol 41(9):865–877, 2005

57. Akpek G, Valladares JL, Lee L, et al: Pancreatic insufficiency in patients with chronic graft versus host disease. Bone Marrow Transplant 27:163–166, 2001

58. Aristei C, Alessandro M, Santucci A, et al: Cataracts in patients receiving stem cell transplantation after conditioning with total body irradiation. Bone Marrow Transplant 29:503–507, 2002

59. Baker KS, DeFor TE, Burns LJ, et al: New malignancies after blood or marrow stem-cell transplantation in children and adults: Incidence and risk factors. J Clin Oncol 21:1352–1358, 2003

60. Grigg AP, Angus PW, Hoyt R, et al: The incidence, pathogenesis, and natural history of steatorrhea after bone marrow transplantation. Bone Marrow Transplant 31:701–703, 2003

61. Lash AA: Sjögren's syndrome: Pathogenesis, diagnosis and treatment. Nurse Pract 26(8):50–58, 2001

62. Lee SJ, Vogelsang G, Flowers ME: Chronic graft versus host disease. Biol Blood Marrow Transplant 9(4):215–233, 2003

63. Vogelsang G: How I treat chronic graft-versus-host disease. Blood 97:1196–1201, 2001

64. Wagner JL, Flowers MED, Longton G, et al: Use of screening studies to predict survival among patients who do not have chronic graft-versus-host disease at day 100 after bone marrow transplantation. Biol Blood Marrow Transplant 7:239–240, 2001

65. Couriel D, Carpenter PA, Cutler C, et al: Ancillary therapy and supportive care of chronic graft-versus-host disease: National Institutes of Health consensus development project on criteria for clinical trials in chronic graft-versus-host disease. V: Ancillary Therapy and Supportive Care Working Group Report. Biol Blood Marrow Transplant 12:375–396, 2006

66. Pusic I, Vogelsang G, Pavletic S: Chronic Graft-vs-host Disease. In Wingard JR, Gastineau DA, Leather HL, et al (eds): Hematopoietic Stem Cell Transplantation. Bethesda, MD: AABB, 2009, pp 345–364

67. Mitchell SA: Graft versus host disease. In Ezzone SA (ed): Peripheral Blood Stem Cell Transplant: Guidelines for Oncology Nursing Practice. Pittsburg, CA: Oncology Nursing Society Press, 2004

68. Deeg HJ: How I treat refractory acute graft versus host disease. Blood 109:4119–4126, 2007

69. Leather HL: Drug interactions in the hematopoietic stem cell transplant (HSCT) recipient: What every transplanter needs to know. Bone Marrow Transplant 33:137–152, 2004

70. Srinivas TR, Meier-Kriesche HU, Kaplan B: Pharmacokinetic principles of immunosuppressive drugs. Am J Transplant 5:207–217, 2005

71. Cutler C: Acute graft-vs-host disease. In Wingard JR, Gastineau DA, Leather HL, et al (eds): Hematopoietic Stem Cell Transplantation: A Handbook for Clinicians. Bethesda, MD: AABB, 2009, pp 331–343

72. Wolff D, Steiner B, Hildebrandt G, et al: Pharmaceutical and cellular strategies in prophylaxis and treatment of graft-versus-host disease. Curr Pharm Des 15(17):1974–1997, 2009

73. McPartland KJ, Pomposelli JJ: Update on immunosuppressive drugs used in solid-organ transplantation and their nutrition implications. Nutr Clin Pract 22(5):467–473, 2007

74. Evans SO: The transplant pharmacopeia. In Treleaven J, Barrett AJ (eds): Hematopoietic Stem Cell Transplantation in Clinical Practice. Edinburgh, UK: Elsevier Limited, 2009, pp 331–342

75. Henry L, Loader G: Nutrition support. In Treleaven J, Barrett AJ (eds): Hematopoietic Stem Cell Transplantation in Clinical Practice. Edinburgh, UK: Elsevier Limited, 2009, pp 344–354

76. Beauchesne PR, Chung NS, Wasan KM: Cyclosporine A: A review of current oral and intravenous delivery systems. Drug Dev Industr Pharm 33:211–220, 2007

77. Potter M: Graft failure. In Treleaven J, Barrett AJ (eds): Hematopoietic Stem Cell Transplantation in Clinical Practice. Edinburgh, UK: Elsevier Limited, 2009, pp 381–385

78. Chao NJ, Sullivan KM: Pharmacologic prevention of acute graft-versus-host disease. In Appelbaum FR, Forman SJ, Negrin RS, et al (eds): Thomas' Hematopoietic Cell Transplantation, 4th ed. Hoboken, NJ: Blackwell Publishing, 2009, pp 1257–1274

79. Kim SS: Treatment options in steroid-refractory acute graft-versus-host disease following hematopoietic stem cell transplantation. Ann Pharmacother 41(9):1436–1444, 2007

80. Bolanos-Meade J, Vogelsang GB: Acute graft-versus-host disease. Clin Adv Hematol Oncol 2(10):672–682, 2004

81. Seeley K, DeMeyer E: Nursing care of patients receiving Campath. Clin J Oncol Nurs 6(3):138–143, 2002

82. Frey NV, Tsai DE: The management of posttransplant lymphoproliferative disorder. Med Oncol 24(2):125–136, 2007

83. Lowe T, Bhatia S, Somlo G: Second malignancies after allogeneic hematopoietic cell transplantation. Biol Blood Marrow Transplant 13(10):1121–1134, 2007

84. Carpenter PA: Late effects of chronic graft-versus-host disease. Best Pract Res Clin Haematol 21(2):309–331, 2008

85. Aziz NM: Cancer survivorship research: State of knowledge, challenges and opportunities. Acta Oncol (Stockholm, Sweden) 46:417–432, 2007

86. Baker KS, Gurney JG, Ness KK, et al: Late effects in survivors of chronic myeloid leukemia treated with hematopoietic cell transplantation: Results from the Bone Marrow Transplant Survivor Study. Blood 104:1898–1906, 2004

87. Bhatia S, Robison LL, Francisco L, et al: Late mortality in survivors of autologous hematopoietic-cell transplantation: Report from the Bone Marrow Transplant Survivor Study. Blood 105:4215–4222, 2005

88. Quinney B: Psychologic and supportive care issues in the transplant setting. In Treleaven J, Barrett AJ (eds): Hematopoietic Stem Cell Transplantation in Clinical Practice. Edinburgh, UK: Elsevier Limited, 2009, pp 369–377

89. Cohen JM, Cooper N, Chakrabarti S, et al: EBV-related disease following haematopoietic stem cell transplantation with reduced intensity conditioning. Leuk Lymphoma 48:256–269, 2007

90. Doyle C, Kushi LH, Byers T, et al: Nutrition and physical activity during and after cancer treatment: An American Cancer Society guide for informed choices. CA Cancer J Clinicians 56:323–353, 2006

91. Gillis TA, Donovan ES: Rehabilitation following bone marrow transplantation. Cancer 92(4 Suppl):998–1007, 2001

92. Guise TA: Bone loss and fracture risk associated with cancer therapy. Oncologist 11:1121–1131, 2006

93. Poppelreuter M, Weis J, Mumm A, et al: Rehabilitation of therapy-related cognitive deficits in patients after hematopoietic stem cell transplantation. Bone Marrow Transplant 41(1):79–90, 2008

94. Kinch A, Oberg G, Arvidson J, et al: Post-transplant lymphoproliferative disease and other Epstein-Barr virus diseases in allogeneic haematopoietic stem cell transplantation after introduction of monitoring of viral load by polymerase chain reaction. Scand J Infect Dis 39:235–244, 2007

95. Lee SJ, Schover LR, Partridge AH, et al: American Society of Clinical Oncology recommendations on fertility preservation in cancer patients. J Clin Oncol 24:2917–2931, 2006

96. Lenssen P, Akers S: Nutrition support of the hematopoietic cell transplant recipient. In Appelbaum FR, Forman SJ, Negrin RS, et al (eds): Thomas' Hematopoietic Cell Transplantation, 4th ed. Hoboken, NJ: Blackwell Publishing, 2009, pp 1551–1569

97. Carson K, Mehta J, Singhal S: Reimmunization after stem cell transplantation. In Treleaven J, Barrett AJ (eds): Hematopoietic Stem Cell Transplantation in Clinical Practice. Edinburgh, UK: Elsevier Limited, 2009, pp 363–368

98. Roziakova L, Mladosievicova B: Endocrine late effects after hematopoietic stem cell transplantation. Oncol Res 18(11–12):607–615, 2010

99. Rizzo JD, Wingard JR, Tichelli A, et al: Recommended screening and preventive practices for long-term survivors after hematopoietic cell transplantation: Joint recommendations of the European Group for Blood and Marrow Transplantation, the Center for International Blood and Marrow Transplant Research, and the American Society of Blood and Marrow Transplantation. Biol Blood Marrow Transplant 12:138–151, 2006

100. Flowers MED: Chronic graft-versus-host disease. In Treleaven J, Bar-

rett AJ (eds): Hematopoietic Stem Cell Transplantation in Clinical Practice. Edinburgh, UK: Elsevier Limited, 2009, pp 410–407

101. Socié G, Bahtia S, Tichelli A: Late effects. In Treleaven J, Barrett AJ (eds): Hematopoietic Stem Cell Transplantation in Clinical Practice. Edinburgh, UK: Elsevier Limited, 2009, pp 467–491

102. Baker KS, Ness KK, Steinberger J, et al: Diabetes, hypertension, and cardiovascular events in survivors of hematopoietic cell transplantation: A report from the bone marrow transplantation survivor study. Blood 109:1765–1772, 2007

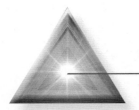

# 普通免疫功能障碍

Michael V. Relf, Brenda K. Shelton 和 Kimmith M. Jones

## 第48章

### 学习目标

学习本章内容后,读者应能够:

1. 利用流行病学证据描述目前人类免疫缺陷病毒(human immunodeficiency virus,HIV)和获得性免疫缺陷综合征(acuqired immunodeficiency syndrome, AIDS)的流行情况。
2. 描述 HIV 及 AIDS 的自然发展过程和免疫发病机制。
3. 解释 ICU 中的标准防护措施和以传播途径为基准的防护措施及其实施。
4. 讨论 HIV 感染及 AIDS 治疗中诊断试验和抗逆转录病毒治疗的应用。
5. 描述肿瘤急症患者的病理生理进程。
6. 从患者的病史、体格检查、临床表现及诊断研究来探讨评估各种肿瘤急症患者的最佳资料。
7. 解释特定肿瘤急症的预期医疗处置及其处置原理。
8. 描述各种肿瘤急症患者护理管理的相关问题。

通常,完整的免疫系统能够保护机体远离疾病,包括感染性和非感染性疾病(如癌症)。当免疫系统的一个或多个环节弱化或发生不利改变时,机体将易感各种疾病,包括机会性感染和某些癌症。原发性免疫缺陷综合征,是典型的单基因疾病,多发生于 X- 连锁遗传综合征的男性。有症状的原发性免疫受抑缺陷的总发生率大约为 1/10 000。原发性免疫缺陷包括丙种球蛋白缺乏血症(即 B 细胞前体不能够转化为成熟的 B 淋巴细胞以及最终成为浆细胞)、X- 连锁无丙种球蛋白血症或布鲁顿氏(Bruton)病、Wiscott-Aldrich 综合征(既包括 T 细胞又包括 B 细胞及血小板)以及严重的丧失了 T 细胞和 B 细胞功能的联合性免疫缺陷病。遗传学关注点 48-1 聚焦于血液状况、真性红细胞增多症;遗传学关注点 48-2 则聚焦于强直性脊柱炎,该病是一种慢性炎症性关节炎。

后天获得的免疫缺陷病被称为继发性免疫缺陷病。继发性免疫缺陷病有多种病因,包括恶性肿瘤(如慢性淋巴细胞性白血病、多发性骨髓瘤)、药物(如用于器官移植的免疫抑制剂、细胞毒性药物和杀菌)、病毒、营养缺乏、代谢紊乱及严重的蛋白质丢失。

本章分为两个部分,分别关注继发性免疫缺陷的两个方面:(1) HIV 感染和 AIDS;(2) 常见肿瘤疾病导致的紧急状况。读者可复习第 45 章内容,尤其是与免疫机制(体液和细胞介导的免疫,补体系统与吞噬 / 趋化性)有关的内容。这些知识回顾能帮助大家更好地理解本章中涉及的生理变化过程。

## 人类免疫缺陷病毒感染

细胞免疫功能受损是由 HIV 引起的 AIDS 的潜在病理生理结果。1981 年,美国疾病预防控制中心(Centers for Disease Control and Prevention, CDC)报道了第一例 AIDS。自 HIV/AIDS 流行早期,

## 遗传学关注点 48-1

### 血液系统——红细胞增多症

- 真性红细胞增多症以血液中红细胞数量增多为特征,每年约有 1/20 万患者被诊断为此病。

- 真性红细胞增多症与 TET2 基因 Akt2 基因的突变有关。TET2 基因的功能未知,JAK2 基因为制作一种促进生长和分裂(细胞增殖)的蛋白提供指令。

- 尽管目前引发真性红细胞增多症的原因仍不清楚,但该疾病始于一个单一的造血干细胞 DNA 的一处或多处突变。JAK2 基因突变对于真性红细胞增多症的发展极其重要,几乎所有受影响的患者都会发生该基因突变。JAK2 基因突变导致 JAK2 蛋白持续产生(持续活化),从而提高细胞的生存能力并增加血细胞的生成。

- 遗传学和实验室检查能够诊断真性红细胞增多症。

Genetic Home Reference—http://ghr.nlm.nih.gov—Accessed July 14, 2011

Tefferi A, Pardanani A, Lim K-H, et al: TET2 mutations and their clinical correlates in polycythemia vera, essential thrombocythemia and myelofi-brosis. Leukemia 23 (5): 905-911, 2009

## 遗传学关注点 48-2

### 免疫系统——强直性脊柱炎

- 强直性脊柱炎是一种主要影响脊柱的慢性关节性炎症,是脊柱关节病家族疾病的一部分,每 1 000 人中约有 3.5~13 个人患病。

- HLA-B 基因突变增加了发展为强直性脊柱炎风险。一些额外的基因变异,包括 ERAPI、ILIA 和 IL23R,也与强直性脊柱炎相关。

- HLA-B 基因是人类白细胞抗原(HLA)家族基因的一部分,能指导蛋白合成,该蛋白质能够帮助免疫系统识别人体自身蛋白和外源性蛋白。虽然 ERAPI、ILIA 和 IL23R 基因都影响免疫系统的表达,但目前尚不清楚这些突变如何影响强直性脊柱炎的发病风险。

- 基因检测等靶向突变分析可诊断强直性脊柱炎。

Genetic Home Reference—http://ghr.nlm.nih.gov—Accessed July 14, 2011

Chen C-H, Lin K-C, Yu DTY, et al: Serum matrix metalloproteinases and tissue inhibitors of metalloproteinases in ankylosing spondylitis: MMP-3 is a reproducibly sensitive and specific biomarker of disease activity. Rheumatology 45 (4): 414–420, 2006

公共卫生专业人员和医务人员就将病例监测定义用于诊断、分级和描述 HIV 感染的自然发展过程。2008 年,HIV 分级体系和病例监测定义进行了修正,并整合成为一个单独的病例定义用于根据渐进的严重程度将 HIV 进行分级—第 I 阶段、第 II 阶段、第 III 阶段(AIDS)及未知阶段(表 48-1)。

表 48-1　2008 年美国监测人类免疫缺陷病毒(HIV)在成人和青少年(年龄 >13 岁)中流行的定义

| 阶段 | 实验室证据 * | 临床证据 |
| --- | --- | --- |
| 阶段 1 | 实验室证明存在 HIV 感染且 CD4+T 淋巴细胞计数 ≥500 个 / MCL 或 CD4+T 淋巴细胞比例 ≥29% | 不需要(但没有 AIDS 界定的条件) |
| 阶段 2 | 实验室证明存在 HIV 感染且 CD4+T 淋巴细胞计数达到 200~499 个 /MCL 或 CD4+T 淋巴细胞百分比达到 14%~28% | 不需要(但没有 AIDS 界定的条件) |
| 阶段 3(AIDS) | 实验室证明存在 HIV 感染且 CD4+T 淋巴细胞计数 <200 个 / MCL 或 CD4+T 淋巴细胞百分比 <14%[↑] | AIDS 界定条件的临床证据或文件(实验室检查证实 HIV 感染)[↑] |
| 阶段未知[☆] | 实验室证明存在 HIV 感染 但是没有关于 CD4+T 淋巴细胞计数及百分比的相关信息 | 没有对 AIDS 界定状况存在的信息 |

\* CD4+T 淋巴细胞百分比是淋巴细胞总数的百分比。如果 CD4+T 淋巴细胞计数和百分比对应不相同的 HIV 感染阶段,选择其中较严重的阶段。

↑ 一个 AIDS 界定条件的文件(附录 A)CD4+T 淋巴细胞计数 ≥200 个 /MCL 和 CD4+T 淋巴细胞比例 ≥14%。明确的诊断方法,可参见 1993 修订附录 C 和 HIV 的分类系统扩大 AIDS 病例定义。1993 修订的 HIV 感染的分类体系和成人及青少年 AIDS 扩大监测病例定义。

☆ 对 CD4+T 淋巴细胞计数或百分比等信息不明确的可认为是未知阶段的 AIDS,应尽可能报告 CD4+T 淋巴细胞计数和百分比。此外,CD4+T 淋巴细胞计数或百分比和任何可以确定 AIDS 的状况应该按照要求报告(国务院地方流行病学,实验室临床试验的结果提示 HIV 感染报告:一个新时代的新标准监测和预防。

From Morb Mort Wkly Rep 57 (RR10): 1–8, 2008.

自 20 世纪 80 年代以来,HIV 感染已经从一种限疾生命的疾病转变为一种可控制的慢性疾病,通过严格遵守抗逆转录病毒治疗(antiretroviral therapy,ART)及其他治疗性干预措施包括对机会致病菌的预防和治疗。尽管其治疗已经有了显著进展,但该疾病仍是无法治愈的,并且在美国和世界各地广泛流行。如果不治疗,HIV 感染者会在大约 10 年内进展为 AIDS。而如果进行早期诊断和治疗,接受 ART 及其他治疗的患者的存活时间可被延长,平均可以延长 39 年。目前,来自多中心的证据表明,$CD4^+$ T 淋巴细胞计数越高,病毒载量越低,患者的发病率和死亡率就会越低,其进展为 AIDS 的风险也会越低。

关爱 HIV 感染者或 AIDS 需要在整个疾病过程中进行协同照护和跨学科护理。在 AIDS 流行的早期,很多人认为让 AIDS 患者入住 ICU(重症监护室)是一种徒劳、浪费资源的行为。然而,如今随着携带 HIV 和罹患 AIDS 患者的生存时间变得更长,这些患者已被允许进入 ICU 治疗 AIDS 相关机会性感染、与抗逆转录病毒相关的并发症和与 HIV 感染不相关的医疗问题。当感染 HIV 或罹患 AIDS 的患者收入 ICU,许多具有挑战性的问题就产生了,如关于 HIV 检测和信息公开的法律法规、ART 的应用、ART 与 ICU 中常用药物之间相互作用的风险以及周围关于在 ICU 中应用 ART 的争议。

重症监护室护士必须熟知 ART:(1)认识到与该类药物相关的危及生命的毒性;(2)避免 ARTs 和其他常见种类药物之间的相互作用及潜在生命威胁;(3)避免引起 ART 的耐药性,这种情况对于 HIV 携带者或 AIDS 患者离开 ICU 后可能会带来消极的后果。HIV 携带者或 AIDS 患者可能会患有部分生理疾病需要 ICU 照护,包括免疫抵抗综合征、由各种病原体造成的急性呼吸窘迫综合征、与 ART 相关的脂质代谢并发症、终末期肝病继发的病毒性肝炎、毒性反应、并发症和与丙型肝炎感染治疗相关药物相互作用(聚乙二醇干扰素和利巴韦林)、乳酸性酸中毒与核苷类逆转录酶抑制剂(NRTIs)、继发于 HIV 相关肾病的晚期肾脏疾病、乙型肝炎或丙型肝炎、糖尿病、高血压。

对于一些人群来说,住院或危重病可增加 HIV 或 AIDS 被诊断出的可能。而且,高达 40% 的 HIV 感染者住进 ICU 后才知道自己患有该病。为了提高医疗机构艾滋病检测率,促进早期 HIV

感染检出,并进一步降低围出生期传播或垂直(母子)传播,CDC 在 2006 年发布的成人、青少年以及孕妇的 HIV 检测修订建议书中提倡对所有进入医疗机构的人都进行常规检测。在 2010 年的世界艾滋病日(2010 年 12 月 1 日),美国护理学会传染病专家小组表示支持护士在所有的医疗机构进行常规 HIV 检测这一角色,并提高广泛开展检测的行政管理效率。个体的 HIV 血清学检查会影响其鉴别诊断,并可能影响患者的诊断和治疗选择,包括患者的预后。因此,对于危重症护士来说,了解 HIV 感染途径、转归和治疗可以帮助了解危重患者的合并病症或首要的 ICU 准入诊断。

## ▲ 流行病学

2010 年 7 月,CDC 估计,在美国有超过一百万人感染 HIV。其中有五分之一的 HIV 携带者并不知道自己感染了 HIV。随着生存率的增加,美国 HIV 和 AIDS 的流行仍在不断增加,新感染的人数依然很高,每年大约有 5.6 万美国人新发感染 HIV。大部分的 AIDS 病例发生于同性恋、双性恋及其他男性与男性发生性关系之中(man have sex with man,MSM)。每年有一半的新发 HIV 感染者以及接近一半的罹患 HIV/AIDS 患者为 MSM。然而,也不断有异性恋者和注射吸毒者被确诊为 HIV 感染或 AIDS。与 MSM 类似,非裔美国人 / 黑人也深受 HIV 和 AIDS 的影响。虽然非洲裔美国人 / 黑人仅约占美国人口的 12%,但他们却占到美国每年所有新增 HIV 感染中近一半的比例。2007 年年底,美国各州及其境外领土中,成年人和青少年 AIDS 罹患人数(每 10 万人)最高的区域按降序排列依次为:哥伦比亚区(1 781.1)、纽约(456.9)、马里兰(353.8)、维尔京群岛(353.5)、波多黎各(337.2)、佛罗里达(316)、新泽西(263.2)、特拉华(261.6)、康涅狄格(253.7)和格鲁吉亚(250.8)。

## ▲ HIV 的免疫发病机制

与 AIDS 相关的免疫抑制病毒是 HIV。HIV 是一种单链 RNA 病毒,是逆转录病毒科慢病毒家族的一部分。已知存在的两种病毒包括 HIV-1 和

HIV-2。HIV-1 和 HIV-2 是人类的灵长类慢病毒，而猿猴免疫缺陷病毒 1 型和 2 型（SIV-1 和 SIV-2）是非人类的灵长类慢病毒。最近的证据显示，HIV-1 在灵长类人群中的丰富多样性出现在 1960 年，HIV-1 病毒共同的祖先在 20 世纪 80 年代首次发现 AIDS 前的 60~80 年就开始在人群中传播了。

HIV 通过人类的血液和体液（精液、阴道分泌物、母乳等）进行传播。人体多种细胞均易受 HIV 感染，包括造血系统细胞、中枢神经系统（central nervous system，CNS）细胞、皮肤细胞、胃肠道细胞、心肌细胞以及树突状细胞、肾小管上皮细胞、肝细胞、枯否（Kupffer）细胞、肺成纤维细胞、宫颈细胞、前列腺细胞、睾丸细胞和牙髓成纤维细胞。影响 HIV 传播的因素包括病毒的生物学特性、其在体液中的浓度以及宿主在细胞和免疫水平的易感性。性传播感染（sexually transmitted infections，STIs）能增加生殖器处传染病毒的数量和感染细胞的数目，进而增加 HIV 的传播。未行包皮环切术的男性会导致 HIV 感染风险的增加，究其原因与包皮内有大量的树突状细胞以及未行包皮环切术的个体与其性伴侣之间感染传播机会增加有关。

## 病毒的复制

HIV 由 9 组负责侵占宿主细胞并进行复制的基因构成。其组成部分包括一个小的外壳、遗传物质（RNA）内芯和三种复制必需酶，即逆向转录酶、整合酶和蛋白酶（由多聚酶基因控制）。与所有的 RNA 病毒相同，HIV 也无法依靠自身进行复制，而必须依附并侵占其他细胞进行复制。图 48-1 揭示了病毒复制的过程。

HIV 进入血液后，通过黏膜屏障依附于树突状细胞或郎格罕细胞进行传播。HIV 的传播最初发生于肠相关淋巴组织部分活化的 CD4⁺ T 细胞，随后大规模蔓延至其活化 CD4⁺ T 细胞的。之后，HIV 向其他次级淋巴组织扩散，接踵而来的便是稳定的 HIV 病毒库的建立。由于与 CD4⁺ 受体有亲和力，所以 HIV 会吸附于 T 淋巴细胞上的 CD4⁺ 受体，与宿主细胞融合，脱落外壳然后将其病毒核心整合到宿主细胞的 DNA。病毒 RNA 在整合酶的帮助下成为宿主 T 淋巴细胞 DNA 的一部分。整合后，病毒 RNA 通过逆转录酶转录到宿主的

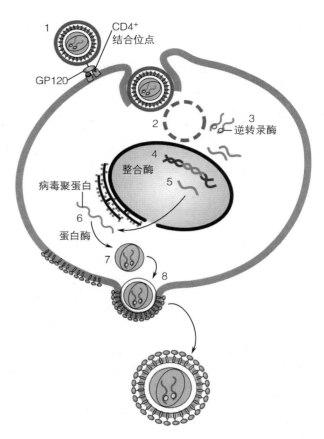

**图 48-1** ▲ 人类免疫缺陷病毒（HIV）复制的过程。(1) HIV 附着于 CD4⁺ 受体。(2) 病毒脱壳和病毒 RNA 反转录。(3) 反转录，产生病毒 RNA、双链 DNA 分子镜像。(4) 病毒 DNA 通过整合酶整合到宿主 DNA。(5) 转录病毒插入病毒的 DNA 产生 RNA 病毒的信使。(6) 病毒信使 RNA 创建病毒多聚蛋白的翻译。(7) 病毒多聚蛋白在病毒蛋白的裂解中产生新病毒。(8) 从宿主细胞释放新病毒。（Adapted from Porth C：Pathophysiology：Concepts of Altered Health States，8th ed. Philadelphia，PA：Lippincott Williams & Wilkins，2009.）

DNA。整合入细胞 DNA 结构后，蛋白酶将其成分分解成为功能模块，然后组装成结构完整的、新感染的单元，称之为病毒体。该过程使宿主细胞为更多的病毒体制造组件。

最终，新的病毒体进行组装后通过出芽方式排出宿主细胞。在出芽过程中，母细胞释放子细胞及其细胞质，由此子细胞开始作为一个独立的细胞存在。这些子细胞通过血液循环和感染其他细胞进行扩散。HIV 阳性患者体内大约 30% 的病毒每天都在进行复制。该出芽过程，削弱了原始 CD4⁺ T 细胞的细胞壁，导致细胞不稳定状态以及 HIV 对 CD4⁺ T 细胞和祖细胞具有直接的细胞毒性作用。HIV 对细胞膜通透性以及诱导细胞凋亡（程序性细胞死亡）的影响与免疫激活、病毒对骨髓和淋巴组织的破坏以及细胞因子失调、抗 CD4⁺

细胞的细胞毒活性、抗 CD4⁺T 自身抗体(导致 CD4⁺T 淋巴细胞扩散数量下降)有关。最终,这些复杂的机制破坏掉细胞免疫功能造成免疫抑制。

## 免疫缺陷

HIV 感染患者表现为细胞和体液免疫的激活受损,HIV 主要感染免疫系统中的辅助性 CD4⁺T 细胞淋巴细胞。正如第 45 章所讨论的,这些 T 细胞在整个免疫反应过程中起着重要作用。HIV 感染辅助性 T 淋巴细胞导致严重的淋巴细胞减少症并伴随其功能降低,包括抗原反应降低以及 T 细胞和 B 细胞活化刺激的消失。此外,杀伤细胞(CD8⁺ T 细胞)的细胞毒性受损;巨噬细胞的功能也受到影响,从而导致其吞噬功能降低以及趋化作用减弱;在体液免疫方面,抗体对抗原的反应减弱,并伴随抗体分泌失调。这些免疫缺陷的总效应最终导致免疫抑制增加,使机体易感机会性感染率和恶性肿瘤。图 48-2 总结了与 AIDS 相关免疫缺陷。

## HIV 的传播和病毒特性

HIV 是一种脆弱的病毒,不能长期在体外存活,其生存时间取决于液滴的大小,液滴越大,HIV 存活的时间越长。随着液滴干涸,HIV 逐渐死亡。各种体液和组织中均分离得到了 HIV。然而,并不是所有的体液都能传播 HIV。以下四种体液中可大量包含和传播 HIV:血液、精液、阴道分泌液和乳汁。

体液的传染性取决于体液中病毒的数量(病毒载量)和体液到达靶细胞的能力。HIV 要引起感染,必须离开被感染的宿主体内,成功进入新宿主的血液,并附着在 CD4⁺ 受体部位。这一系列事件发生的可能性很低,且需要达到一定的病毒数量才能造成感染。值得注意的是,证据表明,HIV 不会轻易传播,每次性接触传播的概率为 0.000 1~0.004。肛门或阴道中的微量液体是病毒进入血液、精液和阴道分泌物的门户。母乳中的病毒可以由婴儿胃肠道上的伤口或发炎部位侵入婴儿体内。

三个已知的 HIV 传播模式如下:

- 与感染者进行无保护的阴道或肛门性接触是一种最危险的性行为。
- 接种感染的血液或血液制品,包括意外针刺伤和注射吸毒者之间的传播。
- 母婴垂直传播,包括分娩和母乳喂养。

感染 HIV 后,个体不会立即检测出 HIV 阳性。暴露的 HIV 抗原刺激机体产生抗体,血液检查可发现 HIV 血清抗体阳转。换句话说,HIV 血清抗体阳转是从 HIV 阴性到 HIV 阳性的变化过程。转变过程中,机体识别出 HIV 为入侵者并产生抗体,之后可通过酶联免疫吸附法(ELISA)检测到。大多数人在 HIV 暴露后 2~8 周(平均 25 天)会发生血清抗体阳转。这段时间,感染者的 ELISA 筛选试验可能呈假阴性,并可不知不觉将病毒传播给他人。97% 的感染者其血清抗体阳转发生在 3个月内,但对于极少数感染者,抗体的生成可能需要长达 6 个月的时间。

急性或初次感染 HIV 后,患者的临床表现,也称作急性逆转录病毒综合征,会在 2~4 周后出现。急性 HIV 感染者的临床表现与其他病毒性传染病一样,主要为单核细胞增多症和流感等。

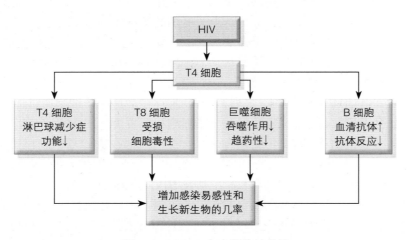

**图 48-2 ▲ AIDS 免疫缺陷的总结**

最常见的症状包括发热(96%)、淋巴结肿大(74%)、咽炎(70%)、皮疹(70%)、疼痛(54%)、频繁腹泻(32%)、头痛(32%)、恶心呕吐(27%)、肝脾大(14%)、体重下降(13%)、鹅口疮(12%)以及神经系统症状(12%)。在急性 HIV 感染期,通常有高病毒载量。在 HIV 感染的这一阶段,患者通常不知道自己的 HIV 感染状态,且其 HIV 检测结果可能为阴性或不确定。研究表明,高达 40% 的终生传播发生在急性 HIV 感染阶段。如前所述,在美国,约20% 的 HIV 感染者没有意识到他们当时的状况,因此这些感染者有将病毒传播给他人的风险。虽然 ELISA 试验在 HIV 筛查中发挥重要的作用,但其并不是 HIV 确诊的依据,本章后续将详述用于 HIV 检测的其他诊断性检查。

如果遵循标准预防措施,HIV 传染给医务人员的风险通常较低(表框 48-1)。导致医务人员传染的职业暴露包括经皮穿刺损伤(针刺伤)以及与患者黏膜或受损皮肤(皲裂、磨损或皮炎)接触。据估计,经皮穿刺损伤导致 HIV 传播的平均风险为0.3%;经暴露的黏膜导致 HIV 传播的平均风险为0.09%。比较得知,若医务人员被乙肝病毒(hepatitis B virus,HBV)、丙肝病毒(hepatitis C virus,HCV)或HIV 抗体阳性的患者的针刺伤到,若之前未接种过疫苗,其被 HBV 感染的风险为 37%~62%,被HCV 感染的风险为 1.8%,而其被 HIV 感染的风险仅为 0.3%。影响 HIV 在医疗场所传播的因素包括:与被血液污染的设备接触、暴露于大量血液中、参与动静脉置针的操作以及接触深部伤口。

| 表框 48-1 | 隔离措施总结 |
| --- | --- |

**标准预防:**"标准预防患者血液、体液、分泌物、排泄物均具有传染性,需进行隔离,不论是否有明显的血迹污染或是否接触非完整的皮肤与黏膜.接触上述物质者必须采取防护措施。"

| 常见病原体 | 关键要素 |
| --- | --- |
| 甲型肝炎病毒<br>乙型 / 丁型肝炎病毒<br>丙型肝炎病毒<br>人类免疫缺陷病毒(HIV)<br>卡氏肺孢子虫 | **手卫生:**<br>• 在直接护理接触之前。<br>• 不论是否戴有手套,在接触血液、体液、分泌物、排泄物、污染品后应立即洗手。<br>• 脱掉手套或接触患者后立即洗手,防止将病毒转移给其他患者或环境中的微生物。常规使用普通肥皂洗手,特定环境使用抗菌剂或无水消毒剂。<br>• 接触血液、体液、排泄物、分泌物、污染的物品、非完整的皮肤黏膜时穿戴洁净的无菌手套。必要时对同一患者实施操作时也应更换手套,手套使用后应及时摘除并处理。<br>• 禁止使用人工指甲和指甲油。<br>**个人防护设备:**<br>• 操作时若可能接触到具有飞溅或喷射的血液或体液时应穿戴口罩、眼罩、面罩。穿防护服保护皮肤、防止污染衣物。<br>**医疗服务体系:**<br>• 确保被血液、体液、分泌物或排泄物沾染的用具已仔细处理,以防止微生物传播;若需用于其他患者应当严格清洗消毒。<br>• 采取严格的环境控制措施来确保常规护理、清洗、消毒程序如常进行。<br>• 处理、运输沾染了血液、体液、排泄物的纺织品时,应当采取措施防止皮肤黏膜暴露、衣物污染或微生物传播。<br>**安全注射:**<br>• 使用针、锐器和手术刀时要运用切实有效的技术和设备防止受伤,使用后要将这些器具妥善的放置在锐器盒内。 |

**空气隔离:**"确诊或者是疑似患者,其感染的病原体可通过悬浮在空气种的空气飞沫传播,并可通过气流扩散。"在标准预防的同时应当进行空气隔离。

| 常见病原体 | 关键要素 |
| --- | --- |
| 结核分枝杆菌<br>水痘<br>麻疹<br>"非典" | • 将患者隔离在单独的房间并在门上挂牌标识,房间内应有设备监测周边环境的空气压力,每小时换气 6~12 次,采取适当措施排气,若空气循环使用应监控过滤功能。<br>• 患者应尽可能待在房间内,并始终保持患者的病房门关闭。<br>• 进入已知或疑似结核患者的房间要使用呼吸保护设备。进入已知或疑似麻疹、水痘患者的房间时,除非进入房间的人接种过疫苗,否则都要使用呼吸防护设备。 |

| 表框 48-1 | 隔离措施总结(续) |
|---|---|

| | • 患者仅必要时走出房间,条件允许患者应穿戴外科口罩。 |
|---|---|
| | • 查找疾控中心制定的指南,确定防治结核病的其他措施。 |

**飞沫隔离:**"确诊或疑似患者,其病原体通过咳嗽、打喷嚏或者交谈过程中产生的飞沫传播。"在标准预防的同时应进行飞沫隔离。

| 常见病原体 | 关键要素 |
|---|---|
| 脑膜炎 | • 患者安置在单独的房间,门上应挂有隔离标志,必要时同一病种患者可同住一间病房,时刻保持病房门处于关闭状态。 |
| 百日咳 | |
| 流感(A、B、C、禽流感、H1N1) | • 与其他患者/访客保持至少 1m 距离。医务人员在患者 1m 范围内操作时应戴口罩。 |
| 流行性腮腺炎 | • 患者仅必要时走出房间,尽可能给患者穿戴外科口罩。 |
| 风疹 | |
| 支原体 | |

**接触隔离:**"确诊或疑似患者,其感染或携带的病原体可在直接接触患者的护理过程或间接接触(触摸)患者曾使用的物品时传播。"在标准预防的同时应进行接触隔离。

| 常见病原体 | 关键要素 |
|---|---|
| 艰难梭菌 | • 将患者安置在单独的房间,门上挂隔离标志,时刻保持病房门处于关闭状态。 |
| 呼吸道合胞病毒 | • 与具有感染性的物质接触后要更换手套。离开患者环境后及时脱下手套并使用抗菌剂或无水消毒剂洗手。 |
| 虱病 | |
| 疥疮 | • 与传染源或有腹泻、回肠造口、结肠造口或伤口开放引流的患者接触时要穿白大褂。 |
| 多药耐药葡萄球菌 | • 限制患者在病房外的活动。 |
| 金黄色葡萄球菌(MRSA) | • 条件允许,一般医疗设备也实行一个患者一套,避免设备共用。 |
| 耐万古霉素肠球菌(VRE) | |
| 革兰氏阴性菌 | |

Adapted from Siegel JD, Rhinehart E, Jackson M, et al; the Healthcare Infection Control Practices Advisory Committee; 2007 Guideline for Isolation Precautions; Preventing Transmission of Infectious Agents in Healthcare Settings, June 2007. Available at: http://www.cdc.gov/ncidod/dhqp/pdf/isolation2007.pdf

对发生 HIV 暴露的医护人员和患者采取职业和非职业性暴露后预防(post-exposure prophylaxis, PEP)已实行多年。对于接触过 HIV 的患者,PEP 应尽快在数小时内启动,且不应超过 72 小时。超过了 72 小时,不再推荐使用 PEP。基于暴露方式、事件的风险评估和 HIV 风险评估决定启动 PEP 的时间。在 PEP 中建议联合使用两种或三种药物,药物的种类取决于暴露类型和传染源的风险级别。无论是职业性还是非职业性接触 HIV,PEP 的医嘱均应达到 28 天,并严格依从。若产生药物毒性或不良反应,则患者很难严格执行遗嘱。暴露后即刻及 2 周后应进行实验室毒性检测,主要包括全血细胞计数(complete blood count, CBC)及肝肾功能检查。暴露后即刻应行血清学检查,并于 6 周、12 周及 6 个月后随访。国家艾滋病临床医生咨询中心,包括 PEP 热线,全天候开放,为所有医护人员提供 HIV 的专业信息,此外还有乙型肝炎和丙型肝炎病毒的相关信息。

在美国,由于新发感染人数并未下降,科学家、临床医生、公共卫生专家以及支持者在讨论关于暴露前药物预防作为一种防止艾滋病传播机制的价值。2010 年 12 月科学家报道了一个大样本多中心临床试验,研究者发现口服抗逆转录病毒药物(ART)可以保护男男性交的研究参与者,使其避免感染 HIV。尽管现在并没有标准的流程,但这项研究结果将来可能会改变针对高危人群的预防指南。

无论 HIV 感染的病因是什么,一旦感染了 HIV,将从原发急性 HIV 感染期向无症状期进展。在此期间,HIV 病毒持续复制导致免疫功能下降。当 CD4+ T 细胞数量下降,患者将出现一些传染性和非传染性疾病。表 48-2 介绍了 CD4+ T 细胞不同水平时的常见并发症。若不治疗,细胞免疫功能会继续下降,艾滋病感染者将继续承受患上感染或非感染性疾病的风险。CD4+ T 细胞计数降至 200/mm$^3$ 时,感染者会出现免疫抑制,出现机会性感染和其他疾病的风险将升高(表框 48-2 列出了艾滋病的典型症状)。

表 48-2　CD4⁺ T 细胞数量与 HIV 并发症

| CD4⁺ T 细胞数量 */mm³ | 感染性并发症 | 非感染性并发症 |
|---|---|---|
| >500 | 急性逆转录综合征<br>念珠菌性阴道炎 | 顽固性广泛性淋巴结病<br>吉兰 - 巴雷综合征<br>无菌性脑膜炎 |
| 200~500 | 肺炎球菌和其他细菌性肺炎<br>肺结核<br>带状疱疹<br>口咽念珠菌病（鹅口疮）<br>自身限制性隐孢子虫病<br>卡波西肉瘤<br>口腔多毛黏膜白斑病 | 子宫颈上皮内瘤变<br>子宫颈癌<br>B 细胞淋巴瘤<br>贫血<br>多点神经支配<br>特发性血小板减少性紫癜<br>霍奇金病<br>淋巴细胞间质性肺炎 |
| <200 | 肺囊虫肺炎<br>播散性组织胞浆病和球孢子菌病<br>粟粒性肺外结核<br>进展性多病灶脑白质病 | 消耗性疾病<br>周围神经病变<br>HIV 相关性痴呆<br>原发性心肌病<br>脊髓空洞症<br>进展性多发性神经炎<br>非霍奇金淋巴瘤 |
| <100 | 单纯疱疹<br>弓形虫病<br>隐球菌病<br>隐孢子虫病<br>微粒子病<br>念珠菌食管炎 | |
| <50 | 播散性巨细胞病毒感染<br>播散性鸟型分枝杆菌复合群感染 | 原发性中枢神经系统淋巴瘤 |

\* 大多数并发症发生概率随 CD4⁺ T 细胞数量降低而增多。
某些情况下，被分为非传染病的多由微生物介导，如淋巴瘤（人疱疹病毒）和宫颈癌（人乳头状瘤病毒）。
From Bartlett JG，Gallant JE，Pham P：The Management of HIV Infection. Durham，NC：Knowledge Source Solutions，LLC.，2009，p3.

---

**表框 48-2　AIDS 患者的监测目的：指标条件**

- 念珠菌性支气管、气管、肺炎
- 念珠菌性食管炎
- 宫颈癌，浸润性
- 球孢子菌病，播散性或肺外
- 隐球菌病，肺外
- 隐孢子虫病、慢性肠内（病程 >1 个月）
- 巨细胞病毒（CMV）疾病（肝、脾、或淋巴结除外）
- CMV 视网膜炎（视力丧失）
- 脑病、HIV 相关
- 单纯疱疹：慢性溃疡（病程 >1 个月）；或支气管炎、肺炎或食管炎
- 组织胞浆菌病，播散性或肺外
- 等孢球虫病、慢性肠内（病程 >1 个月）
- 卡波西肉瘤

- 淋巴瘤，伯基特（或其他同等类型）
- 淋巴瘤，免疫母细胞（或其他同等类型）
- 原发性脑淋巴瘤
- 鸟型分枝杆菌复合群或堪萨斯分枝杆菌，播散性或肺外
- 结核分枝杆菌，任何部位（肺或肺外）
- 其他种类或未知种类分枝杆菌，播散性或肺外
- 卡氏肺囊虫肺炎
- 复发性细菌性肺炎
- 渐进性多灶性脑白质病（PML）
- 沙门氏菌败血症，复发性
- 脑弓形虫病
- HIV 导致的消耗综合征
- CD4⁺ 细胞计数 200/ml 或更少

Source：Centers for Disease Control and Prevention. Revised surveillance case definitions for HIV infection among adults，adolescents，and children<18 months and for HIV infection and AIDS among children aged 18 months to less than 13 years-United States，2008. Morb Mortal Wkly Rep 57（RR10）：1-8，2008.

# ▲ 评估

## 病史和体格检查

与急性 HIV 感染相关的临床表现很多,包括流感样症状、无症状期、与免疫功能低下相关的多重感染、AIDS 确诊期。HIV 感染患者的症状可能非常严重,需要频繁住院治疗和 ICU 监护。过去,危重症护士遇到的 AIDS 患者多合并危及生命的机会性感染。现在,由于 HIV 感染和 AIDS 患者的寿命延长,危重症护士接触的患者多患有与老化相关的疾病,包括心血管病、肾脏疾病、肿瘤、除 AIDS 并发症外的 ART 不良反应。

由肺孢子菌(过去被称为卡式肺囊虫菌)引发的肺囊虫肺炎(pneumocystis pneumonia, PCP)是 ICU 最常见的机会感染菌。根据基因组成,科学家将其分类为真菌。尽管名称发生了改变,PCP 的缩写还是被用于描述该病原体。最常见的症状包括发热、劳力性呼吸困难、干咳、由正常胸片表现发展为严重的低氧血症和呼吸衰竭。

PCP 患者重症监护的主要指征是处于呼吸衰竭前驱期或急性期。呼吸受累的症状往往比胸片、动脉血气等指标所反应得状况更严重。因此,早期采用静脉注射甲氧苄啶、磺胺甲噁唑(复方新诺明)和糖皮质激素等冲击性疗法是治疗 PCP 的首选。糖皮质激素可减轻肺囊虫死亡引起的肺部炎症。即使给予紧急冲击性疗法,许多患者仍然需要机械通气来治疗肺泡通气不足。甲氧苄啶和磺胺甲噁唑的不良反应,包括恶心呕吐、斑丘疹、骨髓抑制、厌食、头痛、结晶尿、发热,且不良反应发生率超过 50%。

AIDS 患者也可能会遇到复杂的神经系统疾病,包括隐球菌性脑膜炎、弓形虫病、组织胞浆菌病、克雅氏病(CJD)引发得进行性多灶性脑白质病和中枢神经系统淋巴瘤。PCP 治疗首选通过启动动脉血栓形成机制减少免疫抑制,从而避免机会致病菌感染。危重症护士需观察患者有无神经损害,包括颅内压增高、癫痫发作、偏瘫。

虽然有关 HIV 和艾滋病的早期研究聚焦于男性,关于女性感染 HIV 和 AIDS 的知识也是研究 HIV 自然发展过程的重要部分,被称为"女性跨部门 HIV 研究"。近期多项研究表明,除女性感染 HIV 后宫颈发育异常的风险增加外,男性和女性感染 HIV 的一般特征方面并没有显著差异。男性和女性感染的临床进程均相似,包括从感染 HIV 到发展为艾滋病的时间、感染 HIV 的危险因素、机会感染的类型和数量、感染防治、抗逆转录病毒药物的有效性等。

HIV 可侵犯患者任何器官系统。单一感染艾滋病即可能发展成危重状态,但大部分患者合并多重感染而需要多种治疗策略。免疫系统功能下降引起多系统临床症状从而导致机会性感染增加。图 48-3 展示了 HIV 感染和艾滋病的临床表现。表框 48-3 列举了 HIV 感染患者的常见护理诊断。

| 表框 48-3 护理诊断示例 |
| --- |

**HIV 感染者或 AIDS 患者**

- 有免疫缺陷感染的风险
- 有气体交换障碍的风险 与以下因素有关。
  - 肺卡氏肺孢子菌感染后肺泡毛细血管膜的变化。
  - 感染进程(肺结核、肺炎链球菌性肺炎)。
  - 急性呼吸窘迫综合征。
  - 气胸。
- 有体液不足的风险 与腹泻、吞咽困难、脓毒症有关。
- 焦虑 与疾病危重和对死亡的恐惧有关。
- 社交孤立 与家庭/社区/医务人员缺乏 HIV 传播的知识和 HIV 的恶名有关。
- 知识缺乏 与抗逆转录病毒疗法和预防性药物有关。
- 有心脏组织灌注不足的风险 与 HIV 相关性心肌病、肾病有关。
- 有活动无耐力的风险 与贫血、HIV 引起的疲劳有关。
- 有出血的风险 与血小板减少、凝血功能障碍、颅内出血有关。

## 实验室检查和诊断性检查

### 检测 HIV 的检查

血清学检查可用来确定是否存在 HIV 暴露。最常用的是 ELISA 筛查,它可以确定是否存在 HIV 抗体。ELISA 价格适中、速度快,检测结果一般可在 1 小时之内获得。血、血浆、血清、口腔分泌液均可用于 ELISA 筛查。结果报告为反应(阳性)或无反应(阴性),灵敏度(真阳性)99.5%,

HIV感染的症状　　　　　　　　　　　AIDS相关疾病和机会性感染

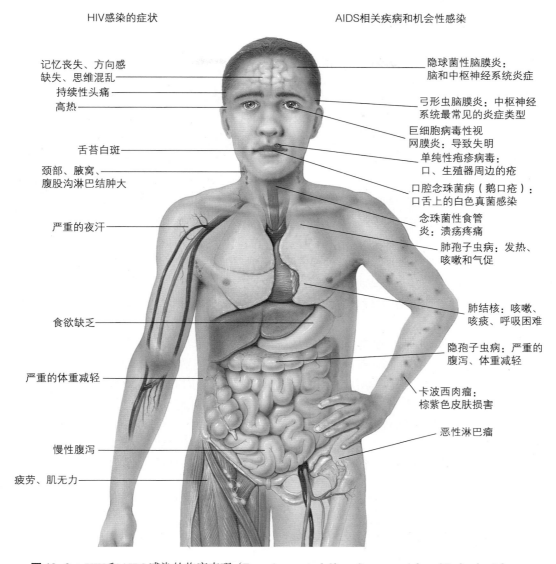

记忆丧失、方向感
缺失、思维混乱
持续性头痛
高热

隐球菌性脑膜炎：
脑和中枢神经系统炎症

弓形虫脑膜炎：中枢神经
系统最常见的炎症类型

巨细胞病毒性视
网膜炎：导致失明

舌苔白斑

单纯性疱疹病毒：
口、生殖器周边的疮

颈部、腋窝、
腹股沟淋巴结肿大

口腔念珠菌病（鹅口疮）：
口舌上的白色真菌感染

念珠菌性食管
炎：溃疡疼痛

严重的夜汗

肺孢子虫病：发热、
咳嗽和气促

肺结核：咳嗽、
咳痰、呼吸困难

食欲缺乏

隐孢子虫病：严重的
腹泻、体重减轻

卡波西肉瘤：
棕紫色皮肤损害

严重的体重减轻

恶性淋巴瘤

慢性腹泻

疲劳、肌无力

图48-3 ▲ HIV 和 AIDS感染的临床表现。(From Anatomical Chart Company：Atlas of Pathophysiology，3rd ed. Springhouse，PA：Springhouse，2010，p267.)

特异性（真阴性）率 99.994%。但是，其他抗体的存在可能会导致假阳性结果，即检测结果是 HIV 阳性，但实际是 HIV 阴性。ELISA 检测结果为阳性/活性，通常重复检查一次，如果第二次 ELISA 结果仍为阳性，就需要蛋白质印迹法测定。

由于与血清学转换相关的"窗口期"，在急性 HIV 感染期检测或新近感染时检测，抗体较少可能会导致假阴性结果，假阴性结果意味着检测结果是 HIV 阴性但实际是 HIV 阳性。因此，6 个月内应反复检测，若持续阴性结果，方可确定是 HIV 阴性。该"窗口期"内，如果一个人存在和 HIV 相关的高危行为，则需要增加 6 个月来确定 HIV 感染状况。

基于 ELISA 技术可进行 HIV 快速检测。过去的标准程序是将标本送至实验室并在几天后获得结果，而 ELISA 可以在 20 分钟内获得结果。通常，该类型的检测是在急诊科和包括诊所在内的初级卫生保健环境中使用。目前的 HIV 快速检测可进行血清或唾液样本检测。无论何种样本类型，任何阳性的 ELISA 结果，都需要进行蛋白质印记试验。2010 年 6 月，FDA 批准了第四代的 HIV 检测，其融合了 p24 抗原检测和标准抗体检测。这种检测方法能够更早、更准确地确诊 HIV 感染，在窗口期同样有效。

所有 ELISA 的阳性结果都需要通过蛋白质印迹法来确认。蛋白印迹法分析是应用最广泛的验证性检测方法，具有高度的敏感性和特异性。

蛋白质印迹法鉴定 HIV-1 和 / 或 HIV-2 蛋白抗体的存在（根据检验标本确定）。蛋白印迹法可以筛选下列蛋白质：核心蛋白（P17、P24、P55）、聚合酶（P31、P51、P66）、膜的糖蛋白（gp41、gp120、gp160）。分析蛋白印迹试验结果，如果未呈现条带则认为是阴性。若要确定为阳性，蛋白印迹检查结果必须包括 gp120/160 和 gp41 与 p24 其中一项。不确定的蛋白印迹结果通常指各类条带没有达到阳性标准。

FDA 批准的几种 HIV 检测方法都是可用的，但在成人筛查中并不常规使用。聚合酶链反应（PCR）检测常用于新生儿和儿童 HIV 感染的筛查。因为其检测的是 HIV 的遗传物质而不是病毒的对应抗体，所以它可在更早的阶段识别 HIV 感染。因此，在成人中，这一检测经常用于高风险职业或非职业性暴露情况。

2006 年 CDC 建议所有医疗服务机构应为 13~64 岁之间的人常规进行 HIV 筛查。此外，所有开始结核病（TB）治疗或寻求性病治疗的患者也应该常规筛查，所有 HIV 感染高风险的人，需每年进行检测。CDC 指出，"可能存在高风险的人群"包括注射吸毒者及其性伴侣、为了钱或毒品而进行性交易的人群、HIV 感染者的性伴侣及同性 / 异性恋者或其性伴侣在最近一次 HIV 检测后与其他人发生性关系。

## 评估 HIV 感染发展阶段的检查

HIV 核酸检测，也被称为病毒载量检测，与 CD4$^+$ T 淋巴细胞计数联合使用是目前确定 HIV 疾病进程的最好方法。病毒载量检测用于检测一立方毫米血中的病毒颗粒数量。病毒载量越高，HIV 病毒越容易引起免疫破坏并更快地进展为 AIDS。三种方法可用来确定病毒载量：HIV RNA PCR、支链 DNA（bDNA）和核酸序列扩增。PCR 是最常用的方法。检测结果用于确定开始 ART 治疗的最佳时间并可指导治疗计划的变更。

CD4$^+$ T 细胞计数和百分比是另一个用于确定 HIV 疾病进程，决定是否开始 ART 治疗及预防性治疗机会致病菌感染的评估工具。成人正常的 CD4$^+$ T 细胞数约为 1 000/mm$^3$，未治疗的 HIV 感染患者则随时间推移而下降（图 48-4）。病毒载量和 CD4$^+$ T 细胞计数呈反比关系（图 48-5）。HIV/AIDS 进展时，CD4$^+$ T 细胞数量减少，而血液中的 HIV 病毒数量增加。

其他用于评估 HIV 感染的检查包括血常规、

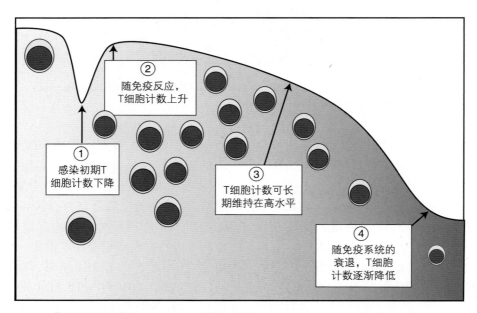

早期（暂时的症状）　　　中期（类症状）　　　晚期（有症状）

图 48-4 ▲ 通过不同水平 T 细胞（CD4）计数确定 HIV 疾病的发展阶段。①感染初期由于病毒破坏 T 细胞，T 细胞计数下降。②一旦免疫系统开始反击，T 细胞数量增加。在 HIV 感染的不同时段 T 细胞计数可上下波动，但无法恢复感染前水平。③T 细胞计数能数年内保持在较高的水平，但还是会逐年降低。（Redrawn from Glaxo Wellcome：HIV：Understanding the Disease. Research Triangle Park，NC：Author，1995.）

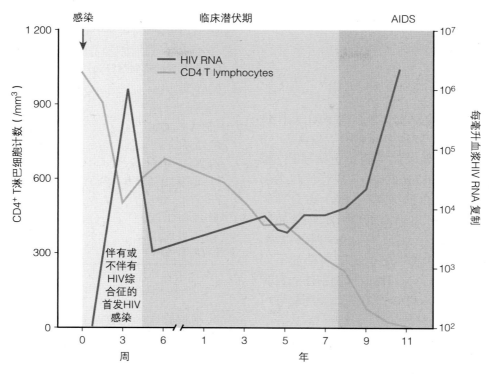

**图 48-5** ▲ 典型的 HIV 感染。(From Understanding Disease and Management. Available at：http：//www. Roche-hiv. com；modified from Fauci AS，Pantaleo G，Stanley S，et al：Immunopathogenic mechanisms of HIV infection. Ann Intern med 124(7)：654-663,1996.)

快速血浆反应素(筛查梅毒)、胸片、血生化、用于筛查宫颈癌和肛门癌的巴氏(PAP)试验、PPD试验(筛查结核)、肝炎血清学检查(筛查 HBV、HCV)、弓形虫病血清学和巨细胞病毒(CMV)抗体血清学检查。

## ▲ 管理

　　HIV 疾病患者的管理涉及复杂的、多系统评估,包括用于建立基线并确定治疗适宜性的诊断性检查。预后取决于机会性感染的种类及免疫功能低下的程度。多重机会性感染患者往往发生更严重的免疫抑制,预后较差。

### 机会性感染的控制

　　HIV 感染的危重患者其首要管理目标是预防或解决各类感染,包括机会性、社区获得性、医源性。机会性感染是 HIV 感染患者的主要死亡原因,因此,预防是治疗的基石。机会性感染的治疗是针对受累系统的支持疗法。治疗指南制订了针对 HIV 和 AIDS 相关病原体的防治方法。2009 年 4 月,发布了聚焦于成人和青少年 HIV 感染者的《机会性感染防治指南》。当前强烈建议进行预防的病原体包括肺孢子囊虫、结核分枝杆菌和弓形虫,应考虑预防的病原体包括巨细胞病毒、鸟型分枝杆菌复合群、水痘带状疱疹病毒。此外,应遵循疫苗接种指南对于疫苗可预防的疾病,如甲型肝炎、乙型肝炎、季节性流感和肺炎链球菌肺炎等接种疫苗。

　　为防止 ICU 不必要的污染和并发症发生,对 HIV 感染患者进行操作时,安全的感染控制措施必不可少。HIV 和 AIDS 相关常见机会性感染预防的治疗指南提示,危重症护士应与跨学科团队积极合作,并可参考发表在 CDC 网站的 HIV 和 AIDS 数据(请参阅 http://www.cdc.gov/hiv/default. htm 来了解更多信息)。

　　ART 的使用对机会性感染的治疗产生了重大影响。机会性感染的数量因 ART 的推行而显著下降。若患者的 CD4+T 细胞计数能够升高至 200/mm³ 并长期维持,对 PCP、弓形虫、巨细胞病毒感染、鸟型分枝杆菌复合群、隐球菌和念珠菌、利什曼病、鹅口疮的预防或抑制疗法可以停止。

ART 的管理也能迅速降低病毒载量,从而降低并发症的发生率。

## 抗逆转录病毒疗法

感染 HIV 或 AIDS 后,如果接受 ART 并严格依从遗嘱,患者可以存活多年(平均 39 年)。用于治疗 HIV 的抗逆转录病毒药物包括核苷/核苷酸逆转录酶抑制剂(NRTIs)、非核苷逆转录酶抑制剂(NNRTI)、蛋白酶抑制剂(PIs)、融合抑制剂(FIs)、整合酶链转移抑制剂(INDTIs)和转入抑制剂/CCR5 拮抗剂。以上药物可阻断病毒与 CD4$^+$ 受体融合(FIs)或作用于复制周期的不同点(INDTIs、NRTIs、NNRTI)或抑制新的病毒颗粒的发展(PIs)。美国 FDA 批准的此类药物均可使用(表 48-3)。

**表 48-3 FDA 批准的抗逆转录病毒药物**

| 通用名 | 商品名 |
| --- | --- |
| **转入抑制剂(EIs)或 CCR5 拮抗剂** | |
| 马拉维若,MVC | Selzentry |
| **融合抑制剂(FIs)** | |
| 恩夫韦地,T-20 | Fuzeon |
| **整合酶链转录抑制剂(INSTIs)** | |
| 雷特格韦,MK-0518 | Isentress |
| **核苷类逆转录酶抑制剂(NNRTIs)** | |
| 地拉韦啶,DLV | Rescriptor |
| 依法韦仑,EFV | Sustiva |
| 依曲韦林,ETR,ETV | Intelence |
| 奈韦拉平,NVP | Viramune |
| **核苷酸逆转录酶抑制剂(NRTIs)** | |
| 阿巴卡韦,ABC | Ziagen |
| 阿巴卡韦、拉米夫定 | Epzicom |
| 阿巴卡韦、齐多夫定、拉米夫定 | Trizivir |
| 地达诺新,ddI,去羟肌苷 | Videx,Videx EC |
| 恩曲他滨,FTC | Emtriva,Coviracil |
| 恩曲他滨、富马酸替诺福韦酯 | Truvada |
| 拉米夫定,3TC | Epivir |
| 拉米夫定、齐多夫定 | Combivir |
| 司他夫定,d4T | Zerit |
| 富马酸替诺福韦酯,TDF | Viread |
| 齐多夫定,AZT,ZDV | Retrovir |

续表

| 通用名 | 商品名 |
| --- | --- |
| **蛋白酶酪氨酸抑制剂(PIs)** | |
| 安普那韦,APV | Agenerase |
| 阿扎那韦,ATV | Reyataz |
| 地瑞纳韦,TMC | Prezista |
| 膦沙那韦,FPV | Lexiva |
| 茚地那韦,IDV | Crixivan |
| 洛匹那韦、利托那韦,LPV/r | Kaletra |
| 奈非那韦,NFV | Viracept |
| 利托那韦,RTV | Norvir |
| 沙奎那韦,SQV | Fortovase,Invirase |
| 替拉那韦,TPV | Aptivus |

2010 年 12 月 1 日检索结果,网址:http://aidsinfo.nih.gov/. AIDSinfo,美国健康和人类服务部下属的一个服务机构。

根据症状的出现与消失,结合患者的免疫抑制程度与病毒载量来决定启动或改变治疗方案。指南应基于病毒学、免疫学和患者的临床状态。在重症监护环境下,因为潜在的显著不良事件(表48-4)和药物的相互作用(表48-5),有关 ART 的使用及其适宜性有着相当大的争论。因此,照顾危重的 HIV 携带者或艾滋病患者时,危重症护士应与跨学科团队合作,尤其是传染病专家,以便获得启动和暂停 ART 药物使用的参数。行 ART 时注意药物应充分给予,若暂停使用应全面停止,否则有加强病毒抗药性的可能。

对于晚期艾滋患者,开始 ART 可能导致免疫重建炎症综合征(IRIS)。该综合征表现为一系列症状增加并出现急性炎症或感染灶,但不能做出新的感染诊断。临床上,反常恶化或出现新的感染表现,通常表明免疫功能提升和炎症反应增强、记忆和幼稚 T 细胞的数量增加、淋巴细胞增殖增强、白细胞介素 2 的反应增强、细胞因子产生减少。与 IRIS 相关的最常见的感染是肺结核、鸟型分枝杆菌复合群、隐球菌病、巨细胞病毒、单纯疱疹、病毒和 CJD。IRIS 期间,应进行支持治疗并积极治疗感染性疾病直到患者临床表现稳定。

## 强效抗逆转录病毒联合疗法

强效联合 ART,也被称为高度活性抗逆转录病毒疗法,1996 年成为实践标准。根据 CDC 在 2011 年 10 月发布的指南,凡有 AIDS 定义疾病病史或 CD4$^+$ T 细胞计数低于 350/mm$^3$ 的患者均应行 ART 疗法(表框 48-2)。CD4$^+$T 细胞计数在

表 48-4　需重症监护的抗逆转录病毒疗法相关不良事件

| 不良事件 | 相关的 ART 治疗 |
| --- | --- |
| 血液事件 | 替拉那韦 / 利托那韦:有 PIs 治疗出现颅内出血的报道(血友病患者出血加重) |
| 骨髓抑制 | 齐多夫定(ZDV) |
| 心血管影响 | 心肌梗死(myocardial infarction,MI)和脑血管意外事件:在队列研究中证实与 PI 的使用有关而非 NNRTIs<br>仅出现 MI:在观察性队列研究中发现与近期使用 ABC 和去羟肌苷(DDI)相关,在 ABC 随机研究中并没有发现相关性 |
| 中枢神经系统的影响(可能包括以下一项或多项:困倦、嗜睡、失眠、多梦、头晕、注意力不集中、抑郁发作、幻觉、精神失调、精神病、自杀意念) | 依法韦仑(EFV) |
| 过敏性肝衰竭 | 奈韦拉平(NVP) |
| 肝毒性 | 所有 NNRTIs 和 PIs、大多数 NRTls、马拉维若 |
| 高脂血症 | 所有 PIS〔除阿扎那韦(ATV)〕、司他夫定(d4T)、EFV>NVP |
| 超敏反应 | ABC |
| 胰岛素抵抗 / 糖尿病 | 胸腺嘧啶核苷类似物(ZDV,d4T)、部分 PIs 与胰岛素抵抗和糖尿病有关(但不清楚是否属于一类效果) |
| 乳酸性酸中毒、肝脂肪变性伴或不伴有胰腺炎(严重的线粒体毒性) | NRTIs,特别是 d4T、ddl、ZDV |
| 肾结石、尿路结石、结晶尿 | 茚地那韦(IDV)、ATV、福沙那韦(FPV) |
| 肾毒性 | IDV、替诺福韦酯(TDF) |
| 神经肌肉综合征 | 司他夫定(d4T) |
| 胰腺炎 | DDL 单用;DDL+d4T、羟基脲(HU)、利巴韦林(RBV)或替诺福韦;洛匹那韦 / 利托那韦(LPV/R) |
| 史蒂文斯 - 约翰逊综合征(SJS)和中毒性表皮坏死(TEN) | NVP 多于 DLV、EFV、ETR;也报道过 APV、FPV、ABC、DRV、ZDV、DDL、IDV、LPV/R、ATV |

Source:Panel on Antiretroviral Guidelines for Adults and Adolescents. Guidelines for the use of antiretroviral agents in HIV-1-infected adults and adolescents. Department of Health and Human Services. 1-167,2011. Available at http://www.aidsinfo.nih.gov/ContentFiles/AdultandAdolescentGL.pdf. Accessed January 30,2012.
　　访问日期:2012 年 1 月 30 日。

$350\sim500/mm^3$ 范围内推荐实施 ART。HIV 相关肾病患者和乙型肝炎病毒感染者,无论 CD4$^+$T 细胞计数为何值,都应行 ART。对于 CD4$^+$T 细胞计数 $500/mm^3$ 的患者,50% 的专家认为应当实施 ART,50%的专家认为此阶段可结合其他情况决定是否实施 ART。

当代证据表明,核苷类逆转录酶抑制剂的单一疗法(一种、两种、三种 NRTI)并不是推荐的方案。2011 年 11 月,CDC 向初治患者(之前没有用过 ART 治疗的患者)推荐了三种优先选择的 ART 疗法,包括:

- 非核苷逆转录酶抑制剂 +2 种核苷逆转录酶抑制剂;
- 蛋白酶抑制剂(最好用利托那韦提升效果)+2 种核苷类逆转录酶抑制剂;
- 整合酶链转移抑制剂 +2 种核苷逆转录酶抑制剂。

对于有治疗经验的 HIV 携带者或此前采取过 ART 治疗的患者,目前对治疗期间病毒动态变化的认识表明,假设选择了最优方案且患者能坚持治疗,一线抗逆转录病毒药物应当能够最大程度地抑制病毒。

无论选择何种用药方案,ART 都有一系列共同治疗目标。第一,必须最大限度地持续抑制 HIV

表48-5　不应与蛋白酶抑制剂、非核苷逆转录酶抑制剂或CCR5拮抗剂联合使用的药物

| 抗逆转录病毒 | 强心剂 | 降脂药 | 抗分枝杆菌 | 胃肠药 | 精神安定剂 | 精神药品 | 麦角衍化物（血管收缩剂） | 草药 | 抗逆转录病毒药 | 其他 |
|---|---|---|---|---|---|---|---|---|---|---|
| ATV±RTV | 无 | 洛伐他汀<br>辛伐他汀 | 利福平<br>利福喷汀 | 西沙比利 | 哌咪清 | 咪达唑仑<br>三唑仑 | 双清麦角胺<br>麦角新碱<br>麦角胺<br>甲基麦角新碱 | 贯叶连翘 | ETR<br>NVP | 阿夫唑嗪<br>伊立替康<br>沙美特罗<br>西地那非治疗肺动脉高压 |
| DRV/r | 无 | 洛伐他汀<br>辛伐他汀 | 利福平<br>利福喷汀 | 西沙比利 | 哌咪清 | 咪达唑仑<br>三唑仑 | 双清麦角胺<br>麦角新碱<br>麦角胺<br>甲基麦角新碱 | 贯叶连翘 | 无 | 阿夫唑嗪<br>沙美特罗<br>西地那非治疗肺动脉高压 |
| FPV±RTV | 氟卡尼<br>普罗帕酮 | 洛伐他汀<br>辛伐他汀 | 利福平<br>利福喷汀 | 西沙比利 | 哌咪清 | 咪达唑仑<br>三唑仑 | 双清麦角胺<br>麦角新碱<br>麦角胺<br>甲基麦角新碱 | 贯叶连翘 | ETR | 阿夫唑嗪<br>沙美特罗<br>西地那非治疗肺动脉高压 |
| LPV/r | 无 | 洛伐他汀<br>辛伐他汀 | 利福平<br>利福喷汀 | 西沙比利 | 哌咪清 | 咪达唑仑<br>三唑仑 | 双清麦角胺<br>麦角新碱<br>麦角胺<br>甲基麦角新碱 | 贯叶连翘 | 无 | 阿夫唑嗪<br>沙美特罗<br>西地那非治疗肺动脉高压 |
| SQV/r | 胺碘酮<br>多非利特氟卡尼<br>利多卡因普罗帕酮<br>奎尼丁 | 洛伐他汀<br>辛伐他汀 | 利福平<br>利福喷汀 | 西沙比利 | 哌咪清 | 咪达唑仑<br>三唑仑 | 双清麦角胺<br>麦角新碱<br>麦角胺<br>甲基麦角新碱 | 贯叶连翘<br>大蒜补充剂 | 无 | 阿夫唑嗪<br>沙美特罗<br>西地那非治疗肺动脉高压 |
| TPV/r | 胺碘酮<br>氟卡尼<br>普罗帕酮<br>奎尼丁 | 洛伐他汀<br>辛伐他汀 | 利福平<br>利福喷汀 | 西沙比利 | 哌咪清 | 咪达唑仑<br>三唑仑 | 双清麦角胺<br>麦角新碱<br>麦角胺<br>甲基麦角新碱 | 贯叶连翘 | ETR | 阿夫唑嗪<br>沙美特罗<br>西地那非治疗肺动脉高压 |

续表

| 抗逆转录病毒 | 药物种类 | | | | | | | | | |
|---|---|---|---|---|---|---|---|---|---|---|
| | 强心剂 | 降脂药 | 抗分枝杆菌 | 胃肠药 | 精神安定剂 | 精神药品 | 麦角衍化物（血管收缩剂） | 草药 | 抗逆转录病毒药 | 其他 |
| EFV | 无 | 无 | 利福喷汀 | 西沙比利 | 哌咪清 | 咪达唑仑 三唑仑 | 双清麦角胺 麦角新碱 麦角胺 甲基麦角新碱 | 贯叶连翘 | 其他 NNRTIs | 无 |
| ETR | 无 | 无 | 利福平 利福喷汀 | 无 | 无 | 无 | 无 | 贯叶连翘 | 无帮助的 PIs，ATV/r，FPV/r，或 TPV/r；其他 NNRTIs | 卡马西平 苯巴比妥 苯妥英钠 保泰松 |
| NVP | 无 | 无 | 利福喷汀 | 无 | 无 | 无 | 无 | 贯叶连翘 | ATV ± RTV 其他 NNRTIs | 酮康唑 |
| RPV | 无 | 无 | 利福布汀 利福平 利福喷汀 | 质子泵抑制剂 | 无 | 无 | 无 | 贯叶连翘 | 其他 NNRTIs | 卡马西平 奥卡西平 苯巴比妥 苯妥英钠 |
| MVC | 无 | 无 | 利福喷汀 | 无 | 无 | 无 | 无 | 贯叶连翘 | 无 | 无 |

Source：Panel on Antiretroviral Guidelines for Adults and Adolescents. Guidelines for the use of antiretroviral agents in HIV-1-infected adults and adolescents，p K-17. Department of Health and Human Services. Retrieved March 27, 2012, from http://www.aidsinfo.nih.gov/ContentFiles/AdultandAdolescentGL.pdf

病毒载量至检测不到的水平,并尽可能久地维持。其次,有了病毒抑制,就有可能帮助恢复和保护免疫功能。第三,随着病毒载量的抑制,也可帮助减少 HIV 阳性人群传播 HIV 相关疾病。第四,病毒抑制和免疫重建,其有可能降低 HIV 相关的发病率和死亡率,提高生存率。最后,重要的是,ART 可以提高 HIV 携带者或艾滋病患者的生活质量。

决定启动或修改 ART 方案较为复杂,且需考虑多种因素。鉴于存在药物相互作用的风险和低水平吸收等因素,在 ICU 内行 ART 治疗需谨慎。CDC 建议,关于 ART 治疗方案的选择决策也应个体化考虑并与患者家属商议,应该仔细考虑以下因素:

- 伴发疾病(例如:心血管疾病、药物依赖、精神疾病、肝脏疾病、肾脏疾病或肺结核)
- 潜在的药物不良反应;
- 妊娠或预期妊娠;
- 基因型耐药检测结果;
- 性别、预处理的 CD4$^+$T 细胞计数(如果考虑使用奈韦拉平);
- 如果考虑阿巴卡韦应行 HLA-B*5701 检测;
- 如果考虑马拉韦罗应行细胞嗜性检测;
- 患者的潜在依从性;
- 治疗便利性(如药物负担、给药频率及食物、饮品)。

CD4$^+$T 细胞计数是决定治疗开始的重要指标之一。最新的治疗指南建议,CD4$^+$T 细胞计数低于 350/mm$^3$ 以及有 AIDS 定义疾病(表框48-2)病史的患者均需接受 ART 治疗。孕妇、有 HIV 相关性肾病和合并 HBV 感染的患者无论 CD4$^+$T 细胞计数为何值都需要进行 ART 治疗。CD4$^+$T 细胞计数在 350 和 500/mm$^3$ 之间的患者,推荐行 ART 治疗。

HIV 病毒载量水平可用来评价 ART 的有效性。一旦治疗开始,HIV 病毒载量应在 2~8 周内下降。根据 CDC "具有统计学意义的病毒载量的微小变化(即两个标准差)是 3 倍,或 0.5log$_{10}$/ml 的变化。"治疗的关键目标是抑制病毒载量至低于检测临界值(根据大多数市场上的化验标准,低于 40~75/ml)。对于大多数依从遗嘱并且对药物无耐药性的患者,病毒抑制通常发生于 12~24 周。为了监测效果,病毒载量的评估应每 3~4 个月重复一次。

治疗达不到预期效果被称为 ART 失败。治疗失败的三种类型:病毒学失败、免疫失败和临床症状恶化。病毒学失败为病毒载量没有下降到检测不到的水平。免疫失败为免疫系统缺陷,表现为在治疗的一年内 CD4$^+$T 细胞计数未增加至超过患者基线 25~50/mm$^3$ 或 CD4$^+$T 细胞计数下降到患者基线以下。临床症状恶化为在抗逆转录病毒药物治疗 3 个月后机会性感染疾病复发。治疗失败时,常首先发生病毒学失败,其次是免疫失败,最后是临床症状恶化。彼此之间的时间间隔不同,可能历时数年。

### 耐药性试验

基因型和表型耐药试验用于评估病毒株和协助治疗决策。基因型试验评估病毒基因组相关节段的突变,而表型试验评估 HIV 在不同药物浓度中增长的能力。基因型耐药试验是临床实践中最常用的耐药试验。基因型试验结果可以在获得血液样本后几天之内获得,价格更适中,且检测野生型病毒及其耐药性病毒的灵敏度较高。若病毒载量低于 1 000/mm$^3$,不能进行基因型试验。ART 基于基因突变和个体药物耐药谱制定,因此基因型耐药试验可减少 ART 失败率。

# 肿瘤相关并发症及急症

肿瘤急症是指恶性肿瘤及其治疗期间可能发生的危及生命的并发症。20% 的癌症患者在患病期间至少发生一种肿瘤急症。随着患者存活时间增长,患者发生疾病晚期并发症,相关急症发病率也增加。护士必须认识到患者疾病相关和特定危险因素对危重症发展的影响,针对最常见的肿瘤急症制定合适的评估和干预策略。相关急症按病理生理机制分为血液系统、解剖系统和新陈代谢。血液系统并发症包括骨髓造血功能障碍,如植入综合征和白细胞瘀滞,通常发生在血液肿瘤疾病患者中。实体肿瘤及其治疗相关的骨髓抑制,包括贫血、出血性疾病和感染。解剖相关的疾病,如心脏压塞、颈动脉破裂、肝静脉阻塞病、上腔静脉综合征、胸腔积液、脊髓压迫(SCC)、气管支气管阻塞,是由肿瘤侵犯或治疗破坏了正常的解剖结构引起。癌症或其治疗引起的代谢紊乱,如高钙血症、抗利尿激素分泌综合征(SIADH)和肿瘤溶解综合征,可能与激素刺激、促凝活性、电解质紊乱相关。

## ▲ 癌症患者重症监护的一般原则

　　癌症患者对危重症护士提出了特殊要求。对患者其他疾病的了解、恶性肿瘤的特性、治疗相关的问题以及预后等必须纳入患者的护理之中。此外，要关注慢性疾病患者的心理社会因素。表框48-4提供了评估肿瘤急症的指南。理想情况下，在急症发生前，肿瘤科医生或初级保健医生已经与患者及家属讨论了临终关怀，以及何种肿瘤急症需要治疗，何种不需要。然而，若未进行以上宣教，危重症护士就成为初级保健医生和重症监护医生之间的重要桥梁。癌症患者病危时，恶性肿瘤相关的预后和目前的治疗状况可用来为患者计划最佳的急救方式。尽管有时不能够保证抢救措施的风险/效益比，但在许多情况下，抢救干预措施可以显著提高患者此后的生命质量。例如，癌症晚期患者可能出现潜在的危及生命的心包积液，行心包置管即可有效治疗。该患者在置管及引流后可能需要短期重症监护，但症状的减轻可提高其生命最后几个月的生活质量。如果患者无组织学癌症诊断、预后良好、治疗可以达到长期无症状生存或有功能恢复的可能，则肿瘤急症需要积极治疗。表框48-4列出了在决定是否为癌症患者提供重症监护时需要考虑的一系列临床问题。

| 表框 48-4 | 肿瘤急症评估指南 |
|---|---|

**症状和体征**

1. 症状和体征与肿瘤或治疗并发症有关吗？

2. 肿瘤急症症状进展多快？

**原发性肿瘤的自然发展过程**

1. 有恶性肿瘤的早期诊断吗？

2. 原发性肿瘤的诊断和急症发作之间的无病间隔是多久？

3. 急症是在疾病晚期发生的吗？

**治疗效果**

1. 前期未进行治疗还是进行了广泛的预处理？

2. 治疗应针对潜在的恶性肿瘤还是急性并发症？

3. 患者的一般健康状况会影响治疗效果吗？

**治疗和目标**

1. 治愈的可能性是多少？

2. 需要及时减轻痛苦以防止进一步衰竭吗？

3. 治疗的风险与效益比是多少？

4. 如果抗肿瘤治疗的疗效微弱，是否应当停止治疗？

　　为了给肿瘤急症患者提供高质量、个性化护理，危重症护士应该知道危重症及癌症患者的情况。表框48-5列出了从多项癌症患者的危重病例研究中得出的重要结论。表框48-6列出了肿瘤急症患者的护理诊断。

| 表框 48-5 | 癌症患者的重症监护 |
|---|---|

**危重病发生率**

• 影响 20% 的患者。

• 在恶性血液肿瘤患者中更常见。

• 最常见的危重症包括呼吸窘迫，顽固性低血压和肿瘤急症。

**危重病的预后**

• 尚未接受抗肿瘤治疗的首诊患者生存率更高。

• 特定干预后的存活率。

心搏骤停：<2% 存活出院。

机械通气：12%~45% 存活出院（接受血液和骨髓移植的患者预后最差；初诊为实体肿瘤的患者预后最好）。

透析：21%~40% 存活出院（采用连续性肾脏替代疗法预后提高）。

• 存活的最重要因素：潜在恶性疾病的现状。

• 其他不良预后的因素：高龄或低龄、伴随症状、癌症的严重程度、治疗力度、特定急症的可逆性。

| 表框 48-6 | 护理诊断示例 |
|---|---|

**肿瘤急症患者：**

• 有感染的风险　与白细胞减少或功能受损有关。

• 有受伤的风险　与血小板减少和出血有关。

• 外周组织灌注无效　与红细胞减少或肿瘤损坏血管有关。

• 气体交换受损　与肺部肿瘤或体液状态改变有关。

• 有体液失衡的风险　与疾病或治疗有关。

• 疲劳　与恶性疾病或其治疗有关。

• 躯体活动障碍　与疾病引起的并发症有关。

• 焦虑　与疾病或治疗有关。

• 知识缺乏　与疾病或抗肿瘤治疗有关。

• 应对无效　与疾病的严重程度和预后有关。

• 无效性角色行为：慢性严重疾病所致。

## ▲ 血液系统并发症

### 骨髓抑制

　　癌症及其治疗常常导致造血干细胞生成或分化受抑制。骨髓抑制的原因通常与骨肿瘤侵袭、化疗和放疗或造血干细胞移植相关。临床症状有红细胞生成减少(贫血)、血小板生成减少(血小板减少症)和白细胞生成减少(白细胞减少症)。表 48-6 总结了这三种骨髓抑制的主要临床特征。这些疾病不是肿瘤患者特有的疾病,但它们是癌症患者常见的疾病,可影响患者对其他危重病的反应。

如果癌症相关的病因不存在,则应考虑引起骨髓抑制的其他原因。当血清试验尚不能清楚阐明骨髓抑制的病因时,可以进行骨髓穿刺或活检来确定是否在细胞凋亡阶段发生病理生理改变。该试验在镇静和局部麻醉下,用一个大的钻针从髂骨或胸骨取出红骨髓。骨髓活检确定细胞在产生过程中骨髓是否存在缺陷,并可作为临床治疗的依据。骨髓抑制为集束化管理提供依据,包括确定病因是否为一过性、确定治疗量。治疗包括针对细胞组成缺陷给予骨髓生长因子、输注成分血、预防性增强凝血及抗菌治疗以防止出现危及生命的出血或感染等并发症。

表 48-6 骨髓抑制的关键临床特征

| 特征 | 贫血 | 血小板减少症 | 白细胞减少症 |
|---|---|---|---|
| 定义 | 一般标准<br>• 血红蛋白 <12mg%<br>• 红细胞计数 <3.0 × 10^6/mm^3<br>• 血细胞比容 <32%<br>特殊贫血类型<br>• 再生障碍性贫血<br>• 营养性贫血<br>• 溶血性贫血 | 根据血小板减少严重程度和出血风险分为:<br>• 轻度 <1 × 10^5/mm^3<br>• 轻度 <1 × 10^3/mm^3<br>• 中度 <5 × 10^4/mm^3<br>• 重度 <2 × 10^4/mm^3 | 根据白细胞减少严重程度和感染风险分为:<br>粒细胞减少(粒细胞缺乏症),根据 ANC 严重程度分类<br>• 中度 <500/mm^3<br>• 重度 <100/mm^3<br>淋巴细胞减少(淋巴细胞缺乏症)根据淋巴细胞计数绝对值减少的严重程度分类<br>• 轻度 <250/mm^3<br>• 中度 <100/mm^3<br>• 重度 <50/mm^3 |

**病理生理机制**

| 病因学/成因 | 一般<br>• 骨髓抑制(如化疗、中轴骨放疗)<br>• 营养不足——铁、蛋白质、B 族维生素<br>• 药物(雌激素、别嘌醇)<br>再生障碍性贫血<br>• 先天性疾病(如范科尼综合征,母体摄取利尿剂)<br>• 病毒感染<br>• 药物治疗<br>营养性贫血<br>• 缺铁<br>• 缺 B 族维生素<br>溶血性贫血<br>• 免疫溶血(病毒性疾病、自身免疫性疾病)<br>• 镰状细胞贫血<br>• PNH | 骨髓抑制(如化疗、中轴骨放疗)<br>• 药物(非甾体抗炎药)<br>• 大口径静脉通路(如 IABP)<br>• 基础代谢率高(如发热) | 骨髓抑制(如化疗、中轴骨放疗)<br>• 营养不足<br>• 药物 |

续表

| 特征 | 贫血 | 血小板减少症 | 白细胞减少症 |
|---|---|---|---|
| 临床表现 | • 由于携氧和组织交换降低：疲劳、少尿、胸痛、肠鸣音减弱、便秘<br>• 由于身体保温和血管容量降低：低温、低血压、直立性低血压<br>• 由于代偿组织的氧供不足：心动过速、呼吸急促、四肢发冷 | • 由于缺少血小板堵塞血管的正常磨损：牙龈出血、瘀点、尿和大便隐血<br>• 与机体损伤时血小板不足有关：瘀斑、血肿、损伤部位周围出血、血尿或消化道出血 | 粒细胞减少症<br>• 由于吞噬和识别入侵微生物的功能降低：发热、潜在的感染部位疼痛、细菌和真菌感染（粒细胞减少 7~10d 后）<br>• 与炎症反应减少有关：局部红斑缺乏、肿胀或分泌物<br>淋巴细胞减少症<br>• 由于细胞免疫应答和外来组织或蛋白质识别功能降低：组织应对病原体无效（机会性感染和病毒感染更常见） |
| 诊断性检查 | 一般<br>• 红细胞计数<br>• 血细胞比容和血红蛋白<br>• 红细胞形态<br>再生障碍性贫血<br>• 骨髓穿刺和活检<br>营养性贫血<br>• 血清铁蛋白水平<br>• 转铁蛋白水平<br>• 总铁结合力<br>• 叶酸水平<br>• 维生素 $B_{12}$ 水平<br>溶血性贫血<br>• 总胆红素和直接胆红素<br>• 红细胞沉降率<br>• 红细胞形态<br>• 血红蛋白电泳（镰状细胞、PNH）<br>• 铟标记红细胞存活试验 | • 血小板计数<br>• 出血时间，检测血小板质量，判断症状是否与血小板功能而非数量相关 | • 白细胞计数是最初的筛选方法，但实际细胞计数分析可能会有帮助<br>• ANC 显示了具有吞噬活性的粒细胞的真实数目<br>• 淋巴细胞计数绝对值显示可识别外来组织和蛋白质的淋巴细胞的真实数目 |
| 常见护理问题 | • 疲劳<br>• 活动无耐力<br>• 低氧血症<br>• 消化不良 | • 出血<br>• 身体形象改变 | • 感染<br>• 血流动力学不稳定的风险 |
| 医疗处理 | • 注射红细胞生成素<br>• 输注红细胞<br>• 节约资源 | • 白介素 -11（奥普瑞白介素）注射<br>• 输注血小板<br>• 出血预防<br>• 促血小板生成素（罗米司亭） | • 注射粒细胞集落刺激因子（G-CSF）或粒细胞巨噬细胞集落刺激因子（GM-CSF）<br>• 广谱抗菌药物治疗 |

ANC：嗜中性粒细胞计数绝对值；PNH：阵发性睡眠型血红蛋白尿症；IABP：主动脉内球囊泵；RBC：红细胞。

## 植入综合征

植入综合征，又称细胞因子释放综合征、细胞因子风暴、噬血细胞综合征和巨噬细胞活化综合征，是近年来发现的一种罕见疾病，与血液恶性肿瘤治疗和造血干细胞移植后骨髓生长有关。多发于女性，主要是急性白血病（特别是淋巴细胞亚型），刚刚接受异基因造血干细胞移植［尤其是与人类白细胞抗原（HLA）不匹配的捐助者］及因自身免疫性疾病或肿瘤进行移植的患者。大剂量骨髓消融治疗后进行早期植入的患者也存在植入综合征的风险。

## 病理生理机制

骨髓细胞尤其是髓细胞的再生可导致炎性细胞因子释放,进而引起血管舒张和毛细血管渗漏,类似于败血症。淋巴细胞和髓细胞的前体最早植入到骨髓,患者症状初期表现为白细胞计数减少。植入综合征患者表现出的症状和体征与感染相似,有时血细胞计数很低,他们同样存在植入综合征和严重感染的风险。因此,区分这两种疾病非常困难。

## 评估

**病史**　植入综合征初期通常表现为发热、全身红斑或皮疹、呼吸困难等症状,这些症状可能是唯一表现。然而,许多患者表现出其他细胞因子效应的体征或症状,如少尿、伴随肌酐升高的血尿、伴随转氨酶升高的腹部不适和胃肠道出血。Spitzer 诊断标准包括以上症状和 C 反应蛋白升高后炎症标志物的出现。症状通常在 24~48 小时内迅速出现,在中性粒细胞植入且白细胞计数达到大约 2 500~3 000/mm³ 后症状消失。表框 48-7 概述了区分败血症和植入综合征的关键临床表现。

| 表框 48-7　败血症与植入综合征的区别 |
| --- |
| **败血症** |
| • 发热,临床特征多变 |
| • 症状发作多变 |
| • 皮肤临床表现多样 |
| • 呼吸困难,胸部 X 线片常有明显浸润 |
| • 血小板减少症;偶尔黏膜出血 |
| • 低血压相关性少尿,肌酐升高 |
| • 低血压相关的肝大,转氨酶升高 |
| **植入综合征** |
| • 发热:突然发作、高热、持续 |
| • 在植入期 24~48h 内突然发作 |
| • 红斑伴或不伴瘙痒,全身皮疹 |
| • 呼吸困难,胸部 X 线片双侧弥漫性肺泡浸润 |
| • 胃肠道出血 |
| • 不可预知的少尿,肌酐升高,血尿 |
| • 不可预知的肝大,转氨酶升高 |

**诊断性检查**　目前没有明确的诊断性检查区分植入综合征和败血症。甚至 C 反应蛋白升高

也只能反映出炎症而不能对二者加以区分。诊断的基础是出现多个临床症状,白细胞减少症患者的白细胞计数增加以及微生物培养未出现阳性结果。新的细菌真菌病原体标记,如 β-D- 葡聚糖和原降钙素在此不能作为诊断依据。

## 管理

植入综合征需进行支持性保守治疗。怀疑患者发生败血症时,应使用广谱抗菌药。给予对乙酰氨基酚和苯海拉明来处理红斑和瘙痒。肝功能异常患者需要严密监测和调整液体和药物的剂量。静脉输液用来防止血管舒张性低血压,必要时使用血管收缩剂如去氧肾上腺素或去甲肾上腺素。临床症状十分明显的情况下快速静脉注射糖皮质激素可以有效缓解症状。基于综合征存在时间短的了解,遵医嘱行机械通气和肾脏替代治疗。

## 并发症

大多数植入综合征患者的长期预后良好,没有明显的临床后遗症。很少有患者死亡或发生长期缺血性器官损害。对于发生不良后遗症的患者,很难确定首发病理生理过程是植入综合征还是败血症。例如,迅速发生并发展为呼吸窘迫综合征的患者可能死于顽固性低氧血症,但尚不能确定是由未被确诊及治疗的感染引起还是由植入综合征引起。

# 白细胞瘀滞

白细胞瘀滞是血液中含有过多白细胞的一种疾病,可导致高黏血症和微血管闭塞。癌症如急性白血病是白细胞瘀滞的主要原因,此外与之类似的增殖性淋巴瘤,如 Burkitt 和淋巴母细胞淋巴瘤,也可引发白细胞瘀滞。约有 5%~30% 的急性白血病患者发生症状性白细胞瘀滞,其与不成熟白细胞增多相关,提示预后较差。患此综合征的患者早期病死率约为 40%。

## 病理生理机制

循环白细胞数量过多一般发生在急性白血病患者中,可引起高黏血症,可能导致微循环闭塞缺血,血管破裂。几种类型的白血病可引起白细胞计数升高,风险最大的为 M3v、M4、M5 亚型的急性单核细胞性白血病以及 llq23 型急性淋巴细胞

白血病。由于黏附分子与内皮血管内层相互作用，急性非淋巴细胞白血病中的不成熟粒细胞（原始细胞）最倾向于"黏性"，最有可能导致白细胞瘀滞。当白细胞计数大于 $1 \times 10^5/mm^3$ 时，最有可能发生白细胞瘀滞，但计数在 $5 \times 10^4/mm^3$ 范围内仍然可能出现明显临床症状，尤其是白细胞计数迅速增加或细胞不成熟时。脑和肺血管闭塞最为常见，此外也有关于冠状动脉闭塞、肾功能衰竭、脾脏和肠血管梗塞的报道。缺氧性血管扩张会加重脑血管闭塞的临床表现。

## 评估

**病史**　白细胞瘀滞患者通常首先出现呼吸系统或神经系统症状。症状急性发作（数小时至一天）。伴随低氧血症的严重呼吸窘迫和炎症性肺泡浸润是肺部受累的标志。由于不成熟白细胞会消耗动脉血气（ABG）标本里的氧，使动脉血氧水平比临床症状表得更低，所以难以判断低氧血症的严重程度。氧饱和度可能偏低（如 82%~90%），但血气分析氧含量可能只有 30mmHg。立即冰冻或快速转运血标本可以减轻但不能消除这种问题的发生。神经性白细胞瘀滞表现为精神状态的改变，有局灶性神经功能缺损；血管闭塞引起血栓或栓塞性卒中。其他临床表现也与患者预后不良相关，包括高龄，单核细胞系、血清胆红素大于 1.5mg/dl、血肌酐大于 1.2mg/dl、乳酸脱氢酶超过 2 000IU、血小板低于 5 万 $/mm^3$。

**诊断性检查**　应高度警惕高危人群发生白细胞瘀滞，但最终诊断主要依据临床表现。一些病理生理并发症的存在如梗死或卒中，可证实诊断。患者接受特异的诊断性检查以评估其症状。胸片可以诊断肺部白细胞瘀滞。头部 CT 扫描可显示神经性白细胞瘀滞。同时需行超声和磁共振成像（MRI）检查。诊断肺部白细胞瘀滞可行动脉血气分析，但其具有一定局限性。

## 管理

白细胞瘀滞最好的处理办法为识别高危或早期症状，在细胞导致器官损害之前进行快速的细胞减灭术，如白细胞去除术或大剂量化疗。部分医生指出，虽然白细胞去除术不影响死亡率，但其显著影响白细胞数目及其对末梢器官的损伤。白细胞去除术每次治疗去除 2 万~4 万个白细胞，每

日需要一次或两次治疗，直到白细胞计数低于（3 万~4 万）$/mm^3$。如果不能立即进行白细胞去除术，应给予大量静脉输液来稀释血液，增强肾脏排泄新陈代谢产生的毒素。如果在 12~24 小时内仍然不能实施白细胞去除术，患者的症状持续恶化，则需行换血疗法。

许多患者应该立即接受化疗以预防细胞快速再生长或自发性肿瘤溶解综合征合并肾功能衰竭。条件允许时，最好在开始化疗前完成必要的白细胞去除术。然而，许多患者太过虚弱不能进行该治疗。此时，危重症护士必须在两次白细胞去除术之间使用抗菌药物或进行化疗。尽管早期观点认为，化疗可以与连续性肾脏替代疗法（CRRT）联合使用，透析疗法清除率低于正常肾脏清除率，因此不必担心化疗药物被透析清除。但是血液透析并非如此，它会清除许多化疗药物。小剂量头颅放疗（100~300Gy）一度被认为能稳定细胞膜并破坏肿瘤细胞，但这种做法现在并不推荐。白细胞瘀滞的患者接受支持性治疗药物如抗菌药、利尿药、支气管扩张剂、磷酸盐结合剂、拉布立酶和别嘌醇的目的是稳定症状。

要识别加重白细胞瘀滞高黏度的干预措施，并避免实施。急性白血病患者通常会出现贫血，但血液制品应谨慎输注，并且需要与晶体联合使用，避免血液黏度增加。使用利尿剂可增加肾脏对肿瘤细胞溶解所释放的尿酸的排泄，但必须与晶体联合使用时以维持正常血管渗透压。降低颅内出血的支持性干预措施包括抬高床头，应用糖皮质激素等。最终的治疗需要针对白血病进行化疗。表框 48-8 列出了旨在降低白细胞瘀滞相关并发症风险的护理干预措施。

---

**表框 48-8　白细胞瘀滞的护理干预措施**

- 识别白细胞瘀滞的高危患者——急性髓细胞白血病（原始细胞），白细胞计数大于 10 万 $/mm^3$，肾功能不全，脱水。
- 大量静脉输液稀释细胞及溶解碎片释放的酸性物质。
- 尽快采取白细胞去除或速效化疗（如环磷酰胺）。
- 治疗器官或系统的具体白细胞瘀滞症状（如抬高床头，采用支气管扩张剂）。
- 使用药物降低肿瘤溶解作用：磷酸盐结合药物、别嘌醇、拉布立酶。
- 疾病早期高黏症不确定时，谨慎使用血液成分。
- 计划评估干预措施，旨在监测器官缺血或梗死。

## 并发症

即使接受合适而明确的治疗,白细胞瘀滞的患者也可能会发生卒中、呼吸衰竭、肠梗死、肾功能衰竭或心肌梗死等并发症。大多数情况下,某种程度的可逆性器官缺血需要支持治疗。

## 盲肠炎 / 坏死性小肠、结肠炎

### 病理生理机制

严重或长期中性粒细胞减少的患者存在急性胃肠道症状的风险,这与胃肠道内的微生物活动相关。粒细胞缺乏患者体内寄居的革兰氏阴性细菌会引起严重的临床疾病。在肠道灌注较少的区域,如盲肠和阑尾的微生物渗透液会引发急性肠道壁的炎症,水肿和麻痹性肠梗阻。这一病理转归被称为中性粒细胞缺乏性小肠结肠炎,也就是盲肠炎。这些细菌产生的气体进入肠壁,造成缺血和梗死,然后形成坏死性小肠、结肠炎或肠气囊肿病。虽然在儿童中报道较多,但任何接受大剂量骨髓抑制治疗的患者均可发生盲肠炎。以往的研究表明白血病或接受造血干细胞移植的患者发病率为 20%~40%,但最近的报告表明发病率可能从低于 1% 到大约 6%。尽管出现严重的急性腹部感染的临床表现,但超过一半的患者血培养为阴性。

### 评估

**病史** 长期和 / 或严重中性粒细胞减少的患者存在盲肠炎的风险,但其他原因也可诱发盲肠炎,包括阑尾、肠道上段手术。与盲肠炎发病率增加相关的药物包括卡铂、环磷酰胺、阿糖胞苷、道诺霉素、多烯紫杉醇、阿霉素、伊达比星、氨甲蝶呤、紫杉醇、聚乙二醇天冬酰胺酶、拓扑替康、长春新碱。有报道称疾病的发生可能与阿仑单抗、干扰素 α、培美曲塞有关。通常采用口服抗生素清理肠道,依从性不佳则可导致该疾病的发生。患者临床表现为弥漫性腹痛,疼痛部位分布于腹部右上部或中部。腹胀、腹泻、肠鸣音减弱较为常见,反跳痛或消化道出血信号提示疾病较为严重,可能已发展到肠缺血和梗死。大多数患者表现出急性败血症的症状,如发热、流体流失伴少尿、体重增加、低血压。由于抗生素可控制症状,因此败血症的症状间断性出现。

**诊断性研究** 初步筛查包括腹部平板 X 射线检查膈肌下可能存在的气体,CT 扫描,同时评估乳酸和淀粉酶水平判断肠缺血的迹象。盲肠增大和水肿可作为诊断依据,但其他检查可更好地预测肠壁损伤或缺血的严重程度。

### 管理

自从认识到该并发症的存在及其病理生理起源以来,许多临床医生采取两个主要预防措施。首先,高危患者口服抗生素(通常以液体形式)进行治疗,抑制肠道细菌,使肠道内形成无菌环境。其次,预期严重的中性粒细胞减少症患者可以预防性给予造血生长因子(急性髓性白血病患者除外,生长因子会促进其肿瘤的生长)。这样此类患者发生中性粒细胞减少症的风险降低。对不太严重的盲肠炎患者,有效的广谱抗生素可杀灭各种革兰氏阳性和革兰氏阴性菌,使肠道得到休息,同时要保证密切的观察,直到患者自身的白细胞重新填充骨髓,数量足以破坏现有感染灶。盲肠炎患病期间,应当持续监测乳酸水平并进行静脉输液维持肠道灌注。尽量避免使用血管加压药。如情况加重,可输注粒细胞提高患者的免疫功能。对严重的败血症相关疾病或肠壁积气症需采取紧急手术切除。

### 并发症

连续的肠壁异常可能导致急性肠穿孔、肠梗塞或消化道出血。由于手术切除肠道的风险太高,患者往往不会选择手术,而手术切除是控制败血症唯一有效的措施,因此,出现以上并发症往往提示预后不良。

## ▲ 解剖结构并发症

### 心脏压塞

心脏压塞是大量心包积液或肿瘤压迫心脏的结果。尸体解剖发现,多达 20% 的癌症患者被出现心脏或心包移位。

### 病理生理机制

心包是一个包绕心脏与大血管的双层囊,脏层紧贴心脏表面,壁层(或外层)自由移动。心包将心脏固定在稳定的位置为心脏收缩提供了一个光滑的液囊。心包腔位于脏层与壁层之间,内含10~50ml 的浆液。

肿瘤心脏压塞是过量的心包浆液生成和积聚的结果。也可由心脏被肿瘤包裹或放疗后心包炎引起。填塞的严重程度与液体形成的速度和积聚量成正比。缓慢的积聚可导致心包扩张,而心脏收缩力数月不会受到不良影响。心包压力升高会使正常的舒张期充盈受损,心搏量减少。心搏量持续下降,导致低血压,代偿性心动过速,左心房、肺动脉、肺静脉、右心房和腔静脉压力平均值升高。机体为了维持动脉压、增加血容量、改善静脉回流,会出现心动过速和外周血管收缩。如果心脏压塞不能及时确诊并治疗,很快将发生循环衰竭。

食管癌或肺癌可直接蔓延到心包膜,而距离较远的原发癌(如肾细胞)通过血液循环转移到心包中。因淋巴管阻塞会影响心包液的再循环,大的胸部肿瘤也可能导致心包积液。与心包积液有关的最常见的原发癌包括乳腺癌、肺癌或食管癌、淋巴瘤、胃肠癌、黑色素瘤、肉瘤和白血病。放射性心包炎可能是一个诱发因素,尤其是当患者心脏处于放疗范围内,且该区域放射总剂量超过4 000rad(40Gy)时。生物治疗如白细胞介素 -2(阿地白介素)和干扰素 - α 导致毛细血管通透性及心包积液增加并出现临床症状。据报道,接受三氧化二砷、环磷酰胺、阿糖胞苷治疗的患者也可能出现心包积液。

## 评估

**病史**　癌症患者的症状和体征可反映心包腔内液体积聚的速度,癌症患者液体积聚缓慢,因而主要表现为右心衰竭。填塞的体征包括脉搏快速而无力、心音遥远、吸气时颈静脉怒张(库斯莫尔征)、奇脉(吸气时动脉血压比正常时下降>10mmHg)、脚踝或骶尾处水肿、腹水、肝脾大、肝颈静脉回流征、昏睡、意识水平改变。患者可能主诉呼吸困难、咳嗽、身体前倾时胸骨后疼痛缓解。有时,大量积液的患者会出现上腹部疼痛、呃逆、声音嘶哑、恶心和呕吐。

**诊断性研究**　可采用多种检查来确定心脏压塞是否存在及其严重程度。胸片可用于确定心脏扩大、纵隔腔扩大或肺门淋巴结病。心电图(ECG)可显示非特异性异常,包括肢体导联 QRS 波群电压低、窦性心动过速、心前区导联 ST 段抬高、T 波变化。超声心动图是确定心脏压塞敏感性和特异性最高的无创检查,在多数情况下均常规使用。超声心动图会显示两个明显的回声,一个来自积液,另一个来自心脏后方边界。两个回声的间距显示积液的量或心包厚度。在右心置入导管可以检测心脏压塞或紧缩,但较少使用,因为多数医院都配备了超声心电图。然而超声心电图无法确定心包内是否存在肿瘤及其特定的病理特征,可能需要 CT 或 MRl 进行成像。心包可穿刺术为转移癌患者提供确切的细胞学结果。

## 管理

首先,扩容是必要的,因为它增加了静脉压力使其大于心包压力,静脉回流增加,心输出量增加。其次,给予氧气也是必要的,但辅助或机械通气可能会增加胸腔压力,进一步阻碍静脉回流,使填塞恶化。

心包积液最终治疗方法是积液引流。出现急性或危及生命的症状时需要紧急行心包引流,通过针或导管进行心包穿刺术(表框48-9)。如不采取有效治疗来减轻心包积液,可能发生心搏骤停。若不快速采取措施防止心包液重新积聚,则填塞可能在 24~48 小时内复发。

| 表框 48-9 | 患者安全 |
|---|---|

**肿瘤患者心脏压塞的症状和体征**

- 发绀、呼吸困难伴随低氧血症、意识障碍或休克。
- 奇脉,脉压超过 50%。
- 脉压下降超过 20mmHg。
- 中心静脉压超过 13mmHg。

在选择治疗方案时,临床医生应考虑的因素包括原发肿瘤对特定治疗方案的敏感性、既往治疗及患者的预期寿命。如果药物治疗有效(如淋巴瘤和小细胞肺癌),患者经临床诊断,病情趋于稳定后,则开始全身化疗。这种治疗对于有心包积液的白血病、淋巴瘤、乳腺癌患者也可能有效。对放疗敏感的肿瘤如淋巴瘤、乳腺癌,放疗是可选的治疗方法。研究表明,放疗可以控制超过 50%的恶性心包积液。在透视或超声心动引导下插入心包导管快速引流,通常是首选紧急治疗方案。抗癌治疗开始后导管可继续保留。通过心包导管进行心包硬化(很少使用),可使心包的脏层和壁层黏附,防止液体积聚,从而抑制心脏压塞。采用顺铂或博来霉素等药物进行心包内化疗的报道较少。术中液体引流或分流已经在大量恶性疾病患者中取得成功。预期寿命较长,身体状态较好的患者,可在胸腔镜下行心包切开术。该手术中,创建胸膜-心包窗口,使心脏压迫即刻缓解,同时提供组织标本进行组织学诊断。术后复发患者不足5%。如果对既往治疗方法无效,则须行心包切除术。因手术发病率和死亡率较高,若患者存在大的心包肿瘤,则不可实施此手术。

## 颈动脉破裂

颈动脉破裂(或"喷出")的主要原因是肿瘤的侵蚀和破坏。这种破裂导致大量血液流失,如未及时干预,将引发危及生命的大出血。头颈部肿瘤患者存在肿瘤学突发事件的风险,尤其是术后、放疗后及伤口感染的患者。受累人群还包括甲状腺癌、淋巴瘤或黑色素瘤患者。肿瘤或肿瘤附近有明显搏动的患者,颈动脉血管被侵蚀的风险更大。

### 病理生理机制

肿瘤侵犯或手术操作使血管易受损,可能发生颈动脉破裂。其他血管易受损的原因包括感染或皮瓣坏死。

### 评估

颈动脉可能突然破裂,伴随大量血液从受损血管内迅速涌出,然而,侵蚀或破裂的第一迹象通常是颈部的小股血流或不明原因的口腔出血。如果动脉处皮肤完好,患者可能会出现皮肤变暗或瘀斑、肿胀、吞咽或呼吸困难、胸骨后或上腹部疼痛、精神状态改变。偏头痛或视力障碍也提示可能有颈动脉出血。表框 48-10 列出了颈动脉破裂的主要症状和体征。

| 表框 48-10 | 患者安全 |
|---|---|
| **颈动脉破裂的主要症状和体征:** | |

- 颈部伤口渗血;
- 不明原因的口腔出血;
- 颈部瘀斑;
- 突发的颈部水肿;
- 胸骨后或上腹部疼痛;
- 不祥感、焦虑、不安。

## 管理

颈动脉破裂的高危患者可在术中放置血管支架,起到预防作用。此外,应开放静脉通路,做好交叉配血以便直接输血。准备充足的纱布、冲洗的生理盐水、血管夹等。如怀疑颈动脉破裂,首要措施是用浸湿的盐水纱布缠绕中间两指,直接按压颈动脉破损部位。护士不能为了观察出血是否停止或尝试使用止血钳而减轻按压力度,否则可能加重失血。气道保护至关重要。待患者进入手术室,手术区域准备妥当,方可停止按压。外科治疗的选择为结扎受损动脉。备选方案是栓塞术或支架植入术。第 22 章详细讲解了颈动脉手术评估和护理。

## 并发症

颈动脉破裂的死亡率为 40%~60%,60% 的患者存在长期的神经功能障碍,偏瘫最为常见。降低偏瘫风险的措施有预防休克和使用对侧颈动脉做液体替换治疗,保证充足的脑灌注。

## 肝静脉阻塞病(肝窦阻塞综合征)

肝静脉阻塞病也称为肝窦阻塞综合征,是指肝脏静脉血管发生阻塞。该疾病是大量放化疗的并发症。接受化疗和单克隆抗体治疗的患者其发病率可降低至 5%~10%,但接受造血干细胞移植的患者则高达 30%~40%。尽管肝窦阻塞综合征最有可能发生在接受高剂量烷化剂(如环磷酰胺、白消安)或腹部放疗的患者,但也发生在接受白血病单克隆抗体吉妥(Mylotarg)和奥沙利铂(Aloxatin)治疗的患者。癌症患者的其他危险因素为过多的预处理、高龄和肝炎史。

### 病理生理机制

病原体导致内皮细胞发生纤维化改变,使肝脏静脉壁和肝窦细胞壁纤维化,导致小静脉狭窄变硬,有形成血栓的倾向,目前机制尚不明确。流出肝脏的静脉血量减少,肝组织充血,最终造成压迫性肝脏损害。

### 评估

**病史** 肝静脉阻塞病的早期症状是液体潴留、血清胆红素升高、非特异性腹痛。这些症状平均发生在治疗后 8~20 天,时间随病原体种类而变化。最初的临床表现主要是门静脉高压伴腹水、肝大伴疼痛和右心衰竭;1~3 周内进展为肝破坏、凝血障碍、血小板减少症、高氨血症、代谢性碱中毒、迷走神经兴奋或肝肾衰竭。表框 48-11 列出了肝静脉阻塞病早晚期的临床表现。大多数肝静脉阻塞病患者病情轻微且可逆,只有 10%~20% 病情严重并可威胁生命。

---

**表框 48-11 | 患者安全**

**肝静脉阻塞病的症状和体征**

**早期表现**

- 体重增加;
- 液体潴留,水肿;
- 疼痛性肝大;
- 总胆红素和直接胆红素升高;
- 天冬氨酸转氨酶和碱性磷酸酶升高。

**晚期表现**

- 凝血障碍,血小板减少;
- 高氨血症;
- 代谢性碱中毒;
- 肝肾综合征;
- 右心衰竭;
- 转氨酶升高;
- 迷走神经兴奋。

---

**诊断性检查** 首选的诊断性检查是判断总胆红素和间接胆红素是否升高,这也是特异性最高的检查方法。天门冬氨酸转氨酶(以前称为血清谷氨酸草酰乙酸转氨酶)和碱性磷酸酶早期也升高,随着肝功能衰竭的发展,肝转氨酶升高。腹部 B 超可证实肝大,同时可排除其他病因,如胆汁淤积、肝脓肿等。超声多普勒技术可检测静脉壁肿胀,计算门静脉压力,为肝静脉阻塞病提供更多诊断依据。

疾病晚期或严重时,血小板计数减少,凝血功能检查如凝血酶原时间和部分凝血活酶时间延长。但最终诊断必须依据肝活检结果。肝活检显示小静脉纤维化,以区分肝静脉阻塞病和其他有相似临床表现的疾病,如移植排异疾病。

## 管理

肝静脉阻塞病的病理机制尚未明确,因此目前仍采用的治疗方法仅预期有效,实际有效性并不明确。一旦怀疑肝静脉阻塞病,则实施支持疗法,如平衡输液和利尿。采用经颈静脉肝内门体静脉分流术来扩大门静脉血液出血量。患者可能需要输血小板和新鲜冷冻血浆、血管升压剂和降低血液中氨的药物,如乳果糖。有研究报道显示,大剂量甲强龙、或谷氨酰胺与大剂量维生素 E、熊二醇、活化凝血因子Ⅶ、去纤维蛋白多核苷酸和组织纤溶酶原激活物等联合使用可有效缓解症状。去纤维蛋白多核苷酸是一种来源于猪肠道黏膜的低聚核苷酸,具有抗血栓形成与保护微血管的功能,出血风险小,是目前的研究热点。患者通常需行肾脏替代疗法,由于患者会表现出迷走神经兴奋和血管舒张性低血压倾向,所以连续性静脉血液透析是首选方法。部分专家主张尽早保护肾功能,减少呼吸支持。在行 CRRT 之前,有必要进行机械通气以控制体液失衡所致的呼吸窘迫。

目前尚无成功预防肝静脉阻塞的方法。有研究将低剂量肝素(皮下注射或静脉注射)、前列腺素 E1 和去纤维蛋白多核苷酸作为预防性药物,但疗效迄今尚无定论。

## 并发症

轻至中度肝静脉阻塞病患者的病变过程可逆。支持疗法是否对这个结果有影响尚不清楚。对照研究显示,总胆红素水平大于 15~18mg/dl、肾脏功能障碍、纤维蛋白原 D- 二聚体水平偏高或肝压力梯度大于 20mmHg 的患者死亡率较高。

# 上腔静脉综合征

上腔静脉综合征(superior vena caval syndrome,SVCS)是指上腔静脉阻碍,导致静脉阻塞,产生胸腔积液,面部、胸部、手臂、颈部水肿。严重阻塞导致心脏充盈受损,静脉淤血也会造成气道阻塞和脑水肿。

## 病理生理机制

上腔静脉是管薄壁、低压的纵隔腔血管,汇聚来自头部、颈部和上胸腔的静脉血液。纵隔腔是一个严密的解剖结构,包含气管、脊柱、胸骨、肋骨和淋巴结。

大多数 SVCS 是由纵隔恶性肿瘤或其累及的淋巴结引起的外在压迫或血管侵犯淋巴结所致。超过 75% 的患者继发于小细胞或鳞状细胞肺癌,10%~15% 继发于纵隔淋巴瘤。血栓阻塞血管腔也可造成 SVCS,多是由中心静脉导管或癌症相关血凝过快综合征引起。表框 48-12 总结了 SVCS 的危险因素。

| 表框 48-12 | 上腔静脉综合征的危险因素 |
|---|---|

- 胸部、颈部或上腹部的肿瘤(如肺癌、乳腺癌、淋巴瘤、头颈部癌症、甲状腺癌、胃癌、食管癌、胰腺癌、转移性肾细胞癌、转移性结直肠癌,黑色素瘤)。
- 上腔静脉内的植入设备(如大口径,多用内腔中心管,尤其是放置于锁骨下的管道)。
- 血凝过快综合征[血管内凝血,凝血过快的恶性肿瘤(如黏蛋白生成腺癌、脑瘤、低钙束臂征)]。

## 评估

**病史**　SVCS 的症状和体征取决于上腔静脉受压的速度。如果是逐渐压迫,形成侧支循环,SVCS 症状将不明显。最初的症状在清晨最突出,包括眶周和结膜水肿、面部浮肿、Stokes 征(衬衫领过紧感)。这些体征在患者直立几小时后消失。也有患者主诉视觉障碍和头痛。脑水肿和心脏充盈受损可能造成意识改变和局部神经症状。晚期症状和体征包括胸腔和上肢血管扩张、吞咽困难、呼吸困难、咳嗽、声音嘶哑、呼吸急促。包括儿童在内的所有患者就诊的最常见症状是呼吸困难。约 60% 的患者存在胸膜腔积液合并呼吸道症状,为制订治疗计划增加了难度。大多数胸腔积液是渗漏的,与胸膜和淋巴液流出障碍有关。

**诊断性检查**　直到近期,SVCS 的诊断仍需要多重检测来确认位置、大小和腔静脉受肿瘤或血栓累及的程度。传统四维胸部 CT、静脉造影术、血管造影术、放射性核素扫描也是必要的。目前,螺旋 CT 可提供肿瘤位置和腔静脉累及程度的准确信息,其可能是目前唯一一诊断性检查。由于在癌症诊断时,该综合征只是暂时性的症状,因此多处情况仍需要通过活检或细胞学检测来确立诊断。

## 管理

肿瘤引起的 SVCS 首选放疗。用量取决于肿瘤的大小及其对辐射的敏感度。放疗最初每天给予大剂量(总剂量 30~50rad)持续 14~21 天,在 7~14 天症状减轻。放疗可使 70% 的肺癌 SVCS 患者症状得到有效缓解,对淋巴瘤患者的有效率高达 95% 以上。晚期局限性非小细胞肺癌患者应当采取放疗治疗纵隔、肺门和锁骨上淋巴结及任何邻近位置的实质病变。

接受放疗的患者在开始治疗的 3 天内会出现咳嗽加重。在最初的 7~10 天,炎症可导致分泌物增加,之后随着干燥刺激,患者口渴、干咳、分泌物减少,并可引起出血。化疗可能是浸润性 SVCS 患者治疗的首选方法,如小细胞未分化癌和淋巴瘤。最常应用大剂量给药法,常用药物包括环磷酰胺、顺铂或卡铂、博来霉素、依托泊苷、阿霉素。最常见的不良反应包括骨髓抑制、心脏毒性和肾脏功能障碍。

治疗中心静脉导管周围血栓引起的 SVCS 的方法包括促进纤溶或给予抗凝血剂,可能还需要手术去除导管。在实施有效治疗前,应尽量避免在胸部和颈部放置中心静脉导管。

某些情况下,在上腔静脉放置支架或人造血管能直接缓解患者症状。目前尚不清楚是否需要长期抗凝治疗。随着肿瘤缩小,必须密切观察,尽早发现出血症状。支持性护理非常重要。首先要保持气道通畅。因许多患者有严重的呼吸困难,不能平卧接受放疗,因此有必要行短期气管插管。临床医生可给予氧疗、利尿剂、类固醇和肝素,并要求护士仔细观察患者用药反应。必要时,可使用糖皮质激素 3~7 天以减少疾病相关水肿的发生,保证治疗效果。护士应指导患者不要弯腰,避免瓦尔萨尔瓦动作。患者卧床时,头部应至少处于半坐卧位水平。胳膊抬高放在枕头上有助于缓解头面部肿胀,但腿抬高会增加回心血量,并非有益。

## 并发症

SVCS 患者可发生一系列并发症。以右心衰最为常见。心力衰竭是一种自限性疾病,根据症状予以限制液体、利尿剂、地高辛治疗。当肿瘤侵入腔静脉时,因治疗会导致肿瘤逐渐缩小,血管破裂的风险升高。血管破裂发生率最高的是食管癌和肺癌患者,发病高峰在治疗开始后 3~4 周。血管破裂的预兆是急性突发性呼吸困难、缺氧、咳嗽、血管塌陷。接受胸部放疗的 SVCS 患者治疗开始后 2~8 周可能出现放射性肺炎,是一种放射部位的炎症反应,表现为呼吸音和影像学改变、肺泡毛细血管通透性增强。放射性肺炎的治疗包括皮质类固醇和支持性疗法。10%~30% 的 SVCS 患者会复发。

## 胸腔积液

### 病理生理机制

胸膜脏层和胸膜壁层之间通常有 30~150ml 的液体,帮助维持胸膜腔负压,以最低的呼吸运动促进肺扩张。胸腔积液是指胸膜腔液体过多,与继发性肺扩张受损和低氧血症有关。当淋巴循环阻塞(特别是胸导管)、静脉充血、胸膜炎症或毛细血管通透性增高时,胸腔积液量将增加或不能够正常引流。

虽然许多良性病变(如充血性心力衰竭、甲状腺功能减退)可能引起胸腔积液,恶性病变如恶性肿瘤包括性淋巴管阻塞或癌细胞浸润也可能导致胸腔积液。由容量过负荷、毛细血管通透性增强、淋巴循环阻塞等原因引发的胸腔积液是一种含有白蛋白、但无细胞碎片和酶的渗出液。恶性肿瘤细胞浸润或感染会导致胸膜炎及漏出液,该种液体则包含了红细胞、白细胞、乳酸脱氢酶。多达 50% 的癌症患者在患病期间出现胸腔积液,尤其是肺癌或乳腺癌患者。胸腔积液与预期寿命缩短有关,诊断后平均存活时间为 3~12 个月。特定的癌症类型或患者出现胸腔积液后机体状态良好,则预期寿命可能较长。

胸腔积液的不断积聚会增加胸膜腔压力。胸腔压力升高会使呼吸运动增强,肺泡塌陷造成气体交换下降和低氧血症。

### 评估

**病史**　胸腔积液的临床表现与两个主要生理机制有关:呼吸运动增强和肺泡塌陷。胸膜腔过多的压力可降低肺顺应性("硬肺")。患者感觉呼吸短促,必须使用辅助性呼吸肌进行呼吸,从而患侧胸廓起伏减弱。当患者处于直立位时,因重力作用,积液向下流,积液水平以下呼吸音减弱。积液占据了胸腔空间,阻碍肺扩张,随之肺泡塌陷。与病理过程相关的症状是呼吸音减弱、胸廓不规则起伏、气管移位和低氧血症的症状(如呼吸困难、焦虑、困惑、少尿、肠鸣音减弱)。

**诊断性检查**　确诊胸腔积液的首选检查是直立胸片或 CT。液体在肺下部积聚,导致膈角圆钝和肺下部阴影。积液时常形成新月形的阴影,对侧胸膜内层增厚,表明液体流向对侧。当怀疑血胸、感染或肿瘤浸润时,CT 扫描可能更准确。胸腔积液确诊后,需要进行细胞学检查,其中包括提取积液样本送化学和细胞学检查。胸膜液分为漏出液或渗出液,积液性质可协助寻找病因。细胞学研究至少需要 50ml 积液来确诊是否有恶性细胞,检查结果直接决定治疗方案。因此取多个样本来证实恶性肿瘤是否存在非常必要。据估计,当恶性肿瘤细胞存在时,细胞学检查的灵敏度只有 30%。当细胞学检查不确定时,胸膜活检可能有助于诊断。

### 管理

胸腔积液的治疗取决于病因、机制、症状出现的速度和呼吸受损的程度。因为许多恶性胸腔积液患者生存时间有限,所以最佳治疗方案应在最短时间内缓解症状,提高患者生活质量。当胸腔积液较少或是良性病因时,可加强观察,不用采取治疗。如果是较大肿瘤导致淋巴阻塞、心力衰竭或肺炎,从而引起胸腔积液,应当积极进行抗肿瘤治疗。

当积液中有恶性肿瘤细胞时,应当根据整体治疗目标制订治疗方案。若已采取措施治疗,导致胸腔积液的病因或者患者预期寿命不允许更多的介入治疗,重复实施胸腔穿刺术通常是首选疗法。若患者预期寿命较长,而抗肿瘤治疗和间断性胸腔穿刺术处理无效,则采取长期胸导管引流或胸膜固定术。长期胸腔引流通过置入一根软管(如 Pleurex® 管)使患者在家时也可以引流出多余液体。当引流减慢,身体状况转好时,则可入院行胸膜固定术。或者患者入院放置胸管时,引流变慢,则可行胸膜固定术。胸膜固定术,也称胸膜硬化术,是向胸膜腔内注入化学物质(如多西环素、博来霉素)或机械物质(如滑石粉)改变胸膜液 pH 值,使得胸膜脏层和壁层炎症性粘连。硬化的胸膜没有正常润滑液,可导致远期并发症——限制性肺疾病。胸膜固定术的成功率只有 67%,需要其他的治疗方案辅助治疗。表框 48-13 列出了胸膜固定术的护理干预措施。

| 表框 48-13 / 胸膜固定术的护理干预措施 |
| --- |
| 对于胸膜固定术: <br> • 确保前 24h 内胸腔引流不超过 150ml。 <br> • 获取硬化剂(博来霉素、多西环素或滑石粉)和硬化后冲洗液(不含防腐剂的无菌水或生理盐水或 1%/2% 的利多卡因)。 |

**表框 48-13 / 胸膜固定术的护理干预措施(续)**

- 计划将硬化剂注入胸腔引流管。
- 如果注射硬化剂后出现引流管渗漏,可再建立一个胸部引流系统与引流管连接。
- 缓慢注入硬化剂后夹管 4~6h。
- 患者尽可能移动,但不需要旋转身体,以确保药物分布到整个胸膜。
- 开放胸管,观察引流液(67%~70% 的有效率)。引流液较少或无引流液表明有效。
- 协助去除胸管,密切观察患者,监测是否出现空气进入、气胸或积液再次增多。

胸膜切除术是将整个胸膜切除的胸部手术。长期炎症和胸膜固定术导致胸膜变脆,不易分离,此时胸膜切除术虽然有效但难以实施。此外,可行慢性、长期胸膜—腹膜分流术或置入植入型液体流通设备,但导管上可能形成纤维蛋白鞘,从而导致导管闭塞。导管引流失败的情况下,可使用顺铂、干扰素或培美曲塞行腔内化疗,此疗法已成功应用。

## 并发症

胸腔积液未经处理将会持续积累,并导致临床上严重的并发症——肺泡塌陷和呼吸衰竭,这可能与气体交换受损或主气道阻塞而引起的纵隔移位有关。低氧血症加剧会导致严重的呼吸性酸中毒和缺血性器官衰竭。长时间对大范围胸腔积液的排空会导致复张性肺水肿或液体转移造成的低血压。

## 脊髓压迫

当硬膜外肿瘤细胞或椎体塌陷,将因此向脊髓施加压力,引起脊髓压迫(spinal cord compression,SCC),如果没有及时诊断和治疗,可导致永久性功能障碍(包括瘫痪)。尸检发现超过 5% 的肿瘤转移性疾病患者中有硬膜外肿瘤。SCC 最常见原因是压缩性骨折和椎体塌陷。脊髓压迫后有效的局部控制和长期生存的因素包括良好的组织学诊断,未发生内脏转移,长期放射治疗计划。

## 病理生理机制

可能导致 SCC 的两个主要病理生理机制包括:(1)硬膜外肿瘤,通过脊椎或淋巴传播;(2)骨转移引起椎体塌陷,脊髓神经根受压。如果脊髓中血液循环遭到破坏,如长时间缺血或出血,可能发生近侧肿瘤造成的永久性神经损伤。引起脊髓压迫症状和体征的其他疾病有副肿瘤综合征、辐射脊髓病、带状疱疹、骨盆或长骨骨转移引起的疼痛,细胞毒性药物效果。表 48-7 介绍了最有可能引起脊髓压迫的肿瘤和压迫位置。

**表 48-7 脊髓压迫的病因和临床表现**

| 病变位置 | 常见的恶性病因 | 身体症状 | 自主症状 |
|---|---|---|---|
| 颈椎 | • 头颈部癌症<br>• 黑色素瘤 | • 颈部,枕部区域和肩膀的神经根痛(颈部运动时疼痛)<br>• 四肢麻痹<br>• 上肢无力(可能痉挛或萎缩)<br>• 无力部位感觉缺失<br>• 膈肌无力或有麻痹和 $C_4$ 或以上损伤同时发生(单侧或双侧) | • 低血压<br>• 心动过缓<br>• 体温自动调节缺失<br>• 自主神经反射亢进<br>• 胃液分泌过多,麻痹性肠梗阻<br>• 肠道、膀胱反射,阴茎勃起<br>• 霍夫曼征象(中指摇动引起同侧拇指或示指弯曲) |
| 胸椎 | • 乳腺癌<br>• 胃癌<br>• 肺癌<br>• 淋巴瘤<br>• 胰腺癌 | • 疼痛(可能局部的,神经根型或二者都有)<br>• 截瘫<br>• 病变以下部位感觉缺失<br>• 病变远端反射异常 | • 淤血及相关并发症<br>• 肠道、膀胱反射,阴茎勃起 |
| 腰椎 | • 卵巢癌<br>• 肾细胞癌<br>• 前列腺癌 | • 肠道和膀胱功能障碍<br>• 伸肌足底反应 | • 淤血及相关并发症<br>• 肠道、膀胱反射,阴茎勃起 |

续表

| 病变位置 | 常见的恶性病因 | 身体症状 | 自主症状 |
|---|---|---|---|
| 马尾 | • 膀胱癌<br>• 前列腺癌 | • 疼痛(可能局部的,神经根型或二者都有)<br>• 括约肌松弛<br>• 臀部和腿感觉缺失<br>• 下肢无力/麻痹 | • 肠道、膀胱反射,阴茎勃起 |

## 评估

**病史**　当原发性肿瘤压迫脊髓时,症状和体征通常缓慢发展,但肿瘤转移性疾病发展较快。大多数 SCC 患者主诉逐渐加重的中央或神经根型背痛,往往在负重、平卧、咳嗽、打喷嚏或做瓦尔萨尔瓦动作(呼气试验)时加剧,坐位时疼痛可缓解。

最早的神经症状是感觉变化,如麻木、感觉异常、淡漠。压迫通常发生在脊髓胸段,造成神经性膀胱功能障碍和尿潴留、尿失禁。患者也可能大便失禁。男性有时可失去勃起能力。转移到马尾后经常损伤尿道、阴道、直肠部位感觉功能,引起膀胱功能障碍,腰骶感觉下降,鞍部麻痹。表框48-14 总结了老年人脊髓压迫的特点。

---

**表框 48-14　老年患者的注意事项**

**脊髓压迫**

SCC 的症状和体征通常开始于微小的、非特异性的背部疼痛和感觉变化。老年患者可能伴随糖尿病或骨关节炎,产生重叠症状,肿瘤并发症可延迟诊断。此外,老年人肠道和膀胱的变化往往导致便秘或尿失禁,晚期 SCC 会发生更严重的自主神经系统改变。若 SCC 的高危人群发生骨转移,应告知他们报告和评估所有背部疼痛和感觉的变化,尤其是下肢。发生 SCC 的患者中,与非肿瘤疾病相比,肿瘤疾病患者的脊椎更容易出现疼痛。

---

患者在直腿抬高、颈部弯曲或脊椎叩诊时主诉疼痛,可以用于确定脊髓压迫平面。感觉平面的上限通常在压迫的一或两个椎体下方。自主神经功能障碍往往伴随直肠鸣音减弱和会阴部感觉下降。深部腱反射在脊髓压迫时表现活跃,在神经根压迫时表现抑制。

一旦疼痛、无力和共济失调等症状接踵而来,患者会主诉手臂或腿部异常沉重。一些患者会失去辨识轻触、痛温觉能力。随着时间的推移,无力感可能发展为痉挛、麻痹、肌肉萎缩,深部压力和位置的感觉消失。

**诊断学研究**　脊柱 X 线筛查可检测到 80% 的脊椎骨折和高风险的 SCC,也可以用于高危患者的初始、快速评估,尤其在 MRI 不可获取的情况下。由于 MRI 对神经组织的灵敏度高,它是诊断性检查的有效选择。MRI 检查可以清楚地展示所有硬膜外沉积物以及脊髓的完全或部分阻塞。脊髓 X 光或 CT 扫描可以显示脊髓肿瘤,但这些检查诊断对脊髓压迫及程度的判断不太敏感。腰椎穿刺可用于获取脑脊液,发现硬膜外疾病中的恶性细胞。

## 管理

最佳治疗方案选择应考虑的因素包括脊髓压迫平面、神经恶化速度及前期使用的放射治疗。糖皮质激素可减少周围水肿和神经功能障碍。地塞米松 10mg 作为初始剂量,在紧急诊断程序开始前对有神经症状的患者给药,并在放疗期间持续用药(每 6 小时 4~20mg),之后逐渐减少用量。目前尚不清楚类固醇药物治疗最终是否可影响患者转归。

肿瘤对放疗敏感时,脊髓压迫确诊后应尽早开始放疗。辐射区域包括整个堵塞区域和该区域上下两个椎体。神经系统快速恶化的患者中,50% 以上可通过放疗得到改善。然而,自主功能障碍或截瘫患者无论采取什么治疗方法均预后不良。椎板切除术,无论有无在附近的椎体放置稳定支架,都可能脊髓和神经根直接减压。后路手术是首选,但比较困难,因为大多数椎体转移出现在脊髓转移之前。前路手术能对可切除肿瘤的患者实施,这种手术治疗的有效性值得承受临床风险。术后放疗可用来减少残余肿瘤,减轻疼痛,改善患者的功能状态。如果有椎体塌陷或者有几个脊髓压迫区域,手术通常是禁忌。如果没有先前的组织学诊断证实为癌症,或排除了感染或硬膜外血肿,那么可以使用椎板切除术作为诊断和治疗方法。若高位颈髓压迫使得手术非常危险时，神经科专家应行颅骨牵引术稳定患者的颈部，防止患者呼吸麻痹。如使用大剂量的类醇和放射治疗，患者神经症状继续恶化，应紧急减压。行椎体成形术（伴或不伴椎体后凸成形术）来稳定脊柱，虽然是创面更小，但同样可在短期内有效解决急性脊髓压迫及其引起的疼痛。椎体后凸成形术通过注射骨水泥顶起坍塌的椎骨，现已成功用于 SCC 的预防性治疗。同时如果肿瘤对化疗敏感，在放疗或手术的同时或完成后立即进行化疗是合适的，且化疗对多发性骨髓瘤或先前接受过放疗的患者也是有效的。全身化疗或激素治疗对某些类型的肿瘤，如淋巴瘤或前列腺癌可能有效。

疼痛管理包括合理使用镇痛药、卧床休息和患者体位变化和转运过程中的支持治疗。活动范围训练对运动和感觉缺失的患者有效。肠道训练、间歇性插尿导管、皮肤勤护理也十分重要。因为活动受限和皮质类固醇治疗的作用，手术伤口皮肤特别容易破溃（如伤口裂开）。

## 气管支气管阻塞

### 病理生理机制

气管阻塞或支气管的主要分支存在肿瘤可导致呼吸窘迫和低氧血症。症状的严重程度取决于阻塞的速度和程度。虽然其他转移性肿瘤（如头颈部癌、黑色素瘤、肾或乳腺癌）和良性病变（如淀粉样变、支气管软化）也可能引起气道阻塞，但最有可能引起气道阻塞的肿瘤是肺癌和淋巴瘤。白血病和淋巴瘤的浸润引起气道阻塞的实例也有报道，但较为罕见。

### 评估

**病史** 根据阻塞物的数量、位置及发病的速度，气管支气管阻塞患者表现为不同程度的呼吸困难。部分患者体内肿瘤缓慢发展，即使气管几乎完全阻塞，也只是发生代偿性呼吸性酸中毒，症状轻微。有些淋巴瘤或小细胞肺癌患者，肿瘤快速增长，即使气道阻塞不到75%，也可出现严重症状。气管阻塞表现为喘鸣，支气管阻塞表现为哮喘伴不规则的胸廓起伏。一些表现为严重呼吸窘迫的患者，实际上只有部分气道阻塞，但缩小的气道导致肺炎伴肺不张或分泌物增多，注意可能与更严重的肿瘤阻塞相混淆。

**诊断性研究** 支气管镜检查很容易检测气管或支气管阻塞，并可根据其严重程度分级。然而，支气管镜检查并不总能显示气道被压迫和肿瘤入侵情况。支气管镜检查与螺旋 CT 扫描相结合可全面判断阻塞情况，常用于疾病治疗指导。

### 管理

临床上重要气道的阻塞常需立即治疗，尽管治疗计划根据肿瘤特异性因素和治疗的目标而定。对气道闭塞——诱导型低氧血症和高碳酸血症紧急治疗可行鼻导管吸氧或氦氧混合气喷雾器治疗。氧气和氦气结合物比纯氧轻，氦氧混合气可提高阻塞气道上方的空气流动性，并缓解症状，直到实施更积极有效的手术治疗。如果空气流通充分，可注射支气管扩张剂和皮质类固醇来加强通气。如果怀疑并发肺炎，可使用抗生素。

对于支气管内肿瘤的有效治疗方法包括激光、烧灼、光能疗法、支气管内近距离放射疗法。这些治疗侵犯主要气道肿瘤的方法可成功地延长患者的生命，并提高其生活质量。大多数手术需要在麻醉使用硬支气管镜，患者通常在术后几天仅仅经历喉咙痛及令人烦恼的咳嗽，之后可快速恢复。支气管内近距离放射疗法是行气管插管后，通过支气管内导管进行精确定位放射治疗。实施激光疗法、电烙术、光能疗法和支气管内近距离放射疗法中，应密切观察气道出血情况。临床医生可给予止咳药或小剂量糖皮质激素来减少出血的发生率。放置气管或支气管支架来开放气道可能暂时缓解症状，而明确的抗癌治疗才能最终解除症状。在放置气道支架时需要置入硬支气管镜并进行表浅麻醉，采用多个支气管镜来评估或调整支架位置。移位是支架最常见的问题，特别是放置位置在肿瘤萎缩处时。因肿瘤缩小后气道自然开放。移位的支架通常引起突发的严重呼吸窘迫，需立即调整。少数情况下或支架不合适后，在使用癌症治疗缩小肿瘤的同时通过改变患者的体位将患者主气道的胸部肿瘤移位（如俯卧位）可暂时缓解症状。

### 并发症

两个严重并发症包括主气道阻塞和肿瘤侵蚀附近的肺血管出血。主气道阻塞的治疗方法与局部阻塞一样，可很好地缓解症状。也可应用紧急体外膜氧合（ECMO）直至肿瘤缩小。如有征象发生大量出血,应在发生前使用栓塞术治疗出血。若发生严重出血,需插入双腔气管导管或单侧插管,使患侧肺堵塞,健侧肺通气,直到手术修复。气道阻塞也可导致气道侵蚀和气胸。在这种情况下,支持治疗(如可插入胸管),效果甚微。

# ▲ 新陈代谢并发症

## 高钙血症

高钙血症为血清钙水平高于 11mg/dl(正常值为 8.5~10.5mg/dl)。这是最常见的肿瘤代谢性急症,当骨骼释放更多的钙到细胞外液,超过了肾脏过滤能力和尿液排出的量时,就会发生这种急症。

### 病理生理机制

体内 99% 的钙以结合钙的形式存在于骨骼中,剩下的 1% 是可交换的游离钙。钙在人体中的存在形式主要是离子钙,其必须维持在一个精确的范围内。血清钙水平由甲状旁腺激素和降血钙素控制。甲状旁腺释放甲状旁腺激素,刺激血清钙含量的增加,而降血钙素的释放会降低血清钙水平。

肿瘤转移到骨骼使骨骼受到入侵破坏被认为是恶性高钙血症最常见的原因,然而,20% 的实质性肿瘤患者并发高钙血症通常没有骨成分破坏的迹象。某些癌症中肿瘤细胞可分泌某些体液物质,如甲状旁腺激素类物质或溶骨的前列腺素。多发性骨髓瘤患者的异常浆细胞产生破骨细胞活因子(osteoclast activating factor,OAF)。然而,这些患者高钙血症不明显,除非其伴有肾功能不全。T 细胞淋巴瘤患者有严重高钙血症,多与 OAF、集落刺激因子、干扰素、活跃的维生素 D 代谢物的异位生成有关。恶性肿瘤引发高钙血症的其他原因包括制动、肾功能不全、噻嗪类利尿剂应用、高膳食钙和维生素 D 的摄入、低磷酸水平。表框 48-15 列出了恶性肿瘤引起高钙血症的原因。

多达 40%~50% 的转移性乳腺癌女性存在高钙血症。且有骨转移的风险,雌激素和抗雌激素刺激乳腺癌细胞产生溶骨的前列腺素,并增加

骨吸收。假如高钙血症是非骨来源的,其通常被视为肿瘤存在的标志。当患者的肿瘤不活跃时,发病率和严重程度会大大下降,而肿瘤处于活跃期时,情况会变得严重,通常难以控制。

| 表框 48-15　恶性肿瘤引起高钙血症的原因 |
| --- |
| • 由于骨转移(最常见是乳腺癌、结肠癌、肺癌、肾细胞癌)造成骨软化。 |
| • 肿瘤生成甲状旁腺激素样物质(甲状腺肿瘤、多发性骨髓瘤、白血病、淋巴瘤、胃癌、胰腺癌、肺癌)。 |
| • 肾功能不全。 |
| • 制动。 |
| • 脱水。 |

### 评估

**病史**　高钙血症症状和体征的严重程度往往与血清钙浓度相对应。常见的症状包括恶心、便秘、多尿和精神状态改变。大多数患者表现为嗜睡、易激惹或意识模糊。

**诊断性研究**　血清钙和离子钙升高是高钙血症标志性的诊断结果。血清钙测量通常报告的数值为绝对值,不考虑钙与白蛋白结合相关的部分。低白蛋白时血清钙可被校正,将血清钙含量减去患者较低水平的白蛋白,获取差值后乘以校正系数 0.8,将得出校正血清钙水平,把数值作为报告单上检测结果的其中之一。血清离子钙含量是精确的,因其正常值是(1.0 ± 0.02)mEq/l,这是临床意义上低血钙症的一个不敏感指标。

除了钙浓度升高,碱性磷酸酶和免疫反应性甲状旁腺激素也升高,血清磷酸盐和血清钾含量降低。有症状的患者通常心电图上显示为心动过缓和 PR、QRS、QT 间期延长。

### 管理

高钙血症的治疗包括静脉输液和药物治疗,目的是提高钙的肾排泄,降低骨吸收。急性高钙血症的初步治疗是静脉注射生理盐水溶液(0.9% 氯化钠)稀释钙浓度,增加尿钙排泄。当高钙血症危及生命时,必须给予过度水化(250~300ml/h)和静脉给予利尿剂如呋喃苯胺酸。血液透析(使用无钙离子的透析液)已成功地应用到危及生命的高钙血症紧急治疗中。

对于大多数患者,水化治疗、利尿剂、适当的抗肿瘤治疗、活动等治疗方法效果较好。对以上

疗法无效的患者需要长期行低钙疗法,双磷酸盐是最常用的药物。目前,最强效的双磷酸盐是唑来膦酸,用法为每天 8mg 静脉输注,15 分钟内滴完,持续 3 天,直到血清钙浓度降到之前水平。双磷酸盐治疗的主要用药仍是氨羟二磷酸二钠,部分临床医生更偏向于使用该药物,常规给药剂量是 90mg,24 分钟输注,伴随持续水化治疗、利尿剂应用,需严密监测血钙浓度。鉴于临床安全性和有效性研究,也有许多临床医生按照该剂量使用超过 90~120 分钟。狄诺塞麦,一种 FDA 许可的单克隆抗体靶向 RANKL 可用预防骨损坏,但其在高钙血症时限用。对双磷酸盐无效的情况下,降血钙素、糖皮质激素或锶 -98 可能有效。必要时嘱患者多活动,以防止骨质溶解。血液中钙浓度增加引起便秘,注意预防并解除便秘,减少口服钙或增加盐摄入量可能有所帮助。患者不应该服用噻嗪类利尿剂和维生素 A 和 D 等药物,因此类药物会使钙水平升高。应密切监测体液状态,患者每天最多可通过静脉输入 10L 液体,护士应仔细记录出入量。此外,注意仔细观察患者是否存在体液过多,及时补钾。高钙血症是一种常见的肿瘤相关急症,多数患者可通过适当的预防性双磷酸盐治疗、健康教育及采取其他预防措施来预防或减少高钙血症的发生。表框 48-16 提出了对高钙血症患者的宣教。

---

| 表框 48-16　恶性肿瘤相关高钙血症的宣教 |
| --- |

恶性肿瘤相关的高钙血症高危人群包括:

- 骨转移(最常见在乳腺癌、肺癌、结肠癌)。
- 肺癌。
- 胃肠道癌症(胃、胰腺、结肠)。
- 血癌(白血病、淋巴癌、多发性骨髓癌)。
- 肾癌。
- 甲状腺癌。

需告知有以下危险因素存在的患者,这些因素增加其发展为高钙血症的危险:

- 缺乏体育锻炼。
- 体液不足。
- 肾功能衰弱。

监护室护士可告知患者预防高钙血症方法如下:

- 每天至少饮 6~8 杯水。
- 进食含盐食品。
- 保持体育锻炼。
- 限制富含乳制品和维生素 D 的食物摄入,如牛奶、奶酪、酸奶。

## 并发症

长期高钙血症患者可能发生永久性肾小管异常,血清钙的急剧增加可能导致患者心律失常甚至猝死。长期使用双磷酸盐与严重的下颌骨坏死有关,该并发症的特定危险因素尚不明确。

# 抗利尿激素分泌失调综合征

抗利尿激素分泌失调综合征(SIADH)是一种临床疾病,其特点是过度刺激垂体分泌抗利尿激素(ADH)。正常情况下,垂体后叶释放抗利尿激素以应对血浆渗透度(溶质浓度)和循环血容量的变化。抗利尿激素释放引起尿液生成减少及尿量减少,同时增加水的吸收。SIADH 有几个与癌症相关的特定病因及其治疗方法。SIADH 的临床转归及其管理策略已在第 44 章进行了讨论。

## 病理生理机制

胸部或纵隔肿瘤压迫重大心脏血管可阻碍心脏输出。脑垂体感知到循环血量下降,错误分泌抗利尿激素进行补偿,进而抑制尿液过多生成。产生的容量增加弥补心输出量,而使患者出现钠的相对缺乏(稀释性低钠血症)。

除了胸腔或纵隔肿瘤对心脏血管压迫外,癌症和治疗等相关因素也会诱发 SIADH。小细胞肺癌或混合细胞性肺癌、胰腺癌、肾癌、胃癌、头颈部癌、甲状腺癌、神经内分泌和黑色素瘤释放一种 ADH 样物质。某些化疗药物,如环磷酰胺、异环磷酰胺、伊马替尼、长春新碱、长春瑞滨、阿仑单抗以及吗啡,可刺激抗利尿激素释放或加强其对肾脏的作用。一项研究表明抗肿瘤治疗后出现 SIADH 是预后不佳的征象,通常是肿瘤尚存的一个指标。脑损伤、肺感染和艾滋病也可导致 SIADH,增加了临床治疗的难度。

## 管理

潜在恶性肿瘤治疗对癌症相关的 SIADH 最为重要。抗利尿激素过剩的临床表现到原发性肿瘤停止压迫重要心脏血管或产生 ADH 样物质才出现。抗肿瘤治疗包括化疗、放疗或糖皮质激素应用。液体摄入量应限制在 500~1 000ml/d,在 7 到 10 天内恢复体液平衡。地美环素,一种抑制抗利尿激素分泌的抗生素,可应用于慢性 SIADH 患者,剂量为 900~1 200mg/d。其不良反应包括腹泻、恶心、吞咽困难及光敏性。新的特异性抗利尿激素受体拮抗剂,称为 Vaptans,可增强水分利尿而不出现钠损失,可有效治疗此病。

利尿剂可能会产生额外的电解质失衡,因此,只有在严重情况时才使用利尿剂。但是,昏迷或抽搐患者应静滴 3% 高渗盐水,可使用强力循环利尿剂,如呋喃苯胺酸。液体失衡和低钠血症严重时需使用机械通气,若患者病情发展到需要呼吸机辅助通气,则提示其死亡率在 22%~40%。

## 肿瘤溶解综合征

肿瘤溶解综合征是一种癌症细胞快速死亡造成的代谢失衡,发生在 2%~4% 的高危患者,具有其临床意义。大多数对化疗或放疗敏感的肿瘤患者在治疗后 1~5 天出现此并发症。然而,有案例表明迅速增殖的疾病如急性白血病或高分化淋巴瘤,在治疗之前即出现肿瘤溶解综合征。

患者得肿瘤溶解综合征风险最高的是体积大且生长速度很快的肿瘤(如急性白血病或伯基特淋巴瘤)和对化疗或放疗高度敏感的肿瘤,如小细胞肺癌和恶性淋巴瘤。既往有肾功能不全的患者风险也高,因为不能及时清除代谢废物。其他高危患者有如默克尔肿瘤、睾丸癌、肝母细胞癌和成神经管细胞瘤患者。

### 病理生理机制

细胞快速死亡可导致细胞内的钾、磷和核酸释放到循环血清中,正常肾脏的过滤机制应能立即识别代谢废物并进行排泄。如果产生比排泄更快或肾功能不全,则电解质蓄积,血清中出现尿酸。最常见的异常情况包括高钾血症、高磷血症和高尿酸血症。高磷血症可引起肾脏排泄钙,引起低钙血症。高尿酸血症导致尿酸结晶沉积尿道,可能导致肾功能衰竭。

### 评估

**病史**　肿瘤溶解综合征的症状和体征与特定的电解质紊乱和肾功能不全有关。高钾血症、高磷血症、低钙血症、高尿酸血症和酸中毒可能发生。表框 48-17 列出了肿瘤溶解综合征的代谢异常相关的典型症状和体征。

---

| 表框 48-17 | 患者安全 |
| --- | --- |

**肿瘤溶解综合征的症状和体征:**

**高钾血症**
- 心电图 T 波高耸(ECG)。
- 心律失常(心动过速、心室异位 / 扭转型室性心动过速,尤其是血钾浓度大于 6.8mEq/L 时)。
- 肌肉松弛、无力。
- 肠鸣音亢进、腹部绞痛、腹泻。

**高磷血症**
- 肌无力。
- 骨髓抑制(血小板减少症、白细胞减少症)。
- 病理性骨折导致骨软化趋势。
- 肾功能不全。

**低钙血症**
- 肌肉抽搐。
- 癫痫发作。
- ECG 上 PR、QT 间期短。
- 心律失常(心动过速、心室异位 / 扭转型室性心动过速)。
- 肠鸣音亢进、腹部绞痛、腹泻。

**高尿酸血症**
- 尿液中尿酸结晶。
- 血尿。
- 少尿、无尿。
- 侧腹痛。
- 肾功能衰竭。

**酸中毒**
- 呼吸急促。
- 低血压。

---

**诊断性研究**　固定样本电解质分析可用来确定肿瘤溶解综合征高危患者的主要异常,报告显示血清钾、磷酸、尿酸、血尿素氮、肌酐升高,钙降低。严重肾功能损害的患者可能出现酸中毒。肾超声显示尿酸 / 肌酐比值大于 1 可排除输尿管梗阻。

## 管理

治疗包括识别高危患者并进行预防,通过积极的水化疗法以及至少在化疗之前 48 小时内使用磷酸盐相关药物和别嘌醇。使用避免阻塞肾小管再吸收尿酸的药物(如阿司匹林、造影剂、丙磺舒、噻嗪类利尿剂)非常必要。治疗目标是保持血清尿酸水平在正常范围内,需专门治疗电解质紊乱。

实施静脉输液需要保证尿量超过 3L/d。既往可静脉注射碳酸氢钠(最初 4g,然后每 4 小时

1~2g)来碱化尿液,减少肾小管内尿酸结晶。如果磷酸盐高,则不建议碱化治疗,因磷酸钙沉淀也同样可能导致肾功能衰竭。为了更准确地测量尿量,通常在膀胱中插入气囊导尿管。如果出现少尿或无尿,首先必须排除输尿管阻塞。磷酸盐相关药物如氢氧化铝应每2~4小时给药一次,以保持磷酸盐水平低于4mg/dl。伴随的多尿症状或增加胃肠道排钾药物治疗,可以有效管理血清高钾,而非通过水化作用来阻止。别嘌醇是一种黄嘌呤氧化酶抑制剂,阻碍尿酸产生,给药剂量是300~900mg/L。因其可以以200~400mg/(m²·d)静脉注射的形式给予,所以可实现快速恢复尿酸正常水平。最大的限制是其不能辅助分解或清除已经存在的尿酸。拉布立酶(埃立特),类似天然尿酸盐氧化酶,可氧化尿酸为尿囊素,再通过排泄清除。拉布立酶增加了溶血性贫血的风险,因此糖

蛋白缺陷(GPD)的患者应谨慎使用。有报道称可出现严重的过敏反应,所以要确保输液期间仔细观察。患者接受拉布立酶治疗时,检测血尿酸水平时必须放置在冰血液试管里,运送到实验室过程中应置于冰块上,以确保浓度准确。如果在开始治疗后几个小时内仍没有尿,则应采取肾脏替代治疗。通常最初的血液透析治疗可将患者的尿酸水平降低50%,但大多数患者一般会多接受额外几天血透治疗,直到电解质紊乱和高尿酸血症得以解决。低钙透析液用于防止磷酸钙沉淀。如果使用腹膜透析,可添加白蛋白到透析液里增加尿酸蛋白质结合和消除。

护理重点是仔细监测液体疗法、出入量和电解质平衡情况。预防性使用别嘌醇、积极的水化疗法和早期CRRT疗法干预可减少肿瘤溶解综合征的发生率并控制其严重程度。

## ▲ 临床适用性挑战

### 案例分析

M.S,女,62岁,间歇性呼吸困难两个月,发作逐渐频繁,且很少需要激发因素。目前患者由于症状急性恶化并伴新发上腹部疼痛,被急诊送入医院。询问病史得知患者既往有轻度高血压,通过饮食和锻炼控制。吸烟史15年,每周不足两包。

在患者说话时,可见其呼吸窘迫明显、大汗淋漓、口唇发绀,利用辅助肌肉呼吸,左侧胸部呼吸动度好于右侧,在推床上端坐呼吸。体检结果如下:

神经系统评估:患者焦虑,但对人、地点、时间清楚,双侧肢体运动和感觉对称但右侧手臂活动僵硬、疼痛。上腹疼痛自评得分在1~10分范围(10分最痛)内的4分,并向背部放射。

呼吸系统评估:呼吸费力,34次/min,右肺野呼吸音大大减弱,双侧肺上叶哮鸣音,右侧听诊羊鸣音,气管向左偏移。右锁骨上区可触及一个约2cm的包块。

心血管系统评估:心音低沉,最大脉冲点转移至第六肋间隙、锁骨中线外侧三分之一

处。上肢及颈部广泛水肿,右颈静脉怒张。脉搏132次/min,不规则,左、右手臂血压分别是142/88mmHg和160/96mmHg。

消化/泌尿生殖系统评估:除上腹疼痛外,下腹部柔软、无触痛。患者主诉中度恶心、厌食,过去一周内尤为明显。肠鸣音减弱但四个象限均活跃。无尿痛,最后一次排尿是4小时前。

胸部X光片显示右纵隔肺有约4cm×4cm的包块,内有中量的胸腔积液,静脉淤血,心影增大。

佩戴100%非再呼吸面罩所测得的动脉血气结果:pH值7.31,$PCO_2$ 54,$PO_2$ 56,$HCO_3^-$ 28。

建立外周静脉通道后,M.S被转到ICU,12导联心电图检查提示正常,心电监护提示房颤,心率120~134次/min。给予异丙托溴铵(定喘乐)扩张支气管,应用呋塞米(速尿)40mg并留置导尿。患者发热,留取血标本做培养后服用对乙酰氨基酚(泰诺)和哌拉西林钠-三唑巴坦钠(唑巴坦)。

## 案例分析（续）

进入 ICU 后，护士确认以上结果，并证实患者还存在一项实验室检查异常结果：白细胞计数 18 500，血红蛋白 11.0，$Na^+$ 132，$Cl^-$ 95，$K^+$ 3.4 和 $Mg^+$ 0.9。

医生开出医嘱，拟行胸部增强计算机断层扫描（CT），但因患者无法平躺而暂未能进行。补充电解质钾和镁。ICU 护士建议置入中心静脉导管，以便留取血标本并给予多种药物，但内科医生不同意，因为患者可疑上腔静脉综合征（SVCS）。

讨论治疗房颤的最佳方案存在争议。最终决定，节律紊乱可能是急性发作，抗凝治疗风险高，应在诸多诊断性检查完毕后给予。在前期给予利尿剂后，补充电解质，并应用抗生素 12~24 小时。重新评估患者，排除其病情急剧恶化。若病情好转，将做 CT 扫描来评估是否出现 SVCS、胸腔积液、肺栓塞和气管支气管阻塞。若病情没有改善，很可能行气管插管辅助通气，并给予镇静治疗以稳定患者。医生开出超声心动图医嘱，以评估心包积液的影响，且计划第二天经支气管镜检查评估气道阻塞程度，并做组织活检以确诊。

1. 在已知有巨大纵隔肿瘤的患者，可能会发生相关急症。描述本案例中 M.S 发生的急症以及这些急症的生理基础。

2. 患者和家属常对肿瘤急症的突然发生表示惊讶。请为 M.S 和她的家属做一份宣教计划。

3. 探究在 ICU 治疗刚诊断为癌症患者的心理社会压力。

4. M.S 需要接受额外的细胞病理学诊断评估及可能的延续性治疗，护士如何最大程度地帮助完成 CT 检查和可能的紧急放疗或化疗？

（译者：张文汇）

# 参考文献

### HIV感染

1. Morimoto Y, Routes JM: Immunodeficiency overview. Prim Care 35(1):159–173, 2008
2. National Library of Medicine/National Institutes of Health: Immunodeficiency disorders. Retrieved December 1, 2010 from http://www.nlm.nih.gov/medlineplus/ency/article/000818.htm
3. Balt CA, Phillips J; Craig (Co-chairs), Members: Agnoli M, Donovan M, Ghigliotty B, Hunter H, Jefferies C, Miramontes H, Santillan-Rabe M, Raper JL, Relf M, Rolfson N, Santhanam H, & Staats J. HIV/AIDS Nursing: Scope and Standard of Practice. Silver Spring, MD: American Nurses Association & Association of Nurses in AIDS Care, 2007
4. Centers for Disease Control and Prevention. Revised surveillance case definitions for HIV infection among adults, adolescents, and children <18 months and for HIV infection and AIDS among children aged 18 months to <13 years—United States, 2008. MMWR Morb Mortal Wkly Rep 57(RR10):1–8, 2008
5. The White House Office of National AIDS Policy. National HIV/AIDS Strategy for the United States. July 2010
6. Centers for Disease Control and Prevention, National Center for HVI/AIDS, Viral Hepatitis, STD and TB Prevention, Division of HIV/AIDS Prevention: HIV testing in the US. CDC Vital signs. December 2010
7. Sprung CL, Steinberg A: Acquired immunodeficiency syndrome and critical care. Crit Care Med 18(11):1300–1302, 1990
8. Davaro RE, Thirumalai A: Life-threatening complications of HIV infection. J Intensive Care Med 22(2):73–81, 2007
9. Huang L, Quartin A, Jones D, et al: Intensive care of patients with HIV infection. N Engl J Med 355:173–181, 2006
10. Corona A, Raimondi F: Caring for HIV-infected patients in the ICU in the highly active antiretroviral therapy era. Curr HIV Res 7(6):569–579, 2009
11. Centers for Disease Control and Prevention: Revised recommendations for HIV testing of adults, adolescents, and pregnant women in healthcare settings. MMWR Recomm Rep 55(RR14):1–17, 2006
12. American Academy of Nursing: American Academy of Nursing supports recommendations that all public health and health care settings develop a system of routine testing for HIV infection. Accessed December 1, 2010. Available at: http://www.aannet.org/i4a/headlines/headlinedetails.cfm?id=289
13. Centers for Disease Control and Prevention: HIV in the United States. Retrieved December 1, 2010, from http://www.cdc.gov/hiv/resources/factsheets/PDF/us.pdf
14. Centers for Disease Control and Prevention: Rates of adults and adolescents living with an AIDS diagnosis, year end 2007—United States and dependent areas. Retrieved December 1, 2010, from http://www.cdc.gov/hiv/topics/surveillance/resources/slides/general/slides/general_29.pdf
15. Moir S, Chun TW, Fauci AS: Pathogenic mechanisms of HIV disease. Annu Rev Pathol 6:223–248, 2011
16. Levy JA: HIV pathogenesis; 25 years of progress and persistent challenges. AIDS 23:147–160, 2009
17. Sharp PM, Hahn BM: Prehistory of HIV-1. Nature 455:605–606, 2008
18. Worobey M, Gemmel M, Teuwen DE, et al: Direct evidence of extensive diversity in HIV-1 in Kinshasa in 1960. Nature 455:661–664, 2008
19. Centers for Disease Control and Prevention: Basic information about HIV and AIDS. Retrieved December 1, 2010, from http://www.cdc.gov/hiv/topics/basic/print/index.htm
20. Bartlett JG, Gallant JE, Pham P: The Management of HIV Infection. Durham, NC: Knowledge Source Solutions, LLC, 2009
21. Siegel JD, Rhinehart E, Jackson M, et al; the Healthcare Infection Control Practices Advisory Committee: 2007 Guideline for Isolation Precautions: Preventing Transmission of Infectious Agents in Healthcare Settings, June 2007. Retrieved December 1, 2010 from http://www.cdc.gov/ncidod/dhqp/pdf/isolation2007.pdf
22. Centers for Disease Control and Prevention: Updated U.S. Public Health Service guidelines for the management of occupational exposures to HIV and recommendations for Postexposure Prophylaxis. MMWR Recomm Rep 54(No. RR-9), 2005

23. Grant RM, Lama J, Anderson PL, et al: Preexposure chemoprophylaxis for HIV prevention in men who have sex with men. N Engl J Med 363(27):2587–2599, 2010

24. Carr RL, Dodge R: Care of the AIDS patient with Pneumocystis pneumonia. Dimens Crit Care Nurs 28(6):264–269, 2009

25. Women's Interagency HIV Study (WIHS): Retrieved December 1, 2010, from https://statepiaps.jhsph.edu/wihs/index.htm

26. CDC, NIH, the HIV Medicine Association of the Infectious Diseases Society of America: Guidelines for the prevention and treatment of opportunistic infections in HIV-infected adults and adolescents. MMWR Recomm Rep 58(RR04):1–198, 2009

27. Panel on Antiretroviral Guidelines for Adults and Adolescents: Guidelines for the use of antiretroviral agents in HIV-1-infected adults and adolescents. Department of Health and Human Services. Retrieved March 27, 2012. Available at http://www.aidsinfo.nih.gov/ContentFiles/AdultandAdolescentGL.pdf. Accessed May 15, 2012

肿瘤并发症和急症

1. Shelton BK: Admission criteria and prognostication in patients with cancer admitted to the intensive care unit. Crit Care Clin 26:1–20, 2010

2. Behl D, Hendrickson AW, Moynihan TJ: Oncologic emergencies. Crit Care Clin 26(1):181–206, 2010

3. Azoulay E, Afessa B: The intensive care support of patients with malignancy: Do everything that can be done. Intensive Care Med 32(1):3–5, 2006

4. Lim Z, Pagliuca A, Simpson S, et al: Outcomes of patients with haematological malignancies admitted to the intensive care unit: A comparative review of allogeneic haematopoietic stem cell transplantation data. Br J Haematol 136(3):448–450, 2007

5. Raoof ND, Groeger JS: You never know-one of your patients with cancer might surprise you. Crit Care Med 35(3):965–966, 2007

6. Chernecky CC, Murphy-Ende K (eds): Acute Care Oncology Nursing, 2nd ed. St Louis, MO: Saunders Elsevier, 2008, pp 26–34

7. LeCuyer L, Chevret S, Thiery G, et al: The ICU trial: A new admission policy for cancer patients requiring mechanical ventilation. Crit Care Med 35:808–814, 2007

8. Freedman N, Hansen-Fletcher J: Intensive care for oncology patients: Short term prognosis. UpToDate online 18.1, last literature review January 2010; last updated January 25, 2010. Accessed May 25, 2010

9. Markou N, Demopoulou E, Myrianthefs P: The critically ill patient with cancer—Indications for intensive care unit admission and outcomes. J BUON 13(4):469–478, 2008

10. Gaeta S Price KJ: End-of-life issues in critically ill cancer patients. Crit Care Clin 26(1):219–228, 2010

11. Marik PE: Management of patients with metastatic malignancy in the intensive care unit. Am J Hosp Palliat Care 23(6):479–482, 2006

12. Thakker SG, Fu AZ, Sweetenham JW, et al: Survival and predictors of outcome in patients with acute leukemia admitted to the intensive care unit. Cancer 112(110):2233–2240, 2008

13. Shelton BK: Critical care of cancer patients. Crit Care Connect SCCM 4(4):1, 5, 2005

14. Van Gestel JPJ, Bollen CW, van der Tweel I, et al: Intensive care unit mortality trends in children after hematopoietic stem cell transplantation: A meta-regression analysis. Crit Care Med 36(10):2898–2904, 2008

15. Walter KL, Siegler M, Hall JB: How decisions are made to admit patients to medical intensive care units (MICUs): A survey of MICU directors at academic medical centers across the United States. Crit Care Med 36(2):414–420, 2008

16. Soares M, Depuydt PO, Salluh IF: Mechanical ventilation in cancer patients: Clinical characteristics and outcomes. Crit Care Clin 26(1):41–58, 2010

17. Carlson KS, DeSancho MT: Hematological issues in critically ill patients with cancer. Crit Care Clin 26(1):107–132, 2010

18. Drews RE: Hematologic consequences of malignancy: Anemia. UpToDate version 18.1 online, last Updated October 5, 2009. Accessed May 6, 2010

19. Shelton BK, Rome SI, Lewis SL: Nursing assessment: Hematologic system. In Lewis SL, Heitkemper MM, Dirkson SR, et al (eds): Medical-Surgical Nursing: Assessment and Management of Clinical Problems, 7th ed. Philadelphia, PA: Elsevier, 2007, pp 665–683

20. Shelton BK: General toxicity: Myelosuppression and secondary malignancies. In Gobel B, Triest S, Vogel W (eds): Advanced Oncology Certification Review and Resource Manual. Pittsburgh, PA: Oncology Nursing Society Press, 2010

21. Thirmula R, Ramaswamy M, Chawla S: Diagnosis and management of infectious complications in critically ill patients with cancer. Crit Care Clin 26(1):59–92, 2010

22. Sreedharan A, Bowyer S, Wallace CA, et al: Macrophage activation syndrome and other systemic inflammatory conditions after BMT. Bone Marrow Transplant 37(7):629–634, 2006

23. Takagi S, Masuoka K, Uchida N, et al: High incidence of haemophagocytic syndrome following umbilical cord blood transplantation for adults. Br J Haematol 147:543–553, 2009

24. Lee YH: Pre-engraftment syndrome in hematopoietic stem cell transplant. J Korean Med Sci 23(1):98–103, 2008

25. Rimkus C: Acute complications of stem cell transplant. Semin Oncol Nurs 25(2):129–138, 2009

26. Keung YK, Beaty MW, Peltenati M, et al: Possible role of engraftment syndrome and autologous graft-versus-host disease in myelodysplastic syndrome after autologous stem cell transplantation: Retrospective analysis and review of the literature. Clin Lymphoma Myeloma Leuk 10(2):129–133, 2010

27. Carreras E, Fernandez-Ariles F, Silva L, et al: Engraftment syndrome after auto-SCT: Analysis of diagnostic criteria and risk factors in a large series from a single center. Bone Marrow Transplant 45(9):1417–1422, 2010

28. Gorak E, Geller N, Srinivasan R, et al: Engraftment syndrome after nonmyeloablative allogeneic hematopoietic stem cell transplantation: Incidence and effects on survival. Biol Blood Marrow Transplant 11:542–550, 2005

29. Dai E, Couriel D, Kim SK: Bilateral marginal keratitis associated with engraftment syndrome after hematopoietic stem cell transplantation. Cornea 26(6):756–758, 2007

30. Alkhatib AA, Boynton KK, Badheeb AM: Colitis secondary to engraftment syndrome in a patient with autologous peripheral blood stem cell transplant. Dig Dis Sci 55(5):1500–1501, 2010. DOI: 10.1007?S10620-0841-1

31. Schiffer CA: Hyperleukocytosis and leukostasis. UpToDate online version 18.1, last literature review January 2010; last updated December 2009

32. Adams BD, Baker R, Lopez JA, et al: Myeloproliferative disorders and the hyperviscosity syndrome. Emerg Med Clin North Am 27:459–476, 2009

33. Blum W, Porcu P: Therapeutic apheresis in hyperleukocytosis and hyperviscosity syndrome. Semin Thromb Hemost 33(4):350–354, 2007

34. Chang M, Chen T, Tang J, et al: Leukapheresis and cranial irradiation in patients with hyperleukocytic acute myeloid leukemia: No impact on early mortality and intracranial hemorrhage. Am J Hematol 82:976–980, 2007

35. Piccirillo N, Laurent L, Chiusolo P, et al: Reliability of leukostasis grading score to identify patients with high risk hyperleukocytosis. Am J Hematol 84(6):381–382, 2009

36. Oliveira LC, Romano LG, Prado-Junior BP, et al: Outcome of acute myeloid leukemia patients with hyperleukocytosis in Brazil. Med Oncol 27(4):1254–1259, 2010

37. Bug G, Anargyrou K, Tonn T, et al: Impact of leukapheresis on early death rate in adult acute myeloid leukemia presenting with hyperleukocytosis. Transfusion 47(10):1843–1850, 2007

38. Marbello L, Ricci F, Nosari AM, et al: Outcome of hyperleukocytic adult acute myeloid leukaemia: A single-center retrospective study and review of literature. Leuk Res 32(8):1221–1227, 2008

39. Ruggierio A, Attina G, Piastra M, et al: Severe hyperleukocytosis and multifocal intracranial haemorrhage: Not always a fatal outcome. Int J Hematol 90(1):87–90, 2009

40. Chou SHY, Singhal AB: Multiple punctate cerebral hemorrhages in acute leukemia with blast crisis. Neurology 68(12):953, 2007

41. Lele AV, Mirski MA, Stevens RD: Spurious hypoxemia. Crit Care Med 33(8):1854–1856, 2005

42. Balint B, Ostojic G, Pavlovic M, et al: Cytapheresis in the treatment of cell-affected blood disorders and abnormalities. Transfus Apher Sci 35:25–31, 2006

43. Choi KA, Lee JE, Kim YG, et al: Efficacy of continuous venovenous hemofiltration with chemotherapy in patients with Burkitt lymphoma and leukemia at high risk for tumor lysis syndrome. Ann Hematol 88(7):639–645, 2009

44. Sultan K, Vasudeva R: Neutropenic enterocolitis. EMedicine. Updated last July 9, 2009. Accessed May 23, 2010

45. Osenga KL. Typhlitis in pediatrics. In Chernecky CC, Murphy-Ende K (eds): Acute Care Oncology Nursing, 2nd ed. St Louis, MO: Saunders Elsevier, 2009, pp 560–568

46. Ullery BW, Pieracci FM, Rodney JR, et al: Neutropenic enterocolitis. Surg Infect 10(3):307–314, 2009

47. Mullassery D, Bader A, Battersby SJ, et al. Diagnosis, incidence, and outcomes of suspected typhlitis in oncology patients—Experience in a tertiary pediatric surgical center in the United Kingdom. J Pediatr Surg 44(2):381–385, 2009

48. Marie I, Robaday S, Kerleau M, et al: Typhlitis as a complication of alemtuzumab therapy. Haematologica 92(5):e62–e63, 2007

49. Kasturi KS, Mummadi RR, Sood GK: Neutropenic enterocolitis. An unusual complication of HCV combination therapy with PEG-IFN and ribavirin. Eur J Inter Med 19(5):372–373, 2008

50. Tiseo M, Gelsomino F, Bartolotti M, et al: Typhlitis during second-line chemotherapy with pemetrexed in non-small cell lung cancer (NSCLC): A case report. Lung Cancer 65(2):251–253, 2009

51. Aksoy DY, Tanriover MD, Uzun O, et al: Diarrhea in neutropenic patients: A prospective cohort study with emphasis on neutropenic enterocolitis. Ann Oncol 18(1):183–189, 2007

52. Davila ML: Neutropenic enterocolitis: Current issues in diagnosis and management. Curr Infect Dis Rep 9(2):116–120, 2007

53. Song LW, Marcon NE: Typhlitis (neutropenic enterocolitis). UpToDate Version 19.2, last updated November 23, 2009. Accessed January 25, 2012

54. Spencer SP, Power N, Reznek RH: Multidetector computed tomography of the acute abdomen in the immunocompromised host: A pictorial review. Curr Probl Diagn Radiol 38(4):145–155, 2009

55. Badgwell BD, Cormier JN, Wray CJ, et al: Challenges in surgical management of abdominal pain in the neutropenic cancer patient. Ann Surg 248(1):104–109, 2008

56. Shelton BK: Pericardial effusion and tamponade. In Chernecky CC, Murphy-Ende K (eds): Acute and Critical Care of Cancer Patients, 2nd ed. St Louis, MO: Saunders Elsevier, 2009, pp 45–58

57. Sampat K, Rossi A, Garcia-Gutierez V, et al: Characteristics of pericardial effusions in patients with leukemia. Cancer 116(10):2366–2371, 2010

58. Borlaug BA, DeCamp MM, Gangadharan SP: Neoplastic pericardial disease. UpToDate online version 18.1, last updated June 19, 2009. Accessed May 23, 2010

59. Sweetenham JW: Highly aggressive lymphomas in adults. Hematol Oncol Clin North Am 22:965–978, 2008

60. Kunitoh H, Tamura T, Shibata T, et al: A randomized trial of intrapericardial bleomycin for malignant pericardial effusion with lung cancer (JCOG9811). Br J Cancer 100(3):464–469, 2009

61. Quraishi AR, Khan AA, Kazmi KA, et al: Clinical and echocardiographic characteristics of patients with significant pericardial effusion requiring pericardiocentesis. J Pak Med Assoc 55(2):66–70, 2005

62. Imazio M, Demichelis B, Parrini I, et al: Relation of acute pericardial disease to malignancy. Am J Cardiol 95(11):1393–1394, 2005

63. Ueda K, Nagai, S, Miyashita S, et al: Arsenic-induced pericardial and pleural effusion without acute promyelocytic leukemia differentiation syndrome. Leuk Res 34:e25–e26, 2010

64. McArdle JR: Critical care outcomes in the hematologic transplant recipient. Clin Chest Med 30:155–167, 2009

65. Corey GR: Diagnosis and treatment of pericardial effusions. UpToDate online version 19.3, January 2012; last updated April 25, 2011. Accessed January 26, 2012

66. Billikanty S, Bashir R: Images in cardiovascular medicine: Echocardiographic demonstration of electrical alternans. Circulation 113(24): e866–e868, 2006

67. Roy C, Minor M, Brookhart M, et al: Does this patient with pericardial effusion have cardiac tamponade? N Engl J Med 297(16):1810–1818, 2007

68. Choe KS, Salama JK: Advances in radiotherapy for tumors involving the mediastinum. Thorac Surg Clin 19:133–141, 2009

69. Savides TJ. EUS for mediastinal disease. Gastrointest Endosc 69(2):S97–S99, 2009

70. Mulvagh SL, Rakowski H, Vannan MA, et al: American Society of Echocardiography Consensus Statement on the clinical applications of ultrasonic contrast agents in echocardiography. J Am Soc Echocardiogr 21(11): 1179–1201, 2008

71. Hoey ETD, Mankad K: Computed tomography-guided pericardiocentesis: utility in the management of malignant pericardial effusion. Am J Emerg Med 28:388e1–388.e3, 2010

72. Misselt AJ, Harris SR, Glockner J, et al: MR imaging of the pericardium. Magn Reson Imaging Clin N Am 16:185–199, 2008

73. Cooper CA. Centesis studies in critical care. Crit Care Nurs Clin North Am 22:95–108, 2010

74. Oida T, Mimatsu K, Kano H, et al: Pericardiocentesis with cisplatin for malignant pericardial effusion and tamponade. World J Gastroenterol 16(6):740–744, 2010

75. Becit N, Unlu Y, Ceviz M, et al: Subxiphoid pericardiostomy in the management of pericardial effusions: Case series analysis of 368 patients. Heart 91:785–790, 2005

76. Lestuzzi C, Lafaras C, Bearz A, et al: Malignant pericardial effusion: Sclerotherapy or local chemotherapy. Br J Cancer 101:734–735, 2009

77. Masullo D, Benedetto PD, Pinto G: Intraoperative strategy in patients with extended involvement of mediastinal structures. Thorac Surg Clin 19:113–120, 2009

78. Motas C, Motas N, Rus O, et al: Left paraxiphoidian approach for drainage of pericardial effusions. Interact Cardiovasc Thorac Surg 10:4–5, 2010

79. Cullinane CA, Paz IB, Smith D, et al: Prognostic factors in the surgical management of pericardial effusion in the patient with concurrent malignancy. Chest 125(4):1328–1334, 2004

80. Frawley T, Begley C: Causes and prevention of carotid artery rupture. Br J Nurs 15(22):1198–1202, 2006

81. Sargent C: Carotid Artery Rupture. In CC Chernecky, K Murphy-Ende (eds): Acute Care Oncology Nursing, 2nd ed. St Louis, MO: Saunders Elsevier, 2009, pp 59–66

82. Brockstein BE, Vokes EE: Overview of the complications of head and neck cancer and its therapy. UpToDate online version 18.1, last updated July 23, 2008. Accessed June 12, 2010

83. Kim H, Lee D, Kim H, et al: Life-threatening common carotid artery blowout: Rescue treatment with a newly designed self-expanding covered nitinol stent. Br J Radiol 79:226–231, 2006

84. Frawley T, Begley C: Caring for people with carotid artery rupture. Br J Nurs 15(1):24–28, 2006

85. Koutsimpelas D, Pitton M, Kulkens C, et al: Endovascular carotid reconstruction in palliative head and neck cancer patients with threatened carotid blowout presents a beneficial supportive care measure. J Palliative Med 11:784–789, 2008

86. McKoy JM, Angelotta C, Bennett CL, et al: Gemtuzumab ozogamicin-associated sinusoid obstructive syndrome (SOS): An overview from the research on adverse drug events and reports (RADAR) project. Leuk Res 31(5):599–604, 2007

87. Eisenberg S: Hepatic sinusoidal obstruction syndrome in patients undergoing hematopoietic stem cell transplant. Oncol Nurs Forum 35(3):385–397, 2008

88. Krimmel T, Williams LA: Hepatic sinusoidal obstruction syndrome following hematopoietic stem cell transplantation. Oncol Nurs Forum 35(1):37–39, 2008

89. Buchsel PC: Sinusoid occlusive syndrome. In Chernecky CC, Murphy-Ende K (eds): Acute Care Oncology Nursing, 2nd ed. St Louis, MO: Saunders Elsevier, 2009, pp 481–491

90. Cheuk DK, Wang P, Lee TL, et al: Risk factors and mortality predictors of hepatic veno-occlusive disease after pediatric hematopoietic stem cell transplantation. Bone Marrow Transplant 40(10):935–944, 2007

91. Schouten van der Velden AP, Punt CJ, Van Krieken JH, et al: Hepatic veno-occlusive disease after neoadjuvant treatment of colorectal liver metastases with oxaliplatin. Eur J Surg Oncol 34:353–355, 2008

92. Senzolo M, Burra P, Cholongitas E, et al: The transjugular route: The key hole to the liver world. Dig Liver Dis 39(2):105–116, 2007

93. Senzolo M, Germani G, Cholongitis E, et al: Veno occlusive disease: Update on clinical management. World J Gastroenterol 13(29):3918–3924, 2007

94. Matsumoto M, Kawa K, Uemura M, et al: Prophylactic fresh frozen plasma may prevent development of hepatic VOD after stem cell transplantation via ADAMTS13-mediated restoration of von Willebrand factor plasma levels. Bone Marrow Transplant 40(3):251–259, 2007

95. Sucak GT, Aki ZS, Yagci M, et al: Treatment of sinusoidal obstruction syndrome with defibrotide: A single-center experience. Transplant Proc 39(5):1558–1563, 2007

96. Ho VT, Linden E, Revta C, et al: Hepatic veno-occlusive disease after hematopoietic stem cell transplantation: Review and update on the use of defibrotide. Semin Thromb Hemost 33(4):373–388, 2007

97. Shah MS, Jeevangi NKS, Joshi A, et al: Late-onset hepatic veno-occlusive disease post autologous peripheral stem cell transplantation successfully treated with oral defibrotide. J Cancer Res Ther 5(4): 312–314, 2009

98. Dignan F, Gujral D, Ethell M, et al: Prophylactic defibrotide in allogeneic stem cell transplantation: Minimal morbidity and zero mortality from veno-occlusive disease. Bone Marrow Transplant 40(1):79–82, 2007

99. Batsis I, Yannaki E, Kaloyannidis P, et al: Veno-occlusive disease pro-

phylaxis with fresh frozen plasma and heparin in bone marrow transplantation. Thrombo Res 118:611–618, 2006

100. Drews RE, Rabkin DJ: Malignancy-related Superior vena cava syndrome. UptoDate Online 18.1, last updated March 23, 2009. Retrieved June 30, 2010, from http://www.uptodate.com

101. Wan JF, Bezjak A: Superior vena cava syndrome. Emerg Med Clin North Am 27:243–255, 2009

102. Wilson LD, Detterbeck FC, Yahalom J: Clinical practice: Superior vena cava syndrome with malignant causes. N Engl J Med 356:18, 2007

103. Nunnelee JD: Superior vena cava syndrome. J Vasc Nurs 25:2–5, 2007

104. Bruno TF: Superior vena cava syndrome and telangiectasia in a man with lymphoma. CMAJ 177(10):1177–1179, 2007

105. Canon R, Shah M, Suydam E, et al. Early thrombosis of the superior vena cava in a patient with a central venous catheter and carcinoma of the ampulla of vater. Am Surg 74:1195–1197, 2008

106. Rice TW: Pleural effusion in SVCS: Prevalence, characteristics, and proposed pathophysiology. Curr Opin Pulm Med 13(4):324–327, 2007

107. Plekker D, Ellis T, Irusen EM, et al: Clinical and radiologic grading of superior vena cava obstruction. Respiration 32:585–589, 2008

108. Wilson P, Bezjak A, Asch M, et al: The difficulties of a randomized study in superior vena caval obstruction. J Thorac Oncol 2(6):514–519, 2007

109. Kostopoulou V, Tsiatas ML, Kelekis DA, et al: Endovascular stenting for the management of port-a-cath associated with superior vena cava syndrome. Emerg Radiol 16:143–146, 2009

110. Uberoi R: Quality assurance guidelines for superior vena cava stenting in malignant disease. Cardiovasc Intervent Radiol 29:319–322, 2006

111. Lanciego C, Pangua C, Chacon JI, et al: Endovascular stenting as the first step in the overall management of malignant superior vena cava syndrome. AJR Am J Roentgenol 193:549–558, 2009

112. Morales JP, Sabharwal T, Man-Hurun S, et al: Alleviation of severe compressive symptoms in a patient with advanced lung carcinoma using tracheal and superior vena cava stents. J Palliat Care 10:24–29, 2007

113. Ploegmakers MJM, Rutten MJCM: Fatal pericardial tamponade after superior vena cava stenting. Cardiovasc Intervent Radiol 32:585–589, 2008

114. Cope D. Pleural effusions: Malignant. In Chernecky CC, Murphy-Ende K (eds): Acute Care Oncology Nursing, 2nd ed. St Louis, MO: Saunders Elsevier, 2009, pp 435–441

115. Porcel JM: Pearls and myths in pleural fluid analysis. Respirology 16(1):44–52, 2011

116. Korczynski P, Krenke R, Safianowska A, et al: Diagnostic utility of pleural fluid and serum markers in differentiation between malignant and nonmalignant pleural effusions. Eur J Med Res 14(Suppl 4):128–133, 2009

117. Heffner JE: Management of malignant pleural effusion. UpToDate online version 18.1, last updated January 26, 2010. Accessed June 23, 2010

118. Held-Warmkessel J, Schieh L: Caring for the patient with malignant pleural effusion. Nursing 38(1):43–48, 2008

119. Barbetakis N, Asteriou C, Papadopoulou F, et al: Early and late morbidity and mortality and life expectancy following thoracoscopic talc insufflations for control of malignant pleural effusions: A review of 400 cases. J Cardiothorac Surg 5:27, 2010

120. Ozyurtkan MO, Balci AE, Cakmak M: Predictors of mortality within three months in the patients with malignant pleural effusions. Eur J Intern Med 21(1):30–34, 2010

121. Stark P: Imaging of pleural effusions in adults. UptoDate Online 18.1. Retrieved July 7, 2010, from http://www.uptodate.com

122. Heffner JE: Diagnostic evaluation of pleural effusion in adults. Upto-Date Online 18.1. Retrieved July 7, 2010, from http://www.uptodate.com; last updated September 24, 2009

123. Moore AJ, Parker AJ, Wiggins J: Malignant mesothelioma. Orphanet J Rare Dis 3:34, 2008

124. Abouzgheib W, Bartter T, Dagher H, et al: A prospective study of the volume of pleural fluid required for accurate diagnosis of malignant pleural effusion. Chest 135:999–1001, 2008

125. James P, Gupta R, Christopher DJ, et al: Evaluation of the diagnostic yield and safety of closed pleural biopsy in the diagnosis of pleural effusion. Indian J Tuberc 57(1):19–24, 2010

126. Doelken P: Management of refractory nonmalignant pleural effusions. UpToDate online version 18.1, last updated June 16, 2009. Accessed July 7, 2010

127. Uzbeck MH, Almeida FA, Sarkiss MG, et al: Management of malignant pleural effusions. Adv Ther 27(6):334–347, 2010

128. Walker SJ, Bryden G. Managing pleural effusions: Nursing care of patients with a Tenckhoff catheter. Clin J Oncol Nurs 14(1):59–64, 2010

129. Varela G, Jimenez MF, Novoa N: Portable chest drainage systems and outpatient chest tube management. Thorac Surg Clin 20(3):421–426, 2010

130. Adeoye PO, Salami AK, Koledoye A: Early experience with outpatient tube drainage for management of pleural collections. West Afr J Med 28(6):364–367, 2009

131. Thornton RH, Miller Z, Covey AM, et al: Tunneled pleural catheters for treatment of recurrent malignant pleural effusion following failed pleurodesis. J Vasc Interv Radiol 21(5):696–700, 2010

132. Zhao WZ, Wang JK, Zhang XL: Clinical research on recombinant human Ad-p53 injection combined with cisplatin in treatment of malignant pleural effusion induced by lung cancer. Clin J Cancer 28(1):1324–1327, 2009

133. Lin YJ, Yu YH: Reexpansion pulmonary edema after large volume thoracentesis. Ann Thorac Surg 92(4):1550–1551, 2011

134. Bartels RH, van der Linden YM, van der Graaf WT: Spinal extradural metastasis: Review of current treatment options. CA Cancer J Clin 58(4):245–259, 2008

135. Cole J, Patchell R: Metastatic epidural spinal cord compression. Lancet Neurol 7(5):459–466, 2008

136. Coleman RE, Guise TA, Lipton A, et al: Advancing treatment for metastatic bone cancer: Consensus recommendations from the Second Cambridge Conference. Clin Cancer Res 14(20):6387–6395, 2008

137. James N, Brooks D: Managing patients with metastatic spinal cord compression. Cancer Nurs Pract 9(6):19–22, 2010

138. Miaskowski C: Spinal cord compression. In Chernecky CC, Murphy-Ende K (eds): Acute Care Oncology Nursing, 2nd ed. St Louis, MO: Saunders Elsevier, 2009, pp 492–498

139. Colen FN: Oncologic emergencies: superior vena cava syndrome, tumor lysis syndrome, and spinal cord compression. J Emerg Nurs 34(6):535–537, 2008

140. Wilkinson AN, Viola R, Brindage MD: Managing skeletal-related events resulting from bone metastases. BMJ 371:a2041, 2008

141. Elder JB, Lis E, Yamada Y, et al: Treatment of metastatic spinal disease. Curr Orthop Pract 21(4):348–355, 2010

142. Shuie K, Sahgal A, Chow E, et al: Management of metastatic spinal cord compression. Expert Rev Anticancer Ther 10(5):697–708, 2010

143. Hitron A, Adams V: The pharmacological management of skeletal-related events form metastatic tumors. Orthopedics 32(3):188–192, 2010

144. Gerber DE, Grossman SA: Does decompressive surgery improve outcome in patients with metastatic epidural spinal-cord compression? Nat Clin Pract Neurol 2(1):10–11, 2006

145. Sun H, Nemecek AN: Optimal management of malignant epidural spinal cord compression. Hematol Oncol Clin North Am 24(3):537–551, 2010

146. Saliou G, Kocheida el M, Lehmann P, et al: Percutaneous vertebroplasty for pain management in malignant fractures of the spine with epidural involvement. Radiology 254(3):882–890, 2010

147. Gofeld M, Bhatia A, Burton AW: Vertebroplasty in the management of painful bony metastases. Curr Pain Headache Rep 13(4):288–294, 2009

148. Liberman M: Bronchoscopic evaluation of the trachea and dilatation of the trachea. Semin Thorac Cardiovasc Surg 21(3):255–262, 2009

149. Theodore PR: Emergent management of malignancy-related acute airway obstruction. Emerg Med Clin North Am 27:310–312, 2008

150. Singer J, Henry S: Upper airway obstruction as the presenting manifestation of leukemia. Pediatr Emerg Care 24(5):231–241, 2008

151. Ernst A, Herth FJF, Becker HD: Diagnosis and management of central airway obstruction. UpToDate Version 19.3, January 2012, last updated March 20, 2010. Accessed January 25, 2012

152. Shin JH, Sing HY, Kim KR, et al: Radiologic and clinical outcomes with special reference to tumor involvement pattern after stent placement for malignant bronchial obstructions. Acta Radiol 50(9):1011–1018, 2009

153. Feller-Kopman DJ, O'Donnell C: Physiology and clinical use of heliox. UpToDate version 19.3, January 2012. Updated last January 2010. Accessed January 26, 2012

154. Beeson J: Palliation of tracheobronchial carcinoma: The role of cryosurgery. J Perioper Pract 17(7):332–339, 2007

155. Ernst A, LoCicero III J: Photodynamic therapy of lung cancer. UpToDate online version 18.1, last updated January 22, 2010. Accessed July 7, 2010

156. Colt HG: Endobronchial electrocautery. UpToDate online version 18.1, last updated October 6, 2009. Accessed July 7, 2010

157. Minnich DJ, Bryant AS, Dooley A, et al: Photodynamic laser therapy for lesions in the airway. Ann Thorac Surg 89(6):1744–1748, discussion 1748–1749, 2010

158. Fortunato M, Felijo S, Almeida T, et al: Endoluminal high dose rate brachytherapy in the treatment of primary and recurrent bronchogenic

tree malignancies. Rev Port Pneumol 15(2):151–164, 2009

159. Colt HG: Airway stents. UpToDate online version 18.1, last updated June 13, 2008. Accessed July 7, 2010

160. Furukawa K, Ishida J, Yamaguchi G, et al: The role of airway stent placement in the management of tracheobronchial stenosis caused by inoperable advanced lung cancer. Surg Today 40:315–320, 2010

161. Kim H, Shin JH, Song H, et al: Palliative treatment of inoperable malignant tracheobronchial obstruction: Temporary stenting combined with radiation therapy and/or chemotherapy. AJR Am J Roentgenol 193:W38–W42, 2009

162. Oki M, Saka H, Kitagawa C, et al: Double Y-stent placement for tracheobronchial stenosis. Respiration 79:245–249, 2010

163. Horwitz MJ: Hypercalcemia of malignancy. UpToDate online version 18.1, last updated September 28, 2009. Accessed July 18, 2010

164. Santarpia L, Koch CA, Sarlis NJ: Hypercalcemia in cancer patients: Pathobiology and management. Horm Metab Res 42(3):153–164, 2010

165. Samphao S, Eremin JM, Eremin O: Oncological emergencies: Clinical importance and principles of management. Eur J Cancer Care 19(6):707–713, 2010

166. Siddiqui F, Weissman D: Fast facts and concepts: Hypercalcemia of malignancy &num;151. J Palliat Med 13(1):77–78, 2010

167. Shane E: Etiology of hypercalcemia. UpToDate online version 18.1, last updated January 13, 2010. Accessed July 12, 2010

168. Fitch M, Maxwell C, Ryan C, et al: Bone metastases from advanced cancers: Clinical implications and treatment options. Clin J Oncol Nurs 13(6):701–710, 2009

169. de Oliviera Filgueira PH, Vasconcelos LF, daSilva GB, et al: Paraneoplastic syndromes and the kidney. Saudi J Kidney Dis Transpl 21(2):222–231, 2010

170. Sargent JT, Smith OP: Haematological emergencies managing hypercalcemia in adults and children with haematological disorders. Br J Haematol 149(4):465–477, 2010

171. Desai HV, Gandhi K, Sharma M, et al: Thiazide-induced severe hypercalcemia: A case report and review of literature. Am J Ther 17(6):e234–e236, 2010

172. Kacprowicz RF, Lloyd JD: Electrolyte complications of malignancy. Hematol Oncol Clin North Am 24(3):553–565, 2010

173. Ijaz A, Mehmood T, Qureshi AH, et al: Estimation of ionized calcium and total calcium and albumin corrected calcium for the diagnosis of hypercalcemia of malignancy. J Coll Physician Surg Pak 16(1):49–52, 2006

174. Shane E: Diagnostic approach to hypercalcemia. UpToDate online version 18.1, last updated January 13, 2010. Accessed July 12, 2010

175. Shane E, Berenson JR: Treatment of hypercalcemia. UpToDate online version 19.3, January 2012; last updated December 2, 2011. Accessed January 26, 2012

176. Wang CC, Chen YC, Shiang JC, et al: Hypercalcemic crisis successfully treated with prompt calcium-free hemodialysis. Am J Emerg Med 27(9):1174e1–1174e3, 2009

177. Coleman R: Bisphosphonates and other osteoclast inhibitors in patients with metastatic cancer. UpToDate Version 19.3, January 2012; last updated January 6, 2012. Accessed January 25, 2012

178. Diskin CJ, Stokes TJ, Dansby L, et al: Malignancy-related hypercalcemia developing on a bisphosphonates but responding to calcitonin. Clin Lung Cancer 8(7):434–435, 2007

179. Pearson KE: Tumor induced hypercalcemia. In Chernecky CC, Murphy-Ende K (eds): Acute Care Oncology Nursing, 2nd ed. St Louis, MO: Saunders Elsevier, 2009, pp 284–297

180. Otto S, Abu-ld MH, Fedele S, et al: Osteoporosis and bisphosphonates-related osteonecrosis of the jaw: Not a sporadic coincidence- a multi-centre study. J Craniomaxillofac Surg 39(4):272–277, 2011

181. Rose BD: Pathophysiology and etiology of the syndrome of inappropriate antidiuretic hormone secretion (SIADH). UpToDate online version 18.1, last updated February 10, 2010. Accessed July 12, 2010

182. Ellison DH, Berl T: Clinical practice. The syndrome of inappropriate antidiuresis. N Engl J Med 356(20):2064–2072, 2007

183. Brown RR, Leitao MM Jr: Cisplatin-induced syndrome of inappropriate antidiuretic hormone (SIADH) in a patient with neuroendocrine tumor of the cervix: A case report and review of the literature. Eur J Gynaecol Oncol 31(1):107–108, 2010

184. Raftopoulos H: Diagnosis and management of hyponatremia in cancer patients. Support Care Cancer 15(12):1341–1317, 2007

185. Walji N, Chan AK, Peake DR: Common acute oncological emergencies: Diagnosis, investigation, and management. Postgrad Med J 84:418–427, 2008

186. Gleezerman IG: Successful treatment of Ifosfamide-induced hypotension with AVP receptor antagonist without interruption of hydration for prevention of hemorrhagic cystitis. Ann Oncol 20(7):1283–1285, 2009

187. Held-Warmkessel J: Syndrome of inappropriate antidiuretic hormone (SIADH). In Chernecky CC, Murphy-Ende K (eds): Acute Care Oncology Nursing, 2nd ed. St Louis, MO: Saunders Elsevier, 2009, pp 534–544

188. Liapisk K, Apostolidis J, Charitaki E, et al: Syndrome of inappropriate secretion of antidiuretic hormone associated with imatinib. Ann Pharmacother 42(12):1882–1886, 2008

189. Kuroda H, Kawamura M, Hato T, et al: Syndrome of inappropriate secretion of antidiuretic hormone after chemotherapy with vinorelbine. Cancer Chemother Pharmacol 62(2):331–333, 2008

190. Adam AK, Soubani AO: Outcome and prognostic factors of lung cancer patients admitted to the medical ICU. Eur Respir J 31:47–53, 2008

191. Yawar A, Jabbar A, Haque NU, et al: Hyponatremia: Etiology, management, and outcome. J Coll Physicians Surg Pak 18(8):467–471, 2008

192. Sterns RH: Treatment of hyponatremia: Syndrome of inappropriate antidiuretic hormone secretion (SIADH) and reset osmostat. UpToDate online version 18.1, last updated February 12, 2010. Accessed July 12, 2010

193. Benoit DD, Hoste EA: Acute kidney injury in critically ill patients with cancer. Crit Care Clin 26(1):151–180, 2010

194. Hochberg J, Cairo MS: Tumor lysis syndrome: Current perspective. Haematologica 93(1):9–13, 2008

195. Shelton BK: Tumor lysis syndrome. In Chernecky CC, Murphy-Ende K (eds): Acute Care Oncology Nursing, 2nd ed. St Louis, MO: Saunders Elsevier, 2009, pp 545–559

196. Tosi P, Barosi G, Lazzaro C, et al: Consensus conference on the management of tumor lysis syndrome. Haematologica 93(12):1877–1885, 2008

197. Larson RA, Pui C: Tumor lysis syndrome. UpToDate online version 18.1, last updated October 19, 2009. Accessed July 21, 2010

198. Maloney K, Denno M: Tumor lysis syndrome: Prevention and detection to enhance patient safety. Clin J Oncol Nurs 15(6):601–603, 2011

199. Ikeda AK, Sakamoto K, Krishnan K, et al: Tumor lysis syndrome. EMedicine. Available at: http://emedicine.medscape.com/article/989050-overview. Last updated September 26, 2008

200. Coiffer B, Altman A, Pui CH, et al: Guidelines for the management of pediatric and adult tumor lysis syndrome: An evidence-based review. J Clin Oncol 26(16):2767–2778, 2008

201. Hochberg J, Cairo MS: Rasburicase: Future directions in tumor lysis management. Expert Opin Biol Ther 8(10):1595–1604, 2008

202. Mayne N, Keady S, Thacker M: Rasburicase in the prevention and treatment of tumor lysis syndrome. Intensive Crit Care Nurs 24(1):59–62, 2008

203. Campara M, Shord SS, Haaf CM: Single-dose rasburicase for tumour lysis syndrome in adults: Weight-based approach. J Clin Pharm Ther 34(2):207–213, 2009

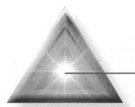

# 常见的血液系统疾病

Debby Greenlaw

## 第49章

### 学习目标

学习本章内容后,读者应能够:
1. 描述红细胞疾病的病理生理学特征、评估和管理。
2. 讨论白细胞疾病的病理生理学特征、评估和管理。
3. 描述凝血性疾病的病理生理学特征、评估和管理。

危重患者合并血液系统疾病的风险极高。在ICU中,贫血尤为常见,其原因有多种,包括原发疾病所致的贫血、多种途径的失血以及红细胞生成障碍。此外,贫血也可继发于血小板减少及其他凝血性疾病。危重患者还极易并发难以控制的感染。

本章主要概述危重患者其血液系统疾病的病理生理机制、评估以及管理,还包括红细胞、白细胞、血小板疾病以及凝血性疾病。

## ▲ 红细胞疾病

### 红细胞增多症

#### 真性红细胞增多症

真性红细胞增多症是一种骨髓增生性疾病,由于红细胞生成增多而导致血细胞比容增大和红细胞数量增多。过多的红细胞导致组织氧合减少、血液黏度增加、血管供血不足、血栓风险上升。随着病情进展,部分患者会出现骨髓纤维化、脾大、全血细胞减少,少数患者还会发展为急性白血病。

#### 继发性红细胞增多症

继发性红细胞增多症常由慢性缺氧引起。导致慢性缺氧的原因有生活在高海拔地区、心肺疾病、睡眠呼吸暂停、肥胖、低通气综合征及一氧化碳中毒。另外,肾脏疾病和少数肝脏疾病引起促红细胞生成素的异常增多,也可导致继发性红细胞增多症。

### 评估

由于血液黏度增高而导致的动静脉血栓形成是重要的关注点。红细胞增多症患者有更大风险罹患血栓栓塞,如心肌梗死、脑梗死、深静脉血栓以及肺栓塞。

患者心肺疾病病史及动静脉栓塞病史的回顾十分重要。患者的吸烟史也同样重要,因为吸烟者碳氧血红蛋白水平更高。红细胞增多症患者常主诉热水沐浴后瘙痒。更多真性红细胞增多症的临床表现见表49-1。

表 49-1　真性红细胞增多症的临床表现及原因

| 临床表现 | 发生原因 |
|---|---|
| 头晕,头痛 | 血液黏度增高 |
| 血栓形成 | 血液黏度增高,血小板增多,血小板缺陷 |
| 瘙痒 | 血组胺水平升高和/或皮肤肥大细胞增多 |
| 出血倾向 | 红细胞/纤维蛋白比例增高;由于血液总量增多导致毛细血管及静脉过度充盈 |
| 上腹不适 | 胃黏膜充血;血液组胺水平升高 |
| 脚趾麻木感和灼烧感 | 外周血管功能障碍 |
| 循环功能不全 | 血液黏度增高导致组织氧合功能受损 |

## 治疗

多次静脉放血疗法是治疗真性红细胞增多症的一线方法。通常每周抽取 500ml 血液,直至血细胞比容低于 45%。多数经放血治疗的患者会出现铁缺乏。缺铁会限制红细胞的生成因此导致静脉放血治疗频率减少。多次静脉放血疗法的不足之处在于,它会刺激骨髓增生,导致有缺陷的黏性血小板生成增多。抗血小板聚集剂,如阿司匹林和双嘧达莫,不能减少血栓事件,反而可能增加出血风险。

同时患有血管性疾病的老年患者血栓形成的风险较高,除静脉放血治疗外,还应对骨髓进行抑制,治疗药物可使用羟基脲。长疗程使用骨髓抑制剂与急性白血病风险增高有关,因而治疗过程中应充分权衡利弊。应指导患者实施避免并发血栓栓塞的措施,如使用下肢加压装置,在患者情况允许时进行行走锻炼。

继发性红细胞增多症的治疗重点:通过长期氧疗、戒烟、减肥或手术干预,治疗原发病因。若以上措施未能达到预期效果,则需实施多次放血疗法控制红细胞比容在 45% 或更低水平。

## 贫血

在 ICU 内,贫血被认为是一些重症患者因疾病伴发急症或重症状态时,需要监护及干预的紧急情况。贫血通常划分为两类:溶血性贫血(红细胞破坏增多)和低增生性贫血(红细胞生成减少)。另外,依据红细胞大小,可将贫血分为小细胞性贫血、正常细胞性贫血和巨细胞性贫血。

危重患者常出现贫血。急性失血,尤其是术中及胃肠道出血,是危重患者贫血的主要原因。用于实验室诊断的静脉采血,也是 ICU 中导致贫血的原因之一。据估算,每失血 100ml,血红蛋白降低 0.7g/dl,红细胞比容降低 1.9%。即使保守估计每天采血 100ml,其影响也不容忽视,尤其是对于那些在 ICU 入住数周的患者。

除了失血,弥散性血管内凝血和多种溶血性疾病也会使红细胞减少,从而引起危重患者贫血。

### 贫血的类型

以下是关于不同类型贫血的简要回顾。由于其中一些分型及治疗并不出现在危重情况下,故该讨论会有一定局限性。

#### 失血性贫血

失血性贫血是需要 ICU 收治的最常见的贫血类型。在任何急性贫血中都应排除失血性贫血。患者管理的重点是识别并处理潜在的失血源。

应激性胃炎有可能成为明显的失血源。该并发症的预防要明显易于其治疗。对于所有危重患者,都应考虑应激性胃炎的风险,并使用 $H_2$ 受体阻滞剂、质子泵抑制剂或硫糖铝进行预防性治疗。内镜检查可用于评估潜在的胃肠道失血。

#### 溶血性贫血

溶血性贫血起因于红细胞的异常破坏,可由先天性或后天性因素引起,且不同类型的溶血性贫血其严重程度差异较大。

#### 先天性溶血性贫血

先天性溶血性贫血最常见的病因是酶缺陷或红细胞膜缺陷(表 49-2)。大多数红细胞的酶缺陷为葡萄糖 -6- 磷酸脱氢酶(G-6-PD)缺乏及丙酮酸激酶缺乏。当暴露于某些应激性的条件时,酶缺陷会引起红细胞溶解,这些条件包括服用药物、接触化学制剂、感染、手术和怀孕。G-6-PD 缺乏患者易被影响的敏感物质详见表框 49-1。

| 表框 49-1 | 溶血性贫血的易感因素 |
| --- | --- |

**先天性溶血性贫血[ 葡萄糖 -6- 磷酸脱氢酶(G-6-PD)缺乏 ]**
- 诺氟沙星
- 亚甲基蓝
- 氯霉素
- 非那吡啶
- 呋喃妥英
- 磺胺类药剂
- 樟脑丸
- 蚕豆病

**获得性溶血性贫血**
- 黄蜂、蜜蜂叮咬
- 蜘蛛咬伤
- 蛇咬伤
- 铜
- 铅
- 抗肿瘤药物,包括丝裂霉素、顺铂
- 伯氨喹
- 奎尼丁
- 甲基多巴
- 非甾体抗炎药
- 青霉素
- 头孢菌素

表 49-2 先天性溶血性贫血的类型及主要干预措施

| 缺陷类型 | 主要干预措施 |
|---|---|
| **酶缺陷** | |
| 葡萄糖 -6- 磷酸脱氢酶 | 避免引起溶血的物质，水化 |
| 丙酮酸激酶 | 输血，脾切除术 |
| **红细胞膜缺陷** | |
| 遗传性球形红细胞增多症 | 脾切除术，补充叶酸 |
| 遗传性椭圆形红细胞增多症 | 通常无须治疗，补充叶酸 |
| 阵发性睡眠性血红蛋白尿症（paroxysmal nocturnal hemoglobinuria，PNH） | 类固醇、雄激素、重组 EPO、铁剂，必要时输血，血栓形成时抗凝，可行骨髓移植术 |

### 获得性溶血性贫血

获得性溶血性贫血可由几种不同的因素引起（表 49-3）。微血管病性溶血性贫血是由于血管炎血栓、心脏瓣膜疾病、动静脉畸形、血栓性血小板减少性紫癜、弥散性血管内凝血等引起红细胞破裂而导致贫血。患者体温过低或心脏手术中低温停搏时，由于红细胞膜的破坏，会导致死亡率增加。使用血细胞回输的患者也有细胞膜被破坏或溶血的风险。本病治疗的重点在于去除病因，如心脏瓣膜置换或者动静脉分流等。此外，患者还可以通过补充铁剂和叶酸或定期输注红细胞治疗。

表 49-3 获得性溶血性贫血以及干预措施

| 获得性溶血性贫血干预 |
|---|
| 微血管病致病因子的去除；补充铁剂与叶酸；输血 |
| **传染性病原体** 治疗潜在感染；输血 |
| 肝脏疾病脾切除术；输血 |
| **自身免疫性** |
| 温抗体 糖皮质激素；脾切除术；抑制剂；输血 |
| 冷抗体 保温；输血；血浆置换 |
| 药源性 停药；输血 |

传染性病原体通过引起脾大或直接侵入红细胞并破坏细胞膜引起溶血性贫血，如疟疾便是通过后者影响机体的。患者可通过输血或者抗感染进行治疗。

肝脏疾病的患者经常出现红细胞形态异常。这些患者有可能存在充血性脾大，导致红细胞被破坏。在严重溶血的情况下，必须进行脾切除和红细胞输注治疗。

在自身免疫性溶血性贫血的患者中，以温抗体型最为常见，其中将近一半的病例是特发的。已知的致病因素包括胶原病、淋巴组织增生性疾病和药物反应（表框 49-1）。主要的治疗方案是通过口服糖皮质激素来抑制免疫系统，对于糖皮质激素治疗无效的患者，可选择脾切除、免疫抑制剂和丙种球蛋白进行治疗。

冷抗体型自身免疫性溶血性贫血是由于寒冷诱发补体结合 IgM 抗体与易感人群的红细胞结合，引起凝集反应（凝聚）和溶血（破坏）。通常情况下，患者都存在着淋巴组织增生性疾病，或者其他疾病如支原体肺炎，传染性单核细胞增多症或者肝炎。这类患者如果需要输血治疗，治疗期间注意血液加温和患者的保暖。类固醇和脾切除治疗是无效的，治疗的重点在于避免暴露于寒冷环境。

### 红细胞生成减少性贫血

红细胞生成减少性贫血包括缺铁性贫血、巨幼细胞贫血、慢性病性贫血和再生障碍性贫血。表 49-4 列出了对这些贫血的干预措施。

表 49-4 常见的红细胞生成减少性贫血和干预措施

| 贫血类型 | 干预措施 |
|---|---|
| 缺铁性贫血 | 补铁；潜在应激源（压力源）的纠正 |
| 巨幼细胞贫血 | 补充维生素 B，补充叶酸 |
| 慢性病性贫血 | 输血，rEPO，潜在失调的纠正 |
| 再生障碍性贫血 | 输血，免疫治疗，骨髓移植 |

### 缺铁性贫血

铁缺乏是成人贫血最常见的原因。成人缺铁性贫血最常见的病因是慢性失血，也有可能是铁摄入不足或铁吸收不良。如果存在慢性失血，一定要找到其发生的原因并及时纠正。口服铁剂是首选治疗方法，患者如果口服铁剂效果较差，可以改为注射铁剂。

### 巨幼细胞性贫血

巨幼细胞贫血大多是由于缺乏叶酸和 / 或维生素 $B_{12}$ 引起的。影响叶酸代谢的药物列于表框 49-2。其治疗原则是纠正缺陷。

**表框 49-2** 影响叶酸代谢的药物

- 酒精
- 消胆胺
- 二甲双胍
- 苯巴比妥
- 苯妥英
- 乙胺嘧啶

由于肠道对于维生素 $B_{12}$ 吸收不良，因此需要进行肌肉或者皮下注射维生素 $B_{12}$。大部分患者需要终身维持每月注射治疗。每日口服叶酸的患者，持续四周后，体内的叶酸储蓄量会恢复正常。一旦体内缺失得到纠正，治疗就可以暂停，除非有酗酒等潜在风险存在。

### 慢性病性贫血

此类贫血常见于一些慢性疾病，包括肾功能衰竭、感染、恶性肿瘤、结缔组织疾病（如类风湿关节炎）。慢性肾功能衰竭性贫血大多都是在肌酐清除率小于 45ml/min 继而引起肾脏功能进一步恶化时开始出现。慢性病性贫血主要因素是红细胞产生被抑制，其他因素还有红细胞的存活时间减少，以及血清中促红细胞生成素的水平降低。老年患者贫血的要点详见表框 49-3。如有可能，治疗方案应纠正该病的根本病因。尽管输注的红细胞的生存率有所降低，但输血仍可以带来暂时的效果。大部分患者选择重组人促红细胞生成素（recombinant human erythropoietin，rEPO）进行治疗。重组人促红细胞生成素通过静脉注射或者皮下注射来给药，剂量为 50~100IU/kg，每周 3 次，剂量可根据治疗效果而调整。重组人促红细胞生成素治疗的并发症很少发生，一般见于正在血透的患者，可表现为高血压、癫痫发作，动静脉旁路血栓形成和血液黏度增加。

| 表框 49-3 | 老年患者的注意事项 |
| --- | --- |

**贫血**

贫血常见于老年人，其患病率随着年龄的增长而增加。与其他细胞相比，人体红细胞的再生能力随着年龄增长而减弱，并且男性高于女性。虽然大多数老年人能够将血红蛋白和红细胞比容水平保持在正常范围内，但是在出血的情况下，并不能迅速取代红细胞。

在老年人中，贫血主要由于出血、感染、恶性肿瘤或者慢性的疾病引起。老年人常出现混合性缺乏。未确诊和未治疗贫血使自理能力丧失，使人抑郁。它同时也会引起神经和认知障碍，发生心血管意外，增加死亡的风险。而口服铁剂在老年人中很少被使用。

### 再生障碍性贫血

再生障碍性贫血患者的红细胞、白细胞和血小板均减少，即全血细胞减少。许多再生障碍性贫血的发病原因是未知的，可能的病因包括药物、化学物质、病毒感染和先天性的免疫疾病（表框 49-4）。对于有些再生障碍性贫血患者，其发生被认为是正常造血干血胞的繁殖能力被破坏或者降低造成的。再生障碍性贫血的临床表现与全血细胞减少有关，主要包括贫血、感染和出血。

| 表框 49-4 | 再生障碍性贫血的致病因素 |
| --- | --- |

**先天性（占 20%）**

- 范科尼贫血
- 家族性再生障碍性贫血

**后天性（占 80%）**

- 特发性的
- 放射
- 药物
  - 氯霉素
  - 卡马西平
  - 磺胺类药物
  - 西咪替丁
  - 金盐
  - 乙酰唑胺
- 化学品
  - 苯和苯制剂
  - 杀虫剂
  - 清洗溶剂
- 感染
  - 丙型肝炎
  - EB 病毒（爱泼斯坦 - 巴尔二氏病毒）
  - 人类免疫缺陷病毒
  - 分歧杆菌
- 免疫
  - 移植物抗宿主病
  - 系统性红斑狼疮
- 妊娠

重型再生障碍性贫血需要进行输血、免疫制剂以及骨髓移植治疗。这种情况下，使用刺激骨髓造血功能的药物是没有效果的。对于年龄不超过 60 岁的患者，应考虑骨髓移植治疗，骨髓提供者最好是与其人体白细胞抗原相匹配的兄弟姐妹。如果可能，这些患者应考虑立即进行移植，并在移植前不能接受任何输血或药物治疗。免疫抑制剂（如抗胸腺细胞球蛋白、环孢素或甲基强的松龙）对于老年患者或未找到合适骨髓捐献者的患者有一定的治疗作用。

## 评估

贫血患者病史的评估包括对失血的评估（包括围术期出血、粪便及月经期出血）以及全面的饮食史评估。贫血的一般临床表现为乏力、心情低落、认知功能减退和易疲劳。继发于贫血的灌注不足的症状和体征包括心动过速、胸痛、呼吸困难以及头晕。贫血的临床后果包括破坏组织氧合、损害器官功能、引发血小板减少性出血、增加术后死亡风险，提高输血的概率以及降低生存率。严重贫血患者的临床症状于慢性病贫血患者相似，两者均会导致红细胞生产不足。

贫血患者的体格检查结果包括皮肤苍白、心动过速、低血压和高输出量心力衰竭。溶血性贫血的患者会出现脾大、黄疸，由于胆红素的分泌，尿液会呈酱油色。由于血液稀释现象的普遍存在，对液体出入量记录的检查也尤为重要。由于术后患者往往进行大量的静脉补液，其出入量的检查尤为重要。此外，所有患者均应进行大便隐血试验，以发现隐匿的胃肠道出血。

危重贫血患者的典型表现是伴随着血清铁蛋白升高，血清铁水平的下降，以及总铁结合能力的降低。当体内铁含量异常时，血清中的红细胞生成素水平轻度增高，网织红细胞对内源性促红细胞生成素也几乎不产生反应。评估贫血的进一步实验室检查详见第 46 章。

## 治疗

贫血的治疗应首先确定其病因。推荐使用硫酸亚铁治疗，每次口服 325mg，每天 2~3 次。当患者无法口服药物或存在吸收障碍以及肾功能衰竭时，可以使用注射铁剂。肌内注射铁剂可能会产生疼痛以及将患者的皮肤染色。因此，推荐使用静脉输注方法注射铁剂。进行铁剂治疗的患者需要密切观察其是否有过敏反应（表框 49-5）。通常会给予患者维生素 C 用以帮助铁剂的吸收，必要时，应考虑补充叶酸和维生素 $B_{12}$。

| 表框 49-5 | 患者安全 |
|---|---|

**静脉注射右旋糖酐铁**
- 过敏反应，包括死亡，都是静脉注射右旋糖酐铁的并发症。
- 具备复苏设备且受过培训能够及时诊断和治疗过敏反应的专业人员随时待命。
- 首次用药时，需要试验剂量进行治疗。
- 仅适用无法接受口服铁剂治疗的缺铁患者。

From FDA Warning/Alert, October 16, 2009, Iron dextran injection-938, 2008.

### 输血

输血治疗给危重患者带来的利弊仍需要观察和研究。过去血红蛋白的输注指征是 7~10g/dl，大部分是 8~9g/dl。然而，由于大量与临床不良转归相关的诸多因素均出现在接受输血治疗的患者中，这一治疗方案的实践正在发生改变。

**治疗的注意事项**

目前认为，浓缩红细胞输注治疗应当在患者发生严重活动性出血或其贫血症状严重时进行。换言之，应当在血液携氧能力降低造成的风险超过输血造成的风险时进行输血，而不是依据具体的血红蛋白和血细胞比容值。针对一些特定的危重患者，如败血症、严重肺损伤、神经损伤或神经系统疾病，已有循证指南用于指导其输血决策。

对于危重患者，应对贫血导致的氧供不足而进行的正常代偿机制（如心率增快、心输出量和指数增加、外周血管阻力降低）可能无法起到有效代偿的作用，甚至完全无法代偿。这种代偿机制的不足在心脏疾病患者和有心肌梗死风险的患者中尤为明显。例如，冠状动脉狭窄患者，贫血的代偿机制并不能使血管舒张。同样，心肌病和肺水肿的患者也不能通过增加心输出量进行代偿。对于败血症和 APACHE Ⅱ（急性生理与慢性健康评分）评分较高的患者，如果未接受输血治疗，其预后可能较差。

**并发症**

输血的并发症主要分为非传染性、传染性和免疫系统性。常见的非传染性的并发症主要为循环负荷过重，尤其是肺水肿和心肌病的患者。患者会出现输血相关的急性肺损伤，类似于急性呼吸窘迫综合征（acute respiratory distress syndrome, ARDS）：呼吸困难、缺氧和非心源性肺损伤。在输注红细胞悬液后，白细胞抗原会引起发热反应。遗憾的是，可预防的致命性溶血反应是由于 ABO 血型不匹配导致的。

对血制品和供血者病毒进行严格筛查，可以有效降低由输血引发的传染病，如艾滋病、丙肝。但即使进行筛查，也还是存在传染风险的如处于感染期的供血者在血清转化现象发生前进行献血。除了能够被检出的病毒污染，血清学检测不能排除其他传染病病原体，如甲肝病毒、人类微小病毒 B19、巨细胞病毒、疟疾和致病菌。

大量研究表明，输血会增加感染风险和死亡率。而输注的供血者血液中的白细胞还可能会引起免疫系统反应。潜在的不良反应包括感染加重、肿瘤提前复发、伤口愈合不良和其他术后并发症，以及死亡率增加。

为了避免这些并发症,危重患者输血时可以采用去白细胞的输血方法。去白细胞是指通过过滤器将血制品中的白细胞滤除。去白细胞输血很少会产生白细胞抗体,也减少了输血发热反应的发生。此外,也降低了巨细胞病毒的传染几率。

### 红细胞生长刺激蛋白

使用红细胞生长刺激蛋白(如促红细胞生成素和达贝泊汀)是较为安全的增加血红蛋白的方法,可减少输血的必要。其禁忌证主要包括不可控制的高血压以及白蛋白过敏。危重患者使用红细胞生长刺激蛋白的最佳剂量和时机尚无定论,仍需不断进行临床试验进行探究。

## 贫血患者的护理

各型贫血的护理干预能够支持治疗方案措施,预测根本病因。其他重要的干预包括对替换疗法的不良反应以及低灌注指征进行评估。在进行输血治疗时,正确核对患者以及确保 ABO 血型匹配十分重要,这些措施可有效防止不良事件及潜在致命结果发生。此外,还要降低患者的新陈代谢和氧耗,其措施包括提升环境舒适度、控制疼痛以及安抚患者激动的情绪。同时,可能需要进行辅助供氧以帮助维持组织足够的氧供。

ICU 护士是鉴别过度抽血或不必要抽血的重要角色,并且可以对所行检测的临床依据提出异议。临床应当制订方案,以减少由于抽血引发的失血,其措施包括取消实验室检查的长期医嘱;合并多项抽血检查避免重复抽血;使用更小的血液采集管;使用设备将多余的血样回输给患者。而通过使用无创监护技术,如脉搏血氧测定及二氧化碳描记,可以有效减少为监测动脉血气而进行抽血的频率。

## 镰状细胞贫血

### 病理生理机制

镰状细胞贫血(sickle cell anemia,SCD)是一种慢性遗传性溶血性贫血,多发于黑种人。然而,许多其他种族的人群也会受到影响。镰状细胞贫血主要是由于异常的血红蛋白 S 取代了正常的血红蛋白所引起的疾病。当氧分压下降和酸中毒时,血红蛋白 S 使红细胞变得瘦长,呈镰刀状或者月牙状,并且变得僵硬。这些镰变的红细胞易堵塞毛细血管,引起炎症反应,并导致缺氧,最终使得越来越多的红细胞被镰化。当机体辨别出他们的异常结构后,这些镰状细胞会被破坏并发生溶血。

### 临床表现

镰状细胞贫血最常见的临床表现是血管阻塞引起的疼痛危象。这一危象发病突然,有时是由感染、体温变化或其他不明原因引起的,多表现为四肢长骨的剧烈疼痛。有时,腹部剧烈疼痛类似急腹症的表现。疼痛可能还会伴随发热、精神不佳和白细胞增多。

镰状细胞贫血同时还会引起心脏、骨骼、脾脏以及中枢神经发生微栓塞,导致脏器受损。脾脏反复梗塞,会导致脾脏衰竭,使得患者易出现暴发性感染,尤其是革兰氏阴性菌败血症。镰状细胞贫血的其他临床表现,如卒中、心脏扩大、肺动脉高压、肾衰以及下肢慢性溃疡等可见于相关危重患者。

急性胸痛综合征主要是由脂肪栓子导致的肺栓塞引起的。细菌感染是其发展的诱因。其症状主要包括胸痛、发热、呼吸急促、白细胞增多和肺浸润。急性胸痛综合征是临床急症,如果不能及时治疗,可能发生并发症,如急性呼吸窘迫综合征。

### 治疗

镰状细胞危象的治疗包括通过积极的静脉补液降低血液黏稠度,并维持肾脏的灌注。此外,必须评估患者是否存在感染,若有感染可能,需及时进行广谱抗菌治疗,直至确定致病微生物的类型,可根据患者需要制订治疗方案。氧疗有利于维持充分的组织灌注。一般情况下没必要输注红细胞。镰状细胞贫血的患者可以通过服用叶酸和羟基脲来阻止红细胞被镰化(循证实践要点 49-1)。尽管活动未受限,但患者可能因为疼痛而不愿意进行锻炼。

镰状细胞危象的患者的疼痛是无法忍受的,患者需要全天给予强效麻醉剂,如静脉泵注吗啡。持续小剂量给予麻醉药比分次注入强效镇痛药的镇痛效果好很多。定时镇痛和患者自控镇痛是两种提供麻醉药物稳定剂量的方法。对于镰状细胞危象患者,由于长期耐受疼痛,疼痛症状往往不明显。和临床指征一样,患者对疼痛的主诉应用于疼痛评估。

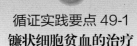

**循证实践要点 49-1**
**镰状细胞贫血的治疗**

羟基脲在治疗镰状细胞疾病方面取得重大进展,强有力的证据表明其可以减少疼痛发作、住院次数、输血次数以及急性胸部综合征的发生,尤其是对于成年人。

From Brawley OW, Cornelius LJ, Edwards LR, et al: National Institutes of Health consensus development conference statement: hydroxyurea treatment for sickle cell disease. Ann Intern Med 148(12):932-938, 2008.

镰状细胞危象患者的护理措施主要包括密切监测机体对促进组织灌注的干预措施的反应、治疗感染以及有效管理疼痛。多学科治疗方案的制定可能需要疼痛管理专家、社会工作者、精神病专家、物理治疗师、职业治疗师以及传染病专家的合作。

## ▲ 白细胞疾病

### 白细胞减少症

白细胞减少症是由白细胞数量减少引起的。其最常见的类型是中性粒细胞减少,定义为中性粒细胞计数少于 $1.5 \times 10^9$/L。严重的中性粒细胞减少,表现为中性粒细胞计数少于 200/mm³,也被称作粒细胞缺乏症。中性粒细胞减少症可由各种原因导致(表 49-5),其中最常见的原因与药物相关。

表 49-5 中性粒细胞减少的原因

| 原因 | 作用机制 |
| --- | --- |
| 加速清除(炎症反应和感染) | 清除循环中过多的中性粒细胞 |
| 药物性粒细胞减少症 | |
| 　用于治疗癌症的细胞毒性 | 抑制骨髓造血功能 |
| 　吩噻嗪类药物丙基硫氧嘧啶等 | 药物对骨髓细胞的毒性作用 |
| 　氨基比林,某些磺胺类,保泰松等 | 免疫介导的破坏 |

续表

| 原因 | 作用机制 |
| --- | --- |
| 周期性中性粒细胞减少(多发生于婴幼儿期) | 未知 |
| 骨髓肿瘤(白血病和淋巴瘤) | 肿瘤细胞的过度生长抑制粒细胞的生长 |
| 无其他疾病或刺激引起的特发性中性粒细胞减少 | 自身免疫反应 |
| 费尔蒂综合征 | 中性粒细胞被破坏和脾大 |

From Porth CM: Essentials of Pathophysiology, 2nd ed. Philadelphia, PA: Lippincott Williams & Wilkins, 2007, p183.

### 临床表现

由于中性粒细胞在抵御细菌和真菌感染的过程中极为重要,所以患有中性粒细胞减少症的患者很容易发生暴发性感染及致命的败血症。起感染风险与中性粒细胞减少症的严重程度有关。未经治疗的感染将快速致命,尤其是当中性粒细胞的数量低于 250/mm³ 时。对于严重的中性粒细胞减少症患者,感染所致炎症反应不表现出常规的症状。

中性粒细胞是抵御皮肤表面细菌以及消化道感染的第一道防线。因此,皮肤感染和口腔溃疡是中性粒细胞减少症患者常见的感染。由于细菌或真菌很容易在呼吸道繁殖,该疾病的严重感染最常发生于呼吸道。

### 评估

对患者病史的评估应包括病毒感染或免疫性疾病的出现,如全身性红斑狼疮病或类风湿性关节炎。应获取患者详细的药物史,包括非处方药物的使用。中性粒细胞减少症的患者可能会有口腔溃疡、发热、寒战以及全身性感染的表现,其体格检查可能显示脾大。

异常红细胞或白细胞的出现提示原发性骨髓改变。实验室检查应包括对乙肝和艾滋病以及抗核抗体的检查。如果中性粒细胞减少症比较严重或原因不明,可进行骨髓穿刺和活检。

### 治疗

中性粒细胞减少症应该根据病因进行治疗,如果患者发热,应进行血培养和胸部 CT 检查,之后静脉注射广谱抗菌药,阻止感染进一步扩散发展为败血症或引起死亡。患者如果没有发热的表现,也应该使用抗生素进行治疗。如果大剂量抗生素治疗无效的话,可以加入抗真菌药物,以覆盖可能的假丝酵母菌或曲霉菌感染。

如果中性粒细胞减少症比较严重,可以进行造血生长因子(非格司亭、培非格司亭或沙格司亭)治疗,刺激骨髓生成新的中性粒细胞并增加原有中性粒细胞的活力。此外,危重患者或复发患者以及严重感染患者可以进行类固醇治疗。静脉注射免疫球蛋白也可以增加中性粒细胞数量。但对于需要进行骨髓移植的患者,应慎重进行输血治疗。

## 肿瘤

肿瘤是指良性或恶性细胞的增生和异常生长,其临床特点主要由起源部位决定的。淋巴组织增生性疾病(淋巴组织不断增生的疾病)多发病于骨髓、淋巴结和胸腺。由骨髓引起的淋巴组织增生性疾病主要为白血病和多发性骨髓瘤;由淋巴结和胸腺引起的淋巴组织增生性疾病主要为淋巴瘤。由于血液随全身循环,这些肿瘤会由起始部位扩散到全身。

## 淋巴瘤

### 霍奇金淋巴瘤

霍奇金淋巴瘤是淋巴系统的恶性肿瘤,始于单个淋巴结,之后扩散到其他淋巴结。切片活检发现里 - 施细胞(R-S 细胞)可作为霍奇金淋巴瘤的诊断依据。

### 非霍奇金淋巴瘤

非霍奇金淋巴瘤是起源于淋巴细胞的一组多变的恶性肿瘤。它可以由单个的淋巴结引起,形成一个结块,也可以发展为全身疾病影响各生理系统,包括骨髓。

### 临床表现

两种类型的淋巴瘤症状主要表现为身体某些部位异常淋巴细胞的快速生长,主要症状为发热、乏力和消瘦。疾病晚期,患者还会发生广泛性的胸部疾病,并出现严重的进行性呼吸困难,严重的胸部疾病会导致上腔静脉综合征。腹部疾病主要是肠梗阻或输尿管梗阻。骨髓抑制会导致红细胞、

白细胞和血小板的数量减少。淋巴系统广泛受牵连,会导致免疫功能受损,反复发生严重感染。中枢神经淋巴瘤会引起头痛、视觉障碍、运动功能障碍并增加颅内压。

## 治疗

淋巴瘤的诊断和治疗是根据大部分患者的典型症状制定的。而淋巴瘤危重患者的护理要点主要是在自身疾病或治疗期间所出现的并发症(肿瘤并发症及其护理要点详见第 47 和第48 章)。

### 白血病

白血病是影响骨髓和淋巴组织的血液系统恶性肿瘤。其特征是造血干细胞不断繁殖,导致骨髓异常(白血病)细胞不断累积,进而使正常血细胞不断减少。这些异常的白血病细胞经过血液循环进入身体各个器官。白血病通常可根据其异常细胞的分型(淋巴细胞和骨髓细胞)和病情是否为急性或慢性而进行分类慢性白血病不在本章讨论。

### 急性淋巴细胞白血病

急性淋巴细胞白血病(acute lymphocytic leukemia, ALL)是未成熟的淋巴细胞不断克隆增生,并取代骨髓内正常细胞的疾病。白血病的克隆体不断增生并渗入其他正常的组织,如肝脏、脾脏和淋巴结。最常见的临床表现是贫血、血小板减少以及粒细胞减少,脾、肝、胸腺及淋巴结通常都会肿大。

### 急性髓细胞白血病

急性髓细胞白血病(acute myelocytic leukemia, AML)是造血干血胞引起的恶性疾病,主要由于髓性细胞(红细胞、中性粒细胞、巨核细胞、巨噬细胞)的异常增生造成。恶性增生的细胞不能分化为成熟的功能细胞。血液或骨髓含有超过 30%以上的未成熟细胞。未成熟的细胞不断增生以及骨髓浸润导致贫血、中性粒细胞减少和血小板减少,患者的症状主要和这些因素相关。1/3 的患者会出现脾大。当患者被诊断为感染或贫血以及需要止血时,患者需要立即进行治疗。

### 临床表现

尽管急性淋巴细胞白血病和急性髓细胞白血病是两种不同的疾病,但是两者的典型临床症状是相似的。其临床表现和病理基础见表49-6。

表 49-6　急性白血病的临床表现和发病机制 *

| 临床表现 | 发病机制 |
|---|---|
| 骨髓抑制 | |
| 全身乏力,易疲劳 | 贫血 |
| 发热 | 感染或肿瘤细胞引起代谢增加 |
| 出血 | 血小板降低 |
| 瘀点 | |
| 瘀斑 | |
| 牙龈出血 | |
| 鼻出血 | |
| 骨疼痛和触诊压痛 | 骨膜下骨浸润<br>骨髓扩张和骨吸收 |
| 头痛,恶心,呕吐 | 白血病细胞浸润中枢神经 |
| 视乳头水肿,颅内神经麻痹 | |
| 卒中,昏迷 | |
| 腹部不适 | 由于白血病细胞浸润引起全身淋巴结肿大、肝大、脾大、 |
| 容易感染 | 白细胞未成熟及免疫功能紊乱 |
| 血液系统异常贫血<br>血小板减少 | 白血病细胞代谢侵蚀红细胞及血小板前体细胞 |
| 高尿酸血症等代谢紊乱 | 白血病细胞不断代谢和异常增殖 |

* 临床表现因白血病的类型不同而不同。

From Porth CM:Essentials of Pathophysiology,2nd ed. Philadelphia,PA:Lippincott Williams & Wilkins,2007,p189.

白细胞数量超过 10 万个 /mm³ 的患者有白细胞瘀滞的风险,而大量的原始细胞会增加血液的黏稠度,发展为白细胞栓子,并在毛细血管里凝集。其临床表现主要为头痛,意识淡漠、脑梗、急性呼吸衰竭和肺浸润。

### 治疗

白细胞瘀滞的患者需要立即治疗,以降低体内白细胞数目。其首要的治疗方法是白细胞去除法(去除循环里的白细胞)以及羟基脲疗法。而化疗可以阻止白血病细胞在骨髓里不断增生。

有关白血病诊断与治疗的综合讨论不在本文讲述。淋巴瘤和白血病患者,由于并发症或治疗需要,通常会进入重症监护室。参考这一章节中贫血、粒细胞减少、血小板减少以及第 47、48 章节对骨髓或造血干细胞移植和肿瘤急症的讨论。

## 白细胞疾病患者的护理

白细胞疾病患者的护理目标主要包括积极评估和预防感染、进行治疗、疾病及相关并发症的管理。护理措施根据治疗方案制订(如化疗、放疗、骨髓移植)。

严密监测感染控制的情况并严格执行无菌操作是护理的主要工作。要加强患者的口腔护理,避免假丝酵母菌和疱疹病毒的交叉感染。抗生素漱口可以减少感染。严重的口腔黏膜炎需要服用阿片类药物进行镇痛。对感染早期症状(如发热、寒战、心动过速、呼吸急促)的评估,能够促进早期和积极开展药物治疗,以降低白细胞障碍患者感染导致的发病率和死亡率。

腹泻可能是化疗、中性粒白细胞减少或其他原因导致的不良反应。应考虑其发生梭状芽孢杆菌感染,一旦发生应必须进行治疗。中性粒细胞减少症患者不应进行直肠指检。

## ▲ 凝血性疾病

凝血是指流血的停止。凝血系统是由凝血因子、血管内皮、血小板组成的精细平衡网。凝血通路中多种交互反应中断、凝血成分的缺乏或功能障碍,均可破坏止血作用。凝血性疾病包括高凝状态以及由血小板缺乏(血小板减少症)或凝血缺陷引起的出血性疾病。危重病患者常伴发凝血性疾病。

## 血小板疾病

通常,大约三分之二的血小板随血液循环,另外三分之一储存在脾脏中。循环中血小板的寿命为 7~10 天。当血小板生成减少而破坏增多,或储存在脾脏中的血小板增多时,则出现血小板减少症。血小板减少症的常见原因详见表 49-7。本章只讨论危重患者最常见的病因,完整的病因学不做讨论。

表 49-7　血小板减少症的病因

| 血小板生成减少 | 血小板滞留在脾脏 | 血小板破坏增加 |
|---|---|---|
| 骨髓浸润 | 脾大 | 非免疫 |
| 　恶性肿瘤 | 　肿瘤浸润 | 　人造血管 |
| 　骨髓纤维化 | 　感染 | 　弥散性血管内凝血 |
| 　肉芽肿性疾病 | | 　败血症 |
| | 脾充血 | 　血管炎 |
| 骨髓衰竭 | 　门静脉高压或肝脏疾病 | 　血栓性血小板减少性紫癜 |
| 　药物治疗 | | |
| 　化疗 | | 免疫 |
| 　再生障碍性贫血 | | 　自身抗体（特发性血小板减少性紫癜） |
| 　严重的铁缺乏 | | 　药物相关 * |
| | | 　　循环免疫复合疾病（系统性红斑狼疮， |
| 感染（艾滋病，EB 病毒，肺结核） | | 　　病毒，细菌性脓毒症） |
| 酗酒 | | 　输血后 ab（PLA1） |
| 营养缺乏 | | |
| 　铁，叶酸，维生素 $B_{12}$ | | |

\* 最常引起血小板增多症的原因之一。

From Kwoh C, Buch E, Quartarolo J: The Washington Manual General Internal Medicine Consult. Philadelphia, PA: Lippincott Williams & Wilkins, 2004, p167.

## 血小板减少症的类型

**药源性血小板减少症**　引起住院患者发生血小板减少症的最常见原因是药物诱发。停用相关药物后血小板减少症得到缓解可作为其确诊依据。通常，与血小板减少症相关的药物有抗肿瘤药、肝素、$H_2$ 受体阻滞剂、甲氧苄啶、利福平、万古霉素、胺碘酮、丙戊酸，除此之外，还有其他药物也可诱发血小板减少症。

**肝素诱导性血小板减少症**　肝素是继抗肿瘤药之后与血小板减少症相关的第二常见药物。肝素诱导性血小板减少症（heparin induced thrombocytopenia，HIT）的特点在于低血小板计数往往伴随血栓形成，而非出血。HIT 给患者带来生命危险或肢体危险，包括深静脉血栓、动脉阻塞、缺血性卒中、肢体坏疽、心肌梗死、肺栓塞。

需要注意的是，皮下注射治疗剂量或预防剂量的普通肝素（unfractionated heparin，UFH）或低分子肝素（low-molecular-weight heparin，LMWH），动脉或静脉导管冲洗，使用肝素化导管，透析过程间歇性给予肝素，都可能引发 HIT。通常，HIT 于肝素治疗 4~14 天后发生。若患者在 100 天内曾使用肝素，则 HIT 最早可出现于给药后 10 小时。对于开始肝素治疗的患者，无论是使用 UFH 还是 LMWH，均推荐在治疗前测定其基线血小板计数，

并在开始使用肝素后 24 小时内再次测定血小板计数。临床指南还建议至少每 2~3 天检测一次血小板计数，直至 14 天后或治疗结束。

HIT 的标志是血小板计数减低到基线水平的 50% 以下或少于 15 万 /mm³，或者发生无法解释的血栓栓塞事件。此时应抽血检测 HIT 抗体。

对于确诊或高度怀疑 HIT 的患者，无论是否出现血栓栓塞，指南均推荐使用无肝素抗凝药（表框 49-6）。即使没有肾静脉血栓形成的临床证据，仍需行下肢静脉超声检查。此外，应在血小板计数基本恢复（通常至少达 10 万 /mm³）后再使用华法林。应持续给予无肝素抗凝药直到血小板计数稳定、国际标准比率（international normalized ratio，INR）达到目标范围且与华法林重叠用药至少 5 天。若患者未发生活动性出血，通常不输注血小板。

**表框 49-6　无肝素抗凝药**

- 来匹卢定（肾调节剂量，监测 APTT）
- 阿加曲班（监测 APTT）
- 磺达肝素
- 比伐卢定

**血栓性血小板减少性紫癜**　血栓性血小板减少性紫癜（thrombotic thrombocytopenic purpura，

TTP）是一种急性疾病，其死亡率为 30%~40%。TTP 患者表现为血小板聚集抑制因子减少或缺失，且通常发生在血浆中。因此，导致血管中的血小板更易活化和聚集，从而引起血管阻塞。

TTP 可发生以下五种典型表现，但并非所有 TTP 患者这五种表现均出现。然而，下述前两种情况是确诊 TTP 所必须的：

- 血小板减少，随着血小板消耗增多发生出血。
- 红细胞通过部分阻塞的血管时破裂，出现微血管病性溶血性贫血。
- 发热，可能由溶血或下丘脑血管性梗死引起。
- 神经系统异常，包括脑电图起伏波动或波形异常，短暂脑缺血发作，卒中，癫痫，以及由于脑部供血中断导致的昏迷。
- 肾小球微血管阻塞或肾皮质梗死导致的肾功能不全。

TTP 的临床特征在表 49-8 中进一步进行阐述，其起病过程与内皮损伤、自身免疫病、病毒和细菌感染、毒性药剂以及遗传因素有关。

**免疫性血小板减少性紫癜** 免疫性血小板减少性紫癜（immune thrombocytopenic purpura，ITP）是一种免疫介导的血小板破坏性疾病。以前由于血小板减少症的机制不明，ITP 代表特发性血小板减少性紫癜（idiopathic thrombocytopenic purpura）。而现在，疾病的病理生理学已研究清楚，有研究者指出，自发性 ITP 这一名称才更确切。

ITP 可分为两种类型。急性 ITP 典型发作于儿童，且在几周内可自行缓解。自身免疫性血小板破坏可由病毒性疾病，甚至轻度感染，刺激发生。慢性 ITP 常见于成人，女性患者多于男性。血小板膜被自身抗体（通常为 IgG）覆盖，之后致敏血小板在脾脏和肝脏中被破坏。因此，循环中的血小板减少。超过 50% 的 ITP 患者致病因素不明，其他患者可能患有原发的自身免疫性、风湿性或淋巴细胞增生性疾病或 HIV 感染。排除其他可导致血小板破坏的疾病后，可诊断为 ITP。

## 评估

病史、体格检查以及早期实验室数据能够帮助区分不同机制的血小板减少症。

患者疾病史的评估包括对任何与致病因素相关的症状或相关疾病（表 49-8）的评估。出血史及家族史可帮助判断疾病是先天性还是获得性。评估的关键是精确的用药史及饮酒史。疲劳、发热、体重减轻及盗汗可能与感染或恶性肿瘤有关。也应格外关注患者的血小板输注史。

表 49-8　血栓性血小板减少性紫癜的临床表现

| 症状 | 表现 |
| --- | --- |
| 血小板减少症 | 出血、瘀斑、不同部位紫癜 |
| 溶血性贫血 | 裂细胞、网织红细胞、血清乳酸脱氢酶和胆红素升高、黄疸、苍白虚弱 |
| 神经系统异常 | 头疼、精神错乱、视觉障碍、癫痫、昏迷、失语症、语言障碍、感觉异常 |
| 肾功能不全 | 蛋白尿、镜下血尿、尿素氮和肌酐升高、肾衰竭 |
| 发热 | 急性期温度持续升高 |
| 其他 | 腹痛、乏力、恶心、呕吐乏力、心电图改变 |

体格检查包括全面的皮肤检查，观察皮肤是否存在瘀点及瘀斑。对口腔及大便隐血的检查也很重要。低血压、心悸、发热可提示败血症。TTP 患者也可频繁出现发热。脾大提示门脉高压将血液瘀滞于脾脏中。这种情况下，患者常表现为肝病体征，如黄疸、腹水及四肢肌肉萎缩。

实验室检查也有重要意义。低血小板患者的症状和体征根据血小板计数的不同而变化。当血小板计数高于 10 万 /mm$^3$ 时可正常止血。当血小板计数低于 5 万 /mm$^3$ 可导致出血时间延长，易出现瘀伤及口腔和胃肠黏膜出血。当血小板计数低于 2 万 /mm$^3$，患者的出血风险呈指数增长。护士应仔细评估患者，包括瘀点性皮疹或自发性出血（如鼻出血或牙龈出血）。当血小板计数低于 1 万 /mm$^3$ 时，患者可能出现颅内出血。

鉴别血小板减少症的病因最重要的一步是进行全血细胞分类计数，这对于测定是患者否伴发贫血及白细胞减少十分重要。若患者出现全血细胞减少症，其病因可能是骨髓衰竭，若如此，应行骨髓穿刺活检确诊。若出现小红细胞症或巨红细胞症，则提示维生素缺乏。此外，严重的铁、叶酸、维生素 B$_{12}$ 水平降低，也可能是其病因。若发现裂红细胞，则提示 TTP 或 DIC。

此外，应排除由于血小板在含有乙二胺四乙酸试管（紫色盖）中聚集而人为造成的血小板减少的情况。因此当报告有血小板聚集时,应注意对结果提出质疑。若血小板聚集,则自动计数仪无法正确地计数血小板,导致假性计数偏低。因此,在血小板计数时,应使用柠檬酸盐试管(蓝色盖)或肝素化试管(绿色盖)进行抽血。

出血时间可反映血小板的功能。但当血小板计数低至 5 万 /mm³ 时,出血时间明显延长且不再有意义。当患者黏膜出血且血小板计数正常时,检测出血时间有助于诊断。评价凝血酶原时间(prothrombin time,PT)、部分凝血活酶时间(partial thromboplastin time,PTT)及纤维蛋白降解产物(fibrin degradation products,FDPS)可帮助识别 DIC,并区别溶血性贫血和 TTP。更多用于帮助确定基本病因的研究包括 HIV 和 ANA 筛查以及肝功能检测。

## 治疗

血小板减少症治疗的第一步是回顾患者的用药史,停用任何可能导致血小板减少症的药物。此外,还应禁用抑制血小板功能的药物,包括阿司匹林、抗血小板制剂、非甾体抗炎药。还应注意避免外伤,甚至要拔除中心静脉导管及其他有创装置。其他重要治疗措施还包括估算持续性出血量、评估每日实验室数据以确定血小板及其他凝血成分是否充足。

轻、中度血小板减少症患者若无出血则无须治疗。若血小板计数低于 2 万 /mm³ 或出现自发性出血,则需输注血小板。单一捐献者捐献的单采血小板与六名任意捐献者捐献血小板的效果相同,可使血小板计数升高 3 万 /mm³。输注患者必须进行监护,以防发生过敏反应及容量负荷过重。

对于隔离性或破坏性血小板减少症,输注血小板的效果非常有限,因为输注的血小板会很快被与原发病相同的机制破坏。因此,血小板输注治疗仅适用于出现致命性出血的患者。由于这些患者的血小板寿命很短,血小板输注需在有创操作前的短时间内进行。

由于 TTP 死亡率极高,所以被认为是急症。为了提高患者生存率,必须做到早期诊断并及时治疗。急性起病的患者需行血浆置换术,应用血浆去除术除去患者血浆 2~3L,并输注等量的新鲜血浆。血浆置换术应尽早开始,并维持每日一次,直至血小板计数达到 15 万 /mm³。此过程可能需要 5~10 天甚至更久。血浆置换优于血浆输注。

但由于简单的血浆输注对有些患者是有效的,故所有患者在可进行血浆置换术前均应立即输注新鲜冰冻血浆。此外还可使用抗血小板制剂和泼尼松,尽管这些药物治疗的效果尚有争议。即使是严重血小板减少患者,也禁止其输注血小板,因为输注的血小板可发生凝集,从而导致心肌梗死、卒中、昏迷甚至死亡。TTP 患者可被"治愈",也可能于数年后复发或慢性复发。

ITP 最初的治疗是使用免疫抑制剂和类固醇药物。使用强的松数天后,血小板计数开始上升。若血小板计数低至危急值(5 000/mm³ 或更低)或患者表现出严重出血症状,单独使用泼尼松可能无法足够快速地升高血小板数量。当需要迅速升高血小板数量时,使用类固醇联合静脉注射免疫球蛋白(intravenous immunoglobulin,IVIG)的效果很好。标准治疗方案为 IVIG 1g/(kg·d),泼尼松 1mg/(kg·d)。类固醇治疗无效或类固醇依赖的慢性 ITP 患者可能需要行脾切除术。这些患者应当注射肺炎球菌、脑膜炎球菌、B 型流感嗜血杆菌疫苗。

## 凝血障碍

凝血障碍由一种或多种凝血因子的缺乏或损坏导致,分为先天性和后天性。最常见的先天性出血性疾病是血管性血友病(von Willebrand's disease)和血友病 A,两者均由特定的凝血因子缺乏导致。出血性疾病可引起多种并发症(表 49-9)。

表 49-9　凝血异常的并发症

| 出血部位 | 并发症 |
| --- | --- |
| 腹部 | 低血压、低容量性休克 |
| 肌肉 | 骨筋膜间综合征 |
| 关节 | 关节积血伴关节囊内骨与软骨破坏 |
| 颅内 | 颅内压增高 |
| 咽后部 | 气道梗阻 |
| 胃肠道 | 贫血、黑便 |
| 泌尿道 | 输尿管血凝块(尤其是输注凝血因子后) |

其处置包括纠正凝血因子缺乏及治疗出血后遗症。轻型血友病 A 及轻型血管性血友病可通过静脉或鼻腔喷雾给予醋酸去氨加压素予以治疗。醋酸去氨加压素可暂时刺激Ⅷ因子释放以控

制出血。严重血友病 A 及活动性出血需要静脉输注浓缩Ⅷ因子。严重的血管性血友病需要静脉输注含血管性血友病因子的浓缩Ⅷ因子。冷沉淀中也含有血管性血友病因子,而新鲜冰冻血浆中含有Ⅷ因子和Ⅸ因子。

## 弥散性血管内凝血

### 病理生理机制

弥散性血管内凝血(disseminated intravascular coagulation,DIC)是凝血级联反应的异常触发以及正常人体纤溶反馈机制障碍。不同于正常情况下机体对组织损伤及血管损坏的局限性反应,DIC会引起全身性的凝血活动,导致弥散性的血管内纤维蛋白形成及广泛的血管内凝血。最终,由于机体不断溶解新形成的血栓,凝血因子逐渐耗竭。由于血管内凝血酶的快速生成,凝血因子消耗的速度超过其生成的速度。其本质即机体促凝及抗凝系统失衡。其结果就是凝血酶过度活化,微血管血栓形成,血小板耗竭以及微血管病性溶血性贫血。

凝血机制的活化同时激活纤维蛋白溶解系统。纤维蛋白及纤维蛋白原降解为 FDPs 及 D-二聚体。这些产物干扰血小板功能及纤维蛋白凝块形成。此外,纤溶酶还可活化补体及激酶系统,导致血管渗透性增加、低血压及休克。因此,患者体内同时出现自我延续性的弥散性凝血以及对诱因和潜在的血流动力学不稳而产生反应性的出血(图 49-1)。

### 病因

DIC 是由一种严重原发病触发异常凝血激活导致的继发症状,涉及任一凝血途径的激活。血管内皮细胞损伤激活外源性凝血途径。常见原因包括手术、烧伤、中暑、细菌内毒素以及恶性肿瘤。内皮下的组织暴露于血液时,循环中的Ⅻ因子与暴露的组织结合,激活内源性凝血途径。免疫复合物及细菌内毒素可引起血管损伤,从而导致组织暴露,其结果是血凝块形成以及凝血过程的激活。革兰氏阴性菌释放的内毒素及其引起的败血症,是 DIC 的重要触发因素,约占所有患者的 20%。

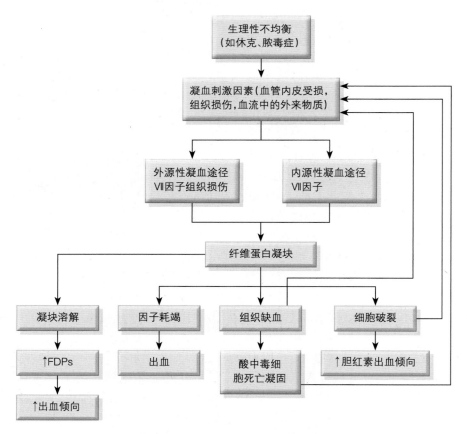

图 49-1 ▲ 弥散性血管内凝血(DIC)中出凝血的自身持续循环

休克或低灌注状态会导致代谢性酸中毒、组织局部缺血、坏死,这也可引起血栓形成。癌症是 DIC 常见的病因。肿瘤侵蚀组织可释放促凝血酶原激酶或导致血管损伤激活Ⅻ因子,快速增殖的肿瘤细胞还会自我分解,这些均可引起 DIC。在可自体溶解的癌症(如急性白血病、Burkitt 淋巴瘤、小细胞肺癌)中,溶胞作用产生的细胞碎片被视作"异物",并刺激凝血。尚有其他癌症(如黏液腺癌、前列腺癌及肾癌、早幼粒细胞白血病及脑部肿瘤)可释放促凝物质增强凝血。表框 49-7 概述了可成为 DIC 诱因的恶性及非恶性生理失衡状态。

| 表框 49-7 | DIC 的可能诱因 |
| --- | --- |

**良性**
- 细菌感染
- 病毒感染(HIV、巨细胞病毒、肝炎病毒)
- 烧伤
- 中暑
- 脑外伤
- 挤压伤及坏死组织
- 产科并发症(羊水栓塞、稽留流产、子痫、滞留死胎、胎盘早剥)
- 血管内溶血(溶血性输血反应、大量血液置换)
- 急性肝病
- 血管内植入物
- 长期低心输出量状态(心衰、长期心肺转流、失血性休克、心搏骤停)
- 血管炎
- 免疫疾病(免疫复合物病、异体移植反应、不相容性输血)
- 手术
- 其他(蛇毒、血管畸形、脂肪栓塞)

**恶性**
- 白血病
- 实体肿瘤(腺癌、肺癌、乳腺癌、肝癌、结肠癌、前列腺癌、脑癌)
- 放化疗

## 临床表现

DIC 的临床表现包括血栓形成导致的全身性缺血,以及纤维蛋白溶解亢进和凝血因子耗竭导致的出血。DIC 患者易患由血栓和出血性疾病引起的多种并发症。血栓可致器官缺血、梗死,从而导致功能减退。由于凝血因子及血小板耗竭,患者会出现皮肤、皮下、黏膜出血,或更严重的出血。

## 评估

所有危重患者均有发生 DIC 的危险,因为这些患者均处于生理失衡的状态,具体表现:血容量不足、低血压、缺氧、酸中毒,这些表现均具有促凝作用。此外,一些患者的危重疾病可能由外伤引起,其本身即可导致 DIC。增强 DIC 是危重患者的致命并发症这一意识能够帮助 FIC 的早期发现和治疗。若危重症护士具备生理学相关知识,且能够运用系统的方法进行评估,则可能首先识别出、凝血异常的早期体征及其诱发因素。

### 病史及体格检查

DIC 可急性发病,表现为严重的临床恶化;也可为慢性发病,表现为轻度的实验室检查异常及轻微的多项临床症状。慢性 DIC 患者会普遍出现血栓,且症状轻重与肝脏及骨髓生成凝血因子的能力相关。若凝血因子耗竭,患者可表现为小量出血,也可表现为意外的血栓形成(包括大血管血栓),或同时发生出血与血栓。对于多部位同时发生多发性血栓形成者、连续性血栓形成、浅静脉血栓、动脉血栓的患者,均应排除慢性 DIC,尤其是恶性肿瘤患者。

然而,大部分危重护士护理的是急性 DIC 患者。护士应认识到护理评估应随疾病进展程度而异。应根据 DIC 的基本病理进程进行临床评估:血凝块形成导致血栓和灌注不足,过度纤溶导致出血。护士评估的异常凝血症状和体征包括发绀、坏疽、精神状态改变、意识水平改变、脑血管意外、肺栓塞、肠局部缺血坏死、肾脏功能不全或衰竭。血栓形成可能发生于动脉以及静脉,临床检查可以发现发绀(微血管完全堵塞,最常表现在指/趾端,但耳垂最明显)。此外,护士评估的出血体征包括鼻、齿龈、肺、胃肠道、手术部位、注射部位、血管穿刺点等处的出血,血尿,瘀点,瘀斑以及暴发性紫癜。出血是疾病的晚期表现,因为出血说明患者发生凝血因子耗竭或凝血障碍,也可能两者兼发生。

对有 DIC 倾向患者的护理,需要持续重新评估和分析各项结果。例如,头部钝痛的患者很可能发生了血栓,而突发剧烈头痛则提示出血。呼吸困难可由血栓(肺栓塞)引起,也可由出血(肺出血)引起,两者均可出现咯血及负压吸引时出血。低血压可由心肌梗死(血栓性疾病)或心脏压塞(出血性疾病)引起。肠道局部缺血的特征性表现是肠鸣音减弱、痉挛;腹痛及黏膜层剥脱则有胃肠道出血的可能,而胃肠道出血则表现为黑便、隐血阳性和肠鸣音亢进。护士必须密切监护 DIC 患者,以发现患者发生休克的症状和体征,它们可以提示患者发生了低血容量或脏器缺血。在护理有 DIC 风险的患者时,需持续对患者全身各系统进行评估,还要有批判性思维。

### 实验室检查

诊断 DIC 有四条基本标准:过度凝血、纤溶亢进、凝血因子消耗、过度凝血导致的靶器官损伤。

表 49-10 列出了评估 DIC 的常用检查,但其特异性及敏感性都较低,且在疾病进展过程中检查结果一直变化。对于一般患者,在纤维蛋白原降低之后出现血小板减少,这是由于过度凝血消耗了大量血小板造成的。纤维蛋白原水平正常不能排除 DIC,因为纤维蛋白原是 DIC 的急性期反应物。血小板计数、PT、PTT、纤维蛋白原水平等一系列检测,可协助预测疾病进展。进行外周血涂片可见红细胞通过血凝块或部分堵塞的血管时破裂产生的碎片。

**表 49-10 急性 DIC 的实验室检查**

| 检查 | 正常范围 | 异常结果 |
| --- | --- | --- |
| **大量血管内凝血** | | |
| 血小板计数 | 15 万 ~40 万 /mm³ | 降低 |
| 纤维蛋白原水平 | 200~400mg/100ml | 降低 |
| 凝血酶时间 | 7.0~12.0s | 延长 |
| 蛋白 C 水平 | 4mcg/ml | 降低 |
| 蛋白 S 水平 | 23mcg/ml | 降低 |
| **继发性凝血因子耗竭** | | |
| 凝血酶原时间 | 11~15s | 延长 |
| 活化部分凝血活酶时间 | 30~40s | 延长 |
| 国际化标准比率 | 1.0~1.2 | 延长 |
| **过度 / 加速纤维溶解** | | |
| 纤维蛋白降解物 | < 10mg/ml | 升高 |
| D- 二聚体测定 | < 50mcg/dl | 升高 |
| 抗凝血酶Ⅲ水平 | 89%~120% | 降低 |
| **微血管血栓及细胞破坏的影响** | | |
| 外周涂片裂红细胞 | - | 可见 |
| 胆红素水平 | 0.1~1.2mg/dl | 升高 |
| 血尿素氮 | 8~20mg/dl | 升高 |

## 治疗

DIC 的主要治疗方法是去除病因。必须去除可能激活凝血因子的因素,包括使用抗生素或抗真菌药物治疗败血症、抗肿瘤治疗、补液、增加氧合、处理低灌注等。但某些病因(如烧伤、挤压伤、脑外伤)是无法轻易去除的。DIC 的一般治疗原则包括避免血管收缩以防灌注进一步不足,维持充足的循环血量,筛查并停用增加出血的药物。同时,应注意纠正低血压、缺氧、酸中毒,这些症状均具有促凝作用(表框 49-8)。

对于有 DIC 风险的败血症患者,应给予活化的蛋白 C [ drotrecogin alfa(活化),商品名 Xigris ] 以减缓由败血症引起的失控的凝血。活化蛋白 C 的使用,有着严格的标准。其使用的争议在于,积极地治疗致病因素(败血症)有可能减少血凝块形成、延缓凝血级联反应,并使凝血与纤溶恢复平衡。但由于该药能够给确诊 DIC 患者带来益处,该药尚未被调查。

肝素疗法通过中和凝血酶以进一步抑制凝血,但该法有增加出血的风险。对于急性 DIC,鲜有研究表明肝素对减缓凝血级联反应有效。

对明显出血的重要治疗方法为置换疗法和补充凝血因子。新鲜冰冻血浆含有凝血和纤溶两个系统的成分,可使 INR 恢复正常,其推荐剂量为 10~20ml/kg。当患者有活动性出血或血小板计数低于 2 万 /mm³ 时,应给予血小板输注。当血浆纤维蛋白原低于 100mg/dl 时,应输注冷沉淀。一个单位冷沉淀可提供 200mg 纤维蛋白原以及Ⅷ因子、Ⅻ因子及血管性血友病因子。成人常用剂量为 5~10 单位,其中一个单位可使纤维蛋白原水平提高 5~10mg/dl。耗竭的抗凝血酶Ⅲ可用加热的混合血浆浓缩物替代,并已被证实可缩短 DIC 病程。输注红细胞虽然不能补充凝血因子,但可以提升血红蛋白水平和携氧能力。

应尽可能控制局部出血制。在可按压部位使用穿刺针或拔除静脉通路时,应按压至少 15~30 分钟或直至出血停止。应反复对出血点进行再评估以防再次出血,因为如果患者缺乏凝血因子,先前的血凝块可被溶解,此时则需再次按压止血。此外,局部止血药可用于体表出血。

| 表框 49-8 | DIC 患者的协同护理指南 |
|---|---|

| 转归 | 干预措施 |
|---|---|
| **氧合 / 通气** | |
| 动脉血气在正常范围 | • 监测脉搏氧合测定及 / 或动脉血气。<br>• 如有需要,可输血以提升携氧能力。<br>• 采取非侵入性通气或机械通气,以维持氧气供应。 |
| 双侧呼吸音清晰 | • 必要时口咽部及气管吸痰(表框 25-7)。<br>• 每 2h 翻身、咳嗽、深呼吸、使用诱导性肺量器。 |
| **循环 / 灌注** | |
| 患者将达到 / 保持充分的组织灌流 | • 监测组织灌流:颜色、体温、脉搏、意识水平、尿排出量、$SaO_2$/$PaO_2$<br>• 根据临床情况,每 1~4h 测量生命体征。<br>• 若已放置肺动脉导管,则每 4h 测心输出量、全身血管阻力、肺动脉压。<br>• 遵医嘱静脉输注血液制品及正性肌力药物。 |
| **血液学状况** | |
| 患者不因凝血异常而出血 | • 每日测 PT,PTT,全血细胞计数;若检测急性改变或对治疗的反应,则应增加频率。<br>• 每 2~4h 评估血栓及出血表现。<br>• 计出血量(计数换药敷料,测量全身出量;检测大小便及呕吐物隐血)。<br>• 评估器官和系统的症状和体征:脑出血和血栓事件引起的精神状态改变;肺出血引起的 $SaO_2$ 降低和咯血;视网膜血栓 / 出血引起的视觉改变(复视、视觉模糊、视野缺损);内脏出血引起的背痛、肋腹痛、腹痛。<br>• 遵医嘱给予血液制品和凝血因子。<br>• 严格遵守出血预防措施。<br>• 尽量减少侵入性检查和治疗。<br>• 避免抑制凝血和促进血栓形成的药物。 |
| **体液 / 电解质** | |
| 患者血容量正常 | • 每日测体重。<br>• 计出入量,遵医嘱补充液体或利尿。<br>• 开放静脉通道,维持补液。 |
| 矿物质和电解质水平在正常范围 | • 每日或需要时监测及补充电解质。 |
| **活动 / 安全** | |
| 无证据表明有可预防的外伤引起出血 | • 对出血保持警惕(使用软牙刷、电动剃须刀、不测肛温)。<br>• 提供安全的物理环境。<br>• 按压穿刺点 3~5min 并加压包扎。 |
| **皮肤完整性** | |
| 皮肤保持完整 | • 每 2h 翻身并评估患者受压区域的皮肤、瘀点和瘀斑。<br>• 评估注射点和切口处的出血情况。<br>• 考虑使用减压床垫,避免剪切力。<br>• 使用 Braden 评分以评估皮肤破损的风险。 |
| **营养** | |
| 热量及营养摄入量与代谢需要量(如,基础能量消耗量)相符 | • 若患者禁食则给予肠外营养。<br>• 评估并报告胃肠出血情况。<br>• 营养学会诊及营养支持。 |

| 表框 49-8 | DIC 患者的协同护理指南(续) |
|---|---|
| **转归** | **干预措施** |

**舒适 / 镇痛**

患者尽可能保持舒适,表现为稳定的生命体征,或配合治疗操作
- 使用疼痛量表客观地评估舒适度 / 疼痛。
- 将疼痛分级与可能发生缺血或出血的部位相联系。
- 依据评估,遵医嘱给予止痛和镇静。
- 监测患者对药物的反应。

**心理社会状况**

患者焦虑程度降低
- 为患者及家人提供可控制范围(如,日常生活辅助器的操作,探视的安排)。
- 操作前给予解释和安慰。
- 酌情提供社会性服务及社区护理。
- 给予充足的休息和睡眠。

**宣教 / 出院计划**

患者及其他重要亲友理解治疗所需的检查操作
- 告知患者及家人疾病进程、加强监测的需要以及纠正不适的行为。
- 指导患者及家人为操作做好准备,比如输血及实验室检查。
- 教育患者与家属关于临床参数以及为达到安全出院患者需要的行为表现。

# ▲ 临床适用性挑战

### 案例分析

　　K 女士,63 岁,非裔美国人,既往有慢性肾脏病病史。患者 6 周前入院,左臂有一拟供今后血透使用的动静脉瘘。入院当日早晨,患者到自己的家庭医生办公室,主诉气促加重、头晕、全身无力。K 被直接收入医院的远程监护病房。体格检查示:血压显著升高达 222/118mmHg,全身水肿,呼吸音清。最初的实验室检查示:血尿素氮 141mg/dl,肌酐 15.9mg/dl,血红蛋白 7.1mg/dl,血小板计数 30.6 万 /mm³。入院后医嘱包括增加降压药剂量,输注 2 单位浓缩红细胞(PRBCs),肾内科会诊,每 8 小时皮下注射普通肝素(UFH)5 000 单位以预防深静脉血栓形成(DVT)。通气 / 灌注扫描提示肺栓塞可能性低。

　　肾脏病专家评估患者已发展至终末期肾病,建议开始透析。由于患者动静脉瘘尚不成熟,故置入 perma-cath 长期导管。除输注浓缩红细胞外,肾脏病专家还建议静脉补铁并给予促红细胞生成素(如依伯汀、达贝泊汀)。

　　后续治疗逐渐起效,患者于入院第 12 天准备出院。查房时,护师发现患者在入院第 9 天的最近一次血小板计数检查结果已降至 13.7 万 /mm³,立即开出护嘱,要求透析护士于血透治疗前进行全血细胞计数检查。透析护士很快呼叫护师,告知其患者血小板计数仅为 1.3 万 / mm³。据此,强烈怀疑患者发生了肝素诱导的血小板减少症(HIT)。于是停用所有肝素及影响血小板的药物,抽血进行肝素诱导的抗体(HITA)筛查,并在请血液科会诊后使用无肝素抗凝药(表框 49-6)。虽然患者无下肢水肿及不适,但下肢静脉超声示右股静脉血栓形成。

　　次日早晨,实验室检查结果示:HITA 阳性,血小板计数 3.6 万 /mm³。入院第 19 天,患者血小板计数为 10.2 万 /mm³,同时患者开始每晚服用华法林 5mg。华法林治疗的第 5 天,患者国际标准化比值(INR)1.36,血小板计数 11.2 万 /mm³。此时患者已住院 23 天,因此迫切要求出院,故指导其自我注射无肝素抗凝药。

### 案例分析（续）

　　患者出院回家后，每日遵医嘱服用华法林 10mg。在每次透析治疗时均要求复查 INR，直至 INR 稳定于 2~3 后即可停用无肝素抗凝药。护士告知患者及其女儿，她们应在以后就诊时告知医务人员，由于发生 HIT，患者不可使用普通肝素及低分子肝素。同时，患者佩戴印有其信息的医疗识别腕带。

　　1. 护士很关注患者 13.7 万 /mm³ 的血小板计数，为什么血小板计数如此重要？

　　2. 为什么在实验室检查证实 HIT 前，患者已经开始治疗？

　　3. 为什么尽管患者未出现 DVT 的临床表现，仍让患者行双下肢静脉多普勒超声检查？

（译者：刘洪伟）

## 参考文献

1. Napolitano LM, Kurek S, Luchette FA, et al: Clinical practice guideline: Red blood cell transfusion in adult and critical care. Crit Care Med 37(12):3124–3157, 2009
2. Gaspard KJ: Alterations in homeostasis. In Porth CM (ed): Essentials of Pathophysiology. Philadelphia, PA: Lippincott Williams & Wilkins, 2007
3. Warkentin TE, Greinacher A: Heparin-induced thrombocytopenia: recognition, treatment, and prevention: the Seventh ACCP Conference on Antithrombotic and Thrombolytic Therapy. Chest 126(3 Suppl): 311S–337S, 2004
4. Ziegfeld C, Shelton BK, Olsen M: Manual of Oncology Nursing. Philadelphia, PA: Lippincott Williams & Wilkins, 2005

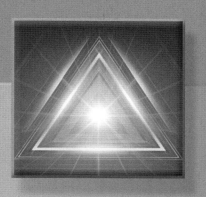

# 皮 肤 系 统

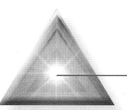

## 皮肤系统的解剖结构和生理功能

Joan M. Davenport

### 第 50 章

**学习目标**

学习本章内容后,读者应能够:
1. 描述表皮、真皮和皮下组织的特征。
2. 描述皮肤附件及其用途。
3. 讨论皮肤的自我调节功能。
4. 解释皮肤抵御感染的机制。

本章节探讨的是皮肤的解剖功能及其附件的生理特性。皮肤具有保护、感觉、修复和维持机体平衡的功能,是人体最大的器官,面积约 1.2~2.3m², 并提供全身 1/3 的血液循环。皮肤分为三层,分别是外层的表皮层、中间的真皮层和底层的皮下组织。皮肤附件包括头发、指甲、大小汗腺和皮脂腺。皮肤的结构图见图 50-1,皮肤的功能包括保护、感觉、水平衡、体温调节和维生素的生成等功能。

## ▲ 表皮

皮肤最外层的表皮可以保护底层结构避免受到微生物或其他外来物质的入侵。表皮层外部的角质可以帮助防止人体水分的蒸发,表皮的基底层弯曲伸至真皮,并作为腺体、指甲和发根部的基础。表皮层没有血供,依赖于真皮层提供营养。

表皮层的内细胞层形成黑色素和角蛋白。黑色素细胞提供皮肤和头发的黑色素,黑色素是皮肤的一种颜色成分,更重要的是,它可以保护皮肤底层,避免其暴露在紫外线辐射下。

角蛋白属于硬蛋白,是毛发、指甲和硬的表皮层的重要组成部分。这种扁平的鳞状上皮细胞持续脱落,每 2~4 周会被新的细胞所代替。皮肤的表皮层分为 5 层,角质细胞成熟后会从里层转移到最外层。最表层的角蛋白会脱落,而且身体不同部位的角蛋白分布排列厚度不同。面部部分薄薄的角蛋白有 15 层细胞厚,相反地,脚底和手掌的角蛋白更厚些,至少有 100 层。这些硬蛋白是保护身体底层结构的。

## ▲ 真皮

皮肤的中间层是真皮层,用于支撑表皮层。它是一种血供丰富的结缔组织,其血管可以调节

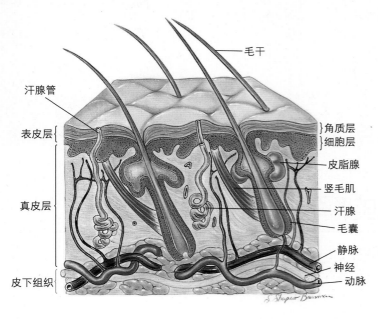

毛干

汗腺管

表皮层 { 角质层 细胞层

皮脂腺

竖毛肌

真皮层

汗腺

毛囊

静脉

神经

动脉

皮下组织

**图 50-1** ▲ 皮肤层。(From Bickley LS: Bates Guide to Physical Examination and history Taking, 10th ed. Philadelphia, PA: Lippincott Williams & Wilkins, 2009, p163.)

体温和血压。真皮层中的动静脉吻合支受交感神经影响,能够针对外界环境冷热的变化和由于焦虑或血容量流失等内在刺激进行收缩或扩张。

感觉功能位于真皮层,包括冷热感觉、触觉、压力和疼痛感觉。真皮层有丰富的神经末梢,多种刺激传导引起了复杂的反应。

真皮层由两层结构组成,乳头层位于真皮浅层,通过表皮的基底细胞与真皮乳头层的交错衔接使二者紧密连接。

真皮深层是较厚的网状层,主要由胶原蛋白呈网状立体分布,这种分布使真皮具有伸缩弹性。真皮层中还有免疫系统结构,包括巨噬细胞、肥大细胞、T细胞和成纤维细胞。

## ▲ 皮下组织

皮下组织主要由脂肪结缔组织组成,脂肪组织可以起到保暖作用,能够储存能量,并且能够缓冲外来压力保护基底结构。

## ▲ 皮肤附件

毛发、指甲、皮脂和汗腺都属于皮肤的一部分,这些结构起始于或贯穿皮肤的表皮层或真皮层凸出来。

## 汗腺

外泌汗腺分布于皮肤的表面,起于真皮层,开放于表皮层。这些腺体可分泌汗水以调节体温。

顶泌汗腺大于外泌汗腺,分布和外泌汗腺不同,它主要存在于腋窝、乳晕、腹股沟、眼睑和外耳的毛囊中。两种汗腺的另外一个区别是,更大、更少的顶泌汗腺会分泌有特殊气味的油性物质。这种气味能够帮助动物彼此此区分。对于人类而言,这些分泌物如果遇到细菌则会被分解,由此产生的气味,就是我们所说的狐臭。

## 皮脂腺

皮脂腺开口于毛囊,主要分泌皮脂、甘油三酯、胆固醇等。皮脂腺分布很广,除了手掌和脚掌外遍布全身。青春期时,受到性激素的刺激,皮脂腺会特别活跃,分泌较多的皮脂,以保持皮肤和毛发湿润,避免干燥。皮脂通过避免表皮的最外层过度干燥来帮助维持体温。表50-1总结了外泌汗腺、顶泌汗腺和皮脂腺的分布和功能。

表 50-1 汗腺和皮脂腺

| 腺体类别 | 位置 | 功能 |
| --- | --- | --- |
| 外泌汗腺 | 全身 | 调节体温 |
| | 较厚的皮肤 | 应对情绪困扰 |
| | 从真皮层到表皮层 | 应对生理刺激 |

| 腺体类别 | 位置 | 功能 |
|---|---|---|
| 顶泌汗腺 | 腋窝 | 应对激素影响 |
|  | 乳头、乳房 | 应对情绪压力 |
|  | 肛门生殖器处 |  |
|  | 外耳道 |  |
|  | 眼睑 |  |
| 皮脂腺 | 全身,除了手掌、背部、脚掌 | 分泌皮脂润滑毛发和皮肤 |

续表

From Allwood J, Curry K: Normal and altered functions of the skin. In Bullock BA, Henze RL(eds): Focus on Pathophysiology. Philadelphia, PA: Lippincott Williams & Wilkins, 2000, p842.

## 毛发

真皮层内的表皮细胞构成了毛发,毛发与皮脂腺、毛囊构成了毛皮脂单位。毫毛不显眼、细软,且颜色不如终毛深。终毛的颜色较深,且粗,更加显眼。血管乳头中的囊球为毛囊提供营养,囊球中的黑色素决定了毛发的颜色。在皮脂腺下方,紧贴着毛囊处有竖毛肌,竖毛肌的收缩会减少皮肤表面面积,导致鸡皮疙瘩,同时也减少了热量损失(图 50-2)。

## 指甲

由表皮层角蛋白形成的指甲长于指尖末梢背部的弯曲凹槽中,这些指甲用来保护手指和脚趾,并增加手指的敏感性。大约 1/4 的指甲被甲床沟覆盖,由甲床沟内延伸出的角质层对甲板和甲床沟起到防水作用。角质层远端白色的半月形边缘,叫作甲半月。甲床沟和甲板所形成的角度应小于180°(图 50-3)

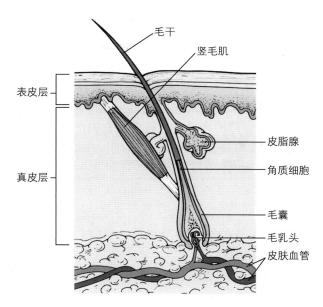

图 50-2 ▲ 毛发结构图。(From Porth MP, Matfin G(eds): Pathophysiology, 8th ed. Philadelphia, PA: Lippincott Williams & Wilkins, 2009, p1551.

## ▲ 皮肤的功能

皮肤系统的表皮层是为了防御微生物、紫外线照射或其他物质的侵袭。这层坚固的防线还可以防止水分流失,并且帮助维持机体的平衡。真皮层富含丰富的血管,能够维持血压和调节体温。发挥免疫功能的巨噬细胞、肥大细胞、T 细胞和成纤维细胞也都位于真皮层。真皮层的神经末梢能够感受冷、热、接触、压力和疼痛。血管丰富的真皮层区域存在一个潜在的空间,这个空间里的细胞外液和血管外液可以补充细胞内液和血管内液的流失。而当血管内流体静水压升高超过真皮层流体静水压时,液体则会向该空间转移,造成水肿。真皮层胶原纤维网格为皮肤能够延展提供了

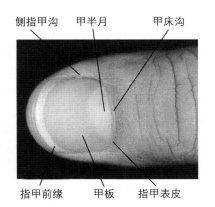

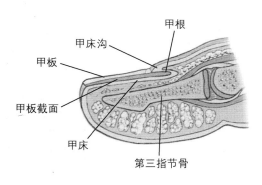

图 50-3 ▲ 正常指甲。(From Bickley LS: Bates Guide to Physical Examination and history Taking, 10th ed. Philadelphia, PA: Lippincott Williams & Wilkins, 2009, p 164.)

条件。皮下底层的结缔组织和脂肪是用来存储热量和起到缓冲作用的。皮肤附件,包括毛发、指甲和腺体,主要通过控制竖毛肌的热量损失和皮脂、汗腺的分泌,从而维持机体平衡。皮肤对个体的生存至关重要。

　　在重症监护病房中有很多皮肤损伤者。外科伤口、血管内导管插入、机会致病性皮肤感染、营养不足、持续性压迫导致皮肤血供减少等诸多原因都会引起皮肤问题。老年患者所面临的挑战是由于年龄问题(表框 50-1,亦可见第 12 章和第 51 章)导致了皮肤更加脆弱和愈合缓慢。护士应关注患者的皮肤及其附件,以改善其功能,进而保护患者。

| 表框 50-1 | 老年人皮肤系统的解剖和生理变化 |
|---|---|

- 皮肤变薄,弹性降低,表皮撕裂的风险增高。
- 皮肤失去弹性、胶原蛋白减少、质量下降,导致皮肤松弛,下垂,出现细皱纹。
- 真皮血管的数量减少,血管变得更薄更脆弱,从而增加擦伤和出血的风险。
- 外泌腺和顶泌腺的密度和活动度降低,皮脂分泌减少,导致皮肤干燥、瘙痒和汗液减少。
- 末梢循环减少,导致指甲生长缓慢,且指甲易裂。
- 激素水平下降,导致毛发稀薄以及终毛转变成毫毛。
- 黑色素减少,导致头发变灰。
- 阳光照射过久会导致皮肤变黄和增厚,且会促进老年斑生长(晒斑)。

## ▲ 临床适用性挑战

### 简答题

1. 皮肤系统是怎样维持机体平衡的?
2. 哪些生理改变可引起成年危重症患者常见的凹陷性水肿?
3. 老年危重症患者,其皮肤生理改变会如何加重或恶化?

(译者:陈如男)

## 参考文献

1. Bickley LS, Szilagyi PG: The skin, hair, and nails. In Bickley LS, Szilagyi PG (eds): Guide to Physical Examination and History Taking, 10th ed. Philadelphia, PA: Lippincott Williams & Wilkins, 2009
2. Simandl G: Structure and function of the skin. In Porth CM (ed): Pathophysiology: Concepts of Altered Health States, 8th ed. Philadelphia, PA: Lippincott Williams & Wilkins, 2009
3. Jarvis C: Skin, Hair, and Nails. In Jarvis C (ed): Physical Examination and Health Assessment, 5th ed. St. Louis MO: Saunders, 2008
4. Cuzzell J, Workman ML: Assessment of the skin, hair, and nails. In Ignattavicius D, Workman ML (eds): Medical-Surgical Nursing: Patient–Centered Collaborative Care, 6th ed. St. Louis, MO: Saunders, 2010

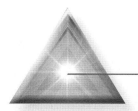

# 患者评估:皮肤系统

## Joan M. Davenport 和 Janet A.Wulf

# 第51章

### 学习目标

学习本章内容后,读者应能够:
1. 评估患者皮肤时,询问病史并进行体格检查。
2. 解释与种族和肤色特征有关的皮肤颜色差异。
3. 描述和识别异常的皮肤颜色变化。
4. 解释和界定由于血供增加导致的皮肤损伤。
5. 描述与感染或过敏反应相关的皮疹表现。
6. 对比四陷性水肿和非四陷性水肿。
7. 解释压疮的原因和用于评估患者压疮发展的 Braden 量表。
8. 讨论恶性皮肤病的特性。

重症患者的皮肤常常会受到一些危险因素的侵害,如皮肤血供减少、各种危险因素导致的压疮、药物过敏性皮疹和机会性感染等。危重症护士总是与患者密切接触,每时每刻都提供照护,可以接触患者全身上下的各个部位,可以非常充分、及时地评估患者,因此在重症患者护理过程中,对患者皮肤问题的密切观察将成为危重症护士的一个持续且重要的工作。

## ▲ 病史

照护皮肤疾病患者时,搜集患者的病史信息很重要(表框 51-1)。病史对于体格检查和选择适当的干预措施非常有帮助。

## ▲ 体格检查

评估皮肤系统,可采取包括视诊和触诊等方法。

### 视诊

皮肤视诊一般包括评估颜色、是否有损伤、皮疹或血管增多,并且需要评估指甲和毛发的情况。

### 颜色

除某些血供丰富的区域外,全身皮肤颜色应当一致。浅肤色人群的生殖器、上胸部和面颊部可能呈现出粉红色或浅红色。深肤色人群的这些区域颜色会更深一些。表 51-1 总结了正常的皮肤颜色变化。

表 51-1 皮肤颜色的正常变化

| 正常变化 | 描述 |
| --- | --- |
| 痣(色素痣) | 棕褐色,或平坦或凸起 |
| 妊娠纹(条纹) | 银色或粉色,可因肥胖或妊娠导致 |
| 雀斑 | 可见于身体任何部位,与皮肤平齐的斑疹 |
| 白癜风 | 皮肤未着色,常见于深肤色人群 |
| 胎记 | 身体任何部位与皮肤平齐的标记,可能是褐色、红色或棕色 |

| 表框 51-1 | 皮肤评估过程中的病史信息采集 |
|---|---|

**主诉**
- 患者对问题的描述。

**现病史**
- 对以下症状、体征进行全面分析(采用 NOPQRST 格式,表框 17-1)。
- 皮肤颜色的改变、色素沉着、皮肤温度和纹理改变。
- 痣的改变。
- 过度干燥或潮湿。
- 皮肤瘙痒。
- 多处瘀伤。
- 愈合延迟。
- 皮疹或病变。
- 脱发或毛发增长过快。
- 发质改变。
- 指甲改变。

**既往史**
- 是否在儿童期患过某种疾病和免疫疾病:脓疱病、疥疮或虱子、麻疹、水痘、猩红热。
- 过去的急慢性健康问题,包括治疗经过和住院经历:糖尿病、外周血管疾病、莱姆病、帕金森病、卧床、营养不良、创伤、皮肤癌、放射治疗、艾滋病等。
- 高危因素:年龄、紫外线照射、日光浴床、染料、有毒化学物质、昆虫叮咬、有毒植物的接触、自身免疫性疾病、暴露在极端的温度。
- 手术史:皮肤组织活检。
- 曾经做过的诊断性试验和干预措施:过敏试验。
- 药物:阿司匹林、抗生素、巴比妥类药物、磺酰胺类、噻嗪类利尿剂、口服胰岛素、四环素、抗疟药、抗肿瘤药、激素、金属、局部类固醇。
- 过敏反应:食物、药物、染料、乳液、肥皂。
- 输血情况。

**家族史**
- 父母和兄弟姐妹的健康状况或死因:皮肤癌、自身免疫疾病。

**个人社会史**
- 吸烟、喝酒和药物滥用。
- 家庭构成。
- 职业和工作环境:农民、瓦工、木馏油或煤矿工人、家具维修或再加工、园丁。
- 居住环境:自我照护和保健能力、接触昆虫和害虫、极端温度环境下是否有室内睡眠。
- 饮食。
- 睡眠模式。
- 运动。
- 文化信仰。
- 宗教信仰。
- 应对方式和社会支持系统。
- 休闲方式。
- 性生活。
- 近期旅游。

**系统回顾**
- 精神 / 情感:焦虑、紧张、失眠。
- 神经系统:感觉减少或丧失、麻木、疼痛或神经病变、卒中。
- 心血管系统:四肢肿胀、四肢冰凉、静脉曲张。
- 肠胃系统:饮食改变、最近体重减轻或增加、食欲减退。
- 肌肉骨骼:卧床、虚弱。
- 代谢:血糖水平改变。

皮肤颜色主要取决于 4 种色素:黑色素、胡萝卜素、血红素和去氧血红蛋白。黑色素的多少是由基因决定,产生不同程度的黑暗肤色。胡萝卜素是一种黄色素,存在于皮下脂肪,在角蛋白、手掌、足底等区域很明显。由于不同基因决定人群的正常肤色各异,因此一些异常的肤色变化如苍白、发绀、黄疸、红斑等,在不同人群中的表现也不同(表 51-2)。

皮肤的氧合程度也可以影响皮肤颜色。红细胞的血红蛋白将氧气输送到组织,皮肤血液循环中氧合血红蛋白减少会导致皮肤苍白,浅肤色人群的皮肤会变得苍白无血色,深肤色人群则会表现为棕黄色或灰色(原因也是缺乏血色衬托)。

当血红蛋白将氧释放到组织后,血红蛋白将变为去氧血红蛋白。当皮肤血液循环中出现去氧血红蛋白时,皮肤会呈现蓝色,也就是人们所

**表 51-2 皮肤颜色异常**

| 皮肤颜色异常 | 原因 | 浅肤色人群的表现 | 深肤色人群的表现 |
|---|---|---|---|
| 苍白 | 血流减少(组织中氧合血红蛋白减少) | 过度苍白 | 黄棕色或灰色 |
| 发绀 | 皮肤血液循环中去氧血红蛋白含量增加 | 手掌、足底、甲床、嘴唇、耳垂、黏膜呈灰蓝色 | 结膜、口腔黏膜和甲床呈灰色 |
| 黄疸 | 红细胞溶血增加,肝脏疾病 | 巩膜、嘴唇和硬腭呈黄色 | 巩膜、手掌和足底呈黄绿色 |
| 红斑 | 炎症反应 | 红色 | 深棕色或紫色 |

说的发绀。浅肤色人群皮肤发绀通常会呈现为灰蓝色,特别是手掌和脚底、指甲床、耳垂、嘴唇、黏膜;深肤色人群皮肤出现发绀时会呈现为灰暗色。

肝脏疾病或红细胞溶血时皮肤呈黄色,称为黄疸。肤色深的人群发生黄疸时在巩膜、手掌、足底等部位呈现黄绿色;肤色浅人群则在巩膜、嘴唇、硬腭和舌下等部位呈现黄色。Bickley 和 Szilagyi 建议可采用透明薄片按压嘴唇使红色泛白以更加清晰地识别黄疸。

另一种皮肤异常为红斑,红斑在肤色浅人群表现为皮肤泛红,肤色深的人群则呈现为深棕色或紫色。炎症会导致局部皮肤组织血供增加,而出现皮肤温度升高,因此皮肤看起来发红或出现红斑的特征表现。因为炎症可发生于任何组织创伤,因此外科手术切口也可能会出现感染性红斑。皮肤红斑也可能会发生于某些累及皮肤的疾病中,如蜂窝组织炎,以上两者均可视红斑为炎症的一种表现。

## 病变

皮肤病变需要描述病变颜色、形状、病因或大体外观(表 51-3,表 51-4)。皮肤病变是由多种因素引起的皮肤异常改变(第 51-1 遗传学关注点)。一般来说,准确记录皮肤病变的解剖位置、分布、颜色、大小和形状非常重要(图 51-1),另外,还要记录包括病变部位边界或边缘的细节,以及病变是否平坦、凸起或凹陷等方面。最后,病变持续时间、暴露的环境或曾经的用药情况也都应该记录。

表 51-3 原发性皮肤病变

| 类型 | 描述 | 举例 | 图解 |
|---|---|---|---|
| 斑点 | 直径 <1cm,平坦,不可触及,局限,压之褪色 | 棕色:雀斑、交界痣、雀斑痣、黄褐斑或黑斑<br>蓝色:胎斑、黄褐病<br>红色:药物性皮炎、病毒疹、二期梅毒<br>黑色素减退:白癜风、特发性点状色素减少症 | 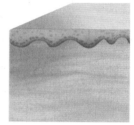<br>斑点 |
| 斑块 | 直径 >1cm,平坦,无法触及,形状不规则,压之褪色 | 棕色:大雀斑、交界痣、雀斑痣、黄褐斑或黑斑<br>蓝色:胎斑、黄褐病<br>红色:药物性皮炎、病毒疹、二期梅毒<br>色素减退:白癜风、特发性点状色素减少症 | 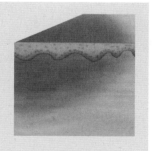<br>斑块 |
| 丘疹 | 直径 <1cm,凸起,可触及,坚硬 | 呈肤色、白色或黄色:扁平疣、粟粒疹、皮脂腺增生、皮赘<br>蓝色或紫色:静脉湖(静脉扩张)、扁平苔藓、黑色素瘤<br>棕色:脂溢性角化病、黑素瘤、皮肤纤维瘤痣<br>红色:痤疮、樱桃状血管瘤、毛囊炎早期、牛皮癣、荨麻疹和湿疹 | 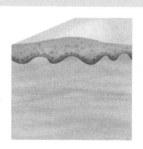<br>丘疹 |

续表

| 类型 | 描述 | 举例 | 图解 |
|---|---|---|---|
| 结节 | >1cm,凸起,坚硬 | 疣、黄疣、结节性痒疹、多发性神经纤维瘤 | 结节 |
| 斑块 | >1cm,凸起,浅表,顶部平坦,粗糙 | 牛皮癣、盘状狼疮、体癣、湿疹、脂溢性皮炎 | 斑块、菌斑 |
| 肿块 | 大结节 | 转移性癌、孢子丝菌病 | 肿块 |
| 水疱 | <1cm,表面凸起,充满浆液 | 单纯性疱疹、带状疱疹、红斑、多形性细胞瘤、脓疱疮 | 水疱 |
| 大疱 | >1cm 的水疱 | 天疱疮、妊娠疱疹、固定性药疹 | 大疱 |

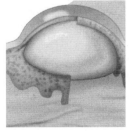
大疱

续表

| 类型 | 描述 | 举例 | 图解 |
|---|---|---|---|
| 脓疱 | 凸起于皮肤表面、浅表、充满脓性液体 | 痤疮、念珠菌病、红斑痤疮、脓疱病、毛囊炎 | 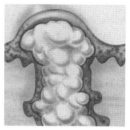<br>脓疱 |
| 风疹 | 凸起于皮肤表面、水肿区域不规则、立体、短暂的、大小多变 | 荨麻疹、胆碱性荨麻疹、血管性水肿、皮肤划痕症 | 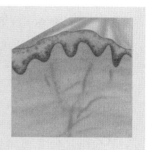<br>风疹 |
| 囊肿 | 凸起于皮肤表面、局限、有包囊的、充满液体和半固体物质 | 黏液、表皮囊肿、毛囊 | 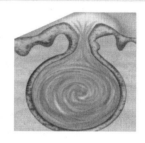<br>囊肿 |

From Rhoads J: Advanced Health Assessment and Diagnostic Reasoning. Philadelphia, PA: Lippincott Williams & Wilkins, 2006, pp 81-83.

### 表 51-4　继发性皮肤损害

| 类型 | 描述 |
|---|---|
| 痂皮 | 继发于水疱、大疱或脓疱,渗液干燥后覆盖于病变处表面。大块黏附着的痂皮即是疤 |
| 糜烂 | 继发于水疱、大疱或脓疱,导致表皮层丢失,但不会涉及真皮层 |
| 裂口 | 表皮的裂缝,通常会延展到真皮层 |
| 瘢痕疙瘩 | 过度增生的瘢痕组织;继发于愈合期的胶原蛋白形成过程;不规则的凸起和发红;常见于非裔美国人 |
| 苔藓样变 | 继发于反复抓挠摩擦皮肤,引起皮肤增厚和变粗,局部病变皮肤有明显改变 |
| 鳞状改变 | 继发于皮肤死亡上皮细胞脱皮,大量皮肤代谢残留物堆积在皮肤表面,导致皮肤颜色和质地改变 |
| 瘢痕 | 伤口愈合后的皮肤改变或者是受伤组织被结缔组织代替。新鲜瘢痕为红色或紫色。陈旧瘢痕为白色或白亮的 |
| 溃疡 | 表皮损伤,深及真皮层或更深。可能会出血或形成瘢痕 |

Adapted from Weber J, Kelley J: Health Assessment in Nursing, 4th ed. Philadelphia, PA: Lippincott Williams & Wilkins, 2010, p 199.

**局灶性皮肤发育不全**

- 局灶性真皮发育不全的特点是从出生开始即有皮肤异常，皮肤非常薄且呈条纹状，90%的患者为女性。

- PORCN 基因突变导致局灶性真皮发育不全。而这种基因为一种塑化其他蛋白形成的蛋白质提供引导作用。

- PORCN 基因突变可阻止任何具有正常功能的 PORCN 蛋白产生。研究者认为 Wnt 蛋白在没有 PORCN 蛋白的情况下无法从细胞中释放，当 Wnt 蛋白不能离开细胞时，就不能参与化学信号的传导，这种传导对正常的生长发育很关键。

- 通过对整个基因编码区进行序列性基因分析有助于局灶性皮肤发育不全的诊断。整个代码区的基因测定排序有助于局灶性真皮发育不全的诊断。

Genetic Home Reference-http://ghr.nlm.nih.gov, accessed July 14, 2011. Garavelli L, Wischmeijer A, Rosato S, et al: Focal dermal hypoplasia (Goltz syndrome): A new case with a novel mutation in the PORCN gene and unusual spinal anomaly. Genetic Counseling 21 (1): 126-128, 2010.

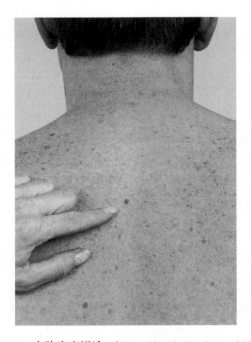

图 51-1 ▲ 皮肤病变视诊。(From Rhoads J: Advanced Health Assessment and Diagnostic Reasoning. Philadelphia, PA: Lippincott Williams & Wilkins, 2006, p 76.)

血管改变可能正常也可能不正常。血管的正常变化一般包括红痣（葡萄酒样斑点）、不成熟的血管瘤（草莓样）、毛细血管扩张、老年性血管瘤和毛细血管瘤（表 51-5）。血管的异常病变包括瘀点、紫癜、瘀斑、出现血管瘤和荨麻疹，可能提示疾病或受伤，危重症护士需要进一步检查。

表 51-5 血管改变：正常变化

| 正常变化 | 描述 |
|---|---|
| 焰色痣（葡萄酒色斑点），不成熟血管瘤（草莓斑） | 从深红色变为淡粉色，被认为是胎记 |
| 老年性血管瘤 | 常发生于面部、颈部和躯干的鲜红色小突起；随着年纪的增长数量会增多、尺寸变大 |
| 毛细血管血管瘤 | 由于皮肤真皮层的毛细血管扩张引起的红色、不规则的斑点 |
| 毛细血管扩张 | 浅表血管永久性扩张引起的不规则、细小的、红色的线条 |

瘀点是紫色或红色的小（1~3mm）皮肤损害，在浅肤色的人群很容易被发现，而在深肤色人群较难察觉（图 51-2A）。这种小出血点可出现在身体任何部位的真皮或黏膜下层，如口腔黏膜、结膜，主要是由血液渗出所致而且按压皮肤无法消失。紫癜和瘀点很相似，只是更大，颜色呈棕红色。

瘀斑多是擦伤或挫伤引起，外观为由紫色逐渐变为黄绿色的圆形或不规则病变，在浅肤色人群更容易观察到（图 51-2B）。瘀斑多由创伤引起，是由于血液从损坏的血管中渗漏到周围组织所致。

蜘蛛痣是一种常出现在面部、颈部、手臂或上部躯干的火红色病变（图 51-2C），很少见于腰部以下部位。蜘蛛痣是中间凸起且周围有伪足的红斑，常与肝脏疾病有关，也可出现在维生素 B 缺乏的人群。

荨麻疹是由过敏反应引起的一种发红或白色的，凸起的、非凹陷性斑块。斑块随着过敏反应进程的发展而发生形状和大小的改变。荨麻疹性水肿是由血浆渗透到周围组织引起的局部血管舒张和炎症反应所致。

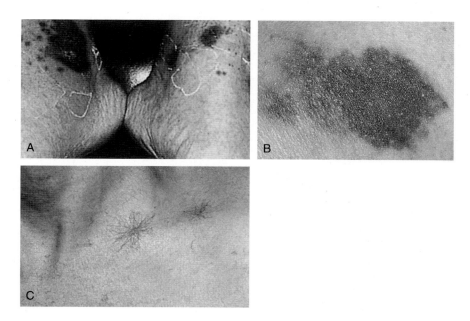

图 51-2 ▲ A-C:异常血管病变。(A,from Smeltzer SC,Bare BG. Textbook of Medical-Surgical Nursing,9th ed. Philadelphia,PA:Lippincott Williams & Wilkins,2000. B,from Bickley LS:Bates' Guide to Physical Examination and History Taking,10th ed. Philadelphia,PA: Lippincott Williams & Wilkins,2009,p 184. C,from Goodheart HP. Goodheart's Photoguide of Common Skin Disorders,2nd ed. Philadelphia,PA:Lippincott Williams & Wilkins,2003.)

## 皮疹

　　视诊发现皮疹,提示可能感染或是药物治疗反应。表 51-3 列出了一些皮疹的名称。明确病变的类型可以帮助明确皮疹的原因,关注药物治疗与皮疹出现的相关性可有助于识别药物过敏反应。荨麻疹常常与某种食物或药物的过敏反应相关,当局部水肿再吸收后荨麻疹可完全消失,这个过程需要几天至几周的时间。病变部位通常会有瘙痒感,患者的抓挠会引发二次损伤,可能会增加局部感染的风险。

　　皮肤感染经常是由于真菌或酵母菌引起,感染的范围可从浅表的脚癣(脚气)到中间层的酵母感染(如白色念珠菌引起的念珠菌病),再到侵犯深层组织的真菌感染(如曲霉菌)。在重症监护病房中,患者常发生正常菌群机会性感染,引发皮肤中间层的真菌和酵母感染,应用抗生素、糖皮质激素治疗的患者、营养不良和糖尿病患者的感染风险更大。念珠菌存在于腹股沟内或女性患者乳房下,可导致红斑、白色假膜、卫星状大丘疹病变。口腔念珠菌病,也称为鹅口疮,表现为口腔黏膜上白色附着物,尤其是舌头,感染导致舌头裂缝,患者感觉非常疼痛,大大限制了经口进食,从而进一步损害患者的营养状况。

## 毛发情况

　　患者的头发需每天检查,记录其量、分布和质地。头发应该是富有弹性且分布均匀。

　　脱发是指头发脱落,可以是均匀脱落或部分区域脱落,甚至完全脱落。重症监护室里患者脱发可能与药物治疗有关。肿瘤放疗会导致秃头症。其他药物,如长时期使用肝素也会导致脱发。妇女和儿童可能会出现毛发增多现象,如多毛症或面部、身体或会阴部毛发增多,多毛症有家族倾向,并且与更年期、内分泌失调、特定药物治疗(例如糖皮质激素和雄激素)有关。

　　发质改变提示有持久的健康问题。头发稀薄和脆性增加主要发生于甲状腺功能减退症患者。严重蛋白质缺乏性营养不良的患者,头发颜色变红或变淡,发质也会变得干燥和易断。

　　同时,也不能忽视头皮或头发的感染。需常规检查是否脱发、头皮是否有溃疡、虱子、疥疮和癣等。检查时,应充分暴露头皮,将头发分成几个区域,依次检查(图 51-3)。

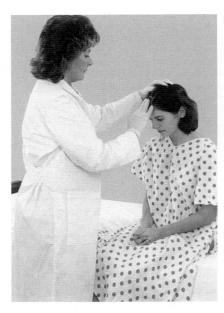

图 51-3 ▲ 头皮和头发的检查（From Weber J，Kelley J：Health Assessment in Nursing，4th ed. Philadelphia，PA：Lippincott Williams & Wilkins，2010，p 191.）

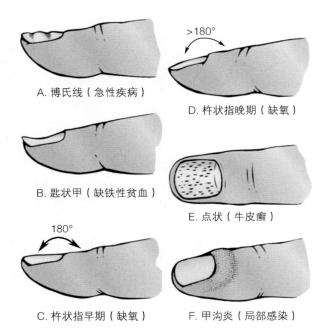

A. 博氏线（急性疾病）

D. 杵状指晚期（缺氧）

B. 匙状甲（缺铁性贫血）

E. 点状（牛皮癣）

C. 杵状指早期（缺氧）

F. 甲沟炎（局部感染）

图 51-4 ▲ A-F 常见指甲疾病。（From Weber J，Kelley J：Health Assessment in Nursing，4th ed. Philadelphia，PA：Lippincott Williams & Wilkins，2010，p 203.）

## 指甲情况

指甲和头发一样，在紧张的重症监护过程中往往会被忽略，然而，将指甲评估作为常规护理评估中的一部分并仔细检查，能对患者的总体健康状况提供一定线索。甲床具有丰富的毛细血管，因此非常适合用来评估患者末梢循环是否良好。毛细血管充盈试验（通过按压甲床后再放开）正常可以在 3 秒内指甲恢复红润，若甲床为浅蓝色或紫色提示患者发生发绀，甲床苍白提示动脉血流减少。

指甲凹陷角度达到 180°或者更大时，则认为是杵状指（第 24 章，图 24-2）。杵状指是由于长期的低氧血症所致。指甲的其他形状变化也可提示患者不同类型营养不良状态（图 51-4），如匙状甲，也称为反甲，与缺铁性贫血有关。

慢性疾病例如肝硬化、心力衰竭、2 型糖尿病，可能形成泰瑞氏指甲，指甲发白，并且远端末梢呈红黑褐色，指甲的半月痕消失（图 51-5）。指甲上有带状物时提示蛋白质缺乏，尤其是老年人。然而，肤色深的人群指甲出现纵向线性暗条纹或弥漫的棕色、蓝色或黑色的色素沉着都是正常的。指甲角化、干枯、变色和扭曲可能是由甲癣导致。重症患者常发生指甲真菌感染，脚趾甲比手指甲更多见，与此相关的风险因素包括糖尿病、静脉和淋巴回流受阻、鞋不合脚、脚气病史和年龄增长。

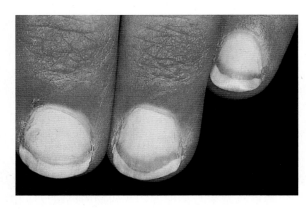

图 51-5 ▲ 泰瑞氏指甲。多见于慢性疾病患者，如肝硬化、充血性心力衰竭和 2 型糖尿病。（From Bickley LS：Bates' Guide to Physical Examination and History Taking，10th ed. Philadelphia，PA：Lippincott Williams & Wilkins，2009，p 193.）

## 触诊

皮肤触诊的内容包括质感、湿度、温度、活动度和弹性、水肿（图 51-6）。另外，任何区域的不适感都要在触诊中多加关注。

## 质地

质地是指皮肤表面的光滑度，触诊时要轻柔。甲状腺功能减退患者可出现皮肤粗糙。

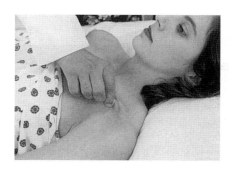

图 51-6 ▲ 触诊评估皮肤的肿胀度和移动性。(From Weber J, Kelley J: Health Assessment in Nursing, 4th ed. Philadelphia, PA: Lippincott Williams & Wilkins, 2010, p 190.)

表 51-6　凹陷性水肿评价量表

| 分值 | 描述 | 凹陷深度 /mm | 恢复的时间 |
|---|---|---|---|
| 4+ | 重度 | 8 | 2~5min |
| 3+ | 中度 | 6 | 1~2min |
| 2+ | 轻度 | 4 | 10~15s |
| 1+ | 微量 | 2 | 很快消失 |

From Rhoads J: Advanced Health Assessment and Diagnostic Reasoning. Philadelphia, PA: Lippincott Williams & Wilkins, 2006, p 253.

## 湿度

皮肤可为干燥、多油、多汗或是湿冷。皮肤干燥多见于甲状腺功能减退患者。帕金森病患者皮脂腺活动活跃多、皮肤多油，常会导致痤疮。出汗可能是体温增加或代谢变快的反应，而多汗症则是针对病理出汗过多的专有名词，腋臭指的是汗水有臭味。心输出量下降可能会导致皮肤湿冷。

## 温度

通常采用手背来评估皮肤大概温度。皮肤温度可以用来评价是否出现由于动脉供血减少而引起局部血液循环不良，导致皮肤温度下降，在这种情况下，供血阻断点远心端的肢端皮肤明显变冷。

## 活动度和肿胀度

皮肤活动度和肿胀的评估可初步判断皮肤是否健康，并可判断患者是否出现体液失衡的问题。一般来说，锁骨上方的皮肤可以被轻松地提起，放下又能迅速恢复原状，硬皮病患者或者水肿加重期的患者的皮肤活动性降低，经过脱水治疗，患者皮肤肿胀会逐渐减轻。

## 水肿

水肿分为凹陷性水肿或非凹陷性水肿。触诊时，非凹陷性水肿部位按压后不会维持手指按压的凹陷，多是毛细血管内皮损伤导致的局部炎症反应，除了水肿外，皮肤还会发红、脆弱，并且皮肤温度升高。凹陷性水肿通常发生于四肢，触诊时按压皮肤后会有一个凹陷，这种类型的水肿可以根据凹陷的深度和按压之后凹陷恢复的时间进一步分类（表 51-6）。

## ▲ 压疮的评估

压疮作为重症患者的一种并发症是可以预防的。多系统功能障碍伴有水、电解质失衡以及营养不良的患者在压疮预防中更加困难。压疮的常见部位包括枕骨部、肩胛骨、骶骨、臀部、坐骨、脚踝和脚趾。体重所产生的压力可减少受压局部动脉和毛细血管的血供，导致局部缺血，因此经常改变体位可以有效预防压疮。床上用品对脚产生的压力可引起脚趾压疮。伤口敷料和其他器材也会给皮肤造成压力，导致血流下降。气管切开的患者颈后皮肤必须要评估，因为气管插管可能固定得过紧，固定鼻胃管的胶带必须定期松解，由于受到管道的压迫，应对鼻尖和鼻孔的情况进行评估。

协助患者经常翻身对预防压疮是至关重要的。另外，保持皮肤清洁和干燥是预防压疮必不可少的措施。潮湿会增加皮肤浸渍的风险，会促使破溃发生。伤口引流液和排泄物的感染物质会增加皮肤破溃进一步发展的风险，并且可能成为脓毒症的源头。

意识模糊的患者（如脑或脊髓受伤或糖尿病引起的周围神经病变）由于长时期保持一种体位而无法辨别不适感，所以是压疮的高危人群。另外使用镇静剂或频繁使用止痛剂的患者也会由于长期不活动而具有压疮的高危风险。血液循环不良的患者，例如低血压、心脏衰竭或外周血管灌注不足，导致组织缺氧，容易引发局部压疮。此时，运动缺乏将成为压疮恶化的重要因素。

因此，鉴别压疮高危人群是评估的重点，国家压疮顾问小组建议，重症监护病房应在患者入科、每次改变体位时进行评估，至少每 24 小时评估一次，如发现产生压疮的危险因素存在，则应要求全体危重症护士加强观察并采取预防性措施。感觉

## Braden 量表

### 预测压疮发生的风险评估

患者姓名：＿＿＿＿＿＿　　评估者姓名：＿＿＿＿＿＿　　　　　　评估时间：

| 感官知觉 | 1. 完全受限： | 2. 非常有限： | 3. 轻微受限： | 4. 没有障碍： | |
|---|---|---|---|---|---|
| 对压力相关不适做出有意义性反应的能力 | 由于意识水平下降或镇静作用，对疼痛刺激没有反应 (不能呻吟、畏缩或抓握)；无法感知全身疼痛。 | 只对疼痛刺激有反应。他们疼痛时只会呻吟或不安，没有其他的交流方式；有感知障碍，使超过 1/2 身体比例痛觉障碍。 | 对声音有反应，但不能一直表达不适或翻身的需求；部分感知障碍，使得一个或两个肢体痛觉障碍。 | 对声音指令有反应。没有限制患者痛觉或其他不适感知缺陷。 | |
| 湿度 | 1. 始终潮湿： | 2. 非常潮湿： | 3. 偶尔潮湿： | 4. 很少潮湿： | |
| 皮肤所暴露环境的潮湿程度 | 由于汗水、尿液等持续不断地侵蚀，皮肤始终潮湿。患者每次移动或翻身时都能发现皮肤潮湿。 | 皮肤经常但并非总是湿润。至少每次翻身时必须更换床单。 | 皮肤偶尔潮湿，要求大约每天额外更换一次床单。 | 皮肤常能干燥，要求只在固定时间间隔更换床单。 | |
| 活动 | 1. 卧床不起： | 2. 能坐椅子： | 3. 偶尔走路： | 4. 频繁走路： | |
| 躯体活动程度 | 限于卧床。 | 行走能力极其受限或消失。无法承受自己的体重和 / 要依靠椅子或轮椅协助。 | 有或没有协助的情况，能偶尔走短距离的路程。在床上和椅子移动时需要花费大量时间。 | 每天至少在外面走路2次，在屋内清醒时，至少每2h要走一次路。 | |
| 移动 | 1. 完全不能移动： | 2. 非常受限： | 3. 轻微受限： | 4. 没有限制： | |
| 改变和控制体位的能力 | 在没有协助的情况下，身体或肢体位置无法移动。 | 身体或肢体偶尔能轻微移动，但不能独立做频繁或幅度较大的动作。 | 能够独立地频繁地移动身体或肢体位置。 | 没有协助的情况下，能频繁地做较大的动作。 | |
| 营养 | 1. 非常差： | 2. 可能不足： | 3. 充足： | 4. 非常充足： | |
| 正常进食模式 | 从未吃完所供应的食物。很少吃超过提供食物的1/3。每天吃 2 份或更少的蛋白类食物 (肉或乳制品)。水摄入不足。未补充流食。鼻导管饮食和 / 或维持全流食或静脉输液超过 5d。 | 很少吃完所供应食物，吃提供食物的 1/2。每天摄入蛋白仅有 3 份肉或乳制品。偶尔给予营养补给。摄入流食的量未达最佳或管饲。 | 进食可超过每顿供应量的一半。每天吃 4 份蛋白 (肉、乳制品)。偶尔会拒绝食物，但通常会给予营养补充。可能是管饲或肠外营养方案能满足营养需求。 | 每顿均摄入大部分食物。从不拒绝进食。通常吃 4 份或更多的蛋白和乳制品。两顿之间偶尔加餐。不需要补充营养。 | |
| 摩擦力和剪切力 | 1. 存在问题： | 2. 存在潜在问题： | 3. 没有明显问题： | | |
| | 移动时要求中等到最大程度的协助。如果不在床单上滑动就无法完全抬起。坐在床上或椅子上经常下滑，完全需要别人帮助重新调整位置。强直、痉挛、躁动使得皮肤总是处于摩擦状态。 | 活动无力，需要他人轻度帮助，活动中皮肤可能在床单、椅子或其他设备上发生一定程度的滑动。可在床上或椅子上保持相对良好的体位，偶尔发生侧滑。 | 可在床上或椅子上独立活动，在移动过程中完全有力量将移动完全抬起而不发生皮肤摩擦。可始终在床上或椅子上保持良好的体位。 | | |
| | | | | 总分 | |

Braden 量表评分
1= 严重受损　　　　　　　　　　　　　　　鼻饲：　　　　　　　　　　　　　经口禁食
3 或 4= 中度到轻微受损
总分：23　　　　　　　　　　　　　　　　　静脉输液：　　　　　　　　　　　静脉输液
预测风险得分：16 或更低　　　　　　　　　肠外营养：　　　　　　　　　　　肠外营养

**图 51-7** ▲ Braden 量表被广泛应用于筛查患者压疮风险 (Courtesy of Barbara Braden and Nancy Bergstrom. Copyright, 1988. Reprinted with permission.)

障碍、潮湿、尿失禁、活动障碍、营养不良等问题以及摩擦力和剪切力增加均是引发压疮的风险因素,一旦发生压疮,局部皮肤将更加脆弱,且治疗昂贵,因此要以预防为主。但重症患者的状况使他们常常受到这些因素的困扰,因此具有发生压疮的高风险。

压疮风险评估工具多采用计分系统。由美国卫生保健政策和研究机构提出的指南中建议使用的预测压疮风险的 Braden 量表,目前广泛应用于医院,要求日常进行 6 个指标的评估,并且赋予分值,风险度从高到低依次从 6 分到 23 分(图 51-7)。成人(18 岁以上)低于 16 分考

虑有压疮风险,建议采取一定干预措施来预防压疮。

研究表明,1 期压疮在深肤色人群中比较难鉴定,从而导致深肤色人群 2 期压疮的发生率高于浅肤色人群。Bates 等认为视觉评估困难是“无法早期发现从而阻碍及时实施干预措施”这一偏差发生的重要原因。随后,他们又提出非视觉评估技术,例如皮下含水度评估,可能会为皮肤完整性评估提供一个更客观的评估方法。

在评估皮肤时,护士必须警惕皮肤破溃现象。压疮的形成见图 51-8。保持皮肤完整性的管理措施见 52 章。

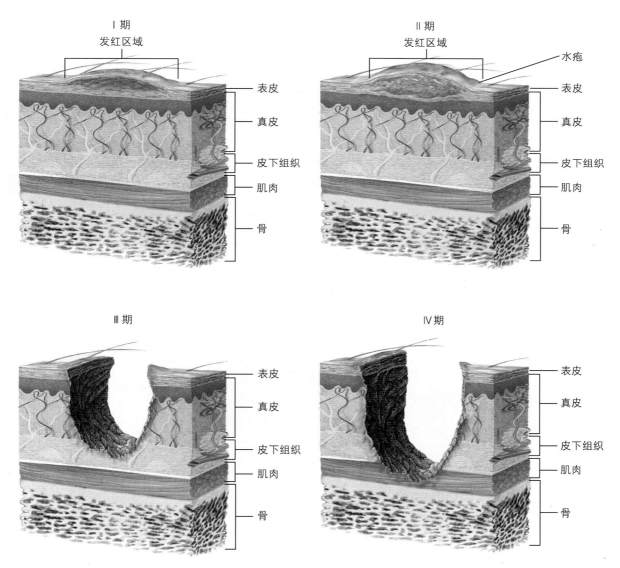

**图 51-8** ▲ 压疮分期。(From Weber J, Kelley J: Health Assessment in Nursing, 4th ed. Philadelphia, PA: Lippincott Williams & Wilkins, 2010, p 194-195.)

## ▲ 皮肤肿瘤的评估

良性的痣、脂溢性角化病是常见的良性皮肤病变。良性的痣或胎记出现于人生的前二十或三十年，并且随着时间的推移保持不变。这种皮肤改变边界明显，颜色均匀，呈圆形或椭圆形。痣是需要定期评估是否有变化，因为一旦变化可能说明组织发育异常和存在转变为黑色素瘤的风险。脂溢性角质化是很常见的，颜色黄色或者棕色，触感柔软（图51-9A），常多发，且对称分布在躯干和脸上。皮肤癌前病变（日光角质症）是厚厚的、粗糙的斑块，主要发生于阳光暴晒的皮肤，特别是浅肤色人群（图51-9B），外观常为干燥的、鳞状的、质感粗糙，但并不是所有的日光角质症的表现都一样，局部颜色可以是棕色、红色或黄棕色，或者表现为红疙瘩或鳞状斑块，皮肤感觉像砂纸，此病变可能发展成鳞状细胞癌的风险，需要引起重视。

在美国，皮肤癌是最常见的癌症类型。据估计，1/5的人可能患有皮肤癌。基底细胞癌和鳞状细胞癌通常被认识是非黑素瘤细胞性皮肤肿瘤。基底细胞癌主要发生于浅肤色人群，由头部和脖子毛发的毛囊引起。长时间阳光暴晒被公认为是基底细胞癌的主要病因。这类肿瘤生长缓慢并且几乎不转移，但会引起局部皮肤损坏和毁容。基底细胞癌出现时像珍珠样，边界凸出，中间凹陷（图51-9C）。

鳞状细胞癌会侵袭皮肤和黏膜。像基底细胞癌一样，鳞状细胞癌的最主要原因也是紫外线暴晒。辐射、瘢痕组织损伤、溃疡和瘘管等会增加鳞状细胞癌的患病几率。鳞状细胞癌如果不及时治疗，就会转移，恶性程度比基底细胞癌高。随着鳞状细胞癌恶化，皮肤呈现角质化，并形成溃疡和出血（图51-9D）。

恶性黑色素瘤是一种高度转移性病变，病变来源于机体的黑色素生成细胞。恶性黑素瘤的增

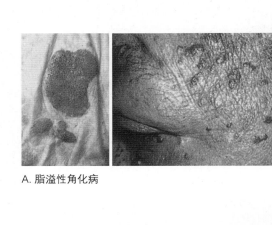
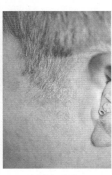
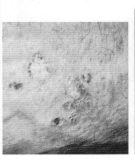

A. 脂溢性角化病　　　　　　　　　　　　B. 日光性角化病　　　　　　　　　　　C. 基底细胞癌

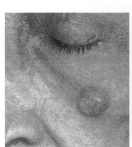
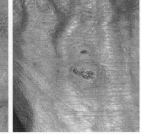
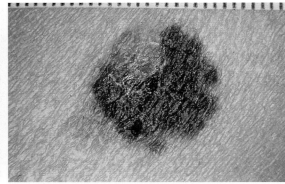

D. 鳞状细胞癌　　　　　　　　　　　　E. 恶性黑色素瘤

图51-9 ▲ 良性、癌前和恶性皮肤病变（图题）（A,B,and D from Hall JC：Sauer's Manual of Skin Diseases,9th ed. Philadelphia, PA：Lippincott Williams & Wilkins,2007；C,from Bickley LS：Bates' Guide to Physical Examination and History Taking, 10th ed. Philadelphia,PA：Lippincott Williams & Wilkins,2009,P 185；E, Courtesy of the American Cancer Society,Inc. Atlanta,GA.）

长速度高于除肺癌以外的任何恶性肿瘤。恶性黑素瘤的高危因素包括肤色浅、易晒伤和有黑素瘤家族病史的人群。病变最常发生的位置是男性躯干部位和女性腿部。肿瘤有不规则的边界，呈暗棕色或黑色，并且直径通常大于 6mm（图 51-9E）。美国癌症协会建议每个月采用"ABCD 评估法"对黑色素瘤进行自我评估，A 代表不对称（asymmetry），B 代表界限（borders）（是否规则、参差不齐、有缺口或模糊不清？），C 代表颜色（color）（暗棕色或黑色、红色、白色或蓝色？），D 代表直径（diameter）。

图 51-9 显示并描述了皮肤良性、癌前病变和恶性病变。在危重症患者护理时，应对高度怀疑为皮肤恶性病变的部位进行全面评估，并报告皮肤科医生或肿瘤专家，尽早开始采取治疗措施。

## ▲ 临床适用性挑战

### 案例分析

　　P 先生，男，74 岁，4 周前入院行冠状动脉搭桥术，后无法撤离呼吸机，被收住外科重症监护室。在这期间的 2 周内，患者血流动力学不稳定，需要静脉滴注肾上腺素来维持血压。此外，患者进行了镇静。此后的时间内，P 先生发生了急性肾功能衰竭和肺炎。其既往史包括慢性阻塞性肺疾病、肥胖症、慢性肾功能不全、糖尿病，有酗酒。他通过鼻胃管进行不间断肠内喂养，直至 1 周前行经皮内镜胃造口术。P 先生的右臂有经外周中心导管置管，抗生素通过此导管输注以治疗肺炎。

　　按计划，P 先生第 2 天将实施气管切开术。

　　他连接了留置导尿管持续引流尿液，连接便失禁粪袋以引流液状粪便。第 3 天，他进行了物理治疗会诊。此后他由 3 名护理人员用担架椅推去进行治疗，每日 1 次，每次 4~6 小时。他无法拿笔写字，交流也有困难。

　　1. 哪些因素导致 P 先生发生压疮的风险增加？

　　2. P 先生受损皮肤引起感染的相关危险因素是什么？

　　3. 你会采取哪些护理措施来降低皮肤的风险？

（译者：陈如男）

## 参考文献

1. Bickley LS, Szilagyi PG: The skin. In Bickley LS (ed): Guide to Physical Examination and History Taking, 10th ed. Philadelphia, PA: Lippincott Williams & Wilkins, 2009
2. Weber J, Kelley JH: Skin, hair and nails. In Weber J, Kelley JH (eds): Health Assessment in Nursing, 4th ed. Philadelphia, PA: Lippincott Williams & Wilkins, 2010
3. Jarvis C: Skin, hair and nails. In Jarvis C (ed): Physical Examination and Health Assessment, 5th ed. St. Louis, MO: Saunders Elsevier, 2008
4. Dermnet NZ: Drug hypersensitivity syndrome (2010). Retrieved April 20, 2010 from http://dermnetnz.org/reactions/drug-hypersensitivity-syndrome.html
5. Simandl G: Disorders of skin integrity and function. In Porth C, Matfin G (eds): Pathophysiology, 8th ed. Philadelphia, PA: Wolters Kluwer Health/ Lippincott Williams & Wilkins, 2009, pp 1557–1602
6. MedlinePlus. Heparin (Injection). 2010. Retrieved April 20, 2010, from http://www.nlm.nih.gov/medlineplus/druginfomeds/a682826.html
7. Thrombophilia Awareness Project: Hair loss and Coumadin. 2009. Retrieved April 20, 2010, from http://www.fvleiden.org/ask/22.html
8. American Podiatric Medical Association: Nail problems. 2010. Retrieved April 20, 2010, from http://www.apma.org/MainMenu/Foothealth/FootHealthBrochures/GeneralFootHealthBrochures/Nailproblems.aspx
9. Bergstrom N, Braden BJ, Laguzza A, et al: The Braden scale for predicting pressure sore risk. Nurs Res 36:205–210, 1987
10. European Pressure Ulcer Advisory Panel and National Pressure Advisory Panel: Prevention and treatment of pressure ulcers: quick reference guide. 2009. Retrieved April 20, 2010, from http://npuap.org
11. Bates-Jensen B, McCreath H, Pongquan V: Subepidermal moisture is associated with early pressure ulcer damage in nursing home residents with darker skin tones. J Wound Ostomy Continence Nurs 36(3):277–284, 2009
12. Baumgarten M, Margolis D, van Doorn C, et al: Black/white differences in pressure ulcer incidence in nursing home residents. J Am Geriatr Soc 52:1293–1298, 2004
13. National Cancer Institute: What you need to know about skin cancer? 2009. Retrieved April 21, 2010, from http://www. cancer.gov/cancertopics/wyntk/skin
14. American Cancer Society: Skin cancer prevention and early detection. 2010. Retrieved April 19, 2010, from http://www.cancer.org

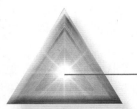

# 患者管理:皮肤系统

Susan Luchka

## 第52章

### 学习目标

学习本章内容后,读者应能够:

1. 说出伤口相关专用术语的定义或具体内涵:急性伤口、慢性伤口、部分缺损、全层缺损和伤口愈合的分期。
2. 解释伤口正常愈合的过程。
3. 描述一期愈合、二期愈合和三期愈合。
4. 描述对伤口的护理。
5. 讨论营养和药物治疗对伤口愈合的影响。

伤口的护理极具挑战性,但如果管理得当就见效很快。有效的伤口护理需要具备良好的基础知识和细致的方法。本章节讨论了创面(如压疮和皮肤撕裂)、愈合过程、护理评估和管理,以及对需要长期照护的严重创伤患者进行健康宣教的方法。

## ▲ 伤口类型

简单地说,伤口是皮肤完整性受到了破坏,可能是急性伤口或慢性伤口。急性伤口在通过有序且连续的愈合过程后,恢复解剖和功能的完整性。急性伤口主要是由于手术或创伤引起的。相反地,由于糖尿病、压迫、营养不良、外周血管疾病、免疫缺陷或感染等因素引起的慢性伤口则无法遵循有序、连续的愈合过程,导致无法恢复解剖和功能的完整性。急性伤口可能随时演变成慢性伤口。

急慢性伤口可分为部分缺损或全层缺损。部分缺损伤口表浅,累及表皮层,有时深达真皮层,伤口常为潮湿状,有疼痛感(失去表皮层的保护,造成神经末梢暴露所致)。全层缺损则为表皮层、真皮层和结缔组织的破坏,并可能伤及肌肉、肌腱、韧带和骨头。全层缺损会有大量的组织缺失,出现裂口或空洞。

压疮和腿部溃疡是在重症监护病房常见的两种特殊类型的伤口。危重症患者是压疮的高危人群,这主要和血流动力学因素、疾病进程、制动和营养缺乏有关。腿部溃疡多由特殊的疾病进程所致。压疮和腿部溃疡都会导致危重症患者的整体康复变得更加复杂。

## 压疮

压疮是由压力、剪切力和摩擦力引起的。压疮始于急性伤口,但若有其他危险因素,则可能转为慢性。这些危险因素包括长期活动受限、失禁、营养不良、糖尿病、脊髓损伤、肿瘤转移、意识状态改变、精神障碍和周围血管性疾病等。针对压疮的健康教育指南见表框 52-1。

| 表框 52-1 | 教育指导:压疮 |
| --- | --- |

- 压疮也被称为褥疮或压力性溃疡。
- 压疮常发生于移动困难的人群。
- 开始,压疮只是发红、有压痛。如果压力得不到缓解,此区域的皮肤可能会破溃(伤口敞开或蜕皮,形成水疱)。若不及时治疗,压疮会破坏下面的肌肉、骨头、韧带和肌腱等。
- 压疮的高危因素包括移动困难、疾病因素(糖尿病)、脊椎损伤、大小便失禁、长时间限制活动的手术(如髋骨或膝盖置换手术)、营养不良、水分摄入不足等。

| 表框 52-1 | 教育指导:压疮(续) |
|---|---|

- 压疮高发于骨隆突处(如脚后跟、骶骨、髋骨、肩胛骨),但也可发生在身上长期受压而得不到缓解的任何区域。
- 大多数时候,通过每 2h 给患者翻身一次,并将枕头置于患者踝关节下使脚后跟离开床面来预防压疮。一些特殊的床也可以用来预防压疮。
- 并非所有的压疮都可以预防。患者的疾病情况、营养和水分状况、免疫状况和全身状况都可能会影响压疮的发生。
- 治疗需视压疮的类型和患者病情而定。

压疮是唯一一种有分期的伤口,对伤口进行评估并记录不同阶段。

- I 期:皮肤完整,出现红斑。肤色较深的患者,I 期时皮肤可能呈红色、青紫色或粉色,可能伴有硬块、水肿等。
- II 期:累及部分皮肤组织,表现为水疱或开放性溃疡。
- III 期:累及皮下组织的全层伤口,形成火山口样的溃疡。
- IV 期:累及大量组织缺失的全层伤口,可深及皮下组织和深筋膜,包括肌肉、骨骼、韧带或肌腱。
- 压疮创面被焦痂(黑色、棕色、棕褐色)或坏死组织(黄色、棕色、灰色、绿色、棕褐色)所覆盖时无法进行分期,因为这些会阻碍伤口创面评估。当创面焦痂被清除后才能进行压疮分期。
- 可疑深度组织损伤是指在完整的皮肤上出现栗色或紫色的病变区域,或形成充血性水疱。受损区域的组织通常触之疼痛、有黏糊状渗出或潮湿。

压疮的逆向分期是不合理的。填充伤口创面的组织和伤口损失的组织是不同的。损失的肌肉组织和皮下组织无法代替。因此,记为"伤口愈合 IV 期",要比"伤口由 IV 期转为 III 期"更合理。

有焦痂或坏死组织覆盖的压疮无法进行分期。焦痂阻碍了创面的评估。记录时需记录为"不可分期,伤口被焦痂或坏死组织覆盖"。若伤口焦痂被清除后,即可进行分期。

美国健康保健研究与质量控制机构(the Agency for Healthcare Research and Quality,AHRQ),伤口造口与失禁护理协会(the Wound Ostomy and Continence Nurses,WOCN),国家压疮顾问小组(the National Pressure Ulcer Advisory Panel,NPUAP)和欧洲压疮顾问小组(the European Pressure Ulcer Advisory Panel,EPUAP)共同创立了压疮护理标准。

最新的压疮护理标准是 2009 年由 NPUAP 和 EPUAP 拟定的,此标准被誉为金标准。标准和指南中提到的政策制度和过程都是经过循证实践验证的。

WOCN 通过循证实践扩展了 AHRQ 所制订的标准。其颁布的临床实践指南应用了循证实践、新的研究和药物、AHRQ 的标准等要素。伤口护理的指南主要有:

- 下肢动脉疾病患者的伤口管理指南(2002 年);
- 压疮的预防和管理指南(2003 年);
- 下肢神经病变患者的伤口管理(2004 年);
- 封闭式负压引流临床治疗指南(2007 年);
- NPUAP 和 EPUAP 联合制订的压疮的预防和治疗指南(2009 年)。

## 腿部溃疡

腿部溃疡是有潜在健康问题的危重症患者较常见的一种慢性伤口,如静脉淤血性溃疡、动脉溃疡、糖尿病足。尽管腿部溃疡患者是压疮的高危人群,但腿部溃疡不是压疮,故不进行分期。

### 静脉淤血性溃疡

静脉淤血性溃疡常发于小腿内侧的内踝上方。伤口边缘不规则,稍有凹陷,而且伤口边缘和小腿发红或呈棕黄色,其渗出量多少不等。静脉淤血性溃疡主要借助乌纳糊靴(Unna boot)或多层绷带缠绕来进行压迫治疗。多层绷带缠绕的持续压迫优势可能是乌纳糊靴所没有的。患侧肢压力超过心脏水平即可减轻水肿(水肿会影响愈合过程)。

### 动脉溃疡

动脉溃疡(缺血性溃疡)常发生于下肢末端、内踝、足背或脚趾背侧。动脉溃疡伤口边缘是圆形、规则的、光滑的,常被描述为看上去像穿孔。伤口创面苍白,溃疡或深或浅。患肢触之发凉,呈青紫色或苍白,毛发区的毛发较少。若腿部抬高,腿部溃疡处的疼痛感会增强。动脉溃疡主要是用封闭敷料进行包扎。只有通过外科手术解决血管病变,动脉溃疡才能愈合。

## 糖尿病足

糖尿病足见于糖尿病患者,而且很难早期发现,因为此类患者常伴有神经系统病变。糖尿病足首发部位主要是足底、脚踝和跖骨。为了促进伤口愈合,最常用的是湿性敷料。治疗糖尿病足溃疡常常需要清创术,并且需要仔细评估感染的情况。其他治疗形式包括通过穿特殊的鞋子以减轻患者体重造成的压迫。糖尿病足的患者还要当心发生骨髓炎。糖尿病会延缓愈合过程,因此,积极控制血糖对改善愈合环境、加快愈合过程是很重要的。

## 皮肤撕裂

皮肤撕裂(部分缺损)是由于去除胶布或透明封闭敷料时造成的一种急性伤口,常发生于皮肤较薄或脆弱的部位。年龄、疾病进程、营养状况、药物治疗(如类固醇),或是以上因素的综合作用都可造成皮肤脆弱。故此,在撕胶布或塑料薄膜敷料时,脆弱的皮肤就会被撕开。

使用塑料薄膜敷料、伤口消毒胶带或伤口黏合剂来治疗皮肤撕裂是一种常见的误区。当去除塑料薄膜敷料和消毒胶带时,或其发生移位时,皮肤撕裂会更严重。因为通常将伤口黏合剂滴到创面上,是很难使撕裂的创缘贴合在一起的,反而会延缓愈合,甚至增加感染的机会。

皮肤撕裂伤口需要用生理盐水(或其他医用清洗液)轻柔清洗。要小心避免撕裂加重。清洗伤口后,用水凝胶粘贴伤口,并覆盖非黏合性敷料。然后使用自黏性绷带(如 Kling 或 Coban)包扎以固定敷料,而不采用胶带。对有皮肤撕裂可能的患者,尽量减少各种形式的胶黏剂非常重要。

## ▲ 伤口愈合

最佳的伤口愈合需要湿润(不是非常潮湿或干燥)的环境。伤口愈合过程包含 3 个阶段(图52-1)。

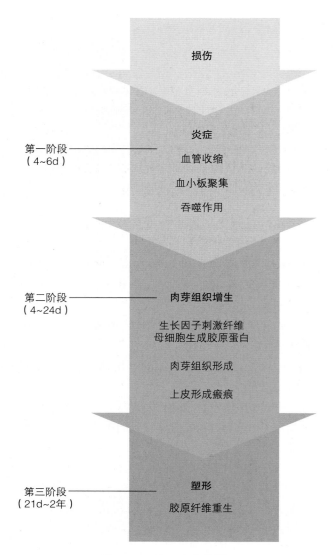

**图 52-1** ▲ 伤口愈合阶段

## 伤口愈合阶段

第一阶段是炎症阶段,伤口出现后立即发生。受伤时,血管立即收缩,这是机体控制出血的方式。一旦血管收缩,血小板立即聚集,纤维蛋白凝固。血管收缩会将伤口聚合,血小板和纤维蛋白凝块可"填补缺口"。吞噬作用也发生在炎症阶段,伤口的巨噬细胞吞噬伤口处可能存在细菌或细胞碎片。这是为伤口愈合提供最佳的环境(即清洁伤口创面)。与此同时,生长因子开始聚于伤口周围。总的来说,炎症阶段需要持续 4~6 天。视觉评估患者,可见伤口炎症阶段揭示了伤口的红、肿、痛。

第二阶段是伤口组织的增生期。生长因子刺激成纤维细胞产生胶原蛋白。胶原蛋白和新血管、结缔组织一起生成肉芽组织。这个阶段视觉评估伤口可见细颗粒状、鲜红色的、凹凸不平的肉芽组织。肉芽组织促进伤口边缘的愈合,伤口边缘的愈合促进了整个伤口的愈合。肉芽组织增生的最后一步是上皮组织形成和表皮再生。上皮组织形成过程会形成瘢痕。肉芽组织增生发生在伤后 4~24 天。

伤口愈合过程的最后阶段是塑形阶段。在此阶段,胶原纤维移行,移行的目的是增强瘢痕组织的弹性和拉伸强度。据统计,伤口愈合后皮肤的强度只能恢复到原来皮肤的 70%~80%。塑形阶段从伤后 21 天开始,持续到 2 年。修复结果是伤口总有一个区域存在破溃的风险,并且比未受损伤的组织脆弱得多。

如果伤口环境非常潮湿或干燥,愈合的速度则会较慢。并且可能会影响瘢痕组织的质量,对解剖结构和皮肤功能完整性及抗拉强度有影响。患者的年龄和身体状况也影响愈合过程(表框 52-2)。表 52-1 列出了伤口愈合的其他影响因素。

| 表框 52-2 | 老年患者的注意事项 |
|---|---|

伤口愈合影响因素:

- 皮下组织较少。
- 由于高龄或某些药物影响导致皮肤更加脆弱。
- 压疮的预期风险因素增多。
- 形成慢性伤口的风险因素增多。
- 营养失调:少于或多于机体需求。
- 由于年龄因素自我照顾能力低下。
- 免疫系统功能降低。
- 肺功能和心血管功能降低。
- 潜在的尿失禁和大便失禁。

表 52-1　伤口愈合的影响因素

| 因素 | 原因、机制 | 护理干预 |
|---|---|---|
| 患者年龄 | 年龄越大,皮肤弹性组织越少 | 进行护理操作时动作轻柔 |
| 机体组织的处置 | 粗暴的处理伤口会引起损伤,延迟愈合 | 平缓并谨慎地进行机体组织处置 |
| 出血 | 由血液凝集造成死腔或凋亡细胞必须清除,为有机体生长提供有效空间 | 监测生命体征、观察伤口出血和感染指征 |
| 低血容量 | 低血容量会引起血管收缩,减少伤口愈合需要的氧气和营养应用 | 监测血容量不足(循环障碍),按标准补充液体纠正 |
| **局部因素** | | |
| 水肿 | 血管组织渗出液压力增加,减少血流供应 | 提高水肿肢体,冷敷 |
| 敷料包扎不充分<br>　太小<br>　太紧 | 增加细菌侵入和污染的机会<br>减少输送营养和氧气的血液供应 | 遵循正确的敷料包扎技术的操作指南 |
| 营养不良 | 发生蛋白质相关的热量缺乏<br>抑制胰岛素分泌,引起血糖上升 | 纠正营养不良,可能需要给予肠外营养<br>监测血糖水平<br>遵医嘱给予补充维生素 |
| 异物 | 异物妨碍愈合 | 保证伤口远离敷料的线头、手套的滑石粉等 |
| 缺氧(组织氧合不足) | 氧合不足可能是由于局部血管收缩,肺功能和心血管功能不足 | 鼓励深呼吸、翻身、有效咳嗽 |
| 积液聚积 | 分泌物聚积影响愈合 | 监测功能正常的封闭引流系统<br>采取措施清除聚积的分泌物 |
| **药物** | | |
| 皮质类固醇 | 可能掩盖破坏正常的炎症反应引起感染 | 时刻掌握患者正在接受药物治疗的效果和影响 |
| 抗凝血剂 | 可能引起出血 | |

续表

| 因素 | 原因、机制 | 护理干预 |
|------|-----------|----------|
| 广谱和特效抗生素 | 如果为了控制病变和预防细菌感染,在术前及时给药,效果非常好;而如果在伤口闭合后再给药,则将没有效果,因为会发生血管内凝集,妨碍药物进入到伤口局部血管 | |
| 患者过度活动 | 预防伤口边缘开裂。多休息有助于伤口愈合 | 采用措施保持伤口边缘紧密闭合:用胶带固定、用绷带包扎、用夹板固定<br>鼓励多休息 |
| 系统疾病<br>　出血性休克<br>　酸中毒<br>　低氧血症<br>　肾衰竭<br>　肝脏疾病<br>　败血症 | 疾病会抑制细胞功能,直接影响了伤口愈合 | 熟悉特定疾病的性质<br>遵医嘱治疗<br>根据细菌培养结果选择合适的抗生素 |
| 免疫抑制状态 | 患者更容易受到细菌和病毒入侵,防御机制受损 | 提供最大的保护,以预防感染<br>限制感冒人员的探视,所有工作人员应注意手卫生 |
| 导致伤口压力增加的因素<br>　呕吐<br>　瓦尔萨尔瓦动作<br>　用力咳嗽<br>　用力拉伸 | 使伤口产生一定张力,特别是躯干部位的伤口 | 鼓励多翻身和活动,遵医嘱给予止吐药。协助患者用夹板固定切口 |

From Smeltzer SC, Bare BG, Hinkle JL, et al: Brunner & Suddarth's Textbook of Medical-Surgical Nursing, 12th ed. Philadelphia, PA: Lippincott Williams & Wilkins, 2010, p 475.

## 伤口愈合方式

伤口愈合通过三种方式:一期愈合、二期愈合和三期愈合(图 52-2)。急性和外科伤口都是以这种方式愈合。伤口边缘汇聚到一起(或者非常接近),可以缩短愈合时间,约为 4~14 天。一期愈合往往感染风险小和瘢痕小。这不仅仅是降低感染风险和缩小瘢痕,而且会减少大量组织的损失。

二期愈合多见于慢性伤口,但也可发生于急性伤口,这是由于重要组织的损失,伤口边缘离得较远。比如说压疮或静脉淤血、溃疡都是二期愈合。由于伤口边缘无法接近,所以敞开区域接触更多细菌,导致感染的风险增加。而且由于组织的缺失,瘢痕会很明显。

伤口愈合的最后一个形式为三期愈合,也称为延期愈合。三期愈合不应和一期愈合混淆。因为三期愈合过程中,伤口 3~5 天内不会闭合,目的

是处理感染和 / 或水肿。这段时间内,伤口需要进行包扎和清洗以去除分泌物和细胞碎片。当水肿和感染的风险降低后,伤口边缘会慢慢接近,像一期愈合时伤口开始关闭。瘢痕通常看起来比一期愈合大,但小于二期愈合。

## ▲ 伤口评估

伤口评估是一个有序的、连续的过程(表框 52-3)。伤口位置的定义尽可能精确地使用解剖术语(例如:左侧小腿内侧方,离膝盖 10cm)。使用正确的解剖术语可以让其他医务人员清楚地看见伤口位置。对于不只有一处伤口的患者而言,正确的伤口定位非常重要。相对于急性伤口而言,慢性伤口更常采用照相术,每次进行拍照时需要灯光和距离要保持一致。为了更准确地描绘伤口,从一张照片到另一张照片时,房间的光线和伤口

一期愈合

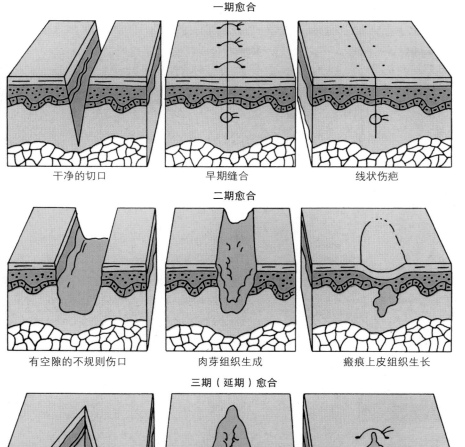

干净的切口 早期缝合 线状伤疤

二期愈合

有空隙的不规则伤口 肉芽组织生成 瘢痕上皮组织生长

三期(延期)愈合

伤口 肉芽组织增生 晚期缝合伴宽大瘢痕

**图 52-2 ▲** 伤口愈合类型:一期愈合、二期愈合和三期愈合。(Adapted from Smeltzer SC, Bare BG, Hinkle JL, et al: Brunner & Suddarth's Textbook of Medical-Surgical Nursing, 12th ed. Philadelphia, PA: Lippincott Williams & Wilkins, 2010, p 474.)

距离必须一致。

伤口的大小通常采用厘米或毫米。像"一美元纸币一半的尺寸"这种术语应该避免。这样描述会导致前后一致和记录不准确。伤口长度采用线性测量,以相互垂直的方向测量,记录最大宽度和最大长度(图 52-3)。

伤口的深度测量是将消毒棉签放置于伤口最深处,伤口的边缘在棉签上做好标记。消毒棉签放至伤口前需要先浸入生理盐水,以减少棉签纤维浸入伤口引起感染的风险。棉签取出后,即可测量从棉签的远处尖端到标记处的距离。记录时需要用厘米记录深度,也要包括评估的具体位置(如伤口创面 9 点钟位置,深度 5.8cm)(图 52-4)。简洁明了清晰的记录有助于其他医务人员在同一区域对伤口进行再评估。

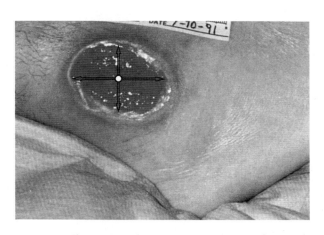

**图 52-3 ▲** 伤口测量。如图所示,以最长的长度进行线性测量,与其垂直测量宽度。(From Baranoski S, Ayello EA: Wound Care and Essentials Practice Principles, 2nd ed. Philadelphia, PA: Lippincott Williams & Wilkins, 2008, p 84.)

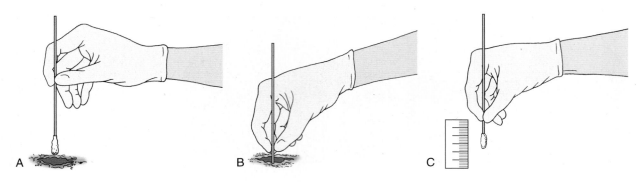

图 52-4 ▲ 测量伤口深度的过程。A：戴手套。轻轻地将棉签插入你能看见的伤口最深处。B：用拇指和示指握住棉签与伤口边缘平齐的位置。C：小心地去除棉签，同时保持手指位置不动。测量棉签的底部到该位置的距离。(From Thomas Hess C：Clinical Guide：Wound Care，6th ed. Philadelphia，PA：Lippincott Williams & Wilkins，2008，p 25.)

| 表框 52-3 | 伤口评估 |
| --- | --- |

**位置：**记录位置，采用解剖术语。

**大小：**记录大小，采用厘米或毫米。记录长度（采用钟点法）12 点 ~6 点方向，宽度记为 9 点 ~3 点方向。

**深度：**采用消毒棉签测量伤口深度（图 52-4）。

**瘘管或窦道：**记录存在可见或不存在的瘘管或窦道（图 52-5）。

**组织类型：**描述伤口创面。若伤口创面不可见，记录可见的瘢痕、缝合线、伤口钉或其他关闭伤口的情况。

**引流：**标注是否有引流。若引流存在，描述引流液的气味、颜色、引流量和黏稠度。

**伤口边缘：**描述伤口边缘（边缘闭合情况、一般情况和周围组织情况）。

**引流管：**记录引流管类型和位置（采用解剖术语或时间位置）。

**敷料情况：**描述敷料上渗出的质和量，评估去除敷料的难易程度。

**疼痛：**采用 0~10 评分（或其他经过认证的评估量表）评估疼痛。在实施伤口评估或换敷料的前、中、后，按需给予镇痛。

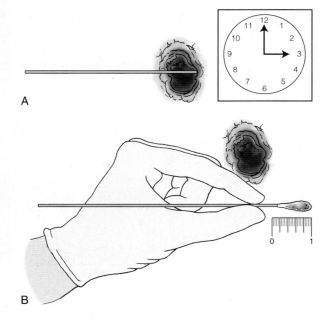

图 52-5 ▲ 确定窦道位置和深度的过程。A：评估窦道位置，窦道发生时，戴上手套并将棉签插入窦道位置。按照顺时针方向，记录伤口窦道位置。（患者头部为 12 点方向，在此案例中，窦道发生在 3 点位置。）B：评估窦道的深度，将棉签插入窦道，握住棉签平齐伤口边缘的位置。取出棉签，将其靠近测量工具，记录测量的长度（厘米）。(From Thomas Hess C：Clinical Guide：Wound Care，6th ed. Philadelphia，PA：Lippincott Williams & Wilkins，2008，p 27.)

　　瘘管和窦道不会发生于急性伤口，但护士仍需要进行相关的评估。当伤口边缘组织缺失时会形成瘘管，形成"组织唇"。窦道，顾名思义，即一条通道于创面床的某处开口。急性伤口有引流时会形成窦道（注意一旦窦道形成，急性伤口变为慢性伤口）。窦道开口于伤口创面床，并向组织内延伸，形成一个"小口袋"。评估窦道的位置和深度过程见图 52-5。

　　确定组织类型需要做创面床的可视性评估。创面床应该是红润的（而不是苍白的）。并且需要标记是否存在肉芽组织（红色、颗粒状或凹凸不平的组织）。护士对是否存在坏死组织进行评估，如

存在则有黑色或棕色组织。创面床会存在蜕皮，呈黄色纤维状。如果伤口床不可见，则需要记录是否存在焦痂疤、缝合线、伤口针、消毒带、黏合剂或负压伤口敷料。

　　记录是否有引流也很重要，记录引流和渗出的位置（如"接近伤口末端有引流/渗出"）。需要记录引流液和渗出液及其气味、颜色、黏稠度和量

（如伤口为 10 个 4cm×4cm 大小，且每 2 小时纱布带被血液血清样引流液浸透）。

评估伤口时也要评估伤口边缘。伤口边缘是否全部闭合？周围组织是否清洁、干燥、发红、水肿、苍白、完整的或有水疱？同样，准确地描绘伤口边缘对其他护理人员开展工作非常重要。

引流管可能在伤口床内或靠近伤口床。需要评估引流管的位置、周围组织和引流液的特性。同时，需要将引流管的插入位置本身视为另一种急性伤口。

敷料去除后也需要评估，评估敷料的潮湿情况（例如渗透）、去除敷料的难易程度（例如黏得很紧）、敷料的位置和引流的类型。如果护士没有去除敷料，也需记录（例如"伤口有敷料没覆盖"）。

疼痛评估使用医疗机构认可的标准量表，例如 0~10 分疼痛评估量表。在对伤口进行评估过程中不应使患者感到疼痛，如果患者感到疼痛，应立即停止评估，并且如果要继续评估，则应给药止痛。和伤口评估和照护相关的疼痛管理在后面章节会更详细地讨论。

伤口记录包括所有的描述和测量数据、在评估过程中是否存在疼痛、使用敷料的类型。很多机构使用特定的伤口测量工具、伤口评估工具和记录工具（如流程表和电子记录）。根据医疗保险规定，出院前医生和护士均要对是否存在伤口进行记录。压疮被认为是可以预防的，因此，如果患者住院期间患了压疮，医疗保险将不会付给医院护理费用。

## ▲ 伤口照护

有伤口的患者的护理诊断主要围绕一些基本主题（表框 52-4）。伤口照护试图解决这些问题。

| 表框 52-4 | 护理诊断 |
|---|---|

**有急、慢性伤口的患者**
- 急性疼痛　与紧急清创和伤口护理有关。
- 外周组织灌注无效　与不能活动、水肿、感染、心排血量减少有关。
- 组织完整性受损　与伤口形成的原因和影响因素有关。

| 表框 52-4 | 护理诊断（续） |
|---|---|

- 营养失调：低于机体需要量。
- 有感染的风险　与皮肤完整性改变有关。
- 体像紊乱　与开放性伤口导致功能紊乱、瘢痕或截肢有关。
- 有体液失衡的风险　与机体代谢改变有关。
- 有电解质失衡的风险　与机体代谢改变有关。
- 躯体活动障碍　与伤口有关。

## 伤口清洁

伤口清洁的目标是在不损害伤口床或肉芽组织的情况下去除细菌和细胞碎片。伤口周边也要清洁，目的是阻止细菌从外周转移到伤口内。所有伤口更换敷料时都需要清洁。生理盐水是最安全的伤口清洁剂，一些商品化的清洁剂也相对安全，可以使用。但是一些对上皮细胞有毒性、阻碍肉芽组织生成和伤口愈合的清洁剂不可以用来清洁伤口，如聚乙烯吡咯酮碘、醋酸、次氯酸钠（达金氏溶液）和过氧化氢。

开放伤口的清洁应从以伤口中心为起点向周围圆形拓展，直至将全部伤口清洁完毕。切口的清洁应先从上向下，再从中间移向外侧包括伤口周围区域。

## 伤口闭合

所有伤口护理的最终目标都是伤口闭合、恢复皮肤的完整性，一般可采取多种的治疗方法和不同的伤口敷料来促进伤口闭合。

### 负压辅助伤口闭合技术（负压疗法）

负压辅助伤口闭合（vacuum-assisted wound closure，VAC）技术是通过对伤口床和伤口边缘局部提供负压来辅助伤口闭合的系统。封闭的敷料为伤口愈合提供了一个湿润的环境，负压清除伤口多余的引流液，并且协助拉伸伤口边缘使其相互靠近（图 52-6）。

引流管，类似于吸管，放置于一种特殊的泡沫敷料中，根据伤口的特点将敷料制作成楔形，与导管一起塞入到伤口中。海绵质地的楔形敷料和引流管随后被封闭、透明的薄膜覆盖。将引流管连接到负压装置，此时负压装置应被调整至较低负压水平状态（根据生产商说明）。负压的作用使泡

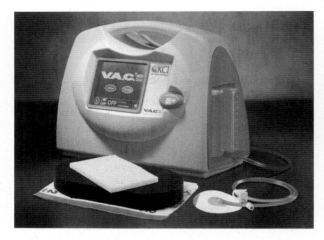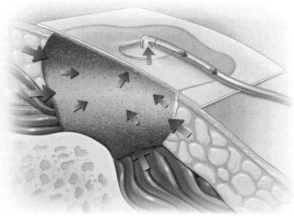

图 52-6 ▲ 负压辅助伤口闭合设备。例如 V.A.C.ATS 设备,通过定向地向伤口床和伤口边缘提供负压促进伤口闭合

沫敷料缩小可让伤口边缘相互靠近,负压吸引在去除伤口周围液体的同时保持伤口环境湿润,这个环境非常有利于伤口的愈合。如果泡沫敷料未被挤压后收缩,则说明系统存在漏点,此时必须小心更换透明薄膜。透明薄膜必须维持伤口负压,当透明薄膜被正确放置并完全封闭时,看起来就像是一个"真空包"。

由于负压辅助伤口闭合系统可刺激肉芽组织生长,减少细菌侵袭和感染,并且可同时在潮湿的真空环境中实现伤口闭合。另外,封闭负压系统减少了敷料更换频率,增加患者的舒适感,节约了护士的时间。

负压辅助伤口闭合系统可用于急、慢性伤口。用于慢性伤口(包括糖尿病和压疮未愈合的三期和四期)、皮瓣移植(急性外科伤口)、切口裂开、急性创伤伤口和烧伤。切口裂开需沿着原始纹理进行缝合。负压辅助伤口闭合系统应谨慎用于活动性出血患者,这些患者接受抗凝治疗或有不可控出血史。也禁用于未经治疗的骨髓炎患者、坏死组织和焦痂、伤口附近有恶性肿瘤、非肠内瘘管或未知瘘管。泡沫楔形敷料不能直接置于血管、器官或神经上。负压系统的海绵敷料必须置于活组织上,因此,如果存在坏死组织和衰亡组织,海绵置入前必须清理伤口。负压系统也可以用于感染伤口,但须配合适当的抗生素治疗。有出血风险的患者需要严密监测,一旦出血,封闭负压治疗必须立即停止。

由于临床病例研究显示,VAC 在移植术、植皮和整形外科手术患者中的预后显著,VAC 系统的应用不断增加。VAC 与伤口冲洗或灌注(抗生素或麻醉剂)联合使用是促进伤口愈合的另一个有前途的领域。

负压封闭治疗也产生了一定的经济效益。该疗法缩短了伤口愈合时间,减少了护士的劳动力,减少物资使用,缩短住院时间,减少并发症的发生率,降低再住院率,同时也减少了截肢率。另外,该疗法对患者的心理变化也产生一定的影响,该影响与护理诊断直接相关,如躯体形象紊乱与开放伤口引起功能失调、瘢痕或截肢有关。

护士有责任熟悉封闭负压系统的操作和维护。护士的职责包括伤口评估和记录,同时将患者安置在负压辅助伤口闭合系统中,更换罐,维护系统。随着治疗开展,伤口应该呈现逐渐愈合的改变。若 30 天内,记录未能体现伤口愈合的倾向,则应考虑更换其他疗法。

## 伤口缝合线、伤口钉和伤口黏合剂

伤口缝合线和伤口钉在使用前必须使用消毒的生理盐水或伤口清洁剂进行清洁。手术结束后,应立即使用干燥无菌敷料覆盖伤口。术后初期,伤口缝合线和伤口钉需经常暴露于空气。

伤口黏合剂用于外科手术创口和创伤伤口,将伤口边缘闭合地连接在一起。缝合线用于底层组织的缝合,伤口黏合剂则用于边缘。伤口黏合剂不能用于伤口床(仅用于边缘),否则会导致伤口愈合延迟或感染。使用伤口黏合剂后,伤口看起来很有光泽,像是有一层清晰的涂层覆盖在伤口上。由于黏合剂是液体状态,所以使用时需要注意。使用时可能会不小心扩散到其他区域,当在眼睛附近使用时更要特别小心。使用伤口黏合剂的切口不可擦拭或用清洁剂清洗，只能轻轻地冲洗。无菌绷带不应和伤口黏合剂联合使用。使用伤口黏合剂的地方不需要覆盖。

## 伤口引流

通常，引流管插入伤口是为了防止伤口床里渗出液的淤积。渗出液淤积会减慢愈合进程，增加感染机会和形成窦道的风险。最常用的引流管类型是 Hemovac 引流管、Penrose 引流管、Jackson-Pratt 引流管和胸腔引流管。所有引流管和胸腔引流管的基本护理措施是使用无菌生理盐水清洗和敷料的使用。敷料是用来固定引流管，预防引流管插入点接触到引流液或者其他潜在污染面。由于有感染风险，引流管插入处不能暴露于空气中。如果其他部位的渗液浸湿了敷料（超过引流处），则需要进行填塞敷料。引流管用胶带固定，可以减少引流管的移动和疼痛。引流管的意外移动可能会增加疼痛和感染，急性伤口可能会转变为慢性伤口。

虽然由于过氧化氢和聚乙烯吡咯酮碘（碘伏）软膏会破坏肉芽组织和延长愈合过程而被禁止使用，但抗生素制剂（例如杆菌肽或新斯伯林）仍然被应用。生理盐水不会破坏伤口床，且可维持正常生理平衡，且经济实惠。有些医疗机构可能会使用伤口清洁剂，大多数伤口清洁剂都会潜在地破坏肉芽组织（相对于生理盐水来说），但对肉芽组织的毒性不如过氧化氢或碘伏那么严重。目前伤口清洁剂正在快速改良，未来将研制出细胞毒性更小、时间效率更高和经济实惠的产品，用于伤口愈合治疗中。

伤口感染时可用浸润纱布进行填塞，并选择不同的消毒液（如碘伏和达金氏溶液），然而，这种处置不能作为一个常规治疗方法，不能持续太长时间，因其会破坏肉芽组织和阻碍正常的愈合。需要记住：这些产品的使用提示伤口已不是急性伤口，而是已经转为慢性伤口。

## 伤口敷料

使用伤口敷料的目的是防止伤口感染，并且可以保持伤口是一个湿润的环境。现在有上百种敷料可供选择，具体使用哪种需要根据伤口决定。

## 湿 - 干敷料

湿 - 干敷料常用在二、三期愈合的伤口。通常不推荐使用湿 - 干敷料，尽管湿 - 干敷料常常应用于临床实践，但循证研究表明这种敷料对伤口有害。伤口需要一个湿润的、没有阻碍的环境来愈合，每 8~12 小时更换湿 - 干敷料会导致敷料变得异常干燥。因此，一旦去除敷料，坏死组织或肉芽组织就会形成。这种不断的清创术会增加患者的不适，导致感染（由于频繁地更换敷料引起的），减慢伤口愈合进程，甚至可能扩大伤口。湿 - 干敷料不仅影响伤口的愈合，还增加护理费用，因为延长了愈合时间，增加了护士的劳动力和耗材的花费。

### 海藻酸盐钙和泡沫敷料

海藻酸盐钙与湿 - 干敷料相反，可以促进伤口二、三期的愈合。海藻酸盐钙是由棕褐色的海藻纤维制成，它们呈蓬松的绳状或片状，可塞进伤口床。海藻酸盐钙能吸收比自身重量达 20 倍或更多的伤口引流液。一旦海藻酸盐钙吸收引流液，它就开始发生变化，从干的、蓬松的绳变成凝胶状，凝胶可被轻松地从伤口去除。海藻酸盐钙需要用胶体或透明敷料覆盖。

泡沫敷料的优点是高吸收量，它们可以根据伤口情况剪成各种各样的形状和尺寸。去除泡沫敷料时非常容易，只是简单地从伤口中拉出来即可，对伤口床和周围组织的伤害最小。泡沫敷料和海藻酸盐钙一样，都能提供一个湿润的伤口环境。

海藻酸盐钙和泡沫敷料的使用禁忌需要根据生产商的指示。如果伤口感染则一定要慎用。

### 凝胶

凝胶最常用于压疮一期和二期的治疗和护理。凝胶有闭合性、黏性和可吸收性，尽管它的吸收能力不如海藻酸盐钙和泡沫敷料那么大。凝胶敷料的优点是 3~5 天更换一次或者是等到自动脱落了才需要更换。凝胶的使用禁忌根据生产商的指导。同样，感染的伤口慎用。

### 水凝胶

水凝胶最常用于干性伤口，水凝胶可以帮助维持伤口一个湿润的环境，促进肉芽组织、外皮生成、创面自溶。水凝胶由水和甘油为基本材料制成。

## 吸收性伤口敷料

不同的吸收性敷料的构成不同,主要成分有水纤维、纤维素、人造丝或棉花。吸收性敷料能够吸收比海藻酸盐钙敷料吸收得多的渗出液。此种敷料可用作主要或次要用的敷料。

## 银离子敷料

银离子敷料是被银浸泡渗透的。这是一种特制敷料,例如爱银康,外观为一块 10cm × 10cm 的纱布垫,放至伤口床;或者是水纤维敷料,例如爱康肤,是一种高效吸收性能的敷料,可塞入伤口内。大多数银离子渗透的敷料可以留置较长时间,便于护理和健康宣教。

银有杀菌的作用。在抗生素出现之前,银可被用作抗感染治疗,至今为止,只有一个案例报道曾出现对银产生耐药性的细菌,因此可以将出现耐银细菌的可能性忽略不计。银离子敷料可以和其他内科或药物治疗联合使用。

## 双分子层敷料

在其他治疗方案失败的情况下,可考虑将双分子层敷料"植入"伤口,这种材料含有成纤维细胞、胶原蛋白和根据类型所需的生长因子,可给非感染的慢性伤口起到一个"激活"作用。此类敷料主要产品有 Apligraf,Integra 和 Oasis。此类敷料主要用于静脉淤血溃疡和糖尿病足或暴露的骨头、肌腱或关节。虽然这类材料的成本高于常规治疗,但在很多疑难病例中,通过激活的愈合过程,此类敷料在成本效益方面更具优势。

## 伤口清创

有时,急慢性伤口都需要清创。清创术是去除坏死或衰亡组织。坏死或衰亡组织呈现为暗棕色、黑色、黄色、苍白色、发绀的或硬皮焦痂。为了促进伤口愈合,这些组织都需要清除。清创术造成了一个急性伤口,并激活了伤口愈合的 3 个步骤。清创术有多种方式:自溶性的、化学的、机械的或激光。个别情况下,在伤口愈合的过程中可以联合使用几种清创术。联合治疗方式主要依据伤口类型和位置、患者状态和医生的专长。

## 自溶清创

自溶清创是机体自身破坏坏死或衰亡组织,常用水凝胶敷料来促进自溶清创。对于有大量坏死组织的伤口自溶清创不是最佳的选择,因为自溶清创需要较长的时间使用机体自身能力去溶解和分解坏死组织。

## 化学清创

化学清创是将胶原蛋白药物作用于伤口来完成。常用作化学清创的药物是胶原酶水杨酸檀香酯。化学清创术药物可溶解衰亡组织,药物使用前需仔细阅读产品说明。

## 机械清创

机械清创通过使用湿 - 干敷料(不推荐)、漩涡清创法(whirlpool procedures)或超声疗法来完成。尽管湿 - 干敷料是一种有效的清创方法,但要注意在清理伤口床时要换成其他的方法。漩涡清创法的使用是存在争议的,因为尽管可以清创(但不算是有效清创),但多个患者间公用固定数量的漩涡清创器(即使可以清洁)会增加感染的风险。漩涡清创法可使伤口边缘软化,导致组织缺失,阻碍伤口的闭合。超声清创的有效性则仍需要更多的研究和循证实践来确定。

## 锐器清创

使用手术刀或剪刀进行锐器清创,通过外科手术来清除伤口床的坏死或衰亡组织。这个手术过程需要麻醉、静脉镇静、局部麻醉或三个联合麻醉。

## 激光清创

激光清创术也被用来清洁伤口床。目前,激光清创术不如自溶、化学、机械清创常用。随着技术的进步,激光清创术会越来越普遍。

## 生物外科清创

生物外科清创是将无菌幼虫(蛆虫)滴注在伤口。这些幼虫可以选择性地消化坏死组织。然而,这种方法不能很好地被患者接受。

## 伤口细菌培养

伤口细菌培养往往不推荐作为常规检查手

段,除非出现了感染的体征和症状,例如发热、红斑、水肿、硬结、恶臭味、脓性渗出液、渗出液增加、脓肿、蜂窝织炎、肉芽组织变色、肉芽组织脆弱(容易出血)、疼痛增加或不明原因的疼痛、压痛、白细胞计数增加等。所有的伤口都被认为是污染的并且有感染的风险,有很多种方法用来伤口细菌培养,包括体液活检、伤口组织活检和表面培养(拭子培养)。

表面培养通常是首选。用拭子擦拭伤口前先用生理盐水清洗伤口,因为渗出液和坏死组织不可以作为培养标本,会使结果无效。清洗伤口后,拭子轻轻滚动旋转,从 12 点钟方向开始,以 "Z" 字形开始朝下滚动旋转,停在 6 点钟位置,最好能有 10 个接触点(图 52-7)。培养菌落数达到 10 万单位 /ml 说明存在感染,需要采用合适的抗生素对症治疗。菌落数大于 10 万单位 /ml,会抑制伤口正常愈合,且伤口将会变为慢性伤口。如果伤口对抗生素治疗不敏感,需要重新进行培养,此时最适合做活检,伤口及周围坏死组织或窦道都需要进行有氧和厌氧的细菌培养。

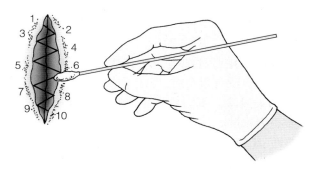

**图 52-7** ▲ 细菌培养采集流程。伤口边缘采用棉签 10 点覆盖法。(From Thomas Hess C：Clinical Guide：Wound Care,6th ed. Philadelphia,PA：Lippincott Williams & Wilkins,2008,p 101.)

## 减压设备的使用

减压是伤口护理的重要组成部分。减压的方法有很多,从简单到高级,多种多样。在患者康复过程中,根据不同的愈合阶段患者的需求,可同时采用高级和简单的技术解决方案,往往可以更加成功地促进患者康复。

比如说,最简单有效治疗脚跟部位的方法为放置一个枕头在小腿下使脚跟离开床面(技术简单,经济实惠)。可制订一个翻身和调整姿势的时间表,这是简单易行、有效的、经济实惠的减压方法。危重症患者可能需要具有减压功能的床,许多特制的床可以充气、放气、改变压力和侧向旋转。为了预防发生意外压疮,使用此种特制床时需要按照生产商的说明去做。尽管减压床可以减轻压力,但当患者从一边转到另一边时,并不能消除所有的压力。另外一种减压设备是 Vollman-Turner 装备,这使患者呈俯卧位(可以减轻患者背部的压力)。Vollman-Turner 装备不是一种特殊的床,而是连接在床栏上的一种设备,该设备的优点是可实现以最小的人数移动患者的目的。

## 疼痛管理

在伤口护理的方面(评估、清洁、更换敷料、定位),护士都需要关注疼痛评估和控制。没有评估疼痛或者没有根据患者需求用药止痛,伤口护理的流程将无法继续。一旦疼痛控制了,护士可以继续进行伤口护理。止痛药物的种类和用药途径(如连续滴、硬膜外、患者自控镇痛泵、局部麻醉),需要根据患者的状况来选择。

## 药物治疗

止痛药物是伤口护理中药物治疗的必要措施。在某些病例中,可用到生长激素和类固醇类药物。止痛药物常用于在伤口评估、清洁、敷料更换时控制疼痛。生长激素可用于刺激伤口愈合,例如贝卡普乐明(0.01% 贝卡普乐明凝胶),贝卡普乐明治疗伤口的用药剂量需要根据每周或每两周的细菌培养来确定,用药时要将凝胶均匀地分散在伤口,伤口用生理盐水湿润的纱布覆盖。局部类固醇药膏,如氯可托龙戊酸酯霜和氢氯化物,应遵医嘱使用以减轻表面炎症和伤口瘙痒。之前提到的化学清创物也认为是药物治疗。

尽管银离子敷料被认为具有抗菌作用,但目前仅仅认为它是一种敷料,而不是一种药物治疗物质。银离子凝胶,如慷舒灵可替代银离子敷料,慷舒灵是含银离子的可应用于伤口的缓释水凝胶。

Xenaderm 是一种由秘鲁香脂、蓖麻油和胰蛋白酶组成的药膏。当患者伤口失血无法控制时,这种药膏可以促进血液向非穿透性伤口处流动,同时也可以用作大小便失禁患者的一个阻断剂。

## ▲ 特殊伤口的护理

### 压疮

　　压疮的治疗取决于伤口分期。一期和二期压疮常使用水凝胶敷料，三期和四期压疮使用吸水敷料或者海藻酸盐钙敷料，将其放置于伤口床，然后用水凝胶或透明封闭的敷料覆盖。虽然湿-干敷料也可以使用，但如前所述，湿-干敷料不是最佳选择。三期和四期压疮的治疗也可选择泡沫敷料和封闭负压系统。

### 烧伤

　　烧伤是急性伤口，分为一度、二度和三度烧伤，可能侵犯浅层或深层皮肤。烧伤伤口护理的目标是保持伤口清洁，避免感染。烧伤伤口用无菌生理盐水或温和的肥皂水清洁。局部涂软膏，杆菌肽、多粘菌素或磺胺嘧啶银盐。敷料的选择取决于烧伤类型、所累及的组织范围、医疗机构规定和医生的偏好。烧伤患者护理在第53章进行了详细的讨论。

### 大量渗液的伤口

　　渗出是机体炎症的反应阶段，许多伤口有大量渗出液（引流液），伤口引流液由中性粒细胞、巨噬细胞、细胞碎片、蛋白质和毒素组成。有时伤口的渗出量可超过普通纱布的吸收能力，这种情况下，可以选择胶质敷料、海藻酸盐钙敷料、水凝胶敷料和泡沫敷料，也可以联合使用集中敷料。具有多种物理属性敷料的联合运用，可以大大提高吸收能力。

　　如果以上方法不能控制渗出液，则应考虑更换其他方法。此时，伤口护理的目标是控制引流液、保护周围组织不再受损。因此，伤口常常可以直接套入袋中，因此造口袋之类的产品同样可以用于伤口，或者使用专门为容纳伤口大量渗出液而设计的产品，这些渗出液引流袋可以准确测量伤口的引流量，并且有效保护伤口周围组织。

　　将袋子套在伤口之前，首先用生理盐水或温和的肥皂水清洁皮肤，待干，并且要用皮肤保护膏给皮肤做准备，是为了保护皮肤和增加贴片的贴服性。另外，需要测量伤口的大小和形状，根据伤口的特点裁剪贴片，将皮肤保护膏沿着贴片裁剪的边缘涂满，以防止渗出液侵蚀周围皮肤。目前，伤口渗出液袋状引流系统有一件式或两件式两种，一件式为贴片和袋直接连接伤口；两件式为首先贴贴片，然后再连接袋子。无论是一件式还是两件式，在其袋子底部都需要一个封闭设备。两件式袋子的优点是伤口评估时可以只去除袋子而不用移动贴片。更换装置时需要评估伤口边缘有没有皮肤破溃，并且要用各种保护膏保护皮肤。

## ▲ 营养和伤口愈合

　　对于危重症患者的护理，营养状况的监测和血流动力学监测同等重要。在患者入院后应尽早解决营养问题，以抓住伤口愈合的最佳时机、提供伤口愈合的最佳环境。有研究显示，患者入院48小时内接受营养评估可以减少其住院期间压疮的发生率。不管是急性还是慢性伤口，营养对于危重症患者或普通患者都是至关重要的。伤口的愈合需要足够的碳水化合物、脂肪、蛋白质、矿物质、热量、维生素等（表52-2）。

　　蛋白质是所有细胞活动的基础，也是关键的组成成分。没有蛋白质，炎症反应会受损，并且会增加感染风险。蛋白质也影响胶体渗透压，这会导致患者水肿。伤口水肿会减少氧气和营养物质的吸收，阻碍愈合过程。

　　尽管蛋白质是愈合过程的重要因素，但其他营养元素也具有重要作用。碳水化合物是人体能量的重要来源，可以节约出部分蛋白质来构建细胞。脂肪维持细胞膜功能和协助矿物质和脂溶性维生素进行细胞膜内外运动。维生素可以作为催化剂在体内发生化学反应，也是蛋白质和细胞复制活动所需要的。体内发生生化反应需要矿物质，并且矿物质通过渗透作用可以控制液体进出细胞。

　　伤口愈合需要摄取足够的热量。正常成人热量摄取量为25~40kcal/(kg·d)，蛋白质摄入量为0.8g/(kg·d)。重症或重度损伤的患者则需要更多的热量和蛋白质，热量摄入需求可增加到35~40kcal/(kg·d)，蛋白质摄入量增加至1.5~2.0g/(kg·d)（表52-3）。有伤口的患者需要通过营养师的评估和一系列的实验室检查结果来确定其营养状态，并据此提供最佳的营养照护，评估和检查的

表 52-2　伤口愈合的必需营养

| 营养素 | 功能 | 营养缺乏的后果 |
| --- | --- | --- |
| 蛋白质 | • 伤口修复<br>• 生产凝血因子<br>• 白细胞生成和迁移<br>• 细胞吞噬作用<br>• 成纤维细胞增殖<br>• 新血管形成<br>• 胶原合成<br>• 上皮细胞增生<br>• 伤口重构 | • 伤口愈合不良<br>• 低蛋白血症和广泛水肿，减少了氧气扩散和毛细血管与细胞膜之间传输的代谢<br>• 淋巴细胞减少症<br>• 细胞免疫受损 |
| 碳水化合物 | • 供应细胞能量<br>• 节约蛋白 | • 机体使用内脏和肌肉蛋白来提供能量 |
| 脂肪 | • 供应细胞能量<br>• 提供必需脂肪酸<br>• 构成细胞膜成分<br>• 分泌前列腺素 | • 抑制组织修复<br>• 使用内脏和肌肉蛋白来提供能量 |
| 维生素 A | • 促进胶原蛋白合成<br>• 上皮形成 | • 伤口愈合不良<br>• 抑制免疫功能 |
| 维生素 C | • 保持细胞膜完整性<br>• 抗氧化 | • 抑制免疫功能<br>• 伤口愈合不良<br>• 毛细血管脆性增加 |
| 维生素 K | • 正常凝血 | • 增加了出血和血肿的风险 |
| 铁 | • 胶原蛋白合成<br>• 提高白细胞的活性<br>• 合成血红蛋白 | • 贫血，增加局部组织出血的风险<br>• 抗拉强度受损 |
| 锌 | • 细胞增殖<br>• 辅酶因子<br>• 促进维生素 A 的利用 | • 胶原蛋白分子交联受损<br>• 伤口愈合减慢<br>• 味觉改变<br>• 厌食<br>• 免疫功能受损 |
| 铜 | • 胶原蛋白分子交联<br>• 红细胞合成 | • 减少胶原蛋白合成<br>• 贫血 |
| 维生素 $B_6$、$B_2$、$B_1$ | • 产生能量<br>• 细胞免疫<br>• 红细胞合成 | • 抗感染能力下降<br>• 伤口愈合受损 |
| 精氨酸 | • 激活局部伤口的免疫系统<br>• 富含氮（32% 氮，氨基酸平均含氮 18%）<br>• 脯氨酸的前期，转为羟脯氨酸和胶原蛋白 | • 局部伤口免疫系统抑制 |
| 谷氨酰胺 | • 成纤维细胞的主要原料<br>• 维持低体脂率 | • 成纤维细胞的原料减少 |

From Hess CT：Clinical Guide：Wound Care，5th ed. Ambler，PA：Lippincott Williams & Wilkins，2005，p 28.

内容包括患者的基本摄入量和排出量、日常体重、人体测量学、热量测量学和社会经历等。

表52-3　基于体重的营养需求

| 营养 | 需求 |
| --- | --- |
| **热量（卡路里）** | |
| 正常 | 25~30kcal/（kg·d） |
| 蛋白质热量缺乏性营养不良（PCM）* | 30~35kcal/（kg·d） |
| 重症或重伤患者 | 35~40kcal/（kg·d） |
| **蛋白质** | |
| 推荐的日常补充（RDA） | 0.8g/（kg·d） |
| PCM | 1.5g/（kg·d） |
| 重症或重伤患者 | 1.5~2.0g/（kg·d） |
| **脂肪** | <30%kcal |
| **水** | 30ml/kg 体重或 1L/1 000kcal |

*营养供应需求。

From Hess CT：Clinical Guide：Wound Care，6th ed. Philadelphia，PA：Lippincott Williams & Wilkins，2008，p 31.

血清白蛋白和前白蛋白这两项指标水平是蛋白质监测关键指标，因为它们可体现人体是否有充足的蛋白质可用于细胞构建和复制。表52-4显示了不同年龄人群的不同蛋白需求。任何情况下，蛋白水平低于最低参考值，则需要采用替代治疗以保持伤口愈合的最佳环境。正常血清白蛋白值为 3.8~5g/dl，成人的血清白蛋白水平低于 3.5g/dl 则需要进行替代治疗。

血清总蛋白也须进行监测，人体血清总蛋白正常值为 6~8g/dl（表52-4）。如前所述，血清总蛋白会影响胶体渗透压，如果低于 6g/dl 会导致水肿。需要注意的是血清总蛋白和白蛋白一样，会随着年龄不同而发生一定变化。

表52-4　血清总蛋白和血清白蛋白的正常值

| 年龄 | 总蛋白 | 白蛋白 |
| --- | --- | --- |
| 成年人 | 6.0~8.0g/dl 或 60~80g/L | 3.5~5.0g/dl 或 38~50g/L |
| 10~19 岁 | 6.3~8.6g/dl 或 68~86g/L | 3.7~5.6g/dl 或 37~56g/L |
| 7~9 岁 | 6.2~8.1g/dl 或 62~81g/L | 3.7~5.6g/dl 或 37~56g/L |
| 4~6 岁 | 5.9~7.8g/dl 或 59~78g/L | 3.5~5.2g/dl 或 35~52g/L |
| 1~3 岁 | 5.9~7.0g/dl 或 59~70g/L | 3.4~4.2g/dl 或 34~42g/L |
| <5d | 5.4~7.0g/dl 或 54~70g/L | 2.6~3.6g/dl 或 26~36g/L |

From Fischbach FT：A Manual of Laboratory and Diagnostic Tests，7th ed. Philadelphia，PA：Lippincott Williams & Wilkins，2004，p 576.

除了电解质、全血细胞计数（CBC）、血清白蛋白、血清总蛋白外，血清转铁蛋白和总淋巴细胞计数（TLC）也要做实验室检查。血清转铁蛋白水平反映了机体血浆转运铁的能力，血清转铁蛋白正常值是 180~260mg/dl，血清转铁蛋白水平下降可导致贫血。总淋巴细胞计数正常值是 1 500~3 000cells/mcl，总淋巴细胞计数可以评估患者的免疫功能状况，在营养不良的情况下，总淋巴细胞计数会降低。

微量元素、维生素和矿物质也会影响伤口愈合。胶原蛋白的构建和蛋白质的生成都需要锌。抗坏血酸也是胶原蛋白合成的一部分。维生素 A 在细胞增殖中发挥着作用，并且可以增强伤口愈合组织的弹性。所以，推荐患者每日补充高效复合维生素和矿物质，有利于改善皮肤的完整性。

如果患者不能经口进食超过 24~48 小时，则会由于缺乏足够的蛋白质、碳水化合物和其他营养而存在愈合缓慢的风险。营养管理包括监测实验室检查结果、记录摄入输出量和日常体重、营养师的营养评估、自己摄入或肠内或肠外营养治疗的方式、热量卡路里的计算。

充分的水合对确保氧气被顺利输送至组织至关重要，如果患者血容量减少，氧气输送至外周组织的过程会受影响，此时最理想的目标就是维持血流动力学稳定（血流动力学的评估具体见第 17 章）。危重症患者的组织灌注问题需要根据症状和原因来处理，例如，心排血量减少，血压下降，心动过速、肺动脉楔压下降，患者为低血容量，因此为了提高危重患者的组织灌注，需要立即进行补液。同时须对血红蛋白和血细胞比容进行评估，如果测得的结果很低，应给予患者输血。通过改善人体水合状态和纠正贫血来增加循环量和血液携氧能力，从而改善组织灌注，提高了伤口愈合的环境质量。

## ▲ 患者健康教育和出院计划

患者健康教育和出院计划是患者住院期间的一个延续。有伤口患者的出院计划是一个跨学科的挑战。出院计划很重要，一定要确保患者或家庭成员在出院后掌握如何护理伤口。伤口护理的健康教育指导案例见表框 52-5 和表框 52-6。

| 表框 52-5 | 伤口护理的教育指导（缝合线、伤口针、伤口黏合剂） |
| --- | --- |

**伤口闭合**

- 缝合线呈线状，用针将皮肤缝合在一起，可以看见缝合后打的结。
- 伤口钉是一种特殊的外科用钉，将皮肤用特殊的钢钉钉在一起。
- 伤口黏合剂是一种特殊的胶水，可将伤口边缘合黏合在一起。

**患者行为**

- 保持缝合线、伤口针、伤口黏合剂处清洁和干燥。
- 在开始操作前先洗手。
- 不要摩擦或抻拉此部位。
- 用温和肥皂水和水清洁伤口，然后冲洗干净，或者根据医生建议选择适当的伤口清洁剂。不要用东西吸干缝合线、伤口钉和伤口黏合剂，轻轻拍干即可。
- 用清洁干燥的纱布覆盖伤口以保持伤口的洁净，如衣服对伤口有摩擦，则可用衬垫或护具进行局部保护。
- 操作完成后需洗手。

**何时求医**

- 当发现出现其中任何一种症状：红肿、肿胀、脓性渗出液、膨隆、缝合线或伤口钉消失、疼痛增加或者伤口区域摸上去发热，立即打电话给医生。
- 如果体温超过 101℉（38.3℃），打电话给医生。
- 如果你的伤口裂开，立即打电话给医生并且尽快去急诊。

**药物**

- 遵医嘱用药。
- 如果是抗生素，请遵医嘱服药。不要停止服用，直到症状消失。

**安全**

- 在医生的指导下，你可做一些日常活动，如开车、爬楼梯、工作、性生活和提重物等。

| 表框 52-6 | 伤口护理的教育指导（干燥敷料、海藻酸钙敷料、水胶体敷料、亲水性纤维敷料） |
| --- | --- |

**患者活动**

更换敷料前后都要洗手。

**保持敷料干燥**

- 每天更换敷料。
- 用生理盐水、温和肥皂水或根据医生建议的清洁液清洗伤口。
- 用干燥纱布敷料覆盖伤口。

**海藻酸钙敷料**

海藻酸钙敷料可以轻轻地塞进伤口。它是由一种促进伤口愈合的海藻制成，当纤维蓬松时看起来像天使的头发。

- 除非医生特别要求，通常每隔 3d 更换一次敷料。
- 如果敷料呈现凝胶状而不是你放进去时的状态，请尽快去除。
- 用生理盐水或医生建议的清洁剂清洗伤口。
- 将海藻酸钙敷料从包装中取出，轻轻地使它蓬松（轻轻地拍松它，让它看起来蓬松）。
- 将海藻酸钙敷料塞入伤口。
- 根据指导，用以往常用的遮盖物覆盖伤口和海藻酸钙敷料。

**水胶体敷料**

水胶体敷料是一种可以覆盖在伤口上［比如褥疮（压疮）］的较厚类型的伤口敷料。水胶体敷料也可以放入填塞了海藻酸钙敷料的伤口内。水胶体敷料可以剪成各种形状和尺寸，它有一边是黏胶，可以贴于伤口上。

- 除非医生要求或脱落，一般 3~7d 更换敷料。
- 轻轻地剥离旧敷料，注意不要剥得太快或太粗鲁。
- 用生理盐水或推荐的清洁剂清洗伤口。
- 如果你用海藻酸钙填充了伤口，那么在伤口外用上水胶体敷料。

- 剥离水胶体的黏胶面。
- 将水胶体的黏胶面放至伤口上。
- 轻轻按压使其光滑地覆盖在伤口上。
- 将你的手放至水胶体敷料上 1min，这会帮助黏胶贴得更牢。

**亲水纤维敷料**

亲水纤维敷料含有吸收纤维，吸收伤口渗出液后可以形成一种很容易脱落的凝胶，同时又保持愈合环境。亲水纤维敷料可能含有也可能不含有银离子。银离子有抗菌作用可以帮助伤口远离细菌。

- 当敷料被渗出液渗透或用了 7d 后，应更换敷料。
- 敷料呈凝胶状时，请去除旧的敷料。
- 用生理盐水或推荐的清洁剂清洗伤口。
- 打开亲水纤维敷料包装将其放至伤口处。
- 使用被推荐应用的遮盖物覆盖伤口。

**何时打电话求医**

- 当你发现有以下任何一种症状时：红肿、肿胀、脓性渗出液、膨隆、缝合线或创口钉消失、疼痛增加或者伤口区域摸上去发热，立即打电话给医生。
- 如果体温超过 101℉（38.3℃），请通知医生。

**药物**

- 遵医嘱用药。
- 如果抗生素，请遵医嘱服药。不要停止服用，直到症状消失。

**安全**

- 在医生的指导下，你可以进行一些日常活动，如开车、爬楼梯、工作、性生活和提重物等。

## ▲ 临床适用性挑战

### 案例分析

　　B 先生,75 岁,美籍日本人,既往有糖尿病、慢性阻塞性肺疾患、高血压病史,抽烟。虽然已 75 岁,但他仍十分活跃,1 周工作 4 天。一天,他突发脑血管意外。患者被发现时,躺在厨房的地板上,估计发病时间有 24 小时或稍长。立即对患者进行气管插管后辅助呼吸,吸氧浓度达 70%,潮气量 700ml,辅助呼吸次数 16 次,支持压力 5cmH$_2$O。患者意识丧失,只对疼痛刺激有反应,且右侧肢体无任何运动。

生命体征:BP 140/82mmHg,T 37.8℃,HR 110 次/min,RR16 次/min(未采用辅助呼吸模式,因为患者无法启动任何自主呼吸来触发呼吸机)。GCS 得分 9 分。患者入院收住 ICU 时,右臀部有一约 8cm 的绛紫色区域,右脚后跟有一血泡,左脚后跟有一水疱。

1. 请对水疱和血泡进行对比。
2. 请讨论右臀伤口的分期和分类。
3. 请解释"入院时表现"的意义。

(译者:陈如男)

## 参考文献

1. Baranoski S, Ayello EA: Wound Care Essentials: Practice Principles, 2nd ed. Philadelphia, PA: Lippincott, Williams & Wilkins, 2008
2. Thomas Hess C: Clinical Guide: Wound Care, 6th ed. Philadelphia, PA: Lippincott Williams & Wilkins, 2007
3. National Pressure Ulcer Advisory Panel & European Pressure Ulcer Advisory Panel 2009: Pressure Ulcer Prevention Recommendations, 21–23, 2009
4. Carpenito-Moyet LJ: Handbook of Nursing Diagnosis, 13th ed. Philadel-phia, PA: Lippincott Williams & Wilkins, 2010
5. KCI Licensing, Inc., V.A.C.® Therapy Clinical Guidelines, May 2007
6. Fischbach FT, Dunning MB III: Nurse's Quick Reference to Common Laboratory and Diagnostic Tests, 4th ed. Philadelphia, PA: Lippincott Williams & Wilkins, 2006
7. Junkin J: Failure to thrive in wounds: Prevention and early intervention. Infect Control 1(2):1–8, 2002
8. Stefanski JL, Smith KJ: The role of nutrition intervention in wound healing. Home Health Care Manag Pract 18(4):293–299, 2006

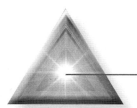

# 烧伤和常见皮肤疾病

Louis R. Stout 和 Lisa M. Johnson

## 第53章

### 学习目标

学习本章内容后,读者应能够:

1. 描述烧伤的种类。
2. 描述烧伤的病理、生理。
3. 描述烧伤后相应器官的生理变化。
4. 描述烧伤患者的首选护理措施。
5. 详细阐述烧伤患者护理方案。
6. 简述在烧伤病区接受护理的其他类型患者。

在过去的 20 年里,烧伤患者的总人数、住院率、死亡率大幅度下降。据统计,美国的烧伤患者总人数从每年 250 万降到 100 万人次,下降人数超过了 50%。急诊每年接诊约 50 万名烧伤患者,其中有 4 万名患者需要住院治疗。烧伤患者中,近 70% 为男性。烧伤患者的平均烧伤体表面积为 10%。

住院治疗的烧伤患者中,约有一半的患者在专门的烧伤治疗中心进行救治。烧伤治疗中心由护士、医生、物理治疗师、作业治疗师、娱乐治疗师、营养学家、心理学家、社会工作者以及提供精神支持的员工组成。美国烧伤协会已建立了将烧伤患者转运烧伤中心的指南。

目前,烧伤患者的治疗技术以及药理学的研究取得了巨大的进展。二十世纪四五十年代,全身烧伤面积达 30%~40% 的患者存活率为 50%($LD_{50}$)。在过去的几十年中,青霉素以及广谱抗生素的应用、专业化烧伤中心的建立以及积极的手术切除和营养支持使得烧伤患者的生存率大大提高。以现今的救治水平,烧伤面积约 78% 的患者生存率为 50%。另外,门诊患者管理的趋势也使得收治入院的烧伤患者数量下降。从二十世纪七十年代以来,烧伤患者急诊住院治疗的人数下降了 50%。1995 年到 2005 年,烧伤患者的平均住院天数由 13 天缩短至 8 天,死亡率也由原来的 6.2% 降至 4.7%。最新的数据显示,烧伤患者的死亡率大幅降至 3.7%。

虽然烧伤患者的死亡率急剧减少,在其他人群死亡原因中降至第 6 位,但仍然是导致 1~9 岁儿童死亡的第 3 大原因。部分国家机构的倡导有助于宣传防火产品的使用,制定火灾应急预案和制定相关的法律法规(如制作阻燃材质的儿童睡衣,设立烟雾警报器,设立灭火系统等)。尽管如此,每年仍预计有 4 000 起火灾导致人员死亡。本书制订了防止烧伤的安全措施,详见表框 53-1。

| 表框 53-1 | 防止烧伤的教育指导 |
| --- | --- |

**防止家庭事故**

- 屋内每层楼安装感烟探测器,每年进行 2 次维护。
- 制订发生火灾后的逃生路线,并每月进行 1 次演习。
- 做饭时需谨慎,避免着易燃的长袖衣服。
- 落实好微波炉加热食物时的措施。
- 放置于炉子上的锅把手向内。
- 不要让孩子站在打开的烤箱门上,因为这可能导致烤箱倒塌。
- 不要把孩子独自留在浴缸里。
- 热水器温度设置不高于 48℃。
- 燃着的蜡烛旁边需有人,并确保每次蜡烛都被完全熄灭。

| 表框 53-1 | 防止烧伤的教育指导（续） |
| --- | --- |

- 火炉每年检修 1 次。
- 安装一氧化碳探测器。
- 不要将烤箱或烧烤架作为供暖源。

**防止户外事故**

- 由成年人负责放烟火，不要让孩子接触烟花爆竹。
- 用篝火和烧烤需谨慎。
- 不要对着火焰倒汽油、灯油等。
- 如果发现树上有电线，不要触摸！尽快打电话给当地的供电局、警察或消防局。
- 使用防晒霜！选择与紫外线防护和防晒系数为 30 的防晒霜，每 2~3h 涂抹一次。

**烧伤发生处理**

- 远离烧伤源（基于烧伤面积和深度立即治疗，表框 53-2）。

## ▲ 烧烫伤的分类

从病因、烧伤深度及严重程度三个方面对烧伤进行分类。

## 病因

烧伤通常是能量从热源到身体的转移而导致的，而热源可能是热能、化学制品、电能以及放射物。皮肤具有良好的热量阻断效果，当侵害超过皮肤抵抗的临界值就会造成损伤。

### 热能烧伤

热能烧伤占烧伤的 70%，热能是由热源引起，例如屋内失火、厨房事故以及爆炸等。烫伤主要源自热蒸气、热的物品，例如做饭菜的锅、热的钢铁，也可能引起热损伤。

### 化学烧伤

化学烧伤通常是在接触酸、碱溶液后引起的，包括氢氯酸、甲酸、无水氨、有机化合物等。其他造成化学烧伤的还包括白磷、金属元素、硝酸盐和碳氢化合物。

接触时间是决定烧伤程度的一个关键因素。及时去除被污染的衣物、用流动水冲洗至关重要。不考虑病原，一旦患者到达急诊就用水持续冲洗。化学烧伤不可随意使用中和剂，因为中和剂在中和过程中会发生化学反应加重皮肤的损伤。对于所有的化学烧伤，水疗需持续 1~3 小时或更久，直

至缓解疼痛。眼部化学烧伤需要持续冲洗直至眼科医生进行全面的评估。氢氟酸等化学烧伤需要特殊治疗才能防止组织的再损伤，可使用氯化钙等外用凝胶剂或皮内注射。

### 电烧伤

电烧伤对人体的影响由电流（交流或直流）的类型、电流的通路、接触时间、身体组织的电阻和电压决定。由于人类高度发达的神经系统，他们对微量的电流都很敏感。电流会选择阻力最小的路径，因此组织、神经、肌肉很容易损伤，而骨骼则不容易。

低压损伤被认为是由 1 000V 或以下的电压造成的，低压损伤往往发生在家里，损伤部位包括手和口腔。手部低压电烧伤最常见的原因是接触或误用了绝缘材料已被磨损的电线。手部的低电压烧伤创面通常很小，但烧伤深度可能深及血管、肌腱和神经。虽然这些烧伤面积不大，但可能严重到需要手指截肢。低压电也会损害口腔，留下永久的瘢痕。电烧伤最常发生在 1~2 岁的孩子，大多数是由于吸、咬插座延长线造成的。低压电流通常流经神经、血管等阻力较小的组织器官，而高压电流以接触点和地面之间为直接路径。电流集中在身体的接触点，然后流经全身，最后经接触点流出。然而，组织最严重的损害发生在接触部位，通常创面为入口和出口的部位。接触高压电皮肤会被烧焦，中央凹陷，外表坚硬，局部肌肉屈曲（用手接触，手和前臂容易形成一个固定，几乎完全屈曲位，经常称为"爪状"）。电流流出的部位更容易形成"爆炸"状伤口。这类伤口通常由闪电引起。

## 深度

许多因素能改变人体组织的热反应。烧伤的程度和深度取决于：(1)致热原温度；(2)暴露持续时间；(3)暴露部位。身体能长时间承受在温和的温度中如水温（110℉或 43℃），而暴露在温度超过 150℉（68℃）短短的 1 秒钟组织就会可能发生明显的损坏。热水器通常设置在 140℉（60℃），安全设置应该在 120℉（49℃），特别是在有儿童和老年人的家庭中。皮肤的损伤根据皮肤各层损伤的深度描述，分为表浅、局部和全层损伤（表53-1；图 53-1）。

表 53-1 不同深度烧伤的特征

| 烧伤深度 | 受损组织 | 造成原因 | 性质 | 疼痛等级 | 康复时间 |
|---|---|---|---|---|---|
| 表皮烧伤(一度烧伤) | 表皮 | 晒伤 烫伤 | 皮肤干燥、发红、蜕皮但没有水疱 | 疼痛 | 约 3~5d, 无瘢痕 |
| 皮下组织局部烧伤(浅二度烧伤) | 表皮至乳突状真皮层 | 闪光 烫伤 | 潮湿、皮肤起水疱, 颜色呈深红色并且有蜕皮现象 | 过度敏感的疼痛 | 2~3 周, 轻 微瘢痕 |
| 皮下组织深度烧伤(深二度烧伤) | 表皮至真皮网状层(表皮内衬的毛发及汗腺体未损害) | 上述原因及过热的固体、火焰、强烈的辐射损伤, 化学物质损伤 | 稍有潮湿变为皮肤干燥, 有烧烫伤斑点, 有水疱, 伤处呈粉红色, 没有蜕皮现象 | 不适的压力感 | 3 周以上, 后期有挛缩形成的肥厚的瘢痕 |
| 深度烧烫伤(三度烧伤) | 整个真皮层至皮下脂肪, 包含结缔组织、肌肉及骨头 | 持久的火焰灼烧、电流、化学及蒸汽烧伤 | 皮肤破裂、粗糙、发白, 呈樱桃红并且发黑, 血管形成血栓, 但没有蜕皮 | 触诊压痛时没有明显痛感 | 伤口处不能再生, 需移植 |

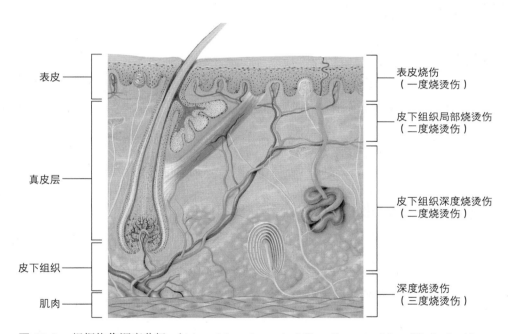

图 53-1 ▲ 根据烧伤深度分级。(Adapted from Anatomical Chart Company: Atlas of Pathophysiology. Springhouse, PA: Springhouse, 2010, p 385.)

## 浅表烧伤

浅表烧伤又称为一度烧伤。浅表烧伤仅限于皮肤表层, 治愈较简单。浅表烧伤原因包括晒伤、热液、烟火、火焰或化学剂等, 其中晒伤较为常见。烧伤后由于感觉器官的刺激, 皮肤会先有疼痛感随后伴有瘙痒。因为皮肤上皮细胞的不断更新, 这种类型的损伤 3~5 天可治愈, 不留瘢痕。浅表烧伤的相关护理见表框 53-2。

## 局部烧伤

浅度烧伤(二度烧烫伤)分为浅度和深度烧伤。浅度烧伤影响表皮和真皮浅层, 一般不需要过多治疗, 愈合通常需要 10~14 天(表框 53-2)。深度烧伤影响整个表皮层以及深层的真皮层。液体复苏、营养状况以及病前状态可能是影响深度烧伤的愈合因素。深度烧伤可以在 3~4 周中自愈, 但是如果烧伤的面积较大则需要手术治疗(烧伤

| 表框 53-2 | 表皮(一度)和浅层(二度)烧烫伤的护理 |
| --- | --- |

**表皮烧烫伤(一度烧烫伤)**

- 使用冰袋冷敷。
- 无须使用敷料。
- 含有芦荟胶的利多卡因作为必需品用于局部缓解。
- 醋氨酚、阿司匹林或者布洛芬可作为必需品用于全身不适的治疗。

**浅层烧烫伤(二度烧烫伤)**

- 如果皮肤或者水疱破损,使用清水和温的抗菌肥皂。
- 敷上磺胺嘧啶银或杆菌肽。
- 用一层不粘连的敷料覆盖并用纱布卷包扎。
- 敷料一天更换 2 次。
- 脚趾以及手指烧烫伤需分开单独包扎,防止愈合肉芽组织形成厚边。
- 患者应当根据烧烫伤所在部位维持正常的活动。
- 受伤的肢体要高于心脏水平位置,以防止过度水肿,促进静脉回流。
- 患者应该知晓感染的信号或者表现:包括发热、烧烫伤创面周围明显的压痛和出现红斑、脓性脓液、伤口处发射出的红光,以及镇痛药不能控制住的疼痛。
- 患者应在两天内接受医生复诊。

部位切除和植皮)。延迟愈合可能导致瘢痕的形成以及皮肤功能的丧失。

## 深层烧伤

长时间接触火焰、热的物体、化学剂或高压电接触可导致深度烧伤(三度烧伤)。全层皮肤烧伤会损坏血管及脂肪组织,所有的表皮和真皮成分,汗腺和毛囊。烧伤部位会呈现白色、红色、棕色或黑色。红色区域的创面施压不会变白因为血管和毛细血管已破坏。形成的血管和毛细血管可能显而易见。这些烧伤创面没有感觉因为感官受体已被完全破坏,患者只会感受到深压力。此外,由于底层的脂肪和肌肉破坏烧伤创面可能会出现凹陷。

毛囊的破坏会抑制皮肤再生能力。伤口深度 <4cm 的小伤口可以从伤口边缘的肉芽和上皮迁移愈合。然而,开放的全层伤口绝大多数容易感染和营养不良,需通过植皮封闭创面以恢复皮肤的完整性。

## 严重程度

烧烫伤的严重程度划分取决于烧烫伤的区域面积、深度、形成原因、时间以及烧烫伤处的周边环境。评估烧烫伤的严重程度需要考虑以下几点:

- 烧烫伤的皮肤表层面积;
- 烧烫伤的深度;
- 烧烫伤的解剖位置;
- 烧烫伤患者的年龄(表框 53-3);
- 烧烫伤患者的病史;
- 烧烫伤伴随损伤表现;
- 烧烫伤吸入性损伤表现。

| 表框 53-3 | 老年患者注意事项 |
| --- | --- |

**烧烫伤**

老年患者由于年龄引起的相关变化以及生理储备的减少,会对烧烫伤有不同的反应。先前存在的病史情况以及并发症是导致老年烧烫伤患者死亡的重要原因。包括烧烫伤在内的损伤引起的副作用会持续影响损伤后患者一段时间。老年患者一旦受伤,就不可能恢复到伤前的健康状态。出院后的目标性护理在出院计划中具有挑战性。在制订患者出院护理时,需考虑家庭照顾者的责任、患者自我照护的能力、保险和家庭经济承受能力。很多独居老人在烧烫伤后很少可以独自回家,长期的康复护理会给一个家庭造成情感和财政上的负担。此外,急性康复患者每天需要进行 3h 的治疗,有些老年患者达不到上述要求,因此也就不能达到急性康复治疗的效果。

通过 TBSA 的百分比可以估计烧烫伤的严重程度。"九分法"或者"手掌法"可以快速预计烧烫伤程度,直到通过做完详细的 Lund 和 Browder 评估。"九分法"将身体分为 9% 的倍数(图 53-2)。而预估烧烫伤面积时,烧烫伤可能只涉及身体部位的一个表面,或者是一个圆周。例如,如果前段手臂烧烫伤,这时 TBSA 预计是 4.5%。然而,如果烧烫伤围绕整个手臂,TBSA 的值为 9%。手掌规则可以用于预测小面积分散的烧烫伤部位(例如热水烫伤或者油脂烫伤)。患者包括手指在内的手掌表面大约是评估的 1% 面积。

Lund 和 Browder 方法(图 53-2)因为其可以适用于评估幼儿及儿童头部或身体的烧烫伤范围从而被广泛地推广。表皮烧烫伤面积的测量取决于患者本身的年龄。然而,因为这种测量方法消耗时间,因此适用于复苏后的患者。

烧烫伤的伤口可能会从一个小水疱演变为大面积的深度烧烫伤。在意识到准确描述伤口情况的必要后,美国烧伤协会建立了伤口严重程度等级系统,用于确定烧烫伤的严重程度,同时为烧烫伤患者的照护提供医疗资源最优的标准。烧烫

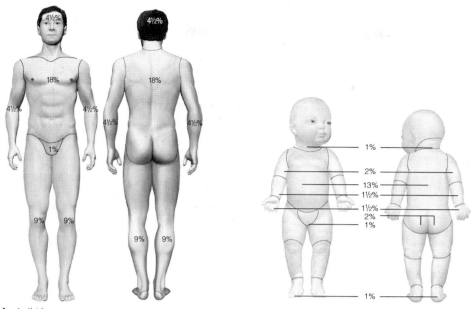

A. 九分法

| 面积 | 烧伤面积百分比 | | | | | 烧伤严重程度 | | 总比例 |
|---|---|---|---|---|---|---|---|---|
| | 0–1岁 | 1–4岁 | 5–9岁 | 10–15岁 | 成人 | 2° | 3° | |
| 头 | 19 | 17 | 13 | 10 | 7 | | | |
| 颈 | 2 | 2 | 2 | 2 | 2 | | | |
| 前躯干 | 13 | 13 | 13 | 13 | 13 | | | |
| 后躯干 | 13 | 13 | 13 | 13 | 13 | | | |
| 右臀部 | 2½ | 2½ | 2½ | 2½ | 2½ | | | |
| 左臀部 | 2½ | 2½ | 2½ | 2½ | 2½ | | | |
| 会阴部 | 1 | 1 | 1 | 1 | 1 | | | |
| 右上臂 | 4 | 4 | 4 | 4 | 4 | | | |
| 左上臂 | 4 | 4 | 4 | 4 | 4 | | | |
| 右前臂 | 3 | 3 | 3 | 3 | 3 | | | |
| 左前臂 | 3 | 3 | 3 | 3 | 3 | | | |
| 右手 | 2½ | 2½ | 2½ | 2½ | 2½ | | | |
| 左手 | 2½ | 2½ | 2½ | 2½ | 2½ | | | |
| 右大腿 | 5½ | 6½ | 8½ | 8½ | 9½ | | | |
| 左大腿 | 5½ | 6½ | 8½ | 8½ | 9½ | | | |
| 右小腿 | 5 | 5 | 5½ | 6 | 7 | | | |
| 左小腿 | 5 | 5 | 5½ | 6 | 7 | | | |
| 右足 | 3½ | 3½ | 3½ | 3½ | 3½ | | | |
| 左足 | 3½ | 3½ | 3½ | 3½ | 3½ | | | |
| 总共 | 蓝色代表2度<br>红色代表3度 | | | 总共 | | | | |

B. Lund和Browder方法。

**图 53-2** ▲ A：九分法 B：Lund 和 Browder 方法。（A，Adapted from Anatomical Chart Company：Atlas of Pathophysiology. Springhouse，PA：Springhouse，2010，p 385.）

严重程度可以分为小面积、中等面积、较大面积，详见表框 53-4。小面积烧烫伤患者在急诊接受治疗后，每 48 小时在门诊复诊即可，直到感染风险降低，进入恢复阶段。中等面积烧烫伤、伤处不复杂的以及大面积烧烫伤的患者需要到专门治疗烧烫伤中心接受治疗，如果有需要，可以转至专科治疗。

| 表框 53-4 | 烧烫伤的严重程度分级 |
| --- | --- |

**小面积烧烫伤**

- 二度烧烫伤成人 TBSA 小于 15%，儿童 TBSA 小于 10%。
- 三度烧烫伤 TBSA 小于 2%，但是不包括特殊区域（眼睛、耳朵、脸、手、脚、会阴以及关节处）。
- 排除电源烧烫伤、吸入损伤或并发创伤；以及所有存在较大风险的患者（如极端年龄患者、并发症患者）。

**中等面积、不复杂的烧烫伤**

- 二度烧烫伤成年人 TBSA 为 15%~25%，儿童 TBSA 为 10%~20%。
- 三度烧烫伤除特殊部位外 TBSA 小于 10%。
- 排除电源烧烫伤、吸入损伤或并发创伤；以及所有存在较大风险的患者（如极端年龄患者、并发症患者）。

**大面积烧烫伤**

- 二度烧烫伤成年人 TBSA 大于 25%，儿童 TBSA 大于 20%。
- 所有三度烧烫伤部位 TBSA 超过 10%。
- 所有烧烫伤包含眼睛、耳朵、脸、手、脚、会阴以及关节处。
- 所有电源烧烫伤、吸入损伤或并发创伤；以及所有存在较大风险的患者。

From Pham TN, Gibran NS, Heimbach DM: Evaluation of the burn wound: management decisions. In Herndon DN (ed): Total Burn Care, 3rd ed. Philadelphia, PA: Saunders, 2007, pp 119-126.

## ▲ 病理生理机制

### 局限的组织反应

当组织暴露在能源中（热源、化学能源、电源以及放射性能源）会发生损伤，烧烫伤程度由烧烫伤所涉及皮肤深度来决定。图 53-3 显示的是同一烧烫伤处的组织区域结构，凝固区域是遭受损害最持久的、最严重的区域，温度达 45 度。受伤组织是黑色、灰色、卡其色，或者是白色，并且会有蛋白质凝固和细胞死亡。若此损伤区域丧失恢复能力，则需要外科手术治疗。淤积区紧紧围绕着凝固区域，这个部位所含有的细胞在烧烫伤

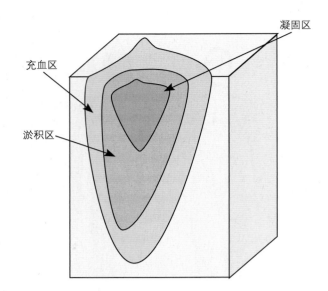

图 53-3 ▲ 同一烧烫伤处的组织区域结构

恢复期间是极具风险的。该部位的细胞具有再生能力，也可能在烧烫伤发生的初期 24~72 小时内坏死，主要取决于恢复的过程和条件。充血区域的血流量增加，是为了给组织供给营养，从而促进组织恢复（活动性充血），同时带走代谢废物（反应性充血）。此区域恢复迅速，并且没有细胞死亡。

### 全身反应

细胞水平的主要变化导致烧伤患者出现巨大的全身反应。局部反应会引起细胞蛋白质凝固，导致局部补给物、组胺，以及氧自由基（如制氧过程中的副产品）不可逆转的细胞损害。氧自由基改变细胞脂质和蛋白，影响细胞薄膜的完整性，这是微血管的循环问题，因为细胞膜的分解会导致血管渗透性增强，血管渗透性增强会导致血浆蛋白渗透到组织中，最终导致循环大量减少。补体激活和组胺释放，会促进氧自由基的产生从而增强血管渗透性。一般是在损伤 24~48 小时内，血管渗透性的增强导致间质性水肿。微血管完全恢复达到病变之前的状态估计要花费几周时间。肺部血管也不能幸免，会发生肺间质水肿与肺泡内出血；这种最初的肺损伤被认为是急性呼吸窘迫综合征的先驱（ARDS）。

系统地来说，一处烧烫伤会导致血管活性物质的释放，例如组胺、前列腺素、白细胞介素和花生四烯酸代谢物，这些物质可以启动全身炎症反应综合征（SIRS）。有效的介质和细胞因子〔一氧

化氮、血小板活化因子(PAF)、5- 羟色胺、血栓素 A₂、肿瘤坏死因子(TNF)]减少血管内容量,并减少流向肾脏和胃肠道的血液。如果不予纠正,可能会发生低血容量性休克、代谢性酸中毒以及高钾血症;也会增加肠黏膜通透性,成为细菌感染的主要来源。早期肠内营养是帮助防止细菌转移的第一步。

　　一氧化氮可放松平滑肌,促进血管扩张和降低血压,它也可以降低心肌功能,抑制血小板聚集和黏附。PAF 启动中性粒细胞和白细胞,导致组织的炎症反应。PAF 增加血管通透性,从而降低心肌收缩力,引起血管扩张和低血压。部分前列腺激素的激活,引起血管收缩,血容量增加和高热。5- 羟色胺引起血管扩张,低血压,并增加血管的通透性。肿瘤坏死因子是大量细胞反应的原因,

包括增加氧自由基的形成,从而导致肺、胃肠道和肾脏损伤;增加细胞因子的产生;初始高血糖后导致低血糖;低血压;代谢性酸中毒;凝血功能性障碍以及凝血级联反应的激活。

　　假如烧烫伤面积超过 20%,则局部和全身反应的最终转归是非常明显的。烧烫伤严重的患者会经历低血容量性休克时期,称之为烧烫伤休克(图 53-4)。在热损伤后的几分钟内,损伤组织的毛细血管静水压明显增加,并且伴有毛细血管通透性增强,这将导致血浆从血管内隔室快速移动穿过热损坏的毛细血管,进入组织间隙(造成水肿),并作用于烧烫伤处本身。血浆中,液体和蛋白质的损失造成血管室中的胶体渗透压下降。因此,液体和电解质继续从血管内渗漏,造成烧烫伤组织的水肿形成以及整个身体水肿。

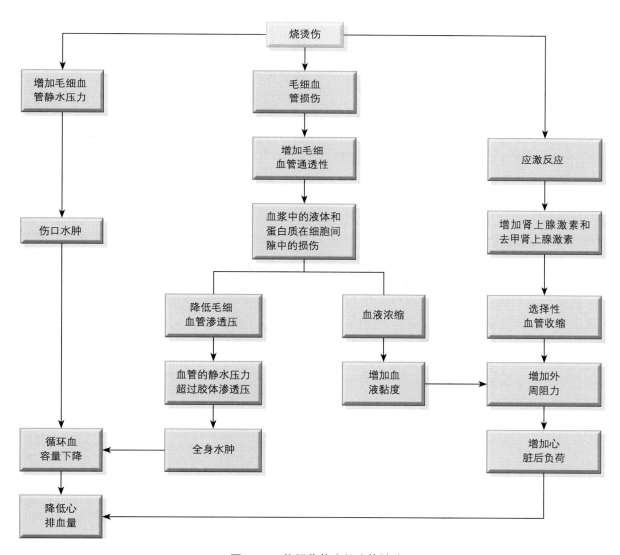

**图 53-4 ▲ 烧烫伤休克的液体转移**

渗出液由钠、水和血浆蛋白组成，伴随着心排血量减少，血液中红细胞浓缩，主要器官灌注减少，以及由于心排血量减少造成的器官功能减退。烧烫伤后的病理反应和生理反应是双相的。在受伤后的早期阶段，由于心排血量减少会导致全身器官的功能减退，外周血管阻力增强而导致的创伤后神经内分泌应激反应，这会增加心脏后负荷，导致心排血量进一步减少。外周血管阻力增加（选择性血管收缩），血浆损失造成的血液浓缩在最初时会显示正常血压。然而，如果补液不足，血浆蛋白的损失仍在继续，很容易发生低血容量性休克。

在接受充分的液体复苏治疗时，心排血量通常在烧烫伤后第 1 个 24 小时的后半部分恢复正常。血容量补充在第 2 个 24 小时内，心排血量增加到高代谢量水平（功能亢进阶段），随着烧烫伤创面闭合，心排血量逐渐恢复正常水平。

在某些情况下，烧烫伤创面超过 60%，心排血量降低对液体的积极复苏无效。心肌抑制因子能够抑制心肌收缩的 60% 是可以确定的。在烧烫伤早期，心肌抑制可能是冠状动脉血流量减少的结果。

肺血管与周围的循环反应类似。然而，肺循环阻力更大，持续时间更长。烧烫伤发生后，患者会立即出现轻微的、短暂的肺动脉高压，也有可能有明显的氧张力减少以及肺顺应性下降。

人体血管内流体空间的丧失会导致循环血容量黏稠度增加以及流动缓慢，这将影响整个机体系统。血流缓慢使得细菌和细胞物质淤积在血管的狭窄部分，尤其是毛细血管内，最终导致血流瘀滞。

通过细胞的聚集和凝结，抗原抗体对烧伤组织的反应增加了循环系统的阻塞。凝血问题是由于凝血活酶的释放以及受伤处血小板释放的纤维蛋白原形成的。如果发生血栓，可能会导致组织受影响而导致缺血坏死。虽然在烧烫伤患者中发病率较低，但是若不及时处理会导致弥散性血管内凝血的发生。

## ▲ 并发症

### 肺损伤

肺损伤通常在烧烫伤发生后的 24~48 小时内

发生，通常是二次吸入可燃物或者是吸入过热空气而造成的。在大面积蒸汽烧烫伤环境中，蒸汽的伤害风险更大，因为水的载热能力相当于空气的 4 000 倍，并且会深深地吸入到肺中。肺损伤也可能是和 SIRS 相关的系统反应。

纤维支气管镜可以直接用于观察气道（促进红斑、水肿、溃疡和血管扩张的评估）以及用于冲洗去除脱落物。如有条件进行纤维支气管镜检查，并在烧烫伤患者急性期时再次检查以来记录肺损伤的面积。必要时，用纤维支气管镜对肺损伤进行完全的直接冲洗。

## 一氧化碳中毒

一氧化碳是一种无刺激、无色、无味气体，形成于任何碳燃料不完全燃烧，这种气体还有其他来源，包括汽车尾气、热水炉、火炉以及烟草烟雾。一氧化碳中毒是一氧化碳与氧气竞争摄取血红蛋白，从而引起窒息。因为血红蛋白对一氧化碳的亲和力比对氧气的亲和力高 200~300 倍，一氧化碳很容易取代氧气，导致碳氧血红蛋白形成，使得动脉含氧量降低。碳氧血红蛋白的氧解离，进一步使得血红细胞向身体组织释放氧气的能力降低。这样会导致严重缺氧，并且会导致相关的脑损伤。

暴露于一氧化碳中的患者，通常处于封闭的燃烧气体环境中，如烟雾、汽车尾气，或者是不完全燃烧的锅炉。一氧化碳中毒的症状取决于患者血液中的碳氧血红蛋白量（表 53-2）。

表 53-2 一氧化碳中毒的症状和体征

| 碳氧血红蛋白饱和度 /% | 临床表现 |
| --- | --- |
| 10 | 无症状 |
| 20 | 头疼、呕吐、用力呼吸困难 |
| 30 | 神志不清、昏睡、呼吸急促 |
| 40~60 | 癫痫发作、昏迷、心电图发生变化 |
| 超过 60 | 死亡 |

一旦怀疑一氧化碳中毒，需要用 100% 高浓度氧治疗。如果患者是呼吸普通室内空气，那么一氧化碳中毒有 4 小时的半衰期，如果是呼吸纯氧，那么只有 45 分钟。100% 纯氧的供应应当持续到碳氧血红蛋白水平低于 10%，这样患者的神经症状才会缓解。持续测量碳氧血红蛋白水平是

评估氧疗反应的最准确的方法。当碳氧血红蛋白水平升高时,脉搏氧饱和仪是不精确的,因为它不能区分血红蛋白中的氧气和一氧化碳。酸碱平衡、乳酸水平、碳酸氢的动脉血气分析及趋势分析有助于处理乳酸或代谢性酸中毒中的一氧化碳中毒。

## 吸入性损伤

除了一氧化碳中毒外,烟雾的吸入也会导致气道热损伤。肺损伤主要是由于吸入性损伤,历史上这样的病例总数小于 10%,但是该类患者在烧烫伤死亡率中占 20%~84%,同时吸入性损伤也是增加患者住院时间的原因之一。损伤的三个阶段描述如下:

1. 烧烫伤发生后的第 1 个 36 小时内可能发生急性肺功能不全。

2. 烧伤后 6~72 小时内,有 5%~30% 的患者会发生肺水肿。

3. 烧伤后 3~10 天内,有 15%~60% 的烧烫伤患者会发生支气管肺炎。

上呼吸道损伤是由于吸入过热的空气而导致,这会使声带的声门上区起水疱,形成水肿。这种情况可能会引起气道阻塞和水肿。声音嘶哑、喘鸣、呼吸困难、含碳痰、呼吸急促表明气道受伤,必须立即治疗。早期气管插管可以防止病情恶化。

气管、支气管和肺的实质损伤,通常是由于吸入不完全燃烧产生的化学物质(乙醛、丙烯醛)或有害气体而导致的化学性肺炎。肺下部分损伤的相关病理生理变化包括受损的纤毛活动、分泌过多、水肿、炎症和支气管痉挛。气管和肺泡的炎性变化发生在伤后 24 小时,肺支气管支变得发炎和水肿。肺泡可能塌陷,造成顺应性降低,导致肺不张。急性呼吸窘迫综合征可能迅速发展。然而,直到伤后第 2 个 24 小时前,变化可能不会太明显。肺水肿是一种可能性,从烧烫伤发生的最初几个小时到七天内都有可能发生。患者能感觉到就是缺氧。

护士应当通过病史和体格检查,察觉患者可能潜在吸入性损伤的危险,详见表框 53-5。ABG 评估显示 $PaO_2$ 降低。通常,入院时胸片显示正常,因为病情不会显示变化直至烧伤后 24~48 小时。收集痰标本进行细菌培养和药敏检测。喉镜和支气管镜对确定黏膜外碳物质(吸入性损伤的最可靠标志)的存在和黏膜状态(水疱、水肿、红斑)更有价值。更多特殊的确认吸入性损伤检查是利用纤维支气管镜,可以直视邻近的气道,以及采用氙133 显像(灌注肺扫描)。氙气 133 显像是为诊断小气道和肺损伤提供实质的帮助。

---

**表框 53-5　患者安全**

吸入性损伤的病史和体格检查

- 在封闭区域发生事故的经历;
- 鼻部或面部毛发烧焦;
- 口腔或咽黏膜的烧伤;
- 口周区域或颈部烧伤;
- 含碳痰;
- 声音的变化;
- 意识水平的变化。

---

## 感染

感染是烧伤患者面临的最严重的问题,感染是烧伤发生后第一周内最常见的死亡原因。人体自身和外界环境之间的机械屏障损伤是人体防御减弱的第一步。所有的免疫系统,包括先天免疫吞噬作用,如补充、可溶性介质产生抗体,以及细胞防御系统(T 细胞),被烧伤严重损坏。

护理团队的护理行为可能会影响到患者的生存率。所有侵入性导管,包括气管导管、中心静脉导管,以及膀胱导管,必须尽可能无菌操作。虽然皮肤和肠道是内生细菌的来源,但是对于烧烫伤患者来说,更大的威胁是来自其他患者所携带的耐药菌繁殖。在处理患者、患者的床或者设备前,必须先清洗双手。在更换辅料和伤口清理时,必须要戴上无菌手套。经常性的细致洗手可能会比其他单一的防护措施更有益于防止感染。虽然每个烧烫伤中心控制感染的规则各不相同,但目的是一样的:尽一切努力,以尽量减少患者之间的细菌传播。

烧伤患者侵袭性感染的诊断异常困难,大多数烧伤患者满足两个或者两个以上的 SIRS 诊断标准,因为他们长期不断地暴露于环境中,从而释放炎性介质。美国烧伤协会达成共识认为护理团队应及时寻找患者的感染源(表 53-3)。多系统器官功能障碍的表现,如低血压、缺氧、缺氧、肺顺应性降低、肾功能衰竭,或肝功能障碍,均被认为是感染性休克的迹象。

表 53-3　美国烧伤协会（ABA）标准：烧伤脓毒症和感染
与全身炎症反应综合征

| ABA 标准 | SIRS |
|---|---|
| 体温 >39℃或 <36.5℃ | 体温 >38℃或 <36℃ |
| 心率 >110 次 /min | 心率 >90 次 /min |
| 呼吸速率 >25 次 /min 或者每分钟通气量 >12L/min | 呼吸速率 >20 次 /min 或动脉血二氧化碳分压 <32mmHg |
| 血小板减少 <10 万 /mcl | WBC>12 000/mm³ 或者 < 4 000/mm³ 或者左移 10% |
| 高血糖（没有预先存在的糖尿病或者胰岛素抗体） | |
| 肠内营养不耐受 | |

判定感染的标准至少需要有上述标准中的三项。

From Greenhalgh DG, Saffle JR, Holmes JH, et al: American Burn Association consensus conference to define sepsis and infection in burns. J Burn Care Res 28(6):776-790,2007.

通过擦拭伤口的定性培养相较于其他细菌物种伤口的表面性质没有更多较大差异，烧伤创面的组织切片可定量测定每克组织中细菌的菌落形成单位（CFUs）。烧伤创面脓毒症是由于菌落计数大于 105CFU/g，定量细菌培养可以使得入侵的病原分离，并且予以鉴定。

## 创伤

伴随烧伤的损伤会给烧伤患者带来重大风险，如骨折以及头部外伤。确保患者气道通畅、呼吸和循环均优先于特殊损伤的护理。颈椎损伤应先予以固定和清理。如果怀疑头部有外伤，则需要进行 CT 扫描。烧伤患者的病史是评估病情的关键。烧伤创面可能会掩盖一些潜在损伤的典型症状，如淤血和肿胀。造成烧伤的原因有很多，如爆炸，患者被震倒或者跌落，以及汽车碰撞等。在发生触电导致的损伤后，还必须对骨折导致的继发性肌肉收缩进行评估，尤其是颈椎棘突及长骨。

## ▲ 评估和管理

烧伤患者的初步评估与一般的创伤患者相同，ABA 已经确认了将患者送往烧烫伤中心的标准（表框 53-6）。符合标准的烧伤患者在急诊接受

初步评估和治疗后应当转运到专门的烧烫伤治疗中心接受治疗。一旦患者发生烧伤，不管患者是在最初治疗的医院还是被转运至烧伤救护中心，都应立即对患者进行复苏治疗。在转移到烧伤治疗中心前应当做好主要以及次要的检查，稳定患者的病情对转运患者而言至关重要。同其他重大创伤一样，烧伤发生后的首个小时至关重要，并且接下来的 24~36 小时也很重要。体内液体平衡、呼吸系统和营养的管理也至关重要，所有的系统对患者的生存都有着重要的影响。

| 表框 53-6 | 转诊到烧伤中心的标准 |
|---|---|

- 二度烧伤 TBSA 超过 10%。
- 烧伤部位包括面部、手、脚、生殖器、会阴和主要关节。
- 任何年龄层次的三度烧伤。
- 电烧伤，包括雷击。
- 化学烧伤。
- 吸入性损伤。
- 既往患病史会导致的护理复杂、恢复时间延长、且影响死亡的烧伤患者。
- 伴创伤的烧伤患者，其伤残和死亡风险较大 *。
- 无相应的护理人员和设备开展治疗的儿童烧伤患者。
- 需要特殊的社会、情感或者长期康复支持的烧伤患者。

* 在这种情况下，如果创伤造成更大的直接风险，患者在病情稳定前需要在创伤中心接受治疗后再转诊烧烫伤治疗中心。医生的准确判断是必要的，在这种情况下，应与区域的医疗控制计划和分诊规则相协调。

转诊标准数据来自于美国烧伤协会烧伤中心。

## 复苏阶段

### 初步评估

初步评估中的调查参数：

- 颈椎保护的气道维护；
- 呼吸和通气；
- 控制出血与循环；
- 残疾情况（评估神经功能缺损）；
- 暴露（给患者完全脱光衣物，但保持体温）。

### 气道

对于烧伤患者的初步评估，必须首先评估气道。气道受损的无意识患者可通过推举下颌法、托下颌、置入口咽来缓解，或进行气管插管。当怀疑患者有颈椎损伤时，不能过度拉伸患者颈部是至关重要的。

## 呼吸和通气

通气要求肺、胸壁、膈肌的功能完好。评估呼吸和通气,护士必须检查患者胸部并验证每个肺的呼吸音,评估呼吸速率和深度,用非重复呼吸面罩进行高流量的吸氧治疗,约 15L/min,评估胸部周围全层烧伤患者是否有通气功能损害。

## 循环

循环评估包括血压和心率的测量,应特别注意烧伤患者有无远端末端循环障碍。尽可能地在未受伤的皮肤用大号静脉针头置入两路静脉插管。有指征时,插入中心静脉导管,多普勒超声可以用来评估脉搏。表框 53-7 列举了循环受损的危险因素。

| 表框 53-7 | 患者安全 |
| --- | --- |
| **循环障碍的危险因素** | |
| • 尽管给予了足够的复苏,但脉搏仍逐渐减弱; | |
| • 毛细血管充盈减少; | |
| • 感觉障碍; | |
| • 疼痛逐渐加重; | |
| • 感觉异常; | |
| • 肢体苍白。 | |

## 伤残

一般来说,烧伤患者是清醒或者有意识的。如果没有,那么需要考虑以下相关因素,如吸入性损伤、头部外伤、药物滥用,或者预先存在的病史。用 AVPU 法评估确定患者的意识水平(清醒、对口头刺激作出反应、对痛苦的刺激做出反应、没有反应)。

## 暴露

烧伤患者的衣物以及首饰都需要清除,以便于完成初次以及二次评估检查,确保为患者提供适宜的温热环境。检查后,给患者盖上干净的、干燥的床单和温暖的毛毯,以防止蒸发导致体温下降。如果可以,可将静脉输注的液体加温至 98.6℉(37℃)至 104℉(40℃)。

## 二次评估

复苏完成后,需要进行一次完整的二次评估,包括调查患者的详细病史、体格检查以及整个事故过程。每一次评测都是确认烧伤患者身体的变化(表框 53-8)。详细的神经系统检查完毕,最初的影像学和实验检查完成后,复苏措施要持续不断地评估。

| 表框 53-8 | 二次评估中需询问的问题 |
| --- | --- |

**热烧伤**
- 烧伤是怎么发生的?
- 烧伤发生在室外还是室内?
- 衣物有无烧及?
- 花了多久时间灭火?
- 是否伴有爆炸?
- 烧伤患者是否是在充满烟雾的房间里找到的?
- 烧伤患者是如何逃生的?
- 烧伤患者有无从窗户逃生?
- 现场有无其他伤者或死者?
- 烧伤患者在现场是否已经无意识?
- 是否是汽车碰撞?
- 车辆有无严重损害?
- 车辆有无起火?
- 听到的受伤环境是否和烧伤的特征情况一致(是否有药物滥用的可能性)?

**烫伤**
- 烫伤是如何发生的?
- 致使烫伤的液体温度是多少?
- 致使烫伤的液体是什么? 具体有多少液体?
- 烫伤是如何冷却的?
- 烫伤发生时有哪些人在场?
- 烫伤发生在何处? 是否有药物滥用的可能性?

**化学烧伤**
- 具体的化学物质是什么?
- 是如何发生的?
- 持续时间多久?
- 有无污染发生?

**电烧伤**
- 是何种电能?
- 烧伤患者有无失去意识?
- 烧伤患者有无摔倒?
- 估计电压是多少?
- 现场有无心肺复苏?

完整的病史和体格检查是二次评估的标志，烧伤患者存在基础疾病是非常普遍的。存在的疾病包括糖尿病、高血压、哮喘、癌症、卒中等，均应当记录在案。如果可能的话，从患者处获得完整的药物列表，或者是要求家庭成员提供相关信息。此外，任何过敏以及破伤风免疫史，最后一次进食均须记录在案。对烧伤深度以及面积都需要进行评估。

烧伤需要综合评估，以下是针对烧伤患者的实验室及诊断性研究的指标。
- 全血细胞数；
- 综合化学指标，包括尿素氮；
- 肌酸水平；
- 尿液分析；
- 血气分析，包括碳氧血红蛋白；
- 电解质；
- 胸部影像。

经过初步和进一步检查，烧伤创面采用干燥敷料覆盖，以减少感染的风险，同时也能达到保暖效果。对于小面积表皮烧伤可采用冷疗。如果一位患者为高压电击伤或者被监测到有心脏损伤时，必须要给予持续心电监测。如果患者为化学烧伤，创面应该立即给予大量的水进行冲洗以冲去化学品，去除所有污染的衣物并打包。如果患者正在转运至烧伤中心的途中，应给予初期液体复苏，留置胃管（NGT），进一步评估留置导尿。

## 提供血流动力学支持

烧伤休克期治疗的目的在于，在低血容量性休克期间，支持指导毛细血管通透性恢复。液体复苏是复苏阶段首要的干预措施，以保证组织灌注和器官的基本功能。液体复苏的目标如下：
- 纠正液体，电解质和蛋白质缺失；
- 补充持续丢失的液体和保持液体平衡；
- 预防过度水肿产生；
- 保持成人尿量为 30~50ml/h ［约为 0.5ml/（kg·h）］。

## 液体管理公式

液体复苏公式有很多（表框 53-9）。每一个公式都各有利弊，公式的首要不同在于所推荐的容量管理和给予盐的不同。综合来说，一定要严格给患者补充丢失的晶体和胶体液。给予水分，5% 葡萄糖溶液可加或不加电解质，规律的补充未察觉的液体损失。林格液为晶体液的首选，因为它和细胞外液最接近，可以保持体内盐的平衡。

---

| 表框 53-9 | 液体复苏公式 |
| --- | --- |

**Baxter 公式**
- 第 1 个 24h：乳酸林格液［4ml/（kg·%TBSA）］；第 1 个 8h 给予一半的量，另一半在剩下的 16h 内输入。
- 第 2 个 24h：补充葡萄糖、钾、胶体液［0.3~0.5ml/（kg·%TBSA）］。

**Brooke 公式**
- 第 1 个 24h：乳酸林格液［1.5ml/（kg·%TBSA）］，胶体液［0.5ml/（kg·%TBSA）］，第 1 个 8h 给予一半的量，另一半在剩下的 16h 内输入。
- 第 2 个 24h：乳酸林格液［0.5~0.75ml/（kg·%TBSA）］，补充 5% 葡萄糖（2L）。

**改良 Brooke 公式**
- 第 1 个 24h：乳酸林格液［2ml/（kg·%TBSA）］，第 1 个 8h 给予一半的量，另一半在剩下的 16h 内输入。
- 第 2 个 24h：胶体液［0.3~0.5ml/（kg·%TBSA）］，补充 5% 葡萄糖以保证足够的尿量。

**Consensus 公式**
- 第 1 个 24h：乳酸林格液［成人 2~4ml/（kg·%TBSA）；儿童

3~4ml/（kg·%TBSA）］，胶体液［0.5ml/（kg·%TBSA）］，第 1 个 8h 给予一半的量，另一半在剩下的 16h 内输入。
- 第 2 个 24h：胶体液［0.3~0.5ml/（kg·%TBSA）］，补充不含电解质的溶液（成人）或者 0.45% 氯化钠溶液（儿童）以保证足够的尿量。

**Dextran 公式**
- 第 1 个 8h：40- 右旋糖酐［2ml/kg·h］，林格液输注，保证尿量 30ml/h。
- 第 2 个 8h：新鲜冰冻血浆［0.5ml/kg·h］，持续 18h，输入晶体液以保证足够的尿量。

**Evans 公式**
- 第 1 个 24h：0.9% 氯化钠溶液［1ml/（kg·%TBSA）］，胶体液［1ml/（kg·%TBSA）］；第 1 个 8h 给予一半的量，另一半在剩下的 16h 内输入。
- 第 2 个 24h：0.9% 氯化钠溶液［0.5ml/（kg·%TBSA）］，5% 葡萄糖溶液（2L）。

针对烧伤患者采用 ABA 推荐公式,这个公式是经典的 Brook 公式和 Baxter(Parkland)公式的结合,公式指出烧伤患者补液应该按照每 1% 烧伤面积,每公斤体重,补充 2~4ml 林格液,总量计算第 1 个 24 小时,总量的一半在第 1 个 8 小时给予,1/4 在第 2 个 8 小时给予,1/4 在接下来的 8 小时给予。ABA 公式和其他公式为液体复苏的指南,根据个体差异,烧伤患者 1% 烧伤面积第 1 个 24 小时补液量可以相差 2~4ml/kg。通常需要比公式计算更多液体复苏的患者,包括电击伤、吸入性损伤、延迟复苏、烧伤早期脱水、伴随的创伤。

另一些公式主张补充高渗盐水或胶体液。高渗盐复苏会降低患者体液量,需筛选特定患者才能实施,但同时还会导致严重高钠血症,使用时必须谨慎。是否该在烧伤后 12 小时内补充胶体液存在争论,由于烧伤后毛细血管漏容易引起胶体液由内皮连接处渗漏。因此,当毛细血管漏发生时,补充胶体液并没有比补充晶体液有更多的优势。受伤后,毛细血管完整性修复时间不同,但通常在伤后 12~14 小时。许多医生选择在这个时间点开始给患者补充胶体液,将白蛋白控制在 2.0~3.0mg/dl。用什么类型的胶体液一直存在争议,有些中心使用低盐白蛋白,有些中心选择新鲜的冰冻血浆。

复苏不够或复苏过度都会造成不良的后果,因此,复苏平衡具有挑战性。应注意避免输液过多与肺水肿,但做到较为困难,因为烧伤后需要短时间内大量输液。例如,采用 ABA 公认的公式指导输液,一个 75kg,烧伤面积超过 50% 的男性患者,需要输入高达 15 000ml 的液体(4ml × 75kg × 50% TBSA=15 000ml)。其中,7 500ml 于第 1 个 8 小时内输完,3 750ml 在第 2 和第 3 个 8 小时输入,由于需要快速地输入大量的液体,因此很难避免发生液体过多和肺水肿。

伤后第 1 个 24 小时,液体复苏时需充分考虑蒸发的水分丢失量。首先给予 5% 葡萄糖溶液,保证患者钠含量为 140mEq/L。液体输入的量应取决于伤情、年龄、生理状态、以及相关的损伤,因此,液体复苏公式因人而异(图 53-5)。

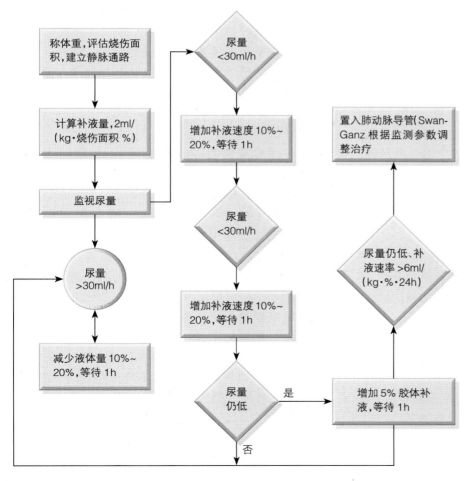

图 53-5 ▲ 伤后第一个 24h 内的液体管理。(From Rue LW, Cioffi WG: Resuscitation of thermally injured patients. Crit Care Nurs Clin N Am 3(2): 186, 1991.)

尿量是液体复苏监测患者肾功能最好的指标。不使用利尿剂时尿量的增加预示着复苏阶段的结束。如果尿量达到预期，输液速度可以每小时减少 20%~30%，持续 2 小时，并可反复进行。维持成人患者正常尿量限定为 30~50ml/h［0.5ml/(kg·h)］非常重要，另一个显示液体补充足够的指标见表框 53-10。

| 表框 53-10 | 补液效果满意的指征＊ |
| --- | --- |
| 尿量 | 30~70ml/h[0.5ml/(kg·h)] |
| 脉率 | 100~120 次 /min |
| 中心静脉压（CVP） | <12cmH_2O |
| 肺动脉压 | <18mmHg |
| 肺部听诊 | 清 |
| 语颤音 | 清 |
| 胃肠道 | 恶心和肠梗阻消失 |
| 动脉血气和乳酸值 | 正常 |

＊ 中心静脉和漂浮导管因脓毒症可能并不需要常规放置；但是，特殊情况还需使用。

通常每天都要测量患者的体重，液体复苏大量输液时可以有 15% 体重增长，需要准确监测液体出入量。深部肌肉损伤患者（如Ⅱ°、Ⅲ°烧伤或电烧伤）是造成急性肾功能不全的危险因素。肾功能不全可由液体复苏不足或病细胞释放的肌红蛋白和血红蛋白引起，这些并发症，有时称之为"血色素沉着病"，可堵塞肾小管，导致肾小管坏死。血色素沉着病可产生棕红色尿液，血红蛋白出现在尿液中，应及时纠正酸中毒。静脉输液可促进尿液排出（75~100ml/h），直到尿液呈现黄色，且无血红蛋白尿。

## 提供肺部支持

吸入性损伤是导致烧伤后第 1 个 24 小时内死亡的原因，死亡率可增加 20%；当合并肺炎时死亡率增加 60%。吸入性损伤的成功救治目标包括促进氧合，减少肺间质水肿和气道堵塞。

吸入性损伤治疗的直接干预较为困难，通常给予大量的支持治疗。氧气湿化可预防干燥和黏膜脱落。上呼吸道水肿高发于伤后 24~48 小时，如果损伤是轻度或中度时，应给予患者高半卧位，给予外消旋肾上腺素可以充分地限制水肿的进一步发生。严重的上呼吸道堵塞可以插管，以保持气道通畅，直到水肿消退。

气管支气管轻度损伤时，通过高半卧位、咳嗽、深呼吸、胸部物理治疗、改变体位、吸痰和刺激性肺活量仪锻炼等肺清洁方法来预防肺不张。更为严重的吸入性损伤时，有必要加强经常性吸痰，利用纤维支气管镜清除气道脱落的黏膜。这些患者需要气管造口置管和机械通气。呼吸支持的目的是提供足够的气体交换，降低吸氧浓度和气道阻力，减少氧中毒和气压伤的发生。使用体积扩散的呼吸优于传统的机械通气。体积扩散呼吸时，潮气量积聚，有一定的气道压，予以被动呼吸。通过呼吸循环，持续高频震荡通气，这种吸气方式有助于机械通气和部分补充阻塞的肺泡。

支气管痉挛患者需要通过雾化或静脉注射给予支气管扩张药。密切监测呼吸参数，关注呼吸音、生命体征，尽早发现输液过度问题。

支气管肺炎在任何时期都可能发生于其他呼吸问题的基础上。空气传播的支气管肺炎最为常见，可发生于伤后早期，好发于下呼吸道损伤。出血性或粟粒性肺炎可起源于细菌传播，继发于脓毒症，通常是烧伤创面的感染，且好发于伤后 2 周。

预防性使用抗生素和类固醇类并不能阻止吸入性损伤患者感染和并发症的发生。降低危重症患者院内感染发生率的新方法是加强调查监测管理，包括采用肠道去污染疗法。

## 切痂术

手臂或腿的环形烧伤可引起筋膜间隙综合征，皮肤下出现组织水肿，伤肢深度或全层烧伤出现的坚硬的焦痂。

为了减少环形烧伤引起的并发症，在第 1 次体检时应去除患者的戒指、手表、其他珠宝，患肢的抬高和制动可减少环形烧伤的危害。每小时评估一次皮肤的颜色、敏感度、毛细血管充盈度和末梢搏动。多普勒超声是用于评估动脉血流速度和切开减张的可靠手段。每小时监测上肢的桡动脉和掌弓动脉搏动，以及下肢的胫后动脉和足背动脉搏动。超声检查若动脉搏动消失或减弱，则提示需进行切开减张术。胸部环形烧伤时，需要持续评估呼吸和通气。切痂术可以缓解胸壁压力和改善通气。

切开减张可在床边实施。在无菌条件下，采用电刀和 / 或手术刀操作。为防止病情延误，不必要在手术室进行操作。因为深度烧伤时，患者感觉缺失，所以较少采用局麻，使用小剂量麻醉剂和苯二氮䓬类药物就可使患者感到舒适。气管插管的重度烧伤患者，可以给予镇静镇痛药物。

切痂操作应定位于四肢中侧偏后缘，从痂面扩展至皮下脂肪层，为的是在减压时留出足够的切缘（图 53-6），操作尽可能从未烧伤的组织切至另一侧无烧伤的组织。整个过程应注意解剖位置正确，减少对重要血管和神经丛的伤害，尤其是在关节部位。

实施手术时应让患者处于正确的解剖位置，以便减少对主要血管和神经束的损伤，尤其是当跨过关节进行切开时。

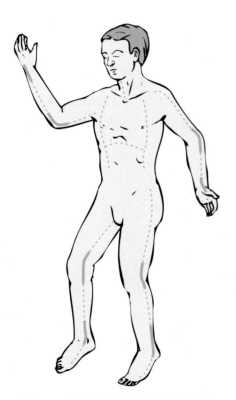

**图 53-6** ▲ 焦痂切除术伤口首选部位

## 修复阶段

当患者病情稳定，须促进康复，预防感染。如前面内容所述，烧伤几乎对每个器官系统都有重要影响。表框 53-11 列举了烧伤患者的护理诊断，表框 53-12 列举了烧伤患者的协同护理指南。

| 表框 53-11 / 护理诊断 |
| --- |
| **烧伤患者** |

- 清理呼吸道无效　与咳痰无力、口咽和气管肿胀或人工气道有关。
- 气体交换受损　与吸入性损伤、肺不张、急性呼吸窘迫综合征或二氧化碳潴留有关。
- 无效呼吸型态　与胸部环形烧伤、上呼吸道梗阻或 ARDS 有关。
- 外周组织灌注不足　与水肿或环形烧伤（焦痂综合征）有关。
- 体液不足　与毛细血管渗透性改变、迟钝、第三间隙液体丢失有关。
- 体液过多　与液体复苏和烧伤后 3~5d 继发液体重新分布有关。
- 皮肤完整性受损　与烧伤或外科干预有关。
- 体温过低　与皮肤缺损有关。
- 营养失调：低于机体需要量　与烧伤后高代谢反应和肠道麻痹有关。
- 排尿障碍　与留置导尿有关。
- 有感染的风险　与皮肤完整性受损、侵入性操作和免疫力下降有关
- 急性疼痛　与神经末梢暴露、侵入性操作、外科操作和换药有关。
- 应对无效　与体像改变与焦虑有关。
- 焦虑　与创伤、死亡恐惧、害怕毁容、体像改变恐惧和人际关系的改变有关。

## 保证充足的营养

19 世纪 70 年代后期，烧伤患者的营养需求得到重视，尤其是重度烧伤被救活的患者，那时期住院患者经口摄入很少直到发生恶病质。很明显，合理的营养支持对促进重度烧伤患者的康复有着举足轻重的作用。

虽然早期肠外营养可能会增加死亡率，因其增加了感染风险，但是仍然推荐开展早期肠内营养，因为可减少肠道菌群失调。来自肠道的菌群侵入肠道淋巴系统和静脉系统会影响健康。然而，烧伤休克复苏期间，伴随出现的肠道水肿和免疫抑制导致机体难以有效的清除微生物。微生物不仅产生于器官中，还来自细胞壁碎片，并通过抗体播散，促进了炎症介质的释放，如 TNF、白介素 -1、白介素 -6，这些炎性介质导致了代谢亢进反应，可能引起全身应激反应综合征。

合理的肠内营养应在伤后第 1 个 24 小时内给予，可减少肠道内微生物的转移。虽然还没有

| 表框 53-12 | 烧伤患者的协同护理指南 |
|---|---|

| 转归 | 干预措施 |
|---|---|
| **氧合 / 通气** | |
| 气道支持<br>听诊肺清音 | • 每 2~4h 及必要时听诊呼吸音。<br>• 评估吸入性损伤，预估是否需要置管。<br>• 评估气道分泌物的数量和颜色。<br>• 适时给予吸痰（第 25 章，表框 25-16）。<br>• 吸痰前后给予高浓度吸氧和高通气 |
| 上呼吸机的患者气道压峰值，均值<br>和平台压在正常范围 | • 每 1~2h 监测气道压<br>• 每 8h 监测肺部并发症（第 24 章）。<br>• 给予支气管扩张剂和黏液溶解剂。<br>• 每 4h 执行胸部理疗。<br>• 监测气道压和肺部并发症以促进恢复。<br>• 计算 $PaO_2/FiO_2$ 比值和氧合指数，监测趋势。 |
| 无肺不张或浸润指征 | • 每 2h 翻身一次。<br>• 考虑动力学疗法或俯卧位。<br>• 每日行胸部 X 线检查。 |
| 动脉血气在正常范围 | • 初始及后续碳氧血红蛋白水平 <10%。<br>• 监测动脉血气保持平衡，乳酸和碳酸氢钠水平（脉氧仪和计算脉氧饱和度）。<br>• 提供湿化氧气。<br>• 考虑高压氧治疗。 |
| **循环 / 灌注** | |
| 血压、心率、中心静脉压、肺动脉压<br>在正常范围 | • 每小时评估生命体征。<br>• 如果患者置入肺动脉测压导管，每小时评估血流动力学。<br>• 为维持心脏前负荷，按医嘱补充血容量。 |
| 维持体温在正常值 | • 每小时监测体温一次。<br>• 保持室温，使用暖色灯光或加盖毛毯预防低体温。<br>• 通过降低室温来降低患者的高体温，使用退热剂和降温毯降低高体温。 |
| 维持四肢灌注；完好的脉冲 | • 每 1h 通过多普勒和触诊监测灌注情况。<br>• 抬高烧伤的肢体。<br>• 准备实施切痂术或筋膜切开术。 |
| **体液 / 电解质** | |
| 保持液体平衡：<br>尿量 30~70ml/h 或 0.5ml/(kg·h)<br>CVP 8~12mmHg<br>PAOP12~18mmHg<br>心率 100~120 次 /min | • 每小时评估出入量。<br>• 给予乳酸林格氏液 2~4ml/(kg·TBSA%)，于伤后第 1 个 24h 输入。<br>• 监测尿量增多的时机，作为减少输入量的指标。<br>• 每日监测体重。 |
| 电解质、矿物质、肾功能指标在正常<br>范围 | • 监测并给予电解质和矿物质。<br>• 监测血尿素氮、肌酐、肌红蛋白和尿中电解质和糖。<br>• 监测神经系统的状况。<br>• 监测和治疗心律失常。<br>• 监测和限制水分蒸发，如果烧伤患者血钠水平大大降低会出现极度口渴。 |

| 表框 53-12 | 烧伤患者的协同护理指南(续) |
|---|---|
| 转归 | 干预措施 |

**活动 / 安全**

| 活动关节 | • 每 1~2h 给予适度范围的运动。<br>• 必要时用夹板保持功能位。 |
|---|---|
| 无活动相关的并发症 | • 每 2h 翻身一次。<br>• 膝关节运动治疗。<br>• 注意下肢深静脉血栓。 |
| 无感染迹象 | • 严格无菌操作。<br>• 保持侵入性置管和其他导管的无菌性。<br>• 根据医院规章,更换敷料和侵入性置管,如有需要,进行伤口、血和尿的细菌培养。<br>• 监测痰和伤口的变化。<br>• 监测 SIRS/ 脓毒血症的发生:体温、心动过速、呼吸急促或分钟通气量过高、喂养不耐受、血糖升高 / 胰岛素抵抗。 |

**皮肤完整性**

| 保证未烧伤皮肤的完整性 | • 每 4h 评估皮肤一次,并给患者翻身。<br>• 每 2h 翻身一次。<br>• 考虑使用减压床垫和仪器。 |
|---|---|
| 烧伤开始愈合且没有并发症 | • 根据烧伤治疗方案;提供表皮药物治疗和清创术。<br>• 监控皮肤移植的有效性。<br>• 保护植皮区(如床位、敷料)。<br>• 注意空气流通,提高治愈率和减轻烧伤创面的压力。 |

**营养**

| 计算热量和营养摄入、新陈代谢需求(如基础需要量) | • 伤后 24h 内给予肠内外营养支持。<br>• 咨询营养师或营养支持服务以评估营养需要。<br>• 监测白蛋白和热量摄入。<br>• 监测清蛋白、前白蛋白、转铁蛋白、胆固醇、甘油三酯、糖、氮平衡。 |
|---|---|

**舒适 / 镇痛**

| 患者疼痛最低(<5 分) | • 每 4h 及必要时,采用客观疼痛评估量表评估疼痛和不舒适,疼痛处理后均需要重新评估。<br>• 在进行操作前使用止痛药,并监测患者情况。<br>• 使用非药物的疼痛控制技术(例如,音乐、分散注意力、抚触)。 |
|---|---|

**心理社会状况**

| 患者的焦虑降低 | • 在治疗或讨论病情时,评估患者的生命体征。<br>• 治疗前干预焦虑情绪。<br>• 咨询社会服务者、牧师等。<br>• 给予充足的休息和睡眠。<br>• 多讨论烧伤后的相关影响,利用好资源处理策略。 |
|---|---|

**宣教 / 出院计划**

| 患者 / 重要的其他人可以理解整个过程和治疗的需要 | • 为患者 / 重要的其他人做好教育,如清创、切痂、筋膜切开、置管、机械通气。 |
|---|---|
| 理解疾病的严重性,适当提问,参与潜在并发症管理 | • 解释烧伤后的潜在影响和潜在并发症,如感染、呼吸或肾功能衰竭。<br>• 鼓励重要的家属提问关于烧伤管理、毁容、应对等。 |

完全被证明,但其安全性和便捷性已经得到公认。一种方法是通过鼻饲管以 10~20ml/h 的速度给予营养。虽然不能满足成人的营养需要量,但可以充分保护肠道黏膜。采用肠镜或荧光镜将长期喂养的营养管路置入小肠,通过计算热量准确均匀地增加鼻饲量。像这样的管道的优点是在全身麻醉时实施手术可更早、更快的予以持续鼻饲。小面积烧伤患者仅依靠经口摄入即可满足热量需求及液体复苏量。

虽然胃肠内营养有诸多理论层面的优势及能满足患者的卡路里摄入需求,但仍存在困难,该技术无法应用于所有患者。因为频繁的干扰因素,包括放射影像、外科治疗等,患者平均能吸收 80% 的肠内营养。当患者出现肠梗阻时,肠内营养就凸显了其缺陷,易发生感染。患者容易感染渗透性腹泻,特别当患者排泄物污染创面敷料时。许多用于治疗腹泻的技术,如置换肠道杆菌和酸奶,并且采用苯乙哌啶和盐酸化物可延缓小肠运动。

患者所需的热量和蛋白质通过肠外营养的摄入比肠内营养更可靠。中心静脉导管易导致患者获得侵入性感染(特别是念珠菌感染),是极其不利的。文献报道,和肠内营养相比较,肠外营养发生细菌迁移的概率更高,感染风险更高。长期的肠外营养与肝胆功能障碍有关,包括淤胆型肝炎、胆囊炎。另外,由于麻痹性肠梗阻或长期腹泻导致的患者肠内营养不耐受,应给予肠外营养。

烧伤可导致代谢亢进。19 世纪 70 年代的调查显示,烧伤后患者每日需要 7 000~8 000kcal 以维持体重。虽然烧伤后患者处于高代谢,但并不是相同程度的烧伤都一样,需要不同的管理方式。早期的肠内营养和早期干预可促进烧伤创面越早闭合(早期切痂和植皮、生物敷料使用),高代谢会减慢,创面封闭才算是愈合的开始。Harrison-Benedict 公式描述间接热量测试显示最为严重的损伤热量消耗仅仅是静息状态下消耗的 2 倍,静息状态下的能量消耗是压力因素乘以烧伤面积(表框 53-13)。减少过度喂养,因为其可导致感染的易感性增高。虽然,热量监测仪可避免对患者进行过高或过低的评估,然而对于大多数患者来说,该方法并不优于用公式来计算评估患者的能量需要量(如 Harrison-Benedict 公式)。

| 表框 53-13 | 烧伤患者关于能量消耗的压力因素<br>(Harrison-Benedict 公式) |
|---|---|

女性:静态能量消耗值 =655+[ 1.95× 体重(kg)]+[ 11.02× 身高(cm)]−[ 4.74× 年龄 ]。

男性:静态能量消耗值 =65+[ 2.83× 体重(kg)]+[ 32.31× 身高(cm)]−[ 6.87× 年龄 ]

| TBSA(%) | 压力因素 |
|---|---|
| 0~10 | 1.4 |
| 11~20 | 1.5 |
| 21~30 | 1.6 |
| 31~40 | 1.7 |
| 41~50 | 1.8 |
| 51~60 | 1.9 |
| >60 | 2.0 |

伤口修复依靠氨基酸,是组成蛋白质的基础,各种氨基酸用于肠内营养。精氨酸、谷氨酰胺能提高机体抵抗力,促进氮的储备,支持机体。按公式使用可减少创伤患者感染的几率和缩短危重时间。

判断烧伤患者康复所需要的蛋白质量比较困难。烧伤创面大量的蛋白质流失打破了仅依靠尿液排出的氮平衡。连续测量血清白蛋白,例如转铁蛋白和前白蛋白,是一项比较好的测试蛋白摄入量对机体反应的指标。然而,很少有临床研究显示血清白蛋白与促进临床康复之间的相互关系。避免过度喂养蛋白非常重要,因为容易诱发脓毒血症。成人给予超过 3g/(kg·d)的蛋白质,机体会因无法耐受引起氮质血症。进食蛋白质速率应该从 1.2g/(kg·d)开始,如果后来的血清白蛋白未增加则可增量。患者饮食中也可添加维生素 A 和维生素 C、钾,这些成分可促进伤口愈合。

患者有时会早于预期时间,成功停止营养供给。拔管后 24 小时内给予患者常规流质饮食,可以是豆浆、牛奶、果汁,每天摄入 2 000kcal 热量。应鼓励患者自己进食,减少因为喂养管和中心静脉置管引起的风险。

## 提供骨骼肌肉支持

烧伤后第 1 天,开始物理治疗和职业治疗,抬高患者四肢,促进血液回流,减少水肿。如果患者意识清醒且能配合,让患者在住院和出院期间开展主动和被动运动。

有两个重要因素影响创面修复。一是烧伤创面会因收缩变短，直到有一个相反的力与之对抗。在屈侧部位，会导致创面牵拉收缩。二是挛缩的位置正好是患者感觉舒适的位置。运动锻炼可以减少因烧伤瘢痕导致的肌腱挛缩及关节活动受限。当患者开始恢复并积极参与治疗，按计划运动练习可以增加肌肉力量和耐力。回到日常生活常需要几个月的时间。

挛缩和僵硬的后果是异位骨化。当关节间隙或沿肌腱磷酸钙晶体异常沉积时，异位骨化就会进行性发展。异位骨化会限制关节的运动，特别是在肘部和膝盖。与脊髓损伤患者的异位骨化不同，烧伤患者的异位骨化对帕米膦酸二钠治疗并无作用，并不建议早期手术切除。大部分患者都可以解决，但是极少需要手术清除关节部位的骨化结晶。

### 疼痛管理

医护人员需要进行积极的烧伤疼痛管理。通常采用静脉注射麻醉药物，因为肌肉或皮下注射会继发高代谢反应和体液转移。应根据患者的表现、状态和恐惧感给予抗焦虑药物。患者自控镇痛管理（PCA）对于清醒、有自主能力能够使用静脉泵的患者是非常理想的。PCA 泵可以提供 6~8 分钟间歇持续疼痛的药物剂量治疗。护士可在换药及清创术前给予患者一个剂量的用药。推荐麻醉用药有吗啡、芬太尼和氢吗啡酮。

### 伤口护理

**清洁创面** 各个烧伤中心和医院伤口的清理不尽相同，但最常见的清洗伤口采用的都是水、洗必泰、生理盐水和聚维酮碘。每次换药更换敷料时伤口都要清洗干净，并观察感染迹象和愈合率。

水疗是大多数烧伤中心的首选方法，因为水的保暖性和流动性有利于帮助分解分泌物，清洁并评估伤口，而且在治疗期间可以帮助患者做一系列动作运动。所用的溶液也各不相同，可能含有盐、聚维酮碘和漂白剂。因为手术过程通常是很痛苦的，因此在患者开始前 20~30 分钟应给予镇痛药，之后如有需要持续小剂量给药。此外，应该向患者解释及提供帮助以及镇痛技术（如图像，音乐治疗）。应向患者提供额外的支持：持续的解释说明，什么是可以做的和原因，允许患者参加尽可能多地参与。限制处理过程所花的时间对于患者的疼痛耐受力和温度控制是很重要的。水疗应限制在 20 分钟内以防止极端低温，因为这会增加代谢需求。

在洗澡过程中，应注意避免交叉污染。鉴于此，许多烧伤中心不再使用哈伯德浴缸，而一次性衬垫便携式淋浴车可以提供水疗，并且无污染风险。洗澡可以在中央的淋浴房或装备设施中使用，甚至直接在患者的房间里，减少了运送危重患者的危险。清洁伤口需和污染伤口分开清理。

**用抗菌药物的使用** 外用抗菌药物的选择取决于伤口的深度、位置和特定生物体的存在。贯穿烧伤整个过程的常用抗菌药物包括磺胺嘧啶银（磺胺嘧啶银）、醋酸磺胺米隆（磺胺米隆）、0.5% 硝酸银、呋喃西林、聚维酮碘、杆菌肽、庆大霉素和制霉菌素（表 53-4）。没有单一的药物对所有烧伤伤口感染是完全有效的。我们应依据体内外的检查结果行相关治疗。焦痂和造粒伤口表面可以每周培养三次细菌鉴定污染生物和确定抗生素的敏感性。

表 53-4 烧伤创面的药物管理

| 药物 | 优点 | 缺点 | 用法注意 |
|---|---|---|---|
| 醋酸甲磺灭脓 | 广谱，渗透焦痂 | 疼痛，酸碱失衡 | 1d 2 次，暴露空气中 |
| 硝酸银 | 痛苦少，广谱，创面不敏感 | 无渗透焦痂，淡化创面颜色，且创面保持湿润 | 24h 更换用非黏附性敷料作为里层，然后纱布覆盖 |
| 磺胺嘧啶银 | 痛苦少，广谱，创面不敏感 | 可能引起低白细胞，极难浸透焦痂 | 应用中性敷料，每 12h 更换纱布 |
| 杆菌肽 | 痛苦少，不刺激 | 无焦痂渗透，抗菌谱无上述药物广 | 用薄的非黏附行敷料，如果用于面部，可暴露于空气中 |
| 莫匹罗星 | 抗菌谱多于杆菌肽 | 价格昂贵 | 用薄的非黏附性敷料，如果用于面部，可暴露于空气中 |
| 新霉素 | 痛苦少 | 抗菌谱无上述药物广 | 用薄的非黏附性敷料，如果用于面部，可暴露于空气中 |

磺胺嘧啶银是入院时主要的外用药物。最常见的不良反应是短暂的白细胞减少症;因此,必须常常监测。如果白细胞计数低于 3 000/mm³,医生可能会开另一种外用剂。当白细胞计数恢复正常(4 000~5 000/mm³),磺胺嘧啶银才可再次使用。

如果创面菌落数增加,选择的外用药通常是醋酸磺胺米隆乳膏。它是一种应用于烧伤创面边缘焦痂有效的广谱药,药物作用持续 3 小时。患者不适感非常常见,这是因为由于醋酸磺胺米隆可穿透焦痂组织,使用后大概 20~30 分钟产生烧灼感。它可抑制碳酸酐酶,导致代谢性酸中毒。这种酸中毒最初是由换气过度补偿。通常通过口服柠檬酸钠液(碱化液)或静脉输入碳酸氢钠来纠正酸碱失衡。

应用外用抗菌药物可抑制创面上皮化,提高代谢率。电解质失衡(如硝酸银浸出的钠离子)和酸碱异常都可能发生。使用任何局部药物,重要的是要使用无菌技术。抗菌药膏应用厚度应遵循说明书,保持一定频率以维持药物浓度。

**清创术** 焦痂覆盖于创面,直到自动分离或者切除。如果创面没有感染的迹象或症状,患者血流动力学稳定,或情况不允许切除,小面积烧伤创面可让其自动脱痂。理论上,烧伤创面管理很简单。焦痂感染前我们需要对烧伤创面进行清创和皮肤移植借以封闭创面。然而,有时烧伤并发严重全身性并发症,如低血容量和败血症,可能会明显推迟这一过程。

**机械清创** 机械清创可使用钳、剪,轻轻提起和修剪松动坏死组织。另一种机械清创的形式是用湿 - 干或湿敷料的形式的粗纱布包扎伤口。湿 - 干敷料由湿润的粗纱布构成。作为内层辅料,它紧贴创面,吸收渗出液和渗出物。成 90° 角去除敷料,尽量不破坏新生组织和新微粒肉芽。随着创面形成肉芽组织的数量不断增加,湿性敷料可以用来防止干燥和创伤。这些敷料可以保持湿润直到下一次换药。去除该敷料应成 180° 角,首先从伤口边缘向中心的方向,这样可以防止新生上皮组织破坏。

**酶清创** 酶清创术包括蛋白水解物对烧伤创面的应用,它可以缩短焦痂分离时间。枯草杆菌酶和人纤溶酶最为常用。先清洁伤口,并对伤口床清理,并盖上一层细纱布。然后应用局部抗菌素,用浸透的生理盐水覆盖。每天更换 2~4 次。

酶清创术具有避免外科手术切除的优点,但必须考虑某些并发症。低血容量的发生可能通过伤口过度失水造成。因此,烧伤面积小于 20% 的患者应该以这种方式处理。伤口周围经常出现蜂窝组织炎和正常皮肤变软的现象,患者常常主诉应用酶清除法后创面会有持续 30~60 分钟的烧灼感。

**手术清创** 在手术切除中,伤口被切除到可见的出血点,同时最大限度地减少有用组织的损失。早期切除术对大面积烧伤患者的生存率有明显促进作用。烧伤引起高代谢和应激反应,直到创面封闭时才可恢复正常。手术切除应在烧伤后 72 小时内,患者血流动力学稳定时开始。

切除完成后,必须止血。可采取凝血酶局部喷洒或者放置浸泡了 1:10 000 肾上腺素溶液的海绵。坏死组织清除后,必须用一个临时或永久性覆盖物来保护和预防感染。

**移植** 理想的替代品是从身体接近的位置移植类似颜色、质地和厚度的自体皮肤。使用取皮刀在患者未烧伤创面取表皮片和部分真皮层。这些移植物,简称为刃厚皮片,可以作为移植片或网状移植片应用于伤口。

薄片移植时,切割的皮肤应用于手术切除区域。它通常是用凡士林纱布覆盖。暴露部位如手和脸,薄层皮片移植比网状植皮外观更自然。

移植皮片必须经常检查,以确保其下方无液体渗出。通过滚动含有棉花的敷贴阻止集聚的液体。该皮片移植应该是"馅饼结痂"允许液体从最近的开放创面流通;这避免了滚动液体至移植物的边缘,增加去除移植组织的风险。黏附开始后,通常在 24 小时后,流体可以用一个非常小的针(26 号)吸取,来避免干扰皮片移植。

在网状移植中,切割的皮肤打洞以形成裂缝,并移植放置在烧伤部位。狭缝(或空隙)可以让皮肤扩张,提供更大的覆盖范围和排水,并可以覆盖在不平的表面。网状移植皮肤往往需要延展,以从每一块自体皮中获得最大的覆盖范围。经常使用的扩张比例是 1:2 和 1:4。当供体有限时,1:6 或 1:7 的比例可用于覆盖大面积烧伤的患者创面。这种大比例、扩张自体皮可被异体皮肤移植或尸体皮移植,合成皮或负压敷料覆盖。这种覆盖方式可以稳定脆弱的网状皮片,而且可以减少体液蒸发、热损失和细菌污染。

在手术后使用敷料固定创面上的皮片,防止剪切和移位。术后敷料也提供一定程度的压缩,减少血肿和皮下积液,但其也可能成为肢体血管压缩的原因。术后 24 小时应每 4 小时记录辅料远端脉搏检查情况。敷料通常直到术后第 3 天才被去除,直到那时,含生理盐水和多粘菌素敷料每 6 小时湿润 1 次,抗生素溶液保持脆弱的网状移植湿润和防止感染。在术后 3 天,由医生去除敷料并评估是否移植成功,采用百分比表示。移植区域然后盖上非黏附的敷料和纱布,最后用纱布卷固定。所有的敷料都应用抗生素溶液浸湿。

在烧伤中心可能会用不同的产品对供区实施护理,有时甚至烧伤外科医生之间也不同。在手术过程中,供区覆盖有一层细网格纱布(如 Scatlet Red、Biobrane、Acticoat)。大多数产品一直覆盖创面,直到从供体部位分离。创面上敷料的放置和干燥状态是非常重要的。供区的日常检查对于检测早期感染蜂窝组织炎是非常必要的。

一种新的技术,即培养上皮自体移植物,已成为广泛的烧伤创面永久覆盖的重要补充。从正常皮肤活检并在实验室进行细胞培养。培养的上皮细胞附于凡士林纱布将伤口覆盖。培养的细胞是非常脆弱的,外科医生可以选择放置牵引固定患者的装置以增加保护移植的组织。经过 7~10 天,去除纱布,并应用非黏附性敷料可防止机械损伤。

## 提供心理和家庭支持

为新入院的患者提供心理支持,在众多重症护理中,这算得上是不小的任务。患者常常是清醒和警觉的,虽然焦虑,也被意外伤害吓到。患者及家属的焦虑水平过高和有关烧伤知识的缺乏,导致他们接近烧伤病房时会感到犹豫,有时歇斯底里。烧伤病房患者的外貌和高科技氛围是令人恐惧的。准备好患者家属初始访问,向其解释预期患者情况并护送他们到床边是极其重要的。家属往往在第一次参观时感到震惊,安静的伫立着,内心的不安和无望不断累积。烧伤对于患者及目睹全过程的人具有戏剧性和心理创伤。为患者及家属提供心理辅导应从入院第 1 天开始。家庭需要持续支持,烧伤团队需要计划和跟进,这往往是在长达数月修复过程中建立信任关系的重要基础。初步建立的信任关系,提供了一个为患者和家属教学和修复学习的强大基础。危重症患者在创面封闭以前的 2~3 个月间,可能会经历各种收获和随之而来的挫折。我们需要对患者及家属进行身体和心理层面上的各种护理。从缺乏系统救治地区长途转运而来的患者及家属会承受一定压力,应避免过分强调提供家庭支持与帮助。

烧伤患者常常觉得失望无助,患者常要求一人独处,围着太多人会让患者感到不舒服。护士应该对患者的某些期望做出反应。也就是说,护士应该向患者解释,与其沟通,告诉他们可以自己吃饭、去洗手间,或在身体允许情况下尽可能多的锻炼身体,这些都是有希望实现的,而且对恢复健康是有利的。

治疗烧伤患者的最好方法是承认它。首先,护士必须接受一个事实,即患者可能无法理性应付,因为患者在情绪和身体方面并不稳定。其次,护士必须想出办法来帮助患者合理应对。通常的干预措施应遵循规范,以便患者知道什么是预期的,奖励其行为,并允许患者尽可能多的控制和选择。

严重烧伤患者或者他们的家属,会将自身的恐惧传递到一个特定的照顾者(医生、护士、治疗师)去抱怨他们被冤枉或不友好,这种情况非常常见。一个精神科联络护士的工作是可以帮助烧伤的生还者认识和处理他或她的恐惧,以便更有效地帮助医务人员支持对患者的治疗。

幻觉、焦虑和具有攻击性是严重烧伤患者常见的生理和心理反应。疲劳、疼痛和药物可能会扭曲现实,让患者产生精神病样行为。

虽然患者往往关注的是现实,家人关注的却是未来,想要知道未来会发生什么。医务者应该使用一个诚实和开放的方法分享关于患者的病情和治疗的信息。

## 康复阶段

大面积烧伤患者需要数月康复和康复治疗。在 ICU 即可开始心身康复治疗,并可持续整个康复阶段。

### 身体康复

烧伤患者的饮食应保持高蛋白水平,直到所有的伤口愈合。当治愈后,饮食应该逐渐满足正常热量的要求。烧伤的患者可能会习惯于多次多量饮食。完全愈合后,代谢恢复正常,如果饮食没有合理的控制,体重会增加。

## 瘢痕和挛缩预防

瘢痕增生及关节挛缩曾经被认为是必然转归,但是目前被认为很大程度上是可以预防的。预防措施应从患者入院就开始,持续至少 12 个月或直到瘢痕完全成熟。

相关的预防措施(即固定身体和帮助患者运动)对护士不是新的技术。身体的扩展对于患者恢复是极其重要的。虽然弯曲的位置患者会感到舒适,但是会造成严重挛缩。应该根据运动练习的范围来选用不同的敷料。特殊夹板用于维持手臂、腿和手的伸展功能位。当伤口完全愈合,患者适合穿一种特殊压力衣。通过在烧伤的整个区域,提供连续的均匀压力,可以有效防止增生性瘢痕形成。这种服装必须几乎一天 24 小时穿在身上并长达约 1 年。光滑的弹性服装可以使人穿普通衣服并快速恢复正常活动。

愈合和移植的皮肤干燥且紧绷,随着创面愈合,患者常常主诉瘙痒难耐。将温和无刺激性的乳液对愈合创面进行按摩,对患者的运动范围可提供帮助,并促进血液循环。

## 心理康复

烧伤幸存者可能会有许多心理问题。患者可能有创伤后应激障碍、焦虑、抑郁以及相应的合并症状。为了确保上述问题得到有效管理,为烧伤患者提供治疗的多学科小组必须包括精神健康专业人员。

## ▲ 烧伤中心治疗的其他类型损伤

烧伤中心治疗不限于传统的烧伤(热/化学、电气或辐射),烧伤中心患者中,主要以皮肤系统为疾病的患者预后往往最好,因为在烧伤中心具有较高的护理水平。烧伤中心的患者可能患有中毒性表皮坏死松解症等情况,多形性红斑和广泛的史蒂文斯约翰逊综合征,以及可能导致大量组织损失的疾病,如坏死性筋膜炎,金黄色葡萄球菌烫伤样皮肤综合征,大疱性类天疱疮或寻常型天疱疮。在一些国家,冻伤患者也送至该地区的烧伤中心治疗。

## 中毒性表皮坏死松解症

中毒性表皮坏死松解症(TENS)是表浅层的剥脱性皮炎,它的致病原因很多,最常见的是药物不良反应、金黄色葡萄球菌毒素或病毒感染,或者病因不详。TENS 可累及全身的整个黏膜表面,包括口腔黏膜和结膜以及阴道或尿道。医护人员应该关注的是该病可能导致口腔病变和呼吸系统的阻塞;而气管插管可作为辅助措施。明确诊断是通过从所涉及的组织中进行活检,观察表皮和真皮交界处的分裂。

一般描述中毒性表皮坏死松解症的患者是按照身体表面面积的百分比,通过补充液体和电解质来补偿通过创面蒸发的液体损失。这种疾病对人体的损伤类似于热蒸汽导致的二度烧伤。中毒性表皮坏死松解症患者创面十分敏感,因为创面神经暴露于环境当中。如果累及脚底,步行是极其痛苦的,如果不活动,可能会导致身体虚弱。营养支持对创面愈合也十分重要。如果摄入的卡路里不足以维持正常需求,继发口腔黏膜病变,建议通过口腔插入细管以便进食。

为了提高中毒性表皮坏死松解症患者的生存率,患者应该送往烧伤中心,因为这需要复杂的伤口护理和细致的感染控制。以往,此类患者采用硝酸银敷料治疗,但最近,各种产品(如敷料、生物敷料等)已被使用。伤口护理主要关注的是,敷料保持湿润而不潮湿,任何时候应避免皮肤干燥。并不推荐采用类固醇激素治疗,抗生素也应该只是针对特殊感染。

## 坏死性筋膜炎

坏死性筋膜炎是一种快速、连续的软组织感染,这对诊断和治疗提出了挑战。病原体通过开放的伤口进入组织,并迅速扩散到皮下组织和筋膜之间的细胞外间隙中。根据培养结果,可分为两类:I 类是多种微生物致病,大约占 90%。危险因素包括术后状况、肥胖、糖尿病、或老年期。II 类占所有病例的 10%,通常影响上下肢,感染细菌是一种 A 群 β- 溶血性链球菌,伴或不伴金黄色葡萄球菌。初次诊断可能非常困难,原因是外部皮肤损伤可能不容易识别,体征和症状可能是弥漫性的。早期诊断是非常重要的,一旦确诊,需行根治性手术立即明确干预。坏死组织必须彻底切除至正常干净的组织。围术期应该使用广谱抗生素，细菌培养和革兰氏染色用来为抗菌谱提供指导。在伤口覆盖之前局部和全身感染必须完全控制。

在烧伤中心，控制感染是坏死性筋膜炎伤口处理的主要组成部分。广泛切除坏死组织至筋膜室会导致创面广泛收缩和皮下组织失去保护（如切割和钝器伤、脂肪储存以及体温调节等）。

## 冻伤

皮肤在没有适当的保护下直接暴露于环境中可能会导致冻伤。这些损伤常发生于温度低于冰点时，也可能发生在相对温和的温度，这取决于暴露时间的长短和个人的状况，损伤可从局部冻伤到全身系统性降低身体的核心温度的低体温症。

冻伤部分最常见于手指、脚趾和鼻子，因为这些部位往往在户外活动时最易暴露于环境中，而这些部位的血液循环在微血管中是最难维持的。长期暴露，身体组织的细胞内液和细胞外液将变得冷硬，最终可能形成冰结晶体，阻碍这些区域的血流，并导致组织损伤。

轻度损伤累及皮肤和皮下组织，而更严重的损伤可累及深层组织。病变症状可从麻木、瘙痒到感觉异常、活动减弱。

在患者处于温度可控的环境中之前不应该进行组织复温。组织复温也存在风险，因为这些组织可释放出大量的微栓子。此外，这也是非常痛苦。紫或蓝色水疱应保持完整，而透明或白色水疱应清除，这类似于烧伤水疱处理，尽可能多地保留功能，这需要几个星期到几个月的时间。

## ▲ 临床适用性挑战

### 案例分析

R 先生，35 岁，在修理自己汽车时被烧伤。患者在车库修理汽车，突然发动机起火，他在无人帮助的情况下，从车下钻出并逃离车库。一位邻居目击了事件，用花园水管浇灭了患者身上的火焰，并开车将他送至医院。到达医院的时间是在起火后 25 分钟。

R 先生自行走入急诊科，急诊科医生发现烧伤部位分布于胸部、腹部、双侧手臂、脸、颈部和背部上侧等处。根据九分法估计，其全身烧伤总面积达 55%。R 先生既往身体健康，营养良好，发育正常。烧伤前体重为 154 磅（70 公斤）。他否认过敏史和任何内外科病史。唯一有意义的家族史信息是他的母亲患有 2 型糖尿病。R 先生否认吸烟史及药物依赖史。近 5 年来，他每周喝 1 箱啤酒。破伤风疫苗接种不详。已婚，育有 2 个孩子。

急诊科医护人员在温暖的创伤诊室内对其进行了初级和次级评估，并给予 100% 的湿化氧气经非再呼吸面罩给氧。R 先生主诉面部和上臂剧痛，医护人员注意到他开始出现声嘶，其面部毛发有烧伤。

基于检查结果（面部烧伤、烧焦的面部毛发）和保护呼吸道的考虑，R 先生接受了气管插管。双上肢建立两路大的静脉通路并留置导尿，立即进行液体复苏，并注射破伤风疫苗，多次小剂量静脉注射止痛药以止痛。

联系当地的烧伤中心并安排转运。用干净、干燥的敷料覆盖 R 先生创面并加盖毯子，以利于与外界隔离并维持转运过程中的体温。烧伤 3 小时后，R 先生随同他的所有病例资料复印件转送，并被直接收住烧伤 ICU，同时医护人员进行了气道交接。此外，立即评估患者所有的脉搏情况，搏动存在。但由于上肢的环形烧伤和脉搏轻度减弱，上肢被重点关注。

检查生命体征可见：心率 138 次 /min，血压 105/56mmHg，呼吸（呼吸机辅助通气）12 次 /min，体温 36.0℃。肺部听诊闻及粗糙的干啰音，心音正常，稍快。监护仪显示窦性心动过速，无异位搏动。入院后，采集所有标本送检，进行胸部 X 片检查。环形烧伤肢体的远端脉搏至少每小时评估一次。由于患者上肢脉搏减弱，故更为频繁地进行上肢检查。此外，对

**案例分析(续)**

不能触及的脉搏采用多普勒超声进行确认。纤维支气管镜证实患者双侧上呼吸道红斑,无碳粒,双侧下呼吸道似乎没有受损。输注芬太尼和劳拉西泮以减轻疼痛并镇静,此外医生开出追加剂量医嘱,用于创面处理和患者发生突破性疼痛时。

患者病情稳定后,R先生被送至温暖的淋浴房,医务人员对其所有的伤口进行手动清创。淋浴时间缩至最短,以降低低体温风险,而低体温是影响创伤患者死亡率的重要因素。此外,留置鼻胃管并进行动脉和中心静脉置管。

此时,患者的液体复苏正式开始。依据Lund-Browder图表,烧伤面积大小计为40% TBSA。全层烧伤(三度烧伤)为24%,烧伤创面质地如皮革样改变,表面干燥,可见栓塞的血管。气管插管前,当触碰这些创面或将创面暴露于空气中时,患者无疼痛感。其余二度创面基底红、湿润,在薄壁水疱破裂后可见浆液性液体。当触碰这些创面时,R先生表现出痛苦面容且血压升高。通过烧伤复苏公式,计算确定烧伤后第1个24小时内的液体需求量:

(公式)

烧伤后第1个24小时液体总量:$2ml \times 70kg \times 40\%TBSA = 5\,600ml$

第1个8小时液体量为$2\,800ml$

R先生在转运前和转运中已分别输入900ml和560ml液体,随后到达烧伤中心,这意味着烧伤后的第1个8小时还需输入$1\,350ml$液体量。现在是烧伤后4小时,因此液体需安排在剩余的4个小时内输完,或者按照340ml/h的速度输入。转运前,患者已在接诊医院放置了导尿管,尿量为180ml(平均45ml/h)。尽管目前尿量充足,但仍需密切监测尿量,因为其尿量已呈现减少趋势。

从淋浴室返回后,患者伤口局部应用了以下外用药物:磺胺嘧啶银(silvad烯)霜,涂抹于所有二度及三度烧伤创面;杆菌肽眼膏和杆菌肽软膏分别用于眼周和脸部其余创面;醋酸磺胺米隆霜用于耳部创面。患者被安置在一个

减压气垫床上以降低压疮的发生风险,尤其关注的是枕部、骶尾部和脚踝。床头抬高30°,双侧上肢吊起,以举起双手并保证腋窝外展。

部分的早期实验室检验结果如下:钠146mEq/L,钾3.5mEq/L,氯107mEq/L,血尿素氮19.0mg/dl,肌酐0.9mg/dl,白细胞计数10 100细胞/mm³,红细胞比容53.6%。伤后第6小时和第7小时的尿量为23ml和17ml。此后静脉输液速度增加了20%,即调至408ml/h。第8小时尿量为25ml和静脉输液的速度增加了20%,升高至490ml/h。

烧伤后12小时,R先生前臂出现紧绷和肿胀,上肢脉搏微弱,并经多普勒超声确认。液体复苏情况良好。患者血压为112/63mmHg,无低血压,心率降至预期的范围内(112/min),最近的1小时尿量足够(43ml)。在双臂的内侧和双手背行焦痂切除术,之后立即触及脉搏搏动。留置小口径鼻饲管,开始给予浓缩型营养物质,并逐步加快滴速以保证患者能耐受。

第2个24小时液体复苏开始后,医务人员增加了5%白蛋白,以39ml/h的速度输注(30%~49%TBSA,平均44%。按0.3ml/kg的标准,总量为$0.3ml \times 70kg \times 44\%TBSA = 924ml$)。每天用4%葡萄糖酸洗必泰(HIBICLENS)液洗两次烧伤创面。在除了面部以外的所有烧伤创面交替使用不同溶液,即早晨用醋酸磺胺米隆(磺胺),晚上用磺胺嘧啶银。耳部、面部和眼周则分别始终用醋酸磺胺米隆、杆菌肽软膏和杆菌肽眼膏。护理和康复人员对所有大关节经常性地进行被动运动,尤其关注双手。

伤后第3天,R先生在手术室进行了创面全切和植皮术。供皮区为双侧大腿未烧伤区域和双小腿部位。这些区域都用细网眼(塞罗仿)纱布覆盖。双手臂、右大腿和背部覆盖3:1自体皮,并用面纱敷料和5%醋酸磺胺米隆溶液湿润纱布包裹。用支架支撑背部创面以防止剪切力。敷料每6小时用米隆醋酸溶液保持湿润,任何时候需避免组织干燥。为了最大程度地利用供体,躯干前部创面切除后覆盖

**案例分析（续）**

Integra 人工皮模板闭合伤口，双手背覆盖刃厚皮片移植物并保持开放，手掌同样用 Integra 人工皮模板覆盖。双手固定在功能位。术后第 1 个 24 小时内每小时观察皮片移植物情况，碾平气泡以确保移植皮片黏附紧密。之后，小血肿通过结核菌素注射器吸出。抬高供皮区腿部并暴露在空气中。使用设置在较低温度的加热灯，以协助保持供皮区干燥。

R 先生在术后脱机并在烧伤后第 5 天早晨拔管，积极进行肺灌洗以减少肺炎发生的风险。患者后出现烧伤创面蜂窝组织炎，立即应用万古霉素抗炎。5 天后蜂窝组织炎消退，故停止使用该药。术后第 5 天（烧伤后第 8 天），他即在他人协助下坐到床边的椅子上，并在可耐受的情况下加强饮食。术后 6 天（伤后第 9 天）他在他人协助下开始行走。当他每日口服热量达总需求量的 50% 并可耐受时，肠内营养改为仅在晚上输注，当到达 75% 以上时则停止肠内营养。术后 11 天（伤后第 14 天）他开始走动，并转移到普通病房。

R 先生此后又 2 次返回手术室行创面切除和移植手术，并在供皮区准备好回植后，用 Integra 人工皮模板覆盖。他的伤口在保证移植物最小化丢失的前提下顺利愈合。伤后 37 天，他转到康复医院住院，穿戴压缩服装，以持续加强和伸展挛缩组织。伤后第 50 天，他从康复医院出院。此后他定期在烧伤门诊随访，烧伤后 6 个月再进入烧伤中心，对挛缩组织实施外科手术。

1. 讨论在每小时尿量略低患者的液体复苏阶段，禁忌进行大量补液的病理生理机制。如果患者每小时尿量超过 0.5ml/（kg·h），你会对液体复苏进行什么样的调整？

2. 讨论 R 先生可能发生哪些类型的疼痛？该如何处理？

3. 讨论你将如何固定 R 先生的医疗设备：气管插管、鼻胃管以及通过 Ⅱ 度烧伤创面留置的外周静脉穿刺针。

4. 讨论哪些体征和症状提示呼吸机治疗受限，表明需要行胸部焦痂切除术？

（译者：冯苹、朱峰、吴芳芳、孙颖）

# 参考文献

1. American Burn Association: Available at: http://www. ameriburn.org; accessed April 2010
2. American Burn Association: National burn repository 2010. Available at: http://www.ameriburn.org; accessed April 2010
3. Kochanek KD, Murphy SL, Anderson RN, et al: Deaths: Final data for 2002. Natl Vital Stat Rep 53(5):1–116, 2004
4. Hunt JL, Arnoldo BD, Purdue GF: Prevention of burn injuries. In Herndon DN (ed): Total Burn Care, 3rd ed. Philadelphia, PA: Saunders, 2007, pp 33–42
5. Pham TN, Gibran NS, Heimbach DM: Evaluation of the burn wound: management decisions. In Herndon DN (ed): Total Burn Care, 3rd ed. Philadelphia, PA: Saunders, 2007, pp 119–126
6. American Burn Association: Advanced Burn Life Support Course. Chicago, IL: Author, 2005.
7. Kagan RJ, Peck MD, Ahrenholz DH, et al: Surgical management of burn wound and use of skin substitutes. In American Burn Association: White Paper, 2009. Available at http://ww.ameriburn.org; accessed April 2010
8. Kramer GC, Lund T, Beckum OK: Pathophysiology of burn shock and burn edema. In Herndon DN (ed): Total Burn Care, 3rd ed. Philadelphia, PA: Saunders, 2007, pp 93–106
9. Cohen R, Moelleken BRW: Disorders due to physical agents. In Tierney LM, Papadakis MA, McPhee SJ (eds): Current Medical Diagnosis and Treatment, 44th ed. New York, NY: McGraw-Hill, 2005
10. LaBorde PJ: Management of patients with burn injury. In Smeltzer SC, Bare BG (eds): Brunner and Suddarth's Textbook of Medical-Surgical Nursing, 10th ed. Philadelphia, PA: Lippincott Williams & Wilkins, 2004, pp 1703–1745
11. Hedman TL, Quick CD, Richard RL, et al: Rehabilitation of burn casualties. In Pasquina PF, Copper RA (ed): Care of the Combat Amputee. District of Columbia: Borden Institute, 2009, pp 277–379
12. Warden GD: Fluid resuscitation and early management. In Herndon DN (ed): Total Burn Care, 3rd ed. Philadelphia, PA: Saunders, 2007, pp 107–118
13. Traber D, Herndon D, Enkhbaatar P, et al: The pathophysiology of inhalation injury. In Herndon DN (ed): Total Burn Care, 3rd ed. Philadelphia, PA: Saunders, 2007, pp 248–261
14. Cancio LC: Airway management and smoke inhalation injury in the burn patient. Clin Plastic Surg 36(4): 555–567, 2009
15. Van Meter KW: Carbon monoxide poisoning. In Tintinalli JE, Kelen GD, Stapcznski JS (eds): Emergency Medicine: A Comprehensive Study Guide, 6th ed. New York, NY: McGraw-Hill, 2004
16. Sterner JB, Zanders TB, Morris MJ, et al: Inflammatory mediators in smoke inhalation injury. Inflamm Allergy Drug Targets 8(1): 63–69, 2009
17. Greenhalgh DG, Saffle JR, Holmes JH, et al: American Burn Association consensus conference to define sepsis and infection in burns. J Burn Care Res 28(6):776–790, 2007
18. Cancio LC, Pruitt BA: Inhalation injury. In Tsokos GC, Atkins JL (eds): Combat Medicine: Basic and Clinical Research in Military, Trauma, and Emergency Medicine. Totowa, NJ: Humana Press, 2002, pp 325–349
19. Mlcak RP, Buffalo MC: Pre-hospital management, transportation, and emergency care. In Herndon DN (ed): Total Burn Care, 3rd ed. Philadelphia, PA: Saunders, 2007, pp 81–92
20. Hart DW, Wolf SE, Chinkes DL, et al: Effects of early excision and aggressive enteral feeding on hypermetabolism, catabolism, and sepsis after severe burn. J Trauma 54(4):755–764, 2003
21. Connor-Ballard PA: Understanding and managing burn pain: Part 1.

Am J Nurs 109(4):48–56, 2009

22. Connor-Ballard PA: Understanding and managing burn pain: Part 2. Am J Nurs 109(5):54–62, 2009

23. Bessey PQ: Wound care. In Herndon DN (ed): Total Burn Care, 3rd ed. Philadelphia, PA: Saunders, 2007, pp 127–135

24. Orgill D: Excision and skin grafting of thermal burns. N Engl J Med 360(9):893–901, 2009

25. Muller M, Gahankari D, Herndon D: Operative wound management. In Herndon DN (ed): Total Burn Care, 3rd ed. Philadelphia, PA: Saunders, 2007, pp 177–195

26. Fagan S, Spies M, Hollyoak M, et al: Exfoliative and necrotizing diseases of the skin. In Herndon DN (ed): Total Burn Care, 3rd ed. Philadelphia, PA: Saunders, 2007, pp 554–565

27. Astorino T, Genrich I, MacGregor L et al: Necrotizing fasciitis early detection may save your patient's limb. Orthop Nurs 28(2): 70–76, 2009.

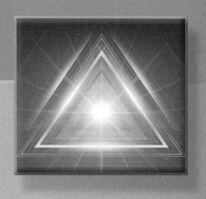

# 多器官功能障碍

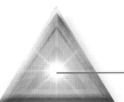

## 休克、全身炎症反应综合征、多器官功能障碍综合征

Kathryn T. Von Rueden，Emily Smith Des Champs 和 Karen L. Johnson

### 第 54 章

**学习目标**

学习本章节内容后，读者应能够：
1. 描述全身休克反应的常见病理生理过程。
2. 比较常见休克类型的病因及临床表现。
3. 阐述各型休克治疗的预期管理及其原理。
4. 描述患者各种休克类型和并发症的发生风险。
5. 讨论休克、全身炎症反应综合征和多器官功能衰竭患者的护理管理原则。

正常情况下，细胞的氧输送可以满足新陈代谢的需要。而在应激情况下，细胞、组织和器官的氧需求增加，耗氧加快，机体需要启动代偿机制以满足增加的氧需求，从而恢复细胞氧灌注。无论造成细胞低灌注的临床原因如何，休克的代偿机制都是相同的。临床上常将可以导致细胞低灌注的情况称之为休克。

## ▲ 休克的病理生理机制

尽管休克的病因和临床表现各不相同，但是某些特征，如低灌注、血液呈高凝状态以及炎症反应，可见于各型休克状态。一旦发生休克，其进展过程就与机体对休克的生理反应（包括交感神经系统、炎症反应和免疫系统的激活）密切相关，而与休克的发病原因关系不大。因此，休克被认为是机体代偿机制的紊乱，可导致进一步的循环和

呼吸功能障碍，并伴随多器官损害。

## 组织供氧和灌注

所有组织和器官的氧合都与细胞氧需求、充足氧供、细胞从血液中摄取氧的能力以及细胞利用氧的能力直接相关。肺系统通过弥散功能使氧气进入血液，氧气分子与血红蛋白在肺毛细血管内结合后形成氧合血红蛋白，其携带氧气进入组织，这一参数通过动脉血氧饱和度（$SaO_2$）进行测量。心血管系统运送氧合的血液到全身细胞进行代谢。通常情况下，细胞会消耗血液中约 25% 的氧，这种对氧气的利用被称作氧耗（$VO_2$）。氧供（$DaO_2$）则是每分钟输送到细胞的氧气量。第 17 章总结了这些氧参数是如何计算的。

正常情况下，机体的氧耗（$VO_2$）相对于氧供（$DaO_2$）是独立的。这意味着，当细胞需要消耗额外的氧气以产生能量，就可以从血液中摄取产生

三磷酸腺苷（ATP）形式的能量所必需的氧气量。但是，在生理应激状态下，$VO_2$ 是依赖 $DaO_2$ 的。

起初，呼吸、内分泌和循环系统通过增加 $DaO_2$［如增加呼吸频率、心排血量（CO）、抗利尿激素（ADH）的释放以及激活肾素 - 血管紧张素 - 醛固酮系统］来满足细胞对氧气的需要。如果细胞需氧量进一步增加，且细胞无法摄取氧，机体必须通过无氧代谢产生 ATP。无氧代谢不是一种有效的能量产生方式，产生的 ATP 不足以满足细胞的需求。此外，无氧代谢会产生乳酸，导致代谢性酸中毒。如果无氧代谢仍然不能满足细胞对能量的需求，就会出现细胞死亡。随着越来越多的细胞死亡，组织器官逐渐出现功能障碍。

在休克状态下，氧耗远远大于氧供，氧的供应跟不上需求，导致细胞缺氧和功能障碍。为了满足细胞氧需求的增加，氧供必须增加。尽管无法直接影响细胞的摄氧量，但有许多干预措施可以增加氧供。在休克状态，首要目标是使 $DaO_2$ 最大化以满足细胞的氧需求，从而阻止组织和细胞的死亡，维持靶器官灌注。

## 代偿机制

细胞灌注程度取决于多个生理过程的协同作用，肺、内分泌系统和循环系统通过产生充足的氧合血供和 CO（图 54-1），维持复杂的氧交换和输送氧到细胞等过程的平衡，自主神经系统也在协助维持这种微妙的平衡。

在缺氧状态下，被激活的代偿机制增加机体的呼吸深度和呼吸频率。而心血管系统通过增加 CO 以增加输送到细胞的氧供。在低灌注（血压低）状态，机体代偿机制启动，导致心率增快、血管阻力（SVR）增加、前负荷增加、心脏收缩力增强，从而恢复适当的循环血量（第 16 章和第 17 章详细阐述了这些术语）。而机体血压的下降会激活一系列的神经内分泌反应，以恢复充足的 CO 和重要器官的灌注。血压的下降导致压力感受器刺激减少，最终交感神经反应增强。

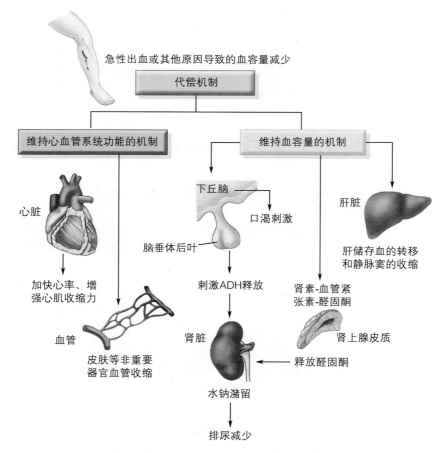

图 54-1 ▲ 低血容量性休克中维持循环功能和血容量的代偿机制。ADH、抗利尿激素。（From Porth CM：Essentials of Pathophysiology：Concepts of Altered Health States，3rd ed.Philadelphia，PA：Lippincott Williams & Wilkins，2011，p 503.）

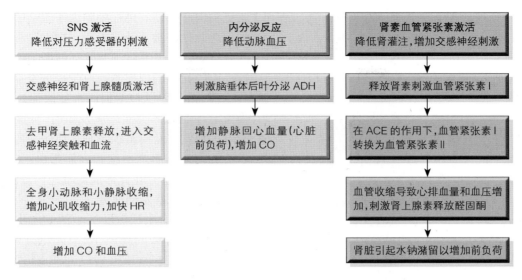

图 54-2 ▲ 休克的代偿机制。ACE，血管紧张素转化酶；ADH，抗利尿激素；CO，心排血量；HR，心率；SNS 交感神经系统

持续的交感神经刺激导致心率增快、心肌收缩力增强、心排血量增加。小动脉的血管收缩（SVR 增加）在增加血压的同时，也减少了胃和肠等非重要器官的血液供应，增加了心、肺、脑等重要器官的血液供应。由于血管收缩，前负荷、每搏量和心排血量得以增加。肾脏通过激活肾素 - 血管紧张素系统对交感神经刺激和局部灌注不足做出反应，肾素 - 血管紧张素系统可以增加小动脉和静脉的血管收缩，进而增加 SVR 和血压。同时该系统的激活也会刺激肾上腺皮质释放醛固酮，作用于肾脏，引起水钠潴留，增加循环血量。血压下降会导致脑垂体释放抗利尿激素，抗利尿激素通过刺激肾脏引起水钠潴留，进一步增加前负荷。前负荷的增加（多种诱因）会增加心搏量，从而增加心排血量和血压。这些代偿机制共同作用，增加了机体的循环血量、血压和心排血量，为细胞提供灌注和氧供（图 54-2）。

休克患者的治疗目标是尽快恢复灌注以提供充足的氧，从而满足细胞的需求。早期识别休克指征和持续评估可以指导休克的治疗措施。护士在休克的持续评估中起着关键作用。患者的临床表现取决于休克原因和代偿程度（本章后续将对此进行讨论）。应经常对临床评估参数进行评价，以监控休克的进展和干预措施的效果。传统的评估参数包括意识水平改变、呼吸急促、动脉血气指标（$PaO_2$，$PaCO_2$，$SaO_2$）、心动过速、低血压、尿量减少和代谢性酸中毒（碱缺失和血清乳酸水平），这些表现常见于各种低灌注状态。目前，最新技术为早期评估患者的组织氧合和灌注提供了新方法，如使用胃的 pH 值、呼气末二氧化碳和中心混合静脉血氧饱和度（$ScvO_2$）（第 17 章），这些技术可用于休克和代谢性酸中毒的早期评估和检测。

## ▲ 全身炎症反应综合征

休克的进展与全身性炎症反应的激活有关。炎症反应具有自我保护作用，同时也具有潜在的损害效应，后者可导致组织器官的损伤。全身炎症反应综合征（SIRS）是指患者的炎症反应被彻底全面激活。及时发现全身炎症反应被激活的患者，并快速有效的干预，有可能阻止休克进展到不可逆期。表框 54-1 中列举了两种及两种以上全身炎症反应的症状。有时，可用 SIRS 标准判断机体是否启动快速反应（第 14 章）。

| 表框 54-1 | 临床术语：SIRS，脓毒症和器官衰竭 |
| --- | --- |

**菌血症：**血液中检测出活菌。

**低血压：**收缩压低于 90mmHg 或不明原因的基础血压下降超过 40mmHg。

**感染：**致病菌入侵到一般无细菌的组织、体液或体腔，导致病变。

**全身炎症反应表现：**由各种传染及非传染疾病引发的全身炎症反应。满足以下两种或两种以上的症状即可诊断：

- 体温超过 38℃ 或低于 36℃（>100.4℉或者 <96.8℉）。
- 心率超过 90 次 /min。

- 呼吸频率超过 20 次 /min 或 $PaCO_2$ 血气分析低于 32mmHg(<4.3kPa)。
- 白细胞计数超过 12 000/mm³ 或少于 4 000/mm³,或者超过 10% 的亚成熟细胞。

**脓毒症:**SIRS 合并已知的或疑似的感染。

**重度脓毒症:**与器官功能紊乱、血流灌注过少或低血压相关的脓毒症,灌注不足和灌注异常可能包括(但并不仅限于)高乳酸血症、少尿或者精神状态的急性变化。

**脓毒症休克:**伴有低血压的脓毒症,给予充分的液体复苏,仍伴有低灌注,可能包括(但并不仅限于)高乳酸血症、少尿或者精神状态的急性变化。正在使用正性肌力药物或血管加压剂的患者,低灌注时血压可能不会降低。

**多器官功能障碍综合征:**危重症患者出现的器官功能的改变,如体内平衡,若不采取干预措施,将不能维持下去。

From Levy MM, Fink MP, Marshall JC, et al:2001 SCCM/ESICM/AACP/ATS/SIS International sepsis definitions conference. Crit Care Med 31:1250-1256,2003.

## 病因

　　SIRS 可以由任何类型的休克或其他损伤造成,如大量输血、外伤、颅脑外伤、外科手术、烧伤、胰腺炎及典型的感染性休克早期。因此,对任何一个休克或疑似休克的患者都应首先参照 SIRS 标准进行评估。正常情况下,炎症反应是一种基本的、被严格监管的、可控的保护机制,是机体针对微生物入侵或局部器官损伤而产生的局部反应。然而,对于 SIRS,这种局部的炎症反应通常会变成全身反应,从而导致炎症反应失控,并伴随内皮细胞的广泛参与以及炎症反应和凝血机制的全面激活。

## 病理生理机制

　　炎症反应的激活会引起巨噬细胞释放多种细胞因子,如促炎性细胞因子,包括肿瘤坏死因子 -a(TNF)和白介素 -1(IF-1)。正常情况下,血管的内皮细胞间排列紧密。但在炎症状态下,上述细胞因子会打破其紧密的连接,导致内皮细胞的分离,毛细血管通透性增加,从而导致血浆渗漏进细胞间隙。由于内皮细胞分离和底膜的暴露,凝血过程被激活。血小板聚集并黏附于内皮细胞,底膜形成了血小板栓子,凝血级联反应也被激活。纤维蛋白作为凝血级联的终极产物,在凝块周围堆积,使凝

块更稳固和强韧。炎症细胞因子也会吸引吞噬细胞到达此处并激活补体级联。白细胞和补体蛋白的联合效能可以消除细菌等病原微生物的入侵。

　　组成血管的内皮细胞对于局部炎症的发展十分重要,其重要性包括提供抗凝表面以及减少血管通透性。局部炎症反应发生时,炎症部位附件的内皮细胞被受损组织细胞释放的介质激活。被激活的内皮细胞产生细胞表面蛋白,吸引血小板和中性粒细胞,并在此形成促凝血内皮层,血栓在毛细血管形成并妨碍血流。

　　白细胞、血小板以及被激活的内皮细胞释放出促进血管舒张的物质,如一氧化氮(NO)、组胺和缓激肽。这些物质会促进毛细血管漏孔形成,导致渗漏出更多的血浆和凝血因子。

　　对于 SIRS 患者,炎症反应是全身性的,可发生在机体的各个部位。其结果是导致失控的、不受调节的炎症,伴随凝血障碍、毛细血管损伤、血容量损失、循环容积分布不均以及氧气供需失衡。由于全身多处血管的内皮细胞被激活,血浆进入组织间隙,免疫系统和凝血反应也被全面激活(图 54-3)。

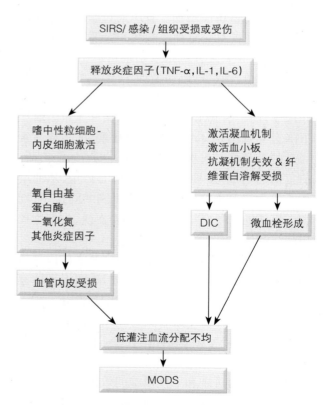

**图 54-3 ▲** 全身炎症反应综合征和多器官功能障碍综合征中的炎症反应、凝血和纤溶机制 TNF-a,肿瘤坏死因子 -α;IL,白介素;DIC,弥散性血管内凝血;MODS,多器官功能障碍综合征

在毛细血管和小间隙中形成大量的血管外渗液和微血栓。血管内凝血和减少的血容量协同作用致使重要器官的灌注降低,从而大大增加了多器官功能障碍综合征的发生率和死亡率。

关于 SIRS 发生时各种介质复杂交互作用的研究仍然是临床研究的热门领域。在全身炎症反应综合征和脓毒症的病理改变中,许多介质对于血量分布不均和氧供需不平衡起到了关键作用。表 54-1 中列出了 SIRS 的关键介质并概述了其具体特性。

**表 54-1　炎症反应 / 免疫反应中的介质**

| 炎症介质 | 特性 | 临床表现 |
|---|---|---|
| 内毒素 | • 激活补体系统和凝血<br>• 激活巨噬细胞,释放 TNF 和 IL-1 | • 微血管通透性增加,血管舒张,第三间隙液体增多,微血栓形成<br>• 炎症反应 |
| 肿瘤坏死因子(TNF) | • 由单核巨噬细胞释放<br>• 局部及全身多重效应<br>• 激活其他介质 | • 低血压、心动过速、心肌抑制、气促、高血糖、代谢性酸中毒、第三间隙液体增多、高热、微血管收缩 |
| 白细胞介素 -1(IL-1) | • 由单核巨噬细胞释放<br>• 刺激白细胞<br>• 生成急性时相蛋白,并从骨骼肌中释放氨基酸<br>• 激活促凝机制<br>• 减少儿茶酚胺的血管反应性 | • 白细胞增加<br>• 高尿氮排泄和肌肉萎缩<br>• 凝血化验值升高<br>• 循环血管阻力降低,并非血管加压药和儿茶酚胺药的效应 |
| 白细胞介素 -6(IL-6) | • 由单核细胞、辅助 T 细胞和巨噬细胞释放<br>• 促进炎症反应<br>• B 细胞刺激和变异<br>• 与 IL-1 的协同作用 | • 高热<br>• 抗体分泌 |
| 补体级联 | • 是一种炎症过程<br>• 外来粒子和细胞调理作用和细胞溶解作用<br>• 刺激中性粒细胞(氧自由基)和 IL-1<br>• 肥大细胞和嗜碱性粒细胞的脱颗粒作用 | • 水肿形成、血管舒张、血管通透性增加、第三间隙液体增多<br>• IL-1 的所有效应 |
| 血小板凝聚因子 | • 由肥大细胞、嗜碱性粒细胞、巨噬细胞、血小板和受损内皮细胞释放<br>• 增加血小板聚集<br>• 增加中性粒细胞黏附<br>• 导致血管通透性增加和支气管收缩<br>• 心脏的负性肌力作用 | • 微血栓形成,妨碍组织灌注<br>• 第三间隙液体增多<br>• 支气管狭窄、喘息音、气道压增加<br>• 心肌收缩力和动力减弱,并非血管加压药和收缩药的低剂量效应 |
| 花生四烯酸(AA)代谢物 | • AA 的刺激造成代谢产物前列腺素(PG)、血栓素(TX)和白三烯(LT)释放<br>• PGF 和 TXA2 导致肺动脉高血压、血管收缩、血小板激活和聚集<br>• PGE、PGD 以及环前列腺素导致血管舒张和血小板聚集功能下降<br>• 白细胞三烯增加了中性粒细胞趋化性、导致血管收缩和血管通透性增加<br>• 增加胃的渗透性,产生革兰氏阴性菌<br>• 抑制白细胞黏附性和血小板的凝血功能 | • 氧合和通气困难、气道阻力增加、出现喘息音<br>• 第三间隙渗液增多和水肿形成<br>• 血管舒张、血管通透性增加以及低血压 |
| 氧自由基 | • 嗜中性粒细胞呼吸暴发时产生的代谢产物($O_2^-$,$H_2O_2$,$OH^-$)<br>• 损害细胞结构并干预细胞活动<br>• 损害内皮细胞,刺激凝血系统<br>• 增加渗透性 | • 炎症反应、水肿形成、高热<br>• 微血栓形成<br>• 第三间隙液体增多 |

## ▲ 休克分期

休克具有三个逐渐严重的分期,最后一个分期为不可逆阶段。在特定时期对特定患者进行休克分期的判定是很难的,原因有以下三个:(1)休克产生的原因有很多;(2)很多情况下,休克开始的确切时间不详;(3)缺乏明确休克分期的诊断性指标。然而,这些分期是有意义的,因为分期说明休克是进展性的,而不是静态过程。休克状态的及时逆转能够防止多器官功能衰竭和死亡。

休克早期,即休克代偿期(阶段1),前文提到的代偿机制对于维持相对正常的生命体征和组织灌注是有效的。在第一阶段,休克难以被诊断出,往往会被忽视。然而,如果能够成功识别休克的诱因并给予有效的治疗,此期的患者可以完全康复。

休克中期,即休克进展期(阶段2),维持正常生命的代偿机制开始衰退,新陈代谢和循环系统紊乱更加明显,炎症反应和免疫机制被完全激活。在这一阶段,采取干预措施,及时解除休克原因、纠正代谢和循环紊乱、阻止炎症反应进展,都可能挽救患者生命。在这一时期,机体主要表现为一个或多个器官衰竭。

休克后期,即失代偿期(阶段3),细胞和组织严重受损,致使新陈代谢、循环系统和炎症反应的治疗十分困难,甚至不可能完成,继而发生细胞缺氧和坏死。MODS一旦发生,常常导致患者死亡。这一内容将在本章后续部分进行讨论。

如上文所述,所有休克阶段均能发生全身炎症反应综合征,如果不能及早识别并给予有效治疗,可能会导致MODS。了解休克的分类、病因以及临床标准,能够使临床医生更快识别并诊治休克,提高患者的生存率。

## ▲ 休克分类

休克按原因可以分为低血容量性休克、心源性休克和分布性休克。低血容量性休克和分布性休克导致回心血量不足,心源性休克源于心脏泵血功能失常。回心血量不足的原因为血容量减少(脱水、出血)或相对血容量不足而导致的大面积血管舒张(脓毒症、过敏性反应、脊椎损伤而导致的交感神经功能障碍)。泵衰竭的原因为心肌梗死、心率异常、心律失常或舒张期充盈障碍。

## 低血容量休克

### 病因

低血容量性休克的原因是循环血量不足,最常见的低血容量性休克通常是由突然失血或严重脱水造成的。对于某些损伤(如烧伤),机体的血浆由血管内转移到细胞组织间隙,由此导致循环血量降低,详见第53章关于烧伤患者的救治。重症患者的血容量紊乱可以分为容量丢失型紊乱或扩张型紊乱,且可累及细胞内和细胞外间隙。严重的血流量丢失使正常的代偿机制不能迅速且充分地恢复到合适的循环流量。如果不及时诊治,血容量减少可能导致各种并发症,如低血压、电解质和酸碱平衡紊乱以及灌注不足所产生的器官功能紊乱(图54-4)。

### 病理生理机制

突然的血容量损失会降低静脉回心血量,导致CO(心排血量)减少。通过交感神经系统和神经激素系统的激活,代偿机制被启动,从而循环血量增加(图54-1)。如果这种状况一直持续,现有血容量就会分流到身体的重要器官(心、肺和脑),从而造成肝脏、胃部和肾脏这些器官的灌注不足。如果低血容量仍没有得到改善,代偿机制最终会失去效应,导致循环血容量减少,造成细胞灌注不足,无法满足细胞新陈代谢的氧需求。细胞需利用无氧代谢尽量满足其ATP需求,由此造成乳酸血症。

恢复心排血量(CO)的代偿机制失败后,最终造成心肌劳损。交感神经兴奋会增加心率、心肌收缩力和体循环血管阻力(SVR),使得心脏负荷加重。较高的SVR和高心排血量导致心肌需要更多的氧气和能量。心脏所承受的压力使得心肌代谢加快、心肌耗氧量($MvO_2$)增加。持续低有效循环血量阻碍心脏正常的氧输送,从而导致恶性循环。低灌注导致终末组织器官严重缺氧,并迫使其产生无氧代谢来满足细胞能量的需求。无氧代谢不能产生足够的ATP满足机体的能量需求,随后导致缺血性损伤。如果这种情况持续下去,靶器官可能发生衰竭(图54-4)。

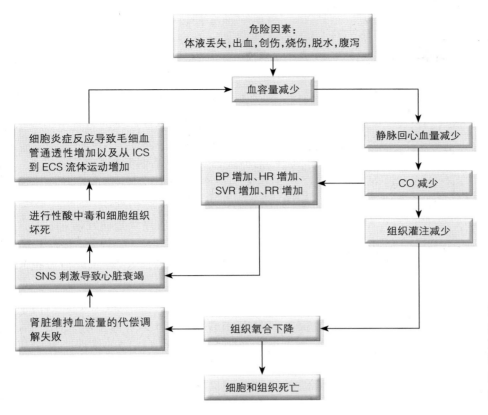

**图54-4** ▲ 低血容量性休克。BP：血压；CO：心排血量；ECS：细胞外间隙；HR：心率；ICS：细胞内间隙；RR：呼吸频率；SNS：交感神经系统；SVR：体循环血管阻力

## 评估

临床症状与血容量丢失的严重程度及速度直接相关（表54-2）。有些患者，尤其是老年患者或患有慢性病的患者，有更多微妙的代偿反应，且可能被忽视。表框54-2列出了老年休克患者的注意事项。连续的体格检查及化验检查结果的评估可以为治疗方案指明方向并阻止血管的闭塞。

表 54-2　低血容量性休克时失血量与临床表现之间的关系

| 预计失血量 | 临床症状 |
|---|---|
| <500ml | 无 |
| 500~1 000ml | • 心动过速（HR 增快大于患者基线水平的 20%）<br>• 低血压（SBP 下降大于患者基线水平的 10%）<br>• 少尿<br>• 脉搏弱<br>• 皮肤和四肢触之发冷<br>• 血流动力学：CO 正常、SVR 上升<br>• 轻度酸中毒（碱缺失增多，乳酸值增高，胃内 pH 值下降） |

续表

| 预计失血量 | 临床症状 |
|---|---|
| 1 000~2 000ml | • 心动过速（HR 增快大于患者基线水平的 20%~30%）<br>• 低血压（SBP 下降大于患者基线水平的 10%~20%）<br>• 呼吸急促（RR 增快大于患者基线水平的 10%）<br>• 给予一定浓度氧后，氧饱和度可能没有改善<br>• $SvO_2$ 小于 60%<br>• 少尿（<30ml/h）<br>• 意识改变：坐立不安、烦躁、困惑、或反应迟钝<br>• 皮肤发凉、出冷汗<br>• 脉弱<br>• 血流动力学：CO 下降、SVR 上升<br>• 持续酸中毒（碱缺失增多，乳酸值增高、胃内 pH 值下降） |

续表

| 预计失血量 | 临床症状 |
|---|---|
| 2 000~3 000ml | • 心动过速（HR 增快大于患者基线水平的 20%~30%） |
| | • 低血压（SBP 下降大于患者基线水平的 10%~20%） |
| | • 呼吸急促（RR 增快大于患者基线水平的 10%~20%） |
| | • 氧饱和度下降 |
| | • $SvO_2$ 小于 55%~60% |
| | • 少尿→无尿 |
| | • 神志障碍 |
| | • 末梢血管收缩：肢冷、周围脉搏弱、面色苍白 |
| | • 血流动力学：CO 下降、SVR 上升 |
| | • 严重酸中毒（碱缺失增多，乳酸值增高、胃内 pH 值下降） |

SBP：收缩压；SVR：体循环血管阻力；CO：心排血量；RR：呼吸频率；HR：心率。

---

**表框 54-2 | 老年患者的注意事项**

**对休克的反应**

老年人正常的生理反应低下，会限制机体对休克作出有效应对。护士应意识到老年患者的生理变化并密切监测他们的基础水平。患者的病历可能记录着其他慢性疾病或对老年患者造成进一步危害的其他情况（第 12 章 老年危重患者）。

**心血管系统** 老年患者往往存在心律失常、心房扩大和兴奋性增高、左心室肥厚导致心肌顺应性减少和射血分数降低；心脏瓣膜增厚影响射血；交感神经系统反应性降低；压力感受器的敏感性降低；包括主动脉在内的全身动脉血管硬化。

**呼吸系统** 潮气量减少、呼吸肌减弱，肺泡表面面积减少，呼吸末端死腔量增加，肺泡弹性回缩下降，静止状态下呼吸频率增加，纤毛数量的减少使得感染风险增加，缺氧反应迟钝，呕吐和呛咳反射减弱导致误吸，增加感染的风险。

**血液系统** 骨髓产生细胞能力下降（红细胞、白细胞、血小板），往往存在贫血，免疫功能下降（T 淋巴细胞和 B 淋巴细胞产生降低），导致感染增加，基础体温较低，老年患者体温峰值变化较缓慢[101.3℉（38.5℃）]，药物反应风险增加。

---

**病史** 对患者病史的全面评估可以发现低血容量休克的危险因素。无论是胃出血还是外伤导致肝脾破裂造成的严重失血引发的低血容量，均需迅速改变循环血量以阻止低血容量的发生。

**体格检查** 低血容量性休克的患者由于组织器官灌注不足会出现以下体征：

- 精神状态变化，从昏睡到反应迟钝。
- 快而深的呼吸，随患者病情的恶化逐渐呼吸困难和浅弱，皮肤湿冷，脉搏细弱。
- 交感神经系统激活导致心动过速。
- 低血压。
- 尿量减少；由于肾脏积液导致尿液发黄和浑浊。

**实验室检查** 有意义的实验室检查包括血清乳酸的测定、动脉血 pH 值以及碱缺失，这些检查可以用来评估机体无氧代谢的情况。其结果还可以用于判断补液是否有效。首次复苏后持续的高乳酸症提示患者预后很差。新陈代谢的实验室指标和电解质指标可以通过水、电解质值判定。连续的血红蛋白和红细胞比容检测以及凝血测定可以用来评价是否需要输血。然而，血红蛋白和红细胞比容不能直接反映某些失血的严重程度，如因脱水造成的血液浓缩以及因静脉输液治疗造成的脱水或血液稀释引起的血容量缺失。

## 管理

休克的治疗应侧重于恢复循环血量和消除血容量丢失的病因。血浆代用品的使用取决于丢失血液的成分。晶体溶液为首选治疗措施。等渗溶液，如乳酸林格液或生理盐水，要优于低渗溶液（5% 葡萄糖溶液）。血液制品和其他胶体溶液（白蛋白和人造扩容液体）可用作辅助治疗，特别是在以血液丢失为主时。输注浓缩红细胞有助于最大程度提高携氧能力。

在补液早期，胶体的使用颇有争议。因为胶体比晶体更易留存在血管内，一般情况下，复苏时对胶体溶液的需求较小。然而，在休克状态下，毛细血管通透性增加，胶体亦可以从血管内渗漏到血管外，甚至把血浆从血管内一起带到了组织间隙，加重低血容量。目前的研究表明，在治疗危重症休克患者时，胶体并不优于晶体。表 54-3 总结了已经得到证实的液体复苏并发症。

表 54-3　液体复苏的并发症

| 输液类型 | 并发症 |
| --- | --- |
| 晶体和胶体 | 稀释性凝血障碍 |
| | 稀释性血小板减少症 |
| | 低体温 |
| | 出血 |
| | 血黏稠度降低 |
| | 肺水肿 |
| | 颅内压增高（脑外伤患者） |
| 红细胞悬液 | 酸中毒（库存血 pH 值为 6.9~7.1） |
| | 血红蛋白氧离曲线左移（库存血中缺失 2,3-DPG） |
| | 高钾血症 |
| | 免疫及感染相关并发症 |
| | 稀释性凝血障碍 |
| | 稀释性血小板减少症 |
| | 低体温 |

　　低血容量休克的护理措施侧重于通过容量管理恢复血容量。开通并维持充足的液体输入通道是关键。理想情况下，大孔径（16 号及其以上）输液针置入肘窝部或中心静脉可用以辅助快速输液。但必须谨慎调整液体输注速度，避免造成肺部损伤。液体流入过快可以导致肺部充血，抑制氧合作用，进一步影响组织氧气的输送。在输液期间，对液体应进行加温，从而防止低体温的不良影响。此外，及时记录患者的生命体征、心率、呼吸频率和深度、血氧饱和度、尿量和心理状态以及实验报告结果和干预措施，均至关重要。

## 心源性休克

### 病因

　　心源性休克实际上是严重充血性心力衰竭，起因于严重心脏收缩功能异常。通常，由于心排血量（CO）和组织灌注不足所致的心源性休克，可通过全身和肺部血流动力学指标的变化进行诊断。一般情况下，当心室质量的损失量达 40% 以上时就会发生心源性休克。心源性休克最常见的原因是大范围的左心室心肌梗死。其住院死亡率

达 40%~60%，早期血管介入治疗，如心导管插入术、经皮冠状动脉介入治疗、心脏手术，可以降低患者死亡率。尽管心源性休克可能在心肌梗死症状发作后的几小时内发生，但通常发生在入院以后。引起心源性休克的其他原因还有心室乳头肌断裂、室间隔破裂、心肌病、急性心肌炎、瓣膜病以及心律失常。

　　表框 54-3 列出了心源性休克的独立预测指标。五种风险因素都具备的患者发生心源性休克的几率超过 50%，识别罹患心源性休克风险的患者且制定系统的预防措施极其重要。

---

**表框 54-3　患者安全**

住院患者发生心源性休克的危险因素：
- 年龄增加（老年人）
- 入院时左心室射血分数小于 35%
- 大面积心肌梗死
- 糖尿病病史
- 心肌梗死病史

---

### 病理生理机制

　　心源性休克是由心肌收缩力衰竭产生的，会导致心搏量降低和心排血量（CO）减少（图 54-5）。神经内分泌系统的代偿机制通过水钠潴留而被激活以增加前负荷（图 54-1），在低血容量性休克部分详细阐述。血管收缩也增加了后负荷（SVR），后负荷的增加使得心室充盈压力增加，但心肌收缩力的缺乏阻止了心室血液完全搏出，心室扩张进一步削弱有效收缩，CO 继续减少。升高的心室充盈压力和 SVR 相互作用使心脏不能获得足够的有效血容量进行循环，代偿机制继续恶性循环。血液瘀滞在肺循环，肺毛细血管高压使血液渗漏到组织间隙和肺泡，妨碍氧气从肺泡到肺毛细血管的扩散，从而降低了血液中的氧含量。

　　由于 CO 降低，进一步刺激代偿机制增加细胞灌注，加重了心肌功能原有的脆弱状态，细胞发生缺血。由于交感神经的代偿，心率加快更多，心肌需氧量进一步增加，导致危险进一步加剧。由此产生的低血压导致心肌组织无法充足的氧合，增加了心肌组织的无氧代谢，进一步降低了心脏的收缩状态。上述这些对心脏的刺激会加重心肌梗死。

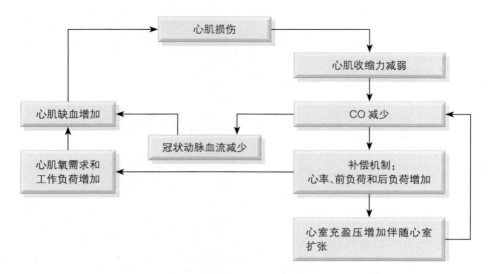

**图 54-5** ▲ 心源性休克,CO,心排血量;心率;SVR,体循环阻力

## 评估

高危的心源性休克患者需要密切监护,其评估参数与充血性心力衰竭的症状和体征类似,但其评估应更密切。评估过程应循序渐进,以帮助护士尽早发现表明心源性休克发生的细微变化。

**病史** 完善的病史能为预测患者发生心源性休克的风险提供必要的信息。心源性休克往往会在下述患者中发生:曾经罹患广泛心肌梗死的患者、射血分数低于 35% 的患者、糖尿病患者以及老年患者(表框 54-2,表框 54-3)。这些诱发因素的存在提醒临床医生应尽早进行评估,以发现休克的早期阶段,并作出迅速、关键的干预。在进行治疗前,还需排除造成 CO 降低的其他原因。患有急性心肌梗死的患者需使用溶栓药进行迅速地血管重建(第 21 章)、经皮冠状动脉介入治疗(第 18 章)或心脏手术(第 22 章)。

**体检结果** 心源性休克相关的临床表现详见表框 54-4。除了表框中列出的体征和症状,心源性休克患者通常伴有周期性胸痛,而这也可能是心肌梗死的预兆。其他临床表现均与 CO 减少有关。

| 表框 54-4 | 心源性休克的临床表现 |
|---|---|
| **血液动力表现:** | |
| SBP 小于 90mmHg | |
| 平均动脉压(MAP)低于 70mmHg | |
| 心脏指数低于 2.2L/(min·m²) | |
| 肺动脉楔压大于 18mmHg | |
| 体循环血管阻力大于 1 400 达因/(cm⁻⁵) | |

| 表框 54-4 | 心源性休克的临床表现(续) |
|---|---|
| **一般表现** | |
| 细脉,脉速 | |
| 脉搏压减少 | |
| 颈静脉怒张 | |
| 心律失常 | |
| 胸痛 | |
| 皮肤湿冷,苍白 | |
| 少尿 | |
| 精神状态差 | |
| **呼吸系统表现** | |
| 呼吸困难 | |
| 呼吸频率增快 | |
| 吸气性湿啰音,喘息音 | |
| 动脉血气示 $PaO_2$ 降低 | |
| 呼吸性碱中毒 | |
| **影像学表现** | |
| 心肌肥大 | |
| 肺淤血 | |

**实验室检查** 一旦心肌标志物增高,并伴有血流动力学进行性改变和临床状况恶化,往往是广泛性心肌梗死的标志,这些指标是造成心源性休克的原因。实验室研究表明,心肌组织坏死会导致一系列磷酸激酶(MB-CPK)和心肌肌钙蛋白 I 持续释放进入循环系统。这些心肌坏死标志物通过濒死的心肌细胞释放入血,每一种标志物都有特定的时间峰值,能够表明心肌的损伤程度。另一个心肌损害的标志物脑钠肽(BNP),是由心肌被过度拉伸而产生并释放,可通过实验分析进行测定,BNP 可用来帮助判定患者是否出现心脏

衰竭及其严重程度。

## 管理

　　心源性休克的管理旨在增加心肌氧输出，使 CO 达到最大值，减少左心室工作负荷。治疗的首要目标是纠正那些可逆问题，保护缺血心肌，改善组织灌注。保护心肌是早期治疗的必要环节，扭转低氧血症和酸中毒可以提高其他治疗措施的效果。应设法在确保心室没有过度扩张的情况下提供充足的灌注。纠正休克时，左心室充盈压往往会升高，因此，可以使用利尿剂或硝酸酯类药物降低前负荷。电解质，特别是钾、钙和镁，需要及时补充，以便为受损心肌的恢复提供最佳条件。

　　针对心源性休克患者的护理应侧重于保护心肌和减少心脏负荷量。麻醉性镇痛剂和镇静剂的使用可以弱化交感神经系统的反应，增加静脉血容量，减少射血阻力。阿片类药物可用来减轻缺血性疼痛。在给氧方面，增加吸入氧浓度是一个简单但非常重要的步骤，为了确保供氧，有时可能需要使用机械通气。护理人员需为患者提供生活身体照护和休息，从而使心肌耗氧量降到最低。

　　心律失常往往伴有急性心肌梗死、局部缺血或酸碱失衡，上述症状能够进一步降低 CO。可以使用抗心律失常药物、心脏电复律或起搏器纠正这些问题，以帮助恢复稳定的心率并增加 CO。急救护理人员必须获取、参照并认真解读患者的血

流动力参数，以获得 CO 最佳目标值。最佳灌注压力可帮助恢复 CO，但增加灌注压必须谨慎。如前所述，可使用利尿剂减少左心室灌注压。如果左心室灌注压力太低，可能需要输液，但如果灌注压力提高而 CO 没有相应升高，必须停止输液。通常情况下，前负荷（左心室舒张末期压力）应该维持在 14~18mmHg 之间。通过输液和使用利尿剂达到最佳灌注压是有难度的。缓慢的输液和利尿过程要求对其效果进行积极的评估。可使用肺动脉导管、中心静脉导管或专门用于动脉监测的传感器等有创操作评估补液的情况。尽管这些医疗技术提供了丰富的信息，但是鲜有证据表明使用这些医疗措施能够改善患者的预后。出于这种原因，先进的临床检查技术至关重要，同时非侵入性治疗方案，如血压、意识以及尿量的观察也非常重要。

　　药物能够增加 CO，但其使用也必须谨慎。许多药物会增加心肌耗氧量（MvO2），但对 CO 却不会产生明显影响。决定是否使用某种药物要基于对整体风险的考量。拟交感神经药物盐酸去甲肾上腺素和肾上腺素可通过增加心脏收缩、加快心率、增强 SVR 来提高 CO，但同时也增加了心脏的负荷。此外，肾上腺素对 β-2 受体的刺激可能会引起外周血管的扩张，减少重要器官的血液供应。正性肌力的药物对血管张力影响很小，如低剂量的盐酸多巴胺、盐酸多巴酚丁胺、氨力农和米力农，其往往效果更好。用于治疗休克药物见表 54-4。

表 54-4　休克治疗药物的药理学 *

| 药物 | 心率 | 对心肌收缩力的影响 | 外周静脉血管阻力 | 护理注意要点 |
|---|---|---|---|---|
| 多巴胺（盐酸多巴胺） | ↑ | ↑↑ | ↑ | 剂量依赖型<br>可增加 $MvO_2$ 需求 |
| 肾上腺素 | ↑↑ | ↑↑ | ↑ | 有诱发室性心律失常的危险<br>可增加 $MvO_2$ 需求<br>激活 $β_2$ 受体，扩张外周血管床 |
| 去甲肾上腺素（也称重酒石酸去甲肾上腺素） | ↑ | ↑ | ↑↑↑ | 密切监测末梢循环；可增加 $MvO_2$ 需求 |
| 苯肾上腺素（去氧肾上腺素） |  |  | ↑↑ | 可能诱发心律失常 |
| 加压素（抗利尿激素） |  | ↑ | ↑↑ | 密切监测末梢循环；可增加 $MvO_2$ 需求 |
| 硝普钠 | ↑ |  | ↓↓ | 剂量依赖型；缓慢调整给药速度 |
| 硝酸甘油 | ↑ |  | ↓ | 剂量依赖型；缓慢调整给药速度；可产生耐药性 |
| 血管紧张素转化酶抑制剂（ACE） | ↑ |  | ↓ |  |
| 氨力农 | ↑ | ↑ | ↓ | 可增加 $MvO_2$ 需求 |
| 米力农 | ↑ | ↑↑ | ↓ | 可增加 $MvO_2$ 需求；密切监测是否存在心动过速 |
| 多巴酚丁胺 | ↑ | ↑↑ | ↓ | 可增加 $MvO_2$ 需求；密切监测是否存在心动过速 |

　　$MvO_2$，心肌耗氧量。

　　* 表内所有药物应通过中心静脉导管给药并使用输液泵。

通过药物降低后负荷或者使用机械辅助装置可以降低左心室的工作负荷。建议使用血管舒张剂,如硝普钠、硝酸甘油、血管紧张素转化酶(ACE)抑制剂,以此降低 SVR 和 LVEDP,增加 CO,改善左心室功能。对衰竭心脏的机械性循环支持包括主动脉球囊反搏、左心室辅助装置。这两种装置均能通过外源性泵来降低左心室的负荷(第 18 章)。

## 分布性休克

分布性休克可由过敏反应(过敏性休克)、交感神经系统损伤(神经源性休克)或脓毒症(感染性休克)引起。其关键机制是静脉回流减少,原因是血管床容积及血管张力增大,从而产生的有效循环血量减少(图 54-6)。由于血管交感神经系统的损伤(神经源性休克)或血液中进入了导致血管舒张的物质(过敏性休克和感染性休克),导致血管张力受损。分布性休克在各种情况均有可能发生,而其中脓毒症导致的最为常见。

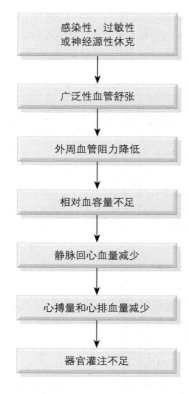

**图 54-6** ▲ 导致分布性休克的原因:分布性休克是由于血管壁间隙增大、血管缺乏张力、血液瘀滞在外周血管、回心血量减少导致的

## 过敏性休克

过敏性休克是由对某种特定过敏原的过敏反应导致的,可激发危及生命的过敏性反应。儿童最常见的过敏原是食物,成人最常见的过敏原是药物和虫类叮咬。如果不加以治疗,过敏性休克患者会发生血管塌陷,导致组织灌注大大降低和死亡,因此,及时干预治疗尤为重要。

**病因** 抗原是引起过敏反应的物质,能够通过药液输入或经口食入,也可通过皮肤或呼吸道进入人体。引起人类过敏的物质有很多(表框 54-5)。

| 表框 54-5 | 患者的用药安全 |
|---|---|
| 通常容易引起过敏和过敏反应的物质。 | |
| 抗生素 | 青霉素及其人工合成药、头孢菌素、链霉素、四环素,红霉素 |
| 抗炎药 | 水杨酸类、氨基比林、布洛芬、萘普生和其他 |
| 麻醉镇痛剂 | 吗啡、可待因 |
| 麻醉剂 | 普鲁卡因、利多卡因、可卡因、硫喷妥钠 |
| 麻醉辅助用药 | 琥珀酰胆碱、筒箭毒碱 |
| 其他药物 | 鱼精蛋白、氯磺丙脲、静脉用铁剂、碘化物、噻嗪类利尿剂 |
| 血液制品 | 红细胞、白细胞和血小板输血、丙种球蛋白 |
| 免疫血清 | 狂犬病疫苗、破伤风抗毒素、白喉抗毒素、蛇和蜘蛛抗蛇毒素血清 |
| 造影剂 | 碘化造影剂 |
| 毒液 | 蜜蜂、黄蜂、大黄蜂、蜘蛛、蛇、水母分泌的毒液 |
| 激素 | 胰岛素、促肾上腺皮质激素、垂体提取制剂 |
| 酶和其他生物制剂 | 乙酰半胱氨酸、胰酶补充剂 |
| 易致敏物质 | 食物、花粉、毒液 |
| 食物 | 蛋、鱼、贝类、牛奶、坚果、豆类 |
| 物品 | 乳胶 |

过敏可由 IgE 或非 IgE 介导。在没有 IgE 抗体的情况下由非 IgE 产生应答,被称为过敏反应。有人认为是介质直接激活引起了这种反应。过敏反应通常与非甾体抗炎药(NSAIDs)相关,如阿司匹林。若患者对某一种 NSAIDs 有过敏反应,则需禁止使用所有的 NSAIDs 药剂,因为任何一种此类药剂都可能引发二次反应。

IgE介导的过敏反应源于特定抗原的免疫反应。当免疫系统首次暴露于某种特定抗原,特异性IgE抗体形成并进入血液循环。当再次暴露于这种抗原时,该抗原黏附于IgE上,同时激活大量细胞和嗜碱性粒细胞,使机体释放组胺、前列腺素、白三烯以及其他可引起过敏反应的生化介质。

**病理生理机制** 抗原抗体反应导致抗体特定的肥大细胞和嗜碱性粒细胞分泌介质,如组胺、白三烯、嗜酸性粒细胞趋化物、肝素、前列腺素、中性粒细胞趋化物以及血小板激活因子2(图54-7)。这些物质,特别是组胺、前列腺素和白三烯,会引起全身性血管扩张、毛细血管通透性增加、支气管狭窄、冠状动脉血管收缩以及荨麻疹(麻疹)。而一些其他物质引起心肌抑制、炎症、过度分泌黏液和周围血管扩张,造成恶性循环。弥漫性动脉血管扩张使组织内血容量分布不均,静脉扩张能够降低前负荷,减少CO。毛细血管通

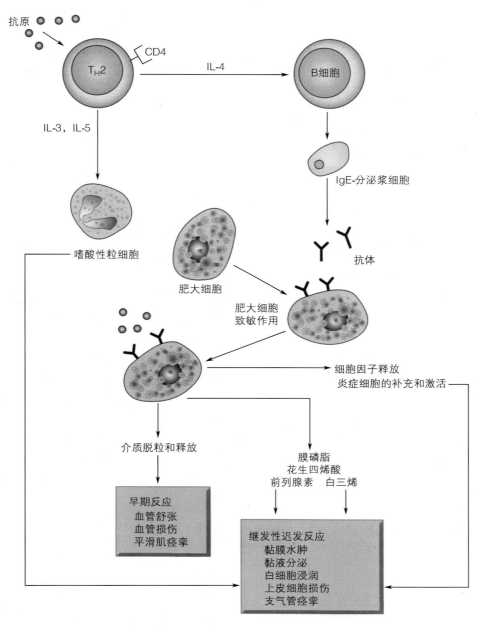

**图54-7** ▲IgE介导的过敏反应。IL-3,白介素-3;IL-4,白介素-4;IL-5,白介素5。(From Porth CM:Con-cepts of Altered Health States,8th ed. Philadelphia,PA:Lippincott Williams & Wilkins,2009,p 412.)

透性增加导致血管内有效循环血量减少,进一步降低 CO,继而损伤组织灌注。其初期症状包括瘙痒、荨麻疹以及因支气管狭窄引起的呼吸困难。若发生循环衰竭或极度支气管狭窄,患者可在数分钟或数小时内死亡。

**评估** 有些过敏性休克可能没有诱因,因此,防止过敏性休克的最好方法是避免接触已知的过敏原。

病史:应获取患者完整的过敏史,包括对药物、食物、血液制品或麻醉剂的反应。此外,辨别各类临床表现也很重要。

检查结果:接触抗原之后,过敏症状越早发生,其反应越严重。过敏初期,对抗原应答的表现普遍为红斑、荨麻疹和瘙痒症状。其他症状还可能包括焦躁不安、呼吸困难、喘鸣、胸闷、燥热、恶心呕吐、血管神经性水肿和腹痛。随着症状的进一步发展,患者可发生严重的呼吸症状,如喉头水肿或伴有喘鸣的严重支气管狭窄。由于血管舒张引起的低血压会很快发生,并导致循环衰竭。随着循环系统的衰竭或严重支气管狭窄导致的缺氧,患者意识水平开始下降,甚至出现昏迷。

**管理** 过敏反应的早期识别和管理非常关键。治疗目标为去除有害的抗原、逆转生化介质的影响、恢复充足的组织灌注。无论过敏原如何,治疗方案均取决于临床症状。对症状轻微的患者,及时的治疗措施包括给氧和皮下或静脉注射抗组胺药,如苯海拉明,以阻止组胺的影响。针对那些有气道、呼吸或循环方面危及生命情况的患者,应立即使用肾上腺素来纠正血管的扩张状态和解除支气管狭窄(表框 54-6)。一旦患者出现严重低血压或对肾上腺素无效,应在 1~3 分钟内立即输注晶体。还可使用皮质类固醇、支气管扩张剂等药物治疗,如有必要,应使用血管收缩剂和正性肌力药来对抗循环衰竭。

| 表框 54-6 | 成人过敏反应时肾上腺素的使用剂量 |
| --- | --- |

肾上腺素 1:1 000 稀释(1mg/ml),肌内或皮下注射 0.2~0.5ml,必要时每间隔 5min 一次,以控制过敏性休克患者的症状和升高血压

From Joint Task Force on Practice Parameters, American Academy of Allergy, Asthma and Immunology, American College of Allergy, Asthma and Immu-nology, Joint Council of Allergy, Asthma and Immunology: The diagnosis and management of anaphylaxis: An updated practice parameter. J Allergy Clin Immunol 115(3 Suppl 2):S483-S523, 2005

过敏性休克的护理措施包括保持气道通畅以及监测患者对抗原的反应。护士应监测患者的呼吸、心率、血压以及焦虑情况,并根据皮肤的临床表现采取适当的应对措施。若不知道是何种药物导致的过敏,则应对患者进行过敏反应和未来发生过敏反应风险的评估。对经历过敏或过敏反应的患者,进行防治教育至关重要。

## 神经源性休克

**病因** 神经源性休克起因于交感神经紧张导致的损伤或破坏,可造成周围血管扩张、组织灌注减少。造成交感神经系统紊乱的任何事件都可导致交感神经失调。神经源性休克最常见的原因是高于 $T_6$ 平面的脊髓损伤,因为交感神经分布于这个平面之上。其他原因还包括脊髓麻醉、精神紧张、疼痛、药物或者其他中枢神经系统的问题。

**病理生理机制** 神经源性休克以低血压、心动过缓和低体温为典型表现。当交感神经功能丧失时,相对的副交感神经兴奋,致使动脉血管舒张和 SVR 降低。与此同时,静脉血管舒张造成血液滞留,前负荷降低。即使在血压进行性下降期间,副交感神经兴奋也会引起心动过缓。通常,可以通过刺激主动脉弓和颈动脉窦的压力感受器来增加心率。心搏量减少(源于前负荷减少)和心率的下降会导致 CO 减少、组织灌注不足。血管过度舒张导致热量散失,从而导致患者体温过低。

**评估** 体检显示,患者发生神经源性休克,很大程度与其病程中过度的血管舒张和损伤反应有关。患者表现为中心静脉压(CVP)下降、CO 减少和 SVR 降低,并伴有心动过缓。其他类型休克的患者往往感到湿冷,而神经源性休克患者则由于血管舒张而往往皮肤温暖。对创伤性低血压患者,在诊断神经源性休克前排除低血容量性休克十分重要。

**管理** 谨慎的液体复苏是预防和治疗低血压的首选方案。由于静脉内血液瘀滞,患者的有效循环血量可能会急剧下降。一般来说,收缩压(SBP)应保持在 90mmHg 以上。如果单纯的液体复苏不能恢复血压,则可以给血管加压剂,α- 肾上腺素类激动剂的使用可以使血管收缩,而 β- 肾上腺素激动剂则会增加心率和心肌收缩力。(请参考第 37 章有关脊髓损伤及其并发症的内容,如神经源性休克)

## 感染性 / 脓毒性休克

感染性休克是一种复杂且广义的概念，往往牵涉全身所有器官系统的病程。脓毒症、重症脓毒症以及脓毒性休克代表着这一病症的发展过程。1991 年，美国重症监护医学协会和胸科医师学会为脓毒症和其他相关临床症状确立了定义，以便早期发现、早期干预，改善治疗结果，并标准化研究方案中术语的使用。2001 年举行了第二次共识会议，对当时脓毒性休克的定义进行修订，以确保脓毒症诊断的准确性、可靠性以及临床使用价值（表框 54-1）。

**病因**　在美国，每年大约有 75 万例严重脓毒症患者，且其发生率与日俱增。感染性休克发生率增长有以下几个原因：人口老龄化，越来越多的耐药菌感染，越来越多的免疫功能不全而病情危重的患者，更多的患者接受高风险的手术和改进的诊断方法。脓毒症的死亡率大约为 20%，严重脓毒症和脓毒性休克的死亡率则高达 70%，且幸存者的生活质量大大降低。发生脓毒性休克的风险因素包括宿主因素和治疗相关因素（表框 54-7）。约四分之一因脓毒症入院的急诊患者，会在 72 小时之内发展成脓毒性休克。表框 54-8 列出了由脓毒症到脓毒性休克进展的危险因素。

| 表框 54-7 | 患者安全 |
|---|---|

**脓毒症的危险因素**

**患者因素：**
- 高龄
- 营养不良
- 全身乏力
- 慢性衰弱
- 慢性疾病
- 毒品成瘾或酗酒
- 中性粒细胞减少
- 脾切除术
- 多器官功能衰竭

**治疗相关因素：**
- 使用侵入性导管
- 手术
- 创伤或烫伤
- 侵入性诊断治疗
- 药物（抗生素、细胞毒性药物、糖皮质激素）

| 表框 54-8 | 患者安全 |
|---|---|

**脓毒症进展为严重脓毒症的危险因素**
- SBP 低于 110mmHg
- 体温超过 38.2℃
- 血钠超过 145mmol/L
- 血小板低于 $150 \times 10^9$/L
- 胆红素超过 30mcmol/L
- 机械通气
- 存在感染

原发性菌血症

需氧革兰氏阴性杆菌

革兰氏阳性球菌

腹膜炎

肺炎

脓毒性休克是由感染引起的。感染可能是革兰氏阴性菌或革兰氏阳性菌、真菌和病毒入侵所致。对于某些患者，可检测出多个诱发感染源，但也有许多患者根本找不出其诱发感染源。细菌可以通过呼吸系统、尿道、胃肠道系统、伤口或通过侵入性医疗器械进入患者体内。

**病理生理机制**　脓毒性休克起病于入侵微生物、免疫、炎症及凝血系统的复杂交互作用，最终导致机体促炎和促凝的状态（图 54-8）。革兰氏阴性和革兰氏阳性微生物可以直接刺激炎症反应和免疫系统的其他方面，从而激活细胞因子、代偿和凝血机制。针对现有微生物的反应，巨噬细胞及辅助细胞（CD4+）TH1 分泌炎性细胞因子，如 TNF-a 和 IL-1β。如前所述，这些细胞因子诱发内皮功能紊乱并导致毛细血管通透性增加。除了释放炎性细胞因子，还会释放促炎细胞因子。2 型辅助 T 细胞（Th2）分泌促炎细胞因子 IL-4 和 IL-10 来平衡促炎反应。但对于某些患者，无法停止产生或控制这些促炎细胞因子，最终，失控的促炎反应激活凝血级联。

脓毒症的另外一个重要机体反应是促凝和抗凝因子之间的失衡。内毒素刺激内皮细胞释放组织因子，激活凝血级联，导致纤维蛋白原转化为纤维蛋白。纤维蛋白和血小板栓黏附于内皮细胞形成一个稳定的纤维蛋白凝块。这些凝块贯穿整个微脉管系统并造成了额外的损伤和末梢组织的缺血。正常情况下，抗凝因子（蛋白 C、蛋白 S、抗凝酶Ⅲ、组织因子抑制剂）会调节凝血，防止大面积的微血栓形成。带有血栓调节蛋白的凝血酶块在内皮细胞上激活 C 蛋白，激活的 C 蛋白阻止凝血

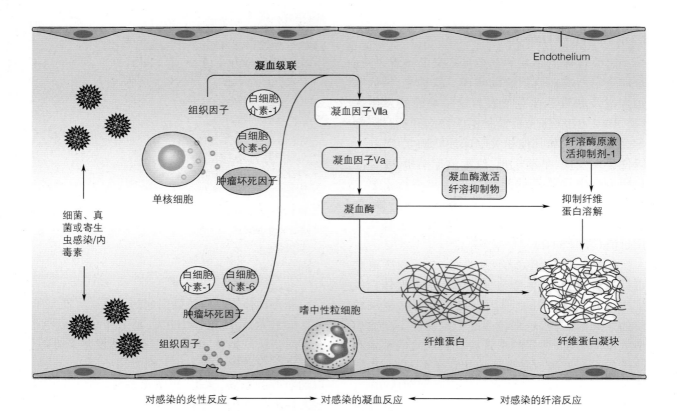

**图 54-8** ▲ 脓毒症的炎症/免疫反应

因子Ⅴ和凝血因子Ⅷ的活性,并且抑制纤溶酶原激活物抑制剂的合成,使纤溶酶能够分解纤维蛋白凝块。遗憾的是,脓毒症降低了这些抗凝因子的抗凝水平,而最终的结果是抗凝血状态进一步促进了炎症发展。理解脓毒症的关键在于认识到促炎和促凝反应是导致几乎所有器官内环境失衡的原因。

**心血管系统的变化** 一般情况,脓毒性休克对心血管系统的三个主要病理生理影响如下:血管舒张、血流量分布不均和心肌抑制。

促炎细胞因子刺激内皮细胞释放 NO。NO 是一种强有力的血管舒张剂,促成大面积血管舒张。血管舒张使得静脉回心血量减少、CO 减少以及 SVR 降低。其他的炎症介质,包括内皮素,从内皮细胞释放出来,从而使其他血管床的血管收缩。这种血管舒张和血管收缩的情况混合导致血流量的分布不均,这种不均在微循环中尤为明显。

对于脓毒性休克患者,与心室射血分数下降、心室扩张和液体复苏后 Frank-Starling 代偿机制实效相比,其心肌抑制显得更加明显。心肌抑制因子,如细胞因子 TNF-a、IL-1β 和 IL-6,均作为炎症级联反应的一部分被释放出来。NO 也可以通过损害细胞利用的氧合成 ATP 的能力导致功能障碍。心脏表现出收缩功能障碍和心室功能障碍。

脓毒性休克早期,交感神经系统的激活和血管舒张剂的释放,如 NO,促进了高 CO 低 SVR 的高动力循环状态,随着心脏循环抑制作用的增强,机体处于低 CO,高 SVR 状态,心脏逐渐开始衰竭。随着时间的推移,应对心力衰竭早期和发展阶段的血流动力学参数进行识别,包括 ScvO₂/SvO₂ 和代谢性酸中毒测量值。

**肺部变化** 因炎症反应激活而产生的病理生理活动及其介质会直接和间接影响到肺部。交感神经系统的激活和肾上腺髓质释放的肾上腺素会造成支气管扩张。而这些可能被细胞因子活性所抑制,最终导致支气管狭窄。更重要的是,炎症介质和活化白细胞导致毛细血管通透性增加,导致间质性水肿、肺灌注减少(肺分流)、肺动脉高压以及呼吸系统的负荷增加。随着液体在肺间质的淤积,肺顺应性降低,气体交换受损,机体出现缺氧。

上述肺部改变最终可导致急性呼吸窘迫综合征(acute respiratory distress syndrome,ARDS),ARDS 通常与脓毒性休克相关。持续的肺间质积液最终会蔓延到肺泡,产生肺泡浸润,为细菌的生长提供了良好环境。对于 ARDS 的患者而言,机械通气是常规治疗方法,也为肺部感染提供了机会。因此,继发性肺炎可随之发生,其发病可能由不同于导致脓毒症的微生物引起,请参考第 27 章获取更多 ARDS 的相关信息。

**血液系统变化**　脓毒性休克也可能发生血小板异常,因为内毒素可以间接造成血小板聚集并随后释放更多血管活性物质(血清素和血栓素 $A_2$)。已有证据证实,脓毒性休克患者的微循环存在血小板聚集,阻碍了血流并危害细胞的新陈代谢。缺乏纤维蛋白溶解的代偿作用,凝血级联的过度激活会局部和全面地损害组织灌注。随着时间的流逝,凝血因子耗尽,造成凝血障碍,可能进一步发展为弥散性血管内凝血(DIC)。

**代谢变化**　脓毒性休克会引起高代谢状态,其特征为休息时能量消耗增加、蛋白质和脂肪的分解代谢增加、负氮平衡、高血糖症以及肝脏糖原异生。过多的儿茶酚胺分泌会刺激糖异生和胰岛素抵抗,两者均可导致非糖尿病的危重患者出现高血糖症状。细胞逐渐不能以葡萄糖、蛋白质和脂肪作为能量来源。抗胰岛素治疗高血糖症状是早期休克的常用疗法。最终,所有的糖原储备耗尽,细胞缺乏 ATP,细胞泵功能失效,组织器死亡。

为了应对胰岛素缺乏、蛋白质分解,促进血液中尿素氮增加和尿氮的排泄,肌肉蛋白分解成氨基酸,其中一些可用作三羧酸循环的能量或作为糖元异生的物质。在休克后期,肝脏因代谢功能紊乱而不能使用氨基酸,造成氨基酸聚集在血流中。

随着休克的进展,脂肪组织的分解(脂肪分解)为肝脏提供脂类物质,产生能量。肝脏甘油三酯进行新陈代谢产生酮类,出细胞后用于产生 ATP 的三羧酸循环。随着肝脏功能减弱,甘油三酯不再分解,他们集合成线粒体,抑制三羧酸循环,并导致无氧代谢和乳酸增加。由于线粒体功能障碍,细胞提取和利用氧气的能力受损。氧化剂通常是氧化磷酸化作用生成的副产物。然而,对于危重疾病,氧化剂堆积会造成氧化应激,而氧化应激又会造成脂质过氧化、蛋白质氧化和线粒体 DNA 的突变,最后导致细胞死亡。

这些代谢紊乱的最后效应是细胞能量缺乏。无论支持循环系统和器官功能的计划性干预如何,能量的缺乏与时常发生的多器官衰竭紧急事件息息相关。

**评估**　全面了解脓毒症期间的介质反应有助于评估和评价治疗效果。

**体格检查**　脓毒性休克的最早期体征包括精神状态的变化(烦躁或易怒)、代谢性酸中毒导致呼吸频率代偿性增快以及高热或低温。由于炎症反应严重,并伴有血管活性介质的释放,患者临床表现复杂,可出现水肿、循环衰竭、局部微血栓、由于血管收缩而导致组织灌注受阻。随着进一步补液,毛细血管通透性增加,液体透过毛细血管间隙进入组织间隙,因此需要更多的液体复苏,但同时也会进一步加重间质性水肿。由于凝血机制的不当激活,凝血因子受到破坏,可发生自发性出血现象。灌注的不均衡造成了局部缺血,如内脏循环、皮肤和四肢缺血,最终可能会导致这些部位坏死。机体持续处于高动力循环状态,CO 最初可能增多,但由于不恰当的低 SVR,CO 将难以维持足够的组织灌注。

**实验室检查**　实验室和诊断性研究可以帮助确诊脓毒症,表框 54-9 中对此进行了概述。除了表中这些检测方法的使用,脓毒症和脓毒性休克的早期诊断还往往基于患者的危险因素和临床表现(表框 54-7)。

---

**表框 54-9　诊断脓毒症的生理指标**

- 培养:血液、痰液、尿液、手术或非手术治疗伤口、鼻窦、侵入性导管;阳性检测结果并非诊断所必需。
- CBC:WBCs 计数通常会升高,但是随着休克的进一步发展可能会减少。
- 生化检测:高血糖十分明显,后期阶段会出现低血糖。
- 动脉血气:脓毒症患者会出现伴有轻度低氧血症($PaO_2 < 80mmHg$)的代谢性酸中毒和可能的代偿性呼吸性碱中毒($PaCO_2 < 35mmHg$)。
- CT 扫描可以用来确定潜在脓肿的部位
- 胸腹部 X 线检查可以揭示感染进程。
- $SvO_2$ 或 $ScvO_2$ 能够帮助评估氧输送和氧消耗的是否充足。
- 乳酸水平:血清中乳酸值的降低表明有氧代谢可以满足细胞的能量需求,乳酸值升高表明灌注不足,机体依靠无氧代谢来满足细胞的能量需求。
- 碱剩余:血清中碱剩余值增高表明灌注不足和无氧代谢。
- $EtCO_2$:早期局部及全身组织灌注不足的指征。

---

**管理**　脓毒性休克需要快速、积极、多学科的团队治疗,需要重症监护病房的监测和治疗设备。其基本治疗目标是确保氧气的最大输出,以满足

细胞氧气消耗的需求和抵御严重的炎症反应。脓毒症需要进行早期的有针对性的治疗。详见循证实践要点 54-1。及时启动治疗（发病 6 小时内），特别是以恢复血液动力复苏为目标，可以缓解脓毒性休克状态下患者的呼吸困难并且降低心血管疾病的发病的风险。《拯救脓毒症行动指南》由一个国际团队于 2003 年发布并于 2007 年修订完成，该指南概述了脓毒症患者的循证护理方法（表54-5）。脓毒症治疗策略或集束化治疗的使用促进了脓毒性休克患者的跨学科管理，并提高了患者的生存率。

**预防** 因为脓毒性休克的发病率和死亡率很高，所以当务之急是采取感染控制的预防措施。针对危重症患者，机体防御机制往往会遭到破坏，从医院获得的防御措施至关重要。院内感染使得患者住院时间延长以及住院治疗费用增加，每例

脓毒性休克患者的治疗费用从 5 800~12 700 美元不等，而治疗肺炎的费用则在 11 100~22 300 美元之间。因此，护理涉及的一个关键问题就是严格进行无菌操作，彻底进行手部清洁，密切关注潜在易感染区域及引起感染的源头。表框 54-10 列出了与医疗设备相关的感染源。

| 表框 54-10 | 患者安全 |
| --- | --- |

**与设备相关的感染源**

- 血管内导管（动静脉）
- 气管插管 / 气管切开套管
- 留置导尿管
- 手术伤口引流管
- 颅内监测设备和导管
- 整形用具
- 鼻胃管
- 胃肠管

## 循证实践要点 54-1
### 重症脓毒症：初期识别与复苏

△ **预期实践**

- 评估所有患者，当患者出现潜在的脓毒症表现时，立即通知医生。
- 重症脓毒症的临床表现包括：
  - 已出现或疑似出现感染。

并且

- 出现以下两个或两个以上全身炎症反应（SIRS）症状：
  - 心率大于 90 次 /min；
  - 体温低于 36℃（96.8℉）或高于 38.3℃（101℉）；
  - 呼吸频率超过 20 次 /min 或 $PaCO_2$ 低于 32mmHg；
  - 白细胞计数大于等于 12 000/mm³ 或小于等于 4 000/mm³，幼稚粒细胞左移超过 10%。

并且

- 至少有以下一项组织灌注或与脓毒症相关的严重器官功能障碍的指标：
  - 急性精神状态改变；
  - 收缩压低于 90mmHg 或者平均动脉压低于 70mmHg 或 SBP 减少达 40mmHg；
  - 非糖尿病患者血糖高于 140mg/dl；

- 低氧血症（PaO2/FiO2<300）；
- 急性少尿[ <0.5mL/（kg·h）至少 2h ]；
- 肌酐增加超过基线水平 0.5mg/dl；
- 凝血异常（INR>1.5 或 PTT>60s）；
- 肠梗阻；
- 血小板减少（血小板计数 <10 万 /ml）；
- 高胆红素血（胆红素总量 >2mg/dl），乳酸大于 2mmol/L。
- 获取血清乳酸值：乳酸浓度大于 4mmol/L 为高乳酸血症（D 级）。
- 在使用广谱抗生素之前，做血培养和潜在感染部位的培养。血液培养应在确诊脓毒症后 1h 内和使用抗生素治疗 1h 之前完成（D 级）。
- 评估并去除潜在的感染源（如明显被感染的侵入性器械）（D 级）。
- 在复苏期间，维持以下治疗目标：平均动脉压高于 65mmHg，中心静脉压（CVP）控制在 8~12mmHg，中心静脉或混合静脉氧饱和度大于 70%（D 级）。
- 进行补液管理，保持 CVP 在 8~12mmHg 之间，或在使用呼吸机的情况下大于等于 12mmHg（D 级）。

## 循证实践要点 54-1(续)
### 重症脓毒症：初期识别与复苏

- 如果液体复苏不成功，必要时使用升压药来维持平均动脉压达到 65mmHg（D 级）。
  - 如果静脉氧饱和度不理想，应考虑追加输液、输血和／或使用多巴酚丁胺（D 级）。
- 血糖至少维持在 150mg/dl 以上（D 级）。
- 针对有死亡风险和出现脓毒性休克、伴多器官功能衰竭的脓毒症、脓毒症急性呼吸窘迫综合征的患者，考虑使用重组人活化蛋白 C（活化 drotrecogin α）（D 级）。

注：重组人活化蛋白 C（活化 drotrecogin α）已经不再推荐使用。美国食品药品管理局于 2011 年 10 月 25 日通告 Eli Lilly 制药已将这种药撤出市场。最近完成的临床试验（PROWESS-SHOCK 试验）证明该药不能提高严重脓毒症和脓毒性休克的患者的生存率。

### ▲ 支持证据

- 每年有超过 75 万例重症脓毒症案例发生（2000 年数据），其死亡率介于 28%~50% 之间，占医院总死亡率的 30% 左右。脓毒症（感染合并 SIRS 标准中的两条）能够在 24h 内迅速发展为重症脓毒血症（感染 +SIRS 标准 + 器官功能障碍），再到脓毒性休克（尽管给予了充分的液体复苏，仍然存在持续的低血压和组织低灌注）。
- 在院内的任何科室都应该对脓毒症患者进行治疗。一项针对急诊科 263 例患者进行的前瞻性随机对照试验表明，接受以提高组织氧结合为导向的强有力的治疗的患者，其前 6h 内死亡率降低 16%。另一个小规模的回顾性研究显示，对于确诊为重度脓毒症并在 6h 内接受治疗的患者，其死亡率有所下降。
- 血清乳酸浓度能降至正常值或心排血量有所增加。血清乳酸的测量值能够精准地反应出全身组织灌注降低的情况，如脏器缺血。乳酸的出现和清除与患者的发病率和死亡率密切相关。
- 早期合理的抗生素使用可以降低革兰氏阳性和革兰氏阴性菌血症患者的死亡率。在留取培养后鉴别出感染生物前，就应凭经验开始使用广谱抗生素。在 48~72h 后，应基于培养结果和临床数据进行再评估。

- 根据《脓毒症诊治指南》，在治疗的前 6h，治疗目的是使患者的 CVP 达到并维持在 8~12mmHg，对于接受机械通气的患者，CVP 应维持在 12~15mmHg，且液体复苏的 MAP 至少为 65mmHg。多巴酚丁胺被认为是提高心排血量到正常水平的特效药，当无法测心排血量时，可提高血清乳酸清除率。两项大型临床试验都没有显示为了增加组织氧供而提高心排血量至正常水平以上有任何益处，已有数据并不支持使用低剂量多巴胺以保护肾脏。
- 液体复苏治疗中的胶体尚未显示比晶体类药物存在更有益。一项大型随机对照试验针对需要容量复苏患者，分别使用 4% 白蛋白和使用生理盐水进行治疗，结果显示组间患者的死亡率没有明显差异。几项文献综述均提出，复苏液体的选择没有显示能够改变预后。
- 针对低血压症状的患者，开始使用血管活性药前应尽量充分给予液体复苏。没有更高级别的证据表明哪种升压药最适合用于治疗脓毒性休克患者，其选择取决于多项临床参数。然而，在《拯救脓毒症行动指南》中，针对重症脓毒症和脓毒性休克患者，去甲肾上腺素或多巴胺被认为是增加血管张力和提高血压的首选升压药。
- 两项 meta 分析文献提出，对于脓毒性休克患者，高剂量皮质类固醇的使用没有益处病可能对患者造成伤害。针对依赖升压药的休克，低剂量外源性皮质醇的使用已经证明能够提高患者自身药物的摄入量，并且在血浆皮质醇下降时可以提高外源性交感神经兴奋剂的摄入。
- 维持血糖在正常范围（80~110mg/dl），至少不高于 150mg/d，已经证实可以降低外科患者的发病率和死亡率，但是特别针对脓毒症患者。有证据表明，保持血糖低于 150mg/dl 可以降低严重脓毒症患者的发病率，但并不降低其死亡率。

## 循证实践要点 54-1(续)
## 重症脓毒症:初期识别与复苏

- 在一项大型的双盲试验研究中,重组人类活化蛋白 C(活化 drotrecoginα)可使严重脓毒症患者死亡率降低 6%,并使高危死亡患者的死亡率降低 13%(如 APACHE Ⅱ 评分为 25 分及以上的患者)。

注:重组人类活化蛋白 C(活化 drotrecoginα)已经不再推荐使用。美国食品药品管理局于 2011 年 10 月 25 日通告 Eli Lilly 制药已将这种药撤出市场。最近完成的临床试验(PROWESS-SHOCK 试验)证明该药不能提高严重脓毒症和脓毒性休克的患者的生存率。

### AACN 的证据等级
**A 级:**定量研究的 meta 分析或定性研究的 meta 整合,其结果一致地支持某个特定的行为、干预或治疗。

**B 级:**设计良好的对照研究,其结果一致地支持某个特定的行为、干预或治疗。

**C 级:**定性研究、描述性或相关性研究、整合性综述、系统综述或结果不一致的随机对照试验。

**D 级:**有临床研究建议支持且经过同行评议的专业机构标准。

**E 级:**多个案例报告、基于理论的专家观点或经过同行评议但无临床研究支持的专业机构标准。

**M 级:**仅仅是制造商的推荐。

---

**感染的识别和治疗**　感染一旦发生,应立即进行血培养,然后根据临床经验进行病情控制,应使用广谱抗生素对抗革兰氏阴性细菌、革兰氏阳性细菌及厌氧菌。一旦确定传染性病原体,应使用对该种病原体有针对性的抗生素集中治疗,由此使抗生素耐药性最小化。病原体的确定和控制是重中之重。一旦找到病原体,应采取明确的措施解决脓毒症的起因,可以进行切除术或脓性分泌物的引流。

然而,脓毒症的抗生素疗法对于治疗一般的炎性反应和脓毒性休克并不够,支持性治疗措施可以建立和维持充足的组织灌注,其他治疗目标在于阻止或干预休克中各种介质的活动。支持性的照护措施包括以下几个方面:

- 恢复有效血管内容量;
- 维持充足的 CO;
- 确保充分通气和氧气供给;
- 恢复凝血和抗凝之间的平衡;
- 提供恰当的新陈代谢环境。

**恢复有效循环血量**　充足的补液对于逆转低血压很重要,由于炎症介质诱导产生了血管舒张和毛细血管通透性增加,患者可能需要数千毫升或更多的液体输入。补液量应根据血流动力学参数、尿量以及代谢性酸中毒(如呼吸末二氧化碳、碱剩余、乳酸浓度)的指标来决定。《拯救脓毒症行动指南》中指出,晶体或胶体复苏目标是维持 CVP 至少达到 8mmHg(如果患者正在接受人工呼吸,那么 CVP 可以达到 12mmHg,甚至更高)。有些有创血压监测设备,如动脉导管,可以提供 CO 参数。使用可以监测 CVP 和静脉血氧饱和度($ScvO_2$ 或 $SvO_2$)的中心静脉导管,将有助于进行液体复苏治疗。代谢性酸中毒的指标下降是组织灌注改善的标识。对于脓毒症患者,即使在没有出血的情况下也可以使用血液制品,以此提高细胞的氧输送。进行输液管理并密切监控患者对液体疗法的反应是重要的护理职责(表 54-5)。

**维持充足的心排血量**　在脓毒性休克的初期阶段,CO 可能处于正常或升高状态。但是,由于 SVR 的降低和周围血管的舒张,CO 不足以维持组织氧合和灌注。随着脓毒性休克的发展,CO 含量也因心功能障碍的发生开始降低。因为氧输出量依赖于 CO 的含量,所以维持 CO 是首要的治疗目标。

如果充分的补液仍无法提高组织灌注,就需要使用血管活性药物来支持血液循环,《拯救脓毒症患者行动指南》建议把儿茶酚胺类药物去甲肾上腺素和多巴胺作为首选升压药来治疗脓毒性休克患者。加压素或肾上腺素可以用作二线药物。对于低 CO 或低 $SvO_2$ 的患者，即使有充分的液体复苏，多巴酚丁胺仍然是建议使用的血管收缩性药物（表 54-5）。

**维持充足的通气和氧合**　为了确保脓毒性休克患者气道通畅，为其提供充分的氧合，通常需要气管插管和机械通气。与 ARDS 类似，应采取低潮气量（肺保护性）的通气策略进行通气（患者的护理措施详见第 25 章）。对于循环支持、机械通气和氧合的评估是必要的，应经常评估患者的 $DaO_2$ 和 $VO_2$ 需求。目标是使 $DaO_2$ 最大化，以确保 $VO_2$ 继续不受 $DaO_2$ 的影响，维持有氧代谢，通过将氧输送到细胞可以满足组织的能量需求。

**维持凝血与抗凝之间的平衡**　目前已有针对药物的深入调查，其直接目的在于研究脓毒症和 SIRS 炎症反应相关的细胞毒素和介质。基于最近完成的临床试验（PROWESS-SHOCK 试验），活化蛋白 C 中的 Drotrecoginα（Xigris）已经不再推荐用于脓毒症患者。该药对重度脓毒症和脓毒性休克患者的生存没有改善意义。近期的研究表明，接受这种药物治疗的患者的预后没有得到改善。

**代谢环境的维护**　各种与脓毒性休克相关的代谢紊乱都要求密切监测血液系统和肝、肾功能。当营养储备耗尽时，患者急需补充营养防止营养不良以及维持良好的细胞功能。肠道营养补充是营养支持的首选途径，这种方法可以维护胃肠道的完整性，降低感染，降低脓毒症患者的死亡率或低血压的发生。

肠内营养的局限性使得完全胃肠外营养的应用十分必要，但在理想情况下，仍然可以给予少量的肠内营养。近期研究建议特定营养素，如谷氨酰胺、Ω-3 脂肪酸、抗氧化剂、核酸和精氨酸，都可以在应激状态下支持免疫系统（第 40 章关于营养支持的探讨）。

## ▲ 多器官功能障碍综合征

多器官功能障碍综合征（multiple organ dysfunction syndrom，MODS）是危重症患者多个器官系统渐进性生理衰竭的过程，若不采取干预措施，将对机体内稳态产生严重威胁，如内平衡无法维持。由于无法保持靶器官的灌注和氧合，SIRS 或其他任何类型的休克都可能导致 MODS。

## 病因

MODS 的确切病因尚不明确，SIRS 中炎症介质的释放在 MODS 的病因中起到了一定作用（表 54-1）。此外，肠道黏膜屏障功能完整性的破坏会导致肠道内释放细菌毒素。这些细菌霉素随循环到达全身，损坏多个器官。最终，微血管血栓形成造成组织缺氧，进而也可能导致 MODS 的发生。

## 病理生理机制

MODS 的病理生理学可能由多个机制形成，如一连串的细菌因素、内皮损伤、炎症介质、凝血紊乱和微循环障碍（图 54-3）。线粒体功能紊乱和 ATP 产生减少与器官衰竭息息相关。有人提出，MODS 甚至可能是一种让器官从损伤中恢复过来的适应阶段。

器官损伤可能是首要或次要的问题，可以导致器官衰竭。原发性损害是指导致器官功能障碍对器官的直接损伤，如严重的胸部钝伤可损伤到肺并可能导致 ARDS。继发性损害则由休克产生的机制所引起，如伤口感染可以引起脓毒症，但 SIRS 合并脓毒性休克则可以引起 ARDS（见第 27 章关于 ARDS 的相关内容）。

对于 MODS，组织和器官系统之间存在一些重合，一个器官的功能障碍和炎症反应可能触发其他器官的功能障碍和炎症反应。因此，一个器官的衰竭很可能会造成第二个或第三个器官的衰竭，MODS 被描述为一种"连续性生理功能紊乱"。

通常，首先表现出功能障碍的器官是肺、心脏和肾脏，肝衰竭发生较晚，原因是肝脏拥有较强的代偿能力。如果持续低灌注，那么所有重要器官均可能发生衰竭。在休克状态的临床管理过程中，采取干预措施增加靶器官的灌注和氧合以及降低炎症反应，对于预防和限制 MODS 的发生至关重要。

肺通常是第一个开始衰竭的器官。易发生肺衰竭的原因如下，肺毛细血管床就像一个过滤器，暴露于细胞因子、介质和活化中性粒细胞。毛细血管渗漏造成肺介质水肿，减少肺换气。肺泡上皮细胞受炎症介质的影响而破裂，破裂的上皮细胞导致肺泡充满血液、炎症介质和凝血因子，进一步破坏肺换气。与 MODS 相关的呼吸衰竭与 ARDS 的发生类似（第 27 章）。

心血管系统功能障碍包括继发于心律失常的 CO 减少、心肌抑制以及末梢循环异常，如对液体复苏无反应的血管舒张和低血压、血管通透性增加以及血流量分布不均。发生血液功能障碍的最常见原因是血小板消耗增加导致血小板减少，血小板消耗的原因为微血栓形成和脾脏中血小板被大量吞噬，以及由于骨髓抑制而导致的血栓破坏。这种情况增加了 MODS 病例中 DIC 发生的风险（关于 DIC 的探讨详见第 49 章）。

神经功能障碍的表现有意识障碍、模糊和谵妄。神经功能障碍可能继发于脑灌注减少或损害神经的代谢物（如血氨）增加或水电解质失衡。肾功能障碍可能继发于肾灌注减少、肾小管细胞缺血时间延长或肾内原因，如肾毒性药物。心血管功能改变时进行机械通气、呼吸机相关性肺损伤以及合成细胞因子的释放均可直接导致肾衰竭。渐进的肝功能障碍可以导致肝衰竭。由于肝脏功能众多，包括合成蛋白质、凝血因子和药物代谢，因此肝脏衰竭会影响身体多个系统。如前文所述，肝衰竭可以导致线粒体功能受损并影响细胞利用氧的能力。

## 评估

MODS 的早期识别和治疗是提高患者存活率的关键。

对于所有住院患者，特别是有发生休克和 MODS 风险的患者而言，评估 SIRS 表现出的生命体征改变，如低血压、心动过速、呼吸急促、低体温和发热，是至关重要的。密切监测实验室参数变化可以为临床提供患者发展为器官衰竭的早期指标，如凝血参数、血小板计数、白细胞计数、乳酸、肾功能以及本章提到的其他参数。尽管用于确定 MODS 严重程度的评分系统有数个，但迄今为止，还没有被广泛接受的评分系统。关于对休克、SIRS 和 MODS 的护理诊断详见表框 54-11。

| 表框 54-11 / 护理诊断 |
|---|
| 休克、全身炎症反应综合征以及多器官功能障碍综合征患者：<br>• 有心脏组织灌注不足的风险；<br>• 有脑组织灌注无效的风险；<br>• 心排血量降低；<br>• 体液不足；<br>• 低效性呼吸型态；<br>• 气体交换受损；<br>• 自主呼吸障碍；<br>• 躯体活动障碍；<br>• 营养失调：低于机体需要量；<br>• 急性疼痛；<br>• 恐惧；<br>• 焦虑。 |

## 管理

护士在预防、识别和管理 MODS 患者中扮演着重要角色。预防策略包括采取措施预防院内感染，如合适的体位（机械通气时床头抬高）、口腔护理、翻身和皮肤护理、侵入性导管护理和伤口护理。遗憾的是，除了支持性护理，到目前为止还没有治疗 MODS 的特效治疗措施。MODS 的治疗方案主要聚焦于纠正脓毒症的血流动力学失衡和代谢紊乱（详见表 54-5）。除了支持性治疗，如连续性肾脏替代疗法和低潮气量通气，直接针对特定器官系统的治疗措施，尚未发现能够提高 MODS 患者的生存率。这也反映了器官系统的相互依存性以及 MODS 的系统性特征。然而，数据显示，对极有可能发展为 MODS 的患者进行早期识别以及尽早使 $ScvO_2$、动脉血乳酸、碱剩余和 pH 值恢复正常能够促使住院治疗过程更加良性发展，降低总的住院死亡率。

表 54-5　拯救脓毒症患者行动指南

| 协同护理重点 | 拯救脓毒症患者指南 | 干预和患者护理重点 |
|---|---|---|
| 给氧,机械通气 | **机械通气**<br>• 需要机械通气的患者,应给予 6ml/kg 的潮气量,平衡压的上限应控制在 30cm $H_2O$ 或以下<br>• 对平衡压和潮气量增高的患者,可允许其耐受高碳酸血症<br>• 应使用最小呼气末正压以防止呼气末肺塌陷<br>• 如无禁忌证,抬高床头至少 30 度以预防肺部感染<br>• 对急性呼吸窘迫综合征且需要高浓度 $FiO_2$ 或高平衡压的患者,可考虑俯卧位<br>• 对严重型和难治型低氧血症患者,当可被唤醒、血流动力学平稳、没有生命危险并且又不需要高浓度 $FiO_2$ 或呼吸机时,应开始进行实施自主呼吸训练的脱机方案 | • 维持气道通畅<br>• 每 2~4h 或者必要时听呼吸音。<br>• 必要时气道内吸痰(第 25 章)。<br>• 每次吸痰前后给予高浓度吸氧或深呼吸<br>• 监测脉搏氧饱和度和呼吸末 $CO_2$<br>• 当无创监测的参数显示有改变时应监测动脉血气分析<br>• 监测肺内分流情况($Qs/Qt$ 和 $PaO_2/FiO_2$)<br>• 每 1~2h 监测气道压。考虑运动疗法。考虑做常规胸部 x 线(第 27 章) |
| 循环,灌注 | **早期液体复苏**<br>• 一旦确诊为脓毒症,应立即给予液体复苏<br>• 液体复苏开始时应使用晶体液快速输注<br>• 确诊脓毒症后最初的 6h 内液体复苏目标应包括:<br>　• 中心静脉压:8~12mmHg(使用机械通气患者应达 12mmHg 或更高)<br>　• MAP 至少 65mmHg<br>　• 尿量在 0.5ml/(kg·h) 或以上<br>　• $ScvO_2$ 达 70% 或更高,$SvO_2$ 达 65% 或更高<br>• 如果静脉氧饱和度没有达到目标,考虑其他输液及药物:<br>　• 输注红细胞悬液,使红细胞比容维持在 30% 或更高<br>　• 开始输注多巴酚丁胺[最大量 20mcg/(kg·min)]<br><br>**持续性血流动力学的管理**<br>• 持续使用液体复苏技术,直到临床症状有所改善<br>• 对液体复苏效果不佳(低血压或灌注不足)的患者,考虑使用血管加压剂<br>　• 使用去甲肾上腺素或垂体后叶激素<br>　• 作为治疗严重脓毒症的措施之一,不应将低剂量的多巴胺用于肾脏保护<br>　• 对去甲肾上腺素和垂体后叶激素不敏感的脓毒症休克患者,推荐使用肾上腺素作为首选替代药物<br>• 对于低心排血量的患者,除了给予充分的液体复苏,还应开始使用正性肌力药物<br>　• 多巴酚丁胺可以用来增加心排血量 / 指数至正常水平<br>　• 低血压患者应接受血管加压剂以维持 MAP<br>• 血制品:早期复苏完成后,仅在血红蛋白 <7g/dl 时给予红细胞悬液<br>　• 对于没有明显冠心病、急性大出血或乳酸血症的患者,血红蛋白的目标值为 7~9g/dl<br>　• 不推荐红细胞生成素用于与严重脓毒血症相关的贫血患者,但可用于其他病因导致的贫血(如肾衰竭)<br>　• 不常规使用新鲜冰冻血浆纠正异常的凝血问题,除非患者有活动性出血或者准备采用侵入性操作 | • 根据输液方案给予输液和血管活性药<br>• 血乳酸水平可判断非低血压患者是否存在低灌注,在患者入院时及住院期间每天检测血清乳酸水平<br>• 每小时评估生命体征<br>• 如果留置有肺动脉导管,每小时评估血流动力学的压力值<br>• 通过肺动脉导管监测 $SvO_2$ 或通过中心静脉导管监测 $ScvO_2$<br>• 遵医嘱输注红细胞悬液或血管收缩药物以提高氧输送<br><br>• 监测血压或尿量增加时对液体的反应<br>• 监测血管内容量过多的迹象<br>• 尽量使用中心静脉通路给予血管加压剂<br>• 对于使用血管加压剂的患者,尽早留置动脉穿刺导管准确监测患者血压<br><br><br>• 根据治疗方案,监测 CO 和心脏指数<br>• 监测血红蛋白和红细胞比容<br><br><br>• 输血期间,观察患者是否有输血反应的表现<br>• 监测凝血参数 |

续表

| 协同护理重点 | 拯救脓毒症患者指南 | 干预和患者护理重点 |
| --- | --- | --- |
| 镇静、止痛和肌肉神经阻滞 | • 镇静方案应结合标准的镇静评分量表用以评估患者<br>• 推荐间断或持续推注镇静剂<br>• 尽可能避免使用肌肉神经阻滞剂 | • 根据镇静评分监测患者镇静水平<br>• 对于连续输注镇静剂的患者,应每天中断输注,以便于在患者情形时评估患者的状态。根据镇静方案和评估结果决定下一步是否仍然给予镇静剂 |
| 激素治疗 | • 对使用液体复苏和血管加压剂效果不明显的患者,可考虑静脉使用皮质激素(氢化可的松) | • 监测是否有高血糖、胃溃疡和其他激素引起的并发症 |
| 维持水电解平衡,控制血糖 | • 血糖:在早期稳定后,血糖水平应控制 <150mg/dl | • 每小时监测液体出入量<br>• 每天或必要时监测电解质水平<br>• 根据医嘱补充电解质<br>• 每天监测血尿素氮(BUN)、肌酐、血浆渗透压和血浆电解质水平 |
|  | • 对间歇性血液透析和持续性血浆替代治疗(CRRT)两种肾脏替代治疗同等考虑,CRRT 可能更适用于血流动力学不稳定的患者 | • 在患者接受肾脏替代治疗期间应确保液体出入量平衡和血流动力学稳定 |
| 识别和治疗脓毒症的原因 | • 在开始抗生素治疗前应做血培养,至少包括两项血培养:<br>　• 至少有一个血培养经皮穿刺抽取。<br>　• 至少有一个血培养从已经留置超过 48h 的静脉通道抽取<br>　• 根据临床表现抽血其他部位的培养(如尿,脑脊液、伤口,呼吸道分泌物或其他体液) | • 根据医嘱留尿、痰、血培养 |
|  | • 常规评估患者的感染重点部位,清除或治疗已知的或疑似的感染源(如坏死组织、脓肿、或感染的静脉通路装置)<br>• 静脉使用抗生素应在严重脓毒症或脓毒症休克确诊后 1h 内尽早开始<br>• 早期治疗应包括使用抑制可能病原体活性的药物,同时要考虑院内和社区病原体的耐药性 | • 根据医嘱留取伤口和中心静脉导管头端做标本培养<br>• 根据医嘱使用抗生素<br>• 根据医嘱监测血浆抗生素水平。<br>• 考虑感染会诊<br>• 监测全身炎症反应综合征的临床表现:WBC 计数增加,高热,呼吸急促和心动过速 |
| 预防新的感染 | • 应每天对抗菌治疗进行再评估以确保抑菌活性和防止耐药性的发生 | • 根据血培养结果调整抗生素<br>• 操作期间严格遵守无菌技术,并监控他人的无菌技术<br>• 确保侵入性导管和引流管的无菌状态 |
| 预防深静脉血栓 | • 对脓毒症患者应采取预防 DVT 的措施<br>　• 推荐优先使用小剂量肝素或低分子肝素<br>　• 有肝素使用禁忌的患者,应使用物理预防措施(逐级加压弹力袜或间歇充气加压)<br>　• 对高危患者建议联合药物和物理预防 | • 监测深静脉血栓的表现和体征(如小腿腓肠肌发红、肿胀、变形或疼痛) |
| 预防应激性溃疡 | • 所有的脓毒症患者均应预防应激性溃疡。<br>　• 首选药物为 $H_2$ 受体阻滞剂或质子泵抑制剂 | • 监测消化系统应激性溃疡的症状和体征(如腹部疼痛、消化道出血) |
| 支持限度的考虑 | • 与患者及家属讨论治疗的可能预后与现实目标<br>• 为了患者的最大利益,考虑减少支持性治疗或撤除支持性治疗 | • 视情况考虑社会公益服务、牧师、姑息性治疗团队<br>• 提供充足的休息和睡眠 |

## ▲ 临床适用性挑战

**案例学习**

　　H女士,81岁,一天下午由救护车从特护疗养院转送至急诊科。她的照护人员报告说H女士平时神志清楚、认知正常且健谈,但是在过去的24小时里渐渐变得沉默和嗜睡,无发热症状。该患者有Ⅱ型糖尿病史、高血压、冠心病,五年前由于缺血性脑卒中导致右侧肢体无力的后遗症。目前服用的药物包括美托洛尔、赖诺普利、阿托伐他汀、阿司匹林、二甲双胍和多种维生素。

　　体格检查发现,H女士面色苍白、出汗、昏睡,能被声音刺激唤醒但仅能说出自己的名字。到达急诊时的生命体征如下:血压84/52mmHg,心率130次/min,呼吸26次/min,体温36.9℃,没有吸氧的情况下脉搏氧饱和度为89%。采取2L/min的氧流量进行鼻导管吸氧后,氧饱和度可升高至95%。开放两条大静脉血管通道进行输液,迅速送血标本进行实验室检查,其中包括送检两个部位的血标本进行培养。同时留置导尿,引流出的40ml浓缩尿也立即送尿培养。检验结果如下:血钠143mmol/L,血钾3.9mmol/L,血尿素氮32mg/dl,血肌酐0.9mg/dl,血糖104mg/dl,血乳酸2.1mmol/L,血红蛋白11.1g/dl,红细胞比容33.5%,白细胞计数(WBC)14.2×10³/mcl;尿液分析显示:每高倍视野58个白细胞计数(WBC)、亚硝酸盐和白细胞酯酶检测阳性;胸部X线显示正常。

　　输入1L液体后,该患者血压为88/54mmHg,再次快速输入1L生理盐水,给予1g头孢曲松钠和2g氨苄青霉素静脉滴注,并收入内科重症监护室。为了便于输液和给药、测量中心静脉压(CVP)和上腔静脉血氧饱和度(ScvO₂),对患者进行了中心静脉置管。进行动脉置管,持续监测动脉血压。患者接受大量输液后,CVP达到8~12mmHg,但是平均动脉压(MAP)仍一直在55~60mmHg之间,尿量也

维持在20ml/h左右。以1mcg/min的速度输注去甲肾上腺素,并逐渐增加至8mcg/min,将MAP维持在至少65mmHg。

　　H女士进入重症监护室6小时后开始发热,体温达38.7℃,ScvO₂为64%,血清乳酸值升至3.4mmol/L。给予多巴酚丁胺,初始速度5mcg/min。用药后,患者尿量开始增加,ScvO₂上升至71%,心率降至105次/min。皮下注射肝素以预防静脉血栓,同时使用法莫替丁预防应激性溃疡,持续抗生素治疗。此时患者血糖上升至160mg/dl,因此开始应用胰岛素将血糖值维持在110~140mg/dl。夜间,维持去甲肾上腺素和多巴酚丁胺,并追加1L的生理盐水,将中心静脉压维持在8~12mmHg,尿量30~60ml/h。

　　第二天上午,H女士的乳酸值降至1.8mmol/L,ScvO2维持在70%~75%间。其他实验室结果包括血红蛋白10.1g/dl,红细胞比容30.2%,白细胞计数13.6×10³/mcl。在确保MAP不下降的前提下,护士开始逐步降低去甲肾上腺素的给药速度。送检的尿液标本培养出革兰氏阴性杆菌,且该菌仅对喹诺酮类敏感。检查发现,H女士意识改善,逐步清醒,对地点和人认知正常。心率在85~90次/min之间,呼吸16次/min,体温36.5℃。第二天下午,血清乳酸值为1.4mmol/L,ScvO₂为72%。停用多巴酚丁胺,但仍持续严密监测MAP、CVP和ScvO₂。患者当夜稳定,次日被转运至二级病房继续治疗。

　　1. 讨论针对急诊重症脓毒症患者尝试及时给予抗生素治疗时遇到的挑战。

　　2. 基于《拯救脓毒症患者行动指南》讨论为什么没有给予H女士激素治疗。

　　3. 讨论休克状态下血清乳酸水平作为组织灌注和预后指标的意义。

(译者:胡　敏)

# 参考文献

1. Nichols D, Nielsen D: Oxygen Delivery and Consumption: A Macrocirculatory Perspective. Crit Care Clin 26:239–253, 2010
2. Von Rueden KT, Bolton PA, Vary T: Traumatic shock and multisystem organ dysfunction. In McQuillan K, Makic MB, Whalen E (eds): Trauma Nursing: Resuscitation Through Rehabilitation, 4th ed. Philadelphia, PA: Saunders, 2009, pp 200–227
3. Nanas S, Gerovasili V, Renieris P, et al: Non-invasive assessment of the microcirculation in critically ill patients. Anaesth Int Care 37(5):733–739, 2009
4. American College of Chest Physicians/Society of Critical Care Medicine: Consensus conference: Definitions for sepsis and multiple organ failure and guidelines for use of innovative therapies in sepsis. Crit Care Med 20:864–874, 1992
5. Vincent JL. Definition of Sepsis and Non-infectious SIRS. In Cavaillon JM, Adrie C (eds): Sepsis and Non-infectious Systemic Inflammation: From Biology to Critical Care. New York: Wiley Blackwell, 2009, pp 3–10
6. Gando S: Microthrombosis and multiple organ dysfunction syndrome. Crit Care Med 38(2 Suppl):S35–S42, 2010.
7. Topalian S, Ginsberg F, Parrillo J: Cardiogenic shock. Crit Care Med 36:S66–S74, 2008
8. Arnold RC, Shapiro NI, Jones AE, et al: Multicenter study of early lactate clearance as a determinant of survival in patients with presumed sepsis. Shock 32:35–39, 2009
9. Jansen TC, van Bommel J, Bakker J: Blood lactate monitoring in critically ill patients: A systematic health technology assessment. Crit Care Med 37:2827–2839, 2009
10. Finfer S, Bellomo R, Boyce N, et al; SAFE Study Investigators: A comparison of albumin and saline for fluid resuscitation in the intensive care unit. N Engl J Med 350(22):2247–2256, 2004
11. Perel P, Roberts I, Pearson M: Colloids versus crystalloids for fluid resuscitation in critically ill patients. Cochrane Database Syst Rev (4): CD000567, 2009
12. Van den Elsen MJ, Leenen LP, Kesecioglu J: Hemodynamic support of the trauma patient. Curr Opin Anesth 23:269–275, 2010
13. Green SM, Green JA, Januzzi JL: Natriuretic peptide testing for heart failure therapy guidance in the inpatient and outpatient setting. Am J Ther 16:171–177, 2009
14. Beningon S, Ferris P, Nirmalan M: Emerging trends in minimally invasive haemodynamic monitoring and optimization of fluid therapy. Eur J Anaesthesiol 26:893–905, 2009
15. Sevransky J: Clinical assessment of hemodynamically unstable patients. Curr Opin Crit Care 15:234–238, 2009
16. Antman EM, Anbe DT, Armstrong PW, et al. ACC/AHA guidelines for the management of patients with ST-elevation myocardial infarction; A report of the American College of Cardiology/American Heart Association Task Force on Practice Guidelines (Committee to Revise the 1999 Guidelines for the Management of patients with acute myocardial infarction). J Am Coll Cardiol 44:E1–E211, 2004.
17. Holmes CL, Walley KR: Vasoactive drugs for vasodilatory shock in ICU. Curr Opin Crit Care 15:398–402, 2009
18. Tang ML, Obsorne N, Allen K: Epidemiology of anaphylaxis. Curr Opin Allergy Clin Immunol 9:351–6, 2009
19. Peavy RD, Metcalfe DD: Understanding the mechanisms of anaphylaxis. Curr Opin Allergy Clin Immunol 8:310–315, 2008
20. El-Shanawany T, Williams PE, Jolles S: Clinical immunology review series: an approach to the patient with anaphylaxis. Clin Exp Immunol 153:1–9, 2008
21. American College of Allergy, Asthma and Immunology, Joint Council of Allergy, Asthma and Immunology: The diagnosis and management of anaphylaxis: an updated practice parameter. Joint Task Force on Practice Parameters, American Academy of Allergy, Asthma and Immunology. J Allergy Clin Immunol 115(3 Suppl 2):S483–S523, 2005
22. Furlan JC, Fehlings MG: Cardiovascular complications after acute spinal cord injury: Pathophysiology, diagnosis, and management. Neurosurg Focus 25:E13, 2008
23. Garstang S, Miller-Smith, SA: Autonomic nervous system dysfunction after spinal cord injury. Phys Med Rehabil Clin N Am 18:275–296, 2007
24. Levy MM, Fink MP, Marshall JC: 2001 SCCM/ESICM/AACP/ATS/ SIS International sepsis definitions conference. Crit Care Med 31: 1250–1256, 2003
25. Martin GS, Mannino DM, Eaton S, et al: The epidemiology of sepsis in the United States from 1979 through 2000. N Engl J Med 348:1546–1554, 2003
26. Glickman S, Cairns C, Otero R, et al: Disease progression in hemodynamically stable patients presenting to the emergency department with sepsis. Acad Emerg Med 17:383–390, 2010
27. Cinel I, Opal S: Molecular biology of inflammation and sepsis: A primer. Crit Care Med 37:291–304, 2009
28. Toussaint S, Gerlach H: Activated protein C for sepsis. N Engl J Med 361:2646–2652, 2009
29. Spanos A, Jhanji S, Vivian-Smith A, et al: Early microvascular changes in sepsis and severe sepsis. Shock 33:387–391, 2010
30. Zanotti-Cavazzoni SL, Hollenberg SM: Cardiac dysfunction in severe sepsis and septic shock. Curr Opin Crit Care 15:392–397, 2009
31. Cehovic GA, Hatton KW, Fahy BG: Adult respiratory distress syndrome. Int Anesth Clin 47:83–95, 2009
32. Abraham E, Singer M: Mechanisms of sepsis-induced organ dysfunction. Crit Care Med 35:2408–2416, 2007
33. Dunser MW, Hasibeder WR: Sympathetic overstimulation during critical illness: Adverse effects of adrenergic stress. J Int Care Med 24: 293–316, 2009
34. Rivers EP, Coba V, Whitmill M: Early goal-directed therapy in severe sepsis and septic shock: A contemporary review of the literature. Curr Opin Anesth 21:128–140, 2008
35. Dellinger RP, Levy MM, Carlet JM, et al: Surviving Sepsis Campaign: International Guidelines for management of severe sepsis and septic shock. Crit Care Med 36:296–327, 2008
36. Barochia A, Cui X, Vitberg D, et al: Bundled care for septic shock: An analysis of clinical trials. Crit Care Med 38(2):668–678, 2010
37. Levy MM, Dellinger P, Townsend S, et al: The surviving sepsis campaign: Results of an international guideline-based performance improvement program targeting severe sepsis. Crit Care Med 38(2):367–374, 2010
38. Eber MR, Laxminarayan R, Perencevich EN, et al: Clinical and economic outcomes attributable to health care-associated sepsis and pneumonia. Arch Intern Med 170:347–353, 2010
39. Maddirala S, Khan A: Optimizing hemodynamic support in septic shock using central and mixed venous oxygen saturation. Crit Care Clin 26:323–333, 2010
40. U.S. Food and Drug Administration (FDA): FDA Drug Safety Communication: Voluntary market withdrawal of Xigris [drotrecogin alfa (activated)] due to failure to show a survival benefit. October 25, 2011. http://www.fda.gov/Drugs/DrugSafety/ucm277114.htm
41. Martindale RG, McClave SA, Vanek VW, et al: Guidelines for the provision and assessment of nutrition support therapy in the adult critically ill patient: Society of Critical Care Medicine and American Society for Parenteral and Enteral Nutrition: Executive Summary. Crit Care Med 37:1757–1761, 2009
42. Beale RJ, Sherry T, Lei K, et al: Early enteral supplementation with key pharmaconutrients improves Sequential Organ Failure Assessment score in critically ill patients with sepsis: Outcome of a randomized, controlled, double-blind trial. Crit Care Med 36:131–144, 2008
43. Harrois A, Huet O, Duranteau J: Alterations of mitochondrial function in sepsis and critical illness. Curr Opin Anaesthesiol 22(2):143–149, 2009
44. Mongardon N, Dyson A, Singer M: MOF an outcome parameter or a transient, adaptive state of critical illness. Curr Opin Crit Care 15: 431–436, 2009
45. Wang H, Ma S: The cytokine storm and factors determining the sequence and severity of organ dysfunction in multiple organ dysfunction syndrome. Am J Emerg Med 26:711–715, 2008
46. Ricci Z, Ronco C: Pulmonary/renal interaction. Curr Opin Crit Care 16:13–18, 2010
47. Philip S, Barie P, Hydo L, et al: Multiple organ dysfunction syndrome in critical surgical illness. Surg Infect 10(5):369–377, 2009
48. Strehlow MC: Early identification of shock in critically ill patients. Emerg Med Clin North Am 28(1):57–66, 2010
49. Sauaia A, Moore EE, Johnson JL, et al: Validation of postinjury multiple organ failure scores. Shock 31(5):438–447, 2009

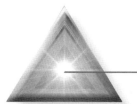

# 创伤

Carla A. Aresco

## 第55章

学习目标

学习本章节内容后,读者应能够:
1. 比较并描述受伤机制。
2. 描述初步评估的阶段和创伤患者的相关护理。
3. 探讨胸部、腹部、肌肉骨骼和颌面部创伤患者的评估。
4. 阐述胸部、腹部、肌肉骨骼和颌面部创伤患者的管理。
5. 描述创伤的早期与晚期并发症及这些并发症对死亡率的影响。

美国传统词典将创伤定义为:"一种伤口,尤其是突然的物理性损伤而造成的伤口。"全国损伤预防与控制委员会将损伤定义为:"因急性暴露在热能、电能、机械能、化学能中,或因缺乏氧气、热量等必需品而导致身体的有意或无意伤害。"无意损伤是指包括机动车事故(motor vehicle crashes,MVCs)、中毒、跌倒、溺水、火灾及烧伤所致的损伤。有意损伤(如自杀、攻击或杀害他人)是指包括因服毒、上吊、割腕、跳河、跳楼及持枪杀人所致的损伤。本章具体论述机械性损伤。

创伤是美国危重疾病及死亡的主要原因之一。2007年,意外伤害是1~44岁年龄段人群的首要死因,是所有年龄段人群死亡的第五大原因。目前,随着汽车及驾驶者数量的增加,机动车事故已使民事创伤成为国际流行趋势;此外,全球范围内的反恐战争也增加了军事创伤的重要性和发生率。

## ▲ 受伤机制

了解受伤机制是非常重要的,因为这些信息有助于救护人员明确受伤类型,预测转归,识别常见合并损伤。而且,有些创伤患者没有典型症状,受伤机制则会提示救护人员需要做额外的诊断性检查与评估。

受伤机制与损伤作用力的类型及后续组织的反应有关。损伤发生时,作用力超出组织破坏极限,使组织变形,而伤口的变化取决于损伤因子。另外,损伤对个体的影响还因个人及环境因素而异,如个人的性别、年龄、是否存在基础疾病及地理区域。

作用力可以是穿透性的或非穿透性的。损伤类型取决于作用力传递的能量和接触的面积。穿透性损伤,力集中在小面积上;钝性或非穿透性损伤,能量分布在较大的区域。而影响作用力的主要特征是速度或加速度。

作用力 = 质量 × 加速度

## 钝性损伤

钝性损伤的受伤机制包括机动车事故、跌倒、攻击和接触性运动。多发伤常伴钝性损伤,由于损伤程度不明显,而且诊断很困难,所以,这种损伤往往比穿透性损伤更危及生命。

钝性损伤是多种力联合作用的结果,包括加速、减速、剪切、压破及抗压。
- 加速,是让移动物体速度增加;
- 减速,是让移动物体速度减少;

- 剪切,当在同一个平面上结构相对滑动时会发生剪切;
- 压破,当持续压力施加到身体的某一部分时会发生压破;
- 抗压,是物体或结构抗压缩力和抗内部压力的能力。

直接冲击导致最大钝性创伤,当身体表面和损伤因子直接接触时,损伤就会发生;间接冲击以能量耗散的形式传递到内部结构,从而造成损伤,其损伤程度取决于物体与身体之间的能量传递。钝性损伤的发生是由于能量释放和被冲击组织的转移,加、减速损伤是最常见的原因。

机动车事故中,车辆大小和设计的不同会使损伤模式不同。小型车每公里发生事故及造成死亡的几率较大型车多。事故发生前,汽车和乘客以相同的速度行驶,在碰撞过程中,乘客和汽车都减速到零,但不一定以相同的速度。实际上事故中发生了三次碰撞。首先是车与另一个物体碰撞;二是乘客的身体与车内部碰撞;三是人体内部组织与刚性表面结构碰撞。例如,一辆机动车急剧减速会引起组织直接损伤,随后,当内脏撞击内部骨性结构时,导致大血管拉伸和弯曲时,创伤发生。

穿戴护肩和护膝可以减小撞击作用力,从而防止多面撞击及被车弹出,进而降低损伤的发生率及严重程度(图 55-1)。车辆内乘客的不同位置也会使其受到的钝性损伤各异。当车辆撞击行人时,看清车辆的大小和行人是非常重要的。撞击所造成的影响取决于图 55-2 所示因素。

## 穿透性损伤

穿透性损伤是指由异物穿透组织产生的损伤。受伤的严重程度与损伤的结构有关。损伤的机制是物体穿透周边组织时能量的产生与消散。组织被子弹破坏量是由转移到组织的能量及转移时间决定的。需要注意的是,伤口的外观并不反映内部损伤程度。

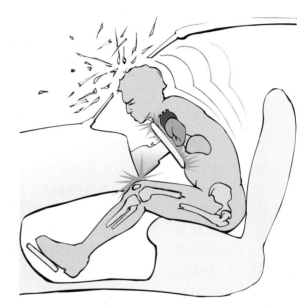

**图 55-1** ▲ 如果车祸时机动车司机不系安全带,身体的各个部分都可能会损伤。常见的损伤发生在颅骨、头皮、脸、胸骨、肋骨、心脏、肝脏、脾脏。骨盆和下肢也可能损伤

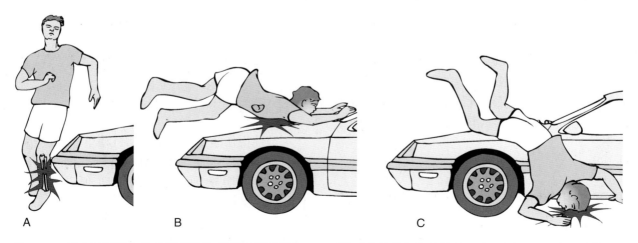

**图 55-2** ▲ 行人被行驶中的车辆碰撞后,可能会严重受伤。A:碰撞后常见的损伤是胫骨和腓骨骨折;B:当行人身体碰撞车盖时,可能导致肋骨骨折和脾脏破裂;C:当汽车刹车,行人从车上滚下或被扔下,可能发生头部损伤及四肢骨折

速度决定了空腔和组织损伤范围(图 55-3)。低速枪弹产生的弹道损伤范围很小,没有破坏性影响,会引起小空腔和爆炸,关键是仅把组织推向一边。由于高速枪弹会产生大量能量和空腔,因此可能造成更严重的损伤。伤害取决于三个因素:受伤的组织密度和可压缩性、枪弹的速度、枪弹碎片。高速子弹压缩周围组织,并使组织脱离子弹,在整个弹道及子弹周围形成空腔。

霰弹枪是短距离,低速武器,弹药夹里装有多个铅丸,每个铅丸是一个枪弹(图 55-4)。简单描述枪弹损伤的机制非常重要,包括武器、弹药和弹道。这些关键信息主要用于指导因这些武器受伤患者的评估。评估过程中,必须脱掉所有外伤患者的衣服以检查伤口的入口和出口。

刺伤或刺穿伤是低速损伤。损伤主要取决于穿刺物体的长度、宽度、轨迹和伤口处重要器官的

状况。虽然损伤往往是局部的,但深部器官和多个身体空腔可以被穿透。

## ▲ 初步评估与管理

当创伤患者被带到急诊室或创伤复苏室后,医护人员有必要获得事件的完整记录。这种初步了解有助于患者评估与治疗,可以减少发病率和死亡率。在初步评估过程中,获得尽可能详细的包括损伤的受伤机制在内的有关损伤的信息是至关重要的。为了促进创伤患者初步评估、干预和分流,美国外科医师学会(American College of Surgeons, ACS)创伤委员会制定了相关指南。这些指南为创伤患者的初步评估提供了一个有序、标准的方法,加快了初步评估速度,降低了漏诊风险。

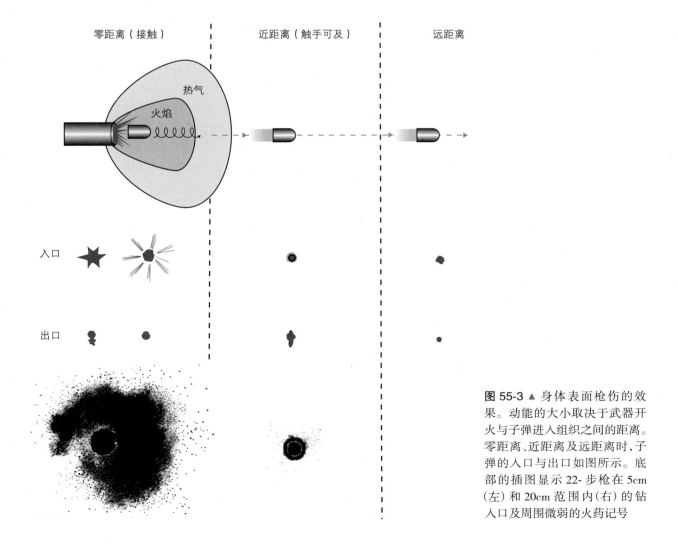

图 55-3 ▲ 身体表面枪伤的效果。动能的大小取决于武器开火与子弹进入组织之间的距离。零距离、近距离及远距离时,子弹的入口与出口如图所示。底部的插图显示 22- 步枪在 5cm(左)和 20cm 范围内(右)的钻入口及周围微弱的火药记号

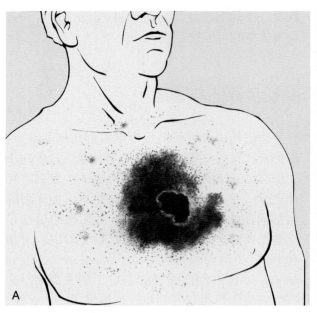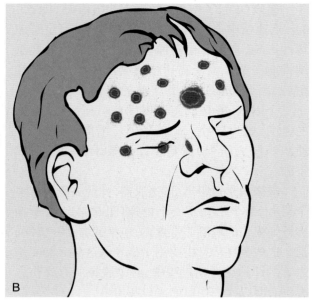

图 55-4 ▲ 两个不同距离的霰弹枪伤。A：近距离，开口广泛，周围血液飞溅、火药灼伤；B：中距离（2~3m），单个入口较大，周围散有多个颗粒伤口

## 院前管理

　　如果创伤患者在伤后 1 小时内被送到创伤中心并进行了确定性处理，其获得积极结果的可能性较大。患者照护开始于院前抢救现场，并贯穿整个住院过程。目前许多研究在探讨创伤患者的院前管理，影响院前急救的主要因素可能是转运到创伤中心的时间。将创伤患者快速转运到最合适的医疗机构、及时发现和恰当治疗是现代创伤系统的重要组成部分。

　　高级创伤生命支持指南指出，院前阶段的评估与管理重点应放在保持气道通畅、保证足够的通气、控制外出血和预防休克、维持脊柱固定、立即将患者转运到最合适的医疗机构上。由于损伤机制不同，院前优先保持足够的通气、呼吸、循环（airway，breathing and circulation，ABC）可能很难。在气道管理和转运到最终医疗机构的过程中，必须时刻保持颈椎固定。在评估和处理完 ABCs 后，需要评估创伤患者的神经功能状态，包括意识、瞳孔大小和反应水平。一旦首要评估完成，需要开始进行次要评估，以确定其他任何损伤。

　　院前救护人员必须考虑接收患者的医疗机构水平（表 55-1）。运送患者到一级医疗机构，可以尽早采取确定性处理措施，从而降低患者的死亡率。创伤系统设计要求"正确的患者在恰当的时间获得合适的资源"。创伤中心与创伤项目的创建对严重受伤患者的预后有积极作用。患者送入"固定"装置较少的机构后再转运至最终医疗机构，会有较高的死亡率。对于严重受伤患者，一级创伤中心比二、三或四级中心有更好的生存和功能预后。

表 55-1　创伤中心设计

| | 一级 | 二级 | 三级 | 四级 |
|---|---|---|---|---|
| 入院要求 | 每年 1 200 位患者；20% 损伤严重程度评分（ISS）大于 15 分及以上或每个医生救治 35 例 ISS 大于 15 分及以上患者 | 根据地理区域、人口、可用资源和系统成熟度存在差异 | 无要求 | 无要求 |
| 外科医生可及性 | 24h 在位的外科主治医生 | 快速到位 | 及时到位 | 24h 应急反应 |
| 研究中心 | 要求 | 不要求 | 不要求 | 不要求 |
| 教育、预防与宣传 | 要求 | 要求 | 要求 | 要求 |

Source：Scalea TM，Boswell SA：Initial management of traumatic shock. In McQuillan KA，Von Rueden KT，Hartsock RL，et al（eds）：Trauma Nursing，3rd ed. Philadelphia，PA：WB Saunders，2002.

研究表明,包括院前护理、急性护理和康复护理在内有组织的创伤护理体系能明显降低损伤相关死亡率。包容创伤系统的设计是用来照顾所有受伤患者为他们提供资源范围内的所有急性照护设施。

## 院内管理

入院患者管理包括快速的首要评估和重要功能复苏,较详细的二次评估及三次评估以确定具体损伤并进行确定性处理。如表 55-2 所示,创伤患者的首要评估和管理,通常简称为创伤救护"ABCDEs"。根据 ACS 制订的指南,按照这一顺序可以有效识别危及生命的状况。创伤患者的最优治疗包括预先计划的应急过程,这一过程由具有明确角色和期望的预设,响应团队完成。团队有必要同时进行多个流程。团队的领导者是医生,其职责是评估患者,决定次序和解释诊断性检查,并优先考虑诊断和治疗的关系。

表 55-2　创伤患者的初步评估及管理

| 项目 | 评估 | 干预 |
|---|---|---|
| 气道 | 气体交换<br>气道通畅 | 托起下颌,抬起下巴<br>清除异物<br>吸痰<br>口咽或鼻咽通气<br>气管插管(经口或经鼻)<br>环甲膜切开 |
| 呼吸 | 呼吸(频率、深度、型态)<br>颜色<br>呼吸音<br>胸腔运动和完整性<br>气管位置 | 给氧<br>储氧面罩通气<br>危及生命的疾病治疗(如张力性气胸) |
| 循环 | 脉搏,血压<br>毛细血管充盈<br>明显外出血<br>心电图 | 控制出血:直接按压、抬高下肢、抗休克裤<br>静脉注射疗法:输液、输血<br>危及生命的疾病治疗(如心脏压塞)<br>心肺复苏 |
| 意识 | 意识水平<br>瞳孔 | — |
| 暴露 | 伤情检查 | — |

## 初次评估

初次评估的同时要按优先顺序提供针对性照护。当所有前一优先级别的功能和问题得到有效解决后,才能进入下一级评估。例如,如果患者气道不通畅,呼吸和通气就无法建立。因此要在初次评估阶段识别并管理危及生命的损伤,可进行气管插管、插入胸管、连接中心静脉导管,在进入下一个评估阶段前考虑进行静脉输液、输血以维持生命体征。是否进行 X 线检查有赖于首要评估的结果,而胸部、腹部、骨盆拍片一般在这个阶段完成。

评估患者是否低血容量很关键。外部损伤伴明显流血或者内部损伤伴不明显流血都会出现血液丢失。任何损伤都能导致组织灌注不足,引起创伤性休克。创伤后首先通过压破或手术止血,再补充丢失的血内容量是非常必要的。低血容量的一些临床表现有面色苍白、皮肤完整性差、出汗、心动过速、低血压等。通常,患者到达创伤中心时,已经有一条大静脉通路开放,并进行液体快速输入。

复苏期,需要对患者进行心电监护(ECG)。监测患者脉搏、血氧饱和度和呼气末二氧化碳,留置 Foley 导尿管和鼻饲或口饲管,送血液标本到实验室进行检验。如果患者损伤较重,需要监测患者血电解质、血红蛋白、红细胞比容、血型、交叉配血,并进行动脉血气分析(arterial blood gases,ABG)。

护士还需要测量患者的体温。创伤患者往往受到环境因素、生理状态改变、湿衣服等多方面的影响而发生低体温。另外,一些措施,如使用常温液体进行输液或暴露患者身体进行检查都会加剧低体温。因此,须尽可能使用加温的液体和毛毯以升高体温或维持正常体温。

## 二次评估

初次评估完成后,开始更详细的二次评估。这项评估遍布患者全身。通过评估,发现非危及生命的损伤。在这段时间,适当的诊断性检查(例如 X 线、超声检查、CT 扫描、血管造影)需按计划有序进行,同时,获得更详细的病史及损伤机制等重要信息。由于患者不能说话或可能不记得已发生的事件,护士需要询问现场目击者关于事故的信息,家人和朋友提供关于患者的附加信息可能会有帮助。

创伤患者到达医院或之前，护士的问题包括以下内容：

- 患者是发生了机动车事故吗？有没有带保护装置？如果患者被车撞倒，那么患者当时是步行还是骑自行车？是哪种类型的车撞到的？撞击时人在哪里？速度多快？撞击点在哪？什么撞击类型？现场有死亡吗？
- 主要问题是钝性伤还是穿透性创伤？
- 患者是跌倒吗？有多高？是从梯子还是楼梯上掉下？

基于现场救护者或患者家属获得的信息，怀疑可能有其他损伤，则有必要进一步评估。尤其对插管、昏迷或瘫痪的患者，由于他们不能说出话，损伤常常不易被发现，护士需要持续评估。

## 三次评估

对所有进入重症监护病房（intensive care unit，ICU）的创伤患者进行三次评估，全面掌握患者所有伤情。要做到这一点，需再一次进行从头到脚的检查，评估患者的复苏反应，与放射科医生一起看片子，查看实验室检查结果，所有的努力都是为了获得或完善患者受伤前的病史。损伤识别的延迟很常见，但如果损伤在入院 24 小时后才被发现，则认为是漏诊。

## 液体复苏

多数创伤患者会出现容量不足，出现此问题必须立即纠正。液体复苏的目标是维持重要脏器灌输，尤其是保持心脏和大脑血容量。关键是有足够的血容量和有运送营养物质到组织的携氧能力。输液是最基本的复苏概念之一，也是住院患者管理常规治疗的一部分。护士根据体格检查和血流动力学参数指导液体复苏。血容量的丢失原因及成分决定了复苏液体的选择。最重要的是解决引起液体、电解质或液体和电解质丢失的隐性问题。快速大量液体复苏可能引起患者全身水肿和腹水。快速大量液体复苏的两个主要并发症是低体温和凝血功能障碍。

### 晶体溶液

晶体溶液是创伤患者最常用的液体。晶体溶液包含水及其他溶解于液体中的电解质。这些电

解质包括钠、钾、氯。晶体溶液非常接近人体细胞外液，可以用于补充血管内外液体容量。与失血量相比，患者需要更多地补充晶体溶液。晶体溶液可以根据渗透压进一步分类。液体的渗透压取决于液体中钠离子的含量。晶体溶液可以分为等渗溶液、低渗溶液和高渗溶液（表 55-3）。

**表 55-3 静脉输液**

| 等渗溶液 | • 如 0.9% 的生理盐水 |
| --- | --- |
| | • 渗透压等于体液 |
| | • 引起很小的细胞内液与细胞外液变化 |
| 低渗溶液 | • 如 5% 的葡萄糖溶液（D₅W） |
| | • 渗透压低于体液 |
| | • 可能会引起肿胀，液体进入组织间隙 |
| 高渗溶液 | • 如 3% 的盐溶液 |
| | • 渗透压高于体液 |
| | • 液体进入血管内 |

Modified from American Association of Critical-Care Nurses: Clinical Reference for Critical-Care Nursing, 4th ed. Aliso Viejo, CA: American Association of Critical-Care Nurses, 1998.

高渗盐溶液能够以少量的液体快速恢复心功能。常用的高渗溶液有 3%、7.5% 或 23.4% 氯化钠溶液。若快速输入，仅 4ml/kg 高渗溶液就可以达到几升等渗溶液同样的血流动力学效果。高渗盐溶液能将水运入血浆。这些水来自红细胞、组织间隙和组织内。水进入血管内可快速增加血容量，改善血流动力学状况。高渗盐溶液改善平均动脉压、心排血量，从而使外周血管扩张。研究表明选择高渗盐溶液与平衡液对患者的生存率没有影响。

创伤患者的初步处置常常需要尽快输入 2L 等渗盐溶液，从而恢复正常心率和血压。然而，研究表明，低血压患者输入晶体溶液会引起血凝块脱落，从而引起更大量的出血。输入晶体溶液还会进一步稀释患者血红蛋白，并且增加腹腔内出血。Markley 等研究表明，常规液体复苏可能引起炎症反应，从而导致器官损伤及急性呼吸窘迫综合征等晚期并发症。造成这一结果的原因是，组织局部缺血引起失血性休克，继发性再灌注损伤导致全身炎症反应，这些炎性反应最终会引起晚期并发症。

### 胶体溶液

胶体溶液也可用于创伤患者液体复苏。胶体溶液，如白蛋白、右旋糖酐和羟乙基淀粉可以增加

渗透压,从而可以保留液体并使液体回流入血管。由于胶体溶液分子量大而且留在血管内的时间长,因此作用时间较长。胶体溶液也可更加有效的扩充血浆容量,输入较少的容量即可增加胶体渗透压。

支持者认为血流动力学的稳定需要输入少量胶体溶液,并且液体留在血管内的时间比较长。虽然有很多优势,但没有明确的证据表明对于创伤患者液体复苏胶体溶液优于晶体溶液。一些研究指出胶体溶液会导致过敏反应、凝血功能障碍等潜在并发症。由于其成本高及潜在的不良反应,故较少用于创伤患者的液体复苏。

### 血液制品

血液制品是极好的复苏液体。红细胞能够增加携氧能力并给予容量扩增。众所周知,保持足够的氧转运能力对于创伤出血患者是非常关键的。因此,补充红细胞是主要的治疗方法。但是,外源性输血会导致血液性传染病和输血反应等风险增加,故医护人员应严格执行输血操作。

当患者血流动力学不稳定或输入晶体溶液后仍然表现出组织缺氧症状,应该输入血制品。虽然推荐交叉配血,但当紧急输血不能检查患者的血型且不允许交叉配血时,交叉配血往往不能进行。O$^-$ 型血(O-negative blood)是非交叉配血的血型,尤其适合育龄期女性,O$^+$ 型血(O-positive blood)主要用于男性和绝经后的女性患者。如果患者需要大量血液,应首先输入新鲜冰冻血浆和血小板。补充凝血因子和血小板是非常重要的。在大量输血过程中,发生急性呼吸窘迫综合征和弥散性血管内凝血的危险性增加。长时间低血压增加了肾衰的可能性。

自体输血是创伤失血患者另一种常用的输血方法。很显然,创伤的性质决定创伤患者不可能和进行择期手术的患者一样提前捐献自己的血液。然而血可以被有效储存。通常血液通过胸管水下密封装置留存。血液回收系统连接到储存装置,血从伤口处流入其中。一旦存满,血液回收系统就和水下密封装置分离,然后血液通过大颗粒过滤器输入患者体内。

### 血液代用品

血液代用品已经开始使用,但还未得到所有国家的认可。这种血液不需要交叉配血,也不存在血液性传染病的风险。血液代用品保质期很长并且无免疫抑制力。血液代用品有携氧能力和天然血红蛋白的溶氧能力,而且,它们还有保持血流动力学稳定和维持血管内压力的能力,常见血液代用品有全氟化碳和血红蛋白。

### 损伤控制

病情不稳定的患者在复苏初期,可以通过损伤控制手术或通过减少过多的手术过程来稳定患者病情,以防出现潜在致命问题,之后再进行阶段性手术,从而避免或纠正手术前的低体温、酸中毒及凝血功能障碍这一"死亡三联征"。出血未加控制与医疗干预最终会导致低体温、酸中毒及凝血功能障碍。三者相互影响,形成恶性循环,最终导致死亡。

对于多发伤患者,采用的阶段性损伤控制方法如下:

阶段 1:止血,控制污染,临时性闭合伤口。

阶段 2:在重症监护病房(ICU)通过保温措施纠正生理异常,并确保足够复苏,从而纠正凝血功能障碍。

阶段 3(最后阶段):确定手术。

损伤控制的原理是在不可逆性生理改变出现之前采取简化的手术干预。传统的损伤控制用于腹部创伤,但现在它适用于所有要求立即手术的创伤类型。

### 确定性处理

伤情稳定患者的手术性创伤护理正得到越来越多的关注。传统上,实质性器官损伤,包括钝性和穿透性损伤,都需要通过手术治疗。而现在,创伤医生往往尽可能地选择非手术疗法救治患者。甚至在许多案例中,使用 CT、B 超、血管造影等可视化高端设备进行评估,在很多情况下减少了即刻进行手术探查的需要。毫无疑问,CT 可以提供更高的准确性,敏感性以及特异性。它为诊断创伤提供了更多容易被忽视的信息。从患者的康复和经济角度考虑,使用 CT 可有助于尽早判断患者是否可以出院,或选择其他替代疗法而非手术。另外,很多技术可以用来诊断以及治疗。例如,血管造影介入术可以止住内部血管的出血,避免了侵入性外科介入。进行非手术治疗的患者需要接收持续评估并进入 ICU 进行血管造影介入治疗。

为了有效观察患者,护士必须明确潜在的损伤以及有关的迹象和症状。表框 55-1 中给出了护理诊断的例子——护士还应注意先前对其进行的医疗处置以及在对其威胁生命的问题进行治疗的过程中有无未识别出的损伤。需要再次强调,急救人员需要对损伤机制有所了解。最后,护士需要监测患者有无并发症的进展。危重症护士必须明确潜在并发症以及与各种损伤相关的危险因素。某些情况下,如长时间抢救、长时间体温过低、心搏骤停、大量补液或大量静脉输血可提示创伤严重性以及创伤之后并发症和死亡的可能性增加。表框 55-2 列出了多系统创伤患者的护理指导。

| 表框 55-1 | 护理诊断举例 |
| --- | --- |

**创伤患者**

- 体液不足　与出血、第三间隙有关。
- 气体交换受损　与肺损伤、呼吸系统并发症[ 如急性呼吸窘迫综合征(ARDS)、疼痛 ]有关。
- 组织完整性受损　与创伤、手术、侵入性治疗、不活动有关。
- 焦虑　与重大疾病、害怕死亡或毁容、身体缺陷、社会环境中的角色变化或终身残疾有关。
- 有心脏组织灌注量减少,脑组织灌注无效等多脏器损伤的危险　与心排血量减少、氧合减少、气体交换减少有关。
- 有感染的风险　与创伤、侵入性治疗有关。
- 疼痛　与创伤有关。
- 胃肠动力失调　与腹腔内创伤和 / 或肠梗阻有关。
- 家庭应对无效　与创伤后沟通无效有关。

| 表框 55-2 | 多系统创伤患者协同护理指南 | |
| --- | --- | --- |
| **转归** | **干预措施** | |
| **氧合 / 通气** | | |
| 患者保持气道开放 | • 听诊呼吸音;<br>• 经常评估;<br>• 必要时插管;<br>• 必要时给氧。 | |
| 患者的血氧饱和度维持在 95% 以上,且动脉血气分析结果适宜 | • 提供肺部洁净(胸部理疗及激励呼吸法);<br>• 插管;<br>• 监测动脉血气; | |
| 患者将能够进行深呼吸并无焦虑感 | • 必要时使用机械通气来保证适当的通气;<br>• 提供适当的止痛药物来促进患者深呼吸[ 患者自控镇痛(PCA),硬膜外,连续使用止痛药 ];<br>• 在疼痛加重之前用药;<br>• 必要时使用抗焦虑药物。 | |
| **循环 / 灌注** | | |
| 患者维持适当的血压、心率和呼吸频率 | • 监测呼吸节律和深度;<br>• 使用心电监护;<br>• 静脉输注液体和红细胞悬液来确保充足的血容量和携氧能力;<br>• 在血容量恢复后给药,比如血管活性药和正性肌力药;<br>• 建立肺动脉导管 / 动脉导管;<br>• 评估皮肤颜色和毛细血管充盈时间。 | |
| 患者不发生深静脉血栓 | • 除非禁忌,否则预防性使用抗凝药;<br>• 使用抗血栓袜;<br>• 使用充气加压装置。 | |
| **体液 / 电解质** | | |
| 患者维持适当的出入量 | • 监测血压、心率、中心静脉压、肺毛细血管楔压、静脉液体;<br>• 导尿以监测尿量;<br>• 将非显性液体丢失记入出量;<br>• 监测实验室指标。 | |
| 患者维持电解质平衡 | • 需要时补充电解质;<br>• 监测心电图。 | |

| 表框 55-2 | 多系统创伤患者协同护理指南(续) |
|---|---|
| 转归 | 干预措施 |

### 活动 / 安全

| 患者维持一定的活动范围 | • 请物理或职业治疗师会诊;<br>• 需要时使用夹板固定技术;<br>• 每 8h 进行一定范围的活动;<br>• 在忍受范围内进行离床活动。 |
|---|---|

### 皮肤完整性

| 患者不发生皮肤破损 | • 每 4h 监测皮肤的状态;<br>• 每 2h 或需要时给患者翻身;<br>• 使用缓解压力装置;<br>• 去掉夹板监测皮肤;<br>• 遵医嘱予伤口护理;<br>• 监测伤口有无感染迹象。 |
|---|---|

### 营养

| 患者保持充足的能量摄入,以满足机体代谢需要 | • 安排饮食或营养咨询;<br>• 如果肠内营养禁忌,使用全肠外营养或流食;<br>• 管饲:鼓励肠内营养;<br>• 检查前白蛋白和电解质;<br>• 监测体重下降。 |
|---|---|

### 舒适 / 镇痛

| 患者保持疼痛评分 <5 分 | • 适当给予止痛药;<br>• 需要时使用患者自控镇痛或硬膜外镇痛;<br>• 必要时安排疼痛咨询;<br>• 需要时使用镇静剂;<br>• 监测生命体征。 |
|---|---|

### 心理社会状况

| 患者有尽可能多的控制力 | • 通知患者相关流程;<br>• 如果可能,与患者共同制订计划;<br>• 必要时提供其他交流方式,比如唇读、写字和交流板。 |
|---|---|
| 患者及其家庭能够有效应对创伤事件 | • 反复提供信息;<br>• 鼓励使用正确的应对方式;<br>• 鼓励使用支持系统;<br>• 安排社会工作咨询。 |

### 宣教 / 出院计划

| 患者需要参与出院计划制订 | • 与患者讨论出院问题;<br>• 如果可能,由患者自己做决策。 |
|---|---|
| 患者了解损伤及损伤带来的并发症 | • 提供创伤相关出院指导;<br>• 为患者列出伤情。 |

## ▲ 具体创伤的评估和处置

尽管这一部分讨论的是身体具体部位的创伤,但是护士应牢记:需要对每一个创伤患者进行从头到脚的评估。正如本文之前的章节中叙述的,对每个器官均进行体格检查很有必要。

### 胸部创伤

胸部创伤的范围从简单的擦伤、挫伤到可以构成生命威胁的胸部脏器损伤。尽管这些损伤致死率较高,但是可以给予插入胸部导管、机械通气、积极的疼痛控制以及其他支持性护理。大型血管损伤以及心脏损伤经常导致即刻死亡。早期死亡(损伤之后的 30 分钟到 3 小时)与心脏压塞、张力性气胸、误吸或气道阻塞有关。

即刻有生命威胁的损伤需要在初步探查中进行评估和治疗。这些损伤包括气道阻塞、张力性气胸、心脏压塞、开放性气胸、大量血胸和连枷胸(图 55-5)。有潜在生命威胁的损伤,如胸部主动脉破裂、气管支气管破裂、心肌挫伤、创伤性膈肌破裂、食管破裂和肺挫伤应该在第二阶段的探查中处理。

在胸部损伤中,首要任务是疏通气道。这包括即刻控制气道并予以适量的氧气,防止误吸。气道阻塞可能是由另外一种损伤引起,也可以是首要需要处理的问题。造成气道阻塞的阻塞物多为舌头、脱位牙、义齿、分泌物和血液。其他造成气道堵塞的原因包括气管损伤、甲状软骨或者环状软骨损伤。

### 气管支气管损伤

气管支气管损伤由钝性伤或刺入伤引起并且经常伴随食管和血管损伤。支气管破裂常常与上端肋骨断裂和气胸有关。严重的气管支气管损伤有很高的致死率;然而,通过院前护理和运输技术的不断提高,很多患者可以存活。

气道损伤常较敏感。常见体征包括呼吸困难(有时是唯一体征)、咳血、咳嗽、肺气肿、焦虑、声音嘶哑、哮鸣音、库斯莫尔呼吸、肺换气不足、使用呼吸辅助肌、胸骨和肩胛下凹陷、膈肌呼吸、呼吸暂停及发绀。发绀可能是较晚出现的体征。通常,

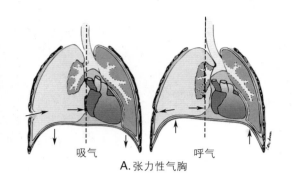

A. 张力性气胸

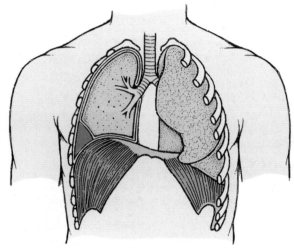

B. 血胸

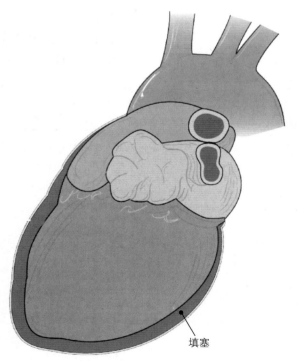

C. 心脏压塞

图 55-5 ▲ A 张力性气胸;B 血胸;C 心脏压塞。(B,Courtesy of Neil O. Hardy,Westpoint,Conn. C,Courtesy of LifeART image © 2007 Lippincott Williams & Wilkins. All rights reserved.)

创伤患者因贫血没有足够的血红蛋白出现发绀。胸部 X 线可提示医生可能的损伤,然而,医生通常在支气管镜检查或外科手术中作出诊断。无论在何时,气管支气管损伤都被认为是伴随持续缺氧的气胸。

小面积肺撕裂和胸膜撕裂可以保守治疗,予以气管插管和气管造口术进行人工通气。大面积损伤则需要外科手术修复。同时使每个肺能分别进行独立通气(每个肺都有一个独立工作的呼吸机支持)。

护理包括评估患者氧合和气体交换量,同时给予适当的肺部护理。在开始的几天里,医生会行支气管镜探查修复部位并有效清除肺部分泌物。肺炎是一个潜在的短期并发症,随后也可能会出现气管狭窄。

## 胸骨骨折

受伤患者常出现肋骨骨折、胸部骨折和连枷胸。胸骨骨折发生在当外部作用力超过了胸骨所能承受的范围。肋骨骨折是常见的损伤。它们在临床上很重要:(1)是严重胸骨内部损伤和腹部损伤的标志,(2)引起剧烈疼痛,(3)肺部病情恶化的先兆。伴随肋骨骨折最常见的并发症为气胸、血胸以及肺部挫伤,最常见的腹部受损器官是肝和脾。护士在护理此类患者时要特别注意伤口疼痛、无效通气以及控制分泌物。第一和第二肋骨被锁骨、肩胛骨、肱骨和周围的肌肉保护。如果第一和第二肋骨骨折,通常提示损伤严重,并有其他损伤(如主动脉、胸部和脊椎等),应予以探查。第四到第十肋骨骨折常见为钝伤。如果这些肋骨骨折,很有可能造成肺部损伤。低位肋骨(8~12肋骨)骨折经常伴随肝损伤和其他腹部结构损伤。胸骨骨折常合并有钝挫伤。

连枷胸是一种包括多根多处肋骨骨折的损伤。这些可能是前面的、后面的或侧面的肋骨骨折,且合并胸骨骨折。胸骨的稳定性被打破。对连枷胸的诊断是基于两根或多根肋骨骨折,两处或多处独立的部位损伤,引起结构不稳定。这会使肋骨或胸骨游离。受伤的区域并没有反映在呼吸肌的活动上,而是反映在胸腔内部的压力上。连枷胸部位活动反常,因此称为反常呼吸。连枷胸部位引起胸腔正常负压的减小,因此降低通气量并有一定程度的组织缺氧。连枷部位随胸腔压力变化而不是呼吸肌活动。随着患者肺部病情的

恶化,连枷部位的反常活动增加。起初,肌肉紧张会掩盖伤情直到患者感到疲劳。此时患者需要插管和机械通气。

胸骨骨折的患者初步治疗包括打开气道、处理疼痛以及氧气疗法维持适度的血氧饱和度。护士必须明确内部结构以及可能的损伤。对于连枷胸患者的治疗包括让患者卧于患侧以提高含氧量。通常此种方法非常困难,因为要患者维持颈椎不动。其他的治疗方法有内部固定夹板、插管患者正压通气。有时会行外科手术,特别是因为一些其他原因使有必要进行手术时。外科手术修复可以减少机械通气的时间。

## 胸腔损伤

根据这一章节的内容,胸腔损伤一词是指气胸(胸腔内充满气体)、血胸(胸腔内充满血液)、血气胸(胸腔内充满气体和血液)。胸腔损伤是由胸膜层内进入空气和血液破坏了胸腔内部结构而引起的,因此降低了胸腔内负压。有时,空气和血液会持续进入胸腔,引起压力增大,导致张力性气胸或张力性血胸。钝挫伤或者刺入伤都有可能造成胸腔损伤。

损伤机制可以引导护士评估胸腔损伤。比如,一个没有系安全带,其胸部碰到方向盘上的患者就很有可能存在这种创伤。评估患者时,会发现患者可能有明显的呼吸窘迫伴随通气的改变,这会引发气体交换功能受损。气体交换功能受损可能表现为烦躁不安、焦虑、呼吸急促、氧合量降低、面色苍白、大汗淋漓。护士需要继续重新评估患者,因为即使最初的伤势很小,也有伤势扩大,导致威胁生命的紧急情况出现。

胸部 X 线经常被用来诊断胸部损伤,有时,如果气胸的气体量小于胸腔的 20%,那么一开始并不会从 X 线片中看到。胸部 CT 可以看到比其更小的胸部损伤。

对于胸部损伤患者的处置包括,正确开放气道、通气、吸氧。常使用一个大口径胸导管,比如 40 号的导管,将其插入以重新扩张肺部并抽取空气和血液。胸导管插入位置为腋中线第四到五肋间。对于有轻度气胸的创伤患者,胸导管需要插入锁骨中线第二肋间,一旦导管插入,就会附着于水封系统并抽吸。治疗效果根据胸部 X 线片,体能测试和不断提高的氧合量判断。导管管道装置水封系统可能会漏气,所以护士需严密监测胸导

管的引流量。若连续 2 小时引流量超过 250ml/h 提示可能出现遗漏，需要进一步探查并报告医生。

大量血胸是指胸腔内失血量在 1.5L 到 4L，并有威胁生命的损伤。大量血胸是由严重的胸部损伤引起，出血主要来自于大血管和纵隔部位。血胸患者经常被送到急诊室或者心肺复苏室进行创伤复苏。需立即进行开胸手术来控制出血。对于出现低血容量性休克、呼吸困难、呼吸急促、发绀等症状的患者，首要处理措施为纠正休克状态，需要建立 2 路大口径静脉通路并监测液体复苏情况（第 54 节）。液体复苏量视患者反应而定。

左侧大量血胸比右侧更常见，和主动脉破裂有关。患者胸腔容量足以容纳循环血量。因此，只有当胸腔压力接近或稍大于受损血管的时候，流血才会停止。为大量血胸患者更换胸导管时，通过清除胸部损伤造成的填塞可能引发出血。如果胸导管不经意间位置移动，需立即夹紧导管直到行开胸手术。

张力性气胸会威胁生命，需要立即识别。它的发生可能是胸部或气管支气管损伤、机械通气的并发症。张力性气胸是由空气进入胸膜腔而没有出口造成的，形成单向阀门的密闭系统。这造成胸部内部结构（器官、心脏、肺、大血管）压缩而影响正常功能。结果造成通气障碍，静脉回流受阻以及心脏无效输出。

张力性气胸在胸部损伤患者中很难诊断，因为患者可能合并其他损伤和休克。直到患者出现失代偿的状态才可能被诊断出来，护士可能注意到尽管有开放性气道，通气仍然困难，患者氧合量也降低。张力性气胸的其他症状有胸部不对称、气管移位、颈部血管突起（除患者血容量低外）、患侧呼吸音减弱、心脏输出量下降（血压降低、组织灌注量不足）。

治疗气胸要立即降低压力，首先要在第二到第四肋间隙插入 14-16 号针，立即会有气体溢出，这时患者通气情况得以改善。在为患者解压之前需要提供氧气，经过紧急解压之后，针头换成胸导管。这样可帮助肺复张，也防止气胸复发。最后，有必要再次评估患者明确造成张力性气胸的原因。护士必须反复评估患者。

## 肺挫伤

肺挫伤是一种肺软组织损伤，通常由钝挫伤引起。它是一种最常见的肺部损伤。胸部 X 线片和 CT 可清晰见到边界模糊不清，玻璃样浑浊的轻度挫伤以及更严重的大面积肺部挫伤。CT 在诊断肺挫伤时更加敏感，因为在胸部 X 线片上要 24 小时才能显示肺挫伤。然而，肩胛骨骨折，肋骨骨折和连枷胸有可能会导致潜在的肺挫伤。实际上，肺挫伤可见于任何受到高强度胸部钝挫伤的患者。最常见的肺挫伤的机制是当毛细血管细胞迅速破裂的时候会发生肺挫伤，导致出血以及血浆蛋白外渗进入到肺泡以及间质内。这会导致肺不张、肺内部分流和低氧血症。存在的体征或症状包括呼吸困难、肺湿啰音、咯血和呼吸急促。严重的挫伤会导致气道压力增大、低氧血症、呼吸性酸中毒。肺挫伤与急性呼吸窘迫综合征（ARDS）相似，二者对高浓度氧气基本没有反应。ARDS 在第 27 节中已经详细叙述。肺挫伤程度越深，通气损伤越大。

肺挫伤的治疗比较乐观。轻度肺挫伤患者需要进行动脉血气测量和血氧饱和度监测。其他的护理措施包括呼吸评估、肺部护理和疼痛控制。胸部理疗和硬膜外镇痛同样有用。放置肺动脉导管是为了帮助监测动脉血气、血流动力学、呼吸参数（氧气运输、氧气消耗、肺部分流）。

严重的肺挫伤需要呼吸末正压通气支持，尽管呼吸末正压通气可以提高肺泡通气，但肺泡血流量可能减少，导致肺分流增加。为了优化组织灌注量和氧合量，每一次呼吸末正压通气需要评估患者肺分流情况、氧气运输情况以及其他组织灌注量的指标（心脏输出量、血压以及尿量）。适当控制疼痛很有必要，需要硬膜外或胸膜腔内输液止痛或肋间神经阻滞。严重的呼吸受累的情况下，镇静和麻醉可以降低能量消耗和氧气需要量。变换体位被认为可以提高肺通气和气体交换量。患侧卧位有利于严重单侧挫伤患者的通气。在极少的情况下，当患者对传统的机械通气毫无反应时，可取俯卧位并进行高频喷射通气。另一种常见的通气方式是气道压力控制通气。

液体处置同样重要，需要监测输入量和输出量、每日体重、中心静脉压和肺动脉压、毛细血管楔压来指导液体输入。药物需要集中以免补充过多液体，间断性使用利尿剂。不提倡严格限制液体输入量，这样，液体平衡会保持在一个正常水平上来支持心脏输出和氧气运输。在 72 小时之内，X 线片可以显示肺挫伤的进展。持续性的浸润提示出现并发症，如肺炎和急性呼吸窘迫综合征。长期并发症包括长时间降低功能残气量、呼吸困难和肺纤维化。

## 心脏钝伤

心脏钝伤范围很广，在医学上的明确定义是从无症状的心肌挫伤到心脏破裂死亡。包括心脏破裂、瓣膜破损、冠状动脉断裂以及心脏挫伤。表 55-4 依据损伤留下的并发症而划分的钝性心脏损伤分类（BCI）。钝性心脏损伤的体征和症状较少。胸痛最为常见，其他继发于胸廓的损伤也经常发生（如呼吸困难、胸壁瘀斑、连枷胸）。

表 55-4　钝性心脏损伤的分类等级

| 分类 | 描述 |
| --- | --- |
| 1 | BCI 伴心脏游离壁破损 |
| 2 | BCI 伴心间隔破损 |
| 3 | BCI 伴冠状动脉损伤 |
| 4 | BCI 伴心衰 |
| 5 | BCI 伴复杂的心律失常 |
| 6 | BCI 伴心电监护异常和心肌酶异常 |

From Schultz JM, Trunkey DD: Blunt cardiac injury. Crit Care Clin 20:57-70, 2004.

心脏挫伤是最常见的心脏钝伤，经常由心脏迅速撞击胸骨所致。如果心脏在胸骨和脊柱之间受到挤压也会出现钝挫伤。症状从没有到充血性心衰和心源性休克。创伤之后胸痛必须准确评估。可以观察到包含各种心律失常在内的非特异性心电图变化。心律失常可以提示心脏挫伤。心脏右边挫伤可见房性心律失常和传导干扰。室上干扰则更可能见于心脏左侧损伤。

心脏钝挫伤很容易见于之前有过严重钝挫伤，合并胸骨损伤，肋骨胸骨骨折的患者。12 导联心电图可用来监测心电有无异常。多数心脏挫伤患者在入院时心电异常。但是，心脏节律紊乱程度与受伤程度并无关系。这些患者需要进行心电监护，监测心脏血液中的同工酶和肌钙蛋白含量。尽管心脏的酶在诊断中缺乏特异性，但是可以指导治疗。

心脏挫伤患者的护理存在争议。因为在这类损伤诊断中没有标准，同样在治疗中也没有标准。

评估心律失常需要持续监测，特别是室颤和传导阻滞。超声心动图或者多门血管造影对确定肌肉损伤有帮助。总体来说，其目的是减轻患者的症状。

## 心脏穿透伤

大多数情况下，心脏穿透伤会导致院前死亡，那些幸存下来的人是因为心脏压塞。心脏压塞和低血容量休克是常见的体征。右室损伤经常是因为右心室位置比较靠前，某些情况下，心室会将小刺伤密封起来，因为心室上的肌肉组织很厚。对于血流动力学稳定的患者的治疗也存在争议。在一些情况下，连续 CT 监测以及心脏周围和胸骨超声检查是可以接受的。在另一些情况下，利用外科胸腔镜技术打开心房可为诊断出血和排出心脏周围液体提供帮助。对于持续性出血和休克患者，损失的血液需要补充回来，患者需立即被送进手术室进行开胸探查。在紧急情况下，在急诊室进行的开胸手术是救命之举。

经过外科手术后，需持续监测血流动力学。血管升压素和正性肌力药物对于维持充足的血压和心排血量很有必要。水和电解质平衡和心律必须严密监测。评估心音有无杂音，可提示有无心脏瓣膜或间隔缺损，或有充血性心衰的迹象。胸和纵隔导管引流情况需要经常记录。使用新鲜的冰冻血浆和血小板来纠正凝血功能障碍。并发症包括持续出血和心脏术后综合征。

## 心脏压塞

心脏压塞，既是损伤也是症状，可由钝伤或刺伤引起。这是威胁生命的损伤，需要立即评估并治疗。心脏压塞是因为血液充盈到心包并压迫心脏，导致心脏充盈量降低，心排血量减少，最后导致休克。出血进入心包（心包积血）或小面积的心包破裂可能不会导致心脏压塞，这取决于心包的压力。

心包正常可容纳 25ml 液体，用来保护心脏，因此，少量的血液（50~100ml）便足以升高心包的压力，持续的出血会迅速升高压力，患者便出现心脏压塞。

典型的症状包括血压降低、心音低钝、中心静脉压升高、颈部血管扩张（Beck 三联征）。另一个关键的体征是奇脉，"正常呼吸时，心脏收缩压降低 10mmHg 或更多"，这主要由心脏输出量减少引起。由于低血容量休克患者也存在上述症状，因此存在心前区损伤的患者应高度怀疑心脏压塞。心脏压塞的诊断并不容易。超声心动图对诊断很有帮助，并逐渐被使用，但是心脏压塞应根据临床症状诊断。对于心脏压塞的治疗包括开放气道、吸氧、血流动力学支持，并迅速送往护理中心。迅速输液提高中心静脉压，最后提高心脏输出量，为准备进一步的救治争取时间。最后，对于心脏压塞的治疗是导出心包积血（心脏穿刺术）。这是一个为维持生命的措施。对于心脏压塞的护理包括保护气道，通气支持并为患者提供干预措施。

## 主动脉损伤

75%~90% 的主动脉损伤患者即刻就会死亡。动脉血流的阻断会抑制主要脏器和四肢的血液灌注，阻断的大小和部位决定了影响的程度。动脉钝伤常和迅速减速和挤压有关。机动车事故是导致此病的主要原因。送往医院救治的患者，75% 血流动力学不稳定，50% 在救治之前就已经死亡。很多患者还有其他的损伤。尽管经食管的超声心动图和胸部 CT 对于诊断很重要，但是主动脉造影仍旧是诊断主动脉破裂的黄金标准。

有三个常见的血管破裂部位。因为胸动脉经常移动，所以断裂部位常常出现在固定点。最常见的是动脉峡部，左锁骨下动脉末端，此处有动脉韧带将血管连接到胸部。另外两处分别是升主动脉离开心包处和隔膜入口处。血管内层由于减速而断裂，外层仍然完整并膨胀为假性动脉瘤。部分周围的血肿也被邻近组织填塞。这两种机制都可以延长生存，但是时间非常有限。

明确受伤史可以高度怀疑为主动脉损伤。纵隔刺伤或者由钝伤造成的胸部损伤应该高度怀疑为主动脉损伤。其他应该高度怀疑为主动脉损伤的分别是第一、第二肋骨骨折、高位胸骨骨折、胸骨缘锁骨断裂以及大面积左侧气胸。

主动脉破裂的主要生理问题是，由于大血管破裂，无法进行有效的血液运输。评估的目的是识别提示主动脉受损区低灌注的指征，许多患者并无症状或表现。表框 55-3 给出了与主动脉损伤有关的表现。

| 表框 55-3 | 患者安全 |

**主动脉损伤的症状和体征**

- 任何部位的脉搏缺失，特别是下肢或左臂。
- 无法用其他损伤解释的低血压。
- 与下肢有关的上肢高血压。
- 肩胛间疼痛或胸骨疼痛。
- 受损区域湍流所致心前区或肩胛间收缩期杂音。
- 血肿压迫主动脉弓造成的声嘶。
- 呼吸窘迫或呼吸困难。
- 下肢神经肌肉或感觉缺失。

Adapted from Frawley PM: Thoracic trauma. In McQuillan KA, Flynn Makic MB, Whalen E, et al (eds): Trauma Nursing, 4th ed. Philadelphia, PA: WB Saunders, 2009, pp 614-677.

仰卧位胸部 X 线片有助于诊断主动脉破裂。脊柱损伤被排除之后，还需要做直立的胸部 X 线片。如果在 X 线片上显示纵隔变宽，那么明确想要如何处理与再次评估很重要。尽管动脉破裂有时候可以在 CT 上看见，但是动脉造影是可以作出明确诊断的。

主动脉造影提示有无外科手术需要。破裂的动脉需要尾对尾吻合，更普遍的做法是进行综合移植。体外循环对于升主动脉和主动脉弓的修复很有必要。然而，对于降主动脉的修复通常通过夹闭主动脉来完成。因为这种做法可阻断远端的血流，有必要说明的是夹闭的时间应尽可能少（最好小于 30 分钟）。为了避免吻合部位漏出，术后应使用血管扩张剂降低后负荷。置换血容量之后，应使用血管升压素来维持充足的血压。护理集中在用肺动脉导管进行血流动力学监测以及用滴定药物来维持血压。自主灌注同样很有必要。

并发症与破裂程度以及灌注程度有关。高灌注量和破裂引起的器官破损可能是由于损伤本身，也可能是修复中夹闭的时间比较长。因为夹闭时间过长而造成的严重并发症有肾衰、肠缺血、下肢永久性瘫痪。其他并发症，如急性呼吸窘迫综合征和弥散性血管内凝血，可能由出血性休克或输血造成。

## 腹部创伤

腹部创伤可由钝伤和穿透伤引起。腹部创伤同时继发出血、休克和脓毒症，可以迅速导致死亡。腹部创伤漏诊是创伤死亡的高发原因。相比于穿透伤来说，钝伤有更高的致死率，因为大部分的伤口是隐蔽的。明显但是并不严重的伤情经常会使诊断拖延。48 小时之后出现的死亡常由脓毒症和并发症引起。在腹腔内部的损伤,很少出现单个器官或单个系统的损伤。

腹部包括实质器官和空腔器官。实质器官包括肝、脾、胰和肾,空腔脏器包括胃、肠、胆囊和膀胱。临床医生把腹部划分为 3 个区域帮助描述受伤的部位,这三个区域分别是:

* 腹膜区,包括膈肌、肝、脾、胃、横结肠以及被骨性胸腔包围的部分。

* 腹膜后区,包括主动脉、腔静脉、胰、肾、输尿管、部分十二指肠和结肠。

* 骨盆,包括直肠、膀胱、输尿管和髂内血管。

尽管暴力袭击、坠落、机动车碰撞以及工业事故都可以引发腹部钝伤,但是 MVCs 仍然是导致腹部钝伤最常见的原因。这些伤的出现是因为挤压、剪切、粉碎和减速力引起的。诊断腹部钝伤很困难,特别是存在多系统损伤时。如果患者腹部柔软或者僵硬、血流动力学不稳定、腰椎受伤、骨盆骨折、腹膜后和腹腔有气体、X 线显示腰大肌阴影单侧缺失,需要怀疑是内脏损伤。

钝挫伤很可能会造成实质器官的严重损伤,而穿透伤经常造成空腔器官损伤。钝伤的挤压和减速力会造成实质器官囊和薄壁组织的破裂,而空腔器官可以塌陷来缓冲压力。然而,肠几乎占据了整个腹腔,更容易受到穿透伤的损害。总体来说,实质器官损伤后会出血,空腔器官破裂后会释放内容物到腹腔内,造成炎症和感染。

刀刺伤、刺穿伤和枪伤会造成穿透伤。受伤的症状根据机制而定。如果穿透伤是刀刺伤,那明确所用工具的大小、形状以及长度对于确定受伤程度有帮助。据估计,只有一半的刀刺伤能够刺入腹部,这就意味着与枪伤比较起来,刀刺伤有较低的破坏性和较低的发病率和致死率。刺穿伤被认为是"肮脏"的伤口,"肮脏"的伤口会引起继发细菌感染和多器官功能衰竭,最终导致高死亡率。枪伤(火器伤)很难评估,大血管破裂量以及涉及的器官可以帮助预测致死率,子弹射出的速度和释放的能量决定了受伤的程度。一颗子弹可被器官和骨头回弹,改变轨迹,造成大量内部器官和血管的损伤,子弹的爆破也可以造成严重的腹部内伤。

腹部创伤需要持续评估,未能被识别的腹部创伤是一种常见的可预防性死因。护士须有组织地用合适的方法对患者进行评估。护士需要明确损伤机制和患者自述来建立准确的评估,识别出构成生命威胁的腹部损伤。需要记住的是在钝伤中,单独使用体能测试的有效性值得怀疑。如果涉及酒精、非法药品、镇痛药物、毒品或者患者意识不清那么结果并不可靠。如果是穿透伤,体格检查结果更可靠。

通常,初步评估结束后,患者在评估腹部之前已进行复苏抢救。在二次评估中,腹部情况被评估和再次评估,并有实验室检查和诊断指标。在二次评估过程中需要放置胃管、鼻饲管和球囊导管。

通常,诊断穿透伤需要进行局部伤口探查。然而,明确伤口部位很重要因为伤口探查是根据受伤机制和部位决定的。如果受伤部位在前腹部(从肋前缘到腹股沟的腋前线之间),很可能是腹部刺伤部位较低;如果受伤部位在胸腹部(第四肋间前到第七肋间后到下缘),那么不建议进行探查,因为增加了张力性气胸的风险。患者需要进行腹腔镜检查,胸腔镜检查和探查性开腹检查。探查侧面和背部伤比较困难,患者需要做三维 CT。

诊断性检查包括集中在腹部的创伤超声检查(focused abdominal sonography for trauma,FAST)、诊断性腹部灌洗(diagnostic peritoneal lavage,DPL)、胸部 X 线片检查(确定异常和器官移位)、腹部 CT 扫描。许多创伤中心为所有患者做 FAST 检查。这是一种理想的诊断方式,因为它便携、快速可重复检查。在腹部不同的地方放置超声探查仪确定在这些地方有无游离的液体。评估区域是右上象限的 Morison 袋,左上象限的心包区,脾肾区以及骨盆(耻骨区域)。如果 FAST 结果呈阳性,血流动力学不稳定,那么行开腹探查术。FAST 检查允许医生放弃其他诊断性检查直接进行手术。

DPL 是一个迅速诊断的过程,在复苏阶段的护理中为血流动力学不稳定的患者诊断腹部内部出血(表框 55-4)。DPL 现在并不经常用,因为 FAST 检查被证明在诊断继续手术方面很高效。

其他症状如下:

1. 无法解释的低血压、红细胞比容减少或休克。

2. 腹部检查结果不明确。

3. 由脑部损伤、酒精或药物中毒引起的精神状态改变。

4. 脊髓损伤

5. 掩盖腹部伤情的创伤,如大的骨折或胸部损伤。

如果 DPL 结果呈阳性,患者血流动力学不稳定,则行开胸手术。

| 表框 55-4 | 诊断性腹腔灌洗 |
| --- | --- |

**症状**

- 腹部钝伤伴随:
  - 精神状态改变;
  - 不能解释的低血压、红细胞比容减少、休克;
  - 腹部检查结果不明确;
  - 脊髓损伤;
  - 掩盖腹部伤情的创伤,如骨折或胸部损伤。
- 腹部刺伤(如果探查并不明确)。

**禁忌**

- 多腹腔脏器手术史。
- 晚期妊娠。
- 晚期肝硬化。
- 病态肥胖。
- 凝血功能障碍史。

**操作**

1. 将灌洗导管插入腹腔切口处 1~2cm。
2. 试着抽吸腹腔内液体。
3. 靠重力注入生理盐水或者乳酸钠林格液。
4. 经常为患者翻身(除非有禁忌)。
5. 让液体靠重力流回袋中。
6. 将样本送实验室检查。

**阳性结果**

- 开始抽吸时总血量 10~20ml。
- 红细胞超过 10 万 /mm³。
- 白细胞超过 500/mm³。
- 淀粉酶水平升高。
- 存在胆汁,细菌和粪便等。

DPL 的禁忌证包括病态肥胖、晚期妊娠、晚期肝硬化、凝血功能障碍史、多腹腔脏器手术史。如果患者在以上情况下做 DPL,会增加患者大网膜撕裂、内脏或血管穿孔的风险。

做 DPL 的时候,首先要确保患者 Foley 导尿管、胃管或者鼻饲管放置正确,给胃部和膀胱减压。当插入灌洗导管的时候,为防止意外穿孔需要为胃和膀胱减压。导尿管、胃管或者鼻饲管放置妥当后,即可将灌洗导管插入腹膜内。如果少于 10ml 血液回流,需要往腹膜内注入温热的晶体溶液(乳酸钠林格液或者生理盐水)。灌注完毕后,将袋子放置于下垂位置靠重力使液体流出。将液

体样本送到实验室检验,待评估。

CT 扫描越来越多地在创伤患者当中使用。在钝伤中,CT 是诊断腹部损伤的主要方法,其敏感性为 92%~97%,特异性达 98%。CT 扫描通常与口服显影药物联合使用,来显示器官有无缺损。CT 扫描可以显示腹膜、腹膜后、骨盆区并可以估计出这些部位的液体量。CT 扫描还可以用来评估实质器官损伤。CT 的局限性体现在不可用于穿透伤的诊断,做诊断需要的时间较长,需要将患者送出复苏区域,患者血流动力学必须稳定,在检查中不可以移动。

## 食管和膈肌损伤

食管损伤比较罕见,且由于早期没有临床体征以及其他严重损伤而难以诊断。通常直到脓毒症出现的时候食管损伤才会被发现。食管损伤致死率较高。穿透伤是食管损伤最可能的原因,损伤好发部位是食管颈部。食管损伤的临床症状很隐秘,如有气胸或血胸但无骨折应怀疑是食管损伤。

诊断包括应用或不应用造影剂,进行胸、腹、骨盆的 CT 扫描。同时做食管镜、柔性内镜和吞咽检查。食管损伤的治疗是外科手术修复。患者禁食并使用鼻饲管持续抽吸,同时予以抗生素治疗。护理需注意患者的气道、通气及氧合状况、血氧支持。

相比于穿透伤,膈肌破裂更常见于钝伤,而非锐器损伤。破裂常发生于左侧,因为左侧膈肌没有肝脏的保护。损伤常继发于呼吸的上升和降低。如果怀疑是膈肌损伤,有必要探查是否胸部和腹部均有损伤。在胸腔中见到腹部内容物并不罕见,大约 30% 的患者随后会发生肠绞窄。由于肺容量减少和正常肺组织移位,可能导致呼吸功能受损。

食管损伤的临床影像取决于损伤的大小和部位。这类损伤很难诊断,因为患者通常只有少量出血而且没有明显症状。临床表现为明显呼吸窘迫、呼吸困难、患侧呼吸音减弱、胸骨明显肠鸣音、插入胸导管时可触及腹部内容物,呼吸时腹部反常活动。

胸部 X 线是诊断食管损伤的首选方法。然而结果通常正常或显示非特异性症状。胸部存在腹部内容物提示可能有损伤。如果怀疑有损伤,需要做超声或 CT 扫描。DPL 检查可能会出现

假阴性结果。食管损伤的唯一治疗方法是手术修复。

## 胃部和小肠损伤

典型的胃部损伤很少见,小肠损伤则较常见。小肠损伤通常由穿透伤所致,也可由钝性挫伤引起。小肠多重卷曲会形成套闭合环,当遭受方向盘或安全带挤压导致压力增加时,可发生破裂。减速时,某些固定点(如 Treitz 韧带)周围的小肠容易发生剪切伤。

小肠或胃损伤可表现为鼻胃管抽吸物带血或吐血。基本没有特殊的体征,CT 通常为非特异性结果。需要进行严密观察。通常,直到出现腹膜炎才能作出诊断。穿透伤的 DPL 结果通常呈阳性。尽管小肠钝伤可保守处理(胃肠减压和禁食),外科手术对修复穿透伤和肠破裂很有必要。

术后需维持胃导管减压,直到肠功能恢复。大多数情况下,术后需立即在远端放置空肠造口导管和胃管。随着饮食的浓度和速度缓慢增加,必须定时评估其是否出现不耐受的症状(腹胀、呕吐)。

因为胃和小肠中的细菌不多,这些器官破裂之后发生脓毒症的风险很小。如果伤势很难识别,则有脓毒症的风险。另一方面,胃酸可能会刺激腹膜造成腹膜炎。表框 55-5 列出了胃和小肠损伤后潜在并发症,这些情况可能需要再次手术。

| 表框 55-5 | 患者安全 |
|---|---|

胃损伤和小肠损伤的并发症:
- 导管喂食不耐受;
- 腹膜炎;
- 术后出血;
- 低血容量;
- 瘘或梗阻。

## 十二指肠和胰损伤

因为十二指肠和胰这两个腹膜后器官在解剖和生理上密切相关,故一起讨论。二者在腹部深部,因此造成这些器官损伤需要很大的力。大部分损伤和穿透伤有关,临近的器官也存在损伤,因为这些器官在腹膜后,所以很难用 DPL 诊断。腹部 CT 在这类损伤中很有用。体征和症状包括急腹症、血清淀粉酶升高、向背部放射的上腹部疼痛、恶心、呕吐。

轻度裂伤或钝伤只需要更换导管,比较严重的伤情需要进行外科手术。多数胰损伤术后需要安装抽吸管道防止瘘的形成。Roux-en-Y 吻合术和远端胰尾切除术是常见的胰体和胰尾手术。有时候,脾会被切除,因为和胰连有很多血管。胰头损伤与十二指肠损伤和大出血有关,因为有很多临近的血管结构。在这些情况下的外科手术方法包括胰十二指肠切除术、Roux-en-Y 吻合术,在极少的情况下还需行胰完全切除术。

术后评估和护理大致相同。保持导管通畅,必须严密监测患者有无最常见的并发症——瘘的形成。如果形成瘘,保护皮肤就格外重要,因为胰液里酶的含量很高。评估水和电解质平衡状态也很重要,因为胰瘘会导致液体流失,钾和碳酸氢盐流失。肠外营养和空肠食饲代替经口饮食可减轻胰腺的刺激。除非行全胰腺切除术,否则患者很少出现糖尿病。

早期修复吻合足以应对大多数十二指肠穿透伤。放置胰十二指肠切除术导管进行减压,空肠造口导管进行喂食。十二指肠钝伤会造成腹内血肿,可能导致十二指肠梗阻。用泛影葡胺进行上部胃肠的诊断。完全梗阻常需要手术引流血肿。

## 大肠损伤

通常,大肠损伤是由刺伤引起的。损伤的本质决定了必须进行手术探查(探查性开腹手术)。如果患者血流动力学稳定,伤势较小并无粪便污染可以考虑早期修复。在一些情况下,左侧肠段受伤或者大量失血,需要取出修复并行结肠造口术。放置盲肠造瘘术导管进行肠减压。切口部位皮肤和组织敞开放置减少感染的几率。大肠中有大量细菌;内容物溢出提示患者可能腹部有脓毒症和脓肿形成。

术后护理重点是预防感染。开放性伤口要按时更换敷料,使用广谱抗生素。取出肠段行修复术时,切除损伤部位,行端—端吻合,并取出修复部位,帮助识别有无渗漏。取出的肠段需保持湿润并用非黏附的袋子保护肠结构的完整性。因为脓毒症是肠损伤的主要并发症,所以需要拍 X 线进行手术来定位并引流脓肿。

表框 55-6 列出了开腹手术患者的指导。

| 表框 55-6 | 开腹术后的教育指导 |
|---|---|

**患者活动**

- 当尚未拆线,钉和针还在时,不能进行盆浴或淋浴。
- 如果感到疲劳,就立即休息。
- 只提能用一只手提起来的东西。
- 正常饮食。
- 在每天同一时间测体温,并记录下来。
- 作息规律,保证正常肠蠕动。
- 如果便秘,多喝果汁。
- 除非医生允许,否则不能开车。

**伤口护理**

- 保持钉和针干净。
- 严密监测伤口。
- 每天清洁伤口。需要"4×4"纱布垫,和双氧水或者生理盐水。
- 洗手。
- 打开纱布垫,把垫放在纸上。
- 向放在纸上的纱布垫中心倒入一些双氧水或者生理盐水。

- 拿起纱布垫,拽四角,不要触及中心。
- 从头到尾擦拭针、钉,针和钉要蘸满溶液。正常情况下清洗时会看到气泡。一次只用一个纱布垫。
- 重复。
- 晾干清洗部位。
- 用带子系住针、钉防止带子和腰带引起的摩擦和刺激。

**感染征象**

- 周围肿胀。
- 发红。
- 疼痛增强。
- 周围发热。
- 伤口分离。
- 排出液增加。
- 恶臭。
- 流出液颜色改变。
- 体温 38.3℃ 或以上。
- 呕吐、腹泻、便秘。

## 肝损伤

　　肝和脾一样,是腹部最常见的损伤器官。钝伤和穿透伤都可以造成肝损伤。右侧低位肋骨骨折可增加肝损伤的可能。体征和症状包括右上区疼痛、反跳痛、活动减少、肠鸣音消失、有低血容量性休克的迹象。表框 55-7 列出了肝损伤的分级。

| 表框 55-7 | 肝损伤分级 |
|---|---|

**血肿**

- **Ⅰ度血肿**:包膜下没有扩张;面积小于 10%。
- **Ⅱ度血肿**:包膜下小于 1cm 血肿;面积为 10%~50%。
- **Ⅲ度血肿**:包膜下有扩大,面积大于 50%;有破裂或出血;2cm 或更大的血肿。
- **Ⅳ度血肿**:组织破溃并伴有出血。

**撕裂伤**

- **Ⅰ度撕裂伤**:包膜下撕裂深度小于 1cm,没有出血。
- **Ⅱ度撕裂伤**:包膜下撕裂 1~3cm,出血,无小梁血管伤。
- **Ⅲ度撕裂伤**:超过 3cm 深的撕裂伤。
- **Ⅳ度撕裂伤**:25%~50% 肝叶组织破裂。
- **Ⅴ度撕裂伤**:超过 50% 肝叶组织撕裂,肝后腔静脉和近肝静脉损伤。
- **Ⅵ度撕裂伤**:肝血管撕脱。

From Eckert KL:Penetrating and blunt abdominal trauma. Crit Care Nurse Q 28(1):41-59,2005.

　　肝损伤血流动力学稳定的患者可进行非手术治疗,除血流动力学不稳或者有明显腹膜炎的患者外,严密观察是肝损伤的常规治疗方法。肝可以自愈,静脉损伤出现在低压系统里,无须进行手术,如果手术反而会加重出血。在这种情况下,连续 CT 扫描可以确认出血是否停止。然而,若患者出现一些不稳定的临床表现,则提示需要进行手术。肝损伤会造成腹膜内大量失血,但是失血可能立即停止。在某些情况下,血管可能被结扎或栓塞。小的撕裂伤可以被修复,而较大的撕裂伤需要节段性切除或清创术。对于不可控制的出血,对肝脏进行包扎。包扎之后,可以缝合腹部,或者简单施以敷料保持开放状态。几天后需要进行手术去除包扎物,修复撕裂伤。较大的肝损伤需要封闭式引流胆汁和血液。

　　手术之后,可能会出现凝血功能障碍,也可能发生不完全止血,因此必须区别于凝血功能障碍引发的出血。不完全止血造成的严重出血需要清除凝血块、包扎、进一步修复。凝血功能障碍通常表现为多点出血,而不完全止血主要是手术部位出血。

　　肝损伤患者的护理包括监测出血和凝血功能,以及输入血液制品。评估引流液的特点、量、液体是否平衡很有必要。肝损伤潜在并发症包括肝或肝周脓肿、胆道梗阻或胆汁渗漏、脓毒症、急性呼吸窘迫综合征和弥散性凝血功能障碍。在

6~8 周,需要进行身体检查。为防止再次出血,直到 CT 扫描显示损伤已痊愈时患者才可以进行运动。

## 脾损伤

和肝损伤一样,脾是最常见的腹部损伤器官,常由钝挫伤引起。60% 的钝伤患者中,脾是唯一一个受伤器官。因为它有很多血管,所以可能迅速失血。左侧低位肋骨骨折增加了脾损伤的风险。症状和体征包括左上区疼痛向左肩放射(柯氏征)、低血容量性休克、白细胞数增加。FAST、DPL 和腹部 CT 为诊断所必需的。表框 55-8 列出了脾损伤的分级。

| 表框 55-8 | 脾损伤分级 |
| --- | --- |

**血肿**

- **I 级血肿**:小于 10% 的区域,包膜下且没有扩张。
- **II 级血肿**:包膜下,面积在 10%~50% 之间或 1cm 的实质脏器内血肿。
- **III 级血肿**:包膜下,肿胀、破裂并伴出血,面积大于 50%,2cm 及以上的包膜下血肿或扩张性实质脏器的血肿。
- **IV 级血肿**:伴有活动性出血的实质脏器破裂。

**撕裂伤**

- **I 级撕裂伤**:没有出血,被膜撕裂深度小于 1cm。
- **II 级撕裂伤**:出血,被膜撕裂深度 1~3cm,没有涉及小梁血管。
- **III 级撕裂伤**:撕裂深度超过 3cm,涉及小梁血管。
- **IV 级撕裂伤**:肝门血管超过 25% 断流。
- **V 级撕裂伤**:脾完全破碎,肝门血管损伤,脾完全断流。

From Eckert KL: Penetrating and blunt abdominal trauma. Crit Care Nurse Q 28(1):41-59, 2005.

根据患者血流动力学的稳定情况,先前的状态,脾损伤等级,对于脾损伤患者的处置包括观察、栓塞和外科手术。FAST 和 DPL 结果呈阳性,并且血流动力学不稳定的患者,需要立即进行外科手术来确定出血来源。CT 扫描或 FAST 检测没有出血迹象,血流动力学稳定的低等级损伤的患者进行严密观察。CT 造影剂外溢或 CT 显示腹部泛红的患者发生脾功能衰竭的可能性大,需要进行血管栓塞。神经衰弱,不能进行观察的患者,需要进行外科手术。

大约 50%~70% 的血流动力学稳定的患者无需进行手术,观察和血管栓塞即可。这些患者通常是损伤级别较低的成年人和大多数儿童。标准观察周期是 5 天。这些患者需在监护床上严密

监测有无低血压和出血征象。每 6 小时进行血红蛋白和红细胞比容(hemoglobin and hematocrit,H&H)分析直到血流动力学稳定为止。尽管没有临床证据支持,但是患者需要立即卧床休息。患者在血流动力学稳定之前需要禁食,然后开始饮食。损伤级别高的患者需要进行长时间的观察。

早期并发症包括复发性出血、膈下脓肿以及由外科创伤造成的胰腺炎。即使检查结果显示正常,数天至数周后也有可能发生肿胀的包膜下血肿破裂或者假性动脉瘤。晚期并发症包括血小板增多症、脾切除术后脓毒症(thrombocytosis and overwhelming postsplenectomy sepsis,OPSS)。因为脾在人体应对感染方面起到重要作用,行脾切除术后患者感染的风险增加。特别是儿童的风险很大,两岁以下儿童风险最大。脾切除后,患者经常受到肺炎球菌感染,肺炎球菌是一种囊状微生物,有抗吞噬作用。脾切除术后脓毒症常由肺炎球菌肺炎开始,进而导致暴发性脓毒症的发生。行脾切除术后患者通过注射多价肺炎球菌肺炎疫苗(肺炎疫苗)来提高对抗肺炎球菌的免疫力。脾切除术后脓毒症的并发症包括肾上腺皮质功能不全和弥漫性凝血功能障碍。OPSS 有很高的发生率和致死率,特别是手术一年之内。患者和家庭健康宣教需要聚焦于感染的症状和体征。

## 肾损伤

肾损伤可能会导致大出血、内部血肿、血管内栓塞。突然的减速损伤会造成肾移位,肾小血管撕脱,肾动脉内膜撕裂,造成血管栓塞。钝伤和穿透伤也会造成肾组织钝伤或裂伤和肾集合管破裂。低位肋骨骨折,腰椎骨折和肝损伤、脾损伤一样,需要怀疑肾损伤。出现的体征和症状有血尿、疼痛、后外侧血肿、后外侧瘀斑。因为腹膜后出血,所以很难探查。螺旋 CT 扫描、超声检查、肾盂造影可提供诊断依据。

肾损伤根据严重程度划分等级,等级增加,功能下降。血尿消退之前,患者需要进行保守治疗,严密观察,卧床休息。然而,在一些情况下(主要是血管损伤),需要行外科手术或者肾切除术。

术后评估和肾功能支持很重要。同时需维持体液平衡。低剂量多巴胺用来提高肾脏灌注。主要并发症有动脉或静脉栓塞和急性肾衰。其他并发症有出血、肾周脓肿、尿道瘘,晚期会出现高血压。

## 膀胱损伤

膀胱因为钝伤而撕裂、破裂、挫伤(通常因为在损伤的时候膀胱充盈)。膀胱损伤经常和骨盆骨折有关。血尿是膀胱破裂的典型特点。尿道口流血、阴囊血肿、前列腺移位需要在插导尿管之前做 CT 扫描或者传统的膀胱造影来检查肾损伤。

膀胱损伤可造成腹膜内和腹膜外尿液外渗。腹膜外尿液外渗通常和骨盆骨折有关,需要插导尿管。但是腹膜内尿液外渗(和高压力损伤有关)需要进行手术。这种损伤致死率较高,因为伴随强压力会有很多其他的损伤。可能需要放置耻骨上膀胱造瘘管。并发症并不常见,但是会发生因插入导尿管而产生的感染或因感染的尿液外渗导致脓毒症。患者可能会自述应对无效和肩膀痛(由尿液外渗到腹膜间隙造成)。

## 肌肉骨骼系统

尽管肌肉骨骼系统损伤需要很长时间痊愈并常造成终身残疾,但是它们并不会威胁生命,除非有创伤性断肢或者骨盆骨折。肌肉骨骼系统评估通常在二次评估患者血流动力学稳定之后进行。这些损伤需要迅速辨别并进行固定,以促进康复和功能恢复。

造成肌肉骨骼系统损伤的主要原因是摔伤、袭击、工业农业损伤或家庭意外。肌肉骨骼系统损伤经常伴随人体其他损伤。

明确肌肉骨骼系统的损伤机制以及周围的环境很重要。损伤力可能集中在一个部位,但会向四周扩散转移,造成其他部位损伤。比如,一个人从二层楼上摔落,脚先着地,可能导致跟骨或踝骨骨折,力量转移之后可能造成骨盆或者腰椎骨折。如果患者意识清楚,可自行描述疼痛。但很多时候由于患者无法描述疼痛的部位,骨折和扭伤无法被识别。

对于所有损伤患者,均从首要评估开始。首要评估患者血流动力学稳定后,开始二次评估。患者送入复苏室后,首先要获取颈椎、胸部和骨盆 X 线片。基于损伤机制,有时需获得胸椎和腰椎 X 线片。护士可通过骨盆 X 线片确定患者有无威胁生命的骨盆骨折。如果存在骨盆骨折,需要固定骨盆防止大出血。固定骨盆需要用到 C 型钳、外部固定器、骨盆黏合剂或用床单紧紧包裹患者,来帮助止血。

在二次评估中,如果出现肢体肿胀、瘀斑、畸形,则需要固定肢体。同时选择合适的影像检查来确定损伤程度。护士需检查毛细血管充盈度(小于 2 秒是正常的)、脉搏、捻发音、肌肉痉挛、活动度、感觉、疼痛。

最常见的诊断肌肉骨骼系统的方法是普通 X 线、CT、磁共振。做 X 线时,从 2 个角度观察受损区域很重要。评估受伤部位以上和以下关节同样重要。如果普通 X 线难以辨别受伤部位,CT 扫描可以提供更清晰的图像。磁共振可以提供受伤部位及其周围的更多细节。

肌肉骨骼系统损伤有很多类型,包括骨折、骨折脱位、断肢、软组织损伤(皮肤、肌肉、肌腱、韧带、软骨等)。骨折分类根据类型,原因和解剖部位而定。图 55-6 列出了几种骨折类型。皮肤在骨折处破裂为"开放性"骨折,如果皮肤完整,则为"闭合性"骨折。开放性骨折根据组织损伤划分为 I、II、III 级。

当关节接合处因为关节断裂而不再完整,就会出现关节脱位,从而导致关节活动受限以及与脱位有关的血管神经损伤。韧带损伤经常伴随脱位,因为脱位时韧带有伸拉或撕裂。

断肢根据组织、血管、神经损伤数量分类。切割的断肢有清晰的线和明确的边界,但是挤压性的断肢会造成更多的软组织损伤且没有清楚的边界。当外部压力撕脱组织会发生撕脱性断肢,造成不同部位血管、神经与骨骼的损伤。

因为伴随多发伤,肌肉骨骼系统需要持续评估。肌肉骨骼系统损伤的患者中常见血管神经受累。所有涉及骨和软组织损伤的肌肉骨骼损伤都会造成血管神经受累,因为骨骼和肌肉临近有很多血管和神经。而神经和肌肉对于循环受损和挤压很敏感。

持续评估患者是否出现低血容量也很重要。如上文提及,损伤性断肢和骨盆骨折易导致大出血,其他骨骼损伤同样会造成大量失血。很少有患者只有严重的肌肉骨骼系统损伤而没有其他损伤,因此,需要探查其他出血来源。

骨盆骨折可能发生在单一骨折患者或者严重的多系统损伤患者中,造成骨盆骨折的基本原因是 MVC、MCC、机动车行人碰撞。尽管骨盆损

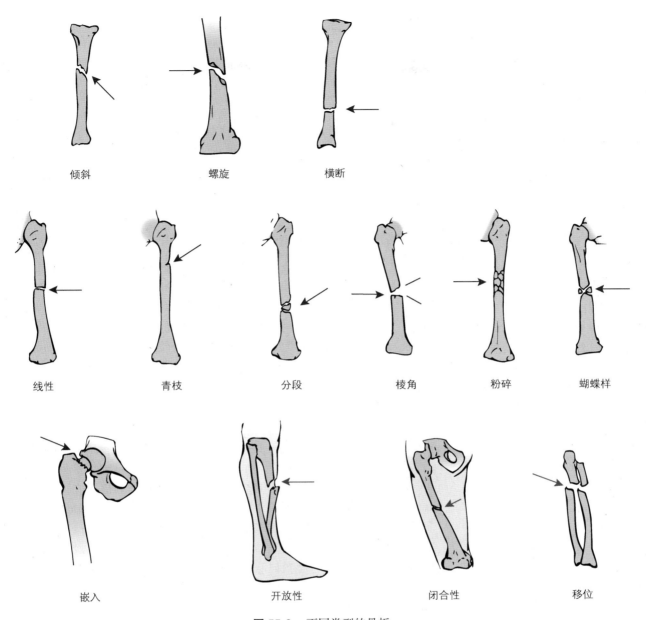

倾斜　　　　　　　　螺旋　　　　　　　横断

线性　　　青枝　　　分段　　　棱角　　　粉碎　　　蝴蝶样

嵌入　　　　　　　　开放性　　　　　　闭合性　　　　移位

**图 55-6** ▲ 不同类型的骨折

伤被认为是造成死亡的原因之一,但是并不是主要原因。急性大出血的致死率为 18%~40%,通常导致患者在 24 小时之内死亡。开放性骨盆骨折或者被摩托车撞过的患者死亡风险增加。骨盆骨折和损伤力大有关,患者通常有软组织损伤。对于血流动力学不稳的患者,有必要发现出血并且控制出血。出血有三个主要来源:动脉,静脉或骨松质。

　　骨盆骨折患者的体格检查包括有无磨损、撕裂、钝挫、下肢是否对称。对旋转和垂直的稳定性触诊评估也很有必要。需要为尿道损伤的男性患者检查直肠,为开放性骨折的女性患者检查阴道。

骨盆损伤 X 线从前后角度给出评估。这种影像可以探查 90% 的骨盆骨折。其他 X 线从骨盆入口、出口和骶侧拍摄。CT 扫描也可以用来评估骶髂关节和受伤程度。表框 55-9 列出了骨盆骨折的分类。

　　骨盆骨折的治疗目的是控制出血,并防止由开放性骨折引起的功能缺失和感染(脓毒症)。骨盆黏合剂和外固定器用来暂时固定骨盆和止血。血管栓塞可用来止血。永久修复通常发生在损伤后 24~72 小时之内,患者苏醒且血流动力学稳定后进行。这可以由内固定或者外固定来完成。

| 表框 55-9 | 骨盆骨折的分类 |

**Tile's 分类**

**A 类,稳定**

A1,不涉及骨盆环

A2,涉及骨盆环

**B 类,旋转不稳定**

B1,翻书状损伤

B2,同侧压缩

B3,对侧压缩

**C 类,旋转和垂直不稳定**

C1,旋转和垂直不稳定

C2,两侧不稳

C3,髋臼骨折

**Young 和 Burgess 分类**

**侧面压缩(lateral compression,LC)**

Ⅰ,挤压侧骶骨压缩

Ⅱ,挤压侧髂环压缩

Ⅲ,挤压侧 LCⅠ 或 LCⅡ 损伤并伴有对侧翻书状损伤

**前后挤压**

Ⅰ,耻骨联合轻度变宽,前骶髂关节和前后骶髂韧带完整

Ⅱ,前骶髂关节变宽,伴有前后骶髂韧带破损

Ⅲ,骶髂关节完全断裂

**垂直剪切力**

前后垂直移位

联合机制

合并其他损伤

From Frakes MA,Evans T:Major pelvic fractures. Crit Care Nurse 24(2):18-32,2004.

感染在开放性损伤中很常见。理想状态下,肌肉骨骼系统损伤患者在损伤后 6 小时之内被送入手术室进行伤处清洗,但预防性使用抗生素的做法备受争议。开放性损伤的患者会予以破伤风类毒素推注。肌肉骨骼损伤患者的其他并发症有骨筋膜室综合征、深静脉血栓(deep venous thrombosis,DVT)、肺栓塞、脂肪栓塞。

### 骨筋膜室综合征

当肌肉阔筋膜骨筋膜室压力增大就会出现骨筋膜室综合征,造成流入骨筋膜室的肌肉和神经血液减少,最终导致细胞缺氧。这一结果根据损伤机制推断得出。缺氧导致组织损伤,减弱神经肌肉功能。对骨筋膜室压力的评估被耽搁会导致相关神经肌肉坏死。正常的骨筋膜室压力是 0~8mmHg。当骨筋膜室压达到 20mmHg 时,毛细血管血流受限,压力在 20~30mmHg 时出现疼痛,

压力超过 30mmHg 时出现缺血。舒张压较高的患者能耐受较高的组织压力而不发生组织损伤。当骨筋膜室压力接近 20mmHg 低于舒张压时,建议做筋膜切开术。低血压患者可能在较低的骨筋膜室压力即发生明显的肌肉缺血。

骨筋膜室综合征的患者会自述伤处疼痛。骨筋膜室综合征经常发生于小腿和前臂长骨骨折。疼痛与损伤程度"不匹配"。骨筋膜室综合征最典型的早期表现是感觉减退。骨筋膜室是固定的,患者最终会感觉异常。皮肤苍白和脉搏微弱是骨筋膜室综合征后期的症状。当骨筋膜室综合征发展到出现后期症状时,患者有失去肢体末端的危险。护士需要持续监测患侧肢体并与健侧肢体比较。如果存在骨筋膜室综合征的症状和体征,骨科或外科医生需要及时识别并测量骨筋膜室压力。当骨筋膜室压力很高时,需要做筋膜切除术释放压力,并保住远端肢体。当怀疑是骨筋膜室综合征的时候不应该进行远端肢体评估,因为这样会降低动脉血流并加重缺血。

### 深静脉栓塞

深静脉栓塞是创伤患者的一大威胁,特别是肌肉骨骼系统损伤的患者。它是创伤常见以及威胁生命的并发症。深静脉栓塞的危险之处为可能会发展为肺栓塞。建议使用低剂量低分子量肝素和间歇式气动压缩装置来预防深静脉栓塞。

深静脉栓塞的病理生理学检查以及之后的肺栓塞与菲尔绍三联征有关:

1. 静脉血流停止,肌肉活动下降,深部静脉压下降。
2. 血管损伤或伴随病理状态。
3. 高凝状态。

护士应定时评估深静脉栓塞的体征和症状。包括 Homan 征(脚部背屈,小腿疼痛)、伤处膨胀、心动过速、发热、远端皮肤颜色和温度改变。如果发现这些症状或体征,护士需要立即报告医生。有时候,肺栓塞是深静脉栓塞的首发症状。

### 肺静脉栓塞

当血凝块从血管离开,经过心脏,堵住肺动脉,阻碍血液流动,就会发生肺栓塞。突然发生的呼吸困难是肺栓塞的典型症状,但是症状和体征根据血凝块的大小和堵塞血管的数量而有所不同。症状和体征有氧合下降、胸骨后疼痛、低血容

量相关休克、呼吸急促、气短焦虑、濒死感、低热、意识水平改变、肤色苍白、晦暗、发绀。通常，有肺栓塞的患者也会有深静脉栓塞。

### 脂肪栓塞综合征

脂肪栓塞的栓子是长骨骨折或者较大损伤之后在肺组织和外周循环里的脂肪滴。脂肪栓塞可能会造成系统性症状。脂肪栓塞综合征是一种严重（但是罕见）的综合征，包括三联征：低氧血症、神经功能减退、瘀斑。这种综合征的临床表现包括呼吸急促、呼吸困难、低氧血症。许多患者在呼吸困难之后出现神经系统改变，这些变化是可逆的。瘀斑经常出现在头、颈、前胸、腋窝、结膜下，会持续5~7天。护士需要明确脂肪栓塞综合征的潜在症状并监测患者的脉搏血氧饱和度，有无低氧血症。

### 颌面部损伤

尽管法律规定降低速度行驶并使用安全气囊和安全带，但是颌面部损伤的发生率仍然很高，因为在迅速减速的时候头部没有受到保护。受伤的程度和面部受到固定物体撞击时的巨大力量直接相关。撞击力增加，向周围分散的力量也在增加，造成损伤增加。与穿透伤相比，颌面部损伤患者更易发生钝伤。

和其他损伤的患者一样，最初处置是遵循ABC的步骤。创伤救治团队不能因颌面部明显外伤而耽搁了这一优先处置。如果气道和呼吸没有充分及时建立，颌面部损伤患者易发生气道堵塞和死亡。首要评估结束后，要对颌面部损伤做全面评估。图 55-7 列出了根据 Le Fort 分类做出的颌面部骨折诊断。

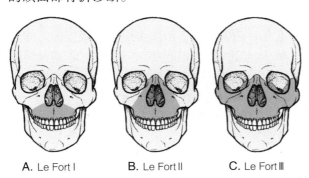

A. Le Fort Ⅰ　　B. Le Fort Ⅱ　　C. Le Fort Ⅲ

图 55-7 ▲ Le Fort 骨折。A Le Fort Ⅰ：上颌骨和面中部的基底骨上颌骨牙槽横向断裂；B Le Fort Ⅱ：上颌骨和鼻锥形骨折；C Le Fort Ⅲ：颅面部到面中部全部断裂。（Courtesy of Neil O. Hardy，Westpoint，CT.）

评估颌面部损伤时，护士需要评估软组织和骨骼。护士需要观察面部对称性，进行系统触诊，观察有无骨骼移位，并评估颅神经。通常，颌面部损伤偶尔会有头部损伤，这增强了神经系统检查的重要性（第 33 章）。穿过眼眶的面中部骨折需要定时进行全面眼部评估。

大多数颌面部损伤包括软组织损伤。所有软组织损伤都有污染的风险，因此要对患者进行破伤风免疫的评估。需要时，要给予破伤风类毒素推注。所有损伤均需做灰尘、油脂、颗粒等污染物的评估。许多伤口需要进行手术清创和清洗。这些损伤通常不会危及生命，只要进行正常治疗即可。但是，即使一点小的磨损也可能导致患者终生毁容，因此需要进行恰当的处理。

起初，在所有类型的损伤中，特别是患者气道受累的颌面部损伤中，需要对患者进行持续评估并且准确打开气道。由于气管软组织肿胀，缺少人工气道（气管插管无意间移位等）会造成生命威胁。评估和治疗面部动脉出血引起的低血容量也很有必要。和鼻相通的骨折可能会出现鼻出血。护士需持续评估患者神经系统状态并报告异常。必须评估和处理患者疼痛和焦虑。许多颌面部损伤患者会出现感觉缺失，受伤后，他们可能不能看、嗅、尝、说。这种情况易引发焦虑。需要持续安慰，必要时进行药物治疗。颌面部损伤患者在完全治愈之前可能要进行多种外科手术治疗。

## ▲ 多发伤并发症

多发伤并发症有很多种（表框 55-10）。因为大部分患者在重症监护室出现并发症，因此护士对于发现、预防和处理这些并发症起着非常重要的作用。

多发伤的意外发生，会放大患者的恐惧和焦虑。因此护士需要为损伤严重的患者和家人提供心理支持。建议多学科合作发现患者的顾虑并提供解释。表框 55-11 列出了老年损伤患者的特殊照护。

多发伤导致的死亡，可以立即出现，也可能是早期或者晚期并发症的结果。即刻死亡在损伤几分钟之内就会发生。最常见的造成死亡的原因是脑干或高位脊柱损伤、心脏破裂、大血管破裂、气道阻塞。

| 表框 55-10 | 患者安全 |
| --- | --- |

**多发伤的晚期并发症**

**血流动力学**

- 出血、凝血障碍,弥散性血管内凝血

**心脏**

- 心律失常、心脏衰竭、心室壁瘤

**肺**

- 肺不张、肺炎、栓塞(脂肪或血栓)、急性呼吸窘迫综合征

**肠道**

- 腹膜炎、麻痹性肠梗阻、机械性肠梗阻、无结石胆囊炎、吻合口瘘、瘘管、出血

**肝脏**

- 肝脓肿、肝衰竭

**肾脏**

- 高血压、肌红蛋白尿症、肾衰

**骨科**

- 筋膜室综合征

**皮肤**

- 伤口感染、开裂、表面裂纹

**全身**

- 脓毒症

| 表框 55-11 | 老年患者的注意事项 |
| --- | --- |

**创伤**

- 创伤是老年患者第七位死亡原因。
- 老年人受伤几率小于青年人,但当老年人遭受损伤时,往往会威胁生命。
- 跌倒是老年患者受伤最主要的原因。
- 实时监护老年创伤患者非常关键。
- 老年患者应更加关注诱因及既往用药史,同时减少侵入性监测。
- 管理注意事项如下:

  当一定要插管时,注意保护颈椎。

  疼痛管理应尽可能限于局部(如硬膜外镇痛、神经阻滞)。

  液体管理应谨慎。老年人需要大量快速输入液体,但不可过量。应监测肺动脉压和中心静脉压指导液体输入。

  老年人比年轻人更易发展为低体温。必要时使用温热液体并采取保温措施。

Adapted from Plummer E: Trauma in the elderly. In McQuillan KA, In McQuillan KA, Flynn Makic MB, Whalen E, et al (eds): Trauma Nursing, 4th ed. Philadelphia, PA: WB Saunders, 2009, pp 835-849.

## 早期并发症

严重头部损伤和失血是常见的多发伤早期并发症,往往导致患者伤后几小时即在急诊室或手术室死亡。通常,这一阶段的死亡可以通过快速评估,复苏及损伤管理避免。

头部损伤管理在第 36 章讨论。为了防止失血,要控制出血并进行晶体和血制品的液体复苏。患者可能需要急诊手术结扎或包扎或通过血管造影栓塞。大量出血引发的低体温、代谢性酸中毒和凝血功能障碍是非常致命的。

## 晚期并发症

多发伤的晚期并发症包括低血容量性休克、感染和感染性休克、急性呼吸窘迫综合征和多器官功能障碍综合征。

### 低血容量性休克

由于损伤止血不完全或诊断不明而引起的大出血或持续性出血会引起低血容量性休克并最终减少器官灌注。不同器官对血容量不足引起的灌注量减少的反应不同。通常需要输入多种血制品,从而增加了 ARDS 和 MODS 的风险。

### 感染和感染性休克

另外一个常见且严重的创伤并发症是感染。远程霰弹冲击、高速穿透伤、结肠穿透伤、多次输血和多器官损伤都会增加感染风险。其他危险因素包括高龄、潜在免疫抑制、糖尿病史。

感染可能从一个小的伤口感染到暴发性脓毒综合征甚至感染性休克。发生感染性休克时,毒素释放引起血管扩张,导致血液淤滞,血液静脉回流减少。起初,心排血量增加代偿降低的体循环血管阻力。最终代偿失败,心排血量降低,血压和器官灌注量随之降低(即感染性休克)。

必须找到并根治感染源来有效治疗脓毒症。护士有时必须注意提示脓毒症的细微指标。体温过高、体温过低、意识改变、心动过速、心动过缓和白细胞增加经常出现在脓毒症早期。这些指标提示进一步评估以发现可能的感染源。

疑似脓毒症时,需要做培养,使用抗生素药,做放射探测及探测性手术。腹腔内脓肿是脓毒症的常见原因。一些脓肿可以经皮引流,而另一些则需要手术治疗。腹腔内脓肿经外科引流手术后,保持切口开放以防复发。其他感染源是侵入性导管,如尿管和气管插管。肺炎是创伤患者脓毒症的常见原因。肺炎的危险因素包括高龄、吸

痰、潜在肺部疾病、胸部或腹部手术和长时间的插管。

脓毒症发展过程中会发生血流动力学改变、代谢需求增加。患者的典型表现为心排血量增加、全身血管阻力增加、氧耗增加。必须采取措施维持血流动力学稳定并保持氧供和氧耗平衡。研究表明早起营养支持可以延缓脓毒症和 MODS 的进程。条件允许时应当进行肠内营养，相对于完全肠外营养，肠内营养可降低脓毒症的风险。

## 急性呼吸窘迫综合征

急性呼吸窘迫综合征(acute respiratory distress syndrome，ARDS)指的是一种"以呼吸困难、低氧血症、肺顺应性下降、双肺浸润扩散为特点的肺损伤综合征"。直接(肺炎、胃内容物吸入、吸入性损伤、脂肪栓塞等)或间接(身体任何部位损害：脓毒症、多次输血、休克、烧伤等)损伤均可能导致 ARDS。

ARDS 可能初始为脓毒症(第 27 章)。除了肺炎，特别的损伤(如脑创伤、肺部挫伤、多处骨折)大量输血、吸入性损伤和肺炎也可增加 ARDS 的可能性。ARDS 有低氧血症与分流、肺顺应性下降、呼吸急促、呼吸困难和出现双肺浸润扩散等特点，其死亡率在 50%~80%。

ARDS 的治疗有多重途径。首先是对因治疗，包括液体和血流动力学控制、感染控制、保证营养、机械通气和给氧等。ARDS 治疗的主要目标是增加血氧。

## 全身炎症反应综合征

全身炎症反应综合征(systematic inflammatory response syndrome，SIRS)是一种长时间休克后的级联式病理生理反应，通常发生在创伤后。这种控制性的炎症反应的发生是为了治愈创伤和预防感染。持续刺激或严重感染可能导致持续炎症——SIRS。结果是细胞氧供需失衡，导致缺氧。

## 多器官功能障碍综合征

60% 创伤患者有脓毒症临床表现，但没有明显的细菌来源。多器官功能障碍综合征(multiple organ dysfunction syndrome，MODS)有许多影响因素，包括出血、大量输血、低血容量休克和脓毒症。许多创伤患者晚期死亡都因为 MODS，其特征是两个以上器官功能衰竭。通常，肺是首先衰竭的器官(以 ARDS 的发生为预兆)，其次是肝脏、胃肠道和肾脏。

最初的损伤、血管危象、休克或脓毒症可能会导致肝衰竭。黄疸是肝脏功能衰退的常见指标，但应首先排除其他因素的影响如术后胆道梗阻。肝功能监测是可以诊断的。肝衰竭可能导致意识水平下降，凝血时间异常和低血糖(第 41 章)。

胃肠道衰竭表现为需要输血治疗的应激性溃疡出血。预防性中和胃酸可以使出血危险最小化(第 41 章)。

肾衰竭可能源自肾损伤、局部缺血、放射性对比剂、横纹肌溶解、低血容量(由出血、液体进入第三间隙所致)或脓毒症。初始迹象包括血尿素氮和血清肌酐升高。肾衰竭可能表现为多尿或少尿。必要时可能需要透析(第 30 章)。

心血管功能衰竭、DIC、新陈代谢改变(如高血糖、代谢性酸中毒)、神经系统改变在 MODS 中也可能发生(第 49 章 DIC 讨论)。

## 心理 - 社会状况

随着医学进步寿命延长，老年人口(65 岁以上)到 2020 年将有望增加至 20%。从创伤中心数据中可知，老年创伤患者是创伤患者人数增长最快的群体，并且死亡率是类似伤情青年患者的 6 倍。这一年龄段人群比以前活跃、好动，但会增加损伤的危险，也引发关于临终照护、独立性丧失和医疗费等多方面的治疗需求。

另外一个重要的创伤护理问题是患者家庭。照护创伤患者非常困难，因为你不仅要照护患者，也要照护家人。意外创伤发生后破坏了许多人的生活。患者和家人都经历悲伤、否认事实等心理过程。许多家庭成员不能接受他们的亲人受伤，因为他们几分钟前刚见过健康的他。许多 ICU 和复苏室在复苏期间提供 24 小时探视来安慰患者和家人。

## ▲ 临床适用性挑战

案例学习

　　S先生，男，42岁，被一拖车撞倒。入院时患者意识清醒，呼吸非常急促，主诉呼吸困难、腹部疼痛。患者的生命体征如下：血压80/50mmHg，心率127次/min，呼吸33次/min。患者面色苍白，出汗，诉口渴。

　　在对患者进行初步评估的同时，立即对其进行气管插管和机械通气。尽管气管插管后患者的呼吸频率得到改善，但其心率仍快、血压仍低。患者没有外出血征象。

　　X线显示，患者右侧多发肋骨骨折伴肺挫伤、骨盆粉碎性骨折。FAST检查提示腹腔出血。由于患者病情仍不稳定，故给予多种血液制品输入。虽然患者通气困难加剧，患者还是被紧急送入手术室，进行损伤控制性剖腹探查术，术后在进行充分的骨盆固定后，将患者转运至ICU。

　　1. 看完这个案例之后，为了给S先生提供更恰当的护理，你还想知道哪些信息呢？

　　2. S先生骨盆处进行了骨盆固定，在对该患者进行护理时，护士需要考虑到哪些问题呢？如果在给予输血和手术后，患者病情仍旧不稳定，你认为下一步需要做什么？

　　3. 手术后，尤其是在你获悉该患者通气困难加剧，有肋骨骨折并伴肺挫伤后，你预计S先生的肺部状况会如何？

（译者：张　兵）

## 参考文献

1. The American Heritage Dictionary, 2nd ed. Boston, MA: Houghton Mifflin, 1991

2. National Safety Council: Accident Facts, 2000. Chicago, IL: National Safety Council, 2000

3. National Center for Injury Prevention and Control. Available at: http://webappa.cdc.gov/cgi-bin/brocker.exe

4. Dutton RP: Trauma. Curr Opin Crit Care 15:525–526, 2009

5. Haider AH, Chang DC, Hout ER, et al: Mechanism of injury predicts patient mortality and impairment after blunt trauma. J Surg Res 153:138–142, 2009

6. Shahani R, Galla JD: Penetrating chest trauma. Available at: http://emedicine.medscape.com/article/425698-overview, 2008

7. Onzuka J, Worster A, McCreadie B: Is computerized tomography of trauma patients associated with a transfer delay to a regional trauma centre? CJEM 10(3):205–208, 2008

8. American College of Surgeons Committee on Trauma: Advanced Trauma Life Support: Program for Physicians. Chicago, IL: American College of Surgeons, 1997

9. Simon R, Stone M, Cucuzzo J: The impact of a new trauma center on an existing nearby trauma center. J Trauma 67(3):645–650, 2009

10. MacKenzie E, Weir S, Rivara F, et al: The value of trauma center care. J Trauma 69(1):1–10, 2010

11. Sambasivan CN, Schreiber MA: Emerging therapies in traumatic hemorrhage control. Curr Opin Crit Care 15:560–568, 2009

12. Takasu A, Minagawa Y, Ando S, et al: Improved survival time with combined early blood transfusion and fluid administration in uncontrolled hemorrhagic shock in rats. J Trauma 68(2):312–316, 2010

13. Diez C, Varon A: Airway management and initial resuscitation of the trauma patient. Curr Opin Crit Care 15:542–547, 2009

14. Moore F, Davis J, Moore E, et al: Western trauma association (WTA) critical decisions in trauma management of adult splenic trauma. J Trauma 65(5):1007–1011, 2008

15. Makley AT, Goodman MA, Fiend LAW, et al: Resuscitation with fresh whole blood ameliorates the inflammatory response after hemorrhagic shock. J Trauma 68(2):305–311, 2010

16. Cirocchi R, Abraha I, Montedori A, et al: Damage control surgery for abdominal trauma (review). The Cochrane Collaboration. John Wiley & Sons, Ltd., 2010

17. Kushimoto S, Miyauchi M, Yokota H, et al: Damage control surgery and open abdominal management: recent advances and our approach. J Nippon Med Sch 76(6):280–290, 2009

18. Matsumoto H, Mashiko K, Sakamoto Y, et al: A new look at criteria for damage control surgery. J Nippon Med Sch 77:13–20, 2010

19. Barrios C, Malinoski D, Dolich M, et al: Utility of thoracic computed tomography after blunt trauma: When is chest radiograph enough? Am Surg 10(75):966–969, 2009

20. Legome E: General approach to blunt thoracic trauma in adults. Available at: www.uptodate.com, 2010

21. Yarlagadda C: Cardiac tamponade. Available at: http://emedicine.medscape.com/article/152083-overview, 2010

22. Cook C, Gleason T: Great vessel and cardiac trauma. Surg Clin North Am 89:797–820, 2009

23. Lawson R, Goosen J: Abdominal stab wound exploration. Available at: http://emedicine.medscape.com/article/82869-overview, 2009

24. Jana T: Bedside ultrasonography, trauma evaluation. Available at: http://emedicine.medscape.com/article/104363-overview, 2010

25. Alameda County Medical Center/Highland General Hospital: Trauma Service. Focused abdominal sonography for trauma

26. Maung AA, Kaplan LJ: Diagnosis and management of splenic injury in the adult trauma patient. Available at: www.uptodate.com, 2010

27. Lyuboslavsky Y, Pattillo M: Stable patients with blunt liver injury: Observe do not operate! Crit Care Nurs Q 32(1):14–18, 2009

28. Klepac S: Spleen trauma. Available at: http://emedicine.medscape.com/article/373694-overview, 2009

29. Smith K, Schauberger JS, Kenney P, et al: Kidney trauma. Available: http://emedicine.medscape.com/article/379085-overview, 2009

30. Rackley R, Vasuvada SP, Battino BS: Bladder trauma. Available at:

http://emedicine.medscape.com/article/441124-overview, 2009

31. Papakostidis C, Giannovides PV: Pelvic ring injuries with haemodynamic instability: Efficacy of pelvic packing, a systemic review. Injury 40(Suppl 4):s53–s61, 2009

32. Fiechtl J: Adult pelvic trauma. Available at: www.uptodate.com, 2010

33. Davis J, Moore F, McIntyre R, et al: Western trauma association critical decisions in trauma: Management of pelvic fracture with hemodynamic instability. J Trauma 65(5):1012–1015, 2008

34. Frevert S, Dahl B, Lonn L: Update on the roles of angiography and embolisation in pelvic fractures. Injury 39:1290–1294, 2008

35. Stacciolini A: Acute compartment syndrome. Available at: www.uptodate.com, 2010

36. Lip G, Hull RD: Treatment of deep vein thrombosis. Available at: www.uptodate.com, 2010

37. Landaw SA, Bauer K: Approach to the diagnosis and therapy of deep vein thrombosis. Available at: www.uptodate.com, 2010

38. Thompson BT, Hales CA: Overview of acute pulmonary embolism. Available at: www.uptodate.com, 2010

39. Weinhouse GL: Fat embolism syndrome. Available at: www.uptodate.com, 2010

40. McKay MP, Mayersak RJ: Facial trauma in adults. Available at: www.uptodate.com, 2010

41. Laux L, McGonigal M, Thieret T, et al: Use of prone positioning in a patient with acute respiratory distress syndrome: A case review. Crit Care Nurs Q 31(2):178–183, 2008

42. Zarzaur BL, Magnotti LJ, Croce MA, et al: Long-term survival and return on investment after nonneurologic injury: Implications for the elderly trauma patient. J Trauma 69(1):93–98, 2010

43. Newell MA, Rotondo MF, Toschlog EA, et al: The elderly trauma patient: An investment in the future? J Trauma 67(2):337–340, 2009

44. Mancini M: Blunt chest trauma. http://emedicine.medscape.com/article/428723-overview

45. Legome E: Blunt cardiac injury (BCI) in adult trauma. www.uptodate.com, 2010

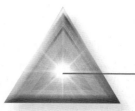

# 药物服用过量和中毒

Eric Schuetz 和 Julie Schuetz

## 第 56 章

### 学习目标

学习本章节内容后,读者应能够:
1. 了解急性中毒或药物服用过量患者的初步评估和处置措施。
2. 描述中毒和药物过量患者的鉴别症状。
3. 对比阻止药物吸收与促进药物排泄的方法。
4. 能为中毒患者制订护理计划。

2008 年,美国中毒控制中心协会共收到超过 249 万起的各类药物和毒物中毒事件的报告。这些中毒事件中,有 1 756 例导致患者死亡。报告的中毒案例类型多样,如:服用保健食品店购买的草药中毒、蛇或节肢动物螯咬中毒、酒精或毒品中毒、故障炉煤气中毒、植物中毒、有害工业原料排放或泄漏中毒。

随着临床经验的积累和新研究结果的出现,中毒治疗的方法日新月异,以致卫生专业人员难以跟上最先进的治疗进展。幸运的是,人们可以电话咨询中毒防控中心,并快速获取相关信息。在美国,每个地区的中毒防控中心的电话都是 1-800-222-1222。中毒防控中心配备有受过专业训练的护士、药剂师和医生,是一个能为医疗专业人员和公众提供服务的非常有用的医疗机构。

本章描述了对急性药物中毒和服用过量患者进行评估与治疗的一般指南。列出了观察中毒的常见表现以及可卡因中毒患者的多学科协同护理指南。最后就如何对患者进行预防中毒的健康宣教问题进行了讨论。

## ▲ 中毒或服药过量的患者

中毒和服药过量会导致患者急剧的生理和心理变化,往往需要现场目击者及早实施初步救护和拨打中毒防控中心或急救中心电话。

## 中毒

最常见的中毒途径有经呼吸道吸入、经口摄入和经注射进入。毒素在体内的化学反应会损伤心血管系统,呼吸系统,中枢神经系统,肝、肠胃和泌尿系统。

烟雾中毒大多发生在家中,可能由于家庭清洁用品的不恰当混合使用,或家用器具故障而发生一氧化碳泄漏。燃烧木柴、天然气、油脂、煤炭或煤油都有可能产生一氧化碳。一氧化碳由于无色、无臭、无味、无刺激性的特性,危险性非常高。

经口中毒可发生在各种环境和各种年龄阶段。家庭内经口中毒往往是儿童吞食家用清洁用品或药品,多由于存储位置不当所致。植物、杀虫剂和绘画颜料也是家庭潜在的中毒物品。弱智、弱视、文盲、语言障碍及老年人都可能会误服过量药物。此外,在医疗机构由于药品管理不当也可能发生中毒。

同样在健康护理的过程中也可能发生中毒事件,比如原本需皮下或肌内注射的药物,如果使用静脉推注或注射错误给药,则会导致中毒。药物滥用也可导致中毒,如瘾君子误注射漂白剂或海洛因过量。

## 药物滥用或服用过量

　　故意或疑似服用药物自杀剂量的严重中毒患者须送至重症病房,此类患者往往会有各种心理问题或药物滥用问题或者两者都有。其戒断症状往往使得对潜在中毒综合征的评估复杂化。中毒综合征是指由于某类药品、毒品服用过量或中毒诱发的一系列表现和症状。

　　常见的滥用药物有尼古丁、酒精、海洛因、大麻、麻醉止痛剂、安非他命、苯二氮䓬类、可卡因。一些儿童和青少年会使用以上药物,因为这些药物在家中易于获得。对于企图通过药物滥用缓解压力的人,需要制订综合治疗计划来改变他们的应对方式和解决适应问题。

## ▲ 评估

　　卫生医疗机构对于中毒或服药过量患者的系统性评估包括患者预检、了解既往史、体格检查、实验室检查。

## 预检

　　尽管某些预检分类在现场实施或由急救人员实施,但是患者到达急诊科后的第一步仍然是预检。预检评估须考虑以下两个问题:1、患者是否有生命危险? 2、患者是否有潜在的生命危险? 如果患者有立即失去生命的危险,急救的目标就是确保患者稳定和评估,立即开放气道、人工呼吸、循环支持(ABC)。

## 病史

　　了解患者的既往史对于制订治疗方案有重要意义。了解的要点包括确定药品或毒剂种类,中毒的时间和接触毒物的持续时间,到达医院前所接受的急救措施,过敏反应,既往病史或其他受伤情况。这些信息可从患者本人、家属、朋友、救援人员以及现场目击者获取。

## 体格检查

　　快速全面的体格检查是必须的。初步的检查结果有助于对身体损伤情况(实际的和可预测的)进行彻底和系统的评估。如前所述,中毒综合征是由于某类药品、毒品服用过量或中毒诱发的一系列表现和症状。识别中毒综合征有助于判断药品或毒剂的类型、机体受损部位。表 56-1 列出了四种常见中毒综合征的特征表现和原因。

## 实验室检查

　　相关的实验室数据对于患者评估至关重要。电解质、肝功能、尿液分析、心电图、血浆渗透压等检测能为判断中毒药物种类提供依据。所有服用过量药物的患者都会进行对乙酰氨基酚水平检测,因为对乙酰氨基酚是许多处方药和非处方药的成分之一。图 56-1 以 Rumack-Matthew 曲线图的形式展示了过量摄入之后不同时间段对乙酰氨基酚水平的检测结果。血化验内容还可以包括卡马西平、铁、乙醇、锂、阿司匹林以及丙戊酸的血清水平,若怀疑以上物质摄入过量就可以检测。

表 56-1　中毒综合征

| 中毒综合征 | 症状 / 特征 | 常见诱因 |
|---|---|---|
| 抗胆碱能剂 | 痉挛;皮肤干燥、潮红;瞳孔散大;体温升高;肠鸣音减弱;尿潴留;心动过速 | 抗组胺剂、阿托品、曼陀罗 |
| 胆碱能剂 | 流涎、流泪、尿频、腹泻、呕吐;流汗、支气管炎症、心动过缓、肌束震颤、中枢神经系统(CNS)抑制、瞳孔缩小; | 有机磷杀虫剂(如马拉硫磷、敌匹硫磷);氨基甲酸酯类杀虫剂(如胺甲萘、甲基邻异丙氧基氨基甲酸苯酯) |
| 阿片类药剂 | CNS 抑制、呼吸系统抑制、瞳孔缩小、低血压、低体温 | 鸦片剂(如可待因、吗啡、丙氧芬、海洛因);地芬诺酯(如地芬诺酯 / 硫酸阿托品) |
| 拟交感神经药 | 兴奋、心动过速、高血压、抽搐、代谢性酸中毒 | 安非他明、可卡因、茶碱、咖啡因 |

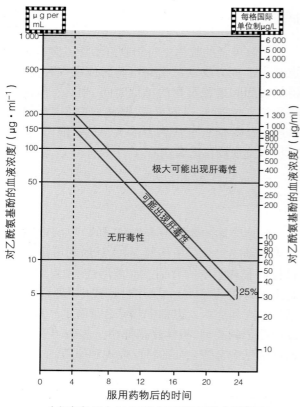

（鲁麦克-马太）对乙酰氨基酚毒理效应列线图

使用表格注意事项
1. 时间轴表示服用毒物后的时间。
2. 前4h的血清不一定是最高值。
3. 仅限于单一的急性药物摄入。
4. 较低的实线图比标准列线图低25%，它允许对乙酰氨基酚等离子体分析时可能出现的错误，并用来预估摄入过量药物的时间。

图 56-1 ▲ 随时间而变化的等离子对乙酰氨基酚半对数水平（From Rumack BH, Matthew HJ: Acetaminophen poisoning and toxicity. Pediatrics 55:871-876, 1975.）

## ▲ 救治与护理

对中毒或药物服用过量患者实施救治与护理的目标在于阻止药物吸收和再次接触药物。在预检判定患者的 ABC 状况之后，患者应处于稳定状态。救治应开始于现场急救，抵达急诊科后应予以继续救治，而在重症病房后则给予更多的救治。高级综合救治与护理包括阻止药物吸收和促进药物排泄。若条件允许，可以使用解毒剂、抗蛇毒血清或抗毒素。医护人员须进一步维持重要生命功能，监测和治疗多器官反应。向患者及家属宣教避免再次中毒是救治与护理的另一

个部分。表框 56-1 列出了中毒或服药过量患者的护理诊断。

| 表框 56-1 | 护理诊断示例 |
| --- | --- |

中毒或服药过量的患者
- 低效性呼吸型态　与药物服用过量有关。
- 心排血量减少　与毒性物质的吸收有关。
- 语言沟通障碍　与药物服用过量有关。
- 急性意识障碍　与药物服用过量有关。
- 气体交换受损　与一氧化碳中毒有关。
- 吞咽障碍　与中毒有关。

## 稳定患者

维持患者稳定的措施，包括表框 56-2 中总结的步骤，下文将继续讨论：

- 开放气道：经鼻气管插管或气管切开能够有效维持和保护患者的气道。
- 人工呼吸：必要时使用机械通气支持患者。有些药物或毒素抑制呼吸动力，因此患者需要呼吸机支持直到药物或毒素排出体外。
- 循环支持：循环并发症包括从体液丢失导致的休克到体液超负荷，与患者的水合作用和心血管系统适应药物的能力相关。例如，响尾蛇螫咬常引起第三间液从伤口处渗出，导致有效血容量不足，患者血压过低，可采用激进型输液疗法。有些有毒药物的摄入会损伤心肌收缩能力，心脏供血能力下降，导致体液超负荷。这种情况下，须谨慎控制液体平衡。有创监测（如中心静脉压、肺动脉导管、导尿）和药物治疗有助于阻止或使肺水肿等并发症最小化。
- 心脏功能：有些药物或毒素会引起心脏收缩延迟或心律失常。患者服药史不一定可信，特别是患者失去意识或尝试自杀时。在这种情况下，持续的心电监测和 12 导联心电图（ECGs）有助于监测患者心脏毒性反应。
- 维持酸碱平衡和纠正电解质紊乱：临床常见的电解质失衡和代谢性酸中毒可以采用电解质、动脉血气和其他专门实验室检测项目获得。例如，生化套餐、动脉血气和水杨酸水平的检测是评估阿司匹林中毒的手段。
- 心理状态：很多因素会影响患者的心理。低血糖和低血氧是两个致命因素，但在实验室结果出来前可以通过吸氧和静滴葡萄糖很容易就

诊。纳洛酮(盐酸纳洛酮)是麻醉拮抗剂,能抵消麻醉药中毒引发的中枢神经系统和呼吸系统抑制,往往是昏迷患者的首选药品。但是使用时须谨慎,它可以激发麻药依赖患者的戒断症状,产生暴力和过激行为,给护士和其他医疗人员造成威胁。在重症病房,有必要持续使用纳洛酮,因为相比于大部分其他阿片类镇静药,其作用时间较短。因此纳洛酮给药应持续。

- 与中毒或基础疾病相关的损害:在刚开始的体格检查中应发现任何与中毒或基础疾病相关的损害,并给予相应的治疗和/或记录。例如,市售药品苯环利定(PCP)会诱发患者出现暴力、过激和怪异行为,在急性中毒阶段导致创伤。此外,患有缺血性心脏疾病的患者可能无法耐受一氧化碳中毒导致的低氧血症,年轻的健康的患者一样无法耐受。

- 生命体征和体温:需定时测量患者有危险或有潜在危险的生命体征和体温,监测其是否改变,以监测意外情况。

---

**表框 56-2　护理干预措施**

**维持中毒或服药过量患者稳定**

- 评估、建立并维持气道通畅
- 评估呼吸功能
- 维持有效循环
- 监测心脏功能
- 维持酸碱平衡和调整电解质代谢
- 评估心理状态
- 确定可导致损伤和疾病的风险
- 定时测量生命体征和体温,并追踪变化

---

## 初步清洗

急救措施可以由现场目击者、医护人员、紧急救援队或在急诊科实施。了解药物的理化性质、剂量、摄入途径和中毒持续时间有助于决定救治的方式和力度。以下分别介绍眼部中毒、皮肤中毒、气道吸入中毒和摄食中毒的洗消方法。

## 眼睛中毒

很多物质可能意外溅入眼睛。一旦发生,须立即清洗眼睛,清除异物,推荐用温水或生理盐水冲洗。用大杯水或低压淋浴冲洗眼部 15 分钟即可,冲洗过程中患者应眨眼。若冲洗之后仍感觉有眼部刺激或视觉干扰,应进行眼睛专科检查。

## 皮肤中毒

发生皮肤中毒时,患者应用微温的水冲洗皮肤 15~30 分钟。大多数生产或使用化学制剂的公司都会有专用淋浴。患者须脱掉所有可能被污染到的衣物。在按规定时间冲洗之后,患者应轻轻地用肥皂和水将洗消的地面彻底冲刷干净。

有些毒素可能需要进一步的洗消。例如,建议对有机磷酸脂杀虫剂(如马拉松或二嗪农)使用肥皂水清洗或淋浴冲洗三次。在处理沾染物或协助清洗皮肤时须穿保护性外套以降低中毒风险。

用酸剂中和碱中毒和用碱剂中和酸中毒看似合理,实际非常危险。中和是酸与碱的化学反应,其中酸的 $H^+$ 与碱的 $OH^-$ 反应生成 $H_2O$ 和热量,此反应产生的热量十分巨大,能灼伤皮肤。因此,该类皮肤中毒后不建议采用中和的方法。

## 气道吸入性中毒

气道吸入中毒的患者应尽快转移至新鲜空气中,救援人员也必须保护自身安全,避免吸入空气中的毒素。若患者感觉呼吸道疼痛或呼吸困难,须进一步检查。大规模或工作场所中毒事件则需要咨询危险物品处理小组。

## 摄食中毒

牛奶或水可以稀释口服的刺激性食物,如漂白剂、去垢剂之类的腐蚀性食物。吃入此类食物后,成人应饮 8 盎司的水或牛奶,儿童应饮 2~8 盎司(依其体形确定)。若稀释后仍感觉黏膜刺激或灼伤,须行进一步检查。若患者同时出现痉挛、心理压抑或咽反射缺失,不应采取稀释方法以免稀释液误入气道。再次强调,不应使用中和方法,有灼伤危险。

## 胃肠清洗

对于所有的药品和多种毒素,可采用洗胃、给予吸附剂、导泻以及灌肠等措施避免吸收和中毒。美国儿科协会不推荐使用催吐剂(如催吐糖浆)进行胃肠清洗。

## 洗胃

洗胃是胃肠清洗的方法之一。一般使用粗口径胃管经口插入,注入液体(一般是生理盐水)然后吸出,在药物吸收前将其导出。细口径的鼻胃管因无法通过药片或胶囊之类的颗粒物,不适合洗胃。若需要气道保护,应在洗胃前气管插管。

如上所述,可用粗口径导管(成人 36F~40F 导管、儿童 16F~28F 导管)排出颗粒物,如完整药片或胶囊。洗胃过程中,应使患者保持左侧卧位,头低脚高位。插入前,胃管头端应用润滑剂润滑,如羟基乙烷基纤维素;置管后检查胃管位置,可通过检查呼出气体的 pH 值,或使用注气法听气过水声;然后在导管末端接一只漏斗或注射器,一次性向胃部注入 150~200ml(儿童 50~100ml)100°F(38℃)的盐水;然后将漏斗和导管置于患者下方,使胃液随重力回流。重复此过程,直到排出的胃液呈清水样或已使用 2L 液体。收集胃内容物以鉴别药品或毒品种类。

洗胃并发症包括食管穿孔、误吸、电解质失衡、张力性气胸以及体温过低(由于使用冷的灌洗液)。由于存在误吸风险大,若食入腐蚀性物质或碳水化合物,则不能进行洗胃。由于存在并发症和缺乏足够的支持证据,只有患者摄入致命剂量的药物或摄入在 1h 之内才采用洗胃。

## 吸附剂

吸附剂是能将其他物质吸引和黏附在其表面的一种固体物质。活性炭是一种非特异性吸附剂,可以将许多药物和毒素吸附在其巨大的表面,从而阻止胃肠道吸收。表框 56-3 分别列出了能被活性炭有效吸附的药物和不能被活性炭有效吸附的药物。

活性炭是一种精细的黑色粉末,以口服、经鼻胃管或经口胃管的方式向胃部注入活性炭浆。市面销售的活性炭一般与 70% 的山梨糖醇混合以增强口感,用作排泄药,一般单次剂量是一小瓶 50g 活性炭。对于超过 50g 的用量尚存在争议,一般适用于阿司匹林、丙戊酸和茶碱服用过量。肠鸣音减弱的患者慎用活性炭,而肠梗阻患者禁用。

| 表框 56-3 | 活性炭对各类药物或毒剂的吸附效果 |
| --- |

**活性炭吸附效果较好的药物和毒素**
- 醋氨酚
- 安非他明
- 抗阻胺药
- 阿司匹林
- 巴比妥酸盐
- 苯二氮䓬
- β 受体阻滞剂
- 钙通道阻断剂
- 可卡因
- 阿片类物质
- 苯妥英
- 茶碱
- 丙戊酸

**活性炭吸附效果不佳的药物和毒素**
- 酸类
- 碱类
- 酒精
- 铁
- 锂
- 金属

## 排泄剂

泄药是引起或促进肠道蠕动的药物。中毒后胃肠清洗不单独使用排泄药。理论上,泄药通过加速药物通过胃肠道、减少药物与肠道黏膜表面接触,从而降低药物或毒素的吸收。一般使用柠檬酸铝或 70% 山梨糖醇。然而,没有临床证据表明泄药能够降低药物的生物利用度或改善中毒患者的预后。泄药与活性炭混合使用的有效性研究目前还是空白,还需要更多的临床实践研究。

## 清洁灌肠

清洁灌肠是使用大量的聚乙二醇与电解质溶液(1~2L/h)快速人工注入肠道,注入时应避免电解质紊乱。清洁灌肠可作为结肠镜检查前的肠道准备,作为胃肠清洁的步骤,也适用于那些为避免抓捕而吞食整包或整瓶麻醉药的患者、胃肠道藏毒的毒贩以及缓释剂服用过量的患者。

市面上用于清洁灌肠的药物包括 GoLYTELY

和 Colyte。两种药物都调配成粉末状,加水后使用。对于肠梗阻或肠穿孔的患者严禁使用清洁灌肠。

## 促进毒物排泄

对于急性中毒或服药过量患者,毒物的药理学和动力学特性很大程度上影响临床救护的强度和时间。毒物排泄方式的选择应考虑毒物的吸收率、体内分布、代谢和排泄情况。

### 多剂量活性炭

多剂量活性炭能促进某些药物的吸收,如阿司匹林、丙戊酸和茶碱。每 2~6 小时一次,口服、经鼻胃管或经口胃管注入活性炭。多剂量活性碳的并发症包括误吸和肠梗阻。

### 尿液 pH 值改变

碱化尿液能增加尿液中药物的离子化,从而促进弱酸性毒物的药物的排泄,这种促进排泄的方式称作离子捕获。碱化尿液的方法为持续静滴浓度为每升 1~3 支的碳酸氢钠溶液,常用于水杨酸服用过量。碱化尿液的并发症包括脑水肿或肺水肿,以及电解质失衡。当前已不再推荐使用酸化尿液的方法,因为其药物清除效果不佳,并且有产生横纹肌溶解的风险。

### 血液透析

血液透析是指将动脉血自体内引出,通过半透膜(膜两侧为血液与透析盐溶液)将血液中的溶质以弥散方式去除,然后将净化的血液通过静脉回输的过程。当保守方法(如洗胃、活性炭或解毒剂)无效或患者发生肾功能衰弱时,用血液透析可以快速清除中度至重度中毒的患者。实施血液透析需要咨询肾脏专科医生,并要求由经过受训的护士实施。低分子量、低蛋白亲合力和低水溶解度的药物适合血液透析。可以由血液透析清除的药物或毒素包括乙烯二醇(常见于防冻剂)、甲醇、锂、水杨酸以及茶碱。

### 血液灌流

血液灌流是将血液泵入一只盛有吸附材料(如活性炭等)的容器以清除药物或毒素。由于有灌流容器,血液灌流的透析膜面积远大于血液透析。和血液透析一样,组织亲合度高、大量分布于循环系统之外,血液内含药量少的药物不适合血液灌流。尽管在中毒和药物过量患者中使用该方法的例次不多,但是血液灌流确实可以成功救治茶碱服用过量患者。

## 螯合疗法

螯合疗法是使用高亲合力化合物将有毒金属从体内去除,如水银、铅、铁、砷等。典型的螯合化合物有二巯基丙醇、依地酸钙钠(EDTA)、二巯琥珀酸,以及去铁胺。由于螯合物毒性、组织分布特性以螯合物 - 金属复合物的稳定性、体内分布以及排泄的不确定性,因此螯合疗法是一个十分复杂的过程。

## 高压氧治疗

高压氧治疗(HBO)是指将患者置于一间室内氧压高于大气压的封闭的房间内,从而达到给氧的目的。该疗法有时用于一氧化碳中毒患者,清除一氧化碳的原理如下:在室内大气中,一氧化碳的半衰期是 5~6 小时;在纯氧中,其半衰期为 90 分钟;在 HBO 室内,20 分钟。HBO 疗法的并发症包括压力型耳痛、鼻窦痛、牙痛、骨膜破裂。有报道称接受 HBO 治疗的患者中有出现封闭性焦虑、抽搐和张力性气胸。

## 拮抗剂、抗毒素以及抗蛇毒血清

在药理学中,拮抗剂是能够消除另一种药物作用的药品。尽管一般认为每一种毒素都有解药,但是事实并非如此,仅少数毒素有解药。表 56-2 列出了部分毒物的解毒剂。

表 56-2　特定药物和毒素的解毒剂

| 药物 / 毒素 | 解毒剂 |
| --- | --- |
| 醋氨酚 | N- 乙酰半胱氨酸(NAC)[痰易净(PO),acetadote(IV)] |
| 抗胆碱能剂 | 毒扁豆碱 |
| 苯二氮䓬类药物 | 氟马西尼(氟马西尼注射剂) |
| β 受体阻断剂 | 高血糖素 |
| 钙通道阻断剂 | 高血糖素,氯化钙,hyperinsulinemia-euglycemia |

续表

| 药物 / 毒素 | 解毒剂 |
|---|---|
| 一氧化碳 | 氧气 |
| 氰化物 | Lily 氰化物解毒包：亚硝酸异戊酯，硫代硫酸钠，Cyanokit（羟钴胺） |
| 地高辛 | 地高辛特异性抗原结合片段（Digibind 或 DigiFAB） |
| 乙二醇 | 甲吡唑，乙醇 |
| 亚硝酸盐 | 亚甲蓝 |
| 阿片类药物 | 纳洛酮 |
| 有机磷杀虫剂 | 阿托品，解磷定 |

抗毒素能够中和某一类毒素。如疾控中心（CDC）的三价肉毒抗毒素能够抵消肉毒素的影响。

抗蛇毒血清能够中和毒蛇或毒蜘蛛的毒液。现已有多种抗蛇毒血清，可针对特定的蛇毒。美国食品与药品管理局（FDA）不久前批准了响尾蛇多价免疫抗体，其生产过程是去除免疫球蛋白的可结晶片段，仅保留抗体片段的提纯过程。一般来说，此类产品在人体内很少引起过敏反应。目前有针对黑寡妇蜘蛛以及东部珊瑚蛇和德州珊瑚蛇的抗蛇毒血清，但是对于其他许多毒蛇和毒蜘蛛尚无抗毒血清。对于无抗毒血清的动物的蜇咬，一般只能采用对症治疗和支持性治疗。

## 持续性监测

严重中毒或服药过量患者可能需要长达数小时或数天的严密监测。体格检查，应用诊断工具，认真评估临床症状有助于了解患者病情和制定医疗护理方案。可用于诊断的工具包括：

• 心电图：心电图是判断是否存在药物诱发心律失常或传导阻滞的依据（如三环抗抑郁药）。

• 影像学检查：有些物质由于不透射线，可以检测到，或可用对比增强计算机断层扫描显示（如重金属、扣状电池、某些缓释药片或胶囊、阿司匹林凝结物、可卡因或海洛因包装）。胸片可为判断是否存在误吸和肺水肿提供依据。

• 电解质、动脉血气分析和其他实验室检测：急性中毒会引起患者电解质失衡，包括钠、钾、氯、二氧化碳容量、镁、钙等。呼吸不畅或缺氧的症状有发绀、心跳过速、通气不足、胸式呼吸以及意识改变。这些症状可使用指端脉搏血氧检测和动脉血气分析检测。严重中毒患者需全面查看电解质、动脉血气分析、肌酸酐、葡萄糖、和尿分析等检测结果。

• 阴离子间隙：阴离子间隙是一种简单、高性价比的检测工具，用普通的血清检测，如钠离子、氯离子、碳酸氢根离子等，以测定某些药物或毒素。阴离子间隙表示血液内无法测量的阳离子与阴离子的差值。利用已测阴离子与已测的阳离子可计算阴离子隙，其公式为：

$$[Na^+]-([Cl^-]+[HCO3^-])=阴离子间隙$$

阴离子间隙的正常值约为 8~16mEq/L，超出正常值范围则表明血液中酸性物质堆积导致代谢性酸中毒。能引起阴离子间隙增多的药物、毒素或内科疾病，包括铁、异烟肼（INH）、锂、乳酸盐、一氧化碳、氰化物、甲苯、甲醇、二甲双胍、乙醇、乙二醇、水杨酸盐、硫化氢、马钱子，糖尿病酮症酸中毒，尿毒症，癫痫和饥饿。尽管这些物质或疾病会引起阴离子间隙升高，但阴离子间隙值正常也不能排除中毒。

• 渗透压差：渗透压差是指测量渗透压（使用冰点压力方法）与计算渗透压之间的差值。计算渗透压由血清中主要产生渗透压的物质的实验室检测数值计算得出，如钠、葡萄糖和血尿素氮（BUN）。与阴离子间隙类似，渗透压差也是一种用来测量某些药物或毒素的简单而且性价比高的工具。计算渗透压的计算公式如下：

$$2(Na^+)+\frac{葡萄糖}{18}+\frac{BUN}{2.8}=计算渗透压$$

渗透压差的计算公式为：

测量渗透压 – 计算渗透压 = 渗透压差

超过 10mOsm 为异常渗透压差。导致渗透压差增高的药物包括乙醇、乙二醇、甲醇。若甲醇含量已知，计算渗透压可由以下公式表示：

$$2(Na^+)+\frac{葡萄糖}{18}+\frac{BUN}{2.8}+\frac{BAL}{4.6}=计算渗透压$$

其中 BAL 是血液酒精含量的毒理学检测，以 mg/dl 为单位。

- 毒理学筛检:毒理学筛检是对体液或组织进行实验室检测以确定药品或毒素的量和种类。尽管唾液、脊髓液、毛发都可以用于检测分析,但更多的是使用血样和尿样检测。毒理学筛检的药物数量和种类多样,每一类检测对应特定的药物或毒素。例如,鉴于昏迷是普通 CNS 抑制药的检测指标,药物滥用检测通常还可以检测几种常见的市售药品或处方药品。综合筛检对象包括许多药物(涵盖抗抑郁药、治疗心脏病的药物、酒精等),费用也相应高出很多。在救治与护理过程中,毒理学筛检有许多限制因素,必须在药物或毒素还存在于体液或组织中时收集样本。例如,可卡因是一种快速代谢的药物,但服药数小时后仍能在尿液中检测到其代谢产物——苯甲酰牙子碱。此外,毒理学筛检阴性不代表不存在任何药物或毒素,只能说明当下没有在患者体内检测到药物或毒素。例如,γ- 羟基丁酸由于能快速代谢为无法测量的小分子,因此并不在毒理学筛检范围内。

表 56-3 总结了比较常见中毒或服药过量的患者护理。表框 56-4 总结了可卡因中毒患者的救治。

**表 56-3　中毒和服药过量患者的一般护理**

| 药物 | 临床表现 | 干预措施 |
| --- | --- | --- |
| **醋氨酚(APAP)** | | |
| 普通非处方类(OTC)解热剂和镇痛药;常作为镇痛 / 止咳 / 感冒 / 复方安眠药剂的成分之一。典型药物:OTC 药物如泰诺林 / 泰诺林对乙酰氨基酚控释片 / 对乙酰氨基酚 / 对乙酰氨基酚溶液剂 / 扑热息痛 / 伊克赛锭 -PM(苯海拉明 -APAP)以及羟考酮 -APAP(盐酸羟考酮和对乙酰氨基酚片剂)、可待因 -APAP(泰诺林 #3)、氢可酮 -APAP(Vicodin)等复方药的成分<br>醋氨酚的毒性:服药后 1~3d 内出现肝毒性,偶有肾功能障碍 | • 阶段 1(服药后 24h 以内):厌食、恶心、全身乏力<br>• 阶段 2(服药后 24~48h):临床现象更明显,AST、ALT 以及总胆红素增多,凝血酶原时间延长<br>• 阶段 3(服药后 72~96h):往往可见肝中毒顶峰<br>• 凝血障碍<br>• 黄疸<br>• 黄疸:ALT 可能升高至 1 万 ~2 万 IU/L,然后恢复到正常水平,患者无远期后遗症<br>• 其慢性毒性在医学文献中有论述 | **阻止吸收:**<br>• 活性炭<br>**实验室检测:**<br>• 在第 4h 可以用 Rumack-Mathew 列线图(图 56-1)描绘出对乙酰氨基酚含量(如患者较晚到达急救中心可以推迟检测),以判断是否有可用解毒剂<br>• 对乙酰氨基酚达到中毒水平的患者,每日监测 AST、ALT,总胆红素,血尿素氮,肌苷以及凝血酶原时间<br>**治疗:**<br>• 解毒剂:N- 乙酰 -L- 半胱氨酸(NAC)<br>　• 口服:NAC,痰易净<br>　　• 负荷剂量:140mg/kg 口服<br>　　• 维持剂量:70mg/kg 每 4h,共 17 次<br>　　• 用饮料或果汁以 3∶1 比例稀释 NAC(20% 溶液)<br>　　• 如果患者呕吐导致任一剂量的给药不能维持 1h,需要给予大剂量的止吐药以控制呕吐<br>　• 静脉用乙酰半胱氨酸注射液<br>　　• 负荷剂量:200ml 5% 葡萄糖输液,浓度 150mg/kg,静脉使用超过 60min<br>　　• 首次维持剂量:500ml 5% 葡萄糖输液,浓度 50mg/kg,静脉使用超过 4h<br>　　• 第二次维持剂量:1 000ml 5% 葡萄糖输液,浓度 100mg/kg,静脉使用超过 16h<br>• 支持护理 |

续表

| 药物 | 临床表现 | 干预措施 |
|---|---|---|
| **安非他命**<br><br>用于发作性嗜睡,肥胖症短期治疗以及注意力不足多动症一类治疗药物<br>滥用药物时,刺激中枢神经系统克服疲劳或导致兴奋状态<br>处方类安非他命和相关药物:哌醋甲酯(利他林),右苯丙胺(硫酸右苯丙胺)<br>市售名称有:speed,兴奋剂,crank,E,X,摇头丸,冰毒,水晶 | • 皮肤潮红<br>• 发汗<br>• 多动<br>• 爱说话<br>• 易激动<br>• 意识错乱<br>• 惊恐<br>• 痉挛<br>• 颅内出血<br>• 高血压<br>• 心动过速<br>• 胸痛<br>• 心肌梗死<br>• 心律失常<br>• 心悸<br>• 毛细血管收缩<br>• 恶心<br>• 呕吐<br>• 慢性安非他命中毒可能引发偏执或幻觉<br>• 静脉滥用者可能会有肝炎,脓毒症,脓肿以及艾滋病毒感染等 | **阻止吸收:**<br>• 活性炭<br>**实验室检测:**<br>• 监测电解质和酸碱平衡状态<br>• 尿检可查出安非他命<br>**治疗:**<br>• 对于体温过高,采用外部降温方法<br>• 用地西泮控制兴奋<br>• 硝普钠或其他药物控制严重高血压<br>• 支持性护理 |
| **苯二氮䓬类**<br><br>抗焦虑药物、抗惊厥药、肌肉松弛药、镇静药<br>典型药物:阿普唑仑(安定),氯硝西泮(氯硝西泮制剂),地西泮,氯羟安定,咪哒唑仑(咪哒唑仑针剂)<br>主要引起 CNS 和呼吸系统抑制。由于其低毒性,一般非致命,除非与其他 CNS 抑制剂混合注射 | • 呼吸系统抑制<br>• 气道保护/咽反射<br>• 嗜睡<br>• 昏迷<br>• 意识错乱<br>• 言语不清<br>• 共济失调 | **阻止吸收:**<br>• 活性炭<br>**实验室检测:**<br>• 尿检可以发现苯二氮䓬类<br>**治疗:**<br>• 氟马西尼拮抗 CNS 和呼吸系统抑制;由于氟马西尼存在诱发心脏病复发的风险,因此对有潜在心脏病发作的药物服用过量时禁忌使用氟马西尼<br>• 支持性护理 |
| **一氧化碳**<br><br>无色、无臭气体,汽车尾气,天然气或丙烷炉的成分之一<br>二氯甲烷,某些油漆去除剂的成分,经吸入或摄入后可在体内代谢产生一氧化碳置换血氧蛋白中的氧,导致低氧血症<br>吸入后能很快吸收并与血红蛋白结合<br>超过原碳氧血红蛋白水平 10%~15% 是可能致命的 | • 流感症状<br>• 头痛<br>• 昏迷<br>• 呕吐<br>• 晕厥<br>• 困乏<br>• 虚弱<br>• 注意力不能集中<br>• 易激动<br>• 胸痛,特别是有心血管疾病的患者<br>• 偶可能会导致不可逆性失忆和人格变化<br>• 一般离开一氧化碳区域后会感觉好一点;例如,若因家庭燃炉故障发生一氧化碳中毒患者,离开房屋之后症状减弱或消失 | **阻止吸收:**<br>• 呼吸新鲜空气<br>**实验室检测:**<br>• 碳氧血红蛋白水平<br>**治疗:**<br>• 给氧浓度 100%,直至所有症状消失。<br>• 全面神经学检查<br>• 高压氧疗法(HBO)以减少半衰期;但是,由于缺少 HBO,该方法很少使用,其有效性也少有记录<br>• 支持性护理 |

续表

| 药物 | 临床表现 | 干预措施 |
|---|---|---|
| **可卡因**<br><br>市面上常见药,能使人产生短期的兴奋感<br>中毒途径:静脉使用、嗅吸法、抽吸法<br>市面名称:crack、rock、可卡因、snow、blow<br>毒效与快速起效刺激 CNS 和心脏相关 | • 心动过速<br>• 高血压<br>• 心律失常<br>• 胸痛<br>• 心肌梗死<br>• 主动脉壁夹层形成<br>• 肠梗塞<br>• 过热<br>• 焦虑<br>• 心脏病发作<br>• 触幻觉<br>• 颅内出血<br>• 脑梗死<br>• 横纹肌溶解<br>• 毒效急性发作<br>• 孕妇可能胎盘早剥或流产<br>• 长期鼻吸导致鼻中隔穿孔<br>若临床表现与单纯的可待因表现不一致,应考虑掺杂其他药,替代药,混有其他食物或正在戒毒期 | **阻止吸收:**<br>• 活性炭<br>• 全肠灌洗<br>**实验室检测:**<br>• 尿检可发现可卡因代谢物:苯甲酰牙子碱<br>• 心肌酶谱排除心肌梗死<br>**治疗:**<br>• 苯二氮䓬类药如地西泮等,常常用于控制过度兴奋,高血压,心动过速,焦虑,高热,以及心脏病发作<br>• 若地西泮未能控制心脏病发作,有必要使用苯巴比妥<br>• 对于有生命危险的高热,可以采用体外降温措施<br>• 使用心脏监测和 12 导联 ECG 评估心律失调和心肌缺血<br>• 监测其他器官缺血或梗死的表现<br>• 提供支持性护理 |
| **卤代烃**<br><br>用作推进剂和冷冻剂的化合物。氟利昂、二氯二氟甲烷(氟利昂12)和三氯单氟甲烷(氟利昂11)属于此类<br>家用空调泄露中毒一般比较轻微,可瞬间引起眼、鼻、喉刺激;眩晕;心悸<br>更高浓度的中毒,如工业泄露或故意滥用可能引起致命的心室节律紊乱(由于心肌对儿茶酚胺的敏感性)和肺水肿 | • 眼鼻喉刺激<br>• 咳嗽<br>• 头晕<br>• 定向障碍<br>• 心悸<br>• 支气管紧缩<br>• 肺水肿<br>• 心室节律紊乱<br>• 皮肤接触可能引起冻伤 | **阻止吸收:**<br>• 呼吸新鲜空气<br>**实验室检测:**<br>• 无专门实验室检测<br>**治疗:**<br>• 安静的环境<br>• 心脏监测<br>• 冻伤:全身保暖<br>• 支持性护理 |
| **海洛因**<br><br>市面常见毒品,让使用者产生瞬时愉悦感<br>中毒途径:IV、嗅吸法<br>俗称:dope,smack,junk | • 瞳孔缩小<br>• 呼吸力减弱<br>• 意识水平降低<br>• 点头 | **阻止吸收:**<br>• 无可行办法<br>**实验室检测:**<br>• 临床描述一致<br>• 血清毒理检测<br>**治疗:**<br>• 慎重使用纳洛酮<br>• 转诊至药物滥用咨询师 |

续表

| 药物 | 临床表现 | 干预措施 |
| --- | --- | --- |
| **麦角酸二乙胺（LSD）**<br><br>致幻药的常见名称 LSD<br>从 1960 年代兴起，常见毒品<br>市面上药品：有药丸、胶囊、糖衣包裹形式，或在吸墨纸上称"吸墨纸酸"<br>另一个来源就是误服牵牛花种子<br>除了产生幻觉，急性中毒阶段还可产生生理反应和行为相关创伤 | • 焦虑<br>• 色觉受损<br>• 判断力受损<br>• 偏执或被害妄想<br>• 时间知觉错乱<br>• 血压正常<br>• 心动过速<br>• 呼吸急促<br>• 轻度体温升高<br>• 戒瘾后会有闪回（瞬时的幻觉体验），数年后都可能会有<br>• 成瘾后会滥用，行为变化导致创伤 | **阻止吸收：**<br>• 活性炭<br>• 泻药<br>**实验室检测：**<br>• 尿检<br>**治疗：**<br>• 可用静注或口服地西泮控制焦虑<br>• 对于正在经历不良反应的患者，安静、无刺激的环境可能是有益的<br>• 评估创伤<br>• 提供支持性护理 |
| **甲醇**<br><br>剧毒防冻剂和溶剂<br>常用形式：挡风玻璃清洗剂的成分以及油漆、汽油添加剂和虫胶的成分<br>毒理作用：致命性的酸中毒、不可逆的失明，而这些都是甲醇代谢物所导致，并不是甲醇本身所导致 | • 视物模糊<br>• 视觉灵敏度下降<br>• 主观描述就像走在暴风雪中<br>• 视网膜水肿<br>• 视神经乳头充血<br>• 头痛<br>• 眩晕<br>• 嗜睡<br>• 混乱<br>• 昏迷<br>• 恶心<br>• 呕吐<br>• 腹痛<br>• 代谢性酸中毒 | **阻止吸收：**<br>• 吐根糖浆<br>• 洗胃<br>• 活性炭和导泻的作用较小<br>**实验室检测：**<br>• 甲醇摄入后 1h 的水平<br>• 一系列电解质<br>• 如果使用乙醇疗法，持续检测最初每小时葡萄糖水平和血液中乙醇水平<br>**治疗：**<br>• 治疗的目的在于预防有毒代谢产物的产生或甲硝唑(4- 甲硝吡唑:4-MP)、乙醇的产生 |
| **水杨酸盐**<br><br>主要给用于消炎、解热、镇痛的一类药物<br>常见来源：阿司匹林、Alka-Seltzer 类药物、搽剂如 Icy Hot、冬绿树油<br>水杨酸反应可引起致命代谢性酸中毒、脑水肿、肺水肿<br>由于会在肠胃道凝结成团，阿司匹林的摄入很难控制凝结会导致延迟吸收、延迟中毒 | • 耳鸣<br>• 呼吸急促<br>• 意识错乱<br>• 嗜睡<br>• 痉挛<br>• 脑水肿<br>• 代谢性酸中毒相关呼吸系统碱中毒<br>• 低钾血症<br>• 血小板功能失常<br>• 低凝血酶血症 | **阻止吸收：**<br>• 吐根糖浆<br>• 洗胃<br>• 多剂量活性炭<br>• 单剂量泻药<br>**实验室检测：**<br>• 水杨酸盐检测全套<br>• 电解质检测全套<br>• 动脉血气分析<br>• 血液和凝血检测 |

续表

| 药物 | 临床表现 | 干预措施 |
|---|---|---|
| 慢性水杨酸盐中毒在老年人中更常见,容易因病史了解不细致而被忽略<br><br>较高的水杨酸盐含量一般源于急性服用过量,而非慢性中毒 | • 胃肠道出血<br>• 恶心<br>• 呕吐<br>• 高热<br>• 脱水 | **治疗:**<br>• 疗测水化<br>• 碱化尿液促进排尿(尿 pH 值 =7.5~8.0);静脉输液每升含 20~40mEq KCl 及 2~3 支碳酸氢钠,注射速度为 2~3Ml/(kg·h),与排尿速率相等<br>注意:若血清钾值异常,则难以碱化尿液<br>• 必要时静脉用钾<br>• 检测脑水肿或肺水肿发生;若需要可拍胸片<br>• 若肾衰竭、脑水肿、肺水肿、持续性酸中毒、慢性水杨酸盐水平超过 50mg/dl 或急性水平超过 100mg/dl,需要血液透析<br>注意:治疗要以水杨酸盐检测结果和临床表现为基础;每一个患者都需要有针对性地评估和救治 |
| **三环抗抑郁药(TCA)** | | |
| 用于治疗抑郁和慢性疼痛的一类药物<br>典型代表:阿米替林、氯米帕明、去郁敏、多塞平、丙咪嗪、印度蛇根碱拮抗药、普罗替林 | • 心动过速<br>• 心室节律紊乱(包括心室心动过速和室颤)<br>• 心脏传导延迟(如 QRS>100ms)<br>• 高血压<br>• 兴奋<br>• 镇静<br>• 痉挛<br>• 昏迷<br>• 皮肤干燥、潮红<br>• 胃肠功能减弱<br>• 尿潴留<br>• 代谢性酸中毒 | **阻止吸收:**<br>• 由于能快速引起镇静或痉挛,禁忌使用吐根糖浆<br>• 洗胃<br>• 活性炭<br>• 排泄药<br>**实验室检查:**<br>• 对于服药过量救治,血清 TCA 含量检测不具临床意义<br>• 尿检<br>• 电解质全套监测和动脉血气分析<br>**治疗:**<br>• 做好准备,预防突发心血管疾病<br>• 首次静脉输注苯二氮䓬类(如地西泮、劳拉西泮)可以治疗痉挛,若有必要使用苯巴比妥<br>• 系统性碱化尿液可以控制心室节律紊乱(静脉输注碳酸氢钠溶液或插管并加强支持呼吸力度,保持血液 pH 值 7.45~7.55);若无效,可用利多卡因或溴苄铵;勿用普鲁卡因胺或奎尼丁,其对心脏传导的影响与 TCA 相似<br>• 心脏传导延迟也可以用上述系统碱化尿液的方法治疗;若无效,可用苯妥英钠<br>• 高血压首先采用特伦德伦伯卧位和控制输液;若有必要,注射多巴胺,也可以使用去甲肾上腺素<br>• 提供支持性护理 |

| 表框 56-4 | 可卡因中毒患者的协同护理指导 |
|---|---|
| **转归** | **干预措施** |
| **氧合／通气** | |
| 动脉血气处于正常范围； | • 脉搏血氧测定与 ABGs 监测 |
| | • 用无创连续动脉氧饱和度测定方法确定脉搏血氧浓度的变化 |
| 呼吸频率和深度处于正常范围 | • 先每 15min 测一次，然后每小时测一次 |
| | • 预备气管插管和机械通气 |
| **循环／灌注** | |
| 血液和心跳频率处于正常范围 | • 对重要生命体征每 15min 监测一次，然后每小时监测一次 |
| 无心律失常 | • 持续性 ECG 监测 |
| 无心肌功能失常证据，如没有 | • 依次监测心肌酶谱、镁、磷、钙、钾 |
| ECG 变化或心肌酶谱异常 | • 检查胸痛 |
| | • 检测 ECG 是否有心律失常和心肌梗死迹象 |
| 患者发热 | • 每 15~30min 测一次体温，然后每小时一次 |
| | • 保持环境凉爽，并使用降温方法(低温毯、温水擦浴) |
| **体液／电解质** | |
| 患者排尿量 >30ml/h 或 0.5ml/ | • 检测每小时摄入量和排出量 |
| (kg·h) | • 使用液体或利尿药保持血管内空间和肾功能正常 |
| 无电解质失衡或肾功能异常 | • 每日或必要时监测电解质情况 |
| 迹象 | • 每日检测血尿素氮、肌酸酐、血清渗透压以及尿液电解质 |
| **活动／安全** | |
| 无痉挛迹象 | • 监测痉挛表现 |
| | • 使用抗惊厥药 |
| | • 若有必要每日检测抗惊厥药水平 |
| | • 保持平和、安静的环境 |
| 患者没有自伤 | • 采用痉挛预防措施 |
| | • 评估使用保护性约束的必要性，以防止患者自伤 |
| | • 监测兴奋水平，若需要，采取镇静措施 |
| | • 评估自身风险，若必要采取自杀预防措施 |
| **皮肤完整性** | |
| 无皮肤破损表现 | • 每 8h 记录一次皮肤完整性 |
| | • 每 2h 翻身和移动一次 |
| | • 使用 Braden 评分表评估患者皮肤破损的风险 |
| **营养** | |
| 能量和营养摄入满足代谢需要 | • 若患者禁食，应提供胃肠外营养或肠内营养 |
| | • 向营养学家或营养服务机构咨询 |
| | • 监测蛋白质和热量摄入 |
| | • 检测白蛋白、前白蛋白、转铁蛋白、胆固醇、甘油三酯以及葡萄糖 |
| **舒适／镇痛** | |
| 患者会有轻微不适，与可卡因 | • 毒理检查确认患者使用过的其他药物 |
| 或其他药物戒断相关 | • 以适当方式快速处理药物戒断症状和服药过量症状(如使用美沙酮解毒剂迅速将药品清除出循环系统) |

| 表框 56-4 | 可卡因中毒患者的协同护理指导（续） |
|---|---|
| **转归** | **干预措施** |
| **心理社会状况** | |
| 患者及其家人承认药物滥用 | • 评估患者和家属对于药物服用过量的反应<br>• 支持健康的应对方式<br>• 咨询药物滥用咨询师和社工<br>• 鼓励患者谈论关于非法药物使用、支持系统、经济困扰、治疗药物滥用的准备等相关话题 |
| **宣教 / 出院计划** | |
| 患者和家属知道如何获得治疗和资助的资源 | • 评估患者和家属对于药物滥用的认识和理解<br>• 对患者和家属就药物滥用的治疗、复发、法律问题，以及自助群体等进行教育和解释 |
| 患者和家属对于之后的护理各自有计划 | • 向家人提供自助资源<br>• 若患者同意，转诊至药物滥用康复中心<br>• 协调患者、家属以及社工的想法，解决其他问题（如住房、经济、长期护理计划） |

## 患者宣教

　　急诊科或重症病房护士可以进行的干预措施之一是预防性教育。所有中毒后幸存的患者（以及患儿的父母）都应该学习如何避免此类事件再次发生。患儿的父母需要学习如何在家里保护儿童安全。在表框 56-5 中列出了预防铅中毒的家庭教育指南。最后，表框 56-6 中列出了老年人中毒预防的指南。

　　此外，一氧化碳探测器能够为家人及早发出警报，物业公司和地方卫生、防火机构能够帮助找出和消除烟雾源。

| 表框 56-5 | 铅中毒的教育指导 |
|---|---|

• 铅常见于旧房屋、涂料、铅管以及餐具
• 铅排泄速度低于吸收的速度，会在体内积累
• 由于缺少血铅监测，铅中毒患者往往被忽视，直到有相应症状如学习障碍后才被发现
• 儿童铅含量的检测可由其健康护理人员实施
• 地方医疗机构可以提供铅中毒治疗以及降低铅接触的相关信息

| 表框 56-6 | 老年患者的注意事项 |
|---|---|

**意外中毒**

• 中毒控制中心会接到许多关于老年人意外中毒或相关的报告
• 医疗机构和中毒控制中心的电话号码应该写在显眼位置
• 老年人比其他年龄阶段的人用药更多
• 老年人对药物更敏感
• 当出现药物相关问题时，有能力的成人应立即呼叫医疗机构
• 在未与医生或护士咨询之前，患者不应该改变处方药的服用剂量或停止服用

• 避免因遗忘而重复服药，患者应该向其医生、护士或药剂师咨询
• 在药剂师检查前，不应将药物与酒精混合
• 药剂师可以提供大号标签
• 服药日历能帮助提醒老年患者按时服药
• 分片器在患者服用药物种类比较多或难以记住处方药时很有用
• 停止服药后，丢弃剩余药品时应该考虑环境保护，如可由药店回收处理

## ▲ 临床适用性挑战

### 案例学习

　　D.L,女,40 岁,体重65kg,被其丈夫送至急诊。丈夫告诉医生,D.L. 一小时前口服了100 片对乙酰氨基酚(每片 500mg)自杀。患者意识清醒,生命体征如下:BP 132/76mmHg,P 94 次/min,R 18 次/min,血氧饱和度99%(自主呼吸室内空气)。瞳孔等大等圆,有对光反应。皮肤干燥温暖。未主诉疼痛。护士拨打了中毒控制中心电话,中心建议给予50g 活性炭口服吸附,同时进行对乙酰氨基酚和肝功能检测,并在服药 4 小时后再次进行检测。患者口服活性炭后,无恶心呕吐等不良反应。对乙酰氨基酚初始水平为 259mcg/ml,4 小时后达 269mcg/ml。而 AST(天冬氨酸氨基酸转移酶)和 ALT(丙氨酸氨基转移酶)初始值分别是 28 和 26。幸运的是,D.L. 女士的 INR(国际标准化比率)值为 1。中毒控制中心建议患者口服负荷量的 NAC(乙酰半胱氨酸)140mg/kg,由于患者没有任何恶心和呕吐等不良反应,因此患者应该可耐受治疗。患者也顺利接受了 9 100mg NAC 的治疗量,随后转至普通病房接受规律的药物治疗和观察。中毒控制中心还建议监测对乙酰氨基酚水平、肝功能,同时每 2 小时监测 INR,监测时间持续至第二次维持剂量结束前。中毒控制中心也会每天跟进以确保持续的照护。当夜,患者开始以每 4 小时 70mg/kg(4 550mg 剂量)的量给予 NAC 进行治疗。晨间的实验室检查结果提示对乙酰氨基酚浓度为 22mcg/ml。大约在服药后 16 小时,AST 和 ALT 分别达 44 和 36,同时,INR 值为1.2。次晨,对乙酰氨基酚浓度降至 2mcg/ml 以下,AST 和 ALT 值分别为 40 和 47,INR 值为1.3。停止应用 NAC,并将患者转至精神科治疗。

　　1. 对乙酰氨基酚药物过量主要对身体的哪些系统产生了影响？讨论具体效应以及护理含义。

　　2. 为什么摄入时间对于对乙酰氨基酚过量如此重要？讨论药物摄入时间和所测得的对乙酰氨基酚浓度间的关系。

　　3. 如果患者在过量服用药物几小时后来到医院,治疗措施将如何变化？

　　4. 如果患者在经口服用 NAC 时出现难治性的呕吐的不良反应,应采取什么处理措施？请对比口服和静滴 NAC 在风险、优点以及费用等方面的区别。

　　5. 在患者口服 NAC 疗程结束后,若对乙酰氨基酚仍保持在一个可测的水平,您有何建议？若 AST/ALT 比值升高或 INR 值超过 2,又有何建议？

（译者：师文文）

## 参考文献

1. American Association of Poison Control Centers: 2008 Toxic exposure surveillance system poisoning data. Retrieved March 06, 2010, from http://www.aapcc.org
2. Smith SW: Drugs and pharmaceuticals: Management of intoxication and antidotes. EXS 100:397–460, 2010
3. American Academy of Clinical Toxicology, European Association of Poison Centers and Clinical Toxicologists: Position statements. J Toxicol Clin Toxicol 35:699–762, 1997
4. Goldfrank L, Flomenbaum N, Lewin N, et al: Toxicologic Emergencies, 8th ed. New York, NY: McGraw-Hill Medical, 2006, p 617
5. Pepe G, Castelli M, Nazerian P, et al: Delayed neuropsychological sequelae after carbon monoxide poisoning: Predictive risk factors in the Emergency Department. A retrospective study. Scand J Trauma Resusc Emerg Med 19(1):16, 2011
6. Betten DP, Vohra RB, Cook MD, et al: Antidote Use in the Critically Ill Poisoned Patient. J Intensive Care Med 21:255–277, 2006
7. Haddad L, Shannon M, Winchester J: Clinical Management of Poisoning and Drug Overdose, 4th ed. Philadelphia, PA: WB Saunders, 2007, p 438
8. McCord J, Jneid H, Hollander J, et al: Management of cocaine-associated chest pain and myocardial infarction: A scientific statement from the American Heart Association Acute Cardiac Care Committee of the Council on Clinical Cardiology. Circulation 117:1897–1907, 2007
9. Hoffman RS: Treatment of patients with cocaine-induced arrhythmias: bringing the bench to the bedside. Br J Pharmacol 69(5):448–457, 2010
10. Wright RO, Anderson AC, Lesko SL, et al: Effect of metoclopramide dose on preventing emesis after oral administration of N-acetylcysteine for acetaminophen overdose. J Toxicol Clin Toxicol 37:35–42, 1999

# 附录

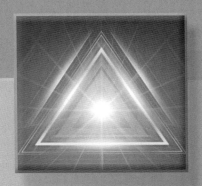

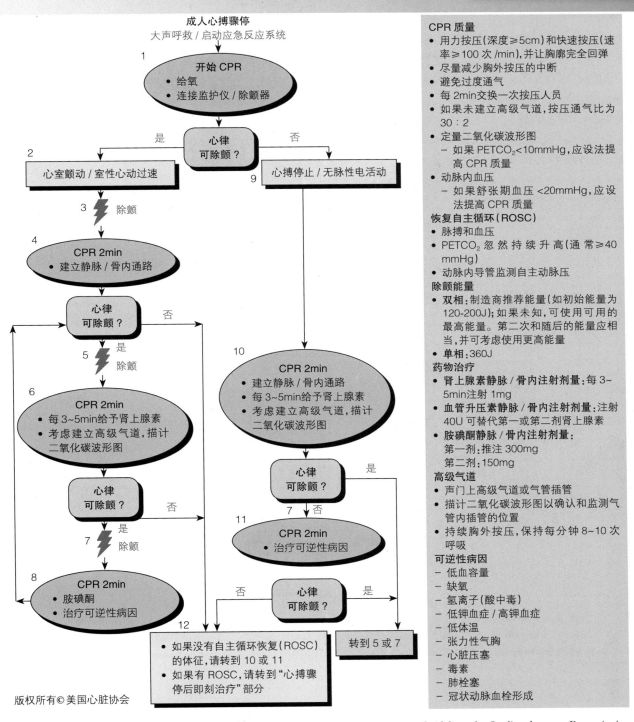

**图 A-1** ▲ ACLS 心搏骤停流程图（经许可后再版。2010 American Heart Association Guidelines for Cardiopulmonary Resuscitation and Emergency Cardiovascular Care，part8：adult advanced cardiovascular life support. Circulation 122：S729-S767，2010：©2010，American heart association，Inc.）

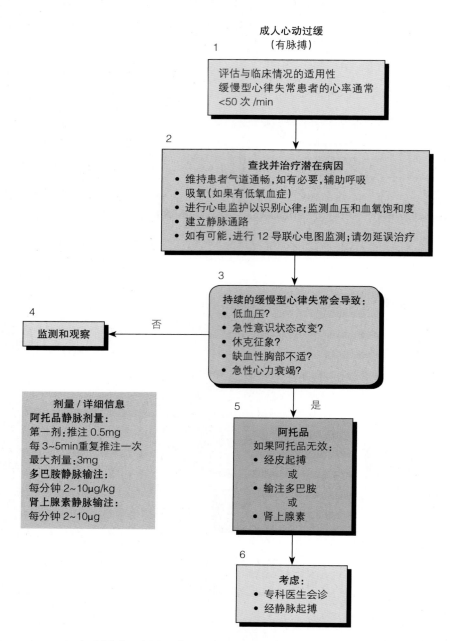

成人心动过缓
（有脉搏）

1
评估与临床情况的适用性
缓慢型心律失常患者的心率通常
<50 次 /min

2
**查找并治疗潜在病因**
- 维持患者气道通畅,如有必要,辅助呼吸
- 吸氧(如果有低氧血症)
- 进行心电监护以识别心律;监测血压和血氧饱和度
- 建立静脉通路
- 如有可能,进行 12 导联心电图监测;请勿延误治疗

3
**持续的缓慢型心律失常会导致:**
- 低血压?
- 急性意识状态改变?
- 休克征象?
- 缺血性胸部不适?
- 急性心力衰竭?

4
监测和观察          否

**剂量 / 详细信息**
阿托品静脉剂量:
第一剂:推注 0.5mg
每 3~5min 重复推注一次
最大剂量:3mg
多巴胺静脉输注:
每分钟 2~10μg/kg
肾上腺素静脉输注:
每分钟 2~10μg

5          是
**阿托品**
如果阿托品无效:
- 经皮起搏
  或
- 输注多巴胺
  或
- 肾上腺素

6
**考虑:**
- 专科医生会诊
- 经静脉起搏

**图 A-2** ▲ ACLS 心动过缓流程图(经许可后再版。2010 American Heart Association Guidelines for Cardiopulmonary Resuscitation and Emergency Cardiovascular Care,part8:adult advanced cardiovascular life support. Circulation 122:S729-S767,2010:©2010,American heart association,Inc.)

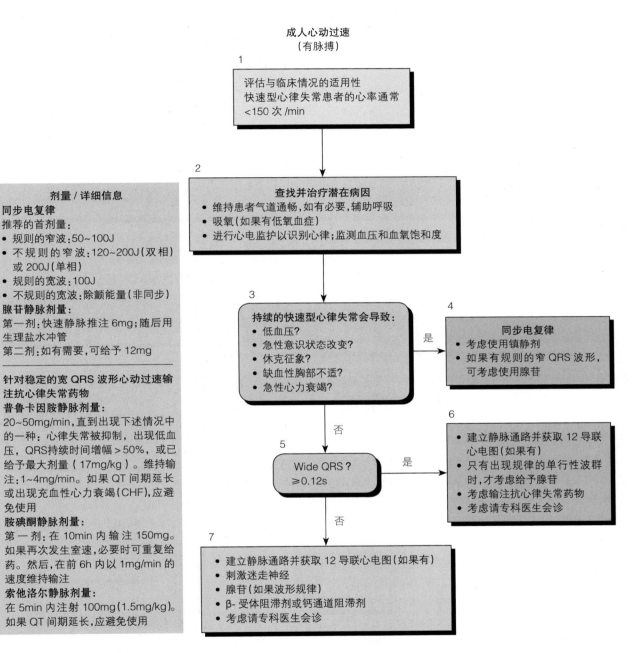

成人心动过速
（有脉搏）

**1** 评估与临床情况的适用性
快速型心律失常患者的心率通常
<150 次/min

**2** **查找并治疗潜在病因**
- 维持患者气道通畅，如有必要，辅助呼吸
- 吸氧（如果有低氧血症）
- 进行心电监护以识别心律；监测血压和血氧饱和度

**3** 持续的快速型心律失常会导致：
- 低血压？
- 急性意识状态改变？
- 休克征象？
- 缺血性胸部不适？
- 急性心力衰竭？

→是→ **4** **同步电复律**
- 考虑使用镇静剂
- 如果有规则的窄 QRS 波形，可考虑使用腺苷

否↓

**5** Wide QRS？
≥0.12s

→是→ **6**
- 建立静脉通路并获取 12 导联心电图（如果有）
- 只有出现规律的单行性波群时，才考虑给予腺苷
- 考虑输注抗心律失常药物
- 考虑请专科医生会诊

否↓

**7**
- 建立静脉通路并获取 12 导联心电图（如果有）
- 刺激迷走神经
- 腺苷（如果波形规律）
- β- 受体阻滞剂或钙通道阻滞剂
- 考虑请专科医生会诊

**剂量/详细信息**
**同步电复律**
推荐的首剂量：
- 规则的窄波：50~100J
- 不规则的窄波：120~200J（双相）或 200J（单相）
- 规则的宽波：100J
- 不规则的宽波：除颤能量（非同步）

**腺苷静脉剂量：**
第一剂：快速静脉推注 6mg；随后用生理盐水冲管
第二剂：如有需要，可给予 12mg

**针对稳定的宽 QRS 波形心动过速输注抗心律失常药物**
**普鲁卡因胺静脉剂量：**
20~50mg/min，直到出现下述情况中的一种：心律失常被抑制，出现低血压，QRS 持续时间增幅 >50%，或已给予最大剂量（17mg/kg）。维持输注：1~4mg/min。如果 QT 间期延长或出现充血性心力衰竭（CHF），应避免使用
**胺碘酮静脉剂量：**
第一剂：在 10min 内输注 150mg。如果再次发生室速，必要时可重复给药。然后，在前 6h 内以 1mg/min 的速度维持输注
**索他洛尔静脉剂量：**
在 5min 内注射 100mg（1.5mg/kg）。如果 QT 间期延长，应避免使用

**图 A-3 ▲** ACLS 心动过速流程图（经许可后再版。2010 American Heart Association Guidelines for Cardiopulmonary Resuscitation and Emergency Cardiovascular Care，part8：adult advanced cardiovascular life support. Circulation 122：S729-S767，2010：©2010，American heart association，Inc.）

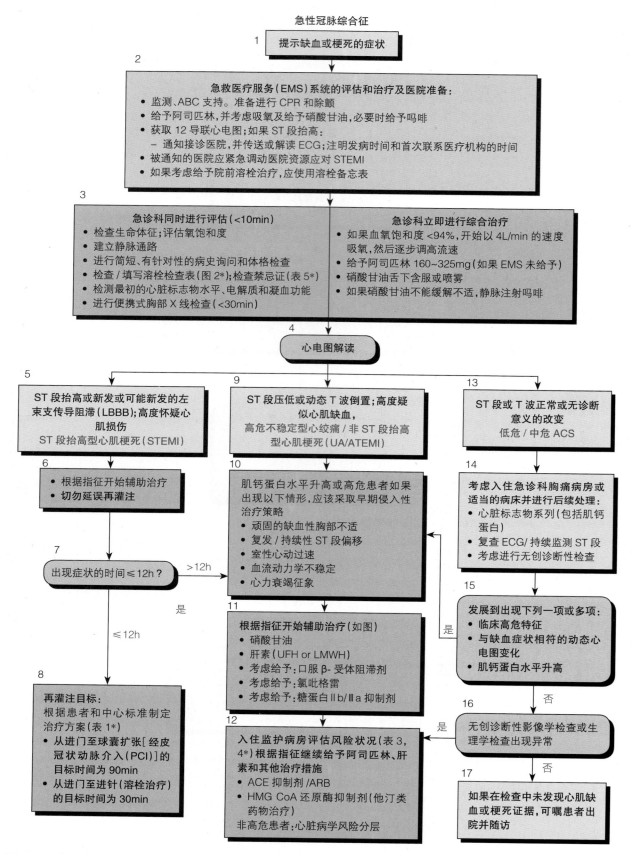

急性冠脉综合征

**1** 提示缺血或梗死的症状

**2** 急救医疗服务(EMS)系统的评估和治疗及医院准备:
- 监测、ABC 支持。准备进行 CPR 和除颤
- 给予阿司匹林,并考虑吸氧及给予硝酸甘油,必要时给予吗啡
- 获取 12 导联心电图;如果 ST 段抬高:
  - 通知接诊医院,并传送或解读 ECG;注明发病时间和首次联系医疗机构的时间
- 被通知的医院应紧急调动医院资源应对 STEMI
- 如果考虑给予院前溶栓治疗,应使用溶栓备忘表

**3** 急诊科同时进行评估(<10min)
- 检查生命体征;评估氧饱和度
- 建立静脉通路
- 进行简短、有针对性的病史询问和体格检查
- 检查 / 填写溶栓检查表(图 2*);检查禁忌证(表 5*)
- 检测最初的心脏标志物水平、电解质和凝血功能
- 进行便携式胸部 X 线检查(<30min)

急诊科立即进行综合治疗
- 如果血氧饱和度 <94%,开始以 4L/min 的速度吸氧,然后逐步调高流速
- 给予阿司匹林 160~325mg(如果 EMS 未给予)
- 硝酸甘油舌下含服或喷雾
- 如果硝酸甘油不能缓解不适,静脉注射吗啡

**4** 心电图解读

**5** ST 段抬高或新发或可能新发的左束支传导阻滞(LBBB);高度怀疑心肌损伤
ST 段抬高型心肌梗死(STEMI)

**9** ST 段压低或动态 T 波倒置;高度疑似心肌缺血,
高危不稳定型心绞痛 / 非 ST 段抬高型心肌梗死(UA/ATEMI)

**13** ST 段或 T 波正常或无诊断意义的改变
低危 / 中危 ACS

**6**
- 根据指征开始辅助治疗
- 切勿延误再灌注

**10** 肌钙蛋白水平升高或高危患者如果出现以下情形,应该采取早期侵入性治疗策略
- 顽固的缺血性胸部不适
- 复发 / 持续性 ST 段偏移
- 室性心动过速
- 血流动力学不稳定
- 心力衰竭征象

**14** 考虑入住急诊科胸痛病房或适当的病床并进行后续处理:
- 心脏标志物系列(包括肌钙蛋白)
- 复查 ECG/ 持续监测 ST 段
- 考虑进行无创诊断性检查

**7** 出现症状的时间 ≤12h? >12h

**11** 根据指征开始辅助治疗(如图)
- 硝酸甘油
- 肝素(UFH or LMWH)
- 考虑给予:口服 β- 受体阻滞剂
- 考虑给予:氯吡格雷
- 考虑给予:糖蛋白 Ⅱb/Ⅲa 抑制剂

**15** 发展到出现下列一项或多项:
- 临床高危特征
- 与缺血症状相符的动态心电图变化
- 肌钙蛋白水平升高

≤12h 是

**8** 再灌注目标:
根据患者和中心标准制定治疗方案(表 1*)
- 从进门至球囊扩张[ 经皮冠状动脉介入(PCI)]的目标时间为 90min
- 从进门至进针(溶栓治疗)的目标时间为 30min

**12** 入住监护病房评估风险状况(表 3,4*)根据指征继续给予阿司匹林、肝素和其他治疗措施
- ACE 抑制剂 /ARB
- HMG CoA 还原酶抑制剂(他汀类药物治疗)
非高危患者:心脏病学风险分层

是

**16** 无创诊断性影像学检查或生理学检查出现异常

否

是

**17** 如果在检查中未发现心肌缺血或梗死证据,可嘱患者出院并随访

否

**图 A-4 ▲** 参照实际指导方针. 急性冠脉综合征流程图(经许可后再版。2010 American Heart Association Guidelines for Cardiopulmonary Resuscitation and Emergency Cardiovascular Care, part10: Acute Coronary Syndromes. Circulation 122: S787-S817, 2010: ©2010, American heart association, Inc.)

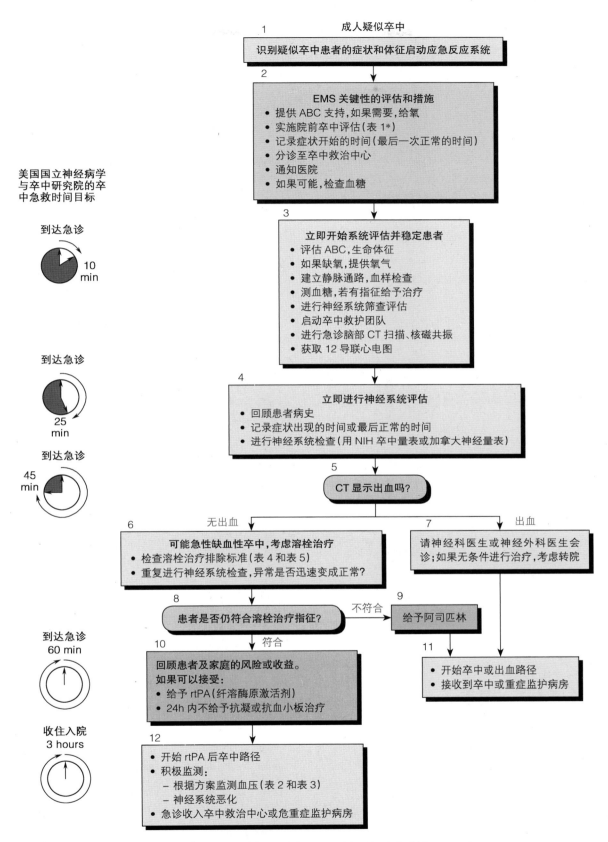

图 A-5 ▲ 参照实际指导方针．疑似卒中患者管理目标的流程图（经许可后再版。2010 American Heart Association Guidelines for Cardiopulmonary Resuscitation and Emergency Cardiovascular Care，part11：Adult Stroke. Circulation 122：S818-S828，2010：©2010，American heart association，Inc.）